Lifestyle Medicine

生活方式医学

第 3 版

[美]詹姆斯 M. 瑞普（James M. Rippe） **主 编**

胡盛寿 乔 杰 **主 审**

冯 雪 宋纯理 孙洪强 **主 译**

彭 亮 陈 伟 徐建方 **副主译**

人民卫生出版社
·北京·

版权所有，侵权必究！

Lifestyle Medicine, Third Edition/by James M. Rippe/ISBN-13: 978-1-138-70884-6
Copyright© 2019 by CRC Press.
Authorized translation from English language edition published by CRC Press, part of Taylor & Francis Group LLC; All rights reserved；本书原版由 Taylor & Francis 出版集团旗下，CRC 出版公司出版，并经其授权翻译出版．版权所有，侵权必究．
People's Medical Publishing House Co., LTD is authorized to publish and distribute exclusively the Chinese (Simplified Characters) language edition. This edition is authorized for sale throughout Mainland of China. No part of the publication may be reproduced or distributed by any means, or stored in a database or retrieval system, without the prior written permission of the publisher. 本书中文简体翻译版授权由人民卫生出版社有限公司独家出版并限在中国大陆地区销售．未经出版者书面许可，不得以任何方式复制或发行本书的任何部分．
Copies of this book sold without a Taylor & Francis sticker on the cover are unauthorized and illegal. 本书封面贴有 Taylor & Francis 公司防伪标签，无标签者不得销售．

图书在版编目（CIP）数据

生活方式医学 /（美）詹姆斯·M. 瑞普（James M. Rippe）主编；冯雪，宋纯理，孙洪强主译．—北京：人民卫生出版社，2024.2（2025.1重印）
　书名原文：Lifestyle Medicine，Third Edition
　ISBN 978-7-117-35462-2

　I. ①生… Ⅱ. ①詹…②冯…③宋…④孙… Ⅲ. ①生活方式－关系－健康 Ⅳ. ①R163

中国国家版本馆 CIP 数据核字（2023）第 217626 号

图字：01-2021-0234 号

生活方式医学
Shenghuo Fangshi Yixue

主　　译：冯　雪　宋纯理　孙洪强
策划编辑：周　宁　责任编辑：周　宁
封面设计：一刻 talks·新知 Lab　版式设计：尹　岩　笪　希
出版发行：人民卫生出版社（中继线 010-59780011）
地　　址：北京市朝阳区潘家园南里 19 号
邮　　编：100021
E - mail：pmph @ pmph.com
购书热线：010-59787592　010-59787584　010-65264830
印　　刷：三河市宏达印刷有限公司
经　　销：新华书店
开　　本：889×1194　1/16　印张：117
字　　数：2737 千字
版　　次：2024 年 2 月第 1 版
印　　次：2025 年 1 月第 2 次印刷
标准书号：ISBN 978-7-117-35462-2
定　　价：598.00 元

打击盗版举报电话：010-59787491　E-mail：WQ @ pmph.com
质量问题联系电话：010-59787234　E-mail：zhiliang @ pmph.com
数字融合服务电话：4001118166　E-mail：zengzhi @ pmph.com

主编简介

詹姆斯 M. 瑞普
James M. Rippe

詹姆斯 M. 瑞普博士毕业于哈佛学院(今哈佛大学)和哈佛医学院,曾在马萨诸塞州总医院接受研究生培训。他目前是瑞普生活方式研究所的创始人和主任,也是马萨诸塞州大学医学院的医学教授。

在过去的 30 年里,瑞普博士建立并运营了世界上最大的研究机构,探索日常习惯和行为如何影响短期和长期的健康和生活质量。瑞普生活方式研究所(RLI),已经发表了数百篇论文,这些论文构成了生活方式医学和高性能健康领域的科学基础。

瑞普博士编辑了生活方式医学的唯一学术教科书(《生活方式医学》第 3 版,CRC 出版社,2019 年),并且是《美国生活方式医学杂志》(Sage 出版社)的主编。瑞普博士为公众撰写或编辑了 59 本书,包括 36 本学术教科书和 23 本其他类书籍。

主审简介

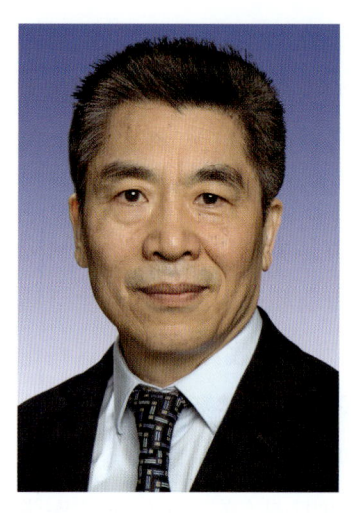

胡盛寿　院士

全国政协委员,中国工程院院士,心血管外科学专家。

现任国家心血管病中心主任,中国医学科学院阜外医院院长,心血管疾病国家重点实验室主任,国家心血管疾病临床医学研究中心主任。中国生物医学工程学会第十一届理事长,两届中华医学会胸心血管外科学分会主任委员(2006—2012),亚洲胸心血管外科医师学会轮值主席(2010),法国国家医学科学院外籍院士,英国牛津大学客座教授。

胡盛寿院士是我国心血管外科领域的学科带头人之一,为我国心血管外科整体的学科发展做出了突出贡献,主要包括:创立了冠状动脉搭桥微创系列技术;创建了我国首个心血管再生医学实验室;创立了主动脉-肺动脉"双根部调转手术(DRT)"技术。

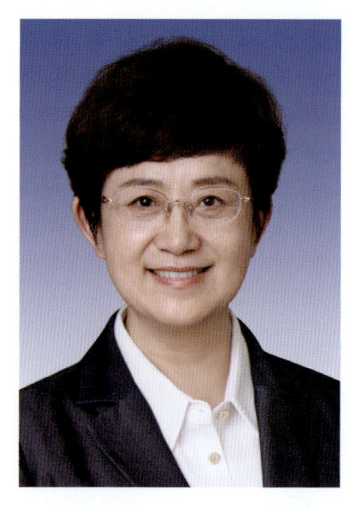

乔　杰　院士

中国工程院院士,中国科学技术协会副主席。

现任北京大学党委常委、常务副校长、医学部主任,国家妇产疾病临床医学研究中心主任,中华医学会副会长,中国女医师协会会长,美国人文与科学院外籍荣誉院士,英国皇家妇产科学院荣誉院士,发展中国家科学院院士。

乔杰院士长期致力于从事妇产及生殖健康相关临床、基础研究与转化工作,在女性生殖障碍疾病病因及诊疗策略、生育力保护保存、人类配子及胚胎发育机制、防治遗传性出生缺陷等方面进行了深入研究,守护妇儿全生命周期健康。作为第一或责任作者发表多项具有国际影响力的成果,荣获2014、2015年度中国科学十大进展,2019年中国生命科学十大进展,并以第一完成人获国家科技进步奖二等奖、国家创新争先奖、省部级一等奖等奖励。

主译简介

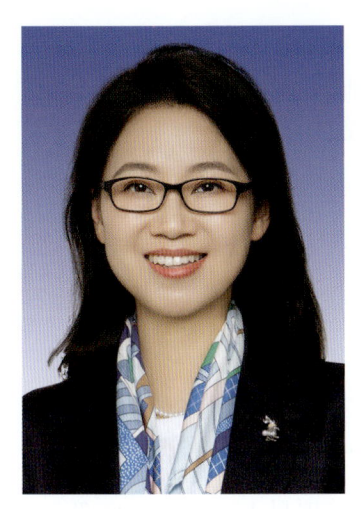

冯 雪

国家心血管病中心健康生活方式医学中心常务副主任

中国医学科学院阜外医院心脏康复中心主任

中国健康管理协会生活方式医学分会主任委员

中国女医师协会常务理事兼心脏康复专业委员会副主任委员

研究领域

心脏康复及生活方式医学研究领域，主导国家级项目，国家"十三五"重点专项心衰康复研究，国家卫生计生委重点支持攻关课题及首发基金等多项研究课题，横向课题9项，主导国家级基金课题1项，省部级共建项目及北京市课题5项；主编6部中国脏器康复方向专家共识、指南、临床路径；获批1项国内专利；主译主编图书8部，参编著作21部，在慢病康复领域发表SCI及核心期刊论文40余篇。

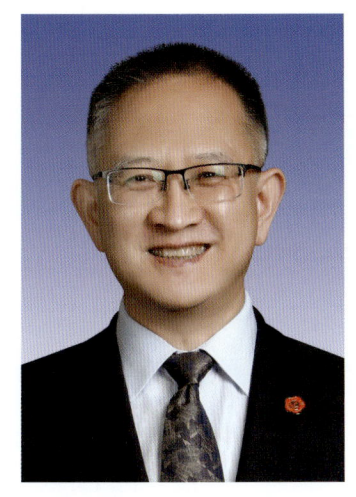

宋纯理

北京大学第三医院 副院长 骨科教授 博士生导师

中华医学会骨质疏松与骨矿盐疾病分会 委员

中华预防医学会体育运动与健康分会 副主任委员

北京医学会骨质疏松与骨矿盐疾病分会 副主任委员

研究领域

骨质疏松及代谢性骨病、退行性骨关节疾病的基础及临床研究。主持国家自然科学重点项目/面上项目，国家"863"课题，国家重点研发计划，北京市自然科学基金等。以责任作者在 *Plos Medicine*、*Biomaterials*、*JBJS*、*JBMR*、*Bone*、*Osteoporos Int* 等发表50篇SCI论文；获批5项国内专利，2项国外专利，主编主译专著5部；荣获国家奖1项。

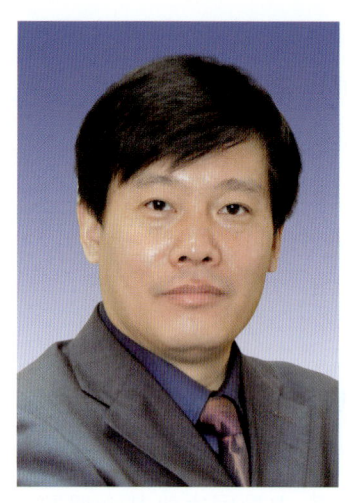

孙洪强

医学博士,主任医师,教授,博士生导师

北京大学第六医院副院长

北京大学精神卫生研究所副所长

国家精神疾病医学中心副主任

研究领域

睡眠障碍神经生物学机制与诊疗技术研发、成瘾心理渴求的神经机制与干预。主持国家重点研发计划"科技冬奥"重点专项项目,国家自然科学基金项目7项,首发重点攻关项目1项,在 *Sleep*、*Transl Psychiatry*、*Nano-Micro Letters* 等国内外期刊上发表论文100余篇,主编(译)/参编(译)教材、书籍、指南等20余部。

译者团队

主　审：
　　胡盛寿　中国医学科学院阜外医院
　　乔　杰　北京大学

主　译：
　　冯　雪　中国医学科学院阜外医院
　　宋纯理　北京大学第三医院
　　孙洪强　北京大学第六医院

副主译：
　　彭　亮　中国人民解放军总医院
　　陈　伟　中国医学科学院北京协和医院
　　徐建方　国家体育总局体科所研究中心

译　者（按姓氏笔画排序）：
　　马路景　四川大学华西医院
　　王　威　北京大学第三医院
　　王　艳　北京积水潭医院
　　王　鹏　中国医学科学院阜外医院
　　王诗瑜　中国医学科学院阜外医院
　　王家伟　首都医科大学附属北京同仁医院
　　王增武　中国医学科学院阜外医院
　　叶红华　中国科学院大学宁波华美医院
　　田向阳　中国健康教育中心
　　田奕欣　中国医学科学院阜外医院
　　冯　雪　中国医学科学院阜外医院
　　刘怡华　中国医学科学院阜外医院

孙天童	北京大学第三医院
孙洪强	北京大学第六医院
杜　青	上海交通大学医学院附属新华医院
李　良	国家体育总局体育科学研究所
李　萌	中国医学科学院阜外医院
李　冀	中国医学科学院北京协和医院
李杨杨	北京大学第三医院
杨进刚	中国医学科学院阜外医院
杨渝平	北京大学第三医院
吴　岳	中国医学科学院阜外医院
宋纯理	北京大学第三医院
张　娟	中国医学科学院北京协和医学院公共卫生学院
张志山	北京大学第三医院
陈　伟	中国医学科学院北京协和医院
陈亚红	北京大学第三医院
陈思娇	中国医科大学附属第一医院
邵　康	中国医学科学院肿瘤医院
茅　矛	四川大学华西医院
林剑浩	北京大学人民医院
胡　钰	四川大学华西医院
胡亦新	中国人民解放军总医院第二医学中心
胡安易	中国医学科学院阜外医院
胡怀东	重庆市人民医院
胡思帆	北京大学第六医院
胡越空	四川大学华西医院
徐建方	国家体育总局体育科学研究所
郭智萍	阜外华中心血管病医院
席　蕊	国家体育总局体育科学研究所
黄榕翀	首都医科大学附属北京友谊医院
蒋思敏	北京大学第三医院
喻鹏铭	四川大学华西医院
程　洋	北京积水潭医院
程　熠	华中科技大学同济医学院附属同济医院
路瑛丽	国家体育总局体育科学研究所

樊晓寒　中国医学科学院阜外医院

审　校（按姓氏笔画排序）：

王　鹏　中国医学科学院阜外医院

王宝璐　中国医学科学院阜外医院

王诗瑜　中国医学科学院阜外医院

邓　娟　中国医学科学院阜外医院

石熠瑶　中国医学科学院阜外医院

任晶晶　国家心血管病中心

刘　彤　中国医学科学院阜外医院

刘　浩　北京大学第三医院运动医学科

刘　畅　中国医学科学院阜外医院

刘博淼　中国医学科学院阜外医院

许铭华　阜外华中心血管病医院

孙雪竹　国家心血管病中心健康生活方式医学中心

杜明昭　中国医学科学院阜外医院

杜鸿祎　国家心血管病中心健康生活方式医学中心

李　婧　国家心血管病中心健康生活方式医学中心

李若溪　中国医学科学院阜外医院

李泽亚　首都医科大学附属北京友谊医院

李朝晖　中国医学科学院阜外医院

杨　倩　中国健康教育中心

肖　宁　国家心血管病中心健康生活方式医学中心

吴　岳　中国医学科学院阜外医院

吴一凡　中国医学科学院阜外医院

吴一凡　国家心血管病中心健康生活方式医学中心

何盼盼　中国健康教育中心

何雪莹　北京大学第三医院

谷艳丽　中国医学科学院阜外医院

沈青青　华中科技大学同济医学院附属同济医院

宋　雅　中国医学科学院阜外医院

张书敏　中国医学科学院阜外医院

林　行　国家心血管病中心华中分中心

罗琳琳　中国医学科学院阜外医院

周倩楠	中国医学科学院阜外医院
赵晓敏	中国医学科学院阜外医院
洪　云	中国医学科学院阜外医院
彭　菲	国家心血管病中心健康生活方式医学中心
喻鹏铭	四川大学华西医院
潘伊明	中国医学科学院阜外医院
魏诗琴	中国医学科学院阜外医院

主审序

中国工程院院士
全国政协委员
胡盛寿

生活方式是影响全世界人类健康和寿命最重要的因素。目前，导致我国人口致死致残的前十位的疾病大部分都与不良的生活方式密切相关，由此诞生的生活方式医学正是从这里着手，用科学的视角观察、研究，并干预我们的生活方式，从而达到促进人类生命健康，预防、治疗和康复疾病的目的。

《生活方式医学》（第3版）一书的引进出版，不仅填补了国内关于生活方式医学领域的空白，对于医疗专业人员和健康管理从业者来说，都具有重大的学术意义和现实意义。

随着时代发展，全世界已有共识，心脑血管疾病、"三高"等代谢性疾病、妇产科疾病、儿科疾病、骨关节疾病、感染性疾病，甚至相当一部分的肿瘤类疾病等的发病，大多数都是环境与自身遗传因素的交互作用引起的，如果能通过生活方式干预，减少危险因素，患者完全可以不得病或者晚得病。"大医治未病"，古已有之。无论是作为国家心血管病中心主任的职责，还是一名从业40余年的心外科医生的初心，我都由衷地希望我们能用生活方式干预的方法去护佑健康。

2020年，在国家卫生健康委的指导下，国家心血管病中心成立了健康生活方式医学中心。我们通过这个平台，第一时间联合了北京大学第三医院、北京协和医院、北京大学人民医院、中国医学科学院肿瘤医院、北京大学第六医院、国家体育总局等单位的知名专家学者，开启了这本书的翻译。希望借此展示全球最领先的生活方式医学科研成果、临床经验、社会模式，为中国人的健康生活添砖加瓦。

数十家医疗及学术机构，一百余位横跨心脑血管、内分泌代谢、骨科、妇产科、肿瘤、感染、免疫、营养、运动、心理及行为医学等领域的专家学者，历时一千余日，笃志前行，笔耕不辍，才有了今天你看见的这本《生活方式医学》。

通过这本书,我们至少可以有三个层面的收获。

第一,回归问题的起点,让医者重新理解和思考疾病和生命的本质。

中国改革开放 40 年以来,医疗技术快速发展,潜移默化地影响了医学临床实践和医生们一生的行为。"技术至上"的倾向,仅仅干预了疾病发生、发展过程中的某一个阶段,某些表现的对症处理,颇有"一叶障目"之嫌,常常忽视了对疾病发生、发展全过程、全方位的管理。纵观现代医学的发展,从起初单纯的生物医学到今天的生物-心理-社会医学的发展,正是"以人为本"的对患者全生命周期的照顾模式、价值理念的体现和现代化医疗模式的转型。每一位医生无论从事什么学科或专业,都要学习、理解遵循生命原本发生、发展的规律,去重新认识和认知我们所从事的专业。因此,我觉得这本书的意义,在于让所有医生都参与到学习和实践生活方式医学中来,从全局观认识疾病的发展,从而更好地帮助患者解决源头问题。

第二,提出好问题,找到中国回答,让学者研究并给出中国式健康生活的答案。

中国改革开放以来,人们赖以生存的物质基础已经发生深刻的变化,生活习惯、生存环境都随之改变,培养良好的生活方式,改掉如吸烟、酗酒、缺乏运动、摄入过多等不良生活习惯其实是知易行难的事情。

医学需要解决的是,通过了解环境和自身的因素,包括生理、心理和遗传因素,自然、环境的因素,寻求疾病的诱因和规律;面对不同人体的多样性和差异性,找到不同方式的干预措施去改变,形成更加精准的施策。而我们能从这本书当中找到全球关于这些问题最先进的方法论、证据结果和未来方向。

让中国的医学研究者,结合中国国情,在医疗实践中组织并探索,研究哪种生活方式干预的技术手段是科学合理和可行的,哪种干预模式或方法会促进对健康生命的延续,或对疾病现象的遏制。这些不仅要通过大量传统的临床医学研究、流行病学研究,还要结合大数据、人工智能,实现跨出医疗生态圈的监测、分析,才能得出结论。

这些科学的结论和措施不仅能帮助人们预防和治疗疾病,更能够为这些和生活方式息息相关的产业,比如电子消费品、食品、居住、运动等,构建科技突破,形成产业业态,同时也为政府制定有利于人们生存的社会环境的健康政策,提供前瞻性的依据。

第三,科学普及,让百姓培养管理自己的生活方式的习惯和能力。

虽然只是一本书,但"星星之火,可以燎原",希望它能激发我们自己的科学家、医生、从业者投身于中国的生活方式医学事业。它也必将成为医疗人员和健康管理从业者,通往健康教育之路的一扇门,帮助我们周围的每一个人都能够学习、了解和认识生活方式医学,培养良好的健康生活方式。

前段时间,我把本书分享给非医学背景的朋友和患者去阅读,他们很欣喜地告诉我，仿佛看到了一本微型的生活医学小百科。细读起来，发现这里没有晦涩难懂的医学知识，而是把严肃、复杂的学科知识，甚至可怕的疾病知识和预防原理，融入到饮食、运动、睡眠、心态调整等与人日常生活息息相关的行为和习惯中，更重要的是告诉人们怎么做是科学和正确的，能预防甚至逆转疾病，而且让各个年龄阶段的人，都能够读懂和受益。

希望热爱医学，敬佑生命和致力健康生活的你我，一路同行。

2023年6月

主审序

中国工程院院士
中国科学技术协会副主席
北京大学常务副校长、医学部主任
乔 杰

我国政府于2016年和2019年分别在《"健康中国2030"规划纲要》及《健康中国行动（2019—2030年）》中着重提出，"建立全民健康生活方式"和"每个人是自己健康的第一责任人"的全民健康理念，强调坚持预防为主。

"生活方式医学"在1988年由Ernst L.Wynder教授正式提出，是一门涵盖广泛的跨学科医学。它不仅包括与人的吃住行息息相关的饮食、营养、运动、心理等，还包括心血管病、呼吸科、肿瘤科、内分泌科、妇科、儿科、老年科等专科，为不同人群提供的预防措施和个性化治疗，同时也涵盖伤害预防、健康促进、环境支持等公共预防政策的参考。这门极具综合性，又能够与生活方式相融合的医学，势必会服务更为广泛的人群，也让所有注重健康的"第一责任人"都能参加生活方式医学的实践，用专业的医学知识，改善日常生活中的不良习惯，实现预防、治疗，甚至逆转疾病。

1999年，美国心脏专家James M. Rippe教授出版了第1版《生活方式医学》，该书是生活方式医学的第一本教科书，被认为是里程碑式的出版物，随后，2013年、2019年分别更新了该书的第2、3版。从《生活方式医学》出版的历程可以看出，许多美国的医疗专家和医务工作者都在不断积极地投入到生活方式医学的研究和实践中。

我国的生活方式医学起步较晚，但其理念本身与我国中医"治未病"的整体观高度一致，强调从整体看待个体的健康与疾病，注重全生命周期健康。《生活方式医学》第3版的引进、翻译及出版，将进一步促进我国生活方式医学学科的建立与发展。第3版吸纳了超过150名的各领域专家的意见，将生活方式医学扩展至常见慢性病的预防和治疗。除心肺系统疾病外，还纳入了生活方式与癌症、内分泌疾病、免疫疾病、骨科疾病、男性/女性健康、心理、健康等内容，全面描述如何通过科学的运动、合理的营养、正常的体重、积极的心态及其他,促进精神和身体的双重健康,并生动地分享了很多精彩案例和共识指南。语言通俗易懂,不仅能为我国生活方式医学从业人员学习和实践提供准确的参考依据,对普通读者而言也十分友好。本书的出版将为图书市场上数量极少的此领域书籍增添新的一员,也为关心这一领域的读者,和准备开设和学习这方面课程的教师和学生增加一种新的选择。

本书的译者团队汇聚了来自北京协和医院、阜外医院、北京大学第三医院、北京大学第六医院、北京解放军总医院、中国医学科学院肿瘤医院等和国家体育总局、中国健康教育中心等30余家知名医院和机构的医生和专家、学者,感谢所有一线医学专家给予的支持和帮助,尤其要感谢中国医学科学院阜外医院健康生活方式医学中心的医师团队和人民卫生出版社的编辑团队在本书从引进到出版的全过程中所付出的辛苦努力。希望通过这本书能让更多医生,甚至非医学人员认识和学习"生活方式医学",建立健康生活方式,降低慢性疾病发生率,共同助力健康中国建设。

我们在翻译本书的过程中力求既忠于原文,又尽量符合中文阅读习惯,但本书所涉及的不仅仅是医学知识,同时还涉及公共政策、保险政策等知识,故中文译文难免存在疏漏、错误或不够准确的地方,真诚希望发现疏漏、错误的读者及时给予指正。

"事者,生于虑,而成于务",本书的出版是为推动健康中国建设的又一个务实之举。希望每位读者细酌浅尝之余,更能体会此书之博大精深。愿读者皆能有所受益,实为本书之最大意义。

2023年8月

译者序

《生活方式医学》是一部在生活方式医学领域,堪称殿堂级的教科书。它汇集了最近数十年里数千条生活方式中的行为证据,进而构建成生活方式在临床医学的各个学科,包括心脑血管、肿瘤、骨科、呼吸、妇科、男科、儿科、风湿免疫等疾病预防、治疗、康复的全体系百科全书。

引进这本书的初衷,来自于我日复一日的临床工作。我于2015年在阜外医院创建了心脏康复中心,和同伴们一起运用营养、运动、睡眠和心理等生活方式治疗方案,帮助了数不清的高危患者,帮助他们预防心脏事件,使得心梗甚至心衰的患者重新回到了家庭、社会中。每天,我们都在见证着生活方式的强大力量,同时,我们也深知生活方式作为预防、治疗和康复的手段,也必须同药物一样,需要精准的、科学的医学处方。

无独有偶,在国外,生活方式医学领域最早的医生大多数也都来自心脏康复领域,我想,这大约是跨越国界的医学共识,是我们日复一日思考共同的学术问题、寻求共同的临床答案的结果。

党的二十大提出了"倡导文明健康的生活方式",作为健康中国的重要抓手。此时,我们更加坚定地相信,形成科学的生活方式评价、干预和养成体系,是中国未来医学发展的必经之路。而要想发展我们自己的生活方式医学,当然要站在人类现有的高度之上。带着这样的使命寻觅,《生活方式医学》这本书就进入了我们的视线。

当看到这本书时,我知道,这就是我想带给中国生活方式医学发展的奠基石之一。

这本书在150余名译者和审校人员艰苦反复、逐字逐句地努力下,历经一千个日夜,终于和你见面了。作为组织本书翻译工作的我,在翻过不知道多少遍之后,悟到几点心得,分享给你。

第一,星星之火可燎原。

它从本质上向我们展示了未来医学道路的方向。医学在科技的带领下,在近百年时间里有了飞跃式的发展,但人类跨入21世纪后,科技的堆叠,人财物力的大量投入,也没能够让我们在寿命上,在疾病治疗上出现更大的飞跃。

这使我们不得不重新思考这些阻碍,比如心脑血管疾病,比如肿瘤,它们是从哪里来的,我们如何才能从根源上与之抗衡,更进一步,我们也会思考,人类的健康是如何保持的,在特定的基因与生长环境中,你的健康是如何去平衡的。

而这一思考的过程正是我们的医学对过去单纯生物模式的否定,进而迈向生物-心理-社会模式的伟大进程。这本书恰恰像是这一伟大进程中的灯塔,照亮了医学前行的方向。今天,我们已经明确这些影响人类寿命的关键疾病,这些重大的医学议题,都和生活方式息息相关。

围绕这些重大议题,这本书帮我们梳理了,在21世纪的今天,疾病和健康,它们是从哪里来,将向哪里去这样的基本思考。如果你是一个想知道未来50年到100年医学发展前景的读者,这是一本你不能错过的书。

第二,让医学回归人本。

在很漫长的时间里,医疗被不断拆分,不断细化,医院更像是一个解决具体疾病的流水线,对于人的思考,越来越少。然而,也有一些有远见卓识的医生在思考,如果疾病的问题解决了,离开医院的人没有恢复其应有的社会功能,怎么办;如果疾病不能完全解决,病人又怎么承担他的社会属性。今天的医疗科技手段加在一起,我们能完全彻底解决的疾病,可以说依然非常有限。况且,我们还知道有很多疾病,不需要等到医院就可以在生活中自行消解。

如何让医生,让医院回归到以人为本的思考上去,这是现代医学所不能回避的。当你翻开这本书,医学就已经以一个人完整的生活社会功能为基础,来思考问题了。但它又没有背离我们现在的思维惯性,大部分体例依然很友好地以疾病为章节展开论述。

当你围绕你感兴趣的疾病往下走,它会把这个疾病相关的成因机制、病理生理、预防、治疗和康复,与营养、运动、心理、睡眠以及行为学等方方面面,交融在一起,每一条、每一项都依据大量的循证医学证据,让你在不知不觉中改变思维模式,重新思考病人本身,将生活方式运用在你治疗的疾病中,从而获得以人为本的治疗目标。

第三,为"健康中国"提供可以借鉴的解决方案。

"健康中国"作为我们国家的基本国策,对于各级政府、公立医院、健康产业的各家企业,甚至我们每一个公民来说,都是需要贯彻的总方针。

但落在具体方案上需要怎么做,还有很多需要我们细化和执行的。举个最简单的例子,比如走路,是8 000步还是12 000步,是快走还是慢走,是早上走还是晚饭后,是所有年龄段都一样吗?医生应该对什么样的病人处方什么样的走路方案?企业的可穿戴设备需要监测走路时的哪些数据,以评判健康效果?如何更准确地监测步数,监测步态,能不能实时矫正步态,以减少关节损伤?政府如何联动获得社区百姓的步数?城市需要提供怎样的步道和环境,更有利于老百姓走路?这可不是一句"迈开腿"的口号就能解决的。

这本书至少给我们提供了全世界生活方式领域里,现有的最强大的证据和最有效的解决方案。当然,这些还远远不够,中国的医务工作者、科研人员、企业家、政府管理者,还要沿着这个方向探索和给出更多的中国健康生活方式的解决方案,而这些才是夯实"健康中国"道路上的每一块基石。

我更喜欢,把本书作为集上述三个功能于一体的医学百科全书推荐给你,希望你能收藏于书架或放在案头。无论你从事临床治疗,还是仅仅具有好奇心,想探索未来医学的某个方向,抑或单纯对自己的吃喝住行睡有困惑,你都可以取下来,翻开目录,找到你关注的内容。

《生活方式医学》作为一本大部头医学著作,最难能可贵的是它的深入浅出。它讲述的内容并不艰深生涩,讲述的风格则是娓娓道来。相信无论对于专业人士还是非专业人士,阅读使用它,都不是一件难事。由于译者的水平有限,文中难免有错漏之处,恳请读者朋友们给予体谅及指正。

编辑邮箱:zhn@pmph.com

作者邮箱:29611290@qq.com

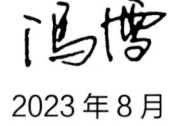

2023年8月

原著序

毫无疑问，日常习惯和行为会对短期和长期的健康状况和生活质量产生深远影响。越来越多的科学和医学文献支持了这一观点。众多研究证明，定期进行体力活动、保持健康的体重、不吸烟、保持营养均衡、减轻压力和其他促进健康的做法都会对健康产生深远的影响。相反，缺乏运动的生活方式、肥胖、压力大、吸烟或暴露于烟草烟雾和其他污染物都会对健康产生重大且负面的影响。

自第 2 版《生活方式医学》（CRC Press，2013）出版以来，生活方式医学在全球范围内的影响不断扩大，多项新举措如雨后春笋般涌现。由于生活方式医学领域的扩展，《生活方式医学》一书也有必要继续发展和扩充，以满足越来越多将生活方式医学实践纳入医疗保健的个人需求。

第 3 版《生活方式医学》已经过彻底改写和更新，增加了许多新章节，不仅满足全球生活方式医疗从业者和其他医师的需求和关注，更致力于服务所有包括医师和医疗保健专业人员在内的医疗从业者。

对生活方式医学程序和实践的循证基于大量的文献，并通过将其纳入到每一个以证据为基础的临床指导方针中来预防和治疗代谢性疾病。例如，以下著名医疗机构的指南和共识都非常强调生活方式医学的原则和做法，并将其作为预防和治疗疾病的关键组成部分：

- 美国预防、检测、评估和治疗高血压联合委员会第 8 次报告预防和治疗指南
- 美国心脏病学会 / 美国心脏协会高血压预防、检测、评估和治疗指南
- 美国国家胆固醇教育计划（成人治疗小组 Ⅳ）血胆固醇指南

- 美国医学研究所肥胖治疗指南
- 美国心脏病学会/美国心脏协会关于血胆固醇治疗的科学共识性声明
- 美国糖尿病协会糖尿病管理指南
- 2015—2020年美国居民膳食指南
- 美国心脏协会营养实施指南
- 美国儿科学会儿童肥胖预防和治疗指南
- 美国儿科学会儿童血压治疗指南
- 美国儿科学会血脂治疗指南
- 美国心脏协会和美国儿科学会代谢综合征预防和治疗指南
- 美国心脏协会2020年战略计划
- 美国心脏协会和美国癌症协会关于预防心脏病和癌症的联合声明
- 美国心脏协会和美国中风协会的总统顾问
- 美国心脏协会/美国心脏病学会/肥胖学会成人超重和肥胖管理指南
- 美国心脏病学会/美国糖尿病协会/美国心脏协会关于癌症、心血管疾病和糖尿病预防的科学声明
- 2018年美国体力活动指南咨询委员会报告

遗憾的是,尽管人们已普遍认可这些循证指南,及关于生活方式措施和实践在预防和治疗代谢性疾病中重要作用的共识性声明,但美国人群在生活习惯和行为方面的改善甚微。事实上,在某些情况下,慢性疾病的风险因素在过去10年间持续增加。例如:

- 心血管疾病仍是美国男性和女性的主要杀手,每年导致的死亡率超过37%。其中,多种生活方式都是潜在的危险因素。
- 美国80%以上的成人没有进行足够的能带来健康收益的体力活动。
- 美国超过2/3的成年人口超重或肥胖。
- 在过去的20年间,儿童肥胖的患病率增加了2倍。
- 不足1/3的成年人口食用足够量的水果和蔬菜并遵循其他有利于健康的、简单的循证营养实践。
- 超过15%的人仍吸烟。
- 美国超过40%的成年人患有高血压。
- 缺乏运动的生活方式会增加个体患心脏病的风险,就像每天吸1包烟一样。
- 肥胖是女性骨关节炎的主要病因、男性骨关节炎的第二大病因。
- 在美国,吸烟是癌症的主要病因,肥胖是第二大病因。

现有的大量科学证据表明，积极的生活方式极大地降低了慢性疾病的风险，促进了良好健康。例如，护士健康研究发现，如果护士采取一系列积极的生活方式，包括维持健康的体重（BMI 为 19~25kg/m^2）、定期进行体力活动（多数情况下 30min 或更长）、不吸烟，并遵循一些简单的营养实践，如增加全谷物的摄入量、多吃水果和蔬菜，女性中 80% 的心脏病和超过 91% 的糖尿病可以消除。美国医疗保健专业人员研究显示，这些相同的积极生活方式因素也使男性的患病风险显著降低。重要的是，如果个体只采用这些积极因素中的 1 种，他们患冠状动脉疾病的风险将减少一半。不幸的是，许多研究表明，美国只有不到 5% 的成人遵循这些健康促进措施中的多数或全部。

日常生活实践和习惯的重要性也已在多项大型随机对照试验中得到证实。例如，在糖尿病预防计划中，基线糖耐量减低的人群，在体力活动增加且体重减轻 5%~7% 后，患糖尿病的风险也降低了 58%。

在糖尿病健康行动（LOOK AHEAD）试验中，体重减轻 7% 的个体可以减少心脏病和糖尿病的危险因素。重要的是，在这 2 项研究中，对于继续遵循该计划并接受医疗保健专业人员定期随访的个体，有超过 90% 初始体重减轻在 4 年内得以保持。在长达 4 年的随访期间，这 2 项研究中受试者的体力活动水平仍然很高。

由于关于生活方式实践和习惯的文献变得越来越深入和复杂，医生和其他医疗保健专业人员要跟进这个不断扩大的领域，并将这些发现纳入现代医疗实践所面临的挑战变得更加艰巨。更具挑战的是，关于生活方式和健康的文献分布在各种学科期刊和教科书上。在我们的第 2 版教科书出版以来的 5 年里，生活方式医学领域的教科书中提供关于生活方式和健康的基于循证总结的需求变得更加明显。第 3 版《生活方式医学》的另一目标便是满足这一需求。

在 1999 年第 1 版的《生活方式医学》中，我们创造了"生活方式医学"这个术语，并总结了 20 世纪 90 年代末存在的多个学科的主要发现。随着第 1 版《生活方式医学》的出版，出现了许多举措，包括同行评议的生活方式医学学术期刊（《美国生活方式医学期刊》，SAGE 出版社）的出现。根据美国医学协会、美国医师学会、美国儿科学会、美国运动医学学院和美国预防医学学院等美国主要医学团体代表的建议，《美国医学协会杂志》发表了关于生活方式医学核心原则的共识性声明。

此外，生活方式医学领域的学术医学协会——美国生活方式医学学院，已为医师和其他医疗从业者设立。在过去 5 年中，该组织每年的会员人数增加 1 倍以上，并在生活方式医学的教育和实践方面推出了一系列重要举措。其他专业团体越来越接受生活方式医学这一概念。其中包括美国心脏协会，该协会现在有一个名为"生活方式和心脏代谢健康委员会"的理事会。美国家庭实践学院和美国预防医学学院现在为有兴趣将生活方式医学作为其医疗实践关键部分的个人提供教育课程。

所有的这些进步都令人愉悦,这也将增加生活方式医学实践在医学界被正式采用的可能性。然而不幸的是,目前只有不到30%的医师会定期为患者提供体重管理、体力活动和适当营养方面的建议。这是一种浪费,因为超过75%的成人每年至少看1次初级保健医师。实证和实践间的差距代表生活习惯和实践与健康结果之间的联系,这既是巨大的挑战也是难逢的机遇。

什么是"生活方式医学"？在第1版教科书中,我们将其定义为"将生活方式实践融入现代医学实践中,以降低慢性疾病的风险,如果疾病已经存在,则作为治疗的辅助手段。生活方式医学在不同的健康相关领域汇集了可靠的科学证据,以帮助临床医师治疗疾病和促进身体健康"。虽然这个定义是在将近20年前提出的,但它经历了时间的考验。其他组织提出了非常相似的对生活方式医学的定义,这些定义是第3版《生活方式医学》背后的定义标准。

第3版《生活方式医学》分为20个部分,每个部分的章节都由该特定学科的领军人物编辑,所有章节都经过了重写或大量修订,以与当前的理解和实践保持同步。第3版还有许多新增的章节和部分,补充了过去5年内生活方式医学领域出现的至关重要的先进理念和特定领域。

第3版《生活方式医学》的第一部分是《生活方式管理和心血管疾病的预防》。选择将其作为起始部分的原因有以下几点：首先,作为一名心脏病专家,我最初对生活方式医学感兴趣的便是与降低心血管疾病风险相关的问题。其次,心血管医学领域一直是采用生活习惯和实践以降低疾病风险的先驱领域之一。这些概念在美国心脏协会2020年战略目标中得到了进一步阐述。此外,我所在的美国心脏协会中的理事会已将其名称从"营养、体力活动和新陈代谢委员会"改为"生活方式和心血管代谢健康理事会",这表明人们已认识到生活方式在预防和治疗心脏病中的关键作用。这一开篇部分是关于降低风险的各个方面的最新章节,包含了由美国心脏病学会(ACC)和美国心脏协会(AHA)发布的最新指南。

第二部分是《生活方式医学的营养方面》。当然,营养在健康的生活习惯和行为中起着非常突出的作用。这一部分已被完全更新,并纳入了新的章节,如"2015—2020年美国居民膳食指南"——美国国家营养指南"和"健康生活方式对水平衡和水需求量的影响",这是一个在营养方面经常被忽视的重要领域。

第三部分是《体力活动》的扩展部分。这一部分包含有关美国各种人群运动处方的最新章节,以及医师应该了解的关于运动和体力活动的规定。美国人体力活动的水平仍然极低,我希望这一部分能够鼓励医师在这一领域发挥更积极的作用。体力活动是我们降低慢性疾病风险最有力的工具之一。这些章节进一步阐明了2018年咨询委员会报告中《体力活动指南》的发现,该报告记录了成人和儿童的体力活动对健康的益处。

第四部分是关于《行为医学》的扩展部分。了解如何改变行为是生活方式医学的基础。本部分不仅包括有关于如何应用心理学理论来促进健康生活方式的理论框架的章节，还包括关于动机访谈、跨理论模型和积极心理学的重要新章节。另一个重要的新章节深入探讨了如何解决人们打算做什么和他们实际做什么之间的差距。这种"意向 - 行为差距"在过去没有得到足够的重视，因此这一最新章节为此提供了实用的建议。另外 3 个章节重点介绍如何在体力活动、营养和压力管理领域使用行为方法。本节最后是关于新兴的健康指导领域的最新章节，以及关于最新技术和设备的章节，这些技术和设备将有望促进行为改变。

第五部分侧重于与《女性健康》有关的具体问题，包括有关乳房健康和体力活动的章节。第六部分《内分泌和代谢》已被彻底更新和扩展，这一部分侧重于生活方式因素，特别是在糖尿病和代谢综合征的预防和管理领域的因素。第七部分《预防和治疗癌症的生活方式议题》，是许多临床医生在实践中低估的重要领域。这些章节由来自美国疾病控制和预防中心和各大学的世界顶尖专家撰写。因为许多医师不了解生活方式实践与各种癌症之间的多重联系，所以这些章节显得尤为重要。

第八部分《肥胖和体重管理》已被彻底改写。这一部分包含关于流行病学、运动管理、膳食管理、药理学管理和肥胖手术治疗的最新章节。还包括一个题为《基于肥胖症的慢性疾病———一种新的诊断术语》的新章节，该章节重点介绍了美国内分泌学会最近发布的声明，并为考虑与肥胖相关的疾病提供了一个有趣的新框架。

《免疫学和感染性疾病》和《肺医学》部分都已更新。《妇产科学》部分包含了一些新的章节和对其他章节的修订，这些章节涉及生活方式对妊娠的影响以及妇产科学中的其他关键问题，如母乳喂养、避孕、性传播感染、月经紊乱和降低癌症风险。第十二部分完全重写和扩展了《心血管康复和二级预防》，提供了当代有关传统心脏康复和心血管医学中新兴的二级预防领域间交叉的信息。

第十三部分《儿科医学中的生活方式部分》，包含由在儿童生活方式实践应用领域的世界顶尖学者撰写的最新章节。人们越来越认识到，许多在成年时出现的疾病都源于童年。与儿童心血管风险、肥胖、糖尿病、血脂、血压和骨质疏松症相关的关键问题都是这一部分的亮点。

越来越多的人选择将生活方式医学作为其医疗实践的基石。出于这个原因，我们添加了全新的部分，即《生活方式医学实践》，其中包含由美国生活方式医学学院（ACLM）领先的从业者撰写的章节。其中许多章节特别涉及了 ACLM 为吸引该领域医师和提供实践生活方式医学所需的核心能力而在教育方面付出的努力。

第十五部分是《药物滥用和成瘾》领域的一个全新的部分。美国阿片类药物的泛滥对于医学界人士而言不足为奇，但其他的各种成瘾问题，如酒精、烟草和大麻成瘾等也应该成为每个医师知识基础中的一部分。这一部分还包括有关治疗成瘾的新兴技术和应用的重要章节。

在美国,65岁以上的人口数量增长最快。第十六部分《老年医学中的生活方式医学》的扩展部分涉及许多与这部分人群高度相关的问题。特别是在这一人群中越来越普遍的与年龄相关的骨骼肌和认知功能的下降,已被证明可通过生活方式实践和习惯得到显著改善。有2个新的章节探讨了这些主题。此外,这一部分包括关于65岁以上人群体力活动的独立章节,以及对"成功老化"这一概念的概述。"成功老化"这一概念改变了我们衡量65岁以上人群生活方式的标准。现有的数据和项目展示了处在该生命阶段的个体如何保持健康的生活方式、如何从其丰富经验中获益以及如何减缓伴衰老出现的生理和心理机能的衰退,而并未聚焦在这一人群日益退化的生理和情绪特征上。

第十七部分《健康促进》是生活方式医学的一个重要概念。这一部分增加了很多章节以专门探讨这个非常重要的主题。这一部分关注的是可以提供健康促进的不同场所,并提供了关于成功的健康促进计划的实用的循证建议。学界对运动的心理益处的研究、关注和应用越来越多。

《运动心理学》(第十八部分)扩展和更新的部分涉及关于运动如何影响心理健康的科学知识。关于体力活动在改善焦虑和抑郁,以及改善或维持认知功能方面的作用的新章节是这一领域的重要章节。

生活方式医学领域通常不考虑身体伤害。然而,身体伤害对许多人的生活方式有直接影响。第十九部分《损伤预防》的扩展部分进行了详细说明。这些章节主要由美国疾病控制和预防中心的美国国家伤害预防控制中心的专家撰写。

当然,只有生活方式改变是不够的。公共政策在环境如何支持或削弱个人通过生活方式措施促进其健康的能力方面发挥着非常重要的作用。本书的最后一部分,《关于生活方式医学的公共政策和环境支持》相当详细地讨论了生活方式医学的这一重要方面。

为编写这一生活方式医学领域全面的、最新的书籍,21名编辑投入了巨大的精力并贡献了他们的卓越才能,以完成组织和编辑素材的艰巨任务,并确保它们在科学上准确,在临床上实用。我希望并相信由这些付出辛勤努力的编辑和250余名杰出贡献者共同创作的教科书,能为医疗保健专业人员提供临床上有用的指导和有关于生活方式实践、医学和良好健康间相互作用的现代科学、医学理解的最先进的总结和实践应用。

我们在第3版《生活方式医学》中进一步强调了临床实用性,要求每位作者在每章开头列出"要点",并在每章末尾写明"临床应用"。我们希望这些新增内容有助于介绍每一章或指导医疗保健专业人员将章节中的信息应用于日常医学实践。与之前的版本一样,我们希望这项工作能够帮助患者过上更快乐、更健康、更富有成效的生活,在降低患慢性疾病风险的同时提高他们的生活质量。

自第 1 版《生活方式医学》出版以来的 20 年间,出现了重要而广泛的新信息,以提供日常习惯和行为之间的科学联系,以及它们对短期和长期健康和生活质量的不断扩大的影响。

对于医疗从业者来说,如何将这些知识应用到现代医学实践中仍然是需要考虑的关键因素。在我看来,生活方式医学是我们改善健康状况和降低成本的最佳机会,这对于强调和推进医学实践中的价值主张至关重要。对有幸成为患者健康守门人的我们而言,这是巨大的挑战,也是巨大的机遇。我希望这一版《生活方式医学》将继续支持所有致力于提高患者健康的人所付出的伟大努力。

James M. Rippe,医学博士
马萨诸塞州波士顿

目 录

第一部分　生活方式管理和心血管疾病的预防　001

第 1 章　通过生活方式干预措施降低心血管疾病风险的基本原理　002

第 2 章　预防、治疗心血管疾病和降低危险因素的生活方式策略　024

第 3 章　体力活动与体适能在预防心血管疾病中的作用　052

第 4 章　血脂异常的临床管理策略　072

第 5 章　高血压预防与生活方式管理　088

第二部分　生活方式医学的营养方面　101

第 6 章　营养状况的概念及其测量　102

第 7 章　《2015—2020 年美国居民膳食指南》——美国国家营养指南　134

第 8 章　营养与心血管疾病　147

第 9 章　老年人的最佳营养指导　166

第 10 章　健康生活方式对水平衡和水需求量的影响　178

第三部分　体力活动　191

第 11 章　运动处方的实施　192

第 12 章　对于促进体力活动的医师须知　201

第 13 章　体适能评价　215

第 14 章　健康人群及特殊人群的运动处方　232

第四部分	行为医学	251
第 15 章	行为改变	252
第 16 章	运用心理学理论促进健康生活方式	258
第 17 章	动机访谈和生活方式的改变	271
第 18 章	跨理论模型	287
第 19 章	积极心理学对行为改变和健康生活方式选择的影响	301
第 20 章	意向 - 行为差距	316
第 21 章	增加体力活动参与和减少久坐行为的认知行为方法	333
第 22 章	用行为方法强化营养处方	353
第 23 章	压力管理的行为方法	371
第 24 章	健康指导和行为改变	392
第 25 章	行为改变的数字健康技术	408

第五部分	女性健康	431
第 26 章	乳腺健康：改善生活方式以降低风险	432
第 27 章	成年和未成年女性的运动与体力活动	446

第六部分	内分泌和代谢	461
第 28 章	生活方式医学对基于血糖异常的慢性疾病的影响	462
第 29 章	生活方式医学和糖尿病前期管理	478
第 30 章	糖尿病管理的生活方式疗法	498
第 31 章	在 2 型糖尿病患者中实施生活方式治疗的营养计划	512

第七部分	预防和治疗癌症的生活方式议题	531
第 32 章	饮食与癌症预防	532
第 33 章	对肥胖的生活方式干预可以降低癌症的风险、进展和复发	544
第 34 章	体力活动与癌症防治	559
第 35 章	癌症患者的营养治疗	571

第八部分	肥胖和体重管理	587
第 36 章	成人肥胖的流行病学	588
第 37 章	肥胖患者的运动管理	610
第 38 章	超重和肥胖的膳食管理	622
第 39 章	肥胖症患者的药理学管理	631
第 40 章	严重肥胖的手术治疗	649
第 41 章	基于肥胖的慢性疾病——一种新的诊断术语	664
第 42 章	肥胖和体重管理的未来发展方向	679

第九部分	免疫学与感染性疾病	689
第 43 章	运动、炎症和呼吸道感染	690
第 44 章	长期运动与免疫	700
第 45 章	HIV 与运动	711
第 46 章	运动、衰老和免疫	723

第十部分	肺医学	733
第 47 章	呼吸道症状	734
第 48 章	哮喘	757
第 49 章	职业性和环境性肺疾病	786
第 50 章	静脉血栓栓塞	800
第 51 章	流行性感冒	813
第 52 章	室内空气质量	824

第十一部分	妇产科学	839
第 53 章	产前保健——营养和生活方式改变以提高受孕和改善妊娠结局	840
第 54 章	孕期运动	852
第 55 章	母乳喂养	866
第 56 章	避孕	884
第 57 章	性传播感染的预防、筛查与治疗	898
第 58 章	月经紊乱和绝经期	912

| 第 59 章 | 女性癌症的风险降低和筛查 | 922 |

第十二部分　心血管康复和二级预防　　945

第 60 章	二级预防中的药物剂量和依从性	946
第 61 章	利用数字健康技术降低二级预防中心血管疾病风险	954
第 62 章	二级预防中心理社会风险因素对心血管疾病预后的影响	966
第 63 章	一位冠状动脉旁路移植术后 40 年患者的经历和观点	979
第 64 章	二级预防中的血脂管理	987
第 65 章	一级 / 二级预防中改变生活方式对心脏保护的辅助作用	994
第 66 章	为心脏病患者提供指导以促进行为改变	1006
第 67 章	极限运动与高强度间歇训练在心脏康复中的作用	1014
第 68 章	对冠心病患者体重的建议：肥胖悖论的影响	1032
第 69 章	维生素和补充剂：预防和治疗心血管疾病的证据	1043
第 70 章	强化心脏康复：发展历程、初步结果、思考和未来方向	1061
第 71 章	改善心脏康复服务和影响的替代模式	1072
第 72 章	初级 / 一级预防：对家庭和儿童的影响和挑战	1083

第十三部分　儿科医学中的生活方式部分　　1095

第 73 章	儿童生活方式医学	1096
第 74 章	生命周期中预防慢性疾病的方法	1109
第 75 章	儿童心血管风险与体力活动	1125
第 76 章	儿童青少年心血管风险与饮食	1144
第 77 章	预防儿童和青少年的睡眠与肥胖问题	1161
第 78 章	儿童肥胖	1170
第 79 章	血脂异常儿童的识别与管理	1186
第 80 章	青年期系统性高血压的诊断、管理和治疗	1208
第 81 章	预防儿童和青少年骨质疏松症	1226

第十四部分　生活方式医学的实践　　1237

| 第 82 章 | 生活方式医学的定义 | 1238 |
| 第 83 章 | 医疗服务提供者在生活方式医学的核心能力 | 1249 |

第 84 章	生活方式医学的临床路径	1260
第 85 章	生活方式医学帮助实现最佳睡眠	1286
第 86 章	情绪健康与压力管理	1296
第 87 章	强化生活方式治疗	1317
第 88 章	医师健康实践和生活方式医学	1338

第十五部分　药物滥用和成瘾　　1355

第 89 章	成瘾	1356
第 90 章	酒精和阿片类药物在美国的使用和治疗历史	1360
第 91 章	促进戒烟的行为方法	1367
第 92 章	酒精使用障碍：诊断与治疗	1382
第 93 章	阿片类药物使用障碍的诊断和治疗	1401
第 94 章	大麻使用障碍及治疗	1414
第 95 章	智能手机成瘾治疗技术	1428
第 96 章	心理社会治疗干预物质使用障碍	1438

第十六部分　老年医学中的生活方式医学　　1449

第 97 章	生活方式医学与老年人：导论	1450
第 98 章	降低与老龄化相关的肌少症风险	1455
第 99 章	生活方式对改善老化相关的认知功能衰退的作用	1474
第 100 章	成功老龄化：预测因子和途径	1484
第 101 章	体力活动对老年人健康和幸福感的作用	1497

第十七部分　健康促进　　1511

第 102 章	健康促进简介	1512
第 103 章	健康促进：历史及发展趋势	1515
第 104 章	雇主在生活方式医学中的角色	1521
第 105 章	利用健康价值的原因、方式和内容	1527
第 106 章	国际健康与生活方式	1540
第 107 章	社区是促进健康行为的催化剂	1551

| 第 108 章 | 动机医学 | 1563 |
| 第 109 章 | 健康促进的未来方向：医师的作用 | 1573 |

第十八部分　运动心理学　1581

第 110 章	习惯养成：身心互动在运动领域中的进展	1582
第 111 章	遗传对运动行为的影响	1595
第 112 章	体力活动对大脑老化和认知的影响：认知储存的作用、衰退的阈值、基因的影响和投资假说	1615
第 113 章	体力活动和焦虑	1640
第 114 章	体力活动和抑郁症	1653

第十九部分　损伤预防　1667

第 115 章	损伤与生活方式医学	1668
第 116 章	交通损伤预防的有效策略	1681
第 117 章	疾病控制与预防中心对阿片类药物治疗慢性疼痛处方指南的实施	1696
第 118 章	改善患儿轻度颅脑损伤的护理：CDC 儿科轻度颅脑损伤的循证指南	1701
第 119 章	老年人跌倒：流行病学和有效的损伤预防策略	1711
第 120 章	自杀行为的预防	1723
第 121 章	残疾人意外损伤：一个未被认识到的但可以预防的问题	1738

第二十部分　关于生活方式医学的公共政策和环境支持　1747

第 122 章	医疗改革时代生活方式医学中断的 7 年：2010—2017 年	1748
第 123 章	体力活动和健康生活的政策与环境支持	1759
第 124 章	健康饮食的政策和环境支持	1771
第 125 章	为促进健康饮食和积极生活建立战略联盟	1782
第 126 章	肥胖与健康	1793

缩写词表　1810

第一部分

生活方式管理和心血管疾病的预防

主编：James M. Rippe, MD

第 1 章 通过生活方式干预措施降低心血管疾病风险的基本原理

目录

要点／003

1.1 简介／003
    1.1.1 动脉粥样硬化的病理生理学／004

1.2 理解危险因素／005
    1.2.1 危险因素的概念／005
    1.2.2 相对风险与绝对风险／005
    1.2.3 一级预防与二级预防／006

1.3 零级预防和"理想"的心血管健康／006

1.4 实施控制危险因素的指南／006

1.5 危险因素控制的科学依据／007

1.6 基于证据和基于风险的心血管疾病预防／007

1.7 可改变的危险因素／007
    1.7.1 烟草使用／007
    1.7.2 血脂异常／008
    1.7.2.1 低密度脂蛋白胆固醇升高和高脂血症／008
    1.7.2.2 高密度脂蛋白胆固醇水平偏低／008
    1.7.2.3 高甘油三酯血症／009
    1.7.3 高血压／009
    1.7.4 糖尿病和糖耐量异常／010
    1.7.5 肥胖／010
    1.7.6 缺乏体力活动／011
    1.7.7 不良营养习惯／013

1.8 不可改变的危险因素／014
    1.8.1 年龄／014
    1.8.2 性别／014
    1.8.3 家族史／014

1.9 代谢综合征的概念及危险因素／014

1.10 新兴危险因素／015
    1.10.1 高敏 C 反应蛋白（high sensitivity C-reactive protein,hs-CRP）／015
    1.10.2 其他炎症指标／016
    1.10.3 促凝血因素／016
    1.10.4 同型半胱氨酸／016
    1.10.5 LDL 亚型和颗粒大小／016
    1.10.6 脂蛋白（a）／016

1.11 其他危险因素／017
    1.11.1 抗氧化剂水平／017
    1.11.2 酒精／017
    1.11.3 压力和 A 型人格／017
    1.11.4 抑郁／017

1.12 危险因素评估的未来趋势／017
    1.12.1 直接斑块成像／018
    1.12.2 基因技术／018
    1.12.3 新的危险因素评分系统／018
    1.12.4 危险因素控制策略的实施／019

1.13 总结／019

临床应用／019

参考文献／019

要 点

- 心血管疾病（cardiovascular disease，CVD）仍然是美国及全世界排第一位人类死亡和失能的原因。
- 多种危险因素可增加患心血管疾病的风险，其中许多危险因素都有显著的生活方式成分。
- 过去40年心血管疾病死亡率有明显下降，这其中一半要归因于危险因素控制。然而，肥胖和糖尿病等几项危险因素的增加将可能抵消其他危险因素下降带来的成果。
- 如果遵循以下四项积极的生活方式，心血管疾病的发病率将降低80%，糖尿病的发病率将降低90%。它们是：①保持适当的体重；②不吸烟；③规律体力活动；④合理膳食。
- 美国心脏协会（American Heart Association，AHA）强调"零级预防"，旨在通过更早的干预降低危险因素的发生率。
- 门诊是向患者进行生活方式教育并培养良好生活习惯的绝佳场所，是控制心血管疾病危险因素的重要战场。

1.1 简介

心血管疾病仍然是导致美国居民死亡的主要原因[1]。在美国，超过37%的死亡是心血管疾病造成的[1]。尽管我们对心血管疾病的病因了解得还不是很清楚，但可以确定的是，许多危险因素对心血管疾病的流行起到重要作用。

心血管疾病可以说已经形成了全球大流行的趋势，并且已经成为全世界最重要的死亡原因。2010年，心血管疾病估计造成1 600万人死亡和2.93亿伤残调整生命年（disability-adjusted life year，DALY）的损失。这几乎占到当年全球总死亡人数的30%，占当年DALY的11%。心血管疾病不仅影响高收入国家，而且在低收入和中等收入国家也日益流行，这些国家的心血管疾病发病率已出现惊人的增长。

由于某些生活方式因素在其中的作用如此突出，以至于有人认为世界正在进入一个新的流行病学转变阶段。在过去的四次流行病学转变中，主要死亡原因从瘟疫和饥荒转变为疾病大流行逐渐衰退阶段，接着是退行性和人为疾病，然后是退行性疾病延缓阶段。有人认为，现代世界可能正进入以缺乏运动和肥胖/糖尿病为主要特征的第五个流行病学阶段，而这两种因素都对心血管疾病的发生发展起到重要作用[2]。

生活方式和行为习惯是造成这种疾病流行的重要因素。尽管我们在控制高血压、总胆固醇，戒烟以及促进体力活动等方面取得了一些成绩，但不幸的是，在控制肥胖和糖尿病等方面出现了退步[3]，而这种退步可能抵消其他几方面取得的成绩[3]。

心血管疾病在美国不仅造成了巨大的人力消耗，也造成了巨大的财政消耗。据估计，每年与心血管疾病有关的直接医疗成本和其他相关花费超过1 500亿美元[4,5]。

生活方式因素在心血管疾病的发生发展中起着特别重要的作用。有五个与心血管疾病密切相关的生活方式危险因素，包括：①是否吸烟；②体力活动水平；③血脂控制水平；④糖尿病；⑤肥胖[6]。

在本章中，我们将重点介绍通过生活方式干预降低心血管疾病发生率的基本原理。下一章将讨论生活方式干预在心血管疾病防控方面的临床应用。

在过去的40年中，美国因心血管疾病和卒中死亡的人数一直在下降。例如，在1963—1990年之间，心血管疾病的死亡率下降了50%以上[7]。尽管如此，在美国和大多数工业化国家，心血管疾病和卒中的发病率和死亡率仍然排在所有疾病之首。心血管疾病和卒中的死亡率下降不仅归功于危险因素的控制，也是诊疗技术进步的结果。但是，糖尿病和肥胖的患病率增加和人口老龄化程度加剧都不利于心血管疾病和卒中的控制，因而我们需要更加努力地控制生活方式相关的危险因素，从而继续减轻心血管疾病的负担。

在1980—2000年间，冠心病（coronary heart disease，CHD）导致的死亡人数预计减少了341 745[3]。其中近一半归功于诊疗水平的提升和改进，另外大约44%可归功于危险因素的控制。对部分危险因素治疗方式的改进预计减少了大约149 635例心血管疾病相关死亡，而由于肥胖和糖尿病的发病率提高，预计增加了59 370例心血管疾病相关死亡[3]。如果肥胖和糖尿病的患病率持续上升，这两种生活方式因素带来的死亡增量会把其他危险因素降低所带来的死亡率下降完全抵消掉。

尽管某些生活方式危险因素得到了一定程度的控制，但这些因素仍然极为普遍。例如，美国高血压的患病率持续上升，最近的数据表明，超过1/3的美国成年人患有高血压[7,8]。《美国医务总监关于体力活动与健康的报告》指出：尽管《2008年美国居民体力活动指南》明确表示体力活动几乎有益于所有人群的健康，美国仍有超过70%的成年人没有进行足够的定期体力活动以降低患冠心病的风险[9,10]。美国人的超重和肥胖比例持续上升，超过68%的人口为超重或肥胖[11]。

在美国，糖尿病的患病率也在持续上升，目前约有9%的成年人患有这种慢性疾病，几乎是20年前的2倍[12]。吸烟率在过去几十年间有所下降，但最近似乎已经趋于平稳，根据2009年数据，美国约有20%的人仍在吸烟[13]。因此，尽管在降低危险因素方面已经取得了一些进展，但未来仍然面临巨大的挑战，同时，这也是将生活方式干预和药物治疗结合起来降低心血管疾病风险的巨大机遇。

1.1.1 动脉粥样硬化的病理生理学

随着对动脉粥样硬化的病理生理学认识不断加深，许多新的证据显示各种生活方式干预在降低心血管疾病风险中起到重要作用。例如，人们早已经知道不健康饮食模式（过多摄入饱和脂肪等）和缺乏体力活动会导致动脉粥样硬化[14,15]。然而，仅在过去10年中，人们才开始阐述炎症反应作为动脉粥样硬化启动事件的重要作用。由于冠心病、肥胖、糖尿病、糖耐量异常和代谢综合征之间存在显著的交叉重叠，因此可能确实存在某种全身炎症反应使这些过程互相联系在一起。

在健康和疾病状态下，对正常和病变动脉的各种结构（如内皮、平滑肌和内膜）的功能，各组分之间的相互影响,以及各结构中的细胞如何发挥作用,有进行性的深入理解,是了解生活方式与动脉粥样硬化之间相互作用的基础[16-18]。

对动脉粥样硬化的生物学解释超出了本章的范围。读者可以参考近期发表的几篇相关领域的综述以加深对这一问题的理解[18,19]。

1.2 理解危险因素

1.2.1 危险因素的概念

危险因素是比较新的医学概念。实际上,直到 20 世纪 60 年代,Framingham 研究的早期成果发表,心血管疾病的危险因素这一概念才正式出现[20]。Framingham 研究显示,糖尿病[21-24]、血脂异常[25-29]、高血压[30-33]和吸烟[34-37]等因素分别独立且显著增加了患心血管疾病的风险。最近,心血管疾病危险因素的概念已扩展到缺乏运动[38]和肥胖[39]。关于其他的生活方式和行为可能在其中发挥作用的新兴危险因素,也在积极研究中。

Framingham 研究还表明,危险因素具有协同作用,并且倾向于相互聚集[40]。因此,相比于没有任何危险因素的人,具有 2 种危险因素的人患心血管疾病的机会增加了 4 倍,具有 3 种危险因素的人患心血管疾病的风险增加了 8~20 倍[41]。

除了 Framingham 研究和其他观察性或干预性研究确定的与生活方式有关的危险因素外,其他已被确认的心血管疾病危险因素还包括年龄、性别、心血管疾病家族史、C 反应蛋白(C-reactive protein,CRP)升高、促凝血因素、过度饮酒、高甘油三酯血症、同型半胱氨酸水平升高,可能还有压力和其他心理因素,例如抑郁。

大量研究表明,控制危险因素可以显著降低患心血管疾病的可能性[42-44]。生活方式干预是降低危险因素的一种特别有效的方法,因为这些措施属于低风险措施,其中许多措施可以同时影响多种危险因素。

1.2.2 相对风险与绝对风险

区分相对风险和绝对风险非常重要,因为这种区分是制定危险因素控制策略的基础。相对风险是不同风险水平之间的比较,它比较了具有特定危险因素的个体与没有该危险因素的个体发生心血管疾病的可能性。绝对风险代表某个个体在指定时间段内发生心血管疾病的可能性。例如,弗雷明汉风险评分(Framingham risk score)通常会评估 10 年期间患心血管疾病的绝对风险。

相对风险和绝对风险之间的差异是影响临床决策的一个关键因素。例如,在其他所有条件相同的情况下,具有相同血脂水平的年轻人与老年人的治疗策略将会有所不同,因为尽管他们的相对风险可能是相同的,但绝对风险可能会大不相同[45-47]。

一种理解相对风险的方法是,它可以提示某个个体将会以多快的速度走向绝对风险。因此,具有较高相对风险的年轻个体,将有更大的可能性在未来具有更高的绝对风险,这会影响临床医师制定降低风险的策略,以减缓疾病的早期发展。生活方式干预措施具有风险小、花费少等多种优势,是一种非常有吸引力的降低心血管疾病相对风险和绝对风险的手段。

1.2.3 一级预防与二级预防

在控制危险因素时,区分一级预防和二级预防也很重要。一级预防的目标是预防或延迟心血管疾病的发生,而二级预防则侧重于降低已患有心血管疾病的个体再次发生心血管事件或死亡的可能性。在二级预防时,通常会采取更积极的措施来控制危险因素(参见第64和70章)。

可以从多种渠道获得一级预防中控制危险因素的指南。也许使用最广泛的是弗雷明汉风险评分系统[48]。美国心脏协会还发布了二级预防干预指南,第64章和第70章将会对其进行详细讨论。

1.3 零级预防和"理想"的心血管健康

2010年,美国心脏协会(AHA)发布了一项至2020年及以后的战略规划[49]。该规划提出"零级预防"的新概念。AHA提出,零级预防的目标是:到2020年将美国人的心血管健康水平提高20%,同时将心血管疾病和卒中导致的死亡人数减少20%。AHA宣称,健康不仅是没有疾病,而是一个更广阔、更积极的概念。AHA对零级预防的定义是:提前预防危险因素的发生和进展,而不是等危险因素已经出现时再进行控制,或者等疾病已经出现时再进行治疗。这种更广泛的危险因素防控策略与生活方式医学的目标和愿景完全一致,这需要仔细注意日常生活方式和行为,以及它们对危险因素和整体健康的影响。

AHA战略规划[49]还定义了"理想"的心血管健康概念:

同时具备以下4种有利于健康的行为:①最近1年内没有吸烟;②有目标地进行体力活动;③采用"有益心脏"的饮食模式;④理想的体质指数(body mass index,BMI)。

同时存在以下4个有利于健康的因素/状态:①坚持不吸烟至少1年;②未治疗的胆固醇水平<200mg/dl(5.2mmol/L);③未治疗的血压<120/80mmHg;④无糖尿病,没有心血管系统疾病(包括心血管疾病、卒中、心力衰竭等)。

显然,这一非常受欢迎的概念体系极大提升了医师对生活方式危险因素的治疗力度和患者对健康行为方式的遵从程度,从而改善心血管健康状况。

1.4 实施控制危险因素的指南

在控制危险因素方面,还有另一个可喜的趋势,那就是《2015年美国居民膳食指南》[50]、《2008年美国居民体力活动指南》[10,51]和《美国心脏协会关于实施儿童和成人营养指南的科学声明》[52]等各种指南的发布。这三种读者众多、影响力广泛的指南都重点强调指南本身在真实世界中的可实施性。

1.5 危险因素控制的科学依据

包括 Framingham 研究[53]、护士健康试验[54]、美国男性医疗卫生专业人员随访研究和妇女健康计划[55]在内的多项观察性和干预性研究证明：危险因素与心血管疾病的发展之间存在相关性，减少危险因素可以降低患心血管疾病的可能性。以下各节中关于每个危险因素的建议正是以这些研究及其他一些研究的成果为基础制定的。

1.6 基于证据和基于风险的心血管疾病预防

随着过去10年中新证据的不断涌现，一些人认为心血管疾病的预防策略应该基于临床试验证据来制定，而不应以流行病学证据为依据[56,57]。这在考虑何时使用他汀类药物预防心血管疾病时特别有用。关于何时使用他汀类药物以预防心血管疾病，美国、加拿大和欧洲的预防心脏病学家整理了一份临床试验数据的建议清单[58,59]。这个策略被总结为"什么在起作用"和"在谁身上起作用"。这些建议将在第2章中更详细地讨论。

1.7 可改变的危险因素

本节将重点介绍可改变的危险因素的防控，下一节将重点介绍不可改变的危险因素。可改变的危险因素是临床干预的一个特别重要的领域。大量研究表明，通过生活方式干预控制可改变的危险因素，是降低心血管疾病发病风险的有效策略。

1.7.1 烟草使用

在美国，吸烟是排第一位的可预防的致死原因，也是最普遍的可改变的心血管疾病危险因素[60]。心血管疾病贡献了35%~40%与吸烟有关的死亡，另外还有8%与二手烟暴露有关的死亡[61-63]。

不幸的是，吸烟率在经历了持续多年的下降之后，最近趋于稳定，根据2011年美国国家卫生统计中心数据，美国吸烟的成年人比例稳定在19%[64]。实际上，在青少年、年轻成人和妇女中，烟草的使用比例正在增加[13]。

多项研究已经证明了吸烟与心血管疾病风险增加的相关性。每天吸烟超过20支的个体心血管疾病发病风险升高2~3倍。Framingham研究数据表明，日吸烟量每增加10支，心血管疾病死亡率将分别增加31%（女性）和18%（男性）[65]。多项观察性研究还显示，无烟烟草和低焦油香烟不会降低心血管疾病的发病风险。

大量研究表明，戒烟可以延长寿命，降低心血管疾病风险[66]。因此，戒烟仍然是预防心脏病学和生活方式医学中最重要的干预措施。戒烟可在相对较短的时间内带来显著获益[67]。一项研究将1 282

名吸烟者与2 068名对照组人群进行比较,戒烟者在3年内的心血管疾病发病风险接近从不吸烟者的风险水平[66]。除了大大增加患心血管疾病的风险外,吸烟还显著增加患肺癌和慢性阻塞性肺疾病的可能性。

尽管戒烟对健康具有重要而显著的益处,但医学界在这一领域做的还很不够。美国疾病预防控制中心(Centers for Disease Control and Prevention,CDC)估计,在去年因为各种原因就诊的吸烟者中,只有大约一半的人被建议戒烟[68]。配偶、朋友和家人对戒烟的影响也很大。最近的研究表明,配偶参与的戒烟行为会让吸烟的可能性降低67%,而同事、兄弟姐妹或朋友参与的戒烟行为会让吸烟的可能性降低25%~36%[69]。

1.7.2 血脂异常

许多研究表明,各种血脂异常或血脂异常的组合都会增加患心血管疾病的风险[43,70-80]。

1.7.2.1 低密度脂蛋白胆固醇升高和高脂血症

高胆固醇血症与心血管疾病风险增加明确相关,特别是血浆中低密度脂蛋白(low-density lipoprotein,LDL)水平的升高与心血管疾病的发生率增加有关。基于这一理论,美国《国家胆固醇教育计划成人治疗组Ⅲ指南》(National Cholesterol Education Program Adult Treatment Panel Guidelines,NCEP ATP Ⅲ)将LDL确立为干预的主要目标[74]。包括Framingham研究、多危险因素干预研究、护士健康研究和美国男性医疗卫生专业人员随访研究在内的许多观察性研究均表明,胆固醇升高与心血管疾病风险增加之间存在关联。大量干预研究也证实,血液胆固醇升高,尤其是LDL升高与心血管疾病的发生率增加有关[70-80]。大量证据表明,在西方社会被视为正常的胆固醇水平高于健康所必需的水平。此外,在生命早期测量的胆固醇水平会影响远期的心血管疾病风险,这表明应该在儿童中定期测量胆固醇。自从羟甲基戊二酰辅酶A(hydroxymethylglutaryl coenzyme A,HMG-CoA)还原酶抑制剂(他汀类药物)开发以来,这些研究就变得更有说服力。这些药物比之前的药物可以更有效地降低低密度脂蛋白胆固醇(low-density lipoprotein cholesterol,LDL-C)。在许多大型临床试验中,他汀类药物可以降低LDL-C 20%~60%,在5年内最多减少了1/3的冠状动脉事件,而没有增加非血管性死亡[42]。

1.7.2.2 高密度脂蛋白胆固醇水平偏低

许多前瞻性队列研究还表明,高密度脂蛋白胆固醇(high density lipoprotein cholesterol,HDL-C)与心血管疾病风险之间存在反比关系。低HDL会增加心血管疾病的风险[42]。HDL-C每升高1mg/dl(0.026mmol/L),总心血管疾病风险降低2%~3%[42]。低HDL-C定义为HDL-C<40mg/dl(1.0mmol/L)。在最新的《国家胆固醇教育计划》(NCEP)中,HDL-C低于该水平被定义为心血管疾病的独立危险因素。此外,NCEP ATP Ⅲ支持HDL-C水平>60mg/dl(1.55mmol/L)作为心血管疾病的负危险因素[81]。应该注意的是,最近一些旨在提高HDL的新型药物的试验有些令人失望,并且产生了副作用,例如引发高血压。某些临床研究,比如AIM-HIGH研究,随机分配高危患者补充烟酸,可以增加HDL-C并降低甘油三酯,但并没有减少临床事件的发生[82]。此外,在ILLUMINATE研究(一项旨在了解血脂水平管理对动脉粥样硬化事件影响的研究）中，有更高血管风险的个体在接受胆固醇酯转移蛋白（cholesteryl ester transfer protein,CETP）抑制剂托彻普（torcetrapib）治疗后，其全因死亡率出现了意想不到的增加[83]。尽管有这些负面结果，但横断面研究和前瞻性研究都强烈支持HDL-C水平作为心血管疾病的"负危险因素"，全球范围内的指南也继续沿用该建议。

1.7.2.3 高甘油三酯血症

甘油三酯水平升高与心血管疾病之间的关联已为人所知[84,85]。但是，支持两者直接关联的证据强度尚不如高LDL或低HDL的证据可靠。鉴于甘油三酯与肥胖、胰岛素抵抗和糖尿病的关系，最近的焦点集中在将高甘油三酯作为心脏病的危险因素。美国心脏协会最近发布了关于儿童和青少年肥胖以及甘油三酯与心血管健康的科学声明，强调了通过生活方式措施降低甘油三酯以降低心血管疾病风险的重要性[86]。当前对甘油三酯水平的指定如下：150~199mg/dl（1.7~2.3mmol/L）为临界高值，200~499mg/dl（2.3~5.7mmol/L）为高，>500mg/dl（5.7mmol/L）为极高。总体而言，美国31%的成年人甘油三酯水平≥150mg/dl（1.7mmol/L）[43]。

1.7.3 高血压

高血压会使心血管疾病的风险显著增加。在过去10年中，美国的高血压患病率稳步上升[87]。根据美国预防、检测、评估与治疗高血压联合委员会（Joint National Committee on Prevention, Detection, Evaluation and Treatment of High Blood Pressure, JNC）的第7版最新报告，每3名成年人中就有1名患有高血压[87]。这意味着美国有超过5 000万高血压患者[87]。根据最新的美国国家健康与营养调查（National Health and Nutrition Evaluation Survey, NHANES）第3版的数据，该数字甚至更高，占总人口的38%（6 500万人）[88]。根据Framingham研究的数据，即使是55岁时血压正常的人，仍然有90%可能性在之后的生命中患高血压[89]。

高血压是心血管疾病事件的独立危险因素。在115/75mmHg以上的水平，舒张压每升高10mmHg或收缩压每升高20mmHg，心血管疾病的风险将增加1倍[87]。

JNC Ⅶ指南重新定义了正常血压的标准（低于120/80mmHg），并创建了"高血压前期"这一新的分级，以替代旧的"正常高值"。JNC Ⅶ对成年人的血压分级见表1-7-1[87]。

高血压也常与心血管疾病的其他危险因素并存。例如，患有高血压的人有大于40%的可能性同时存在胆固醇升高[90-92]。这一点特别重要，因为超过一半的心脏病发生在具有两个或更多危险因素的个体中。JNC Ⅶ指南建议在开始药物治疗之前，对1期高血压患者进行为期6个月的生活方式干预尝试，例如减肥、戒烟、规律运动和改善营养状况[87]。

应当指出，JNC Ⅷ编写委员会已经成立，并提出了一些不同的建议[93]。JNC Ⅷ指南包含以下声明：有强有力的证据支持60岁或以上的高血压患者将血压目标控制在150/90mmHg以下；30~59岁的高血压患者将舒张压目标控制在90mmHg以下；然而，对于小于60岁的高血压患者的收缩压目标，以及小于30岁的高血压患者的舒张压目标，没有充分的证据。因此，根据专家意见，专家组建议这些人群的血压应低于140/90mmHg。

表 1-7-1　18 岁及以上成年人血压分级和管理

血压分级	收缩压/mmHg*	条件	舒张压/mmHg*	管理*		
				生活方式干预	初始药物治疗	
					无强适应证	有强适应证
正常	<120	并且	<80	鼓励		
高血压前期	120~139	或	80~89	是	无使用降压药指征	应用于强适应证的药物†
1 期高血压	140~159	或	90~99	是	多数考虑用噻嗪类利尿药;可以考虑 ACEI、ARB、CCB 或联合使用	应用于强适应证的药物,及其他降压药(利尿药、ACEI、ARB、β 受体阻滞剂、CCB)
2 期高血压	≥160	或	≥100	是	多数需 2 种药联合使用(通常为噻嗪类利尿药和 ACEI 或 ARB 或 β 受体阻滞剂或 CCB 中一种)‡	应用于强适应证的药物及其他降压药(利尿药、ACEI、ARB、β 受体阻滞剂、CCB)

注:ACEI.血管紧张素转换酶抑制剂;ARB.血管紧张素受体阻滞剂;CCB.钙通道阻滞剂;*.治疗按照最高血压的分类决定;†.慢性肾脏病或糖尿病的患者目标血压应<130/80mmHg;‡.有直立性低血压危险的患者初始治疗时慎用联合用药。

JNC Ⅷ 指南的目标是根据随机对照试验的证据制定血压控制建议。然而,这些建议并没有被广泛采纳。JNC Ⅷ 指南强调,虽然这些目标已经明确,但在高血压治疗中仍应以人们的判断为主[93]。值得注意的是,JNC Ⅶ 和 JNC Ⅷ 都建议将生活方式干预,如定期有氧运动、减少盐摄入量、保持适当的健康体重和不吸烟,作为所有降压方案的基础。

1.7.4　糖尿病和糖耐量异常

2 型糖尿病是心血管疾病的一个主要危险因素,在过去的 20 年里,美国男性和女性的 2 型糖尿病发病率急剧上升。现在超过 9% 的成年人患有糖尿病[12]。更重要的是,估计有 35%~40% 的成年人糖耐量减低或空腹血糖水平异常[90]。糖尿病也是世界范围内最常见的慢性疾病之一,2010 年估计有 2.85 亿成年人(占全球成年人口的 6.4%)受到糖尿病的影响。据估计,到 2030 年,糖尿病患者将增长到 4.3 亿人以上(占全球成年人口的 7.7%)[93]。与非糖尿病的人相比,糖尿病患者发生心血管事件的概率要高出 2~8 倍[91]。这一危险因素对女性的影响尤其突出,女性糖尿病患者患心血管疾病的风险增加了 3~7 倍,而男性只增加 2~3 倍。糖尿病的增加与美国肥胖症的增加是同步的[92]。据估计,在美国 2000 年出生的人在一生中患糖尿病的概率为 36%[94]。

基于所有这些原因,预防、早期发现和治疗糖尿病被认为是降低心血管疾病风险的重要途径。经典的治疗包括多种生活方式干预措施,如超重或肥胖个体减轻体重和有规律的体力活动。

1.7.5　肥胖

在过去的 30 年里,美国及其他发达国家超重和肥胖的发病率显著增加。据估计,超过 2/3 的美国成年人处于超重或肥胖状态。1 期肥胖和重度肥胖患者的增加尤为显著。从 1980 年到 2004 年,美国成年人肥胖的患病率增加了 1 倍。据估计,2006 年美国有 35% 的女性和 33% 的男性处于肥胖状态。

大量研究表明,肥胖除了与血脂异常、糖尿病和高血压等其他危险因素有关外,还是心血管疾病的独立危险因素。因此,美国心脏协会将肥胖列为心血管疾病的主要危险因素。

在临床实践中,最实用和公认的肥胖评估指标是体质量指数(BMI)。大量研究表明,BMI 与健康风险相关。美国医学研究所将 BMI 做以下分类(见表 1-7-2)[96]。

表 1-7-2 美国国家心肺血液研究所指南推荐的超重和肥胖分类

分类	BMI/(kg·m^{-2})	肥胖分级	相对于正常体重和腰围的疾病风险[a]	
			腰围	
			男性<102cm 女性<88cm	男性>102cm 女性>88cm
低体重	<18.5		—	—
正常[b]	18.5~24.9		—	—
超重	25.0~29.9		增高	高
肥胖	30.0~34.9	1	高	很高
	35.0~39.9	2	很高	很高
过度肥胖	≥40.0	3	极高	极高

注:BMI. 体质量指数;[a]. 患 2 型糖尿病、高血压和心血管疾病的风险;[b]. 腰围增加也可能是正常体重人群风险增加的标志。资料来源:National Heart, Lung, and Blood Institute; National Institutes of Health; U.S. Department of Health and Human Services. Bethesda, MD.

目前肥胖与心血管疾病之间的关系尚未完全清楚,肥胖可能不仅对心血管系统有直接影响(高动力状态和血流量增加),还通过全身炎症介导起到一定作用。脂肪细胞过去被认为是相对不活跃的能量储存库。然而,最近的研究表明,实际上脂肪细胞的代谢活性非常高,可产生各种炎症标志物,如白细胞介素 -6(interleukin-6, IL-6)、肿瘤坏死因子 α(tumor necrosis factor alpha, TNF-α) 和 C 反应蛋白[97-100]。超重还与其他多种危险因素有关,包括与动脉粥样硬化相关的血脂异常(低 HDL、高甘油三酯、高载脂蛋白 B 和高 LDL)。此外,肥胖与血栓形成因素如纤溶酶原激活物抑制物 1(plasminogen activator inhibitor 1, PAI-1) 和纤维蛋白原水平升高也有关[101,102]。

除了体重增加外,体脂的分布情况也与心血管疾病密切相关。特别是腹部脂肪的增加已被证明会增加患心血管疾病的风险[103,104]。腰围是评估腹型肥胖的一种常用方法。与腹部脂肪水平较低的人群相比,男性腰围 ≥ 40 英寸(101.6cm),女性腰围 ≥ 35 英寸(88.9cm) 的人群患心血管疾病的风险明显增加。

成人体重增加也会增加患心血管疾病的风险。根据护士健康研究和美国男性医疗卫生专业人员随访研究显示,成年后体重增加超过 20 磅(约 9kg)或更多的人群患 2 型糖尿病和心血管疾病的风险显著增加。

1.7.6 缺乏体力活动

体力活动可带来多种健康益处。不幸的是,美国人群(包括儿童和成人)体力活动水平逐年下降。大量研究表明,久坐不动的生活方式会显著增加患心血管疾病的风险。在最近的一项研究中,体力活动水平与心脏病的关系比其他任何危险因素都更为密切,包括高血压和吸烟[107]。《2008 年美国居民体力活动指南》列举了增加体力活动的多种益处(表 1-7-3)。

表 1-7-3 常规体力活动的健康获益

儿童和青少年

强等级证据
- 改善心肺和肌肉状况
- 改善骨骼健康状况
- 改善心血管和代谢健康生物标志物
- 改善身体成分

中等强度证据
- 减少抑郁症状

成人及老年人

强等级证据
- 降低猝死风险
- 降低心血管疾病风险
- 降低卒中风险
- 降低高血压风险
- 降低血脂异常风险
- 降低 2 型糖尿病风险
- 降低代谢综合征风险
- 降低结肠癌风险
- 降低乳腺癌风险
- 预防体重增加
- 减轻体重,尤其是与减少能量摄入相结合时
- 改善心肺及肌肉耐力
- 预防跌倒
- 减少抑郁
- 提高老年人认知功能

中高强度证据
- 提高老年人健康状况
- 减少腹型肥胖

中等强度证据
- 降低髋部骨折的风险
- 降低患肺癌的风险
- 降低子宫内膜癌的风险
- 减肥后保持体重
- 增加骨密度
- 改善睡眠质量

资料来源:《2008 年美国居民体力活动指南》。

有充足的证据表明,规律的体力活动可以降低患高血压、血脂异常、2 型糖尿病、代谢综合征和肥胖的风险。此外,经常锻炼也会减低患心血管疾病、卒中的风险和全因死亡的风险。

2010 年《健康人群倡议书》建议设定的目标是:至少 30% 的 6 岁以上人口应该每天进行至少 30min 的轻度或中度体力活动。这一目标已在《2020 健康人群指南》中得到重申。显然,我们离这些目标还差得很远。《美国医务总监关于体力活动与健康的报告》表明,24% 的人最近没有体力活动,54% 的人有体力活动,但没有达到建议的水平,只有 22% 的成年人达到了建议的水平[9]。

美国心脏协会、美国运动医学学会、疾病控制中心发布的指南以及《2008 年美国居民体力活动指

南》一致建议,成年人最好每天进行至少30min中等强度的体力活动,如不能保证每天,则保持一周3天以上[10]。《2008年美国居民体力活动指南》还提供了一种备选方案,即每周进行75min的高强度体力活动[10]。关于低、中、高强度体力活动的定义见表1-7-4。

表1-7-4 体力活动水平的分类

根据每周有氧运动活动总量将体力活动分为四个水平	每周中等强度活动总时长/min	对整体健康的益处	备注
缺乏运动	没有超出基础活动量	无	不运动是不健康的
低	活动超出基础活动量,但少于150min/周	少量	低水平的活动明显优于缺乏体力活动的生活方式
中	150~300min/周	巨大获益	该时长范围内,随运动时长增加,有更多获益
高	>300min/周	有额外获益	目前的科学研究还没有探测到体力活动带来额外健康获益的上限*

*译者注:只要增加运动量就会有额外的健康获益,不存在到一定量之后继续增加活动量无法带来更多好处的情况。资料来源:《2008年美国居民体力活动指南》。

最近,有研究表明,静坐的时长,尤其是看电视或看屏幕的时长,与心血管疾病风险的增加有关。一项对前瞻性队列研究进行的荟萃分析表明,如果每个美国成年人每天坐着的时间减少到3h以下,那么其预期寿命将增加2年[111]。此外,如果每个成年人把每天看电视的时间减少到2h以下,预期寿命将会增加1.4年[111]。

大量研究表明,医师的指导是改变生活习惯的强大动力,包括体力活动的水平。此外,一些研究发现,如果医师本身积极锻炼,他们更有可能向他们的患者推荐运动锻炼[112,113]。医师最常推荐的锻炼项目是步行(90%以上的医师的首选)[114]。

1.7.7 不良营养习惯

大量研究证明了不良营养习惯与心血管疾病风险之间的关系。《美国心脏协会儿童和成人营养指南》[115]、《2010年美国居民膳食指南》[49]和《2020年美国心脏协会战略计划》都建议通过营养干预来降低心血管疾病的风险。这些指南推荐低脂肪、高纤维饮食,多吃水果和蔬菜,控制热量以保持健康的体重[116]。

《2020年美国心脏协会战略计划》[49]提出了一个营养目标列表,倡导一种满足适当的能量平衡的全面的健康膳食模式,以降低心血管疾病的风险。这一目标与旨在降低高血压的DASH(dietary approaches to stop hypertension)饮食模式基本一致,具体包括但不限于下列条目。

- 水果和蔬菜:≥4.5量杯/d(译者注:1量杯约240ml容积);
- 鱼:每周≥2次,每次1份,即3.5盎司(约100g)(推荐富含油脂鱼类);
- 富含纤维的全谷物:每10g中富含1.1g或更多纤维的碳水化合物(每天3次,≥1盎司/次,约85g/d);

- 钠：<1 500mg/d；
- 含糖饮料：≤450kcal/周（36盎司，约1 000ml）。

虽然这些建议不包括心脏健康饮食的所有方面，但它们代表了良好的开始，医师可以向患者提供改善营养状况的咨询，以降低心血管疾病风险。这些建议在最近的综述中得到进一步推广[117,118]。最近的一些证据表明，坚持地中海饮食，包括增加特级初榨橄榄油或坚果摄入，可以降低心血管高危个体的主要心血管事件的发生率[118]。《2015年美国居民膳食指南》基于循证证据总结了全面的膳食健康指南[50]。

1.8 不可改变的危险因素

通过改变患者日常生活中不良的生活方式和习惯，可以减少上述危险因素。但有一些不可改变的心血管疾病危险因素将在本节中讨论。

虽然以下危险因素不能通过生活习惯改变，但同样起着重要作用。尤其是对于那些存在不可改变的危险因素的个体，更应该强烈建议适当地调整生活方式，以改变那些可改变的危险因素。

1.8.1 年龄

一些强有力的证据表明，年龄越大，患心血管疾病的风险越大。大约80%的致死性心肌梗死发生在65岁以上的人群中[119]。因此，在老年人口中控制可改变的危险因素显得越来越重要。对于65岁以上的患者来说，定期的运动、控制体重、控制血脂和控制血压都有重要意义。

1.8.2 性别

尽管在相对年轻群体中，男性比女性更易患心血管疾病，但每年死于心脏病的女性数量却大于男性[120]。Framingham的研究数据表明，男性通常比女性早10岁出现心血管疾病症状[119]。值得注意的是，心血管疾病的症状在女性和男性中表现不同。美国心脏协会举办的"红装"项目则强调了降低女性的心血管疾病危险因素的重要性[121]。

1.8.3 家族史

一级亲属中有在65岁以前患心血管疾病的家族史是心血管疾病的独立危险因素[119]。影响心血管疾病的遗传因素尚不完全清楚，可能是通过遗传或与生活方式相关的危险因素共同介导的，如体力活动水平、营养习惯、血脂异常或体重。

1.9 代谢综合征的概念及危险因素

Framingham的数据表明危险因素的聚集是普遍的。一种以上危险因素的聚集被称为代谢综合征。代谢综合征的标准一直存在争议,存在许多不同的定义,其中最常用的一个(如 NCEP ATP Ⅲ)包括以下标准。

- 腰围:>40 英寸(102cm);
- 血压:>135/85mmHg;
- 空腹血糖:>110mg/dl(6.1mmol/L);
- HDL:<40mg/dl(1.0mmol/L);
- 甘油三酯:>150mg/dl(1.7mmol/L)

根据 NCEP ATP Ⅲ,如果一个人具备这 5 个标准中的 3 个或以上,就被认为患有代谢综合征。

代谢综合征患者患心血管疾病和糖尿病的风险明显高于一般人群。NCEP ATP Ⅲ建议,患有代谢综合征的人群应该像心血管疾病患者一样接受治疗。Framingham 研究的数据表明,60% 的心血管疾病患者具有两种或两种以上的危险因素。

代谢综合征增加心血管疾病风险的确切机制仍存在争论。一些研究者认为其机制与胰岛素抵抗相关[123]。还有一些研究强调,代谢综合征与心血管疾病风险增加之间的关联,炎症反应在其中起到了一定的作用[124]。虽然代谢综合征和肥胖不是同义词,但它们之间有着密切的联系。根据 Framingham 的研究数据,50% 以上的肥胖人群至少存在另外两种冠心病危险因素[41]。

儿童肥胖症患病率增长,其与儿童糖尿病和代谢综合征患病率持续上升之间的关系,已引起人们关注[125]。目前关于儿童代谢综合征的标准尚存在相当大的争议,因此美国心脏协会建议,需仔细探究肥胖儿童患心血管疾病的其他危险因素。

还应该注意的是,最近的研究表明代谢综合征也会导致促炎状态。美国心肺血液研究所对代谢综合征的最新研究证实了这一点[126]。这一观察很重要,因为促炎状态也发生在糖尿病、高血压和肥胖症中。

1.10 新兴危险因素

最近的研究还确定了与心血管疾病相关的各种其他危险因素。本节将讨论这些危险因素。

1.10.1 高敏 C 反应蛋白(high sensitivity C-reactive protein,hs-CRP)

炎症已被确定为动脉粥样硬化的关键组成部分,并在斑块形成和急性破裂的过程中起重要作用[127]。CRP 是炎症反应标志物,已被确定为重要的心血管疾病危险标志物[128]。大量的前瞻性研究表明,hs-CRP 可独立预测心血管疾病的风险[129-134]。这些数据不仅适用于患有心血管疾病的人,也适用于健康的人,包括各年龄段的男性和女性。hs-CRP 升高不仅与肥胖和糖尿病相关,而且在久坐不动或吸烟的人群中患病率也增加[128]。这些发现对指导个人采取健康生活方式具有重要的实际意义。针对 hs-CRP 对心血管疾病发生风险的荟萃分析表明,hs-CRP 可能超过血压升高或胆固醇升高对心血管疾病的风险[135]。新兴危险因素协作研究表明,hs-CRP 在预测未来冠心病事件方面与总 HDL-C 一样准确[136]。与 hs-CRP 水平低而 LDL-C 水平高的个体相比,hs-CRP 水平升高而 LDL-C 水平降低的个体有更高的心血管疾病绝对风险。综上所述,在制定心血管疾病风险防控策略时,将 hs-CRP 和脂质水平共同作为参考指标是更明智的做法[137]。

几种他汀类药物可以在降低 LDL-C 的同时降低 hs-CRP 水平,将这些药物与生活方式管理结合起来具有重要意义[138,139]。

1.10.2　其他炎症指标

心血管疾病与炎症的关系是一个热门研究领域。除 hs-CRP 外,其他多种炎症标志物也成为心血管疾病的潜在危险因素。研究较多的是 TNF-α 和 IL-6 与心血管疾病风险增加有关,但是关于这两个指标的研究不如 hs-CRP 那样深入。

1.10.3　促凝血因素

可能导致血栓形成的因素也与心血管疾病风险增加有关。目前正在研究的可能导致血栓形成的因素包括纤溶酶原激活物抑制物 1(PAI-1)、纤维蛋白原[140,141]和凝血因子Ⅶ。

1.10.4　同型半胱氨酸

同型半胱氨酸(一种从甲硫氨酸降解而来的氨基酸)水平升高与心血管疾病风险增加有关。尽管流行病学证据给出的结论并不一致,但在一般人群中,平均降低 25% 的同型半胱氨酸水平,似乎可以降低约 11% 的冠心病风险。同型半胱氨酸升高通常出现在叶酸含量低的饮食中。在美国等国家,叶酸补充剂的使用大大降低了同型半胱氨酸水平升高的患病率。虽然实验室检测可以评估同型半胱氨酸,但试图通过降低同型半胱氨酸水平来降低心血管疾病风险的研究尚未取得令人满意的结果[142,143]。因此,同型半胱氨酸目前并没有作为危险因素的一部分。

1.10.5　LDL 亚型和颗粒大小

可以通过实验室测试来确定单个脂蛋白颗粒所携带的胆固醇量,这些脂蛋白颗粒特征性指标是它们的颗粒大小。一些研究表明,体积小、密度大的 LDL 颗粒可能比体积大的 LDL 颗粒更容易引起动脉粥样硬化[144,145]。值得注意的是,与正常体重的人相比,小而致密的 LDL 颗粒在肥胖者和腹型肥胖者中更常见。目前的研究还没有取得能够帮助制定危险因素防控策略的实质性进展。

1.10.6　脂蛋白(a)

脂蛋白(a)[lipoprotein(a),LP(a)]是一种通过二硫键与蛋白质连接的低密度脂蛋白颗粒。许多研究认为 LP(a)是血管风险的一个决定性因素。然而,目前仍不确定 LP(a)对提升当前危险因素防控标准策略的灵敏度和特异度是否起作用[147]。

1.11 其他危险因素

还有许多其他因素被确认或认为可能会影响心血管疾病的发生发展。

1.11.1 抗氧化剂水平

研究人员首先在一些观察性研究(包括医疗卫生专业人员随访研究[148]和护士健康研究[149])中发现,较高的维生素 E 和其他抗氧化剂水平与较低的心血管疾病风险之间存在关联。然而,随后的干预性研究并没有证实这些发现[150]。美国心脏协会目前并不提倡通过补充抗氧化剂来降低心血管疾病风险。

1.11.2 酒精

饮酒对心血管系统有多种影响。许多研究表明,适度饮酒可以降低患心血管疾病的总体风险[151]。"适度"饮酒通常被定义为每天不超过 1~2 瓶啤酒、1~2 杯葡萄酒或 1~2 小杯蒸馏烈性酒。由于男性醇脱氢酶(一种肝中分解酒精的酶)水平较高,因此男性"适度"的标准通常比女性稍高。适度饮酒可降低心血管疾病风险的机制,可能是提高 HDL 水平或减少血小板聚集[152]。相比之下,每天饮用 3 杯或 3 杯以上的酒精饮料会增加患高血压、心脏病、充血性心力衰竭、多种消化道癌症和交通事故的风险。因此,心血管疾病风险与饮酒量之间存在 U 形曲线关系[153]。对个体或人群的饮酒建议必须考虑到这一关系的复杂性[154]。

1.11.3 压力和 A 型人格

一些研究支持人的性格类型可能与心血管疾病风险相关的观点,然而,这些数据仍然存在争议和不确定性[155,156]。具体而言,A 型人格的愤怒因素(A 型人格通常存在于高度竞争性和雄心勃勃,并与环境不断斗争的人身上)可能会增加心血管疾病的风险。应激可能导致心血管疾病风险增加的机制尚不完全清楚,但可能与血小板和内皮功能障碍,以及诱发室性心律失常有关。

1.11.4 抑郁

许多研究证实抑郁可以预测心血管疾病[157,158]。尽管抑郁与缺乏体力活动、高血压和吸烟有关,但这种联系似乎也是独立的。抑郁可能增加心血管疾病风险的机制包括 hs-CRP 水平升高、血小板活化增加和心率变异性降低。1/3 的心力衰竭患者和 1/5 的心血管疾病患者会出现抑郁。抑郁症的治疗是否能降低心血管疾病的风险还不确定。

1.12 危险因素评估的未来趋势

成像技术和基因组学方面的技术进步,可能使对动脉粥样硬化斑块和心血管疾病风险进行更精确和个性化的评估成为可能。

1.12.1 直接斑块成像

冠状动脉的高速计算机断层扫描(computed tomography,CT)已在几项研究中被证实可用于检测临床前动脉粥样硬化[159]。容积CT(VCT)等技术进展可能进一步提高这些技术的精度和预测价值。目前,这些技术仍处于研究阶段。人们还担心成像技术,如冠状动脉钙化积分,可能会过度解释预测值。在一项研究中,41%的血管事件发生在冠状动脉钙化积分低于100的个体中,17%发生在冠状动脉钙化积分为0的个体中[160]。在该研究中,按照Framingham标准为高危险,但冠状动脉钙化积分较低的个体仍然处于心血管疾病的高风险中。另一种用于评估心血管疾病风险的影像学检查是超声测量颈总动脉内膜中层厚度(common carotid intima media thickness,CIMT)。关于CIMT,一项荟萃分析纳入了14个人群队列,结果显示,CIMT每增加0.1mm,未来血管风险就会增加9%[161]。然而,同样的分析发现,一旦使用风险估计和重新分类来校正传统的危险因素,CIMT测量并不能提高预测的临床准确度[162]。此外,Framingham研究也报道CIMT在这一预测中的作用有限[163]。

1.12.2 基因技术

尽管动脉粥样硬化血栓形成的遗传决定因素这一研究领域尚处在初期发展阶段,但还是取得了一些进展[164-166]。基因和环境的多重交互作用是这一领域面临的巨大挑战。虽然研究非常活跃,但目前还没有一个动脉粥样硬化相关的基因标志物能够实现临床应用。最近的一项研究评估了具有高遗传风险(多基因评分的前五分位)和低遗传风险(多基因评分的后五分位)的个体发生冠状动脉事件的风险。这项研究共纳入超过5.5万人,包括社区动脉粥样硬化风险(Atherosclerosis Risk in Community,ARIC)研究中的7 814名参与者,女性基因组健康研究(Women's Genome Health Study,WGHS)中的21 222名参与者,Malmö饮食和癌症研究(Malmö Diet and Cancer Study,MDCS)的22 389名参与者,以及生物成像横断面研究的4 260名参与者。研究显示,高遗传风险组冠状动脉事件的比例比低遗传风险组高了91%。重要的是,在高遗传风险组中,具有良好的生活方式(定义为当前不吸烟、不肥胖、定期体力活动和健康饮食)的参与者冠状动脉事件相对风险比有不良生活方式的参与者低46%。虽然这类研究[167]还处于起步阶段,但它表明,在心血管疾病遗传风险较高的个体中,健康的生活方式与遗传因素存在交互作用,且发挥着重要作用。

1.12.3 新的危险因素评分系统

弗雷明汉风险评分系统在很大程度上有助于预测心血管疾病的风险,但它的局限性在于没有纳入诸如体力活动水平和肥胖等风险因素。新西兰指南小组提出了一个特别有吸引力的系统,它可以提供动脉粥样硬化5年和10年风险的有用信息。这一领域的研究仍然很活跃。另一个有吸引力的评分系统是雷诺风险评分(www.reynoldsriskscore.com),它的优势是将hs-CRP和家族史纳入为整体风险评估的一部分[168]。

1.12.4 危险因素控制策略的实施

越来越强调采用更复杂和全面的方法来执行目前的危险因素控制原则是这一领域出现的令人鼓舞的趋势[50,52,115]。《2015年美国居民膳食指南》和美国心脏协会的营养指南在针对现有指南实施的策略上都做出了巨大努力[50,52]。

1.13 总结

冠心病危险因素的发现和确认的相关研究仍在进行,这是一个与临床医师密切相关的领域。特别是考虑到心血管疾病危险因素中可改变的危险因素普遍处在较高水平,这是医师和其他卫生保健工作者面临的巨大机会,可以通过对患者进行生活方式医学概念的普及和干预指导,降低他们的心血管疾病风险。如何将生活方式干预措施融入临床实践将是下一章的主题。

临床应用

行动	可用的工具	备注
明确所有患者的心血管疾病风险	有多种心血管疾病风险评分系统	详见第2章
确定积极生活方式的"生命体征"	在所有初始评估中进行体质量指数(BMI)、体力活动水平、营养习惯和吸烟状况的评估	这些是非常重要的生活方式类心血管疾病危险因素
建议所有吸烟者戒烟	有众多工具	超过1/3的吸烟者从未被告知要戒烟
对所有人进行体重管理建议	对所有患者进行体重和BMI的测量	40%的超重或肥胖患者从未被告知要进行体重管理
对所有人进行体力活动建议	《美国居民体力活动指南》	熟悉这些指南,并尝试在临床工作中进行应用
对所有人进行营养建议	《2015年美国居民膳食指南》以及AHA发布的一系列材料	改善营养状况是降低心血管疾病风险的关键

(James M. Rippe, MD and Theodore J. Angelopoulos, PhD, MPH 著　吴岳 译　李婧 校)

参考文献

1. Mozaffarian D, Benjamin EJ, Go AS, et al. Heart disease and stroke statistics—2016 update. A report from the American Heart Association. *Circulation* 2016 Jan 26;133(4):e38–e360. Epub 2015/12/16.
2. Olshansky SJ and Ault AB. The fourth stage of the epidemiologic transition: The age of delayed degenerative diseases. *Milbank Q.* 1986;64(3):355–391. Epub 1986/01/01.
3. Ford ES, Ajani UA, Croft JB, et al. Explaining the decrease in US deaths from coronary disease, 1980–2000. *N. Engl. J. Med.* 2007;256:2388–2398.
4. National Institutes of Health, National Heart, Lung and Blood Institute. *Fact Book Fiscal Year 2003*. Bethesda, MD: National Institutes of Health, 2004.
5. American Heart Association. *Heart Disease and Stroke Statistics—2004 Update*. Dallas, TX: American Heart Association, 2003.
6. Gaziano TA, Prabhakaran D, and Gaziano JM. Global burden of cardiovascular disease. In: *Braunwald's Heart Disease*, 10th ed., Volume 1, Chapter 1, 2014. p. 1–20.
7. *The Seventh Report of the Joint National Committee on Prevention, Detection, Evaluation, and Treatment of High Blood Pressure* (*JNC 7*). Washington, DC: National Heart Lung and Blood Institute, 2004.
8. Go AS, Mozaffarian D, Roger VL, et al. Heart disease and stroke statistics – 2013 update: A report from the American Heart Association. *Circulation* 2013;127(1):e6–e245. Epub 2012/12/15.
9. Surgeon *General's Report on Physical Activity and Health*. Washington, DC: US Department of Health and Human Services, Centers for Disease Control, 1999.
10. *2008 Physical Activity Guidelines for Americans*. Washington, DC: US Department of Health and Humans Services. www.health.gov/paguidelines. Accessed March 22, 2017.
11. Flegal KM, Carroll MD, Ogden CL, and Curtin LR. Prevalence and trends in obesity among US adults, 1999–2008. *JAMA* 2010;303(3):235–241.
12. American Diabetes Association. Diagnosis and classification of diabetes

mellitus. *Diabetes Care* 2010;33(Suppl 1):S62–S69.
13. Centers for Disease Control and Prevention (CDC). Cigarette smoking among adults—United States. *JAMA* 2009;301:373.
14. Bhatt DL, Steg PG, Ohman EM, et al. International prevalence, recognition, and treatment of cardiovascular risk factors in outpatients with atherothrombosis. *JAMA* 2006;95:180.
15. Mozaffarian D. Nutrition and cardiovascular and metabolic diseases. In: Mann DL, Zipes DP, Libby P, and Bonow RO, editors. *Braunwald's Heart Disease: A Textbook of Cardiovascular Medicine*, 10th ed. Philadelphia, PA: Elsevier, 2014. p. 1001–1028.
16. Moutlon KS. Angiogenesis in atherosclerosis: Gathering evidence beyond speculation. *Curr. Opin. Lipdol.* 2006;17:548.
17. Libby P. Molecular and cellular mechanisms of the thrombotic complication of atherosclerosis. *J. Lipid Res.* 2009;50:S352.
18. Libby P. The vascular biology of atherosclerosis. In: Mann DL, Zipes DP, Libby P, and Bonow RO, editors. *Braunwald's Heart Disease: A Textbook of Cardiovascular Medicine*, 10th ed., Elsevier, Philadelphia, PA, 2014. p. 873–890.
19. Libby P and Theroux P. Pathophysiology of coronary artery disease. *Circulation* 2005;111:3481.
20. Wilson PWF, D'Agostino R, Levy D, Belanger A, Silbershatz H, and Kannel W. Prediction of coronary heart disease using risk factor categories. *Circulation* 1998;97:1837–1847.
21. Garcia MJ, McNamara P, Gordon T, and Kannel WB. Morbidity and mortality in diabetics in the Framingham population 16-year follow-up study. *Diabetes* 1974;23:105–111.
22. Kannel WB and McGee DL. Diabetes and cardiovascular risk factors: The Framingham Study. *Circulation* 1979;59:8–13.
23. Abbott RD, Donahue RP, Kannel WB, and Wilson PW. The impact of diabetes on survival following myocardial infarction in men vs women: The Framingham Study. *JAMA* 1988;260:3456–3460.
24. Kannel WB, D'Agostino RB, Wilson PW, Belanger AJ, and Gagnon DR. Diabetes, fibrinogen, and risk of cardiovascular disease: The Framingham experience. *Am. Heart J.* 1990;120:672–676.
25. Kannel WB, Castell WP, Gordon T, and McNamara PM. Serum cholesterol, lipoproteins, and the risk of coronary heart disease: The Framingham Study. *Ann. Intern. Med.* 1971;74:1–12.
26. Wilson PW, Garrison RJ, Castelli WP, Feinleib M, McNamara PM, and Kannel WB. Prevalence of coronary heart disease in the Framingham Offspring Study: Role of lipoprotein cholesterols. *Am. J. Cardiol.* 1980;46:649–654.
27. Castelli WP, Abbott RD, and McNamara PM. Summary estimates of cholesterol used to predict coronary heart disease. *Circulation* 1983;67:730–734.
28. McNamara JR, Cohn JS, Wilson PW, and Schaefer EJ. Calculated values for low density lipoprotein cholesterol in the assessment of lipid abnormalities and coronary disease risk. *Clin. Chem.* 1990;36:36–42.
29. Gordon DL, Probstfield JL, Garrison RJ, et al. High-density lipoprotein cholesterol and cardiovascular disease: Four prospective American studies. *Circulation* 1989;79:8–15.
30. Shea S, Cook EF, Kannel WB, and Goldman L. Treatment of hypertension and its effect on cardiovascular risk factors: Data from the Framingham Heart Study. *Circulation* 1985;71:22–30.
31. Kannel WB, Danneberg AL, and Abbott RD. Unrecognized myocardial infarction and hypertension: The Framingham Study. *Am. Heart J.* 1985;109:581–585.
32. Harris T, Cook EF, Kannel W, Schatzkin A, and Goldman L. Blood pressure experience and risk of cardiovascular disease in the elderly. *Hypertension* 1985;7:118–124.
33. Castelli WP and Anderson K. A population at risk: Prevalence of high cholesterol levels in hypertensive patients in the Framingham Study. *Am. J. Med.* 1986;80:23–32.
34. Kannel WB. Cigarette smoking and coronary heart disease. *Ann. Intern. Med.* 1964;60:1103–1106.
35. Wilson PW, Garrison RJ, and Castell WP. Postmenopausal estrogen use, cigarette smoking, and cardiovascular morbidity in women over 50: The Framingham Study. *N. Engl. J. Med.* 1985;313:1038–1043.
36. Kannel WB, McGee DL, and Castelli WP. Latest perspectives on cigarette smoking and cardiovascular disease: The Framingham Study. *J. Card. Rehabil.* 1984;4:267–277.
37. Kannel WB, D'Agostino RB, and Belanger AJ. Fibrinogen, cigarette smoking and risk of cardiovascular disease: Insights from the Framingham Study. *Am. Heart J.* 1987;113:1006–1010.
38. Fletcher G, Blair S, Blumenthal J, et al. AHA medical/scientific statement. Statement of exercise. Benefits and recommendations for physical activity programs for all Americans. *Circulation* 1992;86:340–344.
39. Anderson KM, Wilson PWF, Odell PM, and Kannel WB. An updated coronary risk profile: A statement for health professional. *Circulation* 1991;83:356.
40. Kannel WB. Contributions of the Framingham Study to the conquest of coronary artery disease. *Am. J. Cardiol.* 1988;62:1109–1112.
41. Wilson P. Clustering of risk factors, obesity, and syndrome X. *Nutr. Clin. Care* 1998;1(Suppl):44–50.
42. Ridker M, Libby P, and Buring J. Risk markers for and the primary prevention of cardiovascular disease. In: Bonow RO, Mann DL, Zipes DP, and Libby P, editors. *Braunwald's Heart Disease*, 10th ed., Elsevier, Philadelphia, PA, Chapter 42, 2014. p. 891–931.
43. Grundy SM, Balady GJ, Criqui MH, et al. Primary prevention of coronary heart disease: Guidance from Framingham. A statement for healthcare professionals from the AHA task force on risk reduction. *Circulation* 1998;97:1876–1887.
44. Stamler J. Epidemiology established major risk factors and the primary prevention of coronary heart disease. In: Chatterjee K, Cheitlin MP, Karlines J, et al., editors. *Cardiology: An Illustrated Text Reference*, Volume 2. Philadelphia: JB Lippincott, 1991.
45. Klag MJ, Ford DE, Mead LA, et al. Serum cholesterol in young men and subsequent cardiovascular disease. *N. Engl. J. Med.* 1993;308:363–366.
46. Law MR, Wald NJ, Wu T, Hackshaw A, and Bailey A. Systematic underestimation of association between serum cholesterol concentration and ischemic heart disease in observational studies: Data from the BUPA study. *Br. Med. J.* 1994;308:363–366.
47. Law MR, Wald NJ, and Thompson SG. By how much and how quickly does reduction in serum cholesterol concentration lower risk of ischemic heart disease? *Br. Med. J.* 1994;308:367–373.
48. Framingham *Risk Scoring System*. http://www.heart.org/HEARTORG/Conditions/HeartAttack/HeartAttackToolsResources/Heart-Attack-Risk-Assessment_UCM_303944_Article.jsp. Accessed March 22, 2017.
49. Lloyd-Jones DM, Hong Y, Labarthe D, et al. Defining and setting national goals for cardiovascular health promotion and disease reduction: The American Heart Association's strategic impact goal through 2020 and beyond. *Circulation* 2010;121(4):586–613.
50. U.S. Department of Health and Human Services and U.S. Department of Agriculture. *2015–2020 Dietary Guidelines for Americans*, 8th ed., 2015. Available at http://health.gov/dietaryguidelines/2015/guidelines/. Epub December 2015.
51. Pate RR, Yancey AK, and Kraus WE. The 2008 physical activity guidelines for Americans: Implications for clinical and public health practice. *Am. J. Lifestyle Med.* 2010;4:209–217
52. Gidding SS, Lichtenstein AH, Faith MS, et al. Implementing American Heart Association pediatric and adult nutrition guidelines: A scientific statement from the American Heart Association nutrition committee of the council on nutrition, physical activity and metabolism, council on cardiovascular disease in the young, council on arteriosclerosis, thrombosis and vascular biology, council on cardiovascular nursing, council on epidemiology and prevention, and council for high blood pressure research. *Circulation* 2009;119;1161–1175.
53. Garrison RJ and Castelli WP. Weight and thirty year mortality of men in the Framingham Study. *Ann. Int. Med.* 1985;103:1006–1009.
54. Manson JE, Willett WC, Stampler JM, et al. Body weight and mortality among women. *N. Engl. J. Med.* 1995;141:1117–1127.
55. Rimm EB, Stampler MJ, Giovannucci B, et al. Body size and fat distribution as predictors of coronary heart disease among middle-aged and older US men. *Am. J. Epidemiol.* 1995;141:1117–1127.
56. Ridker PM, Pradhan A, MacFadyen JG, Libby P, and Glynn RJ. Cardiovascular benefits and diabetes risks of statin therapy in primary prevention: An analysis from the JUPITER trial. *Lancet* 2012;380(9841):565–571. Epub 2012/08/14.
57. Cholesterol Treatment Trialists' Collaborators, Mihaylova B, Emberson J, et al. The effects of lowering LDL cholesterol with statin therapy in people at low risk of vascular disease: Meta-analysis of individual data from 27 randomised trials. *Lancet* 2012;380(9841):581–590. Epub 2012/05/23.

58. Ridker PM, Kastelein JJ, Genest J, and Koenig W. C-reactive protein and cholesterol are equally strong predictors of cardiovascular risk and both are important for quality clinical care. *Eur. Heart J.* 2013;34(17):1258–1261. Epub 2013/02/05.
59. Ridker PM and Wilson PW. A trial-based approach to statin guidelines. *JAMA* 2013;310(11):1123–1124. Epub 2013/08/15.
60. Centers for Disease Control and Prevention (CDC). Smoking-attributable mortality, years of potential life lost, and productivity losses—United States. *JAMA* 2009;301:593.
61. Centers for Disease Control and Prevention (US), National Center for Chronic Disease Prevention and Health Promotion (US), and Office on Smoking and Health (US). *How Tobacco Smoke Causes Disease: The Biology and Behavioral Basis for Smoking-Attributable Disease: A Report of the Surgeon General.* Atlanta, GA: Centers for Disease Control and Prevention (US), 2010. Available at https://www.ncbi.nlm.nih.gov/books/NBK53017/
62. Centers for Disease Control and Prevention (CDC). Smoking-attributable mortality, years of potential life lost, and productivity losses – United States, 2000–2004. *MMWR Morb. Mortal. Wkly. Rep.* 2008;57(45):1226–1228.
63. Jha P, Ramasundarahettige C, Landsman V, et al. 21 st-century hazards of smoking and benefits of cessation in the United States. *N. Engl. J. Med.* 2013;368(4):341–350. Epub 2013/01/25.
64. Centers for Disease Control and Prevention. 2011 *National Health Interview Survey (NHIS) Public Use Data Release Division of Health Interview Statistics*. Atlanta, GA: National Center for Health Statistics, 2012.
65. Kannel WB and Higgins M. Smoking and hypertension as predictors of cardiovascular risk in population studies. *J. Hypertens.* 1990;8:S3.
66. Dobvson AJ, Alexander HM, Heller FR, and Lloyd DM. How soon after quitting smoking does risk of heart attack decline? *Clin. Epidemiol.* 1991;44:1247–1253.
67. Centers for Disease Control Prevention. Quitting smoking among adults – United States, 2001–2010. *MMWR Morb. Mortal. Wkly. Rep.* 2011;60(44):1513–1519. Epub 2011/11/11.
68. Physician and other health-care professional counseling of smokers to quit – United States, 1991. *MMWR Morb. Mortal. Wkly. Rep.* 1993;42:854.
69. Christakis NA and Fowler JH. The collective dynamics of smoking in a large social network. *N. Engl. J. Med.* 2008;358:2249.
70. Lipid Research Clinics Program. The lipid research clinics coronary primary prevention trial results I. Reduction in incidence of coronary heart disease. *JAMA* 1984;251:351.
71. Huttunen JK, Manninen V, Manttair M, et al. The Helsinki Heart Study: Central findings and clinical implications. *Ann. Med.* 1991;23:155.
72. Hjermann I, Velve Byre K, Holme I, and Leren P. Effect of diet and smoking intervention on the incidence of coronary heart disease: Report from the Oslo Study Group of a randomized trial in healthy men. *Lancet* 1991;2:1303.
73. Committee of Principal Investigators. A cooperative trial in the primary prevention of ischemic heart disease using clofibrate. *Br. Heart J.* 1978;40:1069.
74. Shepherd J, Cobbe SM, Ford I, et al. Prevention of coronary heart disease with provastatin in men with hypercholesterolemia. *N. Engl. J. Med.* 1995;333:1301.
75. Brensike JF, Levy RI, Kelsy SF, et al. Effects of therapy with cholestryamine on progression of coronary ateriosclerosis: Results of NHLBI Type II Coronary Intervention Study. *Circulation* 1984;69:313.
76. Brown G, Albers J, Fisher L, et al. Regression of coronary artery disease as a result of intensive lipid-lowering therapy in men with high levels of apoliporotein B. *N. Engl. J. Med.* 1990;323:1289.
77. Watts GF, Lewis B, Brunt JNH, et al. Effects on coronary artery disease of lipid-lowering and diet or diet plus cholestyramine in the St. Thomas' Atherosclerosis Regress Study (STARS). *Lancet* 1992;339:563.
78. Buchwald H, Varco RL, Matts JP, et al. Effect of partial ileal bypass surgery on mortality and morbidity from coronary heart disease in patients with hypercholeterolemia: Report of the Program on the Surgical Control of the Hyperlipidemias (POSCH). *N. Engl. J. Med.* 1990;323:946.
79. Wiviott SD, deLemos JA, Cannon CP, et al. A tale of two trials: A comparison of the post-acute coronary syndrome lipid-lowering trials A to Z and PROVE IT TIMI 22. *Circulation* 2006;113:1406–1414.
80. Gordon T, Castelli WP, Hjortland MC, et al. High-density lipoprotein as a protective factor against coronary heart disease: The Framingham Study. *Am. J. Med.* 1977;62:707.
81. US Department of Health and Human Service National Heart Lung and Blood Institute. *Third Report of the Expert Panel on Detection, Evaluation, and Treatment of High Blood Cholesterol in Adults (Adult Treatment Panel III)*. Washington, DC: National Institutes of Health, 2004.
82. AIM-HIGH Investigators, Boden WE, Probstfield JL, et al. Niacin in patients with low HDL cholesterol levels receiving intensive statin therapy. *N. Engl. J. Med.* 2011;365(24):2255–2267. Epub 2011/11/17.
83. Voight BF, Peloso GM, Orho-Melander M, et al. Plasma HDL cholesterol and risk of myocardial infarction: A mendelian randomisation study. *Lancet* 2012;380(9841):572–580. Epub 2012/05/23.
84. Sarwar N, Danesh J, Eiriksdottir G, et al. Triglycerides and the risk of coronary heart disease: 10,158 incident cases among 262,525 participants in 29 western prospective studies. *Circulation* 2007;115:450–458.
85. Miller M, Stone NJ, Ballantyne C, et al. Triglycerides and cardiovascular disease: A scientific statement from the American Heart Association. *Circulation* 2011;123:2292–2333.
86. Daniels SR, Arnett DK, Eckel RH, et al. AHA scientific statement, overweight in children and adolescents: Pathophysiology, consequences, prevention, and treatment. *Circulation* 2005;111:1999–2012.
87. Chobanian AV, Bakris G, Black H, et al. The seventh report of the Joint National Committee on prevention, detection, evaluation, and treatment of high blood pressure. *JAMA* 2003;289:2560–2571.
88. Hajjar I and Kotchen TA. Trends in prevalence, awareness, treatment, and control of hypertension in the United States, 1988–2000. *JAMA* 2003;290:199–206.
89. Kannel WB. Fifty years of Framingham Study contributions to understanding hypertension. *J. Hum. Hypertens.* 2000;14:83–90.
90. Centers for disease control and prevention, prevalence of diabetes and impaired fasting glucose in adults—United States, 1999–2000. *MMWR Morb. Mortal. Wkly. Rep.* 2003;52:833–837.
91. Hu FB, Stampfer MJ, Haffner SM, et al. Elevated risk of cardiovascular disease prior to clinical diagnosis of type 2 diabetes. *Diabetes Care* 2002;25:1129.
92. Bassuk SS and Manson JE. Lifestyle and risk of cardiovascular disease and type 2 diabetes in women: A review of the epidemiologic evidence. *Am. J. Lifestyle Med.* 2008;2:191–213.
93. James PA, Oparil S, Carter BL, et al. 2014 evidence-based guideline for the management of high blood pressure in adults: Report from the panel members appointed to the Eighth Joint National Committee (JNC 8). *JAMA* 2014;311(5):507–520. Epub 2013/12/20.
94. Eyre H, Kahn R, and Robertson R. ACS/ADA/AHA scientific statement: Preventing cancer, cardiovascular disease and diabetes *Circulation* 2004;109:3244–3255.
95. Ogden CL, Carroll MD, McDowell MA, and Flegal KM. *Obesity Among Adults in the United States—NO Change Since 2003–2004. NCHS Data Brief No. 1*. Hyattsville, MD: National Center for Health Statistics, 2007.
96. Institute of Medicine. In: Thomas P, editor. *Weighing the Options*. Washington, DC: National Academy Press, 1995.
97. Grundy SM. What is the contribution of obesity to the metabolic syndrome? *Endocrinol. Metab. Clin. North Am.* 2004;33:267–282.
98. Rajala MW and Scherer PE. Minireview: The adipocyte—At the crossroads of energy, homeostasis, inflammation, and atherosclerosis. *Endocrinology* 2003;144:3765–3773.
99. Graham TE, Yang Q, Bluher M, et al. Retinol-binding protein 4 and insulin resistance in lean, obese, and diabetic subjects. *N. Engl. J. Med.* 2006;354:2552–2563.
100. Hotamisligil GS, Arner P, Caro JF, Atkinson RL, and Spiegelman BM. Increased adipose tissue expression of tumor necrosis factor-alpha in human obesity and insulin resistance. *J. Clin. Invest.* 1995;95:2409–2415.
101. Lundgren CH, Brown SL, Nordt TK, Sobel BE, and Fujii S. Elaboration of type-1 plasminogen activator inhibitor from adipocytes: A potential pathogenetic link between obesity and cardiovascular disease. *Circulation* 1996;93:106–110.
102. Cigolini M, Targher G, Bergamo AI, Tonoli M, Agostino G, and De Sandre G. Visceral fat accumulation and its relation to plasma hemostatic factors in healthy

men. *Arterioscler. Thromb. Vasc. Biol.* 1996;16:368–374.
103. Despres JP. Abdominal obesity as important component of insulin-resistance syndrome. *Nutrition* 1993;4:452–459.
104. Despres JP. Dyslipidaemia and obesity. *Bailliere Clin. Endocrinol. Metab.* 1994;8:629–660.
105. Willett W, Manson J, Stampfer M, et al. Weight, weight change, and coronary heart disease in women. *JAMA* 1995;273:461–465.
106. Chan JM, Rimm EB, Colditz GA, Stampfer MJ, and Willett WC. Obesity, fat distribution, and weight gain as risk factors for clinical diabetes in men. *Diabetes Care* 1994;17:961–969.
107. Gu K, Cowie CC, and Harris MI. Mortality in adults with and without diabetes in a national cohort of the US population, 1971–1993. *Diabetes Care* 1998;21:1138.
108. Healthy People 2010. Washington, DC, www.healthypeople.gov. Accessed: February 6, 2019.
109. *Healthy People 2020 Guidelines.* https://www.healthypeople.gov/. Accessed January 4, 2017.
110. *ACSM Physical Activity Guidelines.* http://www.acsm.org/public-information/acsm-journals/guidelines. Accessed January 4, 2017.
111. Katzmarzyk PT and Lee I-M. Sedentary behaviour and life expectancy in the USA: A cause-deleted life table analysis. *BMJ Open* 2012;2(4). doi: 10.1136/bmjopen-2012-000828.
112. Frank E, Wright E, Serdule M, Elon L, and Baldwin G. Personal and professional nutrition-related practices of US female physicians. *Am. J. Clin. Nutr.* 2002;75:326–332.
113. Abramson S, Stein J, Schaufele M, Frates E, and Rogan S. Personal exercise habits and counseling practices of primary care physicians: A national survey. *Clin. J. Sport Med.* 2000;10:40–48.
114. Goldfine H, Ward A, Taylor P, Carlucci D, and Rippe JM. Exercising to health: What's really in it for your patients? Part I: The health benefits of exercise. *Phys. Sports Med.* 1991;19:81.
115. Lichtenstein AH, Appel LJ, Brands M, et al. Diet and lifestyle recommendations revision 2006: A scientific statement from the American Heart Association Nutrition Committee. *Circulation* 2006;114(1):82–96.
116. Krebs-Smith SM and Kris-Etherton P. How does MyPyramid compare to other population-based recommendations for controlling chronic disease? *JADA* 2007;107(5):830–837.
117. Mozaffarian D, Appel LJ, and Van Horn L. Components of a cardioprotective diet: New insights. *Circulation* 2011;123(24):2870–2891.
118. Estruch R, Ros E, Salas-Salvado J, et al. Primary prevention of cardiovascular disease with a Mediterranean diet. *N. Engl. J. Med.* 2013;368(14):1279–1290. Epub 2013/02/26.
119. Colditz GA, Rimm EB, Giovannucci E, et al. A prospective study of parental history of myocardial infarction and coronary artery disease in men. *Am. J. Cardiol.* 1991;67:993.
120. Rillamus-Sun E, Beasley JM, and Lacroix A. Overview of risk factors for cardiovascular disease. In: Goldman MB, Troisi R, and Rexrode KM, editors. *Women and Health*, 2nd ed. San Diego, CA: Academic Press, 2013. p. 949–964.
121. 2011 American Heart Association, Inc. *Go Red for Women.* http://www.goredforwomen.org/. Accessed January 4, 2017.
122. Kahn R, Buse J, Ferrannini E, and Stern M. The metabolic syndrome: Time for a critical appraisal: Joint statement from the American Diabetes Association and the European Association for the Study of Diabetes. *Diabetes Care* 2005;28:2289.
123. Mathieu P, Lemieux I, and Despres JP. Obesity, inflammation, and cardiovascular risk. *Clin. Pharmacol. Ther.* 2010;87:407.
124. Jeppesen J, Hansen TW, Rasmussen S, et al. Insulin resistance, the metabolic syndrome, and risk of incident cardiovascular disease: A population-based study. *J. Am. Coll. Cardiol.* 2007;49:2112.
125. Steinberger J, Daniels SR, Eckel RH, et al. Progress and challenges in metabolic syndrome in children and adolescents: A scientific statement from the American Heart Association atherosclerosis, hypertension, and obesity in the young. Committee of the council on cardiovascular disease in the young; council on cardiovascular nursing; and council on nutrition, physical activity, and metabolism. *Circulation* 2009;119:628–647.
126. Grundy SM, Brewer Jr HB, Cleeman JI, et al. Definition of metabolic syndrome: Report of the National Heart, Lung, and Blood Institute/American Heart Association conference on scientific issues related to definition. *Circulation* 2004;109:433.
127. Libby P, Ridker PM, and Hansson GK. Inflammation in atherosclerosis: From pathophysiology to practice. *J. Am. Coll. Cardiol.* 2009;54:2129.
128. Ridker PM. C-reactive protein: Eighty years from discovery to emergence as a major risk marker for cardiovascular disease. *Clin. Chem.* 2009;55:209.
129. Ridker PM. C-reactive protein and the prediction of cardiovascular events among those at intermediate risk: Moving an inflammatory hypothesis toward consensus. *J. Am. Coll. Cardiol.* 2007;49:2129.
130. Kaptoge S, Di Angelantonio E, Lowe G, et al. C-reactive protein concentration and risk of coronary heart disease, stroke, and mortality: An individual participant meta-analysis. *Lancet* 2010;375:132.
131. Boekholdt SM, Hack CE, Sandhu MS, et al. C-reactive protein levels and coronary artery disease incidence and mortality in apparently healthy men and women: The EPIC-Norfolk prospective population study 1993–2003. *Atherosclerosis* 2006;187:415.
132. Danesh J, Wheeler JG, Hirschfield GM, et al. C-reactive protein and other circulating markers of inflammation in the prediction of coronary heart disease. *N. Engl. J. Med.* 2004;350:1387.
133. Pearson TA, Mensah GA, Alexander RW, et al. Markers of inflammation and cardiovascular disease: Application to clinical and public health practice: A statement for healthcare professionals from the Centers for Disease Control and Prevention and the American Heart Association. *Circulation* 2003;107:499.
134. Wilson PWF, Pencina M, Jacques P, et al. C-reactive protein and reclassification of cardiovascular risk in the Framingham Heart Study. *Circ. Cardiovasc. Qual. Outcomes* 2008;1:92.
135. Emerging Risk Factors Collaboration, Kaptoge S, Di Angelantonio E, et al. C-reactive protein concentration and risk of coronary heart disease, stroke, and mortality: An individual participant meta-analysis. *Lancet* 2010;375(9709):132–140. Epub 2009/12/25.
136. Emerging Risk Factors Collaboration, Kaptoge S, Di Angelantonio E, et al. C-reactive protein, fibrinogen, and cardiovascular disease prediction. *N. Engl. J. Med.* 2012;367(14):1310–1320. Epub 2012/10/05.
137. Ridker PM, Rifai N, Rose L, Buring JE, and Cook NR. Comparison of C-reactive protein and low-density lipoprotein cholesterol levels in the prediction of first cardiovascular events. *N. Engl. J. Med.* 2002;347(20):1557–1565. Epub 2002/11/15.
138. Ridker PM, Danielson E, Fonseca FA, et al. Rosuvastatin to prevent vascular events in men and women with elevated C-reactive protein. *N. Engl. J. Med.* 2008;359:2195.
139. Glynn RJ, Danielson E, Fonseca FA, et al. A randomized trial of rosuvastatin in the prevention of venous thromboembolism. *N. Engl. J. Med.* 2009;360:1851.
140. Kerlin B, Cooley BC, Isermann BH, et al. Cause-effect relation between hyperfibrinogenemia and vascular disease. *Blood* 2004;103:1728.
141. Fibrinogen Studies Collaboration, Danesh J, Lewington S, et al. Plasma fibrinogen level and the risk of major cardiovascular diseases and nonvascular mortality: An individual participant meta-analysis. *JAMA* 2005;294:1799.
142. Bonaa KH, Njolstad I, Ueland PM, et al. Homocysteine lowering and cardiovascular events after acute myocardial infarction. *N. Engl. J. Med.* 2006;354:1578.
143. The Heart Outcomes Prevention Evaluation (HOPE) 2 Investigators. Homocysteine lowering with folic acid and B vitamins in vascular disease. *N. Engl. J. Med.* 2006;354:1567–1577.
144. Lamarche B, Tchernof A, Moorjani S, et al. Small, dense low-density lipoprotein as a predictor of the risk of ischemic heart disease in men. Prospective trial from the Quebec Cardiovascular Study. *Circulation* 1977;95:69.
145. Rosenson RS, Otvos JD, and Freedman DS. Relations of lipoproteins subclass levels and low density lipoprotein size to progression of coronary artery disease in the pravastatin limitation of arthrosclerosis in the coronary arteries (PLAC I) trial. *Am. J. Cardiol.* 2002;90:89.
146. The Emerging Risk Factors Collaboration. Lipoprotein(a) concentration and the risk of coronary heart disease, stroke, and nonvascular mortality. *JAMA* 2009;302(4):412–423.
147. Marcovina SM, Koschinsky ML, Albers JJ, and Skarlatos S. Report of the National Heart, Lung, and Blood Institute Workshop on Lipoprotein(a) and Cardiovascular Disease: Recent advances and future directions. *Clin. Chem.* 2003;49:1785.
148. Rimm EB, Stampfer MJ, Ascherio A, et al. Vitamin E consumption and the risk of coronary heart disease in men. *N. Engl. J. Med.* 1993;328:1450.

149. Stampfer MJ, Hennekens CH, Manson JE, et al. Vitamin E consumption and the risk of coronary heart disease in women. *N. Engl. J. Med.* 1993;328:1444.
150. Alpha-Tocopheral, Beta Carotene Cancer Prevention Study Group. The effect of vitamin E and beta carotenes on the incidence of lung cancer and other cancers in male smokers. *N. Engl. J. Med.* 1994;330:1029.
151. Pohorecky LA. Interaction of alcohol and stress at the cardiovascular level. *Alcohol* 1990;7:537–546.
152. Gaziano JM, Buring JE, Breslow JL, et al. Moderate alcohol intake, increased levels of high-density lipoprotein and its subfractions, and decreased risk of myocardial infarction. *N. Engl. J. Med.* 1993;329(25):1829–1834.
153. Chiuve S, Albert C, and Conen D. Arrhythmias in women: Atrial fibrillation and sudden cardiac death. In: Goldman MD, Troisi R, and RExrode KM, editors. *Women and Health*, 2nd ed. San Diego, CA: Academic Press, 2013. p. 1039–1053.
154. Mozaffarian D, Appel LJ, and Van Horn L. Components of a cardioprotective diet: New insights. *Circulation* 2011;123(24):2870–2891.
155. Lachar BL. Coronary-prone behavior: Type A behavior revisited. *Tex. Heart Inst. J.* 1993;20:143.
156. Littman AB. Review of psychosomatic aspects of cardiovascular disease. *Psychotera. Psychosom.* 1993;60:148.
157. Rosengren A, Hawken S, Ounpuu S, et al. Association of psychosocial risk factors with risk of acute myocardial infarction in 11119 cases and 13648 controls from 52 countries (the INTERHEART study): Case-control study. *Lancet* 2004;17:364(9438):953–962.
158. Whooley MA. Depression and cardiovascular disease: Health the broken hearted. *JAMA* 2006;295:2874.
159. Detrano R, Guerci AD, Carr JJ, et al. Coronary calcium as a predictor of coronary events in four racial or ethnic groups. *N. Engl. J. Med.* 2008;358:1336–1345.
160. Greenland P, LaBree L, Azen SP, et al. Coronary artery calcium score combined with Framingham score for risk prediction in asymptomatic individuals. *JAMA* 2004;291:210.
161. Den Ruijter HM, Peters SA, Anderson TJ, et al. Common carotid intima-media thickness measurements in cardiovascular risk prediction: A meta-analysis. *JAMA* 2012;308(8):796–803. Epub 2012/08/23.
162. Erbel R, Mohlenkamp S, Moebus S, et al. Coronary risk stratification, discrimination, and reclassification improvement based on quantification of subclinical coronary atherosclerosis: The Heinz Nixdorf Recall study. *J. Am. Coll. Cardiol.* 2010;56(17):1397–1406. Epub 2010/10/16.
163. Yeboah J, McClelland RL, Polonsky TS, et al. Comparison of novel risk markers for improvement in cardiovascular risk assessment in intermediate-risk individuals. *JAMA* 2012;308(8):788–795.
164. Ioannidis JPA. Prediction of cardiovascular disease outcomes and established cardiovascular risk factors by genome-wide association markers. *Circ. Cardiovasc. Genet.* 2009;2:7.
165. Ridker PM, Pare G, Parker A, et al. Loci related to metabolic-syndrome pathways including LEPR, HNF1A, IL6R, and GCKR associate with plasma C-reactive protein: The Women's Genome Health Study. *Am. J. Hum. Genet.* 2008;82:1185.
166. Paynter NP, Chasman DI, Pare G, Buring JE, Miletihc JP, and Ridker PM. Association between a literature-based genetic risk score and cardiovascular events in women. *JAMA* 2010 Feb 17;303(7):631–637.
167. Khera AV, Emdin CA, Drake I, et al. Genetic risk, adherence to a healthy lifestyle, and coronary disease. *N. Engl. J. Med.* 2016;375(24):2349–2358.
168. Ridker PM, Paynter NP, Rifai N, Gaziano JM, and Cook NR. C-reactive protein and parental history improve global cardiovascular risk prediction: The Reynolds Risk Score for men. *Circulation* 2008;118(22):2243–2251.

第 2 章 预防、治疗心血管疾病和降低危险因素的生活方式策略

目录

要点／025

2.1 风险预测／027

2.2 风险评估／027

2.3 可改变的危险因素的干预措施分类／034

2.4 1 级干预措施／035

2.4.1 戒烟的生活方式干预／035

2.4.2 血脂异常的生活方式干预／036

2.4.3 高血压的生活方式管理／038

2.4.4 心脏用药／040

2.5 2 级干预措施／041

2.5.1 肥胖的预防和管理／041

2.5.2 糖尿病／糖耐量异常／042

2.5.3 缺乏体力活动／043

2.5.4 适度饮酒／045

2.6 3 级干预措施／045

2.6.1 营养咨询／045

2.6.2 精神心理因素咨询／046

2.7 绝经后雌激素治疗／046

2.8 行为改变的决定因素／046

2.9 确立生活方式干预在临床实践中的重要性／046

2.10 总结／047

临床应用／047

参考文献／048

要点

- 生活方式策略在控制心血管疾病危险因素中扮演重要角色。
- 生活方式干预是美国心脏协会（American Heart Association，AHA）"降低美国心血管疾病负担战略计划 2020"的关键组成部分。
- 美国几乎所有主要的国家级代谢性疾病循证医学指南均认为，生活方式策略是预防和治疗代谢性疾病的关键手段之一。
- 考虑到高敏 C 反应蛋白（high sensitivity C-reactive protein，hs-CRP）与低密度脂蛋白胆固醇（LDL-C）的危险性相当，年度体检中应同时检测空腹血脂和 hs-CRP。
- 每次门诊均应进行危险因素评估和咨询。

心血管疾病（cardiovascular disease，CVD）是美国居民的第一杀手[1]。心血管疾病也是生活方式相关疾病的典型代表之一，它的发病危险因素，包括吸烟[2]、高血脂[3]、高血压[4]、肥胖[5]和缺乏体力活动[6]等，都与生活方式息息相关。

生活方式策略在降低心血管疾病的危险因素，以及预防和治疗心血管疾病方面可以发挥重要作用。在第 1 章中，我们重点介绍了应用生活方式策略控制危险因素的基本原理。本章则提供在临床实践中应用这些方法预防和治疗心血管疾病的实操策略。

生活方式干预也是医师和其他卫生健康工作者用来帮助公众控制危险因素、预防疾病、治疗确诊患者的重要手段。生活方式策略可以同时降低多种危险因素，且风险极小，因而具有重要价值。此外，美国心脏协会明确提出愿景，要致力于"最根本的"危险因素，强调预防危险因素要从头开始，其中关键的环节之一就是生活方式干预[7]。

大多数主要的循证医学指南推荐将生活方式干预作为帮助患者降低心血管疾病风险的重要手段，可以与药物治疗同时启动，也可以先于药物治疗应用[3,4,8-15]。然而，许多卫生健康工作者在日常的临床实践中并没有对这些方法给予足够的重视。另外，当前的医保报销模式也不利于这些干预措施的推广使用，因为大多数医疗保险和健康保障计划通常不报销生活方式干预治疗的费用。2010 年颁布的《平价医疗法案》1[16]，特别是其中的"责任制医疗机构"条款，提供了一些金融模式，鼓励应用这些价廉质优的生活方式干预措施。接下来，卫生健康专家面临的挑战是充分理解这些模式，并利用它们尽快将生活方式策略整合进心血管疾病等生活方式相关疾病的预防和治疗方案中。

除了经济上的阻碍，耗时较长是生活方式干预措施推广受阻的另一大原因。美国预防服务工作组（U.S. Preventive Services Task Force，USPSTF）的报告显示，实施预防心血管疾病的生活方式干预措施估计每天至少占用临床医师 1.5h 的无偿时间[17]。因此，在临床实践中，找到一种省时、高效的生活方式干预方法是非常重要的。

---

1 译者注：《平价医疗法案》全称《患者保护与平价医疗法案》（*Patient Protection and Affordable Care Act，PPACA*），俗称《奥巴马医疗法案》（*Obamacare*），由时任美国总统奥巴马于 2010 年签署的一个关于美国医疗系统改革的联邦法律。

表 2-0-1 列出了具有代表性的美国国家指南,这些指南将生活方式干预措施纳入心血管疾病诊疗方案或作为降低代谢疾病危险因素的措施。

表 2-0-1　将生活方式干预措施用于降低冠心病和其他代谢性疾病风险的循证医学指南

- 美国国家胆固醇教育计划
- JNC Ⅶ高血压预防和管理指南
- 医学研究所肥胖管理指南
- 美国心脏协会冠心病预防和管理指南
- 美国糖尿病协会糖尿病管理指南
- 美国居民膳食指南
- 美国心脏协会营养实施指南
- 美国儿科学会预防与治疗儿童肥胖指南
- 美国儿科学会降低儿童心脏病危险因素指南
- 美国心脏协会和美国儿科学会预防和管理代谢综合征指南
- 美国心脏协会和美国癌症组织关于预防心脏病和癌症的联合声明

卫生健康专家在帮助患者采取积极的生活方式降低心血管疾病风险方面拥有巨大的影响力。医护人员关于行为改变的建议,比如戒烟、减肥、改善营养等,已被证实在降低心血管疾病风险中起到重要作用。大量研究表明,公众认为医疗专业人员是健康行为相关知识的可靠信息来源[18-24]。但是,卫生健康工作者常常低估了他们作为健康顾问所能发挥的作用。例如,只有不到50%的吸烟者表示自己从医师那里得到过戒烟建议[25],而肥胖者中收到过医师关于减重建议的还不到40%,这些现状远不能令人满意。在美国,每个成年人平均每年至少要见5次医师,而整个医师群体在1年内预计可以接触到75%以上的美国人[26]。除了医师,营养师、护士以及其他对预防心脏病学或糖尿病教育感兴趣的卫生保健专业人员,在指导患者采取积极的生活方式降低心血管疾病发病风险方面也可以发挥至关重要的作用。

还应该注意到,大多数患者都是在没有参加任何正式组织的情况下自发地改变生活方式。例如,超过90%戒烟者是在没有正式戒烟计划的情况下开始戒烟[27]。大多数减肥患者也是自发开始减肥。尽管如此,卫生健康专业人员的建议和支持对于激励患者开始并维持行为改变仍然具有重要意义。

医师尤其要在这一领域发挥更为积极的作用。在现阶段,由于生活方式干预的理念、知识和技术尚未在临床医师中广泛普及,去医院看病往往意味着直接进入传统的药物和手术治疗阶段,而错过通过行为改变预防、治疗疾病的机会。希望像美国生活方式医学学会[28]和美国预防医学会生活方式学组[29]这些组织的出现,能够帮助医师掌握所需知识、技能,树立信心,为患者提供生活方式建议。代表大多数主要医疗组织的"蓝带"医师小组近期已敦促医师尽快熟悉生活方式医学,并提出了一系列能力要求[30]。美国生活方式医学学会作为该领域主要引领力量,近两年会员数量连翻两番。2016年,该组织提出了一系列主题,并开始为专业人员进行资格认证[31]。

各专科医学组织越来越意识到日常生活习惯在预防和治疗各种疾病(包括心血管疾病)中的作用。例如,在2013年,美国心脏协会(AHA)和美国心脏病学会(American College of Cardiology,ACC)[32]联合发布了降低心血管疾病风险的生活方式管理指南。为了配合这项倡议,美国心脏协会的营养、体力活动和代谢委员会更名为生活方式和心脏代谢委员会[33]。伴随这些改变,美国心脏协会在《循环》(Circulation)杂志上发表了一系列题为《预防心脏病学和生活方式医学的最新进展》[34]的文章。

此外,《平价医疗法案》[16],特别是其中的"责任制医疗机构"条款,也要求医师在这一领域更加积极。

在临床实践中积极使用生活方式干预措施的案例越来越多。已经有充分的研究证据显示,多种危险因素综合防控方案既可以单独用于控制单独的某个危险因素,也可以用于对几种危险因素进行联合控制。流行病学研究表明,积极的生活方式措施,如不吸烟,每天至少进行30min的体力活动,多吃水果、全谷物、鱼和蔬菜,保持健康的体重可以将心血管疾病的发病率降低80%以上[35,36],将糖尿病的发病率降低90%以上。值得注意的是,只要保持其中任意一种健康生活方式,就能将心血管疾病和糖尿病的发病风险减少50%以上[35,36]。

2.1 风险预测

在使用生活方式来降低心血管疾病危险因素之前,首先的关键步骤是风险预测。风险预测既要了解用于制定风险因素评估策略所依赖的证据类型和强弱,又要清楚地理解相对风险和绝对风险之间的差异(参见第1章,"通过生活方式干预措施降低心血管疾病风险的基本原理")。

目前最常使用的循证防治体系中,针对降低心血管疾病危险因素方面,就涵盖了评估绝对风险。例如,美国《国家胆固醇教育计划(NCEP)ATP Ⅲ指南》[3]、美国《糖尿病协会糖尿病管理指南》[9]和美国《预防、检测、评估与治疗高血压联合委员会第7版报告》(The Seventh Report of the Joint National Committee on Prevention, Detection, Evaluation and Treatment of High Blood Pressure, JNC Ⅶ)[4]等,降低绝对风险是其防治策略制定的基础。

2.2 风险评估

可用于心血管疾病风险评估的模型有许多,其中应用最广泛的,也是美国心脏协会推荐的是由Framingham心脏研究团队开发的评估模型[37]。表2-2-1和表2-2-2展示了该模型,表2-2-1用于男性,表2-2-2用于女性。Framingham模型以评估个体在10年内发生心血管疾病的风险为基础,10年发病风险越高,则需要的干预强度越大。

应该注意的是,除了弗雷明汉风险评分以外也有其他评估模型可以选择。例如,雷诺风险评分(Reynolds Risk Score)纳入了心肌梗死家族史(父母中的任意一方是否在60岁之前确诊过心肌梗死)和hs-CRP水平,这与弗雷明汉风险评分有所不同[32,33]。雷诺风险评分对中危个体的预测效果比弗雷明汉风险评分更好,而对低危和高危个体的预测效果与弗雷明汉风险评分相当。

其他风险评估模型还包括由欧洲联合工作组通过对欧洲12个国家25万人进行研究得出的系统冠脉风险评分系统(Systematic Coronary Risk Evaluation Project, SCORE)评分[40]。新西兰国家指南委员会近期发布了另一个用于评估心血管疾病5年发病风险的指南手册[41]。

表 2-2-1 根据年龄、总胆固醇（TC）[或低密度脂蛋白胆固醇（LDL-C）]、高密度脂蛋白胆固醇、血压、糖尿病、吸烟状况计算 10 年冠心病发病风险的积分表

第一步

年龄/岁	LDL 得分	胆固醇得分
30~34	−1	−1
35~39	0	0
40~44	1	1
45~49	2	2
50~54	3	3
55~59	4	4
60~64	5	5
65~69	6	6
70~74	7	7

第二步

LDL-C/(mg·dl^{-1})	LDL-C/(mmol·L^{-1})	LDL 得分
<100	<2.59	−3
100~129	2.60~3.36	0
130~159	3.37~4.14	0
160~190	4.15~4.92	1
≥190	≥4.92	2

胆固醇/(mg·dl^{-1})	胆固醇/(mmol·L^{-1})	胆固醇得分
<160	<4.14	−3
160~199	4.15~5.17	0
200~239	5.18~6.21	1
240~279	6.22~7.24	2
≥280	≥7.25	3

第三步

HDL-C/(mg·dl^{-1})	HDL-C/(mmol·L^{-1})	LDL 得分	胆固醇得分
<35	<0.90	2	2
35~44	0.91~1.16	1	1
45~49	1.17~1.29	0	0
50~59	1.30~1.55	0	0
≥60	≥1.56	−1	−2

续表

第四步

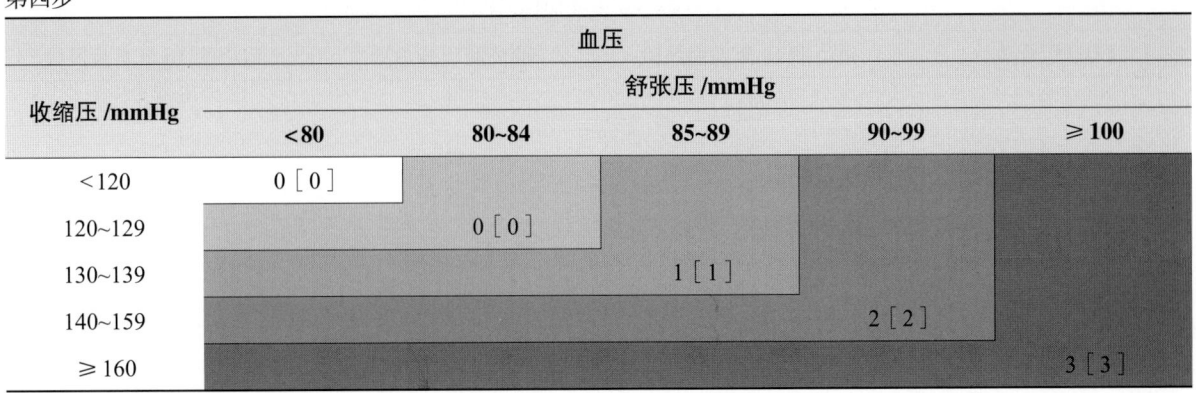

注意：当收缩压和舒张压得分不同时，采用较高的得分。

第五步

糖尿病	LDL 得分	胆固醇得分
否	0	0
是	2	2

第六步

吸烟	LDL 得分	胆固醇得分
否	0	0
是	2	2

第七步（汇总前六步积分）

项目	累计得分
年龄	
LDL-C 或胆固醇	
HDL-C	
血压	
糖尿病	
吸烟	
总积分	

第八步（通过总积分确定冠心病发病风险）

冠心病发病风险			
LDL 积分总计	冠心病 10 年发病风险	胆固醇积分总计	冠心病 10 年发病风险
<-3	1%		
-2	2%		
-1	2%	<-1	2%
0	3%	0	3%
1	4%	1	3%
2	4%	2	4%

续表

冠心病发病风险			
LDL 积分总计	冠心病 10 年发病风险	胆固醇积分总计	冠心病 10 年发病风险
3	6%	3	5%
4	7%	4	7%
5	9%	5	8%
6	11%	6	10%
7	14%	7	13%
8	18%	8	16%
9	22%	9	20%
10	27%	10	25%
11	33%	11	31%
12	40%	12	37%
13	47%	13	45%
≥14	≥56%	≥14	≥53%

第九步（与同年龄人群平均水平比较）

相对风险

相对风险度
- 极低风险
- 低风险
- 中风险
- 高风险
- 极高风险

年龄/岁	冠心病 10 年平均发病风险	硬性冠心病事件* 10 年平均发生风险	冠心病 10 年低发病风险[†]
30~34	3%	1%	2%
35~39	5%	4%	3%
40~44	7%	4%	4%
45~49	11%	8%	4%
50~54	14%	10%	6%
55~59	16%	13%	7%
60~64	21%	20%	9%
65~69	25%	22%	11%
70~74	30%	25%	14%

注：用于男性的积分表基于 Framingham 研究中 30~74 岁男性基线情况制定，平均风险根据 Framingham 研究中的代表性个体计算得出，理想风险是假设血压处于理想状态、TC 在 160~199mg/dl 之间（或 LDL-C 在 100~129mg/dl 之间）、没有糖尿病、不吸烟的情况下计算得出的。

*. 硬性冠心病事件不包含心绞痛；†. 低发病风险得分根据一个同样年龄、血压正常、LDL-C 在 100~129mg/dl 之间或 TC 在 160~199mg/dl 之间、HDL-C 45mg/dl（男）或 55mg/dl（女）、不吸烟、没有糖尿病的理想个体计算得出。

风险评估模型基于 Framingham 心脏研究得出（研究人群为以白色人种为主的美国马萨诸塞州居民）。

表 2-2-2　用于女性的计算 10 年冠心病发病风险的积分表
（此表基于 Framingham 研究中 20~74 岁女性基线情况制定）

第一步

年龄 / 岁	LDL 得分	胆固醇得分
30~34	−9	−9
35~39	4	−4
40~44	0	0
45~49	3	3
50~54	6	6
55~59	7	7
60~64	8	8
65~69	8	8
70~74	8	8

第二步

LDL-C/(mg·dl^{-1})	LDL-C/(mmol·L^{-1})	LDL 得分
<100	<2.59	−2
100~129	2.60~3.36	0
130~159	3.37~4.14	0
160~190	4.15~4.92	2
≥190	≥4.92	2

胆固醇/(mg·dl^{-1})	胆固醇/(mmol·L^{-1})	胆固醇得分
<160	<4.14	−2
160~199	4.15~5.17	0
200~239	5.18~6.21	1
240~279	6.22~7.24	1
≥280	≥7.25	3

第三步

HDL-C/(mg·dl^{-1})	HDL-C/(mmol·L^{-1})	LDL 得分	胆固醇得分
<35	<0.90	5	5
35~44	0.91~1.16	2	2
45~49	1.17~1.29	1	1
50~59	1.30~1.55	0	0
≥60	≥1.56	−2	−3

续表

第四步

收缩压 /mmHg	血压				
	舒张压 /mmHg				
	<80	80~84	85~89	90~99	≥100
<120	-3 [-3]				
120~129	0 [0]				
130~139			0 [0]		
140~159				2 [2]	
≥160					3 [3]

注意：当收缩压和舒张压得分不同时，采用较高的得分。

第五步

糖尿病	LDL 得分	胆固醇得分
否	0	0
是	4	4

第六步

吸烟	LDL 得分	胆固醇得分
否	0	0
是	2	2

第七步（汇总前六步积分）

项目	累计得分
年龄	
LDL-C 或胆固醇	
HDL-C	
血压	
糖尿病	
吸烟	
总积分	

第八步（通过总积分确定冠心病发病风险）

冠心病发病风险			
LDL 积分总计	冠心病 10 年发病风险	胆固醇积分总计	冠心病 10 年发病风险
<-2	1%	≤-2	1%
-1	2%	-1	2%
0	2%	0	2%
1	2%	1	2%
2	3%	2	3%
3	3%	3	3%
4	4%	4	4%
5	5%	5	4%
6	6%	6	5%

续表

冠心病发病风险			
LDL 积分总计	冠心病 10 年发病风险	胆固醇积分总计	冠心病 10 年发病风险
7	7%	7	6%
8	8%	8	7%
9	9%	9	8%
10	11%	10	10%
11	13%	11	11%
12	15%	12	13%
13	17%	13	15%
14	20%	14	18%
15	24%	15	20%
16	27%	16	24%
≥17	≥32%	≥17	≥27%

第九步（与同年龄人群平均水平比较）

相对风险			
年龄/岁	冠心病 10 年平均发病风险	硬性冠心病事件* 10 年平均发生风险	冠心病 10 年低发病风险†
30~34	<1%	<1%	<1%
35~39	<1%	<1%	1%
40~44	2%	1%	2%
45~49	5%	2%	3%
50~54	8%	3%	5%
55~59	12%	7%	7%
60~64	12%	8%	8%
65~69	13%	8%	8%
70~74	14%	11%	8%

相对风险度：极低风险、低风险、中风险、高风险、极高风险

注：平均风险根据 Framingham 研究中的代表性个体计算得出，理想风险是在假设血压处于理想状态、TC 在 160~199mg/dl 之间（或 LDL-C 在 100~129mg/dl 之间）、HDL-C 处在 55mg/dl、没有糖尿病、不吸烟的情况下计算得出的；如能检测空腹 LDL-C，则使用 LDL-C。

*. 硬性冠心病事件不包含心绞痛；†. 低发病风险得分根据一个同样年龄、血压正常、LDL-C 在 100~129mg/dl 之间或 TC 在 160~199mg/dl 之间、HDL-C 45mg/dl（男）或 55mg/dl（女）、不吸烟、没有糖尿病的理想个体计算得出。

风险评估模型基于 Framingham 心脏研究得出（研究人群为以白色人种为主的美国马萨诸塞州居民）。

资料来源：Wilson PW, D'Agostino RD, Levy D, et al. Predication of coronary heart disease using risk factor categories. Circulation. 1998；97：1837-1847.

2.3 可改变的危险因素的干预措施分类

如第 1 章所述,心血管疾病的危险因素可以分为"可改变的"和"不可改变的"。这一分类具有实际指导意义,也是一种普遍采用的分类策略[42]。此外,美国心脏病学会和美国心脏协会根据证据级别将干预方法分为四类:

- 1 级干预:包含的干预策略已被证明在使用时可以降低风险。
- 2 级干预:包含的危险因素被干预时,可能降低心血管不良事件的发生率,但证据强度不如 1 级干预。
- 3 级干预:包含的危险因素已经被证明与增加心血管疾病发病风险相关,如果对其进行干预,或许会降低冠状动脉事件的发生率。
- 4 级干预:包含的危险因素已经被证明与增加心血管疾病发病风险相关,但对其进行干预并不能降低心血管疾病发病风险,或无法进行干预。

分类框架见表 2-3-1。

表 2-3-1 降低危险因素的干预措施分类(详见文本内容)

1 级干预
- 戒烟
- 血脂管理
- 血压管理
- 心脏保护用药

2 级干预
- 肥胖预防和管理
- 糖尿病/糖耐量异常管理
- 缺乏体力活动管理

3 级干预
- 营养咨询
- 精神心理因素管理/咨询
- 不饮酒

4 级干预
- 年龄
- 男性
- 社会经济地位低
- 心血管疾病早发家族史

2.4 1级干预措施

2.4.1 戒烟的生活方式干预

在美国,吸烟是排名第一可预防的死亡原因,每年造成约44.3万人死亡[43]。吸烟造成的死亡中超过40%是心血管疾病导致的[38,44]。据估计超过4.9万的吸烟相关的死亡是由于暴露于二手烟环境所导致的。吸烟也对美国经济造成巨大影响[45]。据估计,在美国吸烟可以导致每年960亿美元的直接医疗支出,和970亿美元的劳动力损失[2]。吸烟者的预期寿命比不吸烟者至少减少10年。吸烟造成的死亡风险在女性中逐渐升高[46],现在已经与在男性中的风险相当了[47]。1989年美国医务总监报告显示,吸烟可使心血管疾病的发病风险增加1倍,并使心血管疾病死亡率增加50%[44]。这两种风险都随着年龄和吸烟数量的增加而增加。在世界范围内,2000年吸烟导致的死亡比1990年多100万[47]。在世界范围内,烟草使用预计每年导致500万人死亡[48]。在美国,男性吸烟率在1955年达到顶峰,55%的男性吸烟。女性的吸烟率高峰出现在10年后,吸烟率超过33%。从那以后,吸烟人数大幅下降。然而,在过去10年中,下降速度大幅放缓。

根据2011年美国国家卫生统计中心数据,19%的美国成年人吸烟[49],其中男性略多于女性。18岁以上的女性中约有16.5%吸烟,18岁以上的男性中约有21.6%吸烟[49]。如果一个人在高中毕业时不吸烟,那么他们成年以后也不太可能吸烟。高年级高中生的吸烟率在30%以上,其中女性多于男性[50]。吸烟也与社会经济地位有关。处于联邦贫困线以下的人群中有32%是吸烟者。

美国公共卫生服务部门已经公布了临床实践指南,将烟草依赖归类为一种需要反复干预的慢性疾病[51]。这些指南建议卫生保健专业人员在每次出诊时询问每个患者吸烟情况[52]。咨询和行为治疗的基础包括以下几项。

1. 确保获得社会支持;
2. 提供解决问题的技能;
3. 治疗外的社会支持。

美国公共卫生服务指南提供了咨询和药物等治疗形式,根据其推荐,有七种药物可以有效提高长期戒烟成功率,包括盐酸安非他酮[53]、伐尼克兰和五种尼古丁替代疗法(鼻喷雾剂、口香糖、贴片、吸入器和含片)[54]。各种戒烟治疗方案的有效性差异较大,仅靠医师咨询的1年成功率为6%,自助戒烟的成功率为18%,靠咨询加药物治疗的成功率有20%~40%[55]。所有吸烟的人都应该戒掉这个可能威胁生命的习惯。刚发生心血管不良事件或刚确诊心血管疾病时建议患者戒烟,是个特别合适的时机。

"健康人群2020倡议"设立的戒烟目标是将美国成人吸烟率控制在12%以下,想要实现这一宏伟目标需要更广泛地推行有循证证据支持的烟草控制措施。美国最近在烟草控制方面取得了一些进展,包括《2009家庭预防吸烟和烟草控制法案》的实施,该法授予美国食品药品监督管理局(the U.S. Food and Drug Administration,FDA)管理烟草制品的生产、分销和销售的权力[55]。其他法律包括《儿童健康保险重新授权法》《预防全部烟草交易法案》和《患者保护和平价医疗法案》。这些法律赋予各种联邦机构管理烟草产品的权力和资金,并减少了年轻人获得烟草的途径。2010年,美国卫生与公众服务部发布了"烟草控制国家行动计划",并提出了21条具体措施来实现这一目标。

2.4.2 血脂异常的生活方式干预

自20世纪60年代以来,美国成年人的平均胆固醇水平已有所下降,但仍高于理想的健康水平。农业社会的心血管疾病发病率极低,并且其居民的总胆固醇水平和LDL-C水平远低于西方社会的正常水平。

目前,大约45%的美国成年人胆固醇水平仍高于200mg/dl(5.2mmol/L),16%高于240mg/dl(6.2mmol/L)[56]。此外,HDL-C水平降低和甘油三酯水平升高往往同时发生,并且其代谢途径与导致LDL-C升高的经典途径不同,这两种血脂异常与代谢综合征尤其相关。

各学会、组织推荐的胆固醇筛查策略不尽相同,但一致推荐确诊的心血管疾病患者定期检测血脂水平。NCEP ATP Ⅲ指南建议所有20岁以上的成年人应定期筛查血清胆固醇[3]。美国医师协会(American College of Physicians, ACP)的筛查建议相对保守,建议35~65岁的男性和45~65岁的女性进行筛查[57]。USPSTF提倡45岁以上的女性和35岁以上的男性进行筛查[52]。

重要的是,上述指南都主张基于患者的总体风险进行治疗。NCEP ATP Ⅲ指南不仅关注LDL水平,还要参考基于Framingham风险评估模型的评分(见表2-2-1和表2-2-2)。ATP Ⅲ指南的决策流程图见图2-4-1。

NCEP ATP Ⅲ指南推荐的一线治疗中纳入了多种生活方式干预措施。指南建议进行营养干预,具体包括:从脂肪中获取的热量应该维持在25%~35%,其中饱和脂肪应<7%,胆固醇摄入量应<200mg/d;从复合碳水化合物中获取的热量应占到50%~60%,从蛋白质中获取的热量应占到15%。指南还建议每天摄入20~30g膳食纤维,这个量远远超过目前美国成年人的平均摄入量[3]。

2006年,美国心脏病学会和美国心脏协会(ACC/AHA)更新了他们的血脂管理二级预防指南,其中包含了NCEP指南的大部分内容,并加强了对确诊冠心病患者的预防。ACC/AHA指南将建议所有冠心病患者都应考虑将LDL-C降至70mg/dl以下,而不仅仅是那些极高风险的患者[58]。指南还建议甘油三酯水平在200~499mg/dl之间的患者,非HDL-C水平应低于130mg/dl,甚至降低至<100mg/dl。同样在2006年,AHA发布了营养和生活方式建议[59]。表2-4-1列出了上述指南/推荐及其中的生活方式干预内容。在临床工作中,在注册营养师的帮助下达到AHA和NCEP ATP Ⅲ指南的营养建议对患者来说应该是有价值的。

2013年,ACC/AHA发布了《成人血脂治疗和减少动脉粥样硬化性心血管疾病指南》,指南建议在一级和二级预防中增加他汀类药物的使用以降低动脉粥样硬化性心血管疾病(atherosclerotic cardiovascular disease,ASCVD)事件的发生,并且建议停止使用单个LDL或HDL指标作为治疗目标[60]。四类能够从他汀类药物中受益的人群,即可以通过用药降低动脉粥样硬化性心血管疾病风险的人群是:①已确诊的动脉粥样硬化性心血管疾病患者;②初次发现LDL-C>190mg/dl的患者;③年龄在40~75岁之间、LDL-C水平在70~189mg/dl之间、没有动脉粥样硬化性心血管疾病的糖尿病患者；④没有临床确诊的动脉粥样硬化性心血管疾病或糖尿病、LDL-C水平在70~189mg/dl之间、心血管疾病10年发病风险>7.5%的患者。这些指南很快就因为扩大了他汀类药物的使用范围遭到批评，尤其是对于心血管疾病10年发病风险>7.5%的个体的应用[61,62]。关于这一争论至今仍未达成共识。

已有多种药物被证实可以降低总胆固醇和LDL-C，并降低冠心病的发病率和死亡率。其中最突出的是他汀类药物。虽然不同他汀类药物的效价不同，但同样有效，关键在于用药依从性。

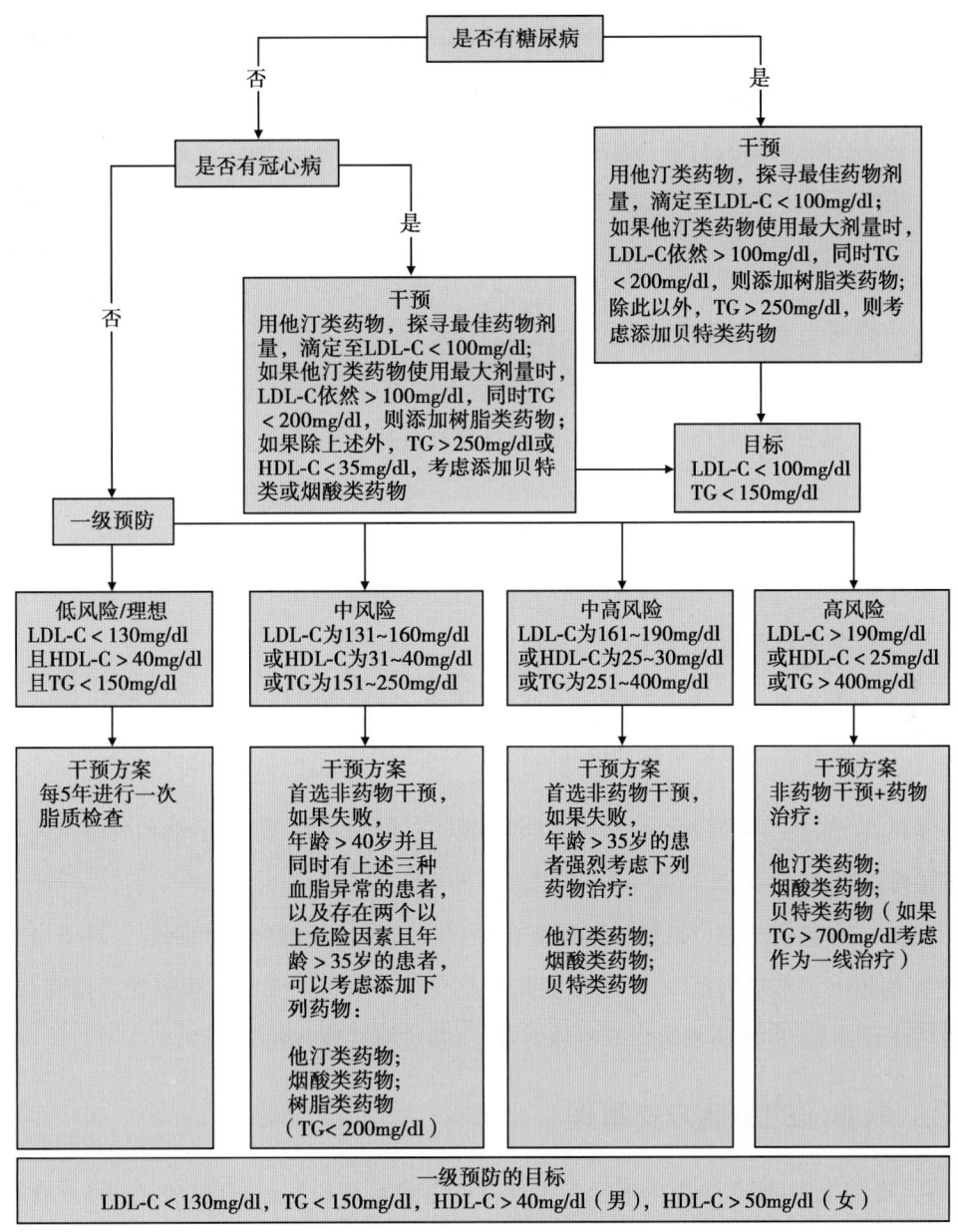

图2-4-1 基于干预性临床试验结果的降脂治疗决策流程图

注：HDL-C.高密度脂蛋白胆固醇；LDL-C.低密度脂蛋白胆固醇；TG.甘油三酯。

摘自全国胆固醇教育计划（NCEP）第三期报告。

表 2-4-1　AHA 2008 降低心血管疾病风险的饮食和生活方式建议

1. 平衡热量摄入和体力活动以达到或保持健康体重
2. 吃富含蔬菜和水果的食物
3. 外出就餐或自己做饭时选择少盐或无盐食品
4. 尽量少吃、少喝添加糖的食物和饮料
5. 每周至少吃 2 次富含油脂的鱼类
6. 通过选择瘦肉和植物性替代食品,选择无脂(脱脂)、低脂和 1% 脂肪的乳制品,将饱和脂肪供能限制在 7% 以下,反式脂肪供能限制在 1% 以下,胆固醇摄入量低于 300mg/d;尽量减少部分氢化脂肪的摄入
7. 选择全谷物和高膳食纤维食物
8. 如果有饮酒习惯,建议适度饮酒
9. 在外就餐时,遵循 AHA 饮食和生活方式建议

资料来源:LICHTENSTEIN A H, APPEL L J, BRANDS M, et al. Diet and Lifestyle Recommendations Revision 2006. A Scientific Statement From the American Heart Association Nutrition Committee. Circulation, 2006, 114: 82-96.

基于最新公布的临床试验结果,美国、加拿大和欧洲的预防心脏病学家最近给出了新的他汀类药物使用建议。指南依据主要有以下 5 项:

- 他汀类药物应作为饮食、运动和戒烟的辅助治疗手段,用于有心肌梗死、卒中或有明确的动脉粥样硬化临床表现患者的二级预防。
- 他汀类药物应作为饮食、运动和戒烟的辅助治疗手段,作为 50 岁及以上的糖尿病患者、HDL-C 偏低患者或 hs-CRP 偏高患者一级预防的组成部分。
- 医师在给患者开他汀类药物处方时,应尽量使药物治疗达到最大强度,并努力提高患者的长期依从性。
- 在有证据表明非他汀类药物可进一步降低特定患者群体的心血管事件发生率之前,应限制非他汀类药物的使用,无论是单药使用还是与他汀类药物合用。
- 基于已有证据和标准的指南必须简单、实用,与循证原则一致,并能够获得广泛的临床认可。疾病预防方面的最新进展应尽快纳入指南。

值得注意的是,这些指南强调了生活方式医学原则的重要性,将饮食、运动和戒烟纳入可能使用他汀类药物的治疗方案中。

其他可用的药物包括烟酸、贝特类、胆酸螯合剂(树脂)和胆固醇吸收抑制剂。对于血脂异常药物治疗的完整综述超出了本章的范围,可参见相关专业文献。所有主要的胆固醇管理指南都主张,应该结合生活方式干预措施,以使药物治疗产生最大效益(参见第 4 章和第 64 章)。

2.4.3　高血压的生活方式管理

根据 JNC Ⅶ的报告,每 3 个美国成年人中就有 1 个患有高血压,这意味着超过 5 000 万美国人患有高血压[4]。另外 25%(约 4 500 万)属于高血压前期。JNC Ⅶ血压分类见第 1 章表 1-7-1。

JNC Ⅷ编委会已经成立,但目前为止尚未正式发布新版指南。该编委会意图将指南制定从过去的以流行病学为基础转变为以证据为基础[63]。在第 1 章中已经介绍过该编委会曾发布的一项报告,包含

以下内容。

已有强力证据支持,将60岁及以上的高血压患者血压目标值定为<150/90mmHg,将30~59岁的高血压患者舒张压目标定为<90mmHg。然而,目前还没有足够的证据作为制定60岁以下的高血压患者制定收缩压目标和30岁以下的高血压患者舒张压目标的依据,因此编委会根据专家共识建议这部分人群将血压控制在<140/90mmHg[63]。

应该指出的是,在实际操作中,大多数组织包括AHA制定的为实现2020目标的临床指南中,依然继续使用JNC Ⅷ指南中给出的切点值。

根据Framingham心脏研究,在55岁时血压正常的人在一生中仍有90%的机会发展为高血压[64]。在美国,高血压的控制率仍然非常低,超过2/3的高血压患者没有得到充分的控制[65]。

JNC Ⅶ推荐的一系列生活方式干预措施可以在预防和治疗高血压方面发挥重要作用。这些生活方式干预措施包括体重管理、定期体力活动、适当的营养、戒烟和适度饮酒,这些措施也正是JNC Ⅶ中对高血压进行生活方式治疗的一线推荐[4]。

体重增加与高血压风险增加明确有关[66]。反过来,对于超重或肥胖的人来说,减轻体重是一种非常可靠的降压方法。在大多数研究中,超重或肥胖的人每减重2磅(约0.9kg),预计收缩压和舒张压都会下降1mmHg[67]。体重减轻导致血压降低的机制尚不完全清楚,可能是由于血容量减少、利尿,或全身血管阻力降低[68]。

适当的营养也可以在血压控制中发挥重要作用。JNC Ⅶ指南[4]和AHA营养指南[59]都建议患有高血压的个体应每天摄入不超过2 300mg的钠。最近发布的《2015年美国居民饮食指南》[69]建议,对于心血管疾病风险增加的人和所有50岁以上的人,每天推荐的钠摄入量为1 500mg。

降低盐摄入的实用方法包括将盐瓶从餐桌上移走,在烹调过程中减少用盐,仔细阅读加工食品的营养标签(一个容易被忽视的钠的重要来源),以及增加全谷物和水果、蔬菜的摄入。降低高血压的DASH(dietary approaches to stop hypertension)饮食模式强调全谷物、水果和蔬菜以及低脂乳制品的重要性,已被证明可以有效地降低高血压[70]。在DASH饮食中增加限盐措施可以进一步降低血压[71]。然而只有不到20%的高血压患者遵循DASH饮食模式[72]。

有规律的体力活动也有助于预防高血压和降低高血压患者的血压。体力活动可将患高血压的风险降低20%~50%[73]。确诊的高血压患者如果开始体力活动(强调有氧活动,如步行),通过参加中等强度的体力活动,可以将收缩压和舒张压同时降低5~10mmHg[73]。

过度饮酒是高血压的危险因素[74],适度饮酒则有助于控制血压。吸烟和使用其他烟草产品已被反复证明会导致血压升高[75,76]。多种原因都支持戒烟。

一些证据显示,减轻心理压力在降低血压方面发挥作用,尽管它的效果似乎没有其他生活方式措施显著[77]。与血压控制相关的生活方式措施的有益方面是它们经常相互协同作用,多种积极的生活方式措施同时进行可以带来更多获益。Premier试验表明,减重、限制钠摄入、增加体力活动和限制饮酒同时进行时,可以显著降低高于理想血压患者的血压,以及未服用药物的1期高血压(140~159mmHg收缩压和90~95mmHg舒张压)患者的血压[78]。此外,DASH饮食也可让高血压患者获益。

关于是否应该将血压控制在140/90mmHg以下这一话题仍然存在争议。刚刚结束的SPRINT研究[79]显示,相较于将收缩压控制在140mmHg以下的患者,收缩压控制在120mmHg以下的患者患肾病和心力衰竭风险更低,但是,平均需要服用3种降压药才能将收缩压控制到120mmHg。鉴于生活方式干预措施与药物治疗的协同效应,这一研究结果将引发讨论,主张使用较少的药物,并联合生活方式干预措施以达到降压目标。

在2017年末,ACC/AHA联合发布了更严格的血压控制指南。新指南将高血压的诊断标准降低至120/80mmHg。指南有意强调高于这一标准的血压会增加心血管疾病风险。

根据新的诊断标准,近一半的美国人都将被诊断为高血压(46%),其中年轻人受影响最大。45岁以下的人群中,男性的高血压患病率将提高2倍,女性的高血压患病率也将提高1倍。

新指南建议部分年轻的无症状高血压患者应尽早开始生活方式干预和药物治疗,将血压控制在130/80mmHg以下,而非140/90mmHg。大量研究证明,增加体力活动和合理膳食(减少盐和脂肪的摄入量、控制体重)可以显著降低血压水平,这两种生活方式措施之间可以产生协同作用,也可以与药物产生协同作用。

新的高血压指南分类为:

正常血压:低于120/80mmHg;

血压升高:收缩压120~129mmHg,且舒张压小于80mmHg;

1期高血压:收缩压130~139mmHg,或舒张压80~89mmHg;

2期高血压:收缩压≥140mmHg或舒张压≥90mmHg。

高血压危象是指收缩压超过180mmHg或舒张压超过120mmHg。如果没有其他指征,这些患者应该调整降压药物,如果有靶器官损害的表现则应该住院治疗。该指南同时强调使用正确的血压测量技巧和经过验证的家用血压计(详见第5章)。

2.4.4 心脏用药

药物干预降低心脏病风险的详细综述不在本章讨论范围之内。然而,重要的是要认识到某些药物干预已经被证明在心血管疾病的一级和二级预防中是有效的。

阿司匹林已被证明可以将心血管疾病患者再次发生心血管事件的风险降低25%[80]。AHA/ACC最近将心血管疾病患者预防性服用阿司匹林的推荐剂量从75~325mg/d降低到75~162mg/d,因为抗血小板临床试验显示,较低剂量范围内的获益减少和出血风险降低没有显著差别[80]。其他抗血小板药物,如氯吡格雷,所带来的获益并不比阿司匹林更大,这些药物应仅限于应用在阿司匹林过敏或不耐受患者身上[81]。

阿司匹林在一级预防中的使用情况不太清楚[70]。2007年发布的AHA女性指南建议将阿司匹林用于冠状动脉事件10年风险(根据Framingham标准)超过20%的高危女性,以及所有血压得到控制的65岁以上女性,而且预防心肌梗死或缺血性卒中的潜在益处大于出血或出血性卒中的风险。USPSTF建议45~79岁的男性和55~79岁的女性服用阿司匹林,如果其获益大于消化道出血的风险,则可以减少男性心肌梗死和女性缺血性卒中的风险[83]。应该强调的是,大部分关于阿司匹林用于一级预防的数据都是与他汀类药物同时使用的。因此,许多心脏病学家考虑在一级预防中应用他汀与饮食、运动和戒烟等手段相结合,而非应用阿司匹林。

其他潜在有益的药物包括他汀类药物,心肌梗死后应用β-肾上腺素能受体阻滞剂,以及在心血管疾病事件高危个体中应用血管紧张素转换酶抑制剂。对这些药物更详细的评述可以参考其他资料。

2.5 2级干预措施

2.5.1 肥胖的预防和管理

肥胖[66]、成人体重增加[84]和腹部脂肪增加[85]都与心血管疾病风险增加独立相关[86-89]。肥胖还会导致心血管疾病的各种其他危险因素,包括高血压、2型糖尿病和血脂异常。美国心脏协会承认肥胖是心血管疾病的独立危险因素[90]。

在过去的40年中,美国人口中超重($25kg/m^2 \leq BMI < 29.9kg/m^2$)和肥胖($BMI \geq 30.0kg/m^2$)的比例稳步大幅上升。如图2-5-1所示,美国2/3以上的成年人现在处在超重或肥胖状态[91,92]。肥胖症的患病率急剧上升,极端肥胖者($BMI \geq 40.0kg/m^2$)的增加尤为显著。

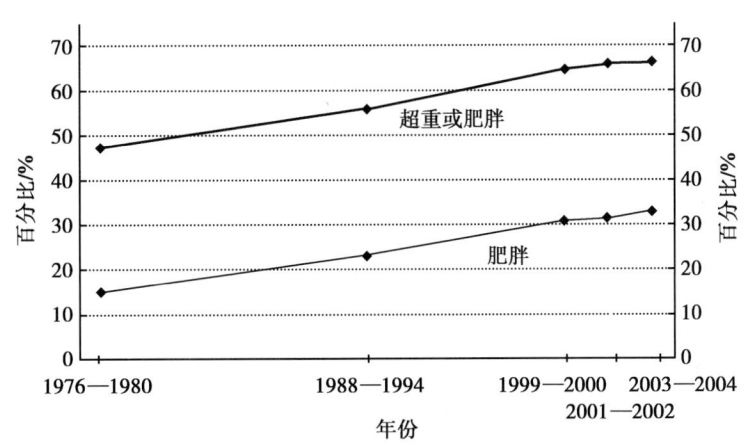

图2-5-1 20~74岁成人超重和肥胖变化趋势
资料来源:美国国家卫生统计中心

同样的趋势也发生在儿童[93]中。如图2-5-2所示,在过去的40年中,美国儿童中超重的比例增加了3倍以上(根据CDC 2000标准,儿童超重定义为≥身高别体重的第95百分位)[94,95]。美国医学会等其他标准,将≥身高别体重的第85百分位描述为"超重",≥第95百分位定义为儿童肥胖[85]。

肥胖者特别容易表现出风险因素的聚集[86]。Framingham数据表明,超过2/3的心血管疾病是在具有两个或更多危险因素的个体中发现的[96]。此外,代谢综合征困扰着美国25%~35%的成年人,而肥胖是代谢综合征的主要驱动因素,也是冠心病和糖尿病的强危险因素[97]。

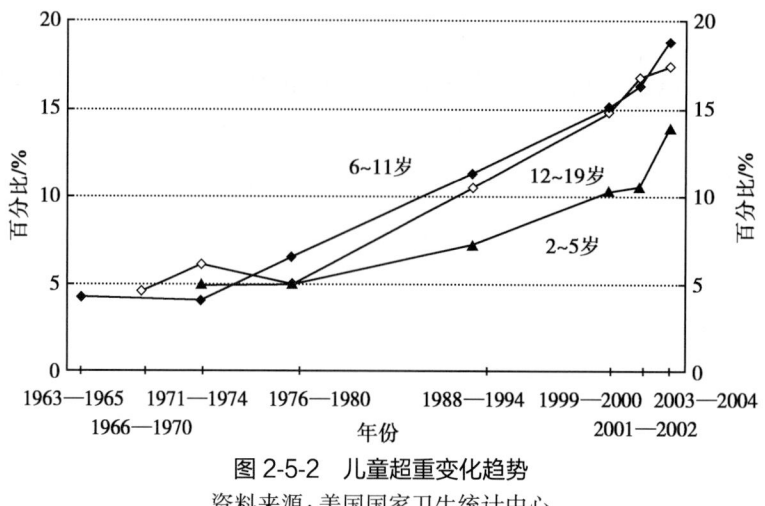

图 2-5-2 儿童超重变化趋势
资料来源：美国国家卫生统计中心

尽管肥胖与冠心病风险增加之间的关联已得到很好的确认，但尚无大规模随机对照研究来验证减轻体重对降低心血管疾病风险的影响。不过，许多试验表明，肥胖者的体重减轻会减少冠心病和其他慢性疾病的危险因素。例如，在糖尿病预防项目中，超重者体重减轻 5%~7%，并进行规律体力活动，他们患糖尿病的风险降低 58%[98]。营养干预策略，尤其是调节热量摄入与消耗的策略，已证明对减肥有效。《2015 年美国居民膳食指南》[69]将热量的过度摄入和超重/肥胖列为美国主要的营养问题。

此外，众多研究发现，定期进行体力活动并关注热量消耗有助于减重效果的长期维持[99,100]。对于大多数超重或肥胖的人来说，体力活动的首选方式是步行。一些研究认为，在减重方案中设置每天 30~60min 中等强度步行的目标是安全且有效的[100]。《2015 年美国居民膳食指南》建议将 60min 或更长时间的中等体力活动作为体重管理方案的一部分[69]。

行为策略和社会支持在长期减肥的总体策略中也很重要[101]。事实证明，家人、朋友、组织或团队（比如像"国际体重管理协会（Weight Watchers International）"这种组织）的支持有助于减肥效果的长期维持[102]。

目前已经有一些药物疗法可用于减重。这些药物包括芬特明、托吡酯/芬特明的联合制剂、氯卡色林（lorcaserin）、奥利司他（处方药）、奥利司他（非处方药）、纳曲酮、安非他酮和利拉糖肽。这些药物的剂量和作用超出了本章的范围，可以参考其他资料[103]。值得注意的是，所有这些药物的使用都应与积极的生活方式措施相结合，如适当的营养和定期的体力活动。

最近的研究表明，医师提出的减重建议是减重开始和维持的重要预测指标。有关减重方案的详细说明超出了本章的范围。作者曾经合著过另一本有关该主题的书籍，读者可以参考该书以获取更多详细信息[104]。

2.5.2 糖尿病/糖耐量异常

在过去的 10 年中，美国的糖尿病患病率显示出与肥胖和超重一致的显著增加[103]。目前，在美国约有 2 400 万成年人患有糖尿病,这占到美国成年人口的 8%,其中绝大多数(>90%)是 2 型糖尿病[103]。不幸的是,大约 1/4 糖尿病患者不知道自己患有这种疾病。另一个重要问题是最近儿童 2 型糖尿病的增加。据估计,每年儿童 2 型糖尿病新发病例多于 1 型糖尿病[105]。

糖尿病是冠心病的重要危险因素,心血管疾病是糖尿病患者的主要死亡原因,占比达到 75%[106,107]。各种生活方式措施,如超重或肥胖者的减重和定期进行体力活动,在糖尿病的治疗中起着重要作用[108,109]。这些措施对于 2 型糖尿病患者的血糖控制尤为重要。

糖尿病患者常有心血管疾病的其他危险因素,因此必须积极治疗这些危险因素。例如,美国糖尿病协会关于治疗糖尿病患者高血压的指南建议糖尿病患者的血压目标应≤130/80mmHg[109,110]。NCEP ATP Ⅲ 指南将糖尿病与心血管疾病同等看待,建议将糖尿病患者的 LDL-C 降低至<100mg/dl (2.6mmol/L)[3]。

糖耐量异常通常会进展为糖尿病,尤其是在肥胖个体中。CDC 的最新数据表明,美国 35%~40% 的成年人患有糖耐量异常[111]。最近的研究表明,患有糖耐量异常的超重患者在进行减重、减少总脂肪摄入并增加体力活动等治疗后,患糖尿病的风险显著降低[98,112]。因此,生活方式干预非常适合糖尿病和糖尿病前期患者。

从长远角度来看,针对降低 2 型糖尿病患者的心血管疾病死亡率,尚缺乏数据可以形成有效策略。到目前为止,通过改善体适能和减重来降低心血管疾病发病率和死亡率的策略并不令人满意。Look AHEAD 研究将患者随机分为两组,一组给予强化生活方式干预,通过增加体力活动和减少热量摄入来减重,另一组给予糖尿病支持和教育项目。生活方式干预的目的是减轻体重,而非降低心血管事件的发生率,尽管如此,在近 10 年的中位随访时长期间,发现一些生物标志物水平有所改善[113]。虽然这项试验没有发现心血管疾病发病率和死亡率的风险降低,但值得注意的是,干预组的糖化血红蛋白、体重、体适能,以及除 LDL-C 之外的其他所有测量到的心血管危险因素都有改善。此外,干预组还有其他获益,包括尿失禁、睡眠呼吸暂停和抑郁比例降低,生活质量、身体功能和灵活性得到改善。干预组的接受度高且副作用低,结果令人满意。因此,本试验表明,高强度的生活方式干预可以安全地进行,并可以让糖尿病患者的体重显著减轻。医师治疗糖尿病的过程中是否适合应用这些成果,将取决于临床判断和患者的个人特征。

2.5.3 缺乏体力活动

美国久坐不动的人数逐年增加。美国医务总监体力活动和健康报告[114]和行为危险因素监视系统 (behavior risk factor surveillance system,BRFSS)[115]的数据均表明,在美国,70% 以上的成年人在大多数情况下未达到每天 30min 的中等强度的体力活动。多项研究表明,积极的生活方式可大大降低患心血管疾病的风险。美国心脏协会已将缺乏体力活动列为心血管疾病的主要危险因素[116]。

《2008 年美国居民体力活动指南》列出了增加体力活动带来的已知的或潜在的健康益处[117]。表 2-5-1 中列出了这些已知的好处及其证据强度。从表中可以看出,体力活动的许多已知好处涉及降低心血管疾病的风险。

表 2-5-1 规律体力活动的健康获益

儿童和青少年

强证据等级
  提高心肺功能和肌肉适能
  增进骨骼健康
  改善心血管和代谢生物标志物
  改善身体成分
中等强度证据
  减少抑郁症状

成年和老年人

强证据等级
  降低早死风险
  降低冠心病风险
  降低卒中风险
  降低高血压风险
  降低血脂异常风险
  降低 2 型糖尿病风险
  降低代谢综合征风险
  降低结肠癌风险
  降低乳腺癌风险
  预防体重增加
  减重（结合热量控制时更明显）
  提高心肺功能和肌肉适能
  预防跌倒
  减少抑郁
  提高认知功能（老年人）
中高强度证据
  更好的功能性健康（老年人）
  减少向心性肥胖
中等强度证据
  降低髋关节骨折风险
  降低肺癌风险
  降低子宫内膜癌风险
  减重后的体重保持
  增加骨密度
  提高睡眠质量

资料来源：《2008 年美国居民体力活动指南》。

《2008 年美国居民体力活动指南》建议每周进行 150min 的中等强度运动或 75min 的剧烈运动。中等强度的运动包括诸如快走、慢跑、骑自行车或游泳等。体力活动指南的列表不在本章范围之内。读者可以参考《2008 年美国居民体力活动指南》，以获取该领域的优秀文献汇编[117]。

2.5.4 适度饮酒

多项研究表明,适度饮酒会降低患心脏病、周围血管疾病和心源性猝死等心血管疾病的风险[74]。应注意的是,这些研究还表明,过度饮酒会增加全因死亡率和心血管疾病归因死亡率[118,119]。适度饮酒的具体定义是:女性每天1杯,男性最多每天2杯。男性的推荐摄入量更高是由于男性肝中的醇脱氢酶活性更强,从而提高了酒精代谢能力。推荐量的酒精摄入可以降低大约20%~40%的心血管疾病风险[118,119]。在临床工作中,还是要根据每个患者的具体情况对饮酒的风险和获益进行个体化评估。

2.6　3级干预措施

2.6.1　营养咨询

大量研究表明,饮食可以影响心血管疾病的风险[120-124]。美国预防服务工作组(USPSTF)将营养咨询列为有中等强度证据支持的降低心血管疾病风险措施。美国心脏协会[52]的最新科学声明以及《2015年美国居民膳食指南》都强调了营养咨询对降低心血管疾病风险的重要作用。具体而言,改善营养习惯可能有助于改善血脂,DASH饮食[70,71]等策略已被证明有助于控制高血压。

美国心脏协会、美国饮食协会和心血管预防护理协会提供了大量指南和资料,旨在帮助患者通过调整饮食降低心血管疾病风险[125-127]。此外,各种专业协会和学术组织的指南对整体健康和营养模式的核心要点也做了详尽阐述。这些指南的主要原则基本一致,卫生保健专业人员可以根据自己的实际工作情况选择合适的指南用于临床实践[128]。

各大指南都意识到,为降低心血管疾病风险推荐一个完美的饮食方案是极其复杂的。有鉴于此,美国心脏协会的2020战略规划将饮食目标定义为:在能量来源均衡的前提下,推荐与DASH方案原则一致的整体饮食方案,包括但不限于以下情况。

- 水果和蔬菜:≥4.5量杯/d(译者注:1量杯约240ml容积);
- 鱼类:每周≥2次,每次1份,即3.5盎司(约100g)(推荐富含油脂鱼类);
- 富含膳食纤维的全谷物[每10g中富含1.1g或更多纤维的碳水化合物(每天3次,≥1盎司/次,约85g/d)];
- 钠:<1 500mg/d;
- 含糖饮料:≤450kcal/周(36盎司,约1 000ml)。

这些建议似乎是合理的,并在最近的综述中得到了推广[129,130]。最近的一些证据表明,坚持地中海饮食,加上特级初榨橄榄油或坚果,可以减少心血管疾病高危人群中主要心血管疾病事件的发生率。《2015年美国居民膳食指南》将这些原则包含其中并加以扩展[69]。

2.6.2 精神心理因素咨询

许多心理因素,包括抑郁症、长期敌对状态、社交隔离和缺乏社会支持都与心血管疾病风险增加有关[131]。一些研究表明,改善的心理支持系统可以改善心肌梗死的预后。例如,一项对37个小型研究的荟萃分析表明,对冠心病患者进行压力管理和健康教育,可使心肌梗死复发率降低29%,心因性死亡比例降低34%[131]。心肌梗死后的门诊随访是对近期发生心脏不良事件的患者进行抑郁和社交隔离状态进行评估和指导的绝佳机会。

2.7 绝经后雌激素治疗

众所周知,绝经后女性罹患冠心病的风险显著增加。相对而言,在美国很少有女性在45岁之前确诊冠心病[132]。但是,到60岁时,冠心病已经是女性死亡的主要原因。

有许多因素可以解释更年期后心血管疾病风险升高。多年来,人们绝经后冠心病发病率增加归因于绝经后内源性雌激素减少。但是,女性健康倡导计划的研究结果不支持这一理念[133-135]。因此,美国预防服务工作组、美国心脏协会和其他学术组织已不再推荐激素疗法作为预防心血管疾病的方法[136]。

2.8 行为改变的决定因素

"患者的行为可以被改变"这一信念,是利用生活方式措施治疗心血管疾病、降低危险因素的前提基础。对这一领域文献的详细回顾超出了本章的范围,可以参见相关专业文献[136-138]。

多种理论假说为行为治疗提供了理论基础[136-138],包括以下几种。

- 认知行为疗法(认为行为是习得的,因而可以通过认知和行为策略来进行干预);
- 社会认知理论(认为行为是个人因素和环境影响交互作用的结果);
- 跨理论学说(认为行为改变是分阶段的,基于患者所处阶段的精准定位对其进行干预)。

熟悉这些理论假说和动机访谈技巧,有助于将生活方式措施融入临床实践。

2.9 确立生活方式干预在临床实践中的重要性

如前所述,医师可以通过建议和指导生活方式来降低患者的心血管疾病发病风险,但是也存在时间不足、报销模式不匹配等阻碍。很明显,卫生保健专业人员需要朝这个方向努力。最近的报道已经提供了一些可以让医师将生活方式干预策略融入临床工作的方法[139-141]。

证明生活方式疗法可以降低心血管疾病风险的证据越来越多,证据力度也越来越强。此外,几乎所有基于心血管疾病及其危险因素防治的循证医学指南都强调了生活方式和日常习惯与心血管疾病风险之间的关系[3-15]。美国心脏协会还将积极的生活方式措施纳入其2020年战略计划的基本组成部分[7],以改善美国居民的心血管健康。最后,《平价医疗法案》中授权的"可信赖医疗组织"最近也开始积极投身这一领域[142]。最近发布的《2008年美国居民体力活动指南》[117]和《2015年美国居民膳食指南》[69]为每一位卫生健康工作者在日常工作中增加生活方式干预的比重提供了坚实的循证医学基础。

最近,已经开始推动将治疗性强化生活方式改变(Intensive Therapeutic Lifestyle Change,ITLC)模式融入医学实践。近期已有出版物发布指南,指导采集以上生活方式信息以及潜在结局指标的策略和方法[143,144]。

2.10 总结

大量的科学文献支持这样的概念,即积极的生活方式措施在降低心血管疾病的多种危险因素方面非常有效,并且可以作为已确诊心血管疾病患者的治疗手段。这些干预措施的主要优点是成本低,几乎没有副作用,并且经常同时缓解心血管疾病的多种危险因素。对于医师和其他卫生保健工作者而言,关键的任务是致力于学习如何将这些生活方式措施的咨询建议纳入临床实践,并制定策略,以将这些宝贵的信息带给患者。

临床应用

行动	工具	备注
对所有患者评估心血管疾病风险	Framingham风险预测模型或其他等效工具	其他风险预测模型,如雷诺风险预测模型可作为Framingham风险预测模型的备选方案
对所有吸烟者进行戒烟评估和建议	美国心脏协会、美国肺脏协会提供了多种工具	应告知所有患者,二手烟同样会威胁健康
对所有血脂异常患者进行评估和建议	使用国家胆固醇教育计划(NCEP)的评价标准和工具	生活方式干预(均衡营养、体重管理、体力活动)是血脂异常管理方案的关键组成部分
对所有患者进行血压相关评估和建议	使用JNC Ⅶ的诊断标准对高血压患者、正常高值血压患者甚至正常血压患者进行指导	生活方式干预措施对于高血压前期和高血压患者保持健康血压或降低血压具有重要意义
对所有患者进行肥胖预防和管理的建议和评估	对所有患者进行体重、BMI和腰围的测量	BMI和腰围均可独立预测心血管疾病风险
对所有患者进行体力活动的建议和评估	使用《美国居民体力活动指南》	该指南对儿童到老年的各年龄段人群广泛适用

(James M. Rippe,MD and Theodore J. Angelopoulos,PhD,MPH 著 吴岳 译 李婧 校)

参考文献

1. Mozaffarian D, Benjamin E, Go A, et al. Heart disease and stroke statistics: 2016 Update. *Circulation* 2015. CIR.0000000000000350. https://doi.org/10.1161/CIR.0000000000000350. Originally published December 16, 2015. Accessed January 3, 2017.
2. Centers for Disease Control and Prevention (CDC). Smoking-attributable mortality, years of potential life lost, and productivity losses – United States, 2000—2004. *MMWR Morb. Mortal. Wkly. Rep.* 2008;57:1226.
3. National Heart Lung and Blood Institute. Third report of the expert panel on detection, evaluation and treatment of high blood cholesterol in adults (Adult Treatment Panel III). *Circulation* 2002;106:3143–3421. http://www.nhlbi.nih.gov/guidelines/cholesterol/index.htm. Accessed March 22, 2017.
4. Chobanian AV, Bakris GI, and Black HR. The seventh report of the joint national committee on prevention, detection, evaluation, and treatment of high blood pressure: The JNC 7 report. *JAMA* 2003;289:2560–2571.
5. Poirier P, Giles TD, Bray GA, et al. Obesity and cardiovascular disease: Pathophysiology, evaluation, and effect of weight loss: An update of the 1997 American Heart Association scientific statement on obesity and heart disease from the obesity committee of the Council on Nutrition, Physical Activity, and Metabolism. *Circulation* 2006;113:898–918.
6. Lee IM, Shiroma EJ, Lobelo F, et al. Effect of physical inactivity on major non-communicable diseases worldwide: An analysis of burden of disease and life expectancy. *Lancet* 2012;380(9838):219–229.
7. Lloyd-Jones DM, Hong Y, Labarthe D, et al. Defining and setting national goals for cardiovascular health promotion and disease reduction: The American Heart Association's strategic impact goal through 2020 and beyond. *Circulation* 2010 Feb 2;121(4):586–613.
8. Eckel RH, Kahn R, Robertson RM, and Rizza RA. Preventing cardiovascular disease and diabetes. *Circulation* 2006;113:2943–2946.
9. American Diabetes Association. *Are You at Risk?* http://www.diabetes.org/are-you-at-risk/. Accessed March 22, 2017.
10. US Department of Health and Human Services and US Department of Agriculture. *Report of the Dietary Guidelines Advisory Committee on the Dietary Guidelines for Americans*. Washington, DC: US Department of Health and Human Services, US Department of Agriculture, 2010.
11. Gidding SS, Lichtenstein AH, Faith MS, et al. Implementing American Heart Association pediatric and adult nutrition guidelines. AHA scientific statement. *Circulation* 2009;119:1161–1175.
12. American Academy of Pediatrics. *Guidelines on Childhood Obesity*. http://www.aap.org/obesity/index.html. Accessed August 29, 2011.
13. Daniels SR, Greer FR, and Committee on Nutrition. Lipid screening and cardiovascular health in childhood. *Pediatrics* 2008;122:198–208.
14. Steinberger J, Daniels SR, Eckel RH, et al. Progress and challenges in metabolic syndrome in children and adolescents. AHA scientific statement. *Circulation* 2009;119:628–647.
15. Eyre H, Kahn R, Robertson R, and ACS/ADA/AHA Scientific Statement. Preventing cancer, cardiovascular disease and diabetes. *Circulation* 2004;109:3244–3255.
16. The Patient Protection and Affordable Care Act (Affordable Care Act for all Americans). https://www.govinfo.gov/content/pkg/PLAW-111publ148/pdf/PLAW-111publ148.pdf. Accessed February 11, 2019.
17. Yarnell KS, Pollack KI, Östbye T, Krause KM, and Michener JL. Primary care: Is there enough time for prevention? *Am. J. Public Health* 2003;93:635–641.
18. Ockene JK, Quirk ME, Goldberg RJ, et al. A resident's training program for the development of smoking intervention skills. *Arch. Intern. Med.* 1988;148:1039–1045.
19. Mojonnier ML, Hall Y, Brkson DM, et al. Experience in changing food habits of hyperlipidemic men and women. *JADA* 1988;77:140–148.
20. Dunbar J. Assessment of medication compliance: A review. In Haynes RB, Mattson ME, and Engebretson TO, eds. *Patient Compliance to Prescribed Antihypertensive Medication Regimen*. Washington, DC: USDHHS, 1988. USDHHS Pub. No. (NIH) 81-2101.
21. Greenfield S, Kaplan SH, Ware JE, et al. Patients' participation in medical care: Effects on blood pressure sugar control and quality of life in diabetes. *J. Gen. Intern. Med.* 1988;3:448–457.
22. Schulman BA. Active patient orientation and outcomes in hypertensive treatment: Application of a socio-organizational perspective. *Med. Care* 1979;17:267–280.
23. Glynn TJ, Manley MW, Cullen JW, and Mayer JW. Cancer prevention through physical interventions. *Semin. Oncol.* 1990;17:391–401.
24. Ford AS and Ford WS. Health education and the primary care physician: The practitioner's perspective. *Soc. Sci. Med.* 1983;17:1505–1512.
25. Chase EC, McMenamin SB, and Halpin HA. Medicaid provider delivery of the 5A's for smoking cessation counseling. *Nicotine Tob. Res.* 2007;9:1095.
26. National Center for Health Statistics. *Health, United States 1987*. Washington, DC: US Department of Health and Human Services, Public Health Service, 1988. USDHHS Pub. No. 88-1232.
27. Fiore M, Novotny T, Lynn W, et al. Methods used to quit smoking in the United States: Do cessation programs help? *JAMA* 1990;263:2760–2765.
28. American College of Lifestyle Medicine. http://lifestylemedicine.org. Accessed January 5, 2017.
29. American College of Preventive Medicine Website. http://www.acpm.org/. Accessed January 16, 2017.
30. Lianov L and Johnson M. Physician competencies for prescribing lifestyle medicine. *JAMA* 2010;304(2):202–203.
31. American College of Lifestyle Medicine. *Lifestyle Medicine Core Competencies Program*. http://lifestylemedicine.org/Lifestyle-Medicine-Core-Competencies-Program
32. Eckel RH, Jakicic JM, Ard JD, et al. 2013 AHA/ACC guideline on lifestyle management to reduce cardiovascular risk: A report of the American College of Cardiology/American Heart Association task force on practice guidelines. *Circulation* 2014;129:S76–S79.
33. American Heart Association. *Council on Lifestyle and Cardiometabolic Health*. https://professional.heart.org/professional/MembershipCouncils/ScientificCouncils/UCM_322856_Council-on-Lifestyle-and-Cardiometabolic-Health.jsp. Accessed January 3, 2017.
34. Franklin BA and Cushman M. Recent advances in preventive cardiology and lifestyle medicine: A themed series. *Circulation* 2011;123:2274–2283.
35. Liu S, Stampfer MJ, Hu FB, et al. Whole-grain consumption and risk of coronary heart disease: Results from the Nurses' health study. *Am. J. Clin. Nutr.* 1999;70:3412–3419.
36. Stampfer MJ, Hu FB, Manson JE, Rimm EB, and Willett WC. Primary prevention of coronary heart disease in women through diet and lifestyle. *N. Engl. J. Med.* 2000;343:16.
37. Framingham Heart Study. http://www.framinghamheartstudy.org/. Accessed March 22, 2017.
38. Ridker PM, Buring JE, Rifai N, and Cook NR. Development and validation of improved algorithms for the assessment of global cardiovascular risk in women: The Reynolds risk score. *JAMA* 2007;297:611.
39. Ridker PM, Paynter NP, Rifai N, et al. C-reactive protein and parental history improve global cardiovascular risk prediction: The Reynolds risk score for men. *Circulation* 2008;118:2243.

40. Conroy RM, Pyorala K, Fitzgerald AP, et al. Estimation of ten-year risk of fatal cardiovascular disease in Europe: The SCORE project. *Eur. Heart J.* 2003;24:987.
41. New Zealand Guidelines Group. *New Zealand Cardiovascular Guidelines Handbook: A Summary Resource for Primary Care Practitioners*, 2nd ed. Wellington, NZ, 2009. http://www.nzgg.org.nz/guidelines/0154/CVD_Handbook_June_2009_update.pdf
42. Ridker PM, Libby P, and Buring J. Risk markers and the primary prevention of cardiovascular disease. In Braunwald E, ed. *Heart Disease*, 10th ed. Philadelphia, PA: Elsevier, 2014. p. 891–934.
43. Annual smoking-attributable mortality, years of potential life lost, and productivity losses—United States, 1997–2001. *MMWR Morb. Mortal. Wkly. Rep.* 2005;54:625.
44. Annual smoking attributable mortality, years of potential life lost, and economic costs – United States, 1995–1999. *MMWR Morb. Mortal. Wkly. Rep.* 2004;51:300–302.
45. *Reducing the Health Consequences of Smoking: 25 Years of Progress: A Report of the Surgeon General: 1989 Executive Summary*. http://profiles.nlm.nih.gov/ps/access/NNBBXS.pdf.
46. Jha P, Ramasundarahettige C, Landsman V, et al. 21 st-century hazards of smoking and benefits of cessation in the United States. *N. Engl. J. Med.* 2013;368(4):341–350. Epub 2013/01/25.
47. Thun MJ, Carter BD, Feskanich D, et al. 50-year trends in smoking-related mortality in the United States. *N. Engl. J. Med.* 2013;368:351–364.
48. Jha P, Chaloupka FJ, Moore J, et al., eds. *Disease Control Priorities in Developing Countries*, 2nd ed. New York, NY: Oxford University Press, 2006. p. 869–885.
49. Centers for Disease Control and Prevention. 2011 *National Health Interview Study (NHIS) Public Use Data Release: Division of Health Interview Statistics*. Atlanta, GA: National Center for Health Statistics, 2012.
50. Johnston LD, O'Malley PM, and Bachman JG. *Monitoring the Future: National Survey Results on Drug Use, 1975–2005. Vol. I: Secondary School Students*. Rockville, MD: National Institutes of Health, National Institute on Drug Abuse, 2005. NIH publication no. 99-4660.
51. A clinical practice guideline for treating tobacco use and dependence: A US publication health service report. The tobacco use and dependence clinical practice guidelines panel, staff, and consortium representatives. *JAMA* 1997;278:1759–1766.
52. US Preventive Services Task Force. *Guide to Clinical Preventive Services*, 3rd ed. Rockville, MD: Agency for Healthcare Research and Quality, 2000–2003.
53. Bolin K, Lindgren B, and Willers S. The cost utility of bupropion in smoking cessation health programs: Simulation model results for Sweden. *Chest* 2006;129:651.
54. Stead LF, Perera R, Bullen C, et al. Nicotine replacement therapy for smoking cessation. *Cochrane Database Syst. Rev.* 2008;23(1).
55. Koh HK and Sebelius KG. Ending the tobacco epidemic. *JAMA* 2012;308(8):767–768.
56. Centers for Disease Control and Prevention. *NHANES 2005–2006*. http://www.cdc.gov/nchs/nhanes/nhanes2005-2006/nhanes05_06.htm
57. American College of Physicians. Guidelines for using serum cholesterol, high density lipoprotein cholesterol, and triglyceride levels as screening tests for preventing coronary heart disease in adults. *Ann. Intern. Med.* 1996;124:515–517.
58. Smith Jr SC, Allen J, Blair SN, et al. AHA/ACC guidelines for secondary prevention for patients with coronary and other atherosclerotic vascular disease: 2006 update endorsed by the national heart, lung, and blood institute. *J. Am. Coll. Cardiol.* 2006;47:2130.
59. Lichtenstein AH, Appel LJ, Brands M, et al. Diet and lifestyle recommendations revision 2006. A scientific statement from the American heart association nutrition committee. *Circulation* 2006;114:82–96.
60. Stone NJ, Robinson J, Lichtenstein AH, et al. 2013 ACC/AHA guideline on the treatment of blood cholesterol to reduce atherosclerotic cardiovascular risk in adults: A report of the American college of cardiology/American Heart Association task force on practice guidelines. *Circulation* 2013. doi: 01.cir.0000437738.63853.7a
61. Ridker PM, Kastelein JJ, Genest J, and Koenig W. C-reactive protein and cholesterol are equally strong predictors of cardiovascular risk and both are important for quality clinical care. *Eur. Heart* 2013;34(17):1258–1261.
62. Ridker PM and Wilson PW. A trial-based approach to statin guidelines. *JAMA* 2013 Sep 4;310(11):1123–1234.
63. James PA, Oparil S, Carter BL, et al. 2014 evidence-based guideline for the management of high blood pressure in adults. Report from the panel members appointed to the Eighth Joint National Committee (JNC 8). *JAMA* 2014;311(5):507–520.
64. Vasan RS, Beisor A, Seahandri S, et al. Residual lifestyle risk for developing hypertension in middle aged women and men. The Framingham heart study. *JAMA* 2002;287:1003–1010.
65. Sawicki PT and McGauran N. Have ALLHAT, ANBP2, ASCOT-BPLA, and so forth improved our knowledge about better hypertension care? *Hypertension* 2006;48:1.
66. Rippe J and Angelopoulos T. *Obesity and Heart Disease*. In Rippe JM and Angelopoulos TA, eds. *Obesity: Prevention and Treatment*. Boca Raton, FL: CRC Press, 2012.
67. National Education Blood Pressure Education Program Work Group. National high blood pressure education program working group report on primary prevention of hypertension. *Arch. Intern. Med.* 1993;153:186–208.
68. Stepniakowski K and Egan BM. Additive effects of obesity and hypertension to limit venous volume. *Am. J. Phys.* 1995;268:R562–R568.
69. U.S. Department of Health and Human Services and U.S. Department of Agriculture. *2015–2020 Dietary Guidelines for Americans*, 8th ed., 2015. Available at http://health.gov/dietaryguidelines/2015/guidelines/. Epub December 2015.
70. Appel LJ, Moore TJ, Obarzanke E, et al. A clinical trial of the effects of dietary patterns on blood pressure. DASH collaborative research group. *N. Engl. J. Med.* 1997;336:1117–1124.
71. Sacks FM, Svetkey LP, Vollmer WM, et al. Effects of blood pressure of reduced dietary sodium and Dietary Approaches to Stop Hypertension (DASH) diet. DASH sodium collaborative research group. *N. Engl. J. Med.* 2001;344:3–10.
72. Philip B, Mellen PB, Gao SK, Vitolins MZ, and Goff DC. Deteriorating dietary habits among adults with hypertension. DASH dietary accordance, NHANES 1988–1994 and 1999–2004. *Arch. Intern. Med.* 2008;168(3):308–314.
73. *ACSM Physical Activity Guidelines*. http://www.acsm.org/public-information/acsm-journals/guidelines. Accessed January 4, 2017.
74. Chiuve S, Albert C, and Conen D. Arrhythmias in women: Atrial fibrillation and sudden cardiac death. In Goldman MD, Troisi R, and Rexrode KM, eds. *Women and Health*, 2nd ed. San Diego, CA: Academic Press, 2013. p. 1039–1053.
75. Kaplan NM. Systemic hypertension: Therapy. *Braunwald's Heart Disease: A Textbook of Cardiovascular Medicine*, 10th ed. Elsevier, 2014.
76. Giannattasio C, Mangoni AA, Stella ML, et al. Acute effects of smoking on radial artery compliances in humans. *J. Hypertens.* 1994;12:691.
77. Eisenberg DM, Delbanco TL, Berkey CS, et al. Cognitive behavioral techniques for hypertension: Are they effective? *Am. J. Hypertens.* 1993;4:416.
78. Effects of Comprehensive Lifestyle Modification on Blood Pressure Control. Main results of the PREMIER clinical trial. *JAMA* 2003;289:2083–2093.
79. The SPRINT Research Group. A randomized trial of intensive versus standard blood-pressure control. *N. Engl. J. Med.* 2015;373:2103–2116.
80. Whelton PK, Carey RM, Aronow WS, et al. 2018 ACC/AHA/AAPA/ABC/ACPM/AGS/APHA/ASH/ASPC/NMA/PCNA guideline for the prevention, detection, evaluation, and management of high blood pressure in adults. A report of the American College of Cardiology/American Heart Association task force on clinical practice guidelines. *Hypertension* 2018;71(6):1269–1324.
81. Antithrombotic Trialists' Collaboration. Collaborative meta-analysis of randomised trials of antiplatelet therapy for prevention of death, myocardial infarction, and stroke in high risk patients. *BMJ* 2002;324:71.
82. Gaspoz JM, Coxson PG, Goldman PA, et al. Cost effectiveness of aspirin, clopidogrel, or both for secondary prevention of coronary heart disease. *N. Engl. J. Med.* 2002;346:1800.
83. Berger JS, Roncaglioni MC, Avanzini F, Pangrazzi I, Tognoni G, and Brown DL. Aspirin for the primary prevention of cardiovascular events in women and men: A sex-specific meta-analysis of randomized controlled trials. *JAMA* 2006;295(3):306–313.
84. Wolff T, Miller T, and Ko S. Aspirin for the primary prevention of cardiovascular events: An update of the evidence for the U.S. preventive services task force. *Ann. Intern. Med.* 2009;150:405.

85. Manson JE, Willett WC, Stampler JM, et al. Body weight and mortality among women. *N. Engl. J. Med.* 1995;333:677–685.
86. Rimm EB, Stampler MJ, Giovannucci B, et al. Body size and fat distribution as predictors of coronary heart disease among middle-aged and older US men. *Am. J. Epidemiol.* 1995;141:1117–1127.
87. Garrison RJ and Castelli WP. Weight and thirty year mortality of men in the Framingham Study. *Ann. Int. Med.* 1985;103:1006–1009.
88. World Health Organization. *Prevention and Management of the Global Epidemic of Obesity. Report of the WHO Consultation on Obesity No. 10.* Geneva, Switzerland: WHO, 1997.
89. Chan JM, Rimm EB, Colditz GA, et al. Obesity, fat distribution, and weight gain as a risk factor for clinical diabetes in men. *Diabetes Care* 1994;17:961–969.
90. Pouliot MC, Despres JP, Lemieux S, et al. Waist circumference and abdominal sagittal diameter: Best simple anthropometric indexes of abdominal visceral adipose tissue accumulation and related cardiovascular risk in men. *Am. J. Cardiol.* 1994;73:460–468.
91. Eckel RH. Obesity and heart disease. A statement for healthcare professionals from the Nutrition Committee, American Heart Association. *Circulation* 1997;96:3248–3250.
92. Flegal KM, Carroll MD and Ogden CL. Prevalence and trends in obesity among US adults, 1999–2008. *JAMA* 2010;303(3):235–241.
93. Centers for Disease Control and Prevention. National Center for Health Statistics. http://www.cdc.gov/nchs/.
94. Dietz WH and Robinson TN. Overweight children and adolescents. *N. Engl. J. Med.* 2005;352:2100–2109.
95. Kuczmarski RJ, Ogden CL, Grummer-Strawn LM, et al. CDC growth charts: United States. *Adv. Data* 2000;314:1–27.
96. Barlow SE. Expert committee recommendations regarding the prevention, assessment, and treatment of child and adolescent overweight and obesity [summary report]. *Pediatrics* 2007;120(Suppl 4):S164–S192.
97. Wilson P. Clustering of risk factors, obesity and syndrome X. *Nutr. Clin. Care* 1998;1(Suppl):44–55.
98. Ford ES, Giles WH, and Dietz WH. Prevalence of the metabolic syndrome among US adults: Findings from the third national health and nutrition examination survey. *JAMA* 2002;287(3):356–359.
99. Tumoilehto J, Lindstrom J, Eriksson JG, et al. Prevention of type 2 diabetes mellitus by changes in lifestyle among subjects with impaired glucose tolerance. *N. Engl. J. Med.* 2001;344:1343–1350.
100. Knowler WC, Barrett-Connor E, Fowler SE, et al. For the diabetes prevention program research group. Reduction in the incidence of type 2 diabetes with lifestyle intervention or metformin. *N. Engl. J. Med.* 2002;346:393–403.
101. Wadden TA, Butryn MI, and Ryme KJ. Efficacy of lifestyle modification for long-term weight control. *Obes. Res.* 2004;12(Suppl):151 S–162 S.
102. Johnston CA, Moreno JL, and Foreyt JP. Behavioral management of the obese patient. In Rippe JM and Angelopoulos TJ, eds. *Obesity: Prevention and Treatment.* Boca Raton, FL: CRC Press, 2012.
103. Rippe JM. *Weight Loss that Lasts: Break Through the 10 Big Diet Myths.* Hoboken, NJ: John Wiley & Sons, 2004.
104. Apovian CM, Aronne LJ, Bessesen DH, et al. Pharmacological management of obesity: An endocrine society clinical practice guideline. *J. Clin. Endocrinol. Metab.* 2015;100(2):342–362.
105. Rippe JM and Angelopoulos TJ. *Obesity: Prevention and Treatment.* Boca Raton, FL: CRC Press, 2012.
106. Johnston CA and Moreno JP. Managing childhood obesity. In Rippe JM and Angelopoulos TJ, eds. *Obesity: Prevention and Treatment.* Boca Raton, FL: CRC Press, 2012.
107. Natarajan S, Liao Y, Cao G, et al. Sex differences in risk for coronary heart disease mortality associated with diabetes and established coronary heart disease. *Arch. Intern. Med.* 2003;163:1735.
108. Franco OH, Steyerberg EW, Hu FB, et al. Associations of diabetes mellitus with total life expectancy and life expectancy with and without cardiovascular disease. *Arch. Intern. Med.* 2007;167:1145.
109. Thomas DE, Elliott EJ, and Naughton GA. Exercise for type 2 diabetes mellitus. *Cochrane Database Syst. Rev.* Hoboken, NJ: John Wiley & Sons 2006;3:CD002968.
110. Mozaffarian D, Kamineni A, Carnethon M, et al. Lifestyle risk factors and new-onset diabetes mellitus in older adults: The cardiovascular health study. *Arch. Intern. Med.* 2009;169:798.
111. Buse JB, Ginsberg HN, Bakris GL, et al. Primary prevention of cardiovascular diseases in people with diabetes mellitus: A scientific statement from the American Heart Association and the American Diabetes Association. *Circulation* 2007;115:114.
112. Centers for Disease Control and Prevention. Prevalence of diabetes and impaired fasting glucose in adults—United States, 1999–2000. *MMWR. Morb. Mortal. Wkly. Rep.* 2003;52:833–837.
113. *The Finnish Diabetes Prevention Study.* http://care.diabetesjournals.org/content/26/12/3230.full
114. The Look AHEAD Research Group. Cardiovascular effects of intensive lifestyle intervention in type 2 diabetes. *N. Engl. J. Med.* 2013;369:145–154.
115. *A Report of the Surgeon General on Physical Activity and Health.* Rockville, MD: US Department of Health and Human Services, Centers for Disease Control, 1999.
116. Physical activity trends – United States, 1990–1998. *MMWR. Morb. Mortal. Wkly. Rep.* 2001;50:166–169.
117. Fletcher G, Blair S, Blumenthal J, et al. AHA medical/scientific statement. Statement of exercise. Benefits and recommendations for physical activity programs for all Americans. *Circulation* 1992;86:340–344.
118. *2008 Physical Activity Guidelines for Americans.* Washington, DC. www.health.gov/paguidelines.
119. Goldberg IJ, Mosca L, Piano MR, and Fisher EA. AHA science advisory: Wine and your heart: A science advisory for healthcare professionals from the Nutrition Committee, council on epidemiology and prevention, and council on cardiovascular nursing of the American Heart Association. *Circulation* 2001;103:472.
120. Lindberg ML and Amsterdam EA. Alcohol, wine, and cardiovascular health. *Clin. Cardiol.* 2008;31:347.
121. Mosca L, Benjamin EJ, Berra K, et al. Effectiveness-based guidelines for the prevention of cardiovascular disease in women—2011 update. A guideline from the American Heart Association. *Circulation* 2011;123:1243–1262.
122. Hu FB and Willett WC. Optimal diets for prevention of coronary heart disease. *JAMA* 2002;288:2569.
123. Howard BV, Van Horn L, Hsia J, et al. Low-fat dietary pattern and risk of cardiovascular disease: The women's health initiative randomized controlled dietary modification trial. *JAMA* 2006;295:655.
124. de Lorgeril M, Salen P, Martin JL, et al. Mediterranean diet, traditional risk factors, and the rate of cardiovascular complications after myocardial infarction: Final report of the Lyon diet heart study. *Circulation* 1999;99:779.
125. Lavie CJ, Milani RV, Mehra MR, and Ventura HO. Omega-3 polyunsaturated fatty acids and cardiovascular diseases. *J. Am. Coll. Cardiol.* 2009;54:585.
126. Eilat-Adar S, Mete M, Fretts A, et al. Dietary patterns and their association with cardiovascular risk factors in a population undergoing lifestyle changes: The strong heart study. *Nutr. Meta. Cardiovasc. Dis.* 2013; 23(6).
127. American Dietetic Association. http://www.eatright.org/. Accessed September 8, 2011.
128. Preventive Cardiovascular Nurses Association. http://www.pcna.net/. Accessed September 8, 2011.
129. Krebs-Smith S and Kris-Etherton P. How does mypyramid compare to other population based recommendations for controlling chronic disease? *JADA* 107;5:830–837.
130. Mozaffarian D, Appel LJ, and Van Horn L. Components of a cardioprotective diet: New insights. *Circulation* 2011;123(24):2870–2891.
131. Estruch R, Ros E, Salas-Salvado J, et al. Primary prevention of cardiovascular disease with a Mediterranean diet. *N. Engl. J. Med.* 2013;368(14):1279–1290. Epub 2013/02/26.
132. Drusseldorp E, van Elderen T, Maes S, et al. A meta-analysis of psycho educational programs for coronary heart disease patients. *Health Psychol.* 1999;18:506–519.
133. Lloyd-Jones D, Adams RJ, Brown TM, et al. Heart disease and stroke statistics—2010 update: A report from the American Heart Association. *Circulation* 2010;121:e46.
134. Magliano DJ, Rogers SL, Abramson MJ, and Tonkin AM. Hormone therapy and cardiovascular disease: A systematic review and meta-analysis. *BJOG* 2006;113:5.
135. Mosca L, Banka CL, Benjamin EJ, et al. Evidence-based guidelines for cardiovascular disease prevention in women: 2007 update. *Circulation* 2007;115:1481.
136. Hsia J, Langer RD, Manson JE, et al. Conjugated equine estrogens and coronary heart disease: The women's health initiative. *Arch. Intern. Med.* 2006;166:357.

137. Ockene IS and Ockene JK. *Prevention of Coronary Heart Disease*. Boston: Little, Brown, 1992.
138. Prochaska JO. *Changing for Good*. New York, NY: Avon Books, 1994.
139. Linke SE, Robinson CJ, and Pekmezi D. Psychological theories to promote healthy lifestyles. *Am. J. Lifestyle Med.* 2013;8(1):4–14.
140. O'Neil CE and Nicklas TA. *Nutrition Interventions for Cardiovascular Disease: Behavioral and Educational Considerations*. In Rippe JM, ed. *Lifestyle Medicine*, 2nd ed. Boca Raton, FL: CRC Press, 2013;35–47.
141. Dysinger W. LM practice: Exploring workable models. *Am. J. Lifestyle Med.* 2017;12:345–347.
142. Frates EP and Bonnet J. Collaboration and negotiation: The key to therapeutic lifestyle change. *Am. J. Lifestyle Med.* 2016;10(5).
143. Berwick DM. Making good on ACO's promise—The final rule for the medicare shared savings program. *NEJM* 2011;265:1753.
144. Morton DP, Kent L, Rankin P, et al. Optimizing the intensity of lifestyle medicine interventions: Similar outcomes for half the sessions. *Am. J. Lifestyle Med.* 2015. doi: 1559827615612420.

第 3 章 | 体力活动与体适能在预防心血管疾病中的作用

目录

- 3.1 体适能与体力活动／053
- 3.2 体力活动的一般建议／054
  - 3.2.1 成年人／055
  - 3.2.2 儿童和青少年／055
  - 3.2.3 老年人／055
- 3.3 女性和冠心病／055
- 3.4 卒中／056
- 3.5 高血压／057
  - 3.5.1 抗阻训练和血压／058
- 3.6 心力衰竭／058
- 3.7 糖尿病／059
  - 3.7.1 代谢综合征、心血管病和 2 型糖尿病／059
  - 3.7.2 血糖控制／059
  - 3.7.3 力量训练／060
- 3.8 肥胖／060
- 3.9 向心性肥胖、炎症和心血管疾病／061
  - 3.9.1 "体适能 vs 肥胖"的争论／061
  - 3.9.2 预防体重增加／062
  - 3.9.3 体力活动和减重效果的保持／062
  - 3.9.4 需要多大活动量来保持减重效果／063
  - 3.9.5 抗阻训练和减重／063
- 3.10 血脂／063
- 3.11 代谢综合征／064
  - 3.11.1 不同医学组织对代谢综合征的定义／064
  - 3.11.2 当前患病率估算／066
  - 3.11.3 体力活动和代谢综合征患病率／066
  - 3.11.4 心肺功能和代谢综合征／066
  - 3.11.5 肌肉力量与代谢综合征／067
- 3.12 结论／067
- 参考文献／067

根据美国疾病预防控制中心（Centers for Disease Control and Prevention,CDC）的定义,心血管疾病（cardiovascular disease,CVD）涵盖了冠心病（coronary heart disease,CHD）、卒中、高血压和心力衰竭（heart failure,HF）[1]。每天大约有 2 150 名美国人死于某种心血管疾病,相当于每 40s 就有 1 例[1]。尽管近几十年心血管疾病的死亡率一直在下降,但是从 1900 年至今,心血管疾病一直是第一位的死亡原因[1]。

根据美国国家心肺血液研究所的预测,2016 年约有 63.5 万名美国人首次发生心肌梗死,30 万名美国人将再次经历心肌梗死。此外,还有 15.5 万例心肌梗死被"隐匿",这些人由于没有症状或者出现了心绞痛之外症状而被遗漏或忽略。总体来说,每 34s 就会有 1 个美国人发生冠脉事件。与生活方式非常积极的人相比,长期静坐者的冠心病风险高了 150%~240%。不幸的是,只有大约 1/4 的美国人的体力活动的时长只能达到 CDC 的最低标准：每周至少 150min 的中等强度有氧运动或至少 75min 剧烈运动,以及每周 2d 的肌肉训练。有证据表明,即使仅有适量的运动,心血管疾病的风险也比完全不活动大大减低。因此,对于大多数美国人来说,哪怕只是稍微增加一点活动量就有可能显著降低冠心病风险。举例来说,据流行病学数据估计,1980—2000 年期间,体力活动不足的情况减少 2.3%,阻止或者至少推迟了美国 17 445 例因冠心病导致的死亡[1-4]。

尽管有绝对可靠的证据表明缺乏体力活动是冠心病的重要危险因素,但只有不到一半的成年人达到有氧运动的最低建议标准。关于年轻人的统计数据更令人担忧,只有不到 20% 的青少年遵循建议,每天进行 60min 以上的体力活动[5,6]。

尽管美国缺乏体力活动的情况已有报道,也有证据证明规律锻炼的益处,许多医师仍然没有鼓励他们的患者进行运动和减轻体重[7-9]。同样重要的是,医师们似乎还没有准备好提供锻炼和体力活动的建议。例如,对 175 位初级保健医师的调查显示,只有 12% 的人了解美国运动医学学会（American College of Sports Medicine,ACSM）关于体力活动的建议[9]。对 51 位内科住院医师的评估报告显示,88% 的人了解运动的益处,但只有约 25% 的人有足够的知识储备[10]。

卫生保健专业人员需要督促所有患者进行体力活动,对体力活动能够带来的健康获益有一定了解是完成这一使命的基础。增强体力活动以及体适能可以对危险因素进行有效管理控制,进而对心血管疾病和代谢性疾病进行一级预防,本章对相关证据进行综述。本章还会提供一些关于体力活动的建议,包括总体原则和某些特定条件下的建议。

3.1 体适能与体力活动

体适能,特别是心肺功能,在此定义为在持续活动期间输送和利用氧气的能力,通常以最大摄氧量（VO_{2max}）为代表指标。在极限强度运动测试中,用代谢车测量呼吸气体时,VO_{2max} 是有效且可靠的。但是,次极限测试或其他间接方法（例如运动至力竭时间）测试可能会存在相当大的误差。另一方面,体力活动量的测量通常依赖回顾性自我报告（比如体力活动问卷）。非职业的体育运动或休闲时间体力活动（leisure time physical activity,LTPA）是最普遍被测量的一类。工作中的体力活动、家务劳动,以及骑自行车或步行上下班之类的通勤相关体力活动有时也会被统计。不同研究对体力活动的定义有所不同,体力活动的重要属性,如强度、频率、持续时间等,也经常没有得到良好的测量。

对体力活动的分类(比如活动强度低、中或高)也因研究而异。许多研究针对中等强度活动和剧烈活动使用不同的标准。ACSM将中等体力活动定义为需要50%~70% VO_{2max} 或最大心率的运动[11]。剧烈体力活动是指需要超过70% VO_{2max} 或最大心率的活动[11]。通常认为步行或快走可以达到中等强度体力活动的标准。需要强调的是,步行(或其他任何一种运动)的强度都是相对于某个人的年龄、身体状况和体适能水平而言的。例如,根据《ACSM运动测试和处方指南》[11],对于一个正常、健康的大学生年龄的个体而言,快走可能达不到中等强度体力活动的最低标准;相反,对于65岁以上的人来说,快走可能被认为是一种剧烈的活动。因此,应根据每个人的具体情况作出锻炼建议。

令人惊讶的是,体适能与体力活动之间的相关性并不是很强,相关系数介于0.09[12]~0.60[13]之间。1996年美国医务总监报告[14]中引用了一篇荟萃分析研究,该研究分析了7个体适能队列和16个体力活动队列。Williams[5]在研究报告中表示,随着体力活动百分位数的增加,冠心病或心血管疾病的风险呈线性下降趋势。他还发现,与体适能百分位数增加相关的CHD或CVD风险的降低在接近第25百分位数之前发生急剧下降。此外,在所有≥第25百分位数的人群中,与体力活动相比,体适能相关的冠心病和心血管疾病风险降低更加显著(图3-1-1)。

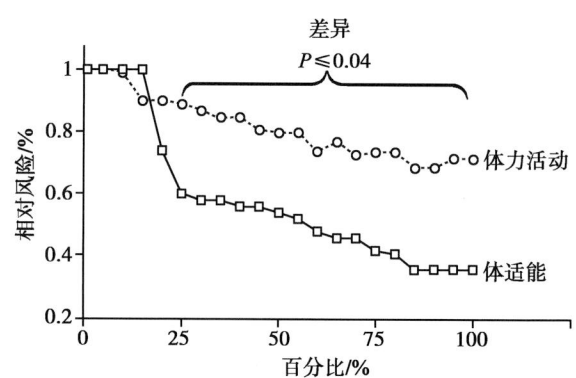

图3-1-1 不同体适能和体力活动水平百分比的冠心病或心血管疾病相对风险的量效估测曲线

注:研究根据人-年进行加权

这些结论被最近另一项队列研究所支持,该研究在进行运动测试的842名男性中比较体适能和体力活动对全因死亡率的预测效果[12]。尽管体力活动和体适能都是全因死亡率的有力预测指标,但体适能比体力活动水平的预测能力更强。研究发现,每周体力活动增加1 000kcal相当于体适能增加1代谢当量(metabolic equivalent,MET),1MET相当于摄氧量3.5ml/(kg·min)。两者均使死亡率降低15%~20%。同样有意义的是,这些数据还表明,与最缺乏运动以及体适能最差的人群相比,下一等级缺乏运动和体适能较差的人群死亡率降低40%,这表明即便稍微增加体力活动或提升体适能,特别是对于缺乏体力活动的人来说,都可能使死亡率明显下降。

3.2 体力活动的一般建议

1996年,《美国医务总监关于体力活动与健康的报告》建议:所有年龄段的人都应该每天(至少是每周大部分天数)进行至少30min中等强度的体力活动(如快步走)。人们还应该认识到,对大多数人来说,参加体力活动的强度越大,持续时间越长,健康获益越多。《2008年美国居民体力活动指南》[15]为不同年龄段和某些特定人群提供了更新的、更具体的改进建议。以下是建议的摘要。

3.2.1 成年人

- 所有成年人都应该避免缺乏活动的生活状态。体力活动,有就比没有好,只要参加体力活动,无论活动量多少,都能获益。
- 为了获得实质性的健康益处,成人每周应至少进行150min中等强度的有氧运动,或75min高强度的有氧运动,或活动量相当的中等强度和高强度有氧运动的组合。
- 成年人也应该进行中等强度或高强度的肌肉训练,每周至少2d,涉及所有主要肌群,这些活动能提供额外的健康益处。

3.2.2 儿童和青少年

- 儿童和青少年每天应进行60min或更多的体力活动。
- 有氧运动:每天≥60min以中等强度或高强度为主的体力活动,并应包括每周至少3d的高强度体力活动。
- 重要的是鼓励年轻人参加与他们年龄相适应的、有趣的、多样化的体力活动。

3.2.3 老年人

- 如果老年人因为慢性疾病而不能每周进行150min中等强度的有氧运动,他们也应该尽可能多地进行体力活动。
- 如果老年人有跌倒的危险,他们应该做一些保持或改善平衡的运动。
- 老年人应该根据自己的健康水平来决定自己的体力活动强度。
- 患有慢性疾病的老年人应该了解他们的病情是否影响,以及如何影响他们安全地进行体力活动。

3.3 女性和冠心病

1/3的女性患有至少1种心血管疾病,660万女性患有冠心病。仅2013年,就有398 086名女性死于心血管疾病,大约每80s就有一例。这些死亡中超过40%是由冠心病造成的,其中50 742人死于心肌梗死。平均而言,每年有450 000名女性受到新发和/或复发的心肌梗死以及致死性冠心病的影响。因为在年老时女性通常比男性更容易心脏病发作,所以她们更有可能在发病几周内去世[1]。

尽管有这些具有绝对说服力的统计数据,仍然有大约44%的女性不知道冠心病是目前美国女性的头号杀手[1]。虽然有证据表明,规律体力活动可以显著降低女性患心血管疾病的风险,但与男性相比,女性的平均体力活动量更少,只有46.1%的女性每周进行3次以上中高强度的体力活动,而这一数字在男性中为54.2%[5]。

虽然对大多数人来说,更大运动量以及更高的运动强度更有益于健康,但运动强度与冠心病风险之间关系尚不明确[3]。有研究者对16个指定性别的体力活动队列进行荟萃分析发现,总体来说冠心病的风险随体力活动百分位数的增加而呈线性下降,但每个队列之间的结局指标的变异性也相当大[3]。需特别指出,有研究表明,体力活动与冠心病风险或者死亡率的剂量-反应关系存在男女性别差异[16-20]。例如,在纳入了72 488名年龄在40~65岁之间女护士的护士健康研究中,Mason[17]等人发现:每周快走3h及以上和常规进行高强度体力活动(≥6MET)对降低女性冠心病风险的效果是一样的。2001年的女性健康研究[16]的数据显示,每周步行1~1.5h可以降低51%患冠心病风险,但每周步行≥2h并不能更大程度地降低风险。未发现更多的高强度运动(比较最高体力活动量与最低)与更低的冠心病风险具有相关性。同样,步行速度与冠心病风险之间的关系也不呈线性趋势。

其他一些研究没有发现女性运动或缺乏运动与冠心病患病率、死亡率之间的关联,有一篇综述回顾了14项研究,其中10项显示运动和冠心病之间没有联系[18]。最近,Blair[19]等人发现,不同体力活动水平的女性的全因死亡率并无差异。Framingham研究也显示,体力活动水平与女性死亡率之间没有联系[20]。与此相反,2004年发布的一项纳入30个纵向研究的荟萃分析提示,活动量最大的女性比久坐不动的女性心血管疾病风险下降了20%~40%[21]。

这种差异也被其他研究者报道过[17],这可能反映了真实存在的性别、年龄差异,也可能仅仅是由于研究对象或研究设计不同所导致的。例如,Williams[3]发现在他回顾的16项研究中,对体力活动水平的区间划分有很大的不同,9项研究使用3个等级,6项使用4个等级,1项使用6个等级。要强调的是,体力活动效果上的性别差异,也可能受到研究对象本身的体力活动水平的调节作用影响。例如,在2001年发表的来自"女性健康研究"的结果中,最活跃的20%女性每周的LTPA消耗≥1 500kcal,而在"哈佛毕业生健康研究"中,最高五分位数体力活动量的男性,其每周LTPA消耗≥3 129kcal。最近一项研究使用加速计对女性健康研究中的17 000多名老年女性进行活动量测定,结果显示,进行中高强度体力活动的时长可能与某些健康指标存在明显的剂量-反应关系[22]。该研究中,每天进行中高强度体力活动超过1h的女性比久坐不动的女性的死亡率低将近65%。

关注女性体适能与心血管疾病风险和/或死亡率之间关系的研究比关注体力活动的少一些,在男性中也有类似的情况。最近一篇综述提示,活动耐力低和心率恢复慢在男性和女性中都能预测心血管疾病发病率和死亡率[23]。圣詹姆斯女性心脏项目(St. James Women Take Heart Project)的数据显示,运动耐力每增加1MET,死亡率就降低17%[24]。因此,女性通过进行足够量的剧烈运动来提高有氧适能,可以获得与男性相当的健康益处。

3.4 卒中

虽然从2001年开始卒中的发病率和死亡率一直在下降,但据估计,美国每年仍有795 000人发生卒中,610 000人为新发,185 000人为复发。其中,绝大多数(87%)为缺血性卒中,其余为出血性卒中。非裔美国人患卒中的风险几乎是白种人的2倍,而且往往发生在更小的年龄。西班牙裔尤其是墨西哥裔美国人在更小的年龄有更高的缺血性卒中发病率。每年，女性患卒中的人数比男性多55 000人，45~54岁的女性发病率尤其高[1]。

据估计，美国每年约有200 000~500 000例短暂性脑缺血发作(transient ischemic attack, TIA)，男性、非洲裔和墨西哥裔的发病率更高。TIA会增加近期和远期卒中的风险[1]。大约15%的卒中在之前曾经发生过TIA，大约12%~13%的人会在TIA后1年内死亡[1]。

卒中最重要的危险因素包括TIA发作史、冠心病、年龄、高血压、糖尿病、吸烟、心房颤动[1]。研究已证实，缺乏运动会增加发生卒中和因卒中死亡的风险，但相较于对运动与冠心病相关性的研究，目前对于运动与脑血管事件相关性的研究尚不够深入[1]。荟萃分析表明，有氧运动/体力活动可减少20%~40%的卒中风险，具体数值在不同的卒中类型以及不同研究设计中会有所差异[25,26]。体力活动对女性的益处不明确，可能不如对男性那么大[25]。运动水平与卒中风险之间是否存在剂量-反应关系，这一问题仍存疑。虽然关注这一问题的研究通常发现更高水平的体力活动更有益，但他们的研究结果彼此之间并不完全一致[25]。此外，对体力活动水平的划分标准也不统一，不同的研究有不同的标准，而且往往难以精确定量。因此，到目前为止，最大程度降低卒中风险的运动处方尚未确定。目前，美国心脏协会(American Heart Association, AHA)推荐每天进行至少30min中等强度的有氧运动，以降低缺血性卒中的风险[27]。虽然有证据表明，年轻时较强壮的肌肉与以后更低的卒中风险相关（下降幅度为5%~10%），但是关于肌肉力量、力量训练与卒中风险的关系尚未被验证。

3.5 高血压

根据美国国家健康与营养调查(National Health and Nutrition Evaluation Survey, NHANES)的数据，美国心脏协会估计有超过8 000万成年人，即近1/3的美国成年人患有高血压［收缩压(systolic blood pressure, SBP)≥140mmHg和/或舒张压(diastolic blood pressure, DBP)≥90mmHg］[1]。非裔美国人的患病率是全世界最高的。美国的高血压患者中，知晓率为82.7%，治疗率为76.5%，控制率仅有54.1%。一项涉及100多万人、61项研究的荟萃分析表明，血压在115/75mmHg以上时，缺血性心脏病(ischemic heart disease, IHD)和卒中的死亡率与血压水平呈线性正相关，收缩压每升高20mmHg或舒张压每升高10mmHg，IHD和卒中的死亡率就翻一番[29]。与血压正常者相比，高血压患者的预期寿命更短，且预期患心血管疾病的年龄更小，所以无心血管疾病的预期寿命更短，带病生存时间更长[1]。

在75%的高血压患者中，有规律的体力活动被证明是降低血压的有效方法[30,31]。与久坐不动的成年人相比，经常运动的人患高血压的概率更低[32-34]，而且平均血压低5mmHg。工作中或休闲时的体力活动水平越高，血压越低[30,34,35]。基于这些数据，定期体力活动被推荐为预防和管理高血压的生活方式干预措施。

美国预防、检测、评估与治疗高血压联合委员会第7版报告(The Seventh Report of the Joint National Committee on Prevention, Detection, Evaluation and Treatment of High Blood Pressure, JNC Ⅶ)建议进行有规律的有氧运动，比如在1周的绝大多数天中每天至少30min的快步走，以预防或管理高

血压[36]。在一项对 44 个试验的荟萃分析中,在控制了其他因素之后,运动强度的增加可以使正常受试者血压降低 3/2mmHg(收缩压/舒张压),高血压受试者的血压降低 7/6mmHg(收缩压/舒张压)[37],虽然幅度不大,但有确切的统计学差异。这些研究至少持续了 4 周,训练强度平均达到心率储备或摄氧量储备的 65%。然而,训练项目在强度、持续时间和频率等方面的具体差异对血压变化差异的贡献小于 5%,每周的能量消耗与收缩压或舒张压的变化无显著相关。在降低血压的能力方面,剧烈运动与中等强度的运动并无不同。一些研究表明,在 40% 摄氧量储备的运动强度比在 65%~75% 之间的运动强度有更强的降低收缩压效果[38,39]。因此,根据 JNC Ⅶ,建议定期进行中等强度的运动来预防和管理高血压。

3.5.1 抗阻训练和血压

抗阻训练通常被推荐为有氧运动的辅助训练。部分研究报道,渐进式负重训练后,静息时收缩压和舒张压平均都降低了 3mmHg[33,40-42]。虽然降压幅度不大,但 3mmHg 的降压幅度已经可以降低冠心病、卒中和全因死亡的风险[33]。一般建议每周进行 2~3d 的全身抗阻训练[16,43-45]。然而,与有氧运动一样,目前还无法给出力量训练的最佳运动处方。更具体地说,目前有些研究推荐低强度到中等强度的力量训练[上半身使用 1RM(repetition maximum,即最多重复一次的重量负荷)的 30%~40%,下半身使用 1RM 的 50%~60%]用于高血压的预防和管理[30,45]。Rezk[46]等人的研究表明,单做高强度或低强度的耐力训练都能降低 SBP,但只有低强度的训练才能降低 DBP。其他研究报道,高强度的抗阻训练既不能降低 SBP 也不能降低 DBP,实际上在一些个体中甚至可以升高 SBP[47]。

目前推荐的以降血压为目的的力量训练计划是每周 2~3d,每天 1~3 组,每组 10~15 次的主要肌群训练,包括大腿(腘绳肌和股四头肌)、臀部、背部、胸部、手臂和腹部[33,45]。

3.6 心力衰竭

据估计,大约有 570 万美国人患有心力衰竭(HF,简称心衰,也称为充血性心力衰竭)[1]。患心力衰竭的风险随年龄增长而增加,到 40 岁时,男性和女性都有 1/5 的风险在余生中会发展成心力衰竭。HF 的发病率和患病率在少数民族中都特别高,尤其是非裔美国人[1]。与白种人相比,非裔美国人出现心力衰竭的时间更早,死亡率也更高[1]。

令人惊讶的是,很少有研究调查体力活动与心力衰竭一级预防之间的关系。两项探索这种联系的大型纵向研究发现,与久坐不动的人相比,经常进行剧烈运动的人患心力衰竭的风险降低了 15%~35%[48,49]。剧烈运动被定义为"剧烈到出汗"的运动[48],如跑步、慢跑、游泳、重体力园艺劳动或竞技体育运动[49]。风险的降低与剧烈运动的频率呈剂量-反应关系[48]。中等强度的活动(定义为每周>4h 的步行、骑自行车或轻体力园艺劳动),与风险降低约 15% 相关。来自三个大型队列研究的汇总数据显示,LTPA 与心力衰竭风险之间存在强烈的负剂量-反应关系。LTPA 超过 1 000MET·min/周的受试者患心力衰竭的风险比久坐不动的受试者低 19%[50]。

3.7 糖尿病

NHANES 的最新数据估计,19 岁以上的美国人中有 12.9% 患有糖尿病(diabetes mellitus,DM),其中>90% 属于 2 型糖尿病(type 2 diabetes mellitus,T2DM)[1]。胰岛素抵抗(insulin resistance,IR)通常早于 T2DM 的发病,在空腹血糖受损(impaired fasting glucose,IFG)和糖耐量减低(impaired glucose tolerance,IGT)的糖尿病前期状态中普遍存在。近 35% 美国人被归类为 IFG 和/或 IGT 的糖尿病前期患者[1]。这意味着超过 47% 美国成年人有某种程度的糖调节异常[1]!据估计,成年糖尿病患者中冠心病的患病率高达 55%,T2DM 是男性和女性心肌梗死和心血管疾病的独立危险因素[51,52]。T2DM 是缺血性卒中和心力衰竭的预测因子,而 DM 增加了既往心力衰竭患者的总体心血管风险。据报道,与非糖尿病患者相比,男性糖尿病患者的冠心病死亡率是其 2 倍,女性糖尿病患者更是达到了 4~5 倍[55]。成人糖尿病患者中至少 2/3 的死亡是由心血管疾病引起的[55]。

3.7.1 代谢综合征、心血管疾病和 2 型糖尿病

所谓的代谢综合征是指危险因素的聚集(定义和更多信息详见下一节),是 2 型糖尿病和心血管疾病的预测因子,它会使发生心血管事件的风险增加 2 倍[56],特别是腹型肥胖,是胰岛素抵抗和 2 型糖尿病的独立危险因素[59]。2 型糖尿病相关的冠心病和心血管疾病风险的增加大部分可归因于代谢综合征[60]。有研究报道,患有代谢综合征的男性 10 年心血管死亡率比没有代谢综合征的男性高 3.55 倍[61]。

大量研究表明,体力活动和/或体适能与患 2 型糖尿病的风险成反比关系[62-70]。体适能状况较差的男性患 2 型糖尿病的风险是体适能状况较好的男性的 2~3 倍[62,63]。同样,体力活动与 2 型糖尿病的风险呈负剂量-反应关系,即使是每天超过 30min 的步行也能将患 2 型糖尿病的风险降低 20%~45%[66,69-72]。快走也与更低的 2 型糖尿病风险相关,而且与行走时间无关[66,69,70]。在一项干预试验中,纳入 18 名以前久坐不动的中年男女,步行 6 个月(每周至少 3d,每次 30min)可改善胰岛素敏感性[73]。即使在控制饮食和体力活动水平后,久坐行为(如过度看电视)也会增加患 2 型糖尿病的风险。据估计,每周看电视少于 10h 和每天快步走大于 30min 可以预防 43% 的新发糖尿病[71]。饮食和锻炼习惯的适度改善已经被证明可以降低 2 型糖尿病的发病率,即使是在那些已经处在糖耐量减低或空腹血糖异常的高危人群中也是如此[74-76]。

3.7.2 血糖控制

研究表明,进行有氧训练可以使糖化血红蛋白(HbA1c,长期血糖控制指标)比基线水平降低 8%,这一变化幅度虽不大,但具有统计学意义。在这些研究中,运动强度对糖化血红蛋白的下降作用占到 83%,而运动量的作用占到 21%。强度达到最大摄氧量 65% 以上的运动对糖化血红蛋白的改善效果最显著。因此,控制血糖的运动干预应该包括一些剧烈运动[79]。

3.7.3 力量训练

抗阻训练,特别是与有氧运动训练相结合时,可以显著改善糖化血红蛋白、空腹血糖水平以及胰岛素敏感性[80]。此外,有研究表明,对糖尿病患者的其他危险因素,诸如血压,力量训练加有氧训练的组合,比两者单独训练的降压效果更显著[80]。因此,美国糖尿病协会现在建议,除了有氧运动训练之外,还应该进行力量训练,作为预防或控制2型糖尿病的一部分[81]。已有证据表明,负重训练对患有ST段压低、心肌缺血、室性心律失常和其他心血管并发症的患者是安全的[81]。高强度负重训练对心肌的需求与爬楼梯、走上坡或搬运20~30磅(9~14kg)的重物相当[81]。

以下是美国糖尿病协会关于体力活动和2型糖尿病的一些具体建议[81]:

- IGT患者应该立即开始并坚持进行体重控制,包括每周至少150min的中高强度体力活动和适当能量限制的健康饮食。
- 为了改善血糖,帮助维持体重,降低心血管疾病的风险,专家小组建议每周150min或以上的中等强度有氧运动和/或90min或以上的高强度有氧运动。每周至少安排3d的体力活动,尽量避免连续2d以上不运动的情况。
- 与低活动量相比,每周进行至少4h的中等强度到高强度有氧运动和/或抗阻运动,可以更有效地降低心血管疾病的风险。
- 想要长期维持大幅度减肥(≥13.6kg或30磅)的效果,更大的运动量(每周7h的中等或高强度有氧运动)可能有帮助。
- 除非禁忌,2型糖尿病患者应该每周进行3次抗阻运动,运动应覆盖所有主要肌群,具体运动方案为每天3组,每组8~10次,重量为做8~10次就会力竭的负荷。建议由合格的运动专家进行初始监督和定期重新评估,以确保正确地进行抗阻运动,最大限度地提高健康效益,并将受伤的风险降到最低。

3.8 肥胖

根据NHANES的最新数据,以体质量指数(body mass index,BMI)[2]为标准衡量,美国超重和肥胖的患病率在社会经济水平较高的人群中有所下降,而在社会经济水平低的人群中有所上升[1]。整体来看,年轻人中极度肥胖的比例持续上升,在青春期男性中尤为突出。成年人超重的定义是BMI为25~29.9kg/m²;肥胖定义为BMI≥30kg/m²;极度(过去的"病态")肥胖定义为BMI≥40kg/m²。总体而言,美国成年人中有69%处于超重或肥胖状态(男性73%,女性65%)[1]。在男性中,非西班牙裔黑色人种的超重或肥胖比例(69%)低于西班牙裔(80%)和非西班牙裔白色人种(73%)[1]。在女性中,非西班牙裔黑色人种(82%)的和西班牙裔(76%)的超重和肥胖比例明显高于非西班牙裔白色人种(61%)[1]。总体而言,美国成年人中有35%处于肥胖状态(男性36%,女性34%)[1]。男性中,西班牙裔和非西班牙裔黑色人种(38%)比非西班牙裔白色人种(34%)肥胖比例更高[1]。女性中,非西班牙裔黑色人种(58%)的和西班牙裔(43%)的肥胖比例明显高于非西班牙裔白色人种(33%)[1]。

在过去20年里人们越来越明显地感觉到,腹部脂肪组织具有独特的代谢特性,可能比BMI或整体肥胖程度更能预测心血管疾病、代谢综合征和糖尿病[82-86]。腹部或向心性肥胖最常通过测量腰围或腰臀比(waist-to-hip ratio,WHR)来评估。从1988—1994年阶段到1999—2000年阶段(可以获得的最新数据),美国成年人的平均腰围,男性从95.3cm增加到98.6cm,女性从88.7cm增加到92.2cm[87]。

尽管有这些令人担忧的趋势,但在2004年,只有40.3%的肥胖患者被家庭医师建议减肥,这一水平低于1994年的42.3%[88]。对某家研究型儿童医院的评估发现,在符合NHANES超重标准(BMI的第95百分位数以上)的儿童中,只有大约一半(53%)被初级保健医师诊断为超重。令人关注的是,虽然大多数(69%)儿童信息采集表中包含"足够"的饮食史,但只有15%包含有关体力活动和/或看电视的情况。

3.9 向心性肥胖、炎症和心血管疾病

动脉粥样硬化现在被理解为一种炎症性疾病[90-93]。越来越多的证据进一步表明,更大的脂肪组织质量,尤其是内脏脂肪组织,直接促成全身炎症[94-96]。与腹型肥胖相关的促炎状态被认为是心血管疾病、胰岛素抵抗/2型糖尿病和代谢综合征的共同病理基础[97-99]。对脂肪相关炎症更深入的生理机制探讨超出了本章的范围。然而,越来越明显的是,内脏脂肪组织分泌了大量的促炎细胞因子。更严重的向心性肥胖已被证明与循环系统中更高的促炎症蛋白质水平相关,如白细胞介素-6(interleukin,IL-6)、肿瘤坏死因子α(tumor necrosis factor,TNF-α)和C反应蛋白(C-reactive protein,CRP)[100-102]。

一篇关于生活方式干预和全身炎症的综述发现,12项研究中有9项表明,在控制了BMI或其他肥胖指标后,体力活动或体适能状况与炎症指标之间呈负相关[103]。例如,Wannamethee[104]等人对4 252名老年男性(基线年龄40~59岁)进行了20年的跟踪调查,发现即使在调整了BMI和其他协变量之后,体力活动水平与CRP和其他炎症标志物水平仍然呈负相关。体力活动水平从"至少轻度活动"下降到"不活动"的男性体内炎症标志物的水平,与那些在整个随访期间都处在"不活动"状态的男性相似。而那些在基线时不活动但后来活动量增加的人,则与持续活动的人水平相似。

HERITAGE家庭研究对652名久坐但健康的成年人进行了为期20周的运动训练,研究了运动训练对CRP水平的影响[105]。训练内容为每周3d,每次50min,强度为75%基线最大摄氧量的自行车运动。这一训练方案使最大摄氧量大幅增加(17.8%)。然而,CRP降低只在那些CRP基线水平高的个体中出现。另外有研究报道了CRP基线水平与运动引起的CRP改变之间的正相关关系[106],这可能部分地解释了为什么一些研究没有发现运动干预可降低炎症标志物水平[107-112]。

3.9.1 "体适能 vs 肥胖"的争论

虽然体脂增加和活动量减低都与死亡率、2型糖尿病和心血管疾病风险增加有关,但这两者的相对

重要性,以及它们之间的交互作用尚不明确。一篇关注体适能和肥胖与冠心病和/或心血管疾病相关性的综述这样表述:积极运动的生活方式和/或较高的体适能水平(即,非最低20%人群的水平)可以降低超重或肥胖人士罹患心血管疾病或冠心病的风险[113]。研究者认为,积极参与体力活动或者体适能状态良好的超重或肥胖人群的风险与那些虽然体型偏瘦但是体适能状态不好的人接近,但这些人的风险仍然大于积极运动/体适能状态良好并拥有正常体重的人。最后,研究者建议,无论运动是否能减肥,都应该鼓励人们积极参与体力活动。这一建议得到了大多数研究的支持,这些研究都发现体力活动或体适能是冠心病和心血管疾病的独立危险因素。

要解决肥胖问题,首先要认识到体重增加是由能量摄入超过能量消耗累积正能量平衡引起的。因此,减重只能在负能量平衡的情况下进行,维持体重需要摄入的能量与消耗的能量相匹配。虽然能量平衡或不平衡在概念上很简单,但饮食和运动在减肥和体重管理中各自作用却不那么明确。以下是关于体力活动在预防体重增加、减轻体重和维持体重方面作用的文献摘要。

3.9.2 预防体重增加

2003年,国际肥胖研究协会(International Association for the Study of Bbesity, IASO)发表了以下关于体力活动和预防不健康体重增加的声明:目前针对成年人的《体力活动指南》是每天30min中等强度的活动,最好在一周中的每一天都进行体力活动,这对于控制包括冠心病和糖尿病在内许多慢性疾病的风险非常重要。然而,为了防止体重增加或反弹,这条指导方针可能在当前环境下对许多人来说是不够的。有令人信服的证据表明,预防曾经肥胖者减重后体重反弹需要每天60~90min中等强度的运动或稍微少一些的剧烈运动。对于儿童,建议进行更长时间的体力活动。对许多人来说,为了达到推荐的活动量,可以在日常生活当中的碎片时间进行更多零碎活动或休闲活动来减少久坐不动的时间[114]。

3.9.3 体力活动和减重效果的保持

不幸的是,大多数研究并不支持通过增加活动量来实现短期的减重目标,无论是单独运动还是与限制热量的饮食相结合[115-117]。然而,体力活动似乎在长期维持减肥效果中起着重要作用[115-118]。最近一篇综述根据纳入研究的数据情况使用加权均数差(weighted mean difference, WMD)来评估体力活动在促进减重效果维持中的作用[118]。为了评估减重的长期维持效果,该综述只纳入随访超过12个月的随机对照试验(RCT),主要结果如下:

- 与单纯饮食干预相比,饮食加运动的长期减肥效果明显更好(12个月 WMD = −1.95kg,18个月 WMD = −7.83kg,36个月 WMD = −8.22kg)。此外,在12个月时,高密度脂蛋白(high density lipoprotein, HDL)和甘油三酯(triglyceride, TG)的水平也有显著的小幅改善。18个月时,饮食+运动显著大幅降低了 SBP(WMD = −8.90mmHg)和 DBP(WMD = −12.10mmHg)。

- 本综述的另一项分析比较了饮食加行为治疗与饮食加行为治疗及运动。增加了运动之后，在12个月和24个月时效果明显更好(12个月 WMD = –3.02kg,24个月 WMD = –2.16kg)。在胆固醇、血压和血糖方面，各组间没有显著性差异。

这些数据表明，有规律的体力活动有利于减重效果的维持。

3.9.4 需要多大活动量来保持减重效果

美国卫生部、ACSM 和 IASO 的建议和共识声明普遍认可，维持减重效果需要 2 500~2 800kcal/周(60~90min/d 中等强度体力活动)的活动量[114,119,120]。这些建议得到了美国国家体重控制注册登记(National Weight Control Registry,NWCR)的数据支持。NWCR 是一个数据库，包含大约 5 000 名至少在 1 年内减了 30 磅(13.6kg)的人(平均 5.5 年减重约 30kg)。通过采集这些"成功的减重者"的数据表明，超过 90% 的人每周的运动消耗超过 2 800kcal。

3.9.5 抗阻训练和减重

不同于当前流行文献中的主张，力量训练目前还不推荐作为减肥的首选方式[120]。虽然力量/抗阻训练与限制热量饮食相结合可以保持瘦体重，但无论是否与饮食干预相结合都不能增强减重效果[115,117,118,120]。尽管在限制热量摄入的情况下，抗阻训练可以明显地保持肌肉质量，但它似乎不能阻止与减重相关的静息能量消耗减少[120-122]。有研究显示，在不进行饮食干预的情况下，高强度的抗阻训练可以显著增加静息能量消耗长达 16h 或更久[123-127]。然而，这些研究纳入的样本量非常少，而且没有得到其他研究的支持[128-130]。因此，在缺乏更有力证据的情况下，不建议将抗阻训练作为促进或增强减肥效果的首选方案[120]。然而，负重训练与减重干预相结合，可能在维持瘦体重和改善身体成分方面具有优势[120]。

3.10 血脂

血脂在动脉粥样硬化病理过程中的作用已被证实，血脂异常被认为是导致冠心病的一个重要因素[131]。血脂异常包括总胆固醇(total cholesterol,TC)、低密度脂蛋白胆固醇(low density lipoprotein cholesterol,LDL-C)、甘油三酯(triglycerides,TG)升高和高密度脂蛋白胆固醇(high density lipoprotein cholesterol,HDL-C)降低[131]。此外，较新的脂质和脂蛋白指标，如脂蛋白颗粒大小和数量、载脂蛋白和富含甘油三酯的脂蛋白(triglyceride-rich lipoprotein,TRL)，也成为可能增加心血管疾病风险的危险因素。国家胆固醇教育计划成人治疗组Ⅲ已经发布了指导方针，确定了血脂和脂蛋白调控的一级预防和二级预防目标[131]。然而，NHANES 的数据表明许多美国人没有一项脂类和脂蛋白水平达到推荐标准[133]。

规律体力活动降低冠心病风险的机制之一可能是通过改善血脂水平实现的，特别是 HDL-C 的增加和 TG 水平的降低[134-136]。横断面研究一致显示,有氧活动的量和强度与 HDL-C 水平呈正相关,与 TG 水平呈负相关[137]。然而,文献综述显示其他血脂对规律有氧运动的反应并不一致[137-138]。这些作用可能会被同时发生的体重或身体成分改变进一步混淆。在没有饮食干预的研究中,普遍出现的脂类变化是 HDL 平均水平升高 4.6%,范围从 –5.8% 到 25% 不等。同时还观察到 TG(3.7%)、LDL-C(5.0%)下降,而 TC 没有下降[137]。TC 和 LDL-C 的变化很少被报道,即使出现也是非常轻微,而且更有可能是体重下降引起的,而非锻炼。因此,单纯的定期锻炼并不能作为降低 TC 或 LDL-C 的有效策略[136]。

很少有研究试图评估运动处方(强度、活动量等)对血脂的影响。因此,对于改善胆固醇水平的最佳运动方案还没有达成共识。在笔者回顾的大多数研究中,运动干预采用的是中等强度到高强度的项目,每周 3~5 次,每次至少 30min。与运动强度相比,总热量消耗被认为是对血脂调节更重要的指标,目前有学者提出每周 1 200~2 500kcal 的阈值[139]。

一项荟萃分析探索了力量训练对血脂的影响,其中纳入的研究数据最早可以追溯到 1955 年,研究发现力量训练可以使血脂水平有显著的轻度改善(不包括 HDL-C)[140]。然而,虽然早期的研究普遍表明通过抗阻训练可以改善血脂状况,但其中很多研究存在设计缺陷,比如没有饮食控制或饮食控制不佳[140-143],没有对照组[140-143],或者没有控制减脂的作用[141,142,144]。设计更合理的研究以及更新近的研究没有发现抗阻/力量训练对脂蛋白的改善作用[145-150]。

3.11 代谢综合征

CVD 和 T2DM 危险因素的聚集现象已经被认识几十年了[151-166]。在 1988 年美国糖尿病协会年会上,Gerald Reaven 著名的"Banting 奖演讲"引发了大家对风险因素聚集和心血管疾病的极大关注[153]。他描述了导致 T2DM 和 CVD 发展的一系列危险因素,他称之为 X 综合征。Reaven 提出假设:2 型糖尿病、心血管疾病、高血压三种密切相关的疾病具有一个共同的基础,即胰岛素抵抗和高胰岛素血症。然而,当时肥胖还没有被考虑作为一个主要的致病因素。

代谢综合征已被认为是一个全球公共卫生问题,因为它是心血管疾病和 2 型糖尿病的一个重要原因,而这两种疾病是世界范围内导致过早死亡和发病的主要原因[167-169]。代谢综合征的特征是特定心血管危险因素的聚集,包括胰岛素抵抗、向心性肥胖、高血压以及动脉粥样硬化相关的血脂异常(特别是高甘油三酯血症和低 HDL-C)[169-174]。此外,根据医学界的定义,微量白蛋白尿也可能被认为是另一个危险因素[174]。

3.11.1 不同医学组织对代谢综合征的定义

在确定代谢综合征的官方诊断时,美国临床内分泌医师协会(American Association of Clinical Endocrinologists,AACE)支持以国际疾病分类第九版(International Classification of Diseases,9th revision,ICD-9)代码 277.7 为准[173]。目前,有五个正在使用的代谢综合征的诊断标准。表 3-11-1 总结了以下医学组织的标准:①世界卫生组织(World Health Organization,WHO)[174];②欧洲胰岛素抵抗研

究小组（European Group for the Study of Insulin Resistance，EGIR）[172]；③AHA 和美国国家心肺血液研究所（National Heart, Lung and Blood Institute，NHLBI）[174] 与国家胆固醇教育计划（National Cholesterol Education Program，NCEP）(2001)的定义一致；④美国内分泌学会（American College of Endocrinology，ACE）和美国临床内分泌医师协会（American Association of Clinical Endocrinologists，AACE）根据流行病学研究确立的共识定义[173]；⑤国际糖尿病联合会（International Diabetes Federation，IDF）[174]。

由于其临床实用性，大多数针对代谢综合征的研究都使用 NCEP 的定义（表 3-11-1）。NCEP 定义要求符合以下 5 个标准中的 3 个即可诊断代谢综合征：①空腹血糖受损（IFG），即空腹血糖 ≥110mg/dl，包括 T2DM；②男性 HDL-C＜40mg/dl，女性＜50mg/dl；③甘油三酯 ≥150mg/dl；④男性腰围 ≥102cm，女性腰围 ≥88cm；⑤血压值 ≥130/85mmHg。

表 3-11-1 各医学组织发布的代谢综合征定义

诊断条件	WHO（1999）	EGIR（1999）	ACE/AACE（2003）	IDF（2005）	AHA/NHLBI（2005）
必要条件	IGT，IFG，T2DM，胰岛素水平在人群中排前 1/4	胰岛素水平在人群中排前 1/4	高风险 a；BMI＞25kg/m² 或腰围＞102cm（男）或腰围＞88cm（女）	男性腰围 ≥94cm 或女性腰围 ≥80cm，以及针对特定种族群体的标准 b	—
其他条件	≥以下中的 2 个	≥以下中的 2 个	≥以下中的 2 个	≥以下中的 2 个	≥以下中的 2 个
血糖	—	≥100mg/dl，OGTT 2h 血糖 ≥140mg/dl，但不包括糖尿病	≥100mg/dl，OGTT 2h 血糖 ≥140mg/dl，但不包括糖尿病	≥100mg/dl，糖尿病	≥100mg/dl，糖尿病或正在接受药物治疗
肥胖	腰臀比＞0.9（男）或＞0.85（女）；BMI＞30kg/m²	腰围 ≥94cm（男）或 ≥80cm（女）	—	—	腰围 ≥102cm（男）或 ≥88cm（女）
血脂	TG ≥150mg/dl 和/或 HDL-C＜35mg/dl（男）或＜39mg/dl（女）	男性或女性 TG＞180mg/dl 和/或 HDL-C＜39mg/dl 或药物治疗	TG＞150mg/dl 或 HDL-C＜40mg/dl（男）或＜50mg/dl（女）	TG ≥150mg/dl 或药物治疗或 HDL-C＜40mg/dl（男）或＜50mg/dl（女）或药物治疗	TG ≥150mg/dl 或 HDL-C＜40mg/dl（男）或＜50mg/dl（女）或药物治疗
高血压	≥140/90mmHg 或药物治疗	≥140/90mmHg 或药物治疗	＞130/85mmHg 或药物治疗	＞130/85mmHg 或药物治疗	＞130/85mmHg 或药物治疗
其他	微量白蛋白尿 ACR ≥30mg/g				

注：TG. 甘油三酯；OGTT. 口服葡萄糖耐量试验；ACR. 尿白蛋白 - 肌酐比值。WHO. 世界卫生组织；EGIR. 欧洲胰岛素抵抗研究小组；AHA/NHLBI. 美国心脏协会 / 美国国家心肺血液研究所；ACE/AACE. 美国内分泌学会 / 美国临床内分泌医师协会；IDF. 国际糖尿病联合会。

a. 2 型糖尿病或妊娠糖尿病的家族史，已知的心血管疾病，多囊卵巢综合征，缺乏体力活动的生活方式，年龄＞40 岁，以及 2 型糖尿病的高危族群。

b. 在此分析中，墨西哥裔美国男性腰围标准 ≥90cm 和墨西哥裔美国女性腰围标准 ≥80cm [9]。

3.11.2 当前患病率估算

据估计,全世界将近有10亿人患有代谢综合征[176]。代谢综合征的全球患病率估计值差异很大,这取决于所研究的人群,所应用的定义和所采用的研究设计。使用NCEP定义,美国代谢综合征的年龄校正患病率估计为34.6%。这些数据还显示,1988—2002年,美国成年人的代谢综合征患病率增加了10%。随着代谢综合征在西方社会越来越普遍[176],预计其患病率和发病率将与肥胖[176]和T2DM[177]的患病率和发病率一样持续上升。

3.11.3 体力活动和代谢综合征患病率

根据横断面研究,尚不清楚体力活动或缺乏体力活动与代谢综合征患病率之间的关联[176]。在大多数研究中,初步分析通常显示体力活动水平与代谢综合征的患病率之间呈负相关关系,但这种关联通常会在控制其他因素(例如性别、年龄、教育程度、社会经济地位,或者其他危险因素如吸烟)后消失。

多项纵向研究表明,体力活动水平提高,尤其是剧烈运动的水平,与显著降低代谢综合征的发病风险有关,并且呈剂量-反应关系。干预研究的数量较少,但至少有一项研究表明,在年龄在17~65岁之间的621名男女中,连续20周,每周3次,每次30min的剧烈运动,可使代谢综合征的患病率降低(从16.9%下降到11.8%)[177]。也就是说,在基线时有代谢综合征的105位参与者中,有32位在研究结束时不再患有代谢综合征。

3.11.4 心肺功能和代谢综合征

用VO_{2max}测定的心肺功能与代谢综合征之间的关系尚未像体力活动那样得到广泛的研究。但是,心肺功能可以更客观地被测量,而且可能比体力活动本身更能预测代谢综合征。心肺功能已被证明可预测代谢综合征,低心肺功能男性[$VO_{2max}<29.1ml/(kg·min)$]患代谢综合征的概率几乎是$VO_{2max} \geq 35.5ml/(kg·min)$男性的7倍[181]。经过4年多的随访,在控制了年龄、BMI、社会经济状况、心血管疾病、吸烟和饮酒等因素后,与VO_{2max}低于$28.9ml/(kg·min)$的男性相比,VO_{2max}为29.0~35.6和$\geq 37.0ml/(kg·min)$的中年男性代谢综合征的发病率分别降低了47%和75%。

有氧适能与代谢综合征患病率之间的关系似乎也适用于女性。VO_{2max}达到11MET或更高的女性发生代谢综合征的概率是低体适能女性的1/3~1/4[189]。

预防或逆转代谢综合征危险因素聚集所需体力活动的精确数量和强度尚未确定。虽然有证据表明定期进行中等强度的体力活动(例如每周大部分时间步行30min)可以预防代谢综合征,但其他证据表明可能需要进行更大强度的运动来最大限度地降低风险。心肺功能已被证明与代谢综合征呈更明显的负相关关系。要达到更高的体适能水平,就需要进行更多的高强度体力活动[11]。

3.11.5 肌肉力量与代谢综合征

来自有氧运动中心纵向研究（Aerobics Center Longitudinal Study，ACLS）的证据表明，即使在控制了年龄、检查日期、吸烟状况、酒精摄入量、基线代谢综合征风险因素的数量、糖尿病家族史、高血压家族史和早发性冠心病家族史等因素后，肌肉强度水平处在前25%的男性比肌肉强度处于最弱水平的男性患代谢综合征的风险低24%[187]。其他研究也表明抗阻训练和增加肌肉力量有利于控制代谢风险[188-192]。肌肉适能似乎对男性预防代谢综合征，以及日常和长期血糖控制有额外的保护作用。需要明确的是，力量训练应该作为常规有氧运动的辅助手段，而不是唯一的或主要的预防、管理代谢综合征的运动方式[193]。

3.12 结论

迄今为止，各种形式的心血管疾病是对美国和全世界人群健康与长寿的最大威胁。心血管疾病的主要危险因素是众所周知的，其预防和/或管理对降低冠心病、卒中、高血压和心力衰竭的患病率至关重要。研究表明，进行更多的体力活动，尤其是增强心血管健康体适能，可以显著降低CVD的风险。如本章所述，风险降低在很大程度上取决于危险因素的控制。因此，针对不同年龄、不同状况的人，制定适当、个性化的规律体力活动计划是一种标准的生活方式干预措施。

（Robert F. Zoeller Jr., PhD 著　吴岳 译　李婧 校）

参考文献

1. Mozaffarian D, Benjamin EJ, Go AS, et al. Heart disease and stroke statistics—2016 update a report from the American Heart Association. *Circulation* 2016:133:e38–360.
2. Adult participation in aerobic and muscle-strengthening physical activities – United States, 2011. *MMWR* 2013;**62**(17):326–330.
3. Williams PT. Physical fitness and activity as separate heart disease risk factors: A meta-analysis. *Med. Sci. Sports Exerc.* 2001;33:754–761.
4. Ford ES, Ajani UA, Croft JB, et al. Explaining the decrease in U.S. deaths from coronary disease, 1980–2000. *N. Engl. J. Med.* 2007;356:2388–2398.
5. Carlson SA, Fulton JE, Schoenborn CA, and Loustalot F. Trend and prevalence estimates based on the 2008 Physical Activity Guidelines for Americans. *Am. J. Prev. Med.* 2010;39:305–313.
6. *Youth Risk Behavior Surveillance System*. Accessed online 10-30-17. https://www.cdc.gov/healthyyouth/data/yrbs/index.htm.
7. Morrato EH, Hill OH, Wyatt HR, Ghushchyan V, and Sullivan PW. Are health care professionals advising patients with diabetes or at risk for developing diabetes to exercise more? *Diabetes Care* 2006;29:543–548.
8. Abid A, Galuska D, Khan LK, Gillespie C, Ford CS, and Serdula MK. Are healthcare professionals advising patients to lose weight? A trend analysis. *Med. Gen. Med.* 2005;7(4):10.
9. Walsh JM, Swaganard DM, Davis T, and McPhee SJ. Exercise counseling by primary care physicians in the era of managed care. *Am. J. Prev. Med.* 1999;16:307–313.
10. Rogers LQ, Gutin B, Humphries MC, et al. Evaluation of internal medicine residents as exercise role models and associations with self-reported counseling behavior, confidence, and perceived success. *Teach. Learn. Med.* 2006;18:215–221.
11. American College of Sports Medicine. *ACSM's Guidelines for Exercise Testing and Prescription*. Philadelphia, PA: Lippincott, Williams and Wilkins, 2010.
12. Myers J, Kaykha A, George S, et al. Fitness versus physical activity patterns in predicting mortality in men. *Am. J. Med.* 2004;117:912–918.
13. Jacobs DR Jr, Ainsworth BE, Hartman TJ, and Leon AS. A simultaneous evaluation of 10 commonly used physical activity questionnaires. *Med. Sci. Sports Exerc.* 1993;25:81–91.
14. U.S. Department of Health and Human Services. *Physical Activity and Health: A Report of the Surgeon General*. Atlanta, GA: U.S. Department of Health and Human Services, Centers for Disease Control and Prevention, July 11, 1996.
15. Physical Activity Guidelines Advisory Committee. *Physical Activity Guidelines Advisory Committee Report, 2008*. Washington, DC: U.S. Department of Health and Human Services, 2008.
16. Lee IM, Rexrode KM, Cook NR, Manson JE, and Buring JE. Physical activity and coronary heart disease in women: Is "no pain, no gain" passé? *JAMA* 2001;285:1447–1454.
17. Manson JE, Hu FB, Rich-Edwards JW, et al. A prospective study of walking as compared with vigorous exercise in the

prevention of coronary heart disease in women. *NEJM* 1999;341:650–658.
18. Powell KE, Thompson PD, Caspersen CJ, and Kendrick JS. Physical activity and the incidence of coronary heart disease. *Annu. Rev. Public Health* 1987;8:253–287.
19. Blair SN, Kohl HW, and Barlow CE. Physical activity, physical fitness, and all-cause mortality in women: Do women need to be active? *J. Am. Coll. Nutr.* 1993;12:368–371.
20. Sherman SE, D'Agostino RB, Cobb JL, and Kannel WB. Physical activity and mortality in women in the Framingham Heart Study. *Am. Heart J.* 1994;128:879–884.
21. Oguma Y and Shinoda-Tagawa T. Physical activity decreases cardiovascular disease risk in women: Review and meta-analysis. *Am. J. Prev. Med.* 2004;26:407–418. Review.
22. Lee IM, Shiroma EJ, Evenson KR, Kamada M, LaCroix AZ, and Buring JE. Accelerometer-measured physical activity and sedentary behavior in relation to all-cause mortality: The Women's Health Study. *Circulation* 2018;137:203–205.
23. D'Amore S and Mora S. Gender-specific prediction of cardiac disease: Importance of risk factors and exercise variables. *Cardiol. Rev.* 2006;14:281–285. Review.
24. Gulati M, Pandey DK, Arnsdorf MF, et al. Exercise capacity and the risk of death in women: The St. James Women Take Heart Project. *Circulation* 2003;108:1554–1559.
25. Reimers CD, Knapp G, and Reimers AK. Exercise as stroke prophylaxis. *Dtsch. Arztebl. Int.* 2009;106:715–721.
26. Lee CD, Folsom AR, and Blair SN. Physical activity and stroke risk: A meta-analysis. *Stroke* 2003;34:2475–2481.
27. Goldstein LB, Bushnell CD, Adams RJ, et al. Guidelines for the primary prevention of stroke: A guideline for healthcare professionals from the American Heart Association/American Stroke Association. *Stroke* 2011;42:517–584.
28. Shrier I. Muscle strength and body size and later cerebrovascular and coronary heart disease. *Clin. J. Sport Med.* 2010;20:131.
29. Lewington S, Clarke R, Qizilbash N, Peto R, and Collins R. Age-specific relevance of usual blood pressure to vascular mortality: A meta-analysis of individual data for one million adults in 61 prospective studies. Prospective Studies Collaboration. *Lancet* 2002;360:1903–1913.
30. Goodwin KA, Headley SA, and Pescatello LS. Exercise prescription for the prevention and management of hypertension. *Am. J. Lifestyle Med.* 2009;3:446–449.
31. Hagberg JM, Park JJ, and Brown MD. The role of exercise training in the treatment of hypertension: An update. *Sports Med.* 2000;30:193–206.
32. Chase NL, Sui X, Lee DC, et al. The association of cardiorespiratory fitness and physical activity with incidence of hypertension in men. *Am. J. Hypertens.* 2009;22:417–424.
33. Pescatello LS, Franklin BA, Fagard R, et al. American College of Sports Medicine position stand. Exercise and hypertension. *Med. Sci. Sports Exerc.* 2004 36:533–553.
34. Tsai J, Yang H, Wang W, et al. The beneficial effect of regular endurance exercise training on blood pressure and quality of life in patients with hypertension. *Clin. Exp. Hypertens.* 2004;26:255–265.
35. Halbert JA, Silagy CA, Finucane P, et al. The effectiveness of exercise training in lowering blood pressure: A meta-analysis of randomised controlled trials of 4 weeks or longer. *J. Hum. Hypertens.* 1997;11:641–649.
36. Chobanian AV, Bakris GL, Black HR, et al. The seventh report of the Joint National Committee on prevention, detection, evaluation, and treatment of high blood pressure: The JNC 7 report. *JAMA* 2003;289:2560–2572.
37. Fagard RH. Exercise characteristics and the blood pressure response to dynamic physical training. *Med. Sci. Sports Exerc.* 2001;33(Suppl 6):S484–S492.
38. Kukkonen K, Rauramaa R, Voutilainen E, and Lansimies E. Physical training of middle-aged men with borderline hypertension. *Ann. Clin. Res.* 1982;14(Suppl 34):139–145.
39. Leon AS, Casal D, and Jacobs D Jr. Effects of 2,000 kcal per week of walking and stair climbing on physical fitness and risk factors for coronary heart disease. *J. Cardiopulm. Rehabil.* 1996;16:183–192.
40. Manfredini F, Malagoni AM, Mandini S, et al. Sport therapy for hypertension: Why, how, and how much? *Angiology* 2009;60:207–214.
41. Cornelissen VA and Fagard RH. Effect of resistance training on resting blood pressure: A meta-analysis of randomized controlled trials. *J. Hypertens.* 2005;23:251–259.
42. Kelley GA and Kelley KS. Progressive resistance exercise and resting blood pressure: A meta-analysis of randomized controlled trials. *Hypertension* 2000;35:838–843.
43. Wallace JP. Exercise in hypertension: A clinical review. *Sports Med.* 2003;33:585–598.
44. Pescatello LS. Exercise and hypertension: Recent advances in exercise prescription. *Curr. Hypertens. Rep.* 2005;7:281–286.
45. Braith RW and Stewart KJ. Resistance exercise training: Its role in the prevention of cardiovascular disease. *Circulation* 2006;113:2642–2650.
46. Rezk CC, Marrache RC, Tinucci T, et al. Post-resistance exercise hypotension, hemodynamics, and heart rate variability: Influence of exercise intensity. *Eur. J. Appl. Physiol.* 2006;98:105–112.
47. Queiroz ACC, Gagliardi JFL, Forjaz CLM, et al. Clinic and ambulatory blood pressure responses after resistance exercise. *J. Strength Cond. Res.* 2009;23:571–578.
48. Kenchaiah S, Sesso HD, and Gaziano JM. Body mass index and vigorous physical activity and the risk of heart failure among men. *Circulation* 2009;119:44–52.
49. Hu G, Jousilahti P, Antikainen R, Katzmarzyk PT, and Tuomilehto J. Joint effects of physical activity, body mass index, waist circumference, and waist-to-hip ratio on the risk of heart failure. *Circulation* 2010;121:237–244.
50. Pandey A, LaMonte M, Klein L, et al. Relationship between physical activity, body mass index, and risk of heart failure. *J. Am. Coll. Cardiol.* 2017;69:1129–1142.
51. Hammoud T, Tanguay JF, and Bourassa MG. Management of coronary artery disease: Therapeutic options in patients with diabetes. *J. Am. Coll. Cardiol.* 2000;36:355–365.
52. Van de Werf F, Ardissino D, Betriu A, et al. Management of acute myocardial infarction in patients presenting with ST-segment elevation. *Eur. Heart J.* 2003;24:28–66.
53. Steg PG, Dabbous OH, Feldman LJ, et al. Determinants and prognostic impact of heart failure complicating acute coronary syndromes observations from the Global Registry of Acute Coronary Events (GRACE). *Circulation* 2004;109:494–499.
54. Vikman S, Niemela K, Ilva T, et al. Underuse of evidence-based treatment modalities in diabetic patients with non-ST elevation acute coronary syndrome. A prospective nation-wide study on acute coronary syndromes (FINACS). *Diabetes Res. Clin. Pract.* 2003;61:39–48.
55. Morrish NJ, Wang SL, Stevens LK, Fuller JH, and Keen H. Mortality and causes of death in the WHO multinational study of vascular disease in diabetes. *Diabetologia* 2001;44:S14–S21.
56. Smith SC. Multiple risk factors for cardiovascular disease and diabetes mellitus. *Am. J. Med.* 2007;120:S3–S11.
57. Kahn BB and Flier JS. Obesity and insulin resistance. *J. Clin. Invest.* 2000;106:473–481.
58. Wisse BE. The inflammatory syndrome: The role of adipose tissue cytokines in metabolic disorders linked to obesity. *J. Am. Soc. Nephrol.* 2004;15:2792–2800.
59. Poirier P, Giles TD, Bray GA, et al. Obesity and cardiovascular disease: Pathophysiology, evaluation, and effect of weight loss: An update of the 1997 American Heart Association scientific statement on obesity and heart disease from the obesity committee of the Council on Nutrition, Physical Activity, and Metabolism. *Circulation* 2006;113:898–918.
60. Alexander CM, Lansman PB, Teutsch SM, and Haffner SM. NCEP-defined metabolic syndrome, diabetes and prevalence of coronary heart disease among NHANES III participants age 50 years and older. *Diabetes* 2003;52:1210–1214.
61. Lakka HM, Laaksonen DE, Lakka TA, et al. The metabolic syndrome and total and cardiovascular disease mortality in middle-aged men. *JAMA* 2002;288:2709–2716.
62. Wei M, Gibbons LW, Mitchell TL, Kampert JB, Lee CD, and Blair SN. The association between cardiorespiratory fitness and impaired fasting glucose and type 2 diabetes mellitus in men. *Ann. Intern. Med.* 1999;130:89–96.
63. Sawada SS, Lee IM, Muto T, Matuszaki K, and Blair SN. Cardiorespiratory fitness and the incidence of type 2 diabetes: Prospective study of Japanese men. *Diabetes Care* 2003;26:2918–2922.
64. Helmrich SP, Ragland DR, Leung RW, and Paffenbarger RF. Physical activity and reduced occurrence of non-insulin dependent diabetes mellitus. *N. Engl. J. Med.* 1991;325:147–152.

65. Hu FB, Manson JE, Stampfer MJ, et al. Diet, lifestyle, and the risk of type 2 diabetes mellitus in women. *N. Engl. J. Med.* 2001;345:790–797.
66. Hu FB, Sigal RJ, Rich-Edwards JW, et al. Walking compared with vigorous physical activity and risk of type 2 diabetes in women: A prospective study. *JAMA* 1999;282:1433–1439.
67. Kriska AM, Saremi A, Hanson RL, et al. Physical activity, obesity, and the incidence of type 2 diabetes in a high-risk population. *Am. J. Epideimiol.* 2003;158:669–675.
68. Okada K, Hayashi T, Tsumura K, Suematsu C, Endo G, and Fujii S. Leisure-time physical activity at weekends and the risk of type 2 diabetes mellitus in Japanese men: The Osaka Health Survey. *Diabetes Med.* 2000;17:53–58.
69. Wannamethee SG, Shaper AG, and Alberti KG. Physical activity, metabolic factors, and the incidence of coronary heart disease and type 2 diabetes. *Arch. Intern. Med.* 2000;160:2108–2116.
70. Hu FB, Leitzmann MF, Stamfer MJ, Colditz GA, Willett WC, and Rimm EB. Physical activity and television watching in relation to risk for type 2 diabetes mellitus in men. *Arch. Intern. Med.* 2001;161:1542–1548.
71. Hu FB, Li TY, Colditz, GA, Willett WC, and Manson JE. Television watching and other sedentary behaviors in relation to risk of obesity and type 2 diabetes in women. *JAMA* 289;1785–1791.
72. Weinstein AR, Sesso HD, Lee IM, et al. Relationship of physical activity vs. body mass index with t diabetes in women. *JAMA* 2004;292:1148–1194.
73. Duncan GE, Perri MG, Theriaque DW, Hutson A, Eckel RH, and Stacpoole PW. Exercise training, without weight loss, increases insulin sensitivity and postheparin plasma lipase activity in previously sedentary adults. *Diabetes Care* 2003;26:557–562.
74. Pan XR, Li GW, Hu YH, Wang JX, and Yang WY. Effects of diet and exercise in preventing NIDDM in people with impaired glucose tolerance. The Da Qing IGT and Diabetes Study. *Diabetes Care* 1997;20:537–544.
75. Tuomilehto J, Lindstrom J, Eriksonn JG, et al. Prevention of type 2 diabetes mellitus by changes in lifestyle among subjects with impaired glucose tolerance. *N. Engl. J. Med.* 2001;344:1343–1350.
76. Knowler WC, Barrett-Connor E, Fowler SE, et al. Reduction in the incidence of type 2 diabetes with lifestyle intervention or metformin. *N. Engl. J. Med.* 2002;346:393–403.
77. Boule NG, Haddad E, Kenny GP, Wells GA, and Sigal RJ. Effects of exercise on glycemic control and body mass in type 2 diabetes: A meta-analysis of controlled clinical trials. *JAMA* 2001;286:1218–1227.
78. Boule NG, Haddad E, Kenny GP, Wells GA, and Sigal RJ. Meta-analysis of the effect of structured exercise training on cardiorespiratory fitness in type 2 diabetes mellitus. *Diabetologia* 2003;46:1071–1081.
79. Sigal RJ, Kenny GP, Wasserman DH, and Castaneda-Sceppa C. Physical activity/exercise and type 2 diabetes. *Diabetes Care* 2004;27:2518–2539.
80. Snowling NJ and Hopkins WG. Effects of different modes of exercise training on glucose control and risk factors for complications in Type 2 diabetic patients. A meta-analysis. *Diabetes Care* 2006;29:2518–2527.
81. Sigal RJ, Kenny GP, Wasserman DH, Castaneda-Sceppa C, and White RD. Physical activity/exercise and type 2 diabetes: A consensus statement from the American Diabetes Association. *Diabetes Care* 2006 Jun;29(6):1433–1438.
82. National Heart, Lung and Blood Institute. *Obesity Education Initiative Expert Panel: Clinical Guidelines on the Identification, Evaluation, and Treatment of Overweight and Obesity in Adults: The Evidence Report.* Bethesda, MD: National Institutes of Health, 1998 Sep. NIH publication no. 98-4083. pp. 1–228.
83. Abate N. Obesity and cardiovascular disease: Pathogenetic role of the metabolic syndrome and therapeutic implications. *J. Diabetes Complicat.* 2000;14:154–174.
84. Bonora E. Relationship between regional fat distribution and insulin resistance. *Int. J. Obes. Relat. Metab. Disord.* 2000;24(Suppl 2):S32–S35.
85. Despres J-P and Marrette A. Obesity and insulin resistance: Epidemiological, metabolic and molecular aspects. In: Reaven G and Laws A, editors. *Contemporary Endocrinology. Insulin Resistance: The Metabolic Syndrome X.* Totowa, NJ: Humana Press, Inc., 1999.
86. Sharma AM. Adipose tissue: A mediator of cardiovascular risk. *Int. J. Obes.* 2002;26(Suppl 4):S5–S7.
87. Ford ES, Mokdad AH, and Giles WH. Trends in waist circumference among U.S. adults. *Obes. Res.* 2003;11:1223–1231.
88. Abid A, Galuska D, Khan LK, Gillespie C, Ford CS, and Serdula MK. Are healthcare professionals advising patients to lose weight? A trend analysis. *Med. Gen. Med.* 2005;7:10.
89. O'Brien SH, Holubkov R, and Reis EC. Identification, evaluation, and management of obesity in an academic primary care center. *Pediatrics* 2004;114:e154–e159.
90. Ross R. Atherosclerosis as an inflammatory disease. *Am. Heart J.* 1999;138:S419–S420.
91. Plutzky J. Inflammation in atherosclerosis and diabetes mellitus. *Rev. Endorc. Metab. Disord.* 2004;5:255–259.
92. Fan J and Watanabe T. Inflammatory reactions in the pathogenesis of atherosclerosis. *J. Atheroscler. Thromb.* 2003;10:63–71.
93. Blake GJ and Ridker PM. Inflammatory bio-markers and cardiovascular risk prediction. *J. Intern. Med.* 2002;252:283–294.
94. Berg AH and Scherer PE. Adipose tissue, inflammation, and cardiovascular disease. *Circ. Res.* 2005;96:939–949.
95. Nanji AA and Freeman JB. Relationship between body weight and total leukocyte count in morbid obesity. *Am. J. Clin. Pathol.* 1985;84:346–347.
96. Cottam DR, Mattar SG, Barinas-Mitchell E, et al. The chronic inflammatory hypothesis for the morbidity associated with morbid obesity: Implications and effects of weight loss. *Obes. Surg.* 2004;14:589–600.
97. Lee YH and Pratley RE. Abdominal obesity and cardiovascular disease risk: The emerging role of the adipocyte. *J. Cardiopulm. Rehabil.* 2007;27:2–10.
98. Wisse BE. The inflammatory syndrome: The role of adipose tissue cytokines in metabolic disorders linked to obesity. *J. Am. Soc. Nephrol.* 2004;15:2792–2800.
99. Fasshauer M and Paschke R. Regulation of adipocytokines and insulin resistance. *Diabetologia* 2003;46:1594–1603.
100. Panagiotakos DB, Pitsavos C, Yannakoulia M, Chrysohoou C, and Stefanadis C. The implication of obesity and central fat on markers of chronic inflammation: The ATTICA study. *Atherosclerosis* 2005;183:308–315.
101. Warnberg J, Nova E, Moreno LA, et al. Inflammatory proteins are related to total and abdominal adiposity in a healthy adolescent population: The AVENA study. *Am. J. Clin. Nutr.* 2006;84:505–512.
102. Park HS, Park JY, and Yu R. Relationship of obesity and visceral adiposity with serum concentrations of CRP, TNF-alpha, and IL-6. *Diabetes Res. Clin. Pract.* 2005;69:29–35.
103. Nicklas BJ, You T, and Pahor M. Behavioural treatments for chronic systemic inflammation: Effects of dietary weight loss and exercise training. *CMAJ* 2005;172:1199–1209.
104. Wannamethee SG, Lowe GO, Whincup PH, Rumley A, Walker M, and Lennon L. Physical activity and hemostatic and inflammatory variables in elderly men. *Circulation* 2002;105:1785–1790.
105. Lakka TA, Lakka HM, Rankinen T, et al. Effect of exercise training on plasma levels of C-reactive protein in healthy adults: The Heritage Family Study. *Eur. Heart J.* 2005;26:2018–2025.
106. Milani RV, Lavie CJ, and Mehra MR. Reduction in C-reactive protein through cardiac rehabilitation and exercise training. *J. Am. Coll. Cardiol.* 2004;43:1056–1061.
107. Barbeau P, Litaker RS, Woods KF, et al. Hemostatic and inflammatory markers in obese youths: Effects of exercise and adiposity. *J. Pediatr.* 2002;141:415–420.
108. Nassis GP, Papantakou K, Skenderi K, et al. Aerobic exercise training improves insulin sensitivity without changes in body weight, body fat, adiponectin, and inflammatory markers in overweight and obese girls. *Metabolism* 2005;54:1472–1479.
109. Huffman KM, Samsa GP, Slentz CA, et al. Response of high-sensitivity C-reactive protein to exercise training in an at-risk population. *Am. Heart J.* 2006;152:793–800.
110. Hammett CJ, Prapavessis H, Baldi JC, et al. Effects of exercise training on 5 inflammatory markers associated with cardiovascular risk. *Am. J. Heart* 2006;151:367.e7–367.e16.
111. Marcell TJ, McAuley KA, Traustadottir T, and Reaven PD. Exercise training is not associated with improved levels of C-reactive protein or adiponectin. *Metabolism* 2005;54:533–541.
112. Rauramaa R, Halonen P, Vaisanen SB, et al. Effects of aerobic physical exercise on inflammation and atherosclerosis in men: The DNASCO Study: A six-year randomized, controlled trial. *Ann. Intern. Med.* 2004;140:1007–1014.

113. Gill JM and Malkova D. Physical activity, fitness and cardiovascular disease risk in adults: Interactions with insulin resistance and obesity. *Clin. Sci.* 2004;110:409–425.
114. Sarris WH, Blair SN, van Baak MA, et al. How much physical activity is enough to prevent unhealthy weight gain? Outcome of the IASO 1st Stock Conference and consensus statement. *Obes. Rev.* 2003;4:101–114.
115. Hill JO and Wyatt HR. Role of physical activity in preventing and treating obesity. *J. Appl. Physiol.* 2005;99:765–770.
116. Wing RR. Physical activity in the treatment of the adulthood overweight and obesity: Current evidence and research issues. *Med. Sci. Sports Exerc.* 1999;31(Suppl):S547–S552.
117. Catenacci VA and Wyatt HR. The role of physical activity in producing and maintaining weight loss. *Nat. Clin. Pract. Endocrinol. Metab.* 2007;3:518–529.
118. Avenell A, Broom J, Brown TJ, et al. Systematic review of the long-term effects and economic consequences of treatments for obesity and implications for health improvement. *Health Technol. Assess.* 2004;8(21):1–465.
119. Department of Health and Human Services. *Dietary Guidelines*, 2005. [Online]. http://www.healthierus.gov/dietaryguidelines
120. Donnelly JE, Blair SN, Jakicic JM, et al. American College of Sports Medicine Position Stand. Appropriate physical activity intervention strategies for weight loss and prevention of weight regain for adults. *Med. Sci. Sports Exerc.* 2009;41:459–471.
121. Klem ML, Wing RR, McGuire MT, Seagle HM, and Hill JO. A descriptive study of individuals successful at long term maintenance of substantial weight loss. *Am. J. Clin. Nutr.* 1997;66:239–246.
122. Wadden TA, Vogt RA, Andersen RE, et al. Exercise in the treatment of obesity: Effects of four interventions on body composition, resting energy expenditure, appetite, and mood. *J. Consult. Clin. Psychol.* 1997;65:269–277.
123. Jamurtas AZ, Koutedakis Y, Pachallis V, et al. The effects of a single bout of exercise on resting energy expenditure and respiratory exchange ratio. *Eur. J. Appl. Phyiol.* 2004;92:393–398.
124. Schuenke MD, Mikat RP, and McBride JM. Effect of an acute period of resistance exercise on excess post-exercise oxygen consumption: Implications form body mass management. *Eur. J. Appl. Physiol.* 2002;86:411–417.
125. Osterberg KL and Melby CL. Effect of acute resistance exercise on postexercise oxygen consumption and resting metabolic rate in young women. *Int. J. Sport Nutr. Exerc. Metab.* 2000;10:71–81.
126. Gillette CA, Bullough RC, and Melby CL. Postexercise energy expenditure in response to acute aerobic or resistive exercise. *Int. J. Sport Nutr.* 1994;4:347–360.
127. Melby C, Scholl C, Edwards G, and Bullough R. Effect of acute resistance exercise on postexercise energy expenditure and resting metabolic rate. *J. Appl. Physiol.* 1993;75:1847–1853.
128. Haltom RW, Kraemer RR, Sloan RA, Herbert EP, Frank K, and Tryniecki JL. Circuit weight training and its effect on excess post-exercise oxygen consumption. *Med. Sci. Sports Exerc.* 1999;31:1613–1618.
129. Olds TS and Abernathy PJ. Postexercise oxygen consumption following heavy and light resistance exercise. *J. Strength Cond. Res.* 1993;7:147–152.
130. Elliot DL, Goldberg L, and Kuehl KS. Effects of resistance training on excess post-exercise oxygen consumption. *J. Appl. Sports Sci. Res.* 1992;6:77–81.
131. Grundy SM, Cleeman JI, Merz CN, et al. Implications of recent clinical trials for the National Cholesterol Education Program Adult Treatment Panel III Guidelines. *J. Am. Coll. Cardiol.* 2004;44:720–732.
132. Fruchart JC, Nierman MC, Stroes ES, Kastelein JJ, and Duriez P. New risk factors for atherosclerosis and patient risk assessment. *Circulation* 2004;109:315–319.
133. Tóth PP, Potter D, and Ming EE. Prevalence of lipid abnormalities in the United States: The National Health and Nutrition Examination Survey 2003–2006. *J. Clin. Lipidol.* 2012;6:325–330.
134. O'Donovan G, McEneny J, Kearney EM, et al. LDL particle size in habitual exercisers, lean sedentary men and abdominally obese sedentary men. *Int. J. Sports Med.* 2007;28:644–649.
135. Kraus WE, Houmard JA, Duscha BD, et al. Effects of the amount and intensity of exercise on plasma lipoproteins. *N. Engl. J. Med.* 2002;347:1483–1492.
136. Mestek ML. Physical activity, blood lipids, and lipoproteins. *Am. J. Lifestyle Med.* 2009;3:279–283.
137. El Harchaoui K, Arsenault BJ, Franssen R, et al. High-density lipoprotein particle size and concentration and coronary risk. *Ann. Intern. Med.* 2009;150:84–93.
138. Kelley GA and Kelley KS. Aerobic exercise and lipids and lipoproteins in men: A meta-analysis of randomized controlled trials. *J. Mens. Health Gend.* 2006;3:61–70.
139. Durstine JL, Grandjean PW, Cox CA, and Thompson PD. Lipids, lipoproteins, and exercise. *J. Cardiopulm. Rehabil.* 2002;22:385–398.
140. Kelley GA and Kelley KS. Impact of progressive resistance training on lipids and lipoproteins in adults: A meta-analysis of randomized controlled trials. *Prev. Med.* 2009;48:9–19.
141. Frippe RR and Hodgson JL. Effect of resistance training on plasma lipid and lipoprotein levels in male adolescents. *J. Pediatr.* 1987;111:926–931.
142. Goldberg LE, Elliot DL, Schutz RW, and Kloster FE. Changes in lipid-lipoprotein levels after weight training. *JAMA* 1984;252:504–506.
143. Ulrich IH, Reid CM, and Yeater RA. Increased HDL-cholesterol levels with a weight training program. *South. Med. J.* 1987;80:328–331.
144. Weltman A, Janney C, Rians CB, Strand K, and Katch FI. The effects of hydraulic resistance strength training on serum lipid levels in prepubertal boys. *Am. J. Dis. Child.* 1987;141:777–780.
145. Johnson CC, Stone MH, Lopez SA, Herberg JA, Kilgore LT, and Byrd RJ. Diet and exercise in middle-aged men. *J. Diet. Assoc.* 1982;81:695–701.
146. Hurley BF. Effects of resistive training on lipoprotein-lipid profiles: A comparison to aerobic exercise training. *Med. Sci. Sports Exerc.* 1989;21:689–693.
147. Kokkinos PF, Hurley BF, Smutok MA, et al. Strength training does not improve lipoprotein-lipid profiles in men at risk for coronary heart disease (CHD). *Med. Sci. Sports Exerc.* 1991;23:1134–1139.
148. Smutok MA, Reece C, Kokkinos PF, et al. Aerobic versus strength training for risk factor intervention in middle-aged men at high risk for coronary heart disease. *Metabolism* 1993;42:177–184.
149. LeMura LM, von Duvillard SP, Andreacci J, Klebez JM, Chelland SA, and Russo J. Lipid and lipoprotein profiles, cardiovascular fitness, body composition, and diet during and after resistance, aerobic, and combination training in young women. *Eur. J. Appl. Physiol.* 2000;82:451–458.
150. Banz WJ, Maher MJ, Thompson WG, et al. Effects of resistance versus aerobic training on coronary artery disease risk factors. *Exp. Biol. Med.* 2003;228:434–440.
151. Bonora E. The metabolic syndrome and cardiovascular disease. *Ann. Med.* 2006;38:64–80.
152. Grundy SM, Brewer HB, Cleeman JI, Smith SC, and Lenfant C. Definition of metabolic syndrome: Report of the National Heart, Lung, and Blood Institute/American Heart Association conference on scientific issues related to definition. *Circulation* 2004;109:433–438.
153. Haffner SM, Valdez RA, Hazuda HP, Mitchell BD, Morales PA, and Stern MP. Prospective analysis of the insulin-resistance syndrome (syndrome X). *Diabetes* 1992;41:715–722.
154. Liese AD, Mayer-Davis EJ, and Haffner SM. Development of the multiple metabolic syndrome: An epidemiologic perspective. *Epidemiol. Rev.* 1998;20:157–172.
155. Reaven GM. Banting lecture 1988. Role of insulin resistance in human disease. *Diabetes* 1988;37:1595–1607.
156. Wilson PW, Kannel WB, Silbershatz H, and D'Agostino RB. Clustering of metabolic factors and coronary heart disease. *Arch. Intern. Med.* 1999;159:1104–1109.
157. Kylin E. Studien uber das Hypertonie-Hyperglyka 'mie-Hyperurika' mie-syndrom. *Zentralbl. Inn. Med.* 1923;44:105–127.
158. Vague J. La differenciation sexuelle, facteur determinant des formes de l'obesite. *Presse Med.* 1947;53:339–340.
159. Avogaro P, Crepaldi G, Enzi G, and Tiengo A. Metabolic aspects of essential obesity. *Epatologia* 1965;11:226–238.
160. Camus J. The deadly quintet. *Rev. Rhum. Mal. Osteoartic.* 1966;33:10–14.
161. Jahnke K, Daweke H, Libermeister H, et al. Hormonal and metabolic aspects of obesity in humans. In: *Proceedings of the Sixth Congress of the International Diabetes Federation.* Amsterdam: Excerpta Medica Foundation, 1969. pp. 533–539.
162. Haller H. Epidermiology and associated risk factors of hyperlipoproteinemia. *Z. Gesamte Inn. Med.* 1977;32:124–128.
163. Singer P. Diagnosis of primary hyperlipoproteinemias. *Z. Gesamte Inn. Med.* 1977;32:129–133.
164. American Diabetes Association. http://www.diabetes.org/home.jsp

165. Zavaroni I, Bonini L, Fantuzzi M, Dall'Aglio E, Passeri M, and Reaven GM. Hyperinsulinaemia, obesity, and syndrome X. *J. Intern. Med.* 1994;235:51–56.
166. Despres JP. Visceral obesity, insulin resistance, and dyslipidemia: Contribution of endurance exercise training to the treatment of the plurimetabolic syndrome. *Exerc. Sport Sci. Rev.* 1997;25:271–300.
167. Bonora E, Kiechl S, Willeit J, et al. Prevalence of insulin resistance in metabolic disorders: The Bruneck Study. *Diabetes* 1998;47:1643–1649.
168. Isomaa B, Almgren P, Tuomi T, et al. Cardiovascular morbidity and mortality associated with the metabolic syndrome. *Diabetes Care* 2001;24:683–689.
169. Mota M, Panus C, Mota E, Lichiardopol C, Vladu D, and Toma E. The metabolic syndrome – A multifaced disease. *Rom. J. Intern. Med.* 2004;42:247–255.
170. Trevisan M, Liu J, Bahsas FB, and Menotti A. Syndrome X and mortality: A population-based study. Risk Factor and Life Expectancy Research Group. *Am. J. Epidemiol.* 1998;148:958–966.
171. Churilla JR and Zoeller RF. Physical activity and the metabolic syndrome: A review of the evidence. *Am. J. Lifestyle Med.* 2008;2:118–125.
172. Balkau B and Charles MA. Comment on the provisional report from the WHO consultation. European Group for the Study of Insulin Resistance (EGIR). *Diabet. Med.* 1999;16:442–443.
173. Einhorn D, Reaven GM, Cobin RH, et al. American College of Endocrinology position statement on the insulin resistance syndrome. *Endocr. Pract.* 2003;9:237–252.
174. IDF. *International Diabetes Federation. Worldwide Definition of the Metabolic Syndrome*, 2005. Available at: https://www.idf.org/our-activities/advocacy-awareness/resources-and-tools/60:idfconsensus-worldwide-definitionof-the-metabolic-syndrome.html. Accessed December 16, 2017.
175. NCEP. Executive summary of the third report of the National Cholesterol Education Program (NCEP) expert panel on detection, evaluation, and treatment of high blood cholesterol in adults (Adult Treatment Panel III). *JAMA* 2001;285:2486–2497.
176. WHO. *Definition Diagnosis and Classification of Diabetes Mellitus and Its Complications. Report of a WHO Consultation*, 1999.
177. Grundy SM, Cleeman JI, Daniels SR, et al. Diagnosis and management of the metabolic syndrome: An American Heart Association/National Heart, Lung, and Blood Institute Scientific Statement. *Circulation* 2005;112:2735–2752.
178. Eckel RH, Grundy SM, and Zimmet PZ. The metabolic syndrome. *Lancet* 2005;365:1415–1428.
179. DuBose KD, Ainsworth BE, Hand GA, and Durstine JL. The relationship between leisure-time physical activity and the metabolic syndrome: An examination of NHANES III, 1988–1994. *J. Phys. Act. Health* 2005;2:470–487.
180. Irwin ML, Ainsworth BE, Mayer-Davis EJ, Addy CL, Pate RR, and Durstine JL. Physical activity and the metabolic syndrome in a tri-ethnic sample of women. *Obes. Res.* 2002;10:1030–1037.
181. Laaksonen DE, Lakka HM, Salonen JT, Niskanen LK, Rauramaa R, and Lakka TA. Low levels of leisure-time physical activity and cardiorespiratory fitness predict development of the metabolic syndrome. *Diabetes Care* 2002;25:1612–1618.
182. Park YW, Zhu S, Palaniappan L, Heshka S, Carnethon MR, and Heymsfield SB. The metabolic syndrome: Prevalence and associated risk factor findings in the US population from the Third National Health and Nutrition Examination Survey, 1988–1994. *Arch. Intern. Med.* 2003;163:427–436.
183. Ford ES, Kohl HW, Mokdad AH, and Ajani UA. Sedentary behavior, physical activity, and the metabolic syndrome among U.S. adults. *Obes. Res.* 2005;13:608–614.
184. Zhu S, St-Onge MP, Heshka S, and Heymsfield SB. Lifestyle behaviors associated with lower risk of having the metabolic syndrome. *Metabolism* 2004;53:1503–1511.
185. Katzmarzyk PT, Leon AS, Wilmore JH, et al. Targeting the metabolic syndrome with exercise: Evidence from the HERITAGE Family Study. *Med. Sci. Sports Exerc.* 2003;35:1703–1709.
186. Farrell SW, Cheng YJ, and Blair SN. Prevalence of the metabolic syndrome across cardiorespiratory fitness levels in women. *Obes. Res.* 2004;12:824–830.
187. Jurca R, Lamonte MJ, Barlow CE, Kampert JB, Church TS, and Blair SN. Association of muscular strength with incidence of metabolic syndrome in men. *Med. Sci. Sports Exerc.* 2005;37:1849–1855.
188. Castaneda C, Layne JE, Munoz-Orians L, et al. A randomized controlled trial of resistance exercise training to improve glycemic control in older adults with type 2 diabetes. *Diabetes Care* 2002;25:2335–2341.
189. Dunstan DW, Daly RM, Owen N, et al. High-intensity resistance training improves glycemic control in older patients with type 2 diabetes. *Diabetes Care* 2000;25:1729–1736.
190. Harris KA and Holly RG. Physiological response to circuit weight training in borderline hypertensive subjects. *Med. Sci. Sports Exerc.* 1987;19:246–252.
191. Honkola A, Forsen T, and Eriksson J. Resistance training improves the metabolic profile in individuals with type 2 diabetes. *Acta Diabetol.* 1997;34:245–248.
192. Hurley BF, Hagberg JM, Goldberg AP, et al. Resistive training can reduce coronary risk factors without altering VO_{2max} or percent body fat. *Med. Sci. Sports Exerc.* 1988;20:150–154.
193. Bateman LA, Slentz CA, Willis LH, et al. Comparison of aerobic versus resistance exercise training effects on metabolic syndrome (from the studies of a targeted risk reduction intervention through defined exercise – STRRIDE-AT/RT). *Am. J. Cardiol.* 2011 Jul 7. [Epub ahead of print].

第 4 章 | 血脂异常的临床管理策略

目录

要点／073

4.1 背景／073

4.2 总胆固醇和低密度脂蛋白胆固醇升高／073

4.3 高密度脂蛋白／074

4.4 甘油三酯／075

4.5 非高密度脂蛋白胆固醇和载脂蛋白 B／076

4.6 脂质分类和治疗目标／076

4.7 生活方式在血脂异常管理中的作用／078

4.7.1 饮食的影响（另可见于营养和心血管疾病的章节）／079

4.8 体重管理／081

4.8.1 锻炼效果（另可见于体力活动和体适能在心血管疾病预防的章节）／083

4.9 结论和建议／083

参考文献／085

要 点

- 血脂异常是冠心病（coronary heart disease，CHD）的重要危险因素之一，包括总胆固醇、低密度脂蛋白（low-density lipoprotein，LDL）、甘油三酯（triglyceride，TG）异常和/或高密度脂蛋白（high-density lipoprotein，HDL）水平降低。
- 血脂异常的治疗，应以胆固醇水平和心血管疾病风险为依据。
- 生活方式管理是血脂异常治疗的基石，包括饮食、运动、体重管理、戒烟和适度饮酒。
- 血脂异常的药物治疗主要为羟甲基戊二酰辅酶A（hydroxymethylglutaryl-coenzyme A，HMG-CoA）还原酶抑制剂（他汀类药物），并根据患者的并发症和血脂情况增加或使用其他药物。

4.1 背景

血脂异常是指空腹血液中单独或者合并出现的总胆固醇（total cholesterol，TC）、低密度脂蛋白（low-density Lipoprotein，LDL）、甘油三酯（triglycerides，TG）升高和/或高密度脂蛋白（HDL）水平降低。在美国，血脂异常发病率很高，尤其是总胆固醇和低密度脂蛋白胆固醇（low-density lipoprotein cholesterol，LDL-C）升高[1]。除去生活环境和生活方式对其的影响，血脂异常还具有多基因遗传模式。家族性高胆固醇血症是一种单基因常染色体显性遗传病，但发病率相对不高[2]。尽管脂质对于身体来说很重要，但是血液中脂质和脂蛋白载体水平异常对动脉粥样硬化病理生理学改变以及冠心病（CHD）的发生和发展有重要作用。

4.2 总胆固醇和低密度脂蛋白胆固醇升高

一些大规模、长期、纵向的观察性研究已证实，即使存在其他主要的心血管疾病风险因素，人群的总胆固醇水平与心血管疾病发生率存在正相关关系，即从TC>180mg/dl水平开始，TC每增加1%，CHD风险增加2%[3]。其他观察性研究表明，与LDL-C相比，载脂蛋白B_{100}（Apo B_{100}）的浓度对CHD具有更显著的预测效应[8,9]。还有多项研究显示脂蛋白（a）[LP（a）]水平与冠心病风险增加有关[8,10,11]。一些随机对照试验证明，使用降胆固醇药物，比如HMG-CoA还原酶抑制剂（他汀类）、胆固醇吸收抑制剂、考来烯胺、烟酸和贝特类药物均成功降低了患CHD的风险[10-13]。

一项具有里程碑意义的荟萃分析研究纳入了超过30 000名患者，对比了他汀类药物和安慰剂的治疗效果，平均随访时间为5.4年。研究结果显示，使用他汀类药物能够使CHD初始发病率或CHD复发率平均下降30%[13]。进一步研究分析表明，CHD的减少主要与LDL-C水平降低（28%）有关；此外,TG降低20%以及HDL-C升高5%也对CHD的减少有一定影响。另外,他汀类药物还具有多效抗动脉粥样硬化的作用,有助于减少冠心病的发生和发展[14,15]。

更为新型的降低胆固醇药物包括依折麦布和PCSK9抑制剂。IMPROVE-IT临床研究结果证实了依折麦布对降低LDL-C和降低CHD风险的作用。该试验研究纳入了18 000例急性冠脉综合征(acute coronary syndrome,ACS)的患者,一组采用依折麦布和他汀联合用药,一组仅采用他汀类药物,结果显示两组患者LDL-C水平差异具有统计学意义,并且联合用药组心血管结局明显改善(绝对风险差异为2.0)[16]。SHARP试验进一步验证了依折麦布与辛伐他汀联合用药能够降低慢性肾脏病患者的动脉粥样硬化的发生率(如卒中、CHD、血运重建术、心肌梗死等)[17]。依折麦布通过抑制肠道胆固醇转运关键蛋白NPC1L1,减少小肠内胆固醇的吸收[18]。依折麦布能够作用于空肠上皮细胞刷状缘靶点,从而降低胆固醇吸收,并降低LDL-C和非HDL-C水平[19]。

蛋白质原转换酶枯草杆菌蛋白酶/kexin-9(proprotein convertase subtilisin/kexin type 9,PCSK9)抑制剂是另外一种新型降脂药物,与他汀类药物联合使用时显示出益处。PCSK9抑制剂是PCSK9的单克隆抗体,能结合PCSK9,抑制循环型PCSK9与LDL受体的结合,使再循环到细胞表面的LDL受体增加,从而清除更多的LDL-C,使其下降[18,20]。3项临床试验已证实使用PCSK9抑制剂能够降低CHD风险。FOURIER试验纳入了超过27 000名患者,使用安慰剂对照方法,发现PCSK9抑制剂联合他汀类药物使患者LDL平均降低59%,并降低了心血管事件的风险[21]。ODYSSEY试验纳入了超过2 000名患者,采用PCSK9抑制剂阿利库单抗(alirocumab)进行治疗,24周时,安慰剂组和阿利库单抗组患者之间的LDL-C差异为62%,该效应持续到了78周[22]。在临床试验SPIRE-1和SPIRE-2中对PCSK9抑制剂伯考赛珠单抗(Bococizumab)的治疗效果进行了评估,结果显示,与安慰剂组相比,实验组LDL-C水平降低56%,安慰剂组在14周时心血管风险增加2.9%[23]。伯考赛珠单抗能进一步降低高风险患者人群的心血管事件的风险($HR=0.79$,$P=0.02$),低风险组效果不明显($HR=0.99$,$P=0.94$)。但这项试验因为抗药物抗体产生率高提前停止了[23]。

4.3 高密度脂蛋白

低HDL-C与动脉粥样硬化的发展和疾病进展相关,因此提高HDL-C也是管理血脂的次要目标。许多前瞻性队列研究显示HDL-C和CHD呈现明显的负相关。Gordon等1989年的研究(基于四项前瞻性试验)显示HDL-C每升高1mg/dl,心血管疾病风险能够降低2%~3%。令人关注的是,HDL-C每升高1mg/dl,致死性CHD事件发生率会降低6%[24]。deGoma和同事在2008年的研究中也发现了相似的结果,即使在LDL-C低水平的情况下,HDL-C水平与心肌梗死(myocardial infarction,MI)和因心脏疾病而住院的比例之间也呈现负相关。有研究纳入了4 000多名患者,结果显示HDL-C每降低10mg/dl,MI和心脏病住院率会增加10%[25]。大量随机对照研究证实了HDL-C对心脏的保护作用,包括抗氧化作用,改善内皮功能,抗炎作用,减少内皮源性黏附蛋白,抗血栓和促纤维蛋白溶解作用,逆转胆固醇从泡沫细胞至肝的转运,甚至动脉粥样斑块的消退[13,24,26-28]。

然而,一项纳入超过 100 个临床试验的荟萃分析研究却显示单独提高 HDL-C 水平不能降低心血管事件的风险[29]。HDL 通过移除细胞膜上游离的胆固醇转移到肝内,代谢为胆汁以清除胆固醇[30]。卵磷脂-胆固醇酰基转移酶(lecithin-cholesterol acyltransferase,LCAT)是一种由 HDL 携带并由 HDL 载脂蛋白 A-Ⅰ激活的酶,通过酯化 HDL 新结合胆固醇,形成胆固醇酯(ChE)至 HDL 核心。胆固醇酯转运蛋白(cholesterol ester transfer protein,CETP)是另一种参与胆固醇逆转移的酶,可以催化 HDL 中的 ChE 和其他脂蛋白中的甘油三酯相互转移。如果通过药物方式或遗传因素抑制 CEPT,可以使 HDL-C 水平提高,从而减少动脉粥样硬化的风险。然而,最近开发的抑制 CEPT 功能的药物虽然能够提高 HDL-C 水平,但与预期的减少动脉粥样硬化的发生相反,这不仅不能预防冠心病,甚至还可能促进冠心病的发生和发展而引起发病率和死亡率增加[31-34]。这些研究表明,高水平的大颗粒 HDL 携带胆固醇可能会失去心脏保护作用,甚至可能导致动脉粥样硬化[35]。有趣的是,具有特定遗传型载脂蛋白 A-Ⅰ(比如载脂蛋白 A-Ⅰ Milano)的个体也同时具有低水平的 HDL-C 和极低的 CHD 风险,而素食者的 HDL-C(和 LDL-C)水平通常也较低,患冠心病的风险较低[36,37]。新生或新形成的 HDL 颗粒、低水平胆固醇和载脂蛋白 A-Ⅰ对心脏有更好的保护作用。关于 HDL 抗动脉粥样硬化的技术或方法,未来还需进一步的研究。

4.4 甘油三酯

餐后约 1h,血液中的甘油三酯(TG)水平升高,主要是作为富含 TG 的乳糜微粒的一部分,在禁食状态下它们主要由极低密度脂蛋白(very low-density lipoprotein,VLDL)携带。载脂蛋白 C-Ⅱ(由乳糜微粒和 VLDL 携带)激活骨骼肌和心肌毛细血管以及脂肪组织中的脂蛋白脂肪酶(LPL)。然后,相关的 LPL 作用于脂蛋白的 TG,释放游离脂肪酸和甘油[30]。

与 LDL-C 不同,高甘油三酯血症似乎不是冠心病的重要相关危险因素。这可能是因为与其他血脂异常成分和动脉粥样硬化危险因素相比,甘油三酯的生物和实验室测量值变异大[38]。还应注意的是,富含甘油三酯的极低密度脂蛋白(VLDL)是通过中间密度脂蛋白(IDL)循环 LDL 的前体,IDL(与其他含有极低密度脂蛋白残余物的载脂蛋白 B[100]一起)似乎能够穿过动脉内皮并促进动脉粥样硬化的形成[39]。许多流行病学研究表明 TG 水平增高可以预测冠心病[40],但在一些对 HDL-C 和其他心血管风险因素的多因素分析研究中,这种关联性相对较弱[41]。

一项包含 6 个队列研究的荟萃分析中纳入了 46 000 例男性和 10 000 例女性患者,结果显示 TG 每增加 1mmol/L(88.5mg/dl),女性患 CHD 的风险增高 76%,男性患 CHD 的风险增高 32%。在调整了 HDL-C 因素后,CHD 风险增高变为 37% 和 14%[41]。现在有进一步假设认为非空腹时的 TG 水平可以更准确地评估 CHD 风险,因为餐后富含 TG 的残留脂蛋白可以穿透内皮细胞层,导致内皮下粥样斑块形成。虽然还没有专门针对 TG 的干预试验,报告甘油三酯降低对 CHD 风险的影响的试验也较少,但对使用贝特或他汀类药物的试验进行了亚组分析,结果显示 TG 水平每降低 1%,CHD 相关风险能够降低 1%。

4.5 非高密度脂蛋白胆固醇和载脂蛋白 B

美国国家胆固醇教育计划（National Cholesterol Education Program, NCEP）成人治疗组Ⅲ（ATP Ⅲ）提出降低富含载脂蛋白 B 颗粒的胆固醇浓度（比如非 HDL-C 浓度）是 TG 升高患者的第二治疗目标，其第一治疗目标是降低 LDL-C 浓度[43]。在一些观察性试验中，非 HDL-C 似乎比 LDL-C 和 HDL-C 更能预测 CVD 疾病风险[43]，由于 LDL 和 VLDL 以及 TG 脂解后的残留物中都含有 1 分子载脂蛋白 B，因此推测血浆中载脂蛋白 B 的水平能够反映出导致动脉粥样硬化的颗粒总数目[44-46]。非 HDL-C 和载脂蛋白 B 之间具有强相关性（0.8~0.9）和中度一致性[35]。

4.6 脂质分类和治疗目标

《2013 年 ACC/AHA 降低成人血清胆固醇治疗指南》中强调，高脂血症（hyperlipidemia, HLD）需基于 CHD 风险进行分类和治疗[47]。非 CHD 患者开展药物治疗前需要测定空腹血脂、血清丙氨酸转氨酶（ALT）、血红蛋白 A1C、CKD 水平，以及评估 HLD 的继发原因[47]。血脂筛查包括 TC、LDL-C、HDL-C 和 TG。LDL 通常采用 Friedewald 公式估算（LDL-C=TC−TG/5）[36]。如果血清 TG>400mg/dl，则需要分离 LDL，直接定量测定胆固醇含量。

2013 年 ACC/AHA 指南建议开始他汀类药物治疗或剂量调整后，在 4~12 周内需要进行空腹血脂测定，之后每 3~12 个月复查一次[47]。对于使用其他药物控制血脂的患者，2013 年 ACC/AHA 指南建议增加其他监测，如使用烟酸前应该测定基线肝功能、空腹血糖、HbA1c 和尿酸水平[47]；使用贝特类药物治疗前，应测定基线肾功能[47]；使用依折麦布治疗前，应评估肝转氨酶水平[47]。

如果患者存在以下 4 种情况之一，推荐采用他汀类药物治疗：①确诊冠心病；②LDL-C≥190mg/dl；③年龄 40~75 岁合并糖尿病，LDL 为 70~189mg/dl；④40~75 岁非冠心病或糖尿病患者，LDL-C 为 70~189mg/dl，同时 10 年内患 CHD 的风险≥7.5%[47]。指南推荐使用汇总队列方程（Pooled Cohort Equation, PCE）评估 10 年内患 CHD 的风险[47]。该风险评估工具由 2013 年 ACC/AHA 指南的风险评估工作组制定，用于预测 10 年非致命性或者致命性的心肌梗死或卒中发生的风险[47]。与 2004 年的 ATP Ⅲ 指南相比，ACC/AHA 指南不推荐设定特定的 LDL-C 目标值，而是强调监测使用他汀类药物降低 LDL-C 的治疗效果，在开展药物治疗后 4~12 周达到适宜的他汀治疗强度[47]。指南强调他汀类药物治疗强度，即高强度治疗是指使 LDL-C 降低>50%，中强度治疗是指使 LDL-C 降低 30%~50%。他汀类药物的治疗强度取决于 CHD 风险的程度，也就是上文所述的 4 种情况，或者说是"他汀类药物受益人群组别"（表 4-6-1）[47]。ACC/AHA 指南不太主张使用他汀类之外的药物，如烟酸、胆酸螯合剂、胆固醇吸收抑制剂、贝特类或 ω-3 脂肪酸，因其证据等级低于Ⅱa[47]，但这些药物的使用具有进一步降低血脂的效应（表 4-6-2）。

表 4-6-1　风险分类、治疗强度建议和预期效果：2013 ACC/AHA 指南[47]

组别	治疗强度	他汀类药物预期效果	其他考虑因素
临床诊断冠心病≤75 岁	高强度他汀类药物治疗	每日剂量下 LDL-C 平均降低约 50%	
临床诊断冠心病>75 岁	中等或高强度他汀类治疗*	每日剂量下 LDL-C 平均降低约 30%~50% 或 50%	
≥21 岁且 LDL-C≥190mg/dl	高强度他汀类药物治疗	每日剂量下 LDL-C 平均降低约 50%	
≥21 岁高剂量他汀类药物下 LDL-C≥190mg/dl			开始服用非他汀类药物*
40~75 岁合并糖尿病	中等强度他汀类药物治疗	每日剂量下 LDL-C 平均降低约 30%~50%	
40~75 岁合并糖尿病且预测 10 年 CHD 风险≥7.5%	高强度他汀类药物治疗	每日剂量下 LDL-C 平均降低约 50%	
40~75 岁且 LDL-C 70~189mg/dl，不伴有 CHD、糖尿病，预测 10 年 CHD 风险≥7.5%	中到高强度他汀类药物*	每日剂量下 LDL-C 平均降低约 30%~50%	
40~75 岁且 LDL-C 70~189mg/dl，不伴有 CHD、糖尿病，预测 10 年 CHD 风险<7.5%	提供中等强度他汀类药物治疗	每日剂量下 LDL-C 平均降低约 30%~50%	

注：*. 需要考虑风险降低的效益与不良反应、药物相互作用之间的利弊以及患者偏好。

表 4-6-2　每种类别药物的血脂/脂蛋白水平的变化百分比

类别	LDL-C	HDL-C	TG
HMG-CoA 抑制剂（他汀类，如阿托伐他汀）	↓20%~63%	↑5%~15%	↓10%~37%
胆酸螯合剂（如考来烯胺）	↓15%~30%	↑5%	±
纤维酸衍生物（如吉非罗齐）	↓10%~15%	↑5%~20%	↓20%~50%
烟酸（缓释）	↓5%~25%	↑15%~35%	↓20%~50%
胆固醇吸收抑制剂（依折麦布）	↓20%	↑5%	±

注：↑. 增加；↓. 减少；±. 变异性；摘自 Gotto[26]。有关这些脂质管理药物的更多细节和使用注意事项，可参考 Bettridge 和 Morrell 的研究[38]。

在一级预防和二级预防时，2013 年 ACC/AHA 指南不推荐为 CHD 患者设定 LDL-C 或非 HDL-C 目标水平。该指南指出，目前尚无研究证明特定的 LDL-C 或非 HDL-C 目标水平对 CHD 患者是有利的，指南建议如果患者 TG≥500mg/dl 需要对可能的继发原因进一步评估[47]。

2013 年 ACC/AHA 指南建议，若使用最大强度他汀类药物治疗后无效的患者，且 LDL-C≥190mg/dl，年龄≥21 岁的，可以考虑非他汀类药物治疗[47]。2017 年更新的《2016 年 ACC 在动脉粥样硬化性心血管疾病风险管理中关于使用非他汀类药物治疗降低 LDL-C 的专家共识决策路径》,进一步概述了非他汀类药物的使用。这份专家共识中还提出有关高脂血症非他汀类药物治疗的使用建议[18]。作为 2016 年 ACC 关于使用非他汀类药物的共识文件的更新,2017 年版本整合了近期的非他汀类降脂药物的随机对照临床试验并提出建议。2017 版支持使用非他汀类药物降低血脂,针对临床诊断为 CHD,同时 LDL 在 70~189mg/dl 的患者,或 LDL-C≥190mg/dl 且已服用他汀类药物但 LDL-C 并未降低 50% 的患者,推荐使用包括依折麦布、PCSK9 抑制剂或胆酸螯合剂等非他汀类药物[18]。指南同样强调,在增加非他汀类药物时,临床医师与患者共同讨论药物治疗方案对于降低心血管疾病风险非常重要[18]。

美国临床内分泌医师协会(American Association of Clinical Endocrinologists,AACE)和美国内分泌学会(American College of Endocrinology,ACE)发布的《2017 版血脂异常管理和心血管疾病预防实践指南》中,给临床医师提供了其他高脂血症管理的建议和标准,并提出针对不同患者群体制定 HLD 管理目标[48],依据患者动脉粥样硬化性心血管疾病风险,LDL-C、非 HDL-C 和载脂蛋白 B 有特定的治疗目标(表 4-6-3)。AACE/ACE 指南建议采用以下 4 种风险评估工具中的任意 1 种:弗雷明汉风险评分体系、多种族动脉粥样硬化研究(the Multi-Ethnic Study of Atherosclerosis,MESA)、Reynolds 风险评分体系和英国前瞻性糖尿病研究[48]。根据风险因素为患者分层:低风险人群是指没有任何风险因素患者;极高风险人群是指虽达到 LDL<70mg/dl,但动脉粥样硬化性心血管疾病仍处于进展中,或者心血管疾病合并糖尿病、慢性肾脏病或者家族性高胆固醇血症者,或者病程很长的心血管动脉粥样硬化疾病患者[48]。这些指南比其他指南的管理目标更严格,尤其是极高风险人群,并且建议评估冠状动脉钙化积分和炎症标志物。当开始治疗血脂异常并药物处方时,需要谨慎地进行临床诊断并使患者充分知情。

表 4-6-3　风险分层和治疗目标:AACE/ACE 指南[48]　　　　　　单位:mg/dl

风险类别	治疗目标		
	LDL-C	非 HDL-C	载脂蛋白 B
极高风险	<55	<80	<70
很高风险	<70	<100	<80
高风险	<100	<130	<90
中风险	<100	<130	<90
低风险	<130	<160	—

4.7　生活方式在血脂异常管理中的作用

尽管遗传因素很重要,但是生活方式尤其是饮食习惯、体重、日常活动、酒精和烟草使用情况,对于血脂水平同样具有显著影响。这些生活方式习惯即为治疗性生活方式改变(therapeutic lifestyle changes,TLC),以血脂异常管理为目标,同时被 ATP Ⅲ 和 2013 年 ACC/AHA 指南所推荐。

4.7.1 饮食的影响(另可见于营养和心血管疾病的章节)

2013 年 ACC/AHA 关于减少心血管风险的生活方式管理指南倡导饮食应强调蔬菜、水果和全谷物的摄入,同时限制糖果、含糖饮料和红肉的摄入,以降低 LDL-C(ⅠA 级)[49]。该指南同时建议患者减少饮食中来自饱和脂肪酸和反式脂肪酸的热量比例,建议饱和脂肪酸的热量只占总热量的 5%~6%[49]。2017 更新的《2016 年 ACC 在动脉粥样硬化性心血管疾病风险管理中关于使用非他汀类药物治疗降低 LDL-C 的专家共识决策路径》和 2013 年 ACC/AHA 的观点一致,即在开展药物治疗前后,有必要调整生活方式对胆固醇进行管理[18]。"降低胆固醇计划"饮食的主要管理目标是降低动物性食物的摄入量,尤其是红肉、乳制品、黄油、人造黄油和含有饱和脂肪酸(saturated fatty acid,SFA)的烘焙食品,因为这些是主要的升高血脂/脂蛋白水平的环境/生活方式因素[25]。此外,尽量不要摄入反式脂肪酸,它们会使血液中 LDL-C 增高和 HDL-C 降低。7 个国家的观察性研究结果显示,人群的平均 TC 水平的 60%~80% 变异性可归因于平均 SFA 供能比的变异。具体来说,若日常食物供能的 17%~22% 由富含 SFA 的食物提供,血清 TC 平均值和 CHD 发病率将会有显著提高。若日常食物供能的 3%~14% 由富含 SFA 的食物提供,则人群 CHD 发病率较低。该观察结果在过去的 20 年间被许多观察性研究和对照干预研究证实[4,37,50,51]。

代谢疾病研究结果也表明,ω-6 多不饱和脂肪酸,尤其是亚油酸(18∶2,n-6)的摄入,具有降低胆固醇的作用,可以用 Keys 方程进行解释[52],即 $\Delta TC = 1.3(2\Delta S - \Delta P) + 1.5\Delta Z$,($\Delta TC$ 是总胆固醇的变化值;ΔS 是由 SFA 提供的总热量百分比的变化值;ΔP 是 ω-6 多不饱和脂肪酸的能量百分比的改变值;ΔZ 是每日膳食中胆固醇值平方根,以每 1 000kcal 热量摄入的 mg 数表示)。该等式显示,每降低 1% 的 SFA 摄入量,血清 TC 预计降低 2%。饮食中胆固醇对于血清胆固醇水平影响相对较小是因为饮食中的胆固醇吸收是有限的,大约 2/3 血清胆固醇是由肝中乙酰辅酶 A 代谢合成[53]。需要注意的是,仅有三种含长碳链的 SFA 对 TC 增高具有显著影响,即月桂酸(12∶0)、肉豆蔻酸(14∶0)和棕榈酸(16∶0)。这些 SFA 能够显著抑制肝合成 LDL 载脂蛋白 B/E 细胞受体,从而减少循环中 LDL、VLDL、IDL 和载脂蛋白 B100 脂蛋白残留物的清除效应,从而引起胆固醇显著增高[53,54]。硬脂酸(18∶0)和含碳量≤10 的 SFA 对于 TC 影响不大,Keys 方程式对其不适用[52]。与之相反,ω-6 多不饱和脂肪酸能够显著促进肝合成 LDL 受体,从而使脂蛋白、VLDL 和 LDL 的代谢率得以提高。ATP Ⅲ建议 ω-6 多不饱和脂肪酸最多占每日能量摄入的 10%,摄入量过高可能会降低 HDL-C。亚油酸(18∶2,n-6)是 ω-6 多不饱和脂肪酸族类的母体化合物,在向日葵、玉米、大豆油、种子和坚果中含量较多。亚油酸通过其碳链的酶促作用逐步延长,形成花生四烯酸(AA;20∶4,n-6),它是前列腺素和许多循环内环加氧酶(COX)酶促作用的类花生酸衍生物前体,对于血液循环、凝血和炎症反应有重要作用[30]。

区别于 ω-6,ω-3 多不饱和脂肪酸是饮食摄入提供的一类长链必需脂肪酸,第一个不饱和键位于甲基一端的第 3 个碳原子上。因为 ω-3 多不饱和脂肪酸对于眼和大脑的健康具有显著作用,并且在心血管疾病一级预防和二级预防中具有优良表现,所以近年来关于它的研究越来越多[54,55]。这类不饱和脂肪酸族类的母体化合物是 α-亚麻酸（ALA；18∶3,n-3）。其碳链在催化酶作用下转化为更长的碳链，最终变成更不饱和脂肪酸——二十碳五烯酸（EPA；20∶5,n-3）和二十二碳六烯酸（DHA；22∶5,n-3）。应该注意的是，DHA 与 AA 都能与环加氧酶进行作用来转化为前列腺素和类花生酸，具有心脏保护作用。因为 ALA 转化为 EPA 和 DHA 数量有限，目前这三种营养素都需要饮食提供，而且 DHA 是更具有生物活性的 ω-3 多不饱和脂肪酸[56]。ALA 主要存在于植物油中，尤其是油菜籽和大豆油；鲑鱼、鲭鱼、鲱鱼和沙丁鱼等脂肪丰富的鱼类富含 EPA 和 DHA。ω-3 多不饱和脂肪酸与心血管健康的相关性首先是在丹麦格陵兰岛因纽特人独特饮食习惯的观察性研究中发现[57]。尽管饮食中富含大量海洋哺乳动物的油脂，但他们 CHD 发病率却异常低，这最终归功于他们从这些食物中摄入大量 EPA 和 DHA。其他流行病学观察性研究一致发现鱼类或鱼油补充剂的摄入与 CVD 的发病率和死亡率之间呈负相关关系[58]。这些脂肪酸的心脏保护作用在动物模型和 CHD 一级预防和二级预防试验中进一步得到了证明，显示能够降低 20%~30% 的致死性和非致死性心血管事件[59,60]。适量摄入深海鱼类，例如每周 2~3 份或者每日 1 粒鱼油胶囊，可以降低冠心病风险，但植物油中的 ALA 似乎不具备那么好的心脏保护效应（表 4-7-1）。

表 4-7-1　实验证实的 ω-3 多不饱和脂肪酸的心血管保护作用机制[59-61]

- 血脂异常减少（TG、VLDL-C 降低；HDL-C 升高）
- 适度降低增高的血压
- 改善内皮功能和内皮相关或不相关的血管反应
- 抗炎作用，抑制动脉粥样硬化发展
- 抗血栓作用
- 心率变异性增加，副交感神经活动增加
- 改善心肌电生理稳态，降低致命性室性心律失常的风险

鱼油 DHA 和 EPA 膳食补充剂（每克含量 6%~10% 的 EPA 和 DHA）似乎可以降低 TG、VLDL-C、VLDL-TG 和非 HDL-C，提高 HDL-C[62]。因此，大剂量 EPA 和 DHA 鱼油膳食补充剂与他汀类药物联合使用，似乎是混合型血脂异常的有效治疗方式[39]，并且摄入鱼类或者鱼油膳食补充剂形式的脂肪酸能够降低全因死亡率、心脏病患病率和猝死率[63]。

饮食中单不饱和脂肪酸（MUFA）与 CHD 风险之间的良性关系首先是在 7 国研究（Seven Countries Study）中发现的[4]。橄榄油中约 80% 脂肪酸是 MUFA，尤其是油酸（18∶1,n-9）。油酸对血脂几乎没有影响，或者在一些研究中显示它会降低 TC 水平，但对 HDL-C 或 TG 水平没有影响[64]。然而，MUFA 的存在使 LDL 不易被氧化。橄榄油、油菜籽、花生油、鳄梨、坚果和鱼类中富含 MUFA。

近年来，反式脂肪酸（trans fatty acid,TFA）对血脂的不利影响受到关注。纽约市和加利福尼亚州禁止餐馆使用 TFA 制作食品。事实上，FDA 现在要求食品在标签上标明 TFA 含量。此外，最近 FDA 还明确指示氢化油不适用于制作人类食品，命令从 2018 年起食物产品中的部分氢化油不能使用[65]。其实天然食物中 TFA 是非常有限的，仅存在于肉类和乳制品中，而每日摄入的占总能量 2.6% 的 TFA 基本上来自人造黄油和起酥油。因为液态植物油中不饱和脂肪酸的双键部分会氢化形成固态 TFA，能使食品在热环境下更加稳定并延长保质期[66]。TFA 会促进胆固醇合成，LDL-C 也会随之增高。更不

利的是,与 SFA 相反,TFA 会增加 LP(a)的水平并降低 HDL-C 水平[67]。

充分摄入可溶性膳食纤维对 TC 和 LDL-C 水平具有一定的好处[37,68]。可溶性纤维,尤其是 β- 葡聚糖和果胶,有助于降低血液中的胆固醇含量。可溶性纤维存在于全谷物(尤其是燕麦)、水果、蔬菜、豆类和豆制品中。可溶性纤维能够结合胆汁盐并防止其在小肠部位的重吸收,从而导致肝 LDL 受体上调,使 LDL 分解能力增强,LDL-C 下降。研究显示每天摄入 30g 的可溶性纤维能够降低 5mg/dl 总 LDL-C,尤其是较小、致密、致动脉粥样硬化的 LDL 颗粒,从而减少致命性和非致命性 CHD 事件[37,69-72]。还应注意膳食纤维能够减缓胃排空和葡萄糖吸收速度,降低胰岛素反应,从而促进饱腹感并减少肝脂肪生成。《2013 年 ACC/AHA 关于减少心血管风险的生活方式管理指南》中建议进行更多关于纤维素与血脂和 CHD 风险之间关系的研究[49]。植物油、种子和坚果中含有丰富的植物类固醇和植物甾烷醇(脂肪酸酯化或乳化产物,比如班尼克尔)[73]。在 PUFA 人造黄油中添加或者不添加 2g/d 植物甾醇/甾烷醇的研究中,发现添加后可以使 LDL-C 降低 21mg/dl(降低 9%~27%)和非 HDL-C 降低[73,74]。肝 LDL 受体增加使得 LDL-C 清除率增高,一部分原因是饮食和胆汁胆固醇竞争性抑制作用降低其在小肠的吸收[37]。ATP Ⅲ 推荐使用富含甾烷醇的人造黄油辅助降低 LDL,但《2013 年 ACC/AHA 关于治疗成人血清胆固醇以降低动脉粥样硬化性心血管疾病风险的指南》和《2013 年 ACC/AHA 关于减少心血管风险的生活方式管理指南》却不提倡使用这类产品[47,49]。

来源于植物的抗氧化剂可以通过预防氧化应激、减少 LDL 氧化和防止内皮功能紊乱来延缓冠心病的发展进程,如脂溶性维生素 E、β 胡萝卜素和其他胡萝卜素、水溶性维生素 C 和各种非营养性植物化学物[68,75]。植物油、坚果和种子中发现的维生素 E 能够通过 LDL 转运,并与冠心病风险降低和 LDL 氧化减少有关[68,75]。但是许多大规模的随机对照临床试验和荟萃分析结果均未证明补充抗氧化维生素(维生素 E、维生素 C 或 β 胡萝卜素)对 CVD 死亡风险有任何预防保护作用[68,75-77]。黄酮类化合物是近年来与健康相关研究比较多的另一种植物化学物,存在于水果、蔬菜、茶、无酒精的葡萄汁和可可豆食物中。体外研究表明这些植物化学物可能是 LDL 氧化潜在抑制剂[68]。一个前瞻性队列研究显示,黄酮类摄入与冠心病死亡风险降低有关[78]。总的来说,关于黄酮类临床试验的结果不一致,目前的证据并未明确支持其在临床中的应用,需要进一步开展研究[68,79]。与完全不摄入酒精或摄入过多酒精相比,每天饮酒 1~2 杯能够降低 1/3 的冠心病死亡风险,这可能是由于乙醇的抗血栓作用和 HDL-C 增加(12%)[68,80]。但是应该注意的是,酒精也会同时促进 TG 和 VLDL 的增高,从而提高非 HDL-C 水平。但过量使用酒精会导致血压增高并且可能会使人上瘾,从而导致其他健康问题、意外事故风险和暴力死亡事件。因此,没有必要鼓励无饮酒习惯的人为了预防 CHD 开始饮酒。

4.8 体重管理

与体重过重相关的不良健康结局包括血脂异常、代谢综合征的所有风险因素,进而使 2 型糖尿病和冠心病的风险增高[81]。因此,减重是控制血脂异常的关键因素。肥胖症通常是因为过量饮食和久坐不动的生活方式,引起正能量平衡,从而使脂肪生成和储存过多。为了减轻体重,必须实现持续的能量负平衡。ATP Ⅲ[43]、AHA[82]、AHA/ACC/TOS的《成人超重和肥胖管理指南》[83]和美国运动医学学会（American College of Sports Medicine，ACSM）[84]建议减重的能量负平衡为500~1 000kcal/d。预计每周减重1~2磅(0.45~0.99kg)。减重的初始目标一般是6个月内减轻5%~10%的体重。如果仅通过改变饮食来减重，大约75%的这种减轻来自脂肪，25%来自瘦体重(fat-free mass，FFM)。如果运动与控制饮食相结合，FFM通常在减重期间得以维持，而且复胖可能性更低[65-67]。

想要减重成功并保持一个理想的体重，必须通过饮食习惯调整和规律的体力活动来实现[81,82,85]。外科手术减重通常会导致体重大幅度减轻，但手术过程存在严重风险，包括手术后营养吸收不良有关的并发症。2013年AHA/ACC/TOS的《成人超重和肥胖管理指南》建议BMI>40kg/m^{2}或BMI>35kg/m^{2}且存在肥胖相关共病症状的患者，如果有减重意愿而且行为干预效果不佳，可以建议减重手术[83]。

许多饮食方案被推荐用于减重，通常这些减重饮食侧重于某个特定的常量营养素(即脂肪、碳水化合物或蛋白质)。但其实不论采取哪种饮食方案，对体重减轻真正具有影响作用的是能量缺口的大小。目前的指南规定每日能量摄入应不低于1 000~1 500kcal/d，以保障在合理的能量负平衡中摄取足够的膳食营养素[69-76,80-82,85]。2013年AHA/ACC/TOS的《成人超重和肥胖管理指南》建议应该根据患者饮食偏好和健康状况选择限制热量饮食，因为多种饮食方案都可以实现减重目的(1A级推荐)[83]。

据统计，成功降低10%的体重可以使TC显著降低30.5mg/dl(−13.2%)、LDL-C降低15.1mg/dl(−11.3%)、VLDL-C降低15.5mg/dl(−36.5%)和TG降低58.4mg/dl(−32.2%)；HDL-C起初在体重减轻的阶段下降，随后在体重稳定时增加5.5mg/dl(+12.6%)。这意味着每减轻1kg体重，HDL-C会增加0.35mg/dl[86]。在一项荟萃分析中，Nordmann[87]等分析了5项研究，对比了低脂饮食和低碳水饮食(如Atkin饮食)对于减重和心血管风险因素的影响效果，其中4项研究的低脂饮食中限制脂肪供能为每日25%~35%，1项限制到10%。低碳水饮食并不限制蛋白质和脂肪摄入量。研究显示在6个月时，低碳水饮食组体重平均减轻值更加显著，而在12个月时，低碳水饮食组和低脂饮食组之间体重减轻没有显著性差异，但是低脂饮食组的TC和LDL-C值下降更明显(低脂饮食组的LDL-C比低碳水饮食组平均低5.4mg/dl。有趣的是HDL-C(+4.6mg/dl)和TG(−22.1mg/dl)的变化在低碳水饮食组更为显著。最近Hu等人对23项试验进行的荟萃分析结果显示，与低脂饮食相比，低碳水饮食组患者TC(−2.7mg/dl)和LDL-C(−3.7mg/dl)降低幅度较小，但具有统计学意义；HDL-C(3.3mg/dl)的增加和TG(−4mg/dl)的下降幅度更大，但这些研究均未进行更长期的效果研究[88]。

一项随机对照试验[89]研究了3种饮食模式对于体重减轻和血脂变化的影响：低碳水低脂(每日脂肪供能<35%)非限制热量饮食模式；符合AHA指南的限制热量饮食模式；限制热量的地中海饮食模式。随访2年结果是：AHA饮食组平均体重减轻2.9kg；地中海饮食组减轻4.4kg；低碳水低脂饮食组减轻4.7kg。低碳水饮食组、AHA饮食组和地中海饮食组中HDL-C平均增加8.4mg/dl(+22.4%)、6.3mg/dl和6.4mg/dl(+16%)。低碳水饮食组中TG降低更显著(23.7mg/dl)。但是在该研究中，LDL-C

在任何饮食模式组中都没有显著变化。

饮食模式改变和规律运动是成功减重并保持体重的最有效方式,比单独管控饮食,1周能多减轻大约1kg体重[81,82,85]。有氧运动以及力量训练能够有效避免体重减轻时丢失FFM组织[85]。预防复胖建议每天规律有氧运动60~90min[90,91],但是仅仅依靠运动想要减轻大量体重效果并不好,除非在监督下、高强度并延长有氧运动的时间,建议每周运动5~7次[85]。

4.8.1 锻炼效果(另可见于体力活动和体适能在心血管疾病预防的章节)

增加体力活动和运动训练对心脏具有保护作用,可以降低冠心病的发病率和死亡率,其中就包括改善血脂异常[92-95]。研究显示有氧运动训练会使HDL-C平均增加2~3mg/dl或者4%~5%,并伴随着载脂蛋白A-Ⅰ和LPL活性增加[96-99]。但是HDL-C对运动训练的反应存在很大差异[100],与遗传因素和体重变化有关[101-105]。此外,HDL-C基线水平较低的个体或久坐不动、遗传性高HDL-C的女性对运动训练的反应也不明显[84]。在体重没有降低的情况下,运动后LDL-C和TG基本上不降低[96-99]。大多数对运动反应良好的血脂管理对照研究中采用的都是中高强度有氧运动训练,至少持续12周,每周3次,30~60min/次,大约消耗900~2 000kcal/周(步行约15~20mile/周,即24~32km/周)的运动强度[96-99]。《2013年ACC/AHA关于减少心血管风险的生活方式管理指南》建议为了降低LDL-C和非HDL-C,成年人应进行每周3~4次,40min/次的中高强度体力活动训练(证据等级Ⅱa)[49]。

载脂蛋白A-Ⅰ和HDL-C水平与吸烟相关,吸烟者比非吸烟者低4~6mg/dl或11%~14%[106-108]。戒烟会快速提高HDL-C水平(平均增加6~8mg/dl)[109]。此外,据报道吸烟者的LDL-C水平略高于非吸烟者。吸烟时暴露于尼古丁和一氧化碳环境会对血脂产生不利影响[110]。

4.9 结论和建议

生活方式是导致血脂异常和冠心病的主要原因,尤其是饮食习惯和低体力活动,摄入过多红肉、加工肉类、高脂的奶和乳制品、油炸食品、腌制食品、精制谷物产品、含糖甜点和饮料是造成肥胖流行和血脂异常的主要原因[111-114]。已经被证实可以降低血脂异常和心血管疾病的饮食模式包括:

- 素食和近素食饮食[115,116];
- 地中海饮食[4,50,51,117,118];
- 降低高血压的膳食方法(DASH)饮食[119-121,49];
- AHA、ATP Ⅲ、美国农业部(USDA)和美国卫生与公众服务部(DHHS)倡导的"谨慎的心脏健康饮食",《2005年美国居民膳食指南》[43,121-123]和AHA饮食[124]。

能够成功改善血脂的饮食模式特点应该是：①减少红肉、硬脂酸和全脂牛奶来减少饱和脂肪酸、反式脂肪酸和膳食胆固醇摄入；②增加全谷物、豆类、水果和蔬菜的摄入量，适量摄入鱼、家禽、低脂或无脂牛奶和乳制品（另见第8章营养和心血管疾病）。这种饮食模式建议的微量元素摄入量与每日能量摄入占比见表4-9-1[43,125]。

表4-9-1　微量元素摄入量与每日能量摄入占比

脂肪总量	25%~35%
饱和脂肪	<7%
反式脂肪	<1%
单不饱和脂肪	15%
多不饱和脂肪	10%或更少
ω-6∶ω-3 为(3~4)∶1	
胆固醇	≤200mg/d
蛋白质	约15%
碳水化合物	50%~60%

研究显示，合理饮食计划与规律有氧运动相结合能够使TC、LDL-C降低7%~18%，TG降低4%~18%，同时HDL-C增加2%~18%[126]。体重管理在改善血脂中非常重要，表4-9-2总结了特定的饮食成分和其他本章所述的TLC对血脂异常的影响。

表4-9-2　特定的饮食成分或生活方式改变对血脂异常的影响

改变膳食成分或生活方式	总胆固醇	低密度脂蛋白	高密度脂蛋白	甘油三酯和非HDL-C
减少SFA、反式脂肪和胆固醇	↓↓	↓↓	↓	↓
增加ω-6 PUFA	↓	↓	→↓	→
增加ω-3 PUFA	→	→↑	↑→	↓↓
增加MUFA	→↓	→↓	↑	↓
增加可溶性纤维	↓	↓		→
适度饮酒	→	→	↑↑	↑↑
植物甾醇	↓	↓		
大豆蛋白质	↓	↓		
维生素E（被VC循环吸收）	—	↓ LDL氧化	—	—
负能量平衡（减重）	↓	↓	↑	↓↓

续表

改变膳食成分或生活方式	总胆固醇	低密度脂蛋白	高密度脂蛋白	甘油三酯和非HDL-C
有氧运动	↓ →	↓ →	↑	→
戒烟	→	→	↑	↓

↑.增加；↓.减少；→.无变化。

(Ulf G. Bronas, PhD, ATC, FSVM, FAHA, Mary Hannan, MSN, APN, AGACNP-BC, and Arthur S. Leon, MS, MD, FACSM 著　吴岳　译　李若溪　校)

参考文献

1. Mercado, C, DeSimone, AK, Odom, E, et al. Prevalence of cholesterol treatment eligibility and medication use among adults – United States, 2005–2012. *MMWR Morb. Mortal. Wkly. Rep.* 2015;64(47):1305–1311.
2. Brown, MS and Goldstein, JL. Familial hypercholesterolemia defective binding of lipoproteins to cultured fibroblatis with impaired regulation of 3-hydroxy-3 methylglutanyl coenzyme A reductase activity. *Proc. Natl. Acad. Sci. USA* 1974;71:788–792.
3. Keys, A. Coronary heart disease – The global picture. *Atherosclerosis* 1975;22:149–152.
4. Keys, A. Coronary heart disease in seven countries. *Circulation* 1970;41(S1):118–139.
5. Kannel, WB, McGee, D, and Gordon, T. A general cardiovascular risk profile: The Framingham Study. *Am. J. Cardiol.* 1976;38:46–51.
6. The Pooling Project Research Group. Relationship of blood pressure, serum cholesterol, smoking habits, relative weight and ECG abnormalities to incidence of major coronary events. *Final Report of the Pooling Project. American Heart Association Monograph Number 60*. American Heart Association, Dallas, TX, 1978 (also in *J. Chronic Dis.* 1978;31:201–306).
7. Stamler, J, Wentworth, D, and Neston, JD. Is the relationship between serum cholesterol continuous and graded? Findings from the Multiple Risk Factor Intervention Trial (MRFIT). *JAMA* 1986;256:2823–2828.
8. Mudd, JO, Borlaug, BA, Johnson, PV, et al. Beyond low-density lipoprotein cholesterol. *J. Am. Coll. Cardiol.* 2007;50:1735–1741.
9. Batter, PJ, Ballantyne, CM, Carhona, R, et al. APO B versus cholesterol in estimating cardiovascular risk and in guiding therapy: Report of the thirty-one person/thirty-country panel. *J. Intern. Med.* 2006;259:247–258.
10. Committee on Diet and Health, Food and Nutrition Board, Commission on Life Science, National Research Council. Fats and other lipids. In: *Diet and Health Implications for Reducing Chronic Disease Risk*. National Academy Press, Washington, DC, 1989. pp. 154–288.
11. Bergland, L and Anuurad, E. Role of apoprotein (a) in cardiovascular disease. Current and future prospective. *Circulation* 2008;52:132–134.
12. Thomopoulos, C, Skalis, G, Michalopoulou, H, Tsioufis, C, and Makris, T. Effect of low-density lipoprotein cholesterol lowering by ezetimibe/simvastatin on outcome incidence: Overview, meta-analyses, and meta-regression analyses of randomized trials: Effect of LDL-C lowering on outcomes. *Clin. Cardiol.* 2015;38(12):763–769.
13. LaRosa, JC, He, J, and Vuppututi, S. Effects of statins on risk of coronary heart disease: A meta-analysis of randomized trials. *JAMA* 1999;282:23430–2346.
14. Ray, KK and Cannon, CP. The potential relevance of the multiple lipid-independent (pleiotropic) effects of statins in management of the acute coronary syndrome. *J. Am. Coll. Cardiol.* 2005;46:1425–1433.
15. Reilly, SD, Litovsky, SH, Seinkamp, MP, and Caulfield, JB. Statins improve human coronary arteriosclerotic plaque morphology. *Tex. Heart Inst. J.* 2008;35:99–103.
16. Cannon, CP, Blazing, MA, Giugliano, RP, et al. Ezetimibe added to statin therapy after acute coronary syndromes. *N. Engl. J. Med.* 2015;372(25):2387–2397.
17. Baigent, C, Landray, MJ, Reith, C, et al. The effects of lowering LDL cholesterol with simvastatin plus ezetimibe in patients with chronic kidney disease (Study of Heart and Renal Protection): A randomised placebo-controlled trial. *Lancet* 2011;377(9784):2181–2192.
18. Lloyd-Jones, DM, Morris, PB, Ballantyne, CM, et al. 2017 Focused update of the 2016 ACC expert consensus decision pathway on the role of non-Statin therapies for LDL-Cholesterol lowering in the management of atherosclerotic cardiovascular disease risk: A Report of the American College of Cardiology Task Force on Expert Consensus Decision Pathways. *J. Am. Coll. Cardiol.* 2017;70(14):1785.
19. Phan, BAP, Dayspring, TD, and Toth, PP. Ezetimibe therapy: Mechanism of action and clinical update. *Vasc. Health Risk Manag.* 2012;8:415–427.
20. Page, MM and Watts, GF. PCSK9 inhibitors – Mechanisms of action. *Aust. Prescr.* 2016;39(5):164–167. doi:10.18773/austprescr.2016.060
21. Sabatine, MS, Sever, PS, Wang, H, et al. Evolocumab and clinical outcomes in patients with cardiovascular disease. *N. Engl. J. Med.* 2017;376(18):1713.
22. Robinson, JG, Farnier, M, Krempf, M, et al. Efficacy and safety of alirocumab in reducing lipids and cardiovascular events. *N. Engl. J. Med.* 2015;372(16):1489–1499.
23. Ridker, PM, Revkin, J, Amarenco, P, et al. Cardiovascular efficacy and safety of bococizumab in high-risk patients. *N. Engl. J. Med.* 2017;376(16):1527–1539.
24. Gordon, D, Probstfield, J, Garrison, RJ, et al. High-density lipoprotein cholesterol and cardiovascular disease: Four prospective American studies. *Circulation* 1989;79:8–19.
25. deGoma, EM, Leeper, NJ, and Heidenreich, PA. Clinical significance of high-density lipoprotein cholesterol in patients with low low-density lipoprotein cholesterol. *J. Am. Coll. Cardiol.* 2008;51(1):49–55.
26. Rubins, HR, Robins, SJ, Collins, D, et al. Gemfibrozil for the secondary prevention of coronary heart disease in men with low levels of high-density lipoprotein cholesterol. Veteran's Affairs High-Density Lipoprotein Intervention Trial Study Group. *N. Engl. J. Med.* 1999;34:410–418.
27. Assmann, G and Noter, JR. Atheroprotective effects of high-density lipoprotein. *Ann. Rev. Med.* 2003;54:321–341.
28. Dansky, HM and Fischer, EA. High-density lipoprotein and plaque regression. The good cholesterol gets even better. *Circulation* 1999;100:1767–1763.
29. Briel, M, Ferreira-Gonzalez, I, You, JJ, et al. Association between change in high density lipoprotein cholesterol and cardiovascular disease morbidity and mortality: Systematic review and meta-regression analysis. *BMJ* 2009;338(7693):522–526.
30. Baymes, JW and Dominiczac, MH. Lipids and lipoproteins. In: *Medical Biochemistry*, 2nd Edition. Elsevier Mosby, Philadelphia, 2005. pp. 225–243.
31. Nissen, SE, Tardif, JC, Nichols, SJ, et al. Effect of torcetrapib on the progression of coronary atherosclerosis. *N. Engl. J. Med.* 2007;156:1014–1015.
32. Kastelein, JJ, van Leuven, SI, Burgess, L, et al. Effects of torcetrapib on carotid atherosclerosis in familial hypercholesterolemia. *N. Engl. J. Med.* 2007;256:1620–1630.

33. Van der Steeg, WA, Holme, I, Boekholdt, SM, et al. High-density lipoprotein cholesterol, high-density lipoprotein particle size, and apolipoprotein A-1: Significance for cardiovascular risk. The IDEAL and EPIC-Norfolk Studies. *J. Am. Coll. Cardiol.* 2008;51:634–640.
34. Barter, PJ, Caulfield, M, Eriksson, M, et al. Effects of torcetrapib in patients at high risk for coronary events. *N. Engl. J. Med.* 2007;357(21):2109–2122.
35. Genest, J. The Yin and Yang of high-density lipoprotein cholesterol. *J. Am. Coll. Cardiol.* 2008;51:643–646.
36. Chiesa, G and Sirtori, CR. Apolipoprotein A-1 Milano: Current perspectives. *Curr. Opin. Lipidol.* 2003;14:159–163.
37. Zarraga, IGE and Schman, ER. Impact of dietary patterns and intervention on cardiovascular health. *Circulation* 2006;114:961–973.
38. Gotto, AM, Jr. *Contemporary Diagnosis and Management of Lipid Disorders*, 3rd Edition. Newton, PA: Handbooks in Healthcare, 2004. pp. 7–42.
39. Tanaka, A, Ai, M, Kobayashi, Y, et al., Metabolism of triglyceride-rich lipoprotein and their role in atherogenesis. *Ann. N. Y. Acad. Sci.* 2001;947:207–213.
40. Sarwar, N, Danesh, J, Elrlksdotir, G, et al. Triglyceride and the risk of coronary heart disease;10,158 incident cases among 262,525 participants in 29 Western prospective studies. *Circulation* 2007;15:450–458.
41. Hokanson, JE and Austin, MA. Plasma triglyceride level is a risk factor for cardiovascular disease independent of high-density lipoprotein cholesterol level: A meta-analysis of population-based prospective studies. *J. Cardiovasc. Risk* 1996;5:213–219.
42. Miller, M, Cannon, C, Murphy, SA, et al. Impact of triglyceride levels beyond low density lipoprotein cholesterol after an acute coronary syndrome in the PROVE IT-TIMI trial. *J. Am. Coll. Cardiol.* 2008;51:724–730.
43. Adult Treatment Panel III. Executive summary of the third report of the National Cholesterol Education Program (NCEP). Expert panel on the detection, evaluation, and treatment of high blood cholesterol in adults. *JAMA* 2001;285:2486–2497.
44. Pischon, T, Girman, CT, Sacks, FM, et al. Non-high density lipoprotein cholesterol and apolipoprotein B in the prediction of coronary heart disease in men. *Circulation* 2005;112:3375–3383.
45. Kasterlein, JP, Van Der Steig, WA, Holme, I, et al. Lipids, apolipoproteins, and their ratios in relationship to cardiovascular events with statin treatment. *Circulation* 2008;117:3002–3009.
46. Snidermann, AD. Apoliprotein B versus non-high-density lipoprotein cholesterol and the winner is.... *Circulation* 2005;112:3366–3373.
47. Stone, NJ, Robinson, JG, Lichtenstein, AH, et al. 2013 ACC/AHA guideline on the treatment of blood cholesterol to reduce atherosclerotic cardiovascular risk in adults: A report of the American College of Cardiology/American Heart Association Task Force on Practice Guidelines. *J. Am. Coll. Cardiol.* 2014;63(25 Pt B):2889.
48. Jellinger, PS, Handelsman, Y, Rosenblit, PD, et al. American Association of Clinical Endocrinologists and American College of Endocrinology guidelines for management of dyslipidema and prevention of cardiovascular disease. *Endocr. Pract.* 2017;23(Suppl 2):1–87.
49. Eckel, RH, Jakicic, JM, Ard, JD, et al. 2013 AHA/ACC Guideline on lifestyle management to reduce cardiovascular risk: A report of the American College of Cardiology/American Heart Association Task Force on Practice Guidelines. *Circulation* 2014;129(25_Suppl_2 Suppl 1):S76–S99.
50. Trichopoulous, A, Costaco, T, Bamia, C, and Trichopoulous, D, Mediterranean diet and survival in a Greek population. *N. Engl. J. Med.* 2003;348:2599–2608.
51. deLorgeri, M, Renaud, S, Manelle, M, et al. Mediterranean alpha linoleic acid rich diet in secondary prevention of coronary heart disease. *Lancet* 1994;343:1454–1459.
52. Keys, A and Parling, RW. Serum cholesterol response to dietary lipids. *Am. J. Clin. Nutr.* 1966;19:171–181.
53. Jones, PJH. Regulation of cholesterol biosynthesis by diet in humans. *Am. J. Clin. Nutr.* 1997;66:438–446.
54. Fernandez, JL and West, KL. Mechanisms by which dietary fatty acids modulate plasma lipids. *J. Nutr.* 2005;135:2075–2078.
55. Breslow, JL. n-3 fatty acids and cardiovascular disease. *Am. J. Clin. Nutr.* 2006;83(Suppl.):1477S–1482S.
56. Artherburn, L, Hall, EB, and Oken, H. Distribution, interconversion, and dose response of n-3 fatty acids. *Am. J. Clin. Nutr.* 2006:83(Suppl.);1467S–1476S.
57. Bang, HO and Dyerberg, J. Lipid metabolism and ischemic heart disease in Greenland Eskimos. In: Draper, HH (ed). *Advances in Nutrition Research*. New York, Plenum Publishing, 1980. pp. 1–22.
58. He, K, Song, Y, Daviglus, ML, et al. Accumulated evidence on fish consumption and coronary heart disease: A meta-analysis of cohort studies. *Circulation* 2004;109:2705–2711.
59. Von Schacky, C. n-3 fatty acids and the prevention of coronary atherosclerosis. *Am. J. Clin. Nutr.* 200;71(Suppl):224S–227S.
60. Harris, WS. n-3 fatty acids and lipoproteins: Comparison of results from human and animal studies. *Lipids* 1996;31:243–252.
61. Holub, BU. Clinical nutrition: 4. Omega-3 fatty acids in cardiovascular care. *JAMC* 2002;116:608–615.
62. Davidson, MH, Stein, EA, and Bay, HE. Efficacy and tolerability of adding prescription omega-3 fatty acids 4 g/d to simvastatin 40 mg/d in hypertriglyceridemic patients: An 8-week, randomized, double-blind, placebo-controlled trial. *Clin. Ther.* 2007;29:1354–1367.
63. Wang, C, Harris, WS, Chung, M, et al. n-3 Fatty acids from fish or fish-oil supplements, but not α-linolenic acid, benefit cardiovascular disease outcomes in primary- and secondary-prevention studies: A systematic review. *Am. J. Clin. Nutr.* 2006;84(1):5–17.
64. Gordner, CD and Kraemer, HC. Monounsaturated versus polyunsaturated fat and serum lipids: A meta-analysis. *Arterioscler. Thromb. Vasc. Biol.* 1995;15:1917–1927.
65. Food and Drug Administration. *Food Additives & Ingredients – Final Determination Regarding Partially Hydrogenated Oils (Removing Trans Fat)*. [WebContent]. 2018; https://www.fda.gov/Food/IngredientsPackagingLabeling/FoodAdditivesIngredients/ucm449162.htm. Accessed February 23, 2018.
66. Graf, PA, Lemke, S, and Di Rienzo, M. Reducing the trans-fatty acids content of foods regulatory and food industry approaches. *Nutr. Today* 1008;43(2):46–51.
67. Stender, S, Dyerberg, J, Holme, RG, et al. The influence of trans fatty acids on health: A report from the Danish Nutritional Council. *Clin. Sci.* 1995;375–392.
68. Bettridge, DJ and Morrell, JM. *Clinician's Guide to Lipids and Coronary Heart Disease*, 2nd Edition. Arnold, London, 2003. pp. 101–235.
69. Brown, L, Rosner, B, Willett, WW, and Sachs, FM. Cholesterol-lowering effects of dietary fiber: A meta-analysis. *Am. J. Clin. Nutr.* 1999;69:30–42.
70. Pereira, MA, O'Reilly, E, Augustsson, K, et al. Dietary fiber and risk of coronary heart disease: A pooled analysis of cohort studies. *Arch. Intern. Med.* 2004;164:370–376.
71. Jacobs, DR, Jr. and Gallaher, DD. Whole grain intake and cardiovascular disease: A review. *Curr. Atheroscler. Rep.* 2004;6:415–423.
72. Dauchet, L, Amouyel, P, Hercberg, S, and Dallonguille, J. Fruits and vegetables consumption and risk of coronary heart disease: A meta-analysis of cohort studies. *J. Nutr.* 2006;136:2588–2593.
73. Law, M. Plant sterol and stanol margarine and health. *BMJ* 2000;320:861–864.
74. Miettingen, T, Puska, P, Gylling, H, et al. Reduction of serum cholesterol with sitosterolester margarine in a mildly hypercholesterolemic population. *N. Engl. J. Med.* 1995;333:1308–1312.
75. Fletcher, B, Berra, K, Braun, L, et al. Managing abnormal blood lipids. A collaborated approach. *Circulation* 2005;112:3184–3209.
76. Hooper, L, Ness, AR, and Smith, GD. Meta-analysis of effect of high versus low vitamin E intake on cardiovascular mortality for observational and interventional studies. *Lancet* 2001;357:1705–1706.
77. Myung, S-K, Ju, W, Cho, B, et al. Efficacy of vitamin and antioxidant supplements in prevention of cardiovascular disease: Systematic review and meta-analysis of randomised controlled trials. *BMJ* 2013;346(7893):12–12.
78. McCullough, ML, Peterson, JJ, Patel, R, Jacques, PF, Shah, R, and Dwyer, JT. Flavonoid intake and cardiovascular disease mortality in a prospective cohort of US adults. *Am. J. Clin. Nutr.* 2012;95(2):454–464.
79. Peterson, JJ, Dwyer, JT, Jacques, PF, and McCullough, ML. Do flavonoids reduce cardiovascular disease incidence or mortality in US and European populations? *Nutr. Rev.* 2012;70(9):491–508. doi:10.1111/j.1753-4887.2012.00508.x
80. Law, M and Wald, N. The relative risk of CHD death according to alcohol consumption in the five largest cohort studies. *Br. Med. J.* 1999;318:1471–1480.
81. National Institute of Health. *Clinical Guidelines on the Identification, Evaluation and Treatment of Overweight and Obesity in Adults. The Evidence*

Report. NIH Publication, No. 98-408, Bethesda, MD, 1998.
82. Klein, S, Burke, LE, Bray, GA, et al. Clinical implications of obesity with specific focus on cardiovascular disease. A statement for professionals from the American Heart Association Council on Nutrition, Physical Activity and metabolism. *Circulation* 2004;110:2952–2967.
83. Jensen, MD, Ryan, DH, Apovian, CM, et al. 2013 AHA/ACC/TOS guideline for the management of overweight and obesity in adults: A report of the American College of Cardiology/American Heart Association Task Force on Practice Guidelines and The Obesity Society. *Circulation* 2014;129(25_Suppl_2 Suppl 1):S102–S138.
84. Riebe, D, Ehrman, JK, Liguori, G, and Magal, M. *American College of Sports Medicine. ACSM's Guidelines for Exercise Testing and Prescription.* Wolters Kluwer Health/Lippincott Williams & Wilkins, Philadelphia, 2018.
85. Jakikic, JM, Clark, K, Coleman, E, et al. American College of Sports Medicine. Position Stand. Appropriate intervention strategies for weight loss and prevention of weight regain for adults. *Med. Sci. Sports Exerc.* 2001;12:2145–2156.
86. Danttilo, AM and Kris-Etherton, PM. Effects of weight reduction on blood lipids and lipoproteins: A meta-analysis. *Am. J. Clin. Nutr.* 1992;56:320–328.
87. Nordmann, AL, Nordmann, A, Briel, M, et al. Effects of a low-carbohydrate vs. low fat diet on weight loss and cardiovascular risk factors: A meta-analysis of randomized controlled trials. *Arch. Intern. Med.* 2006;166:285–293.
88. Hu, T, Mills, KT, Yao, L, et al. Effects of low-carbohydrate diets versus low-fat diets on metabolic risk factors: A meta-analysis of randomized controlled clinical trials. *Am. J. Epidemiol.* 2012;176(7):S44–S54.
89. Shai, I, Schwarzfuchs, D, Henkin, Y, et al. Weight loss with a low-carbohydrate, Mediterranean or low fat diet. *N. Engl. J. Med.* 2008;359:229–241.
90. Klem, ML, Wing, RA, McGuire, MT, et al. A descriptive study of individuals successful at long term maintenance of substantial weight loss. *Am. J. Clin. Nutr.* 1997;66:239–246.
91. Saris, WH, Blair, SN, van Baak, MM, et al. How much physical activity is enough to prevent unhealthy weight gain? Outcome of the IASO 1st Stock Conference and Consensus Statement. *Obes. Rev.* 2003;4:101–114.
92. Dishman, RK, Washburn, RA, and Heath, GW. All-cause and coronary heart disease mortality. In: *Physical Activity Epidemiology*. Human Kinetics, Champaign, IL, 2004. pp. 71–117.
93. Clark, AM, Harling, L, Vandermeer, B, and McAlister, FA. Meta-analysis: Secondary prevention programs for patients with coronary heart disease. *Ann. Intern. Med.* 2005;143:659–672.
94. Leon, AS and Bronas, U G. Pathophysiology of coronary heart disease and biological mechanisms for the cardioprotective effects of regular aerobic exercise. *Am. J. Lifestyle Med.* 2009;3(5):379–385.
95. Leon, AS, Franklin, BA, Costa, F, et al. Cardiac rehabilitation and secondary prevention of coronary heart disease. An American Heart Association Scientific Statement. *Circulation* 2005;111:369–376.
96. Kodama, S, Tanaka, S, Saito, K, et al. Effects of aerobic exercise training on serum levels of high-density lipoprotein cholesterol. A meta-analysis. *Arch. Intern. Med.* 2007;167:999–1008.
97. Durstine, SL, Grandjean, PW, Cox, CA, and Thompson, PD. Lipids, lipoproteins, and exercise. *J. Cardiopul. Rehab.* 2002;22:389–398.
98. Leon, AS and Sanchez, OA. Response of blood lipids to exercise training alone or combined with dietary intervention. *Med. Sci. Sports Exerc.* 2001;33(Suppl):S502–S15.
99. Leon, AS, Rice, R, Mandel, S, et al. Blood lipid response to 20 weeks of supervised exercise in a large biracial population: The HERITAGE Family Study. *Metabolism* 2001;49:S13–S20.
100. Leon, AS, Gaskill, SE, Rice, T, et al. Variability in the response of HDL cholesterol to exercise training in the HERITAGE Family Study. *Int. J. Sports Med.* 2001;22:1–9.
101. Rice, T, Déprés, J-P, Pérusse, L, et al. Familial aggregation of blood lipid response to exercise training in the Health Risk Factors, Exercise Training, and Genetics (HERITAGE) Family Study. *Circulation* 2002;105:1904–1908.
102. Stefanick, M. Physical activity for preventing and treating obesity-related dyslipoproteinemias. *Med. Sci. Sports Exerc.* 199;31(Suppl):S609–S618.
103. Santiago, MC, Leon, AS, and Serfass, RC. Failure of 40 weeks of brisk walking to alter blood lipids in normolipemic women. *Canad. J. Appl. Phys.* 1995;20:417–428.
104. Sopko, G, Leon, AS, Jacobs, DR, Jr., et al. The effect of exercise and weight loss on plasma lipids in obese young men. *Metabolism* 1988;34:227–236.
105. Wood, PD, Haskell, WL, Blair, SN, et al. Increased exercise level and plasma lipoprotein concentration: A one year randomized, controlled study in sedentary middle-aged men. *Metabolism* 1983;32:31–39.
106. Kannell, WB. Update on the role of cigarette smoking in coronary artery disease. *Am. Heart J.* 1981;101:319–328.
107. Goldbourt, J and Medalie, JH. Characteristics of smokers, nonsmokers, and exsmokers among 10,000 adult males in Israel II. Physiologic biochemical, and genetic characteristics. *Am. J. Epidemiol.* 1997;105:75–84.
108. Craig, W, Palomaki, G, and Haddow, J. Cigarette smoking and serum lipids and lipoprotein concentrations: Analysis of published data. *BMJ* 1989;298(6676):784–788.
109. Gottto, A and Powenall, H. *Manual of Lipid Disorders. Reducing Its Risk of Coronary Heart Disease*, 2nd Edition. Williams and Williams, Baltimore, MD, 1999. p. 179.
110. Harats, D, Ben-Nain, M, Dabach, Y, et al. Cigarette smoke renders LDL susceptible to peroxidative modification and enhanced metabolism by macrophages. *Artherosclerosis* 1989;79:245–252.
111. Chiuve, SE, McCullough, ML, Sacks, FM, and Rimm, EB. Healthy lifestyle factors in the prevention of coronary heart disease among men. Benefits among users and nonusers of lipid-lowering and antihypertensive medication. *Circulation* 2000;114:160–167.
112. Iestra, JA, Kromhout, D, Van der Schouw, YT, et al. Effect size of lifestyle and dietary changes on all-cause mortality in coronary artery disease patients. A systematic review. *Circulation* 2005;112:924–939.
113. Heidemann, C, Schulze, MB, Franco, OH, et al. Dietary patterns and risk of mortality from cardiovascular disease, cancer, and all-causes mortality in a prospective cohort of women. *Circulation* 2008;118:230–237.
114. Appel, LJ. Dietary patterns and longevity. Expanding the blue zones. *Circulation* 2008;118:214–215.
115. Position of the American Dietetic Association and Dieticians of Canada. Vegetarian diets. *J. Am. Diet. Assoc.* 2003;103:748–765.
116. Sabate, J. The contribution of vegetarian diets to health and disease: A paradigm shift? *Am. J. Clin. Nutr.* 2003;78(Suppl):502S–507S.
117. Mitrow, FN, Kipnis, V, Thiebaut, ACM, et al. Mediterranean dietary patterns and prediction of all-cause mortality in a US populations Results from the NIH-AARP Diet and Health Study. *Arch. Intern. Med.* 2004;167:2461–2468.
118. Knoops, KTB, de Groot, LCPGM, Kromhout, D, et al. Mediterranean diet, lifestyle factors, and 10-year mortality in elderly European men and women. The HALE Project. *JAMA* 2004;292:1433–1439.
119. Fung, TT, Chiuve, SE, McCullough, ML, et al. Adherence to DASH-style diet and risk of coronary heart disease and stroke in women. *Arch. Intern. Med.* 2008;168:713–720.
120. Sacks, FM, Appel, LJ, Moore, TJ, et al. A dietary approach to prevent hypertension: A review of the Dietary Approach to Stop Hypertension (DASH) Study. *Clin. Cardiol.* 1999;22(Suppl):III-6–III-10.
121. Lichenstein, AH, Appel, LJ, Brands, M, et al. Diet and lifestyle recommendations revision 2006. A scientific statement from the Nutrition Committee. *Circulation* 2006;114:82–96.
122. Yu-Poth, S, Zhao, G, Etherton, T, et al. Effects of the National Cholesterol Education Program's step 1 and step 2 dietary intervention programs on cardiovascular risk factors. A meta-analysis. *Am. J. Clin. Nutr.* 1999;69:632–646.
123. U.S. Department of Agriculture and U.S. Department of Health and Human Services. *Dietary Guidelines for Americans*, 2005. Available at www.healtierus.gov/dietary guidelines
124. Lichtenstein, AH, Appel, LJ, Brands, M, et al. Diet and lifestyle recommendations revision 2006: A scientific statement from the American Heart Association Nutrition Committee. *Circulation* 2006;114(1):82–96.
125. U.S. Department of Health and Human Services. *Your Guide to Lowering Cholesterol with TLC (Therapeutic Lifestyle Changes)*. NIH Publication No. 06-523S, Bethesda, MD, 2009.
126. Varady, KA and Jones, PJH. Combination diet and exercise interventions for the treatment of dyslipidemia: An effective preliminary strategy to lower cholesterol levels? *J. Nutr.* 2005;135:1829–1835.

第 5 章 高血压预防与生活方式管理

目录

要点／089

5.1 背景／089

5.2 血压测量／090

5.3 高血压病因及其与心血管疾病的关系／090

5.4 体力活动、运动和高血压／091

5.5 高血压预防和管理中的饮食改变／093

5.5.1 限制钠盐摄入的影响／094

5.5.2 增加膳食钾摄入的影响／094

5.5.3 酒精的影响／094

5.5.4 ω-3 多不饱和脂肪酸的作用／095

5.6 体重管理／095

5.6.1 辅助治疗／095

5.7 高血压的药物管理／096

参考文献／097

要 点

- 高血压影响了美国 50% 的人口,其治疗基石是生活方式管理。
- 体力活动和运动训练可以通过多种有益的生理机制降低血压。
- 多摄入水果、蔬菜和全谷物的健康饮食模式与更低的血压水平相关。
- 通过改变生活方式实现减重或保持健康体重,能够改善血压水平。
- 尽管药物治疗是高血压治疗的主要方法,但指南建议生活方式干预应该与药物处方联合应用来帮助患者进行血压管理。

5.1 背景

高血压是公认的心血管疾病(cardiovascular disease,CVD)发病和死亡的主要风险因素[1-4]。尽管我们对高血压的认识和药物治疗取得了巨大进展,但根据 2016 年一项研究显示,在大约 7 500 万(译者注:数据来源不同,年份不同,所以该数据与第 1 章的统计数据有差异)被诊断为高血压的美国成年人中血压仍然控制得很差[5]。药物治疗是高血压主要的传统治疗方式。尽管有强有力的证据表明改变生活方式有助于降低高血压的发病率和降低高血压患者的血压水平。

2014 年《成人高血压管理循证指南》(JNC Ⅷ)[6]再次突出强调了 2013 年生活方式工作组建议的生活方式管理的重要性,包括:①摄入充足的蔬菜、水果和全谷物;饮食包括低脂奶制品、家禽、鱼类、豆类、非热带植物油和坚果,限制甜食、含糖饮料和红肉摄入量;②每天摄入钠不超过 2 400mg;③每周进行 3~4 次有氧运动,每次平均持续 40min 的中等强度至高强度体力活动[7]。

2017 年美国心脏病学会(American College of Cardiology,ACC)和美国心脏协会(American Heart Association,AHA)发布的《成人高血压预防、监测、评估和管理指南》中明确提出高血压分级和治疗的血压阈值[8](表 5-1-1)。该指南还倡导非药物干预的方式预防和治疗高血压,包括:①体重减轻至理想体重;②DASH 饮食模式;③钠摄入量减少至每天 1 500mg 以下;④增加膳食中钾摄入量;⑤体力活动包含每周 120~150min 的有氧运动,90~150min 的动态抗阻训练,每周 3 次等长抗阻训练;⑥适度饮酒[8]。

表 5-1-1　2017 ACC/AHA 成人血压分级

血压分级	收缩压 /mmHg	舒张压 /mmHg	生活方式习惯	药物治疗
正常血压	<120	<80	提升	无
血压升高	120~129	<80	是	无
高血压 1 级	130~139	80~89	是	可能需要*
高血压 2 级	≥140	≥90	是	需要+

资料来源:Whelton et al. 2017[8].
*.如果临床诊断 ASCVD 或预测 10 年 CVD 风险>10%,开始药物治疗;
+.考虑使用两种不同类别的两种药物。

收缩压干预试验(systolic blood pressure intervention trial,SPRINT)是一项随机对照研究,纳入超过 9 000 名平均年龄为 67.9 岁成年人,通过这项研究确定了理想血压的治疗目标。研究结果显示基线时收缩压(systolic blood pressure,SBP)在 130~180mmHg 的人群心血管事件风险增高[9]。研究人员试图对比使用强化治疗方案将 SBP 控制在<120mmHg 的目标时与使用标准治疗方案以治疗目标为 SBP<140mmHg 时对预后的影响[9]。SPRINT 试验在随访了大约 3 年后就提前停止了,因为与标准治疗组相比,强化治疗组的全因死亡率较低(风险比 0.73,95% CI=0.6~0.9,P=0.003),且复合终点事件(心肌梗死、急性冠脉综合征、卒中、心力衰竭或死亡)发生率也较低(1.65%/年 vs 2.19%/年)[9]。但是强化治疗组不良事件的发生率显著高于标准治疗组[9]。虽然这些结果很有价值,但该研究中测量血压的方法(在休息 5min 后测量 3 次血压,取读数的平均值,读数记录时没有工作人员在场)和该试验排除了部分人群(慢性心力衰竭、严重肾功能不全、继发性高血压、老年人和心血管低风险人群),因此该试验的研究结果对常规临床实践的适用性存在争议[10-12]。

5.2 血压测量

2017 年 ACC/AHA《成人高血压预防、监测、评估和管理指南》强调了正确的血压测量技术以及不同环境下血压测量值之间也可能出现差异,读者可以阅读该指南深入了解血压测量的知识。总之,该指南指出正确测量血压很重要(证据等级：ⅠC)[8]。指南推荐血压测量时需要 6 个步骤：患者测压前准备、适宜的测量技术、正确测量方式、准确记录、平均值计算和告知患者结果[8]。这六个步骤强调了在测量前休息 5min、选择尺寸合适的袖带、手臂放置位置、测量双侧手臂以及至少测量 2 次计算平均值的重要性[8]。

2017 年 ACC/AHA《成人高血压预防、监测、评估和管理指南》强调不同场景下血压测量值之间也可能出现差异。该指南建议在室外测量血压以诊断高血压和确定药物剂量(推荐等级：ⅠA)[8]。除此之外,该指南还建议根据测量血压的方式和时间判断血压水平[8]。例如,血压为 160/100mmHg 的患者可能在家测量血压为 145/90mmHg,夜间动态血压测量值为 140/85mmHg[8]。

5.3 高血压病因及其与心血管疾病的关系

原发性高血压(没有特定的已知病因)是美国最常见的高血压类型(占 90%~95%);继发性高血压则因为慢性肾脏病、肾动脉狭窄或肾上腺肿瘤等疾病引起(如嗜铬细胞瘤、原发性醛固酮增多症和库欣病)[13,14]。原发性高血压无法治愈,但可通过治疗性生活方式改变(therapeutic lifestyle changes,TLC)和/或药物治疗来控制[1,13,14]。原发性高血压不可改变的危险因素包括高血压家族史(通常为多基因遗传)、年龄(男性>30 岁)、性别(男性多于女性)和人种(黑色人种比非黑色人种更常见)。可改变的危险因素是超重(BMI≥25.0kg/m²),过度饮酒,体力活动不足及低钙、低钾、低镁的高钠饮食[1,13-18]。任何增加心排血量或外周血管阻力的生理因素都可导致血压升高,因为血压水平在血流动力学上是由这两个变量决定的。影响血压水平升高的其他因素包括内皮功能障碍、交感神经系统激活增强和肾素-血管紧张素-醛固酮系统（renin-angiotensin-aldosterone system, RAAS）活性。据推测，任何生理紊乱引起的血压持续升高都会导致压力感受器复位、小动脉平滑肌肥大和外周血管阻力增加，这是与原发性高血压相关主要血流动力学紊乱[13]。高血压引起的左心室肥厚（left ventricular hypertrophy, LVH）被认为与前负荷和后负荷（即慢性容量和压力超负荷）的增加有关，这导致与收缩功能障碍有关的离心性或向心性心室容积改变[13-16]。读者可参考 Rosendorff 等的综述进一步了解[13]。

5.4 体力活动、运动和高血压

观察性研究结果显示，调整了其他风险因素后，休闲时间体力活动和体能水平（相对风险 1.5~1.9）与高血压的发展和严重程度之间呈现负相关[19-31]。例如，Kokkinos 等[32]的一项横断面研究显示，与体适能水平较低的人相比，中等至高等体适能水平的人 24h 动态血压结果 SBP 平均低 8~9mmHg，舒张压（diastolic blood pressure, DBP）低 4~5mmHg。这些研究表明，在年龄和性别相匹配的人群中，与体力活动不足和较低的体适能水平者相比，增加体力活动与中等程度的体适能水平者 SBP 降低约 5mmHg[31]。Liu 等人最近的一篇综述发现，体力活动和高血压预防之间呈现剂量-反应关系，每周 10MET·h 的休闲时间体力活动会使高血压的相对风险降低 6%[33]。

运动训练对血压水平的影响已在 70 多项随机对照试验和超过 15 篇荟萃分析中得到证实[34-50]。这些研究表明，每周 3 次 30~60min 中等强度的有氧运动训练，持续 12~16 周能够降低升高的血压[51,52]。这些研究还发现，运动可使正常人的静息 SBP 平均降低 2.6~4.7mmHg，DBP 平均降低 1.8~3.1mmHg，诊断为高血压的患者 SBP 平均降低了 6~10mmHg，DBP 可降低 2.4~7.6mmHg，其中一项研究显示中到高强度有氧运动平均使血压降低 11/5mmHg[50]。在控制 BMI、年龄和性别等因素后，中等或高强度运动训练对血压降低程度也存在显著性差异[34-49,51,52]。

有氧运动似乎可以使高血压患者 24h 的平均 SBP 降低 6.0~10.0mmHg，DBP 降低 5.0~8.0mmHg，使正常人的 SBP 降低 3.0~3.3mmHg，DBP 降低 3.3~3.5mmHg[36,51,52]，但是夜间血压没有显著变化[51]。从这些数据可以得出结论，每周进行 3~5d，每天 30~60min 中等强度（40%~70% 最大有氧能力）的有氧运动能够有效预防和管理高血压。在最近一个系统综述中，建议高血压患者基于 FITT 原则[频率（frequency）、强度（intensity）、时间（time）、类型（type）]制订运动计划，每天或者一周中尽可能多的天数进行 30~60min 中等强度（40%~60% 最大摄氧量）的有氧运动，同时进行每周 2~3d、中等强度、每次 8~10 个动作、每个动作 10~12 次重复的动态抗阻训练[53]。

此外，在每次有氧运动后 SBP 和 DBP 会分别降低 5~15mmHg 和 4~6mmHg，这种即时效应大概持续数小时（最多 24h）[52,54-56]。对高血压人群的研究发现，对照试验研究（15/4mmHg）运动后血压即时降低的幅度大于非对照试验研究（5/4mmHg）[52]。运动后血压降低的即时效应的生理学机制可能有以下几种。

- 毛细血管前交感神经肾上腺素能刺激减少；
- 对 α- 肾上腺素能刺激的反应减弱；
- 层流介导的内皮衍生血管舒张化学物质的释放（如一氧化氮、前列环素和腺苷）；
- 动脉和心肺压力感受器重置；
- 包括中枢抗利尿激素 V1 受体和 P 物质受体的神经适应[55-60]。

一些研究显示抗阻训练可以使血压降低 7/6mmHg，而在其他研究中抗阻训练没有降低血压[51,52,61]。一项荟萃分析结果显示抗阻训练可以降低正常个体静息血压 3~5/3.5~3.9mmHg[51,61,62]。但是，在大规模荟萃分析中显示只有 DBP 降低具有统计学意义。目前关于抗阻训练的建议是：它只应作为补充而不能替代有氧训练，而且这些建议的证据等级较弱[53]。2017 年 ACC/AHA《成人高血压预防、监测、评估和管理指南》建议每周进行 90~150min 的动态抗阻训练、每周 3 次等长抗阻训练（推荐证据等级：ⅠA）[8]。读者可参考美国运动医学学会高血压患者运动测试和训练的指南建议和禁忌证[63]。

运动训练的降血压效果有许多假定和合理的机制解释。Poiseuille 定律解释了血管直径的微小变化对流体流动阻力影响很大（即与血管半径的四次方成反比）[52]。因此，外周血管阻力下降，特别是小血管直径的改变，似乎是运动训练所观察到血压降低的一部分原因（降低 7.1%）[51]。运动导致的外周血管阻力降低的原因大概有以下几个因素。

- 血管内皮功能和动脉弹性 / 顺应性改善；
  - 由于运动引起的层流剪切应力增加一氧化氮（NO）合酶活性，通过减少 NO 的氧化失活延长了 NO 活性，减少了胶原在动脉介质中沉积；
- 内皮衍生的内皮素 -1 减少；
- α- 肾上腺素能受体的反应衰减和交感神经张力降低；
- 外周血管阻力降低；
- 压力感受器反射灵敏度提高；
- 循环中儿茶酚胺减少[51,64-71]。

运动训练对 RAAS 的影响尚不清楚。有一些报告显示运动可以使血压正常患者的肾素活性[51]和血管紧张素Ⅱ活性降低，但对高血压患者则没有这种作用[52]。运动训练会改善胰岛素敏感性，这与肾钠排泄增加有关[52,57]。另外，运动训练引起的血管适应性包括骨骼肌前毛细血管和毛细血管数量增加（血管生成）以及血管结构的适应（血管重塑）导致动脉腔直径增大，这有助于进一步降低血管阻力[52,73]。

遗传对运动引起的血压降低的影响尚不清楚，基因与环境之间的相互作用很复杂。健康风险因素运动训练和遗传学（health risk factors exercise training and genetics，HERITAGE）家族研究[74,75]表明，影响 NO 合酶活性的基因参与运动训练对血压的反应。

5.5 高血压预防和管理中的饮食改变

荟萃分析研究发现健康饮食者与高血压低发病率相关($OR=0.81, P=0.02$)[76]。随机对照试验的证据强烈支持通过饮食来预防和管理高血压,减少钠摄入,增加钾、钙和镁的摄入和适度饮酒已被证明是有效的[77-80]。最有效控制和降低血压的饮食模式是摄入丰富的水果、蔬菜、全谷类、豆类、种子、坚果、鱼类、奶制品以及摄入少量肉类、甜食和酒精,比如北欧饮食模式、地中海饮食和DASH饮食,如表5-5-1所示[78,81]。

表 5-5-1　高血压 DASH 饮食计划

营养成分	摄入量
总脂肪量[总能量的百分比(%)]	25%~35%
饱和脂肪酸	<7%
反式脂肪酸	<1%
单不饱和脂肪酸	15%
多不饱和脂肪酸	≤10%
ω-6∶ω-3 为(3~4)∶1	
胆固醇	≤200mg/d
蛋白质[总能量的百分比(%)]	约18%
碳水化合物[总能量的百分比(%)]	50%~60%
膳食纤维/(g·d^{-1})	31
钾/(mg·d^{-1})	4 700
钙/(mg·d^{-1})	500
钠/(mg·d^{-1})	1 500~2 400
每日 2 000kcal 饮食食谱	
	每日份数*	NIH DASH 饮食建议份数+
水果	7~8	4~5
蔬菜	4~5	4~5
谷类	4~5	6~8
低脂乳制品	2~3	2~3
肉类、家禽、鱼类	<2	≤6 次
坚果、种子、干豆	4~5	4~5 次/周
脂肪、油类	2~3	2~3
糖果、甜食	<5 次/周	≤5 次/周

采用 DASH 饮食降低血压效果约为 11/6mmHg。
译者注:"份数"为国外食物的一种通俗计量方法,具体到每一种食物,一份的具体量可能有所不同,详情请参考数据来源文献。
*．来自参考文献[69];
+．来自参考文献[82]。

在随机对照研究中显示 DASH 饮食能够降低高血压患者的血压约 11.4/5.5mmHg,可使高血压前期患者血压降低 3.5/2.2mmHg。值得注意的是,黑色人种的血压降低比白色人种更为显著,分别为

6.9/3.7mmHg 和 3.3/2.4mmHg[78]。

其他的饮食模式[77,80]研究显示采用富含蔬菜、水果,同时高碳水、蛋白质和不饱和脂肪酸的饮食模式,正常人血压降低 6~10mmHg,高血压患者降低 12~16mmHg。此外,每天通过全谷物、水果、蔬菜、豆类、坚果和豆制品增加膳食纤维摄入 11.5~14g,能够轻度降低 SBP(1.1~1.6mmHg)和 DBP(1.3~2.0mmHg)[83-85]。目前血压管理最适合的饮食模式是摄入充足水果、蔬菜和全谷物,如 DASH 饮食模式、美国农业部(the United States Department of Agriculture,USDA)饮食模式和 AHA 饮食模式均有体现。

5.5.1 限制钠盐摄入的影响

前瞻性观察研究和横断面研究、动物试验、临床试验和荟萃分析已确定钠(和食盐)摄入量与血压水平之间呈现独立正相关[41,86,87]。迄今为止规模最大的剂量反应试验是 DASH-钠盐试验。这项随机对照研究比较三个水平钠摄入量(150mmol/d、100mmol/d、50mmol/d)与血压变化的关系,结果发现钠摄入减少量与 SBP 降低之间存在明显的剂量-反应关系[79]。

限制钠摄入可使已升高的 SBP 降低 4.7~7.0mmHg,DBP 降低 2.5~2.7mmHg,并降低高血压前期发展成为高血压的风险(相对风险降低 20%)。同时,它还可以强化药物治疗效果[41,77,86-91]。但要注意,限制钠摄入对血压的影响存在很大的个体差异。一般来说,黑色人种、中年人、老年人和 RAAS 过度激活的患者对限制钠摄入的反应好,血压明显降低[77,79,90,91]。目前饮食中钠含量很高,大多数来源于常食用的加工食品,因此许多人很难达到减少钠盐摄入的目标。JNC Ⅷ报告提倡的 AHA/ACC《生活方式管理指南》建议将每天 2.4g 作为钠摄入量的上限以控制血压,指南进一步建议将钠摄入量减少到每天 1 500mg 可以导致血压更大的下降[1,6,7,77]。2017 年 ACC/AHA《成人高血压预防、监测、评估和管理指南》和之前的 JNC Ⅶ建议将钠减少到每天 1.5g[1,8]。

5.5.2 增加膳食钾摄入的影响

人体内环境稳态需要保持钠钾平衡。一般当血清钾降低时,血清钠会增高保证体液渗透压,血清钾增高时会促进肾排出钠(尿钠)和相关利尿物质。临床试验报告了膳食钾摄入量增加对血压的影响,在高血压患者中,每天摄入钾 1.3~4.7g 可使 SBP(2.42~4.4mmHg)和 DBP(1.5~2.5mmHg)降低。而且增加钾盐摄入在黑色人种中血压下降的幅度比白色人种更加明显[41,77,78,92-94]。但是高钾低钠的饮食一般都不是很美味[77]。目前推荐采用类似 DASH 饮食模式通过饮食每天摄入 4.7g 的钾,而不是通过钾补充剂摄入[77,78]。然而,如果患者患有尿钾排泄功能受损的疾病(如肾疾病)或者使用减少排钾的药物(如血管紧张素转换酶抑制剂),应每日摄入较少的钾,以避免高钾血症[1,77]。

5.5.3 酒精的影响

在临床试验中已经证明酒精摄入和血压水平之间呈 J 形剂量关系。摄入相对较少的酒精对血压没有影响,但每日较高的酒精摄入会升高血压[86,95-98]。对照试验表明,仅仅依靠每日减少 50%~70% 酒精摄入可降低血压约 3.5/3mmHg。另一方面,每日酒精摄入量每增加 10g,血压升高 2/1mmHg[41,98]。

目前建议饮酒者限制酒精摄入量,男性每天饮酒不超过2杯,女性每天饮酒不超过1杯,以减少酒精对血压的不良影响。1杯的定义为大约12盎司啤酒、5盎司葡萄酒或1.5盎司的80度蒸馏酒[1,77]。

5.5.4 ω-3多不饱和脂肪酸的作用

深海鱼和鱼油补充剂富含长链ω-3多不饱和脂肪酸,这些脂肪酸可以通过生成类花生酸和前列腺素在血压调节中发挥重要作用。小规模研究表明,高血压患者使用大剂量鱼类补充剂(>3g/d),SBP和DBP分别降低2.3~4.0mmHg和2.2~2.5mmHg[41,99-101]。目前建议是每周食用2次或2次以上富含油脂鱼类,以获得保护心脏的效果,但ω-3鱼油补充剂仅用于冠心病和心源性猝死的二级预防[6,102]。

5.6 体重管理

观察性研究和临床试验都证明了肥胖与高血压之间的关系[77,103]。一般来说,超重个体体重减少5~10kg可降低血压约(6~12)/(5~8)mmHg[41,77,104-108]。运动训练是体重管理的重要组成部分,但仅仅依靠运动训练通常只能减轻2kg。规律锻炼有利于保持减重效果,减少瘦体重的丢失[109-111]。运动训练似乎可以针对性减少腹部内脏脂肪,加强降压效果。事实上,将规律运动与控制能量摄入相结合,似乎比单独采用一种方式降低血压效果更好[111,112]。在最近的综述中,发现单独依靠减重饮食方案可以降低体重和血压[SBP平均降低4.5mmHg(95% CI: -7.2~1.8),DBP平均降低3.2mmHg(95% CI: -4.8~-1.5mmHg)]。但这篇综述纳入的临床研究有限,且受试者较少[113]。目前,AHA建议超重的高血压患者应该改变生活方式(饮食和运动),减轻3%~5%的体重以实现更多临床健康获益[7,114]。

采用综合生活方式改变计划降低血压的干预试验总体上都取得了不错的结果。最值得关注的大规模试验是PREMIER[115]研究和心血管健康运动与营养干预研究(Exercise and Nutritional Interventions for Cardiovascular Health,ENCORE)[116]。这些随机对照研究显示,在综合生活方式干预后(包括减重),高血压患者的SBP和DBP分别降低11~16mmHg和6~10mmHg。此外,ENCORE研究报告显示,综合干预组的24h平均动态血压显著降低。这些研究都证实了指南和治疗性综合生活方式干预在预防和管理高血压中的作用[1,89]。

5.6.1 辅助治疗

辅助治疗在改变生活方式为主的高血压管理中也具有重要作用。通过10项随机对照试验的荟萃分析发现,音乐干预(各种类型的音乐、伴随呼吸节律的音乐等)似乎对降低血压是有效的[SBP 144mmHg(95% CI: 137~152)至134mmHg(95% CI: 124~144),DBP 84mmHg(95% CI: 78~89)至78mmHg(95% CI: 73~84)][117]。系统综述研究了瑜伽在改善血压水平中的作用。17项研究虽然存在不明确的或者高度的偏倚,但依然发现瑜伽能够显著影响SBP(-4.17mmHg,P=0.000 2)和DBP(-3.62mmHg,P=0.000 1),不过血压降低幅度较小[118]。8项系统综述和荟萃分析同样发现,超觉静坐(transcendental meditation)在降低SBP(-4.26,95% CI: -6.09~-2.43)和DBP(-2.33,95% CI: -3.70~-0.97)中具有潜在的影响[119]。大蒜也被认为具有降低血压的作用[120-123]。一些荟萃分析[120-123]发现大蒜能降低血压，其中最大的一项纳入17个随机对照试验，与对照组相比，大蒜能够使SBP降低3.75mmHg（$P<0.001$），DBP降低3.39mmHg（$P=0.004$）[122]。

5.7 高血压的药物管理

2014年的JNC Ⅷ建议，60岁以上成人SBP>150mmHg或DBP>90mmHg者，或60岁以下的成人SBP>140mmHg或DBP>90mmHg合并糖尿病、慢性肾脏病（chronic kidney disease，CKD）患者，除了继续改变生活方式外，还需要进行药物治疗[6]。2017 ACC/AHA指南建议患者血压为(130~139)/(80~89)mmHg并且患有冠状动脉粥样硬化性心脏病或者10年心血管疾病风险大于10%时，需要开展抗高血压药物治疗[8]。

有多种不同类型的抗高血压药物，包括噻嗪类和保钾利尿药、β受体阻滞剂、α受体阻滞剂、血管紧张素转换酶抑制剂（angiotensin-converting enzyme inhibitors，ACEI）、血管紧张素受体拮抗剂（angiotensin receptor blocker，ARB）、钙通道阻滞剂、中枢药物和血管扩张药等[1]。噻嗪类利尿药通常是没有合并CKD的1级高血压患者初始药物选择，2级高血压患者通常初始药物考虑2种药物联合使用（例如，噻嗪类和ACEI或ARB、β受体阻滞剂或钙通道阻滞剂联合使用，取决于合并症、种族和年龄）[1,6,8]。通常，需要多种药物联合使用才能达到血压治疗目标，因此进行药物处方的临床医师在选择抗高血压药物治疗时必须特别注意禁忌证、药物相互作用和患者合并症。读者可参考JNC Ⅶ报告[1]、JNC Ⅷ报告和2017 ACC/AHA指南进一步了解药物治疗[6,8]。为了增强药物治疗的效果，强烈建议开展生活方式改变干预[6,8]。

结论总结：现有证据明确支持治疗性生活方式改变作为高血压药物治疗的辅助手段，以预防和控制高血压，总结见表5-7-1。

表5-7-1 高血压管理的临床策略/生活方式调整策略

改变	建议	血压降低效果
减重	保持BMI在18.5~24.9kg/m² 之间	每减重10kg降低5~20mmHg
健康饮食	充足水果摄入	8~14mmHg
	蔬菜和全谷物	
	适量无脂肪或低脂乳制品	
	减少饱和脂肪和胆固醇	
	DASH饮食模式	
运动	规律有氧运动120~150min/周	4~9mmHg
	或者每天60~90min以减轻体重和	
	保持体重	
	动态抗阻训练90~150min/周	
	等长抗阻训练每周3次	

续表

改变	建议	血压降低效果
减少钠或盐摄入量	尽可能降低食盐的摄入量	2~8mmHg
	1.5g/d 的钠或 3.8g/d 的氯化钠	
	或当前摄入量至少减少 1 000mg	
限制酒精摄入	男性每天饮酒量不超过 2 杯	2~4mmHg
	女性每天饮酒量不超过 1 杯	
增加钾盐	摄入量增加至 3 500~5 000mg/d（DASH 饮食水平）	2~5mmHg
	从水果、蔬菜和低脂乳制品中摄取	

来自参考文献[1,8,77]

（Ulf G. Bronas, PhD, ATC, FSVM, FAHA, Mary Hannan, MSN, APN, AGACNP-BC, and Arthur S. Leon, MS, MD, FACSM 著　吴岳　译　翟佳悦　校）

参考文献

1. Chobanian AV, Bakris GL, Black HR, et al. The seventh report of the joint national committee on prevention, detection, evaluation, and treatment of high blood pressure: The JNC 7 report. *JAMA* 2003;289:2560–2572.
2. Levy D, Larson MG, Vasan RS, Kannel WB, and Ho KK. The progression from hypertension to congestive heart failure. *JAMA* 1996;275:1557–1562.
3. Stamler J, Stamler R, and Neaton JD. Blood pressure, systolic and diastolic, and cardiovascular risks. US population data. *Arch. Intern. Med.* 1993;153:598–615.
4. Klag MJ, Whelton PK, Randall BL, et al. Blood pressure and end-stage renal disease in men. *N. Engl. J. Med.* 1996;334:13–18.
5. Merai R, Siegel C, Rakotz M, et al. CDC grand rounds: A public health approach to detect and control hypertension. *MMWR Morb. Mortal. Wkly. Rep.* 2016;65(45):1261–1264. doi:10.15585/mmwr.mm6545a3
6. James PA, Oparil S, Carter BL, et al. 2014 Evidence-based guideline for the management of high blood pressure in adults: Report from the panel members appointed to the Eighth Joint National Committee (JNC 8). *JAMA* 2014;311(5):507–520. doi:10.1001/jama.2013.284427
7. Eckel RH, Jakicic JM, Ard JD, et al. 2013 AHA/ACC guideline on lifestyle management to reduce cardiovascular risk: A Report of the American College of Cardiology/American Heart Association Task Force on Practice Guidelines. *Circulation* 2014;129(25_Suppl_2 Suppl 1):S76–S99. doi:10.1161/01.cir.0000437740.48606.d1
8. Whelton PK, Carey RM, Aronow WS, et al. 2017 ACC/AHA/AAPA/ABC/ACPM/AGS/APhA/ASH/ASPC/NMA/PCNA guideline for the prevention, detection, evaluation, and management of high blood pressure in adults: Executive summary: A Report of the American College of Cardiology/American Heart Association Task Force on Clinical Practice Guidelines. *Hypertension* 2017. doi:10.1161/HYP.0000000000000066
9. Wright JJT, Williamson JD, Whelton PK, et al. A randomized trial of intensive versus standard blood-pressure control. *N. Engl. J. Med.* 2015;373(22):2103–2116. doi:10.1056/NEJMoa1511939
10. Agarwal R. Implications of blood pressure measurement technique for implementation of systolic blood pressure intervention trial (SPRINT). *J. Am. Heart Assoc.* 2017;6(2):e004536. doi:10.1161/JAHA.116.004536
11. Oparil S and Lewis CE. Should patients with cardiovascular risk factors receive intensive treatment of hypertension to < 120/80 mm Hg target? A Protagonist View from the SPRINT Trial (Systolic Blood Pressure Intervention Trial). *Circulation* 2016;134(18):1308–1310. doi:10.1161/CIRCULATIONAHA.116.023263
12. Williamson JD, Supiano MA, Applegate WB, et al. Intensive vs standard blood pressure control and cardiovascular disease outcomes in adults aged ≥75 years: A randomized clinical trial. *JAMA* 2016;315(24):2673–2682. doi:10.1001/jama.2016.7050
13. Rosendorff C, Black HR, Cannon CP, et al. Treatment of hypertension in the prevention and management of ischemic heart disease: A scientific statement from the american heart association council for high blood pressure research and the councils on clinical cardiology and epidemiology and prevention. *Circulation* 2007;115:2761–2788.
14. Debakey M and Gotto A. *The New Living Heart*, Vol. 1. Hobrook, MA: Adams Media Corporation, 1997. pp. 169–180.
15. Miyai N, Arita M, Miyashita K, Morioka I, Shiraishi T, and Nishio I. Blood pressure response to heart rate during exercise test and risk of future hypertension. *Hypertension* 2002;39:761–766.
16. Matthews CE, Pate RR, Jackson KL, et al. Exaggerated blood pressure response to dynamic exercise and risk of future hypertension. *J. Clin. Epidemiol.* 1998;51:29–35.
17. Singh JP, Larson MG, Manolio TA, et al. Blood pressure response during treadmill testing as a risk factor for new-onset hypertension. The Framingham Heart Study. *Circulation* 1999;99:1831–1836.
18. Manolio TA, Burke GL, Savage PJ, Sidney S, Gardin JM, and Oberman A. Exercise blood pressure response and 5-year risk of elevated blood pressure in a cohort of young adults: The CARDIA study. *Am. J. Hypertens.* 1994;7:234–241.
19. Kokkinos PF, Giannelou A, Manolis A, and Pittaras A. Physical activity in the prevention and management of high blood pressure. *Hellenic J. Cardiol.* 2009;50:52–59.
20. Thijs L, Den Hond E, Nawrot T, and Staessen JA. Prevalence, pathophysiology and treatment of isolated systolic hypertension in the elderly. *Expert Rev. Cardiovasc. Ther.* 2004;2:761–769.
21. Paffenbarger RS, Jr, Wing AL, Hyde RT, and Jung DL. Physical activity and incidence of hypertension in college alumni. *Am. J. Epidemiol.* 1983;117:245–257.
22. Haapanen N, Miilunpalo S, Vuori I, Oja P, and Pasanen M. Association of leisure time physical activity with the risk of coronary heart disease, hypertension and diabetes in middle-aged men and women. *Int. J. Epidemiol.* 1997;26:739–747.
23. Reaven PD, Barrett-Connor E, and Edelstein S. Relation between leisure-time physical activity and blood pressure in older women. *Circulation* 1991;83:559–565.
24. Staessen JA, Fagard R, and Amery A. Life style as a determinant of blood pressure in the general population. *Am. J. Hypertens.* 1994;7:685–694.
25. Gibbons LW, Blair SN, Cooper KH, and Smith M. Association between coronary

heart disease risk factors and physical fitness in healthy adult women. *Circulation* 1983;67:977–983.
26. Blair SN, Goodyear NN, Gibbons LW, and Cooper KH. Physical fitness and incidence of hypertension in healthy normotensive men and women. *JAMA* 1984;252:487–490.
27. Paffenbarger RS, Jr, Thorne MC, and Wing AL. Chronic disease in former college students. VIII. Characteristics in youth predisposing to hypertension in later years. *Am. J. Epidemiol.* 1968;88:25–32.
28. Lee IM, Hsieh CC, and Paffenbarger RS, Jr. Exercise intensity and longevity in men. The Harvard Alumni Health Study. *JAMA* 1995;273:1179–1184.
29. Palatini P, Graniero GR, Mormino P, et al. Relation between physical training and ambulatory blood pressure in stage I hypertensive subjects. Results of the HARVEST trial. Hypertension and ambulatory recording Venetia study. *Circulation* 1994;90:2870–2876.
30. Sawada S, Tanaka H, Funakoshi M, Shindo M, Kono S, and Ishiko T. Five year prospective study on blood pressure and maximal oxygen uptake. *Clin. Exp. Pharmacol. Physiol.* 1993;20:483–487.
31. Kokkinos PF, Holland JC, Pittaras AE, Narayan P, Dotson CO, and Papademetriou V. Cardiorespiratory fitness and coronary heart disease risk factor association in women. *J. Am. Coll. Cardiol.* 1995;26:358–364.
32. Kokkinos P, Pittaras A, Manolis A, et al. Exercise capacity and 24-h blood pressure in prehypertensive men and women. *Am. J. Hypertens.* 2006;19:251–258.
33. Liu X, Zhang D, Liu Y, et al. Dose–response association between physical activity and incident hypertension: A systematic review and meta-analysis of cohort studies. *Hypertension* 2017;69(5):813–820. doi:10.1161/HYPERTENSIONAHA.116.08994
34. Hagberg JM and Brown MD. Does exercise training play a role in the treatment of essential hypertension? *J. Cardiovasc. Risk* 1995;2:296–302.
35. Hagberg JM, Park JJ, and Brown MD. The role of exercise training in the treatment of hypertension: An update. *Sports Med.* 2000;30:193–206.
36. Cornelissen VA and Fagard RH. Effects of endurance training on blood pressure, blood pressure-regulating mechanisms, and cardiovascular risk factors. *Hypertension* 2005;46:667–675.
37. Fagard RH. Physical fitness and blood pressure. *J. Hypertens. Suppl.* 1993;11:S47–S52.
38. Fagard RH. Physical activity in the prevention and treatment of hypertension in the obese. *Med. Sci. Sports Exerc.* 1999;31:S624–S630.
39. Fagard RH. Exercise characteristics and the blood pressure response to dynamic physical training. *Med. Sci. Sports Exerc.* 2001;33:S484–S492; discussion S493–S494.
40. Halbert JA, Silagy CA, Finucane P, Withers RT, Hamdorf PA, and Andrews GR. The effectiveness of exercise training in lowering blood pressure: A meta-analysis of randomised controlled trials of 4 weeks or longer. *J. Hum. Hypertens.* 1997;11:641–649.
41. Dickinson HO, Mason JM, Nicolson DJ, et al. Lifestyle interventions to reduce raised blood pressure: A systematic review of randomized controlled trials. *J. Hypertens.* 2006;24:215–233.
42. Kelley GA, Kelley KA, and Tran ZV. Aerobic exercise and resting blood pressure: A meta-analytic review of randomized, controlled trials. *Prev. Cardiol.* 2001;4:73–80.
43. Kelley GA, Kelley KS, and Tran ZV. Walking and resting blood pressure in adults: A meta-analysis. *Prev. Med.* 2001;33:120–127.
44. Whelton SP, Chin A, Xin X, and He J. Effect of aerobic exercise on blood pressure: A meta-analysis of randomized, controlled trials. *Ann. Intern. Med.* 2002;136:493–503.
45. Kelley G and McClellan P. Antihypertensive effects of aerobic exercise. A brief meta-analytic review of randomized controlled trials. *Am. J. Hypertens.* 1994;7:115–119.
46. Kelley G and Tran ZV. Aerobic exercise and normotensive adults: A meta-analysis. *Med. Sci. Sports Exerc.* 1995;27:1371–1377.
47. Kelley GA. Effects of aerobic exercise in normotensive adults: A brief meta-analytic review of controlled clinical trials. *South. Med. J.* 1995;88:42–46.
48. Kelley GA. Aerobic exercise and resting blood pressure among women: A meta-analysis. *Prev. Med.* 1999;28:264–275.
49. Kelley GA and Sharpe Kelley K. Aerobic exercise and resting blood pressure in older adults: A meta-analytic review of randomized controlled trials. *J. Gerontol. A Biol. Sci. Med. Sci.* 2001;56:M298–M303.
50. Börjesson M, Onerup A, Lundqvist S, and Dahlöf B. Physical activity and exercise lower blood pressure in individuals with hypertension: Narrative review of 27 RCTs. *Br. J. Sports Med.* 2016;50(6):356–361. doi:10.1136/bjsports-2015-095786
51. Fagard RH and Cornelissen VA. Effect of exercise on blood pressure control in hypertensive patients. *Eur. J. Cardiovasc. Prev. Rehabil.* 2007;14:12–17.
52. Pescatello LS, Franklin BA, Fagard R, et al. American college of sports medicine position stand. Exercise and hypertension. *Med. Sci. Sports Exerc.* 2004;36:533–553.
53. Pescatello LS, MacDonald HV, Lamberti L, and Johnson BT. Exercise for hypertension: A prescription update integrating existing recommendations with emerging research. *Curr. Hypertens. Rep.* 2015;17(11):87.
54. Floras JS, Sinkey CA, Aylward PE, Seals DR, Thoren PN, and Mark AL. Postexercise hypotension and sympatho-inhibition in borderline hypertensive men. *Hypertension* 1989;14:28–35.
55. Halliwill JR, Taylor JA, and Eckberg DL. Impaired sympathetic vascular regulation in humans after acute dynamic exercise. *J. Physiol.* 1996;495(Pt 1):279–288.
56. Pinto A, Di Raimondo D, Tuttolomondo A, Fernandez P, Arnao V, and Licata G. Twenty-four hour ambulatory blood pressure monitoring to evaluate effects on blood pressure of physical activity in hypertensive patients. *Clin. J. Sport Med.* 2006;16:238–243.
57. Patil RD, DiCarlo SE, and Collins HL. Acute exercise enhances nitric oxide modulation of vascular response to phenylephrine. *Am. J. Physiol.* 1993;265:H1184–H1188.
58. Collins HL, Augustyniak RA, Ansorge EJ, and O'Leary DS. Carotid baroreflex pressor responses at rest and during exercise: Cardiac output vs. regional vasoconstriction. *Am. J. Physiol. Heart Circ. Physiol.* 2001;280:H642–H648.
59. Collins HL, Rodenbaugh DW, and DiCarlo SE. Central blockade of vasopressin V(1) receptors attenuates postexercise hypotension. *Am. J. Physiol. Regul. Integr. Comp. Physiol.* 2001;281:R375–R380.
60. Chen CY, Munch PA, Quail AW, and Bonham AC. Postexercise hypotension in conscious SHR is attenuated by blockade of substance P receptors in NTS. *Am. J. Physiol. Heart Circ. Physiol.* 2002;283:H1856–H1862.
61. Kelley GA and Kelley KS. Progressive resistance exercise and resting blood pressure: A meta-analysis of randomized controlled trials. *Hypertension* 2000;35:838–843.
62. Inder JD, Carlson DJ, Dieberg G, McFarlane JR, Hess NC, and Smart NA. Isometric exercise training for blood pressure management: A systematic review and meta-analysis to optimize benefit. *Hypertens. Res.* 2016;39(2):88. doi:10.1038/hr.2015.111
63. Pescatello LS and American College of Sports M. *ACSM's Guidelines for Exercise Testing and Prescription*, 9th ed. Philadelphia: Wolters Kluwer/Lippincott Williams & Wilkins Health, 2013.
64. Cleroux J, Kouame N, Nadeau A, Coulombe D, and Lacourciere Y. Aftereffects of exercise on regional and systemic hemodynamics in hypertension. *Hypertension* 1992;19:183–191.
65. Higashi Y, Sasaki S, Sasaki N, et al. Daily aerobic exercise improves reactive hyperemia in patients with essential hypertension. *Hypertension* 1999;33:591–597.
66. Tanaka H and Safar ME. Influence of lifestyle modification on arterial stiffness and wave reflections. *Am. J. Hypertens.* 2005;18:137–144.
67. Somers VK, Conway J, Johnston J, and Sleight P. Effects of endurance training on baroreflex sensitivity and blood pressure in borderline hypertension. *Lancet* 1991;337:1363–1368.
68. Urata H, Tanabe Y, Kiyonaga A, et al. Antihypertensive and volume-depleting effects of mild exercise on essential hypertension. *Hypertension* 1987;9:245–252.
69. Kingwell BA. Nitric oxide-mediated metabolic regulation during exercise: Effects of training in health and cardiovascular disease. *FASEB J.* 2000;14:1685–1696.
70. Wiegman DL, Harris PD, Joshua IG, and Miller FN. Decreased vascular sensitivity to norepinephrine following exercise training. *J. Appl. Physiol.* 1981;51:282–287.
71. Maeda S, Miyauchi T, Kakiyama T, et al. Effects of exercise training of 8 weeks and detraining on plasma levels of endothelium-derived factors, endothelin-1 and nitric oxide, in healthy young humans. *Life Sci.* 2001;69:1005–1016.
72. Kohno K, Matsuoka H, Takenaka K, et al. Depressor effect by exercise training is

73. Edwards MT and Diana JN. Effect of exercise on pre- and postcapillary resistance in the spontaneously hypertensive rat. *Am. J. Physiol.* 1978;234:H439–H446.
74. Wilmore JH, Stanforth PR, Gagnon J, et al. Heart rate and blood pressure changes with endurance training: The HERITAGE family study. *Med. Sci. Sports Exerc.* 2001;33:107–116.
75. Rankinen T, Rice T, Perusse L, et al. NOS3 Glu298Asp genotype and blood pressure response to endurance training: The HERITAGE family study. *Hypertension* 2000;36:885–889.
76. Wang C-J, Shen Y-X, and Liu Y. Empirically derived dietary patterns and hypertension likelihood: A meta-analysis. *Kidney Blood Press. Res.* 2016;41(5):570–581. doi:10.1159/000443456
77. Appel LJ, Brands MW, Daniels SR, et al. Dietary approaches to prevent and treat hypertension: A scientific statement from the American Heart Association. *Hypertension* 2006;47:296–308.
78. Appel LJ, Moore TJ, Obarzanek E, et al. A clinical trial of the effects of dietary patterns on blood pressure. DASH collaborative research group. *N. Engl. J. Med.* 1997;336:1117–1124.
79. Sacks FM, Svetkey LP, Vollmer WM, et al. Effects on blood pressure of reduced dietary sodium and the dietary approaches to stop hypertension (DASH) diet. DASH-sodium collaborative research group. *N. Engl. J. Med.* 2001;344:3–10.
80. Appel LJ, Sacks FM, Carey VJ, et al. Effects of protein, monounsaturated fat, and carbohydrate intake on blood pressure and serum lipids: Results of the OmniHeart randomized trial. *JAMA* 2005;294:2455–2464.
81. Ndanuko RN, Tapsell LC, Charlton KE, Neale EP, and Batterham MJ. Dietary patterns and blood pressure in adults: A systematic review and meta-analysis of randomized controlled trials. *Adv. Nutr. (Bethesda, Md.)* 2016;7(1):76–89. doi:10.3945/an.115.009753
82. National Heart, Lung, and Blood Institute. *DASH Eating Plan Website.* https://www.nhlbi.nih.gov/health-topics/dash-eating-plan. Accessed February 13, 2018.
83. Whelton SP, Hyre AD, Pedersen B, Yi Y, Whelton PK, and He J. Effect of dietary fiber intake on blood pressure: A meta-analysis of randomized, controlled clinical trials. *J. Hypertens.* 2005;23:475–481.
84. Streppel MT, Arends LR, van't Veer P, Grobbee DE, and Geleijnse JM. Dietary fiber and blood pressure: A meta-analysis of randomized placebo-controlled trials. *Arch. Intern. Med.* 2005;165:150–156.
85. He J and Whelton PK. Effect of dietary fiber and protein intake on blood pressure: A review of epidemiologic evidence. *Clin. Exp. Hypertens.* 1999;21:785–796.
86. He J and Bazzano LA. Effects of lifestyle modification on treatment and prevention of hypertension. *Curr. Opin. Nephrol. Hypertens.* 2000;9:267–271.
87. Vollmer WM, Sacks FM, Ard J, et al. Effects of diet and sodium intake on blood pressure: Subgroup analysis of the DASH-sodium trial. *Ann. Intern. Med.* 2001;135:1019–1028.
88. He FJ and MacGregor GA. Effect of modest salt reduction on blood pressure: A meta-analysis of randomized trials. Implications for public health. *J. Hum. Hypertens.* 2002;16:761–770.
89. Whelton PK, Appel LJ, Espeland MA, et al. Sodium reduction and weight loss in the treatment of hypertension in older persons: A randomized controlled trial of nonpharmacologic interventions in the elderly (TONE). TONE collaborative research group. *JAMA* 1998;279:839–846.
90. Tuck ML. Role of salt in the control of blood pressure in obesity and diabetes mellitus. *Hypertension* 1991;17:I135–I142.
91. Imanishi M, Yoshioka K, Okumura M, et al. Sodium sensitivity related to albuminuria appearing before hypertension in type 2 diabetic patients. *Diabetes Care* 2001;24:111–116.
92. Cutler JA, Follmann D, Elliott P, and Suh I. An overview of randomized trials of sodium reduction and blood pressure. *Hypertension* 1991;17:I27–I33.
93. Geleijnse JM, Kok FJ, and Grobbee DE. Blood pressure response to changes in sodium and potassium intake: A metaregression analysis of randomised trials. *J. Hum. Hypertens.* 2003;17:471–480.
94. Whelton PK, He J, Cutler JA, et al. Effects of oral potassium on blood pressure. Meta-analysis of randomized controlled clinical trials. *JAMA* 1997;277:1624–1632.
95. Okubo Y, Miyamoto T, Suwazono Y, Kobayashi E, and Nogawa K. Alcohol consumption and blood pressure in Japanese men. *Alcohol* 2001;23:149–156.
96. Okubo Y, Suwazono Y, Kobayashi E, and Nogawa K. Alcohol consumption and blood pressure change: 5-Year follow-up study of the association in normotensive workers. *J. Hum. Hypertens.* 2001;15:367–372.
97. Klatsky AL, Friedman GD, Siegelaub AB, and Gerard MJ. Alcohol consumption and blood pressure kaiser-permanente multiphasic health examination data. *N. Engl. J. Med.* 1977;296:1194–1200.
98. Xin X, He J, Frontini MG, Ogden LG, Motsamai OI, and Whelton PK. Effects of alcohol reduction on blood pressure: A meta-analysis of randomized controlled trials. *Hypertension* 2001;38:1112–1117.
99. Geleijnse JM, Giltay EJ, Grobbee DE, Donders AR, and Kok FJ. Blood pressure response to fish oil supplementation: Metaregression analysis of randomized trials. *J. Hypertens.* 2002;20:1493–1499.
100. Appel LJ, Miller ER, 3rd, Seidler AJ, and Whelton PK. Does supplementation of diet with 'fish oil' reduce blood pressure? A meta-analysis of controlled clinical trials. *Arch. Intern. Med.* 1993;153:1429–1438.
101. Morris MC, Sacks F, and Rosner B. Does fish oil lower blood pressure? A meta-analysis of controlled trials. *Circulation* 1993;88:523–533.
102. Fretts AM, Lichtenstein AH, Kris-Etherton PM, et al. Omega-3 polyunsaturated fatty acid (fish oil) supplementation and the prevention of clinical cardiovascular disease: A science advisory from the American Heart Association. *Circulation* 2017;135(15):e867–e884.
103. Kaplan NM. Hypertension curriculum review: Lifestyle modifications for prevention and treatment of hypertension. *J. Clin. Hypertens. (Greenwich)* 2004;6:716–719.
104. Neter JE, Stam BE, Kok FJ, Grobbee DE, and Geleijnse JM. Influence of weight reduction on blood pressure: A meta-analysis of randomized controlled trials. *Hypertension* 2003;42:878–884.
105. Staessen J, Fagard R, Lijnen P, and Amery A. Body weight, sodium intake and blood pressure. *J. Hypertens. Suppl.* 1989;7:S19–S23.
106. Gordon NF, Scott CB, and Levine BD. Comparison of single versus multiple lifestyle interventions: Are the antihypertensive effects of exercise training and diet-induced weight loss additive? *Am. J. Cardiol.* 1997;79:763–767.
107. MacMahon S, Cutler J, Brittain E, and Higgins M. Obesity and hypertension: Epidemiological and clinical issues. *Eur. Heart J.* 1987;8(Suppl B):57–70.
108. Blumenthal JA, Sherwood A, Gullette EC, et al. Exercise and weight loss reduce blood pressure in men and women with mild hypertension: Effects on cardiovascular, metabolic, and hemodynamic functioning. *Arch. Intern. Med.* 2000;160:1947–1958.
109. National Institute of Health. *Clinical Guidelines on the Identification, Evaluation and Treatment of Overweight and Obesity in Adults. The Evidence Report.* Bethesda, MD: NIH Publication, No. 98-408, 1998.
110. Klein S, Burke LE, Bray GA, et al. Clinical implications of obesity with specific focus on cardiovascular disease. A statement for professionals from the American Heart Association Council on Nutrition, Physical Activity and Metabolism. *Circulation* 2004;110:2952–2967.
111. Jakicic JM, Clark K, Coleman E, et al. American College of Sports Medicine. Position stand. Appropriate intervention strategies for weight loss and prevention of weight regain for adults. *Med. Sci. Sports Exerc.* 2001;12:2145–2156.
112. Cox KL, Puddey IB, Morton AR, Burke V, Beilin LJ, and McAleer M. Exercise and weight control in sedentary overweight men: Effects on clinic and ambulatory blood pressure. *J. Hypertens.* 1996;14:779–790.
113. Semlitsch T, Jeitler K, Berghold A, et al. Long-term effects of weight-reducing diets in people with hypertension. *Cochrane Database Syst. Rev.* 2016;3:CD008274.
114. Jensen MD, Ryan DH, Apovian CM, et al. 2013 AHA/ACC/TOS guideline for the management of overweight and obesity in adults: A Report of the American College of Cardiology/American Heart Association Task Force on Practice Guidelines and the Obesity Society. *Circulation* 2014;129(25_Suppl_2 Suppl 1):S102–S138. doi:10.1161/01.cir.0000437739.71477.ee
115. McGuire HL, Svetkey LP, Harsha DW, Elmer PJ, Appel LJ, and Ard JD. Comprehensive lifestyle modification and blood pressure control: A review of the PREMIER trial. *J. Clin. Hypertens. (Greenwich)* 2004;6:383–390.
116. Effects of the DASH Diet Alone and in Combination With Exercise and Weight Loss on Blood Pressure and Cardiovascular

Biomarkers in Men and Women With High Blood Pressure: The ENCORE Study. Blumenthal JA, Babyak MA, Hinderliter A, Watkins LL, Craighead L, Lin PH; Caccia C, Johnson J, Waugh R, Sherwood A *Arch Intern Med*. 2010;170(2):126–135.
117. Kühlmann AYR, Etnel JRG, Roos-Hesselink J, Jeekel H, Bogers A, and Takkenberg H. Systematic review and meta-analysis of music interventions in hypertension treatment: A quest for answers. *BMC Cardiovasc. Disord*. 2016;16(1):69.
118. Hagins M, States R, Selfe T, and Innes K. Effectiveness of yoga for hypertension: Systematic review and meta-analysis. *Evid. Based Complement. Altern. Med*. 2013;2013:1–13. doi:10.1155/2013/649836
119. Ooi SL, Giovino M, and Pak SC. Transcendental meditation for lowering blood pressure: An overview of systematic reviews and meta-analyses. *Complement. Ther. Med*. 2017;34:26. doi:10.1016/j.ctim.2017.07.008
120. Rohner A, Ried K, Sobenin IA, Bucher HC, and Nordmann AJ. A systematic review and metaanalysis on the effects of garlic preparations on blood pressure in individuals with hypertension. *Am. J. Hypertens*. 2015;28(3):414–423. doi:10.1093/ajh/hpu165
121. Silagy CA and Neil HA. A meta-analysis of the effect of garlic on blood pressure. *J. Hypertens*. 1994;12(4):463–468. doi:10.1097/00004872-199404000-00017
122. Wang H-P, Yang J, Qin L-Q, and Yang X-J. Effect of garlic on blood pressure: A meta-analysis. *J. Clin. Hypertens*. 2015;17(3):223.
123. Xiong XJ, Wang PQ, Li SJ, Li XK, Zhang YQ, and Wang J. Garlic for hypertension: A systematic review and meta-analysis of randomized controlled trials. *Phytomed. Int. J. Phytother. Phytopharmacol*. 2015;22(3):352–361. doi:10.1016/j.phymed.2014.12.013

第二部分

生活方式医学的营养方面

主编：James M. Rippe, MD

第 6 章 | 营养状况的概念及其测量

目录

要点／103

6.1 前言／103

6.2 营养状况的概念／103
6.2.1 营养素需求／103
6.2.2 特殊营养素需求／104
6.2.3 生物活性食品成分／104

6.3 衡量营养状况／104
6.3.1 概述／104
6.3.2 营养不良／106
6.3.3 评估饮食／106
6.3.4 膳食评估方法／107
6.3.5 日常饮食和总摄入量／108
6.3.6 急性或极短期摄入量／108
6.3.7 营养素总摄入量／109
6.3.8 食品和补充数据库／109
6.3.9 膳食评估中的测量误差／109
6.3.10 膳食数据的有效性／110
6.3.11 营养状况的生物标志物／111
6.3.12 解读营养状况生物标志物的若干问题／112

6.4 能量和营养素摄入量指南／112
6.4.1 膳食营养素参考摄入量／112
6.4.2 设定膳食营养素参考摄入量建议的标准／114
6.4.3 基于慢性疾病风险的膳食营养素参考摄入量原则／114
6.4.4 膳食风险评估和过量摄入／116
6.4.5 膳食营养素参考摄入量的局限性／116
6.4.6 更新膳食营养素参考摄入量的挑战／117

6.5 膳食摄入量指南／117
6.5.1 食物组与营养素／117
6.5.2 饮食模式／118
6.5.3 《美国居民膳食指南》／119
6.5.4 健康饮食指数／119
6.5.5 美国农业部食物组模式／120
6.5.6 "我的餐盘"／120

6.6 用于描述饮食和食物的其他术语／120
6.6.1 能量密度和营养素密度／121
6.6.2 确定食品和饮食的营养质量／121
6.6.3 食物富含营养素指数／121

6.7 食品标签上的营养信息／122
6.7.1 营养成分表／123
6.7.2 标签声明／125
6.7.3 营养声明／125
6.7.4 健康声明／125
6.7.5 结构/功能声明／126
6.7.6 自愿包装正面营养标签／126
6.7.7 Facts Up Front 标签／126
6.7.8 心脏检查／126
6.7.9 其他标签系统／127
6.7.10 超市评分系统和图标／127

6.8 个性化营养／128
6.8.1 定义／128
6.8.2 个性化营养的潜力／128
6.8.3 什么是今天可用的／128

6.9 结论／130

临床应用／130

参考文献／130

要 点

- 饮食状况仅包括摄入量。营养状况评估包括膳食摄入、生化检测、人体测量、临床观察、功能状态和遗传学的组合。
- 膳食营养素参考摄入量提供营养和能量需求的标准。
- 个性化营养包括生物标志物和遗传信息,但是到目前为止,在计算摄入量方面没有实际应用。
- 《美国膳食指南》提供了健康食物摄入模式的建议。

6.1 前言

饮食在人类的成长、发育和众多的身体功能中起着重要作用,并且与健康直接相关。本章提供了营养状况的背景知识、评估方法概述,以及从膳食摄入和其他数据中推断营养状况的各种工具。本章主要从饮食和营养状况的维度,讨论美国和加拿大膳食摄入量的营养标准,即膳食营养素参考摄入量(dietary reference intake,DRI)。接下来,一些阐述健康饮食中营养素和其他生物活性物质传递机制的术语,将被用来描述食物、食物组和饮食模式层面的内容。本章也会描述美国最著名的健康饮食指南《2015—2020 年美国居民膳食指南》。接下来,还会总结食品标签上的营养信息。最后,我们对健康饮食模式和个性化营养进行讨论。

6.2 营养状况的概念

营养状况代表个体饮食的摄入、吸收、利用和身体代谢状态,可以在个人和群体层面进行测量。营养状况紊乱的范围包括营养不足(即营养不良或营养素缺乏)、营养过剩(能量或营养素摄入过量),这些偏离正常的营养状况被统称为营养不良。

6.2.1 营养素需求

营养素是指在体内不能足量合成的物质,因此必须由饮食提供。营养素缺失会导致生长受损、器官功能障碍、不能维持氮平衡或蛋白质和其他营养素的充足状态。为了身体健康,人类需要产能营养素(蛋白质、脂肪和碳水化合物)、酒精(不是必需营养素,但可以提供能量)、维生素、矿物质和水。机体对营养素的要求包括 9 种必需氨基酸、几种脂肪酸、葡萄糖、4 种脂溶性维生素、10 种水溶性维生素、膳食纤维和胆碱。必须通过饮食提供的还包括 4 种矿物质、7 种微量矿物质、3 种电解质和超微量元素。膳食蛋白质由蛋白质合成所需的必需氨基酸和非必需氨基酸组成。9 种必需氨基酸是组氨酸(婴幼儿必需)、异亮氨酸、亮氨酸、赖氨酸、甲硫氨酸/半胱氨酸(条件必需氨基酸)、苯丙氨酸/酪氨酸(条件必需氨基酸)、苏氨酸、色氨酸和缬氨酸。当能量摄入不足时,摄入的氨基酸被转移到葡萄糖合成或氧化的代谢途径,因此必须增加蛋白质摄入量。在能量极度匮乏的情况下,会发生蛋白质-能量营养不良。某些氨基酸例如丙氨酸,也可用于糖异生和能量生成,因此称为生糖氨基酸。

个体所需必需营养素的量随年龄和生理状况而有不同,例如生长发育、怀孕、哺乳、炎症和某些疾病状态。人类都需要相同的营养素,但需要量方面有个体差异,我们无法精确地得知个体对营养素的需求量。然而,过去1个世纪的大量实验和观察表明,人体营养素需求通常符合正态高斯分布,并且估计需要量已经通过实验确定。因此,可以使用统计技术来预测推荐的营养素摄入量,以满足几乎所有健康人的需要。

条件必需营养素是指大多数正常人的饮食中不需要的有机化合物,但必须提供给合成不足的个体,例如具有特定遗传缺陷的人,感染、疾病或创伤等疾病状态,以及发育不成熟的婴儿,这类人群的特殊营养素需求超过了正常人。例如,早产儿可能需要肌醇、牛磺酸、精氨酸和谷氨酰胺。有关DRI膳食摄入的生物标志物,DRI的使用以及涉及DRI的其他问题将在本章后面讨论。

6.2.2 特殊营养素需求

关于特殊营养素需求的含义,是指某些遗传、表观遗传或其他原因导致其饮食中一种或多种营养素的需求量比普通人更高(或更低)。例如苯丙酮尿症,患有这种单一基因缺陷的人比没有这种疾病的人需要更少的苯丙氨酸。一种常见的叶酸多态性或遗传变异(*MTHFR* 677C>T)患者,对叶酸需求更高,以维持血清叶酸、红细胞叶酸和同型半胱氨酸水平[1]。维生素B_6依赖症是另一种单基因缺陷病,需要比正常人高得多的营养素。常见的慢性疾病如心血管疾病、高血压及其他疾病如抑郁症等,涉及多种基因、环境及其他影响因素。具有这些病症的个体是否需要一些远超正常范围的营养素是一个热门研究的话题,但目前的证据尚不足以影响临床实践。

6.2.3 生物活性食品成分

食物含有除营养素以外的许多成分,例如杀虫剂、污染物、植物化学物质、动物化学物质以及可能对健康有影响的微生物制品。这些成分有时统称为生物活性物质,例如多酚、黄酮类化合物、硫代葡萄糖苷、叶黄素和ω-3脂肪酸。虽然这些生物活性物质不是必需营养素,但在特定器官或系统中也有有益功能。研究显示,黄酮类化合物可能会降低患心血管疾病风险,因为它可以调节血流介导的血管扩张功能,该指标可以衡量血管硬度,与血压相关,但是目前尚无确凿证据。

6.3 衡量营养状况

6.3.1 概述

营养状况是一个含义广泛的概念,其评估通常包括人体测量、生化检测、临床检测和饮食措施以及与食品有关的生活质量。参与营养状况评估的组成部分通常用字母缩略语ABCDEF来概括,它涵盖了以下指标：人体测量学（anthropometry，A）、生物化学/生物标志物（biochemical/biomarkers，B）、临床状况（clinical status，C）、膳食摄入量（dietary intake，D）、能量消耗（energy expenditure，E）以及功能状态（functional status，F）。我们建议在该评估中添加 G 表示遗传数据（genetic data，G），因为遗传多样性对营养素需求或其对机体代谢的影响越来越重要。如表 6-3-1 所示，可能需要多种营养指标来描述营养状况。由于每种方法都有其局限性，可以采用不同的方法来挖掘特征和效果。评估临床营养状况还应包括个人饮食习惯、代谢相关的健康特征、疾病状态、居住环境、生活条件、接触病原体以及所处的社会经济条件。

表 6-3-1 营养不良的种类和临床描述术语

营养不良的形式和原因	描述它的临床术语	评论
脱水：液体摄入不足，不能满足身体需要	脱水	通常继发于发热、劳累、高温、干燥的气候，或者由具有高溶质负荷的饮食或具有利尿作用的药物导致
饥饿：几乎所有营养素摄入不足	衰弱、消瘦、恶病质	长时间禁食：液体不足会加剧其影响
蛋白质-能量营养不良	夸希奥科、蛋白质能量营养不良	通常继发于疾病和感染，通过细胞因子介导对急性感染或创伤的反应。例如人类免疫缺陷病毒/艾滋病。肌肉减少症，由于蛋白质摄入不足和/或细胞因子介导的对损伤的反应
维生素、矿物质或其他特定营养素缺乏症	糙皮病（烟酸/色氨酸）、维生素 C 缺乏症（抗坏血酸缺乏症）、佝偻病和骨软化症（分别是儿童和成人的维生素 D 缺乏）、缺铁性贫血（缺铁）、营养性贫血（铁、维生素 B_6、叶酸或维生素 B_{12} 缺乏症）、必需脂肪酸缺乏症	这些缺陷经常发生在食物摄入不足或膳食质量不足的情况下。也可能为疾病后继发的条件缺乏症
不平衡：由于营养不均衡导致的与饮食有关的慢性疾病危险因素增加	过量的饱和脂肪、胆固醇和其他致动脉粥样硬化和血栓形成的膳食脂质（高脂血症和可能改变的凝血因子）。过量的食盐和/或钠（血压危险因素）	产能营养素或相关物质的不平衡或过量可能导致代谢异常并增加健康不良的风险，特别是在具有某些遗传特征的人群中
肥胖：食物能量摄入过多和/或能量消耗不足	食物能量过剩会导致肥胖和超重	缺乏体力活动会增加能量摄入过多的概率
酒精过量	酒精中毒，问题饮酒	过量酒精摄入，所有人都会出现慢性疾病的体征；一些人在摄入量较低的情况下，也特别敏感
其他特定营养素过量（维生素、矿物质、其他）	具体毒性有所不同：维生素 A 过多症（维生素 A），维生素 D 过多症（维生素 D），氟中毒（氟）等	摄入量超过膳食营养素参考摄入量上限通常会增加危及一项或多项功能的风险。可能的功能影响因营养素不同而有所差别
毒性：食物、饮料或补品中的其他成分过量	名称因种类而异，如铅中毒、山黧豆中毒等	食物和营养素补充剂中除营养素以外的许多物质可能会导致疾病
食源性疾病	食物中毒：沙门氏菌病、肉毒梭菌中毒、葡萄球菌食物中毒等。像牛绦虫等寄生虫可能会引起问题。如牛海绵状脑病（BSE）中的朊病毒或病毒	食物是微生物、病毒或寄生虫的载体

6.3.2 营养不良

表6-3-2显示了各种形式的营养不良,包括营养缺乏、过度和不平衡。虽然食物摄入必须提供所需的营养素以防止营养不足,但由于长期的疾病、过量的营养素或其他生物活性物质以及营养素之间的不平衡也可能导致健康问题。营养状况评估描述了营养不良的具体形式、发展的阶段以及问题的严重程度。有时,多种情况同时出现,比如肥胖和缺铁性贫血。营养不良主要与饮食不足、不平衡和摄入过度有关,其次是与疾病相关,并且可能会加剧另一种疾病。因此,在许多情况下,改善营养和治疗其他疾病通常是恢复营养状况和健康所必需的。

营养不良的临床症状及其对体重、器官功能、日常生活和生活质量的影响,通常是更早期病理、生理过程的结果。出现临床表现前的营养不良可以通过饮食调查,血液、尿液或其他身体分泌物中的生化、血液学或其他生物标志物来识别,还可以通过个体的细胞、组织和器官系统的变化来识别。如果饮食是营养不良的原因,通常在代谢改变和生化检测出现变化之前的几天、几周或几个月,饮食的改变已很明显。因此,如果目标是尽早防止营养不良,那么膳食评估是必不可少的。

营养不良的适当治疗是一个反复的过程,首先是筛查,然后通过评估饮食和其他人体测量指标、生物化学和临床数据,确定是否存在营养不良的迹象及其可能病因,因为某些疾病状态会影响特定营养素的生物利用度、需求、应用或排泄。为了有效治疗,营养状况评估必须遵循基于临床证据的计划,实施饮食和其他医疗措施,然后重新评估摄入量,以确保摄入量更合适。

表6-3-2 为什么需要多个营养状况指标来诊断营养不良

存在多种形式的营养不良
    如表6-3-1所示
营养不良的原因各不相同
    有些是由于单纯的饮食质量或数量不足(原发性营养不良),但大多数是继发于疾病或社会或心理问题,甚至在面对环境中充足和适当的食物时也可能发生。需要汇总许多不同的信息来了解这些原因如何相互作用
没有一个单一的指标可以反映所有形式的营养不良
营养不良最敏感、低成本、特异性的检测指标因不同营养素而异
即使对于特定形式的营养不良,指标也会因其敏感性、特异性、有效性和可靠性而异
营养不良的严重程度各不相同
    程度较轻的营养不良需要不同且更敏感的测量指标(例如,组织或血液储存的测量),而较为严重的营养不良仅需单独的体格指标或临床测量即可轻易发现

6.3.3 评估饮食

本章主要关注营养状况的一个方面:膳食状况。膳食状况是指个人对营养素、食物、食物组或食物模式的利用情况,是可以改变的影响营养状况的因素,而营养不良的许多其他决定因素则不能改变。膳食状况和营养状况不是同义词,因为食物摄入只是影响摄入量是否足以维持健康的众多因素之一。食物摄入量被用作营养状况评估的指标,比全面营养状态评估花费少且更容易实施,并可

以提供足够有用的信息来解决问题。例如，根据有些人摄入得太少、太多或者食物和营养素不均衡，可以鉴别营养不良人群。在推断营养状态变化的原因时，通过膳食评估结合人体测量、生化、临床数据、日常活动等功能状态特征的测量数据以及环境因素，有助于确认和加强相关假设。仅膳食评估就可以用于许多临床实践，例如制定膳食计划或评估饮食，以及为膳食指南和公共卫生政策的制定提供依据[2]。

膳食评估在理论上是营养不良的一个极其敏感的指标，因为它反映了病理发展的早期阶段。然而，其本身对于营养状况的描述以及其他目的的评估是没有帮助的。这是因为它只测量一个人的饮食量而不测量实际吸收和代谢的营养素，所以膳食评估可能会漏掉其他导致营养不良的原因，例如疾病出现时吸收不良。这使得在报告摄入量缺乏时，难以确定是由饮食本身造成还是报告错误造成。

6.3.4 膳食评估方法

评估摄入量时最重要的饮食特征是饮食量，食物含有多少营养素，它们存在的形式（例如食物、饮料、补充剂或含营养素的药物，因为存在的形式可能会影响吸收和新陈代谢），以及已知有益或有害的在食品中存在的生物活性物质。评估膳食摄入量的许多方法在其他地方进行了详细论述[3]。简而言之，膳食评估包括短期或长期评估。短期评估工具旨在收集近期饮食摄入量的短期数据（例如，前24h），而长期评估工具旨在统计更长时间内的饮食数据（即时间范围可以从过去30d到过去1年）。选择哪种方法来评估膳食取决于评估的目的和时间范围，同时还应考虑实用性和成本。

食物记录是在特定时间段内消耗的所有食物和饮料的详细清单。理想情况下，食物和饮料要么称重要么测量，通常记录3~4d的摄入量，如果记录的天数更多，参与者的负担会导致记录的信息质量下降[4]。24h膳食调查是评估个人过去24h内摄入量的方法，要求受试者回忆所消耗的所有食物和饮料。问卷的使用有助于简化回应，并且已被证明可以提高数据的准确性[5]。建议基于摄入量的日常变化进行多次24h膳食调查。每周天数、访谈模式（电话或面对面）以及24h调查的顺序会影响摄入能量的报告。据报告，通过24h膳食回顾记录的摄入量，每天大量摄入的宏量营养素（又叫常量营养素）通常比微量营养素更稳定[6]。食物记录和膳食回顾可以采集近期或短期信息，常用于人群调查。

食物频率问卷（food frequency questionnaire，FFQ）是一种旨在反映长期摄入量的方法，通常用于大型队列研究或病例对照研究。FFQ评估特定时间段的膳食摄入量，并询问一个人摄入多种食物类别的频率，单个食物类别是具有相似营养素成分的一组食物。FFQ可以是定量的、半定量的或定性的[7]。因为FFQ可以由参与者本人完成，为24h膳食调查提供一种更具成本效益的替代方案。但是，FFQ的局限性是其调查的食物范围窄。FFQ可能会造成参与者的负担，存在完成困难或困惑。这种方法需要参与者具备一定文字理解力和操作能力来完成。最重要的是，FFQ确定的营养状况的准确性受到了质疑。已有研究证明成人多次进行24h膳食调查食物的热量和蛋白质准确率高于FFQ问卷调查[8]。

有多种饮食筛选工具可用于快速评估营养素摄入量、营养风险、食物组摄入量和食物相关行为[3]。膳食筛查员可用于评估某些人群的总体饮食质量和饮食[9,10]、水果和蔬菜等某些特定食物的摄入量[11]、宏量营养素摄入量[12]、微量营养素摄入量等[13]。食品清单也被用于识别营养不良[14,15]。

利用与膳食评估相同的技术来评估膳食补充剂的使用,可通过特异性或非特异性方法测量膳食补充剂。评估补充剂使用的特异性方法包括FFQ问卷调查、入户调查清单方法和短期筛选工具。评估饮食中补充剂使用、食品和饮料的非特异性方法包括24h膳食调查(24HR)、食物频率问卷(FFQ)和多日食物日记。目前,美国国家健康与营养调查(NHANES)入户膳食补充剂调查方案提供了衡量补充剂使用的公认"金标准",由经过培训的调查人员(特定的)上门对补充剂的容器进行查看和记录,同时进行两个24h膳食回顾,其中包括补充剂的使用(非特定的)。

膳食评估领域的技术正在迅速发展。美国国家癌症研究所免费提供的基于网络24h膳食回顾,可用于研究,与面对面24h膳食回顾相比,它的表现相当不错[16]。移动应用程序、相机和可穿戴设备是评估饮食的直接方法[17,18]。数字图像已被用于帮助受访者更准确地记录食物份量大小[16]。

6.3.5 日常饮食和总摄入量

健康专业人员和研究人员通常对一个人或一群人的长期膳食摄入量感兴趣,因为合理的饮食推荐需要一定时间的检验[19]。每日营养素的摄入量变化很大,营养素摄入后可以储存在体内,因此不必每天摄入,但基于以下原因,长期或常规摄入是必要的[19]。

目前,高收入国家的大部分居民寿命都有所延长并最终死于慢性疾病,而这些慢性疾病大多数与饮食相关。慢性退行性疾病常历经数年或数十年,在此期间,膳食摄入量和能量消耗需求会随病情而发生较大变化。为了将数十年的饮食与健康结果联系起来,需要对膳食摄入进行纵向量化,以提供更好的数据。必须追踪群体大数据,因为这些疾病相对罕见且影响因素多,饮食因素只是众多可能原因中的一种。在人群流行病学研究中使用半定量食物频率问卷是重要的改进,在大数量人群研究中容易推广且代价低,调查人员使用此方法可获取大量个体膳食摄入的有关信息,与过去相比较,更适合研究膳食与健康和疾病的相关性。但是,仅凭这些问卷还不够,因为存在较大误差和偏倚。现在,大型队列研究中,除了食物频率问卷之外,科技的进步使得收集短期回顾数据或者收集多个24h膳食回顾更容易。

人体健康取决于相对较长时间内日常或习惯的营养素摄入,然而人们很难记住他们从当日到次日吃的东西,更不用说从1周、1个月、1年或10年到下一个周期。因此,任何膳食评估方法都不能直接评估常规摄入量,而是使用统计程序来调整每日报告中的变异情况,使其反映常规摄入量[20-24]。在评估营养状况时,通过习惯性或日常膳食摄入营养素来揭示饮食和健康之间的相关性,正是这些饮食决定因素最终可能导致营养不良和疾病。因此,描述膳食摄入量、营养状况和慢性疾病风险之间的长期关联越来越重要[25]。

6.3.6 急性或极短期摄入量

虽然长期摄入通常是将膳食摄入与健康联系起来的最重要因素,但在某些情况下,短期内或日常的膳食调查也是必须的。例如,在食用导致中毒的食物后数小时或数天内,食物中毒的影响通常很明显。急性中毒事件发生后,应尽快调查食物如何制备和储存的过程以溯源食源性疾病的原因。

6.3.7 营养素总摄入量

营养素总摄入量是描述当天所有来源的营养素的汇总,包括食品、饮料、膳食补充剂和一些药物。由于膳食补充剂的使用普遍存在[26-29],营养素和生物活性物质的使用对于判定营养状况至关重要。在成人中,额外使用膳食补充剂的人比仅以单独食物为来源的人摄入更多的维生素和矿物质,因此包含膳食补充剂的评估始终是重要的[30,31]。不含膳食补充剂的膳食数据高估了营养素缺乏的患病率,低估了摄入过量的潜在患病率[32-34]。

6.3.8 食品和补充数据库

所有自我报告的饮食数据库均存在准确性和通用性的限制,这些数据库用于评估报告中食品和饮料的能量和营养素摄入量。美国农业部(USDA)的国家标准营养素数据库参考值是美国农业部膳食研究食品和营养素数据库(FNDDS)中数据的基础,用于美国国家健康与营养调查(NHANES)研究数据分析[35]。所使用的食品营养成分值保持更新状态至关重要。国家食品和营养素分析计划(NFNAP)是一项联邦政府资助的研究计划,为新兴的以及新配方食品的分析提供资助,以提高食品和膳食补充剂营养成分分析的准确度。

膳食补充剂成分数据库(Dietary Supplement Ingredient Database,DSID)是美国联邦政府资助的计划,针对常用于膳食补充剂中的成分,分析确定相对于标签中标明的量,其超出的量。DSID 使用复杂的抽样程序来确保采样覆盖美国食品市场。DSID 数据表明,当分析水平与标签中标注的水平进行比较时,有些成分的添加量会偏高。

多年来,民众呼吁在美国建立品牌食品数据库,因为即使是相同类别的包装好的食品在营养成分方面也存在很大差异。2016 年,美国农业部与北美国际生命科学研究所(ILSI NA)和其他团体建立了公私合作伙伴关系,为服务商启动了一项自愿参加计划,将其食品的营养成分提交给公众使用的数据库。2017 年,又一个更大的品牌食品营养数据库提供给公众使用,它可以更准确地估算出品牌食品标签上几种涉及健康的营养素含量,该创新的数据库为研究食品标签上的营养素差异提供了坚实的基础。数据库网址 https://ndb.nal.usda.gov/ndb/。

6.3.9 膳食评估中的测量误差

所有膳食评估方法都有误差[8,36,37]。现在认识到,在分析和解释结果时必须考虑自我报告中使用膳食评估工具中的误差[2]。误差的类型因所使用的方法而异。测量误差被定义为偏离事实的测量,可以是随机的也可以是系统的。随机误差会降低评估工具的精度[38],可以通过增加观测数量来最小化随机误差,但不能减少系统误差。如果将标准流程纳入评估方法,则可以减少这两种误差[38]。所有受试者都会出现随机误差,而系统性误差可能只发生在某些受访者中。例如,超重的人倾向于比正常体重的人少报告能量摄入量,将导致超重人群中发生系统性误差。

膳食评估中存在几个常见误差:受访者偏倚、采访者偏倚、记忆问题、估计份量大小的误差以及

"平坡"综合征。当研究人员收集或输入饮食数据时也会出现误差[38]。因此,有关饮食摄入量的信息从来都不是完全准确的,在评估营养状况时,应视为是一个合理的近似而非绝对值。

自我报告的饮食数据的主要问题是人们不记得或不能回顾消耗的所有东西,或者他们不能准确估计消耗食品的份量大小。某些食物经常被遗忘,或者部分份量被误判,特别是甜食、酒精饮料和零食。一个常见的误差是未提及膳食补充剂,在美国等国家,膳食补充剂往往占膳食摄入量的很大一部分[2,30,39]。

由于社会期待多报告健康食品并少报不健康食品,因此可能会出现受访者偏倚,这被称为"具有良好的饮食习惯"[40]。同样,访调员也是偏倚的来源,访调员可能以不同的方式询问受试者相同的问题,忽略了搜集更多必要的信息,并且可能在编码或输入数据时出现人为误差。

评估和回顾份量是大多数膳食评估技术的必要组成部分。采用各种工具来帮助回顾份量大小,包括可视化、估重和辅助工具的使用(例如食物模型)[41]。Guthrie 等人发现在没有测量辅助工具的情况下报告份量大小时存在普遍的误差[42]。8%~68% 的受访者自评量与实际数量相差 +/-25%。0~67% 受访者高估了部分大小(超过消耗量 51%),而 0~25% 低估了摄入量超过 51%[42]。"平坡"综合征指的是份量大小的错误估计,存在食用少高估、食用多低估的倾向[43,44]。Faggiano 等发现在使用食物图片作为参考的样本中,高估和低估份量大小的幅度约为 20% 左右[43]。一些研究表明,受试者培训后可以对某些食物进行较准确的份量评估。Bolland 等人和其他人发现受训练和未训练组受试者评估份量大小时存在显著差异[45,46]。

份量大小很难准确估计的一个原因是人们没有注意到随着时间的推移发生了变化。在家中自备食物和在外食用的食物份量均增加了。在美国,有代表性的统计数据表明,从 1989—1991 年至 1994—1996 年之间,美国的食物份量增加[47],其中食物份量明显增加的食品有啤酒、咖啡、碳酸饮料、橙汁、香蕉、谷物、面食和茶。小部分食物如人造黄油、蛋黄酱、比萨、胡萝卜和鸡肉份量变小,份量大小与体重直接相关[48]。

6.3.10 膳食数据的有效性

大多数膳食评估方法的主要缺点是,虽然提供了饮食的食谱信息,但是对过去 24h 内进食所含营养素或生物活性物质消耗量的评估准确性较低。因为膳食数据具有测量偏倚,尤其是对能量的评估,不如生物化学和人体测量指标精确和可靠。目前还没有验证评估膳食补充剂使用的方法。然而,由于膳食补充剂消耗是习惯性的(每日)或偶发性的(情境性的),因此适合使用频率问卷来获得可靠的参考值。自我报告的膳食数据与其他类型的指标(如营养状况的生物标志物)结合使用时,参考价值更大[49]。

生物标志物回收法可以帮助探究自我报告的饮食与"真相"之间的偏差,但是生物标志物回收法仅检测能量、蛋白质、钠和钾。能量低估是所有自我报告饮食方法的一个明显缺陷[50]。对 5 个大型验证研究进行汇总分析,比较了 24h 膳食回顾和 FFQ 的自我报告的饮食数据,为我们理解"自我报告"与真实数据偏差提供了基础[36]。双重标记水法(D_2O^{18})表明 24h 膳食回顾对能量摄入的偏差远小于 FFQ[36],这项研究也表明 24h 膳食回顾对于评估蛋白质、钠和钾摄入量比 FFQ 更好。通过使用美国农业部的自动多次询问方法(AMPM)可以提高 24h 膳食回顾的准确性,该方法提供记忆触发和常见遗忘食物清单,曾用于 NHANES 调查[51,52]。

AMPM 已尽可能经过验证。使用 AMPM 进行评估显示,对正常体重成人能量摄入会低估 3%,超重成人能量摄入低估 11%[52]。AMPM 还表明对钾的低估范围在 0%~4%,对钠低估 4%~13%。根据 AMPM 验证研究,钠摄入平均值报告的准确度(以报告的钠摄入量与尿液生物标志物估计值的比率计算),男性平均为 0.93 (95% CI: 0.89~0.97),女性平均为 0.90 (95% CI: 0.87~0.94)[53]。由于营养物质回收检测生物标志物的局限性,使用其他生物标志物来估计营养状况和暴露因素是常规做法,在 6.3.11 节中讨论。

6.3.11 营养状况的生物标志物

因为在获得关于食物摄入量的准确信息方面存在许多问题,如果需要精确估计研究中的摄入量,就要检测摄入食物相关的生物标志物。生物标志物是可靠且准确的生化检测或其他检测方法,可以客观地测量和评估摄入量,用来评估食物摄入量、正常生物过程、营养状况、病理过程、药物干预反应或健康结果的指标[54,55]。美国国家卫生研究院将生物标志物定义为指示正常生物过程、致病过程的任何生物学测量或对治疗干预的药理反应[54]。虽然可以使用各种生物标志物,但它们的效用取决于其使用目的[56]。

营养生物标志物是营养素摄入、状态或其功能效应的生物化学、功能或临床指标,可揭示关于饮食行为或病理过程的生物或生理反应信息,还用于监测对治疗干预措施的反应,并提供有关饮食和营养反应的个体间差异的信息[57]。营养生物标志物来自血液、尿液、骨骼、唾液、皮肤、脂肪组织,还有一些来自指甲和趾甲。不过,其他营养生物标志物可用于健康参数的功能评估,例如免疫功能或握力(用于帮助评估虚弱)。营养生物标志物的一些例子如表 6-3-3 所示。

表 6-3-3 摄入(暴露)和/或营养状态的一些生物化学生物标志物

营养素	生物标志物	评论
铁	血红蛋白	特异性低(贫血的许多原因会降低血红蛋白,而不仅仅是铁)。界限值因年龄、性别和种族而异。如果个体缺铁,这是监测铁状态改善的良好指标
	血清/血浆铁蛋白	这是一种急性期蛋白质,它是非特异性的,由于急性或慢性炎症、感染、恶性肿瘤、甲状腺功能亢进、肝疾病、大量饮酒,会独立升高
	血清转铁蛋白受体	缺铁性红细胞生成的特异性指标,不受炎症影响
	总铁结合力(TIBC)	非特异性并且在一天中变化
	ZnPP 红细胞锌原卟啉	诊断铁缺乏症的敏感指标。但由于受铅中毒、慢性疾病性贫血、慢性感染、炎症、血红蛋白病、溶血性贫血的影响,特异性有限
锌	血清锌	对增补锌有反应,但它很容易受到污染,也会受到炎症、禁食、雌激素使用、溶血和慢性疾病的影响
维生素 B_{12}	血清/血浆总锌	测量总生物活性 B_{12},与膳食锌相关性差,界限值也不确定,测试工具也各不相同
	血清/血浆甲基丙二酸(MMA)	界限值不确定,测试很敏感
	血清/血浆全反钴胺素(HoloTC)	
叶酸	血清/血浆叶酸	因近期摄入量而异,测试工具也有所不同
	红细胞叶酸	测试工具各不相同,样本难以制备且无法储存
	血清/血浆总同型半胱氨酸(Hcys)	取决于 B_2 状态、B_{12} 状态、B_6 状态和 MTHFR 多态性
维生素 A	血清视黄醇	对摄入量敏感,但前提是储存量低。检测不是很敏感,因为它处于稳态控制之下

营养生物标志物分类为反映营养暴露(即摄入量)的物质、反映营养状况的物质以及可用于预测健康结果的物质,通常称为替代终点生物标志物[58]。生物标志物反映的相关时间范围是选择测量对象时要解决的关键问题。例如,替代终点生物标志物通常用于具有长潜伏期的疾病,例如血压用于评估卒中风险和其他心血管疾病。

膳食生物标志物用于评估膳食摄入量/暴露量,而不必依赖于存在偏倚和误差的自我报告的饮食摄入量。有一些膳食生物标志物,比如咖啡因、柑橘类水果摄入量、可可、大蒜和葡萄酒的标志物,它们可以提供摄入量的指示信息,而无需对摄入量进行定量估计。临床需要更多类似的生物标志物[59],例如,正在开发用于评估膳食中糖摄入量的生物标志物[60]。

一些反映营养状况的生物标志物也进入临床应用,例如25(OH)D,不仅可以测量摄入量而且还可以测量维生素D状态,以及血液中叶酸和铁的代谢状态,已在美国国家健康与营养调查(NHANES)中使用。

最近,联邦政府科学家正在开发一种生物标志物资源,可根据不同需求协助选择合适的工具。联邦政府所领导的这项工作,即"发展中的营养生物标志物",对于一些选定的营养生物标志物,可提供大量广泛的信息,包括维生素A[61]、叶酸[62]、锌[63]、碘[64]。"反映贫血的炎症和营养影响因素的生物标志物"是另一个关于铁代谢状态的生物标志物信息资源[65-67]。

6.3.12 解读营养状况生物标志物的若干问题

为了实用,营养生物标志物必须具有分析的有效性。尽管营养生物标志物在评估营养状况方面非常有用,但在该方法被确定有效性之前必须考虑许多生物学和方法学问题[58]。并非所有营养素都具有可用于评估的生物标志物。一些含有适当生物标志物的营养素,例如铁,检测仍然存在困难,耗时且昂贵[68]。某些营养生物标志物的检测,会受水合状态、炎症和昼夜变化等因素影响。此外,通过生物标志物评估营养状况的成本高,这也是目前仍然使用膳食数据的原因。也很难使用某个切点值来确定营养状况[69]。例如,在同一数据集中,当使用不同的切点值来确定B族维生素的营养状况时,会报告不同的B族维生素风险患病率估计[70,71]。一些生物标志物,如叶酸能准确反映饮食摄入量[72],但饮食中维生素D的估计值与血清25(OH)D不一致[73,74]。另外也有其他关于营养生物标志物使用和局限的完整综述[59]。

6.4 能量和营养素摄入量指南

营养素需求估算所依据的标准至关重要。通常需多个标准供选择,该标准须具备专业性并且有最可靠的证据支持,证据和标准因营养素而异。膳食营养素参考摄入量是美国和加拿大的权威能量和营养标准,世界卫生组织和世界各国专业团体也提出了其他符合本国使用的膳食建议。

6.4.1 膳食营养素参考摄入量

膳食营养素参考摄入量(DRI)是一组营养参考摄入量的定量标准,用于制定和评估健康个体的饮食(表6-4-1)。DRI由多个参考建议组成,作为判断膳食是否充足或过量的标准[75-83]。推荐的摄入量可用于维生素、矿物质、胆碱、蛋白质、脂肪、碳水化合物和水、电解质和总能量(卡路里)。DRI 基于现有最佳证据,符合健康所需营养素摄入水平,由多个参考值组成,作为营养素摄入的标准,是其他膳食建议的基础,例如《美国居民膳食指南》,提供基于食物的膳食指导,以及食品标签[84,85]。当有更新的数据和/或资金可委托编写报告时,DRI 则会定期更新数据。

表 6-4-1 膳食营养素参考摄入量及其描述和用途

EAR	估计平均需要量(EAR)是估计可满足特定生命阶段和性别群体中一半健康个体需要的营养素的量。EAR 用于评估群体摄入量是否充足,了解需求分布,以制定推荐的膳食摄入量
RDA	膳食营养素推荐供给量(RDA)是平均每日膳食摄入量,满足性别或特定生理状况下几乎所有(例如 97%~98%)健康人的营养素需求,如怀孕或哺乳期。RDA 仅用于确定个体饮食目标,作为制定个体摄入量的参考值。RDA 不适合评估个人或群体的饮食,也不适合为群体制定饮食方案
AI	适宜摄入量(AI)是根据观察或实验确定的一组健康人群的营养素摄入量估计推荐的每日摄入量,AI 的主要用途是作为个体营养素摄入的参考标准,当无法确定 RDA 时使用。AI 是根据观察到的维持健康或生长所需摄入量得出
UL	可耐受最高摄入量(UL)是长期和日常营养素摄入量的最高水平,对一般人群中的几乎所有个体不会产生不良健康风险。UL 不是预期的营养素水平。此外,UL 不是产生有益效果的剂量水平。相反,它描述了生物学上可以接受的营养素剂量的最高摄入水平
EER	能量需要量(EER)是维持成年人能量平衡、婴儿和儿童生长、妊娠期胎儿发育以及哺乳期妇女产奶所需的平均能量摄入量。对于成年人,根据性别、年龄、体重、身高和体力活动水平的公式来估计 EER。EER 可以个性化使用,以计算出个人需要的能量摄入以维持、减少或增加体重
AMDR	宏量营养素可接受范围(AMDR)是 5 种宏量营养素总能量摄入百分比的推荐范围:总脂肪、ω-6 多不饱和脂肪酸(亚油酸)、ω-3 多不饱和脂肪酸(α-亚麻酸)、碳水化合物和蛋白质。AMDR 代表摄入量,可以最大限度地降低慢性疾病的风险,还可以摄入足够的必需营养素

关于在膳食评估中使用 DRI 的综合指南另有报道[86]。DRI 包括估计平均需要量(EAR)和适宜摄入量(AI)。膳食营养素参考摄入量可在互联网查询[87]。膳食营养素推荐供给量(RDA)是根据 EAR 计算得出的,以考虑到个体之间的需求差异。如因没有合适的数据无法计算 EAR 和 RDA,则提供基于健康人摄入量的适宜摄入量(AI)(表 6-4-2)。EAR、RDA 和 AI 都是根据营养素充足性的具体标准来定义的。还设置了可耐受最高摄入量(UL)[88]。UL 被定义为低于过量剂量的水平,如有具体的过量指标则使用具体指标所定义。通过总能量消耗(TEE)评估宏量营养素可接受范围(AMDR)和能量需求,对此提供了建议。这些 AMDR 主要基于流行病学而非实验证据。设计膳食建议使用的成人、儿童的体重和身高参考值来源于最新的美国人口调查数据。

表 6-4-2 2015—2020 年膳食指南咨询委员会报告中的健康饮食模式

组成	美国健康饮食模式	健康的地中海饮食模式	DASH 饮食模式	健康的素食模式
总水果量/份(整个而不是果汁)	2.0/天	2.5/天	4.0/天	2.0/天
蔬菜总量/杯	2.5/天	2.5/天	4.0/天	2.5/天
深绿色蔬菜	1.5/周	2.5/周		1.5/周
红/橙蔬菜	5.5/周	5.5/周		5.5/周
富含淀粉蔬菜	5.0/周	5.0/周		5.0/周
豆类蔬菜	1.5/周	1.5/周		3.0/周

续表

组成	美国健康饮食模式	健康的地中海饮食模式	DASH饮食模式	健康的素食模式
总谷物/盎司（包含50%全谷物）	6/天	6/天	6/天	6/天
奶制品/杯	3/天	2/天	3/天	3/天
蛋白质类食物/盎司	5.5/天	6.5/天	—	3.5/天
坚果、种子/盎司	4/周	4/周	4~5/周	7/周
红肉和加工肉类/盎司	12.5/周	12.5/周	≤6/周	—
家禽/盎司	10.5/周	10.5/周	—	—
海鲜/盎司	8/周	15/周	—	—
蛋/个	3/周	3/2周	—	3/周
豆制品（豆腐）/盎司	0.5/周	0.5/周	—	8/周
脂肪				
固体脂肪/g（茶匙）	18（2）	17（0.9）	（2~3）	21（2.3）
油/g（茶匙）	27（3）	27（3）	—	27（3）
糖果、添加糖/g（茶匙）	30（7.5）	29（7.25）	—	36
含糖饮料/果汁	—	—	<5/周	—

6.4.2 设定膳食营养素参考摄入量建议的标准

营养素会影响身体很多功能，在设定摄入量建议时，应尽可能选择可以支持身体所有功能的摄入量。定义一种可以满足某些功能的营养素水平的标准，应包括功能指数或功能标准的选择。根据所选的标准或充足性的标准，要描述每个 EAR、RDA 和 AI，并提供理由充足的证据支持。这些标准包括最佳推荐值用于评估个体营养储备是否有缺乏风险，对于估算营养素需求至关重要。使用的标准（称为功能指标或功能标准）各不相同，但通常包括个体营养素储备量的风险水平能否满足营养素需求。例如，育龄期妇女叶酸充足性的标准包括三种生化指标的组合，主要是红细胞叶酸，其次是血浆同型半胱氨酸和血清叶酸水平。另有其他标准涉及可能降低疾病风险，例如，根据降低神经管缺陷水平相关标准，对育龄期女性进行单独的叶酸推荐。专家根据现有最相关和最佳支持的证据选择判断标准，证据和标准因营养素而异。每个 EAR、RDA 和 AI 都是根据选定的标准来制定的，如果单个标准不充分，则联合几个标准使用。

预防慢性疾病则需关注部分营养素的足量标准，例如氟化物与龋齿风险之间的关系。事实证明，营养素摄入量与大多数慢性退行性疾病的风险之间的关联性很难确定，仍然有所争议，并需要大量研究予以证实。

6.4.3 基于慢性疾病风险的膳食营养素参考摄入量原则

尽管 DRI 是为健康个体设计的推荐量，但是超过一半的美国人患有一种或多种慢性疾病，并且随着年龄的增长，患病数量也在增加。许多常见的慢性疾病，如心血管疾病、糖尿病和某些类型的癌症可能通过不当饮食引起,而其他疾病如关节炎、哮喘、胃肠疾病、慢性肾功能不全和慢性阻塞性肺疾病在治疗中需要营养支持。预防慢性疾病重点要关注某些营养素的补充标准,例如氟化物与龋齿风险之间的关联。事实证明,营养素摄入量与大多数慢性退行性疾病的风险之间的关联性很难确定,仍然有所争议,并且需要大量研究予以证实[89]。例如,推荐钙和维生素 D 的用量是保证生长期间提供足够的钙并使成年期间的骨损失最小化,预期这种骨骼健康措施可以降低骨质疏松症的风险。对于膳食纤维,选择降低血清胆固醇作为目标,希望有助于降低冠状动脉疾病的风险。对于钾和钠的推荐摄入量,由于相关支持数据不够充分,因此不是基于与慢性疾病终点之间的关联性而确定的适宜摄入量(AI)。蛋白质、磷、镁、B 族维生素和胆碱的推荐证据难以确定其具有预防慢性疾病的功能,因此对需求的估计需配合其他标准,例如矿物质平衡。一些科学家认为,建立蛋白质的 EAR,仅检测氮平衡是不够的,因为氮平衡与体内蛋白质功能缺乏足够的关联,例如维持肌肉质量或免疫功能。然而,比氮平衡更能反映蛋白质营养状态的有效、可靠的测量方法目前仍在激烈争论中,并且还没有找到替代方法。随着更好的与慢性疾病风险密切相关的新的功能指标的进展,营养素需求的功能指标和估算也将随之发生变化。

  主要的挑战是如何评估饮食成分和慢性疾病终点作为研究结局之间的联系。由于高度工业化国家发病率和死亡率的主要原因是慢性退行性疾病,为了延缓发病和降低过早死亡率,必须采取行动。即使饮食相关风险的小幅度降低也会对人群产生强烈影响。然而,很难拿出饮食与慢性疾病结局相关联的确切证据。并非每个人都有各种疾病的风险。各类慢性疾病患病率不相同,龋齿的相关流行病学证据最强,其次是骨质疏松症,然后是冠心病、肾结石,最后是癌症。在慢性疾病发生之前很久,膳食摄入暴露就发生了,而实验性研究需要观察多年才能给出确切的答案。基于慢性疾病观察结果来推荐 DRI 存在许多问题,推断的证据参考性弱。出现慢性退行性疾病症状之前,膳食营养素长时间暴露就已发生,饮食只是许多因人而异的致病因素之一。研究结局的测量也存在许多问题。发病率的估计不精确,死亡率需要收集数年记录才能得出数据。通常缺乏可使用的替代终点或中间标志物代表疾病结局,或者这些标志物是无效的,并且一些中间标志物甚至可能不是导致疾病结局因果关系链上的标志物。

  在现有的 DRI 中,只有 5 种营养素的摄入量与慢性疾病终点直接相关:钙、维生素 D 与骨质疏松症和骨折相关;氟化物和龋齿相关;膳食纤维和冠心病相关;钾和多种结局相关,包括食盐敏感性(是高血压的危险因素)、肾结石和血压。由于慢性疾病的结局终点受多因素影响,涉及许多饮食因素和非饮食因素,因此现有的 DRI 设定不能完全满足其判断需求。增加营养素剂量仅仅产生很小的效应,常常与降低慢性疾病风险相关。EAR 的定义是实现绝对风险降低 50%(即在一定时间内患病的概率)的摄入量,这取决于暴露于风险因素的相对频率,即使对于患有特定慢性疾病的每个人,绝对风险也不是 100%。如果提供了营养膳食成分,但添加营养素或其他膳食成分并不能 100% 预防慢性退行性疾病,那么百分之百的人口都有膳食营养素缺乏性疾病的风险。事实上,慢性退行性疾病的风险可能从很高到很低,风险降低不会超过 50%,就像在膳食营养素缺乏性疾病中使用 EAR 提供某种营养素的情况一样。因此,在饮食与慢性疾病终点关联过程中,营养模式或食物摄入模式可能更有用,而不是仅靠单一营养素,关键在于如何做到最佳。

  对于生病的人,目前营养素摄入量的最佳建议取决于疾病本身如何影响特定营养素的吸收、代谢、储存和/或排泄。如果这些因素中的一个或多个受到影响,营养素需求可能随之发生变化。最好由临床学专家针对疾病提出建议。通常只有少数营养素需求而不是所有营养素需求受到影响。对于未受影响的营养素,健康个体的 DRI 继续使用直到数据更新。不仅疾病可能影响营养素需求,药物也可能。美国和加拿大等国家的许多人口因一种或多种慢性疾病而被治疗。当已知常见药物发挥疗效时,膳食建议会相应改变。然而,对一些常见药物是否会影响某些营养素需求知之甚少,需要进行研究以阐明其影响,特别是在患有许多疾病和需要用药的老年人群中。

6.4.4　膳食风险评估和过量摄入

风险评估描述了在暴露人群中的营养素暴露与发生不良健康影响之间的关系,系统地评估人类因过量接触环境因素(如营养素或食物成分)而发生的不良健康事件的概率。风险评估既涉及摄取过多营养素的风险,也涉及摄取营养素或补充剂不足的风险[90]。此类评估的应用越来越普及。UL 用于膳食风险评估,涉及鉴定危害物、剂量-反应评估、摄入评估、表征和风险评估。所有评估和判断都是明确的,并提供记录作为结论证据,包括定性和定量证据。首先通过回顾文献来确定 UL,以确定无不良反应剂量水平(NOAEL),或观察到不良反应的最低摄入水平。然后应用不确定因子降低摄入水平以确保最低危险影响水平,使易感人群也不会受所选 UL 剂量的影响。目前,对于许多营养素,根本没有足够的证据来开发 UL。如果营养素有 UL 值,暴露风险表示为暴露人群中营养素摄入量超过估计 UL 值的比例[91]。UL 并非是必需的、固定不变的值。对于许多营养素,没有 UL 可用,因为没有收集到关于服用大量营养素不利影响的数据,或者关于不良事件的数据量很少、可信度低。因此,缺乏 UL 并不意味着摄入大量营养素而无风险。事实上,关于不利影响的数据少,更需要格外小心。现有数据通常很少或证据级别不足以用于研究以解决其他问题,仍需要努力收集更好的支持数据来设置 UL。

尽管多年来人们一直担心能量过剩和酒精摄入过多,但自 UL 颁布以来,大众更关注微量营养素的过量摄入。在某种程度上,这不仅源于对 UL 的估计,而且源于人群对膳食补充剂和强化食品的广泛使用,这两者都是营养素的集中来源。为了回应这些问题,NHANES 监测天然食物、浓缩/强化食物和膳食补充剂的总营养素摄入量,还在条件允许时监测营养状况和过量的生化指标。

6.4.5　膳食营养素参考摄入量的局限性

最近,很多人开始关注呼吁,将某些与慢性疾病风险降低相关的"候选营养素",如黄酮类化合物、叶黄素和 ω-3 脂肪酸等,纳入必需营养素之中,并设定相关 DRI 参考值。其中已经有许多这类营养素被消费者大剂量服用。然而,目前证明食物中这些生物活性成分是必需营养素的证据尚不充分。同时,也很难确定生物活性物质的推荐膳食摄入量应该是多少。对于一些生物活性物质所声称的有益于健康的效应,其有效剂量尚未经过人类长期使用的观察记录,因此还需关注安全性问题。由于一些生物活性物质对身体来说是外源性化合物,因此没有理由认为它们是必需的,或者它们的剂量-反应曲线的形状与营养素相似。需求量符合正态(高斯)分布的 DRI 模型可能不适用于这些物质。目前尚不清楚 DRI "风险-风险"U 形剂量-反应模型,即随着摄入水平降低而出现缺乏症状的迹象越来越多,或者随着摄入量越来越大而出现毒性增加的迹象,这些是否适用于这些物质。这些生物活性物质的剂量-反应曲线的形状可能完全不同。需要对这些成分进行更多的研究,以确定它们对慢性疾病风险的有益作用,并确定这些成分的可耐受最高摄入量。对于年龄过大和过小的人来说,DRI 作用有限。妊娠期少于 32 周的早产婴儿或 80 岁以上的老年人的参考标准主要通过推断得出。这些空白需要进一步研究补充,下一节将介绍如何使 DRI 与不断发展的科学保持同步。

6.4.6 更新膳食营养素参考摄入量的挑战

时间和经费不足,难以同时更新所有的 51 种营养素。因此,必须找到方法来确定哪些营养素具有最高优先级,以及由谁来决定。研究者已经开发了一种可能有助于筛选文献的方法,但联邦政府或美国国家科学院尚未接受[92]。更基本的问题是谁应该做出这个更新决定以及如何做出决定。目前,至少有一半 DRI 更新的决定是由联邦政府做出的,它几乎提供了所有的资金。然而,这一决定不仅依赖科学问题,而且依赖于经济问题,以及政策优先事项,但并不能确保定期更新,例如现在更新《美国居民膳食指南》。DRI 的更新是个重要问题,因为几乎所有联邦政府的营养指南都来源于有关营养素需求的最新信息。

近 20 年大多数 DRI 都是在志愿者专家委员会的审议和共识下达成的。从那时起,基于证据的决策标准越来越多,这些循证决策来源于所有可用证据的系统综述,所有的证据质量被规范评分和分级。进行系统综述的过程需要花费大量的经费和时间,而且不能由志愿者专家组成员参与完成。联邦政府资助了钙和维生素 D 的系统综述,这是 2010 年修订 DRI 的基础,其他营养素没有参照此方式进行研究。未来有必要找到稳定资金来源并进行系统综述。

6.5 膳食摄入量指南

人类需要各种营养素,不需要特定的食物、食物组或饮食模式来保持健康。然而,人类必须通过食物来获取这些营养素,需要食物选择和整体饮食的指导,原因是总膳食质量决定了人体健康,而非个别食物的营养素[93]。需要将重点放在强调或限制的个别食物和食物类别上,其部分原因是流行病学研究将特定食物和食物类别与肥胖和其他慢性疾病联系起来[94]。尽管所有食物都适合健康饮食标准,但同时还要强调总能量的摄入。必须综合考虑食物消耗的频率和数量,总能量摄入量和体力活动量,以避免饮食过量。也就是说,从健康的角度来看,确实没有"坏"食物,只有"坏"的饮食模式。每个人都能从如何选择食物的建议中获益,这些建议包括均衡饮食、食物份量的估计、如何过渡到更健康的饮食模式,以及如何识别超过了建议摄入量或摄入不足。

对于患有与饮食有关的疾病并需要治疗性饮食的个体,可使用食物交换清单,包括美国糖尿病协会糖尿病食品交换清单和营养与饮食学院的体重管理食品交换清单[95,96]。

6.5.1 食物组与营养素

根据营养素和其他生物活性物质的含量,可以将食物分类为相似的组。这样的分组有助于识别特定营养素含量高和低的食物,并使消费者更容易选择。食物组构成饮食或饮食模式的基础,专注于食物而非营养素。2015—2020年膳食指南咨询委员会报告强调了整体膳食模式的重要性;个别营养素也被单独列出,因为考虑到这些营养素摄入量过低(例如钙)或过高[例如,饱和(非全部)脂肪;添加(非全部)糖]会增加健康风险。

6.5.2 饮食模式

《2015—2020年美国居民膳食指南》(下文简称《指南》)是美国消费者的膳食指导,该指南更多地关注食品、食品类别、食品模式而非营养素。营养证据库的膳食模式研究技术专家共同将饮食模式定义[97]为"饮食中不同食物、饮料和营养素的数量、比例、种类或组合,以及它们习惯性消耗的频率"。膳食模式方法通过收集汇总与健康相关的总体食物消耗行为和膳食质量来推进营养研究。尽管评估膳食摄入量的误差得到了重视,但一些研究表明,能量低估并未显著改变流行病学研究中得出的膳食模式估计值[98,99]。

膳食模式方法可以通过它们与健康结局的关系大致分为两类:独立和依赖[100,101]。独立于健康结局的方法是当今营养领域中最常用的方法。"独立"的概念意味着在推导饮食模式时没有考虑用于特定的健康结局,是一个两步的过程[101]。首先形成模式,然后针对选定的健康结局检验与该模式的相关性。归类饮食的独立于结局的方法包括指数和评分法、因子分析法、聚类分析法和选择性饮食法(例如,素食或无麸质饮食)。在依赖于结局的方法中,终点或替代终点用于模式的创建,这是一种较新的方法,未来肯定会在该领域获得推广[101]。此类型膳食模式方法包括分类和回归树分析和降秩回归等方法[100]。代谢组学是帮助对总膳食模式进行分类的一个新兴领域[102]。

流行病学研究越来越多地研究整体食物模式而不是单一营养素或食物,整体食物模式更好地解释了饮食与健康之间的关联。人类以某种模式食用食物,而不是营养素,这意味着营养素之间可能发生相互作用,难以确定因果关系,并且在不同时间食用的食物或膳食对新陈代谢产生不同的影响。因为膳食暴露是高度相关的,即使调整有效的其他营养素或食物的摄入量之后,关注单一营养素或食物对疾病风险的作用也是错误的[103]。总膳食模式与单一营养素、膳食成分、食物或食物类别相比,对非传染性疾病风险的影响更为显著,因为总膳食模式包括营养素、非营养素生物活性物质和能量摄入的相互作用[104,105]。有研究应用《2010年健康饮食指数》和《2015美国居民膳食指南》作为饮食质量标准,评估了加拿大全国调查数据中的膳食模式,但是这些评分仅包括钠的分数。尽管如此,这些评分可以作为微量营养素密集型饮食的良好指标。

各国政府和卫生专业人员推荐了多种饮食模式。最近一项各种饮食模式的对比研究发现,多种推荐的饮食模式之间存在共同的因素[106]。比较这些模式中营养素成分的相似性和差异也是有意义的。

《美国居民膳食指南》中推荐的饮食、控制高血压的膳食模式(DASH)、地中海饮食等多种膳食模式,越来越多用于在不同研究队列中描述饮食摄入量及比较饮食结构[106]。DASH[107]和地中海饮食干预(PREDIMED)[108]是使用整个饮食方法成功进行膳食模式临床干预的两个例子。

6.5.3 《美国居民膳食指南》

《美国居民膳食指南》(DGA)由联邦政府每5年发布一次,由膳食指南科学咨询委员会的独立研究科学家小组提供信息。DGA[4]指导个人做出健康饮食选择,该指南强调健康饮食,这不仅包括获取足够的食物,还强调膳食模式摄入的平衡、多样性和适度,以减少慢性退行性疾病的饮食相关风险。

DGA提供了食物类型和数量的粗略指导。最近的更新版集中在整体饮食(即进食)模式上。该指南的网络版有一个计算器,可以根据不同体重、性别、年龄和生命周期阶段的健康患者推荐食谱,以满足他们的需求,同时避免过量(http://www.supertracker.usda.gov/default.aspx 和 www.ChooseMyPlate.gov),前者目前已经停止使用。表6-4-2中提供了不同膳食模式的示例。

一直以来,该指南针对的是2岁以上的人群,因为缺乏可用数据来为那些小于2岁的人群提供建议。然而,下一次更新将包括婴儿和幼儿,这要归功于B-24项目,正式标题为"评估证据基础以支持将婴儿和出生至24个月大的儿童纳入美国居民膳食指南(DGA)",B-24项目由美国卫生与公众服务部和美国农业部发起[109]。

6.5.4 健康饮食指数

健康饮食指数(HEI)用于评估对膳食指南的遵守情况,每5年更新发布一次新指南[110]。HEI 2015是一个指数,根据膳食营养素参考摄入量和《美国居民膳食指南》的标准,协助对摄入的整体饮食质量(如平衡、多样性和充分性)进行评级。请注意,该指数并未直接关注能量需求或食物的热量贡献。相反,HEI是一个综合评分系统,基于符合《美国居民膳食指南》推荐的某些食物组的摄入量以及需避免和限制的营养素的摄入量,并计算得分[110]。表6-5-1显示了HEI 2015评分系统的组成,满分为100。用此指数的先前版本评估膳食摄入量很少得分高于70,而且通常低很多[111-113]。几年前,美国饮食调查平均HEI得分为50,因此很多需要改进。然而,有人指出目前美国食品供给不足以满足饮食建议[114],并且满足饮食建议的成本相对较高[115],需要进一步研究。

表6-5-1 健康饮食指数(HEI 2015)的组成成分和评分标准[1]

组成成分	最高分	最高分的标准	最低分数为0的标准
充足:			
水果总量[2]	5	≥0.8 杯,每1 000kcal	没有水果
全果[3]	5	≥0.4 杯,每1 000kcal	没有整个水果
蔬菜总量[4]	5	≥1.1 杯,每1 000kcal	没有蔬菜
绿色蔬菜和豆类[4]	5	≥0.2 杯,每1 000kcal	没有深绿色蔬菜或豆类
全谷物	10	≥1.5 盎司,每1 000kcal	没有全谷物
乳类[5]	10	≥1.3 杯,每1 000kcal	没有乳制品
总的蛋白质食物[6]	5	≥2.5 盎司,每1 000kcal	没有蛋白质食物
海鲜和植物蛋白[6,7]	5	≥0.8 盎司,每1 000kcal	没有海鲜或植物蛋白质
脂肪酸[8]	10	(PUFA 和 MUFA)/SFA ≥ 2.5	(PUFA 和 MUFA)/SFA ≤ 1.2

续表

组成成分	最高分	最高分的标准	最低分数为 0 的标准
适量：			
精制谷物	10	≤1.8 盎司,每 1 000kcal	≥4.3 盎司,每 1 000kcal
钠	10	≤1.1g,每 1 000kcal	≥2.0g,每 1 000kcal
添加糖	10	≤6.5% 的能量	≥26% 的能量
饱和脂肪	10	≤8% 的能量	≥16% 的能量

注：[1]. 最小评分标准和最大评分标准之间的摄入量按比例评分；
[2]. 包括 100% 果汁；
[3]. 包括除果汁外的所有形式；
[4]. 包括豆科(豆类和豌豆)；
[5]. 包括所有乳制品,如液态奶、酸奶、奶酪和强化大豆饮料；
[6]. 包括豆科(豆类和豌豆)；
[7]. 包括海鲜、坚果、种子、豆制品(饮料除外)和豆科(豆类和豌豆)；
[8]. 多不饱和脂肪酸和单不饱和脂肪酸(PUFA 和 MUFA)与饱和脂肪酸(SFA)的比率。

6.5.5 美国农业部食物组模式

美国农业部设计了一系列符合《美国居民膳食指南》和膳食营养素参考摄入量的膳食营养素推荐供给量(RDA)指南的美国农业部食品模式,消费者可在网上获取,根据其年龄、性别和体力活动水平进行调整。食物模式确定来自 5 个主要食物组(水果、蔬菜、谷物、蛋白质食物和乳制品)及其亚组(深绿色蔬菜、橙色和红色蔬菜、淀粉类蔬菜、其他蔬菜、豆类和豌豆、全谷类、强化/精制谷物、肉类/家禽/蛋类、坚果、种子、豆制品、海鲜)。每个食物组的推荐消耗量取决于个人的能量和营养素需求。这些模式在不超过推荐的能量摄入量情况下获取充足营养,并符合指南对钠、饱和脂肪和添加糖的限制。在其他营养素需求满足的前提下,这些膳食模式仅提供有限量的固体脂肪和添加糖作为剩余的能量补充,因为在现有的能量限制下,仅通过食物满足营养素需求,特别是如果人们久坐不动,给高热量营养成分留有的空间就非常小了。

6.5.6 "我的餐盘"

美国农业部"选择我的餐盘"是一种形象的图示设计,旨在强调食物能量(卡路里)和营养需求之间的平衡,并鼓励增加水果和蔬菜、全谷物和低脂牛奶的摄入量,减少钠和高热量含糖饮料的摄入量。

6.6 用于描述饮食和食物的其他术语

从健康的角度来看,许多特殊术语用于描述饮食和特定食物。本节讨论了一些选定的常用描述术语,不同于之前讨论的饮食和饮食模式。

6.6.1 能量密度和营养素密度

能量密度和营养素密度是与营养健康相关的食物的两个特征。能量密度(也称为热量密度)在文献中以多种不同的方式定义[116,117]。最常见的是,能量密度定义为饮食中每克食物和饮料的热量,而其他计算方法完全不包括饮料[117]。有时饮食的能量密度是根据提供热量的所有食物和饮料计算的,而在其他情况下,它仅根据食物计算,描述极其混乱。能量密度与能量摄入有关,与能量密度较低且体积和水分较高的食物(如水果和蔬菜)相比,更容易摄入过多的高能量密度食品(如酒精和脂肪/含糖食物)。

营养素密度是另一个常用术语,是指每个单位的营养素。然而,该术语表述不完全清晰,可以指每卡路里或每克的营养素;而在其他情况下,它指与同类营养素的推荐摄入量相比,食物或饮食中每单位量所含某种营养素的量。

尽管如此,营养素密度也与健康有关,因为营养密集型食物更有可能在提供食物能量的同时,"自食其力",伴随着提供营养素,满足营养和能量需求。有充分的证据表明,美国通常膳食摄入的营养素密度远低于膳食指南中的推荐量[118]。

6.6.2 确定食品和饮食的营养质量

饮食质量有很多指标和评分。很难在不过度贬低某些食物或过度抬高某些食物营养成分的情况下,对个别食物的营养质量分数进行相互比较,所以衡量总体膳食质量更为重要且更有效。大多数此类评估都是基于宏量营养素,往往忽略了微量营养素。最近,在同时考虑宏量营养素和微量营养素的营养状况,以及食品或食品类别方面已有一些工作进展,这可能是更有效的总体膳食质量评价方法。

营养成分是衡量营养质量/食物对整体营养需求贡献的一种方法[119]。构建适当的营养成分评分系统有助于识别营养密集型加工食品和未加工食品[120-123]。营养成分结合其他指标,如热量含量和总体能量摄入量,可用于识别具有吸引力且价格合理的健康食品。然而,有必要改进膳食质量的衡量标准,而不是简单地专注于最大限度地提高每克或每份食物的营养成分。Drewnowski 在开发各种营养素分析方法方面做了大量工作[124]。他认为"营养分析是一种根据营养价值对食物进行评级或分类的技术。提供更多营养而非热量的食物被定义为营养密集型食物。营养成分模型计算每 100g、100kcal 或每份食物所含关键营养素的量"。为了获得最大效果,Drewnowski 建议,基于公开可获取的营养成分数据,营养成分模型是透明的,并根据健康饮食的独立测量标准进行验证[122]。当采用基于营养素的方法来对食物进行分类,而不是采用仅基于食物类别的方法时,营养成分系统是有用的。因此,食物组和整体饮食的营养成分状况分析,可能有助于将侧重单个食物的营养标签方法,与仅强调描述膳食模式或食物组的膳食推荐方法相协调。

6.6.3 食物富含营养素指数

有几个指数用于识别营养丰富的食物,但其中第一个、最著名和研究最多的是食物富含营养素

(NRF)指数,它由 Drewnowski 根据《2005 年美国居民膳食指南》开发,该指数确定营养素密度作为饮食质量的关键组成部分[125]。这个概念是"每 1 卡路里都应该计算",连同身体所需要的其他营养素。NRF 指数根据食物的营养成分对食物进行排名或分类,为每种食物分配一个最能反映其总营养质量的单一分数。这个概念经历了几次更新,但最新的 NRF9.3 指数是基于 9 种有益营养素(蛋白质、膳食纤维、维生素 A、维生素 C 和维生素 E、钙、铁、钾和镁)和 DGA 中指定的 3 种限制营养素(饱和脂肪、添加糖和钠)[126]。用于评分的 NRF9.3 算法是,9 种鼓励摄入营养素在食物中的含量占每日推荐摄入量(daily value,DV)的百分比的未加权总和,减去 3 种需要限制的营养素的含量占最大推荐摄入量(MRV)百分比的总和,该得分根据参考量计算,100% 符合 DV 即可达到最高值。

NRF 指数成功地根据食物的营养价值对食物进行排名,可以应用于个人食物、膳食、菜单,甚至日常饮食[121,125]。NRF9.3 分数越高,能量密度越低,营养越丰富。透明度标准、公开可获取数据的使用以及作为标准健康饮食的独立验证,都应用于整个 NRF 系列营养成分模型的开发。首先,NRF 模型包括鼓励摄入的营养素和限制摄入的营养素。其次,NRF 模型的性能针对健康饮食指数(HEI)进行了反复测试,该指数是健康饮食的独立衡量标准。使用 HEI 值计算了 1999—2002 年 NHANES 参与者的饮食[124],基于 100kcal 和份量的模型表现优于基于 100g 的模型。基于总和和平均值的公式比基于比率的公式表现更好。使用此营养成分系统或类似系统计算食物的营养素密度,再与全面的消费者教育计划相结合,可以成为饮食建议和指南的基础[124,125]。

6.7 食品标签上的营养信息

每种食物的营养成分和其他生物活性物质不同,因此需要了解它们的成分。评估单个食品营养成分的食品标签可以帮助消费者在购买食物时做出更好的选择。在美国,食品包装的营养成分标签提供了各种营养素的信息,膳食补充剂的说明材料也提供同样的标签。美国和世界其他地方的监管机构使用营养成分数据来审核单一食品是否可以声称脂肪含量低、钙含量高等。

标签上的营养信息作为重要辅助手段可以帮助人们理性地选择食物。包装和加工食品的成分标签已应用多年,食品成分按重量顺序列出。对于因健康或文化原因想要在饮食中包含或避免某些食物成分的人们,营养成分列表可以帮助他们。营养标签近几年才应用。所有包装和预包装食品和饮料都必须符合《联邦食品、药品和化妆品法案》(及其相关修订)规定的食品标签要求,但农产品仍然是自愿的[127]。1990 年《营养标签和教育法》(NLEA)修订了 1938 年的《联邦食品、药品和化妆品法案》,要求对所有加工过的包装食品提供额外的营养信息。此后不久,美国农业部就该机构监管的肉类、家禽和其他产品颁布了类似的法规。现在,几乎所有易腐食品和商品都有营养标签。

2016 年,美国食品药品监督管理局(FDA)颁布了食品和膳食补充剂营养标签的新法规,并于 2020 年起生效。食品制造商广泛采用 2016 版官方营养成分和补充剂成分标签,2020 年按照新格式标注(请注意原定截止日期已经提前)。美国大多数食品制造商已经进行了更改,并在包装食品上推出了新标签。

包装正面标签提供评分或标识,帮助消费者一目了然地识别并选择更健康的食物。有些专注于单一营养说明,另一些则提供综合的或"红绿灯"声明,可反映多种营养素情况和建议。在美国,包装正面标签并不是法律强制要求,而是自愿的。许多食品制造商还在其包装上使用正面标签的 Facts Up Front 标签。下面的部分描述了食品标签和标签声明的主要特征和规定。

6.7.1 营养成分表

营养成分表提供了有关某些常量和微量营养素的能量和含量的信息,所有加工食品均按照标准份量大小标注食品和限制食品的营养素含量。直接销售给消费者的膳食补充剂含有补充剂营养成分表(Supplement Facts)。两种标签都使用了一种膳食标准,即每份所提供的营养素占 DV 的百分比,以将营养素含量与基于 RDA 的 DV 进行比较(参见 6.4.1 节)。在标签上,每日推荐摄入量表示为每日推荐摄入量的百分比(%DV),以帮助消费者在总膳食的背景下了解产品标签上的营养信息。

在营养成分表上,营养素不是以营养素密度形式提供,而是以"每日推荐摄入量的百分比(%DV)"和每份中的绝对量和每份提供的热量形式展示。除了 %DV 之外,常量营养素的绝对量(g)、维生素和矿物质绝对量(mg 或 μg)以及热量都显示在标签上。图 6-7-1 显示了新的营养成分表,图 6-7-2 显示了新的补充剂成分表,这两个表将很快出现在几乎所有食品和膳食补充剂上。新的营养成分食品标签中有许多变化,是由于美国饮食中某些营养物质摄入过少或过多的人群饮食习惯的变化。例如,人们对美国肥胖症的流行非常关注,食品标签中的一些变化(例如热量的值使用粗体字)反映了这些担忧。挑出一些营养素,将其"每日推荐摄入量"印在食品标签上,旨在引导消费者了解最大摄入量,如钠或饱和脂肪。标签上包含的其他营养成分,旨在帮助消费者满足某种营养素需求,比如铁、钙、维生素 D 和膳食纤维,并强调对公共卫生有重要意义的营养物质,而这些营养物质在美国人膳食调查中未达到推荐量标准。

当前补充不足的营养素有钙、维生素 D、钾和铁,这些必须在营养成分标签上声明,如美国国家健康与营养调查(NHANES)在人群调查中发现这几种营养素美国人群摄入量不足。钙和铁已经被要求标注在营养标签中,新近要求增加了维生素 D 和钾。2020 年后维生素 C 或维生素 A 不需要强制标注,因为调查数据表明这些营养素在美国人群已经不再缺乏。然而,仍然允许自愿在标签上对这些维生素进行声明。在标签上对其他一些营养素标注 DV,旨在引导消费者关注最大摄入量,如钠、饱和脂肪和糖。钠含量仍需继续标明,新的食品标签如总脂肪、饱和脂肪和反式脂肪需要标注,因为脂肪含量与慢性退行性疾病相关并且许多美国人摄入过量。"糖"包括添加糖和食物中天然存在的糖,添加糖列在食品"糖"标签下。尽管添加糖与天然糖没有化学差异,许多食品和饮料是添加糖的主要来源,它们与作为天然糖主要来源的食品和饮料相比,具有较低的微量营养素密度,因此需要标记提醒。平均而言,美国人食用的添加糖超过了推荐量,指南中要求添加糖摄入需<10% 的总能量。例如,在 2~8 岁的儿童中年平均摄入添加糖量为 14.3%±0.2%,9~18 岁青少年为 16.2%±0.2%,≥19 岁年轻人为 13.1%±0.2%,添加糖主要来源是加糖饮料和加糖烘焙食品[128]。另请注意,美国法规中添加的糖和欧洲法规中提到的游离糖定义不同,后者包括 100% 果汁。

新标签/区别		
	营养成分	
	每个容器8份	
份量：字体更大，粗体	份量　　　　　　2/3杯（55g）	份量已更新
	每份热量　　　　　　230Kcal	卡路里：字体更大
	%每日推荐摄入量*	
	总脂肪　8g　　　　　　10%	
	饱和脂肪　　　　　　5%	
	反式脂肪	
	胆固醇　0mg　　　　　　0%	
	钠　160mg　　　　　　7%	
	总碳水化合物　37g　　　13%	更新的每日推荐摄入量
	膳食纤维　4g　　　　　　14%	
新：添加糖	总糖　12g	
	包含10g添加糖　　　　20%	
	蛋白质　3g	
	维生素D　2μg　　　　　10%	
	钙　260mg　　　　　　20%	实际含量声明
营养素要求改变	铁　8mg　　　　　　　45%	
	钾　235mg　　　　　　6%	
	%每日推荐摄入量告诉你一份该食物中的某种营养素在一天饮食中的含量。一日2 000卡路里作为一般营养建议	新脚注

图 6-7-1　营养成分标签

膳食补充剂营养成分

每份1片
每瓶45份

每份含量		1~3岁儿童每日推荐摄入量	成人及≥4岁儿童每日推荐摄入量
能量	10Kcal		
总碳水化合物	2g	1%**	<1%*
总糖	2g	†	†
包含2g添加糖		8%**	4%*
维生素A	900μg	300%	100%
维生素C	90mg	600%	100%
锌	11mg	367%	100%
草本混合 　玫瑰果，紫锥菊提取物	30mg	†	†

* 每日推荐摄入量百分比是基于2 000卡路里饮食
** 每日推荐摄入量百分比是基于1 000卡路里饮食
† 尚无每日推荐摄入量

图 6-7-2　膳食补充剂营养成分标签

最新修订的食品标签还包括份量的更新,以反映现今人们实际饮食中摄入的食物量,比过去几年更重视热量标签。另一个变化是维生素 A、E 和 D 的计量单位,已从国际单位或 IU 改为公制单位毫克(mg)或微克(μg)。

6.7.2 标签声明

在营养成分和补充剂成分标签中,除了每份食物提供能量和营养成分的外,对包装食品和膳食补充剂的其他信息也可在标签中提出声明[129]。3 种类型的声明由 FDA 监管,包括营养成分声明、健康声明和结构/功能声明。每种类型的声明都有具体含义以及如何使用的指导原则,并且都受到 FDA 监管。

6.7.3 营养声明

根据 1990 年《营养标签和教育法》规定,允许在标签上的特殊声明中提及产品中能量或营养素含量。营养素含量声明表示一份特定产品提供的能量或营养素的量。用于描述营养素含量的词语包括"好的来源""高""低""不含",或者描述产品"减少"或"少量"。这些中的每一个描述都有与之相关的标准定义,便于进行产品间标准化比较。

6.7.4 健康声明

有两种主要类型的健康声明:符合"重大科学共识"和"有条件的健康声称"。健康声明需提供科学证据,FDA 对证据质量和数量评级。若声明的证据低于 A 级的水平(A 级意味着该声明具有有力的科学证据支持),FDA 则不认可。目前只有 12 项经批准的健康声明符合重大科学共识,包括关于营养素和食物对健康和疾病的作用声明。例如,关于叶酸和神经管缺陷的声明可能会措辞如下:含有足够叶酸的健康饮食可以降低女性生育患有脑或脊髓先天缺陷孩子的风险。因此,允许在叶酸含量为少于或等于 100% DV 的食品包装上使用此声明。

其他 B、C 和 D 等级的声明被称为"有条件的"健康声明,以体现声明引用的证据必须是有条件限定的,因为与那些被科学证据充分支持的不受限定的声明相比,其健康效应尚未确定。有条件的健康声明被批准用于科学证据尚不太确凿的各种食品和营养素。这些证据体系中等级较低的声明,与健康之间的相关性的科学共识较少,对其进行宣称也是允许的,但前提是要有附加说明、限定条件或免责声明,以避免误导消费者。这些声明都需要声明该声明未经美国食品药品管理局认可。这些声明还必须表明证据不强。例如,对核桃和冠心病的声称必须说明:支持性但不是决定性的研究表明,每天吃 1.5 盎司的核桃,作为低饱和脂肪和低胆固醇饮食的一部分而不会导致热量摄入增加,可能降低患冠心病的风险。

有时,这种评分系统被称为健康声明"成绩单",对这些不太受支持的声明表明了所必需的警告或限制条件。限定条件措辞通常如下。

A:"该声明具有重大意义的科学共识。"

B:"虽然有一些科学证据支持该声明,但证据并不是确凿性的。"

C:"一些科学证据推荐该声明。然而,FDA 已经确定这一证据是有限的,且不是确凿性的。"

D:"非常有限,并且初步的科学研究推荐该声明。美国食品药品管理局的结论是,几乎没有科学证据支持该声明。"

6.7.5 结构/功能声明

结构/功能声明描述了特定营养素或食物成分与身体结构或功能的关联。这些声明以证据为基础并由 FDA 监管。涉及"结构"的声明实例是:某食物中的蛋白质有助于保持强壮的肌肉(例如,结构)。涉及"功能"的声明实例是:食物名称中的维生素 A 有助于促进正常视力(例如,功能)。如果对营养成分标签中未列出的营养素进行结构/功能声明,则 FDA 建议制造商自愿列出含量和每日推荐摄入量百分比(%DV)。

6.7.6 自愿包装正面营养标签

除了指定营养标签的强制性法规外,在美国的某些食品中还附有自愿标签,以帮助消费者做出选择或确定食品是否健康。食品包装正面(FOP)标签在食品包装正面使用各种标准和符号标志提供信息,旨在帮助消费者做出更健康的食物选择。最近有文献对最新的进展进行了全面的综述[130]。

6.7.7 Facts Up Front 标签

2010 年的 Facts Up Front 标签是由代表食品制造商的美国食品杂货制造商协会和代表零售商的美国食品行销协会,根据当时的第一夫人米歇尔·奥巴马提出的开发包装正面标签制定的,能使消费者在购物时做出合理的决定。Facts Up Front 标签是一个自愿的包装正面标签系统,现广泛用于主要制造商生产的包装食品,从营养标签中获取关键信息,并在包装正面以易于阅读的格式呈现。标准格式中有 4 项:热量、饱和脂肪、钠和糖。如果食物是某营养素的"良好"来源,制造商最多可以添加两种额外的"鼓励摄入的营养素",这意味着每份食物中含有该营养素至少 10% 的 DV。在小的食品包装上,可以只使用一个图标来显示每份食物的热量。FDA 于 2011 年发布了执行决定书,表示如果满足一些标准,不反对使用该计划。这种包装正面标签系统现在用于许多包装食品。几乎在同一时间,美国国家科学院食品与营养委员会发布了一份关于营养评级系统的报告,该系统与 Facts Up Front 略有不同。大型超市连锁店沃尔玛在 Great for You 标签计划中采用了这种不同的系统。

6.7.8 心脏检查

美国心脏协会的心脏检查计划旨在帮助消费者在杂货店中和餐馆找到并选择"心脏健康"的食物。如果满足总脂肪、饱和脂肪、反式脂肪、胆固醇、钠和一组"有益营养素"(维生素 A、维生素 C、铁、钙、蛋白质和膳食纤维)的某些要求,它会使用印章或确认符号作为食品的第三方认可。带有心脏检查的产品还必须符合心脏健康声称的法规要求。符合"心脏检查食品认证营养要求"的食品才允许使用该符号,需要限制每份食品的脂肪、饱和脂肪、胆固醇和钠的含量。它还要求食物含有6种关键营养素中的1种或多种,其含量达到至少10%DV,这些营养素包括维生素A、维生素C、铁、钙、蛋白质或膳食纤维。特定食品类别还有其他要求。近年来,心脏检查的标准受到了倡导团体的质疑,并且重新制定了标准,将添加糖纳入其中。制造商获得标签的成本相当高,因此一些公司已经停止使用它,特别是自新营养成分标签出现以来。然而,该计划仍然有效,并且证据表明,使用心脏检查标签的标准来评估食物摄入模式,可选择更好的饮食,降低心脏代谢风险。

6.7.9 其他标签系统

除政府规定的计划外,还有一些自愿标签体系在食品中得到广泛应用。在过去10年中,它们的内容和优点一直是讨论和辩论的主题。例如,智能选择计划是在Keystone中心的领导下开发的,并于2009年在食品公司、公共卫生协会和科学/监管专家联盟的支持下启动,不过从未实施过。该计划包括特定食品类别的标准,每个类别都需要满足一套合格标准,其中包括使用包装正面标签标识限制营养素和/或鼓励营养素的基准。该计划受到了很多批评,因为有资格获得该标签的食品并不被认为是健康的选择。监管机构FDA告知智能选择计划的领导者,如果任何包装正面标签系统中使用的标准不够严格以保护消费者免受误导性声称的误导,与美国人的膳食指南不一致,或鼓励消费者选择高度加工食品和精制谷物而不是水果、蔬菜和全谷物,那么FDA和FSIS(美国食品安全和信息服务部)将会对此表示关注。该计划被赞助商放弃,并启动了一项新计划,最终取得了成功,并广泛采用上述提及的Facts Up Front标签、FOP标签。

在美国还有其他更局限的第三方认可标签系统,用于突出某些食品一种或多种成分。目前尚不清楚消费者如何使用和理解各种类型的包装正面标签和货架标签系统,包括那些使用一个符号来概括所有营养属性和营养系统的特征,或那些将食品的特定营养素分为低、中或高的标志,类似于英国使用的红绿灯系统。

6.7.10 超市评分系统和图标

营养素的自愿标签计划还包括许多不同的超市评分系统和图标。许多超市和其他食品零售商已经采用了各种各样的系统来标记他们认为特别健康或理想的食品。使用各种营养素分析系统用于评估和标记各种食品"营养质量"的,包括大型超市连锁店使用的系统,如沃尔玛的Great for You计划,以及对产品进行评级的私人团体组织。这些通常显示在货架上或使用特殊标记而不是标记在食品包装。该类标准各不相同,并且未经FDA批准或监管。有些是相对简单易懂,而有些则依赖专门的公式和消费者无法获得的其他数据。没有一个系统在这个领域占主导地位,消费者可能会对不同的评分感到困惑[131]。

6.8 个性化营养

6.8.1 定义

健康人之间差异的3个主要原因是年龄、饮食和遗传。这3个因素相互影响,并且与环境、生命过程中的疾病和创伤等其他暴露因素相互作用。如果不提及个性化营养,今天对营养的讨论就不会完整。简而言之,个性化医疗是使用个人基因信息以形成检测、治疗或预防疾病的策略。其支持者希望使用各种分子谱分析技术来评估DNA、RNA、蛋白质和代谢物,以制定医疗保健计划。个性化营养方法只是个性化医疗的一个分支,旨在做同样的事情,在正确的时间向正确的患者提供正确的治疗方法或药物剂量。这两种策略都有很大的前景,值得仔细研究。许多人今天关心的问题是,是否可以根据他们的基因信息制定合理饮食预防疾病,今天对生物标志物或DNA进行直接面向消费者(DTC)测试的效用是什么,消费者是否应该采用推荐的个性化饮食和补充剂?

6.8.2 个性化营养的潜力

毫无疑问,基因及其与环境之间的相互作用为诸如心血管疾病和一些癌症等慢性疾病奠定了基础。此外,已经有证据表明,可以根据一个人的基因定制个性化饮食,并取得良好的效果。例如,人们已知多年,当婴儿出生时就患有苯丙氨酸羟化酶缺乏时,可以通过苯丙氨酸含量低的特殊饮食来预防精神发育迟滞。然而,苯丙酮尿症是一种罕见的单基因缺陷病。那么,必须回答的更大、更困难的问题是,常见慢性退行性疾病的饮食,如心血管疾病、卒中、糖尿病和癌症是否适合相同的策略。慢性退行性疾病是涉及多种基因和多因素的疾病,遗传只是其中一种因素,比单基因疾病处理起来要复杂得多。目前只有约5%的慢性疾病变异可以用遗传学来解释。因此,通过改变饮食习惯可以在多大程度上改善这种变异尚不清楚,但仍然值得尝试。

6.8.3 什么是今天可用的

今天,有许多个性化的营养试剂盒通过互联网直接销售给消费者,通过检测血液或唾液中营养素的生物标志物或DNA,来评估个人的营养状况,有时还测量饮食摄入量,有时不测量。然后继续出售一些套餐为其提供收费服务,解释数据,提出个性化营养建议,并向参与者提供反馈。这些对消费者来说很有趣,也乐于探索。然而,这些测试在质量和是否包含DNA检测或简单的生化检测方面参差不齐。

血液生物标志物的测试通常包括在血液中少量营养素的浓度,以及其他指标的水平,例如血清胆固醇和葡萄糖水平,这些都是常在临床检验中评估的。与标准化的临床检测(如LDL-C或糖化血红蛋白)相比,这些指标作为慢性疾病风险标志物的作用不大。特定临床有效性的证据对于所有检测都至关重要,但即使可靠的检测也并不总是有用或有效的,这一点很重要。

在含有 DNA 的测试中,所包含的基因及其数目,等位基因或变异基因的数量,以及用于分析它们的分析技术各不相同。DNA 测试衡量的是疾病风险,而不是疾病的直接表现。对于大多数慢性疾病而言,特定单基因的风险水平和预测价值很低,甚至当几个基因联合测试用于最感兴趣的常见多基因慢性疾病时,预测价值也非常低。然而,随着检测基因的数量的增加和成本的下降,这些检测方法正在改进,这是一个值得深入观察的领域。特定单核苷酸多态性(SNP)的效用取决于群体中 SNP 的频率。例如,对于一个已知的乳糖酶缺乏患病率为 80% 的人群中,不需要 DNA 测试来确认,应用测试结果指导改变临床治疗的效果可能是微不足道的。也就是说,疾病表型本身通常足以显示风险并导致及早干预。同样,家族史、其他已知的危险因素、实验室检查与单个等位基因和其他多等位基因遗传测试对 2 型糖尿病和高血压同样有效。此外,特定基因型的存在并不意味着它将在表型上表达。遗传学检测在预测、确认和提供所需的动机时可以提供最大的帮助,以鼓励高风险人群针对风险因素及早采取预防措施。基因检测也必须考虑法律和道德问题。DNA 测试包含敏感信息,可能某些人会错误地利用这些信息来产生一种虚假的安全感,或让有些人过度担忧,认为自己注定会生病,导致他们放弃预防措施。DNA 测试也有法律影响,例如一个希望入保险的人已经患有疾病,因此他需要支付更高的保险费,DNA 测试可能用于提供证据。

随着所有生化测试和 DNA 测试出现在市场上,更大的问题是它们是否有助于个体改变饮食相关行为或其他行为,最终可能改善健康状况。对欧盟 7 个国家 1 200 名成年人的 Food4Me 研究试图回答这个问题。目标疾病是与食盐、饱和脂肪、膳食纤维、叶酸和多不饱和脂肪有关的疾病。该研究基于网络收集饮食表型和基因型数据。在四组研究中,一组(对照组)给予非个性化的公共卫生饮食建议。第一个干预组接受了基于网络的饮食评估,并通过网络提供有关其饮食、体重、体质量指数(BMI)和体力活动的咨询。第二个干预组,即表型组,获得饮食信息、腰围和血液生物标志物的信息,生物标志物信息基于受试者邮寄的干血样,检测葡萄糖、总胆固醇、胡萝卜素及其 ω-3 指数。最后一个干预组(基因型组),采集受试者口腔涂片以获得基因数据,提供给受试者饮食、表型以及几种遗传标志物的信息,包括叶酸(MTHFR)、糖尿病(TCF7L2)、心血管疾病(APOE4)和冠心病和特应性(FADS1)。评估与一般公共卫生建议组相比,所有干预组以及每个特定干预组的变化。很明显,无论调查的饮食变化如何,6 个月的饮食变化都比仅提供一般性建议更多。同样清楚的是,基于明确的风险和疾病迹象,更有针对性的个人健康建议比单独的一般建议更能激励个体。然而,令人惊讶的是,表型和基因型数据并没有单纯给饮食带来很多变化。重要的是要保持关注,因为识别和测试基因 SNP 的成本正在迅速下降,并且情况可能会迅速改变,特别是在心血管疾病中[132]。

总之,基因测试和表型标志物的预测价值在今天受到限制,但发展迅速。直接面向消费者的血液和基因测试需要对结果进行专业解释,以减少错误信息的可能危害,并确保正确理解敏感个人信息的含义。基于不确定的知识提供非常具体和严格的饮食建议是有害的,会对生活方式产生不必要的限制,或者仅仅因为不确定的健康影响而引起担忧。几乎没有证据表明详尽饮食计划的医学饮食是有效的,反而引起"健康主义"和不必要的担忧。有关如何最好地测量饮食暴露以应用于营养基因组学的评论报道,还探讨了一些其他相关问题[133]。

6.9 结论

本章简要介绍营养学在生活方式医学中的一些基本概念和应用,只是概述该领域许多重要内容。有兴趣的读者可以参考名为《营养101》的配套章节[134]。本章还讨论了关于膳食摄入量的生物标志物、DRI及其用途的其他信息,以及消费者营养指导的其他资源。这些资源包括《美国居民膳食指南》、美国农业部食品模式、美国农业部"我的餐盘"(My Plate)、营养标签以及其他资源的更多信息,例如"健康人"(《美国人健康促进和疾病预防指南》),另外还有用于评估膳食摄入的健康饮食指数(HEI)。总之,《营养101》和本章提供了营养专家使用的工具和应用营养学领域的基本情况介绍。

临床应用

营养状况提供膳食摄入和健康相关性的完整信息,膳食摄入提供有用但更有限的信息。

根据年龄、性别和生命阶段调整的膳食营养素推荐供给量(RDA),是健康个体营养素摄入量的膳食标准。当疾病状态影响了身体对一种或多种营养素的需求,常规营养素用量不能满足需要时,就应适时作出调整。

《美国居民膳食指南》提供促进健康和预防饮食相关的慢性退行性疾病的膳食建议。

目前,基于基因测试结果的健康人食物和膳食补充剂摄入量的个性化指导并未被证明比膳食指南更有效。

(Johanna T. Dwyer, DSc, RD and Regan L. Bailey, PhD, RD, MPH, CPH 著

胡怀东 译 王祎 校)

参考文献

1. Strain, J.J., et al., B-vitamins, homocysteine metabolism and CVD. *Proc. Nutr. Soc.*, 2004. 63(4): p. 597–603.
2. Subar, A.F., et al., Addressing current criticism regarding the value of self-report dietary data. *J. Nutr.*, 2015. 145(12): p. 2639–45.
3. Thompson, F.E., et al., The National Cancer Institute's Dietary Assessment Primer: A resource for diet research. *J. Acad. Nutr. Diet.*, 2015. 115(12): p. 1986–95.
4. Thompson, F.E. and T. Byers, Dietary assessment resource manual. *J. Nutr.*, 1994. 124(11 Suppl): p. 2245S–317S.
5. Campbell, V.A. and M.L. Dodds, Collecting dietary information from groups of older people. *J. Am. Diet. Assoc.*, 1967. 51(1): p. 29–33.
6. Marr, J.W. and J.A. Heady, Within- and between-person variation in dietary surveys: Number of days needed to classify individuals. *Hum. Nutr. Appl. Nutr.*, 1986. 40(5): p. 347–64.
7. Heady, J.A., Diets of bank clerks. Development of a method of classifying the diets of individuals for use in epidemiologic studies. *J. R. Statist. Soc.*, 1961. 124: p. 336–61.
8. Subar, A.F., et al., Using intake biomarkers to evaluate the extent of dietary misreporting in a large sample of adults: The OPEN study. *Am. J. Epidemiol.*, 2003. 158(1): p. 1–13.
9. Bailey, R.L., et al., Dietary screening tool identifies nutritional risk in older adults. *Am. J. Clin. Nutr.*, 2009. 90(1): p. 177–83.
10. Bailey, R.L., et al., A dietary screening questionnaire identifies dietary patterns in older adults. *J. Nutr.*, 2007. 137(2): p. 421–26.
11. Yaroch, A.L., et al., Evaluation of three short dietary instruments to assess fruit and vegetable intake: The National Cancer Institute's food attitudes and behaviors survey. *J. Acad. Nutr. Diet.*, 2012. 112(10): p. 1570–77.
12. Thompson, F.E., et al., Development and evaluation of a short instrument to estimate usual dietary intake of percentage energy from fat. *J. Am. Diet. Assoc.*, 2007. 107(5): p. 760–67.
13. Yang, Y.J., B.R. Martin, and C.J. Boushey, Development and evaluation of a brief calcium assessment tool for adolescents. *J. Am. Diet. Assoc.*, 2010. 110(1): p. 111–15.
14. Leung, J. and J. Dwyer, Renal determine nutrition screening tools for the identification and treatment of malnutrition. *J. Ren. Nutr.*, 1998. 8(2): p. 95–106.
15. White, J.V., et al., Nutrition screening initiative: Development and implementation of the public awareness checklist and screening tools. *J. Am. Diet. Assoc.*, 1992. 92(2): p. 163–67.

16. Kirkpatrick, S.I., et al., The use of digital images in 24-hour recalls may lead to less misestimation of portion size compared with traditional interviewer-administered recalls. *J. Nutr.*, 2016. 146(12): p. 2567–73.
17. Arab, L. and A. Winter, Automated camera-phone experience with the frequency of imaging necessary to capture diet. *J. Am. Diet. Assoc.*, 2010. 110(8): p. 1238–41.
18. Boushey, C.J., et al., New mobile methods for dietary assessment: Review of image-assisted and image-based dietary assessment methods. *Proc. Nutr. Soc.*, 2017. 76(3): p. 283–94.
19. National Cancer Institute, *The Measurement Error Webinar Series*. http://riskfactor.cancer.gov/measurementerror/, 2011. Available from: http://riskfactor.cancer.gov/measurementerror/
20. National Research Council, *Nutrient Adequacy*. Washington, DC: National Academy Press, 1986.
21. Nusser, S., et al., A semiparametric transformation approach to estimating usual daily intake distributions. *J. Am. Stat. Assoc.*, 1996. 91: p. 1440–49.
22. Subar, A.F., et al., The food propensity questionnaire: Concept, development, and validation for use as a covariate in a model to estimate usual food intake. *J. Am. Diet. Assoc.*, 2006. 106(10): p. 1556–63.
23. Tooze, J.A., et al., A new statistical method for estimating the usual intake of episodically consumed foods with application to their distribution. *J. Am. Diet. Assoc.*, 2006. 106(10): p. 1575–87.
24. Dodd, K.W., et al., Statistical methods for estimating usual intake of nutrients and foods: A review of the theory. *J. Am. Diet. Assoc.*, 2006. 106(10): p. 1640–50.
25. Yetley, E.A., D.L. DeMets, and W.R. Harlan, Jr., Surrogate disease markers as substitutes for chronic disease outcomes in studies of diet and chronic disease relations. *Am. J. Clin. Nutr.*, 2017. 106(5): p. 1175–89.
26. Bailey, R.L., et al., Dietary supplement use in the United States, 2003–2006. *J. Nutr.*, 2011. 141(2): p. 261–66.
27. Kantor, E.D., et al., Trends in dietary supplement use among US adults from 1999–2012. *JAMA*, 2016. 316(14): p. 1464–74.
28. Bailey, R.L., et al., Why US adults use dietary supplements. *JAMA Intern. Med.*, 2013. 173(5): p. 355–61.
29. Bailey, R.L., et al., Why US children use dietary supplements. *Pediatr. Res.*, 2013. 74(6): p. 737–41.
30. Bailey, R.L., et al., Examination of vitamin intakes among US adults by dietary supplement use. *J. Acad. Nutr. Diet.*, 2012. 112(5): p. 657–63 e4.
31. Bailey, R.L., et al., Do dietary supplements improve micronutrient sufficiency in children and adolescents? *J. Pediatr.*, 2012. 161(5): p. 837–42.
32. Bailey, R., et al., Dietary supplement use is associated with higher intakes of minerals from food sources. *Am. J. Clin. Nutr.*, 2011. 94(5): p. 1376–81.
33. Bailey, R., et al., Examination of vitamin intakes among US adults by dietary supplement use. *J. Acad. Nutr. Diet.*, 2012. 112(5): p. 657–63 e4.
34. Bailey, R., et al., Do dietary supplements improve micronutrient sufficiency in children and adolescents? *J. Pediatr.*, 2012. 161(5): p. 837–42.
35. U.S. Department of Agriculture, *Composition of Foods Raw, Processed, Prepared USDA National Nutrient Database for Standard Reference, Release 25*, 2012. [cited 2012 December 4]. Available from: http://www.ars.usda.gov/SP2UserFiles/Place/12354500/Data/SR25/sr25_doc.pdf
36. Freedman, L.S., et al., Pooled results from 5 validation studies of dietary self-report instruments using recovery biomarkers for potassium and sodium intake. *Am. J. Epidemiol.*, 2015. 181(7): p. 473–87.
37. Kipnis, V., et al., Bias in dietary-report instruments and its implications for nutritional epidemiology. *Public Health Nutr.*, 2002. 5(6A): p. 915–23.
38. Gibson, R.S., *Principles of Nutritional Assessment*. New York, NY: Oxford University Press, 1990.
39. Bailey, R.L., et al., Dietary supplement use is associated with higher intakes of minerals from food sources. *Am. J. Clin. Nutr.*, 2011. 94(5): p. 1376–81.
40. Dwyer, J.T., et al., Memory of food intake in the distant past. *Am. J. Epidemiol.*, 1989. 130(5): p. 1033–46.
41. Chambers, E.T., S.L. Godwin, and F.A. Vecchio, Cognitive strategies for reporting portion sizes using dietary recall procedures. *J. Am. Diet. Assoc.*, 2000. 100(8): p. 891–97.
42. Guthrie, H.A., Selection and quantification of typical food portions by young adults. *J. Am. Diet. Assoc.*, 1984. 84(12): p. 1440–44.
43. Faggiano, F., et al., Validation of a method for the estimation of food portion size. *Epidemiology*, 1992. 3(4): p. 379–82.
44. Gersovitz, M., J.P. Madden, and H. Smiciklas-Wright, Validity of the 24-hr. Dietary recall and seven-day record for group comparisons. *J. Am. Diet. Assoc.*, 1978. 73(1): p. 48–55.
45. Bolland, J.E., J.A. Yuhas, and T.W. Bolland, Estimation of food portion sizes: Effectiveness of training. *J. Am. Diet. Assoc.*, 1988. 88(7): p. 817–21.
46. Howat, P.M., et al., Validity and reliability of reported dietary intake data. *J. Am. Diet. Assoc.*, 1994. 94(2): p. 169–73.
47. Smiciklas-Wright, H., et al., Foods commonly eaten in the United States, 1989–1991 and 1994–1996: Are portion sizes changing? *J. Am. Diet. Assoc.*, 2003. 103(1): p. 41–47.
48. Ledikwe, J.H., J.A. Ello-Martin, and B.J. Rolls, Portion sizes and the obesity epidemic. *J. Nutr.*, 2005. 135(4): p. 905–09.
49. Elmadfa, I. and A.L. Meyer, Developing suitable methods of nutritional status assessment: A continuous challenge. *Adv. Nutr.*, 2014. 5(5): p. 590S–98S.
50. Schoeller, D.A., L.G. Bandini, and W.H. Dietz, Inaccuracies in self-reported intake identified by comparison with the doubly labelled water method. *Can. J. Physiol. Pharmacol.*, 1990. 68(7): p. 941–49.
51. Blanton, C.A., et al., The USDA automated multiple-pass method accurately estimates group total energy and nutrient intake. *J. Nutr.*, 2006. 136(10): p. 2594–99.
52. Moshfegh, A.J., et al., The US department of agriculture automated multiple-pass method reduces bias in the collection of energy intakes. *Am. J. Clin. Nutr.*, 2008. 88(2): p. 324–32.
53. Rhodes, D.G., et al., The USDA automated multiple-pass method accurately assesses population sodium intakes. *Am. J. Clin. Nutr.*, 2013. 97(5): p. 958–64.
54. Strimbu, K. and J.A. Tavel, What are biomarkers? *Curr. Opin. HIV AIDS*, 2010. 5(6): p. 463–66.
55. Raiten, D.J., et al., Executive summary—biomarkers of nutrition for development: Building a consensus. *Am. J. Clin. Nutr.*, 2011. 94(2): p. 633S–50S.
56. Labbe, R.F. and A. Dewanji, Iron assessment tests: Transferrin receptor vis-a-vis zinc protoporphyrin. *Clin. Biochem.*, 2004. 37(3): p. 165–74.
57. Combs, G.F., Jr., et al., Biomarkers in nutrition: New frontiers in research and application. *Ann. N. Y. Acad. Sci.*, 2013. 1278: p. 1–10.
58. Potischman, N. and J.L. Freudenheim, Biomarkers of nutritional exposure and nutritional status: An overview. *J. Nutr.*, 2003. 133(Suppl 3): p. 873S–74S.
59. Hedrick, V.E., et al., Dietary biomarkers: Advances, limitations and future directions. *Nutr. J.*, 2012. 11: p. 109.
60. Tasevska, N., Urinary sugars-a biomarker of total sugars intake. *Nutrients*, 2015. 7(7): p. 5816–33.
61. Tanumihardjo, S.A., et al., Biomarkers of Nutrition for Development (BOND)-Vitamin a review. *J. Nutr.*, 2016. 146(9): p. 1816S–48S.
62. Bailey, L.B., et al., Biomarkers of nutrition for development-folate review. *J. Nutr.*, 2015. 145(7): p. 1636S–80S.
63. King, J.C., et al., Biomarkers of Nutrition for Development (BOND)-Zinc review. *J. Nutr.*, 2016.
64. Rohner, F., et al., Biomarkers of nutrition for development-iodine review. *J. Nutr.*, 2014. 144(8): p. 1322S–42S.
65. Mei, Z., et al., Adjusting total body iron for inflammation: Biomarkers Reflecting Inflammation and Nutritional Determinants of Anemia (BRINDA) project. *Am. J. Clin. Nutr.*, 2017. 106(Suppl 1): p. 383S–89S.
66. Namaste, S.M., et al., Adjusting ferritin concentrations for inflammation: Biomarkers Reflecting Inflammation and Nutritional Determinants of Anemia (BRINDA) project. *Am. J. Clin. Nutr.*, 2017. 106(Suppl 1): p. 359S–71S.
67. Suchdev, P.S., et al., Overview of the Biomarkers Reflecting Inflammation and Nutritional Determinants of Anemia (BRINDA) Project. *Adv. Nutr.*, 2016. 7(2): p. 349–56.
68. Pfeiffer, C.M. and A.C. Looker, Laboratory methodologies for indicators of iron status: Strengths, limitations, and analytical challenges. *Am. J. Clin. Nutr.*, 2017. 106(Suppl 6): p. 1606S–14S.
69. Raghavan, R., F.S. Ashour, and R. Bailey, A review of cutoffs for nutritional biomarkers. *Adv. Nutr.*, 2016. 7(1): p. 112–20.
70. Bailey, R.L., et al., Monitoring of vitamin B-12 nutritional status in the United States by using plasma methylmalonic acid and serum vitamin B-12. *Am. J. Clin. Nutr.*, 2011. 94(2): p. 552–61.
71. Pfeiffer, C.M., et al., Applying inappropriate cutoffs leads to misinterpretation of folate status in the US population. *Am. J. Clin. Nutr.*, 2016. 104(6): p. 1607–15.
72. Bailey, R.L., et al., Correspondence of folate dietary intake and biomarker

73. Bailey, R.L., et al., Estimation of total usual calcium and vitamin D intakes in the United States. *J. Nutr.*, 2010. 140(4): p. 817–22.
74. Schleicher, R.L., et al., The vitamin D status of the US population from 1988 to 2010 using standardized serum concentrations of 25-hydroxyvitamin D shows recent modest increases. *Am. J. Clin. Nutr.*, 2016. 104(2): p. 454–61.
75. Food and Nutrition Board, *Dietary Reference Intakes For Calcium, Phosphorus, Magnesium, Vitamin D and Floride.* Washington, DC: National Academy Press, 1997.
76. Food and Nutrition Board, *Dietary Reference Intakes For Thiamin, Riboflavin, Niacin, Vitamin B_6, Folate, Vitamin B_{12}, Pantothenic Acid, Biotin, and Choline.* Washington, DC: National Academy Press, 1998.
77. Food and Nutrition Board, *Dietary Reference Intakes For Vitamin C, Vitamin E, Selenium, and Carotenoids.* Washington, DC: National Academy Press, 2000.
78. Food and Nutrition Board, *Dietary Reference Intakes For Vitamin A, Vitamin K, Arsenic, Boron, Chromium, Copper, Iodine, Iron, Molybdenum, Nickel, Silicon, Vanadium and Zinc.* Washington, DC: National Academy Press, 2001.
79. Food and Nutrition Board, *Dietary Reference Intakes for Energy, Carbohydrate, Fiber, Fat, Fatty Acids, Cholesterol, Protein, and Amino Acids (Macronutrients).* Washington, DC: Institute of Medicine, 2002/2005.
80. Food and Nutrition Board, *Dietary Reference Intakes: Applications in Dietary Planning.* Washington, DC: Institute of Medicine, 2003.
81. Food and Nutrition Board, *Dietary Reference Intakes for Water, Potassium, Sodium, Chloride, and Sulfate.* Washington, DC: Institute of Medicine, 2004.
82. Food and Nutrition Board, *Dietary Reference Intakes: The Essential Guide to Nutrient Requirements.* Washington, DC: Institute of Medicine, 2006.
83. Food and Nutrition Board, *Dietary Reference Intakes for Calcium and Vitamin D.* Washington, DC: National Academy Press, 2011.
84. Murphy, S., *Dietary Standards in the United States*, in *Present Knowledge in Nutrition*, B. Bowman and R. Russell, Editors. Washington, DC: ILSI Press, 2006, p. 859–75.
85. Dietary Guidelines Advisory Committee, *Report of the Dietary Guidelines Advisory Committee on the Dietary Guidelines for Americans, 2010, to the Secretary of Agriculture and the Secretary of Health and Human Services.* Washington, DC: Agricultural Research Service US Department of Agriculture, 2010.
86. Food and Nutrition Board, *Dietary Reference Intakes Applications in Dietary Assessment.* Washington, DC: National Academy Press, 2000.
87. Board, I.o.M.F.a.N., *Dietary Reference Intakes Tables and Application*, June 10, 2015.
88. Dwyer, J., *Nutritional Requirements and Dietary Assessment*, in *Harrison's Principles of Internal Medicine*, A.S. Fauci, et al., Editors. New York, NY: McGraw-Hill Medical, 2008, p. 449.
89. Yetley, E.A., et al., Options for basing Dietary Reference Intakes (DRIs) on chronic disease endpoints: Report from a joint US-/Canadian-sponsored working group. *Am. J. Clin. Nutr.*, 2017. 105(1): p. 249S–85S.
90. World Health Organization, *A Model for establishing Upper Levels of Intake for Nutrients and Related Substances: A Report of a Joint FAO/WHO Technical Workshop on Food Nutrient Risk Assessment.* Geneva, Switzerland: World Health Organization, 2006.
91. Institute of Medicine Food Nutrition Board, *Dietary Reference Intakes: A Risk Assessment Model for Establishing Upper Intake Levels for Nutrients*, in *Dietary Reference Intakes: A Risk Assessment Model for Establishing Upper Intake Levels for Nutrients.* Washington, DC: National Academies Press, 1998.
92. Brannon, P.M., et al., Scanning for new evidence to prioritize updates to the dietary reference intakes: Case studies for thiamin and phosphorus. *Am. J. Clin. Nutr.*, 2016. 104(5): p. 1366–77.
93. Patterson, R.E., P.S. Haines, and B.M. Popkin, Diet quality index: Capturing a multidimensional behavior. *J. Am. Diet. Assoc.*, 1994. 94(1): p. 57–64.
94. Ioannidis, J.P., We need more randomized trials in nutrition-preferably large, long-term, and with negative results. *Am. J. Clin. Nutr.*, 2016. 103(6): p. 1385–86.
95. Daly, A., American Diabetes Association, and American Dietetic Association. *Choose Your Foods: Exchange Lists For Diabetics.* Chicago, IL: American Diabetes Association, American Dietetic Association, 2008.
96. Wheeler, M., Academy of Nutrition and Dietetics, and A.D. Association, *Choose Your Foods: Food Lists For Weight Management.* Chicago, IL: American Diabetes Association, American Dietetic Association, 2014.
97. Nutrition Evidence Library, *A Series of Systematic Reviews on the Relationship Between Dietary Patterns and Health Outcomes.* Alexandria, VA: U.S. Department of Agriculture, Center for Nutrition Policy and Promotion, 2014.
98. Bailey, R.L., et al., Assessing the effect of underreporting energy intake on dietary patterns and weight status. *J. Am. Diet. Assoc.*, 2007. 107(1): p. 64–71.
99. Funtikova, A.N., et al., Effect of energy under-reporting on secular trends of dietary patterns in a Mediterranean population. *PLoS One*, 2015. 10(5): p. e0127647.
100. Krebs-Smith, S.M., A.F. Subar, and J. Reedy, Examining dietary patterns in relation to chronic disease: Matching measures and methods to questions of interest. *Circulation*, 2015. 132(9): p. 790–93.
101. Gleason, P.M., et al., Publishing nutrition research: A review of multivariate techniques-part 3: Data reduction methods. *J. Acad. Nutr. Diet.*, 2015. 115(7): p. 1072–82.
102. Playdon, M.C., et al., Identifying biomarkers of dietary patterns by using metabolomics. *Am. J. Clin. Nutr.*, 2017. 105(2): p. 450–65.
103. Jacques, P.F. and K.L. Tucker, Are dietary patterns useful for understanding the role of diet in chronic disease? *Am. J. Clin. Nutr.*, 2001. 73(1): p. 1–2.
104. Freeland-Graves, J.H., et al., Position of the academy of nutrition and dietetics: Total diet approach to healthy eating. *J. Acad. Nutr. Diet.*, 2013. 113(2): p. 307–17.
105. Hu, F.B., Dietary pattern analysis: A new direction in nutritional epidemiology. *Curr. Opin. Lipidol.*, 2002. 13(1): p. 3–9.
106. Liese, A.D., et al., The dietary patterns methods project: Synthesis of findings across cohorts and relevance to dietary guidance. *J. Nutr.*, 2015. 145(3): p. 393–402.
107. Appel, L.J., et al., A clinical trial of the effects of dietary patterns on blood pressure. DASH Collaborative Research Group. *N. Engl. J. Med.*, 1997. 336(16): p. 1117–24.
108. Estruch, R., et al., Effects of a Mediterranean-style diet on cardiovascular risk factors: A randomized trial. *Ann. Intern. Med.*, 2006. 145(1): p. 1–11.
109. Raiten, D.J., et al., Executive summary: Evaluating the evidence base to support the inclusion of infants and children from birth to 24 mo of age in the dietary guidelines for Americans – "The B-24 Project". *Am. J. Clin. Nutr.*, 2014. 99(3): p. 663S–91S.
110. Kennedy, E.T., et al., The healthy eating index: Design and applications. *J. Am. Diet. Assoc.*, 1995. 95(10): p. 1103–08.
111. Krebs-Smith, S.M., et al., Americans do not meet federal dietary recommendations. *J. Nutr.*, 2010. 140(10): p. 1832–38.
112. Guenther, P.M., et al., Update of the healthy eating index: HEI-2010. *J. Acad. Nutr. Diet.*, 2013. 113(4): p. 569–80.
113. Guenther, P.M., et al., The healthy eating index-2010 is a valid and reliable measure of diet quality according to the 2010 dietary guidelines for Americans. *J. Nutr.*, 2014. 144(3): p. 399–407.
114. Miller, P.E., et al., The United States food supply is not consistent with dietary guidance: Evidence from an evaluation using the healthy eating index-2010. *J. Acad. Nutr. Diet.*, 2015. 115(1): p. 95–100.
115. Rehm, C.D., P. Monsivais, and A. Drewnowski, Relation between diet cost and healthy eating index 2010 scores among adults in the United States 2007–2010. *Prev. Med.*, 2015. 73: p. 70–75.
116. Kant, A.K. and B.I. Graubard, Energy density of diets reported by American adults: Association with food group intake, nutrient intake, and body weight. *Int. J. Obes. (Lond.)*, 2005. 29(8): p. 950–56.
117. Ledikwe, J.H., et al., Dietary energy density determined by eight calculation methods in a nationally representative United States population. *J. Nutr.*, 2005. 135(2): p. 273–78.
118. Britten, P., et al., Impact of typical rather than nutrient-dense food choices in the US department of agriculture food patterns. *J. Acad. Nutr. Diet.*, 2012. 112(10): p. 1560–69.
119. Drewnowski, A., Concept of a nutritious food: Toward a nutrient density score. *Am. J. Clin. Nutr.*, 2005. 82(4): p. 721–32.
120. Drewnowski, A. and V. Fulgoni, 3rd, Nutrient profiling of foods: Creating

120. ...a nutrient-rich food index. *Nutr. Rev.*, 2008. 66(1): p. 23–39.
121. Drewnowski, A. and V. Fulgoni, 3rd, Comparing the nutrient rich foods index with "Go," "Slow," and "Whoa," foods. *J. Am. Diet. Assoc.*, 2011. 111(2): p. 280–84.
122. Drewnowski, A. and V.L. Fulgoni, 3rd, Nutrient density: Principles and evaluation tools. *Am. J. Clin. Nutr.*, 2014. 99(5 Suppl): p. 1223S–28S.
123. Drewnowski, A., et al., Nutrient-rich foods: Applying nutrient navigation systems to improve public health. *J. Food Sci.*, 2008. 73(9): p. H222–28.
124. Fulgoni, V.L., 3rd, D.R. Keast, and A. Drewnowski, Development and validation of the nutrient-rich foods index: A tool to measure nutritional quality of foods. *J. Nutr.*, 2009. 139(8): p. 1549–54.
125. Drewnowski, A., The nutrient rich foods index helps to identify healthy, affordable foods. *Am. J. Clin. Nutr.*, 2010. 91(4): p. 1095S–101S.
126. Drewnowski, A., Defining nutrient density: Development and validation of the nutrient rich foods index. *J. Am. Coll. Nutr.*, 2009. 28(4): p. 421S–26S.
127. Administration, F.A.D., Food labeling: Revision of the nutrition and supplement facts labels. *Fed. Regist.*, 2016: p. 33741–999.
128. Bailey, R., et al., Sources of added sugars in young children, adolescents, and adults with low and high intakes of added sugars. *Nutrients*, 2018. 10(1): p. 102.
129. Food and Drug Administration, *Label Claims for Conventional Foods and Dietary Supplements*. Available from: https://www.fda.gov/Food/IngredientsPackagingLabeling/LabelingNutrition/ucm111447.htm
130. Institute of Medicine, *Purpose and Merits of Front-of-Package Nutrition Rating Systems*, in *Front-of-Package Nutrition Rating Systems and Symbols: Phase I Report*, E.A. Wartella, A.H. Lichtenstein, and C.S. Boon, Editors. Washington, DC, 2010.
131. Miller, L.M., et al., Misunderstanding of front-of-package nutrition information on US food products. *PLoS One*, 2015. 10(4): p. e0125306.
132. Celis-Morales, C., et al., Effect of personalized nutrition on health-related behaviour change: Evidence from the Food4Me European randomized controlled trial. *Int. J. Epidemiol.*, 2017. 46(2): p. 578–88.
133. Tucker, K.L., et al., Quantifying diet for nutrigenomic studies. *Annu. Rev. Nutr.*, 2013. 33: p. 349–71.
134. Dwyer, J. and R.L. Bailey, *Nutrition 101: The Concept of Nutritional Status and Guides for Nutrient Intakes, Eating Patterns, and Nutrition*, in *Nutrition in Lifestyle Medicine*, J.M. Rippe, Editor. New York, NY: Springer, 2016, p. 13–49.

第 7 章 《2015—2020 年美国居民膳食指南》——美国国家营养指南

目录

要点／135

7.1 前言／135

7.2 背景／136

7.3 《2015—2020 年美国居民膳食指南》概述／137

7.3.1 指南／137

7.3.2 主要建议／138

7.3.3 健康饮食模式／138

7.3.4 估计每日能量需要／140

7.3.5 适应健康饮食模式需要的改变／140

7.4 由健康专业人员实施／141

7.4.1 通过解读《膳食指南》支持营养教育／143

7.4.1.1 "我的餐盘"消费者信息／143

7.5 与《膳食指南》保持一致在实践中的意义／145

7.6 展望 2020——指南拓展／145

7.7 额外的资源／145

临床应用／146

参考文献／146

要 点

- 几乎一半的美国成年人患有一种或多种可能与不良的饮食习惯和缺乏运动有关的慢性疾病。这些慢性疾病相关的医疗费用很高。
- 《美国居民膳食指南》每5年更新一次,反映了当前的科学体系,为美国人如何通过建立健康的饮食和体力活动模式改善健康提供了建议。
- 大多数美国人没有达到水果、蔬菜、乳制品和全谷类食品的《膳食指南》建议摄入量,并且过量摄入糖、饱和脂肪和钠。
- 全面而协调的系统战略对于改善美国人的健康是必要的。卫生专业人员在这些策略中至关重要,并在培养人们的习惯和系统的改变方面发挥着独特的作用。联邦政府提供了许多免费资源来协助他们进行这些工作。

7.1 前言

在过去的一个世纪中,必需营养素缺乏症已大大减少,许多传染病已被克服,现在大多数美国人都能健康长寿。

但是,随着传染病的发病率下降,非传染性疾病(特别是与饮食相关的慢性疾病)的发病率上升了,生活方式的改变是一部分原因。以往不良的饮食习惯和体力活动方式具有累积效应,并导致了目前美国人面对的与营养和体力活动相关的重大健康挑战。美国成年人中约有一半(1.17亿人)患有一种或多种可预防的慢性疾病,其中许多与不良的饮食习惯和缺乏运动有关。这些疾病包括心血管疾病、高血压、2型糖尿病、某些癌症及骨健康不良。超过2/3的成年人和近1/3的儿童和青少年超重或肥胖。高比例的超重、肥胖和慢性疾病持续了20多年,不仅增加了健康风险,而且提高了医疗支出。2008年,与肥胖相关的医疗费用估计为1 470亿美元。2012年,已确诊糖尿病的相关总支出大约为2 450亿美元,其中包括1 760亿美元的直接医疗费用和由于生产力下降而损失的690亿美元[1]。

表7-1-1说明了与营养和体力活动有关的慢性疾病的高发病率及其相关风险因素。这些疾病影响到所有的年龄段,包括儿童、青少年、成人和老年人,尽管其发病率受多种因素的影响,如种族、民族、收入状况和体重状况。

然而,现在大量证据表明,健康的饮食模式和规律的体力活动可以帮助人们获得并保持良好的健康,降低生命各个阶段患慢性疾病的风险。《2015—2020年美国居民膳食指南》[2](以下简称《膳食指南》)通过其建议反映了这一证据。《膳食指南》的目标是提出健康和营养充足的饮食建议,以帮助当代及后代人促进健康并预防慢性疾病。

表 7-1-1　在美国，与营养和体力活动有关的健康状况

健康状况	证据
超重和肥胖	• 25 年来，超过一半的成年人口超重或肥胖 • 肥胖症在 40 岁及以上的年龄段以及非裔美国成年人中最普遍，在收入最高的成年人中不普遍 • 自进入 21 世纪至今，美国各年龄段的成年人中约有一半患有向心性肥胖[a]。患病率随着年龄的增长而增加，并因性别和种族而有区别 • 在 2009—2012 年间，有 65% 的成年女性和 73% 的成年男性超重或肥胖 • 在 2009—2012 年间，2~19 岁之间的年轻人中，有近 1/3 的人超重或肥胖
心血管疾病和风险因素 • 冠心病 • 卒中 • 高血压 • 血总胆固醇高	• 2010 年，心血管疾病影响了大约 8 400 万年龄在 20 岁以上的男性和女性（占人口的 35%） • 2007—2010 年间，大约 50% 体重正常的成年人和近 3/4 的超重或肥胖的成年人至少有一种心脏代谢危险因素（即高血压、血脂异常、吸烟或糖尿病） • 在腹型肥胖的成年人中，高血压、血脂异常和糖尿病的发生率更高 • 2009—2012 年间，18 岁以上的成年人中，将近 56% 的人群属于高血压前期（27%）或高血压（29%）[b] • 2009—2012 年间，非裔美国人（41%）和 65 岁及以上成年人（69%）的成年人高血压率最高 • 2009—2012 年间，8~17 岁之间的儿童中有 10% 患有临界性高血压（8%）或高血压（2%）[c] • 2009—2012 年间，20 岁以上的成年人中总胆固醇水平 ≥ 200mg/dl 的人有 1 亿（占 53%）；约有 3 100 万人的水平 ≥ 240mg/dl • 在 2011—2012 年间，8~17 岁之间的儿童中有 8% 的总胆固醇水平 ≥ 200mg/dl
糖尿病	• 2012 年，20 岁及以上的男性中，糖尿病（1 型和 2 型）的患病率是 14%，女性是 11%（成人中 90% 以上的糖尿病是 2 型） • 2 型糖尿病儿童中，约 80% 为肥胖
癌症[d] • 乳腺癌 • 结直肠癌	• 乳腺癌是美国癌症死亡的第三大主要原因 • 2012 年，大约有 300 万妇女患有乳腺癌 • 结直肠癌是美国癌症死亡的第二大主要原因 • 2012 年，估计有 120 万成年男性和女性患有结直肠癌
骨骼健康	• 与男性（分别约为 4% 和 35%）相比，女性骨质疏松症（15%）和低骨量（51%）的比例更高 • 2005—2010 年间，大约有 1 000 万（10%）50 岁及以上的成年人患有骨质疏松症，4 300 万（44%）人骨量较低

注：[a]. 通过腰围测量的腹型肥胖定义为男性的腰围大于 102cm，女性的腰围大于 88cm。

[b]. 对于成年人，高血压前期定义为目前未接受高血压治疗的患者的收缩压为 120~139mmHg 或舒张压为 80~89mmHg。高血压的定义为收缩压（systolic blood pressure, SBP）>140mmHg，舒张压（diastolic blood pressure, DBP）>90mmHg 或服用降压药。自从进行了这种分类，美国心脏病学会和美国心脏协会发布了新的高血压指南，该指南删除了高血压前期的类别并降低了高血压的标准，以便可以进行早期干预。因此，现在可能被诊断出患有高血压的个体数量有可能增加。

[c]. 对于儿童，临界性高血压定义为收缩压或舒张压水平 ≥ 第 90 百分位数，但 < 第 95 百分位数，或 ≥ 120/80mmHg（但 < 第 95 百分位数）。高血压定义为 ≥ 第 95 百分位数的收缩压或舒张压。

[d]. 此处包括的癌症类型不是与饮食和体力活动有关的所有癌症的完整列表。

7.2 背景

自 1980 年以来，《美国居民膳食指南》每 5 年更新一次。《膳食指南》基于 1990 年美国国家营养监测和相关研究法案。法案中声称，美国卫生与公众服务部（Department of Health and Human Services, DHHS）和美国农业部（The United States Department of Agriculture, USDA）必须每 5 年联合发布一份

包含营养和膳食成分的报告,以及针对公众的指导方针。法令(公法 101-445,7U.S.C.5341 等)要求《膳食指南》应以当前的科学和医学知识为基础。《2015—2020 年美国居民膳食指南》是在 2010 年版的基础上,根据《2015 年膳食指南咨询委员会科学报告》及联邦机构和公众意见进行了修订。

《膳食指南》是为专业人员设计的,目的是帮助 2 岁或 2 岁以上的个人及其家人选择健康、营养充足的饮食模式。《膳食指南》中的信息用于制定联邦食品、营养和健康政策与计划。它也是为公众设计的联邦营养教育材料以及 DHHS 和 USDA 食品计划的营养教育组成部分的基础。可能使用《膳食指南》信息来为大众制定计划、政策和交流的其他受众包括卫生专业人员、企业、学校、社区团体、媒体、食品行业以及州和地方政府。

尽管许多建议随着时间的推移仍保持不变,但随着科学知识的增长,《膳食指南》也不断发展,先前版本的《膳食指南》主要关注单个饮食成分,例如食物组和营养素。但是,人们不是单独地吃某种食物组和营养素,而是组合起来吃,因此形成了整体的饮食模式。饮食模式的各个组成部分可能对健康产生相互作用和潜在的累积效应。可以根据个人的喜好量身定制这些模式,使美国人能够选择适合自己的饮食。越来越多的研究已经探究了总体饮食方式、健康状况和慢性疾病风险之间的关系,并且这些关系已经被充分建立,可以支持《膳食指南》。因此,饮食模式及其食物和营养特征是《2015—2020 年美国居民膳食指南》中建议的重点。

7.3 《2015—2020 年美国居民膳食指南》概述

《2015—2020 年美国居民膳食指南》提供了 5 项总体指南,鼓励健康的饮食方式,认识到个人需要改变他们的饮食选择,以实现健康的模式,并承认社会的所有阶层都可以在支持健康选择方面发挥作用。这些指南也体现了健康饮食模式并不是一个严格僵化的处方,而是一个灵活的参考准则,在这个参考准则里,人们可以享受食物,满足他们个人的文化和传统喜好,并符合他们的预算。

7.3.1 指南

1. 在整个生命周期中遵循健康的饮食习惯。所有食物和饮料的选择都很重要。选择适宜能量水平的健康饮食方式,以达到和维持健康的体重,维持营养充足,并降低患慢性疾病的风险。

2. 关注食物种类、营养素密度和数量。为了在能量限制内满足营养需求,请在所有食物类别中根据推荐的量选择多样性的营养素密集型食物。

3. 限制来自添加糖和饱和脂肪中的能量,减少钠的摄入量。选择低添加糖、饱和脂肪和钠的饮食模式。减少摄入这些成分含量较高的食品和饮料,从而符合健康饮食习惯。

4. 选择更健康的食物和饮料。在所有食品类别中,选择营养密集型食品和饮料,代替不健康的选择。考虑文化和个人喜好,让这些选择更容易实现和保持。

5. 对所有人提供健康饮食模式支持。在全国范围内,从家庭到学校,从工作到社区的众多场合,每个人都可以在创建和支持健康饮食模式中发挥作用。

7.3.2 主要建议

主要建议(表 7-3-1)为个人如何遵循这 5 项准则提供了进一步的指导。鉴于每一种饮食成分与其他成分之间的相互关联,《膳食指南》的主要建议是健康饮食模式应该完整地应用。

表 7-3-1 健康饮食模式

保持健康的饮食习惯,所有的食物和饮料要保持在适当的能量水平。
一个健康的饮食模式包括:
- 各种各样的蔬菜——深绿色、红色和橙色、豆类和豌豆、淀粉类和其他蔬菜。
- 水果,尤其是整个水果。
- 谷物,至少一半是全谷物。
- 脱脂或低脂乳制品,包括牛奶、酸奶、奶酪和强化大豆饮料。
- 各种蛋白质食品,包括海鲜、瘦肉和家禽、鸡蛋、豆类和豌豆、坚果、种子和豆制品。
- 油

健康饮食模式的限制:
- 饱和脂肪和反式脂肪、添加糖和钠。

定量的主要建议是针对饮食中应该限制的几种成分。这些成分在美国引起了特别的公共卫生关注,具体的限定可以帮助个人在能量限制内实现健康的饮食模式:
- 每天从添加糖中摄入的能量少于 10%[a]。
- 每天从饱和脂肪中摄入的能量少于 10%[b]。
- 每天的钠摄入量少于 2 300mg[c]。
- 如果饮酒,应适量饮用,女性每天最多喝一杯,男性每天最多喝两杯,仅限合法饮酒年龄的成年人饮用[d]。

与上述建议一致,所有年龄段的美国人(包括儿童、青少年、成年人和老年人)都应该达到《美国居民体力活动指南》的要求,以帮助促进健康,降低患慢性疾病的风险。美国人应该努力达到并保持健康的体重。饮食和体力活动之间的关系有助于能量平衡和控制体重。因此,《膳食指南》包括一个关键的建议:
- 符合《美国居民体力活动指南》的要求[e]。

注:[a]. 根据饮食模式模型和关于添加糖摄入量的国家数据,将添加糖的摄入量限制在每天少于 10%;该数据表明公共卫生部门需要限制来自添加糖的能量,从而在有限的能量内满足食物类别和营养需求。来自添加糖中能量的限制不是医学研究所(Institute of Medicine,IOM)设定的可耐受最高摄入量(tolerable upper intake level,UL)。对于大多数能量水平,在满足各类食物需求的情况下,如果从添加糖中摄入 10% 的热量,从饱和脂肪中摄入 10% 的热量,并且仍然保持能量限制之内,就没有额外的食物摄入空间了。

[b]. 建议将饱和脂肪的能量摄入量限制在每天少于 10%,这是基于证据:用不饱和脂肪替代饱和脂肪可降低心血管疾病的风险。来自饱和脂肪的能量的限制不是 IOM 设定的可耐受最高摄入量。对于大多数能量水平,在满足各类食物需求的情况下,如果从添加糖中摄入 10% 的热量,从饱和脂肪中摄入 10% 的热量,并且仍然保持能量限制之内,就没有额外的食物摄入空间了。

[c]. 将钠的每日摄入量限制在 2 300mg 以下的建议是 IOM 设定的对于 14 岁及以上人群的 UL。对 14 岁以下儿童的建议是 IOM 对应年龄和性别的 UL。

[d]. 不建议个人出于任何原因开始饮酒或多饮酒。饮料中酒精和能量的含量各不相同,应在健康饮食习惯的范围内加以考虑。只有达到法定饮酒年龄的成年人才能饮酒。在很多情况下,比如怀孕期间,都不应喝酒。

[e]. 《美国居民体力活动指南》于 2008 年首次发布。第 2 版现已在以下网站上发布:www.health.gov/paguidelines.

7.3.3 健康饮食模式

饮食模式代表了所有食物和饮料摄入的总和。在适当的能量水平范围内,适当使用各食物组和亚组的混合食物,对于促进健康非常重要。健康的饮食习惯可以支持健康的体重,并有助于在整个生长、发育和衰老期间以及怀孕期间预防和减少慢性疾病的风险。

健康的饮食模式有很多,随着时间的推移,支持多种方式的证据也越来越多。该指南的核心是总体上摄入健康饮食模式的重要性,包括蔬菜、水果、谷物、乳制品、蛋白质食品和油,在适当的能量水平范围内并以限量摄入饱和脂肪、添加糖和钠的形式食用。健康的美国饮食模式和两个变体,即健康的地中海饮食模式和健康的素食饮食模式,举例说明了如何将这个指南实际应用。由于能量的需求因年龄、性别、身高、体重和体力活动水平而不同,因此形成了12个不同能量水平的饮食模式。表7-3-2展示了2 000kcal能量水平的各种饮食模式。其余能量水平的饮食模式可以在《膳食指南》的附录3和附录4中找到。

表7-3-2　健康的美式、健康的地中海式和健康的素食饮食模式组成[2 000kcal水平,来自各食物组、亚组和各成分每日或每周的量(译稿对原表做了修改)]

食物组[a]	健康的美式饮食模式	健康的地中海饮食模式	健康的素食饮食模式
蔬菜/(g·d^{-1})	550	550	550
深绿色蔬菜/(g·周$^{-1}$)	330	330	330
红色和橙色蔬菜/(g·周$^{-1}$)	1 210	1 210	1 210
豆类/(g·周$^{-1}$)	330	330	660
淀粉类/(g·周$^{-1}$)	1 100	1 100	1 100
其他/(g·周$^{-1}$)	880	880	880
水果/(g·d^{-1})	440	550	440
谷物/(g·d^{-1})	168	168	182
全谷物/(g·d^{-1})	≥84	≥84	≥98
精制谷物/(g·d^{-1})	≤84	≤84	≤84
奶制品/(ml·d^{-1})	720	480	720
蛋白质类食物/(g·d^{-1})	154	182	98
海产品/(g·周$^{-1}$)	224	420	—
肉、禽、蛋/(g·周$^{-1}$)	728	728	84
坚果、种子和豆制品/(g·周$^{-1}$)	140	140	392
油类/(g·d^{-1})	27	27	27
其他成分的能量限制(能量百分比)[b]/(kcal·d^{-1})	270(14%)	260(13%)	290(15%)

注:总饮食模式不应超过《膳食指南》中添加糖、饱和脂肪和酒精的摄入量限制,并应在蛋白质、碳水化合物和总脂肪的可接受的宏量营养素供能比分配范围内[5]。对于大多数能量水平,在满足食物组需要的情况下,如果从添加糖中摄入10%的热量,从饱和脂肪中摄入10%的热量,并且仍然保持在能量限制之内,就没有额外的食物摄入空间了。四舍五入取值。关于所有12种能量水平的模式,见《2015—2020年美国居民膳食指南》附录3和附录4。

[a]. 以克(g)表示食物组数量。对于每天需要能量<2 000kcal或>2 000kcal的人来说,摄入量会有所不同(译稿对原表做了修改)。

[b]. 假设满足食物组建议选择的食物是营养丰富的。已经考虑到了添加糖、添加精制淀粉、固态脂肪、酒精和/或摄入超过推荐量的营养密集型食物所产生的能量。

推荐的健康饮食模式的组成部分是通过综合科学研究的系统综述、饮食模式建模和美国人口当前摄入量得出的结论:

- 科学研究的系统评价探究了总体饮食和健康结果之间的关系。
- 饮食模式模型评估各种食物种类和数量的组合如何满足营养需求和适应限制。
- 对目前摄入量的分析确定了可能需要关注的公共卫生问题。

总之,这些互补的方法为健康的饮食模式提供了强有力的证据基础,这种饮食模式既能降低与饮食相关的慢性疾病的风险,又能促进营养充足性。

7.3.4 估计每日能量需要

一个人每天需要的能量取决于许多因素,包括年龄、性别、身高、体重和体力活动水平。成年女性每天大约需要摄入1 600~2 400kcal,成年男性每天大约需要摄入2 000~3 000kcal。在每个年龄和性别类别中,久坐不动的人需要的能量最少,活跃的人需要的能量最多。由于基础代谢率随着年龄的增长而降低,成年人的能量需求通常会随着年龄的增长而减少。幼儿每天大约需要1 000~2 000kcal,年龄较大的儿童和青少年每天需要1 400~3 200kcal,差异很大,男孩通常比女孩需要更多的能量。这是根据能量需要量方程估算的[5],使用了每个年龄-性别组的参考身高(平均)和参考体重(健康)*。更多关于按年龄、性别和体力活动水平划分的每日能量需求信息见附录2:《2015—2020年美国居民膳食指南》。

7.3.5 适应健康饮食模式需要的改变

目前许多美国人的典型饮食模式与《膳食指南》中的建议不一致。健康饮食指数(healthy eating index,HEI)得分较低,这是一种衡量食物选择是否与《膳食指南》保持一致的方法。从0到100分,平均分是59分。6~11岁和12~17岁的儿童得分最低(53分),18~64岁的成年人和2~5岁的儿童得分分别为58分和60分。65岁及以上的成年人得分最高,为66分(满分100分)(数据来源于2015年HEI得分:《我们在美国吃什么》,2013—2014年国家健康和营养调查(NHANES)。

与健康的美国饮食模式相比:

- 大约3/4的人选择含较少蔬菜、水果、乳制品及油的饮食模式。
- 超过一半的人达到或超过了总谷物和总蛋白质食物的推荐摄入量,但没有达到这些食物组中每个亚组的推荐摄入量。
- 大多数美国人摄入的添加糖、饱和脂肪和钠超过了推荐量。

(数据来源于《我们在美国吃什么》,2007—2010年NHANES按人群年龄、性别分组的平均摄入量。根据不同年龄、性别和活动水平设定推荐摄入量和限制的健康美国饮食模式。)

在营养素中,钙、钾、膳食纤维和维生素D的摄入量偏低都与健康问题有关,因此这些营养素受到公共卫生关注。对于幼儿、生育期女性和已怀孕的女性来说,铁摄入量低也是一个公共卫生问题。

《膳食指南》的一个基本前提是营养需求应该主要从食物中满足。所有形式的食物,包括新鲜的、罐装的、干的和冷冻的,都可以纳入健康的饮食模式。营养丰富的食物含有必需维生素和矿物质,还有膳食纤维和其他自然产生的物质,可能对健康有积极的影响。在某些情况下,强化食品和膳食补充剂可能有助于提供一种或多种营养物质,否则这些营养素的摄入量可能低于推荐量。

随着时间的推移,通过改变食物选择,当前的饮食模式可以转为更健康的饮食模式。做出这些改变可以帮助维持健康的体重,满足营养需求,并降低患慢性疾病的风险。强调摄入方面的"转变"是为了强调替代的必要性,即选择营养丰富的食物和饮料来代替不太健康的选择,而不是增加整体的摄入量。大多数人将从改变食物选择中获益,无论是在食物组内部还是跨食物组。有些需要的转变是微小的,可以通过简单的替换来完成,而另一些则需要更大的努力来完成。以下例子可以帮助美国人转向更健康的饮食模式,但根据每个人目前的摄入量有所不同。

- 摄入更多蔬菜。
- 摄入更多水果。
- 摄入的谷物中有一半是全谷物。
- 多吃营养丰富的乳制品。
- 增加蛋白质食物的种类,选择营养密集型食物。
- 从固态脂肪转向植物油脂。
- 将添加糖的摄入量减少到每日总能量的10%以下。
- 将饱和脂肪的摄入量减少到每日总能量的10%以下。
- 改变食物选择,减少钠的摄入量。
- 多吃蔬菜、水果、全谷物和奶制品,以增加公共卫生关注的营养素摄入。

7.4 由健康专业人员实施

《2015—2020年美国居民膳食指南》描述了健康饮食和体力活动模式的特征,而且很明显,在所有人群中,绝大多数美国人都没有达到这些建议。总的来说,美国人摄入了太多的能量,但是没有达到对于食物种类和营养素的建议水平,也没有进行足够的体力活动。需要在各种部门和环境中进行跨部门协调和合作,以创建一种新的模式,使家庭、学校、工作和社区中的健康生活方式选择变得容易、可获得、负担得起和规范。卫生专业人员作为提供者发挥着重要和独特的作用,也可以作为值得信赖的教育者、受人尊敬的倡导者和变革的促进者。

社会-生态模型可以帮助健康专业人员理解不同层次的交叉影响如何影响一个人对食物和体力活动的决定。下面的模型显示了各种因素如何影响食物和饮料的摄入、体力活动模式,以及最终的健康结局(图7-4-1)。

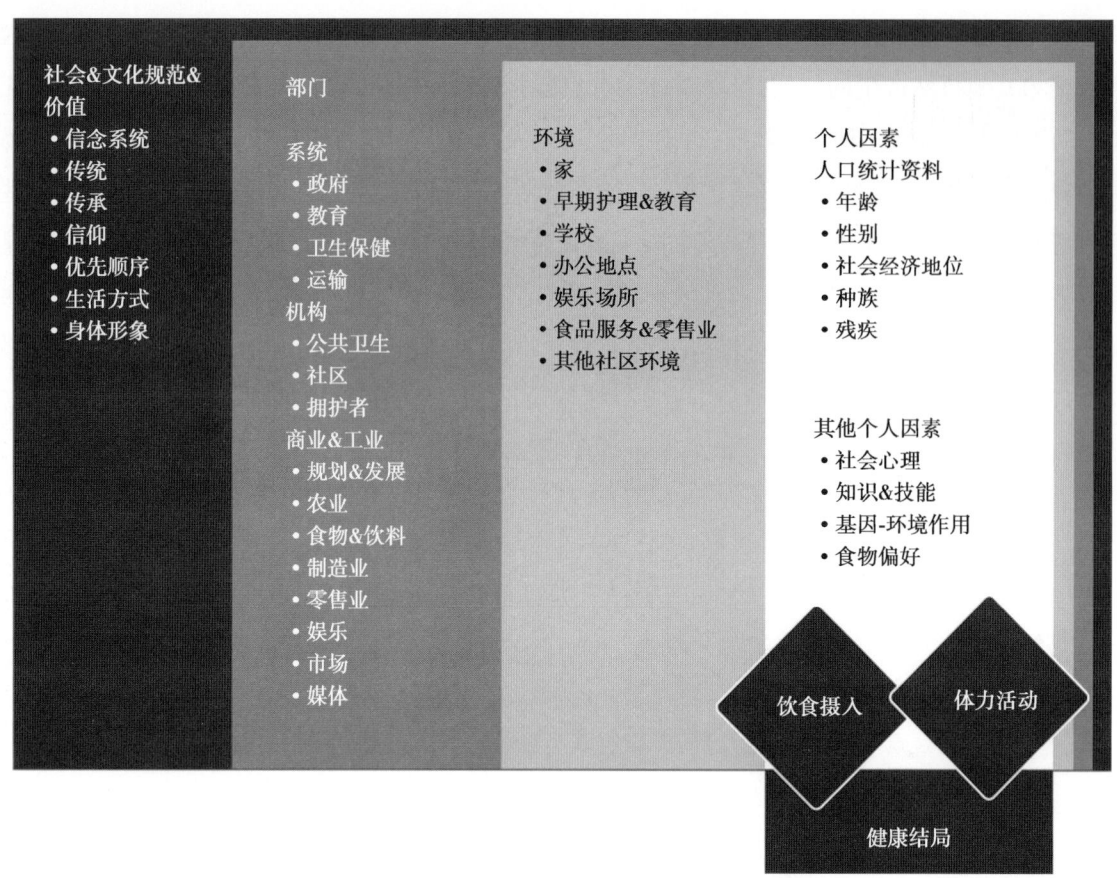

图 7-4-1　食物和体力活动决策的社会 - 生态模型

资料来源：改编自美国疾病控制与预防中心[1]。营养，体力活动和肥胖部门。美国国家慢性疾病预防和健康促进中心。解决肥胖差异：社会 - 生态模型。https://www.cdc.gov/nccdphp/dnpao/state-local-programs/health-equity/index.html.

在社会 - 生态模式的组成部分中，部门和环境在人群水平上产生影响，并具有改善人群健康的潜力。部门包括系统、机构、商业和工业。这些部门都在帮助个人做出健康选择方面发挥着重要作用，因为它们要么影响人们获得健康食品和参加体力活动的机会，要么通过有效的健康促进和营销战略影响规范和价值观。早期护理和教育项目、学校、办公场所、社区中心、食品零售和食品服务场所等环境决定了提供什么样的食品以及提供什么样的体力活动机会。综合起来，部门和环境可以影响和支配与体力活动有关的思想、信仰和行为的文化规范和价值观。此外，考虑个性化的教育是卫生专业人员影响健康结果的另一个重要方式。改善个人饮食和体力活动选择的教育可以由专业人员单独或多学科团队提供。

为了帮助美国人从目前的饮食和体力活动模式转向《膳食指南》中所述的模式，社会各阶层都需要采取集体行动。这些行动涉及广泛的部门和环境，并解决个人、家庭和社区的需求。这些行动包括确定和实施成功的变革方法；提高对什么是健康饮食和体力活动模式的认识；增加获得足够数量的健康、安全和负担得起的食品机会；促进社会和文化规范及价值观的改变，以遵从、支持和保持健康的饮食和体力活动行为。值得注意的是，没有任何一项行动可能成为改善个人和生活方式选择的主要驱动力。证据表明，为了提高干预措施的有效性，需要在社会 - 生态模式的所有层次内和跨层次进行多重改变。以下策略实例表明,从部门、环境到个人,需要采取一致行动。

- 部门:确定和支持促进健康饮食和体力活动模式的政策或项目。
- 部门:促进与食品生产商、供应商和零售商的伙伴关系,以增加健康食品和饮料的供应。
- 环境:采取组织变革并实践,包括增加健康食品和饮料的供应、获取和消费。
- 环境:提供营养援助计划,支持适合社区需要的教育和宣传活动。
- 环境:实施针对个人的教育计划,改变组织的做法、方法或政策,以支持健康食品选择,包括在早期护理和教育项目、学校、办公场所和其他社区环境中。
- 环境:通过通勤、休息活动和步行式会议,鼓励在工作场所有定期体力活动的机会。
- 与个人合作:帮助个人更加了解自己或家人饮食模式,包括食物和饮料,识别食物类别,并调整食谱和食物种类,以符合《膳食指南》要求。
- 与个人合作:教授有助于支持健康饮食模式的技能,如园艺、烹饪、膳食计划和食品标签阅读。
- 与个人合作:建议个人可以变成朋友和家人的健康饮食行为的榜样。

7.4.1 通过解读《膳食指南》支持营养教育

《膳食指南》是为专业人士制定和编写的。因此,将其转化为可操作的消费者信息和资源对于帮助个人、家庭和社区实现健康的饮食模式至关重要。考虑到卫生专业人员的需求,美国农业部和美国卫生与公众服务部开发了各种工具,帮助卫生专业人员向公众传播食品和营养信息。这些资源包括"我的餐盘""传播者指南"和"健康专业人员膳食指南工具包"。

"我的餐盘"是美国农业部和其他联邦机构实施《膳食指南》的一种方式,它作为一种视觉提醒,通过在不同的食物组中做出健康的选择来建立健康饮食模式。"我的餐盘"也被多个部门和环境的专业人士使用,帮助提高人们对如何选择健康食品和饮料的认识。"我的餐盘"标志的创建是为了在不同的环境中使用,并支持特定人群的需求,它及辅助的消费者资源汇集了健康饮食模式的关键元素。这些关键的"我的餐盘"消费者信息可以作为面向公众的教育材料(图7-4-2)。

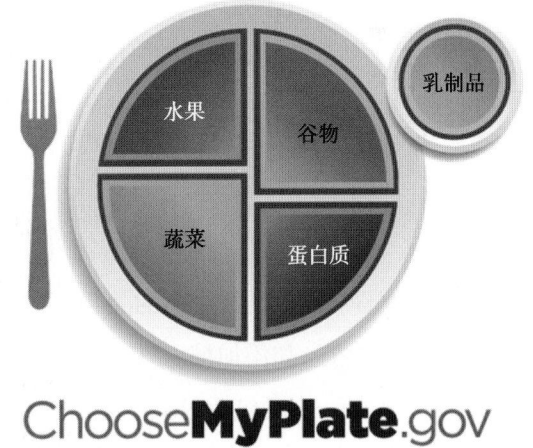

图 7-4-2 "我的餐盘"

7.4.1.1 "我的餐盘"消费者信息

找到适合你的健康饮食方式,并坚持一辈子。这意味着:你吃的和喝的所有东西都很重要,正确的搭配可以帮助身体更健康。

- 在餐盘里放一半的水果和蔬菜。

  吃完整的水果。

  蔬菜种类多样化。
- 使一半的谷物是全谷物。
- 优化日常蛋白质摄入。
- 选用低脂或脱脂牛奶或酸奶。
- 减少饮食中的钠、饱和脂肪和添加糖。
- 从一些小的改变开始,做出你喜欢的更健康的选择。

《传播者指南》†可以帮助卫生专业人员为特定受众定制营养教育材料。目的是协助他们将《膳食指南》应用到营养教育材料中,并认识到在某些情况下,现有的营养教育资源可能不适合特定对象。《传播者指南》是为专业人士设计的,他们可以根据对不同领域的熟悉程度开始话题。例如,它提供《膳食指南》的摘要,或是最新版本的要点。如果用户要寻找如何将《膳食指南》转化为消费者信息的灵感,该网站提供了很多的沟通点以及"我的餐盘"的消费者测试信息。如果是新用户,该网站提供了制作营养教育材料的最佳做法。该网站还提供美国农业部和美国卫生与公众服务部现有的各种营养教育材料的链接。

对于如何根据《膳食指南》的科学基础开发对消费者友好的信息,卫生专业人员一直在寻求更多指导,而"将《膳食指南》转化为消费者信息"可能是最有帮助的章节。本节提供了开发用户友好型资源时要记住的主要沟通点。它提供了 11 个表格,涉及从健康饮食模式到 5 种食物种类,以及油、钠、饱和脂肪、添加糖和饮料等主题。每个表格还提供了与主题相关的《膳食指南》的主要建议,以及相应的消费者友好信息。它还可以链接到相应的消费者友好的材料,提供提示和建议,以及与《膳食指南》无缝链接的专题信息。

卫生专业人员膳食指南工具包。DHHS 的疾病预防和健康促进办公室为卫生专业人员的需求提供服务,包括在各种环境下工作的医师、护士、营养师、政策和项目规划者。考虑到这些受众,它根据《膳食指南》为专业人士开发了一套资源,旨在帮助卫生专业人员快速理解《膳食指南》中的关键概念,并将其纳入实践。该工具包还提供资源,帮助卫生专业人员可以与患者分享交流饮食行为每一小步的改变;解释饮食和健康结果之间的关系;将《膳食指南》转化为简单可行的信息;并强调一般的营养概念以及特定的主题,如添加糖。该工具包包括执行摘要和"概览"文档,允许卫生专业人员快速、轻松地理解指导方针。它还包括卫生专业人员的谈话开场白和一系列的患者宣传册,可以用于与患者和客户的互动话题,例如健康饮食模式,向选择健康食品和饮料转变,以及如何减少添加糖、饱和脂肪和钠。

作为提供者,卫生专业人员直接与美国公众进行互动,因此可以充当信息传播者。基于对科学证据的系统综述的资源,如《膳食指南》和《体力活动指南》,为营养和公共卫生专业人员开发项目和材料提供了基础,这些项目和材料可以帮助个人提高知识、态度和动机,以做出健康的选择。《膳食指南》的最终目标是通过促进所有人的健康饮食和体力活动选择,改善社会所有人群的健康。为实现这一目标需要在全国范围内采取全面和协调的办法,卫生专业人员起着至关重要的作用,并在行为和体系改变方面发挥独特的影响作用。

7.5 与《膳食指南》保持一致在实践中的意义

《膳食指南》描述了适应性强的饮食模式,有助于促进健康和降低患慢性疾病的风险。它提供了一系列的选择,可以适应文化、种族、传统、个人偏好,以及根据收入水平进行调整。

社会各阶层,包括个人、家庭、社区、企业和行业、组织、政府以及其他人等,都应该遵循《膳食指南》,在实践中全面采取以下行动,并长期坚持。

- 选择符合主要建议的食物和饮料,包括食物组、亚组、营养素和其他成分的组合,形成整体健康的饮食模式。
- 主要通过食物满足营养需求。在某些情况下,强化食品和膳食补充剂可能有助于提供一种或多种营养物质,若非如此,这些营养物质的摄入量可能低于推荐量,或对特定人群来说这些营养物质特别值得关注。
- 建立和维持支持食品和饮料选择的环境(如家庭、学校、工地、餐馆、商店),以帮助个人转变,达到健康饮食模式的关键建议要求。
- 通过使用清洁、分开、烹饪和冷藏的原则,确保食物是安全的。
- 建立和维持支持和鼓励定期体力活动的部门和环境,将其作为健康生活方式的一部分。

所有这些行动应该同时实行,通过这些行动来与《膳食指南》保持一致是非常有效的,它可以帮助改变社会规范和价值观,并最终支持一种新的预防疾病且健康的生活方式,这将使今天和后代的美国人口受益。

7.6 展望2020——指南拓展

传统意义上,《膳食指南》关注的是美国2岁或2岁以上的人,包括那些患慢性疾病风险较高的人。这也是2015—2020年版的《膳食指南》建议的重点。然而,早期营养与整个生命周期的健康结局的关系引起了公共卫生的重视,预计未来将有足够有力的证据,以支持《膳食指南》拓展到更广泛人群。根据美国国会2014年农业法案的授权,2020—2025年版本的《膳食指南》将扩大到更全面的指导,包括从出生到24个月的婴幼儿以及新增对孕妇的指导。

7.7 额外的资源

《2015—2020年美国居民膳食指南》提供了14个附录,作为制定政策、项目和教育材料的资源。

附录中提供的信息示例包括：美国人的《体力活动指南》；年龄 - 性别组的营养目标表（根据膳食参考摄入量和《膳食指南》建议）；根据年龄、性别和体力活动水平估计的能量需求；几种饮料的酒精含量；关注营养素（钾、钙、维生素 D 和膳食纤维）的食物来源；减少食源性疾病风险的 4 项基本食品安全原则（清洁、分开、烹饪和冷藏）。

这些资源旨在补充现有的联邦营养信息和指南，这些信息和指南可以在 www.DietaryGuidelines.gov、www.healthfinder.gov、www.nutrition.gov 和 www.ChooseMyPlate.gov 等网站上找到。更多关于维生素、矿物质和宏量营养素的建议信息可以在膳食参考摄入量中找到，网址是 https：//www.nal.usda.gov/fnic/dietary-reference-intakes。最后，可用于提升员工健康和增加安全食品选择的最佳做法可在联邦设施食品服务指南（https：//www.cdc.gov/obesity/strategies/food-serv-guide.html）中找到。

临床应用

- 帮助人们根据个人能量需求、健康、文化、民族、传统和个人喜好，确定适合他们的饮食模式。还需要考虑的是个人的预算和其他方面问题，如获得健康食品的机会。
- 选择符合建议的食物和饮料，包括食物组、亚组、营养素和其他成分的组合，以形成整体健康的饮食模式。
- 帮助个人更加了解构成自己或家人饮食模式的食物和饮料，并识别出饮食问题，如修改食谱或食物选择，并可以作出调整，以符合《膳食指南》。
- 建立和维持支持健康饮食模式的部门和环境，并鼓励定期体力活动，将其作为健康生活方式的一部分。

（Elizabeth B. Rahavi, RDN, Jean M. Altman, MS, and Eve E. Stoody, PhD 著

陈伟 译　王祎 校）

参考文献

1. Centers for Disease Control and Prevention (CDC). *Chronic Disease Overview*. August 26; 2015. Available at: http://www.cdc.gov/chronicdisease/overview/. Accessed March 11, 2018.
2. U.S. Department of Health and Human Services and U.S. Department of Agriculture. *2015–2020 Dietary Guidelines for Americans*. 8th Edition. Washington, DC: U.S. Government Printing Office; 2015. Available at: http://www.health.gov/dietaryguidelines/2015/Guidelines. Accessed March 11, 2018.
3. Dietary Guidelines Advisory Committee. *Scientific Report of the 2015 Dietary Guidelines Advisory Committee: Advisory Report to the Secretary of Health and Human Services and the Secretary of Agriculture*. Washington, DC: U.S. Department of Agriculture, Agricultural Research Service; 2015. Available at: https://health.gov/dietaryguidelines/2015-scientific-report/. Accessed March 11, 2018.
4. U.S. Department of Health and Human Services. *2008 Physical Activity Guidelines for Americans*. Washington, DC: U.S. Department of Health and Human Services; 2008. ODPHP Publication No. U0036. Available at: http://www.health.gov/paguidelines. Accessed March 11, 2018.
5. Institute of Medicine. *Dietary Reference Intakes for Energy, Carbohydrate, Fiber, Fat, Fatty Acids, Cholesterol, Protein, and Amino Acids*. Washington, DC: The National Academies Press; 2002.

第 8 章 | 营养与心血管疾病

目录

要点／148

8.1 前言／148

8.2 背景／149

8.3 膳食模式／150

8.4 个别特定食品／154
8.4.1 水果和蔬菜／154
8.4.2 全谷物和膳食纤维／155
8.4.3 鱼／155
8.4.4 坚果／155
8.4.5 肉／156
8.4.6 乳制品／156
8.4.7 大豆／156
8.4.8 含糖饮料／156
8.4.9 酒精／157
8.4.10 咖啡和咖啡因／157
8.4.11 茶／157
8.4.12 鸡蛋／157
8.4.13 大蒜／158

8.4.14 巧克力／158

8.5 营养素补充剂／158
8.5.1 食盐和钠／158
8.5.2 维生素 D／158
8.5.3 抗氧化剂维生素 E 和维生素 C／158

8.6 AHA 饮食和生活方式建议／159
8.6.1 全面健康饮食／159
8.6.2 以健康体重为目标／159
8.6.3 以理想的脂质水平为目标／159
8.6.4 以正常血压为目标／160
8.6.5 积极锻炼／160
8.6.6 避免使用及接触烟草制品／160

8.7 美国心脏协会具体的营养和生活方式建议／161

8.8 实施心脏健康营养计划／161

8.9 结论／162

临床应用／162

参考文献／162

要 点

- 心血管疾病(cardiovascular disease,CVD)仍然是美国男性和女性的头号杀手,导致年死亡率超过37%。
- 营养实践在预防心血管疾病中发挥着关键的作用。
- 增加水果和蔬菜、全谷物、海鲜(特别是富含脂肪的鱼)、豆类和坚果以及低脂或无脂乳制品,并且降低红肉、加工肉类以及添加糖饮料和精制谷物的摄入量等,包含以上要素的膳食模式都已经反复证明可以降低心血管疾病的发生风险。
- 美国心脏协会和美国膳食指南推荐,实施以植物食物为基础的饮食,这将成为临床医师的一项重要任务,以帮助患者养成更健康的饮食习惯。

8.1 前言

心血管疾病(CVD)是美国和其他发达国家疾病发生和死亡的最大原因[1]。心血管疾病占美国总死亡率的37%以上。即便没有数千项,也有数百项的研究支持日常生活方式和习惯可能对罹患心血管疾病产生深远影响这一理念。虽然许多生活方式与心血管疾病的预防和治疗的积极益处相关,但营养显然起着关键性作用[2-5]。

多项研究表明,含有更多水果和蔬菜、鱼(尤其是富含油脂的鱼类)、全谷物和膳食纤维,同时保持能量平衡的饮食可以降低心血管疾病的风险[1-7]。其他积极的生活方式措施,如保持适当的体重[8,9]、每天至少进行30min的体力活动[10],以及避免吸烟和烟草制品[3],也可以降低心血管疾病的风险。这些做法结合在一起,可以将男性和女性患心血管疾病和糖尿病的风险分别降低80%和90%以上。事实上,规律地保持其中一项措施就可以将心血管疾病和糖尿病的风险降低50%以上[11,12]。

在1980—2000年间,心血管疾病的死亡率下降了40%[13]。其中大约一半的减少,可以由主要生活方式相关危险因素的改善来解释,如增加体力活动、戒烟和更好地控制胆固醇和血压。不幸的是,肥胖和糖尿病正朝着相反的方向发展,这有可能会抵消其他生活方式相关危险因素下降所带来的全部益处,除非这些负面趋势能够完全逆转[1]。营养因素在许多积极或不良的生活方式措施或实践中扮演着重要角色。

本章将重点介绍营养工作。然而,营养将被置于更广泛的生活方式背景下,强调配合体力活动以及保持能量平衡和维持体重。这种整体的生活方式医学与美国心脏协会(American Heart Association,AHA)在多份文件和科学声明[2,3]、《2015—2020年美国居民膳食指南》[5]以及美国营养和膳食学会的多份任务声明和立场声明[14]中所采取的方法一致。

此外,AHA[2]和其他循证文件提供的营养指南,如2013AHA/ACC关于生活方式管理以降低心血管风险指南[6],AHA2020改善心血管健康和降低心血管风险的战略计划[3],2015—2020年膳食指南咨询委员会的报告[5]非常相似。所有这些研究不仅强调营养,还强调更广泛的积极生活方式,以改善心血管健康和降低心血管疾病的风险。

8.2 背景

在过去10年中,各种组织发布的关于改善心血管健康的营养策略的共识声明和建议非常相似。通常,这些建议都是基于同一个数据库,尤其是大型流行病学研究。这些准则经常相互参照。这些已公布的共识声明构成本章所提建议的基础,包括以下内容。

- 2006年饮食和生活方式建议修订版:美国心脏协会营养委员会的科学声明[2]。
- 明确和设定心血管健康促进和疾病减少的国家目标:美国心脏协会2020年及以后的战略影响目标[3]。
- 2013AHA/ACC旨在降低心血管风险的生活方式管理指南:ACC/AHA报告。实践指南工作组[6]。
- 2015年膳食指南咨询委员会报告[15]。
- 2015—2020年美国居民膳食指南[7]。

这些共识声明一致建议多吃水果和蔬菜、全谷物(特别是高纤维)、脱脂乳制品、海鲜、豆类和坚果的饮食模式。这些指南进一步建议那些饮酒的人(成年人)适度饮酒。这些指南还一致建议饮食中减少红肉和加工肉、精制谷物、含糖食品、饱和脂肪和反式脂肪。所有这些指南都强调了平衡能量和体力活动作为保持健康体重策略的重要性,从而进一步降低心血管疾病的风险[2,3,5]。

关于营养和心血管健康的国家指导方针在减少心血管健康风险因素的总体战略方面也相互一致。例如,AHA 2020年及以后的战略目标在营养方面提供了一些具体的指导[3]。尽管认识到推荐降低心血管疾病风险的最佳模式是一项复杂的任务,但2020年战略计划仍将饮食目标定义为"在能量平衡合适的饮食背景下,追求符合DASH(dietary approaches to stop hypertension)的总体饮食计划"。美国心脏协会推荐的饮食计划包括但不限于以下建议。

- 水果和蔬菜≥4.5杯/d;
- 鱼≥2份,2.5盎司/周(最好是富含脂肪的鱼);
- 富含纤维:每10g碳水化合物中含1.1g或更多纤维的全谷物,3份1盎司/d;
- 钠≤1 500mg/d;
- 含糖饮料≤460kcal(36盎司)/周。

这些建议是一个合理的起点,并在其他指南和最近的综述中得到扩展。

在过去20年间,膳食指南已经从选择特定的食物和营养素转向更加强调膳食模式。因此,膳食模式将在本章中进行详细讨论。

营养指南的重点也转向了实施这些建议的关键方面[16]。很明显,营养在预防心血管疾病的许多方面起着关键性作用,但人们也认识到,尽管几十年来一直有一致的建议和指南,但明显仅有少数美国人遵循这些指南的大部分内容。例如,就营养和高血压而言,目前不到20%的高血压患者遵循DASH饮食[17]。据估计,在美国不到30%的成年人食用指南推荐量的水果和蔬菜[18]。如何鼓励人们在日常生活中真正执行心脏健康指南,仍然是一个重要的话题,这将在本章末尾讨论。人们也越来越重视如何将行为医学技巧融入营养和良好生活方式的其他积极方面。这是另一个正在进行大量研究的领域。

8.3 膳食模式

《2015—2020年美国居民膳食指南》(Dietary Guidelines for Americans, DGA)侧重于整合现有科学和科学研究的系统综述、膳食模式建模和美国居民当前摄入量的分析,以制定"健康的美国式饮食模式"[7]。这种方法将整体的饮食混合,包括构成的食物、饮料、营养素和健康结局。此外,膳食模式建模允许从所有食物组中更灵活地选择食物的数量,以建立健康的饮食模式,满足营养需求,并适应饱和脂肪、添加糖和钠等限制。最后,这种方法可以分析目前的摄入量,从而确定潜在公共卫生问题的所属领域。《2015—2020年美国居民膳食指南》声明如下。

- 在此类证据中,蔬菜和水果的高摄入量一直被认为是健康饮食模式的特征;全谷物也被挑选出来,尽管一致性稍低。健康饮食模式的其他特征被认为一致性较差,包括无脂或低脂乳制品、海鲜、豆类和坚果。减少摄入肉类(包括加工肉类)、加工家禽、含糖食品(特别是饮料)、精制谷物通常被认为是健康饮食模式的特征。

此外,《2015—2020年美国居民膳食指南》提出了各种饮食和健康相关成分的摄入量。
- **健康的美式饮食模式**[17]

根据前段所述的指导方针,《2015—2020年美国居民膳食指南》为2 000kcal水平制定了美式健康饮食模式,包括各种食物组和成分的每日或每周用量,如表8-3-1所示。

表8-3-1　2 000kcal水平的健康美式饮食模式,来自食物组、亚组和成分的每日或每周摄入量

食物组	2 000kcal水平该模式的摄入量
蔬菜类	**2.5 杯/d**
深绿色	1.5 杯/周
红色和橙色	5.5 杯/周
豆科植物(黄豆和豌豆)	1.5 杯/周
淀粉类	5 杯/周
其他	4 杯/周
水果类	**2 杯/周**
谷物类	**6 盎司(170g)/d**

续表

食物组	2 000kcal 水平该模式的摄入量
全谷物	≥3 盎司(85g)/d
精制谷物	≤3 盎司(85g)/d
乳制品	**3 杯 /d**
蛋白质食品	**5.5 盎司(156g)/d**
海鲜	8 盎司(226.8g)/ 周
肉类、禽类、蛋类	26 盎司(737g)/ 周
坚果、种子、豆制品	5 盎司(142g)/ 周
油	**27g/d**

《2015—2020 年美国居民膳食指南》还强调能量应该平衡,从添加糖、饱和脂肪和酒精中摄入的能量应该限制在不超过来自蛋白质、碳水化合物或总脂肪等宏量营养素的供能分布范围内。

健康美式饮食模式的设计也符合医学研究所食品和营养委员会(the Food and Nutrition Board of the Institute of Medicine)设定的膳食营养素推荐供给量(recommended dietary allowance,RDA)、潜在营养素的充足摄入量和宏量营养素可接受范围(acceptable macronutrient distribution ranges,AMDR)。饮食模式具有灵活性,也允许进行小修改,以使地中海饮食或 DASH 饮食的原则能在所有指南中得到遵循[17-21]。

- **低脂饮食**

在预防心血管疾病的临床指南中,低脂饮食已被普遍接受。这种模式是本章将要讨论的许多其他饮食模式的基础。

简而言之,低脂饮食基于总脂肪消耗占总能量的 25%~35%,且饱和脂肪酸(saturated fatty acid,SFA)不超过 7%~10%;反式脂肪酸(trans fatty acid,TFA)低于 1%;不饱和脂肪酸应以单不饱和脂肪酸(monounsaturated fatty acid,MUFA)为主;ω-3 多不饱和脂肪酸(omega-3 polyunsaturated fatty acid,ω-3 PUFA)组成剩余由脂肪供应的能量。这种饮食模式还要求饮食中的胆固醇低于 300mg/d[2,22,23]。

这些建议可以通过强调水果和蔬菜、低脂乳制品(牛奶脂肪含量为 1%)和低脂肉类来满足。关于摄入碳水化合物的类型和数量仍有一些争议。还应注意的是,SFA 的食物来源已成为最近研究的一个领域,其中一些研究表明,与其他来源的 SFA 相比,乳制品中的饱和脂肪酸不太可能导致心血管疾病危险因素的增加[24,25]。

- **低碳水化合物饮食**

低碳水化合物饮食通常被定义为来自碳水化合物的供能不超过总能量的 45%(碳水化合物 30~130g/d)。研究表明,低碳水化合物饮食可使甘油三酯(triglycerides,TG)降低,高密度脂蛋白胆固醇(HDL-C)增加[26,27]。

一项将低碳水化合物饮食与低脂饮食和地中海饮食进行比较的研究发现,在 1 年的时间里,低碳水化合物饮食带来的体重下降幅度更大。一项为期 2 年的饮食干预,即 DIRECT 随机对照试验[28],包括 322 名中度肥胖参与者,将低脂饮食与低碳水化合物、地中海饮食进行了比较,发现低碳水化合物饮食在短期减肥、降低 TG 和提高 HDL-C 水平方面最有效。然而,在 4 年的随访中,三组之间没有显著性差异。

长期试验的数据不足以证明,与低脂饮食和地中海饮食相比而言,低碳水化合物饮食对降低心血管疾病风险的益处更大。

- 地中海饮食

地中海饮食最初被描述为一种地中海沿岸国家的典型饮食[29,30]。它的特点是脂肪摄入量相对较高(占每日总能量的 40%~50%),其中 SFA 的含量≤10%,MUFA 提供 15%~25% 的能量。地中海饮食也以鱼和植物来源的 ω-3 多不饱和脂肪酸高摄入量及低 ω-6∶ω-3 比率为特点。它以当地时令新鲜蔬菜、水果、全麦面包、谷物、豆类、坚果和橄榄油为特色;避免红肉;允许适量的低脂乳制品以及鸡蛋、鸡肉和鱼。在非伊斯兰国家,用餐时鼓励饮用少量至适量的葡萄酒。

最近在西班牙进行了一项多中心随机干预研究,研究对象是心血管风险高但在招募时没有明显心血管疾病症状的个体,研究分为以下 3 种饮食:地中海饮食加特级初榨橄榄油、地中海饮食加混合坚果、对照饮食(建议减少脂肪)[31]。主要终点是主要心血管事件的发生率,如心肌梗死、卒中或心血管原因引起的死亡。

与对照饮食相比,两种地中海饮食导致主要心血管事件减少了约 30%,这提供了强有力的证据,表明补充特级初榨橄榄油或坚果的地中海饮食降低了主要心血管事件的风险。

- DASH 饮食[17]

最初在 20 世纪 90 年代制定的控制高血压的饮食方法[17],从那时起经历了几次修改和迭代[32,33]。最初的目标是通过营养手段降低血压和心血管疾病的发病率。DASH 饮食以蔬菜、水果、低脂乳制品、全谷物、鸡肉、鱼和坚果为特色。它的脂肪、红肉、甜食和软饮料含量较低。与典型的西方饮食相比,DASH 饮食提供了更多的钙、钾、镁、膳食纤维,而脂肪和钠含量较少[33]。表 8-3-2 列出了 DASH 饮食的典型结构。

表 8-3-2 遵循 DASH 饮食计划

食物组	每日份数(份)			一份的量	举例和注释	每个食物组对于 DASH 饮食计划的重要性
	1 600kcal	2 000kcal	2 600kcal			
谷物*	6	6~8	10~11	1 片面包 1 盎司干谷类食物† 1/2 杯米饭、熟意大利面或熟谷类食物	全麦面包和面包卷、全麦意大利面、英式松饼、皮塔面包圈、贝果、谷类食品、玉米片、燕麦片、糙米、无盐椒盐脆卷饼和爆米花	能量和纤维的主要来源
蔬菜	3~4	4~5	5~6	1 杯生绿叶蔬菜 1/2 杯切碎的生或熟的蔬菜 1/2 杯蔬菜汁	西蓝花、胡萝卜、甘蓝、青豆、豌豆、羽衣甘蓝、利马豆、土豆、菠菜、南瓜、红薯、西红柿	钾、镁和纤维的丰富来源

续表

食物组	每日份数（份）			一份的量	举例和注释	每个食物组对于DASH饮食计划的重要性
	1 600kcal	2 000kcal	2 600kcal			
水果	4	4~5	5~6	1个中等水果 1/4杯水果干 1/2杯新鲜、冰冻或罐装水果 1/2杯果汁	苹果、杏、香蕉、枣、葡萄、橙子、葡萄柚、葡萄柚汁、芒果、甜瓜、桃、菠萝、葡萄干、草莓、橘子	钾、镁和纤维的重要来源
脱脂或低脂牛奶和乳制品	2~3	2~3	3	1杯牛奶或酸奶 3/2盎司奶酪	脱脂或低脂(1%)牛奶或酪乳；脱脂、低脂或减脂奶酪；脱脂或低脂常温酸奶或冰冻酸奶	钙和蛋白质的主要来源
瘦肉、禽类和鱼	3~6	6或更少	6	1盎司熟肉、禽肉或鱼 1个鸡蛋***	只选择瘦肉；去除可见脂肪；烧烤或水煮；去除禽肉的皮	蛋白质和镁的丰富来源
坚果、种子和豆类	3/周	4~5/周	1	1/3杯或3/2盎司坚果 2汤匙花生酱 2汤匙或1/2盎司种子 1/2杯熟豆类(干豆和豌豆)	杏仁、榛子、混合坚果、花生、核桃、葵花籽、花生酱、蚕豆、扁豆、豌豆	能量、镁、蛋白质和纤维的丰富来源
脂肪类和油类§	2	2~3	3	1茶匙软质人造黄油 1茶匙植物油 1汤匙蛋黄酱 2汤匙沙拉酱	软质人造黄油、植物油(如菜籽油、玉米油、橄榄油或葵花籽油)、低脂蛋黄酱、淡沙拉酱	DASH研究中脂肪供能比为27%，包括天然或添加脂肪
甜食和添加糖	0	5或更少/周	≤2	1汤匙糖 1汤匙果冻或果酱 1/2杯冰糕、明胶 1杯柠檬水	水果味明胶、果汁饮料、硬糖、果冻、枫糖浆、雪糕和冰、糖	甜食应该是低脂的

注：*.全谷物作为纤维和营养的良好来源，被推荐用于大多数谷物供应；

†.根据谷类食物的种类，每份的量在1/2杯和5/4杯之间。检查产品的营养成分标签；

***.由于鸡蛋胆固醇含量高，限制蛋黄摄入量每周不超过4个，2个蛋白的蛋白质含量相当于1盎司肉；

§.根据脂肪含量改变脂肪类和油类的供给量，例如，1汤匙普通沙拉酱等于1份，1汤匙低脂沙拉酱等于1/2份，1汤匙无脂沙拉酱等于0份。

资料来源：http://bloodpressureplan.com/download-free-dash-diet-cookbook-with-weekly-meal-plan-to-lower-blood-pressure-naturally/?utm_source=adwords&utm_medium=search&utm_term=exact&utm_content=1&utm_campaign=dash&gclid=CN-os8ng0dMCFZVXDQodC8sPQQ

随后的研究用多不饱和脂肪酸替代了一些碳水化合物，并进一步降低了饮食中的钠含量。与典型的西方饮食相比，所有这些改良的DASH饮食都显著降低了收缩压和舒张压，降低范围为7~9mmHg。

一项将DASH饮食与生活方式计划相结合的、旨在减少超重、增加体力活动并限制钠和酒精摄入的研究(PREMIER试验)[34]显示，收缩压和舒张压均进一步降低，分别降低了14.2mmHg和17.4mmHg。

遗憾的是，即使是高血压患者，目前也只有不到 20% 的人在遵循 DASH 饮食方法[17]。

- 素食

有多种素食可供选择，包括纯素食者(不吃动物产品)、蛋奶素食者(吃牛奶和鸡蛋)和鱼类素食者(只吃鱼和素食的人)。

没有数据表明任何一种素食在心血管疾病风险方面优于其他饮食[35-38]。很少对素食者进行随机对照试验，而且这些试验通常规模都很小。与一般的西方饮食相比，素食通常可以降低血压。一些观察性研究表明，与非素食者相比，素食者的健康状况有所改善[39]。然而，素食饮食的各种特征可以解释这些发现，包括肉类减少和包含植物性食物。此外，素食者通常比其他人更注重健康相关因素，而其他因素也有助于降低心血管疾病的发病率。

- 日本饮食

最近人们对日本饮食很感兴趣，尤其是冲绳的饮食，那里的心血管疾病发病率是世界上最低的[40]。日本的传统饮食强调鱼、大豆制品、海藻和蔬菜、水果和绿茶，肉类含量低。应该注意的是，日本人的饮食中经常含有来自酱油的高钠，与较高的卒中风险有关[41]。对日本人饮食的研究相对较少，因此许多问题仍有待确定。

- 谨慎饮食

从某种意义上说，低脂饮食、地中海饮食、DASH 饮食和素食都属于"谨慎饮食"的范畴。最近的一份出版物将这种含有大量水果、蔬菜、豆类、鱼类、家禽和全谷物的饮食模式与典型的西方模式进行了比较，后者红肉、加工肉、精制谷物、薯条和甜食 / 甜点的摄入量较高[42]。在这项研究中，西方模式与较高的心血管疾病死亡风险(高 22%；95% CI：1%~48%)、癌症死亡风险(15%；95% CI：3%~30%)、全因死亡风险(21%；95% CI：12%~32%) 相关。

- 植物性饮食

最近关于植物性饮食的证据和出版物激增[43]。从本质上说，这些饮食是以植物为重点，包括水果和蔬菜。低脂饮食和低碳水化合物饮食都可以转变为植物性饮食。地中海饮食、DASH 饮食、素食和日本饮食本质上都是植物性饮食，因为它们强调水果和蔬菜、豆类和坚果，并限制红肉、加工肉、糖果和油的量。

8.4 个别特定食品

许多研究，包括心血管疾病危险因素的随机对照试验以及疾病终点的前瞻性队列研究，在证明某些特定食物相对于个别营养物质对心血管的作用方面，都提供了一致并且强有力的证据。这些研究反映了食物中多种因素的综合效应和相互作用的综合益处，而不是单独的营养成分。本节将着重强调已被证明可降低心血管疾病风险的符合饮食模式的多种食物。

8.4.1 水果和蔬菜

强调食用水果和蔬菜饮食的随机对照试验已反复证明能显著改善心血管疾病的风险因素，包括血脂水平、血压、胰岛素抵抗、炎症生物标志物水平和体重[2,3,5,44]。而使用膳食补充剂并没有看到同样的益处,也不依赖于饮食中的宏量营养素(如脂肪、蛋白质或碳水化合物)。这些益处似乎来自水果和蔬菜中的植物化学物质和纤维,还有这些营养素在自然状态下的生物利用度增加,以及替代饮食中不太健康的食物。队列研究和随机对照试验共同提供了食用水果和蔬菜降低心血管疾病风险的有力证据[2,3,5,44]。目前正在进行大量研究,以确定哪些特定类型的水果和蔬菜最有利于降低心血管疾病风险。

8.4.2 全谷物和膳食纤维

全谷物包含胚乳、麸皮(全谷物的外层)和胚芽,它们以一定比例存在于完整的谷物中[45]。相比之下,精制谷物只保留胚乳。膳食纤维由木质素等可食用植物残余物、多糖及相关物质组成,这些物质可以抵抗人体胃肠道和酶消化而不被吸收[46]。纤维包括以下几种:①不溶性纤维(包括纤维素和木质素),存在于一些蔬菜、水果和全谷物(包括小麦胚芽)中;②可溶性纤维,包括果胶、水果、瓜尔豆胶和黏蛋白[47]。可溶性纤维也存在于燕麦麸和豆类中。根据最近的一项 Cochrane 分析,食用全谷物可使总胆固醇降低 7~8mg/dl,LDL-C 水平降低 6.9mg/dl[48]。

美国国家胆固醇教育计划(NCEP)[49]、美国心脏协会(AHA)和营养与膳食学会(Academy of Nutrition and Dietetics,AND)[50]都有包括增加纤维摄入建议的指南。添加纤维作为食物补充剂是否能同样降低心血管疾病的风险因素是有争议的。

美国食品药品监督管理局(Food and Drug Administration,FDA)批准了一项关于全燕麦、全谷物大麦产品和大麦 β 纤维中可溶性纤维的健康声明[51]。DRI 建议成年女性每天摄入 25g 纤维,成年男性每天摄入 38g 纤维,这相当于 14g 膳食纤维 /1 000kcal[47]。

8.4.3 鱼

鱼和其他海鲜含有多种健康物质,包括不饱和脂肪、维生素 D、硒和长链 ω-3 多不饱和脂肪酸(long-chain omega-3 polyunsaturated fatty acid,PUFA)。一些研究表明,鱼油具有直接的抗心律失常作用,但对已有心律失常的个体研究的结论并不一致[52]。鱼油已被证明可降低甘油三酯水平、收缩压和舒张压以及静息心率。鉴于这些生理益处,经常食用鱼可降低心血管疾病发病率和心脏死亡风险[53]。因此,美国心脏协会的饮食建议包括每周食用 2 次鱼(最好是富含脂肪的鱼)[2,3]。目前尚不清楚食用鱼的益处是否可以通过食用鱼油补充剂来替代。

8.4.4 坚果

坚果,包括木本坚果和花生,是营养丰富的食物,富含不饱和脂肪和其他生物活性化合物以及高质量的植物蛋白、纤维、矿物质、维生素 E 和植物甾醇以及酚类化合物[54]。虽然从专业上讲,花生不是木本坚果,通常被认为是土生坚果或豆类,但在研究者和消费者心目中,它们被广泛认为是木本坚果。此外,花生的营养成分与坚果相似。

流行病学研究一致表明,食用坚果与心血管疾病风险呈负相关[55]。大量研究表明,食用坚果可将 LDL-C 浓度降低约 10mg/dl,但不会显著改变 HDL-C 水平。在血液胆固醇水平高的受试者中,甘油三酯也显示下降超过 20mg/dl,但在甘油三酯水平正常的受试者中没有下降。

8.4.5 肉

包括减少食用红肉在内的饮食模式一直被证明可以降低心血管疾病的风险[56,57]。红肉的各种成分,包括 SFA、胆固醇,以及在加工肉类中的高盐都被证明会增加心血管疾病风险。在一项研究中,摄入未经加工和加工的肉类都与较高的心血管疾病风险相关。红肉的消费取代了对心脏健康有益的食物,如坚果、鱼和低脂乳制品。食用红肉和加工肉类也与体重增加有关,这也可能增加心血管疾病的风险。

8.4.6 乳制品

乳制品富含钙、钾、镁等矿物质,以及蛋白质(酪蛋白和乳清)和维生素(维生素 B_2 和维生素 B_{12}),可通过有效降低心血管疾病的风险来发挥潜在的益处。全脂乳制品因含有饱和脂肪,引发了人们对其潜在心血管疾病不良影响的关注[58]。因此,大多数膳食指南推荐低脂乳制品,而不是全脂乳制品。

将低脂乳制品作为整个心脏健康饮食的一部分已被证明可显著降低血压、血脂水平和胰岛素抵抗,而与体重变化无关[59,60]。然而,由于此类试验的多组分性质,很难区分乳制品的具体益处。

最近的研究表明,与其他食品中的 SFA 相比,乳制品本身可能会降低其含有的 SFA 在心血管疾病风险方面的危害[24,25]。《2015—2020 年美国居民膳食指南》建议成人每天摄入 3 杯低脂牛奶或相当量其他乳制品[7],这远远高于美国成人每天平均饮用 1 杯的水平。儿童和青少年的摄入量也远低于推荐水平。

酸奶、奶酪和黄油等其他乳制品的健康影响是大量研究的主题,需要进一步研究。

8.4.7 大豆

大豆中的蛋白质通常被称为大豆蛋白,在个人饮食中经常被用来代替动物蛋白[61]。大豆不含胆固醇,饱和脂肪含量低,含有大量蛋白质。大豆是唯一含有全部 8 种人体必需氨基酸的植物类食品。大豆对心血管疾病风险的影响效果一直不一致。

8.4.8 含糖饮料

含糖饮料(sugar-sweetened beverage,SSB)对心血管疾病风险的影响是有争议的。一些流行病学研究表明,SSB 摄入量的增加会增加患心脏病、糖尿病和肥胖症的风险[62-64]。然而,这些研究并未得到大量随机对照试验的支持[65,66]。美国心脏协会建议成年男性每天摄入的含糖饮料不超过 150kcal,成年女性每天摄入的含糖饮料不超过 100kcal[67]。美国心脏协会的 2020 年战略计划建议摄入含糖饮料每周不超过 360kcal[3]。《2015—2020 年美国居民膳食指南》建议添加糖供能比不超过 10%[5],这也是美国食品药品监督管理局的建议[68]。但是美国80%以上人口的摄入量却超过了这一建议。

值得注意的是,虽然在过去的40年里,美国添加糖的消耗量有所增加[69],但这一增长低于脂肪和面粉产品消耗量的增长。所有添加糖的总消耗量实际上从1972年占总能量的19%下降到2010年的17%[70]。

SSB可能是整体饮食质量差的迹象。因此,在整个心脏健康饮食中,建议不要过量摄入SSB似乎是合理的。

8.4.9 酒精

各种研究表明,饮酒对心血管既有好处,也有坏处[71-73]。大量饮酒(男性每天3杯或更多,女性每天2杯或更多)与心肌病风险和心房颤动风险增加有关[74]。大量饮酒还与各种其他非心脏性不良健康后果有关,如机动车事故[75]。相反,适度饮酒(男性每天最多2杯,女性每天最多1杯)可降低心血管疾病和糖尿病的发病率[76]。这些影响可能是适度饮酒提高了HDL-C、减少了系统性炎症或改善了胰岛素抵抗的结果。

8.4.10 咖啡和咖啡因

咖啡在世界各地都有消费,是咖啡因的主要来源。咖啡因的其他来源主要包括茶、可可制品、可乐饮料和"能量饮料"[77]。咖啡因是咖啡中最具特征的化合物。据估计,80%~90%的成年人经常饮用含咖啡因的饮料和食物。长期以来,咖啡消费被怀疑是心血管疾病发展的一个促成因素。然而,过去几年积累的数据表明,适度饮用咖啡对心血管疾病没有负面影响,甚至可能存在保护性联系[78]。此外,最近的一项研究报告称,与每天喝不到2杯咖啡的人相比,每天喝4杯或更多咖啡的人患2型糖尿病的风险较低[79]。

8.4.11 茶

茶叶在世界各地也被广泛消费。茶有多种多样,西方国家消费的茶大部分(78%)是红茶,而20%是绿茶,而在亚洲国家消费最为普遍的是绿茶,乌龙茶(2%)主要在中国南方消费。几项研究表明,喝茶可以预防心血管疾病的发生和发展[80,81]。这些结果可能在于茶成分和一氧化氮(NO)之间的相互作用改善了内皮功能[82]。这种相互作用似乎源于茶中被称为儿茶素的多酚样黄酮类化合物,它可使得NO的生物利用度增加,后者在内皮功能和动脉扩张中有重要作用。

8.4.12 鸡蛋

多年来,公众一直被告诫要限制鸡蛋的食用,因为蛋黄中的胆固醇含量高,而这可能与心血管疾病有关[83]。然而,随后的研究表明,与各种SFA和TFA相比,膳食胆固醇,特别是鸡蛋中的胆固醇,对血胆固醇的影响最小[84]。鸡蛋也是优质蛋白和各种维生素以及矿物质的良好来源。然而,《2015—2020年美国居民膳食指南》仍然建议将膳食胆固醇限制在300mg/d以下[5]。

8.4.13 大蒜

大蒜制剂已经被研究用于预防和治疗心血管疾病。研究包括生大蒜、蒜粉片、大蒜油和陈年大蒜提取物。然而,对大蒜的长期观察性研究还未完成。鉴于大蒜对心血管疾病影响的短期试验显示出适度的效果[85],大蒜似乎可以降低血小板聚集,但其对其他心血管疾病危险因素的影响是有争议的。

8.4.14 巧克力

就多酚含量而言,可可与绿茶相似。重要的是要认识到巧克力和可可并不是一回事[86]。虽然可可粉用于生产巧克力,但脂肪和糖是巧克力的主要成分,从而导致较高的能量。虽然可可中的多酚可能对降低心血管疾病的风险因素有一定的好处,但由于巧克力中糖和脂肪的能量增加,推荐可可而非巧克力更合适。

8.5 营养素补充剂

8.5.1 食盐和钠

事实上,每一个有益心脏健康的膳食计划都建议减少钠[2,3,5]。膳食中的钠可能有多种形式,包括加工食品(钠的主要来源)、食盐、零食等。随着膳食钠摄入量的增加,血压也随之增加。

许多研究表明,减少食盐的摄入量可以降低心血管疾病的风险[2,3,5,87-89]。为此,美国心脏协会制定了每天钠摄入量 2 300mg 的阶段性目标,而在高血压患者、非裔美国人和中老年人中每天钠摄入量需低于 1 500mg[90]。然而,美国目前的平均钠摄入量为 3 400mg/d。几项研究表明,与美国人目前的平均摄入量相比,较低或较高的钠摄入量都会增加心血管疾病的风险[91]。因此,在钠摄入量和心血管疾病风险方面仍存在相当大的争议。

8.5.2 维生素 D

精心设计的研究表明,维生素 D 的摄入与骨骼疾病的风险降低有关。维生素 D 也可能在许多其他健康问题中发挥作用,包括降低心血管疾病的风险[92]。然而,目前没有充足的数据能够建议增加维生素 D 的摄入量作为降低心脏病风险的策略。

8.5.3 抗氧化剂维生素 E 和维生素 C

一些观察性研究最初表明,抗氧化剂维生素 E 和维生素 C 与较低的心血管疾病风险有关。然而,这方面的随机对照试验在很大程度上令人失望。事实上,在一些案例中,晚期动脉粥样硬化患者在服用维生素 E 或维生素 C 抗氧化补充剂时死亡率会增加[93]。

8.6 AHA 饮食和生活方式建议

2006 年，AHA 在《美国心脏协会营养委员会的科学声明》中总结了饮食和生活方式的建议[2]。这些建议在 2013 年随着《美国心脏协会 / 美国心脏病学会生活方式管理指南》进行了扩展和更新，该指南还提供了具体的临床指导[6]。这两个文件中的许多建议已经在"膳食模式"和"个别特定食品"部分进行了讨论，因此将对具体建议进行简要总结。

美国心脏协会的文件始于一个基本前提，即改善饮食和生活方式是预防心血管疾病总体战略的关键组成部分。这两份文件都建议采取更广泛的方法，不仅仅是饮食，而是整体生活方式，特别强调饮食和体力活动的结合，且都强调公共卫生和临床应用。考虑到这一点，我们对以下目标进行了概述。

8.6.1 全面健康饮食

这一建议的前提是，我们需要从单个营养素转向整体膳食模式。人们认识到对整个饮食进行随机对照试验既困难又昂贵。许多队列和其他流行病学研究证据支持，每周至少进行 2 次含有各种水果和蔬菜、全谷物、无脂和低脂乳制品、豆类、家禽、瘦肉和鱼（最好是富含脂肪的鱼）的膳食模式与较低的心血管疾病风险有关[2,3,5,94-97]。这种模式与本章已经讨论过的美国健康饮食计划、地中海饮食和 DASH 饮食一致。

8.6.2 以健康体重为目标

美国心脏协会指南借鉴医学研究所的标准，将健康体重定义为体质量指数（body mass index, BMI）介于 18.5~24.9kg/m^2 之间。超重被定义为 BMI 在 25.0~29.9kg/m^2 之间，肥胖被定义为 BMI ≥ 30kg/m^2。制定这一目标是因为认识到，肥胖与心血管疾病的多种其他风险因素有关，如血脂异常、高血压和糖尿病，肥胖本身就是心血管疾病的一个风险因素[98,99]。

8.6.3 以理想的脂质水平为目标

总胆固醇和低密度脂蛋白胆固醇的升高是心血管疾病的风险因素。随着低密度脂蛋白胆固醇水平的增加，患心血管疾病的风险也随之增加。低密度脂蛋白水平已被定义如下：最佳（低于 100mg/dl）；接近或高于最佳值（100~129mg/dl）；临界 / 高（130~159mg/dl）；高（160~189mg/dl）；极高（>190mg/dl）[49,100]。几种不同的低密度脂蛋白管理指南已经发布。然而，饮食的改变，如遵循全面的 AHA 健康饮食计划，是管理总胆固醇和低密度脂蛋白胆固醇的营养方法的基础。

甘油三酯和高密度脂蛋白胆固醇水平也与心血管疾病风险有关，并受饮食和体重的影响。甘油三酯水平超过 150mg/dl 被认为异常[101]。高血糖、糖尿病、高甘油三酯血症、极低脂饮食（脂肪能量供能比例小于 15%）以及超重，是限制饮食中高密度脂蛋白胆固醇摄入的主要饮食决定因素。甘油三酯升高和低高密度脂蛋白通常一起出现，是代谢综合征的组成部分[102,103]。甘油三酯升高的饮食建议实际上与低 HDL-C 和高 LDL-C 的膳食建议几乎相同。

8.6.4 以正常血压为目标

血压升高是心血管疾病和卒中的一个重要危险因素。显然,营养在血压控制中起着重要作用。与最佳血压控制水平相关的问题已经变得有争议。美国预防、检测、评估与治疗高血压联合委员会第 7 版报告(JNC Ⅶ)建议将正常血压定义为<120/80mmHg,舒张压为 80~89mmHg,收缩压为 120~139mmHg 定义为高血压前期,将血压>140/90mmHg 定义为高血压[104]。这些也是美国心脏协会 2020 年战略计划提出的建议。

被任命制定 JNC Ⅷ 指南的委员会提出了一些不同的建议。他们发表了以下声明:有强有力的证据支持将 60 岁或以上的高血压患者的血压目标控制在<150/90mmHg,将 30~59 岁的高血压患者的舒张压目标控制在<90mmHg。然而,对于 60 岁以下的高血压患者的收缩压目标,或 30 岁以下的高血压患者的舒张压目标,尚没有足够的证据,因此委员会根据专家意见,建议这些人群的血压低于 140/90mmHg[105]。这些指南还强调,在考虑高血压治疗时,应以临床判断为准。

应该强调的是,这两套建议都支持营养干预作为高血压整体预防和治疗的关键组成部分。与 DASH 饮食相一致的营养模式已被明确证明有助于控制血压[95]。遗憾的是,仅有少数高血压患者实际上遵循了 DASH 饮食。其他已被证明能降低高血压的饮食调整包括减少盐的摄入,保证低能量以使得超重或肥胖个体的体重下降,适度饮酒(在饮酒者中)以及增加钾的摄入。体力活动也是一个重要的建议,并与饮食协同作用,以进一步降低血压。

8.6.5 积极锻炼

所有降低心血管疾病风险的营养干预的主要指南都包括了增加体力活动的建议[2,3,5]。中高强度体力活动水平的增加已被一再证明可以降低心血管疾病的风险。《美国心脏协会/美国心脏病学会生活方式建议》《2015—2020 年美国居民膳食指南》和《美国心脏协会 2006 年营养指南》等指南都建议除心脏健康营养计划外,还应增加体力活动。关于体力活动和减少心血管疾病和其他慢性疾病的最佳信息来源为 2008 年美国卫生与公众服务部《美国居民体力活动指南》[10],此文件旨在补充《美国居民膳食指南》。更多的体力活动不仅与降低心血管疾病的风险有关,还与改善特定的心血管疾病风险因素有关,包括血压、血脂和血糖。体力活动的具体建议可以在第 11~14 章中找到。

8.6.6 避免使用及接触烟草制品

多个来源的大量证据表明,吸烟和使用烟草产品或接触香烟烟雾会增加心血管疾病和卒中的风险[106]。这一证据已在其他多个地方进行了总结,包括美国心脏协会 2020 战略计划[3]和《美国心脏协会/美国心脏病学会饮食和生活方式临床建议和目标》。遗憾的是,超过 23% 的美国成年人仍在吸烟,在过去的 20 年里,吸烟率的下降速度明显放缓[107]。目前女性吸烟的风险与男性相当。然而,戒烟者在降低心血管疾病风险方面却获得了显著益处。这些好处是在很短的时间内积累起来的[107]。

8.7 美国心脏协会具体的营养和生活方式建议

美国心脏协会列出了减少心血管疾病风险的具体膳食建议和生活方式建议。这些是美国心脏协会营养委员会在2006年的科学声明中提出的建议[2]。自那之后的多项研究有助于进一步澄清和调整这些建议。这些建议包含在美国心脏协会和其他健康相关组织的多项指南中。重要的是,这些建议将有益心脏健康的营养实践置于全面积极生活方式的背景下,包括体力活动和体重管理。应该注意的是,即便单个心血管疾病风险因素没有降低,这些实践也将降低心血管疾病总体风险。这些建议也符合心脏健康膳食模式和降低心脏病风险的总体方法,这在本章前面已经有所描述。以下是美国心脏协会推荐的营养和生活方式建议。

- 平衡能量摄入和体力活动,以达到并保持健康的体重;
- 食用富含蔬菜和水果的饮食;
- 选择全谷物、高纤维食物;
- 每周至少吃2次鱼,尤其是富含脂肪的鱼;
- 限制饱和脂肪、反式脂肪和膳食胆固醇的摄入;
- 尽量减少添加糖的饮料和食物的摄入;
- 选择和准备含盐量少或不含盐的食物;
- 适度饮酒;
- 在外就餐时,请遵循美国心脏协会指南。

8.8 实施心脏健康营养计划

美国心脏协会和其他以健康为导向的协会最近强调实施策略,以帮助个人进行更健康的饮食。美国心脏协会在2009年发布了一份题为《实施美国心脏协会儿科和成人营养指南》的科学声明[16]。虽然该声明强调了影响营养选择的因素的复杂性,但它也提供了一个影响这些因素的多层次框架。这个框架从个人因素开始,然后被更广泛地置于家庭因素、环境因素如微观环境因素,最后是宏观环境因素中。这些相互作用因素中的每一个都有多个影响者。与这些交互因素相关的具体结果超出了本章的范围。读者可参考本科学声明以了解更多详情[16]。

一般而言,为了对影响心脏健康营养的多种因素产生积极影响,需要经过验证的行为医学模型来帮助个人采取积极的行为,特别是在营养领域。行为改变的模式超出了本章的范围,但可以在本教材的第15~25章中找到。

8.9 结论

有大量证据支持营养实践与发生心血管疾病的可能性密切相关。最近与营养实践相关的指导方针将其置于积极的生活方式和实践的总体背景下。生活方式医学提供了一个有前景的框架,可以影响营养习惯和其他影响患 CVD 风险的生活方式因素。来自《2015—2020 年美国居民膳食指南》《美国心脏病学会、美国心脏协会营养指南》和《美国心脏协会 2020 年战略计划》的循证指南都强调,含有水果、蔬菜、全谷物、海鲜、豆类、坚果以及无脂乳制品且不含酒精(在成人中),少量红肉和加工肉类,少量含糖饮料和精制谷物的饮食模式,都有助于降低心血管疾病的风险。虽然这些模式可以通过许多不同的方式来实现,但重要的是它们要适合个人的文化、生理和医疗需求。

执行这些科学的指导方针仍然是关键挑战,这将要求执行者须识别那些与个人和人群营养选择相互作用的多种因素。详细而深入地了解营养和心血管疾病方面的新兴科学以及行为医学,对于实现通过营养和其他生活方式帮助个人降低患心脏病风险的目标至关重要。

临床应用

- 来自美国心脏协会、美国心脏病学会和《美国居民膳食指南》的植物性饮食相互一致。因此,可以遵循其中任何一项来降低心脏病风险。
- DASH 饮食已被证明能有效降低高血压患者的血压。
- 营养在降低心血管疾病风险中起着关键作用,应将其置于降低心血管疾病风险的整体健康方法的背景下,包括增加体力活动、控制体重和避免烟草产品。
- 临床医师应定期建议个人遵循富含水果和蔬菜、全谷物、海鲜(尤其是富含脂肪的鱼)、豆类、坚果以及无脂乳制品的饮食,并降低红肉、加工肉类、含糖饮料和精制谷物的摄入量,以降低心血管疾病的风险。

(James M. Rippe, MD 著 陈伟 译 王祎 校)

参考文献

1. Rippe JM and Angelopoulos TM. Lifestyle strategies for cardiovascular risk reduction. *Curr. Atheroscler. Rep.* 2014;16:1–7. doi: 10.1007/s11883-014-0444-y.
2. Lichtenstein AH, Appel LJ, Brands M, et al. Diet and lifestyle recommendations revision 2006. A scientific statement from the American Heart Association Nutrition Committee. *Circulation* 2006;114:82–96. Epub 2006/06/21.
3. Lloyd-Jones DM, Hong Y, Labarthe D, et al. Defining and setting national goals for cardiovascular health promotion

and disease reduction: The American Heart Association's strategic impact goal through 2020 and beyond. *Circulation* 2010 Feb 2;121(4):586–613.
4. Mozaffarian D, Appel LJ, and Van Horn L. Components of a cardioprotective diet: New insights. *Circulation* 2011;123(24):2870–2891.
5. U.S. Department of Health and Human Services and U.S. Department of Agriculture. *2015–2020 Dietary Guidelines for Americans*, 8th Edition, 2015. Available at: http://health.gov/dietaryguidelines/2015/guidelines/. Epub December 2015.
6. Eckel RH, Jakicic JM, Ard JD, et al. 2013 AHA/ACC guideline on lifestyle management to reduce cardiovascular risk. A report of the American College of Cardiology/American Heart Association task force on practice guidelines. *Circulation* 2014;129:S76–S99.
7. Rippe JM and Angelopoulos TA. *The Role of Nutrition and Lifestyle in the Prevention and Treatment of Cardiovascular Disease. Nutrition in Lifestyle Medicine.* New York, NY: Humana Press, 2017.
8. McGuire S. Institute of Medicine. 2012. *Accelerating Progress in Obesity Prevention: Solving the Weight of the Nation*. Washington, DC: The National Academies Press. *Adv. Nutr.* 2012;3:708–709.
9. Hubert HB, Feinleib M, McNamara PM, et al. Obesity as an independent risk factor for cardiovascular disease: A 26-year follow-up of participants in the Framingham Heart Study. *Circulation* 1983;67:968–977.
10. U.S. Department of Health and Human Services. 2008 *Physical Activity Guidelines for Americans*. Washington, DC: U.S. Department of Health and Human Services, 2008. ODPHP Publication No. U0036. Available at: http://www.health.gov/paguidelines. Accessed April 25, 2017.
11. Liu S, Stampfer MJ, Hu FB, et al. Whole-grain consumption and risk of coronary heart disease: Results from the Nurses' health study. *Am. J. Clin. Nutr.* 1999;70:3412–3419.
12. Stampfer MJ, Hu FB, Manson JE, et al. Primary prevention of coronary heart disease in women through diet and lifestyle. *N. Engl. J. Med.* 2000;343:16–22.
13. Ford ES, Ajani UA, Croft JB, et al. Explaining the decrease in US deaths from coronary disease, 1980–2000. *N. Engl. J. Med.* 2007;356:2388–2398.
14. American Dietetic Association. Position of the academy of nutrition and dietetics: Use of nutritive and nonnutritive sweeteners. *J. Acad. Nutr. Diet.* 2012;112:739–758.
15. Millen BE, Abrams S, Adams-Campbell L, et al. The 2015 Dietary Guidelines Advisory Committee scientific report: Development and major conclusions. *Adv. Nutr.* May 2016;7(3):438–444.
16. Gidding SS, Lichtenstein AH, Faith MS, et al. Implementing American Heart Association pediatric and adult nutrition guidelines: A scientific statement from the American Heart Association nutrition committee of the council on nutrition, physical activity and metabolism, council on cardiovascular disease in the young, council on arteriosclerosis, thrombosis and vascular biology, council on cardiovascular nursing, council on epidemiology and prevention, and council for high blood pressure research. *Circulation* 2009;119(8):1161–1175.
17. Appel LJ, Brands MW, Daniels SR, et al. Dietary approaches to prevent and treat hypertension: A scientific statement from the American Heart Association. *Hypertension* 2006;47(2):296–308.
18. Scientific Advisory Committee on Nutrition. *SACN Carbohydrates and Health Report*. www.gov.uk, 2015. Accessed: February 4, 2019.
19. Ockene JK, Schneider KL, Lemon SC, et al. Can we improve adherence to preventive therapies for cardiovascular health? *Circulation* 2011;124(11):1276–1282.
20. Stuart-Shor EM, Berra KA, Kamau MW, et al. Behavioral strategies for cardiovascular risk reduction in diverse and underserved racial/ethnic groups. *Circulation* 2012;125(1):171–184.
21. Eilat-Adar S, Sinai T, Yosefy C, et al. Nutritional recommendations for cardiovascular disease prevent. *Nutrients* 2013 Sep;5(9):3646–3683.
22. Perk J, de Backer G, Gohlke H, et al. European guidelines on cardiovascular disease prevention in clinical practice (version 2012). The fifth joint task force of the European Society of Cardiology and other societies on cardiovascular disease prevention in clinical practice (constituted by representatives of nine societies and by invited experts). *Eur. Heart J.* 2012;33:1635–1701.
23. Hooper L, Summerbell CD, Thompson R, et al. Reduced or modified dietary fat for preventing cardiovascular disease. *Cochrane Database Syst. Rev.* 2012;5:CD002137.
24. de Oliveira Otto MC, Mozaffarian D, Kromhout D, et al. Dietary intake of saturated fat by food source and incident cardiovascular disease: The multi-ethnic study of atherosclerosis. *Am. J. Clin. Nutr.* 2012;96(2):397–404. Epub 2012/07/05.
25. Forouhi NG, Koulman A, Sharp SJ, et al. Differences in the prospective association between individual plasma phospholipid saturated fatty acids and incident type 2 diabetes: The EPIC-InterAct case-cohort study. *Lancet Diabetes Endocrinol.* 2014;2(10):810–818. Epub 2014/08/12.
26. Nordmann AJ, Nordmann A, Briel M, et al. Effects of low-carbohydrate vs. low-fat diets on weight loss and cardiovascular risk factors. A meta-analysis of randomized controlled trials. *Arch. Intern. Med.* 2006;166:285–293.
27. Santos FL, Esteves SS, da Costa Pereira A, et al. Systematic review and meta-analysis of clinical trials of the effects of low carbohydrate diets on cardiovascular risk factors. *Obes. Rev.* 2012;13:1048–1066.
28. Shai I, Schwarzfuchs D, Henkin Y, et al. Weight loss with a low-carbohydrate, mediterranean, or low-fat diet. *N. Engl. J. Med.* 2008;359:229–241.
29. Vardavas CI, Linardakis MK, Hatzis CM, et al. Cardiovascular disease risk factors and dietary habits of farmers from Crete 45 years after the first description of the Mediterranean diet. *Eur. J. Cardiovasc. Prev. Rehabil.* 2010;17:440–446.
30. Sofi F, Abbate R, Gensini GF, et al. Accruing evidence about benefits of adherence to the Mediterranean diet on health: An updated systematic review and meta-analysis. *Am. J. Clin. Nutr.* 2010;92:1189–1196.
31. Estruch R, Ros E, Salas-Salvadó J, et al. Primary prevention of cardiovascular disease with a Mediterranean diet. *N. Engl. J. Med.* 2013;368:1279–1290.
32. Sacks FM, Obarzanek E, Windhauser MM, et al. Rationale and design of the Dietary Approaches to Stop Hypertension trial (DASH): A multicenter controlled feeding study of dietary patterns to lower blood pressure. *Ann. Epidemiol.* 1995;5:108–118.
33. Appel LJ, Champagne CM, Harsha DW, et al. Effects of comprehensive lifestyle modification on blood pressure control: Main results of the premier clinical trial. *JAMA* 2003;289:2083–2093.
34. Blumenthal JA, Babyak MA, Hinderliter A, et al. Effects of the DASH diet alone and in combination with exercise and weight loss on blood pressure and cardiovascular biomarkers in men and women with high blood pressure: The ENCORE study. *Arch. Intern. Med.* 2010;170:126–135.
35. Hakala P and Karvetti RL. Weight reduction on lactovegetarian and mixed diets: Changes in weight, nutrient intake, skinfold thicknesses and blood pressure. *Eur. J. Clin. Nutr.* 1989;43:421–430.
36. Barnard ND, Cohen J, Jenkins DJ, et al. A low-fat vegan diet and a conventional diabetes diet in the treatment of type 2 diabetes: A randomized, controlled, 74-wk clinical trial. *Am. J. Clin. Nutr.* 2009;89:1588S–1596S.
37. Burke LE, Styn MA, Steenkiste AR, et al. Randomized clinical trial testing treatment preference and two dietary options in behavioral weight management: Preliminary results of the impact of diet at 6 months: PREFER study. *Obesity (Silver Spring)* 2006;14:2007–2017.
38. Burke LE, Hudson AG, Warziski MT, et al. Effects of a vegetarian diet and treatment preference on biochemical and dietary variables in overweight and obese adults: A randomized clinical trial. *Am. J. Clin. Nutr.* 2007;86:588–596.
39. Key TJ, Fraser GE, Thorogood M, et al. Mortality in vegetarians and non-vegetarians: A collaborative analysis of 8300 deaths among 76,000 men and women in five prospective studies. *Public Health Nutr.* 1998;1:33–41.
40. Willcox DC, Willcox BJ, Todoriki H, et al. The Okinawan diet: Health implications of a low-calorie, nutrient-dense, antioxidant-rich dietary pattern low in glycemic load. *J. Am. Coll. Nutr.* 2009;28(Suppl):500S–516S.
41. Shimazu T, Kuriyama S, Hozawa A, et al. Dietary patterns and cardiovascular disease mortality in Japan: A prospective cohort study. *Int. J. Epidemiol.* 2007;36:600–609.
42. Heidemann C, Schulze MB, Franco OH, et al. Dietary patterns and risk of mortality from cardiovascular disease, cancer, and all causes in a prospective cohort of women. *Circulation* 2008 Jul 15;118(3):230–237.
43. Greger M. Plant-based diets for the prevention and treatment of disabling diseases. *AJLM* 2015;9(5):336–342.
44. Dauchet L, Amouyel P, Hercberg S, et al. Fruit and vegetable consumption and risk of coronary heart disease: A meta-analysis of cohort studies. *J. Nutr.* 2006;136:2588–2593.

45. De Moura FF, Lewis KD, and Falk MC. Applying the FDA definition of whole grains to the evidence for cardiovascular disease health claims. *J. Nutr.* 2009;139:2220S–2226S.
46. Prosky L. When is dietary fiber considered a functional food? *Biofactors* 2000;12:289–297.
47. Slavin JL. Position of the American Dietetic Association: Health implications of dietary fiber. *J. Am. Diet. Assoc.* 2008;108:1716–1731.
48. Brown L, Rosner B, Willett WW, et al. Cholesterol-lowering effects of dietary fiber: A meta-analysis. *Am. J. Clin. Nutr.* 1999;69:30–42.
49. Expert Panel on Detection, Evaluation, and Treatment of High Blood Cholesterol in Adults. Executive summary of the third report of the National Cholesterol Education Program (NCEP) expert panel on detection, evaluation, and treatment of high blood cholesterol in adults (Adult Treatment Panel III). *JAMA* 2001;285:2486–2497.
50. Marlett JA, McBurney MI, Slavin JL, et al. Position of the American Dietetic Association: Health implications of dietary fiber. *J. Am. Diet. Assoc.* 2002;102:993–1000.
51. Food and Drug Administration, HHS. Food labeling: Health claims; soluble fiber from certain foods and risk of coronary heart disease. Interim final rule. *Fed. Regist.* 2008;25:9938–9947.
52. Leaf A, Kang JX, Xiao YF, et al. Clinical prevention of sudden cardiac death by n-3 polyunsaturated fatty acids and mechanism of prevention of arrhythmias by n-3 fish oils. *Circulation* 2003;107:2646–2652.
53. Wang C, Harris WS, Chung M, et al. n-3 Fatty acids from fish or fish-oil supplements, but not α-linolenic acid, benefit cardiovascular disease outcomes in primary- and secondary-prevention studies: A systematic review. *Am. J. Clin. Nutr.* 2006;84:5–17.
54. Brufau G, Boatella J, and Rafecas M. Nuts, source of energy and macronutrients. *Br. J. Nutr.* 2006;96:S24–S28.
55. Sabaté J and Ang Y. Nuts and health outcomes: New epidemiologic evidence. *Am. J. Clin. Nutr.* 2009;89:1643S–1648S.
56. Mente A, de Koning L, Shannon HS, et al. A systematic review of the evidence supporting a causal link between dietary factors and coronary heart disease. *Arch. Intern. Med.* 2009;169:659–669.
57. Micha R, Wallace S, and Mozaffarian D. Red and processed meat consumption and risk of incident coronary heart disease, stroke, and diabetes: A systematic review and meta-analysis. *Circulation* 2010;121:2271–2283.
58. Jakobsen MU, O'eilly EJ, Heitmann BL, et al. Major types of dietary fat and risk of coronary heart disease: A pooled analysis of 11 cohort studies. *Am. J. Clin. Nutr.* 2009;89:1425–1432.
59. Miller ER, Erlinger TP, and Appel LJ. The effects of macronutrients on blood pressure and lipids: An overview of the DASH and OmniHeart trials. *Curr. Atheroscler. Rep.* 2006;8:460–465.
60. Al-Solaiman Y, Jesri A, Mountford WK, et al. DASH lowers blood pressure in obese hypertensives beyond potassium, magnesium and fibre. *J. Hum. Hypertens.* 2009;24:237–246.
61. Sabaté J, Oda K, and Ros E. Nut consumption and blood lipid levels: A pooled analysis of 25 intervention trials. *Arch. Intern. Med.* 2010;170:821–827.
62. Mozaffarian D, Hao T, Rimm EB, et al. Changes in diet and lifestyle and long-term weight gain in women and men. *N. Engl. J. Med.* 2011;364(25):2392–2404.
63. Teff KL, Grudziak J, Townsend RR, et al. Endocrine and metabolic effects of consuming fructose- and glucose-sweetened beverages with meals in obese men and women: Influence of insulin resistance on plasma triglyceride responses. *J. Clin. Endocrinol. Metab.* 2009;94(5):1562–1569. Epub 2009/02/12.
64. Antar MA, Little JA, Lucas C, et al. Interrelationship between the kinds of dietary carbohydrate and fat in hyperlipoproteinemic patients. 3. Synergistic effect of sucrose and animal fat on serum lipids. *Atherosclerosis* 1970;11(2):191–201. Epub 1970/03/01.
65. Sievenpiper JL, Tappy L, and Brouns F. Fructose as a driver of diabetes: An incomplete view of the evidence. *Mayo Clin. Proc.* 2015;90(7):984–988.
66. Kaiser KA, Shikany JM, Keating KD, et al. Will reducing sugar-sweetened beverage consumption reduce obesity? Evidence supporting conjecture is strong, but evidence when testing effect is weak. *Obes. Rev.* 2013;14(8):620–633.
67. Johnson R, Appel L, Brands M, et al. American heart association nutrition committee of the council on nutrition, physical activity, and metabolism and the council on epidemiology and prevention. Dietary sugars intake and cardiovascular health: A scientific statement from the American Heart Association. *Circulation* 2009;120:1011–1020.
68. Rule document issued by the Food and Drug Administration (FDA). *Food Labeling: Revision of the Nutrition and Supplement Facts Labels.* May 27, 2016. Docket ID: FDA-2012-N-1210-0875. Available at: https://www.regulations.gov/document?D=FDA-2012-N-1210-0875
69. Rippe J. Sievenpiper J, Le K-A, et al. What is the appropriate upper limit for sugars consumption? *Nutr. Rev.* 2017;75(1):18–36.
70. US Department of Agriculture, Economic Research Service. *Calories Average Daily per Capita Calories from the US Food Supply, Adjusted for Spoilage and other Waste. Loss-Adjusted Food Availability Documentation.* Available at: http://www.ers.usda.gov/data-products/food-availability-(per-capita)-data-system/loss-adjusted-foodavailability-documentation.aspx. Updated August 24, 2016. Accessed October 5, 2016.
71. Marmoy M and Brunner E. Alcohol and cardiovascular disease: The status of the U-shaped curve. *BMJ* 1991;303:565–568.
72. Ronksley PE, Brien SE, Turner BJ, et al. Association of alcohol consumption with selected cardiovascular disease outcomes: A systematic review and meta-analysis. *BMJ* 2011;342:d671.
73. Mukamal KL, Maclure M, Muller JE, et al. Binge drinking and mortality after acute myocardial infarction. *Circulation* 2005;112:3839–3845.
74. Costanzo S, di Castelnuovo A, Donati MB, et al. Cardiovascular and overall mortality risk in relation to alcohol consumption in patients with cardiovascular disease. *Circulation* 2010;4:1951–1959.
75. Corrao G, Bagnardi V, Zambon A, et al. A meta-analysis of alcohol consumption and the risk of 15 diseases. *Prev. Med.* 2004;38:613–619.
76. Goldberg IJ, Mosca L, Piano MR, et al. AHA Science Advisory: Wine and your heart: A science advisory for healthcare professionals from the Nutrition Committee, Council on Epidemiology and Prevention, and Council on Cardiovascular Nursing of the American Heart Association. *Circulation* 2001;103:472–475.
77. Cornelis MC and El-Sohemy A. Coffee, caffeine, and coronary heart disease. *Curr. Opin. Lipidol.* 2007;18:13–19.
78. De Koning Gans JM, Uiterwaal CS, van der Schouw YT, et al. Tea and coffee consumption and cardiovascular morbidity and mortality. *Arterioscler. Thromb. Vasc. Biol.* 2010;30:1665–1671.
79. Muley A, Muley P, and Shah M. Coffee to reduce risk of type 2 diabetes? A systematic review. *Curr. Diabetes Rev.* 2012;8:162–168.
80. Kuriyama S. The relation between green tea consumption and cardiovascular disease as evidenced by epidemiological studies. *J. Nutr.* 2008;138:1548S–1553S.
81. Wang ZM, Zhou B, Wang YS, et al. Black and green tea consumption and the risk of coronary artery disease: A meta-analysis. *Am. J. Clin. Nutr.* 2011;93:506–515.
82. Deka A and Vita JA. Tea and cardiovascular disease. *Pharmacol. Res.* 2011;64:36–145. doi: 10.1016/j.phrs.2011.02.008
83. Kritchevsky SB and Kritchevsky D. Egg consumption and coronary heart disease: An epidemiologic overview. *J. Am. Coll. Nutr.* 2000;19:549S–555S.
84. Jones PJ. Dietary cholesterol and the risk of cardiovascular disease in patients: A review of the Harvard Egg Study and other data. *Int. J. Clin. Pract. Suppl.* 2009;63:28–36.
85. Ackermann RT, Mulrow CD, Ramirez G, et al. Garlic shows promise for improving some cardiovascular risk factors. *Arch. Intern. Med.* 2001;161:813–824.
86. Ding EL, Hutfless SM, Ding X, et al. Chocolate and prevention of cardiovascular disease: A systematic review. *Nutr. Metab. (Lond.)* 2006;3:3–2.
87. He FJ and MacGregor GA. Effect of modest salt reduction on blood pressure: A meta-analysis of randomized trials: Implications for public health. *J. Hum. Hypertens.* 2002;16:761–770.
88. Taylor RS, Ashton KE, Moxham T, et al. Reduced dietary salt for the prevention of cardiovascular disease. *Cochrane Database Syst. Rev.* 2011;7:CD009217.
89. *IOM Committee Report on Sodium Intake in Populations.* [(Accessed on 25 August 2013)]. Available at: http://www.iom.edu/Reports/2013/Sodium-Intake-in-Populations-Assessment-of-Evidence.aspx. Accessed on 24 April 2017.
90. Mozaffarian D, Fahimi S, Singh GM, et al. Global sodium consumption and death from cardiovascular causes. *N. Engl. J. Med.* 2014;371(7):624–634.
91. O'Donnell M, Mente A, and Yusuf S. Sodium and cardiovascular disease. *N. Engl. J. Med.* 2014;371(22):2137–2138. Epub 2014/11/27.

92. Holick MF. Evidence-based d-bate on health benefits of Vitamin D revisited. *Dermato-Endocrinology* 2012;4:83–90.
93. Bjelakovic G, Nikolova D, Gluud LL, et al. Antioxidant supplements for prevention of mortality in healthy participants and patients with various diseases. *Cochrane Database Syst. Rev.* 2012;3:CD007176.
94. Knoops KT, de Groot LC, Kromhout D, et al. Mediterranean diet, lifestyle factors, and 10-year mortality in elderly European men and women: The HALE project. *JAMA* 2004;292:1433–1439.
95. Appel LJ, Moore TJ, Obarzanek E, et al. A clinical trial of the effects of dietary patterns on blood pressure. DASH collaborative research group. *N. Engl. J. Med.* 1997;336:1117–1124.
96. Appel LJ, Sacks FM, Carey VJ, et al. The effects of protein, monounsaturated fat, and carbohydrate intake on blood pressure and serum lipids: Results of the OmniHeart randomized trial. *JAMA* 2005;294:2455–2464.
97. van Dam RM, Rimm EB, Willett WC, et al. Dietary patterns and risk for type 2 diabetes mellitus in U.S. men. *Ann. Intern. Med.* 2002;136:201–209.
98. Rippe J and Angelopoulos T. *Obesity and Heart Disease*. In Rippe JM and Angelopoulos TA (eds). *Obesity: Prevention and Treatment*. Boca Raton, FL: CRC Press, 2012.
99. Rashid MN, Fuentes F, Touchon RC, et al. Obesity and the risk for cardiovascular disease. *Prev. Cardiol.* 2003;6:42–47.
100. Stone NJ, Robinson JG, Lichtenstein AH, et al. 2013 ACC/AHA guideline on the treatment of blood cholesterol to reduce atherosclerotic cardiovascular risk in adults: A report of the American College of Cardiology/American Heart Association task force on practice guidelines. *Circulation* 2014;129(25 Suppl 2):S1–S45. Epub 2013/11/14.
101. Miller M, Stone NJ, Ballantyne C, et al. Triglycerides and cardiovascular disease a scientific statement from the American Heart Association. *Circulation* 2011;123:2292–2333.
102. Wilson PW and Grundy SM. The metabolic syndrome: A practical guide to origins and treatment: Part II. *Circulation* 2003;108:1537–1540.
103. Howard BV, Ruotolo G, and Robbins DC. Obesity and dyslipidemia. *Endocrinol. Metab. Clin. North Am.* 2003;32:855–867.
104. Chobanian AV, Bakris GL, Black HR, et al. The seventh report of the joint national committee on prevention, detection, evaluation, and treatment of high blood pressure: The JNC 7 Report. *JAMA* 2003;289(19):2560–2572. Epub 2003/05/16.
105. James PA, Oparil S, Carter BL, et al. 2014 evidence-based guideline for the management of high blood pressure in adults: Report from the panel members appointed to the Eighth Joint National Committee (JNC 8). *JAMA* 2014;311(5):507–520. Epub 2013/12/20.
106. Office on Smoking and Health. *The Health Consequences of Smoking: A Report of the Surgeon General*. Atlanta, GA: US Department of Health and Human Services, Centers for Disease Control and Prevention, National Center for Chronic Disease Prevention and Health Promotion, 2004.
107. Jha P, Ramasundarahettige C, Landsman V, et al. 21 st-century hazards of smoking and benefits of cessation in the United States. *N. Engl. J. Med.* 2013;368:341–350.

第 9 章 老年人的最佳营养指导

目录

要点／167

9.1 前言／167

9.2 当前建议／167

9.3 需要关注的营养素／168
9.3.1 维生素 D／169
9.3.2 钙／169
9.3.3 钾／169
9.3.4 膳食纤维／169
9.3.5 钠／170
9.3.6 饱和脂肪／170
9.3.7 添加糖／170

9.4 老年人膳食特殊注意事项／170
9.4.1 器官系统／170
9.4.2 味觉和嗅觉／171
9.4.3 视觉、敏捷性和灵活性／172
9.4.4 社会因素／172

9.5 老年人需要关注的生理变化／173
9.5.1 牙齿和相关感觉障碍／173
9.5.2 心血管疾病／174
9.5.3 骨质疏松症／174
9.5.4 糖耐量异常/2 型糖尿病／174
9.5.5 高血压／174
9.5.6 免疫功能／174
9.5.7 癌症／175

9.6 结论／175

临床应用／175

参考文献／176

要 点

- 饮食质量直接关系到老年人的躯体功能和认知功能。
- 随着年龄的增长,人们对营养素的需求趋于稳定或逐渐增加,但是对能量的需求逐渐下降,因此选择营养密集型食物愈发重要。
- 由于感官知觉变化和慢性疾病发作等因素,需要对老年人的饮食结构给予更多的关注。
- 由于社会环境和生活状况的变化,监测相关人群获取、准备和摄入高质量饮食的能力和意愿变得更加重要。

9.1 前言

2015 年,美国 65 岁以上老年人口约 4 600 万。预计到 2060 年,这一数字将增加 1 倍,上升至 9 800 万左右,约占总人口数的 24%(图 9-1-1)。老年群体的种族和民族构成也变得更加多样化,他们将比前几代人工作更长的时间,接受更高水平的教育。当前趋势表明,老年人群中将有更高比例的个体面临肥胖的挑战。

随着美国人口结构的转变,越来越多的人需要特定的营养指导,来达到和保持最佳的躯体功能和认知功能。有证据表明,在同一群体中,饮食质量[1-4]和体力活动评分[5,6]较高的老年人的存活率最高。

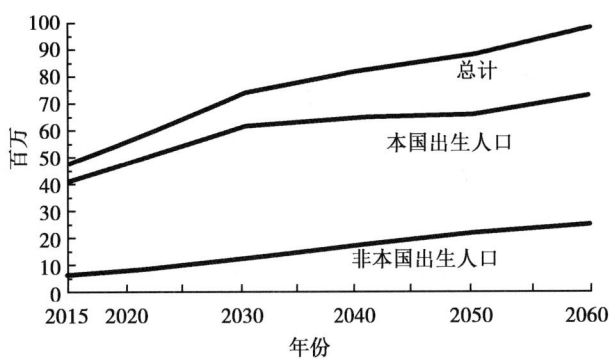

2015—2060年美国65岁及以上居民人口数量的预期增幅
- 总计—105.2%
- 本国出生人口—75.9%
- 非本国出生人口—294.8%

图 9-1-1 美国 65 岁及以上居民预期数量

9.2 当前建议

从 20 世纪 90 年代初开始,医学研究所食品和营养委员会对膳食营养素推荐供给量(recommended dietary allowance,RDA)进行了修订,为 50 岁以上的人群提供了更加精准的膳食建议[7-14]。目前的建议,称为膳食营养素参考摄入量(dietary reference intake,DRI),包含了对 31~50 岁、51~70 岁和 70 岁以上成年人的膳食指导[15]。该建议未对 70 岁及以上的人群进一步细分,可能与老年人群的数据有限有关[15]。

大多数营养素的 DRI,包括维生素 A、维生素 C、维生素 E、维生素 K、维生素 B_1、维生素 B_2、烟酸、叶酸、维生素 B_{12}、泛酸、生物素、胆碱、铬、铜、氟、铁、镁、锰、钼、磷、硒、锌等,在 50 岁以上和 50 岁以下的成年人中没有差异。而老年人群维生素 D、钙和维生素 B_6 这 3 种营养素的推荐摄入量则相对较高。51~70 岁男性和女性维生素 D 的 DRI 为 600IU/d,而在 70 岁以上的男性和女性中则增加到 800IU/d[16]。51~70 岁男性和女性钙的 DRI 分别为 1 000mg/d 和 1 200mg/d，而在 70 岁以上男性和女性中均为 1 200mg/d[16]。51~70 岁男性和女性维生素 B_6 的 DRI 分别为 1.4mg/d 和 1.3mg/d，而在 70 岁以上男性和女性中则分别增加到 1.7mg/d 和 1.5mg/d[9]。最新证据表明，70 岁以上人群的 DRI 可能需要进一步修订[17]。

虽然大多数营养物质的 DRI 不会随年龄的增长而增加（除了维生素 D、钙和维生素 B_6），但个体在年龄增长的过程中，营养素的摄入量越来越难以达到推荐摄入量。一般来说，随着年龄的增长，人们的体力活动水平降低，体脂质量高于肌肉质量，基础代谢率降低，使得人们对总能量的需求减少[18,19]。老年人群必须在降低食物摄入量的前提下，满足与其他年龄段成年人相同或较之更高的营养需求，并与老年人群较低的能量需求相匹配。这可以通过选择营养密集型食物（营养素含量与能量比值高的食物）来实现。下图总结了与老年人饮食调整相关的要点，并提供了具体的指导，称为"老年人 - 我的餐盘"（图 9-2-1）。其与一般人群"我的餐盘"食物指南的区别包括：在各类食物中突出了营养密集型食物；插入了便于老年人使用的食物插图（例如袋装冷冻蔬菜）；将乳制品类别改为蛋白质类别，以提供更多富含蛋白质的食物选择；更加强调食物选择的灵活性；将有规律的体力活动作为图的组成部分；在餐盘的中央增加油和调味料模块，以强调食用健康的油，用调味料（香料和香草）替代食盐的重要性；将刀和叉分别放在盘子的两侧，鼓励人们在吃饭时把注意力集中在享受食物上，而不是集中在手机等设备上[20]。

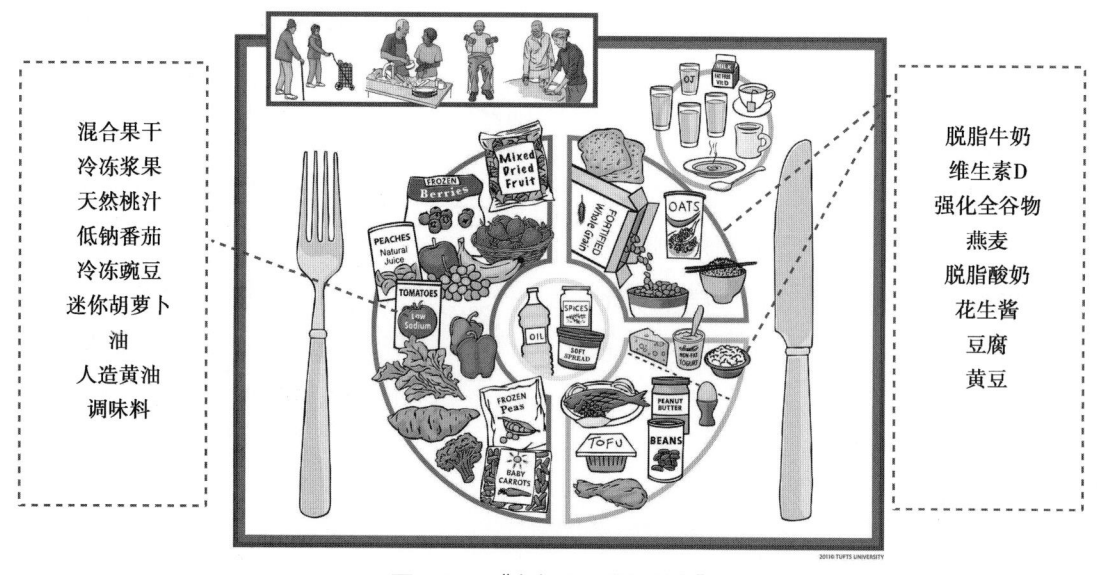

图 9-2-1 "老年人 - 我的餐盘"

9.3 需要关注的营养素

一些营养素的充足性是所有成年人，特别是老年人需要关心的问题。"公共卫生关注的营养素"分为两类，一类因摄入过量而引起关注，另一类因摄入不足而引起关注。2015 年膳食指南咨询委员会用于确定公共卫生关注的营养素的标准是：人群对该营养素的摄入量低于或高于平均需要量或适宜摄入量，并且根据营养状况相关生化指标，存在确凿证据判定该营养素摄入偏低或偏高。目前，公共卫生关注的摄入不足的营养素是维生素 D、钙、钾、膳食纤维和铁(老年人不需要关注);摄入过量的营养素是钠和饱和脂肪。

9.3.1 维生素 D

充足的维生素 D 摄入是老年人需要关注的问题[21]。随着年龄的增长,许多因素可能会对老年人的维生素 D 状况产生负面影响,包括皮肤在阳光下合成维生素 D 的效率降低,老年人倾向减少户外光照时间等[22]。纬度限制或对患皮肤癌风险的担忧等因素可引起阳光暴露减少,降低内源性维生素 D 的合成[23,24]。此外,超重和肥胖人群的循环维生素 D 浓度往往较低,这可能与其在脂肪组织中的存储有关。随着老年人超重和肥胖比例增加[18,25],该因素也可能成为老年人维生素 D 水平下降的原因之一[26]。迄今为止,液态奶仍然是美国人群维生素 D 唯一可靠的食物来源[21]。近期维生素 D 强化条例的修订促进了强化维生素 D、钙的果汁和饮料,以及除液态奶以外的强化维生素 D 的乳制品的供应增加[27,28]。

9.3.2 钙

人体内绝大多数的钙存在于骨骼和牙齿中。细胞外液的钙含量虽少,但对于调节细胞信号传送、血液凝固、肌肉收缩和神经功能至关重要。乳制品是钙最为丰富的天然来源和生物可利用来源。目前市面上的低脂和脱脂乳制品种类繁多。向老年人推荐乳制品时,需要综合考虑两个因素。第一个因素是乳糖不耐受,随着年龄的增长,乳糖不耐受患病率有所增加[29-31]。幸运的是,目前有多种无乳糖和低乳糖的乳制品,以及酶制剂(乳糖酶),可以在食用含乳糖的食物时服用,以减轻乳糖不耐受症状。虽然乳糖不耐受的患病率随年龄增长而增加,但乳糖消化不良者的不耐受症状往往随着年龄的增长而减少,这表明随着年龄的增长,人们在选择高钙乳制品时可能更加灵活[30]。第二个需要考虑的因素是饱和脂肪。乳制品是饱和脂肪的主要来源,而饱和脂肪的摄入会增加患心血管疾病的风险[32,33]。因此,应鼓励老年人多选择低脂乳制品,多使用大豆油、菜籽油等富含不饱和脂肪酸的油类替代膳食中的其他脂质成分。另外,钙的另一个食物来源是强化饮品,如钙强化橙汁和豆奶等。

9.3.3 钾

和钠、氯、钙、镁一样,钾是人体重要的电解质。钾还参与正常心脏功能的维持和骨骼肌、平滑肌的收缩。钾的良好膳食来源包括鱼类和豆类、蔬菜、水果等植物性食品。摄入较多的水果和蔬菜是骨骼、血压、代谢综合征、卒中和心血管疾病等多种临床指标或结局的保护因素[34-43]。

9.3.4 膳食纤维

膳食纤维的主要功能是通便。蔬菜和水果、全谷物和全谷物产品都是膳食纤维的良好来源。因此,应鼓励老年人食用自然状态下的水果和蔬菜,而不是果蔬汁。还应鼓励他们选择全谷物产品,而非食品市场中常见的精制和加工谷物产品。此外,不建议常规服用膳食纤维补充剂,因为过量的膳食纤维会降低钙、铁、锌、铜和镁的生物利用率[44]。

9.3.5 钠

正常情况下,在摄入钾的同时摄入少量的钠有助于维持正常的血压、肌肉和神经功能。而高钠膳食与高血压的发生有关[34]。钠的主要来源是商业加工食品,只有一小部分来自三餐中添加的食盐[39]。目前低钠产品已经大幅增加,应该鼓励所有人,特别是老年人留意并选择这些产品。

9.3.6 饱和脂肪

与不饱和脂肪(包括单不饱和脂肪和多不饱和脂肪)相比,较高的饱和脂肪摄入量与较高的心血管疾病患病风险呈正相关。饱和脂肪的主要来源是动物脂肪和热带植物油。动物脂肪包括肉类和前文所述的乳制品脂肪,热带植物油包括棕榈油、棕榈仁油和椰子油。选择瘦肉,限制进食频率和进食量,有助于最大幅度地降低动物脂肪的摄入量。低脂乳制品则很容易获得,借助营养成分标签就可以判断市售食品中是否含有热带植物油。

9.3.7 添加糖

添加糖的摄入量与肥胖、心脏病和 2 型糖尿病的发生风险呈正相关[39,45]。饮食中约 47% 的添加糖来自含糖饮料,31% 来自零食和甜点,其余的添加糖来自其他含糖量或高或低的食品组合[39]。修订后的营养成分标签中强制要求标注添加糖含量,可方便人们比较不同类别产品中添加糖的含量,进而选择添加糖含量较少的产品。

9.4 老年人膳食特殊注意事项

想要维持老年人最佳营养状况,必须同时考虑到生理因素和心理因素,这对确保老年人获得最佳的健康结局至关重要。

9.4.1 器官系统

随着年龄的增长,机体对营养物质的处理方式会发生变化。这些变化主要归因于器官系统功能的变化,最终可能影响健康结局(表 9-4-1)。有趣的是,极少数由于年龄增长导致的不良营养结局与机体处理营养物质方式的改变无关。这些特例包括维生素 B_{12}、维生素 D 和钙。随着年龄的增长,许多人的胃酸分泌量减少[46],导致维生素 B_{12} 的生物利用率下降。正如前文所述,老年人合成内源性维生素 D 的能力减弱,导致维生素 D 缺乏,从而造成钙缺乏。心脏、血管和肾功能的损伤或下降会给日常生活中的正常需求带来压力。身体成分的改变(肌肉量减少、脂肪量增加)会导致基础代谢率、能量需求和体力活动能力下降[47]。处方和非处方药用量及慢性药物治疗的增加和肝代谢药物能力的下降都可能降低机体对营养物质的利用。因此,医疗保健人员应定期对这些因素进行评估。

表 9-4-1　导致老年人营养状况改变的潜在生物学变化

系统	变化
消化系统	↓胃酸分泌
	↓消化液分泌（胰腺和小肠）
	↓吸收能力（吸收不良）
	↓大肠肌张力（↓肠胃蠕动）
	↑溃疡和痔引起的慢性失血
肝	↓肝胆功能
	↓解毒功能
心脏	↓心排血量
	↓血管的强度和弹性
肾	↓血流量
	↓肾小球滤过率
感觉	↓视觉和听觉的敏锐度
	↓味觉（主要是味蕾对咸味和甜味的敏感性下降）
	↓嗅觉
皮肤	↓合成维生素 D
身体成分	↓肌肉量
	↑脂肪量
	↓机体灵活性
	↓机体敏捷性
免疫系统	↓T 细胞介导的功能
	↑感染性疾病和恶性肿瘤的易感性
药代动力学	↑处方和非处方药的使用
	↑慢性药物治疗
	↓代谢药物的能力
口腔	↓唾液分泌
	↑牙齿脱落造成咬合模式的改变

注：↓.降低；↑.升高。

9.4.2　味觉和嗅觉

对于维持老年人最佳营养状况，保持良好的食欲是非常重要的。值得关注的是味觉和嗅觉会随着年龄的增长而减退，从而导致食欲不振。这种变化主要包括味蕾丧失对咸味和甜味食物敏感性，对酸味和苦味食物敏感性增加[48]。此外，老年人还经常发生嗅觉减退，嗅觉较差的老年人营养素摄入量通常低于嗅觉良好者[49-51]。

9.4.3 视觉、敏捷性和灵活性

视力、敏捷性和灵活性下降会导致食物获取和准备变得困难,从而改变老年人饮食的种类和质量(表9-4-2)。关节炎或力量减弱增加了打开罐口、瓶口或食品包装的难度,导致其无法摄入合适的食物。借助一些有益的工具和技巧有助于保证饮食质量,例如使用符合人体工学设计的厨房辅助设备(例如开罐器和剪刀)、整理厨房(例如将厨房用品陈列整齐,经常使用的物品移动到最容易接近的地方)以及改用半加工食品等。密封袋包装的冷冻蔬菜和水果对于老年人来说是非常不错的选择,可以很方便地从中取出1份或2份,最大限度地减少食材的前期制备工作,不仅可以避免腐败造成的浪费,降低往返市场的频率,还有助于在长期恶劣天气时增加食物选择的多样性。同样地,购买无骨鸡胸肉可以减少制备和烹饪时间,并适用于小份量的制备。老年人可能不会主动使用新形式的普通食品(例如,预先洗过的绿色蔬菜,预先切好的水果和切碎的奶酪等),因此需要进行定期指导。

表9-4-2 可能导致老年人食物摄入量下降的生活因素

因素	变化
口腔	↑黏膜疾病
	↑不合适的假牙
	↓唾液
灵活性	↓体力活动
	↓呼吸能力
	↓肌肉质量(力量、身体失能)
	↑身体原因造成的孤立
感觉	↓敏感性(味觉、嗅觉、视觉)
灵巧性	↑涉及手指和其他手部关节的关节炎
	↑颤抖
	↓手灵活度
能量需求	↓能量需要量
	↓能量摄入量
	↓容积

注:↓.降低;↑.升高。

9.4.4 社会因素

除了与衰老过程相关的躯体功能下降外,老年人的社会环境也发生了变化,这也会影响其营养状况(表9-4-3)。随着年龄的增长,老年人失去和自己一起分享和做饭的配偶或其他家庭成员的情况是很常见的,这可能会导致社会隔离,尤其是在吃饭的时候,老年人准备均衡且多样的饮食的欲望会有所降低。由于精神或经济状况的恶化,老年人经常面临着不得不适应新的生活环境的问题,这可能导致用餐时间、食物制备和食物可及性的显著改变。慢性疾病的发病会进一步限制老年人对食物的选择,该

人群也容易受到一些流行食品或膳食补充剂的诱惑,不仅导致老年人花费大量存款,而且造成个体营养物质的过量摄入,还会干扰处方药的作用和必需营养素的利用。此外,伴随着衰老产生的抑郁,老年人酗酒的风险也在增加,上述因素都可能导致不良的食品消费模式[52]。

表 9-4-3　导致老年人食物摄入量降低的社会心理因素

因素	变化
陪伴	↑失去配偶
	↑社会隔离
	↑失去同伴
	继发于灵活性↓的社会互动↓
精神状态	↑抑郁
	↑精神衰退(痴呆)
	↑酗酒
	↑孤独
	↑慢性疾病
经济	↑固定收入(贫困)
	↓选择和可用性
	↓数量需求
	↓多样性
营养知识	↑对流行食品的敏感性
	↑对营养素补充剂声称的敏感性
住房	↑状态变化(失去家园)
	↓独立性

注:↓.降低;↑.升高。

9.5　老年人需要关注的生理变化

在中老年人群中营养相关的慢性疾病非常普遍,包括心血管疾病、癌症、2 型糖尿病、高血压、骨质疏松症、牙齿和相关感觉障碍和免疫功能下降。为延缓慢性疾病的发作、治疗或适应疾病,要给予老年人营养建议。

9.5.1　牙齿和相关感觉障碍

唾液的分泌量随着年龄的增长而减少。牙齿部分或完全拔除/脱落常引发咬合模式的改变。不合适的假牙使得吃东西变得痛苦和不悦。根管治疗发生率会随着年龄的增长而增加[53,54]。高水平的碳水化合物摄入增加了老年人口腔疾病的发病率[55]。这些因素中的任何一种或多种都会限制老年人饮食的种类和多样性。例如,由于牙齿不佳,咀嚼和吞咽富含膳食纤维的食物可能会变得困难,这就导致老年人转而食用膳食纤维含量低的深加工食品或果汁[56]。在评估老年人的膳食摄入情况时，综合考虑食物的材质和制备方法，并对老年人的牙齿状况进行评估是至关重要的。

9.5.2 心血管疾病

心血管疾病的发病率随着年龄的增长而增加，特别是在女性绝经后[57]。摄入较高的饱和脂肪和较低的多不饱和脂肪会增加心血管疾病的发病率[58-60]。美国心脏协会/美国心脏病学会[33]和《2015—2020年美国居民膳食指南》[39]推荐富含蔬菜、水果、全谷物、豆类、脱脂和低脂乳制品、鱼及瘦肉的膳食模式，未对成年人年龄相关的饮食调整给予特别的建议。对于不同性别和年龄组的成年人关于血脂的建议都是一致的[32]。

9.5.3 骨质疏松症

与年龄相关的骨质疏松症或老年性骨质疏松症（骨质流失）均与衰老密切相关。据估计，全球有2亿女性患有骨质疏松症，包括1/10的60~69岁女性，1/5的70~79岁女性，2/5的80~89岁女性和2/3的90~99岁女性[61]。据估计，男性在50岁以上经历一次骨质疏松性骨折的剩余寿命风险为27%[61]。与年龄相关的骨质流失归因于雌激素分泌减少、胃肠道和肾对钙的吸收减少、体力活动下降、维生素D状况受损以及继发于甲状旁腺功能亢进的骨化三醇生成减少等[61,62]。老年人的钙平衡受到维生素D摄入的有利影响和过量钠、蛋白质、酒精和咖啡因摄入的不利影响[62]。生活在北纬42°以北的绝经后女性补充钙和维生素D可以最大限度地降低骨质流失[63]。由于血清骨钙素、钙二醇和维生素D的水平因光照条件的改变而发生季节性波动，在冬春两季保证维生素D的摄入量对于该人群来说尤为重要。这些数据为老年人群维生素D状况的常规筛查提供了有力支持。

9.5.4 糖耐量异常/2型糖尿病

糖耐量异常和2型糖尿病的发病率随着年龄的增长而增加[64,65]，与老年人晚年的体重增加密切相关。生活方式干预有助于预防或延缓2型糖尿病的发生[64-68]。常见的生活方式干预措施包括日常体力活动、减重和饮食调整，与预防和治疗心血管疾病的方式一致。

9.5.5 高血压

高血压的发病率随着年龄的增长而增加[57]，这与血管系统和肾脏的改变有关，并随体重的增长而加剧。许多临床试验证明了调整饮食对治疗老年人群的高血压具有明显益处。DASH膳食模式富含蔬菜、水果、脱脂和低脂乳制品，可以改善血压，在人群中普遍适用。将这种膳食模式与控制钠摄入相结合，可以进一步降低血压[43]。

9.5.6 免疫功能

免疫反应中最常见的与年龄相关的变化是细胞介导的功能[69,70]。有限的数据表明，补充维生素E

可能有助于降低老年人呼吸道感染的发生率[71]。

9.5.7 癌症

癌症的发病率在不同地域、类型和身体部位中呈现出极大的差异。所有类型癌症的发病率均随着年龄的增长而增加。支持饮食与癌症发病率相关的数据表明,不同饮食模式人群的癌症发病率存在显著差异[72]。一些数据报告了以下食物与不同部位的癌症存在关联:饮酒(喉部)、摄入钙和维生素D(胃、结肠和乳房)、摄入脂肪(乳房、结肠和前列腺)、摄入膳食纤维(乳房)、摄入抗氧化维生素和/或橙色和深绿色蔬菜,包含维生素A、β胡萝卜素、维生素C、维生素E和微量元素等(诸多部位)[72-76]。随机对照试验的结果较为有限[77]。目前,降低癌症风险的一般膳食指南与预防慢性疾病的膳食指南是一致的。

9.6 结论

针对老年人的膳食指南旨在维持最佳的健康状况,防止慢性疾病的发生。在大多数情况下,实际的膳食建议在成年人的整个生命周期中是不变的。证据表明,饮食的营养质量和存活率之间存在直接联系。由于衰老的过程中体力活动减少、代谢率降低、脂肪与肌肉质量比增加,人们对能量的需求逐渐减少,但对营养的需求保持不变,甚至增加。在这种情况下,老年人需要更加注重从各类食物中挑选营养密集型食物。随着年龄的增长,人们需要努力适应生活环境,以保持获取和准备食物的能力,还应定期监测可能影响食物摄入的社会状况变化。饮食和生活方式干预被证明有助于预防心血管疾病、骨质疏松症、糖尿病、高血压、免疫功能下降以及某些类型癌症的发生。尚无数据表明个体因太过衰老而不能通过改善饮食质量而获益。老年人的年龄界值和个体能保持活跃、有生产力、独立时长的期望值正在增加。为改善饮食质量和体力活动水平而付出的努力应跟上年龄增长的趋势。

临床应用

- 专门针对老年人的膳食指南旨在维持最佳的健康状况,防止慢性疾病的发生。
- 饮食质量与晚年的身体状况和认知功能直接相关。应鼓励老年人保持健康的生活方式。
- 随着年龄的增长,人们对营养的需求保持不变或逐渐增加,但是对能量的需求逐渐下降。因此,需要注意保证充足的营养摄入,但也要避免摄入过多的能量。
- 在衰老的过程中,人们的味觉、嗅觉、视觉等感官知觉及灵活性和敏捷性会下降。因此,需要对老年人的饮食行为给予更多的关注。
- 随着年龄的增长,人们应特别注意对生活环境的适应,以保持获取和制备食物的能力。

(Alice H. Lichtenstein, DSc 著 陈伟 译 任晶晶 校)

参考文献

1. de Groot LC, van Staveren WA, Burema J. Survival beyond age 70 in relation to diet. *Nutrition Reviews* 1996;54(7):211–212.
2. Sahyoun NR, Jacques PF, Russell RM. Carotenoids, vitamins C and E, and mortality in an elderly population. *American Journal of Epidemiology* 1996;144(5):501–511.
3. Houston DK, Johnson MA, Daniel TD, Poon LW. Health and dietary characteristics of supplement users in an elderly population. *International Journal for Vitamin and Nutrition Research* 1997;67(3):183–191.
4. Anderson AL, Harris TB, Tylavsky FA, Perry SE, Houston DK, Hue TF, et al. Dietary patterns and survival of older adults. *Journal of the American Dietetic Association* 2010;111(1):84–91.
5. Blain H, Carriere I, Sourial N, Berard C, Favie F, Colvez A, et al. Balance and walking speed predict subsequent 8-year mortality independently of current and intermediate events in well-functioning women aged 75 years and older. *Journal of Nutrition and Health Aging* 2010;14:595–600.
6. Studenski S, Perera S, Patel K, Rosano C, Faulkner K, Inzitari M, et al. Gait speed and survival in older adults. *JAMA* 2010;305(1):50–58.
7. IOM. *How Should the Recommended Dietary Allowances Be Revised?* National Academy of Sciences, Washington, DC, 1994.
8. IOM. *Dietary Reference Intakes: Calcium, Phosphorus, Magnesium, Vitamin D and Fluoride.* National Academy of Sciences, Washington, DC, 1997.
9. IOM. *Dietary Reference Intakes: Thiamin, Riboflavin, Niacin, Vitamin B6, Folate, Vitamin B_{12}, Pantothenic Acid, Biotin and Choline.* National Academy of Sciences, Washington, DC, 1998.
10. IOM. *Dietary Reference Intakes: Vitamin C, Vitamin E, Selenium and Carotenoids.* National Academy of Sciences, Washington, DC, 2000.
11. IOM. *Dietary Reference Intakes: Vitamin A, Vitamin K, Arsenic, Boron, Chromium, Copper, Iodine, Iron, Manganese, Molybdenum, Nickel, Silicon, Vanadium and Zinc.* National Academy of Sciences, Washington, DC, 2001.
12. IOM. *Dietary Supplements: A Framework for Evaluating Safety.* Committee on the Framework for Evaluating the Safety of Dietary Supplements. National Academy of Sciences, Washington, DC, 2004.
13. IOM. *Dietary Reference Intakes: Energy, Carbohydrate, Fiber, Fat, Fatty Acids, Cholesterol, Protein and Amino Acids.* National Academy of Sciences, Washington, DC, 2005.
14. IOM. *Dietary Reference Intakes, Water, Potassium, Sodium, Chloride and Sulfate.* National Academy of Sciences, Washington, DC, 2005.
15. Otten JJ, Hellwig JP, Linda DM, IOM. *Dietary Reference Intakes: The Essential Guide to Nutrient Requirements.* National Academy of Sciences, Washington, DC, 2006.
16. IOM. *Dietary Reference Intakes for Calcium and Vitamin D.* http://www.iomedu/Reports/2010/Dietary-Reference-Intakes-for-Calcium-and-Vitamin-Daspx, 2010.
17. Wolfe RR, Miller SL, Miller KB. Optimal protein intake in the elderly. *Clinical Nutrition* 2008;27(5):675–684.
18. Williamson DF. Descriptive epidemiology of body weight and weight change in U.S. adults. *Annals of Internal Medicine* 1993;119(7 Pt 2):646–649.
19. Bruins MJ, Van Dael P, Eggersdorfer M. The role of nutrients in reducing the risk for noncommunicable diseases during aging. *Nutrients.* 2019 Jan 4;11(1).
20. Lichtenstein AH, Rasmussen H, Yu WW, Epstein SR, Russell RM. Modified MyPyramid for older adults [Erratum appears in *J Nutr.* 2008 Jul;138(7):1400]. *Journal of Nutrition* 2008;138(1):5–11.
21. Moore C, Murphy MM, Keast DR, Holick MF. Vitamin D intake in the United States. *Journal of the American Dietetic Association* 2004;104(6):980–983.
22. MacLaughlin J, Holick MF. Aging decreases the capacity of human skin to produce vitamin D3. *Journal of Clinical Investigation* 1985;76(4):1536–1568.
23. Holick MF. Sunlight and vitamin D for bone health and prevention of autoimmune diseases, cancers, and cardiovascular disease. *American Journal of Clinical Nutrition* 2004;80(6 Suppl):1678S–1688S.
24. Holick MF. Vitamin D deficiency. *New England Journal of Medicine* 2007;357(3):266–281.
25. Jensen GL. Obesity among older persons: Screening for risk of adverse outcomes. *The Journal of Nutrition and Health Aging* 2006;10(6):510–521; discussion 21–22.
26. Wortsman J, Matsuoka LY, Chen TC, Lu Z, Holick MF. Decreased bioavailability of vitamin D in obesity. *American Journal of Clinical Nutrition* 2000;72(3):690–693.
27. FDA. Food additives permitted for direct addition to food for human consumption; vitamin D3 and fruit juices and juice drinks. *Federal Register* 2003;69:9000–9003.
28. FDA. Food additives permitted for direct addition to food for human consumption; vitamin D3 and meal replacement bars, other type bars and soy-protein based meal replacement beverages. *Federal Register* 2005;70:37255–37258.
29. Lovelace HY, Barr SI. Diagnosis, symptoms, and calcium intakes of individuals with self-reported lactose intolerance. *Journal of the American College of Nutrition* 2005;24(1):51–57.
30. Di Stefano M, Veneto G, Malservisi S, Strocchi A, Corazza GR. Lactose malabsorption and intolerance in the elderly. *Scandinavian Journal of Gastroenterology* 2001;36(12):1274–1278.
31. Goulding A, Taylor RW, Keil D, Gold E, Lewis-Barned NJ, Williams SM. Lactose malabsorption and rate of bone loss in older women. *Age & Ageing* 1999;28(2):175–180.
32. Lapointe A, Balk EM, Lichtenstein AH. Gender differences in plasma lipid response to dietary fat. *Nutrition Reviews* 2006;64(5 Pt 1):234–249.
33. Stone NJ, Robinson JG, Lichtenstein AH, Bairey Merz CN, Blum CB, Eckel RH, et al. American College of Cardiology/American Heart Association Task Force on Practice Guidelines. 2013 ACC/AHA Guideline on the Treatment of Blood Cholesterol to Reduce Atherosclerotic Cardiovascular Risk in Adults: A Report of the American College of Cardiology/American Heart Association Task Force on Practice Guidelines. *Journal of the American College of Cardiology.* 2014;63(25 Pt B):2889–2934.
34. Sacks FM, Svetkey LP, Vollmer WM, Appel LJ, Bray GA, Harsha D, et al. Effects on blood pressure of reduced dietary sodium and the Dietary Approaches to Stop Hypertension (DASH) diet. DASH-Sodium Collaborative Research Group. *New England Journal of Medicine* 2001;344(1):3–10.
35. Panagiotakos DB, Pitsavos C, Skoumas Y, Stefanadis C. The association between food patterns and the metabolic syndrome using principal components analysis: The ATTICA study. *Journal of the American Dietetic Association* 2007;107(6):979–987.
36. Perez-Cornago A, Travis RC, Appleby PN, Tsilidis KK, Tjønneland A, Olsen A, et al. Fruit and vegetable intake and prostate cancer risk in the European Prospective Investigation into Cancer and Nutrition (EPIC). *International Journal of Cancer* 2017;141(2):287–297.
37. Takachi R, Inoue M, Sugawara Y, Tsuji I, Tsugane S, Ito H, et al. Research Group for the Development and evaluation of cancer prevention strategies in Japan. Fruit and vegetable intake and the risk of overall cancer in Japanese: A pooled analysis of population-based cohort studies. *Journal of Epidemiology.* 2017;27(4):152–162.
38. Erkkila AT, Booth SL, Hu FB, Jacques PF, Lichtenstein AH. Phylloquinone intake and risk of cardiovascular diseases in men. *Nutrition Metabolism & Cardiovascular Diseases* 2007;17(1):58–62.
39. *Dietary Guidelines for Americans.* http://www.cnpp.usda.gov/DGAs2010-DGACReport.htm, 2010.
40. Steffen LM, Folsom AR, Cushman M, Jacobs DR, Jr., Rosamond WD. Greater fish, fruit, and vegetable intakes are related to lower incidence of venous thromboembolism: The longitudinal investigation of thromboembolism etiology. *Circulation* 2007;115(2):188–195.
41. Scarborough P, Rayner M, van Dis I, Norum K. Meta-analysis of effect of saturated fat intake on cardiovascular disease: Over adjustment obscures true associations. *American Journal of Clinical Nutrition* 2010;92(2):458–459; author reply 9.
42. Pearson-Stuttard J, Bandosz P, Rehm

CD, Penalvo J, Whitsel L, Gaziano T, et al. Reducing US cardiovascular disease burden and disparities through national and targeted dietary policies: A modelling study. *PLOS Medicine* 2017;14(6):e1002311.
43. Stefler D, Pikhart H, Kubinova R, Pajak A, Stepaniak U, Malyutina S, et al. Fruit and vegetable consumption and mortality in Eastern Europe: Longitudinal results from the Health, Alcohol and Psychosocial Factors in Eastern Europe study. *European Journal of Preventive Cardiology* 2016;23(5):493–501.
44. Sandler R, Jorddan M, Shelton B. Demographic and dietary determinations of constipation in the US population. *American Journal of Public Health* 1990;80:185–189.
45. Malik VS, Pan A, Willett WC, Hu FB. Sugar-sweetened beverages and weight gain in children and adults: A systematic review and meta-analysis. *The American Journal of Clinical Nutrition* 2013;98(4):1084–1102.
46. Byrd D and Russell RM. Malabsorption in an elderly patient. *Gastroenterologist* 1993;1(4):287–290.
47. Hoffman N. Diet in the elderly. Needs and risks. *The Medical Clinics of North America* 1993;77(4):745–756.
48. Lipson LG, Bray GA. *Nutritional Aspects of Aging*, Vol. I, ed. L. H. Chen. CRC Press Inc., Boca Raton, FL, 1986.
49. Griep MI, Collys K, Mets TF, Slop D, Laska M, Massart DL. Sensory detection of food odour in relation to dental status, gender and age. *Gerodontology* 1996;13(1):56–62.
50. Griep MI, Verleye G, Franck AH, Collys K, Mets TF, Massart DL. Variation in nutrient intake with dental status, age and odour perception. *European Journal of Clinical Nutrition* 1996;50(12):816–825.
51. Griep MI, Mets TF, Collys K, Ponjaert-Kristoffersen I, Massart DL. Risk of malnutrition in retirement homes elderly persons measured by the "mini-nutritional assessment". *Journal of Gerontology A: Biological Sciences and Medical Sciences* 2000;55(2):M57–M63.
52. James WP, Nelson M, Ralph A, Leather S. Socioeconomic determinants of health. The contribution of nutrition to inequalities in health. *British Medical Journal* 1997;314(7093):1545–1549.
53. Papas AS, Joshi A, Giunta JL, Palmer CA. Relationships among education, dentate status, and diet in adults. *Special Care in Dentistry* 1998;18(1):26–32.
54. Papas AS, Palmer CA, Rounds MC, Russell RM. The effects of denture status on nutrition. *Special Care in Dentistry* 1998;18(1):17–25.
55. Papas AS, Joshi A, Palmer CA, Giunta JL, Dwyer JT. Relationship of diet to root caries. *American Journal of Clinical Nutrition* 1995;61(2):423S–429S.
56. NIDDK. NIH Publication No. 07-2754. *National Digestive Diseases Information Clearinghouse.* http://digestive.niddk.nih.gov/ddiseases/pubs/constipation/2007, July 2007.
57. AHA Centers for Health Metrics and Evaluation. *Heart Disease and Stroke Statistics 2018.* https://healthmetrics.heart.org/at-a-glance-heart-disease-and-stroke-statistics-2018/
58. Jakobsen MU, O'Reilly EJ, Heitmann BL, Pereira MA, Balter K, Fraser GE, et al. Major types of dietary fat and risk of coronary heart disease: A pooled analysis of 11 cohort studies. *American Journal of Clinical Nutrition* 2009;89(5):1425–1432.
59. Zong G, Li Y, Wanders AJ, Alssema M, Zock PL, Willett WC, et al. Intake of individual saturated fatty acids and risk of coronary heart disease in US men and women: Two prospective longitudinal cohort studies. *BMJ*. 2016;355:i5796.
60. Mozaffarian D1, Micha R, Wallace S. Effects on coronary heart disease of increasing polyunsaturated fat in place of saturated fat: A systematic review and meta-analysis of randomized controlled trials. *PLOS Medicine* 2010;7(3):e1000252.
61. https://www.iofbonehealth.org/facts-statistics
62. Wirth K, Klenk J, Brefka S, Dallmeier D, Faehling K, Roqué I, et al. Biomarkers associated with sedentary behaviour in older adults: A systematic review. *Ageing Research Reviews* 2017 May;35:87–111.
63. Chung M, Balk E, Bendel M, Ip S, Lee J, Lichtenstein AH, et al. The relationships of vitamin D and calcium intakes to nutrient status indicators and health outcomes. Evidence Report AHRQ Publication, Agency for Healthcare Research and Quality, Rockville, MD, 2009. *Evidence Report/Technology Assessment* 2009;(183):1–420.
64. Ford ES, Ajani UA, Croft JB, Critchley JA, Labarthe DR, Kottke TE, et al. Explaining the decrease in U.S. deaths from coronary disease, 1980–2000. *New England Journal of Medicine* 2007;356(23):2388–2398.
65. Ford ES, Li C, Zhao G, Pearson WS, Mokdad AH. Prevalence of the metabolic syndrome among U.S. adolescents using the definition from the International Diabetes Federation. *Diabetes Care* 2008;31(3):587–589.
66. Tuomilehto J, Lindstrom J, Eriksson JG, Valle TT, Hamalainen H, Ilanne-Parikka P, et al. Prevention of type 2 diabetes mellitus by changes in lifestyle among subjects with impaired glucose tolerance. *New England Journal of Medicine* 2001;344(18):1343–1350.
67. Knowler WC, Barrett-Connor E, Fowler SE, Hamman RF, Lachin JM, Walker EA, et al. Reduction in the incidence of type 2 diabetes with lifestyle intervention or metformin. *New England Journal of Medicine* 2002;346(6):393–403.
68. Sakane N, Sato J, Tsushita K, Tsujii S, Kotani K, Tsuzaki K, et al. Prevention of type 2 diabetes in a primary healthcare setting: Three-year results of lifestyle intervention in Japanese subjects with impaired glucose tolerance. *BMC Public Health* 2011;11:40–49.
69. Meydani SN, Wu D. Nutrition and age-associated inflammation: Implications for disease prevention. *Journal of Parenteral and Enteral Nutrition* 2008;32(6):626–629.
70. Meydani SN, Wu D. Age-associated inflammatory changes: Role of nutritional intervention. *Nutrition Reviews* 2007;65(12 Pt 2):S213–S216.
71. Meydani SN, Leka LS, Fine BC, Dallal GE, Keusch GT, Singh MF, et al. Vitamin E and respiratory tract infections in elderly nursing home residents: A randomized controlled trial. *JAMA* 2004;292(7):828–836.
72. Schwedhelm C, Boeing H, Hoffmann G, Aleksandrova K, Schwingshackl L. Effect of diet on mortality and cancer recurrence among cancer survivors: A systematic review and meta-analysis of cohort studies. *Nutrition Reviews.* 2016;74(12):737–748.
73. Johnson K, Kligman EW. Preventive nutrition: Disease-specific dietary interventions for older adults. *Geriatrics* 1992;47(11):39–40.
74. Turner ND, Lloyd SK. Association between red meat consumption and colon cancer: A systematic review of experimental results. *Experimental Biology and Medicine* (Maywood) 2017;242(8):813–839.
75. Aune D, Keum N, Giovannucci E, Fadnes LT, Boffetta P, Greenwood DC, et al. Nut consumption and risk of cardiovascular disease, total cancer, all-cause and cause-specific mortality: A systematic review and dose-response meta-analysis of prospective studies. *BMC Medicine* 2016;14(1):207.
76. Jevtic M, Velicki R, Popovic M, Cemerlic-Adjic N, Babovic SS, Velicki L. Dietary influence on breast cancer. *Journal of Balkon Union of Oncology* 2010;15(3):455–461.
77. Kushi LH, Byers T, Doyle C, Bandera EV, McCullough M, Gansler T, et al. American Cancer Society guidelines on nutrition and physical activity for cancer prevention: Reducing the risk of cancer with healthy food choices and physical activity. *CA: A Cancer Journal for Clinicians* 2006;56(5):254–281.

第 10 章 | 健康生活方式对水平衡和水需求量的影响

目录

要点／179

10.1 前言／179

10.2 水平衡／180

10.3 出汗、水平衡和水循环／181

10.4 水合状态及表现／182

10.5 体力活动中的水合作用
（主观用力等级，能量平衡）／183

10.6 饮水策略的意义／184

10.7 水合作用——健康生活的一部分／185

10.8 结论／186

临床应用／187

参考文献／187

本章以《生活方式医学中的营养》(纽约 Humana 出版社)中类似的一章《积极生活方式对水平衡的影响》为基础编写,该书也由医学博士 James M. Rippe 于 2016 年编写。

要 点

- 水对生命至关重要,人体含水量通常受到严格调节,并且每天保持相对稳定。
- 影响全身含水量的主要因素是体重和体脂(瘦组织含水量高于脂肪组织)。
- 大量缺水会导致机体功能丧失,如果过度缺水,可能会致命。
- 水分流失会随环境温度和湿度升高以及体力活动增加而增加。
- 饮食多样化通常有助于保证每天的总水分摄入量。

10.1 前言

所有动物生命的决定性特征之一就是能够调节机体含水量和组织渗透压,使其稳定在一个相对狭窄的范围内。含水量与渗透压的小幅度变化是正常的,但大的变化则会影响生存。这种紧密的调节还必须在持续而又多变的机体水分和盐分流失的情况下实现。人类在没有食物的情况下可以存活数周,但缺水哪怕几天通常都足以致命,生存时间很大程度上取决于水分流失的速度。水约占人体重量的 50%~70%,是人体中含量最高的成分(除了非常肥胖的人群)。平均体重 70kg 的男性约含 40~42L 的水,由于女性的体脂含量普遍较高,她们的身体含水量通常比相同体重的男性低。超过 10% 以上的变化(无论增加还是减少)都会带来许多风险,但机体调控和行为机制通常会在远未到此临界点时就进行调节。机体大约 2/3 的水分位于细胞内,其余 1/3 位于细胞外(图 10-1-1)。水合正常是指在适宜温度下,人体水分维持在正常水平的 0.2% 以内浮动,在高温或运动时维持在 0.5% 以内[1]。超过此界值时,机体处于脱水或超水合状态,这两种情况如果足够严重,可能损害各种生理功能,极端情况下甚至可能致死。

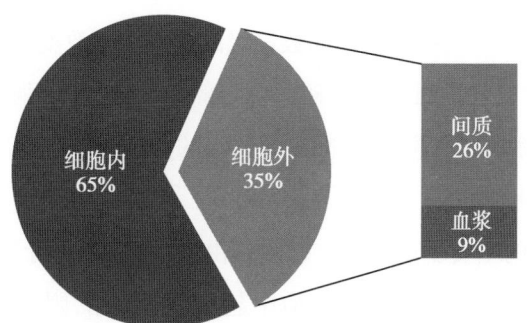

图 10-1-1 人体水分的大致分布

体力活动会给水和盐的稳态带来一些挑战,包括水和盐损失的增加。随着活动水平、环境温度和环境湿度的增加,这些影响会被放大。剧烈运动,即使持续时间很短,尚未引起大量的汗液流失,也会因为活跃肌肉内的渗透压发生巨大变化,导致体内水的重分布。无论是娱乐还是职业目的,那些进行体力活动的人都应该意识到自己的身体需要水和盐,而不应该忽视这些生理信号。

10.2 水平衡

水分的摄入量与水分的丢失量相同时,处于水分平衡状态,但水分的摄入是间歇性的,而水分的流失是连续的,因此水平衡在一天中是波动的。在 24h 内,通常不需要刻意关注摄入量就能保持水分平衡。水的摄入途径包括以可饮入形式摄入的液体、食物中的水分以及氧化代谢产生的少量水分(表 10-2-1)。对于在适宜温度下久坐不动的人,每天的水循环量通常约为 2~3L,主要是通过尿液流失,还有一些通过呼吸、皮肤、汗液和粪便流失。在高温下运动的人,可能 1h 内就丢失这么多,因为在这种情况下,机体会通过诱导出汗限制体核温度上升。

表 10-2-1 对生活在温带气候、久坐的普通男性通过不同途径摄入和丢失水分的估计

水分产生 / 摄入	水分排出
代谢(400ml)	尿(1 400ml)
饮水(1 500ml)	呼吸(320ml)
食物摄入(1 000ml)	经皮肤丢失(530ml)
	经汗液排出(650ml)
	经粪便排出(100ml)
总计(2 900ml)	总计(3 000ml)

资料来源:数据整理自多个资源,同一个体不同时间以及不同个体之间差异很大。

尿的产生受许多激素的调节,以应对血管内容量和渗透压的变化:这些激素包括精氨酸血管升压素(arginine-vasopressin,AVP)、醛固酮和心房利尿钠肽(atrial natriuretic peptide,ANP)。血浆渗透压增加和血容量减少会引起神经垂体分泌 AVP,使肾集合小管重吸收水增加,从而产生少量浓缩的尿液。当血浆渗透压升高 1mOsm/kg 时,血浆 AVP 浓度升高 0.41pmol/L[2];当血浆渗透压升高 3mOsm/kg 时,尿渗透压升高 250mOsm/kg[3]。要产生相同数量级的尿渗透压改变需要血容量改变 7%~10%,因此血浆渗透压是 AVP 释放的主要决定因素[2]。肾素-血管紧张素-醛固酮系统在血容量下降时被激活,醛固酮作用于肾集合小管,增加钠的重吸收,进而导致水的重吸收,从而产生少量的浓缩尿。血压升高时右心房分泌 AVP,导致尿量增加。

口渴和习惯是液体摄入的主要驱动因素。口渴是由生理、心理和行为因素之间复杂的相互作用引起的[4]。血浆渗透压和血容量的变化在口渴反应中起着重要作用,因此,调节水分丢失的因素也与水的摄入有关。动物模型表明,血管紧张素Ⅱ、缓激肽和 5-羟色胺等物质也可能与口渴反应有关。遗传因素也可以解释口渴反应的某些个体差异,但是这种情况尚不明确[5,6]。一般来说,口渴不是一个好的反映水分短期内变化的指标,因为据观察,在一段时间的水分限制后,无限制地饮水往往不能完全恢复水分损失[7],而在这种情况下快速饮水却似乎能减轻口渴的感觉[8]。

欧洲食品安全局(European Food Safety Authority,EFSA)报道,普通成年女性每天总饮水量(即食

物和液体)2.0L 是足够的,成年男性为 2.5L[9]。美国医学研究所(Institute of Medicine)报告的总摄入需求量与此不同,成年女性为 2.7L,男性为 3.7L。这些机构报告的摄入量是健康成年人的平均(或中位)摄入量,因此被归类为适宜摄入量(adequate intake),而不是推荐摄入量(recommended intake)[10]。观察发现健康成年人的饮水量差异很大。体力活动较多的人会因出汗而流失更多的水分,炎热的环境中会加剧这种情况,达到充足摄入量并不能保证其水分摄入量足够。然而,习惯性的液体摄入和个人的口渴反应引起的水分摄入很可能可以使一天的水摄入量与水分丢失一致。

10.3 出汗、水平衡和水循环

静止时的代谢产热约为 60W,但代谢需求以线性方式增加,在较高强度运动(如马拉松)时可达到 1kW。这些新陈代谢的热量必须被散出,以避免体核温度的大幅上升,这主要通过增加出汗率实现。

有许多已发表的关于体力活动个体的水合状态、出汗率和液体摄入量的报道,这些研究大多集中于在不同环境条件下进行训练和/或比赛的优秀运动员。Maughan 等[11]对精英足球运动员在温暖环境下的一次训练进行研究,观察到锻炼前尿渗透压中位数为 666mOsm/kg(范围:103~1 254mOsm/kg)。在 90min 的训练中,中位液体摄入量为 971ml(范围:265~1 661ml),体重损失百分比为 1.4%(范围:0.5%~2.6%)。一项在寒冷环境中进行的类似研究中,Maughan 等[12]观察到运动前尿渗透压为 872mOsm/kg(范围:481~1 228mOsm/kg),液体摄入量为 420ml(范围:44~950ml),体重损失百分比为 1.6%(范围:0.9%~2.5%)。在竞技性足球比赛[13]和竞技性手球锦标赛[14]中也观察到类似的结果。这些研究表明,有些人可能在开始运动前处于缺水状态,运动时的出汗率和液体摄入有较大的个体差异,一些人在进行相对较短但是剧烈的体力活动时会发生明显脱水。有些人饮水量多于出汗量,他们通常是在缺水状态下开始锻炼的。

汗液由水、矿物质和有机成分组成。因此,当运动中出汗率增加时,丢失的不仅是水。通过汗液丢失的主要电解质是钠和氯化物,其浓度约为 15~80mmol/L。汗液的组成在个体间存在很大的差异,导致个体间电解质丢失的差异很大[11,12],加上出汗量的巨大差异,意味着没有一种单一的补水策略适合所有体力活动的人,补水建议应该针对个人量身定制。

对于在适宜温度下久坐不动的人来说,身体的水循环量,或在一段时间内失去水分的补充量,约为每天身体总水分的 5%~10%,但如果在炎热的环境下长时间运动,则可增加到 20%~40%。15 岁以下儿童的水循环量高于成人,经常运动的人高于同龄久坐的人[15]。Leiper 等[16]报道,在寒冷环境中,一组经常骑自行车的人的平均水循环量[47ml/(kg·d)]高于同龄久坐对照组[36ml/(kg·d)],其差异主要是基于非肾水分损失。对业余跑步者进行类似的测量显示[15],水的循环量(4 673ml/d)高于久坐的年龄匹配的对照组(3 256ml/d),但这个差异是由于肾丢失,这表明自主摄入量的增加超过了出汗所需的量。

10.4 水合状态及表现

机体水分含量的微小变化全天都在发生,对生理功能影响不大,但大的改变则有明显影响。尽管这一领域的研究非常多,但是关于体内水分减少到什么程度会影响生理功能,目前还没有定论。这可能是由于实验设计中的方法学相关的各种因素以及个体间变异性,例如限制运动能力的因素也不同。

案例研究表明,长时间体力活动而不摄入液体,特别是但不仅限于炎热的环境下,可导致生理功能受损、高钠血症和虚脱[18]。其他案例研究表明,运动过程中过度摄入液体也会引起可能致命的生理功能受损和低钠血症[19]。脱水达到某种程度,就会出现明显的表现,但这取决于运动模式、环境条件和个体的易感性。

Cheuvront 和 Kenefick[20]最近的一项综述得出结论,该领域的大多数研究表明,体质量减少 2%或更多可能会降低耐力运动能力,尤其是在炎热环境中进行锻炼时。这与 2007 年美国运动医学学会发表的《运动和液体替代》的立场一致[21]。

脱水对运动能力的影响和许多生理和心理机制有关。Gonzalez-Alonso 等[22]报道,当脱水的运动员在高温环境下进行运动时,每搏输出量减少,心率增加。除了对每搏输出量和心率的影响,Gonzalez-Alonso 等[23]还报道了在脱水状态下运动时皮肤血流量减少,导致散热减少,体核温度升高。在给定的运动强度下,与脱水状态相比,在正常水合状态下运动时,个体的运动强度感知会增加[24-26],这可能是身体水分减少对运动能力产生负面影响的另一种机制。有趣的是,Fleming 和 James[27]证明了在脱水状态下锻炼的习惯可以降低体内水分减少对耐力运动能力的不利影响。这种效应不是由心血管功能的改变所介导的,而是由习惯化降低运动强度感知所介导的。

有研究表明,机体水分减少 3%~4%才会对肌肉功能产生不利影响[28]。最近一项对 28 项已发表研究的荟萃分析得出结论[29],水分不足可显著降低非体重依赖的肌肉活动表现(译者注:体重依赖的肌肉活动可以理解为在做垂直向上跳这种体重对跳起的高度影响比较大的运动的表现;非体重依赖的肌肉活动就是平时的有氧运动,这些运动的表现跟体重的关系不大。)。引起体内水分减少的原因是一个重要的考虑因素,特别是被动方式引起的脱水对肌肉性能的影响小于主动脱水。该荟萃分析还得出结论,受体重影响的活动的肌肉表现可以通过减少 3%或更多的体水分来改善。

已有研究证明相对轻微的脱水对认知有负面影响。Ganio 等人[30]观察到,与正常水合状态相比,占体重约 1.5%的轻度脱水会导致认知如视觉警惕性和视觉工作记忆减退。Lindseth 等人[31]报道,与摄入足够水分的飞行员相比,因摄入水分少而脱水的飞行员模拟飞行能力和空间认知测试成绩下降。Watson 等人[32]通过一段时间的液体限制诱导受试者脱水,使其体重下降 1.1%。在一项 2h 的模拟驾驶任务中,当受试者处于脱水状态时,记录的其轻微驾驶失误要比其采用当前的饮水指南后执行任务时失误更多。这些研究表明,即使是轻微的脱水也会对认知产生负面影响。

10.5 体力活动中的水合作用(主观用力等级,能量平衡)

众所周知,体力活动可以带来许多健康益处,心肺功能是许多疾病状态的独立危险因素。因此,医师经常要求进行体力活动以增进健康。虽然单独的体力活动似乎不足以使体重减轻很多,但它确实对身体成分有积极的影响,将体力活动纳入减肥策略(包括能量限制)可能会达到最好的减重效果[33]。此外,如果在最初的减肥策略中就加入体力活动,经过一段时间后,体重反弹的程度可能会较低[34]。然而,运动项目的依从性普遍较低[35]。在体力活动中,个体的主观用力等级(rating of perceived exertion,RPE)是自我选择运动强度的关键调节因素,并且可能是其继续或终止运动的决定因素。因此,应该关注在运动期间改变个人RPE的因素,有助于确保遵守运动策略以促进健康。

个体在运动中的主观用力等级是一个复杂的现象,涉及许多生理、心理和社会因素[36],通常使用Borg量表来评估。简单地说,运动过程中主观用力等级包括生理介质因素,如通气、能量底物的可及性、可激活神经运动信号的皮肤温度。这是由感觉皮质处理的,并结合心理因素(如动机、情绪状态和经验)、劳累症状(如呼吸沉重和出汗率),对于精英运动员来说,还需考虑运动能力。这样就会产生一种感知觉反应,从而影响人们的主观用力等级[37]。RPE最强的生理介质因素是呼吸频率、肌肉和关节的劳损感、对体温和肢体运动速度的感知。心率、血乳酸浓度和摄氧量的变化与RPE的变化无关[37]。考虑到体核温度、出汗率、皮肤温度和水合状态之间的密切关系,人们想知道水合状态是否会影响运动中的主观用力等级,就不足为奇了。

方法学上很重要的一点是,很少有试验研究脱水对运动期间RPE的影响。而在研究脱水对其他生理功能指标的影响时,RPE是作为次要结局的。方法学上需要考虑的另一个更为重要的问题是,受试者是从脱水状态开始运动还是在运动过程中出现的脱水。

Cheuvfront等人[38]的研究中,通过3h的热暴露导致身体脱水,使体重减轻3%,之后进行30min 50%最大摄氧量的运动试验和30分钟的性能计时赛。脱水和正常水合状态的人之间没有观察到RPE的差异。同样,Kenefick等人[39]令参与者在炎热的条件下进行75min的运动,将体内水分减少了1.7~1.8L,之后经过75min的耐高温测试(包括跑步),在这个耐热测试中,参与者在正常水合和脱水时的RPE几乎没有差别。另一项研究,Riebe等人[40]通过高温运动诱导机体脱水4%,之后选择补充水分或者不摄入液体。在随后的运动测试中,与正常状态相比,脱水状态下的RPE明显更高。Fleming和James等人[27]和Gonzalez-Alonso等人[41]也有类似的发现,与正常情况相比,先前脱水者RPE增加。总而言之,在脱水状态下开始运动可能会导致RPE小幅增加,但意义重大。

Watson等人[42]报道,当受试者在高温条件下进行间歇运动试验,在55%最大摄氧量下不摄入液体时,与摄入等量的出汗损失水量(即允许发生脱水)的受试者相比,RPE显著增加。同样,Baker等人[26]观察到,与允许补充液体相比,在没有补液的情况下用跑步机运动3h会导致RPE增加。Ishijima等[43]报道,在不摄入液体的情况下,以55%最大摄氧量骑行90min比摄入液体时的RPE更大。这些观察结果表明,超过30min的运动导致的脱水也可能导致RPE小幅度但有意义的增加。

脱水对 RPE 的影响可能包括生理和心理方面。如前所述,脱水会导致每搏输出量减少、心率增加[22]和皮肤血流量减少[23]。脱水可能引起血脑屏障通透性改变[42]和脑灌注减少[44],从而直接影响中枢神经系统。脱水还会导致口干、口渴和头痛,这些最终会影响情绪状态和心理因素,从而改变人们对运动强度的主观感受。

大量证据表明,在脱水状态下开始运动或在运动过程中出现脱水会增加人们的主观用力等级。脱水对 RPE 的影响对职业运动员和为患者健康开具的运动处方来说都是非常重要的考虑因素。因此,在这些情况下,应向个人提供指导,以确保他们在开始训练或锻炼之前补充足够的水分,以尽量减少脱水对 RPE 的影响。

10.6 饮水策略的意义

在运动期间能够优化运动表现的策略受到了越来越多的关注。如前所述,人体水分小幅快速地减少(这种减少是通过体重变化来评估的)不太可能对运动表现有不利影响,此时无需采取饮水策略来恢复运动中流失的所有水分。同样,因为运动过程中出现的汗液流失差异很大,所以不宜向所有体力活动者提供统一的普适性建议。

近年来,已经提出了两种主要的饮水策略。第一种策略涉及评估训练期间水分和电解质的损失,以此应对不同的环境条件,并根据这些观察结果制定补水方案,以避免个人体内水分的减少而对运动产生负面影响[21]。第二种策略就是在运动中,个人仅在感到口渴时饮水[45]或者随意饮水。因口渴而饮水只依赖于口渴的反应,而随意饮水除了口渴之外还涉及其他外部暗示。这两个术语是可互换的,并且它们导致的水摄入量大致相同。在环境温度为 36℃时,训练有素的自行车骑手们完成了一次 164km 的骑行,Armstrong 等[46]通过骑手们将"饮水止渴"策略与"随意饮水"策略进行了比较。尽管体重损失百分比和液体摄入百分比相同,但作者得出结论,"随意饮水"策略可能更易于实施。

显然,单一的补水策略并非适用于所有人,必须考虑许多混杂因素。这些因素包括个人的活动前的水合状态、水分丢失程度、个人对口味的偏好和对饮品的熟悉程度、环境温度以及饮品的温度和成分。还有一个考虑因素是运动过程中液体摄入导致的胃肠道紊乱可能存在个体差异。相对高强度的运动($>70\% \text{ VO}_{2\text{max}}$)会降低液体从胃排空的速度[47],摄入碳水化合物浓度相对较高的溶液也会如此[48]。因此,运动期间摄入大量水和/或含碳水化合物的溶液可能会导致某些人胃部不适。尽管有证据表明可以训练胃肠道系统以吸收这些液体[49],但规划运动期间的补水策略时,考虑这一点仍然非常重要。

运动后脱水是常见的现象,因此关于运动后补水的研究很多。如果一天中的一次锻炼结束,则无需采取激进的补水策略,因为控制液体摄入的正常调节过程将确保水分在 24h 内恢复平衡。如果要在同一天进行第二次锻炼,则可能需要运用运动后补水策略,以确保不会在脱水时开始锻炼。要考虑的最重要因素是消耗的液体量。Shirreffs 等[50]观察到,要解决强制性尿液流失带来的缺水问题,补充的水体积要大于运动时流失的体积。这通常被转换为运动期间每流失 1.0 升水分需要补充 1.5 升水分。

摄入液体的速率可能也是一个重要的考虑因素,在维持液体平衡方面,恢复阶段较高的液体摄入速率的效果不如相同体积的较低摄入速率[51]。溶液的组成很可能会改变该溶液在恢复期内维持液体平衡的有效性。补液溶液的最重要成分是钠离子浓度,因为这是细胞外液中最丰富的离子,对血浆渗透压具有重大影响。向补液溶液中添加钠可提高其在恢复期间维持体液平衡的有效性[52]。向溶液中添加碳水化合物和蛋白质也可能是有益的,因为添加这些营养素会减少胃排空水分的速率和总体吸水率,以确保因血浆体积改变而导致的水分损失达到最小[53,54]。另外要考虑的是是否将食物与溶液一起摄入。单独摄入时,水不被认为是适宜的补液溶液,因为它会被迅速吸收到血液中,并导致血浆体积相对大量的减少和利尿[55],但是当与含足够电解质的食物一起摄入时,水可能是合适的补液溶液[56]。

10.7　水合作用——健康生活的一部分

如前所述,进行体力活动的人,体内水分轻度减少是很普遍的,这些减少可能导致心血管功能的改变以及认知过程和情绪损害。这些观察结果对于精英运动员、经常进行运动的民众以及从事体力劳动的人来说,都是非常重要的。尚不清楚的是体内水分急性和慢性减少对健康的影响。这一领域的大部分研究侧重于老年人。

慢性脱水不太可能导致严重的生理或认知健康影响,因为通过调节身体水分平衡的机制,体内水分的大幅度偏差至少部分将得到纠正。因此,慢性脱水的影响可能相对较轻。相反,人体水分的大量急剧减少可能相对严重。水合状态对慢性疾病影响的研究很少,但有一些研究表明,液体摄入不足(因此导致脱水)可能与尿路结石(尿石症)、便秘、膀胱癌和结肠癌、高血压和糖尿病酮症酸中毒有关[57],但由于缺乏证明其因果关系的研究,应谨慎对待这些观察结果。

衰老会导致瘦体重减少、骨量减少、体内总水分减少以及口渴反应减弱,从而导致这些人体内水分不足的风险增加。众所周知,水合状态是许多疾病进展的因素。脱水可能会导致感染,在老年人群中,如果不及早诊断,这种感染可导致死亡率高达50%[58]。在对英国2005—2009年死亡证明的分析中,观察到667人死于脱水,而157人死于营养不良;然而,很难确定脱水是否他们的真正致死因素[59]。

Leiper等[60]观察到,通过氧化氘示踪剂进行评估,生活在养老院的老年人水循环速率明显慢于住在家里的老年人。同样,Wolff等[61]报告说,从疗养院入院的老年患者中有12%在入院时出现高钠血症,而在家中居住的老年患者为1.3%。入院时高钠血症的程度与院内死亡可能有关。因此,疗养院的患者住院死亡的可能性更大。El-Sharkawy等[62]报道了类似的结果。这些观察结果表明,老年人,尤其是疗养院的老年人应该作为疗养院员工的重点关照对象,以确保摄入足够的水,避免脱水。

生活质量在老年人群中至关重要,通常是对身体、心理、自理能力、社会关系、环境和精神领域的综合评估。在对82家澳大利亚疗养院居民的研究中,Courtney等[63]报告说生活质量与临床护理指标呈正相关。影响生活质量的3个主要指标是水合状态的好坏、跌倒事件的数量和是否抑郁。这些指标可作为改善养老院老年人生活质量的目标,而改善水合状态可能是最容易、最具成本效益的方法之一。

从这一证据看来,很明显某些人群,例如老年人,更容易受到体内水分减少对健康的影响。在研究环境温度变化对发病率和死亡率的影响时,可以看到进一步的证据。Sardon[64]报告,2003年6月至9月,整个欧洲的温度都比其他年份高了几摄氏度。通过对2003年热浪期间与其他年份(1990—2004年)相同日期的比较,D'Ippoliti等[65]发现,慕尼黑的死亡人数增加了7.6%,伦敦的死亡人数增加了10.4%,罗马的死亡人数增加了26.8%,米兰的死亡人数增加了33.6%。在热浪对温度影响最大的地中海城市中,与其他年份相比,85岁以上人群全因死亡率增加的百分比最大,且女性高于男性。

在澳大利亚也有类似的研究。Nitschke等[66]分析了自1993年以来13年间每日救护车运输量、入院人数和死亡率,并将热浪时期与非热浪时期进行了比较。在热浪期间,总死亡率没有受到影响,但救护车运输和住院人数分别增加了4%和7%;精神卫生和肾脏健康的总住院人数分别增加了7%和13%。同样,Khalaj等[67]在新南威尔士州各地调查了1 497 655例急诊入院患者,发现在极端高温的日子里,因中暑、脱水和电解质紊乱而住院的人数增加了,而其他原因的住院人数却没有增加。患有神经、循环、呼吸或泌尿系统基础疾病的个体尤其容易受到高温环境的影响。

显然,某些人群,特别是老年人和患有基础疾病的人群,由于温度对水合状态的影响,最有可能遭受高温带来的危险。Warren等[68]研究了由脱水导致的美国老年住院患者造成的经济影响。1991年,几乎有7%的住院病例被诊断为脱水,其中1.4%为主要诊断。这导致了4.46亿美元的医疗保险赔付,表明与脱水相关的住院治疗具有重大的经济影响。这些研究表明,在这些情况下,避免脱水是改善特定人群公共卫生的一种相对直接且有效的干预措施。

人们对脱水的急性和慢性影响给予了极大的关注,但是人体水分的大量急剧增加(尽管不如脱水常见)也可能是有害的。由于缺水而摄入过多水、电解质缺乏和/或泌尿系统无法通过适当调节肾功能来代偿这些变化,可能会导致过度水合。与慢性脱水一样,慢性过度水合不大可能对健康个体造成严重的健康后果,但偶尔也会致命。如果细胞外液中钠的浓度下降,水就会从组织间隙进入细胞,导致细胞肿胀。尽管可能对一些细胞的功能有影响,但在大多数组织中,这几乎没有影响[69]。但是,如果足够严重,这种情况将导致颅内压增高,并伴有水中毒相关症状,包括头痛、恶心、头晕和行为改变。如果颅内压持续增高,可能导致中枢神经系统功能障碍,进一步使人昏迷或死亡。运动相关的低钠血症,是摄入的水比运动流失的水多导致的,这种症状曾出现死亡案例。据报道,2002年波士顿马拉松比赛的完成者中13%有低钠血症,尽管这些人在此之前没有临床症状[70]。这里还有许多由于过度饮水而引起水中毒的非运动病例。这些病例包括聚会时的大量饮酒及饮料,减肥计划期间的大量饮水以及涉及大量液体摄入的社会竞赛等[71]。

10.8 结论

尽管人体内含有丰富的水,但必须将其含量保持在狭窄的范围内。这可以通过匹配"进水量"和"出水量"来实现。水的摄入和排出之间不平衡会导致脱水或过度水合。慢性水失衡程度通常较轻,由于正常的人体调节过程,体内平衡将得到恢复。如果足够严重的话,急性水失衡会导致生理功能发生变化，从而影响体力活动，在极端情况下，还可能导致严重的健康后果。即使可能存在较高的有害的脱水风险，一些精英运动员、锻炼者和体力劳动者仍然以脱水状态开始运动。运动期间的出汗率和液体摄入量在个体之间都有很大的差异。在水分不足状态下进行体力活动会导致主观用力等级增加，这可能会对运动能力以及自我选择的运动强度产生影响。一些人群，如老年人，更有可能发生脱水，他们及其照护人，可能需要特殊的补水建议，以避免潜在的不良后果。

临床应用

高水平体力活动，特别是在炎热的环境中，会导致汗液排出增加，从而增加身体中的水和盐的损失。脱水和高钠血症是高温下运动的正常反应。即使在相同的运动和环境条件下，个体之间的损失差异也很大，但通常具有自限性。摄入水，特别是添加碳水化合物和盐，可以帮助保持生理功能和运动表现。如果汗液流失超过体重的2%~3%，通常会损害其躯体功能。摄入白开水或其他低钠饮料超过出汗损失，会导致过度水合和低钠血症的发展。轻度低钠血症通常无症状且无害，但如果严重且治疗不当，在极少数情况下可能致命。耐力项目中的医疗支持人员必须认识到，需要医疗护理的人员中一些可能严重缺水，而与他们共同完成（或未能完成）项目的其他人则可能是过度水合和低钠血症。

（Gethin H. Evans, BSc, PhD, Ronald J. Maughan, BSc, PhD, and Susan M. Shirreffs, BSc, PhD 著

陈伟 译 吴一凡 王祎 校）

参考文献

1. Greenleaf JE. Problem: Thirst, drinking behavior, and involuntary dehydration. *Med. Sci. Sports Exerc*. 1992; 24: 645-656.
2. Baylis PH. Osmoregulation and control of vasopressin secretion in healthy humans. *Am. J. Physiol*. 1987; 253: R671-R678.
3. Robertson GL. Vasopressin in osmotic regulation in man. *Annu. Rev. Med*. 1974; 25: 315-322.
4. Adolph EF, Barker JP, and Hoy PA. Multiple factors in thirst. *Am. J. Physiol*. 1954; 178: 538-562.
5. Saunders CJ, de Milander L, Hew-Butler T, Xenophontos SL, Cariolou MA, Anastassiades LC, Noakes TD, and Collins M. Dipsogenic genes associated with weight changes during Ironman triathlons. *Hum. Mol. Genet*. 2006; 15: 2980-2987.
6. Yau MWA, Moss A, James LJ, Gilmore W, Ashworth JJ, and Evans GH. The influence of angiotensin converting enzyme and bradykinin B2 receptor gene variants on voluntary fluid intake and fluid balance in healthy men during moderate intensity exercise in the heat. *Appl. Physiol. Nutr. Metab*. 2015; 40: 184-190.
7. Shirreffs SM, Merson SJ, Fraser SM, and Archer DT. The effects of fluid restriction on hydration status and subjective feelings in man. *Br. J. Nutr*. 2004; 91: 951-958.
8. Rolls BJ, Wood RJ, Rolls ET, Lind H, Lind W, and Ledingham JGG. Thirst following water deprivation in humans. *Am. J. Physiol*. 1980; 239: R476-R482.
9. European Food Safety Authority (EFSA). Panel on dietetic products, nutrition, and allergies (NDA): Scientific opinion on dietary reference values for water. *EFSA J*. 2010; 8: 1459-1507.
10. Institute of Medicine. *Panel on Dietary Reference Intakes for Electrolytes and Water, Dietary Reference Intakes for Water, Potassium, Sodium, Chloride and Sulfate*. Washington, DC: The National Academies Press, 2005.
11. Maughan RJ, Merson SJ, Broad NP, and Shirreffs SM. Fluid and electrolyte intake and loss in elite soccer players during training. *Int. J. Sport Nutr. Exerc. Metab*. 2004; 14: 333-346.
12. Maughan RJ, Shirreffs SM, Merson SJ, and Horswill CA. Fluid and electrolyte balance in elite male football (soccer) players training in a cool environment. *J. Sports Sci*. 2005; 23: 73-79.
13. Maughan RJ, Watson P, Evans GH, Broad N, and Shirreffs SM. Water balance and salt losses in competitive football. *Int. J. Sport Nutr. Exerc. Metab*. 2007; 17: 583-594.
14. Cunniffe B, Fallan C, Yau A, Evans GH, and Cardinale M. Assessment of physical demands and fluid balance in elite female handball players during a 6-day competitive tournament. *Int. J. Sport Nutr. Exerc. Metab*. 2015; 25: 78-88.
15. Shimamoto H and Komiya S. The turnover of body water as an indicator of health. *J. Physiol. Anthropol. Appl. Human Sci*. 2000; 19: 207-212.
16. Leiper JB, Pitsiladis Y, and Maughan RJ. Comparison of water turnover rates in men undertaking prolonged cycling exercise and sedentary men. *Int. J. Sports Med*. 2001; 22: 181-185.
17. Leiper JB, Carnie A, and Maughan RJ. Water turnover rates in sedentary and exercising middle aged men. *Br. J. Sports Med*. 1996; 30: 24-26.
18. Noakes T, Mekler J, and Pedoe DT. Jim Peters' collapse in the 1954 Vancouver Empire Games marathon. *S. Afr. Med. J*. 2008; 98: 596-600.
19. Noakes TD, Sharwood K, Collins M, and Perkins DR. The dipsomania of great distance: Water intoxication in an Ironman triathlete. *Br. J. Sports Med*. 2004; 38: E16.
20. Cheuvront SN and Kenefick RW. Dehydration: physiology, assessment, and performance effects. *Compr. Physiol*. 2014; 4: 257-285.
21. Sawka MN, Burke LM, Eichner ER, Maughan RJ, Montain SJ, and Stachenfeld NS. Exercise and fluid replacement. *Med Sci Sports Exerc*. 2007; 39: 377-390.

22. Gonzalez-Alonso J, Mora-Rodriguez R, Below PR, and Coyle EF. Dehydration markedly impairs cardiovascular function in hyperthermic endurance athletes during exercise. *J. Appl. Physiol*. 1997; 82: 1229–1236.
23. Gonzalez-Alonso J, Calbet JA, and Nielsen B. Muscle blood flow is reduced with dehydration during prolonged exercise in humans. *J. Physiol*. 1998; 513: 895–905.
24. Below PR, Mora-Rodríguez R, González-Alonso J, and Coyle EF. Fluid and carbohydrate ingestion independently improve performance during 1 h of intense exercise. *Med. Sci. Sports Exerc*. 1995; 27: 200–210
25. Murray SR, Michael TJ, and McClellan PD. The influence of fluid replacement rate on heart rate and RPE during exercise in a hot, humid environment. *J. Strength Cond. Res*. 1995; 9: 251–254.
26. Baker LB, Dougherty KA, Chow M, and Kenney WL. Progressive dehydration causes a progressive decline in basketball skill performance. *Med. Sci. Sports Exerc*. 2007; 39: 1114–1123.
27. Fleming J and James LJ. Repeated familiarisation with hypohydration attenuates the performance decrement caused by hypohydration during treadmill running. *Appl. Physiol. Nutr. Metab*. 2014; 39:124–129.
28. Judelson DA, Maresh CM, Anderson JM, Armstrong LE, Casa DJ, Kraemer WJ, and Volek JS. Hydration and muscular performance – Does fluid balance effect strength, power and high-intensity endurance? *Sports Med*. 2007; 37: 907–921.
29. Savoie FA, Kenefick RW, Ely BR, Cheuvront SN, and Goulet EDB. Effect of hypohydration on muscle endurance, strength, anaerobic power and capacity and vertical jumping ability: A meta-analysis. *Sports Med*. 2015; 45: 1207–1227.
30. Ganio MS, Armstrong LE, Casa DJ, McDermott BP, Lee EC, Yamamoto LM, Marzano S, Lopez RM, Jimenez L, Le Bellego L, Chevillotte E, and Lieberman HR. Mild dehydration impairs cognitive performance and mood of men. *Br. J. Nutr*. 2011; 106: 1535–1543.
31. Lindseth PD, Lindseth GN, Petros TV, Jensen WC, and Caspers J. Effect of hydration on cognitive function in pilots. *Mil. Med*. 2013; 178: 792–798.
32. Watson P, Whale A, Mears SA, Reyner LA, and Maughan RJ. Mild hypohydration increases the frequency of driver errors during a prolonged, monotonous driving task. *Physiol. Behav*. 2015; 147: 313–318.
33. Wu T, Gao X, Chen M, and van Dam RM. Long-term effectiveness of diet plus exercise interventions vs diet only interventions for weight loss: A meta-analysis. *Obes. Rev*. 2009; 10: 313–323.
34. Wang XW, Lyles MF, You TJ, Berry MJ, Rejeski WJ, and Nicklas BJ. Weight regain is related to decreases in physical activity during weight loss. *Med. Sci. Sports Exerc*. 2008; 40: 1781–1788.
35. Dishman RK. The problem of exercise adherence: Fighting sloth in nations with market economies. *Quest* 2001; 53(3): 279–294.
36. St Clair Gibson A, Baden DA, Lambert MI, Lambert V, Harley YXR, Hampson D, Russell VA, and Noakes TD. The conscious perception of the sensation of fatigue. *Sports Med*. 2003; 33: 167–176.
37. Robertson R and Noble BJ. Perception of physical exertion: Methods, mediators and application. *Exerc. Sport Sci. Res*. 1997; 25: 407–452.
38. Cheuvront SN, Carter R III, Castellani JW, and Sawka MN. Hypohydration impairs endurance exercise performance in temperate but not cold air. *J. Appl. Physiol*. 2005; 99: 1972–1976.
39. Kenefick RW, O'Moore KM, Mahood NV, and Castellani JW. Rapid IV versus oral rehydration: Responses to subsequent exercise heat stress. *Med. Sci. Sports Exerc*. 2006; 38: 2125–2131.
40. Riebe D, Maresh CM, Armstrong LE, Kenefick RW, Castellani JW, Echegaray ME, Clark BA, and Camaione DN. Effects of oral and intravenous rehydration on ratings of perceived exertion and thirst. *Med. Sci. Sports Exerc*. 1997; 29: 117–124.
41. Gonzalez-Alonso J, Mora-Rodriguez R, Below PR, and Coyle EF. Dehydration reduces cardiac output and increases systemic and cutaneous vascular resistance during exercise. *J. Appl. Physiol*. 1995; 79: 1487–1496.
42. Watson P, Black KE, Clark SC, and Maughan RJ. Exercise in the heat: Effect of fluid ingestion on blood-brain barrier permeability. *Med. Sci. Sports Exerc*. 2006; 42: 2197–2204.
43. Ishijima T, Hashimoto H, Satou K, Muraoka I, Suzuki K, and Hiquchi M. The different effects of fluid with and without carbohydrate ingestion on subjective responses of untrained men during prolonged exercise in a hot environment. *J. Nutr. Sci. Viaminol*. 2009; 55: 506–510.
44. Carter, R III, Cheuvront SN, Vernieuw CR, and Sawka MN. Hypohydration and prior heat stress exacerbates decreases in cerebral blood flow velocity during standing. *J. Appl. Physiol*. 2006; 101: 1744–1750.
45. Noakes TD. Commentary: Role of hydration in health and exercise. *BMJ* 2012; 345: e4171.
46. Armstrong LE, Johnson EC, Kunces LJ, Ganio MS, Judelson DA, Kupchak BR, Vingren JL, Munoz CX, Huggins RA, Hydren JR, Moyen NE, and Williamson KH. Drinking to thirst versus drinking ad libitum during road cycling. *J. Athl. Train*. 2014; 49: 624–631.
47. Leiper JB, Broad NP, and Maughan RJ. Effect of intermittent high-intensity exercise on gastric emptying in man. *Med. Sci. Sports Exerc*. 2001; 33: 1270–1278.
48. Vist GE and Maughan RJ. Gastric emptying of ingested solutions in man: Effect of beverage glucose concentration. *Med. Sci. Sports Exerc*. 1994; 26: 1269–1273.
49. Jeukendrup AE. Training the gut for athletes. *Sports Med*. 2017; 47(Suppl 1): S101–S110.
50. Shirreffs SM, Taylor AJ, Leiper JB, and Maughan RJ. Post-exercise rehydration in man: Effects of volume consumed and drink sodium content. *Med. Sci. Sports Exerc*. 1996; 28: 1260–1271.
51. Kovacs EMR, Schmahl RM, Senden LMG, and Brouns F. Effect of high and low rates of fluid intake on post-exercise rehydration. *Int. J. Sports Nutr. Exerc. Metab*. 2002; 12: 14–23.
52. Shirreffs SM and Maughan BJ. Volume repletion following exercise-induced volume depletion in man: Replacement of water and sodium losses. *Am. J. Physiol*. 1998; 43: F868–F875.
53. Evans GH, Shirreffs SM, and Maughan RJ. Post-exercise rehydration in man: The effects of osmolality and carbohydrate content of ingested drinks. *Nutrition* 2009; 25: 905–913.
54. James LJ, Clayton D, and Evans GH. Effect of milk protein addition to a carbohydrate-electrolyte solution ingested after exercise in the heat. *Br. J. Nutr*. 2011; 105: 393–399.
55. Nose H, Mack GW, Shi XR, and Nadel ER. Role of osmolality and plasma volume during rehydration in humans. *J. Appl. Physiol*. 1988; 65: 325–331.
56. Maughan RJ, Leiper JB, and Shirreffs SM. Restoration of fluid balance after exercise-induced dehydration: Effects of food and fluid intake. *Eur. J. Appl. Physiol. Occup. Physiol*. 1996; 73: 317–325.
57. Manz F and Wentz A. The importance of good hydration for the prevention of chronic diseases. *Nutr. Rev*. 2005; 63: S2–S5.
58. Ferry M. Strategies for ensuring good hydration in the elderly. *Nutr. Rev*. 2005; 63: S22–S29.
59. Maughan RJ. Hydration, morbidity and mortality in vulnerable populations. *Nutr. Rev*. 2012; 70: S152–S155.
60. Leiper JB, Primrose CS, Primrose WR, Phillimore J, and Maughan RJ. A comparison of water turnover in older people in community and institutional settings. *J. Nutr. Health Aging* 2005; 9: 189–193.
61. Wolff A, Stuckler D, and McKee M. Are patients admitted to hospitals from care homes dehydrated? A retrospective analysis of hypernatremia and in-hospital mortality. *J. R. Soc. Med*. 2015; 108: 259–265.
62. El-Sharkawy AM, Watson P, Neal KR, Ljungqvist O, Maughan RJ, Sahota O, and Lobo DN. Hydration and Outcome in Older Patients admitted to hospital (the HOOP prospective cohort study). *Age Ageing* 2015; 44: 943–947.
63. Courtney M, O'Reilly M, Edwards H, and Hassall S. The relationship between clinical outcomes and quality of life for residents of aged care facilities. *Aust. J. Adv. Nurs*. 2009; 26: 49–57.
64. Sardon JP. The 2003 heat wave. *Euro. Surveill*. 2007; 12: 226.
65. D'Ippoliti D, Michelozzi P, Marino C, de'Donato F, Menne B, Katsouyanni K, Kirchmayer U, Analitis A, Medina-Ramon M, Paldy A, Atkinson R, Kovats S, Bisanti L, Schneider A, Lefranc A, Iniguez C, and Perucci CA. The impact of heat waves on mortality in 9 European cities: Results from the EuroHEAT project. *Environ. Health* 2010; 9: 37.
66. Nitschke M, Tucker GR, and Bi P. Morbidity and mortality during heatwaves in metropolitan Adelaide. *Med. J. Aust*. 2007; 187: 662–665.

67. Khalaj B, Lloyd G, Sheppeard V, and Dear K. The health impacts of heat waves in five regions of New South Wales, Australia: A case-only analysis. *Int. Arch. Occup. Envrion. Health*. 2010; 83: 833–842.
68. Warren JL, Bacon WE, Harris T, McBean AM, and Foley DJ. The burden and outcomes associated with dehydration among US elderly, 1991. *Am. J. Public Health* 1994; 84: 1265–1269.
69. Lang F. Mechanisms and significance of cell volume regulation. *J. Am. Coll. Nutr.* 2007; 26(Suppl 5): 613S–623S.
70. Almond CSD, Shin AY, Fortescue EB, Mannix RC, Wypij D, Binstadt BA, Duncan CN, Olson DP, Salerno AE, Newburger JW, and Greenes DS. Hyponatremia among runners in the Boston marathon. *N. Eng. J. Med.* 2005; 352: 1550–1556.
71. Hew-Butler T, Rosner MH, Fowkes-Godek S, et al. Statement of the 3rd International Exercise-Associated Hyponatremia Consensus Development Conference, Carlsbad, California, 2015. *Clin. J. Sports Med*. 2015; 25, 303–320. doi:10.1097/JSM.0000000000000221

第三部分

体力活动

主编：Edward M. Phillips, MD

第 11 章 | 运动处方的实施

目录

要点／193

11.1　前言／193
11.1.1　运动专业人士／194
11.1.1.1　私人教练／194
11.1.1.2　运动生理学家／195
11.1.1.3　物理治疗师／195
11.1.1.4　健身教练／196
11.1.2　成功案例／197
11.1.2.1　转诊指南／197
11.1.2.2　糖尿病前期患者的预防计划／197
11.1.2.3　老年人的"银发行动"与"老年人体适能提升"项目／197
11.1.2.4　家庭公园处方与户外运动处方／198
11.1.2.5　运动是良医／198
11.1.2.6　结论／199

临床应用／199

参考文献／199

> 要 点
> - 由医师主导制定的运动处方能够有效地帮助患者改变固有生活方式。
> - 目前,运动和体力活动的转诊网络还未得到有效利用,但现有的一些成功案例和计划可以作为未来应用的模板。
> - 医疗保健专业人员可以有效地学习运动和体力活动的转诊技巧,并将它们应用于临床实践中。
> - 私人教练、运动生理学家、物理治疗师和健身教练都可以成为医师转诊网络里的重要成员。

11.1 前言

目前有大量证据能够证明临床医师发起的体力活动咨询、运动处方和转诊的有效性。确切地说,医师已经开始在临床实践中使用体力活动的生命体征来制定运动处方[1]。然而,据美国疾病预防控制中心(CDC)报道,即使运动咨询的人数有所增加,医师也只能向大约 1/3 的人提出进行体力活动的建议[2]。与 10 年前相比,这在数量上已经有了显著增加(10 年前只有 1/5 的医师与患者讨论体力活动),但在目前的医疗环境中运动处方的制定依然存在许多障碍。虽然研究显示,运动处方能够帮助患者有效地改变固有的生活方式[3-6],但医护人员对运动处方的执行和转诊还存在较高的不确定性[5]。本章将概述运动处方以及转诊过程,并重点突出当前医师的态度与实践模式。同时也会对训练有素的运动专业人士与社区项目进行概述,这些都是对运动处方进行完善的参与者。

研究显示,医师将运动视为健康生活方式的重要组成部分。最近有项研究调查了当前医师对运动处方的观念、态度与做法[7],有 340 名医师做出了回应,大约有一半医师认为自己在患者进行运动时起着重要的促进作用,同时还认为向患者提出具体的建议比开放式的建议更有效。然而,医师也表明,当患者拿到运动处方后,只有 20% 甚至更少的人能够在增加的体力活动水平中获得最大受益。

该项研究还显示,只有 17% 的医师与运动专业人士和健身机构合作,而在没有与这些专业人士合作的医师中,有 65% 表示这在他们社区是不可能实现的[7],75% 的医师则表示了对于这种合作的兴趣。一项类似的研究调查了在加拿大教学医院治疗糖尿病的医护人员[8],该研究发现,所有的临床工作者都希望能够学习健身机构的转诊指南,并且希望在实施转诊过程时可以得到帮助。

目前,依旧没有能够开具运动处方的系统,这其中的障碍可能来源于医师和患者两个方面。虽然医师希望运动处方能够促进患者的体力活动,但是转诊过程并没有得到有效利用。事实上,最近的一项研究发现,22% 的医师并未向患者提及运动处方,因为他们没有充分了解当地可用的运动资源。但是医护人员仍然认为他们推荐患者去健身的能力"强"或"很强"[7]。尽管拥有这种能力,可依然很少有医师直接推荐患者去健身,他们会口头提及(40%),或向患者提供材料(24%),或向他们推荐另一种生活方式(16%),或者根本不与患者讨论健身(20%)。转诊过程的主要障碍包括时间不足、方案缺乏、患者在依从性方面存在明显缺陷、相关知识的缺乏以及患者接受度差。

医师在制定运动处方时,倾向于推荐自己熟悉的运动。推荐最多的是步行,其次是有氧运动、力量训练和骑车,这与医师自身的运动经历有关[9]。有趣的是,尽管医师表示他们对健身俱乐部很熟悉,并且普遍认为健身俱乐部是适合患者运动的场所,但是只有不到一半的医师向患者推荐健身俱乐部,且仅有20%的医师推荐私人教练[10]。除此之外,他们认为在健身俱乐部和私人教练处的花费对患者来说是一大困难。

在转诊系统中,医师能感知到患者在执行运动处方时面临的阻碍是非常重要的,尤其是在运动刚开始及后续的维持方面。一位医师表示,她相信运动处方能够有效治疗慢性疾病,但她认为"改变一个习惯并不容易"[11]。此外,医师发现激励患者进行体力活动很难,许多患者将他们久坐少动的生活方式归因于繁忙的生活,认为这是很难克服的问题。其次,还需要着重考虑患者在参与锻炼时的阻碍,因为制定运动处方的医师与帮助患者参与锻炼的医师很可能不是同一人。因此,一个强大的转诊网络需要包含训练有素的运动专业人士和行为改变专家。

除此之外,还有一些问题会让运动处方和转诊过程的实施变得困难。其中最主要的问题是无法确定医师制定运动处方的能力(因为运动处方的制定者需要大量的知识储备),以及患者获取运动处方的途径或动机。因此,仔细研究现有的转诊系统至关重要。确切地说,就是仔细审查运动专业人士和成功的社区案例,了解转诊系统并遵循最佳的实践方案。事实上,将活动不足的患者转诊给运动专业人士,可能会使他们的体力活动增加,但结果往往喜忧参半[12-14]。需要注意的是,这些转诊系统刚刚出现,还有很大的改进空间。

11.1.1 运动专业人士

11.1.1.1 私人教练

注册私人教练(certified personal trainer,CPT)是健身专业人士,他们帮助健康的个体实现运动目标[15]。私人教练需要为客户进行健身评估,制定健身方案。为了制定合适的健身计划,私人教练必须要做多种评估,包括但不限于运动前的筛查、亚极量有氧运动测试以及肌肉、柔韧性和身体成分测试。这些信息有助于私人教练合理地提高患者的心肺功能、体能和柔韧性。私人教练还可以促进并激励客户积极地进行健康行为。

卓越资格认证学会表示,有16个私人教练认证组织得到了美国国家认证委员会(National Commission of Certifying Agencies,NCCA)(资格认证机构)的认可。提供持续专业培训认证的组织包括美国运动医学学会(American College of Sports Medicine,ACSM)、美国国家运动医学学院(National Academy of Sports Medicine,NASM)、美国国家体能协会(National Strength and Conditioning Association,NSCA)和美国运动委员会(American Council on Exercise,ACE)[16]。这些组织可能还会对特定的专业领域提供额外的认证,比如NSCA除了注册私人教练(CPT)认证,还提供力量和体能训练认证专家(Certified Strength and Conditioning Specialist,CSCS)认证;ACSM提供"运动是良医"

(Exercise is Medicine, EIM)证书。

注册私人教练一般在健身房、社区中心以及企业健康项目中工作。除了注册私人教练外,团体健身教练(group exercise instructor, GEI)在健身机构中也发挥着重要作用。

目前,医师将患者转介给注册私人教练并没有标准化的流程。ACSM 启动了一项计划,即通过 EIM 建立一个运动转诊系统。为了将医师与注册私人教练的电脑相连并传送运动处方,EIM 创建了一个运动专业证书。任何持有 NCCA 认可的健身专业证书的人都有资格获得 EIM 证书[17]。此外,美国运动委员会还提供 NCCA 认可的医疗运动专家证书,该证书旨在将注册私人教练培训成能够为具有一系列健康状况的客户提供运动计划的专业人士。ACE 认证的医学运动专家必须持有运动科学或相关领域的学士学位,还要有 500h 为健康人群和高风险人群设计并实施运动处方的工作经验。

11.1.1.2 运动生理学家

运动生理学家是健康专家,通过运动对多种疾病进行诊断和治疗。他们能够在客户/患者的健康史和身体评估的基础上制定运动处方[15]。运动生理学家经常关注的领域包括心血管、肺和代谢类疾病。他们可以在多种环境下工作,包括临床环境与非临床环境。除了在医院和诊所中,他们还可以在健身中心、企业、政府和大学机构中工作[18]。

在美国,目前有 3 种运动生理学家的认证,所有认证都要求至少具有学士学位。ACSM 为认证运动生理学家(certified exercise physiologist, EP-C)、执业临床运动生理学家(certified clinical exercise physiologist, CCEP)、注册临床运动生理学家(registered clinical exercise physiologist, RCEP)提供考试。虽然运动生理学家不一定需要这份认证,但这却是许多雇主需要的。在澳大利亚等国家,运动生理学家在预防慢性疾病方面发挥着至关重要的作用[19]。为了响应对运动生理学家的需要,澳大利亚努力确保运动生理学家需要通过更严格的流程来获得认证。

运动生理学专业中,最受欢迎的领域之一是心脏康复。根据临床运动生理协会(Clinical Exercise Physiology Association, CEPA)统计,约有 45% 的运动生理学家从事心脏康复工作。尽管心脏康复是运动生理学家研究最多的领域之一,但有证据显示该领域还未被充分开发。根据美国心脏病学会的说法,"尽管有指南推荐,但是过去心脏康复的转诊率并不理想"[20]。由于某些机构和/或部门存在不同之处,因此转诊率很大程度上取决于转诊流程的类型和地点。

体重管理和肥胖是运动生理学家的另一领域。EIM 认为社区中心是最适合接受运动指导的地方。许多运动项目都有助于减重。除此之外,越来越多的运动生理学家开始研究癌症。ACSM 与美国癌症学会联合提供了癌症运动教练的认证[15]。为了向癌症患者提供一个名为"LIVESTRONG"的体力活动项目,基督教青年会聘用了许多癌症运动教练[21]。

11.1.1.3 物理治疗师

美国物理治疗协会(American Physical Therapy Association, APTA)表示,物理治疗师的作用是"对患者进行检查并用治疗技术制定方案,以帮助患者提高移动能力,减轻疼痛并恢复身体功能,同时预防残疾的发生"[22]。物理治疗师还可以通过制定运动方案帮助患者预防运动能力的丧失。与运动生理学家一样,物理治疗师的工作开始于对患者的评估,包括记录患者的病史,对患者进行测试测量,以确定其现有和潜在的问题。全面检查后,物理治疗师再用收集到的信息制定运动方案。

美国要求物理治疗师需要获得物理治疗博士学位[23]。在此之前,治疗师需要获得物理治疗硕士学位。除了学位之外,物理治疗师还必须通过州执照考试。他们的工作环境包括门诊诊所、住院康复机构、家庭护理、研究机构、收容所、健身中心和运动训练机构等。美国物理治疗专业委员会(American Board of Physical Therapy Specialist, ABPTS)提供了几种物理治疗师的认证。其专业领域包括心肺功能、临床电生理学、老年病学、神经病学、骨科、儿科、运动理疗和妇女健康。尽管物理治疗师在特定的领域工作时不需要证书,但是 ABPTS 希望能够通过承认专业领域的知识和技能来促进高质量的物理治疗[24]。

大多数保险公司都要求医师将患者转诊给物理治疗师。然而,即使有医师这样做,有些患者每次需要支付的医疗费总额也超过了 60 美元[25]。即便患者有个人保险,物理治疗也依然是一个经济负担。这一问题是影响患者治疗效果和依从性的重要因素。作为医师将患者转诊给物理治疗师的替代方案,患者还可以直接寻求物理治疗师帮助,无需向医师或医师助理咨询[26]。有研究报告了患者直接接触物理治疗师后的优秀愈后结果。

虽然物理治疗通常被视为康复专业,但物理治疗师的工作职能也包括预防等方面。他们不仅能够帮助患者预防损伤,还有利于患者形成积极锻炼身体的生活方式。据 APTA 报告,物理治疗师是知识渊博、技能娴熟的专业人士,并且能为患者提供非治疗性的体力活动建议[27]。对于大多数人来说,寻求物理治疗师的帮助非常简单,因此在公共卫生方面,物理治疗师发挥着重要的作用。

11.1.1.4 健身教练

健身教练是经过培训认证的专业人士,专注于改变患者/客户的行为。健身教练可以促进个体的生活方式发生积极改变,比如进行体力活动、改善营养状况、戒烟和减轻压力。虽然健身教练不能为患者诊断病情,也不能为其制定运动处方或提供心理干预,但他们能够向患者提供运动指导和个性化的激励,以此来为患者制定行为改变的目标和计划。具体来说,就是教练"帮助客户用他们自身的洞察力、个人优势、资源、目标、行动和责任心向健康的生活方式靠拢"[28]。健身教练通常持有多种有助于实践的认证,甚至还包括运动科学或营养学等内容相关的学位。

国际卫生与健康指导联盟(International Consortium for Health and Wellness Coaching, ICHWC)表示,学术机构和私人认证公司赞助了大量的认证培训和教育项目。每个组织都是单独认证的,并且有自己的认证考试。但 ICHWC 在 2016 年 5 月与国家医学检查委员会合作,于 2017 年推出了国家健身教练委员会认证。

教练协会表示(http://www.instituteofcoaching.org/),"在实践中,教练这个群体还非常年轻,由各个学科和背景的从业者组成,从商业咨询、人际关系和组织发展、培训,到体育、教育和哲学,再到各种心理专业,如工业/组织心理学、咨询心理学、临床心理学和社会心理学"[29]。教练通常是个体职业者,但也可以在健身房、社区中心和企业的健康项目中工作,并且在某些医疗机构中健身教练也正在成为综合护理团队的一部分。但是目前,医师将患者转诊给健身教练并没有标准化流程。

11.1.2 成功案例

11.1.2.1 转诊指南

利用有限的临床时间进行运动转诊是一个简单有效的方法,但可能仅仅是将患者的名字从医师处转诊到某个地区提供的社区项目列表中。事实上,许多社区部门和卫生机构已经收集了当地的信息,目的是提高人们对社区现有资源的认识。这些资源可作为转诊指南,以电子版或纸质版的形式向患者提供社区的联系方式。有些临床医师质疑转诊指南的简便性和实用性,他们强调指南:①不能取消个体咨询;②必须经常更新;③可能会向参与者提供不熟悉项目的信息[30]。然而,由于"在促进患者的行为改变时,向他们提供具体的活动建议比提供一般性建议更有效",因此转诊指南能够在实践中有效应用[30]。此外,随着技术的不断进步,可以将手机 app 与转诊指南结合使用,或将其作为转诊指南的补充,以便及时向患者提出最新的个性化建议。

11.1.2.2 糖尿病前期患者的预防计划

糖尿病预防计划(Diabetes Prevention Program,DPP)是一项全国范围内的循证计划,该计划能够成功预防 2 型糖尿病的发生,医师向患者推荐起来也很容易。该计划通常为期 12 个月,参与者需要连续 16 周参加每周一次的核心训练课程,随后通过每月定期的维持训练课程进行跟踪。DPP 的目标是通过为糖尿病前期患者选择更好的食物、增加其体力活动水平和减重来帮助他们预防 2 型糖尿病的发生。事实证明,DPP 计划的有效性已被证明是那些结构不太严密的方法的两倍[31]。

在美国医学会(American Medical Association,AMA)网站上,AMA 和 CDC 建议医师对患者进行糖尿病前期筛查,若筛查结果为阳性就将患者转诊至 DPP,以此来预防糖尿病[32]。CDC 的网站上有全国的 DPP 项目列表,医师可以随时访问。为解决资金不足这一问题,现在许多 DPP 项目都可以通过联邦医疗保险和其他健康保险获得承保,在简化转诊过程的同时还能够激励患者。

医师很容易向患者推荐的项目是基督教青年会 DPP。美国有 200 多个基督教青年会的站点在运行这个项目,而且有大量证据能够证明这个项目的有效性[31]。目前,由于基督教青年会、联合保健集团和 CDC 之间的合作关系,使这个项目在全国 1 000 多个地方有近 30 000 名参与者[31]。

11.1.2.3 老年人的"银发行动"与"老年人体适能提升"项目

"银发行动"是为符合资格的老年人开展的免费健身房会员项目,医师可以将其推荐给患者[33]。这一项目被许多联邦医疗保险的优势计划所涵盖,面向的是 65 岁及以上的老年人。参与者可以进入互联网中的 15 000 多个健身房和健身中心,其中包括"银发行动"教练提供的健身课程。

"老年人体适能提升"是一个面向老年人的全国性项目,该项目在社区中可为老年人提供团体性运动课程[34,35]。每节课时长 1h 并遵循固定的模式,包括针对心血管耐力(20~25min)、力量(20min)、平衡性及柔韧性(10min)的运动,所有的练习都可以根据个体的能力水平进行调整。虽然"老年人体适能提升"项目不在联邦医疗保险范围内,但它由医疗保险系统补贴并纳入其中(表 11-1-1)。

表 11-1-1 体力活动的临床转诊

专业人士	目标人群	转诊原因
私人教练	无特定人群	实现个体的运动目标,为客户进行健身评估并制定健身方案;利用各种评估为客户设计合适的健身计划;激励客户并促进其积极的健康行为
运动生理学家	无特定人群	在临床或非临床环境中,通过锻炼帮助患者诊断和治疗多种疾病;根据患者的健康史和身体评估为其制定运动处方
物理治疗师	无特定人群	对患者进行检查并用治疗技术制定方案,以帮助患者提高移动能力,减轻疼痛并恢复身体功能,同时预防残疾的发生;通过制定运动方案帮助患者预防运动能力的丧失。在对患者进行全面检查后,物理治疗师再用收集到的信息制定治疗计划
健身教练	无特定人群	促进个体生活方式发生积极改变,比如进行体育运动,改善营养状况,戒烟和减轻压力。提供运动指导和个性化的激励,以此为患者制定行为改变的计划和目标

"银发行动"与"老年人体适能提升"等项目能够提高老年人的躯体功能并预防跌倒的发生[36]。除此之外,这些项目还是节省医疗成本的重要项目[37,38]。

11.1.2.4 家庭公园处方与户外运动处方

国家公园处方倡议(National Park Rx Initiative)由希望利用自然和公共土地促进个人和社区健康的机构和从业人员提出(资料来源:公园处方网站)。公园处方计划(Park Prescription program)是由公共土地机构、医护人员和社区共同制定的,其目的是鼓励人们在公园、步道和空地上运动,以提高自身的健康水平(资料来源:公园处方网站)[39]。由于这些合作关系的存在,医师可以使用电子病历系统、公园处方簿(park prescription pads)和传单三种方式向患者提供具体信息以提醒他们参观当地公园。公园处方网站报道了来自全国各州的几个成功地将患者与自然和体力活动联系起来的案例。

户外运动处方是阿巴拉契亚山脉俱乐部和美国马萨诸塞州总医院提出的一个项目,该项目用一种独特的方式来制定户外运动处方,这种方式可以帮助既不熟悉户外活动,又不熟悉当地城市公园和步道的家庭克服成本缺乏和经验缺乏两大障碍[40]。在医师的指导下,每个家庭可以在 http://www.outdoorsrx.org/ 注册后进入州立公园,然后每周都会收到有关当地户外节目、户外装备奖励和户外旅行计划的电子邮件。户外运动处方已经开始在社区卫生中心实施,为不同种族且收入较低的城市家庭服务,受到了临床医师和家庭的一致好评[41]。

11.1.2.5 运动是良医

运动是良医(Exercise is Medicine,EIM)是一项全球健康项目,其目的是通过医护人员提出的运动处方、生活方式改变和教育来改善患者的健康[17]。EIM 的目标是让临床医师向患者推荐由 EIM 认证的医疗健身机构和普通健身机构中的专业人士,以便这些专业人士与患者一起确定切实可行的体力活动目标。

南卡罗来纳州格林维尔的格林维尔卫生系统与当地基督教青年会、南卡罗来纳州大学建立了一种"运动是良医"的模式,该模式利用一个多阶段的、综合的为期 12 周的医学项目,为患有高血压、肥胖症、高脂血症或高胆固醇血症等高风险慢性疾病的成年人提供服务(http://eimgreenville.

org/)^[42]。患者可以通过这种模式学习如何在运动等健康行为中降低自身的疾病风险,提升自身的健康水平。为了确保该项目的长期成功,在完成为期12周的计划后,可以鼓励患者继续参加EIM后续计划。这一项目不在医疗补助的范围内,需要自己支付费用,但一些基督教青年会也会帮助患者支付费用。

11.1.2.6 结论

医生普遍将运动视为健康生活方式的重要组成部分,并开始在他们的临床实践中监测体力活动时的生命体征和制订运动处方。然而,数据显示只有20%~30%的医师积极地制定运动处方,显然还有改善的空间。制定运动处方的障碍也确实存在,这些障碍包括缺乏时间、缺乏与运动处方制定有关的专业知识和专业人士。但是这些障碍可以通过简单的临床策略和强大的转诊网络来克服。运动专业人士,如私人教练、运动生理学家、物理治疗师和健身教练在接受培训后就可为患者制定运动处方。此外,还有一些基于临床的方案,如转诊指南和转诊社区方案,这些方案可以教育和鼓励患者填写运动处方。虽然运动处方的制定属于医师的职权范围,但运动处方的执行需要依赖强大的转诊系统和专业人士网络,其目的是支持患者参与其中并使其发生行为改变。创建这一网络对于医师指导运动处方的成功实施至关重要。

临床应用

- 医生普遍将运动视为健康生活方式的重要组成部分,并开始在他们的临床实践中监测体力活动时的生命体征和制定运动处方。
- 运动处方存在缺乏时间、缺乏与运动处方制定有关的专业知识和专业人士等障碍。
- 通过简单的临床策略和强大的转诊网络可以克服这些障碍。
- 有关于临床的方案包括转诊指南和转诊到社区,可用于教育和鼓励患者"填写"运动处方。

(Rachele M. Pojednic, PhD, EdM, Caroline R. Loveland, MS, and Sarah Tierney Jones, BS 著

路瑛丽 译 吴一凡 校)

参考文献

1. Barnes, P. M., & Schoenborn, C. A. Trends in adults receiving a recommendation for exercise or other physical activity from a physician or other health professional. (2012). *NCHS Data Brief*, (86), 1–8.
2. Centers for Disease Control and Prevention. *Diabetes Programs and Initiatives*. (2018). Retrieved from https://www.cdc.gov/diabetes/programs/.
3. Petrella, R. J., Koval, J. J., Cunningham, D. A., & Paterson, D. H. Can primary care doctors prescribe exercise to improve fitness? The Step Test Exercise Prescription (STEP) project. (2003). *American Journal of Preventive Medicine*, 24(4), 316–322.
4. Grandes, G., Sanchez, A., Sanchez-Pinilla, R. O., Torcal, J., Montoya, I., Lizarraga, K., Serra, J. Effectiveness of physical activity advice and prescription by physicians in routine primary care: A cluster randomized trial. (2009). *Archives of Internal Medicine*, 169(7), 694–701. doi:10.1001/archinternmed.2009.23.
5. Orrow, G., Kinmonth, A., Sanderson, S., & Sutton, S. Effectiveness of physical activity promotion based in primary care: Systematic review and meta-analysis of randomised controlled trials. (2012). *BMJ (Clinical Research Edition)*, 344, e1389. doi:10.1136/bmj.e1389.
6. Dasgupta, K., Rosenberg, E., Joseph, L., Cooke, A. B., Trudeau, L., Bacon, S. L., & Daskalopoulou, S. S. Physician step prescription and monitoring to improve ARTERial health (SMARTER): A randomized controlled trial in patients with type 2 diabetes and hypertension. (2017). *Diabetes, Obesity & Metabolism*, 19(5), 695–704. doi:10.1111/dom.12874.
7. Leemrijse, C. J., de Bakker, D. H., Ooms, L., & Veenhof, C. Collaboration of general practitioners and exercise providers in promotion of physical activity a written survey among general practitioners. (2015). *BMC Family Practice*, 16, 96. doi:10.1186/s12875-015-0316-8.
8. Smock, C., & Alemagno, S. Understanding health care provider barriers to hospital

affiliated medical fitness center facility referral: A questionnaire survey and semi structured interviews. (2017). *BMC Health Services Research*, 17(1), 520. doi:10.1186/s12913-017-2474-y.
9. Pojednic, R. M., Polak, R., Arnstein, F., Kennedy, M. A., Bantham, A., & Phillips, E. M. Practice patterns, counseling and promotion of physical activity by sports medicine physicians. (2017). *Journal of Science and Medicine in Sport*, 20(2), 123–127.
10. Pojednic, R., Bantham, A., Arnstein, F., Kennedy, M. A., & Phillips, E. Bridging the gap between clinicians and fitness professionals: A challenge to implementing exercise as medicine. (2018). *BMJ Open Sport & Exercise Medicine*, 4(1), e000369.
11. Bélanger, M., Phillips, E. W., O'Rielly, C., Mallet, B., Aubé, S., Doucet, M., Couturier, J., Mallet, M., Martin, J., Gaudet, C., Murphy, N., & Brunet, J. Longitudinal qualitative study describing family physicians' experiences with attempting to integrate physical activity prescriptions in their practice: 'It's not easy to change habits'. (2017). *BMJ Open* 7(7), e017265.
12. James, E. L., Ewald, B. D., Johnson, N. A., Stacey, F. G., Brown, W. J., Holliday, E. G., Plotnikoff, R. C. Referral for expert physical activity counseling: A pragmatic RCT. (2017). *American Journal of Preventive Medicine*, 53(4), 490–499. doi:10.1016/j.amepre.2017.06.016.
13. Waterman, M. R., Wiecha, J. M., Manne, J., Tringale, S. M., Costa, E., & Wiecha, J. L. Utilization of a free fitness center-based exercise referral program among women with chronic disease risk factors. (2014). *Journal of Community Health*, 39(6), 1179–1185. doi:10.1007/s10900-014-9874-2.
14. Sørensen, J. B., Kragstrup, J., Skovgaard, T., & Puggaard, L. Exercise on prescription: A randomized study on the effect of counseling vs counseling and supervised exercise. (2008). *Scandinavian Journal of Medicine & Science in Sports*, 18(3), 288–297. doi:10.1111/j.1600-0838.2008.00811.x.
15. American College of Sports Medicine. *Guidelines for Exercise Testing and Prescription*. 9th edition. (2013). Baltimore, MD: Lippincott Williams & Wilkins.
16. Institute for Credentialing Excellence. *NCCA Accredited Organization Search*. (n.d.). Retrieved October 28, 2017, from http://www.credentialingexcellence.org/nccadirectory.
17. Lobelo, F., Stoutenberg, M., & Hutber, A. The exercise is medicine global health initiative: A 2014 update. (2014). *British Journal of Sports Medicine*, 0, 1–8.
18. Kerrigan, D. J., Verrill, D. E., Harding A. W., & Drew, K. D. CEPA 2015 Clinical Exercise Physiology Practice Survey. (2015). *Journal of Exercise Physiology*.
19. Cheema B. S., Robergs, R. A., & Askew, C. D. Exercise physiologists emerge as allied healthcare professionals in the era of non-communicable disease pandemics: A report from Australia 2006–2012. (2014). *Sports Medicine*, 44, 869–877.
20. Beatty, A. L., Bradley, S. M., Maynard, C., & McCabe, J. M. Referral to cardiac rehabilitation after percutaneous, coronary intervention, coronary artery bypass surgery, and valve surgery. (2017). *Circulation: Cardiovascular Quality and Outcomes*, 10(6), 1–8.
21. Irwin, L. M., Carmel, B., Harrigan, M., Sanft, B., Wong, C., & Hughes, M. Impact of the LIVESTRONG at the YMCA program on physical activity, fitness, and quality of life in cancer survivors. (2015). *Journal of Clinical Oncology*, 33(15), 9508–9508.
22. American Physical Therapy Association. *Role of a Physical Therapist*. (2016). Retrieved from https://www.apta.org/PTCareers/RoleofaPT/.
23. American Physical Therapy Association. *Fair Physical Therapy Copays*. (2015). Retrieved from http://www.apta.org/StateIssues/FairCopays/.
24. American Board of Physical Therapy Specialties. *About Specialist Certifications*. (2017). Retrieved from http://www.abpts.org/Certification/About/.
25. American Physical Therapy Association. *Physical Therapist Education Overview*. (2015). Retrieved from http://www.apta.org/PTEducation/Overview/.
26. Ojha, H. A., Snyder, R. S., & Davenport, T. E. Direct access compared with referred physical therapy episodes of care: A systematic review. (2014). *Physical Therapy*, 1(1), 14–30.
27. Shirley, D., van der Ploeg, H. P., & Bauman, A. E. Physical activity promotion in the physical therapy setting: Perspectives from practitioners and students. (2010). *Physical Therapy*, 90(9), 1311–1322.
28. International Consortium for Health & Wellness Coaching. *ICHWC Health & Wellness Coach Scope of Practice*. (2017). Retrieved from http://ichwc.org/wp-content/uploads/2015/03/ICHWCHealthWellnessCoachScopeofPractice-FinalFeb12017.pdf.
29. Institute of Coaching. *About Coaching*. (n.d.). Retrieved from https://instituteofcoaching.org/coaching-overview/about-coaching.
30. Seligman, H. K., Grossman, M. D., Bera, N., & Stewart, A. L. Improving physical activity resource guides to bridge the divide between the clinic and the community. (2009). *Preventing Chronic Disease*, 6(1), A18.
31. Ackermann, R. T., Marrero, D. G., Hicks, K. A., Hoerger, T. J., Sorensen, S., Zhang, P., ... Herman, W. H. An evaluation of cost sharing to finance a diet and physical activity intervention to prevent diabetes. (2006). *Diabetes Care*, 29(6), 1237–1241.
32. American Medical Association. *Advocatikng for Diabetes Prevention*. (2017). Retrieved from https://www.ama-assn.org/delivering-care/advocating-diabetes-prevention.
33. SilverSneakers. (2017). Retrieved from https://www.silversneakers.com/learn/gym-fitness/.
34. Belza, B., Petrescu-Prahova, M., Kohn, M., Miyawaki, C. E., Farren, L., Kline, G., & Heston, A. H. Adoption of evidence-based health promotion programs: Perspectives of early adopters of Enhance®Fitness in YMCA-affiliated sites. (2015). *Frontiers in Public Health*, 2, 164.
35. Petrescu-Prahova, M., Belza, B., Kohn, M., & Miyawaki, C. Implementation and maintenance of a community-based older adult physical activity program. (2016). *Gerontologist*, 56(4), 677–686.
36. Greenwood-Hickman, M. A., Rosenberg, D. E., Phelan, E. A., & Fitzpatrick, A. L. Participation in older adult physical activity programs and risk for falls requiring medical care, Washington State, 2005–2011. (2015). *Preventing Chronic Disease*, 12, E90. doi:10.5888/pcd12.140574.
37. Petrescu-Prahova, M. G., Eagen, T. J., Fishleder, S. L., & Belza, B. Enhance®Fitness dissemination and implementation, 2010–2015: A scoping review. (2017). *American Journal of Preventive Medicine*, 52(3S3), S295–S299.
38. Nguyen, H. Q., Ackermann, R. T., Maciejewski, M., Berke, E., Patrick, M., Williams, B., ... LoGerfo, J. P. Managed-Medicare health club benefit and reduced health care costs among older adults. (2008). *Preventing Chronic Disease*, 5(1), A14.
39. Park Rx. *Park Prescription Programs*. (2016). Retrieved from http://www.parkrx.org/park-prescription-programs.
40. James, A. K., Hess, P., Perkins, M. E., Taveras, E. M., & Scirica, C. S. Prescribing outdoor play: Outdoors Rx. (2017). *Clinical Pediatrics*, 56(6), 519–524. doi:10.1177/0009922816677805.
41. OutdoorsRx. (2018). http://www.outdoorsrx.org/.
42. Exercise is Medicine Greenville. (2016). Retrieved from http://eimgreenville.org/.

第 12 章 | 对于促进体力活动的医师须知

目录

要点／202

12.1 体力活动促进和相关医疗卫生部门／202
12.1.1 慢性疾病大流行的出现／202
12.1.2 促进体力活动的行动／203
12.1.3 国家体力活动计划／203
12.1.4 专业组织设定的期望／204
12.1.5 医师的独特职能／205
12.1.6 实施中的障碍／205

12.2 采取行动：将推广体力活动纳入医疗实践／206
12.2.1 寻求继续教育以填补知识空白／206
12.2.2 了解《体力活动指南》／207
12.2.3 将体力活动作为一项生命体征／207
12.2.4 开具有效的处方／208
12.2.5 运动处方的具体内容／209
12.2.6 专家转诊／209

12.3 健康的医师，健康的患者／210
12.3.1 成为榜样／210

12.4 结论／211

临床应用／211

资源／212

参考文献／212

要 点

- 医疗卫生部门在逆转当前普遍存在的体力活动不足和巨大的慢性疾病负担方面发挥着至关重要的作用。
- 应采用来自公共卫生和专业组织的综合策略指导医疗卫生部门促进体力活动。
- 医师是促进患者参与体力活动的关键因素。
- 许多有证据支撑的资源有助于提升医师对体力活动的了解,并据此为患者提供适当的指导。

体力活动(physical activity,PA)是使身体保持健康的重要因素[1,2]。在过去的几十年中,有充分证据表明体力活动能有效预防和治疗许多慢性疾病(包括心血管疾病、2型糖尿病和某些类型的癌症)[2]。然而,让人们都积极参与体力活动且达到一定活动量无疑是一个巨大的挑战。研究表明,美国超过80%的成年人未达到当前《体力活动指南》上推荐的活动水平,青少年人群也同样如此[3]。体力活动严重不足被认为是21世纪最大的公共卫生威胁之一,因为它会对健康造成长期影响[4]。目前,世界卫生组织(World Health Organization,WHO)已将体力活动不足列为全球第四大死亡原因[5]。为了改善人群健康状况,美国各个领域都需要提出新颖且有效的解决方案。

医疗卫生部门能影响和支持人们形成积极参加体力活动的生活方式[6,7]。他们有责任采取行动,定期讨论并向所有患者推广体力活动。尽管成功实施这项行动需要克服许多困难,但医师在这项行动的成功中起着至关重要的作用。

本章旨在为医师提供一个促进患者体力活动的框架。本章节回顾了医疗卫生部门在体力活动促进中起到的作用,讨论医师应采取怎样的策略在临床实践中促进体力活动,以及重点介绍通过哪些方式和资源来更好地实施这项行动。

12.1 体力活动促进和相关医疗卫生部门

12.1.1 慢性疾病大流行的出现

医学诞生之初,医疗卫生部门的工作重点在于促进健康,但随着时间推移,这方面的优先级正在逐渐演变。Jack Berryman博士2010年发表的论文《运动是良医:从历史的角度进行分析》(*Exercise is Medicine: A Historical Perspective*)[8]中描述了这个演变过程。根据Berryman的描述,古代医学强调健康而非疾病。这一现象一直延续到20世纪初期,之后西方医学的研究重点由疾病预防转移到了疾病治疗上。这一转变对成功控制传染病的流行有重大影响。然而,由于人们很少关注起预防作用的生活方式,例如体力活动,传染病的发生率虽然降低了,但慢性疾病的患病率却逐渐上升。20世纪早期,传染病进入美国人死因排名的前三位,患传染病死亡的人数占总死亡人数的30%[9]。相比之下,2014年的数据显示,美国死因前十中有七个归因于慢性疾病[10]。排名前两位的死因(即心脏病和癌症)占所有死亡人数的近46%,而传染病几乎从死因的清单中消失。目前,治疗这些慢性疾病占美国医疗保健支出费用的大部分。2010年,年度近3万亿美元的医疗保健支出中,超过85%的费用被用于治疗慢性疾病[11]。而生活方式的改变可以大幅减少这些花费[12]。专家们建议,体力活动应该开始被认定为一种有效"药物",也是在实际治疗慢性疾病时的一线治疗方式[13]。

12.1.2 促进体力活动的行动

在过去的几十年里,把疾病预防重新作为医疗领域的核心这一需要势头正猛。最先提醒人们重视疾病预防的是一位美国外科医师Julius Richmond,他于1979年发表了具有里程碑意义的报告《健康人群:外科医师对健康促进和疾病预防的报告》[14]。这份较为全面的评估报告显示,现阶段迫切需要重新大范围修改国家公共卫生政策,以强调疾病预防的重要性,设置可量化的提升目标。体力活动,以及医疗卫生部门在成功促进体力活动方面发挥的作用是这个报告的重要主题。自这份报告发布以来,其宗旨和目标每10年修订和更新一次,但体力活动的重要性以及医疗卫生部门参与促进体力活动的必要性仍然是报告的核心主题。该报告的最新版本《2020年健康人群报告》包括两个具体的目标,它们体现了医疗领域在促进体力活动方面发挥的作用[6]。第一个目标是:增加所有儿童和成人患者咨询锻炼问题的比例;第二个目标是:增加被诊断为心血管疾病、糖尿病或高脂血症患者寻求包含与锻炼相关的咨询或教育的就诊比例。

12.1.3 国家体力活动计划

认识到体力活动在促进健康中的关键作用,许多国家已经制定了综合性的计划来应对体力活动不足的流行趋势。近年来,全球的应对计划被汇总在一起,并形成了用来判断一个国家的整体体力活动水平的计分卡指标[15]。在全球体力活动观察站(Global Observatory for Physical Activity,GoPA)的组织下,37个国家发布了促进国民体力活动的具体实施计划[16]。

经过3年的研究,美国于2010年发布首个《美国国家体力活动计划》,该计划的最新版本于2016年发布[7]。医疗卫生部门是这项计划最重要的九大部分之一,这与其他国家在制定美国版本的计划时列出的优先事项相一致[17]。该计划中所提出的医疗卫生部门的行动策略包括:①优先从医学领域方面促进体力活动;②将不活动或体力活动不足视为可治疗且可预防的疾病,并且意识到这会对健康和花费产生影响;③各行业应积极改善与体力活动相关的设施服务,尤其关注使用机会受限的弱势群体;④在所有医疗卫生专业人员的培训中增加体力活动教育所占比重。表12-1-1中详细描述了具体实施方法。

表12-1-1 美国国家体力活动计划在医疗卫生部门中的实施策略

策略1
医疗卫生部门应提高体力活动评估、建议和推广的优先级。
- 使用系统的方法来实施、评估和资助能够有效改善儿童和成年人体力活动的干预措施。
- 把体力活动作为患者的一项"生命体征",并且所有医疗保健人员要评估患者的情况并与之讨论。
- 将体力活动这项"生命体征"纳入电子健康档案中。
- 将发展体力活动作为18~64岁成人患者医疗服务质量的衡量标准,与儿童和老年人的现有标准相类似。
- 制定、实施和评估将可穿戴设备和智能手机应用程序中的客观体力活动指标纳入医疗卫生系统中这项策略。
- 鼓励医务人员养成良好的生活方式以成为患者的榜样。

续表

策略 2
医疗卫生系统和相关专业协会应该意识到,不活动和体力活动不足都是可治疗和预防的,并且对身体健康和医疗支出有深远的影响。
- 针对帮助不活动的个体(患有和未患有慢性疾病)提高体力活动进行成本效益研究,针对疾病的治疗性体力活动对患者结局和医疗成本的影响进行研究。
- 当有足够证据证明体力活动提高对身体健康和医疗支出有益时,可以将促进体力活动纳入临床医学指南中。
- 确保优先治疗体力活动水平最低人群的不活动问题。

策略 3
医疗卫生部门应与其他部门合作,以提高有证据支撑的体力活动相关服务的可及性,从而增进卫生公平性。
- 与自治州和地方卫生部门合作,为未服务到的群体提供资金和实施大众体力活动政策和项目,并确保这些政策和项目符合该群体的文化差异和需求。
- 与值得信任的组织合作,以增加参加体力活动的机会和项目。
- 提高学校内健康诊所的能力和支持促进体力活动的项目。
- 与社区治安组织、政府单位和其他社区组织合作,以增加步行、骑自行车、游泳和户外运动的安全性。
- 与社区规划人员合作,确保群体享有公平的交通,并增加交通和娱乐活动的机会。
- 与社区体力活动服务提供者合作,形成转诊网络,增加体力活动机会,确保患者(包括生活在农村的患者)获得平等的社区资源。
- 将社区服务机构的资金补偿作为医疗保健福利的一部分,包括为覆盖全社区和体力活动水平最低的人群的各种项目提供资金,从而消除使用社区体力活动服务的财务障碍。

策略 4
大学、研究生培养项目和专业协会应为医疗保健专业人员提供基本的体力活动教育
- 医学院提供的体力活动基本课程应包括评估、简单问诊和转诊方法。
- 培养健康专业学生对体力活动的兴趣。
- 在执业医师考试和委员会主办的认证考试中纳入体力活动相关内容,以便临床医师开展体力活动促进工作。
- 为所有健康专业学生提供体力活动相关课程资源,以支持体力活动教育。
- 将体力活动内容纳入继续教育职业发展项目中。

12.1.4 专业组织设定的期望

医疗界内部也支持医疗卫生部门参与促进体力活动。包括美国老年医学会和美国预防医学会在内的一些专业组织已经发表声明,鼓励医务人员帮助患者共同解决体力活动缺乏的问题。美国儿科学会和美国整形外科医师学会也发表了联合声明[18]。虽然针对的人群不同,但都强调为患者提供体力活动促进相关信息、建议/处方的重要性。这些建议中最全面的是来自美国医学会(American Medical Association,AMA)和美国运动医学学会(American College of Sports Medicine,ACSM)的一项联合倡议:运动是良医(Exercise is Medicine®,EIM)[19]。

EIM 呼吁医疗界采取行动,"让体力活动成为医疗体系中预防和治疗非传染性疾病医疗模式的标准组成部分"[20]。该倡议于 2007 年在美国发起,Lobelo 等人的《运动是良医全球卫生行动计划:2014 年更新版》中描述了其演变过程[21]。由于世界各地科学、公共卫生和医学协会的高需求,EIM 已成为一项全球倡议,并在 40 多个国家推出。目前,世界各地有 7 个区域性和 43 个国家性的 EIM 中心。美国运动医学学会负责 EIM 的协调和管理。

全球"运动是良医"计划(2010—2013 年)的早期工作是提高人们对于体力活动在促进健康方面

重要性的认识；目前，主要任务是推广 EIM 解决方案模型，该模型被视为在现有研究的指导下，结合社区中的体力活动资源，来评估和开具用于初级保健的运动处方的标准方法[21]。EIM 解决方案模型旨在将体力活动纳入医疗保健中，并将患者与社区资源联系起来[22]。表 12-1-2 对该模型进行了简要概述。如表中所述，医务人员是第一个关键点，他们的工作是评估患者的体力活动水平以及为患者开具运动处方，并将患者转诊给运动专业人士或社区项目。EIM 意识到需要具体的工具来指导医务人员完成工作，其所制定的"医务人员行动指南"解决了这个问题。这是一个免费资源，可以从 EIM 官方网站下载（请参阅本章末尾《资源》部分）[23]。该指南提供了如何在医疗过程中促进体力活动的逐步建议，如何评估患者体力活动水平并开出初级至高级的运动处方，哪里能找到有资质的运动专业人士以便转诊。另外，还提供了帮助实施工作的工具，如宣传单和一些运动处方的样本。

表 12-1-2 "运动是良医"解决方案模型

步骤	模块	职能
1	临床	体力活动评估
2		运动处方 / 行为咨询
3		体力活动自我管理和转诊
4	社区	发展和培训以社区为基础的体力活动转诊网络
5	主动健康技术	临床 - 社区整合以及主动健康技术或体力活动客观评估的应用

资料来源：Lobelo F, Stoutenberg M, Hutber A. The exercise is medicine global health initiative: a 2014 update. Br J Sports Med, 2014: bjsports-2013-093080.

12.1.5 医师的独特职能

尽管全球的医疗卫生部门已被呼吁引导患者提高体力活动水平，医师的作用非常关键，因为医师容易对患者的行为产生特殊影响。也许医师最重要的特质是他们从患者那赢来的尊重和权威。研究表明，医师是获得体力活动相关信息的最可信来源，患者更愿意从医师那里获得有关体力活动的初步建议，而非营养师、理疗师或护士等其他医疗服务者[24-26]。最近的一项定性研究调查了处于衰弱前和身体衰弱的老年人对接受锻炼建议的看法，结果显示，老年人更偏向于听从医师给予的锻炼建议，因为他们认为医师是最熟悉患者健康状况的人，也是医疗服务中的主要人物[25]。该项研究的参与人员表示，他们会依照医师的建议进行锻炼。此外，有研究表明，医师的建议可能具有某种"启动效应"，通过让患者更多地了解相关的信息和项目，而且认为这些信息更有价值，从而促进患者改变[27]。最后，医师与患者保持定期联系，便于向患者提供合适的运动建议。研究估计，发达国家中 70%~80% 的成年人每年至少接触或联系一次医师[28-29]。尽管这是一个良好的发展趋势，但仍然还有很长的路要走。来自美国疾病预防控制中心的报告显示，在 2010 年曾看医生或向其他健康相关专业人员寻求咨询的成年人中，只有 32% 的人获得了关于体力活动方面的建议[30]。另有其他研究也报告了医师咨询率较低的现象[6,25,31]。

12.1.6 实施中的障碍

尽管目前已经明确了需要医师参与体力活动的推广，但大量研究发现医师参与仍存在许多问题。其中,最常见的3个障碍是缺乏相关的专业知识且信心不足,缺乏足够的时间进行交流讨论,以及不相信患者会真正遵照医嘱执行[25,32,33]。虽然这些问题确实值得担心,但大家也正在努力解决或减少这些障碍。

如果医师愿意做一些小的改变,例如将体力活动测量/建议纳入医疗实践中,就有可能在体力活动促进方面产生重大影响。让更多患者参与体力活动有助于预防疾病和降低医疗开支[34]。以下各节包含将循证的解决方案应用于实践的一些建议,同时解决上文提到的一些问题。

12.2 采取行动:将推广体力活动纳入医疗实践

12.2.1 寻求继续教育以填补知识空白

目前西方医学教育体系并没有将疾病预防和生活方式的调整与改变放在首位。因此,现今许多医师从未接受过体力活动方面的知识培训。美国医学研究所在2004年关于改善医学教育的报告中提到了这一问题,指出大多数医学院的课程未能收录有关提高体力活动的知识[35],其后的两篇系统综述支持了这一观点。2012年发表的一项针对医学实习生行为改变咨询课程的系统综述纳入了109项研究,发现体力活动是调查的所有健康行为(如吸烟、营养、饮酒、药物使用、锻炼)中最不受关注的话题[36]。此外,2014年发表的一篇系统综述调查了医学院校教育中的体力活动相关知识课程,发现课程非常少(n=11),而且那些课程在教学方法、教学时间和课程安排方面缺乏一致性[37]。缺乏一以贯之的培训意味着现今的大多数执业医师没有得到关于体力活动的充分培训,因此,许多医师没有信心向患者提供体力活动建议[38]。

已有很多措施旨在解决医学教育中缺乏体力活动相关知识培训的问题,并且医学生对此表示支持[39],美国的生活方式医学教育合作组织(Lifestyle Medicine Education Collaborative,LMEd)就是一个例子[40]。LMEd的唯一重点是将生活方式医学的教育内容(包括体力活动、营养、行为改变和自我照护)加入到美国医学院校的课程中。该组织成立于2013年,覆盖了一半以上的美国医学院校。有兴趣将生活方式医学纳入其课程表的医学院校可以与LMEd的专业人员联系,以获得支持、指导和资源。LMEd的资源适用于医学院校内的所有人,从院长到学生都适用。LMEd在美国医学院协会(Association of American Medical College)运维的网站(MedEdPORTAL)内整理了一个经过同行评议的"生活方式医学"课程资源集合,并在LMEd的指导工具箱中整理了第二个集合。LMEd使用国家医学考试委员会的分类评估测试真题来评估医学生对体力活动和其他生活方式问题(如营养、戒烟、压力、睡眠)知识的了解程度。

在医学教育不断发展的同时,当今的执业医师需要寻找更多的资源来进行学习和自我提升,并为给患者提供体力活动建议建立信心和培养能力。继续医学教育(Continuing Medical Education,CME)课程提供了一个很好的资源,并且这一资源是有证据支撑的。Dacey等人发现,医务人员在参加了相关课程后,自我报告与患者讨论其体力活动建议的知识和信心都有所增加[41]。在体力活动促进和生活方式医学领域有一些继续教育医学资源,医师们可以寻找满足他们特定学习需求的资源。许多值得信赖的组织全年提供多种多样的学习机会,可在本章节结尾《资源》部分查看组织名单。

12.2.2 了解《体力活动指南》

《美国居民体力活动指南》(the U.S. Physical Activity Guidelines for Americans, PAGA)于2008年首次发布,2018更新,为医师与患者讨论其体力活动建议提供参考[42]。它们是为健康专业从业者编写的,并就如何更好地通过体力活动促进健康提供简单指导。PAGA对文献进行综述,并且作为所有基于证据的体力活动评估和建议的基础。该指南的简要内容是,成年人每周应该进行不少于150min的中等强度有氧运动或75min的高强度有氧运动(或两者进行组合),以达到健康效益。为进一步促进健康,成年人应增加至每周进行300min的中等强度或150min的高强度有氧运动(或两者进行组合)。此外,成年人应每周进行至少2d主要肌群的强化运动(抗阻训练)。医师和卫生保健服务提供者应熟悉这些特定指标(也应熟记其他具有健康影响的指标,如血压和BMI),以便有效评估患者的身体状况并为其开具运动处方[43]。达到该指南的要求对促进健康有重要意义[2]。

12.2.3 将体力活动作为一项生命体征

患者的体力活动水平可以作为一项重要的健康指标,医师可以对患者的体力活动进行一段时间的跟踪监测以获取关于患者健康状况的有价值的信息。因此,有人呼吁将体力活动水平纳入患者就诊时的常规生命体征记录[43]。美国的测量标准就是基于《体力活动指南》制定的。美国国家体力活动计划和EIM都将体力活动生命体征(physical activity vital sign, PAVS)作为其主要内容(见表12-1-1)。

EIM提供了一个PAVS检测工具的示例,以供医疗服务者参考[23]。这个检测工具包含2个问题:①您平均每周有多少天进行中高强度的体力活动(如快步走)? ②平均来说,进行上述体力活动的时间有多长? 这两个数据的乘积可以向医师提供一个近似值,从而知晓患者是否达到了《美国居民体力活动指南》所建议的成人每周150min中等强度活动的目标。EIM建议的第三个备选问题是:您一周有多少天进行肌肉强化训练,比如自重训练或抗阻训练? 指南建议成年人每周应该至少有2d进行上述体力活动。该检测工具可以纳入到患者的电子病历(electronic medical record, EMR)系统中,自动完成计算并将最终结果与其他生命体征一起显示以便查看[44]。

多个医疗系统已成功将PAVS纳入其日常照护系统中,包括凯撒医疗,南卡罗来纳州的Greenville医疗系统和犹他州的Intermountain医疗系统[43]。凯撒医疗详细介绍了PAVS检测工具的实施方法[44],由医疗助理(medical assistant, MA)负责收集信息。在每位患者检查传统生命体征时,都要检查PAVS。MA向患者提问PAVS的相关问题,并将答案直接输入EMR中,最终结果与其他生命体征一起显示在计算机做的图表中,以供相关医务人员在与患者见面之前进行初步了解。据报道,完成PAVS的检测流程的所需时间不到1min。在2012年的一项效度研究中,南加州凯萨医疗机构(Kaiser Permanente Southern California, KPSC)报告称在使用该检测方法1.5年后,所有符合条件的患者中86%在电子病历中记录了PAVS[45]。

然而PAVS检测工具仍然存在一些不足。其一,它并没有被广泛应用于不同的人群中,也没有儿童版[46],要解决这个问题还需要做更多的工作。其二,PAVS依赖于患者的自我报告,而自我报告具有准确性方面的问题[47]。Wald等人在2017年发表的一篇综述中对此问题进行了研究,得到了令人满意的结果[46]。该综述的目的是评估 PAVS 检测工具的性能和整合情况。结论是,PAVS 检测工具可以帮助临床医师识别未达到《体力活动指南》建议水平的患者。此外,在担任美国运动医学学会主席期间提出 EIM 倡议的 Robert Sallis 博士,在英国运动和运动医学学会 2011 年发表的一篇社论中指出,尽管自我报告的体力活动数据存在一些已知问题,医务人员在伦理上有义务询问患者体力活动的相关情况,并告知他们不活动带来的危害[44]。PAVS 检测工具有利于医务人员和患者进行良好沟通。

PAVS 检测工具已经显示出广阔的应用前景,它为患者提供了一种用户友好的、一以贯之的方法来解决其体力活动问题。它为忙碌的医师收集和跟踪有价值的患者健康信息提供了一个及时、有效的解决方案。此外,PAVS 的检测结果为医师提供了与每个患者沟通和讨论体力活动的机会,并且可以根据医师的个人时间和运动相关知识的储备来开具运动处方或转诊。

12.2.4 开具有效的处方

有效的体力活动建议应该是个性化的,这样才能更好地指导患者参加对健康有益的体力活动的具体类型和运动量。当前医师开具的运动处方都是大众化的,缺乏针对不同患者的个性化建议,而健康行为的相关文献已证明个性化恰恰能有效地引发改变[48]。2016 年的一项对近 1 800 名澳大利亚成年人进行的全国调查也阐述了该问题[31]。在医师那里得到体力活动建议的 18.2%(n=328)受访者中,一半左右(53%)报告他们被告知了应该完成多少运动量;然而,近四分之一(24%)的受访者没有得到关于活动类型的具体建议,大多数受访者(61%)没有获得关于活动持续时间和频率的具体信息。

越来越多的研究提出应将向患者提供书面运动处方作为一个标准方案。1998 年在新西兰推出的"绿色处方"项目就是一个典型例子[49]。在这个项目中,医疗专业人员(通常是初级医疗保健人员)向患者开具书面或电子的绿色处方,其中包含关于患者应该努力完成的体力活动类型和运动量的具体建议。这一例子表明,书面处方提示患者体力活动不仅仅是一种"对身体健康有益的事情",还具有治疗作用,由医师指导完成[50]。

每个运动处方中都应该包含 4 个关键要素:运动的频率、强度、时间和类型。它们通常用首字母缩写 FITT 来指代。这种结构指导了运动处方开具工作。《美国居民体力活动指南》设立以下目标:

- 运动频率:应该多久进行一次运动?
- 运动强度:做运动时的感觉有多剧烈?
- 运动时间:需要完成多少分钟的运动?
- 运动类型:哪些运动最适合该患者?

利用这个模板可以帮助医师制定运动处方,提醒医师注意处方中应包含的关键要素,帮助医师及时完成处方的制定。有证据显示,在完成一项为时 3h、为临床医师提供实用工具教学(包括 EIM 制定的处方模板)的运动处方研讨会后 1 个月,医师为患者开具运动处方的比率显著增加[51]。本研究中使用的处方模板可以在 EIM 的"医务人员行动指南"中获取(请参阅《资源》一节)。这个模板提供了简单的复选框,来帮助编写处方的各个部分,它还包括了关于每个组成部分和《美国居民体力活动指南》规定目标的描述性信息。

12.2.5 运动处方的具体内容

《美国居民体力活动指南》中的一些关键信息为如何更好地让患者完成运动处方提供了建议[2]。

- 少量体力活动也比不运动好。对患者来说最重要的是防止其静坐少动。研究表明,将人们的生活习惯从"不活动"变为"一般不活动",对健康状况的改善最大[52]。
- 可以通过累计多次短时间的运动,以达到《体力活动指南》的要求。研究表明,进行10min以上的体力活动是有益的[53]。最新研究显示,较短的运动时间(1~9min)对健康也有一定益处[54]。患者可以利用一天中的任一时间段进行运动,因为哪怕1min的运动都对健康有益。
- 体力活动对人体带来的好处远超其引起受伤和心脏病发作的风险。有已知疾病症状的患者确实需要额外的预防措施才能安全地进行体力活动,但许多人在增加体力活动量前不需要进行额外的身体检查,特别是在进行非高强度运动时。ACSM最新发布的关于运动前参与健康检查的建议也强调了这个事实[55]。这个新建议的提出是为了消除个体开始锻炼项目时多余的障碍。

12.2.6 专家转诊

为给患者的具体问题提供更好的服务,医学上一种常见做法是向特定领域中的专业人士(例如营养师、心理学家、其他医学专家)提出转诊,而体力活动也可通过同样的方法进行。已经确定的是,很少有医师接受了足够的体力活动相关知识的培训[35,37,56]。运动生理学领域常常使用体力活动来治疗和管理特定疾病,因此医师们可以像开处方药一样开出运动处方来治疗或管理特定疾病[57]。医师无需对所有疾病都有专业治疗水平。相反,医师可以将患者转诊给有时间和专业知识来处理问题的专业人士,如运动生理学家[58]。需要额外的医疗咨询和/或正在治疗一种或多种慢性疾病,并需要更具体运动建议的患者,特别适合专家转诊。尽管医师可以轻松地将患者转诊到其他有资质的健康专业人员(例如营养师、物理治疗师或医学专家),但医学界对运动专业人员的知识储备和专业水平存在一定程度的不信任,这是体力活动不足患者进行转诊时存在的一个重要问题[59]。且各种各样的健身专业人员和相关认证组织可能会让人难以选择。需要说明的是,运动生理学家是专职的健康专业人员,他们具有为高风险人群或患有慢性或复杂疾病的人制定运动干预计划的能力[60]。认证机构和具体要求因国家而异。在美国,ACSM的注册临床运动生理学家(certified clinical exercise physiologist,CEP)认证则是金标准。ACSM-CEP资格是指认证具备以下条件的人员:在运动科学或相关领域至少拥有大学本科学位,即学士学位或硕士学位,在多个领域应对患有各种慢性疾病的患者有1 200(学士)或600(硕士)小时的经验,并且具有最新CPR认证以及通过严格的知识技能水平测试[61]。在ACSM官网上可以找到ACSM-CEP专业人士的数据库,便于查找相关专业人士[62]。

在美国,专家转诊面临的一个主要困难是,保险公司不承认运动生理学家是健康专业人员。因此,ACSM-CEP的咨询时间是不可计费的,患者需要自行为这些服务付费。这对患者来说是一个巨大的问题,尤其对于最需要照护的弱势人群[58]。随着对体力活动专业知识需求的增长,我们必须找到一个克服此困难并让人们更容易获得专业的体力活动的解决方案。

澳大利亚模式提供了一个可供参考的解决方案。在澳大利亚,承认相关专业人士是经认证的运动生理学家(accredited exercise physiologist,AEP)[60]。这些专业人士具有大学本科及以上学位,并通过了澳大利亚运动与体育科学协会(Exercise and Sports Science of Australia,ESSA)的认证。自2006年以来,澳大利亚国家纳税人资助的全民医疗保障体系(Medicare Australia)已认可运动生理学家作为联合医疗专业人员[63]。这一决定使慢性疾病患者能够从他们的初级医疗服务人员转诊到运动生理学家处,并由医疗保险支付这些服务的费用。已证实,运动生理学家转诊计划进一步节省了治疗慢性疾病患者的医疗开支[60]。例如,2型糖尿病患者接受运动生理学家的运动干预指导后,预计每人每年可节省卫生系统开支约5 100澳元。

专家转诊直接解决了医师所面临的缺乏时间、专业知识不足和信心不足的问题,而这些问题是医师在医疗实践中难以促进患者的体力活动的原因。在2016年的一项随机对照试验(randomized controlled trial,RCT)中,将体力活动不足的患者转诊到AEP处,进行面对面或电话咨询13周,在干预12个月后,与常规照护相比,两种干预措施都能有效地将患者的体力活动水平提高约70min每周[65]。

尽管诊断的开销和可及性的问题仍然存在,但专家转诊有助于促进体力活动的推广,同时可以直接解决医师缺乏专业知识、信心和时间不足的问题。优先考虑转诊能从专家指导中获益最多的患者(例如,患有复杂疾病的患者)可能会提高效率。此外,就转诊情况对患者进行定期随访是转诊成功实施的关键[58]。

12.3 健康的医师,健康的患者

12.3.1 成为榜样

研究表明,医师的个人健康习惯与解答相关的咨询问题(例如戒烟、接种疫苗、筛查)之间存在密切联系[66]。这个现象似乎也适用于体力活动咨询。Lobelo等人2014年的一篇综述纳入了24项研究,这些研究分析了个人体力活动习惯与咨询实践之间的关系[38]。其中,近80%的研究(n=19)发现结果呈统计学上的显著正相关。这一发现适用于各种专业、地理位置和临床环境。考虑到与咨询频率相关的很多障碍(个人和其他障碍),作者着重指出了这一发现的重要性。

医师积极参与体力活动不仅会对其咨询实践产生影响,体力活动也被证明有助于减少医师的职业倦怠[67]。职业倦怠被描述为一种"情绪疲惫,工作意义丧失,缺乏工作效率以及有将人视为物体的倾向的综合征"[68]。超过一半的美国医师报告说他们经历了严重的职业倦怠[69]。仅在3年内(2011—2014年),出现职业倦怠的比例上升近10%,其患病率几乎是美国其他领域工作者的2倍[70]。医师的职业倦怠对患者的照护有重大影响,因为职业倦怠与医疗事故的增加、患者对慢性疾病管理计划的依从性降低以及其他较差的医疗实践之间具有很高的相关性[71]。虽然大部分职业倦怠与医院管理等机构因素有关,如电子健康记录(electronic health record,EHR)和工作效率标准,但进行包括体力活动等的自我保健活动,似乎可以减少职业倦怠。为了阐明体力活动水平与职业倦怠的关系,2014年的一项调查比较了近 80 名内科住院医师的职业倦怠与体力活动水平之间的关系[67]。研究结果表明存在负相关,达到《美国居民体力活动指南》推荐水平的医师比没有达到推荐水平的医师更不容易产生职业倦怠。报告的职业倦怠发生率和体力活动水平与全国水平一致(职业倦怠患病率为 53%;未达到指南推荐体力活动水平的医师占 41%)。

最后,患者对医师进行体力活动的感知似乎会影响患者是否参与体力活动的决定。Lobelo 和 Garcia de Quevedo 在 2014 年对支持医师作为体力活动榜样的证据进行了综述,研究发现,大多数患者认为如果他们的医师经常锻炼,他们也会更愿意锻炼[38]。

为了更清楚地了解如何利用这一关联来改善临床实践,还需要做更多的工作。从整体来看,医师的个人健康习惯似乎是影响患者照护的一个重要因素。

12.4 结论

克服不活动所带来的公共卫生威胁,需要社会各界的参与[7]。体力活动与疾病管理和预防之间存在直接联系,医疗卫生部门在制定解决方案方面发挥着核心作用。正如本章节所述,我们仍然需要找到更好的解决方案。有证据表明,这些存在的问题并非不可解决。医师固然发挥了很大作用,但他们不需要自己完成所有的工作。比如,医师可以通过助手(如护士、医疗助理)收集体力活动生命体征相关数据或为患者进行转诊等,这样可以减少时间负担。此外,可通过查阅一些资源来填补(见"资源")在为基本健康的患者开具基本运动处方时遇到的知识空白。最后,建立一个值得信赖的运动资源网络,可以为患者提供运动相关的专业知识,以治疗复杂的健康问题。在寻找最佳实践的同时,继续利用这些策略不断向前十分关键。美国外科医师 Julius Richmond 在其 1979 年的开创性报告中曾说过:"我们不能在等待一份完美的解决方案出现后再开始行动"[14]。

临床应用

- 专业组织开设的继续医学教育提供了学习最佳实践和该领域的前沿研究的机会(参见《资源》部分)。这些资源可以帮助临床医师了解各个公共卫生部门和专业组织的指导,从而将体力活动咨询纳入常规照护中。
- 医师只是解决问题的一个环节。系统的方法可以简化运动处方的制定流程,克服医师缺乏时间和知识储备的常见问题。培训员工(例如护士、医疗助理)将收集体力活动数据作为常规照护的一部分,及时更新患者的电子病历,保存并突出显示体力活动相关数据,并将患者转诊给体力活动专业人员以更好地制定运动处方。
- 日常生活中进行体力活动的临床医师可以更好地为患者提供体力活动咨询。为医务人员提供个人参与体力活动的机会可能是鼓励他们积极开展体力活动咨询的有效策略。

(Mary A. Kennedy,MS 著 李良 译 吴一凡 陶曼 校)

资源

American College of Lifestyle Medicine

- Annual Conference, Online CMEs+Residency Curriculum:

    https://lifestylemedicine.org/

American College of Preventive Medicine

- Annual Meeting, CMEs, +Residence Program:

    http://www.acpm.org/

American College of Sports Medicine: Exercise is Medicine

- Healthcare Providers Action Guide:

    http://www.exerciseismedicine.org/support_page.php/healthcare-providers/

Institute of Lifestyle Medicine

- Online+Live CMEs:

    http://www.instituteoflifestylemedicine.org/

Lifestyle Medicine Education Collaborative

- Curricular Resources+Webinars:

    http://lifestylemedicineeducation.org/

参考文献

1. Warburton DE, Nicol CW, and Bredin SS. Health benefits of physical activity: The evidence. *Canadian Medical Association Journal* 2006;174(6):801–809.
2. Physical Activity Guidelines Advisory Committee. *Physical Activity Guidelines Advisory Committee Report, 2008.* Washington, DC: U.S. Department of Health and Human Services, 2008.
3. President's Council on Fitness Sports and Nutrition. *Facts and Statistics: Physical Activity* [*Internet*]. US Department of Health and Human Services, 2017 [updated January 26, 2017; cited 2017 November 29, 2017]. Available from: https://www.hhs.gov/fitness/resource-center/facts-and-statistics/index.html
4. Blair SN. Physical inactivity: The biggest public health problem of the 21 st century. *British Journal of Sports Medicine* 2009;43(1):1–2.
5. Organization WH. *Interventions on Diet and Physical Activity: What Works: summary report*, 2009.
6. Organization of Disease Prevention and Health Promotion. *Healthy People 2020.* Available from: https://www.healthypeople.gov/2020/topics-objectives/topic/physical-activity/objectives
7. National Physical Activity Plan. Availabl from: http://physicalactivityplan.org/docs/2016NPAP_Finalforwebsite.pdf
8. Berryman JW. Exercise is medicine: A historical perspective. *Current Sports Medicine Reports* 2010;9(4):195–201.
9. Cohen ML. Changing patterns of infectious disease. *Nature* 2000;406(6797):762–767.
10. Prevention CfDCa. *Chronic Disease Overview* [*Internet*], 2017 [updated June 28, 2017; November 30, 2017]. Available from: https://www.cdc.gov/chronicdisease/overview/index.htm
11. Agency for Healthcare Research and Quality. *Multiple Chronic Conditions Chartbook: 2010 Medical Expenditure Panel Survey Data.* Available from: https://www.ahrq.gov/sites/default/files/wysiwyg/professionals/prevention-chronic-care/decision/mcc/mccchartbook.pdf.
12. Bauer UE, Briss PA, Goodman RA, and Bowman BA. Prevention of chronic disease in the 21 st century: Elimination of the leading preventable causes of premature death and disability in the USA. *The Lancet* 2014;384(9937):45–52.
13. Sallis R, Franklin B, Joy L, Ross R, Sabgir D, and Stone J. Strategies for promoting physical activity in clinical practice. *Progress in Cardiovascular Diseases* 2015;57(4):375–386.
14. United States Surgeon General and Richmond JB. *Healthy People: The Surgeon General's Report on Health Promotion and Disease Prevention.* Bethesda, MD: US Government Printing Office, 1979.
15. Activity GOfP. Available from: http://www.globalphysicalactivityobservatory.com/.
16. Varela AR, Pratt M, Powell K, Lee I-M, Bauman A, Heath G, et al. Worldwide surveillance, policy, and research on physical activity and health: The global observatory for physical activity. *Journal of Physical Activity and Health* 2017;14(9):701–709.
17. Bornstein DB, Pate RR, and Pratt M. A review of the national physical activity plans of six countries. *Journal of Physical Activity and Health* 2009;S245–S264.
18. Bornstein DB and Pate RR. From physical activity guidelines to a national activity plan. *Journal of Physical Education, Recreation and Dance* 2014;85(7):17–22.
19. American College of Sports Medicine. *Exercise is Medicine.* Available from: http://exerciseismedicine.org/
20. Sallis RE. Exercise is medicine and physicians need to prescribe it! *British Journal of Sports Medicine* 2009;43(1):3–4.
21. Lobelo F, Stoutenberg M, and Hutber A. The exercise is medicine global health initiative: A 2014 update. *British Journal of Sports Medicine* 2014. doi: bjsports-2013-093080
22. American College of Sports Medicine. *What is the EIM Solution?* Available

from: http://www.exerciseismedicine.org/support_page.php/the-eim-solution5/.
23. American College of Sports Medicine Exercise is Medicine. *Healthcare Providers' Action Guide* [Internet]. [November 30, 2017]. Available from: http://exerciseismedicine.org/assets/page_documents/HCP_Action_Guide%285%29.pdf.
24. Phillips EM and Kennedy MA. The exercise prescription: A tool to improve physical activity. *Physical Medicine and Rehabilitation* 2012;4(11):818–825.
25. Jadczak AD, Dollard J, Mahajan N, and Visvanathan R. The perspectives of pre-frail and frail older people on being advised about exercise: A qualitative study. *Family Practice* 2017;35(3):330–335.
26. McLean G, Croteau K, and Schofield G. Trust levels of physical activity information sources: A population study. *Health Promotion Journal of Australia* 2005;16(3):221.
27. Kreuter MW, Chheda SG, and Bull FC. How does physician advice influence patient behavior? Evidence for a priming effect. *Archives of Family Medicine* 2000;9(5):426.
28. O'Brien MW, Shields CA, Oh PI, and Fowles JR. Health care provider confidence and exercise prescription practices of exercise is medicine Canada workshop attendees. *Applied Physiology, Nutrition, and Metabolism* 2016;42(4):384–390.
29. Pinto BM, Goldstein MG, DePue JD, and Milan FB. Acceptability and feasibility of physician-based activity counseling: The PAL project. *American Journal of Preventive Medicine* 1998;15(2):95–102.
30. Patricia M. Barnes MA, and Schoenborn, CA. *Trends in Adults Receiving a Recommendation for Exercise or other Physical Activity from a Physician or Other Health Professional*, 2012. Available from: https://www.cdc.gov/nchs/data/databriefs/db86.pdf.
31. Short CE, Hayman M, Rebar AL, Gunn KM, De Cocker K, Duncan MJ, et al. Physical activity recommendations from general practitioners in Australia. Results from a national survey. *Australian and New Zealand Journal of Public Health* 2016;40(1):83–90.
32. Geense WW, van de Glind IM, Visscher TL, and van Achterberg T. Barriers, facilitators and attitudes influencing health promotion activities in general practice: An explorative pilot study. *BMC Family Practice* 2013;14(1):20.
33. Nadler M, Bainbridge D, Tomasone J, Cheifetz O, Juergens RA, and Sussman J. Oncology care provider perspectives on exercise promotion in people with cancer: An examination of knowledge, practices, barriers, and facilitators. *Supportive Care in Cancer* 2017;25(7):2297–2304.
34. Tuso P. Strategies to increase physical activity. *The Permanente Journal* 2015;19(4):84.
35. Institute of Medicine. *IOM Report: Improving Medical Education—Enhancing the Behavioral and Social Science Content of Medical School Curricula*, Bethesda, MD, 2004.
36. Hauer KE, Carney PA, Chang A, and Satterfield J. Behavior change counseling curricula for medical trainees: A systematic review. *Academic Medicine* 2012;87(7):956.
37. Dacey ML, Kennedy MA, Polak R, and Phillips EM. Physical activity counseling in medical school education: A systematic review. *Medical Education Online* 2014;19(1):24325.
38. Lobelo F and de Quevedo IG. The evidence in support of physicians and health care providers as physical activity role models. *American Journal of Lifestyle Medicine* 2014;1:E15. doi: 55982761352012.
39. Solmundson K, Koehle M, and McKenzie D. Are we adequately preparing the next generation of physicians to prescribe exercise as prevention and treatment? Residents express the desire for more training in exercise prescription. *Canadian Medical Education Journal* 2016;7(2):e79.
40. Lifestyle Medicine Education Collaborative. *Home* [Internet]. Available from: http://lifestylemedicineeducation.org/.
41. Dacey M, Arnstein F, Kennedy MA, Wolfe J, and Phillips EM. The impact of lifestyle medicine continuing education on provider knowledge, attitudes, and counseling behaviors. *Medical Teacher* 2013;35(5):e1149–e1156.
42. Office of Disease Prevention and Health Promotion. *Physical Activity Guidelines for Americans* [Internet]. Available from: https://health.gov/paguidelines/guidelines/.
43. Sallis RE, Matuszak JM, Baggish AL, Franklin BA, Chodzko-Zajko W, Fletcher BJ, et al. Call to action on making physical activity assessment and prescription a medical standard of care. *Current Sports Medicine Reports* 2016;15(3):207–214.
44. Sallis R. Developing healthcare systems to support exercise: Exercise as the fifth vital sign. *British Association of Sport and Exercise Medicine* 2011;473–474.
45. Coleman KJ, Ngor E, Reynolds K, Quinn VP, Koebnick C, Young DR, et al. Initial validation of an exercise "vital sign" in electronic medical records. *Medicine & Science in Sports & Exercise* 2012;44(11):2071–2076.
46. Wald A and Garber CE. A review of current literature on vital sign assessment of physical activity in primary care. *Journal of Nursing Scholarship* 2018;50(1):65–73.
47. Prince SA, Adamo KB, Hamel ME, Hardt J, Gorber SC, and Tremblay M. A comparison of direct versus self-report measures for assessing physical activity in adults: A systematic review. *International Journal of Behavioral Nutrition and Physical Activity* 2008;5(1):56.
48. Locke EA and Latham GP. Building a practically useful theory of goal setting and task motivation: A 35-year odyssey. *American Psychologist* 2002;57(9):705.
49. Ministry of Health New Zealand. *How the Green Prescription Works.* [updated September 19, 2017; November 30, 2017]. Available from: https://www.health.govt.nz/our-work/preventative-health-wellness/physical-activity/green-prescriptions/how-green-prescription-works.
50. Handcock P and Jenkins C. The green prescription: A field of dreams? *The New Zealand Medical Journal* (Online) 2003;116(1187):1–6.
51. Windt J, Windt A, Davis J, Petrella R, and Khan K. Can a 3-hour educational workshop and the provision of practical tools encourage family physicians to prescribe physical activity as medicine? A pre–post study. *BMJ Open* 2015;5(7):e007920.
52. Ekelund U, Ward HA, Norat T, Luan Ja, May AM, Weiderpass E, et al. Physical activity and all-cause mortality across levels of overall and abdominal adiposity in European men and women: The European Prospective Investigation into Cancer and Nutrition Study (EPIC). *The American Journal of Clinical Nutrition* 2015;101(3):613–621.
53. Haskell WL, Lee I-M, Pate RR, Powell KE, Blair SN, Franklin BA, et al. Physical activity and public health: Updated recommendation for adults from the American College of Sports Medicine and the American Heart Association. *Circulation* 2007;116(9):1081.
54. Jefferis BJ, Sartini C, Lee I-M, Lennon LT, Whincup PH, Wannamethee SG, et al. Does duration of physical activity bouts matter for adiposity and metabolic syndrome? A cross-sectional study of older British men. *International Journal of Behavioral Nutrition and Physical Activity* 2016;13(1):36.
55. Riebe D, Franklin BA, Thompson PD, Garber CE, Whitfield GP, Magal M, et al. Updating ACSM's recommendations for exercise preparticipation health screening. *Medicine & Science in Sports & Exercise* 2015;47(11):2473–2479.
56. Hebert ET, Caughy MO, and Shuval K. Primary care providers' perceptions of physical activity counselling in a clinical setting: A systematic review. *British Journal of Sports Medicine* 2012;46. doi: 10.1136/bjsports-2011-090734
57. Nunan D, Mahtani KR, Roberts N, and Heneghan C. Physical activity for the prevention and treatment of major chronic disease: An overview of systematic reviews. *Systematic Reviews* 2013;2(1):56.
58. Thornton JS, Frémont P, Khan K, Poirier P, Fowles J, Wells GD, et al. Physical activity prescription: A critical opportunity to address a modifiable risk factor for the prevention and management of chronic disease: A position statement by the Canadian Academy of Sport and Exercise Medicine. *British Journal of Sports Medicine* 2016. doi: bjsports-2016-096291
59. De Lyon AT, Neville RD, and Armour KM. The role of fitness professionals in public health: A review of the literature. *Quest* 2017;69(3):313–330.
60. Smart N, Williams A, and Lyndon K. The role and scope of accredited exercise physiologists in The Australian Healthcare System. *Journal of Clinical Exercise Physiology* 2016;5(2):16–20.
61. American College of Sports Medicine. *ACSM Certified Clinical Exercise Physiologist* [Internet]. [February 12, 2019]. Available from: https://www.acsm.org/get-stay-certified/get-certified/cep.
62. American College of Sports Medicine. *ACSM ProFinder* [Internet]. [November 30, 2017]. Available from: https://certification2.acsm.org/profinder?_ga=2.157058107.1006239571.1511156005-1871585334.1505721550.

63. Department of Health Australia. *Chronic Disease Management – Individual Allied Health Services under Medicare – Provider Information.* [November 30, 2017]. Available from: http://www.health.gov.au/internet/main/publishing.nsf/content/health-medicare-health_prop-pdf-allied-cnt.htm.
64. Economics DA. *Value of Accredited Exercise Physiologists in Australia.* Brisbane, QLD: Exercise & Sports Science Australia, 2015. p. 96.
65. Maiorana A, Levinger I, Davison K, Smart N, and Coombes J. Exercise prescription is not just for medical doctors: The benefits of shared care by physicians and exercise professionals. *British Journal of Sports Medicine* 2016. doi: bjsports-2016-096994
66. Wells KB, Lewis CE, Leake B, and Ware JE. Do physicians preach what they practice? A study of physicians' health habits and counseling practices. *JAMA* 1984;252(20):2846–2848.
67. Olson SM, Odo NU, Duran AM, Pereira AG, and Mandel JH. Burnout and physical activity in Minnesota internal medicine resident physicians. *Journal of Graduate Medical Education* 2014;6(4):669–674.
68. Montero-Marín J, García-Campayo J, Mera DM, and del Hoyo YL. A new definition of burnout syndrome based on Farber's proposal. *Journal of Occupational Medicine and Toxicology* 2009;4(1):31.
69. Shanafelt TD, Hasan O, Dyrbye LN., Sinsky C, Satele D, Sloan J, and West CP. Changes in burnout and satisfaction with work-life balance in physicians and the general US working population between 2011 and 2014. In *Mayo Clinic Proceedings* (Vol. 90, No. 12, pp. 1600–1613). Elsevier, 2015.
70. Dyrbye LN, Shanafelt TD, Sinsky CA, Cipriano PF, Bhatt J, Ommaya A, West CP, and Meyers D. Burnout among health care professionals: A call to explore and address this underrecognized threat to safe, high-quality care. *NAM (National Academy of Medicine) Perspective* 2017.
71. American Academy of Family Physicians. *Family Physician Burnout, Well-Being, and Professional Satisfaction (Position Paper)* [Internet]. [February 12, 2019]. Available from: https://www.aafp.org/about/policies/all/physician-burnout.html.

第 13 章 | 体适能评价

目录

要点／216

13.1 体适能的定义／216

13.2 有氧适能和无氧适能／216

13.3 有氧能力评价：直接测量法——开放通路通气测试／217

13.4 有氧能力评价：间接测量法——标准化运动测试／218

13.5 测试方案／220

13.6 功率自行车测试方案／222

13.7 斜坡测试／222

13.8 亚极量测试／223

13.9 评估心肺耐力的步行测试／223

13.10 心肺耐力的非运动测试评估／224

13.11 肌肉适能／225

13.12 肌肉力量／225

13.13 肌肉耐力／225

13.14 无氧能力测试／226

13.15 身体成分／226

13.15.1 超重和肥胖的定义、评估和分类／226

13.15.2 水下称重法／226

13.15.3 其他方法／227

13.16 腰围／229

13.17 皮褶厚度／230

参考文献／230

> **要点**
> - 体适能的很多要素对健康有重要影响,包括心肺耐力、肌肉力量、肌肉耐力和身体成分。
> - 体适能测试可以反映人体整体的健康情况,包括从事休闲运动或职业运动的能力、伤残鉴定、损伤预防,以及骨骼肌、骨骼和心血管健康。
> - 极量运动测试可以直接测得摄氧量,是测试心肺耐力最准确的方法。
> - 心肺耐力也可通过跑台或功率自行车测试间接测得。
> - 运动测试方案多种多样,但运动测试指南更推荐采用负荷匀速递增的个性化测试方案。
> - 当运动测试可行性低或不可行时,可以用步行测试和力量测试反映个体的身体功能和健康水平。
> - 整个西方超重和肥胖患病率都在增加,通过身体成分测试可以获得体重和体质量指数以外的重要信息。

13.1 体适能的定义

美国疾病预防控制中心(Centers for Disease Control and Prevention,CDC)和美国运动医学学会(American College of Sports Medicine,ACSM)将体适能定义为"个体在先天遗传或后天获得性基础上所表现出来的一系列与体力活动能力相关的身体素质特征"[1,2]。这些特征对人体整体的健康水平,包括从事休闲运动或职业运动的能力、伤残鉴定、损伤预防,以及骨骼肌、骨骼和心血管健康有重要的影响。此外,较高的体适能水平会给人体带来更加长久的健康效益[3,4]。适当的体力活动可以改善这些身体素质特征和体适能。体适能的改善程度受训练、饮食、休息、心理和遗传等因素影响。

13.2 有氧适能和无氧适能

细胞通过两种途径获得维持生命和从事各种工作所需的能量:有氧途径和无氧途径。其中,通过有氧途径获得能量的代谢过程被称为有氧代谢,通过无氧途径获得能量的代谢过程被称为无氧代谢。

需要注意的是,肌细胞在工作时并不是由有氧代谢或无氧代谢单独供能,而是通过两个系统协调供能,共同满足机体的能量需求,而两者的供能占比主要与运动强度有关。一般来说,高强度运动主要由无氧代谢供能,低强度运动主要由有氧代谢供能。因此,有氧适能是指心血管系统为肌细胞提供充足氧气以满足人体完成特定体力活动的能量需求。与之相反,无氧适能是指在无氧条件下机体完成特定体力活动时的供能能力。有氧运动为重复性的、低阻力运动(如步行、骑自行车),运动时间相对较长(一般持续 5min 或以上)。相对来说,无氧运动为强度高、时间短的运动(如短跑、举重、跳跃等)。需要强调的是，有氧供能系统和无氧供能系统通常以一种协调供能的方式共同为工作肌肉和整个身体提供所需能量，但在具体的运动中，其中一种会是供能的主导系统并为机体提供大部分能量。表13-2-1描述了在美国最常用的体适能评价方法。

表13-2-1 体适能评价指标、测试方法及健康意义

体适能评价指标	测试方法	健康意义
峰值摄氧量	心肺功能运动测试	心肺功能，预测预后
运动能力	跑台或功率自行车极量强度运动	心肺功能，预测预后
肌肉力量	1RM测试（上肢、下肢）	功能水平，日常生活能力评定，预测预后/伤残鉴定
肌肉耐力	俯卧撑、仰卧起坐、坐-立测试	维持功能性运动的耐力，日常生活能力评定
步行测试	6min步行测试、Cooper 12min跑测试、Rockport 1mile步行测试、1.5mile跑测试	维持功能性运动的耐力，预测预后
身体成分	体重、BMI、水下称重、双能X射线吸收法、皮褶厚度、腰围和腰臀比、Bod-Pod身体成分测试仪、磁共振成像、生物电抗阻	心血管代谢风险（胰岛素抵抗、血脂和血压异常、炎症）

13.3 有氧能力评价：直接测量法——开放通路通气测试

最大有氧能力是指机体在运动中所能摄取的最大氧量（即最大摄氧量或 VO_{2max}）。在实验室中可通过开放通路通气测试法（即开路法）测定 VO_{2max}，常用的测试方案为分级运动试验（graded exercise test, GXT），以下是测试的概述和基本原理：受试者通过咬口器（阻断鼻呼吸）或呼吸面罩进行呼吸，咬口器或面罩通过塑料管连接一个自动化系统（通常称为代谢车），用于测量呼出气体的体积。当气体样本进入代谢车后，会自动分析气体中氧气和二氧化碳（CO_2）的含量。摄氧量是由通气量以及空气和呼出气体中的氧气含量的差值决定的。当采集完安静状态的气体样本之后，受试者将根据标准化的运动方案在跑台或功率自行车上完成测试。运动起始负荷较低，而后逐渐增加，直到力竭或达到结束测试的临床指征时停止。测试中运动负荷的增加速度取决于所使用的运动方案，通常来说，运动方案应该是个性化的，运动过程应持续8~12min。

运动负荷的增加与耗氧量变化呈线性关系，需氧量也同样增加。当受试者达到主观力竭时终止测试，此时的摄氧能力被称为最大有氧能力，所摄取的氧气量即为最大摄氧量，最大摄氧量的出现表明个体已经达到运动的生理极限。最大摄氧量在传统上被定义为试验结束前最后两级运动负荷强度之间的平台期，这要求受试者达到力竭并保持一段时间。但是，这种判断主观性强，很难确切定义，并且当受试者患有心血管或肺部疾病时很难达到这个标准，因此临床上更常用峰值摄氧量来反映个体的运动能力。最大摄氧量更常用于描述健康个体的运动能力，健康的受试者在运动测试中更易达到生理极限。最大摄氧量的单位为 ml/min 或 ml/（kg·min），后者可以比较不同体重受试者之间的运动能力，因此更为常用。

用直接测量法测定的最大摄氧量常用于科研目的,对于心血管或肺部疾病患者也有重要的临床意义。然而,对于那些只是想通过最大摄氧量测试来了解训练中适宜的运动强度的人来说,这通常是不现实的。实际上,运动强度可以简单地通过摄氧量所对应的心率来确定。在测试中,会连续记录心率和摄氧量,所以可以很容易地将所需的心率与摄氧量匹配起来。直接测量法的优点是精确度高,可以通过直接的运动测试而非估算的有氧能力来准确评估个体的运动强度。但是,这种测试方法比较复杂,需要价格高昂的设备和专业的测试人员,若样本量大则测试成本较高,因此主要适用于有特殊临床需求的个人及科学研究[5]。

13.4 有氧能力评价:间接测量法——标准化运动测试

大样本人群的有氧能力需要更实用的方法来评价,因此制定了标准化的运动测试,形成了估算不同运动负荷对应能量需求的通用方法。间接测量法与直接测量法的基本原理相同,但摄氧量不是直接测得的。在采用间接测量法计算时,需要将跑台的速度和坡度代入由直接测量法得出的最大摄氧量方程,实际的测试过程与直接测量法相似,只是并不连接代谢车(没有呼吸检测仪器)。受试者需按照标准化的运动方案,在跑台或功率自行车上完成运动测试,实时监测运动心电图(ECG)。运动测试从低强度开始,根据运动方案每 1~3min 增加一级运动强度,负荷强度由跑台的速度和坡度或功率自行车的阻力决定。全程持续监测和记录心率变化,每 2~3min 记录一次血压[2,5]。

每个运动阶段的耗氧量是通过步行和跑步速度的回归方程估算的,这些回归方程是基于在亚极量强度、稳定状态(即摄氧量恒定)下直接测得的能量需求,而后被用于在分级运动试验中计算极量强度、非稳定状态下的摄氧量。这种对给定功率的能量需求估算通常用代谢当量(metabolic equivalent,MET)表示。1MET 代表静息状态下机体摄氧量约为 3.5ml/(kg·min),高于 1MET 表示机体的耗氧量总值更高,这与更大强度的负荷直接相关。在该原理的基础上研制出了一些标准化的运动测试方案,可以评估个体的 MET 水平以用于临床或其他目的。在测试终点(受试者达到主观力竭)所达到的 MET 水平即是个体有氧能力的估算峰值。1MET 约为 3.5ml/(kg·min)氧气,将所达到的 MET 水平乘以 3.5 可以估算出该受试者的最大摄氧量[2,5]。需要注意的是,使用间接测量法估算的运动能力与个体的体力活动状态有关。另外,有氧能力还会受到个体的年龄、性别和遗传因素的影响[6,7]。

综上所述,用于计算极量强度、非稳定状态情况下的最大摄氧量的回归方程来源于亚极量强度、稳定状态下得到的实验数据[2,8,9]。

然而,这些方程所假定的稳定状态受个人年龄、身体状况、行走效率和扶手使用情况的影响较大[9,10]。因此,在应用这个方程计算非稳定状态工作负荷时,其精确度会受到一定影响。最常用的步行和跑步速度方程是 ACSM 方程,这个方程已经使用了近 40 年,是通过近 100 名年轻受试者(19~26 岁)执行特定的运动方案得出的。上述影响因素导致在分级运动试验中,尤其是在较高的负荷强度下,估算的最大摄氧量(MET 水平)偏高[9,11]。

ACSM 步行和跑步速度方程如下[2,9,12]。

ACSM 步行方程（速度为 1.9~3.7mile/h）

最大摄氧量 = [跑步机速度(m/min) × 0.1ml/(kg·min)] + 跑步机速度(m/min) × 跑步机坡度(十进制) × 1.8ml/(min·m)] + 3.5ml/(kg·min)

当跑步机速度控制在 1.9~3.7mile/h 或 50~100m/min（1/mile/h=26.8m/min）之间时，步行方程的精确度最高，超过这个范围时精确度会下降。

ACSM 跑步方程（速度 > 5.0mile/h）

最大摄氧量 = [跑步机速度(m/min) × 0.2ml/(kg·min)] + 跑步机速度(m/min) × 跑步机坡度(十进制) × 0.9ml/(min·m)] + 3.5ml/(kg·min)

一般来说，当跑步机速度 > 5.0mile/h 或 134.0m/min 时，跑步方程的精确度最高。但是，身高可能会影响试验过程中从步行到跑步的速度变化。因此，一些人可能会选择以低至 3.7mile/h 的跑步机速度进行测试[12]。FRIEND 方程是经过优化和改进的方程，使用直接测得的最大摄氧量而不是稳态值来估算最大摄氧量[13]。FRIEND（The Fitness Registry and the Importance of Exercise National Database）方程是 2014 年制定的，其实验数据来自参与 FRIEND 研究项目的 7 983 名健康受试者，包括男性 4 798 人和女性 3 183 人，年龄均 ≥ 20 岁（平均年龄 47 ± 13 岁）。

用于跑台运动测试的 FRIEND 方程

最大摄氧量 [ml/(kg·min)] = 速度(m/min) × (0.17 + 跑台坡度分数分级 × 0.79) + 3.5

相比于 FRIEND 方程，ACSM 方程对于最大摄氧量的估算值偏高，ACSM 方程的误差为 21.4%（21.4 ± 24.9），而 FRIEND 方程为 5%（5.1 ± 18.3）[2,9,12]。当考虑不同的运动方案时，ACSM 方程百分误差范围为 −32.0% ± 5.1%~39.8% ± 26.4%，而 FRIEND 方程的误差范围为 −1.7 ± 15.4~12.8 ± 21.0，详见表 13-4-1。

表 13-4-1　实测 VO_{2max} 与基于 ACSM 公式和 FRIEND 公式推算的 VO_{2max} 比较

运动测试方案	样本	年龄/岁	实测 VO_{2max}/[ml/(kg·min)]	FRIEND 方程估算 VO_{2max}/[ml/(kg·min)]	FRIEND 方程误差比/%	ACSM 方程估算 VO_{2max}/[ml/(kg·min)]	ACSM 方程误差比/%
BALKE	353	54 ± 14	24.8 ± 8.5	25.0 ± 5.6	5.3 ± 17.8	29.9 ± 9.3	23.0 ± 19.6
BRUCE	936	40 ± 13	40.2 ± 11.1	38.4 ± 7.7	−1.7 ± 15.4	45.9 ± 9.0	17.6 ± 20.3
BRUCE-RAMP	2 224	48 ± 13	31.3 ± 9.6	33.8 ± 6.4	12.8 ± 21.0	42.0 ± 8.3	39.8 ± 26.4
RAMP	230	54 ± 16	26.3 ± 11.7	26.0 ± 9.7	4.3 ± 24.4	26.7 ± 14.0	1.8 ± 32.3
改良 BALKE	108	56 ± 9	16.2 ± 2.8	16.0 ± 2.3	−0.8 ± 4.6	11.1 ± 3.3	−32.0 ± 5.1
改良 BRUCE	38	53 ± 14	28.3 ± 9.7	29.3 ± 8.6	6.7 ± 20.0	35.1 ± 10.8	27.3 ± 24.9
改良 NAUGHTON	407	57 ± 9	23.6 ± 5.3	23.7 ± 2.5	3.8 ± 17.1	26.5 ± 5.6	14.0 ± 16.1
MANUAL-Ⅰ	3 017	43 ± 11	37.9 ± 10.7	37.5 ± 9.0	1.2 ± 14.2	42.9 ± 11.5	14.4 ± 17.2
MANUAL-Ⅱ	670	56 ± 15	20.4 ± 8.5	21.6 ± 7.8	9.1 ± 18.6	23.5 ± 10.2	15.8 ± 20.1
总计	7 983	47 ± 14	32.9 ± 11.8	33.3 ± 9.7	5.1 ± 18.3	39.0 ± 12.6	21.4 ± 24.9

13.5 测试方案

选择测试方案时要重点考虑测试目的和受试者的特点,运动测试可用于诊断、功能评估或风险分级。在新版的运动测试指南中有一条被普遍认可却又常被忽视的实验建议:根据受试者的特点制定个性化的运动测试方案[8,9,14]。例如,对功能受限的人采用极量、症状限制性的相对苛刻的运动测试方案是不合适的。同样,对于健康且有活动量的受试者,选取负荷递增幅度过小的方案可能也不合适。在实际测试中,应充分考虑受试者特点和测试目的来确定如何选择亚极量测试、气体交换设备、是否需要专业医师在场、运动测试方案等。

表 13-5-1 列出了常见的运动测试方案,包括不同负荷阶段以及每阶段的 MET 水平。临床测试的最佳方案应由低强度热身阶段和递增负荷运动阶段两部分构成,在持续运动过程中,应在 8~12min 内使受试者达到生理极限[8,9,14-17]。在缺少气体交换设备的情况下,应使用 MET 而不是运动时间来反映运动能力,这样就可以采用统一标准在不同测试方案中进行比较。MET 可以通过任何使用了表格化标准方程的运动测试方案进行估算[8,9,18]。通常来说,1MET 相当于在跑台上,速度增加 1.0mile/h,或坡度增加 2.5%。在功率自行车测试中,若受试者体重为 70kg,则 1MET 相当于受试者的运动负荷增加约 20W/min(120kg·m/min)。通过跑台或功率自行车功率估算 MET 水平的先决条件包括不用扶手、摄氧量恒定(即达到运动稳态)、受试者健康且行走效率接近,这些条件增加了测试的不确定性,会降低测试的精确度。例如,在大多数运动测试方案中,受试者很少能达到运动稳态;大多数临床测试的受试者为不同程度的心血管或肺部疾病患者;不同受试者的行走效率差异较大[18]。因此,建议受试者在完成测试某一阶段的全部或大部分运动方案时才能评定其 MET 值在该阶段相应的水平。

表 13-5-1 常见的跑台和功率自行车运动测试方案

运动阶段	时间 /min	速度 /(mile·h^{-1})	坡度 /%	代谢当量 /MET
Bruce 方案				
1	3	1.7	10.0	4.6
2	3	2.5	12.0	7.0
3	3	3.4	14.0	10.2
4	3	4.2	16.0	13.5
5	3	5.0	18.0	17.2
6	3	5.5	20.0	20.4
7	3	6.0	22.0	23.8
修正 Bruce 方案				
1	3	1.7	0	2.3
2	3	1.7	5.0	3.5
3	3	1.7	10.0	4.6
4	3	2.5	12.0	7.0
5	3	3.4	14.0	10.2

续表

运动阶段	时间 /min	速度 /(mile·h^{-1})	坡度 /%	代谢当量 /MET
6	3	4.2	16.0	13.5
7	3	5.0	18.0	17.2
8	3	5.5	20.0	20.4
9	3	6.0	22.0	23.8
Balke-Ware 方案				
1	3	3.3	1.0	4.0
2	3	3.3	2.0	4.4
3	3	3.3	3.0	4.9
4	3	3.3	4.0	5.3
5	3	3.3	5.0	5.8
6	3	3.3	6.0	6.3
7	3	3.3	7.0	6.7
8	3	3.3	8.0	7.2
9	3	3.3	9.0	7.6
10	3	3.3	10.0	8.1
11	3	3.3	11.0	8.5
12	3	3.3	12.0	9.0
13	3	3.3	13.0	9.4
14	3	3.3	14.0	9.9
15	3	3.3	15.0	10.3
16	3	3.3	16.0	10.8
17	3	3.3	17.0	11.3
18	3	3.3	18.0	11.7
19	3	3.3	19.0	12.2
20	3	3.3	20.0	12.6
21	3	3.3	21.0	13.1
22	3	3.3	22.0	13.5
23	3	3.3	23.0	14.0
24	3	3.3	24.0	14.4
25	3	3.3	25.0	14.9
26	3	3.3	26.0	15.4
Balke 方案				
1	2	3.0	2.5	4.3
2	2	3.0	5.0	5.4
3	2	3.0	7.5	6.4
4	2	3.0	10.0	7.4
5	2	3.0	12.5	8.5
6	2	3.0	15.0	9.5
7	2	3.0	17.5	10.5

续表

运动阶段	时间/min	速度/(mile·h⁻¹)	坡度/%	代谢当量/MET
Naughton 方案				
1	2	1	0	1.8
2	2	2	0	2.5
3	2	2	3.5	3.5
4	2	2	7.0	4.5
5	2	2	10.5	5.4
6	2	2	14.0	6.4
7	2	2	17.5	7.4
8	2	2	21.0	8.3

标准自行车测试方案

运动阶段	时间/min	转速/(r·min⁻¹)	负荷/(kg·m·min⁻¹)	负荷/W	代谢当量/MET
1	2 或 3	50	150	25	3.1
2	2 或 3	50	300	50	4.2
3	2 或 3	50	450	75	5.3
4	2 或 3	50	600	100	6.4
5	2 或 3	50	750	125	7.5
6	2 或 3	50	900	150	8.6

13.6 功率自行车测试方案

尽管早期欧洲研究者常用诸如"Astrand 方案"之类的测试方案，但在实际应用中功率自行车方案比跑台测试方案的通用性更强[20]。例如，对于心血管疾病患者，递增负荷通常为每 2min 递增 15~25W；而对于健康成人或运动员，每个测试阶段一般递增 40~50W。大多数现代的有电子制动器的功率自行车都配有斜坡测试控制器，通过控制器可以实现个性化的连续递增负荷测试（见下一节）。

13.7 斜坡测试

斜坡测试近年来受到广泛关注，在其测试方案中，运动负荷是持续且稳定地递增。1981 年，Whipp 和他的同事们首先报道了在功率自行车上进行斜坡测试时的心肺反应，现在很多气体交换设备制造商都安装了斜坡测试软件[21]。跑台也常用于斜坡测试[17,22,23]。在斜坡测试方案中，运动负荷的增加是持续且稳定的，取代了传统运动测试中使用的"阶段"。匀速增加的负荷可以稳定地增大心肺反应，进而更准确地估算摄氧量[17]。近期关于"优化"运动试验的倡议似乎是通过斜坡测试得到了推动，因为它避免了大的负荷增量，并且负荷递增是个性化的，每一次测试的持续时间也是有针对性的[8,14,16,19]。此外，由于不存在运动"阶段"的变化，之前提到的与预测运动能力有关的误差就减少了[8,9,17]。

13.8 亚极量测试

一般来说,在心肌梗死(myocardial infarction,MI)或心脏手术后的1个月之后,才能进行极量的症状限制性运动测试。因此,亚极量测试对出院前、心肌梗死后或旁路移植手术后患者的评估具有重要临床意义。亚极量测试对于风险分级很重要,以帮助提出适当的运动建议,发现需要修改的医疗方案,或对有心脏问题的患者开展进一步干预[23-26]。在心肌梗死发病1个月内的患者群体中,出院前对他们进行亚极量测试似乎与症状限制性测试一样可以预估未来的情况。亚极量测试也适用于易发严重心律失常的患者。传统上,亚极量测试的测试终点通常是不定的,但始终应基于临床判断。40岁以下的患者在测试中通常控制心率在140次/min及7MET,40岁以上的患者通常控制心率在130次/min及5MET。对于那些使用β受体阻滞剂的患者,Borg主观疲劳指数在7~8(1到10分量表)或15~16(6到20分量表)之间是保守的测试终点。当出现以下症状如疲劳、呼吸急促或心绞痛等时,也应停止测试。此外,测试时应使用低强度递增测试方案,即每个阶段的负荷增量不超过1MET。"诺顿方案"是亚极量测试的常用方案[27]。斜坡测试也是一种理想方案,因为斜坡率(例如在10min内达到5MET)可以根据患者的情况进行个性化设计[17]。

亚极量测试也可用于评估健康个体的运动能力,以确保安全运动,或通过外推法估算其最大摄氧量。通过亚极量测试估算最大摄氧量的前提是通过有氧运动建立心率和耗氧量之间的线性关系。在亚极量测试方案中,每阶段运动负荷下的心率与负荷相对应,并根据由年龄预测的最大心率(通常为"220-年龄")推算出最大摄氧量。最大摄氧量可使用推算方程计算,或根据常用的运动测试方案的数据进行估算,但需满足以下条件:①运动负荷是可重复的;②在每个阶段获得稳态心率;③在较大区间内,心率和耗氧量之间存在线性关系[2]。用于估算峰值摄氧量的亚极量测试包括YMCA测试、Astrand测试和一些其他的测试方法[20,28,29]。

13.9 评估心肺耐力的步行测试

一些步行测试也被用于评估心肺耐力,或在临床上用于评估患有心血管疾病或肺部疾病者的功能状态。步行测试的优点在于操作简单,而且测试成本相对更低,因此可应用于大样本人群。步行测试包括:①6min步行测试;②Cooper 12min测试;③1.5mile测试;④Rockport 1mile步行测试[2]。

6min步行测试是临床上评估个体功能状态的常用方法,主要应用于心力衰竭、卒中和外周血管疾病的患者。测试的目标是在6min内尽力行走最远的距离。它的显著优势在于几乎不需要任何设备(除了秒表),以及所需的测试时间相对较短。

尽管6min步行表现与运动能力之间的关联很有限,但根据以下多元方程和其他易得到的信息,可从6min步行距离估算出峰值摄氧量:

峰值摄氧量 = $[0.02 \times 步行距离(m)] - [0.191 \times 年龄(yr)] - [0.07 \times 体重(kg)] + [0.09 \times 身高(cm)] + [0.26 \times RPP(\times 10^{-3})]$

注：步行距离单位 m=meter（米）；体重单位 kg=kilogram（千克）；身高单位 cm=centimeter（厘米）；年龄单位 yr=year（年）；RPP= 心率 – 收缩压乘积［收缩压（mmHg）× 心率］。

Cooper 12min 测试也是基于类似的原理（12min 内步行最大的距离），而 1.5mile 测试的目标是在最短时间内跑完 1.5mile。与 6min 步行测试不同，这两种测试都更适合健康的年轻人，而且很少或根本不需要额外设备，可以应用于大样本人群。

Rockport 1mile 步行测试要求用最短的时间走完 1mile 距离。除此之外，该测试还要通过步行最后 1min 的峰值心率进而推算出峰值摄氧量。如果在测试过程中无法使用心率表进行心率监测，则可以在测试完成后即刻进行 10s 心率计数，进而推算出峰值心率。然而，与使用步行最后 1min 的峰值心率数据相比，这种方法可能会高估峰值摄氧量。

13.10　心肺耐力的非运动测试评估

最近，将体适能健康纳入临床生命体征的呼声使人们重新关注如何通过非运动测试方法来评估心肺耐力（cardiorespiratory fitness，CRF）[30]。尽管 CRF 越来越多地被认为是风险分级的关键因素，但在临床上通常很少有 CRF 的客观测量指标。因此，在不进行正式运动测试的情况下评估 CRF 是很有吸引力的，这种方式速度快，成本低，并且不会使个体暴露于运动测试的风险和不适当中。在临床就诊过程中，在常用且易得的数据信息形成了很多非运动测试方程式。非运动测试回归方程通常包括年龄、性别、BMI、自我报告的体力活动情况，以及其他健康指标等因素。除了有快速、简单的特点外，这些方程式还与客观的体质测量有着显著的相关性，通常在 0.50~0.80 之间，而且据报道它们也能很好地预测结果[31-41]。然而，这些方程式的局限性在于它们是主观的，并且缺乏评估症状、心电图和血流动力学反应的能力，而这些指标在正式的运动测试中都是可以测评的。此外，非运动测试回归方程往往会低估 CRF 分布的上限值和高估 CRF 分布的下限值。

有研究对 13 个非运动测试方程式进行了系统综述，这些方程使用了年龄、性别、体重（或 BMI、体脂百分比或腰围）、体力活动模式（自我报告或测量）、吸烟、静息心率或功能水平的主观感受作为 CRF 预测因子[34]。R2 值（以测量或估计的峰值摄氧量作为因变量）的范围是 0.50~0.86。非运动测试的 CRF 估计值在精确度上与亚极量运动预测模型相近[34,35,40,41]。尽管这些研究大多集中于健康人群，但一些包括日常活动中症状评估在内的非运动测试方法更适用于接受临床治疗的人群，这些方法包括退伍军人专项活动问卷（VSAQ）和杜克活动状态指数（Duke activity status index，DASI），并与实际测量得到的运动能力评价有较好的相关性[31,32]。

使用这些方法测得的 CRF 也能有效评估长期健康风险（包括死亡率）[34,35,40-43]。在运动测试之前会先用 VSAQ 对日常活动中的症状进行评估。当在回归公式中纳入年龄因素时，VSAQ 与实际运动测试测得的运动能力有较强的相关性（多重 R=0.82）。McAuley 等人对一批退伍军人进行了平均约 4.5 年的随访研究，这些退伍军人由于临床需要而被要求进行运动测试[37]。结果发现，使用 VSAQ 分析调整年龄后的全因死亡的相对风险分别为 1.0（低 CRF，对照）、0.54（中 CRF）和 0.22（高 CRF）（$P<0.001$）。VSAQ 每增

加 1MET 都会带来 10% 的生存效益。同样的，DASI 是基于一组因临床原因而需连续进行运动测试的随访受试者研制的，它包含一个与患者日常活动能力相关的 12 项问题量表。DASI 已被证明与峰值摄氧量密切相关（r=0.80），研究表明，它是各种人群中不良结局风险的有效预测因子[32,45,46]。VSAQ 和 DASI 都已广泛用于评估临床人群的运动能力和长期健康风险，并且都已被翻译成多种语言版本[31,32,44-49]。

在一项纳入了 8 项英国队列研究的 32 319 名患者的综合分析中，使用非运动测试方法以年龄、性别、BMI、静息心率和自我报告的体力活动水平为变量对 CRF 进行了评估[42]。心血管疾病死亡和全因死亡的平均时间为 9 年。CRF 每增加 1MET，男性和女性心血管疾病患病风险分别降低 9.4% 和 7.4%，心血管疾病死亡风险分别降低 15.6% 和 16.9%。在挪威的 HUNT 研究中，使用了一种类似的算法来评估随访了 24 年的 37 112 名患者的 CRF[36]。在调整潜在的混淆因素后，CRF 每增加 1MET，可使 60 岁以下的男性和女性的 CVD 死亡率降低 21%，相应的全因死亡风险分别降低 15% 和 8%。因此，尽管这些非运动测试估算的 CRF 可能具有人群特异性，且在临床上也不能代替运动测试，但它们为临床医师提供了一个平台，向患者提供体力活动重要性的咨询建议。当运动测试不可用或不能开展时，它们还可以用来识别低 CRF、高健康风险的个体。

13.11　肌肉适能

美国运动医学学会（American College of Sports Medicine，ACSM）将肌肉适能定义为在完成特定工作负荷时肌肉所表现出的肌肉力量或肌肉耐力。肌肉力量是健康评估的重要组成部分，它会对个体的功能能力、残疾、骨骼健康和胰岛素抵抗等产生影响，并且已被证明与长期健康效益密切相关[50]。

13.12　肌肉力量

肌肉力量是指肌肉或肌群在主动收缩过程中产生力量的能力[1]。肌肉或肌群的最大力量通常可通过力量测试来评估，测试时需要肌肉收缩产生力量来对抗一次所能承受的最大阻力，这被称为 1 次重复最大力量（1RM）。用 1RM 的百分比来确定个体应该执行的力量训练重复次数，以增强特定肌肉的力量。一般来说，以 1RM 的 40%~60% 力量重复 8~12 次训练就足以增强肌肉力量。适当的抗阻训练方案应每周训练 2~3 次，每次 1~3 组，每组重复 8~12 次训练。负荷高达 80%1RM 且重复次数较少（如 3~5 次）的训练方案已被证实可快速增加力量，但这种方法通常仅适用于那些需要较大力量表现的运动员。

需要注意的是，抗阻训练的强度并不总是容易确定的，且 1RM 并不代表真正的强度。基于 1RM 的重复次数和阻力百分比在不同的个体和肌群之间差异较大。因此，1RM 仅用作一般指南[2]。

13.13　肌肉耐力

肌肉耐力是指肌肉或肌群在一段时间内抵抗阻力进行重复收缩的能力，如多次举起一定重量的物体[2]。肌肉耐力的测试评估通常需要完成 12 次以上的重复动作。一个简单的肌肉耐力测试是观察个体在不间断的情况下重复做俯卧撑或仰卧起坐的最大次数[2]。

13.14 无氧能力测试

无氧能力对于需要在短时间内完成高强度运动表现至关重要,因此,也制定出了测评无氧供能系统能力的方法。其中,比较常见的是 Wingate 测试,它需要在自行车测功仪上进行 30~120s 的高强度运动。基于体重设定施加的阻力大小(最初为每千克体重 0.075kp,可能会有所变化),且需在克服初始惯性和空载阻力后才施加。峰值功率是指在测试期间任意 3~5s 内产生的最高机械功率,而平均功率是指测试期间总功率的平均值。Wingate 测试的一个基本原理是,峰值功率反映了无需氧气参与的磷酸原供能系统的产能能力,而平均功率则反映了糖酵解供能系统的产能能力[51,52]。有研究将 Wingate 测试结果与运动表现和实验室相关研究进行了比较,虽然这些研究在预测高强度运动项目运动表现方面结果不尽相同,但已证明 Wingate 测试是评估这些供能系统的良好指标。

13.15 身体成分

在美国和大多数工业化国家,肥胖已经达到了流行病的程度[53]。超重和肥胖不仅仅是会影响形体,更会带来严重的健康问题。在发达国家,超重和肥胖被认为是许多慢性疾病的主要诱因,包括糖尿病、高血压、冠心病和过早死亡等。尽管人们对肥胖发生的机制和原因知之甚少,但专家们一致认为,肥胖在很大程度上是热量摄入和热量消耗之间长期失衡的结果,而这种失衡可能是遗传因素和环境因素之间交互作用的结果[54]。

13.15.1 超重和肥胖的定义、评估和分类

身体成分主要由 3 种成分构成:肌肉、骨骼和脂肪。肥胖被定义为体内多余脂肪的堆积,男性通常大于等于总体重的 25%,女性为 33%[55]。评估体脂并不是一项简单的任务,目前已有方法取得的效果参差不齐,下面介绍了几种常用方法及其优缺点。

13.15.2 水下称重法

历史上常见的评估身体成分的方法之一是水下称重法。这种方法的设计基于阿基米德原理,即物体浸入水中时减少的重量可通过其所排开的水的重量推算得出。该方法仍被广泛使用,但基于当前高新技术的双能 X 射线吸收法(dual energy X-ray absorptiometry,DXA)的出现使得该方法已不太常见。

体脂率是根据身体密度来估算的,人体瘦体重(骨骼和肌肉)比体脂密度大。脂肪密度约为 0.90g/cm³,非脂肪组织约为 1.10g/cm³ [56]。

以下两个水下称重法身体成分方程是在20世纪50年代末和60年代初发展起来的,目前仍在使用[56,57]。

$$体脂率 =(495/身体密度)-450(Siri)$$

$$体脂率 =(457/身体密度)-414.2(Brozek)$$

举例来说,如果一个人在陆地上体重100kg,浸入水中所排开的水的重量为5kg,身体密度为体重除以体积:

$$身体密度 =100\,000g/95\,000cm^3=1.052\,6g/cm^3$$

然后通过以下两个公式计算体脂率:

$$体脂率 =(495/1.052\,6)-450=470.2-450=20.26$$

$$体脂率 =(457/1.052\,6)-414.2=434.16-414.2=19.96$$

瘦体重(lean body mass,LBM)的计算方法是从总体重中减去体脂质量。因此,体重为100kg的个体的瘦体重约为80kg。

值得注意的是,身体密度与水温成反比。在4.0℃或39.2°F下的身体密度为1.00,随着水温的升高会下降。在实际应用中,通常使用较高的温度和其所对应的密度值。

需要强调的是,非脂肪组织($1.10g/cm^3$)和脂肪组织($0.90g/cm^3$)的广义密度值为1.10,这是基于青年和中年白人男性的数据得到的。黑色人种的瘦体重密度($1.113g/cm^3$)高于白色人种,这会导致对黑色人种瘦体重的高估及体脂的低估。因此,Siri公式针对黑色人种进行了以下修订[58]:

$$体脂率 =(437.4/身体密度)-392.8$$

13.15.3 其他方法

用密度法直接测定体脂是最准确的方法之一,但对大样本人群来说通常不实用。因此,多年来发展了几种间接方法来评估身体成分,一些常用方法的优缺点如表13-15-1所示[5]。

由于对大样本人群通过直接法测定体脂是不实际的,美国心脏协会(American Heart Association,AHA)和其他卫生组织已采用体质量指数(body mass index,BMI)作为评估肥胖的临床指标[54]。BMI是用体重(kg)除以身高(m)的二次方来计算得出的,它与身体总脂肪量有较好的相关性,并且与心血管疾病和全因死亡率有关[59-61]。不同体重和身高人群的BMI分布见表13-15-2。

美国国家心肺血液研究所和世界卫生组织采用了一组以5个BMI区间的分界点来对超重和肥胖进行分类[55]。根据这一分类,BMI ≥ $30kg/m^2$的男性和女性被视为肥胖(表13-15-3)。然而需要注意的是,BMI可能无法准确反映某些人群的真实肥胖水平。例如,一个体重100kg、身高1.80m、实际体脂率约20%肌肉发达的男性,其BMI为$30.86kg/m^2$ [BMI=$100/1.80^2$(kg/m^2)]。相反,一个身高1.80m、体重80kg、实际体脂含量为30%的男性,其BMI为$24.7kg/m^2$。根据常用的分类系统(表13-15-3),这些个体将分别被误判为肥胖和体重正常[5]。

来源:《ACSM的立场声明——适合成年人的减重及防止反弹的干预策略》[62]。

表 13-15-1　评估身体成分的各种方法

方法 / 技术	评估方法	优点	缺点
水下称重法	受试者呼出全部空气,然后他/她在水中只淹没几秒钟,重量在水下评估	这个方法基于阿基米德原理,从身体密度(体重/体积)计算出体脂率	昂贵且耗时。这个方法要求实验室配备经过培训的人员,还要求个人用力呼气,以减少所有可能来自肺部的空气。然后受试者将被浸入水中进行几次试验,每次持续几秒钟。有些受试者不能很好地忍受这种情况,他们要么不接受这种程序,要么很难获得准确的数据
双能 X 射线吸收法(DXEA)	使用两个不同的低能量 X 射线束,它们穿透骨骼和软组织区域的深度达到 30cm。然后计算机软件重建衰减的光束,产生组织的图像,并量化肌肉和脂肪的质量	快速,完成整个过程大约需要 12min,并与光密度法高度相关。可评估总体重或局部组织质量	价格昂贵,需要配备经过训练的人员
Bod-Pod 身体成分测试仪	它的程序相对较新,令受试者坐在其中一个椭圆形的盒子中。其原理是基于空气置换容积描记法	快速,大约需要 3~5min,并具有很高的重复性。不需要技术人员掌握任何特殊技能	价格昂贵,一些参与者可能会有幽闭恐怖症的问题
磁共振成像(MRI)		可以区分肌肉质量和脂肪的变化。适用于评估肌肉和脂肪质量变化的研究(即抗阻训练或重量训练)	非常昂贵,且需要训练有素的技术人员,对于大型队列研究来说成本过高
生物电阻抗	将一个微小电流引入人体,通过电阻来估计体脂	快速,相对便宜	倾向于过度预测体内脂肪。需要经过培训的人员以及在所有情况下都不可能达到的标准化条件(如水合、环境温度)
皮褶厚度	需要一个在标准解剖部位测量体脂的卡尺	是一个相对容易和便宜的测量方式(只需要一个卡尺)。除了需要一些私密性的房间外,无需其他特殊实验室。每个受试者的时间要求只有几分钟,因此允许大规模实验	需要技术熟练、经验丰富的人员
体质量指数(BMI)	体重和身高的测量是必需的	最简单和最便宜的方法,只需要个人的体重(kg)和身高(m)	它只是身体尺寸的指标。它不测量体脂,只是假设较高的 BMI 转化为较高的体脂含量。这可能是准确的,也可能不是准确的,并且对于不同的人群,差异可能很大
腰围与腰臀比	腰围和臀围的测量	简单,便宜,执行速度相对较快	腰围和腰臀比都是身体成分的指标。它们不测量体脂,但是都提供了脂肪分布的情况

表 13-15-2　基于体重和身高的体质量指数（BMI）

身高/英寸	体重/磅													
	120	130	140	150	160	170	180	190	200	210	220	230	240	250
58	25	27	29	31	33	36	38	40	42	44	46	48	50	52
59	24	26	28	30	32	34	36	38	40	42	44	46	48	50
60	23	25	27	29	31	33	35	37	39	41	43	45	47	49
61	23	25	26	28	30	32	34	36	38	40	42	43	45	47
62	22	24	26	27	29	31	33	35	37	38	40	42	44	46
63	21	23	25	27	28	30	32	34	35	37	39	41	43	44
64	21	22	24	26	27	29	31	33	34	36	38	39	41	43
65	20	22	23	25	27	28	30	32	33	35	37	38	40	42
66	19	21	23	24	26	27	29	31	32	34	36	37	39	40
67	19	20	22	23	25	27	28	30	31	33	34	36	38	39
68	18	20	21	23	24	26	27	29	30	32	33	35	36	38
69	18	19	21	22	24	25	27	28	30	31	32	34	35	37
70		19	20	22	23	24	26	27	29	30	32	33	34	36
71		18	20	21	22	24	25	26	28	29	31	32	33	35
72		18	19	20	22	23	24	26	27	28	30	31	33	34
73			18	20	21	22	24	25	26	28	29	30	32	33
74			18	19	21	22	23	24	26	27	28	30	31	32
75				19	20	21	22	24	25	26	27	29	30	31
76				18	19	21	22	23	24	26	27	28	29	30
77				18	19	20	21	23	24	25	26	27	28	30

注：体质量指数<18 与不良健康结果相关，因此本表中未列出这些数值。

表 13-15-3　基于 BMI 和腰围的体重和肥胖分类

肥胖分类	肥胖等级	BMI/(kg·m^{-2})	腰围	相关健康风险
体重过轻		<18.5		
正常		18.5~24.9		基础水平
超重		25.0~29.9	男性：≥94cm 女性：≥80cm	风险上升
轻度肥胖	Ⅰ	30.0~34.9	男性：≥102cm 女性：≥88cm	中等水平
中度肥胖	Ⅱ	35.0~39.9		高水平
重度肥胖	Ⅲ	≥40		超高水平

13.16　腰围

有证据表明，腹部脂肪组织的过度积累，特征是具有男性型脂肪分布（腹部或中心型肥胖），与身体脂肪的外周分布相比与更高的死亡率风险相关[63]。这是因为堆积在内脏周围的脂肪(即内脏脂肪)与增加心血管疾病风险的代谢紊乱密切相关,如胰岛素抵抗、血脂异常和炎症标志物升高等。由于BMI也没有考虑到体脂分布,因此,如果无法直接进行体脂测量,腰围是一种评估与脂肪向心性分布相关的死亡风险的实用方法。与BMI相比,腰围与腹部脂肪的相关性更强。男性腰围>102cm,女性腰围>88cm与心血管疾病风险增加显著相关[64,65]。

13.17 皮褶厚度

因此,皮褶厚度与全身脂肪相关,是另一种常用于估计身体成分的方法。皮褶厚度法评估身体成分的原理是人体总脂肪的1/3是皮下脂肪,其余则是内脏脂肪。随着年龄的增长,更多的脂肪会堆积在内脏中,年龄较大的男性和女性应使用经过调整年龄因素后的方程式。如果测量方法正确并控制了导致测量误差的因素,该方法与水下称重法的相关性较高(r=0.70~0.90)。但对于极度肥胖或极度瘦弱的人来说,这种方法的准确性会降低。

在多年的使用和发展中,皮褶厚度法确定了几个测量部位和相应的测量技术来评估身体成分。如果对皮褶厚度法的细节感兴趣,建议对该方法相关的人体测量评估技术进行全面回顾[66]。《ACSM运动测试和处方指南》中也对这些技术进行了回顾和综述[2]。

(Peter Kokkinos, PhD and Jonathan Myers, PhD 著　李良　译　王宝璐　校)

参考文献

1. Caspersen CJ and Kristenson GM. Physical activity, exercise, and physical fitness: Definitions and distinctions for health-related research. *Public Health Rep.* 1985;100:126–131.
2. Whaley BPH, Mitchel H, and Otto Robert M, eds. *ACSM's Guidelines for Exercise Testing and Prescription*, 7th ed. New York, NY: Lippincott Williams & Wilkins, 2006.
3. Kokkinos P, Myers J, Faselis C, et al. Exercise capacity and mortality in older men: A 20-year follow-up study. *Circulation* 2010;122:790–797.
4. Kokkinos P and Myers J. Exercise and physical activity: Clinical outcomes and applications. *Circulation* 2010;112:1637–1648.
5. Kokkinos P. *Physical Activity and Cardiovascular Disease Prevention*. Sudbury, MA: Jones and Bartlett, 2010; pp. 19--50.
6. Bouchard C, Daw EW, Rice T, et al. Familial resemblance for VO_2max in the sedentary state: The HERITAGE family study. *Med. Sci. Sports Exerc.* 1998;30(2):252–258.
7. Perusse L, Tremblay A, Leblanc C, et al. Genetic and environmental influences on level of habitual physical activity and exercise participation. *Am. J. Epidemiol.* 1989;129(5):1012–1022.
8. Gibbons RJ, Balady GJ, Bricker JT, et al. ACC/AHA 2002 guideline update for exercise testing. A report of the ACC/AHA task force on practice guidelines (committee on exercise testing). *J. Am. Coll. Cardiol.* 2002;40:1531–1540.
9. ACSM's Guidelines for Exercise Testing and Prescription, 10th ed. Baltimore, MD: Wolters Kluwer, 2017.
10. Myers J, Kaminsky L, Lima R, et al. A reference equation for normal standards for VO_2 max: Analysis from the fitness registry and the importance of exercise database (FRIEND registry). *Prog. Cardiovasc. Dis.* 2017. http://dx.doi.org/10.1016/j.pcad.2017.03.002
11. Arena R, Myers J, Williams MA, et al. American Heart Association Committee on Exercise, Rehabilitation, and Prevention of the Council on Clinical Cardiology; American Heart Association Council on Cardiovascular Nursing. Assessment of functional capacity in clinical and research settings: A scientific statement from the American Heart Association Committee on Exercise, Rehabilitation, and Prevention of the Council on Clinical Cardiology and the Council on Cardiovascular Nursing. *Circulation* 2007;116:329e343.
12. Glass S and Dwyer GD, eds. *ACSM Metabolic Calculations Handbook*. Baltimore, MD: Lippincott Williams & Wilkins, 2007.
13. Kokkinos P, Kaminsky LA, Arena R, et al. Equation for predicting maximal oxygen uptake (from the fitness registry and the importance of exercise national database). *Am. J. Cardiol.* 2017;120:688–692.
14. Myers J and Froelicher VF. Optimizing the exercise test for pharmacologic studies in patients with angina pectoris. In D. Ardissino, S. Savonitto, & L.H. Opie (Eds.). *Drug Evaluation in Angina Pectoris*. Pavia, Italy: Kluwer Academic, 1994, pp. 41–52.
15. Webster MWI and Sharpe DN. Exercise testing in angina pectoris: The importance of protocol design in clinical trials. *Am. Heart. J.* 1989;117:505–508.
16. Buchfuhrer MJ, Hansen JE, Robinson TE, et al. Optimizing the exercise protocol for cardiopulmonary assessment. *J. Appl. Physiol.* 1983;55:1558–1564.

17. Myers J, Buchanan N, Walsh D, et al. Comparison of the ramp versus standard exercise protocols. *J. Am. Coll. Cardiol.* 1991;17:1334–1342.
18. Myers J. Essentials *of Cardiopulmonary Exercise Testing*. Champaign, IL: Human Kinetics, 1996.
19. Arena R, Myers J, Williams MA, et al. Assessment of functional capacity in clinical and research settings: A scientific statement from the American Heart Association Committee on Exercise, Rehabilitation, and Prevention of the Council on Clinical Cardiology and the Council on Cardiovascular Nursing. *Circulation* 2007;116:329–343.
20. Astrand PO and Rodahl K. *Textbook of Work Physiology*, 3rd ed. New York, NY: McGraw-Hill, 1986.
21. Whipp BJ, Davis JA, Torres F, et al. A test to determine parameters of aerobic function during exercise. *J. Appl. Physiol.* 1981;50:217–221.
22. Myers J, Buchanan N, Smith D, et al. Individualized ramp treadmill: Observations on a new protocol. *Chest* 1992;101:2305–2415.
23. Porszasz J, Casaburi R, Somfay A, et al. A treadmill ramp protocol using simultaneous changes in speed and grade. *Med. Sci. Sports Exerc.* 2003;35:1596–1603.
24. Chang JA and Froelicher VF. Clinical and exercise test markers of prognosis in patients with stable coronary artery disease. *Curr. Probl. Cardiol.* 1994;19:533–538.
25. Froelicher ES. Usefulness of exercise testing shortly after acute myocardial infarction for predicting 10-year mortality. *Am. J. Cardiol.* 1994;74:318–323.
26. Olona M, Candell-Riera J, Permanyer-Miralda G, et al. Strategies for prognostic assessment of uncomplicated first myocardial infarction: 5-Year follow-up study. *J. Am. Coll. Cardiol.* 1995;25:815–822.
27. Naughton J, Balke B, and Nagle F. Refinements in methods of evaluation and physical conditioning before and after myocardial infarction. *Am. J. Cardiol.* 1964;14:837–843.
28. Maritz JS, Morrison JF, and Peter J. A practical method of estimating an individual's maximal oxygen uptake. *Ergonomics* 1961;4:97–122.
29. Golding LA. *YMCA Fitness Testing and Assessment Manual*. Champaign, IL: Human Kinetics, 1989.
30. Ross R, Blair S, Arena R, et al. Importance of assessing cardiorespiratory fitness in clinical practice: A case for fitness as a clinical vital sign. An American Heart Association Scientific Statement from the Committee on Physical Activity and the Council on Lifestyle and Cardiometabolic Health. *Circulation* 2016;134:e653–e699.
31. Myers J, Do D, Herbert W, et al. A nomogram to predict exercise capacity from a specific activity questionnaire and clinical data. *Am. J. Cardiol.* 1994;73:591–596.
32. Hlatky MA, Boineau RE, Higginbotham MB, et al. A brief self-administered questionnaire to determine functional capacity (the Duke Activity Status Index). *Am. J. Cardiol.* 1989;64:651–654.
33. Tomazi Neves LM, Neto AK, Pasquale Arenas K, et al. Translation and cross-cultural adaptation of the Duke activity status index to Brazilian Portuguese. *Fisioter. Mov.* Curitiba July/Sept. 2013;26(3).
34. Maranhao Neto Gde A, Lourenco PM, and Farinatti Pde T. Prediction of aerobic fitness without stress testing and applicability to epidemiological studies: A systematic review. *Cad. Saude Publica* 2004;20:48–56.
35. Mailey EL, White SM, Wojcicki TR, et al. Construct validation of a non-exercise measure of cardiorespiratory fitness in older adults. *BMC Public Health* 2010;10:59.
36. Nes BM, Vatten LJ, Nauman J, et al. A simple nonexercise model of cardiorespiratory fitness predicts long-term mortality. *Med. Sci. Sports Exerc.* 2014;46:1159–1165.
37. McAuley P, Myers J, Abella J, et al. Evaluation of a specific activity questionnaire to predict mortality in men referred for exercise testing. *Am. Heart J.* 2006;128:e1–e7.
38. Wier LT, Jackson AS, Ayers GW, et al. Nonexercise models for estimating VO_2max with waist girth, percent fat, or BMI. *Med. Sci. Sports Exerc.* 2006;38:555–561.
39. Martinez-Gomez DG-CP, Hallal PC, Lopez-Garcia E, et al. Nonexercise cardiorespiratory fitness and mortality in older adults. *Med. Sci. Sports Exerc.* 2014;47:568–574.
40. Jackson AS, Sui X, O'Connor DP, et al. Longitudinal cardiorespiratory fitness algorithms for clinical settings. *Am. J. Prev. Med.* 2012;43:512–519.
41. George JD, Stone WJ, and Burkett LN. Non-exercise VO_2max estimation for physically active college students. *Med. Sci. Sports Exerc.* 1997;29:415–423.
42. Stamatakis E, Hamer M, O'Donovan G, et al. A non-exercise testing method for estimating cardiorespiratory fitness: Associations with all-cause and cardiovascular mortality in a pooled analysis of eight population-based cohorts. *Eur. Heart J.* 2013;34:750–758.
43. Artero EG, Jackson AS, Sui X, et al. Longitudinal algorithms to estimate cardiorespiratory fitness: Associations with nonfatal cardiovascular disease and disease-specific mortality. *J. Am. Coll. Cardiol.* 2014;63:2289–2296.
44. Ravani R, Kilb B, Bedi H, et al. The Duke Activity Status Index in patients with chronic kidney disease: A reliability study. *Clin. J. Am. Soc. Nephrol.* 2012;7:573–580.
45. Wessel TR, Arant CB, Olson MB, et al. Relationship of physical fitness vs body mass index with coronary artery disease and cardiovascular events in women. *JAMA* 2004;292:1179–1187.
46. Bashour CA, Yared JP, Ryan TA, et al. Long-term survival and functional capacity in cardiac surgery patients after prolonged intensive care. *Crit. Care Med.* 2000;28:3847–3853.
47. Cook JW, Pierson LM, Herbert WG, et al. The influence of patient strength, aerobic capacity and body composition upon outcomes after coronary artery bypass grafting. *Thorac. Cardiovasc. Surg.* 2001;49:89–93.
48. Kojima S, Wang DH, Tokumori K, et al. Practicality of Veterans Specific Activity Questionnaire in evaluation of exercise capacity of community-dwelling Japanese elderly. *Environ. Health Prev. Med.* 2006;11:313–320.
49. Maranhão-Neto Gde A, Leon AC, and Farinatti Pde T. Validity and equivalence of the Portuguese version of the Veterans Specific Activity Questionnaire. *Arq. Bras. Cardiol.* 2011;97:130–135.
50. Artero EG, Lee DC, Ruiz JR, et al. Prospective study of muscular strength and all-cause mortality in men with hypertension. *J. Am. Coll. Cardiol.* 2011;57:1831–1837.
51. Vandewalle D, Gilbert P, and Monod H. Standard anaerobic tests. *Sports Med.* 1987;4:268–289.
52. Bar-Or O. The Wingate anaerobic test: An update on methodology, reliability and validity. *Sports Med.* 1987;4:381–394.
53. Seidell JC. Time trends in obesity: An epidemiological perspective. *Horm. Metab. Res.* 1997;29(4):155–158.
54. Eckel RH and Krauss RM. American Heart Association call to action: Obesity as a major risk factor for coronary heart disease. AHA Nutrition Committee. *Circulation* 1998;97(21):2099–2100.
55. WHO. *Obesity: Preventing and Managing the Global Epidemic*. Geneva: WHO, WHO/NUT/NCD/98.1, 1998.
56. Siri WE. Body composition from fluid spaces and density. *Univ. Calif. Donner Lab. Med. Phys. Rep.* 1956.
57. Brozek J, Grande F, Anderson JT, et al. Densitometric analysis of body composition: Revision of some quantitative assumptions. *Ann. N. Y. Acad. Sci.* 1963;110:113–140.
58. Cote KD and Adams WC. Effect of bone density on body composition estimates in young adult black and white women. *Med. Sci. Sports Exerc.* 1993;25:290–296.
59. Lee IM, Manson JE, Hennekens CH, et al. Body weight and mortality. A 27-year follow-up of middle-aged men. *JAMA* 1993;270(23):2823–2828.
60. Manson JE, Willett WC, Stampfer MJ, et al. Body weight and mortality among women. *N. Engl. J. Med.* 1995;333(11):677–685.
61. Stevens J, Cai J, Pamuk ER, et al. The effect of age on the association between body-mass index and mortality. *N. Engl. J. Med.* 1998;338(1):1–7.
62. Jakicic JM, Clark K, Coleman E, et al. American College of Sports Medicine position stand. Appropriate intervention strategies for weight loss and prevention of weight regain for adults. *Med. Sci. Sports Exerc.* 2001;33(12):2145–2156.
63. Kannel WB, Cupples LA, Ramaswami R, et al. Regional obesity and risk of cardiovascular disease; the Framingham study. *J. Clin. Epidemiol.* 1991;44(2):183–190.
64. Rosenbaum M, Leibel RL, and Hirsch J. Obesity. *N. Engl. J. Med.* 1997;337(6):396–407.
65. van der Kooy K, Leenen R, Seidell JC, et al. Waist-hip ratio is a poor predictor of changes in visceral fat. *Am. J. Clin. Nutr.* 1993;57(3):327–333.
66. Lohman TG. Advances in Body Composition Assessment. *Human Kinetics*. 1992; pp. 1–150.

第 14 章 | 健康人群及特殊人群的运动处方

目录

要点／233

14.1 体力活动建议／234

14.2 运动处方／235
14.2.1 体适能指标／235
14.2.2 运动训练原则／236
14.2.2.1 渐进超负荷原则／236
14.2.2.2 个体特异性原则／236
14.2.2.3 可逆性原则／236
14.2.2.4 心肺耐力训练／236
14.2.2.5 运动类型／236
14.2.2.6 运动强度／237
14.2.2.7 运动时间（持续时间）／239
14.2.2.8 运动频率／239
14.2.2.9 运动总量／239
14.2.2.10 运动进度／239

14.3 抗阻训练／240
14.3.1 抗阻训练的类型／240
14.3.2 抗阻训练的负荷大小、重复次数与组数／240

14.3.3 训练频率／241
14.3.4 抗阻训练的进度／241

14.4 柔韧性训练／241

14.5 热身活动和整理活动／242

14.6 体力活动的依从性／242
14.6.1 特殊人群的运动处方／242

14.7 儿童青少年／242

14.8 老年人／243

14.9 妊娠期及产后／243

14.10 糖尿病／245

14.11 癌症／247

14.12 关节炎／248

14.13 残疾人／248

14.14 总结／249

临床应用／249

参考文献／250

要点

- 经常进行体力活动的人早期死亡和患慢性疾病(包括心血管疾病、2型糖尿病和癌症)的风险较低。体力活动改善的身体功能有可能一直维持到老年。
- 建议成年人每周参加150~300min的中等强度运动,或75~150min的高强度运动。此外,每周还应进行2~3次肌肉强化训练。有跌倒风险的人需要进行平衡训练。
- 实施上述指导方针时,可选择不同的运动频率、运动强度和运动时间。为使人们能够坚持参加体力活动,应该选择自己感兴趣的运动类型。
- 每个人都应该锻炼身体。如果由于疾病或身体素质较差而无法满足上述准则,则应尽其所能达到其个体的上限。
- 对于没有心血管、代谢或肾疾病的体征和症状的人来说,参加中等强度的身体活动是安全的,如果需要,可以在没有医嘱的情况下逐渐进行高强度的身体活动。

目前,越来越多的人意识到,增加体力活动是改善健康的重要手段。表14-0-1和表14-0-2列出了目前记录在册的体力活动对健康的益处[1]。体力活动是指由骨骼肌收缩产生的体力活动,它大大增加了能量消耗。"运动"一词包含在体力活动之内,其定义更加严格,它是指为改善或维持一个或多个身体素质指标(如心肺耐力、肌肉力量)而进行的有计划、有结构且重复的体力活动[2]。运动和体力活动的增加可以改善和保持健康。因此,本章将回顾当前的体力活动建议,讨论正式的运动处方及体力活动处方,讨论临床常见患者人群运动处方的调整。

表 14-0-1 体力活动对健康的益处——普通人群*

儿童	
3~6岁	改善骨骼健康和体重状况
6~11岁	改善认知功能(6~13岁)
	改善心肺和肌肉健康状况
	改善骨骼健康
	改善心血管危险因素状况
	改善体重或肥胖
	减轻抑郁症状
成年人	
全因死亡率	降低风险
心脏代谢状况	降低心血管发病率和死亡率(包括心脏病和卒中)
	降低高血压发病率
	降低2型糖尿病发病率

续表

癌症	降低膀胱癌、乳腺癌、结肠癌、子宫内膜癌、食管癌、肾癌、胃癌和肺癌的发病率
脑部健康	降低患痴呆的风险
	改善认知功能
	改善有氧运动后的认知功能
	改善生活质量
	改善睡眠
	减少健康人群与现有临床综合征患者的焦虑和抑郁情绪
	降低抑郁症的发病率
体重状况	减少体重过度增加的风险
	在达到中等至高强度体力活动时,减轻体重并且在最初体重减轻后防止体重恢复
	在与适当的热量限制结合后,对减轻体重有累积效果
老年人	
跌倒	降低跌倒的发生率
	降低与跌倒有关伤害的发生率
身体功能	改善有(无)虚弱的老年人的身体功能

*资料来源:2018 Physical Activity Guidelines Advisory Committee.2018 Physical Activity Guidelines Advisory Committee Scientific Report.Washington,DC:U.S. Department of Health and Human Services,2018. 请访问:https://health.gov/paguidelines/second-edition/report/pdf/PAG_Advisory_Committee_Report.pdf.

表 14-0-2　体力活动对健康的益处——有既往病史的个体*

乳腺癌	降低全因死亡率和乳腺癌死亡率
结直肠癌	降低全因死亡率和结直肠癌死亡率
前列腺癌	降低前列腺癌死亡率
关节炎	减轻疼痛
	改善身体功能和生活质量
高血压	减缓心血管疾病的发展
	降低血压随时间升高的风险
2 型糖尿病	降低心血管事件死亡风险
	降低疾病进展指标:糖化血红蛋白、血压、血脂和体质量指数
多发性硬化	改善行走
	改善体适能
痴呆	提高认知能力
执行功能受损的疾病(注意缺陷障碍、精神分裂症、多发性硬化、帕金森病和卒中)	提高认知能力

*资料来源:2018 Physical Activity Guidelines Advisory Committee.2018 Physical Activity Guidelines Advisory Committee Scientific Report.Washington,DC:U.S. Department of Health and Human Services,2018. 请访问:https://health.gov/paguidelines/second-edition/report/pdf/PAG_Advisory_Committee_Report.pdf.

14.1　体力活动建议

2008 年,美国卫生与公众服务部发布了《美国居民体力活动指南》[3]。该指南主要总结了自 1996 年医务总监报告《体力活动与健康》[3]之后所发表的与体力活动有关的科学数据,并解决了在医务总监报告发布后不同建议之间产生的混淆。更新后的《美国居民体力活动指南》于 2018 年年底发布。在最近的一份报告中[1],指南咨询委员会依然建议:18~64岁的成年人每周至少进行150min的中等强度有氧运动,并认为运动时间增加至每周300min可能会对身体更有益。进行75~150min的高强度有氧运动,也可以得到相似的益处(中等强度与高强度有氧运动的定义和讨论如下所述)。还可以采用中等强度运动和剧烈运动相结合的方式。此外,建议每周至少进行2次涉及所有主要肌群的抗阻训练。本章也将针对儿童、老年人和其他特殊人群提出建议。

虽然《美国居民体力活动指南》的基础未变,但咨询委员会提出一个新观点:关于中等至高强度体力活动的累积,不再只将10min或更长时间的运动当作有益健康的前提。新证据表明,一周中进行任意时长的中等至高强度体力活动都对健康有益,并且对健康产生益处的运动量不存在阈值。虽然运动强度低于《美国居民体力活动指南》中的推荐水平并非最佳的选择,但是依然对身体有益。事实上,在活动较少的个体中,用低强度活动(如站立、慢走)代替久坐行为(如长时间静坐)可以降低全因死亡率、心血管疾病的发病率和死亡率以及2型糖尿病的发病率[1]。

14.2 运动处方

14.2.1 体适能指标

体适能是指能够精力充沛、机敏地完成日常任务,机体没有过度的疲劳,且有充足的精力去享受闲暇时光并应付不可预见的紧急情况[4]。一般来说,体适能的要素包括健康相关(心肺耐力、肌肉耐力、肌肉力量、身体成分、柔韧性)和技能相关(灵敏性、平衡性、协调性、速度、爆发力、反应时间)两部分[5]。各项体适能指标的定义见表14-2-1。与健康相关的体适能指标在慢性疾病的预防和康复中至关重要。对于老年人和患有某些肌肉骨骼疾病的人来说,将与技能相关的体适能维持在一定水平也有助于他们独立生活能力和生活质量的提高。例如,安全驾驶汽车或穿过繁忙街道的能力既取决于与健康相关的体适能,也取决于与技能相关的体适能。所有与健康相关的体适能指标都是进行各种体育和娱乐活动的关键要素。因此,虽然对这些指标进行分类可能会有助于健身目标和运动方案的制定,但是对于某些人群来说进行针对所有体适能指标训练时依然需要小心谨慎。

表14-2-1 与健康相关和技能相关的体适能指标 *+

与健康相关	与技能相关
心肺耐力——持续体力活动中循环系统和呼吸系统的供氧能力	灵敏性——能够快速、准确地改变整个身体在空间中的位置的能力
肌肉耐力——肌肉在无疲劳状态下持续运动的能力	平衡性——静止或运动时保持身体平衡的能力
肌肉力量——肌肉可以施加的外力大小	协调性——运用视觉、听觉等感官以及身体各部分顺利而准确地完成运动任务的能力
身体成分——肌肉、脂肪、骨骼和身体其他重要部分的相对数量	速度——在短时间内完成一个动作的能力
柔韧性——关节的活动范围	爆发力——一个人完成做功的速率
	反应时间——从刺激到对其开始反应经过的时间

注:*.虽然体适能指标被分为健康和技能两类,但两者之间存在重叠(见正文);
+.摘自 Corbin CB, Lindsey R. Concepts in Physical Education with Laboratories (8th edition). Dubuque, IA: Times Mirror Higher Education Group, 1994.

14.2.2 运动训练原则

虽然体力活动和运动训练的目标及反应因人而异,但在制定训练计划时,一般考虑3个基本原则:渐进超负荷原则、个体特异性原则和可逆性原则。

14.2.2.1 渐进超负荷原则

只有当机体的生理系统处于不同的刺激水平时,机体才会产生适应。换句话说,任何体适能或健康指标都存在一个阈值,一个人在进行体力活动时必须超过这个阈值,才能使这一指标得到改善。所需的最小训练量既取决于要改变的体适能的原有水平,也取决于一个人在目标生理系统中经历积极变化的遗传能力。

给予机体一个稳定的超负荷后,生理系统的改善将在一段时间后呈平稳状态或趋于平稳。"渐进超负荷"表明训练刺激应继续增加,机体才能进一步得到改善。一般来说,增强整体的训练刺激可以通过增加体力活动的强度、时间或频率来实现。

14.2.2.2 个体特异性原则

超负荷会使训练中受到刺激的肌群和生理系统产生适应。训练中存在的个体特异性适用于运动时所涉及的运动单位(例如所使用的肌肉、关节角度)、肌肉的收缩速度以及运动时使用的能量系统和主要能源物质(有氧代谢或无氧代谢、脂肪或碳水化合物)。除非一个人严重缺乏训练(例如,体弱的老年人),否则力量训练对提高心肺耐力几乎没有作用,反之亦然。

此外,尽管长距离骑行和跑步都是涉及腿部的有氧运动,但机体从一种模式变换到另一种模式的训练时,产生的改善效果是有限的。同样,深蹲训练主要提高股四头肌的力量,但如果在测试时采用其他的运动方式(例如腿部伸展),那么股四头肌的改善可能无法被识别出来。因此,在训练的过程中,除了针对个人目标外,对改进后的部位进行评估时也应包括与训练一致的测试项目。一个人的训练目标(如运动表现)越具体,这些问题就变得越重要。

14.2.2.3 可逆性原则

身体会积极地适应体力活动的增加,也会适应不活动。体质水平的退化速度取决于以前的训练水平和体力活动的减少程度。长时间的卧床休息会导致肌肉力量和耐力的急剧下降。具体来说,体质水平在停止运动大约两周后会出现显著下降。为了保持原有水平,通常需要每周进行2~3次的耐力训练和至少1次的抗阻训练。

14.2.2.4 心肺耐力训练

最大摄氧量(VO_{2max})是用来衡量心肺能力最准确的指标。虽然中等强度运动不太可能引起VO_{2max}的提高[6],但人们可以在此过程中认识到运动对健康的益处,VO_{2max}与总死亡率和大多数慢性疾病呈显著的反比关系[7]。因此,美国运动医学学会推荐了以下的运动频率、运动强度、运动时间和运动类型(FITT)来提高心肺功能[8]。

14.2.2.5 运动类型

从本质上来说,使心肺系统超负荷的运动是可以重复的,并且会涉及更多的肌群。比如快走、跑步、骑车、划船和在椭圆机上锻炼。间歇性的剧烈运动,如篮球、足球和网球也有助于提高心肺功能。除非医疗条件另有规定,否则大多数运动都应负重,以此来预防骨质疏松的发生。

虽然训练的特殊性对运动员来说非常重要,但为了获得整体健康和满足健身目标而进行训练的人会从多种运动方式中受益。采用多种运动方式进行训练会减少某部位的过度使用性伤害,也能够增加训练的多样性,使运动方案更加合理。对于刚开始锻炼的人,快走是一项非常好的运动,因为它不需要什么技能,并且与大多数运动类型相比,造成的过度使用性伤害更少。

14.2.2.6 运动强度

通常来说,可以采用 50%~85% $VO_{2reserve}$($VO_{2reserve}=VO_{2max}-VO_{2rest}$)(译者注:$VO_{2reserve}$,最大摄氧量储备;$VO_{2rest}$,静息时最大摄氧量;$VO_{2max}$,最大摄氧量)的定期运动来提高 VO_{2max}。这个范围很广,最有效的运动强度取决于运动的持续时间与运动频率。VO_{2max} 的大幅提高通常需要较大的运动强度。但是较大的运动量(包括运动强度、运动持续时间和运动频率)有可能导致机体出现过度训练的症状(如疲劳、受伤、表现力下降、免疫功能受到抑制)。以 60%~80% $VO_{2reserve}$ 进行运动通常能够提高 VO_{2max}。但是提高 VO_{2max} 的强度阈值也取决于原有的体质水平;体质水平较低且未经训练的人,其 VO_{2max} 在低强度至中等强度范围内运动就可得到改善,而训练有素、身体健康的人可能需要进行长时间 80% $VO_{2reserve}$ 以上的训练才能够继续改善心肺功能[8]。

正如本章前言中所述,《美国居民体力活动指南》对中等强度和高强度体力活动提出了建议。中等强度体力活动被定义为 40%~60% $VO_{2reserve}$ 的运动,高强度体力活动是指超过 60% $VO_{2reserve}$ 的运动。虽然中等强度体力活动可能会改善那些体质水平较低的人的健康状况,但是对于大多数人,尤其是那些更年轻和/或更健康的人,引起并保持机体改善所需要的渐进式超负荷都处于高强度的范围内。

如果一个人的 VO_{2max} 已经通过运动测试进行了测量或估计,那么就可以将其运动强度设为给定 $VO_{2reserve}$ 的百分比[7]。先将 VO_{2max} 减去 VO_{2rest} 得到 $VO_{2reserve}$,然后将 $VO_{2reserve}$ 乘以目标百分比,再将所得值与 VO_{2rest} 相加得出目标 VO_2。表 14-2-2 即为该过程的示例。

在确定了目标 VO_2 的范围后,了解各种活动的代谢当量(MET)有助于运动处方的制定。1MET 是指一个人在静息状态时机体所消耗的能量[3.5ml/(kg·min)]。如果一个人进行活动时所需的能量是他在静息状态时的 6 倍,那么该活动的 MET 为 6,需要的 VO_2 为 21ml/(kg·min)。《体力活动概论》已经发布了 800 多项休闲活动和职业活动的 MET 要求[9](https://sites.google.com/site/compendiumofphysicalactivities/)。表 14-2-3 是一些最常见活动的 MET。如果已经确定了目标 MET 的范围($MET_{target}=VO_{2target}/3.5$),那么就可以用《概论》来确定相应的运动方式及运动强度。

许多专家发现,相较于 VO_2 来说,用心率确定运动强度更加实际。由于心率和 VO_2 在分级运动中呈线性关系,即给定的心率储备百分比($HR_{reserve}$)与 $VO_{2reserve}$ 的百分比相同,因此两者可以相互代替使用。如果可以的话,最好使用从最大分级运动测试中得到的最大心率。最大心率可以用年龄进行预测。然后就像计算 $VO_{2reserve}$ 的方法一样,先将 HR_{max} 减去 HR_{rest} 得出 $HR_{reserve}$。再将 $HR_{reserve}$ 与所需的百分比相乘,得出的乘积加上 HR_{rest},即可得到目标心率(表 14-2-2)。

表 14-2-2　用储备法计算 $VO_{2target}$ 与 HR_{target}

$VO_{2target}$*	HR_{target}
1. 计算 $VO_{2reserve}$ $VO_{2reserve}=VO_{2max}-VO_{2rest}$ 2. 将 $VO_{2reserve}$ 乘以所需的百分比 $VO_{2fraction}=VO_{2reserve}×$ 目标百分数 3. 将 VO_{2rest} 与 $VO_{2fraction}$ 相加计算 $VO_{2target}$ $VO_{2target}=VO_{2fraction}+VO_{2rest}$ 例：VO_{2max} 为 35ml/(kg·min) 的人以 65% $VO_{2reserve}$ 进行运动 1. 计算 $VO_{2reserve}$ $VO_{2reserve}=35.0-3.5=31.5$ml/(kg·min) 2. 将 $VO_{2reserve}$ 乘以所需的百分比 $VO_{2fraction}=31.5×0.65=20.5$ml/(kg·min) 3. 将 VO_{2rest} 与 $VO_{2fraction}$ 相加计算 $VO_{2target}$ $VO_{2target}=20.5+3.5=24.0$ml/(kg·min)	1. 估计 HR_{max}[+] $HR_{max}=220-$ 年龄[#] 2. 计算储备心率 $HR_{reserve}=HR_{max}-HR_{rest}$ 3. 将 $HR_{reserve}$ 乘以所需百分比 $HR_{fraction}=HR_{reserve}×$ 目标百分数 4. 将 HR_{rest} 与 $HR_{fraction}$ 相加计算 HR_{target} $HR_{target}=HR_{fracton}+HR_{rest}$ 例：心率为 70 次/min 的 50 岁老人以 65% $HR_{reserve}$ 进行运动 1. 估计 HR_{max}[+] $HR_{max}=220-50=170$ 次/min[#] 2. 计算心率储备 $HR_{reserve}=170-70=100$ 次/min 3. 将 $HR_{reserve}$ 乘以所需百分比 $HR_{fraction}=100×0.65=65$ 次/min 4. 将 HR_{rest} 与 $HR_{fraction}$ 相加计算 HR_{target} $HR_{target}=65+70=135$ 次/min

注：[*]. MET 可代替 VO_2 [1MET=3.5ml/(kg·min)]；[+]. 尽可能使用最大分级运动测试的 HR_{max}，而不是估计值；[#]. 或者使用公式 $HR_{max}=206.9-(0.67×$ 年龄)。

表 14-2-3　常见体力活动的代谢当量 [*]

体力活动	MET	体力活动	MET
步行,2mile/h	2.8	有氧舞蹈	5.0~9.5
步行,3mile/h	3.5	高尔夫,使用电动车	3.5
步行,4mile/h	5.0	高尔夫,步行,拉/携带球杆	4.3~5.3
跑步,6mile/h	9.8	网球	4.5~8.0
跑步,7.5mile/h	11.5	足球	7.0~10.0
跑步,9mile/h	12.8	洗车并打蜡	2.0
骑车,5.5mile/h	3.5	大多数家务	2.5~3.5
骑车,9.4mile/h	5.8	园艺	2.3~5.8
骑车,15/mile/h	10.0	割草,座骑式割草机	2.5
游泳,侧泳	7.0	割草,步行,电动割草机	4.5~5.0
游泳,蛙泳,50yd/min	8.3	割草,步行,手动割草	6.0
游泳,蛙泳,75yd/min	10.0	铲土/雪	5.3~7.8

[*] 资料来源：Ainsworth BE, Haskell WL, Hermann SD, et al. The Compendium of Physical Activities Tracking Guide. Healthy Lifestyles Research Center, College of Nursing and Health Innovation, Arizona State University. https://sites.google.com/site/compendiumofphysicalactivities/。

估算成年人最大心率的常用公式为"$HR_{max}=220-$ 年龄"。该公式在 40 岁时算出的值最为准确，年龄低于 40 岁算出的值较高，年龄高于 40 岁算出的值较低。最近推出了一个更精确的公式[10]"$HR_{max}=206.9-(0.67×$ 年龄)"。虽然这个公式复杂了一些，但它计算出的运动强度可能更适合于各个年龄阶段，尤其更适合于老年人。无论使用哪个公式，重要的是要认识到在成年人的整个年龄范围内，

HR_{max} 的标准差为 10~12 次 /min。这明显限制了使用年龄预测 HR_{max} 来确定目标心率的价值。因此许多专家规定目标心率应在 $HR_{reserve}$ 的 10% 之内浮动。运动时也应考虑个人主观疲劳程度。在 0 至 10 的范围内,静坐为 0,尽最大努力为 10,中等强度活动为 5 或 6,剧烈活动为 7 或 8[3]。这种方式对于有临床症状的患者或者服用影响运动心率反应药物的人作用较大。

作为 $HR_{reserve}$ 的替代方法,HR_{max} 的百分比也可以用来确定运动强度(65%~90% HR_{max} 相当于 50%~85% $HR_{reserve}$)。然而许多专家更喜欢用 $HR_{reserve}$ 来确定,因为该方法考虑到了 HR_{rest},更具有个体差异性。

14.2.2.7 运动时间(持续时间)

为了提高心肺功能,每次运动应持续 20~60min,且持续时间与运动强度相互影响。比如 20~30min 的高强度运动与 50~60min 的低强度运动产生的效果相似。1d 中进行 10min 或更长时间的锻炼,无论是连续进行还是间歇进行,都会对身体健康产生相似的益处。

14.2.2.8 运动频率

从传统意义上来说,3~5d 的运动可改善心肺功能。虽然可以每周运动 6~7d 来累计 150~300min 的中等强度运动,但是如此频繁的高强度运动可能会增加受伤的风险,并且没有对健康和体能增加额外的益处。因此,与其他运动处方的参数一样,运动频率也应跟随目标变化。例如,提倡每天(或几乎每天)进行体力活动来减肥或维持体重。在进行高强度运动时,则需要休息日或强度较低的"恢复日"。

14.2.2.9 运动总量

美国医务总监在 1996 年的报告中提出,将 1 000kcal 作为获得健康益处所需的每周最低能量消耗[2]。该建议与《美国居民体力活动指南》中推荐的每周 150min 中等强度运动或 75min 高强度运动相一致[3]。在最近提出的建议中逐渐出现量效关系这一概念,即进行的体力活动越多,对身体产生的益处越大。因此,《美国居民体力活动指南》认为,大多数人每周进行 300min 的中等强度运动优于 150min(每周 150min 的高强度运动可能优于 75min)。但是,运动量超过《美国居民体力活动指南》的建议是否对健康有进一步的好处还未被证实。此外,虽然较大的运动量可能更有益于身体健康,但有可能会增加过度运动的风险。

另一方面,有些人可能无法达到指南建议的最低标准。这类人应尽可能多地进行体力活动,但要避免过度疲劳,其目标应为逐步达到《美国居民体力活动指南》所建议的范围。《美国居民体力活动指南》中还指出"对于所有人来说,运动总比不运动好"[3]。

14.2.2.10 运动进度

增加运动量可以通过改变运动频率、运动强度和 / 或运动持续时间来实现。许多专业人士首先选择在运动持续时间(每次 5~10min)上做些改变,因为通常来说,运动时间的改变不太可能对运动的坚持性产生负面影响。人们可以根据训练开始时的运动量及其目标,适当增加运动频率和 / 或运动强度。"10% 法则"是一个很好的经验法则,即运动量(通常以运动距离或运动时间来进行计算)每周增加不超过 10%。在训练过程中,要学会识别过度训练的症状(如上呼吸道感染、肌肉 / 关节疼痛),并在适当时候减少运动量和 / 或改变运动方式。此外,周期性的训练(在几周内改变运动强度、运动持续时间和 /

或总训练量)可以增强体质,减少过度训练的症状。

14.3 抗阻训练

《美国居民体力活动指南》建议,每周进行 2 次(或 2 次以上)的涉及所有主要肌群的肌肉强化训练(即抗阻训练)[3]。抗阻训练可以维持或增加骨量、胰岛素敏感性和骨骼肌质量。其中,增加骨骼肌的质量对于减肥的人来说至关重要。保持或增强肌肉力量对于维持老年人和某些残疾人的身体功能也很重要。

14.3.1 抗阻训练的类型

动态抗阻训练需要交替地克服(向心收缩)和适应(离心收缩)给定的力。这种力通常以重量的形式存在(要么是"自由"重量,要么是各种器械上的堆叠重量),也可以以其他形式存在,比如弹力带或自身体重。训练中使用的阻力类型很大程度上取决于训练者的目标,训练者也可以将不同的阻力模式结合使用。通常来说,"受控"模式(比如练力量的器械、阻力带)更加安全,也不需要观测员,而受控较少的模式(如自由重量)对平衡性的要求较高,并且更倾向于模仿现实生活中的动作。若想增强肌肉力量,训练者可以增加自己在平稳位置举起的重量。若训练者从不太平稳的位置做同样的动作(如稳定球),则需要降低训练阻力,这样一来可能会使肌肉力量的增长幅度变小,但会使更大范围的运动单位产生适应性,从而使功能性训练效果更加明显。因此,将不同的抗阻力模式结合使用效果最好。对于能否坚持运动这一问题,应将训练者对运动类型的偏好考虑在内。

出于对安全性和有效性(即个体特异性)的考虑,所有的运动类型都应强调运动技术(如保持背部挺直、控制运动的离心部分)。此外,如果训练目标不是发展等长力量(即静力收缩),那么就应该进行动态抗阻训练,并且尽可能地使涉及的关节进行最大范围的活动。这能让更多的运动单位参与到训练当中,从而有更多的身体功能获益。

无论使用何种形式的阻力,所有主要的肌群都应该得到锻炼。为锻炼到所有主要肌群,通常来说至少需要 8~10 种不同的运动。为了锻炼到整个身体,避免力量不平衡的发生,应该注意对拮抗肌群的锻炼。比如,若某次锻炼的重点为腹部肌肉,则下一次锻炼应该针对下背部肌肉;肱二头肌和肱三头肌应该分别进行锻炼,等等。在实际应用中,同时训练一个以上肌群的多关节练习(如卧推、深蹲)比单关节练习(如三头肌伸展、腿部伸展)更受欢迎,因为它们的时间效率更高,也更能代表生活中的动作。但是,单关节练习依然可以作为一种有用的辅助手段,特别是在模仿某项运动或者其他活动中的特定动作时。

14.3.2 抗阻训练的负荷大小、重复次数与组数

为了提高肌肉耐力和肌肉力量,建议训练时每个动作重复 8~12 次,直至疲劳。疲劳意味着在没有帮助的情况下很难进行额外的重复动作[3]。进行 8~12 次重复动作达到疲劳状态时,通常需要

60%~80% 的 1RM（1RM 是指在特定动作中，完整执行一次所能举起的最大重量）[8]。进行少于 8~12 次重复动作达到疲劳状态时（此时需要更大的阻力）将导致更多的肌肉力量增加而不是耐力的增加，而进行超过 8~12 次重复动作（此时需要的阻力较小）将使肌肉耐力得到更多改善。

一次完成的重复次数（如 8~12 次）为一组。运动时建议进行多组，组间休息 2~3min。对于初学者来说，定期进行一组 8~12 次的重复动作直至疲劳，几乎都会使肌肉力量增加。但是随着时间的推移，想要使肌肉力量进一步增强可能需要增加组数[3]。美国运动医学学会（American College of Sports Medicine，ACSM）建议每个肌群的训练进行 2~4 组。然而对于给定的肌肉来说，可以进行一项以上的训练。比如仰卧推举和俯卧撑都涉及了胸肌和肱三头肌，但所需的运动模式不同。因此，这两个动作完成一组就能增强这些肌群的肌肉力量[8]。简单来说，完成的组数取决于训练目标。用最少的组数就能够使身体功能受益，而运动员的训练组数通常会超过卫生组织的推荐。

14.3.3 训练频率

抗阻训练后至少 48h 才能使机体得到充分恢复[8]。因此，建议每周进行 2~3 次抗阻训练。如果时间有限，所有训练不能在一天内完成，那么相同肌群的锻炼应间隔进行（比如可以第一天锻炼上半身，第二天锻炼下半身）。

14.3.4 抗阻训练的进度

为使肌肉达到健康状态，训练者应进行抗疲劳训练。当一个人能够以良好状态进行一两次的额外重复动作时，应该适当增加阻力。通常来说，为了将重复次数保持在期望的范围内（如 8~12 次），较小的肌群可增加 1.1~2.3kg 的阻力，较大的肌群可增加 2.3~4.5kg 的阻力。

即使遵循了上述标准，训练几个月后，肌肉体积和力量的增加还是会进入平台期，训练效果停滞不前，无法得到持续改善。在这种情况下，周期化训练、运动强度、重复次数、组数和/或抗阻模式的频繁改变或许有用。虽然这超出了本章范围，但是 ACSM 已经就这一问题发表了观点[11]。

14.4 柔韧性训练

保持柔韧性（如关节活动度）对于预防腰痛和维持日常体力活动至关重要。虽然拉伸能够避免机体在体操等活动范围较大的运动项目中受伤，但是目前还没有确切证据证明拉伸可以避免机体在慢跑等活动范围较小的运动项目中受伤，也没有证据证明拉伸可以防止肌肉酸痛[12,13]。

由于柔韧性随着年龄的增长而下降，因此拉伸是全面健身计划的重要组成部分。在拉伸时建议静态拉伸（除非弹跳动作是训练者正在训练的一部分），即一个人长时间（15s 或更长）保持拉伸状态。在进行完热身活动后拉伸会更有效，也更安全。通常来说，在锻炼结束后拉伸比在开始时拉伸的效果好，除非一个人准备进行挑战其关节活动度的运动。如果在锻炼前拉伸，依然要先进行热身活动（见下一节）。在挑战自身关节的活动范围之前，可以进行动态拉伸（比如轻轻地前后摆动手臂、高膝踏步）。ACSM 建议每周至少进行 2~3 次拉伸,每个拉伸动作至少重复 4 次,每次至少 15s(每次拉伸总共 60s)[8]。

14.5 热身活动和整理活动

在锻炼前(热身活动)和锻炼后(整理活动)都要进行至少 5~10min 的低强度运动。热身活动能够增加机体的血流量和体温,使肌肉和韧带更加柔韧,降低剧烈运动中受伤的风险。热身活动还能够使心血管系统逐渐适应运动,这对于有可能经历心脏事件的人来说尤其重要。同样的,适当的整理活动能够避免血液在下肢静脉汇集,促进静脉回流至心脏和大脑。肌肉耐力活动(如腹部的锻炼)和拉伸最好在整理活动阶段进行。

14.6 体力活动的依从性

增强体力活动的具体策略在本书的其他部分有详细介绍。医师应该意识到,为满足《体力活动指南》,在制定运动方案时可以灵活选择(即 FITT 组成部分的可变范围很大),并且体力活动可以在各种环境下进行(比如家里、户外、健身机构等)。此外,在闲暇时间里进行体力活动可以单独进行,也可以与朋友们一起,或者在小组中进行。应该鼓励人们尝试多种运动方式,然后选择他们最喜欢的一种坚持练习。

在美国,大约有 56% 的成年人没有达到当前的体力活动建议[14]。当医师认可这种行为时,患者更可能进行体力活动,因此《健康人 2020》的倡议是"增加诊所的就诊比例,包括与体力活动有关的咨询或教育"[15]。然而,只有少数医师愿意将体力活动咨询作为他们医学教育的一部分。为了便于医疗人员向患者提供准确的体力活动信息,ACSM 与美国医学会于 2007 年推出了一个教育网站"运动是良医"(http://exerciseismedicine.org)[16]。

14.6.1 特殊人群的运动处方

除了极少数的个例外,每个人都应积极进行体力活动。但有时,由于身体上的限制或出于对安全的考虑,需要对上述"正常"的运动处方进行一些改动。因此,下一节将讨论儿童、老年人、孕妇以及慢性疾病患者的运动处方。该讨论仅为引导性讨论,还有其他专门针对临床运动生理学的资料,它们介绍的慢性疾病更加详细,涵盖的范围也更广[17,18]。针对心血管疾病和肥胖症的运动处方在本书的其他部分也有详细说明。

14.7 儿童青少年

适当的体力活动可以保持健康的体重和良好的心脏代谢状况,减少焦虑和抑郁的发生,这一良好习惯或许能够延续到成年。《美国居民体力活动指南》建议青少年每天至少进行 60min 的中等强度和高强度体力活动[3]。这 60min 应包括有氧运动(如骑车、跳舞)、短时间的爆发性运动(如捉人游戏、踢足球)以及促进肌肉健康(如爬树或游乐场设施)和骨骼健康(如跑步、跳绳)的运动。可以通过结构化的运动、游戏、体育课程和/或非结构化的游戏来满足指南中提出的建议。

成年人可以为青少年提供大量机会,使其参与到体力活动中来,比如限制青少年的屏幕时间(电视、电子游戏、计算机),或增加青少年在学校中每天专门用于体力活动的时间。当学生在学校进行日常体力活动时(比如每天的课间休息、上体育课或其他课程上积极学习体力活动知识),并不会影响他们的学习成绩[19]。若时间允许,大多数青少年都能积极主动地参与到体力活动当中。但是对于一些不太活跃的群体(如青春期女孩、肥胖的青少年),可能需要参与一些结构化的运动项目。参与此类项目的都为同龄人,并侧重于进行特定性别和年龄段内流行的各种活动(如青春期女孩跳舞)。

此外,应着重关注儿童与成人之间的生理差异。首先,儿童出汗比成人少,对热暴露的适应也比成人慢。儿童还存在延迟的口渴反应。因此,在较热的环境中运动时,应让儿童逐渐适应,并强调多次补水(每 15~20min 一次)。其次,成年人的最大心率公式不适用于儿童和青少年,儿童和青少年的最大心率通常为 200~205 次/min。就运动处方而言,RPE 等级量表倾向于年龄较大(>8 岁)的儿童[20]。

14.8 老年人

对于老年人来说,适当进行体力活动可以增加并维持身体功能,改善身体成分,促进心理健康和认知发展,还能对慢性疾病进行一级和二级预防。需要记住的是,运动强度是相对的(比如给定的步行速度对于这个人来说可能是低强度,对于另一人来说可能就是高强度),65 岁以上成年人的体力活动指南与中青年基本相同[3]。身体虚弱的人,可能难以达到指南所提出的标准,因此应该尽可能多地进行一些自己能够承受的体力活动,目的是安全地将自身的体力活动水平提高至普通人群的推荐范围内。

除了进行与普通人群一致的耐力训练与抗阻训练外,有跌倒风险的老年人还应每周额外进行 2~3 次的平衡性训练。选择平衡性训练时,应侧重于个体的特殊需求,比如侧身向后行走、椅子坐站训练、闭眼站立、太极等。运动量较少的老年人在运动计划的开始阶段,可能需要私人教练或运动课程的帮助。

14.9 妊娠期及产后

妊娠期进行适当的体力活动能够避免体重过度增加,防止妊娠糖尿病与妊娠高血压的发生。运动时,只要有适当的预防措施,发生运动风险的概率很小。一般来说,妊娠期坚持锻炼的女性可能会提前几天分娩,生下来的婴儿也会轻几盎司。然而,并没有确切证据表明适当的体力活动会导致早产或低体重儿。表 14-9-1 和表 14-9-2 分别列出了美国妇产科医师学会(American College of Obstetricians and Gynecologists,ACOG)公布的绝对(在任何情况下都不运动)和相对(只有当益处大于风险时才运动)禁忌证及终止运动的预警信号[21]。

表 14-9-1　孕期有氧运动的绝对和相对禁忌证

绝对禁忌证
　　血流动力学显著性心脏病
　　限制性肺疾病
　　子宫颈/环扎术不合格
　　有早产风险的多胎妊娠
　　妊娠中晚期持续出血
　　妊娠 26 周后前置胎盘
　　妊娠期间早产
　　胎膜破裂
　　先兆子痫/妊娠高血压
相对禁忌证
　　严重贫血
　　未评估的产妇心律失常
　　慢性支气管炎
　　1 型糖尿病控制不佳
　　极度病态肥胖
　　极度体重过轻（BMI<12kg/m²）
　　静坐生活方式
　　妊娠期间宫内生长受限
　　高血压控制不佳
　　骨科限制
　　癫痫症控制不佳
　　甲状腺功能亢进控制不佳
　　重度吸烟者

资料来源：经美国妇产科医师学会许可转载。ACOG committee opinion: exercise during pregnancy and the postpartum period. International Journal of Gynecology and Obstetrics, 77: 79-81, 2002.

表 14-9-2　孕期停止运动的警告信号

阴道流血
用力前呼吸困难
头晕
头痛
胸痛
肌肉无力
小腿疼痛或肿胀（需要排除血栓性静脉炎）
早产
胎动减少
羊水渗漏

资料来源：经美国妇产科医师学会许可转载。ACOG committee opinion: exercise during pregnancy and the postpartum period. International Journal of Gynecology and Obstetrics, 77: 79-81, 2002.

《美国居民体力活动指南》[3]建议之前不运动的女性每周至少进行 150min 的中等强度运动。此外，已经进行高强度有氧运动的女性，在咨询医师具体情况后，只要妊娠期没有出现任何预警信号（如阴道点滴出血），就可以在合理的范围内继续进行有氧运动。虽然高强度运动对于大多数之前运动的女性来说是安全的,但是长时间运动或竞技性运动可能会引起严重的体温过高或反复低血糖,这些对胎儿的影响尚不明确。因此,妊娠期进行竞技性训练需要更多的防护措施,也需要医师密切监督[21]。

由于存在潜在性减压病,ACOG建议妊娠期不要进行潜水。此外,计划在较高海拔(>1 828.8m)运动的女性应注意是否有高原反应的迹象,当出现高原反应时,应立即停止运动,尽快回到平原并寻求医疗照顾。随着妊娠周数的增加,应避免有可能出现对抗或摔倒的运动和活动。此外,仰卧运动会抑制静脉回流,在妊娠早期应禁用。有早产风险或早产史的女性在妊娠晚期应减少体力活动[21]。

美国运动医学学会建议孕妇应在妊娠期进行抗阻训练,并达到中度疲劳程度[8]。已有证据表明,抗阻训练可以降低妊娠糖尿病妇女的胰岛素需求[22,23]。然而,很少有研究能够确定更大强度抗阻训练的效果,特别是练习瓦尔萨尔瓦动作(用力时屏住呼吸)和涉及腰部肌肉进行长时间收缩或剧烈收缩的动作。ACSM建议在妊娠早期最好不要做瓦尔萨尔瓦动作[8]。

产后定期体力活动可以减少体重的过度增加和/或减轻抑郁症状。哺乳期母亲进行中等强度运动不会使母乳发生显著变化,也不会影响婴儿体重的增加[24]。此外,有氧运动与抗阻运动相结合可以减少哺乳期母亲骨矿物质的流失[25]。

没有产后并发症的妇女几乎都能在分娩后6周内恢复闲暇时间的体力活动。运动早期应从低强度和短持续时间开始,然后逐渐递增,特别是剖宫产的妇女。

14.10 糖尿病

1型糖尿病与2型糖尿病的特点都是血糖水平的异常升高。由于体力活动可以促进骨骼肌对葡萄糖的吸收,因此运动是控制糖尿病中葡萄糖浓度的重要机制。此外,适量的体力活动(结合适当的饮食)或许能够避免患者完全发展为2型糖尿病。运动也可以改善心血管疾病的风险状况,同时也是防止糖耐量减低者患糖尿病的有效手段[26]。

通常来说,糖尿病患者只要无症状且心血管疾病风险低(10年内的弗雷明汉风险评分<10%),那么参加低强度或中等强度运动就是安全的[8,27]。在进行高强度运动前,最好先体检。表14-10-1列出了在高强度运动前进行心电图负荷试验的标准[27]。虽然许多1型糖尿病与2型糖尿病患者能够独立运动,但是为了避免在运动中出现受伤和血糖异常,新手在开始训练时最好能有专家进行指导,特别是涉及抗阻训练时[27]。

长期高血糖会导致神经、视网膜和循环系统的损伤,这会使糖尿病晚期患者在运动中或运动后出现一些特殊情况。患有潜在性心血管疾病的患者可能会存在无症状缺血。除了需要对心血管疾病进行筛查外,患者还应注意其他心血管疾病的预警信号(如头晕、异常气短)。此外,晚期的神经病变可能会导致糖尿病患者对足溃疡视而不见(足溃疡常见于微循环损伤)。因此,糖尿病患者在进行运动时,应始终穿着干净、干燥的袜子和合适的鞋,每天检查自己的足部是否出现水疱和溃疡。足部受伤或患有开放性溃疡的患者应该进行非负重训练[27]。糖尿病晚期患者的体温调节也会受损,所以在寒冷或炎热的天气中运动时,要采取特殊的预防措施(如保持四肢温暖、适当补水)。

表 14-10-1　糖尿病患者参加运动前心电图负荷试验的标准

年龄>40 岁,有或无糖尿病以外的心血管疾病风险因素
年龄>30 岁且患 1 型糖尿病或 2 型糖尿病的时间>10 年
高血压
吸烟
血脂异常
增殖性或增殖前视网膜病变
肾病,包括微量白蛋白尿
满足以下任何一项,不分年龄
已知或疑似冠状动脉疾病、脑血管疾病和/或外周动脉疾病
自主神经病变
肾病晚期伴随肾功能衰竭

资料来源: Reprinted with permission from the American College of Sports Medicine and American Diabetes Association. Joint Position Statement: Exercise and type 2 diabetes. Medicine and Science in Sports and Exercise, 42: 2282-2303, 2010.

为避免眼内出血,患有视网膜病变的糖尿病患者在参加运动前要进行仔细的筛查。不建议此类患者进行高冲击性(包括跑步)和高强度运动。虽然高强度的抗阻训练能够有效地控制血糖,但是在运动过程中,血压升高,会导致参与者过度紧张,因此不建议使用[27]。

运动期间和运动后,保持适当的血糖浓度至关重要。2 型糖尿病患者可以在血糖水平升高(>300mg/dl)的情况下运动[26]。但 1 型糖尿病患者不宜在该情况下(或在血糖>250mg/dl 且存在酮体的情况下)运动,原因是患者此时缺乏胰岛素,运动可能会加剧高血糖症。

低血糖是运动过程中及运动结束后的常见情况。因此找到运动、饮食和药物三者之间的平衡与时机至关重要。运动期间,机体对葡萄糖的摄取增加,1 型糖尿病与 2 型糖尿病患者可能需要降低胰岛素或促胰岛素分泌剂的剂量(特别是在运动前几小时)。在胰岛素摄入的高峰期内不应进行运动;或者说运动前的几小时内,不应在即将运动的肌肉附近注射胰岛素。为避免夜间低血糖的发生,最好不要在睡前的几小时内运动,如果必须运动的话,一定要在睡前摄入适量的碳水化合物。剧烈运动或长时间运动后应摄入 5~30g 的碳水化合物。如果是葡萄糖水平低于 100mg/dl,需要注射胰岛素或促胰岛素分泌剂的患者,在运动前就应摄入适量的碳水化合物[26]。不论使用何种药物,所有糖尿病患者都应意识到自己是否出现了低血糖症状(虚弱、紧张等)。

除了一些重要的改变,糖尿病患者的运动处方应与健康成人非常相似。糖尿病患者的体力活动总量要达到每周 150min 甚至更长时间,患者要认识到量-效关系的重要性,特别是多关注自身的体重。虽然之前不运动的人在刚开始运动时应先进行中等强度运动,但是当他们将运动强度逐渐发展到高强度运动后可能会使血糖浓度发生更大的改善[28]。运动引起的胰岛素敏感性变化可以在停止运动后的几天内就发生逆转,因此两次运动之间的间隔时间最好不要超过 2d[27]。事实上,每天(或近乎每天)进行运动强度和持续时间相似的体力活动有助于维持运动、饮食和药物与血糖效应之间的平衡。由于对胰岛素的敏感性存在有益影响,建议无视网膜病变的患者每周至少进行 2~3 次的抗阻训练[27]。为避免血糖控制中断,有氧运动和抗阻运动的运动总量都应逐渐增加。

最后一点,虽然大多数糖尿病患者的心脏对体力活动的反应都是正常的,但自主神经的病变可能会导致一些患者的心率减慢。用年龄预测的最大心率计算目标心率并不适用于已知或疑似神经病变的患者,除非最大心率是通过分级运动试验获得的,也可以用 RPE 来预测。

14.11 癌症

对于大多数癌症患者来说,无论目前是处于治疗期还是缓解期,定期的体力活动都能为患者的生理和心理带来好处。体力活动能够有效减少治疗期间身体功能的下降。即使在保守治疗期间,适当进行一些体力活动也可以增强患者的身体功能,减少抑郁症状,使患者对自己的身体产生更大的控制感。在康复期间,适当的体力活动能够使身体更快、更全面地恢复,还能够降低某些癌症复发的可能性(特别是乳腺癌和结肠癌)。一些癌症治疗可能会增加患者未来患心血管疾病和糖尿病的风险,因此运动在心脏代谢风险的管理方面也可发挥重要作用。

运动处方应根据患者的癌症类型和严重程度进行适当修改。在某些情况下,癌症治疗产生的副作用与疾病本身一样严重,因此,治疗的癌症类型与治疗时间也应考虑在运动处方内。在康复期间,患者的运动能力也可能会受到因癌症和治疗导致的组织受损及缓解程度的影响。

2010 年,ACSM 举办了一次专家会议,为癌症患者制定了运动训练指南,指南中包含了一些运动训练的禁忌证[7,29]。这些禁忌证包括发热、极度疲劳、严重贫血和运动失调。参考资料中的禁忌症列表更加详细[7,29]。在癌症治疗期间若出现以下副作用,应立即停止运动并寻求医疗护理,包括严重恶病质、骨/关节痛(特别是在脊柱部位)、身体功能状态下降(力量、平衡等)、胃肠道紊乱(呕吐、腹泻、严重恶心等)以及心血管和肺部的症状(胸痛、呼吸困难等)[30]。通常来说,在化疗当天和之后的 24h 内,应避免高强度运动或中等强度运动。

癌症及其治疗方法多种多样,因此在制定运动处方时要采取许多潜在的预防措施。一般来说,运动处方的制定和实施需要高度的个性化,要随着患者每天的治疗情况和疾病副作用的变化而变化。化疗和放疗后,疲劳状态会持续几天,甚至几周或更长时间。虽然运动有利于骨骼健康,但是癌症患者因放射治疗和/或癌症转移而发生骨折的可能性依然很大。因此,在癌症治疗的过程中应避免较高强度的运动,如果需要的话,应该在康复过程中缓慢进行。为避免环境污染对骨髓移植和白细胞减少的患者造成影响,此类患者应在干净的环境中运动。切除乳房后出现淋巴水肿的患者要在得到医师的许可后,再锻炼上半身,同时要佩戴弹力袖套,从低阻力开始慢慢进行。水上运动对某些癌症患者非常有益,但是体内有导尿管和饲管的患者以及接受放射治疗的患者,应避免水上运动。此外,接受放射治疗的患者可能会出现严重的皮肤过敏,所以在运动中及运动后,这类患者应保持衣服舒适、皮肤干燥[8]。大多数情况下,癌症患者的运动计划最好在专业的运动生理学家的监督下进行。

总的来说,ACSM 建议癌症患者每周进行 3~5 次有氧运动,每次持续 20~60min,同时要意识到患者由于病情可能需要一段时间的适应期。对于某些患者来说,进行 40%~60% $VO_{2reserve}$(或 $HR_{reserve}$)的中等强度运动也很困难,此时要相应地调整运动强度。患者每周可进行 2~3 次抗阻训练(在非连续日进行),以 40%~60% 1RM 进行 1~3 组,每组 10~15 次。在手术后,可进行适量的柔韧性训练,建议每周 2~7 次,每个动作重复 4 次,每次持续 10~30s[8]。满足患者训练目标的运动方式多种多样,像太极这类运动能够使患者在互相支持的团体氛围中完成中等强度运动。

14.12 关节炎

骨关节炎和类风湿关节炎都会在运动中引起身体疼痛。这往往会形成一个恶性循环——患者由于疼痛,活动较少,造成肌肉耐力和神经肌肉调节能力下降,最终导致日常生活能力下降。随着身体功能耐受性的恶化和关节疼痛的增加,患者的体力活动水平很可能会进一步下降,从而降低其免疫力,如此一来,患者更容易患上运动功能减退性疾病。因此,关节炎患者进行运动的主要目的是增强并保持身体功能。虽然体力活动可能会引起急性疼痛,但事实上,有规律的运动可以减少关节的疼痛和僵硬,从而提高患者的生活质量。关节炎也常见于超重和肥胖人群,对于此类人群,体力活动也可以作为控制体重和管理心脏代谢类疾病的一种手段。

为普通人群推荐的锻炼水平也能够提高关节炎患者的身体素质,还对其健康有益[8]。对运动产生适应后可能会提高机体对体力活动的耐受力和依从性。充分的热身活动对关节炎患者来说至关重要,因为增加的血流量会提高关节处的温度,减少疼痛,使运动更容易进行。许多关节炎患者在早上会感到关节僵硬和疼痛,所以在一天的晚些时候进行运动比较明智,尤其是晨间服用的药物达到最佳效果之后。许多关节炎患者发现在温水(83~88°F,28~31℃)中锻炼比在其他环境中更舒服。如果离开水进行运动的话,患者要确保自己的鞋子具有足够的稳定性和缓冲性,合适的鞋子能够有效地防止膝盖、臀部和/或背部出现过度疼痛。定制的矫形器可能对生物力学异常的人有益。

柔韧性训练可以增大关节炎患者的关节活动度。抗阻训练能够增加关节周围的力量和稳定性,但是对于承受着较严重关节痛的患者来说,在各关节的几个角度上进行最大等长收缩可能比动态收缩的效果更佳。当疼痛减轻时,患者可以进行阻力较小的动态训练,然后在自身可承受的范围内增加阻力。疼痛较多和/或耐受性较差的患者,需要在运动开始时进行间歇性的有氧运动,然后逐渐延长运动时间。

运动时,关节炎患者会感到疼痛,若疼痛在运动后持续超过 2h,就应适当减少运动量[8]。疼痛会减少运动带来的愉悦感,还可能会对运动依从性产生负面影响。因此当患者出现疼痛时,不能强迫其继续运动。

14.13 残疾人

适当的体力活动可以提高残疾人的身体素质和身体功能,并降低患心脏代谢类疾病的风险。残疾所包含的范围很广(脑性瘫痪、脊髓损伤、卒中等),在这里不对每种残疾的运动处方进行详细介绍。大多数情况下,可以记住以下几个要点。比如,自主神经受损会导致体温调节系统受损,同时心血管系统也会对运动产生异常反应。因此,主观疲劳程度量表可能是一个较好的衡量运动强度的指标。在运动中应采取特殊的预防措施来防止体温过高或过低。此外,为帮助有特殊残疾的人进行训练,可能需要改造其穿戴的运动设备或服装。比如,当抓握能力受损的患者进行抗阻训练或使用手臂测力计时,可以使用尼龙搭扣手套。对于身体承受能力较差的人来说,可能全天都需要进行短时间的体力活动。

在情况允许时,残疾人应该进行与健康成年人相同的体力活动[3]。情况不允许时,也应尽可能多地在不会过度疲劳的范围内进行运动。有氧运动、抗阻训练和柔韧性训练都应包括在运动方案内。即使患者对运动的耐受性很低,也应进行运动,以尽可能多地保持身体功能的独立性,避免运动功能减退性疾病的发生。

14.14 总结

目前的体力活动指南提倡全面均衡的运动方案,包括有氧运动、抗阻训练和柔韧性训练。考虑到个人的偏好和能力,只要达到了体力活动总量,频率、强度和持续时间都可以在指南允许的范围内灵活变换。身体健康可以通过多种运动方式获得。一个人选择的运动方式,首先要安全,其次应是自己喜欢的,这样才能够坚持参与到运动当中。

疾病或残疾不能阻碍任何人进行体力活动。当锻炼者不能达到向普通大众推荐的体力活动水平时,也应在身体允许的范围内尽可能多地参与到运动当中。每个人都可以从体力活动中受益。

临床应用

- 大约有一半的美国人达不到当前的体力活动建议,缺乏体力活动成为一些慢性疾病最普遍的风险因素之一。
- 医护人员的强烈建议可能是说服患者改变生活方式的关键因素。为使身体素质达到高水平,需要非常精确的运动处方。作为医护人员,需要了解的是,即使运动强度和持续时间在较大的范围内浮动,也依然可以改善人们的身体健康状况。让患者坚持运动的关键因素之一,就是让其在没有时间限制的环境中参与他们喜欢的活动,也可以将体力活动纳入到他们的日常生活中。
- 美国疾病预防控制中心为想要开始运动的患者提供资源(https://www.cdc.gov/physicalactivity/basics/index.htm)。美国运动医学学会赞助的"运动是良医"为希望向患者推广体力活动的医护人员提供资源(http://www.exerciseismedicine.org/)。

(Paul G. Davis, PhD, ACSM-CEP 著　路瑛丽 译　王宝璐　魏菁 校)

参考文献

1. 2018 Physical Activity Guidelines Advisory Committee. *2018 Physical Activity Guidelines Advisory Committee Scientific Report*. Washington, DC: U.S. Department of Health and Human Services, 2018. Available at: https://health.gov/paguidelines/second-edition/report/pdf/PAG_Advisory_Committee_Report.pdf
2. U.S. Department of Health and Human Services. *Physical Activity and Health: A Report of the Surgeon General*. Atlanta, GA: U.S. Department of Health and Human Services, Centers for Disease Control and Prevention, National Center for Chronic Disease Prevention and Health Promotion, 1996.
3. U.S. Department of Health and Human Services. *2008 Physical Activity Guidelines for Americans [Internet]*. Washington, DC: ODPHP Publication No. U0036, 2008. Available at: https://health.gov/paguidelines/pdf/paguide.pdf
4. *President's Council on Physical Fitness and Sports: Physical Fitness Research Digest*. Series 1, No. 1. Washington, DC: U.S. Government Printing Office, 1971.
5. Caspersen CJ, Powell KE, and Christenson GM. Physical activity, exercise and physical fitness: Definitions and distinctions for health-related research. *Public Health Rep*. 1985;100:126–131.
6. Pate RR, Pratt M, Blair SN, et al. Physical activity and public health. A recommendation from the Centers for Disease Control and Prevention and the American College of Sports Medicine. *JAMA* 1995;273:407–407.
7. Blair SN, Cheng Y, and Holder JS. Is physical activity or physical fitness more important in defining health benefits? *Med. Sci. Sports Exerc.* 2001;33:S379–S399.
8. American College of Sports Medicine. *ACSM's Guidelines for Exercise Testing and Prescription*, 10th ed. Philadelphia, PA: Wolters Kluwer, 2018.
9. Ainsworth BE, Haskell WL, Hermann SD, et al. *The Compendium of Physical Activities Tracking Guide*. Tempe, AZ: Healthy Lifestyles Research Center, College of Nursing and Health Innovation, Arizona State University. Available at: https://sites.google.com/site/compendiumofphysicalactivities/.
10. Gellish RL, Goslin BR, Olson RE, et al. Longitudinal modeling of the relationship between age and maximal heart rate. *Med. Sci. Sports Exerc.* 2007;39:822–829.
11. Kraemer WJ, Adams K, Cafarelli E, et al. American College of Sports Medicine Position Stand: Progression models in resistance training for healthy adults. *Med. Sci. Sports Exerc.* 2002;34:364–380.
12. Gremion G. Is stretching for sports performance still useful? A review of the literature. *Rev. Med. Suisse* 2005;1:1830–1834.
13. Herbert RD and Gabriel M. Effects of stretching before and after exercising on muscle soreness and risk of injury: Systematic review. *BMJ* 2002;325:468.
14. Carlson SA, Fulton JE, Galuska DA, et al. Prevalence of self-reported physically active adults – United States, 2007. *MMWR* 2008;57:1297–1300.
15. U.S. Department of Health and Human Services. *Healthy People 2020 Objectives*. Washington, DC: Department of Health and Human Services, 2010. Available at: http://www.healthypeople.gov/2020/topicsobjectives2020/pdfs/HP2020objectives.pdf.
16. American College of Sports Medicine. *Exercise is Medicine*. Indianapolis, IN: American College of Sports Medicine, 2007. Available at: http://exerciseismedicine.org/index.htm.
17. Moore GE, Durstine JL, and Painter PL, eds. *ACSM's Exercise Management for Persons with Chronic Diseases and Disabilities*, 4th ed. Champaign, IL: Human Kinetics, 2016.
18. Ehrman JK, Gordon PM, Visich PS, et al., eds. *Clinical Exercise Physiology*, 3rd ed. Champaign, IL: Human Kinetics, 2013.
19. Rasberry CN, Lee SM, Robin L, et al. The association between school-based physical activity, including physical education, and academic performance: A systematic review of the literature. *Prev. Med.* 2011;52:S10–S20.
20. Riner WF and Sabath RJ. Physical activity for children and adolescents. In: Durstine JL, Moore GE, Painter PL, and Roberts SO, eds. *ACSM's Exercise Management for Persons with Chronic Diseases and Disabilities*, 3rd ed. Champaign, IL: Human Kinetics, 2009, pp. 38–46.
21. American College of Obstetricians and Gynecologists. ACOG Committee Opinion: Exercise during pregnancy and the postpartum period. *Int. J. Gynecol. Obstet.* 2002;77:79–81.
22. Brankston GN, Mitchell BF, Ryan EA, et al. Resistance exercise decreases the need for insulin in overweight women with gestational diabetes mellitus. *Am. J. Obstet. Gynecol.* 2004;190:188–193.
23. de Barros MC, Lopes MAB, Francisco RPV, et al. Resistance exercise and glycemic control in women with gestational diabetes mellitus. *Am. J. Obstet. Gynecol.* 2010;203:556.e1–e6.
24. Lovelady CA. The impact of energy restriction and exercise in lactating women. *Adv. Exp. Med. Biol.* 2004;554:115–120.
25. Lovelady CA, Bopp MJ, Colleran HL, et al. Effect of exercise training on loss of bone mineral density through lactation. *Med. Sci. Sports Exerc.* 2009;41:1902–1907.
26. Knowler WC, Barrett-Conner E, Fowler SE, et al. Reduction in the incidence of type 2 diabetes with lifestyle intervention or metformin. *N. Engl. J. Med.* 2002;346:393–403.
27. Colberg SR, Albright AL, Blissmer BJ, et al. American College of Sports Medicine/American Diabetes Association Joint Position Statement: Exercise and type 2 diabetes. *Med. Sci. Sports Exerc.* 2010;42:2282–2303.
28. Boulé NG, Kenny GP, Haddad E, et al. Meta-analysis of the effect of structured exercise training on cardiorespiratory fitness in type 2 diabetes mellitus. *Diabetalogia* 2003;46:1071–1081.
29. Schmitz KH, Courneya KS, Matthews C, et al. American College of Sports Medicine roundtable on exercise guidelines for cancer survivors. *Med. Sci. Sports Exerc.* 2010;42:1409–1426.
30. McNeely ML, Peddle C, Parliament M, et al. Cancer rehabilitation: Recommendations for integrating exercise programming in the clinical practice setting. *Curr. Cancer Ther. Rev.* 2006;2:351–360.

第四部分

行为医学

主编:Elizabeth Pegg Frates, MD

第 15 章 | 行为改变

目录

要点／253

临床应用／257

参考文献／257

要 点

- 行为改变是生活方式医学发挥作用的基础。
- 医疗保健提供者需要精通培养自我效能感的行为改变技术,并建立医患治疗关系以推动患者的行为改变。
- 描述行为变化的四种主要理论是健康信念模型、改变的跨理论模型、社会认知理论和变化的社会生态模型。
- 行为改变的总体方法包括目标设定、目标跟进、自我监控、行动计划、问题解决和社会支持。

Francis Bacon 先生说:"知识就是力量"。然而,光靠灌输知识并不足以推动持久的改变。帮助患者养成健康的习惯,需要的不仅仅是医疗保健者提供的知识。几十年来,行为改变一直是一个由心理学家、精神病学家、社会工作者、护士和其他处于咨询一线的人主导的领域。随着人们越来越关注生活方式对于健康的影响,整个领域正在蓬勃发展。这一领域的研究正在兴起,研究的基础也早已奠定——这都得益于致力于帮助人们戒除不健康行为并建立健康行为的学者和临床医师,比如创建了改变的跨理论模型的 James Prochaska 博士,以及创立且持续散播动机访谈技术的 Miller 博士与 Rollnick 博士。本书的行为医学部分是所有生活方式医学从业者必须学习的部分。患者可能知道改善健康需要适当的运动量,可能也知道需要多吃蔬菜并且戒烟。但是,如果没有一个精通培养自我效能感和行为改变技术的医疗保健提供者来提供帮助,患者可能无法做到这些改善健康的事情。医疗服务提供者精通提高自我效能感的行为改变技巧,能够挖掘内在动机,并培养一种治疗伙伴关系,从而为行为改变过程提供力量和动力。

已接受过专业培训的内科医师在临床诊疗中会用很多时间去讲解、告知和说服患者遵循医嘱。特别是在治疗心肌梗死、卒中、脓毒症、细菌性肺炎和脑膜炎等急性疾病患者时,这已成为一种必要的方法。然而,随着生活方式的改变,"指导方法"已经成为最佳的改善健康的方式。在指导方法中,重点是倾听、激励和合作,而不是告知、说服和指使。实践了多年的"专家"法之后,采用指导方法的确需要一些时间,但这个改变是值得的。为了使用这种方法,从业者需要熟悉和理解行为改变的过程。本章将阐述这个重要话题。

目前已经有很多行为改变的理论和技术,也有大量的研究验证了它们的用途。通过回顾现有的文献,生活方式医学从业者将能够更好地理解哪些技术最强大,以及在哪些情况下它们最有效。学习不同的理论非常重要,并且医师只有在治疗过程中不断练习不同的技术才能够熟练地使用它们。从业者对概念和相关的研究越熟悉,就越有可能采用对应的行为改变策略。许多生活方式医学专家目前正在经历医学实践和预防方式上的改变。

大多数医学院过去都没有开设行为改变的课程。虽然针对行为改变的研究逐渐主流化,但行为改变的理论和技术还不是医学训练的常规部分。美国医学院入学考试(Medical College Admission Test, MCAT)在几年前增加了心理学部分,其中就包括了有关行为变化的内容。医学院校入学考试和委员会考试等标准化考试若有改变,医学预科课程、医学院课程和住院医师课程也必将随之改变。目前,往这个方向发展的趋势正不断增强。

多年来,美国国立卫生研究院一直对行为改变很感兴趣。宾夕法尼亚大学的 Karen Glanz 博士投入了她的整个职业生涯来研究行为改变。她是宾夕法尼亚大学预防研究中心主任,也是教科书《健康行为和健康教育:理论、研究和实践》的高级编辑[1]。她连续 20 年被评选为被高引用作者,在该领域作者中排名前 0.5%。

Glanz 博士强调了 4 种理论,包括健康信念模式、改变的跨理论模型、社会认知理论和变化的社会生态模型,是每个生活方式医学从业者都需要理解的 4 种理论[2]。健康信念模式理论指出,人们对改变行为的风险和获益的感知会影响他们改变的意愿。如果患者认为戒烟确实有助于预防肺癌,那么他们就更有可能戒烟。如果他们觉得,他们的家族的吸烟者中没有肺癌患病史,这意味着他们在某种程度上能免受肺癌的伤害,那么这个人就不太可能考虑戒烟。在实践健康信念模式的过程中,医疗保健从业者需要与患者对话,在对话中提出开放式问题,邀请患者谈论并分享他们的信念。理解患者的信念是行为改变咨询成功的关键。

改变的跨理论模型(将由 James Prochaska 博士在第 18 章详细介绍)描述了患者可以特定行为的 5 个过渡阶段。同一患者的不同行为所处阶段可能不同,5 阶段如下所示:

- 前意向阶段
- 意向阶段
- 准备阶段
- 行动阶段
- 维持阶段

在前意向阶段,患者基本难以想到"改变"这一话题;而在意向阶段患者,则可能会考虑改变。在这一阶段中,患者对是否做出改变感到矛盾。有些人数年都处在意向阶段,这就是所谓的"慢性预期"。处于准备阶段中的人想要改变,并且有改变意图,他们不再感到矛盾但还未采取行动。行动阶段在准备阶段之后,当患者果断采取新的行为并开始应用这种行为时,他们就处在行动阶段了。行动阶段后是维持阶段。如果患者已经应用这种新的健康行为超过 6 个月,他们就处于维持阶段了。每一阶段都有相应的具体策略供医疗从业者使用,以帮助患者顺利渡过这些阶段,这些都在第 18 章中有介绍。患者不一定会循序渐进地走完各个阶段:就像是一个螺旋上升的楼梯,患者可能在行动阶段滑倒,最后停在意向阶段,或者在维持阶段滑倒,并停在准备阶段。询问患者是否准备好改变是行为改变咨询的关键。

社会认知理论是生活方式医学从业者需要了解的另一个行为改变理论。Albert Bandura 博士创立了这一理论,它用一个包括个人因素、行为和环境影响的三因素动态理论来解释人类行为。Bandura 博士的理论强调了这三个因素之间相互作用的重要性,每一个因素都会影响其他因素。当生活方式医师为患者提供咨询时,他们需要考虑包括个性、喜好、信念、优势和劣势在内的个人因素。目前正在被强化的行为以及这些行为的诱因需要医师与患者共同关注处理。患者周围环境的影响至关重要,这种影响在行为改变过程中也发挥着作用。

评估患者所处的社会环境是变化的社会生态模型的要点之一。在这个模型中,患者是中心,周围围绕的是包含工作、学校、家庭或互联网上的社交网络在内的人际圈。围绕患者人际圈的是组织层面的影响力,包括他的家庭、工作、邻里、城市、省份和国家的风气。这一层面之外是社区对患者文化价值观和行为规范的影响。最后一个层面是影响范围最深远的公共政策层面,在这一层面上,行为受到法律的影响,且需严格遵守社会准则。这种行为改变模型让医师探索患者生活的环境来帮助患者在日常生活中取得成功。了解患者十分重要,了解患者所处的环境和外界对患者的影响同样重要。对于持久的行为改变来说,前面所述的所有因素缺一不可。

查阅不同患者群体、应用不同行为改变技术的医学文献有助于从业者分享和了解其他从业者如何帮助患者养成健康习惯。部分综述整合了大量的研究文章,并分析它们的相似和不同之处。

在营养和饮食咨询方面,《美国饮食营养协会杂志》(Journal of the American Dietetic Association)的一项研究报告称,有效的咨询技术包括认知行为疗法(cognitive behavioral therapy,CBT)、动机访谈、自我监控、膳食替代和/或结构化膳食计划、目标设定、问题解决和社会支持。与患者合作制定这些策略有助于他们养成健康的饮食习惯。作者指出有可信证据表明,经济奖励策略是无效的。这些外在奖励,例如金钱或礼券,可能确实会激励患者,但这种由外在奖励产生的动力在获得奖励后很难维持下去,而且不利于建立可持续的变化[3]。

在一篇纳入了22项研究的综述中,研究人员特别关注了退休年龄患者以确定帮助这一人群增加水果和蔬菜摄入的最有效方法。根据这篇综述,最有用的策略包括障碍识别、问题解决、社会支持、目标设定、随访提醒以及对其表现的反馈[4]。同时,研究还发现了一些跨人群、跨行为的一致性成分,接下来进一步的分析将有助于突出在不同人群中有效的和最有利于健康习惯的策略。

糖尿病患者一直被全国公共媒体和学术机构广泛关注,这些机构也针对糖尿病进行了各种研究。一篇囊括了1975—2015年间14项随机对照研究的综述对糖尿病患者的身体活动水平和膳食模式进行了探讨。这篇综述确定了4种成功的、可重复使用的行为改变技术,包括行为执行、行为演练、行为展示和行动计划。帮助患者采取并维持这些健康行为的策略包括有监督的身体活动、小组会议、联系运动生理学家以及与联系营养师。此外,这篇综述指出,应用这些技术和策略的次数越多、频率越高,结果越好[5]。

另一个备受媒体和学术研究人员关注的诊断是肥胖。一篇关注肥胖患者如何增加身体活动水平的综述得到了两部分的研究结果:①提高自我效能感和②提高行为能力。为了提高自我效能感(指患者在多大程度上认为他们可以成功地进行身体活动),最有效的策略包括行动计划、时间管理、行为结果的及时自我监控和计划的社会支持。而为了提高行为能力,对行为结果的及时自我监控、有计划的社会支持、教学提示、练习的及时程度和对努力的即时奖励(而非对进步程度的奖励)被发现是最有效的策略[6]。

另一篇针对超重和肥胖个体的综述也发现了类似的结果。短期内有效的行为改变技术包括目标设定和行为自我监控。长期有效的行为改变技术包括目标设定、自我监控、行为结果反馈、分级减脂任务以及物品提示(如在生活空间内放置计步器)。根据社会认知理论和社会生态模型,个体受环境的影响是维持行为改变的关键。此外,自主支持、以患者为中心的咨询(如动机访谈)被认为是帮助这一患者人群长期维持行为改变最有效的咨询策略[7]。

另一篇总结了35项针对成年患者体重变化和身体活动的研究综述显示,更积极的自主动机、自我效能感和自我调节技能(如自我监控)是有益的体重和身体活动结局的最佳预测因素。特别是在控制体重方面,积极的身体形象和灵活的热量限制被认为是重要的因素[8]。

对特定年龄人口的观察(如观察儿童人群)可以为医疗机构提供重要的信息。在一篇涵盖17项研究的综述中,研究人员发现了几种有效的行为改变方法和少数无效的方法。这17项研究考察了儿童肥胖与改变身体活动和饮食的关系。有效的方法包括向特定个人提供有关行为后果的信息(个性化信息)、重建活动环境、及时进行练习、确定榜样或模范、进行压力管理和情绪控制以及沟通培训。无效的方法包括提供有关行为后果的信息(非个性化的一般信息)、奖励成功的行为结果(而非努力过程)、加强社会比较[9]。

综上所述,医疗保健中合理的行为改变重点必须由可靠的科学基础和可行且有明确目标受众的解决方案来平衡。行为改变技术必须是有效的,咨询策略必须支持特定的目标。改变行为的一般方法包括目标设定、目标跟进、自我监控、行动计划、问题解决和社会支持。这些过程组件在促进目标行为发展上起着至关重要的作用。

共情对于临床医师非常重要,它不仅关系到医患之间的相互理解和尊重,也关系到临床结果。Hojat和他的同事发现,共情能力强的临床医师能更好地帮助糖尿病患者控制糖化血红蛋白(HbA1c)和低密度脂蛋白胆固醇(LDL-C)[10]。当医师花更多的时间与患者交流并在个人层面上更多地了解患者的情况时,患者也更有可能认可他们的医疗服务是"优秀的"[11]。共情的关键要素包括发展信任、关怀、自我反省、倾听,以及尊重、支持和不评判。

动机是一切行为改变努力的必要组成部分,但动机与目标一致才能实现目标。一旦确定了行为改变的最初动机,就可以采用动机访谈来确定患者寻求和维持改变的其他原因,以鼓励和支持患者。动机访谈的关键是开放式问题,它可以帮助患者认识到他们生活中的优先事项。研究表明,在临床环境中使用动机访谈可以改善患者情绪,甚至降低卒中患者的死亡率[12]。

信心的建立可以为新的行为提供持续且坚实的基础,从而增强行为改变的能力。比如询问患者的优点以让患者回想起他们个人生活中实现目标的时刻,把他们完成必要任务并实现目标的时刻与当下的情景联系起来,让他们认识到在当下采取类似行为有实现目标的可能。

SMART目标指具体的(specific)、可衡量的(measurable)、以行动为导向的(action-oriented)、现实的(realistic)和对时间敏感的(time-sensitive)目标。这一策略确保了行为改变可以通过分解行动逐步实现。改变路径中的每一个小的步骤都应该包含一个重点目标(称为"问责目标",用于衡量步骤的完成情况),以便后续步骤的跟进。一旦实现了改变过程中的一个步骤,这些条件就得以保持到下一个步骤。由于行为改变不能一蹴而就,需要长久的时间,因此建立一个涵盖积极、激励性的支持系统的问责结构会增加成功的可能性并增强继续前进的信心。除了强大的社会支持系统外,医师还应与患者保持联系,鼓励患者进行自我监控,并酌情使用随访系统,以帮助患者通过其健康习惯获得持续、长期的成功。

2011年,《物理医学与康复》中的一位作者首次提到,行为改变的5步循环是应用行为改变技术的关键要素,也是成功的生活方式咨询的重要组成[13]。内科医师和临床医师可以通过以下步骤与患者一起完成5步循环：①保持共情，②调整动机，③建立信心，④设定SMART目标，⑤设定问责结构，以便有可用的基准来衡量成功或需要调整策略和规划，确保目标可实现。

行为改变咨询需要时间，它通常无法在一次10min或15min的访问中完成，需要随访和反复访问。如果医疗保健从业者太忙，没有时间自己进行行为改变咨询，那么他们可以聘请护士、社会工作者、健康教练、心理咨询师或行为改变专家来帮助患者。如果要保持关注患者生活习惯的健康，团队里就必须有人关注这种行为改变，这一点很重要。平均而言，一种新的行为习惯需要60天才能养成。根据改变的阶段变化模型，如果患者处于改变的维持阶段，那么临床医师可以指出这个习惯所带来的所有积极结果来鼓励患者维持这一健康习惯。保持健康的习惯是患者调整的关键，生活方式医师可以应用循证的行为改变策略来使患者达成保持目标。

临床应用

- 在临床会诊中使用5步循环的重点是建立联系和促进协作[13]。
- 小心自己是否在行为改变治疗过程中采用了"专家法"，调整努力方向，采用更加高效、合作性的指导方法。
- 为患者制定SMART目标，即具体的、可衡量的、以行动为导向的、现实的和对时间敏感的目标。
- 确保对患者有内在的责任问责框架；让他们在下次就诊时向你报告，或者让他们多交朋友。
- 如果你没有兴趣或时间为患者提供行为改变方面的咨询，可以考虑聘请具有这方面专业知识的人，或者考虑让你的团队中的人接受动机访谈和行为改变方面的培训，这样他们就可以帮助你促使患者达成行为改变。

（Elizabeth Pegg Frates, MD and James E. Eubanks Jr., DC, MS　著　胡思帆　译　魏菁　校）

参考文献

1. Glanz K, Rimer BK, and Viswanath K. Health Behavior and Health Education: Theory, Research, and Practice. 4th Ed. Jossey-Bass. 2008.
2. Glanz K. "Social and Behavioral Theories: Important Theories and Their Key Constructs". e-Source. 2017. http://www.esourceresearch.org/Default.aspx?TabId=730.
3. Spahn JM, Reeves RS, Keim KS, et al. State of the evidence regarding behavior change theories and strategies in counseling to facilitate health and food behavior change. J. Am. Diet. Assoc. 2010 Jun;110(6):879–891.
4. Lara J, Evans EH, O'Brien N, et al. Association of behavior change techniques with effectiveness of dietary interventions among adults of retirement age: A systematic review and meta-analysis of randomized controlled trials. BMC Med. 2014 Oct 7;12:177.
5. Cradock KA, OLaighin G, Finucane FM, et al. Behaviour change techniques targeting both diet and physical activity in type 2 diabetes: A systematic review and meta-analysis. Int. J. Behav. Nutr. Phys. Act. 2017 Feb 8;14(1):18.
6. Olander EK, Fletcher H, Williams S, et al. What are the most effective techniques in changing obese individuals' physical activity self-efficacy and behavior: A systematic review and meta-analysis. Int. J. Behav. Nutr. Phys. Act. 2013 Mar 3;10:29.
7. Samdal GB, Eide GE, Barth T, et al. Effective behaviour change techniques for physical activity and healthy eating in overweight and obese adults: A systematic review and meta-regression analyses. Int. J. Behav. Nutr. Phys. Act. 2017 Mar 28;14(1):42.
8. Teixeira PJ, Carraca EV, Marques MM, et al. Successful behavior change in obesity interventions in adults: A systematic review of self-regulation mediators. BMC Med. 2015 Apr 16;13:84.
9. Martin J, Chater A, and Lorencatto F. Effective behaviour change techniques in the prevention and management of childhood obesity. Int. J. Obes. (Lond.) 2013 Oct;37(10):1287–1294.
10. Hojat M, Louis DZ, Markham FW, et al. Acad. Med. 2011 Mar;86(3):359–364.
11. Pace EJ, Somerville NJ, Enyioha C, et al. Effects of a brief psychosocial intervention on inpatient satisfaction: A randomized controlled trial. Fam. Med. 2017 Oct;49(9):675–678.
12. Watkins CL, Wathan JV, Leathley MJ, et al. The 12-month effects of early motivational interviewing after acute stroke: A randomized controlled trial. Stroke 2011;42:1956–1961.
13. Frates EP, Moore MA, Lopez CN, et al. Coaching for behavior change in physiatry. Am. J. Phys. Med. Rehab. 2011 Dec;90(12):1074–1082.

第 16 章 | 运用心理学理论促进健康生活方式

目录

要点／259

16.1　个人层面／259
16.1.1　健康信念模式／259
16.1.2　合理行动理论、计划行为理论、综合行为模型／261

16.2　跨理论模型／263

16.3　人际关系层面／263
16.3.1　社会认知理论／263

16.4　环境层面／265
16.4.1　社会生态模型／265

16.5　基于理论的健康生活方式干预研究与实践／266

16.6　总结／267

临床应用／267

参考文献／268

要 点

- 根据对行为改变主要影响的关注方向而产生不同理论。
- 行为改变的主要影响有个体、人际关系和生态因素。
- 社会生态模型基于以下观点：行为产生具有多方面影响，包括个体、人际、组织、社区、环境和政策。
- 健康行为改变干预措施在针对行为改变的关键结构时最为有效。

心理学理论和模型在对健康行为改变的研究、项目开发和政策中的应用在过去几十年里迅速流行起来。理想的结果最有可能在健康行为改变项目的背景下实现，这些项目是基于对目标健康行为和影响它们的变量的客观理解；理论和模型使研究人员和其他程序开发人员能够组织这些变量以实现这些结果理论和模型为识别和检查问题、选择或开发适当的干预措施以及评估结果提供了结构。它们属于目前强调在公共卫生、行为医学和医药领域采用循证干预措施的范畴[1]。

用于指导健康行为研究的理论及模型的列表和说明在其他地方已被广泛介绍[2,3]。我们在这里重点介绍几个在健康行为领域中持续受到关注的理论模型，包括健康信念模式（health belief model，HBM）、合理行动理论（the theory of reasoned action，TRA）/计划行为理论（the theory of planned behavior，TPB）、综合行为模型（integrated behavioral model，IBM）、社会认知理论（social cognitive theory，SCT）、跨理论模型（transtheoretical model，TTM）和社会生态模型（social ecological model，SEM）。在本章的后面，我们将讨论在研究和实践中被广泛使用的基于理论的生活方式干预措施，这些干预可以是通过实施一个完整的模型，也可以是通过使用最有效结构的子集。

其中许多理论都有一些相似甚至相同的概念，包括由著名心理学家Albert Bandura首创并被广泛采用的自我效能感概念[4,5]。这个概念指的是对一个人在恶劣天气或繁忙的日程安排等障碍下成功执行特定行为（如步行1mile）的能力的信心。大多数都包含了静态的个体差异（如人口统计学变量）、动态的个体差异（如情绪/情感）和人际因素（如社会支持），但每个变量在不同的理论或模型中的突出程度差异很大。尽管这些模型和理论之间存在明显的相似之处，但它们之间存在差异，以致形成不同的健康行为框架。例如，一些更适用于一次性或短期的健康行为（例如HBM），而另一些更适合长期的健康行为（例如TTM）。区分模型和理论的主要特征是它们对影响行为改变主要力量的关注程度。因此，我们将选定的模型和理论系统分成3个更广泛的层次：个体、人际和生态。

16.1 个人层面

16.1.1 健康信念模式

图16-1-1所示的健康信念模式（HBM）[6-8]最初是在20世纪50年代发展起来的，旨在解释为

什么即使免费提供预防性卫生服务,但许多人还是没有参与。HBM 提出,个人从事任何特定健康行为的可能性在很大程度上取决于他们对以下变量的看法:所能预防的疾病的严重程度,对疾病的易感性,参与行为的好处,以及参与行为的障碍。根据 HBM,如果个人认为潜在的疾病很严重,他们很容易得病,并且参与这种行为的好处超过了相关的障碍,那么他们就更有可能采取目标健康行为。"行动提示"是促使行动的因素(例如媒体宣传、医师提醒),后来被添加到模型中,以增加其解释力。

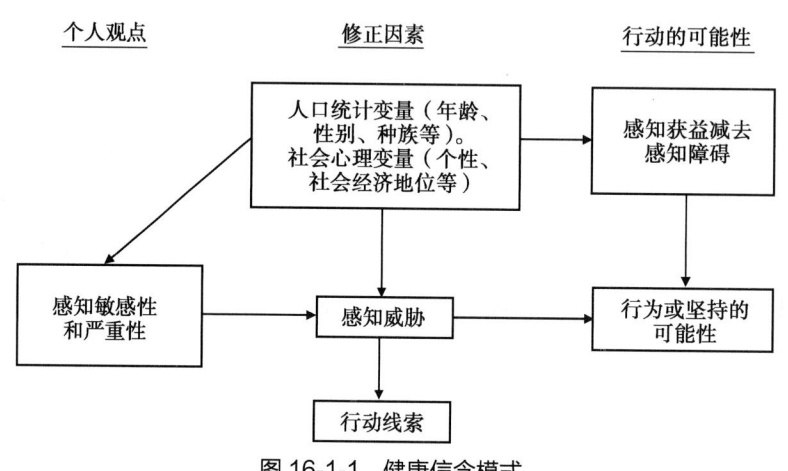

图 16-1-1　健康信念模式

根据 HBM,其他因素如人口特征(如年龄、种族、民族、性别)和心理社会变量(如同龄人的影响、情绪/情感)也对个人进行特定健康行为的决定产生相当大的影响。为了提高 HBM 准确预测健康行为的能力[9],自我效能感被描述为对特定行为的自信[4,5,9],后来被添加到 HBM 中。自我效能感最初没有被纳入 HBM 结构中,因为该模型主要用于预测一次性或短期的健康行为,如接种疫苗或健康筛查,而自我效能感与这些行为并不是特别相关。尽管如此,这些修改或扩展的 HBM 版本已经被用于最近的研究中,以检验该模型预测短期行为的能力,例如在有乳腺癌家族史的妇女的乳房自我检查[10];高危社区的青春期女孩中接种人乳头状瘤病毒(human papilloma virus,HPV)疫苗[11]。

HBM 后来被应用于长期健康行为和习惯,如锻炼、戒烟和节食,取得了一些成功,但它也受到了严重的批评,在这些方面还没有经受住严格的科学检验。事实上,最近一项使用 HBM 结构纵向预测健康行为的研究的荟萃分析得出的结论是使用直接效应模型可能没有用处,因为两个主要的结构(感知严重程度和感知易感性)只能微弱地预测行为[12]。

尽管 HBM 已成为健康行为研究中使用最多的模型之一[13],但许多人对该模型依然存在担忧。例如,模型结构之间的关系没有被清楚地描述,一些 HBM 结构的测量没有标准化,并且它的一些结构(特别是"行动线索")很难进行实证检验[12,14]。此外,其他模型对健康行为的预测能力比 HBM 更强[15]。因此,尽管 HBM 结构可能有助于健康行为的预测,但作为一个整体,除了在单一或短期行为的情况下,模型可能不是特别有用[12]。

16.1.2 合理行动理论、计划行为理论、综合行为模型

由 Ajzen 和 Fishbein 发展起来的合理行动理论(TRA)[16,17],源于认知心理学和社会心理学的假设。TRA 假设,个人从事某一特定健康行为的可能性可以通过他们从事该行为的意图的强度来预测。意图代表了其自身对行为的态度和他们的"社会规范"的结合。根据 TRA,态度是由个人对健康行为的后果以及对这些后果的重视程度的信念形成的。同样,社会规范是个体对他人对其行为期望信念的产物,以及他们遵守这些期望的意愿。

对 TRA 的研究表明,它在预测意志控制下的行为时最有用;然而,大多数行为并不完全在个人的控制之下。因此,为了更好地预测健康行为,Ajzen[18]扩展了 TRA,称为计划行为理论(TPB)。TPB 结合了 TRA 结构,增加了一个称为感知行为控制的结构,它被定义为个体对其执行给定行为的能力的感知[18]。TPB 的感知行为控制结构类似于自我效能感[4,5]的概念,并根据控制信念(与特定行为相关的感知促进因素和障碍的存在或缺失)和感知力量(这些促进因素和障碍的影响)来定义。

与 HBM 不同,TRA 和 TPB 模型清楚地描述了它们各自结构之间的关系。因此,检验这些模型预测能力的研究总体上支持每一个模型[15]。然而,与 HBM 所关注的问题相同[20],这些模型的主要问题是它们没有纳入任何考虑到功能/情绪或社会心理变化的结构[19]。此外,这些模型没有考虑到某些习惯性行为无须进行计划或推理的事实;在这些情况下,即使是最强烈的意愿也可能不足以克服既定习惯的无意识本能[19]。

尽管近年来 TRA 和 TPB 在健康行为研究中受到的关注比较少,但它们一直是该领域中使用最多的理论,并显示出相当大的预测价值[21]。TRA 和/或 TPB 已被用作评估、了解和影响具有各种健康行为的不同人群的行为变化的指导框架,例如异性恋间更安全的性行为和保护性行为,人类免疫缺陷病毒(human immunodeficiency virus,HIV)阴性的甲基苯丙胺使用者[23]、青少年的家庭进餐频率[24]、水果和蔬菜的摄入量[25]以及体力活动的维持[26]。

综合行为模型(IBM)是 TRA 和 TPB 的扩展,由 Fishbein 和他的同事开发提出[27,28]。类似地,它假定一个特定行为的最重要的决定因素是参与该行为的意图。除了 TRA 和 TPB,IBM 还纳入了其他著名理论的变量,包括 HBM[8,29]和社会认知理论[4,5,30]。根据该模型(图 16-1-2),如果一个人有强烈的参与该行为的意图,具有执行该行为所需的技能和能力,该行为是重要的并且以前发生过,没有环境约束来阻碍该行为参与,则该行为很可能发生[31]。然而,如果尚未形成参与行为的意图,则该模型表明可能需要重点关注意图的 3 个主要决定因素:对行为的态度,所感知的规范和个人动力。

第一个概念——对行为的态度,是一个人对从事行为的总体好恶。在 IBM 中,态度被进一步分为两个维度。体验式态度或情感[32]是对参与建议行为想法的情感反应。当引起强烈的负面情绪反应时,个人不太可能参与该行为,而具有强烈的正面反应的个体则更有可能参与其中。工具性态度是指对参与行为的后果的信念,如 TRA 和 TPB 中所见。

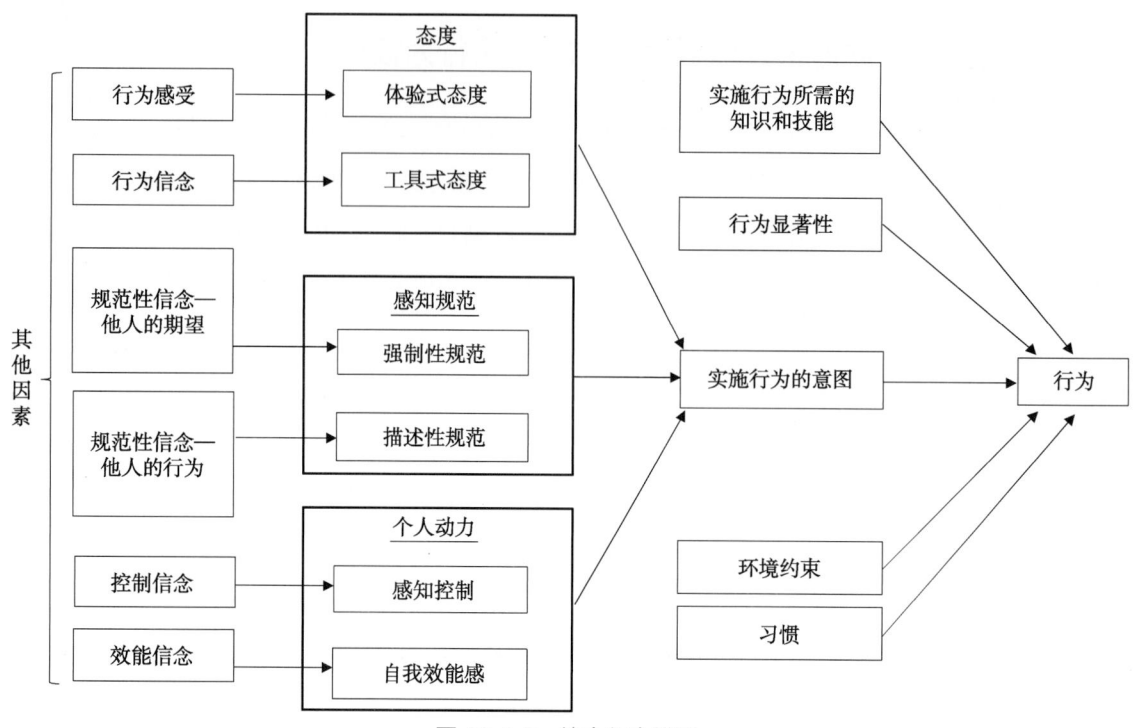

图 16-1-2 综合行为模型

第二个概念——感知规范,反映从事或不从事某一特定行为的社会压力。Fishbein[32]将感知规范分为主观规范和描述性规范。主观规范(以前是 TRA/TBA 中的社会规范)是人们对其他人关于他们自己从事该行为的看法,以及他们自己遵守他人期望的动机的信念,而描述性规范则是人们对自己社交网络中他人行为的看法。

第三个概念——个人动力,曾被 Albert Bandura[33]描述为施加个人影响来影响自己的功能和环境条件。在 IBM 中,个人动力由两个结构组成:自我效能感和感知控制力。自我效能感是指对在给定情况下执行特定行为的能力的信心。同时,感知控制力(如之前在 TRA/TPB 中所述)是指一个人对自己从事某一行为的能力的感知控制量,这取决于人们由于各种环境因素而对行为进行困难的感知程度。

IBM 指出,上述包括态度、感知规范和自我约束的构架都是基本信念的功能。例如,经验态度是一个人对参与某一特定行为的想法的感觉的功能。一个人对这种行为的态度越积极,在考虑参与其中时就越有可能产生积极的情绪反应。然而,重要的是,要注意所讨论变量的相对影响是与人口和行为相关的。因此,有必要首先确定态度、感知规范或自我能动性对意图的影响程度。

IBM 以前的成功应用包括了解注射毒品者和其他 HIV 高危人群中避孕套使用的行为意图和行为[34,35],津巴布韦的 HIV/性传播疾病(sexually transmitted disease, STD)的预防[36,37],越南的青少年性行为[38]以及道路使用者行为[39]。此外,IBM 已被用作 Project Aspect 的理论框架,这是一项大型、多中心、随机、对照试验,旨在前往公共卫生诊所就诊的性病患者中测试 HIV/STD 风险降低策略[40,41]。

16.2 跨理论模型

跨理论模型(TTM)是在社会认知理论(SCT)[30]和学习理论[42,43]等多种心理学理论的基础上发展起来的一种综合性的行为改变模型。Prochaska及其同事首先描述了这一模型,他们注意到人们在戒烟动机准备方面存在差异[44],并在行为改变的过程中经历了动机准备的特定阶段[45]。本书第18章对TTM进行了详细描述。

这种模式被认为是周期性的,解释了人们在变化的各个阶段来回移动的趋势。个人可能会失去决心,放弃新的行为模式,感到内疚,失去信心,恢复到以前的常规,并可能会在前意向阶段和意向阶段两个早期阶段之间不断反复。因此,在养成健康行为习惯之前,往往会经历多个阶段的循环[46,47]。

尽管TTM起源于成瘾研究领域,但自那以后,它已被应用于许多健康行为(例如,水果和蔬菜摄入[48]、体重控制[49]、避孕套和口服避孕药的使用[50,51]、防晒霜的使用[52]、医疗依从性[53]、宫颈癌和乳腺X射线摄影[54,55]、压力管理[56]、亲密伴侣暴力[57,58]及运动[59,60]);也在不同的人群中(例如,大学生[61],非裔美国青少年[48],以及患有严重精神疾病[62]、结核病[63]、获得性免疫缺陷综合征[64]、多发性硬化[53]的患者),以及在多个国家(例如尼泊尔[64]、马来西亚[63])中都有广泛应用。

然而,对这一模式也存在几个批评意见[65,66]。例如,当考虑基于阶段的行为改变理论时,健康行为的复杂性是一个问题。分级算法通常询问一般的体力活动或饮食,但对于这些算法未完全捕获的子类别(例如,对步行和摄入蔬菜感兴趣,但对力量训练或减少脂肪摄入量不感兴趣),改变的动机准备可能会有所不同。TTM也把阶段进展作为一个重要的结果来关注,但这并不总是与实际的行为变化相关[67,68]。尽管如此,TTM还是一个非常有影响力的理论框架。TTM由许多有用的组织结构组成,这些结构已在经验数据和心理计量学研究中显示出其价值。

16.3 人际关系层面

16.3.1 社会认知理论

社会认知理论(SCT)是最具生命力的健康行为改变理论之一[3,69]。它从社会学习理论(SLT)[3,42]演变而来,最初专注于观察性学习,即通过观察他人的行为(也称为建模)和帮助确定一个人是否会强化(包括积极和消极的,内部和外部的)重复该行为来学习。SCT由Bandura和他的同事更新的,认为行为改变受个人内部因素(例如认知、情感和生物学)以及社会和自然环境的影响。该模型是彼此交互的,因为这些因素中的每一个都会在连续的动态反馈回路中影响其他因素(图16-3-1)[3]。

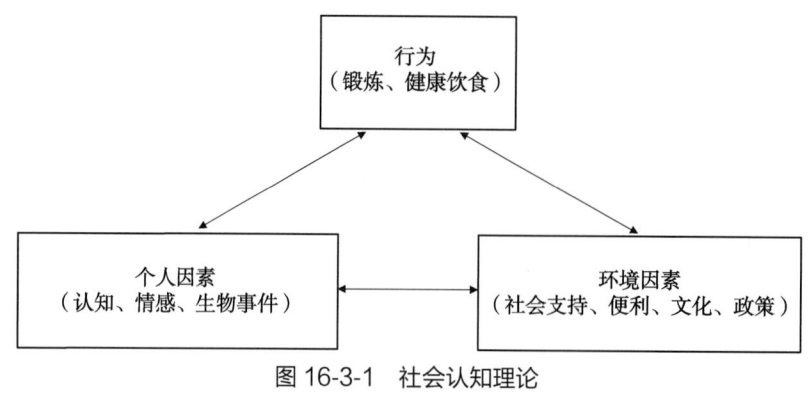

图 16-3-1　社会认知理论

自我效能感是 SCT 的主要结构[4],正如本章前面提到的那样,它是行为变化的有力预测因子,已被纳入众多社会科学和行为科学理论[3,69]。自我效能感信念与各种健康行为的实际表现密切相关[70,71]。根据 Bandura 的说法,自我效能感可通过经验掌握、社会建模、改善身体和情绪状态以及语言说服来提高[69]。健康行为改变目标越来越具有挑战性,可以在成功实现目标后获得更多的经验,并被认为对自我效能感信念的影响最大[3,69,72]。如前所述,建模可以通过观察其他人执行所需行为来完成;当可关联的对等方执行此行为时,此方法特别有效。最后,通过使用放松技术和积极的自我交谈以及受到他人的鼓励可以保持最佳的生理强度(即兴奋但又不太焦虑)来执行行为,从而提高自我效能感[3,69,72]。

自我调节策略也被用来增强对行为改变的信心,并且通常从自我监控或系统观察一个人目前的健康行为开始[69]。依据目标健康行为,通过计步器、食物日记、吸烟日志或其他工具收集数据。这些客观数据可以被回顾,用以确定如何改善特定的健康行为,并确定增加和长期的行为改变目标。自我调节在一定程度上与掌握经验的概念相重叠,自我调节还可以包括为实现行为改变目标而建立奖励机制,以及为实施目标行为而获得家人和朋友的社会支持[69]。

根据 SCT,行为的另一个重要决定因素是结果期望值[3]。这一概念被定义为健康行为预期的结果对一个人执行这种行为的意愿产生的影响,它具有直观的意义,并得到了大量研究的支持[73]。根据 SCT 的观点,一个人的期望既会影响行为的开始,也会影响行为的持续性。自我效能感不仅对活动的启动有直接影响,而且一旦启动源于对最终成功的期望,也会影响到持续的努力。自我效能感决定了人们在面对障碍时会付出多少努力,以及会坚持多久[4]。SCT 假设,如果存在积极的预期结果,则更有可能实施健康行为,而消极的预期结果会降低实施健康行为的可能性。例如,如果个人预计跑 1 英里(约 1.6km)会让他们充满活力,而不是让他们感到酸痛,那么他们会更倾向于去实施。预期结果的相对价值在这一决策过程中也起着重要作用。例如,一个人可能认为吸烟的积极预期结果(感觉更轻松)不如消极预期结果(浑身烟味)重要,因此决定戒烟。

SCT 提供了行为改变过程的综合模型。一些批评人士认为,这一模式过于宽泛,没有像其他理论那样作为一个整体进行常规检验[69]。相反,研究表明,特定的 SCT 概念(例如自我效能感)与行为有关,但这样的研究并不能证实整个理论。然而,通过使用多种策略来解决不同的公共卫生问题,SCT 为健康促进研究和实践提供了强有力的基础。此外,SCT 已经成功地应用于各年龄段(包括儿童[88]、青少年[84]和老年人[90])、得不到充分服务的人群(例如非裔美国人[80]、拉丁裔[89,92]、低收入者[88,89])和若干不同国家(主要在美国,也在中国[94]、瑞典[88]和澳大利亚[90])的各种影响健康的行为(例如心血管疾病[74-78]、癌症筛查[79]、吸烟[80-83]、饮酒[42,84-86]、饮食[87,88]、肥胖[89]、体力活动[73,87,88,90,91]、预防糖尿病[92],避孕套的使用[93,94])。

16.4 环境层面

16.4.1 社会生态模型

近年来,由于认识到心理学理论和模型这些外部因素通常与内部因素一样具有影响力,因此该模型也越来越多地融入到影响健康行为的更广泛的背景中[95-97]。社会生态模型基于理解健康行为改变至关重要的4个基本原则[98-100]:①影响健康行为的环境因素和个人因素是动态相互作用的;②环境是多维的和复杂的;③人是多维的和复杂的,干预设计既要考虑个体,也要考虑个体所属的群体;④人与环境的相互作用会产生多层次的影响,使得个体经常调整所处的环境,而环境的社会特征影响着个人。基于这些原则,社会生态模型(SEM)框架建议健康行为改变策略应同时考虑以人为中心和以环境为中心的健康行为改变策略[99]。由于影响行为的因素是多层次的,健康行为改变的干预也应该是多层次的[101]。以个体为中心的策略可能包括预防性筛查计划、个体咨询或参与生活方式干预。环境策略包括地理(例如多功能混合社区)和社会文化(例如将目标健康行为整合到组织结构/文化中)两个方面。

SEM最近变得非常受欢迎,特别是在公共卫生领域。随着SEM受到重视,干预策略已将其目标因素扩展到其他层面,如社区参与[102]、戒烟的组织政策[103]、社区体力活动资源[104]、健康食品[105]和糖尿病护理综合计划[106]。SEM与传统心理学模型的不同之处在于,它不仅明确地包含了个体的直接外部影响(例如人际关系),而且还包括了更多周边的因素(例如社区、环境)。此外,SEM并没有预测影响发挥作用的特定顺序或方向,而是描述处于日益扩大的影响圈中心的个体,这些影响圈在一个持续的过程中相互影响(图16-4-1)。

SEM已被用于多种影响健康的行为和/或不同人群中的评估和干预研究,包括低收入非裔美国人水果和蔬菜消费[107]、基于教会的健康促进干预措施[108]、体力活动促进、水果和蔬菜摄入量[109]以及各种不同人群的体力活动评估[110-112]。SEM还被用来识别和分类个人在采取健康行为时面临的障碍和促进因素[113-115],以及影响少数民族参与临床试验的阻碍或帮助因素[116]。

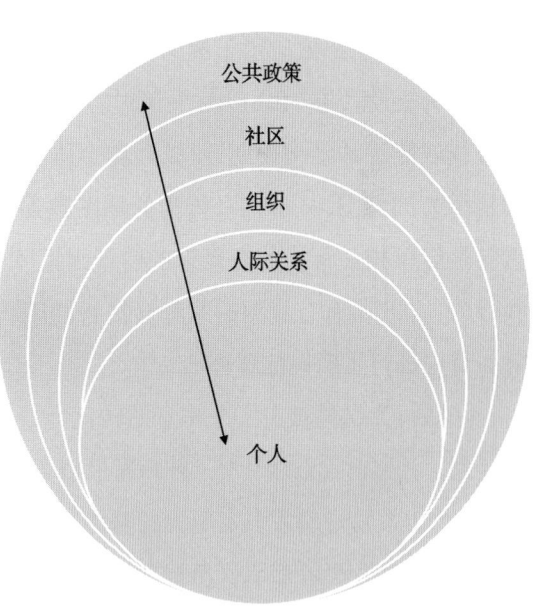

图16-4-1 社会生态模型

与前面提到的所有模型和理论一样,SEM 在干预健康行为改变方面的应用也面临着一些挑战。由于该模型非常全面,其应用本身就很复杂。例如,解决 SEM 对健康行为的多层次影响,包括地区性(例如社区)、结构性(例如物理环境)和制度性(例如政府、工地、家庭)是具有挑战性的,在很大程度上是因为控制这些外部变量的限制。此外,还需要进一步的研究来帮助确定模型的多个组件中哪些在行为改变过程中是关键的。尽管它很复杂,但对于一个日益多元化的科学界来说,SEM 是一个很有前景的模型。

16.5 基于理论的健康生活方式干预研究与实践

研究和实践都是基于理论的干预措施的生产者和消费者,有助于提供生活方式干预的证据基础,理解行为的决定因素,测试行为改变策略,以及实施和传播有效的干预措施。对健康行为干预研究的回顾发现,基于理论或理论结构设计的干预措施更有效。

在研究和实践中选择改变生活方式的策略时,无论理论或模型如何,一些干预措施都集中在自我效能感、意图、计划和自我调节技能等最有效的结构上,并评估它们之间的联系以及行为改变的机制和有效性。另一些则根据特定的理论或模型(如 HBM 或 SCT)遵循一个特定的结构,作为在分析和评估结果的过程中选择结构并安排其关系和机制的理论基础。对广泛的健康行为决定因素的认识可以使干预策略的设计和评估成为一个复杂的过程。

使用心理学模型或理论来更好地理解、预测和改变行为是被广泛接受的。因此,无论是在研究还是实践中,它们都被应用于健康促进干预措施的设计中。几十年来,心理学家一直在使用心理因素来预测行为变化。在 HBM 中,决策过程中的每一步都依赖于之前的决策或信念。SCT 基于心理结构,即自我效能感和结果预期,可以预测个体的行为这样的假设。TPB 假设,执行某一特定行为的核心因素是个人的意图,从事某一行为的意图越强烈,实现该行为的可能性就越大。根据 TPB 的说法,行为意向是健康相关行为的最接近的前置因素[117]。尽管意图是行为的最强预测因子,但不足以解释和预测行为:并非所有有意图的人都会执行健康行为[118-120]。这种所谓的意图行为差距在本书的第四部分第 6 章中进行了明确的解释。

一些行为结构被引入来将意图转化为行为,其中最常用的是目标设定[121]、实施意图[122]、行动和应对计划[123]和自我监控[124]。目标通过以下 4 种机制影响个体的表现:①将注意力和精力引导到相关活动上;②激励行动并引发更大的努力;③增加毅力;④通过动机间接影响行动[125]。目标设定与 SCT 是一致的,因为两者都承认目标和自我效能感的重要性。不同的是,目标设定理论的重点是定义一个有效目标的明确属性,以使其更容易实现[121]。

当一个人倾向于采取一种特定的健康行为时,这种意图必须转化为详细的行动计划,说明何时、何地和如何执行所需的行动,并转化为如何克服障碍的应对计划[123]。实施意图[122]是另一种形式的计划策略,它通常要求个人以"如果-然后"格式制定他们的计划,该格式明确地将预期情况与计划的"然后"部分中指定的特定响应相关联。

在养成健康的行为之后,一个人必须把重点放在长期保持这种行为上。这包括持续的自我管理,也就意味着如果有必要,个人需要监督自己对新采用的健康行为的遵守情况,继续开展或重新考虑满足个人需求和能力的计划。自我监督是一种并行的自我管理策略,其中是根据个人的行为目标或标准对健康行为进行持续评估。

16.6 总结

在本章中,我们简要讨论了指导健康行为改变干预的众多心理学模型和理论的其中几个。我们选择关注一些文献中最常用的模型和理论,并代表它们所组织的一般类别的范围(即个人、人际、生态)。在过去的几十年里,行为医学、公共卫生和医药领域已经逐渐从单一的关注个人转向更关注个人所居住的本地环境以及越来越大的全球环境[1,99]。尽管这种转变认识并更好地解释了日益全球化的世界,这也毫无疑问比以往任何时候都更多地影响着个人的行为,但这些新的生态模型和理论相当复杂,而且有些笼统[98-100]。它们众多且定义相对宽泛的变量通常很难测量,使得这些模型作为一个整体很难评估。然而,它们至少在一定程度上减轻了个人承担的责任,并且在一定程度上减小了人际模型和理论的影响。这些模型和理论明确或隐晦地主张:无论面临什么外部障碍,个人都应该进行有针对性的健康行为。此外,设计健康行为改变干预措施所针对的健康问题和挑战也主要从急性和/或短期疾病(例如致命病毒和感染)转向慢性疾病(例如心血管疾病和糖尿病)。如前所述,一次性或短期问题似乎可以通过以个体为中心的理论和模型得到充分解决,而针对长期问题的干预措施则更适合使用人际关系(以及可能的生态)的方法。

然后,我们将注意力集中在那些被证明在将行为意图转化为实际行动方面最有效的结构上。许多本章未包括的其他理论也包含有助于解释和预测健康行为的关键概念。参与健康行为改变研究的各个学科面临的两个最大挑战可能是:①将特定的目标健康行为与包含最相关和最适当结构的模型和理论相匹配,以便设计和实施有效的干预措施;②系统地纳入并解释在现代全球范围内明显影响健康行为的广泛生态因素。

临床应用

- 为了产生更大的影响,健康促进策略的重点已经从个人转移到地方和全球环境。
- 短期健康问题是通过以个人为中心的卫生保健模型来解决的,而对长期健康问题的干预则是人际关系和生态模型。
- 为了设计和实施有效的干预措施,健康促进方案应该包含相关和适当的结构。

(Maryam Gholami,PhD,Cassandra Herman,MS,Matthew Cole Ainsworth,MPH,Dori Pekmezi,PhD,and Sarah Linke,PhD,MPH 著 胡思帆 译 吴一凡 校)

参考文献

1. National Cancer Institute, *Theory At a Glance: A Guide for Health Promotion Practice*. 2005, U.S. Dept. of Health and Human Services, Public Health Service, National Institutes of Health, National Cancer Institute.
2. Glanz, K. and D.B. Bishop, The role of behavioral science theory in development and implementation of public health interventions. *Annu. Rev. Public Health*, 2010. 31: p. 399–418.
3. Glanz, K., B.K. Rimer, and National Cancer Institute (U.S.), *Theory At a Glance: A Guide for Health Promotion Practice*. NIH publication no. 97-3896. 1997, Bethesda, MD: U.S. Dept. of Health and Human Services, Public Health Service, National Institutes of Health, National Cancer Institute. p. 48.
4. Bandura, A., Self-efficacy: Toward a unifying theory of behavioral change. *Psychol. Rev.*, 1977. 84(2): p. 191.
5. Bandura, A., *Self-Efficacy: The Exercise of Control*. 1997, New York, NY: Freeman.
6. Becker, M.H. and L.A. Maiman, Sociobehavioral determinants of compliance with health care and medical care recommendations. *Med. Care*, 1975. 13: p. 10–24.
7. Rosenstock, I.M., Why people use health services. *Milbank Mem. Fund. Q.*, 1966. 44(3): p. 94–127.
8. Rosenstock, I.M., Historical origins of the health belief model. *Health Educ. Monogr.*, 1974. 2(4): p. 328–335.
9. Rosenstock, I.M., V.J. Strecher, and M.H. Becker, Social learning theory and the Health Belief Model. *Health Educ. Q.*, 1988. 15: p. 175–183.
10. Norman, P. and K. Brain, An application of an extended health belief model to the prediction of breast self-examination among women with a family history of breast cancer. *Br. J. Health Psychol.*, 2005. 10(Pt 1): p. 1–16.
11. Reiter, P.L., et al., Parents' health beliefs and HPV vaccination of their adolescent daughters. *Soc. Sci. Med.*, 2009. 69(3): p. 475–480.
12. Carpenter, C.J., A meta-analysis of the effectiveness of health belief model variables in predicting behavior. *Health Commun.*, 2010. 25(8): p. 661–669.
13. Painter, J., et al., The use of theory in health behavior research from 2000 to 2005: A systematic review. *Ann. Behav. Med.*, 2008. 35(3): p. 358–362.
14. Harrison, J.A., P.D. Mullen, and L.W. Green, A meta-analysis of studies of the health belief model with adults. *Health Educ. Res.*, 1992. 7(1): p. 107–116.
15. Zimmerman, R.S. and D. Vernberg, Models of preventative health behavior: Comparison, critique, and meta-analysis. *Adv. Med. Sociol.*, 1994. 4: p. 45–67.
16. Ajzen, I. and M. Fishbein, *Understanding Attitudes and Predicting Social Behavior*. 1980, Englewood Cliffs, NJ: Prentice-Hall.
17. Fishbein, M. and I. Ajzen, *Belief, Attitude, Intention and Behavior: An Introduction to Theory and Research*. 1975, Reading, MA: Addison-Wesley.
18. Ajzen, I., From intentions to actions: A theory of planned behavior, in *Action-Control: From Cognition to Behavior*, J. Kuhl and J. Beckmann, Editors. 1985, Heidelberg: Springer. p. 11–39.
19. Manstead, A.S.R., The benefits of a critical stance: A reflection on past papers on the theories of reasoned action and planned behaviour. *Br. J. Soc. Psychol.*, 2011. 50(3): p. 366–373.
20. Kiviniemi, M.T., A.M. Voss-Humke, and A.L. Seifert, How do Ifeel about the behavior? The interplay of affective associations with behaviors and cognitive beliefs as influences on physical activity behavior. *Health Psychol.*, 2007. 26(2): p. 152–158.
21. Armitage, C.J. and M. Conner, Efficacy of the theory of planned behaviour: A meta-analytic review. *Br. J. Soc. Psychol.*, 2001. 40(4): p. 471–499.
22. Gu, J., et al., Using the theory of planned behavior to investigate condom use behaviors among female injecting drug users who are also sex workers in China. *AIDS Care*, 2009. 21(8): p. 967–975.
23. Mausbach, B.T., et al., Predictors of safer sex intentions and protected sex among heterosexual HIV-negative methamphetamine users: An expanded model of the Theory of Planned Behavior. *AIDS Care*, 2008. 21(1): p. 17–24.
24. Eto, K., et al., Variables of the theory of planned behavior are associated with family meal frequency among adolescents. *J. Nutr. Educ. Behav.*, 2011. 43(6): p. 525–530.
25. Blanchard, C.M., et al., Do ethnicity and gender matter when using the theory of planned behavior to understand fruit and vegetable consumption? *Appetite*, 2009. 52(1): p. 15–20.
26. Armitage, C.J., Can the theory of planned behavior predict the maintenance of physical activity? *Health Psychol.*, 2005. 24(3): p. 235–245.
27. Fishbein, M., The role of theory in HIV prevention. *AIDS Care*, 2000. 12(3): p. 273–278.
28. Fishbein, M. and J.N. Cappella, The role of theory in developing effective health communications. *J. Commun.*, 2006. 56: p. S1–S17.
29. Janz, N.K. and M.H. Becker, The health belief model: A decade later. *Health Educ. Q.*, 1984. 11(1): p. 1–47.
30. Bandura, A., *Social Foundations of Thought and Action: A Social Cognitive Theory*. 1986, Englewood Cliffs, NJ: Prentice Hall.
31. Fishbein, M., et al., Factors influencing behavior and behavior change, in *Handbook of Health Psychology*, A. Baum and T. Revenson, Editors. 2001, Mahwah, NJ: Lawrence Erlbaum Associates. p. 1–17.
32. Fishbein, M., A reasoned action approach: Some issues, questions, and clarifications, in *Prediction and Change of Health Behavior: Applying the Reasoned Action Approach*, I. Ajzen, D. Albarracin, and R. Hornik, Editors. 2007, Mahwah, NJ: Lawrence Erlbaum Associates, Inc. p. 281–295.
33. Bandura, A., Toward a psychology of human agency. *Perspect. Psychol. Sci.*, 2006. 1(2): p. 164–180.
34. Kenski, K., et al., Theoretical determinants of condom use intentions for vaginal sex with a regular partner among male and female injecting drug users. *Psychol. Health Med.*, 2001. 6(2): p. 179–190.
35. von Haeften, I., et al., Analyzing data to obtain information to design targeted interventions. *Psychol. Health Med.*, 2001. 6(2): p. 151–164.
36. Kasprzyk, D. and D. Montano, Application of an integrated behavioral model to understand HIV prevention behavior of high-risk men in rural Zimbabwe. 2007. p. 149–172.
37. Montaño, D.E., et al., Evidence-based identification of key beliefs explaining adult male circumcision motivation in Zimbabwe: Targets for behavior change messaging. *AIDS Behav.*, 2014. 18(5): p. 885–904.
38. Bleakley, A., et al., Using the integrative model to explain how exposure to sexual media content influences adolescent sexual behavior. *Health Educ. Behav.*, 2011. 38(5): p. 530–540.
39. Trinh, T.A. and T.T.A. Vo, Evaluating the powerful prediction of integrated behavioral model for risky road behaviors. *Procedia Eng.*, 2016. 142: p. 71–78.
40. Kamb, M.L., et al., Efficacy of risk-reduction counseling to prevent human immunodeficiency virus and sexually transmitted diseases: A randomized controlled trial. Project RESPECT Study Group. *JAMA*, 1998. 280(13): p. 1161–1167.
41. Rhodes, F., et al., Using theory to understand how interventions work: Project RESPECT, condom use, and the integrative model. *AIDS Behav.*, 2007. 11(3): p. 393.
42. Bandura, A., *Principles of Behavior Modification*. 1969, New York, NY: Holt, Rinehart & Winston.

43. Skinner, B., *Science and Human Behavior*. 1953, New York, NY: Free Press.
44. DiClemente, C.C., J.O. Prochaska, and S.K. Fairhurst, The process of smoking cessation: An analysis of the precontemplation, contemplation, and preparation stages of change. *J. Consult. Clin. Psychol.*, 1991. 59: p. 295–304.
45. Prochaska, J.O., C.C. DiClemente, and J.C. Norcross, In search of how people change: Applications to addictive behaviors. *Am. Psychol.*, 1992. 47: p. 1102–1114.
46. Pekmezi, D., B. Barbera, and B.H. Marcus, Using the transtheoretical model to promote physical activity. *ACSMS Health Fit. J.*, 2010. 14(4): p. 8–13.
47. Prochaska, J.O., C.A. Redding, and K.E. Evers, The transtheoretical model and stages of change, in *Health Behavior and Health Education*, K. Glanz, B.K. Rimer, and K. Viswanath, Editors. 2008, San Francisco, CA: Jossey-Bass. p. 97–122.
48. Di Noia, J., et al., Application of the transtheoretical model to fruit and vegetable consumption among economically disadvantaged African-American adolescents: Preliminary findings. *Am. J. Health Promot.*, 2006. 20(5): p. 342–348.
49. Tuah, N.A., et al., Transtheoretical model for dietary and physical exercise modification in weight loss management for overweight and obese adults. *Cochrane Database Syst. Rev.*, 2011. 10: p. CD008066.
50. Dempsey, A.R., S.S. Johnson, and C.L. Westhoff, Prediction oral contraceptive continuation using the transtheoretical model of health behavior change. *Perspect. Sex Reprod. Health*, 2011. 43(1): p. 23–29.
51. Redding, C.A., et al., One session of TTM-tailored condom use feedback: A pilot study among at-risk women in the Bronx. *AIDS Care*, 2011. 23(1): p. 10–15.
52. Falk, M. and H. Magnusson, Sun protection advice mediated by the general practitioner: An effective way to achieve long-term change of behaviour and attitudes related to sun exposure? *Scand. J. Prim. Health Care*, 2011. 29(3): p. 135–143.
53. Berger, B.A., H. Liang, and K.S. Hudmon, Evaluation of software-based telephone counseling to enhance medication persistency among patients with multiple sclerosis. *J. Am. Pharm. Assoc.* (2003), 2005. 45(4): p. 466–472.
54. Lin, Z.C., et al., Designing a tailored web-based educational mammography program. *Comput. Inform. Nurs.*, 2011. 29(1): p. 16–23.
55. Tung, W.C., D.H. Nguyen, and D.N. Tran, Applying the transtheoretical model to cervical cancer screening in Vietnamese-American women. *Int. Nurs. Rev.*, 2008. 55(1): p. 73–80.
56. Evers, K.E., et al., A randomized clinical trial of a population- and transtheoretical model-based stress-management intervention. *Health Psychol.*, 2006. 25(4): p. 521–529.
57. Babcock, J.C., et al., Applying the transtheoretical model to female and male perpetrators of intimate partner violence: Gender differences in stages and processes of change. *Violence Vict.*, 2005. 20(2): p. 235–250.
58. Cismaru, M. and A.M. Lavack, Campaigns targeting perpetrators of intimate partner violence. *Trauma Violence Abuse*, 2011. 12(4): p. 183–197.
59. Nowlis, D.P. and N. Greenberg, Empirical description of effects of exercise on mood. *Percept. Mot. Skills*, 1979. 49(3): p. 1001–1002.
60. Plow, M.A., M. Finlayson, and C. Cho, Correlates of stages of change for physical activity in adults with multiple sclerosis. *Res. Nurs. Health*, 2011. 34(5): p. 378–388.
61. Ward, R.M. and H.J. Schielke, Assessing the predictive ability of the transtheoretical model's heavy episodic drinking constructs among a population of underage students. *Subst. Use Misuse*, 2011. 46(9): p. 1179–1189.
62. Bezyak, J.L., N.L. Berven, and F. Chan, Stages of change and physical activity among individuals with severe mental illness. *Rehabil. Psychol.*, 2011. 56(3): p. 182–190.
63. Awaisu, A., et al., The SCIDOTS project: Evidence of benefits of an integrated tobacco cessation intervention in tuberculosis care on treatment outcomes. *Subst. Abuse Treat. Prev. Policy*, 2011. 6: p. 26.
64. Amiya, R.M., et al., Physicians are a key to encouraging cessation of smoking among people living with HIV/AIDS: A cross-sectional study in the Kathmandu valley, Nepal. *BMC Public Health*, 2011. 11: p. 677.
65. Adams, J. and M. White, Are activity promotion interventions based on the transtheoretical model effective? A critical review. *Br. J. Sports Med.*, 2003. 37(2): p. 106–114.
66. Adams, J. and M. White, Why don't stage-based activity promotion interventions work? *Health Educ. Res.*, 2005. 20(2): p. 237–243.
67. Callaghan, R.C., L. Taylor, and J.A. Cunningham, Does progressive stage transition mean getting better? A test of the Transtheoretical Model in alcoholism recovery. *Addiction*, 2007. 102(10): p. 1588–1596.
68. Norris, S.L., et al., Effectiveness of physician-based assessment and counseling for exercise in a staff model HMO. *Prev. Med.*, 2000. 30(6): p. 513–523.
69. McAlister, A.L., C.L. Perry, and G.S. Parcel, How individuals, environments, and health behaviors interact: Social cognitive theory, in *Health Behavior and Health Education*, K. Glanz, B.K. Rimer, and K. Viswanath, Editors. 2008, San Francisco, CA: Jossey-Bass. p. 167–188.
70. O'Leary, A., Self-efficacy and health. *Behav. Res. Ther.*, 1985. 23: p. 437–451.
71. Stretcher, V.J., B. McEvoy-DaVellis, and M.H. Becker, The role of self-efficacy in achieving health behavior change. *Health Educ. Q.*, 1986. 13(1): p. 73–91.
72. Pekmezi, D., E. Jennings, and B.H. Marcus, Evaluating and enhancing self-efficacy for physical activity. *ACSMS Health Fit. J.*, 2009. 13(2): p. 16–21.
73. Williams, D.M., E.S. Anderson, and R.A. Winett, A review of the outcome expectancy construct in physical activity research. *Ann. Behav. Med.*, 2005. 29(1): p. 70–79.
74. Farquhar, J.W., et al., Effects of communitywide education on cardiovascular disease risk factors. The Stanford Five-City Project. *JAMA*, 1990. 264(3): p. 359–365.
75. McAlister, A., et al., Theory and action for health promotion illustrations from the North Karelia Project. *Am. J. Public Health*, 1982. 72(1): p. 43–50.
76. Perry, C.L., S.H. Kelder, and K.I. Klepp, Communitywide cardiovascular disease prevention with young people: Long-term outcomes of the class of 1989 study. *Eur. J. Public Health*, 1994. 4(3): p. 188–194.
77. Puska, P., Successful prevention of noncommunicable disease: Twenty-five year experience with the North Karelia Project. *Public Health Med.*, 2002. 4(1): p. 5–7.
78. Puska, P., et al., A television format for national health promotion: Finland's "Keys to Health". *Public Health Rep.*, 1987. 102(3): p. 263–269.
79. Ramirez, A.G., et al., Advancing the role of participatory communication in the diffusion of cancer screening among hispanics. *J. Health Commun.*, 1999. 4(1): p. 31–36.
80. Houston, T.K., et al., The art and science of patient storytelling-harnessing narrative communication for behavioral interventions: The ACCE Project. *J. Health Commun.*, 2011. 16(7): p. 686–697.
81. McAlister, A.L., et al., Telephone assistance for smoking cessation: One year cost effectiveness estimations. *Tob. Control*, 2004. 13(1): p. 85–86.
82. Meshack, A.F., et al., Texas tobacco prevention pilot initiative: Processes and effects. *Health Educ. Res.*, 2004. 19(6): p. 657–668.
83. Shegog, R., et al., Use of interactive health communication to affect smoking intentions in middle school students: A Pilot Test of the "Headbutt" Risk Assessment Program. *Am. J. Health Promot.*, 2005. 19(5): p. 334–338.
84. Perry, C.L., et al., Project Northland high school interventions: Community action to reduce adolescent alcohol use. *Health Educ. Behav.*, 2000. 27(1): p. 29–49.
85. Perry, C.L., et al., Project Northland: Long-term outcomes of community action to reduce adolescent alcohol use. *Health Educ. Res.*, 2002. 17(1): p. 117–132.
86. Worden, J.K., et al., Preventing alcohol-impaired driving through communty self-regulation training. *Am. J. Public Health*, 1989. 79(3): p. 287–290.
87. Monteiro, S.M., et al., The protocol of a randomized controlled trial for playgroup mothers: Reminder on Food, Relaxation, Exercise, and Support for Health (REFRESH) Program. *BMC Public Health*, 2011. 11: p. 648.
88. Nyberg, G., et al., A healthy school start – Parental support to promote healthy dietary habits and physical activity in children: Design and evaluation of a cluster-randomised intervention. *BMC Public Health*, 2011. 11: p. 185.
89. Drieling, R.L., J. Ma, and R.S. Stafford, Evaluating clinic and community-basedlifestyle interventions for obesity reduction in a low-income Latino neighborhood: Vivamos Activos Fair Oaks Program. *BMC Public Health*, 2011. 11: p. 98.
90. Gardiner, P.A., et al., Feasibility of reducing older adults' sedentary time. *Am. J. Prev. Med.*, 2011. 41(2): p. 174–177.
91. Keller, C., et al., Predictive ability of social cognitive theory in exercise research:

An integrated literature review. *Online J Knowl Synth Nurs*, 1999. 6: p. 2.
92. Trevino, R.P., et al., Bienestar: A diabetes risk-factor prevention program. *J Sch Health*, 1998. 68(2): p. 62–67.
93. Bandura, A., Social cognitive theory and exercise of control over HIV infection, in *Preventing AIDS: Theories and Methods of Behavioral Interventions*, C.C. DiClemente and J.L. Peterson, Editors. 1994, New York, NY: Plenum. p. 25–59.
94. Li, X., et al., Effect of social cognitive theory-based HIV education prevention program among high school students in Nanjing, China. *Health Educ. Res.*, 2011. 26(3): p. 419–431.
95. Baranowski, T., et al., Are current health behavioral change models helpful in guiding prevention of weight gain efforts? *Obesity*, 2003. 11(S10).
96. Grzywacz, J.G. and J. Fuqua, The social ecology of health: Leverage points and linkages. *Behav. Med.*, 2000. 26(3): p. 101–115.
97. King, A.C., et al., Theoretical approaches to the promotion of physical activity: forging a transdisciplinary paradigm. *Am. J. Prev. Med.*, 2002. 23(2): p. 15–25.
98. Stokols, D., Establishing and maintaining healthy environments. Toward a social ecology of health promotion. *Am. Psychol.*, 1992. 47: p. 6–22.
99. Stokols, D., Social ecology and behavioral medicine: Implications for training, practice, and policy. *Behav. Med.*, 2000. 26: p. 129–138.
100. Stokols, D., J. Allen, and R.L. Bellingham, The social ecology of health promotion: Implications for research and practice. *Am. J. Health Promot.*, 1996. 10: p. 247–251.
101. Sallis, J.F., N. Owen, and E. Fisher, Ecological models of health behavior. *Health Behavior: Theory, Research, and Practice*. 5th ed. 2015, San Francisco, CA: Jossey-Bass. p. 43–64.
102. Fisher, E.B., et al., *Cigarette Smoking*. 2004.
103. Brownson, R.C., D.P. Hopkins, and M.A. Wakefield, Effects of smoking restrictions in the workplace. *Ann. Rev. Public Health*, 2002. 23(1): p. 333–348.
104. Humpel, N., N. Owen, and E. Leslie, Environmental factors associated with adults' participation in physical activity: A review. *Am. J. Prev. Med.*, 2002. 22(3): p. 188–199.
105. Glanz, K., et al., Healthy nutrition environments: Concepts and measures. *Am. J. Health Promot.*, 2005. 19(5): p. 330–333.
106. Larsen, D.L., W. Cannon, and S. Towner, Longitudinal assessment of a diabetes care management system in an integrated health network. *J. Manag. Care Pharm.*, 2003. 9(6): p. 552–558.
107. Robinson, T., Applying the socio-ecological model to improving fruit and vegetable intake among low-income African Americans. *J. Commun. Health*, 2008. 33(6): p. 395–406.
108. Campbell, M.K., et al., Church-based health promotion interventions: Evidence and lessons learned. *Annu. Rev. Public Health*, 2007. 28: p. 213–234.
109. Richard, L., L. Gauvin, and K. Raine, Ecological models revisited: Their uses and evolution in health promotion over two decades. *Ann. Rev. Public Health*, 2011. 32: p. 307–326.
110. Casey, M.M., et al., Using a socioecological approach to examine participation in sport and physical activity among rural adolescent girls. *Qual. Health Res.*, 2009. 19(7): p. 881–893.
111. Nelson, A., R. Abbott, and D. Macdonald, Indigenous Austalians and physical activity: Using a social–ecological model to review the literature. *Health Educ. Res.*, 2010. 25(3): p. 498–509.
112. Rhodes, R.E. and G. Nasuti, Trends and changes in research on the psychology of physical activity across 20 years: A quantitative analysis of 10 journals. *Prev. Med.*, 2011. 53(1): p. 17–23.
113. Ma, P.H.X., Z.C.Y. Chan, and A.Y. Loke, The socio-ecological model approach to understanding barriers and facilitators to the accessing of health services by sex workers: A systematic review. *AIDS Behav.*, 2017. 21(8): p. 2412–2438.
114. Hesketh, K.R., et al., Determinants of change in physical activity in children 0–6 years of age: A systematic review of quantitative literature. *Sports Med.*, 2017. 47(7): p. 1349–1374.
115. Hesketh, K.R., R. Lakshman, and E.M.F. van Sluijs, Barriers and facilitators to young children's physical activity and sedentary behaviour: A systematic review and synthesis of qualitative literature. *Obes. Rev.*, 2017. 18(9): p. 987–1017.
116. Salihu, H.M., et al., Socio-ecological model as a framework for overcoming barriers and challenges in randomized control trials in minority and underserved communities. *Int. J. MCH AIDS*, 2015. 3(1): p. 85–95.
117. Fishbein, M. and I. Ajzen, *Predicting and Changing Behavior: The Reasoned Action Approach*. 2010, New York, NY: Psychology Press. p. 518.
118. Sheeran, P., Intention—Behavior relations: A conceptual and empirical review. *Eur. Rev. Soc. Psychol.*, 2002. 12(1): p. 1–36.
119. Godin, G. and G. Kok, The theory of planned behavior: A review of its applications to health-related behaviors. *Am. J. Health Promot.*, 1996. 11(2): p. 87–98.
120. Armitage, C.J. and M. Conner, Efficacy of the theory of planned behaviour: A meta-analytic review. *Br. J. Soc. Psychol.*, 2001. 40(Pt 4): p. 471–499.
121. Locke, E.A. and G.P. Latham, Building a practically useful theory of goal setting and task motivation. A 35-year odyssey. *Am. Psychol.*, 2002. 57(9): p. 705–717.
122. Gollwitzer, P.M., Implementation intentions: Strong effects of simple plans. *Am. Psychol.*, 1999. 54(7): p. 493.
123. Sniehotta, F.F., et al., Action planning and coping planning for long-term lifestyle change: Theory and assessment. *Eur. J. Soc. Psychol.*, 2005. 35(4): p. 565–576.
124. Karoly, P., Mechanisms of self-regulation: A systems view. *Ann. Rev. Psychol.*, 1993. 44(1): p. 23–52.
125. Wood, R.E. and E.A. Locke, Goal-setting and strategy effects on complex tasks. *Res. Org. Behav.*, 1990. 12: p. 73–109.

第 17 章 动机访谈和生活方式的改变

目录

要点／272

临床应用要点／272

17.1　前言／272

17.2　什么是动机访谈／273
17.2.1　研究和证据／275

17.3　四个过程／276

17.3.1　介绍／276
17.3.2　参与／276
17.3.3　聚焦／280
17.3.4　唤起／280
17.3.5　计划／283

17.4　总结／284

参考文献／285

要 点

- 理解动机访谈的关键组成部分,以及它与更具指导性沟通方法的区别。
- 学习与患者交流时如何使用OARS(开放式问题、肯定、反思和总结)。
- 了解矛盾心理的重要性,以及如何有意识地专注于增加"改变"性话题,同时减少"维持"性话题。

临床应用要点

- 动机访谈(motivational interviewing,MI)是一种相信患者有能力自我成功地改变生活方式的访谈技术。
- MI认识到需要改变生活方式的患者在改变行为时也在不同程度上改变了生活方式。
- 矛盾心理是患者看到支持改变和反对改变的原因;这是任何人考虑改变生活时都会产生的是一种正常现象。
- 临床医师应该把注意力集中在与患者建立融洽的治疗性的关系上,然后增加行为"改变"方面的谈话,减少"维持"性谈话。

17.1 前言

美国是世界上人均医疗支出最多的国家[1]。此外,世界排名前十的死因中有四个(心脏和呼吸系统疾病、糖尿病和卒中)与行为因素有关[2]。正因为如此,生活方式医学有可能从根本上改变医疗保健。临床医师认为可以改变他们固定的处方习惯,开具更多关于锻炼和健康食品选择的处方,从而节省医疗成本[3]。然而,这种变化带来了另一种成本:努力的成本。患者面临着如何生活的艰难抉择,因为这可能要改变他们生活中的主要部分。临床医师将不得不改变他们治疗患者的工具,包括关于促进改变的谈话工具。

人的一生中不可避免地要做出至少一次的重大改变,而做出这种改变往往是困难的,而且有的人可能永远不会完成这样的改变。改变在理论上往往非常简单,但在实践中却很难实施。比如说,用牙线清洁牙齿。有多少人按推荐的频率使用牙线?牙线用得太少是因为牙线不够用吗,还是不了解使用牙线的重要性,又或是没有时间使用牙线?也许都不是。最有可能的原因是牙线使用频率的内在需求低或被认为不重要。多年来,临床医师、教师、咨询师和其他建议行为改变的人,都是依靠"指导性方法"来改变(即告诉人们该做什么)。虽然在某些情况下(例如,严重急性疾病或紧急情况)可以使用这种方法,但在处理其他情况时,这种方法往往适得其反。尽管临床医师总是无意识地使用指令性话语,他们经常认为"我是一名专家,我知道改变的关键,而我会在你准备好的时候告诉你"。如果行为改变没有成功，就会被认为是患者缺乏动力、心不在焉、依从性差。动机访谈[4]是一种临床工具，可以改变我们观察患者做出改变的方式。随着观念的改变，语言也开始发生改变。患者对改变的态度是矛盾的，而不是依从性差。临床医师的角色是采取"引导"或"定向方法"，而不是上述更具指导性的方法。这样一种引导性/定向性为可能的改变方法带来了希望。矛盾的是，尊重患者不改变的自主性和自由，有时才有改变的可能。

动机访谈诞生于成瘾医学领域，是一种特别关注语言变化的治疗方法。这种对语言变化的特别关注为治疗的时机提供了另一种观点——临床医师不是等待患者的动机和准备突然出现，而是可以致力于增强患者改变的动机和治疗的准备。MI 从业者有一个固有的观点，从业者只是负责他们自己和患者之间的互动，而不是具体的结果。事实上，这根植于一个基本的道理：让患者进行持续的行为改变，临床医师能做的很少，除非患者自己想这样做。但是，临床医师可以帮助患者增加并强化他们改变的内在动机和对变化的准备。MI 为临床医师提供了一个更有效的方法，并被证明可以减少患者对改变的倦怠[5]。正如 Miller 和 Rollnick 所说，MI "涉及与患者的合作伙伴关系，尊重激发他们自己的动机和智慧，彻底接受并认识到最终是否发生改变是每个人自己的选择，一种无论如何都不能被剥夺的自主权。"[4]。

目前，《动机访谈：帮助人们改变》已经出版了第 3 版。还编写了许多其他的支持性文本，描述了 MI 在不同环境的应用，包括成瘾和慢性疾病的治疗以及多个罪犯项目和学校系统。自第 1 版发布后，MI 已经被 25 000 多篇文献引用，并在 200 多个随机临床试验中进行了验证，而且，已经有超过 16 本不同的书籍阐述了 MI，从治疗成瘾和心理问题到管理课堂行为和与牙科患者的互动。在调查研究中，MI 的应答率达 63%。最近一项关于 MI 疗效的综述发现，MI 的疗效在很多疾病的治疗方面得到验证，包括血压、胆固醇、HIV 病毒载量、饮酒、吸食大麻、戒烟和提高治疗依从性。尤其重要的是，MI 的疗效与临床医师的背景无关，只要参与的临床医师（如护士、临床心理医师）接受了充分的培训和督导就可以[7]。

17.2　什么是动机访谈

探究 MI 的起源对理解 MI 是很有帮助的。MI 是作为一种治疗酒精依赖的方法在临床研究中得到验证的[8]。作为研究的一部分，监督员记录下临床医师对患者的共情陈述。研究发现，与评估的干预措施相比，这些共情陈述对饮酒行为的影响更大，这些饮酒行为的改善在干预后保持了 24 个月[9]。Miller 在参与了一个角色扮演的项目后，同理心的重要性和实用性得到了强化。在这个项目中，他为一群心理学家模拟了他的治疗方式。他的听众对 Miller 治疗酒精问题的方法提出了质疑，促使他确定了后来 MI 的框架。

从那时起，MI 就已经发展成为一种旨在增加个人行为改变动机的临床方法[10,11]。这种沟通方式并不是一套技巧组合的随意应用，它要求临床医师有目的地倾听两种语言：改变性谈话和维持性谈话。简单来说，改变性谈话指的是关注一个人为什么应该做出他所期望行为的陈述，而维持性谈话指的是一个人为什么应该继续当前行为的理由。改变和维持性谈话经常发生在同一个句子中,临床医师的目标是有策略地引导改变性谈话,同时在某些部分尽量减少维持性谈话。

这种同时看到改变和不改变理由的自然过程被称为矛盾心理。例如,一个糖尿病控制不佳的肥胖患者可能会表示有兴趣增加水果和蔬菜的摄入量来减肥,但当在执行过程中遇到甜食和垃圾食品时,却很难做出健康的选择。尽管每个人都知道为什么他们应该采取不同的行动,但仍然很难改变行为。此外,MI 假设患者有增加自身改变动机所需的资源。通过 MI,他们的矛盾心理得以探索并最终得到解决。

在探索矛盾心理的同时,MI 鼓励临床医师避免陷入"纠正反射",即试图说服患者有他们希望看到的行为改变[4]。我们往往期望在告诉患者为什么应该改变后,患者会发生与期望一致的改变。然而,在这种情况下,患者往往会为他们的选择进行辩护,反而加强了不改变行为的理由。一般来说,人们更倾向于认同自己的想法和观念。当他们说出维持自己行为的原因时,他们可能会比以前更接近这些信念。

MI 不同于其他治疗方法,要想有效地利用心理咨询,就必须理解和展示 MI 精神[4,11]。MI 精神不同于临床医师所采用的技术。它有四个关键要素:合作性、同情、唤起和接纳。

合作性:MI 是临床医师和患者之间的合作。它认为房间里有两位专家,分别是临床医师和患者。例如,虽然临床医师可能是戒烟或糖尿病管理方面的专家,但患者是自己的专家,是在自己的生活中实施推荐计划的专家。因此,临床医师必须与患者一起合作,才能最好地帮助他们。Jeff Allison 把 MI 描述为"与其共舞,而非争斗"的机会[4]。这个比喻表明,虽然临床医师可能会以一种目标导向的方式来指导治疗,但他们并不会说服或强迫患者做出任何选择。这种合作关系可以理解为临床医师并不对所有的答案负责,而患者知道最终什么对他们是最好的。这与专业人员的培训模式形成了直接的对比——他们要为患者提出的所有问题提供答案。有时,临床医师很难意识到他们更应对干预过程而非干预结果负责。

同情:同情的含义不仅仅是积极尊重他人和理解他们的经历,也包括有意识地优先做符合他人最佳利益的事。MI 精神的其他三个方面可能都是服务于临床医师的利益,但如果带着同情心,重点就会放在对患者最好的事情上。同情心强调了围绕个人目标进行无私且结构化沟通的重要性,即使与临床医师目标不一致。

唤起:MI 的目标之一是帮助患者更好地理解和认识自己为什么要改变行为。这表明,患者已经有了自己的改变原因,MI 的作用是指出这些原因具体是什么。通过唤起和加强"改变"性话题,抑制"维持"性话题,患者的矛盾心理可能得到解决,让他们专注于做出和维持改变所需要的准备和计划。

接纳:接纳原则由四个关键部分组成,以 Carl Rogers 的工作为基础[12]。它们共同解释了临床医师必须接纳自己的患者,患者的选择以及患者有能力做什么。

绝对的价值:Rogers 认为绝对价值是无条件地对患者进行积极关怀。它传达了不评判的重要性。Rogers 认为,当人们感觉自己被他人评判时,他们就不太可能改变和成长。当他们感到环境不安全时,他们可能不愿意尝试改变。相反,当个人感到被重视时,就有探索自我和改变可能性。

肯定：肯定提供了一种与他人沟通的方式，即你承认了他们的努力以及他们的积极性[12]。在许多学科中，临床医师都接受了培训，以评估他们的患者是否存在缺陷和不足，并确定哪里出了问题。然而，肯定会有意地将重点放在相反的方面，以确定和反映患者的优势和韧性。鼓励临床医师与患者分享他们自己已经拥有的、有助于他们实现目标的性格特征、品质或行为。

个人支持：要完全相信一个人，首先要赞赏他们的态度和尊重他们的决定。人类特别需要保持他们的自主性，保持内在的控制点，自己做出决定。尊重支持自主权与说服某人以特定方式行事是截然相反的。实施什么样的改变最终由自己决定，如果被操纵到不满意的方向，他们将做出相反的行为，以此来展示他们的自由意志。

恰当的同理心：Rogers说，这是另一个"改变的关键条件"。临床医师需要优先考虑患者的观点，并有目的地提出问题，以更好地了解患者的兴趣、观点和信仰。区分医师自己的意见和患者的意见是很重要的，这样就可以避免把医师的观点强加给患者。如果临床医师不了解患者是谁，他们信仰什么，希望什么，就很难尊重患者的自主性。

17.2.1 研究和证据

在MI问世的30多年时间里，大量的MI研究反映了它具有广泛的适用性。MI被广泛应用于各种行为、各种场景并被临床保健医师用于训练处方等不同层面。在健康行为方面，MI已被证明对慢性疼痛、糖尿病、艾滋病、不良避孕、超重、吸烟和饮酒的患者有效[13-20]。

荟萃分析表明，总的来说MI在各种情况下比不治疗的效果高10%~20%，与积极治疗的效果相同或更有效[21]。这些影响取决于问题的严重程度，患者的性别、年龄和种族。事实上，研究发现动机访谈的风格可能是一种更具有文化敏感性的心理治疗形式，这可能也解释了为什么动机访谈在少数群体中更为有效[22]。有趣的是，动机访谈在临床医师没有严格遵循手册时更有效，可能是因为过于严格地遵循手册会使临床医师过快地运用手册中的传统方法解决问题[22]。有证据表明，来自不同背景和培训的临床医师可以通过为期2天的强化培训或相当于12~16h的亲自授课和角色扮演的机会，随后进行指导和监督/咨询，从而熟练掌握MI[22,23]，而不是通过手册和研讨会传统的方法学习新的治疗技术。综上所述，通过14~16h的培训，然后由专业培训师进行适度但较长时间（即6个月的每天4~5h）的监督和指导，可以使临床医师能持续熟练掌握MI[7]。

动机访谈作为一种有效的方法在20世纪80年代初首次引起了人们的注意，此后的研究表明，动机访谈是一种有效的干预方法。最近对酒精使用障碍的22个随机对照试验（randomized controlled trial，RCT）进行的荟萃分析发现，MI对酒精使用这一行为改善效果一般[24]。但是，MI似乎对于酒精使用障碍有效，在短期内甚至比其他治疗更有效[24]。这与青少年和成人的物质使用障碍的治疗是一致的，这表明动机访谈是一种贯穿整个生命周期的有效治疗方法[25]。

动机访谈的效果可以延伸到许多其他健康行为的改变上。例如，在体重管理文献中，MI研究表明，它可以有效地用于减肥以及改善饮食和运动行为。在对11项随机对照试验的回顾中，评估了MI对超重和/或肥胖成人的减肥作用，与对照干预措施相比，MI对体重减轻的中等效应大小为0.51标准差[26]。类似的荟萃分析也表明,MI改善了超重成人的饮食和运动,效应量大小为0.56[27]。

虽然最初是应用于成年人群,但是MI的应用可扩展到儿童和青少年。Channon等人进行的一项随机对照试验,比较了对14~17岁的1型糖尿病患者进行MI与支持性咨询的疗效[28]。随机分入干预组的38名青少年在12个月和24个月时的平均糖化血红蛋白显著低于对照组(12个月,$P=0.04$;24个月,$P=0.003$)。MI对儿童和青少年的影响受其特定健康行为的影响。对MI在儿童健康领域(如睡眠、口腔卫生、人类免疫缺陷病毒/艾滋病)的效果评估的荟萃分析表明,与其他干预措施相比,MI在行为方面的影响较小但显著($g=0.282$)[29]。值得注意的是,MI产生的影响是可保持的,在后续评估中没有发生显著降低。同样值得注意的是,在这个荟萃分析中的大多数研究都集中在肥胖症上(37个研究中的12个)。这些研究都推荐使用MI来改善儿童和青少年的健康状况。

17.3 四个过程

17.3.1 介绍

在当前的MI迭代中,临床医师需要注意MI的四个过程:参与、聚焦、唤起和计划。下面这个比喻可能有助于理解MI的四个过程。首先,有一条可以同时容纳医师和患者的船。患者坐在这条船上,通过参与的过程,邀请MI从业者上船。同时,通过使用MI技能或OARS(见第2.3.2节),MI从业者开始划船。船上的两个乘客利用聚焦决定划船的方向。在通往共同目的地的旅程中,采用唤起的过程来增加继续划船的动力。一旦他们有了实质性的动机,计划的过程就可以让船只在一个改变行为的全新方向继续前进。临床医师应该记住,一起划船的过程可能是一个线性过程,但它有时也可以是递归的,一次又一次地导航和重新导航到一个确切的水域。当沟通方式遵循MI精神,并且有一个专注的目标,且医师引发了患者改变的动机时,这个过程就变成了MI。虽然MI也可以没有计划的过程,但这一任务通常也是MI的一个组成部分。在实践中,行为改变通常要求这四个过程在数周、数月甚至数年内以迭代的方式重复。

17.3.2 参与

动机访谈首先要创造一个合适的人际环境,有意地在患者和临床医师之间建立一种强有力的合作关系(比如,可以询问"我们要不要一起划船?")。Miller和Rollnick认为,MI参与的目标是与患者建立合作关系,就治疗目标达成一致,并就实现这些目标的方法进行合作[4]。这与临床医师扮演权威教育者角色的医学模式,甚至与临床医师扮演专家角色的一些心理治疗模式是相反的。应当指出的是,在医学和心理治疗方面,教育者和专家是有帮助且是必要的(例如,在提供有关医疗程序或诊断的信息时,以及在处理急性或紧急的医疗或精神问题时);然而,MI方法建议临床医师在讨论行为改变时将教育者和专家这一角色的作用推迟到谈话的后期,至少要等到患者和临床医师建立了牢固的关系之后。MI专注于参与关系,而不是事实调查任务,所以需要另一套更为复杂的技能。OARS是发展与患者互动的有用工具合集。本书将对这些进行更全面的描述。

开放式问题：开放式问题引发的回答不仅仅是要一个或两个单词的，通常需要引发完整的句子回答，虽然开放式问题和封闭式问题之间也存在着比较明显的区别，但是沟通模式很难改变。开放式问题鼓励患者对问题做出思考后以详细叙述的方式回答，患者必须自己选择要吐露的内容。它们还使患者在讨论中与临床医师进一步合作。封闭式问题能引发例如"是/否"这样一到两个单词的回答或基于事实的回答。当需要特定的回答时，使用封闭式问题很有帮助，而且这些问题通常是一个重要的数据收集工具。然而，过于依赖封闭式问题可能会导致效率低下，也可能只反映临床医师的意图，而不是患者的（表17-3-1）。

表17-3-1　开放式和封闭式问题的例子

开放式问题	封闭式问题
你今天为什么来？	你是来谈戒烟的，对吧？
改变饮食对你来说最重要的是什么？	饮食对你来说重要吗？
你是如何管理压力的？	你介意我问你几个有关你的健康习惯的问题吗？
如果你必须戒烟，你会怎么做？	你想试试尼古丁贴片吗？

肯定：肯定是对个人优势或努力的陈述或反映，可以是简单的（"感谢您今天准时光临"）或复杂的（"您是一个足智多谋的人，能够长期应对这种压力"）。Miller认为，对患者做出肯定性陈述的目的是增强患者的自尊和自我效能感。提高个人的自我效能感已被证明是一种能增强动机的方法[30]。与任何强调性陈述一样，必须真诚地表达肯定，这一点很重要。另外，最好避免将陈述的重点放在你对患者行为的认可或赞扬上，这可能会被认为是一种恭维，而不是在肯定患者。最后，这样的陈述会给患者施加不必要的压力，要求他们将来履行对临床医师的承诺。有时想对患者说一句肯定的话可能很困难。例如，患有糖尿病且糖化血红蛋白高的患者，体重超重，不良饮食，不运动，尽管每次就诊都很晚，但仍持续出现。对这个人的肯定可以是"你是下定了决心要来这里的"。下面是其他一些肯定的例子。

"你很善于关心他人。"

"你喜欢冒险，喜欢发现乐趣。"

"你不会消沉很久。"

"你很有韧性。"

反思：反思是动机访谈（以及许多其他治疗技术）中最常用的技巧之一。与肯定一样，反思也可以从简单到复杂。反思式陈述在MI中有两个目标：一个目标是向患者传达自己的同理心和同情心；另一个更独特的目标是可以利用这些陈述来引发和引导讨论，以增强改变的动机。那些刚刚开始练习MI的人在熟练之前可以选择采用简单的反思。为了更好地说明反思的范围，让我们首先看一个示例。

——临床医师："谢谢你今天能来。你的初级保健医师跟我说了一些你的情况，说你有意向戒烟，你能不能跟我讲讲今天来这儿的原因呢？"

——患者："嗯，我想戒烟，我考虑了有一段时间了，但我不确定我能不能戒烟成功。我的医师非常希望我戒烟，但是在工作中和作为单亲家长，吸烟的间歇是我唯一的独处时间。"

简单：在一个简单的反思中，临床医师可能只是重复患者说的话，"你想要戒烟，并且你已经考虑了一段时间了。"虽然重复这些话可能是有用的，但最好要适度，多次的重复可能会使临床医师和患者都感到厌烦。简单的反思也可能需要临床医师反思与患者所说内容非常接近的陈述，但需要同义词替换或重新表述患者所提供的内容。例如，"你的医师想让你戒烟，但你除了吸烟休息时没有太多的独处时间。"临床医师也可以使用释义，也就是当临床医师倾听时，寻找方法推断患者所说的话的潜在意思，并将其反馈给患者。如果做得好，就能帮助患者继续他们自己的思维过程，而不是开始新的思维过程。你可以采取下面这个例子中的表达方式，"作为一个单亲家长，即使你已经开始意识到戒烟是你保持健康生活的重要组成部分，但解决诸如戒烟之类的问题似乎还是很困难。"

复杂：在复杂的反思中，临床医师反映突出患者所讨论内容的情绪方面的感受。这些通常是更复杂的释义版本。随着临床医师对这类反思的熟练程度的提高，他们既使用感觉陈述（"你害怕了"），也使用隐喻（"你感觉自己在原地踏步"）。在这个例子中，临床医师可能会回应说，"你压力真的很大，我担心你失去仅有的独处时间"。示例见表17-3-2。

表17-3-2 回应例子

反思类型	例子
放大	"你很惊慌。"
辩证	"即使你意识到这种改变会让你的家人受益但你仍然觉得戒烟很困难。"
煽情	"你听到自己这么说，会让你感到更加泄气。"
隐喻	"感觉你像溺水了一样。"
应和的句子	"……这句话你已经等了很久了。"
强调个人选择	"……你知道你是唯一能改变自己的人。"
反话	"……然后你就可以选择什么都不改变了。"

总结：总结陈述是OARS的最后一个组成部分，用于将患者在整个互动过程中所说的一切联系在一起，以确保临床医师与患者有清晰的沟通。让患者知道总结是有用的。例如，"让我看看到目前为止是否理解了你的想法"或"总结一下，一方面，你觉得……；另一方面……"。总结也可以用来将患者在之前的接触中所做的陈述互相联系起来，或者将你从其他来源获得的信息联系起来（如病历、初级保健提供者、配偶，如果得到患者允许的话）。总结也可以帮助医师将注意力转移到不同的话题上，并探查患者是否准备好制定计划。用诸如"我还有遗漏的吗？"以这样的邀请来结束总结是很有帮助的。或者"你还有什么要补充或纠正什么吗？"这将鼓励患者继续保持合作和主动性。合并总结的一个特别有用的方法，就是给患者提供你们改变性谈话的总结，称为"改变性谈话集"。这个方法将引出的改变性谈话陈述纳入这个总结里，形成一个话题合集。这可以作为一个过渡性的总结，有助于将谈话转移到关键问题上，或者通过强调积极的方面来结束访谈。

参与障碍：我们要意识到，尽管我们尽了最大的努力和计划，但在与患者沟通时，还是经常存在一些巨大的障碍。使用这些"障碍"类型的沟通技巧会阻碍患者有效地倾听和参与。动机访谈是一种绕过这些障碍的方法。除了本章前面描述的纠正反射，以下是阻碍有效沟通的12个常见障碍（改编自

Thomas Gordon 的 12 个障碍)[4]。

1. 命令、指导或指挥。
2. 告诫、警告或威胁。
3. 提供建议或提供解决方案。
4. 用逻辑、论据或说教来说服。
5. 告诉人们他们应该做什么：说教。
6. 不同意、判断、批评或指责。
7. 同意、赞成或赞扬。
8. 羞辱、嘲笑或贴标签。
9. 解释或分析。
10. 安心、同情或安慰。
11. 询问或探究。
12. 回避、分散注意力、幽默或改变谈话。

上面列出的 12 种沟通方式依赖于指导、说教或评判，而不是 MI 基本的方法，协作和支持自治。

一个有用的代替这些障碍方法是"引导 - 提供 - 引导"（elicit-provide-elicit）模型，当临床医师希望向患者提供与 MI 方式一致的教育时，通常只有在患者时间有限时才使用该模型。在这个模型中，如果患者有兴趣了解更多信息，并且临床医师有权分享更多信息，临床医师将首先会引导出患者已经知道的关于条件 X 的信息。这种方法通过请求许可和评估兴趣来尊重患者的自主性。如果获得许可，下一步将是向患者提供肯定、反馈、建议或一两条更多的信息。如果没有获得许可（这听起来很奇怪，但确实有可能发生），那么就不要继续教育。如果你继续这样做，那只会破坏你已经建立的伙伴关系。请记住，与您在同一房间的人不一定同意提供这些信息。对于最后一步，临床医师将再次诱导回应、问题，并计划下一步（表 17-3-3）[4]。

表 17-3-3　Elicit-Provide-Elicit 模式

引导	聆听 / 回复	提供	聆听 / 回复	引导

其他常见的误区是，在患者接受治疗或初始治疗期间，临床医师大部分时间都花在收集信息上，而不是花时间与患者进行沟通和了解。这对于临床医师来说是一个挑战，特别是当某些信息需要在收集阶段才能得到回答时。当临床医师只专注于信息收集时，他们更有可能被视为这段关系中的专家，并且他们可能过早地定义访谈的焦点，或者更关注临床医师的目的而不是患者的目的。

用 MI 三明治式评估可以防止这种情况[31]。首先，临床医师使用 OARS 来与患者建立融洽的关系，并与患者互动（通过"引导 - 提供 - 引导"模式）。这一过程使患者能够与临床医师一起合作，同时也为临床医师提供了一个了解患者对改变的准备情况的机会。然后，临床医师会将谈话引导到信息的收集阶段，这个阶段可能包括任何数量的评估。最后，临床医师的重点是引出改变性谈话，并处理患者对改变的矛盾心理，最终如果合适的话，可以制订一个改变计划。

17.3.3 聚焦

聚焦是 MI 的第二个过程,也是一个非常关键的过程。临床医师和患者必须知道他们划船的方向。也就是说,必须有一个明确定义的谈话目标或焦点的陈述,通常它会发生在谈话的早期阶段。如果没有一个明确的目标导向或行为改变,患者和临床医师都很难知道他们的注意力应该集中在哪里。在 MI 过程中,学习如何协作设定目标是一项重要的技能。临床医师可能会从他们的环境(如减肥诊所)或基于他们自己的专业知识得到一些启发,了解患者可能对他们的期望。在某些情况下,患者也可能会非常清楚他们来访的目的(例如"我来这里是因为我想减肥")。当目标明确时,临床医师可以自然走向地向引出的方向。然而,当患者对目标不太清楚或者没有预先设定的就诊焦点时,聚焦的作用就体现出来了。临床医师在确定一个明确的目标之前应该保持专注。为了在目标不明确的情况下推动这一进程,Miller 和 Rollnick 建议使用一种叫做"目的映射"的工具。他们将这个工具描述为"就像看一张地图,通过看地图看到你可能去的地方,也许就像两个人在帆船上减速片刻,以此商定一条新航线"[4]。目的映射首先要请求患者允许退一步考虑希望讨论内容。这项技巧可以引导患者到你要去的地方,并支持他们的自主性。接下来,患者和临床医师会列出一份可以讨论的选项清单。临床医师应该以协作的方式,提出他们认为对患者来说可能很重要的谈话。一旦创建了规划图,临床医师就会引导患者回到特定的焦点上。

聚焦的另一个挑战是,当就诊时就有一个预先设定的目标时(例如,法律规定的药物滥用的戒除、止痛药协议规定的治疗、肝移植活体供体的评估)。在这些情况下需要承认的是,有的人是被命令参与访谈的,可能他们自身并不愿意参与。这也有助于临床医师认识到他们自己的双重角色:既是患者的临床医师,又是对患者提出建议的角色。这种坦诚和开放的谈话有助于建立必要的信任,以便临床医师在访谈中取得进展。在这些特殊情况下,保持平衡状态也很有帮助。平衡状态要求临床医师对期望的结果采取中立的态度[4]。通常,在 MI 中,临床医师会努力使患者朝着一个明确的特定目标前进(即减少吸烟、减肥、接受治疗)。但在平衡状态下,临床医师将保持中立,允许患者探索每一个潜在结果的利弊(如是否继续工作?是否离开伴侣?)。在这种情况下,临床医师可能会选择与患者一起完成决策平衡表格。要做到这一点,要列出每个类别的好处/优点和成本/缺点(进行改变和不进行改变),并指导聚焦过程的下一步(表 17-3-4)。

表 17-3-4 决策平衡表格

是否改变	好处/优点	成本/缺点
进行改变		
不进行改变		

17.3.4 唤起

当患者朝着改变的方向(他们正在前进的方向)前进时,矛盾心理的出现是很自然的,也是一个很常见的陷入困境的地方。"改变性谈话"和"维持性谈话"等概念有助于解释矛盾心理形成的两个方面：改变的原因和不改变的原因。Miller和Rollnick假设自我激励话题（改变性谈话）是MI的一种行为机制，并且有大量可靠的证据证明改变性谈话与积极的健康结果相关[4,32-34]。此外，有证据表明，临床医师与MI相一致的行为会引出改变性谈话[35-37]。Moyers等人认为，改变性谈话调节了临床医师与MI相一致的行为和患者的改善结果之间的关系[34]。改变性谈话是患者内在改变动机的口头表达。临床医师应该重点关注陈述中出现的表达改变意识的，例如引发、加强、肯定和验证这类改变性谈话。临床医师必须首先建立认识并提高识别改变性谈话的能力，然后努力做出回应。

认识改变性谈话：虽然维持性谈话是正常的，但关注它并不总是对患者有帮助。通常，临床医师也习惯甚至是有意识培养在维持性谈话基础上识别问题。对于MI，有必要将关注点从识别和随后阐述问题（引出维持性谈话）转移到寻找内在和改变的需要（改变性谈话）。根据Miller和Rollnick，改变性谈话分为两类：预备改变性谈话和动员改变性谈话[4]。

预备改变性谈话：

期望："我真的很想……""我希望如果……""我真的希望生活不一样"

能力："我知道我可以做到，如果……""我过去也发生过这样的变化。"

理由："如果我能减掉4.5kg，那么我会感觉好些……""我知道我现在做的不健康……""如果我可以开始，我会在其他方面更有信心。"

需要："医师说我需要戒烟。""我需要为我和我的家人做这些。""我总是那么累，我知道这影响了我的工作。"

动员改变性谈话：

承诺："我愿意听取你关于下一步该做什么的建议……""我将开始跟踪每天的步数。"

激发："我一直在考虑如何改掉这个坏习惯……""我准备开始了。"

采取措施："我已经购买了健身房会员资格……""我打了戒烟热线，留下一条信息……""我和我妻子谈了她的想法。"

明白维持性谈话从根本上说并不是不好或没有治疗作用是非常重要的。其实，这是完全正常的现象。然而，临床医师的目标是，当他们听到维持性谈话时，引出改变性谈话并对此做出回应。Miller和Rollnick指出，有效的MI会显著增加患者的改变性谈话，而改变性谈话也能预测患者随后的改变[4]。为了促进进展，在回应改变性谈话时最好分清听到的是哪种类型的改变性谈话。如果患者提供的是预备改变性谈话，临床医师就要致力于增加执行计划的改变性谈话。如果患者提供的是动员改变性谈话，临床医师就应努力增加下一阶段的改变性谈话。

练习：检查下面的句子，判断每个句子是否是一个改变性谈话，并将你的结论与下面的答案进行比较。

1. "我真的希望能更好地限制自己的食量。"
2. "嗯，我知道减肥很重要，但我真的没那么严重，我的BMI只有29。"
3. "我担心如果我不尽快开始减肥，那就永远不可能再开始了。"

4."看来我在毒品和酒精上浪费了很多时间。"

答案：1.是，这是一个渴望改变的例子。2.不是，这句话以一个潜在的改变性谈话开始，但在结束时又恢复到维持性谈话。3.是，这是需要改变的一个例子。4.是，这句话阐释了改变的理由。

引出改变性谈话是MI的一个重要部分。标度型问卷是评估改变性谈话强度的工具之一。为此，需要使用一个从0到10的假想刻度。关于改变的对话中，这个重要的标尺通过询问患者改变特定目标行为的重要性。例如，临床医师可以问：

从0到10，0代表"一点都不重要"，10代表"非常重要"，那么_____对你来说有多重要？（表17-3-5）

表17-3-5　重要性标尺

0<-->10
一点也不重要　　　　　　　　　　　　　　　　　　　　　　　　　　　　　　　非常重要

这个图表提供了一个重要的基线水平。从这里，临床医师可以开始从关心减肥的患者那里引出改变性谈话。继续询问：

告诉我为什么是标尺上的数字而不是更低的数字？

记住，先提出患者报告的数字，之后再是更低的数字，这是十分重要的。当临床医师以这种方式与患者沟通时，患者会说出改变的理由，阐述为什么它是重要的。如果这个问题反过来问，你会引出患者的维持性谈话，他们会列出关于改变过程中障碍的例子；他们会合理化保持不变的理由。最后一个问题可以向下接着说：

"怎样才能让你从（较低的数字）上升到（略高的数字）？"

医师的回应能提供更多的改变性谈话并肯定患者已付出的努力或成功。上述表17-3-5中的重要性标尺也可以用来了解患者的自信心水平。只需用自信替换重要性，得出结果就是患者的自信心水平。一定要再次确定先提出患者所说的数字，然后再提出一个较低的数字。这样做后患者才会提供他们自信的理由，包括期望、需要，甚至曾经达到的成功。

其他可能引出改变性谈话的诱发性问题有：

"你身上的什么特质可以帮你成功？"

"为了成功，你将如何着手做这件事？"

"你将如何进行这种改变？"

"在过去，你做过哪些成功的转变？"

"你改变的原因是什么？"

对改变性谈话的回应是MI的一个重要组成部分。鉴于改变性谈话代表了改变的内在动机，患者的动机可以通过技术性的回应来进一步被加强。临床医师利用OARS对改变性谈话做出反应。引出改变性谈话的策略，有一种常用且容易记忆的方法——EARS。

- 阐述(elaborate)：通过问一些开放式的问题来详细阐述，如"你为什么想要做出这个改变，你将如何去做？"或者使用重要性/信心标尺。临床医师也可以询问过去的成功案例，或者患者希望通过这种改变达到什么效果。
- 肯定(affirmations)：是为了同意、鼓励或支持患者。
- 反思(reflection)：反思患者已经说过的话。如果可能，提供一个复杂的反思，详细说明改变性谈话或情感内容。
- 总结(summarize)：临床医师应试图收集并整合他们听到的有关改变的信息，并以总结的形式反馈给患者。

练习：识别改变性谈话的类型以及回应改变性谈话的陈述。

例句1："我真的不想戒烟，但我知道我应该戒烟，我以前试过，真的很难。"

(1)"你真的不想戒烟"(2)"你很清楚你应该戒烟"(3)"你不认为你可以戒烟"。

例句2："我知道你担心我可能上瘾了，我想我能理解你的想法，但我真的需要更多的止痛药，如果你不给我开，我就去找另一个会开的医师。"

(1)"你知道我担心药物带来的依赖性。"(2)"很难想象如果没有更多的药物你会怎么活下去。"(3)"不管怎样，你都会得到更多的药物。"

如上所述，维持性谈话是患者维持现状的体现，是在改变过程中可以预料到的正常行为。当患者对行为改变目标有内在冲突（矛盾心理）时，就会发生维持性谈话。然而，不依从的表现则截然不同。当患者和临床医师之间发生人际冲突时，不依从就会发生。意思是说，不依从是一种反映出问题或医患关系不和谐的行为。不依从表现在许多方面，包括防御性、争论、中断、忽视。

不依从可以发生在MI的四个过程中的任何阶段，无论是参与、聚焦、唤起还是计划。不依从可以通过回到MI的第一个过程——参与来解决。有许多方法可以改善患者的不依从。首先，可以通过简单地为中断而道歉来完成。一句简单的"对不起"对修复合作关系大有帮助。比如"你知道，很抱歉我越界了"。"我不应该告诉你该做什么"可以很容易地减少不和的紧张气氛。认同患者也是一种有效的话术。当医师意识到不依从发生的时候可以说"你非常清楚过去什么方法对你有效"。这种技巧是一种隐性的方式，能够让临床医师和患者和解，并将谈话从有争议的话题转移开来。转移注意力的一个例子是"你是对的，我的意见在这里不重要，告诉我这件事对你来说什么是重要的"。

17.3.5 计划

一旦出现了大量的改变性谈话，就可以制订下一步计划了；重要的是记住不要超过患者的准备水平。计划是一个持续不断变化的过程，需要临床医师评估解决目标行为的潜在方法。首先，临床医师以"改变性谈话集"的形式提供总结——临床医师收集的改变性谈话，打包提供给患者。接下来是一个简单的问题，比如"以我们现在的状态应该实现什么样目标？"这可以使临床医师和患者从处理过渡到计划。这个问题可能导致向前迈出明确的、有多种选择的一步，也可能向前迈出没有明确道路的一步。当有一条明确的改变之路时，应该首先明确目标，并总结对当下进展的理解。从这步骤以后，您将对可能阻碍进度的障碍和"减速带"进行故障排除，并缩小讨论范围，以获得有关计划的更具体细节。创建目标时，SMART 通常很有用。

明确性（specific）：尽可能多地定义目标，包括疑问句，如什么事情，什么地方，什么时候会发生。

可衡量（measurable）：确保目标/行为可以被跟踪。例如，"我每周锻炼 3d，每次 30min。"

可达到（attainable）：确保目标可以完成。尽量使目标不过高于或过低于患者的一般表现。

相关性（relevant）：设定的目标是否和其他目标有一定相关性？

时效性（timely）：目标应该有一个开始时间及一个限制时间，以方便评估。经过一定的时间，例如 1 周、1 个月或 1 年，目标将被评估为成功。

有时前进的道路上有许多岔路；动机虽然是存在的，但患者可以有多种选择。在这种情况下，提供了一个总结并提供一个不同选项的清单之后再确认目标就很重要。在这之后，再试着调查患者对下一步的偏好和直觉。问这样的问题："如果你觉得自己能完成这项任务，哪 3 个选择是最有可能让你达成这一目标的？"或者简单地问"哪一个最吸引你？"然后从那里继续引出改变性谈话和进一步的交流。最后，还有一种情况是患者根本没有明确的计划。与清晰的计划和具有多种选择的计划一样，从业者在提供简单介绍后应首先明确计划。在这种情况下，你与患者进行头脑风暴：提供任何可行的选择。在这一点上，你需要从一般到具体地处理患者的想法。当你和你的患者探讨矛盾心理时，记得使用"DARN-CATS"助记符：渴求（desire）、能力（ability）、理由（reason）、需要（need）、承诺（commitment）、行动（action）和采取措施（taking steps）。这些可以帮助指导并将从业者的注意力集中在对话的关键要素上；尝试减少维持性谈话，增加改变性谈话。

17.4 总结

动机访谈是一种加强个人改变动机和承诺的合作性谈话方式[4]。在这一章中，我们讨论了 MI 的四个过程，MI 的基本技能（如 OARS），以及如何应对改变性谈话、维持性谈话和交流不和谐的问题。通过培训和指导，可以熟练掌握 MI。研究表明，使用 MI 通常能得到比只提供教育、候选名单或常规治疗干预更好的改善结果，而且通常比使用指令性风格的方法更好[6]。实践 MI 需要时间和努力，而最重要的是实践。我们鼓励临床医师探索如何使用 MI，这不仅有利于他们与患者的关系，而且产生的积极影响也可能来自这种关系的结果。临床医师应该记住，比起结果，他们更应注重与患者的交流。

（Peter Fifield，EdD，LCMHC，MLADC，Joji Suzuki，MD，Samantha Minski，PhD，and Jennifer Carty，PhD 著 孙洪强 译 魏菁 校）

参考文献

1. Brink, S. (2017, April 20). *What County Spends the Most (and Least) on Healthcare Per Person?* New Hampshire Public Radio. Retrieved from: http://www.npr.org/sections/goatsandsoda/2017/04/20/524774195/what-country-spends-the-most-and-least-on-health-care-per-person.
2. World Health Organization. (2017). *The Top 10 Causes of Death Worldwide: Fact Sheet.* Retrieved from: http://www.who.int/mediacentre/factsheets/fs310/en/.
3. Aubrey, A. (2017). *Fresh Food by Prescription: This Health Care Firm is Trimming Costs – And Waistlines*, 2017 (May 8). Retrieved from: http://www.npr.org/sections/thesalt/2017/05/08/526952657/fresh-food-by-prescription-this-health-care-firm-is-trimming-costs-and-waistline.
4. Miller, W. R., & Rollnick, S. (2013). *Motivational Interviewing: Helping People Change* (3rd ed.). New York, NY: Guilford Press.
5. Pollak, K. I., Nagy, P., Bigger, J., Bilheimer, A., Lyna, P., Gao, X., Armstrong, S. (2016). Effect of teaching motivational interviewing via communication coaching on clinician and patient satisfaction in primary care and pediatric obesity-focused offices. *Patient Education and Counseling*, 99(2), 300–303. doi:10.1016/j.pec.2015.08.013.
6. Lundahl, B., Moleni, T., Burke, B. L., Butters, R., Tollefson, D., Butler, C., & Rollnick, S. (2013). Motivational interviewing in medical care settings: A systematic review and meta-analysis of randomized controlled trials. *Patient Education and Counseling*, 93(2), 157–168. doi:org/10.1016/j.pec.2013.07.012.
7. Schwalbe, C. S., Oh, H. Y., & Zweben, A. (2014). Sustaining motivational interviewing: A meta-analysis of training studies. *Addiction*, 109(8), 1287–1294. doi:10.1111/add.12558.
8. Miller, W. R., Taylor, C. A., & West, J. C. (1980). Focused versus broad-spectrum behavior therapy for problem drinkers. *Journal of Consulting and Clinical Psychology*, 48(5), 590.
9. Miller, W. R., & Baca, L. M. (1983). Two-year follow-up of bibliotherapy and therapist-directed controlled drinking training for problem drinkers. *Behavior Therapy*, 14(3), 441–448. doi:http://dx.doi.org/10.1016/S0005-7894(83)80107-5.
10. Miller, W. R., & Rollnick, S. (2009). Ten things that motivational interviewing is not. *Behavioural and Cognitive Psychotherapy*, 37(2), 129–140. doi:10.1017/s1352465809005128.
11. Rollnick, S., & Miller, W. R. (1995). What is motivational interviewing? *Behavioural and Cognitive Psychotherapy*, 23(4), 325–334.
12. Rogers, C. (1995). *A Way of Being.* New York, NY: Houghton Mifflin Harcourt.
13. Alperstein, D., & Sharpe, L. (2016). The efficacy of motivational interviewing in adults with chronic pain: A meta-analysis and systematic review. *The Journal of Pain*, 17(4), 393–403. doi:http://dx.doi.org/10.1016/j.jpain.2015.10.021.
14. Barnes, R. D., & Ivezaj, V. (2015). A systematic review of motivational interviewing for weight loss among adults in primary care. *Obesity Reviews*, 16(4), 304–318. doi:10.1111/obr.12264.
15. Barnett, E., Sussman, S., Smith, C., Rohrbach, L. A., & Spruijt-Metz, D. (2012). Motivational interviewing for adolescent substance use: A review of the literature. *Addictive Behaviors*, 37(12), 1325–1334. doi:http://dx.doi.org/10.1016/j.addbeh.2012.07.001.
16. Chen, S. M., Creedy, D., Lin, H.-S., & Wollin, J. (2012). Effects of motivational interviewing intervention on self-management, psychological and glycemic outcomes in type 2 diabetes: A randomized controlled trial. *International Journal of Nursing Studies*, 49(6), 637–644. doi:http://dx.doi.org/10.1016/j.ijnurstu.2011.11.011.
17. Lindson-Hawley, N., Thompson, T. P., & Begh, R. (2015). Motivational interviewing for smoking cessation. *Cochrane Database of Systematic Reviews*, 3(3). doi:10.1002/14651858.CD006936.pub3.
18. Naar-King, S., Parsons, J. T., & Johnson, A. M. (2012). Motivational interviewing targeting risk reduction for people with HIV: A systematic review. *Current HIV/AIDS Reports*, 9(4), 335–343. doi:10.1007/s11904-012-0132-x.
19. Smedslund, G., Berg, R. C., Hammerstrøm, K. T., Steiro, A., Leiknes, K. A., Dahl, H. M., & Karlsen, K. (2011). Motivational interviewing for substance abuse. *Cochrane Database of Systematic Reviews*, (5). doi:10.1002/14651858.CD008063.pub2.
20. Wilson, A., Nirantharakumar, K., Truchanowicz, E. G., Surenthirakumaran, R., MacArthur, C., & Coomarasamy, A. (2015). Motivational interviews to improve contraceptive use in populations at high risk of unintended pregnancy: A systematic review and meta-analysis. *European Journal of Obstetrics & Gynecology and Reproductive Biology*, 191, 72–79. doi:http://dx.doi.org/10.1016/j.ejogrb.2015.05.010.
21. Lundhahl, B., & Burke, B. L. (2009). The effectiveness and applicability of motivational interviewing: A practice-friendly review of four meta-analyses. *Journal of Clinical Psychology*, 65(11), 1232–1245. doi:0.1002/jclp.20638.
22. Hettema, J., Steele, J., & Miller, W. R. (2005). Motivational interviewing. *Annual Review of Clinical Psychology*, 1, 91–111. doi:10.1146/annurev.clinpsy.1.102803.143833.
23. de Roten, Y., Zimmermann, G., Ortega, D., & Despland, J. N. (2013). Meta-analysis of the effects of MI training on clinicians' behavior. *Journal of Substance Abuse Treatment*, 45(2), 155–162. doi:10.1016/j.jsat.2013.02.006
24. Vasilaki, E. I., Hosier, S. G., & Cox, W. M. (2006). The efficacy of motivational interviewing as a brief intervention for excessive drinking: A meta-analytic review. *Alcohol & Alcoholism*, 41(3), 328–335. doi:10.1093/alcalc/agl016.
25. Jensen, C. D., Cushing, C. C., Aylward, B. S., Craig, J. T., Sorell, D. M., & Steele, R. G. (2011). Effectiveness of motivational interviewing interventions for adolescent substance use behavior change: A meta-analytic review. *Journal of Consulting and Clinical Psychology*, 79(4), 433–440. doi:10.1037/a0023992.
26. Armstrong, M. J., Mottershead, T. A., Ronksley, P. E., Sigal, R. J., Campbell, T. S., & Hemmelgarn, B. R. (2011). Motivational interviewing to improve weight loss in overweight and/or obese patients: A systematic review and meta-analysis of randomized controlled trials. *Obesity Reviews*, 12(9), 709–723. doi:10.1111/j.1467-789X.2011.00892.x.
27. Burke, B. L., Arkowitz, H., & Menchola, M. (2003). The efficacy of motivational interviewing: A meta-analysis of controlled clinical trials. *Journal of Consulting and Clinical Psychology*, 71(5), 843–861. doi:10.1037/0022-006x.71.5.843.
28. Channon, S. J., Huws-Thomas, M. V., Rollnick, S., Hood, K., Cannings-John, R. L., Rogers, C., & Gregory, J. W. (2007). A multicenter randomized controlled trial of motivational interviewing in teenagers with diabetes. *Diabetes Care*, 30(6), 1390–1395. doi:10.2337/dc06-2260.
29. Gayes, L. A., & Steele, R. G. (2014). A meta-analysis of motivational interviewing interventions for pediatric health behavior change. *Journal of Consulting and Clinical Psychology*, 82(3), 521–535. doi:10.1037/a0035917.
30. Bandura, A. (1982). Self-efficacy mechanism in human agency. *American Psychologist*, 37(2), 122–147. doi:10.1037/0003-066X.37.2.122.
31. Martino, S., Ball, S. A., Gallon, S. L., Hall, D., Garcia, M., Ceperich, S., Hausotter, W. (2006). *Motivational Interviewing Assessment: Supervisory Tools for Enhancing Proficiency.* Salem, OR: Northwest Frontier Addiction Technology Transfer Center, Oregon Health and Science University.
32. Baer, J. S., Beadnell, B., Garrett, S. B., Hartzler, B., Wells, E. A., & Peterson, P. L. (2008). Adolescent change language within a brief motivational intervention and substance use outcomes. *Psychology of Addictive Behaviors*, 22(4), 570–575. doi:10.1037/a0013022.
33. Gaume, J., Gmel, G., Faouzi, M., & Daeppen, J.-B. (2008). Counsellor behaviours and patient language during brief motivational interventions: A sequential analysis of speech. *Addiction*, 103(11), 1793–1800. doi:10.1111/j.1360-0443.2008.02337.x.
34. Moyers, T. B., Martin, T., Christopher, P. J., Houck, J. M., Tonigan, J. S., & Amrhein, P. C. (2007). Client language as a mediator of motivational interviewing efficacy: Where is the evidence? *Alcoholism: Clinical and Experimental Research*, 31(10 Suppl), 40s–47s. doi:10.1111/j.1530-0277.2007.00492.x.
35. Catley, D., Harris, K. J., Mayo, M. S., Hall, S., Okuyemi, K. S., Boardman, T., & Ahluwalia, J. S. (2006). Adherence to principles of motivational interviewing and client within-session behavior. *Behavioural and Cognitive Psychotherapy*, 34(1), 43–56. doi:10.1017/S1352465805002432.
36. Houck, J. M., & Moyers, T. B. (2008). *What You Do Matters: Therapist*

Influence on Client Behavior during MI Sessions. Paper presented at the International Addiction Summit, Melbourne, Australia.
37. Moyers, T. B., & Martin, T. (2006). Therapist influence on client language during motivational interviewing sessions. *Journal of Substance Abuse Treatment, 30*(3), 245–251. doi:10.1016/j.jsat.2005.12.003.
38. Pollak, K. I., Alexander, S. C., Coffman, C. J., Tulsky, J. A., Lyna, P., Dolor, R. J., Østbye, T. (2010). Physician communication techniques and weight loss in adults: Project CHAT. *American Journal of Preventive Medicine, 39*(4), 321–328. doi:https://doi.org/10.1016/j.amepre.2010.06.005.

第 18 章 跨理论模型

目录

要点／288

18.1 前言／288

18.2 改变阶段／288

18.3 改变的原则和过程／290
18.3.1 原则 1 ／ 290
18.3.2 原则 2 ／ 291
18.3.3 原则 3 ／ 291
18.3.4 原则 4 ／ 291
18.3.5 原则 5 ／ 291
18.3.6 原则 6 ／ 291

18.3.7 原则 7 ／ 293

18.4 TTM 的主要假设／294

18.5 通过多种行为改变增加影响／295

18.6 挑战跨理论模型的研究／296

18.7 幸福的多个领域：从痛苦或挣扎到身心健康／297

18.8 结论／297

参考文献／299

要 点

- 健康生活方式的重要性。
- 每个改变阶段的人的特征。
- 每个阶段应用的原则和过程。
- 通过多种行为改变增加影响。
- 跨理论模型(TTM)面临的挑战。
- TTM 如何提高幸福感。
- 将 TTM 融入实践的多重好处。

18.1 前言

健康风险行为,如吸烟、缺乏运动、不健康饮食、酗酒和无效的压力管理,能解释人群病态、残疾、死亡、功能和生产力下降以及医疗保健成本上升的 70%。相反,健康的生活方式,包括戒烟、每天吃 5 份水果和蔬菜、适当的体力活动(例如,每天步行 10 000 步或每周做 150min 的中等强度运动),以及努力保持体质量指数(body mass index,BMI)小于 $25kg/m^2$,被证明可将预期寿命最多延长 14 年[1-3]。然而,拥有健康的生活方式(0-1-5-10,20,25),即 0(不吸烟)、每天 1~2 杯酒精饮料、5 份(水果和蔬菜)、10(步行 10 000 步)、20(20min 的压力管理)和 25($BMI<25kg/m^2$)对 97% 的人来说是难以实现的目标[4]。为什么这些健康风险行为对健康和幸福如此重要?它们代表了生命的基本功能——呼吸、饮水、进食、运动和感觉。如果吸入毒素,就会威胁到我们的身体;如果饮酒达到有毒水平,就会损害我们的身心。如果没有足够的运动,就不能从身体中排除足够的毒素。

为了实现健康行为并对患者健康产生重大和可持续的影响,需要一个行为改变模型来满足整个人群的需求,而不仅仅是满足那些被激励后会立即采取行动来改善健康的少数群体的需求。行为改变跨理论模型(TTM)建立在改变阶段的基础上,它根据人群在改变过程中的位置对其进行分类。原则和过程被应用于改变的各个阶段中来启动运动。基于 TTM 原则的干预措施可以产生交互式的、广泛适用于整个人群治疗的方案。这些方案包括通过各种方式,如顾问指导、电话辅导、互联网和短信等,提供的计算机定制的干预措施。

18.2 改变阶段

跨理论模型(transtheoretical model,TTM)假设,行为改变是一个随着时间的推移且通过一系列阶段展开的过程,包括前意向阶段、意向阶段、准备阶段、行动阶段、维持阶段和终止阶段。

前意向阶段是指个人不打算在可预见的未来(通常以未来 6 个月衡量)采取行动的阶段。个人处于这一阶段,可能是因为他们对某一行为的后果不知情或知情不够;或者是他们可能已经多次尝试改变,并对自己的能力感到沮丧。这两类个体都倾向于避免阅读、交谈或思考他们的高风险行为。在其他理论中,这些人常被描述为对健康促进计划"抵抗""没有动力"或"没有准备好"。事实上,传统的项目还没有为这些人做好准备,也没有动力去满足他们的需求。

处于前意向阶段的个体通常会低估改变带来的好处并高估其成本,但他们并不知道自己正在犯这样的错误。如果他们并没有意识到正在犯这样的错误,他们就很难去改变。因此,许多人会仍然停留在无准备阶段,对他们的身体、他们的精神和他人造成相当大的伤害。这些人看起来没有内驱动力从一个阶段进展到下一个阶段。这些阶段与人类发展阶段不同,在后者中儿童具有从爬行进展到走路的内驱动力,即使他们爬行得很好,而且学习走路可能是痛苦和尴尬的。相反,有两种主要力量可推动人们进步。

首先是发展事件。在作者的研究中,达到长期维持阶段的吸烟者的平均年龄为39岁。那些过了39岁的人认为,39岁是一个重新评估个人生活方式,以及是否想死于这种生活方式或是否想提高下半生的生活质量和寿命的年龄。另一种自然发生的力量是环境事件。有个典型的例子是一对夫妇都是重度吸烟者,他们养了多年的狗死于肺癌,这件事最终促使妻子戒烟。然而,丈夫却买了一只新狗。因此,即使是相同的事件不同的人也会有不同的处理。

一个普遍的看法是,有健康风险的人必须"跌入谷底"之后才有动力改变。因此,家人、朋友和医师都在无助地等待危机的发生。但是,人们多久会变成39岁或有一只狗死去呢?当个体表现出严重身体疾病(如癌症或心血管疾病)的最初迹象时,他们周围的人会被动员起来帮助他们寻求早期干预。有证据表明,早期干预往往能挽救生命,因此等待这样的患者"跌入谷底"是不可接受的。与这种被动的立场相反,为了帮助个人跨越前意向阶段而创建的第三种力量被称为计划干预。

意向阶段是个人打算在接下来的6个月内采取行动的阶段。这样的人更了解改变带来的好处,同时也更敏锐地意识到改变所需的成本。当吸烟者开始认真考虑戒烟时,他们对改变所需的成本认识会增加。行为改变是需要付出代价的。改变所需的成本及其带来的利益之间的平衡可能会使患者产生深刻的矛盾心理,这可能反映出一种有风险的爱恨关系,从而使一个人长期处于意向阶段。这种现象通常被描述为"长期沉思"或"行为拖延",揭示了这些人还没有准备好接受以行动为导向的方案。

准备阶段是个人打算在不久的将来采取行动的阶段(通常为下一个月)。这些人通常在前一年采取过一些重大行动。他们通常有一个行动计划,比如参加减肥小组、咨询顾问、与医师交谈、购买自助书或者依靠自助的方法。这些人应该被招募去参加以行动为导向的治疗方案。

行动阶段是个人在过去6个月内对其生活方式做出具体和公开改变的阶段。因为行动是可观察的,行为改变往往等同于行动。但在TTM中,行动阶段只是6个阶段的其中之一。在这个模型中,也并不是所有的行为改变都算作行动。个人必须达到科学家和专业人员一致认为足以降低疾病风险的标准才行。例如,对于吸烟,只有完全戒除才算有效;对于酗酒和酒精滥用,许多人认为只有完全戒酒才能有效,而另一些人则认为控制饮酒就算有效的行动。

维持阶段是个人努力防止复发的阶段,但不需要像在行动阶段那样频繁地应用改变进程。这样的人不太容易复发,并且越来越相信他或她能够维持所作的改变。有关诱惑和自我效能感的研究指出,维持阶段持续大约6个月~5年。早期复发的常见原因是，个人没有为进入维持阶段所需的长期努力做好充分准备。学界公认最难维持的阶段将在几周或几个月内结束。因此，如果他们过早地放松努力，就会有很大的复发风险。

为了让这些人为未来做好准备，应该鼓励他们把克服坏习惯看作是跑马拉松，而不是短跑。他们可能想参加波士顿马拉松，但他们知道没有准备就不会成功，因此不会参加比赛。通过一些准备，他们可能会坚持几英里，但仍然无法完成比赛。只有那些准备充分的人才能全程保持努力。用波士顿马拉松的比喻来说，人们知道他们必须做好充分准备才能在大约20英里处遇到"心碎山谷"（Heartbreak Hill）并生存下来。心碎山谷的行为等价物是什么？现有的最佳证据表明，在抑郁、焦虑、愤怒、无聊、孤独、压力和痛苦等情绪低落的时候，常常会出现复发，此时人类处于情感和心理的弱点。

一般人如何应对这种心烦的时刻？他们会通过大吃大喝、吸烟更多或服用更多的药物来应对痛苦。因此，努力克服危险行为的人在面临困境时会面临最大的复发风险。虽然情绪困扰无法预防，但如果个人已经准备好应对困扰，就可以防止复发。

面临这种情况时，许多美国人依靠口头消费行为来管理他们的情绪。那么，他们可以使用的最健康的口头行为是什么？与他人谈论自己的痛苦是寻求支持的一种手段，可以帮助防止复发。另一个健康的选择是运动。体力活动有助于管理情绪、压力和痛苦。此外，每周150min的运动可以给一个人带来70多种生理和心理健康益处[5]。因此，所有久坐的人都应该运动。第三种健康的选择是某种形式的深度放松，如冥想、瑜伽、祈祷、按摩或深度肌肉放松。让压力和痛苦远离一个人的肌肉和思想，有助于让个人达到最好的状态。

终止阶段是个人摆脱了诱惑而自我效能感达到100%的阶段。无论他们是沮丧、焦虑、无聊、孤独还是有压力，这些人都确信他们不会重拾过去的不健康习惯，作为应对的方法。就好像他们一开始就没有养成这种习惯。在一项对戒断不到5年的吸烟者和酒精使用障碍患者的研究中，每组约20%的人达到了摆脱诱惑和完全自我效能感的阶段。这是一个只有少数人可能达到的理想阶段[6]。

18.3 改变的原则和过程

为了帮助激励患者从一个阶段进展到下一个阶段，有必要了解能够产生这种进步的改变的原则和过程。

18.3.1 原则1

如果患者要超越前意向阶段，就必须增加改变的好处。在一个对12项研究的回顾中，所有研究都表明在意向阶段感知到的益处高于在前意向阶段[7]。这一模式适用于12种问题行为：可卡因的使用、吸烟、犯罪、肥胖、不合理使用避孕套、不安全性行为、久坐不动的生活方式、高脂肪饮食、阳光照射、氡检测、乳腺X射线摄影和从事行为医学的医师。

可以使用的一种技巧是让处于前意向阶段的客户描述改变的所有好处，如戒烟或开始锻炼。大多数人可以列出4、5个好处。医生可以让客户知道,有8-10次的机会来使患者在下一次见面中列出之前列表中两倍或三倍的好处,以此来挑战患者,如果客户的运动益处清单开始表露出更多的动机,例如更健康的心脏、肺、免疫系统,更多的活力,更好的情绪,更少的压力,更好的性生活和更强的自尊,他或她将更有动力开始认真考虑这种改变。

18.3.2 原则2

如果客户要从意向阶段进展到行动阶段,就必须减少改变的"弊端"。第12项研究中发现,在行动阶段感知到的改变成本低于在意向阶段[8]。

18.3.3 原则3

在客户准备采取行动之前,对利益和成本的权衡应更倾向于改变。第12项研究指出,在前意向阶段改变的成本会高于它带来的奖励,但在第11项研究中发现,在行动阶段改变带来的奖励可能会高于它所需的成本。应该注意的是,如果用原始分数来评估这些模式,那么即便是处于前意向阶段的人看起来也是改变带来的奖励大于所需成本。只有在使用标准化分数时,才能识别出清晰的模式,而此时改变的成本总是被认为比获得的回报大。这表明,与处于其他改变阶段的同龄人相比,处于前意向阶段的人会低估改变带来的回报并高估其成本。

18.3.4 原则4

关于进展的一个强原则认为,要实现从前意向阶段进展到有效行动阶段,那么评估改变带来的回报时就需要增加1个标准差(standard deviation,SD)[8]。

18.3.5 原则5

关于进展的一个弱原则认为,要实现从意向阶段进展到有效行动阶段,对改变所需成本的评估就必须减少一半的SD。

由于改变带来的预期效益的增加必须是其成本预期减少的2倍,因此与关注改变所需的成本相比,必须加倍强调改变的效益。令人震惊的是,研究者发现了积极动机必须增加和消极动机必须减少的程度的数学原理。在最近的一项对48种行为的近140项研究的荟萃分析中发现,改变带来的效益确切地增加了1个SD,而其所需的成本下降了0.54个SD[9]。这些原则可以帮助提出更敏感的评估指标来指导干预,给教练和客户反馈什么时候努力有进展了,什么时候努力可能失败了。如果客户需要采取一些行动来为进展到行动阶段做好充分准备,他们可以一起据此调整方法。

18.3.6 原则6

将特定的改变过程与改变阶段相匹配是非常重要的。表18-3-1给出了行动改变的阶段与原则和改变过程的经验汇总。在这个集成的指导下,在行动改变的各个阶段可以采用以下流程。

表 18-3-1　改变阶段、原则和过程的整合

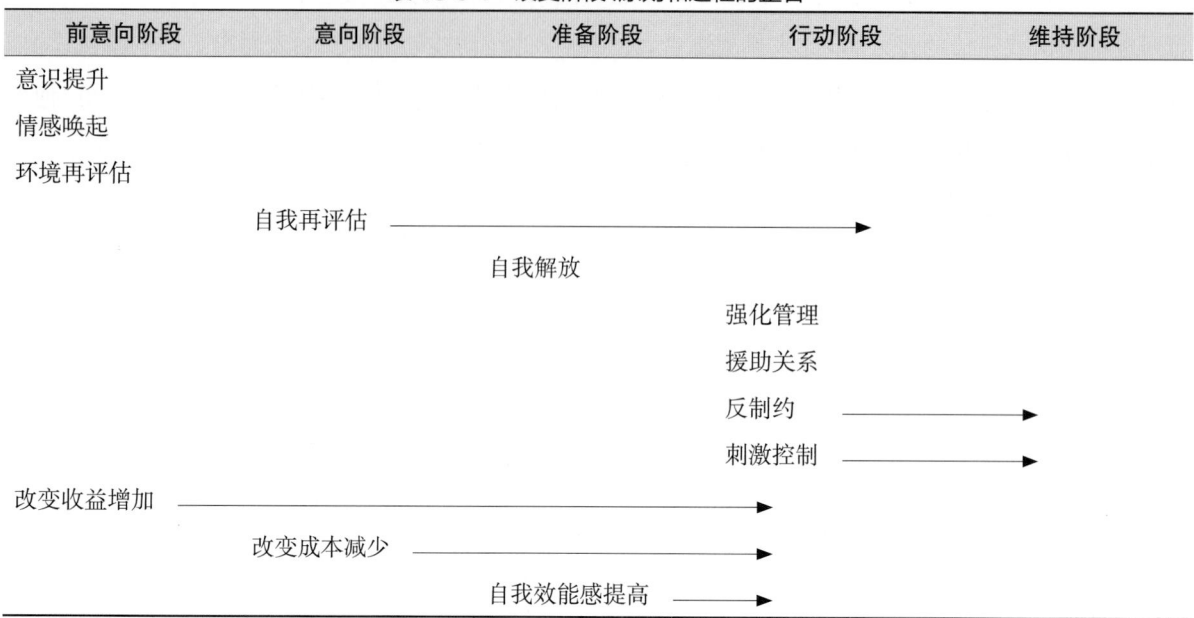

注：研究发现，社会解放在这 5 个阶段所受到的重视并没有区别。

意识提升（了解事实）涉及提高对特定问题的原因、后果和反应的认识。可以提高认识的干预措施包括观察、对抗、解释、反馈和教育。有些技巧，比如对抗，在维持方面具有相当大的风险，而且不像激励增强方法那样受到高度推崇，比如关于持续不健康行为的当前和长期后果的个人反馈。增加不改变的成本是提高改变效益的必然结果。因此，意识提升被用来增加改变的益处。

情感唤起（注意感觉）涉及对一个人当前行为和可以从改变中得到缓解的情绪唤醒。恐惧、灵感、负罪感和希望是能让人思考改变的情绪。心理剧、角色扮演、悲伤和个人证词是能够打动人们情感的技巧的一些例子。应该注意的是，早期关于行为改变的文献认为，教育和恐惧唤起等干预措施并不能激发行为的改变。不幸的是，许多干预措施只是根据其促使人们立即采取行动的能力而被评估。然而，诸如意识提升和情感唤起等过程旨在将人们转移到意向阶段，而不是行动阶段。因此，应根据它们是否导致预期的进展来评估其效果。

环境再评估（注意你对他人的影响）结合了不健康行为对社会环境的影响，以及行为的改变如何影响环境的情感和认知评估。共情培训、价值澄清以及家庭或网络干预可以促进这种重新评估。例如，媒体对处于前意向阶段的吸烟者进行的一次简短干预可能会展示一个在悲伤中的人的形象，他说："我一直担心吸烟会导致我过早死亡。我总是担心吸烟会导致肺癌。但我从未想到我的妻子会死于肺癌。"在他悲痛的表情下，出现了这样的统计数据：每年有 5 万人死于被动吸烟。在 30s 内，这一信息实现了意识提升、情感唤起和环境再评估。

自我再评估（创造新的自我形象）结合了对自我形象的认知和情感评估，使其摆脱了不健康的行为。形象、健康的榜样和澄清自己的价值观是能够在这种干预中促进行动改变的技术。个人首先回顾并重新评估他们作为不健康的人是如何生活的。当他们进入准备阶段时就会开始关注未来，会想象如果摆脱了不健康的习惯他们的生活会怎么样。

自我解放(做出承诺)既包括相信自己可以改变的信念,也包括承诺和重新承诺根据这一信念采取行动。能够增强这种意志力的技术包括公共承诺而不是私人承诺。动机研究还表明,只有一种选择的人积极性不如有两种选择的人[10],有三种选择更好,但四种选择似乎并不能增强动机。因此,在可能的情况下,应该为客户提供三个应用于每个阶段的最佳选择。以戒烟为例,至少有三个好的选择,如自然戒断(cold turkey)、使用尼古丁替代疗法、使用尼古丁消退疗法。让患者选择他们认为对自己最有效的替代方案,以及他们最愿为之努力的方案,这样可以增强他们的积极性和自我解放。

反制约(使用替代品)需要学习更健康的行为,这些行为可以替代不健康的行为。反制约技术往往是针对特定行为的,包括对可能引起痛苦的非理性自我陈述的脱敏、断言和认知反击。

强化管理(使用奖励)涉及系统地使用强化和惩罚,以便在特定方向上采取措施。因为成功的自我改变更多是依赖强化而不是惩罚,所以应该强调进步的强化而不是倒退的惩罚。应急协议、公开和隐秘的强化以及群体认可是强化和激励的方法,它们增加了重复出现更健康的反应的可能性。为了让客户做好长期的准备,应该教导他们更多地依赖自我强化而不是社会强化。临床经验表明,许多人期望别人给他们比实际得到的更多的强化和认可。亲属和朋友可以认为这在行动阶段是理所当然的。他们引起的积极结果通常不多。自我强化更容易受自我控制,当抵制失败或复发的诱惑时,自我强化可以更快、更持续地给予。

刺激控制(管理你的环境)包括改变环境,以增加提示健康反应的线索并减少导致复发的线索。回避、环境再造(如去除成瘾物质和用具),以及参加自助小组可以提供刺激动力,引发健康反应并减少复发风险。

帮助关系(获得支持)结合了关心、开放、信任和接受,以及对改变的支持。建立融洽的关系、治疗联盟、教练电话、伙伴支持、赞助商和自助团体可以成为社会支持的优秀资源。如果客户变得依赖这种支持来维持改变,那么需要适时的淡化这种支持,以免终止教练成为复发的条件。

社会解放(注意公众支持)是指社会的改变增加了拥有更健康、更幸福生活的选择和机会,使其远离危险行为的过程。社交网络是在没有依赖不健康习惯压力的情况下参与积极互动的能力显著提高的例子。

18.3.7 原则7

自我效能感是指人们在应对高风险情境而他们的不健康行为不复发时所具有的情境自信。自我效能感随着人们在行动改变阶段的移动而增加。当所有这些原则和行为改变的过程被结合起来帮助客户和整个人群走向行动阶段以降低他们的健康风险时,结果是什么?一系列应用阶段匹配干预措施的临床试验研究为一般的行为健康照护和某些特异性的不良习惯的治疗提供了经验。在一项大规模的临床试验中,研究者比较了4项治疗措施:①以家庭为基础的以行动为导向的戒烟方案(标准化);②阶段匹配手册(个性化);③计算机化定制干预(computerized-tailored intervention,CTI)加手册(交互式);④顾问加上CTI(个性化)。739名吸烟者的受试被随机分配到四种治疗方法中[11]。

在CTI治疗中,参与者通过邮件或电话完成了40个问题。他们的答复被输入中央计算机,从中生成量身定制的反馈报告。这些报告告知了参与者他们的行动改变阶段、改变的利弊以及适合其改变阶段的改变过程。在基线水平时,参与者得到了关于他们正确做法的积极反馈,并就他们需要应用于进展的原则和程序提供了指导。在随后6个月提交的2份进度报告中,参与者还收到了与进展有关的任何变量的任何相应改进的积极反馈。因此,士气低落和防御性强的吸烟者可以开始进步,而不必戒烟,也不必太努力地工作。处于意向阶段的吸烟者可以通过采取一些小的步骤,比如将早上的第一支烟再推迟30min,来提高他们的自我效能感,并帮助他们更好地做好戒烟的准备。

在个性化治疗中,吸烟者在6个月的干预期间收到了4个主动咨询电话。其中3个电话是基于CTI报告的。当他们没有CTI报告时,咨询师报告说,在没有任何进展数据的情况下,与参与者的互动会更加困难。如果没有科学评估,客户和咨询师就更难知道自上次互动以来是否取得了重大进展。

图18-3-1显示了4个治疗组在18个月内的点流行戒断率,治疗结束于第6个月。两种自助手册的干预效果在12个月内是平行的,但个性化的阶段匹配手册在18个月时取得了更好的结果。这是延迟动作效果的一个例子,它常出现在阶段匹配的程序中。在早期阶段,参与者需要时间才能取得进展,最终采取行动。因此,如果要通过行为来衡量的一些治疗的效果,只有在相当长的时间之后才能观察到改变。但令人鼓舞的是,在积极治疗结束数月甚至数年后治疗方法仍能产生治疗效果。单独的CTI和个性化的咨询电话加上CTI治疗在6个月内产生了类似的结果。仅CTI就产生了长达18个月的延迟动作效果。CTI加上咨询师的效果则趋于平稳。一种假设是,患者可能变得依赖咨询师。心理咨询师可能需要逐步减少咨询治疗,以减少这种依赖,并提高患者的自我效能感。

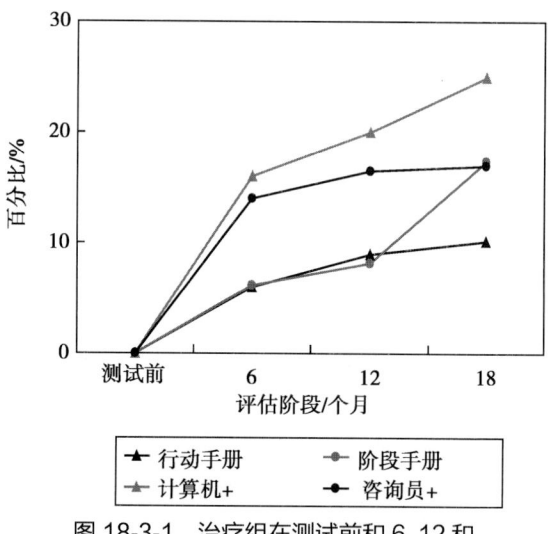

图18-3-1　治疗组在测试前和6、12和18个月时的戒断率(%)

18.4　TTM的主要假设

跨理论模型也是建立在行为改变的性质和最终促进这种改变的人群健康干预重要假设的基础上。以下是驱动跨理论模型研究和实践的一系列假设。

行为改变是一个过程,随着时间的推移,通过一系列的阶段发生。随着时间的进展,有效的健康促进干预措施需要与其对个人阶段的帮助相匹配。

阶段既可以是稳定的,也可以是改变的,就像慢性行为危险因素既是稳定的,也可以是改变的。健康倡议可以通过增强对利弊的理解和降低利弊的价值来促进改变。

大多数高危人群没有做好行动准备,也无法接受传统的以行动为导向的干预计划。帮助个人设定切合实际的目标,比如进入下一个阶段,将有助于行为改变的进程。

需要在特定阶段强调具体的变革原则和进程,以便在所要发生的阶段取得进展。

在为行为改变制定健康促进干预措施时,需要考虑到这些关键假设,以促进各阶段的进展。

18.5 通过多种行为改变增加影响

应用任何理论的最大挑战之一是不断提高标准,即能够增加理论对改善健康的影响。TTM 的一种潜力是治疗人群中的多种行为,因为大多数人群有多种会导致慢性疾病和过早死亡的行为风险。这些多重疾病的人群在医疗费用的支出占相当大的比例。据估计,大约 60% 的医疗费用是由大约 15% 的具有多种行为风险和医疗状况的人群产生的[12]。

从历史上看,对多种行为改变的研究因依赖以行动为导向的治疗以及缺少对于最有前景的干预措施(如交互式和个性化的 TTM 定制干预措施)的应用而受到限制[13]。从 TTM 的角度来看,将行动范式应用于多个行为确实会危及那些压力已经很大的人群,因为行动阶段是最苛刻的阶段,同时采取两个或多个行为是很有挑战的。此外,在有四种健康行为风险,如吸烟、饮食、阳光照射和久坐不动的生活方式的个体中,仅有不到 10% 的人准备对 2 种或 2 种以上的行为采取行动[14]。针对需要改变 4 种行为的糖尿病患者,情况也是如此[15]。

在美国招募了 1 277 名超重和肥胖患者,采用了改变多重行为的第一个策略。我们称之为模块化方法,参与者收到一个单独的基于 TTM 的 CTI 模块,用于与健康体重管理相关的每一种风险行为。24 个月后,治疗组在健康饮食、运动和情绪饮食方面均有显著改变。本研究首次报告了 TTM CTI 组的显著协同作用和未治疗的果蔬摄入量的显著改变。此外,该研究报告了 TTM 组每个参与者的平均行为改变约为 0.8 次,比对照组中的 0.5 次行为高出 60%[16]。

在对同时改变多种行为的认识中,最令人兴奋的进展之一是协同行为的现象。协同作用是增加的概率,即如果个人对一种行为(如锻炼)采取有效行动,他们更有可能对一种次要行为(如饮食)采取行动。我们发现,显著的协同作用通常只发生在 TTM 治疗组,而不是对照组,这表明它很可能是由治疗引起的[16-18]。

在一个拥有 1 400 名员工的主要医疗中心进行的研究中,研究者对 4 种行为(吸烟、不活动、$BMI>25kg/m^2$ 和压力)中的每一种提供了在线模块化的 TTM CTI,并提供了 3 个通过电话或一对一交流进行的动机访谈(motivational interviewing,MI)。员工选择他的目标行为,以及他准备在这一行为上花费多少时间和精力。在 6 个月时,这 2 种治疗方法的结果都优于健康风险干预(health risk intervention,HRI),其中包括对每个风险的个人阶段的反馈,以及关于他们如何进入下一个阶段的指导[19]。

Mauriello 等人从 4 个州的 8 所高中招募了 1 800 名学生,并对他们应用了以锻炼为主要行为的第二代策略,同时接受了三次完全定制的 CTI 在线课程[20]。水果和蔬菜的摄入(F&V)和电视观看的限制等次要行为在适度管控和极少量管控(仅限阶段)水平之间交替改变。在 6 个月的治疗过程中,这 3 种行为的每一种都有显著的治疗效果,但只有水果和蔬菜的摄入带来的改变持续到了第 12 个月。在治疗组的每一对行为都有显著的协同作用,而在对照组中则没有。

18.6 挑战跨理论模型的研究

对TTM的批判主要围绕以下几个核心问题。这些问题包括与非TTM变量相比,TTM预测结果的效果如何;以及TTM(如改变过程)是否以该模型应该预测的方式预测了不同改变阶段的进展。他们的担忧得到了一些实证研究的支持,但这些研究中的一些负面结果可以用不恰当的方法来解释。其他人则有更强的方法并可提供用于完善TTM有用的细节。

Farkas等人和Abrams等人将成瘾变量与TTM的变量进行比较,作为12~24个月内戒烟的有效预测因素[21,22]。成瘾变量,包括吸烟的数量和先前戒烟的持续时间(例如,超过100d),在预测戒烟率方面比TTM的变量更有效,这表明成瘾模型优于TTM。对这些比较研究的回应中,包括对Farkas等人将14个成瘾类型变量与来自TTM的单阶段变量进行比较的担忧[23-24]。Abrams等人将自我效能感(self-efficacy)和意向阶梯(contemplation ladder),即准备就绪或阶段的另一种衡量标准,加入成瘾模型作为其中一部分,但未能确认这两个变量是否都是TTM的一部分[22]。此外,从干预的角度来看,由预测变量解释的方差的量不如通过干预可以控制或改变的方差量重要。例如,之前戒烟的持续时间(例如,100天)可能比阶段更具预测性;戒烟的持续时间这个历史变量几乎无法改变,而像阶段这样的动态变量对干预措施有相关性。

在一系列研究的第一项中,Herzog和他的同事发现6个改变过程不足以预测12个月内的阶段进展[25]。在第二份报告中,过程确实预测了阶段的进展,但只有当使用了意向阶梯时才能预测[26]。在第三份报告中,TTM变量预测了12个月的结果,但自我效能感和意向阶梯并未被作为TTM变量[22]。这些发现与其他研究关于改变过程和其他TTM变量预测阶段进展的发现相冲突[27-34]。Johnson,J.L.等人的研究通过展示6个月与12个月的更好预测来解释先前研究中的一些不一致之处,并使用所有10个改变过程而不是仅使用一个子集进行更好的预测[33]。

对质疑TTM研究的有效回应之一是进行进一步的研究。针对成瘾严重程度比改变阶段更能预测长期结果的驳议进行了一系列的研究,以确定哪种类型的效应能预测多种行为的长期结果。迄今为止,已经发现了4种这样的影响[35]。第一种是严重性影响,即基线时行为风险较低的个体在24个月的吸烟、饮食和日光照射随访中更可能进展到行动阶段或维持阶段。这一影响包括了Farkas等人和Abrams等人偏好的成瘾程度[21,22]。第二种是阶段效应,即基线准备阶段的参与者在吸烟、饮食和阳光照射方面比意向阶段的参与者在24个月时结果更好,而后者的表现比前意向阶段的参与者做得更好。这种效应正是Farkas等人和Abrams等人评判的。第三种是治疗效果,24个月后,在吸烟、饮食和日晒方面,接受治疗的参与者比随机分配到对照组的人表现更好。第四种是努力效应,在24个月时进展到行动和维持阶段的治疗组和对照组的参与者通过TTM变量(如利弊、自我效能感和基线过程)做出了更多的努力。在这3种行为上没有持续的人口统计学效应,这表明没有一类特别的统计学群体在这些多重行为上做得更好。这些结果表明,无论是基于TTM还是成瘾或严重程度模型,思考(如严重程度或阶段)都不如寻求确定最重要影响的更具包容性的方法有用。这4种效应现在正应用于为员工和其他人群量身定制TTM干预措施。

18.7 幸福的多个领域：从痛苦或挣扎到身心健康

受到哲学风险测试的启发，我们不断提高标准以提升对弱势群体产生的影响，例如从改变一种行为转向改变多种风险行为的更高目标[36]。我们最近面临的挑战是同时提高多个维度的幸福感，例如身体、情感、社会和工作幸福感。Prochaska等人基于来自39个州的3 391名参与者进行了一个项目，他们平均有4种慢性疾病和4种危险行为，其中40%肥胖，35%超重，0%的人充分运动或有效地管理压力。大多数人的饮食不佳，目前或曾经是吸烟者，并且患有抑郁症[37]。

与国家标准相比，这个59%为妇女，平均年龄为48岁，失业率为48%的人群，在每个幸福领域的得分都要低得多。最引人注目的是，大多数人在受苦或挣扎，只有少数人身心健康。唯一一次出现这种模式是在2008年美国经济崩溃时[38]。

受试者被随机分配到治疗组和对照组。其中一个治疗组接受电话TTM CTI辅导，并以运动为主要目标，压力管理为次要目标。第二个治疗组接受CTI辅导，并以压力管理为主要目标，以运动为次要目标。与对照组相比，两个治疗组都产生了比对照组更多的行为改变，并且在多个幸福维度都得到了更多的改善。在所有的比较中，将大部分时间花在运动上的电话辅导比以压力为主、运动为辅的CTI辅导产生了更多积极的改变[37]。

最有意义的是，与对照组相比，这两个治疗组中的大多数研究对象已经从痛苦或挣扎发展到了身心健康。这些结果促使我们后续编写了一本《为善改变》的书，20多年来它一直是许多健康教练的指南[39]。我们的新书《向蓬勃发展》旨在帮助专业人士、他们的客户和其他人群减少多重风险行为，增强多个幸福维度，并从痛苦或挣扎中走向身心健康[5]。

18.8 结论

很明显，健康促进计划的未来在于阶段匹配、主动、交互式的干预。通过使用积极主动的计划能产生更大的效果，因为参与率提高了，即使效率较低。但积极主动的计划也能产生与传统的被动计划相当的结果。尽管认为主动招募的群体的结果可以与寻求帮助的个体的结果相匹配是违反直觉的，但非正式的对比强有力地证明了这一点。例如，在一项反应性干预研究和一项主动性干预研究中，对所有接受了3次CTI的受试者18个月的随访结果进行比较，结果显示，戒断曲线非常相似[40]。咨询加CTI的结果更让人印象深刻。主动招募的与教练和CTI一起工作的吸烟者，在每次随访中达到的戒烟率都比那些打电话求助的吸烟者高。这些结果部分归因于这样一个事实，即积极主动的培训方案已经修改，并且希望会在以前的数据和经验的基础上得到改进。但关键是，如果可以向人们伸出援手，并为他们提供适合其改变准备阶段的改进的行为改变方案，则有可能产生至少与那些主动寻求帮助的人相同的疗效或戒烟率。不幸的是,目前还没有实验设计可以将研究对象随机分配到主动和被动招募项目中。因此,人们只能进行非正式且具有争议性的比较。使用某种类型的 TTM 定制和主动招募的多种行为干预的结果发现,与单独治疗吸烟时的效果一样好。如果结合其他治疗行为,效果会更好。

如果这些结果继续被复制,那么这些计划将能够对所有人产生前所未有的影响。要做到这一点需要科学和专业的转变:①从行动范式到阶段范式;②从被动招募到主动招募;③从期望参与者满足项目的需求,到让项目满足客户的需求;④从单一行为干预到多种行为干预;⑤从以诊所为基础的项目到以人群为基础的应用个性化和交互式的干预策略的项目;⑥减少多种问题行为,增强多个幸福维度,帮助弱势群体从痛苦或挣扎走向身心健康。

在掌握了前进所需的知识和工具之后,我们最后提出一个问题供你参考。

你准备好将阶段改变方法整合到你的工作中了吗?

1. 我不打算在接下来 6 个月内将阶段改变方法融入到我的工作中(前意向阶段)。
2. 我打算在接下来 6 个月内将阶段改变方法融入到我的工作中(意向阶段)。
3. 我打算在下个月将阶段改变方法融入到我的工作中(准备阶段)。
4. 我已经将阶段改变方法融入到我的工作中,还不足 6 个月(行动阶段)。
5. 我已经在我的工作中采取了一个阶段改变的方法并超过 6 个月(维持阶段)。

指导你下一步的行动建议如下。

1. 如果你处于前意向阶段,请在使用阶段方法时收集更多信息,并考虑你的工作、客户交互和同事如何通过采用阶段方法受益(相关一些好处,请参见表 18-8-1)。

2. 如果你正在意向阶段,请通过与其他人交谈了解更多阶段方法的使用,并在 www.prochange.com/elearning 上寻求该方法的额外培训。识别你可能会遇到什么障碍,并考虑克服它们的方法。感受到阶段改变方法是如何帮助他人更成功地促进患者的行为改变。

3. 如果你正在准备阶段中,请开始使用阶段方法,并与其他人分享这一承诺。通过角色扮演或与客户练习这种方法来建立你的信心。请同事支持和协助你的努力,并关注益处。

4. 或 5. 如果你正在行动阶段或维持阶段,请参考本章或其他培训材料使用阶段改变方法。感谢 TTM 为你和你的客户带来的一些好处。即使是面对有抵抗力的客户也可以通过使用这种方法来增强你的信心[41]。

表 18-8-1　将 TTM 应用到实践中的一些好处

TTM:
- 准备好与所有处于改变阶段的人群一起工作。
- 帮助你减少客户之间的阻力。
- 让你看到和欣赏你的客户是如何在阶段取得进展。
- 使你能够与客户设定阶段匹配的目标。
- 让你提供并规定适合阶段的行为改变程序。
- 教你适用于所有健康行为的改变原则和过程。
- 向你展示一种成功地增加参与,增加健康行为,减少多重风险,并增强福祉和生产力的多个领域的方法。

TTM 广泛的临床应用：

- 为预防和管理 2 型糖尿病等慢性疾病做多种行为改变；
- 增强血脂用药依从性，改变饮食习惯，增加运动以预防和管理心血管疾病；
- 临床抑郁症的预防与管理；
- 改变多种行为，增强多种慢性疾病人群的多个幸福维度；
- 改变多种行为以预防严重类型的癌症。

（James O. Prochaska, PhD and Janice M. Prochaska, PhD 著

孙洪强　张娟　译　吴一凡　校）

参考文献

1. Khaw KT, Wareham N, Bingham S, Welch A, Luben R, and Day N. Combined impact of health behaviors and mortality in men and women: The EPIC-Norfolk prospective population study. *PLos Med.* 2008;5(1):39–47.
2. Pronk NP, Lowry M, Kottke TG, Austin E, Gallagher J, and Katz A. The association between optimal lifestyle adherence and short-term incidence of chronic conditions among employees. *Popul. Health Manag.* 2010;13:289–295.
3. Mehta N and Myrskla M. The population health benefits of a healthy lifestyle: Life expectancy increased and onset of disability delayed. *Health Aff.* 2017. doi:10.1377/hlthaff.2016.1569.
4. Reeves MJ and Referty AP. Healthy lifestyle characteristics among adults in the United States, 2000. *Arch. Intern. Med.* 2005;8:854–857.
5. Prochaska JO and Prochaska JM. *Changing to Thrive.* Center City, MN: Hazelden Publishing, 2016.
6. Snow MG, Prochaska JO, and Rossi JS. Stages of change for smoking cessation among former problem drinkers: A cross-sectional analysis. *J. Subst. Abuse* 1992;4:107–116.
7. Prochaska JO, Velicer WF, Rossi JS, et al. Stages of change and decisional balance for twelve problem behaviors. *Health Psychol.* 1994;13:39–46.
8. Prochaska JO. Strong and weak principles for progressing from precontemplation to action based on twelve problem behaviors. *Health Psychol.* 1994;13:47–51.
9. Hall KL and Rossi JS. Meta-analytic examination of the strong and weak principles across 48 health behaviors. *Prev. Med.* 2008;46(3):266–274.
10. Miller WR. Motivation for treatment: A review with special emphasis on alcoholism. *Psychol. Bull.* 1985;98:84–107.
11. Prochaska JO, DiClemente CC, Velicer WF, and Rossi JS. Standardized, individualized, interactive and personalized self-help programs for smoking cessation. *Health Psychol.* 1993;12:399–405.
12. Edington DW. Emerging research: A view from one research center. *Am. J. Health Promot.* 2001;15(5):341–349.
13. Prochaska JO, Velicer WF, Fava JL, et al. Counselor and stimulus control enhancements of a stage-matched expert system for smokers in a managed care setting. *Prev. Med.* 2000;32:39–46.
14. Prochaska JO and Velicer WF. The transtheoretical model of health behavior change. *Am. J. Health Promot.* 1997;12(1):38–48. doi:10.4278/0890-1171-12.1.38.
15. Ruggiero L, Glasgow R, Dryfoos JM, et al. Diabetes self-management: Self-reported recommendations and patterns in a large population. *Diabetes Care* 1997;20(4):568–576. doi:10.2337/diacare.20.4.568.
16. Johnson SS, Paiva AL, Cummins CO, et al. Transtheoretical model-based multiple behavior intervention for weight management: Effectiveness on a population basis. *Prev. Med.* 2008;46:238–246. doi:10.1016/y.ypmed.2007.09.010.
17. Mauriello LM, Ciavatta MMH, Paiva AL, et al. Results of a multi-media multiple behavior obesity prevention program for adolescents. *Prev. Med.* 2010;51:451–456. doi:10.1016/j.ypmed.2010.08.004.
18. Velicer WF, Redding CA, Paiva AL, et al. Multiple behavior interventions to prevent substance abuse and increase energy balance behaviors in middle school students. *Transl. Behav. Med. Pract. Policy Res.* 2013;01:82–93.
19. Prochaska JO, Butterworth S, Redding C, Burden V, Perrin N, and Leo M. Initial efficacy of MI, TTM tailoring and HRI's with multiple behaviors for employee health promotion. *Prev. Med.* 2008;45:226–231.
20. Prochaska JO, Ever KE, Castle PH, et al. Enhancing multiple domains of well-being by decreasing multiple health risk behaviors. *Popul. Health Manag.* 2012;15:276–286.
21. Farkas AJ, Pierce JP, Zhu SH, et al. Addiction versus stages of change models in predicting smoking cessation. *Addiction* 1996;91:1271–1280. doi:10.1046/j.1360-0443.1996.91912713.x.
22. Abrams DB, Herzog TA, Emmons KM, and Linnan L. Stages of change versus addiction: A replication and extension. *Nicotine Tob. Res.* 2000;2:223–229. doi:10.1080/14622200050147484.
23. Prochaska JO and Velicer WF. On models, methods and premature conclusions. *Addictions* 1996;91:1281–1283. PMID: 8854359.
24. Prochaska JJ, Velicer WF, Prochaska JO, Delucchi K, and Hall SM. Comparing intervention outcomes in smokers treated for single versus multiple behavioral risks. *Health Psychol.* 2006;25(3):380–388. doi:10.1037/0278-6133.25.3.380.
25. Herzog TA, Abrams DB, Emmons KA, Linnan L, and Shadel WG. Do processes of change predict stage movements? A prospective analysis of the transtheoretical model. *Health Psychol.* 1999;18:369–375. doi:10.1037/0278-6133.18.4.369.
26. Herzog TA, Abrams DB, Emmons KA, and Linnan L. Predicting increases in readiness to quit smoking: A prospective analysis using the contemplation ladder. *Psychol. Health* 2000;15(3):369–381.
27. Prochaska JO, DiClemente CC, Velicer WF, Ginpil S, and Norcross JC. Predicting change in smoking status for self-changers. *Addict. Behav.* 1985;10:407–412. PMID: 4091072. doi:10.1016/0306-4603(85)90036-X.
28. Prochaska JO, Velicer WF, Guadagnoli E, Rossi JS, and DiClemente CC. Patterns of change: Dynamic typology applied to smoking cessation. *Multivariate Behav. Res.* 1991;26:83–107. doi:10.1207/s15327906mbr2601_5
29. Prochaska JO, Velicer WF, Rossi JS, et al. Impact of simultaneous stage-matched expert system interventions for smoking, high fat diet, and sun exposure in a population of parents. *Health Psychol.* 2004;23(5):503–516. doi:10.1037/0278-6133.23.5.503.
30. Prochaska JO, Wright JA, and Velicer WF. Evaluating theories of health behavior change: A hierarchy of criteria applied to the transtheoretical model. *Appl. Psychol. Int. Rev.* 2008;57(4):561–588. doi:10.1111/j.1454-0597.2008.00345x.
31. DiClemente CC, Prochaska JO, Fairhurst SK, Velicer WF, Valesquez

MM, and Rossi JS. The processes of smoking cessation: An analysis of precontemplation, contemplation, and preparation stages of change. *J. Consult. Clin. Psychol.* 1991;59:295–304. doi:10.1037/0022-006X.59.2.295.
32. Dijkstra A, Conijm B, and De Vries H. A match-mismatch test of a stage model of behavior change in tobacco smoking. *Addiction* 2006;101:1035–1043. doi:10.1111/j.1360-0443.2006.01419.x.
33. Johnson JL, Regan R, Maddock JE, et al. What predicts stage of change for smoking cessation? *Ann. Behav. Med.* 2000;22:S173 (Abstract).
34. Sun X, Prochaska JO, Velicer WF, and Laforge RG. Transtheoretical principles and processes for quitting smoking: A 24-month comparison of a representative sample of quitters, relapsers and non-quitters. *Addict. Behav.* 2007;32:2707–2726.
35. Blissmer B, Prochaska JO, Velicer WF, et al. Common factors predicting long-term changes in multiple health behaviors. *J. Health Psychol.* 2010;15:201–214.
36. Prochaska JO, Wright JA, and Velicer WF. Evaluating theories of health behavior change: A hierarchy of criteria applied to the transtheoretical model. *Appl. Psychol. Int. Rev.* 2008;57(4):561–588.
37. Prochaska JO, Evers KE, Castle PH, et al. Enhancing multiple domains of well-being by decreasing multiple health risk behaviors: A randomized clinical trial. *Popul. Health Manag.* 2012;15:1–11.
38. Harter JK and Gurley VF. *Measuring Well-Being in the United States.* Association for Psychological Science. www.psychologicalscience.org.
39. Prochaska JO, Norcross JC, and DiClemente CC. *Changing for Good.* New York, NY: Morrow, 1994. Released in paperback by Avon, 1995.
40. Fiore MC, Jaén CR, Baker TB, et al. Treating tobacco use and dependence: 2008 Update. *Clinical Practice Guideline.* Rockville, MD: U.S. Department of Health and Human Services, Public Health Service, May 2008.
41. Mauriello LM, Johnson SS, and Prochaska JM. Meeting patients where they are at: Using a stage approach to facilitate engagement. In O'Donohue, W., James, L., and Snipes, C. (Editors). *Practical Strategies and Tools to Promote Treatment Engagement*, NYC: Springer International Publishing, 2017.

第 19 章 ｜积极心理学对行为改变和健康生活方式选择的影响

目录

要点／302

19.1 积极心理学概述／302
19.1.1　PERMA 模型／303

19.2 积极心理学和积极健康／304
19.2.1　积极心理因素与心血管疾病／305
19.2.2　积极心理因素与糖尿病／306
19.2.3　积极心理因素与死亡率／306
19.2.4　积极心理因素和其他的健康考虑因素／307

19.3 积极的心理干预／307
19.3.1　积极心理干预措施和调节因素／309
19.3.2　积极心理学技术设备／309

19.4 将积极心理学纳入生活方式医学实践／310
19.4.1　示范积极心理学原则／310
19.4.2　与患者进行积极的健康对话／310
19.4.3　处方积极心理干预／311
19.4.4　选择积极心理健康教练指导实践／312

19.5 结论／312

临床应用要点／313

参考文献／313

> **要　点**
> - 积极心理学是一门专注于研究人类内在力量的学科，其目标是使个体和群体能够更好地生存和繁衍。积极心理学与积极健康之间的衔接因素是主观幸福感，这是一种"健康资产（health asset）"。此种"健康资产"的积累可以降低身体出现疾病的风险。
> - 不断地有证据表明，积极情绪、乐观心态和主观幸福感与个体的健康状态、寿命长短有着紧密的联系。
> - 通过积极心理学实践，患者逐渐能够依靠自己内在的力量管理好自己的压力和情绪，并努力拥有健康的日常习惯和生活方式。
> - 积极心理干预（PPI）已经成为一种比较成熟的治疗手段，其在大量的随机对照试验中得到充分的发展完善，目前已被准许作为可开具处方的治疗方式。实践证明，积极心理干预可以有效促进积极情绪和幸福感的产生，并有助于减轻抑郁症状。

"治疗不仅仅意味着修复破损，治疗更意味着孕育新生"。积极心理学被定义为一种"促进个人、群体和机构良性运作、繁荣发展"的科学研究[2]。对于那些自发寻求医疗服务的患者，无论是例行的年度体检，还是治疗严重疾病（如糖尿病、癌症等），积极心理学原理皆可融入其中，使患者受益。作为医疗专业人员，我们可以在诊室访视及整个治疗过程中宣传积极心理学的原则，帮助患者改善整体健康状况。我们可以询问并倾听患者自述生活中进展顺利的故事，并指出我们从中观察到的个体优势。越来越多的证据表明，积极心理学实践能够激发患者的内在力量，从而管理好自己的压力和情绪，并努力拥有健康的生活习惯和生活方式。因此，我们可以引导患者利用积极心理学实践来提高生活舒适度，增进治疗依从性，完善个体复原力。

在本章中，我们将讲述积极心理学的主要原则，回顾循证研究，探讨积极心理因素如何影响各种身体健康问题，并就积极心理学原理和干预措施如何融入日常生活和医学实践提供建议。

19.1　积极心理学概述

亚伯拉罕·马斯洛（Abraham Maslow）在其1954年出版的《动机与人格》一书中首次使用了"积极心理学"一词[3]。马斯洛和其他传统人文主义心理学家们崇尚人类的精神力量，他们相信人类天然拥有自我实现的倾向，这一系列信仰深刻影响了积极心理学领域的不断发展。然而，作为一门结构性学科，积极心理学非常年轻，最早可以追溯到1998年马丁·塞利格曼（Martin Seligman）在美国旧金山心理学大会上的会长演讲。塞利格曼认为，心理学目前发展为一门致力于改善精神疾病症状的科学，但忽视了对促进人类繁荣和寻找生命意义的研究[4]。虽然减少病痛是一项有意义的目标，但塞利格曼表明还不够完整,他呼吁建立一门新的心理科学,专注于研究人类的个体优势和疾病的预防,而不仅仅局限于修复人类的弱点。

与塞利格曼一起,其他在积极心理学领域有影响力的创始人包括著名的心理学家米哈里·契克森米哈(Mihaly Csikszentmihalyi),他首次提出了沉浸体验(flow,又称"心流状态")这一概念,即一种人们完全沉浸并专注于某项活动中的心理状态;已故的克里斯托弗·彼得森(Christopher Peterson),他进行了关于优化和品格优势的研究;埃德·迪纳(Ed Diener),他在主观幸福感领域做出了开创性的研究[5]。其他有影响力的研究包括阿尔波特·班杜拉(Albert Bandura)的自我效能感研究,爱德华·德奇(Edward Deci)和理查德·瑞安(Richard Ryan)的自我决定理论,以及唐纳德·克利夫顿(Donald Clifton)的个人优势理论。

自1998年以来,积极心理学研究的科学中心不断扩展,研究重心聚焦于如何优化自我调节,如何提升个人幸福感(well-being),如何促进个体和社群的繁荣发展[4]。与此同时,积极心理学的应用分支致力于挖掘个体优势,激发乐观心态,提升个体能力,进而提升个人幸福感,进入良性自我调节,达到预防或缓解疾病的目的。

19.1.1　PERMA 模型

塞利格曼认为积极心理学的主要目标[6]是增进个人和群体的幸福感和繁荣。幸福感的主要元素可以体现在PERMA模型中(见表19-1-1)。其中的5个元素有助于提升整体健康状况,并且每个单独的元素也有自身的价值。我们将从本章的讨论中看到,这些元素不仅有助于幸福感的提升,而且可以为生活方式医学做出可量化的贡献。

因素一:积极情绪。北卡罗来纳大学Barbara Frederickson实验室和康奈尔大学Alice Isen(已故)实验室率先开展了积极情绪(positive emotion/affect)和幸福感领域的工作。心理学家Frederickson[7]已经确定并开展了10种积极情绪的研究:喜悦、希望、骄傲、爱、感恩、平静、兴趣、娱乐、灵感和敬畏,这些积极情绪可以提升个体调节情绪的能力,并帮助个人在奋斗中找到意义[8]。积极情绪也会对个体认知产生特定影响,从而拓宽注意力和意识的范围,这又会反过来促进更多对内在世界的探索和发现。随着时间的推移,这些探索和发现会在个体的内在世界里建立新的技能,积累新的资源。这种积极情绪的拓宽和建构理论[9]表明积极的情绪会给人类繁荣带来短期和长期的效益。积极情绪也会影响人们从丧亲之痛或日常压力中恢复的速度[10],并且已被证明可以促进生理层面从压力状态中恢复,这是积极情绪可以帮助个体维持长期健康状态的主要原因。

因素二:投入。关于专注状态对人类健康发展的重要意义探索主要由心理学教授Mihaly Csikszentmihalyi[11]在进行,尤其是他对心流状态的研究。在心流状态下,一个人完全沉浸在当前的挑战性活动里,充满活力并专注其中。心流状态是一种绝佳的身心体验,当你深陷其中,你的自我意识和时间感似乎都消失了。进入心流状态的能力与个体的学习、工作表现[12]及心理复原力的高低有着紧密的联系[13]。全然的投入当前活动或进入心流的状态,有助于达到身心和谐的状态。第一,它本身就是一种令人愉快的绝佳状态,可以增进积极情绪的产生;第二,研究表明心流状态可以起到抵御精神疾病和其他负性健康事件的作用;第三,心流状态提供了持续挑战高难度工作的动力,从而促进个体能力的发展[11]。事实上,一个人能否不断地进入心流状态也与其整体健康状态和生活质量相关[14,15]。

因素三:人际关系。能否与其他人建立健康、积极的关系是个体幸福感高低的最佳预测指标之一[16]。大量的研究表明,亲密关系有助于保持健康和延年益寿[17]。例如,最近的纵向研究发现,获得积极的人际关系可帮助抑郁症患者降低患心脏病的风险[18]。

因素四:意义感。在《追寻生命的意义》一书中,作者 Victor Frankl 认为[19],我们在生活中寻找意义的能力对于我们作为人类去更好地生存和发展是至关重要的。自该书出版以来,大量的研究表明,拥有生命意义感的人也拥有着更好的身心状态和生活满意度。近期的研究显示,个体的健康水平高低[21]和寿命长短[22]也与意义感相关。

因素五:成就感。如果我们不断地设定目标并实现目标,即使是一些微不足道的小目标,都能让我们获得对待生活的满足感和满意度,也能让我们积累应对生活中大小挑战的能力和信心。自我效能感,即个体面对挑战时的内在信念,与目标实现概率、压力的缓解程度、对抑郁的易感性均有相关性[23]。在一项对 85 例研究的荟萃分析中,试验人员实时评价受试者在目标达成过程中的个体成就感高低,结果表明,拥有高成就感不仅能帮助个体实现更多的目标,而且能增强主观幸福感[24]。

表 19-1-1　塞利格曼的幸福感 PERMA 模型

幸福感元素	具体描述
积极情绪	感受到积极的情绪,如爱、欢乐、感恩、宁静、希望
专注状态	完全沉浸在某项活动中(也称心流状态)
人际关系	与他人建立正向的关系
意义感	投注信念并不断追寻更好的自己
成就感	逐步实现既定目标

19.2　积极心理学和积极健康

作为医疗行业从业者,我们必须时刻反思,我们在每一天里和每位患者在朝什么方向努力着。世界卫生组织宪章中的名言鼓励我们将健康视为"身体、精神和社会均和谐统一的状态,而不仅仅是远离了疾病或虚弱"[25]。那么当我们面对一位身体不适的患者时,我们需要优先考虑什么样的照护?

作为这个问题的答案之一,在积极心理学的新兴领域中,积极健康(positive health)的概念应运而生。积极健康的状态不仅仅是没有疾病的状态,还关注 3 个独立的健康变量:主观健康、生物健康和功能健康[26]。积极的主观健康是指一个人感觉良好并且经常体验到活力、耐力、内在健康可控力(internal health-related locus of control)、乐观心态、积极情绪和高生活满意度的状态。积极的生物健康状态聚焦于与健康相关的变量,例如最佳心率变异性、高水平 HDL 和心肺健康程度。积极的功能健康包括身体功能(如身体素质和灵活性)和心理功能(例如,良好的友情和亲情、工作价值感以及满足胜任既定行为的能力)。

积极心理学领域认为,解决心理问题的最佳方法之一是充分利用个体心理上的优势。同样,积极健康(positive health)致力于凭经验识别和积累能够预测健康状态的健康资产(health assets),其他传统的风险因素次要考虑。根据Seligman等人的研究[27],健康资产是一种个体因素,可以延长寿命,降低疾病发生概率,降低医疗保健支出,在疾病发作时能获得更好的预后效果和远期生活质量。该观点支持将健康资产作为预防疾病和促进健康的重要方法,而不仅仅是将其视为未患病的简单信号。

Rotegard等人[28]进行的包含60项研究的荟萃分析发现,健康资产影响着个体在做决策时的态度,带来积极的健康行为,进而改善健康状态。研究发现积累健康资产非常适合应用于以患者为中心的护理模式之中。积极健康通过培养健康资产作为急需对策,为预防医学模式增添了新的内容,同时为患者提供了健康的目标[29]。将积极健康与积极心理学联系起来的衔接因素是主观幸福感,包括上述PERMA模型中的5个因素,并通过乐观心态和其他积极情绪来衡量,这正是一种健康资产,可以抵御身体出现疾病的风险。

近年来,越来越多的研究证据支持主观幸福感与个体健康状态之间的相关性。例如,在对150项实验和纵向研究进行的荟萃分析中,研究者测试了幸福感对客观健康状态的影响,发现个体幸福感与短期和长期健康水平的高低均呈正相关[30]。此外,幸福感对改善疾病或控制症状有影响,尤其是免疫系统应答和疼痛耐受性。此外,有证据表明积极情绪可以降低患上呼吸道疾病的风险,进而有助于预防感冒[31]。

19.2.1 积极心理因素与心血管疾病

许多慢性疾病研究表明,心血管疾病患者的健康水平与主观幸福感有一定相关性。在对文献的综述中,哈佛大学公共卫生学院的作者发现,即使在控制了传统的危险因素后,主观幸福感仍能起到预防心血管疾病(CVD)的所用[32]。具体而言,无论是健康还是患病人群中,乐观情绪对抵御心脏问题的发生帮助最大。该综述还发现,更高水平的积极心理健康与恢复性健康行为的选择、体力活动的增加、睡眠的改善和吸烟风险的降低均呈正相关。此外,一项近7000人参与的前瞻性研究发现,在控制了社会人口学、行为学、生物学和心理学协变量后,更高的乐观情绪与较低的心力衰竭风险相关[33]。

在一项研究中,主观幸福感(涉及高正面情绪、低负面情绪和高生活满意度)被发现与健康水平关联的生物过程直接相关,该研究分析了积极情感状态起保护作用的潜在路径[34]。结果表明,中年男女的积极情绪均与炎症性神经内分泌和心血管活动减少有关。具体来说,研究人员分别对受试者在放松状态和压力状态下的皮质醇(与一系列病理学相关的关键压力激素)和血浆纤维蛋白原(一种炎症标志物和远期冠心病的预测因子)进行取样测量,并与心理测试得到的主观幸福水平进行比较。在控制了年龄、性别、社会经济地位、体重和吸烟状况等因素后,发现受试者的积极情感与一天中的皮质醇水平成反比(对于幸福感更高的个体,皮质醇水平较其他个体低32%)。同样地,相较于幸福感较低的人群,高幸福感人群的血浆纤维蛋白原应激反应水平也较低(降低12倍以上)。

最近的一项研究调查了主观幸福感的几个因素(包括积极情绪和生活满意度等)对一组心脏代谢健康指标(可预测远期冠心病)的贡献[35]。试验人员在约800名中年受试者中测量心脏代谢指标(包括舒张压和收缩压,高密度脂蛋白胆固醇和低密度脂蛋白胆固醇、甘油三酯、糖化血红蛋白、腰围和C反应蛋白等),间隔8年和11年测量2次。在第一个时间点测量得到的积极情绪和生活满意度水平预测了第二个时间点心脏代谢风险将会降低,但当控制了抑郁症这个变量时,只有生活满意度可显著预测第二个时间点复合心脏代谢风险的降低,这表明生活满意度而不是积极情绪或许是一种更有效的长期健康资产。然而,第一个时间点的积极情绪确也预测了第二个时间点会出现更低的甘油三酯水平、更低的低密度脂蛋白胆固醇水平和较小的腰围水平,这验证了积极情绪对心脏健康指标的早期影响符合预期,乐观心态与更健康的脂质特征之间有着密切的关联[36]。

19.2.2 积极心理因素与糖尿病

除了心血管疾病以外,与糖尿病相关的积极健康研究结果也有相关报道。在一项对80例研究的荟萃分析中,涵盖了不同年龄、种族、地域和多种糖尿病类型,结果显示在整个生命周期中,积极的个人特征(如自我效能感、自尊、适应性应对)和积极的环境因素(如情感支持)与更好的糖尿病管理水平和更好的血糖控制程度有关[37]。然而,与心血管疾病的结果不同,生活满意度和情绪活力与降低糖尿病患病风险相关,而非乐观心态[38]。

19.2.3 积极心理因素与死亡率

最终,人们发现主观幸福感与个体健康水平、寿命长短和群体死亡率高低有关[39,40]。这里的主观幸福感包括积极情绪(如快乐、幸福、活力)和积极特质倾向(positive trait-like dispositions)(如生活满意度、心怀希望、乐观心态)。尽管在目前的研究中仍存在一些疑问,到底是较低水平的负面情绪还是更高水平的积极情绪导致了正向效益的产生还未可知[41]。有前瞻性研究表明,在控制了社会人口学变量、典型慢性疾病、体质量指数(BMI)、吸烟状况、饮酒状况以及基线旁的干扰因素后,积极情绪使群体死亡率降低了53%[42]。

法国有研究人员[43]调查了3 777名老年人群中积极情绪、消极情绪和生活满意度对死亡率的影响,研究发现积极情绪可预测长寿。本研究的参与者在22年的时间内以十个时间间隔进行测试。在控制了各种健康状况后,每个时间点较高水平的积极情绪可预测下一时间点的生存率。

英国有一项观察性研究,研究者从9 000多名50岁以上的男女受试者中测量主观幸福感,测量在10年内分3个时间段进行[44]。研究期间共发生了1 310例死亡,结果发现在第一个时间点幸福感水平最高的受试组在第三个时间点死亡人数最少(控制了疾病和抑郁两项变量之后,在第一个时间点幸福感水平最低的受试组在第三个时间点死亡人数最多)。作者声明这是一项观察性研究,不能断言其中的因果关系,但该研究足以印证越来越多的相关研究结果,这些证据阐明了主观幸福感和生活满意度与个体寿命长度之间的联系。

在一项大型前瞻性研究中,Lambiase及其同事[45]分析了6 000多名患者平均16年内的卒中发生率。他们发现,较高的情绪活力与较低的卒中发生率相关。情绪活力用总体幸福感(general well-being)的子量表衡量,相关因素包括乐观程度、对事物的掌控程度和积极情绪水平。

值得注意的是,并非所有研究结论都支持幸福感水平和寿命长短之间的相关性。英国百万女性研究在一项为期12~16年的前瞻性研究中追踪了70多万名女性,近期报告了死亡率与积极情绪相关的研究发现[46]。在研究期间,4%的受试者死亡。作者报告说,情绪低落与自我评定的健康状况不佳有关,但当这种关系受到控制时,开心与否和幸福感水平不能直接预测死亡率。

总而言之,大部分研究表明,与积极心理和幸福感相关的因素对各种健康状况都有正向的作用,包括心血管健康、糖尿病、总体死亡率和卒中风险。至少有 7 篇综述对该主题进行了研究[30,39,40,47-50]。所有综述都表明了积极情绪和主观幸福感对健康人群或轻症人群有益,因此应将这些因素作为公共卫生的保护因素加以推广。然而,有 2 篇综述[49,50]发现,积极情绪和幸福感并不能预测重病个体的寿命长短。因此,Lamer 等人[47]针对积极情绪和主观幸福感如何影响患病人群的研究进行了荟萃分析。他们对 17 项研究的荟萃分析结果显示,积极情绪和幸福感对患病人群的健康状态也产生了轻微但显著的积极影响。

19.2.4 积极心理因素和其他的健康考虑因素

除了上文所述对健康的直接影响之外,积极心理因素似乎还可以带来其他健康益处,包括缓解疼痛、提高慢性疾病患者的生活质量。许多研究发现,积极心态可以缓解慢性疼痛。在一项对 98 名患类风湿关节炎成年人的研究中,研究人员发现,当患者的积极情感水平维持在常规水平或之上时,平均疼痛水平降低 14%[51]。Zautra 等[52]在一项对 124 名女性患者的研究中报道,骨关节炎或纤维肌痛患者的整体积极情绪水平越高,随后几周里的疼痛水平越低。较高水平的积极情绪也会带来较低水平的负面情绪(无论是一般性负面情绪还是与慢性疼痛相关的负面情绪都如此)。

截至目前,已有相当多的研究调查了积极心理因素对慢性疾病患者生活质量的影响。结果一致表明,积极的情绪、幸福感和意义建构可以减少负面情绪,降低抑郁风险,增进身心功能,有助于保持积极的人际关系,并帮助保持患者对医疗方案的依从性[53-56]。

虽然积极态度和积极情绪已被证实可以帮助患者面对严重健康问题时保持较高的生活质量,但领域内的其他声音建议将积极心理因素用于严重疾病"治疗"时要保持谨慎[57]。虽然赞成积极心理因素作为健康资产的研究证据非常有力,但有严重健康问题的患者在面对 Aspinwall 和 Tedeschi 所谓的"乐观的暴政"时,可能会感到沮丧、被误解,甚至无望[57]。我们的目标应是帮助患者在当前形势的现实范围内提高他们的积极情绪水平。下一节将介绍积极心理学干预措施,其中大部分已在随机对照试验中得到实证检验。

19.3 积极的心理干预

我们已经看到,与积极心理学相关的因素确实可以预测积极的健康状况。然而,这些积极的心理因素是否可以为了有益于健康而有目的地增强?迄今为止,许多积极的心理干预措施(PPI)已经得到了验证。因此,积极心理学领域提供的不仅仅是一个可以应用于患者健康状况的理论框架,还提供广泛的干预措施,从而可以有效地增强心理健康。

PPI 已证实有助于改善个体幸福感水平(包括增强幸福感和减轻抑郁症)并可在长达 6 个月的随访期内保持正向效果[58,59]。一项荟萃分析分析了 4 000 多名参与者的 51 项积极心理干预措施,结果表明在积极心理学干预之后,幸福感得以提高,抑郁症状得以减轻[60]。这些结果对生活方式医学的贡献尤为显著,因为抑郁症本身不仅是一种负面的健康状况,而且还是冠心病和 2 型糖尿病[62]的危险因素[61]。一般而言,心理健康和幸福感的改善与否是通过有效的自评工具进行评估的(见表 19-3-1)。

PPI 可通过多种方式呈现:自助形式(通常是书面形式或线上形式)、小组培训或个体治疗会议。大多数干预措施以自助形式提供。虽然所有形式都被证明有效,但是采取更加密集的干预措施(包括面对面的互动交流)已被证明效果更佳[58,60]。

表 19-3-1 常用的积极心理干预测评工具

测量和参考	类别	描述
流调中心抑郁量表(Center for Epidemiological Studies-Depression Scale,CES-D)[63]	抑郁	4 分制 20 项
心盛量表(Flourishing Scale)[64]	幸福感	7 分制 8 项
感恩问卷(Gratitude Questionnaire,GQ-6)[65]	感恩	7 分制 6 项
正念注意觉知量表(Mindful Attention Awareness Scale,MAAS)[66]	正念	6 分制 15 项
生活取向测试-修订版(Life Orientation Test-Revised,LOT-R)[67]	乐观	5 分制 10 项
积极情绪、专注度、人际关系、意义感和成就感量表(PERMA-Profiler)[68]	幸福感	11 分制 23 项
正负性情感量表(Positive and Negative Affect Schedule,PANAS)[69]	情绪	5 分制 20 项
心理幸福感量表(Psychological Well-Being Scales)[70]	幸福感	6 分制 18 项
生活满意度量表(Satisfaction with Life Scale,SWLS)[71]	幸福感	7 分制 5 项
Steen 幸福感量表(Steen Happiness Inventory,STI)[72]	情绪	5 分制 20 项
主观幸福感量表(Subjective Happiness Scale)[63]	情绪	7 分制 4 项
优势行动价值问卷(Values in Action Inventory of Strengths,VIA-IS)[63]	个人优势	7 分制 240 项

下面我们介绍几种广泛使用的循证 PPI。

感恩访视:个体用一个星期的时间来写一封感谢信,然后寄给那些对他们特别友善,但他们从未正式感谢过的人[59]。这种干预已被证明可以提供正面情绪的即时提升,并且在随后 1 个月内可持续减轻抑郁症状。然而,在检验这种干预方式的原始研究中,Seligman 等人[59]发现这种正向效应在随访到 3 个月时消失了。

感恩列表(祝福计数):个体被要求记录下他们生活中发生的 3~5 件事,无论事件大小,每晚 1 次持续 2 周,或每周 1 次持续 10 周[73]。这一干预形式已被多次证实能够肉眼可见地增进积极情绪的产生,并改善睡眠质量[73-76]。

三件好事:个体被要求每天记录下 3 件进展顺利的事情,持续 1 周,此外还需充分说明每件好事发生的原因。这种干预已被证明可以长期促进积极情绪的增加和抑郁症状的减轻[59]。

使用特征优势:个体采用由 Christopher Peterson 及其同事开发的 24 种个性优势的在线清单[72]。排名靠前的 5 大特征被认为是他们的"特征"优势。然后,他们被指示每天以不同的新方式使用其中一种特征优势,持续 1 周。这种干预措施被证明可以增加积极情绪,减轻抑郁症,提升个人幸福感[77],并且其效果可维持长达 6 个月之久[59]。

最好的自我:个体被指示想象一下他们未来的生活,并假设一切都已尽可能完美。他们想象自己已经努力工作并成功地实现了人生目标。然后他们被要求连续4天每天花20min写出他们想象的内容[78]。这项干预已经在许多研究中被证实可以提升积极情绪,减轻负面情绪和抑郁状态[76,78,79]。

善举:个体被要求在1周中的任意一天内进行5次善举,持续6周。这些行为可以是让别人开心或让别人受益的任何事情(例如献血、拜访老年亲属)。这种干预可即刻增加积极情绪,随后持续增强主观幸福感[48,80]。

正念冥想:一些综述将正念干预包括在其PPI列表中[60]。正念干预通过每日或每周的冥想培养对当下时刻的非评判意识。个体通常被指示放松并专注于呼吸的流动或当前环境的其他方面,持续20min,不加评判地接纳脑海中出现的任何想法,然后让这些想法远去[81]。正念通常与积极心理学相关,在本章中无法过度展开,本书的其他章节会有涉及。大量综述表明,正念干预可以改善患者和医疗服务提供者的幸福感[83-85],因此,正念冥想和PPI是所有生活方式医学实践的推荐补充。

19.3.1 积极心理干预措施和调节因素

PPI的有效性会受若干因素的影响,包括患者在干预开始时的抑郁水平、年龄、改善的动机、干预的形式以及针对不同患者采取干预措施的适配程度。Sin和Lyubomirsky[60]发现,在干预之初有抑郁症状的患者比其他患者能更多地从PPI中收益,并且PPI可以有效预防既往抑郁患者的病情复发。研究人员发现,年长患者比年轻患者获益更多,改善动机更强烈的患者较动力不足的患者从干预措施中获益更多。

干预形式对干预措施的有效性有显著的影响,个体治疗效果最佳,其次是团体干预,然后是自我管理干预。但是,所有形式都被证明是有益的。干预的持续时间也是一个影响因素,干预时间越长,效果越好。此外,研究表明患者的性格和文化背景等特征也可能会影响干预的有效性。许多亚洲国家的文化更加重视人际往来,来自那里的患者被证明可以从亲社会干预(如感恩访视和善举)中获益更多,而关注自我类的干预形式(如最好的自我)的效果就要次之了[60,86-88]。

19.3.2 积极心理学技术设备

即使个人意识到了自己的问题并且自发寻求帮助,评估和干预支持也会受到地域、经济或社会因素的制约,不总是可以随时随地获得。虽然原始的评估工具一直用于筛查、监控和评估治疗效果,但随着时代的进步,高科技干预手段已经显示出极大的潜力,有望减少求助者的障碍,使医疗服务更容易获得。

移动设备应用程序和其他科技设备可提供多种多样的积极心理学评估和干预工具。大多数基于健康的评估和干预工具分为2大类:主动干预和被动干预。主动干预类的应用程序需要个体自发参与,例如完成情绪日志或记录主观体验。被动干预类的应用程序不需要个体主动参与,可以通过智能手机的GPS、加速度计或其他传感器自动收集数据(如热量消耗、心率、步数)[89]。大多数积极心理学工具属于主动干预的应用类别。

如今已有大量积极心理学相关的技术设备和移动应用程序出现,但它们并非都有相同的干预效果,其中许多带有"快乐""幸福"或"更快乐"的字眼。虽然应用程序可以增强个体动机或促进个体对干预协议的遵守(如上述所言),但迄今为止很少进行实证研究或循证的验证,因此从业者在决定向患者推荐哪款干预工具时应慎重选择。根据Torous和Powell的说法[89],任何评估或干预工具都应该经过有效性验证,建立大数据支持,聚焦人类积极功能的某些方面,并且拥有便捷的操作环境。Stoyanov等开发了非常有用的移动应用评级量表(MARS),可以帮助从业者评估特定应用满足质量标准的程度[90]。虽然目前还没有应用程序可以满足所有MARS标准,但应用程序正在变得更加精巧和便捷,在不远的将来有望为从业者和使用者提供更积极的作用。

总之,研究者已经开发、测试了一系列积极心理学干预措施,并验证了它们对于改善积极情绪、提升幸福感、减轻抑郁症状上的有效性。此外,研究者还确定了影响干预有效性的若干调节因素,包括实施方法。虽然最有效的方法是一对一治疗,但其他方法(如在线自助措施)虽然效果较弱,但仍然有益。新的实施方法正在开发,包括一系列移动应用程序,它们在充分的效果测试之后也可以提供有益的积极心理干预。

19.4 将积极心理学纳入生活方式医学实践

将积极心理学纳入生活方式医学实践的方法有不少,我们在这里重点讨论其中4种:①在临床实践中进行积极心理学原理的示范;②与患者进行积极的健康对话;③开具积极心理干预处方;④选择基于积极心理学原理培训后的健康教练指导实践。

19.4.1 示范积极心理学原则

自从Albert Bandura在半个世纪前提出社会学习理论以来,已有大量研究验证了这一理论中人们会通过观察和模仿他人的行为、态度和情绪反应来完成学习的结论[91]。在医疗环境中,示范健康行为是促进他人行为改变的有效方法。在个体实践中示范积极心理学原则的有效方法包括以下几方面。

- 除不合适的情况之外,在与患者和其他工作人员的互动过程中表现出积极的情绪(满足、希望、宁静、兴趣、娱乐、灵感等)。积极情绪的表现不仅会激发其他人产生积极情绪,而且实验发现诱导积极情绪的医师比未诱导积极情绪的医师做出正确诊断的速度更快[92]。该研究表明,积极情绪实际上可以提高诊断决策的能力。
- 在患者身边对其他工作人员所做的积极工作表示感谢。
- 确定自己的特征优势并定期在工作中运用。
- 亲身示范讲述健康对于你自己生活的个人意义(例如,你过去可能遇到过的生活方式挑战,以及你是如何使用积极心理学原则帮助实现生活方式改变的)。

19.4.2 与患者进行积极的健康对话

将积极心理学原理引入生活方式医学实践的一种方式是在患者就诊期间进行1次或多次对谈。这里有一些示例。

1. 在评估期间，提出关注患者个体优势的开放性问题。

   - 自身健康状况的哪些方面让他们感觉良好？
   - 他们的主观幸福感水平如何？
   - 他们可以列出哪些能帮助自身改善健康状况的能力（优势、兴趣和资源）？
   - 他们周围有哪些有益的环境因素？（例如家庭支持、朋友、好工作）

2. 这里有几个很好的问题可以问患者，从而鼓励他们探索和分享自身积极的健康态度和行为举动。

   - "上一次你感觉不错是什么时候？"
   - "之前你做过什么让你感觉不错的事情？"
   - "你能告诉我哪段时间你感觉最棒吗？你当时用到了自己什么优势？"
   - "看来这对你来说非常重要。如果你减肥，你觉得你的生活会有哪些不同？"
   - "如果你戒烟成功，你可能会变成什么样？"

3. 当患者说话时，请积极倾听。

   - 面向你的患者，当他们与你交谈时放下手里的任何文件、文具和设备，进行目光接触并点头表示你听到了。用自己的语言重复你听到的话来回应患者。（例如，"如果我理解正确的话，……""听起来好像你感受到……""我听到你说的是……""是这样吗？"）。
   - 积极倾听可以让患者感受到被关注，并且通常能帮助他们更清楚地了解自己的症状、状况和习惯改变的可能性。

4. 鼓励患者不要去与他人比较（包括与年轻时的自我比较），专注于自己当下的优势。

5. 提醒患者做出有觉察的选择：我们走的每一步，吃的每一口食物，进行的每一项活动，对事件的每一个反应都是一种选择。有时我们会忘记这一点。一旦意识到我们可以有觉察地选择生活中的方方面面，这是一种多么美妙的自由和解放！

6. 与患者进行简短、实际的乐观探讨。

   - 首先，帮助他们客观地看待当前的健康状况而不是将其视为灾难。
   - 其次，根据他们目前的情况，和他们集思广益，探讨出最佳的方案。
   - 最后，帮助他们自信地计划行动，并积极地朝向最佳预期迈进。

19.4.3 处方积极心理干预

正如可以为强身健体和预防疾病而开具运动处方一样[93]，积极心理干预措施（PPI）也可以出于同样的原因开具处方[94]。表19-4-1中列出了上述提到过的循证PPI的处方样本。这些PPI已被证明可以增加积极情绪，减少负面情绪并提高整体幸福感。

表 19-4-1　积极心理干预处方示例

名称	处方	来源
感谢信和感恩访视	为那些对你好的但你从未正式感谢过的人写一封感谢信,并亲自交给对方	[59]
三件好事	写下每天发生的 3 件进展顺利的事,持续 1 周,并解释每件事发生的原因	[59]
使用特征优势	参加 viacharacter.org 网站的测试,在 1 周内以不同的方式实践排名靠前的 5 个独特优势中的任意一个	[59,77]
感恩名单	每晚写下 3 个新的你感恩的事物(大小均可)并持续两周。在每周结束时,回顾整个列表	[73-76]
最好的自我	尽可能生动地想象你已经努力工作并成功实现了人生目标。连续 4 天,每天花 20min 写下你想象的内容	[76,78,79]
善举	接下来 6 周中,每周选择 1d 为他人做 5 种平时不会去做的善举(大小均可)	[48,80]

正如研究所指出的那样,在开出 PPI 处方时,重要的是考虑清楚患者的个体特征,如自身性格和文化背景[60,95]。例如,Nelson 和 Lyubomirsky[95]指出,内向的人可能从反思性活动中受益更多,比如祝福计数或冥想;而外向的人可能更喜欢外向性的活动,比如善举。同样地,来自集体主义文化背景(如某些亚洲文化)的患者,可以从亲社会干预中获益更多(比如善举或感恩访视),而非针对个人的干预(如最好的自我)[60]。一些研究表明,患者在与自我选择的干预措施相匹配时可能会有更好的干预效果[96]。

处方的形式同样很重要。自我动机强的患者可以从简单的执行处方行为中受益(如表 19-4-1 中列出的那些行为)。然而,缺乏动机的患者可以在与积极心理健康教练一对一的训练中获得更多益处。

19.4.4　选择积极心理健康教练指导实践

在实践初期,积极心理健康教练可以为患者传授积极心理学实践技巧,帮助患者改变生活方式,从而改善他们的健康状况,使患者从中受益。健康教练可以是来自多样化背景的专业人士,他们与个人或团体合作,协助患者实现健康方面的目标[97]。他们将成为高效协作护理团队的重要组成部分[98]。健康教练的工作任务包括评估患者是否做好了改变的准备、协助患者建立目标、评估实现目标的各个步骤和内在阻碍因素、反复评估和修改目标、反馈过程中的见解以及制定结束后的长期计划,以维持健康状态的长远发展[99]。

研究表明,接受过长期指导服务的患者在身心健康方面表现出显著改善[100],慢性疾病标志物(HbA1c、血压、LDL-C)的降低在健康教练干预完成后可持续 1 年[101]。研究显示应用积极心理学理念的健康教练可帮助改善患者的整体健康状况,患者报告中的疾病症状减少了 19%,心理健康程度也得到了增强,包括生活质量的提升和把控健康能力的提高,这些患者越发能够和其他人建立信任关系并能够不断实现自身潜能[102]。此外,初级保健临床医师报告说,接受健康教练指导的患者更有力量,对专业人员的需求更低[103]。健康和保健教练正逐渐成为医院、公有诊所、私人诊所和健康俱乐部中不可缺少的一部分。

19.5　结论

积极情绪和幸福感的提升与身体健康状况的改善是协同的。在本章中,我们回顾了印证积极情绪、乐观心态、幸福感与个体健康状况及寿命长短之间存在联系的研究证据。越来越多的研究将积极情绪、乐观心态、幸福感与更好的心血管健康水平、更好的糖尿病管理和血糖控制、更低的死亡率联系在一起。

虽然个体的乐观心态和幸福感多少在某种程度上是性格特质决定的，但是研究提供的证据表明，这些因素可以通过积极的心理干预得到增强。这些干预措施致力于增加积极情绪、自我效能感和生活满意度，同时减少负面情绪和压力。在这些干预中采用的一些措施包括表达感恩、了解并利用个体优势来实现目标和解决问题、关注和觉察积极事件以及完成小小的善举。

我们在本章中提出了几种在生活方式医学实践中实施积极心理学干预的措施，包括示范积极心理原理、与患者积极健康对谈、处方积极心理干预、选择心理健康教练指导实践。越来越多的证据表明积极心理学实践对身心健康有益。整体健康程度的提升是全面医疗得以实现的重要环节，此过程中生活方式医学从业者起着非常关键的作用。

临床应用要点

表 19-5-1　临床应用要点摘要

1. 与患者进行积极健康的对话	• 在评估阶段，提出关注患者个体优势的开放式问题 • 当患者说话时，请积极倾听 • 鼓励患者避免与他人比较（包括与年轻时的自我比较）并关注他们自己目前的优势 • 提醒患者做出有觉察的选择：吃的每一口餐食，进行的每一项活动，对当前事件的每一次反应都是一种选择。知道自我可以有觉察地选择生活中的方方面面，这是一种解放与自由 • 与患者进行简短、现实的乐观对谈
2. 示范积极心理学原理	• 除不合适的情况之外，在与患者及其他工作人员的互动过程中表现积极情绪（满足、希望、宁静、兴趣、娱乐、灵感） • 当着患者的面对其他工作人员所做的积极工作表示感谢 • 确定自己独特的优势特点，并在工作中定期实践它们 • 亲身示范生活中健康带来的个人意义（例如，你过去可能遇到的生活方式挑战，以及你如何使用积极心理学原则来帮助自我实现生活方式的改变）
3. 开具积极心理干预处方	正如可以为增强健康和预防疾病而开具运动处方一样，亦可以出于同样的原因开具积极心理干预处方（PPI），如感恩信、三个好事日记、善举

（Shelley H. Carson, PhD, Andrea Cook, PhD, Stephanie Peabody, PsyD, Sandra Scheinbaum, PhD, and Leslie Williamson, BA 著　冯雪 译　洪云 校）

参考文献

1. Seligman MEP and Csikszentmihalyi M. Positive psychology: An introduction. *Am. Psychol.* 2000; 55(1): 5–14, p. 7.
2. Gable S and Haidt J. What (and why) is positive psychology? *Rev. Gen. Psychol.* 2005; 9(2): 103–110.
3. Maslow AH. *Motivation and Personality.* New York, NY: Harper & Row, 1954. p. 353.
4. Seligman MEP. The president's address: 1998 Annual Report. *Am. Psychol.* 1999; 54(8): 559–562.
5. Peterson C. *A Primer in Positive Psychology.* New York, NY: Oxford University Press, 2006.
6. Seligman MEP. *Flourish: A Visionary New Understanding of Happiness and Well-Being.* New York, NY: Free Press, 2011.
7. Fredrickson BL. Positive emotions broaden and build. *Adv. Exp. Soc. Psychol.* 2013; 47(1): 53.
8. Tugade MM and Barbara LF. Resilient individuals use positive emotions to bounce back from negative emotional experiences. *J. Pers. Soc. Psychol.* 2004; 86(2): 320–333.
9. Fredrickson BL. The role of positive emotions in positive psychology: The broaden-and-build theory of positive emotions. *Am. Psychol.* 2001; 56: 218–226.
10. Ong AD, Bergeman CS, Bisconti T, and Wallace KA. Psychological resilience, positive emotions, and successful adaptation to stress in later life. *J. Pers. Soc. Psychol.* 2006; 91(4): 730–749.

11. Csikszentmihalyi M. *Flow: The Psychology of Optimal Experience*. New York, NY: Harper & Row, 1990.
12. Nakamura J and Csikszentmihalyi M. Flow theory and research. In Snyder CR, Lopez J, eds. *Oxford Handbook of Positive Psychology*, 2nd ed. New York, NY: Oxford University Press, 2009.
13. Schmidt J. Correlates of reduced misconduct among adolescents facing adversity. *J. Youth Adolesc.* 2003; 32: 439–452.
14. Hirao K, Kobayashi R, Okishima K, and Tomokuni Y. Influence of flow experience during daily life on health-related quality of life and salivary amylase activity in Japanese college students. *Jpn. J. Occup. Med. Traumatol.* 2011; 59: 13–18.
15. Hirao K, Kobayashi R, Okishima K, and Tomokuni Y. Flow experience and health-related quality of life in community dwelling elderly Japanese. *Nurs. Health Sci.* 2012; 14(1): 52–57.
16. Diener M and Diener McGavran MB. What makes people happy? A developmental approach to the literature on family relationships and well-being. In Eid M, Larsen RJ, eds. *The Science of Subjective Well-Being*. New York, NY: Guilford, 2008.
17. Uchino BN, Cacioppo JT, and Kiecolt-Glaser JK. The relationship between social support and physiological processes: A review with emphasis on underlying mechanisms and implications for health. *Psychol. Bull.* 1996; 119(3): 488–531.
18. Liu RT, Hernandez EM, Trout ZM, Kleiman EM, and Bozzay ML. Depression, social support, and long-term risk for coronary heart disease in a 13-year longitudinal epidemiological study. *Psychiatry Res.* 2017; 251: 36–40.
19. Frankl VE. *Man's Search for Meaning: An Introduction to Logotherapy*. New York, NY: Washington Square Press, 1963.
20. Steger MF. Meaning in life. In Lopez SJ, ed. *Oxford Handbook of Positive Psychology*, 2nd ed. Oxford, UK: Oxford University Press, 2009, p. 679–687.
21. Czekierda K, Banik A, Park CL, and Luszczynska A. Meaning in life and physical health: Systematic review and meta-analysis. *Health Psychol. Rev.* 2017; 11(4): 387–418.
22. Hill PL and Turiano NA. Purpose in life as a predictor of mortality across adulthood. *Psychol. Sci.* 2014; 2: 1482–1486.
23. Bandura A. Self-efficacy. In Ramachaudran VS, ed. *Encyclopedia of Human Behavior*, vol. 4. New York, NY: Academic Press, 1994, p. 71–81.
24. Klug HJP and Maier GW. Linking goal progress and subjective well-being: A meta-analysis. *J. Happiness Stud.* 2014; 6: 37–65.
25. WHO. *Constitution of the World Health Organization: Principles*, 1948 retrieved August 20, 2017. Available from: http://www.who.int/about/mission/en/
26. Seligman MEP. Positive health. *Appl. Psychol. Int. Rev.* 2008; 57(Suppl 1): 3–18.
27. Seligman MEP, Peterson C, Barsky AJ, et al. Positive health and health assets: Re-analysis of longitudinal datasets. *Positive Health*, 2013. Philadelphia, PA: University of Pennsylvania.
28. Rotegard AK, Moore SM, Fagermoen MS, and Ruland CM. Health assets: A concept analysis. *Int. J. Nurs. Stud.* 2010; 47: 513–525.
29. National Research Council. Positive health: Resilience, recovery, primary prevention, and health promotion. In Singer, BH, Ryff, CD, eds. *New Horizons in Health: An Integrative Approach*. Washington DC: The National Academies Press, 2001.
30. Howell RT, Kern ML, and Lyubomirsky S. Health benefits: Meta-analytically determining the impact of well-being on objective health outcomes. *Health Psychol. Rev.* 2007; 1(1): 83–136.
31. Cohen S, Alper CM, Doyle WJ, et al. Positive emotional style predicts resistance to illness after experimental exposure to rhinovirus or influenza a virus. *Psychosom. Med.* 2006; 68(6): 809–815.
32. Boehm JK and Kubzansky LD. The heart's content: The association between positive psychological well-being and cardiovascular health. *Psychol. Bull.* 2012; 138(4): 655–691.
33. Kim E, Smith J, and Kubzansky LD. Prospective study of the association between dispositional optimism and incident heart failure. *Circ. Heart Fail.* 2014; 7(3): 394–400.
34. Steptoe A, Wardle J, and Marmot M. Positive affect and health-related neuroendocrine, cardiovascular, and inflammatory processes. *Proc. Natl. Acad. Sci. USA* 2005; 102(18): 6508–6512.
35. Boehm JK, Chen Y, Williams DR, Ryff CD, and Kubzansky LD. Subjective well-being and cardiometabolic health: An 8-11 year study of midlife adults. *J. Psychosom. Res.* 2016; 85: 1–8.
36. Boehm JK, Williams DR, Rimm EB, et al. Association between optimism and serum antioxidants in the midlife in the United States study. *Psychosom. Med.* 2013; 75(1): 2–10.
37. Yi-Frazier JP, Hilliard M, Cochrane K, and Hood KK. The impact of positive psychology on diabetes outcomes: A review. *Psychology* 2012; 3(12A): 1116–1124.
38. Boehm JK, Trudel-Fitzgerald C, Kivimaki M, and Kubzansky LD. The prospective association between positive psychological well-being and diabetes. *Health Psychol.* 2015; 34(10): 1013–1021.
39. Chida Y and Steptoe A. Positive psychological well-being and mortality: A quantitative review of prospective observational studies. *Psychosom. Med.* 2008; 70(7): 741–756.
40. Diener E and Chan MY. Happy people live longer: Subjective well-being contributes to health and longevity. *Appl. Psychol. Health Well Being* 2011; 3: 1–43.
41. Ortega FB, Lee DC, Sui X, et al. Psychological well-being, cardiorespiratory fitness, and long-term survival. *Am. J. Prev. Med.* 2010; 39(5): 440–448.
42. Ostir GV, Markides KS, Black SA, and Goodwin JS. Emotional well-being predicts subsequent functional independence and survival. *J. Am. Geriatr. Soc.* 2000; 48(5): 473–478.
43. Gana K, Broc G, Saada Y, et al. Subjective wellbeing and longevity: Findings from a 22-year cohort study. *J. Psychosom. Res.* 2016; 85: 28–34.
44. Zaninotto P, Wardle J, and Steptoe A. Sustained enjoyment of life and mortality at older ages: Analysis of the English longitudinal study of ageing. *BMJ* 2016; 355: 6267.
45. Lambiase MJ, Kubzansky LD, and Thurston RC. Positive psychological health and stroke risk: The benefits of emotional vitality. *Health Psychol.* 2015; 34(10): 1043–1046.
46. Liu B, Floud S, Pirie K, et al. Million women study collaborators. Does happiness itself directly affect mortality? The prospective UK Million Women Study. *Lancet* 2016; 387: 874–881.
47. Lamers S, Bolier L, Westerhof GJ, et al. The impact of emotional well-being on long-term recovery and survival in physical illness: A meta-analysis. *J. Behav. Med.* 2012; 5: 538–547.
48. Lyubomirsky S, Sheldon KM, and Schkade D. Pursuing happiness: The architecture of sustainable change. *Rev. Gen. Psychol.* 2005; 9(2): 111–131.
49. Pressman SD and Cohen S. Does positive affect influence health? *Psychol. Bull.* 2005; 131(6): 925–971.
50. Veenhoven R. Health happiness: Effects of happiness on physical health and the consequences for preventative care. *J. Happiness Stud.* 2008; 9(3): 449–469.
51. Connelly M, Keefe FJ, Affleck G, et al. Effects of day to day affect regulation on the pain experience of patients with rheumatoid arthritis. *Pain* 2007; 131: 162–170.
52. Zautra A, Johnson LM, and Davis MC. Positive affect as a source of resilience for women in chronic pain. *J. Consult. Clin. Psychol.* 2005; 73(2): 212–220.
53. Caprara GV, Castellani V, La Torre M, et al. Being positive despite illness: The contribution of positivity to the quality of life of cancer patients. *Psychol. Health* 2015; 31(5): 524–534.
54. Casellas-Grau A, Font A, and Vives J. Positive psychology interventions in breast cancer: A systematic review. *Psycho-Oncology* 2014; 23(1): 9–19.
55. Eaton RJ, Bradly G, and Morrissey S. Positive predispositions, quality of life and chronic illness. *Psychol. Health Med.* 2014; 19(4): 473–489.
56. Hou WK, Law CC, and Fu YT. Does change in positive affect mediate and/or moderate the impact of symptom distress in psychological adjustment after cancer diagnosis? A prospective analysis. *Psycho. Health* 2010; 25(41): 417–431.
57. Aspinwall LG and Tedeschi RG. The value of positive psychology for health psychology: Progress and pitfalls in examining the relation of positive phenomena to health. *Ann. Behav. Med.* 2010; 39: 4–15.
58. Bolier L, Haverman M, Westerhof GJ, et al. Positive psychology interventions: A meta-analysis of randomized controlled studies. *BMC Public Health* 2013; 13: 119.
59. Seligman MEP, Steen TA, Park N, and Peterson C. Positive psychology in progress. Empirical validation of interventions. *Am. Psychol.* 2005; 60: 410–421.
60. Sin NL and Lyubomirsky S. Enhancing well-being and alleviating depressive symptoms with positive psychology interventions: A practice-friendly meta-analysis. *J. Clin. Psychol.* 2009; 65(5): 467–487.
61. Lett HS, Blumenthal JA, Babyak MA, et al. Depression as a risk factor for coronary artery disease: Evidence, mechanisms, and treatment. *Psychosom. Med.* 2004; 66: 305–315.

62. Rotella F and Mannucci E. Depression as a risk factor for diabetes: A meta-analysis of longitudinal studies. *J. Clin. Psychiatry* 2013; 74: 31–37.
63. Radloff LS. The CES-D scale: A self-report depression scale for research in the general population. *Appl. Psychol. Meas.* 1977; 1: 385–401.
64. Diener E, Wirtz D, Tov W, et al. New well-being measures: Short scales to assess flourishing and positive and negative feelings. *Soc. Indic. Res.* 2010; 97: 143–156.
65. McCullough ME, Emmons RA, and Tsang J. The grateful disposition: A conceptual and empirical topography. *J. Pers. Soc. Psychol.* 2002; 82: 112–127.
66. Brown KW and Ryan RM. The benefits of being present: Mindfulness and its role in psychological well-being. *J. Pers. Soc. Psychol.* 2003; 84: 822–848.
67. Scheier MF, Carver CS, and Bridges MW. Distinguishing optimism from neuroticism (and trait anxiety, self-mastery, and self-esteem): A re-evaluation of the Life Orientation Test. *J. Pers. Soc. Psychol.* 1994; 67: 1063–1078.
68. Watson D, Clark LA, and Tellegen A. Development and validation of brief measures of positive and negative affect: The PANAS scales. *J. Psychol.* 1988; 54(6): 1063–1070.
69. Ryff C and Keyes C. The structure of psychological well-being revisited. *J. Pers. Soc. Psychol.* 1995; 69: 719–727.
70. Diener E, Emmons RA, Larson RJ, and Griffin S. The satisfaction with life scale. *J. Pers. Assess.* 1985; 49: 71–75.
71. Lyubomirsky S and Lepper HS. A measure of subjective happiness: Preliminary reliability and construct validation. *Soc. Indic. Res.* 1999; 46: 137–155.
72. Peterson C and Seligman MEP. *Character Strengths and Virtues: A Handbook and Classification*. Washington, DC: APA Press and Oxford University Press, 2004.
73. Emmons RA and McCullough ME. Counting blessings versus burdens: An experimental investigation of gratitude and subjective well-being in daily life. *J. Pers. Soc. Psychol.* 2003; 84: 377–389.
74. Froh JJ, Sefick WJ, and Emmons RA. Counting blessings in early adolescents: An experimental study of gratitude and subjective well-being. *J. Sch. Psychol.* 2008; 46: 213–233.
75. Geraghty AWA, Wood AM, and Hyland ME. Dissociating the facets of hope: Agency and pathways predict attrition from unguided self-help in opposite directions. *J. Res. Pers.* 2010; 44: 155–158.
76. Manthey L, Vehreschild V, and Renner KH. Effectiveness of two cognitive interventions promoting happiness with video-based online instructions. *J. Happiness Stud.* 2016; 17(1): 319–339.
77. Mitchell J, Stanimirovic R, Klein B, and Vella-Brodrick D. A randomized controlled trial of a self-guided internet intervention promoting wellbeing. *Comput. Hum. Behav.* 2009; 25: 749–760.
78. King LA. The health benefits of writing about life goals. *Pers. Soc. Psychol. Bull.* 2001; 27: 798–807.
79. Sheldon KM and Lyubomirsky S. How to increase and sustain positive emotion: The effects of expressing gratitude and visualizing best possible selves. *J. Pos. Psychol.* 2006; 1: 73–82.
80. Nelson SK, Layous K, Cole S, and Lyubomirsky S. Do unto others or treat yourself? The effects of prosocial and self-focused behavior on psychological flourishing. *Emotion* 2016; 16(6): 850–861.
81. Zeidan F, Johnson SK, Gordon NS, and Goolkasian P. Effects of brief and sham mindfulness meditation on mood and cardiovascular variables. *J. Altern. Complement Med.* 2010; 16: 867–873.
82. Ivtzan I, Lomas T, eds. *Mindfulness in Positive Psychology: The Science of Meditation and Wellbeing*. New York, NY: Routledge/Taylor & Francis Group, 2016.
83. Gotink RA, Chu P, Busschbach JJ, et al. Standardised mindfulness-based interventions in healthcare: An overview of systematic reviews and meta-analyses of RCTs. *PloS One* 2015; 10: e0124344.
84. Keng SL, Smoski MJ, and Robins CJ. Effects of mindfulness on psychological health: A review of empirical studies. *Clin. Psychol. Rev.* 2011; 31: 1041–1056.
85. Lomas T, Medina JC, Ivtzan I, et al. A systematic review of the impact of mindfulness on the well-being of healthcare professionals. *J. Clin. Psychol.* 2017; 00: 1–37. doi.org/10.1002/jclp.22515
86. Boehm JK, Lyubomirsky S, and Sheldon KM. A longitudinal experimental study comparing the effectiveness of happiness-enhancing strategies in Anglo Americans and Asian Americans. *Cognition Emotion* 2011; 25: 1263–1272.
87. Otake K, Shimai S, Tanaka-Matsumi J, et al. Happy people become happier through kindness: A counting kindness intervention. *J. Happiness Stud.* 2006; 7: 361–375.
88. Layous K and Lyubomirsky S. The how, why, what, when, and who of happiness. In Gruber J, Moskowitz JT, eds. *Positive Emotion: Integrating the Light Sides and Dark Sides*. Oxford, UK: Oxford University Press, 2014. pp. 473–495.
89. Torous J and Powell A. Current research and trends in the use of smartphone applications for mood disorders. *Internet Interv.* 2015; 2(2): 169–173.
90. Stoyanov SR, Hides L, Kavanagh DJ, et al. Mobile App Rating Scale: A new tool for assessing the quality of health mobile apps. *JMIR mHealth uHealth* 2015; 3(1): e27.
91. Bandura A. Social learning through imitation. In Jones MR, ed. *Nebraska Symposium on Motivation*. Lincoln, NE: University of Nebraska Press, 1962.
92. Estrada CA, Isen AM, and Young MJ. Positive affect facilitates integration of information and decreases anchoring in reasoning among physicians. *Organ. Behav. Hum. Decis. Process.* 1997; 72(1): 117–135.
93. Warburton DER, Nicol CW, and Bredin SSD. Prescribing exercise as preventive therapy. *Can. Med. Assoc. J.* 2006; 174: 961–974.
94. Hershberger PJ. Prescribing happiness: Positive psychology and family medicine. *Fam. Med.* 2005; 37(9): 630–634.
95. Nelson SK and Lyubomirsky S. Finding happiness: Tailoring positive activities for optimal well-being benefits. In Tugade M, Shiota M, Kirby L, eds. *Handbook of Positive Emotions*. New York, NY: Guilford, 2012. pp. 275–292.
96. Schueller SM. To each his own well-being boosting intervention: Using preference to guide selection. *J. Pos. Psychol.* 2011; 6: 300–313.
97. Jordan M, Wolever RQ, Lawson K, and Moore M. National training and education standards for health and wellness coaching: The path to national certification. *Glob. Adv. Health Med.* 2015; 4(3): 46–56.
98. Institute of Functional Medicine (IFM). *Functional Medicine Practices: Opportunities, Challenges, and Emerging Trends (2016 Survey of Functional Medicine Practices)*. Federal Way, WA: Institute for Functional Medicine, 2016.
99. Wolever RQ, Jordan M., Lawson K, and Moore M. Advancing a new evidence-based professional in health care: Job task analysis for health and wellness coaches. *BMC Health Serv. Res.* 2016; 16: 205–205.
100. Butterworth S, Linden A, McClay W, and Leo MC. Effect of motivational interviewing-based health coaching on employees' physical and mental health status. *J. Occup. Health Psychol.* 2006; 11(4): 358–365.
101. Sharma AE, Willard-Grace R, Hessler D, et al. What happens after health coaching? Observational study 1 year following a randomized controlled trial. *Ann. Fam. Med.* 2016; 14(3): 200–207.
102. Scheinbaum S and Cook A. *The Power of Functional Medicine-Trained Doctors and Coaches to Create Patient-Empowered Healthcare: A Pilot Study*. Stanford Medicine X | ED Conference Poster Presentation, Stanford, CA: Stanford University, 2017.
103. Dubé K, Willard-Grace R, O'Connell B, et al. Clinician perspectives on working with health coaches: A mixed methods approach. *Fam. Syst. Health* 2015; 33(3): 213–221.

第 20 章 | 意向 - 行为差距

目录

要点／317

20.1　前言／317
20.1.1　什么是意向 - 行为差距／318

20.2　实践中的意向／319
20.2.1　什么是意向／319
20.2.2　实践中的意向／319
20.2.3　意向稳定性／320
20.2.4　意向的时机／320

20.3　意向 - 行为差距的解决方案／321
20.3.1　行动和应对计划／321
20.3.1.1　引言／321
20.3.1.2　回顾／321
20.3.1.3　实际应用／322
20.3.2　自我效能感／323
20.3.2.1　引言／323
20.3.2.2　回顾／323
20.3.2.3　实际应用／324
20.3.3　能力（执行功能）／325
20.3.3.1　引言／325
20.3.3.2　回顾／325
20.3.3.3　实际应用／326
20.3.4　情绪反应／327
20.3.4.1　引言／327
20.3.4.2　回顾／327
20.3.4.3　实际应用／328

20.4　总结／329

临床应用／329

参考文献／330

📝 要 点

- 意向表明患者愿意尝试的努力程度,或者他们愿意为任何特定的行为付出多少努力。
- 即使意向很高,但意向本身通常不能作为体力活动或饮食行为的可靠预测指标(意向-行为差距)。
- 因此,从业者应考虑已被证明能够调整或影响意向-行为关系强度的因素,其中包括以下几项。
  - 行动和应对计划:一种计划形式,分别规定了与目标导向反应(如"如果-然后"陈述)相关的关键条件的计划形式,以及当一个人想象可能阻碍他们执行预期行为的情景(如障碍)。
  - 自我效能感:个人对自己在特定背景下完成特定任务的能力的期望或判断。
  - 能力(执行功能):一种描述高阶监督能力的神经认知能力的概念,用于认知功能导向目标。
  - 情绪反应:对某种内部或外部刺激的情感反应。
- 从业者和医疗团队可以在帮助缩小与患者的意向-行为差距方面发挥关键作用,通过提高行动和应对计划,建立自我效能感,或确定预期情感反应(如后悔)。
- 理解意向-行为差距有助于修改生活方式处方和发展实践模式,把生活方式当成药物,可以最大化生活方式的依从性。

20.1 前言

我们都经历过一些情景:"原打算从商店里买点东西,但忘了""打算去邮局,或者打个电话,但没有"。尽管我们有良好的意愿,但未能落实。患者和许多从业者一样,在生活方式医学处方中也经历了同样的现象,比如健康的饮食或积极的生活方式,常见的情景有两种:①患者无意采用生活方式处方;②患者有意采用生活方式处方,但没有坚持到底。

这两种情况都会令患者和从业者感到沮丧,他们真正希望为患者做到最好。本章的重点是认识到生活方式医学只有在患者遵守的情况下才有效。因此,从业者对药物依从性非常感兴趣,特别是可能有助于提高对处方依从性的循证因素。因此,本章的目的是介绍和阐明意向-行为差距(intention-behavior gap,IBG)。此外,我们的目的是调查IBG解决方案的有效性,为从业者提供选择,把生活方式当做药物,增加药物依从性。

20.1.1 什么是意向 - 行为差距

传统上,意向被概念化为行为的直接前因。也就是说,我们先有做某事的意向,然后有行为。然而,对早期的行为试验表明,意向并不总是转化为行为。解释这一现象的早期理论是由 Ajzen 博士和 Fishbein 博士创立的,这一理论是更广泛应用的计划行为理论(TPB)的前身(见第 16 章),它揭示了潜在的因素,或调节或介导意向与行为的关系(例如,习惯,促进或限制条件,或社会和情感因素)。然而,意向 - 行为差距仍然是神秘的,因为它与体力活动(PA)或健康饮食有关。

在实践中观察 IBG 后,研究人员发现,即使意向很高,也不是体力活动或饮食行为的可靠预测指标[1]。显然,行为是有变异的,有些做得多点,有些做得少点,有些不会随着时间的推移而改变。在一个理想的场景中,意向将解释所有(100%)的这种变化,为什么有人做得多,有人做得少,有些人不改变行为。我们将能够测量意向水平,并完美地预测他们的行为会改变多少。然而,包括意向在内的 TPB 只预测了 24% 的生理活动和 21% 的饮食行为变异[2]。换句话说,75%~80% 的行为变异无法用意向及其相关的预测因子来解释。

作为回应,Rhodes 和 de Bruijn 解释了 IBG 与符合当前公共卫生准则的休闲中等到高强度的体力活动之间的差异有多大。[3] 他们发现通过十多项研究表明:

- 21% 的人是无意向的,并且没有成功地执行这种行为
- 2% 的人是无意向的,但是成功地执行了这种行为
- 36% 的人是有意向的,但却没有成功地执行这种行为
- 42% 的人是有意向的,并且成功地执行了这种行为

如果这些结果转化为实践,我们可以假设大约有 7/10 的患者会有意愿做更多的体力活动,而其余的 3 个没有意向:"结果表明,虽然仍然有些人需要改变意向的干预措施,但大多数不活跃的个体都有积极的意向。"[3] 然而,在那些确实有意向参与更多体力活动的患者中,只有 54% 的人成功地进行了这种行为,这说明在打算进行更多体力活动的每 2 个患者中就有一个人会遵循他们的意向。其余的 46% 的人没有遵循他们的意向,这就是 IBG。

我们在水果和 / 或蔬菜(FV)摄入方面发现类似的 IBG。例如,一项系统综述的作者发现,意向只预测或解释了 34%、43% 和 31% 的总 FV 摄入量、水果摄入量和蔬菜摄入量的变化。其他研究讨论了意向和 FV 行为之间的关系或相关性(r),例如实现以前每天消费 5 份水果和 / 或蔬菜的公共卫生建议。一般来说,这些相关性较弱:儿童 / 青少年的 r_+=0.27[4-8],大学生的 r_+=0.36[9-11],成人的 r_+=0.41[12,13] 和老年人 r=0.40[14]。提醒一下,强相关性通常在 0~1 的范围内 $r \geq 0.50$。

最近一项关于健康饮食研究的综述发现,平均所有研究数据,意向和行为只是中度相关(r_+=0.45)[15]。此外,研究分为指导参与者摄入促进健康食物的研究与避免摄入不健康的食物的研究。有趣的是,避免摄入不健康食物(r=0.28)的意向行为关系弱于摄入促进健康食物(r=0.43)。这些发现表明,与旨在避免不健康食物的处方(例如,少吃糖)相比,患者使用促进健康的食品处方(例如,添加另

一天的蔬菜)有更高的可能性克服 IBG。显然,这两种处方在生活方式医学实践中都很重要,但 IBG 的细微差别可以帮助解释患者药物依从性的变化。

IBG 仍然很大,因为意向只在大约一半的情况下被转化为行动[1],这相当于 2 个患者中有 1 个会成功。作为回应,利用其他理论来帮助解释 IBG,例如行动控制理论、预防采用过程模型、时间自我调节理论和目标导向行为的意志模型。Rhodes 和 Yao 对 16 种模型进行了很好的回顾,希望能更好地解释体力活动中的 IBG,结论是"这些模型在改善我们的干预措施和/或解释体力活动方面是否优于目前的状况尚不清楚"[16]。换句话说,未来是光明的,有几个模型和因素可以帮助我们去创新和正确评估新旧模型,这些机会可以进一步了解 IBG。在此之前,我们可以开始将已知的概念付诸实践,从而降低患者发生 IBG 的可能性。本章后面将总结许多重要概念以及实操应用。

20.2 实践中的意向

20.2.1 什么是意向

当涉及 IBG 时,意向表明患者有多么愿意尝试,或者他们愿意为任何特定的行为付出多少努力[17]。假设是"一个人的意向越强,就越期望去尝试,因此行为将被实际执行的可能性就越大[18]。"此外,有了这样的愿望和意愿,去实施某个行为的意向意味着一个更近的时间框架。他们会很快采取行动,而不是稍后或下个月/明年。

20.2.2 实践中的意向

在实践中,患者可能会说自己"打算"变得更活跃,或者开始吃得更健康。然而,这可能更像是对未来一段时间的期望,而不是真正的改变行动。在这种情况下,这并不表示他们愿意并准备付出巨大的努力。因此,从定义上讲,他们没有真正的改变意向。在某种程度上,他们说"我打算"实际上是指"我想"或"我希望"。这里的语义非常关键,因为在实践中可以洞察到意向的强度和 IBG。

例如,Ajzen 博士提供了制定 TPB 环境下意向调查问卷的指导,这些说明可在线访问 http://people.umass.edu/aizen/pdf/tpb.measurement.pdf。首先,必须从其目标、行动、背景和时间要素中明确定义行为。换句话说,我们不能简单地询问患者他们是否打算更积极地运动,我们需要更具体地定义体力活动,例如"接下来的 4 周,每周 5 天,每天至少 30min。"因为意向假定了执行行为的努力程度,"可能"或应用"不太可能"的评级分数,才是要求患者回答的最终项目(表 20-2-1)。

表 20-2-1

"我打算接下来的 4 周,每周运动 5d,每天至少运动 30min。"									
不太可能	:	1	: 2	: 3	: 4	: 5	: 6	: 7 :	很可能

如你所见,行为的具体情况,包括行为类型、行为量和时间范围,可能会极大地影响患者的意向水

平。虽然不是本章的直接重点,但重要的是要注意生活方式处方可以而且应该被修改,以适应重要因素的不足,例如意向或自我效能感(在本章后面讨论)。例如,患者用"2"回答了我们的第一意向问题(表 20-2-2)。

表 20-2-2

"我打算在接下来的 4 周,每周运动 5d,每天至少运动 30min。"														
不太可能	:	1	:	2	:	3	:	4	:	5	:	6	:	7	:	很可能

在这种情况下,理想的公共卫生处方(每周 150min 的中等强度体力活动)对于该患者来说不是正确的处方,因为他们极可能完不成处方。我们必须帮助患者找到他或她更有可能完成的运动处方。例如,如果患者仍然不太愿意,无论处方是否修改,也需要采用其他策略来帮助增强意向(表 20-2-3)。

表 20-2-3

"我打算在接下来的 2 周里每天至少锻炼 30min,每周 2d。"														
不太可能	:	1	:	2	:	3	:	4	:	5	:	6	:	7	:	很可能

20.2.3 意向稳定性

意向强度也被概念化为意向稳定性,它指的是意向随时间的波动[19,20]。例如,在那些有意从事更多体力活动的人中,具有更强的意向稳定性可能会有所帮助[20]。高意向 - 高稳定性的人完成的体力活动量是高意向 - 低稳定性的 2 倍。换句话说,如果一个患者有很高的意向,确保意向随着时间的推移保持稳定可能有利于行为。如果意向随着时间的推移而减少,那么行为可能会受到负面影响。

然而,意向稳定性最大的影响体现在那些意向较低的人。低意向 - 高稳定性参与者没有像预期的那样从基线增加体力活动。他们没有太多的改变意向,而且随着时间的推移,他们的低意向是稳定的。然而,低意向低稳定性参与者更愿意随着他们的体力活动行为的增加而改变。在这种情况下,他们的意向不稳定是有益的。

20.2.4 意向的时机

这些研究结果强调了意向反应的个体差异,以及可能影响意向和随后行为成功的因素的复杂性。最初的意向到行为发生的复杂过程通常被称为自我调节。另一方面,自我调节失败将被用来描述无法调节自己的想法或行动。自我调节可以被描述为当常态被打断时监视和改变行为的过程,在本书其他地方已经详细描述过[21-23]。

许多患者的常规状态的生活方式是不活动和压力大,饮食不健康和睡眠质量差。从业者使用诊断、筛查或自我监测工具(例如计步器、饮食日志)来中断这种常规状态,方法是从期望的标准中产生感知到的差异。希望这种行动将触发或促进患者行为改变的重要火花(即医疗触发器)。但实际上,我们意识到一部分患者的反应是初步的意向,而另一些患者则无意改变。这种理解强调了患者意向和行为的复杂性,以及从业者需要更好地理解哪些其他因素或概念可以影响意向 - 行为关系的强度。

20.3 意向-行为差距的解决方案

20.3.1 行动和应对计划

20.3.1.1 引言

健康行动过程方法(health action process approach,HAPA)模型是一个行为变化框架,允许TPB之外的额外解释变量。更具体地说,它是一个"明确包括后意向中介变量以克服意向-行为差距"的模型[24]。动机阶段包括导致意向的因素,而意志阶段描述了将意向与行为联系起来的变量。通用模型示例如图20-3-1所示。

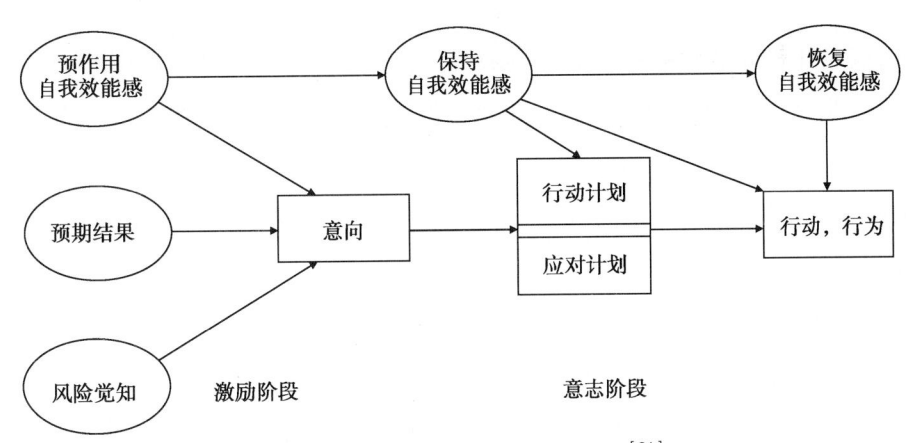

图20-3-1　健康行动过程方法模型[31]

当患者有意向采取特定的健康行为时,必须启动并随后维持该行动。如前所述,要确保意向-行为保持连接,需要多种因素和技能,以促进成功的自我调节行为。HAPA可以为多种因素提供开放的架构,但强调自我效能感(在下一节中讨论)和规划。这一假设表明,当人们制定成功的方案和应对困难任务的准备策略时,良好的意向更有可能转化为行动[24]。这种规划是通过行动计划和应对规划来完成的。

行动规划或实施意向,是一种计划形式,它指定了与目标导向反应相关的关键条件[25]。这样的计划提供了"如果-然后"的陈述,以帮助将患者的意向与行为联系起来。例如"如果我明天早上6点醒来,我就会做好准备,立即在附近慢跑。"然而,与任何计划一样,都会遇到问题,需要有策略地投入有意识的努力,以解决问题或应对感知到的行为差异。因此,对于HAPA和实施意向策略,当一个人想象到可能阻碍他们执行预期行为的场景时,应对计划就会产生。应对计划是制定一个计划,预测困难或障碍,那些困难或障碍可能会阻碍患者实现他们过一种健康的生活方式的意向[26,27]。一份应对计划的声明可能看起来像:"如果早上下雨或太冷,我就去健身房,就不在附近慢跑了。"

20.3.1.2 回顾

在IBG的所有潜在调节因素中,实施意向(行动计划)研究可能是最有力的。就体力活动而言,2013年的一项综述分析了26项独立研究,得出结论认为,行动计划可以帮助促进体力活动,但对干预后措施的效应量相对较小（$d=0.31$），而对长期后续措施的影响则更小（$d=0.24$）[28]。作者的结论是，虽然实施意向被认为是克服上述自我调节问题的一种强有力的策略，但个人可能不仅需要为他们的行为解决方案制定具体的计划（例如，如果是星期天早上，那么我将去健身房），而且还必须为障碍的管理制定具体的计划。因此，这方面可以降低复杂行为实施意向的有效性，特别是如果对实施意向的操纵不那么精细（即只规划何时、何地和如何实施）[28]。"

2011年一项关于健康饮食和实施意向的综述和荟萃分析突出了14项研究，这些研究调查了实施意向在增加健康饮食行为方面的有效性，而8项研究旨在减少不健康饮食行为[29]。对于健康饮食模式，实施意向似乎更有效地促进纳入健康食品项目（$d=0.51$），而不是减少不健康饮食模式（$d=0.29$）。然而，作者指出，结果的总体效应量很小，这可能是由于对照组不佳或结果指标薄弱。2017年对12项实证研究的综述和荟萃分析，研究实施意向对减少脂肪的影响中，发现中等效应大小（$d=0.49$）[30]，这比Adriaanse和他的同事发现的减少不健康饮食行为（$d=0.29$）的效果要好[29]。

另一方面，应对计划可以帮助解释行动计划对体力活动和健康饮食行为的影响，因为应对计划预测了完成行动计划的个人挑战或障碍。通过这种方式，患者可以产生一种控制感，以控制不必要的关注或干扰他们的行为。此外，应对计划意味着行动计划[31]。体力活动的研究表明，行动计划和应对计划都可以用来帮助个人在短期内将意向与行为联系起来；然而，随着时间的推移，应对计划似乎对行为有更大的影响[27]。

20.3.1.3　实际应用

医师可以帮助患者制定行动计划和应对计划。从这一节来看，主要可操作的想法是行动控制和行动计划与运动有关[32]。例如，使用这种策略的一个好方法是指导患者写下他们计划如何运动，计划在哪里运动和计划什么时候运动。同样，可以遵循这一公式来规划他们将如何准备蔬菜，计划在哪里获得蔬菜和计划何时食用蔬菜（用餐时间）。接下来，他们可以形成应对计划，具体来说就是他们将如何处理/应对即将到来的问题。这样做显然是有益的。例如，如果患者想外出，问他们如果下雨了会怎么办；如果他们和朋友一起去餐馆，他们会点什么来吃会更健康；等等。进行一些讨论来计划和设置一些意外情况，可以帮助患者继续他们的健康之旅。

这是一个示例模板（表20-3-1），供实践使用[33]。

表20-3-1　示例模板

1. 我的目标
   例"本周每天多吃两份水果和蔬菜。""本周花三个下午去散步。"

2. 我的计划
   如果/当我_____　我会_____
   例"当我在工作日中吃午饭时，我会吃一块水果。"
   "当我下班时，我会在街区走一走。"

3. 我的后备计划
   如果_____　我会_____
   例"如果我出去吃午饭，我会在离开之前吃那块水果。"
   "如果外面下雨或太冷，我会在办公室健身房的跑步机上行走。"

20.3.2 自我效能感

20.3.2.1 引言

自我效能感是价值和个人对实现预期结果的能力(即信心)的信念的混合体。换句话说,它是对一个人在特定环境中完成特定任务的能力的个人期望或判断,与IBG相关。HAPA模型提供了3种独立的自我效能感结构[24]。

1. 行动前或行动自我效能感:这种效能发生在个体尚未行动之前,并有助于培养这样做的动机。如果行动前自我效能感很高,个体就会想象成功,预测不同策略的潜在结果,并且更有可能开始新的行为。

2. 维持或应对自我效能感:表示对一个人在维持期间处理障碍能力的乐观信念。

3. 恢复自我效能感:解决失败、失误和挫折的经历。

20.3.2.2 回顾

具有各种自我效能感构建的HAPA模型(图20-3-1)通常能够解释超出意向的额外行为差异。例如,在被归类为肥胖的成年人中,发现自我效能感是意向和体力活动的主要直接和间接预测因子[34]。行动前自我效能感对意向有直接影响,结合结果预期,预测30%的意向变异。与模型一致,维持/应对自我效能感预测应对计划,但没有预测体力活动行为。然而,恢复自我效能感确实与社会支持相结合,占体力活动变化的18%。换句话说,尽管自我效能感是主要的决定因素,但该模型中大约82%的体力活动变异是不明确的。

HAPA模型也被应用于被归类为超重和肥胖的患者食用高脂食物的意向以及随后2个月的饮食[24]。恢复自我效能感是饮食的主要预测因子,其贡献在于计划。这个整体模型占高脂食物饮食变化的46%,这是一个比我们之前的体力活动示例中看到的18%更重要的预测模型。

其他研究已经研究了体力活动和IBG的自我效能感[35-38]。4项中只有2项表明更高的自我效能感与对体力活动的更大意向相关[35,36]。Rhodes及其同事[30]确实表明自我效能感因各种意向-行为特征而异。首先,因自我效能感是特定情境的,所以在考虑这些情境的情况下评估一个人对体力活动的信心。评估示例如表20-3-2所示。

当以这种方式测量时,体力活动的"成功维持者"具有平均评分为3.68的自我效能感(在1~5等级上),表明他们对自己的能力具有中等到强大的信心。"非意向者"和"不成功者"自我效能感有着低-中度的评分,分别为2.45和2.54。

自我效能感也对计划产生影响,从而调节意向-行为关系。例如,Luszczynska及其同事表明,为期6个月的提高自我效能感或自我效能感的干预与行动计划(即描述实现特定目标的具体行动计划)相结合,使FV摄入量出现了类似的增长[39]。有趣的是,Richert和他的同事调查了411名员工在计划干预后FV摄入的结果[40],发现计划干预的有效性取决于自我效能感。换句话说,那些自我效能感低的人没有从计划中受益。同样,Luszczynska和Schwarzer研究了自我效能感对意向和随后的乳房自我检查的影响[41]。他们首先发现计划调节了意向和行为之间的关系。行为前自我效能感对她们的行为意向和进行乳房自我检查的计划均有积极影响,但对实际行为无积极影响。然而,他们在12~15周后评估的维持自我效能感,对实际的乳房自检行为有微弱但积极的影响。

表20-3-2 体力活动(PA)的特定情境自我效能感评估示例

请评估您在未来6个月定期参加PA的信心					
	一点也不自信				很自信
有点累	1	2	3	4	5
心情不好或情绪低落	1	2	3	4	5
你独自做	1	2	3	4	5
变得很无聊	1	2	3	4	5
健身方面没有明显的改善	1	2	3	4	5
有其他要求	1	2	3	4	5
感到僵硬或疼痛	1	2	3	4	5
天气不好	1	2	3	4	5
当有点病的时候	1	2	3	4	5

资料来源:[35]。

20.3.2.3 实际应用

目前,尽管越来越多的文献支持自我效能感在健康行为中的重要性,关于自我效能感在IBG中起桥梁作用的证据基本上是支持的,但仍有一定的推测性。减少IBG的干预措施持续出现,其中一些措施为自我效能感的重要性提供了潜在的支持。例如,当向参与者发送短信以提醒他们的行动计划时,除了标准的心理教育干预外,自我效能感略有提高,而单独的心理教育干预导致自我效能感显著下降[42]。作者总结了应用的考虑因素,提出标准干预组中的个体因无法将自己的意图完全转化为行动而感到气馁。相反,增强干预组的短信提醒可能有助于久坐的个体增强信心,变得更加活跃。重要的是,有强有力的证据表明,自我效能感是在包括体力活动在内的各种健康相关领域成功改变行为的先决条件[42]。

因此,从业者应该考虑患者自我效能感的共同决定因素[43],以及提高患者自我效能感的新方法或新技术。

计划是另一个可以在实践中促进的关键因素,但它至少部分取决于自我效能感。换句话说,如果患者对自己的能力充满信心,能够在不同的环境中进行体力活动或健康进食,则适当的计划可以帮助患者将意向与行为联系起来,特别是当他们面临某些障碍时,或者在脱离这些障碍后恢复健康行为时。总之,自我效能感强的个人对他们在休息后恢复锻炼方案的能力持乐观态度,这可能有助于他们制定计划。因此,自我效能感强的人可能更有可能将他们的意向转化为行动。换句话说,如果一个人有自我怀疑,行动计划不会将意向转化为行为。这些发现还强调:①需要确保患者的每种自我效能感;②理解基于理论的路径模型中预测因子的重要性(例如,在 HAPA 模型中从左到右进程)。

20.3.3 能力(执行功能)

20.3.3.1 引言

对行为的自我调节,尤其是那些随着时间的推移而根深蒂固的行为,即使对于那些可能有最大意向遵循处方的人来说,也是相当困难的。这一悖论需要我们的大脑有足够的能力来控制和管理我们的思想、态度和行为。这种作为自我调节能力基础的能力统称为执行功能(EF)。EF 是描述神经认知能力的高阶监督能力,以指导认知功能解决目标。EF 一般包括注意力控制、反应抑制、计划和解决问题、工作记忆和认知灵活性(见表 20-3-3)。简单地说,EF 似乎是个人控制其行为的能力,因此在理论上有助于桥接 IBG 的相关属性。

表 20-3-3 常用执行功能及其定义(引文)

执行职能	定义
注意控制[46]	有意识地将注意力集中在特定的话题/主题上的能力
反应抑制/抑制控制[47]	停止主要或优势反应的能力
规划[48]	为实现预期结果而制定、评估和选择一系列行动
问题解决[49]	为复杂问题找到解决办法的程序
工作记忆[47]	容量有限的系统,负责处理和保存临时信息,特别是出现新信息时
认知灵活性[50]	适应和面对环境中新的和意外情况的能力

20.3.3.2 回顾

首先,个体的 EF 能力可能决定意向和行为之间联系的强度。例如,Hall 和他的同事研究了注意力/抑制控制与积极的 PA 和 FV 摄入意向的关系[51]。该 EF 是通过计算机化的 Go/No Go 任务进行评估的。该任务需要参与者主动响应屏幕上呈现的刺激,然后根据预定的刺激(例如,小写字母 = "Go",大写字母 = "No Go")快速响应("Go"信号)或抑制其响应("No Go"信号)。这些措施"主要是利用可能与行为自我调节特别相关的执行功能的一个方面:暂停对外部刺激的强效反应的能力。"[51]在临床上,这种对于随着时间的推移已经根深蒂固的线索、想法或行动的暂停,在克服不健康的习惯以允许更健康的选择时,可能会非常有帮助。

根据 Go/No Go 任务的结果,参与者被分类为具有强或弱 EF(即注意力/抑制控制)。那些没有增加 PA 或 FV 摄入量的意向的人没有增加行为,无论他们 EF 的分类如何。换句话说,当某人改变意向较低时,无论他们的注意力/抑制能力强还是弱,FV 或 PA 都没有增加。只有那些同时具有较高意向强度和较强 EF 分数的人才能通过增加 PA 和 FV 摄入量来弥补 IBG。

在另一项研究中,Hall 和同事们[52]以进行了意向自我调节增强干预(上文讨论的)绝经后女性为样本,研究 EF 的作用。他们发现,在抑制控制、工作记忆和任务转换(即在一项任务和另一项任务之间转移注意力,和潜意识的能力)领域,较高的 EF 能力与使用自我调节策略的能力增加有关,这导致了更高的自我报告的 PA。较差的抑制控制与较高的饱和脂肪摄入量有关,而较高的工作记忆与较大的 FV 消耗有关[53]可以佐证这些发现。

然而,抑制控制并不是始终与健康行为相关。例如,Wong 和 Mullan 报告抑制控制与早餐摄入无关[54]。然而,Wong 和 Mullan 确实报告说,用汉诺塔的任务衡量规划和解决问题的能力,调节了那些意向不高的人的 IBG。因此,早餐摄入没有被证明是由于抑制控制的缺陷,相反,与个人的计划能力有关。然而,关于早餐摄入的数据表明,一些行为可能是通过 EF 的某些方面而不是其他方面进行的,即使是在同一类行为中,例如健康饮食(即早餐摄入与增加 FV)。

与抑制控制一样,计划和问题解决对健康行为也有影响,因为更好的抑制控制和/或更好的规划和问题解决能力应该导致更高的健康行为跟进概率。"有效计划的能力可能对健康保护(行为)特别有用,例如留出时间准备饭菜,并制定运动计划[54]。" Norman 和 Conner 报告说,一个人自我报告的计划能力是有利的,与年轻和年长的男性和女性的运动频率呈正相关[55]。Reuter 和同事在一个持续的员工健康促进计划中使用了一种自愿的计划干预[56]。参与者被要求通过简单地写下"何时、何地以及如何每天吃 5 份水果和蔬菜"来计划,这导致了 1 个月后 FV 摄入量增加。

然而,做为调节者的计划的结果非常不确切,并且其他调查研究显示有关 PA 的结果是无效的[55,58]。幸运的是,关于 EF 的不同方面的研究相对较新,因为它们与健康行为有关。需要更多的研究进一步阐述 EF 的某些方面与某些健康行为之间的关系。人们可以假设,某些 EF 比其他 EF 更直接地与某些能力相关。例如,在办公室传递甜甜圈的能力可能与抑制控制有关。计划/解决问题可能与安排 1 周有足够的时间进行 150min 的适度运动有关。然而,也可能存在重叠。适当的计划/解决问题可以甚至减轻吃甜甜圈的欲望,就像一个人吃一顿充满大量纤维的水果和蔬菜的早餐一样,这有助于控制他们的血糖,随后导致饥饿反应减弱。

20.3.3.3 实际应用

对于从业者来说,了解患者 EF 能力是很重要的。如果从业者有倾向,他们可以从 http://pebl.sourceforge.net/ 下载大量 EF 相关测试的免费软件。许多测试只需要几分钟,软件对用户友好,结果通常易于解释。但是,计算机化测试不是评估 EF 水平所必需的。

例如,也许最容易使用的测试之一是正/反背数字。这个工作记忆测试听起来很简单:测试员简单地读数字,被测试者按照正序或倒序重复数字。正常范围是如表 20-3-4 所示[59]。

表 20-3-4　工作记忆的正/反背数字任务的正常规范(背出的位数)

顺序	年龄/岁			
	21~30	31~40	41~50	50+
正背	5	5	5	4
反背	4.5	4	4	4

一般来说,人们可以在任何时候在脑海中保持 4~6 个数字。然而,如果他们由于近期一些生活事件而异常紧张,可能会降低该值,但不一定被视为 EF 缺陷。此外,有一些问卷可以提供一个快速评估

个人在EF能力频谱上的位置,如Web-Ex[60]以及EF指数[61]。需要更多的研究来为跨多个EF的从业者提供规范的评估标准,以及在实践中评估EF的简化和有效的方法。

此外,EF也有可能得到改善。计算机化的家庭干预措施在改善长期乳腺癌幸存者的EF方面取得了成功[62]。急性运动、慢性运动和植物性饮食也改善了许多年龄段的EF[63-66]。研究人员还发现祈祷[67]、太极和冥想[68]、积极的情绪[69]、自我肯定[70],甚至是与自然的短暂接触[71]可以极大提高EF和自我控制各个方面。或者,更多的西化饮食和不活动会对EF产生负面影响[72-74]。由于不健康的行为会降低EF,人们担心不健康的行为会降低个人实施健康行动的能力,从而使健康行为的自我调节更加困难。

上述想法侧重于提高EF上,这可能需要很长一段时间。与其改进EF,从业者应该考虑如何修改处方。与EF分数较高的人相比,EF分数较低的人可能需要更多的指导和计划。如果EF是一个短板,那么必须配置个性化的计划,其中EF不再是一个限制因素。例如,面对一个在计划和解决问题方面薄弱的患者,医师可以用更简单的食物日志使其自我监控食物的摄入量。然而,如果一个患者在计划方面很强,那么一个更详细的日志记录计划可能是合适的。现阶段,这样的个性化处方是推测性的。随着研究继续提供对EF及其在IBG中的作用的洞察力,从业者可以在适当的时候将EF纳入临床实践。

20.3.4 情绪反应

20.3.4.1 引言

想象做一种你认为会产生负面情绪的行为。这种预期会影响你的意向吗?当存在强烈的情感成分(即感觉)时,意向也不能预测行为[75]。理论上,对行为可能产生的感受的预期可能会影响一个人执行该行为的意向。这一假设的背后是"预期情感反应"(AAR)或预期跟随行为表现或不表现的积极情绪(例如兴奋)或消极情绪(例如后悔)[76,77]。AAR被认为是态度的情感层面(见TPB)[78],但在此处提出可能在调节IBG中发挥作用。

20.3.4.2 回顾

Conner和同事们对这种可能性进行了测试。他们发现,当进行各种健康行为(例如,每天吃5种水果/蔬菜,定期运动,使用防晒霜)的意向是基于对这些行为的预期情感反应时[76]。换句话说,与行为和意向相关的后悔感之间的相关性越强,意向就越有可能预测健康行为[76]。这些发现证实了先前的一项综述,该综述发现,对行为(或不执行行为)后的负面影响的预期,如后悔、担心、紧张和焦虑,与意向显著相关($r_+=0.43$),并预测超出TPB变量($R^2\Delta=0.07$)的意图变化的额外7%。尤其是后悔,对其他与健康相关的行为也有类似的证据支持[79,80]。Brewer和他的同事对预期后悔和健康行为之间的假设关系提供了一个清晰的概述(表20-3-5)[79]。

Abrham和Sheeran通过回答一个预期后悔的项目,让处于实验状态下的参与者关注于它来操纵预期后悔:"如果你在接下来的2周没有运动,你会后悔吗[81]?"参与者被问及他们在接下来的2周内运动的意向。对照组被问及他们的运动意向,然后是他们预期后悔。处于实验条件下的人的意向($M=6.18$,8分制)几乎是对照组($M=3.67$)的2倍。通过这种方式,在考虑运动意向之前,预期后悔、消极情绪会对意向产生积极影响。作者得出结论,强调与不运动有关的预期后悔可以加强未来的干预措施。

表20-3-5 预期后悔与健康行为之间的假设关系

预期后悔	
行动	不行动
抑制健康行为 例:预期后悔接种疫苗(如果导致副作用) 不鼓励接种	鼓励健康行为 例:预期后悔没有接种流感疫苗(如果该人后来得了流感) 鼓励接种疫苗
抑制风险行为 例:预期后悔吸烟(如果引起癌症)劝阻吸烟	鼓励风险行为 例:预期后悔没有尝试香烟(如果它导致被朋友孤立)鼓励尝试香烟

注:从 Brewer,DeFrank 和 Gilkey[79]重新创建。

在 FV 领域也可以取得类似的结果,因为一个简短的、基于传单的实施意向的动机干预,与预期后悔(没有满足每日推荐的 FV 摄入量)能够预测满足 FV 摄入量的意向,但与 FV 摄入量无关[82]。然而,Godin 和他的同事发现预期后悔与 FV 摄入($r=0.34$)和意向($r=0.59$)呈正相关。

虽然在文献中很少受到关注,但对健康行为的负面的预期影响或负面情感反应在理论上可以降低意向。例如,我听说对全食、植物性饮食(例如"它的味道会像纸板和草")和运动(例如"它会伤害我"或"它会很无聊")的负面预期反应。此外,如果我尝试健康饮食,而我不喜欢它,那么我的意向可能会更低,未来尝试另一种健康饮食的意愿可能会降低。同样地,如果我对一次运动的反应是消极的,那么我可能不打算再试一次。这种反应是非常可行的,因为情感和运动的关系已经研究了几十年[83],使用单项目感觉量表(非常坏到非常好)[84]对于久坐的成年人的情感反应来说,一次运动可以预测他们12个月后的体力活动水平[85]。

运动 - 影响关系可能有助于解释运动强度如何缓和 IBG。例如,Rebar 和他的同事发现,与中等强度或步行相比,进行高强度的体力活动需要更强烈的意向[86]。这可能是由于许多原因,其中之一可能是来自更强烈的体力活动形式的情感反应。然而,对于从业者来说,这种区别可能是有帮助的。正如作者所指出的,本研究的结果表明,专注于较小强度的活动可能有助于弥补意向 - 行为差距,从而潜在地提高意向增强体力活动干预的有效性[86]。

情感 - 行为关系也可能有助于解释患者如何对行为的结果有很高的意向,而不是实现该结果所需的行为。例如,患者可能非常愿意为达到减肥目标或降低血糖(结果)而付出努力,但不愿意放弃比萨、垃圾食品,以及下午在沙发上放松的时间,或者吃更多的水果/蔬菜,然后步行 30min(行为)。对行动/方法处方的意向反应(例如开始运动,多吃蔬菜)与不行动/避免处方(例如少坐,少吃糖)也可能有所不同[87]。

20.3.4.3 实际应用

总之,对执行(或不执行)行为的预期情感反应已被证明可以预测多个健康行为的意向,包括 PA 和

FV。因此,从业者应考虑评估和强调所感到的后悔,特别是在他们的患者干预中。正如之前作者所建议的,"如果我们想帮助个人按照他们的意向行事,那么促进意向和对目标行为的潜在预期情感反应之间的更大对应可能是一种有用的方法[78]。"作为支持,Brewer和同事们得出结论,预期后悔应该是在健康行为研究中评估的标准变量[79]。他们还提出,预期后悔应以下列准则来衡量。

1. 指明行动或不行动的消极后果。
2. 评估行动或不行动的后悔,而不是健康后果。
3. 只检查预期后悔,而不评估其他预期的负面情绪。
4. 有单独的行动和不行动子量表。
5. 如果可能的话,在每个子量表中包含多个项目。

他们还提供了一个符合前3个标准的示例项目:"假设你的巴氏试验异常,但HPV疫苗可能阻止了它。如果没有接种HPV疫苗,你会有多后悔?[79]"

管理情绪状态也很重要,这样患者才会坚持处方。医师可能会问患者他们对生活方式处方的预期期望和感受。然后,可以根据具体行为修改处方,以鼓励积极的情绪、自我效能感,甚至预期后悔。在不考虑患者的预期感受的情况下制定处方,对于他们被要求再次进行的新行为和过去行为,在增加意向和桥接IBG方面可能是有害且无效的。

20.4 总结

存在执行健康行为的意向不会转化为行为的现象,称为意向-行为差距。患者面临的挑战是:①建立开始健康生活方式行为的意向;②获得自我调节能力,以遵循他们的意向。不幸的是,如果不理会,大多数患者会屈服于意向-行为差距,使自己和那些渴望帮助他们成功的生活方式医学从业者感到沮丧。本章提供了对从业者和医疗团队如何在帮助弥补与患者的意向-行为差距方面发挥关键作用的初步见解,例如使用行动和应对计划、建立自我效能感或确定预期情感反应(例如后悔)。对意向-行为差距的认识和更好的理解允许修改生活方式处方和开发实践模式,当生活方式是药物时,最大限度地坚持生活方式。

临床应用

- 行动和应对计划
  - 指导患者写下他们的运动计划和饮食计划,包括时间、地点和方法。
  - 协助患者制定应对计划,特别是如何处理即将出现的问题,比如如何在雨天仍然运动。
- 自我效能感
  - 从业者应考虑患者感知自我效能感的决定因素。这可以通过使用同行模型(peer models),提供频繁和集中的反馈,并且鼓励进行准确的归因来实现。

- 能力
  - 测试个体 EF 并确定它们落在频谱上的位置。与 EF 分数较高的人相比，EF 较低的人可能需要更多的指导和计划。如果 EF 是一个短板，那么必须配置一个个性化的计划，使 EF 不再是一个限制因素。
- 情感反应
  - 从业者应考虑评估和强调所感到的后悔，特别是在他们的患者干预中。
  - 医师可能会问患者他们对生活方式处方的预期期望和感受。然后，可以根据具体行为修改处方，以鼓励积极的感觉、自我效能感，甚至预期后悔。

（Mark D. Faries, PhD and Wesley C. Kephart, PhD 著

王鹏 译 洪云 石熠瑶 校）

参考文献

1. Sheeran P and Webb TL. The intention–behavior gap. *Social and Personality Psychology Compass* 2016;10(9):503–518.
2. McEachan RRC, Conner M, Taylor NJ, and Lawton RJ. Prospective prediction of health-related behaviours with the theory of planned behaviour: A meta-analysis. *Health Psychology Review* 2011;5(2):97–144.
3. Rhodes RE and de Bruijn G-J. What predicts intention-behavior discordance? A review of the action control framework. *Exercise and Sport Sciences Reviews* 2013;41(4):201–207.
4. Bere E and Klepp K-I. Correlates of fruit and vegetable intake among Norwegian schoolchildren: Parental and self-reports. *Public Health Nutrition* 2004;7(8):991–998.
5. Branscum P and Sharma M. Comparing the utility of the theory of planned behavior between boys and girls for predicting snack food consumption: Implications for practice. *Health Promotion Practice* 2014;15(1):134–140.
6. Ickes MJ and Sharma M. Does behavioral intention predict nutrition behaviors related to adolescent obesity? *ICAN: Infant, Child, & Adolescent Nutrition* 2011;3(1):38–48.
7. Lien N, Lytle LA, and Komro KA. Applying theory of planned behavior to fruit and vegetable consumption of young adolescents. *American Journal of Health Promotion* 2002;16(4):189–197.
8. Murnaghan DA, Blanchard CM, Rodgers WM, et al. Predictors of physical activity, healthy eating and being smoke-free in teens: A theory of planned behaviour approach. *Psychology and Health* 2010;25(8):925–941.
9. Blanchard CM, Fisher J, Sparling PB, et al. Understanding adherence to 5 servings of fruits and vegetables per day: A theory of planned behavior perspective. *Journal of Nutrition Education and Behavior* 2009;41(1):3–10.
10. Blanchard CM, Kupperman J, Sparling PB, et al. Do ethnicity and gender matter when using the theory of planned behavior to understand fruit and vegetable consumption? *Appetite* 2009;52(1):15–20.
11. De Bruijn G-J. Understanding college students' fruit consumption. Integrating habit strength in the theory of planned behaviour. *Appetite* 2010;54(1):16–22.
12. Brug J, de Vet E, de Nooijer J, and Verplanken B. Predicting fruit consumption: Cognitions, intention, and habits. *Journal of Nutrition Education and Behavior* 2006;38(2):73–81.
13. Godin G, Amireault S, Bélanger-Gravel A, Vohl M-C, Pérusse L, and Guillaumie L. Prediction of daily fruit and vegetable consumption among overweight and obese individuals. *Appetite* 2010;54(3):480–484.
14. Sjoberg S, Kim K, and Reicks M. Applying the theory of planned behavior to fruit and vegetable consumption by older adults. *Journal of Nutrition for the Elderly* 2004;23(4):35–46.
15. McDermott MS, Oliver M, Svenson A, et al. The theory of planned behaviour and discrete food choices: A systematic review and meta-analysis. *International Journal of Behavioral Nutrition and Physical Activity* 2015;12(1):1–12.
16. Rhodes RE and Yao CA. Models accounting for intention-behavior discordance in the physical activity domain: A user's guide, content overview, and review of current evidence. *International Journal of Behavioral Nutrition and Physical Activity* 2015;12(1):9.
17. Ajzen I. The theory of planned behavior. *Organizational Behavior and Human Decision Processes* 1991;50(2):179–211.
18. Ajzen I and Madden T. Prediction of goal-directed behavior from attitudinal and normative variables. *Journal of Experimental Social Psychology* 1986;22:453–474.
19. Ajzen I. Perceived behavioral control, self-efficacy, locus of control, and the theory of planned behavior. *Journal of Applied Social Psychology* 2002;32(4):665–683.
20. Rhodes R, de Bruijn G-J, and Matheson DH. Habit in the physical activity domain: Integration with intention temporal stability and action control. *Journal of Sport and Exercise Psychology* 2010;32(1):84–98.
21. Carver CS and Scheier MF. *On the Self-Regulation of Behavior*. New York: Cambridge University Press, 2001.
22. Faries MD. Why we don't "Just Do It" understanding the intention-behavior gap in lifestyle medicine. *American Journal of Lifestyle Medicine* 2016;10(5):322–329.
23. Faries MD and Bartholomew JB. Coping with weight-related discrepancies: Initial development of the WEIGHTCOPE. *Women's Health Issues* 2015;25(3):267–275.
24. Schwarzer R and Luszczynska A. How to overcome health-compromising behaviors: The health action process approach. *European Psychologist* 2008;13(2):141–151.
25. Hagger MS, Luszczynska A, de Wit J, et al. Implementation intention and planning interventions in health psychology: Recommendations from the Synergy Expert Group for research and practice. *Psychology & Health* 2016;31(7):814–839.
26. Sniehotta FF, Schwarzer R, Scholz U, and Schüz B. Action planning and coping planning for long-term lifestyle change: Theory and assessment. *European Journal of Social Psychology* 2005;35(4):565–576.

27. Scholz U, Schüz B, Ziegelmann JP, Lippke S, and Schwarzer R. Beyond behavioural intentions: Planning mediates between intentions and physical activity. *British Journal of Health Psychology* 2008;13(3):479–494.
28. Bélanger-Gravel A, Godin G, and Amireault S. A meta-analytic review of the effect of implementation intentions on physical activity. *Health Psychology Review* 2013;7(1):23–54.
29. Adriaanse MA, Vinkers CD, De Ridder DT, Hox JJ, and De Wit JB. Do implementation intentions help to eat a healthy diet? A systematic review and meta-analysis of the empirical evidence. *Appetite* 2011;56(1):183–193.
30. Vilà I, Carrero I, and Redondo R. Reducing fat intake using implementation intentions: A meta-analytic review. *British Journal of Health Psychology* 2017;22(2):281–294.
31. Schwarzer R. Modeling health behavior change: How to predict and modify the adoption and maintenance of health behaviors. *Applied Psychology* 2008;57(1):1–29.
32. Godinho CA, Alvarez M-J, and Lima ML. Formative research on HAPA model determinants for fruit and vegetable intake: Target beliefs for audiences at different stages of change. *Health Education Research* 2013;28(6):1014–1028.
33. Gardner B, Lally P, and Wardle J. Making health habitual: The psychology of 'habit-formation'and general practice. *British Journal of General Practice* 2012;62(605):664–666.
34. Parschau L, Barz M, Richert J, Knoll N, Lippke S, and Schwarzer R. Physical activity among adults with obesity: Testing the health action process approach. *Rehabilitation Psychology* 2014;59(1):42.
35. Rhodes RE, Plotnikoff RC, and Courneya KS. Predicting the physical activity intention–behavior profiles of adopters and maintainers using three social cognition models. *Annals of Behavioral Medicine* 2008;36(3):244–252.
36. Courneya KS and McAuley E. Cognitive mediators of the social influence-exercise adherence relationship: A test of the theory of planned behavior. *Journal of Behavioral Medicine* 1995;18(5):499–515.
37. Dzewaltowski DA, Noble JM, and Shaw JM. Physical activity participation: Social cognitive theory versus the theories of reasoned action and planned behavior. *Journal of Sport and Exercise Psychology* 1990;12(4):388–405.
38. Terry DJ and O'Leary JE. The theory of planned behaviour: The effects of perceived behavioural control and self-efficacy. *British Journal of Social Psychology* 1995;34(2):199–220.
39. Luszczynska A, Tryburcy M, and Schwarzer R. Improving fruit and vegetable consumption: A self-efficacy intervention compared with a combined self-efficacy and planning intervention. *Health Education Research* 2006;22(5):630–638.
40. Richert J, Reuter T, Wiedemann AU, Lippke S, Ziegelmann J, and Schwarzer R. Differential effects of planning and self-efficacy on fruit and vegetable consumption. *Appetite* 2010;54(3):611–614.
41. Luszczynska A and Schwarzer R. Planning and self-efficacy in the adoption and maintenance of breast self-examination: A longitudinal study on self-regulatory cognitions. *Psychology and Health* 2003;18(1):93–108.
42. Schwerdtfeger AR, Schmitz C, and Warken M. Using text messages to bridge the intention-behavior gap? A pilot study on the use of text message reminders to increase objectively assessed physical activity in daily life. *Frontiers in Psychology* 2012;3.
43. Faries MD and Abreu A. Medication adherence, when lifestyle is the medicine. *American Journal of Lifestyle Medicine* 2017;11(5):397–403.
44. Lippke S, Wiedemann AU, Ziegelmann JP, Reuter T, and Schwarzer R. Self-efficacy moderates the mediation of intentions into behavior via plans. *American Journal of Health Behavior* 2009;33(5):521–529.
45. Jurado MB and Rosselli M. The elusive nature of executive functions: A review of our current understanding. *Neuropsychology Review* 2007;17(3):213–233.
46. Eysenck MW, Derakshan N, Santos R, and Calvo MG. Anxiety and cognitive performance: Attentional control theory. *Emotion* 2007;7(2):336.
47. Miyake A, Friedman NP, Emerson MJ, Witzki AH, Howerter A, and Wager TD. The unity and diversity of executive functions and their contributions to complex "frontal lobe" tasks: A latent variable analysis. *Cognitive Psychology* 2000;41(1):49–100.
48. Willcutt EG, Doyle AE, Nigg JT, Faraone SV, and Pennington BF. Validity of the executive function theory of attention-deficit/hyperactivity disorder: A meta-analytic review. *Biological Psychiatry* 2005;57(11):1336–1346.
49. Zelazo PD, Carter A, Reznick JS, and Frye D. Early development of executive function: A problem-solving framework. *Review of General Psychology* 1997;1(2):198.
50. Canas J, Quesada J, Antolí A, and Fajardo I. Cognitive flexibility and adaptability to environmental changes in dynamic complex problem-solving tasks. *Ergonomics* 2003;46(5):482–501.
51. Hall PA, Fong GT, Epp LJ, and Elias LJ. Executive function moderates the intention-behavior link for physical activity and dietary behavior. *Psychology and Health* 2008;23(3):309–326.
52. Hall PA, Zehr C, Paulitzki J, and Rhodes R. Implementation intentions for physical activity behavior in older adult women: An examination of executive function as a moderator of treatment effects. *Annals of Behavioral Medicine* 2014;48(1):130–136.
53. Allom V and Mullan B. Individual differences in executive function predict distinct eating behaviours. *Appetite* 2014;80:123–130.
54. Wong CL and Mullan BA. Predicting breakfast consumption: An application of the theory of planned behaviour and the investigation of past behaviour and executive function. *British Journal of Health Psychology* 2009;14(3):489–504.
55. Norman P and Conner M. The theory of planned behavior and exercise: Evidence for the mediating and moderating roles of planning on intention-behavior relationships. *Journal of Sport and Exercise Psychology* 2005;27(4):488–504.
56. Reuter T, Ziegelmann JP, Wiedemann AU, and Lippke S. Dietary planning as a mediator of the intention–behavior relation: An experimental-causal-chain design. *Applied Psychology* 2008;57(s1):194–207.
57. Brickell TA, Chatzisarantis NL, and Pretty GM. Using past behaviour and spontaneous implementation intentions to enhance the utility of the theory of planned behaviour in predicting exercise. *British Journal of Health Psychology* 2006;11(2):249–262.
58. Rise J, Thompson M, and Verplanken B. Measuring implementation intentions in the context of the theory of planned behavior. *Scandinavian Journal of Psychology* 2003;44(2):87–95.
59. Orsini A, Grossi D, Capitani E, Laiacona M, Papagno C, and Vallar G. Verbal and spatial immediate memory span: Normative data from 1355 adults and 1112 children. *The Italian Journal of Neurological Sciences* 1987;8(6):537–548.
60. Buchanan T, Heffernan TM, Parrott AC, Ling J, Rodgers J, and Scholey AB. A short self-report measure of problems with executive function suitable for administration via the Internet. *Behavior Research Methods* 2010;42(3):709–714.
61. Spinella M. Self-rated executive function: Development of the executive function index. *International Journal of Neuroscience* 2005;115(5):649–667.
62. Kesler S, Hosseini SH, Heckler C, et al. Cognitive training for improving executive function in chemotherapy-treated breast cancer survivors. *Clinical Breast Cancer* 2013;13(4):299–306.
63. Davis CL, Tomporowski PD, McDowell JE, et al. Exercise improves executive function and achievement and alters brain activation in overweight children: A randomized, controlled trial. *Health Psychology* 2011;30(1):91.
64. Peiffer R, Darby LA, Fullenkamp A, and Morgan AL. Effects of acute aerobic exercise on executive function in older women. *Journal of Sports Science & Medicine* 2015;14(3):574.
65. Valls-Pedret C, Sala-Vila A, Serra-Mir M, et al. Mediterranean diet and age-related cognitive decline: A randomized clinical trial. *JAMA Internal Medicine* 2015;175(7):1094–1103.
66. Weng TB, Pierce GL, Darling WG, and Voss MW. Differential effects of acute exercise on distinct aspects of executive function. *Medicine and Science in Sports and Exercise* 2015;47(7):1460–1469.
67. Friese M and Wänke M. Personal prayer buffers self-control depletion. *Journal of Experimental Social Psychology* 2014;51:56–59.
68. Hawkes TD, Manselle W, and Woollacott MH. Cross-sectional comparison of executive attention function in normally aging long-term T'ai chi, meditation, and aerobic fitness practitioners versus sedentary adults. *The Journal of Alternative and Complementary Medicine* 2014;20(3):178–184.
69. Fredrickson B and Branigan C. Positive emotions broaden thought-action repertoires: Evidence for the

69. broaden-and-build model. *Cognition and Emotion* 2005;19(3):313–332.
70. Schmeichel BJ and Vohs K. Self-affirmation and self-control: Affirming core values counteracts ego depletion. *Journal of Personality and Social Psychology* 2009;96(4):770.
71. Berman MG, Kross E, Krpan KM, et al. Interacting with nature improves cognition and affect for individuals with depression. *Journal of Affective Disorders* 2012;140(3):300–305.
72. Francis H and Stevenson R. The longer-term impacts of Western diet on human cognition and the brain. *Appetite* 2013;63:119–128.
73. Lipnicki DM and Gunga H-C. Physical inactivity and cognitive functioning: Results from bed rest studies. *European Journal of Applied Physiology* 2009;105(1):27–35.
74. Pistell PJ, Morrison CD, Gupta S, et al. Cognitive impairment following high fat diet consumption is associated with brain inflammation. *Journal of Neuroimmunology* 2010;219(1):25–32.
75. Godin G and Kok G. The theory of planned behavior: A review of its applications to health-related behaviors. *American Journal of Health Promotion* 1996;11(2):87–98.
76. Conner M, McEachan R, Lawton R, and Gardner P. Basis of intentions as a moderator of the intention–health behavior relationship. *Health Psychology* 2016;35(3):219.
77. Rivis A, Sheeran P, and Armitage CJ. Expanding the affective and normative components of the theory of planned behavior: A meta-analysis of anticipated affect and moral norms. *Journal of Applied Social Psychology* 2009;39(12):2985–3019.
78. Godin G. Importance of the emotional aspect of attitude to predict intention. *Psychological Reports* 1987;61(3):719–723.
79. Brewer NT, DeFrank JT, and Gilkey MB. Anticipated regret and health behavior: A meta-analysis. *Health Psychology* 2016;35(11):1264–1275.
80. Sandberg T and Conner M. Anticipated regret as an additional predictor in the theory of planned behaviour: A meta-analysis. *British Journal of Social Psychology* 2008;47(4):589–606.
81. Abraham C and Sheeran P. Deciding to exercise: The role of anticipated regret. *British Journal of Social Psychology* 2004;9(2):269–278.
82. Kellar I and Abraham C. Randomized controlled trial of a brief research-based intervention promoting fruit and vegetable consumption. *British Journal of Social Psychology* 2005;10(4):543–558.
83. Ekkekakis P, Hargreaves EA, and Parfitt G. Invited guest editorial: Envisioning the next fifty years of research on the exercise–affect relationship. *Psychology of Sport and Exercise* 2013;14(5):751–758.
84. Rejeski WJ, Best DL, Griffith P, and Kenney E. Sex-role orientation and the responses of men to exercise stress. *Research Quarterly for Exercise and Sport* 1987;58(3):260–264.
85. Williams DM, Dunsiger S, Ciccolo JT, Lewis BA, Albrecht AE, and Marcus BH. Acute affective response to a moderate-intensity exercise stimulus predicts physical activity participation 6 and 12 months later. *Psychology of Sport and Exercise* 2008;9(3):231–245.
86. Rebar AL, Dimmock JA, Jackson B, et al. A systematic review of the effects of non-conscious regulatory processes in physical activity. *Health Psychology Review* 2016;10(4):395–407.
87. Albarracín D, Wilson K, Chan M-pS, Durantini M, and Sanchez F. Action and inaction in multi-behaviour recommendations: A meta-analysis of lifestyle interventions. *Health Psychology Review* 2018;12(1):1–24.

第 21 章 | 增加体力活动参与和减少久坐行为的认知行为方法

目录

要点／334

21.1 前言／334
21.1.1 当前体力活动指南概述／336
21.1.2 有效的体力活动干预概述／336

21.2 **体力活动监测和干预的新技术**／338
21.2.1 运动监测／338
21.2.2 基于电脑和网页的干预措施／339
21.2.3 手机和移动设备／340

21.3 **扩大促进活动的目标：对久坐进行评估和定位**／343

21.4 **少数民族／族裔等弱势群体中的体力活动干预措施**／344

21.5 全社区体力活动干预／345

21.6 体力活动的环境因素／346

21.7 如何最大化实际效果——高效体力活动干预信息传播／347
21.7.1 通过临床预防保健咨询传播有效体力活动干预／348

21.8 结论／349

临床应用／350

参考文献／351

要点

- 目前有许多体力活动干预方面的研究,包括近5年里发表的重要系统综述和荟萃分析。
- 行为改变编码分类的发展促进了行为改变技术在体力活动干预中的使用及其有效性的系统评估。
- 体力活动监测技术的快速发展增加了手机应用程序和可穿戴设备的使用,促进了体力活动,同时也提供了客观数据。
- 关于久坐行为健康风险的证据不断增多,因此对久坐行为的结果评估和干预研究也越来越多。
- 现已有大量证据表明可通过有效方法促进体力活动,因此人们更加重视相关研究的翻译传播和各种社区项目。
- 目前已基于现有证据开发用于增强体力活动的信息资源,并提供给医疗服务人员用于临床环境中的预防性咨询,同时也提供给社区个人用于适应自身的行为调节。

21.1 前言

体力活动(physical activity,PA)相关研究在促进理解体力活动对预防疾病、减少风险和改善健康方面取得了许多进展。定期的体力活动在控制体重,降低心血管疾病、糖尿病、糖尿病前期和一些癌症风险方面发挥着重要作用。定期体力活动还有助于增强骨骼肌肉,改善功能状况,降低摔倒风险,改善心理健康和情绪,并可能延长寿命[1]。基于这些积极作用,推动了一系列促进体力活动的指南的制定,以了解体力活动的最佳类型、强度、实施方法以及在现实环境中的覆盖和传播。最近在久坐行为(sedentary behavior,SB)研究方面取得的进展为缺乏运动对健康的危害提供了越来越多的证据[2],促进了久坐研究人员和利益相关者关系网的建立[3],以及相关术语和方法的共识声明的发布[4]。对于体力活动干预和研究的建议,越来越多地将减少久坐作为行为改变的目标,一些主要的卫生组织也在他们的立场声明中加入减少久坐的意见(见表21-1-1)。

近年来,大量的系统综述和荟萃分析研究促使人们对改变和维持体力活动行为的最佳方法的理解越来越具体,包括哪些技术和条件可能有效[5,6],由谁提供[7]和参与对象是谁[8,9]。这些综述有助于进一步确定未来研究的关键领域[10]。目前已有大量针对成人和儿童人群的特定体力活动的干预研究。近年来,针对青年群体的相关研究大量增加,如校园体力活动干预措施在不同性别和年龄组的效果评价[11],基于应用程序质量、交互特点和行为改变技术的移动应用程序在儿童和青少年中促进体力活动的效果的系统评价[12],以及对青少年久坐行为干预的回顾分析[13]。感兴趣的读者可以阅读针对青年群体的相关文章。本章仅聚焦于成人体力活动和久坐行为的干预。

在本章中，我们将概述体力活动和久坐行为最新的综述和开创性研究成果。本章主要是描述目前体力活动指南、新兴技术对体力活动评估和干预措施的影响，健康工作者对干预措施的宣传，以及近期在加强社区外展方面的框架应用。本章的目的是为了说明目前在临床和社区环境中促进锻炼和体力活动以及减少久坐行为方面已有有效的干预方法，但主要关注于基于行为和认知科学研究的干预措施。

表 21-1-1 健康体力活动指南

组织	成人体力活动指南
美国卫生与公众服务部[78]	**《美国居民体力活动指南》** **为了身体健康** 成年人每周需要进行 2 种类型的体力活动以改善健康状况：有氧运动和抗阻运动。 **有氧运动** 有氧运动每次至少 10min，最好 1 周每天都进行。 为了获得切实的健康改善效果，每周至少进行 2.5h（150min）中等强度有氧运动 或者 1h15min（75min）的高强度有氧运动 或者等量的中高强度混合的有氧运动。 **抗阻运动** 肌肉锻炼应该每周进行 2d 以上 所有的主要肌群都要运动（腿部、臀部、背部、腹部、胸部、肩部、手臂）。每个肌群应进行每组 8~12 次的练习。感觉运动变得容易时，应增加强度或再练一组。 **为了获得更大的健康效果** 成人每周应做 5h（300min）中等强度的有氧运动 或者 2.5h（150min）高等强度有氧运动 或者等量的中高强度混合的有氧运动。
美国心脏协会[79]	**为了心血管整体健康** 每周至少 5d，每天进行至少 30min 的中等强度有氧运动，共计 150min 或者每周至少 3d，每天进行至少 25min 的高强度有氧运动，总共 75min， 或中高强度混合有氧运动和中高强度增肌活动，每周至少 2d，以获得额外的健康效果。 **为降低血压和血脂** 每周 3~4 次，平均 40min 的中高强度的有氧运动。
美国糖尿病协会[80]	**减少久坐时间** 所有成年人，尤其是 2 型糖尿病患者，应该减少每天久坐时间。 至少对于成年 2 型糖尿病患者来说，考虑到血糖因素，应该每 30min 进行一次轻度运动。 以上 2 项建议是对规律运动和偶尔运动的额外补充，而不是替代。 **体力活动和 2 型糖尿病** 建议每天运动，或者在 2 次运动之间间隔不要超过 2d，以增强胰岛素作用。 成人 2 型糖尿病患者最好同时进行有氧运动和抗阻训练，以获得最佳的血糖和健康结局。 建议进行结构化的生活方式干预，包括每周至少 150min 的运动和饮食改变，以减轻体重的 5%~7%，预防或延迟高危人群和糖尿病前期人群的 2 型糖尿病发病风险。 **促进体力活动的开始和维持** 应使用有针对性的行为改变策略来增加 2 型糖尿病患者的体力活动。 当使用计步器时，2 型糖尿病患者应该首先设定可承受的每日步数目标，然后再逐步实现更高的目标。 对于成人 2 型糖尿病患者，可以使用基于互联网的体力活动促进干预措施改善结果。 对于合并糖尿病并发症的体力活动措施，请参阅说明中的细节。

续表

组织	成人体力活动指南
美国运动医学学会[81]	**有氧训练** 成人应该每周至少进行 150min 中等强度的运动。 建议进行 30~60min 的中等强度运动(每周 5d)或 20~60min 的高强度运动(每周 3d)。 一次连续的锻炼和多次短时间的锻炼(至少 10min)都可累计入每日运动量。 运动时间、频率和强度可逐步增加，便于坚持和降低风险。 即使无法达到建议的最低标准，仍然可以通过运动获益。 **抗阻训练** 通过运动和器材进行抗阻训练，锻炼各个主要肌群，每周 2~3d 老年人或刚开始运动的久坐成人适合极低或低强度训练。每项运动做 2~4 组有助于增强力量。 对于每项运动，重复 8~12 次可以增加力量，对于中年人和刚开始运动的老年人重复 10~15 次可以增加力量，重复 15~20 次可以提高肌肉耐力。两次抗组训练之间至少间隔 48h。 **柔韧性训练** 成年人应该每周至少做 2~3d 的柔韧性训练，以改善活动幅度。每次拉伸应保持 10~30s，直到你感到紧张或轻微不适。每组拉伸重复 2~4 次，累计 60s。 静态、动态、冲击式和 **PNF**(本体感神经肌肉易化法——译者注)拉伸均有效。 当肌肉发热时，柔韧性训练最有效。在拉伸之前，可以做一些低强度有氧运动或洗个热水澡使肌肉热起来。 **神经运动训练** 建议每周进行 2~3d 的神经运动训练(也称为功能性健身训练)。训练应包括运动技能(平衡性、敏捷性、协调性和步态)、本体感受性运动训练和多元化活动(例如太极和瑜伽)，以改善老年人的身体功能和防止跌倒。 建议每天进行 20~30min 的神经运动训练。 **除了阐明基本建议及其科学推理之外，提供新观点** 计步器，一种用来测量体力活动的计步器，并不是对运动质量的准确测量，也不应该作为测量运动强度的唯一方法。 尽管运动可以预防心脏病，但经常运动的成年人仍然有可能出现心脏问题。所有的成年人必须能够识别心脏病的警告信号，所有的卫生保健提供者应该询问患者有关这些症状。 久坐行为即长时间坐着，与体力活动不同，已经证明其可危害健康。 遵循体力活动指南并不能弥补久坐的生活方式。

注：*.更新的指南计划于 2018 年秋季发布(https://health.gov/paguidelines/second-edition/)。

21.1.1 当前体力活动指南概述

表 21-1-1 概述了当前在公众健康建议以及体力活动评估和干预研究中使用的体力活动指南。值得注意的是，这些指南和立场声明(《美国居民体力活动指南》、美国心脏协会、美国糖尿病协会和美国运动医学学会)近年来有一些变化，反映了有新的证据表明运动的重要性和不同类型的体力活动的健康效益(如有氧运动、力量训练、柔韧性训练、功能性训练)，以及有新数据表明缺乏运动和久坐存在的健康风险。这些指南之间存在一定的差异，对体力活动干预方法的研究通常反映了这些建议的差异。

21.1.2 有效的体力活动干预概述

近年来有效行为改变技术的分类和编码系统的发展，促进了对体力活动干预研究中干预成分[14]

的详细回顾分析[15]。2011年,一项针对现有干预成分的系统综述使用苏格兰校际指南网络(Scottish Intercollegiate Guidelines Network,SIGN)系统,将方法学质量考虑在内,对饮食和体力活动干预分析报告的证据进行分级[16]。通过量化的变化来检验体力活动结局,包括使用加速度计等客观手段、自我感觉或心肺适应性的变化来测量。理论上,认知行为方法,特别是自我监督、特定目标设置、对表现的反馈、使用积极暗示,以及通过提供信息或咨询来进行个性化定制[14,17],都可以获得更好的体力活动干预效果。2011年,一项纳入了100 000多名健康成人的关于体力活动干预的荟萃分析[18],通过已发表和未发表文章中的各种实验设计,研究了从小组教育到监督下的体力活动的各种干预措施。该文章结果提示既往研究在人口统计学方面的局限性,即研究中绝大多数参与者为中年女性,极少是少数民族。效应量检查基本支持该荟萃分析的结论[16],即基于理论的认知行为方法,如目标设定、契约、自我监督和使用奖励等激励措施,可以有效增加体力活动。

另一篇近期的使用最新方法对健康、不运动的成年人进行的体力活动和久坐干预的随机对照试验进行了系统综述和荟萃分析,以评估干预在促进行为改变和维持方面的有效性[19]。结果发现体力活动干预在体力活动行为改变和随访维持中有效[15]。这篇综述的独特之处在于将行为改变和行为维持进行了区分,同时考虑体力活动和久坐干预措施,以及通过行为改变技术分类法(behavior change technique taxonomy,BCT taxonomy)[20]采用标准化的定义和描述来评估主动干预措施。此外,为了评估干预措施如实施方式、治疗实施(和依从性)、持续时间和频率等方面,研究人员使用描述干预措施的清单和报告规范(template for intervention description and replication,TIDieR),该规范详细列出了干预的实施方法[21]。值得注意的是,该综述纳入的研究是在不同国家/地区下进行,措施干预人群也不一样,大多是教师或学生。最常见的干预场所是在初级保健锻炼设施场地或通过邮件给予干预指导在其他场所运动。采用的理论模型多种多样,其中最常用的是跨理论模型(transtheoretical model)。接触频率和持续时间跨度较大,从1次接触到历时超过14个月的33次接触(平均时长为21周)。遗憾的是,26项研究中,只有12项报告了种族,其中3/4主要研究白人群体[15]。研究最多的行为改变方法是目标设定和社会支持。干预后即时数据表明,实验组的体力活动明显高于对照组,尽管平均效果相对较小($d=0.32$;CI: 0.16~0.48)。有效的干预措施可以增加606~1 849步/d天和31~247min/周的体力活动。在随访中,干预组也有更多的体力活动,但效果不明显($d=0.21$;CI: 0.12~0.30),增加421~1 370步/d和5~95min/周的体力活动。体力活动维持的干预效果与BCT分类法的应用有关,其表明存在行动计划、具体表现指导、提示激励、行为练习和排练、任务分级和自我奖励等措施[15]。只有一篇文章说明干预方法的依从性。因此,作者强调之后体力活动干预方法有效性研究需要检验干预方法的准确性。

这项大规模的系统综述强调了一些逐渐积累的证据,证据表明基本的认知行为方法在促进体力活动方面的作用,以及新的标准化分类法在效果评价方面的益处。该综述还指出今后的研究需要注意几个方面,包括评估干预方案的依从性(准确性)、有足够的样本量、纳入不同的民族和种族群体、提供完整的研究结果,并进一步评估不同的理论框架和认知方法。

21.2 体力活动监测和干预的新技术

运动监测技术的迅速普及给当前体力活动趋势和研究方法带来巨大影响。移动应用程序和可穿戴设备的广泛应用导致我们可以在研究中使用这些数据，并对这些数据进行分析，加大我们对体力活动自我监控效果的认识，并为后续的实践和研究奠定基础。

21.2.1 运动监测

如今，日记等传统的自我管理方法已经被大部分更方便、更准确的电子监测所取代。在现有的众多可穿戴设备出现之前，计步器被广泛用于评估体力活动水平的研究和临床干预。计步器使用方便，价格相对便宜，产生的数据可以为步行相关体力活动提供客观、可靠、有效的估计。Bohannon进行的荟萃分析肯定了计步器对体力活动评估的实用性，认为其主要的优点是使用者运动的即时反馈和现成的标准值[22]。之前提及对干预成分研究进行的系统综述[16]指出纳入的文章中有3篇使用计步器进行干预效果测量。该荟萃分析中审查的大多数干预措施除了计步器之外，还包括设立与步数和/或日记相关的目标，强调了计步器使用时的自我监测效果，以及将监测设备与目标设定相结合可能产生的效果。

技术的快速发展使得目前的运动跟踪器比早期体力活动研究中使用的简单计步器更加复杂。现在商用的运动跟踪器与计步器相比有很多优点，包括能够检测横向和纵向运动、测量运动强度以及长期记录数据[6]。一项对500多名妇女使用研究级加速度计进行的研究发现，总活动计数（total activity accounts, TAC）和中高强度体力活动（moderate and vigorous intensity physical activity, MVPA）与多种代谢和内分泌生物标志物呈现显著相关性[23]。TAC与较低的胰岛素原C肽、胰岛素和瘦素以及较高水平的脂联素、瘦素-Sr和胰岛素样生长因子显著相关。在调整了体质量指数（body mass index, BMI）后，TAC和这些生物标志物的相关性减弱，这表明体脂只是部分而不能完全解释这些关联性。将自我报告的体力活动纳入分析模型后，相关性也减弱但并未消除。所期望的结果是，加速度计的数据对影响生物标志物的体力活动有更准确的评估。然而，尽管商用的运动跟踪器仍普遍受到用户的欢迎[24]，但仍存在一些技术问题，其数据的准确性因型号而异，而且在很大程度上受到穿戴位置和使用者步态的影响[25,26]。Brewer[27]通过对比某个流行的商业跟踪器与研究级跟踪器，发现2种设备1d的运动时间并不一致，但在7d内运动时间的结果类似。另一个验证性研究[28]发现商业跟踪器和研究级跟踪器之间具有很强的相关性，但商业跟踪器往往高估步数。保健和健身专业人士在使用商用跟踪器评估运动时，不应只依赖1d的数据；使用至少1周的数据，并注意对于健康人群而言，实际运动可能会比跟踪器所显示的更少，而对于步态缓慢或受损人群而言，实际运动量可能比显示数据更高。

无论是使用简单的计步器还是更复杂的可穿戴式跟踪器，用户通常都有体力活动目标，通常包括每天的步数目标。在过去10年中，每天1万步的目标被广泛宣传和推广，认为这一标准可能满足公共卫生指南中规定的至少30min中等强度活动的要求。Tudor-Locke等人发表的2篇文章[29,30]对每天1万步的研究证据进行深入的研究,并针对不同人群需调高或调低步数目标提供建议。

最近发表的荟萃分析评价了应用加速度计进行干预对体力活动和减肥的影响[6]。该研究共纳入14项研究体力活动的临床试验和11项研究减肥的试验数据进行分析;两组都呈现虽小但显著的积极影响。作者指出,不同研究之间存在显著差异;定性研究表明,当干预措施包括强调使用设备驱动的反馈时,效果更明显。结果表明,加速度计的效果随着时间逐渐减弱,这与其他自我监测方法研究结果一致。此外,该研究还发现,使用加速度计并不会比简单的计步器产生更好的效果;该发现鼓舞了那些倾向于使用最简单、便宜的跟踪设备的人群。

21.2.2 基于电脑和网页的干预措施

在过去的10年里,利用网络来促进体力活动的研究和干预项目得到快速发展。基于网络的干预措施的益处包括在家获取信息的便捷性、匿名性以及网站的自动更新。2009年,一份基于网络的成人体力活动干预的报告[31]发现对该主题的研究不足25项,并发现基于互联网的体力活动干预的成功率与其他更成熟的有效干预措施,如印刷品和电话干预方法的效果相似。这些早期研究指出,虽然一些文章认为某些面对面的干预方法更受欢迎[32],但是基于网络的干预方法可行且富有吸引力,能够获得积极的效果,表明该方式可作为既有方法的补充。2011年,一项Cochrane综述将使用网络传播的方法增加体力活动列入社区卫生干预的6个主要目标中,2015年的更新中再次强调需要在全球范围内进行该方式的干预[33]。从那时起,科技的快速发展使得网络和移动设备的使用得到了普及。皮尤研究中心(Pew Research Center)调查发现,自2000年以来,科技应用急剧上升,美国成人的互联网使用率从12%上升到90%。至2016年,美国成人家庭宽带接入率达到73%[34]。值得注意的是,美国2/3的65岁及以上人群也在上网,超半数人家里安装宽带[35],这使得整个年龄段的人群都可进行基于互联网的干预。

在线社交网络为体力活动干预提供了一种独特的方法。在最近的一些体力活动研究中,Facebook已经被用于研究的招募和干预措施的实施。一项研究使用Facebook在线招募成人受试者,招募到的110人被随机分配到一个为期50d的在线社交网络体力活动干预组或对照组[36]。前期已证明有效的体力活动干预方法(自我监测、社会互动、计步器使用)被纳入主动干预组。研究人员发现各种干预措施的参与度很高,尤其是自我监控,并且相较于对照组Facebook干预每周总MVPA显著增加,尤其是步行时间的增加。然而,这些效果并没有维持至随访。此外,Facebook还被用作社交网络工具。在一项共纳入63名女大学生进行步行干预的研究中[37],参与者被随机分配到标准的8周步行干预或8周Facebook支持组干预,两组都有每周步数目标,并使用计步器自我监测每日步数。Facebook支持干预组还要求参与者在Facebook上发布他们的每日步数,并向群组提供反馈。结果显示两组成员步数都有所增加,但Facebook组效果增加更加显著,平均每天比标准组多走大约1.5英里(约2.4千米)。这些研究表明,在线社交媒体和社交方面的体力活动干预与已知的自我监控和目标设定方法相结合,具有吸引力,并且至少对促进短期运动有效。

21.2.3 手机和移动设备

移动电话和智能手机的广泛使用(超过77%的美国成人使用[34])进一步增加了不同年龄阶段的体力活动干预机会。2011—2016年,美国老年人使用智能手机的人数几乎翻了两番[35]。作为体力活动干预工具,这些便捷技术的优势在于可携带和不费时。

手机短信已被应用于各种预防行为的干预[38]。至2012年,已有一篇荟萃分析研究使用移动设备增加体力活动的效果[39]。这篇荟萃分析纳入的研究中,有11项研究通过短信服务(short messaging,SMS)或掌上电脑(personal digital assistant,PDA)进行干预,并且干预时间较长(2周~1年),根据计步器步数和热量消耗等结果评估,整体而言这些干预措施对促进体力活动有中度效果。最近一项大型随机对照试验(Txt4baby)向孕妇发布健康相关的免费短信,该试验对体力活动促进信息的有效性、最佳信息数量和短信发送时间进行评估[40]。不运动的孕妇被随机分配到发送信息数量和时间不同的4组,并使用Fitbit测量体力活动。出乎意料的是,无论是任何频率和时间,都没有观察到体力活动增加,而一周内收到短信最多的孕妇(6条/周)体力活动减少和久坐时间增加明显。作者指出"并不是越多越好",短信的频率可能引起受试者的厌烦,他还建议之后的短信干预研究可以将选择、行为策略、支持和社会认知理论方面加以评价,如将自我效能感和信仰相结合。关于手机体力活动干预的荟萃分析的概要和评论[39]指出,手机在促进体力活动方面有巨大潜力,因为手机可以提供实时监控和信息定制,如关于目标设置、反馈和支持等内容,并且该干预方法对日常事务影响最小。同时,该评论也强调此方法在某些方面存在严重局限性,例如数据设计、结果衡量的客观性不足、缺乏将该技术用作评估工具以外激励干预的理论基础,对体力活动改变的中间变量和调节变量的理解欠缺,以及对移动技术潜在动态潜力考虑不足[41]。另一篇综述纳入了11项基于移动设备进行体力活动的研究,指出这些移动设备在干预方面的潜在好处和目前研究方法学的局限性,并呼吁改进研究方法和在体力活动促进中的使用[42]。通过使用体力活动的移动设备进行生态瞬时评估(ecological momentary assessment,EMA)研究,这一领域可能会取得进展[43]。在EMA中,智能手机技术可用于评估体力活动的实时自我报告和背景信息,如场所、情绪、感知和态度。它还可利用新的框架和数据分析方法对体力活动的复杂性和波动进行评估[43]。这可以极大地帮助开发新的有效干预方法,以提高体力活动的开始和维持。

智能手机技术的普及导致了大量健身推广应用软件的开发。2015年一篇综述[44]找出了排名靠前的100款体力活动应用软件(app)(来自iTunes和谷歌游戏市场的25款付费app和25款免费app),并通过行为改变技术的综合分类对其内容进行评估[20]。该分类法定义了93种可能的技术,在100个体力活动的app中39个被编码。每个app平均使用了6.6条行为改变策略(中位数是6),付费和免费app在数量上无差异。最常见的行为改变技术包括通过在线社区(如Facebook、Twitter)获得社会支持、他人认可的信息、如何指导运动以及对行为的反馈。也许是由于使用嵌入式加速度计传感器的app,自我监控相对较少。作者注意到自我监控在其他渠道体力活动干预效果中的重要性,并建议这可能是支持行为改变的重要补充。

可穿戴设备与智能手机app的交互应用也极大地影响了体力活动促进技术的获取。2017年,一项关于使用可穿戴运动跟踪器的个人体验研究指出,参与者认为它们美观、实用并且特别重视实时反馈[24]。文章提及,大多数人在使用时遇到了一些问题,比如技术问题或电池寿命问题。这些app每一个的信息将会很有帮助,因为最近的研究表明,那些有更大的意愿去提高体力活动水平和那些已经达到体力活动建议指南的人更有可能下载健康app[45]。一项针对农村人群对体力活动干预应用的感兴趣程度和价值认知研究发现,活动不足的人群对行为改变应用的接受度最低[46]。在接下来的几年中,这些可穿戴技术的应用和长期使用,以及它们对体力活动维持的影响方面可能会产生有用的信息。

迄今为止,众多研究表明,计算机/互联网、短信、手机应用程序等技术都可以成功地整合到体力活动干预工作中,但最理想的方法是将其与现有的行为方法相结合。综合技术方法的出现并不否定传统的以电话和印刷品为基础的方法在增加体力活动方面的重要性。虽然这些技术不是新的,但它们所带来的信息将继续优化,以促进体力活动干预措施的传播。现在,健康工作者和社区都可以获得印刷品和一系列已经开发的促进体力活动的技术资源(见表 21-2-1 和表 21-2-2)。

表 21-2-1　健康工作者和社区可获得的促进体力活动参与的资源

主题	资源	更多信息获取
运动处方	运动是良医。提供证据信息、临床和社区资源、网络信息和其他优秀资源,包括详细的医疗保健提供者使用的指南、办公室海报和手册,以及一份运动生命体征问卷	http://exerciseismedicine.org https://www.exerciseismedicine.org/support_page.php/healthcareproviders/
一般健康信息	国立卫生研究院(National Institutes of Health,NIH):健康信息。基于国家卫生研究院的研究,该网站提供实用的健康新闻和技巧。网站还提供健身资源和活动的链接	http://health.nih.gov
健康新闻和教育信息	国家心肺血液研究所(National Heart,Lung,and Blood Institute,NHLBI):教育和意识。本网站提供基于国家健康、肺、血液研究所研究的实用健康新闻和教育	http://www.nhlbi.nih.gov/health/educational
循证健康新闻和建议	疾病控制与预防中心(Centers for Diseases Control and Prevention,CDC):健康生活。本网站根据美国疾病控制与预防中心的资料及研究,提供健康资讯及小贴士。体力活动网站提供了儿童、成人、老年人、孕妇或产后妇女成功案例指南摘要的链接	http://www.cdc.gov/HealthyLiving https://www.cdc.gov/physicalactivity/basics/index.htm
为老年人提供教育信息和运动促进方法的交互式网站	Go4Life,来自国家卫生研究院的国家老化研究所(National Institute on Aging,NIA)。这个交互式网站旨在帮助老年人健身锻炼并将其融入日常生活。针对耐力、力量、平衡和灵活性多方面。提供体力活动视频,在线目标设定、记录、进度跟踪、指导技巧,可访问 text/e-mail/twitter 获取指导和激励技巧	https://go4life.nia.nih.gov/ https://go4life.nia.nih.gov/get-started https://go4life.nia.nih.gov/mygo4life
为老年人印制具有教育信息和活动促进方法的材料	这份印刷指南是 NIA 的全国运动 Go4Life 的核心内容。它有英语和西班牙语两种版本。包括照片、详细的练习说明、跟踪进展表格和提示	https://go4life.nia.nih.gov/exercise-guide 可以 PDF 形式下载

表 21-2-2　运动是良医的体力活动处方模板

姓名：　　　　日期：	关于体力活动我们应该知道些什么？

■ **有氧运动**

类型：散步　跑步　游泳　骑自行车　其他

频率（天/周）：2　3　4　5　6　7

强度：轻度　　中度　　高强度

　　　（慢走）（快走）（跑步）

时间（min/d）：10　20　30　60　60 以上

步数/天：2 500　5 000　7 500　10 000　超过 10 000

■ **力量训练**

- 每周至少 2d 做增肌训练
- 所有主要肌群都需要锻炼：腿部、臀部、背部、胸部、腹部、肩部、手臂
- 每组运动需要进行 8~12 次练习
- 例如自重训练（俯卧撑、箭步蹲）、负重训练和重园艺工作

医师签名：

关于体力活动我们应该知道些什么？

- 规律的体力活动可以保护关节，防止摔跤和受伤，还会减少患病风险，如 2 型糖尿病、高血压和某些癌症
- 塑形和减重一样重要，或更重要
- 尽量避免不活动也很重要（如减少久坐时间）
- 研究建议每天久坐时间不超过 6~8h

关于有氧运动

- 健康体力活动指南（2008 年版本）建议成人每周至少进行 150min 中等强度有氧运动，或 75min 的高强度有氧运动，或等量的中高强度混合的有氧运动
- 中强度运动在运动过程中可以说话但是无法"唱歌"。例如，快走、慢速骑行、水中有氧和普通园艺工作
- 高强度运动在运动中无法说话，否则呼吸不畅。例如，跑步、游泳、打羽毛球、快速骑行
- 每"回合"运动的时间最好 10min 以上（例如：每天 3 个 10min 的运动回合就达到每天运动 30min）

关于抗阻训练

- 健康体力活动指南（2008 年版本）建议每周至少 2 次抗阻训练来增强力量或塑形
- 每组运动至少 8~12 次重复，主要肌群都需要锻炼，如腿部、臀部、腹部、背部、胸部、肩部和手臂
- 这些锻炼不是非得去健身房。可以用阻力带、自重训练（俯卧撑、仰卧起坐、箭步蹲）、负重或者干重园艺工作

开始行动

- 有氧运动（散步或慢跑）和抗阻训练结合对整体健康和塑形效果最好
- 如果一开始达不到每周 150min 的有氧运动，慢慢朝这个目标努力，做总比不做好
- 和有氧运动一样，抗阻训练也可以循序渐进
- 根据自己的时间安排制定运动计划
- 可以找专业的教练帮助自己达成目标
- 大部分人都可以从运动中得到乐趣并享受其中

21.3 扩大促进活动的目标：对久坐进行评估和定位

久坐行为研究网(Sedentary Behavior Research Network, SBRN)将久坐定义为任何清醒状态下,坐着或躺着时能量消耗<1.5代谢当量的行为[4]。鉴于缺乏运动与健康风险相关的证据快速增加[2],学者对久坐行为的研究愈发感兴趣,其实践也受到越来越多关注。这些进展促进了久坐研究人员、利益相关者[3],以及有关术语和方法论的共识声明[4]网络的形成。

美国心脏协会科学咨询小组(American Heart Association Science Advisory Group)对久坐与心血管预后关系的现有证据进行了综述[47],研究发现久坐的时间与心血管疾病和全因死亡率有关,越来越多的前瞻性研究也指出久坐与2型糖尿病的发病风险增加有关[47]。越来越多的证据表明久坐与缺乏MVPA不同,因此分别关注MVPA、不活动和久坐的研究不断增加[47]。美国国家健康与营养调查(National Health and Nutrition Examination Survey, NHANES)的数据表明,在MVPA中消耗更多精力的人与MVPA水平较低的人相比,久坐活动的时间可能相等[48]。目前,关于久坐与心血管疾病和糖尿病的发病率和死亡率之间关联的潜在生物学机制,以及从高度久坐状态到高强度体力活动状态的连续过程中发生的病理生理变化,我们还知之甚少[47]。

既往文献中研究久坐行为的表现通常包括屏幕时间(例如用电脑和看电视)、视频游戏、交通和阅读所花费的时间[47]。久坐行为的测量并未跟上平板电脑和带屏幕的移动设备普及的速度[49,50]。久坐研究网络定义了13种久坐行为自我报告测量方法,这些方法已被用于评估和干预研究中[3]。加速度计和测斜仪等的客观的测量方法也用于评估久坐行为的结果,并且可以记录久坐行为的时间和模式[47]。自我报告和客观测量都具有其优势和局限性,两者结合使用可能对久坐的评估提供最全面的信息[47]。

一些干预研究试图同时关注降低久坐和增加体力活动。整体而言,只关注久坐的人似乎比关注降低久坐和增加体力活动两个指标的人减少久坐的效果更明显[51]。根据不同的干预目的,是减少整体久坐时间,还是有针对性地打破久坐的时间,比如提示人们在久坐一段时间后站起来活动,研究也有所不同。2017年,一项关于非工作场所减少久坐的干预措施(针对坐姿时间和/或打破长时间不活动)的系统综述发现[52],自我监控和技术反馈相结合可能是减少久坐的有效策略。

大多数针对成人久坐的干预措施都是在工作场所开展。2014年的一项荟萃分析发现[51],通过干预,自我报告和客观测量的工作场所久坐行为都有所减少,干预组和对照组每天久坐的时间平均相差91min[47]。这篇综述还指出,仅着眼于减少久坐时间的干预措施比将久坐干预作为促进体力活动的其中一个目标进行干预更有效[51]。

目前,已在多种场景下评估安装主动式工作站的效果,如坐立式办公桌、跑步机和便携式脚踏机。最近的一项荟萃分析发现,在15项研究中,有14项报告了久坐行为的重大变化[53]。还有研究评估在指定时间点提示休息或起身移动技术(通过在桌上安装提示手表或计算机提示软件)的效果[53]。大多数干预的持续时间都少于90d,因此并不清楚其随时间变化的长期效果。由于此前已经证明社会支持和监控可以影响体力活动,但是雇主或同事的支持以及工作场所行为改变的内外部影响程度尚不清楚,这是值得进一步探索的重要领域。

Gardner 及其同事对已经发表的减少成人久坐干预研究中使用的行为改变策略进行综述分析[54]。使用行为改变编码分类法(behavior change coding taxonomy)对 26 项研究和 38 项干预措施(53% 基于工作场所)进行编码,以便在干预措施中使用离散的行为改变技术[55]。最常用的行为改变技术是设定目标、提供社会支持、在环境中添置物品和对行动进行计划。根据观察到的久坐变化水平,干预方法分为非常有效、相当有效和无效。非常有效或相当有效的干预措施更偏向于直接针对久坐而不是体力活动。使用环境重建教育或说服技术的方法,行为改变程度最大。特别有效的方法是自我监控、解决问题以及改变社会或客观环境[54]。这些发现与对工作场所环境改造方法和行为自我监测对体力活动效果评估的综述结果一致。

越来越多的干预研究建议将久坐作为行为改变的目标,一些主要的健康组织也将缺乏活动纳入其立场声明中(见表 21-1-1)。然而,在这个领域还需要更多的研究。目前尚不清楚久坐的变化是否会导致其他结果变化。为进一步了解影响健康的久坐的阈值,今后研究需要采用更好的研究方法学。需要进行干预对照研究,以评估在特定情况下每天减少久坐的最佳方法,以及久坐的减少多大程度可能会影响生活幸福感、生物标志物、相关风险因素以及健康状况、发病率和死亡率。

21.4 少数民族/族裔等弱势群体中的体力活动干预措施

对体力活动和久坐干预措施的综述都强调需要对少数民族和族裔群体进行更多的研究。虽然经常在低社会经济地位(socioeconomic status, SES)人群和少数民族/族裔背景群体中观察到 MVPA 较低,但是由于对招募方式的规划和概念设计不充分,参与和干预反应存在壁垒,以及专门针对少数群体或进行文化调整的干预措施有限,这些人群在体力活动的干预和评估中代表性不足[56]。Whitt-Glover 及其同事对增加非裔美国人的运动和健身干预措施进行了系统综述[57]。大多数研究都是针对女性。干预措施大多基于社区环境,如基督教青年会(Young Men's Christian Association, YMCA)、社区中心、教堂、工作场所和公共住房等。其中许多研究都包括了文化适应,例如在教堂环境中对非裔美国人参与者进行了几项体力活动干预,其中包括将对非裔美国人社区的活动指导融入到布道或"灵魂"音乐以及祈祷之中。嘻哈舞也有代表性。文化适应的干预方法经常与熟悉的行为改变方法相结合,包括监测、计步器的使用、同伴电话联系、运动监督和在社区组队散步进行社会支持。多重方案和研究设计的局限性使得这些文化定制方案的具体效果难以评估。然而,对单个研究结果的检验提示有显著的组间差异,这促使研究者寻找"最佳实践"。这些在非裔美国人中进行体力活动干预有效性的研究的共同点是使用随机对照试验设计,使用客观指标评估体力活动,为参与者提供特定的体力活动目标以及包括设计结构性活动计划。这些趋势与其他活动干预研究综述一致。

在少数民族/族裔群体中,通过聘请该民族/族裔的卫生教育工作者和干预人员成功地融入文化价值观和模式[56]。使用来自目标人群的社区卫生工作者,开展社区外展和衔接邻里和社区的办法也取得了成功;在美国的拉丁美洲体力活动推广工作中,这些辅助工作人员已被广泛用于文化敏感的健康干预措施中[56,58]。需要进行更严谨的对照研究,以更全面评估文化适应的体力活动干预方法的具体影响。

研究还表明,基于科技的体力活动干预和不同场景的使用可能有助于向低收入少数群体提供体力活动干预,但必须了解哪种方法的覆盖面和接受度最高。对于某些人群,互联网和手机的普及可以很大程度提供这些干预措施,但仍需考虑到许多低收入群体在科技使用方面仍存在一定差距。皮尤研究中心 2016 年的数据显示,由于家里没有其他互联网接入设备,1/5 的低收入家庭的成年人只能使用手机上网(包括通常需要大屏幕来完成的任务)[34]。

一项为期 6 个月,基于互联网且根据文化特征和个人习惯调整干预措施的研究,让讲西班牙语的久坐不动的美国拉丁裔成功地增加了 MVPA,并达到国家体力活动指南的要求[59]。在 6 个月和 12 个月的随访中,干预对象仍然维持着加强的 MVPA[60]。文化适应和健康素养并不是显著影响干预效果的调节变量[60],表明众多参与者可从这种基于网络的干预方法中受益。

2014 年,一项研究在初级医疗保健环境使用电子健康干预措施,旨在阻止中低收入非裔美国妇女体重增加。该研究使用基于电话的交互式语音技术(interactive voice technology,IVT)的干预措施来进行行为改变目标的自我监测,其行为改变目标包括每天步行 1 万步[61]。这种监测技术无须联网,只需要参与者听语音提示,并用简单的数字回答,具有持续时间短、认知需求低、动态和信息即时反馈的优点[61]。参与者对电话干预以及每周 IVR 监测的参与度很高,研究结果显示该干预效果显著。

以家庭为基础的资源和以社区为中心的方法可能对包括弱势群体在内的广泛个人的公共卫生产生进一步影响,这导致人们努力将已知的有效干预措施组成部分和提供方法转化为社区可获得和可传播的形式。在弱势群体中可能有效的体力活动促进方法包括一些通过家庭、教堂,或以社区为基础的渠道,使用适合该人群的技术,包括文化适应、纳入能够代表社区的员工或同伴干预者,并善于利用环境干预的机会[56]。

21.5 全社区体力活动干预

如上所述,通过印刷品、电话、互联网、移动设备和相同文化背景的干预者提供的干预方法增加了干预措施的覆盖率,使得更多人可以获益。2015 年,Cochrane 对旨在增加体力活动的全社区干预措施研究进行综述,以评估其对人口健康水平的影响[33]。该综述仅纳入那些聚焦于全社区,至少进行 6 个月的随访和至少有 2 种针对全人群的体力活动干预措施的研究。33 项研究符合该标准,共覆盖 267 个社区,其中 25 项研究在高收入国家进行,8 项在低收入国家。作者最后总结,由于方法学问题无法就社区干预的有效性得出明确的结论,但该综述对已进行的社区干预方法提供了指导信息,并为未来的干预计划和研究方向提供建议。全社区体力活动干预研究的一个主要问题是存在选择性偏倚,特别是社区对比和随机化的使用较少,以及对结果衡量的质量评估和有效性评估不足。尽管存在这些缺陷,但令人鼓舞的发现是大部分干预措施是基于当地政府和非政府组织的合作。社区干预一般包括旨在为社区带来长期利益的项目规划。它们在某一层面上试图影响行为活动,如环境改变、政策变化和媒体的使用。一些研究发现,社区资源(如步道和路径)的使用显著增加,表明该项目覆盖了部分目标人群,但其影响并未转化为全人群体力活动水平的变化。该文章还介绍了在社区层面覆盖更多种类弱势群体的方法。许多研究包括由专业卫生保健人员提供某种形式的个人行为改变指导,并将内容通过当地大众媒体或其他传播渠道(海报、传单、信息手册、网站、地图)进行社会传播,以提高对干预计划的认识并提供具体信息。许多研究是在特定的场所下进行,例如学校、老年中心、工作场所、社区中心、无家可归者的庇护所和购物中心,这可促进覆盖于面临社会不利条件如缺乏交通出行不便的群体,这些群体也是传统方法很有可能漏掉的人群。也采取了一些环境改变策略,例如修建人行道,并与立法和财政部门合作,以扩大干预项目的覆盖人群。

Cochrane 综述[33]还对近期社区干预方法的类型进行概述,并强调明确能广泛影响体力活动水平的有效社区干预的关键组成部分是非常困难的。作者指出,综述中纳入的研究很多干预无效的原因是无法渗透到社区、干预时间持续较短以及干预的方法和资源有限。目前学界都认为将来需要对不同人群的成人体力活动促进方面进行更多的研究,以便验证这些全社区干预方法可能可以很大程度促进运动,尤其是在体力活动评估和覆盖方法上得以改进,并且改进研究设计和招募方法。我们需要对这些干预方法进行更好的对比评估,并对未来全社区体力活动的干预评估提出挑战或方向。

21.6　体力活动的环境因素

在制定体力活动干预措施时,满足更广泛社区需求的另一种方法是考虑建筑环境和社区的作用。在过去的10年中,有大量的研究表明物理环境和社区因素在体力活动中发挥着重要作用[62,63]。综述发现,便于步行的社区(例如房屋、学校、工作场所和购物区域)可以鼓励人们步行至目的地[62]。King及其同事通过5个干预试验评估了体力活动干预背景下的社会和建筑环境的影响[64]。建筑环境的特点用社区步行性量表进行评估。居住在风景秀丽、步行方便且交通安全良好的社区参与者更有可能达到运动建议。这些因素能同时促进和阻碍活动。在针对低收入或弱势群体以及少数民族/族裔群体制定个人或团体干预措施时,环境和邻里在体力活动中的作用尤为重要[65]。一项旨在促进体力活动的多层次社区成员主导干预项目从16个教堂招募了319名拉丁裔妇女,研究社区环境变量对干预有效性的影响[66]。参与者对周围环境的感知影响着自我报告中体力活动和中高强度运动干预效果,更喜欢周围环境的人干预效果更明显。该研究作者指出,令人不满意的社区环境可能与贫困和社区秩序混乱有关;这种情况下可能会减弱居民体力活动的动力。

其他研究发现,体力活动干预对那些更容易识别环境障碍的人增加活动的效果更明显。在对使用类似方法和招募方式进行的两项随机活动试验的检查中,Kerr 等人探讨了步行随时间的变化、生活方式体力活动干预条件和参与者社区的可步行性之间的相互作用[62]。对建筑环境和干预措施之间相互作用的研究发现,干预组中居住在不宜步行的社区(通过步行能力指数评估)的男性步行时间显著增加,而居住在较高步行性社区的男性则在研究过程中减少了步行时间,对照组男性的步行时间并未增加。女性结果类似,即居住在不宜步行的社区的干预组的女性增加较多步行时间,虽然结果并未达到统计显著性。在研究过程中,对社区车辆数量或行驶速度感到不安全的女性步行时间减少(每天减少22min),而认为社区交通更为安全的女性步行时间增加(增加17min)。该研究表明,居住高度适宜步行的社区可能存在干预措施的天花板效应。

这些关于建筑环境和社区环境之间相互作用的研究得出不同的结论,表明还需要更多的研究来进一步揭示两者之间的关系。自我报告的社区因素感知和结构环境空间评级的使用差异,以及在建筑环境问题和运动结局之间的交互作用中发现存在性别差异,这些都表明个人对社区环境的评价是重要的考虑因素。男人和女人对建筑环境层面的变化可能有不同的看法和反应。作者提到这项研究结果还有一个振奋人心的发现,根据研究结果,即使是在缺乏支持的环境,行为改变干预也可以鼓励步行。

有研究发现,在建筑环境中进行低成本体力活动干预的一个方法是在社区和工作场所使用楼梯。各种环境中楼梯的存在为研究人员提供了在公共环境中评估使用简单提示来促进体力活动的可行性的机会。一项欧洲干预研究,"Romsas in Motion",使用了理论成熟的、全面的方法来处理个人、群体和环境问题,并根据低收入、多种族人群的体力活动变化准备了量身定制的策略[67]。使用海报提示可以使用楼梯和一条可行走的路径,这样简单的低成本的提醒方式非常有效,结果显示通过这种方式干预后参与者的体力活动水平增加,尤其是对于那些需求最大的人群。最近一篇系统综述纳入了50篇使用楼梯作为干预措施有效性的研究[68],发现通过楼梯干预增加了64%的工作场所和75%的公共场所的体力活动。设置方向指引和激励标志相结合的方式进行干预,使得工作场所爬楼梯量增加了83%,公共场所爬梯量增加了86%。一项准实验研究对比普通运动信息和专门提示使用楼梯的运动促进干预信息,发现使用专门提示使用楼梯的运用干预效果更佳[69]。结合其他已知的体力活动的影响因素对这种具有成本效益的方法进一步评估,可能会促进将来采用低成本而且实用的方法来增加社区环境中的体力活动。

21.7　如何最大化实际效果——高效体力活动干预信息传播

过去10年的研究结果证实了之前研究行为和认知干预促进体力活动的效果,但这些研究设计和结果的局限性也证明需要进行更多研究以覆盖更多不同的群体和场景,以及考虑体力活动干预实施在社区环境中的复杂性。目前已制定了一个有用的框架来解决在现实中实施循证方法的问题,以加强卫生干预措施的影响,并确保这些干预措施能够真正在不同场景、不同种族,以及弱势人群中逐渐得到采纳和维持。接触、有效、采用、实施、维持框架(reach, effectiveness, adoption, implementation, maintenance, RE-AIM)[70]提出了将研究成果转化为现实世界中实际干预行动的5个步骤[70-72]。

1. 涉及目标人群：干预措施涉及大量需要帮助的个人，包括那些弱势群体或难达人群。

2. 干预的有效影响（也称为干预的效能）：干预对重要结果产生影响，同时考虑积极和消极影响、意料之外的结果、生活质量，甚至经济结果。

3. 干预方法的实际使用：在不同场所，和干预场所的数量、比例和代表性，以及干预者的选择都会影响最终的受惠人群。

4. 干预实施的一致性：干预的实际实施需要和最初设计一致。

5. 通过对个人和场所进行干预，以便取得长期效果：当干预的措施成为个人或者机构项目的常规行为时，相关的健康行为和好处就可以继续维持（在适当的时候，相关政策也可以继续实施）。

RE-AIM 框架被用于系统综述，考虑了体力活动干预措施和政策的实施条件（饮食也被考虑在内）[5]。该系统综述还同时纳入了综述文章和利益相关方［例如世界卫生组织（World Health Organization, WHO）］的文件，并确定了作为成功实施体力活动干预措施的关键的循证条件。根据纳入标准，共纳入 95 篇科学数据库的文章和 17 份利益相关方的文件。该研究定义了 312 个成功实施体力活动干预的潜在条件，其中 83 个得到了实证支持。使用 RE-AIM 标准来对这些条件进行分类：5 个解决了实施过程的有效性；24 个与工作人员、机构或机构采用有关；43 个与成本、所作的调整和执行的一致性有关；3 个关于长期维护。这些条件已经列成表格并已出版，可能有助于制订干预措施和政策，以及为社区利益攸关方提供教育。

实施有效的体力活动干预方法的另一个重要场所是社区临床环境。社区临床环境的干预能够进一步覆盖更多人并且还帮助监测行为改变的发生和维持。

21.7.1 通过临床预防保健咨询传播有效体力活动干预

除了最新的科学报告，美国预防服务工作组（U.S. Preventive Services Task Force, USPSTF）还在 2017 年发布了有关针对没有肥胖或心血管疾病（cardiovascular disease, CVD）危险因素的成人的健康生活方式咨询的最新推荐报告[73,74]。该报告所涵盖的预防性生活方式咨询包括提高身体的行为能力、减少久坐时间和改善饮食习惯等。USPSTF 还总结到，在初级保健机构中预防 CVD 的行为咨询确实具有积极作用。严格的证据综述表明，尽管总体收益很小，但仍存在剂量反应效应，咨询强度越大，收益越大。USPSTF 的这些新建议与体力活动专家提出的更强烈建议一致，包括一项名为"运动是良医®（EIM）"的倡议。该倡议于 2007 年由美国运动医学学会和美国医学会在美国首次提出，现已在全球范围内传播[75]。

EIM 倡议的支持者认为，有很多原因可以解释为什么医疗服务提供者应该像关注吸烟和肥胖一样关注低水平的体力活动。他们认为，如果根据护理标准，医疗服务工作者需要在询问患者的吸烟和肥胖时，也应该评估患者的体力活动水平，并为没有符合现行公共卫生指南（每周至少 150min 中等强度运动）的患者提供建议。但是，对于医疗保健提供者以及患者而言，目前都存在障碍。专家认识到需要告知医疗咨询服务提供者和患者并帮助他们克服这些障碍，因此他们开发了各种高质量的建议和资源来促进运动增加。这些资源现在不仅可以在专业期刊上，还可以在政府和专业组织赞助的网站上获得醒目的信息页和可下载的小册子和讲义。下面我们提供一个卫生保健提供者进行体力活动咨询专家的建议样本。

AuYoung[76]和Shuval[77]的文章介绍了基于"5A"的初级保健提供者进行体力活动咨询的模型,其中包括:①让办公室工作人员评估候诊室中患者的体力活动;②给患者提供关于运动的数量、类型和强度的建议;③患者和医师达成一致的目标和行动计划;④协助患者识别计划成功的潜在障碍和这些问题的解决方案;⑤准备安排转诊到社区资源,包括适当的经过认证的健身专业人员。两篇文章都提供了具体的例子,具体说明应该对患者说些什么,以及如何与他们一起克服常见的行动障碍。

作为EIM的发言人,Sallis[75]描述了这一倡议的基本原理,并为卫生保健提供者进行有效的干预提供详细的建议,以帮助他们的患者实现运动目标。Sallis[75]建议将所有患者视为运动员,并对他们进行检查,以便判断他们是可以正常运动还是只适合常规活动,如他们目前处于生病或受伤状态。EIM建议医师筛查患有慢性疾病的患者,以确定体力活动的安全水平。从咨询开始,医师应该使用"运动生命体征"(exercise vital sign,EVS),它由两个问题组成。

1."你每周有几天会进行中高强度的运动,比如快走?"
2."那几天里,进行多少分钟这个强度的运动?"

运动生命体征可由诊所工作人员和/或患者在等待预约时进行自评。将活动天数乘以每天的分钟数可得出每周的总分钟数。如果医师只有1min或更少的时间来对体力活动提供咨询,对总活动时间150min或以上的患者,只需表扬和鼓励他们继续。如果总时间少于150min,就要建议他们增加体力活动,可以把实验室结果、血压等信息联系起来。多花点时间提出建议,例如使用健身跟踪器、社区健身设施或者可能与健身专业人士一起运动等。当有5min或更长时间用于咨询时,医师可以评估患者对改变的准备情况,并与他们一起解决问题,帮助他们克服特定障碍。为患者制定书面体力活动处方的模板可以从EIM网站上下载(见表21-2-2)。

21.8 结论

早期的研究旨在理解认知和行为方法的使用,以提高运动参与,由于研究方法的提升,这些研究得以进一步扩展。行为科学分类在评估干预中使用的特定行为改变方法的进展,使得评估体力活动干预中有效行为机制的能力增强。自我监控、社会支持、目标设定和个性化内容的反馈似乎是体力活动干预研究中有效的方法。技术极大地提高了体力活动监测的方法及干预者与项目参与者之间的沟通。现在,书面日记和日志的使用通常伴随着加速度计、计步器和各种可穿戴活动监测器。除了(或代替)面对面的联系方式和印刷材料,参与者还可以通过同伴、互联网、移动电话和电话联系等方式来访问干预措施。改进干预措施以鼓励采取运动的方法得到改善,因为重新强调了在活动确立后促进维持活动的干预措施的重要性。生态瞬间分析的最新进展允许对基于理论的干预方法的特定方面的有效性进行纵向检验,有助于对活动维持、认知和影响的过程以及与干预组成部分的关系进行纵向检验。最近的干预研究不仅涉及运动本身,还涉及现代生活方式所鼓励(如果不是强制的话)的久坐行为变化。

技术的持续变革不断地影响现代的生活方式,很多原来需要多活动的工作和生活都可以被久坐和更安逸的方式取代。当前,肥胖流行威胁着所有的人口亚组,甚至威胁着技术水平较低的文化。尽管这些对公共卫生是强大的挑战,但对于运动新发现的积极作用持续激励着研究人员、卫生保健提供者以及其他健康管理相关的人士。医师可以在临床环境中进行有效的体力活动咨询,并利用基于经验和证据的免费材料(见表21-2-1和表21-2-2)。卫生组织更新了体力活动建议以反映研究的进展(见表21-1-1)。

有关促进体力活动的行为和认知干预措施的进展和局限性为今后的工作提供了一些指导。特别是,我们希望看到更多的研究将有效干预的发现转化到各种环境和人群中。新技术可能会使对活动频谱的监测,从完全休息到最剧烈的运动,更加准确和便宜。电信、互联网和移动通信将继续提供新的机会,使人们获得体力活动促进干预措施,我们需要学习如何有效和高效地将技术与个人的需求联系结合起来。基因研究可以帮助我们理解为什么有些人更喜欢和从运动中获得更多的好处,并可能为个人干预的生物学、行为和文化定制指明道路。虽然也会出现意想不到的挑战,但过去10年的科学和创造性进步表明:未来几年将有令人振奋的新进展!

临床应用

- 应用已建立的行为方法,如自我监控、目标设定和反馈,以及对内容和社会支持进行个性化定制,似乎可以增强对体力活动的干预,在促进体力活动变化时应加以结合。
- 体力活动可以通过广泛可用的技术进行评估和推广,如网站、电话联系、社交媒体、移动应用程序和可穿戴运动跟踪器等。这些可以作为面对面接触和印刷材料的补充或替代,也可以用来促进干预者和计划参与者之间的交流。
- 久坐造成的健康风险独立于MVPA,是一个有用的干预目标。设置针对久坐行为的方法,而不是简单地将其作为更广泛的体力活动干预措施的组成部分,可能是减少久坐最成功的方法。
- 以家庭和社区为基础的环境可以为高危人群和弱势群体提供更大的覆盖范围,并有助于在现实环境中转化循证干预方法来促进体力活动和减少久坐。
- 医疗服务提供者可以通过简短的咨询方法,如"5A",以及通过EIM网站和其他可用资源免费获取循证工具来促进体力活动。

(Barbara A. Stetson, PhD and Patricia M. Dubbert, PhD 著

杨渝平 译 洪云 校)

参考文献

1. *Centers for Disease Control and Prevention*. Available: https://www.cdc.gov/physicalactivity/basics/pa-health/index.htm. Accessed December 12, 2017.
2. Thorp AA, Owen N, Neuhaus M, et al. Sedentary behaviors and subsequent health outcomes in adults: A systematic review of longitudinal studies, 1996–2011. *Am. J. Prev. Med.* 2011;41.
3. Sedentary Behavior Research Network. Available: www.sedentarybehaviour.org, Accessed 15 December 2017.
4. Tremblay MS, Aubert S, Barnes JD, et al. Sedentary Behavior Research Network (SBRN) – Terminology consensus project process and outcome. *Int. J. Behav. Nutr. Phys. Act.* 2017;14(1):75.
5. Horodyska K, Luszczynska A, Hayes CB, et al. Implementation conditions for diet and physical activity interventions and policies: An umbrella review. *BMC Public Health* 2015;15:1250.
6. Goode AP, Hall KS, Batch BC, et al. The Impact of interventions that integrate accelerometers on physical activity and weight loss: A systematic review. *Ann. Behav. Med.* 2017;51(1):79–93.
7. Ginis KA, Nigg CR, and Smith AL. Peer-delivered physical activity interventions: An overlooked opportunity for physical activity promotion. *Transl. Behav. Med.* 2013;3(4):434–443.
8. Luoma KA, Leavitt IM, Marrs JC, et al. How can clinical practices pragmatically increase physical activity for patients with type 2 diabetes? A systematic review. *Transl. Behav. Med.* 2017;7(4):751–772.
9. Craike M, Hill B, Gaskin CJ, et al. Interventions to improve physical activity during pregnancy: A systematic review on issues of internal and external validity using the RE-AIM framework. *BJOG.* 2017;124(4):573–583.
10. Lewis BA, Napolitano MA, Buman MP, et al. Future directions in physical activity intervention research: Expanding our focus to sedentary behaviors, technology, and dissemination. *J. Behav. Med.* 2017;40(1):112–126.
11. Owen MB, Curry WB, Kerner C, et al. The effectiveness of school-based physical activity interventions for adolescent girls: A systematic review and meta-analysis. *Prev. Med.* 2017;105:237–249.
12. Schoeppe S, Alley S, Rebar AL, et al. Apps to improve diet, physical activity and sedentary behaviour in children and adolescents: A review of quality, features and behaviour change techniques. *Int. J. Behav. Nutr. Phys. Act.* 2017;14(1):83.
13. Biddle SJ, Petrolini I, and Pearson N. Interventions designed to reduce sedentary behaviours in young people: A review of reviews. *Br. J. Sports Med.* 2014;48(3):182–186.
14. Glanz K and Bishop DB. The role of behavioral science theory in development and implementation of public health interventions. *Annu. Rev. Public Health* 2010;31:399–418.
15. Howlett N, Trivedi D, Troop NA, et al. Are physical activity interventions for healthy inactive adults effective in promoting behavior change and maintenance, and which behavior change techniques are effective? A systematic review and meta-analysis. *Transl. Behav. Med.* 2019;19(1):147–157.
16. Greaves CJ, Sheppard KE, Abraham C, et al. Systematic review of reviews of intervention components associated with increased effectiveness in dietary and physical activity interventions. *BMC Public Health* 2011;11:119.
17. Stetson B, Cooper JM, and Dubbert PM. Cognitive behavioral approaches to enhancing exercise participation. In Rippe J. (Ed) *Lifestyle Medicine*. Shrewsbury, MA: Blackwell Science, Inc. 2013, 233–243.
18. Conn VS, Hafdahl AR, and Mehr DR. Interventions to increase physical activity among healthy adults: Meta-analysis of outcomes. *Am. J. Public Health* 2011;101(4):751–758.
19. Howlett N, Trivedi D, Troop NA, et al. What are the most effective behaviour change techniques to promote physical activity and/or reduce sedentary behaviour in inactive adults? A systematic review protocol. *BMJ Open* 2015;5(8):e008573.
20. Michie S, Richardson M, Johnston M, et al. The behavior change technique taxonomy (v1) of 93 hierarchically clustered techniques: Building an international consensus for the reporting of behavior change interventions. *Ann. Behav. Med.* 2013;46(1):81–95.
21. Hoffmann TC, Glasziou PP, Boutron I, et al. Better reporting of interventions: Template for intervention description and replication (TIDieR) checklist and guide. *BMJ* 2014;348:g1687.
22. Bohannon RW. Number of pedometer-assessed steps taken per day by adults: A descriptive meta-analysis. *Phys. Ther.* 2007;87(12):1642–1650.
23. Alessa HB, Chomistek AK, Hankinson SE, et al. Objective measures of physical activity and cardiometabolic and endocrine biomarkers. *Med. Sci. Sports Exerc.* 2017;49(9):1817–1825.
24. Maher C, Ryan J, Ambrosi C, et al. Users' experiences of wearable activity trackers: A cross-sectional study. *BMC Public Health* 2017;17(1):880.
25. Alinia P, Cain C, Fallahzadeh R, et al. How accurate is your activity tracker? A comparative study of step counts in low-intensity physical activities. *JMIR Mhealth Uhealth* 2017;5(8):e106.
26. Skender S, Ose J, Chang-Claude J, et al. Accelerometry and physical activity questionnaires – A systematic review. *BMC Public Health* 2016;16:515.
27. Brewer W, Swanson BT, and Ortiz A. Validity of Fitbit's active minutes as compared with a research-grade accelerometer and self-reported measures. *BMJ Open Sport Exerc. Med.* 2017;3(1):e000254.
28. Chu AH, Ng SH, Paknezhad M, et al. Comparison of wrist-worn Fitbit Flex and waist-worn ActiGraph for measuring steps in free-living adults. *PloS One* 2017;12(2):e0172535.
29. Tudor-Locke C, Craig CL, Brown WJ, et al. How many steps/day are enough? For adults. *Int. J. Behav. Nutr. Phys. Act.* 2011;8:79.
30. Tudor-Locke C, Craig CL, Aoyagi Y, et al. How many steps/day are enough? For older adults and special populations. *Int. J. Behav. Nutr. Phys. Act.* 2011;8:80.
31. Marcus BH, Ciccolo JT, and Sciamanna CN. Using electronic/computer interventions to promote physical activity. *Br. J. Sports Med.* 2009;43(2):102–105.
32. Steele R, Mummery KW, and Dwyer T. Development and process evaluation of an internet-based physical activity behaviour change program. *Patient Educ. Couns.* 2007;67(1–2):127–136.
33. Baker PR, Francis DP, Soares J, et al. Community wide interventions for increasing physical activity. *Cochrane Database Syst. Rev.* 2015;1:Cd008366.
34. Pew Research Center. *Internet/Broadband Fact Sheet*. Available: http://www.pewinternet.org/fact-sheet/internet-broadband/
35. Pew Research Center. Tech Adoption Climbs Among Older Adults. Available: http://www.pewinternet.org/2017/05/17/tech-adoption-climbs-among-older-adults/.
36. Maher C, Ferguson M, Vandelanotte C, et al. A web-based, social networking physical activity intervention for insufficiently active adults delivered via Facebook app: Randomized controlled trial. *J. Med. Internet Res.* 2015;17(7):e174.
37. Rote AE, Klos LA, Brondino MJ, et al. The efficacy of a walking intervention using social media to increase physical activity: A randomized trial. *J. Phys. Act. Health* 2015;12(Suppl 1):S18–S25.
38. Vodopivec-Jamsek V, de Jongh T, Gurol-Urganci I, et al. Mobile phone messaging for preventive health care. *Cochrane Database Syst. Rev.* 2012;12:Cd007457.
39. Fanning J, Mullen SP, and McAuley E. Increasing physical activity with mobile devices: A meta-analysis. *J. Med. Internet Res.* 2012;14(6):e161.
40. Huberty JL, Buman MP, Leiferman JA, et al. Dose and timing of text messages for increasing physical activity among pregnant women: A randomized controlled trial. *Transl. Behav. Med.* 2017;7(2):212–223.
41. Johnston W, Hoffman S, and Thornton L. Mobile health: A synopsis and comment on "Increasing physical activity with mobile devices: A meta-analysis". *Transl. Behav. Med.* 2014;4(1):4–6.
42. Muntaner A, Vidal-Conti J, and Palou P. Increasing physical activity through mobile device interventions: A systematic review. *Health Inform. J.* 2016;22(3):451–469.
43. Dunton GF. Ecological momentary assessment in physical activity research. *Exerc. Sport Sci. Rev.* 2017;45(1):48–54.
44. Yang CH, Maher JP, and Conroy DE. Implementation of behavior change techniques in mobile applications for physical activity. *Am. J. Prev. Med.* 2015;48(4):452–455.
45. Carroll JK, Moorhead A, Bond R, et al. Who uses mobile phone health apps and does use matter? A secondary data analytics approach. *J. Med. Internet Res.* 2017;19(4):e125.
46. Yang CH, Maher JP, and Conroy DE. Acceptability of mobile health interventions to reduce inactivity-related health risk in central Pennsylvania adults. *Prev. Med. Rep.* 2015;2:669–672.

47. Young DR, Hivert MF, Alhassan S, et al. Sedentary behavior and cardiovascular morbidity and mortality: A science advisory from the American Heart Association. *Circulation* 2016;134(13):e262–e279.
48. Schuna JM, Jr., Johnson WD, and Tudor-Locke C. Adult self-reported and objectively monitored physical activity and sedentary behavior: NHANES 2005–2006. *Int. J. Behav. Nutr. Phys. Act.* 2013;10:126.
49. Biddle SJH, Bengoechea García E, Pedisic Z, et al. Screen time, other sedentary behaviours, and obesity risk in adults: A review of reviews. *Curr. Obes. Rep.* 2017;6(2):134–147.
50. Ramsey Buchanan L, Rooks-Peck CR, Finnie RKC, et al. Reducing recreational sedentary screen time: A community guide systematic review. *Am. J. Prev. Med.* 2016;50(3):402–415.
51. Prince SA, Saunders TJ, Gresty K, et al. A comparison of the effectiveness of physical activity and sedentary behaviour interventions in reducing sedentary time in adults: A systematic review and meta-analysis of controlled trials. *Obes. Rev.* 2014;15(11):905–919.
52. Thraen-Borowski KM, Ellingson LD, Meyer JD, et al. Nonworksite interventions to reduce sedentary behavior among adults: A systematic review. *Transl. J. Am. Coll. Sports Med.* 2017;2(12):68–78.
53. Hutcheson AK, Piazza AJ, and Knowlden AP. Work site-based environmental interventions to reduce sedentary behavior: A systematic review. *Am. J. Health Promot.* 2018;32(1):32–47.
54. Gardner B, Smith L, Lorencatto F, et al. How to reduce sitting time? A review of behaviour change strategies used in sedentary behaviour reduction interventions among adults. *Health Psychol. Rev.* 2016;10(1):89–112.
55. Michie S and Prestwich A. Are interventions theory-based? Development of a theory coding scheme. *Health Psychol.* 2010;29(1):1–8.
56. Mendoza-Vasconez AS, Linke S, Muñoz M, et al. Promoting physical activity among underserved populations. *Curr. Sports Med. Rep.* 2016;15(4):290–297.
57. Whitt-Glover MC and Kumanyika SK. Systematic review of interventions to increase physical activity and physical fitness in African-Americans. *Am. J. Health Promot.* 2009;23(6):S33–S56.
58. Messias DK, Parra-Medina D, Sharpe PA, et al. Promotoras de Salud: Roles, responsibilities, and contributions in a multisite community-based randomized controlled trial. *Hispanic Health Care Int.* 2013;11(2):62–71.
59. Marcus BH, Hartman SJ, Larsen BA, et al. Pasos Hacia La Salud: A randomized controlled trial of an internet-delivered physical activity intervention for Latinas. *Int. J. Behav. Nutr. Phys. Act.* 2016;13:62.
60. Hartman SJ, Dunsiger SI, Bock BC, et al. Physical activity maintenance among Spanish-speaking Latinas in a randomized controlled trial of an internet-based intervention. *J. Behav. Med.* 2017;40(3):392–402.
61. Steinberg DM, Levine EL, Lane I, et al. Adherence to self-monitoring via interactive voice response technology in an eHealth intervention targeting weight gain prevention among Black women: Randomized controlled trial. *J. Med. Internet Res.* 2014;16(4):e114.
62. Kerr J, Norman GJ, Adams MA, et al. Do neighborhood environments moderate the effect of physical activity lifestyle interventions in adults? *Health Place* 2010;16(5):903–908.
63. Sallis JF and Owen N. Ecological models of health behavior. In Glanz K, Rimer BK, and Viswanath K (Eds). *Health Behavior: Theory, Research & Practice.* San Francisco, CA: Jossey-Bass/Pfeiffer, 2015, 43–64.
64. King AC, Toobert D, Ahn D, et al. Perceived environments as physical activity correlates and moderators of intervention in five studies. *Am. J. Health Promot.* 2006;21(1):24–35.
65. Franzini L, Taylor W, Elliott MN, et al. Neighborhood characteristics favorable to outdoor physical activity: Disparities by socioeconomic and racial/ethnic composition. *Health Place* 2010;16(2):267–274.
66. Perez LG, Kerr J, Sallis JF, et al. Perceived neighborhood environmental factors that maximize the effectiveness of a multilevel intervention promoting physical activity among Latinas. *Am. J. Health Promot.* 2017. doi:890117117742999.
67. Jenum AK, Lorentzen CA, and Ommundsen Y. Targeting physical activity in a low socioeconomic status population: Observations from the Norwegian 'Romsas in Motion' study. *Br. J. Sports Med.* 2009;43(1):64–69.
68. Bellicha A, Kieusseian A, Fontvieille AM, et al. Stair-use interventions in worksites and public settings – A systematic review of effectiveness and external validity. *Prev. Med.* 2015;70:3–13.
69. Eckhardt MR, Kerr J, and Taylor WC. Point-of-decision signs and stair use in a university worksite setting: General versus specific messages. *Am. J. Health Promot.* 2015;29(5):291–293.
70. Glasgow RE, Vogt TM, and Boles SM. Evaluating the public health impact of health promotion interventions: The RE-AIM framework. *Am. J. Public Health* 1999;89(9):1322–1327.
71. Gaglio B, Shoup JA, and Glasgow RE. The RE-AIM framework: A systematic review of use over time. *Am. J. Public Health* 2013;103(6):e38–e46.
72. McGoey T, Root Z, Bruner M, et al. Evaluation of physical activity interventions in children via the reach, efficacy/effectiveness, adoption, implementation, and maintenance (RE-AIM) framework: A systematic review of randomized and non-randomized trials. *Prev. Med.* 2016;82:8–19.
73. Patnode CD, Evans CV, Senger CA, et al. Behavioral counseling to promote a healthful diet and physical activity for cardiovascular disease prevention in adults without known cardiovascular disease risk factors: Updated evidence report and systematic review for the US preventive services task force. *JAMA* 2017;318(2):175–193.
74. Lin JS, O'Connor E, Evans CV, et al. Behavioral counseling to promote a healthy lifestyle in persons with cardiovascular risk factors: A systematic review for the U.S. Preventive Services Task Force. *Ann. Intern. Med.* 2014;161(8):568–578.
75. Sallis R. Exercise is medicine: A call to action for physicians to assess and prescribe exercise. *Phys. Sports Med.* 2015;43(1):22–26.
76. AuYoung M, Linke SE, Pagoto S, et al. Integrating physical activity in primary care practice. *Am. J. Med.* 2016;129(10):1022–1029.
77. Shuval K, Leonard T, Drope J, et al. Physical activity counseling in primary care: Insights from public health and behavioral economics. *CA Cancer J. Clin.* 2017;67(3):233–244.
78. US Department of Health and Human Services. *2008 Physical Activity Guidelines for Americans.* Washington, DC: U.S. Department of Health and Human Services, 2008.
79. American Heart Association. *American Heart Association Recommendations for Physical Activity in Adults.* Available: http://www.heart.org/HEARTORG/HealthyLiving/PhysicalActivity/FitnessBasics/American-Heart-Association-Recommendations-for-Physical-Activity-in-Adults_UCM_307976_Article.jsp#.WoCvA6inE2x. Accessed January 15, 2018.
80. Colberg SR, Sigal RJ, Yardley JE, et al. Physical activity/exercise and diabetes: A position Statement of the American Diabetes Association. *Diabetes Care* 2016;39(11):2065–2079.
81. Garber CE, Blissmer B, Deschenes MR, et al. American college of sports medicine position stand. Quantity and quality of exercise for developing and maintaining cardiorespiratory, musculoskeletal, and neuromotor fitness in apparently healthy adults: Guidance for prescribing exercise. *Med. Sci. Sports Exerc.* 2011;43(7):1334–1359.

第 22 章 | 用行为方法强化营养处方

目录

要点／354

22.1 对患者进行营养基础教育／355
22.1.1 营养简介／355
22.1.2 你认识的天然食物／356
22.1.3 分量控制／357
22.1.4 维持健康所需的营养素／358

22.2 营养的文化敏感性／358

22.3 营养处方的有效咨询技巧／360

22.4 群组医疗模式的营养咨询和教育／362

22.5 实用烹饪技巧帮助行为改变／365

临床应用／369

参考文献／369

要 点

- 营养处方是生活方式干预最重要的组成部分之一。
- 让患者掌握基本的营养知识有助于他们坚持营养处方。
- 开具营养生活方式干预处方时,医师应重点考虑到饮食习惯中涉及的各种文化和社会因素。
- 建立在教练-客户关系基础上的指导方法可以促进营养相关的积极行为改变。
- 群组医疗是一个经济高效的实施生活方式医学营养处方的方法。
- 为有效遵循营养处方,患者应掌握基本的烹饪技能,这样他们可以在家里准备健康的膳食。

近期研究表明,大多数患有慢性疾病的患者并不遵循生活方式建议(例如,戒烟、健康饮食、运动),尽管这样做会以积极的方式显著改变潜在的疾病过程[1]。因此,采取以最佳饮食、充分体力活动和减少或消除药物使用为中心的健康行为,对许多慢性疾病的整体治疗至关重要。所以,当考虑生活方式医学处方时,强调患者行为改变是治疗计划的关键组成部分。

饮食可能是影响整体健康和预防疾病最重要的可改变的生活方式。显然,营养不良在肥胖症、糖尿病、高血压、癌症和心血管疾病等慢性疾病的发展和传播中起着直接作用[2]。2015年,第八版《2015—2020年美国居民膳食指南》(以下简称《膳食指南》)向美国公众发布,强调以全谷物、水果和蔬菜为主的饮食模式,同时限制添加糖、饱和脂肪和钠的摄入[3]。这些基于科学数据的指导方针,支持以天然食物为主的植物性饮食作为促进健康的整体饮食模式。越来越多的证据表明,在食物链中处于较低位置的食物如何影响人群的健康[4]。美国预防服务工作组(The U.S. Preventive Services Task Force,USPSTF)建议强化营养咨询并注重行为干预。一份好的营养处方可以提高行为干预的强度和能力。最新的《膳食指南》和科学研究证据普遍认为,以植物性饮食为中心的整体膳食模式可以促进健康。此外,我们应该强调吃"天然"全谷物,而不是其精加工的食品。然而,如果没有工具或机制将这些知识转化为行动,掌握再多健康饮食模式的知识都是毫无意义的。饮食习惯在很大程度上受到人类行为、文化习俗和社会规范等因素的复杂交互作用影响。因此,为了让临床医师从营养的角度进行有效干预,他们也必须知道如何帮助人们改变行为。这些行为通过学习获得后,又被社交活动、文化习俗和社会环境进一步强化,使其难以在短期内改变。

现在人们普遍认为膳食模式对整体健康有着深远的影响。因此,对于生活方式医学从业者来说,采用行为策略来促进健康和康复变得更加重要。实施策略的主要障碍是缺乏行为改变咨询的信心、对行为咨询提供者的培训不足、咨询服务缺乏时间和费用补贴。患者对咨询医师进行行为改变的能力缺乏信心似乎是未执行行为改变策略最主要原因[5]。当人们认为医师几乎没有接受过咨询技术方面的培训,而且大多数医学院也没有将行为改变纳入他们的课程中时,这种缺乏信心的现象也就不难理解。

另一个障碍是行为咨询技术缺乏标准化。目前,经过严格测试的行为改变策略还不存在。其中一个原因可能是,能够有效评估行为技术效果的随机对照试验,很难被设计和实施。由于为改善生活习惯的行为工具缺乏具体证据支持,导致咨询医师提供的建议不充分,咨询耗时长,实施行为建议的方法不恰当,以及随访效果差[6]。此外,大多数行为方案都没有结合个人独特的种族、文化和社会经济地位等因素进行具体指导。这种缺乏个性化的方法使得行为改变难以坚持。

随着卫生保健在经济方面不断变化,越来越多的医师发现他们面临着更大的压力,他们要将花费控制在最低水平以满足不断增长的卫生保健成本和开支,还要考虑谋生。因此,许多临床医师认为,他们与患者相处的时间本来就很有限,必须花在解决症状上,而不是放在改变不良生活习惯等根本原因上。此外,生活方式咨询的费用报销在许多医疗保健计划中是不存在的,或者即使医师努力将花费控制在最低水平也根本无法维持。

有助于塑造健康行为决策的影响发生在个人生活中。许多决定都受到亲戚、朋友、同事和社区成员的直接影响[5,6]。因此,在构建以行为改变动机为基础的营养处方时,必须考虑到所有这些影响。

营养处方必须以目标为导向才能成功。可以用 SMART 原则来帮助医师为他们的患者设定目标。它分为:S——具体的(specific),M——可测量的(measurable),A——以行动为导向的(action-oriented),R——现实的(realistic),T——对时间敏感的(time-sensitive)。研究发现,当这些 SMART 目标与个人生活目标相结合时,个人会更有动力去改变行为[5,6]。

本章主要介绍成功实现营养处方的关键方面——行为改变。患者有改变的动力时才能有效实践营养处方。本文将讨论实现最佳动机的各种策略,以及生活方式医师可使用的行为改变理论,并且归纳和分析这些原则和有效的行为咨询技术策略如何在临床环境中使用。由于健康行为是动态的,并取决于各种文化、社会和社区因素,因此,如何将这些方面纳入促进营养目标的行为计划也被纳入讨论。本章里介绍一些和行为改变直接相关的实用的烹饪技能,这将帮助临床医师对患者的烹饪技术和食谱计划进行指导,同时有助于促进积极的行为改变。

22.1 对患者进行营养基础教育

22.1.1 营养简介

向他人介绍良好营养的难点在于,这些信息看起来并不那么高级和诱人。平衡和适度的饮食观点当然不像新的摩卡巧克力南瓜味冰咖啡、无麸质零食或承诺你会像 17 岁时一样苗条并附有可信的前后照片的时尚饮食那样令人兴奋或诱人。忽略市场营销和外部影响,听从你的身体需求可能是最重要的。这是艰难的一课,特别是在美国,但对大多数人来说,知识就是力量,所以就从这里开始吧。

宏量营养素,即人体营养摄入的主要组成部分是碳水化合物、蛋白质、脂肪和水。碳水化合物有两种形式:复杂碳水化合物和简单碳水化合物。它们是身体和大脑极其重要的能量来源[7]。我们消耗的绝大多数碳水化合物应该是复杂碳水化合物,因为它们的营养密度最大,同时消化和能量吸收较慢,饱腹感较强[7]。从谷物到肉类，许多食物都含有蛋白质。蛋白质对构建和修复组织很重要，也是激素和酶的结构单元[7]。在进行蛋白质宣教时，应鼓励食用低脂蛋白质，如果是素食者，应确保氨基酸的补充。脂肪一直名声不佳，但它们在提供能量、运输维生素和就餐后感到满足方面非常重要。重要的是，某些脂肪更有利于健康。不饱和脂肪和植物中的脂肪应包括在健康饮食中，而饱和脂肪或"人造"脂肪如反式脂肪应避免[7,8]。最后，水并不总是作为一种宏量营养素，但在这里赋予水一定的重要性。一个人离开水不能存活超过几天（参见水合作用章节）[8]。身体需要适当的水合作用来让细胞正常工作，保持温度，润滑关节等。说到液体，应该提倡不加糖的饮料。

微量营养素包含所有的维生素和矿物质，它们是营养摄入的一小部分。这些营养素和植物营养素一起工作，确保许多身体功能不仅正常工作，而且可以在最佳状态和效率下运转[7,8]。

这些就是最基础的营养知识，良好的营养和健康不仅限于营养素和热量。我们还在深入探索睡眠模式、体力活动、肠道菌群、饮食方式以及摄入加工食品的数量等都对其有影响。

22.1.2 你认识的天然食物

当开始考虑改变营养习惯时，第一步是看一看冰箱和食品柜里的食物——你认识这些食物吗？你认为它们是经过采摘、拔出和收获的天然食物吗？如果你看到的大部分是加工食品，想想这些食品是从哪里来的或者是怎么形成的。

大多数美国人的冰箱里的冷冻披萨是钠摄入的最大来源。面团是用小麦做的，酱汁是用西红柿做的，奶酪是用牛奶做的。听起来不太可怕，对吧？然而，要把它变成一种长期稳定的冷冻食品，小麦已经被剥夺了营养，酱汁里含有大量的盐、脂肪和添加糖，还有你不想吃太多的奶酪。那么，怎样把冷冻披萨变成容易准备的"天然食品"呢？从面团开始说，很多人都没有时间从头开始制作全麦面团，不过这个很容易购买，或者你可以使用全麦英式松饼、花椰菜的外壳或镂空的西葫芦做比萨饼底。再说酱汁，最接近天然食物的方法是把番茄切成片或者试试压碎，或者看看番茄酱的营养标签，选择一种列表成分最少的。最后，可以适量地撒上一点马苏里拉奶酪和帕玛森干酪之类的浓奶酪，既能提升味道，又能限制奶酪所增加的额外热量和饱和脂肪。

开始评估你目前的食物购买模式。考虑一下如何改变你的购买行为，使其转向食物的原始来源（见表22-1-1）。

表22-1-1　全食物加工过程示例

当前状态	往前一步	天然食物
"果汁"或苏打水	纯果汁	水果切片
燕麦杯	低糖全麦谷物	燕麦片或藜麦
速冻鸡翅	少调料全肉鸡肉块	自制鸡胸肉片
速冻炒蔬菜	冷冻炒蔬菜，不带酱包	生切蔬菜
氢化果仁	天然果仁	生坚果
拉面	酱油米粉	加蔬菜和毛豆的米饭或全麦面条

看一下这些食物,左边加工程度最高,右边加工程度最低,你就会注意到那些被去掉的是"多余的"食物。所以,去掉了添加的糖,"果汁"就变成了100%的果汁;而当你吃完整的水果时,去掉了浓缩的天然糖,增加了纤维、维生素和矿物质。当你沿表格从左向右移动时,另一件事发生了,那就是食物的准备往往会增加。如果准备食物是一个障碍,那就选择在哪里做出改变。有一些方便食品仍然保留了天然食品及其营养成分。例如,即食微波糙米、罐装豆类(冲洗以减少钠)、普通冷冻蔬菜、普通冷冻水果、小胡萝卜、圣女果、烤鸡肉片和单独的冷冻鱼片。这些食物的准备时间只比把冷冻食物放进微波炉里稍微长一点。

当遇到喜欢做饭的患者时,鼓励他们从社区支持农业(community supported agriculture,CSA)商铺或去农贸市场购买一种或多种新的蔬菜(球茎甘蓝、豆薯、芹菜根、金甜菜、芝麻菜等),从食谱里找新菜,鼓励他们尝试!

22.1.3 分量控制

也许对患者而言最重要的是控制饮食分量。由于均衡和适量的饮食要点并不复杂,它确实为零食和偶尔的大餐留出了一些回旋余地。关于分量控制,最困难的地方是人们的能量基线并不一致。许多人认为,1块12英寸的潜艇三明治、1袋薯片、590ml的苏打水是正常的午餐。事实上,对大多数人来说,上述一半的量才是正确的午餐分量。每个人对热量和营养的需求都不一样。为了评估并详细估计患者的卡路里热量需求,应寻求专业的营养咨询师。然而,有许多指南可以帮助患者维持合适的饮食分量。

- 盘子的大小:这很重要! 人们倾向于装满盘子,所以就餐时选择一个甜点盘而不是晚餐盘。
- 盘子划分:一半的餐盘应该放蔬菜和/或水果,1/4放蛋白质,1/4放全谷物。
- 测量:用量杯或勺子测量7日。看看你自己到底吃了多少。能把盘子中的食物减少1汤匙吗? 或者1/4杯? 7日后,你就会知道你的盘子和碗里应有的分量。
- 吃完就收起来:自己吃适量的食物,把剩下的放回冰箱或食品柜里。当食物不在你面前时,你就不太可能再吃了。
- 预先定量的食物:购买已经划分好分量的食物(水果杯,酸奶,奶酪棒),这样你就可以拿了就走!
- 在餐桌上吃:关掉电子屏幕,注意你在吃的食物,和你一起就餐的人以及你的感觉。
- 自己做饭:当你自己做饭(与外出就餐相比)时,你知道食材配料是什么,也知道自己吃了多少。
- 分餐:当你外出就餐时,在上桌之前让服务员打包一半的主菜,或者和你的朋友分一道主菜。

22.1.4 维持健康所需的营养素

当一个人开始朝着更健康的方向改变与营养有关的行为时,有一些营养物质会有所帮助。大多数美国人不仅要兼顾体重,而且还要应对伴随肥胖而来的并发症,因为超过1/3的美国成人都患有肥胖症[9]。当想到健康饮食,或者通过改变行为来增进健康,最重要的一点是食物必须尝起来美味。加工食品主要通过添加盐、脂肪和糖来做到这一点[10]。有一些方法不仅可以使食物不需要这种配方就能吃起来很美味,而且还可以为那些肥胖特异性合并症提供一些潜在的积极影响。

改善菜肴风味和营养成分的一个显而易见的方法是去除或大幅度减少盐的添加,用香草和香料代替。罗勒、牛至和迷迭香都是美味的香料,可以让菜肴增色不少。可以用香草和橄榄油做成糊状,用来代替黄油、人造黄油或蛋黄酱。姜黄素有抗炎作用[10,11],可以放一小撮到炒鸡蛋、烤蔬菜、米饭、汤和冰沙中[12]。肉桂是热麦片、冰沙和烘焙食品中很好的配料,而且已经被证明具有抗氧化和促进伤口愈合的功效[13]。这些香料对人体的影响还需要更多的研究,因为通常都是少量食用[14]。这又回到了均衡和适量的原则。获得一个强壮健康身体的唯一方法就是饮食中适量均衡的水果、蔬菜、低脂蛋白、复杂碳水化合物和各种颜色的香草和香料来增加风味和水分。

22.2 营养的文化敏感性

健康不仅仅是没有疾病,它也体现了生活的质量,包括有意义、快乐、人际关系、幸福、满足和幸福感。健康还包括一个人的目标契合于周围环境以及文化观念、传统和习俗[15,16]。同样,食物分子提供维持生命所必需的营养和能量,并在生化水平上促进健康和愈合。但是,食物包含的不仅仅是生物化学实体,还涉及社会和文化相关性。人们吃什么和怎么吃不仅仅取决于营养和咨询师的建议,还由文化传统、社会地位、偏好、权力等因素共同决定。

在过去的几十年里,卫生保健专业人员已经认可了营养摄入在他们向患者推广健康饮食和生活方式时的重要性。此外,基因组测序的出现导致了基于个人基因型的个性化医疗。这包括营养基因组学领域,其中包括食物的表观遗传效应或营养如何触发基因组表达的变化[17]。因此,一个人的基因型可以用来确定独特的饮食方案,以达到最佳的健康、疾病预防和治疗效果。此外,研究表明,与初级保健提供者(primary care providers,PCP)提供的一般饮食建议相比,患者认为基于遗传学的饮食建议更容易理解和有用处[18]。这一新的领域可能有助于提高患者对医师建议的依从性和后续的健康维护。尽管营养基因组学很复杂,但是个人的环境和文化与他们的饮食之间的关系不能被初级保健提供者遗忘。医师需要询问患者的饮食习惯、日常作息和生活方式的具体情况,给他们提供最佳生活方式建议[19]。这也包括如何准备食物,他们的经济或食物预算,是否存在咀嚼、吞咽或消化方面的问题,过敏或食物不耐受情况,以及饮食需求和偏好。

如今,存在着大量不同的文化和不同饮食习惯的人,不同的食物准备步骤和食物认同。吃饭是一个人基于各种因素(如信仰、态度、需求、偏好、传统、条件、环境)进行选择、执行和实践的亲密行为,以维持、促进和庆祝生活。人们选择的食物反映了他们的身份。也就是说，一个人对食物的选择可能揭示了他的社会阶层、教育背景、食物知识以及健康和健身目标。例如，吃低脂高蛋白饮食的人与吃纯素饮食或每天吃快餐的人有着不同的体质目标或偏好。虽然这些人可能有不同的健身目标，或对什么食物是健康和有营养的理解不同，这其中也可能反映了健康和文化差异。例如，生活在健康荒漠或深陷财务困境的人获得的食物不同。同样，食物也与权力地位有关。一般而言，健康和安全的食品（例如有机食品）较为昂贵，吃得少或不健康食物的人权力和社会经济地位更低。烹饪方面的性别差异也存在于食物准备方面。历史传统上，通常是女性准备和提供膳食。电视烹饪真人秀和厨师节目也推广了烹饪艺术，增加了这一职业的声望，这也塑造了人们对烹饪的看法。另外，文化传统也影响着烹饪方法，人们吃什么以及怎么吃。这可能包括世代相传的家庭食谱、每周的家庭晚餐、在美国感恩节吃火鸡、犹太社区许多人遵守的犹太洁食，以及特殊节日到餐馆吃饭庆祝。此外，大家吃的都是各自文化里认为可食用的东西。蜗牛是一种著名的法国美食，但是在美国餐馆的菜单上并不常见。此外，寿司在西方世界已经相当受欢迎，但生鱼片并非一直是美国人的菜品。

此外，饮食在人际关系中也扮演着重要角色。食物是文化的基础，有助于增进社会关系。人们会像一家人一样一起吃饭，出去约会追求浪漫，一起喝杯咖啡增进了解，或者邀请朋友和邻居一起共进晚餐。这些体验促进了就餐者之间的亲密关系，以及关于食物和营养的文化习俗的分享。此外，人们选择食物是基于他们个人的口味偏好。然而，那些被认为更美味的食物并不总是健康和有营养的，所以根据自己的口味选择食物的人可能会增加疾病的风险。法国文化很注重食物的享乐主义价值。此外，法国消费者对显示营养信息的食物评级更低，并预期这些食物不好吃[20]。这引发了一种担忧，即强调健康食物的选择可能会导致将食物视为必需品的功利主义观点，会战胜将食物视为快乐和舒适之源的观点[20]。这可能会导致人们认为食物享受与吃营养食物的健康习惯存在冲突。

食品健康科学与人们如何从身体、文化、社会和感官上感受食物之间存在着一种紧张关系[16]。根据一项2016年美国食品与健康调查，2006—2016年这10年美国人的食品选择，口味仍对购买食品和饮料的影响最大，其次是价格、健康、方便和可持续性。此外，有证据表明，科学地理解和使用营养成分表可以促进食品的购买和选择[21]。例如，一个高血压患者试图降低他的钠水平，可以选择无钠或低钠食物。此外，糖尿病患者可以选择无糖或糖替代品来维持较低的血糖。然而，在参与妇幼婴的特殊营养补充方案（Special Supplemental Nutrition Program for Women, Infants, and Children, WIC）的低收入妇女或高危人群中，营养标签被参考的频率普遍较低。虽然近年来食品标签的使用已由2004年的32%增加至2008年的52%[22]，消费者的饮食决定仍然是多因素共同作用，包括生物、心理、文化、经济和环境因素。

很明显，食物既作为一种生物层面的必需品又是一种文化表现渠道，且这两个方面是不可分割的。饮食和饮食文化差异给患者带来不同的疾病结局。例如，与白色人种相比，少数民族患肥胖症及合并症的风险更高[15]。减肥干预在这些人群中也不太有效[23]。提倡食用加工食品和动物制品的文化也让他们高脂血症的发生率增加[6]。这表明，需要考虑文化在饮食当中的作用，以便对少数民族患者进行有效的体重管理。仅仅关注营养就不能全面地看待食物，后者同时考虑文化敏感性和文化因素。从整体上考虑文化因素的个性化营养包括精通患者文化和语言的医师、面向家庭的干预措施、以患者母语提供的教学材料以及文化社区内的社会支持[15,22,24]。围绕这些个人因素来优化个性化营养工具便于促进健康饮食。因此，在初级保健环境中，一种整体的、具有文化敏感性的、个性化的保健方法可能会提高个性化营养的有效性。

22.3 营养处方的有效咨询技巧

教练心态是行为改变的艺术和核心。这是一个共同创造的过程，通过照亮自我引导的道路，使患者参与自己的治疗。在这种模式中，患者是专家，教练是向导。这种以患者为中心的与患者接触的方式，从根本上改变了目前由临床医师指挥的护理模式。教练模式是一种以理论为基础的实践，强调协作和促进客户对改变的渴望。越来越多的研究表明，使用这种自我指导的伙伴关系，会增强行为改变（见健康指导和行为改变章节）。

教练-客户关系是一种动态的力量，对改变过程至关重要。这种关系建立在信任、相互尊重和伙伴关系的基础上。这种关系的核心是充分相信客户有能力找到自己的答案和意义。迈向健康的步伐和路径是由客户创造，由教练促进。这是一个从建议到启发的转变。教练模型中使用了5个主要知识模块。

第一个是分享知识。教练在教授某些知识前要先征得允许。客户可以选择如何以及何时获取信息。这将控制点放回到客户身上，并促进参与。

第二个模块是积极倾听。教练没有目的地倾听。这是一种用心倾听的状态，为客户创造同理心和流动性。

第三个领域是提问。开放性的深刻的问题产生于主动的用心倾听的状态。教练提的问题越深刻越能激发客户的洞察力和自我意识。

第四个领域是解决问题。问题和障碍被视为成长的机会。重点是学习，而不是问题。与客户一起讨论解决方案，并由客户最终决定选取什么方法。

第五个领域是承担责任。客户参与是成功改变行为的关键。目标和协议是基于客户的议程设定，从而促进后续行动和培养自我责任感。

培养自我意识和洞察力是改变过程的关键。教练努力通过提有意义的问题来帮助客户自己寻找答案。教练从解释和输入意义转向提问题，比如"这对你意味着什么呢？""那对你来说是什么感觉呢？""你那样说是什么意思呢？"这些探索性的开放式问题可以帮助客户发展自我意识和洞察力，从而在行为上做出永久性的改变。

前几天有个想减肥的客户来找我。我们讨论控制饮食、杜绝某些食物或减少分量，她非常愿意做出这些改变。当我们开始谈论运动时，我可以看出她的肢体语言开始发生变化。她双臂交叉在胸前，开始咬指甲。我问她那一刻内心是怎么想，并指出当我开始谈论运动时，她的肢体语言已经发生了变化。她告诉我说谈论运动让她感到尴尬。我没有评论然后转移到另一个话题，也没有强行解释为什么运动让她尴尬，而是问她那是什么意思。然后她告诉我，当她上小学的时候，体育老师让孩子们在班上赛跑。她的一条腿比另一条稍长，这让她跑步困难。她总是最后一名，其他的孩子会取笑她。从那以后，她就一直避免运动。现在在她厌恶运动背后有了更深层次的含义。下一步是找到一种方法，把她旧的运动创伤转变成一种新的健康的运动模式。这种转变需要是"内部工作"，而不是外部力量强加的东西。我问她怎样才能以一种让她感到舒适和自信的方式运动。她毫不犹豫地回答道：跳舞！我们对此进行了进一步的探索。她透露，她并没有把跳舞等同于运动，因此当她跳舞时，她过去的羞耻感并没有被点燃。这些类型的洞察力和意识对于永久的行为改变和制定可实现的目标是必不可少的。

行为改变和动机的 5 步骤模型是一个成功的教练会面框架。

第一步是要共情。共情有两个关键组成部分：用心倾听和准确理解叙述所反映的东西。有关共情的研究表明，当患者在共情量表上给医师的评分很高时，它会改善临床结果，改变糖化血红蛋白和低密度脂蛋白胆固醇等生物标志物[25]。

第二步是调整动机。这是基于米勒和罗瑞克的《动机访谈》(MI) 一书。动机访谈是一种以目标为导向的激励方式，聚焦于语言改变。动机访谈交流旨在通过在一个接受和同情的环境中激发和探索个人改变的原因来加强个人对特定目标的动机。动机访谈的核心技能是 OARS。O (open-ended questions)：开放式的问题，允许客户更深入地探索和表达对改变的感受和渴望。A (affirmations)：肯定，发现积极的方面，长处，或者用米勒和罗瑞克的话说，改变谈话，承认它来增强动力。"改变谈话"邀请客户说出他们改变的原因。引起改变谈话的问题有："如果你每天冥想，你的生活会是什么样子？""减掉 10 磅 (4.5kg) 会如何改善你目前的状况？"或"我听到你提到你想放弃麸质——你为什么这么说？"R (reflective listening)：反思式聆听，即通过重复或解释所听到的内容来证明自己的理解。S (summarizing)：总结或反思要点，建立融洽关系，建立联系，促进共同创造以客户为中心的目标。

第三步是通过识别核心优势建立信心。教练通过问一些关于过去成功的开放式问题来探索客户的核心优势，并让客户确定他们使用了哪些优势，以及如何将这些优势应用到他们当前的健康目标中。

第四步是与客户共同制定 SMART 目标。SMART 的目标是具体的 (specific)、可衡量的 (measurable)、以行动为导向的 (action-oriented)、现实的 (realistic) 和时间敏感的 (time-sensitive)。SMART 目标把一个大的目标，比如"我想减肥"分解成更小的可衡量的部分。"减多少？""做到这一点的第一步是什么？""你什么时候开始这种新行为？"这些都是教练用来帮助客户制定 SMART 目标的问题。

第五步是建立责任感。教练和客户共同决定跟踪的最佳方法以及沟通和预约的频率。有一个非常具体的跟踪系统可以激励和增强行为改变。随着技术的发展，实时测量和跟踪变得非常方便。这种即时的反馈能让客户参与到他们的目标中，并增强他们的行为改变。频繁的随访可以让客户肯定自己的成绩，并及时发现障碍和困难。

为了使行为改变积极和持久，需要客户参与改变的过程。这一基本事实正在改变医学和卫生领域的格局。在充满同理心和同情心的环境中，以合作和共同创造方式建立以客户为中心目标的新型指导模式，有可能改变健康状况，促进人们更深入地参与生活。

22.4 群组医疗模式的营养咨询和教育

以患者为中心的医疗家庭模式可为患者赋权。为什么如今需要这种模式?

2005年,一项对医师日常临床职责和要求的综述估计,初级保健医师每天需要花费18h才能提供循证预防和慢性疾病管理和护理[25]。虽然这些数值估计各不相同,但至少有25%的初级保健就诊与营养有关[26]。医学生和住院医师在培训期间平均接受19.6h的营养教育[27]。但是,只有20%(3.9h)的时间用于正式关注营养科学及其应用。其余的教育侧重于综合课程、临床实践、生物化学和生理-生物化学[27]。美国医师缺乏营养教育[28]。初级保健诊所出现了一种模式,使患者能够通过改变生活方式因素帮助干预其慢性健康状况。这是一个由临床医师、营养学家或健康教育专家进行教育和提供临床评估的小组或共享医疗,帮助解决慢性疾病的许多问题[29]。在初级保健中,营养咨询和教育与临床医师的融合是慢性疾病保健服务未来发展的方向[30]。

1. 营养和群组(共享)医疗:应用于初级保健诊所。在美国诊所以患者为中心的医疗家庭模式中,教育者单独服务或与临床医师共同服务,为患者提供更完整的营养生活方式教育,便于调节慢性疾病。五大可改变的生活方式因素包括饮食和营养、睡眠、运动锻炼、思想和情感以及人际关系。

健康的维持和慢性疾病的改善是通过这些可改变的生活因素来调节。这是一种有效的模式,已在广泛的临床环境中成功使用。

与一对一的诊疗模式相比,群组医疗模式的有效性在于,通过改善依从性、生物标志物、随访和持续变化的跟踪结果衡量指标测量,从而使患者能够达到更多的营养标准。

群组医疗有许多不同的结构。有不同的专著可以帮助临床医师和诊所项目[31,32]。这些团体聚焦于改善准入、教育和促进行为改变。当美国退伍军人事务部(the U.S. Department of Veterans Affairs, VA)将一种形式的医疗访问纳入患者护理时,他们聚焦于利用护士或健康指导老师进行糖尿病自我管理教育,以及心理治疗和患者同伴支持小组。最后,治疗时间、患者赋权和他们的护理满意度都得到了改善。

2. 用于慢性疾病治疗方案。这不是一个新概念。1907年,马萨诸塞州总医院的肺结核患者利用群组来提高教育和治疗水平。这一模式已用于改善糖尿病、代谢综合征、高血压、心脏病、哮喘、关节炎、慢性疼痛、慢性头痛、压力管理、睡眠障碍以及老年人和产科人群的治疗[31]。2005年Cochrane协作网系统综述研究了2型糖尿病患者基于群组的自我管理方法,结果显示生物标志物得到改善:在6个月、12个月和24个月糖化血红蛋白都得到降低,1年平均空腹血糖降低,1年内减重增加,6个月时收缩压降低,糖尿病处方使用减少,并在1年内提高了对糖尿病的认识。

患者小组的健康收益包括减轻症状、改善疾病依从性和适应性,以及减少急诊和住院次数。他们的血压和血糖水平都有所改善,获取医疗服务的机会也有所增加。最重要的,还有行为上的改变。这类教育和就诊模式对患者、诊所工作人员、营养教育或咨询师都有很多好处。如表22-4-1所示。

表 22-4-1　群组医疗模式的好处

1. 通过更多的教育和赋权加强患者护理体验
2. 提高患者医疗满意度
3. 提高医师效率和工作可行性
4. 提高临床和非临床工作人员的士气和工作满意度
5. 增加患者获得护理的机会
6. 医师可增加小组规模并向新患者重新提供已结束的实践
7. 改善护理的成本效益
8. 提高医疗质量和安全
9. 帮助医师避免"倦怠"

3. 经验与建模。对医师而言，与患者面对面的时间增加了。这是一种比一对一就诊更有效的患者教育模式，它整合了更多生活方式改变。文献中还有一些其他的模式，其中两种是斯科特模式（Scott model）和诺夫辛格模式（Noffsinger model）。前者有一个跨学科的团队来协调整个小组，后者由医师领导小组。还有很多的变化模式[28,33-35]。该模式需要根据地点、环境、诊所和教育人员以及客户自身情况进行调整。所有的群组医疗都是地方性的，有自己的特色。

4. 群组医疗的重点是什么？群组医疗的重点多种多样。它可以专注于检查结果、一般系统问题、疾病过程或健康过程。例如，在俄勒冈州阿什兰市的初级保健诊所，我们一直在使用营养学家、注册营养师、医师助理、执业护士和医师进行群组医疗。每个月有 10 次问诊，主要有 3 个主题：每 3 个月的功能营养产科护理（健康过程），心脏代谢综合征系列（疾病过程），颈动脉内-中膜厚度或脂质和炎症进展的检查结果。营养及其对生活方式、健康和慢性疾病的影响被纳入所有组别。

群组医疗模式的形式和实施步骤很直观地体现在表 22-4-2 中，并仍然具有前面表 22-4-1 所概述的优点。结果上能改善营养教育、生物标志物和促进生活方式的改变。这些项目增加了诊所常见的所有慢性疾病进行营养教育以及寻求营养学家评估就诊的频率（见表 22-4-2）。

表 22-4-2　常规流程大纲

基于保险（医疗援助/健康保险/私人保险）的初级医疗保健实践中的例行程序
1. 确定小组主题，群组医疗的系列主题
2. 在重复的基础上进行小组主题或者系列主题
3. 确定患者小组并且告知他们此次机会
4. 确定医师和营养教育者或健康教育专家之间的教育流程（5~15min 简短回顾）
5. 确定会议室或教育场地
6. 准备讲义或演示材料
7. 检查患者到达时填写的系统表格或问卷。这是有针对性的，因此填写后要放在纸质或电子病历中，以便完成系统/或历史成分的回顾。
8. 临床医师和/或营养师在团体就诊前检查图表。确定任何与此次就诊主题相关的研究都是重要的
9. 检查图表后，填写一个计划的开头，在就诊结束后给患者
10. 整个团队提前 15~20min 到，以便收集体征数据，完成表格/问卷以及发放姓名标签
11. 确保有足够的工作人员收集体征数据（如有 8~10 个患者就需要有 2 个工作人员收集体征数据并且引导他们完成分组前流程）
12. 开始时强调保密原则。除非患者希望分享，否则个人信息不会被公开，临床医师会单独查看每个人的计划

基于保险（医疗援助/健康保险/私人保险）的初级医疗保健实践中的例行程序
13. 首席临床医师介绍性发言结束后离场，营养师或健康教育者继续进行陈述或讨论
14. 医疗助理或护士引导客户和/或其伴侣与临床医师进行 10~15min 的会面沟通
15. 临床医师完成相关体格检查
16. 患者回到小组，组内其他成员分享他不在时介绍的内容
17. 该过程持续到每个人都完成单独就诊
18. 营养教育者进行与主题相关的讨论或教育，适当时指出营养与其他可改变的生活方式因素之间的相互关系
19. 提供食物或健康零食，强调与主题相关的营养素和生物活性物质，并且提供相关食谱
20. 会议结束时给出后续的指导意见，并且让参与者完成此次会议评价
21. 医师/营养师/工作人员后续汇报（5~10min）
22. 医师/营养师标注完成，使用医师的 cpt 编码进行计费
共计时间：2h 15min 或者更短，取决于流程

这些小组的主题或焦点可以从潜在的普通问题（炎症），与慢性过程相关的特定的实验室结果或相关的影像（脂质，或颈动脉超声颈动脉内-中膜厚度）中反映。这些组可以是基于某种诊断（高血压、高胆固醇血症、类风湿关节炎），也可以是关于同一主题的系列（疼痛、心脏代谢综合征），见表 22-4-3。

表 22-4-3 群组医疗和营养干预可能主题示例

主题或焦点	营养教育/可调节生活方式因素
特定检查：脂质，凝血功能——国际标准化比值（international normalized ratio, INR），血糖等	通过饮食调整改善血脂、血糖和凝血功能。可以使用一些实验发现能够影响身体异常潜在过程的草药或香料（医师和营养师共同决定）
影像或特定操作：颈动脉内-中膜厚度，结肠镜	影响炎症和斑块的方式。帮助人们了解炎症的根本原因以及如何保持血管健康； 通过食物和发酵食品帮助恢复肠道菌群平衡的方法以及如何帮助肠道保持健康
特定反应过程：炎症，解毒，吸收不良，自身免疫，单碳代谢或甲基化	讨论宏量营养素、微量营养素以及食物选择和准备可以改善： ——炎症[必需脂肪酸（essential fatty acid, EFA）、发酵食品、适量简单碳水化合物、充足的富含抗氧化剂的食物] ——解毒或生物转化（充足的色彩丰富的蔬菜，富含抗氧化剂，矿物质以及生物转化第一阶段所需的维生素，以及充足的富含蛋白质和含硫氨基酸的食物，为生物转化第二阶段做准备） ——吸收不良：讨论时间、数量、食物组合和准备过程对吸收的影响。一些非处方药对吸收的影响 ——自身免疫或过敏：帮助平衡免疫力的食物或营养物质；富含维生素 D、维生素 A、矿物质锌和铁的食物 ——单碳代谢：充足的维生素 B，必需脂肪酸，富含矿物质食物是单碳代谢平衡的基础。此主题可以关注初级保健中常见由单碳代谢失衡引起的慢性疾病部分
特定条件：心血管代谢症状或相关症状：高血糖，高血脂，高血压，高体脂 肥胖 关节炎 哮喘 慢性阻塞性肺疾病	某一类患者或者 4 个或更多的人能够形成一个稳定的小组。确定每次讨论的食物、饮食、营养和生活方式的各个方面。所有与特定条件有关的慢病都可以通过合适的饮食改变得到改善

主题或焦点	营养教育/可调节生活方式因素
可调节的生活方式：睡眠，运动锻炼，情绪压力，与自己、他人和食物的关系，饮食与营养	所有可调节的生活方式因素都受到食物选择和生活方式的影响。睡眠和运动或活动更能调节饮食。情绪会受到咖啡因和酒精的影响进而改变营养需求。食物选择的习惯和消费模式会影响个人与食物和与他人的关系。饮食失调会影响所有慢性疾病
特定专科：促进健康平衡 例如：产科小组的群体就医：怀孕前，孕早期，孕中期，孕晚期，哺乳期，介绍新生儿和婴儿饮食	孕期每个阶段都需要不同的食物和营养。这对临床医师、营养学家和孕妇都是很好的机会，孕期的行为会影响妊娠结果和跨代健康。

结论：在初级保健诊所引入营养教育家、营养学家、营养顾问或健康教育专家，对以患者为中心的医疗之家、初级保健医师以及改善健康和慢性疾病结果是必不可少的。重点是评估诊所服务人群、人口统计、需求水平，以及使用这个工具的程度[36]。但最终，由于所发生的积极变化，这一增加会赋予所有相关人员力量，并产生希望和期望[37]。这是一个有效的过程，适合于诊所和保健团队的所有成员，并取得积极成果。

22.5　实用烹饪技巧帮助行为改变

1. 基本工具和厨房设备

带图片的工具和设备。健康厨房应包括好醋、香料、新鲜香草、橄榄油和其他健康的油，不加盐或减盐的罐头产品，真正的食盐替代品以及各种全谷物。用盐的时候把它作为最后一项并且用片状海盐，这样就不会使用很多。

2. 基本烹饪技巧

- 如何握刀，如何磨刀，如何正确烹饪蔬菜。
- 烹饪方式：炖、烘、烤、蒸和炒。

炖煮是用某种形式的脂肪（玉米油或橄榄油）烹饪食物（通常是肉），然后用少量液体或高汤在低温下炖，通常将蛋白质部分浸泡在有盖的容器中。在整个烹饪过程中，液体减少，并被用作该食物的酱料。

烘焙是用烤箱、对流烤箱或明火等干热烹饪方式。

烧烤是通过食物下面的辐射热源来烹饪食物。这些设备可以是煤气、电、木炭或木材。

蒸是用沸水或高汤产生的蒸汽来烹饪食物。

炒是在炉子上或炉灶上的煎锅里用少量脂肪快速烹饪。

有用的比例

原料和酱汁

- 蔬菜高汤基本配方：成品 1 加仑

    什锦非淀粉类蔬菜：3 磅

    水：5 夸脱。

- 番茄酱:成品 1 加仑

    1 盎司橄榄油

    14 盎司蒜末

    3 汤匙新鲜的蒜末

    2 盎司新鲜罗勒或 1 盎司干罗勒

    13 磅新鲜番茄或 6 夸脱番茄汁

盐适量

黑胡椒适量

- 玉米淀粉加冷浆液使 1 磅高汤或酱汁变稠:

约 0.75 盎司(重量)玉米淀粉,加入适量的冷高汤或水,使混合物达到奶油汤的稠度

- 蔬菜汤基本配方:成品 1 加仑

    蔬菜 3 磅

    如果是非素食汤,蔬菜高汤或肉汤 1 加仑

- 奶油汤基本配方:成品 1 加仑
- 基本调味汁

    1.5 夸脱橄榄油(最好是特级初榨橄榄油)

    16 盎司醋(任何你喜欢的醋)

    1 汤匙第戎芥末

盐、胡椒和其他调味品,如新鲜香草按需添加

(1)将醋和所需的调味料混合。

(2)在全部油中缓慢搅拌直至乳化。如果太厚重,只需非常缓慢地加入冷水进行调整。用盐和胡椒调味。

(3)即食或储存不超过 7 天。

(4)这也可以在搅拌机中或使用手动搅拌机使用相同步骤和成分。

谷物:

煮肉饭前先把米洗净,沥干水

半熟或卡罗莱纳米饭(Carolina rice)基本配方(按体积)

调味高汤	1.75 或 2.00 份
大米	1 份

香米:洗净,沥干,用 1.5 份水或鸡汤

糙米基本配方(按体积)

调味高汤	2.25 或 2.50 份
糙米	1 份

野生稻基本配方（按体积）

调味高汤	3 份
大米	1 份

意大利烩饭（按体积）

调味高汤	3 份
意大利米	1 份

*分 3 次加入

蒸粗麦粉（按体积）

高汤	1.25~1.50 份
粗麦粉	1 份
橄榄油	覆盖谷物

*给谷物涂上油。将热的高汤倒在谷物上，盖上盖，静置 5min。用叉子把谷物分开。

硬玉米粥或面粉粒（小麦奶油）（按体积）

高汤	5 份
玉米粉	1 份

意大利面面团基本配方

硬质面粉	0.5 磅
小麦粉	0.5 磅
整个鸡蛋	4 个
油	1~2 汤匙
水	1~2 汤匙
盐	少许

软玉米粥或面粉粒（按体积）

高汤	5.5 份
玉米粉	1 份

玉米粗粉（按重量）

高汤	4 份
玉米粗粉	1 份

健康替换

1 个全蛋 = 2 个蛋清

1 杯浓奶油 =1 杯淡奶

1 杯蛋黄酱 =0.5 杯蛋黄酱 +0.5 杯低脂酸奶。

1 杯酸奶油 =1 杯低脂酸奶 +2 汤匙酸奶或新鲜柠檬汁。

3. 饮食 / 菜单规划

- 在去杂货店购物之前,每周制定一份菜单。如果地理位置或经济条件允许的话,尝试使用当地的社区服务中心 / 农贸市场。
- 使用这些不完整的蛋白质组合作为动物蛋白质的替代品:谷物和豆类,扁豆和糙米,全麦面食和豆类,玉米饼和豆类,豆腐和糙米,鹰嘴豆泥和全麦皮塔饼。这些可以用来做小吃、配菜或主菜。
- 制定健康烹饪原则的一些指导方针应包括采购和选择营养丰富的原料,每餐都包含多种植物性成分,试着自己做高汤、酱汁和调味汁。这样,你就可以控制你摄入的所有成分。

4. 为犹豫不决的厨师准备的简单食谱

- 30min 内健康有益的膳食
  - 能够分批烹饪,让你有足够的食物再吃一顿
  - 学习如何用健康又有很多味道的替代食材烹饪
  - 香料、调味料和香草
  - 使用"好的"调味品来增加风味,而不是盐或糖

总之,越来越多的医师正在使用厨房作为第一道防线来促进健康,并且开始使用这种方法替代药物治疗。Walter Willet 医学博士和 David Eisenberg 医学博士都是哈佛大学公共卫生学院的成员,他们一直在弥合医学院和烹饪专业之间的鸿沟,让年轻的医师充分意识到医学和健康饮食之间的联系。

5. 烹饪资源

- 健康和营养专家普遍认可的烹饪网站和食谱
- 美国烹饪研究所(the Culinary Institute of America,CIA)2011 年 9 月 13 日出版的《健康烹饪技巧》
- 美国烹饪研究所(CIA)2011 年 9 月 13 日出版的《职业主厨》
- 美国烹饪研究所(CIA)和 Katherine Polenz 2014 年 3 月 10 日合作出版的《特殊饮食烹饪》
- www.mass.gov/orgs/massachusetts-grownand-fresher:如马萨诸萨州
- www.eatingwell.com。
- https://www.hsph.harvard.edu/nutritionsource/healthy-eating-plate/

临床应用

- 最佳营养干预是有效生活方式医学处方的基石。
- 通过考虑营养实践中涉及的各种文化因素,临床医师将能够更好地设计一个患者更容易坚持的生活方式医学项目。
- 实施有效的健康指导可以促进患者对饮食改变的依从性。
- 提供高效、经济的营养咨询的一种方式是群组医疗。
- 卓越的饮食首先从厨房开始。因此,掌握基本的烹饪技能是建立健康生活习惯的关键。

(Jonas Sokolof, DO, Margaret Loeper Vasquez, MS, RD, LDN, Jenny Sunghyun Lee, PhD, MPH, CHES, CWP, CHWC, BCLM, Daniel B. Clarke, MBA, and P. Michael Stone, MD, MS, IFMCP 著 杨渝平 译 刘湉 校)

参考文献

1. Lianov, L. and M. Johnson, Physician competencies for prescribing lifestyle medicine. *JAMA*, 2010. 304(2): p. 202–3.
2. Services, U.D.o.H.a.H., *The Surgeon General's Call To Action To Prevent and Decrease Overweight and Obesity*. 2001, Rockville, MD: Office of the Surgeon General (US).
3. *Dietary Guidelines 2015–2020. Chapter 1 Key Recommendations: Components of Healthy Eating Patterns*. 2015 [cited 2017 December 20]; Available from: https://health.gov/dietaryguidelines/2015/guidelines/chapter-1/key-recommendations/.
4. American College of Preventive Medicine, *Lifestyle Medicine – Evidence Review*. 2009.
5. Castaldo, J., et al., Physician attitudes regarding cardiovascular risk reduction: The gaps between clinical importance, knowledge, and effectiveness. *Dis. Manag.*, 2005. 8(2): p. 93–105.
6. Dysinger, W.S., Lifestyle medicine competencies for primary care physicians. *Virtual Mentor*, 2013. 15(4): p. 306–10.
7. Groff, J.L., S.A.S. Gropper, and S.M. Hunt, *Advanced Nutrition and Human Metabolism*. 1995; 2nd ed.
8. Nelms, M., et al., *Nutrition Therapy and Pathophysiology*. 2011. Brooks Cole. p. 1072.
9. Prevention, C.f.D.C.a., *Adult Obesity Facts*. 2017.
10. Kessler, D.A., *The End of Overeating: Taking Control of the Insatiable American Appetite*. 2010. Rodale Books.
11. Gupta, S.C., et al., Discovery of curcumin, a component of golden spice, and its miraculous biological activities. *Clin. Exp. Pharmacol. Physiol.*, 2012. 39(3): p. 283–99.
12. Han, E., *7 Ways to Eat & Drink Turmeric*. 2017.
13. Ranasinghe, P., et al., Medicinal properties of 'true'cinnamon (*Cinnamomum zeylanicum*): A systematic review. *BMC Compl. Altern. Med.*, 2013. 13: p. 275.
14. Opara, E.I. and M. Chohan, Culinary herbs and spices: Their bioactive properties, the contribution of polyphenols and the challenges in deducing their true health benefits. *Int. J. Mol. Sci.*, 2014. 15(10): p. 19183–202.
15. Broyles, S.L., et al., Cultural adaptation of a nutrition education curriculum for Latino families to promote acceptance. *J. Nutr. Educ. Behav.*, 2011. 43(4 Suppl 2): p. S158–61.
16. Nordstrom, K., et al., Food and health: Individual, cultural, or scientific matters? *Genes Nutr.*, 2013. 8(4): p. 357–63.
17. Kaput, J., Nutrigenomics research for personalized nutrition and medicine. *Curr. Opin. Biotechnol.*, 2008. 19(2): p. 110–20.
18. Rust, R., *Lifestyle Medicine Competencies Basic Curriculum Nutrition*. American College of Lifestyle Medicine.
19. Nielsen, D.E. and A. El-Sohemy, A randomized trial of genetic information for personalized nutrition. *Genes Nutr.*, 2012. 7(4): p. 559–66.
20. Gomez, P. and C.J. Torelli, It's not just numbers: Cultural identities influence how nutrition information influences the valuation of foods. *J. Consum. Psychol.*, 2015. 25(3): p. 404–15.
21. Sonnenberg, L., et al., A traffic light food labeling intervention increases consumer awareness of health and healthy choices at the point-of-purchase. *Prev. Med.*, 2013. 57(4): p. 253–7.
22. Wojcicki, J.M. and M.B. Heyman, Use of food labels, awareness of nutritional programmes and participation in the special supplemental program for Women, Infants and Children (WIC): Results from the National Health and Nutrition Examination Survey (2005–2006). *Matern. Child Nutr.*, 2013. 9(3): p. 299–308.
23. Lindberg, N.M., V.J. Stevens, and R.O. Halperin, Weight-loss interventions for Hispanic populations: The role of culture. *J. Obes.*, 2013: p. 542736.
24. Mier, N., M.G. Ory, and A.A. Medina, Anatomy of culturally sensitive interventions promoting nutrition and exercise in hispanics: A critical examination of existing literature. *Health Promot. Pract.*, 2010. 11(4): p. 541–54.
25. Ostbye, T., et al., Is there time for management of patients with chronic diseases in primary care? *Ann. Fam. Med.*, 2005. 3(3): p. 209–14.
26. Kolasa, K.M., Developments and challenges in family practice nutrition education for residents and practicing physicians: An overview of the North American experience. *Eur. J. Clin. Nutr.*, 1999. 53(Suppl 2): p. S89–96.
27. Adams, K.M., M. Kohlmeier, and S.H. Zeisel, Nutrition education in U.S. medical schools: Latest update of a national survey. *Acad. Med.*, 2010. 85(9): p. 1537–42.
28. Devries, S., et al., A deficiency of nutrition education in medical training. *Am. J. Med.*, 2014. 127(9): p. 804–6.
29. Chambliss, M.L., et al., Adding health education specialists to your practice. *Fam. Pract. Manag.*, 2014. 21(2): p. 10–5.
30. Barnett, K.G., Group medical visits: The future of healthcare? *Glob. Adv. Health Med.*, 2015. 4(6): p. 6–7.
31. Eisenstat, S., et al., *Putting Group Visits Into Practice: A Practical Overview to Preparation, Implementation, and Maintenance of Group Visits at Massachusetts General Hospital*. 2012. p. 26.
32. Theobald, M. and S. Masley, *A Guide to Group Visits for Chronic Conditions Affected by Overweight and Obesity*. p. 16.
33. American Academy of Family Physicians, *AAFP Policy on Shared Medical Appointments/Group Visits*. 2008 [cited 2017 December 20]; Available from: https://www.aafp.org/about/policies/all/shared-medical.html

34. Masley, S., J. Sokoloff, and C. Hawes, Planning group visits for high-risk patients. *Fam. Pract. Manag.*, 2000. 7(6): p. 33–7.
35. Noffsinger, E.B., *Running Group Visits in Your Practice*. 2009, Springer. p. 493.
36. Kirsh, S.R., et al., A realist review of shared medical appointments: How, for whom, and under what circumstances do they work? *BMC Health Serv. Res.*, 2017. 17(1): p. 113.
37. Geller, J.S., J. Kulla, and A. Shoemaker, Group medical visits using an empowerment-based model as treatment for women with chronic pain in an underserved community. *Glob. Adv. Health Med.*, 2015. 4(6): p. 27–60.

第 23 章 | 压力管理的行为方法

目录

要点／372

23.1　应激反应和放松反应／372
23.1.1　生理反应／372
23.1.2　生化反应／372

23.2　建立复原力／375

23.3　心身疗法／377
23.3.1　冥想／378
23.3.1.1　呼吸觉察／378
23.3.1.2　身体扫描／379
23.3.1.3　引导意象／379
23.3.1.4　沉思与祈祷／380
23.3.1.5　爱的善良仁爱／380
23.3.2　运动／381
23.3.2.1　瑜伽／381
23.3.2.2　太极／381
23.3.3　感恩／382
23.3.3.1　练习感恩／382
23.3.4　建立积极的视角／383
23.3.5　适应性应对策略／383
23.3.5.1　教患者改变观念／384
23.3.6　其他生活方式调整／385
23.3.6.1　营养和压力／385
23.3.6.2　睡眠和压力／386

23.4　高科技在压力管理中的作用／386

23.5　总结／386

临床应用／387

参考文献／387

要 点

- 应激反应和放松反应是与生俱来的保护和适应性反应,能够在体内启动生理和生化反应。但随着持续时间的延长,应激反应反而会对身体有害,放松反应却可以帮助逆转适应负荷(allostatic load)对身体的影响。
- 建立恢复力,实施心身疗法(mind-body therapy,MBT)和进行积极的行为改变都可以帮助抵消压力反应,获得放松反应的好处,并改善压力的应对。
- 指导患者使用MBT可以帮助他们改善对压力的适应性,并且这个方法对所有年龄和不同健康状态的患者都可作为必要的治疗选择。

23.1 应激反应和放松反应

应激的定义为患者与其获取资源的环境之间的关联[1]。应激反应是通过激活从细胞到行为领域的变化对压力的生理反应[1]。

患者对压力的感知受到遗传倾向、生活经历和环境因素[1]的影响。随着时间的推移与压力的持续,大脑会引发一系列生理和行为反应,来适应负荷增加(图23-1-1)[2]。这是以免疫、内分泌、神经介质的一连串反应为特征,导致对器官系统的系统性影响[2,3],如图23-1-2所示。

放松反应是一种清醒状态下的低代谢生理状态,这种状态可被许多心身练习自主引发,可以抵消应激反应的负面影响。图23-1-3总结了应激和放松反应过程的生理相关性[4]。

23.1.1 生理反应

应激反应的特点是耗氧量、葡萄糖摄取和呼吸频率增加[3]。通过激活身体的交感神经系统,支气管扩张和血管收缩导致心排血量增加、血压升高、心率加快,以及外周总阻力增加[3-9]。富氧血液通过血管系统分流到主要器官[3-9]。

放松反应的特点是呼吸速率降低,耗氧量降低,二氧化碳减少[3-9]。此外,心排血量减少,心率和血压降低,心率变异性增加[8,10-14]。

23.1.2 生化反应

应激反应以一系列生化变化为特点。释放促肾上腺皮质激素释放激素(corticotrophin releasing hormone,CRH)可触发2种途径:交感-肾上腺-髓质轴(sympatho-adreno-medullary axis,SAM)和下丘脑-垂体-肾上腺轴(hypothalamus-pituitary-adreno axes,HPA)[3-6,15]。SAM轴快速作用,导致肾上腺髓质分泌强大的儿茶酚胺,如肾上腺素和去甲肾上腺素,激活"战斗或逃跑"反应。这反过来又触发器官系统通过增加心率、呼吸频率、耗氧量和血压来做出反应[3-6,15]。CRH还指示腺垂体分泌促肾上腺皮质激素（ACTH）。它向肾上腺皮质发出信号释放应激激素皮质醇。皮质醇使肝中产生葡萄糖，提高机体的葡萄糖水平，从而产生腺苷三磷酸（adenosine triphosphate，ATP）供细胞利用[3-6,15,16]。应激反应还触发免疫系统释放促炎性细胞因子，包括白细胞介素-1和肿瘤坏死因子-α。

放松反应，又称清醒状态下的低代谢生理状态。与应激反应相反[6]，它引起HPA的变化，影响皮质醇从肾上腺皮质释放[11,17-21]，还增加了血管中的一氧化氮[4,22]。一氧化氮是一种重要的生物标志物，在血管扩张和降低血压中起着重要作用[3,4]。放松反应也对免疫系统有益处，包括淋巴细胞增多[23]、自然杀伤细胞的活性增强和增殖[24-26]、血清IgA水平增高[27]。在一项研究中，与干预前的基因构成相比，8周的放松反应练习改变了1 500多个基因在受试者中的表达[4]。

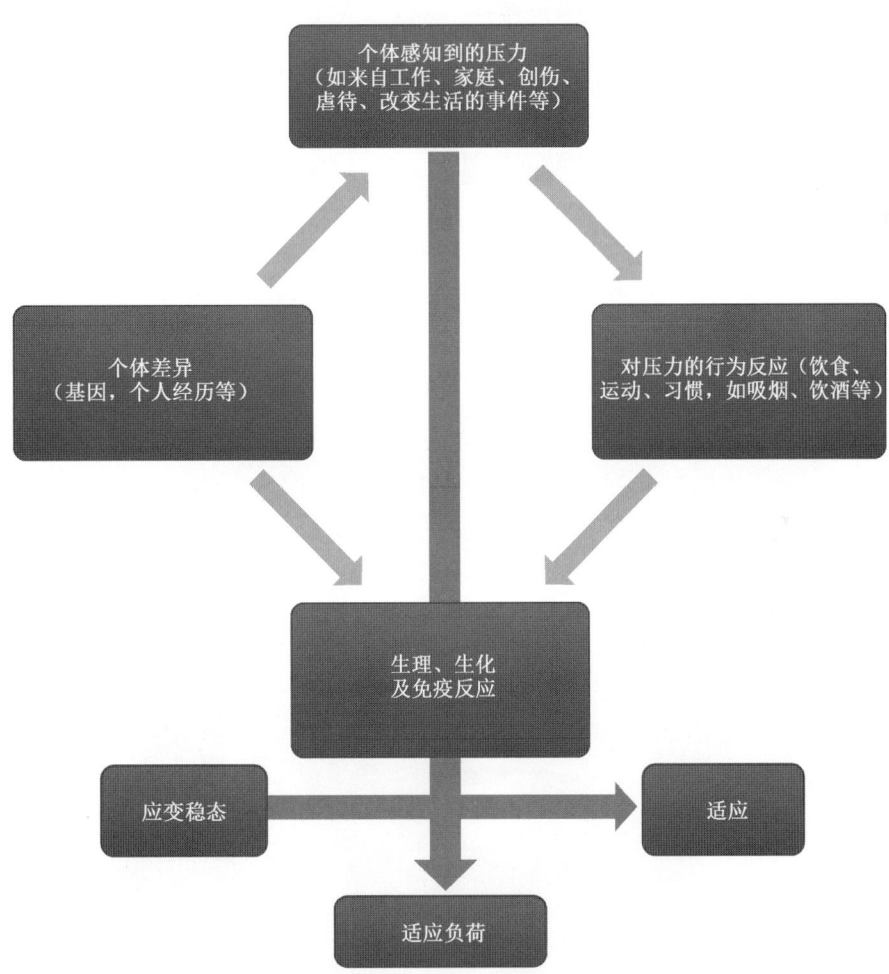

图23-1-1　从应变稳态（allostasis）到适应负荷（allostatic load）

改编自：McEwen（1998年）的适应负荷的应激反应和发展，新英格兰医学杂志（2）。

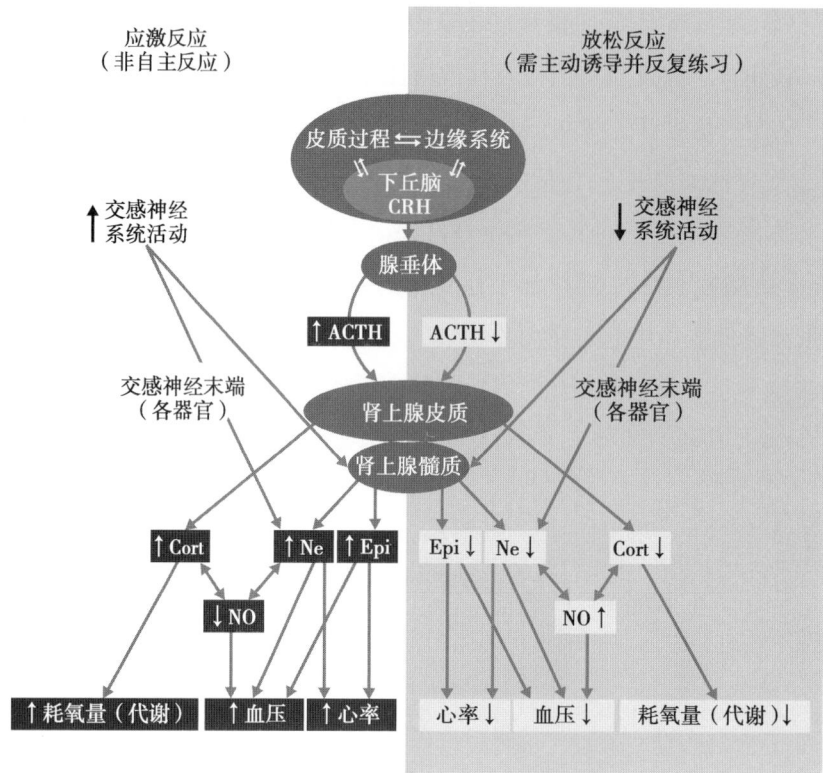

图 23-1-2　急性压力和放松反应的比较影响

资料来源：Dusek 和 Benson 的中枢和外周神经系统活动（2009 年）[4]。

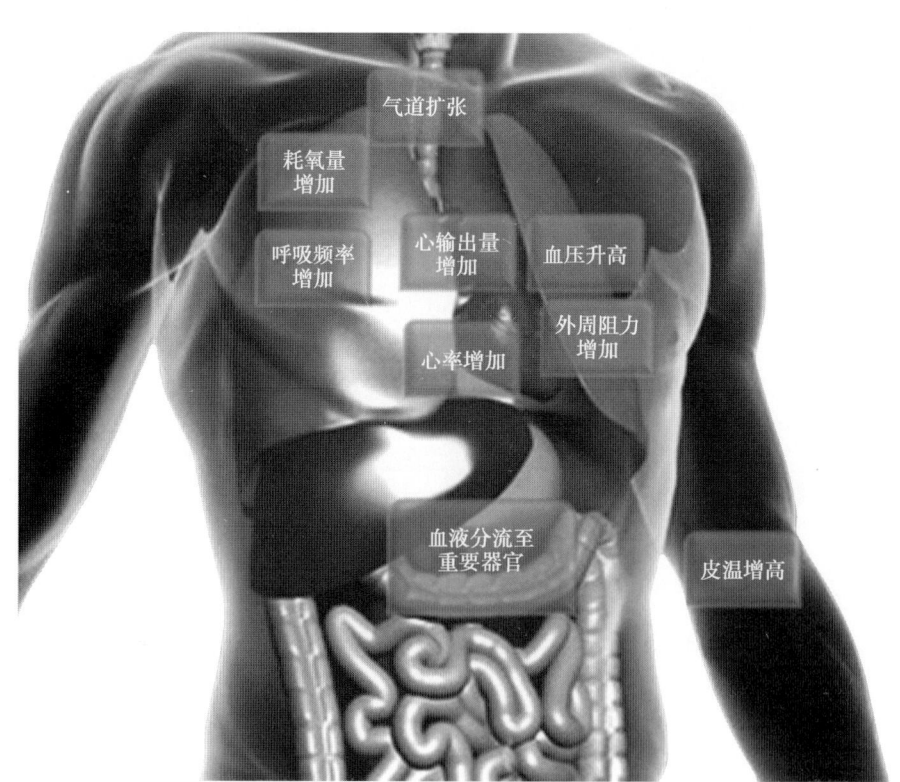

图 23-1-3　应激反应的生理变化

23.2 建立复原力

复原力(resilience)是一种动态特质,它帮助个人培养适应性行为,从而抵消压力的负面影响,并恢复到健康状态[28,29]。

复原力是通过降低压力反应、促进放松反应和降低焦虑抑郁等级来建立的。该模型总结如图 23-2-1。

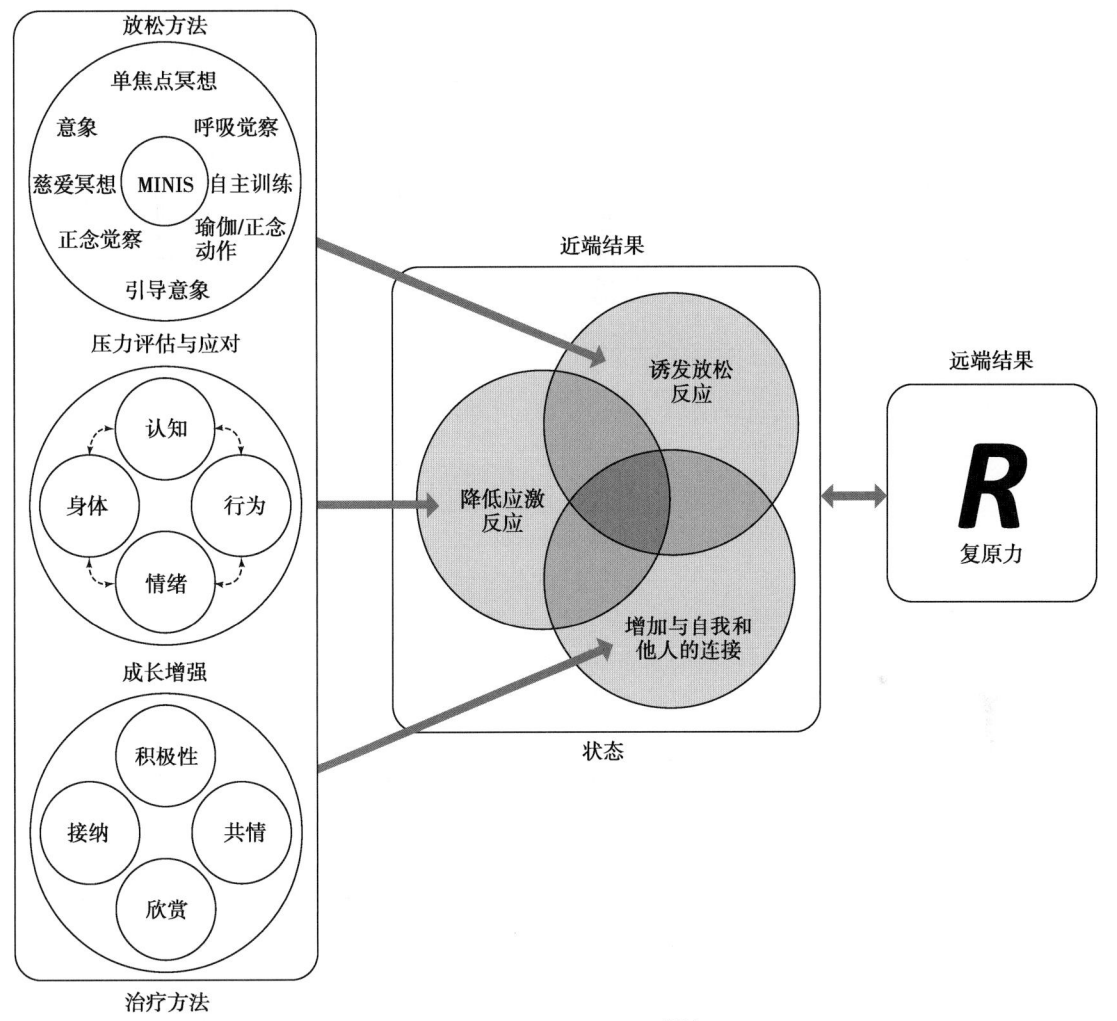

图 23-2-1　建立复原力[59]

心身疗法(MBT)是减少应激反应和激活放松反应的关键。MBT 包含了来自不同文化传统的实践活动,它们都具有放松反应所描述的生理学特点。MBT 已显示出引起可测到的感知压力水平的降低[11,30-43],增加积极情绪,降低焦虑和抑郁水平[10,13,19,39,51,44-54,55]。表 23-2-1 总结了 MBT 在疾病治疗中的研究。

通过促进成长(growth enhancement)来帮助建立恢复力是管理慢性压力的另一个重要组成部分,正如本章前面所定义的,我们知道压力是和个人经验和感知相关的。因此,帮助患者使用特定的压力评估技术来识别压力,以及相关的负面情绪,可以帮助提高自我觉察。通过这种有意识的觉察,患者就可以很容易地识别压力的负面影响,并通过积极的应对策略、积极的视角、愉悦的情绪状态和积极的行为来抵消压力。有证据表明较高的积极性对预测恢复力特质有长远的预测效果[56]并与6倍抑郁症状风险降低[57]及压力风险降低[58]有关。有规律地练习诱导放松反应加强了这种适应性的应对,进一步提供了对个体压力积极影响与消极影响的对比,这反过来又导致更多的恢复力。

表 23-2-1 适用于心身疗法的疾病

疾病	MBT 研究过	干预效果	最近的研究
焦虑性障碍	正念减压治疗（MBSR）瑜伽	症状严重程度、应激反应和应对能力改善	Hoge 等人(2013 年)正念冥想对广泛性焦虑症的随机对照试验:对焦虑和压力反应的影响[140]
心房颤动	瑜伽 冥想	心律失常负担、心率、血压、焦虑和抑郁评分以及生活质量的几个领域的改善	Lakkireddy 等人(2013 年)瑜伽对阵发性心房颤动心律失常负担、焦虑、抑郁和生活质量的影响:瑜伽我的心脏研究[141]
乳腺癌	瑜伽 冥想	中等质量证据支持瑜伽和冥想作为支持性干预措施的建议,以改善与健康相关的生活质量,减少疲劳和睡眠障碍,显示可减少抑郁、焦虑和疲劳	Cramer 等人(2017 年)瑜伽,用于诊断乳腺癌的妇女改善健康相关的生活质量、心理健康和癌症相关的症状[142]
心血管疾病	冥想 太极 气功	降低血液甘油三酯、血压,增加生活质量和身体功能	Khobragade 等人(2016 年)冥想作为预防心血管疾病的主要干预策略[143]
抑郁症	瑜伽 正念认知疗法（MBCT）	短期瑜伽练习改善症状严重程度	Streeter 等人(2017 年)Iyengar 瑜伽和连贯呼吸治疗重性抑郁症:一项随机对照剂量研究[144]
糖尿病	瑜伽	改善空腹血糖、血糖血脂、餐后血糖和糖化血红蛋白	Gainey 等人(2016 年)佛教步行冥想对 2 型糖尿病患者血糖控制和血管功能的影响[145]
进食障碍	正念冥想	有效地减少暴饮暴食和情绪性进食	Pacanowski 等人(2017 年)瑜伽治疗饮食失调的住院项目:随机对照试验[146]
纤维肌痛	MBSR 太极	生活质量提高,疼痛、焦虑、抑郁和躯体症状减少	Del Rosso 和 Maddali-Bongi(2016 年) 风湿性疾病患者康复中的心身疗法[91]
高血压	瑜伽 冥想	收缩压和舒张压降低	Cramer(2016 年)瑜伽治疗高血压的有效性和安全性[75]
炎性肠病	9 周放松反应,心身团体干预	痛苦灾难化、症状严重程度、特质焦虑减轻,生活质量提高	Kuo 等人(2015 年)肠易激综合征和炎性肠病患者放松反应心身干预的基因组和临床效应[147]
失眠	MBCT 冥想	改善患者报告的睡眠质量、睡眠障碍和情绪	Shallcross 与 Visvanathan(2016 年)正念认知疗法治疗失眠症[148]
肠易激综合征	瑜伽	肠道症状、IBS 严重程度、焦虑减轻。生活质量、整体改善和身体功能的显著改善	Sharma,Saito 与 Amit(2014)心身医学与肠易激综合征:应用减压和恢复力训练的随机对照试验[149]

续表

疾病	MBT 研究过	干预效果	最近的研究
腰痛	瑜伽 MBSR 太极	适度减轻疼痛	Morone 等人(2016 年)慢性腰痛老年人的心身计划：一项随机临床试验[150]
肺癌	瑜伽 MBSR	减轻肺癌患者的焦虑、情绪障碍、睡眠障碍、疲劳、慢性或急性疼痛、化疗引起的恶心和呕吐，改善生活质量	Deng 等人(2013 年)肺癌的补充疗法和整合医学：肺癌的诊断和治疗：美国胸科医师学会循证临床实践指南[151]
偏头痛/头痛	瑜伽 冥想 生物反馈	显著降低每月头痛频率和头痛强度，改善日常功能	Millstine 等人(2017 年)头痛治疗的补充和整合医学[152]
多发性硬化	太极 瑜伽 正念冥想	有助于改善平衡、协调和疲劳，减轻抑郁症状	Burschka 等人(2014 年)多发性硬化的正念干预：太极对平衡、协调、疲劳和抑郁的有益影响[153]
骨关节炎	正念训练 MBSR 太极	改善疾病特有的疼痛、僵硬、疼痛应对和膝关节伸肌力量	Lee、Harvey、Price、Morgan、Morgan 和 Wang(2017 年)正念与心理健康有关，减轻膝骨关节炎的疼痛[154]
创伤后应激障碍(PTSD)	生物反馈 MBSR 瑜伽	减轻焦虑、抑郁和愤怒，并增加疼痛耐受性、自尊、能量水平、放松能力和应对压力情境的能力	Colgan 等人(2016 年)PTSD 退伍军人的身体扫描和正念呼吸：干预类型调节正念变化与治疗后抑郁之间的关系[155]
物质使用障碍	瑜伽	可能有助于短期解毒和通过减轻压力、增加应对技能以及其他亲社会支持网络长期管理物质使用	Nakamura 等人(2015 年)调查在社区药物滥用治疗设施中纳入辅助心身干预方法的影响：一项随机对照试验研究[156]
甲状腺疾病	各种 MBT	作为辅助治疗，减轻副作用，如体重增加、便秘和疲劳	Rosen、Gardiner 和 Lee(2013 年)基于正念的干预对成人糖尿病生理和心理并发症的有效性：系统综述[157]

随着患者对压力反应、MBT 实践和积极应对策略的自我觉察的变得积极且适应，让患者认识到正在做个人层面的工作非常重要。医务人员应该赞扬和鼓励，这是建立恢复力的关键组成部分[59]。

23.3　心身疗法

表 23-3-1 描述了在许多文化中发现的各种可以引发放松反应的 MBT[15]。临床医师可以提供这些 MBT 的处方，并应鼓励患者探索不同的 MBT，以确定哪种做法对其更好，还应鼓励患者开展定期练习。在激发放松反应后患者不仅感到舒服，而且对自己的新常规练习充满信心。表 23-3-2 概述了帮助患者开展常规练习的技巧。以下示例是对所选 MBT 的详细描述。

表 23-3-1　用于激活放松反应的技术[59]

技巧	概念	机制
呼吸觉察	从浅呼吸转换为腹式呼吸。通过运用均匀的呼吸将空气较深地引入肺部	改善呼吸系统的通过氧气产生能量排出废物的能力

续表

技巧	概念	机制
自我催眠	在不完全失去意识的情况下淡化潜意识,允许自己暂停怀疑,去体验真实的想法和意象	同时达到集中、高强度的精神活动和放松状态
引导意象	运用想象让头脑重新聚焦于积极的、疗愈性的意象	消极想法会影响感受和行为,并加重躯体症状。想法会变成现实(即,你想你是什么,你就是什么)。因此,运用想象去减少主观压力和治疗躯体症状
自生(自律)训练	运用语言指令暗示身体的温暖和四肢的沉重	语言词句在潜意识层面暗示放松,呈现出身体期待的反应。目的是通过促进四肢的自主放松,引发周围血管舒张,使心脏活动正常化,反转在躯体或情绪应激"战或逃"的反应
渐进式肌肉放松	轮换着收缩和放松不同部位的肌群,从而帮助患者更好地区分两种状态	基于当身体面对焦虑的现象时肌肉张力会增高并增加主观焦虑感的假定。肌肉放松降低生理层面的张力,因而阻隔主观焦虑反应
超越冥想	尝试将注意力不做评价地固定在一个沉默的咒语上	在聚焦于非目标情绪时消极情绪会缓解。习惯性的想法模式在带入意识觉察时会失去影响。聚焦于当下会减少情绪化极端。冥想也减缓交感神经系统活动
正念觉知	对于当下发生的现象进入意识时不做评价地观察或注意	通过聚焦于感官感受而不是情绪想法内容来管理强烈的情绪
瑜伽	与呼吸关联的动作冥想	瑜伽是一个综合的关于身心健康和福祉的练习体系,它包含了体式、呼吸、冥想/集中等多种技巧。作为一个整合的训练,瑜伽利用了各元素组合在一起同时应用的优势,并且所有的元素都有助于引出放松反应

表 23-3-2　建立练习程序的小技巧

建立练习程序的小技巧
• 时间:每天早晨,每天晚上,适时按需
• 时长:10~20min,1~2 次/d
• 地点:一个固定安静的地方,避免被干扰
• 提醒:在建立练习习惯的初期,设定手机闹钟或日历邮件等提醒
• 如果其他的都没有成功,那么就做一个深呼吸吧

23.3.1　冥想

医学博士 Herbert Benson 最初创造了放松反应一词,并建议它可以通过 2 个步骤来引出:①重复一个词、声音、短语或动作;②在练习的时候,不去关注其他的想法[6]。这种做法,在许多形式的冥想中都很常见。冥想已经在许多文化中实践了几千年,证明它对健康有好处,比如降低血压[60,61]、改善睡眠[62]、减少焦虑和压力[63-66]。以下是冥想的各种技巧,可以通过激发身体的放松反应来建立患者的恢复力。

23.3.1.1　呼吸觉察

呼吸觉察是一种单点专注的冥想。这是一种在呼吸上保持专注意识的做法。这是最简单和最广泛使用的冥想练习之一。例表 23-3-3。

表 23-3-3　呼吸觉察

呼吸觉察

最基本且应用广泛的冥想类型之一。简单易行免费。教患者呼吸觉察：首先让患者舒适地坐着,请患者闭上双眼或放松目光低垂。
- 患者应从一次深吸气开始,然后在呼气的时候放松肩部和下颌的肌肉。之后继续重复数次。
- 请患者继续使用膈肌引领呼吸,吸气时腹部鼓起,呼气时腹部收回。
  - 如果患者遇到困难,可将手放在腹部帮助觉察呼吸时的腹部变化,将关注全部放在呼吸上。
  - 可提醒患者去觉察与呼吸相关的所有东西(如：空气的温度、腹部扩张的程度、呼吸时的气体释放)来帮助保持对呼吸的觉察。
- 请患者继续使用横膈呼吸几分钟,然后将患者的注意力带回房间并睁开眼睛。

益处：肌肉放松,情绪调节,更加专注,细胞氧含量增高,睡眠改善,整体幸福感增加。

提示：患者经常会由于自己似乎没有用"正确的"方式去呼吸而感到挫败。工作人员应使患者感到安心,并提醒他们自己其实无时无刻都在呼吸并且不要过分思考。现在要做的只是把注意力带到呼吸的过程,对于这样一个自然现象进行觉察。

23.3.1.2　身体扫描

身体扫描是注意到身体内任何紧张、紧绷和不适区域的一个很好的工具。它被用于许多文化传统中,包括正念减压治疗(MBSR)、压力管理和复原力训练(stress management and resiliency training, SMART)、瑜伽、佛教和印度教。慢性疼痛患者注意到,通过 10min 的身体扫描干预,可以明显减轻疼痛[67]。渐进性肌肉放松是另一种帮助识别全身紧张和放松之间差异的工具。表 23-3-4 和表 23-3-5 描述了这两种练习技巧。

表 23-3-4　身体扫描

身体扫描
- 患者坐位,闭上双眼,将关注带到呼吸,正念呼吸进入放松状态
- 然后在脑海中将身体从头到脚扫描一遍,寻找任何不适或张力高的区域
- 有意识地开始放松张力高的区域,注意觉察和释放感受,并不需要去干预感受
- 重复这个过程,直到身体压力逐渐消失

表 23-3-5　渐进式肌肉放松

渐进式肌肉放松

这个技术与身体扫描相似
- 首先,使用正念呼吸的方式进入放松状态
- 然后将关注带至各部分肌肉,从前额到脚趾
- 然后每个部分的肌肉轮流收缩和放松,并引导患者注意到紧张和放松的区别

这个正念练习也许对一些人会更容易,因为其中包含了主动的动作和参与

23.3.1.3　引导意象

这种 MBT 允许使用想象力。在手术中使用这种疗法的患者表现出的疼痛耐受性更高,不易疼痛,疼痛药物使用更少,焦虑症状更少,心率也更低[68]。参与引导意象的患者可以通过在想象中改变持续关注的体验,以反映更积极的观点或体验。从而使自己的想象力成为压力管理工具,通过视觉化个人和/或社会领域的成长来改变负面记忆和心理意象[69,70]。想象可以重构对压力的视觉描绘的情感反

应,并帮助克服对过去的负面记忆和现在的紧张情况。它还可以帮助患者为未来预期的压力事件做好准备。记忆可以被修改为更愉快的体验,从而使压力反应失活。表23-3-6为引导意象提供了脚本。

表23-3-6 引导意象

引导意象
• 花1min时间闭上双眼,找到舒服的坐姿 深呼吸,当你呼气的时候,释放掉在你身体上感受到的压力。重复几次然后回到自然的呼吸。现在,想象你在户外走路。注意觉察这条路,它铺好了吗?还是土路?或是草地沙地?看向你周围,你看到了什么?听到了什么?有下雨或下雪吗?你走在这条路上什么感觉?
• 现在想象这条路通往你最喜欢的地方 谁在那里?那里看起来如何?你听到了什么?看到了什么?闻到了什么?感受空气中的温度,阳光的温暖,或微风的清爽。感受回到最喜欢地方的喜悦,花一些时间在那里,坐下来呼吸一下,享受当下。向四周看看,你看到了什么?听到了什么?闻到了什么?感受到了什么?
• 现在想象你在这个地方 看看四周,找到一个可以拿在手里的东西。拿着这件东西用手紧紧握一下。在心里知道这件东西永远属于你。你什么时候想要拿回它只要想一想就好。你永远都可以闭上眼睛,呼吸,来到这片放松之地取回它
• 现在,当你准备好后。转身踏上离开的路,最后来一个深呼吸,然后慢慢地睁开眼睛,回到房间中来

23.3.1.4 沉思与祈祷

另一种引起放松反应的方法是沉思和祈祷。祈祷的主要健康益处是增加放松、和平的感觉[71]。许多患者可能对祈祷的想法产生更多的共鸣,而不是冥想。保持对一个主要想法、经验或感觉的关注,头脑集中在一个意图或积极的结果上,必须保持静止,并将注意力集中在意图上,表23-3-7提供示例活动以指导患者练习。

表23-3-7 沉思与祈祷

沉思与祈祷
• 建议患者想一个他欣赏、感激、受到启发或有慈悲心的物件或情境。患者也可以选择一个意图、情绪或感受,一个让他们受到启发的东西去沉思

• 患者深呼吸放松,关注并且将呼吸与之配对
  ○ 如当患者吸气时,可以这样对自己说:"我感到愉悦。"然后呼气时可以说:"我很愉悦。"
  ○ 或者通过祈祷,患者可以将祈祷与呼吸配对。如在吸气的时候说:"我为力量而祈祷。"在呼气的时候说:"帮助我变强壮。"

• 重复几分钟,进入静止的状态
• 在这种放松的静止状态,患者允许任何关于当下情境的领悟产生
这个练习背后的理念是患者能够达成一种静止的放松状态,而不是思考要去怎么做,允许领悟自然而然地从意识中生出

23.3.1.5 爱的善良仁爱

仁爱冥想是一种有助于将更多的善良、和平和爱带入患者心态和生活的练习。使用这项技术的患者情绪更积极,抑郁更少,使用正念更多,社会支持增加,疾病症状减少[72]。总的来说,练习仁爱冥想使患者对生活更满意。这种做法使患者能够在日常生活中体验到更多的慈悲心、共情和善良。在实践中,它再次使应激反应失活。引导患者安静地坐着,向他人发出爱、善良、慈悲和幸福的感觉。可以对自己、朋友、家庭、陌生人、团体甚至全世界这样做。其理念是促进对他人的积极感受和情感,进而促进个人幸福感和对他人的慈悲心。

23.3.2 运动

当今中国和印度的传统证明了数千年来精神和身体之间的强大相互作用。例如,瑜伽和太极是两种与健康福祉高度相关的传统活动,它们可以减少人们感知的压力,增加身体素质,以及一系列积极的健康结果[73,74]。练习瑜伽和太极时,没有太多安全方面的顾虑,但有一些罕见的副作用如卒中、轻微的肌肉骨骼疼痛以及神经损伤带来的疼痛[75,76]。与所有基于运动的练习一样,建议怀孕妇女和患有某些疾病的人,如高血压、青光眼和坐骨神经痛,在开始瑜伽或太极常规练习时应改变或避免某些姿势。

23.3.2.1 瑜伽

瑜伽是一种运动的冥想,将呼吸与各种身体姿势结合起来,从而引起放松反应。它的起源可以追溯到公元前5 000年—公元300年,《瑜伽经》是瑜伽练习的经典著作[77]。最初是基于一种印度用于减轻痛苦的精神实践的疗法[78],后来在20世纪初在孟买附近被引入临床[79]。如今它是最受欢迎的MBT选择之一,并且使用情况在过去14年中稳步增加。2012年,9.5%的美国成年人练习瑜伽,比2007年的6.1%和2002年的5.1%有所上升,终生使用率为13.2%,12个月使用率为8.9%[80]。全年龄段和少数群体的瑜伽使用也有所增加[80,81]。

很多证据表明瑜伽对患有腰痛、偏头痛、焦虑、抑郁、高血压和胃肠疾病的人特别有益[74,78]。它还被证明可以减轻多发性硬化相关的疲劳,有助于更好地管理癫痫发作,并帮助癌症患者应对诊断和治疗副作用[82-85]。这些效果是由于这种做法具有放松、抗炎特性[82-85]。因此,无论是直接通过体力活动还是间接通过心理机制,定期的练习都可以帮助减轻症状的强度和严重程度[68]。瑜伽有许多风格,从低强度的恢复性的哈他瑜伽(hatha)到高强度的流瑜珈(vinyasa)或阿斯汤加瑜伽(ashtanga),每种都有益处和局限性[78,86]。然而,传统上所有形式都强调等距运动和拉伸,而不是有氧健身[78]。重要的是掌握风格之间的差异,以提出最适合患者健康状况和治疗目标的建议。然而,鉴于瑜伽练习风格的多样性,几乎所有人都可以从中受益。

23.3.2.2 太极

太极是另一种运动冥想,它将身体的运动控制与呼吸联系起来。太极是中华民族三千多年前的经典著作,也在中国哲学思想的起源《易经》中被提到过[87]。就像瑜伽一样,有许多太极风格在技术和方法上略有不同,但都借鉴了13种基本姿势和8种武术姿势,称为式。八式有相应的能量落在阴到阳的连续谱上,练习者专注于相反运动的平衡,阴和阳,以创造身心和谐。最常被研究的是杨氏太极拳[88]。图23-3-1描述太极的多元结构,说明练习的身心方面的整合[89]。

据报告,打太极的人终生和12个月坚持率分别为3.1%和1.2%[90]。研究发现,30岁或30岁以上的亚裔、非裔美国人或其他族裔血统的人,个人的12个月使用率有一定比例的上升,过去10年来自少数群体的参与者人数比来自非少数群体的参与者人数有很大的增加[90]。鉴于少数群体往往面临更高的健康并发症风险,这些群体MBT的使用率增加可能会使健康结果产生更积极的变化。

太极可以帮助降低血甘油三酯和血压,也有助于管理疼痛和关节炎、心理健康、心血管疾病和神经疾病[73,74]。患有帕金森病、纤维肌痛、类风湿关节炎和骨关节炎的个体练习太极可以缓解症状严重程度、疾病特异性疼痛和躯体不适,同时提高平衡、稳定性和整体生活质量[90-95]。报告显示太极的长期疗效能持续3年[96],取决于练习的持久性和持续时间。太极适合所有年龄阶层,低影响、慢节奏的特性使对于行动不便和老年患者是特别可行的选择。

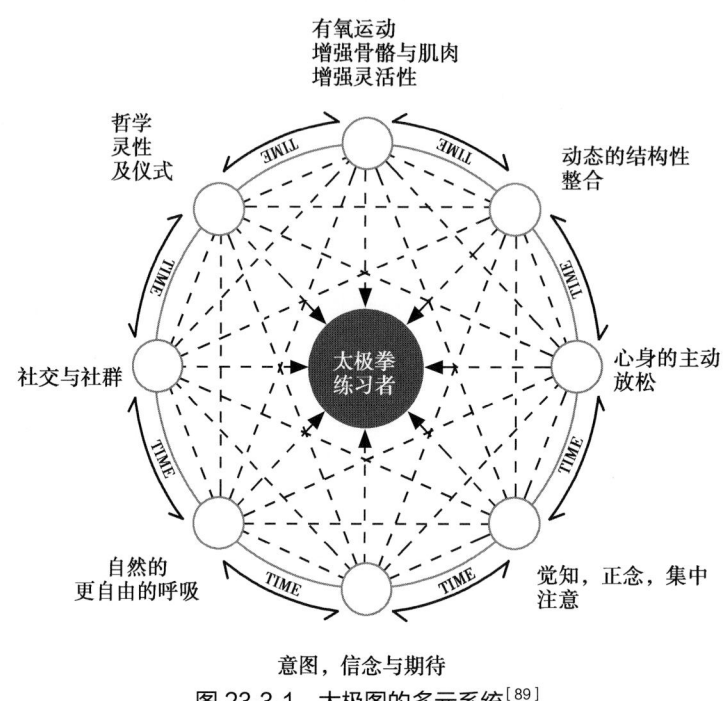

图 23-3-1　太极图的多元系统[89]

23.3.3　感恩

感恩也被证明可以建立恢复力。它是适应压力的关键策略,并有助于在压力面前实现渐进成长。感恩是对当下、人、经历和机会表示赞赏的行为,是我们生活的一部分。当患者受到压力时,就会失去欣赏的基础,思想就会变得焦虑、担忧和消极[97-99]。

感恩有许多生理作用,包括降低心率[100]。感恩练习也显示了大脑的变化。一项研究中参与者的MRI图像发现,感恩影响了与情绪自我调节和自我激励相关的大脑区域[100]。另一项研究发现,那些练习感恩的人的欣赏行为增加了,焦虑和抑郁症状减少了,即使在干预后3个月,对感恩的神经敏感性也持续存在[101]。因此,感恩不仅具有缓解作用,而且还能改变大脑中的神经调节,并具有长期的积极作用[101]。表达感激之情可以减少人们的压力、愤怒和倦怠[46,97-99,102-111],获得越来越多的幸福感[98]。练习感恩也能表现出对所爱之人的感激,对生活和社会支持带来更好的影响[103,111,112],并能够引导更积极的情感、积极重构、接纳、幽默以及更好的应对[105]。

23.3.3.1　练习感恩

经常表达感激之情的人更有可能用欣赏而不是用负面情绪来回应应激源,它还有助于在经常感恩的人中建立更积极的视角[97-99]。一些临床医师正在使用感恩练习作为治疗焦虑、抑郁和愤怒的方法[102-106,108-110,113]。建立感恩需要在一贯的基础上有意地表示感谢。可以通过感恩日记、写感谢信、与家人和朋友谈论感恩,以及在社交媒体上分享来完成。欣赏越具体就越容易练习。表 23-3-8 为练习感恩的小技巧。

表 23-3-8 练习感恩的小技巧

练习感恩的小技巧
• 始终如一:选择一个适合自己的时间段,每天都进行练习
• 兼容并包:运用不同的方式表达感恩
• 尽量具体:表达出你具体感恩什么
• 包含他人:与你所爱的人或陌生人分享感恩

23.3.4 建立积极的视角

建立积极的视角是患者和医务人员管理压力和由压力引起的状况的关键过程。建立积极的视角是指通过使用积极的应对策略和增强抵御能力,个人可以更好地管理当下的压力,然后长期耐受压力。Barbara Fredrickson(2004 年)发展了积极情绪的扩展及建构理论[114]。此理论表明积极的情绪对于呈现最佳功能至关重要,包括建立适应能力、提高注意力、培养创造力、消除持久的消极情绪、改善人际关系、变得更有智慧、增加整体幸福,最终让人超越基本生存需求,进入更高层次的需求。积极性也有助于情绪调节以及在应对消极和压力时更具适应性的能力[115]。

幽默对于建立积极的视角,帮助抗击和管理压力至关重要。笑声和幽默是最常用且易于使用的自我治愈方式[116]。每个人都可以笑!事实上,具有高度幽默感的人报告的焦虑较少,将刺激视为较小的压力,并且更有可能使用认知再评价和解决问题的应对策略[117]。幽默催化了欣赏和接纳的过程,尤其是自我提升型(开自己玩笑或调节压力)和亲和型(调节与他人相关的体验)幽默。了解自己和患者的幽默风格非常重要。鼓励适应性幽默并重构任何适应不良的幽默,例如自我挫败和咄咄逼人/讽刺风格的幽默。

23.3.5 适应性应对策略

经历压力的患者往往采取不良的应对策略,这可能对他们有伤害。帮助患者发展更多的适应性模式也将帮助他们获得较高的恢复力特质,这种特质可通过自我效能感、乐观、幽默和一致性衡量。适应性应对者的生活也更长寿、更快乐和更少压力[118]。

制定更积极和有益的应对策略的一个重要组成部分是在认知上重新规划患者对压力的反应。认知再评价是一种基于认知行为疗法(CBT)的应激应对技术。CBT 是一种广泛使用的心理治疗形式,它帮助患者识别消极的思想和行为模式,然后改变相关的思想和潜在的信念,从而在处理情绪困扰时拥有更积极的态度[119]。CBT 用于治疗焦虑、抑郁、关系问题、创伤后应激障碍和慢性疼痛疗效显著[119]。认知重建是适应性的,旨在通过调整想法、解释和对刺激的反应来调节压力情绪[120]。它是帮助调节消极想法和将思维从压力反应转向适应性应对的工具(表 23-3-9)。练习认知重建可以改变患者对负面事件的感知,通过重构应激反应引起的心理和生理反应来减轻他们的压力[121]。

表 23-3-9　压力管理的保护性积极应对特质

积极应对压力管理的特质	
自我效能感	相信一个人能做所需要的事情,并且一个人的努力会成功
乐观	对未来有积极的期望
幽默	能够以善意、轻松的方式嘲笑自己或情境
一致性	有一个总的方向,认为生活是有意义和可管理的

23.3.5.1　教患者改变观念

认知重建是许多心理治疗干预中使用的一种改变机制,包括 CBT、MBSR、SMART 和正念认知治疗(MBCT)。这4种疗法在临床上需要正规的训练才可以应用。然而,医务人员可以向患者介绍认知重建技能,患者可以在日常生活中使用。使用这个技术的患者幸福感和压力减少,并能享受改善的健康结果[122]。

使用认知重建的第一步是提升患者思考被他们认为是"压力"的情况或体验,然后帮助识别他们觉得与压力源有关的情绪。每一种负面情绪都与一种被患者认为是真实的潜在的信念有关。例如,焦虑的潜在信念是"我不安全,我失去了控制。"一旦情绪和潜在信念被识别出来,重新评估压力源就可以识别不适应的、负面的情绪和信念,并以积极的情绪来抵消它们,可以帮助患者感受到接纳、宽恕或臣服于压力源。这有助于他们将积极的情绪与压力源联系起来,进而增强这种情绪的积极潜在信念,释放掉与信念相关的消极情绪和思维模式,从而让患者向前迈进,重构他们的想法,使他们更积极、更有益或更有动机。了解基本流程可以帮助提供者向患者清楚地解释这一过程,并确保其益处(示例表 23-3-10),重要的是要告知患者变化需要时间和定期练习,并且定期练习这些技能将帮助他们逐渐发展恢复力。可以在表 23-3-11 中找到为患者开出认知再评价处方的提示。

表 23-3-10　管理和恢复力培训:恢复力放松反应(SMART-3RP[59])应对日志

识别消极想法		建立一个适应性反应	
消极情绪	认知扭曲	适应的感觉	认知再评价
愤怒	我的处境不公平或不公正	宽容、清晰和牺牲	我接受事实,并作出妥协
无望	没有什么能帮我,我注定要失败	力量和毅力	我可以有积极的影响
悲伤	我正在失去一些东西	感激和超然	我珍惜和珍惜我所拥有或将与之合作的东西
内疚	我不符合我自己的道德标准	崭新和过程	我重视增长和变化的潜力,一步一步
羞耻	我做错了什么或者有被发现的危险	勇气和选择	面对恐惧,我如何行动来解决这个问题,并防止它再次出现?
怨恨	他们不值得我原谅	宽恕和慈悲	专注于治愈我自己的痛苦和理解别人,而不是责怪他们

表 23-3-11　认知再评价

认知再评价
• 辨别应激源/压力情境。 • 辨别与应激源相关的情绪。 • 辨别与此情绪相关的深层认知。 • 找到积极的情绪与重构认知。 • 强化与积极情绪相关的深层认知。 • 重构与应激源相关的新的、积极的、适应性的想法。

23.3.6　其他生活方式调整

调整生活方式是使压力水平发生积极、持久变化的最基本方法。健康的营养、运动、睡眠和习惯选择不仅有助于控制压力,还可以预防和/或缓解慢性疾病的症状[123]。这些改变在本书的其他章节中有详细讨论,但要认识感知到的压力会影响患者的生活方式选择。为了帮助患者实现习惯和常规行为的改变,重要的是要认识到许多人对改变的想法感到不知所措。为了控制消极习惯,首先要了解习惯是怎样形成的,其次找到适应性替代品。在先前存在的日常结构中加入新的积极行为有助于促进积极的改变。

23.3.6.1　营养和压力

适当的营养是幸福的重要支柱;然而,紧张的刺激会导致健康的饮食习惯崩溃。压力会影响生理和神经生物学水平上的饮食行为,因为它会触发身体的"奖赏系统",以寻求含有大量糖和脂肪的非常可口的食物,这反映了一种成瘾反应[124]。这种寻求奖赏的行为可能导致葡萄糖代谢和胰岛素敏感性的潜在伤害,以及与能量平衡相关的其他激素变化[125]。

23.3.6.1.1　正念进食

正念进食可以减轻压力对饮食行为的影响。正念进食是指在准备和进食一顿饭或零食时充分的调动感官[126]。花时间充分享受一顿饭就减少了冲动饮食,增加食物的享受。它还与更健康的食物选择偏好有关,特别是对压力较大的个人[127,128]。表 23-3-12 提供了一个开具正念进食处方的例子。

表 23-3-12　正念进食

正念进食
用一块巧克力来进行愉快的体验吧 • 坐好,拿起一块巧克力并观察,去注意它的形状、颜色、质感。体会拿在手中它的重量。 • 去注意这块巧克力闻起来的味道。 • 去体会巧克力在你的唇齿舌尖的感受。 • 去留意当你咀嚼或咬碎巧克力时发出的声音。 • 巧克力尝起来是怎样的味道。 • 当你咽下巧克力时是什么感觉? • 你能够细细品味巧克力的每一个部分吗? • 在当下,此时此地,和巧克力在一起,对这个过程保持觉知。

23.3.6.2 睡眠和压力

当日程安排变得紧迫的时候,我们往往牺牲睡眠时间。然而,这造成了一个有害的循环:睡眠不足可能导致压力增加,而压力增加会影响睡眠。压力可能通过增加或减少一个人睡眠的时长来改变睡眠模式,从而对认知和身体功能产生负面影响。研究发现,睡眠障碍和睡眠剥夺与炎症、应激激素皮质醇水平升高、代谢紊乱及全因死亡率有关[129,130]。

23.3.6.2.1 教患者更好地睡眠

我们需要讨论良好的睡眠习惯,以确保患者每晚获得必要的睡眠量,以获得充分的精神和身体恢复。缺乏休息可能导致情绪异常、认知功能下降、体重增加、免疫系统被抑制,以及已有疾病病情恶化[131,132]。美国疾病控制与预防中心(CDC)列出了不同年龄组睡眠时间的具体建议。建议成年人的睡眠为7h,而青少年需要8~10h,学龄儿童每晚需要9~12h。幼儿和婴儿每24h最多需要睡11~17h[133,134]。睡眠的规律性会极大地影响健康。与患者一起制定一致的睡眠时间表将改善他们的睡眠质量和健康状况[132]。建议在目标就寝时间前几小时关闭照明,并使用夜间设置或降低电子设备的亮度以减少身体昼夜节律的改变。建议白天进行更多运动,夜间进行平静活动,如阅读或绘画。开始冥想练习也是有益的,特别是对于试图克服失眠和慢性失眠的人[130]。

23.4 高科技在压力管理中的作用

科技可以成为帮助患者诱导放松反应的好工具。有许多智能手机应用程序、在线网站、计算机程序、录音和视频,可以帮助患者开展练习。自我指导,在线、异步计算机课程可以使压力和焦虑显著减轻,并且在最近的研究中显示认知注意力得到增加[53]。研究人员正在研究用于治疗压力、焦虑和抑郁,以及慢性疼痛的[137]移动应用和视频会议[38,53,135,136]。虚拟现实程序也被用作引发放松反应的教育工具。这些项目具有降低抑郁、焦虑和感知压力等心理益处,以及增加皮肤温度,这是交感神经系统放松反应的明确提示[51]。对8项临床试验的系统回顾发现,大量的研究支持MBT的在线和虚拟应用在减轻感知压力方面的有效性[138]。电子邮件是另一种有效的沟通工具,用于指导式的自助干预。受试者对基于电子邮件的感恩干预增加睡眠和减少睡眠担忧做出了积极的反应,并获得显著的好处[139]。这些提供护理的模式是有用的,因为对基于技术的应用和教育的需求随着现代的进步而增加。这些模型既实用又吸引患者和临床医师,还增加了专业人士和患者之间的接触,它们通常方便使用,广泛可及,并且仍然显示出对减轻压力的显著影响。

23.5 总结

心身医学(mind body medicine,MBM)和许多MBT对患者的生理、生化和免疫反应水平是有益的,并有许多积极的心理和行为结果。在预防和管理方面有许多健康益处。了解这一点,医务工作者应该使用本章提供的工具作为健康促进、疾病预防和疾病管理的规范。开具MBT处方可以成为日常实践中有用的工具。利用本章所描述的技术、建立恢复力、释放大脑影响健康的能力,是所有年龄和健康状态患者的基本治疗选择。MBT作为治疗和预防标准越多地被纳入实践,它们就越能被接受,对患者的健康影响也就越积极。这也将吸引更多的研究,进一步证实MBM的好处,并为关于思想、大脑和身体相互联系的新发现铺平道路。

临床应用

- 心身医学和许多MBT对患者的生理、生化、心理和行为水平是有益的。
- 健康管理提供者应使用本章提供的工具,通过常规开具MBT处方来进行健康促进、疾病预防和疾病管理。
- 为患者规定这些基本技能,以及开发强大的自我实践,有可能增加积极的互动和人际关系的提供者-患者关系,并为每个人提供保护和适应性恢复力。

(Elise Loiselle, RN, MSN, FNP-C, Darshan Mehta, MD, and Jacqueline Proszynski, BS 著

冯雪 译 洪云 校)

参考文献

1. Lazarus RS and Folkman S. *Stress, Appraisal and Coping.* New York, NY: Springer Publishing Company, 1984.
2. McEwen BS. Protective and damaging effects of stress mediators. *N. Engl. J. Med.* 1998 Jan 15;338(3):171–179.
3. MacArthur *SES & Health Network | Research* [Internet]. [cited 2017 Oct 27]. Available from: http://www.macses.ucsf.edu/research/allostatic/allostatic.php
4. Dusek JA and Benson H. Mind-body medicine: A model of the comparative clinical impact of the acute stress and relaxation responses. *Minn. Med.* 2009;92(5):47.
5. Sterling P. Allostasis: A new paradigm to explain arousal pathology. *Handbook of Life Stress, Cognition and Health*, New York: John Wiley & Sons, 1988.
6. Wallace RK, Benson H, and Wilson AF. A wakeful hypometabolic physiologic state. *Am. J. Physiol. Content.* 1971;221(3):795–799.
7. Sudsuang R, Chentanez V, and Veluvan K. Effect of Buddhist meditation on serum cortisol and total protein levels, blood pressure, pulse rate, lung volume and reaction time. *Physiol. Behav.* 1991;50(3):543–548.
8. Dusek JA, Hibberd PL, Buczynski B, Chang B-H, Dusek KC, Johnston JM, et al. Stress management versus lifestyle modification on systolic hypertension and medication elimination: A randomized trial. *J. Altern. Complement. Med.* 2008;14(2):129–138.
9. Peng C-K, Henry IC, Mietus JE, Hausdorff JM, Khalsa G, Benson H, et al. Heart rate dynamics during three forms of meditation. *Int. J. Cardiol.* 2004;95(1):19–27.
10. Casey A, Chang B-H, Huddleston J, Virani N, Benson H, and Dusek JA. A model for integrating a mind/body approach to cardiac rehabilitation: Outcomes and correlators. *J. Cardiopulm. Rehabil. Prev.* 2009;29(4):230–238.
11. Arora S, Aggarwal R, Moran A, Sirimanna P, Crochet P, Darzi A, et al. Mental practice: Effective stress management training for novice surgeons. *J. Am. Coll. Surg.* 2011;212(2):225–233.
12. Ballegaard S, Petersen PB, Harboe GS, Karpatschof B, Gyntelberg F, and Faber J. The association between changes in pressure pain sensitivity and changes in cardiovascular physiological factors associated with persistent stress. *Scand. J. Clin. Lab. Invest.* 2014;74(2):116–125.
13. Chen Y, Yang X, Wang L, and Zhang X. A randomized controlled trial of the effects of brief mindfulness meditation on anxiety symptoms and systolic blood pressure in Chinese nursing students. *Nurse Educ. Today* 2013;33(10):1166–1172.
14. Katsarou AL, Vryonis MM, Protogerou AD, Alexopoulos EC, Achimastos A, Papadogiannis D, et al. Stress management and dietary counseling in hypertensive patients: A pilot study of additional effect. *Prim. Health Care Res. Dev.* 2014;15(1):38–45.
15. Chrousos GP and Gold PW. The concepts of stress and stress system disorders: Overview of physical and behavioral homeostasis. *JAMA* 1992;267(9):1244–1252.
16. NIH. *NIH Complementary and Integrative Health Agency Gets New Name.* Bethesda, MD: National Center for Complementary and Integrative Health, U.S. Department of Health and Human Services. 2015. https://www.nih.gov/news-events/news-releases/nih-complementary-integrative-health-agency-gets-new-name.
17. Bouchard S, Bernier F, Boivin E, Morin B, and Robillard G. Using biofeedback while immersed in a stressful videogame increases the effectiveness of stress management skills in soldiers. *PloS One* 2012;7(4):e36169.
18. Jung HY, Lee H, and Park J. Comparison of the effects of Korean mindfulness-based stress reduction, walking, and patient education in diabetes mellitus. *Nurs. Health Sci.* 2015;17(4):516–525.
19. Konsta A, Dikeos D, Bonakis A, Economou N, Chrousos G, and Darviri C. Stress management techniques in primary insomnia: A randomized controlled trial. *Sleep Med.* 2013;14:e173.
20. Matvienko-Sikar K and Dockray S. Effects of a novel positive psychological intervention on prenatal stress and well-being: A pilot randomised controlled trial. *Women Birth* 2017;30(2):e111–e118.
21. Phillips KM, Antoni MH, Lechner SC, Blomberg BB, Llabre MM, Avisar E, et al. Stress management intervention reduces serum cortisol and increases relaxation during treatment for nonmetastatic breast cancer. *Psychosom. Med.* 2008;70(9):1044–1049.
22. Esch T and Stefano GB. The neurobiology of stress management. *Neuroendocrinol. Lett.* 2010;31(1):19–39.

23. McCain NL, Gray DP, Elswick Jr RK, Robins JW, Tuck I, Walter JM, et al. A randomized clinical trial of alternative stress management interventions in persons with HIV infection. *J. Consult. Clin. Psychol.* 2008;76(3):431.
24. Fang CY, Reibel DK, Longacre ML, Rosenzweig S, Campbell DE, and Douglas SD. Enhanced psychosocial well-being following participation in a mindfulness-based stress reduction program is associated with increased natural killer cell activity. *J. Altern. Complement. Med.* 2010;16(5):531–538.
25. Kang D-H, McArdle T, Park N-J, Weaver MT, Smith B, and Carpenter J. Dose effects of relaxation practice on immune responses in women newly diagnosed with breast cancer: An exploratory study. *Oncol. Nurs. Forum* 2011;38(3):240–252.
26. Lengacher CA, Kip KE, Post-White J, Fitzgerald S, Newton C, Barta M, et al. Lymphocyte recovery after breast cancer treatment and mindfulness-based stress reduction (MBSR) therapy. *Biol. Res. Nurs.* 2013;15(1):37–47.
27. Fan Y, Tang Y-Y, Ma Y, and Posner MI. Mucosal immunity modulated by integrative meditation in a dose-dependent fashion. *J. Altern. Complement. Med.* 2010;16(2):151–155.
28. Baer RA. Measuring mindfulness. *Contemp. Buddhism* 2011;12(01):241–261.
29. Southwick SM and Charney DS. The science of resilience: Implications for the prevention and treatment of depression. *Science* 2012 Oct 5;338(6103):79–82.
30. Agee JD, Danoff-Burg S, and Grant CA. Comparing brief stress management courses in a community sample: Mindfulness skills and progressive muscle relaxation. *Explore J. Sci. Heal.* 2009;5(2):104–109.
31. Blom M, Georgiades A, Janszky I, Alinaghizadeh H, Lindvall B, and Ahnve S. Daily stress and social support among women with CAD: Results from a 1-year randomized controlled stress management intervention study. *Int. J. Behav. Med.* 2009;16(3):227–235.
32. Bormann JE, Hurst S, and Kelly A. Responses to mantram repetition program from veterans with posttraumatic stress disorder: A qualitative analysis. *J. Rehabil. Res. Dev.* 2013;50(6):769–784.
33. Brady S, O'connor N, Burgermeister D, and Hanson P. The impact of mindfulness meditation in promoting a culture of safety on an acute psychiatric unit. *Perspect. Psychiatr. Care* 2012;48(3):129–137.
34. Carlson L, Beattie T, Giese-Davis J, Faris P, Tamagawa R, Fick L, et al. Mindfulness-Based Cancer Recovery (MBCR) and Supportive Expressive Therapy (SET) Maintain Telomere Length (TL) and cortisol slopes relative to control in distressed breast cancer survivors. *J. Altern. Complement. Med.* 2014;20(5):A24–A25.
35. Carlson LE, Doll R, Stephen J, Faris P, Tamagawa R, Drysdale E, et al. Randomized controlled trial of mindfulness-based cancer recovery versus supportive expressive group therapy for distressed survivors of breast cancer (MINDSET). *J. Clin. Oncol.* 2013;31(25):3119–3126.
36. Coban AE and Hamamci Z. The comparison of the effects of a didactic stress management program and group counselling on the coping strategies of school counsellors. *J. Psychol. Couns. Sch.* 2009;19(1):71–87.
37. Ertekin Pinar S, Duran Aksoy O, Daglar G, Yurtsal ZB, and Cesur B. Effect of stress management training on depression, stress and coping strategies in pregnant women: A randomised controlled trial. *J. Psychosom. Obstet. Gynecol.* 2017;39(3):1–8.
38. Greene C and Greene BA. Efficacy of guided imagery to reduce stress via the internet: A pilot study. *Holist. Nurs. Pract.* 2012;26(3):150–163.
39. Greeson JM, Smoski MJ, Suarez EC, Brantley JG, Ekblad AG, Lynch TR, et al. Decreased symptoms of depression after mindfulness-based stress reduction: Potential moderating effects of religiosity, spirituality, trait mindfulness, sex, and age. *J. Altern. Complement. Med.* 2015;21(3):166–174.
40. Jallo N, Salyer J, Ruiz RJ, and French E. Perceptions of guided imagery for stress management in pregnant African American women. *Arch. Psychiatry Nurs.* 2015;29(4):249–254.
41. Koloverou E, Tentolouris N, Bakoula C, Darviri C, and Chrousos G. Implementation of a stress management program in outpatients with type 2 diabetes mellitus: A randomized controlled trial. *Hormones* 2014;13(4):509–518.
42. Pipe TB, Bortz JJ, Dueck A, Pendergast D, Buchda V, and Summers J. Nurse leader mindfulness meditation program for stress management: A randomized controlled trial. *J. Nurs. Adm.* 2009;39(3):130–137.
43. Riley KE, Park CL, Wilson A, Sabo AN, Antoni MH, Braun TD, et al. Improving physical and mental health in frontline mental health care providers: Yoga-based stress management versus cognitive behavioral stress management. *J. Workplace Behav. Health* 2017;32(1):26–48.
44. Abercrombie PD, Zamora A, and Korn AP. Lessons learned: Providing a mindfulness-based stress reduction program for low-income multiethnic women with abnormal pap smears. *Holist. Nurs. Pract.* 2007;21(1):26–34.
45. Brennan J, McGrady A, Lynch DJ, Schaefer P, and Whearty K. A stress management program for higher risk medical students: Preliminary findings. *Appl. Psychophysiol. Biofeedback* 2016;41(3):301–305.
46. Cutshall SM, Wentworth LJ, Wahner-Roedler DL, Vincent A, Schmidt JE, Loehrer LL, et al. Evaluation of a biofeedback-assisted meditation program as a stress management tool for hospital nurses: A pilot study. *Explore J. Sci. Heal.* 2011;7(2):110–112.
47. Dziembowska I, Izdebski P, Rasmus A, Brudny J, Grzelczak M, and Cysewski P. Effects of heart rate variability biofeedback on EEG alpha asymmetry and anxiety symptoms in male athletes: A pilot study. *Appl. Psychophysiol. Biofeedback* 2016;41(2):141–150.
48. Hoge EA, Bui E, Marques L, Metcalf CA, Morris LK, Robinaugh DJ, et al. Randomized controlled trial of mindfulness meditation for generalized anxiety disorder: Effects on anxiety and stress reactivity. *J. Clin. Psychiatry* 2013;74(8):786.
49. Kang YS, Choi SY, and Ryu E. The effectiveness of a stress coping program based on mindfulness meditation on the stress, anxiety, and depression experienced by nursing students in Korea. *Nurs. Educ. Today* 2009;29(5):538–543.
50. Lee SH, Ahn SC, Lee YJ, Choi TK, Yook KH, and Suh SY. Effectiveness of a meditation-based stress management program as an adjunct to pharmacotherapy in patients with anxiety disorder. *J. Psychosom. Res.* 2007;62(2):189–195.
51. Shah LBI, Torres S, Kannusamy P, Chng CML, He H-G, and Klainin-Yobas P. Efficacy of the virtual reality-based stress management program on stress-related variables in people with mood disorders: The feasibility study. *Arch. Psychiatry Nurs.* 2015;29(1):6–13.
52. Smith B, Metzker K, Waite R, and Gerrity P. Short-form mindfulness-based stress reduction reduces anxiety and improves health-related quality of life in an inner-city population. *Holist. Nurs. Pract.* 2015;29(2):70–77.
53. Spadaro KC and Hunker DF. Exploring the effects of an online asynchronous mindfulness meditation intervention with nursing students on stress, mood, and cognition: A descriptive study. *Nurs. Educ. Today* 2016;39:163–169.
54. Whitebird RR, Kreitzer M, Crain AL, Lewis BA, Hanson LR, and Enstad CJ. Mindfulness-based stress reduction for family caregivers: A randomized controlled trial. *Gerontologist* 2012;53(4):676–686.
55. Boxleitner G, Jolie S, Shaffer D, Pasacreta N, Bai M, and McCorkle R. Comparison of two types of meditation on patients' psychosocial responses during radiation therapy for head and neck cancer. *J. Altern. Complement. Med.* 2017;23(5):355–361.
56. Galatzer-Levy IR, Brown AD, Henn-Haase C, Metzler TJ, Neylan TC, and Marmar CR. Positive and negative emotion prospectively predict trajectories of resilience and distress among high-exposure police officers. *Emotion* 2013;13(3):545.
57. Kleim B, Thörn HA, and Ehlert U. Positive interpretation bias predicts well-being in medical interns. *Front. Psychol.* 2014;5:640–646.
58. Nezlek JB, Holas P, Rusanowska M, and Krejtz I. Being present in the moment: Event-level relationships between mindfulness and stress, positivity, and importance. *Personal. Individ. Differ.* 2016;93:1–5.
59. Park ER, Traeger L, Vranceanu A-M, Scult M, Lerner JA, Benson H, et al. The development of a patient-centered program based on the relaxation response: The Relaxation Response Resiliency Program (3RP). *Psychosomatics* 2013;54(2):165–174.
60. Paul-Labrador M, Polk D, Dwyer JH, Velasquez I, Nidich S, Rainforth M, et al. Effects of a randomized controlled trial of transcendental meditation on components of the metabolic syndrome in subjects with coronary heart disease. *Arch. Intern. Med.* 2006;166(11):1218–1224.
61. Barnes VA, Treiber FA, and Davis H. Impact of Transcendental Meditation® on

cardiovascular function at rest and during acute stress in adolescents with high normal blood pressure. *J. Psychosom. Res.* 2001;51(4):597–605.
62. Cohen L, Warneke C, Fouladi RT, Rodriguez M, and Chaoul-Reich A. Psychological adjustment and sleep quality in a randomized trial of the effects of a Tibetan yoga intervention in patients with lymphoma. *Cancer* 2004;100(10):2253–2260.
63. Raskin M, Bali LR, and Peeke HV. Muscle biofeedback and transcendental meditation: A controlled evaluation of efficacy in the treatment of chronic anxiety. *Arch. Gen. Psychiatry* 1980;37(1):93–97.
64. Jin P. Efficacy of Tai Chi, brisk walking, meditation, and reading in reducing mental and emotional stress. *J. Psychosom. Res.* 1992;36(4):361–370.
65. Astin JA. Stress reduction through mindfulness meditation: Effects on psychological symptomatology, sense of control, and spiritual experiences. *Year B Psychiatry Appl. Ment. Health* 1998;1998(4):113–114.
66. Speca M, Carlson LE, Goodey E, and Angen M. A randomized, wait-list controlled clinical trial: The effect of a mindfulness meditation-based stress reduction program on mood and symptoms of stress in cancer outpatients. *Psychosom. Med.* 2000;62(5):613–622.
67. Ussher M, Spatz A, Copland C, Nicolaou A, Cargill A, Amini-Tabrizi N, et al. Immediate effects of a brief mindfulness-based body scan on patients with chronic pain. *J. Behav. Med.* 2014;37(1):127–134.
68. Barrows KA and Jacobs BP. Mind-body medicine: An introduction and review of the literature. *Med. Clin. North Am.* 2002;86(1):11–31.
69. Huss E and Sarid O. Visually transforming artwork and guided imagery as a way to reduce work related stress: A quantitative pilot study. *Arts Psychother.* 2014;41(4):409–412.
70. Bermudez D, Benjamin MT, Porter SE, Saunders PA, Myers NAL, and Dutton MA. A qualitative analysis of beginning mindfulness experiences for women with post-traumatic stress disorder and a history of intimate partner violence. *Complement. Ther. Clin. Pract.* 2013;19(2):104–108.
71. Breslin MJ and Lewis CA. Theoretical models of the nature of prayer and health: A review. *Ment. Health Relig. Cult.* 2008;11(1):9–21.
72. Fredrickson BL, Cohn MA, Coffey KA, Pek J, and Finkel SM. Open hearts build lives: Positive emotions, induced through loving-kindness meditation, build consequential personal resources. *J. Pers. Soc. Psychol.* 2008;95(5):1045.
73. Sharma M. Yoga as an alternative and complementary approach for stress management: A systematic review. *J. Evid. Based Complement. Altern. Med.* 2014;19(1):59–67.
74. Wang F, Lee E-KO, Wu T, Benson H, Fricchione G, Wang W, et al. The effects of tai chi on depression, anxiety, and psychological well-being: A systematic review and meta-analysis. *Int. J. Behav. Med.* 2014;21(4):605–617.
75. Cramer H. The efficacy and safety of yoga in managing hypertension. *Exp. Clin. Endocrinol. Diabetes* 2016;124(02):65–70.
76. Wayne PM, Berkowitz DL, Litrownik DE, Buring JE, and Yeh GY. What do we really know about the safety of tai chi? A systematic review of adverse event reports in randomized trials. *Arch. Phys. Med. Rehabil.* 2014;95(12):2470–2483.
77. Patañjali. *The Yoga Sutras of Patanjali: The Book of the Spiritual Man: An Interpretation.* London: Watkins, 1975.
78. Jeter PE, Slutsky J, Singh N, and Khalsa SBS. Yoga as a therapeutic intervention: A bibliometric analysis of published research studies from 1967 to 2013. *J. Altern. Complement. Med.* 2015 Jul 21;21(10):586–592.
79. Yogendra J. The study of clinical-cum-medical research and yoga. *J. Yoga Inst.* 1970;16:3–10.
80. Cramer H, Ward L, Steel A, Lauche R, Dobos G, and Zhang Y. Prevalence, patterns, and predictors of yoga use; Results of a U.S. nationally representative survey. *Am. J. Prev. Med.* 2016;50(2):230–235.
81. Barner, JC, Bohman TM, Brown CM, and Richards KM. Use of complementary and alternative medicine for treatment among African-Americans: A multivariate analysis. *Res. Soc. Adm. Pharm.* 2010 Sep;6(3):196–208.
82. Abbott RA, Martin AE, Newlove-Delgado TV, Bethel A, Thompson-Coon J, Whear R, et al. Psychosocial interventions for recurrent abdominal pain in childhood. *Cochrane Libr.* 2017;3:1–89.
83. Bauer BA, Tilburt JC, Sood A, Li G, and Wang S. Complementary and alternative medicine therapies for chronic pain. *Chin. J. Integr. Med.* 2016;22(6):403–411.
84. Panebianco M, Sridharan K, and Ramaratnam S. Yoga for epilepsy. *Cochrane Database Syst. Rev.* 2015;(5):CD001524.
85. Agarwal RP and Maroko-Afek A. Yoga into cancer care: A review of the evidence-based research. *Int. J. Yoga* 2018;11(1):3.
86. Khalsa SB. Yoga as a therapeutic intervention. *Princ. Pract. Stress Manag.* 2007;3:449–462.
87. Koh TC. Tai chi chuan. *Am. J. Chin. Med.* 1981;9(01):15–22.
88. Yang G-Y, Wang L-Q, Ren J, Zhang Y, Li M-L, Zhu Y-T, et al. Evidence base of clinical studies on Tai Chi: A bibliometric analysis. *PloS One* 2015;10(3):e0120655.
89. Wayne PM, Manor B, Novak V, Costa MD, Hausdorff JM, Goldberger AL, et al. A systems biology approach to studying Tai Chi, physiological complexity and healthy aging: Design and rationale of a pragmatic randomized controlled trial. *Contemp. Clin. Trials* 2013;34(1):21–34.
90. Lauche R, Wayne P, and Dobos G. Prevalence, patterns, and predictors of t'ai chi and qigong use in the United States: Results of a nationally representative survey. *J. Altern. Complement. Med.* 2016;22(4):336–342.
91. Del Rosso A and Maddali-Bongi S. Mind body therapies in rehabilitation of patients with rheumatic diseases. *Complement. Ther. Clin. Pract.* 2016;22:80–86.
92. Theadom A, Cropley M, Smith HE, Feigin VL, and McPherson K. Mind and body therapy for fibromyalgia. *Cochrane Database Syst. Rev.* 2015;(4):CD001980.
93. Chen Y-W, Hunt MA, Campbell KL, Peill K, and Reid WD. The effect of Tai Chi on four chronic conditions—Cancer, osteoarthritis, heart failure and chronic obstructive pulmonary disease: A systematic review and meta-analyses. *Br. J. Sports Med.* 2015;50(7):397–407.
94. Yang Y, Li X-Y, Gong L, Zhu Y-L, and Hao Y-L. Tai Chi for improvement of motor function, balance and gait in Parkinson's disease: A systematic review and meta-analysis. *PloS One* 2014;9(7):e102942.
95. Li F, Harmer P, Fitzgerald K, Eckstrom E, Stock R, Galver J, et al. Tai chi and postural stability in patients with Parkinson's disease. *N. Engl. J. Med.* 2012;366(6):511–519.
96. Grossman P, Tiefenthaler-Gilmer U, Raysz A, and Kesper U. Mindfulness training as an intervention for fibromyalgia: Evidence of postintervention and 3-year follow-up benefits in well-being. *Psychother. Psychosom.* 2007;76:226–233.
97. Krejtz I, Nezlek JB, Michnicka A, Holas P, and Rusanowska M. Counting one's blessings can reduce the impact of daily stress. *J. Happiness Stud.* 2016;17(1):25–39.
98. Millstein RA, Celano CM, Beale EE, Beach SR, Suarez L, Belcher AM, et al. The effects of optimism and gratitude on adherence, functioning and mental health following an acute coronary syndrome. *Gen. Hosp. Psychiatry* 2016;43:17–22.
99. O'Leary K and Dockray S. The effects of two novel gratitude and mindfulness interventions on well-being. *J. Altern. Complement. Med.* 2015;21(4):243–245.
100. Kyeong S, Kim J, Kim DJ, Kim HE, and Kim J-J. Effects of gratitude meditation on neural network functional connectivity and brain-heart coupling. *Sci. Rep.* 2017;7:5058–5071.
101. Kini P, Wong J, McInnis S, Gabana N, and Brown JW. The effects of gratitude expression on neural activity. *NeuroImage* 2016;128:1–10.
102. Cheng S-T, Tsui PK, and Lam JH. Improving mental health in health care practitioners: Randomized controlled trial of a gratitude intervention. *J. Consult. Clin. Psychol.* 2015;83(1):177.
103. Greene N and McGovern K. Gratitude, psychological well-being, and perceptions of posttraumatic growth in adults who lost a parent in childhood. *Death Stud.* 2017;41(7):436–446.
104. Kerr SL, O'Donovan A, and Pepping CA. Can gratitude and kindness interventions enhance well-being in a clinical sample? *J. Happiness Stud.* 2015;16(1):17–36.
105. Lau BH-P and Cheng C. Gratitude and coping among familial caregivers of persons with dementia. *Aging Ment. Health* 2017;21(4):445–453.
106. Ng M-Y and Wong W-S. The differential effects of gratitude and sleep on psychological distress in patients with chronic pain. *J. Health Psychol.* 2013;18(2):263–271.
107. Petrocchi N and Couyoumdjian A. The impact of gratitude on depression and anxiety: The mediating role of criticizing, attacking, and reassuring the self. *Self Identity* 2016;15(2):191–205.
108. Southwell S and Gould E. A randomised wait list-controlled pre-post-follow-up trial of a gratitude diary with a distressed sample. *J. Posit. Psychol.* 2017;12(6):579–593.
109. Van Dusen JP, Tiamiyu MF, Kashdan TB, and Elhai JD. Gratitude, depression

110. Vernon LL, Dillon JM, and Steiner AR. Proactive coping, gratitude, and posttraumatic stress disorder in college women. *Anxiety Stress Coping* 2009;22(1):117–127.
111. Wood AM, Maltby J, Gillett R, Linley PA, and Joseph S. The role of gratitude in the development of social support, stress, and depression: Two longitudinal studies. *J. Res. Personal.* 2008;42(4):854–871.
112. Shao D, Gao W, and Cao F-L. Brief psychological intervention in patients with cervical cancer: A randomized controlled trial. *Health Psychol.* 2016;35(12):1383.
113. Baxter HJ, Johnson MH, and Bean D. Efficacy of a character strengths and gratitude intervention for people with chronic back pain. *Aust. J. Rehabil. Couns.* 2012;18(2):135–147.
114. Fredrickson BL. The broaden-and-build theory of positive emotions. *Philos. Trans. R. Soc. B Biol. Sci.* 2004;359(1449):1367.
115. Tugade MM and Fredrickson BL. Resilient individuals use positive emotions to bounce back from negative emotional experiences. *J. Pers. Soc. Psychol.* 2004;86(2):320.
116. Lubinska-Welch I, Pearson T, Comer L, and Metcalfe SE. Nurses as instruments of healing: Self-care practices of nurses in a rural hospital setting. *J. Holist Nurs.* 2016;34(3):221–228.
117. Abel MH. Humor, stress, and coping strategies. *Humor Int. J. Humor Res.* 2002;15(4):365–381.
118. Arvidsdotter T, Marklund B, Taft C, and Kylén S. Quality of life, sense of coherence and experiences with three different treatments in patients with psychological distress in primary care: A mixed-methods study. *BMC Complement. Altern. Med.* 2015;15(1):132.
119. Butler AC, Chapman JE, Forman EM, and Beck AT. The empirical status of cognitive-behavioral therapy: A review of meta-analyses. *Clin. Psychol. Rev.* 2006;26(1):17–31.
120. Gross JJ and Thompson RA. *Emotion Regulation: Conceptual Foundations*, New York, NY, US: The Guilford Press 2007.
121. Jamieson JP, Mendes WB, and Nock MK. Improving acute stress responses: The power of reappraisal. *Curr. Dir. Psychol. Sci.* 2013;22(1):51–56.
122. Troy AS, Shallcross AJ, Davis TS, and Mauss IB. History of mindfulness-based cognitive therapy is associated with increased cognitive reappraisal ability. *Mindful. J.* 2013;4(3):213–222.
123. American College of Lifestyle Medicine. *What Is Lifestyle Medicine?* [Internet], 2015. Available from: www.lifestylemedicine.org/What-is-Lifestyle-Medicine
124. Masih T, Dimmock JA, Epel ES, and Guelfi KJ. Stress-induced eating and the relaxation response as a potential antidote: A review and hypothesis. *Appetite* 2017;118:136–143.
125. Sinha R and Jastreboff AM. Stress as a common risk factor for obesity and addiction. *Biol. Psychiatry* 2013;73(9):827–835.
126. Framson C, Kristal AR, Schenk JM, Littman AJ, Zeliadt S, and Benitez D. Development and validation of the mindful eating questionnaire. *J. Am. Diet. Assoc.* 2009;109(8):1439–1444.
127. Mason AE, Daubenmier J, Moran PJ, Kristeller J, Dallman M, Lustig RH, et al. Increases in mindful eating predict reductions in consumption of sweets and desserts: Data from the supporting health by integrating nutrition and exercise (SHINE) clinical trial. *J. Altern. Complement. Med.* 2014;20(5):A17–A17.
128. Jordan CH, Wang W, Donatoni L, and Meier BP. Mindful eating: Trait and state mindfulness predict healthier eating behavior. *Personal. Individ. Differ.* 2014;68:107–111.
129. Davies SK, Ang JE, Revell VL, Holmes B, Mann A, Robertson FP, et al. Effect of sleep deprivation on the human metabolome. *Proc. Natl. Acad. Sci.* 2014;111(29):10761–10766.
130. Irwin MR, Olmstead R, and Carroll JE. Sleep disturbance, sleep duration, and inflammation: A systematic review and meta-analysis of cohort studies and experimental sleep deprivation. *Biol. Psychiatry* 2016;80(1):40–52.
131. Sano A, Phillips AJ, Amy ZY, McHill AW, Taylor S, Jaques N, et al. Recognizing academic performance, sleep quality, stress level, and mental health using personality traits, wearable sensors and mobile phones. In: *Wearable and Implantable Body Sensor Networks (BSN), 2015 IEEE 12th International Conference on Wearable and Implantable Body Sensor Networks (BSN)*, Cambridge, MA: IEEE, 2015. pp. 1–6. doi: 10.1109/BSN.2015.7299420
132. Irish LA, Kline CE, Gunn HE, Buysse DJ, and Hall MH. The role of sleep hygiene in promoting public health: A review of empirical evidence. *Sleep Med. Rev.* 2015;22:23–36.
133. Paruthi S, Brooks LJ, D'Ambrosio C, Hall WA, Kotagal S, Lloyd RM, et al. Consensus statement of the American Academy of sleep medicine on the recommended amount of sleep for healthy children: Methodology and discussion. *J. Clin. Sleep. Med.* 2016;12(11):1549–1561.
134. Panel CC, Watson NF, Badr MS, Belenky G, Bliwise DL, Buxton OM, et al. Recommended amount of sleep for a healthy adult: A joint consensus statement of the American Academy of sleep medicine and sleep research society. *J. Clin. Sleep. Med.* 2015;11(6):591.
135. Billings DW, Cook RF, Hendrickson A, and Dove DC. A web-based approach to managing stress and mood disorders in the workforce. *J. Occup. Environ. Med.* 2008;50(8):960.
136. Mani M. *E-Mindful Health: Evaluation of Mobile Apps for Mindfulness*. Brisbane, Australia: Queensland University of Technology, 2017.
137. Blodt S, Pach D, Roll S, and Witt CM. Effectiveness of app-based relaxation for patients with chronic low back pain (relaxback) and chronic neck pain (relaxneck): Study protocol for two randomized pragmatic trials. *Trials* 2014;15(1):490.
138. Jayawardene WP, Lohrmann DK, Erbe RG, and Torabi MR. Effects of preventive online mindfulness interventions on stress and mindfulness: A meta-analysis of randomized controlled trials. *Prev. Med. Rep.* 2017;5:150–159.
139. Sahlin E, Ahlborg Jr G, Tenenbaum A, and Grahn P. Using nature-based rehabilitation to restart a stalled process of rehabilitation in individuals with stress-related mental illness. *Int. J. Environ. Res. Public Health* 2015;12:1928.
140. Hoge EA, Bui E, Marques L, Metcalf CA, Morris LK, Robinaugh DJ, et al. Randomized controlled trial of mindfulness meditation for generalized anxiety disorder: Effects on anxiety and stress reactivity. *J. Clin. Psychiatry* 2013;74(8):786.
141. Lakkireddy D, Atkins D, Pillarisetti J, Ryschon K, Bommana S, Drisko J, et al. Effect of yoga on arrhythmia burden, anxiety, depression, and quality of life in paroxysmal atrial fibrillation: The YOGA my heart study. *J. Am. Coll. Cardiol.* 2013;61(11):1177–1182.
142. Cramer H, Lauche R, Klose P, Lange S, Langhorst J, and Dobos G. Yoga for improving health-related quality of life, mental health and cancer-related symptoms in women diagnosed with breast cancer. *Cochrane Libr.* 2017;(1):CD010802.
143. Khobragade Y, Abas ABL, Ankur B, and Khobragade S. Meditation as primary intervention strategy in prevention of cardiovascular diseases. *Int. J. Res. Med. Sci.* 2016;4(1):12–21.
144. Streeter CC, Gerbarg PL, Whitfield TH, Owen L, Johnston J, Silveri MM, et al. Treatment of major depressive disorder with Iyengar yoga and coherent breathing: A randomized controlled dosing study. *J. Altern. Complement. Med.* 2017;23(3):201–207.
145. Gainey A, Himathongkam T, Tanaka H, and Suksom D. Effects of Buddhist walking meditation on glycemic control and vascular function in patients with type 2 diabetes. *Complement. Ther. Med.* 2016;26:92–97.
146. Pacanowski CR, Diers L, Crosby RD, and Neumark-Sztainer D. Yoga in the treatment of eating disorders within a residential program: A randomized controlled trial. *Eat. Disord.* 2017;25(1):37–51.
147. Kuo B, Bhasin M, Jacquart J, Scult MA, Slipp L, Kagan Riklin EI, et al. Genomic and clinical effects associated with a relaxation response mind-body intervention in patients with irritable bowel syndrome and inflammatory bowel disease. *PloS One* 2015;10(4):1–26. doi:10.1371/journal.pone.0123861
148. Shallcross AJ and Visvanathan PD. *Mindfulness-Based Cognitive Therapy for Insomnia*. In: *Mindfulness-Based Cognitive Therapy*. [Internet], Springer, 2016 [cited 2017 Jul 30]. p. 19–29. Available from: http://link.springer.com/chapter/10.1007/978-3-319-29866-5_3
149. Sharma V, Saito Y, and Amit S. Mind-body medicine and irritable bowel syndrome: A randomized control trial using stress reduction and resiliency training. *J. Altern. Complement. Med.* 2014;20(5):A94–A94.
150. Morone NE, Greco CM, Moore CG, Rollman BL, Lane B, Morrow LA, et al. A mind-body program for older adults with chronic low back pain: A randomized clinical trial. *JAMA Intern. Med.* 2016;176(3):329–337.
151. Deng GE, Rausch SM, Jones LW, Gulati A, Kumar NB, Greenlee H, et al. Complementary therapies and integrative medicine in lung cancer: Diagnosis and management of lung cancer: American College of chest physicians evidence-based clinical practice guidelines. *Chest J.* 2013;143(5):420–436.

152. Millstine D, Chen CY, and Bauer B. Complementary and integrative medicine in the management of headache. *BMJ* 2017 May 16;357:j1805.
153. Burschka JM, Keune PM, Hofstadt-van Oy U, Oschmann P, and Kuhn P. Mindfulness-based interventions in multiple sclerosis: Beneficial effects of Tai Chi on balance, coordination, fatigue and depression. *BMC Neurol.* 2014;14(1):165.
154. Lee AC, Harvey WF, Wong JB, Price LL, Han X, Chung M, et al. Effects of Tai Chi versus physical therapy on mindfulness in knee osteoarthritis. *Mindful. J.* 2017;8(5):1195–1205.
155. Colgan DD, Christopher M, Michael P, and Wahbeh H. The body scan and mindful breathing among veterans with PTSD: Type of intervention moderates the relationship between changes in mindfulness and post-treatment depression. *Mindful. J.* 2016;7(2):372–383.
156. Nakamura Y, Lipschitz DL, Kanarowski E, McCormick T, Sutherland D, and Melow-Murchie M. Investigating impacts of incorporating an adjuvant mind–body intervention method into treatment as usual at a community-based substance abuse treatment facility: A pilot randomized controlled study. *SAGE Open* 2015;5(1). doi: 2158244015572489.
157. Rosen JE, Gardiner P, and Lee SL. Complementary and integrative treatments: Thyroid disease. *Otolaryngol. Clin. North Am.* 2013;46(3):423–435.

第 24 章 健康指导和行为改变

目录

要点／393

24.1 前言／393

24.2 **健康教练——一个领域和职业**／394
24.2.1 理论基础和历史依据／394
24.2.2 指导与治疗／396
24.2.3 教练与健康教育和案例管理／397
24.2.4 规范健康教练领域／397
24.2.5 健康教练培训和教育／398

24.3 **健康教练——最具创新的临床领域**／399
24.3.1 客户／患者群体和护理环境／399
24.3.2 访问结构和传递方法／400
24.3.3 健康教练——支付模式／401

24.4 **评估并研究健康教练**／402
24.4.1 现有证据／402

24.5 **健康教练——实用螺母和螺栓**／403
24.5.1 教练执教／403
24.5.2 转诊给健康教练／403
24.5.3 雇用健康教练／403
24.5.4 同化健康教练／404
24.5.5 保护客户／患者隐私／404

24.6 **健康教练在卫生保健中的未来充满希望**／404

临床应用／405

参考文献／406

要 点

- 尽管人们已意识到营养膳食和规律锻炼等生活行为方式在实现健康方面起着至关重要的作用,但仅靠个人却很难坚持。
- 仅凭知识很难产生巨大的或可持续的健康行为改变,人们需要可靠的支持、鼓励、赋权和问责,而健康教练可以提供这些。
- 个人对自身的健康挑战和治愈能力的信念和观点影响了他们的生活质量和临床进程。健康指导可以成为一条通往更有力量并具有积极信念的道路。

24.1 前言

我们都有生活的经历,它们是我们的避难所,力量的来源,但有时也是我们的监狱。在这些故事中,我们充当英雄或受害者,或是完整的或是残缺的,或是被治愈的或是痛苦的。经历可以给我们希望,引导成长,也可以助长绝望。最重要的是,我们有权选择自己是作者、编辑还是过程的见证者。虽然选择权在我们手中,但大多数人都需要有陪伴,才能拥有健康而富有成效的人生。在我们的生活面临剧变,尤其是身体健康受到威胁或破坏时,这种需要更为强烈。健康教练使个人有机会去主动选择/改变自己的健康故事。

当代的医疗系统是围绕诊断建立的,即患了什么疾病,如何治疗疾病、减轻疼痛或将疾病造成的伤害最小化。患者通常是有共性的,可以根据诊断开出治疗处方。预防是一个次要的过程,它对已经存在但我们尚未意识到的问题进行筛查。作为卫生保健消费者,我们接受专家建议和治疗程序、处方药物、手术并被告知统计学预后,并可能会收到有关疾病或干预治疗的宣教,或者得到应对复杂的疾病护理系统的指导。然而,即使卫生保健消费者的健康至少有40%与通过鼓励建立积极的健康习惯(如吃得好、不吸烟、锻炼、管理压力、培养积极的关系或拥有高质量的睡眠)来真正预防疾病有关,医疗资助体系却只覆盖了其中的一小部分[1]。研究表明,维持4种基本健康行为(不吸烟、体力活动、调节酒精摄入量和每天食用5份水果和蔬菜)预测总死亡率将与不维持此行为相差4倍[2]。以患者或家属为主的护理工作应尽力赋予他们自主权,并承认患者和护理工作者之间关系的重要性。然而,这些关系被体制内简化框架影响,既没有时间,也没有报销对积极生活方式改变的咨询费用。这种情况造成权利被剥夺,受伤或生病的人仅被告知该做什么以及何时做,而很少被告知为什么他们需要做出改变,或者如何根据自己独特的生活环境、价值观和信仰来实现这些改变。

健康教练与客户合作,帮助他们提高对疾病和疾病康复的认识,揭示信仰并选择他们希望改变的对象,加强他们的参与和赋权,确定他们的价值观和优先事项,在合理的时间框架内制定他们的生活方式改变计划,确认资源并解决障碍,设定、跟踪和实现自我选择的目标,建立责任感和社会支持。虽然理想情况下,所有医疗服务提供者都会提供其中一些服务,但这并不是常规情况。即使在与整体治疗模式相一致的综合实践中,从业者往往是给予建议、信息或干预的专家,而不是支持患者自身生活改变的专家。事实上,我们的医疗系统一直缺少健康教练。认识到这一需求,并培养和雇用健康教练来填补这一空白,增加了通过个人成功实现可持续的生活方式改变和创造新的幸福故事来改善整体健康的可能性。

24.2 健康教练——一个领域和职业

鉴于慢性疾病和人们致病行为日益严重,本书的其他章节已经明确了采用生活方式医学方法来促进健康的重要性。在许多慢性疾病的发展过程中,最大的可塑性因素是生活方式。在20世纪90年代,尽管人们认识到个人和社区健康行为选择的重要性[1],医疗系统仍然没有成功地影响大多数个人的行为选择。早期在疾病管理、患者教育和其他干预措施方面的努力减少了花费[3],增加了药物依从性。积极的生活方式改变的成功需要自我效能感,也就是个人对成功从事特定行为的信心。然而,自我效能感[4]在主流医疗中仍未得到很好的讨论或应用。虽在公共卫生论坛和医师实践中实施了多项教育举措,但受生活方式选择影响显著的卫生领域的统计数据(如糖尿病、肥胖和心脏病的流行率)仍未有转机。吸烟是美国人唯一减少的不良健康行为[5]。一种结合了公共卫生政策(例如禁止在餐馆吸烟)、创新的治疗方法和提高对吸烟危害的认识的综合烟草使用方法,促成了这一成功。显然,拥有关于健康行为的精确信息至关重要,但仅有知识并不能改变行为。事实上,知识本身不会导致行动,态度、主观规范和感知的行为控制才是行为改变的主要决定因素[6]。但这些想法还没有被推及到改变健康行为的尝试上。

24.2.1 理论基础和历史依据

健康教练(health and wellness coaching,HWC)起源于医疗保健以外的多个领域,从1个世纪前开始,Adler和Jung的不同的心理学分支为这个基础做出了巨大的贡献。Adler认为我们需要实现对社会有价值的个人目标,并了解这些目标是如何源于个人的创造性和独特能力的(即使是无意识的)。他进一步指出,成年人是用计划来创造自己的未来,并提出在受到他人鼓励时个人会感到自己是有能力的,被欣赏的,从而以相互合作的方式处事[7]。同样,Jung提出,人们朝着真实和"有目的"的生活前进,并在一生中不断学习。他强调人们应该选择他们赖以生存的价值观,而不是条件反射地遵从社会规范[8]。20世纪中叶的理论家在这些核心原则上又增加了重要的发现,即除了努力实现自我之外[9],人类是如何被激励去寻找个人意义并满足他们的基本需求的[10]。人本主义心理学通过强调人际关系和目的感的作用,增加了对动机的研究[11]。最近的研究通过自我决定理论和随后的自我和谐理论进一步阐明了HWC的基础[13,14]。理论解释了当个人认为他们的目标是由核心价值观和利益而非外部力量决定时,就会努力实现目标。后来的发展心理学家增加了建构主义元素[15,16],并首次提出了"重要参与"[16]的先例。总而言之,这些理论家认为个人是终身学习者,个人价值观和目标感有助于他们发挥积极改变的潜力。HWC建立在努力实现自我价值的框架之上,具有强大的内在资源,并在一个安全、保密、尊重他们并且无条件积极关注他们的联盟中获得积极改变的最佳能力。

在上述心理学基础不断演变的同时,教练干预治疗、医疗保健领域在进一步探索,并与再度出现的整体性社会现象相结合,产生了综合型HWC(Integrative HWC)新领域,这与健康领域中的整体整合运动理念相一致。虽然HWC和综合型HWC理论相近并都能应用在理论变革、行为健康原则和指导实践的技术上,但综合型HWC在综合、互补的医疗保健领域有更深层次的基础。术语HWC包含了所有的健康教练实践,且对心灵/身体/精神有更大的保证,并提供了范围更广的综合卫生保健从业者和治疗方法。HWC和综合型HWC的领导者已经联合起来共同推进并制定综合型HWC在知识水平、技能能力和教育要求上的最低标准,他们认为综合型HWC需要具备超出此最低水平的额外技能。

医学博士Evarts Loomis于1958年创建了美国第一个整体疗养中心,通过改变生活方式,包括营养、运动、心身练习和接触自然的时间,带来了整体康复的观念。在20世纪70年代,Loomis博士成为美国整体医学协会的联合创始人。这种新兴的潜在运动方式,培养了人们对健康态度的转变,为私人健康教练领域的发展奠定了基础。Tim Gallwey将"内心游戏"(Inner Game)方法引入执教中[17],强调如何摆脱自己的固有方式而成为更好的自己。医学博士John Travis自行出版了 *Wellness Inventory*[18],强调开展健康运动,介绍疾病-健康连续体,扩展了我们的视野,让我们认识到不要总局限于治疗范式(图24-2-1)。

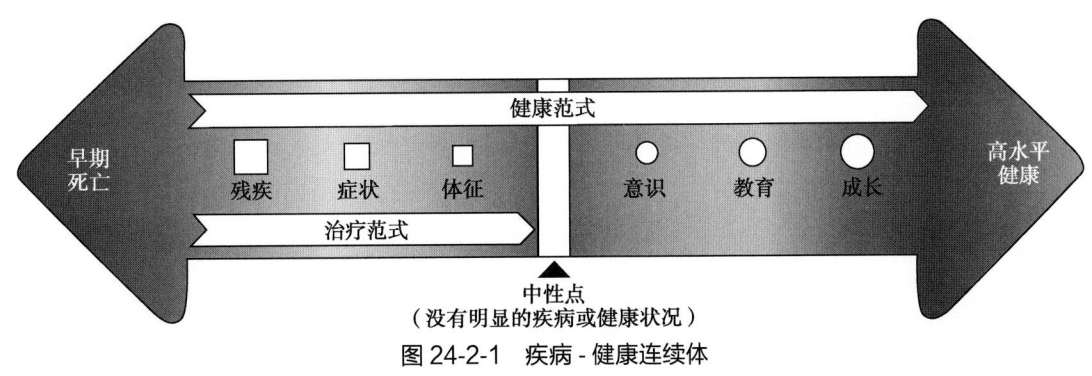

图24-2-1 疾病-健康连续体

在20世纪80年代,Thomas Leonard开始了生活教练的实践,并致力于编纂、普及全球化体育世界之外的教练规范[19]。Anthony Grant在指导心理学方面的工作促进了生活指导作为应用积极心理学而提高心理健康、生活质量和目标实现平台的合法性[20]。William Miller对酗酒者使用动机访谈法[21],作为一种交流方式为健康教练奠定了基础[22]。它现在有高度的证据支持,并用于多种健康问题[23],以评估客户目前行为方式的改变与个人价值观不一致的动机。1982年,跨理论模型(Transtheoretical Model,TTM)被提出[24],然后通过一个由研究人员、理论学家和治疗师组成的国际小组共同合作开发,而该小组的治疗师提供了一个比目前使用的成瘾行为治疗更全面的模型。该模型在"为了变好而改变"(changing for good)项目中得到了推广。它假设个体在考虑、接近、实施和维持改变的特定阶段中,进行有意的改变是非线性的。该模型继续发展,到2016年,在"为了变强而改变"(changing to thrive)[25]项目中,它更加注重与尚未做好准备或需要在健康相关领域进行改变的个人合作。

在20世纪90年代,从IBM公司开始,将教练从作为个人发展的载体,转变为商业培养人才的一种方式[26]。Thomas Leonard于1995年创立了非营利性组织——国际教练联合会(International Coach Federation,ICF),开始定义教练能力并提供标准化教练证书。到1999年,ICF开始实施教练培训标准,并开始认证个人生活教练培训项目。

24.2.2 指导与治疗

医疗保健和社区健康环境中的很大一部分患者/客户也在面临着精神健康问题,包括抑郁、焦虑和成瘾[27]。随着心理治疗50多年的结果数据[28]衍生出的无数技术以及以解决方案为中心的短期治疗方法[29,30]的发展,上文所述的理论框架得到了进一步的拓展。这些技术使提供者,尤其是健康教练,不仅关注病理学,而且关注行为改变。健康教练和保健教练的心理健康素养国家标准尚未确定,这是未来需要填补的重要空白。虽然HWC和心理治疗之间存在很多类似的地方,但仍存在很大的区别。健康教练不做诊断或治疗,他们关注的不是问题的病理或诊断,而是一个目标。HWC目的不在于提供方向,而是在一个安全的空间中通过提问来创造机会,让客户发现自己的洞察力[31]。明确HWC的执业范围很重要。有时,患有精神疾病的个体,例如患有重性抑郁障碍或严重焦虑症的个体,可能会寻求HWC作为他们的处理方式。接受过培训后的健康教练,知道如何以及何时推荐这些人去找专业人士去做适当的心理健康治疗。由于一些人可能会因为恐惧或误解而不去寻求所需的治疗,HWC可以作为他们心理健康服务的安全门户。由于每个客户满足的需求不同,他们可以同时受益于接受治疗和指导,HWC为了找到并治疗导致当前功能障碍的原因,关注于当前和未来目标的实现和心身技能的习得,以提高自我调节能力。尽管HWC有时可能协同工作,有活跃成瘾或进食障碍的客户也可能需要与心理健康服务提供者联系(表24-2-1)。

表24-2-1 健康指导不是咨询或治疗

医学咨询	健康指导
医疗模式	学习/发展模式
病理模式下可诊断的疾病	可能性范式中的理想目标和成就
集中解决某一个问题	关注最优性能
专家提供信息	非评判性合作伙伴支持探索健康优先事项
着眼于现在/过去的"为什么"问题	着眼于现在/未来的"如何"问题
恢复功能水平	向更好方向进展

24.2.3 教练与健康教育和案例管理

所有教育方法都侧重于传达信息,或者传授管理健康状况的技能。虽然健康教练有时提供信息或资源,但教育从来不是他们的主导功能。教学中出现了一种包含"引出、提供、引出"的指导方法,这是动机访谈中的一种技巧,包括请求允许分享内容,探索客户目前的知识水平或理解能力,然后提供新信息并询问客户如何实施或应用这些信息[23]。另一个哲学上的区别来自目标设定的过程,与其他方法不同的是,HWC 议程由客户驱动并确认"客户的价值观、目标感和个人对他们生活的愿景",而不是由疾病管理公司、保险公司、雇主或卫生保健提供者的目标或优先事项决定[31]。

24.2.4 规范健康教练领域

2008年,健康教练领域的领导者清楚地意识到,以下4个领域的不断增长,造成了一种混乱和质量参差不齐的风气。

1. 各种各样的从业者自认为是健康教练。
2. 自称是提供健康指导服务的组织。
3. 在方法、内容、技能培训、形式、评估和时长上差异很大的 HWC 培训项目。
4. 题名为 HWC,但干预方式不明确或不一致的研究。

(详见"24.4 评估并研究健康教练"中的更多细节。)

HWC 的专业发展需要建立国家标准和基本培训教育的最低标准,还需要明确定义,以便为严格和有意义的评估研究建立一致的基础。因此,2010年的一次美国全国首脑会议上成立了国家健康教练资格认证联合会(National Consortium for Credentialing Health and Wellness Coaching,NCCHWC),该会议汇集了来自不同保健领域的70多个利益相关单位。这些利益相关者、捐助者和顾问代表了健康促进、辅导心理学、护理和医学方面的专业协会、研究人员、经验丰富的教练和主题专家、商业培训机构以及在该领域经验丰富的大学教育工作者。NCCHWC 于 2013 年获得非营利组织 501(c)(3)资格,其目标是在循证基础上使不断扩大的保健和健康指导领域专业化。

鉴于文献中反复呼吁澄清健康教练一词的异质性,并使用循证的方法来识别 HWC 的概念和干预内容,Wolever、Simmons、Sforzo 等人[32]系统地回顾了2013年1月之前有关 HWC 的英文和西班牙文献,并使用 PRISMA(Preferred Reporting Items for Systematic Review and Meta-Analyses)建立了国际准则。Pico 衍生的主要研究问题是:在同行评议的医学文献中,如何将干预描述为健康指导的定义和操作?(译者注:Pico是一个研究问题框架,用来明确研究涉及的人群、干预措施、对照和结局。)具体而言,该综述试图澄清 HWC 是由哪些途径、实践、策略和方法论构成的。HWC 的标准化定义将使 HWC 的评估更加严格。此外,可以更好地确定培训 HWC 所需的专业技能(表 24-2-2)。

总的来说,文献将 HWC 描述为:基于关系的(78%)、完全或部分以患者为中心的过程(86%)、包括患者确定的目标(71%)、包括自我发现和主动学习过程(63%)(相对于更被动地接受建议)、鼓励对行为负责(86%)、向患者提供某种类型的教育以及使用辅导过程(91%)。

表 24-2-2　文献对 HWC 的描述

元素	有足够细节进行编码的研究的百分比（%）
患者中心（医学研究所，2001 年）	228 项试验中 86% 是部分或完全一致的
由患者决定的目标	217 项试验中的 71%
自我发现	188 项试验中的 63%
问责制	159 项试验中的 81%
内容教育	233 项试验中的 91%
基于关系	154 项试验中的 78%

注：为定义 HWC 的关键方面，全文文章（284 篇总文章）被确定为定量综合，正如文献中所操作的那样。本文为每个关键元素提供了足够详细的代码并对所有文章对六个特定的定义元素进行了评估，但其中 11%~23% 没有提供足够的细节。

2015 年，NCCHWC 发表了前 6 年工作的总结性结果[33]，并提出了 HWC 的定义：健康教练是来自不同社会和教育背景的专业人员，他们在以客户为中心的过程中与个人或团体合作，以促进和授权客户实现与健康有关的自主目标。当教练运用明确界定的知识和技能，使客户调动自身优势和外部资源以实现可持续改变时，就能使辅导成功地进行[33]。

24.2.5　健康教练培训和教育

2016 年，NCCHWC 与美国国家医学考试部（the National Board of Medical Examiners，NBME）正式合作，2017 年发展成 501（c）(6)，即 ICHWC（the International Consortium for Health and Wellness Coaching，www.ICHWC.org）。该机构制定了严格的教育项目和国家委员会认证个别教练的批准程序。

Wolever、Simmons、Sforzo 等人[32]对 HWC 文献的系统回顾还审查了报告的教育和培训信息。在 246 篇提供了健康教练专业背景信息的文章中，有 95% 被雇用为教练，剩下的 5% 仅被雇用为基础技术辅导者。这些项目的教练中，93% 是专业人员，7%（234 人中的 17 人）是非专业人员（图 24-2-2）。雇用教练的文章中只有 22% 描述了被聘为教练的人员所接受的特定培训数量。专门针对教练的培训时间从不到 2h 到近 2 年不等，中位数在 6~40h 之间。如此巨大的差异需要专业人士的关注，以改进和规范该领域。

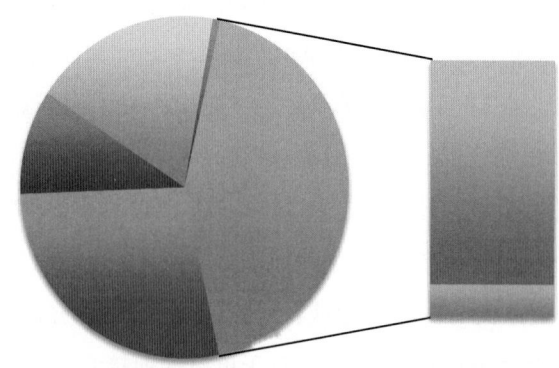

图 24-2-2　职业分布图

从历史上看,ICF 在 20 世纪 90 年代中期就开始了对生活教练和高阶教练的正式培训。截至 2016 年,超过 2 万名教练持有 ICF 教练资格证书,包括助理认证教练、专业认证教练和硕士认证教练。ICF 认证了全球 200 多个教练培训项目(至少进行了 125h 的教练能力培训)。ICF 的核心能力和道德准则被广泛应用,并被尊为管理、商业和生活方面专业教练的基础准绳[34]。ICF 标准主要集中于高管和商业领域,而不是健康教练,而且在教练科学、教练心理学或教练研究方面还没有一个坚实的基础。

在 20 世纪 90 年代,第一批开创性的健康和综合健康教练开始实践。首个独立的健康教练培训和认证项目于 2002 年启动,第一个学术项目于 2005 年启动,到 2017 年,已有 50 多个美国项目获得 ICHWC 的批准。方案标准包括通过对实际技能的及格/不及格评估来确定健康教练的培训和指导能力。ICHWC 批准的培训项目的教练毕业生有资格参加健康教练国家委员会认证,这是 2017 年 9 月在全国发起的教练知识考试,从 2018 年起每半年举行一次。考试内容和流程由 ICHWC 和 NBME 联合制定,后者自 1915 年开始实施医师资格证书考试。国家卫生和保健教练培训能力源于 NBME 设计的严格且包容的过程,并建立在 ICHWC[33,35]开展的最佳工作任务分析的基础之上。虽然职业能力素质与 ICF 标准显著重叠,但与健康行为改变相关领域的其他知识(包括自我决定理论、跨理论模型,动机访谈、社会认知理论和积极心理学)仍然是其必需的。26 个专业职能被分为 4 个领域(辅导结构和指导过程、法律和道德标准、健康和保健知识以及循证的健康生活方式标准)。健康教练的培训和教育由权威学者撰写的关于教练能力、动机访谈和跨理论模型的 10 本教科书以及不断增长的同行评议文献作为基础支持。2018 年,国家 HWC 培训和教育项目标准将提高到至少 60h 的能力培训(40h 必须是同步、交互式培训),15h 的健康生活方式教育,加上指导教练对 3 次指导的反馈,以及教练所展示的实用技能的及格/不及格评估。

目前,健康教练培训和教育项目在设置、结构和成本方面是多样化的,包括非学术型学位、学术型学位(学士学位,研究生毕业证书和硕士学位);私营部门、政府(例如,美国退伍军人事务部)和大型组织的内部机构,包括员工福利供应商、健康供应商、卫生系统和健康计划。一些项目的重点是综合健康[36,37],其他项目则强调护士辅导等专业[38],项目费用差异很大,从私营部门培训项目约 2 000 美元到硕士学位费用超过 40 000 美元。

目前,来自非临床和临床许可背景的人都有资格成为国家委员会认证的健康教练(NBCHWC)。根据关于教练背景和培训对教练效果的影响研究,未来可能会进一步完善健康教练的教育标准。

24.3 健康教练——最具创新的临床领域

24.3.1 客户/患者群体和护理环境

HWC 最初是一种辅助服务,大多数健康教练都在私人诊所工作,按服务收费,与患者接受其他医疗护理的地方分开。最近,HWC 作为朝阳的医疗行业正在融入医疗保健服务系统[39]、健康中心[40]、娱乐设施[41]、员工健康计划[42,43]、社区中心[44]及教育环境[45],也正在为无家可归者和得不到充分服务的特殊人群提供服务[46,47]。与医疗保健服务系统的重新整合增加了创新性HWC的潜力,使它能成为一个有影响力的系统性变革推动者。

医师对健康行为的咨询可以帮助患者实施积极的生活方式改变[48]。因此,提高HWC影响的一个潜在策略是将其整合到个人的日常医疗护理中。例如,在一项研究中,近1 000名患者(平均BMI=34.5kg/m^2)被他们的医疗保健提供者推荐到电话健康辅导计划,以帮助其管理体重。每个人平均收到1.8个健康指导课程,与保持体重稳定的约19 000名对照组患者相比,他们的体质量指数在12个月内减少了一个单位[49]。

健康教练的工作环境是在一个工作场所的健康中心。有充分的证据表明,压力在工作场所普遍存在,并与消极的健康行为有关,而高压力与员工健康事件的增加有关[50]。然而,如何帮助员工做出持久积极的生活方式改变还不清楚。最近对676名医疗系统员工的调查发现,高压力水平和消极的健康行为之间的关系在5年内保持一致[51]。因此,使用HWC来进行压力管理可能会对健康行为产生积极影响,例如增加体力活动,这反过来既可以节省金钱[42]又能改善结果[40]。

24.3.2　访问结构和传递方法

内容和上下文都决定了HWC访问的结构和方法的最佳选择。就HWC干预的内容而言,动机访谈和目标设定似乎是HWC干预措施一贯存在的[52]。Wolever等人[32]关于健康教练的系统综述中[32]指出:78%的文章表明,教学是在与教练保持一致、持续的关系背景下进行的,他们接受过特定行为改变、沟通和动机技能方面的训练。

正如这里所定义的那样,直接联系和安全关系这两者似乎都是HWC所必需的。因此,与同一个保健提供者进行同步的、语音的连接(面对面、电话或电脑)似乎是有效指导的最佳选择。虽然在其他领域使用了异步干预措施,但这些干预主要是为了教育的目的而不是辅导[53]。目前新的虚拟干预(有时被错误地称为教练)正在不断地被探索,但它们对持久行为改变的影响还没有得到很好的证实[54]。虽然与某些特定的健康教练进行单独会谈可能有一些好处,但对于这种干预的验证还很有限[55]。这些作者目前并不提倡将这种异步交流或与不同健康教练的单独会谈作为HWC的首选方法。

如前所述,同步健康辅导课程可以面对面(研究最多)、电话或在线(研究最少)提供。提供的形式、时长、频率和方法差异很大[56]。HWC会谈的数量、频率、长度和参与时间都没有标准化,无法供临床或研究用。尽管已发表的研究通常没有对疗程长度(75%)、疗程数量(52%)和一系列疗程持续时间(64%)进行描述,但Wolever等人的研究对有代表性的指导"剂量"进行了探索[32]。现存数据显示,辅导课程的平均持续时间为36min(从5min到2.5h不等);课程平均次数为10.1次(6次课程的中位数,范围1~90次);上报的平均接触时间为6.2h(中位数为3h,范围为15min~135h)。客户端HWC程序的持续时间多种多样。例如,23%的干预措施是5周~3个月;25%为3.5~6.0个月;22%是10.0~12.5个月。显然,需要更多地了解什么样的辅导传递形式、时长、课程次数和时间框架,对于特定的干预领域和加入HWC的特定人群才是最有效的。

调查参与者在辅导过程中的看法可以帮助健康教练对所提供的辅导方法做出决策。Clark 和他的同事们进行了一项小型但富有洞察力的定性研究,旨在了解完成为期 3 个月的健康指导项目的员工的观点[57]。27 名在职参与者表示他们对与健康教练的单线联系感到满意,并对自己与教练建立的职业关系所产生的良性影响感到惊讶。他们认为健康教练能幽默、非评判性地与他们沟通并唤醒他们要改变生活方式。他们喜欢协作决策的过程,但有报告表明,让他们感到要对自己的健康教练负责会更加激发他们的积极性。参与者将他们的积极变化归因于对自己的能力更有信心,能够重新确定他们的健康目标的优先级,以及对健康有更广泛的定义。

HWC 通常以一对一的形式提供。鉴于许多健康中心的员工人数有限,而团体可以成为积极的社会支持的来源,因此团体健康教练将成为一种新的、快速扩展的途径[58]。团体辅导增加了机会并降低了成本,但其有效性还需要进一步证明。

24.3.3 健康教练——支付模式

在雇主健康部门,雇主支付的教练指导服务费用通常作为更广泛提供健康服务的一部分,目的是控制保健费用的上升,并提高生产率和出勤率。许多供应商通过电话或视频会议向员工提供低成本或免费的 HWC 服务[59]。提供私人服务的健康教练主要从事收费服务,通常与其他服务相结合,如瑜伽、正念培训、个人培训、烹饪指导和治疗(来自有执照的精神健康提供者)(图 24-3-1)。

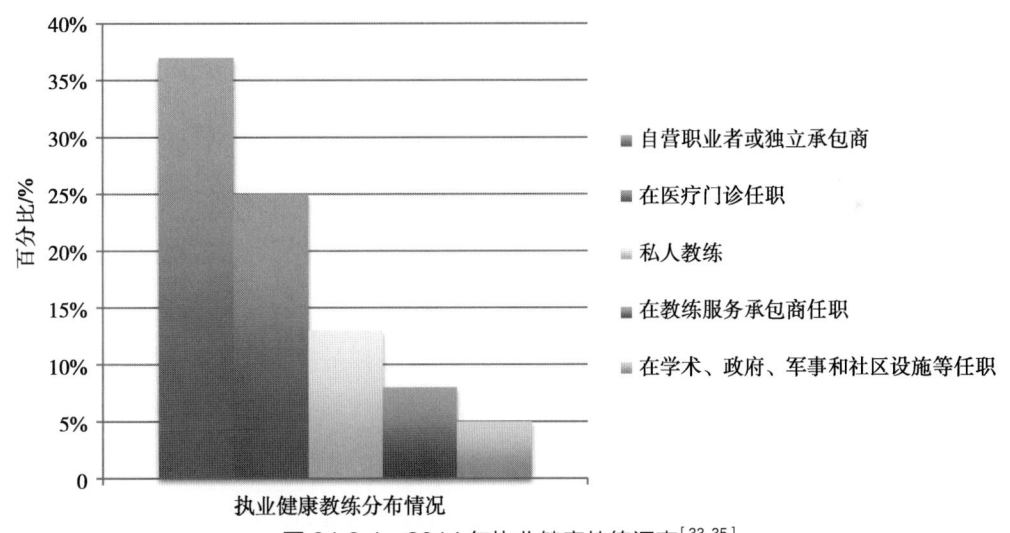

图 24-3-1 2014 年执业健康教练调查[33,35]

在初级保健环境中,由于国家委员会认证的对于健康教练的报销尚未对与预防、保健和参与健康生活方式有关的报销标准进行规定,目前辅导服务只是小规模提供。应该指出的是,作为初级保健机构整体护理团队成员的健康教练已成为初级保健变革的有效推动者[60,61]。营养师、健康教育者和护士目前有资格提供年度健康回访,执业护士和医师助理有资格为个人和团体提供肥胖咨询和慢性疾病护理课程。目前的常见模式为,负责患者护理的医疗服务提供者每月获得一份薪水,这对支持患者充分参与自我护理和医疗护理的健康服务行业提供了整合的机会。健康教练可以作为受薪团队成员,作为医疗之家或责任关怀组织（Medical Homes or Accountable Care Organizations, ACOs）的一部分。

在美国联邦政府和州政府层面,按服务收费模式的留存受限于通过生活方式医学和指导预防疾病领域进行的人口健康投资状况。按服务收费这种通过投资预防数年或数十年不健康生活方式引发的疾病的方式没有提供减少未来成本的经济激励。尽管作者认为HWC可能正是实现这一目标所需要的,但是,使患者为了长期健康而参与的健康生活方式有效策略尚未得到确认或持续实施。2010年推出的《负责任医疗法案》(*The Accountable Care Act*)增加了年度健康咨询的报销代码;2011年,CMS（美国联邦医疗保险和联邦医疗补助服务中心——译者注）增加了肥胖咨询的报销代码。疾病控制与预防中心的糖尿病预防项目包括培训业余生活方式教练,在社区提供6个月的糖尿病教育计划,目前大约已有1 400个项目和7 000名业余教练[62]。

在初级保健实践中以预防/健康为重点的措施实施受到许多限制:新的法规和技术导致了管理费用的增加和利润的减少、医护人员精疲力竭及缺乏有效帮助患者过上健康生活的专业知识。美国生活方式医学学会（American Board of Lifestyle Medicine）推出了一个生活方式医学专科委员会带来了新的希望。2017年的第一批支持者由200多名医师组成,他们决定将健康生活方式教育和指导纳入初级保健。现在正面临一个新的机遇,发展医疗改革,开发疾病预防和生活方式医学的经济模型,以及通过HWC实现当前与"自我保健"相关的医疗实践的转变。

24.4　评估并研究健康教练

24.4.1　现有证据

来自欧洲、澳大利亚和美国的研究表明,HWC可以为许多健康问题带来积极的结果。2003年在澳大利亚发表了对HWC文献的第一次综述[63]。2009—2017年期间,在世界范围内发表了7篇关于HWC文献的综述[32,52,56,64-68]。

2017年,使用标准化的、基于证据的HWC定义和1989年以后相关文献数据库的系统评审过程,编制了一份经同行评审的、基于数据的文献汇编[52]。作者纳入了关于干预的文献,其中健康教练是训练有素的卫生保健专业人员,也在患者-临床医师关系中接受过行为改变理论和指导过程的培训和实践,而干预包括至少3次会谈。患者决定部分目标,并监测进展情况,标准纳入了219篇文章,其中150篇是基于数据的,其中大约一半($n=72$)是随机对照试验,其余为专家意见或综述类型的文章。文章按临床类别/患者种类分组（如健康、心血管疾病、糖尿病、癌症）。健康类别的研究最多[40]而且包含的人群最多样化,从健康的成年人到各种疾病高危人群,再到纤维肌痛、多发性硬化、青光眼和其他疾病患者。被研究人数最多的两个群体是糖尿病患者和肥胖患者,分别有32项和31项研究。虽然癌症相关研究最少,共有13项,但是也能够提供该人群与HWC有关的一些信息。以数据为基础的文章结果表明,HWC是一种有前景的慢性疾病干预措施,但在大多数领域中仍需要进一步的研究。

以上发现足以证明对HWC的进一步研究是必要的。许多研究表明,HWC干预的患者在营养、体力活动、体重管理或药物依从性方面有显著改善，教练似乎也能提高自我效能感和自我赋权，以及目标达成、自我报告的依从性、健康状况和自我尊重。综述表明，健康指导可以改善包括糖尿病在内慢性疾病的管理，并在干预后不久对患者的生理、行为和心理状况以及社会生活产生积极影响。然而，每一个综述对 HWC 的操作定义都不明确，而且严重缺乏对 HWC 相关的具体措施和技能要求的详细描述。已确定需要进行长期效益和成本效益研究。此外，有必要进行明确区分标准 HWC 和综合型 HWC 的有效研究，因为随着这个领域的成熟，各种方法之间的比较是重要的[23,27]。如前所述，解决健康指导定义中的异质性是成立 NCCHWC 和随后的 ICHWC 的一个动力。虽然明确 HWC 的作用和方法在临床上是至关重要的，但研究人员更有必要明确定义 HWC，详细描述其 HWC 干预的方法、频率和剂量，并提供关于参与研究的健康教练的背景和专业培训的具体信息。总体上提高试验质量至关重要，包括仔细选择对照组。想要更好地理解如何选择适当的对照组等相关问题，参见相关参考文献[69]。

24.5 健康教练——实用螺母和螺栓

24.5.1 教练执教

在所有专业教练领域，包括行政或领导、生活、健康指导都被广泛接受，有能力的教练会定期雇用自己的教练来支持他们的职业发展。同样，对于其他卫生保健提供者来说，与健康教练一起工作对他们的个人健康和幸福也同样有价值，这样他们就可以"走健康之路"，更好地将患者介绍给教练，并支持患者参与 HWC。"走健康之路"使教练能够与客户经历类似的过程，更充分地参与到终身学习和成长中。

在专业培训和教育项目中，健康教练通常与其他学生或专业教练一起研究自己的健康和生活改善目标。例如，在明尼苏达大学的综合 HWC 研究生课程中，所有的学生每学期都要接受由外部专业教练提供的 3h 的辅导。(https://www.csh.umn.edu/education/master-arts-degree-integrative-health-and-wellbeing-coaching).

24.5.2 转诊给健康教练

HWC 呼吁客户发展新的健康行为，包括以改变潜在的认知和信仰结构为重点的新的积极生活方式。因此，美国国家标准包括协助客户评估他们是否准备好有效地参与 HWC 项目，是否准备好发展和维持新的心身健康习惯的能力。由于尚不存在评估教练适宜性的有效工具，HWC 很少需要医师转诊，但医疗工作者最有能力识别最适合 HWC 流程的患者。即使 HWC 只见一次客户，对于任何卫生保健服务者来说，了解 HWC 并做出最佳转诊的最佳方式一定是自己接受了 HWC。

24.5.3 雇用健康教练

到目前为止，还没有基于教练的教育和/或专业背景来比较 HWC 的有效性的研究。因此，常识性的原则和对个人的技能评估对于雇用健康教练至关重要。理想情况下,一个健康教练必须完成一个信誉良好的专业项目,该项目提供技能培训和教练相关理论的综合应用,这能够充分证明他们的教练技能。健康教练应该展示 HWC 能力、优秀的沟通技巧、好奇心、同情心和同理心,他们应该以自己的承诺为榜样,优化他们的个人健康和幸福。

2013 年,国家委员会认证通过了美国整体护士认证公司(www.ahncc.org)。2017 年,所有健康教练的国家委员会认证开始通过国际健康教练联合会(www.ichwc.org)与国家体检委员会合作(www.nbme.org),这种证书确实确保了他们具有基本的教育背景、核心知识和技能水平。因此,应大力推荐聘请委员会认证的健康教练。

医疗保健机构在招聘健康教练时,往往会聘用同时具有可靠的教练证书和其他健康证书的人员。护士往往是理想的,因为他们具有丰富的临床和患者管理经验,并了解医疗保健系统的问题,包括执业范围、计费和 HIPAA 法案。医师助理和医师也是如此,尽管他们的费用会更高。有些人可能会寻求营养师或运动生理学家作为健康教练,他们可以根据报销协议提供对于健康生活方式的指导。拥有正式心理健康执照的健康教练可以扮演双重角色——既提供治疗服务,也给予指导。

24.5.4　同化健康教练

许多组织的健康教练面临的一个挑战是,特定环境下的文化和领导核心与关键的指导原则可能不相符,如培养自主性、内在动机、同情心、正念、优势、自我意识,以及开放、创造性和协作的变革过程。因此,健康教练可能会因没有团队和领导的支持而感到孤立。理想情况下,健康教练的经理、主管以及团队应该深刻且充分地了解他们及他们的本质。幸运的是,在组织内发展教练文化的兴趣正在兴起,这样所有的领导者和团队成员都能学习基本的教练和沟通技巧。这将有效增强对专业教练的接受程度和支持度,以及他们在角色中的有效性。

24.5.5　保护客户/患者隐私

好的 HWC 契约取决于信任(例如,健康教练是友好的、真实的、诚实的和称职的)和隐私(客户的个人信息安全地掌握在手中)。健康教练必须遵循既定做法,保护客户/患者信息的隐私和机密性,包括遵循 HIPAA 对技术安全的要求,并与其他医疗服务提供者分享患者/客户信息。重要的是要让客户/患者知道保护他们隐私的做法,并在分享个人信息时获得他们的许可。

24.6　健康教练在卫生保健中的未来充满希望

现有的一系列研究结果表明,实现健康改变的关键杠杆包括治疗联盟,客户的积极参与,客户对问题的看法,客户引导的解决方案的产生以及客户对资源的使用。正如我们所提出的那样,HWC 使支持性和创造性等方面更加具体化,以促使积极的生活方式改变。健康教练根据患者的价值观和优势发掘他们的潜在能力,并通过特定的沟通技巧让他们积极参与,同时赋予他们自主权,发挥他们的能力,实现有效的健康指导[23]。客户对问题的看法和解决方案的产生是在客户价值观的背景下进行探索的。健康教练强调客户的优势并让他们不断学习,能够使得他们对自己保持美好的愿景。借助积极心理学[70]和其他基于力量的方法[71],健康教练还培训客户既要认识到他们要如何继续学习,又要让他们看到自己的积极行为对实现目标的影响。这一过程应用了健康心理学关于追踪行为重要性的关键经验[72]。然后使用与成人最佳学习方式相一致的特定教育技术提供有效的自我管理干预措施[76-78],这些干预措施是治疗慢性疾病的核心[73-75]。最后,健康教练在帮助客户开发访问客户社区和医疗保健系统的支持网络和资源方面扮演着重要的角色。

现在是呼唤美国健康和卫生保健新愿景的时候了。健康教练可以在创造这种新的叙事中发挥关键作用,将自我效能感教育与健康辅导结合起来形成创新模式,比如针对慢性疼痛的PACT项目[79],可以利用卫生保健资金改善结果。健康教练可以为我们不断发展的跨专业医疗团队提供重要指导,将客户或患者置于他们自己的护理中心。在全国范围内,VA医疗保健系统,美国最大的医疗系统,一直在实施这一路线的早期举措,引入了全面的护理理念,使患者能够照顾自己,并积极地为患者提供辅导技术[80,81]。

这种新的叙述将在很大程度上来自我们今天产生的梦想、开拓性的倡议和意图。在系统理论中,很明显最不稳定的系统是那些最能突然和强有力地改变的系统。转型是通过混乱产生的,这是我们对目前美国医疗制度的准确描述。健康教练现在有可能单独或作为一个系统改变我们的健康故事。健康教练可以是一个变革性的力量,有助于建立一个全球性的护理系统,使个人不仅能够生存或从疾病中恢复,而且能够创造和维持整体健康和最佳幸福感。

临床应用

可以考虑将患者与个人或团体健康教练联系起来,尤其是在以下情况的时候。

- 患者有新的疾病诊断,其中生活方式行为对包括从心脏病、糖尿病到癌症的任何病因和病程有重大影响。
- 改善慢性疾病患者的饮食、运动、睡眠、压力管理、药物使用、人际关系或对困难的看法,其功能就会更好。
- 希望改善健康消费者的整体健康,减少未来疾病或残疾的风险。他们在做真正改变中正在寻求帮助。

(Karen L. Lawson, MD, ABIHM, NBC-HWC, Margaret Moore, MBA, ACC,
Matthew M. Clark, PhD, Sara Link, MS, NBC-HWC, and Ruth Wolever, phD 著
冯雪 译 宋雅 校)

参考文献

1. McGinnis, James and William H. Foege. "Actual causes of death in the United States". *JAMA*, vol. 270, no. 18, Nov. 1993, pp. 2207–2212, doi:10.1001/jama.1993.03510180077038
2. Khaw, Kay-Tee, et al. "Combined impact of health behaviours and mortality in men and women: The EPIC-Norfolk prospective population study". *PLOS Medicine*, vol. 5, no. 1, Jan. 2008, p. e12, doi:10.1371/journal.pmed.0050012
3. Lorig, Kate R., et al. "Evidence suggesting that a chronic disease self-management program can improve health status while reducing hospitalization: A randomized trial". *Medical Care*, vol. 37, no. 1, 1999, pp. 5–14, doi:10.1097/00005650-199901000-00003
4. Bandura, Albert. Self-efficacy: Toward a unifying theory of behavioral change. *Advances in Behaviour Research and Therapy*, vol. 84, no. 2, 1977, pp. 191–215, doi:10.1037/0033-295X.84.2.191
5. *National Health Interview Survey, 1965–2014.* https://www.cdc.gov/tobacco/data_statistics/tables/trends/cig_smoking/index.htm
6. Ajzen, Icek and Martin Fishbein. *Understanding Attitudes and Predicting Social Behavior*, 1st ed. Pearson, 1980.
7. Adler, Alfred. *Understanding Human Nature*. Translated by C. Brett, Hazelden, 2010.
8. Campbell, Joseph. *The Portable Jung*, Ed. Translated by R. Hull. Penguin Viking, 1976.
9. Frankl, Viktor E. *Man's Search for Meaning: Revised and Updated*. Washington Square Press, 1984.
10. Maslow, Abraham H. Toward *a Psychology of Being*. Van Nostrand, 1968.
11. Rogers, Carl R. Client-Centered *Therapy*. Boston, 1951. Google Scholar, 1973.
12. Deci, Edward L. and Richard M. Ryan. "Self-determination theory: When mind mediates behavior". *The Journal of Mind and Behavior*, vol. 1, no. 1, 1980, pp. 33–43.
13. Sheldon, Kennon M. and Andrew J. Elliot. "Goal striving, need satisfaction, and longitudinal well-being: The self-concordance model". *Journal of Personality and Social Psychology*, vol. 76, no. 3, 1999, p. 482.
14. Sheldon, Kennon M. "The self-concordance model of healthy goal striving: When personal goals correctly represent the person". *Handbook of Self-Determination Research*. University of Rochester Press, 2004. pp. 65–86.
15. Kegan, Robert. *The Evolving Self*. Harvard University Press, 1982.
16. Nakamura, Jeanne and Mihaly Csikzentmihalyi. *The Construction of Meaning through Vital Engagement*, 2003.
17. Gallwey, Timothy W. The *Inner Game of Tennis*. New York, NY: Random House, 1974.
18. Travis, John. *Wellness Inventory*. 1975th, 1981st, 1988th ed. Wellness Association Publications.
19. Leonard, Thomas. *Becoming a Coach: The Coach U Approach*. First, Coach University, 1999.
20. Grant, Anthony M. "The impact of life coaching on goal attainment, metacognition and mental health". *Social Behavior and Personality: An International Journal*, vol. 31, no. 3, 2003, pp. 253–263, doi:10.2224/sbp.2003.31.3.253
21. Miller, William R. "Motivational interviewing with problem drinkers". *Behavioural and Cognitive Psychotherapy*, vol. 11, no. 2, 1983, pp. 147–172.
22. Simmons, Leigh A. and Ruth Q. Wolever. "Integrative health coaching and motivational interviewing: Synergistic approaches to behavior change in healthcare". *Global Advances in Health and Medicine*, vol. 2, no. 4, 2013, pp. 28–35.
23. Rollnick, Stephen, et al. *Motivational Interviewing in Health Care: Helping Patients Change Behavior*. The Guilford Press, 2008.
24. Prochaska, James O. and Carlo C. DiClemente. "Transtheoretical therapy: Toward a more integrative model of change". *Psychotherapy: Theory, Research & Practice*, vol. 19, no. 3, 1982, p. 276.
25. Prochaska, James O. and Janice M. Prochaska. *Changing to Thrive: Using the Stages of Change to Overcome the Top Threats to Your Health and Happiness*. Simon and Schuster, 2016.
26. O'Connor, Joseph and Andrea Lages. *How Coaching Works: The Essential Guide to the History and Practice of Effective Coaching*. A & C Black, 2007.
27. Grant, Anthony M. "A model of goal striving and mental health for coaching populations". *International Coaching Psychology Review*, vol. 2, no. 3, Dec. 2007, pp. 250–264.
28. Hubble, Mark A., et al. *The Heart and Soul of Change: What Works in Therapy*. American Psychological Association, 1999.
29. De Shazer, Steve. *Keys to Solution in Brief Therapy*. Ww Norton, 1985.
30. O'Hanlon, William H., et al. *A Guide to Possibility Land: Fifty-One Methods for Doing Brief, Respectful Therapy*. WW Norton & Company, 1999.
31. Wolever, Ruth Q., et al. "Integrative health coaching: An organizational case study". *Explore (New York, N.Y.)*, vol. 7, no. 1, 2011, pp. 30–36, doi:10.1016/j.explore.2010.10.003
32. Wolever, Ruth Q., et al. "A systematic review of the literature on health and wellness coaching: Defining a key behavioral intervention in healthcare". *Global Advances in Health and Medicine*, vol. 2, no. 4, 2013, pp. 38–57.
33. Jordan, Meg. "National training and education standards for health and wellness coaching: The path to national certification". *Global Advances in Health and Medicine*, vol. 4, no.3, 2015, pp. 46–45.
34. Griffiths, Kerryn E. and Marilyn A. Campbell. "Regulating the regulators: Paving the way for international, evidence-based coaching standards". *International Journal of Evidence Based Coaching and Mentoring*, vol. 6, no. 1, 2008, pp. 19–31.
35. Wolever, Ruth Q., et al. "Advancing a new evidence-based professional in health care: Job task analysis for health and wellness coaches". *BMC Health Services Research*, vol. 16, no. 1, 2016, p. 205.
36. Kreitzer, Mary J., et al. "Health coaching: Innovative education and clinical programs emerging". *Explore: The Journal of Science and Healing*, vol. 4, no. 2, 2008, pp. 154–155.
37. Lawson, Karen. "The four pillars of health coaching: preserving the heart of a movement". *Global Adv Health Med*, vol. 2, no. 3, 2013, 6–8.
38. Southard, Mary E. "Nurse coaching: Reaching new frontiers". *Beginnings*, vol. 34, no. 3, 2014, pp. 28–29.
39. Collins, David A., et al. "Evaluation of a health coaching course for providers and staff in Veterans health affairs medical facilities". *Journal of Primary Care & Community Health*, vol. 6, no. 4, 2015, pp. 250–255.
40. Clark, Matthew M., et al. *The Effectiveness of Wellness Coaching for Improving Quality of Life*, Vol. 89. Elsevier, 2014. pp. 1537–1544.
41. Sforzo, Gary A., et al. "Delivering change that lasts: Health and wellness coaching competencies for exercise professionals". *ACSM's Health & Fitness Journal*, vol. 19, no. 2, 2015, pp. 20–26.
42. Borah, Bijan J., et al. "Association of worksite wellness center attendance with weight loss and health care cost savings: Mayo clinic's experience". *Journal of Occupational and Environmental Medicine*, vol. 57, no. 3, 2015, pp. 229–234.
43. Butterworth, Susan, et al. "Effect of motivational interviewing-based health coaching on employees' physical and mental health status". *Journal of Occupational Health Psychology*, vol. 11, no. 4, 2006, p. 358.
44. Holland, Stephen K., et al. "Community-based health coaching, exercise, and health service utilization". *Journal of Aging and Health*, vol. 17, no. 6, 2005, pp. 697–716.
45. Sforzo, Gary A. "The study of health coaching: The Ithaca coaching project, research design, and future directions". *Global Advances in Health and Medicine*, vol. 2, no. 3, 2013, pp. 58–64.
46. Jordan, Meg. "Health coaching for the underserved". *Global Advances in Health*

and Medicine, vol. 2, no. 3, 2013, pp. 75–82.
47. Baldwin, Sara A. "A neighborhood-centered clinical project: Improving diabetes and cardiovascular outcomes in Hispanic women". *Journal of Nursing Education*, vol. 54, no. 3, 2015, pp. 159–163.
48. Christian, James G., et al. "Clinic-based support to help overweight patients with type 2 diabetes increase physical activity and lose weight". *Archives of Internal Medicine*, vol. 168, no. 2, 2008, pp. 141–146.
49. Schmittdiel, Julie A., et al. "The impact of telephonic wellness coaching on weight loss: A 'Natural Experiments for Translation in Diabetes (NEXT-D)' Study". *Obesity*, vol. 25, no. 2, 2017, pp. 352–356.
50. Clark, Matthew M., et al. "Stress level, health behaviors, and quality of life in employees joining a wellness center". *American Journal of Health Promotion: AJHP*, vol. 26, no. 1, 2011, pp. 21–25, doi:10.4278/ajhp.090821-QUAN-272
51. Clark, Matthew M., et al. "High stress and negative health behaviors: A five-year wellness center member cohort study". *Journal of Occupational and Environmental Medicine*, vol. 58, no. 9, 2016, pp. 868–873.
52. Sforzo, Gary A., et al. "Compendium of the health and wellness coaching literature". *American Journal of Lifestyle Medicine*, 2017, doi:1559827617708562
53. de Jong, Catharina C., et al. "The effects on health behavior and health outcomes of internet-based asynchronous communication between health providers and patients with a chronic condition: A systematic review". *Journal of Medical Internet Research*, vol. 16, no. 1, 2014.
54. Lehto, Tuomas, et al. "Virtual health coaching for consumers: A persuasive systems design perspective". *International Journal of Networking and Virtual Organisations*, vol. 13, no. 1, 2013, pp. 24–41.
55. Brand, V. S., et al. "Impact of single-session motivational interviewing on clinical outcomes following periodontal maintenance therapy". *International Journal of Dental Hygiene*, vol. 11, no. 2, 2013, pp. 134–141.
56. Olsen, Jeanette M. and Bonnie J. Nesbitt. "Health coaching to improve healthy lifestyle behaviors: An integrative review". *American Journal of Health Promotion*, vol. 25, no. 1, 2010, pp. e1–e12.
57. Ridgeway, Jennifer L., et al. "Understanding participant perspectives of workplace wellness coaching". *Health Behavior and Policy Review*, vol. 1, no. 3, 2014, pp. 218–228.
58. Armstrong, Colin, et al. "Group health coaching: Strengths, challenges, and next steps". *Global Advances in Health and Medicine*, vol. 2, no. 3, 2013, pp. 95–102.
59. Sherman, Ryan P., et al. "Primary care–based health coaching intervention for weight loss in overweight/obese adults: A 2-year experience". *American Journal of Lifestyle Medicine*, June 2017, doi:10.1177/1559827617715218
60. Crawford, Chris. *Iora Primary Care Gets Creative in Tackling Chronic Disease*. American Academy of Family Practice News, 19 July 2016. http://www.aafp.org/news/family-medicine-americas-health/20160719fmah-chronic.html
61. Richards, Tessa. "Enlist the patients' help". *BMJ: British Medical Journal*, vol. 343, 2011.
62. Albright, Ann L. and Edward W. Gregg. "Preventing type 2 diabetes in communities across the US: The National Diabetes Prevention Program". *American Journal of Preventive Medicine*, vol. 44, no. 4, 2013, pp. S346–S351.
63. Lindner, Helen, et al. "Coaching for behaviour change in chronic disease: A review of the literature and the implications for coaching as a self-management intervention". *Australian Journal of Primary Health*, vol. 9, no. 3, 2003, pp. 177–185.
64. Newnham-Kanas, Courtney, et al. "Annotated bibliography of life coaching and health research". *International Journal of Evidence Based Coaching and Mentoring*, vol. 7, no. 1, 2009, pp. 39–103.
65. Kivelä, Kirsi, et al. "The effects of health coaching on adult patients with chronic diseases: A systematic review". *Patient Education and Counseling*, vol. 97, no. 2, 2014, pp. 147–157.
66. Ammentorp, Jette, et al. "Can life coaching improve health outcomes?–A systematic review of intervention studies". *BMC Health Services Research*, vol. 13, no. 1, 2013, p. 428.
67. Hill, Briony, et al. "Do we know how to design effective health coaching interventions: A systematic review of the state of the literature". *American Journal of Health Promotion*, vol. 29, no. 5, May 2015, pp. e158–e168, doi:10.4278/ajhp.130510-LIT-238
68. Michie, Susan, et al. "A refined taxonomy of behaviour change techniques to help people change their physical activity and healthy eating behaviours: The CALO-RE taxonomy". *Psychology & Health*, vol. 26, no. 11, 2011, pp. 1479–1498.
69. Freedland, Kenneth E., et al. "Usual and unusual care: Existing practice control groups in randomized controlled trials of behavioral interventions". *Psychosomatic Medicine*, vol. 73, no. 4, 2011, p. 323.
70. Kauffman, Carol. "Positive psychology: The science at the heart of coaching". *Evidence Based Coaching Handbook: Putting Best Practices to Work for Your Clients*, 2006. pp. 219–253.
71. Dweck, Carol. *Mindset: Changing the Way You Think to Fulfil Your Potential*. Hachette UK, 2017.
72. Michie, Susan, et al. "Effective techniques in healthy eating and physical activity interventions: A meta-regression". *Health Psychology*, vol. 28, no. 6, 2009, p. 690.
73. Bodenheimer, Tom, et al. "Patient self-management of chronic disease in primary care". *JAMA*, vol. 288, no. 19, Nov. 2002, pp. 2469–2475, doi:10.1001/jama.288.19.2469
74. Lorig, Kate, et al. "Online diabetes self-management program". *Diabetes Care*, vol. 33, no. 6, 2010, pp. 1275–1281.
75. Schulman-Green, Dena, et al. "Processes of self-management in chronic illness". *Journal of Nursing Scholarship*, vol. 44, no. 2, 2012, pp. 136–144.
76. Berger, John G. "Adult development theory and executive coaching practice (Chapter 3)". In: *Evidence Based Coaching Handbook: Putting Best Practices to Work for Your Clients*, edited by D. R. Stober and A. M. Grant. John Wiley & Sons, 2006.
77. Drago-Severson, Eleanor. "How adults learn". *Journal of Staff Development*, vol. 32, no. 5, 2011, pp. 10–12.
78. Rollnick, Stephen, et al. "Competent novice: Motivational interviewing". *BMJ: British Medical Journal*, vol. 340, no. 7758, 2010, pp. 1242–1245.
79. Fricton, James, et al. "Transformative care for chronic pain and addiction: Healing the patient and the health care system through a health coaching model". *Practical Pain Management*, vol. 17, no. 7, Sept. 2017, pp. 16–29.
80. Atwood, Katharine A., et al. "Search family medicine share links". *Family Medicine*, vol. 48, no. 9, 2016, pp. 711–719.
81. Krejci, Laura P., et al. "Whole health: The vision and implementation of personalized, proactive, patient-driven health care for veterans". *Medical Care*, vol. 52, 2014, pp. S5–S8.

第 25 章 | 行为改变的数字健康技术

目录

要点／409

25.1 前言／409

25.2 短信／411
25.2.1 成果／412
25.2.2 实施的考虑因素／412

25.3 移动应用程序（智能手机和平板电脑）／414
25.3.1 结果／414
25.3.2 实施的考虑因素／415

25.4 可穿戴设备、传感器和设备／416
25.4.1 成果／416
25.4.2 实施的考虑因素／417

25.5 社交媒体／418

25.5.1 成果／418
25.5.2 实施的考虑因素／418

25.6 数字治疗学／419
25.6.1 成果／420

25.7 新兴技术／421
25.7.1 多组学／421
25.7.2 虚拟和增强现实／422
25.7.3 辅助移动设备／422
25.7.4 新型传感器和形状因子／422
25.7.5 大数据和机器学习／423

25.8 结论／423

临床应用／423

参考文献／424

要 点

- 目前,有越来越多证据支持,使用数字健康技术可以促进健康的行为改变,然而临床上的成功仍然要取决于本章节中所提到的多种考虑因素。

25.1 前言

生活方式医学强调简单、有力的行为对预防和治疗疾病的重要性。与现代生物医学相比,生活方式医学的优势之一是健康行为从根本上并不需要使用先进的技术。事实上,许多行为改变策略和生活方式医学项目已经证明了,在不使用技术的情况下,它们也能显著促进健康行为[1-4]。

然而,行为改变是难以实现的,而数字健康工具在提高干预措施的有效性方面表现出巨大的潜力。此外,数字技术已经紧密地融入到现代社会的日常中,美国成年人平均每天使用智能手机 2~3h[5,6],打 76 通电话[6],花 4.3h 上网。如果在行为改变过程中没有利用数字健康工具,就是忽视了一个重要的帮助行为改变的工具[7]。

数字健康是指多样化的技术,包括移动健康(mobile health,mHealth)、健康信息技术(information technology,IT)、可穿戴设备、远程保健、远程医疗以及个性化医疗[8]。虽然正式定义不同,但数字健康可以被视为数字和基因组革命与健康、卫生保健、生活及社会的融合[9]。这个领域从移动连接和带宽、社交网络、计算能力、数据存储、传感器技术、成像和测序速度的大规模增长中出现,有人预测,这将导致我们所认识的医学的"创造性毁灭"[10,11]。

多项调查反映了最近数字健康的增长,在 2016 年,苹果或安卓智能手机大约有 16.5 万个与健康相关的应用程序,到 2017 年估计下载量将达到 17 亿次[12]。从 2011 年到 2016 年,数千家新兴公司出现在这一领域,风险投资每年增长 30% 以上,2016 年投资额超过 40 亿美元[13]。鉴于这一快速增长,数字健康已经成为美国食品药品监督管理局(Food and Drug Administration,FDA)的新焦点,该局目前也在进行一项数字健康创新计划,来鼓励安全和有效的创新[14]。

本章将重点介绍那些在体力活动、健康饮食、睡眠、压力管理、社会联系和物质节制/停止方面最有潜力推进健康行为改变的数字健康技术。在移动健康领域有许多前瞻性的技术,尤其是移动通信设备的使用,如手机、智能手机和可穿戴设备[15]。虽然大多数计算技术在 21 世纪初期还没有发展,但这种从各处挖掘和获得数据的能力,为世界各地人民监控和改善健康提供了一系列新的机会[16,17]。截至 2016 年,据世界银行报告,手机在高收入国家的普及率为 98%,在发展中家的普及率约为 80%,即使是在世界上最底层的 1/5 人口中也有近 70% 的人拥有移动电话。比起厕所和干净的水,最贫穷的家庭里更可能拥有移动电话[17]。其他具有促进行为改变能力的数字健康技术包括专用设备、移动设备和固定设备,它们可以监测和鼓励健康的睡眠、食物摄入和体力活动等行为。此外,鉴于它在促进社会联系和在整个社区传播信息方面的作用日益增长,本章节还将讨论到社交媒体。虽然每一种技术都有独立的价值,但数字治疗学将多种技术集成到系统中,这种系统旨在取代或增强传统药物治疗。图 25-1-1 概述了目前常用的和新兴的行为改变数字健康技术。

数字疗法		线下疗法		新兴技术
下列技术的整合系统 临床认证或者研究过的 可以作为处方使用的 可管控的 既可独立运行又可以与线下疗法结合使用	+	临床指导 小组治疗 治疗项目和课程 药物、治疗程序和试验	=	体力活动 健康饮食 压力管理 社会联系 睡眠 停用药物

	移动健康和互联网	可穿戴设备和传感器	健康数据技术	新兴技术
技术	短信 手机应用程序　社交媒体 相关内容网页	智能手机 智能手表或手环 智能衣物 专用可穿戴设备、网络 健身器材	电子药物记录 远程医学 数据分析	多基因组测序 新型传感器和电子产品系数 辅助移动设备 增强和虚拟现实 人工智能和机器学习
应用程序	活动追踪 行为鼓励 目标设定 健康教育 信息分享 提醒和通知 社会联系	行为检测辅助活动 生物标志物 居家 药物 睡眠 压力、情绪 生命体征	基础医疗设施 临床医生提示 远程教育 远程看诊 存档	生物化学检测 沉浸式和互动体验 营养监测 身体和意识增强 精准个性化医疗 预测分析

图 25-1-1　用于行为改变的数字健康技术

　　有些技术也可以考虑为属于数字健康的领域,但这个章节中没有将其纳入,因为它们对行为改变的适用性有限。电子病历(electronic medical record,EMR)目前在美国十分普遍,近九成的办公室医师[18]和几乎所有医院(96%)[19]都使用 EMR 系统。虽然 EMR 可以在改善生活方式中发挥作用,例如跟踪重要的生活方式数据和提醒临床医师询问患者的行为,但它们的主要目的是支持临床护理,而不是促进行为改变。同样地,远程医疗利用电信技术提供远程临床服务[20]在医疗系统中也变得越来越普遍,虽然它可以用于行为改变干预,如在线健康辅导或治疗组会,但由于它主要关注临床,在本章节中也被省略。

　　全章节努力为应用实施提供了一些实用的想法,如图 25-1-2 总结所示。无论是为小型实践或大型组织设计干预,一个重复的主题和技术只是一种工具,而不是一个完整的解决方案。许多研究表明,简单地添加一种新技术不会显著改变患者的行为[21,22]。有效的行为改变干预需要精心设计,将人、程序和技术很好地结合在一起,以达到最大的效果,智能地将传统程序与数字健康工具结合起来,才是达到行为目标的最有效方法[23,24]。此外,设计、易用性、金钱激励、培训、人员配置和融入现有工作流程等因素都对技术的成功起着重要作用。最后,数字健康干预措施应当与已被证实有效的行为改变技术保持一致,如自我监测、积极反馈或障碍识别[25],并可能从行为改变的理论结构基础中获益[26]。

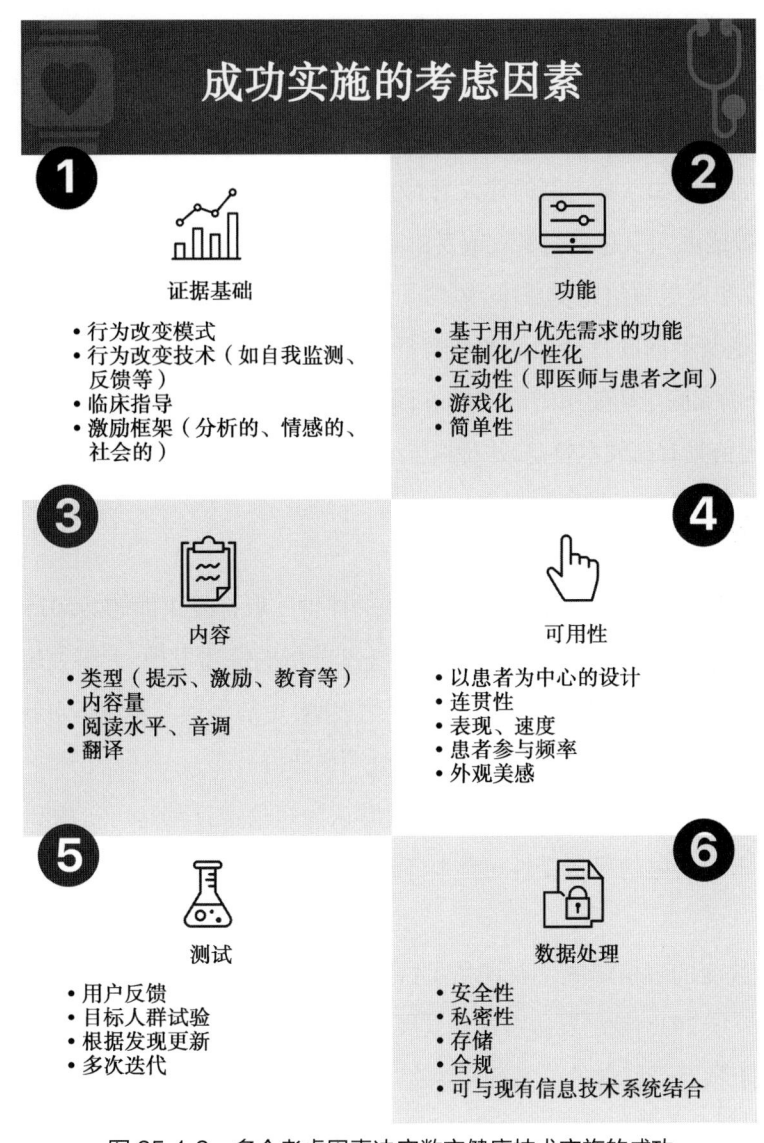

图 25-1-2　多个考虑因素决定数字健康技术实施的成功

25.2　短信

短信是世界上使用最广泛的数据应用,截至 2012 年,超过 78% 的移动电话用户使用了短信[27,28]。此外,短信也能有效地联系到其受众,据估计,99% 的短信发出后都会被打开阅览,其中 90% 在收到后 3min 内就会被打开[29,30]。

与其他数字健康技术相比,关于短信应用的文献非常广泛。相关的第一份研究报告于 2002 年发表,2009 年有了第一篇系统综述,2014 年有了首次对综述再做的系统性综述[31],目前已有超过 20 篇系统性综述和荟萃分析评估该技术的使用。然而,与其他医学研究领域相比,这一系列文献还是处于发展阶段,大多数研究的质量偏低,关于有效干预特点和成本效益方面还是有很多待解决的问题[31]。

使用短信进行行为改变的好处很多。该技术成本低,速度快,使用方便,可推广,并可个性化[27,31,32],

信息可以直接准确地推送给目标受众,而且也没有打印的材料那么容易遗失。此外,短信比电话具有更少的侵入性,对许多人来说接收短信甚至是一种与少量多巴胺释放相关的愉快的经历[27,31]。这些信息可以精确地定时发送,既可以作为偶尔的提醒,又可以在一天中的多个特定时刻发送。最后,短信可以反映面对面咨询的要素,如量身定制的建议、行为监测、目标设定和反馈。关于短信的负面事件也相对较少,很少有文章报道由它引起交通事故或者由于反复使用造成拇指损伤等潜在的问题。

鉴于手机的普及和发送短信的低成本,短信干预措施可能在低收入人群和发展中国家特别有用。在美国,短信的使用遍及不同的社会经济和族裔群体,西班牙裔和非裔美国人的使用率高于白人[33],80%的低收入医疗补助家庭定期使用短信[27]。在医疗人员有限、财政资源有限、疾病负担沉重或难以接触的人群的环境中,短信具有高成本效益,并对临床结果、生活质量和治疗依从性产生积极影响[34,35]。

25.2.1 成果

虽然短信干预被用于不同的目的,但对短信干预的评价一般都是正面的。2015 年,一项对 15 篇系统性综述和包含 2009—2014 年间 89 个独立研究的荟萃分析的综述发现,大多数短信干预对健康结果和行为有统计学意义上的显著积极影响[31]。多项评估表明,短信干预对糖尿病自我管理、心血管疾病、体重减轻、体力活动、戒烟和药物依从性方面都有好处[31,36-39]。

可行性和可接受性:对处于不同状态的患者,通常认为短信干预都是可行的和可接受的[37,40]。正如后面所要讨论的,干预措施的可接受性可能与干预设计密切相关,例如信息内容和频率必须针对预期受众量身定制[27,41]。

行为改变:行为改变的短信研究主要评估了饮食、体力活动和戒烟方面的改善。总体结果好坏参半,但略偏向正面。一项 2015 年对发达国家和发展中国家 19 641 名不同参与者的 38 项随机对照试验的荟萃分析表明,该干预对受试者的一系列行为存在显著的统计学差异,但差异较小[42]。另一项对慢性疾病的系统综述报告了 4 项研究中有 3 项的结果是自我管理行为得到了改善,4 项研究中有 2 项的结果显示健康得到显著改善[43]。特别是在戒烟方面,8 项研究中有 6 项显示对健康结果或行为有统计学意义的显著影响,Cochrane 对 12 项戒烟干预研究的综述显示 6 个月内有有益影响[39]。在对糖尿病管理进行的广泛研究中,Hall 等人发现了非常积极的结果,其中 16 项糖尿病患者的研究都表明患者在健康结果和健康行为上有显著改善,尽管这些患者采取了不一样的干预方式[31]。另一项系统综述,对 15 项旨在改善高、中、低收入国家中患 2 型糖尿病人群的饮食和体力活动的试验进行荟萃分析,13 项试验结果显示糖化血红蛋白(HbA1c)下降了 0.53%[37]。

25.2.2 实施的考虑因素

尽管已经有大量的短信研究,目前依然缺乏足够证据决定最有效的干预手段,且大部分综述和荟萃分析都不能有力地证明某些干预手段效果更好。然而,目前已经有足够的关于干预设计的综述来作为发展短信干预方式的指导[27,32]。Abroms 等人制定了一个多步骤的流程,先了解感兴趣人群的关键行为变化机制和目标[32],然后确定干预的沟通目标、行为技术和理论结构[32]。很少有短信研究能阐明明确的行为改变理论[31,37]，一般所使用的结构化理论模型包括行为改变的跨理论模型、健康信念模式、行为学习理论和信息动机行为模型[32,37]。

任何干预的设计细节都是至关重要的，大量文献中提到以用户为中心的设计，指导宗旨包括了持续性、简单纠错、提供用户行为信息反馈等方面[44]。具体考虑领域包括以下方面。

- 信息内容：内容可能包括提醒、动机信息、教育材料、目标设置、反馈、要求用户跟踪行为等。其他因素包括信息的长度[45]、信息的发送者、写作风格、文化和语言的恰当使用[27,41]、人口的识字水平（一般对成年人使用的最多为八年级水平）以及翻译的需要[32]。信息只能使用文本、图像、视频或网站链接[31,46]。标准库中经过检验的内容正在日益增长[27,41]。

- 频率和时间：信息的频率在研究的干预中差异很大，从每天多次到每周一次都有，文献也给出了许多不同建议[38,46-49]。一些研究在关键行为改变期间发送了更多的消息，有些只在用户请求时发送消息，而另一些研究则根据用户的文本习惯或基于用户的依从性（例如，当依从性较低时发送频率较高）而改变频率[32]。另外，由于接收消息的实时性，还应考虑发送消息的时间。

- 交互性：关键点在于，干预应该是单向的（仅提供给患者）还是双向的（患者也向提供者发送信息）。双向系统可能更加复杂和有更多的内容。一些消息传递系统可以自动响应，而另一些系统则需要人来监控。另外，必须特别考虑管理患者的紧急或高危短信。多数研究使用了某种程度的双向通信[31]，但这些文献对其褒贬不一[37,38,50]。

- 定制和个性化：消息内容或频率可以针对用户分组，甚至可以针对单个用户而有所不同。虽然这会使程序更复杂、更难设计，而且可能更昂贵，但大多数综述都认为这是有益的，因为这样的消息更有可能吸引用户的注意力，被阅读和记住，与他人讨论，被认为有趣并且是与个人相关的[27]。短信评论的好处包括有更多读者、更多信息回忆、有更高的个人相关性、更大的行为改变以及更高的药物依从性[31,38,46,51-54]。

- 数据安全、保密和隐私：每个国家都有自己的法律和法规来收集、存储或传输个人健康信息[例如美国的健康保险便利和责任法案（health insurance portability and accountability act, HIPAA）]。设计人员一般应在条款和条件中声明文本消息传递不安全，且用户同意承担风险。但总的来说，欧美机构没有对行为改变和药物依从性的应用程序进行监管，安全或隐私问题也没有阻止政府机构开发项目[32]。

一旦设计了一个短信程序，测试就十分重要，因为它提供了关于干预可接受性和有效性的关键信息[27]。理想情况下，消息应在目标受众中进行预先测试以评估内容，然后进行简短的试点研究（例如2~4周），参与者使用设备实际操作对评价真实环境中信息的传递获取感受是很有意义的。预测试完成后，专家则推荐参与者使用他们的实际设备进行简短的试点研究（例如2~4周）。

幸运的是，有许多资源可用于协助开发短信程序。国家癌症研究所（National Cancer Institute, NCI）制定健康传播计划工作提供有关项目规划和设计的有用信息，皮尤研究中心的互联网和美国生活项目提供有关美国各个人群的技术使用数据[55,56]。指南和优化项目的具体工具可通过世界卫生组织的

BeHe@lthy、Be Mobile 计划[57]、美国卫生与公众服务部[41]及其 Text4Health 特别工作组[58]、约翰霍普金斯全球移动医疗倡议[59]、科罗拉多大学医学研究工具包中的文本信息[60]和 PATH 移动信息工具包获取[61]。特定的短信传递平台仍待研究[62]，它可能会向公众开放，且非营利组织也可以为服务覆盖不足的人群提供短信服务[63]，也有许多营利性公司提供在互联网上很容易找到的短信技术工具。

25.3 移动应用程序（智能手机和平板电脑）

如前所述，移动应用程序（app）是设计用于如在智能手机或平板电脑的移动设备上运行的计算机程序。这些设备于 2002 年随着黑莓首次亮相，随后出现在 2007 年的苹果和 2008 年推出的谷歌安卓操作系统的智能手机[64]。智能手机现在是全球最常用的计算设备[65]，虽然发达国家的拥有者数量远高于发展中国家。目前，77% 的美国人拥有智能手机，而 2011 年这一比例为 35%，这反映出用户不是在电脑前而是在随时随地使用数字信息。虽然 65 岁及以上美国人中智能手机的拥有率仅为 42%，但在 54~64 岁年龄段的人群中该比率跃升至 74%[67]，这表明随着人口老龄化，智能手机将变得越来越普及。关于智能手机的使用情况，普通美国人每天使用手机的时间超过 2h[5,6]，而巴西、泰国和沙特阿拉伯等国家的手机使用率还要更高。全球范围内的高度流行和高互动性使移动应用成为生活方式干预的有用工具。

如前所述，2016 年苹果和安卓智能手机中约有 165 000 种与健康相关的应用程序[12]，其中最受欢迎的应用是关于健康饮食和体力活动的[68,69]。对这些健康改善应用的研究兴趣呈指数级增长。2000 年，医学文献中使用搜索术语"移动应用程序"发表的英文文章数量仅 121 篇，而到 2017 年达到 1 338 篇。其中部分研究主要评估生活方式应用对患者的管理效果，而其他研究则针对临床医师[70]。

25.3.1 结果

移动应用干预的证据基础正在增长，但仍处于早期阶段。大多数观察性研究表明，移动干预措施可以成功地促进积极的生活方式改变和监测治疗依从性。然而，也有得到相反结论的研究，一些结合现有试验的回顾性综述表明，采用基于移动设备的干预方法并不总是有益的。此外，移动技术的快速发展和采用使得许多研究结果在出版后不久就已过时。

体重管理：在移动应用所鼓励的健康行为中，体重管理是最常被研究的行为之一[71]。一项研究将 70 名成年人随机分组，分别接受有或没有个人数字助理（personal digital assistant，PDA）来进行自我饮食监测和体力活动的标准治疗，该研究表明 PDA 组在 12 个月里平均减重 3.6kg[24]。然而，在一项较大的对 212 名患者的随机对照试验中，除常规护理之外的智能手机应用程序的使用没有带来更显著的体重下降[72]。尽管如此，随后对 12 项研究进行综述，在手机应用程序促进体重下降及增加体力活动的效果方面，与传统干预方法相比，确实发现基于手机应用程序的干预方法多减重 1.04kg[73]。进一步支持该发现的研究是 2017 年一项对 794 名国家体重控制登记处参与者进行的调查，保持减重 13.6kg 达 1 年以上的人群中，拥有健康跟踪智能手机应用程序的人比普通人群要多，这表明手机应用程序可能有助于他们的成功减重[74]。

体力活动：越来越多移动应用程序被用于鼓励体力活动。大多数智能手机带有可以精确地跟踪步数的三轴加速度计[75]以及用于跟踪位置的GPS。因此,这些设备上的应用程序可以作为反馈工具,以帮助增加日常的体力活动。2012年对11项研究进行的荟萃分析显示,这些工具在增加体力活动方面有一些好处[7],应用程序已经被理论化,特别是用于吸引和激励青少年[6]。应用程序被包装得更有趣,例如在虚拟和增强现实章节中讨论的2016年的"神奇宝贝Go"应用程序使得步数有了短暂的"人群水平"上的增长[77]。

营养:初步试验显示,移动应用在跟踪和改善膳食摄入方面具有一些功效。基于智能手机的自我监控被认为和纸质版记录一样有效,且智能手机应用程序可能会增加对饮食监测的依从性[79]。2015年的一项综述发现有9篇随机研究证明,使用智能手机应用程序可能使患者对低热量、低脂肪和高纤维食物的膳食依从性更好[80]。此外,手机游戏已被证明可以激励孩子们养成更健康的饮食习惯[81]。

正念和心理健康:目前已有许多可以支持正念的移动应用程序,例如引导冥想、放松技巧、弹性训练等。虽然这些应用程序已经很流行,但迄今为止还没有高质量的研究评估其对健康的影响能力[82]。移动应用程序也越来越多地用于提供个性化心理健康干预措施。2013年的一项回顾性综述发现,5种心理健康应用程序可以使抑郁、压力或药物使用显著减少,但大多数商业应用程序缺乏有关其疗效的科学证据[83]。

25.3.2　实施的考虑因素

苹果和安卓移动操作系统都具有用于构建健康跟踪和研究应用程序的平台。苹果的HealthKit可以管理健康和活动数据,而ResearchKit则是为研究设计的。类似的,Google Fit框架可用于在安卓平台上开发体力活动应用程序,而ResearchStack则被用于研究应用程序。一项由临床医师主导的项目,最近使用这些研究平台进行了针对各种疾病的大规模流行病学研究,包括心脏病、脑震荡、黑色素瘤、产后抑郁和睡眠健康[84,85]。后续将探索研究生活方式干预措施。虽然移动应用程序构建起来既困难又昂贵,但许多新兴公司为本身可能没有这方面专业知识的临床医师提供编程和技术支持[86-88]。

用于分析移动应用程序质量的框架也已经开发。移动应用程序评级量表于2015年开发,用于根据参与度、功能、美学和信息质量对移动健康应用的质量进行分类和评估[89]。结果可用于评估多种生活方式干预应用程序的质量,包括用于改善儿童的饮食、体力活动和久坐行为的应用程序。这些公司还开发了一个框架以帮助程序开发人员和用户评估健康应用程序可能带来的风险,包括声誉损失、隐私损失、患者数据质量差、不良的生活方式或临床决策,以及不恰当的临床行为[92]。

良好的移动应用程序设计至关重要,目前根据指导应用程序发展的研究确定了2个中心主题,即需要在现有的临床指南上建立,以及需要接受已经被证实有效的行为改变技术。

现有的临床指南对改善干预结果的所需措施的组成部分有所阐述,应用程序设计者不能忽视有效的干预措施组成部分。例如,英国国家健康与临床卓越研究所和美国糖尿病协会都建议对良好饮食、适当血糖控制和运动的作用进行教育。然而,在对137个专注于糖尿病管理的移动应用程序进行的回顾中,仅不到38%进行了该方面的健康教育[93]。

研究人员正在调查哪些行为改变技术在移动应用程序中最有效,斯坦福大学的研究人员研究了3

种不同的体力活动动机框架,包括侧重于个性化目标设定和自我监控的分析框架,侧重于社会比较和支持的社会框架,以及使用虚拟化身、侧重于加强积极和消极行为的"情感"框架[94]。初步结果表明,利用3种框架中任何一种的应用程序都可以有效地促进日常中高强度体力活动。一项随机研究发现,对95名体力活动不活跃者使用3种不同应用程序进行干预,社会框架对增加体力活动和减少久坐行为特别有效[95]。

25.4 可穿戴设备、传感器和设备

可穿戴设备和传感器正在改变跟踪行为的方式。可穿戴设备通常提供心率跟踪和体力活动监测,并经常与应用程序和通知结合。其他可穿戴设备更具针对性,包括监控睡眠、跟踪情绪或压力水平以及传输运动数据。虽然可穿戴设备的拥有率与智能手机相比微不足道,但研究表明,美国1/6的消费者正在使用可穿戴技术[96],其中最受欢迎的是智能手表,行业分析师预测,可穿戴设备将会越来越受欢迎,到2021年,每年出货量将达到2.401亿台[97]。鉴于可穿戴设备和一系列有效传感器在消费者中日益普及,它们为监测和鼓励行为改变提供了良好机会。

非可穿戴传感器正在促进物联网的兴起,物联网是由设备、电器和其他嵌入有电子设备和传感器的物品组成的网络,能够联网以交换数据。例如,数字秤现在不仅可以测量体重和体脂,还可以通过自动将测量值发送到智能手机应用程序或在线数据库来连续记录每日体重[98]。智能冰箱可以帮助跟踪购买物品,创建购物清单,甚至订购食物[99]。连接到互联网的床垫可以监控温度、呼吸和心率以跟踪睡眠质量[100]。最终这些智能设备可以相互连接以无缝交互地促进更健康的行为。

25.4.1 成果

体力活动:体力活动跟踪器是最常见的穿戴设备,可能也是研究最充分的。这些设备能够测量步数和心率,内置的加速度计可以客观地量化体力活动[101]。如今智能手机应用程序对步数计量的误差可在6.7%以内[75]。可穿戴手腕式设备能测量心率和能量消耗。目前一些设备的测量误差超过20%,它们的准确性还有待提高[102]。

用于活动监测设备的三轴加速度计传感器可用于测量跌倒等其他问题。Terroso和他的同事开发了一个可穿戴传感装置,可以在老年人跌倒的时候提醒其家庭成员[103]。有人证明,传感器可以用来测量老年人的虚弱程度[104],这些基于加速度计的传感器也被认为可以帮助监测实际生活中的体力活动[105],如脑卒中后康复中的上肢动作[106]以及步态分析[107],但目前还需要进一步研究验证此类传感器的使用效果。

体重管理:由于可穿戴设备可以监测热量摄入量、体力活动,以及进行生物学测量,因此商家经常以此进行广告推广,宣传其可以保持体重和健康生活方式。然而,目前能说明此类设备有好处的证据仍不清楚。一项研究发现,增加使用能量监测手环以及网站监测能量摄入、消耗,在6个月内的减重效果,比只做标准的面对面行为干预项目效果更好[23]。大型随机临床试验对471名参与者进行科技强化

减重干预,以评估其效果[22]。结果显示,与单独通过网站进行监测相比,在 24 个月内,增加佩戴可穿戴设备进行监控饮食和体力活动并不能有效地增强体力活动、身体素质,或者改善身体成分以及改善饮食。

葡萄糖监测:连续的葡萄糖监测仪可以测量组织间液中的葡萄糖水平,避免经常测血糖的需要。在 2017 年,基于对糖尿病成年患者的临床研究,美国 FDA 批准了首款成人血糖监测设备[108],尽管该设备在此之前就已在国际上应用并表现出相当的准确性[109]。研究发现实时连续葡萄糖监测系统可有效用于临床,包括减少 1 型糖尿病患者无意识发作的严重低血糖症[110]。

正念和压力:目前支持使用已有的正念和减压设备的证据有限。例如,一种商业设备利用电刺激帮助身体放松,开发公司引用了内部研究证明他们的设备可以改善情绪和睡眠安全,并表示其副作用大大低于药物[111]。另一个装置利用脑电图(electroencephalography,EEG)来加强正念训练[112],而其他设备则利用皮肤电活动来监测压力水平[113]。

独立设备:诸如带有无线支持模块的一些技术应用,已经显示出它在数字治疗项目中的有效性[114],而如睡眠监测的其他设备只有有限的证据来支撑。例如,一个带床边灯、有扬声器和床垫传感器的睡眠系统声称通过调整光和声音程序,可以使人轻柔地入睡和醒来[115]。

各种新的传感器技术,包括穿戴式或独立式的设备现在仍待开发,后面的"新兴技术"一节中将讨论其中一部分。

25.4.2 实施的考虑因素

随着设备和传感器的变化,很难笼统评价怎样最好地设计、测试和利用它们,然而 Patel 和他的同事提出了一个关于如何设计和调整设备以促进行为改变的通用大纲[96]。首先,需要激励设备用户获取和使用设备。一项对 6 223 人的调查显示,一半以上购买可穿戴设备的人会停止使用,1/3 的人在 6 个月内就不用了。值得注意的是,许多设备需要经常维护,必须每天佩戴,并且每隔几天或几周就需要充电。然而,最近对 35 000 余名使用可穿戴活动监测器的人进行的一项研究发现,80.0% 的参与者,包括 90.4% 的老年人,在 6 个月后仍在使用这些设备,这表明自我激励和纳入综合计划是维持使用的重要因素[116]。

其次,设备必须能够准确地跟踪到其目标的行为。一项关于利用可穿戴设备来监测体力活动、能量消耗和睡眠的综述发现,许多体力活动监测器往往会低估能量消耗而高估总睡眠时间[117]。美国 FDA 一直在更密切地监测持续穿戴设备,其中准确性对患者健康至关重要(例如连续性葡萄糖监测仪),并表示它们将正式实施对数字健康设备的监督。

最后,信息必须以一种激励生活方式改变以促进健康的方式呈现给用户。为了促进真正的变化,可穿戴设备必须与已被证明有效的行为改变技术一起使用,例如一件可以给用户带来脚踏车课程体验的室内脚踏车产品。它利用个性化(脚踏车能够跟踪到用户先前的最佳成绩,并利用这些信息在锻炼过程中激励用户)和社交网络(用户可以参加直播课程并与课堂上的其他人比速度)来使"每一次锻炼上瘾"[118]。虽然此类产品前两年的销售势头良好[119],但没有客观的研究来验证用户是否确实在使用周期内通过该产品参与了更高水平的体力活动。

25.5　社交媒体

社交媒体是一种用于分享信息和发展社会联系的在线交流方式[120],包括在线社交网络、论坛和留言板。

社交媒体的使用率在美国已经从2005年的5%激增到2017年的69%[121],其中65岁以上者占34%,这些用户平均每天在社交媒体上活动1.7h。患者利用社交媒体来获取健康信息[122,123]并通过分享经历获取社会支持[124],社交媒体提供了一种方便而流行的媒介以促进联系。虽然它不能取代面对面的联系,但社交媒体为信息的传播、信息的整理和纠正、情感支持、参与活动、筹集款项和网络构建创造了一个新的空间[125]。

25.5.1　成果

便利性:社交媒体提供即时的信息交流,方便访问,可自定进度地互动,且不限制时间和地点[126]。

社会支持和联系:社会联系对整体健康和健康习惯至关重要[127]。孤独感影响着25%~60%的老年人[128],在线的方式可能有助于填补个人的空虚感。在线社会支持对于长期患病或不能活动的人来说特别有价值,因为与疾病有关的一些忧虑或问题不能总是与亲密朋友或家人分享而不影响线下关系[129]。社交网络的使用不仅可以增强在线关系,而且可以减轻线下个人关系中的压力,甚至可以加强线下关系[130]。

社会联系也会影响肥胖模式[131]。一项2015年的研究对可能影响在线减重社区人群减重效果的一组变量进行分析评估,发现网络融入性是对减肥最有统计意义的变量[132]。在对减肥论坛成员的调查中,主要的社会支持主题是鼓励、提供信息和分享经验。成员们报告说,他们重视方便、匿名和不带批判性的互动,并认为这是以互联网为媒介的支持的独特之处[133]。

患者知识交流:在线社交网络对于慢性疾病患者尤其流行,患者可以积极参与管理其健康[130,134,135]。患者分享自己的经历时,医疗和技术信息可以转化为患病经验交流与分享和日常生活的有用指南[129]。

减少对临床医师的依赖:对来自戒烟系统16 492条信息的分析显示,用户通过各种策略来帮助戒烟,比如虚拟烟火和承诺,而没有一条信息提到医师在戒烟过程中的作用。这表明在这个社区中,为行为改变而做出的努力主要是自我推动的[136]。此外,在线网络干预可以帮助人们在一段较长时间内维持行为改变,因为这些网络用户通常会与其他患者保持联系,同时持续接收医疗人员微小的支持[137,138]。

数据收集:可在线收集患者共享的数据,而后创建成研究数据库。例如,一个专注于肌萎缩侧索硬化(ALS)治疗的社交网络收集了患者对锂的反应,结果发现在最初的12个月内没有临床效果[139],这种方式突出了患者共享数据对加速临床发现的潜力。

25.5.2　实施的考虑因素

有许多价格较低的社交媒体工具可供选择。卫生保健专业人员可以通过添加论坛或留言板将社交组件汇聚到现有的网站中。他们也可以创建一个独立的社交媒体网站,包含如网络、博客、留言和成员目录等其他功能,此外还有许多工具可附加或独立使用[140,141]。最后,如果目标受众已经使用一个社交媒体网站,临床医师可以考虑简单地在这个网站上创建一个群组或应用程序,以减少进入障碍。

专门针对医疗界的社交媒体指南开始出现,但目前仍处于起步阶段,因为它是大体上的,缺乏具体的指导[142]。尽管社交媒体越来越受欢迎,目前很少有卫生保健提供者选择在线的方式与患者沟通[143,144]。使用在线沟通的医疗人员将这种方式当作"扩音器"或"电话传声筒",主要用来分享自己的观点[145],而在线网络的关键要素,即双向交流和组别设置并没有得到充分利用[145]。

目前仍未清楚社交媒体的哪些特征和组成是有助于促进健康的,关于将教育整合到在线网络的重要性也在被反复讨论[146,147]。通过对一个专注戒烟的在线社交网络 BecomeAnEx.org 的研究发现,在未接受指导的吸烟者中,在线访客戒烟的可能性并不比非访客高。然而,在那些接受指导的人中,网页访客在6个月内戒烟的可能性是非访客的2倍。正如后面在"数字治疗"一节中所讨论的那样[146],在线教练在指导慢性疾病预防计划中的生活方式选择方面也起着至关重要的作用[147]。

我们需要更多的数据来确定谁会从社交媒体中受益最大,而谁容易滥用它。通过社交媒体来激活和指导老年人的参与(Activating and Guiding the Engagement of Seniors through Social Media, AGES)2.0 项目显示,接受过社交媒体、Skype 和电子邮件培训的老年患者在认知方面表现较好,与只接受常规护理的对照组相比,他们的心理健康和身体健康都得到了改善[148]。一项对19~32岁年轻人的调查发现,与老年人口相比,社交媒体的使用增加与社会孤立性有关[149]。每天使用社交媒体超过2h的参与者的社交孤立概率,是每天使用时间不足半小时的同龄人的2倍。在另一项研究中,研究人员使用生物标志物证明过度使用社交媒体可能导致压力增加和皮质醇水平升高[150]。然而,这些负面影响可能是由于这些年轻人不恰当地使用社交媒体,且有成瘾问题。Shensa 等人认为,造成风险的可能是我们使用社交媒体的方式,而不是使用的时间。

25.6 数字治疗学

在线搜索与疾病相关的信息可以追溯到互联网的早期阶段[152]。10个美国人中有9个使用互联网[121],它的无处不在,为"数字治疗学"这一新领域铺平了道路,它是一种基于证据的、用于治疗疾病的数字健康工具[153]。数字治疗方案的目的是用行为改变方案取代或增强传统治疗,并且这些行为改变方案可以由临床医师开处方。它们可以在 Web 浏览器、智能手机、平板应用程序或医疗设备使用,并且结合本章所涵盖的其他技术来创建一个全面的治疗程序。这些程序可以利用可穿戴传感器跟踪结果,用社交网络的力量来获得社会支持,并用智能手机或平板电脑应用程序和短信来显示信息或进行提醒。在后端,它们可能有临床评估工具、临床医师监测仪表板和符合 HIPAA 的数据存储[154]。许多项目还包含远程人为辅导,以提供密集的行为咨询,特别是当面对面的交流无法实现或不方便的时候,这也是一个有效和可扩展的选择。

为了区分数字治疗和健康应用程序,数字治疗公司一般会进行临床测试,且有时需要监管部门的批准。FDA 于 2013 年首次批准了移动糖尿病处方项目,然后在 2017 年,批准了针对药物滥用的认知行为治疗平台的测试。由于部分 FDA 的批准和个人研究的成功,一些糖尿病和减肥数字治疗计划现在由雇主提供的保险覆盖,但报销政策仍在变化。正如医疗保险公司最近决定覆盖面对面的糖尿病预防计划(diabetes prevention programs,DPP),但不包含虚拟的 DPP[155]。持续的研究可能是扩大医疗保险和其他保险公司保险范围的关键。

值得注意的是,数字治疗学可以从各种来源收集大量的用户数据,从传统的临床生物标志物到个性化的生理参数和社会模式[156]。这些数据使得人们可以在治疗阶段进行大数据分析,获取纵向数据模式,以及洞察特定生活方式医学项目变化的有效性,以上这些都有助于研究并促进下一步的程序改进。

25.6.1 成果

虽然数字治疗学是在 2013 年发明的,但关于数字治疗解决方案的研究始于 2000 年[157],自 2016 年以来相关的活动数量激增。到目前为止,研究的重点是慢性阻塞性肺疾病(chronic obstructive pulmonary disease,COPD)、哮喘、药物滥用、抑郁症、关节炎、体重减轻和糖尿病[158-162]。一项 2010 年的荟萃分析回顾了 2000—2008 年使用互联网程序的 85 项研究,表明更广泛地使用行为改变技术和传达模式(特别是定期通知)提高了这些程序的有效性。它还发现数字疗法对健康相关行为的影响虽小,但有显著统计学意义[153]。然而,自此数字治疗已经开始变得更加先进,多项研究现在已经显示出具有临床意义的重要结果。

一个包含每周生活方式医学课程、健康指导、互助小组、数字量表和活动跟踪的在线糖尿病预防计划[114]观察到,参与者平均降低了 4.7% 的基线体重,并在 1 年后降低了 0.38% 的糖化血红蛋白(HgA1c)水平。虽然积极干预期只有 12 个月(16 周的核心课程,然后有 32 周的保持课程),但参与者在之后也可以一直使用这些内容。研究中 HgA1c 和体重下降的结果都维持到了第二年,远远超过了积极干预期[163],这突出了数字治疗学的能力,即以最短的持续治疗或最低的成本,长期维持生活方式的改变。

目前也有旨在治疗糖尿病的多种数字治疗方案。例如,在一个项目中,葡萄糖测量计和移动设备上的虚拟健康辅导内容被添加到社区初级保健中,该项目确定了患者血糖和生活方式的趋势和模式,并与用户、医疗团队和虚拟教练分享这些信息,后者可以实时提供个性化反馈。该项目的两个临床试验表明,糖化血红蛋白分别显著降低 1.9% 和 2.03%[164,165]。

在糖尿病之外,一个高血压预防平台在 24 周的研究中发现,收缩压和舒张压的均值均显著下降(分别为 18.6mmHg 和 6.4mmHg)[166]。参与者使用移动程序记录膳食、血压和体重,并接受来自教练的电话和应用程序支持。在应用程序中,可以预测血压和体重变化的行为是完成状态、基线体重、称重频率和膳食记录。该研究强调了生活方式干预中频繁跟踪的重要性,这可以用数字解决方案快速、综合地进行。

最后,一个为期 12 周以应用程序作为干预方式的项目,评价了该干预对减轻慢性膝关节疼痛的影响。这项干预的内容包括传感器引导的体力活动、每周教育、活动跟踪和心理社会支持,如个人辅导和认知行为疗法(cognitive behavioral therapy,CBT)。在一项无对照试验中,参与者报告疼痛减轻了57%,且膝关节僵硬和膝关节功能得以改善,这个结果在6个月的随访中都能保持[167]。应用程序跟踪患者的练习执行情况,向其提供实时反馈,以确保练习正确进行,它也可以精确跟踪参与情况,显示参与者平均每周有3~4d进行了运动治疗。

25.7 新兴技术

25.7.1 多组学

近年来测序技术在速度和成本方面取得了显著进展,[168]促使对被统称为多组学的人类基因组、表观基因组、转录物组、蛋白质组、代谢物组和微生物组的认知迅速增加[169]。大量的研究正致力于了解多组学如何指导健康的生活方式行为以预防疾病,生活方式基因组学研究生活方式与基因的相互作用[170],营养基因组学则研究基因与饮食的关系[171]。

横断面研究中,近150个基因变异检出与肥胖有关,大约一半的身体形态个体差异归因于遗传学[169]。此外,基因被证明会影响新陈代谢、食物偏好和饮食行为。许多研究表明,减肥或增重的能力在一定程度上是由基因决定的[172-174]。遗传因素也可能在体力活动中发挥作用,有限数量的基因可能影响运动的依从性和耐受性[169]。

多组学的其他领域可能为生活方式的改变提供进一步的建议。表观基因组范围的相关研究表明,体力活动和高脂饮食可能改变对能量动态平衡非常重要的组织中的DNA甲基化模式,并影响体重的改变[169]。此外,构成肠道微生物群的数万亿种细菌、古细菌、真菌和病毒会影响食物消化、新陈代谢、维生素合成和体重调节[175]。饮食和体重减轻引起的菌群组成变化[176]提示微生物群可能可以用于监测生活方式变化的有效性。

了解一个人的多组学特征可能影响其行为。这一点已经通过遗传变异来证明,这些变异可以识别严重的疾病风险(例如,导致乳房切除的BRCA突变),但研究表明改变生活方式得到的结果不尽相同。Cochrane的一项综述显示,基于DNA疾病风险的沟通对吸烟或体力活动几乎没有影响,而对饮食或改变行为意向有很小的影响,尽管证据质量较低[177]。虽然一些研究表明,了解遗传营养状况会使人在短期内有改变行为的动机,但没有一项研究表明这会对长期改变或者健康结果产生重大影响[178-180]。

多组学技术可用于确定哪些患者会对生活方式干预作出反应,用哪些指标来监测干预的成功[181],以及如何为个人量身定做生活方式建议。迄今为止,只有少数试验证明了这一潜力,例如减重试验,其中发现具有特定FTO基因变异的人受益于高蛋白、控制热量的饮食。然而,最近的Food4Me试验则表明,与那些接受更广泛建议的人相比,个性化减肥计划没有任何好处[172]。尽管目前还缺乏研究,但近年来许多初创公司开始根据基因组或微生物图谱提供个性化的营养建议,人们也非常乐观地认为,识别个体多基因组变异将带来更有效的干预措施。

25.7.2 虚拟和增强现实

近年来,虚拟现实和增强现实迅速流行起来。虚拟现实(virtual reality, VR)是对现实环境的人工、计算机生成的模拟。用户通常戴着耳机,沉浸在一个环境中,觉得自己处于一个模拟的现实中。增强现实(augmented reality, AR)是一种将计算机生成的增强作用叠加在现有现实之上的技术。AR通常内置在移动设备的应用程序中,将数字组件添加到现实世界里[182]。

人们相信此类技术特别是增强现实可能有助于行为改变。在2016年7月6日,一款名为"神奇宝贝Go"的增强现实游戏(由Niantic公司开发)在苹果和安卓设备上被开发使用,导致健身跟踪器步数出现了"人群水平"上的激增[183]。该应用程序被全世界4 000万用户使用,下载量达5亿次[184]。一项研究发现,对这个游戏十分感兴趣的用户的活动增加了26%(每天1 479步),这几乎是官方体力活动指南的3倍[184]。另一项研究显示步数相对增长了34.8%,其中每天达到1万步目标的参与者从15.3%增加到了27.5%[185]。值得注意的是,这两项研究报告了久坐、超重、肥胖和老年用户表现的显著改善。但是,干预的结果是短暂的,在第六周时,用户每天的步数又回到安装前的水平[186]。

尽管这种改善是短暂的,其他增强现实应用可能会以创造性的方式刺激体力活动、饮食或其他生活方式行为。例如,最近的一项随机试验表明,与那些只接收信息的人相比,平板电脑上的增强现实应用帮助参与者更准确地计算食物摄入量标准[187]。另一种可能是VR应用有助于增加生活方式行为,特别是体力活动。2017年,一篇对28项研究的系统综述和荟萃分析表明,虚拟现实游戏对社区老年人的平衡和减少跌倒恐惧有积极的影响[188],但先前关于对老年人使用虚拟现实来改善体力活动的研究因为缺乏高质量证据,结果还是不确定的[189,190]。

25.7.3 辅助移动设备

到目前为止,先进的外骨骼在很大程度上仅用于截瘫或其他严重神经疾病患者,以及专门的军事或工业应用。虽然该技术已被证明对康复和活动受限的人是有价值的,但它在应用上仍面临许多障碍,包括成本高、过于沉重以及难以穿脱[191]。然而,使用柔软材料(如织物)和替代致动器系统(如空气压缩)的新型外骨骼和外体,其重量要轻得多,使用起来更容易,更能适应身体差异,而且价格也更便宜[192,193]。虽然这些技术才刚开始被文献研究[194-196],它在日后有可能广泛地融入日常生活。与截瘫相比受限程度较轻的人,如老年人、关节疼痛或肌无力者[197,198],甚至健康的用户也可以佩戴这些设备来帮助日常活动。这些技术可以结合到衣服、牙套或鞋子中,以便于人们进行行走、跑步、远足[199]、跳跃或其他体力活动。

25.7.4 新型传感器和形状因子

电子产品逐渐小型化、无线数据传输进步、光学改进、计算能力稳步增长,以及新材料的开发(包括使用纳米技术创造的材料的开发),这些都促使人们对新型可穿戴或可嵌入传感器的开发产生了极大的兴趣。这些传感器的共同点是通过一种新的形式,如纹身贴、绷带、微纤维或微创植入物,通过小型化、连续的监视器捕获标准的生理数据(例如脉搏、血压、心电图、血糖、体温[200-202])。一些传感器甚至有新颖的生理指标测量项目,如热量摄入和水分摄入情况。在实验室条件下,大量的传感器已经有足够的能力,但这样的设备在商业上却很少成功,这通常是由于实际条件下的信噪比和没有能可靠且廉价批量生产这些传感器的技术[202]。虽然这些新的传感器可能在未来出现,但在短期内,现有传感器的小型化更有可能影响生活方式医学的实践。例如,最近FDA批准了一种贴片,该贴片上有非常细的纤维,用于持续的葡萄糖监测[108],它有望帮助患者提高对生活方式改变计划的参与性。

25.7.5 大数据和机器学习

前面几节中描述的技术将产生大量的数据,需要先进的分析才能使数据具有意义和可操作性。人工智能(artificial intelligence,AI)机器模仿人类认知各个方面的能力已经被应用于其他医学领域,如放射学和病理学诊断[203]。人工智能的分支与生活方式医学最直接相关的是机器学习(machine learning,ML)。ML是一种分析方法,它让计算机进行大量的数据运算,以便对其余数据作出决策[204]。随着计算机通过更多的数据获得更多的经验,它的决策能力也会得到提高。ML可以识别某些生理或行为数据,它们也被称为数字生物标志物,可以用于预测未来临床结果的可能性。这种"预测分析"可以巩固数字生活方式医学,因为它们可以结合到行为反馈回路和人口医学策略中[205]。例如,数字治疗可以捕捉患者的短信模式,以评估其是否需要心理健康干预[206],或者对手臂活动进行监测,以发现异常的饮食模式[207]。

25.8 结论

近年来,数字健康工具发展迅速,并展现出发展健康的行为改变干预措施的强大潜力。手机和平板电脑、可穿戴设备和传感器、社交媒体以及许多其他新兴技术在日常生活中无处不在,利用它们可以增加许多影响患者行为的机会。虽然数字健康技术的发展比评估数字健康技术的研究进展得更快,但目前已经有足够的证据支持在临床实践中使用许多现有技术。

随着数字健康技术的进步和应用的增加,使用数字健康工具用于行为改变的可能会迅速增长。此外,美国向基于价值赔偿模式的转变可能会使理赔提供者更关注减少患者的花费,而增加对使用数字健康工具的需求,这些工具能以有成本效益的方式大规模监测和鼓励健康行为。

然而,本章强调数字健康工具的益处只有通过精心设计和经过验证的行为改变方法才能实现。临床医师或组织必须首先阐明他们的行为改变目标,并在采用技术之前了解其患者群体的具体需求。为了实现有意义和持久的行为改变,需要仔细选择数字健康工具,将其集成到更大的人和程序组成的系统中,并在目标人群中进行合适的测试。最具成本效益的行为改变干预措施可能需要将传统程序与适当的技术结合起来。最终,医疗保健提供者必须记住,数字健康技术只有能促进简单、强大、健康的行为才是有价值的,而这种行为也是生活方式医学的基础。

临床应用

- 越来越多的证据支持使用短信、移动(智能手机或平板电脑)应用、可穿戴设备/传感器/设

- 数字健康工具的临床应用包括增加患者参与（鼓励、目标设定、健康指导、教育、提醒或通知以及促进社会联系）和患者监测（活动、生化标志物、家庭行为、药物依从性、睡眠、压力/情绪或生命体征）。
- 数字健康工具可以作为独立的应用程序使用，也可以作为面对面干预的补充，但有效的临床使用需要良好的人员、过程和技术的集成。
- 无论是开发还是使用现有工具，应用时考虑的因素包括适当的行为改变框架、为目标受众设计的内容和功能、可用性、足够的用户测试和适当的数据处理。
- 数字治疗学是一种新兴的基于证据的数字健康项目，可以用于预防、治疗或逆转疾病，并可由临床医师开处方。它们通常结合本章所涵盖的许多技术，在临床试验中进行研究，但这可能需要监管部门的批准。

（Jeffrey Krauss, MD, DipABLM, Patricia Zheng, MD, Courtenay Stewart, DO, and Mark Berman, MD, FACLM 著　冯雪　译　麦尹林　校）

参考文献

1. Diehl, H. A. 1998. "Coronary risk reduction through intensive community-based lifestyle intervention: The coronary health improvement project (CHIP) experience." *The American Journal of Cardiology* 82 (10B): 83T–87T.
2. Knowler, William C., Elizabeth Barrett-Connor, Sarah E. Fowler, Richard F. Hamman, John M. Lachin, Elizabeth A. Walker, David M. Nathan, and Diabetes Prevention Program Research Group. 2002. "Reduction in the incidence of type 2 diabetes with lifestyle intervention or metformin." *The New England Journal of Medicine* 346 (6): 393–403. doi: 10.1056/NEJMoa012512.
3. D. Ornish et al., "Intensive lifestyle changes for reversal of coronary heart disease," *JAMA*, vol. 280, no. 23, pp. 2001–2007, Dec. 1998.
4. D. Ornish et al., "Can lifestyle changes reverse coronary heart disease? The lifestyle heart trial," *Lancet Lond. Engl.*, vol. 336, no. 8708, pp. 129–133, Jul. 1990.
5. Mobile *Matures as the Cross-Platform Era Emerges*. n.d. ComScore, Inc. Accessed October 9, 2017. http://www.comscore.com/Insights/Blog/Mobile-Matures-as-the-Cross-Platform-Era-Emerges.
6. Winnick, Michael. n.d. *Putting a Finger on Our Phone Obsession*. Accessed October 5, 2017. https://blog.dscout.com/mobile-touches.
7. Bauer, Roxanne. 2017. #6 from 2016: Media (R)Evolutions: Time Spent Online Continues to Rise. Text. People, Spaces, Deliberation. January 3, 2017. https://blogs.worldbank.org/publicsphere/6-2016-media-revolutions-time-spent-online-continues-rise.
8. Health, Center for Devices and Radiological. n.d. *Digital Health—US FDA*. WebContent. Accessed October 6, 2017. https://www.fda.gov/medicaldevices/digitalhealth/.
9. Sonnier, Paul. n.d. "Definition of digital health." *Paul Sonnier—Story of Digital Health* (blog). Accessed October 6, 2017. http://storyofdigitalhealth.com/definition/.
10. Topol, Eric. 2016. *The Patient Will See You Now: The Future of Medicine Is in Your Hands*. Reprint edition. Basic Books.
11. Topol, Eric. 2012. *The Creative Destruction of Medicine: How the Digital Revolution Will Create Better Health Care*. Basic Books.
12. The Economist. 2016. *Things Are Looking App*. March 10, 2016. https://www.economist.com/news/business/21694523-mobile-health-apps-are-becoming-more-capable-and-potentially-rather-useful-things-are-looking.
13. *2016 Year End Funding Report: A Reality Check for Digital Health*. n.d. Rock Health. Accessed October 6, 2017. https://rockhealth.com/reports/2016-year-end-funding-report-a-reality-check-for-digital-health/.
14. Voice, F. D. A. n.d. *Fostering Medical Innovation: A Plan for Digital Health Devices | FDA Voice*. Accessed October 6, 2017. https://blogs.fda.gov/fdavoice/index.php/2017/06/fostering-medical-innovation-a-plan-for-digital-health-devices/.
15. Definitions *of MHealth*. 2012HIMSS. January 5, 2012. http://www.himss.org/definitions-mhealth.
16. Street, 1615 L., NW, Suite 800 Washington, and DC 20036 202 419 4300 | Main 202 419 4349 | Fax 202 419 4372 | Media Inquiries. 2017. "Mobile fact sheet." *Pew Research Center: Internet, Science & Tech* (blog). January 12, 2017. http://www.pewinternet.org/fact-sheet/mobile/.
17. World Bank. 2016. *World Development Report—Digital Dividends*. World Bank. http://documents.worldbank.org/curated/en/896971468194972881/pdf/102725-PUB-Replacement-PUBLIC.pdf.
18. Office-Based *Physician Electronic Health Record Adoption*. n.d. Accessed December 1, 2017./quickstats/pages/physician-ehr-adoption-trends.php.
19. Adoption *of Electronic Health Record Systems among U.S. Non-Federal Acute Care Hospitals: 2008–2015*. n.d. Accessed December 1, 2017. http://evaluations/data-briefs/non-federal-acute-care-hospital-ehr-adoption-2008-2015.php.
20. Health *IT Playbook*. n.d. Accessed December 1, 2017. https://www.healthit.gov/playbook/patient-engagement/.
21. Finkelstein, Eric A., Benjamin A. Haaland, Marcel Bilger, Aarti Sahasranaman, Robert A. Sloan, Ei Ei Khaing Nang, and Kelly R. Evenson. 2016. "Effectiveness of activity trackers with and without incentives to increase physical activity (TRIPPA): A randomised controlled trial." *The Lancet. Diabetes and Endocrinology* 4 (12): 983–995. doi: 10.1016/S2213-8587(16)30284-4.
22. Jakicic, J. M., K. K. Davis, R. J. Rogers, W. C. King, M. D. Marcus, D. Helsel, A. D. Rickman, A. S. Wahed, and S. H. Belle. 2016. "Effect of wearable technology combined with a lifestyle intervention on long-term weight loss:

The IDEA randomized clinical trial." *JAMA* 316 (11): 1161–1171. doi: 10.1001/jama.2016.12858.

23. Pellegrini, Christine A., Steven D. Verba, Amy D. Otto, Diane L. Helsel, Kelliann K. Davis, and John M. Jakicic. 2012. "The comparison of a technology-based system and an in-person behavioral weight loss intervention." *Obesity (Silver Spring, Md.)* 20 (2): 356–363. doi: 10.1038/oby.2011.13.

24. Spring, Bonnie, Jennifer M. Duncan, E. Amy Janke, Andrea T. Kozak, H. Gene McFadden, Andrew DeMott, Alex Pictor, et al. 2013. "Integrating technology into standard weight loss treatment: A randomized controlled trial." *JAMA Internal Medicine* 173 (2): 105–111. doi: 10.1001/jamainternmed.2013.1221.

25. Abraham, Charles, and Susan Michie. 2008. "A taxonomy of behavior change techniques used in interventions." *Health Psychology: Official Journal of the Division of Health Psychology, American Psychological Association* 27 (3): 379–387. doi: 10.1037/0278-6133.27.3.379.

26. Prestwich, A., F. F. Sniehotta, C. Whittington, S. U. Dombrowski, L. Rogers, and S. Michie. 2014. "Does theory influence the effectiveness of health behavior interventions? Meta-analysis." *Health Psychology* 33 (5): 465–474. doi: 10.1037/a0032853.

27. Fitts Willoughby, J., and R. Furberg. 2015. "Underdeveloped or underreported? Coverage of pretesting practices and recommendations for design of text message-based health behavior change interventions." *Journal of Health Communication* 20 (4): 472–478. doi: 10.1080/10810730.2014.977468.

28. Kohut, A., R. Wilke, J. Menasce Horowitz, K. Simmons, J. Poushter, C. Barker, J. Bell, and E. M. Gross. 2011. *Global Digital Communication: Texting, Social Networking Popular Worldwide*. Pew Research Center.

29. Squared, Mobile. 2010. *Conversational Advertising (Commissioned by Singlepoint)*. http://www.mobilesquared.co.uk/media/27820/Conversational-Advertising_SinglePoint_2010.pdf.

30. Tatango. 2013. *SMS Open Rates Exceed 99%*. https://www.tatango.com/blog/sms-open-rates-exceed-99/.

31. Hall, A. K., H. Cole-Lewis, and J. M. Bernhardt. 2015. "Mobile text messaging for health: A systematic review of reviews." *Annual Review of Public Health* 36 (March): 393–415. doi: 10.1146/annurev-publhealth-031914-122855.

32. Abroms, L. C., R. Whittaker, C. Free, J. Mendel Van Alstyne, and J. M. Schindler-Ruwisch. 2015. "Developing and pretesting a text messaging program for health behavior change: Recommended steps." *JMIR Mhealth Uhealth* 3 (4): e107. doi: 10.2196/mhealth.4917.

33. Zickuhr, K., and A. Smith. 2012. *Digital Differences*. Pew Research Center.

34. Beratarrechea, A., A. G. Lee, J. M. Willner, E. Jahangir, A. Ciapponi, and A. Rubinstein. 2014. "The impact of mobile health interventions on chronic disease outcomes in developing countries: A systematic review." *Telemedicine Journal and E Health* 20 (1): 75–82. doi: 10.1089/tmj.2012.0328.

35. Hall, C. S., E. Fottrell, S. Wilkinson, and P. Byass. 2014. "Assessing the impact of MHealth interventions in low- and middle-income countries—What has been shown to work?" *Global Health Action* 7 (1): 25606. doi: 10.3402/gha.v7.25606.

36. Adler, A. J., N. Martin, J. Mariani, C. D. Tajer, O. O. Owolabi, C. Free, N. C. Serrano, J. P. Casas, and P. Perel. 2017. "Mobile phone text messaging to improve medication adherence in secondary prevention of cardiovascular disease." *Cochrane Database of Systematic Reviews* 4 (April): Cd011851. doi: 10.1002/14651858.CD011851.pub2.

37. Arambepola, C., I. Ricci-Cabello, P. Manikavasagam, N. Roberts, D. P. French, and A. Farmer. 2016. "The impact of automated brief messages promoting lifestyle changes delivered via mobile devices to people with type 2 diabetes: A systematic literature review and meta-analysis of controlled trials." *Journal of Medicine Internet Research* 18 (4): e86. doi: 10.2196/jmir.5425.

38. Finitsis, D. J., J. A. Pellowski, and B. T. Johnson. 2014. "Text message intervention designs to promote adherence to antiretroviral therapy (ART): A meta-analysis of randomized controlled trials." *PLoS One* 9 (2): e88166. doi: 10.1371/journal.pone.0088166.

39. Whittaker, R., H. McRobbie, C. Bullen, A. Rodgers, and Y. Gu. 2016. "Mobile phone-based interventions for smoking cessation." *Cochrane Database of Systematic Reviews* 4 (April): CD006611. doi: 10.1002/14651858.CD006611.pub4.

40. Velthoven, M. H. van, S. Brusamento, A. Majeed, and J. Car. 2013. "Scope and effectiveness of mobile phone messaging for HIV/AIDS care: A systematic review." *Psychology, Health, and Medicine* 18 (2): 182–202. doi: 10.1080/13548506.2012.701310.

41. U.S. Department of Health and Human, and Services. Health Resources and Services Administration. 2014. *Using Health Text Messages to Improve Consumer Health Knowledge, Behaviors, and Outcomes: An Environmental Scan*. U.S. Department of Health and Human Services. https://www.hrsa.gov/sites/default/files/archive/healthit/txt4tots/environmentalscan.pdf.

42. Orr, J. A., and R. J. King. 2015. "Mobile phone SMS messages can enhance healthy behaviour: A meta-analysis of randomised controlled trials." *Health Psychology Review* 9 (4): 397–416. doi: 10.1080/17437199.2015.1022847.

43. Jongh, T. de, I. Gurol-Urganci, V. Vodopivec-Jamsek, J. Car, and R. Atun. 2012. "Mobile phone messaging for facilitating self-management of long-term illnesses." *Cochrane Database of Systematic Reviews* 12 (December): CD007459. doi: 10.1002/14651858.CD007459.pub2.

44. Shneiderman's *Eight Golden Rules of Interface Design*. n.d. Accessed October 8, 2017. https://faculty.washington.edu/jtenenbg/courses/360/f04/sessions/schneidermanGoldenRules.html.

45. Horvath, T., H. Azman, G. E. Kennedy, and G. W. Rutherford. 2012. "Mobile phone text messaging for promoting adherence to antiretroviral therapy in patients with HIV infection." *Cochrane Database of Systematic Reviews*, (3): CD009756. doi: 10.1002/14651858.CD009756.

46. Head, K. J., S. M. Noar, N. T. Iannarino, and N. Grant Harrington. 2013. "Efficacy of text messaging-based interventions for health promotion: A meta-analysis." *Social Science and Medicine* 97 (November): 41–48. doi: 10.1016/j.socscimed.2013.08.003.

47. Poorman, E., J. Gazmararian, R. M. Parker, B. Yang, and L. Elon. 2015. "Use of text messaging for maternal and infant health: A systematic review of the literature." *Maternal and Child Health Journal* 19 (5): 969–989. doi: 10.1007/s10995-014-1595-8.

48. Shaw, R., and H. Bosworth. 2012. "Short message service (SMS) text messaging as an intervention medium for weight loss: A literature review." *Health Informatics Journal* 18 (4): 235–250. doi: 10.1177/1460458212442422.

49. Siopis, G., T. Chey, and M. Allman-Farinelli. 2015. "A systematic review and meta-analysis of interventions for weight management using text messaging." *Journal of Human Nutrition and Dietetics* 28 Suppl 2 (February): 1–15. doi: 10.1111/jhn.12207.

50. Farmer, A. J., J. McSharry, S. Rowbotham, L. McGowan, I. Ricci-Cabello, and D. P. French. 2016. "Effects of interventions promoting monitoring of medication use and brief messaging on medication adherence for people with type 2 diabetes: A systematic review of randomized trials." *Diabetic Medicine* 33 (5): 565–579. doi: 10.1111/dme.12987.

51. Fjeldsoe, B. S., A. L. Marshall, and Y. D. Miller. 2009. "Behavior change interventions delivered by mobile telephone short-message service." *American Journal of Preventive Medicine* 36 (2): 165–173. doi: 10.1016/j.amepre.2008.09.040.

52. Kharbanda, E. O., M. S. Stockwell, H. W. Fox, and V. I. Rickert. 2009. "Text4Health: A qualitative evaluation of parental readiness for text message immunization reminders." *American Journal of Public Health* 99 (12): 2176–2178. doi: 10.2105/AJPH.2009.161364.

53. Naughton, F., A. T. Prevost, H. Gilbert, and S. Sutton. 2012. "Randomized controlled trial evaluation of a tailored leaflet and SMS text message self-help intervention for pregnant smokers (MiQuit)." *Nicotine and Tobacco Research* 14 (5): 569–577. doi: 10.1093/ntr/ntr254.

54. Park, L. G., J. Howie-Esquivel, and K. Dracup. 2014. "A quantitative systematic review of the efficacy of mobile phone interventions to improve medication adherence." *Journal of Advanced Nursing* 70 (9): 1932–1953. doi: 10.1111/jan.12400.

55. National Cancer Institute, Public Health Service, National Institutes of Health. 2004. *Making Health Communication Programs Work: A Planner's Guide, Pink Book*. https://pubs.cancer.gov/ncipl/detail.aspx?prodid=T068.

56. Street, 1615 L., NW, Suite 800 Washington, and DC 20036 USA 202 419 4300 | Main 202 419 4349 | Fax 202 419 4372 | Media Inquiries. n.d. *Internet & Technology - Pew Research Center*. Accessed October 8, 2017. http://www.pewinternet.org/.

57. Organization, World Health. n.d. *Be He@lthy, Be Mobile*. http://www.who.int/ncds/prevention/be-healthy-be-mobile/en/.

58. Bau, Ignatius. 2011. "HHS Text4Health task force recommendations." *Ignatius Bau* (blog). October 4, 2011. https://ignatiusbau.com/2011/10/03/hhs-text4health-task-force-recommendations/.
59. Jhumhealth. n.d. *Jhumhealth*. Accessed October 8, 2017. https://www.jhumhealth.org.
60. Schilling, L., G. Bennett, S. Bull, A. Kempe, M. Wretling, and E. Staton. 2013. *Text Messaging in Healthcare Research Toolkit*. http://www.ucdenver.edu/academics/colleges/medicalschool/programs/crisp/training/toolkits/textingtoolkit/Pages/default.aspx.
61. Morio, M., H. Goertz, B. Taliesin, and K. Wilson. 2014. *MHealth Mobile Messaging Toolkit: Considerations When Selecting a Mobile Messaging Platform Vendor*. http://www.path.org/publications/detail.php?i=2491.
62. Anglada-Martinez, H., M. Martin-Conde, M. Rovira-Illamola, J. M. Sotoca-Momblona, E. Sequeira, V. Aragunde, and C. Codina-Jane. 2017. "An interactive mobile phone-website platform to facilitate real-time management of medication in chronically Ill patients." *Journal of Medical Systems* 41 (8): 122. doi: 10.1007/s10916-017-0767-7.
63. CareMessage | *Home*. n.d. Accessed October 8, 2017. https://caremessage.org/.
64. Collins, Lauren, and Scott R. Ellis. 2015. *Mobile Devices: Tools and Technologies*. Taylor & Francis.
65. GlobalWebIndex. n.d. *Device Trends 2017 | Mobile Device Statistics & More | GlobalWebIndex*. Accessed December 1, 2017.
66. Poushter, Jacob. 2016. "Smartphone ownership and internet usage continues to climb in emerging economies." *Pew Research Center's Global Attitudes Project* (blog). February 22, 2016. http://www.pewglobal.org/2016/02/22/smartphone-ownership-and-internet-usage-continues-to-climb-in-emerging-economies/.
67. Street, 1615 L., NW, Suite 800 Washington, and DC 20036 USA 202 419 4300 | Main 202 419 4349 | Fax202 419 4372 | Media Inquiries. 2017. "Mobile fact sheet." *Pew Research Center: Internet, Science & Tech* (blog). January 12, 2017. http://www.pewinternet.org/fact-sheet/mobile/.
68. tax, * All products require an annual contract Prices do not include sales. n.d. "Top health app preferences United States 2012 | Statistic." *Statista*. Accessed November 21, 2017. https://www.statista.com/statistics/348731/preferences-for-health-apps-by-type-in-the-us/.
69. Krebs, Paul, and Dustin T. Duncan. 2015. "Health app use among US mobile phone owners: A national survey." *JMIR MHealth and UHealth* 3 (4). doi: 10.2196/mhealth.4924.
70. Ventola, C. Lee. 2014. "Mobile devices and apps for health care professionals: Uses and benefits." *Pharmacy and Therapeutics* 39 (5): 356–364.
71. Withrow, D., and D. A. Alter. 2011. "The economic burden of obesity worldwide: A systematic review of the direct costs of obesity." *Obesity Reviews: An Official Journal of the International Association for the Study of Obesity* 12 (2): 131–141. doi: 10.1111/j.1467-789X.2009.00712.x.
72. Laing, Brian Yoshio, Carol M. Mangione, Chi-Hong Tseng, Mei Leng, Ekaterina Vaisberg, Megha Mahida, Michelle Bholat, Eve Glazier, Donald E. Morisky, and Douglas S. Bell. 2014. "Effectiveness of a smartphone application for weight loss compared to usual care in overweight primary care patients: A randomized controlled trial." *Annals of Internal Medicine* 161 (10 0): S5-12. doi: 10.7326/M13-3005.
73. Flores Mateo, Gemma, Esther Granado-Font, Carme Ferré-Grau, and Xavier Montaña-Carreras. 2015. "Mobile phone apps to promote weight loss and increase physical activity: A systematic review and meta-analysis." *Journal of Medical Internet Research* 17 (11). doi: 10.2196/jmir.4836.
74. Goldstein, C. M., J. G. Thomas, R. R. Wing, and D. S. Bond. 2017. "Successful weight loss maintainers use health-tracking smartphone applications more than a nationally representative sample: Comparison of the national weight control registry to pew tracking for health." *Obesity Science and Practice* 3 (2): 117–126. doi: 10.1002/osp4.102.
75. Case, Meredith A., Holland A. Burwick, Kevin G. Volpp, and Mitesh S. Patel. 2015. "Accuracy of smartphone applications and wearable devices for tracking physical activity data." *JAMA* 313 (6): 625–626. doi: 10.1001/jama.2014.17841.
76. Fanning, Jason, Sean P. Mullen, and Edward McAuley. 2012. "Increasing physical activity with mobile devices: A meta-analysis." *Journal of Medical Internet Research* 14 (6). doi: 10.2196/jmir.2171.
77. Arteaga, Sonia M., Mo Kudeki, Adrienne Woodworth, and Sri Kurniawan. 2010. "Mobile system to motivate teenagers' physical activity." In *Proceedings of the 9th International Conference on Interaction Design and Children (IDC'10)*, ACM, New York, NY, 1–10.
78. Tsai, Christopher C., Gunny Lee, Fred Raab, Gregory J. Norman, Timothy Sohn, William G. Griswold, and Kevin Patrick. 2007. "Usability and feasibility of PmEB: A mobile phone application for monitoring real time caloric balance." *Mobile Networks and Applications* 12 (2–3): 173–184. doi: 10.1007/s11036-007-0014-4.
79. Wharton, Christopher M., Carol S. Johnston, Barbara K. Cunningham, and Danielle Sterner. 2014. "Dietary self-monitoring, but not dietary quality, improves with use of smartphone app technology in an 8-week weight loss trial." *Journal of Nutrition Education and Behavior* 46 (5): 440–444. doi: 10.1016/j.jneb.2014.04.291.
80. Coughlin, Steven S., Mary Whitehead, Joyce Q. Sheats, Jeff Mastromonico, and Selina Smith. 2016. "A review of smartphone applications for promoting physical activity." *Jacobs Journal of Community Medicine* 2 (1).
81. Pollak, J., G. Gay, S. Byrne, E. Wagner, D. Retelny, and L. Humphreys. 2010. "It's time to eat! Using mobile games to promote healthy eating." *IEEE Pervasive Computing* 9 (3): 21–27. doi: 10.1109/MPRV.2010.41.
82. Plaza, Inmaculada, Marcelo Marcos Piva Demarzo, Paola Herrera-Mercadal, and Javier García-Campayo. 2013. "Mindfulness-based mobile applications: Literature review and analysis of current features." *JMIR MHealth and UHealth* 1 (2). doi: 10.2196/mhealth.2733.
83. Donker, Tara, Katherine Petrie, Judy Proudfoot, Janine Clarke, Mary-Rose Birch, and Helen Christensen. 2013. "Smartphones for smarter delivery of mental health programs: A systematic review." *Journal of Medical Internet Research* 15 (11). doi: 10.2196/jmir.2791.
84. McConnell, Michael V., Anna Shcherbina, Aleksandra Pavlovic, Julian R. Homburger, Rachel L. Goldfeder, Daryl Waggot, Mildred K. Cho, et al. 2017. "Feasibility of obtaining measures of lifestyle from a smartphone app: The MyHeart counts cardiovascular health study." *JAMA Cardiology* 2 (1): 67–76. doi: 10.1001/jamacardio.2016.4395.
85. ResearchKit *and* CareKit. n.d. Apple. Accessed November 2, 2017. http://www.apple.com/researchkit/.
86. Medable | *The Best Platform For Healthcare Innovation*. n.d. Accessed October 6, 2017. https://www.medable.com/.
87. Home. n.d. THREAD. Accessed October 6, 2017. http://www.threadresearch.com/.
88. Vimcare - *Launch a Custom Digital Health App*. n.d. Accessed October 6, 2017. https://vimcare.com/.
89. Stoyanov, Stoyan R., Leanne Hides, David J. Kavanagh, Oksana Zelenko, Dian Tjondronegoro, and Madhavan Mani. 2015. "Mobile app rating scale: A new tool for assessing the quality of health mobile apps." *JMIR MHealth and UHealth* 3 (1): e27. doi: 10.2196/mhealth.3422.
90. Mani, Madhavan, David J. Kavanagh, Leanne Hides, and Stoyan R. Stoyanov. 2015. "Review and evaluation of mindfulness-based IPhone apps." *JMIR MHealth and UHealth* 3 (3): e82. doi: 10.2196/mhealth.4328.
91. Schoeppe, Stephanie, Stephanie Alley, Amanda L. Rebar, Melanie Hayman, Nicola A. Bray, Wendy Van Lippevelde, Jens-Peter Gnam, Philip Bachert, Artur Direito, and Corneel Vandelanotte. 2017. "Apps to improve diet, physical activity and sedentary behaviour in children and adolescents: A review of quality, features and behaviour change techniques." *The International Journal of Behavioral Nutrition and Physical Activity* 14 (1): 83. doi: 10.1186/s12966-017-0538-3.
92. Lewis, Thomas Lorchan, and Jeremy C. Wyatt. 2014. "MHealth and mobile medical apps: A framework to assess risk and promote safer use." *Journal of Medical Internet Research* 16 (9). doi: 10.2196/jmir.3133.
93. Chomutare, Taridzo, Luis Fernandez-Luque, Eirik Årsand, and Gunnar Hartvigsen. 2011. "Features of mobile diabetes applications: Review of the literature and analysis of current applications compared against evidence-based guidelines." *Journal of Medical Internet Research* 13 (3). doi: 10.2196/jmir.1874.
94. King, Abby C., Eric B. Hekler, Lauren A. Grieco, Sandra J. Winter, Jylana L. Sheats, Matthew P. Buman, Banny Banerjee, Thomas N. Robinson, and Jesse Cirimele. 2013. "Harnessing different motivational frames via mobile phones to promote daily physical activity and reduce sedentary behavior in aging

95. King, Abby C., Eric B. Hekler, Lauren A. Grieco, Sandra J. Winter, Jylana L. Sheats, Matthew P. Buman, Banny Banerjee, Thomas N. Robinson, and Jesse Cirimele. 2016. "Effects of three motivationally targeted mobile device applications on initial physical activity and sedentary behavior change in midlife and older adults: A randomized trial." *PLOS ONE* 11 (6): e0156370. doi: 10.1371/journal.pone.0156370.
96. Patel, Mitesh S., David A. Asch, and Kevin G. Volpp. 2015. "Wearable devices as facilitators, not drivers, of health behavior change." *JAMA* 313 (5): 459–460. doi: 10.1001/jama.2014.14781.
97. Lamkin, Paul. n.d. *Wearable Tech Market To Double By 2021*. Forbes. Accessed October 7, 2017. https://www.forbes.com/sites/paullamkin/2017/06/22/wearable-tech-market-to-double-by-2021/.
98. Fitbit *Aria 2™ Wi-Fi Smart Scale*. n.d. Accessed November 22, 2017. https://www.fitbit.com/aria2/.
99. Overview. n.d. Samsung Electronics America. Accessed November 22, 2017./us/explore/family-hub-refrigerator/overview/.
100. Luna *Mattress Protectors - Premium Mattress Protector Products*. n.d. Accessed November 22, 2017. https://www.lunamattress.com/.
101. Sylvia, Louisa G., Emily E. Bernstein, Jane L. Hubbard, Leigh Keating, and Ellen J. Anderson. 2014. "A practical guide to measuring physical activity." *Journal of the Academy of Nutrition and Dietetics* 114 (2): 199–208. doi: 10.1016/j.jand.2013.09.018.
102. Shcherbina, Anna, C. Mikael Mattsson, Daryl Waggott, Heidi Salisbury, Jeffrey W. Christle, Trevor Hastie, Matthew T. Wheeler, and Euan A. Ashley. 2017. "Accuracy in wrist-worn, sensor-based measurements of heart rate and energy expenditure in a diverse cohort." *Journal of Personalized Medicine* 7 (2). doi: 10.3390/jpm7020003.
103. Terroso, M., R. Freitas, J. Gabriel, A. T. Marques, and R. Simoes. 2013. "Active assistance for senior healthcare: A wearable system for fall detection." In *8th Iberian Conference on Information Systems and Technologies (CISTI)*, 1–6.
104. Schwenk, Michael, Jane Mohler, Christopher Wendel, Karen D'Huyvetter, Mindy Fain, Ruth Taylor-Piliae, and Bijan Najafi. 2015. "Wearable sensor-based in-home assessment of gait, balance, and physical activity for discrimination of frailty status: Baseline results of the Arizona frailty cohort study." *Gerontology* 61 (3): 258–267. doi: 10.1159/000369095.
105. Dobkin, Bruce H. 2013. "Wearable motion sensors to continuously measure real-world physical activities." *Current Opinion in Neurology* 26 (6): 602–608. doi: 10.1097/WCO.0000000000000026.
106. Wearable *Kinesthetic System for Capturing and Classifying Upper Limb Gesture in Post-Stroke Rehabilitation | SpringerLink*. n.d. Accessed October 7, 2017. https://link.springer.com/article/10.1186%2F1743-0003-2-8?LI=true.
107. Muro-de-la-Herran, Alvaro, Begonya Garcia-Zapirain, and Amaia Mendez-Zorrilla. 2014. "Gait analysis methods: An overview of wearable and non-wearable systems, highlighting clinical applications." *Sensors (Basel, Switzerland)* 14 (2): 3362–3394. doi: 10.3390/s140203362.
108. Commissioner, Office of the. n.d. *Press Announcements - FDA Approves First Continuous Glucose Monitoring System for Adults Not Requiring Blood Sample Calibration*. WebContent. Accessed October 8, 2017. https://www.fda.gov/NewsEvents/Newsroom/PressAnnouncements/ucm577890.htm.
109. Christiansen, Mark, Timothy Bailey, Elaine Watkins, David Liljenquist, David Price, Katherine Nakamura, Robert Boock, and Thomas Peyser. 2013. "A new-generation continuous glucose monitoring system: Improved accuracy and reliability compared with a previous-generation system." *Diabetes Technology and Therapeutics* 15 (10): 881–888. doi: 10.1089/dia.2013.0077.
110. Choudhary, Pratik, Sharmin Ramasamy, Louisa Green, Geraldine Gallen, Siobhan Pender, Anna Brackenridge, Stephanie A. Amiel, and John C. Pickup. 2013. "Real-time continuous glucose monitoring significantly reduces severe hypoglycemia in hypoglycemia-unaware patients with type 1 diabetes." *Diabetes Care* 36 (12): 4160–4162. doi: 10.2337/dc13-0939.
111. Thync. n.d. *How It Works*. Accessed October 7, 2017. http://www.thync.com/how-it-works.
112. Bhayee, Sheffy, Patricia Tomaszewski, Daniel H. Lee, Graeme Moffat, Lou Pino, Sylvain Moreno, and Norman A. S. Farb. 2016. "Attentional and affective consequences of technology supported mindfulness training: A randomised, active control, efficacy trial." *BMC Psychology* 4 (November): 60. doi: 10.1186/s40359-016-0168-6.
113. Poh, Ming-Zher, Nicholas C. Swenson, and Rosalind W. Picard. 2010. "A wearable sensor for unobtrusive, long-term assessment of electrodermal activity." *IEEE Transactions on Bio-Medical Engineering* 57 (5): 1243–1252. doi: 10.1109/TBME.2009.2038487.
114. Health, Omada. n.d. *Digital Therapeutics for Chronic Disease | Omada Health*. Accessed November 18, 2017. https://www.omadahealth.com.
115. Withings *Aura - Nokia*. n.d. Accessed October 7, 2017. https://support.health.nokia.com/hc/en-us/categories/200189426-Withings-Aura.
116. Patel, Mitesh S., Luca Foschini, Gregory W. Kurtzman, Jingsan Zhu, Wenli Wang, Charles A. L. Rareshide, and Susan M. Zbikowski. 2017. "Using wearable devices and smartphones to track physical activity: Initial activation, sustained use, and step counts across sociodemographic characteristics in a national sample." *Annals of Internal Medicine* 167 (10): 755. doi: 10.7326/M17-1495.
117. Evenson, Kelly R., Michelle M. Goto, and Robert D. Furberg. 2015. "Systematic review of the validity and reliability of consumer-wearable activity trackers." *The International Journal of Behavioral Nutrition and Physical Activity* 12 (December): 159. doi: 10.1186/s12966-015-0314-1.
118. Peloton | *Exercise Bike With Indoor Cycling Classes Streamed Live & On-Demand*. n.d. Accessed July 28, 2017. https://www.pelotoncycle.com/company/.
119. This *Cycling Startup Expects $150 Million in Sales This Year*. n.d. Fortune. Accessed October 7, 2017. http://fortune.com/2016/06/18/peloton/.
120. Social Media | *Define Social Media at Dictionary.Com*. n.d. Accessed November 26, 2017. http://www.dictionary.com/browse/social-media.
121. Street, 1615 L., NW, Suite 800 Washington, and DC 20036 USA202 419 4300 | Main 202 419 4349 | Fax202 419 4372 | Media Inquiries. 2017. "Internet/broadband fact sheet." *Pew Research Center: Internet, Science & Tech* (blog). January 12, 2017. http://www.pewinternet.org/fact-sheet/internet-broadband/.
122. Sadasivam, Rajani S., Rebecca L. Kinney, Stephenie C. Lemon, Stephanie L. Shimada, Jeroan J. Allison, and Thomas K. Houston. 2013. "Internet health information seeking is a team sport: Analysis of the pew internet survey." *International Journal of Medical Informatics* 82 (3): 193–200. doi: 10.1016/j.ijmedinf.2012.09.008.
123. Cutrona, Sarah L., Douglas W. Roblin, Joann L. Wagner, Bridget Gaglio, Andrew E. Williams, Rosalie Torres Stone, Terry S. Field, and Kathleen M. Mazor. 2013. "Adult willingness to use email and social media for peer-to-peer cancer screening communication: Quantitative interview study." *JMIR Research Protocols* 2 (2): e52. doi: 10.2196/resprot.2886.
124. Ancker, Jessica S., Kristen M. Carpenter, Paul Greene, Randi Hoffmann, Rita Kukafka, Laura A. V. Marlow, Holly G. Prigerson, and John M. Quillin. 2009. "Peer-to-peer communication, cancer prevention, and the internet." *Journal of Health Communication* 14 (S1): 38–46. doi: 10.1080/10810730902806760.
125. Griffiths, Frances, Tim Dobermann, Jonathan A. K. Cave, Margaret Thorogood, Samantha Johnson, Kavé Salamatian, Francis X. Gomez Olive, and Jane Goudge. 2015. "The impact of online social networks on health and health systems: A scoping review and case studies." *Policy and Internet* 7 (4): 473–496. doi: 10.1002/poi3.97.
126. Chung, Jae Eun. 2014. "Social networking in online support groups for health: How online social networking benefits patients." *Journal of Health Communication* 19 (6): 639–659. doi: 10.1080/10810730.2012.757396.
127. Martino, Jessica, Jennifer Pegg, and Elizabeth Frates. 2015. "The connection prescription: Using the power of social interactions and the deep desire for connectedness to empower health and wellness." *American Journal of Lifestyle Medicine* 11 (October). doi: 10.1177/1559827615608788.
128. Hawkins, Kevin, Shirley Musich, Sara Wang, and Charlotte Yeh. 2015. "The impact of loneliness on quality-of-life and patient satisfaction among sicker, older adults." *The American Journal of Geriatric Psychiatry* 23 (3): S168–S169. doi: 10.1016/j.jagp.2014.12.176.
129. Pols, Jeannette. 2014. "Knowing patients: Turning patient knowledge into science." *Science, Technology, and Human Values* 39 (1): 73–97. doi: 10.1177/0162243913504306.

130. Kingod, Natasja, Bryan Cleal, Ayo Wahlberg, and Gitte R. Husted. 2017. "Online peer-to-peer communities in the daily lives of people with chronic illness: A qualitative systematic review." *Qualitative Health Research* 27 (1): 89–99. doi: 10.1177/1049732316680203.
131. Christakis, Nicholas A., and James H. Fowler. 2007. "The spread of obesity in a large social network over 32 years." *New England Journal of Medicine* 357 (4): 370–379. doi: 10.1056/NEJMsa066082.
132. Poncela-Casasnovas, Julia, Bonnie Spring, Daniel McClary, Arlen C. Moller, Rufaro Mukogo, Christine A. Pellegrini, Michael J. Coons, Miriam Davidson, Satyam Mukherjee, and Luis A. Nunes Amaral. 2015. "Social embeddedness in an online weight management programme is linked to greater weight loss." *Journal of the Royal Society Interface* 12 (104): 20140686. doi: 10.1098/rsif.2014.0686.
133. Hwang, Kevin O., Allison J. Ottenbacher, Angela P. Green, M. Roseann Cannon-Diehl, Oneka Richardson, Elmer V. Bernstam, and Eric J. Thomas. 2010. "Social support in an internet weight loss community." *International Journal of Medical Informatics* 79 (1): 5–13. doi: 10.1016/j.ijmedinf.2009.10.003.
134. Nielsen, A. J. and L. Grøn. 2012. "Standardising the lay: Logics of change in programs of disease self-management." *Culture Unbound* 4: 425–442.
135. Eijk, Martijn van der, Marjan J. Faber, Johanna W. M. Aarts, Jan A. M. Kremer, Marten Munneke, and Bastiaan R. Bloem. 2013. "Using online health communities to deliver patient-centered care to people with chronic conditions." *Journal of Medical Internet Research* 15 (6): e115. doi: 10.2196/jmir.2476.
136. Myneni, Sahiti, Nathan Cobb, and Trevor Cohen. 2016. "In pursuit of theoretical ground in behavior change support systems: Analysis of peer-to-peer communication in a health-related online community." *Journal of Medical Internet Research* 18 (2): e28. doi: 10.2196/jmir.4671.
137. Latkin, Carl A., and Amy R. Knowlton. 2015. "Social network assessments and interventions for health behavior change: A critical review." *Behavioral Medicine (Washington, D.C.)* 41 (3): 90–97. doi: 10.1080/08964289.2015.1034645.
138. Castro Sweet, Cynthia M., Vinay Chiguluri, Rajiv Gumpina, Paul Abbott, Erica N. Madero, Mike Payne, Laura Happe, Roger Matanich, Andrew Renda, and Todd Prewitt. 2017. "Outcomes of a digital health program with human coaching for diabetes risk reduction in a medicare population." *Journal of Aging and Health* 30 (5): 692–710. doi: 10.1177/0898264316688791.
139. Wicks, Paul, Timothy E. Vaughan, Michael P. Massagli, and James Heywood. 2011. "Accelerated clinical discovery using self-reported patient data collected online and a patient-matching algorithm." *Nature Biotechnology* 29 (5): nbt.1837. doi: 10.1038/nbt.1837.
140. Business *Software Directory*. n.d. CMS Critic. Accessed November 27, 2017. https://www.cmscritic.com/dir/.
141. *15 Best Online Forum Platforms/Software (Free and Paid) - Quertime*. n.d. Accessed November 27, 2017. http://www.quertime.com/article/15-best-online-forum-platforms-software-free-and-paid/.
142. Pillow, Malford T., Laura Hopson, Michael Bond, Daniel Cabrera, Leigh Patterson, David Pearson, Harsh Sule, et al. 2014. "Social media guidelines and best practices: Recommendations from the council of residency directors social media task force." *The Western Journal of Emergency Medicine* 15 (1): 26–30. doi: 10.5811/westjem.2013.7.14945.
143. Brown, James, Christopher Ryan, and Anthony Harris. 2014. "How doctors view and use social media: A national survey." *Journal of Medical Internet Research* 16 (12). doi: 10.2196/jmir.3589.
144. Moorhead, S. Anne, Diane E. Hazlett, Laura Harrison, Jennifer K. Carroll, Anthea Irwin, and Ciska Hoving. 2013. "A new dimension of health care: Systematic review of the uses, benefits, and limitations of social media for health communication." *Journal of Medical Internet Research* 15 (4): e85. doi: 10.2196/jmir.1933.
145. Campbell, Lauren, Yolanda Evans, Megan Pumper, and Megan A. Moreno. 2016. "Social media use by physicians: A qualitative study of the new frontier of medicine." *BMC Medical Informatics and Decision Making* 16 (July). doi: 10.1186/s12911-016-0327-y.
146. Cutrona, Sarah L., Rajani S. Sadasivam, Kathryn DeLaughter, Ariana Kamberi, Julie E. Volkman, Nathan Cobb, Gregg H. Gilbert, Midge N. Ray, and Thomas K. Houston. 2016. "Online tobacco websites and online communities—Who uses them and do users quit smoking? The quit-primo and national dental practice-based research network Hi-Quit studies." *Translational Behavioral Medicine* 6 (4): 546–557.
147. Sepah, S. Cameron, Luohua Jiang, and Anne L. Peters. 2014. "Translating the diabetes prevention program into an online social network: Validation against CDC standards." *The Diabetes Educator* 40 (4): 435–443. doi: 10.1177/0145721714531339.
148. Morton, Thomas A., Neil Wilson, Catherine Haslam, Megan Birney, Rosemary Kingston, and Lauren-Grace McCloskey. 2016. "Activating and guiding the engagement of seniors with online social networking: Experimental findings from the AGES 2.0 project." *Journal of Aging and Health* 30 (1): 27–51. doi: 10.1177/0898264316664440.
149. Primack, Brian A., Ariel Shensa, Jaime E. Sidani, Erin O. Whaite, Liu yi Lin, Daniel Rosen, Jason B. Colditz, Ana Radovic, and Elizabeth Miller. 2017. "Social media use and perceived social isolation among young adults in the U.S." *American Journal of Preventive Medicine* 53 (1): 1–8. doi: 10.1016/j.amepre.2017.01.010.
150. Morin-Major, Julie Katia, Marie-France Marin, Nadia Durand, Nathalie Wan, Robert-Paul Juster, and Sonia J. Lupien. 2016. "Facebook behaviors associated with diurnal cortisol in adolescents: Is befriending stressful?" *Psychoneuroendocrinology* 63 (Supplement C): 238–246. doi: 10.1016/j.psyneuen.2015.10.005.
151. Shensa, Ariel, César G. Escobar-Viera, Jaime E. Sidani, Nicholas D. Bowman, Michael P. Marshal, and Brian A. Primack. 2017. "Problematic social media use and depressive symptoms among U.S. young adults: A nationally-representative study." *Social Science and Medicine (1982)* 182: 150–157. doi: 10.1016/j.socscimed.2017.03.061.
152. Jadad, A. R., and A. Gagliardi. 1998. "Rating health information on the internet: Navigating to knowledge or to babel?" *JAMA* 279 (8): 611–614.
153. Webb, T. L., J. Joseph, L. Yardley, and S. Michie. 2010. "Using the internet to promote health behavior change: A systematic review and meta-analysis of the impact of theoretical basis, use of behavior change techniques, and mode of delivery on efficacy." *Journal of Medical Internet Research* 12 (1).
154. What *We Do*. n.d. Pear Therapeutics. Accessed November 13, 2017. https://peartherapeutics.com/what-we-do/.
155. *Medicare Program; Revisions to Payment Policies Under the Physician Fee Schedule and Other Revisions to Part B for CY 2018; Medicare Shared Savings Program Requirements; and Medicare Diabetes Prevention Program*. 2017. Federal Register. July 21, 2017. https://www.federalregister.gov/documents/2017/07/21/2017-14639/medicare-program-revisions-to-payment-policies-under-the-physician-fee-schedule-and-other-revisions.
156. Hird, Nick, Samik Ghosh, and Hiroaki Kitano. 2016. "Digital health revolution: perfect storm or perfect opportunity for pharmaceutical R&D?" *Drug Discovery Today* 21 (6): 900–911. doi: 10.1016/j.drudis.2016.01.010.
157. Ritterband, Lee M., and Deborah F. Tate. 2009. "The science of internet interventions." *Annals of Behavioral Medicine* 38 (1): 1. doi: 10.1007/s12160-009-9132-5.
158. Merchant, Rajan, Rubina Inamdar, Kelly Henderson, Meredith Barrett, and David Van Sickle. 2016. "Patient reported value and usability of a digital health intervention for asthma." *Iproceedings* 2 (1): e36. doi: 10.2196/iproc.6242.
159. Dahlberg, Leif, Daniel Grahn, Jakob E. Dahlberg, and Carina Thorstensson. 2016. "A web-based platform for patients with osteoarthritis of the hip and knee: A pilot study." *JMIR Research Protocols* 5 (June): e115. doi: 10.2196/resprot.5665.
160. Chen, Jessica, Shelanda Jones-Ford, Shannon Goeldi, Meredith A. Barrett, and David Van Sickle. 2017. "Feasibility and clinical impact of deploying a digital health intervention on a medicare population with asthma or chronic obstructive pulmonary disease (COPD)." In *A48 COPD: Issues in Health Care Delivery*. American Thoracic Society International Conference Abstracts, American Thoracic Society, A1722–A1722.
161. Campbell, Aimee N. C., Edward V. Nunes, Abigail G. Matthews, Maxine Stitzer, Gloria M. Miele, Daniel Polsky, Eva Turrigiano, et al. 2014. "Internet-delivered treatment for substance abuse: A multi-site randomized controlled clinical trial." *The American Journal of Psychiatry* 171 (6): 683–690. doi: 10.1176/appi.ajp.2014.13081055.
162. Pinto, Melissa D., Amy M. Greenblatt, Ronald L. Hickman, Heather M. Rice, Tami L. Thomas, and John M. Clochesy. 2016. "Assessing the critical parameters of ESMART-MH: A promising avatar-based digital therapeutic intervention

to reduce depressive symptoms." *Perspectives in Psychiatric Care* 52 (3): 157–168. doi: 10.1111/ppc.12112.

163. Sepah, S. Cameron, Luohua Jiang, and Anne L. Peters. 2015. "Long-term outcomes of a web-based diabetes prevention program: 2-year results of a single-arm longitudinal study." *Journal of Medical Internet Research* 17 (4): e92. doi: 10.2196/jmir.4052.

164. Quinn, Charlene C., Suzanne Sysko Clough, James M. Minor, Dan Lender, Maria C. Okafor, and Ann Gruber-Baldini. 2008. "WellDoc mobile diabetes management randomized controlled trial: Change in clinical and behavioral outcomes and patient and physician satisfaction." *Diabetes Technology and Therapeutics* 10 (3): 160–168. doi: 10.1089/dia.2008.0283.

165. Quinn, Charlene C., Michelle D. Shardell, Michael L. Terrin, Erik A. Barr, Shoshana H. Ballew, and Ann L. Gruber-Baldini. 2011. "Cluster-randomized trial of a mobile phone personalized behavioral intervention for blood glucose control." *Diabetes Care* 34 (9): 1934–1942. doi: 10.2337/dc11-0366.

166. Toro-Ramos, T., Y. Kim, M. Wood, J. Rajda, K. Niejadlik, J. Honcz, D. Marrero, A. Fawer, and A. Michaelides. 2017. "Efficacy of a mobile hypertension prevention delivery platform with human coaching." *Journal of Human Hypertension* 31 (12): jhh201769. doi: 10.1038/jhh.2017.69.

167. Smittenaar, Peter, Jennifer C. Erhart-Hledik, Rose Kinsella, Simon Hunter, Gabriel Mecklenburg, and Daniel Perez. 2017. "Translating comprehensive conservative care for chronic knee pain into a digital care pathway: 12-week and 6-month outcomes for the hinge health program." *JMIR Rehabilitation and Assistive Technologies* 4 (1). doi: 10.2196/rehab.7258.

168. Mardis, Elaine R. 2011. "A decade/'s perspective on DNA sequencing technology." *Nature* 470 (7333): 198–203. doi: 10.1038/nature09796.

169. Bray, Molly S., Ruth J. F. Loos, Jeanne M. McCaffery, Charlotte Ling, Paul W. Franks, George M. Weinstock, Michael P. Snyder, Jason L. Vassy, Tanya Agurs-Collins, and The Conference Working Group. 2016. "NIH working group report—Using genomic information to guide weight management: From universal to precision treatment." *Obesity* 24 (1): 14–22. doi: 10.1002/oby.21381.

170. Lifestyle *Genomics | Karger Journal*. n.d. Accessed October 6, 2017. http://www.karger.com/Journal/Home/275177.

171. Applying *Genomics to Nutrition and Lifestyle Modification*. n.d. Medscape. Accessed October 6, 2017. http://www.medscape.com/viewarticle/771376.

172. Celis-Morales, Carlos, Cyril F. M. Marsaux, Katherine M. Livingstone, Santiago Navas-Carretero, Rodrigo San-Cristobal, Rosalind Fallaize, Anna L. Macready, et al. 2017. "Can genetic-based advice help you lose weight? Findings from the Food4Me European randomized controlled trial." *The American Journal of Clinical Nutrition* 105 (5): 1204–1213. doi: 10.3945/ajcn.116.145680.

173. Papandonatos, George D., Qing Pan, Nicholas M. Pajewski, Linda M. Delahanty, Inga Peter, Bahar Erar, Shafqat Ahmad, et al. 2015. "Genetic predisposition to weight loss and regain with lifestyle intervention: Analyses from the diabetes prevention program and the look AHEAD randomized controlled trials." *Diabetes* 64 (12): 4312–4321. doi: 10.2337/db15-0441.

174. Keski-Rahkonen, Anna, Benjamin M. Neale, Cynthia M. Bulik, Kirsi H. Pietiläinen, Richard J. Rose, Jaakko Kaprio, and Aila Rissanen. 2005. "Intentional weight loss in young adults: Sex-specific genetic and environmental effects." *Obesity Research* 13 (4): 745–753. doi: 10.1038/oby.2005.84.

175. Reinehr, Thomas, and Christian L. Roth. 2015. "The gut sensor as regulator of body weight." *Endocrine* 49 (1): 35–50. doi: 10.1007/s12020-014-0518-1.

176. Sweeney, Timothy E., and John M. Morton. 2013. "The human gut microbiome: A review of the effect of obesity and surgically induced weight loss." *JAMA Surgery* 148 (6): 563–569. doi: 10.1001/jamasurg.2013.5.

177. Marteau, Theresa M., David P. French, Simon J. Griffin, A. T. Prevost, Stephen Sutton, Clare Watkinson, Sophie Attwood, and Gareth J. Hollands. 2010. "Effects of communicating DNA-based disease risk estimates on risk-reducing behaviours." *The Cochrane Database of Systematic Reviews*, (10): CD007275.

178. Bloss, Cinnamon S., Nicholas J. Schork, and Eric J. Topol. 2011. "Effect of direct-to-consumer genomewide profiling to assess disease risk." *The New England Journal of Medicine* 364 (6): 524–534. doi: 10.1056/NEJMoa1011893.

179. Grant, Richard W., Kelsey E. O'Brien, Jessica L. Waxler, Jason L. Vassy, Linda M. Delahanty, Laurie G. Bissett, Robert C. Green, et al. 2013. "Personalized genetic risk counseling to motivate diabetes prevention: A randomized trial." *Diabetes Care* 36 (1): 13–19. doi: 10.2337/dc12-0884.

180. Voils, Corrine I., Cynthia J. Coffman, Janet M. Grubber, David Edelman, Azita Sadeghpour, Matthew L. Maciejewski, Jamiyla Bolton, Alex Cho, Geoffrey S. Ginsburg, and William S. Yancy. 2015. "Does type 2 diabetes genetic testing and counseling reduce modifiable risk factors? A randomized controlled trial of veterans." *Journal of General Internal Medicine* 30 (11): 1591–1598. doi: 10.1007/s11606-015-3315-5.

181. Tworoger, Shelley S., Jessica Chubak, Erin J. Aiello, Yutaka Yasui, Cornelia M. Ulrich, Federico M. Farin, Patricia L. Stapleton, et al. 2004. "The effect of CYP19 and COMT polymorphisms on exercise-induced fat loss in postmenopausal women." *Obesity Research* 12 (6): 972–981. doi: 10.1038/oby.2004.119.

182. Augment. 2015. "Virtual reality vs. augmented reality." *Augment News* (blog). October 6, 2015. http://www.augment.com/blog/virtual-reality-vs-augmented-reality/.

183. Silver, Kate. 2016. "Pokemon go leading to a `population-level' surge in fitness tracker step counts." *Washington Post*, July 15, 2016, sec. To Your Health. https://www.washingtonpost.com/news/to-your-health/wp/2016/07/15/pokemon-go-leading-to-a-population-level-surge-in-fitness-tracker-step-counts/.

184. Althoff, Tim, Ryen W. White, and Eric Horvitz. 2016. "Influence of Pokémon go on physical activity: Study and implications." *Journal of Medical Internet Research* 18 (12): e315. doi: 10.2196/jmir.6759.

185. Xian, Ying, Hanzhang Xu, Haolin Xu, Li Liang, Adrian F. Hernandez, Tracy Y. Wang, and Eric D. Peterson. 2017. "An initial evaluation of the impact of Pokémon GO on physical activity." *Journal of the American Heart Association* 6 (5): e005341. doi: 10.1161/JAHA.116.005341.

186. Howe, Katherine B., Christian Suharlim, Peter Ueda, Daniel Howe, Ichiro Kawachi, and Eric B. Rimm. 2016. "Gotta Catch'em All! Pokémon GO and physical activity among young adults: Difference in differences study." *BMJ* 355 (December): i6270. doi: 10.1136/bmj.i6270.

187. Rollo, Megan E., Tamara Bucher, Shamus P. Smith, and Clare E. Collins. 2017. "ServAR: An augmented reality tool to guide the serving of food." *The International Journal of Behavioral Nutrition and Physical Activity* 14 (1): 65. doi: 10.1186/s12966-017-0516-9.

188. Neri, Silvia Gr, Jefferson R. Cardoso, Lorena Cruz, Ricardo M. Lima, Ricardo J. de Oliveira, Maura D. Iversen, and Rodrigo L. Carregaro. 2017. "Do virtual reality games improve mobility skills and balance measurements in community-dwelling older adults? Systematic review and meta-analysis." *Clinical Rehabilitation* 31 (10): 1292–1304. doi: 10.1177/0269215517694677.

189. Miller, Kimberly J., Brooke S. Adair, Alan J. Pearce, Catherine M. Said, Elizabeth Ozanne, and Meg M. Morris. 2014. "Effectiveness and feasibility of virtual reality and gaming system use at home by older adults for enabling physical activity to improve health-related domains: A systematic review." *Age and Ageing* 43 (2): 188–195. doi: 10.1093/ageing/aft194.

190. Molina, Karina Iglesia, Natalia Aquaroni Ricci, Suzana Albuquerque de Moraes, and Monica Rodrigues Perracini. 2014. "Virtual reality using games for improving physical functioning in older adults: A systematic review." *Journal of NeuroEngineering and Rehabilitation* 11 (1): 156. doi: 10.1186/1743-0003-11-156.

191. Esquenazi, Alberto, Mukul Talaty, and Arun Jayaraman. 2017. "Powered exoskeletons for walking assistance in persons with central nervous system injuries: A narrative review." *PM & R: The Journal of Injury, Function, and Rehabilitation* 9 (1): 46–62. doi: 10.1016/j.pmrj.2016.07.534.

192. Asbeck, Alan T., Robert J. Dyer, Arnar F. Larusson, and Conor J. Walsh. 2013. "Biologically-inspired soft exosuit." In *Proceedings of the IEEE ... International Conference on Rehabilitation Robotics*, 1–8.

193. Lessard, Steven, Pattawong Pansodtee, Ash Robbins, Leya Breanna Baltaxe-Admony, James M. Trombadore, Mircea Teodorescu, Adrian Agogino, and Sri Kurniawan. 2017. "CRUX: A compliant robotic upper-extremity exosuit for lightweight, portable, multi-joint muscular augmentation." In *Proceedings of the*

IEEE ... International Conference on Rehabilitation Robotics, 1633–1638.
194. Dembia, Christopher L., Amy Silder, Thomas K. Uchida, Jennifer L. Hicks, and Scott L. Delp. 2017. "Simulating ideal assistive devices to reduce the metabolic cost of walking with heavy loads." *PloS One* 12 (7): e0180320. doi: 10.1371/journal.pone.0180320.
195. Ding, Ye, Ignacio Galiana, Alan T. Asbeck, Stefano Marco Maria De Rossi, Jaehyun Bae, Thiago Ribeiro Teles Santos, Vanessa Lara de Araujo, Sangjun Lee, Kenneth G. Holt, and Conor Walsh. 2017. "Biomechanical and physiological evaluation of multi-joint assistance with soft exosuits." *IEEE Transactions on Neural Systems and Rehabilitation Engineering: A Publication of the IEEE Engineering in Medicine and Biology Society* 25 (2): 119–130. doi: 10.1109/TNSRE.2016.2523250.
196. Panizzolo, Fausto A., Ignacio Galiana, Alan T. Asbeck, Christopher Siviy, Kai Schmidt, Kenneth G. Holt, and Conor J. Walsh. 2016. "A biologically-inspired multi-joint soft exosuit that can reduce the energy cost of loaded walking." *Journal of Neuroengineering and Rehabilitation* 13 (1): 43. doi: 10.1186/s12984-016-0150-9.
197. Abbasi, Jennifer. 2017. "Lightweight exosuit could help patients walk after stroke." *JAMA* 318 (10): 898. doi: 10.1001/jama.2017.13165.
198. Awad, Louis N., Jaehyun Bae, Kathleen O'Donnell, Stefano M. M. De Rossi, Kathryn Hendron, Lizeth H. Sloot, Pawel Kudzia, et al. 2017. "A soft robotic exosuit improves walking in patients after stroke." *Science Translational Medicine* 9 (400). doi: 10.1126/scitranslmed.aai9084.
199. Galle, Samuel, Philippe Malcolm, Wim Derave, and Dirk De Clercq. 2014. "Enhancing performance during inclined loaded walking with a powered ankle-foot exoskeleton." *European Journal of Applied Physiology* 114 (11): 2341–2351. doi: 10.1007/s00421-014-2955-1.
200. Webb, R. Chad, Andrew P. Bonifas, Alex Behnaz, Yihui Zhang, Ki Jun Yu, Huanyu Cheng, Mingxing Shi, et al. 2013. "Ultrathin conformal devices for precise and continuous thermal characterization of human skin." *Nature Materials* 12 (10): 938–944. doi: 10.1038/nmat3755.
201. Xi, Wang, Joo Chuan Yeo, Longteng Yu, Shuai Zhang, and Chwee Teck Lim. 2017. "Ultrathin and wearable microtubular epidermal sensor for real-time physiological pulse monitoring." *Advanced Materials Technologies* 2 (5): n/a–n/a. doi: 10.1002/admt.201700016.
202. Thomas, Andreas, Lutz Heinemann, Araceli Ramírez, and Alfred Zehe. 2015. "Options for the development of noninvasive glucose monitoring." *Journal of Diabetes Science and Technology* 10 (3): 782–789. doi: 10.1177/1932296815616133.
203. Jha, Saurabh, and Eric J. Topol. 2016. "Adapting to artificial intelligence: Radiologists and pathologists as information specialists." *JAMA* 316 (22): 2353–2354. doi: 10.1001/jama.2016.17438.
204. Marr, Bernard. n.d. *What Is The Difference Between Deep Learning, Machine Learning and AI?* Accessed November 20, 2017. https://www.forbes.com/sites/bernardmarr/2016/12/08/what-is-the-difference-between-deep-learning-machine-learning-and-ai/#34b1604c26cf.
205. Berman, Mark A., Kevin J. Appelbaum, Katherine L. Edwards, David M. Eisenberg, and David L. Katz, 2017. "FareWell and the how of lifestyle medicine." *American Journal of Lifestyle Medicine*. Accessed November 20, 2017. http://journals.sagepub.com/doi/pdf/10.1177/1559827617701411.
206. Cook, Benjamin L., Ana M. Progovac, Pei Chen, Brian Mullin, Sherry Hou, and Enrique Baca-Garcia. 2016. "Novel use of natural language processing (NLP) to predict suicidal ideation and psychiatric symptoms in a text-based mental health intervention in Madrid." *Computational and Mathematical Methods in Medicine*, Research article. doi: 10.1155/2016/8708434.
207. Thomaz, Edison, Abdelkareem Bedri, Temiloluwa Prioleau, Irfan Essa, and Gregory D. Abowd. 2017. "Exploring symmetric and asymmetric bimanual eating detection with inertial sensors on the wrist." In *Proceedings of the 1st Workshop on Digital Biomarkers (DigitalBiomarkers'17)*, ACM, New York, NY, 21–26.

第五部分

女性健康

主编：Paulette Chandler, MD, MPH

第 26 章 乳腺健康：改善生活方式以降低风险

目录

要点／433

26.1 前言／433

26.2 流行病学／433
26.2.1 遗传学／433

26.3 风险评估／434

26.4 具有保护作用的生活方式／434

26.5 表观遗传学／435

26.6 激素治疗／435

26.7 筛查／436

26.8 预防／436

26.9 危险因素／437
26.9.1 酒精／437

26.10 肥胖／438
26.10.1 清洁饮食／438

26.10.2 睡眠／439
26.10.3 生活方式评估和改善／439
26.10.4 营养／440
26.10.5 运动和体力活动／440
26.10.6 减压／440
26.10.7 重要的维生素、抗氧化剂和矿物质／441
26.10.8 维生素 A／441
26.10.8.1 视黄醇和 β-胡萝卜素／441
26.10.9 维生素 D／441
26.10.10 辅酶 Q_{10}／441
26.10.11 叶酸／441
26.10.12 维生素 E 和维生素 C／442
26.10.13 锌／442
26.10.14 硒／442
26.10.15 乳腺癌未来预防方式／442

临床应用／443

参考文献／443

要 点

- 坚持规律的体力活动能够降低全生命周期乳腺癌发病风险。
- 终生避免吸烟和饮酒能够降低乳腺癌发病风险。
- 以植物为主的饮食模式(富含蔬菜、水果)和保持BMI在26kg/m² 以下能够降低乳腺癌发病风险。
- 母乳喂养、利用冥想和正念等方式减压能够降低乳腺癌发病风险。

26.1 前言

随着诊断和治疗技术的发展与进步,乳腺癌死亡率已经显著降低[1,2],但发病率一直在上升。19世纪70年代,人一生中被诊断为乳腺癌的风险为1/11。但如今,美国女性一生中被诊断为乳腺癌的风险为1/8。在过去的四十年里,乳腺癌发病率的增高与更长的预期寿命、生育方式的改变、针对更年期的内分泌治疗、肥胖的流行,以及癌症筛查增加有关[3]。

接受治疗后的雌激素受体阳性,并存在不良生活方式(吸烟、肥胖、平均每周饮酒多于7杯)的女性,罹患对侧乳腺癌的风险是无上述不良生活方式的对照人群的7.2倍[4]。这些数据让我们相信生活方式的选择和改善能显著降低包括乳腺癌患者在内所有女性的乳腺癌患病风险。

26.2 流行病学

乳腺癌是全球范围内女性最常见的癌症。2017年美国浸润性乳腺癌女性患者新发病例数大约为252 710例,男性为2 470例[5]。此外,乳腺原位癌女性患者新发病例数为63 410例。2017年约有40 610例女性病例和460例男性病例死于乳腺癌[1]。世界各地乳腺癌发病风险并不相同,接近一半的新发病例和近60%的死亡病例发生在经济发达地区。北美、西欧、北欧、新西兰和澳大利亚都是高风险区域,而发病率最低的为撒哈拉以南的非洲和亚洲地区。在采取"西方化"生活方式——饮食习惯中缺少植物的发展中国家,可以观察到乳腺癌发病率在增高[6]。工业化国家女性患病风险增高的原因之一在于她们的生育时间推迟到40岁,甚至是50岁。生育时间延迟使得乳腺细胞持续受到内源性雌激素和外源性雌激素(如口服避孕药)的影响。同时,环境污染物也会导致女性患乳腺癌的风险增高。

26.2.1 遗传学

75%的女性乳腺癌患者没有家族史。许多女性错误地认为,如果家族中没有患乳腺癌的成员,她们的患病风险就不会很大。大约1/3的绝经后乳腺癌被认为由下列行为因素引起:绝经后肥胖、缺乏运动、使用雌激素-孕激素复合制剂的更年期内分泌治疗、饮酒、节食和母乳喂养次数少,而这些行为因素往往是可改变的[7]。母系或父系有乳腺癌和/或卵巢癌家族史的女性患乳腺癌的风险很高,她们需要清楚地了解终生风险,以便尽早积极改善生活方式。只有 4%~6% 的乳腺癌是由已知的基因突变引起的。

目前正在进行一些与导致患癌风险增加有关的基因突变研究。一项纳入 35 000 多名乳腺癌女性患者的研究表明,使用包含 25 个遗传性癌症基因的基因组检测队列与只进行乳腺癌相关基因(breast cancer-related gene,BRCA)Ⅰ和Ⅱ检测的对照组相比,携带病理性突变(pathologic variant,PV)的女性人数增加[8]。此外,该队列中携带 PV 的患者在 40~59 岁年龄段中的比例并无下降。如今,先进的基因组检测技术结合遗传咨询能够有效评估患者风险水平,改善患者监测方式,并采用个体化策略降低风险。

可能携带乳腺癌和卵巢癌基因的高危因素包括:

- 50 岁以前确诊乳腺癌
- 任何年龄段的卵巢癌
- 个体同时患 2 种原发性乳腺癌
- 个体同时患有乳腺癌和卵巢癌 2 种疾病
- 任何年龄段的男性乳腺癌
- 家族中有 2 人或 2 人以上患乳腺癌,其中 1 人确诊时年龄低于 50 岁
- 家族中既往发现存在 BRCA 基因突变
- 前列腺癌
- 胰腺癌

26.3 风险评估

BRCA Ⅰ或Ⅱ突变基因携带者 70 岁前患乳腺癌的概率为 56%~87%,患卵巢癌的概率为 27%~44%。乳腺癌风险评估项目表明,除 BRCA Ⅰ和Ⅱ基因外,还有其他基因会增加乳腺癌患病风险。可以根据某一女性的家族史来计算她携带危险基因的可能性,进而计算她患乳腺癌的可能性。最新的评估项目"国际乳腺癌干预研究(International Breast Cancer Intervention Study,IBIS)"[9]将钼靶检查、首次生育年龄、良性病变和家庭风险整合了起来。乳腺癌风险评估模型往往会低估女性患病风险,因此需要由医疗保健专业人员检查后明确实际的个人风险。

26.4 具有保护作用的生活方式

女性乳腺发育的最后阶段是在第 1 次足月妊娠结束后。因此,将生育年龄推迟至 30 岁的女性,其患癌风险与未生育的女性大致相同。年轻时生育越多的孩子,患乳腺癌的可能性越小。

怀孕对于乳腺癌风险的主要保护作用是母乳喂养。一生中累计母乳喂养 12~24 个月的女性,乳腺癌发病率降低了 66%。母乳喂养持续时间与乳腺癌风险降低之间存在直接关系。一项荟萃研究发现,

在婴儿时期接受母乳喂养的女性,绝经前乳腺癌发病率有所下降[10]。具有家族史高危因素的年轻女性进行母乳喂养后,乳腺癌发病率有所降低[11]。美国布列根和妇女医院的研究进一步证实,母乳喂养能降低乳腺癌发病风险[12]。如果女性能够在年轻时意识到生活方式选择的重要性,就可能会选择在更小的年龄生孩子、母乳喂养、避免外源性雌激素,并通过饮食、运动和压力管理来保持健康的BMI。

26.5 表观遗传学

DNA是否有可能是由环境而不是由生物学控制呢?几十年来,人们一直将DNA视作身体功能的蓝图,但表观遗传学揭示了遗传信息传递的两种机制,即先天和后天。人类细胞能够呼吸、消化、繁殖和死亡。细胞核内有染色体,染色体一半由DNA组成,另一半由调节蛋白组成。即使我们去掉细胞核,细胞仍会继续它所有的生命功能[13]。Bruce Lipton博士在 *The Biology of Belief*(《信念的力量:新生物学给我们的启示》)一书中呈现了一个不依赖于DNA的细胞功能新模型,并将其应用于人体[14]。

表观遗传学意味着"调控在遗传之上"。表观遗传学已经证实,通过基因传递下来的DNA蓝图在出生后并不是一成不变的。生活方式的变化和环境的影响,如营养和压力,可以在不改变基因序列的情况下影响基因的表达。有力的证据证明,"当需要一种基因产物时,更能激活该基因表达的是来自环境的信号,而不是基因本身的突现特性"。换句话说,是"环境"在真正地调控基因。

在染色体中,DNA构成核心部分,蛋白质像袖套一样包裹着DNA。当基因被包裹时,它的信息就不能被"读取"。想象一下,你的裸臂是一段代表着编码蓝眼睛的DNA。在细胞核中,这段DNA被结合的调节蛋白所覆盖,就好像袖套一样覆盖着你的蓝眼睛基因,使它无法被表达。那么怎么把袖套脱下来呢?这就需要一个环境信号来刺激"袖套"蛋白改变形状,比如与DNA双螺旋结构分离,从而允许基因被读取。一旦DNA被暴露,细胞就会开始复制它。因此,基因的活性由"袖套"蛋白是否存在所"控制",而这些蛋白质又被环境信号所调控。这就是表观遗传学所讲述的,环境信号是如何调控基因活动的故事。

26.6 激素治疗

绝经期是女性生命周期中一个常规过程。绝经后,乳腺不再受卵巢的周期性影响。然而,它们仍受到其他内外源性雌激素的影响。许多女性没有意识到,绝经后最大的雌激素来源是身体里的脂肪,特别是堆积在腰部和腹部周围的脂肪。这种脂肪作为底物,通过一系列步骤,最终在肾上腺产生的芳香化酶作用下,转化成雌酮和雌二醇。

激素替代治疗(hormone replacement therapy,HRT)用于治疗绝经期"症状"多年。潮热、盗汗、烦躁、阴道干燥和体重增加被认为是绝经的症状。在2003年发表的一项突破性研究中,女性健康倡议(Women's Health Initiative,WHI)发现雌激素/孕激素复方制剂会提高乳腺癌的发病率。2003年,许多女性停止了雌激素替代治疗,乳腺癌发病率在短期内有所下降。2010年秋季,第二阶段WHI随访研究显示,因使用雌激素/孕激素联合替代疗法所致的乳腺癌确诊时分期更高,预后更差,死亡率更高[40,41]。

如果女性在第一次怀孕之前服用口服避孕药,其患绝经前乳腺癌的风险将升高44%[15]。2017年的一项重磅研究指出,使用口服避孕药或植入含孕激素宫内节育器(intrauterine device,IUD)的女性与未使用者相比,患乳腺癌的总体相对风险(relative risk,RR)增加了20%。这项研究还发现,使用口服避孕药时间越长,年龄越大,风险增加越多,且不同的药物组合风险不同[16]。外源性雌激素和孕激素的使用已经被清楚地证实会增加女性患乳腺癌的风险[17]。因此,在开始使用任何一种外源性激素治疗之前,我们都需要仔细考虑其对女性整体健康的影响。

26.7 筛查

乳腺X射线摄影(钼靶摄影)不能预防乳腺癌的发生,但可以减少乳腺癌带来的死亡。研究表明,通过早期筛查发现乳腺癌可以降低60%的死亡率[18]。一方面,我们需要努力在全球范围内倡导人们养成健康的生活方式;另一方面,需要继续努力开展对乳腺癌的筛查,以尽早诊断,降低死亡率。目前,乳腺密度被认为是乳腺癌发生、发展中的一个危险因素。因此,建议在对所有女性进行评估时应用自动全乳腺超声作为钼靶摄影的辅助检查[19-22]。

数字乳腺X射线摄影是乳腺癌早期筛查的主要手段,截至2011年2月11日,FDA批准了数字乳腺体层合成(又称三维钼靶)作为致密型乳腺女性的一种辅助筛查方式[23]。它可以更容易地检测出致密型乳腺女性的癌症病灶,也可以降低乳腺钼靶筛查中的假阳性率[24]。对钼靶摄影3~4级的女性患者,美国放射协会建议增加3D自动全乳腺超声(automated whole breast ultrasound,ABUS)检查,能显著提高浸润性乳腺癌的检出率。磁共振成像(magnetic resonance imaging,MRI)也可用于高危人群筛查,包括BRCA基因阳性个体和通过IBIS或GAIL风险模型计算出的终生累积风险>20%的女性[25]。

乳腺专用伽马成像也被用于致密型乳腺女性的筛查,但因其辐射暴露量高,不能作为常规筛查工具。作为乳腺X射线摄影的替代,医用红外热成像风头正劲,但尚未被临床试验证实与乳腺X射线摄影具有同样的敏感性、特异性或活检指向性。

建议40岁以上、有一般患癌风险的女性每年进行一次乳腺X射线摄影,有绝经前乳腺癌家族史者除外[26]。后者需要更加个性化的筛查方式,并且可能需要进行MRI筛查。对于致密型乳腺女性,也应考虑乳腺超声筛查。

26.8 预防

通过药物手段可以降低乳腺癌发生风险。首先,应避免任何形式的外源性雌激素。口服避孕药、激素替代治疗和任何形式的雌激素,都应该根据症状的严重程度采取缓解症状的最低剂量处方。

对于乳腺癌高危女性(终生风险>20%或5年风险>1.7%),依西美坦[29]、他莫昔芬和雷洛昔芬已被证明能使乳腺癌患病风险降低约48%。雷洛昔芬和依西美坦只能用于绝经后女性,是高危女性的最佳选择。此外,雷洛昔芬对治疗骨质疏松症也有好处。他莫昔芬被批准作为绝经前高危女性的预防用药,但需要告知患者,他莫昔芬相关子宫内膜癌的发生风险约为2.5%[30]。

外科手术治疗能够降低高危女性(包括携带BRCA Ⅰ和Ⅱ、TP53、PTEN、CDH1突变基因的女性)的患病风险,一般采用预防性/降低风险的乳腺切除术。目前预防性输卵管切除术被推荐用于BRCA Ⅰ和Ⅱ、HNPCC、BRIP1、RAD51C和RAD51D基因的携带者。67% BRCA Ⅰ携带者和35% BRCA Ⅱ携带者所患的乳腺癌表现为雌激素受体(estrogen receptor,ER)阴性、孕激素受体(progestrone receptor,PR)阴性、人类表皮生长因子受体2(human epidermal growth factor receptor-2,HER-2)阴性。因此,对于这一部分患者,卵巢切除术后减少雌激素并不能帮助预防乳腺癌[31]。

26.9 危险因素

吸烟已被明确证实与肺癌和心脏病的发展有关。在现在或既往吸烟者中发现,吸烟增加了绝经后女性乳腺癌发病率。2012年,国际癌症研究机构确认了吸烟与乳腺癌之间存在正相关。美国外科协会2014年的报告修订了他们2004年的声明,目前报告显示,有吸烟史的女性患乳腺癌的风险增加了约10%。烟草烟雾所含有的数千种化学物质中,许多都是乳腺癌的致癌物[32]。

最新证据表明,主动吸烟和乳腺癌可能有潜在的因果关系,特别是长期大量吸烟和吸烟起始年龄小。如果在青春期或第一次怀孕前的成年早期就开始吸烟,其不良影响似乎可以通过化学致癌物刺激未完全发育的乳腺而产生[33]。直到女性的第一个孩子出生后,乳腺组织才算完全发育成熟,在此之前,乳腺非常脆弱。目前尚不清楚二手烟和乳腺癌之间的关系,尽管有一些建议认为吸二手烟会增加绝经前乳腺癌患病风险[32]。

26.9.1 酒精

饮酒,是一个可改变的癌症危险因素,但在如今的社会中已经越来越普遍。它被视为社会生活的一个正常部分,但很少有人知道全世界约有5.8%的癌症死亡是由酒精引起的。任何形式的酒精都被美国国家癌症研究所(National Cancer Institute,NCI)视为致癌物[34]。饮酒量与绝经前和绝经后女性乳腺癌患病风险增加有因果关系[35],无论是ER阳性还是ER阴性。

尽管饮酒与乳腺癌患病风险之间存在一致的相关性,但其潜在机制仍不清楚。研究最多的方向包括酒精对循环雌激素水平和乳腺上皮细胞ER的影响,以及乙醇代谢物的致癌作用。鉴于初潮和第一次怀孕之间乳腺组织对肿瘤易感性的增加,以及少女和年轻女性酗酒的高发率,了解第一次怀孕前酒精摄入如何影响乳腺癌的发生对预防乳腺癌十分重要。酒精还可能通过破坏细胞中的DNA来增加乳腺癌的患病风险。

女性应了解,风险在整个生命过程中是积累的,而且成年早期中重度饮酒会导致终生乳腺癌患病风险增加。第一次怀孕前可能是乳腺组织最脆弱的阶段,在此期间,每天饮一杯酒会增加11%的乳腺癌患病风险和16%的良性乳腺增生性疾病患病风险[36]。

对于绝经前的成年女性,循环中雌二醇和雌酮水平较高与酒精摄入有关。无论是哪种类型的酒精,都会增加空热量摄入,并且干扰雌激素的降解。虽然雌激素不直接导致乳腺癌,但它可以火上浇油,提高致癌物的致病能力。与完全不饮酒的女性相比,每周饮三杯酒的女性乳腺癌患病风险增高了15%。专家预计每天增加一杯酒,患乳腺癌的风险就会增加10%。有乳腺癌家族史的女性应考虑少饮酒或完全避免饮酒。一般而言,如图26-9-1所示,女性应将每日饮酒量限制在一杯以内[37]。

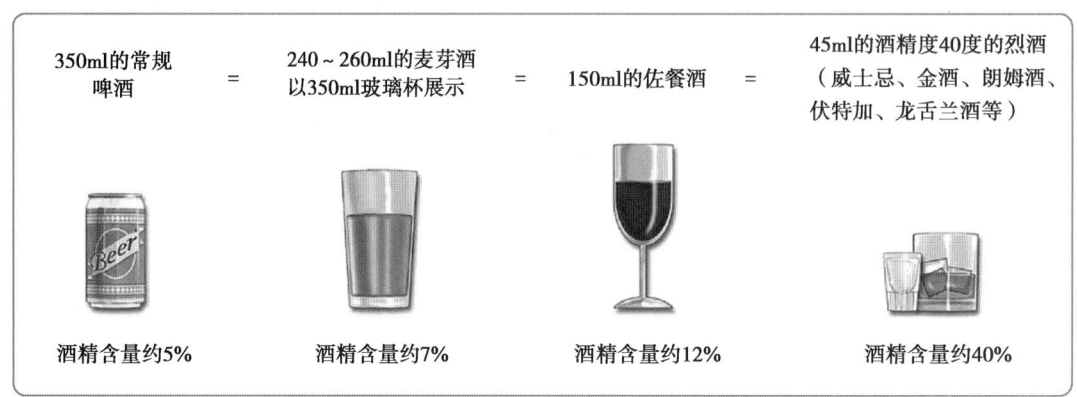

图26-9-1　美国国家酗酒研究所对于饮酒的建议

资料来源:http://www.aicr.org/cancer-research-update/2016/11_02/cru-women-drinking-increasing-amounts-of-alcoholmore-cancer-risk.html.

26.10　肥胖

肥胖,现代社会的流行病,是公认的乳腺癌危险因素。在过去30年里,随着社会节奏的加快,肥胖人数增加了3倍。在影响乳腺癌发病和复发的几个危险因素中,身体成分因素具有重要作用。超重女性绝经后乳腺癌风险约为正常或偏瘦女性的1.5倍,肥胖女性则为后者2倍[38]。既往乳腺癌患者如果BMI>30kg/m^2,则乳腺癌复发风险很大。这可能与较高的雌激素水平有关,因为脂肪组织是绝经后女性雌激素的最大来源。其他机制也可能参与其中,如肥胖女性有较高的胰岛素水平。肥胖是2型糖尿病(type 2 diabetes mellitus,T2DM)的危险因素,这也与绝经后乳腺癌风险增加有关。一项纳入40项研究的综述表明,即使去除肥胖因素的影响,2型糖尿病也会使女性患乳腺癌的风险增加16%[38]。

随着生活方式的改变,女性应以健康的体重和身体成分为目标,终生保持健康[39]。青少年肥胖会导致初潮提前和终生不良饮食习惯。从童年到成年,理想的BMI应<25kg/m^2(译者注:中国推荐为24kg/m^2)。

26.10.1　清洁饮食

水果和蔬菜中残留的农药可能会造成不良的健康问题。农药添加是否会有协同作用目前仍不清楚。许多致癌农药是脂溶性的,可以潴留于脂肪组织多年。这些化学物质可能刺激雌激素或雄激素相关表达,导致DNA表观遗传学发生变化,如增加促癌基因的活性或降低抑癌基因的活性[40]。当抗氧化防御机制被抑制时,农药可能会导致组织中活性氧(reactive oxygen species,ROS)的过度产生,从而导致细胞中广泛的 DNA 和蛋白质损伤。

某些水果、蔬菜更容易受到农药的影响,因此有机食品具有独特的优势。环境工作组对美国农业部的相关数据进行了汇总和分析,发现在 48 种传统农产品样本中,有近 70% 受到农药残留的污染。这些农药在经过清洗甚至去皮的蔬菜、水果上仍有残留。环境工作组分析了哪些水果、蔬菜具有最高和最低的农药残留量,并依此制定了"高残留 12 种"和"低残留 15 种"清单。这些清单有助于消费者决定哪些有机产品值得购买。2017 年的高残留清单包括草莓、菠菜、油桃、苹果、桃、芹菜、葡萄、梨、樱桃、西红柿、甜椒和土豆,在购买这些水果、蔬菜时应尽可能选择有机产品。如果买不起或买不到有机产品,须考虑水果、蔬菜的健康获益是否大于农药污染的风险。

Shapira 最近发表了一篇关于饮食因素和乳腺癌预防的综述,建议将低热量、低血糖负荷和营养丰富、以植物为主的食物作为主要营养来源,也建议尽量少或不摄入动物蛋白,尽量少饮酒。此外,正如前面所讨论的,生活方式建议还包括规律的体力活动,减少身体/腹部脂肪,限制成年人体重增加,以及延长母乳喂养时间[41]。

26.10.2 睡眠

睡眠时间是一个潜在可改变的生活方式因素。最近一项使用 Oncotype DX 复发评分(译者注:Oncotype DX 乳腺癌复发评分是一种预后测试,其通过分析 21 个可能影响癌症生长和对治疗反应的基因活性,以确定乳腺癌复发的可能性及患者是否可能在针对早期浸润性乳腺癌的化疗中受益。)对乳腺癌患者睡眠时间与肿瘤相关性的研究[42]发现,每晚平均睡眠时间与复发评分之间存在很强的负相关性,特别是对于绝经后乳腺癌患者。数据表明,缺乏足够的睡眠可能会导致肿瘤生物学更具侵袭性。平均每晚睡眠时间为 6h 或更短的女性的平均复发评分高于每晚睡眠时间为 6~7h 或超过 7h 的女性。可能的机制之一是睡眠缺乏导致褪黑素减少,从而增加了雌激素,改变了雌激素受体活性[43,44]。

夜班与包括乳腺癌在内的多种癌症患病风险升高有关[45-48]。夜班不仅直接增加风险,而且存在许多其他与睡眠觉醒节律破坏有关的风险因素,如褪黑素缺乏。昼夜节律紊乱会导致身体分子水平上的改变,以及影响皮质醇等应激激素和雌二醇等性激素的释放。同样,因睡眠不足、夜班与家庭生活失调、不规律的膳食、缺乏体力活动和吸烟等所致的压力增加,也会增加发病风险。

一些研究已经证实,晚期患者睡前使用 6~20mg 褪黑素作为芳香化酶抑制剂的补充能够改善睡眠,减少抑郁症状[49]。补充褪黑素不会抑制体内内源性褪黑素的生成,因此每天睡前补充对身体无不良影响[50,51]。

在接受癌症手术、放射治疗(简称放疗)或化学治疗(简称化疗)之前,必须养成良好的睡眠模式。有了这些实际的策略和信息,男性与女性都可以纠正睡眠失衡,在他们的余生中形成更健康的睡眠模式。

26.10.3 生活方式评估和改善

由于 75% 的乳腺癌发生在没有家族史的女性身上,我们必须重视日常生活方式的改善,以降低个人风险和全球范围内的风险[52]。我们不仅要转变个人思维,也要督促所有的女性亲属、朋友和同事有意识地选择更健康的生活。那么,如何开始建立更健康的生活方式呢？首先,我们需要改变那些可控的风险因素。

26.10.4 营养

均衡饮食是整个健康生活方式的关键组成部分。近期三项队列研究[5-7]探讨了高果蔬摄入量与不同受体状态的乳腺癌患病风险降低之间的关系。这三项研究都发现,与低果蔬摄入量的女性相比,高摄入量的女性患ER阴性乳腺癌的风险降低了32%~50%。另一项只评估饮食模式的队列研究观察到,食用较多量水果或沙拉的女性患ER阴性乳腺癌的风险降低了45%[53]。既往对膳食纤维摄入和乳腺癌风险降低之间关系的研究结论驳杂,统计学意义不显著。这些研究假设膳食纤维是通过抑制雌激素的重吸收来降低乳腺癌的发病率。2016年的一项研究表明,在成年早期,膳食纤维摄入量增加10g/d能降低13%的乳腺癌患病风险;在青春期,膳食纤维摄入量增加10g/d能降低14%的乳腺癌患病风险[54]。

26.10.5 运动和体力活动

增加体育运动是预防和控制癌症的一个关键手段[55]。已证实运动和体力活动能够减少女性乳腺癌患病风险。每周进行3~5h的体育运动能使女性患乳腺癌的风险降低18%。肌肉量越多,燃烧的脂肪就越多,形成的脂肪组织(雌激素产生底物)越少[56]。生育期和绝经后女性进行任何强度水平的运动和体力活动都能最大程度地降低乳腺癌患病风险。绝经后体重的大量增加可能会抵消规律体力活动的获益[57]。流行病学证据支持,在确诊乳腺癌后参加体力活动是降低乳腺癌复发和死亡风险的一个因素(图26-10-1)[58]。

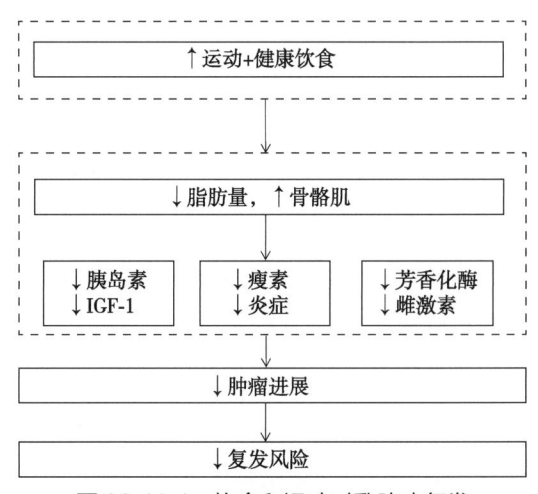

图26-10-1 饮食和运动对乳腺癌复发影响的合理机制

资料来源：*Dieli-Conwright CM, Lee K, Kiwata JL. Reducing the Risk of Breast Cancer Recurrence: an Evaluation of the Effects and Mechanisms of Diet and Exercise. Curr Breast Cancer Rep. 2016; 8(3): 139-150.*

26.10.6 减压

压力是皮质醇和炎症因子产生的主要因素。众所周知,乳腺癌女性患者在诊断和治疗过程中常存在心理困扰[59],包括抑郁、焦虑和愤怒。更复杂的是,在癌症确诊前,患者可能有慢性应激症状,如易怒、头痛、疲劳、焦虑、胃痉挛和失眠。在压力造成危害之前,尽早发现和管理压力是至关重要的[60]。正念是指一个人以开放、好奇和接受的心态关注现在的感受,包括思想、感觉和身体感觉[61]。目前已经开发了15项通过正式的冥想和非正式的练习进行基于正念的干预措施。随机对照临床试验证实了基于正念的干预措施对乳腺癌幸存者的好处,包括改善抑郁症状、压力和疲劳[62-68]。

2012年,加州大学洛杉矶分校的一项随机对照试验首次评估了基于正念的短暂干预措施在减少年轻乳腺癌患者压力、抑郁和炎症活动方面的效果。此外,这些干预措施还改善了疲劳、睡眠障碍和绝经期症状,促进了积极的心理反应。正念还能显著减少促炎基因的表达,降低促炎信号相关的生物信息学指标[69]。

减压的技术包括意象引导、可视化、冥想、渐进肌肉放松、按摩、呼吸技巧、祈祷、太极、气功和瑜伽。

26.10.7 重要的维生素、抗氧化剂和矿物质

有几种维生素、抗氧化剂和矿物质可以对乳腺癌的患病风险和发展产生重大影响。

26.10.8 维生素A

26.10.8.1 视黄醇和β-胡萝卜素

维生素A在免疫监测、细胞分化和细胞分裂等多项功能中起着重要作用。一项涉及乳腺癌女性患者炎症介质基因表达的病例对照研究评估了α-生育酚、视黄醇和β-胡萝卜素的水平。这项研究表明抗氧化物可能有预防乳腺癌的生物学作用,同时支持了免疫反应在乳腺癌中被激活的观点[70]。乳腺细胞在获得侵袭性和转移性之前经历了许多变化。托马斯·杰斐逊大学的研究者使用了由四种类型细胞所组成的乳腺癌进展模型,每一种细胞代表乳腺癌的不同阶段:正常的、癌前的、癌变的和完全侵袭性的。当研究者将这四种乳腺细胞暴露于不同浓度的视黄酸(人体内一种由维生素A转化而来的化学物质)时,癌前细胞发生了明显的变化,这些细胞形状上看起来更像正常细胞,其遗传特征也转变为正常[71]。维生素A的日均摄入应从富含维生素A的饮食中获得。最好的食物来源包括红薯、胡萝卜、菠菜、甘蓝、哈密瓜、杏、木瓜和芒果。

26.10.9 维生素D

维生素D调节细胞生长、神经肌肉和免疫功能,并能减少炎症[72-74]。维生素D可能不会直接降低乳腺癌的风险,但它对健康大有裨益。25-羟维生素D_3的健康水平应保持在40ng/ml以上。女性应了解维生素D缺乏的危险,并口服维生素D_3补充剂以达到正常水平。抗氧化剂可能通过阻断自由基的形成和保护细胞免受自由基损伤来发挥其降低风险的作用[75]。

26.10.10 辅酶Q_{10}

辅酶Q_{10}(coenzyme Q_{10},CoQ_{10}),作为线粒体电信号传递链的组成部分,被认为是一种重要的细胞抗氧化剂。低循环水平的CoQ_{10}与几种癌症发病率的增加及许多癌症的不良预后相关。目前尚未充分评估CoQ_{10}对抗癌治疗的耐受性或预后的有效性,但其从趋势上而言是有利的[76]。

26.10.11 叶酸

叶酸和其他B族维生素在新细胞的产生和维持中起着重要作用。它们还是制造脱氧核糖核酸

(deoxyribonucleic acid,DNA)和核糖核酸(ribonucleic acid,RNA)的必需品。上海女性健康研究表明，维生素E和维生素B补充剂可以保护饮食摄入维生素不足的女性免受乳腺癌的侵袭[77]。一项涉及62 000名法国女性的前瞻性研究显示，高叶酸摄入量与绝经后乳腺癌风险降低有关[78]，低叶酸摄入量、饮酒的女性乳腺癌发病率增加[79]。叶酸的膳食来源是菠菜、芦笋、紫甘蓝和强化型谷物。

26.10.12　维生素E和维生素C

维生素E和维生素C是强大的抗氧化剂，在免疫监视中发挥作用。

罗切斯特大学研究了α-生育酚相关蛋白的作用。这种蛋白与雌激素受体在正常/良性乳腺组织的管腔细胞中共表达。研究者发现，α-生育酚相关蛋白是正常/良性乳腺组织中雌激素受体阳性管腔细胞的抗增殖因子，作为间接证据支持维生素E在乳腺癌预防中的作用[80]。一项荟萃分析结果表明，诊断乳腺癌后服用维生素C补充剂可能与降低死亡率相关，膳食性维生素C的摄入与乳腺癌患者总体死亡率和乳腺癌特异性死亡率降低的相关性有统计学意义，需要在维生素E和维生素C对乳腺癌的预防作用领域展开更多的研究。杏仁、葵花籽、鳄梨、鲑鱼、橄榄油和小麦胚芽油是维生素E的最佳膳食来源。维生素C的优质膳食来源包括柑橘类水果、青红椒、猕猴桃、西蓝花、草莓、紫甘蓝和哈密瓜。

26.10.13　锌

锌是一种微量矿物质，对许多细胞生理过程的功能维持至关重要，是细胞生长的关键元素，可能在癌症的病因和结果中起重要作用[81]。体内锌含量过低会损害许多细胞免疫功能，这为理论上锌的抗癌益处提供了依据[82]。锌存在于贝类、草饲牛肉、羊肉、鸡肉、烤小麦胚芽、南瓜子、芝麻、腰果、扁豆、鹰嘴豆、青豌豆、菠菜和香菇中。

26.10.14　硒

硒有助于产生硒蛋白，硒蛋白是防止细胞自由基损伤的重要抗氧化酶[83,84]。既往一项名为"护士健康研究"的前瞻性分析通过剪下指甲的硒浓度来评估体内硒含量，发现和乳腺癌风险没有相关性[85]。McConnell等发现血液中膳食来源的硒浓度与乳腺癌发病率之间存在显著负相关性。此外，研究发现乳腺癌女性患者体内硒含量较低[86]。

26.10.15　乳腺癌未来预防方式

尽管在乳腺癌的筛查和治疗方面取得了一定进展，但乳腺癌发病率仍在上升。除遗传学因素外，许多生活方式的改善可以极大地降低全球乳腺癌发病风险。需要记住，表观遗传学提示来自环境的信号能控制并激活基因的表达。早期发现对于减少乳腺癌死亡至关重要，但不能降低乳腺癌患病风险。

如果想要降低乳腺癌的整体发病率，就需要我们对生活作出积极的改变，鼓励以植物为主的饮食，规律的体育运动，基于正念的减压方式，维持$BMI<26kg/m^2$（译者注：中国推荐为$24kg/m^2$），以及母乳喂养孩子。"知识就是力量！"

临床应用

- 鼓励改善生活方式
- 尽早生育和母乳喂养
- 在第一次成功怀孕之前避免饮酒
- 生活中尽可能少喝酒
- 保持 BMI<26kg/m^2（译者注：中国推荐为 24kg/m^2）
- 每天运动 30~40min，每周 5 次
- 注重营养——以植物为主的清洁饮食
- 睡眠
- 减压
- 鼓励根据个人情况进行乳腺影像学筛查
- 临床评估各种乳房肿块、乳头分泌物、异常的淋巴结或皮肤变化

（Beth Baughman DuPree, MD, FACS, ABOIM and Jodi Hutchinson, PA-C 著

程熠 译 吴岳 校）

参考文献

1. Tirona MT, Sehgal R, Ballester O. Prevention of breast cancer (part I): Epidemiology, risk factors, and risk assessment tools. *Cancer Invest*. 2010 Aug;28(7):743–50. PubMed PMID: 20636109.
2. Tirona MT, Sehgal R, Ballester O. Prevention of breast cancer (part II): Risk reduction strategies. *Cancer Invest*. 2010 Dec;28(10):1070–7. ePub 2010 Oct 11. Review. PubMed PMID: 20932221.
3. https://www.cancer.org/content/dam/cancer-org/research/cancer-facts-and-statistics/breast-cancer-facts-and-figures/breast-cancer-facts-and-figures-2017-2018.pdf
4. Li CI, Daling JR, Porter PL, Tang MT, Malone KE. Relationship between potentially modifiable lifestyle factors and risk of second primary contralateral breast cancer among women diagnosed with estrogen receptor-positive invasive breast cancer. *J. Clin. Oncol.* 2009 Nov 10;27(32):5312–8. ePub 2009 Sep 8. PubMed PMID: 19738113; PubMed Central PMCID: PMC2773216.
5. https://www.cancer.org/content/dam/cancer-org/research/cancer-facts-and-statistics/breast-cancer-facts-and-figures/breast-cancer-facts-and-figures-2017-2018.pdf
6. Jemal A, Bray F, Center MM, Ferlay J, Ward E, Forman D. Global cancer statistics. *CA Cancer J Clin*. 2011;61(2):69–90. doi: 10.3322/caac.20107
7. Tamimi RM, Spiegelman D, Smith-Warner SA, et al. Population attributable risk of modifiable and nonmodifiable breast cancer risk factors in postmenopausal breast cancer. *Am. J. Epidemiol*. 2016;184:884–93.
8. Buys SS, Sandbach JF, Gammon A, et al. A study of over 35,000 women with breast cancer tested with a 25-gene panel of hereditary cancer genes. *Cancer*. 2017 May 15;123(10):1721–30. doi:10.1002/cncr.30498. ePub 2017 Jan 13. PubMed PMID: 28085182.
9. http://ibis.ikonopedia.com/.
10. Martin RM, Middleton N, Gunnell D, Owen CG, Smith GD. Breast-feeding and cancer: The Boyd Orr cohort and a systematic review with meta-analysis. *J. Natl. Cancer Inst*. 2005 Oct 5;97(19):1446–57. Review. PubMed PMID: 16204694.
11. Stuebe AM, Willett WC, Xue F, Michels KB. Lactation and incidence of premenopausal breast cancer, a longitudinal study. *Arch. Intern. Med*. 2009;169(15):1364–71. doi:10.1001/archinternmed.2009.231.
12. Knox, R. Interview Dr. GESKE URSIN, University of Southern California Study: Breast – Feeding Decrease Cancer Risk. 19 April 2007 NPR.
13. Sathyanarayana Rao TS, Jagannatha Rao KS, Asha MR. Drooping genes v/s dancing genes. *Indian J. Psychiatry*. 2009;51(3):167–8. doi:10.4103/0019-5545.55080.
14. Lipton B. *The Biology of Belief*. Carlsbad, California: Hay House Inc; 2008. ISBN:1401923119.
15. Mørch LS, Skovlund CW, Hannaford PC, Iversen L, Fielding S, Lidegaard Ø. Contemporary hormonal contraception and the risk of breast cancer. *N. Engl. J. Med*. 2017 Dec 7;377:2228–39. doi:10.1056/NEJMoa1700732.
16. Soroush A, Farshchian N. The role of oral contraceptive pills on increased risk of breast cancer in Iranian populations: A meta-analysis. *J. Cancer Prev*. 2016;21:294–301.
17. Beaber EF, Buist DS, Barlow WE, Malone KE, Reed SD, Li CI. Recent oral contraceptive use by formulation and breast cancer risk among women 20 to 49 years of age. *Cancer Res*. 2014 Aug 1;74(15):4078–89. doi:10.1158/0008-5472.CAN-13-3400.
18. Tabár L, Yen MF, Vitak B, et al. Mammography service screening and mortality in breast cancer patients: 20-year follow-up before and after introduction of screening. *Lancet* 26 April 2003;361(9367):1405–10. doi:10.1016/S0140-6736(03)13143-1. www.thelancet.com/journals/lancet/article/PIIS0140-6736(03)13143-1/fulltext
19. Melnikow J, Fenton JJ, Whitlock EP, et al. Supplemental screening for breast cancer in women with dense breasts: A systematic review for the U.S. Preventive Services Task Force. *Ann. Intern. Med*. 2016;164(4):268–78.

20. National Comprehensive Cancer Network (NCCN). NCCN Clinical Practice Guidelines in Oncology: Breast cancer screening and diagnosis, Version 2.2016. http://www.nccn.org, 2017.
21. Boyd NF, Guo H, Martin LJ, et al. Mammographic density and the risk and detection of breast cancer. N. Engl. J. Med. 2007;356(3):227–36.
22. Yaghjyan L, Colditz GA, Collins LC, et al. Mammographic breast density and subsequent risk of breast cancer in postmenopausal women according to tumor characteristics. J. Natl. Cancer Inst. 2011;103(15):1179–89.
23. Gilbert FJ, Tucker L, Young KC. Digital breast tomosynthesis (DBT): A review of the evidence for use as a screening tool. Clin. Radiol. 2016 Feb;71(2):141–50. doi:10.1016/j.crad.2015.11.008. ePub 2015 Dec 23. Review. PubMed PMID: 26707815.
24. Wilczek B, Wilczek HE, Rasouliyan L, Leifland K. Adding 3D automated breast ultrasound to mammography screening in women with heterogeneously and extremely dense breasts: Report from a hospital-based, high-volume, single-center breast cancer screening program. Eur. J. Radiol. 2016 Sep;85(9):1554–63. doi:10.1016/j.ejrad.2016.06.004. ePub 2016 Jun 7. PubMed PMID: 27501888.
25. Wang X, Huang Y, Li L, Dai H, Song F, Chen K. Assessment of performance of the Gail model for predicting breast cancer risk: A systematic review and meta-analysis with trial sequential analysis. Breast Cancer Res. 2018;20(1):18.
26. Mainiero MB, Moy L, Baron P, et al. ACR Appropriateness Criteria® breast cancer screening. J. Am. Coll. Radiol. 2017;14(11):S383–90.
27. American Cancer Society. ACR Appropriateness Criteria® breast cancer screening. http://www.cancer.org/healthy/findcancerearly/cancerscreeningguidelines/american-cancer-society-guidelines-for-the-early-detection-of-cancer
28. American College of Surgeons. ACR Appropriateness Criteria® breast cancer screening. http://www.facs.org/news/mammography1109.html
29. Goss PE. Exemestane for breast-cancer prevention in postmenopausal women. N. Engl. J. Med. 2011;364:2381–91.
30. Tabár L, Dean PB. A new era in the diagnosis and treatment of breast cancer. 2 Nov 2010. doi:10.1111/j.1524-4741.2010.00992.x.
31. Atchley DP, Albarracin CT, Lopez A, Valero V, Amos CI, Gonzalez-Angulo AM, Hortobagyi GN, Arun BK. Clinical and pathologic characteristics of patients with BRCA-positive and BRCA-negative breast cancer. J. Clin. Oncol. 2008;26(26):4282–8.
32. Dietericha M. Influence of lifestyle factors on breast cancer risk. Breast Care 2014;9:407–14. doi:10.1159/000369571.
33. Reynolds P. Smoking and breast cancer. J. Mammary Gland Biol. Neoplasia 2013;18:15–23.
34. Luo J. Association of active and passive smoking with risk of breast cancer among postmenopausal women: A prospective cohort study. BMJ 2011;342. doi:10.1136/bmj.d101.
35. Harvie M. Can diet and lifestyle prevent breast cancer: What is the evidence? ASCO.org. p. 68.
36. Liu Y, Nguyen, Colditz GA. Links between alcohol consumption and breast cancer: A look at the evidence. Womens Health 2015;11(1):65–77.
37. National Institute for Alcohol Abuse and Alcoholism. http://www.aicr.org/cancer-research-update/2016/11_02/cru-women-drinking-increasing-amounts-of-alcohol-more-cancer-risk.html.
38. La Vecchia C, Giordano SH, Hortobagyi GN, Chabner B. Overweight, obesity, diabetes, and risk of breast cancer: Interlocking pieces of the puzzle. Oncologist 2011;16:726–9.
39. Petrelli JM, Calle EE, Rodriguez C, Thun MJ. Body mass index, height, and postmenopausal breast cancer mortality in a prospective cohort of U.S. women. Cancer Causes Control 2002;13(4):325–32.
40. Alavanja MCR, Ross MK, Bonner MR. Increased cancer burden among pesticide applicators and others due to pesticide exposure. CA: Cancer J. Clin. 2013;63:120–42. doi:10.3322/caac.2117.
41. Shapira N. The potential contribution of dietary factors to breast cancer prevention. Eur. J. Cancer Prev. 2017 Sep;26(5):385–95. doi:10.1097/CEJ.0000000000000406. PubMed PMID: 28746163; PubMed Central PMCID: PMC5553235.
42. Thompson CL, Li L. Association of sleep duration and breast cancer oncotypeDX recurrence score. Breast Cancer Res. Treat. 2012;134(3):1291–5. doi:10.1007/s10549-012-2144-z.
43. Blask DE. Melatonin, sleep disturbance and cancer risk. Sleep Med. Rev. 2009;13(4):257–64. PubMed: 19095474.
44. Stevens RG. Circadian disruption and breast cancer: From melatonin to clock genes. Epidemiology. 2005;16(2):254–8. PubMed: 15703542.
45. Verkasalo PK, Lillberg K, Stevens RG, et al. Sleep duration and breast cancer: A prospective cohort study. Cancer Res. 2005;65(20):9595–600. PubMed: 16230426.
46. Wu AH, Wang R, Koh WP, et al. Sleep duration, melatonin and breast cancer among Chinese women in Singapore. Carcinogenesis. 2008;29(6):1244–8. PubMed: 18448486.
47. Kakizaki M, Kuriyama S, Sone T, et al. Sleep duration and the risk of breast cancer: The Ohsaki Cohort Study. Br. J. Cancer. 2008;99(9):1502–5. PubMed: 18813313.
48. Pinheiro SP, Schernhammer ES, Tworoger SS, Michels KB. A prospective study on habitual duration of sleep and incidence of breast cancer in a large cohort of women. Cancer Res. 2006;66(10):5521–5. PubMed: 16707482.
49. Li Y, Li S, Zhou Y, Meng X, Zhang JJ, Xu DP, Li HB. Melatonin for the prevention and treatment of cancer. Oncotarget. 2017 June 13;8(24):39896–921. doi:10.18632/oncotarget.16379. Review. PubMed PMID: 28415828; PubMed Central PMCID: PMC5503661.
50. Innominato PF, Lim AS, Palesh O, Clemons M, Trudeau M, Eisen A, Wang C, Kiss A, Pritchard KI, Bjarnason GA. The effect of melatonin on sleep and quality of life in patients with advanced breast cancer. Support Care Cancer. 2016 Mar;24(3):1097–105. doi:10.1007/s00520-015-2883-6. Epub 2015 Aug 11. PubMed PMID: 26260726.
51. Hansen MV, Andersen LT, Madsen MT, et al. Effect of melatonin on depressive symptoms and anxiety in patients undergoing breast cancer surgery: a randomized, double-blind, placebo-controlled trial. Breast Cancer Res. Treat. 2014;145:683. doi:10.1007/s10549-014-2962-2.
52. National Cancer Institute. 2019. www.cancer.gov/types/breast/hp/breast-ovarian-genetics-pdq#link/_4
53. Jung S, Spiegelman D, Baglietto L, et al. Fruit and vegetable intake and risk of breast cancer by hormone receptor status. J. Natl. Cancer Inst. 2013;105(3):219–36. doi:10.1093/jnci/djs635.
54. Farvid MS, Eliassen AH, Cho E, Liao X, Chen WY, Willett WC. Dietary fiber intake in young adults and breast cancer risk. Pediatrics. 2016;137(3):e20151226. doi:10.1542/peds.2015-1226.
55. Moore SC, Lee I, Weiderpass E, et al. Association of leisure-time physical activity with risk of 26 types of cancer in 1.44 million adults. JAMA Intern. Med. 2016;176(6):816–25. doi:10.1001/jamainternmed.2016.1548.
56. McTiernan A, Kooperberg C, White E, et al. Recreational physical activity and the risk of breast cancer in postmenopausal women. JAMA. 2003;290:1331–6.
57. McCullough LE, Eng SM, Bradshaw PT, et al. Fat or fit: The joint effects of PA, weight gain, and body size on breast cancer risk. Cancer. 2012;118(19):4860–8. doi:10.1002/cncr.27433.
58. Dieli-Conwright CM, Lee K, Kiwata JL. Reducing the risk of breast cancer recurrence: An evaluation of the effects and mechanisms of diet and exercise. Curr. Breast Cancer Rep. 2016;8(3):139–50. doi:10.1007/s12609-016-0218-3.
59. http://docplayer.net/59190294-The-effect-of-stress-management-model-in-quality-of-life-in-breast-cancer-women.html
60. Garssen B. Psychological factors and cancer development: Evidence after 30 years of research. Clin. Psychol. Rev. 2004;24:315–38.
61. https://www.ncbi.nlm.nih.gov/pmc/articles/PMC4393338/pdf/nihms646659.pdf
62. Saquib J, Madlensky L, Kealey S, et al. Classification of CAM use and its correlates in patients with early-stage breast cancer. Integr. Cancer Ther. 2011;10:138–47. PubMed: 21382963.
63. Smalley SWD. Fully Present: The Science, Art, and Practice of Mindfulness. Philadelphia, PA: Da Capo Press; 2010.
64. Wurtzen H, Dalton SO, Elsass P, et al. Mindfulness significantly reduces self-reported levels of anxiety and depression: Results of a randomised controlled trial among 336 Danish women treated for stage I–III breast cancer. Eur. J. Cancer. 2013;49:1365–73. PubMed: 23265707.
65. Lengacher CA, Johnson-Mallard V, Post-White J, et al. Randomized controlled trial of mindfulness-based stress reduction (MBSR) for survivors of breast cancer. Psychooncology 2009;18(12):1261–72. PubMed: 19235193.
66. Carlson LE, Doll R, Stephen J, et al. Randomized controlled trial of mindfulness-based cancer recovery versus supportive expressive group therapy for distressed survivors of breast cancer (MINDSET). J. Clin. Oncol. 2013;31:3119–26. PubMed: 23918953.

67. Henderson VP, Clemow L, Massion AO, Hurley TG, Druker S, Hebert JR. The effects of mindfulness-based stress reduction on psychosocial outcomes and quality of life in early-stage breast cancer patients: A randomized trial. *Breast Cancer Res. Treat.* 2012;131:99–109. PubMed: 21901389.
68. Hoffman CJ, Ersser SJ, Hopkinson JB, Nicholls PG, Harrington JE, Thomas PW. Effectiveness of mindfulness-based stress reduction in mood, breast- and endocrine-related quality of life, and wellbeing in stage 0 to III breast cancer: A randomized, controlled trial. *J. Clin. Oncol.* 2012;30:1335–42. PubMed: 22430268.
69. Bower JE, Crosswell AD, Stanton AL, et al. Mindfulness meditation for younger breast cancer survivors: A randomized controlled trial. *Cancer* 2015 April 15;121(8):1231–40. doi:10.1002/cncr.29194.
70. Abranches MV, Santos Mendes MC, Ribeiro SM, Franceschini SC, de Paula SO, de Freitas RN, Peluzio MC. Antioxidant vitamins and cytokines are altered in breast cancer. *Eur. J. Cancer Prev.* 2011 SEP 11;20(5):403–410.
71. Thomas Jefferson University. Can vitamin A turn back the clock on breast cancer? ScienceDaily. *ScienceDaily.* 2014 31 March. www.sciencedaily.com/releases/2014/03/140331095550.htm.
72. Institute of Medicine, Food and Nutrition Board. *Dietary Reference Intakes for Calcium and Vitamin D*. Washington, DC: National Academy Press; 2010.
73. Cranney C, Horsely T, O'Donnell S, et al. Effectiveness and Safety of Vitamin D. Evidence Report/Technology Assessment No. 158 prepared by the University of Ottawa Evidence-Based Practice Center under Contract No. 290-02.0021. AHRQ Publication No. 07-E013. Rockville, MD: Agency for Healthcare Research and Quality; 2007.
74. Holick MF. Vitamin D. In: Shils ME, Shike M, Ross AC, Caballero B, Cousins RJ, eds. *Modern Nutrition in Health and Disease*, 10th ed. Philadelphia: Lippincott Williams & Wilkins; 2006.
75. Holick, MF. Vitamin D deficiency. *NEJM.* July 2007;357(3):226–81.
76. Aponte B, Carlos DJ, Hernández J, Rivera Z, Winel SA. Role of coenzyme Q10 in breast cancer. *Pharm. Pharmacol. Int. J.* 2015;3(2):00052. doi:10.15406/ppij.2015.03.00052.
77. Dorjgochoo T, Shrubsole MJ, Shu XO, Lu W, Ruan Z, Zheng Y, Cai H, Dai Q, Gu K, Gao YT, Zheng W. Vitamin supplement use and risk for breast cancer: The Shanghai Breast Cancer Study. *Breast Cancer Res. Treat.* 2008 Sep;111(2):269–78. Epub 2007 Oct 5. PubMed PMID: 17917808; PubMed Central PMCID: PMC2615487.
78. Lajous M, Romieu I, Sabia S, Boutron-Ruault MC, Clavel-Chapelon F. Folate, vitamin B_{12} and postmenopausal breast cancer in a prospective study of French women. *Cancer Causes Control.* 2006 Nov;17(9):1209–13. PubMed PMID: 17006726; PubMed Central PMCID: PMC1925055.
79. Kawai M, Minami Y, Kakizaki M, Kakugawa Y, Nishino Y, Fukao A, Tsuji I, Ohuchi N. Alcohol consumption and breast cancer risk in Japanese women: The Miyagi Cohort Study. *Breast Cancer Res. Treat.* 2011 Aug;128(3):817–25.
80. Johnykutty S, Tang P, Zhao H, Hicks DG, Yeh S, Wang X. Dual expression of alpha-tocopherol-associated protein and estrogen receptor in normal/benign human breast luminal cells and the down-regulation of alpha-tocopherol-associated protein in estrogen-receptor-positive breast carcinomas. *Mod. Pathol.* 2009 Jun;22(6):770–5. ePub 2009 Mar 20. PubMed PMID: 19305383.
81. Al-Saran N, Subash-Babu P, Al-Nouri DM, Alfawaz HA, Alshatwi AA. Zinc enhances CDKN2A, pRb1 expression and regulates functional apoptosis via upregulation of p53 and p21 expression in human breast cancer MCF-7 cell. *Environ. Toxicol. Pharmacol.* 2016 Oct;47:19–27. doi:10.1016/j.etap.2016.08.002. ePub 2016 Aug 2. PubMed PMID: 27567443.
82. Ibs KH, Rink L. Zinc-altered immune function. *J. Nutr.* 2003 May;133(5 Suppl 1):1452 S–6 S. Review. PubMed PMID: 12730441.
83. Combs GF, Jr, Gray WP. Chemopreventive agents: Selenium. *Pharmacol. Ther.* 1998;79:179–92.
84. McKenzie RC, Rafferty TS, Beckett GJ. Selenium: An essential element for immune function. *Immunol. Today.* 1998;19:342–5.
85. Hunter DJ, Morris JS, Stampfer MJ, Colditz GA, Speizer FE, Willett WC. A prospective study of selenium status and breast cancer risk. *JAMA.* 1990 Sep 5;264(9):1128–31. PubMed PMID: 2384937.
86. McConnell KP, Jager RM, Bland KI, Blotcky AJ. The relationship of dietary selenium and breast cancer. *J. Surg. Oncol.* 1980;15(1):67–70. PubMed PMID: 6252392.

第 27 章 | 成年和未成年女性的运动与体力活动

目录

要点／447

27.1 简介／447

27.2 规律体力活动对青少年女性的健康与福祉至关重要／447
27.2.1 对青少年女性体力活动的建议／447
27.2.2 青少年女性体力活动的流行病学调查／448
27.2.3 校内体力活动与年轻女性／448
27.2.4 青少年女性的身体素养／449
27.2.5 发育中女性的竞技运动／449

27.3 青少年女性在体力活动和竞技运动中的获益和风险／449
27.3.1 规律体力活动的健康获益／449
27.3.2 规律的体力活动和运动可以提升社交能力和情绪管理能力／450
27.3.3 早期的专业化运动和损伤风险／450
27.3.4 女运动员的前交叉韧带损伤／450
27.3.5 女运动员的进食障碍与饮食失调／450

27.4 积极运动女性和女运动员的生殖健康／451
27.4.1 女运动员三联征／451
27.4.2 积极运动女性和女性运动员的避孕措施／454
27.4.3 孕期和产后的运动／455
27.4.4 积极运动女性和女性运动员通过激素替代疗法来治疗围绝经期和绝经期症状／456

27.5 体力活动在成年女性慢性疾病预防和管理中的作用／456
27.5.1 体力活动作为女性预防超重和肥胖的策略／456
27.5.2 女性体力活动与骨骼健康／456
27.5.3 规律体力活动在糖尿病预防和管理中的作用／457
27.5.4 规律体力活动在高血压预防和管理中的作用／457
27.5.5 规律体力活动在乳腺癌预防和管理中的作用／457
27.5.6 规律体力活动在痴呆预防中的作用／457

参考文献／458

要 点

- 规律体力活动与女性终生健康状况的改善相关。
- 青春期参与运动和体力活动与成年后体力活动水平密切相关。
- 能量摄入不足(膳食紊乱)是导致女运动员三联征的主要原因,女运动员三联征还包括月经失调和骨质疏松,这增加了经常运动的女性发生应力性骨损伤的风险。
- 久坐和衰老导致 2 型糖尿病和痴呆的风险增加。规律体力活动和增强心肺功能可显著降低两者的发病风险。

27.1 简介

近几个世纪以来,人们已经知道规律的体力活动对健康的重要性。柏拉图曾说:"缺乏体力活动会破坏每个人的良好状态,而运动和有规律的体力活动则能够阻止这种破坏,从而让人保持良好状态。"人体是需要运动的。从 6 个月大可以简单翻身开始,到爬行、行走和跑步,人类不仅需要通过运动来发挥功能和维持生存,还需要通过运动茁壮成长。

随着越来越多的证据证实了规律的体力活动和运动对人类健康与福祉的影响,医疗从业者在促进积极生活方式方面的作用也变得越来越重要——这对每个年龄段的人都很重要。体力活动对人体的正常发育、身体功能和生活质量都至关重要。

《美国体力活动指南》(The Physical Activity Guidelines for Americans, PAGA)是一本提供跨年龄段体力活动建议的权威性指南。第一版出版于 2008 年,并于 2018 年更新[1]。该指南旨在告知医疗、公共卫生和健身从业者应促进和维持全民体力活动。每个年龄段(儿童、青少年、成年人和老年人)都有与体力活动有关的独特需求、获益和挑战。在医疗卫生领域,该指南能够帮助临床医护人员向患者提供终生体力活动和运动的建议。

本章将侧重于成年和未成年女性的体力活动和运动。这一章以年龄为序,论述女性成长过程中规律体力活动对慢性疾病预防和管理的影响。此外,部分章节将更详细地阐述孕期及产后的运动以及健康衰老等问题。

27.2 规律体力活动对青少年女性的健康与福祉至关重要

27.2.1 对青少年女性体力活动的建议

《2008 年美国体力活动指南》建议 6~17 岁的女性(和男性)每周 7 天,每天参加不少于 60min 的中高强度体力活动,应涵盖各种适合该年龄段的活动,包括有氧运动、肌肉强化和骨骼强化等形式(表 27-2-1)[1]。

表 27-2-1　儿童和青少年指南关键点

儿童和青少年每天应参加不少于 60min 的日常体力活动
- 有氧运动：每天不少于 60min 的中高强度有氧运动，其中高强度至少每周 3 次
- 肌肉强化：作为每天不少于 60min 的日常体力活动的一部分，至少每周 3 次
- 骨骼强化：作为每天不少于 60min 的日常体力活动的一部分，至少每周 3 次

27.2.2　青少年女性体力活动的流行病学调查

尽管有这些建议，"2016 年美国儿童和青少年体力活动报告"发现，只有 21.6% 的 6~19 岁儿童和青少年每周至少 5 天达到 60min 或以上的中高强度体力活动[2]。随着年龄的增长，儿童（特别是女孩）体力活动水平普遍下降。超过 70% 的小学女生每周 7 天进行 60min/d 的中高强度体力活动[3]，而高中女生的这一数字下降到 22.5%[4]。然而，同一项研究发现，近一半（49.4%）的女生每周不少于 5 天进行至少 60min/d 的中高强度体力活动[4]。

27.2.3　校内体力活动与年轻女性

由于儿童和青少年的大部分时间是在学校中度过的，他们有理想的时间和环境来进行指南所建议的体力活动。但是 20 多年来，美国校内体力活动水平逐步下降。1991 年，近 42% 的高中生一周有 5 天参加体力活动。这一比例在 2015 年下降到 29.8%[5]。其原因是多方面的，包括美国的立法，如乔治·W·布什总统的"不让一个孩子掉队"（No Child Left Behind）法案。该法案将学校资助与标准化考试分数联系起来，这导致许多学校和学区（特别是弱势社区）取消了体育课和课间休息，将课堂时间集中在数学、阅读、科学和历史等核心科目上[6]。这种教学方式产生了不良后果：学生被"锁在"教室的椅子上，他们跑步和玩耍的机会大大减少，甚至被取消。越来越多的文献表明，热爱运动的学生在学校表现更好，包括成绩更优秀，出勤率更高，认知表现（如记忆力水平）和课堂行为（如实际的学习行为）更好。同样，身体素质较好的学生在小学、初中和高中等多个年级有着更好的认知表现（如注意力集中程度、记忆力水平）[7-9]。

女性定期参加体力活动和运动能够获得额外的好处，包括社会心理上的获益（抑郁发病率低）[10]、药物滥用减少[11]和较低的青少年怀孕率[12]。高中阶段体力活动参与率与较高的成年后规律体力活动参与率独立相关[13]。社区课外项目，如"奔跑吧女孩"（Girls on the Run, GOTR），为小学和初中女生提供了一个参加非竞争性课外体力活动的机会。同时，她们可以借此获得自我价值感和学习坚韧不拔、团队合作、自力更生的精神：

"奔跑吧女孩"项目计划通过动态的互动课程和跑步游戏来教授生活技能。该课程由认证的 GOTR 教练授课，包括 3 个部分：了解自己、重视关系和团队合作，以理解我们能在多大程度上联系和改造这个世界。

GOTR 启发和激励青少年女性，鼓励其终生保持运动和健身的习惯，并通过达成相应目标来让她们建立自信。她们的社交能力、心理调节能力和身体技能在整个项目中得到发展和强化。在每季项目

结束时,女孩和她们的跑步伙伴们都会完成一个5km的跑步项目,这给了她们一种切实的成就感,以及一个设定和实现人生目标的框架[14]。

GOTR已经为全美国50个州和哥伦比亚特区的100多万名青少年女性服务。2016年,一项关于GOTR的研究试图了解项目参与者是否在个人发展成果和生活技能方面与非参与者不同。最值得注意的是,与非参与者相比,GOTR参与者在情绪管理、解决冲突、帮助他人和做出正确决策方面表现得更好[15]。

27.2.4 青少年女性的身体素养

规律的体育健身活动(特别是校内体育健身活动)带来的一个重要成果是发展和掌握运动技能,如踢球、投球和接球,而这些被称为体育素养。缺乏发展这些技能机会的女性会对自己的能力不自信,在其之后的儿童、青少年和成年阶段参加体力活动和运动的可能性就会更小[16]。素养不仅局限于参加运动,还包括额外的终生获益,如降低肥胖率、降低受伤率,特别是减少腰痛[17]。最后一点特别有用,因为在美国,腰痛和颈部疼痛是仅次于糖尿病和心脏病,排名第3的直接医疗费用来源[18]。

"阿斯彭研究所运动项目"(Aspen Institute's Project Play)一直是体育素养的最主要倡导者,他们将其定义为有能力、有信心和有愿望终生保持身体活动[19]。但是,体育素养不仅需要发展运动技能,还需要培养使用这些技能的心态。提供技能发展的机会和使用这些技能的信心是提高体育素养的关键。考虑到青少年女性参加体力活动和运动的比率较低,她们成为低体育素养者的风险很高。其他高危群体包括少数民族儿童、低收入家庭儿童以及身体残疾和发育不良的儿童[19]。必须在学校和社区内优先努力增加这些高危群体的体力活动机会,否则这些青少年的终生体力活动水平可能不足。

27.2.5 发育中女性的竞技运动

越来越多不同年龄段的儿童和青少年参加体育运动,儿童开始参加有组织的竞技运动的年龄也越来越小。20世纪90年代中期,有9%的6岁或以下儿童参加竞技体育运动。到2007年,这一比例增加到12%[20]。在全美范围内,53%的高中女生参加校内体育运动。然而,从9年级到12年级,参加体育运动的高中生比例逐步下降[5]。此外,体育运动参与率随种族和社会经济地位不同而有所不同。白人高中生的竞技体育参与率(62.4%)高于黑人(57.6%)和西班牙语裔(48.5%)[5]。

27.3 青少年女性在体力活动和竞技运动中的获益和风险

参加运动和体力活动受益颇多,如健康方面、认知功能、社会能力,甚至经济方面。运动常常是终生受益的,它能提高生活质量,延长寿命,降低过早死亡的概率。

27.3.1 规律体力活动的健康获益

规律体力活动对健康的好处始于童年。美国儿科学会建议从婴儿期就应该开始参加适合年龄和发育的体力活动。

27.3.2 规律的体力活动和运动可以提升社交能力和情绪管理能力

虽然我们最有可能听到和看到的是运动和规律体力活动对健康的好处,但有些人认为,它也可以提升社交能力和情绪管理能力,而这两项能力对提高生活质量是极其重要的。

27.3.3 早期的专业化运动和损伤风险

随着女孩开始在较小年龄参加竞技体育,人们开始担心早期专业化体育训练的影响。其后果不仅包括更高的损伤风险,也包括早期职业倦怠。

27.3.4 女运动员的前交叉韧带损伤

据了解,参加足球、篮球和手球等项目的女运动员非接触性前交叉韧带(anterior cruciate ligament, ACL)损伤风险比参加同一项目的男运动员高出7倍[21]。造成这种差异的原因是多方面的,其中包括可改变和不可改变的危险因素。可改变的危险因素包括环境因素,如比赛场地、鞋子;身体结构因素,如较高的BMI;神经肌肉因素,包括肌肉失衡、核心力量、神经肌肉控制、身体素质、肌肉疲劳和运动技能水平。不可改变的危险因素包括解剖学因素,如全身性关节松弛/活动过度、股骨髁间切迹大小和几何形状、胫骨后倾角[22];对手行为和比赛期间的意外事件;激素因素/月经周期;还有个人史,如既往ACL损伤史、家族史和遗传学因素[23]。

一些损伤预防项目已被证实能显著降低非接触性ACL损伤的发生率[24]。这些项目着眼于与神经肌肉控制和运动技能相关的危险因素[24]。对与ACL高损伤率相关的生物力学危险因素的筛查可作为参与体育活动前身体评估(preparticipation physical evaluation, PPE)的一部分,特别是对于进行旋转和切割动作的女运动员,如足球、篮球和手球女运动员。通过既往ACL损伤史或PPE筛查过程确定的高危运动员应启动ACL损伤预防项目。在一级预防方面,应鼓励从事高风险运动的教练将ACL损伤预防策略纳入训练队的常规热身运动中[24]。

27.3.5 女运动员的进食障碍与饮食失调

人们对进食障碍(eating disorders, ED)的了解通常较少。一项对挪威优秀运动员的研究发现,16%~42%的女运动员符合进食障碍的诊断标准,其中球类项目女运动员占比较低,有审美要求的体育项目女运动员占比较高[25]。这些令人震惊的数字强调了筛查女性运动员饮食失调(disordered eating, DE)和进食障碍的重要性。第5版《精神疾病诊断和统计手册》(*The Diagnostic and Statistical Manual 5*, DSM5)定义了3类进食障碍:神经性厌食症(anorexia nervosa)、神经性贪食症(bulimia nervosa)和暴食障碍(binge eating disorder)。神经性厌食症的特点是饮食热量摄入低于所需,导致在相应年龄和性别背景下的低体重;强烈害怕变胖或体重增加;以及过度关注体型、身材和体重[25]。它存在两种亚型,一种是限制性,一种是暴食/清除型。神经性厌食症不同于神经性贪食症,前者具有典型的长期饮食限制行为。神经性贪食症就是俗话说的暴饮暴食,其特点是反复发作伴代偿性行为,如自我催吐、滥用泻药和/或利尿药、过度运动或禁食[25]。与神经性厌食症类似,神经性贪食症患者也过度关注体型、身材和体重。DSM5 添加了暴食障碍,作为一种独立的进食障碍。暴食障碍的诊断标准包括快速进食直到令人不舒服的饱腹感,即使不饿也要吃大量食物,尴尬地独自进食,过度进食后感到内疚或厌恶[25]。

27.4 积极运动女性和女运动员的生殖健康

27.4.1 女运动员三联征

女运动员三联征(female athlete triad,FAT)由三个不同但相关的健康状况组成:能量利用不足(伴或不伴进食障碍)、月经失调和骨质疏松。这个词最早产生于 1992 年,当时一群女性临床医师和科学家在华盛顿特区开会,讨论所观察到的下列现象:体型瘦的女运动员更有可能月经周期紊乱,并容易发生应力性骨折。美国运动医学会(The American College of Sports Medicine,ACSM)于 1997 年[26]出版了第一个女运动员三联征指南,并于 2007 年进行了更新[27]。更新后的指南描述了从健康到疾病的病理生理演变(图 27-4-1)。

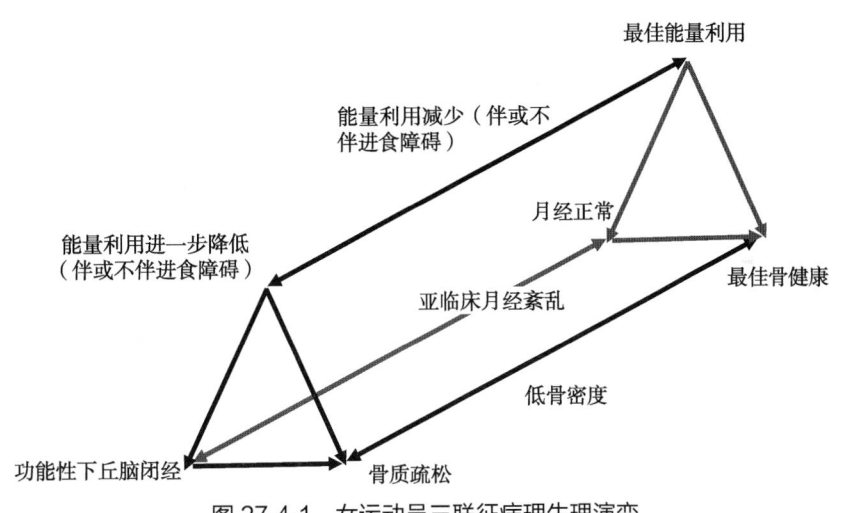

图 27-4-1 女运动员三联征病理生理演变

值得注意的是,在有意限制饮食(如进食障碍或饮食失调)或女运动员无意中未进食足量食物以支撑高水平运动能量消耗的情况下,都可能会出现能量利用不足。

Anne Loucks 博士于 2003 年首次描述了能量利用的概念[28]。能量利用被定义为饮食摄入的能量减去运动消耗的能量后,除以运动员的瘦体重(fat-free mass,FFM)。计算公式如下[5]:

$$能量利用(kcal/kg\ FFM) = \frac{平均每日饮食摄入能量(kcal) - 运动消耗能量(kcal)}{瘦体重(FFM)(kg)}$$

能量利用计算公式的各组分可通过多种方式确定。智能手机应用程序,如 MyFitnessPal,可以用来估计饮食摄入能量。运动消耗能量可以用《体力活动汇编》(Physical Activity Compendium)来计算[29]。瘦体重可以用生物电阻抗测量仪来估计,也可以用身体成分分析仪(BodPod)或全身双能 X 射线吸收法(dual energy X-ray absorptiometry,DXA)来测量。

一般认为,至少 30kcal/kg FFM 能量利用才足以支持正常的生殖功能[30]。月经周期紊乱与低于 30kcal/kg FFM 能量利用有关[30]。对于少经或闭经的女性,35~45kcal/kg FFM 能量利用或更有甚者可能需要大于 45kcal/kg FFM 能量利用才能帮助其恢复月经。[27,31-33]

低能量利用通过减少下丘脑促性腺激素释放激素(gonadotropin-releasing hormone,GnRH)的脉冲释放,继而减少垂体前叶所产生和释放的卵泡刺激素(follicle-stimulating hormone,FSH)和黄体生成素(luteinizing hormone,LH),从而导致月经失调。在没有相应刺激的情况下,卵巢雌激素和孕酮的产生明显减少,月经周期延长(月经稀发),甚至停止(闭经)。

雌激素可以促进女性的正常发育和维持正常的骨密度(bone mineral density,BMD)[34]。在原发或继发闭经以及月经周期紊乱所导致的雌激素水平不足的情况下,骨骼得不到充分发育或骨质丢失,导致青少年骨密度降低,成人骨量减少,甚至引发骨质疏松。女性在 18 岁时骨骼发育成熟度已到 90%[35]。如果青春期女孩发生能量摄入不足和雌激素水平偏低,其后续发生骨密度降低的风险也会增加。因此,女性要想降低骨质疏松的发生率,就必须努力恢复能量利用,保持适当的体重,并调整规律的月经周期。

2015 年,女运动员三联征联盟发布了女运动员三联征患者何时可以参与运动以及返回比赛的共识[31]。该共识明确了与不良健康结果相关的循证风险因子,并将其从低到高分层,以指导制定运动许可和限制的标准(表 27-4-1)。

我们可以在医疗点使用累计风险评估分层工具明确地指导运动员可否被允许返场训练。得分为 2~5 分的运动员可得到临时或有限许可。获得临时许可的运动员通常可以在服从和遵循书面合同的基础上参加完全的训练/比赛。获得有限许可的运动员通常由于潜在的健康问题而在训练和比赛方面受到限制。得分 6 分及以上的运动员可能因累计风险的严重程度高而在训练/比赛中受到限制。患有进食障碍的运动员应被限制参加训练。对绝大多数个体而言,限制训练不应是永久性的,应在风险因子充分改善的情况下安全地参加训练。值得一提的是,"既往史"风险因子可能是不可修改的,如既往饮食失调史(1 分)、初潮延迟(最多 2 分)、既往应力性骨折史(最多 2 分)、既往 DXA Z-评分低(最多 2 分),从而导致目前饮食健康、体重正常和月经规律的运动员得分大于 6 分。在这种情况下,须由运动医学团队医师、运动护理团队和运动员本人进行临床判断,以确定能安全地参加体育活动。

对累计风险评估分层工具的有效性验证表明,中风险运动员遭受应力性骨损伤的可能性是低风险者的 2 倍,而高风险运动员遭受应力性骨损伤的可能性是低风险者的 4 倍。月经稀发/闭经评分和既往应力性反应/骨折评分是后续应力性骨损伤的独立预测因子[36]。

除了关于返场训练/比赛的建议外,联盟共识还涵盖了运动医学医师针对闭经和低骨密度进行药物干预的指导意见,以及关于月经失调和低骨密度诊断测试的建议[31]。

表 27-4-1　女运动员三联征：累计风险评估、分层、运动指南[29]

风险因子	风险分层		
	低风险 = 每项 0 分	中风险 = 每项 1 分	高风险 = 每项 2 分
伴或不伴有 DE/ED 的低 EA	☐ 无膳食限制	☐ 某种程度的膳食限制‡；现在/既往 DE 病史	☐ 满足 DSM5 的 ED* 标准
低 BMI	☐ BMI ≥ 18.5kg/m² 或 ≥ 90% EW** 或体重稳定	☐ 17.5kg/m² < BMI < 18.5kg/m² 或 < 90% EW 或减重 5%~10%/月	☐ BMI ≤ 17.5kg/m² 或 < 85% EW 或减重 ≥ 10%/月
初潮延迟	☐ 初潮 < 15 岁	☐ 15 岁 ≤ 初潮 < 16 岁	☐ 初潮 ≥ 16 岁
月经稀发和/或闭经	☐ > 9 次月经/12 个月*	☐ 6~9 次月经/12 个月*	☐ < 6 次月经/12 个月*
低 BMD	☐ Z-评分 ≥ -1.0	☐ -1.0*** > Z-评分 > -2.0	☐ Z-评分 ≤ -2.0
应力性反应/骨折	☐ 无	☐ 1	☐ ≥ 2；≥ 1 高风险或骨松质部位†
累计风险（每一栏总风险，然后再相加得总分）	__分 +	__分 +	__分 = __总分

注：FAT 累计风险评估使用风险分层和基于证据的风险因子来决定运动员存在的风险，为运动员 FAT 评估提供了客观方法。该评估将用于确定运动员参加体育运动的许可。

‡：通过自我报告或饮食日志记录发现能量摄入低/不足作为某种程度饮食限制的依据；

*：现病史或既往史；**：≥ 90% EW；绝对 BMI 的计算法不适用于青少年；

***：承重运动项目；†：与低骨密度相关的高危骨骼部位，以及伴一个或多个骨松质部位的应力性反应/骨折所致的复出训练时间延迟。

缩写：BMD. bone mineral density，骨密度；BMI. body mass index，体质量指数；DE. disordered eating，饮食失调；EA. energy availability，能量利用；EW. expected weight，预期体重；ED. eating disorder，进食障碍。

	累计风险得分	低风险	中风险	高风险
完全许可	0~1 分	☐		
临时/有限许可	2~5 分		☐ 临时许可 ☐ 有限许可	
限制训练和比赛	≥ 6 分			☐ 临时限制训练/比赛 ☐ 取消资格

注：累计风险得分通过上表计算。临时许可（provisional clearance）：取决于评估时的风险分层（其改变的可能性取决于 FAT 运动员的临床进展）；有限许可（limited clearance）：根据医师的要求，对训练进行调整（其改变的可能性取决于 FAT 运动员的临床进展和新收集的信息）；临时限制训练/比赛（restricted from training/competition-provisional）：当前运动员不被允许或不能参加训练/比赛，获得许可需由医师和多学科团队根据临床进展进行再评估决定；取消资格（disqualified）：当前参加训练/比赛不安全，未来是否许可取决于临床进展的情况。神经性厌食症（BMI < 16kg/m²）或神经性贪食症（催吐 > 4 次/周）应被限制训练和比赛，未来可否参加取决于治疗情况，包括确认 BMI > 18.5kg/m²，贪食和厌食症状消失，需多学科团队密切跟踪。

需要再三强调,对女运动员三联征的治疗主要是通过增加饮食摄入来纠正低能量利用,并在需要时减少运动能量消耗。当运动员在临床上有进食障碍或饮食失调时,由医师、运动营养师和心理健康专业人员共同参与的多学科团队治疗是必要的。对于临时许可、有限许可或限制训练/比赛的运动员,应考虑签署书面合同。联盟共识书面合同可查阅:http://www.femaleathletetriad.org/important-documents/

运动医学医师对受三联征影响的女运动员的评估管理工作责无旁贷。对三联征的一级预防优于二级预防或筛查。运动医学医师应与教练、训练员、运动员和家长密切合作,教育他们认识到为身体健康和赛场表现补充能量的重要性。同样,所有相关人员都需要了解,月经不规律并不意味着是对训练的正向适应,它增加了应力性骨损伤的风险。最后,对月经失调和低骨密度的药物干预应遵循联盟共识的建议[31]。

27.4.2 积极运动女性和女性运动员的避孕措施

关于积极运动女性和女性运动员如何避孕的医学文献相对较少,但应用激素避孕对女性健康和竞技表现或许是利大于弊的[37]。复方口服避孕药能够调整运动员的月经周期,从而避免在关键比赛期间来月经或出现经前不适症状。最近一项涉及400多名优秀女运动员的研究发现,70%的人会在某一时刻使用激素避孕,最常使用复方口服避孕药(68.1%),其次是单纯孕激素避孕药(13.1%)和宫内节育器(2.8%)。这项研究发现,使用激素避孕的运动员,其月经开始时间、频率和月经量与激素的不良反应相关[38]。有限证据表明,服用复方口服避孕药的女性在高强度运动后发生延迟性肌肉酸痛的情况较少[39]。

重要的是,避孕措施绝非百利而无一害,亦非万无一失。它最可靠、最重要的作用是节育。在为性活跃的女性提供咨询和开具避孕处方时,应考虑到避孕措施的有效性。有效性最低的方式包括单用杀精剂(71%)、安全期避孕(76%~88%)和体外射精(78%)。单用避孕套的效果约为85%。激素避孕,包括可注射的醋酸甲羟孕酮避孕针剂、复方口服避孕药、避孕贴片和阴道避孕环(NuvaRing),有效率为91%~94%。最后,植入式避孕方法,包括宫内节育器和皮下埋植避孕剂,有效率超过99%[40]。

节育方法是否有效往往取决于使用者(如是否每日按规定服药、按规定放置阴道内避孕环、按时接受注射药物等)。一旦没有正确使用避孕措施,节育效果就会变差。此外,不按处方进行节育会导致许多不良反应,如突破性出血(译者注:正常月经周期之间发生的阴道流血或斑点状血滴,常见于服用避孕药物的患者)——当无提前准备时可能会影响比赛。

避孕措施并非没有副作用。激素避孕的一个重要问题是血栓。运动员在比赛期间长途跋涉,加上脱水和/或受伤,更有可能发生深静脉血栓形成(deep vein thrombosis,DVT)。在15~44岁服用复方口服避孕药的女性中,DVT发生率为每10万名女性每年5~10次。服用第二代复方口服避孕药者DVT的风险增加3~4倍,服用第三代复方口服避孕药者增加6~8倍[41]。

避孕措施的另一个副作用是体重增加。复方口服避孕药被认为是不改变体重的。然而,对于可注射的醋酸甲羟孕酮避孕针剂而言，情况并非如此。在使用 3 年后，使用者的体重平均增加 5.0kg，体脂增加 3.4%[42]。

综上所述，与避孕药使用有关的意外突破性出血可能会使运动员在比赛中感到尴尬，而与出血有关的症状，如抽筋和腹胀，则会对比赛过程中的表现产生负面影响。突破性出血是激素避孕初始治疗时的常见症状，以复方口服避孕药和醋酸甲羟孕酮避孕针剂最为明显，通常在使用 3~4 个周期后减少。在大多数使用口服避孕药人群中，不能坚持服药是导致突破性出血最常见的原因——尤其是漏服、晚服、服用其他药物或使用草药补充剂，以及吸烟。不规则出血的患者漏服两片或更多药的可能性比未出血的患者增加了 60%~70%[43]。虽然大多数女性想以最低剂量的激素类避孕药物来达到充分的避孕效果，但处方者也应该意识到复方口服避孕药中含有的激素剂量也影响突破性出血的发生率。服用含有 20μg 炔雌醇的女性突破性出血发生率是服用炔雌醇超过 20μg 的女性的 2.5 倍[44]。

27.4.3 孕期和产后的运动

美国妇产科学会（American College of Obstetrics and Gynecology，ACOG）和《美国体力活动指南》鼓励健康、无并发症的孕妇在整个怀孕期间参加规律体力活动[1,45]。怀孕是一种身体状态或人生阶段，而不是一种疾病。在美国，平均每位女性有近两次足月怀孕，在怀孕期间回避运动将导致超过 20 个月没有运动！绝大多数妇女可以在整个怀孕期间安全地参加规律体力活动，甚至体育运动，然而只有少数女性做到了。在美国，研究报告表明，只有 18.8% 的女性参加规律体力活动（定义为每周 150min 或更长时间的中高强度体力活动和每周两次的肌肉力量训练）[46]。孕妇达到推荐的体力活动水平（每周进行不少于 5 天、总计 150min 休闲体育活动[47]）的比例更低，只有 12.7%。不仅如此，仅有 18% 产科护理提供者会建议她们在怀孕期间运动[48]。怀孕期间的规律体力活动对母亲和发育中的胎儿有许多好处。积极运动的孕妇恶心、疲劳、腰痛和睡眠受损等妊娠相关症状较少[45]。同样，在整个怀孕期间保持体力活动的女性体重不会明显增加[49]。

虽然大多数孕妇可以在怀孕期间安全地参加中等强度、甚至高强度的运动，但对于一些变量的考虑还是很重要的。运动和怀孕相关变量都应该在安全、愉快的参与过程中发挥作用，包括：

- 怀孕/产妇
- 怀孕前健康和健身情况
- 健康状况和服药情况
- 怀孕期间运动的绝对和相对禁忌证
- 妊娠阶段
- 支持运动和怀孕所需要的热量
- 运动变量
- 受伤风险

- 渴望达到的运动水平
- 环境条件

应由孕妇及其产科护理提供者共同作出涉及整个怀孕期间参加体力活动和运动的决策。

27.4.4 积极运动女性和女性运动员通过激素替代疗法来治疗围绝经期和绝经期症状

是否对围绝经期和绝经后的女性采取激素替代治疗(hormone replacement therapy,HRT),是主要由本人及医疗从业者根据获益和风险共同做出的决定。具体用药在积极运动与久坐不动的女性之间没有差别。但是鉴于运动有益健康的这一特性,一旦用药,久坐不动者发生 HRT 相关不良后果的风险更大。

27.5 体力活动在成年女性慢性疾病预防和管理中的作用

27.5.1 体力活动作为女性预防超重和肥胖的策略

在美国,有 41% 的成年女性是肥胖者[50]。2007—2017 年间,成年女性的肥胖率从 35.4% 上升到 41.1%[50]。肥胖存在着显著的种族间差异。38% 的非西班牙语裔白人、54.8% 的非西班牙语裔黑人、50.6% 的西班牙语裔被认为是肥胖者[50]。规律体力活动是能量平衡和维持体重的重要组成部分。达到推荐体力活动水平的女性更有可能将体重保持在正常范围内[1]。

27.5.2 女性体力活动与骨骼健康

负重体力活动是生成足够骨密度(BMD)的重要因素。沃尔夫定律指出,骨密度随着负重重量的增加而增加。与久坐不动的女性相比,从事规律负重活动(如跑步)和负重体育运动(如网球等)的女性 BMD 更高[51]。青春期患有女运动员三联征的女性 BMD 在临床上可能会显著降低,并一直影响到成年后的 BMD。髋关节和脊柱的骨松质对激素环境变化最敏感。雌激素水平不足、饮食中钙和维生素 D 摄入量低均会导致低 BMD。虽然 BMD 主要是在十几岁的青少年时期积累的,但它会持续增长到 30 岁初,这就为受女运动员三联征影响的女性争取到几年时间来恢复失去的 BMD[35]。

因此,热爱运动女性患髋部骨折的风险较低[52]。瑞典的一项大型回顾性队列研究显示,与每周运动不到 1h 的成年人相比,每周步行或骑自行车 1h 的人髋部骨折的风险降低 13%[53]。其中涉及很多机制,可能包括更健康的骨密度、更好的平衡感和更短的反应时间,后两者降低了摔倒的概率。从公共卫生和临床医学的角度来看,鉴于 50% 的髋部骨折发生在有髋部骨折既往史的人身上,通过终生规律体力活动来预防第一次骨折十分重要。

27.5.3 规律体力活动在糖尿病预防和管理中的作用

糖尿病是美国花费最多的医疗疾病,每年直接医疗费用超过1亿美元[18]。95%的糖尿病患者为2型糖尿病(type 2 diabetes mellitus,T2DM)。早在2002年公布的"美国国家糖尿病预防计划"发现,参加强化生活方式干预的成年人(包括每周150min的中等强度体力活动)[54]2年内T2DM的累积发病率比常规医疗对照组下降了58%[55]。

一项对体力活动和2型糖尿病事件的系统性回顾发现,在美国成年人中,每周进行150min中等强度体力活动的人T2DM发病风险降低了26%,而对于那些参加300min活动的人来说,风险降低了36%[56]。

27.5.4 规律体力活动在高血压预防和管理中的作用

根据2017年11月公布的最新高血压指南,几乎每2个美国成年人中就有1个(46%)存在血压升高(elevated blood pressure,EBP)或高血压(high blood pressure,HBP)[57]。美国心脏协会(American Heart Association,AHA)和美国心脏病学会(American College of Cardiology,ACC)的联合声明将正常血压定义为<120/80mmHg,血压升高定义为收缩压(systolic blood pressure,SBP)为120~129mmHg,舒张压(diastolic blood pressure,DBP)<80mmHg,高血压一期定义为SBP为130~139mmHg,DBP为80~89mmHg;高血压二期定义为SBP≥140mmHg,DBP≥90mmHg[57][译者注:我国仍采用SBP≥140mmHg和(或)DBP≥90mmHg作为高血压的诊断标准;而对于血压处于130~139mmHg/80~89mmHg的人群,应根据是否伴有心脑血管疾病等危险因素进行分级管理]。指南强调了生活方式干预(饮食改变、体育活动和减重)对于解决血压升高和防止高血压发展的重要性[57]。在超重和肥胖的成年人中,从基线水平减轻5kg或更多的体重意味着SBP和DBP下降4~8mmHg[58],这在临床上意味着显著的血压下降。

27.5.5 规律体力活动在乳腺癌预防和管理中的作用

规律体力活动与13种癌症的低发病率有关[59]。在男性和女性中均占死亡率首位的肺癌发病率随着吸烟率的下降而下降[60],乳腺癌仍然是女性最常见的癌症之一,影响到美国1/8的女性[60]。规律体力活动可降低乳腺癌的发病率和死亡率[61]。目前正在进行关于体力活动对乳腺癌发病率和生存率影响确切机制的研究[61]。促进健康营养和体力活动的癌症健康计划已经是老生常谈了,它被证实具有改善乳腺癌确诊患者健康状况的前景[62]。然而,转诊进入癌症健康计划的女性乳腺癌患者百分比尚不清楚。

27.5.6 规律体力活动在痴呆预防中的作用

阿尔茨海默病是美国第六大死亡原因,且女性患病比男性更常见(分别为28.3/10万和20.6/10万)[63]。高龄是最具预测性的危险因素,但我们对生活方式行为,以及由此产生的生物特征识别和心血管健康对痴呆可能性的贡献的理解正在逐步加深。一些观察性研究描述了心血管健康与痴呆风险之间的直接关系。在一组持续随访44年的中年女性中,与心血管中度健康的女性相比,心血管高度健康的女性发生痴呆的可能性降低了88%,痴呆的平均诊断时间延迟了9.5年[64]。

表27-5-1 重要临床信息

人群	信息
女童	以学校为基础的体力活动是儿童达到体力活动建议水平的最大机会。医师应评估所有健康儿童就诊时的体力活动水平,并鼓励父母定期为儿童(及其家人)提供体力活动机会
青少年女性	积极运动的青春期女性可能会受到女运动员三联征的威胁。筛查应在身体准备评估期间进行。早期识别和干预与最佳临床结果相关。多学科医疗团队(医师、运动营养师、心理专业人员)对于进食障碍和可能的饮食失调人群而言很有必要
成年女性	每次临床访视时应将体力活动作为生命体征评估。对于每周中等强度活动时间少于150min和每周不能进行两次肌肉力量训练者,应建议并开具体力活动处方,以改善健康,预防和管理疾病

(Elizabeth A. Joy, MD, MPH, FACSM　著　程熠　译　李婧　校)

参考文献

1. US Department of Health and Human Services. 2008 Physical Activity Guidelines for Americans. https://health.gov/paguidelines/pdf/paguide.pdf. 2008. Accessed April 20, 2018.
2. National Physical Activity Plan Alliance. The 2016 US Report Card on Physical Activity for Children And Youth. http://www.physicalactivityplan.org/reportcard/2016FINAL_USReportCard.pdf. Accessed April 20, 2018.
3. Fakhouri THI, Hughes JP, Brody DJ, Kit BK, Ogden CL. Physical activity and screen-time viewing among elementary school–aged children in the united states from 2009 to 2010. *JAMA Pediatr* 2013;167(3):223–229.
4. Laura K, McManus T, Harris WA, et al. Youth risk behavior surveillance—United States, 2015. *MMWR* 2016;65(6):1–174.
5. Frieden TR, Jaffe HW, Cono J, Richards CL, Iademarco IA. Youth risk behavior surveillance — United States, 2015. *MMWR Surveill Summ* 2016;65(6).
6. Schneider H, Zhang N. School accountability and youth obesity: Can Physical education mandates make a difference? *Educ Res Int* 2013; 2013:1–14.
7. Centers for Disease Control and Prevention. Phyciscal Activity Facts. https://www.cdc.gov/healthyschools/physicalactivity/facts.htm. 2018. Accessed April 21, 2018.
8. Centers for Disease Control and Prevention. *The Association Between School-Based Physical Activity, Including Physical Education, and Academic Performance*. Atlanta, GA: Centers for Disease Control and Prevention, US Department of Health and Human Services; 2010.
9. Michael SL, Merlo C, Basch C, et al. Critical connections: health and academics. *J School Health* 2015;85(11):740–758.
10. Wiles NJ, Haase AM, Lawlor DA, Ness A, Lewis G. Physical activity and depression in adolescents: cross-sectional findings from the ALSPAC cohort. *Soc Psychiatry Psychiatr Epidemiol* 2012;47(7):1023–1033.
11. Kwan M, Bobko S, Faulkner G, Donnelly P, Cairney J. Sport participation and alcohol and illicit drug use in adolescents and young adults: a systematic review of longitudinal studies. *Addiction* 2014; 24(3):497–506.
12. Sabo DF, Miller KE, Farrell MP, Melnick MJ, Barnes GM. High school athletic participation, sexual behavior and adolescent pregnancy: a regional study. *J Adolesc Health* 1999; 25(3):207–216.
13. Perkins DF, Jacobs JE, Barber BL, Eccles JS. Childhood and adolescent sports participation as predictors of participation in sports and physical fitness activities during young adulthood. *Youth Society* 2004; 35(4):495–520.
14. Girls on the Run. Who We Are. https://www.girlsontherun.org/Who-We-Are. Accessed April 21, 2018.
15. Weiss MR. Girls on the Run: A Longitudinal Study of Program Impact. https://www.girlsontherun.org/assets/img/uploads/media/GOTR%20Longitudinal%20Study%20Summary%20Report.pdf. Accessed April 21, 2018.
16. Johnstone L, Millar S. Actively engaging women and girls promising practices from the canadian sport and physical activity system. https://www.caaws.ca/ActivelyEngaging/documents/2013/2013_CAAWS_CS4L.pdf. Accessed April 28, 2018.
17. Harkness-Tomeldan L. Physical Literacy for Youth: Why Is It Important? http://blogs.bmj.com/bjsm/2014/03/13/physical-literacy-for-youth-why-is-it-important/. 2014. Accessed April 21, 2018.
18. Dieleman JL, Baral R, Birger M, et al. US Spending on Personal Health Care and Public Health, 1996-2013. *JAMA* 2016;316(24):2627–2646.
19. The Aspen Institute. Sport for all: Play for life. A Playbook to Get Every Kid in the Game. The Aspen Institute Project Play. 2013. https://assets.aspeninstitute.org/c

ontent/uploads/2015/01/Aspen-Institute-Project-Play-Report.pdf. Accessed April 21, 2018.
20. Malina RM. Early sport specialization: roots, effectiveness, risks. *Curr Sport Med Rep* 2010;9(6):364–371.
21. Jenkins WL, Killian CB, Williams DS III, London J, Raedeke SG. Anterior cruciate ligament injury in female and male athletes. The relationship between foot structure and injury. *J Am Podiatr Med Assoc* 2007;97(5):371–376.
22. Griffin JR, et al. Effects of increasing tibial slope on the biomechanics of the knee. *Am J Sports Med* 2004;32:376–382.
23. Cameron KL. Commentary: time for a paradigm shift in conceptualizing risk factors in sports injury research. *J Athl Train* 2010;45(1):58–60.
24. Donnell-Fink LA, Klara K, Collins JE, Yang HY, Goczalk MG, Katz JN, et al. Effectiveness of knee injury and anterior cruciate ligament tear prevention programs: a meta-analysis. *PLoS ONE* 2015;10(12):1–17.
25. American Psychiatric Association. (2013). *Diagnostic and Statistical Manual of Mental Disorders* (5th ed.). Arlington, VA: American Psychiatric Publishing.
26. Otis CL, Drinkwater B, Johnson M, Loucks A, Wilmore J. American College of Sports Medicine position stand. The Female Athlete Triad. *Med Sci Sports Exerc* 1997;29(5):i–ix.
27. Nattiv A, Loucks AB, Manore MM, Sanborn CF, Sundgot-Borgen J, Warren MP; American College of Sports Medicine. American College of Sports Medicine position stand. The female athlete triad. *Med Sci Sports Exerc* 2007;39(10):1867–1882.
28. Loucks A. Energy availability, not body fatness, regulates reproductive function in women. *Exerc Sport Sci Rev* 2003;31(3):144–148.
29. Ainsworth BE, Haskell WL, Herrmann SD, Meckes N, Bassett Jr DR, Tudor-Locke C, Greer JL, Vezina J, Whitt-Glover MC, Leon AS. The Compendium of Physical Activities Tracking Guide. https://sites.google.com/site/compendiumofphysicalactivities/. Accessed April 21, 2018.
30. Loucks AB, Thuma JR. Luteinizing hormone pulsatility is disrupted at a threshold of energy availability in regularly menstruating women. *J Clin Endocrinol Metab* 2003; 88: 297–311.
31. De Souza MJ, Nattiv A, Joy E, Misra M, Williams NI, Mallinson RJ, Gibbs JC, Olmsted M, Goolsby M, Matheson G, and Expert Panel. 2014 female athlete triad coalition consensus statement on treatment and return to play of the female athlete triad: 1st international conference held in San Francisco, California, May 2012 and 2nd international conference held in Indianapolis, Indiana, May 2013. *Br J Sports Med* 2014;48(4): 289–309.
32. Kopp-Woodroffe, SA, Manore MM, Dueck CA, Skinner JS, Matt, KS. Energy and nutrient status of amenorrheic athletes participating in a diet and exercise training intervention program. *Int J Sport Nutr* 1999:9:70–88.
33. Mallinson RJ, Williams, NI, Olmsted MP, Scheid JL, Riddle ES, De Souza, MJ. A case report of recovery of menstrual function following a nutritional intervention in two exercising women with amenorrhea of varying duration. *J Int Soc Sport Nutr.* 2013;10:34.
34. Cauley JA. Estrogen and bone health in men and women. *Steroids* 2015;99(Pt A):11–15.
35. National Institutes of Health Osteoporosis and Related Bone Diseases National Resource Center. Osteoporosis: Peak Bone Mass in Women. https://www.bones.nih.gov/health-info/bone/osteoporosis/bone-mass#a. 2015. Accessed April 21, 2018.
36. Tenforde AS, Carlson JL, Change A, Sainani KL, Shultz R, Kim JH, Cutti P, Golden NH, Fredericson M. Association of the female athlete triad risk assessment stratification to the development of bone stress injuries in collegiate athletes. *Am J Sports Med* 2017;45(2):302–210.
37. Frankovich RJ, Lebrun CM. Menstrual cycle, contraception, and performance. *Clin Sports Med* 2000;19(2):251–271.
38. Martin D, Sale C, Cooper SB, Elliott-Sale KJ. Period prevalence and perceived side effects of hormonal contraceptive use and the menstrual cycle in elite athletes. *Int J Sports Physiol Perform* 2017 28:1–22.
39. Thompson HS, Hyatt JP, De Souza MJ, Clarkson PM. The effects of oral contraceptives on delayed onset muscle soreness following exercise. *Contraception* 1997;56(2):59–65.
40. Planned Parenthood: All About Birth Control. https://www.plannedparenthood.org/learn/birth-control. 2018. Accessed April 21, 2018.
41. Piparva KG, Buch JG. Deep vein thrombosis in a woman taking oral combined contraceptive pills. *J Pharmacol Pharmacother* 2011;2(3):185–186.
42. Albright M, Rani S, Gavagan T. HelpDesk answers: do hormonal contraceptives lead to weight gain? *J Fam Pract* 2015;64(6):371–372.
43. Lohr PA, Creinin MD. Oral contraceptives and breakthrough bleeding: what patients need to know. *J Fam Pract* 2006; 55(10):872–880.
44. Gallo MF, Nanda K, Grimes DA, Lopez LM, Schulz KF. 20 μg versus >20 μg estrogen combined oral contraceptives for contraception. *Cochrane Database Syst Rev* 2013 Aug 1;(8):CD003989.
45. Physical activity and exercise during pregnancy and the postpartum period. Committee Opinion No. 650 American College of Obstetricians and Gynecologists. *Obstet Gynecol* 2015;126:e135–42.
46. Centers for Disease Control and Prevention National Center for Health Statistics. Exercise or Physical Activity. Adult Health Behavior Tables National Health Interview Survey 2011-2014. Table A-14. https://www.cdc.gov/nchs/nhis/SHS/tables.htm. Accessed April 21, 2018.
47. Hesketh KR, Evenson KR. Prevalence of U.S. Pregnant Women Meeting 2015 ACOG Physical Activity Guidelines. *Am J Prev Med* 2016;51(3):e87–e89.
48. Yamamoto A, McCormick MC, Burris HH. US provider-reported diet and physical activity counseling to pregnant and non-pregnant women of childbearing age during preventive care visits. *Matern Child Health J* 2014;18(7):1610–1618.
49. Samura T, Steer J, Michelis LD, Carroll L, Holland E, Perkins R. Factors Associated With Excessive Gestational Weight Gain: review of Current Literature. *Glob Adv Health Med* 2016;5(1):87–93.
50. Hales CM, Carroll MD, Fryar CD, Ogden CL. Prevalence of Obesity Among Adults and Youth: United States, 2015–2016. NCHS Data Brief No. 288, October 2017.
51. Etherington J, Harris PA, Nandra D, Hart DJ, Wolman RL, Doyle DV, Spector. TD. The effect of weight-bearing exercise on bone mineral density: A study of female ex-elite athletes and the general population. *J Bone Miner Res* 1996;11(9):1333–1338.
52. Trolle Lagerros Y, Hantikainen E, Michaëlsson K, Ye W, Adami HO, Bellocco R. Physical activity and the risk of hip fracture in the elderly: a prospective cohort study. *Eur J Epidemiol* 2017;32(11):983–991.
53. Stattin K, Michaëlsson K, Larsson SC, Wolk A, Byberg L. Leisure-time physical activity and risk of fracture: a Cohort Study of 66,940 Men and Women. *J Bone Miner Res* 2017;32(8):1599–1606.
54. The Diabetes Prevention Program (DPP) Research Group. The Diabetes Prevention Program (DPP): Description of lifestyle intervention. *Diabetes Care* 2002;25(12):2165–2171.
55. Diabetes Prevention Program Research Group. Reduction in the Incidence of Type 2 Diabetes with Lifestyle Intervention or Metformin. *N Engl J Med* 2002;346:393–403.
56. Smith AD, Crippa A, Woodcock J, Brage S. Physical activity and incident type 2 diabetes mellitus: a systematic review and dose-response meta-analysis of prospective cohort studies. *Diabetologia* 2016;59(12):2527–2545.
57. Whelton PK, Carey RM, Aronow WS, Casey DE Jr, Collins KJ, Dennison Himmelfarb C, DePalma SM, Gidding S, Jamerson KA, Jones DW, MacLaughlin EJ, Muntner P, Ovbiagele B, Smith SC Jr, Spencer CC, Stafford RS, Taler SJ, Thomas RJ, Williams KA Sr, Williamson JD, Wright JT Jr. 2017. ACC/AHA/AAPA/ABC/ACPM/AGS/APhA/ASH/ASPC/NMA/PCNA Guideline for the Prevention, Detection, Evaluation, and Management of High Blood Pressure in Adults: A Report of the American College of Cardiology/American Heart Association Task Force on Clinical Practice Guidelines. *J Am Coll Cardiol.* 2018;71(19):e127–e248.
58. Neter JE, Stam BE, Kok FJ, Grobbee DE, Geleijnse JM. Influence of weight reduction on blood pressure: a meta-analysis of randomized controlled trials. *Hypertension* 2003;42:878–884.
59. Moore, SC et al. Association of leisure-time physical activity with risk of 26 types of cancer in 1.44 million adults. *JAMA Int Med*, 2016;176(6): 816–825.
60. National Institutes of Health, National Cancer Institute. Annual Report to the Nation 2017: Mortality Summary. https://seer.cancer.gov/report_to_nation/mortality.html Accessed April 21, 2018.
61. Picon-Ruiz M, Morata-Tarifa C, Valle-Goffin JJ, Friedman ER, Slingerland JM. Obesity and adverse breast cancer risk and outcome: mechanistic insights and

strategies for intervention. *CA Cancer J Clin* 2017; 67(5): 378–397.

62. Stoutenberg M, Sogor A, Arheart K, Cutrono SE, Kornfeld J. A wellness program for cancer survivors and caregivers: developing an integrative pilot program with exercise, nutrition, and complementary medicine. *J Cancer Educ.* 2016;31(1):47–54.

63. Taylor CA, Greenlund SF, McGuire LC, Lu H, Croft JB. Deaths from Alzheimer's Disease — United States, 1999–2014. *MMWR Morb Mortal Wkly Rep* 2017;66:521–526.

64. Hörder H, Johansson L, Guo X, Grimby G, Kern S, Östling S, Skoog I. Midlife cardiovascular fitness and dementia: a 44-year longitudinal population study in women. *Neurology.* 2018;90(15):e1298–e1305.

第六部分

内分泌和代谢

主编：Jeffrey I.Mechanick, MD, FACP, FACE, FACN, ECNU

第 28 章 | 生活方式医学对基于血糖异常的慢性疾病的影响

目录

要点／463

28.1　简介／463

28.2　血糖异常的代谢成分／464

28.2.1　碳水化合物代谢／465

28.2.2　饮食中的碳水化合物：淀粉、纤维和糖／465

28.2.3　果糖／466

28.2.4　脂代谢／466

28.2.5　ω-3 脂肪酸／467

28.2.6　抗氧化物／467

28.2.7　植物多酚／468

28.2.8　糖基化终末产物／469

28.2.9　全身炎症／470

28.2.10　内分泌干扰物／470

28.2.11　人工甜味剂／471

28.3　膳食结构／471

28.3.1　地中海饮食／471

28.3.2　新北欧饮食／472

28.3.3　Ornish 饮食／472

28.4　体力活动／472

28.5　结论／473

临床应用／474

参考文献／474

要 点

- 基于血糖异常的慢性疾病代表了一系列代谢风险,其中包括生化指标异常(糖尿病前期)、早期无症状 2 型糖尿病、晚期伴有并发症(特别是心血管事件)的 2 型糖尿病,它们反映了不同程度的胰岛 β 细胞功能障碍、胰岛素抵抗、炎症和器官功能障碍。代谢综合征、胰岛素抵抗综合征和多囊卵巢综合征也属于血糖异常范畴。
- 目前循证依据建议通过筛查和生活方式医学对血糖异常患者进行系统的早期诊断和干预,以预防由此引起的发病和死亡。
- 对血糖异常者实施生活方式医学干预措施的核心内容包括健康的饮食模式和大量的体力活动。

28.1 简介

能量代谢调节和生化过程的调控是通过底物、体液和激素水平信号的复杂相互作用实现的。该调控网络功能异常是导致各种临床综合征的病理机制。其中许多临床综合征包含胰岛素抵抗(insulin resistance,IR)和胰岛 β 细胞功能障碍的病理生理状态,例如多囊卵巢综合征(polycystic ovary syndrome,PCOS)、代谢综合征(metabolic syndrome,MS)和 2 型糖尿病(type 2 diabetes mellitus,T2DM)。在此情况下,"血糖异常"代表了所有血糖代谢紊乱(无论原发还是继发)的病理生理状态(表 28-1-1)。"基于血糖异常的慢性疾病(dysglycemia-based chronic disease,DBCD)"是指由血糖异常引起的多种慢性疾病状态,特别指那些存在心血管代谢风险的疾病。了解 DBCD 还可从以下几个层次考虑,首先是 T2DM 的分子或基因风险,其次是已显现出的 T2DM 生化指标异常风险("糖尿病前期"),然后是无症状和无并发症的早期 T2DM,最后是出现糖尿病相关并发症的有症状 T2DM。这种新观点提出了尽早诊断 DBCD 的临床必要性,以便实施有效的预防策略,主要包括生活方式干预。此外,使用 DBCD 这一概念可以将有关疾病预防的建议和疾病治疗联系在一起,从而更容易向患者普及健康知识。

表 28-1-1 血糖异常和胰岛素敏感性测定[*]

方法	说明
高胰岛素-正葡萄糖钳夹技术	测量对恒定胰岛素及血糖浓度水平的反应
高葡萄糖钳夹技术	持续高血糖状态下的葡萄糖利用率
静脉葡萄糖耐量试验(intravenous glucose tolerance test,IVGTT)	静脉给予葡萄糖负荷后的全身反应
口服葡萄糖耐量试验(oral glucose tolerance test,OGTT)	口服葡萄糖负荷后的全身反应
混合膳食耐量试验	混合膳食后的全身反应
稳态模型评估(homeostasis model assessment,HOMA)	根据空腹血清胰岛素和血糖浓度计算
胰岛素敏感性定量检测指数(quantitative insulin sensitivity check index,QUICKI)	根据空腹血清胰岛素和血糖浓度计算
松田指数	OGTT 后血清胰岛素和血糖水平的总变化
血糖处置指数	(胰岛素敏感性)×(第一阶段胰岛素反应)

[*] 详见参考文献[108]。

除了观察到的胰岛素信号通路受损,DBCD(或者更具体地称之为胰岛素抵抗)还包括影响广泛的能量调节激素和生化途径的全身代谢功能障碍。这其中包括胰高血糖素样肽1(glucagon-like peptide-1,GLP-1)的释放和活性的降低、餐中胰高血糖素活化介导的餐后肝糖原不当释放、瘦素抵抗、脂联素活性降低、促生长激素释放素水平降低、暴露的胰岛β细胞功能异常导致的胰岛素释放减少或延迟、全身性轻度炎症、广泛内质网应激导致的蛋白质错误折叠和晚期糖基化终末产物清除减少[1,2]。这些通路的损伤使代谢效率降低,并增加了动脉粥样硬化性血管疾病和退行性疾病的风险,使心肌细胞功能障碍,机体功能和生活质量下降,恶性肿瘤的潜在风险和死亡的总体风险增加。

胰岛素活性可对多种细胞发挥效应,以刺激生长和代谢。胰岛素抵抗除了会使细胞吸收葡萄糖能力受损,还直接降低脂蛋白脂肪酶活性,改变甘油三酯代谢,降低内皮型一氧化氮合酶活性及增加内皮素-1分泌(伴随血管收缩和血压升高),增加氧自由基种类,使心肌细胞的能量代谢和收缩能力受损,骨骼肌新生毛细血管减少,以及下丘脑能量代谢调节的受损[3,4]。

近几十年来,DBCD及肥胖的患病率都有显著增加趋势。在美国,约10%的人诊断为T2DM,22%~30%被诊断为MS,具体数值取决于诊断标准[5]。育龄女性中PCOS患病率为7%~10%[6]。上述患病人群中,50%~75%的血糖异常患者存在肝纤维化,肝纤维化会导致非酒精性脂肪性肝炎,最终导致肝硬化[7]。

目前关于MS定义存在争议,但这不会削弱血糖异常和胰岛素抵抗作为现代人群代谢障碍主要始动因素的重要地位。血糖水平升高(空腹血糖>100mg/dl)、高血压(收缩压>130mmHg、舒张压>85mmHg)、腹围增加(男性腰围>102cm,女性腰围>88cm)、甘油三酯(triglyceride,TG)水平升高(>150mg/dl)及高密度脂蛋白(high density lipoprotein,HDL)水平降低(男性<40mg/dl,女性<50mg/dl)都是由全身胰岛素抵抗直接或间接引起的[8]。为了简化,MS的诊断须符合以上5条中的至少3条。MS患者的总体累积风险大于单项代谢异常风险之和,总体风险减去各单项风险之和的差值被称作剩余风险。虽然每种代谢异常都可以通过药物改善,但只有强化生活方式干预才可以降低剩余风险[9]。

胰岛素抵抗导致的血糖异常也是多囊卵巢综合征(PCOS)的重要特征和致病因素。PCOS患者的胰岛素敏感性降低约27%,且这种下降独立于BMI[10]。此外,在PCOS和胰岛β细胞功能障碍的患者中都观察到内脏脂肪细胞中胰岛素受体表达降低[11,12]。因此,通过治疗PCOS患者的胰岛素抵抗,可改善甚至解决许多症状[13]。

在T2DM患者中,胰岛素抵抗的发生远早于T2DM的诊断。在糖尿病前期的DBCD阶段(通常合并有MS或PCOS),是强化生活方式干预以降低T2DM、相关并发症以及心血管疾病风险的一个重要时机[14]。同样,鉴于MS、肝纤维化和PCOS逐渐发病的慢性性质,通过强化生活方式干预可能减轻并发症症状,甚至消除其发病风险。尽管可以使用药物和手术进行治疗,但现代人群中DBCD的高患病率和高风险也亟需有效的生活方式干预措施。

28.2 血糖异常的代谢成分

胰岛素抵抗在很多方面影响DBCD代谢的调控,从而改变底物利用率。通过分析相关的病理生理,可以更好地理解生活方式医学对DBCD的影响。

28.2.1 碳水化合物代谢

正常生理条件下,在禁食、摄入(如进食)、利用(如体力活动)或应激(如危重疾病)等不同状态下,血糖浓度都能保持在一定范围内。通过细胞/底物水平、体液和激素调节机制的共同作用实现"葡萄糖稳态"[15],当其中一些较脆弱的通路被破坏时就会导致慢性疾病。稳态("变化的稳定")是调整体内平衡("抵抗变化")设定值以实现适应的生理过程。

在禁食状态下,正常的血糖水平由肝糖异生和糖原分解维持,并受胰高血糖素释放和循环中低水平胰岛素的调控[16]。在体力活动中,这些过程和肌细胞糖原水解共同维持能量利用和血糖正常。在禁食或体力活动时,脂质代谢也作为能量来源被激活。在进食过程中,胰高血糖素被抑制,在胰岛β细胞上的葡萄糖传感通道、神经刺激及肠促胰岛素(如GLP-1)的共同作用下刺激胰岛素释放[16]。

当血糖异常和胰岛素抵抗时,葡萄糖代谢的许多途径被破坏,导致空腹胰岛素水平升高,胰高血糖素活性升高,餐后肝葡萄糖生成增加,胰岛β细胞功能障碍[17]。在胰岛素抵抗的早期,β细胞功能障碍可能表现为早期胰岛素不释放或释放延迟,以及在某些情况下,后期胰岛素过度释放。此外也会出现β细胞凋亡或转化为非活性细胞,使β细胞数量减少。根据DBCD的特点,维持和尽可能恢复正常的β细胞功能可以防止糖尿病前期转化为T2DM,降低心血管代谢风险及动脉粥样硬化和心血管疾病的发生风险。

28.2.2 饮食中的碳水化合物:淀粉、纤维和糖

在多数饮食模式中,大部分膳食碳水化合物来自淀粉和单糖。淀粉分子是葡萄糖的大型聚合体,在消化过程中被水解,进而被吸收、分配和利用。淀粉在水解过程中只产生葡萄糖。蔗糖的水解则与之不同,会产生50%的葡萄糖和50%的果糖。肉类中含有相对较少的糖原,也水解为葡萄糖,但来源于肉类的葡萄糖只占膳食葡萄糖的很小一部分。

纤维素以变性多糖分子的形式存在,是一类不易水解的膳食碳水化合物。纤维素在消化过程中持续停留在胃肠道内并作为肠道微生物的能量来源,也可增加粪便量[18]。肠道菌群产生的短链脂肪酸可被机体吸收,并且提供每日5%~10%的能量。膳食纤维还能通过抑制肠道α-葡萄糖苷酶活性延缓淀粉水解,从而降低饭后葡萄糖的吸收速率,对胰岛素抵抗综合征患者有利。例如,富含纤维的豆类和富含淀粉的大米混合食用可以避免单独食用大米出现的餐后血糖升高[19]。

较小分子的膳食多糖和双糖,如麦芽糖、乳糖(常见于乳制品)和蔗糖,在消化和代谢过程中水解为葡萄糖和其他单糖。除果糖外,膳食来源的单糖会转化为葡萄糖被进一步代谢。

摄入的淀粉和单糖都会通过消化生成高能量的水溶性单糖,即葡萄糖[20]。葡萄糖可轻松地通过血液循环运输和经过跨膜通道穿过细胞膜,并且其中许多通道是可以精准控制的。葡萄糖可通过多种代谢途径进入细胞,其中糖酵解就是从膳食淀粉和糖中获取能量的常见途径。

一餐中摄入的碳水化合物总量可被视为血糖负荷(glycemic load,GL)[21]。在胰岛素抵抗患者中,高血糖负荷膳食会导致高血糖,增加氧自由基及糖基化终末产物。减少碳水化合物的摄入是饮食干预

的基石,降低 DBCD 的不利影响。

血糖指数(glycemic index,GI)是饮食中碳水化合物摄入的另一个重要概念。每种食物的血糖指数由进食后的血糖升高幅度以及升高速度共同决定。它取决于食物的消化速率和肠道吸收速率,以产生容易利用的葡萄糖。高血糖指数的食物,如白面包和含糖饮料(sugar-sweetened beverage,SSB),会迅速提高血糖水平,给葡萄糖调节系统带来不必要的负担。对于 DBCD 患者,应尽量减少或完全避免血糖指数较高的食物[21]。

28.2.3 果糖

果糖以单糖的形式存在于食物中,如高果糖玉米糖浆(high-fructose corn syrup,HFCS),也可由蔗糖水解而成,或以消化过程中水解产生的果糖多聚体形式存在(如龙舌兰花蜜),但该种形式不太常见。其他"天然"甜味剂,如蜂蜜或枫糖浆也含有相对较多的果糖。虽然水果中也含有果糖,但含量很少,对新陈代谢的影响几乎可以忽略不计。反之,工业生产的"天然"甜味剂(如 HFCS、蔗糖和龙舌兰花蜜)以及高果糖含量的蜂蜜和枫糖浆则会给人体带来较大损害。

在糖酵解的主要调控步骤中,果糖进入碳水化合物代谢下游,绕过了激素和底物水平控制的一个非常重要的点。此外,细胞摄取果糖不受激素调节,也不诱导胰岛素活性或对其作出反应[20]。几乎所有摄入的果糖都被肝细胞吸收[22]。果糖代谢增加肝的脂肪酸合成,释放游离脂肪酸进入血液循环或转化为甘油三酯储存在肝,进而增加肝纤维化的风险。

鉴于上述机制,膳食果糖摄入过量与胰岛素抵抗、肥胖和内脏脂肪堆积、心血管疾病、肾疾病和神经病变有关[20]。虽然一些学者认为,对果糖摄入的即时反应不会进一步损害 DBCD 人群受损的胰岛素 - 葡萄糖调节[23],但长期高果糖摄入会显著提高风险[20]。一项正在进行的随机试验结果可能能帮助解决这一争议[24]。

DBCD 人群应该减少膳食果糖摄入[25],避免食用工业加工食品和含糖饮料,蜂蜜和枫糖浆也应慎用。少吃蔗糖含量高的食物,包括烘焙食品和甜点。快餐(和某些餐馆食品)通常添加较多蔗糖,且通常比较隐蔽,应该注意检查,然后尽量避免食用[26]。新鲜水果的摄入可不限制。多项研究表明,水果对改善一般人群和胰岛素抵抗患者的代谢都有益处。大量食用新鲜水果可以降低 T2DM 发病率[27]、心血管疾病发病率和死亡率[28]。多种水果成分如纤维素、抗氧化剂、多酚和维生素都会对人体健康产生益处。

28.2.4 脂代谢

DBCD 患者的脂代谢也受到很大程度的影响。胰岛素抵抗导致的循环游离脂肪酸增加引起胰岛 β 细胞功能障碍、肝对胰岛素的敏感性降低、巨噬细胞活化以及全身低水平炎症反应。此外,脂肪组织会对胰岛素有高度抵抗性,并进行重新分布,表现为内脏脂肪组织的增加和皮下脂肪组织的相对减少。这些脂肪组织和脂肪细胞功能异常会影响脂肪因子的产生,形成低脂联素、高抵抗素和高趋化素状态,从而进一步增强胰岛素抵抗[29]。导致代谢疾病风险增加的脂肪组织质量、分布和功能异常的三联征被称作基于肥胖的慢性疾病,这一定义扩展了肥胖的概念和作用模式,同时也强调了与基于血糖异常的慢性疾病（DBCD）之间的相互作用[30]。

胰岛素信号也可直接刺激脂蛋白脂肪酶活性和基因表达。脂蛋白脂肪酶活性降低导致循环甘油三酯清除率降低[31]。高水平甘油三酯、低水平HDL和小而致密的低密度脂蛋白(low density lipoprotein, LDL)颗粒常见于DBCD，特别是在依赖高甘油三酯血和低HDL血诊断的MS中尤为常见[32]。

在DBCD和胰岛素抵抗中观察到的脂代谢功能异常是动脉粥样硬化和炎症的高危因素，其心血管事件和卒中的发生率是正常人群的2倍[33]。考虑危险分层时，与既往心肌梗死或已知冠状动脉疾病相比，T2DM具有同等危险度。

生活方式干预，如地中海饮食(Mediterranean-style diet, MSD)，对改善脂代谢、降低低密度脂蛋白水平和动脉粥样硬化心血管疾病风险效果最佳[34,35]。低碳水化合物或Ornish饮食可小幅度地降低循环胆固醇水平[34,36]。低脂饮食虽常规推荐用于降胆固醇，但通过临床试验比较发现，地中海或低碳水化合物饮食模式较低脂饮食有更显著的效果[34]。

28.2.5　ω-3脂肪酸

多不饱和脂肪酸(polyunsaturated fatty acid, PUFA)是根据碳碳双键的位置来分类的，碳碳双键的位置决定了它的物理和化学性质。西方饮食以较低的ω-3 PUFA摄入为特征。虽然血糖异常综合征的发生受到包括低纤维、高精制碳水化合物、高果糖在内的一些其他饮食因素的影响，但是较低的ω-3 PUFA摄入与血糖异常综合征密切相关。此外，现代西方饮食的炎症性也部分归因于高含量的ω-6 PUFA和低含量的ω-3 PUFA。人类祖先的膳食模式中，ω-6 PUFA与ω-3 PUFA含量之比约为1∶1，而现代西方饮食中ω-6 PUFA与ω-3 PUFA含量之比为(16~20)∶1[37]。

含有充足长链ω-3多不饱和脂肪酸(long-chain omega-3 polyunsaturated fatty acid, ω-3 PUFA)的膳食模式可以降低血糖异常风险。此类饮食模式通常富含鱼类、蔬菜、水果和坚果，与降低胰岛素抵抗、T2DM和心血管事件风险相关[38]。

对比调整饮食结构所产生的效应，摄入含有ω-3 PUFA的膳食补充剂或保健品可能并不会对胰岛素抵抗有很大影响。目前已发表的最大随机、安慰剂对照试验显示，12 536名空腹血糖受损、糖耐量减低或T2DM受试者随机分组，每天摄入1 000mg ω-3 PUFA或橄榄油安慰剂，经过6年的随访，2组人群在血糖水平、血压、心血管事件或死亡率方面没有差异。在摄入ω-3 PUFA组中，唯一观察到的改变是血清甘油三酯水平下降了0.2mmol/L[39]。此外，2017年发表的荟萃分析显示，给PCOS女性补充ω-3 PUFA在改善胰岛素抵抗或降低雄激素水平方面无效[40]。然而，有研究表明，在肝纤维化患者中，补充ω-3 PUFA可降低肝细胞损伤标志物，降低纤维化评分[41]。

上述研究结果表明，尽管可以考虑通过适时补充ω-3 PUFA治疗高甘油三酯血症和肝纤维化，但补充ω-3 PUFA不足以延缓DBCD的进展。

28.2.6　抗氧化物

血糖异常会使活性氧化物产生的种类增加2~4倍[42]。尽管2组患者在饮食摄入上没有差异，血糖异常综合征人群的抗氧化维生素水平要比普通人群低30%~50%,这提示血糖异常综合征患者对抗氧化维生素的利用增加[43]。因此,一些学者认为补充抗氧化物质,如维生素A、维生素C、维生素E、硒、辅酶Q和α-硫辛酸,可能对患者有益[44]。

许多研究都支持这一推断。在一项随机对照试验中,每天补充1 000mg维生素C的T2DM患者与安慰剂组相比,1年后可使胰岛素敏感性提高21%[45]。在一项人群研究中,4年内维生素C摄入量最高的人群T2DM发病率可降低24%[46]。一项随机试验研究了T2DM患者补充维生素E的益处。每天给予受试者400mg α-生育酚,持续3个月,与对照组相比,实验组空腹血糖降低了0.6mmol/L[47]。在一项为期96周的随机试验中,通过补充维生素E,可以以对照组双倍的速度改善脂肪性肝炎的组织学标志物[48]。

已有几项关于在胰岛素抵抗状态下使用硒的小型试验结果发表。在一项随机试验中,肥胖受试者每天补充200μg硒可使空腹胰岛素水平降低10%[49]。另一项研究显示,随机接受硒补充剂的妊娠糖尿病患者空腹血糖降低了10mg/dl,空腹胰岛素降低了1.98μIU/ml[50]。

补充α-硫辛酸也可以改善血糖异常标志物。因其能再生维生素C、维生素E和谷胱甘肽而被称为"通用抗氧化剂"。一项随机试验证明,α-硫辛酸显著降低了T2DM患者的空腹和餐后血糖以及改善胰岛素抵抗[51]。一项为期3个月的随机试验研究证实,每日服用含有α-硫辛酸600mg、锌和B族维生素的补充剂,可降低T2DM患者的血糖水平、胰岛素抵抗程度、血清甘油三酯、血清胆固醇和炎症标志物水平[52]。

综上所述,这些结果提示抗氧化剂在减少DBCD的某些系统性效应方面发挥重要作用,而能否通过单纯饮食结构调整或通过膳食补充剂来达到该效应尚需要进一步研究证实。

28.2.7 植物多酚

以植物膳食为基础的饮食模式主要由水果、蔬菜、香料和草药组成,但也可根据个人喜好添加少量来自动物的食物,这种模式能有效控制血糖异常和胰岛素抵抗。除了大量营养素、维生素和矿物质外,植物还会产生一系列被称为多酚的化合物,它们的作用是保护植物免受环境威胁,比如阳光照射造成的紫外线损伤或者感染等。许多多酚类物质都具有抗氧化特性。

每一种植物都产生一组独特的多酚类物质,而这些多酚类物质在近缘物种中有交叉重叠。这些化合物很大程度上促进了每种食物的风味,以及食物摄入过程中产生的饱腹感[53]。现已发现超过18 000种多酚类化合物,并根据分子结构划分为不同的类别。

膳食植物多酚对健康和疾病的影响存在争议。不同多酚类物质具有不同的生化特性,其中某些可能对改善胰岛素抵抗有效。很多多酚类物质在消化吸收过程中表现出生物活性(如香豆素和咖啡因),其中一部分植物多酚可维持葡萄糖稳态(表28-2-1)。

目前观察到的地中海饮食的大多数健康获益可能源自该饮食模式的高多酚含量[54]。对2003—2006年美国国家健康与营养调查(National Health and Nutrition Examination Survey,NHANES)数据的分析表明,在T2DM患者中,高含量多酚饮食与改善血糖控制和降低糖尿病视网膜病变患病率有关[55]。一项美国"护士健康研究"数据的分析显示,多酚摄入量(采用检测尿液异黄酮水平)过低与T2DM发病率升高有关[56]。

表 28-2-1　影响葡萄糖代谢的多酚化合物*

化合物	来源	代谢效应
绿原酸	咖啡	提高血糖清除率
姜黄素	姜黄	减轻炎症，抗氧化
表没食子儿茶素没食子酸酯	葡萄、茶叶、豆类	促进胰岛素分泌
黄烷醇	可可粉	DPP-4 抑制剂
羟基酪醇和橄榄苦苷	橄榄	改善血糖水平，降低胰岛素抵抗，改善 β 细胞功能
咖啡酰奎宁酸衍生物	红薯	促进 GLP-1 产生
柚皮苷和橙皮苷	柑橘类	降低血糖
原花青素	可可浆	促进胰岛素和 GLP-1 产生
槲皮素	洋葱、茴香、香菜、刺山柑、莳萝	降低血糖，抑制 α- 糖苷酶
丁香酸	芒果	促进胰岛素分泌

*详见参考文献[109]。

在参与葡萄糖代谢过程的植物多酚中，科学家关注最多的可能是白藜芦醇。它自然存在于葡萄、葡萄籽油和红酒中。在血糖异常的动物模型中，白藜芦醇可以减轻体重，改善血糖、胰岛素和脂质代谢[57]。然而，在人体试验中，补充白藜芦醇的有效性结果不一致。一项纳入 45 名 PCOS 患者的随机研究中，连续 3 个月每天给予 1 500mg 白藜芦醇，虽然没有观察到体重下降，但可以显著降低约 25% 的雄激素水平，增加 65% 的胰岛素敏感性[58]。另一项对 66 名 MS 男性患者进行的随机研究中，试验组每日补充 1 000mg 白藜芦醇，持续 16 周，发现并不能改善胰岛素敏感性、身体成分、血压或甘油三酯水平[59]。对已发表的临床试验进行系统综述，也未发现补充白藜芦醇对 MS 患者代谢改善的一致性结论[60]。其他针对 T2DM 患者的短期试验也未能证实白藜芦醇对胰岛素抵抗的影响[61,62]。

另外几种植物多酚也表现出有益于血糖异常综合征的特性。越桔提取物中富含花青素，柑橘类水果中含有柚皮苷和橙皮苷等类黄酮，这些物质在 T2DM 小鼠模型中可以降低血糖水平[63-65]。槲皮素存在于洋葱、茴香、香菜、刺山柑和莳萝中。在糖尿病动物模型中，槲皮素被证明可以降低空腹血糖水平，这可能是通过抑制肠道 α- 葡萄糖苷酶实现的[66,67]。细胞培养研究证明，在葡萄、茶叶和豆类中发现的表没食子儿茶素没食子酸酯可改善胰岛素分泌和线粒体活性，并且动物模型证实其可提高糖耐量[68,69]。

细胞培养、动物模型和流行病学研究表明，这些重要的多酚化合物对代谢有益。进一步的研究可能会发现特异性增强胰岛素敏感活性的其他多酚。特定多酚化合物仅通过单一机制发挥作用，然而，烹饪中含有多种膳食多酚的组合和协同机制可能会对代谢产生最大益处[70]。与 ω-3 PUFA 类似，以食用较多水果、蔬菜、香料和草本植物为特征的饮食模式，可增加多酚类的摄入。富含多酚的饮食模式可能是治疗和预防 DBCD 特定阶段的最佳选择之一，而非通过膳食补充剂。

28.2.8　糖基化终末产物

生命系统中糖和蛋白质自发的生化反应所产生的一系列化合物被称为晚期糖基化终末产物（advanced glycated end product，AGE）。这种非酶促反应的第一步是美拉德反应。在这个反应中，由蛋白质的氨基引起的亲核重排与糖形成共价键。经过几个步骤后,生成 Midori 基团。这些物质进一步发生反应,产生大量 AGE 化合物,每一种都有可能干扰正常的生理和生物化学过程。

在烹饪过程中,加热会引发美拉德反应和许多相同的后续反应,进而在摄入的食物中产生 AGE 化合物[71]。不同烹饪方法对 AGE 的生成量有显著的影响,烧烤、煎炒和烘焙产生的 AGE 量很高;煮或蒸产生的 AGE 非常少。此外,在酸性环境中烹饪食物(比如添加醋或柠檬汁)可以减少 AGE 的生成。

在 T2DM 患者和小部分胰岛素抵抗患者中可观察到较高的 AGE 循环水平[72]。这是由于高水平的血糖更容易参与美拉德反应,同时在胰岛素抵抗患者中也可以观察到 AGE 清除的减少。

在考虑胰岛素抵抗并发症的发病机制时,AGE 在组织中的积累是一个主要假设。AGE 的形成和沉积可能直接导致与 T2DM 相关的微血管病变[73]。

目前发表的指南并没有解决饮食中 AGE 摄入的问题。然而,几个小样本研究表明,减少 AGE 摄入量可改善血糖代谢异常。在一项试验中,先后给予健康成年人低 AGE 饮食和同热量、同营养素配比的高 AGE 饮食各 2 周,结果显示高 AGE 饮食的胰岛素敏感性降低了约 30%[74]。另一项研究观察到,低 AGE 饮食可使肥胖女性胰岛素抵抗下降 12%[75]。还有研究表明,给 T2DM 患者口服一种可以结合膳食中 AGE 的树脂,其血糖水平有所降低[76]。

以上研究结果表明,使用蒸或煮的烹饪方法可以减少饮食 AGE 摄入,且可能有利于改善血糖异常,然而,目前还不清楚如何将这些发现融入日常实践。特别是对于一些特定的饮食模式,使用高 AGE 烹饪方法明显增加了血糖异常。

28.2.9　全身炎症

低水平的全身性炎症与血糖代谢异常和胰岛素抵抗综合征相关。合并 T2DM 的肥胖患者与无胰岛素抵抗的肥胖患者相比,最显著的差异可能是前者存在炎症反应,如细胞因子、补体、C 反应蛋白、促炎性的前列腺素和白三烯水平升高以及巨噬细胞的活化[77]。胰岛素抵抗的多种机制可导致炎症反应,如循环游离脂肪酸增加、活性氧增加和内皮功能障碍等[3]。对于胰岛素抵抗的治疗,使用抗炎药物,如水杨酸,可以降低高血糖和全身炎症标志物[78]。然而,DBCD 炎症反应的确切原因(无论直接的或间接的)尚不清楚。因此,目前健康促进指南尚未给出明确的抗炎饮食模式和生活方式建议。

28.2.10　内分泌干扰物

内分泌干扰化合物(endocrine disrupting compounds,EDC)是工业生产的化学物质,它能中断正常激素信号并促进胰岛素抵抗。EDC 既可以作为激素本身直接与激素竞争受体位点或载体蛋白,也可以影响激素的合成或代谢。这些过程都会对机体造成很大的影响。通过动物或人群研究,已经确定了几种可能影响糖代谢和胰岛素抵抗的 EDC(表 28-2-2)[79-82],其中包括杀虫剂、增塑剂和防腐剂。

对 EDC 进行研究和风险评估是一项艰巨的任务,工业化学品的大量分布、广泛使用,以及不断引进的新型工业成分都是全面了解 EDC 病理生理学机制不可逾越的障碍。在大多数情况下,实验研究设计的局限性也限制了确切结论的得出。一种保守但是实用的做法是尽可能地限制接触 EDC,但是由于塑料和其他工业化学品的广泛使用,这个方法难以实现。EDC 分布广泛,且目前已在人迹罕至地区发现[83]。

表 28-2-2 内分泌干扰化合物的类别

化合物	来源	代谢效应
有机锡化合物	木材防腐剂	与肥胖有关的脂肪细胞生长
邻苯二甲酸盐	塑料、乙烯基、化妆品	与肥胖相关内脏脂肪堆积,抑制 PPARα* 和 PPARγ*
DDT,甲氧滴滴涕	农药	与肥胖有关
多溴联苯酚酯	阻燃剂	与肥胖、脂代谢受损有关
糖精,阿斯巴甜	人工甜味剂	通过改变肠道微生物群诱导胰岛素抵抗,可能激活营养感应受体而引发不适当的胰岛素释放

*缩写:PPARα.过氧化物酶体增殖物激活受体 α;PPARγ.过氧化物酶体增殖物激活受体 γ。

尽管目前还没有研究来评估减少 EDC 暴露的建议的有效性,但可以考虑采取一些日常实用的办法。这些措施包括在煮熟或食用前彻底清洗水果和蔬菜、洗手,尽量挑选使用最少农药和合成肥料的农产品,选择野生的鱼、散养家禽肉类,使用不会释放潜在 EDC 的玻璃容器和炊具,以及在使用工业化学品(如油漆)时避免接触食物。

28.2.11 人工甜味剂

人工甜味剂包含多种化合物,它能够在刺激甜味感受器的同时提供很少或不提供热量,并且可以取代普通食品中的糖。这类物质也被认为是 EDC,它对胃肠道味觉感受器的刺激可能会导致胰岛素的过量释放,致使人体摄入更多的食物以防止低血糖[84]。目前还不清楚这种影响会在多大程度上导致体重增加和血糖代谢异常。

人工甜味剂破坏能量代谢的第二个机制是改变胃肠道微生物群。除了甜菊提取物外,人工甜味剂的摄入已经被证实可影响人类和动物模型中的微生物群落物种多样性和基因表达[82]。简而言之,DBCD 患者应避免或尽量减少食用人工甜味剂。

28.3 膳食结构

有意识地采取一种既有利于新陈代谢又可持续的饮食模式是强化生活方式干预概念的核心。与其限制某些食物,或将个别食物视为"好的"或"坏的",不如强调健康选择,接受一种综合食物摄入模式,这样可以获得更好的结果。虽然几种饮食模式中可能有一种符合上述标准,但对于个体而言,依从性最高的饮食模式才是最适合的[85]。

28.3.1 地中海饮食

地中海饮食(MSD)是基于地中海沿岸居民传统饮食烹饪而发展起来,长期以来被认为是一种注重健康的生活方式[86]。这种饮食模式包括大量的蔬菜(每天至少 3~4 次)、水果(每天至少 3~4 次)、坚果、橄榄油、瘦肉和鱼、奶酪、葡萄酒[每天1~2杯(译者注：1杯为150ml)]和全谷物，其具体组成在地中海沿岸不同地区稍有不同。碳水化合物约占总热量的30%~40%。在随访6年以上的对照试验中，地中海饮食有显著的持续减重和降低空腹血糖、空腹胰岛素、低密度脂蛋白以及甘油三酯的效果[34,87]。

除了改善新陈代谢，与传统低脂肪饮食的人相比，遵循地中海饮食的人6年心血管事件发生率和死亡率降低了30%[35]。在胰岛素抵抗方面，地中海饮食组的T2DM发生率降低了30%；在已经确诊为T2DM的患者中，地中海饮食组的糖尿病视网膜病变发生率降低了40%[54,88]。

虽然葡萄酒的推荐存在争议，但葡萄酒是地中海饮食的重要组成部分。一项为期2年的随机试验，纳入224名遵循地中海饮食的T2DM受试者，每天分别提供150ml红葡萄酒、白葡萄酒或水，并要求他们戒除其他酒精，发现在饮用红葡萄酒或白葡萄酒的人群中，空腹胰岛素水平有所下降[89]。最近一项对丹麦人健康检查(包括76 454人)的评估表明，适度饮酒(即男性每周14杯，女性每周9杯)且主要是葡萄酒的人群中T2DM发病率最低[90]。这些结果与许多其他研究一致，将胰岛素抵抗和炎症标志物的减少与适量饮酒(主要是葡萄酒)联系起来[91]。

28.3.2 新北欧饮食

新北欧饮食(new Nordic diet, NND)，基于斯堪的纳维亚地区的烹饪习惯和饮食传统，同样倡导健康食物的选择。新北欧饮食由水果(尤其是浆果)、蔬菜(包括卷心菜、根茎类蔬菜和豆类)、新鲜草本植物、野生蘑菇、坚果、鱼、海藻和肉类组成[92]。一项随机试验提出，与典型西方饮食相比较，遵循新北欧饮食的肥胖受试者6个月体重下降了2kg，空腹血清胰岛素下降了3μU/L，空腹血糖下降了5mg/dl，空腹甘油三酯水平下降了18mg/dl[93]。

28.3.3 Ornish饮食

Ornish饮食(Ornish diet, OD)的核心原则是少量或不摄入动物性脂肪和动物性脂肪制品。为此，OD需增加全谷物的摄入作为碳水化合物的来源。OD的组成包括水果、蔬菜、坚果、全谷物、少食鱼类和少量肉类。食物供能中只有15%的热量来自脂肪，10%的热量来自蛋白质，约75%的大部分能量来源于复合碳水化合物。

OD可显著改善循环LDL水平，并有助于动脉粥样硬化患者的疾病治疗和预防[94]。然而，OD对胰岛素抵抗综合征的作用还没有得到证实。一项非对照队列研究显示，T2DM亚组研究对象遵循OD 3个月后，空腹血糖平均下降16mg/dl，糖化血红蛋白(glycosylated hemoglobin, HbA1c)水平下降0.4%[95]。虽然该研究结果有一定提示作用，但在被广泛推荐之前，还需要开展对照研究和长期随访加以证实。此外，OD中增加的碳水化合物摄入量可能使这种饮食模式在DBCD患者中的有效性低于MSD或NND[96]。

28.4 体力活动

在几乎所有人类历史中，现代"智人"通过狩猎采集使部落得以生存。尽管自一万多年前的第一次农业革命以来就发生了基因型的变化,但自然选择的力量优化了人类的新陈代谢,以满足狩猎采集生活方式的需要,这种力量一直延续到今天。而对当今狩猎采集者的研究表明,当代文化是无法达到狩猎采集所需的体力活动和健康水平的。

定期的体力活动、力量训练和心血管适应训练可改善多种代谢效应,远不止保持体型和美貌的作用。这些效应包括脂肪和肌肉组织内影响代谢功能基因的甲基化和激活[97]、骨骼肌释放鸢尾素(一种诱导棕色脂肪组织形成并抑制肝糖异生的激素)[98]以及使得卡路里在健康的代谢途径上被消耗掉[99]。

总的来说,运动最多只能算是中等程度地直接消耗卡路里。对于超重或肥胖的人来说,运动本身并不能减轻体重[100]。然而,有规律的运动能维持并增加肌肉和瘦组织的生理功能,降低胰岛素抵抗[101]。

关于"需要多少体力活动"这个问题,可以简单地回答为"越多越好"。在芬兰糖尿病预防研究中,糖耐量减低的超重成年人被随机分组,分配到强化生活方式干预组的受试者要参与监督下的运动训练课程,鼓励定期耐力运动(如慢跑、游泳、球类运动或滑雪)以及改变饮食,从而使T2DM的发生率降低了63%[102]。"糖尿病预防项目"试验也有类似发现,T2DM高风险人群可通过每周5次、每次约30min的心血管运动训练,在一定程度上预防这种代谢障碍[103]。

目前的指南推荐上述研究中提到的降低胰岛素抵抗和改善整体健康的体力活动强度[100],可显著改善相关胰岛素抵抗综合征。在肝纤维化的受试者中,一项随机试验的系统性综述表明,改变饮食和每周进行3~7次20~60min的适度体力活动可以显著降低胰岛素抵抗[104]。即使在没有明显糖耐量减低的成年人中,该强度体力活动的强化生活方式干预也可以降低空腹血糖和糖化血红蛋白[105]。

通过生活方式改变而获益的观点有几个特例,其中包括较低强度的体力活动(如步行)对健康益处的相关研究结论尚不一致[106],此外对孕期增加体力活动的研究也未显示可以降低妊娠糖尿病的发生率[107]。尽管在不改变饮食摄入量的情况下进行体育锻炼不足以减轻体重,但保持积极运动的生活方式,并定期进行有益心血管功能的运动会促进健康,预防DBCD的发生,并降低DBCD的患病率[100]。

28.5 结论

健康的生活方式对DBCD的管理至关重要(见"临床应用"部分)。首先是采用一种抗炎、降低高血糖、促进胰岛素敏感性和促进胰岛β细胞功能的饮食模式。理想饮食模式的特点包括减少碳水化合物的总摄入量,低血糖指数和低血糖负荷,增加纤维摄入量,尽量减少果糖摄入。其次,对DBCD患者有利的健康饮食模式应该避免加工食品,增加膳食中ω-3 PUFA、抗氧化物和多酚类物质,主要是增加水果、蔬菜、草本植物和香料的摄入。另外,应避免AGE和EDC的摄入。MSD、NND和OD是可能达到上述标准的3种不同的饮食模式。除此之外,健康生活方式还需结合一定量的体力活动。对于胰岛素抵抗、MS、PCOS、T2DM患者来说,该种强化的生活方式干预可以带来最好的健康结果,最重要的是延缓DBCD作为风险因素所带来的终末器官疾病进展和并发症。

临床应用

- 因为疑诊或确诊的糖尿病前期、2型糖尿病和心血管疾病的患病率较高,所有DBCD患者都应进行血糖筛查,尽早发现血糖异常。
- 方法包括了解详细的家族史,在体格检查中进行测量以发现异常肥胖,测定糖化血红蛋白水平,测定空腹、随机和餐后血糖水平。
- 所有血糖异常患者都应该接受正规的营养咨询,咨询对象最好是医师、注册营养师或高级执业医师。
- 营养咨询应以患者为中心,提供健康饮食模式,针对个体化糖尿病并发症和心脏代谢风险制订特定饮食计划,满足个人和文化相应的食物偏好。
- 其他针对血糖异常的结构化生活方式医学干预还包括增加体力活动,避免或减少糖基化终末产物和内分泌干扰化合物的摄取。

(Michael A. Via, MD and Jeffrey I. Mechanick, MD, FACP, FACE, FACN, ECNU 著

黄榕翀 译 杜鸿祎 校)

参考文献

1. Katsiki N, Mikhailidis DP, Gotzamani-Psarrakou A, Yovos JG, and Karamitsos D. 2011. Effect of various treatments on leptin, adiponectin, ghrelin and neuropeptide Y in patients with type 2 diabetes mellitus. *Expert. Opin. Ther. Targets* 15:401–420.
2. Temma J, Matsuhisa M, Horie T, Kuroda A, Mori H, Tamaki M, Endo I, Aihara K, Abe M, and Matsumoto T. 2015. Non-invasive measurement of skin autofluorescence as a beneficial surrogate marker for atherosclerosis in patients with type 2 diabetes. *J. Med. Invest.* 62:126–129.
3. Muniyappa R, Montagnani M, Koh KK, and Quon MJ. 2007. Cardiovascular actions of insulin. *Endocr. Rev.* 28:463–491.
4. Muniyappa R and Quon MJ. 2007. Insulin action and insulin resistance in vascular endothelium. *Curr. Opin. Clin. Nutr. Metab. Care* 10:523–530.
5. Miller JM, Kaylor MB, Johannsson M, Bay C, and Churilla JR. 2014. Prevalence of metabolic syndrome and individual criterion in US adolescents: 2001–2010 National Health and Nutrition Examination Survey. *Metab. Syndr. Relat. Disord.* 12:527–532.
6. Franks S. 2008. Polycystic ovary syndrome in adolescents. *Int. J. Obes. (Lond.)* 32:1035–1041.
7. Bellentani S, Saccoccio G, Masutti F, Croce LS, Brandi G, Sasso F, Cristanini G, and Tiribelli C. 2000. Prevalence of and risk factors for hepatic steatosis in Northern Italy. *Ann. Intern. Med.* 132:112–117.
8. Sperling LS, Mechanick JI, Neeland IJ, Herrick CJ, Despres JP, Ndumele CE, Vijayaraghavan K, Handelsman Y, Puckrein GA, Araneta MR, Blum QK, Collins KK, Cook S, Dhurandhar NV, Dixon DL, Egan BM, Ferdinand DP, Herman LM, Hessen SE, Jacobson TA, Pate RR, Ratner RE, Brinton EA, Forker AD, Ritzenthaler LL, and Grundy SM. 2015. The cardiometabolic health alliance: Working toward a new care model for the metabolic syndrome. *J. Am. Coll. Cardiol.* 66:1050–1067.
9. Grundy SM, Cleeman JI, Daniels SR, Donato KA, Eckel RH, Franklin BA, Gordon DJ, Krauss RM, Savage PJ, Smith SC, Jr., Spertus JA, and Costa F. 2006. Diagnosis and management of the metabolic syndrome: An American heart association/national heart, lung, and blood institute scientific statement. *Curr. Opin. Cardiol.* 21:1–6.
10. Cassar S, Misso ML, Hopkins WG, Shaw CS, Teede HJ, and Stepto NK. 2016. Insulin resistance in polycystic ovary syndrome: A systematic review and meta-analysis of euglycaemic-hyperinsulinaemic clamp studies. *Hum. Reprod.* 31:2619–2631.
11. Dunaif A and Finegood DT. 1996. Beta-cell dysfunction independent of obesity and glucose intolerance in the polycystic ovary syndrome. *J. Clin. Endocrinol. Metab.* 81:942–947.
12. Seow KM, Juan CC, Hsu YP, Hwang JL, Huang LW, and Ho LT. 2007. Amelioration of insulin resistance in women with PCOS via reduced insulin receptor substrate-1 Ser312 phosphorylation following laparoscopic ovarian electrocautery. *Hum. Reprod.* 22:1003–1010.
13. Macut D, Bjekic-Macut J, Rahelic D, and Doknic M. 2017. Insulin and the polycystic ovary syndrome. *Diabetes Res. Clin. Pract.* 130:163–170.
14. Gregg EW, Jakicic JM, Blackburn G, Bloomquist P, Bray GA, Clark JM, Coday M, Curtis JM, Egan C, Evans M, Foreyt J, Foster G, Hazuda HP, Hill JO, Horton ES, Hubbard VS, Jeffery RW, Johnson KC, Kitabchi AE, Knowler WC, Kriska A, Lang W, Lewis CE, Montez MG, Nathan DM, Neiberg RH, Patricio J, Peters A, Pi-Sunyer X, Pownall H, Redmon B, Regensteiner J, Rejeski J, Ribisl PM, Safford M, Stewart K, Trence D, Wadden TA, Wing RR, and Yanovski SZ. 2016. Association of the magnitude of weight loss and changes in physical fitness with long-term cardiovascular disease outcomes in overweight or obese people with type 2 diabetes: A post-hoc analysis of the Look AHEAD randomised clinical trial. *Lancet Diabetes Endocrinol.* 4:913–921.
15. Lam DW and LeRoith D. 2015. Metabolic Syndrome. South Dartmouth, MA: MDText.com, Inc.
16. Petersen MC, Vatner DF, and Shulman GI. 2017. Regulation of hepatic glucose metabolism in health and disease. *Nat. Rev. Endocrinol.* 10:572–587.
17. Armani A, Berry A, Cirulli F, and Caprio M. 2017. Molecular mechanisms underlying metabolic syndrome: The expanding role of the adipocyte. *FASEB J.* 10:4240–4255.

18. Sawicki CM, Livingston KA, Obin M, Roberts SB, Chung M, and McKeown NM. 2017. Dietary fiber and the human gut microbiota: Application of evidence mapping methodology. *Nutrients* 9:E125.
19. Thompson SV, Winham DM, and Hutchins AM. 2012. Bean and rice meals reduce postprandial glycemic response in adults with type 2 diabetes: A cross-over study. *Nutr. J.* 11:23.
20. Bidwell AJ. 2017. Chronic fructose ingestion as a major health concern: Is a sedentary lifestyle making it worse? A review. *Nutrients* 9:E549.
21. Ludwig DS. 2002. The glycemic index: Physiological mechanisms relating to obesity, diabetes, and cardiovascular disease. *JAMA* 287:2414–2423.
22. Tappy L and Le KA. 2010. Metabolic effects of fructose and the worldwide increase in obesity. *Physiol. Rev.* 90:23–46.
23. Raatz SK, Johnson LK, and Picklo MJ. 2015. Consumption of honey, sucrose, and high-fructose corn syrup produces similar metabolic effects in glucose-tolerant and -intolerant individuals. *J. Nutr.* 145:2265–2272.
24. Dominguez Coello S, Carrillo Fernandez L, Gobierno Hernandez J, Mendez Abad M, Borges Alamo C, Garcia Dopico JA, Aguirre Jaime A, and Cabrera de Leon A. 2017. Effectiveness of a low-fructose and/or low-sucrose diet in decreasing insulin resistance (DISFRUTE study): Study protocol for a randomized controlled trial. *Trials* 18:369.
25. Lustig RH. 2013. Fructose: It's "alcohol without the buzz". *Adv. Nutr.* 4:226–235.
26. Martinez Steele E, Baraldi LG, Louzada ML, Moubarac JC, Mozaffarian D, and Monteiro CA. 2016. Ultra-processed foods and added sugars in the US diet: Evidence from a nationally representative cross-sectional study. *BMJ Open* 6:e009892.
27. Du H, Li L, Bennett D, Guo Y, Turnbull I, Yang L, Bragg F, Bian Z, Chen Y, Chen J, Millwood IY, Sansome S, Ma L, Huang Y, Zhang N, Zheng X, Sun Q, Key TJ, Collins R, Peto R, and Chen Z. 2017. Fresh fruit consumption in relation to incident diabetes and diabetic vascular complications: A 7-y prospective study of 0.5 million Chinese adults. *PLoS Med.* 14:e1002279.
28. Du H, Li L, Bennett D, Guo Y, Key TJ, Bian Z, Sherliker P, Gao H, Chen Y, Yang L, Chen J, Wang S, Du R, Su H, Collins R, Peto R, and Chen Z. 2016. Fresh fruit consumption and major cardiovascular disease in China. *N. Engl. J. Med.* 374:1332–1343.
29. Deng Y and Scherer PE. 2010. Adipokines as novel biomarkers and regulators of the metabolic syndrome. *Ann. N. Y. Acad. Sci.* 1212:E1–E19.
30. Mechanick JI, Hurley DL, and Garvey WT. 2017. Adiposity-based chronic disease as a new diagnostic term: The American Association of clinical endocrinologists and American College of endocrinology position statement. *Endocr. Pract.* 23:372–378.
31. Nogueira JP, Maraninchi M, Beliard S, Padilla N, Duvillard L, Mancini J, Nicolay A, Xiao C, Vialettes B, Lewis GF, and Valero R. 2012. Absence of acute inhibitory effect of insulin on chylomicron production in type 2 diabetes. *Arterioscler. Thromb. Vasc. Biol.* 32:1039–1044.
32. Smith DO and LeRoith D. 2004. Insulin resistance syndrome, pre-diabetes, and the prevention of type 2 diabetes mellitus. *Clin. Cornerstone* 6:7–6.
33. Konstantinou DM, Chatzizisis YS, Louridas GE, and Giannoglou GD. 2010. Metabolic syndrome and angiographic coronary artery disease prevalence in association with the Framingham risk score. *Metab. Syndr. Relat. Disord.* 8:201–208.
34. Shai I, Schwarzfuchs D, Henkin Y, Shahar DR, Witkow S, Greenberg I, Golan R, Fraser D, Bolotin A, Vardi H, Tangi-Rozental O, Zuk-Ramot R, Sarusi B, Brickner D, Schwartz Z, Sheiner E, Marko R, Katorza E, Thiery J, Fiedler GM, Bluher M, Stumvoll M, and Stampfer MJ. 2008. Weight loss with a low-carbohydrate, Mediterranean, or low-fat diet. *N. Engl. J. Med.* 359:229–241.
35. Estruch R, Ros E, Salas-Salvado J, Covas MI, Corella D, Aros F, Gomez-Gracia E, Ruiz-Gutierrez V, Fiol M, Lapetra J, Lamuela-Raventos RM, Serra-Majem L, Pinto X, Basora J, Munoz MA, Sorli JV, Martinez JA, and Martinez-Gonzalez MA. 2013. Primary prevention of cardiovascular disease with a Mediterranean diet. *N. Engl. J. Med.* 368:1279–1290.
36. Orlich MJ, Singh PN, Sabate J, Jaceldo-Siegl K, Fan J, Knutsen S, Beeson WL, and Fraser GE. 2013. Vegetarian dietary patterns and mortality in Adventist Health Study 2. *JAMA Intern. Med.* 173:1230–1238.
37. Simopoulos AP. 2008. The importance of the omega-6/omega-3 fatty acid ratio in cardiovascular disease and other chronic diseases. *Exp. Biol. Med. (Maywood)* 233:674–688.
38. Sotos-Prieto M, Bhupathiraju SN, Mattei J, Fung TT, Li Y, Pan A, Willett WC, Rimm EB, and Hu FB. 2017. Association of changes in diet quality with total and cause-specific mortality. *N. Engl. J. Med.* 377:143–153.
39. Bosch J, Gerstein HC, Dagenais GR, Diaz R, Dyal L, Jung H, Maggiono AP, Probstfield J, Ramachandran A, Riddle MC, Ryden LE, and Yusuf S. 2012. n-3 fatty acids and cardiovascular outcomes in patients with dysglycemia. *N. Engl. J. Med.* 367:309–318.
40. Sadeghi A, Djafarian K, Mohammadi H, and Shab-Bidar S. 2017. Effect of omega-3 fatty acids supplementation on insulin resistance in women with polycystic ovary syndrome: Meta-analysis of randomized controlled trials. *Diabetes Metab. Syndr.* 11:157–162.
41. Jump DB, Lytle KA, Depner CM, and Tripathy S. 2018. Omega-3 polyunsaturated fatty acids as a treatment strategy for nonalcoholic fatty liver disease. *Pharmacol. Ther.* 181:108–125.
42. Chattopadhyay M, Khemka VK, Chatterjee G, Ganguly A, Mukhopadhyay S, and Chakrabarti S. 2015. Enhanced ROS production and oxidative damage in subcutaneous white adipose tissue mitochondria in obese and type 2 diabetes subjects. *Mol. Cell Biochem.* 399:95–103.
43. Godala MM, Materek-Kusmierkiewicz I, Moczulski D, Rutkowski M, Szatko F, Gaszynska E, Tokarski S, and Kowalski J. 2016. Lower plasma levels of antioxidant vitamins in patients with metabolic syndrome: A case control study. *Adv. Clin. Exp. Med.* 25:689–700.
44. Spahis S, Borys JM, and Levy E. 2017. Metabolic syndrome as a multifaceted risk factor for oxidative stress. *Antioxid. Redox Signal.* 26:445–461.
45. Mason SA, Della Gatta PA, Snow RJ, Russell AP, and Wadley GD. 2015. Ascorbic acid supplementation improves skeletal muscle oxidative stress and insulin sensitivity in people with type 2 diabetes: Findings of a randomized controlled study. *Free. Radic. Biol. Med.* 93:227–238.
46. Zhou C, Na L, Shan R, Cheng Y, Li Y, Wu X, and Sun C. 2016. Dietary vitamin C intake reduces the risk of type 2 diabetes in Chinese adults: HOMA-IR and T-AOC as potential mediators. *PLoS One* 11:e0163571.
47. Rafraf M, Bazyun B, Sarabchian MA, Safaeiyan A, and Gargari BP. 2016. Vitamin E improves serum paraoxonase-1 activity and some metabolic factors in patients with type 2 diabetes: No effects on nitrite/nitrate levels. *J. Am. Coll. Nutr.* 35:521–528.
48. Sanyal AJ, Chalasani N, Kowdley KV, McCullough A, Diehl AM, Bass NM, Neuschwander-Tetri BA, Lavine JE, Tonascia J, Unalp A, Van Natta M, Clark J, Brunt EM, Kleiner DE, Hoofnagle JH, and Robuck PR. 2010. Pioglitazone, vitamin E, or placebo for nonalcoholic steatohepatitis. *N. Engl. J. Med.* 362:1675–1685.
49. Alizadeh M, Safaeiyan A, Ostadrahimi A, Estakhri R, Daneghian S, Ghaffari A, and Gargari BP. 2012. Effect of L-arginine and selenium added to a hypocaloric diet enriched with legumes on cardiovascular disease risk factors in women with central obesity: A randomized, double-blind, placebo-controlled trial. *Ann. Nutr. Metab.* 60:157–168.
50. Asemi Z, Jamilian M, Mesdaghinia E, and Esmaillzadeh A. 2015. Effects of selenium supplementation on glucose homeostasis, inflammation, and oxidative stress in gestational diabetes: Randomized, double-blind, placebo-controlled trial. *Nutrition* 31:1235–1242.
51. Ansar H, Mazloom Z, Kazemi F, and Hejazi N. 2011. Effect of alpha-lipoic acid on blood glucose, insulin resistance and glutathione peroxidase of type 2 diabetic patients. *Saudi Med. J.* 32:584–588.
52. Derosa G, D'Angelo A, Romano D, and Maffioli P. 2016. A clinical trial about a food supplement containing alpha-lipoic acid on oxidative stress markers in type 2 diabetic patients. *Int. J. Mol. Sci.* 17:E1802
53. Panickar KS and Jang S. 2013. Dietary and plant polyphenols exert neuroprotective effects and improve cognitive function in cerebral ischemia. *Recent Pat. Food Nutr. Agric.* 5:128–143.
54. Diaz-Lopez A, Babio N, Martinez-Gonzalez MA, Corella D, Amor AJ, Fito M, Estruch R, Aros F, Gomez-Gracia E, Fiol M, Lapetra J, Serra-Majem L, Basora J, Basterra-Gortari FJ, Zanon-Moreno V, Munoz MA, and Salas-Salvado J. 2015. Mediterranean diet, retinopathy, nephropathy, and microvascular diabetes complications: A post hoc analysis of a randomized trial. *Diabetes Care* 38:2134–2141.
55. Mahoney SE and Loprinzi PD. 2014. Influence of flavonoid-rich fruit and

55. (cont.) vegetable intake on diabetic retinopathy and diabetes-related biomarkers. *J. Diabetes Complicat.* 28:767–771.
56. Ding M, Franke AA, Rosner BA, Giovannucci E, van Dam RM, Tworoger SS, Hu FB, and Sun Q. 2015. Urinary isoflavonoids and risk of type 2 diabetes: A prospective investigation in US women. *Br. J. Nutr.* 114:1694–1701.
57. Bertelli AA and Das DK. 2009. Grapes, wines, resveratrol, and heart health. *J. Cardiovasc. Pharmacol.* 54:468–476.
58. Banaszewska B, Wrotynska-Barczynska J, Spaczynski RZ, Pawelczyk L, and Duleba AJ. 2016. Effects of resveratrol on polycystic ovary syndrome: A double-blind, randomized, placebo-controlled trial. *J. Clin. Endocrinol. Metab.* 101:4322–4328.
59. Kjaer TN, Ornstrup MJ, Poulsen MM, Stodkilde-Jorgensen H, Jessen N, Jorgensen JOL, Richelsen B, and Pedersen SB. 2017. No beneficial effects of resveratrol on the metabolic syndrome: A randomized placebo-controlled clinical trial. *J. Clin. Endocrinol. Metab.* 102:1642–1651.
60. Christenson J, Whitby SJ, Mellor D, Thomas J, McKune A, Roach PD, and Naumovski N. 2016. The effects of resveratrol supplementation in overweight and obese humans: A systematic review of randomized trials. *Metab. Syndr. Relat. Disord.* 14:323–333.
61. Bashmakov YK, Assaad-Khalil SH, Abou Seif M, Udumyan R, Megallaa M, Rohoma KH, Zeitoun M, and Petyaev IM. 2014. Resveratrol promotes foot ulcer size reduction in type 2 diabetes patients. *ISRN Endocrinol.* 2014:816307.
62. Poulsen MM, Vestergaard PF, Clasen BF, Radko Y, Christensen LP, Stodkilde-Jorgensen H, Moller N, Jessen N, Pedersen SB, and Jorgensen JO. 2013. High-dose resveratrol supplementation in obese men: An investigator-initiated, randomized, placebo-controlled clinical trial of substrate metabolism, insulin sensitivity, and body composition. *Diabetes* 62:1186–1195.
63. Mahmoud AM, Ashour MB, Abdel-Moneim A, and Ahmed OM. 2012. Hesperidin and naringin attenuate hyperglycemia-mediated oxidative stress and proinflammatory cytokine production in high fat fed/streptozotocin-induced type 2 diabetic rats. *J. Diabetes Complicat.* 26:483–490.
64. Zhang Y and Liu D. 2011. Flavonol kaempferol improves chronic hyperglycemia-impaired pancreatic beta-cell viability and insulin secretory function. *Eur. J. Pharmacol.* 670:325–332.
65. Takikawa M, Inoue S, Horio F, and Tsuda T. 2010. Dietary anthocyanin-rich bilberry extract ameliorates hyperglycemia and insulin sensitivity via activation of AMP-activated protein kinase in diabetic mice. *J. Nutr.* 140:527–533.
66. Kobori M, Masumoto S, Akimoto Y, and Takahashi Y. 2009. Dietary quercetin alleviates diabetic symptoms and reduces streptozotocin-induced disturbance of hepatic gene expression in mice. *Mol. Nutr. Food Res.* 53:859–868.
67. Li YQ, Zhou FC, Gao F, Bian JS, and Shan F. 2009. Comparative evaluation of quercetin, isoquercetin and rutin as inhibitors of alpha-glucosidase. *J. Agric. Food Chem.* 57:11463–11468.
68. Ortsater H, Grankvist N, Wolfram S, Kuehn N, and Sjoholm A. 2012. Diet supplementation with green tea extract epigallocatechin gallate prevents progression to glucose intolerance in db/db mice. *Nutr. Metab. (Lond).* 9:11.
69. Cai EP and Lin JK. 2009. Epigallocatechin gallate (EGCG) and rutin suppress the glucotoxicity through activating IRS2 and AMPK signaling in rat pancreatic beta cells. *J. Agric. Food Chem.* 57:9817–9827.
70. de Brito Alves JL, de Sousa VP, Cavalcanti Neto MP, Magnani M, Braga VA, da Costa-Silva JH, Leandro CG, Vidal H, and Pirola L. 2016. New insights on the use of dietary polyphenols or probiotics for the management of arterial hypertension. *Front. Physiol.* 7:448.
71. Luevano-Contreras C, Gomez-Ojeda A, Macias-Cervantes MH, and Garay-Sevilla ME. 2017. Dietary advanced glycation end products and cardiometabolic risk. *Curr. Diabetes Rep.* 17:63.
72. Okura T, Ueta E, Nakamura R, Fujioka Y, Sumi K, Matsumoto K, Shoji K, Matsuzawa K, Izawa S, Nomi Y, Mihara H, Otsuka Y, Kato M, Taniguchi SI, and Yamamoto K. 2017. High serum advanced glycation end products are associated with decreased insulin secretion in patients with type 2 diabetes: A brief report. *J. Diabetes Res.* 2017:5139750.
73. Rajaobelina K, Farges B, Nov S, Maury E, Cephise-Velayoudom FL, Gin H, Helmer C, and Rigalleau V. 2017. Skin autofluorescence and peripheral neuropathy four years later in type 1 diabetes. *Diabetes Metab. Res. Rev.* 33:e2832.
74. de Courten B, de Courten MP, Soldatos G, Dougherty SL, Straznicky N, Schlaich M, Sourris KC, Chand V, Scheijen JL, Kingwell BA, Cooper ME, Schalkwijk CG, Walker KZ, and Forbes JM. 2016. Diet low in advanced glycation end products increases insulin sensitivity in healthy overweight individuals: A double-blind, randomized, crossover trial. *Am. J. Clin. Nutr.* 103:1426–1433.
75. Mark AB, Poulsen MW, Andersen S, Andersen JM, Bak MJ, Ritz C, Holst JJ, Nielsen J, de Courten B, Dragsted LO, and Bugel SG. 2014. Consumption of a diet low in advanced glycation end products for 4 weeks improves insulin sensitivity in overweight women. *Diabetes Care* 37:88–95.
76. Vlassara H, Uribarri J, Cai W, Goodman S, Pyzik R, Post J, Grosjean F, Woodward M, and Striker GE. 2012. Effects of sevelamer on HbA1c, inflammation, and advanced glycation end products in diabetic kidney disease. *Clin. J. Am. Soc. Nephrol.* 7:934–942.
77. Nishida K and Otsu K. 2017. Inflammation and metabolic cardiomyopathy. *Cardiovasc. Res.* 113:389–398.
78. Kaiser D and Oetjen E. 2014. Something old, something new and something very old: Drugs for treating type 2 diabetes. *Br. J. Pharmacol.* 171:2940–2950.
79. Baillie-Hamilton PF. 2002. Chemical toxins: A hypothesis to explain the global obesity epidemic. *J. Altern. Complement. Med.* 8:185–192.
80. Valvi D, Mendez MA, Martinez D, Grimalt JO, Torrent M, Sunyer J, and Vrijheid M. 2012. Prenatal concentrations of polychlorinated biphenyls, DDE, and DDT and overweight in children: A prospective birth cohort study. *Environ. Health Perspect.* 120:451–457.
81. Verhulst SL, Nelen V, Hond ED, Koppen G, Beunckens C, Vael C, Schoeters G, and Desager K. 2009. Intrauterine exposure to environmental pollutants and body mass index during the first 3 years of life. *Environ. Health Perspect.* 117:122–126.
82. Suez J, Korem T, Zeevi D, Zilberman-Schapira G, Thaiss CA, Maza O, Israeli D, Zmora N, Gilad S, Weinberger A, Kuperman Y, Harmelin A, Kolodkin-Gal I, Shapiro H, Halpern Z, Segal E, and Elinav E. 2014. Artificial sweeteners induce glucose intolerance by altering the gut microbiota. *Nature* 514:181–186.
83. Fu P and Kawamura K. 2010. Ubiquity of bisphenol A in the atmosphere. *Environ. Pollut.* 158:3138–3143.
84. O'Brien P and Corpe CP. 2016. Acute effects of sugars and artificial sweeteners on small intestinal sugar transport: A study using CaCo-2 cells as an in vitro model of the human enterocyte. *PLoS One* 11:e0167785.
85. Dansinger ML, Gleason JA, Griffith JL, Selker HP, and Schaefer EJ. 2005. Comparison of the Atkins, Ornish, Weight Watchers, and Zone diets for weight loss and heart disease risk reduction: A randomized trial. *JAMA* 293:43–53.
86. Nordmann AJ, Suter-Zimmermann K, Bucher HC, Shai I, Tuttle KR, Estruch R, and Briel M. 2011. Meta-analysis comparing mediterranean to low-fat diets for modification of cardiovascular risk factors. *Am. J. Med.* 124:841–851 e842.
87. Schwarzfuchs D, Golan R, and Shai I. 2012. Four-year follow-up after two-year dietary interventions. *N. Engl. J. Med.* 367:1373–1374.
88. Salas-Salvado J, Bullo M, Estruch R, Ros E, Covas MI, Ibarrola-Jurado N, Corella D, Aros F, Gomez-Gracia E, Ruiz-Gutierrez V, Romaguera D, Lapetra J, Lamuela-Raventos RM, Serra-Majem L, Pinto X, Basora J, Munoz MA, Sorli JV, and Martinez-Gonzalez MA. 2014. Prevention of diabetes with Mediterranean diets: A subgroup analysis of a randomized trial. *Ann. Intern. Med.* 160:1–10.
89. Gepner Y, Golan R, Harman-Boehm I, Henkin Y, Schwarzfuchs D, Shelef I, Durst R, Kovsan J, Bolotin A, Leitersdorf E, Shpitzen S, Balag S, Shemesh E, Witkow S, Tangi-Rosental O, Chassidim Y, Liberty IF, Sarusi B, Ben-Avraham S, Helander A, Ceglarek U, Stumvoll M, Bluher M, Thiery J, Rudich A, Stampfer MJ, and Shai I. 2015. Effects of initiating moderate alcohol intake on cardiometabolic risk in adults with type 2 diabetes: A 2-year randomized, controlled trial. *Ann. Intern. Med.* 163:569–579.
90. Holst C, Becker U, Jorgensen ME, Gronbaek M, and Tolstrup JS. 2017. Alcohol drinking patterns and risk of diabetes: A cohort study of 70,551 men and women from the general Danish population. *Diabetologia* 60:1941–1950.
91. Brien SE, Ronksley PE, Turner BJ, Mukamal KJ, and Ghali WA. 2011. Effect of alcohol consumption on biological markers associated with risk of coronary heart disease: Systematic review and meta-analysis of interventional studies. *BMJ* 342:d636.

92. Mithril C, Dragsted LO, Meyer C, Blauert E, Holt MK, and Astrup A. 2012. Guidelines for the New Nordic Diet. *Public Health Nutr.* 15:1941–1947.
93. Fritzen AM, Lundsgaard AM, Jordy AB, Poulsen SK, Stender S, Pilegaard H, Astrup A, Larsen TM, Wojtaszewski JF, Richter EA, and Kiens B. 2015. New Nordic Diet-induced weight loss is accompanied by changes in metabolism and AMPK signaling in adipose tissue. *J. Clin. Endocrinol. Metab.* 100:3509–3519.
94. Ornish D, Scherwitz LW, Billings JH, Brown SE, Gould KL, Merritt TA, Sparler S, Armstrong WT, Ports TA, Kirkeeide RL, Hogeboom C, and Brand RJ. 1998. Intensive lifestyle changes for reversal of coronary heart disease. *JAMA* 280:2001–2007.
95. Chainani-Wu N, Weidner G, Purnell DM, Frenda S, Merritt-Worden T, Pischke C, Campo R, Kemp C, Kersh ES, and Ornish D. 2011. Changes in emerging cardiac biomarkers after an intensive lifestyle intervention. *Am. J. Cardiol.* 108:498–507.
96. Gadgil MD, Appel LJ, Yeung E, Anderson CA, Sacks FM, and Miller ER, 3rd. 2013. The effects of carbohydrate, unsaturated fat, and protein intake on measures of insulin sensitivity: Results from the OmniHeart trial. *Diabetes Care* 36:1132–1137.
97. Marinho R, Ropelle ER, Cintra DE, De Souza CT, Da Silva AS, Bertoli FC, Colantonio E, D'Almeida V, and Pauli JR. 2012. Endurance exercise training increases APPL1 expression and improves insulin signaling in the hepatic tissue of diet-induced obese mice, independently of weight loss. *J. Cell Physiol.* 227:2917–2926.
98. Liu TY, Shi CX, Gao R, Sun HJ, Xiong XQ, Ding L, Chen Q, Li YH, Wang JJ, Kang YM, and Zhu GQ. 2015. Irisin inhibits hepatic gluconeogenesis and increases glycogen synthesis via the PI3K/Akt pathway in type 2 diabetic mice and hepatocytes. *Clin. Sci. (Lond).* 129:839–850.
99. Pontzer H, Raichlen DA, Wood BM, Emery Thompson M, Racette SB, Mabulla AZ, and Marlowe FW. 2015. Energy expenditure and activity among Hadza hunter-gatherers. *Am. J. Hum. Biol.* 27:628–637.
100. Gonzalez-Campoy JM, St Jeor ST, Castorino K, Ebrahim A, Hurley D, Jovanovic L, Mechanick JI, Petak SM, Yu YH, Harris KA, Kris-Etherton P, Kushner R, Molini-Blandford M, Nguyen QT, Plodkowski R, Sarwer DB, and Thomas KT. 2013. Clinical practice guidelines for healthy eating for the prevention and treatment of metabolic and endocrine diseases in adults: Cosponsored by the American Association of clinical endocrinologists/the American College of Endocrinology and the Obesity Society. *Endocr. Pract.* 19(Suppl 3):1–82.
101. Lavie CJ, Lee DC, Sui X, Arena R, O'Keefe JH, Church TS, Milani RV, and Blair SN. 2015. Effects of running on chronic diseases and cardiovascular and all-cause mortality. *Mayo Clin. Proc.* 90:1541–1552.
102. Tuomilehto J, Lindstrom J, Eriksson JG, Valle TT, Hamalainen H, Ilanne-Parikka P, Keinanen-Kiukaanniemi S, Laakso M, Louheranta A, Rastas M, Salminen V, and Uusitupa M. 2001. Prevention of type 2 diabetes mellitus by changes in lifestyle among subjects with impaired glucose tolerance. *N. Engl. J. Med.* 344:1343–1350.
103. Knowler WC, Barrett-Connor E, Fowler SE, Hamman RF, Lachin JM, Walker EA, and Nathan DM. 2002. Reduction in the incidence of type 2 diabetes with lifestyle intervention or metformin. *N. Engl. J. Med.* 346:393–403.
104. Paris T, George ES, Roberts SK, and Tierney AC. 2017. The effects of diet and lifestyle interventions on insulin resistance in patients with nonalcoholic fatty liver disease: A systematic review. *Eur. J. Gastroenterol. Hepatol.* 29:867–878.
105. Zhang X, Imperatore G, Thomas W, Cheng YJ, Lobelo F, Norris K, Devlin HM, Ali MK, Gruss S, Bardenheier B, Cho P, Garcia de Quevedo I, Mudaliar U, Saaddine J, Geiss LS, and Gregg EW. 2016. Effect of lifestyle interventions on glucose regulation among adults without impaired glucose tolerance or diabetes: A systematic review and meta-analysis. *Diabetes Res. Clin. Pract.* 123:149–164.
106. Freak-Poli RL, Cumpston M, Peeters A, and Clemes SA. 2013. Workplace pedometer interventions for increasing physical activity. *Cochrane Database Syst. Rev.* 4:CD009209.
107. Han S, Middleton P, and Crowther CA. 2012. Exercise for pregnant women for preventing gestational diabetes mellitus. *Cochrane Database Syst. Rev.* 7:CD009021.
108. Hannon TS, Kahn SE, Utzschneider KM, Buchanan TA, Nadeau KJ, Zeitler PS, Ehrmann DA, Arslanian SA, Caprio S, Edelstein SL, Savage PJ, and Mather KJ. 2017. Review of methods for measuring beta-cell function: Design considerations from the Restoring Insulin Secretion (RISE) Consortium. *Diabetes Obes. Metab.* 20:14–24.
109. Dominguez Avila JA, Rodrigo Garcia J, Gonzalez Aguilar GA, and de la Rosa LA. 2017. The antidiabetic mechanisms of polyphenols related to increased Glucagon-Like Peptide-1 (GLP1) and insulin signaling. *Molecules* 22:E903.

第 29 章 | 生活方式医学和糖尿病前期管理

目录

要点／479

29.1 糖尿病前期负担／479

29.2 生活方式因素在糖尿病前期发展中的作用／481

29.3 糖尿病前期预防和治疗中的生活方式干预／483

29.4 有效生活方式干预过程的组成部分／486

29.4.1 干预方式／487

29.4.2 减重／487

29.4.3 胰岛素分泌和作用的变化／487

29.4.4 体力活动与饮食行为改变／488

29.5 真实世界中糖尿病前期的预防和管理／490

29.6 结论／492

临床应用／492

参考文献／492

要 点

- 糖尿病前期是一种由分子/遗传风险、胰岛素抵抗、β细胞缺陷和异常血糖水平(空腹/餐后)造成的生理状态,不仅与2型糖尿病风险增加有关,还与糖尿病的相关并发症有关。
- 根据筛查和积极的病例确证,目前以空腹血糖100~125mg/dl、餐后2小时血糖140~199mg/dl或糖化血红蛋白(HbA1c)5.7%~6.4%为标准来诊断糖尿病前期。就人口规模而言,应提高对糖尿病前期风险及其所带来的不利影响的相关认识。
- 糖尿病前期应及早发现和处理,以最大程度地降低与这种血糖异常状态相关疾病的发病率。促进健康饮食模式、保持健康体重和身体成分以及定期体力活动的生活方式医学干预至关重要。

29.1 糖尿病前期负担

糖尿病前期是一种高血糖状态,此时血糖高于正常水平,但低于糖尿病阈值。糖尿病前期是一种高经济成本的疾病,也是增加全球发病率和死亡率的主要原因。幸运的是,有力的证据表明,在高BMI人群中实现和保持健康体重、改善饮食模式和增加体力活动的生活方式干预措施可以预防或逆转糖尿病前期。此外,该证据支持使用筛查或积极的病例发现工具,来早期检测这种普遍存在的医学状况。

当空腹血糖受损(impaired fasting glucose,IFG)、糖耐量减低(impaired glucose tolerance,IGT)或两者皆有时,诊断为糖尿病前期。美国糖尿病协会将IFG定义为空腹血糖(fasting blood glucose,FBG)水平为100~125mg/dl(5.6~6.9mmol/L),IGT定义为口服葡萄糖耐量试验后2h血糖水平140~199mg/dl(7.8~11.0mmol/L)[1]。世界卫生组织对IFG有不同的定义,即FBG水平为110~125 mg/dl(6.1~6.9mmol/L)[2]。IFG主要反映肝的胰岛素抵抗和早期胰岛素分泌受损,而IGT反映的是肌肉胰岛素抵抗和晚期胰岛素分泌受损[3]。这些病理生理学特征导致了2种主要的糖尿病前期表型的区别,即单纯IFG和单纯IGT,个体可能出现这两种情况中的1种或2种(即葡萄糖代谢受损)。糖化血红蛋白(HbA1c)是一种对与葡萄糖分子共价结合的红细胞数量的测量,反映3个月(即血红蛋白的寿命)期间的慢性高血糖状态。美国糖尿病协会也建议使用5.7%~6.4%(39~47mmol/mol)的HbA1c值来定义糖尿病前期(图29-1-1)[1]。

关于是否应该使用糖尿病前期这一诊断仍存在争议。反对使用糖尿病前期诊断的专家认为,这会使得临床上为了预防或延迟病情,而进行不必要的血糖管理和药物使用,并将糖尿病前期患者从本质上转化为"糖尿病"患者。他们还认为使用糖尿病前期标签会增加患者负担,并给患者造成自我形象、保险、就业的影响和医疗经济负担等问题。最后,反对进行糖尿病前期诊断和管理的专家认为,没有研究证实生活方式及药物干预对不同糖尿病前期亚型的影响[4]。但目前证据显示,糖尿病前期是2型糖尿病(T2DM)和心血管疾病发病率和死亡率的高风险状态[5-8],这使得前面的观点受到挑战。此外,

空腹血糖	餐后2小时血糖	糖化血红蛋白
糖尿病 ≥126mg/dl (≥7mmol/L)	糖尿病 ≥200mg/dl (≥11.1mmol/L)	糖尿病 ≥6.5% (≥48mmol/mol)
空腹血糖受损（IFG） 100~125mg/dl (5.6~6.9mmol/L)	糖耐量减低（IGT） 140~199mg/dl (7.8~11.0mmol/L)	糖尿病前期 5.7%~6.4% (39~47mmol/mol)
单纯IFG 空腹血糖升高， 餐后2小时血糖正常	单纯IGT 空腹血糖正常， 餐后2小时血糖升高	
正常 <100mg/dl (<5.6mmol/L)	正常 <140mg/dl (<7.8mmol/L)	正常 <5.7% (<39mmol/mol)

图 29-1-1　糖耐量水平（上述定义基于 2017 年美国糖尿病协会指南）

糖尿病前期对医疗保健系统来说是一项巨大的经济成本[9]，而且这个成本会因为未来新发 T2DM 病例和相关负担的潜在增加而被放大[10]。一个强有力的荟萃分析证据显示，为糖尿病前期患者提供的生活方式干预和一些药物促进了血糖水平的正常化，并防止或延迟了其向 T2DM 的进展[11-16]。最后，美国糖尿病协会和美国临床内分泌学家协会等著名组织建议对糖尿病前期患者进行生活方式调整干预，以防止或延迟 T2DM 的发生[1,17]。

糖尿病前期患者的肌肉和/或肝存在中重度胰岛素抵抗和 β 细胞功能受损。胰岛素抵抗与肥胖和不健康的生活方式有关[18]，而 β 细胞功能受损还受到遗传和环境因素的潜在影响[19]，包括对胰岛素抵抗的代偿不足[20]。这些葡萄糖调节异常增加了 T2DM 和心血管疾病的风险。事实上，糖尿病前期患者的 T2DM 进展率比血糖正常的人高 4~12 倍[7]，心血管疾病和死亡率的风险几乎增加 2 倍[5,6]。IFG 和 IGT 患者的 T2DM 年发病率（15%~19%）高于单纯 IFG 患者（6%~9%）或单纯 IGT 患者（4%~6%）[7]。在空腹/餐后血糖与临床终点之间（如心血管疾病、癌症、感染性疾病和糖尿病前期患者的精神健康问题）观察到线性关系，即血糖水平越高，风险越高[21,22]。总体而言，IGT 和 IFG 共存时，发生 T2DM 和心血管疾病的风险更高[23]。

国际糖尿病联合会报告称，2015 年全球成人糖尿病前期患病率达到 6.7%，预计到 2040 年将上升至 7.8%[24]。约 69.2% 的糖尿病前期病例出现在低收入和中等收入国家，50.1% 为 50 岁以下的成人[24]。糖尿病前期患病率最高的是北美和加勒比地区（经年龄调整后为 13.9%），患病率在欧洲地区最低（经年龄调整后为 4.1%）[24]。还观察到不同种族之间糖尿病前期患病率存在差异，甚至在同一国家的不同民族之间也存在差异[25,26]。此外，单纯 IFG 与单纯 IGT 的患病率在不同民族亚组、性别和年龄之间存在差异[27]。2015 年，国际糖尿病联合会报告的糖尿病前期全球患病率（6.7%，3.18 亿人）略低于 2003 年报告的患病率（8.2%，3.14 亿人）[28,29]。然而，这些是基于 IGT，并考虑了 IFG 后做的估计，可能低估了全球糖尿病前期的真实患病率[28]。

在美国，2015 年 33.9% 的 18 岁以上成年人和 48.3% 的 65 岁以上老年人为糖尿病前期[30]。2011—2014 年的年龄调整数据显示，糖尿病前期患病率男性（36.6%）高于女性（29.3%）[30]。IFG 似乎比 IGT 更常见,前者患病率为 25.7%,而后者为 13.8%[31]。IGT 似乎在女性中更常见,而 IFG 似乎更常见于男性[32]。糖尿病前期患病率在不同种族和族裔群体中相似[30],尽管最近的研究报告了某些族裔群体中糖尿病前期患病率存在易感性的差异。例如,非裔美国人比同地区白人显示出更高的糖尿病前期患病率[33],同时印度人似乎特别容易患糖尿病前期[34]。

糖尿病前期在美国造成的经济负担令人担忧,2012 年直接医疗成本达到 440 亿美元[9]。然而,即使这样也低估了其经济成本,因为它仅考虑了由于就诊和处方造成的直接医疗成本,而排除了间接成本(如糖尿病前期导致的生产力损失)。糖尿病前期是一个巨大的经济负担[10],但考虑到 IFG 和 IGT 可能会进展为 T2DM[5,35],这也意味着 T2DM 的医疗费用未来可能会增加。

29.2 生活方式因素在糖尿病前期发展中的作用

虽然糖尿病前期是一种高度异质性的代谢状态,这种状态的常见特征包括胰岛素分泌受损、胰岛素抵抗、亚临床炎症、身体脂肪分布不均衡或这些因素的组合[36]。这些特征的存在反映了遗传(有糖尿病前期倾向的非白人人口的扩大)、环境(生活方式相关因素)和总体人口老龄化。例如,正常体重的南亚人从糖尿病前期进展为 T2DM 的速度比欧洲人更快[37]。英国白厅队列研究 II 还发现,与欧洲人相比,南亚人的 β 细胞储备更少[38]。另一项研究比较了较瘦的印度人与印第安人,发现后者的平均 BMI 较高,说明疾病风险表型的异质性反映了早期自然病程中 β 细胞功能受损和/或胰岛素抵抗的不同程度[39]。在多种族动脉粥样硬化研究(the multi-ethnic study of atherosclerosis,MESA)中,发现美国印度人(即南亚后裔)与非西班牙语裔白人、非西班牙语裔黑人、西班牙语裔美国人和华裔美国人相比,具有最差的 β 细胞功能,同时平均 BMI 较低,仅次于华裔美国人[40]。

就生活方式行为而言,过量摄入热量和缺乏运动会导致超重/肥胖并增加胰岛素抵抗,从而增加糖尿病前期风险[41]。已发现胰岛素抵抗随着年龄增加而增加,但这主要是由与年龄相关的肥胖和缺乏运动造成的[42]。子宫内和儿童发育关键时期的营养不良与生命后期的葡萄糖代谢问题有关[43]。运动通过促进骨骼肌中非胰岛素介导的葡萄糖转运和胰岛素介导的葡萄糖调节来影响葡萄糖调节,并改善炎症标志物、胰岛素抵抗、血压、血脂、健康状况和瘦脂肪质量比[44]。对美国成年人的研究发现,睡眠质量差和睡眠时间短会使得糖尿病前期风险增加 2~3 倍[45]。吸烟会使得 IGT 和葡萄糖敏感性及分泌受损的风险增加 78%[46]。同样,高饮酒量会使得男性糖尿病前期风险增加 42%,女性糖尿病前期风险增加 1.4 倍[47]。针对睡眠不足、吸烟和饮酒影响糖尿病前期风险的机制研究逐渐增多,这些行为预防或管理糖尿病前期的干预措施的证据也在增加。

如果胰岛素分泌充足,胰岛素的一系列作用可以维持体内的葡萄糖平衡[48]。图 29-2-1 显示当胰岛素作用降低时(例如体重增加、体力活动不足、生长发育或怀孕期间),只要 β 细胞能够通过增加胰岛素分泌来代偿胰岛素抵抗,就能进行正常的葡萄糖调节(normal glucose regulation,NGR)。相反,β 细胞功能受损的个体胰岛素代偿性分泌不足。如果具有潜在 β 细胞功能损害的个体出现胰岛素抵抗,高血糖症便会随之而来,从而导致糖尿病前期的发生。糖尿病前期患者的胰岛素分泌异常包括对静脉注射葡萄糖的第一阶段反应减弱或消失,对混合膳食摄入的分泌反应延迟或减弱,胰岛素分泌模式的改变,以及血浆胰岛素原浓度相对于胰岛素浓度的增加[20,27]。

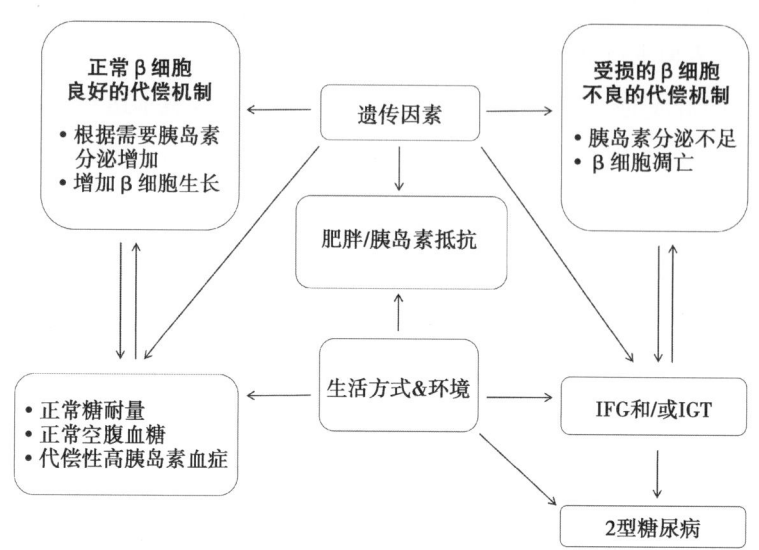

图 29-2-1　胰岛素不足时的 β 细胞代偿机制

β 细胞功能受损的早期易感性和胰岛素抵抗是糖尿病前期和糖尿病的前兆。遗传、肥胖、胰岛素抵抗、生活方式因素和 β 细胞的功能相互作用,决定了个体葡萄糖调节受损和糖尿病的风险大小。

引自:Kahn et al., Nature 2006.[48]

胰岛素抵抗通过两种机制增加:①内脏、肝和肌内部位的非生理性脂肪沉积;②未运动的肌肉中,葡萄糖转运蛋白-4(glucose transporter-4,GLUT-4)存在于细胞内,导致葡萄糖摄取减少[18]。腹部内脏脂肪中的游离脂肪酸会降低胰岛素敏感性,使血管反应性受损,并增加内皮功能障碍。来自脂肪器官的"毒性信息",如游离脂肪酸、细胞因子改变(如肿瘤坏死因子-α 的增加和脂联素的减少)以及氧化应激,损害了胰岛素抑制肝葡萄糖生成和促进肌肉葡萄糖处理的作用[49]。细胞内甘油二酯(diacylglycerol,DAG)的增加最近被认为是游离脂肪酸诱导肌肉和肝胰岛素抵抗的重要机制[50,51],并通过抑制丙酮酸脱氢酶推翻了"兰德尔假说"[52,53](译者注:1963 年《柳叶刀》发表了 Randle 等人的论文,提出的一个"葡萄糖-脂肪酸循环"来描述组织间的燃料流动和燃料选择的机制)。多囊卵巢综合征(PCOS)也与育龄女性的胰岛素抵抗有关。65%~70% 的 PCOS 女性有胰岛素抵抗[54],并且她们比没有 PCOS 的同年龄、同体质量指数的女性更容易发生胰岛素抵抗[55]。尽管确切的机制尚不清楚,但有一种理论认为这与影响信号转导的胰岛素后受体缺陷有关,从而导致卵巢和肾上腺雄激素的增加[54]。

减轻体重和增加运动是对抗肥胖对高血糖影响的关键生活方式干预。运动可降低脂肪酸代谢物(如甘油二酯)的浓度,从而改善脂肪酸诱导的胰岛素抵抗[51,56]。此外,运动还可刺激 GLUT-4 向细胞膜转运,其信号通路与胰岛素诱导的 GLUT-4 转运信号通路不同[18,57]。运动可以使工作肌肉的葡萄糖摄取量增加到基础水平的 7~20 倍,胰岛素敏感性改善可持续 3 天[58]。此外,运动还可以提高血清脂联素水平(脂联素是一种促进胰岛素敏感性的激素[60],在肥胖时降低[61])。总的来说,运动可以提高葡萄糖的摄取,并为存在胰岛素抵抗的人提供有益的干预[18,62]。

高血糖症的发展(胰岛素抵抗的β细胞代偿不足)反映了胰岛β细胞功能受损和数量减少。β细胞数量的减少是由细胞凋亡引起的,研究显示糖尿病前期患者的β细胞数量是正常血糖个体的60%左右[63]。在糖尿病前期,生活方式的改变对胰岛素抵抗和血糖的改善程度取决于β细胞功能缺陷的严重程度,这也反映在临床表型上。如图29-2-2所示,将葡萄糖转化为脂肪组织和肌肉时需要最高浓度的胰岛素,其次是抑制肝中葡萄糖的产生时需要的浓度,而抑制脂肪分解和酮体生成所需胰岛素浓度最低。因此,轻度β细胞功能缺陷表现为餐后高血糖,中度功能缺陷表现为空腹高血糖,重度功能缺陷表现为糖尿病酮症酸中毒。

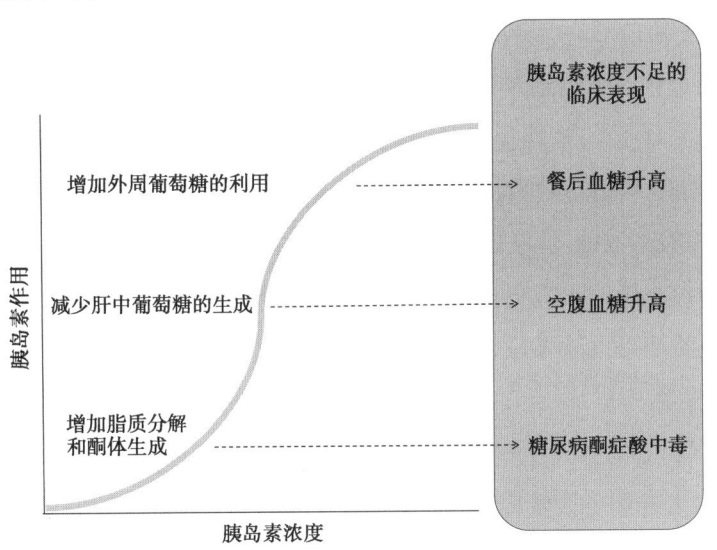

图29-2-2　胰岛素缺乏程度与临床表型的相关性
资料来源:Weber et al.,2010.[153]

如果β细胞功能缺陷是轻度的,如糖尿病前期患者,改变生活方式通常可以恢复正常血糖。在β细胞功能缺陷更严重的情况下,改变生活方式虽然可以控制血糖波动,但可能无法恢复正常血糖,因此需要药物治疗。生活方式的改变对于餐后高血糖的改善比空腹高血糖更显著。例如,运动可以降低肌肉中(葡萄糖利用的主要部位)的胰岛素抵抗,但对肝(葡萄糖产生的部位)的影响较小。生活方式改变对β细胞数量和功能的影响尚未完全阐明,但初步的动物和人类研究表明,体力活动可以通过上调胰岛素信号通路来改善β细胞功能,通过刺激增殖和防止凋亡来增加β细胞数量[64]。

总的来说,糖尿病前期的发展取决于胰岛素抵抗的程度和β细胞储备的水平。虽然不是每个存在胰岛素抵抗的人都会进展为糖尿病前期,但生活方式的改变仍然有利于他们改善葡萄糖代谢。此外,随着糖尿病前期自然进展中血糖水平的增加,β细胞数量和功能下降,使机体更难维持正常的血糖水平。因此,通过降低胰岛素抵抗和β细胞功能缺陷,生活方式的改变对于糖尿病前期早期恢复正常血糖尤为重要,因为在糖耐量减低的病程后期,仅改变生活方式不太可能恢复正常血糖。

29.3　糖尿病前期预防和治疗中的生活方式干预

IGT/IFG患者是生活方式改变研究的优先目标人群,因为他们面临糖尿病高风险。然而,没有

IGT/IFG 但有其他心血管风险因素的人可能比有糖尿病前期的人更多,并且具有同样的降低风险的迫切需求[65]。这引起了相当大的争论,即结构化生活方式干预是否应该仅提供给 IGT/IFG 人群,或者是否可以更广泛地应用于没有 IGT/IFG 的高危人群[66]。一些专家建议在更广泛的非糖尿病人群中使用改善饮食和体力活动的方法,而结构化生活方式干预可以应用于有糖尿病前期的人群[66]。

生活方式干预,包括饮食和体力活动的改变,可以改善没有 IGT 的人的血糖调节和心血管危险因素。一项荟萃分析比较了生活方式干预对无 IGT 人群常规护理的影响,发现干预改善了 FBG(−0.14mmol/L)、HbA1c(−0.06%)、体重(−3.9%)和胰岛素抵抗指标。并且在所有组中,无论随访时间长短,生活方式干预对 FBG 的影响在不同葡萄糖耐量水平上是相似的。饮食干预和将体力活动与饮食策略相结合的干预对血糖结果的影响大于单纯体力活动干预[66]。另一项荟萃分析比较了没有 IGT 的成人生活方式干预与常规护理的影响,发现干预可显著改善收缩压(−2.16mmHg)、舒张压(−1.83mmHg)、总胆固醇(−0.10mmol/L)、低密度脂蛋白胆固醇(−0.09mmol/L)、高密度脂蛋白胆固醇(0.03mmol/L)和甘油三酯(−0.08mmol/L)。除了总胆固醇(total cholesterol,TC)和甘油三酯之外,对低水平和高水平葡萄糖参与者的研究干预效果相似。在这项分析中,将体力活动和饮食策略相结合的干预对改善心血管风险因素的效果最强,其次是仅使用饮食干预。仅采用体力活动的干预策略效果最弱[65]。

生活方式干预也可以恢复糖尿病前期患者的 NGR。《社区指南》是由美国社区预防服务工作组编写的一份证据摘要,它发现接受饮食和体力活动干预措施的患者早在干预开始后 1 年就实现了向正常血糖水平的回归。在所有研究中,回归 NGR 的参与者在干预开始后 2 年为 20%,6 年为 52%。一项汇总分析显示,与未接受生活方式干预的参与者相比,接受生活方式干预的参与者在 3 年内实现正常血糖的可能性高 53%。在所有研究中,干预组和对照组之间 NGR 回归的中位风险差为 12 个百分点[15]。

在美国糖尿病预防计划(Diabetes Prevention Program,DPP)中,同时患有 IGT 和 IFG 的超重参与者被随机分配到安慰剂组、二甲双胍组(每天两次,每次 850mg)或强化生活方式干预组。生活方式干预组包括 16 节每周一次的课程和 8 节每月一次的课程,所有课程都侧重于将体重降低 7%,并将中等强度体力活动增加到每周 ≥150min[67]。在 2.8 年随访期结束时,二甲双胍和生活方式干预组在恢复正常 FBG 方面同样有效,但生活方式干预组在恢复正常餐后 2 小时血糖值方面更有效[67]。基线 FBG 和餐后 2 小时血糖值较低、年龄较小、胰岛素分泌较多和体重减轻是驱动血糖回归的重要因素[68]。在糖尿病前期治疗期间至少达到一次正常血糖调节的人比一直处于糖尿病前期的人进展为糖尿病的风险低 56%,且与组别无关[69]。

在蒂宾根生活方式干预计划(Tübingen lifestyle intervention program,TULIP)中,糖尿病前期的参与者接受了 9 个月的生活方式改变干预,包括营养学家提供的多达 10 次饮食咨询和每周至少进行 3h 中等强度运动的建议。作者将低葡萄糖处置指数或低胰岛素敏感性合并非酒精性脂肪肝,视为高风险表型。其他特征视为低风险表型。总体而言,干预结束时 67% 的低风险表型个体达到 NGR 状态,相比之下,只有 31% 的高风险表型个体达到这一状态。低风险参与者到达 NGR 的可能性是高风险参与者的四倍[70],见表 29-3-1。

表 29-3-1　生活方式干预对糖尿病前期预防和管理的影响 *

作者	生活方式干预	汇报的结果指标
预防干预		
Zhou 等，2017[66]	无糖耐量异常人群饮食和体力活动调整干预措施的荟萃分析	与常规护理相比，干预参与者降低了 FBG（−0.14mmol/L）和 HbA1c（−0.06%）
Zhou 等，2017[65]	无糖耐量异常人群饮食和体力活动调整干预措施的荟萃分析	与常规护理相比，干预参与者降低了体重（−3.9%）、SBP（−2.16mmHg）、DBP（−1.83mmHg）、TC（−0.10mmol/L）、LDL（−0.09mmol/L）、HDL（0.03mmol/L）和 TG（−0.08mmol/L）
管理干预		
Balk 等，2015[15]	饮食和体力活动改变干预措施的荟萃分析	• 20% 的干预参与者在两年时恢复为 NGR • 52% 的干预参与者在六年时恢复为 NGR
Perreault 等，2012[69]	教育课程的重点是将体重减轻 7% 并将 MVPA 提高到每周 ≥ 150min	• 23% 的生活方式、25% 的二甲双胍和 23% 的安慰剂参与者恢复了一次 NGR • 18% 的生活方式、11% 的二甲双胍和 9% 的安慰剂参与者恢复了两次 NGR • 9% 的生活方式、4% 的二甲双胍和 5% 的安慰剂参与者恢复了 3 次 NGR
Stefan 等，2015[70]	营养师的饮食咨询和每周至少进行 3h 中等强度运动的建议	• 67% 的低风险表型参与者恢复为 NGR • 31% 的高风险表型参与者恢复为 NGR
Kosaka 等，2005[71]	每 3~4 个月详细的生活方式改变说明	• 干预组 53.8% 的参与者恢复为 NGR • 对照组 33.9% 的参与者恢复为 NGR
Davy 等，2017[72]	每周 2 次抗阻训练，持续 3 个月	• 34% 的参与者恢复为 NGR
Stentz 等，2016[73]	6 个月内高蛋白饮食与高碳水化合物饮食	• 100% 的高蛋白饮食参与者恢复为 NGR • 33% 的高碳水化合物饮食参与者恢复为 NGR
Ramachandran 等，2010[76]	3 年内每月参加关于体力活动和饮食的面对面建议	• 35.7% 的单纯 IGT 参与者恢复为 NGR • 20.5% 的 IGT 和 IFG 参与者恢复为 NGR • 对照组中 14.1% 的参与者恢复为 NGR

*缩写：MVPA. 中等到高强度的体力活动；HbA1c. 糖化血红蛋白；FBG. 空腹血糖；SBP. 收缩压；DBP. 舒张压；LDL. 低密度脂蛋白；HDL. 高密度脂蛋白；TC. 总胆固醇；TG. 甘油三酯；NGR. 正常的葡萄糖调节；IGT. 糖耐量减低；IFG. 空腹血糖受损。

在日本，IGT 参与者的生活方式改变促进了正常血糖调节。男性参与者被随机分配到干预组或对照组，干预组每 3~4 个月进行详细的生活方式改变说明。两组都被建议保持正常体重（即 BMI ≤ 24kg/m²）。四年后，干预组（53.8%）比对照组（33.9%）有更多的参与者恢复 NGR，且体重下降与葡萄糖耐量改善相关[71]。

较小型、较短期的随访研究也显示，分别给予饮食和运动干预促进 NGR 恢复。在一项抗阻训练的随机对照试验中，糖尿病前期参与者每周进行两次抗阻训练，参与者中的 34% 在 3 个月时恢复正常血糖水平，32% 在 9 个月时恢复正常血糖水平，30% 在 15 个月时恢复正常血糖水平。患有单纯 IFG 或单纯 IGT 的受试者比同时患有 IFG 和 IGT 的受试者达到正常血糖的可能性更大[72]。在另一项为期六个月比较高蛋白饮食和高碳水化合物饮食的随机对照试验中，高蛋白饮食组的所有受试者都回归了 NGR，而高碳水化合物饮食组的受试者中只有 33% 达到了正常血糖[73]。

一些研究表明,生活方式干预对糖耐量的影响因糖尿病前期表型而异。在印度糖尿病预防计划-1(Indian Diabetes Prevention Program-1,IDPP-1)和印度糖尿病预防计划-2(Indian Diabetes Prevention Program-2,IDPP-2)中,生活方式的改变(即3年内每月参加关于体力活动和饮食的面对面建议)促进了NGR的回归。在IDPP-1研究中,参与者被随机分配到生活方式改良组、二甲双胍组、生活方式改良加二甲双胍组或对照组[74]。在IDPP-2研究中,另一组IGT患者被随机分配到生活方式改良加吡格列酮组或生活方式改良加安慰剂组[75]。两个项目的汇总分析表明,在单纯IGT患者中,生活方式改良组的正常血糖回归率(35.7%)与联合药物治疗组(38.2%)相似,且回归率均高于对照组(14.1%)。在同时患有IGT和IFG的患者中,对照组(15.4%)、生活方式改良组(20.5%)、生活方式改良加药物治疗组(5.3%)的回归率没有显著差异[76]。

其他专注于降低T2DM风险的生活方式改变干预措施在单纯IFG人群中发现了微小效果或无效。例如,在南亚人中实施的糖尿病社区生活方式改善计划(Diabetes Community Lifestyle Improvement Program,D-CLIP)发现,与同时患有IFG和IGT的参与者或单纯IGT者相比,单纯IFG参与者的T2DM风险降低不到一半[77]。与之类似,日本的一项研究显示,对生活方式改变的个性化指导和后续支持对于单纯IFG参与者无效[78]。这些研究表明,以改善胰岛素作用为重点的生活方式改变策略对于以胰岛素分泌为主要问题的人群可能效果有限,这些人群可能需要其他类型的干预措施[79]。最近的一篇综述表明,可以影响肥胖的干预措施为减缓β细胞功能缺陷的恶化提供了最佳临床证据[80]。另一项研究表明,尽管改善β细胞功能的机制不同,但都可以改善β细胞功能,尚不清楚哪种机制更有效[81]。对于存在胰岛素分泌缺陷的人,可能需要更结构化和更强化的生活方式改善措施。

29.4 有效生活方式干预过程的组成部分

生活方式干预研究表明,干预方式、参与者行为改变、体重减轻以及随后的胰岛素分泌和作用的改变都有助于高BMI人群恢复NGR(图29-4-1)。

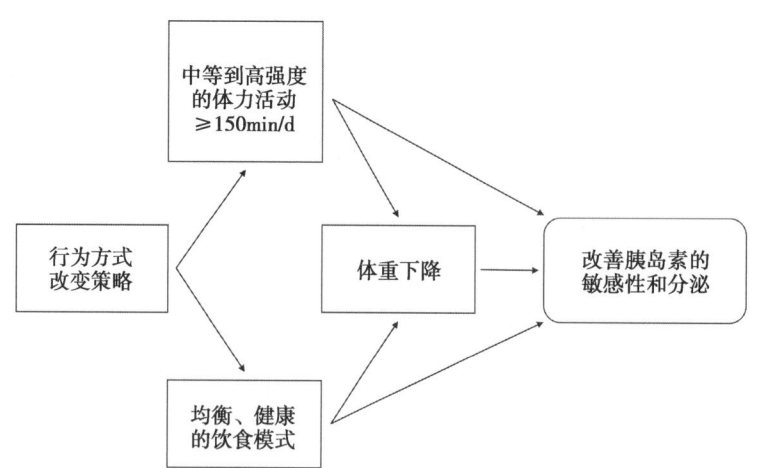

图29-4-1 能成功预防和管理糖尿病前期、提高胰岛素敏感性和分泌的生活方式干预的组成

29.4.1 干预方式

荟萃分析数据支持在没有 IGT 的成人中使用生活方式干预(单独饮食调整和饮食与体力活动调整相结合)可以改善葡萄糖调节[66]。具体而言,与对照组参与者相比,饮食干预实现了 FBG(-0.17mmol/L)和体重(-6.21%)的最大程度降低,其次是结合饮食和体力活动调整策略的干预措施(FBG 为 -0.15mmol/L,体重为 -4.12%)[66]。仅采用体力活动调整的干预措施对 FBG 和体重(-1.55%)的影响效果最低(-0.07mmol/L)[66]。在空腹胰岛素和稳态模型评估 - 估计胰岛素抵抗研究(homeostasis model assessment-estimated insulin resistance,HOMA-IR)中观察到类似的结果[66]。《社区指南》发现,饮食和体力活动干预相结合增加了实现 NGR 和改善 T2DM 与心血管疾病风险因素的可能性。《社区指南》还发现,与强度较低的干预措施相比,强度较高的干预措施实现了更高的 NGR 回归率[15]。总体而言,包括热量限制、体力活动和行为支持在内的多成分干预措施在改善葡萄糖耐量方面最为有效[66]。

29.4.2 减重

生活方式改变干预措施的研究表明,体重减轻和身体成分的改变可以改善血糖调节能力,并促进 NGR 的回归。美国糖尿病预防计划(DPP)和芬兰糖尿病预防研究(Diabetes Prevention Study,DPS)发现的体重减轻分别达到 7% 和 5%[67,82],并发现体重减轻与胰岛素敏感性和 β 细胞功能改善有关[83,84]。这两项研究都发现生活方式改变降低了 58% 的 T2DM 发病率,而这种改善主要是由于体重减轻[85,86]。在 DPP 中,较多的体重减轻意味着回归 NGR 的可能性增加 34%,这与年龄、性别、种族和基线血糖水平无关[68]。在另一项针对患有 IGT 的日本男性的生活方式干预研究中,在研究结束时,体重减轻 2kg 与血糖恢复正常相关[71]。最后,已经发现患有糖尿病前期的人进行渐进抗阻训练可以改善参与者的肌肉力量、瘦体重和代谢状态,其中瘦体重每增加一个百分点,血糖正常的概率就会增加 18%[72]。

另一些研究发现体重减轻和葡萄糖调节改善之间没有联系。例如,在一项对无 IGT、平均 BMI 为 30.3kg/m² 的人生活方式改变的荟萃分析中发现,体重变化的幅度和 FBG 变化幅度之间没有关联[66]。在 IDPP-1 试验中,生活方式干预组的 T2DM 风险降低了 28.5%,但体重没有显著降低。此外,在任何干预组中,体重减轻都与血糖降低无关[74]。已发现正常体重的印度人因 β 细胞功能障碍而面临更高的血糖异常风险[37,40]。这表明在低 BMI 人群中,体重减轻可能不是改善血糖调节的最有效策略。

29.4.3 胰岛素分泌和作用的变化

改善胰岛素敏感性和 β 细胞功能对于促进糖尿病前期患者血糖回归正常水平也很重要。DPP、DPS 和 IDPP-1 等大型干预研究表明,饮食和体力活动调整可以改善糖尿病前期患者 β 细胞功能和胰岛素敏感性[83,84,87]。在 DPP 试验中,改善 β 细胞胰岛素分泌和组织胰岛素敏感性可分别增加 9% 和 7% 的 NGR 回归率[68]。在 DPP 试验中,达到正常血糖的参与者在干预完成后的 5.7 年观察期内血糖维持正常的可能性也增加了 3 倍。这在一定程度上是由于在整个治疗期间和随后的观察期间,所有参与者接受持续较低强度的生活方式干预,所以 β 细胞功能和胰岛素敏感性的改善得以维持[69]。在 IDPP-1 试验中,只有在胰岛素敏感性改善且 β 细胞功能保持正常时,才出现生活方式干预组的 NGR 回归率高于对照组[87]。尽管这些试验仅针对糖尿病前期的个体,在血糖水平正常的人群中,类似的生活方式改进也能改善胰岛素敏感性和 β 细胞功能。

29.4.4 体力活动与饮食行为改变

最成功的生活方式改变干预措施,是 DPP、DPS 和 IDPP-1 试验中旨在促进体重减轻、改善饮食和增加体力活动的干预措施。在 DPS 试验中,干预目标是实现体重减轻 ≥ 5%,总脂肪摄入量减少至 30% 以下,饱和脂肪摄入量减少至 10% 以下,纤维摄入量增加至 15g/1 000kcal 以上,每天进行至少 30min 的中等强度体力活动[82]。在 DPP 试验中,生活方式干预目标是体重减轻 7%,中等强度体力活动增加至每周 ≥ 150min[67]。在 IDPP-1 试验中,建议参与者将中等强度的体力活动维持或增加到每天至少 30min,并减少总热量摄入,减少精制碳水化合物和脂肪的摄入,避免摄入糖,同时摄入富含纤维的食物[74],实现这些生活方式目标均与改善血糖调节和降低 T2DM 风险相关[85,86,88,89]。因此,促进高 BMI 人群的体重减轻、体力活动增加和饮食模式改善应该是糖尿病前期预防的目标策略。

体力活动包括任何由骨骼肌产生的需要能量消耗的身体活动,包括休闲活动、交通(如步行或骑自行车)、工作、做家务、玩耍、游戏和竞技运动或锻炼(表 29-4-1)[90]。许多体力活动及其强度与血糖调节标志物的改善有关。例如,中等到高强度的体力活动与 β 细胞功能增强和血糖调节有关,与体重减轻无关[91]。已发现结构化运动训练可改善糖尿病前期患者 β 细胞功能和胰岛素敏感性[81,92]。这些

表 29-4-1 世界卫生组织 2010 年体力活动定义

体力活动	定义
运动	一种有计划、有组织、重复和有目的的体力活动,其目的是保持身体健康或改善身体的一个或多个组成部分
缺乏体力活动	缺乏体力活动或运动,通常定义为不符合国际体力活动建议
体力活动	骨骼肌产生的任何需要能量消耗的身体运动
类型	参与体力活动的方式。体力活动的类型有多种形式:有氧、力量、柔韧性、平衡
频率	进行活动或运动的次数。频率通常以每周的节数、段数或回合数来表示
持续时间	进行活动或运动的时间长度。持续时间通常以分钟表示
强度	进行活动的速度或进行活动或运动所需的努力程度
	• 低强度:在绝对范围内,低强度是指以低于休息强度 3.0 倍的强度进行的活动。在相对于个人能力的量表上,低强度的体力活动是在 0~10 的量表中小于 4 的活动(例如,步行、烹饪)
	• 中等强度:在绝对量表上,中等强度是指以休息强度的 3.0~5.9 倍进行的活动。在相对于个人能力的量表上,中等强度的体力活动通常是 0~10 的量表中 5 或 6 的活动(例如,快走、骑自行车、慢跑)
	• 高强度:在绝对量表上,高强度是指成人以休息强度的 6.0 倍或以上进行的活动,对于儿童和青少年通常为 7.0 倍或以上。在相对于个人能力的量表上,高强度的体力活动通常是 0~10 的量表中 7 或 8 的活动(例如,跑步、游泳、踢足球)

• 绝对强度可以由正在执行的工作速率决定(例如,每千克每分钟消耗的氧气毫升数),而相对强度是个人最大心率或有氧能力(VO_{2max})的百分比[90]。

效果与普通抗糖尿病药物相当,甚至更好[44,92]。为了实现这些益处,国际指南建议 18 岁及以上的成年人每周进行 150min 中等强度或 75min 高强度有氧体育运动(或两者结合),每次至少 10min,每周两天或更多天进行涉及主要肌群的强化活动[90]。

世界上 1/4 的成人不符合这些体力活动建议[93],鉴于全球 6.7% 的人口患有糖尿病前期[24],增加体力活动的战略是必不可少的。为了促进对体力活动或运动的参与,逐步增加运动的次数和强度可能会提高坚持性和可接受性[94],包括有氧和抗阻训练的项目可以促进坚持性,可能是因为它们允许参与者进行各式各样的运动[95]。如糖尿病前期风险教育和体力活动建议和鼓励项目(pre-diabetes risk education and physical activity recommendation and encouragement,PREPARE)中所示,简单的工具(如计步器)也可以用于提高体力活动和改善葡萄糖水平[96]。然而,帮助人们从事增进健康的体力活动将需要超越传统的独立观点,需要多层次的方法,使人们在生活、学习、工作和娱乐的地方更容易进行体力活动。这种策略的具体例子包括行为和社会方法、宣传活动、环境和政策方法,这些方法在增加不同年龄、社会群体、社区和国家的体力活动方面都是有效的[98]。

关于饮食改变对葡萄糖调节影响的证据主要集中在糖尿病前期或 T2DM 人群。一般来说,这些研究表明,减少热量摄入和改善饮食结构对糖尿病前期的预防和管理很重要。例如,对 Whitehall Ⅱ 队列人群的前瞻性分析表明,与不健康饮食(全脂乳制品、精制谷物、加工肉类和油炸食品)相比,健康饮食(富含纤维的低脂肪饮食)降低了 15 年患 T2DM 和死于冠状动脉事件或非致命性心肌梗死的风险[99]。同样,DASH(富含蔬菜、水果和低脂乳制品的低脂肪、高纤维饮食)与患 T2DM 风险呈负相关[100]。在 DPS 中,食用低脂肪、高纤维的饮食对持续减肥有剂量依赖性影响,并且与降低 T2DM 风险相关[101]。

与单糖和碳水化合物含量较高的饮食相比,低饱和脂肪和高不饱和脂肪、水果、蔬菜和纤维摄入量的饮食(如地中海饮食)也有利于 T2DM 患者的血糖控制[102]。此外,在 PREDIMED-Reus 营养干预随机试验中[103],补充特级初榨橄榄油或混合坚果的地中海式饮食(大量摄入蔬菜、豆类、水果、坚果、鱼和橄榄油,少量食用肉类、高脂肪乳制品和加工食品)与低脂肪饮食相比,T2DM 风险降低 51%~52%[103]。地中海饮食组的参与者显著降低了高空腹血糖的患病率[104]。此外,降低血糖指数和血糖负荷的饮食也有助于防止 T2DM 的发展[105],并且单独减少单糖的摄入(没有体重减轻)可以改善肥胖 T2DM 患者的血糖控制[106]。行为改变是困难的,应该随着时间的推移逐渐进行监督,从微小的改变开始(例如,偶尔吃油炸食品或从白面包换成全麦面包)。然而,如果个人没有工具来进行持久的行为改变,即使是渐进的改变也是困难的。这就是为什么成功的项目,如 DPP 和 DPS,采用行之有效的行为改变技术(例如,目标设定、行动计划和问题解决)[107]来使参与者具备采取和保持健康行为所需的自我调节技能。为了改变行为,个人必须对自己的成功能力(即自我效能)、解决问题和适应的能力(即自我调节)以及克服行为改变障碍的工具有信心。为了促进生活方式的行为改变,帮助参与者设定生活方式目标、提供关于当前行为健康结果的信息,以及使用后续提示和计划,已经被证明是有效的行为改变技术[108,109]。同样,同理心、非批判性互动和具体的个性化建议也是减肥咨询的重要组成部分[110]。

社会支持,以团体为基础的减肥计划或步行团体提供的支持,也是帮助人们成功改变行为的有效工具,并且可用于帮助在改变生活方式的尝试中有失败风险的人。研究表明,高 BMI、焦虑、抑郁或压力大的患者可能需要额外的支持鼓励来改变并坚持这些改变[112]。最后,生活方式信息应该与文化适应,以提高可接受性和依从性。对待患者时保持文化敏感可以使他们更容易接受健康信息[113,114]。此外,与文化相适应的建议可以更容易地被立即使用,因为参与者不必自己修改建议来考虑他们社区中常见的食物和体力活动选择。

最后,科技可以用来促进行为改变。例如,一项对移动健康干预的荟萃分析发现,智能手机应用程序可用于提供经证实的行为改变技术,如提醒、远程监控和辅导,使糖尿病患者的 HbA1c 水平得到适度改善[115]。另一项荟萃分析显示,技术提供的干预措施(例如,视频、基于网络的资源、基于电话的咨询及手机短信)可以促进具有临床意义的体重减轻和改善糖尿病前期患者的血糖[116],基于互联网的策略和智能手机应用程序也可以用于将难以接触到体力活动的人群与可用的预防资源联系起来[117]。虽然前景看好,但扩大健康技术的使用以有效支持生活方式行为的改变,同时安全地共享数据和保护隐私,仍是需要完善的工作[118]。

总的来说,生活方式干预可以改善无 IGT 者的葡萄糖调节,并促进糖尿病前期患者回归 NGR。此外,生活方式干预可能对 HbA1c、空腹血糖及胰岛素水平的分布改善有重要益处[66]。然而,这种干预措施可能不能阻止有更严重 β 细胞缺陷的人变成糖尿病前期。因此,密切关注这些人是至关重要的。此外,对于这些个体和那些在糖耐量减低之后很晚才开始改变生活方式的人来说,可能需要更早使用降糖药物作为生活方式干预的补充。美国糖尿病协会建议,糖尿病前期患者,尤其是 BMI ≥ 35kg/m^2、年龄<60 岁、有妊娠糖尿病史的女性和/或尽管有生活方式干预但 HbA1c 升高的患者,应考虑使用二甲双胍进行治疗[1]。

29.5 真实世界中糖尿病前期的预防和管理

上面讨论的生活方式干预研究是密集型研究,通常在同类人群中进行评估,在高度控制的环境中实施,并且通常由医疗保健专业人员进行。这些干预研究的效果来自于在最佳条件下进行的研究(功效研究),并且可能高估了在现实条件应用干预措施所产生的实际效果(有效性)[119]。有效性研究是在临床和社区环境中进行的,作为常规实践的一部分,并提供更类似于真实世界中可能实现的干预效果的评估。有效性研究可以提供证据证明哪些生活方式干预是有效的,对哪类人有效,在什么条件下有效[120]。

考虑到这一目标,研究人员采用了经过验证的生活方式干预措施,以降低成本,提高推广的可行性,并促进在各种社区环境中的实施——在这些环境中可以接触到不同的人群。例如,最初的 DPP 课程已被改编为基于团体的推广,已在基督教青年会、教堂、初级保健诊所和其他社区环境中提供,并已由训练有素的工作人员、医师、非专业社区成员和技术辅助设备(如互联网和短信)推广[121-133]。这些经 DPP 调整的干预措施已经实现了 1.9~8.7kg 的体重减轻[122,123,125,126,128-132,134],并实现了 −0.12~−0.5mmol/L 的 FBG 改善[123,125,129,131,135-137]。

许多转化型 T2DM 预防项目已经在世界范围内进行了测试,证据总结支持了它们的有效性。对在美国实施的 26 项糖尿病预防计划转化研究进行的荟萃分析发现,不管干预措施是由医疗保健专业人员还是非专业社区教育者实施的,生活方式干预措施都实现了 4% 的体重减轻[138]。另一项荟萃分析总结了来自 11 个国家的 22 项 T2DM 转化预防计划的效果,表明生活方式干预措施实现了 2.3kg 的体重减轻,尽管各研究之间的效果差异很大[139]。与效果异质性相关的因素包括干预剂量(例如,已实施的疗程数和对指南的遵守情况)、干预实施代理人(如医疗从业者、社区成员)、所采用的研究设计以及随访期的长度[138,139]。现实生活方式干预研究对预防糖尿病前期或回归 NGR 的综合效果尚未进行探索。

虽然可用的证据来自 T2DM 预防研究,但证据揭示了这些策略有可能预防或治疗糖尿病前期,并可在临床和社区环境中实施。事实上,几项转换研究已经在不同的临床环境中采用了 T2DM 预防策略,证明了改善患者生活方式行为的可行性和有效性[123,130,136,140-142]。此外,一项荟萃分析表明,在常规临床实践中,针对 T2DM 预防的饮食和体力活动咨询是可行的,并可促进有糖尿病前期或 T2DM 风险的患者体重和腰围的降低[143]。总体而言,证据支持 T2DM 预防计划的有效性和可行性,该计划使用多种推广形式(例如,团体或个人)、不同实施者(例如,医疗保健专业人员和社区成员)、不同环境(例如,诊所和健身中心)、不同干预剂量(例如,干预课程的次数)和不同人群[15,138,139]。

旨在促进健康生活方式的环境和政策方法也已在社区、州和国家范围内实施。一个突出的例子是几个国家为阻止含糖饮料的消费而征收的汽水税[144]。美国的费城和加利福尼亚州已经引入了汽水税,几个城市目前正在实施或计划实施类似的措施。一项为期 20 年的美国纵向研究发现,汽水价格上涨 1 美元,成人的每日能量摄入就会减少,体重就会降低,胰岛素抵抗也会降低[145]。虽然汽水税的影响仍在评估中,但这种政策策略可能是解决过度消费、帮助减少能量摄入和潜在帮助减肥的方法。

改善饮食和体育健身环境是另一个促进健康饮食和体力活动的社区方法的例子。例如,提供高质量的娱乐设施或公园、人行道、步行道和自行车道等,可以促进成人的体力活动[146]。事实上,人们发现物理环境的变化,如一般步道和在街道上修建人行道和骑行道的政策,可以促进美国城市的主动交通模式(步行、骑车)[147]。旨在改变食品环境的努力也受到了考验。例如,在预制食品店(如引入标签和健康菜单)和小的社区商店(如增加健康食品的可获得性和购买点促销)的干预在意识和饮食行为方面显示出有希望的结果[148,149]。

最后,经过验证的 T2DM 预防项目已经在美国大规模实施。例如,美国糖尿病预防计划已作为一个国家计划推出,并在不同的社区环境中提供。该计划是基于行之有效的包括 16 个小组教育会议的 DPP 课程,每月由训练有素的生活方式教练提供后续服务[150]。医疗保险也做出了贡献,现在在被诊断为糖尿病前期的医疗保险受益人中提供了结构化的生活方式改变策略[151]。同样,退伍军人健康管理局医疗保健系统引入了"行动起来!"计划,这是美国医疗保健系统中实施的最大的 T2DM 预防计划。该计划包括关于营养、体力活动、自我管理和目标设定的互动教育课程,面向超重/肥胖和体重相关疾病的患者。参与这个项目与体重减轻和减少 T2DM 发病率有关[152]。

29.6 结论

糖尿病前期是一个经济成本很高的健康问题,也是全球糖尿病发病和死亡的主要原因。生活方式干预计划是改善糖耐量,改善正常人群的血糖调节,和促进糖尿病前期人群回归正常血糖调节的有希望的策略(参见"临床应用"部分)。需要更多的研究来深入了解生活方式干预对不同糖尿病前期种类(即单纯 IFG 与单纯 IGT)的影响。专注于帮助参与者增加体力活动和改善饮食、促进体重减轻(高 BMI 人群),以及改善胰岛素分泌作用的干预措施是最有希望的。现有证据支持生活方式干预在临床和社区环境、推行方式、实施者和人群中的有效性。旨在促进健康生活方式的环境和政策方法也在社区、州和全国范围内实施,取得了可喜的成果。医疗保健专业人员、社区和医疗保健系统的相互协调合作,能够给个人提供他们所需要的教育、支持和机会以维持健康的生活,维持正常的葡萄糖代谢,促进从糖尿病前期到正常葡萄糖代谢的回归,并防止或延迟从糖尿病前期到 T2DM 的病情进展。

临床应用

- 应提高患者和医疗保健专业人员的糖尿病前期意识,以降低其下游经济成本、发病率、生活质量的下降、血糖异常引起的慢性疾病的死亡率和糖尿病相关并发症,尤其是心血管疾病。
- 作为常规临床实践的一部分,应尽早进行糖尿病前期筛查和积极的病例搜索。这可以通过有针对性的筛查来实现,即使用风险评分来识别应该接受血糖测试的人。
- 糖尿病前期的诊断标准包括空腹血糖 100~125mg/dl、餐后 2 小时血糖 140~199mg/dl 和糖化血红蛋白(HbA1c)5.7%~6.4%。
- 生活方式改变干预措施采用成熟的行为改变技术来改善饮食和体力活动行为,并促进高 BMI 人群的体重减轻,可有效逆转和控制糖尿病前期。
- 根据糖尿病护理指南的建议,临床医师应识别糖尿病前期患者,并向他们推行社区中最合适的生活方式计划。

(*Karla I. Galaviz*, PhD, MSc, *Lisa Staimez*, PhD, MPH, *Lawrence S. Phillips*, MD, *and Mary Beth Weber*, PhD, MPH 著　黄榕翀　译　李泽亚　校)

参考文献

1. American Diabetes Association. Standards of medical care in diabetes – 2017. *Diabetes Care* 2017;40(Supplement 1):S4–S132.
2. World Health Organization. *About Diabetes: Intermediate States of Hyperglycemia*, 1999. Available at http://www.who.int/diabetes/action_online/basics/en/index2.html. Accessed on October 6, 2017.
3. Nathan DM, Davidson MB, DeFronzo RA, Heine RJ, Henry RR, Pratley R, Zinman B, and American Diabetes Association. Impaired fasting glucose and impaired glucose tolerance: Implications for care. *Diabetes Care* 2007;30(3):753–759.
4. Yudkin JS and Montori VM. The epidemic of pre-diabetes: The medicine and the politics. *BMJ* 2014;349. PMC4707710. https://www.bmj.com/content/349/bmj.g4485.long
5. Levitan EB, Song Y, Ford ES, and Liu S. Is nondiabetic hyperglycemia a risk factor for cardiovascular disease? A meta-analysis of prospective studies. *Archives of Internal Medicine* 2004;164(19):2147–2155.

6. Brunner EJ, Shipley MJ, Witte DR, Fuller JH, and Marmot MG. Relation between blood glucose and coronary mortality over 33 years in the Whitehall study. *Diabetes Care* 2006;29(1):26–31.
7. Gerstein HC, Santaguida P, Raina P, Morrison KM, Balion C, Hunt D, Yazdi H, and Booker L. Annual incidence and relative risk of diabetes in people with various categories of dysglycemia: A systematic overview and meta-analysis of prospective studies. *Diabetes Research and Clinical Practice* 2007;78(3):305–312. PMID: 17601626.
8. Tabák AG, Herder C, Rathmann W, Brunner EJ, Kivimäki M, and Prediabetes: A high-risk state for developing diabetes. *The Lancet* 2012;379(9833):2279–2290.
9. Dall TM, Yang W, Halder P, Pang B, Massoudi M, Wintfeld N, Semilla AP, Franz J, and Hogan PF. The economic burden of elevated blood glucose levels in 2012: Diagnosed and undiagnosed diabetes, gestational diabetes mellitus, and prediabetes. *Diabetes Care* 2014;37(12):3172–3179.
10. Cefalu WT, Petersen MP, and Ratner RE. The alarming and rising costs of diabetes and prediabetes: A call for action! *Diabetes Care* 2014;37(12):3137–3138.
11. Stevens JW, Khunti K, Harvey R, Johnson M, Preston L, Woods HB, Davies M, and Goyder E. Preventing the progression to type 2 diabetes mellitus in adults at high risk: A systematic review and network meta-analysis of lifestyle, pharmacological and surgical interventions. *Diabetes Research and Clinical Practice* 2015;107(3):320–331.
12. Yuen A, Sugeng Y, Weiland TJ, and Jelinek GA. Lifestyle and medication interventions for the prevention or delay of type 2 diabetes mellitus in prediabetes: A systematic review of randomised controlled trials. *Australian and New Zealand Journal of Public Health* 2010;34(2):172–178.
13. Merlotti C, Morabito A, and Pontiroli AE. Prevention of type 2 diabetes: A systematic review and meta-analysis of different intervention strategies. *Diabetes, Obesesity and Metabolism* 2014;16(8):719–727.
14. Haw JS, Galaviz KI, Straus AN, Magee MJ, Weber MB, Wei J, Kowalski AJ, Narayan KMV, and Ali MK. Long-term sustainability of diabetes prevention approaches: A meta-analysis of randomized controlled trials. *JAMA Internal Medicine* 2017;177(11):1808–1817. doi: 10.1001/jamainternmed.2017.6040
15. Balk EM, Earley A, Raman G, Avendano EA, Pittas AG, and Remington PL. Combined diet and physical activity promotion programs to prevent type 2 diabetes among persons at increased risk: A systematic review for the community preventive services task force. *Annals of Internal Medicine* 2015;163(6):437–451. PMC4692590
16. Phung OJ, Baker WL, Tongbram V, Bhardwaj A, and Coleman CI. Oral antidiabetic drugs and regression from prediabetes to normoglycemia: A meta-analysis. *Annals of Pharmacotherapy* 2012;46(4):469–476.
17. Garber AJ, Abrahamson MJ, Barzilay JI, Blonde L, Bloomgarden ZT, Bush MA, Dagogo-Jack S, DeFronzo RA, Einhorn D, Fonseca VA, Garber JR, Garvey WT, Grunberger G, Handelsman Y, Hirsch IB, Jellinger PS, McGill JB, Mechanick JI, Rosenblit PD, and Umpierrez GE. Consensus statement by the American Association of clinical endocrinologists and American College of endocrinology on the comprehensive type 2 diabetes management algorithm – 2017 Executive summary. *Endocrine Practice* 2017;23(2):207–238.
18. Shepherd PR and Kahn BB. Glucose transporters and insulin action – Implications for insulin resistance and diabetes mellitus. *New England Journal of Medicine* 1999;341(4):248–257.
19. Schulz LO, Bennett PH, Ravussin E, Kidd JR, Kidd KK, Esparza J, and Valencia ME. Effects of traditional and western environments on prevalence of type 2 diabetes in Pima Indians in Mexico and the U.S. *Diabetes Care* 2006;29(8):1866–1871.
20. Abdul-Ghani MA and DeFronzo RA. Pathophysiology of prediabetes. *Current Diabetes Reports* 2009;9:193–199.
21. The Emerging Risk Factors Collaboration. Glycated hemoglobin measurement and prediction of cardiovascular disease. *JAMA* 2014;311(12):1225–1233.
22. The Emerging Risk Factors Collaboration. Diabetes mellitus, fasting glucose, and risk of cause-specific death. *New England Journal of Medicine* 2011;364(9):829–841.
23. Unwin N, Shaw J, Zimmet P, and Alberti KG. Impaired glucose tolerance and impaired fasting glycaemia: The current status on definition and intervention. *Diabetic Medicine* 2002;19(9):708–723.
24. International Diabetes Federation. *IDF Diabetes Atlas*, 7th edition, 2015. Available at http://www.idf.org/diabetesatlas. Accessed on September 25, 2017.
25. Anjana RM, Pradeepa R, Deepa M, Datta M, Sudha V, Unnikrishnan R, Bhansali A, Joshi SR, Joshi PP, Yajnik CS, Dhandhania VK, Nath LM, Das AK, Rao PV, Madhu SV, Shukla DK, Kaur T, Priya M, Nirmal E, Parvathi SJ, Subhashini S, Subashini R, Ali MK, and Mohan V. Prevalence of diabetes and prediabetes (impaired fasting glucose and/or impaired glucose tolerance) in urban and rural India: Phase I results of the Indian Council of Medical Research – INdia DIABetes (ICMR–INDIAB) study. *Diabetologia* 2011;54(12):3022–3027.
26. Yang W, Lu J, Weng J, Jia W, Ji L, Xiao J, Shan Z, Liu J, Tian H, Ji Q, Zhu D, Ge J, Lin L, Chen L, Guo X, Zhao Z, Li Q, Zhou Z, Shan G, and He J. Prevalence of diabetes among men and women in China. *New England Journal of Medicine* 2010;362(12):1090–1101.
27. Abdul-Ghani MA, Tripathy D, and Defronzo RA. Contributions of B-cell dysfunction and insulin resistance to the pathogenesis of impaired glucose tolerance and impaired fasting glucose. *Diabetes Care* 2006;29:1130–1139.
28. Jaacks LM, Siegel KR, Gujral UP, and Narayan KM. Type 2 diabetes: A 21st century epidemic. *Best Practice & Research Clinical Endocrinology & Metabolism* 2016;30(3):331–343.
29. International Diabetes Federation. *Diabetes Atlas*, 2nd, 3rd, 4th editions. 2003, 2006, 2009. Available at http:// www.idf.org/diabetesatlas/5e/previous-editions
30. Centers for Disease Control and Prevention. *National Diabetes Statistics Report, 2017.* Atlanta, GA: Centers for Disease Control and Prevention, U.S. Dept of Health and Human Services, 2017.
31. Cowie CC, Rust KF, Ford ES, Eberhardt MS, Byrd-Holt DD, Li C, Williams DE, Gregg EW, Bainbridge KE, Saydah SH, and Geiss LS. Full accounting of diabetes and pre-diabetes in the U.S. population in 1988–1994 and 2005–2006. *Diabetes Care* 2009;32(2):287–294.
32. DECODE Study Group. Age- and sex-specific prevalences of diabetes and impaired glucose regulation in 13 European cohorts. *Diabetes Care* 2003;26(1):61–69.
33. Lee LT, Alexandrov AW, Howard VJ, Kabagambe EK, Hess MA, McLain RM, Safford MM, and Howard G. Race, regionality and pre-diabetes in the Reasons for Geographic and Racial Differences in Stroke (REGARDS) study. *Preventive Medicine* 2014;63:43–47.
34. Gujral UP, Narayan KMV, Kahn SE, and Kanaya AM. The relative associations of β-cell function and insulin sensitivity with glycemic status and incident glycemic progression in migrant Asian Indians in the United States: The MASALA study. *Journal of Diabetes and its Complications* 2014;28(1):45–50.
35. Edelstein SL, Knowler WC, Bain RP, Andres R, Barrett-Connor EL, Dowse GK, Haffner SM, Pettitt DJ, Sorkin JD, Muller DC, Collins VR, and Hamman RF. Predictors of progression from impaired glucose tolerance to NIDDM: An analysis of six prospective studies. *Diabetes* 1997;46(4):701–710. 2517225.
36. Stefan N, Fritsche A, Schick F, and Häring H-U. Phenotypes of prediabetes and stratification of cardiometabolic risk. *The Lancet Diabetes and Endocrinology* 2016;4(9):789–798.
37. Sattar N and Gill JM. Type 2 diabetes in migrant south Asians: Mechanisms, mitigation, and management. *The Lancet Diabetes and Endocrinology* 2015;3(12):1004–1016.
38. Ikehara S, Tabák AG, Akbaraly TN, Hulmán A, Kivimäki M, Forouhi NG, Iso H, and Brunner EJ. Age trajectories of glycaemic traits in non-diabetic south Asian and white individuals: The whitehall II cohort study. *Diabetologia* 2015;58:534–542.
39. Staimez LR, Deepa M, Ali MK, Mohan V, Narayan KM, and Hanson RL. The tale of two Indians: A comparison of beta-cell function and insulin resistance between Pima Indians and Asian Indians [Abstract]. *Diabetes* 2014;63(Suppl. 1):A400.
40. Kanaya AM, Herrington D, Vittinghoff E, Ewing SK, Liu K, Blaha MJ, Dave SS, Qureshi F, and Kandula NR. Understanding the high prevalence of diabetes in U.S. south Asians compared with four racial/ethnic groups: The MASALA and MESA studies. *Diabetes Care* 2014;37(6):1621–1628. PMC4030091.
41. Ferrannini E, Gastaldelli A, and Iozzo P. Pathophysiology of prediabetes. *Medical Clinics of North America* 2011;95(2):327–339.
42. Amati F, Dube JJ, Coen PM, Stefanovic-Racic M, Toledo FG, and Goodpaster

BH. Physical inactivity and obesity underlie the insulin resistance of aging. *Diabetes Care* 2009;32(8):1547–1549.
43. Barres R and Zierath JR. The role of diet and exercise in the transgenerational epigenetic landscape of T2DM. *Nature Reviews Endocrinology* 2016;12(8):441–451.
44. Fiuza-Luces C, Garatachea N, Berger NA, and Lucia A. Exercise is the real polypill. *Physiology* 2013;28(5):330–358.
45. Engeda J, Mezuk B, Ratliff S, and Ning Y. Association between duration and quality of sleep and the risk of pre-diabetes: Evidence from NHANES. *Diabetic Medicine* 2013;30(6):676–680.
46. Piatti P, Setola E, Galluccio E, Costa S, Fontana B, Stuccillo M, Crippa V, Cappelletti A, Margonato A, Bosi E, and Monti LD. Smoking is associated with impaired glucose regulation and a decrease in insulin sensitivity and the disposition index in first-degree relatives of type 2 diabetes subjects independently of the presence of metabolic syndrome. *Acta Diabetologica* 2014;51(5):793–799.
47. Cullmann M, Hilding A, and Ostenson CG. Alcohol consumption and risk of pre-diabetes and type 2 diabetes development in a Swedish population. *Diabetic Medicine* 2012;29(4):441–452.
48. Kahn SE, Hull RL, and Utzschneider KM. Mechanisms linking obesity to insulin resistance and type 2 diabetes. *Nature* 2006;444(7121):840–846.
49. Furukawa S, Fujita T, Shimabukuro M, Iwaki M, Yamada Y, Nakajima Y, Nakayama O, Makishima M, Matsuda M, and Shimomura I. Increased oxidative stress in obesity and its impact on metabolic syndrome. *Journal of Clinical Investigation* 2004;114(12):1752–1761. 535065.
50. Erion DM and Shulman GI. Diacylglycerol-mediated insulin resistance. *Nature Medicine* 2010;16(4):400–402.
51. Samuel VT, Petersen KF, and Shulman GI. Lipid-induced insulin resistance: Unravelling the mechanism. *Lancet* 2010;375(9733):2267–2277. 2995547.
52. Boden G. Role of fatty acids in the pathogenesis of insulin resistance and NIDDM. *Diabetes* 1997;46(1):3–10.
53. Randle PJ, Garland PB, Hales CN, and Newsholme EA. The glucose fatty-acid cycle. Its role in insulin sensitivity and the metabolic disturbances of diabetes mellitus. *Lancet* 1963;1(7285):785–789.
54. Trolice MP. Defining prediabetes in polycystic ovarian syndrome. *Open Journal of Obstetrics and Gynecology* 2011;1:36–41.
55. Dunaif A, Segal KR, Shelley DR, Green G, Dobrjansky A, and Licholai T. Evidence for distinctive and intrinsic defects in insulin action in polycystic ovary syndrome. *Diabetes* 1992;41(10):1257–1266.
56. Schenk S and Horowitz JF. Acute exercise increases triglyceride synthesis in skeletal muscle and prevents fatty acid-induced insulin resistance. *Journal of Clinical Investigation* 2007;117(6):1690–1698. 1866251.
57. Lund S, Holman GD, Schmitz O, and Pedersen O. Contraction stimulates translocation of glucose transporter GLUT4 in skeletal muscle through a mechanism distinct from that of insulin. *Proceedings of the National Academy of Sciences USA* 1995;92(13):5817–5821. 41592.
58. Sato Y, Nagasaki M, Nakai N, and Fushimi T. Physical exercise improves glucose metabolism in lifestyle-related diseases. *Experimental Biology and Medicine* 2003;228(10):1208–1212.
59. Simpson KA and Singh MA. Effects of exercise on adiponectin: A systematic review. *Obesity* 2008;16(2):241–256.
60. Berg AH and Scherer PE. Adipose tissue, inflammation, and cardiovascular disease. *Circulation Research* 2005;96(9):939–949.
61. Kawano J and Arora R. The role of adiponectin in obesity, diabetes, and cardiovascular disease. *Journal of the CardioMetabolic Syndrome* 2009;4(1):44–49.
62. Goodyear LJ and Kahn BB. Exercise, glucose transport, and insulin sensitivity. *Annual Review of Medicine* 1998;49:235–261.
63. Butler AE, Janson J, Bonner-Weir S, Ritzel R, Rizza RA, and Butler PC. Beta-cell deficit and increased beta-cell apoptosis in humans with type 2 diabetes. *Diabetes* 2003;52(1):102–110.
64. Beaudry JL and Riddell MC. Effects of glucocorticoids and exercise on pancreatic beta-cell function and diabetes development. *Diabetes Metabolism Research Reviews* 2012;28(7):560–573.
65. Zhang X, Devlin HM, Smith B, Imperatore G, Thomas W, Lobelo F, Ali MK, Norris K, Gruss S, Bardenheier B, Cho P, Garcia de Quevedo I, Mudaliar U, Jones CD, Durthaler JM, Saaddine J, Geiss LS, and Gregg EW. Effect of lifestyle interventions on cardiovascular risk factors among adults without impaired glucose tolerance or diabetes: A systematic review and meta-analysis. *PLoS One* 2017;12(5):e0176436.
66. Zhang X, Imperatore G, Thomas W, Cheng YJ, Lobelo F, Norris K, Devlin HM, Ali MK, Gruss S, Bardenheier B, Cho P, Garcia de Quevedo I, Mudaliar U, Saaddine J, Geiss LS, and Gregg EW. Effect of lifestyle interventions on glucose regulation among adults without impaired glucose tolerance or diabetes: A systematic review and meta-analysis. *Diabetes Research and Clinical Practice* 2017;123:149–164.
67. Diabetes Prevention Program Research Group. Reduction in the incidence of type 2 diabetes with lifestyle intervention or metformin. *New England Journal of Medicine* 2002;346(6):393–403.
68. Perreault L, Kahn SE, Christophi CA, Knowler WC, and Hamman RF, Diabetes prevention program research group. Regression from pre-diabetes to normal glucose regulation in the diabetes prevention program. *Diabetes Care* 2009;32(9):1583–1588. PMC2732165.
69. Perreault L, Pan Q, Mather KJ, Watson KE, Hamman RF, and Kahn SE. Effect of regression from prediabetes to normal glucose regulation on long-term reduction in diabetes risk: Results from the diabetes prevention program outcomes study. *The Lancet* 2012;379(9833):2243–2251.
70. Stefan N, Staiger H, Wagner R, Machann J, Schick F, Haring HU, and Fritsche A. A high-risk phenotype associates with reduced improvement in glycaemia during a lifestyle intervention in prediabetes. *Diabetologia* 2015;58(12):2877–2884.
71. Kosaka K, Noda M, and Kuzuya T. Prevention of type 2 diabetes by lifestyle intervention: A Japanese trial in IGT males. *Diabetes Research and Clinical Practice* 2005;67(2):152–162.
72. Davy BM, Winett RA, Savla J, Marinik EL, Baugh ME, Flack KD, Halliday TM, Kelleher SA, Winett SG, Williams DM, and Boshra S. Resist diabetes: A randomized clinical trial for resistance training maintenance in adults with prediabetes. *PLoS One* 2017;12(2):e0172610.
73. Stentz FB, Brewer A, Wan J, Garber C, Daniels B, Sands C, and Kitabchi AE. Remission of pre-diabetes to normal glucose tolerance in obese adults with high protein versus high carbohydrate diet: Randomized control trial. *BMJ Open Diabetes Research care* 2016;4(1):e000258.
74. Ramachandran A, Snehalatha C, Mary S, Mukesh B, Bhaskar AD, Vijay V, and Indian Diabetes Prevention Programme. The Indian diabetes prevention programme shows that lifestyle modification and metformin prevent type 2 diabetes in Asian Indian subjects with impaired glucose tolerance (IDPP-1). *Diabetologia* 2006;49(2):289–297.
75. Ramachandran A, Snehalatha C, Mary S, Selvam S, Kumar CK, Seeli AC, and Shetty AS. Pioglitazone does not enhance the effectiveness of lifestyle modification in preventing conversion of impaired glucose tolerance to diabetes in Asian Indians: Results of the Indian Diabetes Prevention Programme-2 (IDPP-2). *Diabetologia* 2009;52(6):1019–1026.
76. Ramachandran A, Arun N, Shetty AS, and Snehalatha C. Efficacy of primary prevention interventions when fasting and postglucose dysglycemia coexist: Analysis of the Indian Diabetes Prevention Programmes (IDPP-1 and IDPP-2). *Diabetes Care* 2010;33(10):2164–2168. PMC2945153.
77. Weber MB, Ranjani H, Staimez LR, Anjana RM, Ali MK, Narayan KM, and Mohan V. The stepwise approach to diabetes prevention: Results from the D-CLIP randomized controlled trial. *Diabetes Care* 2016;39(10):1760–1767. PMC5033082.
78. Saito T, Watanabe M, Nishida J, Izumi T, Omura M, Takagi T, Fukunaga R, Bandai Y, Tajima N, Nakamura Y, Ito M, and Zenshaeren Study for Prevention of Lifestyle Diseases Group. Lifestyle modification and prevention of type 2 diabetes in overweight Japanese with impaired fasting glucose levels: A randomized controlled trial. *Archives of Internal Medicine* 2011;171(15):1352–1360.
79. Narayan KMV. Type 2 diabetes: Why we are winning the battle but losing the war? 2015 Kelly West Award Lecture. *Diabetes Care* 2016;39:653–663.
80. Page KA and Reisman T. Interventions to preserve beta-cell function in the management and prevention of type 2 diabetes. *Current Diabetes Reports* 2013;13(2):252–260.
81. Slentz CA, Tanner CJ, Bateman LA, Durheim MT, Huffman KM, Houmard JA, and Kraus WE. Effects of exercise training intensity on pancreatic beta-cell function. *Diabetes Care* 2009;32(10):1807–1811. 2752909.
82. Tuomilehto J, Lindström J, Eriksson JG, Valle TT, Hämäläinen H, Ilanne-Parikka P, Keinänen-Kiukaanniemi S, Laakso M, Louheranta A, Rastas M, Salminen V, Aunola S, Cepaitis Z,

Moltchanov V, Hakumäki M, Mannelin M, Martikkala V, Sundvall J, and Uusitupa M. Prevention of type 2 diabetes mellitus by changes in lifestyle among subjects with impaired glucose tolerance. *New England Journal of Medicine* 2001;344(18):1343–1350.
83. The Diabetes Prevention Program Research Group. Role of insulin secretion and sensitivity in the evolution of type 2 diabetes in the diabetes prevention program: Effects of lifestyle intervention and metformin. *Diabetes* 2005;54(8):2404–2414.
84. de Mello VD, Lindstrom J, Eriksson J, Ilanne-Parikka P, Keinanen-Kiukaanniemi S, Sundvall J, Laakso M, Tuomilehto J, and Uusitupa M. Insulin secretion and its determinants in the progression of impaired glucose tolerance to type 2 diabetes in impaired glucose-tolerant individuals: The finnish diabetes prevention study. *Diabetes Care* 2012;35(2):211–217. PMC3263888.
85. Fujimoto WY, Jablonski KA, Bray GA, Kriska A, Barrett-Connor E, Haffner S, Hanson R, Hill JO, Hubbard V, Stamm E, and Pi-Sunyer FX. Body size and shape changes and the risk of diabetes in the diabetes prevention program. *Diabetes* 2007;56(6):1680–1685.
86. Laaksonen DE, Lindstrom J, Lakka TA, Eriksson JG, Niskanen L, Wikstrom K, Aunola S, Keinanen-Kiukaanniemi S, Laakso M, Valle TT, Ilanne-Parikka P, Louheranta A, Hamalainen H, Rastas M, Salminen V, Cepaitis Z, Hakumaki M, Kaikkonen H, Harkonen P, Sundvall J, Tuomilehto J, and Uusitupa M. Physical activity in the prevention of type 2 diabetes: The Finnish diabetes prevention study. *Diabetes* 2005;54(1):158–165.
87. Snehalatha C, Mary S, Selvam S, Sathish Kumar CK, Shetty SB, Nanditha A, and Ramachandran A. Changes in insulin secretion and insulin sensitivity in relation to the glycemic outcomes in subjects with impaired glucose tolerance in the Indian Diabetes Prevention Programme-1 (IDPP-1). *Diabetes Care* 2009;32(10):1796–1801. PMC2752907.
88. Roumen C, Blaak EE, and Corpeleijn E. Lifestyle intervention for prevention of diabetes: Determinants of success for future implementation. *Nutrition Reviews* 2009;67(3):132–146.
89. Lindstrom J, Louheranta A, Mannelin M, Rastas M, Salminen V, Eriksson J, Uusitupa M, and Tuomilehto J. The Finnish Diabetes Prevention Study (DPS): Lifestyle intervention and 3-year results on diet and physical activity. *Diabetes Care* 2003;26(12):3230–3236.
90. World Health Organization. *Global Recommendations on Physical Activity for Health*, 2010. Available at http://whqlibdoc.who.int/publications/2010/9789241599979_eng.pdf?ua=1. Accessed on October 4, 2017.
91. Chen Z, Black MH, Watanabe RM, Trigo E, Takayanagi M, Lawrence JM, Buchanan TA, and Xiang AH. Self-reported physical activity is associated with b-cell function in Mexican American adults. *Diabetes Care* 2013;36:638–644.
92. Malin SK, Gerber R, Chipkin SR, and Braun B. Independent and combined effects of exercise training and metformin on insulin sensitivity in individuals with prediabetes. *Diabetes Care* 2012;35(1):131–136. 3241331.
93. World Health Organization. *Global Health Observatory (GHO) Data. Prevalence of Insufficient Physical Activity.* Available at http://www.who.int/gho/ncd/risk_factors/physical_activity_text/en/. Accessed on October 4, 2017. 2010.
94. Praet SF, van Rooij ES, Wijtvliet A, Boonman-de Winter LJ, Enneking T, Kuipers H, Stehouwer CD, and van Loon LJ. Brisk walking compared with an individualised medical fitness programme for patients with type 2 diabetes: A randomised controlled trial. *Diabetologia* 2008;51(5):736–746.
95. Praet SF and van Loon LJ. Exercise: The brittle cornerstone of type 2 diabetes treatment. *Diabetologia* 2008;51(3):398–401.
96. Yates T, Davies M, Gorely T, Bull F, and Khunti K. Effectiveness of a pragmatic education program designed to promote walking activity in individuals with impaired glucose tolerance: A randomized controlled trial. *Diabetes Care* 2009;32(8):1404–1410.
97. Pratt M, Perez LG, Goenka S, Brownson RC, Bauman A, Sarmiento OL, and Hallal PC. Can population levels of physical activity be increased? Global evidence and experience. *Progress in Cardiovascular Diseases* 2015;57(4):356–367. PMC4749397.
98. Heath GW, Parra DC, Sarmiento OL, Andersen LB, Owen N, Goenka S, Montes F, and Brownson RC. Evidence-based intervention in physical activity: Lessons from around the world. *The Lancet* 2012;380(9838):272–281.
99. Brunner EJ, Mosdol A, Witte DR, Martikainen P, Stafford M, Shipley MJ, and Marmot MG. Dietary patterns and 15-y risks of major coronary events, diabetes, and mortality. *The American Journal of Clinical Nutrition* 2008;87(5):1414–1421.
100. Liese AD, Nichols M, Sun X, D'Agostino RB, Jr, and Haffner SM. Adherence to the DASH diet is inversely associated with incidence of type 2 diabetes: The insulin resistance atherosclerosis study. *Diabetes Care* 2009;32(8):1434–1436.
101. Lindstrom J, Peltonen M, Eriksson JG, Louheranta A, Fogelholm M, Uusitupa M, and Tuomilehto J. High-fibre, low-fat diet predicts long-term weight loss and decreased type 2 diabetes risk: The Finnish diabetes prevention study. *Diabetologia* 2006;49(5):912–920.
102. Garg A. High-monounsaturated-fat diets for patients with diabetes mellitus: A meta-analysis. *The American Journal of Clinical Nutrition* 1998;67(3 Suppl):577S–582S.
103. Estruch R, Ros E, Salas-Salvadó J, Covas MI, Corella D, Arós F, Gómez-Gracia E, Ruiz-Gutiérrez V, Fiol M, Lapetra J, and Lamuela-Raventos RM. Primary prevention of cardiovascular disease with a mediterranean diet supplemented with extra-virgin olive oil or nuts. *New England Journal of Medicine* 2018;378:e34.
104. Babio N, Toledo E, Estruch R, Ros E, Martínez-González MA, Castañer O, Bulló M, Corella D, Arós F, Gómez-Gracia E, Ruiz-Gutiérrez V, Fiol M, Lapetra J, Lamuela-Raventos RM, Serra-Majem L, Pintó X, Basora J, Sorlí JV, Salas-Salvadó J, and Investigators ftPS. Mediterranean diets and metabolic syndrome status in the PREDIMED randomized trial. *Canadian Medical Association Journal* 2014;186(17):E649–57. doi: 10.1503/cmaj.140764
105. Willett W, Manson J, and Liu S. Glycemic index, glycemic load, and risk of type 2 diabetes. *The American Journal of Clinical Nutrition* 2002;76(1):274S–280S.
106. Ziemer DC, Berkowitz KJ, Panayioto RM, El-Kebbi IM, Musey VC, Anderson LA, Wanko NS, Fowke ML, Brazier CW, Dunbar VG, Slocum W, Bacha GM, Gallina DL, Cook CB, and Phillips LS. A simple meal plan emphasizing healthy food choices is as effective as an exchange-based meal plan for urban African Americans with type 2 diabetes. *Diabetes Care* 2003;26(6):1719–1724.
107. Michie S, Ashford S, Sniehotta FF, Dombrowski SU, Bishop A, and French DP. A refined taxonomy of behaviour change techniques to help people change their physical activity and healthy eating behaviours: The CALO-RE taxonomy. *Psychology & Health* 2011;26(11):1479–1498.
108. Sanchez A, Bully P, Martinez C, and Grandes G. Effectiveness of physical activity promotion interventions in primary care: A review of reviews. *Preventive Medicine* 2015;76:S56–67. doi: 10.1016/j.ypmed.2014.09.012
109. Artinian NT, Fletcher GF, Mozaffarian D, Kris-Etherton P, Van Horn L, Lichtenstein AH, Kumanyika S, Kraus WE, Fleg JL, Redeker NS, Meininger JC, Banks J, Stuart-Shor EM, Fletcher BJ, Miller TD, Hughes S, Braun LT, Kopin LA, Berra K, Hayman LL, Ewing LJ, Ades PA, Durstine JL, Houston-Miller N, and Burke LE. Interventions to promote physical activity and dietary lifestyle changes for cardiovascular risk factor reduction in adults: A scientific statement from the American Heart Association. *Circulation* 2010;122(4):406–441.
110. Rao G, Burke LE, Spring BJ, Ewing LJ, Turk M, Lichtenstein AH, Cornier M-A, Spence JD, and Coons M. New and emerging weight management strategies for busy ambulatory settings: A scientific statement from the American Heart Association endorsed by the society of behavioral medicine. *Circulation* 2011;124(10):1182–1203.
111. Jonnalagadda SS and Diwan S. Health behaviors, chronic disease prevalence and self-rated health of older Asian Indian immigrants in the U.S. *Journal of Immigrant and Minority Health* 2005;7(2):75–83.
112. Delahanty LM, Conroy MB, and Nathan DM. Psychological predictors of physical activity in the diabetes prevention program. *Journal of the American Dietetic Association* 2006;106(5):698–705.
113. Bhopal RS. The inter-relationship of folk, traditional and western medicine within an Asian community in Britain. *Social Science & Medicine* 1986;22(1):99–105.
114. Pardhan S and Mahomed I. Knowledge, self-help and socioeconomic factors in South Asian and Caucasian diabetic patients. *Eye* 2004;18(5):509–513.

115. Cui M, Wu X, Mao J, Wang X, and Nie M. T2DM self-management via smartphone applications: A systematic review and meta-analysis. *PLoS One* 2016;11(11):e0166718.
116. Bian RR, Piatt GA, Sen A, Plegue MA, De Michele ML, Hafez D, Czuhajewski CM, Buis LR, Kaufman N, and Richardson CR. The effect of technology-mediated diabetes prevention interventions on weight: A meta-analysis. *Journal of Medical Internet Research* 2017;19(3):e76. PMC5387112.
117. Hunt CW. Technology and diabetes self-management: An integrative review. *World Journal of Diabetes* 2015;6(2):225–233.
118. Singh K, Drouin K, Newmark LP, Lee J, Faxvaag A, Rozenblum R, Pabo EA, Landman A, Klinger E, and Bates DW. Many mobile health apps target high-need, high-cost populations, but gaps remain. *Health Affairs* 2016;35(12):2310–2318.
119. Flay BR. Efficacy and effectiveness trials (and other phases of research) in the development of health promotion programs. *Preventive Medicine* 1986;15(5):451–474.
120. Glasgow RE, Lichtenstein E, and Marcus AC. Why don't we see more translation of health promotion research to practice? Rethinking the efficacy-to-effectiveness transition. *American Journal of Public Health* 2003;93(8):1261–1267.
121. Ackermann RT, Finch EA, Brizendine E, Zhou H, and Marrero DG. Translating the diabetes prevention program into the community: The DEPLOY pilot study. *American Journal of Preventive Medicine* 2008;35(4):357–363.
122. Ackermann RT, Finch EA, Caffrey HM, Lipscomb ER, Hays LM, and Saha C. Long-term effects of a community-based lifestyle intervention to prevent type 2 diabetes: The DEPLOY extension pilot study. *Chronic Illness* 2011;7(4):279–290.
123. Vanderwood KK, Hall TO, Harwell TS, Butcher MK, and Helgerson SD. Implementing a state-based cardiovascular disease and diabetes prevention program. *Diabetes Care* 2010;33(12):2543–2545. PMC2992185.
124. Benyshek DC, Chino M, Dodge-Francis C, Begay TO, Jin H, and Giordano C. Prevention of type 2 diabetes in urban American Indian/Alaskan native communities: The Life in BALANCE pilot study. *Journal of Diabetes Mellitus* 2013;3(4):184–191. PMC3952556.
125. Boltri JM, Davis-Smith M, Okosun IS, Seale JP, and Foster B. Translation of the national institutes of health diabetes prevention program in African American churches. *Journal of the National Medical Association* 2011;103(3):194–202.
126. Dallam GM and Foust CP. A comparative approach to using the diabetes prevention program to reduce diabetes risk in a worksite setting. *Health Promotion Practice* 2013;14(2):199–204.
127. Faridi Z, Shuval K, Njike VY, Katz JA, Jennings G, Williams M, and Katz DL. Partners reducing effects of diabetes (PREDICT): A diabetes prevention physical activity and dietary intervention through African-American churches. *Health Education Research* 2010;25(2):306–315.
128. Islam NS, Zanowiak JM, Wyatt LC, Kavathe R, Singh H, Kwon SC, and Trinh-Shevrin C. Diabetes prevention in the New York City Sikh Asian Indian community: A pilot study. *International Journal of Environmental Research and Public Health* 2014;11(5):5462–5486. PMC4053907.
129. Ma J, Yank V, Xiao L, Lavori PW, Wilson SR, Rosas LG, and Stafford RS. Translating the diabetes prevention program lifestyle intervention for weight loss into primary care: A randomized trial. *JAMA Internal Medicine* 2013;173(2):113–121.
130. Piatt GA, Seidel MC, Powell RO, and Zgibor JC. Comparative effectiveness of lifestyle intervention efforts in the community: Results of the Rethinking Eating and ACTivity (REACT) study. *Diabetes Care* 2013;36(2):202–209.
131. Vadheim LM, McPherson C, Kassner DR, Vanderwood KK, Hall TO, Butcher MK, Helgerson SD, and Harwell TS. Adapted diabetes prevention program lifestyle intervention can be effectively delivered through telehealth. *The Diabetes Educator* 2010;36(4):651–656.
132. Whittemore R, Melkus G, Wagner J, Dziura J, Northrup V, and Grey M. Translating the diabetes prevention program to primary care: A pilot study. *Nursing Research* 2009;58(1):2–12. PMC2689783.
133. Sattin R, Williams L, Dias J, Garvin J, Marion L, Joshua T, Kriska A, Kramer MK, and Venkat Narayan KM. Community trial of a faith-based lifestyle intervention to prevent diabetes among African-Americans. *Journal of Community Health* 2016;41(1):87–96. doi: 10.1007/s10900-015-0071-8
134. Benyshek DC, Chino M, Dodge-Francis C, Begay TO, Jin H, and Giordano C. Prevention of type 2 diabetes in urban American Indian/Alaskan native communities: The Life in BALANCE pilot study. *Journal of Diabetes Mellitus* 2013;3(4):184–191.
135. Davis-Smith YM, Boltri JM, Seale JP, Shellenberger S, Blalock T, and Tobin B. Implementing a diabetes prevention program in a rural African-American church. *Journal of the National Medical Association* 2007;99(4):440–446. PMC2569663.
136. Katula JA, Vitolins MZ, Morgan TM, Lawlor MS, Blackwell CS, Isom SP, Pedley CF, and Goff DC, Jr. The healthy living partnerships to prevent diabetes study: 2-Year outcomes of a randomized controlled trial. *The American Journal of Preventive Medicine* 2013;44(4 Suppl 4):S324–332. 3731757.
137. Kramer MK, Vanderwood KK, Eaglehouse YL, Miller RG, Arena VC, Venditti EM, and Kriska AM. Diabetes prevention efforts in the community are effective for older, at-risk adults. *Diabetes* 2014;63:A3.
138. Ali MK, Echouffo-Tcheugui JB, and Williamson DF. How effective were lifestyle interventions in real-world settings that were modeled on the diabetes prevention program? *Health Affairs* 2012;31(1):67–75.
139. Dunkley AJ, Bodicoat DH, Greaves CJ, Russell C, Yates T, Davies MJ, and Khunti K. Diabetes prevention in the real world: Effectiveness of pragmatic lifestyle interventions for the prevention of type 2 diabetes and of the impact of adherence to guideline recommendations: A systematic review and meta-analysis. *Diabetes Care* 2014;37(4):922–933.
140. Ma J, Yank V, Xiao L, Lavori PW, Wilson SR, Rosas LG, and Stafford RS. Translating the diabetes prevention program lifestyle intervention for weight loss into primary care: A randomized trial. *JAMA Internal Medicine* 2013;173(2):113–121.
141. Endevelt R, Peled R, Azrad A, Kowen G, Valinsky L, and Heymann AD. Diabetes prevention program in a mediterranean environment: Individual or group therapy? An effectiveness evaluation. *Primary Care Diabetes* 2015;9(2):89–95.
142. Saaristo T, Moilanen L, Korpi-Hyovalti E, Vanhala M, Saltevo J, Niskanen L, Jokelainen J, Peltonen M, Oksa H, Tuomilehto J, Uusitupa M, and Keinanen-Kiukaanniemi S. Lifestyle intervention for prevention of type 2 diabetes in primary health care: One-year follow-up of the Finnish National Diabetes Prevention Program (FIN-D2D). *Diabetes Care* 2010;33(10):2146–2151. 2945150.
143. Cardona-Morrell M, Rychetnik L, Morrell SL, Espinel PT, and Bauman A. Reduction of diabetes risk in routine clinical practice: Are physical activity and nutrition interventions feasible and are the outcomes from reference trials replicable? A systematic review and meta-analysis. *BMC Public Health* 2010;10:653. 2989959.
144. Katz MH and Bhatia R. Food surcharges and subsidies: Putting your money where your mouth is. *Archives of Internal Medicine* 2010;170(5):405–406.
145. Duffey KJ, Gordon-Larsen P, Shikany JM, Guilkey D, Jacobs DR, and Popkin BM. Food price and diet and health outcomes: 20 Years of The CARDIA Study. *Archives of Internal Medicine* 2010;170(5):420–426.
146. Sallis JF, Floyd MF, Rodriguez DA, and Saelens BE. The role of built environments in physical activity, obesity, and cardiovascular disease. *Circulation* 2012;125:729–737.
147. TenBrink DS, McMunn R, and Panken S. Project U-turn: Increasing active transportation in Jackson, Michigan. *The American Journal of Preventive Medicine* 2009;37(6 Suppl 2):S329–S335.
148. Gittelsohn J, Lee-Kwan SH, and Batorsky B. Community-based interventions in prepared-food sources: A systematic review. *Preventing Chronic Disease* 2013;10:E180. PMC3816610.
149. Gittelsohn J, Rowan M, and Gadhoke P. Interventions in small food stores to change the food environment, improve diet, and reduce risk of chronic disease. *Preventing Chronic Disease* 2012;9:E59. PMC3359101.
150. Vojta D, Koehler TB, Longjohn M, Lever JA, and Caputo NF. A coordinated national model for diabetes prevention: Linking health systems to an evidence-based community program. *The American Journal of Preventive Medicine* 2013;44(4 Suppl 4):S301–S306.

151. Centers for Medicare and Medicaid Services. *Medicare Diabetes Prevention Program (MDPP) Expanded Model.* Available at https://innovation.cms.gov/initiatives/medicare-diabetes-prevention-program/. Accessed on October 30, 2017.
152. Jackson SL, Long Q, Rhee MK, Olson DE, Tomolo AM, Cunningham SA, Ramakrishnan U, Narayan KM, and Phillips LS. Weight loss and incidence of diabetes with the Veterans Health Administration MOVE! lifestyle change programme: An observational study. *Lancet Diabetes Endocrinology* 2015;3(3):173–180. PMC4401476.

第 30 章 | 糖尿病管理的生活方式疗法

目录

要点／499

30.1 前言／499

30.2 **糖尿病的诊断**／500

30.3 **1 型糖尿病**／501
30.3.1 T1DM 的治疗：胰岛素和血糖监测／501
30.3.2 1 型糖尿病的生活方式干预／502
30.3.2.1 医学营养疗法／502
30.3.2.2 体力活动/运动／503
30.3.2.3 教育/咨询和支持／504
30.3.2.4 社会心理护理／504

30.4 **2 型糖尿病**／504
30.4.1 2 型糖尿病的生活方式干预／505
30.4.1.1 医学营养疗法／505
30.4.1.2 体力活动／506
30.4.1.3 教育/咨询和支持／506
30.4.1.4 社会心理护理／507

30.5 **妊娠糖尿病**／507
30.5.1 妊娠糖尿病生活方式干预／508
30.5.1.1 医学营养疗法／508
30.5.1.2 体力活动／509
30.5.1.3 教育/咨询和支持／509
30.5.1.4 社会心理护理／509

30.6 **总结**／510

临床应用／510

参考文献／511

要 点

- 由注册营养师(registered dietitian nutritionist, RDN)提供的医学营养疗法(medical nutrition therapy, MNT)是糖尿病患者重要的循证干预措施。糖尿病患者的饮食计划应是个性化的,强调在比例适当、各种营养丰富的食物的基础上,与患者一起制定,以便于计划的实施并获得成效。
- 具体的循证的体力活动建议包括中到高强度的心肺适应性活动和力量训练,应当个性化地应用于所有的糖尿病患者。
- 应为所有糖尿病患者提供糖尿病自我管理教育与支持(diabetes self-management education and support, DSMES)及社会心理护理,作为合作式的、以患者为中心的疗法的一部分。

30.1 前言

自20世纪90年代以来,全世界的糖尿病患病率显著提高。美国疾病控制与预防中心(Centers for Disease Control and Prevention, CDC)报告称,截至2015年,超过1亿美国成人患有糖尿病或处于糖尿病前期[1]。其中,3 030万美国居民(占美国人口的9.4%)患有糖尿病,另有8 410万人处于糖尿病前期(占美国成年人口的33.9%)。在3 030万患有糖尿病的美国居民中,有720万人(将近1/4)不知道自己患有糖尿病。在65岁及以上的人中,25.2%患有糖尿病。在20岁以下的儿童和青少年中,约有19.3万人被诊断为1型糖尿病(type 1 diabetes mellitus, T1DM)或2型糖尿病(type 2 diabetes mellitus, T2DM)。不过2012年糖尿病患者数量似乎正保持稳定。据估计,约有2 910万人(占美国人口的9.3%)患有糖尿病。在过去20年间,美国糖尿病相关并发症的发生率大幅下降。然而,由于每年均有新发患者,糖尿病的负担仍然沉重[2]。据报告,全世界成年糖尿病患者数量从1980年的1.08亿增加到2014年的4.22亿。其中,在低收入和中等收入国家中,成年糖尿病患者数量增长最快[3]。

没有哪种其他疾病能像糖尿病这样,生活方式疗法(例如,医学营养疗法、体力活动、教育/咨询支持)在其预防和治疗中发挥如此重要的作用[4,5]。多项研究表明,对处于糖尿病前期的个体实施生活方式干预可以有效地预防T2DM,甚至一些研究表明可以延缓T2DM 15~20年[6]。由于糖尿病是一种进行性疾病,生活方式干预在整个疾病过程中都是有效的,但在疾病早期效果最好[7]。

预防肥胖和增加体力活动是预防糖尿病前期和其他慢性疾病的优先措施,因此识别患有糖尿病前期的患者并实施相应的预防干预措施至关重要。为了帮助管理T1DM和减缓T2DM的发展,生活方式疗法必须在疾病的整个过程中持续进行。本章对T1DM、T2DM以及妊娠糖尿病(gestational diabetes mellitus, GDM)的生活方式疗法进行了综述和总结。尽管所有的生活方式疗法都很重要,但医学营养疗法(MNT)是重中之重。MNT的目标是支持健康的饮食模式,以实现个体的血糖、血压和血脂正常。随着糖尿病研究的发展,MNT的目标被概括为延迟/预防和协助管理并发症。

针对糖尿病患者的 MNT 建议必须是循证的,且应能够促进和支持健康的饮食模式,强调食物种类多样、营养丰富、比例适当。个性化的营养疗法评估需要患者的紧密合作,必须根据个人和文化偏好、健康知识和素养、获取健康食品的机会以及个人做出行为改变的意愿和能力来满足个人需求[8]。

以下章节回顾了来自美国营养与饮食学会(Academy of Nutrition and Dietetics,AND)及美国糖尿病学会(American Diabetes Association,ADA)[8,11]关于 T1DM、T2DM 和 GDM 的营养实践指南(nutrition practice guideline,NPG)[5,9]和生活方式疗法。对于用于制订 T1DM 和 T2DM 的 NPG,经 AND 系统审查,共有 60 项研究符合纳入标准。其中 22 项研究为 MNT 的有效性提供了证据[5]。对于营养干预建议,AND 审查了 38 项研究,撰写了 30 份结论声明和 19 份营养干预建议[9],并根据美国糖尿病学会的证据审查提出了 5 项建议[11]。

30.2 糖尿病的诊断

糖尿病的诊断基于血糖标准:空腹血糖(FBG)、75g 口服葡萄糖耐量试验(OGTT)餐后 2 小时血浆葡萄糖(2h 血糖)或随机血糖、糖化血红蛋白(HbA1c)标准(表 30-2-1)[8,12]。

表 30-2-1 糖尿病诊断标准*

血糖标准	诊断浓度	检测注意事项
FBG	≥7.0mmol/L	空腹指至少 8h 内无热量摄入
OGTT 2h 血浆葡萄糖	≥11.1mmol/L	试验应使用含有相当于 75g 无水葡萄糖溶于水的血糖负荷
HbA1c	≥6.5%(48mmol/mol)	此检测应在实验室中使用美国国家糖化血红蛋白标准化计划(National Glycohemoglobin Standardization Program,NGSP;www.ngsp.org)批准的方法进行,并标准化为糖尿病控制和并发症试验(Diabetes Control and Complications Trial,DCCT)测定法
随机血糖	≥11.1mmol/L	仅适用于有典型高血糖或高血糖重症症状的患者

* 详见参考文献[8,12]。
a 在没有明确高血糖的情况下,应通过重复检测来确认结果。

对于有高血糖症状的急性发作期 T1DM 患者,推荐使用血糖检测而非 HbA1c 进行诊断。在有症状但没有源自其他疾病的分解代谢异常的情况下,随机血糖≥200mg/dl(11.1mmol/L)即诊断为糖尿病。医疗保健专业人员(healthcare professionals,HCP)也希望通过了解 HbA1c 水平,以确定患者的高血糖已持续多久[8]。

对于无症状者,以下情况应考虑进行 T2DM 的检测:①任何年龄段超重或肥胖的成人(以 BMI 为标准,白色人种和其他非亚裔人 BMI≥25kg/m²,亚洲人或亚裔美国人 BMI≥23kg/m²);②有一个或多个糖尿病的危险因素。对于所有人来说,检测应从 45 岁开始,所有的检测都同样适用。不幸的是,在过去 10 年中,青少年特别是少数族裔青少年的 T2DM 发病率和流行率急剧上升。因此,建议对超重且拥有其他两个危险因素的无症状青少年进行 T2DM 筛查[8]。

30.3　1型糖尿病

T1DM 约占确诊糖尿病患者的 5%,通常是由于细胞介导的自身免疫反应破坏胰岛 β 细胞导致的胰岛素缺乏。β 细胞的破坏速率变化很大,在一些个体(主要是婴儿和儿童)中速度较快,而在另一些个体(主要是成人)中速度较慢。免疫介导的糖尿病通常发生在儿童和青少年时期,但它也可以发生在任何年龄,甚至在八九十岁也有可能发生。对于儿童和青少年,疾病的第一症状可能表现为糖尿病酮症酸中毒。成人则可能因保留有足够的 β 细胞发挥功能而多年不发生酮症酸中毒。然而,这些人最终都将依赖胰岛素生存,并有发生酮症酸中毒的风险。这种迟发性的 T1DM,被称为成人晚发自身免疫性糖尿病(latent autoimmune diabetes of adults,LADA)。

自身免疫标志物包括针对谷氨酸脱羧酶 -65(glutamic acid decarboxylase-65,GAD-65)、胰岛细胞、胰岛素、酪氨酸磷酸酶 1A-2 和 1A-2β 以及 ZnT8 的自身抗体。目前,T1DM 的定义是存在一个或多个自身免疫标志物。该疾病具有较强的人类白细胞抗原(human leukocyte antigen,HLA)相关性,与 *DQA* 和 *DQB* 基因相关。这些 *HLA-DR/DQ* 等位基因可能是易感性的,也可能是保护性的。

30.3.1　T1DM 的治疗：胰岛素和血糖监测

患有 T1DM 的患者必须每日多次皮下注射(multiple daily subcutaneous injections,MDI)一定剂量胰岛素和速效餐时胰岛素,或持续皮下胰岛素输注(continuous subcutaneous insulin infusion,CSII,胰岛素泵疗法)[8,13]。患者(或家庭成员)及医疗保健专业人员需要决定哪种形式的胰岛素疗法对患者最好。糖尿病控制和并发症试验(DCCT)清楚地表明,由医师、注册营养师(RDN)、护士和行为科学家等组成的多学科团队提供的 MDI 或 CSII 等强化疗法,改善了血糖,降低了并发症风险,并保证了长期预后[14]。

T1DM 患者(或家庭成员)必须进行自我血糖监测(self-monitoring of blood glucose,SMBG)以指导治疗决策。血糖目标应该根据临床优先级、物品供应情况和资源配置等进行个性化分析。表 30-3-1 列出了对成年患者和青少年患者的建议[8,12]。医疗保健卫生人员通过适当的血糖监测、定期的 HbA1c 检测、胰岛素和营养的同步治疗、积极发现潜在的糖尿病相关并发症以及持久的生活方式医学咨询和干预来实现对患者的目标血糖控制。

表 30-3-1　对非孕期成年和青少年糖尿病患者的血糖建议摘要 *

HbA1c	餐前毛细血管血糖 (preprandial capillary BG)[a]	餐后毛细血管峰值血糖(peak postprandial capillary BG)	就寝 / 夜间血糖
成年患者			
ADA： <7.0%(53mmol/mol)[b] AACE/ACE：≤6.5%[c]	4.4~7.2mmol/L[b]	<10.0mmol/L[b,d]	

续表

HbA1c	餐前毛细血管血糖 （preprandial capillary BG）[a]	餐后毛细血管峰值血糖（peak postprandial capillary BG）	就寝/夜间血糖
患有 T1DM 的儿童和青少年[b,e]			
<7.5%（58mmol/mol）	5.0~7.2mmol/L		5.0~8.3mmol/L

* 详见参考文献[8,12]。
[a] 血浆葡萄糖。
[b] 对于个体来说，更严格的血糖目标可能是合适的。对于经常低血糖或低血糖无意识的儿童，应修改血糖目标。
[c] 目标是否能安全实现。
[d] 达到餐前毛细血管血糖标准，未达到 HbA1c 的，使用餐后毛细血管血糖值。
[e] 在儿童和青少年中，当餐前毛细血管血糖值与 HbA1c 水平存在差异时，应测量餐后毛细血管血糖值，并评估基础胰岛素联合餐时胰岛素疗法或胰岛素泵疗法方案中餐前胰岛素剂量。

30.3.2　1型糖尿病的生活方式干预

30.3.2.1　医学营养疗法

充分的临床试验证据表明：T1DM 患者应用碳水化合物计数法和胰岛素-碳水化合物比率进行的 MNT 有助于 HbA1c 显著下降（1.0%~1.9%），并显著改善 T1DM 患者包含治疗满意度和心理健康在内的生活质量。MNT 持续治疗在有助于 T1DM 患者长期控制血糖的同时体重并没有发生明显变化[5]。MNT 取得成功的因素包含患者尽早且持续接触注册营养师和患者利用碳水化合物计数法指导进餐时的胰岛素方案。

对使用 MDI 或 CSII 的 T1DM 患者来说，首要任务是将胰岛素方案融入他们的生活方式。在确定胰岛素方案时，大约一半的胰岛素用于满足基础代谢需求，另一半则用于满足膳食需求。饮食计划应基于患者的食欲、偏好的食物以及饮食习惯和体力活动在胰岛素方案之前被制订，随后再将胰岛素方案纳入日常饮食和体力活动时间表中。利用胰岛素与碳水化合物的比值进行的碳水化合物计数用于根据计划中的碳水化合物摄入量、餐前血糖水平和预期的体力活动来调整膳食需求部分的胰岛素剂量[9,13]。需要注意的是，三种营养素（碳水化合物、蛋白质和脂肪）都需要胰岛素来进行新陈代谢。因为许多人的蛋白质和脂肪摄入量往往是相对固定的，碳水化合物的摄入量是决定胰岛素需求的主要因素。然而，如果膳食中含有比平时更多的蛋白质和脂肪，可能需要调整胰岛素剂量，以应对餐后血糖的升高[15]。对于无法学习、掌握、实施碳水化合物计数和胰岛素调整的个体，需要采用固定的碳水化合物摄入量和胰岛素剂量。其他适用于成年 T1DM 和 T2DM 患者的 MNT 干预措施见表 30-3-2。

表 30-3-2　AND 基于证据的成年 T1DM 和 T2DM 患者营养疗法干预建议*

主题	建议	评级
营养处方	与患者协作制订个体化计划，制定基于个人饮食喜好的多样饮食安排	较好
能量摄入	• 对于超重或肥胖的成年患者：健康的饮食计划目标是减重，或保持体重/防止体重增加	好
	• 对于正常体重的成年患者：健康的饮食计划目标是保持体重/防止体重增加	一般

续表

主题	建议	评级
营养素组成	在适当能量摄入范围内的个性化、健康的饮食计划,不同比例的碳水化合物(39%~57%)和脂肪(27%~40%)对 HbA1c 或胰岛素水平没有显著影响,且与体重下降无关	较好
碳水化合物管理策略	• 接受 MDI 或 CSII 治疗的成年患者:学会采用胰岛素与碳水化合物比值计算碳水化合物摄入量	好
	• 使用固定剂量胰岛素或促胰岛素分泌激素治疗的成年患者:学习适当比例碳水化合物摄入量的相关知识(时间和数量)	较好
	• 单独使用 MNT 或糖尿病药物(胰岛素分泌剂除外)的成年患者:学习碳水化合物管理策略	较好
	• 所有建议都基于个人的能力、偏好和管理目标。监测碳水化合物的摄入是实现血糖目标的关键策略	较好
膳食纤维摄入	由于膳食纤维对整体健康有益,鼓励从水果、蔬菜、全谷物和豆类等食物中摄入膳食纤维,以达到美国农业部膳食参考摄入量推荐的水平	较好
血糖指数(GI)和血糖负荷(GL)	降低 GI 或 GL 可能或不一定对血糖控制有显著影响。超过 12 周的研究报告,GI 或 GL 对 HbA1c 水平没有显著影响,与体重下降无关	较好
营养甜味剂	• 营养甜味剂在局部替代其他碳水化合物时,不会对 HbA1c 或胰岛素水平产生显著影响	较好
	• 建议不要过量摄入营养甜味剂,以避免摄入过量的卡路里和碳水化合物	较好
非营养甜味剂(nonnutritive sweetener,NNS)	• 在确定的每日推荐摄入量范围内摄入 FDA 批准的 NNS 对血糖控制没有显著影响	差
	• 在建议的每日摄入量范围内替代含有 FDA 批准的 NNS 食品和饮料可以减少总热量和碳水化合物的摄入量;然而,这些食品和饮料中的其他卡路里和碳水化合物来源需要考虑	较好
蛋白质摄入量	• 在膳食/零食中添加蛋白质不能预防或帮助治疗低血糖。摄入的蛋白质似乎增加了胰岛素反应,而不增加血糖浓度;因此,蛋白质不应用于治疗或预防低血糖	较好
	• 患有糖尿病和糖尿病肾病的成年患者不需要蛋白质限制;蛋白质摄入没有对疾病造成显著影响	好
	• 蛋白质类型(植物型和动物型)对肾小球滤过率没有显著影响	差
保护心脏的饮食模式	• 鼓励在不超过推荐能量摄入量的前提下,采用保护心脏的饮食模式	好
	• 鼓励个性化饮食,减少钠的摄入,每天钠的摄入量以低于 2 000mg 为宜;对于同时患有糖尿病和高血压的成年患者,应根据个人情况进一步减少钠的摄入	较好
营养充足:维生素、矿物质和/或草药补充剂	作为糖尿病治疗策略,对不存在维生素和矿物质缺乏的患者而言,补充这些物质的益处不明显	较好
酒精	饮酒可能会使成年患者胰岛素用量或胰岛素分泌增加而有发生低血糖的风险,当成年患者选择饮酒时,应适度饮酒(女性每天最多喝 1 杯,男性每天最多喝 2 杯)	差
体力活动	鼓励个性化的体力活动计划,除非医学上有禁忌,否则逐步实现以下目标: • 每周累积 150min 或以上的体力活动 • 中等强度的有氧运动每周至少进行 3 天,允许连续两天不做运动 • 抗阻训练每周至少 2 次 • 减少久坐时间,久坐(超过 90min)后起身活动	好
血糖监测	确保成年患者接受血糖监测教育,并使用数据来调整治疗	较好

* 详见参考文献[5,9]。

30.3.2.2 体力活动/运动

所有患有 T1DM 的青少年应每天进行 60min 或更久的中等或高强度的有氧运动和每周至少 3

天的肌肉和骨骼强化活动[1]。大多数成年 T1DM 患者都应每周进行至少 3 天且间断不超过 2 天的 150min 或更久的中至高强度的体力活动,且隔天进行每周 2~3 次的负重训练。

预防低血糖是体力活动时需要注意的一个主要问题。如果运动前血糖水平<5.6mmol/L,可能需要摄入一些额外的碳水化合物或者降低运动过程中的外源性胰岛素水平(如 CSII 治疗或减少运动前胰岛素用量),同时注意运动时间以及特定活动的强度和持续时间[16]。

30.3.2.3 教育/咨询和支持

糖尿病患者及其家属采取 DSMES 非常重要。教育和咨询的重点是通过为个人或家庭成员提供方法,为其赋能使他们制定可靠的自我管理策略。特别是当新挑战出现和治疗方法进步时,需要持续的教育和支持,以便在糖尿病患者一生中保持有效的自我管理[8]。

30.3.2.4 社会心理护理

在临床上表现出明显的心理/情绪障碍、焦虑、抑郁和饮食行为障碍的糖尿病患者需要筛查和转诊治疗。当与药物剂量、饮食计划和体力活动相关的自我报行为无法解释高血糖和体重下降时,应该考虑饮食失调[8]。限制胰岛素使用导致的体重下降(通常称为"糖尿病暴食症")是 T1DM 患者最常见的饮食失调[17]。糖尿病患者的其他饮食失调包括神经性厌食症、神经性贪食症和暴食障碍。这些情况的管理需要一个通常可能由内分泌学家/糖尿病专家、注册营养师、护士、心理医师和精神病医师组成的多学科的团队。

30.4　2 型糖尿病

T2DM 占所有糖尿病的 90%~95%,是一种进行性疾病[1,8]。许多患有 T2DM 的患者表现出肥胖,肥胖本身也在一定程度上引起胰岛素抵抗。根据常规体重标准属于非肥胖人群的患者可能主要表现为腹部区域的体脂比例增加。但是,许多肥胖者却从未发生 T2DM。因此,肥胖加上家族遗传倾向可能是 T2DM 发生的必要条件。

T2DM 的特点是胰岛素抵抗和 β 细胞受损。胰岛素抵抗发生的靶组织主要有肌肉、肝和脂肪细胞,无论内源性胰岛素水平是否正常,它们都不足以克服伴随的胰岛素抵抗。换句话说,当高血糖伴 T2DM 发生时,分泌的胰岛素量相对于机体葡萄糖含量和葡萄糖产量来看是不足的。

通常,高血糖首先表现为细胞水平上由胰岛素抵抗引起的餐后血糖升高;然而,随着胰岛素分泌减少,肝葡萄糖产量增加,导致 FBG 浓度升高。胰岛素抵抗也表现在脂肪细胞水平,导致脂肪酸水解和游离脂肪酸升高,游离脂肪酸的增加进一步导致细胞对胰岛素敏感性降低,降低了胰腺胰岛素的分泌,使肝中葡萄糖水平进一步提高。随着时间的推移,β 细胞分泌功能的逐渐丧失意味着 T2DM 患者将需要更多的药物,即外源性胰岛素。这个机制并不是"饮食失调",而是"β 细胞功能下降"。最近由美国糖尿病学会(ADA)和欧洲糖尿病研究协会[18]和美国临床内分泌医师协会(American Association of Clinical Endocrinologists,AACE)与美国内分泌学会(American College of Endocrinology,ACE)发表的两份关于 T2DM 综合治疗方法的声明也表明了这一观点。

动脉粥样硬化性心血管疾病(atherosclerotic cardiovascular disease,ASCVD)是糖尿病发病和死亡的主要原因,也是造成糖尿病直接和间接费用的最大因素[8]。高血压和血脂异常是 T2DM 的常见并发症,也是造成 ASCVD 的危险因素,且糖尿病本身具有独立的风险。所有糖尿病患者应每年至少进行一次心血管危险因素评估。除生活方式疗法外,应使用适当的药物治疗异常危险因素。幸运的是,经过治疗,过去 10 年 ASCVD 的发病率和死亡率显著下降[20]。

30.4.1　2 型糖尿病的生活方式干预

30.4.1.1　医学营养疗法

经 AND 有效性审查的 18 项研究发现,3 个月的 MNT 使 HbA1c 下降 0.3%~2.0%,在超过 12 个月的研究中继续维持至下降 0.6%~1.8%,而常规护理研究报告了 0 到 +0.2% 的 HbA1c 变化。尽管 MNT 在整个疾病过程中都是有效的,但在新确诊的患者和/或 HbA1c 基线>8.0% 的人中,HbA1c 的下降幅度最大(0.5%~2.0%)[5]。研究也报告了 MNT 对患者生活质量的显著改善(健康状况改善,知识和活力增加,情绪压力降低),降糖药物的剂量或数量的减少以及对于血脂和血压的混合影响(50%~70% 的参与者已经服用降脂或抗高血压药物)和体重结果。与注册营养师至少 3 次面谈及其后续的随访至关重要。研究实施了多种营养疗法干预措施,效果显著,所有这些干预措施都减少了能量摄入。

T1DM 和 T2DM 营养实践指南[5,9]建议注册营养师应根据患者能力、偏好和管理目标建议 T2DM 成年患者接受单独 MNT 或伴有服用糖尿病药物(胰岛素分泌剂除外)的 MNT,选择一个以下碳水化合物管理策略:①单独计算碳水化合物,如平板法、份量控制法和简化膳食计划;②食物清单和碳水化合物选择法[9]。一个健康简单的糖尿病饮食模式通常更适合有计算问题或健康知识水平低的 T2DM 患者。然而,如上所述,重点是减少能量摄入。对一些患者来说,它可能导致(持续的)体重下降,而对另一些患者来说,它能够阻止体重增加。表 30-3-2 提供了对成年糖尿病患者营养治疗干预措施的总结。

当个体从糖尿病前期和胰岛素抵抗转为 T2DM 和胰岛素缺乏时,治疗的主要目标之一是在理想治疗下接近正常血糖浓度,以减缓 β 细胞衰竭。适度减轻体重可能对具有胰岛素抵抗的患者有益,但对许多人来说,利用体重减轻来改善高血糖为时已晚。在疾病的后期,当包括胰岛素在内的药物与 MNT 结合治疗时,体重往往会增加,因此预防这种情况的发生变得非常重要。此外,对血糖的任何有益影响在体重下降之前就开始出现[21],这表明其益处来自能量摄入的减少,而不是实际体重的减轻。

一项对患有肥胖症的成年 T2DM 患者进行了为期至少 12 个月的体重下降干预(weight loss interventions,WLI)的系统回顾和荟萃分析研究显示[22],在 11 项进行了 12 个月的试验中(共有 19 个 WLI 试验组,其中 8 个试验进行了 2 个不同 WLI 的比较,3 个试验进行了 WLI 组与常规护理对照组的比较),17 个 WLI 组的体重下降小于初始体重的 5%(约 3.2kg),HbA1c、血脂或血压均无显著改善[22]。只有 2 个试验组(一个是新确诊的成年患者进行地中海饮食,一个是集中的 WLI 前瞻性试验)报告了体重下降≥5% 且得到了有益的结果。两者都包括定期的体力活动和高频率的与医疗保健专业人员的交流。此外,与没有糖尿病的人相比,T2DM 患者似乎更难减轻体重。在对以无糖尿病为主的受试者的 WLI 的系统回顾中,6 个月的体重下降趋于平稳,12 个月的平均体重下降为 4.5~7.5kg

(5%~8%)[23],而在 T2DM 患者的 19 个 WLI 组中,有 17 个组在 12 个月时的平均体重下降为 1.9~4.8kg (3.2%)[22]。体重下降 5% 似乎是对体重下降能对 HbA1c、血脂和血压有益所必需的最少减重量,而实现这种程度的体重减轻是非常困难的,因为它需要包括限制摄入能量,规律的体力活动,以及与医疗保健专业人员的高频率交流在内的强力干预方式。由于这些干预方式在临床实践中难以实施,T2DM 患者的 MNT 目标从减轻体重(MNT 预防糖尿病的目标)转变为达到目标血糖、血脂和血压[24]。

一家研究中心对 T2DM 患者进行了为期 5 年的强化减重干预,其中一份报告记录了体重反弹对代谢结果的影响[25]。5 年中 129 名患者中约 50% 的患者保持了 3.5% 的体重下降,另 50% 的患者保持了 9.0% 的体重下降,这种体重维持的差别可以通过患者 1 年时能否维持体重下降 ≥7% 的能力来预测。两组患者的低密度和高密度脂蛋白胆固醇均有改善。然而,到第 5 年时,第 1 组的 HbA1c 从基线时的 7.5% 上升到 5 年时的 8.0%;第 2 组的 HbA1c 在基线时的 7.5% 上升到 5 年时的 7.4%。因此,研究人员得出结论,要想在大多数代谢结果中获益,需要减重 ≥7%。尽管如此,如上所述,这对许多 T2DM 患者来说似乎难以实现,尤其是在临床实践中,而非在研究中心。

各种生物因素和途径使得维持体重减轻很困难[26]。激素适应性(瘦素、酪酪肽、胆囊收缩素和胰岛素的减少;谷丙转氨酶、胰高血糖素样肽 1、肠抑胃肽和胰多肽的增加)会在饮食导致体重减轻后促进体重增加,并从最初的体重减重开始至少持续 1 年。体重减轻还会导致长期适应性产热的发生(降低静息代谢率)。多巴胺等神经递质也会发出信号,以增加体重减轻后对脂肪类食物的欲望。

单独接受 MNT 或联合应用降糖药物或固定剂量胰岛素的患者,如果碳水化合物的摄入量在一天中持续均匀分布,效果一般会更好。碳水化合物含量过低的饮食会排除多种作为纤维素、维生素和矿物质重要来源的食物[9],并导致脂肪摄入往往变得更高,从长远来看这将加剧胰岛素抵抗[27]。

许多 T2DM 患者常伴有血脂异常和高血压,因此应优先考虑减少饱和脂肪酸(saturated fatty acid,SFA)、反式脂肪酸(trans fatty acid,TFA)和钠的摄入。地中海饮食(约 50% 的能量来自碳水化合物,≥30% 的能量来自橄榄油或混合坚果等脂肪食物)已被证明在 T2DM 患者中可以降低主要心血管事件的发生率,这很可能是通过减少炎症反应达到的[28,29]。

对普通公众建议的将钠摄入减至低于 2 300mg/d 的意见同样也适用于成年糖尿病患者;对于伴有高血压的成年糖尿病患者,应个性化地进一步减少钠的摄入[9]。

30.4.1.2 体力活动

强烈鼓励青少年和成年的 T2DM 患者定期进行体力活动,这主要是为了增强心肺健康,与体重减轻无关。然而,要获得持续的收益,必须定期开展体力活动[16]。表 30-3-2 为体力活动的建议,与 T1DM 的建议相似。

30.4.1.3 教育/咨询和支持

每位糖尿病患者都需要与医疗团队一起积极参与教育、自我管理及治疗规划,包括协作制订个性化的饮食计划。美国糖尿病学会建议所有糖尿病患者接受最好由注册营养师提供的个性化的 MNT。同样重要的是,医疗团队的每名成员都要了解并支持 MNT 的治疗方法[8]。对于 T2DM 患者,需要强调的是一个健康的包含营养丰富的食物且能减少能量摄入的饮食模式。地中海饮食、控制高血压的膳食模式（dietary approaches to stop hypertension，DASH）和植物性饮食都是健康饮食模式的例子。监测代谢结果也很重要，以便确定是否需要添加或调整药物。

糖尿病教育的总体目标是支持患者的知情决策，完成自我照护行为，能够解决问题且与医疗保健团队的积极协作，以更划算的方式改善临床结局、健康状况和生活质量。美国糖尿病学会、美国糖尿病教育者协会及 AND 的专家共同发表了 T2DM 患者的 DSMES。该声明包含一种糖尿病教育算法，该算法定义了何时、以何种内容以及如何向成年 T2DM 患者提供 DSMES[30]。医疗保健团队还应清楚地了解如何将 DSMES 整合到临床护理的日常中。

30.4.1.4 社会心理护理

在肥胖的 T2DM 患者中，没有实现期望中的体重减轻带来的有益效果可能会导致患者压力、对护理的逃避、对医师和其他医疗保健专业人员的不信任以及对糖尿病护理建议的低依从性[31]。不幸的是，许多医疗保健专业人员仍然对肥胖者持有明显的负面态度和成见[32]，这进一步加剧了这个问题。建议对医疗保健专业人员进行关于遗传、环境、生物、心理和社会因素对体重增加和体重减轻作用的教育[31]。理解这一复杂因果关系网络的医疗保健专业人员将会对肥胖患者持有更积极的态度[33]。

30.5 妊娠糖尿病

妊娠糖尿病（gestational diabetes mellitus，GDM）过去被定义为怀孕期间首次出现的任何程度的糖不耐受，无论怀孕之前是否可能已存在这种情况，然而现在这一观点已发生了改变[8]。由于未确诊 T2DM 的孕妇人数较多，建议在最初的产前检查时，使用标准的诊断准则（表 30-3-1）对有 T2DM 危险因素的女性进行筛查。现在患有糖尿病的妊娠早期女性被归类为 T2DM（或非常罕见的 T1DM）患者。GDM 是指在妊娠中期或晚期诊断的糖尿病，且之前并未明显患有 T1DM 或 T2DM。GDM 的诊断可以用两种方法中的任意一种检测：①"一步"法，即 75g OGTT；②"两步"法，即使用 50g（非禁食）OGTT 进行初步筛查，筛查阳性者再采用 100g OGTT[8]。

GDM 女性有更大可能性分娩出巨大儿或患有其他并发症的婴儿，且孕后患 T2DM 的风险增加，这些风险随着高血糖严重程度的增加而增加。确诊后的治疗包含 MNT、体力活动、根据孕前体重的体重管理和血糖监测。GDM 治疗的血糖目标见表 30-5-1[8]。许多女性仅通过生活方式的改变就可以达到治疗目标。如果没有达到治疗目标，就需要增加药物治疗。胰岛素为首选药物，因为它不会通过胎盘达到可被测量的浓度。二甲双胍和格列本脲也可以使用，但两者都能透过胎盘到达胎儿体内。GDM 治疗中，所有口服制剂都缺乏长期的安全性数据[8]。

研究表明，怀孕期间的血糖水平约为 4.7mmol/L，餐前血糖 4.3mmol/L，餐后 70min 时的峰值为 6.1mmol/L[34]，这些值低于正常 FBG 水平（<5.6mmol/L）和正常餐后 2h 血糖水平（<7.8mmol/L）。怀孕期间血糖水平低的女性，小胎龄婴儿的发病率较高；血糖水平高的女性，大胎龄婴儿的发病率较高。因此，强烈建议 GDM 女性进行 SMBG[35]。由于孕期餐后血糖监测很重要，推荐的 SMBG 方案是每天检测 4 次：空腹和餐后 1h 或 2h，选择餐后 1h 还是 2h 的理由尚不明确。

育龄女性超重或肥胖人数显著增加。研究表明,2006 年,超过 50% 的 20~39 岁女性 BMI 为 25kg/m²或者更高[36]。在肥胖的情况下开始妊娠会增加产妇和胎儿的风险,包括妊娠高血压、先兆子痫、巨大儿、外科手术或创伤性分娩,以及产妇患 GDM 的风险[37]。妊娠期体重增加过多与婴儿较重和孕妇产后较高的体重维持率有关。医疗保健专业人员应在怀孕早期识别有过度增重风险的女性,并进行干预,以控制随后的体重增加。遗憾的是,在这一重要领域进行的研究很少,因此没有循证的实践建议。

强烈建议包括糖尿病患者在内的所有女性进行母乳喂养。医疗保健专业人员需要促进母乳喂养,以使得母乳喂养在改善健康和降低卫生保健费用方面发挥其重要的作用[38]。患有 GDM 的女性应在产后 4~12 周使用非孕期标准进行 75g OGTT(表 30-5-2)持续进行糖尿病或糖尿病前期的检测。如果 4~12 周的 75g OGTT 正常,则此后还应每 1~3 年进行一次检测,检测的频率取决于是否合并其他危险因素[8]。随着时间的推移,有 GDM 病史的女性患 T2DM 的风险大大增加。强化生活方式干预和使用二甲双胍都可以预防或延缓有糖尿病前期和 GDM 病史的女性进展为糖尿病[4]。

表 30-5-1　妊娠糖尿病女性的血糖目标*

空腹	≤5.3mmol/L 加上以下任意 1 项
餐后 1 小时	≤7.8mmol/L
餐后 2 小时	≤6.7mmol/L

*详见参考文献[8]。

30.5.1　妊娠糖尿病生活方式干预

30.5.1.1　医学营养疗法

与常规护理相比,在 GDM 孕妇中实施 MNT 已被证明在改善血糖控制水平和新生儿及孕妇的妊娠结局方面有效[10],包括降低胎儿出生时体重和巨大儿的发生率,胰岛素使用比例,孕期高血压发生率、住院率,新生儿入住重症监护室及死亡的概率,早产、肩难产、骨折、神经麻痹的发生率。

在 GDM 孕妇妊娠期间,MNT 有 3 个重要目标:①在餐前和餐后尽量减少血糖变化,将血糖维持在日标血糖值范围内;②确保适当的能量摄入,以实现适当的妊娠期体重增加,避免过度增重;③为产妇和胎儿的健康提供安全和充足的营养物质[10]。定期和高频的 MNT 是必不可少的。应当通过评估血糖水平、食欲和体重增加程度指导和制订个性化的饮食计划,并在整个怀孕期间调整饮食计划。

对 GDM 患者进行营养疗法干预建议的总结见表 30-5-2[10]。碳水化合物的摄入和有效胰岛素之间的平衡决定了餐后血糖水平。对女性来说,摄入足够的碳水化合物而不使餐后 1h 血糖水平升高到 7.8mmol/L 和 / 或餐后 2h 血糖水平升高到 6.7mmol/L 以上是一个挑战。血糖监测提供了有关饮食计划的关键数据,特别是碳水化合物摄入量。在用餐时间,碳水化合物每餐的推荐摄入量为 45~60g 或 3~4 种 15~30g 含有碳水化合物的食物的组合。由于可能造成胰岛素抵抗的胎盘激素在清晨释放,通常更难控制早餐后的血糖波动。因此,通常建议在早餐时将碳水化合物减少到 30g。

早期研究表明,低血糖指数(GI)可以产生较好的效果[39],然而,最近的研究表明,高度复杂的碳水化合物 / 低脂饮食也将血糖控制在目标血糖以下[40]。有关 GI 的研究通过比较每个人的膳食曲线,发现每个人的膳食曲线大相径庭[41]。由于蛋白质摄入一般不会增加餐后血糖水平,可以与早餐或零食一起食用 28.3~56.7g 的蛋白质食物,作为在不影响血糖水平的情况下增加能量的一种方法。

表 30-5-2　AND 基于实证的对 GDM 女性的营养治疗干预

主题	建议	评级
卡路里处方	基于个体化营养评估和膳食营养素参考摄入量(dietary reference intake,DRI),应鼓励孕妇摄取足够的能量,以促进胎儿/新生儿和产妇的健康,实现血糖目标和适当的妊娠体重增加。目前没有研究揭示最佳卡路里摄入量。但是在肥胖女性中,卡路里摄入减少不会导致不良结果	较好
常量营养素要求	应该给予孕妇充足的常量营养素,在营养评估的基础上,在 DRI 的指导下,建议每天至少摄入 175g 碳水化合物和 71g[或 1.1g/(kg·d)]蛋白质,同时需要摄入 28g 膳食纤维	一般
碳水化合物处方	个性化碳水化合物的数量和类型,以实现餐后血糖目标。尚未有研究确认理想的碳水化合物的数量和类型	较好
碳水化合物和早餐后血糖	根据营养评估、治疗目标和血糖变化,制定个性化早餐碳水化合物的数量和类型	较好
关于餐次和加餐的推荐	根据血糖水平、体力活动和药物,将总热量和碳水化合物分配成若干餐。为了减少 GL,对于 GDM 孕妇,应该将每天总的能量和碳水化合物摄入尽量分配到不同的、较小的餐食或多个零食中(三餐和两个或两个以上的零食)	一般
膳食维生素和矿物质的摄入	推荐健康的、多样的食物选择,来满足孕期各种微量营养素的需求	一般
补充维生素和矿物质	建议孕妇在 DRI 推荐内服用复合维生素/矿物质或特定维生素/矿物质补充剂,以解决维生素和矿物质摄入不足(如铁、叶酸、钙、维生素 D、胆碱和碘)或微量营养素缺乏等问题	一般
非营养甜味剂(NNS)	只选择 FDA 批准的非营养甜味剂,并限制每日摄入量在可接受的范围内	一般
酒精	GDM 孕妇应加大戒酒力度	一般
体力活动	鼓励去实现每天 30min 以上适宜体力活动的目标	好

* 改编自:AND 的 "GDM 循证营养实践指南 2016",可查阅:www.ordeal.org/topic.cfm? menu5288&cat=5539[10]。

30.5.1.2　体力活动

除非有禁忌证,GDM 女性应定期参加每周至少 3 次,每次 30min 的中等强度的体力活动。定期的体力活动除了能够改善 GDM 女性的血糖控制,还能减少常见的妊娠不适,并不会对孕妇或新生儿产生负面影响[10]。

30.5.1.3　教育/咨询和支持

被诊断为 GDM 的孕妇需要学习糖尿病管理的各方面内容。由于 GDM 的持续时间相对较短,孕妇应在确诊后 1 周内接受 GDM 自我管理教育[10]。首先,孕妇必须理解和认可 GDM 管理是重要且可实现的。其次,孕妇必须了解 GDM 是分娩后进展为 T2DM 和未来再次怀孕时再次发生 GDM 的危险因素。因此,预防未来糖尿病的指导方针和技能是必不可少的。

30.5.1.4　社会心理护理

尽管 GDM 持续时间很短,在怀孕期间生活方式的改变可能会带来压力和负面情绪。鼓励女性谈论她们的担忧和感受,且向她们保证许多女性在怀孕期间也会经历同样的感受是有益的。

30.6 总结

对糖尿病前期和糖尿病的患者进行生活方式疗法的教育和咨询始于与患者建立良好的关系。MNT 无论是单独还是联合应用,都涉及一个共同的过程:①评估和确定患者愿意以及能够改变什么生活方式;②识别与营养治疗有关的问题,然后制订适当的干预措施;③利用自我管理教育和咨询的方式实施营养干预;④监管和评估结局。医疗保健专业人员必须了解并理解循证的糖尿病生活方式疗法建议,并拥有指导和支持其实施的工具。

临床应用

- 由注册营养师向 1 型和 2 型糖尿病患者提供 MNT 的有效性得到了 AND 营养实践指南的强力证据支持。
- 对于 T1DM 患者,胰岛素方案应纳入他们通常的食物和体力活动计划中。基于胰岛素与碳水化合物比率的碳水化合物计数可用于调整制订碳水化合物摄入量计划时膳食部分的药物剂量。
- 对于 T2DM 患者,多种营养疗法干预措施对血糖管理都是有效的,其中管理的重点都是减少能量摄入。对一些患者来说,MNT 可能导致体重下降或维持体重下降的趋势,而对另一些患者来说,它可以阻止体重增加。
- 没有理想的能适用于所有糖尿病患者的热量百分比。需要与糖尿病患者协作制订具有个性化的,包含有适当比例的各种营养丰富的食物的健康饮食计划,以保证他们能够且愿意去实施该计划。
- 大多数成年 T1DM 和 T2DM 患者被鼓励每周进行 3 天且休息间隔不超过 2 天的 150min 或更久的中等强度体力活动,并建议每周间隔进行 3 次抗阻运动。患有 T1DM 或 T2DM 的青少年应每天从事 60min 或更久的中到高强度的有氧运动,且每周至少有 3 天进行高强度的力量训练。
- 鼓励所有糖尿病患者参加糖尿病自我治疗教育与支持,以获得糖尿病自我护理和持续自我管理所需的知识、技能和能力。
- 社会心理护理应与协作的、以患者为中心的方法整合在一起并提供给所有糖尿病患者。
- 患有 GDM 的女性一般都需要改变生活方式。在许多情况下,仅改变生活方式可能就足够了。用餐时碳水化合物的量通常是 45~60g(选择 3~4 种碳水化合物)并且每次加餐的量是 15~30g 碳水化合物,但有时早餐的碳水化合物可能需要减少到 30g。建议进行每周至少 3 次,每次 30min 的定期体力活动。

(Marion J. Franz,MS,RD,CDE 著 陈思娇 译 林行 校)

参考文献

1. Centers for Disease Control and Prevention. *National Diabetes Statistics Report, 2017*. Atlanta, GA: Centers for Disease Control and Prevention, U.S. Department of Health and Human Services, 2017.
2. Gregg EW, Li Y, Wang J, et al. Changes in diabetes-related complications in the United States, 1990–2010. *N. Eng. J. Med.* 2014;370:1514–1523.
3. NCD Risk Factor Collaboration (NCD-RisC). Worldwide trends in diabetes since 1980: A pooled analysis of 751 population-based studies with 4.4 million participants. *Lancet* 2016;387:1513–1530.
4. Knowler WC, Fowler SE, Hamman RF, et al. 10-Year follow-up of diabetes incidence and weight loss in the diabetes prevention program outcomes study. *Lancet* 2009;374:1677–1686.
5. Franz MJ, MacLeod J, Evert A, et al. Academy of nutrition and dietetics nutrition practice guideline for type 1 and type 2 diabetes in adults: Systematic review of evidence for medical nutrition therapy effectiveness and recommendations for integration into the nutrition care process. *J. Acad. Nutr. Diet.* 2017;117:1659–1679.
6. Holman RR, Paul SK, Bethel MA, et al. 10-Year follow-up of intensive glucose control in type 2 diabetes. *N. Eng. J. Med.* 2008;359:1577–1589.
7. Franz MJ. Lifestyle interventions across the continuum of type 2 diabetes: Reducing the risks of diabetes. *Am. J. Lifestyle Med.* 2007;1:327–334.
8. American Diabetes Association. Standards of medical care in diabetes—2017. *Diabetes Care* 2017;40(Suppl 1):S1–S127.
9. MacLeod J, Franz MJ, Handu D, et al. Academy of nutrition and dietetics nutrition practice guideline for type 1 and type 2 diabetes in adults: Nutrition intervention evidence reviews and recommendations. *J. Acad. Nutr. Diet.* 2017;117:1637–1658.
10. *Academy of Nutrition and Dietetics Gestational Diabetes Mellitus (GDM) Guideline*, 2016. Available at: www.andeal.org/topic.cfm?menu5288&cat=5538. Accessed July 2017.
11. Evert AB, Boucher JL, Cypress M, et al. Nutrition therapy recommendations for the management of adults with diabetes. *Diabetes Care* 2014;37(Suppl 1):S120–S143.
12. Handelsman Y, Bloomgarden ZT, Grunberger G, et al. American Association of Clinical Endocrinologists and American College of Endocrinology – Clinical practice guidelines for developing a diabetes mellitus comprehensive care plan – 2015. *Endocr. Pract.* 2015;21(Suppl 1):1–87.
13. Chamberlain JJ, Kalyani RR, Leal S, et al. Treatment of type 1 diabetes: Synopsis of the 2017 American Diabetes Association standards of medical care in diabetes. *Ann. Intern. Med.* 2017;167:493–498.
14. Diabetes Control and Complications Trial (DCCT)/Epidemiology of Diabetes Interventions and Complications (EDIC) Study Research Group. Mortality in type 1 diabetes in the DCCT/EDIC versus the general population. *Diabetes Care* 2016;39:1378–1383.
15. Bell KJ, Smat CE, Steil GM, et al. Impact of fat and protein in type 1 diabetes: Application of a model-based approach to derive insulin doses for open-loop diabetes management. *Diabetes Care* 2016;39:1631–1634.
16. Colberg SR, Sigal RJ, Yardley JE, et al. Physical activity/exercise and diabetes: A position statement of the American Diabetes Association. *Diabetes Care* 2016;39:2065–2079.
17. Larrañaga A, Docet MF, and Garcia-Mayor RV. Disordered eating behaviors in type 1 diabetic patients. *World J. Diabetes* 2011;2:189–195.
18. Inzucchi SE, Bergenstal RM, Buse JB, et al. Management of hyperglycemia in type 2 diabetes, 2015: A patient-centered approach: Update to a position paper of the American Diabetes Association and the European Association for the study of diabetes. *Diabetes Care* 2015;38:140–149.
19. Garber AJ, Abrahamson MJ, Barzilary JI, et al. Consensus statement by the American Association of Clinical Endocrinologists and American College of Endocrinology on the comprehensive type 2 diabetes management algorithm – 2016 executive summary. *Endocr. Pract.* 2016;22:84–113.
20. Ali MK, Bullard KM, Saaddine JB, et al. Achievement of goals in U.S. diabetes care, 1999–2010. *N. Eng. J. Med.* 2013;368:1613–1624.
21. U.K. Prospective Diabetes Study Group. Response of fasting plasma glucose to diet therapy in newly presenting type II diabetic patients. *Metabolism* 1990;39:905–912.
22. Franz MJ, Boucher JL, Ruten-Ramos D, et al. Lifestyle weight-loss intervention outcomes in overweight and obese adults with type 2 diabetes: A systematic review and meta-analysis of randomized controlled trials. *J. Acad. Nutr. Diet.* 2007;107:1755–1767.
23. Franz MJ, VanWormer JJ, Crain AL, et al. Weight-loss outcomes: A systematic review and meta-analysis of weight-loss clinical trials with a minimum of 1-year follow-up. *J. Acad. Nutr. Diet.* 2007;107:1755–1767.
24. Franz MJ. Weight management: Obesity to diabetes. *Diabetes Spectr.* 2017;30:149–153.
25. Hamdy O, Mottalib A, Morsi A, et al. Long-term effect of intensive lifestyle intervention on cardiovascular risk factors in patients with diabetes in real-world clinical practice: A 5-year longitudinal study. *BMJ Open Diabetes Res. Care* 2017;5:e000259.
26. Evert AB and Franz MJ. Why weight loss maintenance is difficult. *Diabetes Spectr.* 2017;30:153–156.
27. Lee JS, Pinnamaneni SK, Eo DJ, et al. Saturated, but not n-6 polyunsaturated fatty acids induce insulin resistance: Role of intramuscular accumulation of lipid metabolites. *J. Appl. Physiol.* 2006;100:1467–1474.
28. Esposito K, Maiorino MI, Petrizzo M, et al. The effects of Mediterranean diet on the need for diabetes drugs and remission of newly diagnosed type 2 diabetes: Follow-up of a randomized trial. *Diabetes Care* 2014;37:1874–1880.
29. Maiorino MI, Bellastella G, Petrizzo M, et al. Anti-inflammatory effect of Mediterranean diet in type 2 diabetes is durable: 8-Year follow-up of a controlled trial. *Diabetes Care* 2016;39:e44–e45.
30. Powers MA, Bardsley J, Cypress M, et al. Diabetes self-management education and support in type 2 diabetes: A joint position statement of the American Diabetes Association, the American Association of Diabetes Educators, and the Academy of Nutrition and Dietetics. *J. Acad. Nutr. Diet.* 2015;115:1323–1334.
31. Phelan SM, Burgess DJ, Yeazel MW, et al. Impact of weight bias and stigma on quality of care and outcomes for patients with obesity. *Obes. Rev.* 2015;16:319–326.
32. Ochner CN, Tsai AG, Kushner RF, et al. Treating obesity seriously: When recommendations for lifestyle confront biological adaptations. *Lancet Diabetes Endocrinol.* 2015;3:232–234.
33. O'Brien KS, Puhl RM, Latner JD, et al. Reducing anti-fat prejudice in preservice health students: A randomized trial. *Obesity (Silver Spring)* 2010;18:2138–2144.
34. Hod M and Ygeve Y. Goals of metabolic management of gestational diabetes. *Diabetes Care* 2007;20(Suppl 2):S180–S187.
35. American College of Obstetricians and Gynecologists. ACOG Practice Bulletin 180 Gestational diabetes mellitus. *Obstet. Gynecol.* 2017;130:e17–e31.
36. Ogden CL, Carroll MD, Curtin LR, et al. Prevalence of overweight and obesity in the United States, 1999–2004. *JAMA* 2006;295:1549–1555.
37. Institute of Medicine (IOM). *Weight Gain during Pregnancy: Reexamining the Guidelines*. Washington, DC: The National Academies Press, 2009.
38. Academy of Nutrition and Dietetics. Position of the Academy of Nutrition and Dietetics: Promoting and supporting breastfeeding. *J. Acad. Nutr. Diet.* 2015;115:444–449.
39. Moses RG, Barker M, Winter M, et al. Can a low-glycemic index diet reduce the need for insulin in gestational diabetes? *Diabetes Care* 2009;32:996–1000.
40. Hernandez TL, Van Pelt RE, Anderson MA, et al. A high-complex carbohydrate diet in gestational diabetes mellitus achieves glucose targets and lowers postprandial lipids: A randomized crossover study. *Diabetes Care* 2014;37:1254–1262.
41. Zeevi D, Korem T, Zmora N, et al. Personalized nutrition by prediction of glycemic responses. *Cell* 2015;163:1079–1094.

第 31 章 | 在 2 型糖尿病患者中实施生活方式治疗的营养计划

目录

要点／513

31.1 介绍和背景／513

31.2 一级预防／514

31.3 二级和三级预防：病理学过程可以逆转吗／516

31.4 2型糖尿病生活方式计划／517

31.4.1 低脂肪饮食模式／519

31.4.2 100% 植物性饮食模式／519

31.4.3 增加水果摄入量／520

31.4.4 增加蔬菜摄入量／521

31.4.5 摄入谷物／521

31.4.6 高纤维饮食／521

31.4.7 低蛋白饮食／521

31.4.8 补水和钠摄入／523

31.4.9 进食时间和间歇性禁食／524

31.5 总结／525

临床应用／526

参考文献／527

要 点

- 有可靠证据表明：通过适当的行为和生活方式改变，2 型糖尿病（T2DM）的潜在病理生理学变化很大一部分是可逆的。因此，需要临床医师指导实施有效的循证的生活方式医学方案。
- 热量限制和减重为 T2DM 的饮食干预提供了基础。证据还指出：多吃水果、蔬菜、全谷物、高膳食纤维、低饱和脂肪和动物蛋白的饮食模式对预防 T2DM 非常有效。
- 其他循证的生活方式因素也应作为针对 T2DM 的生活方式治疗方案的一部分，如补水、进食时间和增加体力活动。

31.1 介绍和背景

采用结构化生活方式（非药物和非手术）来干预改善血糖异常状态的策略必须是与血糖管理相关的，且能够被实际实施应用的。这些具体行动必须能够适应各种临床场景，以便他人能够在现实中观察、验证和复制这些临床益处，从而创造和培养成功的医疗护理文化。该过程将来自基础医学和临床医学的优秀的理论策略转化为不同住院和门诊环境下的优秀实践，以改善生活方式相关慢性疾病的管理。本章将通过临床叙述的视角来检验 T2DM 患者护理相关的优秀理论策略具体实施情况，以整理各种经验和证据信息，用于提出一系列关于计划构建的专家指南，尤其是针对二级和三级预防的营养策略。

Nathan Pritikin 于 1974 年在圣巴巴拉创建了自己的长寿中心，并于 1978 年将其迁至加利福尼亚圣莫尼卡海滩边的一家老酒店改用于高强度的生活方式干预。它为这种"治疗"使得血脂、体重、血压、血糖和糖化血红蛋白（HbA1c）显著改善提供了原始数据（表 31-1-1）。运动设施紧靠海滩边的木板人行道，人们就在这种身临其境的环境中运动。餐厅为"客人"提供经过最低限度加工的全植物大餐。每周一次在蔬菜汤里放一条小鱼，以便这个项目不被贴上"素食"的标签，因为这个标签在当时的背景下有较负面的含义。统计分析的数据和个别"客人"的故事都令人印象深刻，但没有随机化、对照组或长期随访。后来，加州大学洛杉矶分校的 R.J.Barnard[3] 正式报告了在项目参与者中观察到的血脂参数[1]和血糖控制措施的改善[2]。怀疑论者和完美主义者回应说："这是一个自我选择的群体，没有真正的对照组"。因此，科学界基本上忽视了这个结果。尽管有这些争议，但这一经过验证的经验表明：至少某些人的某些代谢参数可以得到改善，且至少对少数人而言，其有益作用被认为比当时可用的药物治疗强。

胰岛素受体和葡萄糖转运蛋白的生理学意义在 20 世纪 80 年代被阐明。特别是加利福尼亚大学圣地亚哥分校 Jerrold Olevsky 团队以及其他开始解开胰岛素抵抗生物学奥秘的专家[4]，他们在机制层面证明了通过减轻体重逆转高血糖可能能够导致胰岛素受体激酶功能正常化[5]，胰岛素受体激酶通路是 T2DM 病理生理学的关键通路之一。

表 31-1-1　2 型糖尿病患者对 Pritikin 计划的反应

目的：评估 Pritikin 计划在 T2DM 患者中的有效性。

方法：对 60 名完成 26 天住院计划患者的数据进行回顾性分析。

结果：在研究开始时使用口服降血糖药的 23 名患者中，有 21 人可以停用这些药物；在研究开始时使用胰岛素的 17 名患者中，有 13 人可以停用胰岛素；仍在使用胰岛素的 4 名患者中，有 2 人的剂量减少了 50%。空腹血糖从 (10.8±0.6) mmol/L 降至 (8.0±0.4) mmol/L。血清胆固醇从 (5.8±0.1) mmol/L 降至 (4.7±0.1) mmol/L。血清甘油三酯从 (3.2±0.3) mmol/L 降至 (2.1±0.1) mmol/L。总体而言，该组体重平均降低 4.3kg，平均达到了预期减重的 40.5%。最大工作能力从 (5.6±0.3) 增加到 (7.9±0.4) 代谢当量 (MET)，每日步行时间从 (11.7±2.4) min 增加到 (102.8±4.8) min。空腹血糖降低与体重减轻（$r=0.24$）、步行时间增加（$r=0.00$）或 MET 增加（$r=0.05$）之间没有相关性。

结论：Pritikin 的饮食和运动方案是治疗 T2DM 患者的有效手段。

* 详见参考文献 [134]。

在 1987 年的班廷奖讲座中，斯坦福大学的 Gerald Reaven 为许多临床医师提供了对 T2DM 更广泛的见解[6]。他将高胰岛素水平和胰岛素抵抗与他所称的 "X 综合征"联系起来，该综合征后来被称为"代谢综合征（MS）"或"胰岛素抵抗综合征"。T2DM 不再被认为仅涉及高血糖浓度，而考虑了胰岛素抵抗和高胰岛素血症的病理生理学机制。

同样，胰岛素抵抗、向心性肥胖、高血压和高脂血症、动脉粥样硬化之间的混合的、不确定的因果关系引出了关于是否存在可逆性的重要问题。值得注意的是，Dean Ornish 证明了至少在某些人中心脏病存在逆转的可能性[7]。不久之后的证据才能阐明这一过程的生物学基础[8]，并证实了其在临床实践中的应用[9]。之后人们普遍认为生活方式改变是高血压控制的主要基础[10]，而降低体重也会降低血压[11]。肥胖，尤其是与热量过多相关的向心性肥胖，是 MS 和 T2DM 最重要的病理生理状态，因此热量赤字和减重被认为是控制这些疾病的关键战略目标。这些基础科学的进步，通过丰富临床试验数据，并与新的流行病学信息相结合，推进了糖尿病前期和 T2DM 的生化分类（如空腹血糖）的修订。

胰岛素抵抗、MS 和 T2DM 存在多重基因关联而不是单一致病基因突变的这一发现，使人们的注意力从仅使用特定的药物干预转向对这些血糖异常状态进行真实的循证的结构化生活方式干预。

31.2　一级预防

血糖代谢异常的预防策略如下：

- 初始：通常以人群为基础，防止出现可改变的危险因素（如胰岛素抵抗、不健康的饮食习惯、体力活动不足、超重/肥胖）。
- 一级：适用于存在危险因素（如糖尿病前期、胰岛素抵抗综合征或 MS）的患者，并预防疾病 [如 T2DM 和心血管疾病 (cardiovascular disease, CVD)] 的发生。
- 二级：适用于处于疾病早期（如无症状或并发症的 T2DM）的患者，防止出现症状性疾病或疾病相关并发症（如糖尿病肾病或 CVD）。

- 三级：适用于处于疾病晚期(如有症状的 T2DM 和/或并发症)的患者,以阻止疾病的进一步发展和死亡的发生。
- 四级：适用于所有患者,防止过度医疗。

多项研究从一级预防的角度探讨了这种行为观点：Bedford 调查(1962—1972)及 10 年随访[12],Malmo 的 6 年可行性研究[13],糖尿病预防计划(DPP)[14],芬兰糖尿病预防研究[15],印度 DPP[16],大庆研究(Da Quing)[17],以及其他研究(表 31-2-1)。DPP 测试了药物(二甲双胍)与高强度生活方式干预在预防糖尿病前期向 T2DM 进展方面的有效性[14],得出适当的体重减轻(体重中位数的 7%)和运动的效果大约是二甲双胍的 2 倍(生活方式疗法使 T2DM 相对风险降低 58%,而二甲双胍仅降低 31%)。在 65 岁以上的人群中,这种效果更加显著[18]。

表 31-2-1 T2DM 主要一级预防研究*

研究	目标		RR 降低	AR 降低	NNT
大庆研究[17]（中国）	BMI>25kg/m² 人群 WT 降低 0.5~1kg/月 直至 BMI 达到 23kg/m²< BMI <25kg/m² 区间内	饮食	31%	23.5%	4.25
		运动	46%	26.6%	3.75
		饮食和运动	42%	21.7%	4.60
FDPS[138]（芬兰）	WT 减轻>5%(-4.2kg) 总脂肪<30% SFA<10% 纤维>15g/1 000kcal 运动>30min/d	生活方式	58%	12%	8.33
		At+3 年 43% 和 36%		15%	6.6
DPP[14]（美国）	WT 减轻>7%(-5.6kg) 总脂肪<25% 运动>150min/周	生活方式	58%	14.5%	6.9
		二甲双胍	31%	7.2%	13.9
DPP[16]（印度）	均衡的卡路里和运动量以达到适当的体重 避免食用单糖和精制 CHO 总脂肪<30g/d 限制 SFA 增加纤维食物,例如全谷物、豆类、蔬菜和水果	生活方式	28.5%	15.7%	6.4
		二甲双胍	26.4%	14.5%	6.9
		生活方式和二甲双胍	28.2%	15.5%	6.5

*缩写词：AR,绝对风险；BMI. 体质量指数,单位为 kg/m²；CHO. 碳水化合物；DPP. 糖尿病预防计划；FDPS. 芬兰糖尿病预防研究；NNT. 需治疗人数(number needed to treat,NNT)是近年提出的一种绝对危险度测量指标,含义为预防 1 例不良事件发生,临床医师在一段时间内应用某一疗法需治疗的患者数,最初主要用于临床试验效果的评价；RR. 相对风险；SFA. 饱和脂肪酸；WT. 体重

以体重减轻、饮食和运动为重点的 DPP 计划已在多个人群中多次应用,例如拉美裔[19]、低收入者[20]、受过教育者[21]及其他人群[22],并显示出相似的益处。这些证据足以证明 DPP 的有效性并被广泛接受,因此这些程序化的 DPP 生活方式建议已被纳入 ADA[23]、AACE/ACE[24]等专业组织的各种指南中。NextD 团队将这些生活方式医学的理论应用于现实世界的政策和在实践方面所做出的工作很可能会加速实际应用过程[25],并很快在糖尿病预防方面达到一个重要的文化"转折点"[26]。

31.3 二级和三级预防:病理学过程可以逆转吗

T2DM 通常被认为是可预防的,通过适当地实施可获得且负担得起的生活方式干预措施,T2DM 相关的病理生理过程和并发症在相当多的患者中可以发生不同程度的逆转[27]。关于二级预防,一旦超过诊断性生化指标阈值,就出现了一个问题,即关键的潜在病理生理过程是否可以停止或逆转。至少对一些患者来说,答案似乎为"是",但"可逆性"的概念可以是相对的(即特定标志物不同程度的改善),不一定需要"治愈"(即完全没有疾病)。因此,对需要二级或三级预防的人来说,病理学逆转是一个现实的可实现目标。

T2DM 逆转的概念曾经产生了很多争议,有临床医师坚信:将"糖尿病"和"逆转"两个词一起使用,会给患者带来虚假的希望。一级和二级预防在一定程度上可以明显实现可逆性,但不幸的是,三级预防不能实现同样的效果。三级预防以 T2DM 相关并发症为目标,但不能完全逆转终末期疾病,如失明、需要接受肾替代治疗的慢性肾病、晚期心力衰竭、卒中和截肢。

另一方面,在多数情况下,生活方式干预确实可以逆转 T2DM 病理生理学过程和不太严重的 T2DM 并发症。例如,通过某些特定的饮食补充剂[28]、饮食模式的改变[29]或外部电刺激[30]可以改善患者的糖尿病神经病变。动脉粥样硬化同样是可逆的[7],有显著证据表明,在严重的缺血性心脏事件[31]后,心肌可能再生。早在 1958 年,Kempner 等[32]就证明,通过他的"米饭饮食"治疗,患者的视网膜损伤发生了相当大的逆转,并且发表了一系列(8 个)治疗前后视网膜对比图。可以说,可逆性存在的最佳证据是 MS 相关的病理生理学标志物的改变[33,34],并得到了来自生活方式、药物和手术干预研究的证据支持[4]。

动机和希望是可以提高 T2DM 预防计划成功率的工具。Taylor[35]将能够早期进行生活方式改变的人定义为"健康驱动型",并认为他们将受益于在确诊时被告知有可能通过减轻 15%~20% 的体重来完全逆转糖尿病。对于没有足够动力做出必要改变的患者,目前用于管理 T2DM 的临床实践指南能够发挥更为突出的作用。护理人员应能够识别并有能力干预患者当前对于改变的准备态度,要足够机敏以进行适当干预,同时能够敏锐察觉患者何时准备好进行更高强度的生活方式干预。还应记住,医疗保健专业人员的个人生活方式实践在给出建议和生活方式治疗指导的有效性方面都发挥着重要作用[36,37]。

31.4　2 型糖尿病生活方式计划

针对 T2DM 生活方式的干预项目可能会出现在不同的情境中,最昂贵的是直接参与项目(寄宿参加),最便宜的是自助阅读相关书籍,介于两者之间的是医院、诊所、家庭、教练和网络等干预方式。每种模式都有其特定的优势和劣势。项目必须将个人行为置于社会、环境、情感和心理这些变量中考虑。个人生活状况会影响项目选择,而行为研究将需要阐明这一选择过程(表 31-4-1)。

表 31-4-1　2 型糖尿病的行为方案

方案类型	描述	优势	不足	案例
寄宿	• 个人花钱去"度假胜地"进行彻底的生活方式改变 • 制订连续且有计划的方案	• 彻底监护——在短时间内经历巨变 • 在新的地方有一个新的开始 • 在医师的监督下 • 针对个人的定制护理 • 可能会为某些服务付费	• 一流个性化体验的人工成本 • 设施的购买和维护费用 • 没有家庭社区支持 • 依从障碍:成本、距离、时间	NEWSTART.Weimar,加利福尼亚州 http://www.newstart.com • Pritikin 长寿计划,迈阿密,佛罗里达州 https://www.pritikin.com
以酒店为基础	• 客房价格与项目、膳食费用分开;培训酒店员工适当地准备食物	• 使用现有结构和设备 • 可由 2~3 名全职工作人员完成,并聘请合同发言人 • 度假村个性化服务 • 酒店/度假村的双赢 • 容易扩展的时间表——可以 1 年开始一个,根据市场需求进行调整,将财务风险降到最低	• 取决于个人是否有很强的公众曝光度 • 市场营销 • 最低限度的家庭社区支持	John McDougall,圣罗莎,加利福尼亚州 https://www.drmcdougall.com
以医院为基础	• 利用医院现有设施和人员 • 可以是住院或门诊	• 可信度高 • 从不同的中心抽调工作人员降低了成本 • 严密关注生活方式改变的阻碍,并激励改变 • 时刻有针对性的营销 • 院内生活方式和医学咨询 • 基于地方保健系统的支持	• 医务人员会产生抵触情绪 • 程序性收入减少 • 有急症护理心态或不理解的工作人员可能会起反作用	圣赫勒拿健康中心 -James Peters,加利福尼亚州 https://www.adventisthealthtaketen.org • 李健康公司,迈耶斯堡,佛罗里达州 http://www.leehealth.org/healthsolution/CHIP.asp
以诊所为基础	• 由医师协调 • 与日常的医疗护理相结合 • 可预约使用共享医疗	• 专业人员参与 • 对希望改善病情的患者可增加练习 • 练习享受改变 • 账单明确 • 改善结果 • 小组的力量吸引了慢速采纳者 • 得到家庭社区支持	• 专业阻力和/或惰性 • 没有教室的办公室 • 可能需要雇用具有新技能人员 • 对许多患者来说,自付额和免赔额可能过高 • 市场饱和度 • 隐私问题	• 解除糖尿病 http://diabetesundone.com

续表

方案类型	描述	优势	不足	案例
基于商业	• 以工作者为中心改变生活方式 • 以财政奖励作为激励因素	• 雇主可能是改变健康生活方式的最有力的激励因素 • 提高员工的生产力、工作满意度和生活质量 • 慢性病减少使得保健费用减少 • 团体支持和文化变革	• 雇主不愿意减少保健品的使用	• 康明斯生活中心,http://www.cumminslivewell.com
以社区为基础	• 社区运行准备方案 • 公共大厅	• 价格较低 • 让"已完成生活方式改变的毕业生"参与项目 • 建立社区和文化支持 • 最少的管理费用 • 便于使用	• 无医师支持,专业性较差 • 基于志愿 • 责任 • 限制个人现金支付 • 社区营销面临挑战 • 经常没有运行补贴	• 完成健康改善计划 https://www.chiphealth.com
基于教练	• 私人教练	• 个性化 • 有指导性的个人选择对改变行为很有帮助	• 实付费用 • 教练往往是做出改变的专家,但可能不知道鼓励的最佳行为	• 韦尔库斯生活方式教练 http://wellcoachesschool.com
基于网络	• 方案材料 • 应用程序或互联网	• 价格低廉 • 容易得到 • 可纳入其他方案 • 健康行为跟踪具有高效性	• 小组支持、社区、契约和问责较少 • 真假难辨	• 解除糖尿病和疾病聚焦点 http://diabetesundone.com
自助式	• 人们阅读或观看材料,采用新的生活方式	• 价格低廉 • 容易得到 • 个性化 • 个人发现	• 没有团体支持、契约或问责 • 真假难辨 • 可能只是暂时改变生活方式	• 餐叉胜于手术刀 https://www.forksoverknives.com • 最新营养研究综述 https://nutritionfacts.org

在与 T2DM 和超重/肥胖患者交流时,可以将重点聚焦于积极讨论胰岛素水平。当能够可靠地测量和报告空腹和/或受激后的胰岛素反应、C 肽水平或稳态模型评估(homeostatic model assessment, HOMA)时,可以更有效地进行沟通,也就更不用说进行指导治疗了。稳态模型评估(HOMA)计算器可从英国前瞻性糖尿病研究(United Kingdom prospective diabetes study, UKPDS)网站(https://www.dtu.ox.ac.uk/homacalculator/)获得,可合理估计胰腺 β 细胞功能及肝和外周胰岛素抵抗的综合情况。据报道,HOMA 指数与金标准葡萄糖钳夹的相关系数高达 $r=0.82$[135]。HOMA 的计算可以确定那些胰岛 β 细胞功能下降的病人,但前提是要有相关的胰岛素抵抗的测量。对 HOMA 的进一步了解可以查看 www.fanilyracticepearls.com。也可以在胰腺健康的背景下讨论特定食物、饮料和膳食的血糖指数和血糖负荷,有助于将关于 T2DM 的信息从关于生化标志物(葡萄糖和 HbA1c)的技术性讨论转移到更个性化、相关的和可被理解的关于饮食的讨论中。因此,在 T2DM 的生活方式干预项目中,不同的饮食方

案需要应用不同的方式被引出。

除了标准的糖尿病资源(血糖仪、经过认证的糖尿病教育工作者、糖尿病技术、各种糖尿病相关并发症的诊断、积极的病例发现等)外,生活方式计划的设计还需要结合营养专业知识(医师、注册营养师和高级实践经验者)、对食物的视觉影响工具、食物营养成分的教育材料、身体成分分析(如生物电阻抗法)以及时刻就绪的快速转诊的网络会诊系统。

下面讨论生活方式计划中有关营养的具体循证工具和概念。

31.4.1 低脂肪饮食模式

自20世纪50年代以来,低脂肪饮食模式的有效性就已被报告。Singh的低脂肪饮食[38]和Kemper的米饭饮食[39]让许多人认为这是违反直觉的糖尿病治疗方式。以某种方式限制碳水化合物摄入似乎是治疗T2DM最合乎逻辑的方法,然而在胰岛素受体信号转导、葡萄糖转运和细胞内代谢方面的研究进展已然揭示了T2DM患者肝和胰腺异位脂肪的病理影响[35]。循环中的脂肪酸在肌肉[40]、胰岛β细胞和肝细胞的胰岛素抵抗的进展也发挥了重要作用[35]。对于热量过剩的负面作用和热量限制的有益影响更充分的理解表明,饮食模式的关键在于如何在较低总热量摄入的水平下尽量减少每克食物的脂肪热量(9kcal/g)以最大限度地获得饱腹感。这种方式提高了现实中对饮食模式的接受度,特别是当大部分食物富含纤维和水时,可以最低限度地增加热量负担[41,42]。

Roy Taylor的600+kcal/d逆转计划侧重于大约15%~20%的热量来自脂肪,使用Optifast™流质膳食和非淀粉类蔬菜的组合,持续8周[35]。一定程度的热量赤字和减重对于减少胰腺和肝异位脂肪储存至关重要,脂肪含量较高的食物通常具有较高的能量密度。然而,尽管有合理的生理学依据,很少有数据给出最佳的脂肪摄入量以控制或逆转T2DM。

有大量证据表明:饱和脂肪酸(尤其是棕榈酸)更可能与脂质和血管系统的病理过程有关。ADA基于有力的证据将减少饱和脂肪、反式脂肪和胆固醇作为与脂肪相关的主要膳食目标[43]。有充足证据表明:不饱和脂肪为首选的膳食脂肪,且利用不饱和脂肪的饮食模式能够改善糖耐量[44-48]。同时,尚未证明补充ω-3脂肪酸(补充剂)对心脏病或糖尿病患者有益[49-51]。这与已往使用各种补充剂的经验一致,并支持了以下观点:以全食物为基础的健康饮食模式可能比控制单个常量或微量营养素更重要。

31.4.2 100%植物性饮食模式

100%全食物和植物性饮食已被探究且用于治疗T2DM。推广这一饮食的人关注植物微量和常量营养素的益处以及减少全球二氧化碳和甲烷排放的作用。20世纪70年代末,Nathan Pritikin开始提供最低限度加工的全植物食品,而其他人从那时起就开始使用这种饮食方法[52]。Neal Barnard在一项随机对照试验中研究了100%植物性饮食,并于2008年发表[53]。最初的22周试验比较了100名被随机分配到2003年ADA标准饮食组与100%低脂植物性饮食组的受试者,在试验后又对受试者进行了74周的随访[54]。随着血糖控制的改善,药物调整使得统计分析变得复杂。100%低脂植物性饮食组

HbA1c 下降 0.96%（$P<0.0001$），ADA 组 HbA1c 下降 0.56%（$P<0.0009$）。经基线调整后组间 P 值为 0.091。然而，在没有改变糖尿病药物剂量的患者中（100% 低脂植物性饮食组 $N=24$；ADA 组 $N=33$），HbA1c 值分别下降了 1.23% 和 0.38%，经基线调整后 $P=0.007$。在随访 74 周结束时，100% 植物性饮食组的 HbA1c 改善得以维持，但 ADA 饮食组的 HbA1c 恢复至基线水平。

根据与患者的深入讨论，证据支持在 T2DM 患者中考虑提供甚至实施全植物性饮食。但也不是说必须完全消除动物产品，因此在与患者的讨论中最好避免使用明确的术语"素食者"或"素食主义者"。相反，这些循证的建议如果被称为"健康饮食"模式可能更贴切。"节食"一词经常被患者解释为限制性或惩罚性的，因此也应谨慎使用。术语"计划"通常用于特定的治疗终点，例如"糖尿病饮食计划"。需注意的是，"饼干奶酪"的素食方式，甚至专注于精制植物性食物的素食方式都不是健康的治疗选择。此外，应尽量减少精制或加工食品的摄入。

31.4.3　增加水果摄入量

由于高血糖负荷问题，标准 T2DM 饮食建议经常会限制一些植物产品的摄入。尽管有充分证据证明水果具有抗炎和促进健康的作用，但因其对血糖的短期影响，所以饮食指导中通常限制水果。水果的益处包括含有大量的营养素、微量元素、多酚，甚至低聚糖[55]。有意向性治疗（intention to treat，ITT）的 RCT 证据表明，每天至少吃两片水果与每天吃水果不超过两片的对照组相比并未对 HbA1c、体重或腰围产生不利影响[56]。

大量证据不支持 MS 或 T2DM 患者在实践中显著减少水果摄入量的常见做法[57]。Rodriguez[58] 等证明：与低水果摄入量组相比，高水果摄入量组的腰围显著减小（5.5cm vs 2.4cm；$P=0.048$），两组的体重减轻情况相似（6.1kg vs 6.4kg；$P=0.78$）。De Oliveira[59] 等人的一项为期 10 周的干预研究中，49 名肥胖且饮食总能量和膳食纤维含量相匹配的女性被随机分配到日常饮食中添加三个苹果、三个梨或三个燕麦饼干的 3 组。吃燕麦饼干组比吃水果的两组体重减轻得少（分别为 –0.9kg vs –0.8kg vs 0.2kg）。Madero[60] 等证明，适量摄入含天然果糖的食物比低果糖摄入组能更有效地减轻体重（4.1kg vs 2.9kg；$P=0.02$）。

2009 年的一项综述中有 2 项干预研究表明水果摄入量与体重降低有关，5 项前瞻性观察性研究指出摄入水果减少了超重和肥胖的风险，4 项横断面研究发现水果摄入量与体重之间存在反比关系[61]，没有任何研究发现有负面影响[61]。

最近的研究试图确定 T2DM 患者水果摄入量增加与体重改善之间的关联机制。Coe 和 Ryan 最近的一项综述报告称，对多酚-碳水化合物组合的血糖和胰岛素反应因其组成而异，摄入多酚能够降低血糖峰值和早期阶段的血糖反应，同时维持消化后期的血糖反应[62]。有趣的是，多酚类物质也被证明能够降低胰岛素峰值反应并维持胰岛素反应，特别是当与面包一起食用时。一项荟萃分析表明，少量果糖（$\leqslant 36g/d$）可能存在"启动效应"，可改善血糖控制，且不会对体重或胰岛素产生负面影响[63]。

31.4.4 增加蔬菜摄入量

富含非淀粉类蔬菜的饮食与一些T2DM相关参数的逆转有关[57]。此外,流行病学证据表明:淀粉类蔬菜摄入量较高的人群T2DM患病率较低[64]。然而,也有报告称:主食淀粉摄入导致风险增加。例如,流行病学显示:马铃薯摄入量与T2DM患病风险增加有关[65]。白米(精米)比糙米存在更高的T2DM患病风险[66,67],这可能是糙米的脱胚过程和/或含有更多的直链淀粉所致[68]。

31.4.5 摄入谷物

2016年,Aune[69]等人发表了一份关于全谷物、精制谷物与T2DM风险队列研究的系统综述和剂量反应的荟萃分析。使用16项队列研究的随机效应模型计算相对风险。每天三份全谷物组的 RR 为0.68(95% CI:0.58~0.81, I^2=82%, N=10),精制谷物组的 RR 为0.95(95% CI:0.88~1.04, I^2=53%, N=6)。他们报告了包括全谷物面包、全麦谷物、麦麸和糙米在内的全麦亚型与T2DM的负相关性。同样,白米与风险增加有关。2010年,Carter[70]等人在一项荟萃分析中分析了饮食对糖尿病风险的前瞻性队列研究。在符合纳入标准的6项研究中,增加蔬菜、水果或其组合的摄入量没有显著的益处或危害,但在报告食用绿叶蔬菜的研究中,T2DM的风险降低了14%(HR=0.86,95% CI:0.77~0.97; P=0.01)。谷物还通过增加益生元释放[71]和各种体液调节激素(如脂联素)[72]对微生物群产生有益影响,从而影响食欲和能量摄入。如最近的综述所报告的那样,谷物在预防和治疗T2DM中还存在其他益处[73,74]。

31.4.6 高纤维饮食

20世纪70年代末,来自列克星敦肯塔基大学的James Anderson报告称:关注膳食纤维摄入量(约40~50g/d)有利于显著改善血糖管理[75]。当时,关于营养和T2DM的主要争论聚焦于低碳水化合物与低脂肪的饮食模式。由于动物产品不含膳食纤维,这种健康的饮食模式相当于低加工程度植物的饮食。

膳食纤维通过充当葡萄糖吸收的物理屏障和减缓餐后血糖波动来调节餐后血糖反应[42,76,77]。膳食纤维被肠道细菌代谢为短链脂肪酸,从而提高葡萄糖敏感性和胰岛素信号传导[78]。高纤维食物也具有较低的能量密度,促进饱腹感,降低胰岛素抵抗,有助于体重减轻[42]。研究显示,特定的益生元膳食纤维(如低聚半乳糖、菊糖及其低聚果糖衍生物)可改善结肠微生物群的物种组成[79]。肠道微生物群的有益变化会增加短链脂肪酸,特别是丙酸盐、丁酸盐和乙酸盐,它们具有包括改善脂代谢和免疫调节作用在内的促进健康的特性[78]。某些膳食纤维还能增强镁和其他元素的矿物质吸收,这可能有利于MS的病理生理学过程[80]。

31.4.7 低蛋白饮食

尽管2015年《美国饮食指南》[81]支持普通人群食用瘦蛋白,但证据并不支持T2DM患者日常食用动物蛋白。2015年对13项随机对照试验的荟萃分析发现从食用动物蛋白转变为食用植物蛋白(均约占热量的35%)HbA1c、空腹胰岛素和餐后胰岛素均有所改善[82]。同样在2015年,一项大型欧洲研究表明,在患有T2DM的受试者中,用动物蛋白替代10g碳水化合物会导致体重显著增加,而用植物蛋白替代则不会[83]。更重要的是,转换为植物蛋白的受试者全因死亡率降低了21%(全因死亡率是指一定时期内各种原因导致的总死亡人数与该人群人口数之比)。Song[84]等人2016年报告称:在"健康"人群中,将任何动物蛋白(如加工肉、红肉、鸡蛋、乳制品、家禽或鱼)能量的3%替换为植物蛋白,可使全因死亡率降低10%,心血管死亡率降低12%。

还有证据表明,动物蛋白会加速糖尿病患者的肾病进程。2016年,Chen[85]等报告称,在美国国家健康与营养调查(NHANES)中,慢性肾病[肾小球滤过率(glomerular filtration rate,GFR)估计值<60ml/min]患者植物蛋白/总蛋白每增加33%,死亡率降低23%。T2DM患者的微量白蛋白尿与动物蛋白的高摄入量有关[86]。交叉试验表明:蛋白质种类会影响微量白蛋白尿的程度,植物和鸡肉蛋白质的危害小于红肉[87]。在对患有T2DM和微量蛋白尿的成年人进行的一项为期4年的随机对照试验中,将一半动物蛋白替换为大豆蛋白的人蛋白尿有显著改善[88],同时总胆固醇、低密度脂蛋白胆固醇和空腹血糖也有显著改善。这些影响的潜在机制包括肾血流量减少、GFR降低和动物蛋白酸负荷增加[89]。

甚至有证据表明:去除动物蛋白(从而形成以植物为基础的饮食)有助于改善神经病变。Crane[29]等的原始报告最近在一项针对社区居住的T2DM患者的小型随机对照试验中被再现,该试验采用植物性饮食,与对照组相比,神经病变疼痛评分在20周内有所下降[90]。

减少或消除动物蛋白的另一个有趣的证据是德国Osnabrück大学的Melnik[91]所确定的大量亮氨酸对西罗莫司复合物1(mTORC1)信号传导机制目标的影响。乳制品和肉类蛋白质独立地刺激胰岛素和胰岛素样生长因子-1(insulin-like growth factor 1,IGF-1)信号通路对mTORC1的激活作用[92]。除此之外,还有高浓度亮氨酸的额外刺激。亮氨酸本身是mTORC1激活的主要和独立刺激因子[93,94]。mTORC1的下游靶点,即丝氨酸/苏氨酸调节激酶(serine/threonine-regulated kinase-1,S6K1)诱导胰岛素抵抗,从而增加β细胞的代谢负荷[95]。亮氨酸介导的mTORC1-S6K1信号通路在脂肪生成中起重要作用,增加了肥胖介导的胰岛素抵抗发生的可能性[96,97]。摄入富含亮氨酸的蛋白质(肌肉的肌动蛋白-肌球蛋白)导致过量mTORC1依赖性胰岛素分泌,进而导致β细胞的生长和增殖并加速β细胞复制性衰老,最终凋亡[98]。有趣的是,Melnic[99]还指出二甲双胍会拮抗亮氨酸介导的mTORC1信号传导,植物来源的多酚和类黄酮,如白藜芦醇[100](来自葡萄)、姜黄素[101](来自姜黄)、绿茶提取物[102](epigallocatechin gallate,EGCG;来自绿茶)、染料木素[103](来自大豆的植物雌激素)和3,3′-二吲哚甲烷(diindolylmethane,DIM;来自十字花科蔬菜)都已被确定为mTORC1的抑制性调节剂,并证明了抗糖尿病和抗肥胖作用。

简而言之,有效的营养生活方式干预,最大限度地减少或消除动物蛋白,通常会带来更好的结果[73]。对于过渡期计划中的门诊患者,建议将重心放在最低限度加工的植物上,将动物产品暂时作为调味品是合理的(即使不是最理想的),并以完全去除动物产品或将其限制在每年仅1~2次的节日庆祝为最终的目标。在更高强度的生活方式干预中,通过体验从饮食中去除所有动物产品以获得最大效果的益处,可以合理地指导有积极性的患者。

31.4.8 补水和钠摄入

饮水被认为是一种潜在的减肥方式。一些研究报告认为喝水会增强产热能力并增加代谢率[104]。增加饮水量有助于减少饥饿感并增加饱腹感[105]。在一项评估低热量饮食患者餐前饮水量的研究中,研究者发现,与单纯低热量饮食相比,每餐前饮用500ml水会导致更多的体重减轻[106]。已有证据表明:增加饮水会减少食物摄入,增加脂肪分解[107]。此外,自我报告的饮水不足与高血糖有关[108]。

越来越多的证据表明,血管升压素(抗利尿激素)升高是高血糖和T2DM的危险因素[109,110]。血管紧张素Ⅱ与体重和MS也有很好的相关性,并且随着体重降低,血管紧张素Ⅱ水平往往会降低[111]。同样值得关注的是血管紧张素和瘦素之间的正相关性,以及它们与脂蛋白脂酶(lipoprotein lipase,LPL)之间的负相关性[109]。该过程可能涉及多种信号过程,因为血管升压素刺激糖皮质激素的释放,进而反过来上调S6K-1[112]。

为了降低高血压、心血管疾病的发病率和死亡率,钠的摄入应该被限制[113]。饮水增加会增加尿钠,进而增加CVD风险。相反地,部分证据表明低钠摄入会增加血管紧张素Ⅱ,加重胰岛素抵抗,增加死亡率[114-116]。总体而言,充足的饮水和适度的钠摄入是一个安全的策略[117]。

在临床环境中测量盐敏感性不切实际,但在高血压的纵向研究中,盐敏感性对死亡率有与高血压类似的影响;当盐敏感性和高血压同时存在时,其影响小于效应相加[118]。有证据表明:饮食中适量的钾可以逆转盐敏感性[119,120]。医学研究所报告说,96%的美国人可能是由于植物摄入不足没有达到钾的膳食营养素推荐供给量(recommended dietary allowance,RDA)[121]。这些观察结果似乎表明:在摄入足够食物和植物的情况下,没有必要严格限制钠的摄入,适度的钠摄入是合理的。

利尿药会导致钠、钾和镁的流失,这些都可能导致或使病理生理学过程复杂化。在一些采用低热量饮食的患者中观察到与利尿有关的体重加速下降[122]。这种失水所致的体重减轻可能是多种因素共同作用的结果,包括心房钠尿肽功效增加[122]、脂质或葡萄糖渗透压降低、腹内脂肪引起的炎性细胞因子减少[123]、三羧酸循环引起的内皮炎症减少[124]以及肾功能增强[125]。考虑到这些研究结果,当通过积极的生活方式治疗MS使血压开始正常化时,通常可以第一个安全移除的药物是利尿药,而最后一个移除的高血压药物是血管紧张素转化酶抑制剂(angiotensin converting enzyme inhibitor,ACEI)或血管紧张素受体阻滞剂(angiotensin receptor blocker,ARB)。

虽然需要更多的研究来了解饮水在MS和T2DM中的重要性,但避免已知会增加血管紧张素Ⅱ和血管升压素活性的脱水和低钠摄入行为似乎是合理的。尽管过度饮水有其潜在的负面影响,但充分饮水显然优于脱水,风险低且资金成本低。由于许多(如果不是大多数)T2DM和肥胖症患者往往会脱水,鼓励不限量用水是合理的。

最佳饮水量仍然未知。接受积极生活方式改变的人因过度饮水和使用利尿药而出现低钠血症并不少见。虽然有各种各样的建议,但是缺乏关于建议最佳饮水量的证据。在了解更多信息之前,明智的做法是食用富含低加工植物的饮食,同时力求排出的尿液颜色清晰(有色),并避免严格限制钠。

31.4.9 进食时间和间歇性禁食

一段时间以来,营养教育的标准设定是3 500kcal相当于1磅重的脂肪,无论是计算加减热量时。然而,越来越多的证据表明:情况并非如此。不同类型的热量应该区别看待。例如,人们普遍认为碳水化合物(尤其是葡萄糖)优先被燃烧或转化为热量,而(过量的)脂肪热量更可能被储存。

热量消耗的时间也可能对这些热量的利用方式产生重大影响。早在1975年,时间生物学家Franz Halberg和他的同事们就采用了一种有效的交叉设计对代谢病房患者体重减轻情况进行了研究,结果表明与晚上进食的患者体重减轻最少甚至体重增加的情况相比,将2 000cal作为每日早餐的人体重减轻得更多[126]。与分六餐摄入相同的低热量饮食相比,一天中晚些时候摄入较大一餐的饮食模式导致糖耐量和空腹血糖恶化[127]。然而,与6餐中摄取相同的低热量相比,一日2餐模式(不吃晚餐)似乎有更好的结果,并有额外证据表明肝脂肪也显著减少[127]。与分6餐进行相同热量限制的受试者相比,一日2餐模式的受试者空腹血糖、C肽和胰高血糖素下降,而口服葡萄糖-胰岛素刺激增加[127]。这些结果表明:对于正在接受治疗性低热量饮食的T2DM患者,一天中早餐和午餐吃得更多比吃6餐更少的食物更有益[128]。

还有随机对照试验的证据表明,将大部分热量转移到一天中的早些时候,尽量减少晚餐,对患有T2DM的成年人有益[129]。这可能是由于当早餐摄入大量含碳水化合物和蛋白质的大餐时,会相应减少对饥饿感的诱导性补偿调整以及对胃泌素的抑制[130]。

还有证据表明,每日间歇性禁食(16h不摄入热量)可使脂联素增加37%[131]。这与其他间歇性禁食研究中观察到的胰岛素敏感性改善和脂肪组织脂肪分解有良好的相关性[132]。另外,有证据表明:进食时间越长,IFG-1/蛋白激酶A(protein kinase A,PKA)比值越低,并似乎可以促进干细胞再生[133]。

21世纪初,在俄克拉荷马州中南部的美国生活方式中心(位于美国俄克拉荷马州硫磺城)开展了一项寄宿治疗计划,该计划的经验显示出T2DM患者禁食的优势。该团队使用为期3天的禁食来"启动"生理过程。通过刺激C肽和HOMA-β试验评估患者的胰腺储备。超过2ng/ml(血糖至少为9.4mmol/L)的刺激性C肽和/或高于35%(在胰岛素抵抗增加的情况下)的HOMA-β合理预测了T2DM个体在禁食期间终止生成胰岛素的能力。那些胰岛素水平较低的患者继续使用低基础胰岛素(约8~20单位甘精胰岛素0.1U/kg)。对基线电解质进行了实验室检查,并观察了患者的钠、钾和镁缺乏情况。根据需要,用镁或钾补充剂和/或金条茶替代。在为期3天的禁食期间,允许患者饮用不添加热量的金条茶和草药茶,以及调味的无热量瓜尔胶和车前子混合物(作为可溶性纤维)。这提供了一些在进餐社交活动中可摄入的食物,并有助于减少与药物摄入相关的胃刺激症状。

禁食期间,除二甲双胍和任何适当的基础胰岛素(约0.1U/kg)外,患者还停用了所有糖尿病药物,高血压药物治疗保持不变,直至收缩压低于110mmHg或开始出现直立性低血压症状。患者使用自己的血糖仪监测血糖,并报告问题。大多数患者对自己感觉变好很多感到惊讶,当他们看到血糖下降时,通常会要求多禁食1天。据观察，T2DM患者在禁食期间不会经历胰岛素水平和敏感性正常者所经历的强烈饥饿感。

运动计划包括高强度依赖性间歇训练，目标心率从最大能力的50%左右（静息心率和理论最大值之间的中间值）开始，禁食者对此耐受良好。在第1天或前2天对每个参与者进行心脏应激试验检查，以确保在推荐的运动强度下没有缺血或心律失常的迹象。空腹血糖通常在第3天结束时恢复正常，第4天的早餐包括蒸熟的蔬菜。长时间禁食不仅会影响生理功能，还会影响饮食口味。几乎所有患者都报告说，这些蔬菜是他们吃过的最好的蔬菜，这使他们能够开始一种新的饮食模式，味蕾感知能力得到显著改善。然后添加其他简单制作的全植物食物，形成了一种更"正常"的基于全植物食物的饮食模式。患者被告知取消晚餐的好处，而选择这样做的患者通常体重减轻更多，服用更多药物后没有出现不良事件。一些人在晚餐时使用瓜尔豆胶和车前子混合物，而另一些人则利用这段时间增加运动。

在禁食期间，胰岛素分泌充足的患者（如HOMAβ计算和刺激C肽试验所示）仅服用二甲双胍就可以使血糖正常化的情况并不少见。血压通常在第2周结束时开始下降，并适当减少药物剂量。在18天计划结束时，多数参与者报告称反流性食管炎症状减轻，关节痛减轻，睡眠改善，头脑清醒，抑郁减轻，神经病变改善（通常在7~10天后），幸福感普遍改善。

为期1年的电话随访数据确定了住院治疗计划在改变行为和影响结果方面的成功。最容易收集的数据是自我报告的体重。在大约150名患者中，只有2名患者的体重比1年后退出该项目时要重。其他人则保持不变或体重减轻更多。在比较最高的1/5（减重27.2kg）和最低的1/5时，体重减轻的最大预测因素是上周100%植物性饮食的天数。虽然未发现其他目标行为可预测两组之间的差异，但令人惊讶的是，有不少患者仍在继续执行项目建议。

31.5 总结

越来越多的证据表明：T2DM的表达受到生活方式的显著影响。处理和改善生活方式的选择通常可以防止T2DM的发生。现在有证据表明，采用健康生活方式的T2DM患者可能会经历疾病表达过程的逆转。重点是为获得最大收益，生活方式医学策略的实施需要一种全面、程序化、个性化的实施方法。本章最后总结了该方法的临床应用。

告诉患者"T2DM是不可逆的"已不再合适。虽然部分终末病变是不可逆的，但随着积极的生活方式改变，许多其他的终末病变至少可能得到改善，甚至可能逆转。这一方面的健康信息是激励性访谈和诱导实施生活方式医学所建议的行为改变的核心。更具体地说，有大量证据表明胰岛素抵抗和冠心病是可逆的。有大量证据支持适当的生活方式改变可以改善β细胞功能、神经病变和视网膜病变。其他相关疾病如肾病、胃轻瘫、胃食管反流病、勃起功能障碍和抑郁症等的改善证据较少。

针对T2DM患者的有效生活方式治疗应包括识别患者的胰岛素状态。如果可以，则使用HOMA计算和/或胰岛素/C肽刺激试验等方法进行检测，以确定哪些人由于β细胞功能衰竭导致胰岛素储备不足。这一认知有助于医师、医疗保健专业人员和患者对强化生活方式干预的反应设定适当的预期，并进一步促进对疾病机制的动机性讨论。

　　干预方案适用于各种生活方式，可根据 T2DM 患者的情况进行个性化定制。医疗保健专业人员应具有一系列此类模式的经验和专业知识，以便他们能够制定最有可能成功的计划。根据需要限制热量的饮食模式和维持健康的体重是生活方式治疗项目的基础。这种方法侧重于整体的、最低限度加工以及植物性的食物，往往纤维含量高，有害蛋白质含量低，脂肪含量低。其他饮食方式包括充足的饮水和适当的钠摄入。由于热量过剩是 T2DM 的一个重要驱动因素，因此发现热量限制和某些类型的禁食策略是有利的也就不足为奇了。例如，与通常推荐给 T2DM 患者的一日 6 餐饮食模式相比，消除或显著减少晚餐导致的间歇性空腹可产生显著益处。然而，还需要更多的研究来确定哪一类患者对各种禁食策略的反应最好。除营养服务外，其他 T2DM 项目或快速网络转诊应包含的生活方式干预措施还包括运动生理学咨询与课程、正式的睡眠卫生评估、行为医学和糖尿病教育计划。总之，实施科学循证的策略以及更多关于如何改进生活方式医学项目的研究工作可进一步用于优化 T2DM 护理。

临床应用

- 临床证据支持生活方式的选择是 T2DM 表达的驱动因素，因此需要有效解决这些生活方式变量，以预防或逆转疾病进展。
- T2DM 逆转可能包括主要或次要疾病影响的完全或部分逆转。虽然某些病理情况显然是不可逆的（如截肢和终末期肾病），但有证据表明，其他不太严重的病理情况在不同程度上是可逆的。这些特征包括 MS、肌肉和肝胰岛素抵抗、胰岛 β 细胞功能、动脉粥样硬化、向心性肥胖，以及一定程度上的神经病变和视网膜病变。
- 临床医师有责任告知 T2DM 患者存在可逆性的潜能和性质，尤其是在动机性访谈的背景下。
- 有效的循证生活方式方案应关注低脂肪、基于植物的饮食模式，包括最低限度加工的水果、蔬菜、全谷物和高纤维食物以及低动物蛋白。
- 充足的饮水可减少炎症并提高胰岛素敏感性，应予以鼓励。
- 进食时间是改善 T2DM 病理生理学过程的另一种饮食相关策略。有证据表明，在一天中较早时间进食，并在某些情况下减少或显著减少晚餐是有益的。T2DM 患者的进食时间策略和方法还需更多研究。
- 间歇性进食有利于 T2DM 逆转的生理效应，可通过不吃晚餐（短时间）或一次长时间内避免摄入热量（如 24h）来实现。然而，需要更多的证据来提供关于间歇性禁食的具体、个性化的建议。

（George Guthrie，MD，MPH，CDE，CNS，FAAFP，FACLM　著　陈思娇　译　翟佳悦　校）

参考文献

1. Barnard RJ. Effects of life-style modification on serum lipids. *Arch Intern Med* 1991;151:1389–1394.
2. Barnard RJ, Jung T, Inkeles SB. Diet and exercise in the treatment of NIDDM. The need for early emphasis. *Diabetes Care* 1994;17:1469–1472.
3. Barnard RJ. Research at the Pritikin Longevity Center. *Appl Physiol* 1985;13:8–13.
4. Olefsky IM. Pathogenesis of non-insulin dependent diabetes (Type II). In: DeGroot U, Besser GM, Cahill JC, eds. *Endocrinology*. 2nd ed. Philadelphia: WB Saunders Co., 1989: 1369–1388.
5. Olefsky JM, Nolan JJ. Insulin resistance and non-insulin-dependent diabetes mellitus: Cellular and molecular mechanisms. *Am J Clin Nutr* 1995;61(supple):980S–986S.
6. Reaven GM. Banting Lecture 1988. Role of insulin resistance in human disease. *Diabetes* 1988;37(12):1595–1607. PMID: 3056758.
7. Ornish D, Scherwitz LW, Billings JH, et al. Intensive lifestyle changes for reversal of coronary heart disease. *JAMA* 1998;280:2001–2007. doi: 10.1001.
8. Singh IM, Shishehbor MH Ansell BJ. High-density lipoprotein as a therapeutic target. A systemic review. *JAMA* 2007;298(7):786–798.
9. Esselstyn CB Jr, Gendy G, Doyle J, et al. A way to reverse CAD? *J Fam Pract* 2014;63:356–364.
10. Ferdinand KC, Nasser SA. Management of essential hypertension. *Cardiol Clin* 2017;35(2):231–246. doi: 10.1016/j.ccl.2016.12.005.
11. Stevens VJ, Obarzanek E, Cook NR, et al. for the Trials of Hypertension Prevention Research Group. Long-term weight loss and changes in blood pressure: Results of the trials of hypertension prevention, Phase II. *Ann Intern Med* 2001;134:1–11.
12. Keen H, Jarrett RJ, McCartney P. The ten-year follow-up of the Bedford survey (1962–1972): Glucose tolerance and diabetes. *Diabetologia* 1982;22:73–78.
13. Eriksson KF, Lindgarde F. Prevention of Type 2 (non-insulin-dependent) diabetes mellitus by diet and physical exercise. *Diabetologia* 1991;34:891–898.
14. Knowler WC, Barrett-Connor E, Fowler SE, et al.; Diabetes Prevention Program Research Group. Reduction in the incidence of type 2 diabetes with lifestyle intervention or metformin. *N Engl J Med* 2002;346:393–403.
15. Uusitupa M, Lindi V, Louheranta A, et al. Long-term improvement in insulin sensitivity by changing lifestyles of people with impaired glucose tolerance 4-year results from the Finnish diabetes prevention study. *Diabetes* 2003;52:2532–2538.
16. Teufel-Shone NI, Jiang L, Beals J, et al. Changes in food choices of participants in the special diabetes program for Indians-diabetes prevention demonstration project, 2006–2019. *Prev Chronic Dis* 2015;12;12:E193. doi: 10.5888/pcd12.150266.
17. Pan XR, Li GW, Hu YH, et al. Effects of diet and exercise in preventing NIDDM in people with impaired glucose tolerance. The Da Qing IGT and Diabetes Study. *Diabetes Care* 1997;20(4):537–544.
18. Brokaw SM, Carpenedo D, Campbell P, et al. and the Montana Cardiovascular Disease and Diabetes Prevention Workgroup. Effectiveness of an adapted diabetes prevention program lifestyle intervention in older and younger adults. *J Am Geriatr Soc* 2015;63:1067–1074.
19. O'Brien MJ, Perez A, Scanlan AB, et al. PREVENT-DM comparative effectiveness trial of lifestyle intervention and metformin. *Am J Prev Med* 2017;52(6):788–797. doi:10.1016/j.amepre.2017.01.008.
20. Ackermann RT, Liss DT, Finch EA, et al. A randomized comparative effectiveness trial for preventing type 2 diabetes. *Am J Public Health* 2015;105(11):2328–2334. doi: 10.2105/AJPH.2015.302641.
21. O'Brien MJ, Whitaker RC, Yu D, et al. The comparative efficacy of lifestyle intervention and metformin by educational attainment in the Diabetes Prevention Program. *Prev Med* 2015;77:125–130. doi:10.1016/j.ypmed.2015.05.017. Epub 2015 May 27.
22. Ackermann RT. Working with the YMCA to implement the diabetes prevention program. *Am J Prev Med* 2013;44(4 Suppl 4):S352–S356. doi: 10.1016/j.amepre.2012.12.010.
23. Standards of Medical Care in Diabetes—2017. Diabetes Care Volume 40, Supplement 1, January 2017.
24. Consensus statement by the American Association of Clinical Endocrinologists and American College of Endocrinology on the Comprehensive Type 2 Diabetes Management Algorithm – 2017 Executive Summary. *Endocr Pract* 2017;23(2):207–238. doi: 10.4158/EP161682.CS.
25. Ackermann RT, Kenrik Duru O, Albu JB, et al. NEXT-D Study Group. Evaluating diabetes health policies using natural experiments: The natural experiments for translation in diabetes study. *Am J Prev Med* 2015;48(6):747–754. doi: 10.1016/j.amepre.2014.12.010.
26. Ackermann RT. Diabetes prevention at the tipping point: Aligning clinical and public health recommendations. *Ann Intern Med* 2015;163(6):475–476. doi: 10.7326/M15-1563.
27. Herman WH, Edelstein SL, Ratner RE, et al.; Diabetes Prevention Program Research Group. Effectiveness and cost-effectiveness of diabetes prevention among adherent participants. *Am J Manage Care* 2013;19(3):194–202.
28. Ziegler D, Nowak H, Kempler P, et al. Low PA: Treatment of symptomatic diabetic polyneuropathy with the antioxidant alpha-lipoic acid: A meta-analysis. *Diabet Med* 2004;21:114–121.
29. Crane MG, Sample C. Regression of diabetic neuropathy with total vegetarian (vegan) diet. *J Nutr Med* 1994;4:431–439.
30. Bosi E. Conti M, Vermigli C, et al. Effectiveness of frequency-modulated electromagnetic neural stimulation in the treatment of painful diabetic neuropathy. *Diabetologia* 2005;48:817–823.
31. Dueñas A, Aranega AE, Franco D. More than just a simple cardiac envelope; cellular contributions of the epicardium. *Front Cell Dev Biol* 2017;5:44. doi: 10.3389/fcell.2017.00044. PMCID: PMC5410615.
32. Kempner W, Lohmann R, Schlayer C. Effect of rice diet on diabetes mellitus associated with vascular disease. *Postgrad Med* 1958;24(4):359–371.
33. Grundy SM. Metabolic syndrome update. *Trends Cardiovasc Med* 2016;26(4):364–373. doi: 10.1016/j.tcm.2015.10.004. Epub 2015 Oct 31. Review. PMID: 26654259.
34. Sperling LS, Mechanick JI, Neeland IJ, et al. The cardio metabolic health alliance: Working toward a new care model for the metabolic syndrome. *J Am Coll Cardiol* 2015;66(9):1050–1067. doi: 10.1016/j.jacc.2015.06.1328. Review.
35. Taylor R. Pathogenesis of type 2 diabetes: Tracing the reverse route from cure to cause. *Diabetologia* 2008;51:1781–1789.
36. Frank E, Segura C, Shen H, et al. Predictors of Canadian physicians' prevention counseling practices. *Can J Public Health* 2010;101:390–395.
37. Oberg EB, Frank E. Physicians' health practices strongly influence patient health practices. *J R Coll Physicians Edinb* 2009;39(4):290–291.
38. Singh I. Low-fat diet and therapeutic doses of insulin in diabetes mellitus. *Lancet* 1955;268:422–425.
39. Kempner W, Peschel RL, Schlayer C. Effect of rice diet on diabetes mellitus associated with vascular disease. *Postgrad Med* 1958;24:359–371.
40. Martins AR, Nachbar RT, Gorjao R, et al. Mechanisms underlying skeletal muscle insulin resistance induced by fatty acids: Importance of the mitochondrial function. *Lipids Health Dis* 2012;11:30. doi: 10.1186/1476-511X-11-30.
41. Lisle, DJ, Goldhamer DC. *The Pleasure Trap: Mastering the Hidden Force that Undermines Health & Happiness*. Summertown, TN: Book Publishing Company, 2006.
42. Lattimer JM, Haub MD. Effects of dietary fiber and its components on metabolic health. *Nutrients* 2010;2:1266–1289; doi: 10.3390/nu2121266.
43. American Diabetes Association. Lifestyle management. Sec. 4. In standards of medical care in diabetes 2017. *Diabetes Care* 2017;40(Suppl. 1):S33–S43.
44. Estruch R, Ros E, Salas-Salvado' J, et al.; PREDIMED Study Investigators. Primary prevention of cardiovascular disease with a Mediterranean diet. *N Engl J Med* 2013;368:1279–1290.
45. Brehm BJ, Lattin BL, Summer SS, et al. One- year comparison of a high-monounsaturated fat diet with a high-carbohydrate diet in type 2 diabetes. *Diabetes Care* 2009;32:215–220.
46. Shai I, Schwarzfuchs D, Henkin Y, et al.; Dietary Intervention Randomized Controlled Trial (DIRECT) Group. Weight loss with a low-carbohydrate, Mediterranean, or low-fat diet. *N Engl J Med* 2008;359:229–241.
47. Brunerova L, Smejkalova V, Potockova J, et al. A comparison of the influence of a high-fat diet enriched in monounsaturated fatty acids and conventional diet on weight loss and metabolic parameters in obese non-diabetic and type 2 diabetic patients. *Diabet Med* 2007;24:533–540.
48. Bloomfield HE, Koeller E, Greer N, et al. Effects on health outcomes of a Mediterranean diet with no restriction

48. on fat in- take: A systematic review and meta-analysis. *Ann Intern Med* 2016;165:491–500.
49. Wheeler ML, Dunbar SA, Jaacks LM, et al. Macronutrients, food groups, and eating patterns in the management of diabetes: A systematic review of the literature, 2010. *Diabetes Care* 2012;35:434–445.
50. Crochemore ICC, Souza AFP, de Souza ACF, et al. v-3 polyunsaturated fatty acid supplementation does not influence body composition, insulin resistance, and lipemia in women with type 2 diabetes and obesity. *Nutr Clin Pract* 2012;27:553–560.
51. Bosch J, Gerstein HC, Dagenais GR, et al.; ORIGIN Trial Investigators. n-3 fatty acids and cardiovascular outcomes in patients with dysglycemia. *N Engl J Med* 2012;367:309–318.
52. Barnard ND, Katcher HI, Jenkins DJA, et al. Vegetarian and vegan diets in type 2 diabetes management. *Nutr Rev* 2009;67(5):255–263. doi: 10.1111/j.1753-4887.2009.00198.x.
53. Barnard ND, Cohen J, Jenkins DJ, et al. A low-fat vegan diet improves glycemic control and cardiovascular risk factors in a randomized clinical trial in individuals with type 2 diabetes. *Diabetes Care* 2006;29:1777–1783.
54. Barnard ND, Cohen J, Jenkins DJA, et al. A low-fat vegan diet and a conventional diabetes diet in the treatment of type 2 diabetes: A randomized, controlled, 74-wk clinical trial. *Am J Clin Nutr* 2009;89(suppl):1588S–1596S.
55. Sun J, Liu W, Ma H, et al. Effect of cranberry (Vaccinium macrocarpon) oligosaccharides on the formation of advanced glycation end-products. *J Berry Res* 2016;16;6(2):149–158. doi: 10.3233/JBR-160126.
56. Christensen AS, Viggers L, Hasselström K, et al. Effect of fruit restriction on glycemic control in patients with type 2 diabetes—A randomized trial. *Nutr J* 2013;12:29. doi: 10.1186/1475-2891-12-29.
57. Wang PY, Fang JC, Gao ZH, et al. Higher intake of fruits, vegetables or their fiber reduces the risk of type 2 diabetes: A meta-analysis. *J Diabetes Investig* 2016;7(1):56–69. doi: 10.1111/jdi.12376. Epub 2015 Jun 22.
58. Rodriguez MC, Parra MD, Marques-Lopes I, et al. Effects of two energy-restricted diets containing different fruit amounts on body weight loss and macronutrient oxidation. *Plant Foods Hum Nutr* 2005;60:219–224.
59. de Oliveira MC, Sichieri R, Venturim Mozzer R: A low-energy-dense diet adding fruit reduces weight and energy intake in women. *Appetite* 2008;51:291–295.
60. Madero M, Arriaga JC, Jalal D, et al. The effect of two energy-restricted diets, a low-fructose diet versus a moderate natural fructose diet, on weight loss and metabolic syndrome parameters: A randomized controlled trial. *Metabolism* 2011;60:1551–1559.
61. Alinia S, Hels O, Tetens I. The potential association between fruit intake and body weight—A review. *Obes Rev* 2009;10:639–647.
62. Coe S, Ryan L. Impact of polyphenol-rich sources on acute postprandial glycaemia: A systematic review. *J Nutr Sci* 2016;5:e24. doi: 10.1017/jns.2016.11. eCollection 2016.
63. Sievenpiper JL, Chiavaroli L, de Souza RJ, et al. Systematic Review with Meta-Analysis: 'Catalytic' doses of fructose may benefit glycaemic control without harming cardiometabolic risk factors: A small meta-analysis of randomised controlled feeding trials. *Br J Nutr* 2012;108(3):418–423. doi: 10.1017/S000711451200013X. Epub 2012 Feb 21.
64. Diet, nutrition and the prevention of chronic diseases: Report of a joint WHO/FAO expert consultation. *World Health Organ Tech Rep Ser* 2003;916:i-viii, 1–149.
65. Muraki I, Rimm EB, Willett WC, et al. Potato consumption and risk of type 2 diabetes: results from three prospective cohort studies. *Diabetes Care* 2016;39:376–384. doi: 10.2337/dc15-0547.
66. Hu EA, Pan A, Malik V, et al. White rice consumption and risk of type 2 diabetes: Meta-analysis and systematic review. *BMJ* 2012;344:e1454 doi: 10.1136/bmj.e1454.
67. Sun Q, Spiegelman D, van Dam RM, et al. White rice, brown rice, and risk of type 2 diabetes in US men and women. *Arch Intern Med* 2010;170:961–969. doi: 10.1001/archinternmed.2010.109.
68. Abubakar B, Zawawi N, Omar AR, et al. Predisposition to insulin resistance and obesity due to staple consumption of rice: Amylose content versus germination status. *PLoS One* 2017;12(7):e0181309. doi: 10.1371/journal.pone.0181309. eCollection 2017.
69. Aune D, Norat T, Romundstad P, et al. Whole grain and refined grain consumption and the risk of type 2 diabetes: A systematic review and dose-response meta-analysis of cohort studies. *Eur J Epidemiol* 2013;28(11):845–858. doi: 10.1007/s10654-013-9852-5. Epub 2013 Oct 25.
70. Carter P, Gray LJ, Troughton J, et al. Fruit and vegetable intake and incidence of type 2 diabetes mellitus: Systematic review and meta-analysis. *BMJ* 2010, 341:c4229.
71. Barengolts E. Gut Microbiota, prebiotics, probiotics, and synbiotics in management of obesity and prediabetes: Review of randomized controlled trials. *Endocr Pract* 2016;22(10):1224–1234. Epub 2016 Jul 13.
72. Rühl R, Landrier JF. Dietary regulation of adiponectin by direct and indirect lipid activators of nuclear hormone receptors. *Mol Nutr Food Res* 2016;60(1):175–184. doi: 10.1002/mnfr.201500619. Epub 2015 Dec 10.
73. McMacken M, Shah S. A plant-based diet for the prevention and treatment of type 2 diabetes. *J Geriatr Cardiol* 2017;14(5):342–354. doi: 10.11909/j.issn.1671-5411.2017.05.009.
74. Beidokhti MN, Jäger AK. Review of antidiabetic fruits, vegetables, beverages, oils and spices commonly consumed in the diet. *J Ethnopharmacol* 2017;201:26–41. doi: 10.1016/j.jep.2017.02.031. Epub 2017 Mar 1.
75. Anderson JW, Ward K. High-carbohydrate, high-fiber diets for insulin-treated men with diabetes mellitus. *Am J Clin Nutr* 1979;32:2312–2321.
76. Bach Knudsen KE. Microbial degradation of whole-grain complex carbohydrates and impact on short-chain fatty acids and health. *Adv Nutr* 2015;6:206–213.
77. Li D, Kirsop J, Tang WH. Listening to our gut: Contribution of gut microbiota and cardiovascular risk in diabetes pathogenesis. *Curr Diab Rep* 2015;15:63.
78. Baothman OA, Zamzami MA, Taher I, et al. The role of gut microbiota in the development of obesity and diabetes. *Lipids Health Dis* 2016;15:108.
79. Macfarlane GT, Macfarlane S. Fermentation in the human large intestine: Its physiologic consequences and the potential contribution of prebiotics. *J Clin Gastroenterol* 2011;45 Suppl:S120–S127. doi: 10.1097/MCG.0b013e31822fecfe.
80. Legette LL, Lee W, Martin BR, et al. Prebiotics enhance magnesium absorption and inulin-based fibers exert chronic effects on calcium utilization in a postmenopausal rodent model. *J Food Sci* 2012;77(4):H88–H94. doi: 10.1111/j.1750-3841.2011.02612.x. Epub 2012 Mar 6.
81. Dietary Guidelines for Americans 2015–2020. Chapter 1: Key elements of healthy eating patterns. https://health.gov/dietaryguidelines/2015/guidelines/chapter-1/ accessed?
82. Viguiliouk E, Stewart SE, Jayalath VH, et al. Effect of replacing animal protein with plant protein on glycemic control in diabetes: A systematic review and meta-analysis of 13 randomized controlled trials. *Nutrients* 2015;7:9804–9824.
83. Campmans-Kuijpers MJ, Sluijs I, Nothlings U, et al. Iso-caloric substitution of carbohydrates with protein: The association with weight change and mortality among patients with type 2 diabetes. *Cardiovasc Diabetol* 2015;14:39.
84. Song M, Fung TT, Hu FB, et al. Association of animal and plant protein intake with all-cause and cause-specific mortality. *JAMA Intern Med* 2016;176:1453–1463.
85. Chen X, Wei G, Jalili T, et al. The associations of plant protein intake with all-cause mortality in CKD. *Am J Kidney Dis* 2016;67(3):423–430. doi: 10.1053/j.ajkd.2015.10.018. Epub 2015 Dec 10.
86. Almeida JC, Zelmanovitz T, Vaz JS, et al. Sources of protein and polyunsaturated fatty acids of the diet and microalbuminuria in type 2 diabetes mellitus. *J Am Coll Nutr* 2008;27:528–537.
87. de Mello VD, Zelmanovitz T, Perassolo MS, et al. Withdrawal of red meat from the usual diet reduces albuminuria and improves serum fatty acid profile in type 2 diabetes patients with macroalbuminuria. *Am J Clin Nutr* 2006;83:1032–1038.
88. Azadbakht L, Atabak S, Esmaillzadeh A. Soy protein intake, cardiorenal indices, and C-reactive protein in type 2 diabetes with nephropathy: A longitudinal randomized clinical trial. *Diabetes Care* 2008;31:648–654.
89. Hariharan D, Vellanki K, Kramer H. The Western diet and chronic kidney disease. *Curr Hypertens Rep* 2015;17(3):16. doi: 10.1007/s11906-014-0529-6.
90. Bunner AE, Wells CL, Gonzales J, et al. A dietary intervention for chronic diabetic neuropathy pain: A randomized controlled pilot study. *Nutr Diabetes* 2015;5:e158.
91. Melnik BC. Leucine signaling in the pathogenesis of type 2 diabetes and obesity. *World J Diabetes* 2012;3(3):38–53. doi: 10.4239/wjd.v3.i3.38.

92. Avruch J, Long X, Ortiz-Vega S, et al. Amino acid regulation of TOR complex 1. *Am J Physiol Endocrinol Metab* 2009;296:E592–E602.
93. Duran A, Amanchy R, Linares JF, et al. p62 is a key regulator of nutrient sensing in the mTORC1 pathway. *Mol Cell* 2011;44:134–146.
94. Hara K, Yonezawa K, Weng QP, et al. Amino acid sufciency and mTOR regulate p70 S6 kinase and eIF-4E BP1 through a common effector mechanism. *J Biol Chem* 1998;273:14484–14494.
95. Kwon G, Marshall CA, Pappan KL, et al. Signaling elements involved in the metabolic regulation of mTOR by nutrients, incretins, and growth factors in islets. *Diabetes* 2004;53 Suppl 3: S225–S232.
96. Lynch CJ, Fox HL, Vary TC, et al. Regulation of amino acid-sensitive TOR signaling by leucine analogues in adipocytes. *J Cell Biochem* 2000;77:234–251.
97. Lynch CJ. Role of leucine in the regulation of mTOR by amino acids: Revelations from structure-activity studies. *J Nutr* 2001;131:861S–865S.
98. Karunakaran U, Kim HJ, Kim JY, et al. Guards and culprits in the endoplasmic reticulum: Glucolipotoxicity and β-cell failure in type II diabetes. *Exp Diabetes Res* 2012;2012:639762.
99. Kalender A, Selvaraj A, Kim SY, et al. Metformin, independent of AMPK, inhibits mTORC1 in a rag GTPase-dependent manner. *Cell Metab* 2010;11:390–401.
100. Fröjdö S, Cozzone D, Vidal H, et al. Resveratrol is a class IA phosphoinositide 3-kinase inhibitor. *Biochem J* 2007;406:511–518.
101. Beevers CS, Chen L, Liu L, et al. Curcumin disrupts the mammalian target of rapamycin- raptor complex. *Cancer Res* 2009;69:1000–1008.
102. Van Aller GS, Carson JD, Tang W, et al. Epigallocatechin gallate (EGCG), a major component of green tea, is a dual phos-phoinositide-3-kinase/mTOR inhibitor. *Biochem Biophys Res Commun* 2011;406:194–199.
103. Anastasius N, Boston S, Lacey M, et al. Evidence that low-dose, long-term genistein treatment in- hibits oestradiol-stimulated growth in MCF-7 cells by down- regulation of the PI3-kinase/Akt signalling pathway. *J Steroid Biochem Mol Biol* 2009;116:50–55.
104. Boschmann M, Steiniger J, Franke G, et al. Drinking induces thermogenesis through osmosensitive mechanisms. *J Clin Endocrinol Metab* 2007;92(8):3334–3337.
105. Dennis EA, Dengo AL, Comber DL, et al. Water consumption increases weight loss during a hypocaloric diet intervention in middle-aged and older adults. *Obesity* 2010;18(2):300–307.
106. Stookey JD, Constant F, Popkin BM, et al. Drinking water is associated with weight loss in overweight dieting women independent of diet and activity. *Obesity* 2008;16(11):2481–2488.
107. Thornton SN. Increased hydration can be associated with weight loss. *Front Nutr* 2016;3:18. doi: 10.3389/fnut.2016.00018. eCollection 2016.
108. Roussel R, Fezeu L, Bouby N, et al. Low water intake and risk for new-onset hyperglycemia. *Diabetes Care* 2011;34:2551–2554. doi: 10.2337/dc11-0652.
109. Saiki A1, Ohira M, Endo K, et al. Circulating angiotensin II is associated with body fat accumulation and insulin resistance in obese subjects with type 2 diabetes mellitus. *Metabolism* 2009;58(5):708–713. doi: 10.1016/j.metabol.2009.01.013.
110. Enhörning S, Wang TJ, Nilsson PM, et al. Plasma copeptin and the risk of diabetes mellitus. *Circulation* 2010;121:2102–2108.
111. Thornton SN. Angiotensin, the hypovolaemia hormone, aggravates hypertension, obesity, diabetes and cancer. *J Intern Med* 2009;265:616–617. doi: 10.1111/j.1365-2796.2008.02037.x.
112. Lang F, Guelinckx I, Lemetais G, et al. Two liters a day keep the doctor away? Considerations on the pathophysiology of suboptimal fluid intake in the common population. *Kidney Blood Press Res* 2017;42(3):483–494. doi: 10.1159/000479640.
113. Paul K. Whelton sodium, potassium, blood pressure, and cardiovascular disease in humans. *Curr Hypertens Rep* 2014;16:465. doi: 10.1007/s11906-014-0465-5.
114. Alderman, MH. Evidence relating dietary sodium to cardiovascular disease. *J Am Col Nutr* 2006;25(3):256S–261S.
115. O'Donnell M, Mente A, Rangarajan S, et al. Urinary sodium and potassium excretion, mortality, and cardiovascular events. *N Engl J Med* 2014;371:612–623. doi: 10.1056/NEJMoa1311889.
116. Graudal N, Jürgens G, Baslund B, et al. Compared with usual sodium intake, low and excessive sodium diets are associated with increased mortality: A meta-analysis. *Am J Hypertens* 2014;27(9):1129–1137. doi: 10.1093/ajh/hpu028. Epub 2014 Mar 20.
117. Ekinci EI, Moran JL, Thomas MC, et al. Relationship between urinary sodium excretion over time and mortality in type 2 diabetes. *Diabetes Care* 2014;37:e62–e63.
118. Weinberger MH, Fineberg NS, Fineberg SE, et al. Salt sensitivity, pulse pressure, and death in normal and hypertensive humans. *Hypertension* 2001;37[part 2]:429–432.
119. Morris RC, Schmidlin O, Frassetto LA, et al. Relationship and interaction between sodium and potassium. *J Am College Nutr* 2006;25(3):262S–270S.
120. Morris RC Jr, Sebastian A, Forman A, et al. Normotensive salt-sensitivity: Effects of race and dietary potassium. *Hypertension* 1999;33:18–23.
121. Whelton PK. Sodium, Potassium, blood pressure, and cardiovascular disease in humans. *Curr Hypertens Rep* 2014;16:465. doi: 10.1007/s11906-014-0465-5.
122. Dessì-Fulgheri P, Sarzani R, Serenelli M, et al. Low calorie diet enhances renal, hemodynamic, and humoral effects of exogenous atrial natriuretic peptide in obese hypertensives. *Hypertension* 1999;33(2):658–662.
123. Hall JE, Granger JP, do Carmo JM, et al. Hypertension: Physiology and pathophysiology. *Compr Physiol* 2012;2(4):2393–2442. doi: 10.1002/cphy.c110058.
124. Brownlee M. Banting Lecture 2004 The pathobiology of diabetic complications: A unifying mechanism. *Diabetes* 2005;54(6):1615–1625.
125. Goraya N1, Simoni J, Jo C, et al. Dietary acid reduction with fruits and vegetables or bicarbonate attenuates kidney injury in patients with a moderately reduced glomerular filtration rate due to hypertensive nephropathy. *Kidney Int* 2012;81(1):86–93. doi: 10.1038/ki.2011.313. Epub 2011 Aug 31.
126. Hirsch EE, Halberg F, Goetz FC, et al. Body weight change during 1 week on a single daily 2,000-calorie meal consumed as breakfast (B) or dinner (D). *Chronobiologia* 1975;2(suppl. 1):31–32.
127. Carlson O, Martin B, Stote KS, et al. Impact of reduced meal frequency without caloric restriction on glucose regulation in healthy, normal weight middle-aged men and women. *Metabolism* 2007;56(12):1729–1734.
128. Kahleova H, Belinova L, Malinska H, et al. Eating two larger meals a day (breakfast and lunch) is more effective than six smaller meals in a reduced-energy regimen for patients with type 2 diabetes: A randomised crossover study. *Diabetologia* 2014;57(8):1552–1560. doi: 10.1007/s00125-014-3253-5.
129. Jakubowicz D, Wainstein J, Ahrén B, et al. High-energy breakfast with low-energy dinner decreases overall daily hyperglycaemia in type 2 diabetic patients: A randomised clinical trial. *Diabetologia* 2015;58(5):912–919.
130. Jakubowicz D, Fray O, Wainstein J, et al. Meal timing and composition influence ghrelin levels, appetite scores and weight loss maintenance in overweight and obese adults. *Steroids* 2012;77(4):323–331. doi: 10.1016/j.steroids.2011.12.006.
131. Halberg N, Henriksen M, Soderhamn N, et al. Effect of intermittent fasting and refeeding on insulin action in healthy men. *J Appl Physiol* 2005;99:2128–2136.
132. Fernemark H, Jaredsson C, Bunjaku B, et al. A randomized cross-over trial of the postprandial effects of three different diets in patients with type 2 diabetes. *PLoS One* 2013;8:e79324. doi: 10.1371/journal. pone.0079324. PMID: 24312178.
133. Cheng C, Adams GB, Perin L, et al. Prolonged fasting reduces IGF-1/PKA to promote hematopoietic-stem-cell-based regeneration and reverse immunosuppression. *Cell Stem Cell* 2014;14:810–823. doi: 10.1016/j.stem.2014.04.014.
134. Barnard RJ, Lattimore L, Holly RG, et al. Response of non-insulin-dependent diabetic patients to an intensive program of diet and exercise. *Diabetes Care* 1982;5(4):370–374.
135. Bonora E, Targher G, Alberiche M, et al. Homeostasis model assessment closely mirrors the glucose clamp technique in the assessment of insulin sensitivity. *Diabetes Care* 2000;23:57–63.

第七部分

预防和治疗癌症的生活方式议题

主编:Cindy D. Davis,PhD and Sharon Ross,PhD,MPH

第32章 | 饮食与癌症预防

目录

要点／533

32.1 前言／533

32.2 **水果和蔬菜摄入总量**／533

32.3 **特定微量营养素和植物化学物质**／534

32.3.1 大蒜和葱蒜类蔬菜／535

32.3.2 叶酸／535

32.3.3 类胡萝卜素／536

32.4 **膳食纤维**／537

32.5 **肉类摄入量**／538

32.6 **酒精**／540

32.7 **结论**／540

参考文献／541

要 点

- 多吃能降低癌症风险的食物,包括全麦、蔬菜、水果和豆类等。
- 少吃与癌症风险增加相关的食物,包括牛肉、猪肉和羊肉等红肉,火腿和培根等加工肉类,酒精饮料和盐腌食品。
- 通过健康的饮食而非膳食补充剂来预防癌症。

32.1 前言

"癌症"是一个代表着100多种不同病因疾病的通用术语。癌症的类型通常是以癌症起源的器官或组织命名的,也可以用它们来源的细胞类型来描述。2016年,美国新确诊癌症病例数为1 685 210例,死亡数为595 690例[1]。未来20年内全世界新发癌症病例预计将增加70%,大约70%的死亡病例将来自中低收入国家[2]。癌症患病风险不仅受遗传因素的影响,而且还受环境因素,如饮食习惯的影响。虽然每种癌症都有其特点,但它们都有一个共同的特征,即癌症开始于单个细胞发生基因改变,进而失控不能进行正常生长、复制的过程[3]。大多数癌症在细胞损伤发生几年或几十年后才会发展到被临床识别的阶段。

癌症不再被认为是衰老的必然结果。只有5%~10%的癌症被归为家族性的,因此,大多数癌症与多种环境因素有关,如个人饮食行为。NCI估计,美国癌症总体死亡率在2004—2013年下降了13%[1]。这应归功于在预防、早期发现和治疗癌症病因方面的进步,而非神奇的医学突破的结果。根据现有指南来改善个人饮食习惯是一种积极实用、低成本、高效益的预防癌症的方法。因为许多预防癌症的建议与预防其他慢性疾病的建议相似,所以改善个人饮食习惯很有可能能够改善总体健康状况。

越来越多的证据表明,改变饮食习惯可以降低癌症风险,改变肿瘤的生物学行为。早在1981年Doll和Peto[4]就指出,在美国,癌症的决定因素中大约35%(10%~70%)可能归因于膳食因素,膳食的重要性逐渐显露出来。2007年,世界癌症研究基金会/美国癌症研究所(The World Cancer Research Fund/American Institute of Cancer Research,WCRF/AICR)在评估了7 000多项研究之后得出了相似的结论——饮食和体力活动是癌症风险的主要决定因素[5]。全球范围内,每年可预防的癌症病例可能超过3~4百万例[5]。自2007年以来,WCRF/AICR一直在进行着一项名为持续更新项目(continuous update project,CUP)的研究。此研究分析了所有关于饮食、营养、体力活动、体重与17种癌症患病风险以及与乳腺癌生存关系的随机对照试验和队列研究的论文[6]。

32.2 水果和蔬菜摄入总量

食用蔬菜水果可以预防癌症的证据主要来自流行病学、动物模型和细胞培养实验。蔬菜水果通常是低热量的,膳食纤维、维生素、矿物质和其他生物活性物质(植物化学物质)含量高。相关指南建议往往排除了淀粉类蔬菜,如马铃薯、山药、甘薯和木薯。非淀粉类蔬菜包括青花菜、卷心菜、菠菜、羽衣甘蓝、花菜、胡萝卜、生菜、黄瓜、番茄、韭葱、芜菁甘蓝和萝卜。非淀粉类蔬菜很有可能可以预防口腔癌、咽喉癌、食管癌和胃癌[5]。少量研究表明其也可以预防鼻咽癌、肺癌、直肠癌、卵巢癌和子宫内膜癌[5]。水果很有可能可以预防口腔癌、咽喉癌、食管癌、肺癌和胃癌[5],对鼻咽癌、胰腺癌、肝癌和直肠癌也有预防作用[5]。作为 CUP 的一部分,有荟萃分析研究水果和蔬菜的摄入量与肺癌风险之间的关系,发现水果和蔬菜对肺有保护作用,但这个作用仅在吸烟者中显著,在戒烟者或未吸烟者中不显著[7]。最近的 2 个荟萃分析[8,9]在水果蔬菜摄入量与乳腺癌生存之间关系的结论是相互矛盾的。上述研究都是基于流行病学文献。不可否认的是,关于水果蔬菜摄入量的分析都有以下几个缺点:大多数关于水果蔬菜摄入量的研究都是在膳食相对均衡的人群中进行的;与不吸烟者相比,吸烟者摄入水果蔬菜量更少;在美国,脂肪摄入量与水果蔬菜摄入量成反比;使用自我报告的研究往往过高报告蔬菜水果摄入量。因此,水果和蔬菜摄入总量与癌症预防之间的关系存在许多不确定性。

水果和蔬菜含有多达 100 000 种独特的生物活性成分,包括必需的微量营养素(如维生素 C、维生素 D、维生素 E、叶酸、硒、锌、碘、钙)和植物化学物质。植物化学物质是一类在植物中发挥重要作用(如提供颜色、风味或保护)的植物成分的总称。植物化学物质按其化学结构和功能特性分类,包括水杨酸酯、植物甾醇、皂苷、硫代葡萄糖苷、多酚、蛋白酶抑制剂(protease inhibitor,PI)、单萜类化合物、植物雌激素、硫化物、萜烯、外源凝集素等。水果蔬菜的植物化学物质组成成分由遗传(物种和亚型)和环境因素(包括栽培、生长、收获和储存条件)共同决定。富含水果和蔬菜的膳食可能对健康有许多好处,比如预防癌症,部分原因在于其含有多种生物活性成分。此外,人类对水果蔬菜以及其他饮食成分的应答程度可能受许多因素的影响,如人的遗传背景、环境因素,摄入食物的类型、数量和时间,以及食物成分之间的相互作用。

WCRF 就食用水果和蔬菜预防癌症提出了一些个人和公共卫生建议[10]。每人每天应至少吃 5 份(至少 400g)不同颜色(包括红色、绿色、黄色、白色、紫色和橙色)的非淀粉类蔬菜水果,以及番茄制品和大蒜等葱蒜类蔬菜。以淀粉类根、块茎食物作为主食的人也需要摄入足够的非淀粉类蔬菜水果。就人口群体平均水平而言,非淀粉类蔬菜和水果的平均摄入量每天至少为 600g[10]。

32.3 特定微量营养素和植物化学物质

水果和蔬菜中的微量营养素和植物化学物质都能产生大量的生物反应,后者对于改变致癌因素可能非常重要。植物化学物质包括烯丙基硫化物(来自大蒜和洋葱等葱蒜类食物)、萜烯(来自柑橘类水果)、植物酚类(来自葡萄、草莓、苹果)、多酚(来自绿茶和巧克力)、吲哚和异硫氰酸酯(来自十字花科蔬菜)和植物雌激素(来自大豆和豆类制品)。鉴于对微量营养素、植物化学物质和癌症之间相互作用的系统性综述已经超出了本章的范围,且已在其他地方发表[11,12],本章节仅举例强调这些食物成分可以改变多种癌症过程的假设。这些例子揭示了广泛而复杂的潜在相互作用。很明显,有几个因素能够影响人类对这些饮食成分的应答,如食用的时机、数量和持续时间,食物成分之间的相互作用,以及食用者的遗传背景。

32.3.1 大蒜和葱蒜类蔬菜

食物种类繁多,葱蒜类蔬菜包含大约500种,如大蒜、洋葱、韭葱、韭菜和大葱。葱蒜类蔬菜因其独特的感官刺激和显著的健康获益在世界各地得到广泛使用。葱蒜类蔬菜的健康获益归功于在其加工(切割或咀嚼)过程中产生的含硫化合物。不仅如此,葱蒜类蔬菜还含有许多其他的保护成分,包括氨基酸、碳水化合物和黄酮类化合物。其他食物同样也含有多种植物化学物质,因此无法针对某一成分对健康的益处展开研究,得出结论。

流行病学和临床研究(动物模型和细胞培养)为证明大蒜和相关硫成分可以降低癌症风险并改变肿瘤的生物学行为提供了证据[13]。其中最有力的证据来自大蒜/洋葱对消化道癌症的防御作用。WCRF/AICR的报告表明,大蒜很可能可以预防结直肠癌[5]。有2项队列研究、27项病例对照研究和2项生态研究分析葱蒜类蔬菜与癌症之间的关系[5]。荟萃分析显示,每天进食50g葱蒜类蔬菜患癌风险降低23%,每天进食1份大蒜风险降低59%[5]。最近的一些荟萃分析证实了葱属蔬菜,特别是大蒜,对胃癌[14]、结直肠癌[15]和上呼吸消化道肿瘤[16]的预防作用。然而,上述证据主要来源于病例对照研究。有一项随机对照临床试验报告,结直肠患者服用陈年大蒜提取物后结肠腺瘤的大小和数量均显著降低[17],但在另一项前瞻性研究显示,使用大蒜补充剂可以使结直肠癌患病风险增加18%[18]。食用大蒜和大蒜补充剂的流行病学研究之间的差异可能归因于化学成分的改变,如缺乏大蒜素。大蒜素是破坏新鲜大蒜所获得的主要生物活性成分,但膳食补充剂缺乏将蒜氨酸转化为大蒜素的蒜氨酸酶[19]。这一发现符合WCRF/AICR建议,即不推荐使用膳食补充剂来预防癌症。

有相当多的不同致癌物模型和移植肿瘤的临床证据支持大蒜及其部分烯丙基硫成分的癌症预防作用。动物实验表明,大蒜和/或其相关的有机硫化物能够降低乳腺癌、结肠癌、皮肤癌、子宫癌、食管癌、肺癌、直肠癌、胃前部肿瘤和肝癌的发病率[11]。

与其他食物类似,大蒜及其含硫成分可能是通过多种机制发挥其癌症预防作用,包括抑制致癌物代谢、抑制DNA加合物形成、上调抗氧化防御和DNA修复、抑制细胞增殖、诱导凋亡、减少炎症和阻断血管生成[20]。上述生物学修正过程有可能同时发生。

32.3.2 叶酸

叶酸是一种水溶性的B族维生素,因其在叶类植物(绿叶蔬菜)中含量丰富而得以命名。合成叶酸(folic acid)是天然叶酸(folate)的人工合成物,用于强化谷物制品、面粉、谷物和酱。膳食叶酸与癌症之间的关系是暴露时间和饮食-基因相互作用的重要例证。膳食叶酸影响癌症发展的机制与叶酸介导的一碳单位转移有关。在这一作用机制中,叶酸是DNA合成、稳定性、完整性和修复的重要因素。如果饮食摄入的叶酸受到限制,DNA前体中的嘌呤和嘧啶平衡会被打破,正常的DNA修复将受到抑制。此外,DNA分子中通常不存在的尿嘧啶会代替胸腺嘧啶被错误地结合到DNA分子中,导致DNA链断裂、染色体损伤和恶变;进而原本的胸腺嘧啶甲基化过程发生改变,导致DNA整体低甲基化和/或基因特异性甲基化改变和不适当的原癌基因被激活。越来越多来自细胞培养、动物模型和人体研究的证据表明,

DNA 链断裂、DNA 修复受损和突变增加与叶酸缺乏相关,而这些缺陷可以通过补充叶酸得以部分纠正。

最近的一项荟萃分析表明,高膳食叶酸对包括食管癌、胃癌和胰腺癌在内的上消化道肿瘤有预防作用[21]。此外,线性剂量-反应评估表明,膳食叶酸摄入量增加 100μg/d,食管癌、胃癌和胰腺癌的患病风险分别下降 9%、1.5% 和 6%[21]。但相反的是,高血清叶酸水平与前列腺癌的风险增加有关,且剂量-反应关系明显[22]。这表明相同的营养物质在不同的组织中可能产生不同的影响。

遗传多态性可能影响膳食叶酸对癌症风险的应答。例如,亚甲基四氢叶酸还原酶(methylenetetrahydrofolate reductase,MTHFR)是一种限制叶酸进入 DNA 前体合成通路或 DNA 甲基化通路的关键蛋白。它的一个常见的多态性位点能改变叶酸状态与癌症之间的关系。MTHFR 基因中最常见的变异位点 C677T 会导致蛋白质中丙氨酸的位置被缬氨酸取代,从而导致酶的活性降低。杂合子(CT)会使酶的活性降低 35%,纯合子(TT)会使酶的活性降低 70%[23]。研究表明,在携带 MTHFR 的 CC 或 CT 基因型个体中,血浆叶酸水平与结直肠腺瘤之间没有明确的关系;因此,只有携带 TT 基因型的个体可能从增加叶酸摄入量中受益[24]。这些结果表明,相同的生物活性成分并不意味着在所有的人群中都引起相同的应答。此外,另一种叶酸代谢酶,胸腺嘧啶合成酶的突变可能调节叶酸的摄入和结肠癌患癌风险[25]。可能有 50~100 个基因直接或间接地参与了叶酸代谢,包括受体、结合蛋白、酶、组织特异性基因产物和依赖叶酸衍生代谢物的下游因子等一系列因素,可能决定了这种维生素是否是一个重要的膳食变量。人类基因组的变异性意味着可能有数千种多态性决定了人体对叶酸的生物学反应。

叶酸是说明一种膳食成分可能有不同的生物学效应的很好的例子。一种膳食成分(天然叶酸)或补充剂(合成叶酸)对于正常细胞和转化细胞的效果可能是不同的。动物实验和临床观察表明,叶酸对癌变具有双重调节作用,这取决于叶酸干预的时机和剂量[26]。正常上皮组织缺乏叶酸可能使它们容易发生肿瘤转化,补充少量的叶酸即可抑制正常组织中肿瘤的发展[26]。相反,来自动物模型、人类干预研究和癌症发病率数据分析表明,补充合成叶酸可能促进已启动的细胞生长[27,28]。一项啮齿类动物的研究报告证实,如果在病变开始之前给予叶酸,结肠癌早期标志物如畸形隐窝灶将会减少[29],但如果在病变开始之后给予叶酸,癌症的发展就会加速;其机制可能是叶酸为癌细胞的生长提供了 DNA 前体[30]。最近几个大规模的人类观察或安慰剂对照试验发现,补充合成叶酸增加了几个部位的癌症风险,包括乳腺癌[31]、肺癌[32]和前列腺癌[27]。高剂量复方叶酸和维生素 B_{12} 补充剂(分别为每天 5mg 和 1.25mg,共 6 个月)增加了结直肠腺瘤患者直肠中尿嘧啶错植和抑癌基因启动子甲基化,对基因组稳定性生物标志物产生了不利影响[33]。总体而言,这些观察研究表明,需要确定营养干预的最佳时机、剂量和形式,以安全和有效地预防癌症。

32.3.3 类胡萝卜素

叶酸不是唯一一个通过高剂量补剂补充可能增加癌症风险的营养素。常见的绿色、黄/红色和黄/橙色蔬菜水果含有大量的类胡萝卜素,包括叶黄素、玉米黄质、隐黄质、番茄红素、β-胡萝卜素和 α-胡萝卜素。流行病学研究报告指出,大量摄入富含 β-胡萝卜素的水果蔬菜或高浓度的营养素与肺癌风险有显著的反比关系[5]。此外,关于类胡萝卜素和视黄醇血液浓度与肺癌风险前瞻性研究的最新荟萃分析发现,α-胡萝卜素、β-胡萝卜素、总胡萝卜素和视黄醇血液浓度与肺癌风险呈显著负相关;然而,按性别进行的分层分析发现,β-胡萝卜素和视黄醇血液浓度与男性肺癌呈显著负相关[34]。增加富含β-胡萝卜素的水果蔬菜摄入量能降低肺癌风险的流行病学数据和β-胡萝卜素能改变许多与致癌有关途径的动物数据为随机干预试验研究β-胡萝卜素补充剂对肺癌的影响提供了有力的支持,如α-生育酚β-胡萝卜素研究(α-tocopherol β-carotene study,ATBC)[35]、医师健康研究(physician's health study,PHS)[36]以及β-胡萝卜素和视黄醇功效试验(beta-carotene and retinol efficacy trial,CARET)[37]。出乎意料的是,ATBC和CARET的研究结果显示,补充营养素会产生不良治疗效果,增加高危受试者(重度吸烟者)肺癌发病率。与队列研究相比,在补充剂临床试验中获得的不同结果可能反映出,除了含有β-胡萝卜素外,水果蔬菜可能还含有许多其他具有保护作用的化合物。事实上,β-胡萝卜素可能仅仅是水果蔬菜中起到实际保护作用的营养素和植物化学物质的标志物。另一种可能是通过膳食补充剂补充β-胡萝卜素,但与通过摄入食物来补充可能会产生不同的影响。膳食摄入量的类胡萝卜素的保护作用可能被临床试验中药理剂量水平的类胡萝卜素膳食补充剂丢失或逆转。此外,重度吸烟者亚组可能特别容易受到过量β-胡萝卜素的不利影响。ATBC、CARET和PHS的研究表明,膳食指南不仅需要提出食物的食用量,还需要提供每一项水果蔬菜组分安全性和有效性的证据。这些结果还特别提示,人们应该首选通过饮食摄入相关营养素,而膳食补充剂对预防癌症可能产生反作用。

32.4 膳食纤维

膳食纤维是指一类主要对肠道生理功能有不同影响的、不被消化的、复杂的植物混合物。膳食纤维分为可溶性和不可溶性两种。不同来源的膳食纤维在组成上各不相同,不是所有的膳食纤维都对癌症有预防作用。可溶性膳食纤维存在于燕麦、大麦、豆类和各种水果蔬菜中。不溶性膳食纤维存在于全谷物、豆角、种子、坚果和深绿色叶类蔬菜中。膳食纤维的生物学效应有:降低消化速度,延长饱腹感时间;降低血糖水平,提高胰岛素敏感性;降低血液胆固醇浓度;稀释结肠中的有害物质,防止便秘,保护结肠黏膜,从而防止癌细胞的生长。肠道微生物群发酵膳食纤维产生短链脂肪酸,如丁酸,可以诱导癌细胞凋亡,分化并阻滞癌细胞周期。丁酸是一种作用于结肠未转化细胞的生长因子和营养素。丁酸对结肠癌细胞生物学效应的重要机制是抑制组蛋白去乙酰化酶的活性,引起组蛋白的高乙酰化,从而导致包括控制细胞周期进程、分化、凋亡和癌症发展的基因的转录失调和沉默。

健康专家建议每天至少摄入25g膳食纤维[38]。膳食纤维应在一天内分次摄入,与大多数膳食一起食用。此外,膳食纤维摄入量应该缓慢增加,因为突然在饮食中添加大量的膳食纤维可能会引起消化道疼痛,多饮水是有帮助的。此外,不推荐膳食纤维补充剂,因为它们不含有预防癌症的营养素,如维生素、矿物质、抗氧化剂和植物化学物质等[38]。

WCRF/AICR持续更新项目分析了23项关于膳食纤维食物与结直肠癌关系的研究[39]。总体而言,各项研究一致认为摄入膳食纤维可以降低结直肠癌的患病风险。同样,每增加10g/d膳食纤维可减少9%结直肠腺瘤的发生风险[40]。WCRF/AICR持续更新项目的结论是富含膳食纤维的食物可能对结直肠癌有保护作用。这项建议的证据来源于结论一致的队列研究和看似合理的生物学机制。然而,在随机干预性临床试验中未观察到膳食纤维对结肠癌的保护作用。低脂肪、高膳食纤维和高水果蔬菜的饮食不会影响结直肠腺瘤的复发风险[41],也不会改变直肠黏膜细胞的增殖率[42]。涉及五项增加膳食纤维的随机对照试验的Cochrane荟萃分析发现,干预组和对照组对腺瘤的影响没有区别[43]。观察性研究和干预性研究得出不同结果可能反映了以下事实:干预性研究纳入的是高危个体,没有设计足够大的摄入量范围来检测应答,或者观察时间短,不足以检测出差异。因此,关于膳食纤维与结肠癌风险的关系仍具有不确定性。

膳食纤维对乳腺癌和前列腺癌风险的影响也不一致。虽然马尔默饮食与癌症队列(Malmo diet and cancer cohort)研究[44]发现高摄入量的膳食纤维对乳腺癌有预防作用,但在护士健康研究(nurses' health study)[45]中发现膳食纤维和纤维组分不影响乳腺癌的患癌风险。WCRF/AICR持续更新项目确定了三项研究,明确了在诊断原发性乳腺癌之前食用富含膳食纤维的食物与乳腺癌全因死亡率之间的关系。膳食纤维摄入量每增加10g/d,乳腺癌死亡率降低32%,具有统计学意义[46]。在意大利进行的一项大型病例对照研究发现,特定类型的膳食纤维与前列腺癌风险之间存在中度显著的负相关性;纤维素、可溶性蔬菜纤维与患癌风险的相关性最强[47]。然而,最近的一项荟萃分析发现,病例对照研究观察到,与膳食纤维摄入量最低组相比,最高组的前列腺癌风险显著降低,但在队列研究中没有观察到这一现象[48]。膳食纤维癌症预防作用的评估可能会因膳食纤维、膳食脂肪和热量摄入之间的相关性而变得复杂(即高膳食纤维饮食可能同时具有相对较低的脂肪和卡路里)。在研究癌症风险与高膳食纤维饮食之间的关系时,另一个混杂因素来自高膳食纤维食品中的微量营养素,特别是叶酸和植物化学物质可能对患癌风险产生影响。

32.5 肉类摄入量

肉类,除鱼类和海鲜以外的所有动物肉,可以进一步划分为富含红肌纤维的红肉(牛肉、猪肉、羊肉和山羊肉)和富含白肌纤维的禽肉。加工肉类是指通过烟熏、腌制(盐腌)或添加化学防腐剂来保存的肉类[5],包括火腿、培根、熏牛肉、腊肠、热狗和香肠。WCRF/AICR报告表明红肉与结直肠癌的风险增加高度相关,充分的证据表明加工肉类与结直肠癌的风险增加有关[39]。最近,国际癌症研究机构(International Agency for Research on Cancer,IARC)将红肉列为可能致癌物,加工肉类是确切致癌物[49]。经过800多项研究分析,专家发现每天吃50g加工肉类(相当于大约四条培根或一条热狗)会使结直肠癌患癌风险增加18%,每天吃100g红肉会使结直肠癌患癌风险增加17%[49]。然而,要正确看待这些结果。总的来说,个体终生患结肠癌风险为5%,而IARC报告中食用相当量的加工肉类或红肉将使平均终生患结肠癌风险提高到近6%[50]。虽然最有力的证据是关于结直肠癌,但也有证据表明,食用红肉和加工肉类可能会增加其他类型癌症的风险。每天食用100g红肉可增加19%的晚期前列腺癌患病风险,每天食用50g加工肉类可增加4%的前列腺癌患病风险、8%的癌症死亡率、9%的乳腺癌患病风险、18%的结直肠癌患病风险和19%的胰腺癌患病风险[51]。同样,红肉总摄入量每增加65g/d,子宫内膜癌的患病风险增加1.36倍,食管癌的患病风险增加1.25倍,肺癌的患病风险增加1.22倍[51]。大家要认识到,增加肉类摄入量可能不会对所有个体产生同样的影响。有证据表明,大量含有

4种细胞色素P-450中的SNP（单核苷酸多态性）组合存在于近5%的人口中，这些人群中食用大量红肉（>每周5次）比不食用大量红肉者患结直肠癌的风险增加了不止40倍[52]。

有证据表明，不是肉类本身，而是高脂肪摄入量和/或各种肉类烹饪或加工方法产生的致癌物增加了癌症风险。肉类的高热量增加了肥胖的可能性，肥胖本身就是癌症的主要危险因素。事实上，在近27.5万名男性和女性中，肉类消费总量与体重增加呈正相关[53]。在估计的热量摄入量调整后，肉类摄入量的增加（250g/d）会导致5年后体重增加2kg[53]。此外，超重或肥胖程度可能介导红肉、加工肉类膳食摄入量与肥胖和炎症相关的血清生物标志物之间的关系，后者是结直肠癌的危险因素[54]。不当的烹饪方法可能促进致癌物的形成，包括多环芳烃（polycyclic aromatic hydrocarbons, PAH）和杂环胺类（heterocyclic amines, HCA）[5]。一些加工肉类中可能会出现致癌的亚硝基化合物。

肉类等有机物燃烧会形成100多种不同的PAH。肉中的脂肪滴到热煤上会热解，形成的烟雾会重新吸附到肉表面上[11]。PAH已被归类为实验动物的致癌物和人类的可疑致癌物[55]。在肉类烹饪中发现的第二类化合物是HCA。它们是在高温烹饪中，由蛋白质、氨基酸或肌酐的热解形成的。受烹饪习惯的影响，HCA在膳食中的含量可能很高。肉类的长时间高温烹饪会引起HCA含量明显升高。流行病学和动物实验将HCA与结直肠癌、乳腺癌、前列腺癌、肺癌和胰腺癌联系起来[56]。与HCA代谢或解毒相关的特定基因（如 *CYP1A1*、*CYP1A2*、*GSTM1* 和 *NAT2*）的多态性可以解释个体间遗传易感性的差异[57]。HCA是人类的可疑致癌物，应尽量避免过热和过度烹饪，以减少HCA的产生。

亚硝酸盐和硝酸盐经常用作肉类和其他"腌制"产品的防腐剂。在动物实验中，这些添加剂不致癌。然而，硝酸盐可以与膳食物质（如胺或酰胺）相互作用，产生N-亚硝基化合物（亚硝胺和亚硝酰胺），这些化合物是动物的潜在致癌物，并且可能是人类的潜在致癌物[58]。流行病学研究表明，亚硝胺与胃癌、食管癌、鼻咽癌、膀胱癌、肝癌和脑癌之间存在直接关系[58]。与食用等热量的高热量鱼肉饮食（375g）相比，14名志愿者在食用高红肉饮食（325g）时，粪便中排出的亚硝基化合物显著增加（分别为9μmol/d 和 1.7μmol/d）[59]。茶、大蒜和十字花科蔬菜类的天然食物及其成分，可能能够抑制内源性亚硝胺的形成[60]。这种抑制此致癌物形成的机制可能是水果蔬菜具有降低癌症风险作用的原因。水果蔬菜中的维生素C减少亚硝胺的形成，而其他化合物，如烯丙基硫化物，则会减少亚硝胺的生物活化，降低与DNA结合诱发癌症的风险。

动物源性血红素铁比植物源性铁更好吸收，因此，动物食品可以降低铁缺乏的发生。然而，血红素促进N-亚硝基化合物的形成，而且结肠中过量的血红素铁可能刺激黏膜，改变正常的增殖/脱落率，增加结肠癌的发生风险[61]。也有证据表明，肉类中的血红素铁可能通过芬顿反应促进自由基的产生[62]，包括铁结合和转运蛋白形成在内的多种因素，并可能影响游离铁和自由基的数量[63]。

在一项关于肉类摄入和结直肠癌风险的大型前瞻性研究中，肉类来源的血红素铁、硝酸盐/亚硝酸盐和杂环胺的增加都与结肠癌风险增加有关[64]。然而，肉类是许多营养物质的来源，包括蛋白质、铁、锌、硒、维生素B_6和维生素B_{12}。铁缺乏是世界上最常见的营养缺乏。因此，我们应该限制红肉消费，而不是避免红肉消费——这很重要。WCRF建议，人均食用红肉不超过每周300g，尽量不含加工肉类；个体摄入量限制在每周500g以下[65]。此外，还要考虑不同食物种类之间的相互作用。例如，水果蔬菜能减少亚硝胺的形成。

32.6 酒精

酒精指乙醇,是存在于啤酒、葡萄酒和烈酒中的一种化学物质。乙醇被 IARC 归类为人类致癌物。WCRF/AICR 认为,有明确证据表明酒精饮料会增加口腔癌、咽喉癌、食管癌、男性直肠癌、乳腺癌的患癌风险[5]。酒精饮料也可能是肝癌和女性结直肠癌的危险因素[5]。最近数据指出,在法国,饮酒可能导致 8% 的新发癌症病例[66],酗酒(>每周 1 天)可以使美国癌症死亡率增加 22%[67]。许多研究已经评估了饮酒与癌症(如胰腺癌、卵巢癌、前列腺癌、胃癌、子宫癌和膀胱癌)患病风险之间的关系。这些癌症与酒精的关系尚不明确。多项研究表明饮酒量增加与肾细胞癌和非霍奇金淋巴瘤(non-Hodgkin lymphoma,NHL)癌症风险降低有关[68,69],但是机制尚不清楚。个人累计饮酒量可能是影响癌症风险的最重要因素,而非酒精饮料的类型。

研究人员已经发现了酒精可能导致癌症风险增加的多种潜在的机制。首先,酒精饮料中的乙醇被醇脱氢酶(alcohol dehydrogenase,ADH)氧化为乙醛,乙醛是酒精代谢中毒性最强的代谢物,是人类的可疑致癌物,对细胞尤其有害。在动物实验中,乙醛是一种致 DNA 损伤的诱变剂和致癌物[70]。乙醛由醛脱氢酶 2(aldehyde dehydrogenase 2,ALDH2)代谢为乙酸。第二,乙醇代谢过程中产生的活性氧可以损伤 DNA、脂质和蛋白质,并能激活参与炎症和血管生成的信号分子。第三,乙醇的摄入不仅会造成黏膜损伤,还会改变肠道细菌的组成,从而破坏肠上皮屏障。第四,长期饮酒会导致与癌症风险负相关的多种营养素的吸收减少,如叶酸,这可能会引起异常的 DNA 甲基化,从而影响与癌症相关基因的表达。最后,酒精可能会增加血液中雌激素水平,这与乳腺癌的风险有关。

乙醇和乙醛代谢酶(特别是 ADH 和 ALDH2)的多态性与酒精相关癌症易感性的种族和个体差异密切相关。例如,许多亚洲人群后裔携带一种能编码"超活性"酶 ADH 的基因,能更快地将乙醇转化为乙醛,从而提高胰腺癌患病风险[71]。此外,ALDH2 中的一种遗传变异会编码有缺陷的无活性酶,导致饮酒后乙醛积累,引起饮酒者面部潮红、心动过速、恶心和低血压[72]。这种变异在亚洲人中普遍存在,可达 40%,而在欧洲和非洲人口中不超过 5%[73]。对不伴有癌症的酗酒者的前瞻性研究表明,具有非活性酶的个体未来患呼吸道、消化道肿瘤的风险比具有活性酶者高 12 倍[74]。在酒精饮料中发现的某种化合物,如白藜芦醇等黄酮类化合物,可以抑制肿瘤的发生。

酒精与多种癌症有关,但低至中度酒精的摄入可以降低心脏病风险,所以相关膳食建议变得复杂。根据 WCRF/AICR 的建议为预防大部分癌症,最好不要饮酒。如果要饮酒,建议男性每天的饮酒量最多为两杯,女性为一杯(一杯含有约 10~15g 乙醇)。

32.7 结论

越来越多的证据表明,膳食会影响癌症风险和肿瘤行为。事实上,许多专业协会在饮食和癌症预防方面也提出了相似的建议(表 32-7-1)。总体的反应可能取决于所食用的食物中所含的生物活性成分。本章涉及的研究只是一小部分关于膳食和癌症风险关系的研究。既往研究采用简单化法,包括观察某一种化合物、混合物或特定食品对疾病风险的影响。考虑到膳食的复杂性和不同的膳食模式,以及不同活性分子之间的相互作用和食物基质所起的作用[77],目前的研究主要使用综合法。虽然已经有大量的流行病学和临床前研究(动物模型和细胞培养),但需要更多的随机预防性试验来研究膳食和癌症风险的关系。由于个体的遗传多态性和影响吸收、代谢或作用部位的膳食成分之间的相互作用不同,个体间存在不同的应答结果。这些作用是通过多种生物机制介导的,取决于特定的生物活性成分,其机制可能是刺激性的,也可能是抑制性的。识别和阐明食品成分的特定分子位点对于确定哪些人将会从过量暴露中最大获益或面临最大风险至关重要。在获得这些信息之前,仍然应该吃各种食物,特别是水果、蔬菜、全谷物和豆类。

表 32-7-1　专业协会的临床建议对饮食和癌症预防提出的相似推荐

美国癌症协会癌症预防营养指南[75]
- 饮食健康,重点是植物性食品
- 选择适量的食物和饮料有助于实现和保持健康体重
- 限制加工肉类和红肉
- 每天至少吃 2.5 杯蔬菜和水果(译者注:一杯约 350ml)
- 选择全谷物而不是精制谷物
- 限制酒精饮料,女性每天不超过 1 杯,男性每天不超过 2 杯(同图 26-9-1)

美国国家癌症研究所 / 世界癌症研究基金会指南[76]
- 多吃各种蔬菜、水果、全谷物和豆类
- 避免含糖饮料,限制食用高热量食品
- 限制食用红肉(如牛肉、猪肉和羊肉),避免加工肉类
- 限制酒精饮料,男性每天不超过 2 杯,女性每天不超过 1 杯(同图 26-9-1)
- 限制腌制食品和盐(钠)加工食品
- 不要依赖膳食补充剂来预防癌症

(Cindy D. Davis, PhD and Sharon Ross, PhD, MPH　著　程熠　译　任晶晶　校)

参考文献

1. National Cancer Institute-Cancer Statistics. www.cancer.gov/about-cancer/understanding/statistics (accessed July 13, 2017).
2. World Health Organization: Cancer. www.who.int/mediacentre/factsheets/fs297/cn/ (accessed July 13, 2017)
3. Hanahan D, Weinberg RA. The hallmarks of cancer. *Cell* 2000;100:57–70.
4. Doll R, Peto R. The causes of cancer: Quantitative estimates of avoidable risk of cancer in the United States today. *J Natl Cancer Inst* 1981;66:1191–1308.
5. World Cancer Research Fund/American Institute for Cancer Research. *Food, Nutrition, Physical Activity, and the Prevention of Cancer: A Global Perspective*, Washington, DC, 2007.
6. Continuous update project American Institute for Cancer Research (AICR). www.aicr.org/continuous-update-project/ (accessed July 13, 2017).
7. Veira AR, Abar L, Vingeliene S, et al. Fruits, vegetables and lung cancer risk: A systematic review and meta-analysis. *Ann Oncol* 2016;27:81–96.
8. Peng C, Luo WP, Zhang CX. Fruit and vegetable intake and breast cancer prognosis: A meta-analysis of prospective cohort studies. *Br J Nutr* 2017;117:737–749.
9. He J, Gu Y, Zhang S. Consumption of vegetables and fruits and breast cancer survival: A systematic review and meta-analysis. *Sci Rep* 2017;7:599.
10. World Cancer Research Fund International. *Plant Foods*. http://www.wcrf.org/int/research-we-fund/cancer-prevention-recommendations/plant-foods (accessed July 13, 2017).

11. Davis CD. Mechanisms for the cancer-protective effects of bioactive dietary components in fruits and vegetables. In: *Handbook of Nutrition and Food*, 2nd edition. Berdanier CD, Dwyer J, Feldman EB, eds. CRC Press, Boca Raton, FL, 2007, pp. 1187–1210.
12. Wildman REC, ed. *Handbook of Nutraceuticals and Functional Foods.* CRC Press LLC, Boca Raton, FL, 2004.
13. Nicastro HL, Ross SA, Milner JA. Garlic and onions: Their cancer prevention properties. *Cancer Prev Res* 2015;8:181–189.
14. Turati F, Pelucchi C, Guercio V, La Vecchia C, Galeone C. Allium vegetable intake and gastric cancer: A case-control study and meta-analysis. *Mol Nutr Food Res* 2015;59:171–179.
15. Turati F, Guercio V, Pelucchi C, La Vecchia C, Galeone C. Colorectal cancer and adenomatous polyps in relation to allium vegetables intake: A meta-analysis of observational studies. *Mol Nutr Food Res* 2014;58:1907–1914.
16. Guercio V, Turati F, La Vecchia C, Galeone C, Tavani A. Allium vegetables and upper aerodigestive tract cancers: A meta-analysis of observational studies. *Mol Nutr Food Cancer* 2016;60:212–222.
17. Shukla Y, Kaira N. Cancer chemoprevention with garlic and its constituents. *Cancer Lett* 2007;247:167–181.
18. Zhu B, Zou L, Qi L, Zhong R, Miao X. Allium vegetables and garlic supplements do not reduce risk of colorectal cancer, based on meta-analysis of prospective studies. *Clin Gastro Hepatol* 2014;12:1991–2001.
19. Lawson LD, Wang ZJ. Low allicin release from garlic supplements: A major problem due to the sensitives of allinase activity. *J Agric Food Chem* 2001;49:2592–2599.
20. Nagini S. Cancer chemoprevention by garlic and its organosulfur compounds-panacea or promise? *Anticancer Agents Med Chem* 2008;8:313–321.
21. Liu W, Zhou H, Zhu Y, Tie C. Associations between dietary folate intake and risks of esophageal, gastric and pancreatic cancers: An overall and dose-response meta-analysis. *Oncotarget* 2017;8:18775.
22. Wang R, Zheng Y, Huang JY, et al. Folate intake, serum folate levels and prostate cancer risk: A meta-analysis of prospective studies: *BMC Public Health* 2014;14:1326.
23. Frosst P, Blom HJ, Milos R, et al. Candidate genetic risk factor for vascular disease: A common mutation in methylenetetrahydrofolate reductase. *Nat Genet* 1995;10:111–113.
24. Marugame T, Tsuji E, Kiyohara C, et al. Relation of plasma folate and methyltetrahydrofolate reductase C677T polymorphism to colorectal adenomas. *Int J Epidemiol* 2003;32:64–66.
25. Ulrich CM, Curtin K, Potter JD, Bigler J, Caan B, Slattery ML. Polymorphisms in the reduced folate carrier, thymidylate synthase, or methionine synthase and risk of colon cancer. *Cancer Epidemiol Biomarkers Prev* 2005;14:2509–2516.
26. Kim YI. Role of folate in colon cancer development and progression. *J Nutr* 2003;133:3731s–3739s.
27. Mason JB, Dickstein A, Jacques PF, et al. A temporal association between folic acid fortification and an increase in colorectal cancer rates may be illuminating important biological principles: A hypothesis. *Cancer Epidemiol Biomark Prev* 2007;16:1325–1329.
28. Figueiredo JC, Grau MV, Haile RW, et al. Folic acid and risk of prostate cancer: Results from a randomized clinical trial. *J Natl Cancer Inst* 2009;101:432–435.
29. Kim YI. Folate and colorectal cancer: An evidence-based critical review. *Mol Nutr Food Res* 2007;51:267–292.
30. Song J, Sohn K-J, Medline A, Ash C, Gallinger S, Kim Y-I. Chemopreventive effects of dietary folate on intestinal polyps in Apc+/MSH-/-mice. *Cancer Res* 2000;6:3191–3199.
31. Stolzenberf-Solomon RZ, Chang SC, Leitzmann MF, et al. Folate intake, alcohol use and postmenopausal breast cancer risk in the prostate lung colorectal and ovarian screening trial. *Am J Clin Nutr* 2006;83:895–904.
32. Ebbing M, Bonaa KH, Nygard O, et al. Cancer incidence and mortality after treatment with folic acid and vitamin B_{12}. *JAMA* 2009;302:2119–2126.
33. van den Donk M, Pellis L, Crott JW, et al. Folic acid and vitamin B_{12} supplementation does not favorably influence uracil minsincorporation and promoter methylation in rectal mucosa DNA of subjects with previous colorectal adenomas. *J Nutr* 2007;137:2114–2120.
34. Abar L, Veira AR, Aune D, et al. Blood concentrations of carotenoids and retinol and lung cancer risk: An update of the WCRF-AICR systematic review of published prospective studies. *Cancer Med* 2016;5:2069–2083.
35. Heinonen OP, Huttunen IK, Albanes D et al. for the Alpha Tocopherol BetaCarotene Cancer Prevention Study Group. The effect of vitamin E and beta carotene on the incidence of lung cancer and other cancers in male smokers. *N Engl J Med* 1994;330:1029–1035.
36. Hennekens CH, Buring IE, Manson IE, et al. Lack of effect of long-term supplementation with beta carotene on the incidence of malignant neoplasms and cardiovascular disease. *N Engl J Med* 1996;334:1145–1149.
37. Omenn OS, Goodman GE, Thomquist MD, et al. Effects of a combination of beta carotene and vitamin A on lung cancer and cardiovascular disease. *N Eng J Med* 1996;334:1150–1155.
38. American Institute for Cancer Research fact sheet on fiber. http://www.aicr.org/assets/docs/pdf/fact-sheets/factsheet-about-fiber.pdf (accessed on August 24, 2017).
39. World Cancer Research Fund/American Institute for Cancer Research Diet, nutrition, physical activity and colorectal cancer 2017 Report. http://wcrf.org/sites/default/files/CUP%20Colorectal%20Report_2017_Digital.pdf (accessed on September 21, 2017).
40. Ben Q, Sun Y, Chai R, Qian A, Xu B, Yuan Y. Dietary fiber intake reduces risk for colorectal adenoma: A meta-analysis. *Gastroenterology* 2014;146:689–699.
41. Schatzkin A, Lanza E, Corle D, et al. Lack of effect of a lowfat, highfiber diet on the recurrence of colorectal adenomas. *N Eng J Med* 2000;342:1149–1155.
42. Pfeiffer R, McShane L, Wargovich M, et al. The effect of a lowfat, high fiber, fruit and vegetable intervention on rectal mucosal proliferation. *Cancer* 2003;98:1161–1168.
43. Asano TK, McLeod RS. Dietary fibre for the prevention of colorectal adenomas and carcinomas (Cochrane Review). In: *The Cochrane Library.* John Wiley & Sons, London, 2004.
44. Mattison I, Wirfalt E, Johansson U, Bullberg B, Olsson H, Berglund G. Intakes of plant foods, fibre and fat and risk of breast cancer—A prospective study in the Malmo Diet and Cancer cohort. *Br J Cancer* 2004;90:122–127.
45. Holmes MD, Liu S, Hankinson SE, Coldizt GA, Hunter DJ, Willett WC. Dietary carbohydrates, fiber and breast cancer risk. *Am J Epidemiol* 2004;159:732–739.
46. World Cancer Research Fund Continuous Update Project. *Diet, Nutrition, Physical Activity and Breast Cancer Survivors.* http://www.wcrf.org/sites/default/files/Breast-Cancer-Survivors-2014-Report.pdf (accessed on August 24, 2017).
47. Pelucchi C, Talamini R, Galeone C, et al. Fibre intake and prostate cancer risk. *Int J Cancer* 2004;109:278–280.
48. Sheng T, Shen RL, Shao H, Ma TH. No association between fiber intake and prostate cancer risk: A meta-analysis of epidemiological studies. *World J Surg Oncol* 2015;13:264.
49. Bourvard V, Loomis D, Guyton KZ, et al. Carcinogenicity of consumption of red and processed meat. *Lancet Oncol* 2105;16:1599–600.
50. American Cancer Society. *World Health Organization Says Processed Meat Causes Cancer.* https://www.cancer.org/latest-news/world-health-organization-says-processed-meat-causes-cancer.html (accessed on August 25, 2017).
51. Wolk A. Potential health hazards of eating red meat. *J Intern Med* 2017;281:106–122.
52. Kury S, Buecher B, Robiou-du-Pont S, et al. Combinations of cytochrome P450 gene polymorphisms enhancing the risk for sporadic colorectal cancer related to red meat consumption. *Cancer Epidemiol Biomarkers Prev* 2007;16:1460–1467.
53. Vergnaud A-C, Norat T, Romaguera D, et al. Meat consumption and prospective weight change in participants of the EPIC-PANACEA study. *Am J Clin Nutr* 2010;92:398–407.
54. Chai W, Morimoto Y, Cooney RV, et al. Dietary red and processed meat intake and markers of adiposity and inflammation: The multiethnic cohort study. *J Am Coll Nutr* 2017;36:378–385.
55. Goldamn R, Shields PG. Food mutagens. *J Nutr* 2003;133:965S973S.
56. Snyderwine EG, Sinha R, Felton JS, Ferguson LR. Highlights of the eighth international conference on carcinogenic/mutagenic Nsubstituted aryl compounds. *Mutation Res* 2002;506–507:1–8.
57. Murtaugh MA, Ma K, Sweeney C, Caan BJ, Slattery ML. Meat consumption patterns and preparation, genetic variants of metabolic enzymes, and their association with rectal cancer in men and women. *J Nutr* 2004;134:776–784.
58. Ferguson LR. Natural and human-made mutagens and carcinogens in the human diet. *Toxicology* 2002;181–182:79–82.
59. Joosen AM, Lecommandeur E, Kuhnle GG, Aspinall SM, Kap L, Rodwell SA.

Effect of dietary meat and fish on endogenous nitrosation, inflammation and genotoxicity of faecal water. *Mutagenesis* 2010;25:243–247.
60. Sutandyo N. Nutritional carcinogenesis. *Arch Med Indones* 2010;42:36–42.
61. Sesnick AL, Termont DS, Kleibeuker JH, Van der Meer R. Red meat and colon cancer: The cytotoxic and hyperproliferative effects of dietary heme. *Cancer Res* 1999;59:5704–5709.
62. Tappel A. Heme of consumed ret meat can act as a catalyst of oxidative damage and could initiate colon, breast and prostate cancers, heart disease and other diseases. *Med Hypothesis* 2007;68:562–564.
63. Mole DR. Iron homeostasis and its interaction with prolyl hydroxylases. *Antioxid Redox Signal* 2010;12:445–458.
64. Cross AJ, Ferrucci LM, Risch A, et al. A large prospective study of meat consumption and colorectal cancer risk: an investigation of potential mechanisms underlying this association. *Cancer Res* 2010;70:2406–2414.
65. World Cancer Research Fund International. *Animal Foods.* http://www.wcrf.org/int/research-we-fund/cancer-prevention-recommendations/animal-foods (accessed on August 25, 2017).
66. Shield KD, Micallef CM, Hill C, et al. New cancer cases in France in 2015 attributable to different levels of alcohol consumption. *Addiction* 2018;113:247–256. doi: 10.1111/add.14009.
67. Xi B, Veeranki SP, Zhao M, Ma C, Yan Y, Mi J. Relationship of alcohol consumption to all-cause, cardiovascular, and cancer related mortality in U.S. adults. *J Am Coll Cardiol* 2017;70:913–922.
68. Bellocco R, Pasqualli E, Rota M, et al. Alcohol drinking and risk of renal cell carcinoma: Results of a meta-analysis. *Ann Oncol* 2012;23:2235–2244.
69. Tramacere I, Pelucchi C, Bonifazi M, et al. A meta-analysis on alcohol drinking and risk of Hodgkin lymphoma. *Eur J Cancer Prev* 2012;21:268–273.
70. Seitz, HK, Becker P. alcohol metabolism and cancer risk. *Alcohol Res Health* 2007;30:44–47.
71. Kanda J, Matsuo K, Suzuki T, et al. Impact of alcohol consumption with polymorphisms in alcohol-metabolizing enzymes on pancreatic cancer risk in Japanese. *Cancer Sci* 2009;100:296–302.
72. Brooks PJ, Enoch M-E, Goldman D, Li T-K, Yokoyama A. The alcohol flushing response: An unrecognized risk factor for esophageal cancer from alcohol consumption. *PLoS Med* 2009;3:258–263.
73. Brennan P, Lewis S, Hashibe M, et al. Pooled analysis of alcohol dehydrogenase genotypes and head and neck cancer: A HuGE review. *Am J Epidemiol* 2004;159:1–16.
74. Yokoyama A, Omori T, Yokoyama T, et al. Risk of squamous cell carcinoma of the upper aerodigestive tract in cancer-free alcoholic Japanese men: An endoscopic follow-up study. *Cancer Epidemiol Biomarkers Prev* 2006;15:2209–221.
75. Kushi LH, Coyle C, McCullough M, et al. American Cancer Society guidelines on nutrition and physical activity for cancer prevention: Reducing the risk of cancer with healthy food choices and physical activity. *CA Cancer J Clin* 2012;62:30–67.
76. American Institute for Cancer Research Cancer Prevention Recommendations. http://www.aicr.org/can-prevent/what-you-can-do/10-recommendations.html?referrer=https://www.google.com/ (assessed on September 21, 2017).
77. Sebedio JL, Metabolomics, nutrition and potential biomarkers of food quality, intake and health status. *Adv Food Nutr Res* 2017;82:83–116.

第 33 章 | 对肥胖的生活方式干预可以降低癌症的风险、进展和复发

目录

要点／545

33.1 简介／545

33.2 肥胖对癌症的影响机制／546

33.3 阻断肥胖 - 癌症关联的策略／548

33.4 阻断肥胖 - 癌症关联的生活方式的建议／549

33.4.1 癌症一级预防的生活方式的建议／549

33.4.1.1 终生达到并维持理想体重／550

33.4.1.2 避免高热量食物和含糖饮料／550

33.4.1.3 优先考虑健康饮食模式——富含天然食品、植物性元素／550

33.4.1.4 体力活动／550

33.4.1.5 保持良好的睡眠卫生／551

33.4.1.6 如果超重或肥胖,请减轻体重／551

33.4.1.7 遵循癌症筛查指南／552

33.4.2 癌症生存者二级预防指南／552

33.4.2.1 癌症二级预防／552

33.4.2.2 癌症确诊后避免增加体重／552

33.4.2.3 运动作为减重工具／553

33.4.2.4 通过运动提高癌症生存率／553

33.4.2.5 改变膳食来减轻体重／553

33.4.2.6 对睡眠卫生的投入／554

33.4.3 2 型糖尿病和患癌风险／554

33.4.4 特别考量／555

33.5 结论／555

参考文献／555

要 点

- 超重和肥胖伴随着多种恶性肿瘤风险的增加和更差的预后；超重或肥胖的个体应该遵循标准的癌症筛查指南。
- 对于超重或肥胖的个体,有意减重可以降低患癌风险,提高生存率。
- 癌症患者应该避免体重过度增加,如果已经超重或肥胖,更应该减轻体重以改善预后。

33.1 简介

在美国,肥胖是一个主要的健康问题,目前被认为是当代主要的公共卫生挑战[1,2]。全球范围内约有6.4亿肥胖成人和1.1亿肥胖儿童,肥胖成为了一种全球流行的疾病[3,4]。这些数字敲响了警钟,因为超重和肥胖与许多健康问题的风险增加有关,包括心脏病、卒中、2型糖尿病、肌肉骨骼疾病、癌症和许多其他健康问题[5]。因此,肥胖及其所带来的不良后果正在取代传染病成为发病和死亡的主要原因。另一个重要原因是,美国肥胖相关疾病的治疗费用估计每年为1 470亿美元,每年人均医疗费用增加1 429美元[6]。

"超重"和"肥胖"被用来描述一个人的体重(通常是脂肪量)比相同身高和性别的正常人的平均体重更重。定义体重的常用术语是"体质量指数(body mass index,BMI)",计算公式是体重(单位kg)除以身高(单位m)的二次方(BMI=体重(kg)÷[身高(m)]^2)。通过现有互联网络,一般人群可以轻易得知自己的BMI[7]。根据世界卫生组织(World Health Organization,WHO)标准,BMI低于18.5kg/m^{2}为体重过轻,可能存在与营养不良和营养缺乏相关的健康问题[8-10]。BMI在18.5~24.9kg/m^2(译者注:我国为18.5~23.9kg/m^2)之间被认为体重正常,通常作为BMI升高的参考范围。BMI在25~29.9kg/m^2(译者注:我国为24~27.9kg/m^2)之间认为是超重,BMI在30kg/m^2(译者注:我国为28kg/m^2)或以上认为是肥胖。肥胖有时被进一步划分为:BMI在30.0~34.9kg/m^2,称为1型肥胖;BMI在35~39.9kg/m^2,称为2型肥胖;BMI大于40kg/m^{2}认为是重度或病态肥胖。

在1962年以前,估计只有14.3%的美国成人属于肥胖[11]。最近的数据显示,美国成人肥胖患病率为36%;20岁以下人群肥胖率为17%;成年女性的肥胖率较高,为38.3%,成年男性稍低,为34.3%[12]。肥胖具有地域分布差异,美国东部的患病率较高,南部的患病率则更高,在路易斯安那州和阿拉巴马州的密西西比三角洲地区高达35%以上。肥胖同时也具有种族分布差异,在非西班牙语裔黑人中患病率最高,为48.1%;其次是西班牙语裔,为42.5%;非西班牙语裔白人为34.5%;在非西班牙语裔亚洲人中最低,为11.7%。

虽然美国的超重和肥胖率居于世界首位,但欧洲、澳大利亚和中东各国也出现了类似趋势。相比之下,撒哈拉以南非洲地区、印度和中国的肥胖率显著较低;但需要注意的是,这些国家现在的肥胖发病率明显增加,特别是在居民生活方式西化的城市地区[4]。

社会大众已经意识到肥胖对心脏病、卒中和糖尿病的影响,并采取了多种措施来减少这些肥胖相关疾病。然而,美国癌症研究所(American Institute of Cancer Research, AICR)2017 年的一份报告显示,只有 50% 的美国人意识到肥胖会促进癌症的发展[13]。最近,国际癌症研究机构(International Agency for Cancer Research, IACR)对大量流行病学数据进行综述后得出结论,有充足的证据将 13 种人类恶性肿瘤与过度肥胖联系起来[14]。与肥胖相关的恶性肿瘤涉及胃肠道肿瘤,包括食管癌、贲门癌、结直肠癌、肝癌、胆囊癌和胰腺癌。肥胖相关恶性肿瘤还包括绝经后的乳腺癌、子宫内膜癌、卵巢癌、肾细胞癌、甲状腺癌、脑膜瘤和多发性骨髓瘤[14]。此外,有研究显示肥胖还可能与其他恶性肿瘤有关,如一些血液系统恶性肿瘤、前列腺癌,甚至肺癌,但尚无确切证据[15-18]。

充分认识和理解脂肪过剩、超重和肥胖以及高脂肪饮食是如何促进癌症发生发展的,有助于促进健康生活方式,从而控制肥胖,降低患癌风险,改善癌症预后。脂肪组织曾经被认为是一个储存仓库,在这里,能量以脂肪(甘油三酯)的形式得以储存,当能量缺乏或食物供应受限时,能量从脂肪(甘油三酯)中释放出来,被外周组织加以利用。然而,研究表明,由脂肪细胞,基质成纤维细胞,血管、免疫和造血细胞组成的脂肪组织广泛地参与了多种生理功能的代谢过程,包括调节食欲、炎症反应、调节胰岛素敏感性、营养摄取和储存等[19-22]。正是在这些生理功能中,肥胖相关异常导致了多种相互重叠的病理生理机制,肥胖通过这些机制促进了癌症[23,24]。

33.2 肥胖对癌症的影响机制

肥胖通过多种机制对癌症产生影响,需要着重注意的是肥胖不启动致癌过程,而是促进癌症的进展[24]。随着超重、肥胖者的脂肪组织不断囤积,脂肪细胞,即含有脂肪的细胞也不断增大;其中有些细胞发生死亡,被促炎巨噬细胞包绕形成冠状结构(crown-like structures, CLS)。CLS 能产生细胞和体液促炎因子,包括脂质、细胞因子、IL-6、IL-1 和 TNF-α[25],而这些又进一步提供了促进细胞和体液生长的微环境,从而导致胰岛素抵抗[20,21]。此外,脂肪组织负责合成和分泌大量脂肪因子,这些脂肪因子是在正常情况下具有多种生理功能的蛋白质[22,26],其中包括瘦素(在正常条件下与脂肪细胞质量成比例增加并具有降低食欲的功能[27])、脂联素(限制热量时反应性增加,具有刺激食欲的功能[28])及视黄醇结合蛋白 4(retinol binding protein 4, RBP4)(促进维生素 A 的摄取和运输[29])。瘦素和 RBP4 水平的增加,会通过刺激细胞增殖、存活和侵袭来促进肿瘤细胞的生长[30,31]。相反,脂联素能抑制细胞增殖,刺激凋亡细胞死亡,肥胖患者脂联素的水平是降低的[28]。

肥胖患者胰岛素和胰岛素样生长因子-1(IGF-1)的水平通常是升高的,而它们可能会导致肿瘤的生长[21,22]。胰岛素的正常生理功能是刺激细胞摄取和利用葡萄糖,但它也可以刺激细胞生长[32,33]。因此,胰岛素抵抗所引起的胰腺分泌高水平的胰岛素,可能具有促进肿瘤细胞生长和癌症进展的病理生理作用[32,33]。IGF-1,主要由肝合成,结构与胰岛素类似,通常能刺激正常组织生长[33]。高水平的 IGF-1 同样可能参与肥胖促进肿瘤细胞生长和癌症进展的病理生理机制[33]。

芳香化酶可以将雄烯二酮转化为雌酮和雌激素,存在于包括脂肪组织在内的许多器官中。它会随着脂肪组织的增加而增加,导致雌激素的增加,进而刺激乳腺癌的生长[34,35]。肥胖促进肿瘤生长的另一个机制是由肠道微生物菌群介导的。肠道微生物菌群含有大量种类繁多的细菌,其浓度和代谢产物高度依赖于我们的膳食营养结构。高脂饮食可以导致拟杆菌增加或厚壁菌减少。菌群变化可能引起代谢变化,生成促进癌细胞生长的毒素并进入血液[36]。肥胖也可能因机械因素引发癌症,如膈肌伸展导致食管裂孔疝和胃食管反流病,从而诱发食管癌[37-39]。最近研究已经证实脂肪细胞可以吸收和代谢化学治疗药物,导致肿瘤微环境中的化学治疗药物减少。因此,与肥胖相关的脂肪细胞数量和体积的增加,以及它们降低化学治疗药物对于肿瘤的作用,这可能是肿瘤细胞逃避化学治疗并存活下来的一种机制[40]。

上述许多效应是与肥胖相关的代谢、激素或促炎信号通路改变的结果。营养状况变化的快速应答可能调节这些通路。肥胖还可能通过更稳定的表观遗传学过程来改变细胞信息传递,在这些过程中,DNA修饰或支撑DNA的染色质蛋白发生改变而DNA序列不变,从而改变基因表达[41-43]。这些改变包括化学修饰,如DNA甲基化或染色体蛋白内的甲基化、乙酰化或改变其结构和功能的其他改变[41-43]。这些表观遗传学变化可能在营养状况改变后持续存在[44,45]。它们可能通过多代细胞分裂而得以遗传,甚至可能跨代从父母传给子代[44-46]。饥饿、肥胖和体力活动等可能会改变表观遗传因素,进而影响个体以及肥胖、糖尿病和癌症等慢性病的病理生理学过程,这一观点日渐明显[42,47,48]。例如,已证实肥胖可以诱导结肠上皮细胞染色体的组织和结构发生表观遗传学变化,从而改变促进结肠发育和生长的转录因子的结合[49]。虽然这些变化并没有直接促进肿瘤的生长,但它们诱导了染色体结构重塑,从而增强了推动癌症进展的细胞信号通路[49]。这些表观遗传学改变的可持续性表明,在生命中任何阶段的肥胖促肿瘤作用,都可能对后代癌症进展产生影响,因此,需要研究针对表观遗传的靶向治疗方法[43]。肥胖的代谢、激素和促炎效应与表观遗传学效应的主要区别是,前者可能随着体重的减轻而在很大程度上得以消除或逆转,而后者可能会更持久。因此,虽然消除肥胖和恢复正常体重在一生中的任何阶段都是值得去做的事情,但它可能不能逆转肥胖所引起的全部促癌后果。

值得注意的是,关于肥胖对健康的不良影响的研究发现,并不是所有的脂肪组织都具有相同的代谢、激素或促炎活性,同样地,并非所有的脂肪组织都能刺激肿瘤的生长。内脏脂肪由腹部器官内部和周边的脂肪组成,具有更强烈的代谢和促炎活性,能产生很多促炎因子,如TNF-α和IL-6,比皮下脂肪更容易引起胰岛素抵抗、糖尿病和心血管疾病[50-52]。流行病学研究已证实内脏脂肪与人体内肿瘤的诱发相关[53,54]。在小鼠模型中,内脏脂肪切除术可以减少肠道肿瘤的发展[55]和紫外线诱导的皮肤癌变的发生[56]。然而,这种手术不适用于人类。吸脂术可以去除皮下脂肪,主要用于塑形[57],但没有证据显示可以维持减重,或者降低肥胖引起的病理生理改变的风险。另一方面,限制热量摄入会降低皮下和内脏脂肪的含量,降低肥胖相关合并症的发生率。饮食诱导肥胖的动物模型研究发现,通过控制卡路里或减轻体重来阻止肥胖可以减少或延缓肿瘤的发生[58]。

其他研究表明,可以通过药物干扰肥胖介导的生长促进和促炎通路来减少肥胖的肿瘤促进作用。例如,胰岛素或IGF-1受体阻断[59]和瘦素受体的分子干扰[60]可以抵消肥胖促进乳腺癌的作用。同样,用基因和药物干扰补体系统的促炎作用也会抑制肥胖介导的结直肠肿瘤的进展[61]。

虽然肥胖本身与患癌风险的增加有关，但很明显，不同的膳食脂肪可能对癌症的发展有不同的影响。老鼠动物模型和人类流行病学研究表明，并非所有的膳食脂肪对肥胖和癌症风险的影响都相同。例如，饱和的椰子油和玉米油可以促进肿瘤的生长，而等量的橄榄油虽促进肥胖，却不会促进肿瘤的生长[61]。进一步的研究显示，用高脂猪油饮食喂养肥胖抵抗型的BALB/C小鼠，会促进乳腺癌的生长和转移[62]。一般来说，促进肿瘤生长的脂肪酸包括中链饱和脂肪酸(如月桂酸和肌酸)、长链饱和脂肪酸(如棕榈酸和硬脂酸)、ω-6多不饱和脂肪酸、亚油酸和花生四烯酸。相反，油酸、共轭亚油酸、ω-3多不饱和脂肪酸(二十碳五烯酸、二十二碳六烯酸和α-亚麻酸)等不饱和脂肪酸，具有抗炎作用，能抑制肿瘤的生长[63]。

动物模型研究表明，不同类型的膳食脂肪可能会影响肿瘤的生长，具有一定的临床意义。例如，摄入大量的橄榄油与降低上呼吸消化道肿瘤和乳腺癌的患病风险相关[64]。增加ω-3多不饱和脂肪酸可以改变几种恶性肿瘤(包括乳腺癌、结肠癌、肺癌和前列腺癌)的患病风险[65,66]。此外，以核桃为基础的高脂饮食降低了癌症转移风险和胰腺癌患病风险[67,68]。

高碳水化合物饮食会导致高血糖和胰岛素抵抗，特别是在肥胖和糖尿病患者中。动物模型、流行病学和临床研究已经显示，高碳水化合物饮食会促进癌症的进展及其不利影响[69-71]。肥胖与食管癌发病率增加相关，而高碳水化合物摄入可能是其决定性因素[70]。临床上，高BMI及辅助化学治疗失败的Ⅲ期结肠癌患者，高血糖负荷和高碳水化合物负荷饮食会导致总生存期缩短[71]。

33.3　阻断肥胖-癌症关联的策略

从临床的角度来看，预防与肥胖相关的癌症风险增加最有效的方法是终生通过调节饮食生活方式及规律体力活动来维持理想体重。超重或肥胖的个体应主要通过改变生活方式来减轻体重，恢复正常体重，从而改善过度肥胖及肥胖相关疾病的危险因素。目前证实该方法临床有效性的证据有限；但这些研究的确证实，在病态肥胖症患者中，通过改变生活方式有意减重与血液中癌症危险因子的正常化有关，这些危险因子包括雌激素、胰岛素、IGF-1以及IL-6、TNF-α等炎症标志物[72-74]。值得注意的是，这些影响是持续减重带来的。减重增重循环，即重复循环减重和复胖，并不能有效降低肥胖相关癌症风险。事实上，它可能会产生相反的影响，提高绝经后女性乳腺癌、肾细胞癌和非霍奇金淋巴瘤的患病风险[75]。

虽然研究表明，有意减重可以减少作为癌症进展潜在诱因的肥胖相关生物标志物，但用以评估饮食干预是否能改善癌症风险或结果的随机对照研究仍然有限。一般来说，如果只改变膳食成分而不同时减重的干预措施并不能有效地一级预防乳腺癌发生或二级预防复发[76-82]。虽然低脂饮食及由此带来的体重减轻没有降低总风险，但是这些做法确实给绝经后激素受体阴性的乳腺癌患者带来了生存获益[81,82]。重要的是，饮食干预没有相关负面影响，更严格和依从性更高的饮食干预有可能带来更显著的获益。

有意减重是可以获益的，这已通过减重手术得到了最成功的证明。减重手术是指几种减少和/或绕过胃功能和容量的外科手术，肥胖患者通常接受其中一种手术[83]。通过恰当的术后管理，这些手术能帮助肥胖患者成功地实现持续减重,并且降低肥胖相关的合并症[84-87]。在瑞典肥胖受试者(Swedish Obese Subject,SOS)前瞻性研究中,比较了 2 010 例减重手术患者与 2 036 例对照组患者的结果并随访了 10.9 年,发现减重手术可以使癌症死亡率降低 40%[84,85]。在犹他州进行的一项单中心回顾性研究中,比较了 7 925 例接受胃旁路术的患者和 7 955 例对照组的结果,发现手术干预可以使癌症死亡率降低 60%[88]。

SOS 研究是一项随访时间长达 16 年的临床研究,发现减重手术患者的总体死亡率低于药物治疗的肥胖患者。癌症是最常见的死亡原因,对照组有 47 例患者死于癌症,而手术组为 29 例。手术组首次诊断癌症的病例数为 117 例,低于对照组的 169 例[85]。减重手术可以降低重度肥胖患者子宫内膜癌患病风险[89]。最近的一项回顾性研究比较了 22 198 例因重度肥胖接受减重手术的患者和 66 427 例匹配的对照组患者,随访 3 年发现,手术组患者新发癌症的发病率较对照组下降 33%[90]。与肥胖相关的癌症,如绝经后乳腺癌、结肠癌、子宫内膜癌和胰腺癌,风险降低幅度更大[90]。

对于恶性肿瘤初期治疗后的癌症生存者,减重手术也可以帮助患者实现减重[91],但研究尚未报告手术对肿瘤复发、总体生存率或与疾病相关生存率的长期影响。还没有足够数量的报告来评估在恶性肿瘤积极治疗期间进行减重手术对于改善癌症患者不良预后的影响。

总之,饮食干预可以适度减重,改善癌症生物标志物,降低多种癌症的发病率,并延长总生存期。重要的是,这些有益效果似乎与减轻体重有关,而不太可能发生在减重增重循环的患者身上。相比之下,减重手术可以更大程度、更持久地减轻体重,从而大大降低患癌风险。与减重手术相比,饮食干预获益有限,这强调了显著、持续地减轻体重,以及恢复瘦体重对降低超重和肥胖患者癌症发病率的重要性。减重后某些患癌风险仍然升高可能与肥胖所致的持久的表观遗传学改变相关,可能需要特定的靶向治疗来逆转。鉴于上述可能性,终生保持理想体重和强调恰当的生活方式干预(包括饮食调节、避免促炎食物和规律体力活动)的必要性可以非常有效地预防超重/肥胖所带来的患癌风险。

33.4 阻断肥胖-癌症关联的生活方式的建议

33.4.1 癌症一级预防的生活方式的建议

如前所述,对于预防某些常见类型的癌症而言,终生保持健康的 BMI(18.5~24.9kg/m^2)与避免烟草消费同样重要。有多种针对体重管理的指南和建议,主要聚焦于饮食和体力活动。任何形式的能量过度摄入都将以脂肪的形式储存,因此在运动的同时减少热量摄入是减重成功的基础。对于努力维持当前体重的人来说,卡路里的支出和摄入应该相对平衡。如果影响基础代谢率的内分泌失调对个人的健康没有影响(如甲状腺功能减退),那么简单地保持能量消耗大于能量摄入就足以作为一份粗略的指导策略。

一般公众和医疗从业者可以查阅到许多关于体力活动和饮食预防癌症的指南(表 33-4-1)。大量关于保持瘦体重和避免肥胖的建议均基于当前可用的最佳数据和大量观察性研究,这些建议证实可以从遵循癌症预防指南中获益。我们在本节中汇总了当前指南,并增加了关于营养和体力活动的个人建议以降低患癌风险。

表 33-4-1　肥胖与癌症指南

美国癌症协会营养和体力活动指南	http://www.cancer.org/healthy/eat-healthy-get-active/acs-guidelines-nutrition-physical-activity-cancer-prevention/guidelines.html
美国癌症研究中心 - 癌症预防建议	http://aicr.org/can-prevent/need-to-know/index.html
美国国家心肺血液研究所	https://www.nhlbi.nih.gov/health-topics/topics/obe
美国卫生与公众服务部：健身、运动和营养总统委员会	http://www.gov/fitness/eat-healthy/dietary-guidelines-for-americans/index.html

33.4.1.1　终生达到并维持理想体重

BMI 在 18.5~24.9kg/m² 之间是健康的，与降低许多疾病风险相关，如 2 型糖尿病、高血压、冠心病、卒中以及多种癌症[4-6]。如前所述，个体应终生（包括整个童年和老年期间）努力达到和保持瘦体重，因为在生命任何阶段体重增加都可能导致后期肥胖，并可能产生长期的表观遗传学效应。最近一项荟萃分析涉及了 50 项前瞻性研究，发现成人体重增加与女性绝经后乳腺癌、子宫内膜癌和卵巢癌以及男性结肠癌的风险增加显著相关[92]。在青少年中，超重和肥胖与结肠癌患病风险[93]及结肠癌相关死亡风险[94]的增加相关。虽然自 20 世纪 90 年代末以来，结肠癌的发病率总体上有所下降，但 20~34 岁人群结肠癌和直肠癌的发病率实际上分别上升了 90% 和 124%[95]。

在青少年和两岁以上的儿童中，BMI 位于第 5 百分位和第 85 百分位之间可认为是健康的。BMI 位于第 85 百分位和第 95 百分位之间被认为超重，而超过第 95 百分位则视为肥胖。儿童期肥胖不仅可以预测成年期肥胖，还可以预测 2 型糖尿病和向心性肥胖[96]。对于超重或肥胖患者，快速减重法和逐步减重法哪个更有效一直存在争议。然而，无论采取哪种方法，长期管理对于保持体重而言是至关重要的[97,98]。

0.5kg 体重相当于 3 500kcal，为了在 1 周内减掉 0.5~0.9kg 体重，人们平均每天必须减少 500~1 000kcal 的摄入。所有国家级指南和顶尖专家均建议通过改变生活方式来改变能量平衡，保持健康体重。

33.4.1.2　避免高热量食物和含糖饮料

肥胖流行的一个主要原因是高能量食物的可获得性和吸引力。高能量食物定义为每 100g 食物中至少含有 225kcal 能量。能量密度最高的营养素是脂肪，每克脂肪的能量是 9kcal，每克蛋白质或碳水化合物的能量是 4kcal[99]。如果摄入相同的能量，则低能量密度食物的摄入量自然会大大多于高能量密度食物的量。例如，一个橘子所含的能量是一个煎蛋的 1/4。一般来说，热量低的食物往往水分和膳食纤维含量高，而脂肪含量低（如水果、蔬菜）。应当减少摄入高能量食物[100]，完全避免含糖饮料、快餐。最好直接吃水果，少喝果汁[100]。

33.4.1.3　优先考虑健康饮食模式——富含天然食品、植物性元素

蔬菜、豆类、全谷物和水果中膳食纤维和水的含量很高，整体脂肪含量很低，因此它们是低能量密度食物的完美范例，可以促进健康减重或维持体重。应该尽可能完整地食用以上食物，或辅以最低程度的加工，包括榨汁。榨汁一类的加工会减少膳食纤维含量，膳食纤维能促进胃充盈，增加餐后饱腹感，同时减少碳水化合物和能量吸收。关于这个主题的详细讨论，请参阅"饮食和癌症预防"一章。

33.4.1.4　体力活动

体力活动有益于健康。它不仅可以"燃烧卡路里"，而且可以提高肌肉量，从而增加基础代谢率，有

助于维持体重减轻。它还可以降低生长因子(如胰岛素和IGF-1)水平,改善脂质分布,增加骨密度。许多研究证据支持运动对乳腺癌[101]有预防作用,运动强度越高,预防作用越强[102]。运动与结肠癌[103]和子宫内膜癌[104]也有类似的相关性。有关详细信息,请参阅"体力活动和癌症"一章。

33.4.1.5 保持良好的睡眠卫生

人们尚未充分认识到睡眠在体重管理中的重要作用。为了实现自然的、良好的睡眠,人类高度结构化的昼夜节律相互作用机制,如需要灯光变暗/天变黑,才能使褪黑素得以释放以应答环境。许多疾病与睡眠不足相关,包括肥胖。最近研究证实睡眠限制可以激活内源性大麻素系统(可以调节食欲和食物摄入)[105],以及其他刺激食欲的激素,如胃促生长素[106],导致体重增加[107]。睡眠剥夺也会降低胰岛素的敏感性,是2型糖尿病的危险因素[108]。睡眠时间短与结直肠腺瘤[109]和结直肠癌[110]有关。在激素受体阳性的乳腺癌患者中,较短的睡眠时间与较高的全身复发可能性相关[111]。治疗失眠首选认知行为疗法(cognitive behavioral therapy,CBT),主要包括健康的睡眠练习和放松训练[112],可以显著而持久地控制症状[113]。当单独使用认知行为疗法不能有效控制失眠时,可能需要解决存在的精神疾病并进行药物治疗[114]。

33.4.1.6 如果超重或肥胖,请减轻体重

如前所述,只要限制热量摄入,无论是否同时通过运动增加热量消耗,都可以造成热量赤字,减轻体重。临床医师应对所有成人进行超重和肥胖筛查,并提供减轻体重建议,必要时将患者转诊到体重管理项目。需要强调的是,即使只减重5%~10%也能带来重大获益[115]。同样,少量但有意义的减重可以提升精力,改善行动能力,增强自信心,调节情绪,从而提高对改善生活方式的依从性。

33.4.1.6.1 体重管理项目

体重管理项目通常关注行为治疗,为肥胖和超重患者提供一种具有大量指导性元素的综合性治疗。在个性化评估后,受试者通常要参与个人和小组会议,旨在通过健康教育和制定策略来克服改善生活方式过程中的障碍。鼓励患者建立减重目标,制订减少热量摄入和增加体力活动的计划,以及自我监督策略。我们鼓励患者每周稳定而缓慢地减轻体重0.5~0.9kg,因为非常快速地减重(每周1.4kg以上)可能与胆结石等健康危害有关。

33.4.1.6.2 减重手术

如果病态肥胖症患者(BMI≥40kg/m^2)或有合并症的肥胖症患者(BMI≥35kg/m^2)(如2型糖尿病)通过行为疗法不能达到预期的健康目标,那么就需要咨询实施减重手术的外科医师[116]。与改变生活方式相比,减重手术会减轻更多体重,更能控制代谢综合征指标,如糖耐量异常或2型糖尿病[117]。接受减重手术的患者平均会减掉超重体重的60%,其中80%以上的患者能完全治愈或改善2型糖尿病[118]。

不同类型的手术面临着不同的技术挑战、并发症及并发症发生率。与胃束带术相比,Roux-en-Y胃旁路术(Roux-en-Y gastric bypass,RYGB)和袖状胃切除术的成功率通常更高[119,120]。与任何医疗干预一样,手术可能失败,也可能需要再次手术。接受手术(如RYGB)导致重大解剖学变化的个体可能会出现维生素缺乏[121],需要终生监测和补充维生素B$_{12}$、铁、维生素D。

减重手术是否会影响与癌症相关的死亡率,目前研究结论不一致。部分原因是这些研究存在局限

性,队列研究随访时间很短。一些研究表明,癌症相关死亡至少降低了60%[88,122,123],而其他研究则没有发现效果[124]。相比之下,两项瑞典研究表明,减重手术患者结肠癌的发病率可能更高,尤其是在术后10年时[125,126]。尽管减重手术提供的相关证据原则上证实体重明显下降可以降低癌症风险,但由于存在术后多年结肠癌患病风险增加以及治疗在解剖学上根本性的改变等悬而未决的争议,因此,我们只能得出下列结论:目前尚无充足的证据推荐或反对减重手术用以降低癌症风险。不过可以明确的是,减重手术依然是治疗重度和难治性肥胖及其代谢并发症的一项可选择的手段[86,87]。

33.4.1.7 遵循癌症筛查指南

虽然超重或肥胖的人群有逃避癌症筛查的趋势,但需要谨记肥胖增加患癌的风险,早发现、早治疗可以提高治愈率,并且减少不必要的治疗所带来的不良反应和并发症。因此,所有人,特别是超重或肥胖的人群,都要遵循推荐的乳腺癌、结直肠癌、肺癌和妇科肿瘤筛查指南[127-133]。

33.4.2 癌症生存者二级预防指南

癌症生存是指癌症确诊后的生活。自确诊癌症后,治疗目标不应仅关注治愈或延长生存期,还应包括减少和处理与治疗相关的并发症,监测原发癌症的发展或复发,以及预防和检查新的原发癌症。随着不同类型恶性肿瘤筛查手段和治疗水平的提高,在过去数十年中,癌症生存者数量大幅度提升。目前,美国有1 550多万名癌症生存者[134],许多生存者不仅要在康复和生活中面临诊疗后遗症带来的巨大的挑战,还要努力通过改善生活方式来提高健康结局。在本节中,我们重点讨论肥胖对癌症生存者的影响,以及解决这一健康问题的潜在策略。

33.4.2.1 癌症二级预防

癌症诊断和治疗后,肥胖是其复发的一个危险因素,并且可能会导致更差的预后[135-137]。肥胖患者在癌症治疗过程中更容易出现并发症[138-140],如淋巴水肿和术后并发症。他们也更易罹患其他原发恶性肿瘤[141]。因此,癌症确诊后,应该如积极控烟一般,积极治疗肥胖这一危险因素。

33.4.2.2 癌症确诊后避免增加体重

许多控制和治疗癌症的干预措施可能会导致影响健康的体重增长。癌症确诊后,引起体重增加的病因学是多方面的,包括:

- 预防恶心和化学治疗反应的药物(如糖皮质激素)会增加食欲和增长体重。
- 因癌症或其治疗(化学治疗、激素治疗和放射治疗)的不良反应引起疲劳,而导致活动量减少,运动能力下降。
- 其他不良反应如神经病变、肌痛和关节痛,会使一般常规的运动变得痛苦并难以完成。
- 激素治疗(尤其是乳腺癌和前列腺癌)会减少肌肉量,导致萎缩性肥胖(肌肉量减少)。
- 胃肠道的不良反应,如味觉减退(味蕾改变)、恶心、腹泻和便秘,让患者拒绝天然健康食品而进食不健康食品。
- 睡眠功能障碍是一种常见的癌症治疗不良反应的临床表现,可能会导致体重增加。

作者建议在癌症确诊后制定包含之前章节内所描述的所有控制体重和实现／保持瘦体重的策略（表33-4-2）。针对癌症生存者提出的一些其他建议还包括：

表33-4-2　癌症一级预防中改善生活方式的建议

终生实现并保持理想体重	成人的健康BMI：18.5~24.9kg/m² 青少年和2岁以上儿童：BMI位于该年龄段的第5百分位和第85百分位之间
如果超重或肥胖，逐渐减重	减重目标：每周0.5~0.9kg
避免摄入高热量食物和含糖饮料	多喝水，避免血糖指数高的食物，如甜点、汽水、白面包
优先考虑健康的饮食模式，植物性天然食物饮食，这些食物热量不高，营养丰富（富含维生素和矿物质），富含膳食纤维	每天至少摄入5份不同颜色的蔬菜水果（深绿色、橙色、红色、黄色和紫色），食用豆类作为蛋白质的主要来源
限制某些动物源性食物的数量	红肉（牛肉、猪肉、羊肉和山羊肉）应限制在每周<500g，动物蛋白优先选择鱼类和家禽
采用均衡的素食或纯素（天然食品，完全植物性）饮食	素食有助于减肥和保持健康的体重，避免高热量食物，同时提供大量的蛋白质、矿物质和维生素
加强体力活动	每周至少150min的中等强度运动（快走、骑自行车、瑜伽）或75min的高强度运动（游泳、跑步／慢跑）
远离烟草，适量饮酒	男性应限制在每天最多2杯酒，女性每天少于1杯酒。一标准杯=147.9ml葡萄酒、44.4ml烈酒、354.8ml啤酒；酒精是一种高热量的饮料，会导致体重增加
保障睡眠	每天晚上7~8h的睡眠
避免服用膳食补充剂，除非有医师的处方	从食物中获得所需的维生素和矿物质，严格纯素饮食者补充维生素B_{12}
如果无法通过上述所有建议来减轻体重，考虑加入体重管理项目	应实现和保持健康的BMI。如果行为治疗不能有效减重，则需与初级保健医师讨论评估减重手术

33.4.2.3　运动作为减重工具

人们开展了关于癌症生存者通过不同的运动方法对抗治疗副作用的研究[142,143]。虽然前些年肿瘤患者还被经常告知要休息、节约能量，但现在他们已被告知要尽可能多活动。最好将丰富多彩的有氧运动、抗阻运动和基于正念的运动结合在一起，以获得最大程度的健康收益和对抗副作用。没有单一的运动处方适合所有的情况，活动的类型和水平应该个体化。

癌症相关性疲劳是很常见的症状，可以在治疗结束后长期存在[148]，有氧运动和抗阻运动可以改善这种不适[144-147]。运动获益似乎与运动强度有关，中高强度运动获益更明显[149]。

33.4.2.4　通过运动提高癌症生存率

运动保护作用的生物学原因可能比简单的体重管理更加复杂。有证据表明，运动可以调节血液中生长因子的水平，如IGF-1[150]、胰岛素[151]，以及内源性激素水平，如雌二醇[152]。有关运动预防癌症的详细回顾，请参阅"体力活动和癌症风险"一章。

33.4.2.5　改变膳食来减轻体重

在乳腺癌生存者中开展的两项临床研究讨论了饮食干预对乳腺癌复发和总生存的影响。女性健康饮食和生活（Women's Healthy Eating and Living，WHEL）研究探讨了在绝经前和绝经后女性中，增加水果蔬菜摄入、减少脂肪摄入对乳腺癌患者预后和总体生存率的影响，干预组和对照组在减轻体重、无进展生存及总死亡率方面无差异[79]。然而，需要注意的是 WHEL 研究设计并不是为了减重。相比之下，女性营养干预研究（Women's Initiative in Nutrition Study，WINS）显示，脂肪供能占比15%以下的低脂饮食能将乳腺癌的复发风险降低24%，但无统计学意义。分层分析发现，激素受体阴性的乳腺癌患者复发风险降低了42%。值得注意的是，虽然该研究没有设定减重的目标，但干预组中患者的平均体重还是减轻了 2.7kg[81]。这些研究表明，如果只改变饮食，并不足以降低乳腺癌风险，但当改变饮食同时伴随体重减轻时，乳腺癌风险可能会降低。WINS 和 WHEL 研究结果互相矛盾，其部分原因可能是 WINS 研究只关注绝经后女性，而 WHEL 研究关注绝经前和绝经后女性，以及两项研究之间的其他差异[77]。乳腺癌减重研究（Breast Cancer Weight Loss，BWEL）是一项正在进行的随机对照研究，专门评估在绝经前和绝经后超重或肥胖的早期乳腺癌女性患者中，实施部分控制和卡路里限制的减肥干预措施对乳腺癌复发和生存的影响[153]。

33.4.2.6 对睡眠卫生的投入

在癌症生存者中，失眠往往是一种被忽视的症状。虽然许多患者在癌症确诊时已经罹患失眠，但仍有许多患者是由于诊断、治疗副作用或癌症相关症状而出现失眠的。因此，应该为每位癌症生存者解决和治疗失眠问题。

33.4.3　2型糖尿病和患癌风险

肥胖是2型糖尿病发展的主要危险因素。2型糖尿病存在着胰岛素抵抗，并由此导致持续高胰岛素血症和高血糖。它与多种恶性肿瘤的患病风险增加相关，包括胰腺癌、结肠癌、子宫内膜癌、乳腺癌和肝癌[154]。糖尿病增加患癌风险的假设之一是胰岛素和 IGF-1 有促癌作用，因为在糖尿病患者中它们的水平是升高的。这些激素可以激活有丝分裂通路，影响肿瘤微环境和导致肿瘤发生发展的细胞信号通路[155]。2型糖尿病与多种癌症的超额死亡率相关，包括结直肠癌、乳腺癌、胰腺癌、胃癌、肝癌、子宫内膜癌以及肺癌[156-158]。

二甲双胍是治疗2型糖尿病的首选药物。通过激活 AMP 活化蛋白激酶（AMP-activated protein kinase，AMPK）信号通路[159]，减少肝糖原生成；它还能提高胰岛素敏感性，降低其在血液中的含量。AMPK 调节细胞代谢，在能量不足时被激活，同时也起到抑癌作用[160]。二甲双胍可能通过激活 AMPK 信号通路来发挥预防癌症的作用，并与降低糖尿病患者某些类型癌症的发病率相关，如胰腺癌、乳腺癌和肝癌[161,162]。许多前瞻性研究正在探索这种药物的化学预防特性。与此同时，我们推荐二甲双胍作为治疗癌症生存者2型糖尿病的首选药物。

关于2型糖尿病患者使用胰岛素与癌症风险增加和生存率下降之间的关系存在很多争议[163-166]。得到这种正相关性结果可能存在的偏差来自2型糖尿病的慢性病特征，以及使用胰岛素者病情较为严重。因此，管理癌症合并2型糖尿病患者的医师，应该对上述效应有所了解。

33.4.4 特别考量

大多数抗肿瘤药的剂量是根据体表面积（body surface area, BSA）计算出来的。而 BSA 是根据个人的体重和身高计算出来的。偏离标准剂量和剂量强度可能会损害癌症患者的长期预后和生存，特别是以治愈为治疗目标时。对此，美国临床肿瘤学会（American Society of Clinical Oncology, ASCO）已经发布了指南，指导肿瘤学家如何在不断增长的肥胖人群中给予化学治疗药物剂量。ASCO 建议以实际体重而非理想体重或调整后体重来计算化学治疗药物剂量[167]。癌症肥胖患者应该了解这一建议，肿瘤学家应该有这方面的知识。

33.5 结论

肥胖是多种恶性肿瘤的危险因素，包括高患病率的绝经后乳腺癌和结直肠癌。多余的脂肪组织可以通过多种机制促进肿瘤的发展，包括炎症、激素和表观遗传学改变。因此，终生保持健康的 BMI 是预防癌症的关键，可以通过遵守国家级饮食和体力活动指南来实现。即使在癌症确诊之后，肥胖也可能影响癌症相关预后，因此实现和保持健康的体重对癌症生存者而言尤为关键。

（Debora S. Bruno, MD, MS and Nathan A. Berger, MD　著　程熠　译　李婧　校）

参考文献

1. Bassett MT, Perl S. Obesity: The public health challenge of our time. *Am J Public Health*. 2004;94(9):1477.
2. Hurt RT, Kulisek C, Buchanan LA, McClave SA. The obesity epidemic: Challenges, health initiatives, and implications for gastroenterologists. *Gastroenterol Hepatol*. 2010;6(12):780–92.
3. Ezzati MN-RC. Trends in adult body-mass index in 200 countries from 1975 to 2014: A pooled analysis of 1698 population-based measurement studies with 19.2 million participants. *Lancet*. 2016;387(10026):1377–96.
4. Afshin A, Forouzanfar MH, Reitsma MB, et al. Health effects of overweight and obesity in 195 countries over 25 years. *N Engl J Med*. 2017;377(1):13–27.
5. Massetti GM, Dietz WH, Richardson LC. Excessive weight gain, obesity, and cancer: opportunities for clinical intervention. *JAMA*. 2017;318:1975–6.
6. Finkelstein EA, Trogdon JG, Cohen JW, Dietz W. Annual medical spending attributable to obesity: Payer-and service-specific estimates. *Health Affairs (Project Hope)*. 2009;28(5):w822–31.
7. National Heart L, Blood Institute (NHLBI). Aim for a Healthy Weight: NIH. www.nhlbi.nih.gov/health/educational/lose_wt/BMI/bmicalc.htm (accessed on November 1, 2017).
8. Roh L, Braun J, Chiolero A, et al. Mortality risk associated with underweight: A census-linked cohort of 31,578 individuals with up to 32 years of follow-up. *BMC Public Health*. 2014;14:371.
9. Coin A, Sergi G, Beninca P, et al. Bone mineral density and body composition in underweight and normal elderly subjects. *Osteoporosis*. 2000;11(12):1043–50.
10. Muller O, Krawinkel M. Malnutrition and health in developing countries. *Can Med Assoc J*. 2005;173(3):279–86.
11. Ogden CL, Carroll MD. Prevalence of overweight, obesity, and extreme obesity among adults: united states, trends 1960–1962 through 2007–2008: *NCHS - Health E-Stats*, 2010; www.cdc.gov/nchs/data/hestat/overweight/overweight_adult.htm (accessed on November 1, 2017)
12. Flegal KM, Kruszon-Moran D, Carroll MD, Fryar CD, Ogden CL. Trends in obesity among adults in the United States, 2005 to 2014. *JAMA*. 2016;315(21):2284–91.
13. American Institute for Cancer Research. *Cancer Risk Awareness Infographic 2017*. http://www.aicr.org/learn-more-about-cancer/infographics/infographic-cancer-risk-awareness.html (accessed on November 1, 2017).
14. Lauby-Secretan B, Scoccianti C, et al. Body Fatness and Cancer—Viewpoint of the IARC Working Group. *N Engl J Med*. 2016;375(8):794–8.
15. Snowdon DA, Phillips RL, Choi W. Diet, obesity, and risk of fatal prostate cancer. *Am J Epidemiol*. 1984;120(2):244–50.
16. Poynter JN, Richardson M, Blair CK, et al. Obesity over the life course and risk of acute myeloid leukemia and myelodysplastic syndromes. *Cancer Epidemiol*. 2016;40:134–40.
17. Hidayat K, Du X, Chen G, Shi M, Shi B. Abdominal obesity and lung cancer risk: Systematic review and meta-analysis of prospective studies. *Nutrients*. 2016;8(12):810.
18. Carreras-Torres R, Johansson M, Haycock PC, et al. Obesity, metabolic factors and risk of different histological types of lung cancer: A Mendelian randomization study. *PloS One*. 2017;12(6):e0177875.
19. Hotamisligil GS, Arner P, Caro JF, Atkinson RL, Spiegelman BM. Increased adipose tissue expression of tumor necrosis factor-alpha in human obesity and insulin resistance. *J Clin Invest*. 1995;95(5):2409–15.
20. Hotamisligil GS. Inflammation and metabolic disorders. *Nature*. 2006;444(7121):860–7.
21. Reilly SM, Saltiel AR. Adapting to obesity with adipose tissue inflammation. *Nat Rev Endocrin*. 2017;13(11):633–43.
22. Ouchi N, Parker JL, Lugus JJ, Walsh K. Adipokines in inflammation and metabolic disease. *Nat Rev Immun*. 2011;11(2):85–97.
23. Hursting SD, Digiovanni J, Dannenberg AJ, et al. Obesity, energy balance, and cancer: New opportunities for prevention. *Cancer Prev Res*. 2012;5(11):1260–72.
24. Berger NA. Obesity and cancer pathogenesis. *Ann N Y Acad Sci*. 2014;1311:57–76.
25. Park EJ, Lee JH, Yu GY, et al. Dietary and genetic obesity promote liver inflammation and tumorigenesis by

enhancing IL-6 and TNF expression. *Cell.* 2010;140(2):197–208.
26. Riondino S, Roselli M, Palmirotta R, et al. Obesity and colorectal cancer: Role of adipokines in tumor initiation and progression. *World J Gastro.* 2014;20(18):5177–90.
27. Zhang Y, Proenca R, Maffei M, et al. Positional cloning of the mouse obese gene and its human homologue. *Nature.* 1994;372(6505):425–32.
28. O'Leary VB, Kirwan JP. Adiponectin, obesity, and cancer. In: Reizes O, Berger NA, editors. *Adipocytokines, Energy Balance, and Cancer.* Cham: Springer International Publishing; 2017, p. 21–38.
29. Noy N, Li L, Abola MV, Berger NA. Is retinol binding protein 4 a link between adiposity and cancer? *Hormone Mol Biol Clin Invest.* 2015;23(2):39–46.
30. Zheng Q, Banaszak L, Fracci S, et al. Leptin receptor maintains cancer stem-like properties in triple negative breast cancer cells. *Endocr-Rel Cancer.* 2013;20(6):797–808.
31. Karunanithi S, Levi L, DeVecchio J, et al. RBP4-STRA6 pathway drives cancer stem cell maintenance and mediates high-fat diet-induced colon carcinogenesis. *Stem Cell Rep.* 2017;9(2):438–50.
32. Boyd DB. Insulin and cancer. *Integrative Cancer Therapies.* 2003;2(4):315–29.
33. Yu H, Rohan T. Role of the insulin-like growth factor family in cancer development and progression. *J Natl Cancer Inst.* 2000;92(18):1472–89.
34. Zahid H, Simpson ER, Brown KA. Inflammation, dysregulated metabolism and aromatase in obesity and breast cancer. *Curr Opin Pharmacol.* 2016;31:90–6.
35. Iyengar NM, Brown KA, Zhou XK, et al. Metabolic obesity, adipose inflammation and elevated breast aromatase in women with normal body mass index. *Cancer Prev Res.* 2017;10(4):235–43.
36. Zhang YJ, Li S, Gan RY, et al. Impacts of gut bacteria on human health and diseases. *Int J Mol Sci.* 2015;16(4):7493–519.
37. Veugelers PJ, Porter GA, Guernsey DL, Casson AG. Obesity and lifestyle risk factors for gastroesophageal reflux disease, Barrett esophagus and esophageal adenocarcinoma. *Dis Esophagus: Off J Int Soc Dis Esophagus.* 2006;19(5):321–8.
38. Pohl H, Wrobel K, Bojarski C, et al. Risk factors in the development of esophageal adenocarcinoma. *Am J Gastro.* 2013;108(2):200–7.
39. Hampel H, Abraham NS, El-Serag HB. Meta-analysis: Obesity and the risk for gastroesophageal reflux disease and its complications. *Ann Intern Med.* 2005;143(3):199–211.
40. Sheng X, Parmentier JH, Tucci J, et al. Adipocytes sequester and metabolize the chemotherapeutic daunorubicin. *Mol Cancer Res.* 2017;15(12):1704–13.
41. Jones PA. Epigenetics in carcinogenesis and cancer prevention. *Ann N Y Acad Sci.* 2003;983:213–9.
42. Issa JP. Cancer prevention: Epigenetics steps up to the plate. *Cancer Prev Res.* 2008;1(4):219–22.
43. Jones PA, Issa JP, Baylin S. Targeting the cancer epigenome for therapy. *Nat Rev Genet.* 2016;17(10):630–41.
44. Jang H, Serra V. Nutrition, epigenetics, and diseases. *Clin Nutr Res.* 2014;3(1):1–8.
45. Choi SW, Friso S. Epigenetics: A new bridge between nutrition and health. *Adv Nutr.* 2010;1(1):8–16.
46. Heard E, Martienssen RA. Transgenerational epigenetic inheritance: Myths and mechanisms. *Cell.* 2014;157(1):95–109.
47. Dunn GA, Morgan CP, Bale TL. Sex-specificity in transgenerational epigenetic programming. *Horm Behav.* 2011;59(3):290–5.
48. Ahmed F. Epigenetics: Tales of adversity. *Nature.* 2010;468(7327):S20.
49. Li R, Grimm SA, Chrysovergis K, et al. Obesity, rather than diet, drives epigenomic alterations in colonic epithelium resembling cancer progression. *Cell Metab.* 2014;19(4):702–11.
50. Qiang G, Kong HW, Fang D, et al. The obesity-induced transcriptional regulator TRIP-Br2 mediates visceral fat endoplasmic reticulum stress-induced inflammation. *Nat Commun.* 2016;7:11378.
51. Lee MJ, Wu Y, Fried SK. Adipose tissue heterogeneity: Implication of depot differences in adipose tissue for obesity complications. *Mol Aspects Med.* 2013;34(1):1–11.
52. Tchkonia T, Thomou T, Zhu Y, et al. Mechanisms and metabolic implications of regional differences among fat depots. *Cell Metab.* 2013;17(5):644–56.
53. Stoll BA. Upper abdominal obesity, insulin resistance and breast cancer risk. *Int J Obes Rel Metab Disord: J Int Assoc Study Obes.* 2002;26(6):747–53.
54. Donohoe CL, Doyle SL, Reynolds JV. Visceral adiposity, insulin resistance and cancer risk. *Diabetol Metab Syndr.* 2011;3:12.
55. Huffman DM, Augenlicht LH, Zhang X, et al. Abdominal obesity, independent from caloric intake, accounts for the development of intestinal tumors in Apc(1638N/+) female mice. *Cancer Prev Res.* 2013;6(3):177–87.
56. Lu YP, Lou YR, Bernard JJ, et al. Surgical removal of the parametrial fat pads stimulates apoptosis and inhibits UVB-induced carcinogenesis in mice fed a high-fat diet. *Proc Natl Acad Sci U S A.* 2012;109(23):9065–70.
57. Sarwer DB, Polonsky HM. Body image and body contouring procedures. *Aesthetic Surg J.* 2016;36(9):1039–47.
58. Hill-Baskin AE, Markiewski MM, Buchner DA, et al. Diet-induced hepatocellular carcinoma in genetically predisposed mice. *Hum Mol Genet.* 2009;18(16):2975–88.
59. Novosyadlyy R, Leroith D. Insulin-like growth factors and insulin: At the crossroad between tumor development and longevity. *J Gerontol Ser A, Biol Sci Med Sci.* 2012;67(6):640–51.
60. Zheng Q, Dunlap SM, Zhu J, et al. Leptin deficiency suppresses MMTV-Wnt-1 mammary tumor growth in obese mice and abrogates tumor initiating cell survival. *Endocr-Rel Cancer.* 2011;18(4):491–503.
61. Doerner SK, Reis ES, Leung ES, et al. High-fat diet-induced complement activation mediates intestinal inflammation and neoplasia, independent of obesity. *Mol Cancer Res.* 2016;14(10):953–65.
62. Kim EJ, Choi MR, Park H, et al. Dietary fat increases solid tumor growth and metastasis of 4T1 murine mammary carcinoma cells and mortality in obesity-resistant BALB/c mice. *Breast Cancer Res.* 2011;13(4):R78.
63. Doerner S, Berger NA. Dietary fats as mediators of obesity, inflammation and colon cancer. In: Dannenberg AJ, Berger NA, editors. *Obesity, Inflammation and Cancer. Energy Balance and Cancer.* New York: Springer; 2013, pp. 99–132.
64. Pelucchi C, Bosetti C, Negri E, et al. Olive oil and cancer risk: An update of epidemiological findings through 2010. *Curr Pharmaceut Des.* 2011;17(8):805–12.
65. Iyengar NM, Hudis CA, Gucalp A. Omega-3 fatty acids for the prevention of breast cancer: An update and state of the science. *Curr Breast Cancer Rep.* 2013;5(3):247–54.
66. Azrad M, Turgeon C, Demark-Wahnefried W. Current evidence linking polyunsaturated Fatty acids with cancer risk and progression. *Front Oncol.* 2013;3:224.
67. Bao Y, Hu FB, Giovannucci EL, et al. Nut consumption and risk of pancreatic cancer in women. *Br J Cancer.* 2013;109(11):2911–6.
68. Bao Y, Han J, Hu FB, et al. Association of nut consumption with total and cause-specific mortality. *N Engl J Med.* 2013;369(21):2001–11.
69. Healy ME, Lahiri S, Hargett SR, et al. Dietary sugar intake increases liver tumor incidence in female mice. *Sci Rep.* 2016;6:22292.
70. Thompson CL, Khiani V, Chak A, et al. Carbohydrate consumption and esophageal cancer: an ecological assessment. *Am J Gastroenterol.* 2008;103(3):555–61.
71. Meyerhardt JA, Sato K, Niedzwiecki D, et al. Dietary glycemic load and cancer recurrence and survival in patients with stage III colon cancer: Findings from CALGB 89803. *J Natl Cancer Inst.* 2012;104(22):1702–11.
72. Linkov F, Maxwell GL, Felix AS, et al. Longitudinal evaluation of cancer-associated biomarkers before and after weight loss in RENEW study participants: Implications for cancer risk reduction. *Gynecol Oncol.* 2012;125(1):114–9.
73. Parker ED, Folsom AR. Intentional weight loss and incidence of obesity-related cancers: The Iowa Women's Health Study. *Int J Obes Rel Metab Disord: J Int Assoc Study Obes.* 2003;27(12):1447–52.
74. Byers T, Sedjo RL. Does intentional weight loss reduce cancer risk? *Diabetes Obes Metab.* 2011;13(12):1063–72.
75. Thompson HJ, McTiernan A. Weight cycling and cancer: Weighing the evidence of intermittent caloric restriction and cancer risk. *Cancer Prev Res.* 2011;4(11):1736–42.
76. Prentice RL, Caan B, Chlebowski RT, et al. Low-fat dietary pattern and risk of invasive breast cancer: The Women's Health Initiative Randomized Controlled Dietary Modification Trial. *JAMA.* 2006;295(6):629–42.
77. Thomson CA, Van Horn L, Caan BJ, et al. Cancer incidence and mortality during the intervention and postintervention periods of the Women's Health Initiative dietary modification trial. *Cancer Epidemiol Biomarkers Prev.* 2014;23(12):2924–35.

78. Chlebowski RT, Aragaki AK, Anderson GL, et al. Low-Fat Dietary Pattern and Breast Cancer Mortality in the Women's Health Initiative Randomized Controlled Trial. *J Clin Oncol.* 2017;35(25):2919–26.
79. Pierce JP, Natarajan L, Caan BJ, et al. Influence of a diet very high in vegetables, fruit, and fiber and low in fat on prognosis following treatment for breast cancer: The Women's Healthy Eating and Living (WHEL) randomized trial. *JAMA.* 2007;298(3):289–98.
80. Pierce JP. Diet and breast cancer prognosis: Making sense of the Women's Healthy Eating and Living and Women's Intervention Nutrition Study trials. *Curr Opin Obstet Gynecol.* 2009;21(1):86–91.
81. Chlebowski RT, Blackburn GL, Thomson CA, et al. Dietary fat reduction and breast cancer outcome: Interim efficacy results from the Women's Intervention Nutrition Study. *J Natl Cancer Inst.* 2006;98(24):1767–76.
82. Chlebowski RT, Blackburn GL. Women's Intervention Nutrition Study Investigators: Final Survival Analyses from the Women's Intervention Nutrition Study (WINS) evaluating dietary fat reduction as adjuvant breast cancer therapy. San Antonio Breast Cancer Symposium; 2014 [10/31/2017]. ASCO Post 1/25/2015 issue:[Abstract S5–08].
83. Buchwald H. The evolution of metabolic/bariatric surgery. *Obes Surg.* 2014;24(8):1126–35.
84. Sjostrom L, Gummesson A, Sjostrom CD, et al. Effects of bariatric surgery on cancer incidence in obese patients in Sweden (Swedish Obese Subjects Study): A prospective, controlled intervention trial. *Lancet Oncol.* 2009;10(7):653–62.
85. Sjostrom L. Review of the key results from the Swedish Obese Subjects (SOS) trial - a prospective controlled intervention study of bariatric surgery. *J Intern Med.* 2013;273(3):219–34.
86. Schauer PR, Kashyap SR, Wolski K, et al. Bariatric surgery versus intensive medical therapy in obese patients with diabetes. *N Engl J Med.* 2012;366(17):1567–76.
87. Schauer PR, Bhatt DL, Kirwan JP, et al. Bariatric surgery versus intensive medical therapy for diabetes - 5-year outcomes. *N Engl J Med.* 2017;376(7):641–51.
88. Adams TD, Gress RE, Smith SC, et al. Long-term mortality after gastric bypass surgery. *N Engl J Med.* 2007;357(8):753–61.
89. Ward KK, Roncancio AM, Shah NR, et al. Bariatric surgery decreases the risk of uterine malignancy. *Gynecol Oncol.* 2014;133(1):63–6.
90. Schauer DP, Feigelson HS, Koebnick C, et al. Bariatric surgery and the risk of cancer in a large multisite cohort. *Ann Surg.* 2017;XX:1–7.
91. Philip EJ, Torghabeh MH, Strain GW. Bariatric surgery in cancer survivorship: Does a history of cancer affect weight loss outcomes? *Surg Obes Rel Diseases: Off J Am Soc Bariatric Surg.* 2015;11(5):1105–8.
92. Keum N, Greenwood DC, Lee DH, et al. Adult weight gain and adiposity-related cancers: A dose-response meta-analysis of prospective observational studies. *J Natl Cancer Inst.* 2015;107(2).
93. Levi Z, Kark JD, Barchana M, et al. Measured body mass index in adolescence and the incidence of colorectal cancer in a cohort of 1.1 million males. *Cancer Epidemiol Biomarkers Prev.* 2011;20(12):2524–31.
94. Bjorge T, Engeland A, Tverdal A, Smith GD. Body mass index in adolescence in relation to cause-specific mortality: A follow-up of 230,000 Norwegian adolescents. *Am J Epidemiol.* 2008;168(1):30–7.
95. Bailey CE, Hu CY, You YN, et al. Increasing disparities in the age-related incidences of colon and rectal cancers in the United States, 1975–2010. *JAMA Surg.* 2015;150(1):17–22.
96. Liang Y, Hou D, Zhao X, et al. Childhood obesity affects adult metabolic syndrome and diabetes. *Endocrine.* 2015;50(1):87–92.
97. Nackers LM, Ross KM, Perri MG. The association between rate of initial weight loss and long-term success in obesity treatment: Does slow and steady win the race? *Int J Behav Med.* 2010;17(3):161–7.
98. Montesi L, El Ghoch M, Brodosi L, et al. Long-term weight loss maintenance for obesity: A multidisciplinary approach. *Diabetes, Metab Syndr Obes: Targets Ther.* 2016;9:37–46.
99. Hendrickson K. *How to Calculate Energy From Foods Livestrong.com2017* [cited 2017 11/21/2017]. https://www.livestrong.com/article/312047-how-to-calculate-energy-from-foods/.
100. CDC. *Low-Energy-Dense Foods and Weight Management: Cutting Calories While Controlling Hunger* [cited 2017 11/21/2017]. https://www.cdc.gov/nccdphp/dnpa/nutrition/pdf/r2p_energy_density.pd.
101. McTiernan A, Kooperberg C, White E, et al. Recreational physical activity and the risk of breast cancer in postmenopausal women: The Women's Health Initiative Cohort Study. *JAMA.* 2003;290(10):1331–6.
102. Tehard B, Friedenreich CM, Oppert JM, Clavel-Chapelon F. Effect of physical activity on women at increased risk of breast cancer: Results from the E3N cohort study. *Cancer Epidemiol Biomarkers Prev.* 2006;15(1):57–64.
103. Boyle T, Keegel T, Bull F, et al. Physical activity and risks of proximal and distal colon cancers: A systematic review and meta-analysis. *J Natl Cancer Inst.* 2012;104(20):1548–61.
104. Moore SC, Gierach GL, Schatzkin A, Matthews CE. Physical activity, sedentary behaviours, and the prevention of endometrial cancer. *Br J Cancer.* 2010;103(7):933–8.
105. Hanlon EC, Tasali E, Leproult R, et al. Sleep restriction enhances the daily rhythm of circulating levels of endocannabinoid 2-arachidonoylglycerol. *Sleep.* 2016;39(3):653–64.
106. Taheri S, Lin L, Austin D, et al. Short sleep duration is associated with reduced leptin, elevated ghrelin, and increased body mass index. *PLoS Med.* 2004;1(3):e62.
107. Mozaffarian D, Hao T, Rimm EB, et al. Changes in diet and lifestyle and long-term weight gain in women and men. *N Engl J Med.* 2011;364(25):2392–404.
108. Spiegel K, Knutson K, Leproult R, et al. Sleep loss: A novel risk factor for insulin resistance and Type 2 diabetes. *J Appl Physiol (1985).* 2005;99(5):2008–19.
109. Thompson CL, Larkin EK, Patel S, et al. Short duration of sleep increases risk of colorectal adenoma. *Cancer.* 2011;117(4):841–7.
110. Jiao L, Duan Z, Sangi-Haghpeykar H, et al. Sleep duration and incidence of colorectal cancer in postmenopausal women. *Br J Cancer.* 2013;108(1):213–21.
111. Thompson CL, Li L. Association of sleep duration and breast cancer OncotypeDX recurrence score. *Breast Cancer Res Treat.* 2012;134(3):1291–5.
112. Qaseem A, Kansagara D, Forciea MA, et al. Clinical Guidelines Committee of the American College of P. Management of Chronic Insomnia Disorder in Adults: A clinical practice guideline from the American College of Physicians. *Ann Intern Med.* 2016;165(2):125–33.
113. Trauer JM, Qian MY, Doyle JS, et al. Cognitive behavioral therapy for chronic insomnia: A systematic review and meta-analysis. *Ann Intern Med.* 2015;163(3):191–204.
114. Buysse DJ, Rush AJ, Reynolds CF, 3rd. Clinical management of insomnia disorder. *JAMA.* 2017;318(20):1973–1974.
115. Kushner RF, Ryan DH. Assessment and lifestyle management of patients with obesity: Clinical recommendations from systematic reviews. *JAMA.* 2014;312(9):943–52.
116. Jensen MD, Ryan DH, Apovian CM, et al. 2013 AHA/ACC/TOS guideline for the management of overweight and obesity in adults: A report of the American College of Cardiology/American Heart Association Task Force on Practice Guidelines and the Obesity Society. *J Am Coll Cardiol.* 2014;63(25 Pt B):2985–3023.
117. Gloy VL, Briel M, Bhatt DL, et al. Bariatric surgery versus non-surgical treatment for obesity: A systematic review and meta-analysis of randomised controlled trials. *BMJ.* 2013;347:f5934.
118. Buchwald H, Estok R, Fahrbach K, et al. Weight and type 2 diabetes after bariatric surgery: Systematic review and meta-analysis. *Am J Med.* 2009;122(3):248–56 e5.
119. Chang SH, Stoll CR, Song J, et al. The effectiveness and risks of bariatric surgery: An updated systematic review and meta-analysis, 2003–2012. *JAMA Surg.* 2014;149(3):275–87.
120. Colquitt JL, Pickett K, Loveman E, Frampton GK. Surgery for weight loss in adults. *Cochrane Database Syst Rev.* 2014(8):CD003641.
121. Weng TC, Chang CH, Dong YH, et al. Anaemia and related nutrient deficiencies after Roux-en-Y gastric bypass surgery: A systematic review and meta-analysis. *BMJ Open.* 2015;5(7):e006964.
122. Adams TD, Stroup AM, Gress RE, et al. Cancer incidence and mortality after gastric bypass surgery. *Obesity (Silver Spring).* 2009;17(4):796–802.
123. Tee MC, Cao Y, Warnock GL, et al. Effect of bariatric surgery on oncologic outcomes: A systematic review and meta-analysis. *Surg Endoscopy.* 2013;27(12):4449–56.
124. Douglas IJ, Bhaskaran K, Batterham RL, Smeeth L. Bariatric surgery in the United Kingdom: A cohort study of weight loss and clinical outcomes in routine clinical care. *PLoS Med.* 2015;12(12):e1001925.

125. Derogar M, Hull MA, Kant P, et al. Increased risk of colorectal cancer after obesity surgery. Ann Surg. 2013;258(6):983–8.
126. Ostlund MP, Lu Y, Lagergren J. Risk of obesity-related cancer after obesity surgery in a population-based cohort study. Ann Surg. 2010;252(6):972–6.
127. Oeffinger KC, Fontham ET, Etzioni R, et al. Breast cancer screening for women at average risk: 2015 guideline update from the American Cancer Society. JAMA. 2015;314(15):1599–614.
128. Siu AL. Screening for breast cancer: U.S. Preventive services task force recommendation statement. Ann Intern Med. 2016;164(4):279–96.
129. Aberle DR, Adams AM, Berg CD, et al. Reduced lung-cancer mortality with low-dose computed tomographic screening. N Engl J Med. 2011;365(5):395–409.
130. Winawer SJ, Zauber AG, Ho MN, et al. Prevention of colorectal cancer by colonoscopic polypectomy. The National Polyp Study Workgroup. N Engl J Med. 1993;329(27):1977–81.
131. Imperiale TF, Ransohoff DF, Itzkowitz SH, et al. Fecal DNA versus fecal occult blood for colorectal-cancer screening in an average-risk population. N Engl J Med. 2004;351(26):2704–14.
132. Lin JS, Piper MA, Perdue LA, et al. Screening for colorectal cancer: Updated evidence report and systematic review for the US preventive services task force. JAMA. 2016;315(23):2576–94.
133. Saslow D, Solomon D, Lawson HW, et al. American Cancer Society, American Society for Colposcopy and Cervical Pathology, and American Society for Clinical Pathology screening guidelines for the prevention and early detection of cervical cancer. CA: Cancer J Clin. 2012;62(3):147–72.
134. American Cancer Society. Cancer Facts and Figures 2017. Atlanta, GA: The American Cancer Society; 2017.
135. Chan DS, Vieira AR, Aune D, et al. Body mass index and survival in women with breast cancer-systematic literature review and meta-analysis of 82 follow-up studies. Ann Oncol. 2014;25(10):1901–14.
136. Meyerhardt JA, Catalano PJ, Haller DG, et al. Influence of body mass index on outcomes and treatment-related toxicity in patients with colon carcinoma. Cancer. 2003;98(3):484–95.
137. Efstathiou JA, Bae K, Shipley WU, et al. Obesity and mortality in men with locally advanced prostate cancer: Analysis of RTOG 85-31. Cancer. 2007;110(12):2691–9.
138. Paskett ED, Dean JA, Oliveri JM, Harrop JP. Cancer-related lymphedema risk factors, diagnosis, treatment, and impact: A review. J Clin Oncol. 2012;30(30):3726–33.
139. Meyerhardt JA, Tepper JE, Niedzwiecki D, et al. Impact of body mass index on outcomes and treatment-related toxicity in patients with stage II and III rectal cancer: Findings from Intergroup Trial 0114. J Clin Oncol. 2004;22(4):648–57.
140. Bouwman F, Smits A, Lopes A, et al. The impact of BMI on surgical complications and outcomes in endometrial cancer surgery--an institutional study and systematic review of the literature. Gynecol Oncol. 2015;139(2):369–76.
141. Park SM, Lim MK, Jung KW, et al. Prediagnosis smoking, obesity, insulin resistance, and second primary cancer risk in male cancer survivors: National Health Insurance Corporation Study. J Clin Oncol. 2007;25(30):4835–43.
142. Mustian KM, Sprod LK, Janelsins M, et al. Exercise recommendations for cancer-related fatigue, cognitive impairment, sleep problems, depression, pain, anxiety, and physical dysfunction: A review. Oncol Hematol Rev. 2012;8(2):81–8.
143. Knols R, Aaronson NK, Uebelhart D, et al. Physical exercise in cancer patients during and after medical treatment: A systematic review of randomized and controlled clinical trials. J Clin Oncol. 2005;23(16):3830–42.
144. Meneses-Echavez JF, Gonzalez-Jimenez E, Ramirez-Velez R. Effects of supervised exercise on cancer-related fatigue in breast cancer survivors: A systematic review and meta-analysis. BMC Cancer. 2015;15:77.
145. Gardner JR, Livingston PM, Fraser SF. Effects of exercise on treatment-related adverse effects for patients with prostate cancer receiving androgen-deprivation therapy: A systematic review. J Clin Oncol. 2014;32(4):335–46.
146. Kampshoff CS, Chinapaw MJ, Brug J, et al. Randomized controlled trial of the effects of high intensity and low-to-moderate intensity exercise on physical fitness and fatigue in cancer survivors: Results of the Resistance and Endurance exercise After ChemoTherapy (REACT) study. BMC Med. 2015;13:275.
147. Mock V, Pickett M, Ropka ME, et al. Fatigue and quality of life outcomes of exercise during cancer treatment. Cancer Pract. 2001;9(3):119–27.
148. Butt Z, Rosenbloom SK, Abernethy AP, et al. Fatigue is the most important symptom for advanced cancer patients who have had chemotherapy. J Natl Compr Canc Netw. 2008;6(5):448–55.
149. Mishra SI, Scherer RW, Snyder C, et al. Exercise interventions on health-related quality of life for people with cancer during active treatment. Cochrane Database Syst Rev. 2012(8):CD008465.
150. Fairey AS, Courneya KS, Field CJ, et al. Effects of exercise training on fasting insulin, insulin resistance, insulin-like growth factors, and insulin-like growth factor binding proteins in postmenopausal breast cancer survivors: A randomized controlled trial. Cancer Epidemiol Biomarkers Prev. 2003;12(8):721–7.
151. Ligibel JA, Campbell N, Partridge A, et al. Impact of a mixed strength and endurance exercise intervention on insulin levels in breast cancer survivors. J Clin Oncol. 2008;26(6):907–12.
152. Friedenreich CM, Woolcott CG, McTiernan A, et al. Alberta physical activity and breast cancer prevention trial: Sex hormone changes in a year-long exercise intervention among postmenopausal women. J Clin Oncol. 2010;28(9):1458–66.
153. Ligibel JA, Barry WT, Alfano C, et al. Randomized phase III trial evaluating the role of weight loss in adjuvant treatment of overweight and obese women with early breast cancer (Alliance A011401): Study design. NPJ Breast Cancer. 2017;3:37.
154. Tsilidis KK, Kasimis JC, Lopez DS, et al. Type 2 diabetes and cancer: Umbrella review of meta-analyses of observational studies. BMJ. 2015;350:g7607.
155. Shlomai G, Neel B, LeRoith D, Gallagher EJ. Type 2 diabetes mellitus and cancer: The role of pharmacotherapy. J Clin Oncol. 2016;34(35):4261–9.
156. Park SM, Lim MK, Shin SA, Yun YH. Impact of prediagnosis smoking, alcohol, obesity, and insulin resistance on survival in male cancer patients: National Health Insurance Corporation Study. J Clin Oncol. 2006;24(31):5017–24.
157. Barone BB, Yeh HC, Snyder CF, et al. Long-term all-cause mortality in cancer patients with preexisting diabetes mellitus: A systematic review and meta-analysis. JAMA. 2008;300(23):2754–64.
158. Hu FB, Manson JE, Liu S, et al. Prospective study of adult onset diabetes mellitus (type 2) and risk of colorectal cancer in women. J Natl Cancer Inst. 1999;91(6):542–7.
159. Zhou G, Myers R, Li Y, et al. Role of AMP-activated protein kinase in mechanism of metformin action. J Clin Invest. 2001;108(8):1167–74.
160. Kuhajda FP. AMP-activated protein kinase and human cancer: Cancer metabolism revisited. Int J Obes (Lond). 2008;32 Suppl 4:S36–41.
161. Decensi A, Puntoni M, Goodwin P, et al. Metformin and cancer risk in diabetic patients: A systematic review and meta-analysis. Cancer Prev Res. 2010;3(11):1451–61.
162. Chlebowski RT, McTiernan A, Wactawski-Wende J, et al. Diabetes, metformin, and breast cancer in postmenopausal women. J Clin Oncol. 2012;30(23):2844–52.
163. Wu JW, Azoulay L, Majdan A, et al. Long-term use of long-acting insulin analogs and breast cancer incidence in women with type 2 diabetes. J Clin Oncol. 2017;35(32):3647–3653.
164. Onitilo AA, Stankowski RV, Berg RL, et al. Type 2 diabetes mellitus, glycemic control, and cancer risk. Eur J Cancer Prev. 2014;23(2):134–40.
165. Dehal AN, Newton CC, Jacobs EJ, et al. Impact of diabetes mellitus and insulin use on survival after colorectal cancer diagnosis: The Cancer Prevention Study-II Nutrition Cohort. J Clin Oncol. 2012;30(1):53–9.
166. Tang X, Yang L, He Z, Liu J. Insulin glargine and cancer risk in patients with diabetes: A meta-analysis. PLoS One. 2012;7(12):e51814.
167. Griggs JJ, Mangu PB, Anderson H, et al. Appropriate chemotherapy dosing for obese adult patients with cancer: American Society of Clinical Oncology clinical practice guideline. J Clin Oncol. 2012;30(13):1553–61.

第 34 章 | 体力活动与癌症防治

目录

要点 / 560

34.1 全球癌症负担 / 560

34.2 体力活动与癌症预防 / 560
34.2.1 概述 / 560
34.2.2 体力活动在癌症一级预防中的作用 / 561
34.2.3 体力活动在癌症二级预防中的作用 / 562
34.2.4 体力活动在癌症三级预防中的作用 / 562

34.3 "增进健康"的体力活动定义 / 563

34.3.1 健康人群的体力活动指南 / 564
34.3.2 癌症人群的体力活动指南 / 564
34.3.3 回顾人们对于体力活动指南的依从性 / 565

34.4 体力活动行为改变 / 565
34.4.1 健康人群进行体力活动的障碍 / 566
34.4.2 癌症人群进行体力活动的障碍 / 566

34.5 体力活动干预策略 / 566

34.6 体力活动与癌症研究的局限性 / 567

34.7 结论 / 568

参考文献 / 568

> 要 点
> - 需要继续开展研究确认体力活动在癌症一级、二级和三级预防中的作用。
> - 越来越多的癌症与缺乏体力活动有关。
> - 发布的多项指南可以帮助临床医师根据癌症患者的情况开具体力活动处方。
> - 在患者和他们能够进行体力活动的能力或愿望之间存在着各种障碍。
> - 个体化的咨询和应用数字信息技术可以增加体力活动方案的依从性。
> - 继续探索最佳体力活动方案以及体力活动缺乏增加患癌风险的生物学机制。

34.1 全球癌症负担

近几十年来,流行病学的显著转变标志是慢性疾病的发病率上升。慢性非传染性疾病(noncommunicable diseases,NCDs)造成了全球70%的死亡,在这一日益增长的负担中,癌症占据了很大一部分[1],给世界各地的公共卫生事业构成了严重威胁。近1/6的死亡是由癌症引起的,相当于每年死亡880万人[2]。未来20年,预计全球癌症发病率将上升70%[2]。2017年美国新发癌症患者近169万[3]。截至2016年,超过1550万在世的美国人(约占人口的4.8%)曾被诊断为癌症[3,4]。

21世纪以来,癌症引起的生命和财政损失急剧上升。2005年至2015年,全球新发癌症病例增加了33%,174个国家所有类型癌症的年龄标准化发病率都在增加[5]。2014年,美国的癌症直接医疗成本超过了877亿美元,其中58%来自诊所或门诊,27%来自住院[3]。2010年美国全国癌症护理费用估计为1 245.57亿美元,2020年的癌症护理成本估计为2 070亿美元,比2010年增加了66%[6]。随着发病率的上升和医疗成本的增加,医疗保健工作者必须制定有效的、成本效益高的预防性医疗策略。

34.2 体力活动与癌症预防

34.2.1 概述

临床医师和研究人员都认为健康的生活方式是肿瘤治疗的一个组成部分。近年来,生活方式问题受到了更广泛、更深入的关注。体力活动在生活方式与癌症之间的联系中起着关键作用。虽然体力活动降低患癌风险的生物学机制尚不清楚,但越来越多的证据支持体力活动不足在各种癌症诊断中的作用。

当考虑体力活动与癌症关系时,必须考虑癌症进展和疾病预防的级别。一级预防是指促进健康和降低健康人群的患癌风险。二级预防是指筛查、检测、诊断和治疗早期癌症或癌前病变。三级预防围绕着症状管理、康复和临终关怀开展工作[7]。这三个级别的癌症预防都应该包括体力活动。然而,在整个癌症连续体中,体力活动对降低患癌风险、降低癌症复发风险和症状管理过程具有不同的影响机制和作用。

34.2.2 体力活动在癌症一级预防中的作用

关于体力活动和癌症关系的大多数研究都是围绕着一小部分癌症类型展开的[8]。研究人员经常探索体力活动与结肠癌、乳腺癌、子宫内膜癌之间的关系[8]。此外,还有很多癌症与缺乏体力活动相关。根据世界癌症研究基金会的数据,在美国,通过体力活动、控制体重和健康饮食可以预防20%的癌症病例发生[9]。此外,涉及欧美144万人参与的12项前瞻性队列研究的荟萃分析表明,高水平的休闲体力活动可以降低13种癌症的患癌风险[10]。尽管越来越多的癌症与缺乏体力活动有关,但是乳腺癌、子宫内膜癌和结肠癌仍然是证据最充分的癌种。图34-2-1进一步详细地说明了这些研究结果。

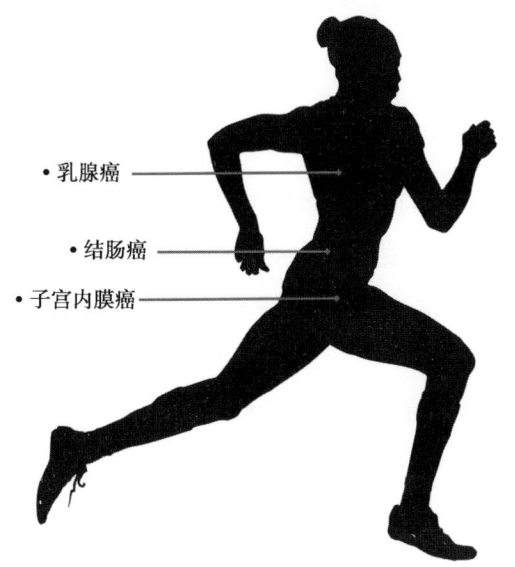

图 34-2-1 体力活动的增加与各种癌症患病风险降低相关[10]

美国约有12%的女性会患浸润性乳腺癌,据估计2017年,在美国将有约40 610名女性死于乳腺癌[11]。30多年来,多项研究证明缺乏体力活动会增加乳腺癌患病风险。一项1985年的研究表明,与非大学生运动员相比,大学生运动员的乳腺癌患病率较低[12]。此后,体力活动降低患癌风险的证据越来越多。绝经后女性进行体力活动可能是一个更有效的乳腺癌预防方法[13],研究结果一再支持绝经后体力活动与乳腺癌风险下降的负相关关系[13-16]。在绝经前女性中,尚无充足的证据证明进行体力活动与乳腺癌之间的关系[17]。

体力活动可能可以通过降低性激素水平和提高性激素结合球蛋白浓度来降低乳腺癌患病风险[18]。外周脂肪组织中的雄激素是内源性循环雌激素的主要来源[19]。运动可以减少脂肪组织含量,进而抑制雌激素的过度表达以及胰岛素和IGF-1[20]等代谢激素的不良变化。这些激素可以提高雌激素水平,降低性激素结合球蛋白浓度[20]。虽然我们尚未完全清楚这些错综复杂的生物机制,但体力活动介导的性激素减少可能在降低乳腺癌、子宫内膜癌、卵巢癌、前列腺癌和睾丸癌的患癌风险方面发挥重要作用[21]。

体力活动与子宫内膜癌风险的关系与体力活动和乳腺癌的关系有一些相似之处。高水平的体力活动与子宫内膜癌患病风险的降低密切相关,但这种关系在绝经前女性中有所减弱[22]。尽管如此,即使是低强度的体力活动和步行也能降低子宫内膜癌的患癌风险[22]。与乳腺癌患病风险降低的机制相似,体力活动可能会通过调节代谢产物和内源性性激素降低子宫内膜癌患病风险[23]。

缺乏体力活动也与结肠癌患病风险成正相关[24]。最近的一项针对非糖尿病患者的研究显示,体力活动可以使结肠癌患病风险降低20%[25]。体力活动降低结肠癌患病风险的机制与乳腺癌和子宫内膜癌不同。研究人员认为,体力活动降低结肠癌患病风险的核心机制是调节免疫功能、减少肠道转运时间、降低IGF浓度、减少高胰岛素血症和炎症[24,25]。然而,人们对缺乏体力活动与结肠癌患病风险增加之间的生物学机制还不清楚[26]。目前,对于体力活动的作用机制都是一些经验性证据,加上可能存在未知的体力活动引发的其他机制,仍然无法明确体力活动是如何降低结肠癌患病风险的[24]。

34.2.3 体力活动在癌症二级预防中的作用

体力活动除了在癌症一级预防中发挥作用外,还可能在二级预防中发挥作用。动物模型已被用来证明体力活动具有抑制肿瘤生长和肿瘤多样性,以及改变肿瘤内微环境的潜力[27]。癌症确诊后,患者会开始治疗,经历各种副作用,体力活动可以作为癌症治疗的辅助手段。体力活动和运动训练已被证明可以减轻一些副作用,如疲劳、焦虑、抑郁和性活动减少[29]。2012年Brown等发表的一篇综述指出,越来越多的证据表明,运动(如快走)可以减轻癌症治疗带来的不适和副作用,并延缓生理功能下降的速度[30]。疲劳是癌症治疗过程中最常见的副作用。但是许多接受治疗的患者认为运动是缓解疲劳最有效的方法之一[31]。

体力活动可以减轻抗癌治疗的副作用,改善癌症患者的健康状况和长期健康结果。一项针对乳腺癌患者的研究表明疾病诊断后体力活动的有效性:与不参加体力活动的患者相比,参加体力活动的乳腺癌患者疾病相关死亡率下降39%,比较诊断后体力活动最频繁和最不频繁的人群,总死亡率下降46%[32]。这些结果说明新诊断的癌症患者可以从体力活动中获益。

虽然体力活动作为一种治疗措施有着积极的影响,但很多癌症患者不能坚持下去。一项研究表明,与确诊前相比,乳腺癌确诊后患者每周的体力活动总时间会减少两小时[31]。缺乏体力活动可能会对癌症和非癌症人群产生不利的疾病特异性和非特异性的影响。因此,临床医师应将体力活动作为辅助的治疗方法,同时重视患者在诊断后的身心健康。

34.2.4 体力活动在癌症三级预防中的作用

维持积极的生活方式不仅有助于癌症的一级预防和二级预防,而且它还可以作为康复和慢性病管理的宝贵工具。一项涉及乳腺癌、结直肠癌和前列腺癌的26项前瞻性队列研究的分析表明,与最缺乏体力活动的患者相比,参加体力活动最多的患者癌症特异性死亡率降低37%[33]。虽然体力活动是大多数癌症三级预防的重要工具,但研究最多的还是它与乳腺癌之间的关系。与吸烟、饮食和酒精摄入等其他可改变的生活方式因素相比,体力活动对降低乳腺癌复发风险和死亡率的影响最大[34,35]。不断有研究表明,体力活动可对疾病管理产生深远的影响,帮助患者延长寿命,提高生活质量。

长期癌症生存者应将规律体力活动和运动纳入日常生活中。高达52%儿童期癌症的成年幸存者久坐不动[36],这表明临床医师可能没有充分重视癌症幸存者的体力活动。

与一级预防一样,体力活动在三级预防中的作用机制还不清楚。IGF浓度和信号转导、自然杀伤细胞功能和炎症反应的调节被认为是受体力活动和运动影响的关键癌症生物标志物[37,38]。此外,研究人员还研究了许多其他机制,其中一些可能与多个癌种有关,另一些则仅限于特定癌种。例如,研究人员认为,体力活动可能诱导下游基因抑制,减少氧化应激,这是胃癌和结直肠癌的三级预防机制[38]。随着研究人员全面而深入地在分子水平上获得更全面和结论性的了解,将帮助临床医师更好地和更有策略地开具体力活动处方。

与其他抗癌治疗方法相比,体力活动最大的不同在于不会存在治疗相关的后遗症。没有研究表明体力活动会对癌症产生不良影响[33]。长期抗癌治疗的副作用可能会影响身体功能,因此临床医师在为癌症患者开具运动处方时需要考虑到这种情况[30]。此外,为了给癌症和非癌症患者开具个体化的运动处方,临床医师必须详细了解什么是"增进健康"的体力活动。

34.3 "增进健康"的体力活动定义

几十年来,"增进健康"的体力活动的定义不断演变。在20世纪60年代和70年代,体力活动围绕着增进身体健康的特定运动项目展开讨论[39]。1978年美国运动医学学会(American College of Sports Medicine,ACSM)针对如何通过体力活动增强心肺耐力提供了建议和指导,但更多的人想了解体力活动是如何影响健康的[39]。这就需要重新定义体力活动,它应该包括生活方式体力活动,而不仅仅是为健身而运动。1985年,体力活动的定义是"任何引起骨骼肌消耗能量的身体活动"[40]。1993年,"青少年体力活动准则国际共识会议"进一步推动了体力活动模式的转变:人们不是仅仅关注体力活动的健身作用,而是将体力活动作为日常生活方式活动的核心组成部分[39]。三年前,ACSM调整了体力活动的定义,以区分健康相关的体力活动和健身相关的体力活动[39]。上述事件对于形成现存的建议至关重要,因为现在医疗从业者知道,即使低水平的体力活动没有充分改善个人体质,也仍然对健康有益[39]。

大量证据证明了体力活动在降低癌症风险和症状管理方面的价值,越来越多的临床医师考虑将体力活动作为一个癌症全程预防的整体策略。近年来已经发布了多项对于癌症幸存者和癌症预防人群最佳运动类型、总量和频率的指南。本节重点介绍当前针对健康人群和癌症人群的体力活动建议。

34.3.1 健康人群的体力活动指南

目前,许多建议都是围绕 ACSM 公布的指南制定的。ACSM 建议成人每周进行 5 次 30min 的中高强度体力活动,并辅以 2 天或 2 天以上的肌肉力量训练[40]。根据 ACSM 的定义,中等强度体力活动是指能够维持说话但不能唱歌的活动水平。高强度体力活动是指心率明显升高,不能维持交谈的活动水平[41]。

关注癌症的医学组织机构也发布了体力活动预防癌症的建议。美国癌症研究所(American Institute for Cancer Research,AICR)建议每天进行至少 30min 的中等强度体力活动,并限制久坐行为(如看电视)[42]。美国癌症协会(American Cancer Society,ACS)《营养和体力活动预防癌症指南》建议成人每周进行至少 150min 中等强度或 75min 高强度体力活动[43]。根据这些建议,我们可以认为两分钟的中等强度体力活动可以代替一分钟的高强度体力活动,反之亦然。中等强度和高强度的体力活动也可以互相结合,而且每周运动最好是平均分布的。指南建议儿童每天进行 1h 的中高强度体力活动,其中高强度体力活动每周至少 3 次[43]。根据指南,中等强度的体力活动包括步行、悠闲地骑自行车、打高尔夫、维护普通庭院以及与职业相关的步行和举重活动。ACS 认为高强度体力活动能激活大肌群,提高心率,加速呼吸和出汗[43]。慢跑、快速骑自行车、打篮球、挖掘和重体力劳动等都属于高强度体力活动。此外,ACS 还建议减少在家和工作场所的久坐时间。虽然 ACS 建议爬楼梯、步行或骑自行车上班以及佩戴计步器以减少久坐时间[43],但临床医师需要结合患者的情况为他们找到简单愉快的体力活动方式。

34.3.2 癌症人群的体力活动指南

体力活动可以预防癌症,也可以作为癌症人群的治疗工具。安全是癌症患者进行体力活动的最基本要求。研究表明癌症患者实施的体力活动项目是安全有效的[44-47]。ACS 组织了一个关于体力活动和癌症存活的专家组来评估体力活动在治疗、康复和长期无病生存或疾病稳定期的作用[48]。专家组发现体力活动对于正在接受治疗的癌症患者是安全的,可以减少疲劳,改善身体功能,提高整体生活质量[48]。类似的,专家组还发现体力活动是治疗后康复的一个重要组成部分[48]。对于病情处于缓解期或病情稳定的患者,每周应进行 150min 的规律体力活动,包括每周至少 2 次的力量训练[48]。

AICR 为癌症患者提供了一系列建议,他们规定了每天而不是每周的体力活动阈值。患者每天应进行 30min 的中等强度体力活动,即每周 210min,以尽量降低癌症复发的风险[49]。AICR 鼓励癌症患者在 4~6 周后增加体力活动的强度、持续时间和次数,同时还建议每周至少 2 天进行力量训练[49]。美国肿瘤护理学会也为癌症幸存者提供了一般的体力活动指南,建议每周进行 150min 的中等强度或 75min 的高强度有氧运动,以及每周 2 天的力量训练[50]。

美国国家综合癌症网络为接受抗癌治疗的患者提供了指南,建议每周至少进行 5 次 30min 的有氧运动[51]。这个方案旨在减轻癌症相关性疲劳。如果患者接受的抗癌治疗非常消耗体力,则此运动方案可以分次进行[51]。涉及整个癌症生存期间的指南强调了体力活动对治疗和预防癌症复发的功效。上述所有建议的汇总见表34-3-1。

表34-3-1 关于体力活动的临床建议

医学组织机构	目标人群	在癌症治疗连续体中的阶段	建议
美国癌症协会	成人	预防	每周150min中等强度体力活动,或75min高强度体力活动,或两者组合的等效方案[43]
美国癌症协会	儿童	预防	每天60min中高强度体力活动;其中高强度体力活动每周至少进行3次[43]
美国癌症协会	无特指	生存期间	150min,每周至少2次力量训练[48]
美国运动医学学会	成人	预防	每周5次30min中高强度体力活动;每周至少2次力量训练[41]
美国癌症研究中心	无特指	预防	每天30min中等强度体力活动;限制久坐不动的生活习惯[42]
美国癌症研究中心	无特指	生存期间	每天进行30min中等强度体力活动;每周至少2天力量训练[49]
美国肿瘤护理学会	无特指	生存期间	每周150min中等强度或75min高强度有氧运动[50]
美国国家综合癌症网络	无特指	治疗期间	每周至少5次30min有氧运动[51]

34.3.3 回顾人们对于体力活动指南的依从性

大多数健康人群和癌症患者都达不到推荐的体力活动水平。美国国民健康访问调查(National Health Interview Survey, NHIS)显示,只有49%的18岁及18岁以上成人的有氧运动达到了CDC体力活动指南标准[52]。此外,仅有20.9%的18岁及18岁以上成人同时达到了有氧运动和肌肉强化运动的要求[52]。

体力活动水平之低令人震惊,这增加了人们对癌症-缺乏体力活动关系的担忧。缺乏体力活动对全因死亡率有深远影响,因此增加体力活动显得尤为重要。2015年,一项针对超过334 000名欧洲男性和女性进行的队列研究显示,缺乏体力活动比肥胖对全因死亡率的影响更大[54]。此外,该研究表明,缺乏体力活动个体即使只进行最低限度的体力活动,也能对总体的健康和幸福感有益[54]。

体力活动应该是癌症预防和治疗策略中的重点。虽然关于癌症预防、生存和治疗的体力活动指南之间存在一定程度的差异性,但基本内容是相同的:在癌症连续体各个阶段中,保持中高强度体力活动的生活方式是一项重要的预防和治疗措施。为了提高患者的积极性,临床医师必须理解行为改变的障碍和应对策略。

34.4 体力活动行为改变

体力活动干预的成功取决于让感兴趣的目标人群养成持续的行为改变。健康项目必须帮助参与者用促进健康或规避风险的健康行为代替不健康或有风险的行为。虽然行为改变的方法不同,但公共卫生干预措施必须使人们能够采用和保持健康的生活方式[55]。

行为改变在癌症防治项目中起着重要作用。虽然行为改变本身不能排除癌症诊断或缓解症状,但它对所有阶段的癌症患者都是有益的。健康人群和癌症患者对体力活动依从性一直很低,这使得临床医师和公共卫生专业人员应该更重视将促进行为改变作为增加体力活动和改善癌症相关健康结果的一种方法。

34.4.1 健康人群进行体力活动的障碍

各种障碍可能会限制或阻止个人参与或坚持体力活动的生活方式。时间限制、社会影响、交通距离和恶劣天气会阻止个人在家里或在健身房运动[56]。此外,健康人群经常面临缺乏精力、动机、技巧或资源等进行体力活动的障碍[56]。体力活动水平也因社会经济地位、教育水平、就业状况和收入水平有所差异。例如,受教育程度低的个人、失业人员进行休闲体力活动的水平较低[57]。由于这些人群坚持进行体力活动存在重大阻碍,医疗保健专业人员必须为他们提供积极参加体力活动的工具。

34.4.2 癌症人群进行体力活动的障碍

与许多慢性病一样,癌症会降低生活质量,限制身体能力。积极的抗癌治疗(如化学治疗)可能会使问题更加复杂,无意中限制了患者的体力活动。与癌症有关或与抗癌治疗有关的疲劳可能会损害患者的身体功能[58]。这种疲劳可能发生在治疗前、治疗中或治疗后缓解期间内[59-63]。

可以通过几个因素预测进行积极抗癌治疗的患者对运动的依从性。基线体力活动水平、疲劳预处理、情绪障碍或治疗所受创伤以及婚姻状况都会影响患者对体力活动方案的依从性[64]。癌症症状和抗癌治疗带来的疼痛、疲劳和不适等生理障碍及其他障碍限制了患者的活动能力。

心理和组织管理上的约束可以阻止癌症幸存者进行体力活动。医疗检查和上学带来的时间限制以及医院内的空间限制会降低儿童和青少年癌症患者的体力活动水平[65]。一项针对42~88岁癌症患者的研究也证明,时间限制是运动的主要障碍,身体状况差是一个更严重的障碍[66]。此外,隔离和缺乏动力构成了特殊的挑战。许多患者认为在病情更严重的患者周围运动会使他们感觉更加虚弱[65],也有人认为,充足的睡眠是缓解化学治疗或类似治疗副作用的最佳方法[65]。为了增加癌症和非癌症人群的体力活动,临床医师可以采用多种策略来克服这些挑战。

34.5 体力活动干预策略

鉴于运动的障碍及成本,许多癌症患者没有达到建议的体力活动水平。未能达到体力活动阈值可能会影响治疗和症状管理的成效,也可能会加重其他慢性合并症的临床表现。某些行为理论可能为这个问题提出了解决方案。在为癌症患者设计体力活动干预措施时应该考虑到个人信念、知识和意识水平。例如,自我效能水平是个体遵守体力活动指南的主要因素。对体力活动和癌症的近期研究表明,与其他认知结构相比,自我效能是运动意愿的最佳预测因素[67-72]。其中一项研究分析了门诊癌症患者的认知和有效体力活动预测因素之间的关系,结果表明,自我效能促使38.4%的患者参与体力活动,而且体力活动乐趣也是参加体力活动的主要预测因素[64]。

产生自我效能和交织练习可以激发和鼓励患者参加运动,这项简单的策略可以帮助患者达到推荐的体力活动水平。然而,以体力活动为中心的干预措施提出一项特殊的挑战:体力活动只能进行自我管理[33]。由此可见,促使患者接受体力活动尤为重要。临床医师不仅要鼓励患者坚持体力活动,而且还要促使患者进行自我效能管理并享受体力活动[67]。教会患者具体的运动方式和演示动作,使患者能够自行活动。同样,将有趣、安全和适当的运动纳入体力活动计划可以激励患者采取更积极的生活方式。

虽然临床医师在激发患者改变生活方式方面起着关键作用,但他们不需要提供严密的运动咨询来提高患者参与体力活动的依从性。临床医师至少需要做到以下工作:告诉患者体力活动的重要性,将患者转诊至经认证的具有癌症支持治疗专业知识的体能教练,为患者提供易于理解的自助式运动资源[48]。

癌症患者的许多干预措施都规定了结构性的、以健身房为基础的运动项目[73]。如前所述,时间、金钱和交通工具等问题都可能会影响患者到达并使用健身房。量身定制和自我指导的项目能提供现成的教育资源和咨询,可能能更有效地提高患者参与体力活动的依从性[73]。这些干预措施为患者提供了与体力活动相关的益处、目标设定、自我监督、增加体力活动的方式和时间等信息[73]。咨询可以鼓励患者开始并坚持一个方案,同时患者更愿意向医务人员咨询。一项针对20~44岁癌症患者的研究表明,78%的患者愿意参加体力活动项目,大约50%的患者希望能咨询癌症中心的健身专家[74]。准备接受或正在接受治疗的癌症患者也应该接受体力活动咨询。现已证明护士咨询可以增加拟进行强化抗癌治疗患者的体力活动[75]。除了对患者的咨询和建议外,还应该探索其他创新的策略。

随着互联网和智能手机的普及,电子健康系统成为了一个强大的疾病预防和管理工具。一项研究表明,80%老年癌症患者愿意参加线上体力活动项目[76]。线上资源和移动应用程序可以帮助癌症患者设定目标,与他人建立联系,接收运动技巧信息,而且查询健康相关信息更加便捷[76]。与其他干预措施一样,这些项目都必须满足患者的需要。癌症患者认为线上体力活动项目需要具备以下基本特征:声音大小合适,内容清晰可辨,适宜的体力活动处方,个体化的体力活动方案,以及达到目标所需的资源[77]。专门针对癌症连续体中特定阶段的个体设计用户喜欢的移动技术,可以提高久坐患者的活动水平。

34.6 体力活动与癌症研究的局限性

目前这一领域在临床医学中的研究和应用被各种局限性所阻碍。支持体力活动作为癌症预防和缓解工具的观察性证据正在不断增加。然而,由于潜在的生物学机制尚不确定,体力活动与癌症风险和生存之间相关性的研究仍然受到限制。各种研究都假设了体力活动降低癌症风险或提高生存率的生化基础[15,27,78-81]。然而,许多机制仍然是理论性或不确定的。由于与缺乏体力活动有关的癌症病因学是多因素的,很难将体力活动的影响与其他健康行为分开[21]。例如,体力活动影响体重控制,这两种生活方式的影响就很难分开。体重可以介导或混淆关于体力活动与乳腺癌或子宫内膜癌之间关系的研究结果[23]。此外,研究者很难控制潜在的混杂因素(如BMI和饮食摄入量),而这对于区分体力活动和其他干预变量的影响来说至关重要,但它们的影响又很难区分。最后,我们还没有很好地理解体力活动和癌症风险降低之间的剂量-效应关系。例如,目前还不清楚短时、分段的运动是否比一次性完成的运动能带来更多获益[43]。未来应开展针对这些局限性的研究,以便更好地指导肿瘤学的临床实践。表34-6-1强调了桎梏这一研究领域的瓶颈,它们使体力活动和癌症方面的临床研究成本昂贵且难以实施。

表34-6-1 未来关于体力活动与癌症相关研究的关键主题和问题[8]

- 因果关系:缺乏体力活动是否导致癌症? 体力活动是否能预防癌症?
- 剂量-效应关系:降低癌症风险的最佳体力活动强度和持续时间? 在人生中的某一阶段参加某种运动类型,是否获益更多?
- 生物学机制:在体力活动-癌症关系方面,哪些生物学机制和生物标志物起作用?
- 混杂因素:营养和BMI等混杂因素如何减弱或放大体力活动降低癌症风险的影响?
- 遗传影响:体力活动是否能为癌症遗传易感人群带来获益? 如果能,获益程度是多大?

34.7 结论

对于许多非癌症慢性疾病(如心血管疾病、卒中和糖尿病)来说,运动是一种普遍的预防疾病和减轻症状的治疗方法。然而,肿瘤界现在有大量的观察性证据支持缺乏体力活动是多个癌种发生的主要危险因素。因此,临床医师应该将体力活动方案纳入身心健康项目,为高危患者、正与癌症作斗争的患者和癌症幸存者提供服务。体力活动干预必不可少,原因有二:一是运动是显而易见、绝对安全的处方,不会增加患癌风险或让病情恶化;最重要的是,坚持体力活动是预防癌症最经济有效的策略,同时也是预防卒中和心脏病的最佳方法。仅仅通过向患者推荐运动,临床医师就可以帮助降低美国前五位主要死亡原因中的三种的风险[82]。在未来,体力活动应成为癌症防治策略的中心宗旨。

(Case H. Keltner, MPH and Heather R. Bowles, PhD 著 程熠 译 沈青青 校)

参考文献

1. World Health Organization: The top 10 causes of death. http://www.who.int/mediacentre/factsheets/fs310/en/ (accessed April 7, 2017).
2. World Health Organization: Cancer: Key facts. http://www.who.int/mediacentre/factsheets/fs297/en/(accessed December 11, 2017).
3. American Cancer Society: Cancer facts and figures 2017. https://www.cancer.org/content/dam/cancer-org/research/cancer-facts-and-statistics/annual-cancer-facts-and-figures/2017/cancer-facts-and-figures-2017.pdf (accessed December 11, 2017).
4. United States Census Bureau: QuickFacts: United States 2016. https://www.census.gov/quickfacts/table/PST045216/00 (accessed April 7, 2017).
5. Global Burden of Disease Cancer Collaboration. Global, regional, and national cancer incidence, mortality, years of life lost, years lived with disability, and disability-adjusted life-years for 32 cancer groups, 1990 to 2015:

A systematic analysis for the global burden of disease study. *JAMA Oncol* 2017; 3(4):524–548.
6. National Cancer Institute: Cancer prevalence and cost of care projections, 2011. https://costprojections.cancer.gov/(accessed April 7, 2017).
7. Al-Amri AM. Prevention of breast cancer. *J Family Commun Med* 2005; 12(2):71–74.
8. National Cancer Institute: About Cancer: Physical Activity and Cancer. https://www.cancer.gov/about-cancer/causes-prevention/risk/obesity/physical-activity-fact-sheet (accessed April 13, 2017).
9. World Cancer Research Fund International: Cancer preventability estimates for diet, nutrition, body fatness, and physical activity. http://wcrf.org/int/cancer-facts-figures/preventability-estimates/cancer-preventability-estimates-diet-nutrition (accessed May 17, 2017).
10. Moore SC, Lee IM, Weiderpass E, et al. Association of leisure-time physical activity with risk of 26 types of cancer in 1.44 million adults. *JAMA Intern Med* 2016; 176(6):816–825.
11. Breastcancer.org: US Breast Cancer Statistics, 2017. http://www.breastcancer.org/symptoms/understand_bc/statistics (accessed May 4, 2017).
12. Frisch RE, Wyshak G, Albright NL, et al. Lower prevalence of breast cancer and cancers of the reproductive system among former college athletes compared to non-athletes. *Br J Cancer* 1985; 52(6):885–891.
13. Goncalves AK, Dantas Florencio GL, Maisonnette de Atayde Silva MJ, Cobucci RN, Giraldo PC, Cote NM. Effects of physical activity on breast cancer prevention: A systematic review. *J Phys Act Health* 2014; 11(2):445–454.
14. Monninkhof EM, Elias SG, Vlems FA, et al. Physical activity and breast cancer: A systematic review. *Epidemiology* 2007; 18(1):137–157.
15. McTiernan A. Mechanisms linking physical activity with cancer. *Nat Rev Cancer* 2008; 8(3):205–211.
16. Patel AV, Callel EE, Bernstein L, Wu AH, Thun MJ. Recreational physical activity and risk of postmenopausal breast cancer in a large cohort of US women. *Cancer Causes Control* 2003; 14(6)519–529.
17. Steindorf K, Ritte R, Eomois PP, et al. Physical activity and risk of breast cancer overall and by hormone receptor status: The European prospective investigation into cancer and nutrition. *Int J Cancer* 2013; 132(7):1667–1678.
18. Friedenreich CM, Woolcott CG, McTiernan A, et al. Alberta physical activity and breast cancer prevention trial: Sex hormone changes in a year-long exercise intervention among postmenopausal women. *J Clin Oncol* 2010; 28(9):1458–1466.
19. Mullooly M, Yang HP, Falk RT, et al. Relationship between crown-like structures and sex-steroid hormones in breast adipose tissue and serum among postmenopausal breast cancer patients. *Breast Cancer Res* 2017; 19:8.
20. Dieli-Conwright CM, Lee K, Kiwata JL. Reducing the risk of breast cancer recurrence: An evaluation of the effects and mechanisms of diet and exercise. *Curr Breast Cancer Rep* 2016; 8(3):139–150.
21. Friedenreich CM, Orenstein MR. Physical activity and cancer prevention: Etiologic evidence and biological mechanisms. *J Nutr* 2002; 132(11 Suppl):3456S–3464S.
22. Schmid D, Behrens G, Keimling M, Jochem C, Ricci C, Leitzmann M. A systematic review and meta-analysis of physical activity and endometrial cancer risk. *Eur J Epidemiol* 2015; 30(5):397–412.
23. Borch KB, Weiderpass E, Braaten T, Jareid M, Gavrilyuk OA, Licaj I. Physical activity and risk of endometrial cancer in the Norwegian Women and Cancer (NOWAC) study. *Int J Cancer* 2017; 140(8):1809–1818.
24. Wolin KY, Yan Y, Colditz GA, Lee IM. Physical activity and colon cancer prevention: A meta-analysis. *Br J Cancer* 2009; 100(4):611–616.
25. Schmid D, Behrens G, Matthews CE, Leitzmann MF. Physical activity and risk of colon cancer in diabetic and nondiabetic US adults. *Mayo Clin Proc* 2016; 91(12):1693–1705.
26. Nilsen TIL, Romundstad PR, Petersen H, Gnnell D, Vatten LJ. Recreational physical activity and cancer risk in subsites of the colon (the Nord-Trondelag Health Study). *Cancer Epidem Biomar* 2008; 17(1):183–188.
27. Ashcraft KA, Peace RM, Betof AS, Dewhirst MW, Jones LW. Efficacy and mechanisms of aerobic exercise on cancer initiation, progression, and metastasis: A critical systematice review of in vivo preclinical data. *Cancer Res* 2016; 76(14):4032–4050.
28. Jones LW, Peppercorn J, Scott JM, Battaglini C. Exercise therapy in the management of solid tumors. *Curr Treat Option Oncol* 2010; 11(0):45–58.
29. Hunter EG. Gibson RW, Arbesman M, D'Amico M. Systematic review of occupational therapy and adult cancer rehabilitation: Part 1. Impact of physical activity and symptom management interventions. *Am J Occup Ther* 2017; 71(1):1–11.
30. Brown JC, Winters-Stone K, Lee A, Schmitz KH. Cancer, physical activity, and exercise. *Compr Physiol* 2012; 2(4):2775–2809.
31. Graydon JE, Bubela N, Irvine D, Vincent L. Fatigue-reducing strategies used by patients receiving treatment for cancer. *Cancer Nurs* 1995; 18(1):23–28.
32. Irwin ML, McTiernan A, Manson JE, et al. Physical activity and survival in postmenopausal women with breast cancer: Results from the women's health initiative. *Cancer Prev Res* 2011; 4(4):522–529.
33. Friedenreich CM, Neilson HK, Farris MS, Courneya KS. Physical activity and cancer outcomes: A precision medicine approach. *Clin Cancer Res* 2016; 22(19):4766–4775.
34. Hamer J, Warner E. Lifestyle modifications for patients with breast cancer to improve prognosis and optimize overall health. *Can Med Assoc J* 2017; 189(7):E268–E274.
35. Dieli-Conwright CM, Orozco BZ. Exercise after breast cancer treatment: Current perspectives. *Breast Cancer* 2015; 7:353–362.
36. Demark-Wahnefried W, Werner C, Clipp EC, et al. Survivors of childhood cancer and their guardians. *Cancer* 2005; 103(10):2171–2180.
37. Winzer BM, Whiteman DC, Reeves MM, Paratz JD. Physical activity and cancer prevention: A systematic review of clinical trials. *Cancer Causes Control* 2011; 22(6):811–826.
38. Steindorf K, Clauss D, Wiskemann J, Schmidt ME. Physical activity and gastrointestinal cancers: Primary and tertiary preventive effects and possible biological mechanisms. *Sports* 2015; 3:145–158.
39. United States Department of Health and Human Services. Physical Activity and Health: A Report of the Surgeon General. 1996, Centers for Disease Control and Prevention, National Center for Chronic Disease Prevention and Health Promotion, Atlanta, GA, p. 292.
40. Caspersen CJ, Powell KE, Christenson GM. Physical activity, exercise, and physical fitness: Definitions and distinctions for health-related research. *Public Health Rep* 1985; 100(2):126–131.
41. Speck RM, Schmitz KH: Cancer Prevention. http://www.acsm.org/public-information/articles/2016/10/07/cancer-prevention-lifestyle-changes (accessed May 18, 2017).
42. American Institute for Cancer Research: Recommendations for Cancer Prevention. http://www.aicr.org/reduce-your-cancer-risk/recommendations-for-cancer-prevention/recommendations_02_activity.html (accessed December 12, 2017).
43. American Cancer Society: ACS Guidelinse for Nutrition and Physical Activity. https://www.cancer.org/healthy/eat-healthy-get-active/acs-guidelines-nutrition-physical-activity-cancer-prevention/guidelines.html (accessed May 17, 2017).
44. Rajotte EJ, Yi JC, Baker KS, Gregerson L, Leiserowitz A, Syrjala KL. Community-based exercise program effectiveness and safety for cancer survivors. *J Cancer Surviv* 2012; 6(2):219–228.
45. Pekmezi DW, Demark-Wahnefried W. Updated evidence in support of diet an exercise interventions in cancer survivors. *Acta Oncol* 2011; 50(2):167–178.
46. Speck RM, Courneya KS, Masse LC, Duval S, Schmitz KH. An update of controlled physical activity trials in cancer survivors: A systematic review and meta-analysis. *J Cancer Surviv* 2010; 4(2):87–100.
47. Haines TP, Sinnamon P, Wetzig NG, et al. Multimodal exercise improves quality of life of women being treated for breast cancer, but at what cost? Randomized trial with economic evaluation. *Breast Cancer Res Treat* 2010; 124(1):163–175.
48. Rock CL, Doyle C, Demark-Wahnefried W, et al. Nutrition and physical activity guidelines for cancer survivors. *CA Cancer J Clin* 2012; 62(4):243–274.
49. American Institute for Cancer Research: AICR's Guidelinse for Caner Survivors. http://www.aicr.org/patients-survivors/aicrs-guidelines-for-cancer.html (accessed May 17, 2017).
50. Jankowski CM, Matthews EE: General Exercise Guidelines for Cancer Survivors. https://www.ons.org/sites/default/files/Cancer_patient_general_exercise_brochure.pdf (accessed May 17, 2017).
51. National Comprehensive Cancer Network: Exercising During Cancer

52. Treatment. https://www.nccn.org/patients/resources/life_with_cancer/exercise.aspx (accessed May 17, 2017).
53. Centers for Disease Control and Prevention: Exercise or Physical Activity. https://www.cdc.gov/nchs/fastats/exercise.htm (accessed April 21, 2017).
54. Brunet J, Wur A, O'Rielly C, Howell D, Belanger M, Sussman J. Th effectiveness of health care provider physical activity recommedations in cancer survivors: A systematic review and meta-analysis protocol. *Syst Rev* 2017; 6:66.
55. Ekelund U, Ward HA, Norat T, et al. Physical activity and all-cause mortality across levels of overall and abdominal adiposity in European men and women: The European Prospective Investigation into Cancer and Nutrition Study (EPIC). *Am J Clin Nutr* 2015; 101(3):613–621.
56. Gray E. In Practice: Behaviour change and public health interventions. *Perspect Public Health* 2013; 133(5):239.
57. Centers for Disease Control and Prevention: Overcoming Barriers to Physical Activity. https://www.cdc.gov/physicalactivity/basics/adding-pa/barriers.html (accessed June 1, 2017).
58. Saffer H, Dhaval D, Grossman M, Leung LA. Racial, ethnic, and gender differences in physical activity. *J Human Cap* 2013; 7(4):378–410.
59. Mock V, Atkinson A, Barsevick A, et al. NCCN practice guidelines for cancer-related fatigue. *Oncology* 2000; 14(11A):151–161.
60. Gerber LH. Cancer-related fatigue: Persistent, pervasive, and problematic. *Phys Med Rehabhil Clin N* 2017; 28(1):65–88.
61. Haylock PJ, Hart LK. Fatigue in patients receiving localized radiation. *Cancer Nurs* 1979; 2(6)461–467.
62. Pertl MM, Hevey D, Collier S, Lambe K, O'Dwyer AM. Predictors of fatigue in cancer patients before and after chemotherapy. *J Health Psychol* 2013; 19(6):699–710.
63. Cassileth BR, Lusk EJ, Bodenheimer BJ, Farber JM, Jochimsen P, Morrin-Taylor B. Chemotherapeutic toxicity—The relationship between patients' pretreatment expectations and posttreatment results. *Am J Clin Oncol* 1985; 8(5):419–425.
64. Meyerowitz BE, Sparks FC, Spears IK. Adjuvant chemotherapy for breast carcinoma: Psychosocial implications. *Cancer* 1979; 43(5):1613–1618.
65. Shang J, Wenzel J, Krumm S, Griffith K, Stewart K. Who will drop out and who will drop in: Exercise adherence in a randomized clinical trial among patients receiving active cancer treatment. *Cancer Nurs* 2012; 35(4):312–322.
66. Gotte M, Kesting S, Winter C, Rosenbaum D, Boos J. Experience of barriers and motivations for physical activities and exercise during treatment of pediatric patients with cancer. *Pediatr Blood Cancer* 2014; 61(9):1632–1637.
67. Yang DD, Hausien O, Ageel M, et al. Physical activity levels and barriers to exercise referral among patients with cancer. *Patient Educ Couns* 2017; 100(7):1402–1407.
68. Ungar N, Wiskemann J, Sieverding M. Physical activity enjoyment and self-efficacy as predictors of cancer patients' physical activity level. *Front Psychol* 2016; 7:898.
69. Karvinen KH, Courneya KS, Campbell KL, et al. Correlates of exercise motivation and behavior in a population-based sample of endometrial cancer survivors: An application of the theory of planned behavior. *Int J Behav Nutr Phy* 2007; 4:21.
70. Keats MR, Culos-Reed SN, Courneya KS, McBride M. Understanding physical activity in adolescent cancer survivors: An application of the theory of planned behavior. *Psychooncology* 2007; 16(5):448–457.
71. Trinh L, Plotnikoff RC, Rhodes RE, North S, Courneya KS. Correlates of physical activity in a population-based sample of kidney cancer survivors: An application of the theory of planned behavior. *Int J Behav Nutr Phys* 2012; 9:96.
72. Speed-Andrews AE, Rhodes RE, Blanchard CM, et al. Medical, demographic and social cognitive correlates of physical activity in a population-based sample of colorectal cancer survivors. *Eur J Cancer Care* 2012; 21(2):187–196.
73. Kampshoff CS, van Mechelen W, Shep G, et al. Participation in and adherence to physical exercise after completion of primary cancer treatment. *Int J Behav Nutr Phys* 2016; 13:100.
74. Basen-Engquist K, Taylor CL, Rosenblum C, et al. Randomized pilot test of a lifestyle physical activity intervention for breast cancer survivors. *Patient Educ Couns* 2006; 64(1–2):225–235.
75. Belanger LJ, Plotnikoff RC, Clark A, Courneya KS. A survey of physical activity programming and counseling preferences in young-adult cancer survivors. *Cancer Nurs* 2012; 35(1):48–54.
76. Komatsu H, Watanuki S, Koyama Y, et al. Nurse counseling for physical activity in patients undergoing esophagectomy. *Gastroenterol Nurs* 2018; 41(3):233.
77. Hong Y, Vollmer Dahlke D, Ory M, et al. Designing iCanFit: A mobile-enabled web application to promote physical activity in older cancer survivors. *JMIR Res Protoc* 2013; 2(1):e12.
78. Robertson MC, Tsai E, Lyons EJ, et al. Mobile health physical activity intervention preferences in cancer survivors: A qualitative study. *JMIR mHealth uHealth* 2017; 5(1):e3.
79. Friedenreich CM. Physical activity and breast cancer: Review of the epidemiologic evidence and biologic mechanisms. *Recent Results Cancer Res* 2011; 188:125–139.
80. Shephard RJ. Cancers of the esophagus and stomach: Potential mechanisms behind the beneficial influence of physical activity. *Clin J Sport Med* 2017; 27(4):415–421.
81. Hayes BD, Brady L, Pollak M, Finn SP. Exercise and prostate cancer: Evidence and proposed mechanisms for disease modification. *Cancer Epidemiol Biomarkers Prev* 2016; 25(9):1281–1288.
82. Wekesa A, Harrison M, Watson RW. Physical activity and its mechanistic effects on prostate cancer. *Prostate Cancer Prostatic Dis* 2015; 18(3):197–207.
83. Centers for Disease Control and Prevention: Up to 40 Percent of Annual Deaths from Each of Five Leading US Causes are Preventable. https://www.cdc.gov/media/releases/2014/p0501-preventable-deaths.html (accessed December 11, 2017).

第 35 章 | 癌症患者的营养治疗

目录

要点 / 572

35.1 **前言** / 572

35.2 **营养不良和癌症恶病质** / 572

35.3 **癌症的代谢改变** / 573

35.3.1 碳水化合物代谢改变 / 574

35.3.2 脂肪代谢改变 / 574

35.4 **营养筛查** / 574

35.4.1 营养需要 / 575

35.5 **癌症治疗和副作用管理** / 576

35.5.1 化学治疗和放射治疗 / 576

35.5.2 治疗期间进食的生活方式策略 / 578

35.6 **癌症的补充和恢复治疗** / 579

35.6.1 特殊和替代饮食——代谢疗法与饮食方法 / 580

35.6.2 代谢饮食疗法 / 581

35.6.3 禁食 / 582

35.6.4 生酮饮食 / 582

35.7 **结论** / 583

致谢 / 583

参考文献 / 584

要点

- 恶病质是指体重减轻>5%或已有消耗或有肌少症的患者体重减轻>2%。
- 早期发现营养不良、神经性厌食症、肌少症和癌症恶病质,并进行适当治疗,对于提高癌症患者的生活质量至关重要。
- 营养护理过程是一种提供高质量营养护理的系统方法,包括营养评估、营养诊断、针对营养问题的干预以及监测和评估。
- 特殊饮食和代谢疗法,如禁食和生酮饮食,在癌症护理中仍然存在争议,向临床实践推荐之前,还需要更多研究。
- 将饮食调整、体力活动和心身模式相结合的多学科方法,可以提高癌症患者的生活质量。

35.1 前言

人们越来越认识到营养和生活方式策略在癌症治疗和生活质量(quality of life,QOL)方面的重要性。癌症引发的代谢反应多种多样,某些肿瘤较其他肿瘤更易引发营养异常。实体瘤如肺癌、胰腺癌、头颈部肿瘤和胃肠道(gastrointestinal,GI)肿瘤通常合并营养不良和体重减轻。胃肠道肿瘤和胰腺癌最为常见,体重减轻的发生率分别为83%和87%[1]。癌症和癌症治疗往往影响饮食摄入和消化吸收,可能导致神经性厌食症、恶心、呕吐、腹泻、便秘、口腔炎、黏膜炎、吞咽困难以及味觉和嗅觉改变等副作用[2]。还有许多患者在诊断为癌症或在接受癌症治疗时,通常会感到情绪低落。除了解决营养摄入问题和对症处理之外,补充和替代医疗(complementary and alternative medicine,CAM)可能在处理抑郁、疲劳、疼痛和压力等行为相关因素方面发挥作用[2,3]。

35.2 营养不良和癌症恶病质

营养不良和体重减轻在接受癌症治疗的患者中常见[4-6],高达80%接受多方式治疗的癌症患者会出现体重减轻。与体重稳定的患者相比,体重减轻患者可经受治疗剂量更低,剂量限制毒性更加严重,整体治疗结果和生存大打折扣[7]。营养不良可由神经性厌食症(食欲不振)、肌少症(骨骼肌丢失)、脱水或癌症恶病质引起,与其他情况不同的是,癌症恶病质的营养不良并不总能逆转[5]。根据肿瘤的不同,50%~80%的晚期癌症患者在疾病进展过程中会出现恶病质[4,8-11],约占癌症患者总死亡率的20%[12-14]。

"恶病质"一词起源于希腊语中的kakos和hexia,意思是"坏状况"[4,15]。2011年,一项国际共识将恶病质定义为一种多因素综合征,即骨骼肌质量持续丢失,伴或不伴脂肪质量丢失,不能通过常规营养支持完全逆转,并导致进行性功能损害。公认的恶病质诊断标准是体重减轻>5%,或目前体重和身高显示有消耗(BMI<20kg/m^2),或肌少症的患者体重减轻>2%[3]。癌症恶病质源自肿瘤和宿主源性全身炎症,可引发不自觉的瘦肌肉和脂肪组织的丢失[3,6,12,16,17]。

临床上,恶病质具有三个不同的阶段：前恶病质、恶病质和难治性恶病质。前恶病质阶段表现为食欲不振、糖耐量受损和体重减轻(6个月内体重减轻≤5%的正常体重),是消瘦的早期临床指征[18]。恶病质阶段以持续的骨骼肌损失、能量和蛋白质的负平衡为特点[3]。到了难治性恶病质阶段,分解代谢更为活跃,表现为机体评分降低,皮下脂肪(例如眼眶、肱三头肌、肋骨外脂肪)丢失[3,19,20],肌肉减少,体重无法维持。

恶病质患者的典型表现是体重不足和持续消耗[10]。然而,在超重或肥胖的个体中,很难发现体重减轻超过5%。肌少症性肥胖,见于脂肪含量高、骨骼肌含量低的超重或肥胖个体,在癌症患者中经常被忽视,并且在没有营养评估的情况下可能无法识别[4,21]。据估计,约40%超重或肥胖的晚期胰腺癌患者存在肌少症性肥胖,与呼吸道或胃肠道实体肿瘤中没有肌少症的肥胖患者相比,此类患者的功能状态更差,这是加速死亡的独立危险因素[10,20,22,23]。

计算机断层扫描(computerized tomography,CT)等技术能够检测内脏和皮下脂肪组织的差异,更易发现肌少症[24]。虽然BMI是一个简单、低成本的肥胖筛查工具,高于或低于22.5~25kg/m^{2}的最适范围时能够有效预测总体死亡率,但它并不总与肥胖程度一致。例如,BMI在高脂肪组织、低骨骼肌的老年人中被低估,而在骨骼肌较多和脂肪组织较少的运动员中被高估。通过CT图像分析、双能X射线吸收法(dual-energy X-ray absorptiometry,DEXA)或磁共振成像(MRI)评估骨骼肌和脂肪组织的消耗程度,进行定期的身体构成评估,有助于指导临床干预[4,25]。机体构成工具可为BMI大幅变动的癌症患者提供基础数据,并通过揭示骨骼肌和脂肪组织的萎缩程度来更加准确地评估营养状况[12,26]。然而,在临床上需要更多无创和便捷的工具来检测骨骼肌萎缩程度[6]。

35.3 癌症的代谢改变

体重减轻、神经性厌食症和代谢功能障碍均与较高的静息能量消耗(resting energy expenditure,REE)有关[27],REE在癌症恶病质的进展中发挥作用。癌症患者的REE情况取决于肿瘤类型。有些癌症如食管癌、胃癌、胰腺癌和非小细胞肺癌,会增加能量消耗。然而也有与此不同数据显示在某些胃癌和结直肠癌患者中REE接近正常[12,28]。据估计,体重减轻的晚期癌症患者平均每天缺少200kcal热量[29],恶病质患者每天缺少250~400kcal热量[30]。

虽然恶病质的潜在机制尚不清楚,但存在全身性炎症多被认可。C反应蛋白(C-reactive protein,CRP)是一种急性期蛋白,与肌肉萎缩有关[31],常用于评估一般炎症和促炎细胞因子的活性[32]。肿瘤细胞和机体免疫细胞都会分泌炎性细胞因子,如最早被确定为恶病质介质的TNF-α[27]和IL-1。已明确TNF-α和IL-1都能分解骨骼肌中的蛋白质,同时还影响食欲,延长炎症周期[12,33,34]。

炎症标志物、饮食摄入和体重减轻,能够预测癌症结局。已经证明,CRP水平为10mg/L或更高,食物摄入量<1 500kcal/d且体重减轻≥10%,可以预测机体功能和癌症预后[35]。营养和饮食学会建议通过对炎症标志物如CRP升高和其他消瘦指征的评估,来帮助准确判断癌症患者体重减轻情况[19,36]。

35.3.1 碳水化合物代谢改变

C.Cori 和 G.Cori[37]最早观察到癌症患者碳水化合物代谢的改变,这种改变是通过增加体内肿瘤的糖酵解速率和肿瘤组织摄取葡萄糖所致,估计可致每天损失 300kcal 的能量[22,27]。这种能量失衡可能与解偶联蛋白(uncoupling protein,UCP)的上调和通过 Cori 循环将肿瘤来源的乳酸回收到肝[26,38,39]有关。肝糖原储存的减少并不限制恶病质患者内源性葡萄糖的产生/利用[27]。虽然对恶病质患者葡萄糖代谢的研究还不深入,但最近对果蝇的遗传学研究揭示了一种名为 ImpL2/IGFBP 的肿瘤分泌因子[40,41],它是胰岛素结合蛋白和胰岛素/胰岛素样生长因子的拮抗剂。这种肿瘤分泌因子可能是导致远离肿瘤的器官发生消瘦表现的原因[27,42]。

35.3.2 脂肪代谢改变

除了碳水化合物代谢的改变外,癌症还会引起脂质代谢的变化。Das 及其同事[43]观察到由于脂肪三酰甘油脂肪酶(adipose triglyceride lipase,ATGL)和激素敏感性脂肪酶(hormone-sensitive lipase,HSL)增高导致的被动脂肪分解。癌症患者的脂肪分解也是由诸如糖皮质激素、儿茶酚胺等激素以及细胞因子等导致的[44]。

白色脂肪组织褐变的现象发生在恶病质的初始阶段,并与动物能量消耗的增加有关[16]。棕色脂肪组织(brown adipose tissue,BAT)与白色脂肪组织(white adipose tissue,WAT)不同,它不储存能量,而是作为能量消耗产生热量。在低温下长时间暴露时,BAT 可在肩胛间产生"非寒战"的热量[16,27]。小鼠癌症恶病质模型显示脂肪组织的产热活性增加,这可能会加速能量消耗,导致肌肉和脂肪的萎缩[33]。小鼠肿瘤移植模型表明肩胛间 BAT 的产热造成恶病质的高代谢状态[45]。

WAT 的形态学变化被称为"WAT 褐变"现象[27]。临床前研究显示,WAT 细胞中的脂肪细胞"褐变"为"米黄色"细胞[16]导致能量消耗增加[46]。WAT 褐变与 UCP1 的表达增加有关,它将线粒体呼吸与产热结合起来,而非 ATP 合成[16]。虽然这种能量消耗对肥胖患者有好处,但它对难以承受进一步体重减轻的恶性肿瘤患者而言是有害的。Petruzzelli 及其同事[16]观察到 WAT 褐变发生在癌症恶病质的初始阶段,甚至在骨骼肌萎缩之前就已经开始促进能量消耗和脂质动员。

慢性炎症和细胞因子在 WAT 褐变的发病机制中也起着至关重要的作用,特别是 IL-6,增加 WAT 中 UCP1 以及肿瘤源性甲状旁腺激素相关蛋白(parathyroid hormone-related protein,PTHrP)[16]的表达。动物实验表明,其他介质,如巨噬细胞[47]以及 β-肾上腺素能神经纤维[48],无论单独作用还是与其他细胞因子联合,均在诱导 WAT 褐变和脂肪组织的产热中发挥作用[16]。通过 β-肾上腺素抑制 WAT 褐变是一种减轻恶病质的方法[16]。

35.4 营养筛查

个体的营养状况对 QOL 和癌症治疗的耐受性有很大的影响。在一项癌症患者的观察研究中,

Nourissat 及其同事[49]评估了营养状况和 QOL 的不同方面,包括身体、功能、社会、认知和症状管理。约 30% 的患者自诊断癌症以来体重下降 10% 以上,其 QOL 总评分为 49%,显著降低;而自诊断以来体重下降不到 10% 的人,其 QOL 评分达 63%[49]。体重减轻与 QOL 多方面的紧密联系突显癌症患者营养干预的重要性。

营养不良影响癌症治疗计划,并与降低化学治疗和放射治疗的耐受性、更高的住院率和更长的住院时间(length of hospital stay,LOS)有关[50-53]。对营养不良进行筛查有助于早期识别营养不良或有营养不良风险的患者,提高治疗结果[54]。经验证实可用于肿瘤患者的筛选工具包括患者参与的主观全面评定(patient-generated subjective global assessment,PG-SGA)、营养不良筛查工具(malnutrition screening tool,MST)[55]、癌症患者营养不良筛查工具(malnutrition screening tool for cancer patients,MSTC)[56]、以及营养不良通用筛查工具(malnutrition universal screening tool,MUST)[50]。这些工具使用简单,可以由患者或医疗保健专业人员完成,并确定患者是否有营养不良的风险,进而需要进一步的营养评估。

营养护理过程是一种提供高质量的营养护理,包括营养评估、营养诊断、针对营养问题根本原因的干预以及监测和评估的系统方法。医学营养疗法(MNT)是一种用适当的方式给予合理营养干预的医学疗法,是营养治疗在临床上疾病管理的具体应用。MNT 内容涉及深度个体化营养评估、疾病治疗持续时间和治疗频率。

有 11 项研究对各种高风险癌症患者进行检查、评估,这些患者包括接受放射治疗或联合放射治疗之前,门诊和住院的头颈部和胃肠道肿瘤患者,MNT 可有效改善多项治疗结果[57-67]。这些研究中,营养治疗在治疗期间最常见的频率是每周一次,采用多阶段干预,一般是 8 周~12 个月。营养干预的有效评估因素包括:卡路里和蛋白质摄入量;包含体重的人体测量指标;包含无脂肪贮存量的身体成分测量;包含消瘦的营养状况和营养状况恶化程度;生活质量;症状,如疲劳、疼痛、恶心/呕吐、食欲;放射治疗引起的毒性;身体和功能状况;LOS[58-68]。

另 5 项研究中显示 MNT 有效改善门诊和住院各类癌症患者(接受化学治疗之前)的多项治疗结果[57,58-72]。营养干预的积极影响包括:体重状况;营养状况;饮食摄入;生活质量;症状减轻情况;功能状况;耐力和体力[68-72]。

MNT 最关键的好处是能很早识别癌症患者的营养不良和恶病质,并通过肠内营养、肠外营养提供营养支持和/或处理营养相关症状。最成功的营养干预是,考虑到肿瘤本身引起的能量消耗增加,或个人对肿瘤的反应,以及压力、焦虑或抑郁等所有严重影响营养吸收并常减少癌症患者食物摄入等因素,采用适当干预措施使癌症患者的营养需求得到满足[73-74]。当癌症患者消耗、消化和吸收所需营养时,就会保持足够的营养。已经证明 MNT 可以改善个体评分,促进手术恢复,减少术后并发症,维持体重状态,提高癌症治疗耐受性,降低化放疗的毒性[51,52,75]。

35.4.1 营养需要

进食过量和进食不足对癌症患者都是有害的。进食不足可能导致营养不良和肌少症,进食过量可能导致二氧化碳产物增加、高血糖、氮质血症、高甘油三酯血症、电解质失衡、免疫抑制以及水电解质异常、脂肪肝和呼吸衰竭可能[22]。除了蛋白质，从脂肪和碳水化合物的摄入中获得足够的能量必不可少，可以使蛋白质发挥其必要的功能，肌肉得到保持。癌症患者推荐的蛋白质摄入量为每天 1.0~1.5g/kg[76]；但是，典型的癌症患者蛋白质摄入量每天为 0.7~1.0g/kg[77]。分解代谢较高的癌症患者每天需要额外增加 1.2~2.0g/kg 的蛋白质，而代谢应激的个体推荐每天摄入 1.5g/kg 蛋白质。

微量营养素在代谢反应中起着至关重要的作用。营养摄入减少和尿丢失会导致维生素 A、维生素 B 和维生素 C 以及锌、铁和硒的缺乏[73,78]。住院患者经常会出现严重的维生素和矿物质缺乏，手术可能会进一步丢失某些微量营养素[78]。炎症过程和蛋白质分解代谢可进一步加重微量营养素缺乏，影响生化反应进程，导致酶功能异常、器官功能障碍和肌肉无力[73,79]。如果患者摄入的食物少于 2/3，可考虑膳食补充复合维生素/矿物质补充剂[80]。补充超过膳食参考摄入量的微量元素无法保证血清水平的增加，并且过量的膳食补充剂还可能有害[78]。

对体重减轻的成年癌症患者的营养支持治疗包括口服营养补充和免疫增强营养（immune-enhancing nutrition，IEN）支持，其配方中含有至少两种以下成分：精氨酸、ω-3 脂肪酸、谷氨酰胺和核糖核酸。[74]研究表明使用 IEN 能够增加体重（包括肌肉），提高机体性能，减少炎症发生。在 27 项随机对照试验（randomized controlled trials，RCT）的荟萃分析中，Song 等（2015 年）[81]发现 IEN 是胃肠道恶性肿瘤围手术期处理很有前景的选择。此外，强有力的证据表明，每天补充含有 0.27~6.0g 二十碳五烯酸（eicosapentaenoic acid，EPA）鱼油等医用食品补充剂，可以在肌肉量衡定的情况下稳定体重或增加体重[82-86]。

虽然肌肉消耗的原因仍未完全了解，但适当的早期营养干预，区分不可避免的衰老引起的肌肉质量损失和因分子水平导致的癌症恶病质的肌肉丢失是临床所需要的[87]。用于诊断癌症恶病质的精确蛋白标志物目前正在研究当中，有望早期准确发现癌症恶病质[87]。

35.5　癌症治疗和副作用管理

抗癌治疗，如化学治疗、激素治疗、放射治疗、生物治疗和手术[88]可影响营养状况，并可能导致神经性厌食症、食欲差、胃排空延迟、早饱和其他胃肠不适（例如恶心、呕吐和腹泻）[74]。依据抗癌治疗不同，癌症患者可能会出现早饱、食欲下降、食物的气味或味道发生变化以及其他营养相关症状，管理这些症状可防止营养状况恶化[12]。表 35-5-1 提供了治疗期间管理症状的饮食建议。

35.5.1　化学治疗和放射治疗

化学治疗，无论是单一的抗肿瘤药物还是多药组合，都是癌症治疗的常见方法。个人健康状况、用药剂量和化学治疗的时间不同，治疗对个人产生的影响也就不同。虽然所有化学治疗药物都以杀死癌细胞为目标，但它们在干扰细胞分裂和导致癌症恶病质恶化的机制上存在差异[12]。

放射治疗导致的副作用受肿瘤位置的影响。例如，头颈部肿瘤患者可致严重的黏膜炎、口干和食欲差。放射前就有营养不良可致患者对治疗的耐受性降低。六项营养状况与放射治疗耐受性之间关系的回顾性研究显示,营养状况与减少治疗中断、非计划住院、治疗毒性、PG-SGA 评分和 QOL 之间存在正性相关[52,63-66,89]。

表 35-5-1　治疗期间的副作用管理[134,135]

症状	建议
味觉或嗅觉改变	• 进食前漱口或刷牙 • 将水果腌料用于肉类食物调味,若能耐受,可使用柠檬、草药和香料、泡菜或辣酱 • 尝试无糖柠檬汁、口香糖或薄荷糖改善口腔味道 • 对于味道不好的食物,试试变成水果味或咸味 • 对于金属味,尝试香料或调味料,如洋葱、大蒜或洋葱粉,或添加一点甜味剂、龙舌兰花蜜或枫糖浆或坚果黄油(花生酱、杏仁黄油) • 对于太咸、太苦或太酸的味道,选择天然甜而不是咸或酸的食物,要使用低钠产品。此外,也可尝试用 1/4 茶匙柠檬汁来脱去盐的味道 • 对于太甜的,加入 6 滴柠檬或酸橙汁,直到甜味变淡 • 对普通缺少味道的,加入柠檬汁,但重点是添加更多的海盐,直到味道出现 • 对于苦味或怪味的肉类,在肉中添加甜味剂,如水果腌料或酸甜酱,或选择替代肉类的蛋白质,如鸡蛋、豆腐、乳制品或豆类
便秘	• 重点是要足够的水化:每天要以摄入 2.5L(8 杯)的液体为目标,每天缓慢增加 25~35g 纤维素,直到可耐受 • 尝试热饮料、热谷物或高纤维食品,以刺激肠道运动 • 加入益生菌,如酸奶、味噌汤和/或其他补充剂,以帮助促进肠道运动 • 进行轻度活动和/或拉伸,以改善肠道运动规律 • 必要时与健康专业人员讨论,是否需要服用影响肠道功能或大便软化剂的药物 • 安排足够的如厕时间,以方便排便
腹泻	• 识别并少吃问题食品 • 尝试低脂肪、低纤维和/或无乳糖饮食,避免产气食物、咖啡因和酒精 • 尝试膨胀剂、果胶或可溶性纤维食品(例如苹果酱、香蕉、燕麦片、土豆、大米) • 避免使用山梨醇或其他含有糖醇的产品(例如无糖口香糖和糖果)
疲劳	• 鼓励使用便捷食物、零食、熟食和高能量食物 • 把不易腐烂的零食放在床边(例如什锦干果、坚果) • 少食多餐并吃零食 • 当食欲最好时要好好吃,如早餐 • 尽可能地减少工作或家务等事务 • 尝试将节能策略应用到各项活动中 • 鼓励轻量活动/运动 • 咨询物理治疗顾问以加强体质 • 评估贫血导致乏力的原因,如果适合医疗,考虑使用多种维生素和矿物质补充剂
食欲不振	• 多进食一些热量高的食物和液体 • 在愉快的环境中进食,避免在出现压力或冲突时用餐 • 按时吃饭,不要等有食欲或饥饿时才吃 • 吃东西太累的时候进食冰沙或医用饮料 • 进行轻体力活动,即使短短 10min 也可刺激食欲 • 食用简便易得的食物,以保持能量

续表

症状	建议
恶心、呕吐	• 每天吃 5~6 顿小餐,包括瘦肉蛋白,如鱼、鸡肉、豆类、豆腐 • 远离食物准备区以免接触气味 • 考虑吃没有什么气味、凉爽、清淡的食物 • 忌油腻、高脂食物 • 饮料不要与主餐一起,可以在两餐之间 • 避免/限制强烈气味的乳液、香水、肥皂和空气清新剂 • 进食后头部抬高休息 30min • 考虑使用补充疗法,如姜茶、姜汁啤酒、0.5~1g 生姜提取物
口腔念珠菌病,黏膜炎/食管炎、唇疱疹	• 选择酸度较低的食物,避免番茄制品、柑橘汁和腌制食品 • 选择较少辛辣的食物,避免辣椒、辣椒粉、咖喱、丁香、黑胡椒、辣酱、生姜、红辣椒片和其他强辛辣料理 • 选择质地较软的食物,加上润湿剂、酱汁或肉汁 • 选择奶油汤、花椰菜或土豆泥、酸奶、鸡蛋、豆腐和布丁 • 提供冷的或室温的食物 • 准备低酸水果如瓜、香蕉或桃子的冰沙,加入酸奶、牛奶或绢豆腐 • 对于口腔疼痛,将一汤匙蜂蜜溶解在一杯温水中,避免碳酸饮料 • 食用冰块或冰汽水
早饱	• 选择高热量食物或医用营养饮料 • 最饿的时候,最大限度地摄入食物 • 全天少量多餐,含蛋白质来源的零食如鸡蛋、鳕鱼、豆类和种子类 • 饮料不要与主餐一起,可以在两餐之间 • 进行轻体力活动,帮助胃肠道消化食物
口干燥症或唾液减少症	• 吃饭时交替咀嚼和啜饮 • 在食物中加入肉汤、果汁和酱汁,并将干粮在液体泡化 • 保持液体摄入达到每天 8~10 杯 • 咀嚼胡萝卜或芹菜 • 用苏打水或碳酸水漱口 • 在家里使用加湿器来湿润空气 • 保持良好的口腔卫生 • 吮吸硬糖、冷冻葡萄或西瓜块 • 避免酒精和含酒精的漱口水

35.5.2 治疗期间进食的生活方式策略

尽可能地做好膳食计划和吃健康、爱吃的食物可以消除癌症治疗中的副作用。了解食物特性是膳食规划的重要组成部分,可以提高 QOL[65]。治疗期间进食的生活方式策略见表 35-5-2。

表 35-5-2　治疗期间进食的生活方式策略[135]

	建议
一般方法	• 提前计划好膳食，如按月、周、日 • 计划每天吃 5~6 顿含有蛋白质，富含维生素、矿物质和植物营养素的小餐 • 如果可能的话进行轻体力活动，以刺激食欲 • 当最饥饿时，最大限度地摄入高质量和不同种类的食物
具体方法	**化学治疗前两天** • 尽可能多吃，以使身体"功能加强从而希望尽量减少副作用"。此外，避免进食过多喜欢的食物，以尽量减少在化学治疗期间产生恶心／呕吐引起的食欲下降。最后，避免油腻、油炸或高脂食物 **在治疗周期（化学治疗或放射治疗）** • 试着每小时吃点东西，即使不饿，胃空时更容易恶心 • 如果没有胃口则进食最小量，试着吃自制的肉汤，两份含有蛋白粉的冰沙，两杯治疗茶，如姜茶 • 如果有食欲，试着进食富含维生素、矿物质和植物营养素的营养汤。一定要在可能的时候添加蔬菜和能够合成蛋白质的食品 • 如果饿了，使劲吃！加入能够合成蛋白质的食物，如鸡肉和米饭、鸡蛋，如鸡蛋沙拉、煮鸡蛋。继续使用滋补品，如生姜柠檬水和芒果椰子冰沙。任何时候食物中都可以包括燕麦片、鹰嘴豆泥、藜麦 **化学治疗后一周** • 当味蕾回来的时候，加入最喜欢的食物，激发食欲 **在治疗之间** • 当食欲正常时，把注意力集中在提供植物营养，如抗癌营养素的植物性食物上

35.6　癌症的补充和恢复治疗

传统上 CAM 不属于对抗医学。补充治疗是指与常规医学相结合的医疗模式，而替代治疗模式则指取代常规治疗。美国国立卫生研究院的国家补充和综合健康中心将 CAM 分为两大类：一为生物制品，由膳食补充剂构成，包括非维生素、非矿物质膳食补充剂，如草药和特殊饮食；二是心身干预（mind-body intervention，MBI），包括冥想、瑜伽、深呼吸、太极和气功等方式[90]。

使用 CAM 的各种动机在接受治疗的乳腺癌和前列腺癌患者中有所报告，包括预防癌症复发、参与恢复、改善免疫系统、管理压力和获得希望[91]。癌症患者和幸存者更易使用 CAM 的常见心理因素是抑郁和焦虑[92]，这在那些已经获得令人鼓舞的预后或治疗[93]后仍有癌症相关疲劳、睡眠障碍、认知功能障碍和周围神经病变的患者中通常持续存在[94]。

尽管在欧洲癌症中心和医院，顶级 CAM 模式反映了对 MBI[95]的广泛兴趣，但美国癌症患者和长期存活者更喜欢基于生物的 CAM 模式，如维生素／矿物质补充剂（分别为 64% 至 81%）和复合维生素／矿物质补充剂（分别为 26% 至 77%）[96]。美国基于 CAM 实践的国民健康访问调查数据，将特殊饮食列为前十大 CAM 实践[90]。

35.6.1 特殊和替代饮食——代谢疗法与饮食方法

癌症患者通常希望通过生活方式的改变和营养干预发挥抗肿瘤作用。患者在癌症诊断后经常感到无力和空虚。患者渴望找到能够处理癌症诊断相关症状,如焦虑、压力和癌症疲劳的措施[93,97,98]。癌症复发和死亡威胁通常促使他们更愿意尝试新的和未经证实的方法,比如饮食替代疗法[99]。

最受癌症患者喜欢的特殊饮食如表 35-6-1 所示。虽然这种特殊的饮食替代(如 Gerson 和 Gonzalez 方案)缓解癌症的证据有限[97,100,101],但其作为一种潜在的治疗方法正在受到广泛关注。报道最多的抗癌饮食有碱性饮食、禁食、Gerson 饮食、生酮饮食(限制碳水化合物)、养生饮食、生食和素食[102]。其他流行的抗癌饮食包括 Budwig、Gonzalez 方案和无糖饮食。[97]虽然医疗从业者通常不赞成使用缺乏证据的饮食,但部分癌症患者仍然可能会选择使用[102,103],个别极端情况下,癌症患者甚至用特殊的饮食来取代抗癌治疗。

表 35-6-1 受欢迎的癌症饮食:无证据支持[136]

饮食种类	营养成分	饮食哲学	评论/关注点
碱性	• 80% 以植物及低糖水果为基础 • 20% 的酸性食品,如谷物、肉、鸡蛋、乳制品、咖啡、糖和酒精	• 碱性食品可以改善健康,预防癌症	• 可能是低热量,低蛋白质、钙和维生素 D 的含量低 • 需要大量的液体摄入,每天 >1.9L,避免某些食物组合或在特定时间进食
Budwig	• 素食为主或纯素食 • 避免氢化油、反式脂肪、动物脂肪、乳制品和加工食品 • 含亚麻籽油和白干酪的多份日间饮食	• 芝士与亚麻籽油的结合,多不饱和脂肪酸含量高,可改善细胞功能	• 蛋白、钙和热量可能受到限制
Gerson	• 严格代谢饮食,强调新鲜果蔬汁 • 通常情况下,3 顿素食和小吃,每天 6.8~9.1L 果汁,最理想的是每小时 1 杯,持续 13h • 限制全谷物 6 周	• 饮食使身体排毒,刺激新陈代谢使身体能够自愈 • 通过饮食增加细胞中的钾,减少钠,身体将解毒并恢复免疫系统	• 严重营养缺乏和营养不良、脱水、结肠炎 • 过量使用咖啡灌肠剂会导致脓毒症、电解质缺乏、脱水、结肠炎和死亡可能
Gonzalez	• 饮食变化,可以从几乎素食到需要 2~3 次/d 红肉 • 有机食品、新鲜蔬菜汁,避免精制食品 • 每日咖啡灌肠、维生素/矿物质补充剂、动物器官提取物	• 癌症与环境毒素和加工食品有关。胰酶有助于排出毒素,帮助正常细胞,修复受损细胞	• 流感症状,低热、肌肉疼痛、皮疹、电解质失衡
养生饮食	• 素食,全食 • 全谷物占 40%,蔬菜 20%~30%,5%~10% 来自豆类,包括豆制品	• 通过吃简单、健康的饮食和避免含有毒素的食物,与自然和谐相处	• 体重减轻、贫血、潜在蛋白质不足 • 可能缺锌、钙、维生素 B_{12} 和维生素 D
生食	• 大多数或所有未煮熟和未加工的食物 • 没有肉、奶制品和鸡蛋 • 推荐钙、维生素 B_{12} 和维生素 D 补充剂	• 熟食导致癌症 • 未经加工的食物和较少的添加成分保存了食物中的酶,并提供了健康益处	• 体重减轻 • 蛋白质、钙、铁、锌、维生素 B_{12} 和维生素 D 的不足

续表

饮食种类	营养成分	饮食哲学	评论/关注点
素食	• 植物性饮食 • 如果所含种子、坚果、豆类和谷物产品数量适当,可以满足蛋白质的要求	• 不包括乳制品、鸡蛋和所有动物产品,严格遵守植物制品	• 体重减轻,锌、钙、维生素 B_{12} 和维生素 D 缺乏 • 如果没有充分暴露于来自太阳的紫外线或维生素 D 强化食品不足,则需补充维生素 D

对癌症患者营养治疗建议包括以下:

- 用于评估肿瘤患者营养状况的筛选工具,包括 PG-SGA、MST、MSTC 和 MUST[50,55,56]
- 定期的身体成分评估,通过 CT 图像分析、DEXA 或 MRI 评估骨骼肌和脂肪组织的消耗情况,有助于指导临床干预[4,25,137]
- 已证明当 CRP 水平为 10mg/L 或更高,且食物摄入量<1 500kcal/d、体重下降≥10% 时,可以预测功能状态和癌症的预后情况[35]
- 营养护理流程是一种提供高质量营养护理的系统方法,包括营养评估、营养诊断和干预,能够针对营养问题的根源给予监测和评估[2]
- 医学营养疗法的最大好处是在癌症早期识别营养不良和恶病质,并通过肠内营养、肠外营养和/或管理营养相关症状来提供营养支持。最成功的营养干预是考虑到肿瘤本身引起的能量消耗增加,个人对肿瘤的反应,以及压力、焦虑或抑郁等严重影响营养吸收,导致减少癌症患者食物摄入量的因素,从而使癌症患者的营养需求得到满足[4,73,74]
- 癌症患者推荐的蛋白质摄入量为每天 1.0~1.5g/kg。高代谢癌症患者有更多的蛋白质需求,每天增多 1.2~2.0g/kg,通常给代谢应激的个体推荐的蛋白质摄入量为每天 1.5g/kg 蛋白质[12,79]
- 如果患者摄入的食物少于 2/3,可以考虑以多种维生素/矿物质补充剂的形式给予膳食补充剂[80]
- 禁食和生酮饮食有些好处,但数据有限,尚未得出最终结论[133]
- 依抗癌治疗不同,癌症患者可能会出现早饱和食欲减退、嗅觉味觉变化以及其他影响营养的症状,管理好这些症状可防止营养状况下降[12,138]

35.6.2 代谢饮食疗法

在过去几十年中,人们对癌症的分子机制有了更多的了解。癌症的代谢功能障碍与代谢综合征有关,其特征是胰岛素水平升高(胰岛素抵抗)、胰岛素样生长因子-1(IGF-1)、激素瘦素水平升高、激素脂连蛋白减少以及炎症细胞因子升高[104]。虽然没有证据表明高糖饮食直接促进癌症进展,但高糖摄入与胰岛素和生长因子水平较高有关,可能影响癌细胞增殖,增加其他慢性疾病的风险[105,106]。

尽管特定基因和癌症代谢信号通路在癌症进展中的作用尚不完全清楚,但人们对代谢疗法的兴趣正在兴起[107]。Warburg 效应,首先由 Warburg 及其同事描述,[108]观察到癌细胞低效利用糖酵解途径获得腺苷三磷酸(adenosine triphosphate,ATP)作为能量[107,109],推测 Warburg 效应[108]是由于线粒体呼吸功能障碍[110]或者通常存在于实体肿瘤中的低氧状态导致癌细胞适应糖酵解产生 ATP。癌症虽然是一种具有不同基因型的异质性疾病,但这种效应却是大多数癌细胞都有的主要代谢改变[109]。

Warburg 效应一直是饮食疗法的基础,如生酮饮食(ketogenic diet,KD)和饮食限制被作为癌症的辅助疗法[107,113]。

35.6.3 禁食

几个世纪以来,由于文化和精神原因,禁食一直是一种习俗[114]。长期以来,人们一直认为规定饮食限制对健康有好处[115]。在 1914 年,Payton Rous 首次观察到[116]随着食物和热量摄入的限制,肿瘤的生长减少。在小鼠模型中,周期性禁食增强了化学治疗的疗效,提示在将要进行化学治疗或化学治疗期间进行短期或间歇性禁食可能有益于癌症治疗[117]。临床前研究还表明,禁食可以保护非癌细胞,减少细胞毒性治疗的一些副作用,同时使癌细胞更容易接受癌症治疗,如化学治疗[117-120]。

大多将能量限制与降低致癌率相关联的动物和人类观察研究,都采取了持续性能量限制。然而,人们越来越关注间歇性能量限制(intermittent energy restriction,IER)或间歇性禁食(intermittent fasting,IF),这包括标志性的能量限制或完全禁食期间穿插间断正常进食[121]。虽然 IEF 或 IF 对人类癌症发病率的影响尚不确定,但有证据表明癌症风险生物标志物介导了肥胖与能量摄入及癌症的发生发展,这些标志物包括胰岛素、IFG-1、瘦素、脂连蛋白、细胞因子和炎症相关分子[121]。然而,有关 IER 和 IF 有效的数据有限,尚未得出正式结论。

35.6.4 生酮饮食

KD 是一种高脂肪、中低蛋白、极低碳水化合物的饮食。人们对 KD 在健康领域应用的兴趣源自数十年前 R.M.Wilder 博士对癫痫患者 KD 的研究。那时已有广泛研究认为 KD 可作为一种潜在治疗癫痫发作、其他神经疾病[122],以及其他疾病(如肥胖、糖尿病、心血管疾病和癌症)的方法[107]。20 世纪 80 年代末,结肠腺癌异种移植小鼠在采用 KD 时表现出恶病质改善和肿瘤重量降低。从此,KD 作为一种可能的癌症辅助治疗方法引起大家的兴趣[123]。

据推测,低葡萄糖/其他碳水化合物以及高脂肪饮食可选择性地引起癌细胞的代谢氧化应激[124]。癌细胞具有高水平的线粒体来源活性氧(ROS),需要增加葡萄糖和过氧化氢代谢来补偿 ROS 的增加。KD 的原理是基于较低的碳水化合物摄取同时增加酮体水平,从而导致类似于禁食的生化变化。脂肪代谢是通过肝中脂肪酸的氧化发生的,并在血液中过量产生酮体(乙酰乙酸、β 羟丁酸和丙酮)而产生酮症[118,124]并进一步导致葡萄糖、胰岛素水平降低,维持血液 pH 水平[124,125]。据研究显示,由于癌细胞下调了氧化磷酸化,无法使用酮体作为燃料,因此发生凋亡[126]。Schroeder 及其同事[127]报告在 KD 5 天后肿瘤组织中乳酸水平降低,表明对癌细胞代谢有影响。

经典的 KD 组成是 90% 脂肪，2% 碳水化合物和 8% 蛋白质，脂肪与碳水化合物及蛋白质的重量比为 4∶1[124]。多年来，KD 出现了一些改良版本，以取代大多数碳水化合物，除了非淀粉类蔬菜，还有低至中等数量的蛋白质和大量的单不饱和脂肪酸/多不饱和脂肪酸[126]。低血糖指数治疗（low glycemic index treatment，LGIT）是一种改进的版本，通过食用低血糖指数的食物来保持低且稳定的胰岛素水平，包括大多数水果、绿色蔬菜、豆荚、扁豆和豌豆；并限制血糖指数高的食物，如精制谷物、果汁、含糖饮料和一些水果。Atkins 饮食是 Robert Atkins 博士推广的一种 KD，作为一种治疗肥胖的方法，其脂肪与碳水化合物的比例为 3∶1，并有 30% 的卡路里来自蛋白质[128]。

美国癌症协会建议每天至少吃 2.5 杯蔬菜和水果，然而 KD 限制水果和蔬菜以及其他营养丰富的食物，如丰富的谷物和富含钙的食物。国际生酮饮食研究小组建议在 KD 期间短期应用复合维生素、微量矿物质、维生素 D 和钙补充剂[129-131]。为了消除糖原储存，允许酮适应，KD 干预的长度应至少为 3 周[107]。已报告的 KD 的短期和长期副作用包括但不限于胃肠道问题，如便秘、肾损害和潜在的高脂血症[124,132]。由于这种饮食口感差，对患者的依从性颇具挑战性。

35.7 结论

营养不良影响着很多癌症患者，但往往被忽视，特别是在早期阶段，而且可能对健康和生活质量产生有害影响。通过有效的筛查工具及早期识别营养不良，并进行医学营养疗法，可能会改善结果。将这些工具纳入常规实践简单易行，但美国癌症中心并没有充分利用这些工具。更复杂的工具，如 CT 图像会更加深入观察患者身体组成，而且它们通常是作为患者医疗检查的一部分进行的，因此无需额外的检查。

CAM 疗法在美国很流行。特别是在癌症患者中，根据治疗方式不同，可能会对癌症患者的 QOL 产生积极影响。从业者应该意识到流行的癌症饮食证据并不充分，因为其中有些饮食方式会给患者造成严重伤害。

尽管 Warburg 效应在很多癌症中普遍存在，但对代谢和饮食疗法如禁食、饮食限制、KD 和癌症的系统临床研究有限。尽管如此，这些饮食代谢疗法为癌症的辅助治疗提供了希望。如今，更多的临床试验和治疗性代谢疗法的试验正在进行中，还需要更多的一致性的证据为癌症患者提出临床建议[133]。未来的 RCT 会使我们更加深入地理解作为癌症辅助治疗的代谢疗法对癌症营养状况的影响、潜在副作用，以及最容易接受代谢疗法的癌症类型[111]。

致谢

感谢 Alicia A.Livinski、美国国立卫生研究院图书馆和国家卫生研究院提供文献综述和参考书目。

（Sandeep（Anu）Kaur，MS，RDN，RYT-500 and Elaine Trujillo，MS，RDN　著

邵康　译　王鹏　校）

参考文献

1. Dewys, W.D., C. Begg, P.T. Lavin, et al. Prognostic effect of weight loss prior to chemotherapy in cancer patients. Eastern Cooperative Oncology Group. *Am J Med* 1980;69:491–497.
2. Academy of Nutrition and Dietetics Evidence Analysis Library. Oncology (ONC) Guidelines (2013). https://www.andeal.org/topic.cfm?menu=5291&cat=5066 (accessed October 4, 2017).
3. Fearon, K., F. Strasser, S.D. Anker, et al. Definition and classification of cancer cachexia: An international consensus. *Lancet Oncol* 2011;12:489–495.
4. Schcolnik-Cabrera, A., A. Chávez-Blanco, G. Domínguez-Gómez, et al. Understanding tumor anabolism and patient catabolism in cancer-associated cachexia. *Am J Cancer Res* 2017;7:1107–1135.
5. Morley, J., D. Thomas, and M. Wilson. Cachexia: Pathophysiology and clinical relevance. *Am J Clin Nutr* 2006;83:735–743.
6. Loumaye, A. and J. Thissen. Biomarkers of cancer cachexia. *Clin Biochem* 2017.
7. Andreyev, H.J., A.R. Norman, J. Oates, et al. Why do patients with weight loss have a worse outcome when undergoing chemotherapy for gastrointestinal malignancies? *Eur J Cancer* 1998;34:503–509.
8. Wang, X., A.M. Pickrell, T.A. Zimmers, et al. Increase in muscle mitochondrial biogenesis does not prevent muscle loss but increased tumor size in a mouse model of acute cancer-induced cachexia. *PLoS One* 2012;7:e33426.
9. Solheim, T.S., D. Blum, P.M. Fayers, et al. Weight loss, appetite loss and food intake in cancer patients with cancer cachexia: Three peas in a pod? - analysis from a multicenter cross sectional study. *Acta Oncol* 2014;53:539–546.
10. Fearon, K., D. Glass, and D. Guttridge. Cancer cachexia: Mediators, signaling, and metabolic pathways. *Cell Metab* 2012;16:153–166.
11. Iwata, Y., N. Suzuki, H. Ohtake, et al. Cancer cachexia causes skeletal muscle damage via transient receptor potential vanilloid 2-independent mechanisms, unlike muscular dystrophy. *J Cachexia Sarcopenia Muscle* 2016;7:366–376.
12. Aoyagi, T., K.P. Terracina, A. Raza, et al. Cancer cachexia, mechanism and treatment. *World J Gastrointest Oncol* 2015;7:17–29.
13. Fearon, K., J. Arends, and V. Baracos. Understanding the mechanisms and treatment options in cancer cachexia. *Nat Rev Clin Oncol* 2013;10:90–99.
14. Tan, B. and K. Fearon. Cachexia: Prevalence and impact in medicine. *Curr Opin Clin Nutr Metab Care* 2008;11:400–407.
15. Argilés, J., S. Busquets, B. Stemmler, et al. Cancer cachexia: Understanding the molecular basis. *Nat Rev Cancer* 2014;14:754–762.
16. Petruzzelli, M., M. Schweiger, R. Schreiber, et al. A switch from white to brown fat increases energy expenditure in cancer-associated cachexia. *Cell Metab* 2014;20:433–447.
17. Johns, N., N. Stephens, and K. Fearon. Muscle wasting in cancer. *Int J Biochem Cell Biol* 2013;45:2215–2229.
18. Muscaritoli, M., S.D. Anker, J. Argilés, et al. Consensus definition of sarcopenia, cachexia and pre-cachexia: Joint document elaborated by Special Interest Groups (SIG) "cachexia-anorexia in chronic wasting diseases" and "nutrition in geriatrics". *Clin Nutr* 2010;29:154–159.
19. White, J.V., P. Guenter, G. Jensen, et al. Academy of Nutrition and Dietetics Malnutrition Work Group; A.S.P.E.N. Malnutrition Task Force; A.S.P.E.N. Board of Directors. *J Acad Nutr Diet* 2012;112:730–738.
20. Tan, B.H., L.A. Birdsell, L. Martin, et al. Sarcopenia in an overweight or obese patient is an adverse prognostic factor in pancreatic cancer. *Clin Cancer Res* 2009;15:6973–6979.
21. O'Connor, A., W. Fischbach, J.P. Gisbert, et al. Treatment of Helicobacter pylori infection 2016. *Helicobacter* 2016;21 Suppl 1:55–61.
22. Trujillo, E.B., S.L. Bergerson, J. Graf, et al. Cancer. In *A.S.P.E.N. Nutrition Support Practice Manual*, 2nd edition, 2005, pp. 150–164.
23. Prado, C.M., J.R. Lieffers, L.J. McCargar, et al. Prevalence and clinical implications of sarcopenic obesity in patients with solid tumours of the respiratory and gastrointestinal tracts: A population-based study. *Lancet Oncol* 2008;9:629–635.
24. Prado, C.M., Y.L. Maia, M. Ormsbee, et al. Assessment of nutritional status in cancer--the relationship between body composition and pharmacokinetics. *Anticancer Agents Med Chem* 2013;13:1197–1203.
25. Dodson, S., V.E. Baracos, A. Jatoi, et al. Muscle wasting in cancer cachexia: Clinical implications, diagnosis, and emerging treatment strategies. *Annu Rev Med* 2011;62:265–279.
26. Tisdale, M.J. Mechanisms of cancer cachexia. *Physiol Rev* 2009;89:381–410.
27. Petruzzelli, M. and E. Wagner. Mechanisms of metabolic dysfunction in cancer-associated cachexia. *Genes Dev* 2016;30:489–501.
28. Fredrix, E.W., P.B. Soeters, E.F. Wouters, et al. Effect of different tumor types on resting energy expenditure. *Cancer Res* 1991;51:6138–6141.
29. Moses, A.W., C. Slater, T. Preston, et al. Reduced total energy expenditure and physical activity in cachectic patients with pancreatic cancer can be modulated by an energy and protein dense oral supplement enriched with n-3 fatty acids. *Br J Cancer* 2004;90:996–1002.
30. Kumar, N.B., A. Kazi, T. Smith, et al. Cancer cachexia: Traditional therapies and novel molecular mechanism-based approaches to treatment. *Curr Treat Options Oncol* 2010;11:107–117.
31. Pepys, M.B., G.M. Hirschfield, G.A. Tennent, et al. Targeting C-reactive protein for the treatment of cardiovascular disease. *Nature* 2006;440:1217–1221.
32. Fearon, K.C., M.D. Barber, J.S. Falconer, et al. Pancreatic cancer as a model: Inflammatory mediators, acute-phase response, and cancer cachexia. *World J Surg* 1999;23:584–588.
33. Kir, S. and B. Spiegelman. Cachexia and brown fat: A burning issue in cancer. *Trends Cancer* 2016;2:461–463.
34. Plata-Salamán, C., Y. Oomura, and Y. Kai. Tumor necrosis factor and interleukin-1 beta: Suppression of food intake by direct action in the central nervous system. *Brain Res* 1988;448:106–114.
35. Fearon, K., A. Voss, D. Hustead, et al. Definition of cancer cachexia: Effect of weight loss, reduced food intake, and systemic inflammation on functional status and prognosis. *Am J Clin Nutr* 2006;83:1345–1350.
36. Jensen, G., P. Hsiao, and D. Wheeler. Adult nutrition assessment tutorial. *J Parenter Enteral Nutr* 2012;36:267–274.
37. Cori, C. and G. Cori. The carbohydrate metaoblism of tumors: II. Changes in sugar, lactic acid, and CO_2-combining power of blood passing through a tumor. *J Biol Chem* 1925;65:397–405.
38. Bing, C. and P. Trayhurn. Regulation of adipose tissue metabolism in cancer cachexia. *Curr Opin Clin Nutr Metab Care* 2008;11:201–207.
39. Holroyde, C.P., C.L. Skutches, G. Boden, et al. Glucose metabolism in cachectic patients with colorectal cancer. *Cancer Res* 1984;44:5910–5913.
40. Figueroa-Clarevega, A. and D. Bilder. Malignant Drosophila tumors interrupt insulin signaling to induce cachexia-like wasting. *Dev Cell* 2015;33:47–55.
41. Kwon, Y., W. Song, I.A. Droujinine, et al. Systemic organ wasting induced by localized expression of the secreted insulin/IGF antagonist ImpL2. *Dev Cell* 2015;33:36–46.
42. Wagner, E. and M. Petruzzelli. Cancer metabolism: A waste of insulin interference. *Nature* 2015;521:430–431.
43. Das, S.K., S. Eder, S. Schauer, et al. Adipose triglyceride lipase contributes to cancer-associated cachexia. *Science* 2011;333:233–238.
44. Tisdale, M.J. Are tumoral factors responsible for host tissue wasting in cancer cachexia? *Future Oncol* 2010;6:503–513.
45. Tsoli, M., M. Moore, D. Burg, et al. Activation of thermogenesis in brown adipose tissue and dysregulated lipid metabolism associated with cancer cachexia in mice. *Cancer Res* 2012;72:4372–4382.
46. Shabalina, I.G., N. Petrovic, J.M. de Jong, et al. UCP1 in brite/beige adipose tissue mitochondria is functionally thermogenic. *Cell Rep* 2013;5:1196–1203.
47. Mauer, J., B. Chaurasia, J. Goldau, et al. Signaling by IL-6 promotes alternative activation of macrophages to limit endotoxemia and obesity-associated resistance to insulin. *Nat Immunol* 2014;15:423–430.
48. Nguyen, K.D., Y. Qiu, X. Cui, et al. Alternatively activated macrophages produce catecholamines to sustain adaptive thermogenesis. *Nature* 2011;480:104–108.
49. Nourissat, A., M.P. Vasson, Y. Merrouche, et al. Relationship between nutritional status and quality of life in patients with cancer. *Eur J Cancer* 2008;44:1238–1242.
50. Amaral, T.F., A. Antunes, S. Cabral, et al. An evaluation of three nutritional screening tools in a Portuguese

oncology centre. *J Hum Nutr Diet* 2008;21:575–583.
51. Antoun, S., A. Rey, J. Beal, et al. Nutritional risk factors in planned oncologic surgery: What clinical and biological parameters should be routinely used? *World J Surg* 2009;33:1633–1640.
52. Capuano, G., A. Grosso, P.C. Gentile, et al. Influence of weight loss on outcomes in patients with head and neck cancer undergoing concomitant chemoradiotherapy. *Head Neck* 2008;30:503–508.
53. Eriksson, K.M., T. Cederholm, and J.E. Palmblad. Nutrition and acute leukemia in adults: Relation between nutritional status and infectious complications during remission induction. *Cancer* 1998;82:1071–1077.
54. Kruizenga, H.M., M.W. Van Tulder, J.C. Seidell, et al. Effectiveness and cost-effectiveness of early screening and treatment of malnourished patients. *Am J Clin Nutr* 2005;82:1082–1089.
55. Ferguson, M., S. Capra, J. Bauer, et al. Development of a valid and reliable malnutrition screening tool for adult acute hospital patients. *Nutrition* 1999;15:458–464.
56. Kim, J.Y., G.A. Wie, Y.A. Cho, et al. Development and validation of a nutrition screening tool for hospitalized cancer patients. *Clin Nutr* 2011;30:724–729.
57. Chlebowski, R.T., G.L. Blackburn, I.M. Buzzard, et al. Adherence to a dietary fat intake reduction program in postmenopausal women receiving therapy for early breast cancer. The Women's Intervention Nutrition Study. *J Clin Oncol* 1993;11:2072–2080.
58. Goncalves Dias, M.C., M. de Fatima Nunes Marucci, W. Nadalin, et al. Nutritional intervention improves the caloric and proteic ingestion of head and neck cancer patients under radiotherapy. *Nutr Hosp* 2005;20:320–325.
59. Isenring, E.A., J.D. Bauer, and S. Capra. Nutrition support using the American Dietetic Association medical nutrition therapy protocol for radiation oncology patients improves dietary intake compared with standard practice. *J Am Diet Assoc* 2007;107:404–412.
60. Isenring, E., S. Capra, J. Bauer, et al. The impact of nutrition support on body composition in cancer outpatients receiving radiotherapy. *Acta Diabetol* 2003;40 Suppl 1:S162–164.
61. Isenring, E., S. Capra, and J. Bauer. Patient satisfaction is rated higher by radiation oncology outpatients receiving nutrition intervention compared with usual care. *J Hum Nutr Diet* 2004;17:145–152.
62. Isenring, E.A., S. Capra, and J.D. Bauer. Nutrition intervention is beneficial in oncology outpatients receiving radiotherapy to the gastrointestinal or head and neck area. *Br J Cancer* 2004;91:447–452.
63. Odelli, C., D. Burgess, L. Bateman, et al. Nutrition support improves patient outcomes, treatment tolerance and admission characteristics in oesophageal cancer. *Clin Oncol (R Coll Radiol)* 2005;17:639–645.
64. Ravasco, P., I. Monteiro-Grillo, and M.E. Camilo. Does nutrition influence quality of life in cancer patients undergoing radiotherapy? *Radiother Oncol* 2003;67:213–220.
65. Ravasco, P., I. Monteiro-Grillo, P.M. Vidal, et al. Dietary counseling improves patient outcomes: A prospective, randomized, controlled trial in colorectal cancer patients undergoing radiotherapy. *J Clin Oncol* 2005;23:1431–1438.
66. Ravasco, P., I. Monteiro-Grillo, P. Marques Vidal, et al. Impact of nutrition on outcome: A prospective randomized controlled trial in patients with head and neck cancer undergoing radiotherapy. *Head Neck* 2005;27:659–668.
67. van den Berg, M.G., E.L. Rasmussen-Conrad, K.H. Wei, et al. Comparison of the effect of individual dietary counselling and of standard nutritional care on weight loss in patients with head and neck cancer undergoing radiotherapy. *Br J Nutr* 2010;104:872–877.
68. Glare, P., W. Jongs, and B. Zafiropoulos. Establishing a cancer nutrition rehabilitation program (CNRP) for ambulatory patients attending an Australian cancer center. *Support Care Cancer* 2011;19:445–454.
69. Dintinjana, R.D., T. Guina, Z. Krznaric, et al. Effects of nutritional support in patients with colorectal cancer during chemotherapy. *Coll Antropol* 2008;32:737–740.
70. Glimelius, B., G. Birgegard, K. Hoffman, et al. Improved care of patients with small cell lung cancer. Nutritional and quality of life aspects. *Acta Oncol* 1992;31:823–831.
71. Ollenschlager, G., W. Thomas, K. Konkol, et al. Nutritional behaviour and quality of life during oncological polychemotherapy: Results of a prospective study on the efficacy of oral nutrition therapy in patients with acute leukaemia. *Eur J Clin Invest* 1992;22:546–553.
72. Ovesen, L., L. Allingstrup, J. Hannibal, et al. Effect of dietary counseling on food intake, body weight, response rate, survival, and quality of life in cancer patients undergoing chemotherapy: A prospective, randomized study. *J Clin Oncol* 1993;11:2043–2049.
73. Hamilton, K. Nutritional needs of the adult oncology patient. In *Oncology Nutrition for Clinical Practice*, M. Leser, et al., editors. Academy of Nutrition and Dietetics, Oncology Nutrition Dietetic Practice Group, 2013, pp. 33–39.
74. National Academies of Sciences, Engineering, and Medicine. *Examining Acess to Nutrition Care in Outpatient Cancer Centers: Proceedings of a Workshop*. Washington, DC: The National Academies Press, 2016.
75. Kathiresan, A.S., K.F. Brookfield, S.I. Schuman, et al. Malnutrition as a predictor of poor postoperative outcomes in gynecologic cancer patients. *Arch Gynecol Obstet* 2011;284:445–451.
76. Bozzetti, F. Nutritional support of the oncology patient. *Crit Rev Oncol Hematol* 2013;87:172–200.
77. Fearon, K.C., M.F. Von Meyenfeldt, A.G. Moses, et al. Effect of a protein and energy dense N-3 fatty acid enriched oral supplement on loss of weight and lean tissue in cancer cachexia: A randomised double blind trial. *Gut* 2003;52:1479–1486.
78. Sriram, K. and V.A. Lonchyna. Micronutrient supplementation in adult nutrition therapy: Practical considerations. *J Parenter Enteral Nutr* 2009;33:548–562.
79. Forchielli, M. and S. Miller. Nutritional goals and requirements. In *A.S.P.E.N Nutrition Support Practice Manual.*, R. Merritt, editor. Silver Spring, MD: ASPEN Publishing, 2005, pp. 50–51.
80. Rock, C.L., C. Doyle, W. Denmark-Wahnefried, et al. Nutrition and physical activity guidelines for cancer survivors. *CA Cancer J Clin* 2012;62:243–274.
81. Song, G.M., X. Tian, L. Zhang, et al. Immunonutrition support for patients undergoing surgery for gastrointestinal malignancy: Preoperative, postoperative, or perioperative? A bayesian network meta-analysis of randomized controlled trials. *Medicine (Baltimore)* 2015;94:e1225.
82. Fearon, K.C., M.D. Barber, A.G. Moses, et al. Double-blind, placebo-controlled, randomized study of eicosapentaenoic acid diester in patients with cancer cachexia. *J Clin Oncol* 2006;24:3401–3407.
83. Murphy, R.A., M. Mourtzakis, Q.S. Chu, et al. Nutritional intervention with fish oil provides a benefit over standard of care for weight and skeletal muscle mass in patients with nonsmall cell lung cancer receiving chemotherapy. *Cancer* 2011;117:1775–1782.
84. Taylor, L.A., L. Pletschen, J. Arends, et al. Marine phospholipids--a promising new dietary approach to tumor-associated weight loss. *Support Care Cancer* 2010;18:159–170.
85. Wigmore, S.J., M.D. Barber, J.A. Ross, et al. Effect of oral eicosapentaenoic acid on weight loss in patients with pancreatic cancer. *Nutr Cancer* 2000;36:177–184.
86. Wigmore, S.J., J.A. Ross, J.S. Falconer, et al. The effect of polyunsaturated fatty acids on the progress of cachexia in patients with pancreatic cancer. *Nutrition* 1996;12:S27–S30.
87. Ebhardt, H., S. Degen, V. Tadini, et al. Comprehensive proteome analysis of human skeletal muscle in cachexia and sarcopenia: A pilot study. *J Cachexia Sarcopenia Muscle* 2017;8:567–582.
88. Grant, B. Nutritional effects of cancer treatment: Chemotherapy, biotherapy, hormone therapy, and radiation therapy. In *Oncology Nutrition for Clinical Practice*, E. Trujillo, editor. 2013.
89. Hill, A., N. Kiss, B. Hodgson, et al. Associations between nutritional status, weight loss, radiotherapy treatment toxicity and treatment outcomes in gastrointestinal cancer patients. *Clin Nutr* 2011;30:92–98.
90. Clarke, T.C., L.I. Black, B.J. Stussman, et al. *Trends in the Use of Complementary Health Approaches Among Adults: United States, 2002–2012*. National Health Statistics Reports; no 79. Hyattsville, MD: National Center for Health Statistics, 2015.
91. Hann, D.M., F. Baker, C.S. Roberts, et al. Use of complementary therapies among breast and prostate cancer patients during treatment: A multisite study. *Integr Cancer Ther* 2005;4:294–300.
92. Cramer, H., S. Lange, P. Klose, et al. Yoga for breast cancer patients and survivors: A systematic review and meta-analysis. *BMC Cancer* 2012;12:412.

93. Carlson, L.E. Mindfulness-based interventions for coping with cancer. *Ann N Y Acad Sci* 2016;1373:5–12.
94. Bower, J.E. and D.M. Lamkin. Inflammation and cancer-related fatigue: Mechanisms, contributing factors, and treatment implications. *Brain Behav Immun* 2013;30 Suppl:S48–57.
95. Rossi, E., A. Vita, S. Baccetti, et al. Complementary and alternative medicine for cancer patients: Results of the EPAAC survey on integrative oncology centres in Europe. *Support Care Cancer* 2015;23:1795–1806.
96. Velicer, C.M. and C.M. Ulrich. Vitamin and mineral supplement use among US adults after cancer diagnosis: A systematic review. *J Clin Oncol* 2008;26:665–673.
97. O'Brien, S., M. Leser, and N. Ledesma. Diets, functional foods and dietary supplements for cancer prevention and survival. In *Integrative Oncology: The Role of Nutrition*, M. Leser, et al., editors. Oncology Nutrition Dietetic Practice Group of the Academy of Nutrition and Dietetics, 2013, pp. 61–78.
98. Abrams, D. Integrative oncology: The role of nutrition. In *Oncology Nutrition for Clinical Practice*, M. Leser, et al., editors. Oncology Nutrition Dietetic Practice Group of the Academy of Nutrition and Dietetics, 2013, pp. 53–60.
99. Rouleau, C.R., S.N. Garland, and L.E. Carlson. The impact of mindfulness-based interventions on symptom burden, positive psychological outcomes, and biomarkers in cancer patients. *Cancer Manage Res* 2015;7:121–131.
100. PDQ Integrative Alternative Complementary Therapies Editorial Board. Gerson therapy (PDQ(R)): Health professional version. In *PDQ Cancer Information Summaries*. Bethesda, MD: National Cancer Institute, National Institutes of Health, 2002.
101. PDQ Integrative Alternative Complementary Therapies Editorial Board. Gonzalez regimen (PDQ(R)): Health professional version. In *PDQ Cancer Information Summaries*. Bethesda, MD: National Cancer Institute, National Insitutes of Health, 2002.
102. Huebner, J., S. Marienfeld, C. Abbenhardt, et al. Counseling patients on cancer diets: A review of the literature and recommendations for clinical practice. *Anticancer Res* 2014;34:39–48.
103. Ornish, D., G. Weidner, W.R. Fair, et al. -Intensive lifestyle changes may affect the progression of prostate cancer. *J Urol* 2005;174:1065–1069; discussion 1069–1070.
104. Deng, T., C.J. Lyon, S. Bergin, et al. Obesity, inflammation, and cancer. *Annu Rev Pathol* 2016;11:421–449.
105. Gallagher, E.J. and D. LeRoith. Insulin, insulin resistance, obesity, and cancer. *Curr Diab Rep* 2010;10:93–100.
106. George, S.M., S.T. Mayne, M.F. Leitzmann, et al. Dietary glycemic index, glycemic load, and risk of cancer: A prospective cohort study. *Am J Epidemiol* 2009;169:462–472.
107. Oliveira, C.L., S. Mattingly, R. Schirrmacher, et al. A nutritional perspective of ketogenic diet in cancer: A narrative review. *J Acad Nutr Diet* 2018;118:668–688.
108. Warburg, O., F. Wind, and E. Negelein. The Metabolism of tumors in the body. *J Gen Physiol* 1927;8:519–530.
109. Pelicano, H., D.S. Martin, R.H. Xu, et al. Glycolysis inhibition for anticancer treatment. *Oncogene* 2006;25:4633–4646.
110. Warburg, O. On the origin of cancer cells. *Science* 1956;123:309–314.
111. Klement, R.J. Beneficial effects of ketogenic diets for cancer patients: A realist review with focus on evidence and confirmation. *Med Oncol* 2017;34:132.
112. Gatenby, R.A. and R.J. Gillies. Why do cancers have high aerobic glycolysis? *Nat Rev Cancer* 2004;4:891–899.
113. Lv, M., X. Zhu, H. Wang, et al. Roles of caloric restriction, ketogenic diet and intermittent fasting during initiation, progression and metastasis of cancer in animal models: A systematic review and meta-analysis. *PLoS One* 2014;9:e115147.
114. Michalsen, A. and C. Li. Fasting therapy for treating and preventing disease—Current state of evidence. *Forsch Komplementmed* 2013;20:444–453.
115. Cava, E. and L. Fontana. Will calorie restriction work in humans? *Aging (Albany NY)* 2013;5:507–514.
116. Rous, P. The influence of diet on transplanted and spontaneous mouse tumors. *J Exp Med* 1914;20:433–451.
117. Lee, C., L. Raffaghello, S. Brandhorst, et al. Fasting cycles retard growth of tumors and sensitize a range of cancer cell types to chemotherapy. *Sci Transl Med* 2012;4.
118. Bozzetti, F. and B. Zupec-Kania. Toward a cancer-specific diet. *Clin Nutr* 2016;35:1188–1195.
119. O'Flanagan, C.H., L.A. Smith, S.B. McDonell, et al. When less may be more: Calorie restriction and response to cancer therapy. *BMC Med* 2017;15:106.
120. Safdie, F.M., T. Dorff, D. Quinn, et al. Fasting and cancer treatment in humans: A case series report. *Aging* 2009;1:988–1007.
121. Harvie, M.N. and T. Howell. Could intermittent energy restriction and intermittent fasting reduce rates of cancer in obese, overweight, and normal-weight subjects? A summary of evidence. *Adv Nutr* 2016;7:690–705.
122. Branco, A.F., A. Ferreira, R.F. Simoes, et al. Ketogenic diets: From cancer to mitochondrial diseases and beyond. *Eur J Clin Invest* 2016;46:285–298.
123. Tisdale, M., R. Brennan, and K. Fearon. Reduction of weight loss and tumour size in a cachexia model by a high fat diet. *Br J Cancer* 1987;56:39–43.
124. Allen, B., S. Bhatia, C. Anderson, et al. Ketogenic diets as an adjuvant cancer therapy: History and potential mechanism. *Redox Biol* 2014;2:963–970.
125. Paoli, A., A. Rubini, J.S. Volek, et al. Beyond weight loss: A review of the therapeutic uses of very-low-carbohydrate (ketogenic) diets. *Eur J Clin Nutr* 2013;67:789–796.
126. Vergati, M., E. Krasniqi, G.D. Monte, et al. Ketogenic diet and other dietary intervention strategies in the treatment of cancer. *Curr Med Chem* 2017;24:1170–1185.
127. Schroeder, U., B. Himpe, R. Pries, et al. Decline of lactate in tumor tissue after ketogenic diet: In vivo microdialysis study in patients with head and neck cancer. *Nutr Cancer* 2013;65:843–849.
128. de Souza, R.J., J.F. Swain, L.J. Appel, et al. Alternatives for macronutrient intake and chronic disease: A comparison of the OmniHeart diets with popular diets and with dietary recommendations. *Am J Clin Nutr* 2008;88:1–11.
129. Kossoff, E.H., B.A. Zupec-Kania, P.E. Amark, et al. Optimal clinical management of children receiving the ketogenic diet: Recommendations of the International Ketogenic Diet Study Group. *Epilepsia* 2009;50:304–317.
130. Slavin, J. Fiber and prebiotics: Mechanisms and health benefits. *Nutrients* 2013;5:1417–1435.
131. Schoeler, N.E. and J.H. Cross. Ketogenic dietary therapies in adults with epilepsy: A practical guide. *Pract Neurol* 2016;16:208–214.
132. Klement, R.J. and U. Kammerer. Is there a role for carbohydrate restriction in the treatment and prevention of cancer? *Nutr Metab (Lond)* 2011;8:75.
133. Erickson, N., A. Boscheri, B. Linke, et al. Systematic review: Isocaloric ketogenic dietary regimes for cancer patients. *Med Oncol* 2017;34:72.
134. Elliott, L. Symptom management of cancer therapies. In *Oncology Nutrition for Clinical Practice*, M. Lesser, et al., editors. Academy of Nutrition and Dietetics, Oncology Nutrition Dietetics Practice Grooup, 2013, pp. 115–121.
135. Katz, R. and M. Edelson. *The Cancer Fighting Kitchen*. New York: Crown Publishing Group, 2009, p. 217.
136. Kaur, S., E. Trujillo, and H. Seifried. Dietary/supplemental interventions and personal dietary preferences for cancer. In *Translational Toxicology and Therapeutics: Windows of Developmental Susceptibility in Reproduction and Cancer*, M. Waters and C. Hughes, editors. Somerset, NJ: Wiley & Sons Inc., 2017.
137. Ebadi, M. and V.C. Mazurak. Evidence and mechanisms of fat depletion in cancer. *Nutrients* 2014;6:5280–5297.
138. Fearon, K.C. Cancer cachexia and fat-muscle physiology. *N Engl J Med* 2011;365:565–567.

第八部分

肥胖和体重管理

主编：John P.Foreyt, PhD

第 36 章 | 成人肥胖的流行病学

目录

要点／589

36.1 肥胖和肥胖症／589

36.2 肥胖的测量／589
36.2.1 密度／590
36.2.2 双能 X 射线吸收法／590
36.2.3 人体测量／591
36.2.3.1 体质量指数／591
36.2.3.2 腰围／591
36.2.3.3 腰臀比／592
36.2.3.4 腰围身高比／592
36.2.3.5 皮褶厚度／592
36.2.3.6 矢状腹径／593
36.2.4 生物电阻抗／593
36.2.5 计算机断层扫描／593
36.2.6 超声技术／593

36.3 肥胖的患病率／594
36.3.1 美国肥胖趋势／594
36.3.2 全球肥胖趋势／595

36.4 肥胖的潜在原因／597
36.4.1 能量失衡／597
36.4.2 遗传学和表观遗传学／598
36.4.3 感染／599
36.4.4 吸烟／599
36.4.5 睡眠／599
36.4.6 肠道菌群／600
36.4.7 其他因素／600

36.5 肥胖的健康后果／600

36.6 肥胖的经济损失／600
36.6.1 直接损失／601
36.6.2 间接损失／601
36.6.2.1 出勤和缺勤／602
36.6.2.2 残疾和过早死亡率／603

36.7 总结／603

临床应用／604

参考文献／604

> 要 点
>
> - 肥胖属于大流行病,是世界上最重要的公共卫生问题之一。
> - 肥胖症有多种检测方法,并且都被临床与基础研究运用。
> - 每个年龄、性别、种族和吸烟群体中都有肥胖患者。
> - 肥胖研究人员可能会从研究多种潜在风险因素的系统方法中受益。
> - 肥胖是死亡和多种合并症的危险因素。
> - 世界人口中有超过30%的超重或肥胖患者,这对全球经济造成的直接和间接损失估计达到2万亿美元。

肥胖属于大流行病,是近代史上全世界范围内最重要的公共卫生问题之一。目前统计显示,世界上有21亿人超重或肥胖[1]。在全世界,肥胖导致了各种疾病的发生和死亡。在2013年,美国医学协会将肥胖认定为一种疾病。研究表明,肥胖会增加许多慢性疾病的风险,包括心血管疾病、癌症、2型糖尿病、慢性肾病和许多肌肉骨骼疾病[2]。肥胖导致的死亡率难以衡量,但相对于正常体质量指数(BMI $18.5\sim25kg/m^2$),2000年美国70岁以下的肥胖人群(BMI $\geqslant 30.0kg/m^2$)中有超过111 000人死亡[3,4]。而全世界有280万人死于肥胖[5]。可悲的是,虽然肥胖是死亡和致病都可预防的疾病之一,但全球范围内的发生率仍在持续上升。

36.1 肥胖和肥胖症

临床上,肥胖是一种以过量脂肪组织堆积为特征的疾病。因此,定义和分类肥胖的标准需要对全身脂肪进行评估。然而,体脂肪的定量检测仍然难以获得并且成本很高。诸如双能X射线吸收法(DEXA)和生物电阻抗法具有量化全身脂肪的能力,但这些技术需要相关技术人员获得专业资质。因此,这些方法的使用在很大程度上仍局限在小规模研究中,因为数据收集的高成本和负担使其在大规模研究或临床实践中的使用不切实际。出于实际原因,研究人员和临床医师通常依靠代理测量来检测肥胖症。

36.2 肥胖的测量

有许多公认的肥胖测量系统用于直接和间接测量全身脂肪以及筛查营养和健康状况。这些测量包括水密度测定、DEXA、人体测量、生物电阻抗法(bioelectrical impedance analysis,BIA)、计算机断层扫描(CT)、磁共振成像(MRI)和超声技术。通常使用一种以上的体脂测量方法来评估身体成分,以便解决适合个体和群体的临床或研究目标。所有估算体脂肪的方法均使用相同的肥胖切点(男性体脂>25.0%,女性体脂>30.0%)[6]。

36.2.1 密度

水下称重法长期以来被认为是测量人体成分和估计体脂肪的"金标准"之一[7]。它是经典的二室(2-C)模型之一。在 2-C 模型中,身体分为 2 个部分,脂肪部分和无脂肪部分(水、蛋白质和矿物质)。因此,从体重中减去无脂肪部分的重量,就可以得到脂肪的重量。水下称重法采用阿基米德原理,在校正呼吸系统和胃肠道中的空气体积后,通过测量人体在水中和空气中的体重差异来确定总体积或体密度[8]。在该模型中,假定所有年龄段的人无脂肪部分的含量都是固定的[7,9]。使用 Siri 公式[10],可以确定脂肪量,并且可以使用公式 36-2-1 间接估算体脂百分比。

$$体脂肪\% = (495/身体密度) - 450 \qquad (公式\ 36\text{-}2\text{-}1)$$

虽然水下称重法作为体密度测量的"金标准"而被广泛接受和使用,但它存在局限性。这种方法耗时耗力,需要特殊训练,并经常造成个体不适[9,11,12]。此外,无脂肪部分的成分通常因性别、种族、年龄、体力活动而因人而异[13-15]。因此,必须根据这些因素的变化来校正估计值。另外,这种技术对于异质群体尤其具有挑战性,例如儿童、孕妇、老年人或残疾人。

空气置换法已发展为代替水下称重的方法。这种方法与水下称重有相似的原理,但它通过测量腔室的变化来确定体积,而腔室的变化是通过将个体置于封闭的充气室中引起的体积改变[11,16]。但在计算体积之前,需要对温度和气体成分以及肺容积进行适当的校正。一些研究称,空气置换法与水下称重法有良好的一致性[17-19]。然而,由于这两种方法都是 2-C 模型,因此两者都不够准确。市售 Bod Pod 的空气置换法和水下称重法之间体脂的绝对差异约为 1%,并且在任何方向都不一致[20]。研究表明,使用 2-C 模型的 Bod Pod 和用于估计体脂肪的 DEXA 之间具有高度一致性(91%~94%)[20-22]。在一项针对 160 名男性的研究中,不同方法之间的体脂平均差异(2.2%)是显著的,并且随着体脂增加而增加[20]。空气置换法的优点包括对个体的压力较小,因为没有浸入水中;操作简便;测试成本低[19,23]。然而,对于有幽闭恐惧症的人来说,这项技术可能会成为一个问题。

36.2.2 双能 X 射线吸收法

开发 DEXA 是为了评估身体成分并提高 2-C 模型的准确性。它使用四室(4-C)模型检查局部和全身成分,包括体脂肪、瘦软组织、水量和骨矿物质量[9,24]。这项技术要求参与者去除所有金属配件并仰卧在床上,同时平行的低强度 X 射线源通过床下方,与身体上方探测器阵列的运动同步[25,26]。DEXA 对大多数人来说都能快速、轻松地执行。因此在临床上常用作人体成分分析的"金标准"[25]。它的局限性包括其费用和适度的有效性[24,27]。DEXA 的准确性受不同脂肪分布的影响,但它仍优于水下称重法,因为它缺乏对人体残余空气或水化状态的敏感性[24,28]。在非肥胖女性($r=0.88$)和男性($r=0.87$)中,中心性肥胖的 DEXA 测量值也与磁共振成像(MRI)测量的腹部脂肪测量值密切相关[29]。

36.2.3 人体测量

36.2.3.1 体质量指数

BMI 是超重和肥胖分类中最受欢迎和实用的指标,因为它价格低廉,计算简单,并且通过测量或自我报告容易收集体重和身高[30,31]。公式 36-2-2 为 BMI 的计算公式。

$$BMI = 体重(kg) / [身高(m)]^2 \quad (公式36\text{-}2\text{-}2)$$

虽然 BMI 是最常用的肥胖指标,但它不能直接评估脂肪量,它是身高和体重控制的量表。BMI 与大多数人群的体脂百分比相关,因此在成人中使用 BMI 可以对肥胖评估进行分类,而不依赖于性别和年龄。因此,世界卫生组织(WHO)和国际肥胖工作组(International Obesity Task Force,IOTF)建议使用 BMI 来定义和分类肥胖症。国际标准规定 BMI 在 25~29.9kg/m² 为超重,BMI ≥ 30.0kg/m² 为肥胖[31-36](表 36-2-1)。这些 BMI 指南基于许多纵向队列研究。研究显示随着 BMI 超过 25kg/m²,死亡风险增加。BMI 指南基于这样的假设,即身体肥胖随着体重增加而增加[37];不考虑脂肪含量,也没有充分区分瘦肌肉和脂肪组织[38,39]。此外,BMI 没有提供脂肪质量分布的信息[36]。因此,BMI 可能会高估瘦体重(肌肉量)高的人群的脂肪量(如运动员),低估瘦体重低的个体(如老年人)的脂肪量[6,40,41]。

BMI 和体脂百分比之间的相关性可以因性别、年龄和种族而异[42]。例如,与其他种族群体相比,非西班牙语裔黑人在给定的 BMI 下通常具有较低的体脂百分比[43,44]。因此,与特定 BMI 类别相对应的健康风险可能因性别、年龄和种族群体而异[36,42,45]。世界卫生组织的专家经磋商,在 2004 年对指南进行了修订,并确定了潜在的公共卫生行动要点(表 36-2-1),以进一步帮助各国确定肥胖相关合并症风险增加的个体[36]。

表 36-2-1 BMI 水平和公共卫生行动要点对超重和肥胖的分类[31,36]　　　　单位:kg/m²

WHO 分类	BMI	公共卫生行动要点 BMI
体重过低	<18.5	—
正常	18.5~24.9	23.0
超重/肥胖前期	25.0~29.9	27.5
Ⅰ级肥胖	30.0~34.9	32.5
Ⅱ级肥胖	35.0~39.9	37.5
Ⅲ级肥胖	≥40.0	—

36.2.3.2 腰围

腰围(waist circumference,WC)用于测量位于身体中央区域的脂肪(腹内脂肪)。与 BMI 和腰臀比相比,WC 与内脏脂肪组织和向心性肥胖的相关性更强[46-48]。此外,WC 与心血管疾病和糖尿病危险因素和全因死亡率高度相关,被认为是比 BMI 更强的预测肥胖相关危险因素的指标[6,49-51]。WC

是在髂嵴上缘用非弹性软尺测量[6]中腹部或髂嵴和最低肋骨之间的中点[6],脐水平[52],或腰部的最窄点[53],精确到0.1cm。男性WC>102cm,女性WC>88cm被认为是向心性肥胖,而男性WC为94~102cm,女性WC为80~88cm被列为超重(表36-2-2)[54]。超重或肥胖与大WC的组合被认为可能给多种合并症带来额外风险[6,55]。WC与非肥胖女性腹内脂肪的MRI测量值相关,该范围为$r=0.49~0.77$,男性为$r=0.77~0.90$[29]。WC是与DEXA相当的男性腹部脂肪量测量方法,但不适用于女性[29,56]。

表36-2-2 通过人体测量方法对超重和肥胖进行分类

人体测量学	超重		肥胖	
	男性	女性	男性	女性
腰围[54]	94~102cm	80~88cm	>102cm	>88cm
腰臀比[31]	0.9~1.0	0.8~0.85	>1.0	>0.85
皮褶厚度(肱二头肌、肱三头肌、肩胛下肌和髂上区域的总和)[6]	—	—	>25.0	>30.0

36.2.3.3 腰臀比

除了WC之外,腰臀比(waist-to-hip ratio,WHR)是向心性肥胖的另一种人体测量方法。WHR是将腰围除以臀围来获得。臀部测量是将软尺放在臀部的最大伸展位置[31]。男性WHR>1.00和女性WHR>0.85为肥胖;男性WHR为0.90~1.00和女性WHR为0.80~0.85为超重(表36-2-2)[31]。因为WHR提供了与臀围、臀肌质量和骨骼结构相关的额外信息,所以WHR可能是更好的预测心血管疾病的危险因素,因为臀围与胰岛素抵抗、血脂异常、心血管疾病、高血压和死亡的发展呈负相关[31,57,58]。在男性中($r=0.80$)腹部内脏脂肪的WHR和DEXA测量值具有相同的相关性,但当使用MRI作为标准测量时,WHR在女性中并不像DEXA那样好($r=0.19$)[29]。

36.2.3.4 腰围身高比

腰围身高比(waist-to-height ratio,WHtR)是另一种测量体脂分布和向心性肥胖的替代方法,它是通过将腰围除以身高来计算。不论男女,向心性肥胖的分类是相同的(WHtR=0.5):非中心脂肪分布WHtR≤0.5;中心脂肪分布WHtR>0.5;向心性肥胖WHtR>0.6[59,60]。前瞻性研究表明,与BMI、WC和WHR相比,WHtR是腹部肥胖和预测心血管疾病的有效指标[61,62]。

36.2.3.5 皮褶厚度

自20世纪70年代以来,皮褶厚度测量已被用作人体成分测量来估计体脂百分比(percentage of body fat,%BF)[63]。目前它仍被认为是用于估计体脂和无脂肪质量最实用的方法。这种技术简单,快速,便宜,但需要训练[64]。根据Durnin和Womersley[63]的说法,皮褶厚度测量使用Harpenden卡尺(British Indicators Ltd,Luton,UK)在身体右侧肱二头肌、肱三头肌、肩胛下和髂上区域处测量,精确到0.1mm。这四个部位的皮褶厚度之和用于预测%BF。在50名慢性肾病患者中,皮褶厚度与DEXA体脂测量值之间的相关性为$r=0.74$,与瘦体重之间的相关性为$r=0.85$[27]。研究显示,随着体脂百分比的增加，皮褶测量和DEXA测量之间的体脂下降趋势是一致的，并且女性的测量值低于男性。"金标准"对于女性测量的符合度始终较低，这可能是由于仅通过皮褶厚度来评估她们皮下脂肪和内脏脂肪的比例是很困难的[65]。

36.2.3.6 矢状腹径

在腹部的最高点处测量矢状腹径（sagittal abdominal diameter，SAD）时，受试者仰卧位平躺，使用滑动梁腹部卡尺。虽然SAD不太知名且不太可能用于流行病学研究，但与WC相比，它被认为是心血管疾病的强预测因子[66-68]。SAD也与不同种族人群的内脏脂肪组织有很强的相关性[69-71]并且与胰岛素抵抗密切相关[72]。男性和女性的SAD与CT图像的腹部内脏脂肪测量值相关性分别为$r=0.88$和$r=0.94$[73]。

36.2.4 生物电阻抗

与人体测量方法相比，生物电阻抗法（BIA）是评估身体肥胖和%BF的更复杂的技术。它是非侵入性的，易于使用，并且具有可重复的结果。BIA基于这样的原理：脂肪组织比无脂肪组织或肌肉组织（主要是水和电解质）更加阻碍电流，导致脂肪和无脂肪组织之间存在电阻差异[74,75]。全身BIA和节段性BIA两种测量方法已经用于人体成分评估。对于全身BIA，表面电极放在手和脚上，或者脚对脚或手对手，发送单个或多个频率测量全身阻力[76-78]。由于全身BIA检测采用多个身体节段，其结果可能受到许多因素的影响，如水合作用和脂肪含量[76]。此外，正如Lukaski和Scheltinga[79]所指出的那样，躯干含有大量的导体，仅对全身电阻产生较小影响，这可能是超重和肥胖个体的一个问题[80,81]，因此开发了节段性BIA以使这种效应最小化。节段性BIA专注于通过对侧手腕和脚与腕部、肩部、髂上棘和踝或前臂、小腿和躯干上应用两个附加电极以获得身体节段的电阻[82-84]。使用包括阻抗值或电阻值的预测公式估算瘦体重、脂肪量和全身总含水量[76]。芬兰老年女性的BIA与DEXA一致，无脂肪质量$r=0.7$，脂肪质量$r=0.93$，而DEXA的皮褶测量值相关性分别为$r=0.62$和$r=0.89$[85]。按性别划分的结果表明，与DEXA估计的体脂相比，BIA对男性%BF的估计误差（6.8%）小于女性（8.8%）[65]。用于根据BIA计算%BF的方程式可以解释研究之间的一些差异[65,85]。

36.2.5 计算机断层扫描

计算机断层扫描（CT）是一种广泛用于人体成分测量的成像技术。该技术使用X射线作为检测体脂分布的来源。在CT扫描过程中，X射线围绕身体或身体节段旋转360°，而光电探测器在每个旋转度下发送关于内脏和皮下脂肪组织的信息以产生CT图像[86,87]。CT的主要优点是图像可用于识别和可视化身体脂肪组织质量，提供高度准确的体脂值[88,89]。CT的局限性包括高成本和成像辐射需求，这些都不能在临床或实验室环境之外应用[90]。

36.2.6 超声技术

Armellini及其同事[91]提出超声检查是向心性肥胖评估的CT替代方法。临床上认为它是量化腹内脂肪的最佳技术,因为它直接测量肌肉和皮肤之间的脂肪厚度[91,92]。超声技术(ultrasound technique,UT)使用超声波作为确定皮下脂肪厚度的来源[93]。在腹腔脂肪评估中使用UT与通过DEXA[93]和CT测量的%BF强烈相关[90]。UT被认为是一种无创和准确的体脂测量技术,并且比CT更便宜,使用更方便[94]。

36.3 肥胖的患病率

由于其经济性和简单性,BMI仍然是肥胖最常用的检测指标。尽管有其局限性,BMI允许对群体内和群体间的肥胖进行标准化跟踪和比较。

36.3.1 美国肥胖趋势

在过去的100年间,美国肥胖患病率一直在增加[95]。自20世纪60年代以来,美国国家健康与营养调查(NHANES)在跟踪美国肥胖患病率方面发挥了积极作用。1960—1980年间,肥胖患病率保持相当稳定[96]。然而,在1976—1980年和1988—1994年的每个时间段内,成人肥胖的总体患病率增加了8%[97]。最近的数据显示,2003—2010年肥胖患病率趋于稳定[98],没有显著增加,但在2005—2006年和2013—2014年间再次增加[99,100]。目前的肥胖患病率是1970年的2倍多,37.7%的人存在肥胖[99],68.8%的人存在超重或肥胖[33,98,101]。从1960—1991年,所有性别、年龄和种族群体的肥胖患病率在统计学上均显著增加[97]。在2005—2014(图36-3-1和36-3-2)这10年期间,男性和女性肥胖患病率都增加,且女性中增加更显著[100]。2013—2014年,经年龄调整后所有性别和种族群体的肥胖患病率估计值都超过30%[100]。

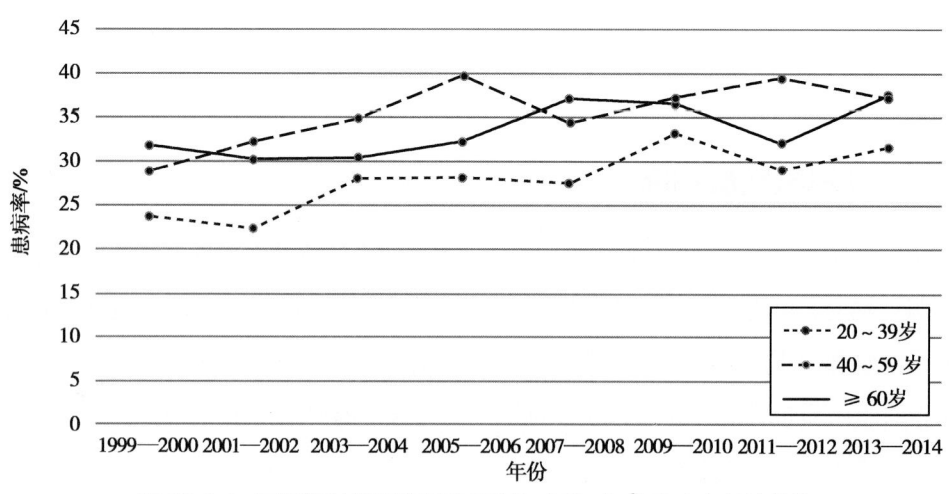

图36-3-1 不同年龄段男性肥胖(BMI>30kg/m^2)患病率(%)趋势
资料来源:NHANES。

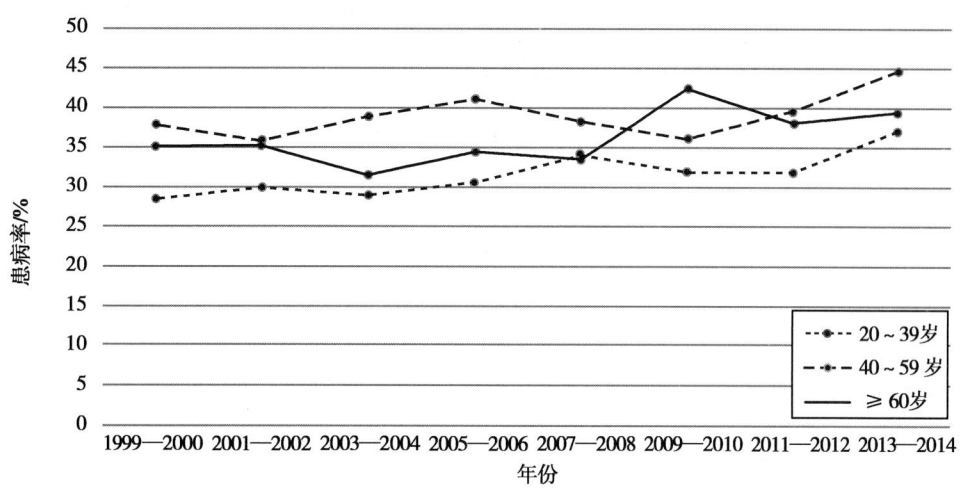

图 36-3-2 不同年龄段女性肥胖（BMI＞30kg/m^2）患病率（%）趋势
资料来源：NHANES。

2009—2010年间，超重或肥胖的男性多于女性，分别为73.9%和63.7%[98]。男性肥胖患病率在2009—2014年间保持不变，为35.5%至35.2%，但女性肥胖患病率比例增加，为36.3%至40.5%[98,100]。从1999—2014年所有年龄组女性和男性的肥胖率都显著增加[98-100,102]。此外，肥胖患病率的性别差异在种族群体中往往存在，然而差异的方向和程度取决于受调查的人群[101]。2009—2014年，非西班牙语裔白人女性的肥胖率从32.2%增长到38.2%，而男性则没有增长，从36.2%下降到34.7%[98,100]。此外，非西班牙语裔黑人和西班牙语裔男性患病率几乎没有变化，分别为38.8%至38.0%和37.0%至37.9%[98,100]。同样，非西班牙语裔黑人女性患病率变化不大，从58.5%至57.2%，但西班牙语裔女性肥胖率从41.4%增加至46.9%[98,100]。

肥胖的地理和人口分布存在显著差异。尽管在过去的30年中，每个州的患病率都有所增加[103]，但从地理位置来看，美国东南部和中西部地区的肥胖率最高。从人口统计学的角度来看，肥胖的分布因性别、年龄、种族和社会经济群体而异。此外，与较高社会经济地位的女性相比，低社会经济地位（socioeconomic status，SES）女性的肥胖率高50%，而无论SES如何，男性肥胖的患病率大致相等[104]。

尽管每个年龄、性别、种族和吸烟群体中正在流行肥胖，但这些因素的分布变化不能完全解释过去三十年中所见的快速变化。肥胖人群正在偏态分布的增加令人担忧，因为它表明最肥胖的人比前几年更肥胖[105]。

36.3.2 全球肥胖趋势

目前大多数国家都存在导致肥胖的环境。来自910万参与者的统计数据表明，自1980年以来，全球男性BMI每10年平均增加0.4kg/m^2，女性则平均增加0.5kg/m^2 [106]。肥胖确实达到了流行的程度。它不再仅仅是发达国家的危机，因为它越来越多地出现在发展中国家[31,106-108]。在20世纪70年代和80年代，发达国家的肥胖率几乎同时开始上升[31,106-108]。1980—2013年，全世界成人肥胖率增加了27.5%。1980—2013年，发达国家和发展中国家的女性肥胖人数都比男性多。在过去十年中，超重和肥胖的增加率已经趋于稳定,但患病率仍居高不下。1980年,28.8%的男性和29.8%的女性超重或肥胖,而在2013年这些数字分别增加到了36.9%和38.0%[1]。

虽然并非每个国家都提供全面的数据,但全球疾病负担研究所收集的证据证实,该流行病已在全球蔓延[1]。图36-3-3按男性肥胖患病率对发达国家和发展中国家进行排名。全世界男性肥胖症患病率从柬埔寨的1.3%到汤加的52.4%不等。图36-3-4中的女性排名顺序按上表男性顺序排列。这两组数据的对比清楚地表明了各国肥胖患病率的性别差异[1]。女性的肥胖患病率比男性更广,从东帝汶的1.7%到萨摩亚的69.1%。在汤加、萨摩亚、科威特、基里巴斯、巴林、沙特阿拉伯、阿曼、墨西哥、巴巴多斯、俄罗斯、斐济、南非和阿尔及利亚,发达国家和发展中国家的肥胖患病率存在巨大的性别差异。在国内生产总值较低的国家,低SES群体和农村地区更易出现肥胖。另一方面,城市地区的高社会经济群体是中低收入国家中肥胖患病率第1个增加的群体[107]。对37个发展中国家女性的评估表明,较低SES女性超重的增长速度快于较高SES女性[109]。

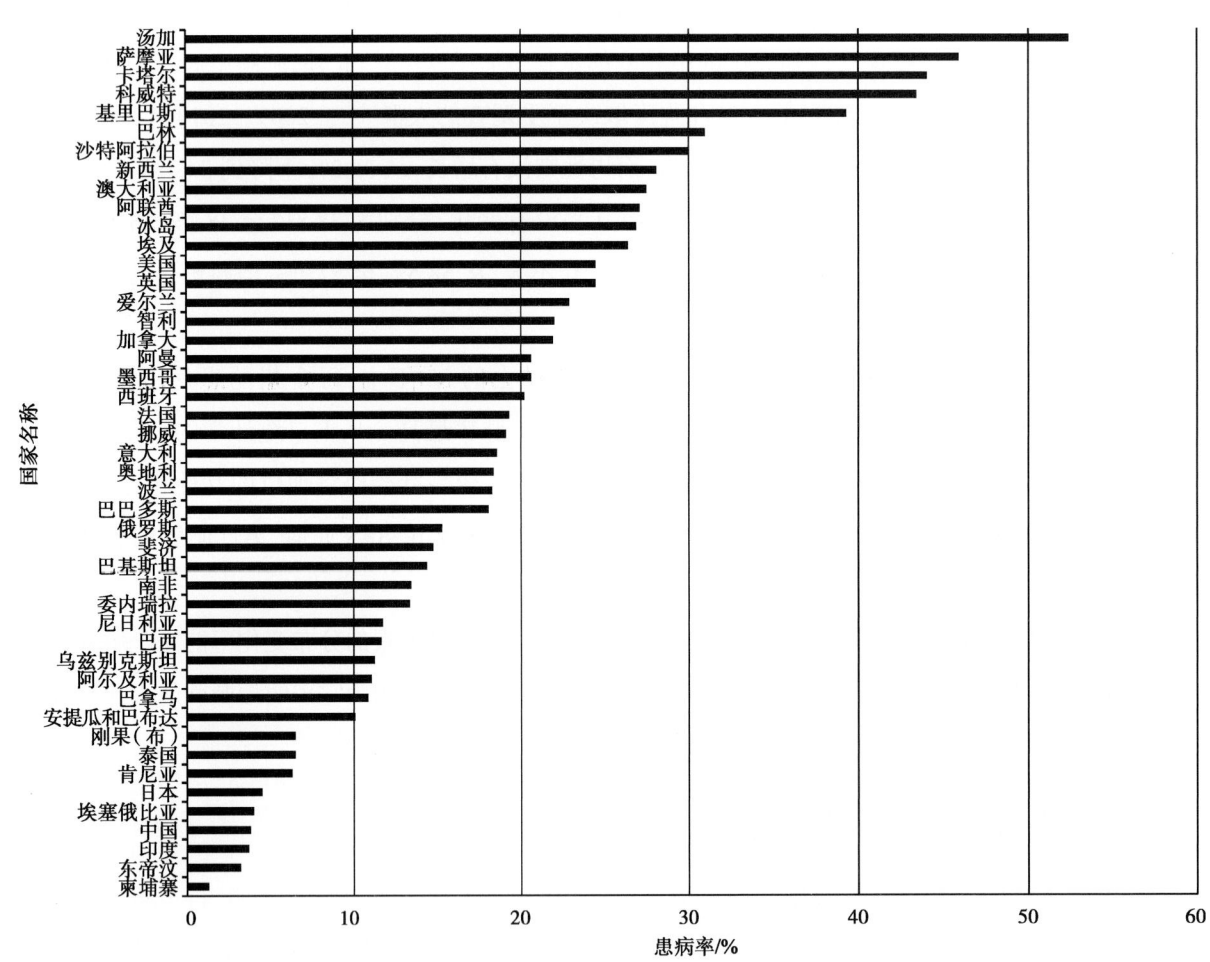

图36-3-3 成年男性肥胖(BMI>30kg/m²)患病率(%)
资料来源:2013年全球疾病负担研究。

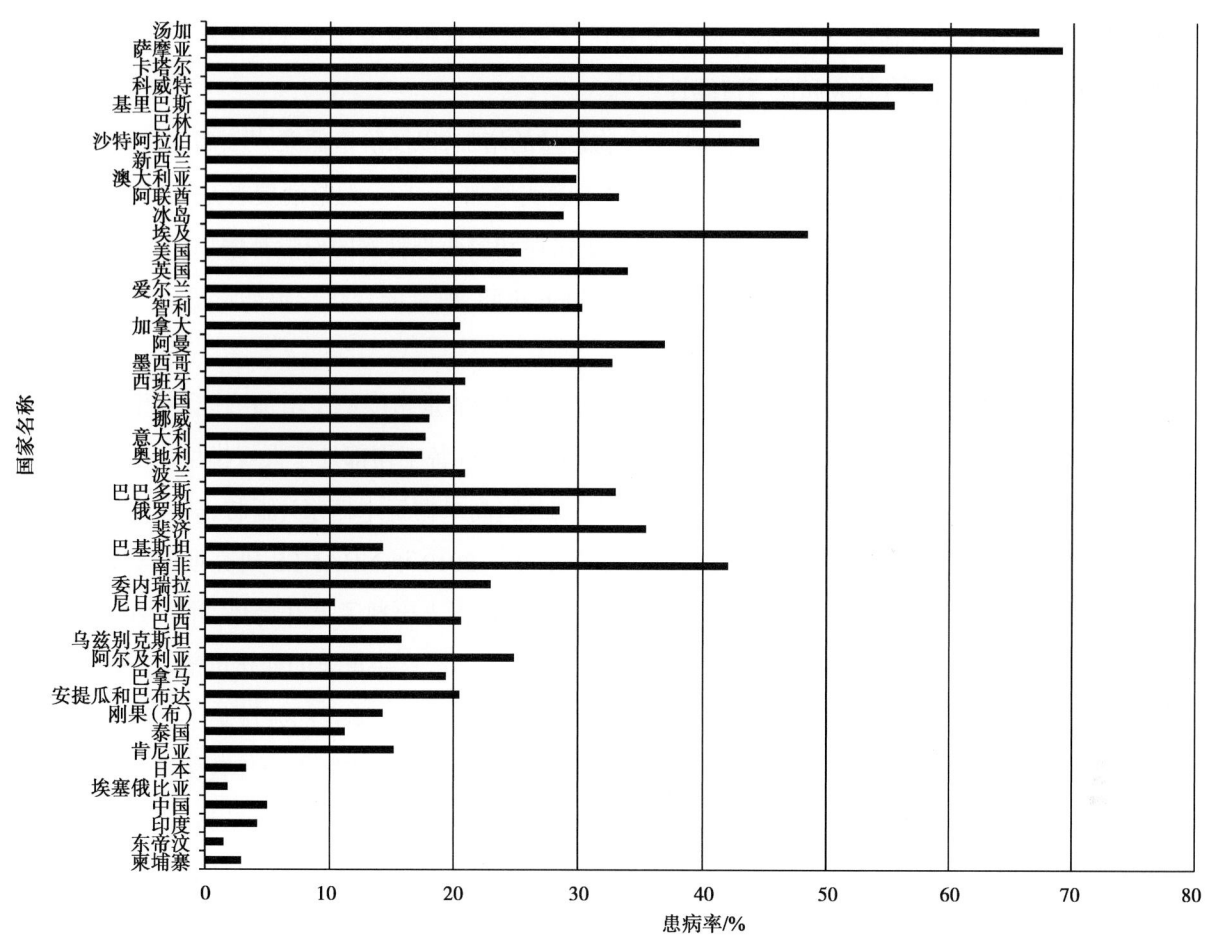

图 36-3-4　成年女性肥胖（BMI＞30kg/m²）患病率（%）
资料来源：2013年全球疾病负担研究。

36.4　肥胖的潜在原因

确定肥胖的原因并不是一个简单的问题。许多人认为这主要是能量失衡的问题，解决方案是减少能量摄入并增加体力活动。体重由代谢、遗传、环境、行为、文化和社会经济等因素共同决定[33]。而这些因素不对称地影响能量平衡[107,110]。能量失衡在肥胖流行中的作用显而易见[111]。然而，影响能量消耗代谢表现的因素是复杂的，它们的作用尚不清楚。其他危险因素对肥胖的影响仍然存在于两大因素的阴影中：热量过多和缺少活动。本节简要概述了能量失衡问题以及肥胖的许多其他风险因素，并描述了每种因素如何使体重增加。未来的肥胖研究人员将受益于利用所有可识别的风险因素来破译大流行病因的系统方法。

36.4.1　能量失衡

体重变化与能量摄入和消耗之间的不平衡相关。当能量摄入超过能量消耗时，多余的能量被储存为脂肪，导致了肥胖。能量不平衡对体重的影响已经被量化并建立了模型，该模型表明增重确实比减重更容易[112,113]。虽然简单地减少能量摄入可使平衡有利于体重减轻，但由于基础代谢率和来自体力活动的能量燃烧的生理性适应,可能不会稳定减重[6,112,114,115]。这种现象在实践中很常见,有助于解释减肥的干预措施产生的混合效应和低可持续性[113]。

能量摄入的变化使肥胖人群增加,这归因于食物份量的增加,以及价格低廉[116]、高能量、无营养的食品及饮料的增加。1977—1996年,许多食品的份量确实增加了[116]。无论消费者是否在家中食用,咸味小吃、甜点、软饮料、果汁饮料、炸薯条、汉堡、芝士汉堡和墨西哥食物的份量都增加了,而增加的部分导致每种食物能量增加了49~133kcal[116],1977—2006年间,份量的变化导致能量摄入平均每天增加10kcal[117]。

根据美国全国代表性数据,在过去的30年里,每次进食的能量密度稳步增加[117]。对于大多数人来说,全天都可以买到便宜、方便、高能量的食物。大部分食物准备工作都处于大规模生产水平而不是由个人完成。可用食物价格低廉,高度加工,并通过添加糖(高果糖玉米糖浆)、脂肪、盐和增味剂来增强食物的口感和鼓励消费[107,118]。对1971—1975年至2009—2010年NHANES研究期间美国成人能量摄入趋势的检查表明,自1976—1980年研究期间以来,能量摄入出现了上升趋势,并在2003—2004年达到顶峰[111,119]。然而在随后的几年中,能量摄入量一直在下降,这一重要的变化可能对美国肥胖流行产生影响[119]。即能量摄入量的增加与肥胖人数增加并不同步[111]。调查的领域集中在饮食能量成分的营养素组合上。即使能量水平保持不变,饮食中的常量营养素含量不同也会导致体重变化。等量的蛋白质、脂肪和碳水化合物储存的能量明显不同。此外,身体采用复杂的燃料调节机制,因不同常量营养素而异。而且,尽管所有常量营养素组合的短期能量限制饮食都会导致体重减轻,但对于常量营养素含量饮食的长期疗效知之甚少[112,113,115]。随着时间的推移,饮食能量来源的变化可作为了解肥胖流行的重要方面。

能量消耗来自新陈代谢、体温调节和日常体力活动。对于经常久坐不动的个体而言,新陈代谢和体温调节占能量消耗的60%~70%,而日常体力活动仅占20%~30%[111]。"建筑环境"导致的成人体力活动减少和学生学校体力活动减少,使能量消耗减少,促进肥胖增加。技术便利和省力设备不断发展使生活更轻松,完成以前劳动密集型任务所需的能量大大减少。久坐不动的工作很普遍,交通运输的能源支出也减少了。电视、电脑和视频占据了人们越来越多的时间。电视收视率从1965年的每周10.4h稳步增加到1985年的每周15.1h,而1992—1994年增加为每周25.2h[111]。来自行为风险因素监测系统(Behavioral Risk Factor Surveillance System,BRFSS)的数据分析,1984—2015年美国各州休闲体力活动的流行情况各不相同,大多数州在此期间休闲体力活动普遍下降[120]。2008年,25.4%的美国人口没有从事任何休闲体力活动[121]。BRFSS数据中报告的不活动率表明,一些州有超过30%的人休闲时间不参加体力活动[120]。支持减少体力活动影响的数据很少,因此,这些行为变化的影响难以量化。然而,现有数据表明,能量平衡确实下降,这可能会加剧体重增加[95,107,112,113,115,120]。

36.4.2 遗传学和表观遗传学

虽然肥胖通常被认为是长期能量失衡的结果,但越来越多的证据表明遗传因素是导致肥胖的易感因素。大量的研究提供了有关肥胖遗传部分的信息[122]。值得注意的是,脂肪量和肥胖相关基因(fat mass and obesity-associated gene, FTO)与能量摄入和肥胖的增加有关[123]，每增加一份风险等位基因，平均体重就会增加 1.5kg。有 30%~50% 的肥胖的表型变异可以通过遗传变异来解释[124]；然而，肥胖具有高度多基因特征，受作用相对较小的多种基因变异的联合影响。迄今为止，涉及胰岛素分泌、神经元信号传导、脂质稳态和脂肪生成的基因中大约 100 个基因位点与体质量指数、体脂百分比、体脂含量、腰臀比或其他指数的变化相关[125-128]。总体而言，这些变异占总估计遗传度不到 5%[129]。剩余遗传度大部分可能归因于遗传多态性，而这些遗传多态性解释了不到 0.01% 的肥胖变异[130]。

除遗传序列变异外，表观遗传机制（包括 DNA 甲基化和组蛋白修饰）可调节能量稳态中涉及的重要分子过程。动物模型已经证明，亲代高脂肪饮食可以通过表观遗传修饰将肥胖传给后代[131]。因此，对成年人口的大规模流行病学研究已经确定，在超过 200 个胞嘧啶 - 鸟嘌呤二核苷酸（CpG 位点）发现与肥胖相关的 DNA 甲基化，涉及炎症、胰岛素信号传导和脂质代谢的基因[132-134]。尽管许多鉴定出的甲基化特征似乎是肥胖的结果[133]，但 *NFATC2IP*、*RNF145*、*CPT1A*、*Ly6G6E* 和 *PRR5L* 基因附近的 CpG 位点甲基化可能与体重增加有关[132,133]。

36.4.3 感染

感染在肥胖发展中的病因学作用是新发现的。免疫系统的功能和脂肪组织之间可能存在相互作用。据报告，在不同的实验模型中有 10 种微生物会导致肥胖，但腺病毒 -36（adenovirus-36，Ad36）的研究最多[135]。虽然 Ad36 的脂肪形成作用尚不清楚，但体外和体内研究共同提示该病毒感染前脂肪细胞和干细胞。Ad36 增加干细胞的成脂作用、前脂肪细胞的复制、成脂分化以及啮齿动物和人类细胞中脂质积累[136-138]。因此，Ad36 不仅增加脂肪细胞数量，而且增加这些细胞对葡萄糖和脂质的摄取，这可能共同导致肥胖增加。感染可以影响新陈代谢，脂肪组织可以影响炎症，这是与肥胖相关的一个因素。在综合荟萃分析中，暴露于 Ad36 的人肥胖风险增加了 2 倍[140-142]。1980 年首次发现 Ad36 与早期认识到的肥胖发病率上升相吻合[143]。

36.4.4 吸烟

吸烟者的体重一直比非吸烟者低。人体对尼古丁的生理反应包括食欲抑制和产热反应的改变[105,144,145]。戒烟的系统回顾和综合分析提供了戒烟后体重增加的证据[146]。据报告，戒烟者五年内平均体重增加 4.1kg，而继续吸烟者为 2.6kg。此外，这两组之间体重增加的差异在 2.6~5.3kg[147-149]。已经提出了戒烟者体重增加的几种可能的预测指标，例如戒烟前每日吸烟量和基线 BMI，但发现并不一致[150,151]。这种体重变化的分子机制尚未得到很好的描述[144,145]。目前美国成人的吸烟率从 2005 年的 20.9% 下降到 2015 年的 15.1%，而肥胖率是增加的[100]。因此，吸烟流行率的下降可能与超重和肥胖率的上升有关。

36.4.5 睡眠

来自动物和人类研究的证据支持睡眠量与肥胖之间的反比关系。与睡眠不足相关的几种内分泌系统改变,包括葡萄糖耐量、瘦素和促甲状腺激素减低,以及胃促生长素水平升高[105,152],都在肥胖发展中发挥作用,刺激食物摄入和能量储存[152-161]。30%的成人和69%的青少年没有达到建议的睡眠时间[162],睡眠不足成为一种公共卫生流行病[162]。报告显示,过去20年以来,成人和儿童的睡眠时间有所下降[163-164]。大型队列研究支持睡眠持续时间与预期体重增加之间的反比关系[165]。在抑制肥胖流行的系统方法中,应考虑把睡眠缺乏作为肥胖的危险因素[166]。

36.4.6 肠道菌群

肠道菌群,又被称为"被遗忘的器官",在健康方面发挥重要作用,包括参与能量获得和储存,代谢功能和免疫系统信号传导以促进免疫细胞成熟和免疫功能的正常发育[167]。拟杆菌和硬壁菌在肠道菌群中占主导地位,其拟杆菌减少,与肥胖相关的硬壁菌增多。微生物群落水平的变化导致肠道从食物中获取能量的能力增强,并产生低水平的炎症,这与肥胖症有关[167]。导致肥胖的确切复杂机制仍在探索中,并且肠道菌群失衡在未来的肥胖机制研究中应进一步探索。

36.4.7 其他因素

与肥胖风险相关的其他推定因素包括内分泌干扰物、药剂、头颅放射治疗和环境温度控制[105,135,168]。这些因素需要对动物和人类更多的研究来建立机制和获得实验证据。

36.5 肥胖的健康后果

肥胖与总体死亡率增加有关,并且是发生多种合并症的重要风险因素[31,169-172]。肥胖与2型糖尿病、心血管疾病、多种癌症、哮喘、慢性背痛、睡眠呼吸暂停、痛风、骨关节炎、肺栓塞、呼吸问题、胆囊疾病、妊娠并发症、月经失调、压力性尿失禁和心理障碍有关[2,33,173-175]。体重增加与疾病风险的发生呈正相关,即使体重增加4.5~9.1kg也会增加风险[33]。某些合并症在不同种族群体中的患病率更高,然而与肥胖相关的风险增加在全球范围内似乎是一致的。

36.6 肥胖的经济损失

在过去几十年中,在美国[101]和全世界范围内,与工作场所肥胖相关的经济成本持续增加。2014年,全球超重或肥胖患病人数超过21亿,占全球总人口的30%。仅肥胖一项的全球经济影响估计为2万亿美元,占全球国内生产总值的2.8%[176]。

与肥胖有关的经济支出包括基于治疗合并症相关的直接医疗费用(例如高血压、糖尿病、骨关节炎等)和间接费用,间接费用由生产力损失的不同指标组成,包括出勤率、缺勤率、残疾、工人赔偿要求以及过早死亡率。已经对肥胖的直接和间接经济损失进行了多个系统性综述[176-178]。估算经济损失的两种主要方法是自上而下法和自下而上法。这些系统评价的可比性和推论很难,因为纳入的研究在自上而下和自下而上的方法以及其他方法论上存在差异。

36.6.1 直接损失

肥胖症的直接损失通常被定义为医疗从业者（例如医师、执业护士等）为办公室、门诊、住院医院或急诊室护理、药品或程序提供的治疗或服务相关的费用（自付费用和保险）[179]。但是，由于肥胖通常不会直接得到治疗，因此肥胖的直接损失通常是根据治疗合并症有关的费用估算的，例如高血压、糖尿病、心脏病和其他与心血管疾病相关疾病、骨关节炎和睡眠呼吸暂停等，已证明肥胖会显著增加以上各种疾病的患病风险。因此，可通过归因于肥胖的每种疾病状况的比例和该状况的普遍性，加上相关的医疗支出，汇总数据估算肥胖的直接成本[180,181]。如果可以获得个人数据，则可以比较肥胖和非肥胖个体合并症的实际医疗支出[180,181]。多项研究计算了与肥胖有关的直接医疗和卫生保健费用，但其估算值因多种因素而异，包括纳入多少与肥胖相关的合并症[179]。因此，没有与肥胖有关的卫生保健费用的确切估计。

但是，以下综述提供了肥胖症经济负担的见解。Tremmel 及其同事回顾了 2011 年 1 月至 2016 年 9 月在发达国家和发展中国家进行的 23 项研究[176]。结论认为，肥胖在医疗系统和社会成本中占很大比例，如果肥胖的流行趋势仍在继续，此成本将持续增加。糟糕的是，由于方法论、合并症的纳入和人群的不同，研究的异质性阻碍了可比性。作者强调了在德国进行的两项研究，作为肥胖成本上升的示例。德国的肥胖社会成本从 2002 年的 980 万欧元增加到 2008 年的 1 220 万欧元。因为采用相同的方法和人群来衡量肥胖的成本，所以这些研究是一种用有效和结构化的方式来检验肥胖趋势的例子。

Bierl 等进行了一项综述分析，比较了肥胖的不同成本计算方法（数据库、患者归因分数和建模）[182]。在美国的 16 个分析研究中，作者发现肥胖的经济负担对于所有成本计算方法，相对值平均为 1.39，绝对值平均为 490 亿美元。与其他两种成本计算方法相比，数据库研究的成本最高。Grieve 等仅针对严重肥胖进行了唯一的系统评价[178]。他们回顾了 15 项研究（美国 14 项和英国 1 项），研究了严重的Ⅲ级和Ⅳ级肥胖（BMI ≥ 40kg/m^2）的经济负担。他们发现，与正常体重的人相比，严重肥胖的直接成本高出 1.5~3.9 倍。

虽然根据研究的方式和肥胖并发症的情况不同，估计值也不同，但很明显，肥胖会导致显著的个人和社会直接医疗保健成本增加，从而减少国家经济和雇主的资源。随着肥胖患病率的增加，相关成本将继续增加。

36.6.2 间接损失

间接损失是指劳动力及生产力损失的非直接医疗支出，包括旷工、缺勤、残疾以及过早死亡的工人索赔[179]。还没有仅对肥胖的间接成本进行的系统综述，但是有同时对肥胖的直接和间接成本进行的综述。

Dee 等回顾了从 2001 年到 2011 年超重和肥胖人群直接和间接损失的共五项研究[177]。作者得出结论,BMI的增加与医疗保健成本增加、生产力降低和早期死亡率相关,并且合并症的最大风险存在于肥胖人群中。他们还发现间接损失高于直接损失,占肥胖估计总成本的54%~59%。

Grieve等的系统综述仅关注Ⅲ级和Ⅳ级肥胖,研究人员发现,与正常体重的个体相比,严重肥胖个体的间接损失高出1.7~8.0倍[178]。他们着重讨论了Finkelstein[183]的研究,Ⅲ级肥胖者占就业人数的3%,但21%的费用是由于肥胖引起的缺勤和医疗支出。

Tremmel系统回顾了包含间接损失的最新综述[176]。该综述包括2011年至2016年9月的文章,仅有两项研究侧重于间接损失。据报告,肥胖由于生产力的损失而导致巨大的经济成本。该审查包括六项关于直接和间接损失的研究。总体而言,这些研究表明间接损失略高于直接损失。

36.6.2.1 出勤和缺勤

出勤被定义为由于与肥胖相关的健康问题而在工作但无法全职工作的工人所损失的时间和生产力[179,184]。缺勤是指与工作日不在岗或病假相关的生产力损失[179,184]。许多研究已经证实了肥胖与美国工作场所生产力下降的主要指标之间的关系[184]。如Tucker和Friedman[185]发现,肥胖工人的缺勤现象被归类为"高水平"(即过去6个月内因疾病缺勤7次或以上)的可能性比不肥胖雇员高70%。Pronk及其同事发现[186]肥胖与更多的不工作天数和与同事相处的困难有关,而更高水平的体力活动和心肺耐力与更好的工作质量、工作表现以及更大的工作量相关。

除了记录肥胖与工作效率损失之间的关联外,一些研究还估计了雇主的经济损失。在关于这一主题的早期研究中,Robbins等[187]发现超过其最大允许体重的男性军人在12个月内累计损失17 117个工作日,总计220万美元,导致每名男性军人的超重成本约为2 809美元。Ricci和Chee[188]对美国7 472名成年工人进行了全国电话调查,估计因肥胖而导致的出勤和缺勤总成本合计423亿美元(以2002年美元计算)。

在一项针对超过50 000名不同职业类别(例如专业人员、经理、销售、服务员、办公室人员、设备和运输操作员)美国工人的大型研究中,发现与正常体重范围内的工人相比,肥胖工人缺勤的可能性大大提高[189]。此外,与正常体重的工人相比,肥胖工人的缺勤与每名工人的成本增加额有关,雇主的总成本估计接近43亿美元(以2004年的美元计算)。

Gates及其同事[190]评估了制造业员工样本中的生产力损失,发现Ⅱ级(35~39kg/m^2)和Ⅲ级肥胖的工人在完成工作任务所需的时间方面,报告了更多的工作限制和执行实际工作要求的能力。他们还发现Ⅰ级(30~34.9kg/m^2)、Ⅱ级和Ⅲ级肥胖工人的缺勤率明显高于正常体重工人。由此导致的总体生产力损失,估计每年每位Ⅱ级和Ⅲ级肥胖工人的出勤费用为506美元,缺勤费为433美元[190]。

Poston等[191]检查了肥胖与因工伤日数而失去工作的关系,在美国中西部地区的一大群男性职业消防员中,即使对潜在的混杂因素进行了调整,肥胖的消防员因受伤而损失的天数是正常体重消防员的2.7~5倍(具体取决于肥胖类别)。他们还计算了与正常体重的消防员相比,超重和肥胖水平越来越高的消防员缺勤的经济成本。与正常体重的消防员相比,消防部门的额外费用因为超重消防员受伤后的缺勤时间增加,Ⅰ级、Ⅱ级和Ⅲ级肥胖合计估计每名消防员分别为74.41美元、254美元和1 682.90美元[191]。

Finkelstein 等[192]在个体工人层面评估了与出勤和缺勤相关的成本,然后在超过 32 000 名全职工人的样本中推断出所有工人的总成本。与肥胖相关的出勤和缺勤平均每名工人的年度增量成本,肥胖男性工人分别为 1 960 美元和 5 193 美元,肥胖女性工人分别为 1 736 美元和 5 393 美元。根据所有工人推测,估计肥胖会导致雇主花费 128 亿美元和 300 亿美元用于缺勤和出勤相关的生产力损失[192]。

36.6.2.2 残疾和过早死亡率

短期和长期的残疾成本来自工资延续福利、保险单和政府计划(例如工人赔偿索赔),允许员工因疾病或受伤而离开工作的时间超过典型病假的时间[179,184]。过早死亡率是指与非肥胖者相比,肥胖工人的预期寿命较低,导致工作年限内生产力下降,而人寿保险费和支出增加[179,184]。

一些研究集中在估计与残疾和过早死亡有关的费用。残疾研究通常侧重于评估与休假相关的成本,这些费用涉及残疾索赔或付款,而过早死亡率的研究则估计与肥胖有关的寿命损失[179,184]。例如,Dor[179,184]和 Trogdon 等[179,184]回顾了几项研究并得出结论,肥胖始终是残疾的重要预测指标,在美国的研究中,与肥胖个体的残疾相关的成本是巨大的。例如,Soteriades 等[193]前瞻性地评估了一组男性消防员超过六年任何类型的短期或永久性残疾风险。他们发现肥胖可以预测哪些消防员可能会残疾,BMI 每增加一个单位,消防员的残疾率增加 5%。Dor 及其同事[179,184]评估了许多短期残疾的年度成本的研究,他们估计与正常体重的员工相比,肥胖员工的残疾成本是每位员工 349 美元。

其他研究者审查了肥胖与工人索赔之间的关系,发现 BMI 增加与索赔数量之间存在显著相关性[194]。例如,每 100 个全职等效时间(full time equivalent,FTE)内,Ⅰ级、Ⅱ级和Ⅲ级肥胖者分别有 8.8、10.8 和 11.7 次索赔,而正常体重工人仅为 5.8 次。毫不奇怪,更多的索赔导致更多的医疗和赔偿(即收入替代)索赔成本。例如,每 100 个 FTE 肥胖工人的估计医疗和赔偿总额分别为 94 125 美元和 117 107 美元。正常体重工人的索赔费用仅为 7 503 美元和 5 396 美元。因此,由肥胖导致的成本是巨大的。

Fontaine 等已经量化了过早死亡率。至于国家人口寿命损失的数据[195],则由 Dor 及其同事将其转换为成本估算[179,184]。例如,他们估计肥胖导致非西班牙语裔白人男性和女性的总收入损失分别为 468 333 美元和 376 667 美元,性别差异部分是由于肥胖男性的预期寿命低于肥胖女性。其他研究估计,美国因肥胖造成的收入损失成本大约为 300 亿美元[184]。

36.7　总结

肥胖的患病率非常高,被描述为具有不确定轨迹的全球大流行[107]。目前提出的驱动因素很复杂,因此没有有效且成功的干预措施来遏制这种流行病。肥胖症流行持续增加对经济和健康的影响令人震惊,需要全球紧急行动,采用涉及政府、企业和个人的系统方法。

临床应用

- 不止一种体脂测量方法可以准确地描述身体成分。
- 所有种族、性别和年龄组经年龄调整肥胖率均超过30%。
- 与非西班牙语裔白人相比,少数族裔人群患肥胖的风险更大。
- 那些严重肥胖者比前几年更肥胖。
- 没有单一的肥胖原因,这是一个多因素的健康问题。
- 肥胖与死亡率呈正相关,并增加多种合并症的风险。

(R. Sue Day, MS, PhD, Nattinee Jitnarin, PhD, Michelle L. Vidoni, MPH, PhD, Christopher M. Kaipust, MPH, and Austin L. Brown, MPH, PhD 著　胡怀东　译　罗琳琳　校)

参考文献

1. Ng, M., Fleming, T., Robinson, M., et al. 2014. Global, regional, and national prevalence of overweight and obesity in children and adults during 1980–2013: A systematic analysis for the global burden of disease study 2013. *Lancet (London, England)* 384(9945):766–781.
2. Anonymous. 1998. Clinical guidelines on the identification, evaluation, and treatment of overweight and obesity in adults—The evidence report. national institutes of health. *Obesity Research* 6(Suppl 2):51S–209S.
3. Allison, D. B., Fontaine, K. R., Manson, J. E., et al. 1999. Annual deaths attributable to obesity in the united states. *The Journal of the American Medical Association* 282(16):1530–1538.
4. Flegal, K. M., Graubard, B. I., Williamson, D. F., et al. 2005. Excess deaths associated with underweight, overweight, and obesity. *The Journal of the American Medical Association* 293(15):1861–1867.
5. Ellulu, M., Abed, Y., Rahmat, A., et al. 2014. Epidemiology of obesity in developing countries: Challenges and prevention. *Global Epidemic Obesity* 2(1):2. doi: 10.7243/2052-5966-2-2.
6. National Institute of Health, National Heart, Lung, and Blood Institute, Joint National Committee on Prevention, Detection, Evaluation, and Treatment of High Blood Pressure. 2000. *North American Association for the Study of Obesity. The Practical Guide: Identification, Evaluation, and Treatment of Overweight and Obesity in Adults.* Bethesda, MD: NIH.
7. Ellis, K. J. 2000. Human body composition: In vivo methods. *Physiological Reviews* 80:649–680.
8. Behnke, A. R., Feen, B. G., Welham, W. C. 1942. Specific gravity of healthy man. *The Journal of the American Medical Association* 118:498–501.
9. van der Ploeg, G. E., Gunn, S. M., Withers, R. T., et al. 2000. Comparison of two hydrodensitometric methods for estimating percent body fat. *Journal of Applied Physiology (Bethesda, Md.: 1985)* 88(4):1175–1180.
10. Siri, W. E. 1961. Body composition from fluid spaces and density: Analysis of methods. In *Techniques for Measuring Body Composition*, eds. J. Brozek, A. Henschel, 223–244. Washington, D.C.: National Academy of Sciences.
11. Dempster, P., Aitkens, S. 1995. A new air displacement method for the determination of human body composition. *Medicine and Science in Sports and Exercise* 27(12):1692–1697.
12. Williams, C. A., Bale, P. 1998. Bias and limits of agreement between hydrodensitometry, bioelectrical impedance and skinfold calipers measures of percentage body fat. *European Journal of Applied Physiology and Occupational Physiology* 77(3):271–277.
13. Cote, K. D., Adams, W. C. 1993. Effect of bone density on body composition estimates in young adult black and white women. *Medicine and Science in Sports* 25:290–296.
14. Deurenberg, P., Weststrate, J. A., van der Kooy, K. 1989. Is an adaptation of siri's formula for the calculation of body fat percentage from body density in the elderly necessary? *European Journal of Clinical Nutrition* 43(8):559–567.
15. Schutz, Y., Kyle, U. U., Pichard, C. 2002. Fat-free mass index and fat mass index percentiles in caucasians aged 18–98 y. *International Journal of Obesity and Related Metabolic Disorders: Journal of the International Association for the Study of Obesity* 26(7):953–960.
16. McCrory, M. A., Gomez, T. D., Bernauer, E. M., et al. 1995. Evaluation of a new air displacement plethysmograph for measuring human body composition. *Medicine and Science in Sports and Exercise* 27(12):1686–1691.
17. McCrory, M. A., Wright, N. C., Kilmer, D. D. 1998. Nutritional aspects of neuromuscular diseases. *Physical Medicine and Rehabilitation Clinics of North America* 9(1):127–143.
18. Holmes, J. C., Gibson, A. L., Cremades, J. G., et al. 2011. Body-density measurement in children: The BOD POD versus hydrodensitometry. *International Journal of Sport Nutrition and Exercise Metabolism* 21(3):240–247.
19. Fields, D. A., Goran, M. I., McCrory, M. A. 2002. Body-composition assessment via air-displacement plethysmography in adults and children: A review. *The American Journal of Clinical Nutrition* 75(3):453–467.
20. Ball, S. D., Altena, T. S. 2004. Comparison of the bod pod and dual energy x-ray absorptiometry in men. *Physiological Measurement* 25(3):671–678.
21. Maddalozzo, G. F., Cardinal, B. J., Snow, C. A. 2002. Concurrent validity of the BOD POD and dual energy x-ray absorptiometry techniques for assessing body composition in young women. *Journal of the American Dietetic Association* 102(11):1677–1679.
22. Hames, K. C., Anthony, S. J., Thornton, J. C., et al. 2014. Body composition analysis by air displacement plethysmography in normal weight to extremely obese adults. *Obesity (Silver Spring, Md.)* 22(4):1078–1084.
23. Lowry, D. W., Tomiyama, A. J. 2015. Air displacement plethysmography versus dual-energy x-ray absorptiometry in underweight, normal-weight, and overweight/obese individuals. *PloS One* 10(1):e0115086.
24. Van Der Ploeg, G. E., Withers, R. T., Laforgia, J. 2003. Percent body fat via DEXA: Comparison with a four-compartment model. *Journal of Applied Physiology (Bethesda, Md.: 1985)* 94(2):499–506.
25. Kelly, T. L., Wilson, K. E., Heymsfield, S. B. 2009. Dual energy X-ray absorptiometry body composition reference values from NHANES. *PloS One* 4(9):e7038.

26. Kelly, T. L., Berger, N., Richardson, T. L. 1998. DXA body composition: Theory and practice. *Applied Radiation and Isotopes* 49(5/6):511–513.
27. Avesani, C. M., Draibe, S. A., Kamimura, M. A., et al. 2004. Assessment of body composition by dual energy X-ray absorptiometry, skinfold thickness and creatinine kinetics in chronic kidney disease patients. *Nephrology, Dialysis, Transplantation: Official Publication of the European Dialysis and Transplant Association - European Renal Association* 19:2289–2295.
28. Nord RH, Rayne RK. 1995. Dual-energy X-ray absorptiometry vs underwater weighing comparison of strengths and weaknesses. *Asia Pacific Journal of Clinical Nutrition* 4:173–175.
29. Kamel, E. G., McNeill, G., Han, T. S., et al. 1999. Measurement of abdominal fat by magnetic resonance imaging, dual-energy X-ray absorptiometry and anthropometry in non-obese men and women. *International Journal of Obesity and Related Metabolic Disorders: Journal of the International Association for the Study of Obesity* 23(7):686–692.
30. World Health Organization. 1995. *Physical Status: The Use and Interpretation of Anthropometry. Report of a WHO Consultation.* Geneva: World Health Organization, 894.
31. World Health Organization. 2000. Obesity: Preventing and managing the global epidemic. Report of a WHO consultation. *World Health Organization Technical Report Series* 894: i–xii, 1–253.
32. WHO Consultation on Obesity. 1997. *Obesity: Preventing and Managing the Global Epidemic.* Geneva: World Health Organization.
33. Office of the Surgeon General (US), Office of Disease Prevention and Health Promotion (US), Centers for Disease Control and Prevention (US), et al. 2001. *The Surgeon General's Call to Action to Prevent & Decrease Overweight and Obesity.* Rockville, MD: National Institute of Health.
34. World Health Organization. 2011. *Obesity and Overweight.* Geneva, Switzerland: World Health Organization [database online]. Available from http://www.who.int/mediacentre/factsheets/fs311/en/index.html.
35. Cole, T. J., Bellizzi, M. C., Flegal, K. M., et al. 2000. Establishing a standard definition for child overweight and obesity worldwide: International survey. *BMJ (Clinical Research Ed.)* 320(7244):1240–1243.
36. WHO Expert Consultation. 2004. Appropriate body-mass index for asian populations and its implications for policy and intervention strategies. *Lancet* 363(9403):157–163.
37. Gallagher, D., Heymsfield, S. B., Heo, M., et al. 2000. Healthy percentage body fat ranges: An approach for developing guidelines based on body mass index. *The American Journal of Clinical Nutrition* 72(3):694–701.
38. Prentice, A. M., Jebb, S. A. 2001. Beyond body mass index. *Obesity Reviews: An Official Journal of the International Association for the Study of Obesity* 2(3):141–147.
39. Poston, W. S. C., Foreyt, J. P. 2002. Body mass index: Uses and limitations. *Journal of Strength and Conditioning Research* 24:15–17.
40. Witt, K. A., Bush, E. A. 2005. College athletes with an elevated body mass index often have a high upper arm muscle area, but not elevated triceps and subscapular skinfolds. *Journal of the American Dietetic Association* 105(4):599–602.
41. Rothman, K. J. 2008. BMI-related errors in the measurement of obesity. *International Journal of Obesity (2005)* 32(Suppl 3):S56–S59.
42. Heymsfield, S. B., Peterson, C. M., Thomas, D. M., et al. 2016. Why are there race/ethnic differences in adult body mass index-adiposity relationships? A quantitative critical review. *Obesity Reviews: An Official Journal of the International Association for the Study of Obesity* 17(3):262–275.
43. Aloia, J. F., Vaswani, A., Mikhail, M., et al. 1999. Body composition by dual-energy X-ray absorptiometry in black compared with white women. *Osteoporosis International: A Journal Established as Result of Cooperation between the European Foundation for Osteoporosis and the National Osteoporosis Foundation of the USA* 10(2):114–119.
44. Rush, E. C., Goedecke, J. H., Jennings, C., et al. 2007. BMI, fat and muscle differences in urban women of five ethnicities from two countries. *International Journal of Obesity (2005)* 31(8):1232–1239.
45. Calle, E. E., Thun, M. J., Petrelli, J. M., et al. 1999. Body-mass index and mortality in a prospective cohort of U.S. adults. *The New England Journal of Medicine* 341(15):1097–1105.
46. Ashwell, M., Cole, T. J., Dixon, A. K. 1996. Ratio of waist circumference to hip is a strong predictor of intra-abdominal fat. *British Medical Journal* 313:559–560.
47. Han, T. S., Lean, M. E. 1998. Self-reported waist circumference compared with the 'waist watcher' tape-measure to identify individuals at increased health risk through intra-abdominal fat accumulation. *The British Journal of Nutrition* 80(1):81–88.
48. Turcato, E., Bosello, O., Di Francesco, V., et al. 2000. Waist circumference and abdominal sagittal diameter as surrogates of body fat distribution in the elderly: Their relation with cardiovascular risk factors. *International Journal of Obesity and Related Metabolic Disorders: Journal of the International Association for the Study of Obesity* 24(8):1005–1010.
49. Smith, S. C., Jr Haslam, D. 2007. Abdominal obesity, waist circumference and cardio-metabolic risk: Awareness among primary care physicians, the general population and patients at risk—The shape of the nations survey. *Current Medical Research and Opinion* 23(1):29–47.
50. Hu, F. B. 2007. Obesity and mortality: Watch your waist, not just your weight. *Archives of Internal Medicine* 167:875–876.
51. Tchernof, A., Despres, J. P. 2013. Pathophysiology of human visceral obesity: An update. *Physiological Reviews* 93(1):359–404.
52. International Diabetes Federation (IDF). 2006. *The IDF Consensus Worldwide Definition of the Metabolic Syndrome* [cited July 1, 2011]. Available from http://www.idf.org/webdata/docs/IDF_Meta_def_final.pdf.
53. Lohman, T., Roache, A. F., Martorell, R. 1988. *Anthropometric Standardization Reference Manual.* Champaign, IL: Human Kinetics.
54. Expert Panel on Detection, Evaluation, and Treatment of High Blood Cholesterol in Adults (Adult Treatment Panel III). 2001. Expert panel on detection, evaluation, and treatment of high cholesterol in adults (2001) executive summary of the third report of the national cholesterol education program (NCEP). *Journal of the American Medical Association* 285:2486–2497.
55. National Institutes of Health, National Heart Lung & Blood Institute. 1998. *Clinical Guidelines on the Identification, Evaluation, and Treatment of Overweight and Obesity: The Evidence Report.* Washington, DC: U.S. Government Press.
56. Flegal, K. M., Shepherd, J. A., Looker, A. C., et al. 2009. Comparisons of percentage body fat, body mass index, waist circumference, and waist-stature ratio in adults. *The American Journal of Clinical Nutrition* 89(2):500–508.
57. Heitmann, B. L., Frederiksen, P., Lissner, L. 2004. Hip circumference and cardiovascular morbidity and mortality in men and women. *Obesity Research* 12(3):482–487.
58. de Koning, L., Merchant, A. T., Pogue, J., et al. 2007. Waist circumference and waist-to-hip ratio as predictors of cardiovascular events: Meta-regression analysis of prospective studies. *European Heart Journal* 28(7):850–856.
59. Ashwell, M. 2009. Obesity risk: Importance of the waist-to-height ratio. *Nursing Standard (Royal College of Nursing (Great Britain): 1987)* 23(41):49–54; quiz 55.
60. Ashwell, M., Gibson, S. 2009. Waist to height ratio is a simple and effective obesity screening tool for cardiovascular risk factors: Analysis of data from the british national diet and nutrition survey of adults aged 19–64 years. *Obesity Facts* 2(2):97–103.
61. Ashwell, M., Gunn, P., Gibson, S. 2012. Waist-to-height ratio is a better screening tool than waist circumference and BMI for adult cardiometabolic risk factors: Systematic review and meta-analysis. *Obesity Reviews: An Official Journal of the International Association for the Study of Obesity* 13(3):275–286.
62. Browning, L. M., Hsieh, S. D., Ashwell, M. 2010. A systematic review of waist-to-height ratio as a screening tool for the prediction of cardiovascular disease and diabetes: 0.5 could be a suitable global boundary value. *Nutrition Research Reviews* 23(2):247–269.
63. Durnin, J. V., Womersley, J. 1974. Body fat assessed from total body density and its estimation from skinfold thickness: Measurements on 481 men and women aged from 16 to 72 years. *The British Journal of Nutrition* 32(1):77–97.

64. Moreno, L. A., Joyanes, M., Mesana, M. I., et al. 2003. Harmonization of anthropometric measurements for a multi center nutrition survey I Spanish adolescent. *Nutrition* 19:481–486.
65. Wattanapenpaiboon, N., Lukito, W., Strauss, B. J., et al. 1998. Agreement of skinfold measurement and bioelectrical impedance analysis (BIA) methods with dual energy X-ray absorptiometry (DEXA) in estimating total body fat in anglo-celtic Australians. *International Journal of Obesity and Related Metabolic Disorders: Journal of the International Association for the Study of Obesity* 22(9):854–860.
66. Kahn, H. S., Austin, H., Williamson, D. F., et al. 1996. Simple anthropometric indices associated with ischemic heart disease. *Journal of Clinical Epidemiology* 49(9):1017–1024.
67. Kahn, H. S., Simoes, E. J., Koponen, M., et al. 1996. The abdominal diameter index and sudden coronary death in men. *The American Journal of Cardiology* 78(8):961–964.
68. Riserus, U., Arnlov, J., Brismar, K., et al. 2004. Sagittal abdominal diameter is a strong anthropometric marker of insulin resistance and hyperproinsulinemia in obese men. *Diabetes Care* 27(8):2041–2046.
69. Bosy-Westphal, A., Booke, C. A., Blocker, T., et al. 2010. Measurement site for waist circumference affects its accuracy as an index of visceral and abdominal subcutaneous fat in a caucasian population. *The Journal of Nutrition* 140(5):954–961.
70. Vasques, A. C., Rosado, L. E., Rosado, G. P., et al. 2009. Different measurements of the sagittal abdominal diameter and waist perimeter in the prediction of HOMA-IR. *Arquivos Brasileiros De Cardiologia* 93(5):511–518.
71. Yim, J. Y., Kim, D., Lim, S. H., et al. 2010. Sagittal abdominal diameter is a strong anthropometric measure of visceral adipose tissue in the Asian general population. *Diabetes Care* 33(12):2665–2670.
72. Montague, C. T., O'Rahilly, S. 2000. The perils of portliness: Causes and consequences of visceral adiposity. *Diabetes* 49(6):883–888.
73. Clasey, J. L., Bouchard, C., Teates, C. D., et al. 1999. The use of anthropometric and dual-energy X-ray absorptiometry (DXA) measures to estimate total abdominal and abdominal visceral fat in men and women. *Obesity Research* 7(3):256–264.
74. Lukaski, H. C., Bolonchuk, W. W., Hall, C. B., et al. 1986. Validation of tetrapolar bioelectrical impedance method to assess human body composition. *Journal of Applied Physiology (Bethesda, Md.: 1985)* 60(4):1327–1332.
75. Nakadomo, F., Tanaka, K., Hazama, T., et al. 1990. Validation of body composition assessed by bioelectrical impedance analysis. *Japanese Journal of Applied Physiology* 20:321–330.
76. Kyle, U. G., Bosaeus, I., De Lorenzo, A. D., et al. 2004. Bioelectrical impedance analysis—Part I: Review of principles and methods. *Clinical Nutrition (Edinburgh, Scotland)* 23(5):1226–1243.
77. Jebb, S. A., Cole, T. J., Doman, D., et al. 2000. Evaluation of the novel tanita body-fat analyser to measure body composition by comparison with a four-compartment model. *British Journal of Nutrition* 83:115–122.
78. Utter, A. C., Nieman, D. C., Ward, A. N., et al. 1999. Use of the leg-to-leg bioelectrical impedance method in assessing body-composition change in obese women. *The American Journal of Clinical Nutrition* 69(4):603–607.
79. Lukaski, H. C., Scheltinga, M. R. R. 1994. Improved sensitivity of the tetrapolar bioelectrical impedance method to assess fluid status and body composition: Use of proximal electrode placement. *Age and Nutrition* 5:123–129.
80. Deurenberg, P. 1996. Limitations of the bioelectrical impedance method for the assessment of body fat in severe obesity. *The American Journal of Clinical Nutrition* 64(3 Suppl):449S–452S.
81. Waki, M., Kral, J. G., Mazariegos, M., et al. 1991. Relative expansion of extra cellular water in obese versus nonobese women. *American Journal of Physiology. Endocrinology and Metabolism* 261:E199–E203.
82. Organ, L. W., Bradham, G. B., Gore, D. T., et al. 1994. Segmental bioelectrical impedance analysis: Theory and application of a new technique. *Journal of Applied Physiology (Bethesda, Md.: 1985)* 77(1):98–112.
83. Zhu, F., Schneditz, D., Levin, N. W. 1999. Sum of segmental bioimpedance analysis during ultrafiltration and hemodialysis reduces sensitivity to changes in body position. *Kidney International* 56:692–699.
84. Scheltinga, M. R., Jacobs, D. O., Kimbrough, T. D., et al. 1992. Identifying body fluid distribution by measuring electrical impedance. *The Journal of Trauma* 33(5):665–670.
85. Haapala, I., Hirvonen, A., Niskanen, L., et al. 2002. Anthropometry, bioelectrical impedance and dual-energy X-ray absorptiometry in the assessment of body composition in elderly Finnish women. *Clinical Physiology and Functional Imaging* 22(6):383–391.
86. Heymsfield, S. B., Gallagher, D., Visser, M., et al. 1995. Measurement of skeletal muscle: Laboratory and epidemiological methods. *The Journals of Gerontology. Series A, Biological Sciences and Medical Sciences* 50(Special issue):23–29.
87. Rogalla, P., Meiri, N., Hoksch, B., et al. 1998. Low-dose spiral computer tomography for measuring abdominal fat volume and distribution in a clinical setting. *European Journal of Clinical Nutrition* 52:597–602.
88. Cortet, B., Bourel, P., Dubois, P., et al. 1998. CT scan texture analysis of the distal radius: Influence of age and menopausal status. *Revue Du Rhumatisme (English Edition)* 65(2):109–118.
89. Link, T. M., Majumdar, S., Lin, J. C., et al. 1998. A comparative study of trabecular bone properties in the spine and femur using high resolution MRI and CT. *Journal of Bone and Mineral Research: The Official Journal of the American Society for Bone and Mineral Research* 13(1):122–132.
90. Ribeiro-Filho, F. F., Faria, A. N., Azjen, S., et al. 2003. Methods of estimation of visceral fat: Advantages of ultrasonography. *Obesity Research* 11(12):1488–1494.
91. Armellini, F., Zamboni, M., Rigo, L., et al. 1990. The contribution of sonography to the measurement of intra-abdominal fat. *Journal of Clinical Ultrasound* 18(7):563–567.
92. Abe, T., Kawakami, Y., Sugita, M., et al. 1995. Use of B-mod ultrasound for visceral fat mass evaluation: Comparisons with magnetic resonance imaging. *Applied Human Science: Journal of Physiological Anthropology* 14:133–139.
93. Pineau, J. C., Lalys, L., Bocquet, M., et al. 2010. Ultrasound measurement of total body fat in obese adolescents. *Annals of Nutrition and Metabolism* 56(1):36–44.
94. Pineau, J. C., Guihard-Costa, A. M., Bocquet, M. 2007. Validation of ultrasound techniques applied to body fat measurement. A comparison between ultrasound techniques, air displacement plethysmography and bioelectrical impedance vs. dual-energy X-ray absorptiometry. *Annals of Nutrition and Metabolism* 51(5):421–427.
95. Heimburger, D. C., Allison, D. B., Goran, M. I., et al. 2003. A festschrift for Roland L. weinsier: Nutrition scientist, educator, and clinician. *Obesity Research* 11(10):1246–1262.
96. Flegal, K. M., Carroll, M. D., Kuczmarski, R. J., et al. 1998. Overweight and obesity in the united states: Prevalence and trends, 1960–1994. *International Journal of Obesity and Related Metabolic Disorders: Journal of the International Association for the Study of Obesity* 22(1):39–47.
97. Kuczmarski, R. J., Flegal, K. M., Campbell, S. M., et al. 1994. Increasing prevalence of overweight among US adults. the national health and nutrition examination surveys, 1960 to 1991. *The Journal of the American Medical Association* 272(3):205–211.
98. Flegal, K. M., Carroll, M. D., Kit, B. K., et al. 2012. Prevalence of obesity and trends in the distribution of body mass index among US adults, 1999–2010. *The Journal of the American Medical Association* 307(5):491–497.
99. Ogden, C. L., Carroll, M. D., Fryar, C. D., et al. 2015. Prevalence of obesity among adults and youth: United states, 2011–2014. *NCHS Data Brief* (219):1–8.
100. Flegal, K. M., Kruszon-Moran, D., Carroll, M. D., et al. 2016. Trends in obesity among adults in the united states, 2005 to 2014. *The Journal of the American Medical Association* 315(21):2284–2291.
101. Flegal, K. M., Carroll, M. D., Ogden, C. L., et al. 2010. Prevalence and trends in obesity among US adults, 1999–2008. *The Journal of the American Medical Association* 303(3):235–241.
102. Ogden, C. L., Carroll, M. D., Kit, B. K., et al. 2014. Prevalence of childhood and adult obesity in the united states, 2011–2012. *The Journal of the American Medical Association* 311(8):806–814.

103. Mokdad, A. H., Serdula, M. K., Dietz, W. H., et al. 1999. The spread of the obesity epidemic in the united states, 1991–1998. *The Journal of the American Medical Association* 282(16):1519–1522.
104. Department of Health and Human Services. 2000. *Healthy People 2010: Understanding and Improving Health.* Washington, DC: HHS.
105. Keith, S. W., Redden, D. T., Katzmarzyk, P. T., et al. 2006. Putative contributors to the secular increase in obesity: Exploring the roads less traveled. *International Journal of Obesity (2005)* 30(11):1585–1594.
106. Finucane, M. M., Stevens, G. A., Cowan, M. J., et al. 2011. National, regional, and global trends in body-mass index since 1980: Systematic analysis of health examination surveys and epidemiological studies with 960 country-years and 9.1 million participants. *Lancet* 377(9765):557–567.
107. Swinburn, B. A., Sacks, G., Hall, K. D., et al. 2011. The global obesity pandemic: Shaped by global drivers and local environments. *Lancet* 378(9793):804–814.
108. International Association for the Study of Obesity. 2011. *Global Prevalence of Adult Obesity.* International Association for the Study of Obesity [cited October 20 2011] [database online].
109. Jones-Smith, J. C., Gordon-Larsen, P., Siddiqi, A., et al. 2011. Cross-national comparisons of time trends in overweight inequality by socioeconomic status among women using repeated cross-sectional surveys from 37 developing countries, 1989–2007. *American Journal of Epidemiology* 173(6):667–675.
110. Rutter, H. 2011. Where next for obesity? *Lancet* 378(9793):746–747.
111. Crawford, D., Jeffery, R. W., eds. 2005. *Obesity Prevention and Public Health.* Oxford, UK: Oxford University Press.
112. Hall, K. D., Sacks, G., Chandramohan, D., et al. 2011. Quantification of the effect of energy imbalance on body-weight. *Lancet* 378(9793):826–837.
113. Hall, K. D., Chow, C. C. 2010. Estimating the quantitative relation between food energy intake and changes in body weight. *The American Journal of Clinical Nutrition* 91(3):816; author reply 817.
114. Leibel, R. L., Rosenbaum, M., Hirsch, J. 1995. Changes in energy expenditure resulting from altered body weight. *The New England Journal of Medicine* 332(10):621–628.
115. Hall, K. D. 2010. Predicting metabolic adaptation, body weight change, and energy intake in humans. *American Journal of Physiology. Endocrinology and Metabolism* 298(3):E449–66.
116. Nielsen, S. J., Popkin, B. M. 2003. Patterns and trends in food portion sizes, 1977–1998. *The Journal of the American Medical Association* 289(4):450–453.
117. Duffey, K. J., Popkin, B. M. 2011. Energy density, portion size, and eating occasions: Contributions to increased energy intake in the united states, 1977–2006. *PLoS Medicine* 8(6):e1001050.
118. Gortmaker, S. L., Swinburn, B. A., Levy, D., et al. 2011. Changing the future of obesity: Science, policy, and action. *Lancet* 378(9793):838–847.
119. Ford, E. S., Dietz, W. H. 2013. Trends in energy intake among adults in the united states: Findings from NHANES. *The American Journal of Clinical Nutrition* 97(4):848–853.
120. An, R., Xiang, X., Yang, Y., et al. 2016. Mapping the prevalence of physical inactivity in U.S. states, 1984–2015. *PloS One* 11(12):e0168175.
121. Centers for Disease Control and Prevention (CDC). 2010. *U.S. Physical Activity Statistics.* CDC, Centers for Disease Control and Prevention [cited October 24 2011] [database online]. Available from http://www.cdc.gov/nccdphp/dnpa/physical/stats.
122. Rankinen, T., Zuberi, A., Chagnon, Y. C., et al. 2006. The human obesity gene map: The 2005 update. *Obesity (Silver Spring, Md.)* 14(4):529–644.
123. Speakman, J. R., Rance, K. A., Johnstone, A. M. 2008. Polymorphisms of the FTO gene are associated with variation in energy intake, but not energy expenditure. *Obesity (Silver Spring, Md.)* 16(8):1961–1965.
124. Frayling, T. M., Timpson, N. J., Weedon, M. N., et al. 2007. A common variant in the FTO gene is associated with body mass index and predisposes to childhood and adult obesity. *Science (New York, N.Y.)* 316(5826):889–894.
125. Kilpelainen, T. O., Zillikens, M. C., Stancakova, A., et al. 2011. Genetic variation near IRS1 associates with reduced adiposity and an impaired metabolic profile. *Nature Genetics* 43(8):753–760.
126. Lu, Y., Day, F. R., Gustafsson, S., et al. 2016. New loci for body fat percentage reveal link between adiposity and cardiometabolic disease risk. *Nature Communications* 7:10495.
127. Shungin, D., Winkler, T. W., Croteau-Chonka, D. C., et al. 2015. New genetic loci link adipose and insulin biology to body fat distribution. *Nature* 518(7538):187–196.
128. Pei, Y. F., Ren, H. G., Liu, L., et al. 2017. Genomic variants at 20p11 associated with body fat mass in the European population. *Obesity (Silver Spring, Md.)* 25(4):757–764.
129. Locke, A. E., Kahali, B., Berndt, S. I., et al. 2015. Genetic studies of body mass index yield new insights for obesity biology. *Nature* 518(7538):197–206.
130. Robinson, M. R., English, G., Moser, G., et al. 2017. Genotype-covariate interaction effects and the heritability of adult body mass index. *Nature Genetics* 49(8):1174–1181.
131. Huypens, P., Sass, S., Wu, M., et al. 2016. Epigenetic germline inheritance of diet-induced obesity and insulin resistance. *Nature Genetics* 48(5):497–499.
132. Demerath, E. W., Guan, W., Grove, M. L., et al. 2015. Epigenome-wide association study (EWAS) of BMI, BMI change and waist circumference in African American adults identifies multiple replicated loci. *Human Molecular Genetics* 24(15):4464–4479.
133. Wahl, S., Drong, A., Lehne, B., et al. 2017. Epigenome-wide association study of body mass index, and the adverse outcomes of adiposity. *Nature* 541(7635):81–86.
134. Aslibekyan, S., Demerath, E. W., Mendelson, M., et al. 2015. Epigenome-wide study identifies novel methylation loci associated with body mass index and waist circumference. *Obesity (Silver Spring, Md.)* 23(7):1493–1501.
135. McAllister, E. J., Dhurandhar, N. V., Keith, S. W., et al. 2009. Ten putative contributors to the obesity epidemic. *Critical Reviews in Food Science and Nutrition* 49(10):868–913.
136. Pasarica, M., Shin, A. C., Yu, M., et al. 2006. Human adenovirus 36 induces adiposity, increases insulin sensitivity, and alters hypothalamic monoamines in rats. *Obesity (Silver Spring, Md.)* 14(11):1905–1913.
137. Rogers, P. M., Fusinski, K. A., Rathod, M. A., et al. 2008. Human adenovirus ad-36 induces adipogenesis via its E4 orf-1 gene. *International Journal of Obesity (2005)* 32(3):397–406.
138. Vangipuram, S. D., Sheele, J., Atkinson, R. L., et al. 2004. A human adenovirus enhances preadipocyte differentiation. *Obesity Research* 12(5):770–777.
139. Vangipuram, S. D., Yu, M., Tian, J., et al. 2007. Adipogenic human adenovirus-36 reduces leptin expression and secretion and increases glucose uptake by fat cells. *International Journal of Obesity (2005)* 31(1):87–96.
140. Yamada, T., Hara, K., Kadowaki, T. 2012. Association of adenovirus 36 infection with obesity and metabolic markers in humans: A meta-analysis of observational studies. *PloS One* 7(7):e42031.
141. Shang, Q., Wang, H., Song, Y., et al. 2014. Serological data analyses show that adenovirus 36 infection is associated with obesity: A meta-analysis involving 5739 subjects. *Obesity (Silver Spring, Md.)* 22(3):895–900.
142. Xu, M. Y., Cao, B., Wang, D. F., et al. 2015. Human adenovirus 36 infection increased the risk of obesity: A meta-analysis update. *Medicine* 94(51):e2357.
143. Chappell, C. L., Dickerson, M., Day, R. S., et al. 2017. Adenovirus 36 antibody detection: Improving the standard serum neutralization assay. *Journal of Virological Methods* 239:69–74.
144. Flegal, K. M., Troiano, R. P., Pamuk, E. R., et al. 1995. The influence of smoking cessation on the prevalence of overweight in the united states. *The New England Journal of Medicine* 333(18):1165–1170.
145. Filozof, C., Fernandez Pinilla, M. C., Fernandez-Cruz, A. 2004. Smoking cessation and weight gain. *Obesity Reviews: An Official Journal of the International Association for the Study of Obesity* 5(2):95–103.
146. Tian, J., Venn, A., Otahal, P., et al. 2015. The association between quitting smoking and weight gain: A systemic review and meta-analysis of prospective cohort studies. *Obesity Reviews: An Official Journal of the International Association for the Study of Obesity* 16(10):883–901.
147. Bush, T., Levine, M. D., Deprey, M., et al. 2008. Prevalence of weight concerns and obesity among smokers calling a quitline. *Journal of Smoking Cessation* 4(5):74–78.
148. Chiolero, A., Faeh, D., Paccaud, F., et al. 2008. Consequences of smoking for body weight, body fat distribution, and insulin

148. resistance. *The American Journal of Clinical Nutrition* 87(4):801–809.
149. Veldheer, S., Yingst, J., Zhu, J., et al. 2015. Ten-year weight gain in smokers who quit, smokers who continued smoking and never smokers in the united states, NHANES 2003-2012. *International Journal of Obesity* 39(12):1727–1732.
150. Flegal, K. M. 2007. The effects of changes in smoking prevalence on obesity prevalence in the united states. *American Journal of Public Health* 97(8):1510–1514.
151. Lycett, D., Munafo, M., Johnstone, E., et al. 2011. Associations between weight change over 8 years and baseline body mass index in a cohort of continuing and quitting smokers. *Addiction (Abingdon, England)* 106(1):188–196.
152. Taheri, S., Lin, L., Austin, D., et al. 2004. Short sleep duration is associated with reduced leptin, elevated ghrelin, and increased body mass index. *PLoS Medicine* 1(3):e62.
153. Van Cauter, E. 2011. Sleep disturbances and insulin resistance. *Diabetic Medicine: A Journal of the British Diabetic Association* 28(12):1455–1462.
154. Trenell, M. I., Marshall, N. S., Rogers, N. L. 2007. Sleep and metabolic control: Waking to a problem? *Clinical and Experimental Pharmacology and Physiology* 34(1–2):1–9.
155. Taheri, S., Thomas, G. N. 2008. Is sleep duration associated with obesity-where do U stand? *Sleep Medicine Reviews* 12(4):299–302.
156. Taheri, S. 2006. The link between short sleep duration and obesity: We should recommend more sleep to prevent obesity. *Archives of Disease in Childhood* 91(11):881–884.
157. Taheri, S. 2007. Sleep and metabolism: Bringing pieces of the jigsaw together. *Sleep Medicine Reviews* 11(3):159–162.
158. Spiegel, K., Knutson, K., Leproult, R., et al. 2005. Sleep loss: A novel risk factor for insulin resistance and type 2 diabetes. *Journal of Applied Physiology (Bethesda, Md.: 1985)* 99(5):2008–2019.
159. Knutson, K. L., Galli, G., Zhao, X., et al. 2011. No association between leptin levels and sleep duration or quality in obese adults. *Obesity (Silver Spring, Md.)* 19(12):2433–2435.
160. Knutson, K. L., Van Cauter, E. 2008. Associations between sleep loss and increased risk of obesity and diabetes. *Annals of the New York Academy of Sciences* 1129:287–304.
161. Knutson, K. L., Van Cauter, E., Zee, P., et al. 2011. Cross-sectional associations between measures of sleep and markers of glucose metabolism among subjects with and without diabetes: The coronary artery risk development in young adults (CARDIA) sleep study. *Diabetes Care* 34(5):1171–1176.
162. Centers for Disease Control and Prevention (CDC). 2011. *Insufficient Sleep is a Public Health Epidemic* [cited October 12, 2011]. Available from http://www.cdc.gov/features/dssleep/ (accessed October 12, 2011).
163. Iglowstein, I., Jenni, O. G., Molinari, L., et al. 2003. Sleep duration from infancy to adolescence: Reference values and generational trends. *Pediatrics* 111(2):302–307.
164. Bonnet, M. H., Arand, D. L. 1995. We are chronically sleep deprived. *Sleep* 18(10):908–911.
165. Patel, S. R., Malhotra, A., White, D. P., et al. 2006. Association between reduced sleep and weight gain in women. *American Journal of Epidemiology* 164(10):947–954.
166. Patel, S. R., Hu, F. B. 2008. Short sleep duration and weight gain: A systematic review. *Obesity (Silver Spring, Md.)* 16(3):643–653.
167. Clemente, J. C., Ursell, L. K., Parfrey, L. W., et al. 2012. The impact of the gut microbiota on human health: An integrative view. *Cell* 148(6):1258–1270.
168. Garmey, E. G., Liu, Q., Sklar, C. A., et al. 2008. Longitudinal changes in obesity and body mass index among adult survivors of childhood acute lymphoblastic leukemia: A report from the childhood cancer survivor study. *Journal of Clinical Oncology: Official Journal of the American Society of Clinical Oncology* 26(28):4639–4645.
169. Reis, J. P., Macera, C. A., Araneta, M. R., et al. 2009. Comparison of overall obesity and body fat distribution in predicting risk of mortality. *Obesity (Silver Spring, Md.)* 17(6):1232–1239.
170. D'Agostino, R. B., Jr, Hamman, R. F., Karter, A. J., et al. 2004. Cardiovascular disease risk factors predict the development of type 2 diabetes: The insulin resistance atherosclerosis study. *Diabetes Care* 27(9):2234–2240.
171. Katzmarzyk, P. T., Janssen, I., Ardern, C. I. 2003. Physical inactivity, excess adiposity and premature mortality. *Obesity Reviews: An Official Journal of the International Association for the Study of Obesity* 4(4):257–290.
172. Kenchaiah, S., Gaziano, J. M., Vasan, R. S. 2004. Impact of obesity on the risk of heart failure and survival after the onset of heart failure. *The Medical Clinics of North America* 88(5):1273–1294.
173. Guh, D. P., Zhang, W., Bansback, N., et al. 2009. The incidence of co-morbidities related to obesity and overweight: A systematic review and meta-analysis. *BMC Public Health* 9:88.
174. Wang, Y. C., McPherson, K., Marsh, T., et al. 2011. Health and economic burden of the projected obesity trends in the USA and the UK. *Lancet* 378(9793):815–825.
175. Renehan, A. G., Tyson, M., Egger, M., et al. 2008. Body-mass index and incidence of cancer: A systematic review and meta-analysis of prospective observational studies. *Lancet* 371(9612):569–578.
176. Tremmel, M., Gerdtham, U. G., Nilsson, P. M., et al. 2017. Economic burden of obesity: A systematic literature review. *International Journal of Environmental Research and Public Health* 14(4):435. doi: 10.3390/ijerph14040435.
177. Dee, A., Kearns, K., O'Neill, C., et al. 2014. The direct and indirect costs of both overweight and obesity: A systematic review. *BMC Research Notes* 7:242.
178. Grieve, E., Fenwick, E., Yang, H. C., et al. 2013. The disproportionate economic burden associated with severe and complicated obesity: A systematic review. *Obesity Reviews: An Official Journal of the International Association for the Study of Obesity* 14(11):883–894.
179. Dor, A., C. Ferguson, C. Langwith, et al. 2010. *A Heavy Burden: The Individual Costs of Being Overweight and Obese.* The George Washington University School of Public Health and Health Services Department of Health Policy.
180. Popkin, B. M., Kim, S., Rusev, E. R., et al. 2006. Measuring the full economic costs of diet, physical activity and obesity-related chronic diseases. *Obesity Reviews: An Official Journal of the International Association for the Study of Obesity* 7(3):271–293.
181. Withrow, D., Alter, D. A. 2011. The economic burden of obesity worldwide: A systematic review of the direct costs of obesity. *Obesity Reviews: An Official Journal of the International Association for the Study of Obesity* 12(2):131–141.
182. Bierl, M., Marsh, T., Webber, L., et al. 2013. Apples and oranges: A comparison of costing methods for obesity. *Obesity Reviews: An Official Journal of the International Association for the Study of Obesity* 14(9):693–706.
183. Finkelstein, E. A., Trogdon, J. G., Cohen, J. W., et al. 2009. Annual medical spending attributable to obesity: Payer-and service-specific estimates. *Health Affairs (Project Hope)* 28(5):w822–w831.
184. Trogdon, J. G., Finkelstein, E. A., Hylands, T., et al. 2008. Indirect costs of obesity: A review of the current literature. *Obesity Reviews: An Official Journal of the International Association for the Study of Obesity* 9(5):489–500.
185. Tucker, L. A., Friedman, G. M. 1998. Obesity and absenteeism: An epidemiologic study of 10,825 employed adults. *American Journal of Health Promotion* 12(3):202–207.
186. Pronk, N. P., Martinson, B., Kessler, R. C., et al. 2004. The association between work performance and physical activity, cardiorespiratory fitness, and obesity. *Journal of Occupational and Environmental Medicine/American College of Occupational and Environmental Medicine* 46(1):19–25.
187. Robbins, A. S., Chao, S. Y., Russ, C. R., et al. 2002. Costs of excess body weight among active duty personnel, U.S. air force, 1997. *Military Medicine* 167(5):393–397.
188. Ricci, J. A., Chee, E. 2005. Lost productive time associated with excess weight in the U.S. workforce. *Journal of Occupational and Environmental Medicine/American College of Occupational and Environmental Medicine* 47(12):1227–1234.
189. Cawley, J., Rizzo, J. A., Haas, K. 2007. Occupation-specific absenteeism costs associated with obesity and morbid obesity. *Journal of Occupational and Environmental Medicine/American College of Occupational and Environmental Medicine* 49(12):1317–1324.
190. Gates, D. M., Succop, P., Brehm, B. J., et al. 2008. Obesity and presenteeism: The impact of body mass index on workplace productivity. *Journal of Occupational*

and *Environmental Medicine/ American College of Occupational and Environmental Medicine* 50(1):39–45.
191. Poston, W. S. C., Jitnarin, N., Haddock, C. K., et al. 2011. Obesity and injury-related absenteeism in a population-based firefighter cohort. *Obesity* 19(10):2076–2081.
192. Finkelstein, E. A., DiBonaventura, M., Burgess, S. M., et al. 2010. The costs of obesity in the workplace. *Journal of Occupational and Environmental Medicine/American College of Occupational and Environmental Medicine* 52(10):971–976.
193. Soteriades, E. S., Hauser, R., Kawachi, I., et al. 2008. Obesity and risk of job disability in male firefighters. *Occupational Medicine (Oxford, England)* 58(4):245–250.
194. Ostbye, T., Dement, J. M., Krause, K. M. 2007. Obesity and workers' compensation: Results from the duke health and safety surveillance system. *Archives of Internal Medicine* 167(8):766–773.
195. Fontaine, K. R., Redden, D. T., Wang, C., et al. 2003. Years of life lost due to obesity. *The Journal of the American Medical Association* 289(2):187–193.

第 37 章 肥胖患者的运动管理

目录

要点／611

37.1 引言／611

37.2 **体力活动对预防体重增加的影响**／611

37.3 **体力活动对体重减轻的影响**／612

37.3.1 心血管（有氧）运动／612

37.3.2 抗阻运动／612

37.3.3 瑜伽／612

37.3.4 日常活动／613

37.3.5 久坐不动／613

37.3.6 体力活动的持续时间／614

37.3.7 体力活动与限制能量摄入相结合／614

37.3.8 体力活动在减重术中的作用／615

37.4 **对体力活动反应中体重减轻的变异性**／615

37.4.1 生物因素／615

37.4.2 体力活动对能量消耗其他组成部分的影响／615

37.4.3 体力活动对能量摄入的影响／616

37.4.4 影响身体活动依从性的因素／616

37.5 **体力活动、心肺功能和健康结局**／616

37.5.1 对死亡率的影响／617

37.5.2 对心血管疾病危险因素的影响／617

37.5.2.1 血压／617

37.5.2.2 血脂／617

37.5.2.3 炎症标志物／618

37.6 **总结和临床应用**／618

参考文献／619

要 点

- 体力活动有助于预防体重增加并降低肥胖的发生率,是维持长期体重减轻的重要生活方式。因此,医疗卫生保健人员和健康管理人员需要与患者密切合作,针对影响体重管理的体力活动提供专业咨询。
- 虽然目前人们强调通过减少久坐行为来改善健康状况,但从体重管理方面看,将久坐或体力活动不足转变为充足的中强度至高强度体力活动产生的影响最大。
- 即使患者正在接受其他的肥胖治疗手段(例如减重术),体力活动仍然是一种重要的生活方式。
- 除了体重和肥胖,体力活动对健康有诸多益处,这证明了其作为健康生活方式的重要性。

37.1 引言

超重和肥胖是美国和世界范围内的重大公共卫生问题[1]。在美国,超重($BMI>25kg/m^2$)、肥胖($BMI>30kg/m^2$)和严重肥胖($BMI>35kg/m^2$)人数分别约占总人口的70%、36%和16%[2]。高患病率引起了重大公共卫生问题。这是因为超重与许多慢性疾病之间存在关联,比如心血管疾病、糖尿病、某些癌症、肌肉骨骼失调等[3,4]。因此,通过公共卫生手段和干预措施预防超重和肥胖,以及帮助超重或肥胖的成人减重势在必行。这些方法的基础就是实现最佳能量平衡以防止体重增加,以及负能量平衡导致能量缺口从而促进减重。体力活动是这些预防和治疗工作相关的关键生活方式因素之一。

37.2 体力活动对预防体重增加的影响

由于超重和肥胖在成人中的高发率,大多数临床治疗将减轻体重作为重点。然而,从公共卫生健康的角度来看,寻求有效的治疗手段来预防体重增加,以减少超重和肥胖的发生,也显得尤为重要。有证据表明,体力活动是一种重要的生活方式行为因素,可以有助于预防工作[5]。

有证据证明,体力活动对预防体重的增加是有影响的。例如,有横断面证据支持体力活动与体质量指数[6-12]和体脂之间存在反比关系[6,8,10-13];还有NHANES I流行病学随访研究的前瞻性数据[14]、健美操中心纵向研究[15]、女性健康研究[16]和哈佛校友研究[17],都证明了体力活动对预防体重增加的重要性。其他研究也证明,体力活动对于保持健康体重以及减低肥胖发生率[19]很重要,其中正常体重定义为BMI在$18.5\sim25kg/m^2$ [18]。此外,可能需要一个体力活动时间的阈值来防止体重显著增加,其定义为体重增加至少是当前体重的3%,该阈值范围为每周150~250min[20]。

从事体力活动的其他临床意义,如其他章节所提及,体力活动会影响瘦体重保持[21],且有助于防止体重的增加,这些都可能会给患者的健康带来很大的益处。

37.3 体力活动对体重减轻的影响

37.3.1 心血管(有氧)运动

体力活动被建议作为针对超重和肥胖人群干预措施中的关键行为[4]。然而,如果不能同时限制能量摄入,体力活动对减重的影响会很小。例如,一项针对超重成人的研究报告显示,患者在没有限制能量摄入的情况下进行居家体力活动[23],6个月和18个月时平均体重减轻分别为2%和1%。其他报告也得出了类似的结论,当重点集中在体力活动而不限制能量摄入时[24,25],为期3~6个月干预措施的减肥幅度与此相近。这与《2008年体力活动指南咨询委员会报告》中提到的每周180~270min的体力活动使体重减轻0.5~3.0kg相一致。然而,这可能存在剂量-反应效应,即体重减轻的程度随着体力活动强度的增加而增加。例如,对2009年美国运动医学学会(ACSM)文献综述[20]得出的结论是,每周体力活动时间<150min,体重没有显著变化,而每周体力活动时间>150min和达到225~420min时,体重分别减轻2.0~3.0kg和5.0~7.5kg。

37.3.2 抗阻运动

虽然在不限制能量摄入的情况下,大多数与体力活动影响相关的研究都集中在心血管(有氧)运动上,但仍有大量关于抗阻运动对减重影响的文献。这些文献提出抗阻运动可以通过增加瘦体重来影响体重。而这种瘦体重可能会增加静息代谢率,由此增加强度从而增加自由运动时间,以及通过进行抗阻运动增加每日总能量消耗[20]。然而,许多系统综述表明,在没有限制能量摄入的情况下进行抗阻运动对减重的影响有限[20,27]。因抗阻运动增加而增加的瘦体重可能抵消减少的脂肪量,从而导致体重保持相对不变[28-31]。因此,不应期望抗阻运动产生的能量消耗能在3~6个月的时间内显著降低体重。而长期研究可获得的数据有限,这种模式是否会随着干预期的延长而改变不得而知[20,27]。尽管证据无法表明抗阻运动会显著减少全身脂肪,但它可能会减少腹部脂肪[32]。因此,抗阻运动在治疗肥胖中的益处可能不是减少全身脂肪,而是增加瘦体重和强化力量,以及减少腹部脂肪。

37.3.3 瑜伽

近年来,瑜伽运动兴起,这种形式的体力活动也有利于体重管理。但是,在防治肥胖的背景下确定瑜伽的功效,我们需要考虑瑜伽运动的不同风格和组成部分。

瑜伽运动的主要组成部分是体式(姿势),而这些体式的实践方式可能对控制体重有影响。例如,以放松或身体静态保持各种姿势的方式训练从而消耗能量,该能量消耗被分类为低强度[1.5~3.0代谢当量(metabolic equivalent,MET)][33]。然而,当体式以一系列动态动作连续进行时,例如类似于Vinyasa风格的瑜伽,能量消耗是中等到高强度(>3.0MET)[34],这会对增加能量消耗有影响。此外,超重或肥胖的成人也能够做瑜伽,其能量消耗类似于未超重或不肥胖的成人。这些发现表明,瑜伽可以成为引起体重调节能量消耗的体力活动的替代方案。

瑜伽运动除了会消耗能量,还对体重调节和肥胖治疗有其他方面的益处。例如,瑜伽还包括正念冥想(mindfulness meditation,MM)的部分,这可能有助于患者做出与影响体重行为(例如饮食行为、运动行为等)有关的决定。正念冥想可能会影响心理功能、灵活性、意识、自我调节和压力。然而,对于正念冥想是否可以有效减肥的数据参差不齐。与不包括正念冥想的饮食和运动计划相比,随机试验结果显示正念冥想对体重减轻没有额外的好处[35]。相反,Spadaro等[36]报告,正念冥想被添加到包括饮食和运动在内的行为体重减轻干预时,实现了额外的减重效果。然而,目前尚不清楚瑜伽练习加入正念冥想是否会影响减重效果。

37.3.4 日常活动

非结构化的体力活动也可以促进能量消耗,并且是肥胖干预的一个组成部分。术语"非运动性活动产热(nonexercise activity thermogenesis,NEAT)"是指非睡眠、进食或结构化运动引起的能量消耗[37]。增加NEAT的常用方法是使用计步器,建议患者增加行走的步数。这种方法被用于促进体力活动增加,已经证明每天增加2 100步可使BMI适度降低0.38kg/m^2 [20],相当于体重减轻2.0~3.0kg。然而,也有其他报告称,每天增加3 000步、为期12周的计步器干预结果显示,走路步数与BMI的变化之间没有关联,但步数和腰围之间存在关联[38]。因此,将NEAT能量消耗与结构化活动形式(运动)产生的能量消耗相结合,以最大程度地增加总能量消耗,从而使体重减轻。

在行为体重减轻干预的背景下,Creasy等[39]检验了将每日步数作为体力活动处方干预的效果,并将该处方与有监督和以家庭为基础的结构性体力活动形式进行了比较。当规定体力活动为每天行走10 000步,并且至少25%的步数累积在持续时间至少10min、强度是中等至剧烈的运动中时,有监督和无监督的中等至高强度运动实现的体重减轻是无差异的。由于这项干预持续时间为12周,因此本研究无法确定每天步数累积的体力活动对体重减轻的长期影响。但是,来自一项随机临床试验的次要数据分析表明,要成功减轻体重并保持初始体重10%的减重效果需要至少18个月,每天需要行走10 000步,其中3 500步以中等至高强度进行,且持续时间至少10min[40]。

37.3.5 久坐不动

久坐行为被认为是降低健康生活方式的罪魁祸首。关于久坐行为对体重状况和体重减轻的影响,科学证据不那么明显。2018年体力活动科学准则咨询委员会[41]确定了两项系统评价,研究了久坐行为与肥胖指数之间的关系[42,43]。这些系统评价得出的结论是久坐行为与体重增加相关的证据不充分。根据这些系统综述和对原始研究的回顾,体力活动准则咨询委员会得出结论认为,久坐行为与肥胖程度之间存在关联的证据不足[41]。

对饮食改变以限制能量摄入的超重或肥胖成人的研究也表明久坐行为对减重的影响有限。例如,Jakicic等[44]报告,在6个月的行为体重减轻干预期间,久坐行为与体重减轻无关。但是,这项研究还表明,低强度体力活动和持续至少10min的中等到高强度间歇运动会促进体重减轻。

总的来说,这些研究结果表明,仅减少久坐行为可能不足以明显影响体重。这可能是减少久坐行为的简单策略(例如改变姿势,从坐姿到站姿)的结果,不会导致能量消耗的充分增加。例如,Creasy

等[45]证明,从坐姿变为静态站姿多消耗能量大约为9kcal/h,而从坐姿或静态站姿转变为自定速度行走能量消耗分别增加2.4和2.7倍。因此,这些数据表明,需要有针对性地减少久坐行为,不仅仅是身体姿势的改变,而是体力活动充分增加,从而影响体质量指数和体重减轻。

37.3.6　体力活动的持续时间

1995年,美国疾病预防控制中心和美国运动医学学会的报告表明,在8~10min的运动中积累的体力活动可能会为身体带来益处[46]。此后,研究表明,持续在这段时间的体力活动可能超过传统连续运动所带来的体重减轻效果[47-49]。这导致大多数干预研究都集中在至少持续10min的体力活动上。然而,2018年体力活动科学准则咨询委员会报告中进行的系统综述证据表明,持续时间不到10min的体力活动也可能对体重和肥胖产生有益影响[41]。综述横断面研究证据显示,<10min的体力活动与较低的BMI[6-8,10]和肥胖之间存在关联[6,8,10-12]。

然而,并非所有证据都支持<10min的体力活动对肥胖和体重减轻有利。例如,一项前瞻性队列研究的结果显示,至少10min的体力活动与较低肥胖发生率有关;而较短时间的体力活动与较低的肥胖发生率无关[50]。此外,干预研究数据的二次分析支持进行≥10min的体力活动才能对体重减轻有影响。在为期6个月的全面行为体重减轻干预的背景下,持续至少10min的中等至高强度体力活动与体重减轻相关,而进行<10min的该强度的体力活动则与体重减轻无关[44]。一项为期18个月的研究也有类似的发现,持续时间至少10min的中度至高强度运动与体重减轻相关,而持续时间少于10min的运动与体重减轻无关[22]。因此,鼓励患者参与活动可能都有好处,无论活动时间长短如何,都可能会对体重产生影响,但想要成功减重,可能需要持续时间至少10min的体力活动。

37.3.7　体力活动与限制能量摄入相结合

通常建议将体力活动与减少能量摄入相结合以治疗肥胖[4]。审查表明,在能量限制饮食中增加体力活动将比单独能量限制饮食多减轻体重2.0~3.0kg。例如,Goodpaster等[51]和Wing等[25]报告,能量限制饮食中增加体力活动比单独能量限制饮食使6个月内的体重减轻分别增加2.7kg和1.2kg,这些结果与Hagan等报告的结果类似[24]。虽然这种额外的体重减轻幅度似乎不大,但Curioni和Lourenco[52]已经表明,体力活动和能量限制饮食相结合,比单独使用能量限制饮食所实现的体重减轻多20%。

在最初6个月的治疗后,体力活动对于增加体重减轻也很重要,可以促进长期减重的维持,并将体重反弹最小化。一个重要的观察结果是需要相对较高水平的体力活动来维持长期体重减轻[53-55]。已有支持体力活动改善长期体重减轻的科学文献。对超重和肥胖女性进行的24个月干预结果显示,超出基线水平1 500kcal/周的体力活动与体重减轻14.2kg(初始体重的16.8%)有关,而体力活动量较少的女性体重减轻不明显[56]。我们估计,在进行为期24个月的干预时,高于基线水平1 500kcal/周的体力活动是每周大约需要进行275min的轻快步行。数据的进一步分析表明,体力活动是一项能够在6个月内使初始体重减轻≥10%的重要行为,并在24个月的干预期结束时维持此幅度的体重减轻[57]。这与其他研究报告的相似。例如,在整个干预期间,每周平均参加280~300min体力活动的女性被发现

18个月体重减轻13.1kg,这种体重减轻幅度明显大于参加较少体力活动者体重减轻的幅度[48]。

尽管体力活动和体重减轻之间存在上述关联,但该领域的大多数研究都依赖自我报告(主观报告)的体力活动。使用客观体力活动监测的研究也发现中等至高强度的体力活动和体重减轻之间的关联。Jakicic等[44]报告,持续至少10min的中等至高强度体力活动与6个月综合行为体重减轻干预背景下的体重减轻相关。在另一项研究中,Jakicic等[22]报告,持续至少10min且每周累积200~300min中等至高强度体力活动与18个月内体重减轻有所改善有关。在综合行为体重减轻干预的背景下,这些研究支持体力活动是超重或肥胖成人体重减轻的重要生活方式。

37.3.8 体力活动在减重术中的作用

减重术已成为治疗肥胖症的一种流行且有效的方法。虽然作者实验室未发表的数据表明,许多接受过减重术的患者没有提供参加体力活动的信息,但是越来越多的文献支持接受减重术的患者需要进行体力活动。例如,与每周体力活动时间<150min的患者相比,每周体力活动时间≥150min的减重术患者体重减轻更多[58]。这与其他研究显示减重术后6~24个月体力活动使体重减轻更明显相一致[58-60]。尽管有长期影响,但在减重术后的6个月内,体力活动对减重的额外收益可能无法实现[61]。

尽管长期参与体力活动对减重术后的体重减轻产生有益影响,但遗憾的是,很少有患者达到体力活动的阈值以体验到这种益处[62,63]。因此,认识到加强和维持这些患者的体力活动策略是很重要的。最近一项对各种心理社会因素的研究发现,社会支持是接受减重术患者体力活动的一致预测因子[64]。因此,在制订和实施干预措施以提高这些患者的体力活动参与度时,社会支持是一个重要的考虑因素。

37.4 对体力活动反应中体重减轻的变异性

如上所述,就平均而言,参加体力活动者有0.5~3.0kg的体重减轻。然而,据Donnelly和Smith报告[65],体力活动引起的体重减轻存在显著的个体差异。因此,与通常文献报告的相比,某些个体的体力活动可能导致更大的体重减轻。此外,在参与类似强度的体力活动时,个体之间的体重减轻也可能存在差异。Bouchard等[66]报告,4个月高强度运动导致的体重减轻为3.0~12.0kg。因此,重要的是考虑体力活动可能导致体重变化的因素。

37.4.1 生物因素

Bouchard等[67]提出,可能存在导致体力活动影响体重减轻的生物因素。这些研究者在93天的时间内检查了七对男性同卵双胞胎,其中能量摄入保持不变且每天进行两次体力活动。他们对受试者进行24h监测,以使能量摄入或体力活动的任何变异性最小化。这项研究的结果表明,每对双胞胎内体重减轻是相似的。但是,双胞胎之间的体重减轻差异很大。因此,个体之间的体重减轻差异可能具有生物学基础。

37.4.2 体力活动对能量消耗其他组成部分的影响

能量消耗超过能量摄入的负能量平衡状态是诱导体重减轻所必需的。有人提出,体力活动是总能量消耗中变化最大的部分，因此这部分能量消耗可能对产生负能量平衡状态具有最大的影响[68]。但是，有人认为体力活动也可能影响能量消耗的其他组成部分，即静息代谢率（resting metabolic rate, RMR），这可能进一步影响总能量消耗。体力活动后，RMR似乎急剧增加，而长期参与体力活动可能与更高的RMR相关[69]。这对于超重和肥胖个体可能很重要，因为体重减轻时RMR趋于降低，这可以减少总能量消耗，并可能影响减重和减重的维持。然而，即使将体力活动作为干预的一个组成部分，RMR也随着体重的显著减轻而下降[70]。因此，医疗保健和健康专业人员应避免宣传使RMR下降的体力活动，或者至少防止在减重时出现的RMR下降。

37.4.3　体力活动对能量摄入的影响

有证据表明，体力活动对能量摄入的反应存在个体间差异，这可能也证明了为什么体力活动导致某些个体与其他个体相比减重更多。例如，Finlayson等[71]报告，对于50min的体力活动，50%参与者的能量平衡有正增加。这与作者实验室进行的一项研究的结果非常相似——58%的参与者在35~45min的活动后比坐着休息时消耗了更多的热量[72]。这可能表明体力活动会增加一些超重和肥胖成人的饥饿感和食欲，而在其他人身上，体力活动可能会增加饱腹感，从而影响能量摄入。

37.4.4　影响身体活动依从性的因素

在自由体力活动中，体重减轻的变化反映了一个人采用和坚持足量体力活动的能力。这也可能存在遗传因素的参与[73-75]。然而，也有证据表明更多的传统行为因素有助于增加超重和肥胖成人体力活动的参与度。例如，我们以前曾报告过，在为期6个月的行为体重减轻干预中，体力活动的自我效能与较高水平的体力活动相关[76]，并且近期未发表的数据支持长期体力活动参与度与体力活动自我效能之间的持续联系。此外，识别和克服活动障碍有助于超重和肥胖的成人参与体力活动[76,77]。这似乎表明超重和肥胖的成人需要进行干预以提高自我效能和减少体力活动障碍。因此，仅仅指导超重和肥胖的成人参与体力活动而不解决与体力活动相关的行为因素可能是无效的（另见"增强体力活动参与和减少久坐行为的认知和行为方法"一章）。在治疗超重和肥胖成人并建议将体力活动作为干预计划的组成部分时，可能需要医疗保健和健康专业人士在行为改变这些方面接受培训。

37.5　体力活动、心肺功能和健康结局

除了体力活动对减重的潜在益处之外，超重和肥胖的成人在进行足量的体力活动时，心肺功能也得到显著改善。大量研究表明，只有当体力活动作为干预计划的组成部分时，心肺功能才会得到改善，并且无论干预措施是否导致体重减轻，这些改善都存在[78]。然而，单独限制能量摄入来减重，心肺功能不会显著改善[78,79]。因此，体力活动是超重和肥胖成人健康干预的重要组成部分，健康状况的改善程度取决于所进行体力活动的剂量。据报告，在18个月的干预中，超重成人心肺功能的改善与体力活动处方的剂量之间存在剂量-反应关系[23]。Church等报告，对超重和肥胖的绝经后女性进行6个月的体力活动监督后有类似的发现[80]。因此，这些数据支持临床医师推荐超重和肥胖成人进行体力活动。

37.5.1 对死亡率的影响

一个有趣的观察结果是,即使根据肥胖程度调整数据,也存在心肺健康和死亡风险降低之间的明显关联。Blair 等[81]报告结果显示,心肺健康和死亡率之间存在关联,即使控制了体质量指数水平,这种关联仍然存在。健美操中心纵向研究一直支持这一发现,即更高水平的心肺健康仍然是降低死亡风险的重要因素,这种效应似乎与 BMI[82-85]或肥胖无关[86,87]。

尽管有这些发现,并非所有数据都支持健身将完全改善 BMI 或降低身体肥胖风险的论点。退伍军人运动测试研究对老年男性数据的前瞻性研究发现,心肺健康和 BMI 都与全因死亡率相关[88]。临床脂质研究的数据也表明健身和肥胖都会导致死亡风险增加[80]。此外,来自多中心 Look AHEAD 研究的一项干预二次分析,旨在研究对患有 2 型糖尿病的心血管疾病患者强化生活方式干预的影响,表明治疗 1 年后至少 10% 的体重减轻使得心血管疾病结局(包括心血管疾病死亡、非致命性急性心肌梗死、非致命性卒中、心绞痛入院)降低 20%[90]。然而,心肺健康并未显示出与主要结局相关,但增加≥2MET 运动与降低 23% 次要结局(主要结局加冠状动脉旁路移植术、颈动脉内膜切除术、经皮冠状动脉介入治疗、充血性心力衰竭入院、外周血管疾病、总死亡率)有关。这些研究结果似乎表明,超重和肥胖成人的干预措施应侧重于减重和增强体质,以降低全因和心血管疾病死亡风险。

37.5.2 对心血管疾病危险因素的影响

心血管疾病是导致死亡的主要原因,并且导致美国的医疗费用显著增加。如上所述,心肺健康似乎在一定程度上有助于降低超重和肥胖成人的心血管疾病死亡率。这可能是心肺健康对已知与心血管疾病相关的危险因素(如血压、血脂、炎症生物标志物和糖尿病)的影响结果。然而,如下所述,健身可能不会完全消除肥胖与心血管疾病风险因素之间的关联。

37.5.2.1 血压

人们普遍认为高血压是心血管疾病的主要危险因素。然而,健身和肥胖对血压的综合影响似乎有不同的发现。例如,Rankinen 等[91]报告了 BMI 与高血压发生风险之间的显著相关性;然而这种关联因心肺健康而减弱。相反,Chen 等[92]报告 BMI 和心肺健康都与收缩压相关,但是当同时考虑这两个变量时,与收缩压相关的是 BMI,而不是心肺健康。Wing 等[93]报告女性体质量指数和心肺健康状况均与收缩压显著相关,不管她们是否在使用控制血压的药物。但是,在不服用药物控制血压的男性中,BMI 与收缩压,而不是心肺健康有关。因此,这些发现似乎表明,BMI 和心肺健康对于控制超重和肥胖成人的血压可能很重要,两者均应成为临床干预的目标。

37.5.2.2 血脂

血脂异常被认为是心血管疾病发生的主要风险。由于肥胖与血脂之间的关联,针对肥胖的[4]干预措施也可能对血脂产生有利影响。然而,体力活动似乎对超重和肥胖成人的血脂有适度的影响。例如,一项包括了超重和肥胖成人的荟萃分析结果表明,参与人群的总胆固醇降低了 0.18mmol/L,低密度脂蛋白(LDL)降低了 3.0mg/dL,高密度脂蛋白(HDL)升高了 0.09mmol/L,这反映了仅有体力活动干预而不限制饮食也能显著减重[94]。同样的荟萃分析报告,体力活动干预明显降低了超重和肥胖成人的甘油三酯16.1mg/dL[94]。而Church等[9]报告,与对照组相比,4个月不包括限制能量摄入的运动对血脂参数没有影响。

当与饮食限制相结合时,体力活动对血脂的影响结果不一。例如,Goodpaste等[51]报告,在严重肥胖成人中,与没有运动的能量限制饮食相比,增加体力活动并没有改善血脂[51]。但是,CALERIE研究的结果表明,在限制能量摄入的基础上增加体力活动,总胆固醇和低密度脂蛋白都显著降低,而在不包括体力活动的能量限制中未观察到这些改善[96]。

37.5.2.3 炎症标志物

有人提出炎症的生物标志物,如C反应蛋白(C-reactive protein,CRP),白细胞介素-6(interleukin-6,IL-6),组织坏死因子-α(tumor necrosis factor-α,TNF-α)和抗炎分子脂连蛋白,可导致动脉粥样硬化的血栓形成过程[97]。由于体力活动和心肺健康对其他心血管疾病危险因素的影响,可以假设体力活动和心肺健康也会对导致心血管疾病的炎症标志物产生影响。然而,Church等[95]和Nicklas等[98]都报告,体力活动并没有改善炎症标志物。此外,Hamer和Steptoe[99]报告心肺健康与炎症标志物之间没有关联。因此,体力活动可能不是改善炎症标志物的最佳疗法,而炎症指标的改善可以降低超重和肥胖成人的心血管疾病风险。

37.6 总结和临床应用

体力活动是一种促进诸多健康益处的重要生活方式[41]。体重管理与重要的健康结局有关,其可以防止在超重或肥胖情况下体重增加,或实现体重减轻。所提出的证据摘要支持的内容如下:

- 体力活动有助于预防体重增加和肥胖的发生。
- 体力活动可以在短期内实现体重减轻(通常<6个月)0.5~3.0kg。
- 体力活动与限制能量摄入相结合时,减重幅度超过仅通过限制能量摄入实现的20%。
- 体力活动对于促进长期减重和预防初次减重后体重反弹是非常重要的。
- 少有证据表明,仅减少久坐而不同时增加中等至高强度体力活动,就能防止体重增加或促进显著减重。
- 在每次不到10min的活动中累积中等至高强度的体力活动可有效控制体重。但是,每次至少进行这些活动10min可能会有额外的好处。
- 体力活动是减重术后长期减重的重要因素。
- 除了体重控制以外,体力活动还有额外的健康益处,这更加支持超重或肥胖的成人进行足量体力活动的必要性。

鉴于这些发现,医疗保健和健康专业人员应强调患者需要进行足够的体力活动,以减轻体重或防止体重增加。

(John M. Jakicic,PhD,Renee J. Rogers,PhD,and Katherine A. Collins,MS,CBDT 著

胡怀东 译 李若溪 校)

参考文献

1. Flegal KM, Kruszon-Moran D, Carroll MD, Fryar CD, Ogden CL. Trends in obesity among adults in the United States, 2005 to 2014. *JAMA* 2016;315: 2284–2291.
2. National Center for Health Statistics. *Health, United States, 2016: With Chartbook on Long-Term Trends in Healthy*. Hyattsville, MD, 2017.
3. Jensen MD, Ryan DH, Apovian CM, Ard JD, Comuzzie AG, Donato KA, et al. 2013 AHA/ACC/TOS guideline for the management of overweight and obesity in adults: A report of the American College of Cardiology/American Heart Association Task Force on Practice Guidelines and The Obesity Society. *J Am Coll Cardiol* 2014;63: 2985–3023.
4. National Institutes of Health National Heart Lung and Blood Institute. Clinical Guidelines on the Identification, Evaluation, and Treatment of Overweight and Obesity in Adults—The Evidence Report. *Obes Res* 1998;6(suppl.2): 51S–210S.
5. Jakicic JM, Rogers RJ, Davis KK, Collins KA. Role of physical activity and exercise in treating patients with overweight and obesity. *Clin Chem* 2018;64(1): 99–107. doi: 10.1373/clinchem.2017.272443.
6. Cameron N, Nichols JF, Hill L, Patrick K. Associations betweeen physical activity and BMI, body fatness, and visceral adiposity in overweight or obese Latino and non-Latino adults. *Int J Obes* 2017;41: 873–877.
7. Fan JX, Brown BB, Hanson H, Kowaleski-Jones L, Smith KR, Zick CD. Moderate to vigorous physical activity and weight outcomes: Does every minute count? *Am J Prev Med* 2013;28: 41–49.
8. Glazer NL, Lyass A, Esliger DW, Blease SJ, Freedson PS, Massaro JM, et al. Sustained and shorter bouts of physical activity are related to cardiovascular health. *Med Sci Sports Exerc* 2013;45: 109–115.
9. Jakicic JM, Gregg E, Knowler W, Kelley DE, Lang W, Miller GD, et al. Physical activity patterns of overweight and obese individuals with type 2 diabetes in the Look AHEAD Study. *Med Sci Sports Exerc* 2010;42: 1995–2005.
10. Jefferis BJ, Parsons TJ, Sartini C, Ash S, Lennon LT, Wannamethee SG, et al. Does duration of physical activity bouts matter for adiposity and metabolic syndrome? A cross-sectional study of older British men. *Int J Behav Nutr Phys Act* 2016;13: 36. doi: 10.1186/s12966-12016-10361-12962.
11. Loprinzi PD, Cardinal BJ. Association between biologic outcomes and objectively measured physical activity accumulated in >10-minute bout and <10-minute bouts. *Am J Health Promot* 2013;27: 143–151.
12. Wolff-Hughes DL, Fitzhugh EC, Bassett DR, Churilla JR. Total activity counts and bouted minutes of moderate-to-vigorous physical activity: Relationships with cardiometabolic biomarkers using 2003–2006 NHANES. *J Phys Act Health* 2015;12: 694–700.
13. Strasser B. Physical activity in obesity and metabolic syndrome. *Ann N Y Acad Sci* 2013;1281: 141–159.
14. Williamson DF, Madans J, Anda RF, Kleinman JC, Kahn HS, Byers T. Recreational physical activity and ten-year weight change in a US national cohort. *Int J Obes* 1993;17: 279–286.
15. DiPietro L, Dziura J, Blair SN. Estimated change in physical activity level (PAL) and prediction of 5-year weight change in men: The Aerobics Center Longitudinal Study. *Int J Obes* 2004;28: 1541–1547.
16. Lee IM, Djousse L, Sesso HD, Wang L, Buring JE. Physical activity and weight gain prevention. *JAMA* 2010;303: 1173–1179.
17. Shiroma EJ, Sesso HD, Lee IM. Physical activity and weight gain prevention in older men. *Int J Obes (Lond)* 2012;36: 1165–1169.
18. Brown WJ, Kabir E, Clark BK, Gomersall SR. Maintaining a healthy BMI. Data from a 16-year study of young Australian women. *Am J Prev Med* 2016;51: e165–e178.
19. Rosenberg L, Kipping-Ruane KL, Boggs DA, Palmer JR. Physical activity and the incidence of obesity in young African-American women. *Am J Prev Med* 2013;45: 262–268.
20. Donnelly JE, Blair SN, Jakicic JM, Manore MM, Rankin JW, Smith BK. ACSM position stand on appropriate intervention strategies for weight loss and prevention of weight regain for adults. *Med Sci Sports Exerc* 2009;42: 459–471.
21. Donnelly JE, Smith BK. Is exercise effective for weight loss with ad libitum diet? Energy balance, compensation, and gender differences. *Exerc Sport Sci Rev* 2005;33: 169–174.
22. Jakicic JM, Tate DF, Lang W, Davis KK, Polzien K, Neiberg R, et al. Objective physical activity and weight loss in adults: The Step-Up randomized clinical trial. *Obesity* 2014;22: 2284–2292.
23. Jakicic JM, Otto AD, Semler L, Polzien K, Lang W, Mohr K. Effect of physical activity on 18-month weight change in overweight adults. *Obesity* 2011;19: 100–109.
24. Hagan RD, Upton SJ, Wong L, Whittam J. The effects of aerobic conditioning and/or calorie restriction in overweight men and women. *Med Sci Sports Exerc* 1986;18: 87–94.
25. Wing RR, Venditti EM, Jakicic JM, Polley BA, Lang W. Lifestyle intervention in overweight individuals with a family history of diabetes. *Diabetes Care* 1998;21: 350–359.
26. US Department of Health and Human Services. *Physical Activity Guidelines Advisory Committee Report 2008*. Washington, DC: US Department of Health and Human Services; 2008 [January 19, 2009]. Available from: http://www.health.gov/paguidelines/committeereport.aspx.
27. Donnelly JE, Jakicic JM, Pronk NP, Smith BK, Kirk EP, Jacobsen DJ, et al. Is resistance exercise effective for weight management? *Evid Based Prev Med* 2004;1: 21–29.
28. Hunter GR, Bryan DR, Wetzstein CJ, Zuckerman PA, Bamman MM. Resistance training and intra-abdominal adipose tissue in older men and women. *Med Sci Sports Exerc* 2002;34: 1023–1028.
29. Hunter GR, Wetzstein CJ, Fields DA, Bamman MM. Resistance training increases total energy expenditure and free-living physical activity in older adults. *J Appl Physiol* 2000;89: 977–984.
30. Olson TP, Dengel DR, Leon AS, Schmitz KH. Changes in inflammatory biomarkers following one-year of moderate resistance exercise in overweight women. *Int J Obes* 2007;31: 996–1003.
31. Schmitz KH, Jensen MD, Kugler KC, Jeffery RW, Leon AS. Strength training for obesity prevention in midlife women. *Int J Obes Relat Meta Disord* 2003;27: 326–333.
32. Janssen I, Ross R. Effects of sex on the change in visceral, subcutaneous adipose tissue and skeletal muscle in response to weight loss. *Int J Obes Relat Meta Disord* 1999;23: 1035–1046.
33. Hagins M, Moore W, Rundle A. Does practicing hatha yoga satisfy recommendations for intensity of physical activity which improves and maintains health and cardiovascular fitness? *BMC Complement Altern Med* 2007;7: 40. doi: 10.1186/1472-6882-1187-1140.
34. Sherman SA, Rogers RJ, Davis KK, Minster RL, Creasy SA, Mullarkey NC, et al. Energy expenditure in vinyasa yoga versus walking. *J Phys Act Health* 2017;14:597-605. Epub ahead of print: April 1, 2017. doi: 10.1123/jpah.2016-0548.
35. Daubenmier J, Moran PJ, Kristeller J, Acree M, Bacchetti P, Kemeny ME, et al. Effects of a mindfulness-based weight loss intervention in adults with obesity: A randomized clinical trial. *Obesity* 2016;24: 794–804.
36. Spadaro KC, Davis KK, Sereika SM, Gibbs BB, Jakicic JM, Cohen S. Effects of mindfulness meditation on short-term weight loss and eating behaviors in overweight and obese adults: A randomized controlled trial. *J Complement Integr Med* 2017; Epub Dec 5, 2017.
37. Levine JA, Vander Weg MW, Hill JO, Klesges RC. Non-exercise activity thermogenesis: The crouching tiger hidden dragon of societal weight gain. *Arterioscler Thromb Vasc Biol* 2006;26: 729–736.
38. Chan CB, Ryan DA, Tudor-Locke C. Health benefits of a pedometer-based physical activity intervention in sedentary workers. *Prev Med* 2004;39: 1215–1222.
39. Creasy SA, Rogers RJ, Gibbs BB, Davis KK, Kershaw EE, Jakicic JM. Effects of supervised and unsupervised physical activity programmes for weight loss. *Obes Sci Pract* 2017;3: 143–152.
40. Creasy SA, Lang W, Tate DF, Davis KK, Jakicic JM. Pattern of daily steps is associated with weight loss: Secondary analysis from the Step-Up randomized trial. *Obesity* 2018;26: 977–984. doi: 10.1002/oby.22171.
41. Physical Activity Guidelines Advisory Committee. *Physical Activity Guidelines Advisory Committee Scientific Report*. Washington, DC: U.S. Department of Health and Human Services, 2018.

42. Proper KI, Singh AS, van Mechelen W, Chinapaw MJ. Sedentary behaviors and health outcomes among adults: A systematic review of prospective studies. *Am J Prev Med* 2011;40: 174–182.
43. Thorpe AA, Own N, Neuhaus M, Dunstan DW. Sedentary behaviors and subsequent health outcomes in adults: A systematic review of longitudinal studies. *Am J Prev Med* 2011;41: 207–215.
44. Jakicic JM, King WC, Marcus MD, Davis KK, Helsel D, Rickman AD, et al. Short-term weight loss with diet and physical activity in young adults: The IDEA Study. *Obesity* 2015;23: 2385–2397.
45. Creasy SA, Rogers RJ, Byard TD, Kowalsky RJ, Jakicic JM. Energy expenditure during acute periods of sitting, standing, and walking. *J Phys Act Health* 2016;13: 573–578.
46. Pate RR, Pratt M, Blair SN, Haskell WL, Macera CA, Bouchard C, et al. Physical activity and public health: A recommendation from the Centers for Disease and Prevention and the American College of Sports Medicine. *JAMA* 1995;273: 402–407.
47. Jakicic JM, Wing RR, Butler BA, Robertson RJ. Prescribing exercise in multiple short bouts versus one continuous bout: Effects on adherence, cardiorespiratory fitness, and weight loss in overweight women. *Int J Obes* 1995;19: 893–901.
48. Jakicic JM, Winters C, Lang W, Wing RR. Effects of intermittent exercise and use of home exercise equipment on adherence, weight loss, and fitness in overweight women: A randomized trial. *JAMA* 1999;282: 1554–1560.
49. Snyder KA, Donnelly JE, Jacobsen DJ, Hertner G, J.M. J. The effects of long-term, moderate intensity, intermittent exercise on aerobic capacity, body composition, blood lipids, insulin and glucose in overweight females. *Int J Obes* 1997;21: 1180–1189.
50. White DK, Pettee Gabriel K, Kim Y, Lewis CE, Sterfeld B. Do short spurts of physical activity benefit health? The CARDIA Study. *Med Sci Sports Exerc* 2015;47: 2353–2358.
51. Goodpaster BH, DeLany JP, Otto AD, Kuller LH, Vockley J, South-Paul JE, et al. Effects of diet and physical actvity interventions on weight loss and cardiometabolic risk factors in severely obese adults: A randomized trial. *JAMA* 2010;304: 1795–1802.
52. Curioni CC, Lourenco PM. Long-term weight loss after diet and exercise: Systematic review. *Int J Obes* 2005;29: 1168–1174.
53. Jeffery RW, Wing RR, Sherwood NE, Tate DF. Physical activity and weight loss: Does prescribing higher physical activity goals improve outcome? *Am J Clin Nutr* 2003;78: 684–689.
54. Klem ML, Wing RR, McGuire MT, Seagle HM, Hill JO. A descriptive study of individuals successful at long-term maintenance of substantial weight loss. *Am J Clin Nutr* 1997;66: 239–246.
55. Schoeller DA, Shay K, Kushner RF. How much physical activity is needed to minimize weight gain in previously obese women. *Am J Clin Nutr* 1997;66: 551–556.
56. Jakicic JM, Marcus BH, Lang W, Janney C. Effect of exercise on 24-month weight loss in overweight women. *Arch Int Med* 2008;168: 1550–1559.
57. Unick JL, Jakicic JM, Marcus BH. Contribution of behavior intervention components to 24 month weight loss. *Med Sci Sports Exerc* 2010;42: 745–753.
58. Evans RK, Bond DS, Wolfe LG, Meador JG, Herrick JE, Kellum JM, et al. Participation in 150 minuts/week of moderate or higher intensity physical activity yields greater weight loss following gastric bypass surgery. *Surg Obes Relat Dis* 2007;3: 526–530.
59. Bond DS, Evans RK, Wolfe LG, Meador JG, Sugerman HJ, Kellum JM, et al. Impact of self-reported physical activity participation on proportion of excess weight loss and BMI among gastric bypass surgery patients. *Am Surg* 2004;70: 811–814.
60. Bond DS, Phelan S, Wolfe LG, Meador JG, Kellum JM, Maher JW, et al. Becoming physically activity after bariatric surgery is associated with improved weight loss and quality of life. *Obesity* 2009;17: 78–83.
61. Coen PM, Tanner CJ, Helbling NL, Dubis GS, Hames KC, Hui X, et al. Clinical trial demonstrates exercise following bariatric surgery improves insulin sensitivity. *J Clin Invest* 2015;125: 248–257.
62. Bergh I, Kvalem IL, Mala T, Hansen BH, Sniehotta FF. Predictors of physical activity after gastric bypass - a prospective study. *Obes Surg* 2017;27: 2050–2057.
63. Josbeno DA, Kalarchian MA, Sparto PJ, Otto AD, Jakicic JM. Physical activity and physical function in individuals post-bariatric surgery. *Obes Surg* 2011;21: 1243–1249.
64. Kovacs SI. Factors associated with physical activity in patients undergoing bariatric surgery. 2017.
65. Donnelly JE, Smith BK. Is exercise effective for weight loss with ad-libitum diet? Energy balance, compensation, and gender differences. *Exerc Sport Sci Rev* 2005;33: 169–174.
66. Bouchard C, Tremblay A, Nadeau A, Dussault J, Despres JP, Theriault G, et al. Long-term exercise training and constant energy eintake. 1: Effect on body composition and selected metabolic variables. *Int J Obes* 1990,14: 57–73.
67. Bouchard C, Tremblay A, Despres JP, Theriault G, Nadeau A, Lupien PJ, et al. The response to exercise with constant energy intake in identical twins. *Obes Res* 1994;2: 400–410.
68. Ravussin E, Bogardus C. Relationship of genetics, age, and physical fitness to daily energy expenditure and fuel utilization. *Am J Clin Nutr* 1989;49: 968–975.
69. Tremblay A, Fontaine E, Poehlman ET, Mitchell D, Perron L, Bouchard C. The effect of exercise-training on resting metabolic rate in lean and moderately obese individuals. *Int J Obes* 1986;10: 511–517.
70. Tremblay A. Physical activity level and resting metabolic rate. In: Bouchard C, Katzmarzyk PT (eds). *Physical Activity and Obesity*, 2nd edition. Chamaign, IL: Human Kinetics, 2010.
71. Finlayson G, Bryant E, Blundell JE, King NA. Acute compensatory eating following exercise is associated with implicit hedonic wanting for food. *Physiol Behav* 2009;97: 62–67.
72. Unick JL, Otto AD, Helsel D, Dutton C, Goodpaster BH, Jakicic JM. The acute effect of exercise on energy intake in overweight/obese women. *Appetite* 2010;55: 413–419.
73. Cai G, Cole SA, Butte N, Bacino C, Diego V, Tan K, et al. A quantitative trait locus on chromosome 18q for physical activity and dietary intake in Hispanic children. *Obesity* 2006;14: 1596–1604.
74. Rankinen T. Genetics and physical activity level. In: Bouchard C, Katzmarzyk PT (eds). *Physical Activity and Obesity*, 2nd edition. Champaign, IL: Human Kinetics, 2010, pp. 73–76.
75. Stubbe JH, Boomsma DI, Vink JM, Cornes BK, Martin NG, Skythe A, et al. Genetic influences on exercise participation in 37,051 twin pairs from seven countries. *PLoS ONE* 2006;20: e22.
76. Gallagher KI, Jakicic JM, Napolitano MA, Marcus BH. Psychosocial factors related to physical activity and weight loss in overweight women. *Med Sci Sports Exerc* 2006;38: 971–980.
77. Jakicic JM, Otto AD. Physical activity recommendations in the treatment of obesity. *Psychiatr Clin N Am* 2005;28: 141–150.
78. Ross R, Dagnone D, Jones PJH, Smith H, Paddags A, Hudson R, et al. Reduction in obesity and related comorbid conditions after diet-induced weight loss or exercise-induced weight loss in men. *Annu Inter Med* 2000;133: 92–103.
79. Donnelly JE, Pronk NP, Jacobsen DJ, Pronk SJ, Jakicic JM. Effects of a very-low-calorie diet and physical-training regimenson body composition and resting metabolic rate in obese females. *Am J Clin Nutr* 1991;54: 56–61.
80. Church TS, Earnest CP, Skinner JS, Blair SN. Effects of different doses of physical activity on cardiorespiratory fitness among sedentary, overweight or obese postmenopausal women with elevated blood pressure. *JAMA* 2007;297: 2081–2091.
81. Blair SN, Kohl III H, Paffenbarger RS, Clark DG, Cooper KH, Gibbons LW. Physical fitness and all-cause mortality. A prospective study of healthy men and women. *JAMA* 1989;262: 2395–2401.
82. Barlow CE, Kohl HW, Gibbons LW, Blair SN. Physical activity, mortality, and obesity. *Int J Obes* 1995;19: S41–S44.
83. Church TS, LaMonte MJ, Barlow CE, Blair SN. Cardiorespiratory fitness and body mass index as predictors of cardiovascular disease mortality among men with diabetes. *Arch Intern Med* 2005;165: 2114–2120.
84. Farrell SW, Braun L, Barlow CE, Cheng YJ, Blair SN. The relation of body mass index, cardiorespiratory fitness, and all-cause mortality in women. *Obes Res* 2002;10: 417–423.
85. Wei M, Kampert J, Barlow CE, Nichaman MZ, Gibbons LW, Paffenbarger RS, et al. Relationship between low cardiorespiratory fitness and mortality in normal-weight, overweight, and obese men. *JAMA* 1999;282: 1547–1553.

86. Lee CD, Blair SN, Jackson AS. Cardiorespiratory fitness, body composition, and all-cause and cardiovascular disease mortality in men. *Am J Clin Nutr* 1999;69: 373–380.
87. Sui X, LaMonte MJ, Laditka JN, Hardin JW, Chase N, Hooker SP, et al. Cardiorespiratory fitness and adiposity as mortality predictors in older adults. *JAMA* 2007;298: 2507–2516.
88. McAuley P, Pittsley J, Myers J, Abella J, Froelicher VF. Fitness and fatness as mortality predictors in healthy older men: The veterans exercise testing study. *J Gerontol A Biol Sci Med Sci* 2009;64: 695–699.
89. Stevens J, Cai J, Evenson KR, Thomas R. Fitness and fatness as predictors of mortality from all causes and from cardiovascular disease in men and women in the lipid research clinics study. *Am J Epidemiol* 2002;156: 832–841.
90. The Look AHEAD Research Group. Association of the magniture of weight loss and changes in physical fitness with long-term cardiovascular disease outcomes in overweight or obese people with type 2 diabetes: A post-hoc analysis of the Look AHEAD randomised clinical trial. *Lancet Diabetes Endocrinol* 2016;4: 913–921.
91. Rankinen T, Church TS, Rice T, Bouchard C, Blair SN. Cardiorespiratory fitness, BMI, and risk of hypertension: The HYPGENE study. *Med Sci Sports Exerc* 2007;39: 1687–1692.
92. Chen J, Das S, Barlow CE, Grundy S, Lakoski SG. Fitness, fatness, and systolic blood pressure: Data from the Cooper Center Longitudinal Study. *Am Heart J* 2010;160: 166–170.
93. Wing RR, Jakicic J, Neiberg R, Lang W, Blair SN, Cooper L, et al. Fitness, fatness, and cardiovascular risk factors in type 2 diabetes: Look AHEAD Study. *Med Sci Sports Exerc* 2007;39: 2107–2116.
94. Kelley GA, Kelley KS, Tran ZV. Aerobic exercise, lipids and lipoproteins in overweight and obese adults: A meta-analysis of randomized controlled trials. *Int J Obes* 2005;29: 881–893.
95. Church TS, Earnest CP, Thompson AM, Priest EL, Rodarte RQ, Saunders T, et al. Exercise without weight loss does not reduce C-reactive protein: The INFLAME study. *Med Sci Sports Exerc* 2010;42: 708–716.
96. Larson-Meyer DE, Redman L, Heilbronn LK, Martin CK, Ravussin E. Caloric restriction with or without exercise: The fitness versus fatness debate. *Med Sci Sports Exerc* 2010;42: 152–159.
97. Van Gaal LF, Mertens IL, DeBlock CE. Mechanisms linking obesity with cardiovascular disease. *Nature* 2006;444: 875–880.
98. Nicklas BJ, Ambrosius W, Messier SP, Miller GD, Penninx BW, Loeser RF, et al. Diet-induced weight loss, exercise, and chronic inflammation in older, obese adults: A randomized controlled clinical trial. *Am J Clin Nutr* 2004;79: 544–551.
99. Hamer M, Steptoe A. Prospective study of physical fitness, adiposity, and inflammatory markers in healthy middle-aged men and women. *Am J Clin Nutr* 2009;89: 85–89.

第 38 章 | 超重和肥胖的膳食管理

目录

要点／623

38.1　引言／623

38.2　医疗评估／623

38.3　营养评估／624

38.4　膳食评估／624

38.4.1　测定能量消耗／625

38.4.2　测定能量摄入量／625

38.5　测定进食环境和干预准备／626

38.6　饮食干预／627

38.7　干预强度／628

38.8　结论／629

临床应用／629

参考文献／630

要 点

- 饮食在预防和治疗肥胖中起着关键作用。
- 减少能量摄入是体重减轻的关键策略。然而,在减重过程中,提供必需的营养素以维持最佳营养状态也是必要的,而且维持最佳营养状态对患者长期的体重减轻过程起到了可持续的作用。
- 对于减轻体重或维持体重,没有普遍理想的饮食组合。最有可能帮助患者成功减重的饮食方式是一种既能使患者实现能量负平衡又能让患者长期坚持的饮食。
- 注册营养师通过监测和评估患者的饮食习惯、环境和干预程度,可以帮助患者选择最适合的饮食方法。

38.1 引言

超重和肥胖人群的饮食管理仍然是当今最大的医疗保健挑战之一。肥胖率和相关的健康状况以及医疗保健费用一直给社会带来负担。肥胖被描述为一种慢性复发性疾病,且难以被治愈[1]。虽然体重减轻越多,益处越大,但适度减轻5%~10%的体重仍然可以明显改善心血管危险因素[2]。

饮食在预防和治疗肥胖方面取得成功的关键是提供必需营养素,以达到和保持最佳营养状态,并产生能量负平衡以达到合理减轻体重的目的,或产生足够的能量防止体重增加,并在支持健康和可持续饮食方式的同时享受美食。本章将重点关注超重和肥胖患者的评估、诊断、干预和监测。

38.2 医疗评估

准确评估患者体重状况的诊室需要适应肥胖患者的独特需求,包括可以满足各种体型患者需求的适当尺寸的家具、设备、衣物和秤。对超重或肥胖的评估应每年进行,包括身高、体重和体质量指数计算[即BMI(kg/m^2)]以对超重和肥胖患者进行分类。患者穿着轻便的衣服或检查服、不穿鞋子来测量体重和身高。被诊断为超重(BMI≥$25kg/m^2$)或肥胖(BMI>$30kg/m^2$)的患者应转诊给注册营养师(RDN)给予医学营养疗法(MNT)[3]。

建议测量BMI≤$35kg/m^2$患者的腰围(女性腰围>88cm,男性腰围>102cm[4]),并提供其他与肥胖相关的医学状况信息,如心血管风险。应查询高血压、高脂血症和高血糖等心血管危险因素,用于评估心血管风险,使得治疗能够与风险特征相匹配[4]。由于生活方式改变和适度的、持续的体重减轻(3%~5%的体重)能引起临床上有意义的健康获益,这些标志物提供额外的基线测量值,据此可以监测和评估患者的进展。

在体格检查和询问病史期间,应排除遗传综合征和内分泌紊乱等影响患者体重状况的因素,如甲状腺功能减退症、库欣病、多囊卵巢综合征和其他代谢疾病。对于女性患者,在建议进行减重之前询问是否在备孕期也很重要。医学研究所已就妊娠期间与孕前 BMI 相比体重增长总量和体重增长率发布了指南[5]。妊娠期间体重增加的建议应根据孕前 BMI 进行个体化建议,以改善妊娠结局,避免产妇体重过重,也能降低儿童在以后生活中患慢性疾病的风险[6]。获取用药史对于确定体重增加是否与药物有关很重要,而且调整用药对减重也是至关重要的。

38.3 营养评估

注册营养师的医学营养疗法包括全面的营养评估,以获取、验证、解释营养相关的问题和所需的数据。这是一个持续、非线性、动态的过程,涉及数据收集和与特定标准相比对患者状态的连续分析[7]。RDN 应评估食物和营养相关史、人体测量、生化数据、医学测试和手术史,以营养为重点的体检结果和客户检查史,以便个性化综合体重管理治疗[8]。

对食物和营养相关的病史评估包括询问有关信念和态度的问题,以及食物偏好、进食环境、水果和蔬菜获取、饮食行为、外出就餐、进食时间、节食史、食物过敏史、药物使用史、饮食补充剂和体力活动。了解患者的体重史、家庭医疗和健康史、社会史、生活状况和经济状况都是进行全面评估时需要考虑的因素。体重史包括询问成年体重的最高和最低值,通常体重是多少(最近 6 个月内),以及最后,想要达到的体重。对膳食失衡、妊娠等个别因素,以及患者是否正在接受影响饮食的治疗(例如化学治疗、糖尿病管理、肾病治疗等)的考虑,也是确定合适的体重管理计划的一部分。以营养为重点的身体评估[9]是对身体和身体功能进行检查,以帮助确定营养状况、营养不良的迹象和营养缺乏。身体成分测试的结果可以使饮食干预减重更加个性化。

38.4 膳食评估

体重管理膳食评估的第 1 步是确定患者的能量需求。当总能量消耗(total energy expenditure,TEE)等于总能量摄入(total energy intake,TEI)时,体重维持。体重减轻最终涉及能量赤字的产生。通常,建议能量缺口为 500~750kcal/d[3]。TEE 由 3 部分组成:基础能量消耗(basal energy expenditure,BEE)、食物热效应(thermic effect of food,TEF)和体力活动水平(physical activity level,PAL)。在实践中,可以使用静息能量消耗(resting energy expenditure,REE)代替 BEE,因为测量基础状态消耗的能量是不切实际的。REE 被认为比基础状态高约 10%,并且代替了更难以测量的 TEF,后者也约为 TEE 的 10%。

$$TEE=TEI$$
$$BEE+TEF+PAL=TEI$$
$$REE+PAL=TEI$$

38.4.1 测定能量消耗

静息代谢率RMR(可替代REE)应尽可能通过间接测热法测量[3]。虽然价格合理的手持式医疗设备能够在初级保健环境中测量出RMR(REE),但有时有一些测量也难以完成。Mifflin-St.Jeor公式(MSJE)是成人可用的最准确的预测公式,而且大多数个体预测的RMR在实际测量值的10%范围内波动[3,10,11]。利用MSJE的线上移动应用程序使能量需求的计算特别方便且易于获取。男性和女性的简化MSJE[11]如下:

女性 REE=10×体重(kg)+6.25×身高(cm)–5×年龄(岁)–161

男性 REE=10×体重(kg)+6.25×身高(cm)–5×年龄(岁)+5

为完成TEE的估计,必须估计PAL。评估患者当前的活动水平并应用适当的REE活动系数,如×1.2(久坐), ×1.4(低至中等活动水平),和×1.6(活动)。可以按每天或每周平均值对从事的体力活动(例如步行、骑自行车、跳舞或其他运动)进行调整。

虽然在其他章节中将更详细地讨论体力活动的作用,但能量消耗的评估是RDN评估患者体力活动和久坐行为的方式。作为能量消耗的可变组成部分,体力活动在长期体重管理中起着关键作用。为了达到能量负平衡,体力活动必须增加,或者TEI必须减少。虽然单靠增加体力活动很难减重,但体力活动是维持体重减轻的关键因素[12]。活动模式的评估对于定制减重策略至关重要。

38.4.2 测定能量摄入量

评估TEI和膳食成分有多种方法,包括24h回顾、食物频率问卷、食物记录和数码摄影。表38-4-1列出了这些方法的优点和局限性。无论是哪种膳食评估方法,目标都是确定一个代表性模式,以便进行饮食干预和推荐。这种模式的建立不仅需要调查患者的饮食,还需要询问进食时间、地点和场合,以及烹调方式和食物的份量。

表38-4-1 膳食摄入量评估方法

方法	优势	限制
饮食日记 要求患者预先记录指定时间段的摄入量	• 不依赖于患者记忆 • 可以在饮食访问之前完成 • 可以在食用时测量份量 • 可以将数据输入膳食分析程序 • 记录主要营养素的每日摄入量	• 由于一直进行饮食记录,患者的摄入量可能会发生变化 • 需要患者识字、计算并具有食物份量知识 • 患者负担高,耗时长 • 依靠自我报告的信息
24h回忆 回顾性地询问患者过去24h的摄入量	• 不太可能修改行为 • 价格低廉 • 患者负担低 • 没有识字要求 • 可以面谈或通过电话进行 • 数据可以输入饮食分析程序	• 取决于患者记忆 • 依赖于自我报告的信息 • 需要熟练的评估员 • 不同的评估员之间的评估结果可能会有不同 • 耗时长 • 不代表一般的摄入量

续表

方法	优势	限制
食物频率问卷 患者完成一项调查,回顾性地询问某些食物/饮料在特定时间段内的消耗情况	• 患者负担低 • 快速、廉价 • 易于标准化 • 有效的评估工具	• 需要患者识字和计算 • 取决于患者记忆 • 对患者来说可能存在认知困难,因为食物清单不是以一餐食为基础 • 不提供总摄入量或膳食模式的有效估计
饮食史 采访患者的日常饮食习惯	• 无须患者识字 • 患者负担低 • 可在一次访谈中评估膳食模式、一般的营养素和食物组摄入量	• 取决于患者的记忆力 • 需要熟练的采访者 • 耗时长

许多肥胖者无意中低估了他们的摄入量,并且无法充分地回忆出摄入量。在办公室环境中,膳食评估应该是及时进行。通常指示患者携带饮食日记(1~7 天或典型的 1 天)。在让患者记录其饮食日记之前,应对如何进行记录给予指导,并强调在进行饮食干预之前确定基线的重要性。患者应尽可能详细地保存 7 天的预期饮食记录,并应反映患者在干预前的"常规"饮食。饮食日记还应该对进餐方式(时间、地点和场合)、份量和烹调方式进行记录。移动应用程序能够更加方便地自我监测饮食摄入量,并为患者保存 7 天饮食日记。如果记录准确,7 天的饮食日记可以良好地反映一个模式,为任何饮食干预或改变建议提供基础。

38.5 测定进食环境和干预准备

患者的进食环境对于评估非常重要。当临床医师了解患者获取食物的途径、食物预算、采购计划和分工、用餐地点、饮食文化习惯以及与谁一起用餐时,建议才更具相关性和可行性。评估环境可以帮助临床医师和患者识别执行建议的潜在障碍。

建议可能侧重于用餐时间和用餐频率,且支持这些建议的证据有限[3]。与能量平衡原则相一致,仅改变进餐频率而不降低 TEI,似乎不会引起体重变化。增加进食频率与通过零食增加的能量摄入有关,很少有人在用餐时间摄入与零食等量的热量[13]。低热量(<200kcal)的零食可以满足患者在减重期间限制能量摄入的要求。在随机对照试验中,尚未发现摄入早餐导致更大的体重减轻[3]。然而,研究昼夜节律与体重减轻之间关系的研究表明,当天早些时候进食较高比例的 TEI 可能有助于体重减轻[14]。评估患者的日程安排和生活方式可以帮助确定患者如何最成功地将建议纳入他们的日常生活。

目前的指南还建议根据行为改变理论和模型[认知行为疗法、跨理论模型(transtheoretical model,TTM)和社会认知理论(social cognitive theory,SCT)/社会学习理论]评估体重管理的动机、准备情况和自我效能。患者的动机是减重计划成功的关键因素,对于任何减重治疗都是必不可少的。动机访谈(motivational interviewing,MI)是存在于营养师和患者之间的一种协作的、以目标为导向的沟通方法,其重点是通过让患者自己寻找答案,使营养师得以了解患者的个人需求。MI 被认为可以提高动机和自我效能,这两者都被认为是制订和维持行为改变的关键[8,11]。令患者在一个从 0~10 的量表上对行为改变的重要性以及他们对能够做出改变的信心进行评分,是一种快速而有效的工具,所有临床医师都可以使用它来衡量患者是否做好了改变的准备。

38.6 饮食干预

在开始干预之前,营养师必须与患者讨论期望值并设定切合实际的减重目标。已证明仅仅减轻3%~5% 的体重便可以改善临床心血管指标,减轻 5%~10% 的体重可以改善更多的心血管危险因素[4]。虽然这种体重减轻量具有临床意义,但它可能与患者的期望不同。在治疗前解决这种潜在的不匹配对于患者的成功至关重要。

热量赤字是实现体重减轻所必需的。因此,任何有效的饮食干预都必须减少能量消耗。尽管存在许多减少能量消耗的饮食方法,但是尚未确定用于减轻体重和维持体重的理想饮食组成[3]。低热量和极低热量饮食特别关注能量赤字的产生。极低热量饮食(≤800kcal/d)仅适用于 BMI ≥ 30kg/m² 的患者。虽然短期内极低热量饮食能比低热量饮食(>800kcal/d,通常 1 200~1 600kcal/d)引起更大的体重减轻,但两种饮食长期的减重效果是相同的[3]。膳食替代品(液体、能量棒、冷冻主菜)是一种有效的策略,可以增加对任何一种饮食限制的依从性,并有助于长期体重管理[3]。膳食替代品通常是奶昔或部分受控主菜等配方产品,具有营养价值,因为它们每份提供固定的热量,富含必需营养素和纤维,并且经济,安全,使用方便。它们还提供与正常饮食模式不同的方式,并且建议引入新的食物。

其他饮食方法通过限制特定食物或常量营养素来实现热量赤字。随机对照试验结果表明,当热量摄入保持不变时,不同常量营养素组成的膳食模式之间体重减轻的速度或幅度没有差异[3]。然而,在个体层面上,从帮助患者实现必要的热量赤字并长期坚持某种饮食的角度而言,某些方法可能优于其他方法。此外,心脏代谢结果可能因所采取饮食方法的不同而相异。例如,与低碳水化合物饮食相比,低脂饮食实现了低密度脂蛋白胆固醇的更大降低;然而,与同等能量限制的低脂肪饮食相比,低碳水化合物饮食能使甘油三酯降低更多,高密度脂蛋白胆固醇增加更多[4]。除减重以外,控制高血压的膳食模式(DASH)可以降低血压,而地中海饮食也可能在心血管危险因素的改善方面给予比低脂饮食更大的帮助[3]。

食用低能量密度[即食物中的能量与食物重量的比率(千卡/克)]的食物,可能是控制食欲和随后实现能量限制的策略,因为它允许吃更多的食物。值得注意的是,使用这种策略会导致能量缺乏,因此必须用较低能量密度的食物取代高能量密度食物[15]。随机对照试验表明,仅增加水果和蔬菜(低能量食物)并不会产生减肥效果[16],但由于缺乏标准化的方法和关于如何选择饮料的共识,因此无法对其减重功效得出结论[17]。

同样,由于人们通常不会通过减少食物的能量来补偿饮料所摄入的能量,因此建议减少能量饮料或从饮食中消除含有能量的饮料。例如,减少糖和添加糖饮料的饮用有助于减轻体重[18]。非营养性甜味剂和脂肪替代品在超重和肥胖个体的饮食管理中起作用,主要是因为它们可能潜在地降低总能量摄入量。因此,非营养性甜味剂已被营养与饮食学会认可,作为一种代糖来减少能量摄入[19]。重要的是,糖和脂肪替代品应在正常饮食中适量使用,并与其他食物平衡,充分考虑总能量和营养价值,而不是取代其他营养食品[19,20]。

最后,虽然总能量摄入量是至关重要的,但摄入的减少往往伴随着必需营养素和饮食整体质量的下降。当进食方式受到损害、不稳定、选择受限或<1 200kcal/d 时,应考虑使用膳食补充剂[3]。切勿使用维生素和矿物质补充剂代替健康饮食,并且应根据情况评估其用法。

无论采取何种饮食方法,与患者密切合作将有助于制订一个体重减轻和营养充足的现实饮食计划。饮食干预应从患者习惯的模式开始,饮食计划应建立在患者当前饮食的优势基础上,为了管理并发症可以纳入必要修改。7 天食物记录可用于确定更改的建议。餐盘法(choosemyplate.gov)提供了一个有用的工具,用于与患者联合评估与餐盘建议不成比例的食物。应该通过与患者的合作来实施切实可行的能量赤字策略(例如增加或减少食物类别,评估份量,改变或替代食物,特别是高热量和/或高脂肪的食物,以及在可行的情况下改变饮食模式等)。使用每天减少约 500kcal 的热量摄入来实现患者每周减轻约 0.5kg 体重的目标,通常每天减少 250~1 000kcal 将导致每周 0.2~0.9kg 的体重减轻。

尽管能量平衡的概念看起来很简单,但是在减重治疗反应和维持体重减轻方面存在很大的个体差异。饮食摄入因行为、心理和环境因素之间复杂的相互作用而变得复杂。微生物组的个体差异可以解释为从食物中吸收能量的个体差异[21]。遗传和表观遗传变异强调了个体化饮食干预的重要性,但尚不清楚如何有效地做到这一点[22]。长期坚持饮食干预的依从性受到饮食组合是否满足这些既定需求中最重要需求的影响。在治疗的最初几个月内实现的体重减轻幅度是总体结果的最佳预测指标[23,24]。因此,需要在开始干预之前解决减重的目标和预期,并且采取的饮食方法需要与患者反复商议决定。

38.7 干预强度

在与患者确定进行饮食干预和适当的减重目标之后,讨论干预强度是极为重要的。AHA/ACC/TOS 指南建议鼓励对所有减重的患者进行全面的生活方式干预,这也包括建议进行医疗或外科干预的患者[4]。接触频率是实现减重的重要因素。有强有力的证据表明,在至少 6 个月的时间内,需要与 RDN(群体或个人)会面进行 14 次 MNT[4]。高强度、全面的减重干预措施平均产生接近初始体重 5%~10% 的体重减轻[4]。能量需求随着体重的减轻而变化。对能量需求持续监测和评估可根据需要调整能量摄入建议,这将有助于防止许多患者在 6 个月左右出现体重减轻的平台期。对于减重后的体重维持,也有充分的证据表明应至少在 1 年内每月进行 1 次 MNT[4]。可以选择交流的方式,例如通过电话、互联网或远程医疗技术以电子方式提供访问。

如果患者无法达到健康和减重目标,则应考虑采用更加强化的行为治疗、药理学或减重术评估。饮食干预在这些治疗方法中起着重要作用。通过与患者的医疗团队合作,RDN 可以根据患者的具体治疗计划定制饮食方法。

对于 BMI ≥ 27kg/m² 且有与肥胖相关并发症的患者或 BMI ≥ 30kg/m² 的患者,药物治疗可视为综合生活方式干预的辅助手段,以达到有针对性的减重和健康目标[4]。临床医师应了解目前 FDA 批准的药物,通过抑制食欲或减少脂肪吸收来减轻体重,应该权衡药物的潜在风险与个体体重减轻的潜在益处。服用抗肥胖症药的患者更有可能始终坚持低热量饮食,增加体力活动,减重和维持体重[4]。

BMI≥35kg/m² 且患有肥胖相关合并症或 BMI≥40kg/m² 且有减重动机但经历行为治疗后未达到减重目标的患者,应转诊至经验丰富的减重外科医师,由医疗、营养和心理专业人士组成的跨学科团队进行评估[4]。决定接受手术的因素包括患者动机、治疗依从性、手术风险、合并症的优化和保险覆盖率[4]。尽管减重术是严重肥胖最具临床和成本效益的治疗方法,但严重肥胖患者中只有不到1%接受了此类手术。患者和医师对手术方案的决定是主观且不一致的,可能是由于对肥胖患者的偏见以及与手术相关的耻辱感。

患者依赖初级保健提供者和其他医疗从业者为慢性疾病(包括肥胖症)治疗提供的建议[25]。医师经常错误地认为肥胖患者对自己体重超标有清晰的认知,后续治疗表明,他们在帮助肥胖患者减重方面效果不佳[25]。利用对肥胖患者同情心,并遵循共同决策的方法,当患者体重存在健康问题时,医护人员必须告知患者有超重和肥胖的治疗方案和推荐的治疗方法,并且在整个治疗过程中为患者提供各项支持[4]。

38.8 结论

许多饮食方法在短期内减轻了体重,然而,长期保持体重减轻仍然是一项重大挑战。在选择饮食干预时,患者长期坚持饮食方法的动力是选择进行饮食干预需要考虑的重要因素。MNT的成功选择取决于对患者饮食行为、环境和干预准备程度的全面测评、监测和评估。尽管饮食干预在治疗肥胖方面起着关键作用,但MNT体重管理的报销因地区和保险公司而异。未来的方向包括继续在RDN进行体重管理的MNT报销方面取得进展,对肥胖者考虑"非饮食"方法(例如直觉进食),提供行为改变的咨询服务,以及更加注重防止体重减轻后体重的反弹。患者与他们的医疗团队之间应建立信任关系,确保医疗服务提供者将继续与他们合作是至关重要的。与其他慢性疾病相同,肥胖的管理将是终生的,需要医护人员和患者共同努力。

临床应用

- 作为能量平衡和营养专家,注册营养师在预防和治疗肥胖方面发挥着关键作用。
- 临床医师必须与接受肥胖治疗的患者建立信任和支持关系,并且体重减轻的预期必须是切合实际的。
- 饮食减肥方法的选择应基于对患者的人体测量学和临床结果以及患者的饮食行为、环境和准备程度的仔细的评估和持续的监测和评估。

(Nina Crowley, PhD, RDN, LD, Katherine R. Arlinghaus, MS, RD, LD, and Eileen Stellefson Myers, MPH, RDN, LDN, CEDRD, FADA, FAND 著 胡怀东 译 李若溪 校)

参考文献

1. Bray GA. Obesity: The disease. *Journal of Medicinal Chemistry* 2006;49(14):4001–7.
2. Wing RR, Lang W, Wadden TA, Safford M, Knowler WC, Bertoni AG, et al. Benefits of modest weight loss in improving cardiovascular risk factors in overweight and obese individuals with type 2 diabetes. *Diabetes Care* 2011;34(7):1481–6.
3. Raynor HA, Champagne CM. Position of the Academy of Nutrition and Dietetics: Interventions for the treatment of overweight and obesity in adults. *Journal of the Academy of Nutrition and Dietetics* 2016;116(1):129–47.
4. Jensen MD, Ryan DH, Apovian CM, Ard JD, Comuzzie AG, Donato KA, et al. 2013 AHA/ACC/TOS guideline for the management of overweight and obesity in adults: a report from the American College of Cardiology/American Heart Association Task Force on Practice Guidelines and The Obesity Society. *Journal of the American College of Cardiology* 2014;63(25 Pt B):2985–3023.
5. American College of Obstetricians and Gynecologists. ACOG Committee opinion no. 548: Weight gain during pregnancy. *Obstetrics and Gynecology* 2013;121(1):210–212.
6. Rasmussen KM, Catalano PM, Yaktine AL. New guidelines for weight gain during pregnancy: What obstetrician/gynecologists should know. *Current Opinion in Obstetrics and Gynecology* 2009;21(6):521–526.
7. Academy of Nutrition and Dietetics. Nutrition Terminology Reference Manual (eNCPT): Dietetics Language for Nutrition Care. http://ncpt.webauthor.com. Accessed December 13, 2017.
8. Academy of Nutrition and Dietetics Evidence Analysis Library. "Adult weight management: Executive summary of recommendations 2014" Academy of Nutrition and Dietetics. https://www.andeal.org/topic.cfm?menu=5276&cat=4690. Accessed December 13, 2017.
9. Esper DH. Utilization of nutrition-focused physical assessment in identifying micronutrient deficiencies. *Nutrition in Clinical Practice* 2015;30(2):194–202.
10. Frankenfield D, Roth-Yousey L, Compher C. Comparison of predictive equations for resting metabolic rate in healthy nonobese and obese adults: A systematic review. *Journal of the American Dietetic Association* 2005;105(5):775–89.
11. Mifflin MD, St Jeor ST, Hill LA, Scott BJ, Daugherty SA, Koh YO. A new predictive equation for resting energy expenditure in healthy individuals. *The American Journal of Clinical Nutrition* 1990;51(2):241–7.
12. Donnelly JE, Blair SN, Jakicic JM, Manore MM, Rankin JW, Smith BK. American College of Sports Medicine Position Stand. Appropriate physical activity intervention strategies for weight loss and prevention of weight regain for adults. *Medicine and Science in Sports and Exercise* 2009;41(2):459–71.
13. Bes-Rastrollo M, Sanchez-Villegas A, Basterra-Gortari FJ, Nunez-Cordoba JM, Toledo E, Serrano-Martinez M. Prospective study of self-reported usual snacking and weight gain in a Mediterranean cohort: The SUN project. *Clinical Nutrition* 2010;29(3):323–30.
14. St-Onge MP, Ard J, Baskin ML, Chiuve SE, Johnson HM, Kris-Etherton P, et al. Meal timing and frequency: Implications for cardiovascular disease prevention: A scientific statement from the American Heart Association. *Circulation* 2017;135(9):e96–121.
15. Rolls BJ, Roe LS, Meengs JS. Portion size can be used strategically to increase vegetable consumption in adults. *The American Journal of Clinical Nutrition* 2010;91(4):913–22.
16. Kaiser KA, Brown AW, Bohan Brown MM, Shikany JM, Mattes RD, Allison DB. Increased fruit and vegetable intake has no discernible effect on weight loss: A systematic review and meta-analysis. *The American Journal of Clinical Nutrition* 2014;100(2):567–76.
17. Perez-Escamilla R, Obbagy JE, Altman JM, Essery EV, McGrane MM, Wong YP, et al. Dietary energy density and body weight in adults and children: A systematic review. *Journal of the Academy of Nutrition and Dietetics* 2012;112(5):671–84.
18. Tate DF, Turner-McGrievy G, Lyons E, Stevens J, Erickson K, Polzien K, et al. Replacing caloric beverages with water or diet beverages for weight loss in adults: Main results of the Choose Healthy Options Consciously Everyday (CHOICE) randomized clinical trial. *The American Journal of Clinical Nutrition* 2012;95(3):555–63.
19. Fitch C, Keim KS. Position of the academy of nutrition and dietetics: Use of nutritive and nonnutritive sweeteners. *Journal of the Academy of Nutrition and Dietetics* 2012;112(5):739–58.
20. Position of the American Dietetic Association: Fat replacers. *Journal of the American Dietetic Association* 2005;105(2):266–75.
21. Krajmalnik-Brown R, Ilhan ZE, Kang DW, DiBaise JK. Effects of gut microbes on nutrient absorption and energy regulation. *Nutrition in Clinical Practice* 2012;27(2):201–14.
22. MacLean PS, Wing RR, Davidson T, Epstein L, Goodpaster B, Hall KD, et al. NIH working group report: Innovative research to improve maintenance of weight loss. *Obesity* 2015;23(1):7–15.
23. Unick JL, Hogan PE, Neiberg RH, Cheskin LJ, Dutton GR, Evans-Hudnall G, et al. Evaluation of early weight loss thresholds for identifying nonresponders to an intensive lifestyle intervention. *Obesity* 2014;22(7):1608–16.
24. Wing RR, Hamman RF, Bray GA, Delahanty L, Edelstein SL, Hill JO, et al. Achieving weight and activity goals among diabetes prevention program lifestyle participants. *Obesity Research* 2004;12(9):1426–34.
25. Funk LM, Jolles S, Fischer LE, Voils CI. Patient and referring practitioner characteristics associated with the likelihood of undergoing bariatric surgery: A systematic review. *JAMA Surgery* 2015;150(10):999–1005.

第 39 章 | 肥胖症患者的药理学管理

目录

要点／632

39.1 肥胖：严峻的形势／632

39.2 肥胖症的治疗／633

39.3 FDA 批准的抗肥胖药／634

39.3.1 批准短期使用的药物／634

39.3.1.1 芬特明（phentermine）／634

39.3.1.2 安非拉酮（diethylpropion）／634

39.3.1.3 苄非他明（benzphetamine）／635

39.3.1.4 苯甲曲秦（phendimetrazine）／635

39.3.2 批准长期使用的药物／635

39.3.2.1 奥利司他（Orlistat, Xenical）／635

39.3.2.2 氯卡色林（lorcaserin）／637

39.3.2.3 芬特明-托吡酯缓释片（phentermine-topiramate ER）／638

39.3.2.4 纳曲酮缓释片-安非他酮缓释片（naltrexone ER-bupropion SR）／639

39.3.2.5 利拉鲁肽（liraglutide）／640

39.4 肥胖症药物治疗管理的临床注意事项／641

39.4.1 现行药物治疗的注意事项／641

39.4.2 谁应该接受肥胖症药物治疗／642

39.4.3 FDA 提出的适应证和相关法案／643

39.4.4 决定使用什么抗肥胖症药以及使用多长时间／644

39.4.5 在长期护理过程中优化体重管理／645

39.5 总结和结论／645

临床应用／646

致谢／646

潜在的利益冲突／646

参考文献／646

要 点

- 肥胖是一种需要终身治疗的慢性疾病。
- 适度减肥可改善与肥胖相关的多种合并症。
- 美国食品药品监督管理局批准了六种较为安全的短期和长期抗肥胖药。
- 对于体质量指数 ≥ $30kg/m^2$ 或 ≥ $27kg/m^2$ 且存在至少一种体重相关合并症的成人,使用药物治疗肥胖被认为是生活方式改变的辅助手段。
- 医疗人员应该全面了解肥胖症患者的病史,考虑肥胖的原因,包括在药物治疗前促使患者体重增加的相关药物。
- 考虑到患者过去的医疗和社会史、当前的医疗和心理健康问题以及当前正在使用的药物,肥胖药物的选择应个性化。
- 如果对抗肥胖药的反应较差或引起不可耐受的不良反应,则应停用该药物,并与患者讨论替代方法。

39.1 肥胖:严峻的形势

全球肥胖患病率持续上升。2013—2014 美国国家健康和营养调查(NHANES)指出,根据测量的身高和体重计算的体质量指数(BMI),成人肥胖(BMI ≥ $30.0kg/m^2$)和Ⅲ级肥胖(BMI ≥ $40.0kg/m^2$)患病率分别为 37.7% 和 7.7%[1]。以前 NHANES 大约每 4 年进行 1 次调查,调查期间隔至少有 1 年。从 1999 年开始,NHANES 成为一项持续的调查。从 1999—2000 年到 2013—2014 年,成人肥胖率显著增加;然而,2011—2012 年至 2013—2014 年的增幅并不明显(2016 年 1 月 NHANES, https://www.cdc.gov/nchs/data/factsheets/factsheet_nhanes.htm)。世界卫生组织估计,2014 年有超过 6 亿成人患有肥胖症,1980—2014 年,全世界肥胖症患病率翻了 1 倍多。最重要的是,世界卫生组织警告说,在大多数国家,肥胖导致的死亡多于体重过轻(http://www.who.int/mediacentre/factsheets/fs311/en/)。据估计,到 2025 年,成人的肥胖症患病率将增加至 20%[2]。

肥胖与许多医学上的合并症如糖尿病、高血压(hypertension,HTN)、血脂异常、睡眠呼吸暂停、几种癌症和胆囊疾病的发生显著相关[3],并将导致此类疾病发病率和死亡率的增加[4]。此外,肥胖会增加患其他疾病的风险,包括类风湿关节炎、非过敏性鼻炎、重度抑郁症和其他类型的癌症[3]。1990—2015 年,与高 BMI 相关的死亡人数增加了 28.3%,达到 400 万,占任何原因死亡总人数的 7.1%,以及 1.2 亿伤残调整生命年(disability-adjusted life year,DALY)[5]。最重要的是,适度的减重可以改善多种合并症[6]。因此,需要采取更有效的措施来预防和治疗肥胖,并且增加对现有减重方法的使用。

39.2 肥胖症的治疗

从历史上看,肥胖症的临床治疗主要侧重于改变生活方式,但最近已经发展到可采取各种药物治疗和减重术治疗。尽管每种方法都有效,但成功治疗肥胖症需要的通常不仅仅是单一方法。建议将上述方法中的一些方法组合起来,以实现最大程度的减重并成功保持。在过去,医疗从业者通常不愿开抗肥胖药。这是由于苯丙胺(不再用作抗肥胖药)的成瘾性,以及认为抗肥胖药长期无效的理念所导致的。而目前,除了改变生活方式外,批准用于短期和长期使用的抗肥胖药可能是有效的,在按照建议使用时具有最大的治疗潜力。包括医师和医疗保健专业人士在内的专家似乎认为肥胖患者对自己的饮食、行为模式和体重控制的态度几乎没有个人控制权。这导致了一种误解,即只要改变患者的态度和行为,就可以实现医学上需要的减肥。此外,一些医疗保健专业人员(HCP)和管理人员认为生活方式的改变很容易实现,因此他们没有为生活方式改变的患者提供足够的支持。由于肥胖的治疗常常被认为是一种自我强加的要求,所以使用药物过程中的任何不良反应通常是不被接受的。现实情况是,如果药物治疗由于多种因素(包括误解)未得到充分利用,那么对于大多数肥胖人群来说就很难实现成功的体重管理。这种环境使得一些 HCP 不愿意使用抗肥胖药[7]。过去几十年的研究表明,改变生活方式单独作为治疗肥胖的一种方法,尽管很难做到,仍可以帮助一些人,但不足以引起社区层面的改变或阻止全球肥胖流行。因而,我们需要从各个角度进行协调一致的努力来预防或治疗肥胖症,其中包括使用药物来辅助减重。关于肥胖的遗传和化学基础的新发现[8]使得抗肥胖药的研究迅猛发展。肥胖症专家和医疗机构对药物行业重新产生了浓厚的兴趣,并在美国食品药品监督管理局(food and drug administration,FDA)的支持下开发了新型、更有效的治疗肥胖症的药物,用于短期和长期的肥胖症管理和体重维持。许多受肥胖影响的成人在向他们的 HCP 咨询有关其不健康体重之前,会通过广告、社交媒体以及朋友和家人的建议尝试几种自助方法。公众对肥胖个体的医疗和生活方式后果的认识正在逐步提高。医疗从业者处于治疗肥胖症患者的最前沿,他们的治疗方法有最新发布的《肥胖管理指南》的支持[9,10]。本章将讨论 FDA 批准的关于肥胖症的药物治疗。具体来说,我们将重点关注九种被批准用于短期和长期抗肥胖药的机制、适应证、疗效和不良反应。我们还将为考虑使用药物治疗肥胖症的医疗从业者提供详细的临床考虑因素。

过去,当只有一种或两种减肥药物有效或出于安全性考虑时,医疗保健提供者更有可能使用被批准用于其他适应证的具有减肥副作用的药物,或者使用不需要 FDA 批准的减肥证据有限的天然化合物。用于减重范围外的药物包括抗抑郁药(氟西汀、安非他酮)、抗癫痫药(托吡酯、唑尼沙胺、托莫西汀)和抗糖尿病药(二甲双胍、阿卡波糖、艾塞那肽、胰岛淀粉素、普兰林肽);用于减重的非处方药包括麻黄、泻药、膳食补充剂和苯丙醇胺[11,12]。但是,由于新近获得 FDA 批准的长期和短期抗肥胖药强大的安全性数据以及多个国家/地区仅使用 FDA 批准药物的指南建议,我们预计大多数医疗从业者将增加 FDA 批准药物的使用量。此外,内分泌学会建议不要在肥胖症患者的临床管理中使用"非标签"抗肥胖药,除非是研究试验或具有广泛专业知识的提供者处理非常知情的患者[13]。

39.3 FDA 批准的抗肥胖药

39.3.1 批准短期使用的药物

39.3.1.1 芬特明(phentermine)

2012—2015年美国国家处方审核数据库显示,芬特明是美国最常用的抗肥胖药。美国处方医师开具的芬特明几乎是其他抗肥胖药的2倍[14]。芬特明是一种Ⅳ类管制药物,FDA于1959年批准其用于肥胖症的短期治疗。对于BMI≥30kg/m² 或BMI≥27kg/m² 且存在至少一种体重相关合并症的患者,芬特明被批准作为患者生活方式改变的辅助手段用于短期减重。然而,研究显示,在实践中,它被普遍使用更长的时间[15]。芬特明是一种中枢活性的肾上腺素能药物,是一种拟交感神经胺,可刺激突触末端释放去甲肾上腺素,患者使用后饱腹感增加,饥饿、进食渴望、暴饮暴食和夜间进食减少。临床试验,包括与芬氟拉明联合使用的研究[18-21]显示了芬特明的有效性和安全性[16,17]。由于可能与瓣膜性心脏病发生有关,1997年FDA已将芬氟拉明从市场上撤下。而芬特明未显示会导致瓣膜性心脏病,所以没有被撤回。

相对于其他Ⅳ类管制药物,芬特明更受欢迎,这很可能是由于长期的医学研究以及随后收集的芬特明和芬氟拉明联合用药的临床经验[18-20]。此外,芬特明与快速控制食欲、改变患者态度和改善患者体重管理计划依从性有关[18-20]。

芬特明最常见的不良反应包括食欲下降、口干、头痛、失眠、易怒、神经质、兴奋、心悸、心动过速和血压升高。患有活动性心血管疾病、中度至重度高血压、甲状腺功能亢进症、激动状态、青光眼以及有药物滥用史的患者应避免使用。据报告,芬特明药物滥用的可能性和成瘾程度很低[22]。已有一些单独服用芬特明的患者发生原发性肺动脉高压的病例报告[23]。

芬特明有37.5mg片剂以及15mg、30mg的胶囊形式。这些也是最大批准剂量(Adipex:https://www.accessdata.fda.gov/drugsatfda_docs/label/2012/085128s065lbl.pdf;Ionamin:https://www.accessdata.fda.gov/drugsatfda_docs/label/2012/011613s027lbl.pdf)。2016年,FDA批准了一种新的芬特明制剂,该片剂仅含有8mg活性物质(Lomaira:https://lomaira.com/prescribing_informat.pdf),其适应证与较高剂量制剂相同。这种较低剂量制剂的优点是它可以用于对较高剂量敏感的患者,每天最多服用3次。因此,这增加了个性化治疗计划的选择。然而,没有相关的临床数据比较不同剂量的疗效[24]。

39.3.1.2 安非拉酮(diethylpropion)

安非拉酮是一种中枢活性的肾上腺素能拟交感神经药,其作用类似于芬特明。安非拉酮在结构上类似于FDA批准的抗抑郁药安非他酮。一项为期6个月的短期研究[25]将安非拉酮与安慰剂进行了比较,其中安非拉酮治疗组的患者平均减掉了12.3%的初始体重,而安慰剂组减掉了2.8%。一项为期24周的研究比较了每日连续使用和每隔一个月使用安非拉酮的情况,连续治疗组是最成功的,血压降低与体重减轻成正比[17]。安非拉酮的不良反应包括口干、欣快感、乏力、神经紧张、食欲下降、失眠、频繁觉醒、快速眼动(rapid eye movement,REM)睡眠延迟、第 1 阶段睡眠时间延长[17]。在这项研究中,患者的退出率高达 82%。对于患有心脏病、高血压、甲状腺功能亢进或青光眼的患者来说,不推荐使用安非拉酮。安非拉酮的推荐剂量为 75mg/d。最近的一项临床前研究表明,在一天中的活动期服用该药物会加强体重减轻的程度[26]。最新的安非拉酮临床试验表明,与安慰剂相比,长期(6 个月)服用药物并且低热量饮食会导致体重减轻 6.6%[27]。

对于 BMI ≥ 30kg/m^2 且经健康生活方式管理后,肥胖情况仍无改善的患者,安非拉酮于 1959 年获准用于短期(几周)除饮食限制外的减肥治疗。它被制成 25mg 片剂,饭前一小时服用,每天服用三次,或者在上午服用 75mg 缓释片。该药物严重的不良反应包括心动过速、高血压、肺动脉高压、瓣膜性心脏病、精神病和幻觉。常见的不良反应包括便秘、口干、恶心、呕吐、焦虑、头晕和失眠(https://www.accessdata.fda.gov/drugsatfda_docs/label/2004/11722s029,12546s032lbl.pdf)。

39.3.1.3 苄非他明(benzphetamine)

苄非他明是一种拟交感神经胺,1960 年批准用于 BMI ≥ 30kg/m^2 且对肥胖生活方式管理没有反应的患者短期(几周)除饮食限制外的治疗。对临床试验的系统评价显示,与安慰剂组相比,苄非他明组在 16~17 周的治疗中平均减重 3.3kg[28]。它不应与其他食欲抑制剂一起使用。尽管单独使用苄非他明未报告有任何瓣膜病变病例,但建议仔细评估体重减轻的益处与严重不良反应(如心脏瓣膜病和肺动脉高压)的潜在风险(https://www.accessdata.fda.gov/drugsatfda_docs/label/2010/012427s026lbl.pdf)。苄非他明很少用于治疗肥胖症,2008—2011 年间仅有 6 种相关药物被批准用于减重,仅有 4% 的总体重减轻处方被报告[15]。这可能是由于该药物属于Ⅲ类管制药物,其滥用可能性高于更受欢迎和风险更低的Ⅳ类管制药物。由于苄非他明和苯丙胺(benzphetamine and amphetamines)的结构相似,建议不要突然停药以避免极度疲劳和精神抑郁。该药物严重的不良反应包括精神病、高血压、依赖/滥用、心肌病和心肌缺血。常见的不良反应包括心悸、心动过速、失眠、震颤和血压升高(https://www.accessdata.fda.gov/drugsatfda_docs/label/2010/012427s026lbl.pdf)。

39.3.1.4 苯甲曲秦(phendimetrazine)

苯甲曲秦是一种类似于苯丙胺的拟交感神经胺。1982 年,FDA 批准苯甲曲秦用于 BMI ≥ 30kg/m^2 或 BMI ≥ 27kg/m^2、存在其他危险因素且对肥胖的生活方式管理没有反应的肥胖患者短期(几周)的减重治疗,同时进行饮食限制。它不应与其他食欲抑制剂一起使用。即便没有单独使用苯甲曲秦的瓣膜病病例报告,仍建议仔细评估减重的益处与严重不良反应(如心脏瓣膜病和肺动脉高压)的潜在风险。其他严重的不良反应包括精神病和突然停药的戒断综合征。常见的不良反应包括心动过速、心悸、高血压和失眠。(https://www.accessdata.fda.gov/drugsatfda_docs/label/2012/018074s034lbl.pdf)。由于潜在的成瘾性,它是一种Ⅲ类管制药物,类似于苯丙胺,药剂师很少开出处方[15]。

39.3.2 批准长期使用的药物

39.3.2.1 奥利司他(Orlistat,Xenical)

奥利司他通过使胃肠脂肪酶失活从而部分抑制脂肪的消化,这种作用导致脂肪吸收和能量摄入的减少,从而造成吸收不良[29-32]。吃含 30% 脂肪食物的受试者可以减少大约三分之一的脂肪吸收。然而,高达 40% 的患者可能发生胃肠道(gastro-intestinal,GI)不良反应。吸收不良可导致腹泻、大便失禁或紧急油性大便肛门渗漏、腹胀、腹痛和胀气。较高的膳食脂肪含量可增加胃肠道不良反应发生的可能性[33]。在一项为期 2 年的对奥利司他的研究中,药物治疗组受试者第 1 年体重下降了近 10%,而安慰剂组体重下降了 5%~6%[33]。奥利司他的研究剂量为 120mg,每日 3 次。治疗组在第二年体重增加约 4 磅,而安慰剂组为 8 磅。研究期间发现低密度脂蛋白胆固醇和胰岛素水平等指标均有所改善,而有些指标的改善程度已经不是可以仅通过体重减轻能解释的了。这意味着在研究的第二年持续的体重减轻。使用奥利司他治疗后,脂溶性维生素 A、维生素 D、维生素 E 和 β-胡萝卜素浓度可能会略微降低。一些营养素和药物的吸收可能会减少。奥利司他不会影响抗高血压药、华法林和口服避孕药的浓度[33-35]。

在对肥胖、患有或不患有 2 型糖尿病的受试者的研究中,奥利司他表现出葡萄糖代谢的改善和高血压的降低[36,37]。在为期 3 年的奥利司他体重维持研究中,除了一个亚组选择性地减少了脂肪食物的摄入外,受试者的饮食行为没有任何变化。该亚组的体重维持能力更强,该研究的作者将其归因于脂肪消耗行为的改变[38]。在奥利司他的帮助下,需要对患者进行加强降低膳食脂肪摄入的教育,从而最大限度地减轻体重。

一项为期 3 年的奥利司他研究招募了 383 名有腹部肥胖和代谢危险因素的成人,包括血脂异常、空腹血糖受损和通过饮食控制的 2 型糖尿病患者。研究目的是调查奥利司他对极低热量饮食(very-low-energy diet,VLED)后体重重新增加和心血管危险因素的影响。体重减轻至少 5% 的受试者(383 名受试者中的 309 名)随机接受生活方式咨询以及 120mg 安慰剂或 120mg 奥利司他,每日 3 次,持续 3 年。研究结果发现,与安慰剂组相比,奥利司他联合生活方式干预导致 VLED 后体重额外减轻 2.4kg,并在 3 年的时间里降低了 2 型糖尿病的发病率,从而得出奥利司他可能是肥胖高危人群常规饮食和生活方式治疗的有用辅助手段这一结论[39]。

另一项研究在为期 3 年的体重维持试验中检测了奥利司他对饮食行为的影响。该研究选择了 306 名肥胖女性和男性(19~45 岁),他们是斯堪的纳维亚肥胖和代谢综合征多中心研究的部分受试者。受试者在 VLED 诱导体重减轻后接受奥利司他治疗,并在接下来的 3 年内进行体重维持的随访。结果显示,奥利司他组和安慰剂组的饮食控制有所增加,并且去抑制、饥饿和暴饮暴食等类似的情况减少。作者指出,饮食行为的这些变化是成功维持体重所必需的[38]。

为了减少奥利司他引起的胃肠道不良反应,研究者进行了相应的尝试。一项为期 12 周的研究表明,服用亚麻籽纤维和膳食钙以及奥利司他对肥胖成年受试者的胃肠道不良反应没有改善,但是可导致粪便脂肪排泄增加,且没有加重不良反应[40]。

1999 年,FDA 批准奥利司他用于体重减轻和体重维持,其中含有 120mg 活性物质,每天服用三次。2007 年,FDA 批准奥利司他作为成人非处方(over-the-counter,OTC)抗肥胖药,其中含有 60mg 活性药物,每天服用三次,同时结合低热量和低脂饮食。推荐运动和多种维生素摄入。OTC 奥利司他的不良反应与处方奥利司他相似。FDA 已收到处方或非处方药使用奥利司他出现罕见严重肝损伤病例的报告。作为应对,FDA 已经添加了药物标签[美国国家卫生研究院(National Institutes of Health,NIH)出版物 No.07-4191,2004 年 11 月,2010 年 12 月更新]。奥利司他严重不良反应包括超敏反应、过敏反应、血管神经性水肿、白细胞碎裂性血管炎、脂溶性维生素缺乏症、肝毒性、肾毒性和草酸盐肾病。常见的不良反应包括油斑、排气、便急和大便失禁(https://www.accessdata.fda.gov/drugsatfda_docs/label/2009/020766s026lbl.pdf)。

39.3.2.2 氯卡色林(lorcaserin)

氯卡色林是一种影响饥饿的选择性血清受体激动剂[41]。一项为期 12 周的减重研究对 469 名成人使用了不同剂量的氯卡色林和安慰剂。与安慰剂组相比,氯卡色林组的体重减轻与剂量成正比。氯卡色林的不良反应包括头痛、头晕和恶心[42]。在一项为期 1 年的研究中,4 008 名肥胖和超重的成人每天服用 10mg 氯卡色林一次或两次,所有受试者都接受了生活方式干预计划。与安慰剂组相比,氯卡色林组的体重减轻(在 5%~10%)在统计学上具有显著性,且具有剂量依赖性,连续超声心动图未发现瓣膜病变增加[43]。

在一项为期 2 年、涉及 3 182 名超重或肥胖成人的临床试验中,受试者每天服用两次 10mg 安慰剂或 10mg 氯卡色林,并接受咨询。氯卡色林治疗组在 1 年时体重显著下降,在 2 年时保持了体重下降。治疗组第 1 次体重减轻平均为 5.8kg,而安慰剂组为 2.2kg。氯卡色林组有近 70%的患者在第 2 年保持体重下降,而安慰剂组为 50%。最常见的不良反应是头痛、恶心和头晕,没有发现心脏瓣膜病发生率的增加[41]。

为了解决瓣膜病的问题,一项招募了 5 249 名受试者的三项前瞻性高质量对照试验的数据显示,5%的体重减轻与比值比为 1.15 的瓣膜病相关。即使氯卡色林组体重减轻更多,超声心动图显示的瓣膜病变率在安慰剂组(2.04%)与氯卡色林组(2.37%)之间没有显著性差异[44]。目前,一项多中心、随机、双盲、安慰剂对照平行研究(CAMELLIATIMI)正在对 12 000 名有心血管疾病或多种心血管危险因素受试者的主要心血管不良事件发生率进行研究(https://clinicaltrials.gov/ct2/show/NCT02019264)。

2012 年 FDA 批准氯卡色林作为生活方式改变的一种辅助药物,用于 BMI ≥ 30kg/m^2 或 BMI ≥ 27kg/m^2 且至少存在 1 种体重相关合并症患者的长期体重管理。氯卡色林的片剂为 10mg,每日服用 2 次,或 20mg 的缓释片每日服用 1 次。如果患者在治疗 12 周后体重下降没有超过初始体重的 5%,则应停药。氯卡色林引起的最常见不良事件包括头痛、头晕、疲劳、恶心、口干和便秘(非糖尿病患者)以及低血糖、头痛、背痛、咳嗽和疲劳(糖尿病患者)。氯卡色林可能引起严重的不良反应,如 5-羟色胺综合征、神经阻滞剂恶性综合征样反应、心脏瓣膜病。由于这些可能性,建议氯卡色林不应与选择性 5-羟色胺再摄取抑制剂、5-羟色胺去甲肾上腺素再摄取抑制剂、单胺氧化酶抑制剂、曲坦类、安非他酮和右美沙芬一起使用(https://www.accessdata.fda.gov/drugsatfda_docs/label/2012/022529lbl.pdf)。

最近,在一项针对非糖尿病患者的为期 12 周的双盲试点安全性研究中,已对联合使用氯卡色林与芬特明进行了研究。结果表明,在氯卡色林治疗中加入芬特明可增加体重减轻程度,同时不会增加潜在的 5-羟色胺综合征发生率[45]。这些结果很有希望并且可能提供一种药物联合治疗肥胖的新方式。

研究设计了一个两阶段的试验来确定改变生活方式和使用氯卡色林是否对维持体重有效。在通过改变生活方式和代餐治疗减掉至少 5% 的基线体重后,参与者将被随机分配到使用氯卡色林和生活方式教育组或单独生活方式教育组。如果该试验证实氯卡色林对于维持体重有效,那么它将成为维持体重的必要替代方案[46]。

最近的耐受性研究表明,对于肾功能正常的老年患者(65 岁以上)或轻度/中度肾或肝损害患者,无须调整氯卡色林的使用剂量[47]。

39.3.2.3 芬特明-托吡酯缓释片(phentermine-topiramate ER)

芬特明-托吡酯缓释片是食欲抑制剂芬特明与抗惊厥药托吡酯的组合,其作用于 γ-氨基丁酸(gamma-aminobutyric acid, GABA)受体。我们在前一节中已经讨论过芬特明。托吡酯本身已于 1996 年获 FDA 批准用于治疗癫痫,2004 年批准用于预防偏头痛。然而,长期以来,人们一直将其作为一种抗肥胖药进行研究。随机对照试验的荟萃分析显示,与安慰剂相比,托吡酯可以额外减轻 5.34kg 体重(95% CI: -6.1~-4.56)。然而,不良事件(感觉异常、味觉障碍、精神运动障碍)导致了显著的退出率(从不良事件中退出的比值比为 1.94, 95% CI: 1.64~2.29)[48]。这使得人们考虑将托吡酯作为减肥治疗的辅助药物。在这种情况下,可以用另一种药物(在本例中为芬特明)使较低剂量托吡酯的效用增强。

一项为期 56 周的芬特明联合托吡酯Ⅲ期研究评估了 2 487 名超重或肥胖,以及具有两种或两种以上合并症(高血压、血脂异常、2 型糖尿病、糖尿病前期或腹部肥胖)成人的体重和合并症联合用药的有效性和安全性[49]。药物剂量为每日一次,芬特明 7.5mg 加托吡酯 46.0mg,或芬特明 15.0mg 加托吡酯 92.0mg。所有受试者都接受了生活方式管理咨询。安慰剂组体重变化最小(-1.4kg),但药物组具有显著性和剂量依赖性(分别为 -8.1kg 和 -10.2kg),治疗组中最常见的不良反应也与剂量有关。在较高剂量时,不良反应包括口干和感觉异常(21%),便秘(17%),失眠、头晕和味觉障碍(10%),焦虑相关不良反应(8%)和抑郁相关不良反应(7%)。

一项为期 52 周的安慰剂对照双盲扩展研究测试了芬特明-托吡酯缓释片(7.5mg/46mg, 15mg/92mg)的长期疗效和安全性。除生活方式治疗外,选定受试者(676 人)还额外服用了 52 周的活性药物或安慰剂。与安慰剂组相比,这种治疗时间长度不仅具有良好的耐受性,而且在收缩压和舒张压、甘油三酯、高密度脂蛋白胆固醇、低密度脂蛋白胆固醇和胰岛素敏感性方面也有显著的临床改善。继续治疗 52 周并没有继续导致显著的平均体重减轻,但增加了体重较基线减轻 5%、10%、15% 和 20% 的受试者的百分比。芬特明-托吡酯缓释片 15mg/92mg 组的糖尿病发病率显著降低。被诊断为 2 型糖尿病的亚组受试者的 HbA1c 降低(分别为 0.4% 和 0.2%),抗糖尿病药没改变[9]。

目前关于芬特明-托吡酯缓释片的某些安全性问题已被提出。心率的小幅增加促使 FDA 推荐一项长期研究,以评估联合用药对心脏病发作和卒中的影响,该研究尚未完成(https://www.fda.gov/ForConsumers/ConsumerUpdates/ucm312380.htm)。同时,FDA 建议监测所有接受这种药物治疗的患者的心率(https://www.qsymia.com/pdf/prescribinginformation.pdf)。由于芬特明-托吡酯缓释片对妊娠头 3 个月的孕妇会增加胎儿腭裂的风险,因此在治疗开始前和治疗后每四周都需要进行一次妊娠检测试验,获得阴性结果,以确认没有怀孕才能使用。此外,所有开处方的医疗从业者和配药药房都需要特殊认证(https://www.fda.gov/downloads/drugs/drugsafety/postmarketdrugsafetyinformationforpatientsandp roviders/ucm312598.pdf)。

芬特明 - 托吡酯缓释片于2012年被批准作为BMI≥30kg/m² 或 BMI≥27kg/m² 且至少存在一种体重相关合并症的成人生活方式改变的辅助手段。商品名为 Qsymia，芬特明 - 托吡酯缓释片组合配剂量分别为3.75mg/23mg、7.5mg/46mg、11.25mg/69mg 和 15mg/92mg，每天早上服用一次。医疗从业者要学会从最低剂量开始，在14天内增加到下一剂量。如果12周后体重减轻<3%（7.5mg/46mg 剂量）或<5%（15mg/92mg），则应该立即停药。中度或重度肾功能损害患者或中度肝功能损害患者禁用两药最大剂量。患者应避免同时饮酒，并监测使用口服避孕药女性的不规则出血，以及使用非保钾利尿药患者的血钾水平。严重的不良反应包括心肌缺血、心动过速、肺动脉高压和精神病。常见的不良反应包括感觉异常、口干、便秘和失眠（https：//www.qsymia.com/pdf/prescribing-information.pdf）。

39.3.2.4 纳曲酮缓释片 - 安非他酮缓释片（naltrexone ER-bupropion SR）

2014年，FDA批准纳曲酮缓释片 - 安非他酮缓释片用于减肥的长期管理。这两种成分的药物已被FDA批准近25年。安非他酮是一种多巴胺和去甲肾上腺素再摄取抑制剂，被批准用于抑郁症和戒烟。纳曲酮是一种阿片受体拮抗剂，被批准用于酒精和阿片类药物依赖。在这种药物组合中，纳曲酮拮抗限制安非他酮食欲抑制作用的反馈回路，从而协同抑制食欲。一项为期56周、纳入了1 742名受试者的试验研究了该药物组合的减肥效果[50]。两个药物研究剂量组每天服用360mg安非他酮，外加16mg或32mg的纳曲酮缓释片，第3组则服用安慰剂。较高药物剂量组和较低剂量组的体重减轻分别为6.1%和5.0%，安慰剂组体重减轻了1.3%。不良反应包括收缩压和舒张压的短暂升高（1.5mmHg），然后再在基线基础上降低1mmHg。与安慰剂相比，抑郁症或自杀事件没有增加，而药物组头痛、便秘、头晕、呕吐和口干的发生率更高。

2013年，一项为期56周，纳入了1 496名肥胖或超重且至少有一种体重相关合并症受试者的双盲安慰剂对照研究结果发表。纳曲酮32mg/d 和安非他酮360mg/d 的联合用药使药物组的体重显著减轻（6.4%），而安慰剂对照组为1.2%。此外，在56周的治疗后，与安慰剂组（17.1%）相比，联合用药使受试者的体重减轻了5%以上，此外，与安慰剂组（17.1%）相比，联合用药组在56周治疗后体重减轻5%以上的患者比例显著增加（50.5%）。治疗28周后观察到类似的效果。此外，联合用药可改善一些心脏代谢危险因素。受试者报告说，饮食冲动的控制能力增强，研究表明这与抑郁症或自杀无关。然而，研究者在受试者中观察到一过性恶心[51]。

一项双盲、安慰剂对照试验对505名超重或肥胖以及2型糖尿病患者进行了联合用药研究。纳曲酮32mg/d，安非他酮360mg/d，持续56周。药物组体重减轻5%，而安慰剂组为1.8%，44.5%的药物组受试者体重减轻5%以上，而安慰剂组为18.9%。有趣的是，与安慰剂组的糖化血红蛋白（HbA1c）（-0.1%）相比，药物组 HbA1c 显著降低（-0.6%）。与安慰剂组相比，药物组中达到美国糖尿病协会推荐的 HbA1c 目标7%的受试者百分比增加了1倍（44.1% vs. 26.3%）。此外，治疗组观察到心血管危险因素、甘油三酯和高密度脂蛋白胆固醇的改善。此外，在抑郁症或自杀发生率方面也没有观察到差异[52]。

为了研究纳曲酮缓释片（32mg/d）- 安非他酮缓释片（360mg/d）对心血管事件的影响，研究者开展了一项纳入了8 910名超重或肥胖以及有心血管危险的受试者的大型试验。这是一项随机、多中心、安慰剂对照、双盲非劣效性试验。安慰剂组中 1.3% 的受试者发生了严重心血管不良事件,而治疗组中 0.8% 的受试者发生严重心血管不良事件(*HR* 为 0.59;95% *CI*:0.39~0.90)。但是,FDA 认定提供方存在不恰当的违反保密规定的行为,因此,批准后监管要求不会考虑该试验从而导致该研究的提前终止,无法证明纳曲酮缓释片-安非他酮缓释片的心血管安全性[53]。

纳曲酮缓释片-安非他酮缓释片被认为是 BMI ≥ 30kg/m^2 或 ≥ 27kg/m^2 且至少存在一种体重相关合并症的成人生活方式改变的辅助手段。该药片配比为 8mg 盐酸纳曲酮/90mg 盐酸安非他酮,每天口服 2 次,每次 2 片。医疗从业者要学会开始的时候每天早上 1 片,持续 1 周;然后每天 2 次,每次 1 片,持续 1 周;然后早上 2 片,晚上 1 片,持续 1 周;接着是每天 2 次,每次 2 片,作为最大剂量。纳曲酮缓释片-安非他酮缓释片禁用于未控制的高血压、癫痫、神经性厌食症、贪食症和慢性阿片类药物使用的患者,服用含安非他酮的产品、单胺氧化酶抑制剂(停药期间或停药后 14 天内)的患者,以及突然停用酒精、苯二氮䓬类药物、巴比妥类药物或抗癫痫药的患者。严重的不良反应包括神经精神障碍、杀人意念、自杀、抑郁症加重、高血压、肝毒性和闭角型青光眼。常见的不良反应包括恶心、呕吐、便秘、头痛、头晕和失眠。该药严禁用于患有严重抑郁症或其他精神疾病的患者,因为它可能导致自杀(https://www.accessdata.fda.gov/drugsatfda_docs/label/2014/200063s000lbl.pdf)。

39.3.2.5 利拉鲁肽(liraglutide)

利拉鲁肽是一种人类胰高血糖素样肽-1(GLP-1)类似物,于 2014 年被 FDA 批准用于长期减重。值得注意的是,自 2010 年起,出现不同剂量(较低剂量)的利拉鲁肽,用于治疗 2 型糖尿病。

一项为期 2 年的利拉鲁肽临床试验纳入了 564 名年龄在 18~65 岁之间的受试者[54]。该试验评估了 2 年多来使用利拉鲁肽治疗肥胖症的患者的安全性、耐受性和持续减重效果。该试验最初 20 周的报告比较了皮下注射利拉鲁肽与奥利司他和安慰剂组的疗效[55]。利拉鲁肽组最初每天皮下注射 1 次,剂量为 1.2mg~3.0mg。其他治疗组每天 3 次服用 120mg 奥利司他,安慰剂组每天三次服用等剂量安慰剂。在最初的 20 周期间,服用 3.0mg 利拉鲁肽的受试者比其他研究组体重减轻更多,体脂减少 15.4%,体重减少 2.0%。在 1.8mg~3.0mg 剂量范围内,受试者糖尿病前期患病率降低 84%~96%,利拉鲁肽组均降低了血压。不良反应主要包括恶心和呕吐,但很少导致研究中断。在关于该研究延长 84 周的报告中,利拉鲁肽组维持了 7.8kg 的体重减轻,这也远远大于其他组[54]。该研究的作者还报告,受试者的糖尿病患病率和代谢综合征的 2 年患病率分别下降了 52% 和 59%,血压和血脂都有所改善,而最常见的药物相关不良反应是轻度至中度的短暂恶心和呕吐。

一项纳入了 3 731 名 BMI ≥ 30kg/m^2 或 BMI ≥ 27kg/m^2 且伴有高脂血症或高血压受试者的大型、双盲、安慰剂对照试验研究了利拉鲁肽 3mg/d 的减重效果。两组均接受了生活方式改变咨询。治疗 56 周后,利拉鲁肽组的体重减轻比安慰剂组多 5.6kg。值得注意的是,与安慰剂组相比,治疗组中有更多受试者(63% vs. 27%)体重减轻超过初始体重的 5%。在减掉初始体重 10% 以上的受试者中观察到更大的差异(33% vs. 11%)。此外,利拉鲁肽的治疗可使心脏代谢状况得到一定程度的改善[56]。

利拉鲁肽还被研究作为一种预防糖尿病前期患者发展为 2 型糖尿病的潜在药物。一项纳入了

2 254名患有糖尿病前期和BMI≥30kg/m² 或BMI≥27kg/m² 且存在合并症的受试者的大型、双盲、安慰剂对照临床试验开展了3年的研究。研究结果表明，利拉鲁肽组受试者转化为2型糖尿病的比例(2%)低于对照组(6%)，(HR 为0.21，95% CI: 0.13~0.34)。此外，与安慰剂组相比，利拉鲁肽组的糖尿病前期患者体重明显减轻(差异4.3%)。两组都报告了严重的不良事件(治疗组为15%，安慰剂组为13%)[57]。

同样，在1 361名超重或肥胖的2型糖尿病受试者中，与安慰剂组只有2%的体重减轻相比，利拉鲁肽组在56周内体重减轻6%(3mg/d)和4.7%(1.8mg/d)。54%服用利拉鲁肽3mg/d的受试者体重减轻超过5%，而利拉鲁肽1.8mg/d组和安慰剂组分别为40%和19%。体重减轻超过10%的受试者也观察到了类似的效果(分别为25% vs. 16% vs. 7%)。在这项研究中，利拉鲁肽引起更多的胃肠道不良反应，但没有胰腺炎的报告[58]。

利拉鲁肽也被证明可改善阻塞性睡眠呼吸暂停，以降低的睡眠呼吸暂停低通气指数表示。在这项为期32周的研究中，除了建议受试者改变生活方式外，还给予利拉鲁肽或安慰剂。大多数受试者患有糖尿病前期，但无2型糖尿病患者。利拉鲁肽相比于安慰剂可显著改善睡眠呼吸暂停低通气指数(-12.2 vs. -6.1次/h)，这种改善与体重减轻程度有关。如先前所述，该研究还表明，与安慰剂相比，利拉鲁肽能显著提高体重减轻百分比(差异4.3%)，并可以改善HbA1c和收缩压[59]。

一项大型双盲试验研究了9 340名2型糖尿病和高心血管风险受试者服用利拉鲁肽的心血管不良反应。受试者随访3.8年，主要综合结局是死于心血管事件、非致命性心肌梗死或非致死性卒中，并且与安慰剂组(14.9%)相比，用利拉鲁肽治疗的患者(13.0%)综合结局显著减少，(HR 为0.87，95% CI: 0.78~0.97)。利拉鲁肽组心血管事件死亡率(4.7%)低于安慰剂组(6%)。与安慰剂组相比，利拉鲁肽组的非致命性卒中、心肌梗死和胰腺炎的发生率没有显著差异[60]。

利拉鲁肽被认为是BMI≥30kg/m² 或BMI≥27kg/m² 且至少存在一种体重相关合并症的成人生活方式改变的辅助药物，商品名为Saxenda。无论何时进食，每天在任何时间都可以皮下注射该药物。受试者以0.6mg/d开始，持续1周，然后每周增加剂量至1.2mg，然后是1.8mg，然后是2.4mg，直至达到3mg/d的最大剂量。利拉鲁肽禁用于有甲状腺髓样癌或多发性内分泌肿瘤综合征Ⅱ型个人史或家族史、对利拉鲁肽过敏或妊娠的患者，且不应与胰岛素或其他GLP-1受体激动剂同时使用。严重的不良反应包括甲状腺C细胞瘤、甲状腺髓样癌、甲状腺乳头状癌、结直肠恶性肿瘤、一度房室传导阻滞和胰腺炎。常见的不良反应包括恶心、腹泻、便秘、呕吐、头痛、消化不良、疲劳、头晕、腹痛、胃肠胀气和失眠。(https://www.accessdata.fda.gov/drugsatfda_docs/label/2014/206321Orig1s000lbl.pdf)

39.4 肥胖症药物治疗管理的临床注意事项

39.4.1 现行药物治疗的注意事项

医疗从业者应遵循最新的《综合肥胖管理指南》[9,10]。此外，美国内分泌学会发布了一份非常详细的提供接诊超重或肥胖患者的临床注意事项的方法[13]，包括应每年或在患者出现相关症状时对其进行肥胖相关疾病筛查，并且特别提醒要严格遵循国家癌症筛查指南，因为有大量数据显示肥胖与多种恶性肿瘤相关。医疗从业者应该了解肥胖或超重患者的综合病史，其中应包括综合生活方式、睡眠障碍、饮食障碍、遗传学、家族史和社会史。如果病史和/或体格检查提示肥胖是次要原因，则应对患者进行疾病筛查。医疗从业者应仔细检查医疗清单，对于体重管理，尽可能尝试用中性或促进体重减轻的药物代替任何促进体重增加的药物。具体而言，对于 2 型糖尿病患者，应考虑使用促进减重或对体重管理中性的药物。如果不可能，要考虑药物对体重的潜在影响。对于胰岛素依赖型 2 型糖尿病患者，医疗从业者应考虑增加减重、抗糖尿病药（二甲双胍、普兰林肽、GLP-1 激动剂）以抵消胰岛素的增重作用。对于 2 型糖尿病患者的高血压治疗，可考虑使用血管紧张素转化酶抑制剂、血管紧张素受体阻滞剂或钙通道阻滞剂（calcium channel blocker, CCB），并尽可能避免使用 β 受体阻滞剂。对于抑郁症、精神病和癫痫的治疗，建议尽可能使用体重中性药物，并讨论不同药物的潜在体重增加量和估计的治疗时间。对于有避孕需求的女性，如果可能，应该考虑口服药物而不是注射剂。对于接受抗逆转录病毒治疗的患者，建议定期监测其体重和脂肪分布，以便早期发现代谢风险。对于患有类风湿关节炎或其他慢性炎症性疾病的患者，建议尽可能避免使用皮质类固醇，用非甾体抗炎药或能改善疾病的抗风湿药替代。选择抗组胺药时，建议选择镇静作用较弱的药物。

39.4.2 谁应该接受肥胖症药物治疗

最近，美国心脏协会、美国心脏病学会、美国肥胖协会[10]、美国内分泌临床医师协会、美国内分泌学会[9]、美国预防工作组发布了 BMI 超重和肥胖识别、评估和治疗指南。（https：//www.uspreventiveservicestaskforce.org/Page/Document/RecommendationStatementFinal/obesity-in-adults-screening-and-management）。这些指南强调早期识别超重和肥胖患者的重要性，并将测量 BMI 和腰围作为预防和治疗肥胖的第 1 步。初级保健医师每月接诊 11.3% 的美国人口，肥胖患者占就诊患者的比例很高[61,62]。然而，初级医疗并不能承担在早期发现超重和肥胖的全部责任。更广泛的医学亚专科医师、执业护士、医师助理和外科医师可以发现肥胖患者与肥胖相关的合并症，并可以指导相关医务工作者正确看待和指导患者的肥胖风险。然而，抗肥胖药的处方应由医疗保健专业人员负责，医疗保健专业人员对抗肥胖药的药理学、不良反应和安全性有专门的了解，并且医疗保健专业人员可以为患者提供超重和肥胖的重要行为改变建议和饮食成分管理。

不讨论肥胖症或不治疗肥胖症的决定可能是基于患者是否愿意致力于体重管理计划。为了使患者从药物治疗中获得最大收益，医疗保健专业人员需要衡量患者的依从性、能力和遵循医学指导的意愿，这一信息显著提高了医疗保健专业人员选择正确时间开始药物治疗的能力，有调查问卷可以提供此类信息[63]。

如果体重减轻在医学上是必要的，患者可能会自发地遵循体重管理计划，但从患者的角度来看，健康通常不是一个令人信服的激励因素；如果仅以健康这个理由来激励患者，那可能不会成功；若患者以美容为理由，需要减重和接受肥胖药物治疗，则不应被拒绝。虚荣心是成功的动力，如果患者符合医疗标准,虚荣心不是拒绝药物治疗的理由。在最初的肥胖咨询中,患者要求药物治疗并不罕见,也不一定是患者寻求"捷径"的迹象。坚持服用药物来减轻体重的患者可能是目前寻求不同方法中最不成功的患者之一。以前减重尝试失败甚至"Yo-Yo 节食"都不是药物治疗的禁忌证。

在肥胖症管理计划中,我们发现药物治疗开始的时间越早越好,这种情况并不少见。这可能意味着在综合计划开始时应包括药物治疗[64]。

指南表明,对于 BMI 为 27~29.9kg/m² 的患者,如果存在合并症,或者 BMI ≥ 30kg/m² 伴有或不伴有合并症的患者,针对肥胖成人的药物治疗可能是合适的。指南还建议在患者尝试行为疗法(包括饮食、运动和生活方式改变)效果有限或没有效果后考虑联合药物治疗。实际上,大多数患者在寻求医疗帮助以减轻体重之前已经接触过一些非药物方法,因为各种机构和在线程序已经为他们提供了各种非医学监督的饮食和运动计划。

与任何药物一样,在开抗肥胖药之前,必须权衡风险和可能获得的益处。65 岁以上肥胖患者的药物治疗应谨慎[18]。有些药物有几种禁忌证,我们建议谨慎使用这些药物。FDA 并未批准所有患者使用药物,且没有一种药物被批准用于妊娠女性(表 39-4-1)。重要的是要认识到,肥胖可以控制但不能治愈。因此,如果停止使用抗肥胖药,肥胖可能复发。如果患者因服用抗肥胖药而体重减轻和/或维持了体重减轻,且未发现严重不良反应,则可继续服用该药物,并应在使用期间监测药物的疗效和安全性[65]。

表 39-4-1 减重药物、缉毒局管制级别、减重效果和批准的患者群体

药品通用名	药品商品名	缉毒局管制级别	与安慰剂相比,药物导致的体重减轻	批准的患者人群
批准用于短期减重的药物(表中所述的可变期后的减重效果)				
芬特明	Adipex,Ionamin,Lomaira	IV	3.6kg(2~24 周)(28)	18 岁及以上。妊娠类别 X
安非拉酮	Tenuate	IV	3.0kg(6~52 周)(28)	16 岁及以上。妊娠类别 B
苄非他明	Didrex	III	3.3kg(1.6~17 周)(28)	12 岁及以上。妊娠类别 X
苯甲曲秦	Bontril,Prelu-2	III	没有符合选择标准的试验(28)	17 岁及以上。妊娠类别 X
批准用于长期减重的药物(治疗 1 年后减重效果)				
奥利司他	Xenical,Alli	没有,非处方药	3.1%(71)	12 岁及以上。妊娠类别 X
氯卡色林	Belviq,Belviq SR	IV	3.6%(41)	18 岁及以上。妊娠类别 X
芬特明-托吡酯	Qsymia	IV	6.6%(49)	18 岁及以上。妊娠类别 X
纳屈酮-安非他酮	Contrave	没有	4.8%(50)	18 岁及以上。妊娠类别 X
利拉鲁肽	Saxenda	没有	5.4%(56)	18 岁及以上。妊娠类别 X

39.4.3 FDA 提出的适应证和相关法案

除了对生活方式改变的咨询和教育之外,FDA 批准的短期或长期抗肥胖药都应按照说明使用。而且,根据最近的《肥胖管理指南》[9,10],生活方式改变应符合全面强化生活方式干预的特点。这是临床

医师和实践管理者需要考虑的一个重要方面。仅提供抗肥胖药,而不改变生活方式,可能不会产生预期的减重效果。目前可用的抗肥胖药是生活方式管理的补充,而不是替代品。

临床医师需要考虑的另一个事实是,在美国的某些州,有一些与抗肥胖药处方相关的特殊法律。例如,在佛罗里达州,开具抗肥胖药的医疗从业者需要获得患者的书面知情同意,其中包括"缺乏关于长期使用联合肥胖症治疗潜在危险的科学数据"的声明。根据佛罗里达州的规定,医疗机构还应向患者提供《减重消费者权利法案》(http://www.leg.state.fl.us/statutes/index.cfm? Appmode=Display_Statute&URL=0500-0599/0501/Sections/0501.0575.html)和卫生署法规(https://www.flrules.org/gateway/ruleno.asp? id=64B8-9.012),并在治疗室张贴。这是1998年发布的"医师规定"的一部分。即使在有关抗肥胖药治疗安全性和抗肥胖药种类的新数据获得批准后,这一规定也没有更新。

39.4.4 决定使用什么抗肥胖症药以及使用多长时间

除了各种药物的优点、局限性、不良反应和作用机制之外,抗肥胖药的选择应该个性化,要考虑到患者过去的医疗和社会史、当前的医疗和心理健康问题以及包括 OTC 药物在内的当前用药。

我们将在下面讨论美国最常用的抗肥胖药:芬特明、奥利司他、氯卡色林、芬特明-托吡酯缓释片、纳曲酮缓释片-安非他酮缓释片和利拉鲁肽。最便宜的抗肥胖药是芬特明和奥利司他,所以如果患者经济状况差,除了改变生活方式外,它们可能是开始药物治疗的好选择。纳曲酮缓释片-安非他酮缓释片的价格处于中等水平,而其他药物据报告价格比较昂贵。芬特明是唯一没有长期安全性试验数据的药物。除利拉鲁肽为注射药物外,所有其他药物均口服给药。奥利司他是唯一不被全身吸收的药物。令人烦恼的不良反应是一个需要考虑的因素,比如芬特明、奥利司他和纳曲酮缓释片-安非他酮缓释片。看起来耐受性良好且不良反应最小的药物是氯卡色林和利拉鲁肽。至于妊娠期间的安全性,只有芬特明-托吡酯缓释片被标记为致畸剂,但它们都是妊娠类别 X[13] 的药物。

另一个需要考虑的重要因素是使用指定药物的时间。这是在治疗期开始时与患者进行的重要讨论,应讨论所有选项。如果使用时不改变生活方式,抗肥胖药不会像广告所说的那样引起体重显著下降,在一定时间内使用抗肥胖药也不会永久性地改变体重,这是一种误解,医疗从业者需要确保患者对抗肥胖药有正确的认知。换句话说,"服用抗肥胖药几个月会让你永远瘦下去"的神话需要在第 1 次就诊时就向患者揭穿。一些患者和医疗从业者认为在抗肥胖药停药后,即刻进行生活方式的改变便可以轻松保持住减重的成果,但这是错误的。揭穿这一谬论的有力数据来自一项双盲的、安慰剂对照的临床试验,该试验纳入了 3 182 名肥胖症患者,除生活方式改变外,受试者每天服用两次 10mg 氯卡色林或安慰剂。用氯卡色林治疗一年的受试者减重 5.8kg,安慰剂组减重 2.2kg。随后,治疗组中的受试者被分配到治疗组或安慰剂组继续治疗 1 年。在使用氯卡色林治疗第 1 年后,受试者体重下降超过初始体重的 5%,继续接受氯卡色林治疗的受试者(67.9%)维持体重的比例明显高于重新分配给安慰剂组的受试者(50.3%)。然而,接受氯卡色林治疗 1 年,然后使用安慰剂治疗一年的受试者,与服用安慰剂 2 年的受试者的最终体重相似。与安慰剂组或氯卡色林-安慰剂组相比,维持氯卡色林治疗组的受试者体重明显较低[41]。迄今为止的其他试验也证实了这一趋势[66-68]。

39.4.5　在长期护理过程中优化体重管理

许多肥胖症研究人员和临床医师认为,对于患有严重肥胖症的个体来说,可能需要长期甚至终生使用抗肥胖药[69]。现行指南建议,如果与生活方式管理一起使用的抗肥胖药没有导致三个月内至少5%的体重减轻,或者如果它导致不可耐受的不良反应,那么应停止使用该药物并与患者讨论替代方法[13,70]。这种方法可能包括不同的药物处方、更密集的生活方式管理或减重术。此外,可能需要改变给药时间以促进更好的依从性。在使用抗肥胖药的过程中,我们应该考虑到其他处方药或非处方药可能会干扰药物有效性,或可能导致患者错误地将其归因于抗肥胖药的不良反应。另一个需要考虑的因素是患者对饮食改变和体力活动的依从性。能量的日常需求随着体重的减轻而减少,应考虑是否需要重新定义热量目标以持续减轻体重。减重的速度和重量是否适合患者的医疗需求?现在应该用这种药物来维持体重减轻吗?选择的药物类别应尽可能考虑每位患者的饮食行为、生活方式偏好、文化信仰、社会经济地位以及之前的减重尝试。有关饥饿、欲望、两餐间进食、暴饮暴食和夜间进食问题的信息应通过使用有效问卷或通过医务人员或工作人员询问所有患者获得。详细说明饮食习惯的书面调查问卷可能有助于患者更好地关注自己的饮食问题(如果有的话)。食物偏好和经常吃得过多的食物类型可能影响抗肥胖药管理的类型和时间。

39.5　总结和结论

肥胖是一种需要终身治疗的慢性疾病。对于肥胖,目前没有彻底治愈的治疗方法。然而在美国,有6种安全性相对较好的药物被批准用于短期和长期肥胖管理。与任何其他药物一样,我们必须仔细选择药物种类、剂量和持续时间,随访、持续评估疗效以及尽职检查,以识别药物不良反应。除了药物治疗的特殊要求外,医疗从业者还需要了解有关药物治疗减重管理的州法律。

由于大多数患者要么想减重,要么想保持体重[7],而且肥胖与不同专业的多种合并症相关,因此似乎所有医疗机构都应做好治疗肥胖患者的准备。在某些需要药物治疗的情况中,他们需要使用处方、监测和优化抗肥胖药的使用。这方面已经取得了很多进展。首先,肥胖被宣布为一种疾病(http://www.npr.org/documents/2013/jun/ama-resolution-obesity.pdf),这将增加涵盖肥胖管理的保险公司的数量,包括向医疗从业者提供所花费时间的补偿和合理的患者自付费用。其次,肥胖医学认证已经制定,任何医疗从业者都可以完成,以成为肥胖临床管理专家(http://abom.org/)。第三,发展了肥胖症医学,以确定教育和评估活动的目标(https://bipartisanpolicy.org/library/provider-competencies-for-the-prevention-and-management-of-obesity/)。最后,《肥胖管理指南》已经修订并更新了可用药物和其他可用的管理疗法[9,10]。

很少有因肥胖而接受治疗的患者能达到目标体重,几乎没有人达到"理想"体重,无论他们是否接受了药物治疗。然而,这不是停止药物治疗的理由。抗肥胖药不是替代品,而是对其他减重生活方式干预的补充。抗肥胖药有望使人们能够坚持减少热量摄入,在某些情况下可以更好地控制异常饮食行为,提高依从性,从而增加和维持体重减轻,还可能减少肥胖的合并症。肥胖症是一种严重的疾病,而不是一种道德或性格缺陷。肥胖症行为治疗的成功率微乎其微,应该认真考虑药物治疗作为生活方式管理的辅助手段。

临床应用

- 遵循最新的《综合肥胖管理指南》。
- 每年或在有相关症状时筛查与肥胖有关的疾病。
- 在开具抗肥胖药之前,要先权衡风险和收益。
- 对 65 岁以上的患者慎用抗肥胖药。
- 只有部分抗肥胖药被批准用于 18 岁以下的患者。
- 当体重减轻时,须监测肥胖相关疾病的控制情况,并根据需要调整剂量。

致谢

本章在 Nikhil Dhurandhar 博士和 Donald Schemacher 博士之前的版本基础上,对其进行了扩展。

潜在的利益冲突

Nikhil V.Dhuranhar 的研究获得了 Egg 营养中心和 Vital 健康干预的持续支持。他已获得美国和国际专利,以保护有关病毒诱导肥胖的知识产权,还开发了一种由蛋白质制成的治疗糖尿病和非酒精性脂肪肝的药物。他曾担任许多组织的顾问和演讲者,包括 Novo Nordisk、Vivus、Novartis 和 Dhurandhar Weight Management。

Magdalena Pasarica 没有利益冲突。

(Magdalena Pasarica, MD, PhD and Nikhil V. Dhurandhar, PhD 著

胡怀东 译 翟佳悦 校)

参考文献

1. Flegal KM, Kruszon-Moran D, Carroll MD, Fryar CD, Ogden CL. Trends in obesity among adults in the United States, 2005 to 2014. *JAMA*. 2016;315(21):2284–91.
2. Collaboration NCDRF. Trends in adult body-mass index in 200 countries from 1975 to 2014: A pooled analysis of 1698 population-based measurement studies with 19.2 million participants. *Lancet*. 2016;387(10026):1377–96.
3. Apovian CM. Obesity: Definition, comorbidities, causes, and burden. *Am J Managed Care*. 2016;22(7 Suppl):s176–85.
4. Gonzalez-Muniesa P, Martinez-Gonzalez MA, Hu FB, Despres JP, Matsuzawa Y, Loos RJF, et al. Obesity. *Nat Rev Dis Primers*. 2017;3:17034.
5. Collaborators GBDO, Afshin A, Forouzanfar MH, Reitsma MB, Sur P, Estep K, et al. Health effects of overweight and obesity in 195 countries over 25 years. *N Engl J Med*. 2017;377(1):13–27.
6. Ryan DH, Yockey SR. Weight loss and improvement in comorbidity: Differences at 5%, 10%, 15%, and over. *Curr Obes Rep*. 2017;6(2):187–94.
7. Petrin C, Kahan S, Turner M, Gallagher C, Dietz WH. Current attitudes and practices of obesity counselling by health care providers. *Obes Res Clin Pract*. 2017;11(3):352–9.
8. Heymsfield SB, Wadden TA. Mechanisms, pathophysiology, and management of obesity. *N Engl J Med*. 2017;376(3):254–66.
9. Garvey WT, Mechanick JI, Brett EM, Garber AJ, Hurley DL, Jastreboff AM, et al. American Association of Clinical Endocrinologists and American College of Endocrinology comprehensive clinical practice guidelines for medical care of patients with obesity. *Endocr Pract*. 2016;22 Suppl 3:1–203.
10. Jensen MD, Ryan DH, Apovian CM, Ard JD, Comuzzie AG, Donato KA, et al. 2013 AHA/ACC/TOS guideline for the management of overweight

and obesity in adults: A report of the American College of Cardiology/American Heart Association Task Force on Practice Guidelines and The Obesity Society. *Circulation.* 2014;129(25 Suppl 2):S102–38.
11. Diet, drugs, and surgery for weight loss. The Medical letter on drugs and therapeutics. 2015;57(1462):21–8.
12. Hendricks EJ. Off-label drugs for weight management. *Diabetes Metab Syndr Obes.* 2017;10:223–34.
13. Apovian CM, Aronne LJ, Bessesen DH, McDonnell ME, Murad MH, Pagotto U, et al. Pharmacological management of obesity: An endocrine Society clinical practice guideline. *J Clin Endocrinol Metab.* 2015;100(2):342–62.
14. Thomas CE, Mauer EA, Shukla AP, Rathi S, Aronne LJ. Low adoption of weight loss medications: A comparison of prescribing patterns of antiobesity pharmacotherapies and SGLT2s. *Obesity (Silver Spring).* 2016;24(9):1955–61.
15. Hampp C, Kang EM, Borders-Hemphill V. Use of prescription antiobesity drugs in the United States. *Pharmacotherapy.* 2013;33(12):1299–307.
16. Munro JF, MacCuish AC, Wilson EM, Duncan LJ. Comparison of continuous and intermittent anorectic therapy in obesity. *Br Med J.* 1968;1(5588):352–4.
17. Le Riche WH, Csima A. A long-acting appetite suppressant drug studied for 24 weeks in both continuous and sequential administration. *Can Med Assoc J.* 1967;97(17):1016–20.
18. Atkinson RL, Blank RC, Schumacher D, Dhurandhar NV, Ritch DL. Long-term drug treatment of obesity in a private practice setting. *Obes Res.* 1997;5(6):578–86.
19. Weintraub M. Long-term weight control: The National Heart, Lung, and Blood Institute funded multimodal intervention study. *Clin Pharmacol Ther.* 1992;51(5):581–5.
20. Weintraub M, Hasday JD, Mushlin AI, Lockwood DH. A double-blind clinical trial in weight control. Use of fenfluramine and phentermine alone and in combination. *Arch Intern Med.* 1984;144(6):1143–8.
21. Spitz AF, Schumacher D, Blank RC, Dhurandhar NV, Atkinson RL. Long-term pharmacologic treatment of morbid obesity in a community practice. *Endocr Pract.* 1997;3(5):269–75.
22. Griffiths RR, Brady JV, Bradford LD. Predicting the abuse liability of drugs with animal drug self-administration procedures:psychomotor stimulants and hallucinogens. *Adv Behav Pharmacol.* 1979;2:163–208.
23. Rich S, Rubin L, Walker AM, Schneeweiss S, Abenhaim L. Anorexigens and pulmonary hypertension in the United States: Results from the surveillance of North American pulmonary hypertension. *Chest.* 2000;117(3):870–4.
24. In brief: Phentermine (Lomaira) for weight loss. The Medical letter on drugs and therapeutics. 2016;58(1509):158.
25. McKay RH. Long-term use of diethylpropion in obesity. *Curr Med Res Opin.* 1973;1(8):489–93.
26. Kalyanasundar B, Solorio J, Perez CI, Hoyo-Vadillo C, Simon SA, Gutierrez R. The efficacy of the appetite suppressant, diethylpropion, is dependent on both when it is given (day vs. night) and under conditions of high fat dietary restriction. *Appetite.* 2016;100:152–61.
27. Cercato C, Roizenblatt VA, Leanca CC, Segal A, Lopes Filho AP, Mancini MC, et al. A randomized double-blind placebo-controlled study of the long-term efficacy and safety of diethylpropion in the treatment of obese subjects. *Int J Obes (Lond).* 2009;33(8):857–65.
28. Haddock CK, Poston WS, Dill PL, Foreyt JP, Ericsson M. Pharmacotherapy for obesity: A quantitative analysis of four decades of published randomized clinical trials. *Int J Obes Relat Metab Disord.* 2002;26(2):262–73.
29. Drent ML, van der Veen EA. Lipase inhibition: A novel concept in the treatment of obesity. *Int J Obes Relat Metab Disord.* 1993;17(4):241–4.
30. Drent ML, van der Veen EA. First clinical studies with orlistat: A short review. *Obes Res.* 1995;3 Suppl 4:623S–5S.
31. Heck AM, Yanovski JA, Calis KA. Orlistat, a new lipase inhibitor for the management of obesity. *Pharmacotherapy.* 2000;20(3):270–9.
32. Hollywood A, Ogden J. Taking orlistat: Predicting weight loss over 6 months. *J Obes.* 2011;2011:806896.
33. Davidson MH, Hauptman J, DiGirolamo M, Foreyt JP, Halsted CH, Heber D, et al. Weight control and risk factor reduction in obese subjects treated for 2 years with orlistat: A randomized controlled trial. *JAMA.* 1999;281(3):235–42.
34. de Castro JJ, Dias T, Chambel P, Carvalheiro M, Correia LG, Guerreiro L, et al. A randomized double-blind study comparing the efficacy and safety of orlistat versus placebo in obese patients with mild to moderate hypercholesterolemia. *Rev Port Cardiol.* 2009;28(12):1361–74.
35. Derosa G, Cicero AF, D'Angelo A, Fogari E, Maffioli P. Effects of 1-year orlistat treatment compared to placebo on insulin resistance parameters in patients with type 2 diabetes. *J Clin Pharm Ther.* 2011.
36. Hollander PA, Elbein SC, Hirsch IB, Kelley D, McGill J, Taylor T, et al. Role of orlistat in the treatment of obese patients with type 2 diabetes. A 1-year randomized double-blind study. *Diabetes Care.* 1998;21(8):1288–94.
37. Jacob S, Rabbia M, Meier MK, Hauptman J. Orlistat 120 mg improves glycaemic control in type 2 diabetic patients with or without concurrent weight loss. *Diabetes Obes Metab.* 2009;11(4):361–71.
38. Svendsen M, Rissanen A, Richelsen B, Rossner S, Hansson F, Tonstad S. Effect of orlistat on eating behavior among participants in a 3-year weight maintenance trial. *Obesity (Silver Spring).* 2008;16(2):327–33.
39. Richelsen B, Tonstad S, Rossner S, Toubro S, Niskanen L, Madsbad S, et al. Effect of orlistat on weight regain and cardiovascular risk factors following a very-low-energy diet in abdominally obese patients: A 3-year randomized, placebo-controlled study. *Diabetes Care.* 2007;30(1):27–32.
40. Kristensen M, Juul SR, Sorensen KV, Lorenzen JK, Astrup A. Supplementation with dairy calcium and/or flaxseed fibers in conjunction with orlistat augments fecal fat excretion without altering ratings of gastrointestinal comfort. *Nutr Metab.* 2017;14:13.
41. Smith SR, Weissman NJ, Anderson CM, Sanchez M, Chuang E, Stubbe S, et al. Multicenter, placebo-controlled trial of lorcaserin for weight management. *N Engl J Med.* 2010;363(3):245–56.
42. Smith SR, Prosser WA, Donahue DJ, Morgan ME, Anderson CM, Shanahan WR. Lorcaserin (APD356), a selective 5-HT(2C) agonist, reduces body weight in obese men and women. *Obesity (Silver Spring).* 2009;17(3):494–503.
43. Fidler MC, Sanchez M, Raether B, Weissman NJ, Smith SR, Shanahan WR, et al. A one-year randomized trial of lorcaserin for weight loss in obese and overweight adults: The BLOSSOM trial. *J Clin Endocrinol Metab.* 2011;96(10):3067–77.
44. Weissman NJ, Sanchez M, Koch GG, Smith SR, Shanahan WR, Anderson CM. Echocardiographic assessment of cardiac valvular regurgitation with lorcaserin from analysis of 3 phase 3 clinical trials. *Circ Cardiovasc Imaging.* 2013;6(4):560–7.
45. Smith SR, Garvey WT, Greenway FL, Zhou S, Fain R, Pilson R, et al. Coadministration of lorcaserin and phentermine for weight management: A 12-week, randomized, pilot safety study. *Obesity (Silver Spring).* 2017;25(5):857–65.
46. Tronieri JS, Alfaris N, Chao AM, Pearl RL, Alamuddin N, Bakizada ZM, et al. Lorcaserin plus lifestyle modification for weight loss maintenance: Rationale and design for a randomized controlled trial. *Contemp Clin Trials.* 2017;59:105–12.
47. Christopher RJ, Morgan ME, Tang Y, Anderson C, Sanchez M, Shanahan W. Pharmacokinetics and tolerability of lorcaserin in special populations: Elderly patients and patients with renal or hepatic impairment. *Clin Ther.* 2017;39(4):837–48 e7.
48. Kramer CK, Leitao CB, Pinto LC, Canani LH, Azevedo MJ, Gross JL. Efficacy and safety of topiramate on weight loss: A meta-analysis of randomized controlled trials. *Obes Rev.* 2011;12(5):e33847.
49. Gadde KM, Allison DB, Ryan DH, Peterson CA, Troupin B, Schwiers ML, et al. Effects of low-dose, controlled-release, phentermine plus topiramate combination on weight and associated comorbidities in overweight and obese adults (CONQUER): A randomised, placebo-controlled, phase 3 trial. *Lancet.* 2011;377(9774):1341–52.
50. Greenway FL, Fujioka K, Plodkowski RA, Mudaliar S, Guttadauria M, Erickson J, et al. Effect of naltrexone plus bupropion on weight loss in overweight and obese adults (COR-I): A multicentre, randomised, double-blind, placebo-controlled, phase 3 trial. *Lancet.* 2010;376(9741):595–605.
51. Apovian CM, Aronne L, Rubino D, Still C, Wyatt H, Burns C, et al. A randomized, phase 3 trial of naltrexone SR/bupropion SR on weight and obesity-related risk factors (COR-II). *Obesity (Silver Spring).* 2013;21(5):935–43.
52. Hollander P, Gupta AK, Plodkowski R, Greenway F, Bays H, Burns C, et al. Effects of naltrexone sustained-release/bupropion sustained-release combination therapy on body weight and glycemic parameters in overweight and obese

patients with type 2 diabetes. *Diabetes Care.* 2013;36(12):4022-9.
53. Nissen SE, Wolski KE, Prcela L, Wadden T, Buse JB, Bakris G, et al. Effect of naltrexone-bupropion on major adverse cardiovascular events in overweight and obese patients with cardiovascular risk factors: A randomized clinical trial. *JAMA.* 2016;315(10):990-1004.
54. Astrup A, Carraro R, Finer N, Harper A, Kunesova M, Lean ME, et al. Safety, tolerability and sustained weight loss over 2 years with the once-daily human GLP-1 analog, liraglutide. *Int J Obes (Lond).* 2012;36(6):843.
55. Astrup A, Rossner S, Van Gaal L, Rissanen A, Niskanen L, Al Hakim M, et al. Effects of liraglutide in the treatment of obesity: A randomised, double-blind, placebo-controlled study. *Lancet.* 2009;374(9701):1606-16.
56. Pi-Sunyer X, Astrup A, Fujioka K, Greenway F, Halpern A, Krempf M, et al. A randomized, controlled trial of 3.0 mg of liraglutide in weight management. *N Engl J Med.* 2015;373(1):11-22.
57. le Roux CW, Astrup A, Fujioka K, Greenway F, Lau DCW, Van Gaal L, et al. 3 years of liraglutide versus placebo for type 2 diabetes risk reduction and weight management in individuals with prediabetes: A randomised, double-blind trial. *Lancet.* 2017;389(10077):1399-409.
58. Davies MJ, Bergenstal R, Bode B, Kushner RF, Lewin A, Skjoth TV, et al. Efficacy of liraglutide for weight loss among patients with type 2 diabetes: The SCALE diabetes randomized clinical trial. *JAMA.* 2015;314(7):687-99.
59. Blackman A, Foster GD, Zammit G, Rosenberg R, Aronne L, Wadden T, et al. Effect of liraglutide 3.0 mg in individuals with obesity and moderate or severe obstructive sleep apnea: The SCALE Sleep Apnea randomized clinical trial. *Int J Obes (Lond).* 2016;40(8):1310-9.
60. Marso SP, Daniels GH, Brown-Frandsen K, Kristensen P, Mann JF, Nauck MA, et al. Liraglutide and cardiovascular outcomes in type 2 diabetes. *N Engl J Med.* 2016;375(4):311-22.
61. Ma J, Xiao L, Stafford RS. Adult obesity and office-based quality of care in the United States. *Obesity (Silver Spring).* 2009;17(5):1077-85.
62. Noel M, Hickner J, Ettenhofer T, Gauthier B. The high prevalence of obesity in Michigan primary care practices. An UPRNet study. Upper Peninsula Research Network. *J Fam Pract.* 1998;47(1):39-43.
63. Wadden TA, Phelan S. Assessment of quality of life in obese individuals. *Obes Res.* 2002;10 Suppl 1:50S-7S.
64. Kushner RF, Foster GD. Obesity and quality of life. *Nutrition.* 2000;16(10):947-52.
65. Pi-Sunyer FX. Guidelines for the approval and use of drugs to treat obesity. A position paper of the North American Association for the Study of Obesity. *Obes Res.* 1995;3(5):473-8.
66. Verrotti A, Parisi P, Agostinelli S, Loiacono G, Marra F, Coppola G, et al. Weight regain after discontinuation of topiramate treatment in patients with migraine: A prospective observational study. *CNS Drugs.* 2015;29(2):163-9.
67. Liraglutide (SAXENDA(0)) and obesit. Still no satisfactory weight loss drugs. *Prescrire Int.* 2016;25(167):5-8.
68. Sjostrom L, Rissanen A, Andersen T, Boldrin M, Golay A, Koppeschaar HP, et al.; European Multicentre Orlistat Study Group. Randomised placebo-controlled trial of orlistat for weight loss and prevention of weight regain in obese patients. *Lancet.* 1998;352(9123):167-72.
69. Dhurandhar NV, Blank RC, Schumacher D, Atkinson RL. Initial weight loss as a predictor of response to obesity drugs. *Int J Obes Relat Metab Disord.* 1999;23(12):1333-6.
70. Astrup A, Rossner S. Lessons from obesity management programmes: Greater initial weight loss improves long-term maintenance. *Obes Rev.* 2000;1(1):17-9.

第 40 章 ｜ 严重肥胖的手术治疗

目录

要点／650

40.1 前言／650

40.2 减重术术式程序／650

40.3 生活方式干预的重要性／652

40.4 患者的术前准备／652

40.5 体重减轻结果和肥胖相关医疗条件的改善／653

40.6 减重术患者术后护理中的生活方式干预／653

40.7 营养保健／653
- 40.7.1 减重术后的饮食变化／653
- 40.7.2 推荐的膳食模式和饮食行为／654
- 40.7.3 减重术后微量营养素缺乏的预防／654
- 40.7.4 体力活动／656
- 40.7.5 减重术后的体力活动水平／656
- 40.7.6 减重术后患者体力活动的益处／656
- 40.7.7 减重术后体力活动障碍／657
- 40.7.8 减重术后的体力活动建议／657
- 40.7.9 行为／心理护理／657
- 40.7.10 情绪障碍／657
- 40.7.11 饮食失调／658
- 40.7.12 酒精滥用／658
- 40.7.13 术后心理咨询与同伴支持／659
- 40.7.14 减重术后全面的生活方式干预／659
- 40.7.15 减重术后的体重反弹／660

40.8 结论／661

临床应用／661

参考文献／661

> 要　点
>
> - 对于 BMI ≥ 40kg/m² 或 BMI ≥ 35kg/m² 且患有合并症的患者，需要进行减重术。
> - 手术后 2~3 年的平均体重减轻范围为初始体重的 20%~34%，具体取决于手术方式。
> - 所有想要通过手术减重的患者都应接受由多学科医疗保健专业人员提供的综合评估，其中包括医师、注册营养师和心理健康专业人员。
> - 减重术后持续关注饮食、体力活动和情绪健康对于保证最佳结果至关重要。

40.1　前言

多学科专家小组认为减重术是 BMI ≥ 40kg/m²（严重或Ⅲ级肥胖）或 BMI ≥ 35kg/m² 且有合并症的患者可接受的减肥方案[1-5]。目前，按年龄调整的可能接受减重术（BMI ≥ 35kg/m²）的美国人群的总体患病率男性为 11.9%，女性为 17.0%，其中非西班牙语裔女性为 29.2%，是最危险的亚组[6]。根据美国新陈代谢和减重手术协会统计[7]，2016 年美国进行了 216 000 例减重术。随着中度至重度肥胖的患病率增加，减重术也在增加，所有学科的医疗保健专业人员都可能会遇到接受过减重术的患者。同样，初级保健医师将长期监测和管理该类患者。许多减重术，尤其是诸如限制性吸收不良手术 Roux-en-Y 胃旁路术（Roux-en-Y gastric bypass，RYGB），吸收不良手术胆胰分流术（biliopancreatic diversion，BPD）和胆胰分流与十二指肠切换术（biliopancreatic diversion with duodenal switch，BPDDS）这些手术，使得患者处于常量和微量营养素缺乏的高风险中，除非对他们进行适当的指导和建议，否则这种风险难以避免。由于大多数缺陷可以在临床前阶段确定，比如缺乏综合征，因此早期识别和治疗将预防或减轻症状。虽然减重术不能治愈肥胖，但它被认为是体重减轻和保持体重减轻的重要方法。同样，患者在手术后几年内有体重反弹的风险。本章将回顾最常见的减重术术式程序、术前和术后管理的重要性、减重术后可能发生的营养缺乏的识别和管理，以及体重反弹的相关因素。

40.2　减重术术式程序

传统上，减重术根据解剖学分为 3 类：限制性手术、限制性吸收不良手术和吸收不良手术。然而，最近减重术在实现体重减轻和减轻代谢合并症方面的临床益处主要归因于肠道激素、胆汁酸代谢、微生物群和脂肪组织代谢这些生理反应的变化[8]。绕过前肠产生的代谢影响包括胃促生长素、胰高血糖素样肽 1、肽 YY3-36 和胃泌酸调节素的反应改变。对食物摄入和体重控制的额外影响可能归因于迷走神经信号的变化。脂肪量，尤其是内脏脂肪的减少，与多种代谢、脂肪因子和炎症的变化有关，包括改善胰岛素敏感性和葡萄糖利用;降低游离脂肪酸通量;提高脂连蛋白水平,降低白细胞介素 6、肿瘤坏死因子 α 和高敏 C 反应蛋白水平。通常进行的外科手术如图 40-2-1 所示。

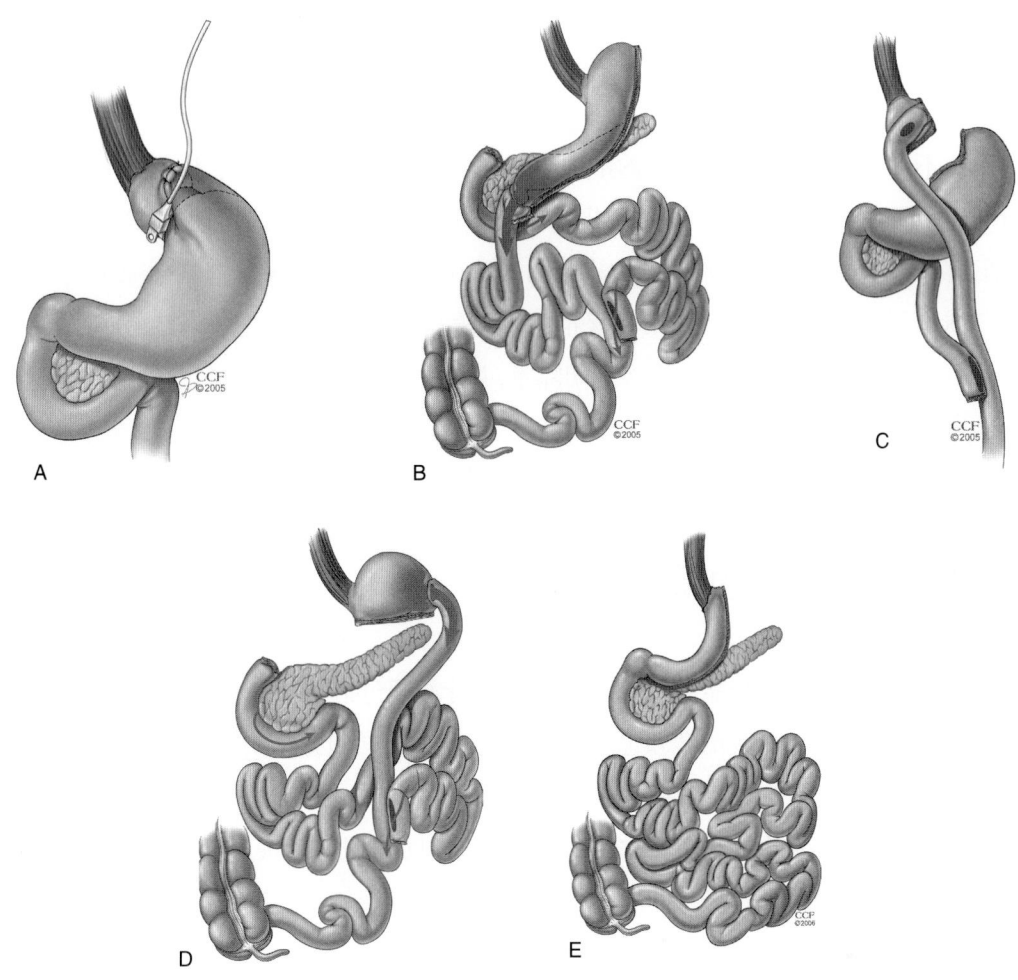

图 40-2-1　外科减肥手术方法
A. 腹腔镜可调节性胃束带术(LAGB); B. 腹腔镜袖状胃切除术(LSG); C. Roux-en-Y 胃旁路术(RYGB);
D. 胆胰分流术(BPD); E. 十二指肠开关胆胰转流术(BPDDS)

限制性手术限制了胃可以容纳的食物量,并减慢了胃排空的速度。腹腔镜可调节性胃束带术(laparoscopic adjustable gastric banding,LAGB)是该类别的原型。第一个绑扎装置 LAP-BAND™ 于 2001 年获准在美国使用。第二个装置 REALIZE™ 于 2007 年在美国获得批准。与以前的设备相比,这些束带的直径可以通过连接植入皮肤下的储液器来调节。即通过将盐水在储液器中注入或移除,从而分别收紧或松开束带的内径,以此改变胃开口的尺寸。由于使用 LAGB 没有改变肠道的路线,因此营养缺乏的风险完全取决于患者的饮食和饮食习惯。然而,由于长期减重反应不佳,LAGB 已经不受欢迎,仅占 2015 年所有减重术的 5.7%[9]。最常用的手术(占所有手术的 53.8%)是腹腔镜袖状胃成形术(laparoscopic sleeve gastrectomy,LSG)。在这个过程中,对胃进行吻合并垂直切开,并切除大约 80% 的胃大弯,从而达到对胃的限制,沿着胃小弯留下细长的"香蕉形"残胃。

限制性吸收不良的胃旁路术将胃限制因素与有限的常量营养素吸收不良(主要是脂肪)相结合。

在RYGB操作中(占所有手术的23.1%),将胃沿着底部切出10~30ml近端胃囊。再通过进行狭窄的(10mm)胃空肠吻合术使切出的胃囊流出,然后空肠远端被吻合在胃空肠吻合口下50~150cm处。"Roux-en-Y"是指手术产生的小肠Y形截面;"Y"是在胰胆管(输入支)和空肠(输出支)连接的点建立的。"绕过"是指排除或绕过远端胃、十二指肠和近端空肠。RYGB可以在开放切口或腹腔镜下进行。

两种吸收不良手术占美国所有手术的不到1%。BPD进行了胃次全切除术,与RYGB相比留下了更大的胃袋。小肠在回盲瓣近端250cm处切割,并直接连接胃袋,进行胃回肠造口术。然后将近端(胰胆管)与回盲瓣近端50cm处的远端回肠侧进行吻合。在该过程中,远端胃、十二指肠和整个空肠被绕过,仅留下50cm远端回肠的共同通道用于营养物与胰腺和胆汁分泌物的混合。BPDDS是保留十二指肠第一部分的BPD的变体,进行垂直胃次全切除术,并将十二指肠分开到幽门之外。远端小肠连接到十二指肠的短残端,产生75~100cm回肠-十二指肠"共同通道"以吸收营养。十二指肠的另一端是封闭的,剩余的小肠连接到距离回盲瓣约75~100cm的肠管上。

40.3 生活方式干预的重要性

由于肥胖从根本上说是一种能量平衡失调,所有治疗必须包括注意热量摄入(能量输入)和体力活动(能量输出)。通过改变胃肠解剖学和生理学,减重术是减少热量摄入的有力工具。尽管如此,患者仍需要对饮食和营养进行咨询,使得特定的外科手术方式(限制性与吸收不良)和最佳健康状况保持一致。患者还需要在日常生活中接受实施饮食改变的指导。同样,患者可从接受有关增加日常体力活动和实施运动的建议中受益。

40.4 患者的术前准备

所有正在考虑减重术的患者都应接受由多学科医疗保健专家提供的综合评估,其中包括医师、注册营养师和心理健康专业人员[10]。手术准备通常为期六个月,具体取决于患者的医疗状况和保险批准标准。在术前过程中,患者通常被告知遵循健康的膳食模式和体力活动模式,实施生活方式改变的行为策略,以及减轻压力和社会支持对长期效果的重要性。与外科手术相关的具体饮食和营养建议包括使用蛋白质补充剂、多餐饮食和摄入零食,以及减慢进食速度。该措施可由患者独立完成,也可以以小组形式完成。许多医疗中心将即将手术的患者和已手术的患者组成小组,使其进行组内讨论,内容包括减轻术后生活风险、受益以及挑战。

虽然在手术前鼓励减重是合理的,但强制实施术前减重作为进行手术的标准未得到文献的一致支持。常规的术前减重可降低手术后短期的发病率和死亡率。此外,必须的饮食限制影响着手术结果,可以对患者的饮食限制意愿及能力进行评估。虽然一些研究显示术前体重减轻5%~10%可减少术后并发症[11]、住院时间[12]和手术时长[13],以及改善1年体重减轻比例[14],但其他研究未显示长期减重结果的益处[15-17]。支持术前体重减轻的另一个令人信服的理由是通过减小肝体积和内脏脂肪组织（VAT）来优化手术区域。两项前瞻性研究证实了9~12周极低热量流质饮食（VLCD）有利于减轻术前体重、减小肝体积、减少内脏脂肪组织和皮下脂肪组织（SAT），从而降低并发症风险[18,19]。因此，根据现有文献，在术前适度减重是合理的[20]。

40.5 体重减轻结果和肥胖相关医疗条件的改善

已有几项研究对不同的减重术式的效果进行了荟萃分析和系统综述[21-24]。一般来说，吸收不良手术（BPD/BPDDS）的体重减轻效果最好，其次是限制性吸收不良手术（RYGB）、限制性手术（LAGB、LSG）。与标准治疗相比，患者第1年的BMI水平与基线水平存在差异，BPD为 $-11.3 kg/m^2$，RYGB为 $-9.0 kg/m^2$，LGS为 $-10.1 kg/m^2$，LAGB为 $-2.4 kg/m^2$ [25]。外科减重手术后2~3年的平均重量减少范围为初始体重的20%~34%。减重的轨迹在不同的手术方式之间也不同。尽管LAGB的体重减轻速度较慢，但在2~3年后体重减轻最大，RYGB和LSG在12~18个月时达到体重减轻的最大值[26,27]。

研究显示，多种与肥胖相关的医疗状况有显著改善，包括2型糖尿病、高血压、血脂异常和阻塞性睡眠呼吸暂停[28-37]。最重要的临床效果之一是减重术在治疗2型糖尿病（T2DM）患者中的作用。来自12项随机对照试验的大量证据表明，与各种药物及生活方式干预相比，减重/代谢手术后，T2DM患者血糖控制得更好。糖尿病的改善似乎是由于体重减轻和体重减轻独立效应造成的[38]。基于这些数据，第二届糖尿病外科峰会（DSS-Ⅱ）共识会议于2015年发布了指南，得到了50多个对糖尿病治疗感兴趣的其他组织的认可[5]。根据指南，当患者的高血糖通过最佳药物治疗和生活方式改变仍控制不佳时，应建议Ⅱ级肥胖的T2DM患者（BMI为 $35.0~39.9 kg/m^2$）进行减重/代谢手术。对于Ⅰ级肥胖患者（BMI为 $30.0~34.9 kg/m^2$）也应有类似考虑。美国糖尿病协会的2018年糖尿病护理标准把减重术纳入了T2DM治疗方法之中[39]。

40.6 减重术患者术后护理中的生活方式干预

美国国家指南建议，减重术后持续关注饮食、体力活动和情绪健康对于确保最佳预后至关重要[10]。因此，应鼓励患者参与支持改变生活方式的术后计划。

40.7 营养保健

40.7.1 减重术后的饮食变化

减重术后会发生各种饮食变化。最重要的是，热量摄入显著且持续地减少。尽管术后患者的热量摄入会随时间逐渐增加,但术后数年的热量摄入通常仍会减少25%或更多[40,41]。最近对瑞典肥胖受试者(SOS)研究的分析,一项前瞻性、配对的(非随机化)减重术的干预试验证明了早期热量限制的重要性[42]。研究参与者在减重术后的前6个月内能量和脂肪摄入减少得越多,10年后体重会减轻得越多。

术后可能会发生食物不耐受,并可能导致减重术后膳食模式的改变。接受胃旁路术的患者可能出现乳糖不耐受,因此,近1/3的患者报告在手术后避免饮用牛奶[43]。RYGB后高达76%的患者出现倾倒综合征,这可能导致患者为了避免相关的餐后症状,如腹部绞痛、恶心、腹泻、头晕、出汗和心动过速,从而减少摄入浓缩甜食和高脂肪食物[44]。超过60%的患者报告拒绝食用甜食,近30%的患者在RYGB手术后拒绝食用脂肪食物[43]。其他食物不耐受包括难以食用全肉、新鲜水果和生蔬菜,这可能是由于当食物卡在胃袋时会出现一种"堵塞"的现象[45,46]。

无论进食的食物类型如何,当患者进食过快,不能彻底咀嚼食物或吃超过胃袋容纳量的食物时,就会发生反流或呕吐。然而,应该注意的是,呕吐不是减重术的预期结果,而且不应该被视为正常,特别是在术后晚些时候。手术后持续呕吐或反流的患者应评估是否存在不适应饮食的问题以及解剖或功能性问题,如造口狭窄或溃疡、反流和胃动力障碍[10,47]。

倾倒综合征患者通常可以通过饮食调整来管理,包括避免摄入浓缩甜食和单糖、少量多餐,以及每餐中包含蛋白质。有餐后低血糖症状但改变饮食不能改善的患者,应评估是否存在内源性(或"旁路术后")高胰岛素血症性低血糖[10,48]。患有更严重的神经低血糖症(如意识模糊或意识丧失)的患者,也应进行这种情况的评估。这可能发生在胃旁路术后。对于大多数患有旁路低血糖的患者,饮食调整(包括每餐少于30g的碳水化合物限制)可以显著降低症状的频率和严重程度[49]。然而,当症状持续时,可能需要一些药物治疗,如阿卡波糖、二氮嗪、生长抑素类似物和钙通道阻滞剂。

40.7.2　推荐的膳食模式和饮食行为

由于手术后胃容量和热量摄入减少,患者必须确保满足营养需求。建议术后患者少食多餐,每日4~6顿,并确保摄入足够的瘦肉蛋白(60~120g/d)、水果和蔬菜(>5份/d)以及全谷物[10,50]。患者还应该缓慢进食,彻底咀嚼,避免含脂肪的食物、甜食和含糖饮料,并避免在进餐后30min内摄入液体。不幸的是,许多术后患者不遵循指南的建议,特别是关于水果和蔬菜的摄入以及避免甜食和含糖饮料[50]。为此,临床医师应该在术后随访期间定期评估患者的饮食摄入量并强化推荐的饮食目标。

40.7.3　减重术后微量营养素缺乏的预防

医务人员应当告知接受减重手术的患者在术后存在微量营养素缺乏的风险。在RYGB之后,最常见的微量营养素缺乏包括维生素B_{12}、维生素D、钙和铁[51,52]。叶酸缺乏也有报告,但在很大程度上可以通过常规使用多种标准维生素制剂来预防[51]。据报告,袖状胃成形术会产生与胃旁路术相似的缺陷,但频率较低[5]。与RYGB相比,BPDDS更容易产生包括维生素A在内的脂溶性维生素缺乏[53]。LAGB等纯粹限制性手术很少与特定的营养缺乏相关[54]。

在许多情况下,微量营养素缺乏可以通过定期补充维生素和矿物质,并进行适当的临床随访和常规生化监测来加以预防。关于手术后推荐的维生素和矿物质补充剂以及微量营养素缺乏的实验室筛查频率,可以从专家指南中了解[10,55]。表40-7-1和40-7-2总结了这些建议。如表40-7-1所示,有特定微量营养素缺乏的患者需要额外的维生素或矿物质补充剂。

表40-7-1 减重术后推荐的微量营养素补充剂

补充	剂量和频率
维生素 B_1(硫胺素)	a 每日 12mg
叶酸	a 每日 400~800μg 育龄女性每日 800~1 000μg
钙	b 各种来源 1 200~1 500mg/d(在 RYGB,LSG 或 LAGB 之后) b 各种来源 1 800~2 400mg/d(BPD/DS 后)
维生素 D(随钙一起或分开)	3 000IU/d
元素铁	a 低风险患者 18mg/d 月经期女性 40~60mg/d
维生素 B_{12}	口服 350~500μg/d 或每周 500μg 鼻内滴注 或 1 000μg/月肠外(IM 或 SQ)
锌	a 16~22mg/d(BDP/DS 后) a 8~22mg/d(RYGB 后) a 8~11mg/d(LSG/LAGB 后)
铜	a 2mg/d(BPD/DS 或 RYGB 之后) a 1mg/d(LSG 或 LAGB 后)
维生素 A、维生素 E 和维生素 K	a 维生素 A 5 000IU/d 和维生素 K 90~120μg/d(LAGB 后) a 维生素 A 5 000~10 000IU/d 和维生素 K 90~120μg/d(RYGB 和 LSG 后) a 维生素 A 10 000IU/d 和维生素 K 300μg/d(BPDDS 后) a 维生素 E 15mg/d(LAGB,LSG,RYGB 和 BPD/DS 后)

注:高风险亚组的患者需额外补充。
缩写:LAGB. 腹腔镜可调节性胃束带术;RYGB. Roux-en-Y 胃旁路术;LSG. 腹腔镜袖状胃成形术;BPD/DS. 胆胰分流术/十二指肠切换术;BPD/BPDDS. 胆胰分流术/胆胰分流与十二指肠切换术。
a. 从多种维生素矿物质补充剂中获得。
b. 钙应分次服用,碳酸钙应与膳食同时服用,枸橼酸钙可与膳食同时服用或不同时服用。
改编自:美国代谢和减重手术协会外科减肥患者综合健康营养指南,见参考文献[55]。

表40-7-2 推荐的实验室检测和常规生化监测的频率

程序	建议生化监测频率	推荐的实验室检测
RGB,RGB 和 LSG	第 1 年:每 3~6 个月 1 次 此后:每年 1 次	CBC、电解质、葡萄糖、血清铁、铁蛋白、维生素 B_{12}、肝功能、脂质、25-羟维生素 D 根据需要:全段甲状旁腺激素、维生素 B_1、RBC 叶酸、MMA、HCy

程序	建议生化监测频率	推荐的实验室检测
BPD/DS	第1年：每3个月1次 此后：每3~6个月1次	每3~6个月：CBC、电解质、葡萄糖、血清铁、铁蛋白、维生素 B_{12}、RBC 叶酸、肝功能、白蛋白、前白蛋白、脂质 每6~12个月：25-羟维生素 D、维生素 A、维生素 E、维生素 K、INR、全段甲状旁腺激素 每12个月：尿氨基末端肽，代谢结石评估（24h 尿钙、柠檬酸、尿酸和草酸）、锌和硒 根据需要：骨钙素、肉碱、必需脂肪酸色谱

缩写：LSG. 腹腔镜袖状胃成形术；BPD/DS. 胆胰分流术 / 十二指肠切换术；CBC. 全血细胞计数；PTH. 甲状旁腺激素；RBC. 红细胞；MMA. 甲基丙二酸；HCy. 同型半胱氨酸；INR. 国际标准化比率

改编自：美国临床内分泌学家协会 / 肥胖协会 / 美国代谢和减重手术协会医学指南，用于减重术患者围手术期营养、代谢和非手术支持的临床实践，见参考文献[10]。

40.7.4 体力活动

在通过非手术治疗方法减轻体重的个体中，体力活动显然在长期维持体重减轻中起着至关重要的作用[56,57]。在减重术后体重控制中，我们对体力活动的作用知之甚少，但它可能是一个重要的因素。

40.7.5 减重术后的体力活动水平

大量研究表明，减重术后自我报告的体力活动水平显著增加[58]。然而，关于术后体力活动水平变化的客观数据很少，自我报告的增加可能被高估。在一项研究中，患者报告手术后中等至高强度的体力活动大大增加，但是加速度计测量数据表明这种增加实际上并未发生在大多数个体中[60]。数据表明，只有6%~24% 的减重术后患者符合国家指南有关促进全身健康的最低的体力活动水平（即 ≥150min/ 周或中等至高强度的体力活动，每次进行 10min 或更长时间）[61,62]。来自美国国家体重控制注册中心的数据表明，通过减重术减重的患者比通过非手术方法减轻体重的人体力活动水平低[63]。

40.7.6 减重术后患者体力活动的益处

在术后患者的流行病学研究中，自我报告的体力活动增加与体重减轻、情绪和心理社会功能的改善相关[63,64]。同样，在一项横断面研究中，该研究使用臂章加速度计测量了 2~5 年前接受 RYGB 的患者的活动，发现患者进行中等至高强度体力活动水平越高，术后体重减轻越大[61]。

然而，关于体力活动训练对围手术期结果影响的干预研究数据有限。在一项小型随机对照试验中，与分配到常规护理组的患者相比，参加为期六个月术前运动计划（包括 80min 有监督的有氧运动和每周 3 次抗阻训练）的肥胖患者，有更多的计步器步数、更多的轻度和中度体力活动时间、改善的健康参数，以及术后一年 BMI 的降低幅度[65]。相反，在一项非随机的前瞻性研究中，RYGB 手术后 3 个月参加术后运动计划（包括 75min 的有氧运动指导和每周 3 次的抗阻训练）并没有显著增加体重减轻[66]。该干预措施确实可以预防动态肌肉力量的下降，但是这种下降是在不运动的术后患者中观察到的，并且这项干预还与功能和有氧运动能力的增强有关。在另一项小型随机对照试验中，研究人员将33名肥胖（BMI≥35.5kg/m²）术后患者随机分配到大量运动（目标是在中等强度的有氧运动中每周消耗≥2 000kcal）或者日常活动对照组进行12周的观察[67]，分配到运动干预组的受试者报告，在中等强度体力活动中花费的时间增加了3倍以上，并且记录的步数增加了近2倍。在这项小型研究中，与对照组相比，干预组受试者的体重、空腹血糖、胰岛素水平、血脂或血压没有更大的改善。然而，在口服葡萄糖激发后，他们确实有显著的身体健康和葡萄糖水平的改善。还需要额外的数据来进一步证明减重术后患者的运动益处，并确定该类人群的最佳体力活动水平。

40.7.7　减重术后体力活动障碍

明显的体重减轻，例如在减重术后实现的体重减轻，可以使严重肥胖患者变得更加活跃。然而，体力活动的认知障碍可能在减重术后持续存在，并可能影响患者的活动水平[59]。这些障碍包括对运动对健康益处的认识不足，对受伤的恐惧，对参加体力活动的能力缺乏信心，以及自我意识或感觉到尴尬。解决这些障碍的治疗策略可能有助于患者提高运动强度。

40.7.8　减重术后的体力活动建议

美国国家指南建议，为了获得最佳的体重控制，大多数超重的个体每周需进行至少150~300min的中等强度体力活动，或者一周中大部分天数进行每天30~60min的运动[68]。在一项研究中，在手术或非手术治疗后成功保持大量体重减轻的受试者中，近70%的人每周进行150min或更多的中等至高强度运动，超过30%的人每周至少进行300min的体力活动[57]。来自美国国家体重控制注册中心的其他数据表明，步行是这一类人群首选的体力活动形式[69]。在随机对照试验和流行病学研究中，使用计步器达到特定步数目标的个人（例如>10 000步/d）比不使用计步器的人更多地增加活动水平并且减轻更多的重量[70]。因此，使用常规的计步器能对经历减重术的患者提供有用的策略。然而，最近的一项随机对照试验表明，向减重术后患者提供计步器可能是一种无效的策略，除非它与正在进行的运动咨询相结合[71]。

40.7.9　行为/心理护理

减重术患者在围手术期经历各种心理社会挑战。最初，患者必须适应术后饮食以及他们改变的与食物的关系。随着体重减轻，患者必须适应他们的外表和与他人人际关系的变化。然而，对于患者来说，显著的体重减轻会导致意想不到的后果，例如与皮肤松弛有关的身体形象问题；来自他人的不必要关注以及来自朋友和亲人的嫉妒，这些挑战常常令术后患者出现情绪障碍、饮食失调和药物滥用。

40.7.10　情绪障碍

在减重术的候选人中，情绪障碍普遍存在。例如，在一项利用结构化临床访谈评估患者术前和术后情绪的前瞻性研究中，临床抑郁症大约占1/3，而近20%的术前患者出现焦虑症[72]。在这一人群中，手术后3年内临床抑郁症减少50%以上，但焦虑症患病率仍保持相对稳定。有研究报道了术后持续长达五年的抑郁症状的显著改善[73-74]。大型瑞典肥胖受试者（SOS）研究数据显示,术后第一年抑郁症和焦虑症均有明显改善,随着时间的推移,受试者情绪会有所恶化[75]。然而,即使在术后10年,情绪障碍的患病率也没有恢复到这一队列的基线水平。减重术纵向评估（LABS）研究是一项关于减重术患者的前瞻性观察性研究,提供了关于减重术对精神疾病影响的进一步信息[76]。在手术前,30%的患者符合精神疾病的诊断标准。在手术后第二年和第三年,患病率分别降至17%和18%。对于任何焦虑症,基线、第二年和第三年的患病率分别为17.2%、12.3%和7.8%。然而,值得注意的是,尽管满足精神疾病诊断标准的患者数量减少,但随着时间的推移,任何精神药物或抗焦虑药的使用仍保持相对稳定。报告中没有解释这种差异。

值得注意的是,一些研究已经产生了不一致的结果。在一个小型的队列研究中,手术后抑郁和焦虑水平没有显著变化[41]。此外,接受过减重术的患者可能会增加自杀风险,特别是在手术后的前3年[77-79]。在一项大型回顾性队列研究中,接受过胃旁路术的个体自杀的可能性是与性别、年龄和基线BMI相匹配的肥胖对照受试者的两倍[80]。案例研究表明,减重术后自杀的患者通常在手术前后都有复发性重度抑郁的病史,即使他们的减肥效果极佳,他们的抑郁症仍会持续[81]。这些报告强调无论体重减轻结果如何,持续关注术后的精神健康很重要。

40.7.11 饮食失调

来自LABS研究的数据提供了关于减重术对饮食病理学影响的信息[82]。在对183名患者进行了长达3年的术后随访之后,研究人员发现,减重术之前常见的病理性饮食行为在手术后会有所改善：在术前和术后1年,暴食发生率从11.6%降低到1.3%,饮食失控从18.3%降低到6.2%,挑食/少量进食的比例从36.0%降低到20.2%,夜间暴食从16.5%降至5.0%。相比之下,饥饿在1~3年的随访中增加。同时发现与体重不良相关的术后饮食相关变量包括饮食失控、饥饿感和饮食失调。研究饮食病理学很重要,因为除非临床医师提示,患者可能不会报告这些行为。

40.7.12 酒精滥用

对术后患者可能发展为酒精依赖或滥用的担忧,在以前被作为一种可能的"成瘾转移"现象提出[83]。尽管对该假设的支持很少,但确实提出了一个问题,即术前饮酒的患者是否会增加继续饮酒的风险,以及减重术对酒精使用障碍（alcohol use disorders,AUD）的发展有什么影响（如果有的话）。在LABS的一项子研究中,患者使用酒精使用障碍识别测试（alcohol use disorders identification test,AUDIT）（包含10项测试）完成了饮用酒精的基线和跟踪评估。得分≥8（范围为0~40）表示有害和危险的酒精饮用和可能的依赖性。RYGB后,AUD的患病率从基线（手术前）的6.6%增加到第二年的9.6%和第七年的16.4%[84-86]。AUD治疗的五年累计发病率为20.8%。男性、年龄较小、吸烟以及术前任何或定期饮酒都与患AUD的风险增加相关。在另一篇有关文献综述中[84],术前使用药物（包括酒精）的病史是术后使用的可靠预测指标。

减重术后,酒精的吸收和代谢可能会改变,因此术后患者可能更容易受酒精中毒的影响[87-90]。因此,应建议患者在术后饮酒时小心谨慎。此外,减重术患者的临床医师应该询问患者术后饮酒的情况,并对这一人群中可能存在的 AUD 保持警惕[91]。

40.7.13 术后心理咨询与同伴支持

数据表明,术后抑郁症患者体重减轻的情况比非抑郁症的患者差[73]。同样,表现出饮食失调的术后患者,例如食素和饮食失控的患者,他们的体重减轻差,体重反弹大[92,93]。显然,减重术后发现有情绪障碍、饮食失调或药物滥用的患者应该获得专家的心理咨询和支持。然而,尚不知道这种治疗是否能改善体重减轻或其他结果。

在流行病学研究中,参加术后支持小组与改善体重减轻结果有关[94-96]。但仍缺乏关于其他类型术后心理支持(如团体或个体治疗)对体重减轻和其他结果的影响的数据。

有趣的是,与手术前相比,饮食失调的患者在手术后可能更容易接受行为干预。在一项小型、非随机、前瞻性研究中,患有暴食症或其他饮食失调的减重术前和术后患者被转诊至为期 10 周的认知行为治疗计划,旨在解决和改善不良的饮食模式[97]。术后转诊至该项目的患者比术前转诊的患者更有可能参加初始治疗并完成该计划。

40.7.14 减重术后全面的生活方式干预

关于术后综合生活方式干预的益处的数据有限。两项关于减重术人群中行为[98]和心理治疗[99]干预的系统评价和荟萃分析已经发表。在 Rudolf 和 Hilbert[98]的综述中,他们确定了 2012 年之前发表的 15 项行为管理研究。其中 8 项提供认知行为治疗,7 项包括小组支持,5 项行为研究以随机对照试验(RCT)进行,而所有的小组支持研究均为回顾性队列设计。外科手术主要是 RYGB 或 LAGB,研究术后 3~36 个月的体重减轻结果。在所有的行为研究中,治疗组患者的体重减轻均大于对照组。但是,差异在任何样本中均未达到显著性。对于小组支持研究,大多数人发现参加支持小组的人比没有参加的人体重减轻得更多,尽管差异很小。

在 Beck 等的综述[99]中,他们确定了 2012 年之前发表的 9 项关于调查心理治疗干预和支持团队对减重术后体重减轻的影响的研究。心理治疗的目标是与术后体重减轻变异性有关的心理因素,包括暴饮暴食、抑郁、动机和应对技巧。其中 8 项研究评估了为期一年的随访结果,7 项研究使用了非随机对照试验设计。他们得出结论,心理治疗干预和支持团队都对术后体重减轻提供了适度的有益效果,总体效应量为 0.18。在随后 Kushner 和 Sorenson[100]于 2014 年进行的综述中,确定了 7 项随机对照试验为研究行为、饮食或运动咨询对术后体重减轻的疗效。作者得出结论,生活方式干预措施在促进减重术后患者的体重减轻和影响生活方式相关行为方面要么没有效果,要么只适度有效。最近,使用认知行为疗法(CBT)[101]、CBT 和辩证行为疗法[102]以及基于接受疗法[103]的其他试点研究已经发表。然而,减重效果的增加在很大程度上令人失望。多种因素似乎会影响不同的结果,包括患者的选择、干预的时间和强度、所提供咨询的全面性以及结果测量的选择。这些需要进一步研究,以确定最适合的干预目标和患者。

40.7.15 减重术后的体重反弹

尽管临床医师通常认为减重术后患者体重会反弹,但体重反弹的患病率和发生率尚未得到充分证明。LABS 研究的随访数据继续为临床护理提供有关术后管理各个方面的信息,包括术后体重减轻轨迹[104]、行为变量和 3 年体重变化[105]。影响减重术后体重反弹的潜在因素是多种多样的,包括内分泌/代谢改变、手术失败、饮食失调、心理健康问题和缺乏体力活动[106]。这些因素的程度和重要性目前尚不确定,可能因个体和手术方式而异。根据横断面数据分析,估计 20%~35% 的患者会出现体重反弹[47],与进行的手术和手术后的持续时间有关。表 40-7-3 提供了一个潜在病因的分类列表,应该对所有出现体重反弹患者的这些潜在病因进行探讨。对于手术和非手术患者来说,比较常见的病因是生理和行为(饮食和体力活动)因素。医疗人员根据患者的年龄和性别,应该进行全面的病史检查,审查所有原因,然后进行适当的咨询。

表 40-7-3 减重术后体重反弹的病因学因素

解剖因素
  LAGB 无效或管理不善
    胃束带或端口断裂,带太松
  RYGB
    胃囊扩大
    胃肠吻合口扩张
    胃肠瘘

生理因素
  妊娠
  绝经
  导致体重增加的药物
  戒烟
  内分泌失调:甲状腺功能减退症、皮质醇增多症、胰岛素瘤
  肠道或激素适应

行为因素
  膳食
    不健康的饮食习惯,例如吃素、啃食、盲目进食
    食用高能量食品和饮料
    倾倒综合征的症状消失
    无法控制冲动,暴食
    警惕性降低
  体力活动
    体力活动减少
    久坐不动行为增加
    中等和高强度运动不足
    对运动身体限制的形成

40.8 结论

减重术是一种有效且可接受的治疗方法,适用于有风险或已有与肥胖相关合并症的严重肥胖个体。有几种外科手术,具有不同的风险和体重减轻结果。然而,无论进行何种手术,手术都被认为是一种选择健康的、控制热量的饮食和进行日常体力活动的辅助工具。对于接受限制性吸收不良或吸收不良手术的患者,必须进行膳食补充以避免营养缺乏。由于一些生理-心理-社会因素,患者在手术后有体重反弹的风险。为了最大限度地取得减重成功,所有患者都应该由具有减重外科护理知识的多学科医疗保健团队进行监测和管理。

临床应用

- BMI ≥ 40kg/m² 或 BMI ≥ 35kg/m² 并有合并症且非手术方法无效的患者应考虑进行减重术。
- 术前评估和术后管理应由多学科的医疗保健团队进行,注意医疗、饮食、体力活动和心理健康方面的护理。
- 由于肥胖被认为是慢性疾病,进行减重术的患者需要长期管理,采用有助于维持健康体重的生活方式和策略。

(Robert F. Kushner, MD and Lisa A. Neff, PhD 著　胡怀东　译　石熠瑶　校)

参考文献

1. NIH conference. Gastrointestinal surgery for severe obesity. Consensus Development Conference Panel. *Ann Intern Med* 1991;115(12):956–961.
2. Jones DB, Provost DA, De Maria EJ, Smith CD, Morgenstern L, Schirmer B. Optimal management of the morbidly obese patient. SAGES appropriateness conference statement. *Surg Endosc* 2004;18:1029–1037.
3. Buchwald H. Bariatric surgery for morbid obesity: Health implications for patients, health professionals, and third-party payers. *J Am Coll Surg* 2005;200:593–604.
4. Jensen MD, Ryan DH, Apovian CM, et al. 2013 AHA/ACC/TOS guidelines for the management of overweight and obesity as adults: A report of the American College of Cardiology/American Heart Association task force on practice guidelines and the Obesity Society. *Circulation* 2014;129:S102.
5. Rubino F, Nathan DM, Eckel RH, et al. Metabolic surgery in the treatment algorithm for type 2 diabetes. *Diabetes Care* 2016;39(6):861–872.
6. Ogden CL, Carroll MD, Kit BK, Flegal KM. Prevalence of childhood and adult obesity in the United States, 2011–2012. *JAMA* 311(8):806–814.
7. American Society for Metabolic and Bariatric Surgery. https://asmbs.org/resources/estimate-of-bariatric-surgery-numbers. Accessed December 10, 2017.
8. Madsbad S, Dirksen C, Holst JJ. Mechanisms of changes in glucose metabolism and bodyweight after bariatric surgery. *Lancet Diabetes Metab* 2014;2:152–164.
9. Kizy S, Jahansouz C, Downey MC, et al. National trends in bariatric surgery 2012–2015: Demographics, procedure selection, readmissions, and cost. *Obes Surg* 2017;27:2933–2999 (published online).
10. Mechanick JI, Youdim A, Jones DB, et al. Clinical practice guidelines for the perioperative nutritional, metabolic, and nonsurgical support of the bariatric surgery patient – 2013 update: Cosponsored by American Association of Clinical Endocrinologists, The Obesity Society, and American Society for Metabolic & Bariatric Surgery. *Endocr Pract* 2013;19(2):e1–e36.
11. Benotti PN, Still CD, Wood GC, et al. Preoperative weight loss before bariatric surgery. *Arch Surg* 2009;144:1150–1155.
12. Still DO, Benotti P, Wood GC, et al. Outcomes of preoperative weight loss in high-risk patients undergoing gastric bypass surgery. *Arch Surg* 2007;142:994–998.
13. Alami RS, Morton JM, Schuster R, et al. Is there a benefit to preoperative weight loss in gastric bypass patients? A prospective randomized trial. *Surg Obes Relat Dis* 2007;3:141–146.
14. Solomon H, Liu GY, Alami R, et al. Benefits to patients choosing preoperative weight loss in gastric bypass surgery: New results of a randomized trial. *J Am Coll Surg* 2009;208:241–245.
15. Jantz EJ, Larson CJ, Mathiason MA, et al. Number of weight loss attempts and maximum weight loss before Rouz-en-Y laparoscopic gastric bypass surgery are not predictive of postoperative weight loss. *Surg Obes Relat Dis* 2009;5:208–211.
16. Ali MR, Baucom-Pro S, Broderick-Villa GA, et al. Weight loss before gastric bypass: Feasibility and effect on postoperative weight loss and weight loss maintenance. *Surg Obes Relat Dis* 2007;3:515–520.

17. Eisenberg D, Duffy AJ, Bell RL. Does preoperative weight change predict postoperative weight loss after laparoscopic Roux-en-Y gastric bypass in the short term? *J Obes* 2010:
18. Colles SL, Dixon JB, Marks P, et al. Preoperative weight loss with a very-low-energy diet: Quantitation of changes in liver and abdominal fat by serial imaging. *Am J Clin Nutr* 2006;84:304–311.
19. Collins J, McCloskey C, Tichner R, et al. Preoperative weight loss in high-risk superobese bariatric patients: A computed tomography-based analysis. *Surg Obes Relat Dis* 2011;7:480–485.
20. Livhits M, Mercado C, Yermilov R, et al. Does weight loss immediately before bariatric surgery improve outcomes: A systematic review. *Surg Obes Relat Dis* 2009;5:713–721.
21. Buchwald H, Avidor Y, Braunwald E, et al. Bariatric surgery: A systematic review and meta-analysis. *JAMA* 2004;292:1724–1737.
22. Maggard MA, Shugarman LR, Suttorp M, et al. Meta-analysis: Surgical treatment of obesity. *Ann Intern Med* 2005;142:547–559.
23. O'Brien PE, McPhail T, Chaston TB, et al. Systematic review of medium-term weight loss after bariatric operations. *Obes Surg* 2006;16:1032–1040.
24. Wolfe BM, Kvach E, Eckel RH. Treatment of obesity. Weight loss and bariatric surgery. *Circ Res* 2016;118:1844–1855.
25. Padwal R, Klarenbach S, Wiebe N, et al. Bariatric surgery: A systematic review and network meta-analysis of randomized trials. *Obes Rev* 2011;12:602–621.
26. Dixon JB, Straznicky NE, Lambert EA, Schlaich MP, Lambert GW. Laparoscopic adjustable gastric banding and other devices for the management of obesity. *Circulation* 2012;126:774–785.
27. Smith BR, Schauer P, Nguyen NT. Surgical approaches to the treatment of obesity: Bariatric surgery. *Med Clin North Am* 2011;95:1009–1030.
28. Poirier P, Cornier MA, Mazzone T, et al. Bariatric surgery and cardiovascular risk factors: A scientific statement from the American Heart Association. *Circulation* 2011;123(15):1683–1701.
29. Sjöström L, Peltonen M, Jacobson P, et al. Association of bariatric surgery with long-term remission of type 2 diabetes and with microvascular and macrovascular complications. *JAMA* 2014;311:2297–2304.
30. Arterburn DE, Olsen MK, Smith VA, et al. Association between bariatric surgery and long-term survival. *JAMA* 2015;313:62–70.
31. Mingrone G, Panunzi S, DeGaetano A, et al. Bariatric-metabolic surgery versus conventional medical treatment in obese patients with type 2 diabetes: 5 year follow-up of an open-label, single-centre, randomized controlled trial. *Lancet* 2015;386:964–973.
32. Schauer PR, Bhatt DL, Kirwan JP, et al. Bariatric surgery versus intensive medical therapy for diabetes – 5 year outcomes. *N Engl J Med* 2017;376:641–651.
33. Cohen R, LeRoux CW, Junqueira S, et al. Roux-en-Y gastric bypass in type 2 diabetes patients with mild obesity: A systematic review and meta-analysis. *Obes Surg* 2017;27:2733–2739. doi: 10.1007/s11695-017-2869-1.
34. Müller-Stich BP, Senfit JD, Warschkow R, et al. Surgical versus medical treatment of type 2 diabetes mellitus in nonseverely obese patients. *Ann Surg* 2015;261:421–429.
35. Gloy VL, Briel M, Bhatt DL, et al. Bariatric surgery versus non-surgical treatment for obesity: A systematic review and meta-analysis of randomized controlled trials. *BMJ* 2013;347:f5934. doi: 10.1136/bmj.f5934.
36. Kwok CS, Pradhan A, Khan MA, et al. Bariatric surgery and its impact on cardiovascular disease and mortality: A systematic review and meta-analysis. *Int J Cardiol* 2014;173:20–28.
37. Ricci C, Gaeta M, Rausa E, et al. Long-term effects of bariatric surgery on type II diabetes, hypertension and hyperlipidemia: A meta-analysis and meta-regression study with 5-year follow-up. *Obes Surg* 2015;25:397–405.
38. Madsbad S, Dirksen C, Holst JJ. Mechanisms of changes in glucose metabolism and bodyweight after bariatric surgery. *Lancet Diabetes Endocrinol* 2014;2:152–164.
39. American Diabetes Association. Obesity Management for the Treatment of Type 2 Diabetes: Standards of Medical Care in Diabetes—2018. *Diabetes Care* 2018;41(Supplement 1): S65–S72.
40. Das SK, Roberts SB, McCrory MA, et al. Long-term changes in energy expenditure and body composition after massive weight loss induced by gastric bypass surgery. *Am J Clin Nutr* 2003;78(1):22–30.
41. Kruseman M, Leimgruber A, Zumbach F, et al. Dietary, weight, and psychological changes among patients with obesity, 8 years after gastric bypass. *J Am Diet Assoc.* 2010;110(4):527–534.
42. Kanerva N, Larsson I, Peltonen M, Lindroos AK, Carlsson LM. Changes in total energy intake and macronutrient composition after bariatric surgery predict long-term weight outcome: Findings from the Swedish Obese Subjects (SOS) study. *Am J Clin Nutr* 2017;106:136–145.
43. Silver H, Torquati A, Jensen G, et al. Weight, dietary and physical activity behaviors two years after gastric bypass. *Obes Surg* 2006;16(7):859–864.
44. Mallory G, Macgregor A, Rand C. The influence of dumping on weight loss after gastric restrictive surgery for morbid obesity. *Obes Surg* 1996;6(6):474–478.
45. Olbers T, Bjorkman S, Lindroos A, et al. Body composition, dietary intake, and energy expenditure after laparoscopic Roux-en-Y gastric bypass and laparoscopic vertical banded gastroplasty. *Ann Surg* 2006;244(5):715–722.
46. Mitchell J, Lancaster K, Burgard M, et al. Long-term follow-up of patients' status after gastric bypass. *Obes Surg* 2001;11(4):464–468.
47. Heber D, Greenway F, Kaplan L, et al. Endocrine and nutritional management of the post-bariatric surgery patient: An Endocrine Society Clinical Practice Guideline. *J Clin Endocrinol Metab* 2010;95(11):4823–4843.
48. Goldfine A, Mun E, Patti M. Hyperinsulinemic hypoglycemia following gastric bypass surgery for obesity. *Curr Opin Endocrinol Diabetes* 2006;13:419–424.
49. van Meijeren J, Timmer I, Brandts H, Janssen I, Hans deBoer H. Evaluation of carbohydrate restriction as primary treatment for post-gastric bypass hypoglycemia. *SOARD* 2017;13(3):404–410.
50. Thomas JG, Bond DS, Ryder BA, et al. Ecological momentary assessment of recommended postoperative eating and activity behaviors. *Surg Obes Relat Dis* 2011;7(2):206–212.
51. Shah M, Simha V, Garg A. Long-term impact of bariatric surgery on body weight, comorbidities, and nutritional status. *J Clin Endocrinol Metab* 2006;91(11):4223–4231.
52. Gehrer S, Kern B, Peters T, et al. Fewer nutrient deficiencies after laparoscopic sleeve gastrectomy (LSG) than after laparoscopic Roux-Y-gastric bypass (LRYGB)—A prospective study. *Obes Surg* 2010;20(4):447–453.
53. Aasheim ET, Björkman S, Søvik TT, et al. Vitamin status after bariatric surgery: A randomized study of gastric bypass and duodenal switch. *Amer J Clin Nutr* 2009;90(1):15–22.
54. Schouten R, Wiryasaputra D, van Dielen F, et al. Long-term results of bariatric restrictive procedures: A prospective study. *Obes Surg* 2010;20(12):1617–1626.
55. Parrott J, Frank L, Rabena R. American Society for Metabolic and Bariatric Surgery integrated health nutritional guidelines for the surgical weight loss patient 2016 update: Micronutrients. *SOARD* 2017;13:727–741.
56. Bartfield JK, Stevens VJ, Jerome GJ, et al. Behavioral transitions and weight change patterns within the PREMIER trial. *Obesity* 2011;19(8):1609–1615.
57. Catenacci VA, Grunwald GK, Ingebrigtsen JP, et al. Physical activity patterns using accelerometry in the National Weight Control Registry. *Obesity* 2011;19(6):1163–1170.
58. Herring LY, Stevinson C, Davies MJ, et al. Changes in physical activity behaviour and physical function after bariatric surgery: A systematic review and meta-analysis. *Obes Rev* 2016;17(3):250–261.
59. Bond DS, Jakicic JM, Unick JL, et al. Pre- to postoperative physical activity changes in bariatric surgery patients: Self report vs. objective measures. *Obesity* 2010;18(12):2395–2397.
60. Josbeno D, Kalarchian M, Sparto P, Otto AD, Jakicic JM. Physical activity and physical function in individuals post-bariatric surgery. *Obes Surg* 2011;21(8):1243–1249.
61. King WC, Chen JY, Bond DS, et al. Objective assessment of changes in physical activity and sedentary behavior: Pre- through 3 years post-bariatric surgery. *Obesity* 2015;23(6):1143–1150.
62. Bond DS, Phelan S, Leahey TM, et al. Weight-loss maintenance in successful weight losers: Surgical vs non-surgical methods. *Int J Obes* 2008;33(1):173–180.
63. Rosenberger P, Henderson K, White M, et al. Physical activity in gastric bypass patients: Associations with weight loss and psychosocial functioning at 12-month follow-up. *Obes Surg.* 2010:1–6.
64. Baillot A, Vallée CA, Mampuya WM, Dionne IJ, Comeau E, Méziat-Burdin A, Langlois MF. Effects of a pre-surgery supervised exercise training 1 year after bariatric surgery: A randomized

65. Bond DS, Phelan S, Wolfe LG, et al. Becoming physically active after bariatric surgery is associated with improved weight loss and health-related quality of life. *Obesity* 2008;17(1):78–83.
66. Stegen S, Derave W, Calders P, et al. Physical fitness in morbidly obese patients: Effect of gastric bypass surgery and exercise training. *Obes Surg* 2011;21(1):61–70.
67. Wouters E, Larsen J, Zijlstra H, et al. Physical activity after surgery for severe obesity: The role of exercise cognitions. *Obes Surg* 2010:1–6. Epub Sep 14, 2010.
68. Shah M, Snell PG, Rao S, et al. High-volume exercise program in obese bariatric surgery patients: A randomized, controlled trial. *Obesity* 2011;19:1826–1834 (Epub June 16).
69. US Department of Health and Human Services. *2008 Physical Activity Guidelines for Americans*. Washington, DC: US Department of Health and Human Services, 2008.
70. Catenacci VA, Ogden LG, Stuht J, et al. Physical activity patterns in the National Weight Control Registry. *Obesity* 2007;16(1):153–161.
71. Creel DB, Schuh LM, Reed CA, Gomez AR, Hurst LA, Stote J, Cacucci BM. A randomized trial comparing two interventions to increase physical activity among patients undergoing bariatric surgery. *Obesity* 2016;24(8):1660–1668.
72. Bravata DM, Smith-Spangler C, Sundaram V, et al. Using pedometers to increase physical activity and improve health. *JAMA* 2007;298(19):2296–2304.
73. de Zwaan M, Enderle J, Wagner S, et al. Anxiety and depression in bariatric surgery patients: A prospective, follow-up study using structured clinical interviews. *J Affect Dis* 2011;133(1–2):61–8.
74. Hayden M, Dixon J, Dixon M, et al. Characterization of the improvement in depressive symptoms following bariatric surgery. *Obes Surg* 2011;21(3):328–335.
75. Dixon J, Dixon M, O'Brien P. Depression in association with severe obesity: Changes with weight loss. *Arch Intern Med* 2003;163(17):2058–2065.
76. Velcu LM, Adolphine R, Mourelo R, et al. Weight loss, quality of life and employment status after Roux-en-Y gastric bypass: 5-year analysis. *Surg Obes Relat Dis* 2005;1(4):413–416.
77. Karlsson J, Taft C, Ryden A, et al. Ten-year trends in health-related quality of life after surgical and conventional treatment for severe obesity: The SOS intervention study. *Int J Obes* 2007;31(8):1248–1261.
78. Kalarchian MA, King WC, Devlin MJ, et al. Psychiatric disorders and weight change in a prospective study of bariatric surgery patients: A 3-year follow-up. *Psychosom Med* 2016;78:373–381.
79. Tindle HA, Omalu B, Courcoulas A, et al. Risk of suicide after long-term follow-up from bariatric surgery. *Am J Med* 2010;123(11):1036–1042.
80. Adams TD, Gress RE, Smith SC, et al. Long-term mortality after gastric bypass surgery. *N Engl J Med* 2007;357(8):753–761.
81. Omalu BI, Cho P, Shakir AM, et al. Suicides following bariatric surgery for the treatment of obesity. *Surg Obes Relat Dis* 2005;1(4):447–449.
82. Devlin MJ, King WC, Kalarchian MA, et al. Eating pathology and experience and weight loss in a prospective study of bariatric surgery patients: 3-year follow-up. *Int J Eating Disord* 2016;49:1058–1067.
83. Sogg S. Alcohol misuse after bariatric surgery: Epiphenomenon or "Oprah" phenomenon? *Surg Obes Relat Dis* 2008;3(3):366–368.
84. King WC, Chen JY, Mitchell JE, et al. Prevalence of alcohol use disorders before and after bariatric surgery. *JAMA* 2012;307:2516–2525.
85. King WC, Chen JY, Courcoulas AP, et al. Alcohol and other substance use after bariatric surgery: Prospective evidence from a U.S. multicenter cohort study. *SOARD* 2017;13:1392–1404.
86. Li L, Wu LT. Substance use after bariatric surgery: A review. *J Psychiatric Res* 2016;76:16–29.
87. Klockhoff H, Näslund I, Jones AW. Faster absorption of ethanol and higher peak concentration in women after gastric bypass surgery. *Brit J Clin Pharm* 2002;54(6):587–591.
88. Hagedorn JC, Encarnacion B, Brat GA, et al. Does gastric bypass alter alcohol metabolism? *Surg Obes Relat Dis* 2007;3(5):543–548.
89. Woodard GA, Downey J, Hernandez-Boussard T, et al. Impaired alcohol metabolism after gastric bypass surgery: A case-crossover trial. *J Am Coll Surg* 2011;212(2):209–214.
90. Maluenda F, Csendes A, De Aretxabala X, et al. Alcohol absorption modification after a laparoscopic sleeve gastrectomy due to obesity. *Obes Surg* 2010;20(6):744–748.
91. Parikh M, Johnson JM, Ballem N, et al. ASMBS position statement on alcohol use before and after bariatric surgery. *SOARD* 2016;12:225–230.
92. Kofman MD, Lent MR, Swencionis C. Maladaptive eating patterns, quality of life, and weight outcomes following gastric bypass: Results of an Internet survey. *Obesity* 2010;18(10):1938–1943.
93. Colles SL, Dixon JB, O'Brien PE. Grazing and loss of control related to eating: Two high-risk factors following bariatric surgery. *Obesity* 2008;16(3):615–622.
94. Livhits M, Mercado C, Yermilov I, et al. Behavioral factors associated with successful weight loss after gastric bypass. *Am Surg* 2010;76(10):1139–1142.
95. Orth W, Madan A, Taddeucci R, et al. Support group meeting attendance is associated with better weight loss. *Obes Surg* 2008;18(4):391–394.
96. Song Z, Reinhardt K, Buzdon M, Liao P. Association between support group attendance and weight loss after Roux-en-Y gastric bypass. *Surg Obes Relat Dis* 2008;4(2):100–103.
97. Leahey TM, Bond DS, Irwin SR, et al. When is the best time to deliver behavioral intervention to bariatric surgery patients: Before or after surgery? *Surg Obes Relat Dis* 2009;5(1):99–102.
98. Rudolph A, Hilbert A. Post-operative behavioral management in bariatric surgery: A systematic review and meta-analysis of randomized controlled trials. *Obes Rev* 2013;14:292–302.
99. Beck NN, Johannsen M, Stoving RK, et al. Do postoperative psychotherapeutic interventions and support groups influence weight loss following bariatric surgery? A systematic review and meta-analysis of randomized and nonrandomized trials. *Obes Surg* 2012;22(11):1790–1797.
100. Kushner RF, Sorensen KW. Prevention of weight regain following bariatric surgery. *Curr Obes Rep* 2015;4(2):198–206.
101. Gade H, Friborg O, Rosenvinge JH, et al. The impact of a preoperative cognitive behavioural therapy (CBT) on dysfunctional eating behaviors, affective symptoms and body weight 1 year after bariatric surgery: A randomized controlled trial. *Obes Surg* 2015;25:2112–2119.
102. Himes SM, Grothe KB, Clark MM, et al. Stop Regain: A pilot psychological intervention for bariatric patients experiencing weight regain. *Obes Surg* 2015;25:922–927.
103. Bradley LE, Forman EM, Kerrigan SC, et al. A pilot study of an acceptance-based behavioral intervention for weight regain after bariatric surgery. *Obes Surg* 2016;26:2433–2441.
104. Courcoulas AP, Chirstian NJ, Belle SH, et al. Weight change and health outcomes at 3 years after bariatric surgery among individuals with severe obesity. *JAMA* 2013;310:2416–2425.
105. Mitchell JE, Christian NJ, Flum DR, et al. Postoperative behavioral variables and weight change 3 years after bariatric surgery. *JAMA Surg* 2016;151:752–757.
106. Maleckas A, Gudaityte R, Petereit R, Venclauskas L, Veliekiene D. Weight regain after gastric bypass: Etiology and treatment options. *Gland Surg* 2016;5:617–624.

第41章 基于肥胖的慢性疾病——一种新的诊断术语

目录

要点／665

41.1 前言／665

41.2 基于肥胖的慢性疾病（ABCD）的影响／666

41.3 强化生活方式干预／668

41.4 睡眠卫生／669

41.5 压力舒缓／670

41.6 抗生素使用和微生物群／671

41.6.1 人体的抗生素使用／671

41.6.2 农业中抗生素使用／672

41.6.3 内分泌失调／672

41.7 适度饮酒／672

41.8 情绪／672

41.9 社区互动／673

41.10 跨文化交叉／673

41.11 结论／674

参考文献／674

要 点

- 基于肥胖的慢性疾病(adiposity-based chronic disease, ABCD)是一个新的诊断术语,重点强调功能紊乱的脂肪组织在体内呈现不恰当的分布,从而引起代谢类疾病、心血管疾病和许多其他并发症。
- 强化生活方式干预可以解决 ABCD 相关的许多风险,包括健康膳食模式、体力活动、睡眠卫生、压力舒缓和社区互动。
- 生活方式的其他内容也影响 ABCD,包括以最小剂量使用抗生素、避免使用化学内分泌干扰化学物质和跨文化交叉。

41.1 前言

细胞内脂肪沉积在能量代谢调节中的生理作用,导致基于肥胖的慢性疾病(ABCD)这一分类作为一种不同的实体和诊断术语,为临床研究、临床应用和强化生活方式干预提供机会[1]。正常脂肪囤积部位(脂肪细胞)和异常脂肪囤积部位(非脂肪细胞,如肌细胞和肝细胞)都会发生脂肪沉积[2]。脂肪沉积部位、分布方式和功能均有不同,细胞内脂肪可以直接或者间接影响能量代谢和激素受体信号转导,导致炎症反应、胰岛素抵抗、异常饮食行为和器官功能紊乱。本章术语"肥胖"是指所有部位细胞内脂肪沉积导致全身从健康转变为不健康的病理生理机制。术语"ABCD"指的是与脂质异常相关的慢性疾病状态(表 41-1-1)。这与常规所述"肥胖"不同,后者指的是体质量指数(BMI)超过一定值(比如白色人种>30kg/m²)。临床诊断 ABCD 可以通过测量(如 BMI 和腰围)、人体成分分析仪器(如生物电阻抗法和双能 X 射线吸收法)、影像方式[3](例如计算机断层扫描、磁共振和正电子发射断层成像)和脂肪功能相关的血清标志物,比如脂肪因子、甘油三酯和炎症因子[4,5]来获得(表 41-1-2)。

但是,关于肥胖的定义和形成原因的健康讯息、最佳生活方式建议和未经证实过的疗法,在科学文献[6,7]、新闻[8]和大众传媒[9,10]中的描述是复杂多样的,有时还相互矛盾,从而加剧了人们的困惑。肥胖会带来严重且不可忽视的健康风险,但是具有理论性和循证证据的健康生活方式却很难坚持。这种复杂性导致医疗保健专业人员(HCP)和患者的治疗方式呈现虚无主义。在某种程度上,人们普遍认为肥胖是一种个人选择而不是一种真正具有症状和影响生活的慢性疾病状态。

表 41-1-1 ABCD 的特征[a]

肥胖变量	度量方法
重量增加	人体指标测量(例如体重、BMI) 人体成分分析
分布异常	人体指标测量学(例如腰围、腰臀比) 人体成分分析
功能异常	脂肪细胞因子/细胞因子水平(例如脂连蛋白、瘦素)

[a] ABCD 与肥胖的区别在于脂肪细胞的特定过度分布和功能障碍。
缩写:ABCD.基于肥胖的慢性疾病;BMI.体质量指数,参见参考文献[4,5,129]。

表 41-1-2　ABCD 导致的选择性能量和炎症信号网络 [a]

脂肪因子	ABCD 的变化
脂连蛋白	降低
瘦素	增高
抵抗素	增高
内脂素	增高
细胞因子	
白细胞介素 -1	增高
白细胞介素 -6	增高
肿瘤坏死因子 -α	增高
其他信号分子	
成纤维细胞生长因子 -21	增高
胰高血糖素样肽 -1	降低
生长素	增高
纤溶酶原激活物抑制剂 -1	增高
雷帕霉素的机制靶点	降低

[a] ABCD. 基于肥胖的慢性疾病，参见参考文献[5]。

尽管几年前将肥胖归类为一种疾病，人们和社会传播依旧将肥胖型疾病混淆为"胖"[1,6,7]。仅采用 BMI 预测不良风险具有局限性，尤其是在亚洲人群中。另外，肥胖被定义为疾病后，可能引起肥胖患者的紧张和严重怀疑[12]。为了解决这些问题，"ABCD"的概念所强调的肥胖的不健康状态不是单纯以 BMI 或体重为衡量标准，还包括身体脂肪异常分布、人体测量学和脂肪细胞分泌功能。脂肪因子比如瘦素、抵抗素和脂连蛋白等发生改变，是脂肪细胞功能转变的重要指标[5]。这一详细信息有助于开展精准治疗，尤其是生活方式干预，但需要更加健全的医保报销系统或者经济激励政策治疗 ABCD。

为了鼓励患者行为积极改变，即便停止药物治疗之后，仍需要针对 ABCD 进行强化生活方式干预。全球现代人群肥胖发病率很高，但是治疗方式有限，强化生活方式干预似乎是大多数 ABCD 患者唯一的选择。积极开展有效的结构化生活方式干预能够使 ABCD 患者不用进展到需要药物治疗或者手术治疗的阶段。

在关于肥胖医学、耻辱感和暴涨的肥胖率已延续了几十年的前提下，本章呼吁在美国和全世界很多国家的人群中采取行动，优化和规范生活方式干预以减轻 ABCD 危险因素和并发症。

41.2　基于肥胖的慢性疾病（ABCD）的影响

ABCD 的健康影响深远，包括代谢问题、心血管疾病、骨科疾病、消化系统疾病、精神病学疾病和肿瘤疾病（表 41-2-1）。但是精准预测 ABCD 的影响是非常困难的，患者并非会出现所有的并发症。此外，脂肪组织积累的程度与 ABCD 相关并发症的严重程度无关，尤其是在以脂肪组织分布部位和功能异常为特征的病症中。一些研究者发现存在部分"代谢健康型肥胖（metabolically healthy obesity，MHO）"患者，尽管 BMI 超过 30kg/m^2，但他们的心血管疾病和 2 型糖尿病（T2DM）风险并未增加，证明通过一个简单的算术公式来定义肥胖是不够的[13]。随着时间的推移,MHO 患者 T2DM、胰岛素抵抗和心血管疾病的发病率会增加[14,15]。这些 MHO 患者也存在其他与 ABCD 相关的并发症风险[16](表 41-2-1),与复杂的网状模型一致,证明了新定义的意义[5]。

表 41-2-1　ABCD 相关并发症风险 [a]

相关并发症	相对风险	ABCD 的特征			参考文献
		脂肪量	特征性脂肪分布	脂肪细胞功能异常	
代谢类					
2 型糖尿病	7.7	++++	++++	++++	130
多囊卵巢综合征	1.5	+	++	++	131,132
脂肪肝	1.9	++	+++	++	133,134
阻塞型睡眠呼吸暂停	3.6	+++	++	++	135,136
心血管					
高血压	2.0	++	++	+	130,137
动脉粥样硬化	1.6	++	++	+++	130,138
心律失常	1.49	+	+++	++	139,140
骨科					
骨性关节炎	1.39	+	+	−	130,141
肌腱受伤	1.7	++	++	++	142,143
痛风	2.2	++	+	+	144,145
性腺功能					
女性不孕症	1.2	+	++	++	146,147
男性性腺功能减退症	1.6	++	+++	+++	148
胃肠道					
胆石病	1.8	++	+	++	130,149
精神病					
抑郁	2.0	++	+++	+++	150
癌症					
肥胖相关(食管癌、结肠癌、胰腺癌、前列腺癌、肾癌、肝癌、胆囊癌)	1.5	++	+	+	130,151

[a] 相对风险是 ABCD 患者与非肥胖人群相比。

更可怕的是,许多与 ABCD 相关的并发症会使患者选择不良的生活方式,并进一步造成异常肥胖的恶性循环。例如,骨科疾病、心血管动脉粥样硬化或抑郁症会使患者减少规律活动,更倾向于久坐[17-19]。阻塞性睡眠呼吸暂停会破坏健康的睡眠卫生[20]。血糖代谢障碍,如 T2DM、PCOS 和代谢综合征会影响内环境激素水平,这可能会使想要开展生活方式干预来减轻体重更加困难[21]。在一些研究中,遵循相同的饮食和运动方案,T2DM 患者和没有 T2DM 的人群都能成功减轻约 50% 体重[22,23]。类似的试验中,肥胖伴有 PCOS 的患者比不伴有该疾病的患者体重减轻的程度略低[24]。

41.3 强化生活方式干预

所有 ABCD 人群都应该追求健康的生活方式,避免或尽量减少使用对代谢功能不利的现代便利条件,养成良好的生活习惯。与过去的祖先时代不同,尽管现代生活方式和环境发生了巨大改变,很难定义什么人群最容易发生 ABCD,但能够统一的认知是现代人也能从健康生活方式干预中获益。

最明显的是膳食模式,建议可以尝试任何能够明显改善健康的膳食模式,只要有持久的效果[25]。需要根据患者对于食物的偏好、日常活动、通勤、文化习惯、口味、宗教信仰和其他特殊爱好来进行激励性访谈和行为评估,帮助进行食物选择来提高患者依从性[26]。当临床进展停滞时,HCP 应该灵活运用技术,提供快速的替代方案成功解决问题。富含水果、蔬菜、坚果、复合碳水化合物和限量肉类、鱼类、可忽略不计的加工食品和含糖饮料的饮食模式有利于 ABCD 的健康[6,27]。一些被广泛研究的膳食模式具备这个特征,比如地中海饮食、新北欧饮食、Ornish 饮食和 DASH 饮食等[28-31]。在已发表的最大规模随机试验中,分配到地中海饮食组的患者体重减轻最多,T2DM 和心血管事件减少,同时,与低脂或低碳水化合物饮食组相比,该组死亡率更低[28]。新北欧饮食、Ornish 饮食和 DASH 饮食与地中海饮食结构基本重叠,具有相似的益处。增强患者依从性的一个非常有用的策略是,为每位患者提供参考网址、电子和印刷材料以及这些膳食模式的其他信息方式。各种可同步的可穿戴技术、智能手机和云端软件可以针对个别患者进行个体管理[32]。

采用健康的饮食模式除了能够改善全身脂肪含量外,还可以改善脂肪组织局部分布和功能。在一项随机试验中,分配到地中海饮食组的受试者 1 年后胰岛素抵抗改善 37%,炎症减少 37%,同时脂连蛋白增加 43%,提示脂肪功能改善[33]。一项调查了 5 079 名个体的研究表明,遵循与地中海饮食非常相似的饮食模式可以减少内脏脂肪、心脏脂肪和肝脂肪变性,但皮下脂肪没有变化[34]。

日常生活中应该增加规律的体力活动,虽然目前没有证实哪种运动量和运动类型最合适,但规律活动是有必要的。许多研究和机构建议每周至少 5~7 次总计 150min 的体力活动[6]。抗阻训练可以增加肌肉,减少肌细胞脂肪含量,同时进行有氧运动可以促进内脏脂肪的减少[35]。这两个结果都是 ABCD 所需要的。规律的体力活动和训练后,通过脂肪因子产物和炎症因子评估发现脂肪功能得到提高[36]。

除了优化饮食结构和体力活动外,许多其他的生活方式也会影响 ABCD 的风险(表 41-3-1)。

表 41-3-1 生活方式干预对 ABCD 特征的影响

干预内容(参考文献)	脂肪量	脂肪分布	脂肪功能
膳食模式[28]	中度	中度	中度
体力活动[6]	微小	中度	中度
睡眠卫生[49,50]	高度	中度	中度
压力舒缓[59,60,63]	轻度	中度	高度
抗生素使用[74]	轻度	—	—
内分泌干扰物[85]	中度	中度	高度

续表

干预内容（参考文献）	脂肪量	脂肪分布	脂肪功能
适度饮酒[88-90]	中度	微小	中度
情绪[93,95]	中度	无充足证据	高度
社区互动[113]	中度	无充足证据	高度

41.4 睡眠卫生

睡眠会影响代谢调节。昼夜节律的典型特征包含睡眠时间、质量和睡眠周期时相，会影响下丘脑功能、皮质醇释放、甲状腺功能、肝葡萄糖产生、棕色脂肪激活和胰岛素抵抗等[37]。此外，胰岛β细胞胰岛素分泌功能会在睡眠剥夺状态下受损[38]。这可能反映出当褪黑素分泌在昼夜节律中断时，β细胞对褪黑素的反应性[39]。

当代，平均睡眠时间一直在下降，在过去的40年里，成年人睡眠时间从平均每晚9h减少到7h[40]。与20世纪相比，儿童睡眠时间平均减少了0.75min/晚/年[41]，这些改变有全球化的趋势[40,41]。除了睡眠时间减少外，25%~35%的成年人每周至少三次在半夜醒来[42]。

儿童中没有发现健康睡眠时长的上限，睡眠时间延长与肥胖减少、生活质量提高和学习效率提高有关[43]。一项儿童纵向研究的荟萃分析显示，睡眠时间延长与脂肪减少相关，优势比为1.89[43]。每增加1h的睡眠时间，年度BMI增加率降低0.05kg/m^2。

成人每晚建议睡眠7~9h，青少年睡眠8~10h[44]。与儿童一样，成人睡眠时间不足会表现出肥胖，尤其是内脏脂肪增加[45]。在一项观察性试验中，睡眠时间从不到6h增加到7~8h，随访6年后患者内脏脂肪增加减少[46]。

几项随机试验证明，即使短期睡眠剥夺，比如5天，也会导致成年人体重增加。睡眠剥夺组与对照组相比，卡路里摄入增加了130%[47,48]。在一项交叉研究中，在睡眠剥夺期间观察到患者甜食和甜点摄入量增加了52%[49]。睡眠剥夺期间循环胃促生长素增高、瘦素降低是导致这些结果的原因[50]。这些ABCD患者脂肪功能障碍导致激素的改变，会增加患者食欲和加剧胰岛素抵抗[38,50]。

一系列横断面试验也证实了充分睡眠与其他生活方式相结合的重要性[45]。一项观察性研究表明，与正常体重组相比，肥胖女性组患者减少睡眠时间会增加热量摄入[51]。在另一项研究中，自我监测的睡眠时间与BMI之间存在反向线性关系[52]。来自美国国家健康和营养调查的数据显示，睡眠时间减少和肥胖之间存在密切关联[53]。此外，肥胖患者的睡眠潜伏期增加，REM睡眠时相缩短[40]。尽量达到足够的睡眠时间是健康生活方式的重要组成部分，特别是在ABCD的预防和治疗中[37,40]。

睡眠紊乱时昼夜节律被破坏，与体重增加相关[40]。阻塞性睡眠呼吸暂停（obstructive sleep apnea，OSA）在肥胖患者中非常普遍，影响健康睡眠质量。在一项纵向研究中，体重增加10%，OSA风险会增加6倍[54]。

使用持续正压通气设备可以减少OSA对心血管系统的影响，并改善白天嗜睡的症状。但是这种治疗方式不能改变OSA患者的病因、致病性代谢紊乱，如脂肪分布和功能异常[55]。还需通过强化生活方式干预来减轻体重,从而改善OSA程度,提高整体睡眠卫生[56]。

41.5 压力舒缓

人类对慢性压力的反应与ABCD形成有关,包括下丘脑功能障碍、能量密度高的食物摄入量增加和体力活动减少[57,58]。慢性压力导致皮质醇、儿茶酚胺和胰岛素等激素升高,产生部分胰岛素抵抗[58]。在一项横断面研究中显示,处于慢性压力时瘦素分泌增多,但是食欲增加,这表明在慢性压力状态下可能存在瘦素抵抗和脂肪组织功能障碍[59]。另一项研究表明,压力增大会导致皮质醇升高和内脏脂肪囤积[60]。压力舒缓是健康生活方式的重要部分(表41-5-1)。

表41-5-1 生活方式干预的临床应用

干预内容(参考文献)	实际临床应用
膳食模式[28]	地中海、DASH、Ornish、新北欧或类似的饮食模式
体力活动[6]	有氧体力活动30min,每周5次 抗阻训练,每周3~5次
睡眠卫生[49,50]	每晚7~9个小时、规律睡眠
减压[59,60,63]	正念、低体力运动
抗生素使用[74]	尽量减少抗生素使用
内分泌干扰物[85]	避免使用,尽量减少有害环境暴露
适度饮酒[88-90]	女性每周0~9杯酒精饮料,男性0~14杯
情绪[93,95]	认知行为疗法
社区参与[113]	参与社区活动计划

日常生活中经常存在多种压力因素,想避开压力是不太可行的。调整生活方式来减轻压力或者降低压力对身体的影响对于ABCD来说是有好处的[1]。在减压技术的研究中,基于正念的压力舒缓方式可以减少心血管事件,而且可以改善肥胖患者炎症和脂肪因子的标志物水平[61,62]。在一项随机对照试验中,肥胖或超重的女性被分配到一个正念小组,小组每周见面1次讨论压力舒缓技术,每天在家练习30~45min[63]。对照组每周与营养师会面调整饮食方案。8周后,正念组抑郁和焦虑情况减少,生活质量得到改善。干预结束16周后,这些影响持续存在。此外,试验结束时和结束16周后,正念组与对照组相比,空腹胰岛素和收缩压均有所改善。正念减压技术是有效的ABCD生活方式干预。这种方法也可以减少高危患者的暴食概率[64]。

另一种减轻压力的方法是规律参加一些低强度运动,比如瑜伽。在一项随机试验中,超重或肥胖女性被分配到治疗组,坚持12周、每周2次90min瑜伽课程后,体重减轻2.4kg,腰围减小3.8cm[65]。此外,瑜伽组压力自评降低,生活质量和自尊感得到提高。另一项针对超重或肥胖男性的随机试验显示,干预后体重减轻2.2kg,压力感知评分降低[66]。这些结果与早期的观察性研究相似,表明练习瑜伽短期内就可以改善压力和脂肪组织囤积[67]。

41.6 抗生素使用和微生物群

41.6.1 人体的抗生素使用

自从抗生素被发现以来,就成为治疗细菌或真菌感染的重要药物。抗生素的有效性使得它被广泛应用,甚至过度使用,包括在可能不具有细菌感染的条件下使用抗生素的不当医疗行为。2011年的一项调查发现,当年美国药房仅抗生素就开具了2.63亿份处方,居民年使用率为0.8[68]。这一趋势引发了人们对抗生素耐药性和病理代谢的关注。

使用抗生素会影响胃肠道(GI)内的常驻菌群,改变胃肠道菌群会间接导致ABCD,这是另一种非常典型的不良生活方式。每个人体的肠道内都存在数百种细菌和真菌,并参与宿主与其他微生物群之间的复杂关系[69]。这些微生物通过糖代谢和肠食糜中的纤维分解产生短链脂肪酸,提供给宿主利用,直接影响宿主的能量稳态。这种过程会消耗每日总卡路里的5%~10%[70]。此外,通过参与宿主的多种信号传导途径,胃肠道菌群可以影响胰岛素抵抗的程度、全身炎症、代谢率等,并可能影响宿主的其他健康问题,比如情绪和心血管功能[69,71,72]。

胃肠道微生物-宿主代谢相互作用的具体分子机制目前还在研究中,但已发表了许多有关抗生素与体重增加和肥胖相关性的人群研究。在婴儿和儿童中,抗生素治疗的研究证据更多。在丹麦国家出生队列中的一项对出生于正常体重母亲的儿童的研究表明,在生命早期使用任何种类抗生素的孩子7岁时超重的风险升高(比值比为1.54)[73]。一个大型国际研究显示,在出生第一年内接受抗生素治疗的男孩,在5~8岁时BMI增加[74]。在另一个涉及位于低资源环境中的八个医疗中心的国际队列中,1 954名婴儿随访到2岁时在用一种或多种不同种类抗生素治疗中,表现出显着的体重增加而身高没有变化[75]。在该试验中,青霉素、头孢菌素、大环内酯类抗生素和甲硝唑对体重影响明显。在给予甲氧苄啶-磺胺甲噁唑(复方新诺明)的婴儿中没有观察到体重增加。同样,一项研究预防性使用甲氧苄啶-磺胺甲噁唑用于膀胱输尿管反流的随机试验显示,这类抗生素对体重没有影响[76]。

抗生素对成人患者代谢作用影响的研究很少。在一项7天的研究中,口服万古霉素显著改变了肥胖受试者胃肠道菌群的结构,但在试验期间和之后机体都没有表现出代谢改变[77]。阿莫西林对代谢也没有显著影响。在另一项试验中,11名肥胖伴有胰岛素抵抗、呼气测试中可检测到甲烷的患者接受新霉素和利福平治疗,直至呼吸试验阴性,平均治疗时间为10天[78]。细菌史密斯甲烷短杆菌(*Methanobrevibacter smithii*)被认为与甲烷产生相关,在疗程结束后11例受试者中的8例粪检史密斯甲烷短杆菌被根除。所有受试者治疗后低密度脂蛋白水平下降,口服葡萄糖耐量试验的胰岛素敏感性得到改善。该试验表明改善胃肠道菌群可能会有益于心血管和代谢。

虽然这些研究中的许多其他混杂因素可能会影响研究结果,但在临床治疗中减少使用或者最小剂量使用抗生素有助于防止体重增加和减少ABCD的其他影响,尤其是在诊疗婴幼儿和儿童时。某些类别的抗生素,比如磺胺类药物对体重增加影响较小,可以在某些临床情况下优先选择。关于如何改善胃肠道微生物群使之有利于代谢,需要更多的研究提供建议。

41.6.2 农业中抗生素使用

除了在临床上使用抗生素之外,其他情况下使用抗生素也可能对ABCD产生间接作用,比如食物来源也是有可能影响的。畜牧业者普遍使用抗生素节省饲料并且使动物体重快速增加[79]。这种饲养方式产生的食品中,营养素是否发生改变,尚未被证实。但是报告中已证实,家畜体内微生物菌群会发生变化[80]。动物体重快速增长且微生物菌群的变化显示,经过抗生素处理的家畜肉类营养成分可能会发生改变,但是需要进一步研究来证实。

41.6.3 内分泌失调

许多工业生产的化合物会影响激素信号传导的生物学通路。这些内分泌干扰化合物(endocrine disrupting compounds,EDC)会影响脂肪组织在体内的分布、囤积和功能[81]。一些研究证实,双酚A是一种会导致儿童体重增加和肥胖的EDC[82]。接触双酚A会导致儿童脂连蛋白减少和抵抗素基因表达增加[83]。接触另一种EDC——辛基酚也会导致抵抗素基因表达增加[84]。暴露于和EDC具有相似功能的有机污染物中也会导致内脏脂肪囤积[85]。随着ABCD患者减重成功,脂溶性EDC可能会释放进入体内循环,尤其是从腹部脂肪囤积部位进入,可能会在一些重要器官附近聚集毒素[86]。还有些其他的EDC也会影响能量代谢,导致ABCD,需要进一步临床研究。

41.7 适度饮酒

大量饮酒会导致很多健康问题,甚至死亡。相比之下,适度饮酒,尤其是葡萄酒,已被证明可以改善胰岛素抵抗、胆固醇水平和全身炎症因子,同样可能会改善脂肪功能[87]。最近发表的试验研究结果也支持上述推测,适度饮酒定义为男性每周饮酒不超过14杯,女性不超过9杯,T2DM发病率会降低,甚至还会预防体重增加[88]。在一项纳入224名T2DM患者的试验中,受试者被随机提供每天150ml红葡萄酒、白葡萄酒和水,给予葡萄酒的两组患者空腹胰岛素水平测定显示胰岛素抵抗降低,红葡萄酒组高密度脂蛋白水平增加[89]。适量饮酒不会对脂肪组织异常分布产生影响[90]。

但是摄入酒精可能会导致行动或者认知障碍并产生风险,尤其是需要驾驶机动车辆或者在闹市中行走时。另一个问题是,从理论上讲,非酒精性脂肪肝患者规律饮酒可能会加速肝脂肪变性[91]。DIONYSOS研究证明了这一观点,在这项试验中,肥胖患者每天摄入超过60g或4杯酒精时脂肪变性加速[92]。在该试验中,这组患者被称为"过度饮酒者"。肥胖患者适度饮酒时未出现肝脂肪变性。

41.8 情绪

情绪障碍例如抑郁和焦虑,与体重增加和ABCD风险有着复杂的关系。患者通常同时患有肥胖和抑郁症,原因可能是有共同的分子机制,比如改变下丘脑-垂体-肾上腺轴通路信号、氧化应激增加和全身炎症反应增加[93]。在一个已发表的队列研究中,抑郁症发生率增高与瘦素水平升高有关,这表明抑郁症患者的脂肪功能受到影响[94]。抑郁症患者之后发展为肥胖的风险也会增加[95-98]。

肥胖患者对抗抑郁治疗的反应较差[99-101]。此外，许多抗抑郁药可导致体重增加和脂肪囤积，包括三环类抗抑郁药、选择性 5- 羟色胺再摄取抑制剂（selective serotonin reuptake inhibitor，SSRI）和单胺氧化酶抑制剂[102]。主要用于重度抑郁症的非典型抗精神病药会导致体重增加明显、胰岛素抵抗、循环瘦素增加和脂连蛋白降低[103]。抑郁症的成功治疗往往伴随着显著的体重减轻和 ABCD 改善[104]。此外，ABCD 患者的体重下降也会减轻抑郁症状并改善生活质量[105]。

除了药物治疗，认知行为疗法（CBT）也可以改善情绪障碍和减重依从性。在一项试验中，抑郁症和肥胖患者随机接受关于健康生活方式的改良 CBT 治疗，与标准的 CBT 治疗组相比，观察 48 周后，该组体重减轻和情绪改善更明显[106]。在另一项试验中，CBT 与肥胖和抑郁症青少年的体重减轻相关[107]。成人肥胖和抑郁症患者的多项研究表明 CBT 在解决这两种疾病方面具有有效性[108]。脂肪功能和分布的改善与体重减轻有关；然而，CBT 的这些影响尚未被评估[107,108]。实际上，通过适当的训练，精神病学专业以外的医务人员可以成功为 ABCD 患者实施 CBT 治疗[109]。

41.9　社区互动

人与人之间的密切接触和社区环境能够对个人行为模式和体重产生相当大的影响[110]。此外，在社区内宣传强调健康生活方式可以减少 ABCD 的不良影响。

整个家庭都参与健康膳食模式、体力活动和健身的社区计划可以减少儿童肥胖症[111]。这些社区项目是规律性的团体互动，鼓励大家创造和坚持健康行为，达到更好的健康状态[112]。通过这些行为干预可以提高生活质量和减少肥胖[112]。在一项随机试验中，基于社区的干预 1 年能够使体重减轻 7.8%，脂连蛋白增加 27%，瘦素减少 22%，表明脂肪功能有所改善，ABCD 相关疾病总风险下降[113]。

父母对儿童社会心理健康的关注和较少关注到 ABCD 的其他长期后遗症，可能是影响到干预有效性的障碍因素[112]。父母否认或缺乏认知也是开展干预的一个障碍。采用任何生活方式干预都应注意避免对目标人群引起对身体不满、自尊感降低或其他对心理健康有害的影响[114]。以传递健康生活方式为核心的团体活动比以减重作为明确目标的活动更容易开展[115]。直接以家庭为单位参与是项目开展的基础：一项针对小学生的五年健康和福祉干预计划中父母参与程度低的组，儿童肥胖没有明显变化[116]。

社区参与是推动健康行为的一种手段，这促进了以改善健康状况为目标的在线虚拟社区项目的开展[121]。虽然这些方式都得到了大量宣传，但效果却不一致，社区项目主要依赖于提供的情感支持（支持可以有很大差异）[121]。个人、家庭、社区互动都是开展健康生活方式的有效方法。

41.10　跨文化交叉

每个人的文化背景会对生活方式和对医疗建议的反应产生重大影响。为了提高依从性，给予患者的膳食模式建议应该与文化习惯保持一致[122]。这种方法获得研究支持，并能提高对健康生活方式的依从性和成功率。相反,如果没有充分解决,建议的膳食模式与患者自身的文化不一致往往会导致反作用[122]。

一些文化将体重增加视为财富、高社会地位和生活良好的标志。然而,世界范围内肥胖症患病率的增加引发了各国政府、领导人、国际慈善组织、世界卫生组织和联合国的重视,他们强调要解决包括 ABCD 在内的非传染性慢性疾病[123-125]。建议各个国家的医师能够识别和教育 ABCD,领导人能够开展倡议,来改变这一情况[122]。对当地文化的尊重和理解,是制定改善 ABCD 和并发症的生活方式干预措施的基础,具有在全球广泛实施的潜力。

生活方式医学干预措施除了需要适应文化之外,种族差异也会导致 ABCD 的不同表型。传统的肥胖指标,比如腰臀比或 BMI,并不能成功预测东亚和印度人群肥胖风险[11]。作为心脏和代谢风险预测指标,脂肪的分布、功能和总量比单独的 BMI 更具有效性[126,127]。例如,当调整了年龄和 BMI 后,亚洲患者循环中瘦素更高,脂连蛋白更低,凸显出脂肪功能比 BMI 更重要[128]。

41.11 结论

肥胖症发病率越来越高并且在全球流行成为目前医疗保健中的优先解决事项。除了膳食模式和体力活动之外,还有许多重要的生活方式因素与之有关。但是,地方或者国家层面上治疗方法的成功率却比较低,需要一些新的手段来解决问题。ABCD 是一个新的诊断术语,不仅关注体重和 BMI(这是当前肥胖的定义和制定干预的指标),而且还包括身体脂肪细胞的正常和异常分布和分泌功能障碍。这种包含了代谢问题的更广泛的概念,更好地表现出肥胖的病理生理机制,有助于分析现有研究证据,并制定有效的干预措施。该领域的未来发展方向可能会将人体扫描评估脂肪分布和广谱分子检测脂肪因子异常类型作为确诊 ABCD 的手段[1]。

减少 ABCD 的健康生活方式干预需制定并实施个性化健康饮食和体力活动计划。改善睡眠卫生、压力舒缓、治疗临床和亚临床情绪障碍也可以改善体重增加、脂肪组织功能和分布,并提高 ABCD 患者的整体健康状况。谨慎和尽量少地使用抗生素,同样可以减轻体重增加,并阻止 ABCD 的进一步发展,特别是在婴儿和儿童患者中。在成年人中尽可能避免使用 EDC,基于群体的食物来源的改善和适量饮酒也应该纳入健康生活方式。除了个人层面,积极参与社区和文化相关医疗活动,有助于找到合适的临床方法改善肥胖。这一系列措施优化后,可以显著降低 ABCD 及其相关的不良效应。

(Michael A. Via, MD and Jeffrey I. Mechanick, MD, FACP, FACE, FACN, ECNU 著

李萌 译 李婧 校)

参考文献

1. Mechanick JI, Hurley DL, Garvey WT. 2017. Adiposity-based chronic disease as a new diagnostic term: The American Association of Clinical Endocrinologists and American College of Endocrinology position statement. *Endocr Pract* 23:372–378.

2. Dulloo AG, Montani JP. 2012. Body composition, inflammation and thermogenesis in pathways to obesity and the metabolic syndrome: An overview. *Obes Rev* 13 Suppl 2:1–5.

3. Lu HK, Chen YY, Yeh C, Chuang CL, Chiang LM, Lai CL, Casebolt KM, Huang AC, Lin WL, Hsieh KC. 2017. Discrepancies between leg-to-leg bioelectrical Impedance analysis and computertrical tomography in abdominal visceral fat measurement. *Sci Rep* 7:9102.

4. Kouli GM, Panagiotakos DB, Kyrou I, Georgousopoulou EN, Chrysohoou C,

4. Tsigos C, Tousoulis D, Pitsavos C. 2017. Visceral adiposity index and 10-year cardiovascular disease incidence: The ATTICA study. *Nutr Metab Cardiovasc Dis* 27:881–889.
5. Mechanick JI, Zhao S, Garvey WT. 2016. The adipokine-cardiovascular-lifestyle network: translation to clinical practice. *J Am Coll Cardiol* 68:1785–1803.
6. Garvey WT, Mechanick JI, Brett EM, Garber AJ, Hurley DL, Jastreboff AM, Nadolsky K, Pessah-Pollack R, Plodkowski R. 2016. American Association of Clinical Endocrinologists and American College of Endocrinology Comprehensive Clinical Practice Guidelines for medical care of patients with obesity. *Endocr Pract* 22 Suppl 3:1–203.
7. Via MA, Mechanick JI. 2014. Obesity as a Disease. *Curr Obes Rep* 3:291–297.
8. Brodesser-Akner T. 2017. Losing it in the anti-dieting age. *The New York Times*, Aug 6, Page MM35.
9. Johnson Z. 2017. Lena Dunham: I'm not a "hypocrite" because i lost weight. *E! News*, Mar 27.
10. Sifferlin A. 2016. Why the biggest loser contestants gain back the weight. *TIME*, May 2.
11. Zheng W, McLerran DF, Rolland B, Zhang X, Inoue M, Matsuo K, He J, Gupta PC, Ramadas K, Tsugane S, Irie F, Tamakoshi A, Gao YT, Wang R, Shu XO, Tsuji I, Kuriyama S, Tanaka H, Satoh H, Chen CJ, Yuan JM, Yoo KY, Ahsan H, Pan WH, Gu D, Pednekar MS, Sauvaget C, Sasazuki S, Sairenchi T, Yang G, Xiang YB, Nagai M, Suzuki T, Nishino Y, You SL, Koh WP, Park SK, Chen Y, Shen CY, Thornquist M, Feng Z, Kang D, Boffetta P, Potter JD. 2011. Association between body-mass index and risk of death in more than 1 million Asians. *N Engl J Med* 364:719–729.
12. Zarrett N, Sorensen C, Skiles B. 2013. Environmental and social-motivational contextual factors related to youth physical activity: Systematic observations of summer day camps. *Int J Behav Nutr Phys Act* 10:63.
13. Phillips CM. 2017. Metabolically healthy obesity across the life course: Epidemiology, determinants, and implications. *Ann N Y Acad Sci* 1391:85–100.
14. Kim NH, Seo JA, Cho H, Seo JH, Yu JH, Yoo HJ, Kim SG, Choi KM, Baik SH, Choi DS, Shin C, Cho NH. 2016. Risk of the development of diabetes and cardiovascular disease in metabolically healthy obese people: The Korean Genome and Epidemiology Study. *Medicine (Baltimore)* 95:e3384.
15. Roberson LL, Aneni EC, Maziak W, Agatston A, Feldman T, Rouseff M, Tran T, Blaha MJ, Santos RD, Sposito A, Al-Mallah MH, Blankstein R, Budoff MJ, Nasir K. 2014. Beyond BMI: The "Metabolically healthy obese" phenotype & its association with clinical/subclinical cardiovascular disease and all-cause mortality—A systematic review. *BMC Public Health* 14:14.
16. Bluher M. 2014. Are metabolically healthy obese individuals really healthy? *Eur J Endocrinol* 171:R209–219.
17. Ekegren CL, Beck B, Climie RE, Owen N, Dunstan DW, Gabbe BJ. 2017. Physical activity and sedentary behavior subsequent to serious orthopedic injury: A systematic review. *Arch Phys Med Rehabil*.
18. Lin JS, O'Connor E, Evans CV, Senger CA, Rowland MG, Groom HC. 2014. Behavioral counseling to promote a healthy lifestyle in persons with cardiovascular risk factors: A systematic review for the U.S. Preventive Services Task Force. *Ann Intern Med* 161:568–578.
19. Schuch F, Vancampfort D, Firth J, Rosenbaum S, Ward P, Reichert T, Bagatini NC, Bgeginski R, Stubbs B. 2017. Physical activity and sedentary behavior in people with major depressive disorder: A systematic review and meta-analysis. *J Affect Disord* 210:139–150.
20. Shokoueinejad M, Fernandez C, Carroll E, Wang F, Levin J, Rusk S, Glattard N, Mulchrone A, Zhang X, Xie A, Teodorescu M, Dempsey J, Webster J. 2017. Sleep apnea: A review of diagnostic sensors, algorithms, and therapies. *Physiol Meas* 38:R204–R252.
21. Avenell A, Brown TJ, McGee MA, Campbell MK, Grant AM, Broom J, Jung RT, Smith WC. 2004. What are the long-term benefits of weight reducing diets in adults? A systematic review of randomized controlled trials. *J Hum Nutr Diet* 17:317–335.
22. Wing RR, Marcus MD, Epstein LH, Salata R. 1987. Type II diabetic subjects lose less weight than their overweight nondiabetic spouses. *Diabetes Care* 10:563–566.
23. Khan MA, St Peter JV, Breen GA, Hartley GG, Vessey JT. 2000. Diabetes disease stage predicts weight loss outcomes with long-term appetite suppressants. *Obes Res* 8:43–48.
24. Pasquali R, Gambineri A, Biscotti D, Vicennati V, Gagliardi L, Colitta D, Fiorini S, Cognigni GE, Filicori M, Morselli-Labate AM. 2000. Effect of long-term treatment with metformin added to hypocaloric diet on body composition, fat distribution, and androgen and insulin levels in abdominally obese women with and without the polycystic ovary syndrome. *J Clin Endocrinol Metab* 85:2767–2774.
25. Dansinger ML, Gleason JA, Griffith JL, Selker HP, Schaefer EJ. 2005. Comparison of the Atkins, Ornish, Weight Watchers, and Zone diets for weight loss and heart disease risk reduction: A randomized trial. *JAMA* 293:43–53.
26. Leung AWY, Chan RSM, Sea MMM, Woo J. 2017. An overview of factors associated with adherence to lifestyle modification programs for weight management in adults. *Int J Environ Res Public Health* 14:922.
27. Sotos-Prieto M, Bhupathiraju SN, Mattei J, Fung TT, Li Y, Pan A, Willett WC, Rimm EB, Hu FB. 2017. Association of changes in diet quality with total and cause-specific mortality. *N Engl J Med* 377:143–153.
28. Estruch R, Ros E, Salas-Salvado J, Covas MI, Corella D, Aros F, Gomez-Gracia E, Ruiz-Gutierrez V, Fiol M, Lapetra J, Lamuela-Raventos RM, Serra-Majem L, Pinto X, Basora J, Munoz MA, Sorli JV, Martinez JA, Martinez-Gonzalez MA. 2013. Primary prevention of cardiovascular disease with a Mediterranean diet. *N Engl J Med* 368:1279–1290.
29. Shai I, Schwarzfuchs D, Henkin Y, Shahar DR, Witkow S, Greenberg I, Golan R, Fraser D, Bolotin A, Vardi H, Tangi-Rozental O, Zuk-Ramot R, Sarusi B, Brickner D, Schwartz Z, Sheiner E, Marko R, Katorza E, Thiery J, Fiedler GM, Bluher M, Stumvoll M, Stampfer MJ. 2008. Weight loss with a low-carbohydrate, Mediterranean, or low-fat diet. *N Engl J Med* 359:229–241.
30. Ornish D, Scherwitz LW, Billings JH, Brown SE, Gould KL, Merritt TA, Sparler S, Armstrong WT, Ports TA, Kirkeeide RL, Hogeboom C, Brand RJ. 1998. Intensive lifestyle changes for reversal of coronary heart disease. *JAMA* 280:2001–2007.
31. Fritzen AM, Lundsgaard AM, Jordy AB, Poulsen SK, Stender S, Pilegaard H, Astrup A, Larsen TM, Wojtaszewski JF, Richter EA, Kiens B. 2015. New nordic diet-induced weight loss is accompanied by changes in metabolism and AMPK signaling in adipose tissue. *J Clin Endocrinol Metab* 100:3509–3519.
32. Hutchesson MJ, Rollo ME, Krukowski R, Ells L, Harvey J, Morgan PJ, Callister R, Plotnikoff R, Collins CE. 2015. eHealth interventions for the prevention and treatment of overweight and obesity in adults: A systematic review with meta-analysis. *Obes Rev* 16:376–392.
33. Maiorino MI, Bellastella G, Petrizzo M, Scappaticcio L, Giugliano D, Esposito K. 2016. Mediterranean diet cools down the inflammatory milieu in type 2 diabetes: The MEDITA randomized controlled trial. *Endocrine* 54:634–641.
34. Shah RV, Murthy VL, Allison MA, Ding J, Budoff M, Frazier-Wood AC, Lima JA, Steffen L, Siscovick D, Tucker KL, Ouyang P, Abbasi SA, Danielson K, Jerosch-Herold M, Mozaffarian D. 2016. Diet and adipose tissue distributions: The multi-ethnic study of atherosclerosis. *Nutr Metab Cardiovasc Dis* 26:185–193.
35. Di Meo S, Iossa S, Venditti P. 2017. Improvement of obesity-linked skeletal muscle insulin resistance by strength and endurance training. *J Endocrinol* 234:R159–R181.
36. Laursen TL, Zak RB, Shute RJ, Heesch MWS, Dinan NE, Bubak MP, La Salle DT, Slivka DR. 2017. Leptin, adiponectin, and ghrelin responses to endurance exercise in different ambient conditions. *Temperature (Austin)* 4:166–175.
37. Gruber R, Carrey N, Weiss SK, Frappier JY, Rourke L, Brouillette RT, Wise MS. 2014. Position statement on pediatric sleep for psychiatrists. *J Can Acad Child Adolesc Psychiatry* 23:174–195.
38. Schmid SM, Hallschmid M, Schultes B. 2015. The metabolic burden of sleep loss. *Lancet Diabetes Endocrinol* 3:52–62.
39. Persaud SJ, Jones PM. 2016. A wake-up call for type 2 diabetes? *N Engl J Med* 375:1090–1092.
40. Keith SW, Redden DT, Katzmarzyk PT, Boggiano MM, Hanlon EC, Benca RM, Ruden D, Pietrobelli A, Barger JL, Fontaine KR, Wang C, Aronne LJ, Wright SM, Baskin M, Dhurandhar NV, Lijoi MC, Grilo CM, DeLuca M, Westfall AO, Allison DB. 2006. Putative contributors to the secular increase in obesity: Exploring the roads less traveled. *Int J Obes (Lond)* 30:1585–1594.

41. Matricciani L, Olds T, Petkov J. 2012. In search of lost sleep: Secular trends in the sleep time of school-aged children and adolescents. *Sleep Med Rev* 16:203–211.
42. Ohayon MM. 2002. Epidemiology of insomnia: What we know and what we still need to learn. *Sleep Med Rev* 6:97–111.
43. Chaput JP, Gray CE, Poitras VJ, Carson V, Gruber R, Olds T, Weiss SK, Connor Gorber S, Kho ME, Sampson M, Belanger K, Eryuzlu S, Callender L, Tremblay MS. 2016. Systematic review of the relationships between sleep duration and health indicators in school-aged children and youth. *Appl Physiol Nutr Metab* 41:S266–S282.
44. Buman MP, Kline CE, Youngstedt SD, Phillips B, Tulio de Mello M, Hirshkowitz M. 2015. Sitting and television viewing: Novel risk factors for sleep disturbance and apnea risk?: results from the 2013 National Sleep Foundation Sleep in America Poll. *Chest* 147:728–734.
45. Chaput JP, Tremblay A. 2012. Adequate sleep to improve the treatment of obesity. *CMAJ* 184:1975–1976.
46. Chaput JP, Bouchard C, Tremblay A. 2014. Change in sleep duration and visceral fat accumulation over 6 years in adults. *Obesity (Silver Spring)* 22:E9–12.
47. Spaeth AM, Dinges DF, Goel N. 2013. Effects of experimental sleep restriction on weight gain, caloric intake, and meal timing in healthy adults. *Sleep* 36:981–990.
48. Markwald RR, Melanson EL, Smith MR, Higgins J, Perreault L, Eckel RH, Wright KP, Jr. 2013. Impact of insufficient sleep on total daily energy expenditure, food intake, and weight gain. *Proc Natl Acad Sci U S A* 110:5695–5700.
49. Simon SL, Field J, Miller LE, DiFrancesco M, Beebe DW. 2015. Sweet/dessert foods are more appealing to adolescents after sleep restriction. *PLoS One* 10:e0115434.
50. Spiegel K, Tasali E, Penev P, Van Cauter E. 2004. Brief communication: Sleep curtailment in healthy young men is associated with decreased leptin levels, elevated ghrelin levels, and increased hunger and appetite. *Ann Intern Med* 141:846–850.
51. Corbalan-Tutau MD, Madrid JA, Garaulet M. 2012. Timing and duration of sleep and meals in obese and normal weight women. Association with increase blood pressure. *Appetite* 59:9–16.
52. Vorona RD, Winn MP, Babineau TW, Eng BP, Feldman HR, Ware JC. 2005. Overweight and obese patients in a primary care population report less sleep than patients with a normal body mass index. *Arch Intern Med* 165:25–30.
53. Gangwisch JE, Malaspina D, Boden-Albala B, Heymsfield SB. 2005. Inadequate sleep as a risk factor for obesity: Analyses of the NHANES I. *Sleep* 28:1289–1296.
54. Peppard PE, Young T, Palta M, Dempsey J, Skatrud J. 2000. Longitudinal study of moderate weight change and sleep-disordered breathing. *JAMA* 284:3015–3021.
55. Feng Y, Zhang Z, Dong ZZ. 2015. Effects of continuous positive airway pressure therapy on glycaemic control, insulin sensitivity and body mass index in patients with obstructive sleep apnoea and type 2 diabetes: A systematic review and meta-analysis. *NPJ Prim Care Respir Med* 25:15005.
56. Cayanan EA, Marshall NS, Hoyos CM, Phillips CL, Serinel Y, Wong KKH, Yee BJ, Grunstein RR. 2018. Maintenance diets following rapid weight loss in obstructive sleep apnea: A pilot 1-year clinical trial. *J Sleep Res* 27:244–253.
57. Adam TC, Epel ES. 2007. Stress, eating and the reward system. *Physiol Behav* 91:449–458.
58. Wardle J, Chida Y, Gibson EL, Whitaker KL, Steptoe A. 2011. Stress and adiposity: A meta-analysis of longitudinal studies. *Obesity (Silver Spring)* 19:771–778.
59. Chao AM, Jastreboff AM, White MA, Grilo CM, Sinha R. 2017. Stress, cortisol, and other appetite-related hormones: Prospective prediction of 6-month changes in food cravings and weight. *Obesity (Silver Spring)* 25:713–720.
60. Donoho CJ, Weigensberg MJ, Emken BA, Hsu JW, Spruijt-Metz D. 2011. Stress and abdominal fat: Preliminary evidence of moderation by the cortisol awakening response in Hispanic peripubertal girls. *Obesity (Silver Spring)* 19:946–952.
61. Godsey J. 2013. The role of mindfulness based interventions in the treatment of obesity and eating disorders: An integrative review. *Complement Ther Med* 21:430–439.
62. O'Reilly GA, Cook L, Spruijt-Metz D, Black DS. 2014. Mindfulness-based interventions for obesity-related eating behaviours: A literature review. *Obes Rev* 15:453–461.
63. Raja-Khan N, Agito K, Shah J, Stetter CM, Gustafson TS, Socolow H, Kunselman AR, Reibel DK, Legro RS. 2017. Mindfulness-based stress reduction in women with overweight or obesity: A randomized clinical trial. *Obesity (Silver Spring)* 25:1349–1359.
64. Kristeller JL, Wolever RQ. 2011. Mindfulness-based eating awareness training for treating binge eating disorder: The conceptual foundation. *Eat Disord* 19:49–61.
65. Cramer H, Thoms MS, Anheyer D, Lauche R, Dobos G. 2016. Yoga in women with abdominal obesitya randomized controlled trial. *Dtsch Arztebl Int* 113:645–652.
66. Rshikesan PB, Subramanya P, Nidhi R. 2016. Yoga practice for reducing the male obesity and weight related psychological difficulties—A randomized controlled trial. *J Clin Diagn Res* 10:OC22–OC28.
67. Kristal AR, Littman AJ, Benitez D, White E. 2005. Yoga practice is associated with attenuated weight gain in healthy, middle-aged men and women. *Altern Ther Health Med* 11:28–33.
68. Hicks LA, Bartoces MG, Roberts RM, Suda KJ, Hunkler RJ, Taylor TH, Jr., Schrag SJ. 2015. US outpatient antibiotic prescribing variation according to geography, patient population, and provider specialty in 2011. *Clin Infect Dis* 60:1308–1316.
69. Cox LM, Blaser MJ. 2015. Antibiotics in early life and obesity. *Nat Rev Endocrinol* 11:182–190.
70. Wang LL, Guo HH, Huang S, Feng CL, Han YX, Jiang JD. 2017. Comprehensive evaluation of SCFA production in the intestinal bacteria regulated by berberine using gas-chromatography combined with polymerase chain reaction. *J Chromatogr B Anal Technol Biomed Life Sci* 1057:70–80.
71. Most J, Goossens GH, Reijnders D, Canfora EE, Penders J, Blaak EE. 2016. Gut microbiota composition strongly correlates to peripheral insulin sensitivity in obese men but not in women. *Benef Microbes* 8:557–562.
72. Alam R, Abdolmaleky HM, Zhou JR. 2017. Microbiome, inflammation, epigenetic alterations, and mental diseases. *Am J Med Genet B Neuropsychiatr Genet* 174:651–660.
73. Ajslev TA, Andersen CS, Gamborg M, Sorensen TI, Jess T. 2011. Childhood overweight after establishment of the gut microbiota: The role of delivery mode, pre-pregnancy weight and early administration of antibiotics. *Int J Obes (Lond)* 35:522–529.
74. Murphy R, Stewart AW, Braithwaite I, Beasley R, Hancox RJ, Mitchell EA. 2014. Antibiotic treatment during infancy and increased body mass index in boys: An international cross-sectional study. *Int J Obes (Lond)* 38:1115–1119.
75. Rogawski ET, Platts-Mills JA, Seidman JC, John S, Mahfuz M, Ulak M, Shrestha S, Soofi SB, Yori PP, Mduma E, Svensen E, Ahmed T, Lima AAM, Bhutta Z, Kosek M, Lang D, Gottlieb M, Zaidi A, Kang G, Bessong P, Houpt ER, Guerrant RL. 2017. Early antibiotic exposure in low-resource settings is associated with increased weight in the first two years of life. *J Pediatr Gastroenterol Nutr* 65:350–356.
76. Edmonson MB, Eickhoff JC. 2016. Weight gain and obesity in infants and young children exposed to prolonged antibiotic prophylaxis. *JAMA Pediatr* 171:150–156.
77. Reijnders D, Goossens GH, Hermes GD, Neis EP, van der Beek CM, Most J, Holst JJ, Lenaerts K, Kootte RS, Nieuwdorp M, Groen AK, Olde Damink SW, Boekschoten MV, Smidt H, Zoetendal EG, Dejong CH, Blaak EE. 2016. Effects of gut microbiota manipulation by antibiotics on host metabolism in obese humans: A randomized double-blind placebo-controlled trial. *Cell Metab* 24:341.
78. Mathur R, Chua KS, Mamelak M, Morales W, Barlow GM, Thomas R, Stefanovski D, Weitsman S, Marsh Z, Bergman RN, Pimentel M. 2016. Metabolic effects of eradicating breath methane using antibiotics in prediabetic subjects with obesity. *Obesity (Silver Spring)* 24:576–582.
79. Jukes TH. 1970. Antibiotics in animal feeds. *N Engl J Med* 282:49–50.
80. Looft T, Allen HK, Casey TA, Alt DP, Stanton TB. 2014. Carbadox has both temporary and lasting effects on the swine gut microbiota. *Front Microbiol* 5:276.
81. Nadal A, Quesada I, Tuduri E, Nogueiras R, Alonso-Magdalena P. 2017. Endocrine-disrupting chemicals and the regulation of energy balance. *Nat Rev Endocrinol* 13:536–546.
82. Vafeiadi M, Roumeliotaki T, Myridakis A, Chalkiadaki G, Fthenou E, Dermitzaki E, Karachaliou M, Sarri K, Vassilaki M, Stephanou EG, Kogevinas M, Chatzi L. 2016. Association of early life exposure to bisphenol A with obesity and cardiometabolic traits in childhood. *Environ Res* 146:379–387.
83. Menale C, Grandone A, Nicolucci C, Cirillo G, Crispi S, Di Sessa A, Marzuillo

P, Rossi S, Mita DG, Perrone L, Diano N, Miraglia Del Giudice E. 2017. Bisphenol A is associated with insulin resistance and modulates adiponectin and resistin gene expression in obese children. *Pediatr Obes* 12:380–387.
84. Lee MJ, Lin H, Liu CW, Wu MH, Liao WJ, Chang HH, Ku HC, Chien YS, Ding WH, Kao YH. 2008. Octylphenol stimulates resistin gene expression in 3T3-L1 adipocytes via the estrogen receptor and extracellular signal-regulated kinase pathways. *Am J Physiol Cell Physiol* 294:C1542–C1551.
85. Dirinck EL, Dirtu AC, Govindan M, Covaci A, Van Gaal LF, Jorens PG. 2014. Exposure to persistent organic pollutants: Relationship with abnormal glucose metabolism and visceral adiposity. *Diabetes Care* 37:1951–1958.
86. Dirinck E, Dirtu AC, Jorens PG, Malarvannan G, Covaci A, Van Gaal LF. 2015. Pivotal role for the visceral fat compartment in the release of persistent organic pollutants during weight loss. *J Clin Endocrinol Metab* 100:4463–4471.
87. Brien SE, Ronksley PE, Turner BJ, Mukamal KJ, Ghali WA. 2011. Effect of alcohol consumption on biological markers associated with risk of coronary heart disease: Systematic review and meta-analysis of interventional studies. *BMJ* 342:d636.
88. Traversy G, Chaput JP. 2015. Alcohol consumption and obesity: An update. *Curr Obes Rep* 4:122–130.
89. Gepner Y, Golan R, Harman-Boehm I, Henkin Y, Schwarzfuchs D, Shelef I, Durst R, Kovsan J, Bolotin A, Leitersdorf E, Shpitzen S, Balag S, Shemesh E, Witkow S, Tangi-Rosental O, Chassidim Y, Liberty IF, Sarusi B, Ben-Avraham S, Helander A, Ceglarek U, Stumvoll M, Bluher M, Thiery J, Rudich A, Stampfer MJ, Shai I. 2015. Effects of initiating moderate alcohol intake on cardiometabolic risk in adults with type 2 diabetes: A 2-year randomized, controlled trial. *Ann Intern Med* 163:569–579.
90. Golan R, Shelef I, Shemesh E, Henkin Y, Schwarzfuchs D, Gepner Y, Harman-Boehm I, Witkow S, Friger M, Chassidim Y, Liberty IF, Sarusi B, Serfaty D, Bril N, Rein M, Cohen N, Ben-Avraham S, Ceglarek U, Stumvoll M, Bluher M, Thiery J, Stampfer MJ, Rudich A, Shai I. 2017. Effects of initiating moderate wine intake on abdominal adipose tissue in adults with type 2 diabetes: A 2-year randomized controlled trial. *Public Health Nutr* 20:549–555.
91. Falck-Ytter Y, Younossi ZM, Marchesini G, McCullough AJ. 2001. Clinical features and natural history of nonalcoholic steatosis syndromes. *Semin Liver Dis* 21:17–26.
92. Bellentani S, Saccoccio G, Masutti F, Croce LS, Brandi G, Sasso F, Cristanini G, Tiribelli C. 2000. Prevalence of and risk factors for hepatic steatosis in Northern Italy. *Ann Intern Med* 132:112–117.
93. Bornstein SR, Schuppenies A, Wong ML, Licinio J. 2006. Approaching the shared biology of obesity and depression: The stress axis as the locus of gene-environment interactions. *Mol Psychiatry* 11:892–902.
94. Ubani CC, Zhang J. 2015. The role of adiposity in the relationship between serum leptin and severe major depressive episode. *Psychiatry Res* 228:866–870.
95. Luppino FS, de Wit LM, Bouvy PF, Stijnen T, Cuijpers P, Penninx BW, Zitman FG. 2010. Overweight, obesity, and depression: A systematic review and meta-analysis of longitudinal studies. *Arch Gen Psychiatry* 67:220–229.
96. Kim WK, Shin D, Song WO. 2016. Are dietary patterns associated with depression in U.S. adults? *J Med Food* 19:1074–1084.
97. Breland JY, Fox AM, Horowitz CR. 2013. Screen time, physical activity and depression risk in minority women. *Ment Health Phys Act* 6:10–15.
98. Vallance JK, Winkler EA, Gardiner PA, Healy GN, Lynch BM, Owen N. 2011. Associations of objectively-assessed physical activity and sedentary time with depression: NHANES (2005–2006). *Prev Med* 53:284–288.
99. Khan A, Schwartz KA, Kolts RL, Brown WA. 2007. BMI, sex, and antidepressant response. *J Affect Disord* 99:101–106.
100. Kloiber S, Ising M, Reppermund S, Horstmann S, Dose T, Majer M, Zihl J, Pfister H, Unschuld PG, Holsboer F, Lucae S. 2007. Overweight and obesity affect treatment response in major depression. *Biol Psychiatry* 62:321–326.
101. Uher R, Mors O, Hauser J, Rietschel M, Maier W, Kozel D, Henigsberg N, Souery D, Placentino A, Perroud N, Dernovsek MZ, Strohmaier J, Larsen ER, Zobel A, Leszczynska-Rodziewicz A, Kalember P, Pedrini L, Linotte S, Gunasinghe C, Aitchison KJ, McGuffin P, Farmer A. 2009. Body weight as a predictor of antidepressant efficacy in the GENDEP project. *J Affect Disord* 118:147–154.
102. Serretti A, Mandelli L. 2010. Antidepressants and body weight: A comprehensive review and meta-analysis. *J Clin Psychiatry* 71:1259–1272.
103. Freyberg Z, Aslanoglou D, Shah R, Ballon JS. 2017. Intrinsic and antipsychotic drug-induced metabolic dysfunction in schizophrenia. *Front Neurosci* 11:432.
104. Jantaratnotai N, Mosikanon K, Lee Y, McIntyre RS. 2017. The interface of depression and obesity. *Obes Res Clin Pract* 11:1–10.
105. Faulconbridge LF, Wadden TA, Thomas JG, Jones-Corneille LR, Sarwer DB, Fabricatore AN. 2013. Changes in depression and quality of life in obese individuals with binge eating disorder: Bariatric surgery versus lifestyle modification. *Surg Obes Relat Dis* 9:790–796.
106. Jelalian E, Jandasek B, Wolff JC, Seaboyer LM, Jones RN, Spirito A. 2016. Cognitive-Behavioral therapy plus healthy lifestyle enhancement for depressed, overweight/obese adolescents: Results of a pilot trial. *J Clin Child Adolesc Psychol*:1–10.
107. Jelalian E, Mehlenbeck R, Lloyd-Richardson EE, Birmaher V, Wing RR. 2006. 'Adventure therapy' combined with cognitive-behavioral treatment for overweight adolescents. *Int J Obes (Lond)* 30:31–39.
108. Lang A, Froelicher ES. 2006. Management of overweight and obesity in adults: Behavioral intervention for long-term weight loss and maintenance. *Eur J Cardiovasc Nurs* 5:102–114.
109. Liao KL. 2000. Cognitive-behavioural approaches and weight management: An overview. *J R Soc Promot Health* 120:27–30.
110. Christakis NA, Fowler JH. 2007. The spread of obesity in a large social network over 32 years. *N Engl J Med* 357:370–379.
111. Oude Luttikhuis H, Baur L, Jansen H, Shrewsbury VA, O'Malley C, Stolk RP, Summerbell CD. 2009. Interventions for treating obesity in children. *Cochrane Database Syst Rev*:CD001872.
112. Kelleher E, Davoren MP, Harrington JM, Shiely F, Perry IJ, McHugh SM. 2016. Barriers and facilitators to initial and continued attendance at community-based lifestyle programmes among families of overweight and obese children: A systematic review. *Obes Rev* 18:183–194.
113. Miller GD, Isom S, Morgan TM, Vitolins MZ, Blackwell C, Brosnihan KB, Diz DI, Katula J, Goff D. 2014. Effects of a community-based weight loss intervention on adipose tissue circulating factors. *Diabetes Metab Syndr* 8:205–211.
114. Gibbs L, O'Connor T, Waters E, Booth M, Walsh O, Green J, Bartlett J, Swinburn B. 2008. Addressing the potential adverse effects of school-based BMI assessments on children's wellbeing. *Int J Pediatr Obes* 3:52–57.
115. Smith KL, Straker LM, McManus A, Fenner AA. 2014. Barriers and enablers for participation in healthy lifestyle programs by adolescents who are overweight: A qualitative study of the opinions of adolescents, their parents and community stakeholders. *BMC Pediatr* 14:53.
116. Waters E, Gibbs L, Tadic M, Ukoumunne OC, Magarey A, Okely AD, de Silva A, Armit C, Green J, O'Connor T, Johnson B, Swinburn B, Carpenter L, Moore G, Littlecott H, Gold L. 2018. Cluster randomised trial of a school-community child health promotion and obesity prevention intervention: Findings from the evaluation of fun 'n healthy in Moreland! *BMC Public Health* 18:92.
117. Maynard MJ. 2017. Faith-based institutions as venues for obesity prevention. *Curr Obes Rep* 6:148–154.
118. Sattin RW, Williams LB, Dias J, Garvin JT, Marion L, Joshua TV, Kriska A, Kramer MK, Narayan KM. 2016. Community trial of a faith-based lifestyle intervention to prevent diabetes among African-Americans. *J Community Health* 41:87–96.
119. Vincent D, McEwen MM, Hepworth JT, Stump CS. 2014. The effects of a community-based, culturally tailored diabetes prevention intervention for high-risk adults of Mexican descent. *Diabetes Educ* 40:202–213.
120. Islam NS, Zanowiak JM, Wyatt LC, Kavathe R, Singh H, Kwon SC, Trinh-Shevrin C. 2014. Diabetes prevention in the New York City Sikh Asian Indian community: A pilot study. *Int J Environ Res Public Health* 11:5462–5486.
121. Reifegerste D, Wasgien K, Hagen LM. 2017. Online social support for obese adults: Exploring the role of forum activity. *Int J Med Inform* 101:1–8.
122. Mechanick JI, Marchetti AE, Apovian C, Benchimol AK, Bisschop PH, Bolio-Galvis A, Hegazi RA, Jenkins D, Mendoza E, Sanz ML, Sheu WH, Tatti P, Tsang MW, Hamdy O. 2012. Diabetes-specific nutrition algorithm:

A transcultural program to optimize diabetes and prediabetes care. *Curr Diab Rep* 12:180–194.
123. Coates JC, Colaiezzi BA, Bell W, Charrondiere UR, Leclercq C. 2017. Overcoming dietary assessment challenges in low-income countries: Technological solutions proposed by the international dietary data expansion (INDDEX) project. *Nutrients* 9:289.
124. Gostin LO, Abou-Taleb H, Roache SA, Alwan A. 2017. Legal priorities for prevention of non-communicable diseases: Innovations from WHO's Eastern Mediterranean region. *Public Health* 144:4–12.
125. Gulland A. 2016. WHO calls for tax on sugary drinks to tackle child obesity. *BMJ* 352:i475.
126. Joshi SR, Mohan V, Joshi SS, Mechanick JI, Marchetti A. 2012. Transcultural diabetes nutrition therapy algorithm: The Asian Indian application. *Curr Diab Rep* 12:204–212.
127. Su HY, Tsang MW, Huang SY, Mechanick JI, Sheu WH, Marchetti A. 2012. Transculturalization of a diabetes-specific nutrition algorithm: Asian application. *Curr Diab Rep* 12:213–219.
128. Gandhi R, Sharma A, Kapoor M, Sundararajan K, Perruccio AV. 2016. Racial differences in serum adipokine and insulin levels in a matched osteoarthritis sample: A pilot study. *J Obes* 2016:8746268.
129. Lee JJ, Pedley A, Hoffmann U, Massaro JM, Fox CS. 2016. Association of changes in abdominal fat quantity and quality with incident cardiovascular disease risk factors. *J Am Coll Cardiol* 68:1509–1521.
130. Zheng Y, Manson JE, Yuan C, Liang MH, Grodstein F, Stampfer MJ, Willett WC, Hu FB. 2017. Associations of weight gain from early to middle adulthood with major health outcomes later in life. *JAMA* 318:255–269.
131. Norman RJ, Davies MJ, Lord J, Moran LJ. 2002. The role of lifestyle modification in polycystic ovary syndrome. *Trends Endocrinol Metab* 13:251–257.
132. Polak K, Czyzyk A, Simoncini T, Meczekalski B. 2017. New markers of insulin resistance in polycystic ovary syndrome. *J Endocrinol Invest* 40:1–8.
133. Browning JD, Szczepaniak LS, Dobbins R, Nuremberg P, Horton JD, Cohen JC, Grundy SM, Hobbs HH. 2004. Prevalence of hepatic steatosis in an urban population in the United States: Impact of ethnicity. *Hepatology* 40:1387–1395.
134. D'Incao RB, Tovo CV, Mattevi VS, Borges DO, Ulbrich JM, Coral GP, Ramos MJ, Meinhardt NG. 2017. Adipokine levels versus hepatic histopathology in bariatric surgery patients. *Obes Surg* 27:2151–2158.
135. Hamilton GS, Joosten SA. 2017. Obstructive sleep apnoea and obesity. *Aust Fam Physician* 46:460–463.
136. Salord N, Gasa M, Mayos M, Fortuna-Gutierrez AM, Montserrat JM, Sanchez-de-la-Torre M, Barcelo A, Barbe F, Vilarrasa N, Monasterio C. 2014. Impact of OSA on biological markers in morbid obesity and metabolic syndrome. *J Clin Sleep Med* 10:263–270.
137. Seven E. 2015. Overweight, hypertension and cardiovascular disease: Focus on adipocytokines, insulin, weight changes and natriuretic peptides. *Dan Med J* 62:B5163.
138. Liberale L, Bonaventura A, Vecchie A, Matteo C, Dallegri F, Montecucco F, Carbone F. 2017. The role of adipocytokines in coronary atherosclerosis. *Curr Atheroscler Rep* 19:10.
139. Wanahita N, Messerli FH, Bangalore S, Gami AS, Somers VK, Steinberg JS. 2008. Atrial fibrillation and obesity-results of a meta-analysis. *Am Heart J* 155:310–315.
140. Hatem SN, Redheuil A, Gandjbakhch E. 2016. Cardiac adipose tissue and atrial fibrillation: The perils of adiposity. *Cardiovasc Res* 109:502–509.
141. Toussirot E, Michel F, Bereau M, Dehecq B, Gaugler B, Wendling D, Grandclement E, Saas P, Dumoulin G. 2017. Serum adipokines, adipose tissue measurements and metabolic parameters in patients with advanced radiographic knee osteoarthritis. *Clin Rheumatol* 36:2531–2539.
142. Gaida JE, Cook JL, Bass SL. 2008. Adiposity and tendinopathy. *Disabil Rehabil* 30:1555–1562.
143. Rechardt M, Viikari-Juntura E, Shiri R. 2014. Adipokines as predictors of recovery from upper extremity soft tissue disorders. *Rheumatology (Oxford)* 53:2238–2242.
144. He CL, Cheng N, Rong YM, Li HY, Li JS, Ding J, Hu XB, Pu HQ, Ren XW, Bai YN. 2017. Risk factors of gout in Jinchang cohort: A Cox regression analysis. *Zhonghua Liu Xing Bing Xue Za Zhi* 38:897–901.
145. Inokuchi T, Tsutsumi Z, Takahashi S, Ka T, Moriwaki Y, Yamamoto T. 2010. Increased frequency of metabolic syndrome and its individual metabolic abnormalities in Japanese patients with primary gout. *J Clin Rheumatol* 16:109–112.
146. Maheshwari A, Stofberg L, Bhattacharya S. 2007. Effect of overweight and obesity on assisted reproductive technology—A systematic review. *Hum Reprod Update* 13:433–444.
147. Dos Santos E, Duval F, Vialard F, Dieudonne MN. 2015. The roles of leptin and adiponectin at the fetal-maternal interface in humans. *Horm Mol Biol Clin Investig* 24:47–63.
148. Phillips GB, Jing T, Heymsfield SB. 2003. Relationships in men of sex hormones, insulin, adiposity, and risk factors for myocardial infarction. *Metabolism* 52:784–790.
149. Sarac S, Atamer A, Atamer Y, Can AS, Bilici A, Tacyildiz I, Kocyigit Y, Yenice N. 2015. Leptin levels and lipoprotein profiles in patients with cholelithiasis. *J Int Med Res* 43:385–392.
150. Ishii S, Chang C, Tanaka T, Kuroda A, Tsuji T, Akishita M, Iijima K. 2016. The association between sarcopenic obesity and depressive symptoms in older Japanese adults. *PLoS One* 11:e0162898.
151. Ackerman SE, Blackburn OA, Marchildon F, Cohen P. 2017. Insights into the link between obesity and cancer. *Curr Obes Rep* 6:195–203.

第 42 章 | 肥胖和体重管理的未来发展方向

目录

要点／680

42.1 **介绍**／680

42.2 **消除获得更好结局的障碍**／680
42.2.1 根深蒂固的偏见和耻辱感／681
42.2.2 肥胖护理资源不足／681
42.2.3 治疗肥胖并发症的支付体系／682

42.3 **更有效的公共卫生策略**／683
42.3.1 重点关注食品政策／683
42.3.2 分析导致肥胖的复杂社会体系／683

42.4 **研究发展重点**／684
42.4.1 药物治疗／684
42.4.2 精准医学／685
42.4.3 关注长期预后结局／685
42.4.4 转化医学／685

42.5 **结论**／686

临床应用／686

参考文献／686

要　点

- 有效肥胖护理的重大阻碍正在逐步消失，以实现更好的结果。
- 大部分仅关注个人行为的无效预防计划将被更加系统的、基于证据的策略所替代。
- 药物治疗正朝着有针对性的方向发展，并且跟减重术一样，成为有效的治疗手段。
- 对不同肥胖表型的深入研究有助于肥胖精准医学的发展。
- 关注长期结局有助于精确找到可获得更好健康和长寿的肥胖症护理模式。

42.1　介绍

四十多年来，公共卫生专家和医学专家一直在关注肥胖患病率上升带来的健康威胁。早在1974年，儿科保健专家就特别关注儿童肥胖患病率上升及其对后代健康的影响。

为此，美国疾病预防控制中心于1997年建立了饮食、体力活动和肥胖司。2001年，外科医师David Satcher发起了一项全国性的呼吁行动，旨在预防和减少超重和肥胖。George W.Bush总统和Barack Obama总统都支持并采取有力的举措来减少肥胖和超重对公众健康的影响。

然而，当时的美国疾病预防控制中心主任Thomas Frieden在2016年底发表演讲表示，减少肥胖的公共卫生项目进展远远低于预期[1]。2016年美国国家健康和营养调查的数据显示肥胖发病率达历史新高[2]。尽管公共卫生政策制定者做出了最大努力，但肥胖已成为美国和其他发达国家共同的全球性流行病[3]。迄今为止，没有任何一个国家能成功扭转这个趋势。

尽管还不完善，但在肥胖的生物学和行为驱动因素研究方面还是取得了进展。近年来，特别是药物治疗方面，治疗方式越来越多。越来越多的医疗保健提供者正在考取技能证书，为肥胖患者提供循证治疗。肥胖治疗的益处，特别是减重术方面的证据也在稳步增长。

然而，能从这一进程中受益的人相对较少。许多初级医疗保健人员不提供甚至不推荐有效的肥胖治疗方案。许多患者要么不知道有可以改善他们健康的治疗选项，要么不相信这些治疗与他们有关。

减少肥胖对健康影响的未来发展方向将取决于3个广义主题：消除获得更好结局的障碍，制定有效的公共卫生策略，以及提供更好治疗选项的研究。

42.2　消除获得更好结局的障碍

肥胖是由生物、社会、经济和环境因素之间复杂的相互作用引起的一种患病率不断增加的慢性疾病。然而，许多证据表明，通过实施已经存在的基于循证的预防和治疗方案，公共和个人健康会得到良好结局。改善结局将需要消除许多系统性障碍,包括根深蒂固的偏见和耻辱感,提供有效肥胖护理的临床资源不足,以及倾向于治疗肥胖并发症而不是预防那些并发症的支付系统。

42.2.1 根深蒂固的偏见和耻辱感

大量研究表明,许多与肥胖有关的政策和措施会使肥胖人群的生活变得更加糟糕[4]。超重和肥胖儿童从很小的时候就会面临偏见、耻辱和欺凌。

Kayla de la Haye 及其同事利用 TRAILS 研究的数据,查阅了平均年龄为 11 岁儿童的社交网络[5]。他们查看了儿童选出的受欢迎的和不受欢迎的同龄人,证实了先前研究的结果:体重较重的孩子不太可能被提名为好朋友。通过社交网络研究还发现,体重较重的孩子更有可能将他们不喜欢的孩子称为朋友,这进一步证明体重会导致社交隔离。

研究人员还证明,儿童的体重偏见与成人的种族偏见一样严重[6]。他们发现高度隐性体重偏见会导致不健康的饮食行为,并增加从儿童期到成年期持续肥胖的风险。欺凌在儿童和青少年中普遍存在,可导致健康状况[7]不佳。

在学校筛查肥胖儿童会使他们成为耻辱和欺凌的对象,同时筛查又不提供有助于改善体重的治疗方案。在最近的一篇综述中,Thompson 和 Madsen 没有找到任何证据显示这一政策对学生有好处,也没有发现潜在伤害的重大隐患[8]。

同样,许多其他"肥胖意识"活动也会加重耻辱感,而且也没有提供有效的临床方案。即使他们避免谈论肥胖这一话题,大多数成年人和超重儿童也每天都会收到关于他们体重状况的提醒,这带来了巨大耻辱感。在肥胖的成年人中,体重偏见和歧视在职场、教育、大众媒体、个人关系和医疗保健中很常见,它们会导致不良的心理和身体状况。医疗服务提供者表达的偏见更加损害了肥胖人群的临床护理质量[9]。

随着对体重偏见和肥胖耻辱产生不良后果的认识的不断提高,2017 年美国医学会[10]和美国儿科学会[11]共同决定呼吁减少体重偏见对儿童、青少年和成人的危害。同时,大众媒体越来越关注这一问题,将其描述为肥胖羞耻在流行文化中是不可接受的[12]。这些提倡身体积极性和女性主义的社会运动的发展为鼓励提供了理由[13]。

这些政策联合起来会使肥胖患者的生活得到有益的改善,帮助肥胖患者对抗偏见和肥胖耻辱感,促进和支持身体积极性,将会改善肥胖人群的生活。

42.2.2 肥胖护理资源不足

尽管医疗服务提供者和患者都将肥胖视为一种疾病,但临床实践模式并未体现这种看法[14]。这可能源于对肥胖的生物学基础缺乏认识,许多医师认为这种疾病完全是生活方式和行为因素导致的,所以错误地认为行为干预比药物治疗和手术治疗更有效[15]。

儿童肥胖的治疗资源特别稀缺。在美国,大约有 5 000 000 名儿童患有严重的肥胖,但能为这些儿童提供肥胖治疗、拥有3级肥胖护理计划的服务中心不到50个[16]。最近一次跨部门联席会议发现，儿童肥胖护理支付系统不完善是导致该需求无法满足的重大阻力。这些中心大多数都处于财务亏损状态[17]。

临床护理不足的一个原因是，大多数医疗保健提供者接受的肥胖护理培训相对较少。他们对提供此类临床治疗并不自信[18]。医疗执照考试尚未对潜在医师进行治疗肥胖所需的核心能力进行测试[19]。

然而，最近的研究进展表明更多的医疗保健专业人员正在寻求肥胖护理的正规培训。美国肥胖医学委员会报告显示，超过2 000名医师现已获得肥胖医学委员会的认证，使其成为医疗保健发展最快的领域之一[20]。大多数会员来自初级保健机构——家庭诊所、内科、产科和妇科。营养师注册学会现在正在为相关专科医疗专业人员提供肥胖和体重管理的考试认证。

42.2.3　治疗肥胖并发症的支付体系

基于循证的肥胖护理最大的阻碍可能就是支付系统，它全面覆盖肥胖导致的大多数并发症，却严格限制甚至不支付肥胖治疗。

重要的财政资源用于治疗糖尿病、心血管疾病、多种癌症、关节炎和肝病等肥胖并发症。2014年的财政报告分析估计，美国的直接医疗费用为1 490亿美元[21]。Waters和DeVol估计美国肥胖导致的总体经济负担是1.4万亿美元[22]。

即使在"平价医疗法案"（"Affordable Care Act"）通过之后，对于肥胖治疗的覆盖率不足在美国仍然很普遍，特别是在个人和小型雇主商业保险中。大多数美国成年人说，他们认为自己的健康计划不会覆盖基于循证的肥胖护理，例如饮食咨询、药物治疗和减重术[23]。作为一项预防性医疗服务，"平价医疗法案"覆盖预防糖尿病的强化生活方式治疗，但实施这项政策却非常缓慢。一项研究发现，医疗保险中使用该选项的患者不到有此医疗需求的病人的1%[24]。

肥胖的药物治疗覆盖范围可能是最有限的。Gomez和Stanford发现，在美国，只有9个州且只有11%的政策涵盖了这些药物，并且只有7个州的医疗补助计划提供了保险[25]。

可能由于显著的健康益处，手术治疗的医疗保险比生活方式疗法或药物疗法更常见[26]。自2006年以来，医疗保险已经涵盖了这种形式的肥胖治疗。尽管如此，限制、拒绝和大额共同支付仍然很常见。

寻求肥胖治疗的患者相对较少，也许是因为内在耻辱感导致大多数人认为这是自己造成的后果，他们必须承担全部责任[14]。据推测，那些主动去寻求治疗的患者依从性更好，并且会关注和避免肥胖并发症。最近的一项经济分析估算了扩大医疗保险覆盖范围为提供肥胖治疗的潜在益处。由有资质的专家（比如注册营养师）提供的治疗以及肥胖药物治疗可以在十年内节省大量成本，并大大降低未来发生肥胖并发症的医疗成本[27]。因此，改善和建立有效的肥胖症治疗支付系统，有助于提高受肥胖影响人群的健康结果。

42.3 更有效的公共卫生策略

40多年前,《柳叶刀》杂志的编辑警告说:"在整个儿童期预防肥胖中我们需要更加警惕。因为肥胖的成年人可能永远不会被'治愈',但大多数肥胖通过护理是可以被预防的[28]。"

随后的经验证明,他们对预防必要性的判断是正确的,并且为这项工作投入了大量资源。在美国,有两位总统将肥胖预防作为国家首要任务[29,30],时间超过10年。但是儿童和成人的肥胖率还在持续增长,而且肥胖已经成为全球大流行病[31]。

42.3.1 重点关注食品政策

即使是在最近被认为是"新思维"的出版物中,解决肥胖问题的公共卫生策略也是以食品政策为重点[32]。除营养外,其他策略的主要目标是促进体力活动,比如奥巴马政府的主题"Let's Move"。促进更好的饮食习惯和更多的体力活动是改善健康的有效方法,但作为一种减少肥胖的策略,却未能产生显著效果。

Cochrane 对儿童肥胖预防的综述发现了其有效性的综合证据:"虽然许多研究能够在一定程度上改善儿童的营养或体力活动,但只有一些研究能够体现该计划对儿童肥胖水平的影响。当对比分析这些研究时,我们能够看到这些研究产生了阳性差异,但在我们不能解释的研究所见之间存在许多变量。此外,一些已经失败的小型研究也会对结果产生影响[33]。"

与此结论一致,Christina Roberto 及其同事在 2015 年的研究中指出,预防肥胖的方案还不完整,稀缺且不佳[32]。Jannah Jones 及其同事认为,在儿童幼托环境中实施肥胖预防计划,在真实社区场景下不一定有效[34]。

42.3.2 分析导致肥胖的复杂社会体系

提倡健康饮食和积极生活的计划在理论上是可行的,但应用范围太窄,无法对肥胖的流行产生有意义的影响。肥胖的全球流行是复杂的适应性系统相作用的产物[35]。这个体系包括社会心理学、个体心理学、个体体力活动、体力活动环境、人体生理学、个体生理学、食品消费和食品生产等领域。

许多肥胖预防计划的重点是促进个人的体力活动和改善饮食计划。一些政府实施了影响全体居民生活的政策,但政策影响的实质性内容相对较少。例如对含糖饮料征税可能对纳税饮料的消费产生影响,但未发现对肥胖患病率的影响[36,37]。同样,对居民环境的投资可能会促进体力活动,但尚不清楚这些投资是否会减少肥胖[38]。

Finegood、Merth 和 Rutter 认为,想要找到一种更有效的公共卫生战略需要建立综合方法[39],这需要多个学科和多个部门的团队合作,工业、学术界、政府和非营利组织之间的合作将至关重要。这对单独制定政策的部门和专业人士提出挑战,他们须改变固定的合作模式。

公共卫生战略还需要更有效的系统方法评价这些目标的进展[40]。这些战略必须提供关于行动、结果和最新研究结果之间的持续反馈。

简而言之，经过四十年的努力，肥胖预防的进展一直不佳。只有采用一种基于循证的、严格的、持续的新方法才能提供更好的结果。更多相同的策略只能带来更多令人失望的结果。

42.4 研究发展重点

生物医学研究具有为肥胖患者提供更好的治疗选择的巨大潜力，进展可能从三个重点领域中产生：药物治疗、精准医学和关注长期预后结局。

42.4.1 药物治疗

在 2013 年之前，药物治疗方面的创新很少。FDA 于 1959 年批准芬特明用于减轻体重。1996 年，第 1 个批准的新药是右芬氟拉明。1997 年，在右芬氟拉明可能会导致心脏瓣膜病风险的报告出现后，它被撤出市场[41]。在右芬氟拉明撤出之后不久，FDA 批准了另外两种处方药，即西布曲明和奥利司他。这两种药物在市场上更多用于减轻体重，而不是用于肥胖相关慢性疾病管理，但两者在市场上的结果都令人失望。西布曲明于 2010 年退出市场[42]。

在这些失败的尝试之后，有两个标志性事件意味着肥胖药物的研发环境发生了重大转变。首先，FDA 通过提高用于减轻体重的新药的安全阈值来回应右芬氟拉明戒断引起的安全问题。赛诺菲公司已经完成了利莫那班的全面临床药物开发计划，并获得了欧洲市场的认可。但由于其会导致抑郁和自杀，FDA 拒绝批准其上市。然后，FDA 同时拒绝了用于肥胖治疗的 3 种药物：芬特明 - 托吡酯、纳屈酮 - 安非他酮和氯卡色林[43]。

大多数制药公司停止抗肥胖药的研发。2010 年，赛诺菲首席执行官表达了放弃该领域的决定："只要我们认为肥胖是一种生活方式选择，任何人都可有权利选择胖或瘦，那么我认为，我们没有必要开发药物。我不认为现在有合适的监管环境和风险 / 收益环境可以让我作为首席执行官来承担开发抗肥胖药的风险。"

在这种恶劣的环境持续 3 年之后，FDA 于 2013 年再次开始批准抗肥胖药。到 2014 年，FDA 已经批准了四种用于肥胖治疗的新药物。显然，其将重点从保守的短期减重转变为将肥胖作为一种慢性疾病管理[44]。大约在同一时间，美国医学协会与肥胖专家共同将肥胖视为一种需要进行医疗管理的复杂慢性疾病[45]。

这种转变为开发新的抗肥胖药带来了新的投资机遇，尤其是诺和诺德（Novo Nordisk）公司[46]。除该公司长期投资开发广泛的新型抗肥胖药外，许多小型生物技术公司也正在开发对肥胖具有高度针对性的药物。

因此，未来有可能开发出治疗肥胖的创新药物。下一个进入市场的新药可能是 Semaglutide（中国通用名：司美格鲁肽）。在一项为期52周的肥胖Ⅱ期临床研究中，诺和诺德公司报告了受试者体重减轻13.8%的效果，这超过了现有药物的5%~10%体重减轻效果[47]。

同样，正在开发的其他新药也显示出有疗效增强的希望。在一项针对两名患有罕见遗传性POMC（proopiomelanocortin，阿黑皮素原）缺陷患者的Ⅰ期研究中，Setmelanotide（中文名称：索马鲁肽）在短期体重减轻和饥饿感降低方面产生了令人印象深刻的效果[48]。在患有其他POMC缺陷的患者中，结果则相对没有这么显著[49]。

新药开发无法预测，但这些和其他正在研究的药物表明，未来的药物可能会为特定的肥胖患者提供显著的疗效获益[50]。

42.4.2　精准医学

肥胖的遗传性质早已显现出来[51]。但最近的研究进展使人们更深入地理解了遗传的生物学基础。研究发现，越来越多的单基因缺陷会导致童年时期的严重肥胖。此外，多种遗传特征相互作用导致个体对肥胖的易感性增加[52]。其他促成因素相互作用会导致肥胖，包括表观遗传学、微生物组学、社会环境、经济环境、食物环境和不良生活经历。这些因素可以产生许多不同的肥胖亚型，从而对不同的治疗方式表现出不一样的反应[53]。

多组学技术的进步正在为精准诊断肥胖表型提供可能性[54]，并为开展个性化治疗创造了新的可能，效果甚至会超过现有的治疗方式[55]。

42.4.3　关注长期预后结局

许多关于肥胖的临床研究都集中在体重减轻上。短期体重减轻的结果对患者很重要，但更重要的是长期结果，例如长期保持减重效果、肥胖并发症的消失以及预防心搏骤停、卒中和死亡等严重不良后果。减重术和糖尿病预防的强化行为疗法研究呈现出了很多远期预后效果的数据。

肥胖药物治疗的长期效果研究近期开始出现，但尚未提供实质性证据基础。然而，关于减轻体重的2型糖尿病药物对心血管益处的数据，说明这些类型研究可能会出现有益结果。

42.4.4　转化医学

在理解肥胖的生物学基础方面，我们取得了巨大进展；但是在将其转化为肥胖人群临床获益方面，我们却进展缓慢。与提供循证医学服务来预防这些并发症相比，卫生系统更有能力护理肥胖并发症。但是，疾病预防和临床治疗的综合模式正在变革，以便为患者提供更完整的肥胖管理方法。积极的疾病管理可以与社区工作相结合，以减轻疾病负担。实现这一目标需要培养更多接受过肥胖治疗培训的医疗服务提供者。也许更重要的是，需要卫生系统提供更好的措施来激励慢性疾病预防工作[56]。

42.5　结论

肥胖的生物学和环境基础方面的研究进展是巨大的,但还远远不够。不幸的是,目前进展并没有转化为能改善公共卫生结果的政策,也未能提高肥胖人群的健康情况和生活质量。

尽管如此,前景仍然是光明的。呼吁消除对于肥胖的普遍的体重偏见、耻辱和歧视等障碍,已经在研究文献和大众文化中受到了广泛的关注。而且,政策在努力消除肥胖护理资源不足方面进展明显。例如,肥胖医疗已成为医疗保健发展最快的领域之一。美国肥胖医学委员会的成立是这一成功的关键里程碑。

第三个也许是最具挑战性的障碍是支持治疗肥胖并发症的支付系统,而不是提供可以预防肥胖并发症的护理。尽管这些系统的改进速度缓慢,但他们将有利于预防或减缓肥胖及其并发症的发展。

除了清楚当前影响肥胖消除的障碍之外,未来的进展将来自两个领域的新证据:公共卫生策略和生物医学研究,它们将是更好的治疗选择。

我们的肥胖预防策略在过去的四十年里一直致力于干预饮食行为和体力活动,收效甚微。显然需要更有效的公共卫生策略来解决这个问题。现在,采取新方法的时机已经成熟,新的方法更多的是基于客观证据和严格的连续评估。最后,生物学基础的新进展带来了新疗法。专注于长期预后效果的创新药物治疗、精准医学和临床治疗具有巨大潜力,可以为肥胖患者提供更高标准的临床管理。

临床应用

- 更好的临床结果将来自新兴临床疗法的应用——生活方式、药物治疗和手术。
- 药物治疗的选择增多,并具有更高的疗效标准。
- 通过精准医学和快速成熟的组学技术,未来的治疗方法将更加个体化。

（Theodore K. Kyle,RPh,MBA　著　吴岳　译　肖宁　校）

参考文献

1. Kyle TK. CDC: Learning from a Shortfall on Obesity Goals [Internet]. ConscienHealth. 2016 [cited Feb. 12, 2018]. Available from: http://conscienhealth.org/2016/12/cdc-learning-from-shortfall-obesity-goals/
2. Hales CM, Carroll MD, Fryar CD, Ogden CL. Prevalence of obesity among adults and youth: United States, 2015–2016. US Department of Health and Human Services, Centers for Disease Control and Prevention, National Center for Health Statistics; 2017 Oct.
3. GBD 2015 Obesity Collaborators. Health effects of overweight and obesity in 195 countries over 25 years. New England Journal of Medicine. 2017;377(1):13–27.
4. Puhl RM, Heuer CA. Obesity stigma: Important considerations for public health. American Journal of Public Health. 2010;100(6):1019–28.
5. de la Haye K, Dijkstra JK, Lubbers MJ, van Rijsewijk L, Stolk R. The dual role of friendship and antipathy relations in the marginalization of overweight children in their peer networks: The TRAILS Study. PloS One. 2017;12(6):e0178130.
6. Skinner AC, Payne K, Perrin AJ, Panter AT, Howard JB, Bardone-Cone A, Bulik

6. CM, Steiner MJ, Perrin EM. Implicit weight bias in children age 9 to 11 years. *Pediatrics*. 2017;140(1):e20163936.
7. Puhl RM, King KM. Weight discrimination and bullying. *Best Practice & Research Clinical Endocrinology & Metabolism*. 2013;27(2):117–27.
8. Thompson HR, Madsen KA. The report card on BMI report cards. *Current Obesity Reports*. 2017;6(2):163–7.
9. Puhl RM, Phelan SM, Nadglowski J, Kyle TK. Overcoming weight bias in the management of patients with diabetes and obesity. *Clinical Diabetes*. 2016;34(1):44–50.
10. AMA Destigmatize Obesity Resolution [Internet]. Obesity Medicine Association. 2017 [cited Feb. 12, 2018]. Available from: https://obesitymedicine.org/ama-destigmatize-obesity-resolution/
11. Pont SJ, Puhl R, Cook SR, Slusser W. Stigma experienced by children and adolescents with obesity. *Pediatrics*. 2017:e20173034.
12. Bergland C. Sizeism Is Harming Too Many of Us: Fat Shaming Must Stop [Internet]. *Psychology Today*. Sussex Publishers; 2017 [cited Feb. 12, 2018]. Available from: https://www.psychologytoday.com/blog/the-athletes-way/201708/sizeism-is-harming-too-many-us-fat-shaming-must-stop
13. Salam M. Why 'Radical Body Love' Is Thriving on Instagram [Internet]. *The New York Times*. 2017 [cited Feb. 12, 2018]. Available from: https://nyti.ms/2s4oZI7
14. Kaplan LM, Golden A, Jinnett K, Kolotkin RL, Kyle TK, Look M, Nadglowski J, O'Neil PM, Parry T, Tomaszewski KJ, Stevenin B. Perceptions of barriers to effective obesity care: Results from the National ACTION Study. *Obesity*. 2018;26(1):61–9.
15. Tsai AG, Histon T, Kyle TK, Rubenstein N, Troy Donahoo W. Evidence of a gap in understanding obesity among physicians. *Obesity Science & Practice*. 2018;4:46–51.
16. Kyle TK. Childhood Obesity Treatment Programs: A Few to Serve Many [Internet]. ConscienHealth. 2017 [cited Feb. 12, 2018]. Available from: http://conscienhealth.org/2017/02/childhood-obesity-treatment-programs-serve-many/
17. Wilfley DE, Staiano AE, Altman M, Lindros J, Lima A, Hassink SG, Dietz WH, Cook S. Improving access and systems of care for evidence-based childhood obesity treatment: Conference key findings and next steps. *Obesity*. 2017;25(1):16–29.
18. Bleich SN, Bandara S, Bennett WL, Cooper LA, Gudzune KA. US health professionals' views on obesity care, training, and self-efficacy. *American Journal of Preventive Medicine*. 2015;48(4):411–8.
19. Kushner RF, Butsch WS, Kahan S, Machineni S, Cook S, Aronne LJ. Obesity coverage on medical licensing examinations in the United States. What is being tested? *Teaching and Learning in Medicine*. 2017;29(2):123–8.
20. American Board of Obesity Medicine Surpasses 2,000 Diplomates [Internet]. *Business Wire*. American Board of Obesity Medicine; 2017 [cited Feb. 12, 2018]. Available from: https://www.businesswire.com/news/home/20170216005152/en/
21. Kim DD, Basu A. Estimating the medical care costs of obesity in the United States: Systematic review, meta-analysis, and empirical analysis. *Value in Health*. 2016;19(5):602–13.
22. Waters H, DeVol R. Weighing down America: The health and economic impact of obesity.
23. Wilson ER, Kyle TK, Nadglowski JF, Cody Stanford F. Obesity coverage gap: Consumers perceive low coverage for obesity treatments even when workplace wellness programs target BMI. *Obesity*. 2017;25(2):370–7.
24. Batsis JA, Bynum JP. Uptake of the centers for medicare and medicaid obesity benefit: 2012–2013. *Obesity*. 2016;24(9):1983–8.
25. Gomez G, Stanford FC. US health policy and prescription drug coverage of FDA-approved medications for the treatment of obesity. *International Journal of Obesity*. 2017;42:495.
26. Tsai AG, Asch DA, Wadden TA. Insurance coverage for obesity treatment. *Journal of the American Dietetic Association*. 2006;106(10):1651–5.
27. Su W. The Impact of Medicare Coverage for Anti-Obesity Interventions [Internet]. *Obesity Care Advocacy Network*. IHS Markit; 2017 [cited Feb. 12, 2018]. Available from: http://www.obesitycareadvocacynetwork.com/the-impact-of-medicare-coverage-for-anti-obesity-interventions/
28. Editorial: Infant and adult obesity. *Lancet*. 1974;303(7845):17–8.
29. White House Takes Aim at Obesity [Internet]. CNN. Cable News Network; 2004 [cited Feb. 12, 2018]. Available from: http://www.cnn.com/2004/HEALTH/diet.fitness/03/12/obesity.campaign/
30. Givhan R. First lady Michelle Obama: 'Let's Move' and Work on Childhood Obesity Problem [Internet]. *The Washington Post*. WP Company; 2010 [cited Feb. 12, 2018]. Available from: http://www.washingtonpost.com/wp-dyn/content/article/2010/02/09/AR2010020900791.html
31. Swinburn BA, Sacks G, Hall KD, McPherson K, Finegood DT, Moodie ML, Gortmaker SL. The global obesity pandemic: Shaped by global drivers and local environments. *The Lancet*. 2011;378(9793):804–14.
32. Roberto CA, Swinburn B, Hawkes C, Huang TT, Costa SA, Ashe M, Zwicker L, Cawley JH, Brownell KD. Patchy progress on obesity prevention: Emerging examples, entrenched barriers, and new thinking. *The Lancet*. 2015;385(9985):2400–9.
33. Waters E, de Silva-Sanigorski A, Burford BJ, Brown T, Campbell KJ, Gao Y, Armstrong R, Prosser L, Summerbell CD. Interventions for preventing obesity in children. *The Cochrane Library*. 2011.
34. Jones J, Yoong SL, Wyse R, Ward DS, Wolfenden L. Improving the impact of obesity prevention interventions in the childcare setting: The need for a systematic application of implementation science. *Journal of Paediatrics and Child Health*. 2017;53(3):211–3.
35. Vandenbroeck IP, Goossens J, Clemens M. Building the obesity system map. Foresight Tackling Obesities: Future Choices (http://www.foresight.gov.uk). 2007.
36. Colchero MA, Rivera-Dommarco J, Popkin BM, Ng SW. In Mexico, evidence of sustained consumer response two years after implementing a sugar-sweetened beverage tax. *Health Affairs*. 2017;36(3):564–71.
37. Brand-Miller JC, Barclay AW. Declining consumption of added sugars and sugar-sweetened beverages in Australia: A challenge for obesity prevention, 2. *The American Journal of Clinical Nutrition*. 2017;105(4):854–63.
38. Monsivais P, Burgoine T. The built environment and obesity in UK Biobank: Right project, wrong data? *The Lancet Public Health*. 2018;3(1):e4–5.
39. Finegood DT, Merth TD, Rutter H. Implications of the foresight obesity system map for solutions to childhood obesity. *Obesity*. 2010;18(S1):S13–6.
40. Committee on Evaluating Progress of Obesity Prevention Effort. *Evaluating Obesity Prevention Efforts: A Plan for Measuring Progress*. National Academies Press; 2014.
41. Elliot WT, Chan J. *Fenfluramine and Dexfenfluramine Withdrawn from Market*. AHC Media; 1997.
42. In Brief: Sibutramine (Meridia) Withdrawn [Internet]. *The Medical Letter on Drugs and Therapeutics*. Medical Letter, Inc.; 2010 [cited Feb. 12, 2018]. Available from: https://secure.medicalletter.org/w1350d
43. Pollack A. F.D.A. Fails to Approve Contrave, a New Diet Pill [Internet]. *The New York Times*. 2011 [cited Feb. 12, 2018]. Available from: https://nyti.ms/2rX1C3b
44. Kyle TK. Favoring Innovation in Obesity [Internet]. ConscienHealth. 2014 [cited Feb. 12, 2018]. Available from: http://conscienhealth.org/2014/09/favoring-innovation-in-obesity/
45. Pollack A. A.M.A. Recognizes Obesity as a Disease [Internet]. *The New York Times*. 2013 [cited Feb. 12, 2018]. Available from: https://nyti.ms/2kt3fCZ
46. Hirschler B. Novo Nordisk Bets on New Obesity Drug Recipes [Internet]. *Reuters*. Thomson Reuters; 2017 [cited Feb. 12, 2018]. Available from: https://www.reuters.com/article/us-novo-nordisk-ceo/novo-nordisk-bets-on-new-obesity-drug-recipes-idUSKBN1871QJ
47. Holst JJ, Madsbad S. Semaglutide seems to be more effective the other GLP-1Ras. *Annals of Translational Medicine*. 2017;5(24).
48. Kühnen P, Clément K, Wiegand S, Blankenstein O, Gottesdiener K, Martini LL, Mai K, Blume-Peytavi U, Grüters A, Krude H. Proopiomelanocortin deficiency treated with a melanocortin-4 receptor agonist. *New England Journal of Medicine*. 2016;375(3):240–6.
49. Collet TH, Dubern B, Mokrosinski J, Connors H, Keogh JM, de Oliveira EM, Henning E, Poitou-Bernert C, Oppert JM, Tounian P, Marchelli F. Evaluation of a melanocortin-4 receptor (MC4R) agonist (Setmelanotide) in MC4R deficiency. *Molecular Metabolism*. 2017;6(10):1321–9.

50. Valsamakis G, Konstantakou P, Mastorakos G. New targets for drug treatment of obesity. *Annual Review of Pharmacology and Toxicology*. 2017;57:585–605.
51. Musani SK, Erickson S, Allison DB. Obesity--still highly heritable after all these years. *The American Journal of Clinical Nutrition*. 2008;87(2):275.
52. Locke AE, Kahali B, Berndt SI, Justice AE, Pers TH, Day FR, Powell C, Vedantam S, Buchkovich ML, Yang J, Croteau-Chonka DC. Genetic studies of body mass index yield new insights for obesity biology. *Nature*. 2015;518(7538):197.
53. Field AE, Camargo CA, Ogino S. The merits of subtyping obesity: One size does not fit all. *JAMA*. 2013;310(20):2147–8.
54. Piening BD, Zhou W, Contrepois K, Röst H, Urban GJ, Mishra T, Hanson BM, Bautista EJ, Leopold S, Yeh CY, Spakowicz D. Integrative personal omics profiles during periods of weight gain and loss. *Cell Systems*. 2018;6:157–70.
55. Yanovski SZ, Yanovski JA. Toward precision approaches for the prevention and treatment of obesity. *JAMA*. 2018;319(3):223–4.
56. Dietz WH, Solomon LS, Pronk N, Ziegenhorn SK, Standish M, Longjohn MM, Fukuzawa DD, Eneli IU, Loy L, Muth ND, Sanchez EJ. An integrated framework for the prevention and treatment of obesity and its related chronic diseases. *Health Affairs*. 2015;34(9):1456–63.

第九部分

免疫学与感染性疾病

主编：Gregory A.Hand,PhD,MPH,FACSM,FESPM

第43章 | 运动、炎症和呼吸道感染

目录

要点／691

43.1 介绍／691

43.2 运动训练对慢性抗炎的影响／691

43.3 体力活动、体适能与慢性炎症／692

43.4 潜在机制／693

43.5 通过定期、适度运动来降低上呼吸道感染的风险／693

43.6 中等强度体力活动与上呼吸道感染风险／694

43.7 中等强度体力活动与免疫监测增强／696

43.8 结论／697

临床应用／697

参考文献／697

要点

- 长期运动可以减少全身炎症。
- 减重是减少整体炎症的关键。
- 适度运动训练可降低上呼吸道感染的风险。
- 适度运动可提高免疫监视能力。

43.1 介绍

运动免疫学是一个相对较新的科学领域,这个领域在过去 25 年内发表了大量的论文[1]。大多数研究集中在各种运动负荷对免疫系统的急性和慢性影响以及对病原体的免疫监视。对于执业医师来说,运动免疫学的两个研究领域具有最大的临床和公共卫生学意义:①运动训练对慢性抗炎的作用;②定期、适度运动训练可以降低上呼吸道感染(upper respiratory tract infection,URTI)的风险。

43.2 运动训练对慢性抗炎的影响

急性炎症是免疫系统对感染和创伤的正常反应。与马拉松比赛相似剧烈程度和长时间的运动会导致白细胞计数(white blood cell,WBC)和多种细胞因子短暂地大幅增加,多种细胞因子包括白细胞介素 -6(IL-6)、白细胞介素 -8(interleukin-8,IL-8)、白细胞介素 -10(interleukin-10,IL-10)、白细胞介素 -1 受体拮抗剂(interleukin-1 receptor antagonist,IL-1Ra)、粒细胞集落刺激因子(granulocyte colony stimulating factor,G-CSF)、单核细胞趋化蛋白 -1(monocyte chemoattractant protein 1,MCP-1)、巨噬细胞炎症蛋白 -1β(macrophage inflammatory protein 1 beta,MIP-1β)、肿瘤坏死因子 -α(TNF-α)和巨噬细胞移动抑制因子(macrophage migration inhibitory factor,MIF)[2-4]。C 反应蛋白(CRP)在剧烈运动后也会升高,但与大多数细胞因子相比,这种升高具有延迟效应。尽管这些炎症生物标志物在每次高强度运动中都有规律地增加,但耐力运动员在休息时的炎症生物标志物水平低于超重和不健康的成年人。例如,长跑运动员(休息状态)的平均 CRP 水平通常低于 0.5mg/L,而肥胖、绝经后女性的平均 CRP 水平则高于 4.0mg/L[3,5]。

炎症生物标志物的持续增加被定义为慢性或全身性炎症,与多种疾病有关,包括动脉粥样硬化和心血管疾病(CVD)、代谢综合征、糖尿病、肌少症、关节炎、骨质疏松症、慢性阻塞性肺疾病、痴呆、抑郁症和各种类型的癌症[6-8]。CRP 是最常用的炎症生物标志物,与 CRP 浓度低于 1.0mg/L 的个体相比,CRP 值位于人群三分位上三分之一(>3.0mg/L)的个体患 CVD 风险增加两倍[8]。空腹 IL-6 浓度升高是导致代谢综合征、CVD、糖尿病和各种癌症的慢性轻度炎症的重要因素[9]。运动员的血浆 IL-6 浓度通常低于 1.0pg/ml,而老年人和肥胖者的血浆 IL-6 浓度高于 2.0pg/ml[3,9]。

43.3 体力活动、体适能与慢性炎症

大量人群观察研究一致表明,在对潜在的混杂因素进行调整后,体力活动和体适能水平较高的成年人 WBC、CRP、IL-6、TNF-α 和其他炎症生物标志物水平较低[10-15]。体力活动、体适能与炎症之间的反向联系在一定程度上与体力活动对脂肪质量的影响有关[12]。在大多数研究中,调整体质量指数(BMI)和肥胖后,尽管炎症生物标志物与体力活动、体适能之间的关联强度减弱,但两者的相关关系依旧存在[12,16]。例如,在一项针对 1 002 名社区居住成年人(年龄范围:18~85 岁)的研究中,研究者通过一般线性模型(general linear model,GLM)调整 CRP 平均值,以确定体力活动频率、BMI 以及其他一些生活方式和人口统计因素[16]。结果表明 BMI 对 CRP 的影响最大,其次是性别(女性较大)、运动频率、年龄和吸烟状况(图 43-3-1)。

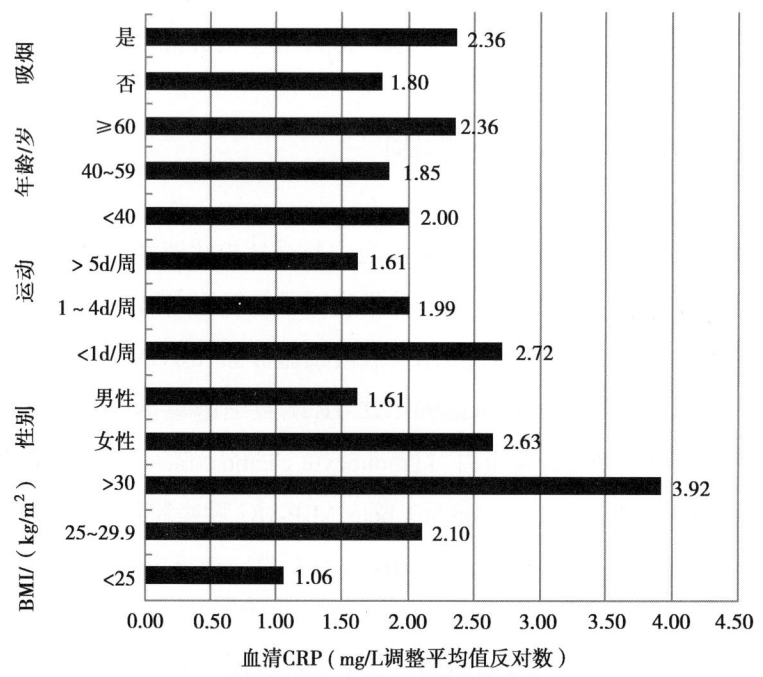

图 43-3-1　有氧运动频率以及其他生活方式和人口统计学
因素对 CRP 的相对影响

注:通过一般线性模型对每个因素进行加权后,对平均值进行统计调整。
资料来源:Shanely,R.A.et al.,Scand.J Med.Sci Sports.2013;23:215-223.

随机、对照、运动干预研究对增加体力活动是否会减少全身炎症得出不一致的结论[12,17-23]。来自大样本和随机、对照、运动干预研究的数据支持以下结论:为了减少慢性炎症的发生,需要在生活方式因素方面作出很大改变,包括减轻体重、每天进行 30~60min 中等到高强度的体力活动、避免吸烟、增加水果和蔬菜的摄入[23,24]。例如,如果一位肥胖的老年人在生活方式中单纯增加每周 3 次 30min 步行运动,那么慢性炎症就不太可能减少,除非增加运动负荷,同时显著减轻体重和改善饮食质量。

43.4 潜在机制

成功的运动训练通过减少内脏脂肪[25],以及随着时间推移,每次运动导致急性抗炎环境的产生来发挥抗炎作用[26,27]。反过来,运动诱导的抗炎效应与改善轻度炎症相关的慢性疾病相关,这些慢性疾病包括肥胖、胰岛素抵抗、心血管疾病和动脉粥样硬化[28]。这些影响可能部分是通过肌源性多肽或肌细胞因子(如 IL-6)介导的,但这一机制还需要进一步验证[29]。收缩的骨骼肌释放肌细胞因子(如 IL-6、IL-8、IL-15),可以发挥直接和慢性抗炎作用。

最早发现和研究最多的细胞因子是 IL-6。在长时间的剧烈运动中,IL-6 由肌纤维产生,并刺激其他抗炎细胞因子(如 IL-1Ra 和 IL-10)在循环中出现[30]。IL-6 还抑制促炎细胞因子 TNF-α 的产生,并刺激脂肪分解和脂肪氧化[30]。随着能量消耗和运动减重,血浆 IL-6 水平下降,骨骼肌 TNF-α 水平降低,胰岛素敏感性提高[31,32]。因此,从运动的肌肉中分泌释放的 IL-6 可能介导了运动的一些健康益处,包括 2 型糖尿病的代谢控制[31,32]。

然而,有证据表明,肌肉 IL-6 的释放或释放的量与运动强度和/或运动持续时间有关。在中等强度、长时间的体力活动中,肌肉释放的 IL-6 非常低。例如,在跑步机上快走 30min 时,女性受试者的血浆 IL-6 浓度从 1.3pg/ml 增加到 2.0pg/ml[33]。与其他运动诱导因素相比,快走过程中 IL-6 的增加可能不足以调节抗炎和其他有益健康的作用,还需要更多的研究来确定肌细胞因子的相对贡献。

相反,在长时间、高强度运动后,IL-6 会出现运动诱导的更明显的急性升高(例如,通常在高强度运动 1h、2h 和马拉松比赛后分别高于 5pg/ml、10pg/ml 和 50pg/ml),这可能确实产生抗炎作用、促进脂肪分解和提高胰岛素敏感性,但这种体力活动超出了大多数超重/肥胖个体所能达到的水平。

最近研究表明,通过间歇训练,短时间活动对细胞因子释放的影响与长时间训练一致。高强度间歇运动(以最大心率的 85%~90% 进行 60 秒×10 组运动)可以使体脂率低和肥胖的男性全身 IL-6 和 IL-10 水平升高。而相同时间的中等强度间歇运动(最大心率的 70%~75%)则没有效果。因此,IL-6 和其他细胞因子的释放可能取决于运动强度和持续时间[34]。

在长期研究中得到以下结论,一个每天 30min 步行的中等强度运动计划,如果没有饮食控制,对内脏脂肪的影响也很小[35]。这进一步证明了肌细胞因子假说不适用于大多数中老年人可以达到的活动水平。因此,中等强度的体力活动必须增加到个人可以耐受的最高水平(例如,每天 60min),并与通过严格控制能量摄入和改善饮食质量减重相结合,以达到减少全身炎症的目的。

43.5 通过定期、适度运动来降低上呼吸道感染的风险

上呼吸道感染(URTI)是全世界人类最常见的感染性疾病[36-38]。有 200 多种不同的病毒可以引起普通感冒,其中鼻病毒和冠状病毒占 25%~60%。根据美国国家过敏和传染病研究所报告,美国人每年有 10 亿人患感冒,成人平均患感冒为 2~4 次/年,儿童为 6~10 次/年[36]。据估计,URTI 给美国带来

了大约400亿美元的直接和间接经济负担[37]。

从低强度到高强度的运动负荷对URTI风险有不同的影响,可以使用J型曲线关系对其进行建模[39](图43-5-1)。有规律的体力活动可以提高免疫功能,降低URTI风险,而持续的高强度运动则起到相反的作用。马拉松比赛和高强度运动训练方案增加了URTI的风险,但在这一水平上进行运动的人相对较少,因此对公共健康影响较小。本章的后半部分将回顾规律、适度活动在改善对病原体免疫监测和降低URTI风险方面的益处。这一信息具有广泛的公共卫生意义和吸引力,并为临床医师鼓励患者增加体力活动提供更多的动力。

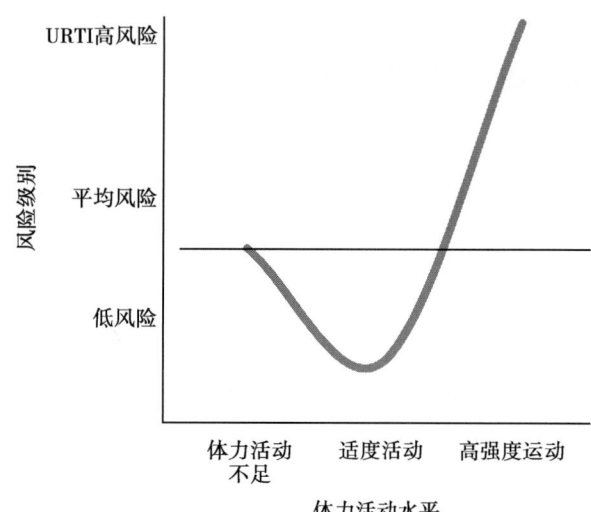

图43-5-1 运动负荷与URTI风险关系的J型曲线模型
注:动物和人类的数据支持适度活动可以降低URTI风险,而在剧烈运动后风险会升高。

43.6 中等强度体力活动与上呼吸道感染风险

一些证据支持中等强度体力活动与免疫力改善和感染率降低之间的联系。前瞻性流行病学研究测量了大组的中等强度体力活动和久坐个体URTI的发病率。总的来说,流行病学研究均显示,在充足体力活动或健康的个体中,URTI的发病率降低。一项对547名成年人进行的为期1年的流行病学研究显示,规律进行中等强度到较高强度体力活动的人比不规律进行体力活动的人URTI风险降低23%(图43-6-1)[40]。在一组145名老年受试者的研究中,与中等强度体力活动量较低的受试者相比,活动量较高的受试者在一年期间的URTI症状有所减轻[41]。在一项对142名年龄在33~90岁的男性受试者进行的为期1年的研究中发现,具有较高体力活动的人,患15天以上URTI的概率降低了64%[42]。

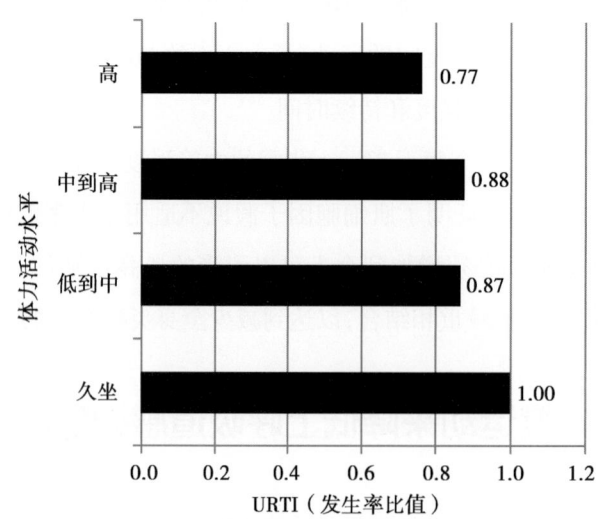

图43-6-1 运动负荷与URTI风险发生率的关系
注:1项对547名成年人进行的为期一年的流行病学研究显示,与不规律的体力活动相比,规律进行体力活动的人URTI风险降低了23%。
资料来源:Matthews,C.E.et al.,Med.Sci.Sports Exerc.,34,1242,2002.

随机试验提供了中等强度体力活动在减少URTI症状方面的重要数据。在一项对36名女性(平均年龄35岁)的随机对照研究中,研究组受试者每次快走45min,每周5天。与久坐不动的对照组相比,在12周的时间里,研究组受试者出现URTI症状的天数(5.1d vs. 10.8d)减少了一半(图43-6-2)[43]。

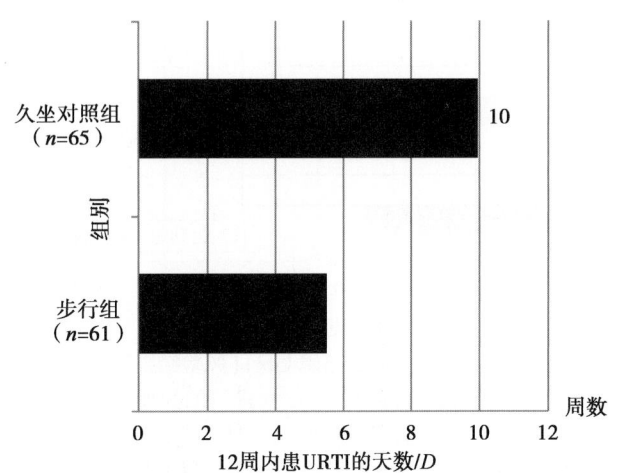

图43-6-2 运动负荷与URTI症状的时间变化关系

注:以前久坐不动、超重的成年女性通过步行(5天/周,45分钟/次,持续12周)URTI症状天数减少了大约一半。

资料来源:Nieman,D.C.et al.,Int.J.Sports Med.,11,467,1990;Nieman,D.C.et al.,Med.Sci.Sports Exerc.,30,679,1998.

比较运动组和对照组(久坐或进行健美操运动)对URTI风险的影响的研究表明,与对照组相比,绝经后[46]和老年女性[44,45]进行规律、适度的运动,如步行30~40min,每周4~5天[44-46],可以有效地降低URTI的发病率(图43-6-3)。体力活动不足的对照组在秋季寒冷季节的URTI发病率最高。一项对115名超重绝经后女性进行的为期一年的随机研究结果显示,与对照组(拉伸)相比,每周166min(约4天)的适度运动降低了URTI风险,在最后的3个月特别明显。随着规律运动时间的延长,运动组患感冒的风险比对照组低3倍以上(图43-6-4)[46]。

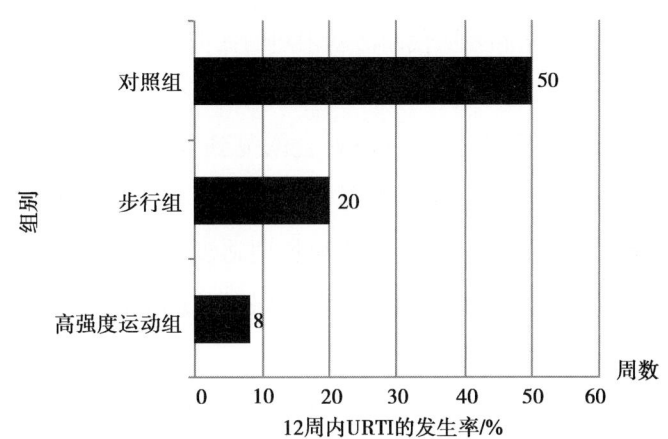

图43-6-3 三组老年女性12周内URTI的发生率

注:不活动的对照组在秋冬季节的URTI发病率最高

资料来源:Nieman,D.C.et al.,Med.Sci.Sports Exerc.,25,823,1993.

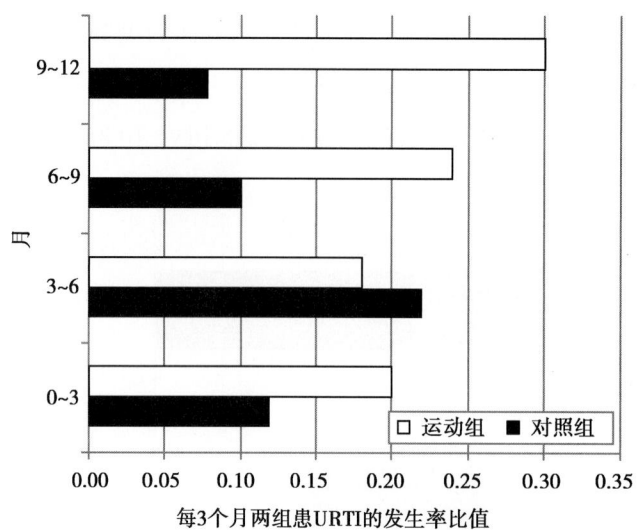

图 43-6-4　适度运动与患 URTI 风险结果对比图

注：一项对 115 名超重的绝经后妇女进行的为期一年的随机研究，结果显示，与对照组（拉伸）相比，每周 166min（约 4 天）的适度运动降低了 URTI 风险，在最后的 3 个月特别明显。

资料来源：Chubak, J. et al., Am.J.Med., 119, 937, 2006.

规律的体力活动可能会降低其他类型疾病的感染率，但由于疾病流行率较低，数据有限。例如，与步行运动最少的女性相比，步行频率高的女性患肺炎的风险降低了 18%[47]。同一队列报告显示，每周跑步或慢跑超过 2h 的女性与没有跑步或慢跑的女性相比，患肺炎的风险降低[47]。

43.7　中等强度体力活动与免疫监测增强

进行中等强度体力活动时，免疫系统会发生一些短暂的变化[33,48-50]。中等强度体力活动可增加免疫球蛋白、中性粒细胞和自然杀伤细胞的循环，后两种细胞在固有免疫防御中起着关键作用。动物实验数据表明，肺泡巨噬细胞在介导中等强度运动对降低感染易感性的有益作用方面发挥着重要作用[51]。可以抑制免疫力的应激激素和表明代谢活动剧烈的促炎和抗炎细胞因子在中等强度运动期间不会升高[33]。

虽然免疫系统在运动结束后的几个小时内就会恢复到运动前的水平，但每一次运动都可能代表着免疫监测的改善，从而降低长期感染的风险。其他与运动免疫相关的益处包括增强对疫苗的抗体特异性反应。例如，多项研究表明急性和长期适度运动训练都能提高人体对流感疫苗的抗体反应[52-55]。一项研究显示，在接种流感疫苗前进行 45min 的中等强度运动可以提高抗体反应[52]。

这些数据充分证明，适度运动有利于对病原体的整体免疫监测。总之，适度运动、增强免疫力和降低 URTI 风险之间关系的数据与敦促公众每天进行快走的指导方针是一致的。

43.8 结论

尽管研究方法差异很大,且仍在不断涌现新的证据[56],流行病学和随机运动训练研究一致报告URTI的发病率或风险降低了18%~67%。这是过去20年运动免疫学研究为临床执业医师得出的最重要的发现。动物和人类的数据表明,在每一次运动中,免疫都会发生短暂的变化,随着时间的推移,这些变化可能会提高对病原体的免疫监控,从而降低URTI的风险。通过每天适度的体力活动降低URTI风险的幅度超过了大多数药物和营养品的报告水平,并对公共卫生指南中关于个人进行规律体力活动的推荐起到促进作用。

规律体力活动应与其他生活方式策略相结合,以便更有效地降低URTI风险。这些策略包括压力管理、规律睡眠、避免营养不良和注意卫生[38,57-60]。URTI是由多种多样的病原体导致的疾病,因此不太可能开发出统一的疫苗[38]。因此,生活方式策略越来越受到研究人员和公共卫生官员的重视,综合的生活方式策略比单纯注重体力活动更有可能减轻URTI的负担。

每天坚持体力活动所带来的抗炎效果可以带来很多健康获益,包括减少心血管疾病、2型糖尿病、各种类型的癌症、肌少症和痴呆[10-19]。这是一个令人兴奋的研究领域,同时,需要更多的研究来确定每次运动的免疫功能变化是如何随着时间累积产生抗炎作用的。与URTI一样,应当采用多种生活方式干预来减少慢性炎症,重点关注减轻体重、大量体力活动、避免吸烟和改善饮食质量。

临床应用

- 全身慢性炎症与许多疾病状态有关。
- 在生活方式改变的情况下,长期的体力活动已被证明可以减少全身炎症,因此应该为所有成年人开具生活方式处方。
- URTI是世界上最常见的感染性疾病,仅美国每年就要花费400亿美元。
- 规律的体力活动已被证明可以降低URTI的发生率并缩短症状持续时间。

基于这些原因,鼓励临床医师给所有成年人开具每天60min中等强度体力活动的处方。

(Wesley D. Dudgeon, PhD, David C. Nieman, DrPH, FACSM, and Elizabeth Kelley, MS, ACSM-RCEP 著 程洋 译 肖宁 校)

参考文献

1. Shephard RJ. Development of the discipline of exercise immunology. *Exerc Immunol Rev*. 2010; 16:194–222.
2. Nieman DC, Henson DA, Smith LL et al. Cytokine changes after a marathon race. *J Appl Physiol*. 2001; 91:109–114.
3. Nieman DC, Dumke CL, Henson DA, McAnulty SR, Gross SJ, Lind RH. Muscle damage is linked to cytokine changes following a 160-km race. *Brain Behav Immun*. 2005; 19:398–403.
4. Bernecker C, Scherr J, Schinner S, Braun S, Scherbaum WA, Halle M. Evidence for an exercise induced increase of TNF-α and IL-6 in marathon runners. *Scand J Med Sci Sports*. 2013; 23:207–214.
5. Arsenault BJ, Earnest CP, Després JP, Blair SN, Church TS. Obesity, coffee consumption and CRP levels in postmenopausal overweight/obese women: Importance of hormone replacement therapy use. *Eur J Clin Nutr*. 2009; 63:1419–1424.
6. Khansari N, Shakiba Y, Mahmoudi M. Chronic inflammation and oxidative

stress as a major cause of age-related diseases and cancer. *Recent Pat Inflamm Allergy Drug Discov*. 2009; 3:73–80.
7. Devaraj S, Valleggi S, Siegel D, Jialal I. Role of C-reactive protein in contributing to increased cardiovascular risk in metabolic syndrome. *Curr Atheroscler Rep*. 2010; 12:110–118.
8. Pearson TA, Mensah GA, Alexander RW et al. Markers of inflammation and cardiovascular disease: Application to clinical and public health practice: A statement for healthcare professionals from the Centers for Disease Control and Prevention and the American Heart Association. *Circulation*. 2003; 107:499–511.
9. Dekker MJ, Lee S, Hudson R et al. An exercise intervention without weight loss decreases circulating interleukin-6 in lean and obese men with and without type 2 diabetes mellitus. *Metabolism* 2007; 56:332–338.
10. Hsu FC, Kritchevsky SB, Liu Y et al. Association between inflammatory components and physical function in the health, aging, and body composition study: A principal component analysis approach. *J Gerontol A Biol Sci Med Sci*. 2009; 64:581–589.
11. Lavoie ME, Rabasa-Lhoret R, Doucet E et al. Association between physical activity energy expenditure and inflammatory markers in sedentary overweight and obese women. *Int J Obes (Lond)*. 2010; 34:1387–1395.
12. Beavers KM, Brinkley TE, Nicklas BJ. Effect of exercise training on chronic inflammation. *Clin Chim Acta* 2010; 411:785–793.
13. Ford ES. Does exercise reduce inflammation? Physical activity and C-reactive protein among U.S. adults. *Epidemiology*. 2002; 13:561–568.
14. Borodulin K, Laatikainen T, Salomaa V, Jousilahti P. Associations of leisure time physical activity, self-rated physical fitness, and estimated aerobic fitness with serum C-reactive protein among 3,803 adults. *Atherosclerosis* 2006; 185:381–387.
15. Brooks GC, Blaha MJ, Blumenthal RS. Relation of C-reactive protein to abdominal adiposity. *Am J Cardiol*. 2010; 106:56–61.
16. Shanely RA, Nieman DC, Henson DA, Jin F, Knab AM, Sha W. Inflammation and oxidative stress are lower in physically fit and active adults. *Scand J Med Sci Sports*. 2013; 23:215–23.
17. Church TS, Earnest CP, Thompson AM et al. Exercise without weight loss does not reduce C-reactive protein: The INFLAME study. *Med Sci Sports Exerc*. 2010; 42:708–716.
18. Arsenault BJ, Cote M, Cartier A et al. Effect of exercise training on cardiometabolic risk markers among sedentary, but metabolically healthy overweight or obese postmenopausal women with elevated blood pressure. *Atherosclerosis* 2009; 207:530–533.
19. Kelley GA, Kelley KS. Effects of aerobic exercise on C-reactive protein, body composition, and maximum oxygen consumption in adults: A meta-analysis of randomized controlled trials. *Metabolism* 2006; 55:1500–1507.
20. Stewart LK, Earnest CP, Blair SN, Church TS. Effects of different doses of physical activity on C-reactive protein among women. *Med Sci Sports Exerc*. 2010; 42:701–707.
21. Thompson D, Markovitch D, Betts JA, Mazzatti D, Turner J, Tyrrell RM. Time course of changes in inflammatory markers during a 6-mo exercise intervention in sedentary middle-aged men: A randomized-controlled trial. *J Appl Physiol*. 2010; 108:769–779.
22. Stewart LK, Flynn MG, Campbell WW et al. The influence of exercise training on inflammatory cytokines and C-reactive protein. *Med Sci Sports Exerc*. 2007; 39:1714–1719.
23. Christiansen T, Paulsen SK, Bruun JM, Pedersen SB, Richelsen B. Exercise training versus diet-induced weight-loss on metabolic risk factors and inflammatory markers in obese subjects: A 12-week randomized intervention study. *Am J Physiol Endocrinol Metab*. 2010; 298:E824–E831.
24. Herder C, Peltonen M, Koenig W et al. Anti-inflammatory effect of lifestyle changes in the Finnish Diabetes Prevention Study. *Diabetologia* 2009; 52:433–442.
25. van Hall G, Steensberg A, Sacchetti M, Fischer C, Keller C, Schjerling P et al. Interleukin-6 stimulates lipolysis and fat oxidation in humans. *J Clin Endocrinol Metab*. 2003; 88:3005–10.
26. Brandt C, Pedersen BK. The role of exercise-induced myokines in muscle homeostasis and the defense against chronic diseases. *J Biomed Biotechnol*. 2010; doi:10.1155/2010/520258.
27. Pedersen BK. The diseasome of physical inactivity—And the role of myokines in muscle—Fat cross talk. *J Physiol*. 2009; 587(Pt 23):5559–5568.
28. Gleeson M, Bishop N, Oliveira M, Tauler P. Influence of training load on upper respiratory tract infection incidence and antigen-stimulated cytokine production. *Scand J Med Sci Sports*. 2013; 23:451–457.
29. Pedersen BK. Anti-inflammatory effects of exercise: Role in diabetes and cardiovascular disease. *European Journal of Clinical Investigation*. 2017; 47(8):600–611
30. Petersen AM, Pedersen BK. The anti-inflammatory effect of exercise. *J Appl Physiol*. 2005; 98:1154–1162.
31. Ryan AS, Nicklas BJ. Reductions in plasma cytokine levels with weight loss improve insulin sensitivity in overweight and obese postmenopausal women. *Diabetes Care* 2004; 27:1699–1705.
32. Ferrier KE, Nestel P, Taylor A, Drew BC, Kingwell BA. Diet but not aerobic exercise training reduces skeletal muscle TNF-alpha in overweight humans. *Diabetologia* 2004; 47:630–637.
33. Nieman DC, Henson DA, Austin MD, Brown VA. The immune response to a 30-minute walk. *Med Sci Sports Exerc*. 2005; 37:57–62.
34. Dorneles GP, Haddad DO, Fagundes VO, Vargas BK, Kloecker A, Romao PR, Peres A. High intensity interval exercise decreases IL-8 and enhances the immunomodulatory cytokine interleukin-10 in lean and overweight-obese individuals. *Cytokine*. 2016; 77:1–9.
35. Nicklas BJ, Wang X, You T et al. Effect of exercise intensity on abdominal fat loss during calorie restriction in overweight and obese postmenopausal women: A randomized, controlled trial. *Am J Clin Nutr*. 2009; 89:1043–1052.
36. National Institute of Allergy and Infectious Diseases. The Common Cold. http://www.niaid.nih.gov/topics/commoncold (Accessed 3 July 2010).
37. Fendrick AM, Monto AS, Nightengale B, Sarnes M. The economic burden of non-influenza-related viral respiratory tract infection in the United States. *Arch Intern Med*. 2003; 163:487–494.
38. Monto AS. Epidemiology of viral respiratory infections. *Am J Med*. 2002; 112(6A):4S–12S.
39. Nieman DC. Is infection risk linked to exercise workload? *Med Sci Sports Exerc*. 2000; 32(suppl 7):S406–S411.
40. Matthews CE, Ockene IS, Freedson PS, Rosal MC, Merriam PA, Hebert JR. Moderate to vigorous physical activity and risk of upper-respiratory tract infection. *Med Sci Sports Exerc*. 2002; 34:1242–1248.
41. Kostka T, Praczko K. Interrelationship between physical activity, symptomatology of upper respiratory tract infections, and depression in elderly people. *Gerontology* 2007; 53:187–193.
42. Kostka T, Drygas W, Jegier A, Praczko K. Physical activity and upper respiratory tract infections. *Int J Sports Med*. 2008; 29:158–162.
43. Nieman DC, Nehlsen-Cannarella SL, Markoff PA et al. The effects of moderate exercise training on natural killer cells and acute upper respiratory tract infections. *Int J Sports Med*. 1990; 11:467–473.
44. Nieman DC, Henson DA, Gusewitch G et al. Physical activity and immune function in elderly women. *Med Sci Sports Exerc*. 1993; 25:823–831.
45. Nieman DC. Immune function. In Gisol CV, Lamb DR, Nadel E (eds). *Perspectives in Exercise Science and Sports Medicine*, Vol. 8: Exercise in Older Adults. Carmel, IN: Cooper Publishing Group, 1995, pp. 435–461.
46. Chubak J, McTiernan A, Sorensen B et al. Moderate-intensity exercise reduces the incidence of colds among postmenopausal women. *Am J Med*. 2006; 119:937–942.
47. Neuman MI, Willett WC, Curhan GC. Physical activity and the risk of community-acquired pneumonia in US women. *Am J Med*. 2010; 123:281.e7–281.e11.
48. Nehlsen-Cannarella SL, Nieman DC, Jessen J et al. The effects of acute moderate exercise on lymphocyte function and serum immunoglobulins. *Int J Sports Med*. 1991; 12:391–398.
49. Nieman DC. Exercise effects on systemic immunity. *Immunol Cell Biol*. 2000; 78:496–501.
50. Nieman DC, Nehlsen-Cannarella SL. The immune response to exercise. *Semin Hematol*. 1994; 31:166–179.
51. Murphy DA, Davis JM, Brown AS et al. Role of lung macrophages on susceptibility to respiratory infection following short-term moderate exercise training. *Am J Physiol Regul Integr Comp Physiol*. 2004; 287:R1354–R1358.
52. Edwards DM, Burns VE, Reynolds T, Carroll D, Drayson M, Ring C. Acute stress exposure prior to influenza

vaccination enhances antibody response in women. *Brain Behav Immun*. 2006; 20:159–168.
53. Kohut ML, Arntson BA, Lee W et al. Moderate exercise improves antibody response to in uenza immunization in older adults. *Vaccine* 2004; 22:2298–2306.
54. Kohut ML, Lee W, Martin A et al. The exercise-induced enhancement of influenza immunity is mediated in part by improvements in psychosocial factors in older adults. *Brain Behav Immun*. 2005; 19:357–366.
55. Lowder T, Padgett DA, Woods JA. Moderate exercise early after influenza virus infection reduces the Th1 inflammatory response in lungs of mice. *Exerc Immunol Rev*. 2006; 12:97–111.
56. Fondell E, Christensen SE, Bälter O, Bälter K. Adherence to the Nordic Nutrition Recommendations as a measure of a healthy diet and upper respiratory tract infection. *Public Health Nutr*. 2011; 14:860–869.
57. Cohen S. Keynote Presentation at the *Eight International Congress of Behavioral Medicine*: The Pittsburgh common cold studies: Psychosocial predictors of susceptibility to respiratory infectious illness. *Int J Behav Med*. 2005; 12:123–131.
58. Spiegel K, Sheridan JF, Van Cauter E. Effect of sleep deprivation on response to immunization. *JAMA* 2002; 288:1471–1472.
59. Cohen S, Doyle WJ, Alper CM, Janicki-Deverts D, Turner RB. Sleep habits and susceptibility to the common cold. *Arch Intern Med*. 2009; 169:62–67.
60. Keusch GT. The history of nutrition: Malnutrition, infection and immunity. *J Nutr*. 2003; 133:336S–340S.

第 44 章 ｜ 长期运动与免疫

目录

要点／701

44.1 长期运动对白细胞数量和功能的影响／701

44.2 长期运动对固有免疫的影响／701
44.2.1 单核细胞和巨噬细胞／701
44.2.2 自然杀伤细胞／702
44.2.3 中性粒细胞／703

44.3 长期运动对适应性免疫的影响／703
44.3.1 T、B 淋巴细胞／703

44.4 过度训练与免疫／703
44.4.1 Th1/Th2 平衡／704

44.4.2 Toll 样受体／704
44.4.3 过度训练：URS 还是 URTI／705

44.5 适度训练与免疫／706
44.5.1 运动与炎症／706
44.5.2 伤口愈合／707
44.5.3 运动与疫苗的有效性／707

44.6 结论／708

临床应用／708

致谢／708

参考文献／709

要 点

- 剧烈运动会导致循环的免疫细胞发生短暂变化,其中一些变化可能与个体的健康状况有关。
- 运动训练可能导致静息免疫功能的有益变化。
- 鼓励参加规律运动,以预防许多炎症相关疾病,特别是心血管代谢疾病。

运动训练影响机体防御的许多方面和免疫功能指标。运动和免疫功能仍然是一个热门的研究领域。有文献证明,规律运动或高强度的运动训练可能会引起机体免疫功能的潜在变化。本章的目的是确定适用于健身运动者和运动员的长期运动的实际意义,回顾长期运动对固有免疫和适应性免疫的影响以及过度运动训练对选定免疫参数和抗感染能力的影响。我们还将讨论适度运动对炎症、伤口愈合和疫苗效力的影响。

44.1 长期运动对白细胞数量和功能的影响

白细胞是源自骨髓造血干细胞的免疫和淋巴系统的循环细胞,它们共同负责启动免疫反应。尽管经常进行体力活动或经常运动的人在休息时循环白细胞的数量较少,但是很难将运动的具体效果与规律运动的相关健康益处区分开来[1-4]。此外,规律运动和体力活动可以改变白细胞表型并影响特定白细胞亚群的功能[5,6]。这些变化可能介导了长期运动的全身抗炎作用,表现为循环炎症标志物(IL-6和CRP)水平降低。在这一部分中,我们将总结当前的文献,以支持规律运动导致主要白细胞亚群的数量、功能和表型的变化。

44.2 长期运动对固有免疫的影响

44.2.1 单核细胞和巨噬细胞

单核细胞是既具有固有免疫功能又具有适应性免疫功能的循环细胞[7]。单核细胞可转移到淋巴结分化成树突状细胞[8]或者迁移到损伤部位分化为组织特异性巨噬细胞(例如肝中的库普弗细胞、脂肪组织中的巨噬细胞)来对感染或组织损伤做出反应。抗原呈递和随后的细胞因子释放有助于协调免疫系统的获得性反应。然而,单核细胞/巨噬细胞谱系的慢性低水平激活被认为与肥胖、胰岛素抵抗[9]和动脉粥样硬化发展的病理生理学因素有关[10]。

一些研究人员强调长期运动诱导的单核细胞表型/炎症反应改变的作用是运动抗炎作用的一种可能机制。在横断面和纵向训练研究中,经常运动的受试者具有较低的有丝分裂原刺激和体外全血产生的炎症细胞因子[11,12]。循环单核细胞上Toll样受体(Toll-like receptor, TLR)的表达程度可能与有丝分裂原刺激细胞因子产生有关[13]。这一发现具有重要意义,因为单核细胞/巨噬细胞TLR的激活与动脉粥样硬化斑块形成和外周组织胰岛素抵抗的病理生理学有关。事实上,运动训练确实可导致单核细胞 TLR 的表达减少[13-15]。综上所述,这一新的证据表明,规律运动可以降低固有免疫受体 TLR 的表达和反应性,TLR 是单核细胞/巨噬细胞激活的一个重要因素。

单核细胞主要根据细胞表面 CD14 和 CD16 的表达进行表型分类。$CD14^{++}CD16^{-}$ 的细胞是典型的单核细胞,在单核细胞群中所占比例最大[16]。$CD14^{+}CD16^{+}$ 单核细胞是非典型的"炎性"单核细胞,是一个具有产生促炎细胞因子倾向的亚群。$CD14^{++}CD16^{+}$ 单核细胞称为中间单核细胞,但测量这一细胞亚群的方法众多,很难比较运动对中间单核细胞的影响。亚临床动脉粥样硬化和肥胖者的炎症单核细胞百分比升高[17]。炎症单核细胞牢固地黏附在激活的内皮细胞上[18],并且可能是分布在动脉粥样硬化病变和脂肪组织中的 $CD16^{+}$ 巨噬细胞的前体[19,20]。规律运动训练可以减少炎症单核细胞的数量[21,22],这为运动减轻炎症提供了另一种潜在的机制。

巨噬细胞是脂肪组织中最主要的免疫细胞。有证据表明,肥胖者的巨噬细胞比体型瘦弱者有更强的促炎作用[23]。此外,巨噬细胞的激活与肥胖和外周组织胰岛素抵抗有关[24],规律运动可以减轻这种情况。Bruun 等报告,15 周的低热量饮食和运动干预降低了脂肪组织中巨噬细胞特异性标志物和促炎性细胞因子水平[25]。这些效应伴随着胰岛素敏感性的提高。

有强有力的证据支持这一概念,即规律运动可以减少单核细胞/巨噬细胞炎症反应,可能是通过调节 TLR 表达和/或改变循环单核细胞亚群的表型来实现的。然而,需要进行更多的研究来阐明定期运动对脂肪组织中巨噬细胞募集和激活的影响。这项工作具有重要的临床意义,因为单核细胞/巨噬细胞系的激活与糖尿病和心血管疾病等的病理生理学有关。

44.2.2　自然杀伤细胞

自然杀伤细胞(NK cell)是一种细胞毒性淋巴细胞,是固有免疫系统的主要组成部分。它们通过释放含有诱导靶细胞凋亡的蛋白酶和穿孔蛋白的颗粒来保护某些被肿瘤和病毒感染的细胞。Yan 等报告了规律运动的老年人外周血单核细胞中 NK 细胞($CD16^{+}CD56^{+}$)的比例高于不规律运动的老年人[26],但 K562 靶细胞的 NK 细胞活性在两组间无明显差异。此外,在青年组和中年组中,运动者和非运动者的 NK 细胞数量和活性均无差异。在另一项研究中,NKG2D 或 NKG2A 受体的表达没有差异,但与年轻的非运动员相比,年轻运动员对来自 K562 和 721.221 细胞系的细胞有更大的 NK 细胞活化和脱颗粒反应,尽管不是 721.221-AEH[27]。

研究报告之间的差异可能归因于娱乐休闲性活动和运动之间的差异,以及一个人进行习惯运动的时间长短。例如,与久坐的老年女性相比,接受耐力运动训练的老年女性具有更高的 NK 细胞活性,而 12 周的中等强度有氧运动并不会改变先前久坐女性的 NK 细胞活性或数量[28]。另一个需要考虑的因素是感染史,因为有新的证据表明,潜在的感染可能会削弱受过训练的成年人运动时 NK 细胞的动员[29]。

NK 细胞与运动/体力活动研究的结果各不相同,报告称运动可抑制[30]、增加[31-34]或不改变 NK 细胞的细胞毒性活性或数量[11,35-38]。尽管许多已发表的研究已经检验了运动训练对 NK 细胞的影响,但似乎尚未达成共识。受试者的年龄、运动时间和感染史等变量导致了研究结果的变异性。此外,可能需要更具体的 NK 细胞亚群分类,包括分化状态和激活/抑制受体。

44.2.3 中性粒细胞

中性粒细胞是多形核细胞，是最丰富的白细胞类型。中性粒细胞是固有免疫系统的第一反应者，在几分钟内就会迁移到感染或损伤部位。运动员静息循环中的中性粒细胞数量与久坐个体相似[39,40]。有研究结果显示，运动训练降低了合并多种心血管疾病危险因素的超重女性的中性粒细胞数量[41]。此外，中性粒细胞数量的减少与胰岛素敏感性的改善相关，这可能是在慢性炎症的情况下，比如冠状动脉性心脏病，运动训练可以影响中性粒细胞的数量。然而，在运动员中，经常的高强度运动可能会降低中性粒细胞的功能[28,42,43]。

44.3 长期运动对适应性免疫的影响

44.3.1 T、B 淋巴细胞

T、B 淋巴细胞是适应性免疫系统的主要循环细胞。T 细胞参与细胞免疫，B 细胞主要负责产生抗原特异性抗体（体液免疫）。适应性免疫存在与年龄相关的变化——免疫衰老是指随着年龄的增长而发生的免疫功能自然下降，被认为是导致与年龄相关的疾病的原因之一[44]。规律运动可能会影响老年人 T 细胞群的数量、功能和体外增殖反应，因此，随着年龄的增长，这可能是维持免疫健康的一种重要方式。老年跑步者其促有丝分裂原（如植物血凝素 PHA）的体外淋巴细胞增殖反应明显高于非跑步者[45,46]。据 Koizumi 等报告，运动训练增加了老年人 T 细胞和辅助性 T 细胞的绝对数量（2003 年），为期 6 个月的有氧运动训练干预增加了 T 细胞增殖对细胞分裂原的反应[38]。然而，其他人报告，体外淋巴细胞反应不受短期运动干预或抗阻训练的影响。体外 T 细胞增殖在 12 周的运动训练后没有改变[28]。10~12 周的抗阻训练没有改变细胞分裂原的增殖反应[36,47]，且针对老年女性为期 12 个月的中等强度抗阻运动训练没有改变淋巴细胞的循环数量[37]。目前，关于规律运动对体外淋巴细胞增殖反应的影响缺乏共识。

适应性免疫系统的一个新兴研究领域是与病毒感染史或者潜在病毒感染相关的急性运动反应潜在因素。具体来说，巨细胞病毒（cytomegalovirus，CMV）血清阳性的受试者总淋巴细胞、$KLRG1^+CD28^-CD4^+$ 和 $CD8^+$ T 细胞、$CD45RA^+CCR7^-CD8^+$ T 细胞的急性有氧运动反应比 CMV 阴性受试者要高[48,49]。有趣的是，当年轻人和老年人完成相同相对强度、急性的有氧运动时，CMV^+ 的年轻人和老年人有相同的 $CD8^+$ T 细胞总数以及 $CD45RA^+CCR7^+$ 和 $KLRG1^-CD28^+CD8^+$ 亚群的重新分布，但 CMV^- 老年人的反应受损[50]。某些病毒的感染史可能保护运动员免受后续疾病的影响[51]，而不控制既往感染史可能是一些文献中报告相互矛盾的结果的原因。

44.4 过度训练与免疫

过度训练可能导致临床体征和症状广泛的负面影响。这种综合症状通常被称为过度训练综合征

(overtraining syndrome,OTS),但读者也会经常看到"过度训练"或指短期条件下的"过度反应"。过度训练综合征的临床症状很多,包括嗜睡、疲劳、情绪障碍、表现不佳、免疫抑制以及伤口和划痕愈合不良。OTS 的病因尚不完全清楚,除了训练负荷外,微量和常量营养素的摄入量、恢复情况和睡眠质量等其他变量也可能导致 OTS 的风险和发展。

如上所述,运动员的静息免疫与健康、久坐不动的人没有实质性差异,但密集的训练似乎会对几种免疫方法产生负面影响。在加强运动训练计划后,观察到 NK 细胞活性和 T 细胞功能的变化,但尚不清楚过度训练引起的免疫系统变化是否是导致运动员感染率较高的原因[38]。然而,过度训练对免疫系统造成的集体损害似乎会使运动员更容易受到感染。

对反复高强度运动反应最一致的免疫变量是免疫球蛋白 A(immunoglobulin A,IgA)的黏膜分泌或分泌率,IgA 被认为是抵御感染的第一道防线。与其他可测量的免疫指标相比,IgA 与运动员感染风险的关系也更为强烈和一致[52]。下面将详细讨论强化训练对唾液中 IgA 的影响。

44.4.1　Th1/Th2 平衡

$CD4^+$ 辅助性 T 细胞可分为 Th1 细胞、Th2 细胞、Th17 细胞和调节性 T 细胞(regulatory T cell,Treg cell)几个不同的亚群。具体地说,Th1 细胞是细胞免疫的一部分,产生肿瘤坏死因子(tumor necrosis factor,TNF)和干扰素 -γ(interferon,INF-γ);Th2 细胞释放 IL-4、IL-5 和 IL-10,并对寄生虫产生反应;Th17 细胞产生 IL-17,在自身免疫病中发挥重要作用;在免疫应答过程中,Treg 细胞抑制其他免疫细胞的活性,并维持自身和非自身抗原之间的区别,从而预防自身免疫病。在某些方面,T 细胞亚群细胞比率可能是比绝对计数更好的健康指标。例如,Th1/Th2 细胞因子的比值通常被用作炎症信号的指标。Th1/Th2 的分布受到高强度训练的影响,并向 Th2 细胞主导的方向转变[53]。细胞因子产生的显著变化(典型的 Th2 抗炎环境)可能会使剧烈运动者更容易受到感染[52,54]。然而,适度运动训练可能诱导 Th2 细胞因子谱发生积极、微妙的变化,平衡 Th1/Th2 反应,并诱导了规律运动的抗炎作用[54]。

运动或体力活动对 Treg 细胞和 Th17 细胞相关的研究较少。在现有的有限研究中,Yeh 等报告在 12 周的太极训练后,健康的中年人[55]和 2 型糖尿病患者[56]的 Treg 细胞功能增强。在高强度有氧运动中,运动员的 Treg 细胞绝对数量有所减少,而 Th17 细胞绝对数量增多。此外,在运动结束 10 天后,循环中的 Treg 细胞百分比下降,低于运动前的水平[57]。Treg 细胞和 Th17 细胞都有调节炎症的作用,但具体作用仍需要进行进一步的研究。

44.4.2　Toll 样受体

高强度运动也与 Toll 样受体 4(TLR4)细胞表面表达下调有关[58]。Oliveira 和 Gleeson 发现,骑自行车 90min($75\%VO_{2峰值}$)会导致 TLR4 一过性减少,这种减少在运动后持续 1~4h[58]。Toll 样受体帮助协调对多种病原体的固有免疫应答,因此 Oliveira 和 Gleeson 得出结论,运动后 TLR 抑制可能导致运动后免疫抑制。然而,这一前提是建立在单次运动基础上的,缺乏持续的强化训练对 TLR4 下调反应的研究。因此,虽然规律的高强度运动可能会暂时降低 TLR 的表达并增加感染易感性,但中等强度的长期运动会降低炎症组(久坐者、超重/肥胖者和老年人)TLR4的表达。TLR4的表达降低通常被认为是一种积极的适应,因为它可能影响全身炎症反应。因此,以提高运动表现为目的的反复高强度运动,可能会导致不同的免疫反应,也可能导致免疫抑制,而以改善健康为目标的长期中等强度运动,可能会导致整体健康情况改善。

44.4.3 过度训练：URS还是URTI

很多研究指出,高强度训练的运动员经常出现与上呼吸道感染(URTI)有关的上呼吸道症状(upper-respiratory symptoms,URS)[59]。精英运动员的URTI发病率高于健身或久坐不动的人群。基于发生在运动员身上的这些现象以及目前所发现的高强度运动会抑制免疫功能相关指标,得出结论:高强度运动会降低免疫防御并且增加URTI风险。在这方面,仍有两个重要因素尚不清楚。首先,尚未确定过度训练是否可能在导致感染易感性增加的程度上抑制免疫功能[38]。人们普遍认为,在长时间或高强度运动后,一些免疫指标会降低,最显著和最一致的是黏膜免疫球蛋白A,但尚不清楚免疫抑制是否是导致URTI发病率增加的原因。第二,目前尚不清楚在大部分研究中,运动员上呼吸道感染是病原体所致还是局部气道刺激或炎症导致的结果[60]。问题在于,在大多数研究中,URTI发病被认定与高强度训练有关大部分依靠自我报告。少数研究中研究人员对这种做法提出了质疑,主要是因为报告有上呼吸道感染症状的运动员的痰液中缺乏感染性病原体[60]。然而,大多数研究人员也承认,在痰液中检测病原体的方法并不精确。有趣的是,在半程马拉松赛前一周和赛后两周,每天使用抗炎咽喉喷雾剂对一小部分跑步者报告的URTI发作次数没有影响(治疗组 $n=25$,对照组 $n=20$),但可能影响了严重程度评分(趋势)[61]。因此,尽管越来越多的证据表明,规律、适度的运动可以降低患URTI的风险[28],长时间、高强度或过度的运动训练会增加患URTI的风险[59],但是在这一领域依然存在着相当大的争议,这使得我们无法对高强度运动和疾病之间的联系做出具体的结论。

当赛前患有URTI的跑步者被从队列中剔除时,马拉松跑者的感染事件发病率没有增加[62],这进一步让人们对高强度运动和URTI之间的关系产生了怀疑。因此,尽管在感染风险和刻苦训练之间的关系上存在相互矛盾的数据,但在考虑可行性和研究设计问题时,这种矛盾很难纠正。理论上,在探讨感染发病率和流行率的大规模队列研究中进行定量细胞免疫检测需要花费大量时间和成本,因此难以实现。一些大规模的研究发现唾液中IgA与URTI发病率呈负相关[35]。Gleeson等[52]人对80名运动员进行了为期数月的监测,记录训练和疾病日志,并采集血液和唾液样本。研究者确定了一组"易感"的受试者,他们有更高的训练负荷,更高水平的多抗原刺激的抗炎细胞因子,说明Th2反应占主导地位以及唾液SIgA分泌和流速较低。此外,IL-10产生最高四分位的受试者比最低四分位的受试者有更高的训练负荷、更高的炎性和抗炎细胞因子的产生、更低的IgA和更高的URTI发病率。作者认为,IL-10可能是体力活动人群感染风险的有效预测因子[52]。与刻苦训练相关的上呼吸道症状明显增加。需要进一步的研究来证实这些疾病中有多大比例是基于病原体或与气道炎症/刺激有关。

微生物群和整体健康之间的关系是一个相对较新的研究领域。这项研究主要涉及肠道微生物,大量研究结果表明肠道微生物与肥胖和糖尿病等健康问题有关[63,64]。关于肠道微生物与健康的研究包括膳食补充剂降低运动员各种感染风险的可能性。在这一新的研究领域中,各种各样的补充剂、补充剂的剂量和受试者人群不同使得保持运动员肠道微生物群健康的最佳方案很难被确定。然而,有一些证据表明,改变肠道微生物群可以降低运动员感染的风险或症状持续时间。接受多种益生菌治疗的训练有素的男性和女性运动员 URTI 发病率较低,但运动成绩没有改善[65]。其他研究人员还发现,服用益生菌的运动员 URTI 发生率和症状持续时间都有所减少,但其益处可能取决于益生菌的类型[66-68]。此外,还需要更多的研究来确定对益生菌的反应是否存在性别差异[69]。

44.5 适度训练与免疫

44.5.1 运动与炎症

炎症在慢性疾病的发展和恶化中起作用的证据越来越多。炎症或炎症生物标志物已明确与心血管疾病[70]、2 型糖尿病[71]、骨质疏松症[72]和一些以前不认为有炎症病因的其他慢性疾病相关。例如,心血管疾病长期以来被认为是一种脂质沉积性疾病;然而,现在已经清楚,炎症在动脉粥样硬化和心血管疾病的病理生理学中起着重要作用[73]。

众所周知,运动对预防和管理慢性疾病大有裨益。越来越多的证据表明运动具有抗炎作用,但目前尚不清楚运动的益处中有多少是由于抗炎作用或运动的其他影响。无论如何,在中等强度到高强度体力活动的人群中炎症生物标志物明显降低[74]。干预性研究对运动的抗炎作用提供了不太一致的支持。受试者人数少、不同的运动方式和强度、运动有无监督以及不同生物标志物的选择都可能导致不一致的结果。然而,有相当有力的干预文献支持这样的观察,即运动训练对血清或循环细胞[6,15,21]、肌肉[75,76]有抗炎作用,较小程度上对脂肪组织[25,77]有抗炎作用。

炎症生物标志物和炎症与多种慢性疾病的风险有关,包括 2 型糖尿病。较高水平的炎症与外周组织胰岛素抵抗、胰岛素受体功能受损和糖尿病并发症的严重程度有关。目前已经证实,糖尿病的一些特征与 TLR4 的激活相关,但规律运动会降低糖尿病患者核因子 κB(nuclear factor-κB, NF-κB)和 TLR4 的表达[78,79]。因此,规律运动改善慢性疾病症状可能部分与抗炎作用有关。

很明显,增加体力活动水平或进行运动训练可以起到抗炎作用。一个尚未解决的问题是,在体脂没有变化的情况下,运动训练是否有抗炎作用[77,80]。这方面的文献结果不一,但有几个例子表明运动具有独立的抗炎作用。在 Beavers、Brinkley 和 Nicklas 的一篇综述[74]中,作者确定了 19 项研究,其中自我报告的体力活动水平与炎症生物标志物相关,另外 9 项研究测量了健康水平。这些作者得出结论,肥胖被认为是"减弱了炎症生物标志物与体力活动之间的关系,但没有否定这种关系。"然而,对 1 703 名成年人(55~74 岁)的分析发现,相较于个人报告的高强度活动,BMI 更多地与血清炎性标志物相关[81]。这些相互矛盾的研究结果,强调了可能是由于运动类型和强度的不同造成差异的可能。很少有研究对有无体重减轻的运动干预进行比较。进行比较的少数几项不能达成共识,很难控制的原因归因于运动训练的变化、膳食模式的变化以及内脏脂肪的微小变化[6,77,82]。

总之,适度运动有抗炎作用,但可能存在一个强度阈值,低强度运动发挥抗炎作用的证据需要进一步研究。在身体脂肪没有明显变化的情况下,运动似乎可以发挥抗炎作用,但缺乏单独研究运动、饮食以及联合研究运动和饮食的对照研究,因此无法得出明确的结论。众所周知,运动对 2 型糖尿病患者有抗炎作用,同时可改善糖尿病状态并改善症状,但不会引起显著的体脂变化。因此,虽然一些机制尚待确定,但运动的抗炎作用具有重要的健康意义。

44.5.2 伤口愈合

众所周知,衰老和慢性疾病会减缓伤口愈合的速度。压疮在住院的老年患者中相当常见,治疗起来既困难又昂贵。因此,重要的是研究潜在的低成本干预措施,如运动对伤口愈合的影响。运动训练或体力活动水平对伤口愈合的影响已经在一些调查中进行了研究,目前仅有的一些可用信息是值得期待的。因此,运动训练可以改变衰老巨噬细胞产生血管生成蛋白的能力,运动训练的抗炎作用也可以在促进伤口愈合方面发挥作用。Emery 等[83]将 28 名老年人分为运动组和非运动组。研究发现,与非运动组相比,运动组实验性伤口的愈合率显著提高。虽然这项研究受到样本量较少的限制,但 Emery 的研究中运动的效果是显著的,运动组中 55% 的受试者伤口在第四天完全愈合,而非运动组的这一比例为 0%。在一项针对下肢静脉溃疡患者的意向治疗干预研究中,77% 随机接受运动干预的患者在 12 周后痊愈,而常规护理组的治愈率为 53%[84]。此外,完成至少 75% 运动量的受试者更有可能痊愈,而且伤口愈合的速度更快。仍需要做更多的研究来确定简单、经济、有效的干预措施,如运动训练是否可以改变伤口愈合的速度。然而,关于这一主题的文献匮乏,阻碍了我们就临床医师或患者的实用策略做出可靠的结论。

44.5.3 运动与疫苗的有效性

衰老与免疫功能下降[85]、感染易感性增加[86]有关,还可能导致轻度慢性炎症[87]。老龄化相关的免疫衰老导致老年人感染性疾病的发病率和严重程度增加,与年轻人相比,老年人感染流感的死亡率更高,疫苗的效力普遍降低[88,89]。

运动训练可能会提高接种过流感疫苗的老年人的免疫力。一些横断面研究显示,体力活动活跃的老年人与久坐的对照组相比有更强的流感疫苗反应[45,90,91]。对体力活动活跃组、适度活动组和久坐组老年人的横断面研究表明,体力活动与流感免疫反应增强有关。与适度活动组和久坐组相比,体力活动活跃组在免疫后 2 周产生了更高的流感特异性 IgG 和 IgM 滴度[91]。久坐组外周血单核细胞体外增殖也较低。Keylock 等研究表明,与久坐不动、健康状况不佳的老年人相比,体力活动活跃、身体健康的老年人对流感疫苗的抗体反应更高,并且对破伤风类毒素的抗体反应出现 Th2 偏移[90]。综合这些研究表明,生活方式因素,包括规律运动,可能会影响流感疫苗接种的免疫反应。

此外,一些纵向研究考察了运动训练对流感疫苗反应的作用。Kohut 等报告称,对老年人进行为期 10 个月的运动干预后接种流感疫苗,流感特异性抗体滴度和 IFN-γ 产生量会有更大的增加[92]。研究人员还发现,抑郁和心理一致感等心理社会因素是流感疫苗反应的潜在中介因素。在一项更大的试验中,144 名久坐的老年人被随机分成两组,一组接受为期 10 个月的有氧训练($n=74$),另一组接受柔韧性和平衡性训练($n=70$)[38]。有氧运动干预导致在接种疫苗后24周血清保护性显著增强(30%~100%),确定为血凝抑制(hemagglutination inhibition,HI)滴度>40。这一发现具有重大意义,因为它表明运动训练后增强的疫苗反应可以在比典型流感季节更长的时间内维持。然而,可能更重要的是,尽管有氧运动组总体疾病严重程度较低,睡眠障碍较少,但两组之间的URTI发生率没有差异。

关于运动对疫苗效力影响的调节机制尚未完全清楚。然而,衰老过程中的免疫衰老与记忆性T细胞和初始T细胞比率的升高有关,这可能会降低适应性免疫系统对新抗原的反应能力。运动训练已经被证明可以降低记忆性T细胞与初始T细胞比率[38]。运动可以延长抗体反应,这可能是通过恢复初始T细胞水平和对新抗原暴露的反应能力来实现的。

44.6 结论

很明显,规律、适度或大量运动有可能改变免疫功能指数。虽然规律的运动似乎可以提供一些预防上呼吸道感染的保护,提供抗炎作用,并增强对疫苗的反应,但仍然有许多问题有待研究。例如,过度训练与URTI风险的增加有关,但研究人员质疑URTI的自我报告和痰中病原体直接检测方法的可靠性。

对研究人员来说,一个令人兴奋的消息是,运动训练能够通过抗炎和其他免疫变化改善慢性疾病的病程。这些研究将有助于缩小运动训练的众多益处与解释益处的现有机制之间的差距。尽管我们的研究仍不完善,但很明显,运动员可以在没有严重疾病的情况下进行有效的训练,健身运动者基本上是以积极的免疫方式适应规律、适度的运动。

临床应用

- 规律运动使循环中的T细胞向更具抗炎作用的方向发展,并减少单核细胞上的促炎细胞表面受体。
- 过度训练可能会增加患URTI的风险,部分原因可能是唾液中IgA分泌和流速的改变。
- 规律运动可以改善伤口愈合和对疫苗的反应。
- 高度炎症与许多疾病有关,经常规律运动的人的促炎免疫细胞水平较低。运动训练的抗炎作用至少部分解释了经常运动的人慢性疾病发病率较低的原因。

致谢

本研究由HCA和/或HCA附属实体(全部或部分)支持。本出版物中表达的观点代表作者的观点,不一定代表HCA或其任何附属实体的官方观点。

(Melissa M.Markofski,PhD,Paul M.Coen,PhD,and Michael G.Flynn,PhD 著

程洋 译 翟佳悦 校)

参考文献

1. Johannsen, N.M., et al., Effect of different doses of aerobic exercise on total white blood cell (WBC) and WBC subfraction number in postmenopausal women: Results from DREW. *PLoS One*. 2012; 7(2): e31319.
2. Lamina, S. and C.G. Okoye, Effect of interval training program on white blood cell count in the management of hypertension: A randomized controlled study. *Niger Med J*. 2011; 52(4): 271–7.
3. Loprinzi, P.D. and S.M. Richart, White blood cell counts mediate the effects of physical activity on prostate-specific antigen levels. *Res Q Exerc Sport*. 2014; 85(3): 409–13.
4. Horn, P.L., et al., Lower white blood cell counts in elite athletes training for highly aerobic sports. *Eur J Appl Physiol*. 2010; 110(5): 925–32.
5. Timmerman, K.L., et al., Exercise training-induced lowering of inflammatory (CD14+CD16+) monocytes: A role in the anti-inflammatory influence of exercise? *J Leukocyte Biol*. 2008; 84(5): 1271–1278.
6. Markofski, M.M., et al., Resistance exercise training-induced decrease in circulating inflammatory CD14+CD16+ monocyte percentage without weight loss in older adults. *Eur J Appl Physiol*. 2014; 114(8): 1737–48.
7. Randolph, G.J., C. Jakubzick, and C. Qu, Antigen presentation by monocytes and monocyte-derived cells. *Curr Opin Immunol*. 2008; 20(1): 52–60.
8. Cheong, C., et al., Microbial stimulation fully differentiates monocytes to DC-SIGN/CD209(+) dendritic cells for immune T cell areas. *Cell*. 2010; 143(3): 416–29.
9. Odegaard, J.I. and A. Chawla, Alternative macrophage activation and metabolism. *Annu Rev Pathol*. 2011; 6: 275–97.
10. Rocha, V.Z. and P. Libby, Obesity, inflammation, and atherosclerosis. *Nat Rev Cardiol*. 2009; 6(6): 399–409.
11. McFarlin, B.K., et al., Physical activity status, but not age, influences inflammatory biomarkers and toll-like receptor 4. *J Gerontol A Biol Sci Med Sci*. 2006; 61(4): 388–93.
12. Sloan, R.P., et al., Aerobic exercise attenuates inducible TNF production in humans. *J Appl Physiol*. 2007; 103(3): 1007–11.
13. McFarlin, B.K., et al., TLR4 is lower in resistance-trained older women and related to inflammatory cytokines. *Med Sci Sports Exerc*. 2004; 36(11): 1876–83.
14. Stewart, L.K., et al., Influence of exercise training and age on CD14+ cell-surface expression of toll-like receptor 2 and 4. *Brain Behav Immun*. 2005; 19(5): 389–97.
15. Flynn, M.G., et al., Toll-like receptor 4 and CD14 mRNA expression are lower in resistive exercise-trained elderly women. *J Appl Physiol*. 2003; 95(5): 1833–42.
16. Ziegler-Heitbrock, L., The CD14+CD16+ blood monocytes: Their role in infection and inflammation. *J Leukoc Biol*. 2007; 81(3): 584–92.
17. Rogacev, K.S., et al., Monocyte heterogeneity in obesity and subclinical atherosclerosis. *Eur Heart J*. 2010; 31(3): 369–76.
18. Ancuta, P., et al., Fractalkine preferentially mediates arrest and migration of CD16+ monocytes. *J Exp Med*. 2003; 197(12): 1701–7.
19. Hakkinen, T., K. Karkola, and S. Yla-Herttuala, Macrophages, smooth muscle cells, endothelial cells, and T-cells express CD40 and CD40L in fatty streaks and more advanced human atherosclerotic lesions. Colocalization with epitopes of oxidized low-density lipoprotein, scavenger receptor, and CD16 (Fc gammaRIII). *Virchows Arch*. 2000; 437(4): 396–405.
20. Randolph, G.J., et al., The CD16(+) (FcgammaRIII(+)) subset of human monocytes preferentially becomes migratory dendritic cells in a model tissue setting. *J Exp Med*. 2002; 196(4): 517–27.
21. Coen, P.M., et al., Adding exercise to rosuvastatin treatment: Influence on C-reactive protein, monocyte toll-like receptor 4 expression, and inflammatory monocyte (CD14+CD16+) population. *Metabolism*. 2010; 59(12): 1775–83.
22. Timmerman, K.L., et al., Exercise training-induced lowering of inflammatory (CD14+CD16+) monocytes: A role in the anti-inflammatory influence of exercise? *J Leukoc Biol*. 2008; 84(5): 1271–8.
23. Dam, V., T. Sikder, and S. Santosa, From neutrophils to macrophages: Differences in regional adipose tissue depots. *Obes Rev*. 2016; 17(1): 1–17.
24. Odegaard, J.I. and A. Chawla, Mechanisms of macrophage activation in obesity-induced insulin resistance. *Nat Clin Pract Endocrinol Metab*. 2008; 4(11): 619–26.
25. Bruun, J.M., et al., Diet and exercise reduce low-grade inflammation and macrophage infiltration in adipose tissue but not in skeletal muscle in severely obese subjects. *Am J Physiol Endocrinol Metab*. 2006; 290(5): E961–7.
26. Yan, H., et al., Effect of moderate exercise on immune senescence in men. *Eur J Appl Physiol*. 2001; 86(2): 105–11.
27. Moro-García, M.A., et al., Frequent participation in high volume exercise throughout life is associated with a more differentiated adaptive immune response. *Brain Behav Immun*. 2014; 39: 61–74.
28. Walsh, N.P., et al., Position statement. Part two: Maintaining immune health. *Exerc Immunol Rev*. 2011; 17: 64–103.
29. Bigley, A.B., et al., Acute exercise preferentially redeploys NK-cells with a highly-differentiated phenotype and augments cytotoxicity against lymphoma and multiple myeloma target cells. Part II: Impact of latent cytomegalovirus infection and catecholamine sensitivity. *Brain Behav Immun*. 2015; 49: 59–65.
30. Rincon, H.G., et al., Exercise in frail elderly men decreases natural killer cell activity. *Aging (Milano)*. 1996; 8(2): 109–12.
31. Kong, Y.Z., et al., Evidence for vascular macrophage migration inhibitory factor in destabilization of human atherosclerotic plaques. *Cardiovasc Res*. 2005; 65(1): 272–82.
32. McFarlin, B.K., et al., Chronic resistance exercise training improves natural killer cell activity in older women. *J Gerontol A Biol Sci Med Sci*. 2005; 60(10): 1315–8.
33. Peters, C., et al., Influence of a moderate exercise training on natural killer cytotoxicity and personality traits in cancer patients. *Anticancer Res*. 1994; 14(3A): 1033–6.
34. Fairey, A.S., et al., Randomized controlled trial of exercise and blood immune function in postmenopausal breast cancer survivors. *J Appl Physiol*. 2005; 98(4): 1534–40.
35. Fahlman, M.M. and H.J. Engels, Mucosal IgA and URTI in American college football players: A year longitudinal study. *Med Sci Sports Exerc*. 2005; 37(3): 374–80.
36. Flynn, M.G., et al., Effects of resistance training on selected indexes of immune function in elderly women. *J Appl Physiol*. 1999; 86(6): 1905–13.
37. Raso, V., et al., Effect of resistance training on immunological parameters of healthy elderly women. *Med Sci Sports Exerc*. 2007; 39(12): 2152–9.
38. Walsh, N.P., et al., Position statement. Part one: Immune function and exercise. *Exerc Immunol Rev*. 2011; 17: 6–63.
39. Mackinnon, L.T. and S.L. Hooper, Plasma glutamine and upper respiratory tract infection during intensified training in swimmers. *Med Sci Sports Exerc*. 1996; 28(3): 285–90.
40. Gleeson, M. and N.C. Bishop, The T cell and NK cell immune response to exercise. *Ann Transplant*. 2005; 10(4): 43–8.
41. Michishita, R., et al., Effect of exercise therapy on monocyte and neutrophil counts in overweight women. *Am J Med Sci*. 2010; 339(2): 152–6.
42. Hack, V., et al., PMN cell counts and phagocytic activity of highly trained athletes depend on training period. *J Appl Physiol*. 1994; 77(4): 1731–5.
43. Smith, J.A., et al., Exercise, training and neutrophil microbicidal activity. *Int J Sports Med*. 1990; 11(3): 179–87.
44. Pawelec, G., Immunity and ageing in man. *Exp Gerontol*. 2006; 41(12): 1239–42.
45. Shinkai, S., et al., Physical activity and immune senescence in men. *Med Sci Sports Exerc*. 1995; 27(11): 1516–26.
46. Arai, M.H., A.J. Duarte, and V.M. Natale, The effects of long-term endurance training on the immune and endocrine systems of elderly men: The role of cytokines and anabolic hormones. *Immun Ageing*. 2006; 3: 9.
47. Rall, L.C., et al., Effects of progressive resistance training on immune response in aging and chronic inflammation. *Med Sci Sports Exerc*. 1996; 28(11): 1356–65.
48. Lavoy, E.C., et al., CMV amplifies T-cell redeployment to acute exercise independently of HSV-1 serostatus. *Med Sci Sports Exerc*. 2014; 46(2): 257–67.
49. Turner, J.E., et al., Latent cytomegalovirus infection amplifies CD8 T-lymphocyte mobilisation and egress in response to exercise. *Brain Behav Immun*. 2010; 24(8): 1362–70.
50. Spielmann, G., et al., The effects of age and latent cytomegalovirus infection on the redeployment of CD8+ T cell subsets in response to acute exercise in humans. *Brain Behav Immun*. 2014; 39: 142–51.

51. He, C.S., et al., Influence of CMV/EBV serostatus on respiratory infection incidence during 4 months of winter training in a student cohort of endurance athletes. *Eur J Appl Physiol.* 2013; 113(10): 2613–9.
52. Gleeson, M., et al., Respiratory infection risk in athletes: Association with antigen-stimulated IL-10 production and salivary IgA secretion. *Scand J Med Sci Sports.* 2012; 22: 410–7.
53. Smith, L.L., Tissue trauma: The underlying cause of overtraining syndrome? *J Strength Cond Res.* 2004; 18(1): 185–93.
54. Martin, S.A., B.D. Pence, and J.A. Woods, Exercise and respiratory tract viral infections. *Exerc Sport Sci Rev.* 2009; 37(4): 157–64.
55. Yeh, S.H., et al., Regular tai chi chuan exercise enhances functional mobility and CD4CD25 regulatory T cells. *Br J Sports Med.* 2006; 40(3): 239–43.
56. Yeh, S.H., et al., Regular Tai Chi Chuan exercise improves T cell helper function of patients with type 2 diabetes mellitus with an increase in T-bet transcription factor and IL-12 production. *Br J Sports Med.* 2009; 43(11): 845–50.
57. Perry, C., et al., Endurance exercise diverts the balance between Th17 cells and regulatory T cells. *PLoS One.* 2013; 8(10): e74722.
58. Oliveira, M. and M. Gleeson, The influence of prolonged cycling on monocyte Toll-like receptor 2 and 4 expression in healthy men. *Eur J Appl Physiol.* 2010; 109(2): 251–7.
59. Heath, G.W., et al., Exercise and the incidence of upper respiratory tract infections. *Med Sci Sports Exerc.* 1991; 23(2): 152–7.
60. Spence, L., et al., Incidence, etiology, and symptomatology of upper respiratory illness in elite athletes. *Med Sci Sports Exerc.* 2007; 39(4): 577–86.
61. Cox, A.J., et al., Respiratory symptoms and inflammatory responses to Difflam throat-spray intervention in half-marathon runners: A randomised controlled trial. *Br J Sports Med.* 2010; 44(2): 127–33.
62. Ekblom, B., O. Ekblom, and C. Malm, Infectious episodes before and after a marathon race. *Scand J Med Sci Sports.* 2006; 16(4): 287–93.
63. Nicolucci, A.C., et al., Prebiotics reduce body fat and alter intestinal microbiota in children who are overweight or with obesity. *Gastroenterology.* 2017; 153(3): 711–722.
64. Wu, H., et al., Metformin alters the gut microbiome of individuals with treatment-naive type 2 diabetes, contributing to the therapeutic effects of the drug. *Nat Med.* 2017; 23(7): 850–858.
65. Strasser, B., et al., Probiotic supplements beneficially affect tryptophan-kynurenine metabolism and reduce the incidence of upper respiratory tract infections in trained athletes: A randomized, double-blinded, placebo-controlled trial. *Nutrients.* 2016; 8(11): 752.
66. West, N.P., et al., Probiotic supplementation for respiratory and gastrointestinal illness symptoms in healthy physically active individuals. *Clin Nutr.* 2014; 33(4): 581–7.
67. Gleeson, M., et al., Effects of a Lactobacillus salivarius probiotic intervention on infection, cold symptom duration and severity, and mucosal immunity in endurance athletes. *Int J Sport Nutr Exerc Metab.* 2012; 22(4): 235–42.
68. Gleeson, M., N.C. Bishop, and L. Struszczak, Effects of Lactobacillus casei Shirota ingestion on common cold infection and herpes virus antibodies in endurance athletes: A placebo-controlled, randomized trial. *Eur J Appl Physiol.* 2016; 116(8): 1555–63.
69. West, N.P., et al., Lactobacillus fermentum (PCC®) supplementation and gastrointestinal and respiratory-tract illness symptoms: A randomised control trial in athletes. *Nutr J.* 2011; 10: 30.
70. Golia, E., et al., Inflammation and cardiovascular disease: From pathogenesis to therapeutic target. *Curr Atheroscler Rep.* 2014; 16(9): 435.
71. Hotamisligil, G.S., Endoplasmic reticulum stress and inflammation in obesity and type 2 diabetes. *Novartis Found Symp.* 2007; 286: 86–94; discussion 94–8, 162–3, 196–203.
72. Lacativa, P.G. and M.L. Farias, Osteoporosis and inflammation. *Arq Bras Endocrinol Metabol.* 2010; 54(2): 123–32.
73. Puntmann, V.O., P.C. Taylor, and M. Mayr, Coupling vascular and myocardial inflammatory injury into a common phenotype of cardiovascular dysfunction: systemic inflammation and aging—A mini-review. *Gerontology.* 2011; 57: 295–303.
74. Beavers, K.M., T.E. Brinkley, and B.J. Nicklas, Effect of exercise training on chronic inflammation. *Clin Chim Acta.* 2010; 411(11–12): 785–93.
75. Lambert, C.P., et al., Exercise but not diet-induced weight loss decreases skeletal muscle inflammatory gene expression in frail obese elderly persons. *J Appl Physiol.* 2008; 105(2): 473–8.
76. Olesen, J., et al., Exercise training, but not resveratrol, improves metabolic and inflammatory status in skeletal muscle of aged men. *J Physiol.* 2014; 592(8): 1873–86.
77. Christiansen, T., et al., Exercise training versus diet-induced weight-loss on metabolic risk factors and inflammatory markers in obese subjects: A 12-week randomized intervention study. *Am J Physiol Endocrinol Metab.* 2010; 298(4): E824–31.
78. Reyna, S.M., et al., Elevated toll-like receptor 4 expression and signaling in muscle from insulin-resistant subjects. *Diabetes.* 2008; 57(10): 2595–602.
79. Sriwijitkamol, A., et al., Reduced skeletal muscle inhibitor of kappaB beta content is associated with insulin resistance in subjects with type 2 diabetes: Reversal by exercise training. *Diabetes.* 2006; 55(3): 760–7.
80. Bays, H., L. Blonde, and R. Rosenson, Adiposopathy: How do diet, exercise and weight loss drug therapies improve metabolic disease in overweight patients? *Expert Rev Cardiovasc Ther.* 2006; 4(6): 871–95.
81. Kitahara, C.M., et al., Body mass index, physical activity, and serum markers of inflammation, immunity, and insulin resistance. *Cancer Epidemiol Biomarkers Prev.* 2014; 23(12): 2840–9.
82. Kay, S.J. and M.A. Fiatarone Singh, The influence of physical activity on abdominal fat: A systematic review of the literature. *Obes Rev.* 2006; 7(2): 183–200.
83. Emery, C.F., et al., Exercise accelerates wound healing among healthy older adults: A preliminary investigation. *J Gerontol A Biol Sci Med Sci.* 2005; 60(11): 1432–6.
84. O'Brien, J., et al., Evaluating the effectiveness of a self-management exercise intervention on wound healing, functional ability and health-related quality of life outcomes in adults with venous leg ulcers: A randomised controlled trial. *Int Wound J.* 2017; 14(1): 130–137.
85. Krabbe, K.S., M. Pedersen, and H. Bruunsgaard, Inflammatory mediators in the elderly. *Exp Gerontol.* 2004; 39(5): 687–99.
86. Myles, P.R., et al., The incidence of pneumonia using data from a computerized general practice database. *Epidemiol Infect.* 2009; 137(5): 709–16.
87. Plackett, T.P., et al., Aging and innate immune cells. *J Leukoc Biol.* 2004; 76(2): 291–9.
88. Goodwin, K., C. Viboud, and L. Simonsen, Antibody response to influenza vaccination in the elderly: A quantitative review. *Vaccine.* 2006; 24(8): 1159–69.
89. Castilla, J., et al., Decline in influenza vaccine effectiveness with time after vaccination, Navarre, Spain, season 2011/12. *Euro Surveill.* 2013; 18(5): 20388.
90. Keylock, K.T., et al., Exercise accelerates cutaneous wound healing and decreases wound inflammation in aged mice. *Am J Physiol Regul Integr Comp Physiol.* 2008; 294(1): R179–84.
91. Kohut, M.L., et al., Exercise and psychosocial factors modulate immunity to influenza vaccine in elderly individuals. *J Gerontol A Biol Sci Med Sci.* 2002; 57(9): M557–62.
92. Kohut, M.L., et al., The exercise-induced enhancement of influenza immunity is mediated in part by improvements in psychosocial factors in older adults. *Brain Behav Immun.* 2005; 19(4): 357–66.

第 45 章 | HIV 与运动

目录

要点／712

45.1 导论／712

45.2 HIV 的流行病学／712

45.3 病毒学和感染／713
45.3.1 原发性 HIV 感染／713
45.3.2 无症状期（活动潜伏期）／713
45.3.3 症状期／713

45.4 HIV 感染的症状学／714
45.4.1 心理后果／714
45.4.2 生理后果／715
45.4.3 抗反转录病毒治疗／715
45.4.4 毒副作用／716

45.5 治疗副作用／717
45.5.1 HIV 相关症状的治疗／717
45.5.2 运动作为管理 ART 毒性的医疗／717
45.5.3 心肺适能（$VO_{2峰值}$）／718
45.5.4 血脂／718
45.5.5 身体成分／718
45.5.6 免疫系统／719
45.5.7 运动对心理的改善／719
45.5.8 运动建议／719

45.6 结论／720

临床应用／721

参考文献／721

要 点

- 调查报告称适度改变体力活动,健康状况将得到显著改善。
- 有必要进一步研究,以确定有效的动机和行为改变的干预措施,旨在增加这一人群的体力活动。
- 日常的体力活动已被证明可以在3周内减轻HIV携带者/AIDS患者的日常压力,并减少循环皮质醇的含量。
- 只要个体遵循运动计划,低到中等强度的运动水平就足以实现短期的健康获益。
- 没有证据表明,低、中、高强度的运动会对HIV携带者的免疫功能或疾病进展产生负面影响。

45.1 导论

近年来,人类免疫缺陷病毒(human immunodeficiency virus, HIV)携带者的管理更多的是一种慢性疾病的管理,而不像在艾滋病流行的最初20年那样,是与免疫系统衰竭导致的机会性感染作斗争。患者症状学的变化甚至更快。随着医学的飞速发展,旨在阻止病毒复制和预防感染传播的药物疗法很快从每天服用多粒药片变成了单片复合药片。现在,许多人可以延长几十年的寿命并步入老年,但也必须提高健康意识,以抵消抗反转录病毒治疗(antiretroviral therapy, ART)副作用带来的负面后果。

虽然ART的进步延长了预期寿命,但这种治疗方法并非没有副作用。在治疗早期,主诉往往是心理上的,随着时间的推移,这些症状会逐渐消退或更容易忍受。然而,研究表明该治疗方法有许多生理副作用,如提高血脂水平、增加患心血管疾病(CVD)和糖尿病的风险[1-3]。除了与药物相关的副作用,携带HIV仍然会带来持续的社会耻辱感。研究人员不仅要招募合格的参与者以进行HIV特异性研究,而且要保证他们能持续参与整个研究过程。由于缺乏纵向临床试验和有大型数据集的干预措施,这使可靠结果的确定变得更加困难。

由于预期寿命的延长和新感染病例的略微减少,患病率略有上升。健康的生活方式选择,如饮食和运动对艾滋病病毒携带者/艾滋病患者这一人群来说变得更加重要。研究已证实,无论疾病或健康状态如何,运动对所有人群的生理及心理健康都有积极的影响。我们实验室和其他实验室的研究也表明,运动后艾滋病病毒携带者(people living with HIV/AIDS, PLWHA)的健康和生活质量得到了显著改善。

45.2 HIV的流行病学

美国疾病控制中心(Centers for Disease Control, CDC)报告的统计数据显示,2010—2014年间[4],美国境内报告的新艾滋病病例数量下降了10%。新病例的趋势在特定人群之间有所不同,发病率较高的通常是少数族裔男性和25~30岁的男同性恋者。大量的新增病例社会经济条件较差。在全球范围内，欠发达国家的预防和治疗情况更加令人担忧。

不同人群和文化都面临着更负面的健康结果和更低预期寿命的困扰。第三世界国家的新生儿HIV携带者是持续存在的问题，他们也需要获得适当护理和治疗。即使在美国，艾滋病主要感染者的人群分布也会因地理位置和获得足够医疗保健机会的不同而有所不同。在美国的很多农村地区，患者可能需要驱车数小时以前往最近的能够满足其健康需求的医疗机构。无论在何地，当务之急都是让所有PLWHA都能获得专家的帮助和必需药物，以维持患者的病毒载量在无法检测到的水平，减少病毒的传播。

45.3 病毒学和感染

45.3.1 原发性HIV感染

对原发性人类免疫缺陷病毒感染（primary HIV infection，PHI）阶段最合适的定义是抗体产生前持续2~6周的急性病毒传播期[5]。目前的证据表明，在病毒传播后的2~3天内，黏膜部位会出现大量的$CD4^+$细胞耗尽。利用聚合酶链反应（polymerase chain reaction，PCR）技术，Piatak及其同事发现，在传播的前2周内，病毒的繁殖能力能够达到10^6~10^7个病毒颗粒/ml血浆[6,7]。病毒感染开始时，症状通常会在几天到几周内出现。大多数新感染者（70%）表现出轻微的症状，通常与普通感冒、流感或胃病毒感染相似。由于最初症状轻微且PHI持续时间短，感染通常不会被注意到，直到更严重的症状出现使患者不得不寻求医疗救治。因此，最初症状的严重程度和免疫系统的反应是疾病进展的指标。

45.3.2 无症状期（活动潜伏期）

在PHI之后，由于病毒颗粒在全身范围内传播，并将感染扩散到外周和远端部位附近，病毒载量急剧增加。一般来说，在2~4周内，病毒载量开始从峰值消退，这被认为是除抗体生成外包括细胞介导免疫在内的初级免疫反应的结果[5,8-10]。在血浆中检测到HIV抗体标志着临床潜伏期的开始。临床潜伏期也被称为血清转换。通过更先进的测量技术，研究人员已证明在临床潜伏期内，病毒实际上处于活跃的繁殖状态。尽管它看起来处于不活跃的状态，但附近的细胞仍在被持续感染，病毒链也在不断产生。

45.3.3 症状期

抗反转录病毒治疗的广泛应用成功地延长了PLWHA的寿命，与艾滋病相关的死亡人数每年都在下降。PLWHA更有可能达到"加速老龄化"的阶段，主要影响未受感染的老年人群，使他们患慢性疾病的风险增加。最近的证据表明，由于某些类别抗反转录病毒药物的毒性作用，有PLWHA被诊断出患有和/或死于早发性心血管疾病、糖尿病和其他代谢性疾病[1,2,11]（表45-3-1）。

表 45-3-1　常见的抗反转录病药物的毒副作用

抗反转录病毒药物的毒副作用	药物类别
骨密度降低	所有
心脏传导受损	PI,NNRTI
心血管疾病	PI,NRTI
糖尿病	PI,NRTI
血脂异常	所有
胃肠功能障碍	PI,NRTI
乳酸酸中毒	NRTI
脂肪营养不良	所有
精神障碍	NRTI,NNRTI,INSTI
神经功能障碍	所有

缩写：INSTI. 整合酶链转移抑制剂；NNRTI. 非核苷类反转录酶抑制剂；NRTI. 核苷类反转录酶抑制剂；PI. 蛋白酶抑制剂。

45.4　HIV 感染的症状学

45.4.1　心理后果

PLWHA 在疾病的各个阶段都承担着多重心理和社会压力。一旦确诊，患者就会立刻面临给生活带来改变的问题，如疾病管理、适当的医疗保健，以及伴随 HIV 进行的日常生活斗争。除个人压力因素外，各种环境因素可能会加剧压力水平，如较低的社会经济地位、失业、无法获得医疗保健机会等。患者应对这些负担的能力最终取决于他们的心理状态、社会支持网络和他们的 HIV 疾病阶段。

PLWHA 经历的许多心理并发症都是可以治疗的，因此，护理人员和卫生保健提供者必须学会识别这些疾病的征象，并将其转介给专家进行进一步评估。抑郁症是 PLWHA 的一种常见精神疾病，抑郁症状的控制可以减少身体症状，改善睡眠质量，并提高与健康相关的生活质量[12,13]。

一些关于各种慢性疾病的调查研究了患者抑郁的后果，结果显示慢性疾病与情绪障碍、治疗依从性差和负面健康结果呈正相关[14-16]。在与艾滋病相关的调查中也有类似的发现[12,13,17]。尽管抑郁已被确认为精神健康需重点关注的方面，自我报告症状是监测健康状况的常用方法；但在 HIV 人群中，关于自我报告抑郁症状的文献很少。

通常，症状出现之初会经历一定程度的心理困扰，最新研究还显示，心理困扰对艾滋病的疾病进展有负面影响[18]。最近越来越多的证据支持 McCain 等讨论的精神神经免疫学（psychoneuro-immunology，PNI）框架[19]，即症状困扰的增加对身体和心理健康都有潜在的负面影响。最近的研究还显示，心理困扰和心理障碍损害免疫功能[20]，细胞因子介导的神经递质和神经内分泌功能的改变已被证明与抑郁和/或疲劳的发生有关[21]。众所周知,频繁出现症状的负担会对疾病管理和精神健康产生负面影响[22]。找出与增加症状困扰相关的因素可能会提供一些策略,以减轻 HIV 感染和相关症状的负担,同时也提高治疗依从性。

管理心理压力的几个新兴主题是正念冥想和动机访谈。事实证明,这些方式对艾滋病患者是有益的,应当进一步探索,以帮助其减轻心理负担。美国传染病学会(Infectious Diseases Society of America, IDSA)最近更新了初级保健指南,建议将抑郁症和创伤后应激障碍(post-traumatic stress disorder, PTSD)筛查作为患者初步评估的一部分,并在此后每隔一段时间定期进行[23]。研究结果还显示,女性遭受性虐待和/或家庭暴力的比率增加,导致患抑郁症的风险增加了一倍,表明对能够满足这些需求的服务的需求增加[23]。

45.4.2 生理后果

所有临床人群都面临各种与疾病相关的生理和心理病痛的困扰,但在 PLWHA 中,患者自我报告症状的发生率一般在 50% 以上,从单一症状到多个症状同时出现[24-26]。研究结果显示常见的身体症状包括腹泻、食欲不振、恶心、肌无力、周围神经病变、发热、皮肤干燥和持续咳嗽。对于接受 ART 方案的人来说,这些症状通常伴随着抗反转录病毒治疗的副作用,最终导致慢性失调状态和功能性需氧障碍。因此,多症状管理已成为 PLWHA 的一项日常任务,以努力保持最佳的生活质量[25,27,28]。

与发现抗反转录病毒药物之前的情况一样,自我报告的症状数量与疾病状态相关,因而自我报告的症状频率可以作为疾病进展以及与健康相关生活质量的指标。这能够帮助卫生专业人员监测患者对当前抗反转录病毒治疗方案的反应情况[25,29]。持续几天到几周的症状会增加个人的疾病负担,通常会导致负面的生活习惯。HIV 感染的副作用和症状通常会让许多患者转向自我治疗,要么改变他们的日常抗反转录病毒治疗方案,要么寻求其他替代治疗,其中可能包括非法麻醉药。尽管 ART 的发现延长了患者的寿命,减少了艾滋病相关死亡的报告,但许多科学家也报告了与 ART 相关的一系列复杂症状和副作用导致的代谢综合征的产生。

45.4.3 抗反转录病毒治疗

治疗开始的时间取决于病毒感染以及患者的初级卫生保健提供者,但通常建议患者在有症状或无症状但 CD4 细胞计数 <500 细胞/μl 的情况下开始抗反转录病毒治疗[23]。然而,为了取得最佳结果,许多临床医师建议对 CD4 细胞计数 >500 细胞/μl 的无症状患者采用 ART 方案[3,23]。治疗方案可以是早期积极干预,也可以推迟 ART 到观察到有明显疾病进展。国际艾滋病协会-美国小组在 2012 年初发布了建议(表 45-4-1),指出患者应何时开始治疗的决定需要在对"治疗对发病率和死亡率的益处与其风险,包括毒性、耐药性、药物相互作用以及终身治疗的成本和便利性"之间进行权衡后确定[3]。

表 45-4-1　2010 年国际艾滋病协会 - 美国小组关于启动抗反转录病毒治疗的建议

测量指标	建议
特定条件	无论 CD4 细胞计数多少，都建议使用 ART
* 有症状的艾滋病患者	
* 妊娠期女性	
*HIV-1 RNA>100 000 拷贝 /ml	
*CD4 细胞计数迅速下降	
* 活动性乙型肝炎或丙型肝炎病毒合并感染	
* 心血管疾病活跃或高危	
* 人类免疫缺陷病毒相关性肾病	
* 有症状的原发性 HIV 感染	
* 人类免疫缺陷病毒二次传播的风险	
* 无症状，CD4 细胞计数＜500/μl	推荐使用 ART
*CD4 细胞计数＜350/μl	
*CD4 细胞计数 350~500μl	

缩写：ART. 抗反转录病毒治疗。

最近，某些抗反转录病毒药物，如恩曲他滨替诺福韦，也被推荐作为高危个体，如 HIV 携带者伴侣的一种预防方式。但关于其对没有携带 HIV 人群的长期使用，现在下结论还为时过早。

45.4.4 毒副作用

与 ART 相关的大多数副作用本质上是生理性的，可以直接改变新陈代谢过程，导致循环血脂增加、脂肪营养不良和胰岛素抵抗，从而造成代谢综合征。艾滋病曾经是一种短期的肌肉萎缩性疾病，导致艾滋病患者在几个月内死亡，现在已经演变成一种慢性代谢紊乱，死亡的主要原因不再直接由艾滋病本身导致。

ART 药物的症状和副作用将会因患者治疗方案中包含的特定抗反转录病毒药物以及抗反转录病毒药物的总数而异。表 45-3-1 列出了目前可用的抗反转录病毒药物、毒副作用以及其他的药物相互作用。例如，NRTI 与乳酸酸中毒、肝脂肪变性和脂肪营养不良有关。有证据表明，脂肪营养不良在目前联合服用 NRTI 和 PI 的个体中更为普遍，这两种药物都有已知的副作用，会扰乱和破坏代谢功能和脂肪细胞线粒体功能。服用 NRTI 类药物的其他特异症状包括胰腺炎、恶心、腹泻、头痛、失眠、周围神经病变、疲劳、不适、贫血等。表 45-3-1 中列出的是常见直接抑制运动表现和 / 或依从性的副作用。有关所有症状和副作用的更广泛列表，请参阅 Bartlett 等的文章以及 HIV 感染的医疗管理。

必须进一步谨慎考虑药物相互作用的可能性，例如 PI 类药物利托那韦，已被证明与镇痛药、心脏药物、降血脂药、抗分枝杆菌药、钙通道阻滞剂、抗组胺药、抗抑郁药、神经阻滞剂、精神药物和麦角生物碱(血管收缩剂)有相互作用。同样明显的是,当一个人开始抗反转录病毒治疗时,他们患心血管疾病或糖尿病的风险每年都会增加。

45.5 治疗副作用

45.5.1 HIV 相关症状的治疗

通常会应用其他药物来治疗病毒症状和相关的副作用。除 ART 外,常见的药物可能包括助消化药、精神活性药物、催眠药物、降血糖药、镇痛药、抗生素、生物磷酸盐、降钙素或激素替代品。一些较常见的抗抑郁药和抗焦虑药可能会用于那些开始 ART 方案的人,以帮助维持药物依从性。研究一致表明,患者接受抗抑郁药治疗对抗反转录病毒治疗的依从性也会产生有益的结果。

使用其他处方药来应对疾病和 ART 副作用并不总是产生有益的结果。每种 ART 药物可能与其他药物产生不同的相互作用,从而可能在患者不知情的情况下进一步加剧症状,甚至阻止 ART 的主要作用机制发挥作用[23]。例如,在治疗焦虑症时,患者每天除服用 ART 外,还需要服用地西泮或氯硝西泮来缓解焦虑,由于特定的抗反转录病毒机制,负责抑制 5-羟色胺再摄取的机制可能不再有效。事实上,有些 PI 类药物,如利托那韦,可以完全代谢抗焦虑药或抗抑郁药。由于抗反转录病毒药物在新处方甚至非处方药上可能会产生不可预测的反应,新的治疗策略势在必行。

运动训练可能是一种有助于解决病毒相关副作用中 ART 毒副作用的补充疗法。在一般人群中,类似的新陈代谢异常对规定量的、旨在增强健康的常规运动有积极的反应。由运动引起的变化包括总胆固醇和甘油三酯降低、脂肪组织减少、瘦体重增加、腰围减小,以及胰岛素敏感性增加[30-36]。

45.5.2 运动作为管理 ART 毒性的医疗

越来越多的证据表明,有氧运动与抗阻运动相结合的康复和/或治疗计划,可以促进患有多种慢性疾病的人群获得健康。对于慢性疾病患者,有氧运动结合抗阻运动对缓解与疾病相关的症状和医疗干预相关的副作用有积极作用。但是近几年来才逐渐确立 HIV 与心血管疾病和糖尿病等慢性疾病的风险增加之间的联系[1,37-40]。因此,对于运动是否是降低 PLWHA 心血管疾病风险的药物治疗之外的一种有益替代疗法,目前尚无明确的证据。虽然证据有限,但现有的数据表明,即使是适量的常规运动也可以改善心理和生理健康,以降低普通人群患心血管疾病的风险。表 45-5-1 概述了既往文献综述中已详细讨论的主要生理益处[41-43]。

表 45-5-1 临床运动干预总结:生理和心理变化

类别	对运动的反应
心理	• ↓抑郁症状[47,50,63] • ↓焦虑[51,57] • ↑情绪状态[47,51,57,63,64]

续表

类别	对运动的反应
生理	• ↑$VO_{2峰值}$[41,45,48,51,65,66] • 显著增加,介于 2.40~3.71ml/(kg·min)之间[43] • ↑力量[49,65,67] • ↓脂肪量和腰围[28,44,47,49,63] • ↓皮质醇[47,49] • ↑GH,IL-6 和 sTNFr Ⅱ[49] • 运动后急剧增加 • 血脂[44,54] • 结果相互矛盾
免疫	$CD4^+$ 没有变化[51,65,66,68,69]

关键词缩写:$VO_{2峰值}$.峰值摄氧量;GH.生长激素;IL-6.白细胞介素 -6;sTNFr Ⅱ.肿瘤坏死因子。

45.5.3 心肺适能($VO_{2峰值}$)

在进行任何低强度或中等强度的干预之前,大多数与运动相关的干预措施通常会测量心肺适能 (cardiorespiratory fitness,CRF)。因此,大量数据一致表明,功能性需氧障碍 (functional aerobic impairment, FAI) 和训练适应都能在短短 6 周内增加 CRF[41,44-48]。FAI 被定义为 $VO_{2峰值}$ 低于由年龄预测的 $VO_{2峰值}$ 的 25%。这种有氧损伤导致 CRF 水平降低,被认为是各种慢性疾病和全因死亡率的重要指标[30,31,33,34,36]。即使在 ART 引入之前,运动干预措施之间的普遍一致性也是显著的 FAI,而这是由生活方式因素还是与疾病相关的病理原因导致的,目前还不清楚。在我们实验室之前的一项调查中,我们证明了 $VO_{2峰值}$ 的显著改善和次最大心率的降低[45,49]。Hand 等发现的证据表明 PLWHA 可以逆转 FAI 的任何迹象,即使是在不足美国医务总监推荐的每周 150min 运动量一半的情况下也是如此。这项研究还报告,运动可带来一定的心血管适应性反应,如静息心率减慢和次最大负荷时心率减慢,这是一种被称为训练性心动过缓的心血管适应。这些发现也与其他研究者的研究结果一致[42,43,50-52]。

45.5.4 血脂

另一个与心血管疾病风险相关的变量是血脂水平。虽然没有 CRF 那么强,但有证据表明常规运动对改善血脂有潜在的作用。Thoni 等和 Grinspoon 都通过研究表明在低到中等强度的有氧运动后高密度脂蛋白胆固醇增加[53,54]。Thoni 也报告了胆固醇和甘油三酯的下降。然而,关于血脂和运动训练的任何形成性结论的证据依然有限。ART 的常见副作用包括血脂增高和脂肪沉积。未来的研究应探讨运动在服用 ART 药物的 PLWHA 的血脂水平正常化中可能产生的长期保护作用。

45.5.5 身体成分

如前所述,向心性脂肪堆积的增加是各种 ART 的常见副作用。此外,众所周知,腰围增加是心血管疾病风险的重要指标。多项研究表明,通过减少脂肪量、腰围和 / 或体质量指数,以及增加瘦体重

(主要是肌肉组织的质量),身体成分有显著的改善(参见表45-5-1)。最近,Dudgeon等通过为期6周的有氧联合抗阻训练干预,证实了躯干脂肪和总脂肪质量的显著减少与瘦组织质量的增加的关系[49]。尽管仍然受到小样本量的限制,但这一证据似乎足以证实,在普通人群中普遍观察到的在身体成分(特别是脂肪质量和瘦组织质量)方面的获益可以被PLWHA获得。

45.5.6 免疫系统

除了生理变量的研究结果外,高强度或中等强度运动组的CD4+细胞计数没有显著变化[42,44,55]。此外,中等强度或高强度运动后CD8+细胞计数、白细胞或淋巴细胞与基线相比也没有显著变化[56]。最近的研究表明,血脂异常和脂肪营养不良的患者在完成12周的中等强度有氧运动后,免疫学变量也没有明显的变化[52]。值得注意的是,目前还没有关于PLWHA在参加旨在减少与HIV相关的心理或生理症状的体力活动后诱导产生免疫抑制的报告。

45.5.7 运动对心理的改善

在ART广泛使用之前进行的早期调查比较了有氧运动对抑郁和焦虑等心理因素的影响。每周2次、每次45~60min的8~12周中等强度有氧运动显著降低了焦虑和抑郁[57]。其他研究报告说,仅仅5周的有氧运动就使焦虑和抑郁症状有了显著的改善。每天运动45min、每周运动3天的男性在得知他们的血清HIV呈阳性状态后,焦虑和抑郁有所减轻[58]。由于这些调查大多是在ART之前进行的,结果仅限于病毒进展的特定症状,而不是治疗。此外,该研究的大多数人口统计数据由中产阶级、异性恋男性组成。由于患者人口统计和治疗的变化,这些发现缺乏对当今以贫困少数族裔为主的血清抗体阳性人群的概括性。目前尚不清楚病毒或任何ART药物是否会抑制在其他临床和健康人群中观察到的特定运动诱导的心理改善。

在ART广泛使用的时代,只有一项研究使用有氧运动作为治疗HIV相关抑郁症状的主要干预措施。与之前讨论的研究结论一样,该研究显示了抑郁症状的减轻和/或生活质量的显著改善[50]。本研究的结果表明,进行每周3天、每次60min中等强度(60%~80%$VO_{2峰值}$)的有氧运动可以作为一种改善PLWHA心理障碍的有益方法。

45.5.8 运动建议

美国运动医学学会(American College of Sports Medicine, ACSM)的《慢性疾病和残疾人运动管理》(第4版)推荐PLWHA的运动训练为中等强度的有氧和抗阻训练方案[59]。这包括每周累计150min的中等强度体力活动,以及2天的全身抗阻训练,大约为一次重复次数上限的60%。无论疾病状况如何,强烈建议任何PLWHA在开始运动计划前,都要从他们的初级卫生保健提供者那里获得医疗上的许可。尽管大多数PLWHA的有氧运动能力有所降低,但大多数标准的体能测试都适用于这一人群,完成时对个人的风险很小或没有风险。表45-5-2概述了根据疾病状态在运动测试和/或训练期间可能观察到的与HIV相关的潜在变化。

表 45-5-2　运动测试中与 HIV 相关的变化

疾病状态	对运动的反应
无症状	• 生理参数在正常范围内(如血压、心率、VO_2) • 久坐的生活方式可能造成的功能性需氧障碍
有症状	• 有氧代谢能力和肌肉力量降低 • 有可能增加休息时的心率和次最大工作速率 • 依从运动处方的难度增加 • ART 相关副作用
艾滋病	• 有氧代谢能力和肌肉力量显著降低 • 在中等和/或高强度工作速率时可能出现神经内分泌反应异常

　　Jaggers 及其同事正在进行的研究一直在探究以社区为基础的促进日常体力活动增加的方法。一项为期 9 个月的居家活动计划的最新结果使用加速度计来评估自基线以来的活动变化。结果显示，每天进行中等强度活动的平均时间约为 90min，这表明大多数参与者已经达到了体力活动的推荐标准。然而，当查看步数时，每天的平均步数只有大约 5 200 步[47]。可能的猜测是，在这些健康条件恶化的人群中，可穿戴式活动监视器显示的按总时间规定的体力活动，可能严重高估了实现健康益处所需要的运动量。因此，更现实的做法是，建议这些健康条件恶化人群逐日增加步数，最终实现每天走 10 000 步或更多的目标。

45.6　结论

　　证据表明，无论疾病状况如何，PLWHA 都可以从常规体力活动中获得类似的短期健康益处。研究表明，在短短 6 周内进行适度的常规运动后，PLWHA 健康状况有了显著改善。同样清楚的是，在不同的人群中，常规中等强度体力活动可以降低慢性疾病的风险，而且这些慢性疾病中的许多种已经被确定为 PLWHA 发病和死亡的主要原因。因此，医疗保健专业人员和研究人员必须测试各种方法，以帮助 PLWHA 在其以后的生活中选择健康的生活方式[60]。

　　关于免疫力，在 PLWHA 中的研究表明，在 HIV 感染的任何阶段，进行低强度、中等强度或高强度的有氧运动不会对免疫功能或疾病进展产生负面影响[52,56,57,61,62]。这清楚地表明，对于这些临床人群来说，有氧运动既安全又有益。然而，如果这一人群要进行有氧运动，建议他们进行低强度或中等强度的运动。因为未有数据证明，高强度有氧运动不会对这一人群的整体健康或生活质量产生负面影响。

　　根据患者当前健康水平和疾病状况的不同以及目前是否正在接受 ART，个体对运动训练的反应和适应性有所不同。无症状个体的反应方式通常与同体型、年龄和性别的非 HIV 感染者相似。然而，一些人可能会因为日常久坐行为导致的心理障碍(如抑郁或焦虑等)而变得更虚弱。此外，有症状的个体一般会接受目前的 ART 方案，这也会增加他们患 CVD 的风险。因此，在开始运动处方之前应该格外谨慎。

　　虽然运动本身不会减轻医疗费用、社会歧视或其他日常压力的负担，但它可能会减少慢性压力对健康的影响，提高生活质量，并可能延长 PLWHA 缩短的寿命。病毒本身和与治疗相关的毒性所产生的各种副作用，包括糖耐量受损、疲劳、血脂升高、慢性炎症、焦虑、抑郁、循环皮质醇增多等，已被确认在不同人群中都会通过常规运动得到改善。纵向研究的更多证据表明，CRF 的适度增加可以降低全因死亡风险以及大多数慢性疾病风险。由于研究尚不充分，PLWHA 是否会对长期运动有类似的反应尚不清楚。目前还没有超过 6 个月的与运动相关的干预措施的研究报告，因此无法确定其对整体健康和寿命的长期影响。然而，根据多项调查报告，从短时间内观察到的益处可推测，参加日常体力活动对 PLWHA 的生理和心理健康状况会有长期的改善。

临床应用

- 已证明增加日常体力活动和/或每周运动对 PLWHA 有益，无迹象表明日常体力活动和/或每周运动会导致 PLWHA 的免疫力降低或不利的健康后果。
- 慢性压力是每个患有被污名化的临床疾病的人的日常挣扎。每周运动已经被证明可以减少生理和心理上的压力，但是除运动之外，还应该更多地关注其他有效的缓解压力的方法。
- 无论疾病状况如何，所有 HIV 携带者患心血管疾病的风险都会增加，因此在开始新的运动方案之前，应征得其初级保健医师的同意。如果没有其他明显的健康问题，可以在获得同意之前安全地开始每天的低强度散步。
- 对于处于需氧障碍状态的个体来说，设定实际的目标很重要，因为所有的活动都可能需要适度或剧烈的努力。与 30min 中等强度的运动相比，每天逐渐增加几百步的步数可能更合适。

（Jason R.Jaggers，PhD and Gregory A.Hand，PhD，MPH，FACSM，FESPM 著

王艳 译 肖宁 校）

参考文献

1. Samaras, K., Prevalence and pathogenesis of diabetes mellitus in HIV-1 infection treated with combined antiretroviral therapy. *J Acquir Immune Defic Syndr*. 2009; 50(5): 499–505.
2. Samaras, K., et al., Prevalence of metabolic syndrome in HIV-infected patients receiving highly active antiretroviral therapy using international diabetes foundation and adult treatment panel III criteria associations with insulin resistance, disturbed body fat compartmentalization, elevated C-reactive protein, and hypoadiponectinemia. *Diabetes Care*. 2007; 30(1): 113–119.
3. Thompson, M.A., et al., Antiretroviral treatment of adult HIV infection: 2012 recommendations of the International Antiviral Society-USA panel. *JAMA*. 2012; 308(4): 387–402.
4. Control, C.f.D. and Prevention, HIV/AIDS basic statistics. Online at http://www.cdc.gov/hiv/basics/statistics.html. Accessed. 2014; 1.
5. Weber, J., The pathogenesis of HIV-1 infection. *Br Med Bull*. 2001; 58: 61–72.
6. Piatak, M., Jr., et al., High levels of HIV-1 in plasma during all stages of infection determined by competitive PCR. *Science*. 1993; 259(5102): 1749–54.
7. Piatak, M., Jr., et al., Viral dynamics in primary HIV-1 infection. *Lancet*. 1993; 341(8852): 1099.
8. Gordon, S.N., et al., Severe depletion of mucosal CD4+ T cells in AIDS-free simian immunodeficiency virus-infected sooty mangabeys. *J Immunol*. 2007; 179(5): 3026–34.
9. Grossman, Z., et al., Pathogenesis of HIV infection: What the virus spares is as important as what it destroys. *Nat Med*. 2006; 12(3): 289–95.
10. Mehandru, S., et al., Primary HIV-1 infection is associated with preferential depletion of CD4+ T lymphocytes from effector sites in the gastrointestinal tract. *J Exp Med*. 2004; 200(6): 761–70.
11. Anuurad, E., A. Semrad, and L. Berglund, Human immunodeficiency virus and highly active antiretroviral therapy-associated metabolic disorders and risk factors for cardiovascular disease. *Metab Syndr Relat Disord*. 2009; 7(5): 401–10.
12. Adejumo, O., et al., Psychiatric disorders and adherence to antiretroviral therapy among a population of HIV-infected adults in Nigeria. *Int J STD AIDS*. 2016; 27(11): 938–49.
13. Sheth, S.S., et al., Association between depression and nonadherence to antiretroviral therapy in pregnant women with perinatally acquired HIV. *AIDS Care*. 2015; 27(3): 350–4.
14. Cohen, S., D. Janicki-Deverts, and G.E. Miller, Psychological stress and disease. *JAMA*. 2007; 298(14): 1685–7.
15. Duijts, S.F., M.P. Zeegers, and B.V. Borne, The association between stressful life events and breast cancer risk: A meta-analysis. *Int J Cancer*. 2003; 107(6): 1023–9.
16. Shih, M. and P.A. Simon, Health-related quality of life among adults with serious psychological distress and chronic medical conditions. *Qual Life Res*. 2008; 17(4): 521–8.
17. Jaggers, J.R., et al., Psychological correlates of HIV-related symptom distress. *J Assoc Nurses AIDS Care*. 2014; 25(4): 309–17.
18. Robinson, F.P., H.L. Mathews, and L. Witek-Janusek, Stress and HIV disease progression: Psychoneuroimmunological

framework. *J Assoc Nurses AIDS Care*. 1999; 10(1): 21–31.
19. McCain, N.L., et al., Effects of stress management on PNI-based outcomes in persons with HIV disease. *Res Nurs Health*. 2003; 26(2): 102–17.
20. Miller, A.H., Depression and immunity: A role for T cells? *Brain Behav Immun*. 2010; 24(1): 1–8.
21. Moussavi, S., et al., Depression, chronic diseases, and decrements in health: Results from the World Health Surveys. *Lancet*. 2007; 370(9590): 851–8.
22. Holzemer, W.L., HIV and AIDS: The symptom experience. What cell counts and viral loads won't tell you. *Am J Nurs*. 2002; 102(4): 48–52.
23. Aberg, J.A., et al., Primary care guidelines for the management of persons infected with HIV: 2013 update by the HIV Medicine Association of the Infectious Diseases Society of America. *Clin Infect Dis*. 2014; 58(1): 1–10.
24. Norval, D.A., Symptoms and sites of pain experienced by AIDS patients. *S Afr Med J*. 2004; 94(6): 450–4.
25. Portillo, C.J., W.L. Holzemer, and F.Y. Chou, HIV symptoms. *Annu Rev Nurs Res*. 2007; 25: 259–91.
26. Lee, K.A., et al., Symptom experience in HIV-infected adults: A function of demographic and clinical characteristics. *J Pain Symptom Manage*. 2009; 38(6): 882–93.
27. Phillips, K.D., et al., Physiological and psychological correlates of fatigue in HIV disease. *Biol Res Nurs*. 2004; 6(1): 59–74.
28. Jaggers, J.R., et al., Associations between physical activity and sedentary time on components of metabolic syndrome among adults with HIV. *AIDS Care*. 2014; 26(11): 1387–92.
29. Bedell, G., Daily life for eight urban gay men with HIV/AIDS. *Am J Occup Ther*. 2000; 54(2): 197–206.
30. Church, T.S., et al., Associations between cardiorespiratory fitness and C-reactive protein in men. *Arterioscler Thromb Vasc Biol*. 2002; 22(11): 1869–76.
31. Church, T.S., et al., Usefulness of cardiorespiratory fitness as a predictor of all-cause and cardiovascular disease mortality in men with systemic hypertension. *Am J Cardiol*. 2001; 88(6): 651–6.
32. Eisenmann, J.C., et al., Combined influence of cardiorespiratory fitness and body mass index on cardiovascular disease risk factors among 8–18 year old youth: The Aerobics Center Longitudinal Study. *Int J Pediatr Obes*. 2007; 2(2): 66–72.
33. Katzmarzyk, P.T., et al., Metabolic syndrome, obesity, and mortality: Impact of cardiorespiratory fitness. *Diabetes Care*. 2005; 28(2): 391–7.
34. Sui, X., et al., A prospective study of cardiorespiratory fitness and risk of type 2 diabetes in women. *Diabetes Care*. 2008; 31(3): 550–5.
35. Sui, X., M.J. LaMonte, and S.N. Blair, Cardiorespiratory fitness and risk of nonfatal cardiovascular disease in women and men with hypertension. *Am J Hypertens*. 2007; 20(6): 608–15.
36. Wang, C.Y., et al., Cardiorespiratory fitness levels among US adults 20–49 years of age: Findings from the 1999–2004 National Health and Nutrition Examination Survey. *Am J Epidemiol*. 2010; 171(4): 426–35.
37. Jain, R.G., et al., Metabolic complications associated with antiretroviral therapy. *Antiviral Res*. 2001; 51(3): 151–77.
38. Collaboration, A.T.C., Causes of death in HIV-1—infected patients treated with antiretroviral therapy, 1996–2006: Collaborative analysis of 13 HIV cohort studies. *Clin Infect Dis*. 2010; 50(10): 1387–1396.
39. Erlandson, K.M., et al., Self-reported body fat change in HIV-infected men is a marker of decline in physical health-related quality of life with aging, independent of co-morbidity. *PloS One*. 2014; 9(12): e114166.
40. Tiozzo, E., et al., A cross-sectional assessment of metabolic syndrome in HIV-infected people of low socio-economic status receiving antiretroviral therapy. *Diabetol Metab Syndr*. 2015; 7: 15.
41. Hand, G.A., et al., Impact of aerobic and resistance exercise on the health of HIV-infected persons. *Am J Lifestyle Med*. 2009; 3(6): 489–499.
42. Jaggers, J.R. and G.A. Hand, Health benefits of exercise for people living with HIV A review of the literature. *Am J Lifestyle Med*. 2014: 1559827614538750.
43. O'Brien, K.K., et al., Effectiveness of aerobic exercise for adults living with HIV: Systematic review and meta-analysis using the Cochrane Collaboration protocol. *BMC Infect Dis*. 2016; 16: 182.
44. Engelson, E.S., et al., Body composition and metabolic effects of a diet and exercise weight loss regimen on obese, HIV-infected women. *Metabolism*. 2006; 55(10): 1327–1336.
45. Hand, G.A., et al., Moderate intensity exercise training reverses functional aerobic impairment in HIV-infected individuals. *AIDS Care*. 2008; 20(9): 1066–1074.
46. Jaggers, J.R., et al., A home-based exercise intervention to increase physical activity among people living with HIV: Study design of a randomized clinical trial. *BMC Public Health*. 2013; 13: 502.
47. Jaggers, J.R., et al., Results of a nine month home-based physical activity intervention for people living with HIV. *Int J Clin Trials*. 2016; 3(3): 106–119.
48. MacArthur, R.D., S.D. Levine, and T.J. Birk, Supervised exercise training improves cardiopulmonary fitness in HIV-infected persons. *Med Sci Sports Exerc*. 1993.
49. Dudgeon, W.D., et al., Moderate-intensity exercise improves body composition and improves physiological markers of stress in HIV-infected men. *Isrn Aids*. 2012; 2012: 145127.
50. Neidig, J.L., B.A. Smith, and D.E. Brashers, Aerobic exercise training for depressive symptom management in adults living with HIV infection. *J Assoc Nurses AIDS Care*. 2003; 14(2): 30–40.
51. Smith, B.A., et al., Aerobic exercise: Effects on parameters related to fatigue, dyspnea, weight and body composition in HIV-infected adults. *AIDS*. 2001; 15(6): 693–701.
52. Terry, L., et al., Exercise training in HIV-1-infected individuals with dyslipidemia and lipodystrophy. *Med Sci Sports Exerc*. 2006; 38(3): 411–7.
53. Grinspoon, S., et al., Effects of testosterone and progressive resistance training in eugonadal men with AIDS wastinga randomized, controlled trial. *Ann Intern Med*. 2000; 133(5): 348–355.
54. Thoni, G., et al., Reduction of fat accumulation and lipid disorders by individualized light aerobic training in human immunodeficiency virus infected patients with lipodystrophy and/or dyslipidemia. *Diabetes Metab*. 2002; 28(5): 397–404.
55. Tiozzo, E., et al., Short-term combined exercise training improves the health of HIV-infected patients. *J AIDS HIV Res*. 2013; 5(3): 80–89.
56. Perna, F.M., et al., Cardiopulmonary and CD4 cell changes in response to exercise training in early symptomatic HIV infection. *Med Sci Sports Exerc*. 1999; 31(7): 973–9.
57. LaPerriere, A., et al., Exercise and psychoneuroimmunology. *Med Sci Sports Exerc*. 1994; 26(2): 182–90.
58. LaPerriere, A.R., et al., Exercise intervention attenuates emotional distress and natural killer cell decrements following notification of positive serologic status for HIV-1. *Biofeedback Self-Regul*. 1990; 15(3): 229–242.
59. Moore, G., et al., ACSM's Exercise Management for Persons With Chronic Diseases and Disabilities, 4E. Human Kinetics; 2016.
60. Jaggers, J.R. and K.M. King, Strategies for increasing physical activity and healthy lifestyles for the individual with human immunodeficiency virus. *ACSM's Health Fitness J*. 2017; 21(4): 42–45.
61. LaPerriere, A., et al., Effects of aerobic exercise training on lymphocyte subpopulations. *Int J Sports Med*. 1994; 15 Suppl 3: S127–30.
62. MacArthur, R.D., S.D. Levine, and T.J. Birk, Supervised exercise training improves cardiopulmonary fitness in HIV-infected persons. *Med Sci Sports Exerc*. 1993; 25(6): 684–8.
63. Jaggers, J.R., et al., Aerobic and resistance training improves mood state among adults living with HIV. *Int J Sports Med*. 2015; 36(2): 175–81.
64. Patil, R., et al., Effects of fitness training on physical fitness parameters and quality of life in human immunodeficiency virus-positive Indian females. 2016.
65. Dolan, S.E., et al., Effects of a supervised home-based aerobic and progressive resistance training regimen in women infected with human immunodeficiency virus: A randomized trial. *Arch Intern Med*. 2006; 166(11): 1225–31.
66. Mutimura, E., et al., Exercise training reduces central adiposity and improves metabolic indices in HAART-treated HIV-positive subjects in Rwanda: A randomized controlled trial. *AIDS Res Hum Retroviruses*. 2008; 24(1): 15–23.
67. Fitch, K., et al., Effects of lifestyle modification and metformin on atherosclerotic indices among HIV-infected patients with the metabolic syndrome. *AIDS*. 2012; 26(5): 587–97.
68. Stringer, W.W., et al., The effect of exercise training on aerobic fitness, immune indices, and quality of life in HIV+ patients. *Med Sci Sports Exerc*. 1998; 30(1): 11–6.
69. Terry, L., E. Sprinz, and J. Ribeiro, Moderate and high intensity exercise training in HIV-1 seropositive individuals: A randomized trial. *Int J Sports Med*. 1999; 20(02): 142–146.

第46章 | 运动、衰老和免疫

目录

要点 / 724

46.1 导论 / 724

46.2 运动和"炎性衰老" / 724

46.2.1 运动与炎性衰老：前瞻性训练研究 / 724

46.3 老年人运动训练的潜在抗炎机制 / 725

46.3.1 脂肪组织调节 / 725

46.3.2 胆碱能抗炎途径 / 726

46.3.3 肠道微生物 / 726

46.4 衰老与T细胞介导的免疫 / 727

46.5 运动对老年人T细胞介导的免疫的影响 / 727

46.6 运动与体液免疫 / 728

46.6.1 横断面研究 / 728

46.6.2 前瞻性训练研究 / 729

46.7 结论 / 730

临床应用 / 730

参考文献 / 731

要 点

- 衰老与免疫衰老有关,是一种慢性、轻度炎症状态,其特征是循环中白细胞介素-6(IL-6)、C反应蛋白(CRP)和肿瘤坏死因子-α(TNF-α)水平升高,这可能增加发病率和死亡率。
- 有规律的中等强度运动可以改善老年人的抗体和细胞介导的免疫反应,减轻慢性炎症状态。
- 运动训练有益于老年人免疫系统的作用机制尚不完全清楚。据推测,这一促进作用可能是通过调节脂肪组织、刺激副交感神经系统以及改变肠道微生物组发生的。

46.1 导论

随着全球老龄化人口的迅速增加,免疫功能的恢复对提高老年人的生活质量具有重要意义。潜在的治疗策略包括细胞和组织移植、饮食调控、抗氧化调节、胸腺肽、内分泌调控和运动[1]。到目前为止,还没有一种被证实能有效恢复老年人免疫功能的广泛使用的方法。然而,有证据表明,规律、适度的心血管运动与减少包括慢性低水平炎症在内的[2]老年人整体免疫功能的改善有关。

46.2 运动和"炎性衰老"

人们已经认识到,正常衰老与慢性低水平炎症状态有关,其特征是循环中白细胞介素-6(IL-6)、C反应蛋白(CRP)和肿瘤坏死因子-α(TNF-α)水平升高,这些都可能与许多年龄相关疾病的发病机制有关。这种状态被称为"炎性衰老"[1]。有了这些发现,旨在消除年龄引起的低水平炎症状态的疗法和干预措施已经成为行为和生物医学研究的前沿。运动可能是其中一种疗法,因为流行病学和纵向数据都表明,在老年人中,增加体力活动是减少全身低水平炎症和慢性炎症疾病的有效手段。几个大型人群队列研究,如美国第3次全国健康和营养测试研究(Third National Health and Nutrition Examination Study,NHANES Ⅲ)、心血管健康研究(Cardiovascular Health Study,CHS)和健康ABC研究支持这种反向关系,报告了体力活动水平与循环中CRP(所有研究)、IL-6(NHANES Ⅲ)和TNF-α(NHANES Ⅲ)之间的负相关[3]。此外,这种关系似乎以剂量依赖的方式发生,因为在报告最高水平体力活动的老年人中观察到的炎症生物标志物水平最低[3]。

46.2.1 运动与炎性衰老:前瞻性训练研究

鉴于大量横断面证据表明运动与炎症之间存在联系,一些研究人员进行了纵向研究,调查运动训练是否能减少老年人的炎症。我们实验室发表的证据表明,10个月的有氧运动训练

($60\%\sim70\%\mathrm{VO_{2max}}$,译者注：$\mathrm{VO_{2max}}$ 为最大摄氧量)能够降低老年人血清中的 CRP 水平,而在相似的只进行柔韧性运动的组别中 CRP 水平没有降低。此外,我们还发现与心血管运动相关的躯干脂肪减少是全身炎症减少的最佳预测因素,这进一步支持了横断面数据,表明脂肪组织的积累可能至少是老年人和其他个体基础炎症增加的部分原因[4]。在一项类似的研究中,Kohut 等研究了 10 个月有氧运动($65\%\sim80\%\mathrm{VO_{2max}}$)对老年男性和女性的影响,并与柔韧性运动对照组进行了比较。结果表明,有氧运动可显著降低血清 IL-6、CRP 和白细胞介素 -18(IL-18)水平,而有氧运动和柔韧性运动这两种干预措施均可以降低血清 TNF-α 水平[5]。

Nicklas 等[6]报告,与接受健康教育干预的老年人相比,为期 12 个月的运动干预,包括有氧运动、力量运动、平衡运动和柔韧性运动,显著降低了全身 IL-6 的浓度,但没有降低 CRP。此外,运动训练干预降低了全身 IL-8 和 IL-15 水平,但经各种比较调整后差异并不显著[6]。Martins 等报告 16 周的渐进式有氧训练和力量训练都降低了老年人的 CPR 水平[7,8]。为期 10 周的运动干预降低了 10 名老年人的血清 IL-6 水平,并改善了他们的压力感知[9]。此外,为期 8 周的全身振动运动计划降低了老年人的血浆 CPR 和 TNF-α 水平[10]。

必须指出的是,虽然慢性炎症性疾病的存在是老年人死亡的主要原因之一[11],但正常的固有免疫应答是预防感染性疾病所必需的。从这个意义上说,进一步研究必须检验运动方式、强度和持续时间在老年人维持适度的炎症反应和慢性炎症之间的必要平衡上所起的重要作用。

大多数文献支持在上述研究中观察到的运动的抗炎作用;然而,几项纵向研究未能检测到运动训练干预后炎症生物标志物的减少[12,13]。这些研究之间差异的一个潜在解释可能是训练强度、持续时间、方式、受试者群体和初始炎症特征的差异。此外,我们对炎症的机制以及运动如何减轻炎症知之甚少。三种可能的机制包括衰老和运动在调节体脂、副交感神经活动和肠道微生物中的作用。

46.3 老年人运动训练的潜在抗炎机制

46.3.1 脂肪组织调节

越来越多的研究表明内脏脂肪组织类似一种代谢活跃的器官,能够分泌影响全身生理状况的炎症信号。最近的 2 篇报告表明,正常衰老会导致以过度炎症为特征的内脏脂肪的失调状态,并明确指出脂肪组织是衰老过程中炎症介质的主要来源。Wu 等研究发现,$22\sim24$ 个月大的 C57BL/6JNIA 小鼠的内脏脂肪组织中 IL-1、TNF-α、IL-6 和环氧合酶 -2(COX-2)的基因表达与更年轻的同类小鼠相比有所增加[14]。在另一项研究中,Starr 等发现,与年轻对照组相比,腹腔内注射脂多糖引起的全身 IL-6 反应增强与老年小鼠内脏脂肪组织中 IL-6 的表达增加高度相关[15]。因此,有人推测,运动训练可能通过减少内脏脂肪组织质量和炎症特征来减轻年龄引起的炎症反应。我们实验室的既往研究已经证明,中等强度的运动训练可以减少肥胖小鼠的脂肪组织和全身炎症反应[16,17]。关于运动对于脂肪组织内抗炎作用的生物学机制尚不清楚,但可能的通路有细胞缺氧的调节、氧化应激、脂肪细胞大小、巨噬细胞极化和能量感应。Kawanishi 等研究了 16 周跑步机运动对肥胖小鼠的 M1 型和 M2 型巨噬细胞浸润脂肪组织的影响。研究表明,运动训练显著增加了脂肪组织中 M2 型巨噬细胞的特异性标志物 CD163 mRNA 的表达,降低了 M1 型巨噬细胞标志物 CD11c mRNA 的表达,表明脂肪组织中巨噬细胞的表型从 M1 型向炎症程度较低的 M2 型转变。运动训练还抑制 TLR4 的表达,而 TLR 可进一步诱导促炎细胞因子的产生[18]。

46.3.2　胆碱能抗炎途径

Kevin Tracey 实验室的研究表明,副交感神经系统的兴奋可以通过迷走神经传出,抑制促炎细胞因子的产生,并防止全身炎症[19]。他们将这一途径称为"胆碱能抗炎途径",并将其描述为一种中枢稳态机制,其中自主神经系统的交感神经部分通过释放肾上腺素和去甲肾上腺素来刺激炎症反应,与之相互作用的副交感神经系统抑制促炎细胞因子的释放[19]。迷走神经的主要功能是控制心率,心率通常由运动后的心率恢复(heart rate recovery,HRR)和心率变异性(heart rate variability,HRV)来衡量。长期运动训练带来的一个主要的适应性变化是 HRR 和 HRV 的下降,这意味着副交感神经系统能更加有效地刺激与之相互作用的交感神经系统。因此,运动训练可增加迷走神经传出活动,而这可能与运动的抗炎作用有关。我们的横断面研究支持了这一假说,该研究证明 HRR 是老年人 CRP 的最佳预测因子[20]。然而,这一假说尚未得到充分的前瞻性或确定性的研究证实。最近发表的一项研究表明,在 1 624 名人类受试者中,心肺运动后 60 秒测得的较低的 HRR 与较高的中性粒细胞-淋巴细胞比率(neutrophil-lymphocyte ratio,NLR)有关(较高的 NLR 是全身炎症的标志),超敏 CRP 的结果也类似[21]。这一发现支持了副交感神经在全身炎症中起作用的假说。

46.3.3　肠道微生物

最近,肠道微生物组与炎症的关系引起了许多研究人员的注意。Thevaranjan 等的研究表明,在小鼠中,衰老与肠道微生物失调、肠道通透性增加和全身性炎症有关[22]。然而,在无菌条件下饲养的高龄小鼠促炎细胞因子的表达并没有升高,且与非无菌条件下饲养的同龄小鼠相比,它们的巨噬细胞仍保持着抗微生物的活性。此外,学者也假定了肠道微生物和骨骼肌之间的关系[23]。有人认为肠道微生物可能影响骨骼肌的代谢活动、肌肉大小、组成和功能[24],这可能对老年人的肌少症和肌肉功能有影响。综上所述,调节与年龄不相关的肠道菌群可能是一种潜在的减少炎症的治疗策略。事实上,我们最近的研究提示,耐力运动训练可以改变肠道微生物组及其代谢产物,即使年轻人也是如此[25]。有趣的是,短链脂肪酸,特别是丁酸,可以通过促进调节性 T 细胞的分化而起到抗炎的作用[26]。我们的研究报告,一种耐力运动训练可以诱导能分泌丁酸的肠道细菌的增多以及丁酸浓度的增加[25]。然而,由于这项研究是在年轻人中进行的,这种形式的运动在与年龄相关的菌群失调、丁酸分泌和炎症中所起的作用尚不清楚。

46.4 衰老与 T 细胞介导的免疫

细胞介导免疫(cell mediated immunity,CMI)主要指 T 细胞的抗原特异性激活,T 细胞的激活会介导其他效应性免疫细胞(如巨噬细胞、NK 细胞、B 细胞和其他 T 细胞)的激活。老年人的 CMI 较弱。免疫风险概述(immune risk profile,IRP)描述了用于预测老年人发病率和死亡率的多个免疫功能生物标志物[27-29],包括倒置的 CD4+/CD8+ T 细胞比率[30]、初始 T 细胞的减少、记忆性 T 细胞的相应增加、T 细胞增殖和激活的减少、共刺激分子表达的减少、细胞因子信号的减弱以及潜伏的巨细胞病毒(cytomegalovirus,CMV)和 EB 病毒(Epstein Barr virus,EBV)感染[29]。尽管与年龄有关的抗原呈递细胞和产生抗体的 B 淋巴细胞的变化及它们的迁移是显而易见的[31-33],体液和 CMI 对许多免疫应激的反应性急剧下降主要是 T 细胞衰老的结果[34]。事实上,病毒激活的 CD4+ 辅助性 T 细胞(Th cell)提供了关键的细胞因子信号,刺激 B 细胞分化和产生抗体。Th1 细胞刺激抗体反应、IFN-γ 的分泌和细胞毒性 T 细胞的记忆;而 Th2 细胞刺激抗体反应和 IL-10 的分泌以减弱 Th1 的反应[35,36]。衰老使 Th1 细胞因子对刺激的反应减少,导致细胞因子失衡,表现为低水平 IFN-γ 和高水平 IL-10 的分泌,而这与低反应性和高感染风险直接相关[37-41]。

46.5 运动对老年人 T 细胞介导的免疫的影响

横断面研究报告表明,与久坐不动的老年人相比,老年跑步者表现出更高的体外刺激引发的 T 细胞增殖反应和更高水平的效应细胞因子的产生[42]。此外,健康状况良好的老年女性[43]和老年男性休闲跑步者[42]在静息状态下对有丝分裂原的 T 细胞增殖反应比久坐的同龄人更高,而在绝对 T 细胞计数上没有任何差异。与年龄匹配的对照组相比,大师级运动员在递增运动直至力竭后 FoxP3 和 TGF-β 的 Treg mRNA 表达增加,血浆 IL-10 水平升高[44]。相比于久坐不动的人,有规律运动或运动强度较小的参与者对流感抗原的淋巴细胞增殖作用更强[45]。因此,定期运动训练可能是预防或延缓老年人免疫功能受损的有效方法。这些研究结果表明,经常运动的老年人可能有更强的 Th1 反应,这可能会增强 CMI,提高对细胞内病原体的防御,并降低因感染而致病的风险。然而,目前尚不清楚运动是否只是以一种预防性的方式延缓免疫衰老,或者说运动对以前久坐不动的人是否具有免疫恢复作用。

在这一人群中进行的运动训练研究结果并没有报告一致的结论。我们的研究报告称,高健康水平、低健康水平和久坐不动的老年人在 IFN-γ 或 IL-10 的产生方面没有显著差异[46]。尽管 Kapsai 等发现,8 个月的耐力和抗阻训练对虚弱老年人的 CD4+/CD8+ T 细胞共受体的表达没有影响[47]。Shimizu 等报告,为期 6 个月的中等强度组合运动对提高老年人循环 T 细胞表面共刺激受体 CD28 的表达是有效的[48]。后来,他们的研究团队发现,为期 12 周的耐力和抗阻训练显著提高了 CD28+CD8+ 细胞和 CD80+CD14+ 细胞的含量[49]。由于 CD28 共刺激可促进抗原和/或有丝分裂原激活的 T 细胞产生

IL-2 和 IFN-γ，结果表明，长期、多模式的运动干预可能可以有效地恢复这一人群的 T 细胞反应性，同时提高力量和心血管功能。据报告，10 个月的有氧运动训练增强了老年人对流感疫苗的抗体反应和颗粒酶 B 活性[50]。然而，12 个月的有氧运动干预并没有改变绝经后女性自然杀伤细胞的毒性和 T 淋巴细胞的增殖[51]。

为了更好地理解衰老进程中运动对 CMI 的潜在改善机制，我们已证明，在小鼠中进行 4 个月的跑步机运动可以改善老年小鼠脾中 CD4+ 和 CD8+ 细胞中初始 T 细胞和记忆性 T 细胞亚群的比率[52]；在老年人中进行 6 个月的适度有氧运动训练，可能足以导致免疫功能某些指标最小程度的提高，而对以前久坐的老年人没有影响[53]。此外，据 Kohut 等报告，经过 8 周中等强度的有氧训练后，小鼠产生了更多的 Th1 细胞因子，IL-2 和 INF-γ 对单纯疱疹病毒 1 型感染的反应也更强[54]。相反，并非所有的研究都报告了运动可以明确改善 CMI 的确凿证据[55,56]。造成这种情况的原因可能是样本量小，干预时间相对较短，以及在这些干预中进行的运动方式和强度不同。

很少有研究考察运动对 CMI 体内测量的影响。在皮肤上所做的迟发型超敏反应（delayed-type hypersensitivity，DTH）已被用来评估体内 CMI。研究表明，久坐不动的老年男性与经常运动的老年男性相比，DTH 反应降低[57]。高强度抗阻训练并未表现出改变老年人 DTH 反应的能力[58]，但在一个针对老年人群进行有氧运动结合丰富饮食干预的研究中发现，运动对 DTH 反应有很小的影响，且该影响持续 17 周以上，相比而言，对照组的影响有下降趋势[59]。这些研究的一个重要方面是 DTH 反应的临床意义，它长期以来一直被当作细胞介导的免疫强度的总体指标。然而，使用 DTH 作为 CMI 功能性指标的一个主要限制是其通常被观察到的巨大变异性，这使得小样本量的研究难以解释。显然，进一步的研究需要更大的样本量来确定运动训练对老年人 CMI 的影响。

综上所述，有证据表明，规律的体力活动会对老年人 T 细胞介导的免疫状态的特定方面产生有益的影响，其中耐力运动是最有益的。对动物和人类进行的横断面和干预性研究支持适度运动可增强老年人 T 细胞免疫功能的假设。但不幸的是，目前这些改进的机制尚不清楚。

46.6　运动与体液免疫

衰老的诸多影响之一是机体对抗原反应能力的普遍下降，这些抗原不仅包括病原体，还包括疫苗[60]。对感染或疫苗的免疫反应导致抗体的产生，抗体能够结合并中和病原细菌、病毒等外来入侵者。这种反应通常被称为体液免疫，是适应性免疫系统的主要组成部分之一。抗体由浆细胞分泌到体液中，浆细胞是一种成熟的 B 细胞，以抗原特异性的方式对病原体做出反应。衰老过程与 B 细胞数量的减少以及 B 细胞功能的降低有关[61]。

46.6.1　横断面研究

一项以健康状况较差的老年人做对照，在高度健康的男性和女性老年人进行的针对流感疫苗抗体反应的横断面研究表明，高度健康、体力充沛的个体比健康状况较差的个体对 H1N1 和乙型流感疫苗的抗体反应都更强[62]。此外,健康状况好的个体在接种破伤风类毒素疫苗后产生了更多效力更强的IgG2,而不是效力较弱的IgG1抗体,表明运动对抗体同型转换的影响,这可能对老年人防御感染很重要。一项类似的研究发现,与适度运动或根本不运动的同龄个体相比,剧烈运动的老年人对流感疫苗的抗体反应更高,包括IgM和IgG亚型[45]。与没有训练的老年男性相比,具有中等或高强度训练生活方式的老年男性对流感疫苗的抗体应答明显更强且持续时间更长[63]。

另一项研究进一步支持了这一证据,该研究发现,在老年人中,体力活动水平与接种流感疫苗的抗体反应呈正相关[64]。最近,一项对冠心病患者的研究表明,在该人群中,规律的体力活动与接种疫苗后抗流感抗体滴度的增加直接相关[65],该结果将这一发现扩展到除正常衰老过程之外具有不良免疫反应危险因素的群体。除了这些来自流感和破伤风类毒素疫苗接种的结果,一些证据表明运动可以改善对新型免疫激活物的抗体反应。研究发现,与久坐不动的老年人相比,经常运动的老年人在使用钥孔血蓝蛋白(keyhole limpet hemocyanin,KLH)后会有更多的抗体反应,这一发现很重要,因为其证明,通过运动即使是之前没有明确抗原史的个体也可以对抗原产生更强的保护性免疫反应。

46.6.2 前瞻性训练研究

横断面研究结果得到了前瞻性运动训练研究的进一步支持,这些研究检查了以前久坐的老年人在研究人员的监督下接受标准化训练计划后的抗体反应。与久坐不动的对照组相比,一项为期10个月的有氧运动训练计划增加了老年人在接种疫苗3个月后对流感疫苗的抗体反应[50]。一项使用相对较大数量的受试者($n=144$)的类似临床研究发现,尽管10个月的有氧运动训练并没有在老年人中诱发更高的抗流感抗体反应峰值,但与接受非有氧运动、仅进行柔韧性训练的老年人相比,它确实增加了保护性抗体反应的持续时间,这足以覆盖整个流感季节[66]。这一点很重要,因为与年轻个体对疫苗的反应相比,衰老导致保护性抗体水平下降得更快[67]。保护时间的增加伴随着该组上呼吸道感染症状严重程度的降低。在同一组参与者的一个较小的队列中,运动训练计划增强了个体在施用KLH后的抗体反应[68],这提供了更多的证据,证明即使在没有事先接触的情况下,耐力运动也可以增加对抗原的免疫反应。

除了常用的有氧运动干预外,Yang还观察了太极和气功(武术、冥想和传统中医的融合)对老年人流感疫苗抗体应答的影响。在接种疫苗后,每周适度练习(每周3次,每次60min)太极和气功,持续20周的参与者,第3周和第20周的抗体应答显著高于对照组(Yang 2007)。

研究人员发现,运动对一般唾液抗体水平有积极影响,而唾液抗体是抵御通过经口途径传入的病原体的重要的第一道防线,这支持上述有关血浆抗体反应的数据。中等强度骑行6个月后,老年男性和女性唾液IgA水平增加了40%,而久坐对照组的唾液IgA水平没有变化[69]。另一项单独的研究表明,即使是75岁以上的老年人,剧烈运动也可以增加唾液中IgA的浓度和分泌率[70]。然而,在老年人群中,进行16周的有氧运动并没有改变唾液IgA水平,尽管运动确实提高了血浆IgA、血浆IgG和IgM抗体水平[71],这表明运动的持续时间、强度或方式可能在决定免疫学结果方面发挥重要作用。一项研究在一定程度上支持这一观点。该研究将耐力运动和抗阻运动纳入老年人的训练干预计划，该研究表明，运动干预后与干预前相比，唾液 IgA 浓度和分泌率显著增加[72]。

一些研究已经在啮齿动物衰老模型中检验了前述的一些结果，这使得我们能够更深入地研究运动导致这些变化的可能潜在机制。然而，由于尚不清楚的原因，这些研究的结果并不总是与人类研究的结果一致。一项为期 8 周的跑步机运动训练计划未能使小鼠对单纯疱疹病毒产生更高的抗体反应，尽管运动训练使包括淋巴细胞产生的细胞因子在内的其他免疫功能标志物增加[54]。一项类似的研究让大鼠进行 10 周的跑步机运动训练，结果显示，与久坐不动的对照组相比，注射 KLH 的大鼠的抗体或其他应答没有增加[73]。

尽管面临挑战，但基于啮齿动物衰老模型的机制研究结果，揭示了老年人疫苗接种和感染的抗体反应变化的可能原因。通过纳多洛尔阻断 β- 肾上腺素受体可以消除运动诱导的小鼠感染单纯疱疹病毒时抗体和细胞介导的免疫功能的增加[74]。同样，与注射安慰剂的运动小鼠相比，阻断内源性阿片类活性（运动时增加）降低了对注射白蛋白小鼠的抗体反应[75]。尽管这些研究为老年人运动诱导的免疫反应增加的可能原因提供了一些依据，但在为这些变化提供令人满意的机制之前，在这方面仍有很多工作要做。

46.7 结论

总体而言，在健康的老年人中，有规律的有氧运动似乎可以减少慢性轻度炎症，增强细胞和抗体介导的免疫反应。定期运动对免疫系统和其他系统的好处应该会说服从业者向老年人建议定期运动。不幸的是，目前尚不清楚能对老化的免疫系统产生有益影响的机制。

临床应用

- 衰老与慢性轻度炎症有关，这种情况被称为"炎性衰老"。
- "炎性衰老"与老年人的发病率和死亡率增加有关。
- 衰老导致的免疫系统变化，包括固有免疫反应和获得性免疫反应的降低，即为免疫衰老。
- 免疫衰老导致疫苗疗效差，对微生物感染的防御能力差。
- 定期、中等强度的运动训练可能会改善这些与年龄相关的炎性衰老和免疫衰老状况。
- 虽然机制在很大程度上尚不清楚，但运动诱导的体脂、副交感神经活动、肠道微生物的变化都是可能的原因。

（Jeffrey A.Woods, PhD, Yi Sun, PhD, and Brandt D.Pence, PhD　著　王艳　译　肖宁　校）

参考文献

1. Franceschi, C. and M. Bonafe, Centenarians as a model for healthy aging. *Biochem Soc Trans.* 2003; 31(2): 457–61.
2. Woods, J.A., T.W. Lowder, and K.T. Keylock, Can exercise training improve immune function in the aged? *Ann N Y Acad Sci.* 2002; 959: 117–27.
3. Nicklas, B.J. and T.E. Brinkley, Exercise training as a treatment for chronic inflammation in the elderly. *Exerc Sport Sci Rev.* 2009; 37(4): 165–70.
4. Vieira, V.J., et al., Reduction in trunk fat predicts cardiovascular exercise training-related reductions in C-reactive protein. *Brain Behav Immun.* 2009; 23(4): 485–91.
5. Kohut, M.L., et al., Aerobic exercise, but not flexibility/resistance exercise, reduces serum IL-18, CRP, and IL-6 independent of beta-blockers, BMI, and psychosocial factors in older adults. *Brain Behav Immun.* 2006; 20(3): 201–9.
6. Nicklas, B.J., et al., Exercise training and plasma C-reactive protein and interleukin-6 in elderly people. *J Am Geriatr Soc.* 2008; 56(11): 2045–52.
7. Martins, R.A., et al., The effect of aerobic versus strength-based training on high-sensitivity C-reactive protein in older adults. *Eur J Appl Physiol.* 2010; 110(1): 161–9.
8. Martins, R.A., et al., Effects of aerobic and strength-based training on metabolic health indicators in older adults. *Lipids Health Dis.* 2010; 9: 76.
9. Starkweather, A.R., The effects of exercise on perceived stress and IL-6 levels among older adults. *Biol Res Nurs.* 2007; 8(3): 186–94.
10. Rodriguez-Miguelez, P., et al., Whole-body vibration improves the anti-inflammatory status in elderly subjects through toll-like receptor 2 and 4 signaling pathways. *Mech Ageing Dev.* 2015; 150: 12–9.
11. MacNee, W., R.A. Rabinovich, and G. Choudhury, Ageing and the border between health and disease. *Eur Respir J.* 2014; 44(5): 1332–52.
12. Beavers, K.M., et al., Long-term physical activity and inflammatory biomarkers in older adults. *Med Sci Sports Exerc.* 2010; 42(12): 2189–96.
13. Valentine, R.J., et al., Stronger relationship between central adiposity and C-reactive protein in older women than men. *Menopause.* 2009; 16(1): 84–9.
14. Wu, D., et al., Aging up-regulates expression of inflammatory mediators in mouse adipose tissue. *J Immunol.* 2007; 179(7): 4829–39.
15. Starr, M.E., et al., Age-associated increase in cytokine production during systemic inflammation-II: The role of IL-1beta in age-dependent IL-6 upregulation in adipose tissue. *J Gerontol A Biol Sci Med Sci.* 2015; 70(12): 1508–15.
16. Vieira, V.J., et al., Effects of exercise and low-fat diet on adipose tissue inflammation and metabolic complications in obese mice. *Am J Physiol Endocrinol Metab.* 2009; 296(5): E1164–71.
17. Vieira, V.J., et al., Effects of diet and exercise on metabolic disturbances in high-fat diet-fed mice. *Cytokine.* 2009; 46(3): 339–45.
18. Kawanishi, N., et al., Exercise training inhibits inflammation in adipose tissue via both suppression of macrophage infiltration and acceleration of phenotypic switching from M1 to M2 macrophages in high-fat-diet-induced obese mice. *Exerc Immunol Rev.* 2010; 16: 105–18.
19. Tracey, K.J., Reflex control of immunity. *Nat Rev Immunol.* 2009; 9(6): 418–28.
20. Vieira, V.J., et al., Independent relationship between heart rate recovery and C-reactive protein in older adults. *J Am Geriatr Soc.* 2007; 55(5): 747–51.
21. Ackland, G.L., et al., Autonomic regulation of systemic inflammation in humans: A multi-center, blinded observational cohort study. *Brain Behav Immun.* 2018; 67: 47–53.
22. Thevaranjan, N., et al., Age-associated microbial dysbiosis promotes intestinal permeability, systemic inflammation, and macrophage dysfunction. *Cell Host Microbe.* 2017; 21(4): 455–466.e4.
23. Backhed, F., et al., Mechanisms underlying the resistance to diet-induced obesity in germ-free mice. *Proc Natl Acad Sci U S A.* 2007; 104(3): 979–84.
24. Grosicki, G.J., R.A. Fielding, and M.S. Lustgarten, Gut microbiota contribute to age-related changes in skeletal muscle size, composition, and function: Biological basis for a gut-muscle axis. *Calcif Tissue Int.* 2017.
25. Allen, J.M., et al., Exercise alters gut microbiota composition and function in lean and obese humans. *Med Sci Sports Exerc,* 2017.
26. Furusawa, Y., et al., Commensal microbe-derived butyrate induces the differentiation of colonic regulatory T cells. *Nature.* 2013; 504(7480): 446–50.
27. Koch, S., et al., Cytomegalovirus infection: A driving force in human T cell immunosenescence. *Ann N Y Acad Sci.* 2007; 1114: 23–35.
28. Pawelec, G., et al., Human immunosenescence: Does it have an infectious component? *Ann N Y Acad Sci.* 2006; 1067: 56–65.
29. Simpson, R.J. and K. Guy, Coupling aging immunity with a sedentary lifestyle: Has the damage already been done?—A mini-review. *Gerontology.* 2010; 56(5): 449–58.
30. Wikby, A., et al., The immune risk profile is associated with age and gender: Findings from three Swedish population studies of individuals 20–100 years of age. *Biogerontology.* 2008; 9(5): 299–308.
31. Shurin, M.R., G.V. Shurin, and G.S. Chatta, Aging and the dendritic cell system: Implications for cancer. *Crit Rev Oncol Hematol.* 2007; 64(2): 90–105.
32. Siegrist, C.A. and R. Aspinall, B-cell responses to vaccination at the extremes of age. *Nat Rev Immunol.* 2009; 9(3): 185–94.
33. Wols, H.A., et al., Migration of immature and mature B cells in the aged microenvironment. *Immunology.* 2010; 129(2): 278–90.
34. Linton, P. and M.L. Thoman, T cell senescence. *Front Biosci.* 2001; 6: D248–61.
35. Deng, Y., et al., Age-related impaired type 1 T cell responses to influenza: Reduced activation ex vivo, decreased expansion in CTL culture in vitro, and blunted response to influenza vaccination in vivo in the elderly. *J Immunol.* 2004; 172(6): 3437–46.
36. McElhaney, J.E. and J.P. Dutz, Better influenza vaccines for older people: What will it take? *J Infect Dis.* 2008; 198(5): 632–4.
37. McElhaney, J.E., et al., T cell responses are better correlates of vaccine protection in the elderly. *J Immunol.* 2006; 176(10): 6333–9.
38. Bernstein, E., et al., Immune response to influenza vaccination in a large healthy elderly population. *Vaccine.* 1999; 17(1): 82–94.
39. McElhaney, J.E., et al., Granzyme B: Correlates with protection and enhanced CTL response to influenza vaccination in older adults. *Vaccine.* 2009; 27(18): 2418–25.
40. Murasko, D.M., et al., Role of humoral and cell-mediated immunity in protection from influenza disease after immunization of healthy elderly. *Exp Gerontol.* 2002; 37(2–3): 427–39.
41. Corsini, E., et al., High interleukin-10 production is associated with low antibody response to influenza vaccination in the elderly. *J Leukoc Biol.* 2006; 80(2): 376–82.
42. Shinkai, S., et al., Physical activity and immune senescence in men. *Med Sci Sports Exerc.* 1995; 27(11): 1516–26.
43. Nieman, D.C., et al., Physical activity and immune function in elderly women. *Med Sci Sports Exerc.* 1993; 25(7): 823–31.
44. Minuzzi, L.G., et al., Lifelong training improves anti-inflammatory environment and maintains the number of regulatory T cells in masters athletes. *Eur J Appl Physiol.* 2017; 117(6): 1131–1140.
45. Kohut, M.L., et al., Exercise and psychosocial factors modulate immunity to influenza vaccine in elderly individuals. *J Gerontol A Biol Sci Med Sci.* 2002; 57(9): M557–62.
46. Keylock, K.T., et al., Higher antibody, but not cell-mediated, responses to vaccination in high physically fit elderly. *J Appl Physiol (1985).* 2007; 102(3): 1090–8.
47. Kapasi, Z.F., et al., Effects of an exercise intervention on immunologic parameters in frail elderly nursing home residents. *J Gerontol A Biol Sci Med Sci.* 2003; 58(7): 636–43.
48. Shimizu, K., et al., Effect of moderate exercise training on T-helper cell subpopulations in elderly people. *Exerc Immunol Rev.* 2008; 14: 24–37.
49. Shimizu, K., et al., Monocyte and T-cell responses to exercise training in elderly subjects. *J Strength Cond Res.* 2011; 25(9): 2565–72.
50. Kohut, M.L., et al., Moderate exercise improves antibody response to influenza immunization in older adults. *Vaccine.* 2004; 22(17–18): 2298–306.
51. Campbell, P.T., et al., Effect of exercise on in vitro immune function: A 12-month randomized, controlled trial among postmenopausal women. *J Appl Physiol (1985).* 2008; 104(6): 1648–55.
52. Woods, J.A., et al., Exercise training increases the naive to memory T cell ratio in old mice. *Brain Behav Immun.* 2003; 17(5): 384–92.

53. Woods, J.A., et al., Effects of 6 months of moderate aerobic exercise training on immune function in the elderly. *Mech Ageing Dev*. 1999; 109(1): 1–19.
54. Kohut, M.L., G.W. Boehm, and J.A. Moynihan, Moderate exercise is associated with enhanced antigen-specific cytokine, but not IgM antibody production in aged mice. *Mech Ageing Dev*. 2001; 122(11): 1135–50.
55. Ogawa, K., et al., Habitual exercise did not affect the balance of type 1 and type 2 cytokines in elderly people. *Mech Ageing Dev*. 2003; 124(8–9): 951–6.
56. Flynn, M.G., et al., Effects of resistance training on selected indexes of immune function in elderly women. *J Appl Physiol*. 1999; 86(6): 1905–13.
57. Smith, T.P., S.L. Kennedy, and M. Fleshner, Influence of age and physical activity on the primary in vivo antibody and T cell-mediated responses in men. *J Appl Physiol*. 2004; 97(2): 491–8.
58. Rall, L.C., et al., Effects of progressive resistance training on immune response in aging and chronic inflammation. *Med Sci Sports Exerc*. 1996; 28(11): 1356–65.
59. Chin, A.P.M.J., et al., Immunity in frail elderly: A randomized controlled trial of exercise and enriched foods. *Med Sci Sports Exerc*. 2000; 32(12): 2005–11.
60. Vu, T., et al., A meta-analysis of effectiveness of influenza vaccine in persons aged 65 years and over living in the community. *Vaccine*. 2002; 20(13–14): 1831–6.
61. Frasca, D., R.L. Riley, and B.B. Blomberg, Humoral immune response and B-cell functions including immunoglobulin class switch are downregulated in aged mice and humans. *Semin Immunol*. 2005; 17(5): 378–84.
62. Keylock, K.T., et al., Higher antibody, but not cell-mediated, responses to vaccination in high physically fit elderly. *J Appl Physiol*. 2007; 102(3): 1090–8.
63. de Araujo, A.L., et al., Elderly men with moderate and intense training lifestyle present sustained higher antibody responses to influenza vaccine. *Age (Dordr)*. 2015; 37(6): 105.
64. Schuler, P.B., P.A. Leblanc, and T.S. Marzilli, Effect of physical activity on the production of specific antibody in response to the 1998–99 influenza virus vaccine in older adults. *J Sports Med Phys Fitness*. 2003; 43(3): 404.
65. Keshtkar-Jahromi, M., et al., Antibody response to influenza immunization in coronary artery disease patients: A controlled trial. *Vaccine*. 2009; 28(1): 110–3.
66. Woods, J.A., et al., Cardiovascular exercise training extends influenza vaccine seroprotection in sedentary older adults: The immune function intervention trial. *J Am Geriatr Soc*. 2009; 57(12): 2183–91.
67. Goodwin, K., C. Viboud, and L. Simonsen, Antibody response to influenza vaccination in the elderly: A quantitative review. *Vaccine*. 2006; 24(8): 1159–69.
68. Grant, R.W., et al., Cardiovascular exercise intervention improves the primary antibody response to keyhole limpet hemocyanin (KLH) in previously sedentary older adults. *Brain Behav Immun*. 2008; 22(6): 923–32.
69. Shimizu, K., et al., Effects of exercise, age and gender on salivary secretory immunoglobulin A in elderly individuals. *Exerc Immunol Rev*. 2007; 13: 55–66.
70. Sakamoto, Y., et al., Effect of exercise, aging and functional capacity on acute secretory immunoglobulin A response in elderly people over 75 years of age. *Geriatr Gerontol Int*. 2009; 9(1): 81–8.
71. Martins, R.A., et al., Effects of aerobic conditioning on salivary IgA and plasma IgA, IgG and IgM in older men and women. *Int J Sports Med*. 2009; 30(12): 906–12.
72. Akimoto, T., et al., Effects of 12 months of exercise training on salivary secretory IgA levels in elderly subjects. *Br J Sports Med*. 2003; 37(1): 76–9.
73. Barnes, C.A., et al., Exercise does not modify spatial memory, brain autoimmunity, or antibody response in aged F-344 rats. *Neurobiol Aging*. 1991; 12(1): 47–53.
74. Kohut, M.L., et al., Exercise training-induced adaptations of immune response are mediated by beta-adrenergic receptors in aged but not young mice. *J Appl Physiol*. 2004; 96(4): 1312–22.
75. Kapasi, Z.F., et al., The role of endogenous opioids in moderate exercise training-induced enhancement of the secondary antibody response in mice. *Phys Ther*. 2001; 81(11): 1801–9.

第十部分

肺医学

主编:Nicholas A.Smyrnios,MD,FACP,FCCP

第47章 | 呼吸道症状

目录

要点／735

47.1 前言／735

47.2 **呼吸道症状的客观评估**／736
47.2.1 呼吸困难客观评分量表／736
47.2.2 肺功能检查／736
47.2.2.1 肺活量／737
47.2.2.2 肺容积测试／737
47.2.2.3 一氧化碳扩散限制／737
47.2.2.4 脉搏氧饱和度法／738

47.3 **呼吸困难**／738
47.3.1 定义／738
47.3.2 呼吸困难的生理学／739
47.3.3 呼吸困难的定性描述／740
47.3.4 病史的要点／742
47.3.4.1 病程：急性与慢性呼吸困难／742
47.3.4.2 发作时间：夜间与白天／743
47.3.4.3 体位／743
47.3.5 姑息性治疗／744

47.4 **咳嗽**／745

47.4.1 定义与生理学／745
47.4.2 咳嗽的临床病因／745
47.4.3 急性咳嗽／746
47.4.4 胸片无异常的亚急性、慢性咳嗽／746
47.4.5 慢性咳嗽伴异常胸片／748

47.5 **咯血**／749
47.5.1 定义与生理学／749
47.5.2 病原学／749

47.6 **哮鸣**／750
47.6.1 定义与生理学／750
47.6.2 病原学／751

47.7 **夜间呼吸症状：打鼾与呼吸暂停**／752
47.7.1 定义与生理学／752
47.7.2 病原学／754
47.7.3 病史的要点／754

47.8 **小结**／754

临床应用／755

参考文献／755

要 点

- 呼吸困难是由复杂、多系统的病理生理学因素导致的,表现为呼吸急促。
- 了解导致呼吸困难的病理生理学机制可以指导气短患者的临床评估和诊断。
- 病史和体格检查对明确呼吸困难原因至关重要,并能指导进一步的诊断性试验的选择。
- 对于胸片正常、不吸烟、不服用血管紧张素转化酶抑制剂(angiotensin-converting enzyme inhibitors,ACEI)的患者,上呼吸道咳嗽综合征(upper airway cough syndrome,UACS)、哮喘和胃食管反流病(gastroesophageal reflux disease,GERD)是导致慢性咳嗽的主要原因。
- 哮鸣是由胸内/胸外气道狭窄引起的湍流所致。胸内气道狭窄导致呼气性哮鸣,胸外气道狭窄导致吸气性哮鸣。
- 呼吸暂停指呼吸停止≥10秒。低通气为气流减少≥10秒,同时氧饱和度下降≥4%。

47.1 前言

气短、咳嗽和哮鸣是患者最常见的症状。多数医学领域内,对有呼吸系统症状患者的评估判断,很大程度上依赖于医师获得的病史是否全面准确。患者主诉是诊断的基础,但病理生理学知识和症状的鉴别诊断,可帮助医师决定进一步诊察的方向。需要特别关注特定体格检查,缩小范畴至相应的影像学及实验室检查,以帮助诊断。我们还须记住,与疼痛一样,许多患者不会主动告诉医护人员存在呼吸不适症状,因此直接询问是否存在这种症状是很重要的。呼吸系统症状和体征常易被混淆。例如,患者在体格检查时被描述为"气短",但事实上,症状只能由患者自己描述。医师可能会根据观察到的体征,如辅助呼吸肌的参与、呼吸急促、不能说完整的句子,推测患者正在经历呼吸不适。然而,症状是患者的主观经历,且只能源于此。呼吸系统症状的出现时间、引起或减轻不适的情况,可用于明确症状对患者的影响。通过对各种呼吸系统疾病患者的描述性研究来理解"呼吸困难的语言",可帮助临床医师了解患者症状的意义。

本章重点介绍几种常见呼吸系统症状的生理和临床意义,简述呼吸困难量化评分表的临床效用、导致呼吸不适的多维因素、呼吸困难产生的影响。简要阐述肺功能检查(pulmonary function test,PFT)的作用和用途,详细描述将超出本章讨论范畴。具体疾病的临床和病理生理学细节,如哮喘和慢性阻塞性肺疾病(chronic obstructive pulmonary disease,COPD)见其他章节。本章阐述了相应体格检查的具体要素、正确描述症状的方法,以缩小鉴别诊断。

47.2 呼吸道症状的客观评估

呼吸道症状可由不同器官的多种病理生理改变造成。通常认为肺功能检查可有助于对呼吸道症状进行初步的、基于生理学基础的诊疗。同时我们会简述一些使用脉氧仪的常见误区。

47.2.1 呼吸困难客观评分量表

目前有几种评分量表用来评估呼吸系统疾病患者的呼吸困难严重程度及影响。包括英国医学研究理事会（Medical Research Council, MRC）呼吸困难评分量表，改良呼吸困难评分量表（modified Medical Research Council Dyspnea Scale, mMRC），COPD评估测试（COPD Assessment Test, CAT），耗氧图表（the oxygen cost diagram, OCD），COPD临床问卷（COPD Clinical Questionnaire, CCQ），多维呼吸困难情况（Multidimensional Dyspnea Profile, MDP）以及其他评分系统。这些量表分别对呼吸急促的不同方面进行评估[1,2]。实际使用中发现，这些量表在评估症状严重程度方面表现出一定相似性，因此并不存在一个量表明显优于另一个的情况[3]。使用量表评估呼吸困难严重程度可有助于描述基线症状负担，但使用呼吸困难量表来评价治疗性干预效果的临床效应尚不明确[2]。

多数呼吸困难评估量表可呈现呼吸困难造成的功能障碍（如MRC、mMRC、CAT）或呼吸困难导致的一系列生活质量相关问题（如CCQ、OCD）。由于呼吸困难表现为一系列症状，不能单纯定义为感觉相关功能受限，现临床应用及研究常使用MDP方式进行多维评估[4,5]。与其他客观呼吸困难量表相比，MDP测定在评估呼吸困难症状随时间的变化方面敏感性更强[2]。此外，MDP可帮助我们直观了解呼吸不适感与发生这一感觉时伴随的相关情感、情绪之间的关系。焦虑、恐惧、沮丧通常与某些类型的呼吸困难存在相关性[5]。

呼吸困难量表可用于任何呼吸系统疾病患者，但其作为慢性阻塞性肺疾病全球创议（Global Initiative for Chronic Obstructive Lung Disease, GOLD）评估COPD疾病严重程度分级的一个组成部分，最适用于COPD患者，对这一患者群具有判断预后、评估治疗效果的价值[6]。

47.2.2 肺功能检查

肺功能检查（PFT）用于测量肺活量、肺容积、吸/呼气压、一氧化碳扩散限制（diffusion limitation of carbon monoxide, D_LCO）等肺功能参数。对"肺功能检查"一词的误解常导致临床实际应用中仅考虑肺活量部分。对于PFT，将其定义为肺活量、肺容积和扩散测定更为准确。

PFT可呈现某患者特定肺功能障碍的相关参数，同时可帮助诊断导致呼吸道症状的因素。PFT并非是所有呼吸道症状的最佳评估手段，但一些疾病的常见症状是可以通过PFT进行诊断的。例如，影响着4%~10%美国成年人的COPD[7]，依赖于肺活量评估进行诊断。COPD的诊断通常基于临床症状，但可通过肺活量评估进一步确诊或排除。

在进行PFT测试时，测试者的专业性会影响数据质量；同时，在测试前和测试时对被测试者进行指导、提示和鼓励会显著影响被测试者的呼吸操作。PFT 的正常值由来自大型描述性研究的预测方程结合患者的年龄、性别、种族和身高决定[8]。

47.2.2.1 肺活量

肺活量是指当患者进行用力呼气以测定用力肺活量(forced vital capacity,FVC)时产生的流量和容积;该测试对评估气道阻力至关重要。测定 FVC 时,应嘱咐患者先尽可能地深吸气以至肺充分充盈——达肺总量(total lung capacity,TLC),然后尽快且尽可能多地呼出气体——达残气量(residual volume,RV)。除了 FVC,第 1 秒用力呼气量(forced expiratory volume in one second,FEV_1)测定对诊断阻塞性气道疾病也很重要。如果患者气道阻力增加,就不能从肺总量中产生高流量气流,将导致 FEV_1 相对于 FVC 降低。

由于气道炎症、黏液堆积和平滑肌肥大导致气道狭窄(如慢性哮喘),或由于气道牵拉作用消失导致主动呼气时气道塌陷(如 COPD),患者可能会出现气道阻力增加。气道阻力增加会导致呼气时气流受限,出现与 FVC 不匹配的 FEV_1 降低。因此,该类患者会出现 FEV_1 与 FVC 比值(FEV_1/FVC)降低。气道阻力极大的患者,呼气时间较短,不能全部呼出应有容积,导致残气量增加。增加的残气量被称为"气体陷闭"。

阻塞性气道疾病患者 FEV_1/FVC 比值降低。在阻塞性气道疾病中,COPD 和哮喘是现今最常见的病因,支气管扩张、气管支气管软化症和结节病为非常见病因。虽然 FEV_1、FVC 降低,而 FEV_1/FVC 比值不变或增加,提示存在限制性肺疾病,但仍需结合肺容积参数(尤其是 TLC)进行确诊。

47.2.2.2 肺容积测试

肺容积有两种测量方式。一种是体积描记法,指根据一个密闭容器(所谓的"体盒")内已知气体量的压力和体积变化来测量肺容积,通过玻意耳定律(Boyle's law)计算。另一种是密闭式氦稀释法,指根据呼出氦浓度与一个密闭外部容器的氦浓度差来测量肺容积。由于氦气是一种惰性气体,不会穿过肺泡毛细血管基膜,当患者肺部氦气和外部氦气容器间达到平衡时,该浓度可测量患者肺容积。该技术用于测量功能残气量(functional residual capacity,FRC),或被动呼气末气量。该参数明确后,其他肺容积参数(TLC、RV)即可通过患者肺活量测定中容积变化的情况进行计算。密闭式氦稀释法对通气不良(如肺大疱患者)或低通气患者(如严重 COPD、气体陷闭)的肺容量测定常出现低于实际值情况。

TLC 低于预计值 80% 符合限制性疾病表现。当出现 FRC 高于预计值时,需考虑肺弹性回缩降低可能是导致该情况出现的因素,最常见的原因是肺气肿。如:TLC>120% 预计值,符合高通气情况。此类患者也常出现气体陷闭和 RV 值增加。

47.2.2.3 一氧化碳扩散限制

肺一氧化碳弥散量(diffusion capacity of carbon monoxide of lung,D_LCO)用于测量一氧化碳(carbon monoxide,CO)通过肺泡毛细血管基膜的转运情况。可通过 D_LCO 测量,预计氧穿过基膜进入循环的情况。进行 D_LCO 测量时,患者先吸气,使一个小剂量、已知浓度的 CO 进入肺总量,然后屏气 10 秒,以便有足够的时间使 CO 扩散至肺泡,并通过肺泡毛细血管基膜进行血气交换。转运至血液中的 CO 量,可通过计算吸入空气中的 CO(已知量)与呼出空气中的 CO(测量值)的差值得到。

D_LCO 降低的严重程度可通过观察预计值百分比体现。轻度下降为 60%~79% 预计值,中度下降为 40%~59% 预计值,重度下降为 <40% 预计值。当出现肺泡-毛细血管交换界面破坏(扩散面积减少)或肺泡与气体扩散所经过的毛细血管间距离增加的情况时,D_LCO 值即降低。表 47-2-1 列出了与 D_LCO 降低相关的疾病。

表 47-2-1 导致 D_LCO 下降的因素——按肺容积分类

肺容积	导致 D_LCO 下降的因素
高肺容积	• 晚期 COPD • 支气管扩张 • 囊性纤维化
正常肺容积	• 肺血管疾病(如肺血管炎、原发性肺动脉高压) • 早期肺纤维化 • 贫血*
低肺容积	• 肺纤维化 • 结节病 • 充血性心力衰竭 • 肺切除术**

*:由于血红蛋白与一氧化碳结合位点减少,贫血会导致 D_LCO 下降;即使在肺和肺血管正常的情况下也会出现该情况。
**:剩余肺组织功能正常的情况下,校正肺泡容积后的 D_LCO(肺—一氧化碳弥散量/肺泡通气量,D_LCO/V_A)应该是正常的。

47.2.2.4 脉搏氧饱和度法

使用脉氧仪监测血氧饱和度,在住院和门诊环境中都很常见。氧饱和度在正常值范围内并不表示患者的肺功能正常。患有哮喘、肺栓塞、肺炎、慢性心力衰竭等导致呼吸困难的心肺系统疾病的患者,可能会通过过度通气出现血氧饱和度正常、$PaCO_2$ 低的情况。这种过度通气会掩盖严重肺部疾病表现。所以,对氧饱和度的准确解释必须结合患者临床状态、动脉血气等全面评估。

47.3 呼吸困难

47.3.1 定义

呼吸困难(dyspnea)一词源于希腊语,意为"呼吸困难",其现在还涵盖了一系列"呼吸不适"的感觉。健康人群在运动到有氧工作能力极限时会出现呼吸困难或呼吸急促。呼吸困难可能源于原发性肺或心脏疾病,也可能是严重代谢性酸中毒的表现。根据一项研究对象为 1 000 多名随机选择的成年人的研究,大约 35% 的成年人在没有已知、潜在的心肺疾病和相关病理生理学的基础上存在呼吸困难[9];与没有呼吸困难的人相比,存在呼吸困难的人群疾病的发病率、死亡率更高[9-11]。

鉴于诊疗中常遇到呼吸困难的患者及各种可能导致这种症状的情况,掌握呼吸困难的生理学基础和病因是做出正确诊断的关键。表 47-3-1 概述了引起呼吸困难的常见心肺疾病和相关病理生理学机制。

表 47-3-1　可能导致呼吸困难的机制与特定疾病的关系

常见疾病	病理生理学机制
哮喘	增加呼吸功
	刺激气道内刺激性感受器
神经肌肉疾病	增加呼吸功
COPD	增加呼吸功
	缺氧
	高碳酸血症
	动态气道压缩
肺栓塞	刺激肺血管或右心房感受器*
充血性心力衰竭	刺激肺毛细血管旁感受器
	刺激肺血管感受器*
	缺氧
	刺激麦角受体*
	由于组织间隙液导致的肺顺应性降低,呼吸功增加
去适应作用	刺激麦角受体*

* 支持证据尚不足。

47.3.2　呼吸困难的生理学

呼吸道源性呼吸困难是由多种生理机制导致的,这些机制包括对上呼吸道、肺、胸壁感受器以及外周和中枢化学感受器的刺激(图 47-3-1)。此外,当有意识地增加换气时,运动皮质和感觉皮质之间会出现"伴随放电"的神经放电效应。心源性呼吸困难的生理机制目前尚不清楚,除以上这些机制外,还可能涉及低心排血量状态特有的机制。

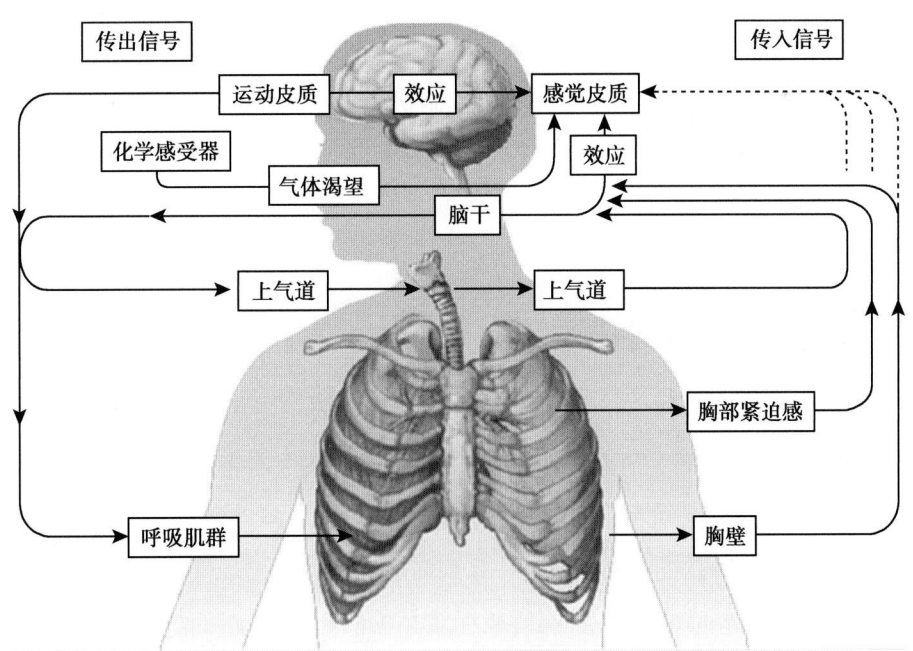

图 47-3-1　呼吸困难的生理机制

注:包括呼吸困难在内的呼吸道症状是由整个呼吸系统一系列感受器的刺激导致的,当传出神经的放电信号被传送到呼吸肌时,运动皮质产生伴随放电(N Engl J Med 1995; 333: 1547-1553.Copyright 1995 Massachusetts Medical Society.)。

当呼吸系统做功增加时,运动皮质必须向呼吸肌增加神经信号释放以克服负荷。这些发出信息、传出信号与感觉皮质同时产生的伴随放电相关联,该效应造成了个体呼吸中产生的"努力"或"做功"感[12]。与肌无力相关的呼吸困难(如重症肌无力、吉兰-巴雷综合征)也可归因为以上机制。当呼吸系统在一定程度上对控制呼吸的神经驱动没有预期反应时,就会出现呼吸困难,这种差异越大,呼吸困难的感觉就越强烈。呼吸中枢输出和系统机械效应之间的差异被称为传出-传入或神经机械分离[13-15]。

脑干呼吸调整中枢反射性或自动增加的神经输出也与呼吸不适感有关,通常被描述为"空气饥饿",或增加"呼吸冲动"。缺氧和高碳酸血症刺激外周化学感受器、高碳酸血症和代谢性酸中毒刺激中枢化学感受器均会导致呼吸困难。有趣的是,在健康人群中诱导缺氧及高碳酸血症也会产生相同的"空气饥饿"状态,这表明了源自脑干的伴随放电在产生呼吸困难感觉方面的重要性[16]。当肺机械或刺激感受器受到刺激时(如哮喘或肺栓塞),也可导致通气增加,造成气短。

支气管收缩常伴随胸闷感[17-19],这是支气管收缩刺激肺感受器导致的[12]。研究表明,吸入呋塞米可达到一定缓解效应,因潮气量受限、急性高碳酸血症导致呼吸困难的患者可出现呼吸困难评分下降[20]。吸入呋塞米的作用机制可能包括刺激肺牵张感受器,从而产生一种肺膨胀比实际呼吸状态更大的感觉,而减弱呼吸困难的感觉。此外,吸入呋塞米缓解呼吸困难的另一个机制,可能和吸入气雾剂治疗存在一定心理作用有关[21]。

心源性呼吸困难可能是由于收缩或舒张功能障碍和因此产生的左室舒张压高导致的。这导致肺毛细血管楔压增加,某些情况下,体液会进入肺间质和肺泡内。因此肺顺应性下降,呼吸系统机械负荷增加,并可能发生缺氧。肺血管压力的增加和组织液对肺感受器的刺激也可能直接导致呼吸不适。此外,低心排血量状态可能导致流向呼吸肌的血液减少,进而导致肌无力和疲劳[22]。同时,充血性心力衰竭似乎改变了呼吸控制机制,与相应运动水平的对照组相比,充血性心力衰竭患者通气量增加[23]。出现刺激呼吸的相应神经驱动,导致呼吸困难。最后,位于外周肌肉中的感受器(麦角受体)似乎对无氧代谢产物增加较为敏感,发生与低心排血量相关的通气增加、呼吸不适现象[24]。

47.3.3 呼吸困难的定性描述

慢性心力衰竭、慢性阻塞性肺疾病、肺栓塞和哮喘患者呼吸不适的感觉相同吗?我们可以通过问诊来区分不同类型的呼吸困难吗?研究表明,实际上呼吸困难就像疼痛一样,是多重的、性质不同的感觉,通过关注"呼吸困难的语言"可帮助了解患者的疾病情况。

通过对患者进行问诊、研究正常人群执行一系列需通气任务时出现气短的情况[25],得出了一个呼吸困难问卷(表47-3-2),在该问卷中,各种与呼吸困难相关的心肺情况可使用特定动词短语来进行描述[18]。类似研究也已证实这些发现,但使用的是扩展问卷[19]。随着时间推移,患者对呼吸不适的相关描述是可复现的[21]。

表 47-3-2 呼吸困难的相关描述

1. 我不能吸满气。
2. 我的呼吸很费力。
3. 我觉得快窒息了。
4. 我需要吸入更多空气。
5. 我的呼吸很沉重。
6. 我无法进行深呼吸。
7. 我觉得上气不接下气。
8. 我觉得胸口很紧。
9. 我呼吸时需要费更大的力气。
10. 我感觉透不过气了。
11. 我觉得我的呼吸停止了。
12. 我喘不过气来。
13. 我的胸部有压迫感。
14. 我觉得我的呼吸很急促。
15. 我的呼吸很浅。
16. 我觉得我的呼吸频率增加了。
17. 我无法吸到足够空气。
18. 我不能呼干净空气。
19. 我呼吸时需要更加集中注意力。

相关研究总结出了可表述呼吸困难的语言(表 47-3-3)。存在支气管狭窄的患者通常会有"胸部紧迫感"。机械负荷增加(典型的气道阻塞)、肺间质病、胸壁异常会导致呼吸"更费力"。神经肌肉无力也会有呼吸更用力的感觉。存在严重的充气过度,如严重 COPD 的患者,可能有一种"无法进行深呼吸"的感觉[26]。在实验条件下,急性高碳酸血症会产生一种被称为"空气饥饿"的不适感,或增加呼吸欲望[27]。"空气饥饿"出现在与呼吸冲动增加相关的疾病中(如严重哮喘、肺栓塞、急性缺氧)和潜在肺疾病患者运动时。患者有"空气饥饿"时可能会感觉无法进行深呼吸,如充气过度时。由于许多疾病会存在多种病理生理紊乱(如哮喘可能由于支气管狭窄产生胸廓紧缩感,因气道阻力升高、充气过度而增加呼吸功),患者可能同时存在几种不适感。

表 47-3-3 呼吸困难的语言:呼吸急促定性描述与相关病理生理学机制

定性描述	病理生理学机制
胸闷或胸部紧缩感	支气管狭窄、凹陷性水肿(哮喘、心肌缺血)
呼吸费力、做功增加	气道阻塞、神经肌肉疾病、胸壁疾病(COPD、中重度哮喘、肌病、脊柱后凸)
不能进行深呼吸	充气过度(COPD、哮喘)
空气饥饿、呼吸冲动	呼吸驱动增加(充血性心力衰竭、肺栓塞、中重度气道阻塞)
呼吸沉重、呼吸急促、呼吸频率增加	去适应作用

去适应作用指当心脏和四肢肌肉的有氧工作能力降低时,无法通过用力达到最大负荷状态,无论是健康人群还是心肺疾病患者都会因此受到影响。该问题值得特别关注,去适应可通过运动得到

纠正[28-30]。存在潜在心肺疾病患者通常被认为是疾病限制了活动能力，但实际上是去适应作用导致的。例如，当哮喘患者被问及为什么他们的运动能力下降时，他们会说是因为哮喘。当同一组人群进行运动测试时，发现主要的限制是心血管去适应作用，而非气道反应[28]。COPD患者也有同样的情况，即使是存在严重气道阻塞（FEV_1<40%预测值）的患者，运动受限的原因常为腿部疲劳，而不是呼吸储备不足[31]。去适应相关的呼吸困难常被描述为"呼吸沉重""呼吸变多"[19]或"气喘吁吁"。

当询问气短患者时，最好去询问患者"呼吸不适"的性质。该短语是通用的，询问时可帮助患者引出不适的特征，同时不会引入对特定感觉的偏差。有时给予患者一份呼吸困难问卷，并让他们选择三个最能描述他们呼吸不适的短语往往是很有帮助的。患者在不同情况下可能有不同的感觉（由于问题不同，患者也可能有不同类型的呼吸困难，如有间质性肺疾病和多重气道反应的患者，或有去适应作用的哮喘患者）。区分由胸壁疼痛引起的呼吸困难和呼吸不适也是很重要的。例如，尽管没有心肺疾病，肋骨骨折的患者在吸气时可能发生剧烈疼痛，并表现出"无法深呼吸"或"空气饥饿"的感觉。

47.3.4 病史的要点

47.3.4.1 病程：急性与慢性呼吸困难

有少数情况，患者会突然出现呼吸不适（表47-3-4）。这些往往是由气道阻力突然改变、突然的低氧血症或肺血管压力的突然增加造成的。通过治疗，这些症状也会像当时快速发病一样迅速改善。有慢性肺疾病、肺储备量受限的患者，有时因为突然的代谢应激（如患有严重慢性阻塞性肺疾病的患者突发感染，致高热和代谢性酸中毒）也会出现急性的呼吸困难。在突发代谢应激的情况下，为了满足机体突然增加的氧气消耗和/或二氧化碳清除需求，患者须增加通气，但这可能导致呼吸功、呼吸冲动增加。

表47-3-4 导致呼吸困难的急性因素

喉痉挛
  阵发性声带功能障碍
  运动诱发喉梗阻

支气管痉挛
  急性哮喘
  急性凹陷性水肿

低氧血症
  急性呼吸道黏液阻塞
  急性异物吸入
  肺栓塞
  气胸

肺血管压力增加
  心肌缺血
  急性二尖瓣反流
  肺栓塞

对通气的需求突然增加
  急性代谢性酸中毒

慢性呼吸困难往往在数周或数月的过程中缓慢发展。尽管除慢性呼吸不适之外的其他全身性感染症状均已缓解，患者往往很难确定症状的确切发生时间，或将症状归因于呼吸道感染。回顾病史，患者的戒烟时间常有意无意地与呼吸困难发作相关联。慢性呼吸困难的原因包括COPD、肺纤维化、胸腔积液、进行性胸壁畸形、慢性充血性心力衰竭和复发性肺栓塞。在慢性期，这些疾病可以通过生活方式改变得到改善。当爬楼变得越来越困难时，COPD患者可以搬到有电梯的建筑或一楼，以及可以让孩子们去买东西。当去适应作用叠加在潜在的心肺功能紊乱上时，即使是在日常工作中也会感到不适。患者可能在几周内出现看似新的症状，但事实上这是患者的慢性疾病状态，仅在避免体力活动的情况下才能避免呼吸困难复发。

47.3.4.2　发作时间：夜间与白天

夜间呼吸困难，即在夜间因急性呼吸窘迫导致觉醒，这对患者来说是一种非常可怕的经历。大多数情况是由以下三种原因中的一种或多种引起：支气管痉挛、误吸、充血性心力衰竭。

哮喘患者在夜间症状可能恶化，因为夜间支气管扩张剂血药浓度处于低峰期；合并经迷走神经介导的胃食管反流的患者，因胃酸进入食管诱发支气管痉挛；或因为患者接触了卧室内的过敏原。夜间症状通常与白天哮喘发作相似（如胸闷、呼吸困难），但诱因往往不同。有时患者咳嗽时可无明显喘鸣。症状与家庭环境（如新地毯或新宠物）变化之间的联系，可能提供诱发线索。

反复误吸导致夜间呼吸困难常常难以诊断。目击误吸或呕吐的报告是较为罕见的。患者枕头上有未消化食物的情况较为罕见，如果有，则提示存在反流和误吸。当患者无哮喘史且存在胃食管反流或食管裂孔疝病史，且影像学伴肺部浸润时，通常疑诊为误吸。

夜间呼吸困难以空气饥饿或窒息感为特征，是充血性心力衰竭最典型的症状，称为夜间阵发性呼吸困难（paroxysmal nocturnal dyspnea，PND）。诊断PND的线索包括出现外周水肿和在直立后呼吸不适感很快缓解。左心室功能受损患者，夜间潴留体液重新流向中央循环，造成肺血管压力增加，被认为是PND发生的病理生理学基础。夜间急性心肌缺血可能与PND相似，鉴别诊断方法为：夜间急性心肌缺血不太可能反复发作，可能与胸痛有关，而且直立体位较难缓解。

睡眠时从不发生呼吸困难，但在清醒时会发生的，可能是过度通气综合征。过度通气综合征的主要临床表现为：间歇性呼吸过速和以空气饥饿或呼吸冲动为特征的主观不适感。尽管潮气量极大，但患者自觉无法进行深呼吸。过度通气综合征患者白天也有呼吸困难的情况，但客观评估显示肺功能、D_LCO及胸部影像学检查均正常。该类患者在睡眠时呼吸模式正常，无不适感。

47.3.4.3　体位

若体位改变导致呼吸困难出现或缓解，需考虑：通气泵异常（如呼吸肌和胸壁结构）；病变区域血流增加时局灶性肺部病变会引起低氧血症；或充血性心力衰竭病史患者发生体液重新分配，进入中央循环的情况。

端坐呼吸是指在卧位时会发生呼吸困难的情况。最常见的解释是：在心功能受损的情况下，血液从静脉汇集至中央循环，导致肺血管压力增加。然而考虑到端坐呼吸随着体位的改变可迅速发生和消失，其诱因可能是心内（可能是右心房）或肺血管感受器受到刺激，而不是凹陷性水肿。对于非常肥胖或腹水造成腹部膨胀的患者,体位改变时,大腹部增加了呼吸功,因为腹部对胸部的压力,需要使用比之前更多的力量来启动吸气[32]。这些患者在弯腰系鞋带时,会常发生严重的呼吸困难,在吸气相中,膈肌的可活动空间非常少。仰卧位时,腹部对膈肌的承托效应消失,会加重这类患者的呼吸困难。颈、脊髓损伤或双侧膈神经麻痹的患者,由于缺乏肋间肌和膈肌活动,也可能出现端坐呼吸。

肺循环中的动静脉畸形(arteriovenous malformation,AVM)导致血液从右心分流到左心(即血液不经过肺毛细血管,而是在低氧饱和度的状态下直接进入体循环)。任何可能增加通过 AVM 的血流的体位都会加重低氧血症和呼吸困难情况。当体位致使肺不张或肺炎靶部位的血流增加时,也会出现类似的气体交换紊乱。所以,存在以上病理情况时,患者体位指导的原则是"健侧在下",尽量使其处于最大限度交换气体和减少呼吸困难的状态。

斜卧呼吸是指患者在垂直体位时出现呼吸急促和过度通气。虽然患者也可能抱怨存在相应的呼吸不适,但这与其说是一种症状,不如说是一种物理表现。导致斜卧呼吸的确切机制尚不清楚,但可能与肺疾病有关,当患者处于垂直体位时,肺底病变区域的血流量增加,刺激肺感受器或加剧气体交换。

47.3.5 姑息性治疗

针对呼吸困难的治疗管理主要包括:治疗导致患者呼吸困难的潜在病理生理学因素,以及具体回顾导致呼吸困难的各种疾病的治疗方法,后者非本章讨论范畴。然而,尽管治疗得当,一些患者仍可能存在严重的、使人衰弱的呼吸困难。针对这些情况,症状管理可以一定程度缓解呼吸困难。

对存在严重、持续性呼吸困难的不同患者群体和不同疾病进行姑息性治疗评价的研究发现,系统性阿片类药物对改善癌症、COPD、间质性肺疾病患者的呼吸困难有效[33]。阿片类药物通过扰乱中枢 μ 受体,减少大脑对传入神经元信号的反应,以及诱导中枢神经系统镇静来达到效果。吸入阿片类药物可对呼吸困难患者提供有针对性的症状缓解,同时降低嗜睡的影响。然而,现有的数据并不能断定吸入性阿片类药物与全身性阿片类药物相比,哪一类效果更优越[34]。

已有研究证实,对存在呼吸困难的患者进行非药物干预是有效的,如针对呼吸困难相关生理和心理方面的应对策略。临床证实,40%~50% 的 COPD 患者存在抑郁症,心理咨询和认知行为疗法均可解决抑郁和呼吸困难情况[35]。此外,环境干预对呼吸困难患者也有一定疗效,如对被诱导出呼吸困难的正常受试者,向患者脸上吹凉风可显著减轻其呼吸困难的严重程度[36]。

苯二氮䓬类药物可导致难治性呼吸困难患者嗜睡,但不能明显改善呼吸困难症状。多项随机研究结果并不能支持或反对苯二氮䓬类药物对于呼吸困难管理的效果[37]。因此,尽管有其他姑息性干预治疗介入,对于持续性呼吸困难的患者,仍应保留苯二氮䓬类药物的使用。

最后,虽然对于严重呼吸困难的患者常使用给氧的治疗方式,但现有证据并不支持对非低氧血症患者进行该干预[38]。加湿和高流量空气可能有一定姑息性效果,但对非低氧血症患者给氧并不能改善呼吸困难情况。

47.4 咳嗽

47.4.1 定义与生理学

咳嗽是一种伴随高胸内压的突然呼气的动作,目的是清除呼吸道分泌物和异物。有效的咳嗽应从深吸气开始,深吸气可使肺部和胸壁扩张到一个增加弹性回缩的力点。该弹性回缩与主要呼气肌协同收缩,对闭合的声门产生较高的胸腔内压。咳嗽的声音是随着声带振动产生的,与声门的突然打开和随后胸腔内压力气体的爆发性释放有关。振动可有助于喉部分泌物的松动。

吸气肌或呼气肌功能受损会导致咳嗽减弱。声带麻痹或气管切开的患者,因无法关闭声门,也无法产生有效清除分泌物所需的高胸内压。这些患者下呼吸道感染的风险较高,并可能会主诉存在胸口堵塞感。咳嗽的诱因是很复杂的,表47-4-1给出了示例。

表 47-4-1 相应位置的咳嗽诱因

解剖位置	咳嗽刺激机制
喉部	激活上皮刺激感受器
气管与大气道	激活上皮刺激感受器
肺实质	激活牵张感受器
	激活 C 纤维
胸膜腔	激活刺激感受器
食管	胃酸反流的反射机制
鼓膜	刺激外耳道的刺激性感受器

47.4.2 咳嗽的临床病因

表47-4-2列出了常见的咳嗽病因。须鉴别诊断患者咳嗽是急性、亚急性还是慢性。慢性咳嗽可通过胸片是正常还是异常进行判断。

表 47-4-2 常见的咳嗽临床病因

咳嗽类型	临床病因
急性咳嗽	呼吸道感染、气道炎症
	支气管痉挛
	吸入性损伤
	误吸
亚急性咳嗽	感染性或感染后咳嗽(百日咳鲍特菌)
	鼻窦炎/炎症所致的后鼻滴涕

续表

咳嗽类型	临床病因
慢性咳嗽胸片正常	上气道咳嗽综合征（后鼻滴涕）
	支气管痉挛
	胃食管反流
	慢性支气管炎
	支气管扩张
	支气管内肿瘤
	非哮喘嗜酸性粒细胞性支气管炎
慢性咳嗽伴胸片异常	间质性肺疾病
	反复误吸
	支气管内肿瘤
	惰性感染（如肺孢子菌肺炎、肺炎、肺结核）

47.4.3 急性咳嗽

急性咳嗽是指出现症状时间少于 3 周的咳嗽[39]。急性咳嗽最常见的原因是呼吸道感染，以咳痰为特征，可能伴有胸骨下"刺痛"的感觉。有可能会出现胸闷症状。发热、萎靡不振，由其他病毒、细菌性感染（较少）引起的全身症状也可能伴随存在。

症状不明显的支气管痉挛是引起急性（及慢性）咳嗽的另一个原因。轻度哮喘患者可能不存在哮鸣。突然暴露于过敏原、冷空气或运动时，可能会导致短暂的咳嗽。遇到需要高度怀疑的情况，可适当进行肺功能测试，包括肺活量测定和支气管激发试验，辅助诊断。

吸入有毒气体（如清洁剂、烟雾）可损伤呼吸道上皮导致咳嗽。也可能导致气道高反应性。与急性感染相同，误吸也常伴随胸骨下刺痛感。吸气时常存在呼吸困难情况。患者可能不会回想到曾误吸异物（如食物残渣、儿童吸入玩具）并与咳嗽关联。咳嗽可在误吸后立即发生，在某些情况下，也可延迟数小时或数天发作，此时气道炎症可能是导致咳嗽的原因。在某些病例中，通过胸部体格检查可发现局灶性哮鸣音，如果异物阻塞气道达到足够的直径，可能发展为阻塞性肺炎。

47.4.4 胸片无异常的亚急性、慢性咳嗽

慢性咳嗽是指持续 8 周以上的咳嗽，亚急性则是持续 3~8 周的咳嗽[39]。亚急性咳嗽和慢性咳嗽有很多相同的病因，本节会一并讨论。然而，感染是亚急性而非慢性咳嗽的重要病因。亚急性咳嗽患者往往存在近期呼吸道或鼻窦感染史。遇到亚急性咳嗽患者肺部检查正常的情况时，病因往往是鼻窦感染和炎症所致的后鼻滴涕。所以在一定情况下，鼻窦显像和/或使用鼻减充血剂、抗生素治疗细菌性鼻窦炎可能是必要的治疗手段[40]。

突发咳嗽导致咳嗽后呕吐，或出现罕见的"嗬嗬"咳嗽声，往往是诊断百日咳鲍特菌感染的潜在线索。对于有咳嗽和这些症状的患者，除非有其他临床依据显示其他病因更有可能，否则应考虑百日咳

鲍特菌感染的诊断[39]。虽然婴儿时期会接种百日咳疫苗,但免疫效应在五到十年后会减弱。因此,青少年和成年人都有感染百日咳鲍特菌的风险[41]。虽然早期抗生素治疗(大环内酯类药物特别有效)可减轻百日咳导致的咳嗽的严重程度和持续时间,但症状出现2周后抗生素的疗效尚不明确。基于现有研究的普遍共识是,症状出现4周后,不宜给予抗生素,相反,应注重症状管理[39,42]。

无论是新手医师还是肺部专家的诊疗经验中,患者存在慢性咳嗽,无明显呼吸困难,伴胸片正常,是最常见的情况。研究充分证明[40,43],以上绝大多数患者会存在1种或3种情况的组合:上呼吸道咳嗽综合征(UACS),哮喘和胃食管反流病(GERD)。

UACS包括由鼻窦炎引起的后鼻滴涕。从常年鼻炎到上呼吸道感染后遗症,UACS包含的疾病很广泛,主要原因是后鼻咽分泌物降至喉部,导致咽喉有刺激性"痒"的感觉。由UACS引起的咳嗽可能是干咳或有少量白痰,然而慢性鼻窦感染导致的UACS可能导致脓性痰。通常情况下,当患者采用仰卧位入睡时,咳嗽会加重,一是因为体位会加重鼻引流,二是因为缺少了白天时典型的分心,患者对"刺激"更加敏感"。患者往往不会意识到"滴涕"本身,但当问及咳嗽的来源(咳嗽源于何处)时,他们会定位到喉咙,而不是胸部。频繁的"清嗓子"可能是提示UACS的线索。朋友或家人可能比患者本人更能意识到经常清喉咙的现象,而且在面谈过程中可以观察到患者经常清喉咙的行为。过敏史可能提示由鼻炎引起的UACS,特别是当咳嗽频率或严重程度存在季节性变化时。然而,在多数情况下,患者并不知道特定的过敏原,如果症状在治疗后持续存在,皮试可能是必要的。

气道高反应性而无哮鸣时,可表现为慢性咳嗽,称为咳嗽变异性哮喘[44]。无哮喘史的患者,症状常伴随呼吸道感染。全身感染症状会在几周后消失,但咳嗽仍会持续。多数情况下,咳嗽会在8~12周后自愈,但也可能无限期地持续下去。该情况下通常为干咳或有少量白痰。与UACS引起的咳嗽不同,咳嗽变异性哮喘患者咳嗽的定位在胸部。运动或暴露在冷空气、烟雾和有毒气体中会加剧由气道反应引起的咳嗽。常规评估使用肺量计法,诊断可根据支气管扩张试验或支气管激发试验结果做出。咳嗽变异性哮喘患者通常治疗反应良好,比有典型哮喘症状的患者更容易控制症状[44,45]。

胃食管反流是慢性咳嗽的三种常见病因之一。胃食管反流可引起自发性咳嗽或加重有气道反应患者的咳嗽。由胃食管反流引起的咳嗽通常是干咳,并定位于胸部。如果患者存在胃灼热或反流史,通常是有助诊断的,但往往没有。"反酸"、口中突然感到酸味,通常与胃内容物反流有关。了解详细的饮食史对鉴别有可能因胃食管反流引起咳嗽的患者非常有价值。治疗胃食管反流引起的咳嗽,应注重生活方式的改变(如夜间入睡抬起床头、避免食用扩张食管下括约肌的食物、躺下前不要吃东西)。质子泵抑制剂的治疗效果并不比安慰剂好[46]。

胸片检查正常、存在慢性咳嗽的其他不常见原因包括:非哮喘嗜酸性粒细胞性支气管炎(nonasthmatic eosinophilic bronchitis,NAEB)、支气管扩张、慢性支气管炎和支气管类癌。NAEB是因环境刺激的过敏性气道炎症引发的咳嗽。NAEB患者一般胸部影像学和肺功能正常。与哮喘引起的慢性咳嗽相比,NAEB与支气管激发试验(如醋甲胆碱激发试验)反应中的气道高反应性无关。确诊

NAEB 的条件是,在痰液或支气管灌洗液中发现嗜酸性粒细胞,或支气管黏膜活检显示嗜酸性粒细胞增加[47]。考虑到这些诊断方式对大多数咳嗽患者并不是常规检查,当怀疑 NAEB 时,可进行经验性治疗。NAEB 的最佳治疗方法是识别和避免诱发环境刺激。当该手段不可能或无效时,可尝试糖皮质激素的经验性治疗。通常,NAEB 患者在接受糖皮质激素治疗或避免诱发环境刺激后,会恢复到发病前的基线状态。

支气管扩张患者通常咳脓痰,然而肺上叶病变的患者一般分泌物引流较好,伴干咳或少量咳痰。痰中可能偶见血丝。既往有肺炎病史可提示其支气管扩张的可能,但不能因此确诊。存在支气管扩张会增加呼吸道反复感染的风险,伴低热,患者咳嗽加剧,痰量增加。痰培养中反复发现铜绿假单胞菌,提示支气管扩张。虽然胸片显示正常,但患者可能存在局灶性肺纤维化或肺囊性纤维化,胸部 CT 对确定疾病的范围十分敏感。

慢性支气管炎的诊断标准是咳嗽每年发病 3 个月以上,持续 2 年以上。慢性支气管炎是由吸烟或其他环境刺激导致的慢性气道炎症。咳嗽通常在清晨最显著,随着一天的时间推移逐渐减弱。患者对咳嗽的位置定位为胸部。痰中偶见血丝。由于相关的阻塞性肺疾病,这类患者在活动时会出现呼吸困难。

位于中央气道的支气管内肿瘤可诱发咳嗽,在没有明显气道阻塞导致局限性肺不张的情况下,胸片显影往往正常。支气管肺癌是慢性咳嗽的一种病因,但更可能出现的是支气管腺瘤或类癌瘤。这些肿瘤常表现为低度恶性肿瘤,向远处转移的可能性小,可有息肉样外观,在某些病例中,腺瘤引起的间歇性体位相关的气道阻塞会诱发体位性咳嗽。

47.4.5　慢性咳嗽伴异常胸片

间质性肺疾病的典型表现是劳力性呼吸困难,干咳可能是该病早期的主要(或唯一)症状。患者将咳嗽定位于胸部。严重病例中,镇咳药对患者效果不佳,咳嗽会导致患者非常虚弱。疾病早期胸片无明显变化,随着疾病进展,胸片可呈现低肺容积和网格状影像改变[48]。对胸片正常但疑似间质性肺疾病的患者,胸部 CT 是敏感性高的确诊工具[49]。问诊应包括以下内容:职业史(如有无接触有机或无机粉尘史),吸烟史,关节症状,有无胶原血管病(如风湿性关节炎、系统性红斑狼疮)特征表现的周围性皮肤结节、眼部症状或结节病相关的下肢关节痛。有症状的肺间质纤维化患者,通常在肺通气和肺容量测试上提示限制性缺陷。

位于中央气道的支气管肺癌,可导致肺段或肺叶支气管部分或完全阻塞,胸片显示局限性肺不张,症状表现为慢性咳嗽。通常为干咳,但也可能伴间歇性咯血。

虽然下呼吸道感染引起的咳嗽通常表现为急性,但也有慢性感染引起的慢性咳嗽和轻微的全身症状。由人类免疫缺陷病毒引起的获得性免疫缺陷综合征患者的耶氏肺孢子菌肺炎(由耶氏肺孢子菌引起的肺炎)的特征是:在数周至数月时间内,运动时会出现干咳和劳力性呼吸困难。同样,肺结核病早期可表现为咳嗽、疲劳和轻微的体重减轻。胸片可提供潜在感染的证据。

47.5 咯血

47.5.1 定义与生理学

咯血是指咳血或咳带血痰。一般来说出血来源于下呼吸道(喉部以下)。然而,很难确定血液是来源于肺部还是后鼻咽或胃肠道,尤其是在呕吐诱发咳嗽时。值得注意的是,即使出现凝血障碍,正常的气管支气管也不会发生出血。因此,抗凝下发生的咯血应被视为病理表现。

下呼吸道血液的四种主要来源是气道、肺实质、肺循环、支气管循环。气道上皮的炎症或刺激(如急性肺部感染、慢性支气管炎或异物吸入)通常会导致小咯血,伴痰液。肺梗死或肺挫裂伤可导致肺实质出血。如果存在肺动静脉畸形或肺静脉/毛细血管压力大幅升高(如二尖瓣狭窄),也可能引发出血。最后,支气管循环源性咯血可能来源于支气管扩张或大的肺空洞患者。

大量咯血一般定义为24h内咯血量≥600ml(译者注:国内定义为:每日咯血量在500ml以上或一次咯血量为300~500ml),然而符合"大量"咯血的标准在不同文献和指南中不相同。患者常因焦虑而高估自己的咯血量。因此,当量化咯血量时,鼓励患者尽可能明确咯血量很重要。应向患者和目击者展示不同量的容器,以助他们准确估算容量。虽然大量咯血可发生于支气管内癌,但它更常见于肺空洞血管侵蚀或支气管扩张[50]。

47.5.2 病原学

关于咯血患者的评估,有以下10种病因需要考虑(表47-5-1)。明确患者咯血的原因取决于除咯血本身外是否有其他症状。

表47-5-1 咯血的病因分类

肺部感染

肿瘤

胶原血管病和免疫性肺疾病

心血管疾病(包括肺血管和瓣膜疾病)

先天性或后天性血管疾病(动静脉畸形)

结构性肺实质病变(空洞性病变)

结构性气道疾病(支气管扩张)

感染(细菌性肺炎、侵袭性真菌性肺炎)

异物误吸

胸部创伤合并肺挫裂伤

下呼吸道感染引发气道炎症,可导致气道上皮损伤和出血。这在细菌性气管支气管炎中常见,但也可发生在细菌性肺炎中。通常,急性感染时的咯血量很小(<50ml),随着其他症状(如咳嗽、发热、乏力)的改善而消失。支气管扩张和慢性支气管炎使患者易患急性感染。急性感染的情况下偶伴血痰。支气管扩张很少引发大量咯血。

肺癌,尤其是支气管肺癌,是引起咯血的常见原因。40岁以上、有显著吸烟史、咯血10天以上的患者应考虑肺癌[51]。胸外恶性肿瘤(如乳腺癌、肉瘤)可转移至肺部,癌症导致咯血风险增加。癌症咯血通常不伴随其他症状,表现为血内无痰。

发生与关节症状、皮疹、呼吸困难和/或肾功能不全相关的咯血,提示存在胶原血管病。在肺-肾综合征(如系统性红斑狼疮、韦格纳肉芽肿病、肺出血-肾炎综合征)中,咯血可能是综合征的一部分症状。大多数情况下,咯血并不是孤立出现的。

肺栓塞、动静脉畸形、肺水肿、二尖瓣狭窄是引起咯血的心血管源性因素。肺水肿的典型表现是粉红色痰液。肺活检显示充满含铁血黄素的巨噬细胞,与肺出血相符。不伴凝血障碍的充血性心力衰竭很少发生肉眼可见的咯血。动静脉畸形的第一症状可能是出血,有病例发生大量咯血[52]。肺栓塞或二尖瓣狭窄引起的咯血常伴呼吸困难和胸部不适等其他症状。

异物误吸可直接引起气道损伤或局部炎症,导致咯血。肺挫裂伤最常见的原因是钝性胸部创伤,且合并其他损伤,如肋骨骨折、气胸、心脏挫伤。以上情况的咯血量通常很小。

47.6 哮鸣

47.6.1 定义与生理学

哮鸣是从下气道(喉以下)发出的一种由气流湍流产生的声音。这是一种"连续"音,不像气道黏液导致胸腔内阻塞而发出的间歇性或断断续续的声音。哮鸣可发生在呼气、吸气或整个呼吸周期。它既是一种症状,一种患者主诉听到呼吸时发出的声音,也是体格检查时发现的一种现象(哮鸣音)。

这种声音是湍流通过狭窄的气道产生的,在一些病例可能反映气道壁的快速振荡[53]。导致气道狭窄的原因很多(表47-6-1)。哮鸣是一种发自下呼吸道的声音,应与喘鸣音区分开。喘鸣音是一种主要来自喉部和上呼吸道的吸气声。吸气时,胸腔内气道的跨壁压有利于胸廓扩张(胸腔负压),因此吸气性哮鸣相对少见。由于胸廓外气道的大气压高于胸腔内的负压,所以吸气时胸廓外气道会发生塌陷。吸气时胸廓外气道塌陷进一步加重了之前已存在的气道狭窄。当吸气时,哮鸣加强可能是由于胸廓外气道阻塞,而呼气时出现更明显的哮鸣可能来自胸腔内气道。当哮鸣的强度在整个吸气相和呼气相保持不变时,提示很可能为固定性梗阻。

表 47-6-1 哮鸣常见的病因

原发性气道反应(如哮喘)
凹陷性水肿
气道炎症和黏液分泌过多
支气管阻塞(如肿瘤或异物)
声带功能障碍
运动诱发喉梗阻

47.6.2 病原学

哮鸣最常见的病因是哮喘,然而哮喘可能没有哮鸣症状。提示存在哮喘史的元素包括:与暴露于吸入的过敏原或刺激物、冷空气,以及运动有关的哮鸣。吸入支气管扩张药后哮鸣减少,也提示存在哮喘。当患者出现急性哮喘症状时,体格检查可发现弥漫性呼气性哮鸣音,无症状时没有这种表现。急性期有症状时,肺功能检查显示阻塞性通气障碍,FEV_1、FEV_1/FVC 降低。哮喘急性加重期无症状时,肺功能检查结果通常是正常的。气道高反应性可通过诸如醋甲胆碱激发等支气管激发试验诱发,这对诊断哮喘的敏感性很高,但无特异性。

感染和/或气道炎症引起的黏液分泌过多,也可引起哮鸣。由于下呼吸道感染也可产生短暂的气道高反应性,因此很难区分是感染引发的哮鸣,还是哮喘引起的炎症。若在咳嗽、气道清理后哮鸣迅速改善,则更应优先考虑是气道分泌物过多,而不是哮喘。

"心源性哮喘"表现为伴肺毛细血管压力增高和凹陷性水肿的哮鸣,是哮鸣的另一个常见病因。一般来说,病史中还有其他充血性心力衰竭的症状(端坐呼吸、夜间阵发性呼吸困难)或体征(颈静脉扩张、第三心音奔马律、周围性水肿)。然而,很难将继发于心肌缺血的急性充血性心力衰竭与有气道高反应性史患者的哮鸣进行区分。

部分支气管内梗阻可导致局灶性哮鸣。患者可能无法对哮鸣来源进行体表定位,也无法与内部症状联系。支气管肿瘤(无论是癌还是腺瘤)和吸入的异物均可引起局灶性哮鸣。

患者存在喉痉挛时,呼气性哮鸣可源于上气道。这种情况被称为反常声带功能障碍(paradoxical vocal cord dysfunction,PVD),是由呼气时声带收缩引起的,仅凭病史,很难将来自上气道的呼气性哮鸣与哮喘区分开。PVD通常发生于年轻女性,该类患者一般有情感困境和/或精神方面的病史。当声带的反常运动仅发生于活动中,尤其是剧烈活动时,被称为运动性喉梗阻(exercise-induced laryngeal obstruction,EILO)[54]。PVD和EILO在确诊前常被误认为哮喘治疗数月或数年[54,55]。PVD的诊断指征包括:症状迅速出现,哮鸣与心理压力相关,支气管扩张药治疗无效。EILO的特征是劳力性呼气哮鸣和严重气短,症状会随着运动停止而消失,静息肺功能结果正常。无论是PVD还是EILO,发作时皆可在喉镜下观察到呼气相声带收缩,辅助诊断。治疗方法主要是言语治疗和心理疏导,以帮助患者了解他们症状的诱因和性质,教授声带控制技巧。

由于感染、过敏反应或吸入化学物质、烟雾导致声带肿胀,使上气道狭窄,湍流增加,也可能引发喘鸣。由于吸入性损伤可同时损伤上、下气道,喉头水肿、吸气性哮鸣可能与胸腔内气道高反应性和呼气性哮鸣相关。过敏反应导致的喉头水肿,可通过病史和与荨麻疹、血管性水肿的关联,与吸入性损伤鉴别。

47.7 夜间呼吸症状:打鼾与呼吸暂停

47.7.1 定义与生理学

夜间呼吸症状相关疾病的患病率、临床重要性、社会影响性在21世纪显著增加。夜间呼吸症状的发作频率、严重程度增加的主要原因,可能与普通人群中肥胖人群数量的显著增加有关。2016年有19亿成年人超重,其中6亿人肥胖[56]。美国国家健康和营养调查显示,自1960年以来,肥胖人数(定义为体质量指数≥$30kg/m^2$)呈递增趋势。

打鼾是指睡眠时发出嘈杂的呼吸音,这在一般人群中很常见。不同研究显示,打鼾的患病率为10%~60%[57],其中男性患病率高于女性[58]。打鼾的患病率随着年龄的增加而增加,50~60岁达高峰,随后呈下降趋势[59]。

打鼾是由软腭和腭咽弓振动引起的。打鼾的发作取决于气道的大小、气道软组织结构的张力及体位。

打鼾的临床意义尚不明确。一般来说,在没有观察或测量到窒息发作的情况下,打鼾被认为是良性的。然而,打鼾的患病率随着年龄增长(>50岁)降低,可能与生存状态相关。打鼾提示的气道病理性狭窄到底是导致共病发生和患者死亡的原因,还是仅仅作为导致患者发病或死亡的共病的标志物,目前尚不明确。只要患者(或患者床伴)抱怨打鼾,就应进行阻塞性睡眠呼吸暂停(OSA)体征或症状的病史评估。

睡眠呼吸暂停的定义是睡眠期间通气暂停。呼吸暂停定义为气流停止≥10秒;低通气是指通气的短暂性减少(呼吸频率和/或潮气量减少),持续时间≥10秒,同时氧饱和度下降≥4%。频繁的睡眠呼吸暂停和低通气可导致换气不足。有临床意义的OSA诊断标准是出现睡眠期中平均每小时>5次的呼吸暂停和/或低通气。这种情况需进行多导睡眠图(polysomnography,PSG)(即一种"睡眠研究")来准确评估睡眠呼吸暂停低通气指数(AHI)。

OSA的临床综合表现是:AHI≥5,伴慢性夜间低通气导致的白天症状。与阻塞性睡眠呼吸暂停相关的白天症状包括疲劳、嗜睡和晨起头痛。尽管在没有夜间低通气的患者中,这些症状也很常见,但在有肥胖、打鼾、高血压、冠状动脉疾病、脑血管疾病的患者出现这类症状时,应合理怀疑存在OSA。认知问题(特别是注意力难以集中)、勃起功能障碍、遗尿、抑郁也可能与OSA相关,这是由于慢性睡眠低通气和周期性低氧血症所致的终末器官损害。

白天嗜睡的严重程度可通过爱泼沃斯嗜睡量表(Epworth Sleepiness Scale,ESS)进行评估和量化[60]。ESS从8个维度对患者进行困倦程度评估,如"午餐未饮酒后,静坐"或"在车内,行车过程中停了一会儿"(表47-7-1)[60]。评分高(≥9分)的患者白天嗜睡增多,但ESS尚未被证实是阻塞性睡眠呼吸暂停综合征的独立预测因子。

表 47-7-1　爱泼沃斯嗜睡量表

与仅仅感到疲劳相比,遇到以下这些情况,你有多大概率会打瞌睡或睡着呢?依据你最近的日常生活方式打分。即使你最近没有做过这些事情,尝试考虑一下它们对你的影响。根据以下分数对应的情况进行选择:
0= 从不打瞌睡
1= 打瞌睡的概率很小
2= 打瞌睡的概率中等
3= 打瞌睡的概率很高

情境	打瞌睡的概率
坐着阅读	
看电视	
坐着,在非活跃的公共场合(如剧院、会议)	
作为乘客,连续坐在车里 1h	
如情况允许,躺着午休	
坐着和别人聊天	
午餐未饮酒后,静坐	
在车内,行车过程中停了一会儿	

OSA 综合征有多种病理生理机制,这些可以解释 OSA 与心脑血管疾病之间的流行病学关联(表 47-7-2)。至少 50% 的 OSA 综合征患者存在原发性高血压[61]。充血性心力衰竭、心律失常、冠状动脉疾病、心肌梗死和脑血管疾病(包括卒中),均与 OSA 引起的全身生理紊乱有关,也可能 OSA 就是其病因[62]。

表 47-7-2　阻塞性睡眠呼吸暂停综合征终末器官损害机制

病理生理机制	全身效应	终末器官结局
因呼吸暂停/呼吸减弱引起的交感神经张力增加	全身血管阻力增加	高血压 心血管疾病 脑血管疾病
间歇性低氧血症引起的全身炎症加剧	加速动脉粥样硬化	冠状动脉疾病 脑血管疾病 周围性血管疾病
周期性低氧血症和复氧引起的全身氧化应激	发生动脉粥样硬化改变 组织缺血	心血管疾病 脑血管疾病
内皮功能障碍(机制不明)	血栓形成增加	冠状动脉疾病 脑血管疾病

肥胖低通气综合征(obesity hypoventilation syndrome,OHS)是慢性低通气、慢性高碳酸血症、肥胖综合导致的。由于肺动脉压升高和左心功能障碍,右心室功能障碍常见于 OHS 患者。

值得注意的是,某些脑部病理情况,尤其是非自主呼吸控制区域的异常,可能导致一种被称为中枢性睡眠呼吸暂停综合征的罕见情况。中枢性睡眠呼吸暂停与肥胖无显著相关性,但 OSA 与肥胖有显著的直接相关性。

47.7.2 病原学

虽然打鼾可能是一种正常现象,但它也可能与 OSA 综合征有关。如前所述,由于吸气时气道外大气压正压和胸腔内负压的联合作用,会导致包括下咽部在内的胸廓外气道容易塌陷。肥胖患者因软组织脂肪增加,导致下咽部狭窄,更易打鼾。如果遇上周围组织肌张力降低的情况(如酒精、镇静剂作用),会进一步增加下咽梗阻和打鼾的风险。快速眼动(REM)睡眠与肌张力下降相关,打鼾最易在此阶段发生。

舌是下咽前壁的主要组成部分,舌的运动可导致上气道阻塞。舌后坠时,阻塞会加重。由于缺乏骨性支撑来维持下咽通畅,完整的舌和会咽肌张力是防止气道塌陷的重要因素。患者在仰卧位时更易发生打鼾,或引起更严重的梗阻,因为重力会加剧舌后坠。

扁桃体大或腺样体大的儿童可能会出现打鼾,尽管一般并没有明显的气道阻塞。

47.7.3 病史的要点

与其他症状不同,患者很少会主诉这一现象,多是床伴提及此症状。区分鼻鼾和口鼾很重要,因为鼻鼾通常不被认为对病理过程有提示性。医师应尽可能地确定患者是否存在中枢性呼吸暂停(无通气或胸壁运动迹象)或阻塞性呼吸暂停(无通气但保留胸壁运动)。响亮的鼾声或喷鼻音(可能在阻塞事件结束后发生)表明存在间歇性气道阻塞。如上文所述,其他问题集中于日间阻塞性睡眠呼吸暂停综合征的症状。

慢性打鼾、体重变化和/或药物使用、饮酒史都是重要的病史组成部分。如,一位中年不肥胖的女性,打鼾史可追溯到青春期,但其他方面正常,那么她的情况可能是良性的。另外,对于一位在过去 1 年中体重增加了 9.1kg,连续打鼾 6 个月的中年男性,应询问其是否存在阻塞性睡眠呼吸暂停综合征的症状。

阻塞性睡眠呼吸暂停综合征的确诊,需要有相关的日间症状,同时满足 AHI ≥ 5。AHI 只能通过 PSG 来进行测量,这需要患者在睡眠实验室度过一晚。肺功能检查或胸部影像学对 OSA 的诊断无辅助作用,但这些检查可辅助诊断相应疾病。

47.8 小结

呼吸道症状在临床实际诊疗中极为常见。由于肺部和上气道对病理变化的反应方式有限,临床医师面临的挑战是理解患者对感觉和声音描述的细微差别,并提出探索性问题来引出这些细微差别。了解潜在的呼吸道症状生理学,可帮助医师进行集中、彻底的病史询问和体格检查,明确需要进行什么检查,并根据情况提出有针对性的、有效的干预措施。此外,更重要的是,在治疗这些有呼吸道症状的患者时,如果能更好地了解呼吸道症状产生的生理学,那么在照顾存在这些症状的患者时,医师运用所学知识的愉悦感就增加了。

临床应用

- 呼吸困难的治疗主要依赖于治疗基础疾病,但使用药物或非药物的姑息性干预均可缓解症状。
- 咳嗽和呼吸困难一样,只有找到病因,并进行针对性治疗,才能有效缓解。
- 咯血分为大量(24h 出血量 ≥ 600ml)咯血和非大量咯血。
- 打鼾的临床意义尚不明确,但当患者或床伴抱怨打鼾时,应问询有关阻塞性睡眠呼吸暂停综合征的体征或症状问题。
- 阻塞性睡眠呼吸暂停综合征的诊断包括 AHI ≥ 5 和出现白天嗜睡以及疲劳表现。

(Jeremy B.Richards, MD and Richard M.Schwartzstein, MD 著 茅矛 译 喻鹏铭 校)

参考文献

1. Mahler DA, Wells CK. 1988. Evaluation of clinical methods for rating dyspnea. *Chest* 93(3):580–586.
2. Meek PM, Banzett R, Parshall MB, Gracely RH, Schwartzstein RM, Lansing R. 2012. Reliability and validity of the multidimensional dyspnea profile. *Chest* 141(6):1546–1553.
3. Maher DA, Ward J, Waterman LA, Baird JC. 2012. Longitudinal changes in patient-reported dyspnea in patients with COPD. *COPD* 9(5):622–627.
4. Banzett RB, O'Donnell CR, Guilfoyle TE, et al. 2015. Multidimensional dyspnea profile: An instrument for clinical and laboratory research. *Eur Resp J* 45(6):1681–1691.
5. Banzett RB, Pedersen SH, Schwartzstein RM, Lansing RW. 2008. The affective dimension of laboratory dyspnea: Air hunger is more unpleasant than work/effort. *Am J Respir Crit Care Med* 177(12):1384–1390.
6. GOLD: Global Initiative for Obstructive Lung Disease Global Strategy for the Diagnosis, Management and Prevention of Chronic Obstructive Pulmonary Disease. 2011. Available from: http://www.gold-copd.com. Accessed on August 2, 2017.
7. Halbert RJ, Isonaka S, George D, et al. 2003. Interpreting COPD prevalence estimates: What is the true burden of disease? *Chest* 123:1684–1692.
8. Hankinson JL, Odencrantz JR, Fedan KB. 1999. Spirometric reference values from a sample of the general U.S. population. *Am J Resp Crit Care Med* 159(1):179–187.
9. Voll-Aanerud M, Eagan TML, Omenaas ER, et al. 2010. Respiratory symptoms in adults are related to impaired quality of life, regardless of asthma and COPD: Results from the European community respiratory health survey. *Health Qual Life Outcomes* 8:107.
10. Burney P, Chinn S, Jarvis D, et al. 1995. Variations in the prevalence of respiratory symptoms, self-reported asthma attacks, and use of asthma medication in the European Community Respiratory Health Survey (ECRHS). *Eur Resp J* 9(4):687–695.
11. Axelsson M, Lindberg A, Kainu A, Ronmark E, Jansson SA. 2016. Respiratory symptoms increase health care consumption and affect everyday life—A cross-sectional population-based study from Finland, Estonia, and Sweden. *Eur Clin Respir J* 3:31024.
12. Schwartzstein RM, Adams L. 2010. Dyspnea. In *Murray and Nadel's Textbook of Respiratory Medicine*, sect H. Symptoms of Respiratory Disease and Their Management, eds. Mason RJ, Broaddus VC, Martin T, et al., 613–627. Philadelphia, PA: Saunders.
13. Schwartzstein RM, Manning HL, Weiss JW, Weinberger SE. 1990. Dyspnea: A sensory experience. *Lung* 168:185–199.
14. O'Donnell DE, Webb KA. Exertional breathless in patients with chronic airflow limitation. *Am Rev Respir Dis* 1993 148:1351–1357.
15. Parshall MB, Schwartzstein RM, Adams L, et al. 2012. An official American Thoracic Society statement: Update on the mechanisms, assessment, and management of dyspnea. *Am J Respir Crit Care Med* 185(14):435–452.
16. Moosavi SH, Golestanian E, Binks AP, et al. 2003. Hypoxic and hypercapnic drives to breathe generate equivalent levels of air hunger in humans. *J Appl Physiol* 94:141–154.
17. Simon PM, Schwartzstein RM, Weiss JW, et al. 1990. Distinguishable types of dyspnea in patients with shortness of breath. *Am Rev Respir Dis* 142:1009–1014.
18. Elliott MW, Adam L, Cockroft A, et al. 1991. The language of breathlessness: Use of verbal descriptors. *Am Rev Respir Dis* 144:826–832.
19. Mahler DA, Harver A, Lentine T, et al. 1996. Descriptors of breathlessness in cardiorespiratory diseases. *Am J Respir Crit Care Med* 154:1357–1363.
20. Moosavi SH, Binks AP, Lansing RW, et al. 2007. Effect of inhaled furosemide on air hunger induced in healthy humans. *Respir Physiol Neurobiol* 156:1–8.
21. O'Donnell CR, Lansing RW, Schwartzstein RM, Banzett R. 2017. The Effect of aerosol saline on laboratory-induced dyspnea. *Lung* 195(1):37–42.
22. MacParland C, Krishnan B, Wang Y, Gallagher C. 1992. Inspiratory muscle weakness and dyspnea in chronic heart failure. *Am Rev Respir Dis* 146:467–472.
23. Rubin SA, Brown HV. 1984. Ventilation and gas exchange during exercise in severe chronic heart failure. *Am Rev Respir Dis* 129:S63.
24. Clark A, Poole-Wilson P. 1996. Breathlessness in heart disease. In *Respiratory Sensation*, eds. Adams L and Guz A, 263–283. New York: Marcel Dekker.
25. Simon PM, Schwartzstein RM, Weiss JW, et al. 1989. Distinguishable sensations of breathlessness induced in normal volunteers. *Am Rev Respir Dis* 140:1021–1027.
26. O'Donnell DE, Bertley JC, Chau LK, Webb KA. 1997. Qualitative aspects of exertional breathlessness in chronic airflow limitation: Pathophysiologic mechanisms. *Am J Respir Crit Care Med* 155:109–115.
27. Banzett RB, Lansing RW, Brown R, et al. 1990. "Air hunger" arising from increased P_{CO_2} persists after complete neuromuscular block in humans. *Respir Physiol* 81:1–17.
28. Garfinkel SK, Kesten S, Chapman KR, Rebuck AS. 1992. Physiology and nonphysiologic determinants of aerobic fitness in mild to moderate asthma. *Am Rev Respir Dis* 145:741–745.
29. Sue DY, Wasserman K, Moricca RB, Casaburi R. 1988. Metabolic acidosis during exercise in patients with chronic

obstructive pulmonary disease. *Chest* 94:931–938.
30. Leite MR, Ramos EM, Kalva-Filho CA, et al. 2015. Effects of 12 weeks of aerobic training on autonomic modulation, mucociliary clearance, and aerobic parameters in patients with COPD. *Int J Chron Obstruct Pulmon Dis* 10:2549–2557.
31. Killian KJ, Summer, E, Jones NL, Campbell EJM. 1992. Dyspnea and leg effort during incremental cycle ergometry. *Am Rev Respir Dis* 145:1339–1345.
32. Behazin N, Jones SB, Cohen RI, Loring SH. 2010. Respiratory restriction and elevated pleural and esophageal pressures in morbid obesity. *J Appl Physiol (1985)* 108(1):212–218.
33. Ben-Aharon I, Gafter-Gvili A, Paul M, Leibovici L, Stemmer SM. 2008. Interventions for alleviating cancer-related dyspnea: A systemic review. *J Clin Oncol* 26(14):2396–2404.
34. Bausewein CL, Simon ST. 2014. Inhaled nebulized and intranasal opioids for the relief of breathlessness. *Curr Opin Support Palliat Care* 8(3):208–212.
35. Yohannes AM, Alexopoulos GS. 2014. Depression and anxiety in patients with COPD. *Eur Respir Rev* 23:345–349.
36. Schwartzstein RM, Lahive K, Pope A, Weinberger SE, Weiss JW. 1988. Cold facial stimulation reduces breathlessness induced in normal subjects. *Am Rev Respir Dis* 139:58–61.
37. Simon ST, Higginson IJ, Booth S, Harding R, Weingartner V, Bausewein C. 2016. Benzodiazepines for the relief of breathlessness in advanced malignant and non-malignant diseases in adults. *Cochrane Database Syst Rev* 10:CD007354.
38. Ergan B, Nava S. 2017. Long-term oxygen therapy in COPD patients who do not meet the actual recommendations. *COPD* 14(3):351–366.
39. Irwin RS, Baumann MH, Bolser DC, et al. 2006. Diagnosis and management of cough executive summary: ACCP evidence-based practice guidelines. *Chest* 129(1 suppl):1S–23S.
40. Irwin RS, Madison JM. 2000. The diagnosis and treatment of cough. *N Engl J Med* 343:1715–1721.
41. Guris D, Strebel PM, Bardenheier B, et al. 1999. Changing epidemiology of pertussis in the United States: Increasing reported incidence among adolescents and adults, 1990–1996. *Clin Infect Dis* 28:1230–1237.
42. Tiwari T, Murphy TV, Moran J, et al. 2005. Recommended antimicrobial agents for the treatment and postexposure prophylaxis of pertussis: 2005 CDC guidelines. *MMWR Recomm Rep* 54(RR-14):1–16.
43. Pratter MR. 2006. Overview of the common causes of chronic cough. *Chest* 129:59S–62S.
44. Dicplinigaitis PV. 2006. Chronic cough due to asthma: ACCP evidence-based clinical practice guidelines. *Chest* 129:75S–79S.
45. Brightling CE. 2010. Cough due to asthma and nonasthmatic eosinophilic bronchitis. *Lung* 188(Suppl 1):S13–S17.
46. Chang AB, Lasserson TJ, Gaffney J, et al. 2011. Gastro-oesophageal reflux treatment for prolonged non-specific cough in children and adults. *Cochrane Database Syst Rev* 1:CD004823.
47. Brightling CE, Ward R, Goh KL, et al. 1999. Eosinophilic bronchitis is an important cause of chronic cough. *Am J Respir Crit Care Med* 160:406–410.
48. Mueller-Mang C, Grosse C, Schmid K, et al. 2007. What every radiologist should know about idiopathic interstitial pneumonias. *Radiographics* 27:595–615.
49. Raghu G, Collard HR, Egan JJ, et al.; ATS/ERS/JRS/ALAT Committee on Idiopathic Pulmonary Fibrosis. 2011. An official ATS/ERS/JRS/ALAT statement: Idiopathic pulmonary fibrosis: Evidence-based guidelines for diagnosis and management. *Am J Respir Crit Care Med* 183:788–824.
50. Jean-Baptiste E. 2000. Clinical assessment and management of massive hemoptysis. *Crit Care Med* 28:1642–1647.
51. Jackson CV, Savage PJ, Quinn DL. 1985. Role of fiberoptic bronchoscopy in patients with hemoptysis and a normal chest roentgenogram. *Chest* 87:142–144.
52. Pierucci P, Murphy J, Henderson KJ, et al. 2008. New definition and natural history of patients with diffuse pulmonary arteriovenous malformations: Twenty-seven year experience. *Chest* 133:653–661.
53. Hollingsworth HM. 1987. Wheezing and stridor. *Clin Chest Med* 8:231–240.
54. Roksund OD, Heimdal JH, Clemm H, Vollsaeter M, Halvorsen T. 2017. Exercise inducible laryngeal obstruction: Diagnostics and management. *Paediatr Respir Rev* 21:86–94.
55. Bahrainwala AH, Simon MR. 2001. Wheezing and vocal cord dysfunction mimicking asthma. *Curr Opin Pulm Med* 7:8–13.
56. World Health Organization. Obesity and overweight factsheet. Available from: http://www.who.int/mediacentre/factsheets/fs311/en/. Accessed on August 3, 2017.
57. Wolkove N, Osama E, Baltzan M, et al. 2007. Sleep and aging: 1. Sleep disorders commonly found in older people. *CMAJ* 176:1299–1304.
58. Enright PL, Newman AB, Wahl PW, et al. 1996. Prevalence and correlates of snoring and observed apneas in 5201 older adults. *Sleep* 19:531–538.
59. Lindberg E, Taube A, Janson C, et al. 1998. A 10-year follow-up of snoring in men. *Chest* 114:1048–1055.
60. Johns MW. 1991. A new method for measuring daytime sleepiness: The Epworth sleepiness scale. *Sleep* 14:540–545.
61. Silverberg DS, Oksenberg A, Iaina A. 1998. Sleep-related breathing disorders as a major cause of essential hypertension: Fact or fiction? *Curr Opin Nephrol Hypertens* 7:353–357.
62. Somers VK, White DP, Amin R, et al. 2008. Sleep apnea and cardiovascular disease. *J Am Coll Cardiol* 52:686–717.

第 48 章 | 哮喘

目录

要点／758

48.1 **前言**／758

48.2 **临床特征**／758

48.3 **病理生理学**／760
48.3.1 可逆性气流阻塞／760
48.3.2 气道炎症／760
48.3.3 气道高反应性／760
48.3.4 管理／762
48.3.5 监测疾病活动／762

48.4 **治疗**／764
48.4.1 环境控制／764
48.4.2 室内过敏原／764
48.4.3 室外过敏原／765

48.5 **药物治疗**／765
48.5.1 慢性控制药物／766
48.5.2 长效 β_2 受体激动剂／767
48.5.3 长效抗毒蕈碱药／767
48.5.4 生物疗法／768
48.5.5 奥马珠单抗／768
48.5.6 美泊珠单抗／769
48.5.7 瑞利珠单抗／769
48.5.8 贝那利珠单抗／769
48.5.9 支气管热成形术／770
48.5.10 快速缓解药物／770

48.6 **根据严重程度和控制分类管理哮喘**／770
48.6.1 哮喘长期管理中的其他问题／773
48.6.2 哮喘并发症／774
48.6.3 过敏试验和免疫治疗／775
48.6.4 运动和哮喘／776
48.6.5 职业性哮喘／777
48.6.6 肥胖／779
48.6.7 压力／779
48.6.8 食物过敏／779
48.6.9 药物引起的哮喘／780
48.6.10 胃食管反流／780
48.6.11 妊娠与哮喘／781

临床应用／782

参考文献／782

> 要 点
>
> - 哮喘是一种气道炎症性疾病,以间歇性症状为特征,这些特征包括胸闷、咳嗽和哮鸣。这些症状与气道反应性和可变的气流阻塞有关。
> - 气道变窄导致气道阻力增加,哮喘中的气流阻塞通过三种主要机制发生:
>   - 气道平滑肌收缩。
>   - 气道内腔碎片增多。
>   - 气道壁因炎症、水肿而增厚,进而发生纤维化。
> - 哮喘治疗的目标如下:
>   - 预防症状,特别是在运动过程中,帮助患者达到正常的肺功能和活动。
>   - 无论病情多么轻微,都要预防哮喘加重。
>   - 尽量减少急诊或住院的需求。
>   - 满足患者和家人对哮喘护理的需求。
>   - 提供最佳的药物治疗,尽量减少副作用。
> - 全面的哮喘管理计划,包括环境控制和药物治疗。

48.1 前言

哮喘是气道的一种炎症性疾病,以间歇性症状为特征,包括胸闷、咳嗽、哮鸣、气促。这些症状与气道反应性和可变的气流阻塞有关。

2016 年,约 2 040 万成年人患有哮喘,占美国人口的 8.3%[1,2],尽管过去十年治疗哮喘的新药物不断被研发出来,但这种疾病仍然是医疗系统的一个巨大负担,在 170 万的内科门诊和急诊患者中,患哮喘的就诊人数高达 6.2%。哮喘仍然是旷课和旷工的常见原因。最令人担忧的是,2015 年美国约有 3 615 人死于哮喘,每一百万人中约有 11 人死亡[3]。

哮喘的预防和治疗高度依赖于多种干预措施,包括药物干预和非药物干预。哮喘患者的日常习惯和活动在疾病的控制和预防中起着重要的作用。生活方式上的微小改变会在哮喘患者的长期健康方面产生重大差异。

本章重点介绍传统哮喘的发病机制、诊断和治疗。此外,本章还讨论了影响哮喘的环境问题,强调预防哮喘发作和加强疾病控制,并讨论了运动、职业、压力和妊娠对哮喘的影响。

48.2 临床特征

哮喘的临床症状包括呼吸困难、咳嗽、胸闷、气促以及明显的哮鸣。较轻的哮喘病例只能通过咳嗽来识别,这种咳嗽会在晚上加重,较轻的哮喘病例也可在运动过程中或运动后出现呼吸困难。许多较严重的哮喘发作会在就医前连续几天出现全部或部分上述症状。但是,也有少数患者仅在几分钟或几小时内就开始出现严重症状。非常严重的发作可能导致呼吸衰竭,需要气管插管和机械通气以避免死亡。

哮喘患者也许能够确定导致其哮喘不稳定的某种特定触发因素。哮喘症状通常会在运动、病毒感染、接触有毛动物,或接触充满灰尘、霉菌、烟雾或其他有毒气体或化学物质的环境中出现。天气变化、情绪(如笑或哭)和月经变化都可能会使哮喘患者的症状失去稳定性。有些患者在服用阿司匹林或其他药物后会发作哮喘。湿疹、花粉症、玫瑰花粉热或哮喘家族史常与哮喘相关,但诊断哮喘并不需要有这些病史。

当哮喘不活跃时,哮喘患者通常表现出正常的体格检查结果。但是,当患者出现哮喘症状时,体格检查通常会发现呼吸频率增加,并且呼气时间和哮鸣延长。用力呼气时,哮鸣加剧,并且通常会出现咳嗽。在更严重的哮喘发作期间,患者通常会使用呼吸肌辅助通气,他们的胸部似乎过度膨胀,可能会发汗并且不能说完整的句子。这些症状和夜间醒来的频率、对活动的干扰、肺功能损害和加重的程度等临床特征,已被用于确定哮喘严重程度的临床分类(表48-2-1)[2]。

表48-2-1 哮喘严重程度分类

严重程度的组成部分		哮喘严重程度分类(≥12岁)			
		间歇性	持续性		
			轻度	中度	重度
损伤 正常 FEV_1/FVC: 8~19岁 85% 20~39岁 80% 40~59岁 75% 60~80岁 70%	症状	≤2d/周	>2d/周 但不是每日	每日	整日
	夜间觉醒	≤2次/月	3~4次/月	大于1次/周但不是每晚	经常7次/周
	短效 $β_2$ 受体激动剂用于症状控制(而非预防运动诱发支气管痉挛)	≤2d/周	>2d/周但不是每日,并且任意一天不超过1次	每日	一日之内多次
	影响日常活动	不受限	轻度受限	中度受限	重度受限
	肺功能	• 加重期间 FEV_1 正常 • FEV_1>80%预计值 • FEV_1/FVC 正常	• FEV_1>80%预计值 • FEV_1/FVC 正常	• FEV_1>60%预计值,但<80%预计值 • FEV_1/FVC 下降5%	• FEV_1<60%预计值 • FEV_1/FVC 下降>5%
风险	需要口服全身性皮质类固醇的病情加重	0~1/年	≥2/年		
		考虑自上次加重以来的严重程度和间隔时间。对于任何严重程度类别的患者,频率和严重程度都可能随时间波动。 急性发作的相对年度风险可能与 FEV_1 有关			
推荐的开始治疗的步骤(有关治疗步骤,请参见"逐步控制哮喘的方法")		步骤1	步骤2	步骤3	步骤4和5
				考虑短期口服全身性皮质类固醇	
		在2~6周内,评估哮喘控制水平,并相应地调整治疗			

改编自:National Heart, Lung, and Blood Institute. National Asthma Education and Prevention Program: Expert Panel Report 3 [EPR 3]. Guidelines for the Diagnosis and Management of Asthma. NIH Publication no.08-4051, Full Report 2007.

48.3 病理生理学

48.3.1 可逆性气流阻塞

气道变窄导致气道阻力增加,哮喘中的气流阻塞通过三种主要机制发生:

- 气道平滑肌收缩。
- 气道内腔碎片增多。
- 气道壁因炎症、水肿而增厚,进而发生纤维化[2]。

受损的上皮细胞从气道的黏膜表面脱落,持续性哮喘患者在发生炎症的过程中气道壁增厚。炎症的影响会随着时间的推移而累积,并导致平滑肌肥大,上皮基膜增厚,结缔组织沉积,以及黏液腺的增生和肥大。所有这些因素都导致进行性气流阻塞,尤其是在急性哮喘加重发作期间,黏稠且顽固的黏液、无效的纤毛清除和支气管壁水肿进一步加重气流阻塞。阵发性平滑肌收缩进一步导致哮喘症状的变异。

48.3.2 气道炎症

多种机制可导致气道炎症,它们涉及促炎介质和炎性介质之间的多种相互作用。哮喘炎症细胞基质由嗜酸性粒细胞、活化的 Th2 型辅助性 T 细胞、肥大细胞、中性粒细胞、巨噬细胞组成(图 48-3-1)。免疫和非免疫因子均可激活疾病进程。当哮喘患者暴露于特定的激活过敏原时,多种介质的释放是通过支气管肥大细胞中发现的高亲和力免疫球蛋白 E(immunoglobulin E,IgE)受体,以及巨噬细胞和嗜酸性粒细胞上的低亲和力 IgE 受体发生的。淋巴细胞控制着这些过程。抗体介导和细胞介导的免疫系统都参与其中。促炎细胞因子如白细胞介素 -4(interleukin-4,IL-4)、白细胞介素 -5(interleukin-5,IL-5)、白细胞介素 -13(interleukin-13,IL-13)水平升高。来自这些活化细胞的化学介质可以直接收缩气道平滑肌,刺激黏液分泌,增强血管通透性,并导致气道水肿,所有这些都会导致气流阻塞。此外,某些介质实际上会吸引其他炎症细胞并激活它们,而这些激活的细胞会进一步损害气道。部分炎症反应导致气道上皮细胞壁完整性遭到破坏,从而使吸入的过敏原和其他触发物质的通透性增加,降低黏膜纤毛对气道碎片的清除率,使哮喘患者更易发生细菌和病毒感染。上皮完整性的丧失暴露了神经末梢,这在一定程度上解释了哮喘中胆碱能介导的气道高反应性的增强。

炎症可以是急性或慢性的。急性炎症反应涉及气道细胞的早期募集反应。随后,随着新募集和驻留的细胞被激活并产生复杂的炎症模式,炎症反应不断发展。慢性炎症可导致永久性气道损害。

48.3.3 气道高反应性

气道高反应性是哮喘的一个特征。如图 48-3-1 所示,气道炎症会引起气道高反应性。这种高反应性以及气道的炎症变化进一步加剧气流阻塞。某些触发因素不仅可以激活炎症,还可以传播炎症并将气道反应性提高至更严重的状态。气道高反应性的幅度似乎与气道炎症活动有关。此外,气道高反应性似乎与哮喘的临床症状和体征相关。

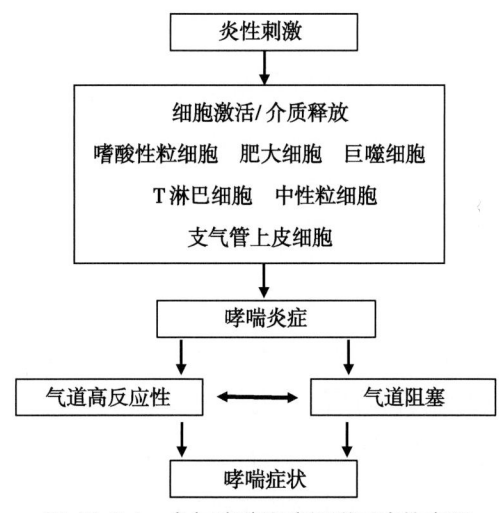

图 48-3-1　参与哮喘炎症级联反应的步骤

注:将炎症刺激引入细胞激活和介质释放,导致哮喘炎症和气道高反应性、气道阻塞,最后是临床哮喘症状。

通过测量醋甲胆碱或组胺吸入前和吸入后气流的增加量,来评估气道的高反应性(图 48-3-2)[4]。与正常气道相比,当这些化学物质累积剂量较低时,高反应性的气道会发生阻塞。这种增加的气道"抽搐"被认为是为了保护肺部免受刺激性吸入剂的有害影响。气道高反应性并非哮喘所独有,其他气道炎症性疾病,如慢性支气管炎和结节病,也可发现气道高反应性。通过改善气道炎症来治疗哮喘确实会降低气道反应性,但可能无法消除气道反应性,这表明还涉及其他因素。

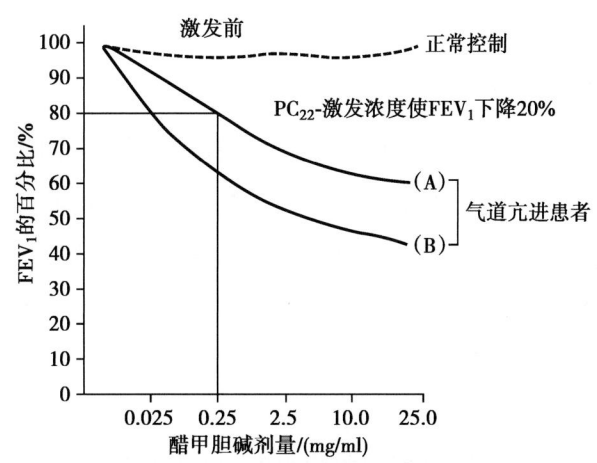

图 48-3-2　醋甲胆碱激发的剂量-反应曲线

注:哮喘患者有对免疫或非免疫刺激过度敏感的高反应气道。支气管激发试验可以作为一个有用的工具来测量气道高反应性的严重程度,并有助于确认哮喘的诊断。

48.3.4 管理

《美国国家哮喘教育与预防计划(National Asthma Education and Prevention Program,NAEPP) 2007哮喘指南》建议根据体征、症状和/或呼气流量峰值的变化,为所有哮喘患者制订书面的哮喘行动计划[2]。对于哮喘控制不佳、中度至重度持续性哮喘或有严重恶化病史的患者,哮喘行动计划可能帮助较大。行动计划有助于明确药物和药物计划的作用,特别是有助于知识不太丰富的患者根据症状和流量峰值在需要时调整治疗。哮喘的慢性和严重程度越高,哮喘行动计划就越重要。

48.3.5 监测疾病活动

哮喘治疗的目标如下:①预防症状并帮助患者实现正常的肺功能和活动(尤其是在运动过程中);②无论病情多么轻微,都要预防哮喘病情加重;③尽量减少急诊或住院治疗;④满足患者和家人对哮喘护理的需求;⑤提供最佳的、副作用最小的药物治疗[2]。

为确保达到这些目标,建议定期评估和持续监测哮喘白天和夜间的症状,使用短效β受体激动剂缓解干扰日常活动的症状,并通过肺活量计法和呼气流量峰值测量气流阻塞[2]。医师评估和患者自我评估都是哮喘监测过程的一部分。

已知气流的测量值与哮喘症状没有密切关系,但可以提供更客观的附加评估哮喘控制的方法。建议至少每隔1~2年进行肺活量测定,尤其是在初次评估、经过治疗症状和流量峰值稳定后,以及哮喘进行性或长期恶化期间进行肺活量测定[2,5]。患者进行深呼吸并通过肺量计从肺中强行呼出空气,直至所有气流停止呼出,从而进行肺活量测定[6,7]。如图48-3-3所示,气流阻塞表现为用力呼气量(FEV)、FVC和FEV_1减小以及一秒率(forced expiratory volume in one second/forced vital capacity,FEV_1/FVC)降低。确定这些参数正常范围的主要因素是年龄、身高和性别。这些参数的异常通常是基于适当的参考人群,使用95%的置信区间,而不是正常范围的固定值。FEV_1是最重要的气流测量值,通常哮喘患者的FEV_1会减少。这些测量通常在使用支气管扩张药之前和之后进行。在使用$β_2$受体激动剂治疗后,哮喘患者通常在这些气流测量中表现出显著改善,提示哮喘是一种可逆性气道疾病。这取决于FVC或FEV_1增加12%或更多,并且在相同参数下支气管扩张药使用前后的最小绝对变化为200ml。哮喘患者还可以使用多种手持塑料峰值流量计中的任意一种,每天在家测量大气道的PEFR,单位为L/min。患者应在最佳状态时使用同一峰值流量计测量三次,测量值中的最高值确定为个人最佳PEFR。具有频繁或严重加重病史,对气流阻塞或哮喘恶化知觉较差,或患有中度或严重持续性哮喘的哮喘患者可考虑流量峰值监测[2]。

哮喘的气流阻塞随着炎症程度和平滑肌收缩程度的变化而减弱。随着这些变化,FEV_1和PEFR也会发生变化(图48-3-3),有各种需要使用药物来缓解症状的需求。随着哮喘患者通过治疗干预得到更好的控制,总体气流状况得到改善,气流变化减少,对缓解症状的短效$β_2$受体激动剂药物的需求大大减少,从而使患者生活质量总体得到改善。这种改善可以转化为夜间更好的睡眠,并在暴露于诸如运动或吸烟等环境挑战时提高对哮喘发作的抵抗力。重要的是教导患者识别哮喘控制不佳时的症状模式。

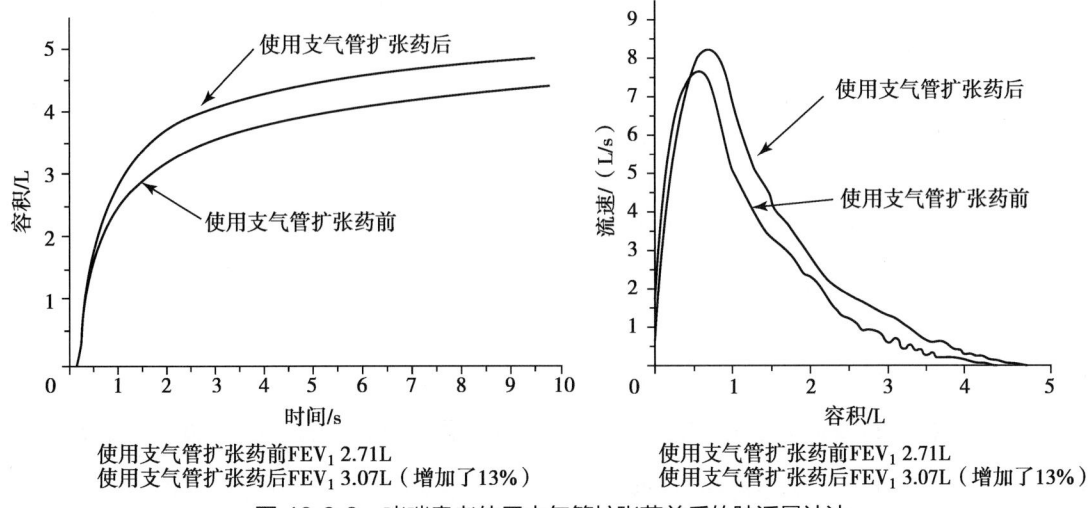

使用支气管扩张药前 FEV_1 2.71L
使用支气管扩张药后 FEV_1 3.07L（增加了13%）

使用支气管扩张药前 FEV_1 2.71L
使用支气管扩张药后 FEV_1 3.07L（增加了13%）

图 48-3-3　哮喘患者使用支气管扩张药前后的肺活量计法

注：吸入支气管扩张药使气流显著改善。左图描绘容积-时间曲线，显示 FEV_1 的改善。右图显示流速-容积曲线和呼气流量峰值相对于呼出肺容积的改善。曲线的从属部分也是与气流阻塞一致的曲线（不是直线）。

肺量计法和流量峰值法都是根据气流阻塞程度来衡量哮喘控制情况的，但如果有（直接测量的）气道炎症的生物标志物，如定量咳痰中的嗜酸性粒细胞和测定呼出气一氧化氮分数（fractional exhaled nitric oxide，FENO），将很有帮助[8]。通过自发或高渗盐水获得的痰液定量培养，对嗜酸性粒细胞性哮喘的确诊作用有限，因为其他疾病也可能痰液中有嗜酸性粒细胞，而且一些哮喘患者可能为非嗜酸性粒细胞性哮喘。然而，它对监测或指导成人的治疗可能有帮助[9]。在逐渐减少吸入类固醇或口服类固醇期间，痰液嗜酸性粒细胞增多与哮喘加重的风险增加具有相关性[10]。因此，以痰液嗜酸性粒细胞百分比为指导的哮喘治疗已被证明可减少哮喘加重[11]。然而，使用痰液嗜酸性粒细胞计数和临床参数来指导重度哮喘患者的治疗，只有在有此经验的专业中心才推荐使用[12,13]。

一氧化氮（nitric oxide，NO）是由气道中的炎症细胞和其他细胞产生的。呼出气一氧化氮分数，即使用手持设备也很容易测量，与嗜酸性粒细胞增多有关，并且在嗜酸性粒细胞哮喘的非吸烟者中升高。在其他疾病，如过敏性鼻炎、嗜酸性粒细胞性支气管炎和过敏性肺炎（hypersensitivity pneumonitis，HP）中也出现了升高[9]。与儿童和年轻人不同，在成年哮喘患者中，与基于指南的治疗相比，FENO 指导的治疗未显示病情加重[13,14]。因此，针对严重哮喘的 2014 年欧洲呼吸学会（European Respiratory Society，ERS）、美国胸科学会（American Thoracic Society，ATS）指南不建议使用 FENO 指导成人治疗，这也是因为不但费用增加而且获益不确定[12]。

总之，目前不建议将微创生物标志物、痰、嗜酸性粒细胞计数指导和 FENO 指导治疗用于典型哮喘的常规治疗，还需要进一步研究以更好地确定谁将从这些监测类型中受益[9,12]。

48.4 治疗

48.4.1 环境控制

哮喘的控制策略中应始终包括环境控制措施,例如避免接触过敏原[2]。通常来说,需要综合的方法来控制过敏原或刺激物暴露,因为使用单一的措施来避免过敏原是无效的。哮喘患者接触某些刺激物或过敏原会加重哮喘症状,并往往加剧病情恶化。作为一个团队,医师和患者应该试着找出引起哮喘症状的过敏原和刺激物。已知会引起哮喘加重的常见吸入性过敏原是动物过敏原、尘螨、蟑螂、室内和室外真菌以及室外植物过敏原(如树木、草和杂草的花粉)。《美国国家哮喘教育与预防计划(NAEPP)2007哮喘指南》建议在每个步骤进行环境控制,并提供一份问卷,以帮助确定环境因素和其他使哮喘症状恶化的因素[2,15]。通过问卷调查以及对皮肤进行阳性测试或过敏原免疫检测IgE血液测试,以评估对常见过敏原的敏感性,对季节性过敏原可能具有敏感性的病史有助于识别这些过敏原[15]。一般来说,早春季节的过敏原是树木,春末是草,夏末到秋是杂草,夏秋季节是链格孢菌、枝孢菌、螨,在温带气候的寒冷月份是动物的皮屑[2]。用于过敏原特异性IgE血液测试的过敏性皮肤或过敏原免疫检测法是唯一可靠的确定全年室内过敏原敏感性的方法。

必须遵守一定的环境暴露规则。如果哮喘患者知道什么刺激物、食物或过敏原会使其疾病不稳定,就应该避免这些接触。应避免接触烟草烟雾[16,17],如果可能的话,哮喘患者应该避免使用β受体阻滞剂治疗,但这些治疗对心血管疾病确实有一定的益处,应该在个体基础上使用[18,19]。哮喘患者应避免食用含有亚硫酸盐防腐剂的食物和饮料,如虾、干果、加工过的土豆、酸菜、啤酒和葡萄酒,这些食物和饮料可能会使一小部分哮喘患者病情加重[20]。应避免使用阿司匹林和其他非甾体抗炎药,特别是患有鼻息肉的患者[21,22]。最后,鼻窦炎和胃食管反流被认为是哮喘的不稳定因素,应该控制[23,24]。

48.4.2 室内过敏原

也许控制过敏原引起的哮喘最重要的步骤是减少暴露于相关的室内和室外过敏原。特别重要的室内过敏原主要是动物的皮屑、尘螨、霉菌、老鼠和蟑螂。所有恒温动物都会引起过敏反应。尽管这种方法的有效性尚未得到证实,但如果患者家中有宠物,且患者对该宠物敏感,则应鼓励患者将宠物从房间内移出,但要记住,过敏原水平可能需要几个月的时间才能下降[2]。不然的话,我们会鼓励患者通过保持卧室门关闭,在卧室外饲养动物,如果可能,移走所有的地毯和布面家具,视费用而定。卧室应保持清洁,所有通向卧室的空气管道均应盖上过滤器[25]。

尘螨过敏原是哮喘的主要环境因素[2],室内尘螨在包括美国大部分地区在内的高湿度地区普遍存在。除高湿度外,尘螨也依赖于人的皮屑生存。尘螨在床垫、枕头、地毯、软垫家具和毛绒玩具中生长非常旺盛。对于对屋尘螨敏感且临床表现与对螨过敏原过敏一致的患者,应考虑各种必要的控制措施[2]。

床垫和枕头应该用不透水的覆盖物包裹。患者床上的床单和毯子应每周用热水清洗,水温必须大于 54℃才能杀死尘螨。室内湿度应保持在 50% 以下,并应从该区域移走地毯、软垫家具和毛绒玩具。尽管有多种化学试剂可用于杀死尘螨并使抗原变性,但它们不如前面所述的环境控制措施有效。

霉菌是在潮湿环境(特别是潮湿的房屋)中繁殖的真菌。通过修复旧的漏水环境和消除水源来创造一个更干燥的环境,可以减少霉菌的生长。将室内湿度降低到 50% 以下将大大限制霉菌的生长。

如果家中存在蟑螂侵害,采取化学防治措施以减少这种抗原负荷是非常重要的[2]。哮喘的严重程度似乎随着蟑螂抗原水平的增加而增加。食物应远离卧室,食物和垃圾应放在密闭容器中。当使用化学药剂来控制虫害时,家中应通风良好,直到气味基本消散后患者才可返回家中。

可以采取各种措施,通过改变室内空气来减少家庭中的过敏原。每周对地毯吸尘两次,最好使用装有高效微粒空气过滤器的真空吸尘,可减少室内灰尘积聚。在进行吸尘时,患者不应在房间里。使用空调和除湿机对改善室内空气是有帮助的。不建议在对尘螨敏感的哮喘患者周围使用加湿器和蒸发冷却器,室内空气清洁设备不能替代上述措施。高效空气过滤器和静电沉淀过滤器已被证明可以减少某些动物皮屑、霉菌孢子和烟草烟雾中的颗粒。然而,这些设备不会对屋尘螨和蟑螂过敏原产生影响,这些过敏原是重颗粒,不会残留在空气中,因此不会受到空气过滤的影响。

48.4.3 室外过敏原

各种各样的树木、草和杂草的花粉以及季节性孢子会增加影响许多哮喘患者的室外过敏原负荷。通常在空调环境中,在关闭窗户的情况下待在室内,可以相对保护患有室外过敏原问题的患者。在中午和下午阳光最明亮的时候,花粉和孢子的数量最高。对于患有严重户外过敏原问题的哮喘患者,日出后或日落前不久进行户外活动可减少花粉接触。

特异性免疫疗法对某些过敏性哮喘患者可能会有帮助[2,27,28],《美国国家哮喘教育与预防计划(NAEPP)2007 哮喘指南》专家小组报告 3 指出,对于具有明显过敏性(如过敏性鼻炎)和轻度至中度持续性哮喘的患者,可以考虑进行皮下免疫治疗(第 2 梯级至第 4 梯级)[2,13]。然而,最好有明确的证据表明哮喘症状和接触相关过敏原之间存在关系。最后,症状几乎是常年存在的,仅靠药物治疗难以控制。过敏原免疫治疗的整个概念长期处于争论中。如果开始过敏原免疫治疗,应在训练有素的免疫治疗师的精心指导下进行,因其有能力治疗可能发生的任何危及生命的反应[29]。免疫疗法应针对单个或很少的抗原,对于多过敏原混合物的使用,缺乏数据支持。对治疗的反应可能特定于所使用的过敏原提取物和治疗方案,因此建议使用在临床试验中显示有效的过敏原提取物[13]。最后,过敏原治疗的最佳持续时间尚不清楚,但通常为 3~5 年,并且哮喘的明显好转应在治疗早期出现。

48.5 药物治疗

哮喘的药物治疗包括两大类药物:舒张气道平滑肌组织的支气管扩张药和减少炎性细胞释放化学介质的抗炎药。支气管扩张药包括短效和长效 β_2 受体激动剂(β 受体激动剂)、甲基黄嘌呤和抗胆碱能药。抗炎药包括糖皮质激素、色甘酸钠、白三烯受体拮抗剂、奥马珠单抗和IL-5单克隆抗体。

在哮喘的慢性管理中，药物治疗是通过口服或吸入途径进行的，但是吸入治疗似乎是首选，因为通过小容量雾化器或定量吸入器进行药物吸入，直接递送至肺部的药物浓度较高，通常具有更高的疗效和更低的不良反应风险[30]。有时可以将吸入器连接到管式隔离器上，以减少某些口咽的不良反应，并且对于某些患者而言，可增强将气雾剂输送到肺部的功能[2]。

治疗药物主要分为2类：用于实现和维持对慢性哮喘长期控制的药物，以及用于治疗哮喘加重期间急性症状的快速缓解药物（表48-5-1）[31]，最有效的长期控制治疗药物是已明确显示出抗炎作用的药物。

表48-5-1 哮喘的长期控制和快速缓解疗法

长期控制	快速缓解
吸入皮质类固醇	短效 β_2 受体激动剂
色甘酸钠	全身性皮质类固醇
白三烯受体拮抗剂	异丙托溴铵
长效支气管扩张药	
• 长效 β_2 受体激动剂	
• 茶碱	
• 噻托溴铵	
• 全身性皮质类固醇	
IgE疗法	
• 奥马珠单抗	
IL-5抗体和抗IL-5受体抗体	
• 美泊珠单抗	
• 瑞利珠单抗	
• 贝那利珠单抗*	
免疫疗法	

*IL-5受体抗体。

《美国国家哮喘教育与预防计划（NAEPP）2007哮喘指南》建议采用1~6阶梯治疗，根据哮喘病情轻重使用这些药物。还有最近更新的《2018年全球哮喘防治创议》（Global Initiative for Asthma，GINA 2018），该指南使用1~5级逐级疗法。

48.5.1 慢性控制药物

皮质类固醇是治疗哮喘最有效的抗炎药物。是用于长期控制哮喘的计量吸入器常用的吸入型药物。全身皮质类固醇（口服给药）用于获得一段不稳定时期的哮喘控制，应避免用于长期控制。

然而，一些患有严重慢性疾病的患者可能需要定期进行全身皮质类固醇治疗。皮质类固醇可以减少气道炎症和气道高反应性[32-35]，糖皮质激素还可以预防哮喘加重和支气管壁重塑，已知这些变化会伴随慢性炎症发生，并且是日后导致气流阻塞的原因。有许多不同的产品和输送装置用于吸入皮质类固醇的给药,其吸入剂量也有所不同[2]。为了控制疾病,应该使用每日吸入皮质类固醇的最低剂量。

白三烯受体拮抗剂和合成抑制剂是另一类抗炎药。这些是阻断或抑制白三烯产生的口服疗法,白三烯是花生四烯酸代谢途径的副产物,并且是人体内有效的支气管收缩剂和炎症刺激剂[36]。白三烯从多种炎性细胞中释放,例如淋巴细胞、嗜酸性粒细胞和肥大细胞,其不仅引起支气管收缩,而且增加血管通透性、黏液分泌和其他炎性细胞趋化。当这些额外的细胞进入气道时,它们会被激活并释放出其他强大的化学物质,这些化学物质甚至会进一步传播炎症状态[36]。

在美国,目前有3种药在使用,它们是孟鲁司特钠、扎鲁司特(两者均为白三烯受体拮抗剂)和齐留通(一种5-脂氧合酶抑制剂)。齐留通在花生四烯酸/白三烯途径中起作用较早,并且可能具有更大的作用。齐留通每天服用2次,需要监测肝功能。白三烯途径药物可改善肺功能,减轻哮喘症状,并减少使用短效吸入性补救性β受体激动剂的需要[37-40]。它们的功效已在轻度至中度哮喘患者中显示,与吸入皮质类固醇疗法相比,其改善程度在性质上是适度的(但一些研究显示没有差异)[41,42]。这些药物已被证明可以减少由运动、阿司匹林和吸入过敏原引起的支气管收缩[38,43-46]。

茶碱,一种甲基黄嘌呤化合物,具有中等程度的支气管扩张作用,还可能通过某些抗炎作用和降低气道反应性来改善哮喘[47,48]。当茶碱以缓释口服治疗形式给药时,其作用时间长,且与吸入皮质类固醇疗法联合使用可进一步控制哮喘[49,50]。然而,由于茶碱治疗的安全性差、药物相互作用多、扩张支气管作用弱等原因,茶碱在哮喘治疗中应用较少,已成为慢性哮喘的三线控制疗法。

相比吸入剂给药方案,有些患者可能能更好地遵循口服治疗方案。对于每位使用茶碱的患者,应将剂量滴定至治疗水平,但更重要的是将潜在的药物毒性降至最低。茶碱的目标水平建议为5~15mg/L[2,51,52]。茶碱水平可能受到多种因素的影响,包括吸烟(会降低该水平),以及增加茶碱水平的医学状况,例如心力衰竭、肺源性心脏病、肝硬化、缺氧、甲状腺功能减退、发热性疾病、妊娠。还可以通过添加抑制代谢的药物(克拉霉素、环丙沙星)或去除增加代谢的药物(利福平、苯巴比妥、苯妥英钠、卡马西平)来影响药物水平。在患者服用稳定剂量的茶碱后,只要患者保持稳定,并且健康状况和其他药物没有改变,应至少每年检查一次药物水平。

48.5.2 长效 β_2 受体激动剂

除抗炎疗法外,长效吸入性β受体激动剂(long-acting inhaled beta agonist, LABA)还被用作吸入性皮质类固醇的附加控制疗法。中度至重度哮喘患者通常需要2种或3种控制药物以优化其药物治疗[2],对β_2受体更具选择性的吸入性β受体激动剂是首选。长效β受体激动剂吸入剂的作用持续时间至少为12h,远比短效β受体激动剂吸入剂的持续时间长,后者是控制急性症状所需要的[53]。

48.5.3 长效抗毒蕈碱药

噻托溴铵是一种长效抗毒蕈碱药,标准剂量为2.5μg,由雾化吸入器提供,在美国被批准用于哮喘的维持治疗。在《2018年全球哮喘防治创议》(GINA 2018)中,噻托溴铵目前作为一种可选添加物,被用于尽管有足够的吸入器技术、药物依从性和其他控制选项,但使用吸入皮质类固醇和长效吸入β受体激动剂不能很好控制持续症状或加重的患者[13],它能适度改善肺功能,适度增加到需要皮质类固醇的严重恶化的时间[54,55]。但是,如果患者一天多次使用短效β₂受体激动剂,则应考虑停止使用长效吸入性β受体激动剂。在2018年的一篇荟萃分析中指出,在吸入类固醇中添加长效抗胆碱药可降低哮喘加重的程度,但与长效吸入性β受体激动剂相比并无区别[56]。然而,三联疗法(吸入类固醇+长效吸入性β受体激动剂+长效抗毒蕈碱药)并没有进一步减缓病情加重,但与吸入类固醇和长效吸入性β受体激动剂相比,肺活量得到了改善[56]。

48.5.4　生物疗法

除了一种或多种非皮质类固醇控制药物外,大剂量吸入皮质类固醇药物后仍具有持续无法控制的哮喘症状的患者,可以作为可注射生物单克隆抗体疗法的候选对象。常见的生物单克隆抗体包括抗IgE抗体(anti-IgE,例如奥马珠单抗)或抗IL-5抗体(anti-IL-5,例如美泊珠单抗、瑞利珠单抗和贝那利珠单抗)等药物。

48.5.5　奥马珠单抗

奥马珠单抗是一种与循环的IgE抗体结合的皮下注射重组人源化单克隆免疫球蛋白G(Immunoglobulin G,IgG)抗体,可用于治疗中度至重度持续性过敏性哮喘,并对常年性过敏原(如尘螨、动物皮屑、蟑螂或霉菌)敏感的患者[57-60]。

其他控制药物(例如皮质类固醇)不会抑制IgE的产生。但是,《美国国家哮喘教育与预防计划(NAEPP)2007哮喘指南》中的建议考虑了将奥马珠单抗在第五级(对高剂量吸入皮质类固醇和长效吸入性β受体激动剂的控制不充分)或第六级(每天或隔天需要口服皮质类固醇)中用于常年性过敏原相关的严重持续性哮喘[2]。注射药物是与IgE抗体结合的重组人源化单克隆IgG抗体。奥马珠单抗可阻断IgE与肥大细胞、嗜碱性粒细胞和其他细胞上的高亲和力受体结合,并导致这些细胞的介质释放减少[2]。

包括需要住院的患者在内,接受奥马珠单抗治疗的患者已经能够减少吸入类固醇的剂量和病情加重的频率[57,61-68]。但是,在已经接受哮喘治疗的患者中,奥马珠单抗不能改善肺活量,即FEV_1[60,68],对气道高反应性也几乎没有影响,但确实减少了一些气道炎症标志物[62,63,69,70]。

在最近的一项针对严重过敏性哮喘的多中心"现实生活"回顾性研究中,通过症状改善和病情加重率降低大于40%来衡量对奥马珠单抗的反应,这表明奥马珠单抗可能对高(>300)或低(<300)嗜酸性粒细胞水平的患者有相似的疗效[71]。

奥马珠单抗是一种昂贵的药物,即使是最低剂量(由体重和IgE水平决定),也需要每2~4周注射一次,治疗也会影响大多数过敏原特异性检测的准确性。这种药不推荐用于孕妇。在极少数情况下,它已被用于职业性哮喘,并具有有益的作用[72,73],它可能引起不良反应,包括过敏反应和局部反应,例如注射部位反应等[74]。据报告,与奥马珠单抗相关的过敏反应是支气管痉挛、咽喉或舌头血管性水肿、低血压、晕厥和/或荨麻疹的任何组合。过敏反应在500例患者中的发生率可能低于1例,但根据我们的经验,过敏反应并不像最初的研究报告的那么常见。

在发生过敏反应的患者中,大约40%的患者在第一次给药后就发生过敏反应,20%的患者在第二次给药后发生过敏反应[61]。多数发生过敏反应的患者(68%)将在头三次注射后和给药后2h内发生过敏反应,但是一小部分患者在给药后12h内未出现症状[61,74]。总体而言,如果在前三剂用药中监测2h,在随后的奥马珠单抗注射中监测30min,75%的反应可以被观察到。2007年,一份关于奥马珠单抗相关过敏反应的联合工作组报告为服用奥马珠单抗的患者提出了安全性和管理建议[75]。

48.5.6 美泊珠单抗

美泊珠单抗是IL-5的单克隆抗体拮抗剂,IL-5是参与嗜酸性粒细胞产生和存活的主要细胞因子,美泊珠单抗用于治疗12岁及以上伴有嗜酸性粒细胞增多的严重持续性哮喘患者[76]。研究表明血液中嗜酸性粒细胞计数为$150 \times 10^6/L$或以上对疗效很重要[77],每4周皮下注射100mg美泊珠单抗具有降糖皮质激素节约效应,一般可将哮喘急性发作减少53%,并将需要急诊或住院治疗的急性发作减少61%[78-80]。《2018年全球哮喘防治创议》(GINA 2018)的建议表明,对于第五级中的重度持续性哮喘患者(第四级治疗中大剂量吸入皮质类固醇和长效吸入性β受体激动剂(LABA)控制不充分),应考虑使用该药物[13]。尽管美泊珠单抗的作用机制尚不完全清楚,但它会减少嗜酸性粒细胞的产生和存活,最终减少血液和痰中的嗜酸性粒细胞,从而可能减少气道炎症[78]。美泊珠单抗可能会增加带状疱疹感染的风险,因此确定患者是否患过水痘或接种过水痘疫苗尤为重要。美泊珠单抗在妊娠期间的安全性尚不清楚,因此了解患者是否妊娠或计划妊娠是很重要的。有一个针对妊娠期间使用美泊珠单抗女性的注册表。美泊珠单抗可能引起过敏反应,其中包括超敏反应。美泊珠单抗最常见的副作用包括头痛、注射部位反应(疼痛、发红、肿胀、瘙痒或灼热)、背痛和乏力、疲劳。

48.5.7 瑞利珠单抗

瑞利珠单抗是一种单克隆抗IL-5抗体,用于治疗18岁及以上患有严重持续性哮喘和嗜酸性粒细胞增多症的患者。嗜酸性粒细胞增多症在临床研究中被定义为嗜酸性粒细胞绝对值为400/µl或更高[81-83]。瑞利珠单抗以3mg/kg的剂量进行持续20~50min的静脉输注,可减少大约50%的哮喘加重并改善气道功能[81,82]。其最重要的副作用是过敏反应。

48.5.8 贝那利珠单抗

贝那利珠单抗是一种最近被批准的重度嗜酸性粒细胞性哮喘的治疗方法,它的单克隆抗体不结合IL-5,但结合嗜酸性粒细胞和嗜碱性粒细胞上的IL-5受体α。它不仅阻断IL-5受体,而且通过抗体依赖细胞介导的细胞毒作用,导致血液和痰液中嗜酸性粒细胞和嗜碱性粒细胞减少[79]。给药方法为每4周皮下注射30mg,共3剂,然后每8周一次。已证明这样给药可以减少病情加重,改善气流阻塞(如通过FEV_1检查),并改善哮喘症状评分[84]。与其他生物制剂一样,贝那利珠单抗最重要的副作用是过敏反应。

48.5.9 支气管热成形术

由于多种机制,包括气道平滑肌肥大,慢性哮喘患者的气道因气道壁厚度增加而变窄。支气管热成形术针对的是气道平滑肌,可以考虑用于未受控制的,既不适合奥马珠单抗也不适合抗IL-5治疗的严重持续性哮喘患者[85]。支气管热成形术是一种将射频波产生的热量传递到气道壁(直径约3~10mm)以减少气道平滑肌肥大和收缩的技术[85]。主支气管远端的气道在3次独立的支气管镜检查中以系统方式进行治疗,每次检查30~60min,间隔约3周。与对照组相比,支气管热成形术似乎减少了炎症的加重和急诊就诊次数,但没有减少住院次数,并且在生活质量方面存在有争议的微小改善。长期的益处和安全性是未知的[85]。除了控制不佳(从不吸烟或戒烟1年以上者)的哮喘患者外,支气管热成形术还需要满足其他几个标准,包括FEV_1大于预测值的60%,因为更严重的哮喘患者被排除在空白对照试验之外[13,86]。虽然支气管热成形术对某些重度哮喘患者可能有好处,但对其他重度哮喘患者进行支气管热成形术的长期疗效和安全性仍需进一步研究[13]。欧洲呼吸学会/美国胸科学会(ERS/ATS)2014年严重哮喘工作组建议应在机构审查委员会(Institutional Review Board,IRB)批准的注册管理机构或临床研究中进行支气管热成形术[12]。

48.5.10 快速缓解药物

为了立即缓解支气管狭窄和与哮喘有关的不适症状,可以使用快速缓解药物,例如短效$β_2$受体激动剂和抗胆碱能药。短效$β_2$受体激动剂可在数分钟内舒张气道平滑肌并改善气流。这些药物是治疗急性哮喘症状和急性发作的首选药物[2]。它们还被用于预防运动引起的支气管痉挛[2]。在这种情况下,吸入性抗胆碱能疗法(例如异丙托溴铵)也可用作支气管扩张药,但应首先使用β受体激动剂。异丙托溴铵在中度至重度哮喘急性发作期间可能会提供一些额外的益处。对于绝对不能耐受β受体激动剂的患者,也可以考虑使用异丙托溴铵[2]。

全身性皮质类固醇治疗可加快缓解气流阻塞的速度,并降低已治疗严重哮喘的复发率[2]。因此,作为快速缓解治疗计划的一部分,全身性皮质类固醇治疗可用于更严重的哮喘发作。

因为像沙丁胺醇这样的短效$β_2$受体激动剂仅应用于哮喘的症状缓解,所以使用这种药物也可以作为哮喘稳定性的标志。控制症状所需的沙丁胺醇越多,则存在的气道炎症就越大重,对吸入式抗炎治疗的优化需求就越强。以每月一或多罐的速度使用短效$β_2$受体激动剂吸入器与哮喘发病率和死亡率的增加有关[87]。美国70%~80%的慢性哮喘患者应该能够控制在轻度发作性哮喘的水平。轻度发作性哮喘患者每周有2次或更少的轻度哮喘发作。因此,如果每周使用4次以上短效β受体激动剂,那么加强哮喘控制是必要的。一个控制良好的哮喘患者每年只需要1~2罐短效$β_2$受体激动剂,这还不包括用于预防运动引起支气管痉挛的治疗。

48.6 根据严重程度和控制分类管理哮喘

如图48-6-1所示,为哮喘的药物治疗提出了一种阶梯式的方法[2]。目前未服药患者的哮喘严重程度决定了药物的剂量和频率(表48-2-1和表48-6-1)。严重程度是通过评估损害和风险成分来确定的[2]。根据专家小组3的意见,严重程度基于最严重的损害或风险类别,损伤的组成部分是基于过去2~4周的损伤,包括症状频率,药物使用(短效β受体激动剂)和肺活量测定法对肺功能的测量。

表48-6-1 梯级式管理哮喘的方法(EIB)

评估控制:
逐步升级-如果需要(首先,检查用药依从性、吸入剂技术、环境控制以及并发症)
如果可能的话,请逐步降级(并且哮喘至少可以控制3个月)

第一级　第二级　第三级　第四级　第五级　第六级

在每个梯级,病人教育,环境控制和共病管理

年龄<12岁		间歇性哮喘	持续性哮喘:每天服药 如果需要第四级或更高级别的护理,请咨询哮喘专家。在第三级考虑咨询。			
	首选治疗	吸入短效β₂激动剂是必要的	低剂量吸入皮质类固醇	低剂量吸入皮质类固醇+吸入长效β₂受体激动剂或者中等剂量吸入皮质类固醇	中等剂量吸入皮质类固醇+吸入长效β₂受体激动剂	高剂量吸入皮质类固醇+吸入长效β₂受体激动剂并且对于有过敏反应的患者考虑使用奥马珠单抗	高剂量吸入皮质类固醇+吸入长效β₂受体激动剂+口服皮质类固醇并且对于有过敏反应的患者考虑使用奥马珠单抗
	替代治疗		色甘酸,白三烯受体拮抗剂或者茶碱	低剂量吸入皮质类固醇+白三烯受体拮抗剂,茶碱或齐留通	中等剂量吸入皮质类固醇+白三烯受体拮抗剂,茶碱或齐留通		
				考虑对持续性过敏性哮喘患者进行皮下过敏原免疫治疗			
速效缓解药 治疗症状所需的吸入短效β₂受体激动剂。治疗的强度取决于症状的严重程度:每20min最多3次。可能需要短期口服全身性皮质类固醇。 使用吸入短效β₂激动剂大于2d/周缓解症状(不是为了预防运动引起的支气管痉挛)通常表明控制不充分,需要加强治疗。							

注:由于需要监测血清浓度水平,因此茶碱是不太理想的。由于研究有限且需要监测肝功能,因此齐留通不被鼓励使用。在引入口服皮质类固醇之前,应先进行大剂量的吸入皮质类固醇+吸入长效β₂受体激动剂+白三烯受体拮抗剂、茶碱或齐留通的试验。

资料来源: Asthma Care Quick Reference, National Heart, Lung and Blood Institute. National Asthma Education and Prevention Program: Expert Panel Report 3 (EPR 3). Guidelines for the Diagnosis and Management of Asthma. NIH Publication no.no.12-5075, Revised September 2012.

风险评估包括过去1年中需要全身使用皮质类固醇的哮喘加重的频率。但是,没有足够的信息将哮喘急性加重的频率(具体的急性加重次数)和严重程度与哮喘严重程度的各种分级级别相关联。该指南建议,尽管损害水平不能表明这种严重程度,但每年有2次或2次以上急性发作风险的患者将被

视为患有持续性哮喘。一旦评估了严重程度,就可以确定建议的治疗步骤(图48-6-1)。治疗方法是针对性治疗气道炎症。因此,以抗炎治疗为主的控制治疗备受重视。

开始治疗后至少应在2~6周内对患者进行评估。一旦患者再次进行随访预约或患者已经接受长期控制治疗,就应评估哮喘控制以调整当前治疗(表48-6-2)。哮喘控制的确定或衡量基于损伤和风险成分[2]。根据《美国国家哮喘教育与预防计划(2007)哮喘指南》专家小组报告3,控制水平是基于最严重的损伤或风险类别。损害的组成部分包括症状频率、用药(短效β受体激动剂)以及通过FEV_1或流量峰值进行的肺功能测量。损害成分基于最后的2~4周,如果时间较长,建议对患者进行全面评估,以确定他们的哮喘控制是变好了还是变差了。也有经过验证的问卷可用于评估损伤,但这些问卷无法评估肺功能成分甚至风险类别。这三份经过验证的问卷包括哮喘治疗评估问卷(Asthma Therapy Assessment Questionnaire,ATAQ),哮喘控制问卷(Asthma Control Questionnaire,ACQ)和哮喘控制测试(Asthma Control Test,ACT)。ACT可以快速进行使用,评分基于过去4周中的症状评估、交互活动和使用β受体激动剂的5个问题的答案[88]。根据这些参数,哮喘控制被确定为控制良好、控制不好或控制很差。

表48-6-2 哮喘控制分类

控制部分		哮喘控制的分类(≥12周岁)		
		控制良好	控制不好	控制非常差
损害	症状	≤2d/周	>2d/周	整日
	夜间觉醒	≤2次/月	1~3次/周	≥4次/周
	干扰正常生活	无	部分限制	严重限制
	短效$β_2$受体激动剂可用于症状控制(不能预防运动引起的支气管痉挛)	≤2d/周	>2d/周	一日多次
	FEV_1或流量峰值	>80%预计值/个人最佳	60%~80%预计值/个人最佳	<60%预计值/个人最佳
	经过验证的问卷 ATAQ ACQ ACT	0 ≤0.75 ≥20	1~2 ≥1.5 16~19	3~4 不适用 ≤15
风险	需要口服全身性皮质类固醇治疗的病情加重	0~1次/年	≥2次/年(见说明)	
		考虑自上次加重以来的严重程度和间隔时间		
	进行性肺功能丧失	评估需要长期随访		
	治疗相关的不良反应	药物副作用的强度可以从无变化到使人苦恼和令人担忧的程度。强度水平与特定的控制水平无关,但应在整体风险评估中予以考虑		
建议采取的治疗措施(有关治疗步骤请参见"阶梯式管理哮喘的方法")		维持现有的梯级 为了保持控制,在每1~6个月内定期随访 在至少3个月内控制良好,考虑降低梯级	向上升1梯级 在2~6周内再次评估 针对不良反应考虑合适的治疗方案	考虑短期口服系统性皮质类固醇 向上升1~2梯级 在2周内再次评估 针对不良反应考虑合适的治疗方案

改编自:National Heart,Lung and Blood Institute.National Asthma Education and Prevention Program:Expert Panel Report 3(EPR 3).Guidelines for the Diagnosis and Management of Asthma.NIH Publication no.08-4051,Full Report 2007.

达到控制后,就可以减少或降低治疗水平。如果要确定维持疾病控制所需的最低限度药物,逐梯降低疗法(表48-6-2)至关重要。在这个过程中,监测气流并将其与哮喘症状和体征以及间歇性使用吸入短效 β_2 受体激动剂相关联是有帮助的。如果完全停止吸入皮质类固醇,患者可能会复发。

间歇性症状的患者可使用 β_2 受体激动剂治疗,该药物起效快,持续时间短。沙丁胺醇通过计量吸入器或喷雾器,按需使用,是快速缓解治疗的选择,但也可以使用其他药物[2]。但是,如果这些药物中有任何一种在一周内 2 次以上被用于缓解哮喘,那么该患者将不再被认为是发作性哮喘,而将被划归为持续性哮喘。通过每天长期使用控制药物,可以最有效地控制持续性哮喘。

临床医师必须治疗每一个患者,在逐级治疗过程中注意患者的需要和情况。为了在最初获得对疾病的控制,通常有必要在一个更积极的水平上开始抗炎治疗,而不是在患者的实际临床疾病严重程度所需的长期需求上[2]。这通常有助于建立更快的控制,然后可以减少治疗。很多时候,短时间的全身性皮质类固醇疗法可用于控制病情,同时每天还可以合理地吸入中等剂量的皮质类固醇。一旦哮喘得到控制,口服治疗就会迅速减少并停止。在很短的时间内,吸入皮质类固醇的剂量甚至可以减少到较低的每日剂量。随着炎症的减轻,哮喘的症状和体征应该得以改善,PEFR 增加,每 24h 内气流的变化减少。最后,对补救性使用吸入沙丁胺醇的依赖应减少。加强的控制应该消除夜间醒来和活动限制。

大多数中度至重度慢性哮喘患者不仅需要每天更高剂量的吸入皮质类固醇治疗,而且还需要二线或三线控制药物。这些药物包括首选的长效吸入性 β 受体激动剂,如沙美特罗或福莫特罗,或白三烯调节剂,或可能是缓释茶碱。然而,在进入第 6 级每日口服皮质类固醇之前,可以考虑大剂量吸入皮质类固醇、长效 β 受体激动剂和白三烯调节剂或缓释茶碱加强疾病控制,从而提高哮喘患者的整体生活质量。长效 β_2 受体激动剂或茶碱可能对控制夜间症状特别有帮助[89]。根据既定的指南,处于第 5 阶梯或第 6 阶梯的患者也可能是生物制剂的适用者。最严重的持续性哮喘也可能需要持续全身类固醇治疗。这类患者应该定期去看哮喘专家。

通过定期随访,临床医师可能能够每 3 个月将吸入皮质类固醇治疗的剂量减少 25%,直到达到最佳每日剂量并保持疾病控制为止。完全停用吸入皮质类固醇治疗的慢性哮喘患者通常会复发[90]。因此,应该有一个很好的理由说明为什么要完全停止吸入皮质类固醇治疗或其他抗炎控制治疗。如果哮喘没有得到很好的控制,那么在增加治疗前必须考虑以下因素:

1. 初次就诊时应检查患者的药物依从性和吸入器技术,然后根据临床医师对患者技能和理解的评估定期进行检查。

2. 必须仔细检查环境控制问题的依从性和技术(请参见上面的讨论)。

3. 审查以下合并症:变应性支气管肺曲霉病、反流性哮喘、吸烟、肥胖、阻塞性睡眠呼吸暂停、鼻窦炎、声带功能障碍,以及慢性压力或抑郁。

48.6.1 哮喘长期管理中的其他问题

患者尝试将服药频率融入到其生活方式中或提升坚持治疗方案的能力对于提高抗炎药物治疗方案的依从性是有帮助的。对于不受控制或者因当前治疗得到控制的患者,重要的是确定他们是否按照医嘱服药,特别是吸入皮质类固醇。因为经常会发现,每天需要服用 2 次药物的患者只记得早上服药,往往会忘记晚上的用药。无论他们是白天、晚上还是深夜工作,这种现象可能取决于他们的工作安排表。为了提高患者对吸入性皮质类固醇剂量方案的依从性,最好确定患者是否更容易在早上或晚上服用全部药物,而不是分 2 次服用(表 48-6-3)。

表 48-6-3　转诊给哮喘专科医师进行咨询或共同管理

1. 患者有危及生命的哮喘急性加重
2. 患者在 1 年内需要 2 次以上口服皮质类固醇,或需要住院治疗
3. 患者在治疗 3~6 个月后没有达到哮喘治疗的目标,或者对治疗没有反应
4. 诊断不明确
5. 合并哮喘或其他诊断的情况(如鼻窦炎、鼻息肉、曲霉病、严重鼻炎、血管疾病、胃食管反流病、慢性阻塞性肺疾病、心理问题)
6. 需要进一步的诊断研究(例如过敏性皮肤试验、鼻镜检查、完整的肺功能检查、激发试验、支气管镜检查)
7. 考虑免疫疗法
8. 患者需要第四级或更高级别的护理,甚至考虑转介第三级的护理
9. 对患者进行有关治疗并发症、依从性或避免过敏原问题的教育和指导
10. 确认可能引起哮喘的职业或环境、吸入物或食物

改编自:National Heart,Lung and Blood Institute.National Asthma Education and Prevention Program:Expert Panel Report 3(EPR 3).Guidelines for the Diagnosis and Management of Asthma.NIH Publication no.08-4051,Full Report 2007.

48.6.2　哮喘并发症

哮喘并发症可急性或慢性发生。急性哮喘发作伴有多种并发症,包括气胸、纵隔气肿、各种心律失常、肺不张和呼吸衰竭。很少会发生死亡。年轻人和老年人有特别的死亡风险,因为他们的疾病的严重程度要么没有被评估,要么被忽视。哮喘死亡可能突然发作,可能与喉痉挛有关。而大多数哮喘患者的死亡是缓慢演变到呼吸衰竭的地步,因为并发了许多代谢问题[91]。表 48-6-4 列出了与哮喘加重和死亡率有关的因素。

表 48-6-4　与哮喘急性发作或死亡风险增加相关的因素

1. 肺活量测定仪检测到严重的气流阻塞
2. 过去 1 年中 2 次或 2 次以上的急诊就诊或因哮喘住院,既往插管史或入住重症监护病房(intensive care unit,ICU),尤其是在过去 5 年中。
3. 患者因为哮喘感到危险或惊慌
4. 患者为不使用吸入性皮质类固醇(inhaled corticosteroids,ICS)治疗以及目前处于吸烟状态的女性
5. 社会心理因素:压力加剧抑郁,社会经济因素
6. 关于服药的态度和信念

改编自:National Heart,Lung and Blood Institute.National Asthma Education and Prevention Program:Expert Panel Report 3(EPR 3).Guidelines for the Diagnosis and Management of Asthma.NIH Publication no.08-4051,Full Report 2007.

长期控制不佳的哮喘会导致不可逆的气流阻塞[92,93],气道反复感染与固定气流阻塞有关[94]。在少数患者中,发生变应性支气管肺曲霉病,常伴有黏液样气道阻塞和继发性细菌感染。与哮喘相关的

变应性支气管肺曲霉病的特点是反复发作的严重哮喘加重[95]。发热可能与此状况有关,胸痛也如此,黏液嵌塞可导致短暂浸润,胸部X线片通常在上肺区可显示。相关的嗜酸性粒细胞增多症和血清免疫球蛋白E(IgE)水平升高与变应性支气管肺曲霉病有关,但皮肤点刺试验阳性和针对烟曲霉的真菌血清沉淀抗体可证实这种特殊形式的慢性哮喘。这种情况通常需要每天吸入高剂量的皮质类固醇,通常还需要口服皮质类固醇治疗。

48.6.3 过敏试验和免疫治疗

IgE作为引起过敏反应的抗体被发现,导致了某些过敏免疫分析法的发展,血液测试可以测量过敏原特异性IgE的数量[15]。获得总IgE的数量不能用于确定是否存在过敏,因为它们的变异很大,也不能告知特定的过敏原。皮肤试验比过敏免疫试验更便宜,也更敏感,通常在1h内就能得到结果。有两种皮肤试验。表皮试验是评估过敏的主要皮肤试验,通常被称为划痕或针刺技术。此外,还有皮内试验或真皮内试验。这些皮肤试验通常容易进行,并且几乎不会引起患者不适。其结果部分取决于标准化提取物的使用和测试者的专业知识。

当皮肤试验呈阳性时,患者可以看到阳性的皮肤试验,这鼓励患者遵守环境控制措施。通过过敏免疫检测进行测量不需要医师的技术知识,无需过敏原提取物,没有发生过敏性全身反应的风险。对于经常服用抑制皮肤试验反应的药物(例如抗组胺药、孟鲁司特钠、泼尼松和三环类抗抑郁药)的患者,可以进行过敏免疫检测。

然而,过敏反应试验呈阳性并不表示过敏反应正在引起患者的症状。但是,当通过皮肤试验或过敏免疫试验发现阳性结果时,临床医师有义务根据患者病史来寻找过敏试验阳性的临床意义。如果这种关系明确,过敏原无法避免,且难以通过药物治疗控制症状(NAEPP 2007哮喘指南第2~4梯级,轻至中度持续性哮喘),那么可以考虑免疫治疗[2]。最有力的证据是室内尘螨、动物皮屑和花粉[2]。然而,在环境控制达到最大限度之前,不应使用免疫疗法。特异性免疫疗法应由办公室或医院的医师进行管理,这里备有的设施可用来治疗由于这种治疗形式可能发生的严重不良反应[96]。最好对单个过敏原使用免疫疗法,因为要治疗的过敏原越多,失败的可能性越高[2]。尽管有多种过敏原混合物被用作免疫治疗,但只有少数研究明确地支持这种做法[97]。特异性免疫治疗通常需要3~5年。

有一些对照研究和荟萃分析支持在哮喘治疗中使用免疫疗法,而且确实显示出对哮喘症状、气道反应性和减少药物使用有一些益处[2,98-100]。免疫治疗不仅可以减少症状发生的频率,而且可以减轻症状的程度,并可以最大程度地减少控制哮喘所需的支气管扩张药的使用。免疫疗法对某些类型的季节性花粉(树、草、杂草)和室内尘螨最为有效,在宠物过敏方面也取得了一些成功,特别是对猫过敏的对照研究[98-100]。免疫疗法不是治愈方法,但可以减轻哮喘和过敏性鼻炎的症状和体征。免疫疗法的成功取决于识别正确的过敏原。

免疫疗法有一定的风险[96]。脱敏注射最常见的反应是注射部位的肿胀、红斑和瘙痒。这种反应通常是短暂的,可以通过以乳膏的形式局部使用抗炎疗法或口服抗组胺药使其最小化。脱敏注射最严重的反应是过敏反应。注射后可迅速发生过敏反应。因此,免疫治疗应在有治疗过敏反应经验的医师在场的情况下进行。

如果发生反应,应给予足够的时间让其发生,所以大多数患者在每次注射后必须在医师办公室停留15~30min,以便过敏反应可以得到治疗。较轻的过敏反应包括鼻塞和打喷嚏、哮喘本身、因舌或喉肿胀引起的吞咽和说话困难以及头晕。有这些反应时,心率往往会增加,甚至血压可能会有轻微的变化。

48.6.4 运动和哮喘

运动性哮喘(exercise-induced asthma,EIA)或运动性支气管收缩(exercise-induced bronchoconstriction,EIB)是运动过程中或运动后出现短暂气道狭窄和气流阻塞的原因[4,101]。接近90%的持续性哮喘患者有EIB,过敏性鼻炎患者甚至哮喘患者的正常亲属都可以证明这种现象。与哮喘一样,EIB常见的症状是咳嗽、哮鸣、胸闷、呼吸急促,以及患者描述为在运动中或运动后出现的呼吸困难。运动停止后几分钟开始出现症状,即使没有药物治疗,症状通常也会在1h内得到改善。运动后5~20min内气流下降,约60min后消失。如果未得到识别和控制,EIB会严重影响运动员的表现。

EIB被认为与运动过程中气道中发生的热量和水的交换有关。在这种情况下,每分通气量增加。影响运动期间EIB严重程度的主要因素是获得和维持的每分通气量以及吸入的空气中的水分含量和温度。由于每分通气量高,对呼吸道有冷却和干燥作用,并以某种方式影响呼吸道炎症,使其表现得更加强烈[4,101,102]。在运动过程中,随着每分通气量的增加,呼吸道会逐渐冷却。气道的这种冷却和干燥效果也为休息时发生的气道快速复温奠定了基础。高流量通气可能会使呼吸道表面干燥并导致渗透压升高,这可能触发炎症介质的释放。

有效控制慢性哮喘包括控制运动中和运动后的哮喘。可以相信,如果控制了慢性哮喘,患者可以以合理的水平参加体力活动,甚至是体育运动,以保持身体素质并享受生活。这一点很重要,因为减少运动的生活方式改变可能会增加患哮喘的风险[103]。为了控制运动引起的支气管痉挛,应该采取一些干预措施。

对许多患者来说,运动性支气管痉挛可以很容易地被诊断出来。进行运动挑战后(例如以中等速度跑步1.6km),分别在5min、15min和30min时测量气流,EIA患者在此时间段内通常气流下降。当气流下降,尤其是当出现与哮喘一致的症状时,就可以做出诊断。这种评估可以由医师来完成,也可以在医师的指导下由受过指导的个人(例如培训师或教练)进行。已知患有哮喘的患者应该进行EIB突破性筛查。此外,对可能存在EIB高风险的个人也应进行筛查。我们发现多达14%的高强度运动员会有气道高反应性,包括与劳累相关的支气管收缩。在城市高校运动员中,EIB的未被识别率也很高。据报告,在一项研究筛查哮喘和EIB的过程中,238名学生中有约10%有哮喘病史,另外9%在筛查过程中未识别出EIB。这表明可能需要积极筛查EIB,尤其是对贫困地区的学生[104]。

EIB的预防和控制可以通过非药物和药物方法来完成。对于某些运动员来说,选择不需要持续进行的运动很重要,例如棒球、高尔夫,甚至举重。进行运动时,最好避免寒冷干燥的环境。但是,在寒冷的环境中进行运动时,用口罩或围巾捂住嘴可能有助于减少运动引起的支气管痉挛[105]。温暖(但不是太温暖)和潮湿的环境通常有助于减少 EIB。最后,重要的不仅是选择运动的类型,还有选择运动的位置。例如,美式橄榄球前锋的风险比跑卫小。

使用延长的热身训练和特殊的呼吸技术有助于最大程度地减少过度换气并促进放松。有报告指出,运动前的热身导致超过 50% 的个体长达 2h 的不应期或 EIB 降低[102,106,107]。运动员应开始缓慢地热身,以放松肌肉并提高心率。在轻度出汗开始时,患者可以在最大运动量或接近最大运动量的情况下运动最多 5min,然后休息一下。较有成就的运动员可以反复进行此热身过程 30~40min。另一种策略是短暂运动 2~3min,然后休息 3~5min。这些重复性的运动挑战应在 30~40min 内发生。对于每个运动员来说,找出最适合自己的热身方案是很重要的。

和适当的热身一样重要的是集中精力进行运动中和运动后的呼吸动作。可以通过呼吸温暖潮湿的空气(而不是寒冷干燥的空气)来减轻症状。因此,游泳运动员可能比足球运动员更能忍受疾病。某些运动员已经学会用鼻而不是用嘴呼吸,这是一项很难掌握的技术。当运动员学会如何通过鼻呼吸时,尤其是在不需要剧烈呼吸的时期,进入肺部的空气会被加湿和加热。通过更深更缓慢地呼吸,可以将过度换气现象的冷却和干燥效果降至最低。

运动后的阶段也很重要。运动或比赛后的冷却阶段应该包括深而缓慢的呼吸。在温暖但不要太热的环境中降温,可能会有帮助。

通常,药物治疗对于预防 EIB 很有必要。运动前、运动中或运动后不久,可以使用多种吸入性 β 受体激动剂来预防或缓解哮喘症状[2]。吸入 β 受体激动剂可以防止 80% 以上的患者出现 EIB。运动前 15~30min 服用短效吸入性 β 受体激动剂(如沙丁胺醇)可提供 2~3h 的保护。当哮喘发作时,可以通过计量吸入器安全地使用这些药物。吸入长效 $β_2$ 受体激动剂(福莫特罗、沙美特罗)有助于控制对短效 $β_2$ 受体激动剂的频繁需要。沙美特罗已被证明可以在 10~20h 内预防 EIB,并且在运动员在 10~20h 期间重新暴露于运动挑战中时,对于长时间预防很有价值[108]。长效 $β_2$ 受体激动剂不应单独用作 EIB 的日常预防药物,因为其作用时间会缩短,并且可能掩盖控制欠佳的哮喘[2]。除 β 受体激动剂外,还可使用其他疗法。对于单次预防治疗失败的患者,除了在运动前使用短效吸入性 β 受体激动剂以进一步控制之外,如果可以的话,通常在运动前约 30min 至 1h 服用可吸入性色甘酸钠[109]。运动前至少 2h 以单剂给药,白三烯受体拮抗剂可在 12h 或更长时间内降低半数以上患者 EIB[2,110]。

大多数 EIB 发生在慢性哮喘患者中,因此吸入皮质类固醇、白三烯受体拮抗剂和长效 β 受体激动剂对控制慢性哮喘至关重要。吸入皮质类固醇可以长期降低气道反应性并降低 EIB。当慢性哮喘得到控制时,EIB 的频率和严重程度将降低[111]。

48.6.5 职业性哮喘

据估计,职业因素约占工作年龄成人哮喘病例的 9%~15%,包括新发或复发疾病[112]。工作场所中的多种物质与哮喘的发展有关，包括多种动物蛋白、面粉和谷物粉尘、木屑、棉粉尘、异氰酸酯和氢化物等化学化合物、金属盐，甚至还有药物[112]。最常见的职业哮喘人群包括油漆喷雾员、面包师和糕点师、动物处理人员、护士、化学工业工人、焊工、食品加工工人和木材工人[112]。

职业性哮喘的病因可分为免疫性和非免疫性（如烟雾、气溶胶）致病因素。高达90%的病例属于免疫性。一些致病因素可通过免疫性和非免疫性机制引起职业性哮喘，如甲苯二异氰酸酯引起气道损伤和致敏。免疫制剂可分为高分子量物质和低分子量物质（表48-6-5）。高分子量物质是完全敏化剂，而低分子量物质需要与蛋白质结合形成敏化剂。高分子量物质通常是通过IgE介导的。

表48-6-5 过敏性和非过敏性职业性哮喘的选定原因

过敏性	
高分子量物质	职业
动物蛋白	实验室工作人员
木瓜蛋白酶	酿酒工人、镜头工人
小麦面粉	面包师、磨坊主
胰蛋白酶	塑料/制药工人
大豆粉	农民、食品工人
植物胶	打印人员、食品工人
低分子量物质	
白金	珠宝商、精炼商
偏苯三酸酐	塑料和环氧树脂工人
邻苯二甲酸酐	塑料和环氧树脂工人
非过敏性	
异氰酸酯	喷漆工、铸造工
聚氯乙烯	肉制品包装工
西部红雪松	木匠

尽快识别职业性哮喘是非常重要的，因为症状完全消失的可能性会随着时间的推移而降低[2]。当患者或临床医师意识到哮喘症状与工作暴露之间存在联系时，就应该怀疑是职业性哮喘。从暴露于致病物到职业性哮喘症状的发展之间通常有一个时间延迟。很多时候，在患者离开工作场所的日子里，特别是在假期的时候，病情会有所好转。有时同事也有类似的症状，有时哮喘会在夜间发生。工作时和工作外的系列流量峰值测量有助于诊断职业性哮喘[112]。还有一些没有很好地被标准化的过敏原，它们可用于高分子量制剂的皮肤试验或针对特异性IgE的血液测试，但对于低分子量制剂，仅有少数过敏原。通常无须使用特殊的支气管激发试验就可以诊断出职业性哮喘，尽管有时在专门的实验室中对可疑的过敏原或刺激性工作场所进行特殊的支气管激发试验可能会有所帮助[112]。

职业性哮喘的管理可能很困难，并且可能必须将患者转诊给职业性哮喘专家。尽早诊断患者并避免进一步接触病原体,将为员工提供完全康复的最佳机会。通常,员工必须避免接触过敏原。如果不可能,则应将员工转移到低度或偶尔暴露的区域,并加强健康监控。戴呼吸面罩来保护呼吸系统会有所帮助。很多时候,患者必须完全避免接触刺激物。因此,一个新的工作岗位可能是必要的。

对确诊为职业性哮喘的患者进行干预的结果取决于年龄和药物类型等因素[112]。不幸的是,尽管去除了刺激物,一些患者仍会持续哮喘。各种化学物质、灰尘和其他微粒可能会使呼吸道敏感并诱发慢性哮喘[113]。这与过敏原或刺激物诱发的哮喘不同,过敏原或刺激物会加重已存在的哮喘,但实际上不会引发疾病进程。单一高强度暴露于非免疫刺激物会引起反应性气道功能障碍综合征(reactive airways dysfunction syndrome,RADS),其中类似哮喘的症状会在数分钟内出现,并可能持续数年。

48.6.6 肥胖

肥胖患者中哮喘更常见,也更难以控制[13,114]。部分肥胖的哮喘患者具有明显的呼吸道症状和很少的嗜酸性粒细胞炎症。这些症状需要与肥胖患者的呼吸症状相区别,这些呼吸症状是由于身体不适、胸闷和阻塞性睡眠呼吸暂停引起的[13,114]。由于肥胖患者可能导致呼吸困难和哮鸣,因此通过客观测量可变气流阻塞来确认哮喘的诊断是很重要的。有多种减轻体重的策略,但作为生活方式改变的一部分,肥胖哮喘患者每周2次的运动或减重计划可以改善哮喘的控制、肺功能和炎症标志物[115]。

48.6.7 压力

哮喘不是心身疾病。但是,有新的证据表明,压力在加剧哮喘发作中起着重要作用,并且可能成为该疾病患病率上升的危险因素[116]。由于情绪低落确实会导致哮喘症状,因此可能需要采取多种心理干预措施来增强哮喘的整体护理水平。在某些情况下,患者可能需要帮助来区分哮喘发作和惊恐发作。哮喘的压力加重可能涉及促炎性细胞因子的产生,但更重要的是,与压力相关的社会心理因素影响哮喘患者的个人领域,常常导致不良结果[117]。患者、家属和医务人员之间产生的冲突经常干扰适当的哮喘护理。的确,控制不好的慢性哮喘患者会感到绝望,其疾病会对个人关系、家庭生活和自我形象产生显著的负面影响。加强哮喘控制,并与患者和家属仔细讨论这些问题,可以帮助整个哮喘护理过程。需要心理社会援助的哮喘患者应该向心理学家、精神病学家、社会工作者或其他有执照的执业医师进行适当的专业咨询[2]。有各种各样以心理为导向的治疗哮喘的方法,包括家庭咨询、教育研讨会,甚至心理治疗都是有帮助的。忽视一个人的哮喘症状和忽视使用药物会严重影响哮喘的整体控制。哮喘教育与提高患者对慢性哮喘管理的信心有关[2]。

48.6.8 食物过敏

食物过敏原很少单独诱发哮喘症状,但更常见的是与肺外累及有关,如皮肤和胃肠道体征和症状[2,118]。

48.6.9 药物引起的哮喘

敏感个体摄入阿司匹林可能导致鼻塞、眼刺激、面部潮红和哮喘加重,通常在摄入后30min内迅速发生[119]。大约4%~20%的哮喘患者对阿司匹林和相关化合物特别是非甾体抗炎药敏感[120,121]。严重甚至致命的哮喘急性发作与阿司匹林的摄入有关。患有鼻息肉的重度持续性哮喘成年患者不应使用任何阿司匹林或阿司匹林样药物。一些可以考虑的阿司匹林的安全替代品包括双水杨酯、对乙酰氨基酚、塞来昔布,但高度敏感的患者甚至可能对这些药物也产生反应[2,21,122,123]。鼻息肉和慢性鼻窦炎发生在将近90%的阿司匹林哮喘患者中[124]。阿司匹林敏感的患病率随着年龄和哮喘的严重程度而增加。目前还没有已知的对阿司匹林敏感的家族性倾向。目前还不知道它是否与特异反应性疾病有关。其机制似乎与花生四烯酸代谢的改变和环加氧酶(cyclo-oxygenase,COX)-1的抑制有关,其中花生四烯酸代谢产物通过白三烯途径,导致白三烯C4、D4和E4(过敏反应的慢反应物质)的产量增加[126]。因此,干扰白三烯合成或白三烯受体拮抗剂药物有助于控制阿司匹林诱发的哮喘。根据哮喘指南对患者进行治疗,但通常会添加白三烯修饰剂,这也可以减轻鼻部症状[43,44,126]。阿司匹林诱发哮喘的治疗也包括避免所有抑制COX-1的非甾体抗炎药,或进行阿司匹林脱敏治疗并维持每日阿司匹林治疗[2]。

酒石黄或黄色5号食用色素可以在某些人中诱发哮喘症状。这种食用色素存在于许多食物和一些药物中。

β受体阻滞剂,包括各种滴眼液制剂,可诱发哮喘症状,哮喘患者应避免使用[2,127,128]。心脏选择性药物越多,哮喘患者的耐受性可能越好,但为了安全起见,哮喘患者应避免使用β受体阻滞剂,除非这种药物对于心脏或眼科疾病是不可避免的[129]。《美国国家哮喘教育与预防计划(NAEPP)2007哮喘指南》建议避免使用非选择性β受体阻滞剂[2]。但是,许多患有轻度至中度气流阻塞的患者能够耐受选择性β受体阻滞剂,《美国国家哮喘教育与预防计划(NAEPP)2007哮喘指南》建议只有在仔细考虑了心脏病患者后才使用这些药物[2]。幸运的是,对于大多数这类患者,β受体阻滞剂有令人满意的替代品。

48.6.10 胃食管反流

胃食管反流是由于胃内酸性内容物反流到食管引起的。这种液体会刺激食管。胃食管反流物质不一定要被吸入肺中才能诱发哮喘。酸性液体反流到食管可能通过增强胆碱能自主神经系统影响或微吸入,或两者都有,破坏哮喘的稳定性。胃食管反流应该被怀疑存在于哮喘控制不佳的患者中,特别是夜间症状发作的患者[2]。反流症状不一定会出现,这使得诊断变得困难。然而,当胃食管反流为症状时,患者通常抱怨"胃灼热",有时会注意到食物反流入喉部[2]。有食管裂孔疝的患者有特殊的胃食管反流风险。

有症状的胃食管反流患者的治疗与哮喘某些方面的改善有关[130,131]。如果存在胃食管反流症状,医疗管理包括：①睡前 3h 内避免进食和饮水；②用 15~20cm 高的积木把床头抬高睡觉；③少食多餐；④采用适当的药物治疗，如 H_2 受体阻滞剂或质子泵抑制剂；⑤戒掉酒精、香烟和含咖啡因的食物[2]。此外，茶碱可降低下食管括约肌张力，易使哮喘患者发生胃食管反流。有夜间症状和 / 或反流的患者，经治疗后更有可能表现出哮喘的改善[2,132]。然而，研究表明，治疗无胃食管反流症状的哮喘患者并不能改善其哮喘[133]。

如果上述医疗管理失败或患者有其他令人不安的症状，则应考虑由胃肠病学家进一步评估和选择其他治疗方案。一些患者可能需要进一步的诊断干预，如食管 - 胃 - 十二指肠镜检查，而另一些患者可能需要转诊外科医师进行评估。

48.6.11　妊娠与哮喘

哮喘是妊娠期间最常见的疾病，发生在 4%~8% 的孕妇中[134]。女性在妊娠期间哮喘发作的风险更高，尤其是在妊娠中期[13,135]。一般来说，1/3 的妊娠哮喘患者病情好转，1/3 保持不变，1/3 在妊娠期间病情恶化[2,13,136]。无论第一次妊娠期间哮喘如何改变，在以后的妊娠中都可能会出现类似的症状。哮喘较重且难以控制的患者通常在妊娠期间出现较差的症状。对于每一个妊娠的哮喘患者，在产科护理期间进行认真的医学处理是很重要的。

哮喘也可能对妊娠并发症有影响[137]。不受控制的哮喘对胎儿是有风险的。一项大型研究表明，哮喘患者比非哮喘患者有更高的婴儿死亡、早产和低体重儿的风险[137]。患有更严重哮喘的人发生并发症的风险更高[137]。但是，这项研究并未发现先天性缺陷的风险增加[137]。哮喘得到很好控制且没有并发症的母亲不会对胎儿造成任何额外的风险。

妊娠期哮喘治疗的目标是防止急性加重和优化肺功能，这应该为母亲和胎儿的健康提供最大的益处[2,138]。如果在妊娠期间必须使用哮喘药物，则应该牢记控制哮喘的好处远大于产生极小可能性的不良反应。尽管大多数妊娠期间使用的药物都没有经过精心设计和控制良好的前瞻性临床试验研究，但大多数实践中使用的哮喘药物在妊娠期间几乎没有风险[139]。在一项研究中，吸入皮质类固醇、β_2 受体激动剂、茶碱或孟鲁司特钠与胎儿异常发生率增加无关[13,139]。对于处方药标签，美国 FDA 拥有五类药物分类系统（A~D 和 X），它们涉及对妊娠的潜在不良影响，但最近已开始逐步淘汰该系统，取而代之的是需要以已知可能造成孕妇或胎儿风险、药物剂量调整以及风险 / 益处为考虑因素的人类和动物研究的信息。

这些药物分类基于动物和人类数据以及风险收益。最好的类别是 A 类，但 A 类中没有哮喘药物。妊娠期间可以同时使用全身性和吸入性皮质类固醇。长期以来，吸入性皮质类固醇布地奈德被列为 B 类，并且为妊娠期间首选，因为从瑞典医疗出生登记处获得了大量安全数据[2]。然而，其他吸入性皮质类固醇治疗效果良好的患者可以继续治疗。沙丁胺醇吸入性 β 受体激动剂疗法在人类妊娠期间具有最安全的数据，应用于症状缓解[2]。妊娠期间，白三烯受体拮抗剂孟鲁司特钠和扎鲁司特不是轻度持续性哮喘的首选治疗方法。默克妊娠登记处的研究虽然规模较小且尚未公布，但并未显示围生期并发症的增加。特异性免疫疗法可在妊娠期间继续进行，但不应改变。此外，在妊娠期间不应开始特异性免疫治疗。

在妊娠期间应选择吸入疗法而不是全身疗法。应避免非处方药。产科医师和初级保健医师应该共同努力,为妊娠哮喘患者创造最安全的治疗方案。当出现问题时,应该咨询当地的哮喘专家,通常是过敏症专科医师或肺部专科医师。

临床应用

- 通过鉴别与临床综合征一致的可逆性气流阻塞,无论是在基线水平还是在对支气管激发试验的反应中,来诊断哮喘。
- 轻度哮喘患者可以通过偶尔服用短效支气管扩张药来治疗,然而持续性哮喘几乎总是需要使用抗炎控制药物。
- 运动性支气管痉挛存在于大多数哮喘患者中,可以用多种药物治疗或预防。
- 职业、压力、肥胖、胃食管反流、药物和妊娠等某些特殊特征会使哮喘更难控制,应找出这些因素并与哮喘同时管理。

(David E.Ciccolella, MD and Gilbert E.D'Alonzo, DO 著　胡钰 译　喻鹏铭 校)

参考文献

1. Centers for Disease Control and Prevention (CDC). Summary Health Statistics Tables for U.S. Adults: National Health Interview Survey (NHIS) data, 2016. Available at: https://www.cdc.gov/nchs/fastats/asthma.htm. www.cdc.gov/nchs/fastats/asthma.htm Web site. www.cdc.gov/nchs/fastats/asthma.htm. Accessed April. Accessed April, 2018.
2. National Asthma Education and Prevention Program. Expert Panel Report III: Guidelines for the diagnosis and management of asthma. 2007; NIH Publication No. 07-4051.
3. National Health Interview Survey. Summary Health Statistics Tables for US Adults and Children: National Health Interview Survey, 2015–2018.
4. Crapo RO, Casaburi R, Coates AL, et al. Guidelines for methacholine and exercise challenge testing-1999. This official statement of the American Thoracic Society was adopted by the ATS Board of Directors, July 1999. Am J Respir Crit Care Med. 2000;161:309–329.
5. Li JT, O'Connell EJ. Clinical evaluation of asthma. Ann Allergy Asthma Immunol. 1996;76:1–13; quiz 13-5.
6. Pellegrino R, Viegi G, Brusasco V, et al. Interpretative strategies for lung function tests. Eur Respir J. 2005;26:948–968.
7. Miller MR, Crapo R, Hankinson J, et al. General considerations for lung function testing. Eur Respir J. 2005;26:153–161.
8. Dweik RA, Boggs PB, Erzurum SC, et al. An official ATS clinical practice guideline: Interpretation of exhaled nitric oxide levels (FENO) for clinical applications. Am J Respir Crit Care Med. 2011;184:602–615.
9. Global Initiative for Asthma. Global Strategy For Asthma Management and Prevention-Online Appendix, 2018. Available from: www.ginasthma.org. Accessed February, 2018.
10. Leuppi JD, Salome CM, Jenkins CR, et al. Predictive markers of asthma exacerbation during stepwise dose reduction of inhaled corticosteroids. Am J Respir Crit Care Med. 2001;163:406–412.
11. Petsky HL, Cates CJ, Lasserson TJ, et al. A systematic review and meta-analysis: Tailoring asthma treatment on eosinophilic markers (exhaled nitric oxide or sputum eosinophils). Thorax. 2012;67:199–208.
12. Chung KF, Wenzel SE, Brozek JL, et al. International ERS/ATS guidelines on definition, evaluation and treatment of severe asthma. Eur Respir J. 2014;43:343–373.
13. Global Initiative for Asthma. Global Strategy For Asthma Management and Prevention, 2018. Available from: www.ginasthma.org. Accessed February, 2018.
14. Petsky HL, Kew KM, Turner C, et al. Exhaled nitric oxide levels to guide treatment for adults with asthma. Cochrane Database Syst Rev. 2016;9:CD011440.
15. Franzese C. Diagnosis of inhalant allergies: Patient history and testing. Otolaryngol Clin North Am. 2011;44:611–623.
16. Jindal SK, Gupta D, Singh A. Indices of morbidity and control of asthma in adult patients exposed to environmental tobacco smoke. Chest. 1994;106:746–749.
17. Marquette CH, Saulnier F, Leroy O, et al. Long-term prognosis of near-fatal asthma. A 6-year follow-up study of 145 asthmatic patients who underwent mechanical ventilation for a near-fatal attack of asthma. Am Rev Respir Dis. 1992;146:76–81.
18. Schoene RB, Abuan T, Ward RL, et al. Effects of topical betaxolol, timolol, and placebo on pulmonary function in asthmatic bronchitis. Am J Ophthalmol. 1984;97:86–92.
19. Odeh M, Oliven A, Bassan H. Timolol eyedrop-induced fatal bronchospasm in an asthmatic patient. J Fam Pract. 1991;32:97–98.
20. Taylor SL, Bush RK, Selner JC, et al. Sensitivity to sulfited foods among sulfite-sensitive subjects with asthma. J Allergy Clin Immunol. 1988;81:1159–1167.
21. Szczeklik A, Gryglewski RJ, Czerniawska-Mysik G. Clinical patterns of hypersensitivity to nonsteroidal anti-inflammatory drugs and their pathogenesis. J Allergy Clin Immunol. 1977;60:276–284.
22. Spector SL, Wangaard CH, Farr RS. Aspirin and concomitant idiosyncrasies in adult asthmatic patients. J Allergy Clin Immunol. 1979;64:500–506.
23. Watson WT, Becker AB, Simons FE. Treatment of allergic rhinitis with intranasal corticosteroids in patients

with mild asthma: Effect on lower airway responsiveness. *J Allergy Clin Immunol.* 1993;91:97–101.
24. Nelson HS. Gastroesophageal reflux and pulmonary disease. *J Allergy Clin Immunol.* 1984;73:547–556.
25. Klucka CV, Ownby DR, Green J, et al. Cat shedding of Fel d I is not reduced by washings, Allerpet-C spray, or acepromazine. *J Allergy Clin Immunol.* 1995;95:1164–1171.
26. Platts-Mills TA, Tovey ER, Mitchell EB, et al. Reduction of bronchial hyperreactivity during prolonged allergen avoidance. *Lancet.* 1982;2:675–678.
27. Abramson MJ, Puy RM, Weiner JM. Is allergen immunotherapy effective in asthma? A meta-analysis of randomized controlled trials. *Am J Respir Crit Care Med.* 1995;151:969–974.
28. Creticos PS, Reed CE, Norman PS, et al. Ragweed immunotherapy in adult asthma. *N Engl J Med.* 1996;334:501–506.
29. AAAI Board of Directors. Guidelines to minimize the risk from systemic reactions caused by immunotherapy with allergenic extracts. American Academy of Allergy and Immunology. *J Allergy Clin Immunol.* 1994;93:811–812.
30. Newhouse MT, Dolovich MB. Control of asthma by aerosols. *N Engl J Med.* 1986;315:870–874.
31. National Asthma Education and Prevention Program. Expert Panel Report 3 (EPR-3): Guidelines for the Diagnosis and Management of Asthma-Summary Report 2007. *J Allergy Clin Immunol.* 2007;120:S94–138.
32. Dutoit JI, Salome CM, Woolcock AJ. Inhaled corticosteroids reduce the severity of bronchial hyperresponsiveness in asthma but oral theophylline does not. *Am Rev Respir Dis.* 1987;136:1174–1178.
33. Juniper EF, Kline PA, Vanzieleghem MA, et al. Long-term effects of budesonide on airway responsiveness and clinical asthma severity in inhaled steroid-dependent asthmatics. *Eur Respir J.* 1990;3:1122–1127.
34. Juniper EF, Kline PA, Vanzieleghem MA, et al. Effect of long-term treatment with an inhaled corticosteroid (budesonide) on airway hyperresponsiveness and clinical asthma in nonsteroid-dependent asthmatics. *Am Rev Respir Dis.* 1990;142:832–836.
35. Haahtela T, Jarvinen M, Kava T, et al. Comparison of a beta 2-agonist, terbutaline, with an inhaled corticosteroid, budesonide, in newly detected asthma. *N Engl J Med.* 1991;325:388–392.
36. Peters-Golden M, Henderson WR, Jr. Leukotrienes. *N Engl J Med.* 2007;357:1841–1854.
37. Altman LC, Munk Z, Seltzer J, et al. A placebo-controlled, dose-ranging study of montelukast, a cysteinyl leukotriene-receptor antagonist. Montelukast Asthma Study Group. *J Allergy Clin Immunol.* 1998;102:50–56.
38. Leff JA, Busse WW, Pearlman D, et al. Montelukast, a leukotriene-receptor antagonist, for the treatment of mild asthma and exercise-induced bronchoconstriction. *N Engl J Med.* 1998;339:147–152.
39. Noonan MJ, Chervinsky P, Brandon M, et al. Montelukast, a potent leukotriene receptor antagonist, causes dose-related improvements in chronic asthma. Montelukast Asthma Study Group. *Eur Respir J.* 1998;11:1232–1239.
40. Reiss TF, Chervinsky P, Dockhorn RJ, et al. Montelukast, a once-daily leukotriene receptor antagonist, in the treatment of chronic asthma: A multicenter, randomized, double-blind trial. Montelukast Clinical Research Study Group. *Arch Intern Med.* 1998;158:1213–1220.
41. Malmstrom K, Rodriguez-Gomez G, Guerra J, et al. Oral montelukast, inhaled beclomethasone, and placebo for chronic asthma. A randomized, controlled trial. Montelukast/Beclomethasone Study Group. *Ann Intern Med.* 1999;130:487–495.
42. Allen-Ramey FC, Duong PT, Riedel AA, et al. Observational study of the effects of using montelukast vs fluticasone in patients matched at baseline. *Ann Allergy Asthma Immunol.* 2004;93:373–380.
43. Dahlen SE, Malmstrom K, Nizankowska E, et al. Improvement of aspirin-intolerant asthma by montelukast, a leukotriene antagonist: A randomized, double-blind, placebo-controlled trial. *Am J Respir Crit Care Med.* 2002;165:9–14.
44. Lee DK, Haggart K, Robb FM, et al. Montelukast protects against nasal lysine-aspirin challenge in patients with aspirin-induced asthma. *Eur Respir J.* 2004;24:226–230.
45. Richter K, Gronke L, Janicki S, et al. Effect of azelastine, montelukast, and their combination on allergen-induced bronchoconstriction in asthma. *Pulm Pharmacol Ther.* 2008;21:61–66.
46. Riffelmann FW, Droste G, Lauter H, et al. Influence of montelukast on inhalational bronchial allergen provocation. *Pneumologie.* 2002;56:493–497.
47. D'Alonzo GE, Smolensky M. The chronopharmacological application of theophylline therapy in asthma. *Monaldi Arch Chest Dis.* 1994;49:36–43.
48. Vassallo R, Lipsky JJ. Theophylline: Recent advances in the understanding of its mode of action and uses in clinical practice. *Mayo Clin Proc.* 1998;73:346–354.
49. Weinberger M, Hendeles L. Theophylline in asthma. *N Engl J Med.* 1996;334:1380–1388.
50. Markham A, Faulds D. Theophylline. A review of its potential steroid sparing effects in asthma. *Drugs.* 1998;56:1081–1091.
51. Sullivan P, Bekir S, Jaffar Z, et al. Anti-inflammatory effects of low-dose oral theophylline in atopic asthma. *Lancet.* 1994;343:1006–1008.
52. Jenne JW. Reassessing the therapeutic range for theophylline on laboratory report forms: Another viewpoint. *Pharmacotherapy.* 1993;13:595–597.
53. D'Alonzo GE, Nathan RA, Henochowicz S, et al. Salmeterol xinafoate as maintenance therapy compared with albuterol in patients with asthma. *JAMA.* 1994;271:1412–1416.
54. Peters SP, Kunselman SJ, Icitovic N, et al. Tiotropium bromide step-up therapy for adults with uncontrolled asthma. *N Engl J Med.* 2010;363:1715–1726.
55. Kew KM, Dahri K. Long-acting muscarinic antagonists (LAMA) added to combination long-acting beta2-agonists and inhaled corticosteroids (LABA/ICS) versus LABA/ICS for adults with asthma. *Cochrane Database Syst Rev.* 2016;(1):CD011721. doi: CD011721.
56. Sobieraj DM, Baker WL, Nguyen E, et al. Association of inhaled corticosteroids and long-acting muscarinic antagonists with asthma control in patients with uncontrolled, persistent asthma: A systematic review and meta-analysis. *JAMA.* 2018;319:1473–1484.
57. Busse WW, Massanari M, Kianifard F, et al. Effect of omalizumab on the need for rescue systemic corticosteroid treatment in patients with moderate-to-severe persistent IgE-mediated allergic asthma: A pooled analysis. *Curr Med Res Opin.* 2007;23:2379–2386.
58. Rodrigo GJ, Neffen H, Castro-Rodriguez JA. Efficacy and safety of subcutaneous omalizumab vs placebo as add-on therapy to corticosteroids for children and adults with asthma: A systematic review. *Chest.* 2011;139:28–35.
59. Fahy JV. Reducing IgE levels as a strategy for the treatment of asthma. *Clin Exp Allergy.* 2000;30 Suppl 1:16–21.
60. Barnes PJ. Anti-IgE therapy in asthma: Rationale and therapeutic potential. *Int Arch Allergy Immunol.* 2000;123:196–204.
61. Corren J, Casale TB, Lanier B, et al. Safety and tolerability of omalizumab. *Clin Exp Allergy.* 2009;39:788–797.
62. Soler M, Matz J, Townley R, et al. The anti-IgE antibody omalizumab reduces exacerbations and steroid requirement in allergic asthmatics. *Eur Respir J.* 2001;18:254–261.
63. Busse W, Corren J, Lanier BQ, et al. Omalizumab, anti-IgE recombinant humanized monoclonal antibody, for the treatment of severe allergic asthma. *J Allergy Clin Immunol.* 2001;108:184–190.
64. Holgate ST, Chuchalin AG, Hebert J, et al. Efficacy and safety of a recombinant anti-immunoglobulin E antibody (omalizumab) in severe allergic asthma. *Clin Exp Allergy.* 2004;34:632–638.
65. Lanier B, Bridges T, Kulus M, et al. Omalizumab for the treatment of exacerbations in children with inadequately controlled allergic (IgE-mediated) asthma. *J Allergy Clin Immunol.* 2009;124:1210–1216.
66. Walker S, Monteil M, Phelan K, et al. Anti-IgE for chronic asthma in adults and children. *Cochrane Database Syst Rev.* 2006;(2):CD003559.
67. Humbert M, Beasley R, Ayres J, et al. Benefits of omalizumab as add-on therapy in patients with severe persistent asthma who are inadequately controlled despite best available therapy (GINA 2002 step 4 treatment): INNOVATE. *Allergy.* 2005;60:309–316.
68. Bousquet J, Cabrera P, Berkman N, et al. The effect of treatment with omalizumab, an anti-IgE antibody, on asthma exacerbations and emergency medical visits in patients with severe persistent asthma. *Allergy.* 2005;60:302–308.
69. Djukanovic R, Wilson SJ, Kraft M, et al. Effects of treatment with anti-immunoglobulin E antibody omalizumab on airway inflammation in allergic asthma. *Am J Respir Crit Care Med.* 2004;170:583–593.
70. Fahy JV, Fleming HE, Wong HH, et al. The effect of an anti-IgE monoclonal

71. antibody on the early- and late-phase responses to allergen inhalation in asthmatic subjects. *Am J Respir Crit Care Med.* 1997;155:1828–1834.
72. Humbert M, Taille C, Mala L, et al. Omalizumab effectiveness in patients with severe allergic asthma according to blood eosinophil count: The STELLAIR study. *Eur Respir J.* 2018.
73. Olivieri M, Biscardo CA, Turri S, et al. Omalizumab in persistent severe bakers' asthma. *Allergy.* 2008;63:790–791.
74. Leynadier F, Doudou O, Gaouar H, et al. Effect of omalizumab in health care workers with occupational latex allergy. *J Allergy Clin Immunol.* 2004;113:360–361.
75. Kim HL, Leigh R, Becker A. Omalizumab: Practical considerations regarding the risk of anaphylaxis. *Allergy Asthma Clin Immunol.* 2010;6:32.
76. Cox L, Platts-Mills TA, Finegold I, et al. American Academy of Allergy, Asthma & Immunology/American College of Allergy, Asthma and Immunology Joint Task Force Report on omalizumab-associated anaphylaxis. *J Allergy Clin Immunol.* 2007;120:1373–1377.
77. Farne HA, Wilson A, Powell C, et al. Anti-IL5 therapies for asthma. *Cochrane Database Syst Rev.* 2017;9:CD010834.
78. Ortega HG, Yancey SW, Mayer B, et al. Severe eosinophilic asthma treated with mepolizumab stratified by baseline eosinophil thresholds: A secondary analysis of the DREAM and MENSA studies. *Lancet Respir Med.* 2016;4:549–556.
79. Bel EH, Wenzel SE, Thompson PJ, et al. Oral glucocorticoid-sparing effect of mepolizumab in eosinophilic asthma. *N Engl J Med.* 2014;371:1189–1197.
80. McCracken JL, Tripple JW, Calhoun WJ. Biologic therapy in the management of asthma. *Curr Opin Allergy Clin Immunol.* 2016;16:375–382.
81. Ortega HG, Liu MC, Pavord ID, et al. Mepolizumab treatment in patients with severe eosinophilic asthma. *N Engl J Med.* 2014;371:1198–1207.
82. Castro M, Zangrilli J, Wechsler ME, et al. Reslizumab for inadequately controlled asthma with elevated blood eosinophil counts: Results from two multicentre, parallel, double-blind, randomised, placebo-controlled, phase 3 trials. *Lancet Respir Med.* 2015;3:355–366.
83. Castro M, Mathur S, Hargreave F, et al. Reslizumab for poorly controlled, eosinophilic asthma: A randomized, placebo-controlled study. *Am J Respir Crit Care Med.* 2011;184:1125–1132.
84. Bjermer L, Lemiere C, Maspero J, et al. Reslizumab for inadequately controlled asthma with elevated blood eosinophil levels: A randomized phase 3 study. *Chest.* 2016;150:789–798.
85. Bleecker ER, FitzGerald JM, Chanez P, et al. Efficacy and safety of benralizumab for patients with severe asthma uncontrolled with high-dosage inhaled corticosteroids and long-acting beta2-agonists (SIROCCO): A randomised, multicentre, placebo-controlled phase 3 trial. *Lancet.* 2016;388:2115–2127.
86. Kheir F, Majid A. Bronchial thermoplasty: A nonpharmacologic therapy for severe asthma. *Clin Chest Med.* 2018;39:261–269.
87. Castro M, Rubin AS, Laviolette M, et al. Effectiveness and safety of bronchial thermoplasty in the treatment of severe asthma: A multicenter, randomized, double-blind, sham-controlled clinical trial. *Am J Respir Crit Care Med.* 2010;181:116–124.
88. Spitzer WO, Suissa S, Ernst P, et al. The use of beta-agonists and the risk of death and near death from asthma. *N Engl J Med.* 1992;326:501–506.
89. Nathan RA, Sorkness CA, Kosinski M, et al. Development of the asthma control test: A survey for assessing asthma control. *J Allergy Clin Immunol.* 2004;113:59–65.
90. D'Alonzo GE, Ciccolella DE. Nocturnal asthma: Physiologic determinants and current therapeutic approaches. *Curr Opin Pulm Med.* 1996;2:48–59.
91. Waalkens HJ, Van Essen-Zandvliet EE, Hughes MD, et al. Cessation of long-term treatment with inhaled corticosteroid (budesonide) in children with asthma results in deterioration. The Dutch CNSLD Study Group. *Am Rev Respir Dis.* 1993;148:1252–1257.
92. Benatar SR. Fatal asthma. *N Engl J Med.* 1986;314:423–429.
93. Djukanovic R, Roche WR, Wilson JW, et al. Mucosal inflammation in asthma. *Am Rev Respir Dis.* 1990;142:434–457.
94. Laitinen A, Laitinen LA. Airway morphology: Epithelium/basement membrane. *Am J Respir Crit Care Med.* 1994;150:S14–S17.
95. Busse WW. Role and contribution of viral respiratory infections to asthma. *Allergy.* 1993;48:57–61; discussion 62-4.
96. Agarwal R. Allergic bronchopulmonary aspergillosis. *Chest.* 2009;135:805–826.
97. Koshkareva YA, Krouse JH. Immunotherapy - traditional. *Otolaryngol Clin North Am.* 2011;44:741–752.
98. Nelson HS. Multiallergen immunotherapy for allergic rhinitis and asthma. *J Allergy Clin Immunol.* 2009;123:763–769.
99. Walker SM, Pajno GB, Lima MT, et al. Grass pollen immunotherapy for seasonal rhinitis and asthma: A randomized, controlled trial. *J Allergy Clin Immunol.* 2001;107:87–93.
100. Creticos PS, Reed CE, Norman PS, et al. Ragweed immunotherapy in adult asthma. *N Engl J Med.* 1996;334:501–506.
101. Abramson MJ, Puy RM, Weiner JM. Allergen immunotherapy for asthma. *Cochrane Database Syst Rev.* 2003;(4):CD001186.
102. Storms WW. Asthma associated with exercise. *Immunol Allergy Clin North Am.* 2005;25:31–43.
103. Boulet LP, O'Byrne PM. Asthma and exercise-induced bronchoconstriction in athletes. *N Engl J Med.* 2015;372:641–648.
104. Lucas SR, Platts-Mills TA. Physical activity and exercise in asthma: Relevance to etiology and treatment. *J Allergy Clin Immunol.* 2005;115:928–934.
105. Kukafka DS, Lang DM, Porter S, et al. Exercise-induced bronchospasm in high school athletes via a free running test: Incidence and epidemiology. *Chest.* 1998;114:1613–1622.
106. Beuther DA, Martin RJ. Efficacy of a heat exchanger mask in cold exercise-induced asthma. *Chest.* 2006;129:1188–1193.
107. Edmunds AT, Tooley M, Godfrey S. The refractory period after exercise-induced asthma: Its duration and relation to the severity of exercise. *Am Rev Respir Dis.* 1978;117:247–254.
108. de Bisschop C, Guenard H, Desnot P, et al. Reduction of exercise-induced asthma in children by short, repeated warm ups. *Br J Sports Med.* 1999;33:100–104.
109. Kemp JP, Dockhorn RJ, Busse WW, et al. Prolonged effect of inhaled salmeterol against exercise-induced bronchospasm. *Am J Respir Crit Care Med.* 1994;150:1612–1615.
110. Spooner CH, Spooner GR, Rowe BH. Mast-cell stabilising agents to prevent exercise-induced bronchoconstriction. *Cochrane Database Syst Rev.* 2003;(4):CD002307.
111. Philip G, Villaran C, Pearlman DS, et al. Protection against exercise-induced bronchoconstriction two hours after a single oral dose of montelukast. *J Asthma.* 2007;44:213–217.
112. Vathenen AS, Knox AJ, Wisniewski A, et al. Effect of inhaled budesonide on bronchial reactivity to histamine, exercise, and eucapnic dry air hyperventilation in patients with asthma. *Thorax.* 1991;46:811–816.
113. Nicholson PJ, Cullinan P, Taylor AJ, et al. Evidence based guidelines for the prevention, identification, and management of occupational asthma. *Occup Environ Med.* 2005;62:290–299.
114. Pisati G, Baruffini A, Zedda S. Toluene diisocyanate induced asthma: Outcome according to persistence or cessation of exposure. *Br J Ind Med.* 1993;50:60–64.
115. Boulet LP. Asthma and obesity. *Clin Exp Allergy.* 2013;43:8–21.
116. Freitas PD, Ferreira PG, Silva AG, et al. The role of exercise in a weight-loss program on clinical control in obese adults with asthma. A randomized controlled trial. *Am J Respir Crit Care Med.* 2017;195:32–42.
117. Wright RJ. Epidemiology of stress and asthma: From constricting communities and fragile families to epigenetics. *Immunol Allergy Clin North Am.* 2011;31:19–39.
118. Busse WW, Kiecolt-Glaser JK, Coe C, et al. NHLBI Workshop summary. Stress and asthma. *Am J Respir Crit Care Med.* 1995;151:249–252.
119. Sampson HA. 9Food allergy. *J Allergy Clin Immunol.* 2003;111:S540–7.
120. Pleskow WW, Stevenson DD, Mathison DA, et al. Aspirin-sensitive rhinosinusitis/asthma: Spectrum of adverse reactions to aspirin. *J Allergy Clin Immunol.* 1983;71:574–579.
121. Jenkins C, Costello J, Hodge L. Systematic review of prevalence of aspirin induced asthma and its implications for clinical practice. *BMJ.* 2004;328:434.
122. Hedman J, Kaprio J, Poussa T, et al. Prevalence of asthma, aspirin intolerance, nasal polyposis and chronic obstructive pulmonary disease in a population-based study. *Int J Epidemiol.* 1999;28:717–722.
123. Gyllfors P, Bochenek G, Overholt J, et al. Biochemical and clinical evidence that aspirin-intolerant asthmatic subjects tolerate the cyclooxygenase 2-selective analgetic drug celecoxib. *J Allergy Clin Immunol.* 2003;111:1116–1121.
124. Settipane RA, Schrank PJ, Simon RA, et al. Prevalence of cross-sensitivity with

acetaminophen in aspirin-sensitive asthmatic subjects. *J Allergy Clin Immunol*. 1995;96:480–485.
124. Samter M, Beers RF, Jr. Intolerance to aspirin. Clinical studies and consideration of its pathogenesis. *Ann Intern Med*. 1968;68:975–983.
125. Szczeklik A. The cyclooxygenase theory of aspirin-induced asthma. *Eur Respir J*. 1990;3:588–593.
126. Dahlen B, Nizankowska E, Szczeklik A, et al. Benefits from adding the 5-lipoxygenase inhibitor zileuton to conventional therapy in aspirin-intolerant asthmatics. *Am J Respir Crit Care Med*. 1998;157:1187–1194.
127. Odeh M, Oliven A, Bassan H. Timolol eyedrop-induced fatal bronchospasm in an asthmatic patient. *J Fam Pract*. 1991;32:97–98.
128. Schoene RB, Abuan T, Ward RL, et al. Effects of topical betaxolol, timolol, and placebo on pulmonary function in asthmatic bronchitis. *Am J Ophthalmol*. 1984;97:86–92.
129. Dunn TL, Gerber MJ, Shen AS, et al. The effect of topical ophthalmic instillation of timolol and betaxolol on lung function in asthmatic subjects. *Am Rev Respir Dis*. 1986;133:264–268.
130. Littner MR, Leung FW, Ballard ED,2nd, et al. Effects of 24 weeks of lansoprazole therapy on asthma symptoms, exacerbations, quality of life, and pulmonary function in adult asthmatic patients with acid reflux symptoms. *Chest*. 2005;128:1128–1135.
131. Kiljander TO, Junghard O, Beckman O, et al. Effect of esomeprazole 40 mg once or twice daily on asthma: A randomized, placebo-controlled study. *Am J Respir Crit Care Med*. 2010;181:1042–1048.
132. McCallister JW, Parsons JP, Mastronarde JG. The relationship between gastroesophageal reflux and asthma: An update. *Ther Adv Respir Dis*. 2011;5:143–150.
133. American Lung Association Asthma Clinical Research Centers, Mastronarde JG, Anthonisen NR, et al. Efficacy of esomeprazole for treatment of poorly controlled asthma. *N Engl J Med*. 2009;360:1487–1499.
134. Kwon HL, Belanger K, Bracken MB. Asthma prevalence among pregnant and childbearing-aged women in the United States: Estimates from national health surveys. *Ann Epidemiol*. 2003;13:317–324.
135. Murphy VE, Clifton VL, Gibson PG. Asthma exacerbations during pregnancy: Incidence and association with adverse pregnancy outcomes. *Thorax*. 2006;61:169–176.
136. Gluck JC, Gluck PA. The effect of pregnancy on the course of asthma. *Immunol Allergy Clin North Am*. 2006;26:63–80.
137. Kallen B, Rydhstroem H, Aberg A. Asthma during pregnancy—A population based study. *Eur J Epidemiol*. 2000;16:167–171.
138. National Heart, Lung, and Blood Institute, National Asthma Education and Prevention Program Asthma and Pregnancy Working Group. NAEPP expert panel report. Managing asthma during pregnancy: Recommendations for pharmacologic treatment-2004 update. *J Allergy Clin Immunol*. 2005;115:34–46.
139. Lim A, Stewart K, Konig K, et al. Systematic review of the safety of regular preventive asthma medications during pregnancy. *Ann Pharmacother*. 2011;45:931–945.

第 49 章 | 职业性和环境性肺疾病

目录

要点／787

49.1 职业相关性哮喘／787
49.1.1 流行病学 ／ 787
49.1.2 临床表现和诊断 ／ 787
49.1.3 预防和治疗 ／ 788
49.1.4 慢性阻塞性肺疾病 ／ 788
49.1.5 流行病学 ／ 788
49.1.6 临床表现和诊断 ／ 788
49.1.7 预防和治疗 ／ 789
49.1.8 非药物治疗 ／ 789
49.1.9 药物治疗 ／ 790
49.1.10 石棉相关肺疾病 ／ 790
49.1.10.1 流行病学 ／ 790
49.1.11 临床表现和诊断 ／ 790
49.1.12 硅沉着病 ／ 791
49.1.13 流行病学 ／ 791
49.1.14 临床表现和诊断 ／ 791
49.1.15 预防和治疗 ／ 792
49.1.16 肺铍沉积症 ／ 792
49.1.17 流行病学 ／ 792

49.2 临床表现和诊断／793
49.3 预防和治疗／793
49.3.1 煤矿尘肺病 ／ 793
49.3.2 流行病学 ／ 793
49.4 临床表现和诊断／794
49.5 预防和治疗／794
49.5.1 高原病 ／ 794
49.5.2 急性高原病与高原脑水肿 ／ 795
49.5.3 高原肺水肿 ／ 795
49.5.4 预防和治疗 ／ 795
49.5.4.1 控制攀登高度 ／ 795
49.5.4.2 乙酰唑胺 ／ 795
49.5.5 过敏性肺炎 ／ 796
49.5.6 流行病学 ／ 796
49.6 临床表现和诊断／796
49.6.1 预防和治疗 ／ 797

临床应用／797

参考文献／798

要 点

- 职业相关性哮喘约占成人哮喘的 15%~20%，具有高发病率、致残率等特点。
- 慢性阻塞性肺疾病是全球发病和死亡的主要原因，尤其是非吸烟者在工作中接触有机燃料燃烧产生的有害气体。
- 二氧化硅、煤、石棉和铍是采矿、汽车和建筑行业工人患职业性肺疾病的重要原因。
- 过敏性肺炎是一种因暴露于多种诱导因子而引起的免疫介导性肺疾病。治疗的基础是避免暴露，在某些情况下使用皮质类固醇。
- 高原病是发生在海拔 2 500m 以上旅行者中的一系列临床综合征。它是人体在高海拔、低气压环境中，氧分压和动脉血氧含量下降导致的系列生理反应。

49.1 职业相关性哮喘

49.1.1 流行病学

美国大约 8% 的成年人患有哮喘，其中约 15%~20% 的哮喘患者属于职业相关性哮喘（work-related asthma，WRA）[1]。WRA 是一种慢性炎症性肺疾病，其特征是患者暴露在含粉尘、有害气体或烟雾的工作环境中，然后出现可逆性的气道狭窄。职业加重性哮喘（work-exacerbated asthma，WEA）是 WRA 的一个分支，它是指已有哮喘且诊断明确，又暴露在上述工作环境中，而发生的病情恶化[2]。根据发病机制，将职业相关性哮喘分为致敏性哮喘（sensitizer-induced asthma，SIA）和刺激性哮喘（irritant-induced asthma，IIA）。

致敏性哮喘是一种免疫介导的炎症反应，是对已知致敏物的一种反应，这些致敏物超过 200 种。在许多工业化地区，二异氰酸酯是引起致敏性哮喘的最常见原因[1]。其他致敏物包括蛋白质、多糖、动物皮屑、蓖麻、乳胶和植物胶。职业相关性哮喘是由 T 淋巴细胞活化导致细胞因子介导的气道炎症引起的。另一方面，刺激性哮喘是由吸入的化合物对支气管壁的直接刺激作用引起的，这导致炎症通路的激活和可逆性气道阻塞。但它不像致敏性哮喘那么常见。

49.1.2 临床表现和诊断

致敏原引起的症状是多变的，且在整个工作周期都可能出现。症状的缓解或改善通常发生在周末和节假日，因为此时患者不在工作环境中。要对职业相关性哮喘做出可靠的诊断，首先需要在与之相符的病史基础上明确哮喘的诊断，并在肺功能检查中得出可逆性气道阻塞的结果（定义为 FEV_1/FVC 比值低于正常下限，使用支气管扩张药后增加 12% 和 200ml）[3]。对于没有气道阻塞的患者，为了帮助诊断,可使用醋甲胆碱或组胺进行支气管激发试验来证明支气管高反应性。建议以胸部 X 线片的形式进行胸部成像,以排除可能引起症状的肺实质疾病。

一旦确诊为哮喘,下一步就是通过呼气流量峰值(flow)或 FEV_1 测定气流阻塞程度来证明工作环境暴露与肺功能恶化之间的客观联系。推荐的最短监测期为 2 周,在此期间哮喘治疗应该保持不变。工作期间症状加重,且患者离开工作环境后症状改善符合职业相关性哮喘的诊断。对于因症状限制而无法继续工作的患者,建议转诊至相关专业的中心,进行吸入剂支气管激发试验[4,5]。

49.1.3 预防和治疗

职业性哮喘的一级预防包括对工作人员进行教育,避免接触致敏原;在无法避免的情况下,可选用非致敏性制剂替代致敏性制剂。推荐的二级预防措施是使用呼吸调查问卷进行定期医疗监测,可以选择增加肺功能检查和免疫检测[4]。

在治疗职业相关性哮喘时,药物治疗是辅助手段,应避免接触致敏物和刺激物,并遵循推荐的指南,包括在"视需要而定"使用短效 β 受体激动剂(short-acting beta agonists,SABA)缓解症状,在中度持续性哮喘患者中增加吸入性皮质类固醇(inhaled corticosteroid,ICS)。吸入长效 $β_2$- 肾上腺素能的(long-acting beta 2-adrenergic,LABA)支气管扩张药可作为难治性中重度患者的"阶梯"疗法。严重急性发作期可口服类固醇治疗,而免疫治疗已在少数小型研究中试用,疗效不一[6,7]。

49.1.4 慢性阻塞性肺疾病

慢性阻塞性肺疾病(chronic obstructive pulmonary disease,COPD)是一种以气道不可逆性气流受限为特征的肺部炎症性疾病[8-10]。吸烟是最重要的危险因素,超过 2/3 的 COPD 患者与长期吸烟的影响有关[11]。

49.1.5 流行病学

COPD 会影响到约 10% 的普通人群,其患病率随着年龄和吸烟的增加而增加[9,10]。全球有 6 500 万人受到影响,每年有 300 多万人死于 COPD[12,13]。在美国,它是第三大最常见的死亡原因,影响了大约 1 600 万人,每年导致超过 12 万人死亡[14,15]。COPD 的医疗费用估计每年超过 500 亿美元[15]。

49.1.6 临床表现和诊断

任何存在慢性咳嗽、气短和咳痰的患者,在有吸烟史和疑似或确诊有机燃料暴露的环境下,均应考虑 COPD 的诊断。尤其是在撒哈拉以南非洲、南美洲部分地区和亚洲的中低收入国家患者中更应如此考虑[16]。

COPD 是一种具有不同表型的异质性疾病,最常见的是慢性支气管炎和肺气肿。慢性支气管炎表现为连续 2 年,每年至少 3 个月出现咳嗽和咳痰。而肺气肿患者的终末细支气管远端出现气道异常和永久性扩张。肺气肿与肺泡壁的破坏有关。这两种主要表现类型的共同症状包括气喘、疲劳和食欲不振。

肺功能检查是确诊慢性阻塞性肺疾病(COPD)的必备条件。使用支气管扩张药后 $FEV_1/FVC<0.7$ 可确定存在持续气流受限,并确定在有相应症状和易感风险患者中存在 COPD[10]。使用 FEV_1/FVC 比值为 0.7 作为诊断标准,其独立于参考值,是一种简单、易于重复的测量指标,可在医师办公室使用。体格检查结果无特异性,很少用于诊断,但晚期病例可能存在胸壁畸形,如桶状胸[17]。由于疾病病程是可变的,患者的病情可能从长期稳定状态到急性加重期,这时需要改变常规的药物治疗[18]。

一旦诊断出慢性阻塞性肺疾病,就会进行综合评估,以确定症状严重程度、气流受限程度和急性加重的风险。为了评估症状,可以使用改良医学研究会(mMRC)或 COPD 评估测试(CAT)评分。接下来,根据 GOLD 标准,使用 FEV_1 对气流阻塞程度进行分类。最后,确定上一年的急性加重期住院人数。使用这些变量,患者被分为四组(A、B、C 和 D)之一(图 49-1-1)。GOLD 标准为实施治疗提供了一个框架。

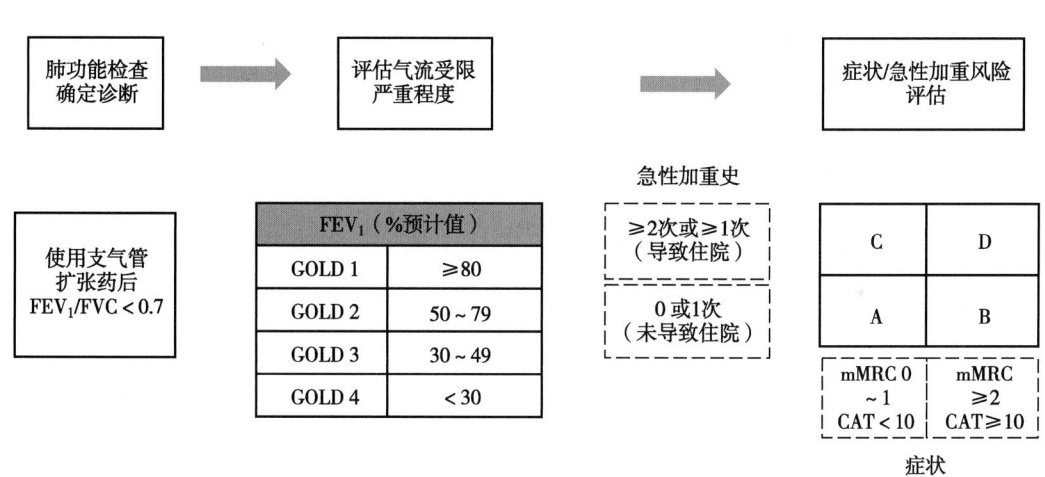

图 49-1-1　COPD GOLD 评估工具

49.1.7　预防和治疗

COPD 治疗的目标包括控制症状、预防急性加重和提高运动耐量。这通常是通过非药物和药物联合干预实现的。

49.1.8　非药物治疗

戒烟是预防 COPD 和减缓其进展的最有效的非药物干预措施。应向所有患者提供戒烟咨询。

评估患者的用药依从性和良好的雾化吸入器使用技术培训是患者教育不可或缺的部分[19,20]。肺康复是一个多学科合作方案，旨在提高疾病不同严重程度患者的运动能力，减轻症状，改善整体生活质量，并已被证明可以改善呼吸困难、健康状况和运动耐量[19]。因此，建议所有COPD患者都考虑将肺康复作为综合治疗方案的一部分。

应根据指南为所有患者提供适合其年龄的肺炎球菌疫苗接种。65岁以下患者推荐接种肺炎球菌多糖疫苗（pneumococcal polysaccharide vaccine，PPV）；65岁及以上患者推荐接种肺炎球菌结合疫苗（pneumococcal conjugate vaccine，PCV）[21]。

49.1.9 药物治疗

支气管扩张药是控制症状的一线药物，已被证明可以改善肺通气和运动耐量。对于急性加重风险较低且症状轻的患者（A类），单独使用短效β受体激动剂（SABA）或与短效毒蕈碱拮抗剂（short-acting muscarinic antagonist，SAMA）联合使用可以在适当情况下作为一种缓解症状的药物。对于症状较重的低风险患者（B类）和高风险患者（C类和D类），需要持续治疗以控制症状，这涉及单独或联合使用长效支气管扩张药，如LABA或长效毒蕈碱拮抗剂（long-acting muscarinic antagonists，LAMA）。在C类和D类难治性患者中还可能受益于加用吸入性皮质类固醇（ICS）。不鼓励使用ICS作为单一治疗。最新的证据表明，在中重度COPD且呼吸困难评分高的患者中（C类和D类），与ICS/LABA相比，服用LAMA/LABA的患者结局更好，肺炎发生率更低[10,22]。

49.1.10 石棉相关肺疾病

石棉相关肺疾病是一类因暴露于由硅酸镁矿物质组成的天然石棉纤维而引起的肺疾病。这些纤维具有工业用途所需的物理性能，如高抗张强度、柔韧性以及耐化学和热降解，因此广泛用于建筑、汽车和纺织工业中[23]。温石棉是目前美国制造业中最常见也是唯一使用的石棉类型，而毒性较强的闪石，包括青石棉、铁石棉和透闪石，仍在撒哈拉以南非洲、南美洲和亚洲的部分地区使用[24]。石棉纤维具有高度致癌性，其可引起肺癌和恶性间皮瘤。石棉被认为是最重要的职业致癌物之一[24]。

49.1.10.1 流行病学

包括美国在内的许多国家已经禁止使用石棉。因此，接触石棉仅限于某些职业人群，如建筑工人、汽车修理工和在使用石棉的老房子或建筑物上工作的水管工[25]。全球石棉暴露尚不清楚，但据估计，全世界每年有超过4万人死于恶性间皮瘤。

49.1.11 临床表现和诊断

接触石棉的人大多没有症状，从最初接触石棉到发展成明显的临床疾病，潜伏期可能长达20~30年。在发展为临床疾病的患者中，良性石棉胸膜斑块较为常见，其发生提示既往有接触史。据报告，良性石棉胸膜斑块在大约60%~70%的个体中普遍存在，平均累积暴露时间约为32年[26,27]。这种疾病通常是因其他原因做胸部影像学检查时偶然发现的。胸部 X 线片可显示胸部下段弥漫性胸膜增厚,肺尖及肋膈角除外,约 5%~15% 的病例可见钙化[28,29]。胸部 CT 有较高的敏感性和特异性,可发现未钙化的胸膜斑块。

接触石棉的严重后果是恶性胸膜间皮瘤(malignant pleural mesothelioma,MPM),通常发生在老年(平均年龄 60 岁)男性中。MPM 患者会出现呼吸困难、咳嗽、胸痛,全身症状包括发热、寒战、盗汗、不适和体重减轻等非特异性症状,可能存在胸腔积液,通常为具有嗜酸性细胞特征的渗出液。胸腔穿刺术对诊断 MPM 的敏感性较低,因此采用电视胸腔镜手术进行胸膜活检是诊断的金标准[30]。MPM 有多种治疗方式,包括对适合切除的肿瘤进行手术和放化疗。在不可手术的情况下,可采用化学治疗、姑息性放射治疗和隧道式胸腔导管来缓解症状。

石棉相关肺纤维化(石棉沉着病)是一种不太常见的石棉相关肺疾病,可能很难与其他导致肺纤维化的原因区分开来。胸部 CT 可显示疾病晚期肺上叶呈蜂窝样改变。胸膜斑块的存在提示有石棉接触史,增加对石棉相关肺纤维化的怀疑,但不能确定。这类患者应该转诊给熟悉石棉相关肺疾病的专家,以便定期监测疾病进展和石棉相关恶性肿瘤的发展[31,32]。

49.1.12　硅沉着病

硅沉着病是吸入二氧化硅或结晶型游离二氧化硅引起的肺部纤维化疾病,是全球公认的最重要的职业病之一。硅或二氧化硅是最丰富的矿物,以晶态和非晶态形式存在[33]。工作场所中最常见的结晶型游离二氧化硅是石英、鳞石英和方石英[33]。

49.1.13　流行病学

接触二氧化硅人数最多的是从事砖石、重型建筑、油漆作业和钢铁铸造的工人。涉及金属零件喷砂、研磨或抛光的金属加工也被认为是高风险工作[33]。由于中低收入国家(lower-and middle-income countries,LMICs)缺乏疾病监测,因此难以估计全球该病患者的总数。据报告,在美国,约有 12.7 万名矿工暴露在粉尘中,与同样接触粉尘的白人工人相比,非裔美国人的患病率更高。

49.1.14　临床表现和诊断

急性硅沉着病的特征是迅速出现症状,包括呼吸困难、咳嗽、体重减轻、疲劳,有时在急性暴露于二氧化硅后出现胸痛和发热[36]。肺部查体可听到湿啰音。急性期胸部 X 线检查可正常,也可能显示双侧肺实变和磨玻璃影。急性硅沉着病的诊断取决于是否有二氧化硅职业暴露,以及鉴别诊断。

慢性硅沉着病主要表现为两种临床综合征,即单纯性硅沉着病(simple silicosis,SS)和进行性大面积纤维化(progressive massive fibrosis,PMF)。在单纯性硅沉着病中,胸部 X 线片可显示以上叶为主的磨玻璃样改变;而在进行性大面积纤维化中,则有致密实变的肿块样区域。肺功能测试可能出现混合的阻塞性和限制性通气功能障碍和一氧化碳弥散量下降。支气管镜检查通常显示支气管肺泡富含乳白色脂蛋白样物质,需要排除其他潜在因素,包括恶性肿瘤、肺泡蛋白沉积症和非典型感染,如肺孢子菌肺炎和肺诺卡菌病。硅沉着病的诊断可以建立在以下基础上:有明显的二氧化硅暴露史,胸部影像学表现为弥漫性结节和斑片状实性影,以及在没有其他原因支持下的支气管肺泡灌洗所见(图49-1-2)。

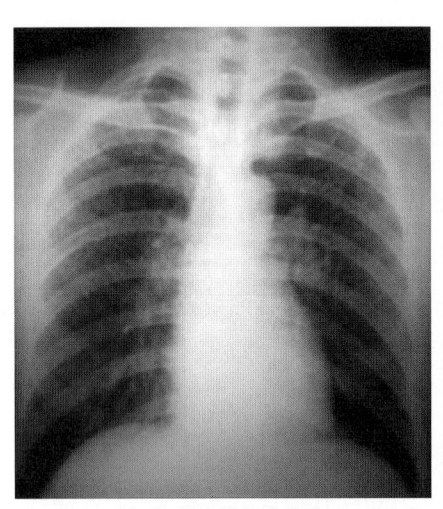

(A)单纯结节性矽肺　　　(B)进行性大面积纤维化
图49-1-2　职业环境性肺疾病——硅沉着病患者的胸片
资料来源:Leung.C.C.Yu.l.T.S. &Chen.W.Silicosis.The Lancet 379.2008-2018(2012).

49.1.15　预防和治疗

美国职业安全与健康管理局(Occupational Safety and Health Administration,OSHA)建议采用呼吸防护、医疗卫生监督和良好的记录保存相结合的方法来限制接触二氧化硅。对于二氧化硅浓度在50μg/m³ 或更低的情况下,可以戴 N95 口罩或半面罩式防颗粒物呼吸防护器;建议暴露在这一限值以上的空气中时佩戴电动呼吸器[37]。

49.1.16　肺铍沉积症

铍是一种天然存在的元素,从矿石中提取并加工成金属、氧化物、合金和复合材料,用于航空航天、汽车和采矿业[38]。肺铍沉积症表现为急性和慢性两种临床症状。铍致敏表现为急性发病,而慢性肺铍沉积症是一种炎症性肺疾病,长期接触铍的人会受影响。

49.1.17　流行病学

据估计,美国目前约有 13.4 万名政府或私人企业在职工人可能接触到铍[38]。

49.2 临床表现和诊断

铍致敏是指急性暴露于铍会出现非特异性呼吸道症状，包括咳嗽、流涕和呼吸困难。这与迟发性过敏反应有关，这种过敏反应会导致慢性肉芽肿性炎症，进而影响肺部。大约8%的铍致敏（beryllium sensitization, BeS）患者可能进展为慢性肺铍沉积症，其特征是进行性呼吸困难、干咳、疲劳和运动不耐受，因为慢性肉芽肿性炎症破坏了肺部组织。患者可能有全身症状，包括发热、盗汗和体重减轻。体格检查结果无特异性，但可能存在双肺底湿啰音和杵状指。肺外表现罕见，包括葡萄膜炎和心脏传导异常。

胸部X线检查对急性铍中毒的诊断敏感性较低，因为在BeS和CBD的早期可能是正常的。胸部CT检查有更高的敏感性，可以显示支气管肺门淋巴结肿大，肺上叶为主的支气管血管周围网状结节影，但其与结节病难以区分。据报告，在因临床怀疑结节病而接受诊断的患者中，约有6%最终被诊断为肺铍沉积症，这突显了详细的职业暴露史评估的重要性[39-41]。胸腔积液在BeS和CBD中罕见。肺功能检查在疾病的早期阶段可能是正常的，而在晚期病例中可能会出现气流阻塞型、限制型或混合型。晚期病例还可能出现一氧化碳弥散量下降。

在有铍暴露史的患者中，根据血铍淋巴细胞增殖试验（beryllium lymphocyte proliferation test, BeLPT）阳性诊断为铍致敏。

当有铍暴露史的患者血液或支气管肺泡灌洗液BeLPT阳性时，诊断为慢性肺铍沉积症。支持该疾病的其他特征包括与之相符的放射影像学异常和肺部病理显示伴有淋巴细胞浸润的非干酪样肉芽肿。

49.3 预防和治疗

疾病预防包括通过使用个人防护设备来避免吸入铍和皮肤暴露，政策改革如禁止工人进入特定区域以防止不必要的接触，以及定期对铍暴露的员工进行筛查。有疑似肺铍沉积症呼吸道症状的患者应该转诊给胸肺科医师进行诊断、评估和治疗，其治疗通常使用全身性皮质类固醇。甲氨蝶呤可作为皮质类固醇难治性患者中的二线药物。

49.3.1 煤矿尘肺病

煤矿尘肺病（coal mine dust lung disease, CMDLD）是指因接触煤矿粉尘而引起的多种肺疾病。它包括煤工肺尘埃沉着病（coal workers' pneumoconiosis, CWP）、进行性大面积纤维化（PMF）、类风湿尘肺和慢性阻塞性肺疾病（COPD）等病种[42,43]。

49.3.2 流行病学

煤炭是全球第二大能源，占全球能源供应的25%以上，占发电燃料的1/3以上。因此，暴露在煤尘中的人数相当多,中国、美国和印度是最大的煤炭消费国,占全球总消费量的70%以上。美国的煤炭生产主要集中在几个州,包括怀俄明州、西弗吉尼亚州、肯塔基州、宾夕法尼亚州和得克萨斯州,占总产量的70%以上[44]。大多数煤矿工人是男性;但是,CMDLD对男性的影响不一,约38%的煤矿工人表现出间质性肺疾病的X线特征。CMDLD的临床诊断基于与之相符的暴露史、与诊断符合的放射或病理结果,并与其他肺部疾病进行鉴别诊断[43]。

49.4 临床表现和诊断

煤工肺尘埃沉着病(CWP)是由煤尘在肺部积聚引起的,典型表现为出现以上叶为主的圆形小阴影,也可在所有肺部发现[43]。大多数病例无症状,是作为监控计划的一部分或在其他的诊断检查中偶然被发现的。

进行性大面积纤维化(PMF)是一种进行性CMDLD,见于接触粉尘较多的矿工。最近的一项研究发现,在肯塔基州和弗吉尼亚州,煤矿开采年限平均为27年的煤矿工人中,约有63%的人患有PMF[45]。该疾病可能出现呼吸困难、咳嗽和咳痰,痰液可表现为黏液样、黏液脓痰,痰的颜色比较固定,像混有黑色墨水一样(黑色痰液)。临床检查结果是非特异性的,从正常胸片到大面积纤维化的平均间隔可长达12年[46]。肺功能检查结果包括限制型、阻塞型或混合型损害,以及D_LCO降低,具体取决于肺纤维化的严重程度。

CWP与被称为卡普兰综合征的类风湿尘肺之间的关联,最初由Anthony Caplan提出,其描述了类风湿尘肺患者胸部X线片上出现多个边界清楚的阴影[47]。CMDLD还与慢性阻塞性肺疾病和其他肺部感染相关,这些疾病在CWP患者中有显著的发病率。

49.5 预防和治疗

在美国,保护环境是由联邦法律规定的。作为持续监测计划的一部分,使用通风系统、喷水装置和其他除尘装置可以将煤尘暴露最大限度地降至最低。目前还没有特效药能有效逆转CMDLD。管理措施包括定期进行医学检查,定期拍胸片和进行肺功能检查[42]。应向CMDLD患者提供针对病毒和细菌病原体的疫苗接种,并应该为吸烟的患者提供戒烟咨询。

49.5.1 高原病

据估计,每年有3 000多万人往返于海拔2 500m以上的旅游区,这给前往这些地区的旅行者带来了独特的挑战。因此,很好地了解暴露于高原所产生的常见问题,对于预防高原病的发生具有重要意义[48]。

高原病(high-altitude illnesses,HAI)是一组由于到达高海拔地区,机体无法适应氧分压变化导致的肺部和脑部疾病,通常发生在快速上升到高海拔的最初阶段。吸入空气中的氧的比例与海拔高度无关,恒定在 0.21,但海拔每改变一个单位,氧分压就会发生非线性变化,从而影响肺泡分压以及组织的氧利用率。这种氧张力变化的生理反应称为适应,其特征是心率、呼吸频率、化学感受器对缺氧的敏感性和肺血管收缩,它们协同作用以恢复组织中的正常氧气水平,但当海拔变化率超过人体维持稳态的能力时,就会出现急性低氧血症,导致明显的临床综合征,主要影响肺和脑。

发生 HAI 的危险因素包括既往患有心肺疾病、在高原过度劳累、登山前居住在低海拔地区,以及肥胖[49]。

49.5.2 急性高原病与高原脑水肿

急性高原病(acute mountain sickness,AMS)是 HAI 最常见的表现,通常发生在到达海拔 2 500m 以上地区约 6~12h 后。当未适应环境的旅行者出现头痛,并伴有下列症状之一时就可以诊断高原病:恶心、厌食、呕吐、失眠、头晕或疲劳。大约有 10%~40% 的登山者在海拔 3 000m 处出现这种症状,而超过 50% 的登山者在海拔 4 000m 以上时出现[50]。

高原脑水肿(high-altitude cerebral edema,HACE)是急性高原病的一种终末期形式,其特征是未适应环境的登山者出现共济失调和精神状态改变,即使在没有急性高原病或肺水肿的情况下也会发生。

49.5.3 高原肺水肿

高原肺水肿(high altitude pulmonary edema,HAPE)是一种罕见的危及生命的非心源性肺水肿,在快速上升到 2 500m 以上后 2~4 天发病。

49.5.4 预防和治疗

49.5.4.1 控制攀登高度

控制暴露于低压缺氧环境仍然是预防 HAI 最有效的非药物手段。渐进式攀登是最有效的预防策略。理想的攀登速度是多样的,但通常建议到海拔 3 000m 以上的地方后,每天的攀登高度不应超过前一天晚上 300~500m,每 1 000m(或每 2~3 天)后休息 1 天[48,51]。

49.5.4.2 乙酰唑胺

乙酰唑胺是一种碳酸酐酶抑制剂,可通过抑制肾中的碳酸氢盐排泄,从而引起血清碳酸氢盐增加,并伴随着 PCO_2 升高[译者注:PCO_2 为血二氧化碳分压,临床上一般指动脉血二氧化碳分压($PaCO_2$)],导致静息每分钟通气量增加,从而有效预防 HAI 的发生。乙酰唑胺预防 AMS/HACE 的获益已在多项试验中得到证实,它也是 HAI 的首选药物[52,53]。

对于患有 AMS 的患者,建议休息并转移至较低的海拔。鉴于 AMS 和 HACE 处于病程的两个极端,医师必须警惕 HACE 症状。路易斯湖评分系统是一种筛查工具,可以检测到高海拔登山者的 AMS/HACE。3~5 分符合 AMS,而大于 6 分则表明严重的 AMS/HACE,此类患者应接受乙酰唑胺治疗。推荐剂量为 125~250mg，一天 2 次。常见的副作用包括感觉异常、食欲不振和恶心。因为乙酰唑胺是磺胺类药物，所以磺胺类药物过敏的患者不应该服用这种药物（表 49-5-1）。

表 49-5-1 路易斯湖对高原病的定义和量化共识

高原病	有头痛并具有以下至少一项症状
急性高原病	胃肠道症状（食欲减退、恶心、呕吐等） 疲倦或虚弱 头晕或眩晕 难以入睡
高原脑水肿	患有急性高原病者呈现出精神改变和／或共济失调，或者虽无急性高原病，但出现精神改变和共济失调
高原肺水肿	至少出现以下两种症状： 　　静息时呼吸困难 　　咳嗽 　　虚弱或运动能力下降 　　胸闷或憋气 和至少有以下两种体征： 　　至少在一侧肺可闻及啰音或喘鸣音 　　中心性发绀 　　呼吸急促 　　心动过速

资料来源：Sutton JR, Coates, Houston CS（Eds），Hypoxia and Mountain Medicine.Queen City Printers, Burlington, Vermont, 1992.

49.5.5 过敏性肺炎

过敏性肺炎（曾称外源性变态反应性肺泡炎）是一种免疫介导的肺部炎症性疾病，由于暴露于一种称为过敏性肺炎诱导物（hypersensitivity pneumonitis inducer，HP 诱导物）的诱导剂而发生。暴露通常发生在工作或娱乐场所，这导致了一系列疾病，包括农民肺、饲鸟者肺和热浴盆肺。它的特征是由于肺组织中活化的 T 淋巴细胞积聚而引起肺淋巴细胞性炎症。

49.5.6 流行病学

在英国，过敏性肺炎的发病率约每 10 万人中就有 1 人，平均年龄为 57 岁，性别分布几乎相等。美国的发病率尚不清楚[54]。在美国，已确定的危险因素相当广泛，包括鸟类、热水浴、加湿器污染，以及植物和水中的霉菌或真菌暴露[55,56]。胸部 CT 检查显示肺纤维化患者预后较差，在 5 年随访期间，约 25% 的纤维化过敏性肺炎患者死亡或需要肺移植[57]。

49.6 临床表现和诊断

过敏性肺炎表现为间歇性呼吸困难、气喘、咳嗽以及全身症状，包括发热、寒战和身体不适，与接触抗原的时间有关系[58,59]。

胸部CT检查对过敏性肺炎患者的诊断评估至关重要。典型特征包括以肺上叶为主,以小叶为中心的微小结节影、磨玻璃样改变和马赛克征伴衰减(反映合并小气道疾病)[60,61]。

过敏性肺炎分为症状持续时间小于6个月的急性(炎性)过敏性肺炎和症状持续时间大于6个月的慢性(纤维化)过敏性肺炎[56]。慢性过敏性肺炎的特征是高分辨率计算机断层扫描图像或肺活检中的纤维化变化,预后较差[56]。

当高度怀疑患者为过敏性肺炎时,需要具备上述临床症状和影像诊断。一旦考虑此诊断,寻找潜在诱导过敏性肺炎抗原暴露的详细病史是至关重要的,尽管这些仅在约50%的患者中发现[56,59]。临床医师应该获得患者详细的职业和社会史,以确定在工作环境或娱乐活动中任何潜在的暴露[62]。

建议进行肺功能检查和转诊至胸肺科医师,以进行进一步的诊断评估,包括支气管镜检查联合支气管肺泡灌洗和/或肺活检。过敏性肺炎患者最好由胸肺科医师、胸部放射科医师和病理学家组成的多学科团队进行管理。特异性IgG已经被用作一种筛查工具,但这些监测只在少数几个专业的中心进行。

49.6.1 预防和治疗

识别致病抗原和避免感染是过敏性肺炎治疗的基石。然而,考虑到半数过敏性肺炎患者的诱导物仍未确定,在有症状的患者中可能需要考虑使用泼尼松作抗炎治疗,而吗替麦考酚酯和硫唑嘌呤被用作二线药物。

临床应用

- 任何难以控制的哮喘患者都应该怀疑患有职业相关性哮喘。
- 对于世界上大量接触化学物质燃料或煤矿地区的呼吸困难患者均应考虑COPD(即使在不吸烟的人群中也是如此)。
- 从事暴露于二氧化硅、煤炭、石棉和铍行业的员工应该定期接受肺尘埃沉着病的监测,包括病史、肺功能检查和胸部X线检查。
- 前往高海拔地区的旅行者应该了解有关高原疾病的信息,以及咨询如何预防、识别和治疗这些症状。

(Sunkaru Touray, MBChB, MSc, Emil Tigas, MD, and Nicholas A.Smyrnios, MD, FACP, FCCP 著

马路景 译 喻鹏铭 校)

参考文献

1. Tarlo, S. M. et al. Diagnosis and management of work-related asthma: American College Of Chest Physicians Consensus Statement. *Chest* 134, 1S–41S (2008).
2. Henneberger, P. K. et al. An official American Thoracic Society statement: Work-exacerbated asthma. *Am J Respir Crit Care Med* 184, 368–378 (2011).
3. Horak, F. et al. Diagnosis and management of asthma—Statement on the 2015 GINA Guidelines. *Wien Klin Wochenschr* 128, 541–554 (2016).
4. Tarlo, S. M. & Lemiere, C. Occupational asthma. *N. Engl. J. Med.* 370, 640–649 (2014).
5. American Thoracic Society. American Thoracic Society - Selected Specialized Clinical Tests In EOH Evaluation (2016). Available at: http://www.thoracic.org/professionals/clinical-resources/environmental-and-occupational/clinical-tests.php (Accessed: 24 October 2017).
6. Pereira, C. et al. Specific immunotherapy for severe latex allergy. *Eur Ann Allergy Clin Immunol* 35, 217–225 (2003).
7. Leynadier, F., Herman, D., Vervloet, D. & Andre, C. Specific immunotherapy with a standardized latex extract versus placebo in allergic healthcare workers. *J Allergy Clin Immunol* 106, 585–590 (2000).
8. Tan, W. C. et al. Characteristics of COPD in never-smokers and ever-smokers in the general population: Results from the CanCOLD study. *Thorax* 70, 822–829 (2015).
9. Oh, Y.-M. et al. Characteristics of stable chronic obstructive pulmonary disease patients in the pulmonology clinics of seven Asian cities. *Int J Chron Obstruct Pulmon Dis* 8, 31–39 (2013).
10. Vogelmeier, C. F. et al. Global strategy for the diagnosis, management, and prevention of chronic obstructive lung disease 2017 report. GOLD executive summary. *Am J Respir Crit Care Med* 195, 557–582 (2017).
11. Landis, S. H. et al. Continuing to confront COPD International Patient Survey: Methods, COPD prevalence, and disease burden in 2012–2013. *Int J Chron Obstruct Pulmon Dis* 9, 597–611 (2014).
12. Halbert, R. J. et al. Global burden of COPD: Systematic review and meta-analysis. *Eur Respir J* 28, 523–532 (2006).
13. Alam, D. S., Chowdhury, M. A., Siddiquee, A. T., Ahmed, S. & Clemens, J. D. Prevalence and determinants of chronic obstructive pulmonary disease (COPD) in Bangladesh. *COPD* 12, 658–667 (2015).
14. Guarascio, A. J., Ray, S. M., Finch, C. K. & Self, T. H. The clinical and economic burden of chronic obstructive pulmonary disease in the USA. *Clinicoecon Outcomes Res* 5, 235–245 (2013).
15. Martinez, F. D. Early-life origins of chronic obstructive pulmonary disease. *N Engl J Med* 375, 871–878 (2016).
16. Adeloye, D. et al. Global and regional estimates of COPD prevalence: Systematic review and meta-analysis. *J Glob Health* 5 (2015).
17. Palange, P. & Simonds, A. *ERS Handbook of Respiratory Medicine* (European Respiratory Society, 2013).
18. Rodriguez-Roisin, R. Toward a consensus definition for COPD exacerbations. *Chest* 117, 398S–401S (2000).
19. McCarthy, B. et al. Pulmonary rehabilitation for chronic obstructive pulmonary disease. *Cochrane Database Syst Rev* CD003793 (2015). doi:10.1002/14651858.CD003793.pub3
20. Rootmensen, G. N., van Keimpema, A. R. J., Jansen, H. M. & de Haan, R. J. Predictors of incorrect inhalation technique in patients with asthma or COPD: A study using a validated videotaped scoring method. *J Aerosol Med Pulm Drug Deliv* 23, 323–328 (2010).
21. Centers for Disease Control and Prevention. Pneumococcal Disease | Vaccines - PCV13 and PPSV23 | CDC (2017). Available at: https://www.cdc.gov/pneumococcal/vaccination.html (Accessed: 24 November 2017).
22. Wedzicha, J. A. et al. Indacaterol-Glycopyrronium versus Salmeterol-Fluticasone for COPD. *N Engl J Med* 374, 2222–2234 (2016).
23. Lazarus, A. A. Introduction. *Disease-a-Month* 57, 6 (2011).
24. Delgermaa, V. et al. Global mesothelioma deaths reported to the World Health Organization between 1994 and 2008. *Bull World Health Org* 89, 716–724C (2011).
25. Suvatne, J. & Browning, R. F. Asbestos and lung cancer. *Disease-a-Month* 57, 55–68 (2011).
26. Pairon, J.-C. et al. Pleural plaques and the risk of pleural mesothelioma. *J Natl Cancer Inst* 105, 293–301 (2013).
27. Fasola, G. et al. Low-dose computed tomography screening for lung cancer and pleural mesothelioma in an asbestos-exposed population: Baseline results of a prospective, nonrandomized feasibility trial—An Alpe-adria Thoracic Oncology Multidisciplinary Group Study (ATOM 002). *Oncologist* 12, 1215–1224 (2007).
28. Kim, K. I. et al. Imaging of occupational lung disease. *Radiographics* 21, 1371–1391 (2001).
29. Roach, H. D. et al. Asbestos: When the dust settles an imaging review of asbestos-related disease. *Radiographics* 22 Spec No, S167–184 (2002).
30. Boutin, C. et al. Thoracoscopy in pleural malignant mesothelioma: A prospective study of 188 consecutive patients. Part 2: Prognosis and staging. *Cancer* 72, 394–404 (1993).
31. ATSDR. Asbestos toxicity: How should patients exposed to asbestos be treated and managed? | ATSDR - Environmental Medicine & Environmental Health Education - CSEM. Available at: https://www.atsdr.cdc.gov/csem/csem.asp?csem=29&po=15 (Accessed: 7 February 2018).
32. American Thoracic Society. Diagnosis and initial management of nonmalignant diseases related to asbestos. *Am J Respir Crit Care Med* 170, 691–715 (2004).
33. Leung, C. C., Yu, I. T. S. & Chen, W. Silicosis. *Lancet* 379, 2008–2018 (2012).
34. Cohen, R. A. C., Patel, A. & Green, F. H. Y. Lung disease caused by exposure to coal mine and silica dust. *Semin Respir Crit Care Med* 29, 651–661 (2008).
35. Linch, K. D., Miller, W. E., Althouse, R. B., Groce, D. W. & Hale, J. M. Surveillance of respirable crystalline silica dust using OSHA compliance data (1979–1995). *Am J Ind Med* 34, 547–558 (1998).
36. Goodman, G. B. et al. Acute silicosis responding to corticosteroid therapy. *Chest* 101, 366–370 (1992).
37. NIOSH. CDC - NIOSH Pocket Guide to Chemical Hazards - Silica, crystalline (as respirable dust). Available at: https://www.cdc.gov/niosh/npg/npgd0684.html (Accessed: 31 October 2017).
38. Balmes, J. R. et al. An official American Thoracic Society statement: Diagnosis and management of beryllium sensitivity and chronic beryllium disease. *Am J Respir Crit Care Med* 190, e34–59 (2014).
39. Müller-Quernheim, J., Gaede, K. I., Fireman, E. & Zissel, G. Diagnoses of chronic beryllium disease within cohorts of sarcoidosis patients. *Eur Respir J* 27, 1190–1195 (2006).
40. Fireman, E., Haimsky, E., Noiderfer, M., Priel, I. & Lerman, Y. Misdiagnosis of sarcoidosis in patients with chronic beryllium disease. *Sarcoidosis Vasc Diffuse Lung Dis* 20, 144–148 (2003).
41. Newman, L. S. & Kreiss, K. Nonoccupational beryllium disease masquerading as sarcoidosis: Identification by blood lymphocyte proliferative response to beryllium. *Am Rev Respir Dis* 145, 1212–1214 (1992).
42. Petsonk, E. L., Rose, C. & Cohen, R. Coal mine dust lung disease. New lessons from old exposure. *Am J Respir Crit Care Med* 187, 1178–1185 (2013).
43. Laney, A. S. & Weissman, D. N. Respiratory diseases caused by coal mine dust. *J Occup Environ Med* 56, S18–S22 (2014).
44. Energy Information Administration. Which states produce the most coal? - FAQ - U.S. Energy Information Administration (EIA) (2015). Available at: https://www.eia.gov/tools/faqs/faq.php?id=69&t=2 (Accessed: 5 November 2017).
45. Blackley, D. J. et al. Progressive massive fibrosis in coal miners from 3 clinics in Virginia. *JAMA* 319, 500 (2018).
46. Wade, W. A., Petsonk, E. L., Young, B. & Mogri, I. Severe occupational pneumoconiosis among west Virginian coal miners: One hundred thirty-eight cases of progressive massive fibrosis compensated between 2000 and 2009. *Chest* 139, 1458–1462 (2011).
47. Caplan, A. Certain unusual radiological appearances in the chest of coal-miners suffering from rheumatoid arthritis. *Thorax* 8, 29–37 (1953).
48. Basnyat, B. & Murdoch, D. R. High-altitude illness. *Lancet* 361, 1967–1974 (2003).
49. Schoene, R. B. Illnesses at high altitude. *Chest* 134, 402–416 (2008).
50. Hackett, P., Rennie, D. & Levine, H. The incidence, importance, and prophylaxis of acute mountain sickness. *Lancet* 308, 1149–1155 (1976).
51. Eide, C. R. P. I. & Asplund, C. A. Altitude illness: Update on prevention and treatment. *Curr Sports Med Rep* 11,

124–130 (2012).
52. van Patot, M. C. T. *et al.* Prophylactic low-dose acetazolamide reduces the incidence and severity of acute mountain sickness. *High Alt Med Biol* 9, 289–293 (2008).
53. Basnyat, B. *et al.* Efficacy of low-dose acetazolamide (125 mg BID) for the prophylaxis of acute mountain sickness: A prospective, double-blind, randomized, placebo-controlled trial. *High Alt Med Biol* 4, 45–52 (2003).
54. Solaymani-Dodaran, M., West, J., Smith, C. & Hubbard, R. Extrinsic allergic alveolitis: Incidence and mortality in the general population. *QJM* 100, 233–237 (2007).
55. Rickman, O. B., Ryu, J. H., Fidler, M. E. & Kalra, S. Hypersensitivity pneumonitis associated with Mycobacterium avium complex and hot tub use. *Mayo Clin Proc* 77, 1233–1237 (2002).
56. Vasakova, M., Morell, F., Walsh, S., Leslie, K. & Raghu, G. Hypersensitivity pneumonitis: Perspectives in diagnosis and management. *Am J Respir Crit Care Med* 196, 680–689 (2017).
57. Mooney, J. J. *et al.* Radiographic fibrosis score predicts survival in hypersensitivity pneumonitis. *Chest* 144, 586–592 (2013).
58. Sigsgaard, T. & Rask-Andersen, A. Hypersensitivity pneumonitis. In *ERS Handbook of Respiratory Medicine* (European Respiratory Society, 2013).
59. Salisbury, M. L. *et al.* Diagnosis and treatment of fibrotic hypersensitivity pneumonia. Where we stand and where we need to go. *Am J Respir Crit Care Med* 196, 690–699 (2016).
60. Johannson, K. A. *et al.* A diagnostic model for chronic hypersensitivity pneumonitis. *Thorax* (2016). doi:10.1136/thoraxjnl-2016-208286
61. Lynch, D. A., Rose, C. S., Way, D. & King, T. E. Hypersensitivity pneumonitis: Sensitivity of high-resolution CT in a population-based study. *Am J Roentgenol* 159, 469–472 (1992).
62. Bang, K. M. *et al.* Twenty-three years of hypersensitivity pneumonitis mortality surveillance in the United States. *Am J Ind Med* 49, 997–1004 (2006).

第 50 章 静脉血栓栓塞

目录

要点／801

50.1 静脉血栓栓塞介绍与概述／801

50.2 流行病学／801

50.3 病理生理学／802

50.4 肺脉管系统栓塞／803

50.5 风险因素／803

50.5.1 静坐少动／804

50.5.2 肥胖／804

50.5.3 吸烟／805

50.5.4 诊断／807

50.5.5 治疗／808

50.5.6 大面积肺栓塞／809

50.6 远端深静脉血栓形成／809

50.7 亚段孤立肺栓塞／810

50.8 与恶性肿瘤相关的血栓栓塞／810

临床应用／810

参考文献／810

要 点

- 静脉血栓栓塞（venous thromboembolism，VTE）是一种常见的、病态的、治疗费用高昂的疾病，并伴有多种风险因素。
- 影响VTE发生的风险因素通常共存，而非单独出现。
- 缺乏活动、肥胖和吸烟等可变风险因素在VTE中的作用是一个备受关注的领域。
- 需要更多的研究来确定这些风险因素的改变对个体患者VTE或其复发的影响。

50.1 静脉血栓栓塞介绍与概述

VTE分为深静脉血栓形成（deep vein thrombosis，DVT）和肺栓塞（pulmonary embolism，PE）两种形式，它是一类诸多医学和手术领域的临床医师和医学专家所常见的、花费高昂的、病态的问题。随着我们对许多发生VTE的风险因素的理解不断增加，并且随着诊断和治疗方法越来越复杂，有必要采取更广泛的多学科方法管理这一类患者。越来越多的证据显示，生活方式医学原则的应用应成为综合管理VTE患者的核心部分。

对于了解VTE的发展和对该疾病患者群体的管理至关重要的是风险因素协同作用或相互作用的概念。这个概念描述了个体风险因素（通常相对较弱）的特定结合，产生了一种比个体风险总和更大的整体风险[1]。尽管许多VTE发生的风险因素都有着不可改变的基因基础，但其他风险因素可能因另一个风险暴露（如口服避孕药或手术制动）的结果而存在。由于生活方式医学能够影响一些常见的、可改变的重要风险因素，它的应用能进一步减少发生VTE的总体风险。虽然这些风险因素确切的相互作用的病理生理学机制尚未被充分理解，但我们所知道的是足够的身体活动水平、合理选择营养、保持健康体重，以及避免吸烟将在DVT和PE患者的整体管理中起到越来越重要的作用。

50.2 流行病学

由于不清楚DVT或PE无症状病例每年可能出现的数量，想要准确地评估真实的VTE发病率具有挑战性。仅无症状PE就被认为占到大约所有DVT确诊病例的50%[2]。数据估计表明，综合发病率预计每1 000人中就有1人患有VTE，其中PE的发病率几乎达到了DVT发病率的一半（60/100 000 vs. 124/100 000）[1,3]。美国疾病控制中心（CDC）的数据与此一致，仅美国每年将新增30万~60万VTE病例，其中80%的新病例存在至少一个，通常多个已知的风险因素[4]。

VTE 的患病率和死亡率也很难被准确地量化,很可能因患者的合并症、VTE 本身特点以及有无治疗渠道而明显不同[5]。PE 与大部分直接归因死亡有关。根据过去数十年收集的人口数据显示,未经治疗的 VTE 的综合死亡率高达 30%,若及时发现和治疗可将其降至 8%。观察到的死亡率最高的两类人群,是大面积肺栓塞导致心源性休克的患者(高达 65%),和心房内游离血栓的患者(高达 27%)。据估计,美国每年约有 10 万人的死亡与 VTE 并发症有关[6]。

PE 和 DVT 共同导致了 VTE 发病率和与其有关的社会经济成本的上升。其中许多社会经济成本的增加来源于慢性血栓栓塞性肺动脉高压、VTE 复发,以及因下肢深静脉瓣膜受损产生的周围血管功能障碍。据估计,美国 1997—2004 年收集的近 27 000 份 DVT 和 PE 病例中,每年人均医疗花费从患病前 7 000 美元分别增至患病后的 17 500 美元和 25 000 美元[7]。在该数据中,栓塞后综合征也是造成额外医疗开支的主要原因之一,且不局限于发病时间。该研究中,静脉血栓栓塞发病前每年相对较高的医疗开支,被认为源于这部分人群(与其年龄相匹配的健康人群,每年医疗开支少于 1 000 美元)自身已存在的共病。美国每年 VTE 的经济负担总和预计为 70 亿~100 亿美元,其中包括疾病长期治疗和副作用管理[6]。

VTE 高昂的治疗代价、病态和致命的性质,足以让我们有理由探索所有合理的途径去降低风险和优化治疗。正如我们将在本章看到的,生活方式医学的应用可能是对日益增长的诊断和治疗技术的一种廉价而有效的辅助。

50.3 病理生理学

在 1856 年 Virchow 提出的范式中,VTE 的发生被认为是基于静脉血淤滞、血管内皮细胞损伤和自身血凝过快的相互作用[8]。尽管关于血栓形成的血液学机制的进一步探索超越了本章的范围,但我们需要理解其中的一些关键观点,因为它们与 DVT 以及之后 PE 的发生有关。

血栓形成的风险被认为与多个风险因素的累积效应成比例,所有这些都在某种程度上,与上述指出的三种常见生理紊乱存在相关[9]。据观察,虽然静脉血淤滞很可能是导致 DVT(延伸至 PE)最重要的原因,但完全没有内皮细胞破坏或高凝状态的淤滞则很可能不足以形成血栓。虽然由于缺少肌肉收缩(如全身麻醉时)而导致的全身停滞状态与血栓形成有关,但尸体解剖和生理学的研究也证实,邻近大静脉瓣膜的静脉窦内的涡流的局部作用,形成了相对缺氧的微环境并且增加了血液滞黏性,进一步增加了形成血栓的倾向[8,10]。理论认为,由于低氧环境促使本应在瓣膜内皮表面形成更高浓度的抗血栓蛋白下调,而进一步造成血栓形成[11]。在血管内皮细胞表面血容量减少的位置,例如在股静脉和髂静脉这样的大血管中,促凝剂和抗凝剂也存在类似的不平衡,这或许解释了这些区域血栓形成率更高的原因[12]。与遗传性或获得性纤溶系统和凝血系统的表达缺陷有关的促血栓效应在这些部位被放大[13]。

50.4 肺脉管系统栓塞

尽管主要来自外科文献的数据提供了若干影响深静脉血栓形成发展可能性的见解,考虑到无症状 DVT 的发生率,想完美地理解下肢血栓栓塞的频率是不可能的[14]。虽然外周大静脉形成新的血栓的确依赖上述因素,但肺脉管系统血栓栓塞的可能性仅与血栓靠近中央循环有关[15]。基于这些数据,我们怀疑几乎所有的静脉血栓事件在凝块到达近端静脉(腘动脉循环头侧)前不会表现出症状[16,17]。在 189 名疑似下肢深静脉血栓形成的患者中,仅 11% 的患者只存在小腿远端有深静脉血栓形成,而超过 90% 的患者有从小腿到近端静脉的连续血栓[14]。据估计,将近半数有症状的近端 DVT 患者,在被诊断时有 PE 的影像学证据,并仍有 1/3 的患者尽管无胸部或呼吸道症状,被诊断时也伴随 PE[18,19]。

以上数据大部分来自数十年前,而随着目前多排计算机体层摄影(multidetector computed tomography,MDCT)的广泛使用,探测到小块 PE 的能力显著改善,我们有理由期待将有更高敏感性的测试增加我们对无症状栓塞发生率的预估。因此,未经治疗的 DVT 自然病史被怀疑是最终进展和最终向远侧迁移的原因之一。这类情况的风险被认为在血栓形成后的即刻达到最高,而随着远端血栓的部分重吸收和内皮化的稳定作用,这种风险在数月内逐渐下降[20]。

50.5 风险因素

先天性 VTE 或 PE 十分罕见,大多数 VTE 都是在至少一个,通常是在多个风险因素的背景下发生的[21]。使患者易于形成血栓的风险因素可大体分为 2 种:遗传(包括解剖学变异和遗传学凝血障碍)和后天获得(如进行过手术或癌症等共病的存在)[22]。尽管这些风险因素看起来或许各不相同、互不相关,但最终形成血栓的共同途径是局部血管微环境的破坏,部分或全部满足 Virchow 的三要素[23]。一些已发布的数据不仅增强了我们对风险因素的相对个体强度的理解,也促进了对先天和后天风险共存时相互影响的认识[24]。

单一风险因素作用的描述非常明确:1/3 的静脉血栓栓塞病例涉及全身麻醉和恶性肿瘤手术,这可能是其发生最重要的单一风险因素[21,25-27]。描述多个共存风险因素的协同效应更复杂,但更能反映真实的患者和风险。以手术为例:在众多 VTE 的病例对照研究中,其中一份多重环境与遗传评估(multiple environmental and genetic assessment,MEGA)研究(4 311 例)观察到非恶性疾病(包括肾或肝疾病、心力衰竭和脑血管意外)结合手术制动,使形成静脉血栓栓塞的比值比增至 10.9(95% CI:4.2~28)[28]。在该组合中,任何遗传性易栓症的出现都将使比值比增至高达 88。本章将主要关注若干与生活方式相关的风险因素,以及它们之间复杂的协同作用,进一步回顾缺乏活动或静坐少动的生活方式,以及肥胖和吸烟的风险。

50.5.1 静坐少动

人们对长期因非手术导致的静坐少动引发静脉血栓栓塞的兴趣由来已久。第二次世界大战伦敦闪电战期间,首次观察到因久坐于防空洞中,患者的致命性肺栓塞的风险增加了 6 倍[29]。据最近的报告,在非手术肢体固定的患者中,远端深静脉血栓形成的发病率可能高达 19%(35/188)[30]。与航空旅行相关的风险研究可能是最受关注的,尽管这一风险仍存在争议。据获得的前瞻性数据估计,飞行者 DVT 风险可能是非飞行者的 2 倍[31]。在旅行超过 9 656km 的情况下,PE 的总发病率可能低至 4.8/100 万,但我们认为低估了微症状和非栓塞性远端血栓的真实发病率[32]。此外,有人认为不只是由于航空旅行时缺乏活动,还有同时存在的轻度缺氧(客舱氧分压低于 72mmHg)会促使形成血栓[33,34]。考虑到多种风险因素在相同患者身上同时存在的频率,要把航空旅行等活动归于缺乏活动本身带来的风险也很具挑战性。

而与航空旅行无关的静坐少动缺乏更好的描述。随着现代办公更分散化,以及美国人花在电脑前的工作和娱乐时间越来越多,与航空旅行无关的 DVT 个例和系列案例的报告次数也随之增长[35]。在其中一份研究中,研究人员对 61 例 VTE 患者进行了调查,并检测其潜在的血栓形成风险。大部分患者存在多种风险因素,其中静坐少动是仅次于家族血栓史的第二种最常见的风险因素。该研究把 24 小时内,累计 8 小时(至少连续保持 3 小时坐位),或累计 10 小时(至少连续保持 2 小时坐位),或累计 12 小时(至少连续保持 1 小时坐位)坐位的情况定义为"久坐"。在参与此项研究的患者中,有 34% 是新确诊的 DVT 病例[36]。一份随访病例对照研究试图描述与工作相关的缺乏活动的比值比,其中 97% 经影像学证实的 VTE 患者(包括 DVT 和 PE)填写了一份与 Aldington 案例系列所使用的调查问卷几乎相同的问卷,然后将这些患者与同期同一中心的对照组进行比对。经过单变量分析,研究人员发现因工作或娱乐而缺乏活动造成 VTE 的比值比达到 2.2(95% CI:1.0~5.0)。虽然这是一个重要的观察结果,但其影响是有限的,特别是与同一数据库中近期手术或有 VTE 家族史的影响相比时(比值比分别是 70.6 和 5.7)[37]。有趣的是,若我们不考虑活动的频率和时长,坐位总时间与 VTE 风险的增长有直接关系。此结论最终强调了与静坐少动的生活方式有关的风险,也强调了仅仅制定预防性方案所面临的挑战。

50.5.2 肥胖

动脉粥样硬化和 VTE 的发生在流行病学上有明显的重叠,后者的风险可由特定的心血管风险因素造成,如高血压、高脂血症和糖尿病,但一直没有得到一致的证明,甚至遭到了反驳[38],可肥胖和吸烟就不同了。许多基于人群的回顾性、前瞻性研究已经观察到这些重要的生活方式相关的风险因素,以及 VTE 的发生和心血管疾病之间的联系[38-40]。

在美国肥胖人群快速增长的同时,人们对肥胖在 DVT 和 PE 的发生中所起的作用也越来越感兴趣。虽然数十年来,肥胖已在 Virchow 三要素模型理论中被认为起促凝血作用,但我们只在近几十年中才看到支持这种关系的重要数据[41,42]。已有一些荟萃分析和大样本队列研究支持了 BMI 的增高和

VTE 之间的联系。在这些荟萃分析中，一份最大样本量的研究囊括了来自 21 份病例对照和队列研究的数据，代表了在过去 50 年中 63 552 名被诊断为 PE 或 DVT 的患者。这份研究将 BMI>30kg/m^2 定义为肥胖，当中发生 VTE 的比值比为 1.84（95% CI：1.55~2.18；I^2=69.2%；P=0.01）。其中，发生 VTE 的患者的 BMI 均值高于对照组 1.7kg/m^2 [43]。

尽管关注的是同质人群，2010 年哥本哈根心脏研究公布的数据同样发现，肥胖是 VTE 发生的独立风险因素[44]。根据他们对每年超过 36 万名患者和近 1 000 例 VTE 患者个案的评估，BMI 在 30~35kg/m^2 之间发生 DVT 或 PE 的风险比为 1.65（1.17~2.34，P=0.005）。他们的数据还表明，风险等级可能因 BMI 升高而增加，因为 BMI 超过 35kg/m^2 的患者的风险比为 2.1（1.39~3.16，P<0.001）。Tsai 等结合社区动脉粥样硬化风险（atherosclerosis risk in communities，ARIC）研究以及心血管健康研究（cardiovascular health study，CHS）的数据，在血栓栓塞病因学纵向调查（longitudinal investigation of thromboembolism etiology，LITE）的研究中也观察到类似趋势[45,46]。以上研究人员还观察到 VTE 风险比的升高与 BMI 从 25kg/m^2 以下上升至 40kg/m^2 以上的五分位数成比例[38]，而对此成比例风险的了解仍需要额外的研究。

除了对凝血的独立影响外，肥胖也与 DVT 和 PE 风险增大有关，这不仅发生在某些特定人群（尤其是女性）中，而且也会出现在其他获得性和遗传性风险因素的背景下。来自女性护士健康研究以及多环境和基因评估（MEGA）研究的数据显示，服用口服避孕药（oral contraceptive pill，OCP）的肥胖女性患者发生 VTE 的风险增加[47]。研究将 BMI<25kg/m^2 以及未服用 OCP 的受试者作为基准，观察到服用 OCP 以及 BMI 为 25~30kg/m^2 的患者发生 VTE 的比值比为 11.63（95% CI：7.46~18.14）。随着 BMI 升高超过 30kg/m^2，相关比值比增至 23.78（95% CI：13.35~42.34）。

与肥胖和因子 V 莱登突变（factor V Leiden mutation，FVL mutation）相关的 VTE 风险也被证明是显著的。尽管在正常体重（BMI<25kg/m^2）患者中，这种基因异常本身的比值比就达到了 4.18，但在 BMI 为 25~30kg/m^2 以及 30kg/m^2 以上的患者中，其比值比则分别上升至 5.77 和 7.86。肥胖与凝血酶原基因突变的联合影响也具有相似规模的风险。虽然肥胖是如何增加 VTE 风险的尚不明确，但是研究人员近期称，肥胖程度的增加，以及凝血因子Ⅷ和活性 C 蛋白抵抗水平的升高，可能与慢性炎症状态的形成有关[48]。

肥胖除了对首次发生 VTE 有影响外，它还被观察到会增加 VTE 治疗后复发的风险。在一份近期的前瞻性研究中，研究人员对 1 000 余名患者进行了平均 46 个月的随访，随访时间从首次发生无明确原因的 DVT 到完成抗凝治疗。他们观察到，DVT 在正常 BMI（<25kg/m^2）、超重和肥胖患者中的复发率分别为 9.3%、16.7%（95% CI：11.0%~22.3%）和 17.5%（95% CI：13.0%~22.0%）。在这 4 年的研究中，复发患者的平均 BMI 为 28.5kg/m^2，而 46 个月后无血栓患者的 BMI 为 26.9kg/m^2（P=0.01）[49]。这些数据表明，通过选择更健康的生活方式来降低 BMI 也许能影响 VTE 的疾病管理。

50.5.3 吸烟

尽管吸烟长期以来被认为是动脉粥样硬化发生的一种独立风险因素，但它在 VTE 发生中所起的作用还不太明确。这一争议主要源于20世纪90年代和21世纪早期,关于暴露于吸烟环境和VTE发展之间相互矛盾的数据。争议的核心是一份2008年的荟萃分析不支持将吸烟作为DVT或PE的独立风险因素,它与近年来的许多研究形成对比,这些研究发现吸烟所带来的风险升高不仅与吸烟量相关,更重要的是,也许可将其视为其他后天或遗传风险因素的协同因素[50]。

Ageno等在2008年对照了所收集的超过20年关于VTE和传统心血管疾病风险因素的观察性数据[50]。在评估完21份包含超过63 000名患者数据的病例对照和队列研究(其中4份为前瞻性研究)后,他们报告吸烟对发生VTE的风险增长(非显著性)仅为1.18(95% CI: 0.95~1.46)。几乎同时,一些小规模和更局限的基于人群的研究结果也反对将吸烟作为VTE的独立风险因素[38,51,52]。

这些数据存在一些重要的局限性,有待进一步调查。Ageno的大量回顾性数据不能以控制其他VTE栓塞风险因素并存的方式进行评估,如年龄、BMI增加、近期手术、并发恶性肿瘤的存在或确诊的易栓症。其中6份收录的研究关注了VTE与OCP间的相互作用,也因此尤其局限于特定的人群。这些研究中,VTE的存在不一定是通过公认的诊断方法证实的,如CT或超声。此外,研究中没有区别现吸烟者和曾吸烟者。

Cheng等假设,上述局限性和排除大量已发表的数据可能人为地降低了吸烟作为VTE危险因素的表观影响。他们于2013年发表了一份包含32项研究,共35 151例VTE事件的荟萃分析[53],其中缺乏额外风险因素数据或缺失有关吸烟的具体细节的研究被排除在分析之外。他们报告,在控制了额外已知VTE风险因素后的一般人群中,当前吸烟者相较于非吸烟者发生VTE的相对风险是1.23(95% CI: 1.14~1.33)。另据他们报告,每天每多吸10支烟,这种风险就会增加10.2%(95% CI: 8.6%~11.8%),或每年每多吸10包烟,这种风险会增加6.1%(95% CI: 3.8%~8.5%)。若干较小规模的研究也曾报告,在吸烟者中观察到VTE的相对风险也有类似的增加[47,54]。

最近,Mahmoodi等通过仅使用前瞻性识别和确诊的VTE病例,评估了心血管疾病(CVD)的风险因素(如吸烟)在VTE发生中的作用。这份荟萃分析只收录了利用CT或超声确认存在VTE的高质量前瞻性试验数据并证实,虽然目前吸烟确实使发生VTE的比值比适度增至1.19(95% CI: 1.08~1.32),但这一整体效应完全归因于亚组患者在4.7~19.7年的随访中最终诊断为诱发性血栓[55]。大多数传统的CVD风险因素并不能独立地使患者患上静脉疾病,这一结论进一步支持了本章的中心主题:可能是多种风险因素(获得性和遗传性)的协同作用导致了VTE的发生。

大量证据表明,在已知的非生活方式相关风险因素中,如出现亲血栓基因突变或在近期手术的背景下,吸烟具有协同效应,这进一步支持了吸烟作为发生VTE辅助因素的重要性。

在已识别出的诸多VTE遗传风险因素中,最可靠的是FVL和凝血酶原基因突变[56]。据估计,多达8%的DVT患者会携带其中一种突变,并且大约2%的人群会携带至少两种突变[57]。尽管估计值各不相同,但这些突变的杂合性与统计学上VTE的显著性比值比相关,单个位点约为2.6,同时发现时高达5.66[58]。另观察到,在已知基因突变的患者中,VTE的发病率存在一定程度的变异性。许多患者即使暴露在已知有效的辅助因素下,也从未发生过VTE[59]。假设生活方式的选择(尤其是吸烟和肥胖)可能因此影响这些患者VTE的不同发展,Severinsen等研究了吸烟对已知FVL和凝血酶原基因发生突变的患者发生 VTE 的剂量效应的影响。尽管研究中相对较少的 VTE 案例可能高估了吸烟的影响，但据他们报告，每天吸烟超过 25g（比 1 包香烟稍多）对已知存在 FVL 和凝血酶原基因突变的 VTE 患者的比值比分别为 4.46（95% CI：1.83~10.88）和 76.8（95% CI：29.2~201.7）。同样值得注意的是，在这项研究中所匹配的对照组中，每天吸烟量少于 25g，并没有观察到发生 VTE 的风险增加。这也进一步支持 Cheng 等报告的剂量效应，他们确实观察到，在每天吸烟超过 1 包的对照组中，VTE 发病率在统计学上显著且成比例地增加。

众所周知，使用雌激素和复方口服避孕药本身就与 VTE 的风险增加相关，增加的风险是对照组的 2~4 倍[60]。在许多大型综述和荟萃分析中，VTE 发病率的变异性主要归因于这些药物中孕激素成分的变异性[61]。然而，与之前的例子一样，在联合 OCP 的患者中，吸烟（和肥胖）在该患者群体中起着重要的协同作用，VTE 发生风险可能增加 1 倍以上。Pomp 等报告称，在目前吸烟且服用 OCP 的患者中，发生 VTE 的比值比为 8.79（95% CI：5.73~13.49）[47]。此外，对这些数据的亚组分析也表明，每天吸烟可直接成比例地增加 VTE 的风险，其程度与 Cheng 等观察到的结果类似。

50.5.4 诊断

PE 的诊断依赖于保持临床上的高度怀疑，而对上述常见风险因素的认识本身更增强了这种怀疑。虽然其临床表现各异，而且这种多变性可独立于栓塞的大小或位置，但若干大型研究已经证明了一些更常被观察到的特征[19,40,62]。这些特征包括呼吸困难（近 3/4 的患者存在）和胸膜炎性胸痛（2/3 的患者存在）。呼吸急促在半数 PE 患者中存在，近 1/4 的患者在被诊断为 PE 时，都存在咳嗽和下肢 DVT 的证据。在 3/4 以上的患者中，症状出现的速度在几秒到几分钟之间[19,40]。以难治性低氧血症、心源性休克或心搏骤停为特征的高危症状相对少见，但需要特定的初期处理方法。虽然已经观察到，诊断前的症状持续时间与血栓负荷的增加有直接关系，但这种关系与这些高患病率的表现没有显著的相关性[63]。

一项收录了超过 25 000 份 PE 病例的荟萃分析显示，内科医师主要基于对这些症状的考量所形成的临床印象，对检测 PE 的敏感性可能达到 85%，尽管特异性（51%）较低，也是能够理解的[62]。由于这些数据的驱使，在某种程度上，因过去几年聚焦医疗支出和资源利用的需要，人们对简单、标准化识别极低风险个体的模式已越来越感兴趣[64]。肺栓塞排除标准（pulmonary embolism rule-out criteria, PERC）（一套共 8 个临床和患者指标，用来预测肺栓塞最初表现时的风险）作为一种旨在完成此目标的工具被开发出来，它已在早期研究和近期发布的随机对照试验中有出色表现[65]。而要将这种方法纳入标准实践，可能还需要更多的研究。

根据临床评估或标准化评分（如 Wells），对于检查前概率较低的 PE 患者，实验室检查可以在风险分层和排除肺栓塞方面发挥重要作用，但它们不是诊断 PE 的严格必要条件。D- 二聚体已被广泛研究，它的阴性测试结果可以有效地排除栓塞，并排除在低风险人群中进一步检测的需要[66]。在 PE 高患病率人群或有与其升高有关病史的人群中（住院患者、老年人、终末期肾病患者），该检测的性能和效用则显著降低[67]。尤其令人困惑的是，考虑到关于具有这些特征的个体形成血栓的风险增加,所以许多具有这些特征但属于低至中等风险的患者将接受检测,他们也将显示较高的阴性率。

诊断 PE 高预测概率患者(或适合进行最终试验的患者)的护理标准已经建立。研究支持使用 CT 扫描方案来使肺动脉显影,而这项测试的表现因 PE 预测试概率的不同而异。前瞻性肺栓塞诊断调查(Prospective Investigation of Pulmonary Embolism Diagnosis,PIOPED)Ⅱ的数据显示,在高度疑似肺栓塞的患者中,该测试的敏感性和特异性分别为 90% 和 96%[19]。假阴性虽然在高度疑似的人群中很少出现,仅 0.07%[68],但在所有人群中都存在。技术上的挑战,如肥胖、移动性假象或不正确的造影剂推注时间,会不成比例地降低这项测试在肺亚段水平上诊断的准确性。在这种情况下,放射科医师之间的观察者间变异性高达 50%[69]。

50.5.5 治疗

VTE 的治疗方法取决于多种疾病和患者因素,这些因素会影响治疗药物的选择和抗凝治疗的持续时间。它们包括血栓的位置(下肢远端相对于下肢近端或肺栓塞)、出现血流动力学不稳定、潜在风险因素的特征,以及易出现严重不良反应的治疗(如出血风险)。

最近的许多研究集中在使用直接口服抗凝血药(利伐沙班、达比加群酯等)治疗 DVT 和 PE。在过去,维生素 K 拮抗剂(如华法林)、肝素灌注或低分子量肝素皮下注射是标准治疗。虽然在某些情况下它们仍然是这样,但越来越多的证据表明直接口服抗凝血药(direct oral anticoagulant,DOAC)是安全有效的[70-73]。

2016 年美国临床药学学院(American College of Clinical Pharmacy,ACCP)更新的 VTE 抗血栓治疗是被广泛接受的管理标准,以下是其内容的高度概括(在非恶性肿瘤的静脉血栓栓塞患者中)[74]:

- 相比华法林,推荐使用达比加群酯、利伐沙班、阿哌沙班和艾多沙班。
- 在服用达比加群酯(每次 150mg,2 次 /d)和艾多沙班(每次 30mg 或 60mg,1 次 /d)之前,需要注射 5~10 天的肠外抗凝血药,通常是低分子量肝素。
- 利伐沙班(每次 15mg,2 次 /d,21 天后改为每次 20mg,与食物同服)和阿哌沙班(每次 10mg,2 次 /d,10 天后改为每次 5mg,2 次 /d)不需要最初注射低分子量肝素。
- 以上这些建议是基于这些因素:
  - 这些药物降低复发性 VTE 的风险与华法林相似。
  - 这些药物降低的风险似乎是相似的。
  - 这些药物出现颅内出血的风险似乎比华法林低。
  - 这些药物出现致命性出血的可能不高于华法林。
  - 这些药物对患者来说更方便,也可能导致更好的依从性。
- 若选择使用华法林,最初需要至少进行 5 天低分子量肝素注射。
- 若使用肝素,在大多数案例中,相比普通肝素,应优先考虑使用低分子量肝素[75]。

治疗的持续时间是VTE治疗中另一个被广泛研究和讨论的话题,潜在风险的性质对这一决定至关重要。决定治疗的持续时间须考虑的关键因素是预防复发,数据显示,不管使用抗凝血药的情况如何,停止治疗后的3个月、6个月甚至12个月后的复发风险会升高[76]。而VTE复发的风险很可能会随着风险因素的持续而变化：现有的最大数据确定恶性肿瘤的存在、年龄、BMI和持续的神经功能障碍是其复发的独立预测因素[76]。相反,外科文献显示,孤立性DVT术后进行3个月的抗凝治疗,后续超过这一治疗时间对预防复发无益处[77]。根据我们对血栓再吸收的动力学的了解,缩短抗凝疗程可能是可行的,尽管一些研究表明某些"短暂"风险因素的血栓形成效应远远超出急性损伤。此外,无故出现血栓患者的复发率可能高于一般人群,根据这一观察结果的反应,这类人群应考虑无限期地进行抗凝治疗[77]。

目前尚不能证明,仅在先前确定的与生活方式相关的风险因素背景下产生的血栓,在风险改变后是否有可能更少地复发。虽然倾向认为减重、避免久坐、戒烟可使血栓形成的风险恢复到"正常"水平,但这依旧是未知的。

当处理以下特殊情况时,有时仍需要不同的考量。

50.5.6 大面积肺栓塞

血流动力学不稳定在所有建议的治疗流程中是一个关键分支点。出现心源性休克的高死亡风险的患者应考虑溶栓治疗[74]。溶栓带来的潜在益处被认为是连续的,它直接与患者因VTE而濒临死亡的风险不同,也与大出血(多数是颅内大出血)的风险相反。但由于缺乏准确描述接受溶栓后患者特征和结果的数据,所以很难找到确定潜在益处的临界点。最近的一项研究试图描述"中等风险"患者(定义为无真正休克的右心室功能不全)的预后结果。尽管超过1200名急性PE和右心室功能不全的患者被随机分配接受替奈普酶和肝素治疗(与单独肝素治疗对比),但由于出血增加(包括颅内出血)的平衡作用,未发现明显的净受益[78]。

溶栓治疗的技术方法也一直是研究的兴趣领域,有假设认为肺动脉(pulmonary artery,PA)置管溶栓(catheter-directed thrombolysis,CDT)相比于外周静脉输注发生严重出血的风险更低。目前的数据大多局限于小型试验,试验结果的普遍性有限。根据目前的证据,置管溶栓比单纯肝素溶栓能更快地溶解血栓,而且与全身输注相比,置管溶栓可能降低大出血的风险[79,80]。然而,到目前为止,还没有任何试验对置管溶栓和全身性溶栓进行过全面的比较。目前的指南同样反映出数据的缺乏,但相比置管溶栓,指南更倾向于全身性溶栓治疗。然而将来随着更多证据的积累,以上建议可能会被修改。

50.6 远端深静脉血栓形成

无论是否存在潜在可改变的危险因素,四肢远端形成血栓并不都需要抗凝治疗。决定对这类患者是否进行抗凝治疗,应基于评估患者的症状、发生出血等不良事件的风险,以及由他们病史决定的血栓复发或进一步发展的风险。治疗远端DVT患者的方法,包括在抗凝治疗2周后对下肢进行连续双功能超声检查。在此监测期间,若无症状或血栓未进一步发展则提示患者栓塞或血栓移动的风险较低。

最可能受益于这种治疗方案的患者将会有良好的心肺储备，较小的远端血栓，且无并发肺栓塞[81]。目前的指南认为，与处在一段不确定的时期相比，共同决策可能对最终治疗产生更高的价值，并且这组患者接受抗凝治疗后发生严重出血事件的风险很可能较低[82]。

50.7 亚段孤立肺栓塞

经高敏感性的检查方法（多排CT）探测到孤立的、无症状的亚段肺栓塞不需要抗凝治疗，这些患者可在下肢近端的超声检查阴性后持续观察。这种方法主要基于这样一种预期，即在低风险或中等风险的扫描中，许多外周的微小缺陷将是假阳性的，而在持续潜在的风险因素背景下，真阳性的可能性会急剧上升（请参阅上文）[83,84]。归因于血栓症状的存在或下肢残余血栓形成的存在应促使患者和临床医师对其进行治疗。重要的是要知道出现远端DVT和亚段孤立PE的患者，双方各自被排除在对方问题之外，并应及时给予适当的抗凝治疗。

50.8 与恶性肿瘤相关的血栓栓塞

没有足够的证据推荐在恶性肿瘤相关VTE的治疗中使用DOAC，低分子量肝素依旧是标准治疗。此建议是基于观察到在这些患者中使用华法林的失败率较高[85]。尽管DOAC似乎在这类人群中安全、有效，但需要更多研究来阐明它们的作用。大多数最新的指南尚不推荐用DOAC治疗与癌症相关的VTE[71,82]。

> **临床应用**
>
> - 保持对DVT或PE临床上的高度怀疑必须包括对相关风险因素的认识，并且在临床评估中应考虑静坐少动的生活方式、肥胖和吸烟。
> - 诊断PE的关键在于保持临床上的高度怀疑，在部分低概率患者中应用血清学检查，而对验前概率高的患者应用增强CT。
> - 直接口服抗凝血药已成为一种大多数DVT和血流动力学稳定的PE患者的标准治疗。
> - PE治疗中存在诸多需要制订个性化方案的特殊情况。

（Joseph Gallant, MD and Ryan Shipe, MD 著　胡越空 译　喻鹏铭 校）

参考文献

1. Rosendaal FR. Thrombosis in the young: Epidemiology and risk factors, a focus on venous thrombosis. *Thromb Haemost*. 1997;78(1):1–6.
2. Meignan M, Rosso J, Gauthier H, et al. Systematic lung scans reveal a high frequency of silent pulmonary embolism in patients with proximal deep venous thrombosis. *Arch Intern Med*. 2000;160(2):159–64.
3. Oger E, Groupe d'Etude de la Thrombose de Bretagne Occidentale. Incidence of

venous thromboembolism: A community-based study in Western France. *Thromb Haemost.* 2000;83(5):657-60.
4. Bertina RM. Genetic approach to thrombophilia. *Thromb Haemost.* 2001;86(1):92.
5. Belohlavek J, Dytrych V, Linhart A. Pulmonary embolism II: Management. *Exp Clin Cardiol.* 2013 Spring;18(2):139-47.
6. Grosse SD, Nelson RE, Nyarko KA, et al. The economic burden of incident venous thromboembolism in the United States: A review of estimated attributable healthcare costs. *Wien Klin Wochenschr.* 2002;114(17-18):766-72.
7. MacDougall DA, Feliu AL, Boccuzzi SJ, Lin J. Economic burden of deep-vein thrombosis, pulmonary embolism, and post-thrombotic syndrome. *Am J Health Syst Pharm.* 2006;63(20 Suppl 6):S5-15.
8. Stone J, Hangge P, Albadawi H, et al. Deep vein thrombosis: Pathogenesis, diagnosis, and medical management. *Cardiovasc Diagn Ther.* 2017;7(Suppl 3): S276-84.
9. Wessler S, Reimer SM, Sheps MC. Biologic assay of a thrombosis-inducing activity in human serum. *J Appl Physiol.* 1959;14:943-6.
10. Sevitt S. The structure and growth of valve-pocket thrombi in femoral veins. *J Clin Pathol.* 1974;27:517-28.
11. Brooks EG, Trotman W, Wadsworth MP, et al. Valves of the deep venous system: An overlooked risk factor. *Blood.* 2009;114:1276-9.
12. Busch C, Cancilla PA, DeBault LE, et al. Use of endothelium cultured on microcarriers as a model for the microcirculation. *Lab Invest.* 1982;47:498-504.
13. Esmon CT. Basic mechanisms and pathogenesis of venous thrombosis. *Blood Rev.* 2009;23:225-9.
14. Cogo A, Lensing AWA, Prandoni P, et al. Distribution of thrombosis in patients with symptomatic deep-vein thrombosis: Implications for simplifying the diagnostic process with compression ultrasound. *Arch Intern Med.* 1993;153:2777-80.
15. Kearon C. Natural history of venous thromboembolism. *Circulation.* 2003;107:122-30.
16. Lagerstedt CI, Olsson CG, Fagher BO, et al. Need for long-term anticoagulant treatment in symptomatic calf-vein thrombosis. *Lancet.* 1985;2:515-8.
17. Kearon C, Julian JA, Newman TE, et al., for the McMaster Diagnostic Imaging Practice Guidelines Initiative. Non-invasive diagnosis of deep vein thrombosis. *Ann Intern Med.* 1998;128:663-77.
18. Moser KM, Fedullo PF, LittleJohn JK, et al. Frequent asymptomatic pulmonary embolism in patients with deep venous thrombosis. *JAMA.* 1994;27:223-5.
19. Stein PD, Beemath A, Matta F, et al. Clinical characteristics of patients with acute pulmonary embolism: Data from PIOPED II. *Am J Med.* 2007;120(10):871.
20. Coon WW, Willis PW. Recurrence of venous thromboembolism. *Surgery.* 1973;73:823-7.
21. Spencer FA, Emery C, Lessard D, et al. The Worcester Venous Thromboembolism study: A population-based study of the clinical epidemiology of venous thromboembolism. *J Gen Intern Med.* 2006;21(7):722.
22. Lijfering WM, Rosendaal FR, Cannegieter SC. Risk factors for venous thrombosis - current understanding from an epidemiological point of view. *Br J Haematol.* 2010;149(6):824.
23. Lowe GD. Virchow's triad revisited: Abnormal flow. *Pathophysiol Haemost Thromb.* 2003;33(5-6):455.
24. Ocak G, Vossen CY, Verduijn M, et al. Risk of venous thrombosis in patients with major illnesses: Results from the MEGA study. *J Thromb Haemost.* 2013;11(1):116.
25. Rogers MA, Levine DA, Blumberg N, et al. Triggers of hospitalization for venous thromboembolism. *Circulation.* 2012;125(17):2092. Epub 2012 Apr 3.
26. Sorensen HT, Horvath-Puho E, Pedersen L, et al. Venous thromboembolism and subsequent hospitalisation due to acute arterial cardiovascular events: A 20-year cohort study. *Lancet* 2007;370:1773-9.
27. White RH, Zhou H, Romano PS. Incidence of symptomatic venous thromboembolism after different elective or urgent surgical procedures. *Thromb Haemost.* 2003;90(3):446.
28. Ocak G, Vossen CY, Verduijn M, et al. Risk of venous thrombosis in patients with major illnesses: Results from the MEGA study. *J Thromb Haemost.* 2013;11(1):116.
29. Simpson K. Shelter deaths from pulmonary embolism. *Lancet.* 1940;ii:744.
30. Lassen MR, Borris LC, Nakov RL. Use of the low-molecular-weight heparin revivarin to prevent deep-vein thrombosis after leg injury requiring immobilization. *N Engl J Med.* 2002;347(10):726.
31. Schwarz T, Siegert G, Oettler W, et al. Venous thrombosis after long-haul flights. *Arch Intern Med.* 2003;163:2759-64.
32. Lapostolle F, Surget V, Borron SW, et al. Severe pulmonary embolism associated with air travel. *N Engl J Med.* 2001;345(11):779-83.
33. Cannegieter SC, Doggen CJ, van Houwelingen HC, et al. Travel-related venous thrombosis: Results from a large population-based case control study (MEGA study). *PLoS Med.* 2006;3(8):e307.
34. Gavish I, Brenner B. Air travel and the risk of thromboembolism. *Intern Emerg Med.* 2011;6(2):113-6.
35. Lucerna A, Espinosa J, Ackley L, et al. A case report on VT from TV: DVT and PE from prolonged television watching. *Case Rep Pulmonol.* 2017;2017:9347693.
36. Aldington S, Pritchard A, Perrin K, et al. Prolonged seated immobility at work is a common risk factor for venous thromboembolism leading to hospital admission. *Intern Med J.* 2008;38(2):133-5.
37. West J, Perrin K, Aldington S, et al. A case-control study of seated immobility at work as a risk factor for venous thromboembolism. *Soc Med.* 2008;101(5):237-43.
38. Tsai AW, Cushman M, Rosamond WD, et al. Cardiovascular risk factors and venous thromboembolism incidence: The longitudinal investigation of thromboembolism etiology. *Arch Intern Med.* 2002;162(10):1182.
39. Hansson PO, Eriksson H, Welin L, et al. Smoking and abdominal obesity: Risk factors for venous thromboembolism among middle-aged men: "the study of men born in 1913". *Arch Intern Med.* 1999;159(16):1886.
40. Stein PD, Terrin ML, Hales CA, et al. Clinical, laboratory, roentgenographic, and electrocardiographic findings in patients with acute pulmonary embolism and no pre-existing cardiac or pulmonary disease. *Chest.* 1991;100(3):598.
41. Folsom AR, Qamhieh HT, Flack JM, et al. Plasma fibrinogen: Levels and correlates in young adults: The Coronary Artery Risk Development in Young Adults (CARDIA) study. *Am J Epidemiol.* 1993;138:1023-36.
42. Folsom AR, Wu KK, Rasmussen M, et al. Determinants of population changes in fibrinogen and factor VII over 6 years: The Atherosclerosis Risk in Communities (ARIC) study. *Arterioscler Thromb Vasc Biol.* 2000;20:601-6.
43. Ageno W, Becattini C, Brighton T, et al. Cardiovascular risk factors and venous thromboembolism: A meta-analysis. *Circulation.* 2008;117(1):93.
44. Holst AG, Jensen G, Prescott E, et al. Risk factors for venous thromboembolism: Results from the Copenhagen City Heart Study. *Circulation.* 2010;121(17):1896.
45. ARIC Investigators. The atherosclerosis risk in communities (ARIC) study: Design and objectives. *Am J Epidemiol.* 1989;129:687-702.
46. Fried LP, Borhani NO, Enright P, et al. The cardiovascular health study: Design and rationale. *Ann Epidemiol.* 1991;1:263-76.
47. Pomp ER, le Cessie S, Rosendaal FR, et al. Risk of venous thrombosis: Obesity and its joint effect with oral contraceptive use and prothrombotic mutations. *Br J Haematol.* 2007;139(2):289.
48. Christiansen SC, Lijfering WM, Naess IA, et al. The relationship between body mass index, activated protein C resistance and risk of venous thrombosis. *J Thromb Haemost.* 2012;10(9):1761.
49. Eichinger S, Hron G, Bialonczyk C, et al. Overweight, obesity, and the risk of recurrent venous thromboembolism. *Arch Intern Med.* 2008;168(15):1678.
50. Ageno W, Becattini C, Brighton T, et al. Cardiovascular risk factors and venous thromboembolism: A meta-analysis. *Circulation.* 2008;117(1):93.
51. Helmerhorst FM, Bloemenkamp KW, Rosendaal FR, et al. Oral contraceptives and thrombotic disease: Risk of venous thromboembolism. *Thromb Haemost.* 1997;78(1):327.
52. Jee SH, Suh I, Kim IS, et al. Smoking and atherosclerotic cardiovascular disease in men with low levels of serum cholesterol: The Korea Medical Insurance Corporation Study. *JAMA.* 1999;282(22):2149.
53. Cheng YJ, Liu ZH, Yao FJ, et al. Current and former smoking and risk for venous thromboembolism: A systematic review and meta-analysis. *PLoS Med.* 2013;10(9):e1001515.
54. Wattanakit K, Lutsey PL, Bell EJ, et al. Association between cardiovascular disease risk factors and occurrence of venous thromboembolism. A time-dependent analysis. *Thromb Haemost.* 2012;108(3):508.
55. Mahmoodi BK, Cushman M, Anne Næss I, et al. Association of traditional

cardiovascular risk factors with venous thromboembolism: An individual participant data meta-analysis of prospective studies. *Circulation.* 2017;135(1):7–16.
56. Dahlback, B. Advances in understanding pathogenic mechanisms of thrombophilic disorders. *Blood.* 2008;112(1):19–27.
57. Margaglione M, Brancaccio V, Giuliani N, et al. Increased risk for venous thrombosis in carriers of the prothrombin G-->A20210 gene variant. *Ann Intern Med.* 1998;129(2):89.
58. Severinsen MT, Kristensen SR, Johnsen SP, et al. Anthropometry, body fat, and venous thromboembolism: A Danish follow-up study. *Circulation.* 2009;120(19):1850.
59. Kristensen, S.R., Andersen-Ranberg, K., Bathum, L, et al. Factor V Leiden and venous thrombosis in Danish centenarians. *Thromb Haemost.* 80:860–1.
60. van Hylckama Vlieg A, Helmerhorst FM, Vandenbroucke JP, et al. The venous thrombotic risk of oral contraceptives, effects of oestrogen dose and progestogen type: Results of the MEGA case-control study. *BMJ.* 2009;339:b2921.
61. de Bastos M, Stegeman BH, Rosendaal FR, et al. Combined oral contraceptives: Venous thrombosis. *Cochrane Database Syst Rev.* 2014.
62. Lucassen W, Geersing GJ, Erkens PM, et al. Clinical decision rules for excluding pulmonary embolism: A meta-analysis. *Ann Intern Med.* 2011;155(7):448.
63. den Exter PL, van Es J, Erkens PM, et al. Impact of delay in clinical presentation on the diagnostic management and prognosis of patients with suspected pulmonary embolism. *Am J Respir Crit Care Med.* 2013;187(12):1369–73.
64. Singh B, Mommer SK, Erwin PJ, et al. Pulmonary embolism rule-out criteria (PERC) in pulmonary embolism—revisited: A systematic review and the meta-analysis. *Emerg Med J.* 2013;30(9):701–6.
65. Freund Y, Cachanado M, Aubry A, et al. PROPER Investigator Group. Effect of the pulmonary embolism rule-out criteria on subsequent thromboembolic events among low-risk emergency department patients: The PROPER randomized clinical trial. *JAMA.* 2018;319(6):559–66.
66. Bass AR, Fields KG, Goto R, et al. Clinical decision rules for pulmonary embolism in hospitalized patients: A systematic literature review and meta-analysis. *Thromb Haemost.* 2017;117(11):2176.
67. Rathbun SW, Whitsett TL, Vesely SK, et al. Clinical utility of D-dimer in patients with suspected pulmonary embolism and nondiagnostic lung scans or negative CT findings. *Chest.* 2004;125(3):851.
68. Quiroz R, Kucher N, Zou KH, et al. Clinical validity of a negative computed tomography scan in patients with suspected pulmonary embolism: A systematic review. *JAMA.* 2005;293(16):2012.
69. Miller WT Jr, Marinari LA, Barbosa Jr E, et al. Small pulmonary artery defects are not reliable indicators of pulmonary embolism. *Ann Am Thorac Soc.* 2015;12(7):1022.
70. Carrier M, Cameron C, Delluc A, Castellucci L, Khorana AA, Lee AY. Efficacy and safety of anticoagulant therapy for the treatment of acute cancer-associated thrombosis: A systematic review and meta-analysis. *Thromb Res.* 2014;134(6):1214–9.
71. Bauersachs R, Berkowitz SD, Brenner B, et al. Oral rivaroxaban for symptomatic venous thromboembolism. *N Engl J Med.* 2010;363(26):2499–510.
72. Schulman S, Kearon C, Kakkar AK, et al. Dabigatran versus warfarin in the treatment of acute venous thromboembolism. *N Engl J Med.* 2009;361(24):2342–52.
73. Fox BD, Kahn SR, Langleben D, Eisenberg MJ, Shimony A. Efficacy and safety of novel oral anticoagulants for treatment of acute venous thromboembolism: Direct and adjusted indirect metaanalysis of randomised controlled trials. *BMJ.* 2012;345:e7498.
74. Kearon C, Akl EA, Ornelas J, et al. Antithrombotic therapy for VTE disease: CHEST guideline and expert panel report. *Chest.* 2016;149(2):315–52.
75. Robertson L, Jones LE. Fixed dose subcutaneous low molecular weight heparins versus adjusted dose unfractionated heparin for the initial treatment of venous thromboembolism. *Cochrane Database Syst Rev.* 2017;2:DC001100.
76. Heit JA, Mohr DN, Silverstein MD, Petterson TM, O'Fallon WM, Melton LJ III. Predictors of recurrence after deep vein thrombosis and pulmonary embolism: A population-based cohort study. *Arch Intern Med.* 2000;160(6):761–8.
77. Couturaud F, Sanchez O, Pernod G, et al. Six months vs extended oral anticoagulation after a first episode of pulmonary embolism: The PADIS-PE randomized clinical trial. *JAMA.* 2015;314(1):31–40.
78. Meyer G, Vicaut E, Danays T, et al. Fibrinolysis for patients with intermediate-risk pulmonary embolism. *N Engl J Med.* 2014;370(15):1402–11.
79. Kucher N, Boekstegers P, Muller OJ, et al. Randomized, controlled trial of ultrasound-assisted catheter-directed thrombolysis for acute intermediate-risk pulmonary embolism. *Circulation.* 2014;129(4):479–86.
80. Kuo WT, Banerjee A, Kim PS, et al. Pulmonary embolism response to fragmentation, embolectomy, and catheter thrombolysis (PERFECT): Initial results from a prospective multicenter registry. *Chest.* 2015;148(3):667–73.
81. Masuda EM, Kistner RL. The case for managing calf vein thrombi with duplex surveillance and selective anticoagulation. *Dis Mon.* 2010;56(10):601–13.
82. Chai-Adisaksopha C, Crowther M, Isayama T, Lim W. The impact of bleeding complications in patients receiving target-specific oral anticoagulants: A systematic review and meta-analysis. *Blood.* 2014;124(15):2450–8.
83. Carrier M, Righini M, Wells PS, et al. Subsegmental pulmonary embolism diagnosed by computed tomography: Incidence and clinical implications. A systematic review and meta-analysis of the management outcome studies. *J Thromb Haemost.* 2010;8(8):1716–22.
84. Wiener RS, Schwartz LM, Woloshin S. When a test is too good: How CT pulmonary angiograms find pulmonary emboli that do not need to be found. *BMJ.* 2013;347:f3368.
85. Lee AY, Kamphuisen PW, Meyer G, et al. Tinzaparin vs warfarin for treatment of acute venous thromboembolism in patients with active cancer: A randomized clinical trial. *JAMA.* 2015;314(7):677–86.

第51章 流行性感冒

目录

要点／814

51.1 定义／814

51.2 流感的历史／814

51.3 流感病毒病原学／814

51.4 遗传变异／815

51.5 流感的流行病学／815

51.6 经济影响／816

51.7 流感病理生理学／817

51.8 临床疾病／817

51.8.1 季节性流感／817

51.8.2 禽流感／818

51.9 流感的实验室诊断／818

51.10 预防／819

51.10.1 接种疫苗／819

51.10.2 药物预防／820

51.10.2.1 流感患者的自我护理／820

51.11 抗病毒治疗／821

51.12 总结／822

临床应用／822

参考文献／822

要　点

- 流行性感冒病毒(简称:流感病毒)在人类和其他动物物种之间发生基因重组和突变,并逐步进化。
- 这种进化使流感病毒能够逃避针对特定毒株的免疫反应。
- 目前估计美国每年有超过 5 万人死于流感并发症。
- 目前的疫苗研发虽不完善,但仍很有用,一般推荐应用。
- 目前治疗流感的药物推荐用于特定人群和流感住院患者,但疗效不如预期。
- 正在进行的研究可能会研发出更好的治疗方法。

51.1　定义

流感是由流感病毒引起的一种急性呼吸道传染病。这是一种常见病,是普通人群中重大疾病的来源,特别是对于流感并发症高危的人群,能够导致死亡。

51.2　流感的历史

"流行性感冒"一词源于意大利语,在恒星"影响"导致疾病的观念中诞生。多年来,对流感病毒引起的临床疾病有过许多名称,包括"流行性感冒"和"流行性卡他症"。流行性感冒通常被称为"流感";但"流感"一词也经常被公众用来形容其他急性发热性疾病。尽管急性胃肠道疾病与流感病毒并无关联,它们却常被称为"胃肠流感"。大部分流感的流行至少从中世纪就开始了,但有些也可能发生在更早的时期。对既往流感的流行病学调查主要是通过高发病率、流行曲线的性质和咳嗽频次的增加进行识别的。西方医学史学家普遍认为的第一次流感流行发生在 1580 年,起源于亚洲,6 个月内传遍欧洲,最终到达美洲大陆[1]。

51.3　流感病毒病原学

流感病毒属于正黏病毒,根据核蛋白(nucleoprotein,NP)和基质(matrix,M)蛋白抗原性的不同可分成 3 种类型:甲(A)型流感病毒、乙(B)型流感病毒和丙(C)型流感病毒。甲型流感病毒是 3 种流感病毒中毒性最强的一种,目前已知的流感大流行均为甲型流感病毒导致。乙型流感病毒引起的疾病往往比甲型流感病毒轻[2]。丙型流感病毒仅偶尔引起人类感染,并且它的感染模式没有季节性变化。这 3 型病毒均显示来源于宿主细胞的脂质包膜和分节段的单负链 RNA 的基因组。流感病毒颗粒形状多变,从直径 80~120nm 的不规则球体到长丝状颗粒。仅甲型流感病毒具有亚型。它的分型是基于 2 种主要表面蛋白,神经氨酸酶(neuraminidase,NA)和血凝素(hemagglutinin,HA)。这些表面蛋白像刺突一样,密集地覆盖在病毒表面,对于病毒进入细胞非常重要。另一种少量存在于病毒包膜上的蛋白是膜蛋白 M2。甲型流感病毒根据表面蛋白 HA 和 NA 命名,例如,将包含 3 种 HA 和 2 种 NA 蛋白的病毒命名为 H_3N_2 病毒。除亚型外,甲型流感病毒还可根据首次分离病毒的地点和时间进一步区分,如 A/加利福尼亚/7/2009(H_1N_1)。

甲型流感病毒至少有 16 种 HA 和 9 种 NA 抗原亚型。感染人类的病毒亚型通常为三种 HA 亚型之一(H_1、H_2、H_3)和 2 种 NA 亚型之一(N_1、N_2),这也是病毒常见的表型。目前发现,接触家禽后的 H_5、H_6、H_7、H_9、H_{10} 感染病例主要发生在亚洲地区。虽然有一些小规模的聚集性发病,但尚未发现持续的人传人现象。

所有的流感病毒都能感染人类。甲型流感病毒也能感染多种动物,包括猪、马、海洋哺乳动物和鸟类。野生鸟类,特别是水鸟,是甲型流感病毒的自然宿主。感染低致病性流感病毒的禽类不一定会出现临床疾病,但确实有一些病毒能够导致禽类的严重疾病乃至死亡(例如 H_5N_1 病毒)。1933 年,实验室首次从雪貂分离出流感病毒,它一直是研究流感的理想动物模型。1936 年,首次在鸡胚中成功进行病毒培养。这些进展使病毒特性研究得以开展,有效促进了 20 世纪 40 年代疫苗的开发,而组织培养中用于病毒增殖的动物细胞培养体系是 20 世纪 50 年代发展起来的。

51.4 遗传变异

流感病毒抗原性不断发生变异。流感病毒的进化是基于两种主要的遗传变异机制,即抗原漂移和抗原转换。甲型、乙型、丙型流感病毒均可发生抗原漂移,仅甲型流感病毒可发生抗原转换。*NA* 基因和 *HA* 基因编码病毒表面蛋白,基因的点突变产生抗原漂移,这在 *HA* 基因更常见。流感病毒 RNA 聚合酶的保真度相对较低,缺乏校对能力,导致这些突变频繁发生。突变导致表面蛋白发生微小的变化,形成抗原漂移。抗原变化造成病毒变异,从而使既往免疫的宿主转为易感群体,导致新的暴发。甲型流感病毒的抗原转换是这两种方式的结合。当基因组片段至少在两种甲型流感病毒株(通常是人类和动物)之间发生基因重组产生新的流感病毒亚型时,就会发生这种转换。当一个细胞被两种(或更多)流感病毒株感染时,基因重组就可能发生。抗原转换也可以通过动物流感毒株(通常是禽流感毒株)直接传播给人类而发生。例如,H_5N_1"禽流感"在埃及和亚洲地区仍有散发的人类感染病例[3]。当人群对抗原转换产生的流感新毒株几乎没有或者完全没有免疫力时,流感就会暴发。

51.5 流感的流行病学

美国每年估计有 5%~20% 的人感染流感病毒[4]。当流感在特定区域暴发时,就构成了一种流行病。流感暴发可以通过调查患者因流感样症状就诊的情况以及因特异性流感样症状进行检测的检查结果进行监测。美国疾病控制与预防中心(CDC)和世界卫生组织(WHO)拥有共同的实验室用于流感监测、病毒检测、病毒分离和鉴定。互联网搜索引擎对流感的查询频率迅速增加也被证明是社区中流感流行的可靠标志[5]。在温带气候下,流感流行最常发生在冬季。在北半球,季节性流感流行通常发生在晚秋和早春。流感流行通常突然暴发,在几周内达到高峰,并持续 2~3 个月。一般来说,10%~20% 的人会在疫情暴发时被感染。在疫情暴发时,人群的免疫水平是决定感染程度的主要因素。免疫水平主要取决于是否存在针对病毒表面 HA 糖蛋白的中和抗体。总体而言,儿童的感染率最高。65 岁以上的成人、2 岁以下的儿童以及某些有潜在健康问题的人群感染后更容易出现包括死亡在内的不良预后。据 CDC 估计,美国每年死于流感病毒感染的人数高达 5.6 万人,住院治疗的人数在 14 万~71 万[6]。

大流行通常发生在流感季节之外。平均而言,每个世纪有 5 次记录在案的流感大流行。世界卫生组织将流感大流行定义为:某种动物或人-动物重组流感病毒持续的人际传播,导致某个 WHO 区域下两个及以上的国家发生社区暴发,以及至少一个其他 WHO 区域下的同一病毒暴发。多数流感大流行都是由人-动物重组病毒引起的。典型的流感大流行包括 20 世纪的:1918 年的甲型 H_1N_1 流感,1957 年的甲型 H_2N_2 流感,1968 年发生于中国香港的甲型 H_3N_2,以及 2009 年的甲型 H_1N_1 流感。1918—1919 年的大流行是所有记载的流感大流行中对人类影响最大的一次,无疑也是医学史上有记录以来最引人注目的事件之一。尽管曾被命名为"西班牙大流感",但 1918—1919 年流感的第一次暴发是在美国军营。据估计,全世界两千多万人在这次大流行中死亡,超过了第一次世界大战的死亡人数,且 25% 的美国人以及当时世界上 1/5 的人口在这次大流行期间受到感染。这一超额死亡率的主要受害者是年轻人,大多数死亡发生在 20~40 岁年龄组。在一次典型的流感流行中,感染者的死亡率是 0.1%。但 1918—1919 年流行的流感病毒感染者的死亡率是 2.5%[7]。据估计,第一次世界大战中死亡的美国军人中,一半死于流感,一半死于战伤。

最近一次流感大流行始于 2009 年 2 月,在墨西哥暴发[8]。2009 年 4 月初,墨西哥政府开始调查越来越多的流感样疾病病例。通过加强对未分型的甲型流感病毒的持续监测,南加州的 2 名患者身上几乎同时发现了一种新型流感病毒[9]。该病毒是一种三重重组病毒,包含先前流行的北美猪流感病毒的 6 个基因和欧亚鸟类猪流感病毒的 2 个基因。这次病毒在区域上的传播是前所未有的,它在 6 周的时间内传播了以往大流行需要 6 个月时间传播的地区[10]。据 CDC 估计,美国大约有 6 100 万人在大流行期间受到感染;在 2009 年 4 月至 2010 年 2 月期间,约有 265 000 人需要住院治疗,12 000 人死亡。这种病毒极易感染 25 岁以下的年轻人,可能是因为老年人在早期接触过与抗原相关的流感病毒,体内存在交叉保护性抗体。

2009 年,25%~50% 因甲型 H_1N_1 流感病毒感染而住院或死亡的患者没有并存的基础疾病记录。2009 年甲型 H_1N_1 感染导致的死亡中有 90% 发生在 65 岁以下的人群中[11]。孕妇的风险特别高,在 2009 年住院或死于甲型 H_1N_1 的人群中占 10%,尽管她们只占总人口的 1%~2%。自然流产、早产及胎儿窘迫也时有发生。

51.6 经济影响

据 CDC 估计,美国每年用于流感的直接医疗费用大约为 104 亿美元(以 2003 年的美元价值评估)[12]。直接医疗费用只是流感造成的经济损失的一部分,典型的流感病例还会导致3天的工作缺勤或缺课[13]。因感染流感病毒而造成的收入损失总额估计为每年164亿美元。流感病毒每年给美国造成的经济负担估计为870亿美元。

51.7 流感病理生理学

流感病毒的主要传播途径是在1.8m或以内的距离从感染者传染给易感宿主[14]。较大的(直径≥5μm)呼吸飞沫通过感染者咳嗽或打喷嚏播散。病毒虽然可以通过气溶胶进行长距离传播,但这并不是常见的病毒传播方式,也没有很大的临床意义。虽然流感病毒也可以通过被呼吸道分泌物或污染物污染的手传播,但病毒在人手上很快就会降解(5min内),因此这种途径在感染传播中可能起到的作用最小[15]。一旦病毒沉积在呼吸道上皮上,即通过病毒HA糖蛋白与宿主细胞受体上的唾液酸残基相互作用附着至柱状上皮细胞,并通过胞吞作用渗入细胞。病毒4小时内即在呼吸道细胞内复制。受感染细胞发生直接坏死或凋亡。死亡和即将死亡的细胞会释放病毒感染邻近的细胞。流感的潜伏期为1~4天,平均为2天。潜伏期的长短视病毒载量而定,病毒暴露量大时发病更快。感染流感病毒的成人在症状出现前1天左右和发病后5~10天进行病毒扩散传播,但病毒播散最严重的时期是发病后的3~4天。儿童可能会在较长时间内(包括发病前几天)传播病毒,这可能是由于相对缺乏免疫力。免疫功能低下的人可能会在数月内传播病毒。

51.8 临床疾病

51.8.1 季节性流感

流感病毒感染通常表现为突然发热、头痛、全身不适、肌痛、咽痛、鼻炎和咳嗽。儿童的临床症状通常包括恶心、呕吐和中耳炎,但这些在成人中并不常见。某些流感毒株可能会增加恶心、呕吐、腹泻的发生率(在感染者中可高达25%),而流涕和咽炎的发生率较低[16,17]。流感病毒感染后也可出现与普通感冒类似的不发热的轻症。流感的潜伏期一般为1~2天。病程为3~7天不等,但咳嗽也可能持续数周。

尽管流感的全身症状通常比其他呼吸道病毒的症状更重,但它引起的呼吸道感染很难仅根据临床症状确诊。呼吸道疾病由流感病毒引起的可能性部分取决于流感目前是否在社区内流行。体格检查时,患者可能看起来病得很严重。虽然患者常有咽痛,但咽部通常并无感染,急性化脓性扁桃体炎也不常见。有时可见轻度的颈部淋巴结肿大。肺部听诊通常呼吸音清,但如有肺炎,可伴干啰音、哮鸣音和湿啰音。

肺炎可直接由下呼吸道病毒感染或继发性细菌感染引起。季节性流感引起的病毒性肺炎虽然并不常见,但症状可能相当严重。该病的常见表现是典型的流感临床症状,伴随迅速发作的气短和发绀。

原发性病毒性肺炎更常见于感染某些特定的流感病毒株[18]。当存在流感病毒感染时,痰液的病毒培养会显示出高滴度的流感病毒,细菌培养通常显示为正常的口腔菌群。原发性病毒性肺炎的X线片显示双侧浸润。流感肺炎的病理表现包括坏死性支气管炎、透明膜病、肺泡出血和水肿。

与流感病毒感染相关的死亡,有很大一部分是继发二次细菌感染的肺炎所致。二次细菌感染引起肺炎的典型临床表现是:典型的流感样症状,继而临床症状改善,而后再次恶化,出现发热、咳痰和呼吸困难。流感继发感染常见病原菌包括肺炎链球菌、金黄色葡萄球菌、流感嗜血杆菌和化脓性链球菌。临床上可见严重的坏死性葡萄球菌肺炎并发流感病毒感染的病例,特别是在儿童和青壮年中[19,20]。虽然原发性病毒性肺炎也好发于孕妇和青壮年,但原发性病毒性肺炎和二次细菌感染引起的肺炎最常见于有基础性心肺疾病的老年人。免疫抑制个体,特别是恶性血液病患者、最近接受实体器官移植的患者、HIV感染者和$CD4^+$细胞计数低的患者,发生严重流感感染,包括肺炎的风险增加。

虽然流感主要影响呼吸道,但其他器官、系统也有累及,包括伴肌酸激酶升高的肌炎、肌红蛋白尿和偶发的横纹肌溶解。肌炎患者的肌肉有压痛,最常累及腿部[21]。心肌炎和心包炎曾有报告,但很少见[21]。也有个案报告流感后出现吉兰-巴雷综合征(Guillain-Barré syndrome),但这有可能是巧合而不是病因。流感引起的横贯性脊髓炎和脑炎是非常罕见的。

瑞氏综合征(Reye syndrome)几乎只出现在服用阿司匹林的儿童身上,且更常见于乙型流感病毒感染,而非甲型流感病毒。大多数瑞氏综合征患儿最初表现为恶心和呕吐,随后出现各种精神状态改变,例如谵妄、嗜睡和癫痫,有时进展为昏迷和呼吸停止。多数患者有谷丙转氨酶和谷草转氨酶升高,而胆红素一般不高。血清氨水平升高是普遍现象。对有精神状态变化的患儿进行腰椎穿刺,脑脊液性质并无显著改变。由于已有警示对患有急性呼吸道疾病的儿童应避免使用阿司匹林,瑞氏综合征已不再常见。瑞氏综合征的确切病因尚不清楚。

51.8.2 禽流感

主要感染禽类的甲型流感病毒已有散发的人类感染报告,如H_5、H_6、H_7、H_9和H_{10}亚型,大多数感染禽流感的病例是由H_5N_1或H_7N_9引起的。尽管人们担心禽流感病毒会导致人类大流行,但这些散发感染除了在与H_5N_1和H_7N_9禽流感病毒感染者长期无防护措施的密切接触者之间有一些有限的传播之外,一般并未导致人与人之间的传播。1997年,中国香港报告了首例人类感染H_5N_1禽流感病毒的严重病例。为了控制疫情,数以百万计的家禽被宰杀。尽管付出了这些努力,H_5N_1禽流感仍在非洲和亚洲根深蒂固。流感病毒主要通过呼吸道传播给人类,但通过消化道传播也是有可能的,这已在因被喂食受感染家禽而感染的动物园动物和食用生鸭血后出现腹泻的人类感染者中得到了证实。

51.9 流感的实验室诊断

流感病毒很容易从各种呼吸道标本中分离或检测出来。鼻咽拭子是大多数化验最可靠的标本来源。流感可通过快速诊断方法进行诊断，包括免疫检测、聚合酶链反应（polymerase chain reaction，PCR）或更传统和耗时的方法，如细胞培养[22]。儿童的病毒滴度较高，临床症状出现48~72h内患者的病毒滴度最大，最有可能出现阳性结果。PCR检测可以区分甲型、乙型流感病毒以及流感病毒亚型。免疫测定和PCR结果通常可以在15~30min内快速获得，这对于提供抗病毒治疗的临床决策是有用的。然而，快速流感免疫分析存在假阴性，具有局限性。检测的敏感性为40%~70%，特异性为90%~95%。如果患者的临床症状符合流感病毒感染表现，不应由于快速流感测定结果呈阴性而否定抗病毒治疗。多重PCR不仅可以检测流感病毒，还可以检测多种呼吸道病毒[23]。对于有下呼吸道疾病的患者，气管内或支气管镜下吸引可能比鼻咽标本更敏感。用于病毒培养或反转录PCR的标本应放置在病毒运输培养基的容器中，并迅速转送至实验室。流感病毒可在多种细胞中复制，其中肾细胞培养是最常用的方法，鸡胚也可以用于病毒培养。超过90%的流感病毒培养物在3天内呈阳性，其余的流感病毒培养物在接种7天后呈阳性。血清学检测可用于回顾性诊断流感病毒感染。由于大多数人过去曾感染过流感病毒，对近期急性感染的诊断需要对急性期和恢复期血清标本（后者应在急性期症状出现10~20天后获取）同时进行检测，以评估抗体滴度是否增加。

对于流感治疗的临床决策不应完全取决于流感病毒的检测结果，特别是已知该病毒在社区中流行，且患者表现出与流感相符的体征和症状时。多项研究表明，当流感在社区中出现且患者有典型症状时，临床诊断流感的准确率可以达到77%~90%[24]。仅在检测结果会影响临床决策的情况下才进行检测是合理的。

51.10 预防

接种疫苗是预防流感病毒感染的最佳方法。一些研究[25]表明：在预防老年人流感方面，给儿童接种流感疫苗可能比给老年人接种更有效，因为儿童是流感传播的有效载体，而老年人可能对疫苗接种的反应不理想。由于流感病毒主要通过吸入飞沫传播，慎重起见，应与咳嗽或打喷嚏的人保持1.8m以上的距离。虽然环境污染对流感的传播机制相对来说不那么重要，但在接触高度暴露的公共场所（如门把手）后洗手对于减少病毒传播非常有意义，尤其在流感季节。特别是在用手接触脸部或眼之前，这一点尤为重要。含酒精的手部消毒液是很有效的，特别是当没有水可以用于清洁时。患有流感或其他呼吸道疾病的人应尽量在咳嗽时用纸巾遮住口鼻，或朝向他们的肘部或肩膀咳嗽，以避免向空气中排出病毒颗粒，从而感染他人。纸巾遮掩咳嗽后，应将纸巾丢弃在垃圾堆并清洁双手。

51.10.1 接种疫苗

对流感病毒的免疫是通过针对病毒表面蛋白HA和NA的分泌型IgA抗体和血清IgG抗体介导的。感染导致对相同毒株的再感染产生免疫力，并可能在相同的亚型中产生某种程度的保护。由于流感病毒不断发生抗原变异，出现免疫逃逸，常规进行疫苗接种是控制流感流行的最佳策略。免疫措施咨询委员会（Advisory Committee on Immunization Practices，ACIP）通过 CDC 每年发布最新的流感疫苗接种建议[26]。为了应对流感病毒的抗原变异，流感疫苗的接种类型可能每年都不同。季节性流感疫苗被配制成四价和三价制剂，含有两种甲型流感病毒成分和一种或两种乙型流感病毒成分。季节性流感疫苗的组成基于前一个流感季节末期流行的病毒，每年都可能发生变化。可以通过组织培养和基因重组疫苗获得流感病毒的减毒活疫苗。出于对其有效性的担忧，目前不推荐鼻内减毒活疫苗。大剂量疫苗和带佐剂的流感疫苗已被批准用于超过 65 岁的老年人。免疫力可在接种疫苗 2 周后产生，但儿童可能需要更长的时间。约 90% 的健康成人接种流感病毒疫苗后血凝抑制抗体增加。抗体滴度峰值出现在疫苗接种后 2~4 个月，并在下一个流感季节之前恢复到基线水平。最近的一项荟萃分析[6]显示：健康成人接种疫苗预防流感的有效性约为 60%，但近来已发现疫苗对某些流感毒株的有效性较低。

目前，建议所有 6 个月以上儿童以及成人每年接种流感疫苗。对于 6 个月至 8 岁以前没有接种过流感疫苗的儿童，建议接种两剂疫苗。接种疫苗的副作用一般较轻。接种流感病毒灭活疫苗后，常见注射部位的局部疼痛。接种疫苗后可观察到低热，但相较安慰剂对照组仅略有增多。鼻内减毒活疫苗的副作用是鼻充血和咽痛，其发生率略高于安慰剂组。减毒活疫苗病毒可传播给密切接触者，但发生概率不高。对鸡蛋过敏的人群禁用通过鸡胚组织系统培养的灭活流感疫苗。1976 年，在接种猪流感疫苗的人群中观察到吉兰 - 巴雷综合征的发病率升高。因此建议在接种流感疫苗后 6 周内出现吉兰 - 巴雷综合征的人群不要再接种疫苗。

51.10.2　药物预防

在暴露期间每天服用抗病毒药对预防流感的有效性为 79%~90%。为达到效果，药物预防应在病毒暴露 48h 内开始使用。避免不加区分地使用预防药物，因为它会增加流感病毒的耐药性。但是，如果在长期护理机构暴发疫情，或者有流感疫苗并发症高危风险的人发生暴露，可以考虑对个案采取预防措施。成人流感药物预防推荐：奥司他韦，75mg，口服，每日 1 次。家庭环境中成人预防甲型和乙型流感推荐：扎那米韦，2 吸（5mg/ 吸），经口吸入，每日 1 次。建议暴露后预防时间一般为家庭暴露后 10 天或在其他情况下暴露后 5 天。应尽量在每天的同一时间给药[27]。

51.10.2.1　流感患者的自我护理

大多数感染流感病毒的人不需要抗病毒药，也不需要医护人员特别关注。有些人群并发症发生率高，如老年人、慢性疾病患者、孕妇、免疫抑制患者、病态肥胖症患者和哮喘患者，当他们的症状符合流感临床表现时，应该咨询他们的医疗服务人员并接受抗病毒药治疗的评估，任何可能引发严重症状的人都应该接受评估。CDC 推荐，人们应在热退后（不使用退热药物）至少 24h 之内留在家中，尽量避免前往公共场所。退热药可以退热并使患者更舒适，但患有流感的儿童或青少年不应使用阿司匹林。发热的人应该补充足够的液体，以补偿因出汗和呼吸急促而造成的体液丢失。当流感患者的身体适当恢复，并觉得已准备好参加日常活动和运动时，便可恢复活动。洗手是否能预防流感的传播尚不清楚，因为人们还不清楚病毒能在表面存活的时间，而经呼吸道飞沫通过空气传播是最重要的传播方式。不过,洗手已被证明有助于预防其他呼吸道病毒和消化道疾病的传播,因此谨慎起见,应勤洗手。不论咳嗽的原因是什么,都应该遮住口鼻,并使用纸巾清洁后丢弃在废物容器中,如果没有纸巾,应朝向自己的肩膀方向咳嗽。

51.11 抗病毒治疗

对流感病毒有效的抗病毒药包括NA抑制剂奥司他韦、培拉米韦和扎那米韦,以及M2抑制剂金刚烷胺和金刚乙胺。M2抑制剂属于金刚烷类,它仅对甲型流感有效,目前由于病毒对其耐药而很少应用。NA抑制剂对甲型流感病毒和乙型流感病毒都有效。

NA抑制剂奥司他韦、培拉米韦和扎那米韦抑制流感病毒NA蛋白的功能。这种蛋白质能裂解唾液酸残基,是病毒感染细胞出芽所必需的。虽然甲型流感病毒比乙型流感病毒对NA抑制剂更敏感,但在人体可耐受的药物浓度范围内,乙型流感病毒能够被很好地抑制。包括H_5N_1在内的所有禽流感毒株都对NA抑制剂敏感。奥司他韦能被肠道迅速吸收,并在肝脏内转化为有活性的代谢产物。代谢产物在尿液中以原形排出。对于肌酐清除率小于60ml/min的患者,建议减少应用剂量。血液透析的患者首剂量应给予30mg,每次透析后再给予30mg剂量。奥司他韦最常见的副作用是恶心和呕吐,如果与食物一起服用可以减少恶心和呕吐。奥司他韦在1岁以下儿童中禁用,但在H_1N_1大流行期间,根据美国FDA的紧急使用授权,奥司他韦曾用于年龄更小的儿童。扎那米韦无口服制剂,而是以干粉形式经口吸入,每次2吸,每日2次。但对于有肺部基础疾病的患者,它可引发支气管痉挛。因此,扎那米韦不推荐用于有肺部基础疾病的患者,如哮喘或慢性阻塞性肺疾病患者,或7岁以下儿童。吸入扎那米韦的耐受性和有效性尚未在流感重症患者中进行研究,但某些吸入扎那米韦的重症患者会出现呼吸窘迫。静脉注射NA抑制剂培拉米韦用于不能口服药物的成人。给药方式为单次600mg剂量,对肌酐清除率小于50ml/min的患者需要进行剂量调整。对重病患者可采用较长的治疗疗程。

奥司他韦、培拉米韦和扎那米韦在甲型和乙型流感感染者的临床试验中具有相似的疗效。对于健康成人,早期治疗(发病36小时内)可使症状持续时间缩短30%~40%,并能更早返回工作岗位。在临床症状出现2天内开始抗病毒治疗可缩短病程。一项对健康志愿者的研究[28,29]发现,NA抑制剂可以将病程缩短1~2天。对于肾功能正常的成人,治疗轻中度流感病毒易感患者的标准剂量为:奥司他韦,75mg,每日2次。对于重症患者可延长治疗疗程。

对于流感住院患者、病情进行性加重的患者以及易发展为重症流感的高危人群应尽早应用抗病毒治疗[27,29]。一些研究表明,早期使用奥司他韦可降低住院率和进展为重症的风险。对于易发生流感并发症的高危人群和重症住院患者,应考虑在48h内开始治疗。建议对有重症高危风险的人群进行抗病毒治疗,包括2岁以下的儿童、65岁以上的成人、妊娠或产后2周内的女性、慢性心脏病(除外高血压)、慢性肺部疾病、肾疾病、肝疾病、血液病(包括镰状细胞贫血)、代谢紊乱(包括糖尿病)、神经系统或神经发育疾病、免疫功能低下状态(包括艾滋病)的人群、19岁以下且长期服用阿司匹林(基于发生瑞氏综合征的风险)的人、病态肥胖症患者、长期照护机构居民。抗病毒治疗的选择应考虑社区流行的流感病毒的易感性。目前尚不清楚抗病毒治疗对 H_5N_1 病毒感染的疗效如何。在没有 NA 抑制剂治疗史的人群中也能检测到耐药病毒。

51.12 总结

流感是一种常见的上呼吸道感染,由正黏病毒引起。流感病毒有三种亚型,但大多数疾病是由甲型或乙型流感病毒引起的。遗传变异使流感病毒能够逃脱宿主的防御,可反复感染同一个体。流感病毒引起的临床疾病从轻微的上呼吸道症状到致命的病毒性肺炎,这取决于病毒的毒力,以及宿主的免疫系统和身体状况。流感病毒感染的并发症可以由病毒直接感染所致,或由呼吸道的二次细菌感染造成。应尽量预防或减少季节性流感对疫苗接种的影响。抗病毒药可用于治疗健康成人的疾患,也可用于重症患者。

临床应用

- 高度推荐通过接种疫苗预防流感,注意清洁双手(尤其在流感季节),尽可能避免接触易感人群。
- 目前流感的药物治疗推荐适用于特定人群和流感住院患者,但效果并不理想。
- 流感患者应多休息,保持充足水分摄入,并尽量待在家中,避免感染他人。

(Gail Scully,MD,MPH 著　蒋思敏、李杨杨、陈亚红 译　张书敏 校)

参考文献

1. Potter CM. 2001. A history of influenza. *J Appl. Microbiol.* 91(4): 572–579.
2. Taubenberger JK, Morens DM. 2010. Influenza: The once and future pandemic. *Public Health Rep.* 125(Suppl 3): 16–26.
3. Gambotto A, Barratt-Boyes SM, de Jong MD et al. 2008. Human infection with highly pathogenic H5N1 influenza virus. *Lancet.* 371(9622): 1464–1475.
4. Lagace-Wiens PR, Rubinstein E, Gumel A. 2010. Influenza epidemiology—past, present, and future. *Crit. Care Med.* 38(Suppl 4): e1–e9.
5. Ginsberg J, Mohebbi MH, Patel RS. 2009. Detecting influenza epidemics using search engine query data. *Nature.* 457(7232): 1012–1014.
6. Influenza (Flu). Centers for Disease Control and Prevention. https://www.cdc.gov/flu/index.htm
7. Neumann G, Noda T, Kawaoka Y. 2009. Emergence and pandemic potential of swine-origin H1N1 influenza virus. *Nature.* 459(7249): 931–939.
8. Trifonov V, Khiabanian H, Rabadan R. 2009. Geographic dependence, surveillance, and origins of the 2009 influenza A (H1N1) virus. *N. Engl. J. Med.* 361(2): 115 119.
9. Shinde V, Bridges CB, Uyeki TM et al. 2009. Triple-reassortant swine influenza A (H1) in humans in the United States, 2005–2009. *N. Engl. J. Med.* 360(25): 2616–2625.
10. Khan K, Arino J, Hu W et al. 2009. Spread of a novel influenza A (H1N1) virus via global airline transportation. *N. Engl. J. Med.* 361(2): 212–214.
11. Bautista E, Chotpitayasunondh T, Gao Z et al. 2010. Clinical aspects of pandemic 2009 influenza A (H1N1) virus infection. *N. Engl. J. Med.* 362(18): 1708–1719.
12. Molinari NA, Ortega-Sanchez IR, Messonnier ML et al. 2007. The annual impact of seasonal influenza in the US: Measuring disease burden and costs. *Vaccine.* 25(27): 5086–5096.
13. Keech M, Beardsworth P. 2008. The impact of influenza on working days lost: A review of the literature. *Pharmacoeconomics.* 26(11): 911–924.
14. Brankston G, Gitterman L, Hirji Z et al. 2007. Transmission of influenza A in human beings. *Lancet Infect. Dis.* 7(4): 257–265.
15. Weber TP, Stilianakis NI. 2008. Inactivation of influenza A viruses in the environment and modes of transmission: A critical review. *J Infect.* 57(5): 361–373.
16. Zhang J, Zhang Z, Fan X et al. 2010. 2009 pandemic H1N1 influenza virus replicates in human lung tissues. *J Infect Dis.* 201(10): 1522–1526.
17. Belongia EA, Irving SA, Waring SC et al. 2010. Clinical characteristics and 30-day outcomes for influenza A 2009 (H1N1), 2008–2009 (H1N1), and 2007–2008 (H3N2) infections. *JAMA.* 304(10): 1091–1098.
18. Nguyen-Van-Tam JS, Openshaw PJ, Hashim A et al. 2010. Risk factors for hospitalisation and poor outcome with pandemic A/H1N1 influenza: United Kingdom first wave (May–September 2009). *Thorax.* 65(7): 645–651.
19. Murray RJ, Robinson JO, White JN et al. 2010. Community-acquired pneumonia due to pandemic A(H1N1)2009 influenzavirus and methicillin resistant *Staphylococcus aureus* co-infection. *PLoS One.* 5(1): e8705.
20. Lobo LJ, Reed KD, Wunderink RG.

20. 2010. Expanded clinical presentation of community-acquired methicillin-resistant Staphylococcus aureus pneumonia. *Chest.* 138(1): 130–136.
21. Rothberg MB, Haessler SD, Brown RB. 2008. Complications of viral influenza. *Am J Med.* 121(4): 258–264.
22. Choi YJ, Nam HS, Park JS et al. 2010. Comparative analysis of the multiple test methods for the detection of Pandemic Influenza A/H1N1 2009 virus. *J Microbiol Biotechnol.* 20(10): 1450–1456.
23. Faix DJ, Sherman SS, Waterman SH. 2009. Rapid-test sensitivity for novel swine-origin influenza A (H1N1) virus in humans. *N Engl J Med.* 361(7): 728–729.
24. Zambon M, Hays J, Webster A et al. 2001. Diagnosis of influenza in the community: Relationship of clinical diagnosis to confirmed virological, serologic, or molecular detection of influenza. *Arch Intern Med.* 161(17): 2116–2122.
25. Cohen SA, Chui KK, Naumova EN. 2011. Influenza vaccination in young children reduces influenza-associated hospitalizations in older adults, 2002–2006. *J Am Geriatr Soc.* 59(2): 327–332.
26. Update: Recommendations of the Advisory Committee on Immunization Practices (ACIP) regarding use of CSL seasonal influenza vaccine (Afluria) in the United States during 2010–2011. 2010. *MMWR Morb Mortal Wkly Rep.* 59(31): 989–992.
27. Antiviral drugs for seasonal influenza. *Med Lett Drugs Ther.* 60(1537): 1–4.
28. Rodriguez A, Diaz E, Martin-Loeches I et al. 2011. Impact of early oseltamivir treatment on outcome in critically ill patients with 2009 pandemic influenza A. *J Antimicrob Chemother.* 66(5): 1140–1149.
29. Influenza Antiviral Medications: Summary for Clinicians. Centers for Disease Control and Prevention. https://www.cdc.gov/flu/professionals/antivirals/index.htm.

第52章 室内空气质量

目录

要点／825

52.1 前言／825

52.2 二手烟／825

52.3 儿童的二手烟暴露／827

52.4 氡／828

52.5 一氧化碳／828

52.6 室内霉菌／829

52.7 动物皮屑／830

52.8 尘螨／831

52.9 蟑螂／831

52.10 小鼠／832

52.11 水烟／832

52.12 电子烟／833

52.13 家用淋浴喷头、洗碗机和CPAP设备的污染／834

52.14 分析室内空气质量的智能设备／834

52.15 总结／835

临床应用／835

参考文献／835

要 点

- 室内吸烟、氡水平升高和未监测到的一氧化碳水平升高对健康构成重大危害。
- 室内湿度超过 50% 会促进尘螨和霉菌的生长。
- 使用水烟和电子烟对年轻人构成相当大的风险。
- 包括持续气道正压通气（continuous positive airway pressure，CPAP）设备在内的家用电器都需要定期清洗，以避免微生物污染。

52.1 前言

人类每日呼吸频次达 2 万次以上，所以清洁的环境空气至关重要。早在公元前 4 世纪，医学之父希波克拉底就认识到了健康与空气质量之间的关系。室内空气质量对人类尤为重要，因为我们 90% 的时间都是在室内度过的[1]。美国联邦政府通过环境保护署（Environmental Protection Agency，EPA）管理室外和室内空气质量。在本章中，我们集中讨论室内空气质量，并强调与室内空气质量有关的潜在病原，因为它关系到肺部健康。

医务工作者初次会见患者最重要的任务之一是全面了解其工作场所和家居环境的暴露史。医务工作者应询问患者当前暴露史以及其在童年或家庭生活中的暴露史[2]。可能影响呼吸系统健康的家庭因素，包括：二手烟、氡水平、家用水损害、供暖、通风、装修、游泳池和热水浴缸以及工艺美术和模型建筑等的个人爱好。此外，还应该探讨的相关因素包括：自己动手修理物品、园艺、接触宠物、使用木头或煤炭加热器等活动[3]。

52.2 二手烟

尽管从古至今人们一直对吸烟及其不良影响有着广泛的认知，吸烟仍是全球一种非常普遍的生活方式。二手烟暴露是相关的首要公共健康问题。每 8 名吸烟者死于吸烟的同时，就有大约 1 名非吸烟者死于二手烟暴露[3]。有 3 篇里程碑式的论文总结了环境烟草烟雾（environmental tobacco smoke，ETS）对人类健康的影响。1986 年美国医疗总监报告[3]和国家研究委员会的报告[4]描述了被动吸烟对健康的危害。另外，美国 EPA 在 1992 年发布的一份报告指出了二手烟与肺癌之间的因果关系，并将 ETS 归为 A 类致癌物[5]。虽然过去将二手烟归为 ETS，但"二手烟"这个词能够更好地反映"被动暴露"的本质。2006 年美国医疗总监报告在标题中使用了"非自愿吸烟"一词，因为大多数不吸烟者并非自愿吸入烟草烟雾。

二手烟是由侧流烟雾（从香烟燃烧端释放出来的烟雾）和吸烟者呼出的主流烟雾混合而成[6,7]。在香烟燃烧过程中会产生超过 4 000 种可能有毒和致癌的化合物[8,9]。侧流烟雾和主流烟雾所含化合物成分是相似的（见表52-2-1）。然而，这些化合物的浓度和物理化学性质可有很大的差异。二手烟在室内环境中往往可原地维持约1.5~2h。烟雾包含的油脂和蜡质成分既可以增加暴露时间，也促使其更容易进入肺组织和人体细胞[10]。侧流烟雾的成分不会因烟草产品的品牌而有明显不同，且它的毒性是主流烟雾的10倍以上[11]。人们可能在家中、汽车里、工作场所、公共场所和娱乐场所接触到二手烟。在美国，二手烟的主要来源是香烟，其次是烟斗、雪茄和其他烟草制品。

表52-2-1 二手烟烟雾中的致癌物和可疑致癌物

致癌物	可疑致癌物质
砷	乙醛
苯	丙酮
铍	丙烯醛
1,3-丁二烯	丙烯腈
镉	2-萘胺
铬	氨
环氧乙烷	苯并[a]芘
镍	丁醛
钋-210	一氧化碳
氯乙烯	邻苯二酚
	甲酚
	丁烯醛和甲醛
	氰化氢
	对苯二酚
	异戊二烯
	铅
	甲基乙基甲酮（MEK）
	尼古丁
	一氧化氮
	烟草特有亚硝胺（TSNAs）的前体物质（NNN、NNK、和NAT）
	苯酚
	丙醛
	吡啶
	喹啉
	间苯二酚
	苯乙烯
	甲苯

"三手烟"一词是指二手烟散去后，吸烟者的头发、衣服、家居织物、地毯和室内表面残留的烟草副产品[12]。这些看不见的烟草毒素对儿童构成危险，当他们接触到被污染的物品表面时，特别容易受到影响[13]。

二手烟暴露量可以通过检测室内环境中烟草烟雾中的尼古丁和其他化学物质，或通过测量不吸烟者血液、唾液或尿液中的可替宁（一种尼古丁分解的副产物）水平来衡量[14]。通过被动式个人采样暴露装置，可以在接触二手烟的不吸烟者体液中检出尼古丁、可替宁、一氧化碳和其他与吸烟有关的化学物质[15]。平均暴露量与房间大小和房间内的通风率直接相关[16,17]。旧的测量设备可能需要几天到几周才能产生结果，但现代化设备可以更高效地对环境进行主动采样。这些装置可以测量尼古丁和其他几种标志物，包括一氧化碳、氮氧化物和多环芳烃[16]。

2002年6月，国际癌症研究机构（International Agency for Research on Cancer，IARC）得出结论："被动吸烟，暴露于二手烟或环境烟草烟雾中，可以致癌。"进一步结论为："吸烟者的配偶患肺癌风险与配偶二手烟暴露水平之间的一致相关性具有统计学意义。女性的超额风险约为20%，男性为30%。"[18]

2005年1月，美国公共卫生服务部的国家毒理学项目发布了第11份关于致癌物质的报告。该报告[19]明确指出："研究已获得充足的证据，表明烟草烟雾是已知的人类致癌物——被动暴露于烟草烟雾与人类肺癌之间存在因果关系"。一些研究[20]也支持烟草环境与儿童鼻窦癌、乳腺癌、白血病、淋巴瘤和脑瘤之间的关系。环境性烟草烟雾增加癌症风险的证据来源包括：对与吸烟者生活在一起的不吸烟配偶的调查[21-23]，调查不吸烟者的职业环境暴露，以及童年时期由于父母吸烟产生的暴露[6,12]。许多流行病学研究，包括以大人群为基础的病例对照研究都表明，长期暴露在环境烟草烟雾中会增加患肺癌的风险。对于终生不吸烟的人而言，相比与不吸烟的人一起生活，与吸烟者一起生活时患肺癌的概率平均高出24%，且同居者吸烟的程度越重，自身暴露的时间越长，风险越高[23,24]。同样，越来越多的证据[25-28]表明，接触二手烟与缺血性心脏病（ischemic heart disease，IHD）相关，会导致更高的死亡风险。这些数据大多围绕着配偶吸烟暴露。这一人群IHD的发生风险比对照组高出20%~30%，而因心脏疾病死亡的风险高出对照组2倍。这些研究可能存在着一些混杂因素，因为美国人群可能对心血管疾病先天易感。另外，由二手烟导致的病理生理变化还没有完全明确。众所周知，无论是健康人群还是IHD患者，血清碳氧血红蛋白水平升高都会降低运动耐力[28]。此外，随着血清碳氧血红蛋白浓度的增加，心绞痛从稳定到发作之间的时间间隔也随之缩短，运动时心律失常的发生率升高，血管内皮损伤增加，高密度脂蛋白水平降低，与纤维蛋白形成有关的纤维蛋白原增加[28-31]。

52.3 儿童的二手烟暴露

1994年实施的《儿童支持法案》禁止在常规为儿童提供联邦资助服务的设施中吸烟。许多州和地方政府制定法规禁止在公共场所吸烟，如学校、医院、机场、公交车站、公园和海滩，以及私人工作场所，包括餐馆和酒吧。毫无疑问，二手烟暴露增加了儿童呼吸道疾病和呼吸道症状的发作频率和严重程度。EPA在1993年的一份报告中估计：美国每年有15万~30万儿童支气管炎和肺炎病例可能与二手烟有关，其中7 000~15 000人需要住院治疗。估计20万~100万儿童受二手烟的影响导致哮喘发作频率升高[3]。此外，二手烟暴露会增加婴儿猝死综合征（sudden infant death syndrome，SIDS）的风险。一项调查[32]发现，由于母亲主动吸烟产生宫内暴露或出生后暴露于二手烟的儿童，其SIDS风险增加3倍。除直接的医疗负担以外，发病率增加所带来的经济负担还包括护理费用的增加，可能高达数百万乃至数十亿美元。近期以色列的一项研究[33]对29个家庭的父母进行宣教,让他们了解烟草暴露对儿童的危害。结果显示,儿童头发中的尼古丁含量、父母吸烟的数量,以及父母报告的儿童烟草暴露的情况都有所减少。需要进行更多的教育和研究,来帮助父母减少其子女烟草烟雾暴露的机会。

52.4 氡

氡-222是一种稀有气体,由自然界中存在于地球岩石和土壤中的铀-238和镭-226衰变产生。它的半衰期是3.8天。它能在衰变之前扩散到土壤和空气中。氡-222的衰变是通过发射α粒子产生放射性子体,包括钋-218和钋-214[34,35]。这些子体寿命短,不稳定,它们依次分解产生"长寿的"子体,包括铅-210,铅-210衰变产生铋-210,而铋-210产生稳定的同位素钋-210和铅-206。整个衰变过程需要几百年。如果不吸烟的肺癌患者吸入了这些α粒子,其细胞的DNA会被破坏并导致突变[36]。

氡可以通过多孔的土壤渗入建筑物,其扩散速度与建筑结构和土壤之间的压力梯度相关,而压力梯度受到大气压、结构上的气流和空气浮力的影响。空气浮力是建筑结构、地板、墙壁的裂缝或缝隙,以及管道、泵和排水管上的缝隙产生的。氡可以很容易地溶解在水中并蒸发出来。因此,从铀富集地区的私人水井中取水会增加氡的暴露。吸入氡比从饮水中摄入氡患肺癌的风险要高得多[37,38]。

地下矿工吸入氡的子体与他们患肺癌的风险增加有关[34]。这些子体是不吸烟者患肺癌的首要原因,也是肺癌的第二大病因。EPA估计,氡暴露可能导致每年超过21 000名肺癌患者死亡,其中包括2 900名不吸烟者,以及死于氡暴露浓度低至2pCi/L的吸烟者[39]。确定导致肺癌的确切暴露量、时间和程度比较困难。大多数研究确定地下矿工接触铀与肺癌有因果关系。一项对13个欧洲铀矿暴露病例对照研究的荟萃分析[35]显示,尽管很难准确评估在这些环境中的终生氡暴露量,吸烟者和新近吸烟者患肺癌的风险增加,占欧洲所有癌症死亡人数的2%。

EPA建议在三楼以下的家庭和学校测试氡,因为在高层住宅中还没有氡损害的报告。可以在当地的五金店购买一套"自助"工具包,在没有风扇、没有开窗、没有开门的底层和一层房间里放置48~72h,长期或90天追踪可以更好地估计全年氡暴露量。当短期设备监测的浓度高于4pCi/L时,可以使用长期设备。如果检测到氡的浓度高于4pCi/L,则可以采取封闭地基缝隙或裂缝、安装新的通风装置或安装将空气通风到外部环境的氡缓解系统等措施,这需要专业的技术人员[39]。

52.5 一氧化碳

一氧化碳(carbon monoxide,CO)是含碳燃料燃烧的副产品,是一种无色、无味的气体。CO的来源包括没有排气管的煤油加热器、燃气空间加热器、泄漏的烟囱、火炉、燃气热水器、柴炉、发电机和其他燃气动力设备、汽车尾气和烟草烟雾[40-42]。在美国,约有15 000例急诊病例和500例意外死亡病例是由于意外吸入CO所致[43,44]。死亡率最高的是超过65岁的成年男性。一月份的平均死亡率最高。内布拉斯加州的死亡率最高,而加利福尼亚州的死亡率最低。值得关注的是,近年来"大风暴"的天气模式可能增加 CO 暴露的风险,正如 2012 年的飓风"桑迪"导致纽约市病例数量显著上升[45]。CO 对血红蛋白有高度的亲和力,比 O_2 高 200 倍,CO 结合形成的碳氧血红蛋白能够破坏氧气运输。此外,CO 还与肌红蛋白和细胞色素氧化酶中的血红素结合[46-48]。组织需氧量最高的心肌、大脑和运动中的肌肉最先受到影响。CO 的影响与暴露水平和暴露时间直接相关。最初的症状包括头痛、疲劳、气短、恶心、头晕、心动过速。更高的浓度可导致更严重的认知障碍、肌肉协调能力丧失、昏迷乃至死亡。症状进展如表 52-5-1 所示。在正常青年男性中,碳氧血红蛋白水平接近 5% 时出现最大耗氧量降低[49]。患有心血管疾病的受试者 CO 暴露后发病风险升高[50]。应该明确区分 CO 暴露相关的心绞痛和心血管疾病的发作。中度至重度 CO 暴露可导致心肌损伤,其发病率和死亡率之间存在关联。低水平的 CO 暴露与心脏病之间的相关性还没有得出,这可能是因为以前的研究对个人暴露量的测量不精确[51]。

表 52-5-1　碳氧血红蛋白水平和相关症状

碳氧血红蛋白	症状
10%	劳力性呼吸困难、额头紧绷、皮肤血管扩张
20%	劳力性呼吸困难、头痛/太阳穴搏动
30%	头痛、易怒、判断力改变、疲劳、头晕、视力改变
40%~50%	头痛、意识错乱、晕厥
60%~70%	昏迷、癫痫、呼吸衰竭;长时间暴露死亡
80%	迅速致命

在没有燃气灶的家庭中,CO 的平均水平通常很低,为 $0.5/10^6$~$5/10^6$。在调试恰当的煤气炉附近,其浓度在 $5/10^6$~$15/10^6$,但在调试不当的煤气炉附近,其浓度可高达 $30/10^6$ 或者更高。CO 浓度达到 $70/10^6$ 时,就会出现比较明显的症状。当浓度超过 $150/10^6$~$200/10^6$ 时,就会出现定向障碍、意识丧失乃至死亡。

CO 的水平可以在家里用商用探测器监测。消费者产品安全委员会(The Consumer Product Safety Commission,CPSC)建议在家庭睡眠区域附近安装一个探测器用以在 CO 水平升高的情况下提醒熟睡的家人。探测器不应该位于燃气设备的正上方或旁边,因为这些设备在启动时会排放少量 CO。探测器不应放置在加热或烹饪器具 4.6m 内,或浴室等非常潮湿的地方[52]。

52.6　室内霉菌

霉菌在外界环境中普遍存在,并在分解树木和树叶等有机物方面起着重要作用。外部环境中大量的霉菌很容易进入家庭、学校和企业等室内环境,在这些环境中它们会对人群健康产生长期的不利影响,并使已存在的肺部疾病恶化。大约有 100 种霉菌被确定对人类健康有潜在的危害,尽管只有少数在室内较常见。室内环境中最常见的霉菌包括枝孢霉、链格孢菌、附球菌、镰孢菌、青霉菌、地霉菌、红酵母、毛霉菌和曲霉菌[53]。

霉菌是具有刚性细胞壁的生物,是真菌的一个子集。真菌缺乏叶绿素和维管组织。和真菌界的其他生物一样,霉菌以有机物为生,如腐烂的植物和活的动物组织。它们有能力消化其他有机体不能利用的物质,这使得霉菌能够在家居材料上生长,如地毯、石膏板、天花板以及有机物制成的建筑材料。霉菌不长叶子,它们通过一种叫做孢子的小颗粒发芽繁殖。孢子不易被肉眼看到,它的直径为2~20μm,长度可达100mm,具有独特的微观形状、大小和颜色。霉菌需要一个平均湿度大于65%的潮湿环境,温度10~32℃,以及可以在上面繁殖和发芽的有机基质,如木材。一旦霉菌繁殖,就会产生孢子,并呈气雾状喷洒,从而被人类吸入或与环境中的人类发生接触。在飓风"卡特里娜"和"丽塔"之后,许多房屋由于霉菌过度生长而被拆除[54]。

室内环境中的一小部分霉菌可诱导人体产生免疫球蛋白介导的抗体反应[55]。霉菌产生抗原,这种物质可以通过接触或直接吸入引起过敏反应。霉菌引起的疾病可分为两类:感染性的和非感染性的。非感染性病因包括变应性支气管肺曲霉病(allergic bronchopulmonary aspergillosis,ABPA)、过敏性肺炎和既往哮喘恶化。免疫功能正常的人群很少感染霉菌导致疾病。最常见的感染性病因是曲霉菌属的霉菌。吸入曲霉菌可导致肺部感染并形成真菌球,称为肺曲霉球。曲霉菌的严重感染可以导致肺和血管被侵袭,出现严重的侵袭性肺曲霉病,这通常出现在宿主免疫功能不全的情况下,如HIV阳性的患者,和既往接受器官移植、化疗或其他免疫抑制药的患者[56]。

室内霉菌过度暴露的最常见症状包括非哮喘性咳嗽、哮鸣、头痛和打喷嚏。节能房屋,即所谓的紧密型房屋,其通风系统封闭,室内温湿度高,都会加剧这种情况[53]。

真菌致敏和暴露在下呼吸道疾病的发展中起着重要作用[57]。一项针对重度哮喘合并真菌致敏(severe asthmatics and fungal sensitization,SAFS)的研究显示,经抗真菌药伊曲康唑治疗后,哮喘生活质量评分改善了60%。这表明控制霉菌负荷可能在减轻哮喘的严重程度上发挥重要作用[58,59]。然而,美国胸科学会并不推荐对与潜在ABPA无关的真菌过敏进行抗真菌治疗[108]。另外,2008年的一项研究估计,美国高达21%的哮喘病例可能是由于过度接触霉菌和潮湿的生活环境造成的[60]。

防止霉菌暴露的潜在有害影响的关键包括识别霉菌丰富区域、清除霉菌和潮湿环境。在以前有水渍或持续高湿度的区域很容易发现霉菌的生长。霉菌可以通过视觉识别,也可以通过有机物分解为醛类和酮类等挥发性有机化合物时产生的刺激性气味来检测[61]。使用简单的阻垢剂和水可以成功地从坚硬的无孔表面除去霉菌,然后将该区域完全干燥。渗水的地方,包括天花板和地毯,应该处理掉,因为单靠清洁是无法消除霉菌的[62]。有霉菌的区域可能会造成严重的健康影响,必须清除。在消除其生长所需的湿气源之前,霉菌是不能被完全清除的。

52.7 动物皮屑

动物皮屑致敏通常与猫、狗和其他有毛宠物的死皮细胞产生的过敏原有关。猫和狗引起致敏和健康问题的风险最大。许多流行病学研究表明,对猫和狗产生的过敏原过敏与哮喘密切相关[63]。众所周知,猫可以通过唾液和唾液腺中的Fel d1蛋白引起过敏。这种蛋白质直径大约为2.5μm,很容易被吸入下呼吸道[64,65]。由于其体积小,人体每天最多能够吸入1μg的Fel d1蛋白,这与舌下免疫治疗中使用的剂量相似[66]。即使在没有猫的家庭,每1g灰尘中也可能含有高达80μg的Fel d1[64,67]。目前的证据[68]表明,儿童早期接触动物皮屑会降低猫狗致敏和随后发展成哮喘的可能性。重要的是要告诉患者,完全不会引起过敏的动物并不存在,但也有一些品种被认为是不容易引起过敏的。拉布拉多犬、贵宾犬、西班牙水犬和艾尔谷犬被认为是低致敏性品种[69,70]。最近一些研究[69,71]比较了狗释放的Can r1 和 r2 抗原的量,发现这些蛋白质在低致敏性品种中的含量明显更高,几乎是致敏性品种的 2 倍。使用高效空气过滤器(high efficiency particulate air filter,HEPA filter)、经常给动物洗澡或将动物从环境中完全清除可以减少动物皮屑的暴露。

52.8 尘螨

尘螨、屋尘螨和粉尘螨,是蛛形纲的节肢动物,它们生活在床上用品、地毯和家里其他的编织材料中。尘螨是世界上最常见的过敏原。它们很少出现在高海拔、干旱的环境,和由于湿度低而暴露在漫长寒冷冬季的地区。除了过敏性疾病外,尘螨对人体健康不构成其他威胁。尘螨从环境中吸收水分,以死去的动物和人类皮肤细胞为食,它们本身以及它们产生的碎屑都是很微小的。造成强烈过敏反应的不是尘螨本身,而是它的粪便颗粒,高达 26% 的美国人对此产生强烈的过敏反应[72]。尘螨颗粒又大又重,当它们从来源扩散时,只能以气溶胶的形式停留 15min,而后快速沉降[73]。这使得空气净化器如 HEPA 无法去除尘螨抗原。虽然尘螨经常在地毯和软垫家具中被发现,但它最常见的来源是床垫。尘螨过敏原可使已有的哮喘恶化,但尚不清楚是否直接导致哮喘。表 52-8-1 包含了可以减少尘螨过敏原的控制措施。

表 52-8-1 环境尘螨控制措施

- 使用不透水的床垫和枕套
- 通过经常吸尘和从卧室搬走毛绒玩具来减少残留的污染
- 移走卧室的地毯
- 将室内湿度降至 50% 以下
- 大约每 2 周用热水清洗一次被褥
- 拆卸软垫家具
- 避免带羽毛和非低过敏性的枕头
- 不建议常规使用杀虫剂或过敏原变性剂

52.9 蟑螂

蟑螂在城市环境中很常见,对城区室内空气质量和哮喘的发展起着重要作用。已知有 3 500 多种蟑螂,最常见的是德国小蠊和美洲大蠊。它们的粪便颗粒及分泌物中有与尘螨类似的抗原颗粒 Bla g1 和 Bla g2[74]。在人口密集的地区、城市环境、城市中心社区和社会经济地位低的地区,蟑螂泛滥的程度很高[75]。没加盖的食物,潮湿温暖、卫生条件差以及拥挤的环境容易滋生蟑螂[76]。对高水平蟑螂抗原(>8U/g)敏感的市区儿童更容易出现哮喘,哮喘发病率更高,因哮喘就诊和住院的次数也更多[77]。Matsui 及其同事概述了一项针对市中心居民哮喘死亡率不成比例升高的综合评估,大约一半家庭中的蟑螂过敏原水平超过 8U/g[78]。

目前有几种推荐的减少蟑螂抗原暴露的方法：控制湿度、改善室内卫生、采用化学和非化学灭蟑方法[76]。虽然这是一项艰巨的任务，但诸如改善卫生条件和减少过度拥挤等简单措施可能对减少城市内儿童哮喘的发生和哮喘严重程度产生重大影响。

52.10 小鼠

小鼠及其释放的过敏原对城市和农村的室内空气质量和居民健康都构成了巨大的风险。Mus m1 和 Mus m2 是在小鼠皮屑、毛发和尿液中发现的主要过敏原[79]。这些过敏原在城市环境更常见，在储存食品的房间中含量最高，如自助餐厅或厨房。一项针对城市哮喘儿童的大型研究[80]发现，95% 的家庭都存在鼠过敏原。高水平鼠过敏原暴露的最大预测因子是存在可见的粪便。Sheehan 等注意到了这些过敏原的影响：在美国，在鼠过敏原含量高的家庭中，有哮喘病史的儿童因哮喘相关事件旷课的天数更多[82]。暴露于鼠过敏原与高致敏率有关。对小鼠过敏的儿童患哮喘的风险增加，并且哮喘相关的发病率增加[83]。在鼠过敏原基础浓度高的家庭中，患有哮喘的城市儿童被证明使用哮喘相关医疗保健服务的可能性高出 87%[84]。

总的来说，对于对鼠过敏原接触和致敏的人来说，小鼠对其肺部健康有重大影响。限制其影响的最有效方法是预防或减少接触的机会。使用防鼠建筑、改善卫生条件以及使用诱捕器和化学制品控制种群数量也可减少接触。

52.11 水烟

水烟（water pipe smoking）作为一种"安全"的形式，正日益成为年轻人吸烟的替代选择。它还有其他的名字，包括 Shisha 和 Narghile。水烟并不是一个新鲜的概念，它的使用可以追溯到 15 世纪的中东和欧洲[85]。由于法律限制在公共场所和餐馆内使用烟草制品，在最近 10 年有许多水烟吧开张[85]。水烟吧是出租水烟袋并出售特殊水烟的小咖啡馆和俱乐部。这些水烟吧通常位于大学校园附近，直接向 18~24 岁的年轻人推售。一项研究[86]发现，在 18 岁的青少年中，1/5 的男孩和 1/6 的女孩在过去一年里使用过水烟。小规模的研究[86]进一步表明，大学生的水烟使用率高达 40%。

水烟是通过燃烧的余烬或木炭直接加热烟草产生烟雾，烟雾通过一种水介质过滤（有时会用苹果、西瓜等气味的人工香料调味），然后通过管道由吸嘴吸入。如果加入其他风味香料，就叫做"Shisha"[85]。

虽然对使用水烟健康风险的研究有限，但现有的证据表明，吸食水烟对健康的危害与吸香烟相同或者类似。水烟有许多与香烟相同的不良健康影响，包括肺癌、口腔癌、膀胱癌、冠状动脉疾病和心脏病[87,88]。尽管知道吸烟的风险，但几乎 90% 刚开始吸水烟的人认为吸香烟更容易上瘾[89]。趋势表明，在世界范围内，水烟的使用正在增加。分析发现水烟的主流烟中含有大量的尼古丁、焦油和重金属[89,90]。可替宁是一种尼古丁暴露的化学标志物。对尼古丁和可替宁的分析表明，仅在使用水烟 40min 前后，尼古丁的水平就上升了 250%，可替宁的水平上升了 120%[90]。由于水烟比传统卷烟需要更长的吸入时间,暴露量也更大,估计吸一次水烟的时间内带来的危害相当于吸100支香烟。这一结果可能因同时吸烟而变得更复杂。

用于点燃烟草的热源,如木材或焦煤,也会带来其他健康风险。单独点燃这些物质会使人暴露在含有重金属和CO的烟雾中。众所周知,这些化合物会导致癌症和慢性阻塞性肺疾病,这在生火做饭的发展中国家更为常见。人们也担心肺结核、肝炎和疱疹等传染病的传播风险,尽管这方面尚未得到广泛研究[88]。

需要持续的研究来确定水烟对健康的长期危害。目前的证据显示:直接接触水烟或间接接触二手水烟的影响都与吸香烟类似,它并不能作为香烟的一个"安全"的替代选择[86]。

52.12 电子烟

近年来电子烟的普及程度呈指数增长,特别是在青少年中,部分原因可能是人们认为电子烟比可燃香烟更安全[91]。除了电子烟,还有其他产品,如电子雪茄、电子烟斗、电子水烟、电子雾化烟、电子烟笔和电子尼古丁传递系统(electronic nicotine delivery system,ENDS)[92]。2014年发表在医学文献上的最新报告确定了466种不同品牌的电子烟,并不是所有电子烟都含有尼古丁[93]。截至2014年1月,至少有7 764种已知口味可供选择,包括棉花糖味、浆果味、甜瓜味、巧克力味、香草味、薄荷味和樱桃味等[92-94]。使用者吸入电子烟的原因多种多样,有的喜欢香味或口感,有的出于好奇心,有的用作戒烟工具。这些设备的长期安全性仍然是一个悬而未决的问题,公众的喜好已经先于健康科学结论。

根据2016年CDC的数据,有3.2%的美国成人使用电子烟。年轻人比老年人使用电子烟的概率更高。电子烟吸引人之处在于它提供水果和糖果口味,以及它们更"安全"的概念。然而,青少年的使用量从2015年的约300万下降到2016年的220万[95]。这可能是由于联邦和州范围内的政策变化。2015年2月,美国医疗总监Vivek Murthy说卫生官员"迫切需要澄清"电子烟问题,以帮助指导政策。在2017年12月更新的一项政策中,FDA禁止向18岁以下的人出售ENDS,并要求27岁以下的成人购买时出示带有照片的身份证明[96,97]。

电子烟由烟嘴、烟筒、雾化器、电池和指示灯组成。一旦被使用者激活,由电池供电的加热元件就会雾化并向肺部输送混合溶剂,其中包括丙二醇、植物甘油、香料和尼古丁[91]。每一支烟筒含有6~24mg尼古丁,这是非常容易上瘾的。电子烟有类似传统吸烟方式的风险[91,98]。

在细胞水平上,ENDS可能促使血管内皮功能障碍,增加肺的炎症和氧化应激。在动物研究中有肺免疫受损的报告[94]。丙二醇和甘油蒸汽是已知的上呼吸道刺激物,也是大多数电子烟中最常见的成分[91,98]。由于缺乏充足的数据确定长期安全性,这些化学品和吸入剂的影响尚待查明[91,98]。

临床上,使用电子烟可能会导致支气管炎症状,尤其在青少年中[95]。FDA认定ENDS中存在烟草特有的潜在有害物质,包括亚硝胺、醛类、金属、挥发性有机化合物、有毒金属和二乙二醇,但大多数毒素的浓度比可燃香烟低得多[91,98-100]。当含有甘油和丙二醇的香烟溶液在"蒸发"过程中被加热时,会产生甲醛,这是一种已知的致癌物[98]。电子烟可以产生大量的金属和硅酸盐颗粒,包括电子烟增香液中的纳米颗粒[99,100]。它们可以引起炎症,但比传统香烟低15倍[98]。

即使是吸入电子烟的调味产品可能也不安全[101]。加利福尼亚州公共卫生部发布了一份警告[99]，称电子烟可能会导致癌症、出生缺陷和其他生殖伤害。最近一项[102]针对儿童的研究证实，电子烟可能导致肺癌。德国癌症研究中心发布的建议指出：电子烟排放的"二手"毒素也有可能被他人吸入，尤其是在室内[91]。通过皮肤、吸入或摄入残留在室内表面的尼古丁和其他化学物质也可以发生"三手"毒素暴露，这些物质在气溶胶清除后可能会持续数周或数月[91,98]。

虽然我们已经描述了电子烟的潜在健康风险，但FDA认为电子烟可能有助于一些成人戒掉可燃烟草。因此，2017年7月28日，FDA将监管电子烟的规定推迟到2022年8月。反对降级这一管制政策的人正寻求更多的研究，例如观察不吸烟的年轻人是否会被电子烟引诱开始使用尼古丁产品，或者它是否会减少尝试戒烟的吸烟者数量[103]。

52.13 家用淋浴喷头、洗碗机和CPAP设备的污染

尽管人们认为洗澡可以清除我们日常生活中遇到的细菌和其他生物，但据报道，家用淋浴喷头有潜在病原体的细菌污染。从淋浴喷头可分离出导致人类肺炎的微生物，如与肺结核有亲缘关系的脓肿分枝杆菌、鸟分枝杆菌复合群（*Mycobacterium avium* complex，MAC）以及军团菌，这加剧了人们对免疫功能低下患者即使在自己家中也可能发生感染的担忧。取下淋浴喷头晾干不能降低军团菌或MAC定植的风险[104,105]。

家用洗碗机也可能被假单胞菌、大肠埃希菌和不动杆菌等微生物污染，从而导致人类肺炎[106]。一项研究显示：除细菌外，83%的洗碗机被检测出存在真菌。最常见的污染部位是侧喷嘴、门和排水管。从洗碗机释放到厨房的热气溶胶中被发现含有可造成人类机会性感染的酵母菌。洗碗机污染的可疑来源是家庭供水管道系统[107]。据报道[107]，这些微生物可导致免疫缺陷患者（如囊性纤维化患者）感染。到目前为止，还没有科学验证有效的方法来去除洗碗机或淋浴喷头上的污染。

据估计，有超过1 800万美国人被诊断患有阻塞性睡眠呼吸暂停（obstructive sleep apnea，OSA）。如果OSA未得到有效治疗，每年可能会造成近1 500亿美元的损失，因为它会导致工作场所事故、机动车事故、生产力下降和其他合并症。因此，治疗OSA患者是非常必要的。CPAP是OSA患者的首选治疗方法。然而，由于加湿器内细菌生长、使用被污染的自来水以及未定期清洗设备、软管和过滤器导致CPAP设备污染，引起肺部疾病。为了预防污染，CPAP加湿器最好使用无菌蒸馏水。非一次性CPAP过滤器重复使用时须每周清洗，每6个月更换一次，CPAP管应每周用温肥皂水清洗一次，每3个月更换一次。此外，还建议每月更换2次CPAP面罩上的垫子，至少每6个月更换一次面罩[108]。尽管有商用的CPAP设备"消毒剂"可供使用，但没有科学证据表明这些设备优于推荐的定期常规清洗[109]。

52.14 分析室内空气质量的智能设备

随着智能手机技术的出现，有一些智能家居设备可供使用，如智能恒温器可进行个性化温度控制。

传感器现在也可以监测常见的室内空气污染物水平,如二氧化碳、挥发性有机化合物(volatile organic compounds,VOC)和颗粒物,包括空气中的固体颗粒和液滴[110]。一家专门从事家用环境分析智能技术的公司生产了一款测量室内空气质量的智能设备。该公司还开发了一款可以下载的智能手机应用程序,它可以将设备显示的家庭室内空气质量分析数据发送到用户手机上。该公司与梅奥诊所合作提供改善家庭环境空气质量的建议。类似这样的智能设备是否能改善肺部健康还需要进一步的研究[111]。

52.15 总结

本章确定了影响美国人健康的室内空气质量的关键因素。我们强调室内空气质量与健康之间的关系,因为它涉及在家中接触到的许多不同的媒介。许多人仍然没有意识到从二手烟、氡到家庭宠物这一系列暴露对健康的潜在危害。肺部健康对所有年龄段的人都很重要,识别可能增加健康风险(哮喘、过敏反应和肺癌)的环境暴露是至关重要的。美国政府通过各种机构对这些物质进行持续监测,并提供指南、报告和检测建议。同时,有一些可以促进肺部健康的简单干预措施:禁止室内吸烟;检查家中氡水平;减少适宜霉菌生长的环境;减少尘螨和动物皮屑;监测 CO 水平;定期家用电器进行清洁。需要更多的研究来确定潜在的新型家居生物、化学污染物及其对呼吸道健康的潜在影响。提高家庭成员和室友消除潜在的室内环境危害的终身意识,以及医务人员的认识,对于促进长期的肺部健康和保健至关重要。

临床应用

1. 通过禁止室内吸烟、监测氡含量和防止 CO 排放来避免环境污染。
2. 控制家里的湿度,以减少尘螨和霉菌的生长。
3. 避免使用电子烟和水烟,教育年轻人这两者的潜在危害。
4. 通过使用 HEPA 和为带毛宠物洗澡来避免接触带毛宠物的不良影响。
5. 定期更换面罩、清洗软管和过滤器,以保持 CPAP 仪器清洁。

(Anthony C.Campagna, MD, FCCP and Dhruv Desai, MD 著

蒋思敏、李杨杨、陈亚红 译 吴岳 校)

参考文献

1. Sundell J. 2004. On the history of indoor air quality and health. *Indoor Air* 14(Suppl 7)51–58.
2. Kuschner WG, Blanc PD. 2010. Is this patient suffering as a result of an environmental exposure? In: *Environmental Medicine*, eds Ayres JG, Harrison RM, Nichols GL et al. Boca Raton, FL: CRC Press, Chap 59; pp. 640–643.
3. U.S. Department of Health and Human Services. 2014. *The Health Consequences of Smoking: 50 Years of Progress*. A report of the Surgeon General. U.S. DHHS, Public Health Service, Centers for Disease Control and Prevention Office of Smoking and Health, National Center for Chronic Disease Prevention and Health promotion, Office of Smoking, Washington, DC.
4. National Research Council. 1986. *Environmental Tobacco Smoke: Measuring Exposures and Assessing Health Effects*. Washington, DC: National Academy Press.
5. U.S. Environmental Protection Agency. 1992 *Respiratory Health Effects of Passive Smoking: Lung Cancer and Other Disorders*, Office of Health and

Environmental Assessment, Office of Research and Development, Washington, DC.
6. https://www.cdc.gov/tobacco/data_statistics/fact_sheets/secondhand_smoke/health_effects/index.htm (accessed: January 27, 2018).
7. https://www.surgeongeneral.gov/library/secondhandsmoke/ (accessed: February 3, 2018).
8. Hecht S. 1999. Tobacco smoke and lung carcinogens. *J Natl Cancer Inst* 91(14):1194–1210.
9. National Research Council. 1983. *Committee on the Institutional Means for Assessment of Risks to Public Health: Risk Assessment in the Federal Government: Managing the Process*. Washington, DC: National Academy Press.
10. Schikc S, Glantz G. 2005. Phillip Morris toxicological experiments with fresh sidestream smoke: more toxic than mainstream smoke. *Tobacco Control* 14:396–404.
11. Schikc S, Glantz G. 2006. Sidestream cigarette smoke toxicity increases with aging and exposure duration. *Tobacco Control* 15:424–429.
12. Dreyfuss JH. 2010. Third hand smoke identified as potent, enduring carcinogen. *CA: Cancer J Clin* 60:203–204.
13. Winickoff JP, Friebely J, Tanski SE, et al. 2009. Beliefs about the health effects of "third hand" smoke and home smoking bans. *Pediatrics* 123: e74–e79.
14. Benwitz NL. 1996. Cotinine as a biomarker of environmental tobacco smoke exposure. *Epidemiol Rev* 18(2):188–204.
15. Apelberg BJ, Hepp LM, Avila-Tang E et al. 2013. Environmental monitoring of secondhand smoke exposure. *Tobacco Control* 22:147–155.
16. Avila-Tang E, Al-Delaimy WK, Ashley DL et al. 2013. Assessing secondhand smoke using biological markers. *Tobacco Control* 22:156–163.
17. United States Department of Health and Human Services. 2006. *The Health Consequences of Involuntary Exposure to Tobacco Smoke: A Report of the Surgeon General*. Washington, DC: U.S Government Printing Office.
18. WHO. 2004. *IARC Monographs on the Evaluation of Carcinogenic Risks to Humans*. Volume 83. Tobacco Smoke and Involuntary Smoking. Lyon, France.
19. 2004. National Toxicology Program 11th report on carcinogens. *Resp Carcinog* 11:1–A32.
20. Benninger M. 1999. The impact of cigarette smoking and environmental tobacco smoke on nasal and sinus passage: A review of the literature. *Am J Rhinol* 13(6):435–438.
21. Hirayama T. 1981. Non-smoking wives of heavy smokers have a higher risk of lung cancer: A study from Japan. *Br Med J* 282:183–185.
22. U.S. Department of Health and Human Services. 2006. *The Health Consequences of Involuntary Exposure to Tobacco Smoke: A Report of the Surgeon General*. U.S. Department of Health and Human Services, Centers for Disease Control and Prevention, National Center for Chronic Disease Prevention and Health Promotion, Office on Smoking and Health.
23. Brennan P, Patricia B, Peggy R. 2004. Secondhand smoke exposure in adulthood and risk of lung cancer among never smokers: A pooled analysis of two large studies. *Int J Cancer* 109(1):125–131.
24. Alberg AJ, Yung R, Strickland PT, et al. 2002. Respiratory cancer and exposure to arsenic, chromium, nickel and polycyclic aromatic hydrocarbons. *Clin Occup Environ Med* 2(4):779–801.
25. Hole DJ, Gillis CR, Chopra C et al. 1989. Passive smoking and cardiorespiratory health in general population in the west of Scotland. *Br Med J* 299:423–427.
26. Whinecup PH, Gliq JA, Emberson JR, Jarvis MJ. 2004. Passive smoking and the risk of coronary heart disease and stroke: prospective study with cotinine measurement. *BMJ* 329:200–205.
27. Glantz SA, Parmley WW. 1991. Passive smoking and heart disease: Epidemiology, physiology, and biochemistry. *Circulation* 83:1–12.
28. Law MR, Morris JK, Wald NJ. 1997. Environmental tobacco exposure and risk of ischaemic heart disease: An evaluation of the evidence. *BMJ* 325:973–980.
29. Alfred EN, Bleeker ER, Chaitman BR et al. 1989. Short-term effects of carbon monoxide exposure on exercise performance of subjects with coronary artery disease. *N Engl J Med* 321:1426–1432.
30. Sheps D, Herbst M, Hinderliter AL et al. 1990. Production of arrhythmias by elevated carboxyhemoglobin in patients with coronary artery disease. *Ann Intern Med* 113:343–351.
31. Svendsen KH, Kuller LM, Martin MJ, et al. 1987. Effects of passive smoking in the multiple risk factor intervention trial. *Am J Epidemiol* 126:783–795.
32. Schoendorf KC, Kiley JL. 1992. Relationship of sudden infant death syndrome to maternal smoking during and after pregnancy. *Pediatrics* 90:905–908.
33. Rosen L, Guttman N, Myers V et al. 2018. Protecting young children from tobacco smoke exposure: a pilot study of Project Zero Exposure. *Pediatrics* 141:S107–S116.
34. National Research Council (US). 2006. *Committee on the Health Risks of Exposure to Low Levels of Ionizing Radiation (BEIR VII)*. Committee on the Biological Effects of Ionizing Radiations, Board of Radiation Effects Research, Committee on Life Sciences, National Research Council. Washington, DC: National Academy Press.
35. Darby S, Hill D, Barros-Dios JM et al. 2005. Radon in homes and risk of lung cancer: collaborative analysis of individual data from 13 European case-control studies. *BMJ* 330:223.
36. Ruano-Ravina A, Torres-Duran M, Kelsey KT et al. 2016. Residential radon, EGFR mutations and ALK alterations in never smoking lung cancer cases. *Eur Respir J* 48:1462–1470.
37. Samet JM. 2006. Residential radon and lung cancer: End of the story? *J Toxicol Environ Health, Part A* 69:527–531.
38. Krewski D, Lubin JH, Zielinski JM, et al. 2006. A combined analysis of North American case-control studies of residential radon and lung cancer. *J Toxicol Environ Health, Part A* 69:5533–597.
39. U.S. Environmental Protection Agency. 2009. *A Citizen's Guide to Radon: The Guide to Protecting Yourself and Your Family from Radon*. Washington, DC: US EPA; EPA 402-K-09-001.
40. https://www.epa.gov/indoor-air-quality-iaq/carbon-monoxides-impact-indoor-air-quality (accessed: January 20, 2018).
41. www.osha.gov/OshDoc/data_General_Facts/carbonmonoxide-factsheet.pdf (accessed January 13, 2018).
42. https://www.cdc.gov/features/copoisoning/index.html (accessed February 3, 2018).
43. CDC. 2005. Unintentional non-fire related carbon monoxide exposures in the United States, 2001–2003. *MMWR* 54:36–39.
44. http://www.cdc.gov/mmwr/preview/mmwrhtml/mm6303a6.htm (accessed: February 3, 2018).
45. Chen BC, Shawn LK, Connors LJ, et al. 2013. Carbon monoxide exposures in New York City following Hurricane Sandy in 2012. *Clin Toxicol* 51(9):879–885.
46. Blumenthal I. 2001. Carbon monoxide poisoning. *J R Soc Med* 94:270–272.
47. Coburn RF. 1979. Mechanisms of carbon monoxide toxicity. *Prev Med* 8:310–322.
48. Wittenberg BA, Whittenberg JB. *Effects of Carbon Monoxide on Isolated Heart Muscle Cells*. Health Effects Institute, Research Report Number 62, December 1993.
49. Ekblom B, Huot R. 1972. Response to submaximal and maximal exercise at different levels of carboxyhemoglobin. *Acta Physiol Scand* 86:474–482.
50. Satran D, Henry C, Adkinson C et al. 2005. Cardiovascular manifestations of moderate to severe carbon monoxide poisoning. *J Am Coll Cardiol* 45:1513–1516.
51. Wright J. 2002. Chronic and occult carbon monoxide poisoning: we don't know what we're missing. *Emerg Med J* 19:386–390.
52. Seguel JM, Merrill R, Seguel D et al. 2017. Indoor air quality. *Am J Lifestyle Med* 11:284–295.
53. Bush RK, Portnoy JM, Saxon A et al. 2006. The medical effects of mold exposure. *J Allergy Clin Immunol* 117:326.
54. Barbeau DN, Grimsley LF, White LE, et al. 2010. Mold exposure and health effects following hurricanes Katrina and Rita. *Annu Rev Public Health* 31:165–178.
55. Wood RA, Eggleston PA, Lind P et al. 1988. Antigenic analysis of household dust samples. *Am Rev Respir Dis* 137:358–363.
56. Kousha M, Tadi R, Soubani AO. 2011. Pulmonary aspergillosis: a clinical review. *Eur Resp Rev* 20:156–174.
57. Knutsen AP, Bush RK, Demain JG, et al. 2012. Fungi and allergic lower respiratory tract diseases. *J Allergy Clin Immunol* 129:280.
58. Denning DW, O'Driscoll BR, Hogaboam CM, et al. 2006. The link between fungi and severe asthma: a summary of the evidence. *Eur Respir J* 27:615.
59. Denning DW, O'Driscoll BR, Powell G, et al. 2009. Randomized controlled trial of oral antifungal treatment for severe asthma with fungal sensitization. *Am J Respir Crit Care Med* 179:11–18.
60. Limper A, Knox K, Sarosi G et al. 2011. An official American Thoracic Society statement: Treatment of fungal infections

in adult pulmonary and critical care patients. *Am J Respir Crit Care Med* 183:96–128.
61. Sahakian NM, Park JH, Cox-Gasner JM. 2008. Dampness and mold in the indoor environment: Implications for asthma. *Immunol Allergy Clin North Am* 28:485–505.
62. USEPA. Reprinted 2012. Office of Air and Radiation, Indoor Environments Division, Washington, D.C. Available on www.epa.gov/iaq. Accessed January 31, 2019.
63. Ownby DR, Johnson CC, Peterson EL. 2002. Exposure to dogs and cats in the first year of life and risk of allergic sensitization at 6 to 7 years of age. *JAMA* 288:963–972.
64. Bollinger ME, Eggleston PA, Flanagan E et al. 1996. Cat antigen in homes with and without cats may induce allergic symptoms. *J Allergy Clin Immunol* 97:907.
65. Custis NJ, Woodfolk JA, Vaughan JW, Platts-Mills TA. 2003. Quantitative measurement of airborne allergens from dust mites, dogs, and cats using an ion-charging device. *Clin Exp Allergy* 33:986.
66. Cox LS, Linnemann DL, Nolte H et al. 2006. Sublingual immunotherapy: A comprehensive review. *J Allergy Clin Immunol* 117:1021–1035.
67. Gelber LE, Seltzer LH, Bouzoukis JK et al. 1993. Sensitization and exposure to indoor allergens as risk factors for asthma among patients presenting to hospital. *Am Rev Respir Dis* 147:573.
68. National Heart, Lung and Blood Institute (NHLBI). 2007. *National Asthma Education and Prevention Program (NAEPP)*, Expert panel report 3 (EPR 3) Full report; pp. 1–440.
69. Lockey RF. 2012. The myth of hypoallergenic dogs (and cats). *J Allergy Clin Immunol* 130:910–911.
70. Vredegoor DW, Willemse T, Chapman MD et al. 2012. Can f 1 levels in hair or homes of different dog breeds: Lack of evidence to describe any dog breed as hypoallergenic. *J Allergy Clin Immunol* 130:904–909.e7.
71. Butt A, Rashid D, Lockey,R. 2012. Do Hypoallergenic cats and dogs exist? *Ann Allergy Asthma Immunol* 108:74–76.
72. Arbes SJ, Gergen PJ, Elliott L et al. 2005. Prevalence of positive skin test responses to 10 common allergens in the U.S. population: Results from the third national health and nutrition examination survey. *J Allergy Clin Immunol* 116:377–383.
73. Price JA, Pollock I, Longbottom JL. 1990. Measurement of airborne mite antigens of asthmatic children. *Lancet* 336:895–897.
74. Phipatanakul W. 2006. Environmental factors and childhood asthma. *Pediatr Ann* 35:646–656.
75. Cohn RD, Arbes SJ Jr, Jaramillo R et al. 2006. National prevalence and exposure risk for cockroach allergens in U.S Households. *Environ Health Perspect* 114:522–526.
76. Sheehan WJ, Rangsithienchai PA, Wood RA et al. 2010. Pest and allergen exposure and abatement in inner city asthma: A work group report of the AAAAI indoor allergy/air pollution committee. *J Allergy Clin Immunol* 125:575–581.
77. Rosenstreich DL, Eggleston P, Kattan M et al. 1997. The role of the cockroach allergy and exposure to cockroach allergen in causing morbidity among inner-city children with asthma. *N Engl J Med* 336:1356–1363.
78. Matsui EC, Hansel NN, McCormack MC et al. 2008. Asthma in the inner city and the indoor environment. *Immunol Allergy Clin North Am* 28:665–686.
79. Phipatanakul W. 2002. Rodent allergens. *Curr Allergy Asthma Rep* 2:412–416.
80. Phipatanakul W, Eggelston PA, Wright EC, Wood RA. 2000. Mouse allergen. The prevalence of mouse allergen in inner-city homes. The National Cooperative Inner-City Asthma Study. *J Allergy Clin Immunol* 106:1070–1074.
81. Permaul P, Sheehan WJ, Baxi SN et al. 2013. Predictors of indoor exposure to mouse allergen in inner-city elementary schools. *Ann Allergy Asthma Immunol* 111:299–301.
82. Sheehan WJ, Rangsithienchai PA, Muilenberg ML et al. 2006. Mouse allergens in urban elementary schools and homes of children with asthma. *Ann Allergy Asthma Immunol* 97:514–520.
83. Pongriac JA, Visness CM, Gruchalla RS et al. 2008. Effect of mouse allergen and rodent intervention on asthma in inner-city children. *Ann Allergy Asthma Immunol* 101:35–41.
84. Tourjusen EN, Diette GB, Breysse PN et al. 2013. Dose response relationships between mouse allergen exposure and asthma morbidity among urban children and adolescents. *Indoor Air* 23:268–274.
85. American Lung Association. 2007. *An Emerging Deadly Trend: Waterpipe Tobacco Use*. Washington, DC: American Lung Association.
86. U.S. Department of Health and Human Services. 2012. *Preventing Tobacco Use Among Youth and Young Adults: A Report of the Surgeon General*. Atlanta: U.S. Department of Health and Human Services, Centers for Disease Control and Prevention, Office on Smoking and Health.
87. Akl EA, Gaddam S, Gunukula SK et al. 2010. The effects of water pipe tobacco smoking on health outcomes: A systematic review. *Int J Epidemiol* 39:834–857.
88. American Lung Association. 2011. *Hookah Smoking: A Growing Threat to Public Health Issue Brief*. Smoke free Communities Project.
89. Asfar T, Ward KD, Eissenberg T et al. 2005. Comparison of patterns of use, beliefs, and attitudes related to water pipe between beginning and established smokers. *BMC Public Health* 5:19.
90. Shafagoj YA, Mohammed FL, Hadidi KA. 2002. Hubble Bubble (water pipe) smoking: levels of nicotine and cotinine in plasma, saliva, and urine. *Int J Clin Pharmacol Ther* 40:249–255.
91. Schraufnagel DE, Blasi F, Drummond MB et al. 2014. Electronic cigarettes. a position paper of the forum of international respiratory societies. *Am J Resp Crit Care Med* 190:611–618.
92. Barrington-Trimis JL, Samet JM, McConnell R. 2014. Flavorings in electronic cigarettes: An unrecognized respiratory health hazard? *JAMA* 312:2493–2494.
93. McConnell R, Barrington-Trimis JL, Wang K et al. 2017. Electronic cigarettes use and respiratory symptoms in adolescents. *Am J Respir Crit Care Med* 195:1043–1049.
94. Lerner CA, Sundar IK, Yao H, et al. 2015. Vapors produced by electronic cigarettes and e-juices with flavorings induce toxicity, oxidative stress, and inflammatory response in lung epithelial cells and in mouse lung. *PLoS One* 10:e0116732.
95. Furlow B. Are e-cigarettes and tobacco products losing their allure for US teenagers? *Lancet Respir Med* 5(8):612.
96. Moazed F, Calfee CS. 2017. The canary in the coal mine is coughing: Electronic cigarettes and respiratory symptoms in adolescents. *Am J Resp Crit Care Med* 195(8):974–975.
97. U.S. Department of Health and Human Services. 2016. *E-Cigarette Use Among Youth and Young Adults. A Report of the Surgeon General*. Atlanta, GA: U.S. Department of Health and Human Services, Centers for Disease Control and Prevention, National Center for Chronic Disease Prevention and Health Promotion, Office on Smoking and Health.
98. Callahan-Lyon P. 2014. Electronic cigarettes: Human health effects. *Tob Control* 23: ii 36–ii 40.
99. Blanding M. The e-cig quandary. https://www.hsph.harvard.edu/magazine/magazine_article/the-e-cig-quandary// (accessed: December 16, 2017).
100. Zhang Y, Sumner W, Chen DR. 2013. In vitro particle size distributions in electronic and conventional cigarette aerosols suggest comparable deposition patterns. *Nicotine Tob Res* 15:501–508.
101. Jancin B. 2017. E-cigarettes: A health threat or cessation tool? *Chest Physician* 12(9):8.
102. Rubenstein ML, Delucchi K, Benowitz NL et al. 2018. Adolescent exposure to toxic volatile organic chemicals from e-cigarettes. *Pediatrics* 141(4):e20173557.
103. Fairchild AL, Lee JS, Bayer R et al. 2018. E-cigarettes and the harm-reduction continuum. *N Engl J Med* 378:216–221.
104. Whiley H, Giglio S, Bentham R. 2015. Opportunistic pathogens *Mycobacterium avium* complex (MAC) and *Legionella spp.* colonize model shower. *Pathogens* 4:590–598.
105. Feazael LM, Baungartner LK, Peterson KL et al. 2009. Opportunistic pathogens enriched in showerhead biofilms. *Proc Natl Acad Sci USA* 106:16393–16399.
106. Raghupathi PK, Zupancic J, Brejnroda AD et al. 2018. Microbial diversity and putative opportunistic pathogens in dishwasher biofilm communities. *Appl Environ Microbiol* 84(5):e02755-17. Doi 10.1128/AEM.02755-17.online 12 January 2018.
107. Zupancic J, Novak-Babic M, Zalar P et al. 2016. The black yeast *Exophiala dermatitidis* and other selected opportunistic human fungal pathogens spread from dishwashers to kitchens. *PLoS One* 11(2):e0148166. Doi: 10.137/journal pone.0148166. eCollection 2016.
108. https://www.sleepapnea.org/treat/cpap-therapy/care-and-replacement-of-cpap-equipment (accessed: February 3, 2018).
109. https://www.sleepapnea.com/blog/post/92098663671/keeping-it-clean-cpap-hygiene-a-shower-or-bath (accessed: February 11, 2018).
110. Hollbacher E, Ters T, Rieder C et al. 2017. Emissions of indoor air pollutants from six user scenarios in a model room. *Atmos Environ* 150:389–394.
111. Bitfinder introduces AWAIR. https://www.prnewswire.com/news-releases/bitfinder-introduces-awair-first-smart-device-to-enable-communication-with-the-air-around-you-300089268.html (accessed: January 29, 2018).

第十一部分

妇产科学

主编:Amanda McKinney,MD,FACLM,FACOG,CPE

第53章 产前保健——营养和生活方式改变以提高受孕和改善妊娠结局

目录

要点／841

53.1 前言／841

53.2 排卵性不孕／841

53.3 妊娠结局／843

53.4 孕产妇死亡率／843

53.5 先兆子痫／843

53.6 母亲生活方式对胎儿的影响／845

53.7 孤独症／846

53.8 孕期运动／848

临床应用／848

参考文献／848

要 点

- 肥胖和标准美国饮食(standard American diet,SAD)导致 90% 的排卵性不孕。
- 孕产妇死亡的原因已经从不可预测的因素(例如出血)转移到生活方式疾病。现在,心血管疾病、卒中和妊娠期高血压疾病加起来造成了 30% 的孕产妇死亡。
- 孕产妇的饮食和生活方式,例如肥胖和孤独症,会对胎儿产生负面影响。

53.1 前言

美国的活产率创历史新低,每 1 000 名 15~44 岁的女性中仅有 59.8 人产下活婴。2010 年为 64.1 人,而之前的历史最低点在 1997 年,为 63.6 人[1]。活产出生率降低可能包括以下因素:避孕药具的持续使用;选择推迟到生育能力降低的高龄进行生育;文化观念的转变使女性更加重视职业或自我实现,而不是抚养子女。

然而,令人信服的是,肥胖和糖尿病的发病率上升也可能是出生率下降的因素之一。自 1960 年以来,糖尿病和肥胖的发病率逐年稳步上升,并在 20 世纪 70 年代中期和 80 年代初急剧上升。在体脂/体质量指数量表的两个极端,即体重过低和肥胖人群,不孕的发病率有所上升,而生育能力则有所下降。保持正常的 BMI 有助于保持生育能力,这很重要,因为人类是所有动物中生育率最低的群体之一。女性在 30 岁时,任何一个月在无保护性交中受孕的概率约为 20%,到 40 岁时下降到只有 5%,而实际上,只有 30% 的受孕是活产[2,3]。2013—2014 年,来自 CDC 的数据告诉我们,20 岁及以上的成人中有 71% 超重或肥胖[4]。这肯定会从各方面影响生殖能力,包括受孕能力和维持妊娠能力。肥胖和糖尿病的流行也对妊娠结局产生不利影响。饮食方式直接影响排卵性不孕、男性不育及母婴并发症。在本章中,将讨论生活方式对排卵性不孕及妊娠结局的影响。

53.2 排卵性不孕

排卵性不孕与多囊卵巢综合征(polycystic ovary syndrome,PCOS)直接相关。多囊卵巢综合征(PCOS)的名字来源于超声检查的卵巢外观,但从代谢方面来看,它是肥胖、胰岛素抵抗、稀发排卵或无排卵的综合征,可导致不孕、月经失调和多毛症。

随着女性肥胖的发生,她们会产生胰岛素抵抗,导致循环中胰岛素水平升高。胰岛素抑制性激素结合球蛋白(sex hormone binding globulin,SHBG)的合成,SHBG 是结合游离雄激素的关键。当 SHBG 合成受到抑制时,游离雄激素升高,导致稀发排卵[5]。

严谨地说,肥胖危机正在改变不孕率和生育力不足的比率。人口研究表明,大约 30% 的超重和肥胖女性以及 5% 正常体重的女性患有多囊卵巢综合征[6]。总的来说，美国有 1/8 的女性患有多囊卵巢综合征，90% 的排卵性不孕是由于多囊卵巢综合征[7]。根据 CDC 报告，美国 71% 的人口存在超重或肥胖，这意味着在 10 万名育龄女性中，有 7.1 万人超重或肥胖，其中 30%（2.13 万人）患有 PCOS。这表示，有 21.3% 的成年女性因稀发排卵或无排卵导致妊娠的能力受损。

肥胖对生育能力的影响不止是排卵期。肥胖女性接受正常体重女性捐赠的卵子后，成功植入的可能性降低 23%，活产的可能性降低 19%[8]。肥胖女性即使在排卵期也不太可能妊娠，因为她们的卵母细胞和胚胎质量降低，子宫内膜容受性受损[8]，这可能是氧化应激所致[9]。看来，过量活性氧的产生压制了人体天然的抗氧化防御系统，创造了一个不适合正常女性生理反应的环境，而正常的生理反应环境是成功生殖的必要条件[9]。

随着慢性炎症和氧化应激在 PCOS 病理生理过程中的作用被发现，晚期糖基化终末产物（advanced glycation end product，AGE）的作用越来越重要。高浓度的 AGE 或糖毒素通过与特定的 AGE 受体（AGE receptor，RAGE）相互作用发挥作用，这与细胞和组织损伤有关。研究发现，患有多囊卵巢综合征的女性血液中 AGE 水平几乎是正常人的 2 倍，而 RAGE 的表达则是 3 倍以上。这对患有 PCOS 的肥胖以及瘦型、非胰岛素抵抗女性都是如此。此外，免疫组化研究显示，PCOS 卵巢内 AGE 水平较高，RAGE 表达较强，这可能是导致 PCOS 及其相关不孕的原因[10-14]。

二甲双胍已被用于治疗 PCOS 相关的不孕，因为它可以提高外周组织的胰岛素敏感性，降低循环中的雄激素水平，帮助月经规律和排卵恢复。曾被认为是神奇药物的二甲双胍，循证医学证据却显示其减重的功效不佳。根据现有证据，对于超重和肥胖的 PCOS 女性来说，二甲双胍不能替代改变生活方式。这一证据并不支持二甲双胍用于帮助减轻体重，而且二甲双胍诱导排卵的时间比枸橼酸氯米芬（clomiphene citrate，用于诱导排卵的药物）要长。如果只是帮助降低卵巢过度刺激综合征的发病率，在体外受精-胚胎移植（IVF-ET）的患者中使用二甲双胍有一定的益处，鉴于 PCOS 患者的共性，二甲双胍也可能有助于预防妊娠糖尿病[15,16]。

但是，PCOS 导致不孕的两个主要原因是胰岛素抵抗和晚期糖基化终末产物诱导的氧化应激，这两个因素最好通过饮食和生活方式改变来解决。

如前所述，患有多囊卵巢综合征的女性往往有胰岛素抵抗和游离胰岛素升高，这会抑制 SHBG 的合成，导致雄激素水平升高，从而抑制排卵。Barnard 及其同事的一项研究表明，当女性食用低脂植物性饮食时，SHBG 会增加 16%，从而改善排卵功能[17]。同样，《美国妇产科杂志》上的一项研究表明，当摄入总能量的 5% 是动物蛋白，而不是碳水化合物时，排卵障碍性不孕的风险增加 19%[18]。相反，当摄入总能量的 5% 是植物蛋白，而不是碳水化合物时，排卵障碍性不孕的风险降低 43%。摄入总能量的 5% 是植物蛋白而不是动物蛋白，与排卵障碍性不孕的风险降低 50% 以上相关[19]。

导致肥胖和营养不良的饮食行为与氧化应激和慢性低度炎症有关。大量研究表明，动物性食物及其伴随的饱和脂肪酸、反式脂肪酸、花生四烯酸、胆固醇和蛋白质与全身性炎症有关[20-22]。如前所述，AGE 与 PCOS 的病理生理有关，是氧化应激的来源。这些糖毒素的主要来源是香烟烟雾和食物。具体来说，食物来源的 AGE 起着重要的作用，因为食物是这些促炎性 AGE 的主要来源，并且有充分的证据表明减少饮食中的糖毒素会降低炎症反应[29,30]。动物性食物中的 AGE 含量最高,并且其烹饪方法也会影响 AGE 水平。高温、干燥的烹饪方法烹饪出的食物比低热、高湿度方法烹饪的食物具有更高的 AGE 水平。蒸、煮、炖的烹饪方式比烧烤和煎炸产生 AGE 的量低[29,31,32]。

AGE 组织水平是总体死亡率的一个强有力的预测指标,并且在素食者中始终较低[33]。现有证据表明,降低 AGE 的摄入量可以提高 PCOS 患者的胰岛素敏感性,减少氧化应激生物标志物,降低睾酮水平[34]。

此外,PCOS 患者的抗米勒管激素(anti-Müllerian hormone,AMH)水平较高。研究表明,每周运动 3 次,每次 1 小时,可降低 BMI、总脂肪以及躯干和腹部脂肪质量,改善胰岛素敏感性,并降低 AMH 水平。这表明 PCOS 患者的卵巢功能障碍相关机制可以通过运动得到改善,可能提高受孕机会[35]。

53.3 妊娠结局

母亲和胎儿的结局受到生活方式的显著影响。由于母胎医学的研究领域非常广泛,因此我们将研究重点聚焦于生活方式对孕产妇发病率和死亡率以及一些胎儿结局的影响。

53.4 孕产妇死亡率

根据 CDC 的数据,1915 年的孕产妇死亡率是每 10 万活产中有 608 人死亡。1986 年,孕产妇死亡率达到了最低点 8.5%。然而,自此以后每年都在上涨。2003 年为 14.1%,现在为 18.5%,且可能是一个较低的估计[36]。根据 WHO 的数据,孕产妇死亡率接近 28%,相当于 1967 年美国的孕产妇死亡率[37]。这使美国成为所有工业化国家中孕产妇死亡率最高的国家,在所有国家中排名第 60 位,在 1996 年的排名是第 50 位[38]。

在发达国家,孕产妇死亡的原因已经发生了变化。从历史上看,在美国和发展中国家,产后出血造成了 1/4 的孕产妇死亡[36]。如今在美国,心血管疾病、卒中和妊娠期高血压疾病加起来造成了 30% 的孕产妇死亡,而产后出血只造成了 11% 的死亡。妊娠的风险越来越高,因为患有肥胖、糖尿病和妊娠前高血压的育龄女性人数显著增加,这些疾病可导致先兆子痫、子痫、卒中和心肌病。

53.5 先兆子痫

先兆子痫是包括高血压、蛋白尿、水肿在内的一系列症状和体征,在更严重的情况下,还有头痛、肝酶升高、肺水肿和血小板减少症,可能导致癫痫、卒中和母胎死亡。在美国和全球,先兆子痫是导致孕产妇死亡、严重孕产妇疾病和新生儿不良结局的六大原因之一。

2012 年的一项研究评估了当年美国母亲患先兆子痫的流行病学和医疗费用负担,发现先兆子痫使母亲发生不良事件的概率从 4.6% 增加到 10.1%,婴儿发生不良事件的概率从 7.8% 增加到 15.4%,

同时胎龄降低了 1.7 周。总的来说,在出生后 1 年内,患有先兆子痫的母亲和婴儿的总费用负担分别为 10.3 亿美元和 11.5 亿美元。每个婴儿的费用负担取决于胎龄,从 26 周龄的 15 万美元到 36 周龄的 1 311 美元不等[39]。

美国 12% 的产妇死亡与先兆子痫有关。确切的发病机制尚不确定,但推测与异常胎盘有关,异常胎盘可导致胎盘缺血,并将炎症和氧化应激因子释放到母体血液中。此外,即使胎盘正常,先前存在的高血压、糖尿病和其他导致内皮功能障碍的炎症状态(如系统性红斑狼疮)也会激活全身炎症和氧化应激过程[40]。这就解释了为什么肥胖、糖尿病和高血压是疾病发展的危险因素。一旦孕妇患上先兆子痫,唯一的治疗方法就是分娩,而不考虑孕龄。先兆子痫的临床表现是可变的,取决于危险因素的数量和严重程度,可在妊娠 20 周后随时发生。

根据美国目前的成人人口统计数据,先兆子痫的发病率正在显著上升。当然,这正是我们所看到的。在美国,先兆子痫的发病率在过去的 30 年中确实在稳步上升,从 1980 年的 2.4% 上升到 2010 年的 3.8%。重度先兆子痫的发病率相对增加了 322%[41]。目前,有很多关于先兆子痫预防的研究,有研究表明,在先兆子痫高风险女性中使用阿司匹林可以使该疾病的发生率最高降低 24%[42]。2017 年,一项对 1 776 名具有早产先兆子痫高风险的单胎妊娠期女性进行的多中心、双盲、安慰剂对照的试验结果表明,从妊娠 14 周到妊娠 36 周,每天服用 150mg 阿司匹林,可降低先兆子痫的发病率。阿司匹林组早产先兆子痫发生率为 1.6%,安慰剂组为 4.3%[43]。这大概是阿司匹林的抗炎作用所致[44]。

关于饮食和先兆子痫的预防,有一项观察性研究针对的是素食主义女性。在这个由 775 名住在田纳西州萨默敦"农场"的女性组成的社区里,只有一名符合先兆子痫的诊断[45],比率为 0.1%,明显低于我们看到的 3.8%。作者得出的结论是,纯素食可以缓解先兆子痫的大多数症状和体征。

与其他心血管疾病一样,先兆子痫是内皮功能障碍和血管炎症的结果。慢性炎症也存在于糖尿病、肥胖和自身免疫病患者中。众所周知,高脂肪(尤其是饱和脂肪和反式脂肪)和高精制碳水化合物的饮食模式会引起全身性炎症反应,从而导致疾病[46-52]。同样,以全植物食品或最低加工植物食品为基础的饮食可以逆转这些炎症过程[53-56]。

盐的过多摄入也可能是导致先兆子痫发病率上升的一个因素。2008 年进行的一项调查发现,孟加拉国沿海地区先兆子痫和妊娠高血压的发病率高于非沿海地区或旱季。由于气候变化和海平面上升,沿海地区和季风季节的地表和地下水含盐量较高。任何来源的盐都会使血压升高,因此会增加妊娠期间高血压疾病(如先兆子痫)的风险[57]。

妊娠期间先兆子痫和高血压疾病不仅会严重影响孕产妇的健康,而且从长远来看还会增加患慢性疾病的风险。新的研究表明,对妊娠期间患糖尿病或高血压的女性来说,发生心脏病的风险是一个长期威胁,妊娠期间的疾病可能使这些孕产妇心脏病发作和卒中发生提前 10~20 年[58]。丹麦一项基于全国注册的队列研究发现,在 20 多岁初次妊娠时患有妊娠期高血压疾病的女性中,14% 在产后 10 年内患上高血压,而在 20 多岁首次妊娠时血压正常的女性中,这一比例为 4%。40 多岁时首次妊娠女性的相应百分比分别为 32% 和 11%。在分娩后的一年中,患有妊娠期高血压疾病女性的高血压患病率是正常妊娠女性的 12~25 倍。患有妊娠期高血压疾病的女性在产后 1~10 年患病率高出 3~10 倍,甚至在 20 年或更长时间后,患病率仍高出 2 倍[58]。

大约 80% 的美国女性至少生育一个婴儿,其中 1/4 的女性在妊娠或分娩期间会出现并发症,这使许多女性处于危险之中。因为妊娠与年龄应激相似,所以它是一种生理应激测试。因此,孕妇和产后女性的心血管疾病不容忽视[59]。

53.6 母亲生活方式对胎儿的影响

孕产妇高血压对胎儿的一个影响是肥胖。在中国东南部地区进行的一项前瞻性队列研究发现,在所有女性中,妊娠中期和妊娠晚期孕产妇高血压与后代超重/肥胖的发生风险分别增加 49% 和 14% 的相关度,并且这种肥胖与孕前母亲的体型无关[60]。

母亲的饮食模式也会影响胎儿日后的健康状况。对苏格兰 Motherwell 地区男性和女性的一项研究表明,在妊娠期间被建议高动物蛋白、低碳水化合物饮食的孕妇在妊娠期间摄入较多的肉类和鱼、较少的绿色蔬菜,与她们的后代成年后血压较高有关。皮质醇水平升高已被证明会增加心血管事件的风险,这项研究表明,在妊娠后食用较多肉类和鱼,以及食用较少绿色蔬菜的女性,其子女的空腹血浆皮质醇浓度较高[61]。(译者注:该研究得到了拉纳克郡卫生局研究伦理委员会的批准,国家卫生服务中心登记处(苏格兰)登记,受试者也给予了知情同意)

有趣的是,皮质醇浓度增加会使产妇每天多食用 5.4% 的肉类和鱼,且每周减少 3.3% 绿色蔬菜摄入。由此看来,这种饮食习惯会给母亲带来代谢压力,并对后代的下丘脑-垂体-肾上腺轴(hypothalamic-pituitary-adrenal axis,HPA)进行编码,从而导致高皮质醇血症[62]。当研究人员将妊娠后半期摄入更多肉类和鱼的女性的后代置于应激状态时,发现了持久性高皮质醇血症的证据。与那些每周食用不超过 13 份肉/鱼的母亲的后代相比,每周食用 14~16 份肉/鱼的母亲的后代皮质醇平均浓度提高了 22%,而每周至少食用 17 份肉/鱼的母亲的后代皮质醇平均浓度提高了 46%。这是首次对人类进行的研究,结果表明,母亲在妊娠后期食用的食物可以改变其后代的应激反应,这可能为成年后更易患心血管疾病和其他形式的应激相关疾病奠定了基础[63]。此外,在妊娠晚期,每天食用 1 份肉,孩子到青春期时脂肪就会增加 1%。这表明,孕妇在妊娠期间摄入大量肉类可能会显著增加后代的脂肪量,并增加这些后代将来肥胖的风险,而与性别、当前的能量摄入和身体活动无关[64]。

鱼类摄入常常是一个有争议的话题,因为有证据表明,长链脂肪酸 DHA 对胎儿发育很重要,虽然女性在妊娠前和妊娠期间增加鱼类摄入会导致 DHA 的暴露增加,但也会导致汞的暴露接触。众所周知,汞和其他重金属(如铅)具有神经毒性,会对胎儿大脑发育产生负面影响,而 DHA 则能刺激胎儿大脑发育。然而,研究表明,以 33 种鱼类的汞和 DHA 含量为例,大多数鱼类的汞含量对 IQ 评分的不利影响超过了 DHA 的有益影响,长寿的食肉鱼类对 IQ 有高达 10 分的负面影响。研究表明,在妊娠期间,每周食用鱼类 1 次或更少,会导致婴儿体内的汞含量远远高于他们从 6 种含汞疫苗中获得的汞含量[65]。

汞有 75 天的半衰期,因此需要 1 年的时间清除身体 99% 的汞。因此,女性应避免在妊娠前 1 年以及妊娠期间食用受污染的鱼[66]。不幸的是,在鱼类中发现的其他工业污染物,如多氯联苯、DDT和二噁英,其半衰期可长达10年[67]。由于对鱼类的关注,大量研究对DHA进行评估。4项荟萃分析发现,在配方奶粉中添加DHA似乎对婴儿的认知能力并无帮助,而在妊娠期间给女性补充DHA似乎也对增强注意力和记忆力并无帮助[68-70]。此外,目前已经进行了6项试验来评估孕妇补充DHA对胎儿视力的影响,其中4项研究表明没有效果,另外2个显示有效果的研究又在研究设计方面不尽如人意[68]。

尽管没有明显的益处,且补充DHA也没有明显的积极作用,但众所周知,母乳喂养的婴儿在母乳中补充DHA后,具有更好的认知和视觉发育。因此,目前的共识指南建议女性在妊娠期间每天摄入200mg DHA[71-74]。最好的DHA补充来源是海藻油,因为它们在营养上与鱼油相当,但不受污染[75]。维生素B_{12}也是神经发育正常的重要因素,妊娠期间的素食者或者其他素食者也应该补充。

母亲肥胖也增加了胎儿肥胖的风险。多项研究表明,母亲肥胖,无论是否患有糖尿病,都更有可能死产[76-79]。这些研究还表明,死产的风险呈剂量-反应性增加,母亲越肥胖,死产的风险越高[79]。肥胖母亲所生的婴儿患先天性异常的风险也会增加,包括唇腭裂、神经管缺陷和心脏缺陷[80]。此外,无论孕前BMI如何,妊娠早期和晚期体重过度增加,都会使大于胎龄儿(large for gestational age infant, LGA)的风险增加2.4倍,导致这些婴儿有患儿童肥胖的风险[81]。

53.7 孤独症

孤独症谱系障碍(autism spectrum disorder, ASD)的发病率和流行率呈上升趋势。1981年的比例为1/10 000,2000年的比例是1/150,最新的比例估计是1/68。如果继续保持目前的增长率,到2050年将达到50%。目前有一问题已经引起了争论,即关于ASD的发病率是否由于诊断标准的改变和监测的改善而被错误地升高,或者是否有某种环境因素导致新病例的实际增加。根据美国CDC的数据,自2012年以来,用于诊断或治疗ASD病例的标准没有发生任何变化,但自那时以来,ASD的发病率却增加了30%,比率从2012年的1/88增加到2014年的1/68[82]。

研究证据表明,子宫内环境对ASD的发展有影响。发表在《新英格兰医学杂志》上的一项研究观察了无关原因死亡的孤独症儿童的大脑,并将其与未患病儿童的大脑进行了比较[83]。众所周知,孤独症儿童的大脑往往更大,前额叶皮质的神经元总数相对增加。这是妊娠中期胎儿的正常发现,但在出生时或在神经回路成熟后不久就会消失。在这项研究中,他们发现,尽管神经元数量增加,但在完全分化的皮质神经中,表达层特异性标志物的细胞较少。这意味着这些儿童的神经元回路没有通过修饰和凋亡而适当成熟,也没有发生适当的神经元迁移。这项研究的主要含义是,这些异常几乎肯定是发生在子宫内的关键发育窗口期,且最有可能是在妊娠19~30周时发生[83]。在这项研究中,这些女性的妊娠情况并不明显,但是没有提及常规暴露或肥胖的讨论。关于是什么导致了这种异常的大脑发育,以及为什么这种情况比15~20年前更为普遍,存在着争议和不确定性,但似乎确实与母亲的炎症反应相关[84]。

有许多因素可能导致孤独症的发展。遗传是其中一个因素[85]。但表观遗传学以及这些基因在暴露基础上的表达方式,是一个更大的因素[86]。涉及杀虫剂和其他持久性环境污染物的暴露已被认为是遗传易感个体的诱发因素[87]。低叶酸摄入量和妊娠期间定期接触宠物杀虫剂或室外喷雾剂是造成ASD风险增加4倍的原因,而在妊娠前后3个月暴露于低叶酸和农药的组合则导致ASD风险增加2倍以上。杀虫剂具有神经毒性,但在动物研究中,叶酸已被证明可以防止发育过程中暴露于包括杀虫剂和双酚A在内的各种环境化学物质的影响。此外,一些流行病学研究报告,母亲在妊娠期间服用含有叶酸补充剂的儿童患孤独症的可能性降低。以前的研究表明,遗传易感个体缺乏有效的叶酸依赖性代谢基因,因此与母体叶酸摄入相关的ASD风险降低[88]。

但是,任何导致羊水中炎症介质水平升高的因素都可能导致儿童患上孤独症。因此,与慢性炎症相关的母体代谢状况(如肥胖和糖尿病)会增加患病风险[89]。妊娠期间肥胖会使儿童患孤独症的风险增加60%,妊娠期间糖尿病会使儿童患孤独症的风险增加1倍[89]。孕期膳食脂肪摄入过多,和孕前叶酸摄入量减少(存在于水果、蔬菜和豆类)[91]也与后代患孤独症的风险增加有关。

这种现象也存在于其他炎性疾病中,例如流感和风疹等感染或导致发热持续7天以上的任何其他感染均会增加炎症介质。妊娠期母亲感染流感和风疹使儿童患孤独症的相对风险分别为4.1和3.3[87]。另一项研究表明,母体患流感使儿童患孤独症的风险增加1倍,而妊娠期间持续发热超过7天会使儿童患孤独症的风险增加3倍[92]。

大脑特别容易受到氧化应激的影响,因为它耗氧量高,不饱和脂肪酸和过渡金属含量高,抗氧化防御能力低。长期以来的研究表明,ASD与氧化应激和抗氧化能力降低有关[93]。在孤独症儿童中发现,参与抗氧化反应的核转录因子红系2相关因子2(Nrf2)的基因表达降低了55%[94]。孤独症儿童也更有可能出现线粒体功能障碍[95]和继发于NF-κβ蛋白过度表达的神经损伤,NF-κβ蛋白是损伤级联反应的主要调节因子。研究人员证实,孤独症儿童的大脑皮质和白质中存在活跃的神经炎症过程,这些人的脑脊液中炎症介质(如干扰素)的水平比正常水平高230倍[96-98]。孤独症儿童往往在哺乳动物雷帕霉素靶蛋白(mTOR)通路中有较高的活性,该通路参与许多细胞过程,包括可改变神经发育的突触可塑性和免疫功能[99]。

重点关注母体炎症和氧化应激似乎是预防这些疾病的关键。其中一些炎症反应是由肠道菌群介导的,而肠道菌群是根据饮食选择的。通过食用植物性饮食,人类选择了更受欢迎的细菌种类,这些菌群实际上可以改善各种代谢性疾病的危险因素[100-103]。母体饮食和母体微生物在对胎儿和婴儿的影响中起着至关重要的作用。最近的一项研究表明,婴儿第1次接触微生物和第1次肠道定植发生在子宫内。目前已知胎盘微生物群与母体口腔微生物群一致。下一次接触微生物是在出生时,然后是母乳喂养。从胎盘开始为婴儿提供营养的那一刻起,微生物群就开始发育,而微生物群将决定婴儿的健康状况[104]。最近的另一项研究表明,妊娠期和哺乳期的高脂肪饮食会导致婴儿的微生物失调,这种失调只能通过断奶后的低脂饮食得到部分纠正。作者提供的证据支持了这样一种理论,即母亲的饮食有助于建立胎儿的微生物群,进而影响肠道的维持和代谢健康[104]。这强调了母亲孕期、产前和产后营养的重要性。

53.8 孕期运动

妊娠期间有规律的有氧运动被证明可以改善或保持身体健康,虽然证据有限,但已经证明对妊娠结局有一定的益处,而且没有证据表明会造成伤害。尽管随机对照试验的证据有限,但对妊娠期间进行运动的女性进行的观察研究显示,运动有益于减少妊娠糖尿病、剖宫产和阴道手术分娩,并缩短产后恢复时间。在女性存在腰痛时,水上运动是一个很好的选择。研究表明,孕期运动可以降低妊娠糖尿病女性的血糖水平,或有助于预防先兆子痫。然而,在正常体重、超重和肥胖的女性中,运动只显示出总体体重增加(1~2kg)的适度减少。对于健康的孕妇和产后的女性,指南建议每周至少进行 150min 的中等强度有氧运动(相当于快走)。运动应在一周内分若干次进行,并根据医学建议进行调整。应避免接触易摔倒的运动和体力活动,如滑雪。除了患有严重的心脏或肺部疾病、宫颈功能不全、当前早产或妊娠 26 周后前置胎盘的孕妇,运动对所有孕妇来说都是安全的[106]。一般来说,无论妊娠前进行的何种程度的活动都可以继续进行,对于没有按照建议进行过体力活动的人,应该根据个人目前的活动水平制订计划,鼓励她们进行运动。

临床应用

妊娠和备孕的女性应被告知:

- 减少动物性食物的摄入,至少 1 年内及整个妊娠期间避免食用鱼。
- 避免加工食品和高度精制的碳水化合物。
- 至少在妊娠前 3 个月开始补充维生素 B_{12} 和叶酸。
- 妊娠前和妊娠期间避免吸烟、饮酒等。
- 在妊娠前、妊娠期间和妊娠后每周至少进行 150min 的中等强度有氧运动。

(Amanda McKinney,MD,FACLM,FACOG,CPE 著 王威 译 吴一凡 校)

参考文献

1. Martin JA, Hamilton BE, Ventura SJ, Osterman MJ, Wilson EC, Mathews TJ. Births: Final data for 2010. *Natl Vital Stat Rep*. 2012;61 (1):1–72.
2. Zinaman MJ, Clegg ED, Brown CC, O'Connor J, Selevan SG. Estimates of human fertility and pregnancy loss. *Fertil Steril*. 1996;65:503–509.
3. Ford H, Schust D. Recurrent pregnancy loss: Etiology, diagnosis, and therapy. *Rev Obstet Gynecol*. 2009;2:76–83.
4. http://www.cdc.gov/obesity/data/adult.html
5. Mehrabian F, Afghani M. Can sex-hormone binding globulin considered as a predictor of response to pharmacological treatment in women with polycystic ovary syndrome? *Int J Prev Med*. 2013;4: 1169–1174.
6. Alvarez-Blasco F, Botella-Carretero JI, San Millán JL, Escobar-Morreale HF. Prevalence and characteristics of the polycystic ovary syndrome in overweight and obese women. *Arch Intern Med* 2006;166: 2081–2086.
7. Balen A, Rutherford A. Managing anovulatory infertility and polycystic ovary syndrome. *BMJ*. 2007;335: 608–611.
8. Bellver J, Pellicer A, García-Velasco JA, Ballesteros A, Remohí J, Meseguer M. Obesity reduces uterine receptivity: Clinical experiences from 9,587 first cycles of ovum donation with normal weight donors. *Fertil Steril*. 2013;10:1050–1058.
9. Agarwal A, Aponte-Mellado A, Premkumar BJ, Shaman A, Gupta S. The effects of oxidative stress on female reproduction: A review. *Reprod Biol Endocrinol*. 2010;10:49.
10. Diamanti-Kandarakis E, Katsikis I, Piperi C, Kandaraki E, Piouka A, Papavassiliou AG, Panidis D. Increased serum advanced glycation end-products is a distinct finding in lean women with polycystic ovary syndrome (PCOS). *Clin Endocrin*. 2008;69:634–661.
11. Diamanti-Kandarakis E, Piperi C, Patsouris E, Korkolopoulou P, Panidis D, Pawelczyk L, Papavassiliou AG, Duleba AJ. Immunohistochemical localization of advanced glycation end-products (AGEs) and their receptor (RAGE) in polycystic and normal ovaries. *Histochem Cell Biol*. 2007;127(6):581–589.
12. Uribarri J, del Castillo MD, de la Maza MP, Filip R, Gugliucci A,

12. Luevano-Contreras C, Macías-Cervantes MH, Markowicz Bastos DH, Medrano A, Menini T, Portero-Otin M, Rojas A, Sampaio GR, Wrobel K, Wrobel K, Garay-Sevilla ME. Dietary advanced glycation end products and their role in health and disease. *Adv Nutr.* 2015;6(4):461–473.
13. Diamanti-Kandarakis E, Piperi C, Kalofoutis A, Creatsas G. Increased levels of serum advanced glycation end-products in women with polycystic ovary syndrome. *Clin Endocrinol (Oxf).* 2005;62(1):37–43.
14. Merhi Z. Advanced glycation end products and their relevance in female reproduction. *Hum Reprod.* 2014;29(1):135–145.
15. Yang YM, Choi EJ. Efficacy and safety of metformin or oral contraceptives, or both in polycystic ovary syndrome. *Ther Clin Risk Manage.* 2015;11:1345–1353.
16. Lahen H. Role of metformin in the management of polycystic ovarian syndrome. *Ther Adv Endocrinol Metab.* 2010;1(3):117–128.
17. Barnard ND, Scialli AR, Hurlock D, Bertron P. Diet and sex-hormone binding globulin, dysmenorrhea and premenstrual symptoms. *Obstet Gynecol* 2000;95:245–250.
18. Chavarro J, Rich-Edwards JW, Rosner BA, Willett WC. Protein intake and ovulatory infertility. *Am J Obstet Gynecol* 2008;198:210.e1–210.e7.
19. Alvarez-Blasco F, Botella-Carretero JI, San Millán JL, Escobar-Morreale HF. Prevalence and characteristics of the polycystic ovary syndrome in overweight and obese women. *Arch Intern Med* 2006;166: 2081–2086.
20. Vogel RA, Corretti MC, Plotnick GD. Effect of a single high fat meal on endothelial function in healthy subjects. *Am J Cardiol* 1997;79:350–354.
21. Rosenkranz SK, Townsend DK, Steffens SE, Harms CA. Effect of a high fat meal on pulmonary function in healthy subjects. *Eur J Appl Physiol.* 2010;109:499–506.
22. Cani PD, Bibiloni R, Knauf C, Waget A, Neyrinck AM, Delzenne NM, Burcelin R. Changes in gut microbiota control metabolic endotoxemia-induced inflammation in high-fat diet-induced obesity and diabetes in mice. *Diabetes.* 2008;57:1470–1481.
23. Galland L. Diet and inflammation. *Nutr Clin Pract.* 2010;25:634–640. Highly refined carbohydrates have also been implicated in the causation of inflammation.
24. Oliveira MC, Menezes-Garcia Z, Henriques MC, Soriani FM, Pinho V, Faria AM, Santiago AF, Cara DC, Souza DG, Teixeira MM, Ferreira AV. Acute and sustained inflammation and metabolic dysfunction induced by high refined carbohydrate- containing diet in mice. *Obesity (Silver Spring).* 2013;21:E396–E406.
25. Delibasi T, Cakir E. Is refined carbohydrate consumption related to allergic diseases? *Nutrition.* 2014;30:401–402.
26. Alleman RJ Jr, Harvey IC, Farney TM, Bloomer RJ. Both a traditional and modified Daniel Fast improve the cardio- metabolic profile in men and women. *Int J Vitam Nutr Res.* 2008;78: 293–298.
27. Bloomer RJ, Kabir MM, Trepanowski JF, Canale RE, Farney TM. A 21 day Daniel Fast improves selected biomarkers of antioxidant status and oxidative stress in men and women. *Nutr Metab (Lond).* 2011;8:17.
28. Johnston C. Functional foods as modifiers of cardiovascular disease. *Am J Lifestyle Med.* 2009;3(1 suppl): 39S–43S.
29. Uribarri J, He JC. The low AGE diet: A neglected aspect of clinical nephrology practice? *Nephron.* 2015;130(1):48–53.
30. Cerami C, Founds H, Nicholl I, Mitsuhashi T, Giordano D, Vanpatten S, Lee A, Al-Abed Y, Vlassara H, Bucala R, Cerami A. Tobacco smoke is a source of toxic reactive glycation products. *Proc Natl Acad Sci U S A*1997;94 (25):13915–13920.
31. Uribarri J, del Castillo MD, de la Maza MP, Filip R, Gugliucci A, Luevano-Contreras C, Macías-Cervantes MH, Markowicz Bastos DH, Medrano A, Menini T, Portero-Otin M, Rojas A, Sampaio GR, Wrobel K, Wrobel K, Garay-Sevilla ME. Dietary advanced glycation end products and their role in health and disease. *Adv Nutr.* 2015;6(4):461–473.
32. Uribarri J, Woodruff S, Goodman S, Cai W, Chen X, Pyzik R, Yong A, Striker GE, Vlassara H. Advanced glycation end products in foods and a practical guide to their reduction in the diet. *J Am Diet Assoc.* 2010;110(6):911–916.e12.
33. Nongnuch A, Davenport A. The effect of vegetarian diet on skin autofluorescence measurements in haemodialysis patients. *Br J Nutr.* 2015;113(7):1040–1043.
34. Tantalaki E, Piperi C, Livadas S, Kollias A, Adamopoulos C, Koulouri A, Christakou C, Diamanti-Kandarakis E. Impact of dietary modification of advanced glycation end products (AGEs) on the hormonal and metabolic profile of women with polycystic ovary syndrome (PCOS). *Hormones (Athens).* 2014;13(1):65–73.
35. Almenning I, Rieber-Mohn A, Lundgren KM, Løvvik TS, Garnæs KK, Moholdt T. Effects of high intensity interval training and strength training on metabolic, cardiovascular and hormonal outcomes in women with polycystic ovary syndrome: A pilot study. 2015;10:e0138793. Doi: 10.1371/journal.pone.0138793.
36. Say L, Chou D, Gemmill A, Tunçalp Ö, Moller AB, Daniels J, Gülmezoglu AM, Temmerman M, Alkema L Global causes of maternal death: A WHO systematic analysis. *Lancet Glob Health.* 2014;2:e323–e333.
37. Aune D, Saugstad OD, Henriksen T, Tonstad S. Maternal body mass index and the risk of fetal death, stillbirth and infant death. *JAMA.* 2014;311:1536–1546.
38. Mocarelli P, Gerthoux PM, Needham LL, Patterson Jr DG, Limonta G, Falbo R, Signorini S, Bertona M, Crespi C, Sarto C, Scott PK. Perinatal exposure to low doses of dioxins can permanently impair human semen quality. *Environ Health Perspect.* 2011;119:713–718.
39. Stevens W, Shih T, Incerti D, Ton TG, Lee HC, Peneva D, Macones GA, Sibai BM, Jena AB. Short-term costs of preeclampsia to the United States health care system. *AJOG.* 2017;217(3):237–248.e16.
40. Steegers EA, von Dadelszen P, Duvekot JJ, Pijnenborg R. Pre-eclampsia. *Lancet.* 2010;376:631–644.
41. Ananth CV, Keyes KM, Wapner RJ. Pre-eclampsia rates in the United States, 1980–2010:Age-period-cohort analysis. *BMJ.* 2013;347: f6564.
42. Henderson JT, Whitlock EP, O'Conner E, Senger CA, Thompson JH, Rowland MG. *Low-Dose Aspirin for the Prevention of Morbidity and Mortality from Preeclampsia: A Systematic Evidence Review for the U.S. Preventative Services Task Force (Report No. 14-05207-EF-1).* Rockville, MD: Agency for Healthcare Research and Quality; April 2014.
43. Rolnik DL, Wright D, Poon LC, O'gorman N, Syngelaki A, de Paco Matallana C, Akolekar R, Cicero S, Janga D, Singh M. Aspirin versus placebo in pregnancies at high risk for preterm preeclampsia. *NEJM.* 2017;377:613–622.
44. Caritis S, Silxai B, Hauth J, Lindheimer MD, Klebanoff M, Thom E, VanDorsten P, Landon M, Paul R, Miodovnik M, Meis P. Low-dose aspirin to prevent pre-eclampsia in women at high risk. *NEJM.* 1998;338:701–705.
45. Carter JP, Furman T, Hutcheson HR. Preeclampsia and reproductive performance in a community of vegans. *South Med J.* 1987;80:692–697.
46. Vogel RA, Corretti MC, Plotnick GD. Effect of a single high fat meal on endothelial function in healthy subjects. *Am J Cardiol* 1997;79:350–354.
47. Rosenkranz SK, Townsend DK, Steffens SE, Harms CA. Effect of a high fat meal on pulmonary function in healthy subjects. *Eur J Appl Physiol.* 2010;109:499–506.
48. Cani PD, Bibiloni R, Knauf C, Waget A, Neyrinck AM, Delzenne NM, Burcelin R. Changes in gut microbiota control metabolic endotoxemia-induced inflammation in high-fat diet-induced obesity and diabetes in mice. *Diabetes.* 2008;57:1470–1481.
49. Galland L. Diet and inflammation. *Nutr Clin Pract.* 2010;25:634–640.
50. Veloso Cde C, de Oliveira MC, Oliveira Cda C, Rodrigues VG, Giusti-Paiva A, Teixeira MM, Duarte ID, Ferreira AV, de Castro Perez A.Hydroethanolic extract of Pyrostegia venusta Miers flowers improve inflammatory and metabolic dysfunction induced by high-refined carbohydrate diet. *J Ethnopharmacol.* 2014;151:722–728.
51. Oliveira MC, Menezes-Garcia Z, Henriques MC, Soriani FM, Pinho V, Faria AM, Santiago AF, Cara DC, Souza DG, Teixeira MM, Ferreira AV. Acute and sustained inflammation and metabolic dysfunction induced by high refined carbohydrate- containing diet in mice. *Obesity (Silver Spring).* 2013;21:E396–E406.
52. Delibasi T, Cakir E. Is refined carbohydrate consumption related to allergic diseases? *Nutrition.* 2014;30:401–402.
53. Watzl B. Anti-inflammatory effects of plant based foods and their constituents. *Int J Vitam Nutr Res* 2008;78:293–298.
54. Alleman RJ Jr, Harvey IC, Farney TM, Bloomer RJ. Both a traditional and modified Daniel Fast improve the cardio-metabolic profile in men and women. *Int J Vitam Nutr Res* 2008;78: 293–298.

55. Bloomer RJ, Kabir MM, Trepanowski JF, Canale RE, Farney TM. A 21 day Daniel Fast improves selected biomarkers of antioxidant status and oxidative stress in men and women. *Nutr Metab (Lond)*. 2011;8:17.
56. Johnston C. Functional foods as modifiers of cardiovascular disease. *Am J Lifestyle Med*. 2009;3(1 suppl):39S–43S.
57. Khan AE, Scheelbeek PF, Shilpi AB, Chan Q, Mojumder SK, Rahman A, Haines A, Vineis P. Salinity in drinking water and the risk of (pre)eclampsia and gestational hypertension in coastal Bangladesh: A case-control study. *PLOS One*. 2014;9: e0108715. Doi: 10.1371/journal.pone.0108715.
58. Behrens I, Basit S, Melbye M, Lykke JA, Wohlfahrt J, Bundgaard H, Thilaganathan B, Boyd HA. Risk of post-pregnancy hypertension in women with a history of hypertensive disorders of pregnancy: Nationwide cohort study. *BMJ* 2017;358: j3078.
59. https://khn.org/news/women-with-high-risk-pregnancies-far-more-prone-to-heart-disease/
60. Zheng JS, Liu H, Ong KK, Huang T, Guan Y, Huang Y, Yang B, Wang F, Li D. Maternal blood pressure rise during pregnancy and at 4–7 years old: The Jiaxing Birth Cohort. *J Clin Endocrin Metab* 2017;102:4315–4322. Doi: 10.1210/jc.2017-01500.
61. Shiell A, Campbell-Brown M, Haselden S, Robinson S, Godfrey KM, Barker DJ. High-meant, low-carbohydrate diet in pregnancy: Relation to adult blood pressure in the offspring. *Hypertension*. 2001;38:1282–1288.
62. Herrick K, Phillips DI, Haselden S, Shiell AW, Campbell-Brown M, Godfrey KM. Maternal consumption of a high-meat, low-carbohydrate diet in late pregnancy: Relation to adult cortisol concentrations in the offspring. *J Clin Endocrinol Metab*. 2003;88(8):3554–3560.
63. Reynolds RM, Godfrey KM, Barker M, Osmond C, Phillips DI. Stress responsiveness in adult life: Influence of mother's diet in late pregnancy. *J Clin Endocrinol Metab*. 2007;92(6):2208–2210.
64. Yin J, Quinn S, Dwyer T, Ponsonby AL, Jones G. Maternal diet, breastfeeding and adolescent body composition: A 16-year prospective study. *Eur J Clin Nutr*. 2012;66(12):1329–1334.
65. Dórea JG, Bezerra VLVA, Fajon V, Horvat M. Speciation of methyl- and ethyl-mercury in hair of breastfed infants acutely exposed to thimerosal-containing vaccines. *Clin Chim Acta* 2011;412(17–18):1563–1566.
66. Zeilmaker MJ, Hoekstra J, van Eijkeren JCH, de Jong N, Hart A, Kennedy M, Owen H, Gunnlaugsdottir H. Fish consumption during child bearing age: A quantitative risk-benefit analysis on neurodevelopment. *Food Chem Toxicol*. 2013 54(NA):30–34.
67. Grandjean P, Budtz-Jørgensen E, Barr DB, Needham LL, Weihe P, Heinzow B. Elimination half-lives of polychlorinated biphenyl congeners in children. *Environ Sci Technol*. 2008;42:6991–6996.
68. Qawasmi A, Landeros-Weisenberger A, Leckman JF, Bloch MH. Meta-analysis of long-chain polyunsaturated fatty acid supplementation of formula and infant cognition. *Pediatrics*. 2012;129(6):1141–1149.
69. Colombo J, Carlson SE. Is the measure the message: The BSID and nutritional interventions. *Pediatrics*. 2012;129(6):1166–1167.
70. Gould JF, Makrides M, Colombo J, Smithers LG. Randomized controlled trial of maternal omega-3 long-chain PUFA supplementation during pregnancy and early childhood development of attention, working memory, and inhibitory control. *Am J Clin Nutr*. 2014;99(4):851–859.
71. Agostoni C, Giobannini M. Cognitive and visual development: Influence of differences in breast and formula fed infants. *Nutr Health* 2001;15(3–4):183–188.
72. Birch EE, Garfield S, Castaneda Y, Hughbanks-Wheaton D, Uauy R, Hoffman D. Visual acuity and cognitive outcomes at 4 years of age in a double-blind, randomized trial of long-chain polyunsaturated fatty acid-supplemented infant formula. *Early Hum Dev*. 2007;83(5):279–284.
73. Koo WW. Efficacy and safety of docosahexaenoic acid and arachidonic acid addition to infant formulas: Can one buy better vision and intelligence? *J Am Coll Nutr*. 2003;22(2):101–107.
74. Koletzko B, Cetin I, Brenna JT. Dietary fat intakes for pregnant and lactating women. *Br J Nutr*. 2007;98:873–879.
75. Arterburn LM, Oken HA, Hall EB, Hamersley J, Kuratko CN, Hoffman JP. Algal-oil capsules and cooked salmon: Nutritionally equivalent sources of docosahexaenoic acid. *J Am Diet Asccoc*. 2008;108:1204–1209.
76. Aune D, Saugstad OD, Henriksen T, Tonstad S. Maternal body mass index and the risk of fetal death, stillbirth and infant death. *JAMA*. 2014;311:1536–1546.
77. Gardosi J, Williams M, Francis A. Clinical causes of stillbirth associated with maternal obesity. *Am J Obstet Gynecol* 2009;201:S223.
78. Yao R, Ananth CV, Park BY, Pereira L, Plante LA; Perinatal Research Consortium. Obesity and the risk of stillbirth: A population-based cohort study. *Am J Obstet Gynecol*. 2014;210:457.e1–9.
79. Francis et al. Maternal obesity and perinatal mortality risk. *Am J Obstet Gynecol* 2009;201:S223–S224.
80. Watkins ML, Rasmussen SA, Honein MA, Botto LD, Moore CA. Maternal obesity and risk for birth defects. *Pediatrics*. 2003;11(suppl 1):1152–1158.
81. Broskey NT, Wang P, Li N, Leng J, Li W, Wang L, Gilmore LA, Hu G, Redman LM. Early pregnancy weight gain exerts the strongest effect on birth weight, posing a critical time to prevent childhood obesity. *Obesity*. 2017;25(9):1569–1576.
82. Developmental Disabilities Monitoring Network Surveillance Year 2010 Principal Investigators; Centers for Disease Control and Prevention (CDC). Prevalence of autism spectrum disorder among children aged 8 years—Autism and Developmental Disabilities Monitoring Network, 11 sites, United States, 2010. *MMWR Surveill Summ*. 2014;63(2):1–21.
83. Stoner R, Chow ML, Boyle MP, Sunkin SM, Mouton PR, Roy S, Wynshaw-Boris A, Colamarino SA, Lein ES, Courchesne E. Patches of disorganization in the neocortex of children with autism. *N Engl J Med*. 2014;370:1209–1219.
84. Atladóttir HÓ, Henriksen TB, Schendel DE, Parner ET. Autism after infection, febrile episodes and antibiotic use during pregnancy: An exploratory study. *Pediatrics*. 2012;130:e1447–e1454.
85. Sandin S, Lichtenstein P, Kuja-Halkola R, Larsson H, Hultman CM, Reichenberg A. The familial risk of autism. *JAMA*. 2014;311:1770–1777.
86. Schendel DE, Grønborg TK, Parner ET. The genetic and environmental contributionsto autism: Looking beyond twins. *JAMA*. 2014;311:1738–1739.
87. Hertz-Picciotto I, Croen LA, Hansen R, Jones CR, van de Water J, Pessah IN. The CHARGE study: An epidemiologic investigation of genetic and environmental factors contributing to autism. *Environ Health Perspect*. 2006;114:1119–1125.
88. Schmidt RJ, Kogan V, Shelton JF, Delwiche L, Hansen RL, Ozonoff S, Ma CC, McCanlies EC, Bennett DH, Hertz-Picciotto I, Tancredi DJ. Combined prenatal pesticide exposure and folic acid intake in relation to autism spectrum disorder. *Environ Health Perspect*. Doi: 10.1289/EHP604.
89. Krakowiak P, Walker CK, Bremer AA, Baker AS, Ozonoff S, Hansen RL, Hertz-Picciotto I. Maternal metabolic conditionsand risk for autism and other neurodevelopmental disorders. *Pediatrics*. 2012;129:e1121–e1128.
90. Lyall K, Munger KL, O'Reilly ÉJ, Santangelo SL, Ascherio A. Maternal dietary fat intake in association with autism spectrum disorders. *Am J Epidemiol*. 2013;178:209–220.
91. Schmidt RJ, Tancredi DJ, Ozonoff S, Hansen RL, Hartiala J, Allayee H, Schmidt LC, Tassone F, Hertz-Picciotto I. Maternal periconceptional folic acid intake and risk of autism spectrum disorders and developmental delay in the CHARGE case-control study. *Am J Clin Nutr*. 2012;96:80–89.
92. Atladóttir HÓ, Henriksen TB, Schendel DE, Parner ET. Autism after infection, febrile episodes and antibiotic use during pregnancy: An exploratory studyPediatrics. 2012;130:e1447–e1454.
93. Liu N, Talalay P, Fahey JW. Biomarker-guided strategy for treatment of autism spectrum disorder (ASD). *CNS Neurol Disord Drug Targets*. 2016;15(5):602–613.
94. Napoli E, Wong S, Hertz-Picciotto I, Giulivi C. Deficits in bioenergetics and impaired immune response in granulocytes from children with autism. *Pediatrics*. 2014;133(5):e1405–e1410.
95. Giulivi C, Zhang YF, Omanska-Klusek A, Ross-Inta C, Wong S, Hertz-Picciotto I, Tassone F, Pessah IN. Mitochondrial dysfunction in autism. *JAMA*. 2010;304(21):2389–2396.
96. Vargas DL, Nascimbene C, Krishnan C, Zimmerman AW, Pardo CA. Neuroglial activation and neuroinflammation in the brain of patients with autism. *Ann Neurol*. 2005;57(1):67–81.
97. Young AM, Campbell E, Lynch S, Suckling J, Powis SJ. Aberrant NF-kappaB

expression in autism spectrum condition: A mechanism for neuroinflammation. *Front Psychiatry.* 2011;2:27.
98. Heiss E, Herhaus C, Klimo K, Bartsch H, Gerhäuser C. Nuclear factor kappa B is a molecular target for sulforaphane-mediated anti-inflammatory mechanisms. *J Biol Chem.* 2001;276(34):32008–32015.
99. Onore C, Yang H, Van de Water J, Ashwood P. Dynamic Akt/mTOR signaling in children with autism spectrum disorder. *Front Pediatr.* 2017;5:43.
100. Kim MS, Hwang SS, Park EJ, Bae JW. Strict vegetarian diet improves the risk factors associated with metabolic diseases by modulating gut microbiota and reducing intestinal inflammation. *Environ Microbiol Rep.* 2013;5: 765–775.
101. David LA, Maurice CF, Carmody RN, Gootenberg DB, Button JE, Wolfe BE, Ling AV, Devlin AS, Varma Y, Fischbach MA, Biddinger SB. Diet rapidly and reproducibly alters the human gut microbiome. *Nature.* 2014;505:559–563.
102. Parnell J, Reimer R. Prebiotic fiber modulation of the gut microbiota improves risk factors for obesity and the metabolic syndrome. *Gut Microbes.* 2012;3:29–34.
103. Zimmer J, Lange B, Frick JS, Sauer H, Zimmermann K, Schwiertz A, Rusch K, Klosterhalfen S, Enck P. A vegan or vegetarian diet substantially alters the human colonic faecal microbiota. *Eur J Clin Nutr.* 2012;66:53–60.
104. Aagaard K, Ma J, Antony KM, Ganu R, Petrosino J, Versalovic J. Microbiome: The placenta harbors a unique microbiome. Sci Transl Med 2014;6(237):237ra65.
105. Ma J, Prince AL, Bader D, Hu M, Ganu R, Baquero K, Blundell P, Harris RA, Frias AE, Grove KL, Aagaard KM. High-fat maternal diet during pregnancy persistently alters the offspring microbiome in a primate model. *Nat Commun.* 2014;5:3889.
106. Committee Opinion No. 650. American College of Obstetrics and Gynecology. 2015. HYPERLINK "https://www.acog.org/Resources-And-Publications/Committee-Opinions/Committee-on-Obstetric-Practice/Physical-Activity-and-Exercise-During-Pregnancy-and-the-Postpartum-Period" https://www.acog.org/Resources-And-Publications/Committee-Opinions/Committee-on-Obstetric-Practice/Physical-Activity-and-Exercise-During-Pregnancy-and-the-Postpartum-Period.

第54章 孕期运动

目录

要点／853

54.1 孕期运动的好处／853
54.1.1 体重管理／853
54.2 血糖控制／854
54.3 降低妊娠期高血压疾病风险／855
54.4 心理益处／856
54.5 改善肌肉骨骼疼痛／856
54.6 减少分娩期间的干预／857
54.7 其他优点／857
54.8 孕期运动的风险／857
54.9 自然流产／858
54.10 胎儿窘迫／858
54.11 低出生体重／859
54.12 早产／859
54.13 孕妇受伤／860
54.14 孕期运动禁忌／860
54.15 孕期运动建议／861
54.16 运动处方／861
54.16.1 运动强度／861
54.17 持续时间／频率／862
54.18 运动类型／862
54.19 运动终止时间／862
临床应用／863
参考文献／863

要　点

- 运动可以降低产后体重保持的风险。
- 运动可以预防和治疗妊娠糖尿病。
- 目前的数据表明,孕前和妊娠期前 20 周的运动可以起到保护作用。
- 运动可通过心理和生理反馈机制来改善妊娠期的情绪。
- 研究显示,参加运动减少了孕妇的肌肉骨骼不适。
- 数据不支持运动增加自然流产的风险这一说法。
- 未发现运动会增加胎儿宫内生长受限(intrauterine growth restriction,IUGR)或小于胎龄儿(small for gestational age,SGA)的发生率。
- 运动不会增加早产的风险,实际上可能具有保护作用。
- 产科医师应该熟悉孕期有氧运动的绝对和相对禁忌证,并针对运动的强度、持续时间、频率以及类型提出个性化建议。
- 建议健康孕妇每周运动 150min。

关于孕期运动的建议多年来一直在不断变化。1985 年,美国妇产科医师学会(American College of Obstetricians and Gynecologists,ACOG)根据现有的证据提出了第一个孕期运动指南。从那时起,人们开始进行大量关于孕期体力活动的安全性、风险和益处的研究[1]。在此之前,女性经常被告知要避免剧烈的体力活动、拉伸或弯腰,以免引起妊娠并发症。目前,疾病预防控制中心和美国妇产科医师学会都鼓励在妊娠期间定期进行体力活动,并认为这样做的好处远大于风险[2]。本章节将回顾孕期运动的益处和潜在风险、孕期运动的禁忌证以及目前关于孕期运动的类型、强度、频率和持续时间的建议。

54.1　孕期运动的好处

54.1.1　体重管理

如今全球人口总数日益增多,导致早期死亡的第四大风险因素是缺乏运动[2]。越来越多妊娠期女性超重或肥胖,并且许多女性在妊娠期间的体重增加显著超过推荐的体重增加水平[3]。孕期体重增加过多是不良妊娠结局的重要预测指标。与孕前体重无关,妊娠期间体重增加过多的女性更有可能剖宫产分娩、剖宫产后试产不成功,出现高血压或先兆子痫、早产、巨大胎儿或小于胎龄儿(SGA),产后体重维持不变,并在日后发生超重或肥胖[4-7]。医学研究所最近重新审校了妊娠期间体重增加指南,并根据孕前 BMI 提出了新的体重增加建议[3]。

孕期运动已被证明可以减少孕期体重的过度增加,并降低产后体重滞留情况的发生。在一项研究中,对孕期继续执行孕前运动方案的女性与在妊娠期间停止或显著减少体力活动的女性进行比较,继续进行运动的女性体重增加率降低(但仍在正常范围内),同时妊娠晚期皮下脂肪沉积降低[8]。Stuebe等评估了参与Viva队列研究项目的女性中体力活动与过度增重的关系[4]。该研究选取在马萨诸塞州东部城区和郊区八个助产机构其中之一进行产前检查的女性为研究对象,产前检查由多学科团队进行管理。这项针对1 388名女性的研究包括孕前体重、孕期体重增加水平以及饮食和运动习惯等信息。根据1998年医学研究所关于孕期体重增加的指南,在这组女性中,有379人(27%)妊娠时就是超重,703人(51%)在妊娠期间体重增加过多。该研究的结论是,在孕中期散步(每天30min)、进行剧烈的体力活动和增加总活动量与过度体重增加呈负相关,而久坐不动的生活方式与孕期体重过度增加的风险升高之间无统计学意义[4]。这些只是众多研究中的2项,证明了运动对孕期体重控制有积极作用。

产后体重滞留与孕期体重增加密切相关[9,10]。尽管不同研究之间有很大的差异[9],产后平均体重滞留的范围为 −0.27~3.0kg。Scholl等根据当时医学研究所的孕期体重增长指南,与推荐的体重增加量相比,将妊娠期每3个月的体重增加率分为过多、过少或适当。他们发现,在产后6个月,妊娠期间体重增长率过快的女性体重比妊娠前增加了12%(7.9kg),并保留了妊娠期间体重增长的40%左右。这与那些体重达到或低于推荐标准的女性形成了鲜明的对比,这些女性产后6个月体重仅增加5%~7%(3.2kg)[11]。Rooney和Schauberger发现,妊娠期间体重增加过多且在产后6个月体重未能减轻的女性,在10年的随访中,体重增加高达6.8kg[12]。妊娠期间运动的女性体重增加高于建议值的可能性更小,其产后体重滞留和持久体重滞留或肥胖的风险也较小。

54.2 血糖控制

妊娠糖尿病(gestational diabetes mellitus, GDM)是最常见的妊娠并发症之一,美国约有7%的妊娠期女性会发生GDM。在肥胖和超重女性中,这一并发症比例最高[13]。GDM与围生期不良结局相关,包括巨大胎儿、产妇和新生儿出生损伤、新生儿低血糖和高胆红素血症的风险增加,以及妊娠后发生糖耐量受损和2型糖尿病的风险增加[14]。

正常妊娠期胰岛素抵抗增加40%~70%,这与妊娠期间胎儿胎盘单位分泌相关的皮质醇、生长激素、人胎盘催乳素、雌激素、孕激素和催乳素的增加有关[14]。胰岛素抵抗的增加会降低母体肌肉对葡萄糖的摄取,从而确保胎儿生长发育所需的充足葡萄糖。然而,这种平衡一旦打破,就可能会导致孕妇血糖和胰岛素浓度异常升高,从而诊断GDM[15]。众所周知,体力活动可以增加孕妇骨骼肌的胰岛素敏感性,还能增加瘦体重,这些都可以改善葡萄糖稳态[16]。久坐的生活方式是与GDM相关的可改变危险因素之一[15]。体力活动会降低GDM的发生风险,并且可作为GDM的辅助治疗。这一点特别重要,因为相当一部分患有GDM的女性在以后的生活中会发展成2型糖尿病。

许多研究监测了孕前和孕期运动对妊娠糖尿病发展的影响。虽然没有随机对照研究证明运动是预防GDM的一种手段,但目前的证据表明运动是有益的。一项对155名GDM女性和386名血压正常的非糖尿病孕妇进行的病例对照研究评估了娱乐活动对GDM风险的影响。在校正了年龄、种族、产次、孕前 BMI 和吸烟的影响后,孕前体力活动和孕期体力活动均与 GDM 显著降低相关,分别降低 51% 和 48%[17]。相似的结果在一项针对 900 多名血压正常的非糖尿病女性进行的前瞻性队列研究中得到了证实[18]。这些数据得到了最近发表的一项荟萃分析的支持[19]。Tobias 等对 34 929 名受试者进行了孕前体力活动评估,将孕前体力活动量最高级别和最低级别的女性进行比较,得出发生 GDM 的综合优势比为 0.45(95% CI: 0.28~0.75)。妊娠早期的运动也被发现具有保护作用,其优势比为 0.76(95% CI: 0.7~0.83)。

运动不仅可以预防妊娠糖尿病,还可以作为已经被诊断为糖尿病女性的一种辅助治疗。美国糖尿病协会建议,应该鼓励没有医学或产科运动禁忌证的女性开始或继续适度运动,将其作为 GDM 治疗的一部分[13]。Jovanovic-Peterson 等将一组被诊断为 GDM 的女性(n=19)随机分为单纯节食组和节食加上臂肌力计运动组[20]。他们发现节食加运动组的糖化血红蛋白、空腹血糖和餐后 1 小时血糖浓度低于单纯节食组[20]。Garcia-Patterson 等发现,患有 GDM 的女性餐后散步也可以改善餐后血糖浓度[21]。Bung 等将诊断为 GDM 且仅靠节食血糖控制不理想的女性随机分为胰岛素加节食组和运动加节食组。两组在血糖控制、母体结局指标或胎儿结局方面均没有显著差异,因此 Bung 等认为运动是治疗 GDM 的一个重要工具[22]。

54.3 降低妊娠期高血压疾病风险

妊娠期间高血压疾病的发生率为 12%~22%,是美国孕产妇死亡的主要原因,占孕产妇死亡的 15%~20%[23]。有一系列影响妊娠的高血压疾病,包括慢性高血压、妊娠高血压、先兆子痫和溶血肝功能异常血小板减少综合征(HELLP 综合征)。妊娠高血压引起的母体并发症可能是灾难性的,包括胎盘早剥、弥散性血管内凝血、脑出血、癫痫、肝功能衰竭和急性肾功能不全[24]。对胎儿也有很大的风险,包括宫内生长受限(IUGR)、羊水过少、早产和胎儿宫内死亡[24]。

与先兆子痫相关的代谢紊乱包括但不限于高甘油三酯血症、过度的脂质过氧化作用、抗氧化剂缺乏、胰岛素抵抗、血浆促炎性细胞因子和 C 反应蛋白升高,以及有助于血管收缩的血栓素 - 前列环素失衡[15]。先兆子痫的流行病学与原发性高血压和动脉粥样硬化性血管病之间有颇多重叠[15]。因此,鼓励患有高血压或血管疾病的未妊娠女性运动,以改善血压和/或阻止疾病进展[25]。那么很有可能,增加体力活动会与妊娠期高血压疾病的风险降低相关联。

迄今为止,很少有研究关注妊娠期高血压疾病与孕妇运动之间的关系。Yeo 等认为,运动可以降低妊娠期间的血压(就像在非妊娠妇女中一样),其依据是在妊娠 14 周前招募的一小样本量孕妇进行的随机对照试验的结果[26]。所有女性都有显著的轻度高血压史、妊娠期高血压疾病史或高血压疾病家族史,因此被认为在当前妊娠中有发展为高血压的重大风险。尽管被随机分配到运动组女性的结果在统计学上没有显著意义,但存在着降低舒张压的明显趋势。运动可降低妊娠期高血压疾病的风险,尤其是先兆子痫风险的其他机制,包括改善妊娠引起的血脂异常、降低促炎性细胞因子浓度和降低胰岛素抵抗[15]。

Sorensen 等为描述娱乐性体力活动与先兆子痫风险之间的关系[27],在1998—2001年进行了一项病例对照研究。他们纳入了201名先兆子痫女性和383名血压正常女性。所有患者在产后均接受了结构化问卷调查。在孕期前20周参加娱乐性体力活动(如快步走、爬楼梯)的女性,在校正了年龄、种族、产次、吸烟和孕前BMI后,患先兆子痫的风险降低了35%。能量消耗的增加与先兆子痫的风险呈负相关。这些结果与Marcoux等1989年发表的结果相似[28]。在这项病例对照研究中,在妊娠前20周参加娱乐性体力活动的女性患妊娠高血压或先兆子痫的可能性显著降低。

我们需要更多的前瞻性研究来进一步描述运动与母体高血压之间的关系,但目前的数据表明,孕前和孕期前20周的运动对血压具有保护作用。

54.4　心理益处

有研究表明,女性的心理健康对身体健康和妊娠结局有重大影响。情绪波动在妊娠期间和产后很普遍,产前抑郁症的患病率接近11%[29],产后高达16%[30]。一些因素可能会增加妊娠期间情绪障碍的风险,包括生殖激素、心理社会应激物、孤独、个人或家族抑郁史以及慢性疾病[15]。未经治疗的围生期情绪障碍的后果可能很严重,并且与药物使用、对医疗服务依从性差、人际关系破坏、早产、低出生体重、母子关系受损以及儿童行为问题有关[15,31,32]。

体力活动与改善非妊娠期女性的心理健康有关,在妊娠期间也可能带来同样的好处。体力活动对心理健康的有利影响可能是心理和生理因素综合作用的结果。运动对情绪的心理学影响,包括分散注意力、自我效能、社会交往[33]和改善身体形象[34]。运动可以改善情绪的生理机制包括单胺和内啡肽的释放[33]。参加体力活动对女性的改善包括活力增强、疲劳减轻、压力和焦虑缓解、消极情绪和抑郁症状减轻以及自我形象改善[35]。

Wallace 等[36]发现,在妊娠期间参加有氧运动计划的孕妇比久坐的孕妇有更强的自尊心,且疲劳感更低。Goodwin 等[37]发现,妊娠期间运动的女性整体幸福感更好,而且身体不适、焦虑和失眠的症状更少。Marquez-Sterling 等的研究结果与之相似,他们证明了随机分配到运动组中的小部分先前久坐的孕妇,与保持久坐的对照组相比,其活动水平和身体满意度都得到了改善[38]。与此类似,与对照组相比,参加了一项为期六周有氧运动计划的年轻孕妇抑郁症状显著减轻,自尊感增强[39]。考虑到妊娠期抑郁和焦虑相关症状的普遍存在,以及这些症状可能对妊娠结局产生的负面影响,运动疗法可能是维持情绪健康的一个有效工具。孕期运动也可改善产后情绪,因此可能在预防产后抑郁症中发挥重要作用[15,40]。

54.5　改善肌肉骨骼疼痛

研究表明,50%~90%的女性在妊娠期间会出现某种程度的肌肉骨骼不适,最常见的是腰背和骨盆带疼痛[15,41]。妊娠相关肌肉骨骼疼痛的机制包括体重分布、姿势的改变以及激素对关节松弛的影响[42]。在妊娠期间,肌肉骨骼不适会逐渐加重,并与残疾、功能障碍和误工有关[31]。

在妊娠前和妊娠早期进行有规律的运动可能会降低孕期背痛的风险[43,44]。Sternfeld 等发现,在统计学上妊娠早期运动较多的女性在妊娠后期的不适较少,并且这些症状与女性的运动水平成反比[44]。对于已经有与妊娠相关腰背痛的女性来说,加强腹部和背部核心肌肉的运动可能有益。坐立位骨盆倾斜运动和水上运动均已被证明可以降低妊娠期间腰背痛的发生率和严重程度[45,46]。瑜伽也被认为在改善背痛中发挥了作用[47],可能是由于提高了核心力量的结果。Beddoe 等[31]分析了基于正念疗法的 7 周瑜伽干预对几个指标的影响,疼痛是其中之一。他们发现,从基线到干预后,妊娠中期女性的疼痛时间更少,且活动时的疼痛干扰也更少。

54.6 减少分娩期间的干预

尽管证据质量有限,但一些研究表明在妊娠期间经常运动的女性在分娩时需要的医疗干预较少。这些干预措施可能包括镇痛、催产、手术阴道分娩和剖宫产。Hall 和 Kaufman 的一项病例对照研究表明,在孕期参加运动调节计划的女性剖宫产发生率较低,围生期住院时间较短[48]。Clapp 比较了在整个妊娠期内继续进行孕前运动方案的女性与在妊娠早期结束运动方案的女性的分娩开始、过程和结局。结果表明,在孕期继续运动的女性,手术阴道分娩和剖宫产的发生率较低,而且阴道分娩的活跃阶段较短[49]。一项随机对照试验观察了水中有氧运动在妊娠期的效果,没有发现分娩时间或分娩方式的差异;然而,试验发现参加运动组的女性要求镇痛的可能性明显降低[50]。在校正了生产次数和教育水平之后,情况也是如此。

54.7 其他优点

孕期积极运动的女性出现恶心、胃灼热、腿部痉挛、静脉曲张、便秘和失眠等症状较少[43,50]。

54.8 孕期运动的风险

关于孕期运动的风险,不同研究得出的结论各不相同,且部分结论相反,而且大多数研究在实验设计和质量上都略有缺陷。对孕期运动的担忧主要有自然流产(spontaneous abortion,SAB)、胎儿窘迫、低出生体重、早产和产妇受伤的风险。据推测,母体运动对胚胎和胎儿健康的潜在不利影响的生理机制包括以下几个方面:

1. 减少胎盘血流量,这是由于血流会更多流向收缩的骨骼肌引起的[51,52]。
2. 核心体温升高或体温过高[53,54]。
3. 释放刺激子宫收缩的激素(肾上腺素、去甲肾上腺素)[55,56]。
4. 低血糖[57]。

54.9 自然流产

在评估与女性体力活动水平相关的 SAB 风险时,目前文献得出的结果不一。Hjollund 等[58]对计划第一次妊娠的女性进行研究,以评估身体劳累与 SAB 之间的关系。这些女性在 1992—1994 年间被招募,从终止避孕开始跟踪,直到妊娠为止,最多 6 个月经周期。女性在结构化的日记中记录她们每天的身体劳累程度,并在该研究中将 SAB 定义为妊娠 28 周前的妊娠失败来分析妊娠结局。他们发现,根据月经周期长度计算,在报告胚胎着床期间身体劳累程度高的女性 SAB 的风险增加。在其他任何时间点都看不到明显的影响。Madsen 等[59]在丹麦国家出生队列中的一项研究中发现了类似的结果,即与久坐对照组相比,常运动,尤其是常进行高冲击运动的女性,在妊娠 18 周前发生 SAB 的风险增加。在解释这些结果时必须考虑周全,因为在很大程度上可能是回顾性数据收集和混杂因素导致的潜在偏差,如慢性疾病结果并未考虑在内。

其他研究发现结果大不相同。例如,Clapp[60]追踪了 47 名休闲跑者、40 位有氧舞蹈者和 28 位对照组的女性在妊娠前和孕期的运动表现。在这组女性中,有 19% 的妊娠期女性发生了 SAB,且各组之间无统计学差异,因此他得出结论,在妊娠前和妊娠早期进行运动不会明显改变妊娠早期的结局。在一项针对 158 名进行体力活动的女性和 83 名久坐女性的对照大型前瞻性研究中,运动与不孕、SAB 或其他不良妊娠结局的风险之间没有关联[61]。此外,Latka 等[62]的研究还得出,在参加休闲运动的妇女中,染色体正常的 SAB 的发生风险较低。总之,体力活动与 SAB 风险之间关系研究的数量和质量都有不足之处。在这一点上,即使有风险,那么前面提到的孕期运动的好处也可能远远超过了早期流产的风险。

54.10 胎儿窘迫

动物模型的研究表明,由于母体血液重新分布并流向骨骼肌,母体运动可能会减少子宫血流量,因此可能导致胎儿相对缺氧[52]。胎心率(fetal heart rate,FHR)监测是一种确定胎儿健康的非侵入性方法,可以评估胎儿是否缺氧[63]。因此,它经常用于试图评估与母体运动相关胎儿窘迫风险的研究中。对母亲运动最常见的反应是 FHR 升高,停止运动后 FHR 恢复到基线水平[53,64],很可能是继母亲消耗量增加[63]、母体释放出儿茶酚胺和母亲体温升高而引起氧合轻度下降的反应[64]。很少有报告,运动时或运动后出现短暂性心动过缓,这不常见,但更令人担忧[65]。另一种用于评估胎儿状况的技术是超声检查,它关注胎动和呼吸,因为这些被认为是胎儿健康的标志[66]。

Webb 等[67]试图评估母亲急性和慢性运动对胎心率的影响。在这项研究中,一群女性在妊娠的中、晚期参加了一项运动计划,并与久坐的对照组相匹配。在 3 个不同的时间点,研究组和对照组都被要求在功率车上进行测试。监测孕妇心率、血压和体温,以及 FHR。虽然最常见的反应是运动期间 FHR 基线升高约 10~20 次/min,但有 3 例胎儿心动过缓(1 例在运动 10min 后,2 例在停止运动后)。所有 FHR 均恢复正常,没有与之相关的不良妊娠结局。值得注意的是,运动的女性和久坐的女性在 FHR

反应方面没有差异[67]。Manders 等描述了类似的 FHR 发现,并补充说,在停止运动后,胎儿的身体运动立即减少,而在此期间,胎儿的呼吸运动增加[68]。另一方面,Winn 等发现,母体急性运动后,胎儿呼吸和胎动的总持续时间和频率减少[69]。Manders 和 Winn 均未报告与这些发现相关的不良妊娠结局。

关于妊娠结局,Clapp 发现,在整个妊娠期间继续定期运动的女性实际上不太可能出现胎儿窘迫的临床证据,如出现胎粪、FHR 监护异常或分娩时 Apgar 评分低[49]。Rose 等的研究表明,与轻度活动的女性相比,孕中期进行中度或剧烈活动女性的胎儿或新生儿死亡率没有差异[70]。重要的是要认识到,无论是胎心率监测还是超声检查都不是衡量胎儿氧合或酸碱状态完美的方法。尽管胎儿测试中的暂时性异常与母亲运动有关,但在妊娠结局中,胎儿发病率或死亡率没有差异[49,67,71,72]。

54.11 低出生体重

运动会使血液流向骨骼肌重新分布,这导致内脏血流量(包括子宫血流量)可能会大幅减少。进行高强度运动时,氧气和葡萄糖会分流到骨骼肌,流向胎盘和发育中胎儿的含量较少[65]。有人担心,这种重新分配可能导致出生体重下降或宫内生长受限,但研究结果并不如此。最近的文献表明,运动的时间、运动量和强度可能会影响胎盘和胎儿的生长[73,74]。

虽然大多数关于运动对出生体重影响的数据来源于回顾性队列研究,但最近进行了 2 项前瞻性队列研究来评估运动与胎儿、胎盘生长之间的关系。在第一个实验中,不经常运动的女性在妊娠 8 周时被随机分配到不运动或在之后整个孕期每周进行 3~5 次负重运动的组[73]。运动组孕中期胎盘生长速度较快,出生体重显著增加(3.75kg vs. 3.49kg)。

一项随访研究旨在进一步确定运动时间和运动量对妊娠期胎盘和胎儿生长的影响。Clapp 等随机分配妊娠 8 周的女性,让她们在之后的妊娠期定期进行 3 种运动方案之一的锻炼[74]。第一组在妊娠晚期增加运动量,第二组在整个妊娠期间维持适度运动方案,第三组在妊娠晚期减少运动量。与在妊娠晚期减少运动量的女性相比,在妊娠晚期维持适度运动方案或增加运动量的女性胎儿、胎盘生长明显减慢。虽然在妊娠晚期保持或增加运动量的女性的胎儿体重低于减少体力活动的女性(3.39kg vs. 3.81kg),但没有增加胎儿生长受限或出生体重分类为 SGA 的风险[74]。

总之,妊娠早期的运动似乎促进了胎盘的生长和发育[73,74],这可能解释了许多在妊娠期间开始或维持运动方案的女性与不太活动或久坐的对照组女性相比,胎儿平均出生体重实际上增加的原因[75-77]。妊娠晚期的剧烈运动和高活动量似乎与平均出生体重的小幅下降有关[8,49,74,78],有人认为这是耐力训练者胎儿脂肪量减少的结果,其他人则认为这可能与分娩时的胎龄(见下文)或母亲体重增加有关[78]。在这两种情况下,在妊娠期间运动的女性似乎都没有增加宫内生长受限或 SGA 的风险[79,80]。

54.12 早产

早产的定义为妊娠 37 周之前分娩,与新生儿发病率和死亡率显著相关,尤其是妊娠 32 周之前出生的婴儿[81]。在美国,大约 12.5% 的分娩是早产,在过去 20 年中,这个数字一直在上升[81]。与生活方式相关的早产风险因素包括孕产妇压力、吸烟、工作强度和持续时间[81]。文献中已经描述了体力劳动职业与早产风险之间的关系。运动与早产风险之间的关系值得怀疑[82]。

在运动过程中,儿茶酚胺的产生显著增加,反过来又能刺激子宫活动[83]。然而,关于体力活动是否确实能增加子宫收缩力的研究仍存在争议[56]。最近的文献表明,运动或休闲时间的体力活动不会增加早产的风险,实际上可能具有保护作用。在 1990 年发表的一项研究中,Clapp 比较了在妊娠早期停止运动的女性和保持运动量大于或等于孕前水平 50% 的女性的胎儿出生体重和产程[49]。两组早产发生率相当,均为 9%。在运动组中,分娩平均提前 5 天,这在统计学上是有意义的[49],但在临床上可能无关紧要,因为这不会导致早产或不良结局。

相反,Juhl 等[56]报告说,与久坐的女性相比,在妊娠期间进行某种形式的运动可降低女性早产的风险。这种关联不受运动类型的影响,也未发现剂量-反应关系[56]。在解释这些结果时需要考虑到信息源自患者自我报告(可能不准确),还要考虑运动对健康的影响,运动的女性可能早产基线风险本来就较低[56]。随机化有助于消除这些偏倚,最近两个随机对照试验旨在评估运动与分娩时胎龄之间的关系。

Barakat 等[82]将以前久坐的单胎孕妇随机分为对照组或运动组。运动计划包括在 12~39 周之间每周 3 天的轻度抗阻运动和塑身运动,持续 35min。两组分娩时的平均胎龄没有差异,早产女性的比例也无显著差异[82]。Cavalcante 等[79]同样将低风险久坐孕妇随机分为水中有氧运动组或久坐对照组,研究得出早产率在两组之间没有差异。

根据有限的可用数据,孕期运动不会增加早产的风险。这些研究并没有观察在早产潜在风险较大的女性中运动对早产的影响。因此,医务工作者在建议这些女性妊娠期间运动时应谨慎。

54.13 孕妇受伤

在妊娠期间,身体会发生明显的变化。体态变化包括腰椎前凸明显增加和骨盆前倾,再加上妊娠导致的体重增加和重心前移,可以极大地改变平衡协调和运动耐力[65]。随着妊娠激素的变化,关节松弛和关节活动度也增加[84]。因此,从事运动的孕妇在进行高速度或剧烈运动时应格外小心,因为它们更容易造成关节损伤。

54.14 孕期运动禁忌

在为患者提供咨询时,了解孕期运动的绝对和相对禁忌证是必不可少的。任何可能损害母体生理储备的因素都可能危及母体和胎儿的健康。在这种情况下,风险将远远大于运动带来的好处。值得注意的是,久坐的生活方式以前曾被描述为孕期运动的相对甚至绝对禁忌证,因为人们认为这有潜在的危害。现在有研究表明,这是不太可能的,并且如果做得适当,即使是以前不运动的女性,孕期开始运动计划也是安全的[79]。

54.15 孕期运动建议

ACOG 委员会关于孕期和产后运动的最新意见发表于 2015 年。当时,建议在没有禁忌证的情况下,孕妇应该尽量每天进行有规律、中等强度的体力活动 30min[2]。最近,美国 CDC 发布了《2008 年美国居民体力活动指南》,其中提出以下建议[85]:

1. 健康女性应在孕期和产后每周至少进行 150min 中等强度的有氧运动。这可以细分为 30min/d,5d/周,而且可以每次运动 10min。

2. 对于以前没有运动禁忌证,但也没有运动习惯的女性来说,开始中等强度的运动是合适的。

3. 对于定期进行剧烈有氧运动的健康女性来说,只要她们保持健康并得到医护人员的密切关注,就可以在妊娠期间继续这样做。

4. 孕妇在妊娠期间,不应参与直接仰卧或增加跌倒或腹部受伤风险的活动。

在美国,只有 16% 的孕妇遵守了体力活动建议,而未妊娠的女性达到 26%[86]。即使是健康、有活力的女性在妊娠期间也倾向于减少体力活动[87]。鉴于已证明孕期运动是有益的,因此有必要教育和鼓励女性在妊娠期间参加适度的体力活动。

54.16 运动处方

在为孕妇提供适当的运动方案时,要考虑几个因素:女性的年龄、体重、孕前或当前的健康水平、病史和产科病史。应排除禁忌证,或至少权衡运动可能给孕妇带来的潜在益处(例如体重管理、血糖控制、降低高血压风险、心理益处以及改善肌肉骨骼疼痛)。运动处方应包括运动强度、持续时间、频率和类型的建议,并应根据孕妇的自身情况量身定制。

54.16.1 运动强度

虽然许多研究表明,身体健康的女性可以参加剧烈运动而又不影响妊娠,但尚未确定孕期运动的安全上限[64]。监测运动强度的方法,包括心率监测、博格(Borg)自觉疲劳程度量表和"谈话测试"[88],都可能有助于达到安全的运动水平。目标是让健康女性定期进行中等强度的运动。

妊娠期心血管适应包括静息心率增加和最大心率降低,这会导致心率储备减少和心率对增加工作的反应率降低[89]。因此,仅凭心率可能无法准确反映有氧运动的强度。有人提出,在妊娠期间目标心率范围代表有氧运动能力的 60%~80%[89]。Davies 等提出,20 岁以下孕妇的目标心率范围为 140~155 次/min,20~29 岁为 135~150 次/min,30~39 岁为 130~145 次/min,40 岁以上为 125~140 次/min[90]。文献表明,目标心率也应根据 BMI 进行调整,因为超重和肥胖孕妇的运动强度(%VO_{2max})可能高于给定心率的预期强度[91]。Borg 量表是从 6~20 的 15 分制。建议妊娠期间合适的目标范围为 12~14 分,这与中等偏强的强度相对应[88]。"谈话测试"是指运动的母亲在运动时能够进行对话[53,88]。一个人在中等强度的运动中应该能够进行交谈。它可能是确定适当运动强度的早期方法。

54.17 持续时间/频率

目前关于孕期运动的建议是每周运动150min[85]，通常建议尽可能每天进行运动（将运动量平分到每天，而不是长时间的运动但不频繁）。在运动过程中，血糖水平降低，体温随时间升高[57]。与未妊娠的女性相比，孕妇的血糖下降速度更快，并且运动后血糖水平显著降低。在最大耗氧量50%~60%的情况下连续运动45min后，孕妇的血糖可能会大幅下降，这可能对胎儿产生不利影响[57]。因此，平衡热量的摄入和输出是很重要的，也许可以建议运动时间限制在45min或更短时间[89]。核心体温也会升高，但是当运动是自我调节时，体温往往会保持在安全范围内[57]。为避免诸如高热之类的并发症，女性应在温度适宜的环境或受控环境条件下运动，并应特别注意水合状态和热应激的主观感觉[89]。

54.18 运动类型

大多数形式的运动在妊娠期间都是安全的，不过也有一些运动涉及风险，应避免。女性应避免需要平躺（特别是在妊娠16周后）或长时间站立的运动，以及可能使女性受伤或腹部创伤的活动[89,92]。建议孕妇进行的合理活动，包括散步、慢跑、骑自行车、游泳和瑜伽等低强度的有氧运动[2,89,92]。瑜伽和普拉提应该调整方案，避免导致静脉回流减少、低血压的体位以及高温高湿的环境[2]。对抗性运动，如足球、篮球、曲棍球或橄榄球，会使人有腹部受伤的危险，一般认为最好避免此类活动[2]。参加滑雪、单板滑雪、体操和骑马会有很大的摔倒风险，因此也应避免[2]。妊娠期间水肺潜水被认为是特别危险的，其可导致胎儿减压病，因为胎儿肺循环不能使过滤气泡形成。因此，妊娠期间应避免此类活动[93]。

54.19 运动终止时间

孕妇应遵循一些基本原则：保持凉爽，保持体水分，保持营养状态和知道何时停止运动。对于孕期进行运动的女性来说，重要的是要清楚地了解那些应促使她们停止运动并联系医师的体征和症状。任何过度疲劳、胸痛、运动前呼吸短促、心悸、眩晕、头晕、行走困难、阴道流血、规律宫缩痛或胎动减少的症状均应提示立即停止运动并尽快进行医学评估[2,88]。

对大多数女性而言，运动的好处远远超过任何潜在的风险，临床医师应该接受教育，以便他们可以为孕妇提供循证医学建议。

临床应用[22]

超重和体力活动水平被认为是孕妇肥胖和妊娠糖尿病的独立危险因素。

没有证据表明在正常妊娠期间定期进行体力活动会导致流产、胎儿生长受限、母体肌肉骨骼损伤或早产。

孕期有氧运动按绝对禁忌证和相对禁忌证进行分类：

绝对禁忌证	相对禁忌证
妊娠中期或晚期持续出血	贫血
宫颈环扎术或宫颈功能不全	BMI 低于 12kg/m²
妊娠高血压或先兆子痫	慢性支气管炎
有血流动力学意义的心脏病	极端病态肥胖症
有早产风险的多胎妊娠	重度吸烟者
妊娠 26 周后前置胎盘	当前妊娠期出现 IUGR
早产	骨科限制
限制性肺疾病	高血压控制不佳
胎膜破裂	甲状腺功能亢进控制不佳
严重贫血	1 型糖尿病控制不佳
	癫痫发作控制不佳
	孕前久坐的生活方式
	未评估的母体心律失常

(Kristin Bixel, MD and Christie Mitchell Cobb, MD 著　王威 译　吴一凡 校)

参考文献

1. American College of Obstetricians and Gynecologists (ACOG). *Technical Bulletin: Exercise During Pregnancy and the Postnatal Period*. Washington, DC: ACOG, 1985.
2. ACOG Committee Obstetric Practice. ACOG Committee Opinion: Exercise during pregnancy and the postpartum period. Number 650. December 2015, reaffirmed 2017.
3. Institute of Medicine. *Brief Report: Weight Gain During Pregnancy: Reexamining the Guidelines*, Washington, DC: National Acadamies Press, 2009.
4. Stuebe AM, Oken E, Gillman MW. Associations of diet and physical activity during pregnancy with risk for excessive gestational weight gain. *Am J Obstet Gynecol* 2009; 201(1): 58.e1–58.e8.
5. Crane M, White J, Murphy P, Burrage L, Hutchens D. The effect of gestational weight gain by body mass index on maternal and neonatal outcomes. *J Obstet Gynaecol Can* 2009; 31(1): 28–35.
6. Kiel DW, Dodson EA, Artal R et al. Gestational weight gain and pregnancy outcomes in obese women: How much is enough? *Obstet Gynecol* 2007; 110: 1–7.
7. Savitz DA, Stein CR, Siega-Riz AM, Herring AH. Gestational weight gain and birth outcome in relation to prepregnancy body mass index and ethnicity. *Ann Epidemiol* 2011; 21(2): 78–85.
8. Clapp JF, Little KD. Effect of recreational exercise on pregnancy weight gain and subcutaneous fat deposition. *Med Sci Sports Exerc* 1995; 27(2): 170–177.
9. Gore SA, Brown DM, Smith DS. The role of postpartum weight retention in obesity among women: A review of the evidence. *Ann Behav Med* 2003; 26(2): 149–159.
10. Polley BA, Wing RR, Sims CF. Randomized controlled trial to prevent excessive weight gain in pregnant women. *Int J Obes* 2002; 26: 1494–1502.
11. Scholl TO, Hediger ML, Schall JI, Ances IG, Smith WK. Gestational weight gain, pregnancy outcome, and postpartum weight retention. *Obstet Gynecol* 1995; 86: 423–427.
12. Rooney BL, Schauberger CW. Excess pregnancy weight gain and long term obesity: One decade later. *Obstet Gynecol* 2002; 100: 245–252.
13. American Diabetes Association. Gestational diabetes mellitus. *Diabetes Care* 2004; 27(Suppl 1): S88–S90.
14. Pridjian G, Benjamin TD. Update on gestational diabetes. *Obstet Gynecol Clin North Am* 2010; 37: 255–267.
15. Pivarnik JM, Chambliss HO, Clapp JF et al. Special communications, Roundtable consensus statement. Impact of physical activity during pregnancy and postpartum on chronic disease risk. *Med Sci Sports Exerc* 2006; 38: 989–1006.
16. Devlin JT. Effects of exercise on insulin sensitivity in humans. *Diabetes Care* 1992; 15: 1690–1693.
17. Dempsey JC, Butler CL, Sorensen TK et al. A case-control study of maternal recreational physical activity and risk of gestational diabetes mellitus. *Diabetes Res Clin Pract* 2004; 66: 203–215.
18. Dempsey JC, Sorensen TK, Williams MA et al. Prospective study of gestational diabetes mellitus risk in relation to maternal recreational physical activity before and during pregnancy. *Am J Epidemiol* 2004; 159: 663–670.
19. Tobias DK, Zhang C, van Dam RM, Bowers K, Hu FB. Physical activity before and during pregnancy and risk of gestational diabetes mellitus: A meta-analysis. *Diabetes Care* 2011; 34(1): 223–229.
20. Jovanic-Peterson L, Durak EP, Peterson CM. Randomized trial of diet vs diet plus cardiovascular conditioning on glucose levels in gestational diabetes. *Am J Obstet Gynecol* 1989; 161: 415–419.

21. Garcia-Patterson A, Martin E, Ubeda J, Maria M, DeLeiva A, Corcoy R. Evaluation of light exercise in the treatment of gestational diabetes. *Diabetes Care* 2001; 24: 2006–2007.
22. Bung P, Bung C, Artal R, Khodogiuan N, Fallenstein F, Spatling L. Therapeutic exercise for insulin-requiring GDM. Results from a randomized prospective longitudinal study. *J Perinat Med* 1993; 21: 125–137.
23. ACOG Practice Bulletin Number 33. Diagnosis and management of preeclampsia and eclampsia. *Int J Gynecol Obstet* 2002; 77: 67–75.
24. Gifford RW. Report of the national high blood pressure education program working group on high blood pressure in pregnancy. *Am J Obstet Gynecol* 2000; 183: S1–S22.
25. Gavard JA, Artal R. Effect of exercise on pregnancy outcome. *Clin Obstet Gynecol* 2008; 51(2): 467–480.
26. Yeo S, Steele NM, Chang MC, Leclaire SM, Ronis DL, Hayashi R. Effect of exercise on blood pressure in pregnant women with high risk of gestational hypertensive disorders. *J Reprod Med* 2000; 45(4): 293–298.
27. Sorensen TK, Williams MA, Lee IM et al. Recreational physical activity during pregnancy and risk of preeclampsia. *Hypertension* 2003; 41: 1273–1280.
28. Marcoux S, Brisson J, Fabia J. The effect of leisure time physical activity on the risk of preeclampsia and gestational hypertension. *J Epidemiol Commun Health* 1989; 43(2): 147–152.
29. Bennett HA, Einarson A, Taddio A, Koren G, Einarson TR. Prevalence of depression during pregnancy: A systematic review. *Obstet Gynecol* 2004; 103: 698–709.
30. O'Hara M, Swain A. Rates and risk of postnatal depression: A meta-analysis. *Int Rev Psychol* 1996; 8: 37–54.
31. Beddoe AE, Yang CPP, Kennedy HP, Wiss SJ, Lee KA. The effects of mindfulness-based yoga during pregnancy on maternal psychosocial and physical distress. *JOGNN* 2009; 38: 310–319.
32. Grote NK, Bridge JA, Gavin AR, Melville JL, Iyengar S, Katon WJ. A meta-analysis of depression during pregnancy and the risk of preterm birth, low birth weight, and intrauterine growth restriction. *Arch Gen Psychiatry* 2010; 67(10): 1012–1024.
33. Peluso MA, Guerra de Andrade LH. Physical activity and mental health: The association between exercise and mood. *Clinics (Sao Paulo)* 2005; 60(1): 61–70.
34. Downs DS, DiNallo JM, Kirner TL. Determinants of pregnancy and postpartum depression: Prospective influences of depressive symptoms, body image satisfaction, and exercise behavior. *Ann Behav Med* 2008; 36(1): 54–63.
35. Dishman RK. Physical activity and mental health. In: *Encyclopedia of Mental Health*, Vol. 3. Friedman HS (Ed.). San Diego, CA: Academic Press, 1998: 171–188.
36. Wallace AM, Boyer DB, Bad A, Holm K. Aerobic exercise, maternal self-esteem, and physical discomforts during pregnancy. *J Nurse Midwifery* 1986; 31: 255–262.
37. Goodwin A, Astbury J, McMeeken J. Body image and psychological well being in pregnancy. A comparison of exercisers and non-exercisers. *Aust NZ J Obstet Gynaecol* 2000; 40: 442–447.
38. Marquez-Sterling S, Perry AC, Kaplan TA, Halberstein RA, Signorile JF. Physical and psychological changes with vigorous exercise in sedentary primigravidae. *Med Sci Sports Exerc* 2000; 32: 58–62.
39. Koniak-Griffin D. Aerobic exercise, psychological well-being, and physical discomforts during adolescent pregnancy. *Res Nurs Health* 1994; 14(4): 253–263.
40. Nordhagen IH, Sundgot-Borgen J. Physical activity among pregnant women in relation to pregnancy related complaints and score of depression. *Tidsskr Nor Laegeforen* 2002; 122: 470–474.
41. Wang SM, Zinno PD, Fermo L et al. Complementary and alternative medicine for low back pain in pregnancy: A cross sectional survey. *J Altern Complement Med* 2005; 104: 65–70.
42. MacEvilly M, Buggy D. Back pain and pregnancy: A review. *Pain* 1996; 64(3): 405–414.
43. Ostgaard HC, Zetherstrom G, Roos-Hansson E et al. Reduction of back and posterior pelvic pain in pregnancy. *Spine* 1994; 19: 894–900.
44. Sternfeld B, Quesenberry JR, Eskenazi B, Newman LA. Exercise during pregnancy and pregnancy outcome. *Med Sci Sports Exerc* 1995; 27(5): 634–640.
45. Borg-Stein J, Dugan SA, Gruber J. Musculoskeletal aspects of pregnancy. *Am J Phys Med Rehabil* 2005; 84: 180–192.
46. Kihlstrand M, Stenman B, Nilsson S, Axelsson O. Water-gymnastics reduced the intensity of back/low back pain in pregnant women. *Acta Obstet Gynecol Scand* 1999; 78: 180–185.
47. Williams KA, Petronis J, Smith D, Goodrich D, Wu J, Ravi N. Effect of Iyengar yoga therapy for chronic low back pain. *Pain* 2005; 115: 107–117.
48. Hall DC, Kaufmann DA. Effects of aerobic and strength conditioning on pregnancy outcomes. *Am J Obstet Gynecol* 1987; 157: 1199–1203.
49. Clapp JF. The course of labor following endurance exercise during pregnancy. *Am J Obstet Gynecol* 1990; 163: 1799–1805.
50. Baciuk EP, Pereira RI, Cecatti JG, Braga AF, Cavalcante SR. Water aerobics in pregnancy: Cardiovascular response, labor, and neonatal outcomes. *Reprod Health* 2008; 5: 10. doi: 10.1.1186/1742-4755-5-10.
51. Clapp JF III. Acute exercise stress in the pregnant ewe. *Am J Obstet Gynecol* 1980; 136: 489–494.
52. Lotgering FK, Gilbert RD, Longo LD. Exercise responses in pregnant sheep: Oxygen consumption, uterine blood flow, and blood volume. *J Appl Physiol* 1983; 55: 834–841.
53. McMurray RG, Mottola MF, Wolfe LA, Artal R, Millar I, Pivarnik JM. Recent advances in understanding maternal and fetal responses to exercise. *Med Sci Sports Exerc* 1993; 25(12): 1305–1321.
54. Soultanakis-Aligianni HN. Thermoregulation during exercise in pregnancy. *Clin Obstet Gynecol* 2003; 46(2): 442–455.
55. Durak EP, Jovanovic-Peterson L, Petersen CM. Comparative evaluation of uterine response to exercise on five aerobic machines. *Am J Obstet Gynecol* 1990; 162: 754–756.
56. Juhl M, Andersen PK, Olsen J, Madsen M, Jorgensen T, Aagaard N, Nybo Andersen AM. Physical exercise during pregnancy and the risk of preterm birth: A study within the Danish National Birth Cohort. *Am J Epidemiol* 2008; 167: 859–866.
57. Soultanakis HN, Artal R, Wiswell RA. Prolonged exercise in pregnancy: Glucose homeostasis, ventilator and cardiovascular responses. *Semin Perinatol* 1996; 20(4): 315–327.
58. Hjollund NHI, Jensen TK, Bonde JPE, Brink Henriksen T, Andersson AM, Kolstad HA, Ernst E, Giwercman A, Skakkebaek NE, Olsen J. Spontaneous abortion and physical strain around implantation: A follow-up study of first pregnancy planners. *Epidemiology* 2000; 11(1): 18–23.
59. Madsen M, Jorgensen T, Jensen ML, Juhl M, Olsen J, Andersen PK, Nybo Andersen AM. Leisure time physical exercise during pregnancy and the risk of miscarriage: a study within the Danish National Birth Cohort. *BJOG* 2007; 114: 1419–1426.
60. Clapp JF III. The effects of maternal exercise on early pregnancy outcome. *Am J Obstet Gynecol* 1989; 161(6 pt. 1): 1453–1457.
61. Clapp JF III. Exercise and fetal health. *J Dev Physiol* 1991; 15: 9–14.
62. Latka M, Kline J, Hatch M. Exercise and spontaneous abortion of known karyotype. *Epidemiology* 1999; 10(1): 73–75.
63. Parer JT. Fetal heart rate. In: *Maternal-Fetal Medicine: Principles and Practice*, 2nd edn. Creasy RK, Resnick RI (Eds.). Philadelphia, PA: Saunders, 1989, Chap. 17, 314–343.
64. Riemann MK, Kanstrup Hansen IL. Effects on the foetus of exercise in pregnancy. *Scand J Med Sci Sports* 2000; 10: 12–19.
65. Stevenson L. Exercise in pregnancy, Part 1: Update on pathophysiology. *Can Fam Physician* 1997; 43: 97–104.
66. Druzin ML, Smith JF Jr, Gabbe SG, Reed KL. Antepartum fetal evaluation. In: *Obstetrics: Normal and Problem Pregnancies*, 5th ed. Gabbe SG, Niebyl JR, Simpson JL (Eds.). Philadelphia, PA: Churchill Livingstone, 2007, Chap. 11, pp. 267–300.
67. Webb KA, Wolfe LA, McGrath MJ. Effects of acute and chronic maternal exercise on fetal heart rate. *J Appl Physiol* 1994; 77(5): 2207–2213.
68. Manders MA, Sonder GJ, Mulder EJ, Visser GH. The effects of maternal exercise on fetal heart rate and movement patterns. *Early Hum Dev* 1997; 48(3): 237–247.
69. Winn HN, Hess O, Goldstein I, Wackers F, Hobbins JC. Fetal responses to maternal exercise: Effect on fetal breathing and body movement. *Am J Perinatol* 1994; 11(4): 262–266.

70. Rose NC, Haddow JE, Palomaki GE, Knight GJ. Self rated physical activity level during the second trimester and pregnancy outcome. *Obstet Gynecol* 1991; 78(6): 1078–1080.
71. Watson WV, Katz VL, Hackney AC, Gall MM, McMurray RG. Fetal responses to maximal swimming and cycling exercise during pregnancy. *Obstet Gynecol* 1991; 71: 382–386.
72. Wolfe LA, Mottola MF. Aerobic exercise in pregnancy: An update. *Can J Appl Physiol* 1993; 18: 119–147.
73. Clapp JF, Kim H, Burciu B, Lopez B. Beginning regular exercise in early pregnancy: Effect on fetoplacental growth. *Am J Obstet Gynecol* 2000; 183(6): 1484–1488.
74. Clapp JF, Kim H, Burciu B, Schmidt S, Petry K, Lopez B. Continuing regular exercise during pregnancy: Effect of exercise volume on fetoplacental growth. *Am J Obstet Gynecol* 2002; 186(1): 142–147.
75. Hatch MC, Shu XO, McLean DE et al. Maternal exercise during pregnancy, physical fitness, and fetal growth. *Am J Epidemiol* 1993; 137(10): 1105–1114.
76. Bell RJ, Palma SM, Lumley JM. The effect of vigorous exercise during pregnancy on birth weight. *Aust NZ J Obstet Gynecol* 1995; 35(1): 46–51.
77. Both MI, Overvest MA, Wildhagen MF, Golding J, Wildschut HIJ. The association of daily physical activity and birth outcome: A population-based cohort study. *Eur J Epidemiol* 2010; 25: 421–429.
78. Leet T, Flick L. Effect of exercise on birthweight. *Clin Obstet Gynecol* 2003; 46(2): 423–431.
79. Cavalcante SR, Cecatti JG, Periera RI, Baciuk EP, Bernardo AL, Silveira C. Water aerobics II: Maternal body composition and perinatal outcomes after a program for low risk pregnant women. *Reprod Health* 2009; 6: 1. doi: 10.1186/1742-4755-6-1.
80. Hegaard HK, Petersson K, Hedegaard M, Ottesen B, Dykes AK, Henriksen TB, Damm P. Sports and leisure time physical activity and birth weight: A population based study. *Scand J Med Sci Sports* 2010; 20(1): e96–e102.
81. Iams JD, Romero R. Preterm birth. In: *Obstetrics: Normal and Problem Pregnancies*, 5th edn. Gabbe SG, Niebyl JR, Simpson JL (Eds.). Philadelphia, PA: Churchill Livingstone, 2007, Chap. 26, 668–712.
82. Barakat R, Stirling JR, Lucia JR. Does exercise training during pregnancy affect gestational age? A randomized controlled trial. *Br J Sports Med* 2008; 42: 674–678.
83. Spinnewijn WE, Lotgering FK, Struijk PC et al. Fetal heart rate and uterine contractility during maternal exercise at term. *Am J Obstet Gynecol* 1996; 174: 43–48.
84. Hammer RL, Perkins J, Parr R. Exercise during the childbearing year. *J Perinat Educ* 2000; 9(1): 1–13.
85. Physical activity for everyone: Healthy pregnant or postpartum women. www.cdc.gov/physicalactivity/everyone/guidelines/pregnancy.html. Last updated June 2015.
86. Peterson AM, Leet TL, Brownson RC. Correlates of physical activity among pregnant women in the United States. *Med Sci Sports Exerc* 2005; 37: 1748–1753.
87. Melzer K, Schutz Y, Soehnchen N et al. Effects of recommended levels of physical activity on pregnancy outcomes. *Am J Obstet Gynecol* 2010; 202(3): 266e1–266e6.
88. Stevenson L. Exercise in pregnancy, Part 2: Recommendations for individuals. *Can Fam Physician* 1997; 43: 107–111.
89. Melzer K, Schutz Y, Boulvain M, Kayser B. Physical activity and pregnancy: Cardiovascular adaptations, recommendations and pregnancy outcomes. *Sports Med* 2010; 40(6): 493–507.
90. Davies GA, Wolfe LA, Mottola MF et al. Joint SOGC/CSEP clinical practice guideline: Exercise in pregnancy and the postpartum period. *J Obstet Gynaecol Can* 2003; 25: 516–529.
91. Motolla M. Exercise prescription for overweight and obese women: Pregnancy and postpartum. *Obstet Gynecol Clin North Am* 2009; 36(2): 301–316.
92. ACOG. Physical activity and exercise during pregnancy and the postpartum period. Committee Opinion No. 650. *Obstet Gynecol* 2015; 126: e135–e142.
93. Camporesi EM. Diving and pregnancy. *Semin Perinatol* 1996; 20: 292–302.

第 55 章 母乳喂养

目录

要点／867

55.1 简介／867

55.2 乳房的解剖学和生理学特点／868
55.2.1 解剖学／868
55.2.2 激素影响／868
55.2.3 乳汁成分／869

55.3 母乳喂养的好处／870
55.3.1 对母亲的好处／870
55.3.2 对婴儿的好处／871
55.3.2.1 胃肠道疾病／871
55.3.2.2 感染／872
55.3.2.3 特应性疾病和哮喘／872
55.3.2.4 其他疾病／873
55.3.2.5 神经发育／873

55.4 母乳喂养的实际管理／874
55.4.1 充足摄入量的评估／876

55.4.2 母乳喂养禁忌证／876

55.5 母乳喂养相关问题／877
55.5.1 充血／877
55.5.2 乳腺炎／877
55.5.3 既往乳腺手术史／877
55.5.4 药物和哺乳／878

55.6 母乳喂养支持／878
55.6.1 吸奶器的工作和使用／879
55.6.2 断奶／879

55.7 结论／880

临床应用／880

参考文献／880

深入阅读／883
教科书／883
互联网资源／883
患者用书／883

要 点

- 母乳喂养可确保最佳的远期和近期健康,婴儿应在出生后的最初6个月内完全采用母乳喂养。
- 母乳具有复杂性和特异性,可适应婴幼儿期生长发育的各个阶段。
- 有可行的策略来帮助女性成功进行母乳喂养,同时仍能管理家庭和工作。

55.1 简介

母乳喂养是一种促进母亲和婴儿健康的生活方式。医师和其他医疗从业者在鼓励、教导和帮助管理母乳喂养方面发挥着重要作用。从简单的给予教育材料、信息讨论和直接动手帮助等鼓励母乳喂养的做法来看,母婴保健服务人员是社会中帮助母乳喂养团队的重要组成部分。

母乳是婴幼儿营养的生理形式。尽管配方奶喂养在世界范围内很普遍,但是大量的文献和研究都强烈支持母乳喂养对婴儿和母亲的好处。医师有责任建议和鼓励产妇进行母乳喂养。对母亲进行母乳喂养的教育和评估应从初次产前检查开始,并一直持续到产后。医护人员对开始和维持母乳喂养所产生的影响不容小觑[1,2]。只有在很少的情况下不推荐母乳喂养。

美国妇产科医师学会和美国儿科学会(American Academy of Pediatrics, AAP)指出,母乳喂养可确保儿童获得最佳的健康。这两个组织都建议至少在婴儿出生起6个月进行纯母乳喂养,并在婴儿出生后的1年内,在添加辅食的同时坚持母乳喂养,如果母婴都需要的话也可以继续喂养更长时间[3]。WHO支持在生命的最初2年内进行母乳喂养[4]。根据这些建议,美国确定了"2010年健康人群"目标:分娩后母乳喂养的初始率为75%,6个月后持续率为50%,12个月为25%[5]。然而,当前美国的母乳喂养率未达到该目标。2011年在美国出生的婴儿中,最初母乳喂养的比例是79%,但在6个月时母乳喂养只有49%,而12个月时是27%[6]。《2020年健康人群指南》更加有信心,目标是要让82%的婴儿接受母乳喂养,6个月的持续率是61%,12个月是34%[7]。

为了提高母乳喂养率,WHO于1991年提出了"爱婴医院"的指导方针。这些方针包括医院在围生期应遵循的10条措施,以提高母乳喂养率。在世界各地,许多医院都采纳了这些措施,并被认证为"爱婴医院"。这些医院的母乳喂养率有所上升[8]。这些措施包括早期的皮肤接触护理、母婴同室和按需喂养。确定较低比率的潜在人群并主动寻求做出改变也将提高母乳喂养率。研究已经注意到在地理区域、种族和社会经济地位之间的显著差异。母乳喂养率最低的是东南中部地区,包括阿拉巴马州、肯塔基州、密西西比州和田纳西州。与非西班牙语裔白色人种儿童的母亲相比,非西班牙语裔黑色人种儿童的母亲初始和继续母乳喂养的可能性较小。最后,与同龄人相比,社会经济地位较高的母亲母乳喂养率一直较高[9]。

母亲常常将母乳喂养视为一种"选择"。考虑到有足够的配方奶粉作为替代品,许多人将母乳喂养视为一种生活方式的选择。许多人认为配方奶粉等同于母乳,而不是次于母乳。所以应该告知女性的是,母乳喂养和配方奶粉喂养对婴儿是不同的,母乳喂养确实是她们能为自己和婴儿做出的最佳"选择",它对两者的健康都有长远的影响。一位母乳喂养专家进一步对这个观点进行了证实,并就不用母乳喂养以及配方奶喂养的风险进行了阐述[10]。我们建议,医学专业人员在为患者提供母乳喂养咨询时,应考虑到这一观点。

本章将回顾乳房的解剖学和生理学、母乳喂养的好处、如何实际管理母乳喂养、女性可能遇到的问题以及在哪里获得母乳喂养支持。

55.2 乳房的解剖学和生理学特点

55.2.1 解剖学

在女性的一生中,乳房经历了一系列的发育变化,尤其是在青春期、妊娠期、哺乳期和围绝经期。乳房组织由2个主要部分组成:含有脂肪和结缔组织的基质,以及负责乳汁形成和分泌的导管和腺体组织。

每个乳房大约由15~25个乳腺叶组成,每个乳腺叶由一系列小叶组成,每个乳腺叶在乳头处有一个单独的泌乳管引流。每个小叶由许多小泡和小管组成[11]。小泡被肌上皮细胞包围,小泡的分泌细胞负责产生乳汁。乳汁被分泌到导管的管腔中,并通过肌上皮细胞收缩排出。自然激素周期会影响这些结构的进一步发育以及乳汁的产生和分泌。

在青春期,雌激素的产生刺激乳腺导管的形成和小叶的发育[12]。导管树沿着导管延伸并形成新的分枝和侧芽。小泡芽开始于月经来潮后的前2年。在月经周期的卵泡期,间质变得不那么致密,导管管腔扩张[13]。在黄体期,间质变得更加致密,导管出现管腔,可能开始分泌。如果没有妊娠,上皮细胞发生凋亡。尽管最显著的变化发生在妊娠期和哺乳期,但大多数乳房发育发生在20岁之前。

妊娠的前3~4周表现为雌激素刺激的导管出芽。8周后,乳房的外部变化明显,乳房重量增加,乳头和乳晕色素沉着增加。随着妊娠的进展,乳腺导管组织浸润并取代乳腺的脂肪和结缔组织。腺泡细胞增殖并产生分泌能力,这种增殖在妊娠晚期最为迅速。当母乳喂养停止时,泌乳器官就会退化,在两次妊娠之间,乳房会恢复到沉寂状态[12]。

55.2.2 激素影响

泌乳起始有两个主要阶段:分泌分化期和分泌激活期[14]。如前所述,当乳腺上皮细胞成为分泌细胞并具有产生乳汁的能力时,分泌分化就开始了,并且只能在妊娠时发生。这被称为泌乳的第一阶段。当乳房获得产生乳汁的能力时,胎盘释放的高水平孕酮会抑制乳汁的产生(分泌激活)。分娩后胎盘分泌的孕酮迅速下降,释放负反馈,导致乳汁的产生和分泌,这构成了泌乳的第二阶段。这一过程所需的其他激素包括雌激素、催乳素、胎盘催乳素、人绒毛膜促性腺激素、胰岛素和生长激素。

腺泡细胞最初产生初乳,大多数女性在妊娠晚期可以用手挤出少量初乳。初乳是分娩后最初 30~40h 内乳房的产物。初乳是一种淡黄色、透明、黏稠的液体,含有大量分泌性 IgA 和乳铁蛋白。成熟乳含有乳糖、脂类和蛋白质,是一种比初乳更稀的物质。初乳在分娩后最初 24h 内大约产生 30ml[15],初乳的量和浓度被认为能使这些保护性物质最有效地覆盖婴儿的胃肠道。

当乳汁不断合成时,乳汁排出是神经-体液反射的结果。乳晕是乳房最敏感的部位,在刺激乳汁反射性排出中起着最大的作用。随着婴儿含住大部分乳晕和随后的吸吮,神经垂体产生的催产素被释放进入血液,使肌上皮细胞收缩,并将乳汁从腺泡喷射到导管中。催乳素也被释放并刺激乳汁的合成和分泌。

一旦母乳供应建立起来,母亲必须定期排空乳房。不定期排空乳房会导致腺泡扩张和乳房内压增加。乳房内压力的增加导致反馈抑制,从而下调催乳素受体[16]。随着越来越多的女性开始吸奶,应注意经常排空乳房以建立和维持母乳供应。

55.2.3 乳汁成分

乳汁是一种由多种成分组成的复杂液体,包括蛋白质、脂肪和碳水化合物。乳汁是极具特异性的。母乳中的主要营养成分乳糖是一种双糖,由于乳糖的渗透作用,使得它成为乳汁量的主要决定因素[17]。

母乳中的蛋白质含量在产后立即达到最高水平,并在接下来的 2 周内开始下降[18]。蛋白质占足月婴儿热量需求的 8%[19]。乳汁蛋白质根据其在酸中的溶解度分为两部分:乳清蛋白部分(可溶性的)和酪蛋白部分(不溶性的)。人乳乳清蛋白:酪蛋白的比率在哺乳期是不断变化的,早期乳汁比例较高,为 90:10,而晚期乳汁比例为 50:50[20]。相比之下,牛乳含有 18% 的乳清蛋白和 82% 的酪蛋白[21]。乳清蛋白更容易消化,含有乳白蛋白、乳铁蛋白、分泌性 IgA 和溶菌酶,促进主体防御[22]。母乳中的氨基酸含量也非常特殊,与牛乳相比,母乳中含有大量的半胱氨酸、甲硫氨酸和牛磺酸[12],另外还含有核苷酸和肉碱。

脂肪占母乳热量的 50%,脂肪含量在整个哺乳期会增加[23]。母乳中的脂肪组织呈球状,易于消化。母乳中含有高比例的长链多不饱和脂肪酸,如花生四烯酸和二十二碳六烯酸(docosahexaenoic acid,DHA),这两种脂肪酸对大脑的发育都很重要。乳汁的最后部分被称为"后乳",含有最高的脂肪含量和热量[24]。哺乳结束后的乳房按摩能够增加后乳的产出,同时帮助乳房完全排空,减少导管堵塞和乳腺炎的可能性。

母乳中的碳水化合物主要是乳糖,是一种由半乳糖和葡萄糖组成的双糖。母乳中也发现了多种低聚糖,它们是乳汁中仅次于乳糖和脂肪的第三大成分。母乳中已鉴定出 130 多种低聚糖[25],低聚糖的组成可由基因决定[26]。

母乳中的维生素含量反映母亲的营养状况。例如,母亲和婴儿的 25-羟维生素 D 水平与母亲的饮食有直接关系[27]。由于女性维生素 D 缺乏的发生率很高,AAP 建议所有婴儿在出生后的最初两个月每天口服 200IU 维生素 D 滴丸[3]。矿物质可能与蛋白质结合,或以复合物或电离状态存在。尽管母乳中的铁含量低于婴儿的推荐剂量,但是纯母乳喂养的婴儿在出生后的最初 6 个月不需要补充铁[28],因为母乳中的铁很容易被吸收,并且足够支持最佳的生长发育。

乳汁中还含有巨噬细胞和淋巴细胞等细胞成分,这些细胞的浓度与母体外周血中的浓度大致相同[29]。在泌乳的前 3 个月,细胞总数似乎有所减少[30]。母乳中的这些细胞在婴儿胃肠道中起保护作用。

55.3 母乳喂养的好处

母乳喂养对母亲和婴儿都有许多长期和短期直接的益处。

55.3.1 对母亲的好处

哺乳期母亲每天产生母乳可以额外消耗 500kcal 能量[31]。哺乳期母亲产后可以更快地减轻体重,这可能与这种能量消耗增加有关[32]。

哺乳引起的代谢变化可能持续到晚年[33]。"护士健康研究"的数据表明,母乳喂养的经产妇患 2 型糖尿病的风险会降低[34]。来自女性健康倡议(Women's Health Initiative,WHI)的数据表明,母乳喂养 16 个月的女性患 2 型糖尿病的优势比为 0.91,母乳喂养 13~23 个月的女性优势比为 0.75[35]。曾经母乳喂养的女性患代谢综合征的风险也降低了,且哺乳期越长受益越大[36]。

WHI 和"护士健康研究"的数据都被用来研究未来心血管疾病风险与母乳喂养之间的关系。WHI 的数据表明,对于绝经后女性来说,哺乳期延长(>12 个月)与高血压、糖尿病和心血管疾病的发病率降低有关[35]。这些作者估计,每 29 名母乳喂养超过 1 年的女性中,有 1 例可预防绝经后高血压。他们还估计,每 40 名母乳喂养超过 1 年的女性中,就有 1 例可预防高脂血症。从未母乳喂养的经产妇比母乳喂养 7~12 个月的女性患心血管疾病的可能性高 28%。在"护士健康研究"中,母乳喂养 2 年的女性患冠心病的风险比从未母乳喂养的经产妇低 37%[37]。

一些研究表明,母乳喂养会影响女性未来患癌症的概率,包括乳腺癌、卵巢癌和子宫内膜癌。2002 年,《柳叶刀》杂志[38]的一项荟萃分析对 47 项研究的数据进行分析,包括 50 302 名乳腺癌女性和 96 973 名非乳腺癌女性。研究表明,每 12 个月的母乳喂养,患乳腺癌的相对风险降低 4.3%,每分娩 1 次,患乳腺癌的相对风险降低 7%。然而,其他证据却参差不齐,许多研究可能受到回忆偏倚的限制。

"护士健康研究"观察了母乳喂养超过 18 个月的女性患上皮性卵巢癌的风险,并与从未母乳喂养过的经产妇[39]对比,发现了显著的差异。据推测,这可能与上皮黏蛋白(mucin,MUC1)抗体的存在有关,这些抗体与卵巢癌女性良好的预后相关[40]。抗体的形成可能是由曾经母乳喂养的女性乳腺炎发作引起的[41]。

一项荟萃分析评估了母乳喂养与子宫内膜癌之间的关联性,显示了持续依赖性降低的风险。这被认为是哺乳期雌激素水平低的缘故。除了激素的影响外,哺乳期乳腺组织的强烈脱落和哺乳期结束时大量的上皮细胞凋亡可能有助于消除具有潜在不利初始 DNA 损伤的细胞,从而降低患癌症的风险。

母乳喂养可延长生育间隔。如果使用得当,哺乳期闭经法避孕的有效率达到了98%。尝试使用此方法的女性应该纯母乳喂养6个月以下的婴儿[42]。经常补充配方奶粉的女性应建议使用其他避孕方法。

母乳喂养引起的激素变化可能对母亲有益。泌乳时催产素的分泌有助于子宫恢复。催产素的分泌也被认为在母婴关系中发挥作用[43]。母乳喂养似乎减少了母亲对压力的反应[44],可能是由于交感神经系统的调节作用。

哺乳对骨质疏松症的长期影响尚不清楚。一项对20~25岁的女性进行的研究表明,与有婴儿但没有母乳喂养的女性相比,母乳喂养婴儿的女性DEXA得分增加[45]。这种差异是否持续存在,是否对骨质疏松症的发展或髋部骨折率的降低有任何可测量的影响仍不确定,一些研究证明有影响[46],而另一些则证明没有影响[47]。

55.3.2 对婴儿的好处

母乳是专门为婴儿生产的。与其他哺乳动物相似,乳汁的成分有适当的营养物质以满足婴儿成长的需要。母乳喂养的许多益处被认为是由于人类母乳固有的独特因素。尽管在不断改进,配方奶粉仍是一种昂贵的仿制品。

通过广泛的流行病学研究,人们发现了母乳喂养对婴儿存在显著的短期和长期益处。这些对婴儿的益处包括降低慢性疾病和感染性疾病的发病率、改善神经发育、降低儿童自身免疫病的发病率。关于这个话题的文献广度和深度在继续扩大;虽然争议的领域依然存在,但是母乳喂养的好处是多方面的。

不应忽视母乳喂养在发展中国家的特殊影响。母乳喂养婴儿的发病率和死亡率低于配方奶粉喂养婴儿。这些婴儿胃肠炎和呼吸道感染的发病率较低[48,49]。在发达国家,母乳喂养的婴儿比配方奶粉喂养的婴儿住院次数少,急性疾病的门诊就诊次数也少[50]。

尽管赞颂母乳喂养好处的数据是巨大的,但母乳喂养的研究仍然是不完整的。一些研究受到回忆偏倚的限制,因为母亲可能会过多或过少地报告她们实际母乳喂养婴儿的时间。以前的研究可能会由于将母乳喂养分为"曾经母乳喂养"和"从未母乳喂养",而没有考虑时间的长短或补充剂的作用。很少有研究是前瞻性的,甚至更少的研究是随机的。在接下来的回顾中,我们试图只讨论经得起多次调查的要点。在最有争议的研究领域,进一步调查母乳喂养的好处是至关重要的,特别是关于母乳喂养的长期影响。

55.3.2.1 胃肠道疾病

胎儿的胃肠道是无菌的。在分娩并暴露于外界后,新生儿的肠道被细菌定植。婴儿肠道的定植始于分娩。这可能需要长达1周的时间才能稳定下来[51]。将分娩方式和母乳喂养或配方奶粉喂养进行比较,1个月大的婴儿肠道菌群存在差异[52]:母乳喂养的婴儿有乳酸杆菌和双歧杆菌的优势,占培养生物体的95%。配方奶粉喂养的婴儿主要以革兰氏阴性菌群为主,包括肠杆菌、拟杆菌、梭状芽孢杆菌和大肠埃希菌[53];通过剖宫产出生的婴儿双歧杆菌和乳酸杆菌的数量也可能较少。母乳和初乳似乎促使双歧杆菌占优势地位。母乳中发现的低聚糖似乎特别有助于双歧杆菌的生长[54]。母乳中的乳铁蛋白和溶菌酶似乎也可以控制致病菌的生长[55]。牛磺酸和谷氨酰胺等游离氨基酸可能有助于肠道菌群的生长[56]。与配方奶粉相比,母乳会增加胃排空的速度[57],增加早产儿的乳糖酶活性[58],并降低早产儿早期的肠道通透性[59]。

大量有关早产儿的文献表明,母乳喂养的新生儿患坏死性小肠结肠炎的风险降低[60]。这可能与母乳中存在的许多抗炎因子(白细胞介素10)和介质(多不饱和脂肪酸,PUFA)有关[61,62]。这也可能是由于这些婴儿的肠道菌群与只喂养配方奶粉的婴儿相比有很大差异。

55.3.2.2 感染

母乳中存在的免疫因子可保护母乳喂养的婴儿,使婴儿在出生后的第一年免受感染。肠道和支气管免疫系统的概念可能发挥了作用[29,63]。来自这两个部位的浆细胞迁移到乳腺上皮,然后在此产生IgA抗体,并针对局部的病原体提供特异性保护。配方奶粉喂养的婴儿比母乳喂养的婴儿在出生后第1年更容易发生胃肠道感染[64,65]。

寡糖还可以防止呼吸道病原体(如流感嗜血杆菌和肺炎链球菌)附着在呼吸道上皮上[66]。母乳还可以传递抗呼吸道合胞病毒(respiratory syncytial virus,RSV)的先天免疫力。与母乳喂养4个月以上的婴儿相比,非母乳喂养的婴儿在出生后第1年因下呼吸道感染住院的概率要高3.6倍[67]。大多数因呼吸系统疾病住院治疗的婴儿均与RSV感染有关。已证明RSV特异性IgA可在母乳中表达[63],并且乳脂也具有抗病毒活性。

母乳喂养婴儿的急性和复发性中耳炎(otitis media,OM)也有所减少。与非母乳喂养的婴儿相比,母乳喂养至少4个月的婴儿发生急性OM的次数减少了一半[68]。在同一项研究中,母乳喂养6个月以上的婴儿与母乳喂养不足4个月的婴儿相比,复发性OM降低了10%。

55.3.2.3 特应性疾病和哮喘

在有过敏性疾病史的家庭中,母乳喂养可能会对高危婴儿有保护作用。当婴儿有一个或多个受影响的一级亲属时,他们患过敏性疾病的风险很高。在一个含有18项研究的荟萃分析中,一级亲属患病的婴儿母乳喂养超过3个月,对特应性疾病(如湿疹)有保护作用[69]。这项前瞻性的促进母乳喂养干预试验(promotion of breast-feeding intervention trial,PROBIT)在特定的"干预"医院促进母乳喂养。结果表明,在这些干预医院出生的婴儿,第1年患湿疹的风险降低[70]。

在母乳喂养的婴儿中,哮喘的发生也似乎有所减少。一个含有12项研究的荟萃分析表明,纯母乳喂养不足3个月的婴儿患哮喘的风险是母乳喂养超过3个月婴儿的1.9倍[71]。然而还需要进一步研究,因为并非所有研究都支持这一结论。一个来自澳大利亚塔斯马尼亚州的大型人群队列研究发现,母乳喂养并不会对7岁以后哮喘的发生产生影响,反而成为14岁及以上发生哮喘的一个危险因素[72]。

与母乳喂养有关的食物过敏是另一个受到关注的问题。母乳喂养4个月或更长时间可能对牛奶过敏起到保护作用[73]。食物过敏一旦发生,过敏原可能会直接进入母乳[74]。关于对花生过敏,研究表明,母亲在妊娠和哺乳期间花生摄入增加与婴儿对花生过敏风险增加有关[75,76]。

55.3.2.4 其他疾病

现有的研究表明,早期接触牛奶蛋白或短时间母乳喂养的婴儿在以后的生活中患 1 型糖尿病的风险增加。1994 年对现有病例对照研究的荟萃分析显示,母乳喂养时间超过 3 个月的婴儿患 1 型糖尿病的可能性较小,4 个月以下的婴儿接触牛奶蛋白则患病的可能性较大[77]。从理论上讲,这是由于接触牛奶的婴儿胰岛细胞自身抗体的累积发生率较高[78]。

一些观察性试验已经研究了母乳喂养的婴儿患 2 型糖尿病的风险,但数据参差不齐,未明确表明有保护作用。理论上,母乳中存在的脂肪因子,例如促生长激素释放素和瘦素[79,80]可能会影响能量摄入以及未来肥胖和代谢综合征的风险。

关于儿童肥胖和母乳喂养的数据也参差不齐。美国一项对 15 000 多名儿童的研究显示,在调整了能量摄入、体力活动或母亲 BMI 等诸多变量后,母乳喂养 7 个月或更长时间的儿童在 9~14 岁时的肥胖风险降低[81]。然而,在 PROBIT 试验的 6.5 年随访点上,与对照组的儿童相比,母乳喂养干预组的儿童(产后加强母乳喂养促进,实验组在产后 3 个月时纯母乳喂养的持续率为 43.3%,对照组为 6.4%)在肥胖或血压方面没有任何差异[82]。显然,有必要对这一问题进行进一步的研究。

母乳喂养可能对儿童未来患白血病起保护作用,这可能与增强对病毒感染的免疫力有关,病毒感染可能使儿童易患白血病。6 个月以上的母乳喂养对急性淋巴细胞白血病和急性粒细胞白血病有保护作用[83]。

55.3.2.5 神经发育

确定母乳喂养对婴儿认知发展的明显益处是一个挑战。有许多变量可能会混淆研究,其中包括母亲的社会阶层、母亲的认知能力或子宫内问题。此外,母乳喂养的影响可能仅限于主动母乳喂养的时间,也可能会对婴儿产生 "程序化" 的影响,这种影响会持续到发育后期。

我们确实知道,人类大脑在出生后的第一年体积几乎增加了 3 倍[12],其中增长的 50%~60% 是脂质。脂肪酸组成似乎取决于膳食摄入量,母乳喂养的婴儿比配方奶粉喂养的婴儿具有更高的皮质 DHA 含量[84]。大脑发育也与大脑皮质磷脂中多不饱和脂肪酸摄取增加有关。

PROBIT 试验能够证明母乳喂养对智商的长期影响——干预组的孩子在 6~7 岁时的智商得分比对照组高 7.5 分。洪都拉斯的一项研究将儿童随机分为 4 个月时早期补充辅食组和 6 个月纯母乳喂养组。辅食组的婴儿爬得比较晚,12 个月时行走的可能性较小[85]。

据推测,这些影响可能与母乳中多不饱和脂肪酸的摄入有关。增加这些化合物的饮食摄入与预防心脏病和炎性疾病有关[86]。对极低体重儿的视敏度进行研究,在这些儿童的饮食中添加 ω-3 脂肪酸、亚油酸、亚麻酸,与仅添加 ω-3 脂肪酸的婴儿相比,其视力参数得到改善[87]。花生四烯酸和 DHA 与认知、生长和视力改善有关[88]。有证据表明,这两种多不饱和脂肪酸调控着一种名为 FADS2 的基因,该基因编码一种参与新陈代谢的酶;一项研究对 FADS2 基因、母乳喂养和智商进行了调查,在 90% 以上的研究队列中发现了某种变异[89]。发生这种变异的婴儿智商显著高于同样使用母乳喂养但没有这种变异的婴儿(高 6.4~7.0 分);母乳喂养的婴儿发生其他变异在智商上没有相同的优势。

55.4 母乳喂养的实际管理

为了建立最佳的乳汁产生和分泌周期,计划母乳喂养婴儿的母亲应该在出生后立即开始母乳喂养。WHO 和联合国儿童基金会(UNICEF)在其爱婴医院倡议中发布了"成功母乳喂养的十条标准"指南[90](表 55-4-1)。这"十条标准"包括在分娩后的 1h 内开始母乳喂养。分娩后母亲和婴儿立即进行直接的皮肤接触,可能有助于婴儿含接和将来母乳成功喂养。大多数婴儿在出生后 1h 内都能含住乳房。在产后迅速恢复期间,所有婴儿护理均可由母亲提供。但因很多新生儿不愿意也不配合喂养者,所以最重要的是,对产后立即成功喂食婴儿的记忆有时有助于维持母亲的信心,使婴儿能够并且将在接下来的 ≥24h 后顺利进食。

母乳喂养的母亲在医院产后护理期间应得到支持和教育。母婴同室制度给父母提供学习婴儿喂养的提示,以便按需哺乳。

医护人员应提供有关姿势和含接的直接帮助和反馈。正确的姿势是建立正确含接的关键。3 种常见的姿势是摇篮势、橄榄球势和并排势。婴儿的头应与乳头相对,颈部略微伸展。婴儿的头、肩和臀部应该成一条直线。含接包括婴儿的嘴唇和乳头周围形成一个紧密的密封,把乳头吸到嘴后部。乳房可由母亲或其他协助者的手以 "C" 形支撑,四个手指位于乳房下方,拇指位于乳晕上方,指向中线。母亲的另一只手托住婴儿的头和脖子,然后用乳头摩擦婴儿的嘴唇,引起觅食反射。当婴儿张大嘴巴时,婴儿的头很快被带到乳房上,嘴巴含住乳头。正确的含接应包括整个乳头和尽可能多的乳晕。在哺乳期间,婴儿硬腭的压力会压迫乳头底部以外的乳窦,以增加乳汁的分泌。

充分评估含接的特定特征:可以听到吮吸和吞咽声;婴儿下颌和鼻子都紧贴乳房,下唇应该朝着乳房外翻;舌头可以延伸到下牙龈上,当下唇移开时,舌头应该与乳房接触。

每个乳房的喂养时间长短随婴儿年龄而变化。在一个典型的喂养过程中,应首先给婴儿提供一个乳房。从这个乳房开始喂养,直到婴儿表现出失去兴趣,然后再给婴儿提供第二个乳房,过程中可能需要通过脱衣、换尿布或反复改变婴儿的姿势来唤醒婴儿,以鼓励婴儿含接乳房。

婴儿通过主动松开乳头、放松面部肌肉和手来发出饱足的信号,小婴儿可能会睡着。对一些婴儿来说,母乳喂养可能会使他们昏昏欲睡,几乎是在含住乳房后立即入睡。在这些情况下,需要父母仔细注意,刺激婴儿保持清醒状态,以便喂养乳汁。正常的饱腹感信号可能不适用于这些婴儿,他们的营养充足性可能必须通过体重增加和水合作用评估来监测。

产后最初两周母乳喂养的初始频率可能是每小时一次,平均每天 8~12 次。在产后前两周,应鼓励母乳喂养的母亲至少每 4 个小时唤醒一次婴儿进行喂养,这将促进婴儿获得足够的营养。产后 4 周母乳喂养的总频率下降,平均每天哺乳 7~9 次。这是护理技巧提高和奶量增加的结果。集中喂养,或婴儿在生长高峰期间以更高频率喂养,也是常见的间歇性喂养。

乳头酸痛是一个新的哺乳期母亲经常面临的挑战。吸吮的感觉应该对母亲是无痛的波动。乳头在产后即刻会变得越来越敏感,在产后 4 天左右达到峰值。评估有此症状的女性,乳头的酸痛或疼痛应与敏感性区分开来。正常的敏感性通常会在哺乳的第一分钟后消失，1周后就会完全消失。在整个哺乳期中，乳头疼痛通常持续存在，可能是乳头外伤的结果。这通常是由于含接或姿势不良造成的。皮肤破裂表现为皮肤起疱、破裂、乳头和乳晕有瘀伤。

婴儿鹅口疮和乳腺念珠菌病是乳头疼痛的常见原因，如果怀疑是这种情况，母亲和婴儿都应接受治疗。对于乳头疼痛的女性，还应评估婴儿是否有舌系带短缩或舌系带过短，这是由于系带过紧限制了舌头的伸展，可能影响含接，有时需要剪短系带，对于熟悉这种技术的医生来说，这是一种简单的操作。此外，母亲选择的乳房清洁剂可能会导致皮肤破裂，所以不鼓励母亲使用粗糙的或磨砂清洁剂。

母亲可以通过多种方法缓解疼痛。乳头应该在护理后保持干燥，以促进愈合。此外，母乳或初乳可以涂抹在受影响的乳头表面，有助于愈合。应避免使用肥皂清洁乳房，因为它会去除乳晕腺产生的天然润滑作用。还可以应用羊毛脂霜提供水分，促进愈合。"万能乳头软膏"是莫匹罗星、倍他米松等类固醇乳膏和抗真菌粉剂的组合，可用于难治性破裂和疼痛。虽然没有对其疗效进行正式评估，但它被广泛用于这种情况下的女性，是一种明显有用的辅助手段。将 2% 莫匹罗星软膏(15g)、0.1% 倍他米松软膏(15g)和咪康唑粉末混合，最终浓度为 2%，该药膏只能通过药房配制得到。每次喂养后可以少量使用，喂养之间无需冲洗。最重要的是，应该支持和鼓励母亲在乳头疼痛的时候继续母乳喂养。

乳头扁平或乳头内陷可能是母乳喂养时母亲面临的另一个挑战。据估计，有 10% 的女性乳头内陷或不可伸长，这可能会导致母乳喂养问题[91]。要诊断真正的乳头内陷，可以按压拇指和示指之间的乳晕：乳头内陷将缩回，而正常或扁平的乳头会突出。对于乳头内陷有多种治疗方法，例如霍夫曼运动，包括拉伸或牵拉乳头或者戴上中央有孔的塑料圆盘的胸罩。但是，有证据表明，这些方法并不能提高这些女性的母乳喂养率[91]。当在产前发现乳头扁平或内陷时，则应提示母亲在产后向哺乳顾问咨询以解决含接的任何问题。在这些患者中，使用脉冲电动泵可能有助于含接。有时需要使用乳头罩（乳晕上放置一个乳头状的弹性装置，以帮助婴儿含接），但是这些只能在指导下使用。

表 55-4-1　成功母乳喂养的十条标准

1. 有母乳喂养的书面规定，并常规地传达给全体医护人员。
2. 对全体医护人员进行必要的技术培训，使其能实施有关规定。
3. 把有关母乳喂养的好处及处理方法告诉所有孕妇。
4. 帮助母亲在产后 1h 内开始进行母乳喂养。
5. 指导母亲如何喂奶，以及在需要与新生儿分开的情况下如何保持泌乳。
6. 除母乳外，禁止给新生儿吃任何食物或饮料，除非有医学指征（医院必须为其使用的所有配方奶粉和婴儿喂养品支付公平的市场价格，拒绝接受免费或大幅折扣的配方奶粉和用品）。
7. 实行 24h 母婴同室制度。
8. 鼓励按需哺乳。
9. 不要给母乳喂养的新生儿吸人工奶头或使用奶嘴作安慰物。
10. 促进母乳喂养支持组织的建立，并将出院的母亲转介给这些组织。

改编自：The World Health Organization, Division of Child Health and Development, Evidence for the Ten Steps to Successful Breastfeeding (Revised), World Health Organization, Geneva, Switzerland, 1998.

55.4.1 充足摄入量的评估

新生儿体重通常会在出生后的前 5 天内减轻 5%~7%，并在 2 周内恢复。新生儿体重每天应增加 15~40g。AAP 建议所有母乳喂养的新生儿在出院后 3~5 天内到医院就诊[92]。这时，应该给婴儿称重，评估母乳喂养方法并指导和鼓励母亲进行母乳喂养。

在我们所在的医院会给新妈妈们提供一份检查表，以帮助他们追踪婴儿每天的进食、排尿和排便次数。一个体水充足的婴儿在出生后 3~5 天应该每天排尿 3~5 次和排便 3~4 次，然后在出生后 5~7 天每天排尿 4~8 次和排便 3 次或 3 次以上[3]。体重减轻大于出生体重的 7% 表明可能存在喂养问题，应开始调查实践问题并增加泌乳。

临床医师对于护理往往在合适补充配方奶粉上面临着两难困境。医疗人员有时会提供配方奶粉来支持疲惫的母亲，但没有考虑到这可能对启动和维持母乳喂养产生不利的影响。美国母乳喂养医学学会建议医院制定一项政策，即母乳喂养的婴儿补充配方奶需要医师的医嘱。有关详细协议，请访问：https://abm.memberclicks.net/assets/DOCUMENTS/PROTOCOLS/3-supplementation-protocol-english.pdf[93]。

55.4.2 母乳喂养禁忌证

在美国，纯母乳喂养有一些禁忌证。具体如下[3]：

- 经典半乳糖血症的婴儿
- 母亲有未经治疗的活动性结核病
- 母亲存在人类嗜 T 淋巴细胞病毒 1 型或 2 型阳性
- 接受诊断性或治疗性放射性同位素或暴露于放射性物质的母亲（至少直到乳汁中不再存在这些物质为止）
- 母亲使用抗代谢药或化学治疗药
- 母亲吸毒
- 乳腺活动性单纯疱疹

在美国，母亲感染 HIV 也被认为是母乳喂养的禁忌证[94]。

母亲感染乙型或丙型肝炎并不是母乳喂养的禁忌证，因为这些病毒通过母乳传播的风险很低[12]。乙型肝炎病毒阳性母亲所生婴儿在出生时应接种乙肝免疫球蛋白和全系列疫苗；如果母乳喂养的母亲患有急性围生期肝炎，在确定病因之前，合理的做法是放弃母乳喂养。

母亲巨细胞病毒（cytomegalovirus，CMV）血清阳性似乎与健康足月婴儿的重大临床疾病无关。但是，早产儿不应摄入已知 CMV 阳性的乳汁[95]。冻融循环可能会减少 CMV 的传播，但还需要进一步的前瞻性研究。

近期饮酒是母乳喂养的相对禁忌证。一般情况下，建议母亲在饮用单一酒精饮料后 2h 内禁止喂奶[96,97]。

55.5 母乳喂养相关问题

55.5.1 充血

充血包括乳房淤血和血管增多、胎盘娩出后的生理反应、乳汁积聚、腺泡充血引起的肿胀和淋巴系统引流阻塞引起的水肿。如果发现乳房出现皮肤水肿，则需要进行干预。

乳晕充血可以通过人工挤压或在喂奶前对乳头进行温水浸泡来解决。一些女性可能需要人工挤压乳房排出乳汁。然而，最重要的步骤是确保乳房持续排空，不管有多大可能都应该防止导管内压力升高，这可能最终导致泌乳减少[16,98]。

55.5.2 乳腺炎

乳腺炎是乳腺组织内的细菌感染，可发生于哺乳期的任何时候。这可能发生在 2%~10% 的母乳喂养女性中，并且最常见于产后 6 周内。症状包括皮肤表面发红、触痛和发热，全身症状为发热（38.3℃或更高）、肌痛和不适。最常见的微生物是葡萄球菌和大肠埃希菌，链球菌不太常见。危险因素包括乳房排空不完全或漏喂、导管堵塞、乳头皮肤破裂或乳房收缩。

治疗包括口服抗生素治疗 10~14 天。双氯西林是对青霉素不过敏的女性的一线药物。婴儿不足 1 个月的女性应避免服用磺胺类药。除抗生素外，患有乳腺炎的女性采取局部措施促进康复也同样重要。她们可以进行两侧喂养，喂食前应先加热和按摩，以促进乳房排空。

许多中心注意到由耐甲氧西林金黄色葡萄球菌（methicillin-resistant *Staphylococcus aureus*，MRSA）引起的乳腺炎增加[99]。磺胺甲噁唑-甲氧苄啶、克林霉素和利奈唑胺都是疑似患有 MRSA 乳腺炎女性的合适门诊治疗药物。如果患者对一线治疗无反应，应进行乳汁培养和药敏试验。如果支持治疗和抗生素在 48~72h 后没有效果，则影像学检查很有帮助。

乳腺脓肿的形成是乳腺炎的罕见并发症，据报告，发病率为 0.1%，可能与治疗延迟或治疗不充分有关。超声检查有助于诊断。当 MRSA 是致病微生物时，脓肿可能更常见。主要治疗方法是引流，应将收集的液体进行培养和药敏试验。对于皮肤表面没有变化的女性，无论是否有超声引导，都可以通过针吸术完成引流，并且应该每 2~3 天重复一次，直到液体引流干净为止[100,101]。对于病情较严重的女性，应考虑切开引流。这两种方法都需要辅助使用覆盖抗葡萄球菌或根据培养结果覆盖的抗生素。如果引流部位不妨碍含接，应继续母乳喂养。如果发生干扰，应用吸奶器吸出或手动排出，直到可以重新开始喂食。

55.5.3 既往乳腺手术史

隆乳术已成为一种普遍接受的手术。许多接受此手术的年轻女性在分娩和哺乳前都进行了手术。大多数使用的植入物都插入胸壁和乳房之间，不会干扰乳房组织。用于放置植入物的切口可以在腋窝上或乳晕附近。对于希望将来母乳喂养的女性,首选腋下切口。盐水植入物已取代了硅胶植入物,而植入完整硅胶植入物的女性没有任何母乳喂养的禁忌证。

对希望母乳喂养的女性而言,乳房缩小手术的破坏性可能会带来不同的影响。2009年,有78 427名女性进行了乳房缩小手术[102]。这种手术经常干扰导管解剖结构和剩余组织的神经支配。乳房缩小手术后的女性母乳喂养成功率达65%[103,104],这在一定程度上取决于切除组织的位置。重要的是,不应劝阻这些患者进行母乳喂养。相反,应为她们提供预期的指导和支持,并仔细监测婴儿的体重。经历过乳腺手术的女性可以在网站www.BFAR.org[105]上找到有用的资源——该网站汇总了相关信息,并为经历过乳房或乳头手术的女性提供资源。

55.5.4 药物和哺乳

所有医师都必须考虑哺乳期女性服用药物的风险和益处。许多因素会影响药物进入乳汁的途径,同时对婴儿也存在影响。这包括考虑每种药物的给药途径、吸收、大小、溶解度和蛋白质结合。被动扩散是大多数药物进入乳汁的主要方式。药物对婴儿本身的影响通常研究得较少,但考虑到这一点很重要,因为母乳喂养的母亲服用的任何药物几乎都可以在母乳中出现。服药时间长短可能是一个因素。在某些情况下,女性可能需要抽吸并丢弃乳汁直到完成治疗过程。

随着女性母乳喂养时间的延长,各个医学专业的医师需要熟悉用药原则来照顾她们。许多资源既在网上,也有印刷形式。可在LactMed[106]搜索在线参考资料,其由美国国家医学图书馆的专家小组开发。网址为http://toxnet.nlm.nih.gov/cgi-bin/sis/htmlgen LACT

55.6 母乳喂养支持

母乳喂养的支持工作最好从提供者的日常医疗服务开始,但不止于此。医师和其他提供者应该对自己社区中的资源进行自我教育,以便更好地为母乳喂养的母亲服务。

国际理事会认证哺乳顾问(international board certified lactation consultants,IBCLC)是母乳喂养临床管理方面的专家。他们可以在各种环境下工作,包括医院、儿科诊所、私人诊所和公共卫生环境。他们为许多常见的母乳喂养问题提供支持和管理。在美国,国际哺乳咨询协会是IBCLC的专业协会,其网站www.ilca.org提供了美国各地从业者的信息。截至2016年,美国共有15 000多个IBCLC,每个州都有从业者[107]。

另外,也存在着很多社区资源。La Leche国际联盟(La Leche League,International,LLLI)是一个国际组织,最初成立于20世纪50年代,旨在提高低母乳喂养率。如今,他们肩负着帮助女性母乳喂养的全球使命。他们的互联网资源www.llli.org可供医师和患者使用,并且在美国各州都有专门的分会[108]。

许多州还提供其他的母乳喂养资源和支持。美国母乳喂养委员会是一个独立的非营利组织联盟,其组织遍及50个州。网站http://www.usbreastfeeding.org/为每个州的联盟网站提供链接,进而为所在地区的母亲和从业者提供资源[109]。通常,进行分娩教育的医院或组织都有母乳喂养支持计划。对于在临床环境中经常处理母乳喂养二元关系的人来说,应就近选择相应的医院或组织[110]。

55.6.1 吸奶器的工作和使用

对于很多职场中的女性,如果无法挤出母乳(通常指吸奶器吸奶),就不可能达到国家母乳喂养目标。吸奶器的商业市场已从最初的手动泵装置大大扩展。这些设备均受 FDA 监管,可供母亲购买或租赁。

许多保险公司为各种适应证承保,特别是对于那些必须与婴儿分开的母亲。在大多数州,女性、婴儿和儿童(Women, Infants and Children, WIC)组织也免费提供吸奶器。吸奶器的需求现在被美国国税局视为可扣除的医疗费用[111]。对于计划偶尔用吸奶器的女性,手动吸奶器或电池操作泵可能就足够了。对于打算重返工作岗位,出于任何原因需要为婴儿吸取大量乳汁或需要刺激乳汁分泌的女性,电动吸奶器是理想的选择。

《联邦公平劳动标准法》规定,雇主必须提供"合理的休息时间,以便雇员在婴儿出生后 1 年内在每次需要时为其哺乳的婴儿提供母乳"[112]。雇主还必须提供"除浴室以外的一个屏蔽、免于同事和公众的干扰、雇员可以用来挤奶的地方"。虽然这些规定有例外,但越来越多的工作场所向其员工提供母乳喂养设施。保护女性在公共场所和工作场所母乳喂养权利的立法是实现国家母乳喂养目标的重要组成部分。

理想情况下,女性应以与亲自喂奶时相同的频率排空乳房。这是维持充足营养所必需的。还应鼓励吸奶的母亲在家时母乳喂养,这不仅是为了喂养,而且也是为了促进亲情和维持供应。抽吸同时按摩乳房也增加后乳的输送。

北美母乳库协会建议在室温(<26℃)下储存母乳 4~6h[113]。母乳也可立即冷藏,收集后可在 3~8 天内使用。冷藏 48h 后,母乳杀菌能力下降。如果要冷冻母乳,应立即进行。关于冷冻母乳使用限制的指导方针,在储存 6~12 个月之间有所不同。储存在传统冰箱冷冻柜中的乳汁应该放在靠近背面的地方,而且应该在一个月内使用,因为冻融循环会降低母乳的能量含量,增加脂肪层分离的可能性[12]。冷冻乳中的脂肪可能被脂肪酶分解,导致气味和味道的改变。虽然这种分解是无害的,但一些婴儿可能会拒绝饮用。母乳中的许多有益化合物,如免疫球蛋白、乳铁蛋白、溶菌酶以及其他酶和蛋白质,通常保存在冷冻母乳中[114]。

55.6.2 断奶

断奶阶段可能是一个复杂的过程,涉及多种因素的相互作用。女性可能会停止喂养,因为她们认为自己的婴儿"已经足够大,可以断奶了",这句话可以从不同的角度来解释[115]。实际上,母亲是决定断奶时间的主要因素。重返工作岗位、母乳喂养的需求或其他多种社会因素可能在她们的决定中发挥作用。此外,缺乏关于延长母乳喂养的益处和产后心理困难的知识也会缩短母乳喂养的时间[116]。

虽然关于固体食物的添加时间仍存在相当大的争议，但AAP建议纯母乳喂养6个月，并在6个月逐步补充含铁丰富的食物。只要母亲与婴儿愿意，母乳喂养应至少持续1年或更长时间[117]。

对于完全母乳喂养的婴儿，可以在白天喂固体食物，并应继续按需哺乳。随着饮食中固体含量的增加，女性可能期望更少或更短的喂养。断奶可以通过每隔几天取消一次母乳喂养，并以固体食物代替来完成。渐渐地，时间表内只有早上和晚上需要喂奶，可以维持数月至数年。由于产妇的医疗问题或母亲和婴儿必须分开，有时需要突然断奶。有趣的是，对不得不突然停止母乳喂养的女性的研究表明，尽管乳汁内容物随时间变化变得更咸，蛋白质含量更高，但渐渐消退的乳腺组织在长达42天的时间内仍保持部分功能[118]。

母亲在最后一次哺乳时感到悲伤是很正常的[119]。这可能既是情感过程，也是生理过程。特别是催乳素的减少通常与人们的幸福感有关，这种减少可能会导致相对的抑郁。在此期间，医疗专业人员可以提供帮助使这些情绪正常化，并为女性提供专业支持。

55.7 结论

本章内容不足以解决母乳喂养的更多问题和挑战，但有许多资源可用于支持母乳喂养及其提供者，在本章末尾的深入阅读部分提供了更多信息。值得庆幸的是，这些支持母乳喂养组织中的部分组织都参与了对这种生理现象的进一步研究，从而使母亲能够以更完美的食物喂养她的新生儿。

临床应用

女性可以向医护人员寻求大量关于母乳喂养的信息和帮助，这可以从指导母乳喂养的一般建议开始。医护人员可以回顾解剖学和生理学，以便女性更深入地了解母乳喂养。根据益处、挑战和提供支持方面的建议，医师和卫生保健从业者在母乳喂养方面可以发挥关键作用。

（Julia Head, MD, Stephanie-Marie L. Jones, MD, Marcie K. Richardson, MD, and Angela Grone, MD, FACOG 著 王威 译 吴一凡 校）

参考文献

1. Dennis CL. Breastfeeding initiation and duration: A 1990–2000 literature review. *J Obstet Gynecol Neonatal Nurs* 2002; 31: 12–32.
2. Labarere J et al. Efficacy of breastfeeding support provided by trained clinicians during an early, routine, preventative visit: A prospective, randomized, open trial of 226 mother-infant pairs. *Pediatrics* 2005; 115: e139–e146.
3. American Academy of Pediatrics, Section on Breastfeeding. Breastfeeding and the use of human milk. *Pediatrics* 2005; 115: 496–506.
4. Stuebe AM, Schwarz EB. The risks and benefits of infant feeding practices for women and their children. *J Perinatol* 2010; 30: 155–162.
5. U.S. Department of Health and Human Services. *Healthy People 2020: Conference Edition*. Washington, DC: U.S. Government Printing Office; 2000.
6. U.S. Department of Health and Human Services: Centers for Disease Control and Prevention breastfeeding report card. http://www.cdc.gov/breastfeeding/pdf/BreastfeedingReportCard2014.pdf (accessed November 1, 2017).
7. U.S. Department of Health and Human Services: Office of the Surgeon General:

Call to action to support breastfeeding. http://www.surgeongeneral.gov/topics/breastfeeding/factsheet.html (accessed November 1, 2017).
8. Philipp BL et al. Baby-friendly hospital initiative improves breastfeeding initiation rates in a US hospital setting. *Pediatrics* 2001; 108: 677–681.
9. Baby-friendly hospital initiative. http://www.babyfriendlyusa.org/eng/03.html (accessed November 1, 2017).
10. Stuebe A. The risks of not breastfeeding for mothers and infants. *Rev Obstet Gynecol* 2009; 2: 222–231.
11. Cunningham FG et al. *Williams Obstetrics*, 23rd ed. New York: McGraw Hill, 2010.
12. Lawrence RA, Lawrence RM. *Breastfeeding: A Guide for the Medical Professional*, 7th ed. St. Louis, MO: Mosby, Inc., 2011.
13. Vogel PM et al. The correlation of histologic changes in the human breast with the menstrual cycle. *Am J Pathol* 1981; 104: 23–34.
14. Pang WW et al. Initiation of human lactation: Secretory differentiation and secretory activation. *J Mammary Gland Biol Neoplasia* 2007; 12: 211–221
15. Saint L, Smith M, Hartmann PE. The yield and nutrient content of colostrum and milk of women from giving birth to 1 month postpartum. *Br J Nutr* 1984; 52(1): 87–95.
16. Cregan MD et al. which may ultimately decrease milk supply. 2002; 87: 207–214.
17. Neville MC et al. Lactogenesis: The transition from pregnancy to lactation. *Pediatr Clin North Am* 2001; 48: 35–52.
18. Gross SJ et al. Nutritional composition of milk produced by mothers delivering preterm. *J Pediatr* 1980; 96: 641–644.
19. Dewey KG et al. Do exclusively breast-fed infants require extra protein? *Pediatr Res* 1996; 39: 303–307.
20. Kunz C, Lonnerdal B. Re-evaluation of whey protein/casein ratio of human milk. *Acta Pediatr* 1992; 81: 107–112.
21. Hambraeus L. Proprietary milk versus human breast milk in infant feeding. A critical appraisal from the nutritional point of view. *Pediatr Clin North Am* 1997; 24: 17–36.
22. Lonnerdal B. Biochemistry and physiological function of human milk proteins. *Am J Clin Nutr* 1985; 42: 1299–1317.
23. Mandel D et al. Fat and energy contents of expressed human breast milk in prolonged lactation. *Pediatrics* 2005; 116: e432–e435.
24. Daly SE et al. Degree of breast emptying explains changes in the fat content, but not fatty acid composition, of human milk. *Exp Physiol* 1993; 78(6): 741–755.
25. Newburg DS. Oligosaccharides and glycoconjugates in human milk: Their role in host defense. *J Mammary Gland Biol Neoplasia* 1996; 1: 271–283.
26. Coppa GV et al. Oligosaccharides in human milk during different phases of lactation. *Acta Paediatr Suppl* 1999; 88: 89–94.
27. Welch T et al. Vitamin-D deficient rickets: The resurgence of a once-conquered disease. *J Pediatr* 2000; 137: 143–145.
28. Duncan B et al. Iron and the exclusively breast-fed infant from birth to six months. *J Pediatr Gastroenterol Nutr* 1985; 4: 421–425.
29. Kleinman RE, Walker WA. The entero-mammary immune system: An important new concept in breast milk host defense. *Dig Dis Sci* 1979; 24: 876–882.
30. Goldman AS et al. Immunologic factors in human milk during the first year of lactation. *J Pediatr* 1982; 100: 563–567.
31. Butte NF, Wong WW, Hopkinson JM. Energy requirements of lactating women derived from doubly labeled water and milk energy output. *J Nutr* 2001; 131: 53–58 [PubMed: 11208938].
32. Rooney BL, Schauberger CW. Excess pregnancy weight gain and long-term obesity: One decade later. *Obstet Gynecol* 2002; 100: 245–252 [PubMed: 12151145].
33. Stuebe AM, Rich-Edwards JW. The reset hypothesis: Lactation and maternal metabolism. *Am J Perinatol* 2009; 26: 81–88.
34. Stuebe AM et al. Duration of lactation and incidence of type II diabetes. *JAMA* 2005; 294: 2601–2610.
35. Schwarz EB et al. Duration of lactation and risk factors for maternal cardiovascular disease. *Obstet Gynecol* 2009; 113: 2601–2610 [PMID: 19384111].
36. Ram KT et al. Duration of lactation is associated with lower prevalence of the metabolic syndrome in midlife—SWAN, the study of women's health across the nation. *Am J Obstet Gynecol* 2009; 198: 268.e1–6.
37. Stuebe AM et al. Duration of lactation and incidence of myocardial infarction in middle to late adulthood. *Am J Obstet Gynecol* 2009; 200: 138.e1–138.e8.
38. Collaborative Group on Hormonal Factors in Breast Cancer. Breast Cancer and breastfeeding: Collaborative reanalysis of individual data from 47 epidemiological studies in 30 countries, including 50302 women with breast cancer and 96973 women without the disease. *Lancet* 2002; 360: 187–195 [PMID: 12133652].
39. Danforth KN et al. Breastfeeding and risk of ovarian cancer in two prospective cohorts. *Cancer Causes Control* 2007; 18: 517–523.
40. Richards ER et al. Antibodies reactive to the protein core of MUC1 mucin are present in ovarian cancer patients and healthy women. *Cancer Immunol Immunother* 1998; 46(5): 245–252.
41. Cramer DW et al. Conditions associated with antibodies against the tumor-associated antigen MUC1 and their relationship to risk for ovarian cancer. *Cancer Epidemiol Biomarkers Prev* 2005; 14: 1125–1131.
42. Kennedy KI, Visness CM. Contraceptive efficacy of lactational amenorrhoea. *Lancet* 1992; 339: 227–230.
43. Feldman R et al. Evidence for a neuroendocrinological foundation of human affiliation: Plasma oxytocin levels across pregnancy and the postpartum period predict mother-infant bonding. *Psychol Sci* 2007; 18: 965–970.
44. Mezzacappa ES et al. Breast feeding, bottle feeding, and the maternal response to stress. *J Psychosom Res* 2005; 58: 351–365.
45. Chantry CJ et al. Lactation among adolescent mothers and subsequent bone mineral density. *Arch Pediatr Adolesc Med* 2004; 158: 650–656.
46. Cumming RG et al. Breastfeeding and other reproductive factors and the risk of hip fractures in elderly women. *Int J Epidemiol* 1993; 22: 684–691.
47. Bauer DC et al. Factors associated with appendicular bone mass in older women. The Study of Osteoporotic Fractures Research Group. *Ann Intern Med* 1993; 118: 657–665.
48. Glass RI, Stoll BJ. The protective effect of human milk against diarrhea. A review of studies from Bangladesh. *Acta Paediatr Scand Suppl* 1989; 351: 131–136.
49. Heinig MJ. Host defense benefits of breastfeeding for the infant. Effect of breastfeeding duration and exclusivity. *Pediatr Clin North Am* 2001; 48: 105–123.
50. Dewey KG et al. Differences in morbidity between breast-fed and formula-fed infants. *J Pediatr* 1995; 126: 696–702.
51. Fanaro S et al. Intestinal microflora in early infancy: Compositions and development. *Acta Paediatr Suppl* 2003; 91: 48–55.
52. Penders J et al. Factors influencing the composition of the intestinal microbiota in early infancy. *Pediatrics* 2006; 118: 511–521.
53. Yoshioka H et al. Development and differences of intestinal flora in the neonatal period in breast-fed and bottle-fed infants. *Pediatrics* 1983; 72: 317–321.
54. Boehm G et al. Supplementation of a bovine milk formula with an oligosaccharide increases counts of faecal bifidobacteria in preterm infants. *Arch Dis Child Fetal Neonatal Ed* 2002; 86: F178–F181.
55. Nuijens JH et al. Structure and biological actions of lactoferrin. *J Mammary Gland Biol Neoplasia* 1996; 1: 285–295.
56. Sheard NF et al. The role of breast milk in the development of the gastrointestinal tract. *Nutr Rev* 1988; 46: 1–8.
57. Billeaud C et al. Gastric emptying in infants with or without gastro-oesophageal reflux according to the type of milk. *Eur J Clin Nutr* 1990; 44: 577–583.
58. Shulman RJ et al. Early feeding, feeding tolerance, and lactase activity in preterm infants. *J Pediatr* 1998; 133: 645–649.
59. Shulman RJ et al. Early feeding, antenatal glucocorticoids, and human milk decrease intestinal permeability in preterm infants. *Pediatr Res* 1998; 44: 519–523.
60. Updegrove K. Necrotizing enterocolitis: The evidence for use of human milk in prevention and treatment. *J Hum Lact* 2004; 20: 335–339.
61. Fituch CC et al. Concentrations of IL-10 in preterm human milk and in milk from mothers of infants with necrotizing enterocolitis. *Acta Paediatr* 2004; 93: 1496–1500.
62. Caplan MS, Jilling T. The role of polyunsaturated fatty acid supplementation in intestinal inflammation and neonatal necrotizing enterocolitis. *Lipids* 2001; 36: 1053–1057.
63. Fishaut M et al. Bronchomammary axis in the immune response to respiratory syncytial virus. *J Pediatr* 1981; 99: 186–191.
64. Chien PF, Howie PW. Breast milk and the risk of opportunistic infection in infancy in industrialized and non-industrialized settings. *Adv Nutr Res* 2001; 10: 69–104.
65. Howie PW et al. Protective effect of breast feeding against infection. *BMJ* 1990; 300: 11–16.

66. Peterson JA et al. Glycoproteins of the human milk fat globule in the protection of the breast-fed infant against infections. *Biol Neonate* 1998; 74: 143–162.
67. Bachrach VR et al. Breastfeeding and the risk of hospitalization for respiratory disease in infancy: A meta-analysis. *Arch Pediatr Adolesc Med* 2003; 157: 237–243.
68. Duncan B, Ey J, Holberg CJ et al. Exclusive breast-feeding for at least 4 months protects against otitis media. *Pediatrics* 1993; 91: 867–872.
69. Gdalevich M et al. Breast-feeding and the onset of atopic dermatitis in childhood: A systematic review and meta-analysis of prospective studies. *J Am Acad Dermatol* 2001; 45: 520–527.
70. Kramer MS et al. Promotion of Breastfeeding Intervention Trial (PROBIT): A randomized trial in the Republic of Belarus. *JAMA* 2001; 285: 431–420.
71. Gdalevich M et al. Breast-feeding and the risk of bronchial asthma in childhood: A systematic review with meta-analysis of prospective studies. *J Pediatr* 2001; 139: 261–266.
72. Matheson MC et al. Breast-feeding and atopic disease: A cohort study from childhood to middle age. *J Allergy Clin Immunol* 2007; 120: 1051–1057.
73. Muraro A et al. Dietary prevention of allergic diseases in infants and small children. Part III: Critical review of published peer-reviewed observational and interventional studies and final recommendations. *Pediatr Allergy Immunol* 2004; 15: 291–307.
74. Zeiger RS. Food allergen avoidance in the prevention of food allergy in infants and children. *Pediatrics* 2003; 111: 1662–1671.
75. DesRoches A et al. Peanut allergy: Is maternal transmission of antigens during pregnancy and breastfeeding a risk factor? *J Investig Allergol Clin Immunol* 2010; 20: 289–294.
76. Sicherer SH et al. Maternal Consumption of peanut during pregnancy is associated with peanut sensitization in atopic infants. *J Allergy Clin Immunol* 2010; 126: 1191–1197.
77. Gerstein HC. Cow's milk exposure and type I diabetes mellitus. A critical overview of the clinical literature. *Diabetes Care* 1994; 17: 13–19.
78. Akerblom HK et al. Dietary manipulation of beta cell autoimmunity in infants at increased risk of type 1 diabetes: A pilot study. *Diabetologia* 2005; 48: 829–837.
79. Aydin S et al. Presence of obestatin in breast milk: Relationship among obestatin, ghrelin, and leptin in lactating women. *Nutrition* 2008; 24: 689–693.
80. Savino F et al. Leptin levels in breast-fed and formula-fed infants. *Acta Paediatr* 2002; 91: 897–902.
81. Gilman MW et al. Risk of overweight among adolescents who were breastfed as infants. *JAMA* 2001; 285: 2461–2467.
82. Kramer MS et al. Effects of prolonged and exclusive breastfeeding on child height, weight, adiposity, and blood pressure at 6.5-y: Evidence from a large randomized trial. *Am J Clin Nutr* 2007; 86: 1717–1721.
83. Kwan ML et al. Breastfeeding and the risk of childhood leukemia: A meta-analysis. *Public Health Rep* 2004; 119: 521–535.
84. Farquharson J et al. Infant cerebral cortex phospholipid fatty-acid composition and diet. *Lancet* 1992; 340: 810–815.
85. Dewey KG et al. Effects of exclusive breastfeeding for four versus six months on maternal nutritional status and infant motor development: Results of two randomized trials in Honduras. *J Nutr* 2001; 131: 262–267.
86. Simopoulous AP. Omega-3 fatty acids in health and disease and in growth and development. *Am J Clin Nutr* 1991; 54: 438–463.
87. Birch EE et al. Dietary essential fatty acid supply and visual acuity development. *Invest Ophthalmol Vis Sci* 1992; 33: 3242–3253.
88. Uauy R et al. Essential fatty acids in visual and brain development. *Lipids* 2001; 36: 885–895.
89. Caspi A et al. Moderation of breastfeeding effects on the IQ by genetic variation in fatty acid metabolism. *Proc Natl Acad Sci USA* 2007; 104: 18860–18865.
90. World Health Organization, Division of Child Health and Development. *Evidence for the Ten Steps to Successful Breastfeeding (Revised)*. Geneva, Switzerland: World Health Organization, 1998.
91. Alexander JM, Grant AM, Campbell MJ. Randomised controlled trial of breast shells and Hoffman's exercises for inverted and non-protractile nipples. *BMJ* 1990; 1030–1032.
92. American Academy of Pediatrics, Committee on Practice and Ambulatory Medicine. Recommendations for preventative pediatric health care. *Pediatrics* 2000; 105: 645–646.
93. The Academy of Breastfeeding Medicine: Protocols. http://www.bfmed.org/Resources/Protocols.aspx (accessed November 1, 2017).
94. Read JS. American Academy of Pediatrics, Committee on Pediatric AIDS. Human milk, breastfeeding, and transmission of human immunodeficiency virus type 1 in the United States. *Pediatrics* 2003; 112: 1196–1205.
95. Luck S, Sharland M. Postnatal cytomegalovirus: Innocent bystander or hidden problem? *Arch Dis Child Fetal Neonatal Ed* 2009; 94: F58–F64.
96. Anderson PO. Alcohol and breastfeeding. *J Hum Lact* 1995; 11: 321–323.
97. Bowen A, Tumback L. Alcohol and breastfeeding: Dispelling the myths and promoting the evidence. *Nurs Womens Health* 2010; 14: 454–461.
98. Roberts KL. A Comparison of chilled cabbage leaves and chilled gelpaks in reducing breast engorgement. *J Hum Lact* 1995; 11: 17–20.
99. Reddy P et al. Postpartum mastitis and community-acquired methicillin-resistant *Staphylococcus aureus*. *Emerg Infect Dis* 2007; 13: 298–301.
100. Christensen AF et al. Ultrasound-guided drainage of breast abscesses: Results in 151 patients. *Br J Radiol* 2005; 78: 186–188.
101. Berna-Serna JD et al. Percutaneous management of breast abscesses. An experience of 39 cases. *Ultrasound Med Biol* 2004; 30: 1–6.
102. American Society of Plastic Surgeons. 2010 report of 2009 statistics. www.plasticsurgery.org
103. Cruz NI, Korchin L. Lactational performance after breast reduction with different pedicles. *Plast Reconstr Surg* 2007; 120: 35–40.
104. Chiummariello S et al. Breastfeeding after reduction mammaplasty using different techniques. *Aesthetic Plast Surg* 2008; 32: 294–297.
105. Diana West Lactation Services. BFAR.org. Copyright 2009.
106. U.S. National Library of Medicine, National Institutes of Health. LactMed. http://toxnet.nlm.nih.gov/cgi-bin/sis/htmlgen?LACT (accessed November 1, 2017).
107. International Lactation Consultant Association. www.ilca.org (accessed November 1, 2017).
108. La Leche League International. http://www.llli.org/(accessed November 1, 2017).
109. U.S. Breastfeeding Committee. http://www.usbreastfeeding.org (accessed November 1, 2017).
110. Labiner-Wolfe J et al. Prevalence of breast milk expression and associated factors. *Pediatrics* 2008; 122: S63–S68.
111. Department of the Treasury: Internal Revenue Service. Publication 502: Medical and dental expenses. March 3, 2011. http://www.irs.gov/pub/irs-pdf/p502.pdf (accessed November 1, 2017).
112. U.S. Department of Labor: Wage and Hour Division Fact Sheet. http://www.dol.gov/whd/regs/compliance/whdfs73.htm (accessed November 1, 2017).
113. Robbins ST, Beker LT, Eds. *Infant Feedings: Guidelines for Preparation of Formula and Breast Milk in HealthCare Facilities*. Chicago, IL: American Dietetic Association, 2004. p. 91.
114. The Academy of Breastfeeding Medicine Committee. ABM clinical protocol #8: Human milk storage. *Breastfeed Med* 2010; 5: 127–130.
115. Taylor JS et al. Why primiparous mothers do not breastfeed in the United States: A national survey. *Acta Paediatr* 2003; 92: 1308–1313.
116. O'Brien M et al. The influence of psychological factors on breastfeeding duration. *J Adv Nurs* 2008; 63: 397–408.
117. Sugarman M et al. Weaning ages in a sample of American women who practice extended breastfeeding. *Clin Pediatr (Phila)* 1995; 34: 642–647.
118. Hartmann PE et al. Changes in the composition of the mammary secretion of women after the abrupt termination of breastfeeding. *J Physiol* 1978; 275: 11.
119. Reamer SB et al. Breastfeeding beyond six months: Mothers' perceptions of the positive and negative consequences. *J Trop Pediatr* 1987; 33: 93–97.

深入阅读

教科书

Lawrence RA, Lawrence RM. *Breastfeeding: A Guide for the Medical Professional*, 7th edn. St Louis, MO: Mosby, Inc., 2011.

Riordan J. *Breastfeeding and Human Lactation*, 3rd edn. Sudbury, MA: Jones and Bartlett Publishers, Inc., 2005.

互联网资源

American Academy of Pediatrics: Breastfeeding initiatives. http://www.aap.org/breastfeeding/
Baby Friendly USA. www.babyfriendlyusa.org
Centers for Disease Control and Prevention: Breastfeeding. http://www.cdc.gov/breastfeeding/

International Lactation Consultant Association. www.ilca.org
La Leche League International. http://www.llli.org/
The Academy of Breastfeeding Medicine. www.bfmed.org

World Health Organization: Health topics: Breastfeeding. http://www.who.int/topics/breastfeeding/en/

患者用书

Arms S, Fisher C, Renfrew M. *Bestfeeding: How to Breastfeed Your Baby*, 3rd edn. New York: Random House, Inc., 2004.

Huggins K. *The Nursing Mother's Companion*, 6th edn. Boston, MA: Harvard Common Press, 2010.

La Leche League International. *The Womanly Art of Breastfeeding*, 7th revised edn. New York: Penguin, Ltd, 2004.

第 56 章 避孕

目录

要点 / 885

56.1 导论 / 885

56.2 复方口服避孕药 / 886
56.2.1 复方口服避孕药的作用机制 / 886
56.2.2 复方口服避孕药的启动和管理 / 887
56.2.3 复方口服避孕药的临床考虑 / 887
56.2.3.1 心肌梗死和卒中 / 887
56.2.3.2 静脉血栓栓塞 / 887

56.3 经皮避孕贴片 / 888
56.3.1 避孕贴片的作用机制和临床考虑 / 888
56.3.2 缓释阴道避孕环 / 888

56.4 单纯孕激素方法 / 889
56.4.1 单纯孕激素避孕药 / 889
56.4.2 长效醋酸甲羟孕酮 / 889
56.4.2.1 长效醋酸甲羟孕酮的作用机制 / 889
56.4.2.2 长效醋酸甲羟孕酮的临床考虑 / 890
56.4.2.3 哺乳期与长效醋酸甲羟孕酮 / 890
56.4.2.4 长效醋酸甲羟孕酮的副作用 / 890
56.4.2.5 癌症和抑郁症与长效醋酸甲羟孕酮 / 890
56.4.2.6 心血管疾病和骨密度与长效醋酸甲羟孕酮 / 890
56.4.2.7 长效醋酸甲羟孕酮对未来生育的影响 / 891

56.5 长效可逆避孕 / 891
56.5.1 依托孕烯埋植剂 / 891
56.5.1.1 依托孕烯埋植剂的避孕效果 / 891
56.5.1.2 依托孕烯埋植剂的作用机制 / 892
56.5.1.3 依托孕烯埋植剂的临床应用 / 892
56.5.2 宫内避孕 / 892
56.5.2.1 宫内节育器的选择和作用机制 / 892
56.5.2.2 宫内节育器的临床考虑 / 893

56.6 紧急避孕 / 893
56.6.1 紧急避孕的选择 / 893
56.6.2 紧急避孕的疗效 / 894
56.6.3 紧急避孕的临床考虑 / 894

56.7 产后避孕 / 894
56.7.1 产后长效可逆避孕 / 894
56.7.2 产后联合避孕方法 / 895
56.7.3 绝育术 / 895

临床应用 / 896

参考文献 / 896

要 点

- 非计划及意外妊娠导致母婴健康状况不佳的比例很高,并给公众带来了过高的成本。避孕是否成功涉及对有关可用方法的风险、获益和有效性的咨询。
- 长效可逆避孕是最高效、最安全、最经济、最容易可逆且副作用最小的避孕方法。这应被视为所有女性的一线避孕措施。
- 妊娠期间应计划避孕,并在分娩后尽快安全地实施。这包括提供多种产后能够立即开始使用的方法,以避免妊娠间隔过短。
- 在大多数女性中,妊娠、分娩和流产的风险超过了使用避孕措施的风险。

56.1 导论

计划生育是健康生活方式的重要组成部分。成功避孕需要了解每种方法的有效性、风险和获益,以及如何将该方法与每位女性的个人需求相匹配。在美国,尽管有许多种避孕选择,意外妊娠仍然是一个公共卫生挑战。

意外妊娠是令人困惑的公共卫生问题,这个问题会导致母婴健康状况不佳及美国每年超过210亿美元的公共费用。尽管进行了几十年的研究和干预,但意外妊娠的比例仍在45%~50%之间[1]。2011年,美国610万例孕妇中,约有一半是意外妊娠,其中42%的孕妇最终选择流产[2]。最令人震惊的是,几乎一半的意外妊娠发生在使用某种可逆避孕方法的女性中,另外一半发生在不想妊娠但也没有采取任何避孕措施的女性中。避孕失败的原因包括:未能依从某方法;该方法使用不当;缺乏持续性,无法规律使用该方法以及该方法本身的失败[3]。

对于临床医师来说,避孕方法的咨询应该包括对每种方法有效性的讨论,应从理论或完美使用以及实际或典型使用两个方面讨论功效。理论上或完美的使用效果是基于在每种情况下正确使用所选方法的妊娠率;实际或典型使用效果是指发生在不定期使用该方法的女性中的妊娠率。虽然每种避孕方法都有可能失败,但有些方法的实际效果与完美使用或与预期的最低失败率相同[4]。

根据CDC的数据,经过很长一段时间的微小变化,美国的意外妊娠率终于在2008—2011年之间大幅下降。2011年,每1 000名女性中有45人意外妊娠,这是30多年来的最低水平。对于这种下降情况,一个可能解释是避孕频率和类型发生了变化[5,6]。宫内节育器(intrauterine device,IUD)和皮下埋植避孕剂被认为是长效可逆避孕(long-acting reversible contraception,LARC)措施,在过去的几年里变得越来越流行和普遍。因为该方法受依从性的影响最小,所以被认为是最有效的。所有形式的避孕措施中,它们与最低妊娠率有关。每100名女性中1年的妊娠率不到1人,这个数据很典型。LARC可以长时间地放置,其实际使用效果接近完美。

不同避孕方法之间的效果差异很大。避孕针剂被认为是有效的方法,具有非常低的妊娠率和很高的实际疗效,但需要定期随访以进行再注射。有些方法需要使用者控制,对依从性要求更高,这些方法包括口服避孕药(oral contraceptive,OC)、经皮避孕系统和缓释阴道避孕环(contraceptive vaginal ring,CVR)。即使始终以最佳方式使用这些方法,也会产生非常低的妊娠率。由于女性频繁误用,实际妊娠率明显高于理论或完美使用后的妊娠率。避孕套、阴道隔膜、宫颈帽、杀精剂和自然避孕法(包括戒断和禁欲)是最无效的。这些方法的总体实际有效率因研究而异,但通常1年内每100名女性中约有30人妊娠[7]。

在讨论方法有效性的同时,临床医师应该针对每位女性进行个性化的照护,并根据每位女性的病史对方法的安全性进行讨论。对大多数女性来说,避孕药一般不会造成严重的健康风险,妊娠、分娩和流产的风险超过使用避孕措施的风险。但是,需要特别关注具有某些特征和医疗情况的女性。在某些情况下使用不安全的避孕方法可能会导致有害的医疗后果。在选择了某种避孕方法后,应向她们提供有关预期副作用的主动咨询。对自己的避孕方法有充分了解的女性往往有更高的继续使用率。

在为女性提供避孕措施选择的咨询中,使用循证指南将确保女性不会面临不当的风险,也不会被剥夺选择适当医学方法的机会。WHO制定了一套共识指南,着力解决女性根据个人特征和医疗状况使用避孕药的问题。2010年,CDC更新了这些指南,并于2016年进行再次更新。

56.2　复方口服避孕药

复方口服避孕药(combined oral contraceptive,COC)仍然是美国女性最常用的避孕方法。如果坚持正确地使用,它是一种可靠的避孕方法。如果使用得当,在使用后的第一年内,口服避孕药(OC)会使1 000名女性中有3人妊娠,即0.3%的失败率。然而,据报告,在典型使用情况下,有9%的失败率。一般女性平均每个周期至少漏服1粒药丸,超过50%的使用者在第三周期前会漏服2粒以上的药丸[7]。由于这些原因,与长效可逆避孕(LARC)措施和避孕针剂相比,OC在功效方面被认为是二线方法。COC的非避孕益处包括降低卵巢癌和子宫内膜癌的风险,降低盆腔炎(pelvic inflammatory disease,PID)和子宫内膜异位症(endometriosis,EMT)的风险,降低子宫肌瘤和卵巢囊肿的发病率,减少经期失血和疼痛,降低结直肠癌的风险,以及减少良性乳腺疾病[8]。

56.2.1　复方口服避孕药的作用机制

COC都含有雌激素和孕激素成分。美国目前大多数COC都含有炔雌醇(ethinyl estradiol,EE)作为雌激素成分,剂量为10~35μg。COC有不同数量的活性药丸和安慰剂药丸。孕激素成分是8种不同的孕激素之一。第三代孕激素,也就是去氧孕烯、诺孕酯和孕二烯酮,雄激素活性较低,可以减少痤疮和多毛症。第四代孕激素屈螺酮是最新一代,它是螺内酯的衍生物。它也有显著的抗雄激素活性,有利于减轻雄激素状态,如痤疮、多毛症和多囊卵巢综合征[9]。COC的主要作用机制是孕激素成分通过对下丘脑-垂体系统的负反馈导致排卵抑制。此外,孕激素成分导致宫颈黏液增多,从而阻止精子穿透,减缓输卵管运动,使子宫内膜变薄从而抑制着床[7]。

56.2.2 复方口服避孕药的启动和管理

收集病史后,可以安全开始激素避孕。唯一需要做的检查是血压测量。开始避孕时不需要其他常规筛查测试,包括宫颈涂片检查、乳房检查和性传播感染筛查[10]。首选方法是在同日启动,这允许女性在收到处方之日开始服用COC[11]。如果COC不是在月经出血的前5天内开始服用,则应在前7天内推荐备用避孕方法。每位服用避孕药的女性还应在家中备有紧急避孕药[7]。

56.2.3 复方口服避孕药的临床考虑

56.2.3.1 心肌梗死和卒中

对于不吸烟的健康女性,COC并不会显著增加心肌梗死或卒中的风险[12]。卒中和心肌梗死与独立的风险因素更为相关。心肌梗死的总体风险随着年龄增长而增加,并被其他危险因素进一步放大,如吸烟、高血压、伴有神经系统表现的偏头痛、糖尿病和肥胖[7,12]。同样,与没有高血压的COC使用者相比,患有高血压的COC使用者的出血性卒中风险高10倍;吸烟的COC使用者出血性卒中风险是不吸烟者的3倍[13]。

56.2.3.2 静脉血栓栓塞

静脉血栓栓塞(venous thromboembolism, VTE)包括深静脉血栓形成和肺栓塞,它们可危及生命。VTE的总体发生率很低,因此使用COC的患者与非使用者相比,VTE的绝对风险较低,相对风险增加。VTE的风险包括年龄增长、肥胖、既往静脉功能受损、制动和雌激素充足的状态,如妊娠和使用COC[14]。在健康的年轻女性中,每年每10万名女性中有50人患有VTE。这一数字增加到每年每10万名女性中有100人患病。相比之下,孕期和产后感染引发VTE的风险为每年每10万名女性中有200人患病[7]。在使用COC的情况下,血栓形成的最大风险在使用的前3个月内,并且可能持续到1年[14]。然而,在第一年之后,风险仍略有增加,停用COC后30天,风险就会降低。VTE的风险可能因所使用的孕酮的类型而有所不同。激素避孕中的孕激素成分,单独使用对凝血系统没有任何影响,但与雌激素结合可以改变VTE的风险。然而,第三代和第四代孕激素是否会增加静脉血栓栓塞的风险仍然存在争议。一些研究表明,含有去氧孕烯和屈螺酮的COC可能会使患VTE的风险略有增加[14]。然而,目前还没有足够大的随机对照试验来比较不同类型COC使用者患VTE的风险。在这些研究中,对COC使用者而言,肥胖和年龄增加对患VTE风险的影响是显著的。因此,无论COC的类型如何,35岁以上的肥胖女性应特别谨慎使用与雌激素有关的避孕方法。

遗传性血栓形成突变,如凝血因子Ⅴ莱登突变是最常见的遗传性凝血障碍,其他遗传性疾病,如凝血酶原、蛋白C和蛋白S的缺乏,与患VTE风险增加有关[15]。尽管在有遗传性血栓形成倾向的情况下发生VTE的风险增加,由于一般人群中VTE的发生率较低,没有必要在开始激素避孕之前对健康女性进行常规筛查。仅推荐既往有VTE病史或一级亲属有VTE阳性家族史的女性在开始使用COC前进行筛查[16]。

56.3 经皮避孕贴片

甲地孕酮/炔雌醇贴片是一个 4.5cm² 的 3 层系统,外层是防水保护层,中间是含药黏合剂层,内层是透明的隔离衬垫,在使用时将其去除。每个贴片总共提供 20μg 炔雌醇(EE)和 150μg 去甲基孕酮,诺孕酯是孕酮的主要代谢产物[17]。这使得激素类避孕药在几天内持续释放,从而避免激素水平的高峰和低谷以及每天给药的需要。贴片贴在不同的位置,每周使用 1 次,持续 3 周,然后是无贴片周,在此期间发生月经。这个贴片能避免服用剂量的错误。即使在 4 周周期的第二周和第三周中错过了 2 天的定期换贴片,仍能保持临床疗效,而且不需要采取备用避孕措施[18]。

由于使用该贴片的女性 EE 水平比使用 35μg 含有炔雌醇的复方口服避孕药的女性高约 60%,因而患 VTE 的风险可能比使用 COC 的风险高出 1 倍。2004 年,由于血栓事件的风险增加,美国 FDA 在避孕贴片上设置了"黑框"警示[18]。就心肌梗死或卒中的风险来说,情况并非如此。避孕贴片非常有效,其有效率等于口服避孕药,如果使用得当,妊娠率相当于每 100 名女性中少于 1 人妊娠[17]。虽然目前尚未确定贴片的典型使用效果,但研究表明,与药丸相比,贴片的依从性更高。对于体重超过 90kg 的女性来说,这种贴片的效果可能稍差一些,因此不应将其作为这些女性的一线避孕方法[7]。较高 BMI 女性的生育率下降可以解释总体相似的经皮贴片避孕失败率。

56.3.1 避孕贴片的作用机制和临床考虑

与其他复方激素避孕药物一样,该贴片主要通过抑制促性腺激素来抑制排卵[17]。由于避孕贴片有相同的作用机制,因此应考虑与 COC 相同的禁忌证和非避孕的益处。在使用避孕贴片的前两个周期中,出现乳房不适的情况可能比使用 COC 要更严重[7]。因为不需要每天给药,这个贴片对青少年来说是一个很好的选择。

56.3.2 缓释阴道避孕环

在美国,可以使用缓释阴道避孕环(CVR),这是一种含有复方激素避孕药的阴道插入物。该环是一个灵活、柔软的塑料环,由乙烯-醋酸乙烯酯和环内有激素晶体的共聚物制成。它的直径为 5.4cm,厚度为 4mm。这种环每天提供 15mg 的炔雌醇和 120μg 的依托孕烯。塑料环在阴道内放置 3 周,不需要安装或放置在阴道的特定位置,只需要接触阴道黏膜就可进行激素吸收。CVR 不应该在性交时被摘除。如果它确实脱落了,可以用温水冲洗,并在 3h 内更换。月经发生在第 4 周(无环周)[19]。该环具有与 COC 和贴片相似的风险、好处、作用机制和临床考虑因素。

阴道避孕环相比其他避孕方法具有特定的优势。每月放置阴道避孕环使用方便,依从性更高。阴道给药途径增加了生物利用度,因为它绕过了首关代谢,使得达到同等功效所需的激素剂量较低。在任何复合避孕方法中,该环的血清雌激素和孕酮水平最低,这可能导致与雌激素相关的副作用发生率较低,如乳房胀痛和恶心。与 COC 相比,突破出血和点状出血也较少[20,21]。与贴片一样,阴道避孕环的典型使用功效尚未确定,但据报告,阴道避孕环的完美依从性高达 86%~91%。失败率与 COC 相似,完美使用时为 0.3%,典型使用时为 9%[22]。虽然阴道避孕环通常一次放置 3 周,但环内有足够的激素来防止排卵,时间长达 5 周,因此可以连续使用[21]。如果从阴道取出超过 3h,建议使用备用避孕措施,直至更换完避孕环后的第 7 天[21]。

56.4 单纯孕激素方法

56.4.1 单纯孕激素避孕药

在非激素日每天服用单纯孕激素避孕药,或含有 0.35mg 炔诺酮的"迷你药丸"。在 60% 的女性中,单纯孕激素避孕药通过抑制促性腺激素分泌、抑制卵泡发育和抑制排卵来发挥作用。这导致不适合植入的低水平雌激素状态。主要是孕激素会导致宫颈黏膜增厚,输卵管运动能力下降,导致精子难以进入子宫颈或穿过输卵管。因此,即使发生排卵,受精也会被阻止。每天同一时间(最好是在中午)服用这种药丸。如果错过平时的服药时间超过 3 个小时,则需要在 48h 内使用备用避孕方法[7]。此外,与基于雌激素的方法不同,大型研究显示,在仅使用孕激素方法的使用者中,卒中、心肌梗死或 VTE 的风险没有增加[23]。因此,对高血压、吸烟者、有 VTE 病史或 VTE 高危的女性而言,仅用孕激素避孕是合理的选择[24]。

56.4.2 长效醋酸甲羟孕酮

避孕针剂安全、高效,在世界各地普遍使用,150mg 长效醋酸甲羟孕酮(depot-medroxyprogesterone acetate,DMPA)是美国唯一批准使用的肌内注射避孕药。这是一种方便、安全、小剂量维持的方法,非常适合有雌激素使用禁忌证的女性和某些医疗状况。2012 年,有 160 万女性使用 DMPA。完美使用的 1 年失败率约为 0.2%,典型使用的失败率为 3%~6%[25]。

此外,使用 DMPA 还有许多非避孕方面的好处。DMPA 可以降低异位妊娠的风险,减少癫痫患者的癫痫发作,并使急性镰状细胞危象的发生率降低 70%[7]。还有一种 30% 低剂量的皮下制剂,包括 104mg 的 DMPA,每 12 周给药一次,有效率与肌内注射制剂相似。11~13 周后再注射,这两种选择的典型使用效果为 97%[25]。在肌内注射或皮下注射后,至少 14 周不会发生排卵[21]。然而,后续注射通常安排在第 12 周。DMPA 的血清浓度很高,因此功效不会因体重增加而受到影响。对于有雌激素使用禁忌证的患者来说,它是一种安全有效的替代品。

56.4.2.1 长效醋酸甲羟孕酮的作用机制

与其他单纯孕激素的方法一样,DMPA 会改变子宫内膜厚度,使宫颈黏液变稠,阻止黄体生成素激增,以防止排卵。如果 DMPA 在月经出血开始后超过 7 天给予,则应采用备用的避孕方式[7]。停药后,排卵在 14 周恢复,但也可能需要长达 18 个月。与复方激素方法相比,DMPA 不会持续或强烈地影响卵泡刺激素水平。因此,对于 1/3 的患者来说,雌二醇水平从卵泡期早期到中期水平保持不变。

DMPA 在注射后 24h 内开始起效,避孕效果维持至少 14 周。如果下次注射的时间推迟,且超过 16 周,则应询问女性是否发生了未采取保护措施的性交行为,这是因为她们本该注射 DMPA,此外还应对其进行紧急避孕(emergency contraception,EC)评估。在最后一次注射后,DMPA 需要 6~8 个月才能消失,而且体重较重的女性的清除速度较慢。对于 25% 的女性来说,可能需要 1 年的时间来恢复正常月经模式。停用 DMPA 后平均排卵期为 30 周,排卵最早发生在 15~16 周[26]。在向患者提供选择咨询时,应考虑这种延迟[27]。

56.4.2.2 长效醋酸甲羟孕酮的临床考虑

DMPA 可用于有雌激素禁忌证的患者,如患有高血压或糖尿病的女性、35 岁以上吸烟的女性。它也可以安全地用于患有先天性心脏病和 VTE 病史的女性[22]。在癫痫女性中,肝酶活性增加了避孕类固醇的代谢,因此不建议这些患者使用口服避孕药。然而,DMPA 激素水平足够高,不会影响避孕效果。此外,DMPA 可以对癫痫发作产生有益的影响,因为它可能会增加癫痫发作阈值。DMPA 的其他非避孕益处包括降低子宫内膜癌、盆腔炎(PID)、子宫内膜异位症(EMT)和子宫肌瘤的风险[7]。

56.4.2.3 哺乳期与长效醋酸甲羟孕酮

在哺乳期可以安全地使用单纯孕激素方法。几项研究评估了早期使用单纯孕激素方法,包括产后 2~7 天注射 DMPA 或产后 1 周开始使用单纯孕激素避孕药。这些研究发现,在婴儿生长或母乳喂养的实践中,它们没有任何差异。在分娩后出院前使用 DMPA 的女性,对泌乳量的满意度为 100%,婴儿的身高和体重与未接受注射的女性相当[28]。母乳喂养和补充剂的持续时间在使用者之间也没有变化。母乳中 DMPA 的浓度可以忽略不计,而且也没有观察到该药物对婴儿的影响。总的来说,无论时间如何,都没有足够的数据来限制产后期间对 DMPA 的使用。

56.4.2.4 长效醋酸甲羟孕酮的副作用

在开始使用 DMPA 之前,应主动向女性提供关于预期副作用的咨询。DMPA 的主要副作用包括月经失调、乳房胀痛、体重增加、抑郁、痤疮和头痛。这些副作用共同导致超过 57% 的停用率[29]。有 1/4 的女性因第 1 年不规律的出血而停用 DMPA。体重增加也是 DMPA 患者的常见抱怨。平均而言,女性在使用 DMPA 的第 1 年增加 2.4kg,5 年后增加 7.5kg,肥胖青少年使用 DMPA 更容易增加体重[30]。最近的研究表明,饮食质量而不是数量,是一个更重要的预测 DMPA 与体重增加的因素[31]。

56.4.2.5 癌症和抑郁症与长效醋酸甲羟孕酮

研究表明,DMPA 的使用与乳腺癌或浸润性宫颈癌没有关系[32,33]。有力的证据支持 DMPA 使用者患子宫内膜癌的风险降低,至少与口服避孕药的使用者降低的幅度一样大,也可能降低患卵巢癌的风险[7]。几乎没有证据表明短期或长期使用 DMPA 会增加抑郁症,而抑郁症也不是使用 DMPA 的禁忌证[34]。

56.4.2.6 心血管疾病和骨密度与长效醋酸甲羟孕酮

研究并未显示,使用 DMPA 会增加心血管不良反应,包括静脉血栓形成、卒中和急性心肌梗死[7]。单纯孕激素的避孕方法是有 VTE 病史或有雌激素治疗禁忌证女性的合适选择[35]。因为

DMPA 抑制促性腺激素,所以使用者处在一种雌激素相对低下的状态,这与骨吸收增加有关。这些影响相当于妊娠期和哺乳期的低雌激素状态。骨吸收超过骨形成,导致骨密度下降。使用 DMPA 每年会降低约 1% 的骨密度,但现有数据并未表明使用 DMPA 会增加骨质疏松性骨折的风险[36]。由于 DMPA 的使用和骨密度降低之间的联系,FDA 在 2004 年对 DMPA 发布警告。由于在 DMPA 停药后的 12 个月内,平均骨密度恢复到基线,而 DMPA 避孕的优势通常超过了对骨骼健康的理论担忧,因此女性使用 DMPA 的开始或持续时间不应该限制。在使用 DMPA 之前、期间或之后,在其他方面健康的青少年或成人不应做骨密度检测和使用抗吸收药物[37]。可以定期向避孕人群包括使用 DMPA 的人群推荐补钙。

56.4.2.7 长效醋酸甲羟孕酮对未来生育的影响

尽管担心停止使用 DMPA 后会延迟妊娠,但它并不会永久地抑制卵巢功能,而且在停用 DMPA 后,希望妊娠女性的妊娠率是正常的。到停药后的 18 个月,90% 的 DMPA 使用者已经妊娠,这与其他避孕方法的比例相同。停用 DMPA 后,受孕大约有 9 个月延迟,并且延迟没有随着使用时间的延长而增加。在为患者提供各种形式的避孕建议时,应考虑妊娠计划。对想在停止 DMPA 后立即妊娠的患者,应该使用另一种方法。如果停药 18 个月后月经功能仍然受到抑制,则应进行其他病因的评估[38]。

56.5 长效可逆避孕

56.5.1 依托孕烯埋植剂

依托孕烯埋植剂是一种不透射线的单棒孕激素埋植剂,在美国有售。它是一种 40mm×2mm 的半刚性塑料棒,由醋酸乙炔制成,内部悬浮着 68mg 的依托孕烯,被放置在上臂内侧的皮下区域内,有效期可达 3 年。最初释放量为 60~70mg/d,第 2 年年底下降到 35~45mg/d,第 3 年年底又下降到 25~35mg[39]。

56.5.1.1 依托孕烯埋植剂的避孕效果

依托孕烯埋植剂是一种非常有效的避孕方法,因为它不依赖于患者的依从性。一年内每 100 名女性只有不到 1 人妊娠,它被认为是最有效的避孕方法之一。最近的研究表明,它有长达 5 年的有效性,这提高了成本效益、潜在持续意愿和满意度[40]。研究发现,使用 3 年后,孕激素水平与 BMI 无关。因此,依托孕烯埋植剂避孕对女性有效,包括肥胖者[41]。

有证据表明,当依托孕烯埋植剂或 COC 与肝酶诱导剂或卡马西平、苯巴比妥、苯妥英和托吡酯同时使用时,会发生药物的相互作用[42]。在摄入丙戊酸钠和 COC 使用期间,以及在使用单纯孕激素避孕药和服用拉莫三嗪的女性中,没有观察到显著的药物相互作用。由于药物与肝酶诱导剂的相互作用,宫内节育器(IUD)仍然是癫痫患者的首选避孕方法,而神经学家对避孕选择的咨询是治疗这些患者的关键因素[43]。

56.5.1.2 依托孕烯埋植剂的作用机制

依托孕烯埋植剂的主要作用机制是抑制排卵[7]。此外,孕激素抑制促性腺激素分泌,导致低雌激素状态。这导致子宫内膜增殖受到抑制,使得宫内环境不太适宜着床。孕激素作用还会导致宫颈黏液增厚和输卵管活力下降,阻碍精子的穿透和迁移。

56.5.1.3 依托孕烯埋植剂的临床应用

与其他仅使用孕激素的方法一样,依托孕烯埋植剂会引起大多数使用者的明显出血变化。这些变化是不可预测的,最常见的包括偶尔出血或闭经。异常出血是最常见的停用原因。在美国,14.8%的女性在前8个月内由于出血变化而移除了该装置[44]。尽管有明显的出血变化,对于想要避免雌激素(如母乳喂养期间)、有血栓形成史、吸烟、35岁以上和患有高血压的女性来说,依托孕烯埋植剂仍然是一个特别好的选择[7]。它可以在流产或分娩后便捷地立即应用,高效预防分娩间隔过短。研究表明,对母乳喂养或婴儿生长的第1年没有影响[45]。与DMPA不同的是,尽管处于低水平雌激素状态,依托孕烯埋植剂对骨密度没有影响[46]。

放置和摘除依托孕烯埋植剂需要由经过FDA培训的受训人员完成,这是在局部麻醉下进行的简单手术。放置或摘除相关的并发症很少见。该装置可以随时取出。如果使用者愿意,可以通过同一切口放置一个新的依托孕烯埋植剂。在依托孕烯埋植剂摘除后,1周内无法检测到依托孕烯的水平,大多数女性在6周内排卵,3个月后月经恢复正常。

56.5.2 宫内避孕

宫内节育器(IUD)是世界上最古老的避孕方法之一,在全球范围内有多种类型的IUD。现代IUD含有铜或孕激素,以加强该装置的作用机制,并提高避孕效果。它们具有长效、高效、安全、成本效益高且易于逆转、副作用小的特点。在2008—2014年间,避孕药具使用率增幅最大的是IUD和依托孕烯埋植剂,从6%增至14%。尽管有这些好处,使用量也有所增加,但宫内节育器在美国仍未得到充分利用,这可能是由于对风险和成本的误解,以及供应商缺乏临床培训和使用[5]。

56.5.2.1 宫内节育器的选择和作用机制

在美国,女性可以选择激素IUD或非激素IUD。T铜380A宫内节育器是可用的含铜宫内节育器(Cu-IUD),有4种激素IUD:左炔诺孕酮宫内缓释节育系统(LNG-IUD)曼月乐(Mirena)、Liletta、Skyla和Kyleena。所有IUD的完美使用效果和典型使用效果都非常高,因为它们是LARC方法,几乎不需要患者依从性。T铜380A宫内节育器于1984年获准使用。它是一种T形聚乙烯框架,外露表面积为380mm^2,由细铜丝和附着的聚乙烯单丝绳组成。该设备不透射线且不含乳胶,临床上对铜显著过敏的情况非常罕见。其主要作用机制是释放抑制精子功能的铜离子,从而阻止受精[47]。实验证据表明,含铜宫内节育器置入后立即起作用,而不是常规受精后起作用[7],因此强烈推荐使用Cu-IUD进行紧急避孕。在无保护性交或避孕方法失败的5天内插入时,它们是比避孕药更成功的紧急避孕方法。在使用的第1年,妊娠率约为0.6%。预计7年后每100名女性的累积妊娠率为2.5人。平均每月月经量增加高达50%,但可能会随着定期使用非甾体抗炎药而减少。痛经的概率也可能会增加[7]。停药主要是由于月经量增加[48]。

目前美国市场上有4种释放孕激素的宫内节育器。LNG-IUD于2001年首次上市。目前已批准使用5年，但强有力的证据支持7年的有效性。它由一个T形聚乙烯框架和52mg左炔诺孕酮组成，持续释放。它不含乳胶且不透射线。左炔诺孕酮的全身吸收有限。IUD的主要作用是释放孕激素，使宫颈黏液变稠，从而阻止受精[47]。一些使用这种IUD的女性，也可能发生无排卵，但有75%的人会定期排卵。第1年妊娠率为0.1%~0.2%。LNG-IUD使月经量减少70%以上，并被批准用于治疗重度月经出血[7]，去除后可立即恢复基线生育能力。

Skyla是最低剂量的激素IUD，于2013年获得批准。它是一种释放13.5mg左炔诺孕酮的宫内节育器，可使用长达3年。它的长度、宽度和直径都比LNG-IUD稍小，并且月经量减少较少。第1年的完美使用失败率为0.41%[7]。2015年10月，Liletta获准使用长达5年。它与LNG-IUD类似，但开发成本更低，可在为低收入人群提供护理的公共健康诊所获得[49,50]。Kyleena是最新的释放左炔诺孕酮的IUD，于2016年9月获准使用。它含有19.5mg左炔诺孕酮，并被批准使用长达5年[51]。

56.5.2.2 宫内节育器的临床考虑

对于几乎所有女性来说，IUD是一种极好的避孕选择，因为它高效、长效、快速可逆、成本效益高且副作用极少。宫内节育器微创但同样有效，是输卵管绝育术的替代方案。理想的候选人是任何想要或需要避免基于雌激素的避孕方法的育龄女性。未生育的女性、青少年和有盆腔炎或异位妊娠史的女性都可以安全地使用IUD。宫内避孕的绝对禁忌证很少，除非有严重的子宫变形或有活动性盆腔感染的情况。放置IUD后20天内发生盆腔感染的风险会增加。女性可以在放置IUD时接受性传播感染（sexually transmitted infections，STI）筛查，如果结果呈阳性，则进行治疗。对于接受过宫颈感染治疗且有意外妊娠高风险的女性，插入可能会延迟3~4周[52]。

产后即刻是放置IUD或埋植剂的特别有利时间。刚生产完的女性通常会非常积极地采取避孕措施。众所周知，她们没有妊娠。此外，女性在分娩后的这段时间内有意外妊娠的风险。在一项指导女性在产后6周内避免性交的研究中，45%的参与者报告在此之前进行了无保护的性行为[52]。

56.6 紧急避孕

紧急避孕（emergency contraception，EC）是在无保护性交或避孕可能失败后立刻使用药物或含铜IUD来防止妊娠。应指导女性如何使用紧急避孕药，因为在性交后尽快服用的效果最好。EC可以在月经周期的任何时候使用。如果患者家中有药物则更容易，不需要去药房。医疗EC不需要常规检查或随访。在美国，17岁及以上的男性和女性可以通过非处方获得紧急避孕药；17岁以下的女性可以凭处方获得紧急避孕药。

56.6.1 紧急避孕的选择

EC有多种选择。无保护性交后最多5天置入含铜IUD是最有效的性交后避孕方法。这种方式可能通过干扰着床来起作用。大多数女性可继续使用含铜 IUD 作为可靠的避孕方式[7]。EC 的医疗选择包括单纯孕激素避孕药、COC 和醋酸乌利司他。在性交后 5 天内使用单剂量左炔诺孕酮 1.5mg、单剂量醋酸乌利司他或间隔 12 小时服用 2 剂 COC 可能对性交后避孕有效。EC 最有效的医疗形式是 30mg 醋酸乌利司他,这是一种抑制和延迟排卵的选择性孕激素受体调节剂[53]。

56.6.2 紧急避孕的疗效

EC 最有效的方法是置入 IUD,其次是醋酸乌利司他。一般来说,单纯孕激素方法比 COC 更有效,而且副作用更少。使用醋酸乌利司他时妊娠率降低 90%,使用单纯孕激素避孕药时妊娠率降低 80%,使用 COC 进行 EC 时妊娠率降低 74%。肥胖女性使用左炔诺孕酮(levonorgestrel, LNG)时妊娠的风险较大。因此,BMI 超过 25kg/m^2 的女性进行紧急避孕,应使用含铜 IUD 或醋酸乌利司他[7,53]。

56.6.3 紧急避孕的临床考虑

所有存在意外妊娠风险的女性都应采取紧急避孕措施。通常,服用避孕药的女性每年漏服避孕药 58 次。每年使用避孕套的夫妇出现滑脱或破损的情况有 2 200 万次。在出现上述情况之后立即准备好紧急避孕措施有助于提高避孕的有效性。对于青少年来说,获得紧急避孕药并不会使他们减少使用常规避孕药,或者更有可能进行无保护的性交。不建议将紧急避孕药作为常规使用的避孕方法,应在使用紧急避孕药后立即开始使用常规的避孕方法。紧急避孕药的作用是防止妊娠,而不是中断妊娠。使用前不需要进行妊娠试验[7,54]。

56.7　产后避孕

56.7.1　产后长效可逆避孕

产后启动 LARC 在预防短间隔分娩方面非常有效,应被视为所有女性产后避孕的一线方法,研究表明这对母乳喂养没有不利影响[55]。依托孕烯埋植剂可以在分娩后、出院前进行。无论是阴道分娩还是剖宫产,分娩后想要使用 IUD 的女性可以在分娩后 10min 内立即放置。尽管与产后 6 周延迟放置相比,产后立即放置 IUD 的排出率更高,但这种劣势可能被立即开始避孕的优势所抵消。产后立即置入 IUD 的比例高于等到产后 6 周才置入的比例[56]。

产后立即启动 LARC,无须随访即可开始避孕。在美国,30% 的妊娠是短间隔,即妊娠间隔少于 18 个月。其中,69% 是意外妊娠或不合时宜的妊娠。

尽管有证据证明妊娠与母婴健康结果不佳有关,短间隔妊娠也与母乳喂养率下降和产妇抑郁增加有关[57],但在美国很少有女性在产后 3 个月使用 LARC。潜在的 LARC 获取障碍可能会阻止女性在分娩后开始她们首选的避孕方法,这些女性意外短间隔妊娠的风险增加。医疗从业者应努力确保所有女性在分娩后都能获得完整的避孕选择,并能做出知情、自愿、个人的选择[56]。

56.7.2 产后联合避孕方法

泌乳会导致催乳素激增,从而抑制排卵。哺乳期闭经可能是一种有效的避孕方法,6个月时的妊娠率为0.45%~2.45%[58]。只有在女性纯母乳喂养、闭经且婴儿小于6个月时才有效。所有哺乳期女性都应采取避孕措施。哺乳期女性可在产后1个月开始使用复方激素避孕药,包括药丸、贴片或阴道避孕环。这个时候风险大于缺点。有限的研究表明,一旦母乳供应建立,使用含雌激素的避孕方法不会降低乳汁供应的数量或质量[59]。母乳喂养的女性产后3周可开始使用含有雌激素的避孕方法。妊娠期间血栓形成的风险会增加,而此时降低。

56.7.3 绝育术

通过女性输卵管或男性输精管的结扎手术可作为避孕措施。这些方法被认为是永久性的、安全且高效的节育方法。典型的手术失败率低于1%。年轻女性的失败率较高,大多数失败发生在术后2年之后。一半的女性绝育术是在产后48h内完成的。Hulka Clemens夹应用(3.7%)和双极烧灼术(2.7%)的10年失败率最高,而Filshie夹(7年0.9%)和产后部分输卵管切除术(0.8%)的失败率最低[7]。输卵管结扎术后,后悔的概率在年轻、未婚、低收入的美国女性中最高。但逆转代价高昂,而且结果不可预测。当患者在绝育后希望妊娠时,通常建议进行体外受精,但费用昂贵且通常不会由保险公司支付[7]。

男性永久性避孕可以通过门诊手术完成。第1年的典型使用失败率为0.15%。输精管结扎术应被视为不可逆转和永久性的。尽管该手术可以成功逆转,但妊娠率仍然很低,尤其是在初次绝育后需要经过更长的时间[7]。

在发达国家,卵巢癌导致的死亡人数超过任何其他女性生殖道癌症。在美国,每年有超过14 000名女性死于卵巢癌。然而,缺乏有效的筛查测试使得早期诊断非常困难。在过去的10年中,关于卵巢癌癌前病变卵巢外起源的理论不断发展。这些病变出现在远端输卵管的纤毛中,表现为浆液性输卵管原位癌,扩散到卵巢表面导致卵巢癌,或扩散到腹膜导致原发性腹膜癌[60,61]。输卵管结扎术已显示可使卵巢癌发病率降低26%~40%。输卵管切除术已被证明可以进一步降低患卵巢癌的风险,并且研究已经开始评估输卵管切除术作为永久绝育的一种手段。输卵管切除术还消除了输卵管结扎后异位妊娠的风险,异位妊娠可能危及生命。然而,由于理论上输卵管切除术对卵巢的血管损伤,人们担心可能导致卵巢储备下降(decreased ovarian reserve,DOR)和围绝经期提前。少数研究表明,绝经前女性的输卵管切除术和子宫切除术不会导致卵巢储备测量值发生变化。初步研究还表明,剖宫产时输卵管切除术与输卵管结扎术相比,卵巢储备没有短期变化[62,63]。由于预防性输卵管切除术可使卵巢癌的发病率降低高达78%,因此应根据个人情况,与希望绝育的女性一起同时考虑和讨论输卵管切除术与输卵管结扎术的风险和益处[64]。

临床应用

- 最有效的紧急避孕方法是在无保护性交或避孕方法失败后5天内放置含铜宫内节育器(IUD)。最有效的医疗紧急避孕药是30mg醋酸乌利司他;女性应该在家里使用以防避孕方法失败。
- 避孕套应与任何避孕方法一起使用,尤其是在青少年人群和任何有性传播感染风险的人群中。
- 依托孕烯埋植剂,是单纯孕激素皮下埋植剂,比男、女性绝育术更有效,并且可以在产后立即安全埋植。
- 应与任何希望结扎输卵管的女性讨论以绝育为目的的双侧输卵管切除术,因为可降低78%的卵巢癌风险。
- 可在产后任何时间开始单纯孕激素避孕药避孕,非母乳喂养女性可在产后3周后、母乳喂养女性产后4周后开始复方激素避孕。

(Karen Carlson, MD and Sadia Haider, MD, MPH 著　王威 译　吴一凡 校)

参考文献

1. Iseyemi A, Zhao Q, McNicholas C, Peipert JF. Socioeconomic status as a risk factor for unintended pregnancy in the contraceptive CHOICE project. *Obstet Gynecol*. 2017;130(3):609–615.
2. Facts on induced abortion in the United States." *Guttmacher Institute: Home Page*. www.guttmacher.org/pubs/fb_induced_abortion.html.
3. Flink-Bochacki R, Meyn LA, Chen BA, Achilles SL, Chang JC, Borrero S. Examining intendedness among pregnancies ending in spontaneous abortion. *Contraception*. 2017;96(2):111–117. doi: 10.1016/j.contraception.2017.05.010.
4. Reeves MF, Zhao Q, Secura GM, Peipert JF. Risk of unintended pregnancy based on intended compared to actual contraceptive use. *Am J Obstetr Gynecol*. 2016;215(1):71.e1–71.e6. Doi: 10.1016/j.ajog.2016.01.162.
5. Kavanaugh ML, Jerman J. Contraceptive method use in the United States: Trends and characteristics between 2008, 2012 and 2014. *Contraception*. 2018;97(1):14–21.
6. Finer LB, Zolna MR. Declines in unintended pregnancy in the United States, 2008–2011. *N Engl J Med*. 2016;374(9):843–852.
7. Zieman M, Hatcher R, Allen A. *Managing Contraception 2015–2016*. 12th ed. Tiger, GA: Bridging the Gap Foundation; 2015.
8. Dragoman MV. The combined oral contraceptive pill—Recent developments, risks and benefits. *Best Pract Res Clin Obstet Gynaecol*. 2014;28(6):825–834.
9. Africander D, Verhoog N, Hapgood JP. Molecular mechanisms of steroid receptor-mediated actions by synthetic progestins used in HRT and contraception. *Steroids*. 2011;76(7):636–652. doi: 10.1016/j.steroids.2011.03.001.
10. Stewart FH, Harper CC, Ellerston CE. Clinical breast and pelvic examination requirements for hormonal contraception: Current practice vs. evidence. *J Am Med Assoc*. 2001;285(17):2232.
11. Brahmi D, Curtis KM. When can a woman start combined hormonal contraceptives (CHCs)?: A systematic review. *Contraception*. 2013;87(5):524–538. doi: 10.1016/j.contraception.2012.09.010.
12. Horton LG, Simmons KB, Curtis KM. Combined hormonal contraceptive use among obese women and risk for cardiovascular events: A systematic review. *Contraception*. 2016;94(6):590–604. Doi: 10.1016/j.contraception.2016.05.014.
13. Peragallo Urrutia R, Coeytaux RR, McBroom AJ, et al. Risk of acute thromboembolic events with oral contraceptive use: A systematic review and meta-analysis. *Obstet Gynecol*. 2013; 122 (2 Pt 1): 380–389.
14. Sitruk-Ware R. Hormonal contraception and thrombosis. *Fertil Steril*. 2016;106(6):1289–1294. doi: 10.1016/j.fertnstert.2016.08.039.
15. Bergendal A, Persson I, Odeberg J, et al. Association of venous thromboembolism with hormonal contraception and thrombophilic genotypes. *Obstet Gynecol*. 2014;124(3):600–609.
16. Ademi Z, Sutherland CS, Van Stiphout J, Michaud J, Tanackovic G, Schwenkglenks M. A systematic review of cost-effectiveness analysis of screening interventions for assessing the risk of venous thromboembolism in women considering combined oral contraceptives. *J Thromb Thrombolysis*. 2017;44(4):494–506.
17. Galzote RM, Rafie S, Teal R, Mody SK. Transdermal delivery of combined hormonal contraception: A review of the current literature. *Int J Womens Health*. 2017;9:315–321.
18. Burkman RT. Transdermal hormonal contraception: Benefits and risks. *Am J Obstet Gynecol*. 2007;197(2):134.e1–134.e6.
19. Lopez-Picado A, Lapuente O, Lete I. Efficacy and side-effects profile of the ethinylestradiol and etonogestrel contraceptive vaginal ring: A systematic review and meta-analysis. *Eur J Contracept Reprod Health Care*. 2017;22(2):131–146.
20. Dore DD, Norman H, Loughlin J, Seeger JD. Extended case-control study results on thromboembolic outcomes among transdermal contraceptive users. *Contraception*. 2010;81(5):408–413.
21. Jain J, Dutton C, Nicosia A. Pharmacokinetics, ovulation suppression and return to ovulation following a lower dose subcutaneous formulation of Depo-Provera. *Contraception*. 2004;70(1):11–18.
22. Urdl W, Apter D, Alperstein A, et al. Contraceptive efficacy, compliance and beyond: Factors related to satisfaction with once-weekly transdermal compared with oral contraception. *Eur J Obstet Gynecol Reprod Biol*. 2005;121(2):202–210.
23. Chakhtoura Z, Canonico M, Gompel A, Thalabard JC, Scarabin PY, Plu-Bureau G. Progestogen-only contraceptives and the risk of stroke: A meta-analysis. *Stroke*. 2009;40(4):1059–1062.
24. Le Moigne E, Tromeur C, Delluc A, et al. Risk of recurrent venous thromboembolism on progestin-only contraception: A cohort study. *Haematologica*. 2016;101(1):e12–e14.
25. Schivone G, Dorflinger L, Halpern V. Injectable contraception: Updates and innovation. *Curr Opin Obstet Gynecol*. 2016;28(6):504–509.

26. Steiner MJ, Kwok C, Stanback J, et al. Injectable contraception: What should the longest interval be for reinjections? *Contraception* 2008;77(6):410–414.
27. Garza-Flores J, Cardenas S, Rodriguez V, Cravioto MC, Diaz-Sanchez V, Perez-Palacios G. Return to ovulation following the use of long-acting injectable contraceptives: A comparative study. *Contraception*. 1985;31(4):361–366.
28. Pieh Holder KL. Contraception and breastfeeding. *Clin Obstet Gynecol*. 2015;58(4):928–935.
29. Diedrich JT, Zhao Q, Madden T, Secura GM, Peipert JF. Three-year continuation of reversible contraception. *Am J Obstet Gynecol*. 2015;213(5):662.e1–662.e8.
30. Risser WL, Gefter LR, Barratt MS, Risser JMH. Weight change in adolescents who used hormonal contraception. *J Adolesc Health*. 1999;24(6):433–436. Doi: 10.1016/S1054-139X(98)00151-7.
31. Lange HLH, Belury MA, Secic M, Thomas A, Bonny AE. Dietary intake and weight gain among adolescents on depot medroxyprogesterone acetate. *J Pediatr Adolesc Gynecol*. 2015;28(3):139–143. doi: 10.1016/j.jpag.2014.04.004.
32. Samson M, Porter N, Orekoya O, et al. Progestin and breast cancer risk: A systematic review. *Breast Cancer Res Treat*. 2016;155(1):3–12.
33. Shapiro S, Rosenberg L, Hoffman M, et al. Risk of invasive cancer of the cervix in relation to the use of injectable progestogen contraceptives and combined estrogen/progestogen oral contraceptives (South Africa). *Cancer Causes Control*. 2003;14(5):485–495.
34. Francis J, Presser L, Malbon K, Braun-Courville D, Linares LO. An exploratory analysis of contraceptive method choice and symptoms of depression in adolescent females initiating prescription contraception. *Contraception*. 2015;91(4):336–343. doi: 10.1016/j.contraception.2014.12.010.
35. Maxwell WD, Jacob M, Spiryda LB, Bennett CL. Selection of contraceptive therapy for patients with thrombophilia: A review of the evidence. *J Womens Health (Larchmt)*. 2014;23(4):318–326.
36. Lange HLH, Manos BE, Gothard MD, Rogers LK, Bonny AE. Bone mineral density and weight changes in adolescents randomized to 3 doses of depot medroxyprogesterone acetate. *J Pediatr Adolesc Gynecol*. 2017;30(2):169–175. doi: 10.1016/j.jpag.2016.10.011.
37. Viola AS, Castro S, Marchi NM, Bahamondes MV, Viola CFM, Bahamondes L. Long-term assessment of forearm bone mineral density in postmenopausal former users of depot medroxyprogesterone acetate. *Contraception*. 2011;84(2):122–127. doi: 10.1016/j.contraception.2010.11.007.
38. Paulen ME, Curtis KM. When can a woman have repeat progestogen-only injectables–depot medroxyprogesterone acetate or norethisterone enanthate? *Contraception*. 2009;80(4):391–408.
39. Palomba S, Falbo A, Di Cello A, Materazzo C, Zullo F. Nexplanon: The new implant for long-term contraception. A comprehensive descriptive review. *Gynecol Endocrinol*. 2012;28(9):710–721.
40. McNicholas C, Swor E, Wan L, Peipert JF. Prolonged use of the etonogestrel implant and levonorgestrel intrauterine device: 2 years beyond Food and Drug administration–approved duration. *Am J Obstetr Gynecol*. 2017;216(6):586.e1–586.e6. doi: 10.1016/j.ajog.2017.01.036.
41. Morrell KM, Cremers S, Westhoff CL, Davis AR. Relationship between etonogestrel level and BMI in women using the contraceptive implant for more than 1 year. *Contraception*. 2016;93(3):263–265. doi: 10.1016/j.contraception.2015.11.005.
42. Gaffield ME, Culwell KR, Lee CR. The use of hormonal contraception among women taking anticonvulsant therapy. *Contraception*. 2011;83(1):16–29. doi: 10.1016/j.contraception.2010.06.013.
43. Espinera AR, Gavvala J, Bellinski I, et al. Counseling by epileptologists affects contraceptive choices of women with epilepsy. *Epilepsy Behav*. 2016;65(Supplement C):1–6. doi: 10.1016/j.yebeh.2016.08.021.
44. Casey PM, Long ME, Marnach ML, Bury JE. Bleeding related to etonogestrel subdermal implant in a US population. *Contraception*. 2011;83(5):426–430. doi: 10.1016/j.contraception.2010.09.012.
45. Carmo LSMP, Braga GC, Ferriani RA, Quintana SM, Vieira CS. Timing of etonogestrel-releasing implants and growth of breastfed infants: A randomized controlled trial. *Obstet Gynecol*. 2017;130(1):100–107.
46. Modesto W, Dal Ava N, Monteiro I, Bahamondes L. Body composition and bone mineral density in users of the etonogestrel-releasing contraceptive implant. *Arch Gynecol Obstet*. 2015;292(6):1387–1391.
47. Diedrich JT, Klein DA, Peipert JF. Long-acting reversible contraception in adolescents: A systematic review and meta-analysis. *Am J Obstetr Gynecol*. 2017;216(4):364.e1–364.e12. doi: 10.1016/j.ajog.2016.12.024.
48. Rowe P, Farley T, Peregoudov A, et al. Safety and efficacy in parous women of a 52-mg levonorgestrel-medicated intrauterine device: A 7-year randomized comparative study with the TCu380A. *Contraception*. 2016;93(6):498–506. doi: 10.1016/j.contraception.2016.02.024.
49. Creinin MD, Jansen R, Starr RM, Gobburu J, Gopalakrishnan M, Olariu A. Levonorgestrel release rates over 5 years with the liletta® 52-mg intrauterine system. *Contraception*. 2016;94(4):353–356. doi: 10.1016/j.contraception.2016.04.010.
50. Angelini K. A lower-cost option for intrauterine contraception. *Nurs Women's Health*. 2016;20(2):197–202. doi: 10.1016/j.nwh.2016.01.004.
51. Nelson AL. LNG-IUS 12: A 19.5 levonorgestrel-releasing intrauterine system for prevention of pregnancy for up to five years. *Expert Opin Drug Deliv*. 2017;14(9):1131–1140.
52. American College of Obstetricians and Gynecologists. ACOG practice bulletin no. 121: Long-acting reversible contraception: Implants and intrauterine devices. *Obstet Gynecol*. 2011;118(1):184–196.
53. Fok WK, Blumenthal PD. Update on emergency contraception. *Curr Opin Obstet Gynecol*. 2016;28(6):522–529.
54. Li HR, Lo SST, Ho P. Emergency contraception. *Best Pract Res Clin Obstetr Gynaecol*. 2014;28(6):835–844. doi: 10.1016/j.bpobgyn.2014.04.011.
55. Turok DK, Leeman L, Sanders JN, et al. Immediate postpartum levonorgestrel intrauterine device insertion and breastfeeding outcomes: A noninferiority randomized controlled trial. *Am J Obstet Gynecol*. 2017;217(6):665–e1.
56. Moniz MH, Chang T, Heisler M, et al. Inpatient postpartum long-acting reversible contraception and sterilization in the United States, 2008–2013. *Obstet Gynecol*. 2017;129(6):1078–1085.
57. Brunson MR, Klein DA, Olsen CH, Weir LF, Roberts TA. Postpartum contraception: Initiation and effectiveness in a large universal healthcare system. *Am J Obstetr Gynecol*. 2017;217(1):55.e1–55.e9. doi: 10.1016/j.ajog.2017.02.036.
58. Van der Wijden C, Manion C. Lactational amenorrhoea method for family planning. *Cochrane Database Syst Rev*. 2015;(10):CD001329. doi(10):CD001329.
59. Kapp N, Curtis KM. Combined oral contraceptive use among breastfeeding women: A systematic review. *Contraception*. 2010;82(1):10–16.
60. Naaman Y, Hazan Y, Gillor M, et al. Does the addition of salpingectomy or fimbriectomy to hysterectomy in premenopausal patients compromise ovarian reserve? A prospective study. *Eur J Obstet Gynecol Reprod Biol*. 2017;210:270–274.
61. Dilley SE, Straughn JM Jr, Leath CA, 3rd. The evolution of and evidence for opportunistic salpingectomy. *Obstet Gynecol*. 2017;130(4):814–824.
62. Mohamed AA, Yosef AH, James C, Al-Hussaini TK, Bedaiwy MA, Amer SAKS. Ovarian reserve after salpingectomy: A systematic review and meta-analysis. *Acta Obstet Gynecol Scand*. 2017;96(7):795–803.
63. Ganer Herman H, Gluck O, Keidar R, et al. Ovarian reserve following cesarean section with salpingectomy vs tubal ligation: A randomized trial. *Am J Obstet Gynecol* 2017;217(4):472.e1–472.e6.
64. Ely LK, Truong M. The role of opportunistic bilateral salpingectomy vs tubal occlusion or ligation for ovarian cancer prophylaxis. *J Minim Invasive Gynecol*. 2017;24(3):371–378.

第57章 性传播感染的预防、筛查与治疗

目录

要点 / 899

57.1 性传播感染（STI）的预防措施 / 899
57.1.1 STI 的流行病学 / 899
57.1.2 关于 STI 的教育 / 899
57.1.3 避孕咨询与性传播感染 / 899
57.1.4 性传播感染疫苗 / 900
57.1.5 男性包皮环切术与性传播感染 / 900

57.2 STI 的筛查 / 901
57.2.1 性生活史 / 901
57.2.2 STI 的风险因素 / 901
57.2.3 特殊人群 / 901
57.2.3.1 青少年 / 901
57.2.3.2 妊娠 / 902
57.2.3.3 女同性恋、男同性恋、双性恋和跨性别者 / 902

57.3 STI 的诊断和治疗 / 903
57.3.1 背景 / 903
57.3.2 盆腔炎 / 903
57.3.3 衣原体 / 904
57.3.4 淋病 / 904
57.3.5 梅毒 / 905
57.3.6 甲型肝炎病毒 / 905
57.3.7 乙型肝炎病毒 / 906
57.3.8 丙型肝炎病毒 / 906
57.3.9 人类免疫缺陷病毒 / 907
57.3.10 单纯疱疹病毒 / 907
57.3.11 人乳头瘤病毒 / 908
57.3.12 阴道毛滴虫 / 909
57.3.13 传染性软疣 / 909
57.3.14 阴虱病 / 909
57.3.15 软下疳 / 909

临床应用 / 910

参考文献 / 910

要 点

- 除暴露前免疫外,使用水溶性润滑剂的避孕套是预防性传播感染最有效的方法。
- 强烈推荐使用双重方法,即使用避孕套和长效可逆避孕方法,以防止妊娠和性传播感染。
- 衣原体感染是最常见的性传播感染,在15~24岁的女性中发病率最高。
- 男性包皮环切术可显著降低人类免疫缺陷病毒(HIV)、单纯疱疹病毒(HSV)和人乳头瘤病毒(HPV)的传播。

57.1 性传播感染(STI)的预防措施

57.1.1 STI的流行病学

2016年,美国CDC报告了超过200万例梅毒、淋病和衣原体感染病例,达到了有史以来的最高例数,其中有150多万例衣原体感染和46万多例淋病。这是最常见的两种性传播感染(STI);然而,无数其他感染也会导致显著的发病率。CDC报告反映的性传播感染的数量可能不能代表所有,因为许多STI没有被诊断出来,而部分STI不需要向当地公共卫生部门报告。15~24岁的青少年和成人得STI的风险最高。具体来说,青春期女性因为宫颈柱状上皮异位的增加,可能会增加感染的易感性[1]。

57.1.2 关于STI的教育

教育在预防性传播感染方面至关重要。有许多接受教育的机会,在学校、社区团体和医疗从业者的办公室都可以进行。包括美国妇产科协会(ACOG)在内的几个主要组织强烈建议不能只接受禁欲教育,因为这种教育效果很差。相反,应该加强由医疗从业者提供的循证咨询。用一些形象的图片来引起恐惧尚未被证明是促进性健康风险降低的有效途径[2]。相反,这可能导致年轻人将性行为归于病态,而不能积极地促进个人责任和性健康。由于许多STI是无症状的,教育年轻人的最有效的方法之一就是关注筛查的重要性[3]。

57.1.3 避孕咨询与性传播感染

预防STI的最佳方法仍然是男用避孕套[4]。坚持正确地使用乳胶避孕套能有效地减少STI的传播。建议使用避孕套时搭配使用水溶性润滑剂。不推荐使用含有杀精剂的避孕套或者将杀精剂与避孕套一起使用,因为它们不能提供额外预防妊娠及STI的保护。避孕套并非没有缺点,对于通过皮肤接触传播疾病的防护有限,常规使用的失败率高,避孕套预防STI的效果还依赖于使用者是否能够坚持正确使用。因此,应该让使用者能随时获得紧急避孕(EC)的方法。

其他屏障避孕法也是可行的,包括女用避孕套和阴道隔膜。目前有2种女用避孕套上市,可在进行性交前8h置入。"FC"是用聚氨酯或乳胶制成的护套,"FC2"是丁腈护套。卡亚轮廓隔膜是一个单一尺寸、可重复使用的非乳胶隔膜,由硅橡胶在圆形尼龙弹簧上模压而成。它有两个类似杯状的结构。较大的适合在子宫颈,而较小的适合手指放置后移除。它可以与避孕凝胶一起使用[5]。男用和女用避孕套是预防STI的有效屏障,但关于使用避孕套作为预防STI手段的数据有限。阴道杀菌剂是目前研究和开发的一个领域。目前正在研究一种可能预防STI的局部药物,这种药物可以作为另一种方法(如男用避孕套)的辅助手段。

宫内节育器(IUD)和激素埋植剂在预防妊娠方面越来越受欢迎,因为它能有效预防妊娠。这些长效可逆避孕方法已被ACOG和AAP推荐为青少年的一线避孕选择[7]。有性传播感染史或高危性传播感染的患者不禁忌使用IUD。而对于目前有盆腔炎、黏液脓性宫颈炎、活动性衣原体感染或淋病的患者是相对或绝对禁忌的[8]。然而,使用长效避孕方法的女性同时使用避孕套的可能性低于使用短效避孕方法的女性。建议为了预防STI使用双重避孕方法,可以将避孕套与IUD或埋植剂一起使用,这是一个关键的生殖健康战略,特别是在需要同时防止妊娠和STI的青年群体中[9,10]。使用避孕套预防STI的建议让坚持使用双重方法避孕的人增加了50%[7]。

57.1.4 性传播感染疫苗

预防性传播感染最有效的手段之一是暴露前免疫。目前,甲型肝炎病毒(hepatitis A virus,HAV)、乙型肝炎病毒(hepatitis B virus,HBV)和人乳头瘤病毒(human papilloma virus,HPV)都有疫苗供应。针对人类免疫缺陷病毒(human immunodeficiency virus,HIV)和单纯疱疹病毒(herpes simplex virus,HSV)疫苗的临床开发正在进行中。普遍推荐从出生时就开始接种乙肝疫苗[11]。自1991年开始对儿童进行常规HBV接种以来,急性HBV感染率下降了82%。

HPV感染会导致女性发生宫颈癌、阴道癌和外阴癌。然而,尽管HPV疫苗在预防疾病方面非常有效,疫苗接种率仍然低于大多数其他常规疫苗的接种。在美国,每年估计有24 600例新诊断的癌症归因于两种高危型HPV感染,另外3 800例可归因于包含在九价HPV疫苗中的另外5种高危型HPV感染。CDC目前建议9~14岁的儿童接种两剂HPV疫苗,以预防HPV引起的癌症。第2剂应在第1剂接种后6~12个月进行。对于15~26岁的人来说,推荐接种3剂,前两次接种间隔为1~2个月,第3剂接种间隔为6个月。2018年10月,FDA批准Gardasil 9用于27~45岁的男性和女性。在性活动开始之前接种疫苗,可明显提高疫苗的疗效。Gardasil 9是一种HPV九价疫苗,从2017年开始是美国唯一可用的HPV疫苗。这种疫苗有助于预防HPV-16和HPV-18的感染(HPV-16和HPV-18会导致大约70%的宫颈癌)以及HPV-6和HPV-11(HPV-6和HPV-11会导致90%的生殖器疣)的感染。Gardasil 9还有助于预防另外5种高危HPV类型(HPV-31、HPV-33、HPV-45、HPV-52及HPV-58)的感染[12]。

57.1.5 男性包皮环切术与性传播感染

通过切除包皮而消除使感染激增的潮湿环境,男性包皮环切术使HPV、HIV和HSV传播的风险显著降低[13]。这一手术也降低男性患阴茎癌和生殖器溃疡的风险。男性包皮环切术可通过降低男性HIV或其他STI的传染性以及降低男性对感染的易感性,直接和间接促进女性健康的改善[14]。由于减少衣原体和梅毒的性传播,使得接受包皮环切术男性的女性伴侣患宫颈上皮内瘤变(cervical intraepithelial neoplasia,CIN)和癌症的风险降低[15]。虽然实施男性包皮环切术的决定受到周边文化和宗教习俗的影响,但其可能降低女性性伴侣患宫颈癌的风险,对女性产生保护作用。

57.2 STI的筛查

57.2.1 性生活史

对任何性传播感染(STI)患者进行筛查的第一步是全面了解其性生活史。这可以根据高风险人群对无症状感染者进行有针对性的筛查。CDC建议公开讨论性生活史的5个方面:

1. 性伴侣。
2. 性生活的习惯做法。
3. 防止STI的措施。
4. 既往STI史。
5. 避孕方式。

这些被称为性问题中的5个方面。最重要的是创造一个不带偏见、非批判性、开放的环境,以便获得必要的信息。

57.2.2 STI的风险因素

目前已经有针对淋病、衣原体和HIV感染的筛查指南。美国预防医学工作组(U.S.Preventive Services Task Force,USPSTF)建议对所有25岁以下的性活跃女性进行衣原体和淋病的筛查,并对任何超过这一年龄限制且感染风险增加的女性进行筛查。而对于HIV,USPSTF建议每年对15~65岁的人进行筛查,并可选择不参加。如果患者担心性传播感染的暴露并要求进行筛查,梅毒、乙肝和丙肝可以与淋病、衣原体、滴虫和HIV的检测一起进行。

57.2.3 特殊人群

57.2.3.1 青少年

由于15~24岁的青少年占所有STI的一半以上,ACOG建议每年对这一人群进行衣原体、淋病和HIV筛查。尽管许多女性在这个年龄感染了HPV,但ACOG仍建议从21岁开始对宫颈癌进行常规筛查,因为该人群中宫颈癌的发病率较低。目前,无论青少年的HPV疫苗接种状况如何,都建议进行宫颈癌筛查。

未来急诊科可能会作为对STI进行筛查和治疗的环境。急诊科可能是这一弱势群体获得治疗和护理的唯一地点。青少年几乎占所有急诊就诊的16%,其中有超过1/3的青少年没有报告初级保健的来源,只有不到15%的青少年每年接受健康宣教或管理。在急诊科进行的计算机筛选可以作为一个获得敏感的性健康筛查的有效准确的方法,这使其成为未来实施筛查和治疗的一个有效场所。

57.2.3.2 妊娠

未经治疗的STI会导致自然流产、早产、死产以及新生儿的严重并发症,如先天性畸形和终身疾病。考虑到这些导致孕产妇和胎儿不良结局的风险,在妊娠期间,还有一些额外的筛查被视为常规检查[17]。在最初的产前检查时,应该对女性进行HBV、梅毒和HIV筛查,以及询问有关HSV病史的一些问题[18]。淋病和衣原体筛查应在初次就诊时进行,对于小于25岁的患者,应在妊娠28周时再次进行衣原体检测。存在风险增加的人也应该在28周时再次接受淋病检测。妊娠期间淋病和衣原体的治愈检测应在治疗后3~4周进行,再感染检测应在3个月后进行。高风险人群应在妊娠28周和足月时重新检测HIV、梅毒和HBV。如果存在危险因素,包括过去或现在使用药物治疗、在1992年7月之前接受输血、接受不受管制的纹身、长期透析或已知HBV暴露,则可在最初的产前检查时进行HBV筛查[19]。尚无证据支持对无症状的孕妇进行细菌性阴道病(bacterial vaginosis,BV)、滴虫性阴道炎(trichomonas vaginitis,TV)或疱疹的常规筛查[20]。

57.2.3.3 女同性恋、男同性恋、双性恋和跨性别者

据估计,美国至少有5%的人口被认定为女同性恋、男同性恋、双性恋和跨性别者(lesbians gay bisexual transgender,LGBT),而大多数跨性别者保留了出生时性器官[21]。与女性发生性关系的女性代表了一个独特的人群,没有针对这一人群单独的STI筛查指南。完整的病史应该确定是否使用了共享插入性物品,因为这些用具可能会作为STI的传染源。STI传播的其他方式包括皮肤接触、黏膜接触、宫颈阴道液和肛门分泌物。许多女同性恋都已有过或将有男性性伴侣,这些女性很少使用屏障避孕法,这使她们妊娠和传播STI的风险增加。虽然细菌性阴道病(BV)不被认为是STI,但在女同性恋中更为常见。由于HPV可以通过皮肤接触来传播,所以它在女同性恋中并不少见。因此,这些女性有患宫颈癌的风险,应该按照指南进行筛查。医生应鼓励健康的性行为,包括避免共用性玩具、清洁性玩具和使用保护用品[22]。

LGBT青少年更有可能在性生活中经历不公正待遇,这个群体在获得健康护理以及STI预防的知识方面可能存在障碍,这使他们患STI的风险更容易增加[21]。根据青少年所面临的风险行为监测数据显示,LGBT青少年更有可能性活跃,在13岁之前就发生性行为,并且有4个或更多的性伴侣。年轻的跨性别女性特别容易感染HIV。据估计,跨性别女性的HIV感染率几乎高出普通人群近50倍。在讨论性健康问题时,医生需要一个开放、可接受的环境,并在尊重和保密的前提下,对患者保持一种不带偏见、诚实的态度。建议使用非批判性的语言,并提出开放的问题[21]。

医疗从业者必须根据患者当前的解剖结构和性行为评估跨性别人群存在STI的风险因素,并在此基础上进行筛查,应用谨慎的态度对他们的性行为进行假设,因为性行为不一定与所报告的性身份相关。

57.3 STI 的诊断和治疗

57.3.1 背景

任何有性接触的人都有感染 STI 的风险,包括所有年龄段、种族背景、地区和经济水平的男性和女性。大多数 STI 是通过与血液、体液、精液及皮肤接触而传播的。防止感染 STI 的最好方法是不发生性接触。使用含有水性润滑剂的避孕套、限制性伴侣数量和接受 STI 筛查都是降低 STI 传播风险的方法。由于许多 STI 是无症状的,筛查和早期治疗可以防止严重的后果。

2015 年,CDC 更新了 STI 筛查和治疗建议的指南。更新后的指南建议女性在接受淋病或衣原体治疗大约 3 个月后进行再感染检测[22]。

孕妇应该在治疗后 3~4 周内进行淋病和衣原体的治愈检测,在 3 个月后和妊娠晚期再次进行筛查。目前还有一些研究正在进行中,以寻找一种快速可靠的淋病和衣原体检测方法,以消除传统检测和治疗时间延误的缺陷,并在初次就诊时确认这些感染的存在。这将减少不对症的抗生素治疗频率,并减少由于不可靠的随访而导致的误治[23]。

在被诊断 STI 和接受治疗后,在重新开始性关系前,对患者的性伴侣进行筛查和治疗是至关重要的[24]。加快性伴侣治疗已被证明可以显著降低再感染率。在双方接受治疗后应该有一段禁欲期,通常是 1 周,以便完全治疗。美国的每个州都有单独的法律来规范管理性伴侣。可以联系到当地的公共卫生部门获取有关指南的更多信息。几乎所有的州对关于感染事件的记录都要进行保密,并免受传票传唤的威胁。

57.3.2 盆腔炎

盆腔炎(PID)是女性上生殖道的一种急性感染,可导致不良的生殖后遗症,包括不孕、慢性盆腔疼痛和异位妊娠[26]。它是 STI 的潜在并发症,特别是衣原体感染和淋病。由于表现出的症状差异很大,PID 诊断困难。PID 主要靠临床诊断,实验室结果可能有助于证实诊断。CDC 临床诊断标准至少包括以下其中一项:宫颈触痛、子宫压痛、附件压痛。附加的一个或多个临床标准可用于加强诊断:①口腔温度>38.3℃;②宫颈脓性分泌物或宫颈脆性;③阴道分泌物镜检存在大量白细胞;④红细胞沉降率升高;⑤C 反应蛋白升高;⑥宫颈感染的实验室指标:淋病奈瑟球菌或沙眼衣原体。

诊断 PID 最具体的标准包括:①子宫内膜活检、组织病理学证实为子宫内膜炎;②无论是否有盆腔游离积液,经阴道超声或磁共振成像技术显示输卵管增粗、积液,或输卵管卵巢囊肿,或多普勒超声表明盆腔感染(例如,输卵管充血);③腹腔镜检查结果与 PID 结果一致。

大多数 PID 病例被认为是多种微生物感染所致[22]。若为住院患者,建议每 6h 静脉注射头孢西丁 2g,同时口服多西环素 100mg,每天 2 次,共 14 天。也可使用头孢替坦联合多西环素或克林霉素联合庆大霉素。如果患者有过敏史,则有替代方案可用。若为门诊患者,推荐单剂量肌内注射头孢曲松 250mg,以及口服多西环素 100mg,每日 2 次,共 14 天,加或减甲硝唑 500mg 口服,每日 2 次,共 14 天。

57.3.3 衣原体

美国最常见的 STI 是衣原体感染，2016 年报告的病例接近 160 万。非裔美国人报告的衣原体感染病例是白色人种的 5.9 倍[28]。由于近 50% 的受感染女性无症状，因此报告的代表性病例数量可能不足。生殖器衣原体可以从男性传播到女性，反之亦然，且传播效率很高，约为 70%。由于行为和文化方面的原因，15~24 岁的青少年和年轻人患病风险更高。宫颈柱状上皮异位的年轻女性可能更容易感染，在性交时更脆弱[28]。另外还可能发生直肠和口咽部感染，但这些感染的临床意义尚不清楚。CDC 不建议对这些可能感染的区域进行常规筛查。

较少见的是，沙眼衣原体血清型 L1、L2 和 L3 会引起性病淋巴肉芽肿，即淋巴管和腹股沟淋巴结的炎症。这种感染在男男性行为者和 HIV 感染者中更为常见。症状包括生殖器溃疡、尿道炎或直肠炎，其次是继发性腹股沟淋巴结病和三期外生殖器象皮肿、淋巴结瘢痕形成及肛裂[29]。

衣原体感染的实验室检测方法有多种，患者可以提供晨尿样本或者随机的一次尿液样本，或医护人员可以采集宫颈或阴道拭子。核酸扩增试验（nucleic acid amplification test，NAAT）是首选的检测方法[27]。治疗衣原体有助于预防不良的生殖健康结果和持续的性传播。有两种推荐的治疗方案，可以单次给药，阿奇霉素 1g 口服，这增加了患者依从性；或者每天 2 次，每次 100mg 多西环素，持续 7 天。这两种治疗方案均有显著的疗效。对于孕妇或有过敏症的女性，还有许多其他可接受的替代方案。

未经治疗的衣原体感染会导致大约 30% 的病例出现 PID。如果需要，应该对性伴侣进行治疗，因为大多数治疗后的感染不是治疗失败而是再次性接触感染造成的。推荐的治疗方案治愈率接近 100%。由于再感染率很高，接受衣原体治疗的男性和女性患者应该在 3 个月内进行重新检测。他们应该在单剂量治疗后 7 天内禁止性交，或直到 7 天的疗程结束。因为有不能存活的病原体持续存在，不推荐在治疗结束后 3 周内使用衣原体 NAAT[22]。

57.3.4 淋病

其次常见的 STI 是由淋病奈瑟球菌引起的淋病，美国每年报告的新感染病例超过 80 万例[27]。与衣原体一样，大多数感染淋病的女性都无症状。淋病可以感染多个黏膜表面，包括子宫颈、尿道、肛周黏膜及口咽黏膜。咽淋病通常无症状，当存在症状时，常表现为咽痛、咽部渗出液以及颈部淋巴结炎。淋病通过口腔 - 阴茎比通过口腔 - 阴道更易传播，并且这些感染更难以根除[21]。播散性淋球菌感染占 0.5%~3%，并且经常导致肢端皮肤出现瘀点或脓疱病变、不对称多关节痛、腱鞘炎或少发性脓毒性关节炎。感染偶尔会伴发肝周炎，很少伴发心内膜炎或脑膜炎。淋病的检测包括宫颈内或受累黏膜表面的拭子。NAAT 检测法的敏感性优于培养法，并允许使用种类最广泛的标本类型。培养物可用于检测直肠、口咽和结膜的淋球菌感染[22]。

由于对许多抗生素的耐药性不断增加，现在只推荐一种方案来治疗淋病，即用 250mg 头孢曲松肌内注射联合 1g 阿奇霉素口服的双重治疗。这些抗生素具有不同的作用机制，因此同时使用这两种药物进行治疗将有助于降低新出现的耐药性。然而，淋病对头孢菌素和其他抗生素的敏感性预计将继续降低。实际上，在 2016 年 7 月，发现淋病出现了对阿奇霉素的耐药性。如果卫生医疗从业者注意到治疗失败，则应将该病标本送去培养，进行敏感性分析，并通知传染病专家和 CDC。

患者通常伴有淋病和衣原体感染，如果患者淋病检测呈阳性，则也应该接受衣原体治疗，若对阿奇霉素过敏，可以口服多西环素 100mg，每日 2 次，连用 7 天即可。如果可能的话，应该对其性伴侣进行评估和治疗。医生应保持对局部微生物学的了解并进行相应治疗。与衣原体一样，应在治疗后 3 个月进行再次感染试验[22]。

57.3.5 梅毒

梅毒是由球形细胞梅毒螺旋体引起的。2016 年，美国报告了 2.7 万例一期梅毒和二期梅毒病例。在全国范围内，梅毒发病率最高的人群为男性，特别是男同性恋、男男性行为者和双性恋者。在美国西部地区（加利福尼亚州、亚利桑那州和内华达州）的男性中，20~34 岁的男性发病率最高[1]。

梅毒的临床表现可根据其分期进行描述。一期梅毒表现为生殖器或感染部位单一无痛性病变（溃疡或硬下疳），潜伏期为 2~3 周。一般来说，这种病变在大约 4~5 周内自发愈合。疮面通常是坚硬的、圆形的、无痛的。二期梅毒可能在 4~8 周后出现。症状包括手掌和足底的斑丘疹、皮肤黏膜病变、淋巴结肿大和乏力。症状在 3~6 周内自行好转。三期梅毒可能累及心脏、树胶肿性病变、脊髓痨和全身性麻痹。神经性梅毒可发生在任何阶段。潜伏期梅毒没有临床表现，但可以通过血清学检测[27]。

梅毒的诊断是通过筛查或非梅毒螺旋体抗原血清试验进行确诊。梅毒用青霉素治疗有效。梅毒螺旋体可能被隔离在某些部位，而某些形式的青霉素很难接触到它们。因此使用的制剂是普鲁卡因注射液。一期、二期或早期潜伏梅毒的治疗是单次肌内注射 240 万单位的青霉素。三期或晚期潜伏梅毒患者需要每周 1 次，3 次注射治疗。青霉素脱敏治疗仍然是青霉素过敏患者的最佳方法[22]。

被诊断为梅毒的患者应进行 HIV 检测。性伴侣应该进行评估和治疗，患者治疗期间应该避免性交，直到疮面完全愈合。在过去的几年中，涉及葡萄膜炎的眼梅毒病例有所增加。临床医师应该注意到这一点，并筛查梅毒患者的视力问题。赫氏反应是一种已知常见的治疗并发症，在最初 24h 内发生，与发热、寒战、乏力、低血压、心动过速、呼吸急促和肌痛有关，被认为是来自死亡螺旋体的刺激促炎细胞因子释放的膜脂多糖所致。其治疗是一种支持疗法[30]。

梅毒在妊娠任何阶段对胎儿都有影响。妊娠期间的治疗应根据 CDC 指南，根据母体感染的阶段进行治疗，应每月监测滴度以观察是否再感染和治疗失败[30]。

57.3.6 甲型肝炎病毒

甲型肝炎病毒（hepatitis A virus，HAV）是一种自限性疾病，主要通过粪-口途径传播，但可能源于口腔-肛门性接触。自 1995 年开始进行常规疫苗接种以来，甲型肝炎的发病率已经下降了 95% 以上。据估计，2015 年，美国报告了约 2,800 例甲型肝炎病例，急性感染引起发热、黄疸、恶心和胃部不适，治疗方法是支持性护理。有一种针对 HAV 的高效、非活性、预防性疫苗，建议 1 岁或以上的人接种 2 剂来进行预防。

57.3.7 乙型肝炎病毒

2014年，美国报告了2 953例急性HBV病例，美国有85万~220万人患有慢性HBV感染。它通过经皮肤接触、性接触和围生期接触传播。在美国，最常见的情况是在青春期或成年时期通过静脉注射、吸毒或性行为获得，或涉及经皮肤或黏膜接触受感染者的血液或体液（包括阴道分泌物和精液）[21]。HBV可以在体外存活7天并仍能引起感染。潜伏期为4周~6个月。大约50%的HBV感染患者无症状。很少数患者会暴发严重的肝功能衰竭。慢性感染HBV的风险因感染年龄而异，在儿童中发病率最高[32]。

诊断可通过血清学检测。乙型肝炎表面抗原（hepatitis B surface antigen，HBsAg）是当前急性或慢性感染的标志物。乙型肝炎核心抗体（hepatitis B core antibody，HBcAb）状态可区分急性和慢性疾病。抗-HBc IgM提示急性感染，抗-HBc IgG提示慢性感染。乙型肝炎e抗原（hepatitis B e antigen，HBeAg）是高传染性的标志物，病毒载量达到峰值。有抗-HBs、抗-HBe和/或抗-HBc但HBsAg未呈阳性的患者表示已经清除了病毒，并通过先前感染产生了免疫。人们会期望一个接种过疫苗的患者能产生一种分离的抗-HBs抗体[32]。

消除HBV的策略中涉及筛查所有孕妇，对婴儿、未接种疫苗的儿童以及高危成人进行疫苗接种。95%~99%的患者在感染后完全康复。除支持性治疗外，对急性HBV感染没有任何特殊的治疗方法。治疗性抗病毒药可以持续抑制HBV复制和缓解肝病，以预防肝硬化和肝癌[32]。

57.3.8 丙型肝炎病毒

2014年，美国报告了2 194例急性丙型肝炎病例，其中270万~370万公民患有慢性丙型肝炎病毒（hepatitis C virus，HCV）感染。2014年，有不到2万人死于丙型肝炎，是美国最常见的慢性血源性感染，也是肝移植的主要适应证。HCV影响肝，主要通过静脉吸毒、血液透析、1992年之前输血或实体器官移植、1987年之前凝血因子受者暴露于受感染的血清传播，罕见医护人员意外暴露。围生期传播率和性传播的比率也很低。目前还没有有效的HCV疫苗。

HCV的平均潜伏期为4~12周，大多数患者没有症状，但有些患者有轻微的病毒感染症状。15%~25%的患者会清除感染，75%~85%的患者会变成慢性感染，可能发展为慢性肝病、肝癌，并最终导致死亡[33]。

诊断可通过抗HCV抗体的存在来确认，该抗体在暴露后8~9周内和长达6个月内形成，然后检测HCV RNA。2011年，HCV蛋白酶抑制剂问世，成为治疗HCV的高效疗法。由于目前已有针对该疾病的治疗方法，因此CDC建议对任何HCV高危人群进行筛查，包括出生于1945—1965年的人。（译者注：美国疾病预防和控制中心以及美国预防保健工作组建议1945—1965年出生的人进行一次筛查，因为该人群在常规预防措施未实施前可能已有接触史且无法向其初级保健医生回忆或报告风险因素，导致该人群中疾病的未确诊率较高。对有风险因素的患者进行丙型肝炎筛查的敏感性为90%，即发现1例丙型肝炎病例需要筛查不到20人。）

孕妇不需要进行HCV的常规检测，应该对可能有HCV感染风险的女性进行筛查。

目前，没有一种针对丙型肝炎病毒感染的抗病毒疗法被批准用于妊娠期。HCV阳性的女性应避免进行宫内胎儿监测、延长胎膜破裂和会阴切开术，不应该阻止母乳喂养，传播可能发生在出生时，但需要更多的研究来评估围生期 HCV 的长期影响[33]。

57.3.9 人类免疫缺陷病毒

1981 年，CDC 首次确认了人类免疫缺陷病毒（human immunodeficiency virus，HIV）。之后，感染人数急剧上升。在美国，2014 年新感染 HIV 的人数为 37 600 人，携带 HIV 的人数为 120 万人。这些人中有 1/7 还不知道自己被感染了。男男性行为者感染 HIV 的风险显著增加，13~24 岁的人群尤其容易感染 HIV。

HIV 是通过接触血液、阴道分泌物、精液和母乳以及母婴垂直传播来传播的。HIV 在体外存活的时间不长[35]。HIV 是一种感染 CD4+ T 细胞的逆转录病毒，可以导致免疫缺陷。如果不进行治疗，将在几年内发展成艾滋病，并因感染而导致过早死亡。目前 HIV 没有治愈方法，但通过抗逆转录病毒治疗、行为疗法和社会心理治疗，患者可以保持更长时间的健康状态，甚至像没有 HIV 感染的人一样活得更久。

HIV 是通过评估 HIV 抗体和抗原状态来诊断的。抗体在接触后 2~12 周内出现。急性感染是 HIV 病毒血症的一种表现，类似流感的症状持续约 4 周。这可能是一种非特异性发热性疾病或单核细胞增多症样综合征，伴有发热、淋巴结肿大、咽炎、皮疹、肌炎、黏膜溃疡或头痛。50%~89% 的患者有急性 HIV 感染的症状[21]。在这段时间里，患者具有非常高的传染性，病毒载量很高。其次，在潜伏期阶段，患者通常是无症状的，血液中的病毒水平很低，因为它的活性不高。这一阶段可以持续 2 周到无限期，平均潜伏期为 10 年，然后，当 CD4 细胞计数下降到 <200 个 /ml 血液，病毒载量很高时，HIV 就会发展到最后阶段，这一阶段即艾滋病。

在 20 世纪 90 年代，高效的抗逆转录病毒治疗（antiretroviral therapy，ART）开始作为在 HIV 感染任何阶段的主要治疗方法。这种药物可以减少病毒载量，从而减少了 96% 的传播。这种治疗方法的使用显著增加了预期寿命，特别是在疾病早期就开始。由于这些新的治疗方法，HIV 已经成为一种可控制的慢性疾病[36]。

2012 年，FDA 批准了抗逆转录病毒治疗药物恩曲他滨替诺福韦，作为防止大量有风险的成人感染 HIV 的每天 1 次的治疗方案。在性生活前后使用的具体方法为：性生活后 2~24h 服用 2 片，或性生活后 24~48h 服用 1 片，可降低 86% 的 HIV 传播风险[21]。新的长效抗病毒药可预防感染 HIV，例如定期每月使用 1 次含有达匹韦林的阴道环，已被证明可以减少女性的感染[37]。

建议对年龄在 13~64 岁、处于平均风险的人群进行一次 HIV 检测。然而，每年应对高危人群进行至少一次筛查。建议采用第四代检测 HIV-1 和 HIV-2 抗体以及 HIV-1 p24 抗原的方法，以提高检测早期 HIV 感染的敏感性[21]。建议对孕妇进行常规筛查，因为在妊娠和分娩期间的治疗可以显著减少垂直传播。尽管母乳可为婴儿提供最完整的营养形式，但是不推荐 HIV 阳性女性进行母乳喂养。

57.3.10 单纯疱疹病毒

HSV 感染会导致生殖器和 / 或唇部感染。在 14~49 岁的人中，有 1/6 的人患有生殖器感染。在美国，每年诊断出 77.6 万例新的疱疹病例。它可以由 HSV-1 或 HSV-2 引起。这两种类型现在经常在口腔和生殖器黏膜中被发现,它通过阴道性交、口交和肛交时黏膜表面的接触传播。在有唇疱疹或热病性疱疹的患者中,它可以从口腔传播到生殖器。大多数患有唇疱疹的人并没有症状,他们可能没有意识到自己受到了感染。当症状或疼痛不存在时,病毒就会传播。当患者无症状时,超过10%的时间会出现 HSV-2 传播[38]。

HSV 的平均潜伏期约为 4 天。患有原发性感染的患者,会有生殖器损伤的疼痛。典型的是,病变形成斑疹,进而进展形成疱疹。黏膜表面的损伤会发生溃疡。在初次暴发期间,40%的患者都出现了发热和不适等全身症状[39]。高达 25%的初始临床感染患者实际上可能出现复发性感染。在原发性感染得到控制后,该病毒在神经元胞体内一直处于休眠状态,直到它被重新激活。病毒永远不会被清除。疾病复发性暴发,通常要温和得多,可能会预先出现前驱症状,如疼痛或刺痛。一般来说,这些疾病的暴发会更温和,损伤会更少,持续时间也会更短。复发会随时间的推移而减少[40]。诊断通常是通过对活性病变的病毒培养做出的。抗体的形成平均需要 22 天,因此在初次就诊时,血清学检测可能呈阴性[41]。

对 HSV 感染可以获得有效的间断治疗、预防和抑制方法。患者在原发性感染时应接受口服抗病毒药治疗,服用 7~10 天疗程的阿昔洛韦 400mg,每天 3 次;伐昔洛韦 1 000mg,每天 2 次;或泛昔洛韦 250mg,每天 3 次。复发的治疗选择包括服用 5 天的阿昔洛韦 400mg,每天 3 次;伐昔洛韦 500mg,每天 2 次;或泛昔洛韦 125mg,每天 2 次。另一种选择包括抑制治疗或每日治疗,它可以减少 80%的病毒暴发,并减少约 48%的传播率。为了减少已知 HSV 女性对新生儿的垂直传播,ACOG 建议在妊娠的最后一个月采取抑制方案。可以用阿昔洛韦 400mg,每日 2 次来治疗;伐昔洛韦 500mg,每日 1 次;或泛昔洛韦 250mg,每日 2 次[20]。到目前为止,针对 HSV 的疫苗接种尚未成功。目前在临床试验中有针对疱疹病毒的疫苗接种主要用于肌内注射[42]。然而,目前正在进行新的研究涉及阴道内病毒抑制剂,作为对抗原发性和继发性女性生殖器疱疹感染的平台[38]。

57.3.11 人乳头瘤病毒

HPV 可引起宫颈癌、外阴癌、口咽癌、阴茎癌、肛门鳞状细胞癌和阴道癌。美国每年平均诊断出 38 000 多例 HPV 相关癌症,其中最常见的是女性口咽鳞状细胞癌[43]。IIPV-16 和 HPV-18 型是宫颈和肛门上皮内瘤变的主要原因,HPV-6 和 HPV-11 是 90% 肛门生殖器疣的主要原因。建议所有 11~21 岁男性和所有 11~26 岁女性接种九价 HPV 疫苗。Gardasil 9 也被批准用于 27~45 岁的男性和女性。

尖锐湿疣(或生殖器疣)是由 HPV 引起的。这种病毒非常常见,几乎所有性活跃的人在他们生活中的某个时候都会被感染[20-24]。发病高峰为 20~24 岁[44]。CDC 估计,在性活跃人群中有 1%患有活动性生殖器疣。感染 HPV 的危险因素包括多个性伴侣、在较早年龄进行性交和吸烟。暴露后的潜伏期为 1~3 个月,但可能变化很大,这使患者很难识别感染来源。

诊断主要是通过体格检查来进行的。病变可能出现在外生殖器任何部位,以及黏膜表面,包括子宫颈、阴道、尿道和肛门。病变具有典型的角化、菜花状的外观[45]。诊断不需要活检和/或 HPV 检测,除非临床诊断不明确。

治疗目的为消除症状。可用的疫苗不会治疗现有的疣。生殖器疣可能会自行消失、增大或保持不变。有多种治疗方案可供选择,包括药物治疗。尖锐湿疣也可以通过冷冻疗法、激光或手术切除。替代治疗是病灶内应用干扰素、光动力疗法或局部外用西多福韦[20],治疗后 6 个月的复发率约为 30%~70%。

57.3.12 阴道毛滴虫

阴道毛滴虫病是一种由鞭毛虫寄生在阴道内引起的滴虫性阴道炎(TV)。在美国,据估计有 370 万人有这种感染。它是通过性交感染的,但男性伴侣可能只有短暂的感染。女性患滴虫病的发病率是男性的 10 倍[4]。滴虫病的潜伏期为 4~28 天。未经治疗的感染可能会持续数月到数年[21]。大多数被感染者很少或没有症状[47]。有症状者会出现绿色、泡沫状、恶臭的阴道分泌物,并伴有瘙痒、灼热和排尿困难。然而,85% 的受感染女性并无症状。可以用阴道拭子的水浸片镜检进行诊断。可以看到移动的滴虫,但在 30%~50% 的病例中可能看不到。阴道拭子可以进行快速抗原检测或 DNA 扩增试验,比水浸片镜检有更高的敏感性[46]。

TV 用单次 2g 口服剂量的甲硝唑或替硝唑来治疗。2.5%~10% 的患者对甲硝唑具有临床耐药性[48]。如果使用单剂量甲硝唑治疗失败,应使用甲硝唑或替硝唑 500mg,每日 2 次,治疗 7 天。如果治疗失败,患者应口服甲硝唑或替硝唑 2g,每天 1 次,持续 7 天。甲硝唑凝胶的有效率低于 50%[20]。

应考虑对性伴侣进行治疗。因为 1/5 的人会在 3 个月内再次感染滴虫病,建议在 3 个月内重复检测。滴虫病使感染 HIV 的风险增加了 2~3 倍。多达 53% 的女性 HIV 感染者也感染了毛滴虫,可能导致这个群体患 PID。HIV 阳性患者的滴虫病治疗可显著降低 HIV 的病毒载量和病毒传播。对 HIV 呈阳性的患者,建议接受 7 天的治疗[47]。在妊娠期间,阴道毛滴虫感染可能与胎膜早破、早产以及低出生体重有关[46]。

57.3.13 传染性软疣

传染性软疣是一种由 POX 病毒引起的皮肤感染。它可以通过皮肤接触传染,因此在学龄儿童中常见。预防天花的疫苗不起保护作用。潜伏期为 2 周~6 个月。病变通常是无症状的,除了影响外观的直径 2~5mm、呈珍珠状外观和中央脐状凹陷的簇状病变。在手掌和脚心看不到病变。传染性软疣的丘疹可变红、发炎和肿胀。目前没有任何治疗方法证明对这种自限性感染有益。在具有健康免疫系统的患者中,病灶通常在 6~12 个月内自愈[49]。

57.3.14 阴虱病

阴虱病是由阴虱引起的。阴虱可以通过显微镜或肉眼看到。它通过与受感染的伴侣发生性接触而传播。患者会出现瘙痒,偶尔会出现与虱子叮咬有关的直径 5~10mm 的蓝斑。阴虱病患者应进行完整的 STI 筛查。治疗包括局部外涂扑灭司林(1%)乳膏或除虫菊酯增效醚乳液。在患者确诊时 1 个月内的性伴侣也应接受治疗。所有的床上用品和衣物都应该用热水清洗或干洗。不需要对生活区进行熏蒸[20]。

57.3.15 软下疳

软下疳是由杜克雷嗜血杆菌引起的,它会导致生殖器疼痛性溃疡。伴有触痛的化脓性腹股沟淋巴结肿大提示软下疳的诊断,但是软下疳诊断起来非常困难,需要病史和适当的临床检查,并确认排除梅毒和HSV[20]。2013年,美国仅报告了10例软下疳病例。在世界范围内,软下疳的感染正在减少。病变在4~7天的潜伏期后出现,开始为红斑区域,逐渐演变成脓疱,然后变成非硬结疼痛性溃疡性病灶。女性通常是外阴存在多个病变。使用单剂量治疗,1g阿奇霉素口服或250mg头孢曲松肌内注射;或者可以口服环丙沙星500mg,每日2次,持续3天;或红霉素500mg,每日3次,持续7天[20]。患者应在开始治疗后3~7天内复查,观察溃疡症状的改善情况。如果性接触发生在患者症状开始前10天内,应对性伴侣进行检查和治疗[50]。

临床应用

- 临床治疗淋病的一种方案是应用头孢曲松250mg肌内注射和阿奇霉素1g口服。
- 建议在淋病和衣原体治疗3个月后进行再感染检测。
- PID的治疗包括头孢曲松肌内注射和口服多西环素(门诊)或头孢西丁和多西环素(住院)。
- 甲型肝炎(HAV)、乙型肝炎(HBV)和人乳头瘤病毒(HPV)疫苗被推荐用于暴露前预防。建议9~14岁儿童接种2剂HPV疫苗,15~26岁人群接种3剂疫苗。
- 建议在1945—1965年间出生的人进行一次丙型肝炎(HCV)筛查。

(Karen Carlson, MD 著　王威 译　李若溪 校)

参考文献

1. Centers for Disease Control and Prevention. *Sexually Transmitted Disease Surveillance* 2016. https://www.cdc.gov/std/stats/. Accessed October 20, 2017.
2. Santelli JS, Grilo SA, Lindberg LD, et al. Abstinence-only-until-marriage policies and programs: An updated position paper of the society for adolescent health and medicine. *J Adolesc Health*. 2017;61(3):400–403. Doi: 10.1016/j.jadohealth.2017.06.001.
3. Clark LR, Jackson M, Allen-Taylor L. Adolescent knowledge about sexually transmitted diseases. *Sex Transm Dis*. 2002;29(8):436–443.
4. Holmes KK, Levine R, Weaver M. Effectiveness of condoms in preventing sexually transmitted infections. *Bull World Health Organ*. 2004;82(6):454–461.
5. Mauck CK, Brache V, Kimble T, et al. A phase I randomized postcoital testing and safety study of the caya diaphragm used with 3% nonoxynol-9 gel, ContraGel or no gel. *Contraception*. 2017;96(2):124–130. Doi: 10.1016/j.contraception.2017.05.016.
6. Marrazzo JM, Cates W. Interventions to prevent sexually transmitted infections, including HIV infection. *Clin Infect Dis*. 2011;53 Suppl 3:S64–S78.
7. Lemoine J, Teal SB, Peters M, Guiahi M. Motivating factors for dual-method contraceptive use among adolescents and young women: A qualitative investigation. *Contraception*. 2017;96(5):352–356. doi: 10.1016/j.contraception.2017.06.011.
8. Jatlaoui TC, Simmons KB, Curtis KM. The safety of intrauterine contraception initiation among women with current asymptomatic cervical infections or at increased risk of sexually transmitted infections. *Contraception*. 2016;94(6):701–712. Doi: 10.1016/j.contraception.2016.05.013.
9. El Ayadi AM, Rocca CH, Kohn JE, et al. The impact of an IUD and implant intervention on dual method use among young women: Results from a cluster randomized trial. *Prev Med* 2017;94(Supplement C):1–6. doi: 10.1016/j.ypmed.2016.10.015.
10. Lemoine J, Teal SB, Peters M, Guiahi M. Motivating factors for dual-method contraceptive use among adolescents and young women: A qualitative investigation. *Contraception*. 2017;96(5):352–356.
11. Centers for Disease Control and Prevention (CDC). Implementation of newborn hepatitis B vaccination—worldwide, 2006. *Morb Mortal Wkly Rep*. 2008;57(46):1249–1252.
12. Meites E, Kempe A, Markowitz LE, eds. Use of a 2-dose schedule for human papillomavirus vaccination-updated recommendations of the advisory committee on immunization practices. *Morb Mortal Wkly Rep*. 2016;65:1405–1408.
13. Donoval BA, Landay AL, Moses S, et al. HIV-1 target cells in foreskins of african men with varying histories of sexually transmitted infections. *Am J Clin Pathol*. 2006;125(3):386–391.
14. Grund JM, Bryant TS, Jackson I, et al. Association between male circumcision and women's biomedical health outcomes: A systematic review. *Lancet Glob Health* 2017;5(11):e1113–e1122. Doi: 10.1016/S2214-109X(17)30369-8.
15. Grund JM, Bryant TS, Jackson I, et al. Association between male circumcision and women's biomedical health outcomes: A systematic review. *Lancet Glob Health*. 2017;5(11):e1113–e1122.
16. Goyal MK, Fein JA, Badolato GM, et al. A computerized sexual health survey improves testing for sexually transmitted infection in a pediatric emergency department. *J Pediatr* 2017;183(Supplement C):147–152.e1. Doi: 10.1016/j.jpeds.2016.12.045.
17. Ross CE, Tao G, Patton M, Hoover KW. Screening for human immunodeficiency virus and other sexually transmitted diseases among U.S. women with prenatal care. *Obstet Gynecol*. 2015;125(5):1211–1216.

18. Kilpatrick SJ, Papile L-A. *Guidelines for Perinatal Care/American Academy of Pediatricians and American Congress of Ob-Gyn*. 8th ed. 2017. Elk Grove, IL: American Academy of Pediatrics.
19. Hughes BL, Page CM, Kuller JA. Hepatitis C in pregnancy: Screening, treatment, and management. *Am J Obstetr Gynecol*. 2017;217(5):B2–B12.
20. Zieman M, Hatcher R, Allen A. *Managing Contraception 2015–2016*. 12th ed. Tiger, GA: Bridging the Gap Foundation; 2015.
21. Wood SM, Salas-Humara C, Dowshen NL. Human immunodeficiency virus, other sexually transmitted infections, and sexual and reproductive health in lesbian, gay, bisexual, transgender youth. *Pediatr Clin North Am*. 2016;63(6):1027–1055.
22. *Sexually Transmitted Diseases Treatment Guidelines*. https://www.cdc.gov/std/tg2015/default.htm. Updated 2017. Accessed October 30, 2017.
23. Wilson SP, Vohra T, Goldberg J, et al. Reliable rapid assay for gonorrhea and chlamydia in the emergency department. *J Emerg Med*. 2017;53(6):890–895.
24. Golden MR, Whittington WL, Handsfield HH, et al. Effect of expedited treatment of sex partners on recurrent or persistent gonorrhea or chlamydial infection. *N Engl J Med*. 2005;352(7):676–685.
25. Shiely F, Hayes K, Thomas KK, et al. Expedited partner therapy: A robust intervention. *Sex Transm Dis*. 2010;37(10):602–607.
26. Kreisel K, Flagg EW, Torrone E. Trends in pelvic inflammatory disease emergency department visits, United States, 2006–2013. *Am J Obstet Gynecol*. 2018;218(1):117–e1.
27. Centers for Disease Control and Prevention. *Sexually Transmitted Disease Surveillance 2016*. Atlanta: U.S. Department of Health and Human Services; 2017.
28. Wiesenfeld HC. Screening for chlamydia trachomatis infections in women. *N Engl J Med*. 2017;376(8):765–773.
29. Kersh EN, Pillay A, de Voux A, Chen C. Laboratory processes for confirmation of lymphogranuloma venereum infection during a 2015 investigation of a cluster of cases in the united states. *Sex Transm Dis*. 2017;44(11):691–694.
30. Rac MW, Revell PA, Eppes CS. Syphilis during pregnancy: A preventable threat to maternal-fetal health. *Am J Obstet Gynecol*. 2017;216(4):352–363.
31. Hepatitis A questions and answers for health professionals. https://www.cdc.gov/hepatitis/hav/havfaq.htm#general. Updated 2017. Accessed November 12, 2017.
32. Hepatitis B FAQs for professionals. https://www.cdc.gov/hepatitis/hbv/hbvfaq.htm#overview. Updated 2016. Accessed November 1, 2017.
33. Hepatitis C FAQs for health professionals. https://www.cdc.gov/hepatitis/hcv/hcvfaq.htm. Updated 2017. Accessed November 2, 2017.
34. SMFM consult series #43, hepatitis C in pregnancy: Screening, treatment, and management. www.smfm.org/publications/248-smfm-consult-series-43-hepatitis-c-in-pregnancy-screening-treatment-and-management. Updated 2017. Accessed October 31, 2017.
35. Hiv/aids. https://www.cdc.gov/hiv/. Updated 2017. Accessed November 2, 2017.
36. Kamitani E, Sipe TA, Higa DH, Mullins MM, Soares J, CDC HIV/AIDS Prevention Research Synthesis (PRS) Project. Evaluating the effectiveness of physical exercise interventions in persons living with HIV: Overview of systematic reviews. *AIDS Educ Prev*. 2017;29(4):347–363.
37. Baeten JM, Palanee-Phillips T, Brown ER, et al. Use of a vaginal ring containing dapivirine for HIV-1 prevention in women. *N Engl J Med*. 2016;375(22):2121–2132.
38. Genital herpes-CDC fact sheet (detailed). https://www.cdc.gov/std/herpes/stdfact-herpes-detailed.htm. Updated 2017. Accessed November 3, 2017.
39. Kimberlin DW, Rouse DJ. Genital herpes. *N Engl J Med*. 2004;350(19):1970–1977.
40. Benedetti JK, Zeh J, Corey L. Clinical reactivation of genital herpes simplex virus infection decreases in frequency over time. *Ann Intern Med*. 1999;131(1):14–20.
41. Ashley-Morrow R, Krantz E, Wald A. Time course of seroconversion by HerpeSelect ELISA after acquisition of genital herpes simplex virus type 1 (HSV-1) or HSV-2. *Sex Transm Dis*. 2003;30(4):310–314.
42. Antoine TE, Hadigal SR, Yakoub AM, et al. Intravaginal zinc oxide tetrapod nanoparticles as novel immunoprotective agents against genital herpes. *J Immunol*. 2016;196(11):4566–4575.
43. Sonawane K, Suk R, Chiao EY, et al. Oral human papillomavirus infection: Differences in prevalence between sexes and concordance with genital human papillomavirus infection, NHANES 2011 to 2014. *Ann Intern Med*. 2017;167(10):714–724.
44. Anogenital warts. https://www.cdc.gov/std/tg2015/warts.htm. Updated 2015. Accessed November 3, 2015.
45. Steben M, Garland SM. Genital warts. *Best Pract Res Clin Obstetr Gynaecol* 2014;28(7):1063–1073. Doi: 10.1016/j.bpobgyn.2014.07.002.
46. Nabweyambo S, Kakaire O, Sowinski S, et al. Very low sensitivity of wet mount microscopy compared to PCR against culture in the diagnosis of vaginal trichomoniasis in uganda: A cross sectional study. *BMC Res Notes* 2017;10(1):259.
47. Trichomoniasis. https://www.cdc.gov/std/tg2015/trichomoniasis.htm. Updated 2016. Accessed November 3, 2017.
48. Elwakil HS, Tawfik RA, Alam-Eldin YH, Nassar DA. The effect of iron on metronidazole activity against trichomonas vaginalis in vitro. *Exp Parasitol* 2017;182(Supplement C):34–36. doi: 10.1016/j.exppara.2017.09.021.
49. Molluscum contagiosum: Clinical information. https://www.cdc.gov/poxvirus/molluscum-contagiosum/clinical_information.html. Updated 2015. Accessed November 5, 2017.
50. Chancroid. https://www.cdc.gov/std/tg2015/chancroid.htm. Updated 2015. Accessed November 5, 2017.

第 58 章 | 月经紊乱和绝经期

目录

要点／913

58.1 与生活方式相关的月经紊乱／913

58.2 治疗／914

58.3 绝经期背景／914

58.4 绝经期管理／916

参考文献／920

要 点

- 多囊卵巢综合征(PCOS)及其相关的胰岛素抵抗,可导致明显的异常子宫出血(abnormal uterine bleeding,AUB)。
- 晚期糖基化终末产物(AGE)和氧化应激与 PCOS 有关。
- 绝经后期主要与改善健康结果有关,可能受到某些生活方式因素的影响。

58.1 与生活方式相关的月经紊乱

多囊卵巢综合征(PCOS)是一种肥胖、胰岛素抵抗或无排卵等多种症状相关的疾病,可导致不孕、月经紊乱和多毛症。总体而言,PCOS 影响美国 1/8 的女性,无排卵或 PCOS 相关出血不是异常子宫出血(AUB)的唯一原因,却是最常见的原因。估计有 5% 的 30~49 岁女性每年会咨询医师进行治疗;到妇科门诊就诊的女性中,约 1/3 有异常子宫出血,其中大约有 30% 的女性有大出血,这些都会对个人、社会和经济产生巨大的影响[1]。

在正常的月经周期中,卵泡刺激素(FSH)的轻微增加,会刺激卵巢内卵泡发育,雌激素水平上升,导致子宫内膜变厚,垂体释放出大量的黄体生成素(LH)。LH 在月经周期中期的"激增"引起排卵,之后卵巢的黄体产生孕酮,让子宫为可能的胚胎植入和孕育做好准备。如果卵子未受精,则不会产生人绒毛膜促性腺激素(human chorionic gonadotropin,hCG)来维持黄体,孕酮的水平也会下降。如此周期性循环往复。

女性肥胖会导致血循环中胰岛素水平升高,并产生胰岛素抵抗。胰岛素抑制了性激素结合球蛋白(SHBG)的合成,而 SHBG 对限制雄烯二酮的合成至关重要。当 SHBG 合成被抑制时,有活性的雄激素会升高,导致稀发排卵[2]。与 PCOS 相关的无排卵或稀发排卵会导致严重或不规则的子宫出血。

患有 PCOS 的女性,雄激素在垂体水平上干扰 LH 和 FSH 分泌[3]。因此,卵巢中多个小卵泡被刺激,但没有一个卵泡能够长到足以排卵的大小。因此,雌激素、孕激素、LH 和 FSH 的水平变得不平衡,在雌激素水平升高的情况下,子宫内膜继续变厚。孕酮的缺乏导致增厚内膜变得不稳定,导致稀发的严重出血[4]。研究认为,无排卵性出血的女性其失血量也增加了 3 倍,继而导致子宫内膜血管中的前列腺素减少,引起血管扩张[5]。

此外,慢性炎症和氧化应激已被证实在 PCOS 的病理生理学中起到重要作用。看来,过度的氧化应激超过了人体的天然抗氧化防御系统,产生了一个不适合正常女性生理反应的环境[6]。因此,晚期糖基化终末产物(AGE)的作用也愈发突出。AGE 浓度的升高或含糖聚合物通过与特定 AGE 受体(RAGE)结合发挥其作用,已证实与细胞和组织损伤有关。研究发现,患有多囊卵巢综合征的女性血液循环中 AGE 水平几乎是正常女性的 2 倍,RAGE 的表达是正常女性的 3 倍多。对于患有 PCOS 的肥胖女性和患有 PCOS 的偏瘦、非胰岛素抵抗女性也是如此。此外,免疫组织化学研究显示,PCOS 患者卵巢本身具有较高的 AGE 水平和较强的 RAGE 表达,这可能解释了多囊卵巢综合征及其相关 AUB 的原因[7-11]。

58.2 治疗

PCOS 的传统治疗通常与女性的生育意愿有关。对于仅试图控制 PCOS 症状,如不规律出血、多毛症和痤疮的女性,口服避孕药往往是一线治疗手段。口服避孕药对 PCOS 的一些症状是有效的,包括痤疮、不规律或大量出血和多毛症,因为药物能降低总睾酮水平和增加 SHBG,但会对脂代谢产生负面影响[12]。然而,PCOS 可导致异常子宫出血(AUB)的两个主要原因是胰岛素抵抗和晚期糖基化终末产物诱发的氧化应激,这两个因素都最好通过调整饮食和改变生活方式来解决。

如前所述,患有 PCOS 的女性往往有胰岛素抵抗和游离胰岛素升高,这会抑制 SHBG 的合成,导致雄激素水平升高,阻止排卵。Barnard 及其同事进行的一项研究显示,当女性食用低脂植物性饮食时,SHBG 将增加 16%,这能改善排卵功能[13]。同样,《美国妇产科杂志》的一项研究显示,用碳水化合物或植物蛋白代替总能量摄入 5% 的动物蛋白,能使排卵功能提高 40%~50%[14]。此外还发现,月经紊乱在素食者中不太常见[15]。

导致肥胖和营养不良的饮食行为与氧化紊乱和慢性低度炎症有关。研究一再表明,动物性食物及其相关的饱和脂肪、反式脂肪酸、花生四烯酸、胆固醇和蛋白质与全身炎症有关[16-24]。而且,如前所述,AGE 与 PCOS 的病理生理学相关,并且是氧化应激的来源。这些糖毒素的主要来源是香烟烟雾和食物。具体来说,食品衍生的 AGE 起着至关重要的作用,因为饮食是这些炎症性 AGE 的主要来源,而且有充分证据表明,减少膳食糖毒素可以减少炎症反应[25,26]。动物性食物中含有的 AGE 水平是最高的,烹饪方法也会影响 AGE 水平。高温、干燥的烹饪方法将比低热、高湿度烹饪方法导致更高的 AGE,相比于烘烤和煎炸,炖、蒸和煮会导致更低的 AGE 水平[25,27,28]。AGE 的组织水平高低是整体死亡率的有力预测因素,而素食者该水平始终较低[29]。现在有证据表明,减少 AGE 摄入量可改善胰岛素敏感性,减少氧化应激生物标志物,并降低 PCOS 女性的睾酮水平[30]。

一些临床研究已经证实,PCOS 女性血清中的抗米勒管激素(AMH)水平增高,是正常女性的 2~3 倍以上,在卵巢中,AMH 对原始卵泡募集以及生长卵泡对卵泡刺激素的反应有抑制作用[31]。研究显示,运动 3 次/周,1h/次可降低 BMI、总脂肪以及躯干和腹部脂肪质量,提高胰岛素敏感性,以及降低 AMH 水平。这表明,运动可以改善 PCOS 患者与卵巢功能障碍相关的机制,也可能改善月经状况[32]。

58.3 绝经期背景

绝经(menopause)一词来自希腊语单词 "*meno*"(月)和 "*pause*"(结束),因此,它的字面定义是月经周期的结束[33]。自然绝经的医学定义通常是指女性有1年没有发生阴道出血。生理上,绝经被定义为由于卵巢内卵泡耗竭,卵巢分泌激素减少,导致月经永久性停止[34]。

虽然绝经与调节月经周期的下丘脑和垂体激素的变化有关,但绝经的本质是原发性的卵巢功能衰竭。卵巢内卵泡的耗竭导致卵巢对垂体激素(FSH和LH)反应性降低以及卵巢分泌雌激素和孕酮减少。然而,卵巢雄激素的分泌在绝经过渡期之后仍在继续。此外,绝经期女性体内低水平的雌激素主要来自卵巢和肾上腺的雄激素经周围组织中芳香化酶转化而来。主要的转化部位在脂肪组织,这就是为什么肥胖会对绝经期女性产生不良影响以及参与其他疾病的发生,例如乳腺癌[34]。

女性发生绝经时的年龄差距很大,从接近40岁至将近60岁不等,大多数发生在48~55岁。绝经过渡期持续约4年[33],可能更能反映卵巢内卵泡闭锁的变化率,而不是卵母细胞耗竭的绝对数量。不管怎样,当卵泡耗竭到约剩下1 000个时,就会到达绝经期。相比之下,在适孕期,胚胎卵泡数量达到高峰,约500万个;新生儿出生时卵泡约有200万个[35]。Gold等人发现,在调整吸烟、教育、婚姻状况、心脏病史、胎次、种族、职业和口服避孕药等因素后,自然绝经的中位年龄为51.4岁[36]。

随着围绝经期外周血雌激素浓度的下降,月经出血的规律、时间和性质可能会发生变化。随着月经周期越来越不规律,出血可能发生在短暂的黄体期或无排卵周期之后,这在40岁以上的女性中很常见。这种变化可能与缺乏黄体有关,黄体缺乏导致雌激素分泌后无孕酮转化内膜,从而导致大量出血[35]。

围绝经期的最初几年通常伴有血管舒缩障碍症状(如潮热和盗汗),还有身体疲乏、疼痛和阴道干燥等症状,以及易怒、焦虑、抑郁、性欲下降和失眠等精神神经症状[37]。

关于血管收缩不稳定性调查数据显示:60%的女性有潮热,48%的女性有盗汗,41%的女性有睡眠障碍。血管舒缩障碍的绝经期症状通常在月经停止前1~2年出现。报告显示:大约46%的女性绝经前1年出现潮热,在绝经后的第1年,这一比例上升到67%,然后在第2年下降到49%。人工绝经往往发生在手术、化学治疗或放射治疗之后,并伴有血管舒缩障碍症状的突然发生。化学治疗和放射治疗对老年女性的影响比年轻女性大。大约30%的35岁以下女性在化疗后出现卵巢早衰,而75%的35~40岁女性和90%的40岁以上的女性经历绝经。除了年龄,化疗剂量也是早期绝经的主要预测指标。种族似乎也影响绝经期症状,美国女性健康研究(the study of women's health across the nation, SWAN)发现,非裔美国女性发生潮热频率最高,其次是西班牙语裔和欧裔美国女性,而华裔和日裔美国女性报告血管舒缩障碍症状的发生率较低[33]。

虽然绝经在女性中是一种普遍现象,但绝经开始的时间和绝经过渡期的持续时间以及最后月经的时间并不确定。由于生育高峰期一代的逐渐老龄化,大量的女性正在经历或即将经历绝经。这可能会对公共健康产生严重影响,因为自然绝经年龄越晚,预期寿命越长,全因死亡率、心血管疾病和相关死亡率以及骨质疏松症和骨折风险就越低,但乳腺癌、子宫内膜癌和卵巢癌的风险则越高。

此外,据观察,45岁以下接受双侧卵巢切除术的女性死于心血管疾病的风险增加,特别是未接受雌激素治疗的女性。然而,45岁之前出现自然绝经的女性,使用激素治疗并不会降低缺血性心脏病的风险,较早出现认知衰退也与绝经较早有关[35]。

有许多环境和生活方式因素影响绝经期的开始年龄。绝经期的开始年龄不仅受人种和族裔影响,而且受人口特征和生活方式因素的影响。根据家族和双胞胎的研究结果表明,自然绝经的年龄还可能与遗传因素有关,遗传因素可能会影响30%~85%的绝经年龄[35](见表58-3-1)。

表58-3-1 影响绝经期时间的因素

导致推迟自然绝经的因素	导致提早自然绝经的因素	与绝经年龄无关的因素（或无定论）
生活在发达国家	生活在高海拔地区,如喜马拉雅山或秘鲁安第斯山脉(1~1.5年前)	初潮年龄
居住在城市地区	社会阶层,尤其是早年社会经济地位(SES)较低	口服避孕药(OC)使用
白色人种或亚裔(泰国和菲律宾、马来西亚女性除外)	20~35岁月经周期长度<26d(提前1.4年)	BMI
增加胎次,特别是在高社会经济地位(SES)女性中	吸烟(提前1~2年) • 剂量反应效果 • 戒烟时间的增加会减少差异 营养不良(提前4年)	体力活动水平 饮食模式

改编自:GOLD EB。自然绝经发生的年龄。Obstet Gynecol Clin North Am. 2011;38(33):425-440[35].

骨质流失减少和较晚发生绝经的相关性与雌激素长期暴露有关,持续高雌激素水平会增加患乳腺癌、子宫内膜癌、卵巢癌的风险。因此,月经失血对降低癌症风险似乎还是有好处的。月经来潮的女性平均每个周期损失40~60ml的血液,而铁的减少也降低了整体癌症风险和癌症死亡率[38]。有证据表明,在接受输血后不久,癌症风险增加45%[39],血色素沉着病患者的肝细胞癌风险比一般人群高200倍[40]。

58.4 绝经期管理

尽管绝经是一种自然现象,但它依然会带来相关症状,这些症状的严重程度和持续时间往往取决于生活方式相关因素,改善生活方式通常可用于治疗相关症状。尽管如此,缓解血管舒缩障碍和泌尿生殖道萎缩症状在很大程度上还是依赖于外源性激素替代疗法。

自1940年以来,已经明确雌激素类物质可以诱发乳腺癌[41],长期使用雌激素治疗者患乳腺癌的概率大约增加30%。有证据表明,确诊乳腺癌后采取激素替代疗法会有更好的预后。从历史上看,在医师中也有一个相对的共识,即激素替代疗法获得的心血管益处大于乳腺癌风险的增加[42]。

此外，在20世纪90年代，乳腺癌能被更早诊断的一个合理的解释是我们增加了对服用激素的女性的监测，或者说与雌激素使用相关的乳腺癌发病率增加可能是过度治疗导致的[43]。

大量证据表明，健康绝经后妇女使用激素的风险和益处的平衡仍然不确定。因此，在2002年进行了第一项随机对照试验，即妇女健康倡议（WHI）。该研究评估了16 000多名年龄在50~79岁、子宫完整的绝经后妇女。女性每天服用0.625mg 妊马雌酮和2.5mg 醋酸甲羟孕酮或安慰剂。主要结局为非致命心肌梗死（myocardial infarction，MI）和冠心病（coronary heart disease，CHD）死亡，主要不良结局为浸润性乳腺癌。此外，一项总结风险和收益平衡的全球指数包括以上两个主要结果，另外还有卒中、肺栓塞、子宫内膜癌、结直肠癌、髋部骨折和由于其他原因导致的死亡。该研究的计划持续时间为8.5年，但经数据和安全监测委员会建议，研究在5.2年后停止，因为侵袭性乳腺癌的测试统计数据超过停止边界，风险增加了26%。值得注意的是，与安慰剂组相比，CHD 的风险增加了29%，卒中的风险增加了41%，肺栓塞的风险增加了2倍。虽然治疗组的子宫内膜癌、髋部骨折和结直肠癌病例较少，但风险收益状况被认为不符合慢性病一级预防可行干预措施的要求[44]。

同样，在女性健康倡议中，子宫切除术后仅用雌激素治疗的治疗组女性患卒中的风险增加，因此实验在7年后被停止。有趣的是，激素治疗似乎对心脏病或乳腺癌风险没有正面或负面的影响，这强化了激素疗法不用于心血管疾病预防的建议；然而，这也导致一些医师得出结论：乳腺癌风险与甲羟孕酮相关，而不是雌激素有关[45]。这当然不符合雌激素暴露增加乳腺癌风险的历史性观测数据，也不符合女性健康倡议已发表的观测数据。研究发布9个月后，激素替代疗法（hormone replace treatment，HRT）的处方数量下降了32%[46]。随着处方数量的减少，2003年，即该研究发布的第二年，经年龄校正后乳腺癌的发病率也下降了6.7%。这种下降仅在50岁及以上的女性及雌激素受体（estrogen receptor，ER）阳性的肿瘤中明显，但在雌激素受体阴性的肿瘤中不明显，并且雌激素受体阳性的肿瘤占所有乳腺癌的70%[47]。

此外，来自 WHI-记忆研究的数据表明，单独使用雌激素或联合使用激素替代疗法都不能预防痴呆或认知能力下降，反而会大大增加任何原因导致痴呆和认知能力下降的风险[48]。

阴道雌激素治疗局部泌尿生殖系统症状似乎是安全的。2017年的一项前瞻性队列研究使用 WHI 观察研究的数据发现，阴道雌激素的使用与全球指数事件（包括冠心病、侵袭性乳腺癌、卒中、肺栓塞、髋部骨折、结直肠癌和子宫内膜癌）的风险增加无关。此外，这些发现在有子宫和没有子宫的女性中是相似的，但是数据根据年龄、教育程度、既往雌激素使用史以及癌症史、心血管疾病（cardiovascular disease，CVD）和深静脉血栓/肺栓塞（deep vein thrombosis，DVT/pulmonary embolism，PE）等因素进行了调整[49]。这意味着，对于之前有这些诊断的患者，其安全性仍然存在质疑，因为全身吸收仍然发生，但程度较低[50]。

有些说法主张，复合的生物同质性激素确实与其他合成的或商业生产的激素疗法具有相同的风险。此外，复合药物的含量一致性也一直是一个问题[51-53]。

美国食品药品监督管理局（FDA）对复合药物进行分析，发现33%的药物不合格，这主要是因为药效过低或过高,而且单个剂量单位缺乏一致性,这意味着同一批次中的剂量不一致[54]。《医学快报》是一份非营利、无广告、经过同行评议的出版物,它在2010年指出:"没有足够的循证医学证据证明'生物同质性的'激素是安全或有效的,所以应该劝阻患者,不要接受他们"[55]。

通常用于帮助减少绝经期的血管舒缩障碍症状的其他治疗方法,包括植物雌激素,如大豆异黄酮。雌激素受体有两种主要类型,即α和β。内源性和合成雌激素是两种受体的非选择性激动剂,而抗雌激素类药(例如氟维司群)是在所有雌激素受体的水平上充当拮抗剂。混合激动-拮抗剂包括合成的选择性雌激素受体调节剂(SERM),如他莫昔芬以及植物雌激素,主要选择性作用于β受体。α受体主要存在于子宫内膜、乳腺细胞、卵巢间质细胞和下丘脑中发现,而β受体主要在卵巢颗粒细胞、肾脏、大脑、骨骼、心脏、肺、肠黏膜和内皮细胞中表达[56]。由于雌激素倾向于无差别地发挥作用,它们同时影响所有这些组织。因此,外源性雌激素可以很好地防止骨质流失和治疗与绝经相关的血管舒缩障碍症状;然而,当雌激素与乳腺中的雌激素受体结合时,它会刺激乳腺细胞增殖,使细胞分裂和DNA复制,进而导致突变和乳腺癌的发展。在所有乳腺癌病例中,雌激素受体过度表达占70%。

相反,植物雌激素是与17β-雌二醇(一种外源性哺乳动物雌激素)结构相似的植物衍生物,其作用方式类似。植物雌激素倾向于像合成选择性雌激素受体调节剂一样发挥作用,因为它们可以结合α和β雌激素受体,但往往对其中一个更有亲和力。植物雌激素似乎对β受体具有更高的亲和力,并且具有剂量依赖性。总的来说,与17β-雌二醇相比,植物雌激素对雌激素受体的亲和力较小。植物雌激素具有激动和拮抗作用,尽管它们是强β受体激动剂和弱α受体激动剂。植物雌激素和17β-雌二醇的相似性允许它替代17β-雌二醇。这一作用有助于解释植物雌激素如何帮助预防乳腺癌,因为它激活了乳房中的β受体,抑制乳腺细胞生长,以及激活了有活性的α受体。这通过诱导分化以及抑制血管生成、细胞增殖、酪氨酸激酶和拓扑异构酶Ⅱ来发生,所有这些都将有助于防止肿瘤生长[57]。

大豆中的植物雌激素染料木素与β雌激素受体的活性部位结合,亲和力是其与α雌激素受体结合亲和力的7~30倍[58]。

总的来说,临床研究表明,大豆对反映阴道湿度、弹性、黏膜成熟度和pH值的阴道健康指数和潮热有积极或中性的影响[59-67]。然而,这些研究存在一些限制,比如样本量小、持续时间短、使用含有不同数量异黄酮的大豆食品、选取了年龄范围广泛或绝经期症状的数量和严重程度不同的女性。此外,评估血管舒缩障碍症状的研究通常观察到显著的安慰剂效果,安慰剂组的潮热减少高达30%,因此需要更长的临床试验来评估其效果的可持续性[68]。

最近的两项荟萃分析报告,补充异黄酮可减少34%潮热;至少摄入15mg染料木素而不是总的异黄酮,可减少50%的潮热(表58-4-1)。此种减少包括"安慰剂效应"提供的减量。对于每天至少发生4次潮热的受试者,分剂量服用富含异黄酮的食物或补充剂可能会实现最佳效果[69]。

表 58-4-1 临床应用

治疗绝经期症状的生活方式建议：

戒烟

超重和肥胖者的适度体力活动和减重

本身不喝酒的人不鼓励饮酒，饮酒者每天 1 杯酒精饮料

每天摄入 15mg 的大豆植物雌激素，这大约相当于

- 85g 豆腐
- 1/2 杯豆制酸奶
- 1 杯豆奶
- 28g 干烤大豆
- 57g 豆豉
- 1/2 杯煮大豆
- 1/4 杯味噌
- 28g 含水的洗过的大豆蛋白浓缩物[85]

此外，阴道雌激素可用于治疗既往未诊断乳腺癌、DVT 或 PE、卒中或冠心病女性的泌尿生殖道萎缩症状

一项对近 1 400 名中国女性的横截面研究表明，杂食饮食与潮热患病率的降低有关[70]，但一项基于 1 100 名日本女性的前瞻性人群队列研究发现，潮热与大豆制品和异黄酮摄入量呈显著的负相关[71]。尽管对绝经期症状的研究结果好坏参半，但大豆还有其他健康益处，比如降低患乳腺癌的风险，因此应鼓励女性食用大豆。

因为肝细胞不表达 β 雌激素受体，大豆异黄酮不像口服雌激素一样，既不会改变血脂，也不会引发与血栓栓塞性疾病风险增加相关的凝血酶原效应。虽然血管内皮同时表达 α 和 β 雌激素受体，但每种受体都有诱导和激活一氧化氮合成酶的潜力，这可能使大豆异黄酮对绝经后女性内皮功能具有有利影响。此外，与雌激素不同，大豆异黄酮不会诱发对子宫内膜的营养作用，而且不会增加子宫内膜增生和癌症的风险，因此 α 雌激素受体是雌激素对子宫内膜产生影响的唯一介质[72]。事实上，一项对 46 000 多名绝经后女性的大规模前瞻性分析显示，在大豆摄入量最高的 1/5 女性中，子宫内膜癌的风险降低了 26.7%[73]。2008 年的一项荟萃分析分析证实了这一点，同时也显示，食用大豆最多的女性患卵巢癌的风险降低了 48%[74]。

此外，由于肾脏和心脏的 β 雌激素受体表达，对绝经前女性有相对保护，免患肾衰竭，证明大豆异黄酮可能也有肾脏保护潜力。同样，雌激素似乎通过 β 受体而保护女性免受左心室肥大的影响，于是出现大豆可以保护心脏的说法[72]。

然而，并非所有的植物雌激素都是安全和有益的。用于啤酒酿造的啤酒花含有一种强效的植物雌激素，称为 8-甘草黄酮提取物或 8-PN。由于 8-PN 与 α 和 β 雌激素受体具有类似的结合活性，因此已被证明可以缓解绝经期血管舒缩障碍症状[75-79]。然而，由于 8-PN 对 β 雌激素受体的亲和力比对 α 雌激素受体的亲和力要弱得多，且鉴于 α 受体是乳房中的主要雌激素受体，所以它经常用作草本丰胸补充剂。然而，这也是一个需要重点关注的事件，因为使用这些补充剂会增加潜在的乳腺癌风险，就像其他激素疗法一样[80,81]。

潮热的发生除激素参与外，似乎还有体温调节参与。在一项随机试验报道显示，肥胖程度较高的女性有更严重的潮热，成功减重与潮热的减少有关。一些研究表明，中年时频繁的体力活动可能与增加更严重、更频繁的潮热风险有关[82,83]；而其他研究者发现，活动增加会导致较少的潮热，这两者要么无相关要么负相关[84]。

（Amanda McKinney，MD，FACLM，FACOG，CPE　著　王威　译　李若溪　校）

参考文献

1. ACOG Practice Bulletin #128 "Diagnosis of Abnormal Uterine Bleeding in Reproductive-Aged Women". Obstet Gynecol. 2012.
2. Mehrabian F, Afghani M. Can sex-hormone binding globulin considered as a predictor of response to pharmacological treatment in women with polycystic ovary syndrome? Int J Prev Med 2013;4:1169–1174.
3. Chavarro J, Rich-Edwards JW, Rosner BA, Willett WC. Protein intake and ovulatory infertility. Am J Obstet Gynecol. 2008;198:210.e1–210.e7.
4. Alvarez-Blasco F, Botella-Carretero JI, San Millán JL, Escobar-Morreale HF. Prevalence and characteristics of the polycystic ovary syndrome in overweight and obese women. Arch Intern Med. 2006;166: 2081–2086.
5. Vogel RA, Corretti MC, Plotnick GD. Effect of a single high fat meal on endothelial function in healthy subjects. Am J Cardiol. 1997;79:350–354.
6. Agarwal A, Aponte-Mellado A, Premkumar BJ, Shaman A, Gupta S. The effects of oxidative stress on female reproduction: A review. Reprod Biol Endocrinol. 2010;10:49.
7. Diamanti-Kandarakis E, et al. Increased serum advanced glycation end-products is a distinct finding in lean women with polycystic ovary syndrome (PCOS). Clin Endocrin. 2008;69:634–661.
8. Diamanti-Kandarakis E, et al. Immunohistochemical localization of advanced glycation end-products (AGEs) and their receptor (RAGE) in polycystic and normal ovaries. Histochem Cell Biol. 2007;127(6):581–589.
9. Uribarri J, et al. Dietary advanced glycation end products and their role in health and disease. Adv Nutr. 2015;6(4):461–473.
10. Diamanti-Kandarakis E, Piperi C, Kalofoutis A, Creatsas G. Increased levels of serum advanced glycation end-products in women with polycystic ovary syndrome. Clin Endocrinol (Oxf). 2005;62(1):37–43.
11. Merhi Z. Advanced glycation end products and their relevance in female reproduction. Hum Reprod. 2014;29(1):135–145.
12. Cani PD, et al. Changes in gut microbiota control metabolic endotoxemia-induced inflammation in high-fat diet-induced obesity and diabetes in mice. Diabetes. 2008;57:1470–1481.
13. Barnard ND, Scialli AR, Hurlock D, Bertron P. Diet and sex-hormone binding globulin, dysmenorrhea and premenstrual symptoms. Obstet Gynecol. 2000;95:245–250.
14. Chavarro J, Rich-Edwards JW, Rosner BA, Willett WC. Protein intake and ovulatory infertility. Am J Obstet Gynecol. 2008;198:210.e1–210.e7.
15. Barr SI. Vegetarianism and menstrual cycle disturbances: Is there an association? AJCN. 1999;70(3):549S–554S.
16. Vogel RA, Corretti MC, Plotnick GD. Effect of a single high fat meal on endothelial function in healthy subjects. Am J Cardiol. 1997;79:350–354.
17. Rosenkranz SK, Townsend DK, Steffens SE, Harms CA. Effect of a high fat meal on pulmonary function in healthy subjects. Eur J Appl Physiol. 2010;109:499–506.
18. Cani PD, et al. Changes in gut microbiota control metabolic endotoxemia-induced inflammation in high-fat diet-induced obesity and diabetes in mice. Diabetes. 2008;57:1470–1481.
19. Galland L. Diet and inflammation. Nutr Clin Pract. 2010;25:634–640.)
20. Oliveira MC, et al. Acute and sustained inflammation and metabolic dysfunction induced by high refined carbohydrate-containing diet in mice. Obesity (Silver Spring). 2013;21: E396–E406.
21. Delibasi T, Cakir E. Is refined carbohydrate consumption related to allergic diseases? Nutrition. 2014;30:401–402.)
22. Alleman RJ Jr, Harvey IC, Farney TM, Bloomer RJ. Both a traditional and modified Daniel Fast improve the cardiometabolic profile in men and women. Int J Vitam Nutr Res. 2008;78:293–298.
23. Bloomer RJ, Kabir MM, Trepanowski JF, Canale RE, Farney TM. A 21 day Daniel Fast improves selected biomarkers of antioxidant status and oxidative stress in men and women. Nutr Metab (Lond). 2011;8:17.
24. Johnston C. Functional foods as modifiers of cardiovascular disease. Am J Lifestyle Med. 2009;3(1 suppl):39S–43S.
25. Uribarri J, He JC. The low AGE diet: A neglected aspect of clinical nephrology practice? Nephron. 2015;130(1):48–53.
26. Cerami C, et al. Tobacco smoke is a source of toxic reactive glycation products. Proc Natl Acad Sci U S A. 1997;94(25):13915–13920.
27. Uribarri J, et al. Dietary advanced glycation end products and their role in health and disease. Adv Nutr. 2015;6(4):461–473.
28. Uribarri J, et al. Advanced glycation end products in foods and a practical guide to their reduction in the diet. J Am Diet Assoc. 2010;110(6):911–16.e12.
29. Nongnuch A, Davenport A. The effect of vegetarian diet on skin autofluorescence measurements in haemodialysis patients. Br J Nutr. 2015;113(7):1040–1043.
30. Tantalaki E, et al. Impact of dietary modification of advanced glycation end products (AGEs) on the hormonal and metabolic profile of women with polycystic ovary syndrome (PCOS). Hormones (Athens). 2014;13(1):65–73.
31. Zahid N. Role of anti-mullerian hormone (AMH) in polycystic ovary syndrome (PCOS)? A mini review. Reprod Syst Sex Disord. 2014;3:143. doi: 10.4172/2161-038X.1000143.
32. Almenning I, et al. Effects of high intensity interval training and strength training on metabolic, cardiovascular and hormonal outcomes in women with polycystic ovary syndrome: A pilot study. PLoS One. 2015;10(9):e0138793. doi: 10.1371/journal.pone.0138793.
33. Wylie-Rosett J. Menopause, micronutrients and hormone therapy. Am J Clin Nutr. 2005;81(5):1223S–1231S.
34. Dalal PK, Agarwal M. Postmenopausal syndrome. Indian J Psychiatry. 2015;57(Suppl 2): S222–S232.
35. Gold EB. The timing of the age at which natural menopause occurs. Obstet Gynecol Clin North Am. 2011;38(3):425–440.
36. Gold EB, et al. Factors associated with age at natural menopause in a multiethnic sample of midlife menopause. Am J Epidemiol. 2001;153(9):865–874.
37. Levis S, Griebeler ML. The role of soy foods in the treatment of menopausal symptoms. J Nutr. 2010;140(12):2318S–2321S.
38. Zacharski LR, et al. Decreased cancer risk after iron reduction in patients with peripheral arterial disease: Results from a randomized trial. J Natl Cancer Inst. 2008;100(14):996–1002.
39. Hjalgrim H, et al. Cancer incidence in blood transfusion recipients. J Natl Cancer Inst. 2007;99(24):1864–1874.
40. Elmberg M, et al. Cancer risk in patients with hereditary hemochromatosis and in their first-degree relatives. Gastroenterology. 2003;125(6):1733–1741.
41. Auchincloss H, Haagensen CD. Cancer of the breast possibly induced by estrogenic substance. JAMA. 1940;114(16):1517–1523.
42. Cummings SR. Evaluating the benefits and risks of postmenopausal hormone therapy. Am J Med. 1991;91(5B):14S–18S.
43. Barrett-Connor E. Postmenopausal estrogen and prevention bias. Ann Intern Med. 1991;115(6):455–456.
44. Rossouw JE, et al.; Writing Group for the Women's Health Initiative Investigators. Risks and benefits of estrogen plus progestin in healthy postmenopausal women: Principal results from the Women's

Health Initiative randomized controlled trial. *JAMA.* 2002;288(3):321–333.
45. https://www.medscape.com/viewarticle/784828
46. Majumdar SR, Almasi EA, Stafford RS. Promotion and prescribing of hormone therapy after report of harm by the Women's Health Initiative. *JAMA.* 2004;292(16):1983–1988.
47. Ravdin PM, et al. The decrease in breast-cancer incidence in 2003 in the United States. *N Engl J Med.* 2007;356(16):1670–1674.
48. Craig MC, Maki PM, Murphy DG. The Women's Health Initiative Memory Study: Findings and implications for treatment. *Lancet Neurol.* 2005;4(3):190–194.
49. https://www.medpagetoday.com/meetingcoverage/nams/68526
50. Moegele M, et al. Vaginal estrogen therapy for patients with breast cancer. *Geburshilfe Frauenheilkd.* 2013;73(10):1017–1022.
51. Panay N, Fenton A. Bioidentical hormones: What is all the hype about? *Climacteric.* 2010;13 (1):1–3.
52. Files JA, Ko MG, Pruthi S. Bioidentical hormone therapy. *Mayo Clin Proc.* 2011;86(7):673–680, quiz 680.
53. American College of Obstetricians and Gynecologists Committee on Gynecologic Practice and American Society for Reproductive Medicine Practice Committee. *Compounded Bioidentical Menopausal Hormone Therapy.*
54. U.S. Food and Drug Administration. 2006. Limited FDA Survey of Compounded Drug Products.
55. Bioidentical hormones. *Med Lett Drugs Ther.* 2010;52(1339):43–44.
56. https://en.wikipedia.org/wiki/Estrogen_receptor#Distribution
57. Oseni T, Patel R, Pyle J, Jordan VC. Selective estrogen receptor modulators and phytoestrogens. *Planta Med.* 2008;74(13):1656–1665.
58. McCarty MF. Isoflavones made simple—genistein's agonist activity for the beta-type estrogen receptor mediates their health benefits. *Med Hypotheses.* 2006;66(6):1093–1114.
59. Wilcox G, Wahlqvist ML, Burger HG, Medley G. Oestrogenic effects of plant foods in postmenopausal women. *BMJ.* 1990;301:905–906.
60. Baird DD, et al. Dietary intervention study to assess estrogenicity of dietary soy among postmenopausal women. *J Clin Endocrinol Metab.* 1995;80:1685–1690.
61. Dalais FS, et al. Effects of dietary phytoestrogens in postmenopausal women. *Climacteric.* 1998;1:124–129.
62. Lewis JE, Nickell LA, Thompson LU, Szalai JP, Kiss A, Hilditch JR. A randomized controlled trial of the effect of dietary soy and flaxseed muffins on quality of life and hot flashes during menopause. *Menopause.* 2006;13:631–642.
63. Brzezinski A, et al. Short-term effects of phytoestrogen-rich diet on postmenopausal women. *Menopause.* 1997;4:89–94.
64. Manonai J, Songchitsomboon S, Chanda K, Hong JH, Komindr S. The effect of a soy-rich diet on urogenital atrophy: A randomized, cross-over trial. *Maturitas.* 2006;54:135–140.
65. Murkies AL, Lombard C, Strauss BJG, Wilcox G, Burger HG, Morton MS. Dietary flour supplementation decreases post-menopausal hot flushes: Effect of soy and wheat. *Maturitas.* 1995;21:189–195.
66. Welty FK, Lee KS, Lew NS, Nasca M, Zhou JR. The association between soy nut consumption and decreased menopausal symptoms. *J Womens Health (Larchmt).* 2007;16:361–369.
67. Chiechi LM, Putignano G, Guerra V, Schiavelli MP, Cisternino AM, Carriero C. The effect of a soy rich diet on the vaginal epithelium in postmenopause: A randomized double blind trial. *Maturitas.* 2003;45:241–246.
68. Levis S, Griebeler ML. The role of soy foods in the treatment of menopausal symptoms. *J Nutr.* 2010;140(12):2318S–2321S.
69. Kurzer MS. Soy consumption for reduction of menopausal symptoms. *Inflammopharmacology* 2008;16(5):227–229.
70. Zhang Q, Li F, Yu Y, Yu X, Sheng Q, Zhang X. Differential factors associated with hot flashes in Chinese perimenopausal and postmenopausal women. *Maturitas.* 2009;63:94–98.
71. Nagata C, Takatsuka N, Kawakami N, Shimizu H. Soy product intake and hot flashes in Japanese women: Results from a community-based prospective study. *Am J Epidemiol.* 2001;153:790–793.
72. McCarty MF. Isoflavones made simple—genistein's agonist activity for the beta-type estrogen receptor mediates their health benefits. *Med Hypotheses.* 2006;66(6):1093–1114.
73. Ollberding NJ, et al. Legume, soy, tofu, and isoflavone intake and endometrial cancer risk in postmenopausal women in the multiethnic cohort study. *J Natl Cancer Inst.* 2012;104(1):67–76.
74. Myung SK, Ju W, Choi HJ, Kim SC; Korean Meta-Analysis (KORMA) Study Group. Soy intake and risk of endocrine-related gynaecological cancer: A meta-analysis. *BJOG.* 2009;116(13):1697–1705.
75. Erkkola R, Vervarcke S, Vansteelandt S, Rompotti P, De Keukeleire D, Heyerick A. A randomized, double-blind, placebo-controlled, cross-over pilot study on the use of a standardized hop extract to alleviate menopausal discomforts. *Phytomedicine.* 2010;17(6):389–396.
76. Keiler AM, Zierau O, Kretzschmar G. Hop extracts and hop substances in treatment of menopausal complaints. *Planta Med.* 2013;79(7):576–579.
77. Heyerick A, Vervarcke S, Depypere H, Bracke M, De Keukeleire D. A first prospective, randomized, double-blind, placebo-controlled study on the use of a standardized hop extract to alleviate menopausal discomforts. *Maturitas.* 2006;54(2):164–175.
78. Chadwick LR, Pauli GF, Farnsworth NR. The pharmacognosy of Humulus lupulus L. (hops) with an emphasis on estrogenic properties. *Phytomedicine.* 2006;13(1–2):119–131.
79. Aghamiri V, Mirghafourvand M, Mohammad-Alizadeh-Charandabi S, Nazemiyeh H. The effect of Hop (Humulus lupulus L.) on early menopausal symptoms and hot flashes: A randomized placebo-controlled trial. *Complement Ther Clin Pract.* 2016;23:130–135.
80. Schaefer O, Hümpel M, Fritzemeier KH, Bohlmann R, Schleuning WD. 8-Prenyl naringenin is a potent ERalpha selective phytoestrogen present in hops and beer. *J Steroid Biochem Mol Biol.* 2003;84(2–3):359–360.
81. Milligan S, et al. Oestrogenic activity of the hop phyto-oestrogen, 8-prenylnaringenin. *Reproduction.* 2002;123(2):235–242.
82. Whitcomb BW, et al. Physical activity and risk of hot flashes among women in midlife. *J Womens Health (Larchmt).* 2007;16(1):124–133.
83. Romani WA, Gallicchio L, Flaws JA. The association between physical activity and hot flash severity, frequency and duration in mid-life women. *Am J Human Biol.* 2009;21(1):127–129.
84. Luoto R, et al. Effect of aerobic training on hot flushes and quality of life—A randomized controlled trial. *Ann Med.* 2012;44(6):616–626.
85. http://lpi.oregonstate.edu/infocenter/phytochemicals/soyiso/index.html#source

第 59 章 女性癌症的风险降低和筛查

目录

要点／923

59.1 概述／923

59.2 乳腺癌／923

59.2.1 流行病学／风险因素／923

59.2.2 筛查／924

59.2.3 生活方式／926

59.2.4 干预／预防／928

59.3 卵巢癌／929

59.3.1 流行病学／风险因素／929

59.3.2 筛查／930

59.3.3 生活方式／932

59.3.4 干预／预防／933

59.4 子宫内膜癌／933

59.4.1 流行病学／风险因素／933

59.4.2 筛查／936

59.4.3 生活方式／936

59.4.4 干预／预防／938

59.5 宫颈癌／938

59.5.1 流行病学／危险因素／938

59.5.2 筛查／939

59.5.3 生活方式／940

59.5.4 干预／预防／941

参考文献／941

要 点

- 饮食和生活方式可以在很大程度上影响乳腺癌、子宫内膜癌和宫颈癌的进展,但对卵巢癌的影响较小。
- 可以通过改变生活方式来预防多达 40%~60% 的癌症。
- 乳腺 X 射线摄影检查的癌症筛查指南因制订组织的不同而有差异。在讨论筛查的风险和益处后,应根据患者偏好和风险状况决定是否筛查、开始检查的年龄以及间隔时间。

59.1 概述

癌症是美国女性的第二大死因。世界癌症研究基金会认为,在美国诊断出的所有癌症中,20% 是由超重、缺乏体力活动、过量饮酒和营养不良共同造成的,因此是可以预防的[1]。此外,感染和癌症流行病学小组估计,全世界约有 200 万癌症病例归因于传染性病原体,比例从美国的 <4% 到撒哈拉以南非洲地区的 33% 不等[2]。下面将讨论乳腺癌、子宫内膜癌、卵巢癌和宫颈癌的风险因素、筛查指南和可改变的生活方式因素。临床应用摘要见表 59-1-1。

表 59-1-1 临床应用摘要

美国癌症研究所对癌症治疗有以下建议:
- 尽可能瘦身,不要超重。
- 每天至少活动 30min。
- 避免含糖饮料。限制高能量食品的摄入,特别是高添加糖,或低纤维,或高脂肪的加工食品。
- 多吃各种蔬菜、水果、全谷物和豆类等。
- 限制食用红肉,如牛肉、猪肉和羊肉,避免加工肉类。
- 如果饮用酒精饮料,则将男性酒精饮料限制为 2 杯 /d,女性限制为 1 杯 /d。
- 限制食用过咸的食品和含钠食品。
- 不要使用补充剂来预防癌症。
- 母亲最好只母乳喂养 6 个月,之后加入其他液体和食物。
- 治疗后,癌症幸存者应遵循预防癌症的建议,并始终记住不要吸烟或咀嚼烟草。
- 乳腺 X 射线摄影的癌症筛查指南因组织而异。在讨论筛查的风险和益处后,应根据患者偏好和风险状况决定是否筛查、在什么年龄开始以及在什么间隔时间进行筛查。
- 进行卵巢癌和子宫内膜癌的常规筛查。
- 宫颈癌筛查应根据 ASCCP 筛查指南进行。

59.2 乳腺癌

59.2.1 流行病学 / 风险因素

大约有 1/8 的美国女性在一生中会患浸润性乳腺癌。据统计,2017 年美国女性新增 252 710 例浸润性乳腺癌病例,其中有40 610例死亡。在美国,死于乳腺癌的人数仅次于肺癌[3]。

各种与生殖相关的因素可影响乳腺癌的发生风险。在30岁之前分娩、多胎次和延长母乳喂养时间,都与降低患乳腺癌的风险有关。据估计,每生1个孩子,乳腺癌风险大约减少7%;每母乳喂养1年,乳腺癌风险可减少4.3%[4],母乳喂养降低风险的原因之一是哺乳可减少女性乳腺组织中通过环境暴露持续积累的致癌污染物的负荷。通过怀孕和哺乳,母亲们可以将超过20%积累的负荷传给婴儿。初潮早和绝经晚也会增加患乳腺癌的风险,相对风险为2~3[5]。

使用口服避孕药(OC)会略增加乳腺癌的风险,但停用后风险会降低。对包括15万多名女性在内的54项研究进行meta分析发现,目前服用避孕药的女性患乳腺癌的相对风险为1.24,停药后1~4年内相对风险会下降到1.16;在停止使用避孕药10年后,风险恢复到基线水平[6]。

同样,绝经后激素替代疗法(HRT)会导致当前或近期使用者(1~4年内)患乳腺癌的风险增加2.3%。对于使用HRT5年或5年以上的患者,相对风险是1.35%,解决方法是停止治疗。与口服避孕药相似,风险在停止使用HRT 5年后恢复到基线水平[7]。

59.2.2 筛查

自2000年以来,美国的乳腺癌发病率和死亡率一直呈下降趋势[1]。对此现象产生的原因存在不同的看法,包括改善治疗和更广泛的乳腺癌筛查。然而,对于筛查有多少益处,人们一直存在争议。癌症干预和监测建模网络使用的模型估计,筛查对观察到的乳腺癌死亡率降低的贡献率为28%~65%。

自1975年以来,转移性乳腺癌的发病率和平均诊断年龄为63.7岁。这表明,发生转移性乳腺癌的潜在概率是稳定的,乳腺X射线摄影筛查无法识别注定会转移的早期无症状肿瘤。转移性疾病发病率没有变化与乳腺癌在可检测时已经是一种系统性疾病的假设是一致的[8]。

2009年,美国预防医学工作组(U.S.preventive services task force,USPSTF)建议,50~74岁的女性每2年接受一次乳腺X射线摄影检查,40~49岁的女性应根据风险进行个性化的乳腺X射线摄影检查[9]。这种变化在早期乳腺癌筛查中已明显放宽,但考虑到早期检查实际上是一种不确切的方式,这种变化是合理的。在诊断时,在乳房或其他器官中发育的实体肿瘤通常已长到1cm大小和包含10亿个细胞时,它才可以通过乳腺X射线摄影可视化检查到[10,11]。这种增长达到可探测大小的平均时间是10年,也可能已经预先发展了长达40年或更长时间[12]。这是因为乳腺癌细胞的翻倍时间可以为25~1 000天,或更多,平均为100天[13,14]。仅到翻30倍,单个癌细胞可以变成10亿个细胞时,才可以检测到它。这意味着"早期发现"实际上是"晚期发现",因为如果将翻倍时间作为衡量增长率的指标,那么通过推断,患者或医师仍然在2/3的时间无法检测到乳腺癌,这意味着可能发生转移性传播,而且在大多数情况下,到诊断时才会发生[15]。人们普遍认为,通过筛查的早期诊断可以带来更好的预后,但这种假定是建立在肿瘤在转移之前可以被检测出来之上的[16]。

在观察性研究中,筛查通常不能减少晚期癌症的发生,乳腺癌筛查的随机试验对筛查有轻微的偏向性;然而,这些研究在评估死因和估计癌症转移数量方面都存在偏差[16]。此外,在乳腺癌筛查中公布的评估时间为1~7年。临床提前期,或乳腺X射线摄影检查给肿瘤诊断临床前的额外时间,只有1

年。然而,当过度诊断的肿瘤或与临床无关的肿瘤被纳入分析时,估计时间将增加到4~9年。这表明乳腺X射线摄影检查对早期发现临床相关肿瘤的作用不大[16]。

癌症筛查的另一个基本问题是过度诊断,即检测出一个人在没有筛查的情况下一生中都不会被发现的病变[16]。过度诊断主要是由于检测到生长缓慢的和休眠的肿瘤,如果这些肿瘤不被发现,将不具有临床意义。此外,实验室检测到的癌的自发消退发生在多达1/5~1/3的乳腺癌中。挪威和瑞典的一项研究对乳腺癌的发病率进行了比较[16]。

Cochrane组织的一项系统综述包括7项试验,涉及年龄在39~74岁的60万名女性,随机分配接受乳腺X射线摄影检查或没有检查两组,假设筛查降低乳腺癌死亡率15%,经过13年的随访,过度诊断和过度治疗的比例为30%。这意味着,在接受了10年筛查的女性中,每2 000名就有1名女性避免死于乳腺癌,但也有10名女性会被误诊,接受不必要的治疗。此外,由于误报的结果,200多名女性将经历严重的心理困扰,包括多年的焦虑和情绪障碍。Welch等在评估了1975—2012年监测、流行病学和最终结果(即SEOR数据库)的数据后,确认过度诊断率为30%。观察表明,随着各种乳腺检查的引入,小肿瘤数量的增加远远多于大肿瘤数量的减少[17]。

过度诊断的癌症可能不会进展,或进展缓慢,不会危及个人健康,甚至可能退化。这些癌症有一种我们不常规考虑的生物行为,因为我们还没有工具来判断这些癌症中哪些会进展,最终过度治疗了其中一部分[17]。从尸检研究中可以看出,多达39%的四十多岁的女性已经患了生长得太小而无法被乳腺X射线摄影检测到的乳腺癌;而20~54岁死于无关原因的女性中,多达20%的人患有隐匿性乳腺癌[18]。

2017年6月发表在《JAMA·肿瘤学》上的一项研究发现,一项名为"妈妈印"的70个基因表达测试可用于确定乳腺癌死亡的风险。在患有淋巴结阴性乳腺癌的绝经后女性中,被认为"风险超低"但服用他莫昔芬的女性的20年生存率为97%,而未服用他莫昔芬的女性的存活率为94%。利用这样的测试可以识别复发和死亡风险极低的患者,消除肿瘤切除术以外的治疗需求[19]。

美国预防医学工作组关于筛查乳腺X射线摄影的建议包括以下内容[9]:

- 年龄50~74岁,开始常规每2年1次的乳腺X射线摄影检查
- 40~49岁,不建议进行常规乳腺X射线摄影检查
- 在75岁或以上,没有足够的证据来评估筛查乳腺X射线摄影的风险/好处
- 不推荐教育乳房自检
- 缺乏证据来评估临床乳房检查的风险/好处

美国癌症协会关于筛查的建议如下[20]:

- 年龄40~44岁,可选择每年进行乳腺X射线摄影检查
- 年龄45~54岁,每年进行1次乳腺X射线摄影检查
- 不建议进行临床乳房检查和乳房自检

ACOG 推荐的筛查建议如下[3]：

- 40~49 岁，每 1~2 年进行乳腺 X 射线摄影检查 1 次
- 50~74 岁，常规年度乳腺 X 射线摄影检查
- 作为体格检查的一部分，所有女性每年进行临床乳房检查
- 乳房自检可能对癌症的检测有一定的用处，可以推荐

BRCA 肿瘤抑制基因的突变约占所有乳腺癌病例的 5%。有 *BRCA1* 和 2 种突变的女性患乳腺癌的风险分别增加约 60% 和 45%[21]。目前的监测策略包括半年 1 次的临床乳房检查，以及每年 1 次的乳房磁共振成像和乳腺 X 射线摄影，从 25 岁或更早开始，具体取决于家族史和最早的发病年龄[22]。关于 *BRCA* 检测适应证的讨论，请参阅卵巢癌部分。

59.2.3 生活方式

乳腺癌主要是表观遗传性癌症，乳腺癌的诊断表明生活方式是原因之一[23]。通过环境暴露的甲基化使肿瘤抑制基因（如 *BRCA* 基因）沉默，使肿瘤生长。这解释了 *BRCA* 基因突变导致乳腺癌风险增加 40%~60%，而不是绝对风险。

有些乳腺癌甚至可能从子宫内开始，并与母亲饮食有关[24]。然而，生活方式可以优化免疫系统，从而改善对这些变异细胞的监测。此外，通过减缓生长速度，可以使个人死亡时伴有肿瘤而不是死于肿瘤。因此，生活方式可以同时预防和治疗癌症。

2010 年，国际癌症研究机构（IARC）将酒精升级为确定的人类乳腺致癌物[25]。然后，在 2014 年，IARC 明确了观点，指出对于乳腺癌，任何酒精量都不安全[26]。

哈佛护士健康研究发现，即使每天饮酒不到 1 杯也可能与乳腺癌风险的略微增加有关，而全球有近 5 000 乳腺癌患者死于轻度饮酒[28]。根据英国癌症研究，每 1 000 名不饮酒的女性中，有 111 人会在有生之年患乳腺癌；对于每天饮用 2 杯酒精饮料的女性，1 000 名女性中将增加 16 例乳腺癌病例，可归因于饮酒；而每天饮用 5 杯酒精饮料的女性中，将增加 32 例乳腺癌病例。

植物雌激素是植物来源的外源性雌激素，它们对 α 和 β 受体有不同的亲和力。而植物雌激素大豆异黄酮和异黄酮对 β 受体有亲和力，可以预防乳腺癌。啤酒花中的植物雌激素 8-PN 是一种有效的 α 受体激动剂[29]，这可以解释为什么饮用啤酒的女性患乳腺癌的相对风险是非饮酒者的 2.44 倍，而饮酒者患乳腺癌的风险是非饮酒女性的 1.44 倍[30]。有趣的是，红酒也许能够改善与酒精摄入[31]相关的乳腺癌风险的升高，实际上可能是由于具有抗芳香化酶活性的黑葡萄中具有化学预防[32]的植物化学物。

杂环胺类（heterocyclic amines，HCA）是肉类（包括牛肉、猪肉、鱼和家禽）用于高温烹饪（如煎炸、烧烤和烘焙）时形成的化学物质，被美国国家癌症研究所描述为致癌物[33]。

在煎蛋中也发现 HCA[34]，并且与乳腺癌风险增加有关。爱荷华州女性健康研究发现，食用肉类的熟度与乳腺癌风险之间存在着一种剂量-反应关系。全熟肉与半熟或生肉相比，调整后风险比率分别为，汉堡包 1.54、牛排 2.21、熏肉 1.64。此外，食用这 3 种全熟肉类的女性比食用生肉或半熟肉的女

性风险高 4.62 倍。乳腺癌的风险也随着对熟肉的摄入量增加而增加[35]。另一个乳腺癌研究项目发现，在一生中食用更多烤肉、烧肉或熏肉的女性患乳腺癌的风险增加了 47%[36]。HCA 也存在于烟草中，吸烟素食者的 HCA 水平接近非吸烟肉食者[37]。

此外，研究表明，IGF-1 的循环水平和乳腺癌的发展和转移呈正相关[38]。IGF-1 血清浓度最高的女性与血清浓度最低的 1/5 女性的概率比率为 1.28。这种高风险只存在于雌激素受体阳性的肿瘤。IGF 浓度在中度超重女性、中度饮酒者和肉食者中较高[39]。严格的纯素食女性的平均血清 IGF-1 浓度比肉食者和普通素食者低 13%[40]。

国际癌症研究机构（IARC）的结论是，15%~20% 以上的癌症是传染性物质造成的。74% 的美国人通过食用肉类和奶制品，对牛白血病病毒（bovine leukemia virus，BLV）有抗体。根据接受选择性乳房手术的乳房组织样本结果，44% 的女性表现出 BLV 的实际感染，BLV DNA 的存在与多达 37% 的乳腺癌病例发展密切相关[41-43]。

胆固醇在乳腺癌的分化和进展中也起着重要的作用[44]。乳腺肿瘤患者具有高水平的低密度脂蛋白受体，似乎表明预后不佳，因为当胆固醇吸收率最高时，患者存活率最低[45]。肿瘤细胞在细胞膜结构中使用胆固醇，但是由于胆固醇是一种激素前体，乳腺癌细胞也用它来合成雌激素，从而促进侵略性行为，如入侵和转移[44]。因此，高循环血清胆固醇可以加速肿瘤生长[46]。在韩国的一项大型前瞻性研究中，总胆固醇超过 240mmol/L 的女性与血清胆固醇水平低于 160mmol/L 的女性相比，患乳腺癌的风险增加了 17%[47]。正因为这个原因，服用他汀类药物一直被视为一种预防手段。先前调查他汀类药物使用和患乳腺癌风险的流行病学研究证据是不确定的，有些研究报道风险增加，有些报道风险降低，还有一些报道没有关联。然而，体外乳腺癌模型显示，他汀类药物可抑制细胞增殖和诱导凋亡。有两项评估相互矛盾，meta 分析并没有发现使用他汀类药物与乳腺癌风险之间有联系的证据。然而，2013 年的一项研究发现，目前使用他汀类药物 10 年或更长时间的人患乳腺导管内癌的风险增加了 1.83 倍，与从未使用过他汀类药物的人相比，服用他汀类药物患者的乳腺小叶原位癌风险增加了 1.97 倍。在被诊断患有高胆固醇血症的女性中，目前使用他汀类药物 10 年或更长时间的女性，相比于从未使用者患乳腺导管内癌和乳腺小叶原位癌的风险都高出 1 倍以上，其风险比是 2.43。鉴于美国 45 岁以上的女性中有 1/4 的人服用这些药物，这对公共卫生有重大影响[49]。

有证据表明，鸡蛋摄入可能与性激素相关癌症（如乳腺癌）的发展有关。一项 meta 分析显示，与不食用鸡蛋相比，每周食用 5 个或 5 个以上的鸡蛋与乳腺癌风险的轻微增加有关。每周食用 5 个鸡蛋的人，风险增加 4%；每周食用 9 个鸡蛋的人，风险增加 9%[50]。

铝是一种有毒的非必需金属元素，最近的证据已经将乳腺癌与以铝为基础原料的止汗剂联系起来[51]。铝之所以被称为金属雌激素，是因为它能结合雌激素受体，在体外和体内引起雌激素激动反应，并可能增加人类乳房内异常雌激素信号的负担[52]。个人护理产品，如含铝的止汗剂，是造成人体铝负担的潜在因素[51]。

铝已被证明能诱导增殖应激、DNA 双链断裂和非乳腺上皮细胞的衰老，也能选择可以绕过 *P53* 基因抑制介导衰老的细胞，增加其突变的可能性[53]。对乳房切除术时切除的乳房组织的研究发现，肿瘤多发的乳房外侧区域（轴侧和纵向）铝含量明显高于乳房的内测区域（中间和中位）。同样，在人体乳腺组织和乳腺黏液囊肿中测得的铝含量,也高于血清或乳汁中的水平。研究发现,患有乳腺癌的女性体内的铝含量是正常女性的 2 倍[51]。此外,对 437 名被诊断患有乳腺癌的女性使用止汗剂/除臭剂并伴有腋窝剃刮的研究发现,早期频繁在剃刮腋窝下使用止汗剂/除臭剂,与早期乳腺癌诊断有关。在每周使用 3 次止汗剂的人中,乳腺癌确诊可能提早 20 年,每天剃刮腋窝会使铝的吸收量增加 6 倍[55]。

根据现有的文献资料,铝的吸收很可能在剃刮过程中由于皮肤屏障破坏而增加[55]。根据对一名因使用止汗剂而产生急性铝中毒女性的案例研究发现,在停用止汗剂几个月后,毒性得到缓解[56]。尽管只有间接证据将铝和乳腺癌联系起来,但鉴于铝的毒性已得到广泛承认,而且它不是人体的生理成分,因此减少这种金属在止汗剂中的浓度应被视为当务之急[55]。

与大多数慢性疾病一样,睡眠也可能通过破坏褪黑素分泌在乳腺癌的发展中发挥作用。在正常情况下,褪黑素分泌开始于接近天黑,分泌峰值在清晨 2~5 点,在阳光出现时停止,发出唤醒信号。在没有光感知的个体中,褪黑素分泌是连续的,血液水平几乎没有变化。这或许可以解释为什么完全失明和没有光感知的女性比有视力或能感知光的女性患乳腺癌的风险低 57%[57]。

当褪黑素分泌在夜间被人工光源破坏时,女性患乳腺癌的风险更高。研究表明,上夜班的女性和夜间住在光线更明亮社区的女性的风险都增加了。风险增加的估计范围为 12%~73%[58-61]。在没有夜灯的情况下睡觉和用窗帘减少外界光线可能是可取的,但缺乏有利于这些措施的明确证据[62]。

在一些研究中发现,吸烟也与乳腺癌风险增加有关。然而,最近对 53 项流行病学研究的 meta 分析表明,这些结果可能因酗酒而混淆。吸烟的女性更有可能摄入较高的酒精。当将吸烟与饮酒分开分析时,并未观测到有风险增加,之前吸烟女性的相对风险为 1.03,目前吸烟者为 0.99[63]。

59.2.4 干预/预防

目前,对于一般人群而言,使用预防乳腺癌的药物并没有效果。然而,对于高危女性,FDA 已批准使用化学药物他莫昔芬(一种选择性雌激素受体调节剂)对乳腺癌进行预防。在一项纳入 13 388 名乳腺癌风险增加女性的全国外科辅助乳腺癌和肠道项目研究中,与安慰剂相比,他莫昔芬可将乳腺癌风险降低了 49%~50%。然而,他莫昔芬确实有不良影响,如子宫内膜癌的风险和血管栓塞性疾病的风险增加。据报道,有 BRCA 基因突变的女性接受输卵管、卵巢切除术,会降低患卵巢癌的风险,也降低患乳腺癌的风险,其患乳腺癌的概率为 0.44~0.57。因为各种预防措施会对高风险女性的健康产生其他影响,故在实施前应充分考虑女性个人面临的风险和益处[64]。生活方式的调整和预防措施应被视为一体,正如前面所讨论的,可以通过避免摄入酒精和铝,充足和优质的睡眠,避免动物性食物的致癌物、胆固醇及其与 IGF-1 的关系来预防乳腺癌。

在世界癌症研究基金和 AICR 的一项研究中,与没有达到与体脂、植物性食物消耗和酒精消耗相关的 3 项推荐要求的女性相比,符合这 3 项建议的女性患乳腺癌的风险要低 60%[65]。此外,与不运动者相比,在前 10 年每周进行 7h 或以上的中等至高强度体力活动者,其绝经后乳腺癌风险降低 16%[66]。

其他被认为有助于预防和治疗乳腺癌的植物性食物包括苹果、十字花科蔬菜、亚麻籽、大豆、绿茶和白蘑菇等。

59.3 卵巢癌

59.3.1 流行病学/风险因素

卵巢癌是妇科恶性肿瘤的主要死因之一。大约 1.3% 的美国女性在有生之年会患上卵巢癌。其病因仍然鲜为人知,可能的机制包括卵巢细胞在排卵、炎症、促性腺激素或激素影响期间进行恶性转化。

已确定的风险因素分为遗传性、生殖性和环境类。最重要的危险因素是乳腺癌和卵巢癌的家族史,因为高达 10% 的卵巢癌女性可能有遗传倾向。

对于生殖危险因素,胎次似乎是最重要的。一项庞大的人群病例对照研究,调查了新英格兰地区的 563 例卵巢癌病例,对照组年龄相同。胎次与降低卵巢癌的风险有关,母乳喂养也与卵巢癌有关。提高胎次可以进一步降低风险,但母乳喂养时间却并非如此。从未生育女性的风险大约是已生育女性的 2 倍。早期流产和堕胎没有发现与风险有显著关系[68]。中国台湾地区一项较小的病例对照研究还发现,卵巢癌与胎次之间有反向关联以及母乳喂养超过 1 年的保护趋势[69]。初潮越早和绝经越晚被认为会增加卵巢癌的风险。在之前描述的至少 1 项研究中,这些因素并不显著,但在绝经前女性中,月经初潮年龄的增加似乎是具有保护作用的[68]。这些确定的生殖危险因素为细胞恶性转化理论提供了可信性,因为许多因素似乎是保护性抑制排卵和卵巢上皮转化。

对于激素和促性腺激素的作用,关于卵巢癌的风险证据是混杂的。百万女性研究是英国一项对 50 岁及以上女性的健康研究。报道说,在 5 年内,每 1 000 名不使用 HRT 的女性中有 2.2 人患有卵巢癌;而使用 HRT 的女性,每 1 000 名女性中就有 2.6 人患有卵巢癌(统计学意义显著)。随着激素的停止使用,患卵巢癌的可控风险降低。因此,初步结论是,绝经期后使用 HRT 与卵巢癌的风险增加有关,而该状况可以通过停用激素来解决[70]。然而,随后的一篇论文指出,使用 HRT 导致的卵巢癌发病率风险仅为每 1 000 名女性中有 4 人,卵巢癌风险的轻微增加可能是由于隐匿性癌症因激素治疗刺激而导致[71]。NIH-AARP 饮食和研究健康队列调查了超过 90 000 名女性,结果发现,使用无拮抗的雌激素少于 10 年,与卵巢癌风险增加无关;但若使用超过 10 年,相对风险为 1.89[72]。关于不孕和辅助生殖技术,在美国南部进行的一项病例对照研究发现,从未生育过的不孕女性患卵巢癌的风险增加。在生育过的女性中,不孕史与卵巢癌风险增加无关,也与使用排卵诱导药物无关。不孕会造成额外危险的原因尚不清楚[73]。然而,最近 Cochrane 对使用枸橼酸氯米芬刺激排卵的女性的回顾分析指出,使用超过 12 个周期,卵巢癌发病率增加了 3 倍[74]。

滑石粉的结构与石棉相似,一些女性将其作为个人卫生清洁剂用于生殖器区域,在一些研究中被认为与卵巢癌的危险因素有相关性。一些人注意到间皮瘤和卵巢浆液性腺癌之间在组织特征上的相似性。卵巢上皮的炎症和反应性变化被假设为一种可能的机制,是由于滑石粉从生殖道向卵巢传播。一项 meta 分析检查了 16 项观察性研究,发现使用滑石粉患卵巢癌的相对风险增加约 33%。然而,进一步基于医院的研究表明,两者没有关联;而基于人群数据的研究确实显示风险增加。因此,很难在滑石粉的使用和卵巢癌之间画出一个清晰的关系[75]。

子宫内膜异位症、多囊卵巢综合征(PCOS)和盆腔炎(PID)是文献中提到也与卵巢上皮癌风险增加相关的疾病,尤其是子宫内膜异位症与卵巢子宫内膜样癌、卵巢透明细胞肿瘤相关。华盛顿州的一项对照研究发现,有子宫内膜异位症病史的患者透明细胞癌或卵巢子宫内膜样癌的风险增加了3倍[76]。关于PCOS和卵巢癌之间关联的研究参差不齐,但对于不使用OC或瘦的人来说,相关风险的趋势更为强烈[77]。在加拿大进行的一项对照研究发现,与从未患过PID相比,至少有1次PID的女性卵巢癌风险增加,并且未生育或更年轻就诊断PID的女性,卵巢癌风险也会增加[78]。与此相反,意大利的一项类似研究发现,PID的病史并不会增加卵巢癌风险[79]。

59.3.2 筛查

理想情况下,筛查测试应具有高灵敏度和高特异度,并应能发现早期疾病,此时干预可能导致发病率或死亡率的显著差异。目前,尚未推荐进行一般人群卵巢癌常规筛查的方法,因为现有的筛查方法既没有足够的特异性来证明基于假阳性结果的不必要检查是合理的,也不能非常成功地对早期疾病进行识别。

卵巢癌往往一经诊断就是晚期,以前人们认为女性在该疾病出现临床症状之前是无症状的。这已受到了质疑,Goff等在一项对1 725名卵巢癌患者的调查中发现,95%的患者在确诊前有症状,30%后来被诊断为Ⅰ期或Ⅱ期卵巢癌,这是一项依赖于患者回忆的调查,但结果仍然令人信服。仅有11%的Ⅰ期或Ⅱ期患者和3%的Ⅲ期或Ⅳ期患者在确诊前没有报告症状。症状部位主要是腹部或胃肠道(即腹胀、便秘、消化不良),而不是盆腔症状[80]。这项研究可能受到回忆偏差的影响,但这些类型的症状应该引起注意,并可以帮助患者进行进一步检查。

卵巢癌筛查有两种模式,目前广泛应用的是癌抗原12-5(CA12-5)血清水平和经阴道超声检查。肯塔基大学对25 327名无症状、年龄在50岁以上或25岁以上有卵巢癌家族史的女性进行了筛查,在1987—2005年每年进行超声检查。有异常影像表现的女性在4~6周后再进行CA12-5水平检测,并进行了反复超声检查。最终1.4%的患者进行了手术。35例原发性卵巢癌和9例恶性程度低的卵巢浆液性肿瘤被发现,其中64%为Ⅰ期。作者认为经阴道超声检查可能是一种有效的筛查方法。然而,经病理检查,313例(86%)患者切除的肿块是良性的。9名女性在阴性筛查后1年内就患上了卵巢癌,其中3名女性在研究期间死于卵巢癌[81]。迄今尚未明确表明,经阴道超声检查能识别出足够多的早期疾病,足以证明所谓不必要的良性病理学检查是正当的。

CA12-5是一种经过广泛研究的卵巢癌生物标志物,但并未证明其可作为无症状女性的筛查项目。CA12-5可由多种疾病(如子宫内膜异位症)产生,也可能受到吸烟、肥胖、年龄和种族的影响。CA12-5联合经阴道超声检查也未被证实为卵巢癌的筛查项目,因为假阳性率高,导致它们成为不必要的检查。例如,有研究者每年用前列腺、肺、结直肠和卵巢(prostate,lung,colorectal and Ovarian,PLCO)试验对女性进行CA12-5筛查,共持续进行了6年,并进行经阴道超声检查4年。共有28 746名女性接受过这两项检查,发现了1 675例异常。最终进行了566次手术,发现了18例浸润性卵巢癌。然后,对发现的所有癌症共进行31.4次手术,发现的癌症中83%是晚期癌症。在随后的筛查中,情况有所改善,但经过4个周期的筛查后,手术与癌症的发现比例仍为19.5∶1,其中72%的癌症已经进展[82]。目前正在进行研究使用不同的算法来评估癌症风险,而不是一次性的 CA12-5 测量或成像研究。卵巢癌风险算法(risk of ovarian cancer algorithm,ROCA)基于连续时间间隔的 CA12-5 水平,通过计算变化率,产生风险评估。当卵巢癌风险 ROCA 评分超过 1% 时,再使用经阴道超声检查进行进一步评估。目前美国和英国正在进行的基于 ROCA 评分的定向经阴道超声检查,对卵巢癌进行筛查,其敏感性为 89.5%,特异性为 99.8%,高于每年单独进行经阴道超声检查的数据。此研究正在进行中,以确定该方法可否成为临床上有效的筛查工具[82]。

生物标志物和蛋白质组学是肿瘤筛查方式的另一途径。质谱蛋白质分析和蛋白质组技术已用于识别癌症和对照样本之间的差异模式,随后用于基因化的生物标志物板,这些标志物板可用于识别临床上不明显的恶性肿瘤。这些生物标志物包括瘦素、催乳素和骨桥蛋白,以及与 CA12-5 相关的其他标志物。最近发布的生物标志物板的例子是 OvaSure 测试,但该测试在几个月后因缺乏临床验证而退出市场。美国妇科肿瘤学会已经发布了关于 OvaSure 和 Ova 检查(这是一个类似标志物板)的报告,建议在广泛提供测试之前,对这些小组和其他新的生物标志物板进行更多的临床研究[67]。

家族乳腺癌和卵巢癌综合征遗传位点的发现,在筛查测试和预防性程序方面产生了显著差异。然而,人们应该记住,一些未知的家族疾病或其他遗传病因,可能会带来风险。理想情况下,测试应首先在患有乳腺癌或卵巢癌的家庭成员中进行。如果患者检测呈阳性,而家庭成员随后检测呈阴性,可以确信他们的风险与一般人群类似。如果家庭成员对 BRCA 基因突变的癌症测试指标是阳性,那么患者的阴性结果是不太令人放心的。此外,乳腺癌和卵巢癌的风险作为林奇综合征(Lynch syndrome)[遗传性非息肉病性结直肠癌(hereditary nonpolyposis colorectal cancer,HNPCC)]的一部分必须被考虑到。请参阅"子宫内膜癌"的部分,用于讨论林奇综合征测试的适应证。

美国妇产科医师协会(ACOG)对基因评估的指南与基于美国妇科肿瘤学会教育委员会的声明[3]概述如下。

具有以下特征的患者,其患乳腺癌和卵巢癌的风险大于 20%~25%,应建议进行检测。

- 乳腺癌和卵巢癌病史
- 卵巢癌病史和一级或二级亲属有卵巢癌、绝经前乳腺癌或两者都有
- 50 岁或以下的乳腺癌史,任何年龄的卵巢癌或男性乳腺癌的一级或二级亲属
- 有已知 BRCA 基因突变的一级或二级亲属

具有以下特征的患者,其患乳腺癌和卵巢癌的风险大于 5%~10%,测试可能有帮助。

- 40 岁或乳腺癌史
- 卵巢癌、原发性腹膜癌,或任何年龄的高级别浆液性组织学输卵管癌史
- 双侧乳腺癌史,特别是如果第一次癌症诊断在 50 岁或以下
- 50 岁或以下确诊的乳腺癌史,一级或二级亲属在 50 岁或以下确诊乳腺癌
- 在任何年龄确诊乳腺癌,和 2 个或 2 个以上的一级或二级亲属在任何年龄确诊乳腺癌(特别是至少一个亲属在 50 岁或以下被诊断)

- 符合上述标准的一级或二级亲属

一级和二级亲属是父母、兄弟姐妹、父母的兄弟姐妹、侄子侄女、(外)祖父母、孙子孙女。

对于 BRCA 基因或 Lynch/HNPCG 突变携带者或具有强家族恶性肿瘤史的携带者的筛查,目前尚无共识。然而,应该考虑进行某种形式的筛查。建议可进行盆腔检查、CA12-5 和经阴道超声检查,从 35 岁开始或在家庭中最年轻的患者诊断年龄之前 5~10 年开始,每 6 个月一次[83]。对于有 Lynch/HNPCG 相关突变的女性,目前用于筛查的 NCCN 标准是每年进行经阴道超声检查、结肠镜检查和子宫内膜活检[84]。

59.3.3 生活方式

各种生活方式和饮食因素被认为与卵巢癌发展的风险有关联,但其证据却喜忧参半。

就体质量而言,在一项澳大利亚病例对照研究的 meta 分析中指出:较高的 BMI(超重或肥胖)与卵巢癌风险增加有关[85]。

在 meta 分析中,吸烟似乎与黏液性肿瘤的风险增加有关[86],然而一些同样的研究却没有发现相关性[87]。其他的研究指出,戒烟最终会回到基线风险[88]。同样,酒精(大量摄入)与黏液性肿瘤[89]有关,但在其他几项研究中尚未发现其影响卵巢癌进展的风险[90]。

基于人群的酒精使用和卵巢癌的队列研究得出了好坏参半的结果。爱荷华州女性健康研究发现风险降低,而加州教师研究发现总摄入量与风险之间没有相关性。然而,有的研究发现在诊断前 1 年每天至少喝 1 杯葡萄酒者与 43% 的恶性肿瘤风险有关,其他队列研究却报道没任何关联;一些病例对照研究报道风险增加,而另一些则发现卵巢癌的风险降低;大约一半的病例对照研究没有发现相关性。总体而言,没有明确证据表明酒精是卵巢癌发展的一个重要危险因素[91]。

饮食模式对卵巢癌风险的影响也被发现总体上可以忽略不计。欧洲癌症和营养前瞻性调查(EPIC)研究了来自欧洲各地的 325 731 名女性。在招募时会针对特定食物频率或饮食史对招募者进行问卷调查。研究重点检查了肉类(鱼、鸡肉和红肉)和奶制品(牛奶、奶酪和酸奶)子组,尽管先前的对照研究表明食用红肉与卵巢癌的发展之间存在联系,但这些食物组均未发现与卵巢癌风险变化有关联[91]。虽然一些研究还表明,可以通过摄入抗氧化剂、纤维和胡萝卜素来降低卵巢癌风险,但女性健康倡议(WHI)的研究结果却表明实际情况并非如此。参加 WHI 的 133 614 名女性接受了评估,以摄入类胡萝卜素和抗氧化剂(包括维生素 A、维生素 C、维生素 E 和硒)的频次设置问卷。在大约 8.5 年的随访中,最终发现 851 例卵巢癌病例,但在饮食摄入和卵巢癌的发展之间没有发现显著关联[92]。一项对 49 613 名加拿大女性食物频次的调查发现,饮食脂肪摄入量与卵巢癌的发展之间没有任何相关性[93]。

有研究者对大豆(其中含有植物雌激素,假定对组织有雌激素样作用)和妇科癌症之间关系的研究进行 meta 分析,发现大豆具有保护作用。大豆摄入量最高的女性与摄入量最低的女性相比,卵巢癌的发病率为 0.52。作者的结论是,大豆的摄入可能有保护作用,但还需要进一步前瞻性研究来证实。

据报道,由于茶具有抗氧化特性,被认为其对人体有益[97]。咖啡因可能增加或减少风险,也可能对卵巢癌的风险没有影响。

最近在华盛顿州的一项研究,检查了卵巢癌患者的运动情况。研究对 812 名患者进行了随访,以每周平均运动小时数和代谢当量(MET)时数以及患者从事定期娱乐活动的年数来评估患者的运动水平。与无定期活动的女性相比,在体力活动活跃的女性中,侵袭性卵巢癌(而非边缘性肿瘤)的风险降低了。更高强度的活动(更长的 MET 时间)与更大的风险降低有关,保持运动的女性患浆液性浸润性卵巢癌的风险是不活动女性的 60%。但同一组女性患卵巢子宫内膜样癌和卵巢透明细胞浸润性肿瘤的风险却增加,这使得研究结果存在不确定性[94]。尽管有反向关联的趋势,另一项前瞻性研究没有发现运动与卵巢癌风险之间存在总体上的显著关联[95]。

59.3.4 干预 / 预防

口服避孕药(OC)的使用与卵巢癌风险的降低密切相关,可能是其通过抑制排卵而起作用[98,99]。最近的研究更清楚地界定了 OC 的所需使用期限和规定的保护期限。作为美国护士健康研究的一部分,研究人员对 107 900 名参与者使用 OC 和其他避孕方法与卵巢癌相关性的进行了研究。随访持续了 28 年,发现 612 例浸润性上皮性卵巢癌。在试图校正其他影响因素时,研究发现,与没有使用 OC 的女性相比,使用 OC 超过 10 年的女性发生卵巢癌的风险更类似于经产妇、做过输卵管结扎术和使用绝经后 HRT 的女性。OC 使用时间的延长与卵巢癌风险的降低有关,至少使用 5 年后可以看到其益处。对使用时间进行调整后,开始使用 OC 的年龄并不重要。作者报道,使用 OC10 年或更长时间,风险降低了大约 38%;停止使用 OC 后,随着时间的延长,效益呈下降趋势,特别是使用 OC 超过 20 年者。这项研究还发现,有输卵管结扎史的女性卵巢癌风险降低了 34%[100]。

输卵管结扎术与降低卵巢癌的风险相关,可能是这样可以防止环境 / 炎症因素从下生殖道进入腹部[101,102]。预防性或降低风险的输卵管卵巢切除术,使携带 *BRCA* 突变患者的风险至少降低 80%[103,104]。在各种研究中偶然发现浸润性卵巢癌、输卵管癌或原发性腹膜癌的发病率为 2%~17%[105,106]。切除卵巢也使卵巢癌的风险降低 70%[107,108]。子宫切除术的益处还不太清楚,从理论上讲,子宫角上可能还有残留的输卵管组织,这会增加风险。然而,研究尚未显示子宫组织与接受降低风险的输卵管卵巢切除术后发展成恶性肿瘤存在明显相关性。相反,有 Lynch/HNPCC 相关突变的女性明显受益于子宫切除术及双侧输卵管卵巢切除术,是因为其子宫内膜癌的风险增加,手术使其风险降低近 100%[109]。降低风险的手术应在生育完成时或在 40 岁之前,主要是针对有 *BRCA* 基因突变、Lynch/HNPCC 相关突变或具有很强家族病史的女性。

59.4 子宫内膜癌

59.4.1 流行病学 / 风险因素

子宫内膜癌是常见的女性生殖器恶性肿瘤,据估计,美国有 2.62% 的女性在一生中患子宫内膜癌。大多数人被诊断为子宫内膜癌时处于早期阶段,因为异常子宫出血或绝经后出血是恶性肿瘤的早期表现。大约 72% 的女性确诊时为 I 期疾病。最常见的子宫内膜癌组织学类型是子宫内膜样亚型,与几个危险因素有关,主要与激素循环水平增加有关。浸润性乳头状浆液性癌和明确的细胞亚型与危险因素无关。危险因素包括年龄大、无生育、月经不规则、糖尿病和肥胖[110]。

澳大利亚的一项对 50 岁以下女性的医疗和生育史进行研究,共有 156 例病例和 398 例对照组。与没有多囊卵巢综合征(PCOS)的女性相比,患有 PCOS(与排卵和月经不规则有关)的女性患子宫内膜癌的风险增加了 4 倍。当调整 BMI 后,此风险降低,但仍在升高,至少增加 2 倍[111]。

有关子宫内膜癌发展的各种因素的相对风险,请参阅表 59-4-1[112,113]:

表 59-4-1 子宫内膜癌危险因素

因素	相对风险
未生育	2~3
PCOS	2~3(证据混合)
肥胖(BMI>27kg/m²)	2~4
糖尿病,独立于 BMI	1.3~2.7
绝经后期(55 岁以后)	2
激素替代疗法(无异议雌激素)	4~5
他莫昔芬疗法	1.7~2.5

大多数被诊断出患有子宫内膜癌的女性是在绝经后。然而,在各种研究中,5%~30% 的人在确诊时年龄在 50 岁以下。美国安德森癌症中心进行的回顾性队列研究调查了 1989—2003 年在该机构治疗的 1 531 名子宫内膜癌患者的特征,其中 12% 的患者年龄在 50 岁以下,诊断时平均年龄为 41 岁;58% 的患者 BMI 在 30kg/m² 或以上;55% 的患者没有生育;39% 的患者报告月经周期不规则。在评估子宫内膜癌的风险时,尤其是对于年轻女性,这些因素可能是最重要的[114]。

激素替代治疗(HRT)增加了患子宫内膜癌的风险,尤其是仅用雌激素治疗。HRT 的 meta 分析发现,与未接受激素治疗的女性相比,仅服用雌激素的女性患子宫内膜癌的相对风险为 2.3。如果继续使用 10 年或更长时间,相对风险将增加到 9.5,且在雌激素治疗停止 5 年之后仍然升高。然而,如果孕酮与雌激素联合使用,相对风险降低到 0.8。另一项研究发现,如果每月给予孕酮 10 天,子宫内膜癌的风险不会增加,联合 HRT 也不会增加[115]。

大约 5% 的子宫内膜癌病例可以归因于遗传[116]。应认真注意家族史和易患恶性肿瘤的可能性,特别是林奇综合征。对于存在 Lynch/HNPCC 相关突变的人除了(最常见的)结肠癌和卵巢癌外,还有 40%~60% 有患子宫内膜癌的风险。除了膀胱癌、脑癌和皮肤癌等其他几种癌症外,该综合征还容易引发胃癌、小肠癌、输尿管癌和肾癌[110]。

阿姆斯特丹标准制定于 1991 年,于 1999 年修订,可用来帮助鉴别家族病史指数高度怀疑林奇综合征的个体。

阿姆斯特丹标准如下:

- 至少有 3 个与林奇综合征相关的癌症的亲属,如结肠、子宫内膜、小肠、肾盂或输尿管的癌症

- 值得注意的是，此列表中不包括胃、卵巢、膀胱、大脑或皮肤的癌症
- 其中一位患病亲属应该是另外 2 位的一级亲属
- 至少有 2 代人参与其中
- 其中一人确诊时年龄在 55 岁以下
- 家族性腺瘤性息肉病已被排除在外
- 肿瘤已经经病理学家证实。

在至少一项研究中，记录灵敏度和特异度分别为 72% 和 78%。然而，阿姆斯特丹标准没有考虑到患有妇科恶性肿瘤或家族血统较小的患者，在考虑转诊进行基因治疗或检测时应考虑到这一点[117]。

基因检测指南罗列如下，其中包括家族史和个人史，并基于妇科肿瘤医师学会教育委员会的声明[118]。

具有以下特征的患者，其患结肠癌、子宫内膜癌和其他恶性肿瘤的遗传先兆风险大于 20%~25%，建议进行基因测试。

- 子宫内膜癌或结肠癌标准如下：
  - 至少 3 个亲属有与 Lynch/HNPCC 相关的癌症（结肠癌、子宫内膜癌、卵巢癌、小肠癌、输尿管癌、肾癌）。
  - 其中一位患病应该是另外 2 位的一级亲属。
  - 至少连续 2 代人受到影响。
  - 至少 1 种癌症在 50 岁前被诊断出来。
- 子宫内膜癌和结直肠癌同步或间歇性发展，50 岁前第 1 种癌症被诊断。
  - 有误配修复缺陷证据的结直肠癌或子宫内膜癌。
    - 微卫星不稳定。
    - 免疫组织化学染色示 MLH1、MSH2、MSH6 或 PMS2 表达的缺失。
- 一级或二级亲属有已知的误配修复基因突变。

具有以下特征的患者患结肠癌、子宫内膜癌和其他恶性肿瘤的遗传风险大于 5%~10%，基因检测可能有以下帮助：

- 50 岁以前确诊子宫内膜癌或结直肠癌。
- 在任何年龄段的子宫内膜癌或卵巢癌有同步或慢性结肠癌或其他 Lynch/HNPCC 相关肿瘤。
- 子宫内膜癌或结直肠癌，和一级亲属在 50 岁前被诊断有 Lynch/HNPCC 相关肿瘤。
- 一级或二级亲属在任何年龄段被诊断为子宫内膜癌或卵巢癌，无论年龄大小被诊断为 Lynch/HNPCC 相关肿瘤。
- 一级或二级亲属有上述提及的标准。

- 一级和二级亲属是指父母、兄弟姐妹、父母的兄弟姐妹、侄子侄女、(外)祖父母和孙子孙女。

59.4.2 筛查

对于一般人群,如果无症状目前不建议筛查,因为早期子宫内膜癌一般是有症状的,通常表现为异常子宫出血或绝经期后出血。

子宫内膜癌的风险随着年龄的增长而增加,特别是在35岁以后,任何35岁以上有不规则子宫出血的女性都应该进行子宫内膜的评估。如果存在风险因素,对较年轻的人应使用临床建议。任何绝经期后阴道出血的女性都应该做子宫内膜癌的风险评估。有任何类型的异常子宫出血,应考虑其他病因学,如宫颈或阴道的病变。在子宫内膜取样前用经阴道超声检查是合理的。子宫内膜活检有助于检查整个子宫内膜,但可能会漏掉局灶性病变。如果成像上发现4mm或更小的子宫内膜回声,则美国妇产科医师协会(ACOG)指南认为子宫内膜癌病变的风险非常低(1/917),且子宫内膜活检是没有必要的。如果子宫内膜整体增厚,那么局部子宫内膜活检是有必要的。然而,如果子宫内膜呈病灶增厚,则用宫腔镜和切除病灶或刮宫术进行评估是合适的。如果子宫内膜腔难以定义,或者有局灶性病变的问题,如息肉,宫腔声像图是一种有价值的辅助技术[119]。

根据子宫内膜的实际厚度,在没有症状的情况下,发现潜在恶性肿瘤的风险相当小。因此对于偶然发现子宫内膜增生或子宫内膜息肉的无症状女性,有证据支持可予预期管理。对50岁以上的绝经后女性(未经激素治疗)进行了分析,这些女性通过经阴道超声检查来评估子宫内膜回声(有时称为"条纹")。在没有阴道出血的绝经后女性中,子宫内膜条纹<11mm者,其恶性肿瘤风险估计为0.002%;而子宫内膜条纹厚度>11mm者,其风险评估约为6.7%。对于绝经后阴道出血的女性,子宫内膜厚度>5mm,应考虑对任何有相关症状的女性进行活检[120]。另一项研究报道,82例偶然发现疑似子宫内膜息肉的女性接受了宫腔镜检查,但没有发现任何恶性肿瘤。研究共发现了子宫内膜息肉68例,其中1例伴单纯性子宫内膜增生,没有发现复杂的非典型增生等疾病。报道的整体并发症率为3.6%[121]。

一项更大规模的研究检查了1152名无症状和绝经后在超声检查中发现并进行息肉切除术的女性。其中有1例子宫内膜癌(<0.1%),另外有3例子宫内膜癌没有息肉,但因外观和病灶呈息肉样而被发现,因此被错误地认为是息肉(<0.3%)[122]。因此,在没有子宫出血的情况下,不需要对成像进行附带检查及自动触发进一步的评估,但应根据患者个体状况及恶性肿瘤的危险因素加以调整[118]。

对于患有林奇综合征的女性,应进行某种形式的筛查。患有林奇综合征的女性发展成子宫内膜癌的平均年龄为48岁。由于月经周期的变化,子宫内膜条纹的超声评估只针对绝经前或后的女性。根据专家意见,美国国立综合癌症网络(NCCN)目前建议每年进行子宫内膜活检筛查[116]。

59.4.3 生活方式

肥胖是子宫内膜癌重要的危险因素之一,尤其是对激素依赖性/子宫内膜样癌,肥胖是一个潜在的可改变因素。一些人估计,高达70%~90%的子宫内膜癌患者超重或肥胖。高血压和糖尿病等其他并发症,也使患者在疾病发生后面临更高的死亡风险。最近的一项meta分析发现,增加BMI与子宫内膜癌风险之间有很强的相关性。

最近的一项meta分析显示,增加体力活动与降低子宫内膜癌风险之间存在相关性。体力活动已被认为有保护作用,既能保持健康的体重与增加瘦体重(减少脂肪组织中循环激素对雌激素的芳香化作用),又能增加血清性激素结合球蛋白(增加雌激素的结合,从而减少活性循环雌激素)。meta分析没有研究对BMI无影响的运动,因为降低BMI是一种可能的有益机制,并发现增加体力活动与降低风险密切相关[124]。一项对照研究将472名患者与对照组对比,评估了大约一生的体力活动。一般来说,未育或肥胖的子宫内膜癌患者的体力活动水平总体较低。风险与体力活动水平成正比降低,尽管当结果由BMI分层时,风险降低仅限于超重和肥胖女性[125]。

瑞典双胞胎登记处的一项队列研究调查了各种生活方式因素的影响,包括饮食摄入、吸烟和饮酒对子宫内膜癌的风险。在这项研究中,观察到133例子宫内膜癌中,增加体力活动与显著风险抑制有关,与很少或根本没有定期运动的女性相比,运动类别最高的女性相对风险为0.2。另一种趋势是,非常低的水果和蔬菜摄入量将增加子宫内膜癌的风险,但这并没有显著统计学意义。吸烟或饮酒与子宫内膜癌风险之间没有明显的关联[126]。一项meta分析表明,蔬菜摄入与子宫内膜癌风险之间存在反向关系。这项研究包括队列研究和病例对照研究,并报告了蔬菜摄入使总体风险降低,特别是十字花科蔬菜(西兰花、花椰菜、白菜),但与水果摄入量的关系并不显著。与最低蔬菜摄入群体相比,蔬菜摄入量最高人群的比值为0.71[127]。意大利的一个研究发现,454名接受子宫内膜癌治疗的女性与908名对照组女性相比,食用红肉者的风险增加,摄入咖啡和蔬菜者的风险相关性降低[128]。然而,一项前瞻性研究调查了水果和蔬菜对子宫内膜癌发展的可能预防作用,但并不支持这些结果。在这项研究中,对41 400名绝经后女性进行了有关饮食习惯的调查,然后随访了大约10年,其中一项调查目的是在此期间更新膳食。有435例子宫内膜癌患者没有发现与水果或蔬菜摄入有关[129]。

最近有几项队列研究的分析表明,摄入大豆可降低患子宫内膜癌的风险,大豆摄入量最高组的女性子宫内膜癌发生的比值为0.67,存在反向剂量-效应关系。

最近,对咖啡摄入量和各种癌症风险的meta分析发现,咖啡摄入与子宫内膜癌风险降低之间有着一致的关联。在上述意大利的研究中,咖啡摄入最高的女性群体患子宫内膜癌风险约为摄入最低女性的一半[128]。日本的一项研究发现,子宫内膜癌风险与咖啡摄入呈线性反向关系,随着每天饮用的咖啡数量增加,风险降低。瑞典和日本的其他研究还发现,咖啡摄入与降低子宫内膜癌风险之间有统计学意义。据报道,每天喝3杯或3杯以上咖啡者的相对风险为0.4[130]。另一个日本研究发现,饮用绿茶与子宫内膜癌风险之间有反向剂量-效应关系。在这项研究中,子宫内膜癌患者仅限于子宫内膜样亚型。即使在控制肥胖和绝经期状态等其他因素的情况下,子宫内膜癌风险也会降低[131]。

最近有一项报道就酒精摄入对妇科肿瘤的影响的研究结果进行了总结。北美、瑞典和英国的研究没有显示酒精摄入与子宫内膜癌的发展之间有共同的相关性。爱荷华州女性健康研究的一项研究显示,与不饮酒的人相比,饮酒者的风险更低。然而,在多种族人群研究中,每天饮酒2杯或2杯以上者风险显著增加。其他研究表明却没有相关性,对照研究的结果同样不一致。在北美、日本和西欧进行了16项相关研究,其中的10项研究没有发现饮酒与子宫内膜癌之间有显著关联;其他几项研究则显示,饮酒使风险呈上升趋势;其中一项研究报告指出,与不饮酒相比,饮酒者的风险降低。总之,没有明确的证据表明饮酒会增加患子宫内膜癌的风险[91]。

59.4.4 干预/预防

使用复方口服避孕药可以预防子宫内膜癌。最近的一项综述汇集了来自4项大型队列研究和超过15个对照研究的信息,这些研究证实,使用复方口服避孕药可使子宫内膜癌的风险总体降低了50%。据报道,这与避孕药配方无关,而且随着使用时间的延长,风险总体还会降低。一项meta分析发现,在停止使用口服复方避孕药后5年、10年和20年后,风险仍然降低了50%。值得注意的是,这些结果是在口服联合复方避孕药的患者中发现的。在针对该分组的研究中,单纯孕激素避孕药的使用者数量太少,无法产生显著的效果[132]。

使用宫内节育器也可以预防子宫内膜癌。美国目前使用的两种宫内节育器是非激素含铜宫内节育器和左炔诺孕酮宫内缓释节育系统。一些研究,包括美国疾病预防控制中心(CDC)的癌症和类固醇激素研究表明,使用非激素宫内节育器与子宫内膜癌风险降低之间有关联[133]。2000年,美国FDA批准了左炔诺孕酮宫内缓释节育系统,目前尚无长期观测数据。但有开展若干项左炔诺孕酮宫内缓释节育系统用于治疗子宫内膜增生,并作为保持生育力和治疗年轻女性早期子宫内膜癌的手段的研究。早些时候,一个类似的设计被批准,欧洲的一项研究最近发表了宫内节育器用于治疗子宫内膜增生随访15年的结果,患者有从简单到复杂型/不典型各种形式的增生,其中94%的患者在治疗结束时组织活检为萎缩型子宫内膜。[134]。澳大利亚最近研究报道中,3名早期子宫内膜癌患者接受了左炔诺孕酮宫内缓释节育系统治疗,9名患者接受了宫内节育器和口服孕酮治疗,4名患者仅接受了口服孕酮治疗。据报道,其反应率为63%[135]。子宫内膜增生,尤其是不典型/复杂型增生是恶性肿瘤的前兆。研究表明,无论是增生还是癌症,对含孕酮的宫内节育器治疗都有反应,表明其对子宫内膜有保护作用。

几个回顾性研究已经证实,手术对患林奇综合征的女性有意义。在210名没有接受子宫切除术的女性中,有69名女性患子宫内膜癌,而61名做过子宫切除术的女性没有患子宫内膜癌。此外,研究还发现,在没有同时进行双侧卵巢切除术的女性中有12例卵巢癌,而同时进行双侧卵巢切除的女性则没有诊断出卵巢癌。但这些结果并没有达到统计学意义[116]。

59.5 宫颈癌

59.5.1 流行病学/危险因素

全世界宫颈癌的发病率和死亡率都很高,是女性较常见的癌症[136]。近年来,美国的宫颈癌发病率逐步下降,这主要是由于巴氏筛查、巴氏试验和疾病不同进展阶段的治疗造成的,但宫颈不典型增生仍然是美国医疗保健的一大负担。

人类乳头瘤病毒（HPV）和宫颈癌之间的关系已得到证实。多达 75% 的女性会在一生中感染 HPV，许多年轻女性的身体会自动清除 HPV 感染。HPV 有多种菌株，菌株分布取决于种群，其中一些与恶性肿瘤有关，有些与生殖器疣有关。宫颈癌的风险降低旨在减少可能造成的持续性 HPV 感染因素、减少高风险 HPV 菌株感染和确立定期筛查的指南。

HPV 感染的主要危险因素是终身性伴侣的数量。年龄也是一个重要因素，20 岁出头的女性感染率最高，一直持续到 35 岁左右；到达一个平台期后，50 岁以后进一步下降，这种模式反映了"性"获得性感染。50 岁时感染率下降可能反映了免疫力或暴露率下降[138]。高风险与低风险 HPV 可能存在不同的感染风险。非致癌性 HPV 可能与短期性活动更相关，因为感染往往更短暂，而高风险 HPV 更多地与累积行为相关[139]。

外阴癌和阴道癌虽然罕见，但危险因素可能与宫颈癌相似，包括 HPV 感染和吸烟。患有外阴硬化性苔藓和其他外阴感染性皮肤病女性也面临更大的恶性肿瘤风险[140]。

59.5.2 筛查

2009 年美国妇产科医师学会（ACOG）的巴氏试验筛查指南概述如下[141]：

- 筛查应该从 21 岁开始。
- 21~29 岁女性每 2 年 1 次筛查。
- 30 岁及以上女性，连续 3 次检查结果正常，可每 3 年进行 1 次筛查。
- 如果存在以下因素，则需要更频繁的筛查。
  - HIV。
  - 诊断后的第 1 年做 2 次检查，以后每年 1 次。
  - 免疫抑制。
  - 子宫内己烯雌酚暴露史。
  - 以前接受过 CIN Ⅱ、Ⅲ级或宫颈癌治疗的女性。
- 治疗后监测 20 年，每年 1 次。
- 65~70 岁停止筛查。
  - 如果连续 3 次检查正常，且>10 年内无异常检查。
  - 如果因为良性疾病切除子宫，无 CIN Ⅱ 或 Ⅲ级病史，可停止子宫切除术后筛查。
    - 如果有 CIN Ⅱ 或 Ⅲ级病史或无筛查史，则继续筛查。
- 接种过疫苗的女性应按照同样的准则进行筛查。
- HPV 测试可用于有意义不明确的非典型鳞状细胞（ASC-US）或低级别鳞状上皮内病变（LSIL）结果女性的风险分层。
- HPV 测试可作为与巴氏涂片联合检测，用于 30 岁以上的女性。
- 如果 2 个结果均为阴性，则应将测试间隔延长至每 3 年 1 次。

宫颈发育不良和HPV感染的女性也面临外阴和阴道细胞不典型增生和癌症的风险,检查时尤其要关注这些区域。

59.5.3 生活方式

生殖器HPV通过接触感染者的皮肤、体液或黏膜进行性传播。生殖器HPV亚型已经从生殖器疣患者的皮肤和指甲中分离出,可以通过手-生殖器、生殖器-生殖器表面接触途径传播[142]。安全套的使用对于预防HPV有保护作用,因为乳胶安全套可以覆盖HPV定植的男性生殖器的许多区域。然而,生殖器皮肤的任何区域或体液都可能含有HPV,因此安全套并不完全具有保护作用,尤其是因为它可能存在滑脱或破裂[143]。检查安全套有效性的研究是混合的,可能是因为HPV感染是潜伏且间歇性的,无法检测到,因此很难评估是否是新获得的感染。安全套已被证明能预防非致癌亚型HPV和生殖器疣,但对于减少宫颈不典型增生,证据是喜忧参半[137]。

据报道,胎次和口服避孕药的使用与宫颈不典型增生有关。在一项汇集了8项病例对照研究数据的研究中,将患有浸润性宫颈癌或原位宫颈癌的HPV感染女性与对照组进行比较。胎次增加与宫颈鳞状细胞癌(最常见的亚型)风险增加直接相关,而与腺癌无关。怀孕1~2次的女性的比值为2.3,怀孕超过7次的女性的比值为3.8[144]。宫颈癌和口服避孕药使用研究的meta分析表明,使用口服避孕药超过5年的人与从未使用过口服避孕药的人的相对风险为1.9。据报道,停止使用避孕药后HPV感染风险下降,大约10年后恢复基线。虽然该研究根据年龄、性伴侣数量、初次性生活年龄、胎次、吸烟和筛查进行了调整,但没有阐述HPV感染问题[145]。瑞典的一个研究对宫颈上皮内瘤变(CIN)进行了调查,并在研究期间对过去和现在的HPV暴露进行了控制。通过当地筛查计划诊断出患有CIN Ⅱ或Ⅲ级的女性,以及进行过HPV检测的女性,填写了关于性病史和生育史、饮食摄入量、吸烟和口服避孕药使用的调查问卷。结果发现,大量使用口服避孕药(超过5年)与增加CIN Ⅱ或Ⅲ级的风险有关,但这一发现在调整年龄、吸烟和HPV感染后消失。调整后的分析中发现,妊娠史也增加了风险;即使对HPV暴露进行了调整,吸烟带来的风险也明显增加[146]。

吸烟作为主要的风险因素,和宫颈高级别不典型增生及宫颈癌有关联。这可以通过对宫颈细胞的直接致癌活动或通过抑制清除HPV感染的免疫系统的能力进行的。俄勒冈州一项为期10年的前瞻性研究纳入了1 812名确认感染高危HPV的女性,并完成了一项有关吸烟、口服避孕药使用和生育史的调查。口服避孕药的使用和胎次与高级别不典型增生(CIN Ⅲ级)或宫颈癌的发展无关。最终分析表明,当前或从前吸烟者患CIN Ⅲ级或宫颈癌的风险增加,比值为2.9~4.3,每天吸烟超过1包的人患CIN Ⅲ或宫颈癌的风险最高[147]。

一些研究检查了酒精的摄入和宫颈癌风险的联系,发现酒精摄入增加会使风险增加,但未调整诸如HPV感染、性伴侣数量、吸烟或巴氏筛查等混淆因素。其中一些研究也是在特定人群(女服务员、酗酒者)中进行的。"百万女性研究"在一般人群中进行,并针对上述混淆因素进行了控制,报道酒精摄入与宫颈癌风险之间没有关联。病例对照研究结果好坏参半,没有整体、明确的关联,而随着酒精摄入量的增加,风险呈上升趋势[148]。

在以上研究中,水果和蔬菜以及某些微量营养素的摄入量增加与宫颈不典型增生风险降低有关,但证据主要来自观察,并非足够有力。最近一项研究将231名被诊断为CIN Ⅲ级的女性和453名对照组的女性进行了对比。与对照组相比,考察发现CIN Ⅲ级组的女性果蔬摄入量显著减少。这2组的吸烟者均报告水果和蔬菜的总摄入量较低。在CIN Ⅲ级组的吸烟者和不吸烟者中,性生活史和生育因素相似。水果和蔬菜摄入量减少与高级别宫颈不典型增生风险增加有关,比值为1.14。然而,水果和蔬菜摄入量较高的吸烟者的风险仍较高,比值为1.83。研究表明,宫颈不典型增生风险与饮食摄入量关联性弱,而吸烟对宫颈不典型增生的影响更大[149]。有一些研究表明,维生素C和维生素E、胡萝卜素和番茄红素在缓解HPV持久性方面有益处。此外,叶酸、视黄醇、维生素B_{12}、叶黄素和隐藻黄素被认为对宫颈肿瘤有预防作用。然而,如果将HPV考虑在内,大多数分析都没有证明饮食保护的强有力证据[150]。

59.5.4 干预/预防

预防宫颈癌的最近一个发展是引进了佳达修和希瑞适疫苗。两者都对高危菌株HPV-16和HPV-18具有预防作用,这些菌株被认为是美国最常见的与宫颈癌相关的菌株。佳达修增加了对HPV-6和HPV-11的额外保护,这两者是宫颈癌发生的低风险菌株,但会导致生殖器疣。据报道,在针对疫苗效果的大约3年随访中发现,佳达修对HPV-16和HPV-18引起的CIN Ⅱ或Ⅲ级、原发性恶性腺癌、外阴上皮内瘤变Ⅱ或Ⅲ级和阴道上皮内瘤变Ⅱ或Ⅲ级(高风险不典型增生或原位癌)的效果接近100%;对生殖器疣的效果为99%~100%。希瑞适被发现对HPV-16和HPV-18相关病变的保护率为93%。两者还对HPV的其他几种菌株进行了交叉保护。即使已经开始有性活动,也应接种疫苗,因为女性可能没有接触过疫苗所涵盖的所有HPV毒株。这些疫苗目前被批准用于对11~12岁女孩进行常规疫苗接种,在9~10岁时由医师决定,在13~26岁时进行补种。佳达修还被批准为9~26岁男性提供生殖器疣的预防,也可能减轻HPV的传播[151]。

(Amanda McKinney, MD, FACLM, FACOG, CPE, Jo Marie Tran Janco, MD 著

王威 译　赵晓敏 校)

参考文献

1. https://www.cancer.org/content/dam/cancer-org/research/cancer-facts-and-statistics/annual-cancer-facts-and-figures/2017/cancer-facts-and-figures-2017.pdf
2. https://www.iarc.fr/en/research-groups/ICE/index.php
3. Breast Cancer Screening. Practice Bulletin No. 122. American College of Obstetricians and Gynecologists. *Obstet Gynecol* 2011; 118: 372–382.
4. Veronesi U, Boyle P, Goldhirsch A, Orecchia R, Viale G. Breast cancer. *Lancet* 2005; 365: 1727–1741.
5. McPherson K, Steel CM, Dixon JM. ABC of breast diseases. Breast cancer—Epidemiology, risk factors, and genetics. *BMJ* 2000; 321(7261): 624–648.
6. Collaborative Group on Hormonal Factors in Breast Cancer. Breast cancer and hormonal contraceptives: Collaborative reanalysis of individual data on 53,297 women with breast cancer and 100,239 women without breast cancer from 54 epidemiological studies. *Lancet* 1996; 347(9017): 1713–1727.
7. Collaborative Group on Hormonal Factors in Breast Cancer. Breast cancer and hormone replacement therapy: Collaborative reanalysis of data from 51 epidemiological studies of 52,705 women with breast cancer and 108,411 women without breast cancer. *Lancet* 1997; 350(9084): 1047–1059.
8. Welch GH, et al. Trends in metastatic breast and prostate cancer-lessons in cancer dynamics. *NEJM* 2015; 373: 1685–87.
9. US Preventive Services Task Force. Screening for breast cancer: US Preventive Services Task Force recommendation statement. *Ann Intern Med* 2009; 151: 716–726.
10. Del Monte U. Does the cell number 10(9) still really fit one gram of tumor tissue? *Cell Cycle* 2009; 8(3): 505–6.
11. Black WC, Welch HG. Advances in diagnostic imaging and overestimates of disease prevalence and the benefits of therapy. *NEJM* 1993; 328(17): 1237–43.
12. Sanders ME, et al. The natural history of low-grade ductal carcinoma in situ of the breast in women treated by biopsy only revealed over 30 years of long-term follow up. *Cancer* 2005; 103(12): 2481–4.
13. Gordis, Leon. (2008). *Epidemiology*. Philadelphia: Saunders. p. 318. ISBN 978-1-4160-4002-6.
14. Gotzsche PC, Nielsen M. Screening for breast cancer with mammography. *Cochrane Database Syst Rev* 2009;(4):CD001877.
15. *Statement from the Conference on Breast Cancer: A Report to the Profession.* 1977; Sponsored by the White House, the National Cancer Institute, and the American Cancer Society.
16. Zahl PH, Jorgensen KJ, Gotzche PC. Overestimated lead times in cancer

16. screenings has led to substantial underestimation of overdiagnosis. *Br J Cancer* 2013; 109(7): 2014-19.
17. Welch GH, et al. Breast-cancer tumor size, overdiagnosis, and mammography screening effectiveness. *NEJM* 2016; 375: 1438-47.
18. Nielsen M, et al. Breast cancer and atypia among young and middle-aged women: A study of 110 medicolegal autopsies. *Br J Cancer* 1987; 56(6): 814-9.
19. Esserman LJ, et al. Use of molecular tools to identify patients with indolent breast cancers with ultralow risk over 2 decades. *JAMA Oncol* 2017;3(11):1503-1510. doi: 10.1001/jamaoncol.2017.1261.
20. Smith RA, Cokkinides V, Brooks D, Saslow D, Brawley O. Cancer screening in the United States, 2010: A review of current American Cancer Society Guidelines and issues in cancer screening. *CA Cancer J Clin* 2010; 60: 99-119.
21. https://www.cancer.gov/about-cancer/causes-prevention/genetics/brca-fact-sheet
22. Hereditary Breast and Ovarian Cancer Syndrome. Practice Bulletin No. 103. American College of Obstetricians and Gynecologists. *Obstet Gynecol* 2009; 113(4): 957-966.
23. Birgistottir V, et al. Epigenetic silencing and deletion of the *BRCA1* gene in sporadic breast cancer. *Br Cancer Res.* 20068(4):R38. doi: 10.1186/bcr1522.
24. Soto AM, et al. Does cancer start in the womb? Altered mammary gland development and predisposition to breast cancer due to in utero exposure to endocrine disruptors. *J Mammary Gland Biol Neoplasia* 2013; 18(2): 199-208.
25. IARC. *IARC Monographs on the Evaluation of Carcinogenic Risks to Humans, Vol 96, Alcohol Consumption and Ethyl Carbamate.* Lyon, France: International Agency for Research on Cancer; 2010.
26. Stewart BW, Wild CP, eds. *World Cancer Report* 2014. Lyon, France: International Agency for Research on Cancer; 2014.
27. Chen WY, et al. Moderate alcohol consumption during adult life, drinking patterns, and breast cancer risk. *JAMA* 2011; 306(17): 1884-90.
28. Bagnardi V, et al. Light alcohol drinking and cancer: A meta-analysis. *Ann Oncol* 2013; 24(2): 301-8.
29. Milligan SR, et al. Identification of a potent phytoestrogen in hops. Humulus lupulus L.) and beer. *J Clin Endocrinol Metab* 1999; 84(6): 2249-52.
30. Le MG, Kramar A, Flamanti R. Alcoholic beverage consumption and breast cancer in a French case control study. *Am J Epidemiol* 1984; 120(3): 350-7.
31. Eng ET, et al. Anti-aromatase chemicals in red wine. *Ann NY Acad Sci* 2002; 963: 239-46.
32. Shufelt C, et al. Red versus white wine as a nutritional aromatase inhibitor in premenopausal women: A pilot study. *J Womens Health. Larchmt)* 2012; 21(3): 281-4.
33. National Cancer Institute. Chemicals in meat cooked at high temperatures and cancer risk. October 15, 2010. http://www.cancer.gov/cancertopics/factsheet/Risk/cooked-meats
34. Grose KR, et al. Isolation of the carcinogen IQ from fried egg patties. *J Agric Food Chem* 1986; 34(2): 201-2.
35. Zheng W, et al. Well-done meat intake and the risk of breast cancer. *J Natl Cancer Inst* 1998; 90(22): 1724-9.
36. Steck SE, et al. Cooked meat and risk of breast cancer—lifetime versus recent dietary intake. *Epidemiology* 2007; 18(3): 373-82.
37. Magagnotti C, et al. Effect of diet on serum albumin and hemoglobin adducts of 2-amino-1-methyl-6-phenylimidazo[4,5-b] pyridine in humans. *Int J Cancer* 2000; 88(1): 1-6.
38. Zhang Y, et al. Mechanisms of breast cancer bone metastaisis. *Cancer Lett* 2010; 292(1): 1-7.
39. Endogenous Hormones and Breast Cancer Collaborative Group, Key TJ, Appleby PN, Reeves GK, Roddam AW. Insulin-like growth factor 1. IGF1), IGF binding protein 3. IGFBP3), and breast cancer risk: Pooled individual data analysis of 17 prospective studies. *Lancet Oncol* 2010; 11(6): 530-42.
40. Allen NE, et al. The associations of diet with serum insulin-like growth factor I and its main binding proteins in 292 women meat-eaters, vegetarians, and vegans. *Cancer Epi Bio Prev* 2002; 11(11): 1441-1448.
41. Buehring GC, et al. Humans have antibodies reactive with Bovine leukemia virus. *AIDS Res Hum Retroviruses* 2003; 17(9): 2382-7.
42. U.S. Department of Agriculture Animal and Plant Health Inspection Service. Bovine Leukosis Virus. BLV) on U.S. Dairy Operations, 2007. http://www.aphis.usda.gov/animal_health/nahms/dairy/downloads/dairy07/Dairy07_is_BLV.pdf. October 2008.
43. Buehring GC, et al. Bovine leukemia virus DNA in human breast tissue. *Emerg Infect Dis* 2014; 20(5): 772-82.
44. Danilo C, Frank PG. Cholesterol and breast cancer development. *Curr Opin Pharmacol* 2012; 12(6): 677.
45. Rudling MJ, et al. Content of low density lipoprotein receptors in breast cancer tissue related to survival of patients. *Br Med J. Clin Res Ed)* 1986; 292(6520): 580-2.
46. Antalis CJ, et al. High ACAT1 expression in estrogen negative basal-like breast cancer cells is associated with LDL-induced proliferation. *Breast Cancer Res Treat* 2010; 122(3): 661-70.
47. Kitahara CM, et al. Total cholesterol and cancer risk in a large prospective study in Korea. *J Clin Oncol* 2011; 29(120): 1592-8.
48. McDougall JA, et al. Long-term statin use and risk of ductal and lobular breast cancer among women 55 to 74 years of age. *Cancer Epidemiol Biomarkers Prev* 2013; 22(9): 1529-37.
49. Centers for Disease Control and Prevention. Data table for Figure 17. Statin drug use in the past 30 days among adults 45 years of age and over, by sex and age: United States, 1988-1994, 199-2002 and 2205-2008. National health and Nutrition Examination Survey. Chartbook: Centers for Disease Control; 2010.
50. Keum N, et al. Egg intake and cancers of the breast, ovary and prostate: A dose-response meta-analysis of prospective observational studies. *Br J Nutr.* 2015; 114(7): 1099-107.
51. Exley C, et al. Aluminum in human breast tissue. *J Inorg Biochem.* 2007; 101(9): 1344-6.
52. Darbre PD. Metalloestrogens: An emerging class of inorganic xenoestrogens with potential to add to the oestrogenic burden of the human breast. *J Appl Toxicol.* 2006; 2693): 191-7.
53. Sappino AP, et al. Aluminum promotes anchorage-independent growth in human mammary epithelial cells. *J Appl Toxicol* 2012; 32(3): 233-43.
54. Manello F, et al. Analysis of aluminium content and iron homeostasis in nipple aspirate fluids from healthy women and breast cancer-affected patients. *J Appl Toxicol* 2011; 31(3): 262-9.
55. Pineau, et al. If exposure to aluminum in antiperspirants presents health risks, its content should be reduced. *J Trace Elem Med Biol* 2014; 28(2): 157-50.
56. Guillard O, et al. Hyperaluminemia in a woman using an aluminum-containing antiperspirant for 4 years. *Am J Med* 2004; 117(12): 956-9.
57. Flynn-Evans EE, et al. Total visual blindness is protective against breast cancer. *Cancer Causes Control* 2009; 29(9): 1753-6.
58. He C, et al. Circadian disrupting exposures and breast cancer risk: A meta-analysis. *Int Arch Occup Environ Health* 2015; 88(5): 533-47.
59. Hurley S, et al. Light at night and breast cancer risk among California teachers. *Epidemiology* 2014; 25(5): 697-706.
60. Bauer SE, et al. A case-referent study: Light at night and breast cancer risk in Georgia. *Int J Health Geogr* 2013; 12: 23.
61. Loog I, et al. Light at night co-distributes with incident breast but not lung cancer in the female population in Israel. *Chronobiol Int* 2008; 25(1): 65-81.
62. Li Q, et al. Light at night and breast cancer risk: Results from a population-based case-control study in Connecticut, USA. *Cancer Causes Control* 2010; 21912): 2281-5.
63. Collaborative Group on Hormonal Factors in Breast Cancer. Alcohol, tobacco, and breast cancer— Collaborative reanalysis of individual data from 53 epidemiological studies, including 58,515 women with breast cancer and 95,067 women without the disease. *Br J Cancer* 2002; 87: 1234-1245.
64. Rice LW. Hormone prevention strategies for breast, endometrial, and ovarian cancers. *Gynecol Oncol* 2010; 118(2): 202-207.
65. Hastert TA, et al. Adherence to WCRF/AICR cancer prevention recommendations and risk of postmenopausal breast cancer. *Cancer Epidemiol Biomarkers Prev* 2013; 22(9): 1498-508.
66. Peters TM, et al. Intensity and timing of physical activity in relation to postmenopausal breast cancer risk: The prospective NIH-AARP diet and health study. *BMC Cancer* 2009; 9: 349.
67. Schorge SO, et al. SGO White Paper on ovarian cancer: Etiology, screening and surveillance. *Gynecol Oncol* 2010; 119(1): 7-17.
68. Titus-Ernstoff L, Perez K, Cramer DW, Harlow BL, Baron JA, Greenberg ER. Menstrual and reproductive factors in relation to ovarian cancer risk. *Br J Cancer* 2001; 84: 714-721.
69. Yen ML, Yen BL, Bai CH, Lin RS. Risk factors for ovarian cancer in Taiwan: A case-control study in a low-incidence

69. population. *Gynecol Oncol* 2003; 89(2): 318–324.
70. Beral V. Million Women Study Collaborators. Ovarian cancer and hormone replacement therapy in the million women study *Lancet* 2007; 369: 1703–1710.
71. Neves-E-Castro M. An analysis of ovarian cancer in the million women study. *Gynecol Endocrinol* 2007; 23: 410–413.
72. Lacey JV, et al. Menopausal hormone therapy and ovarian cancer risk in the National Institutes of Health—AARP diet and health study cohort. *J Natl Cancer Inst* 2006; 98: 1397–1405.
73. Rossing MA, Tang MT, Flagg EW, Weiss LK, Wicklund KG. A case–control study of ovarian cancer in relation to infertility and the use of ovulation-inducing drugs. *Am J Epidemiol* 2004; 160: 1070–1078.
74. Hughes E, Brown J, Collins JJ, Vanderkerchove P. Clomiphene citrate for unexplained subfertility in women. *Cochrane Database Syst Rev* 2000; 2: CD000057.
75. Huncharek M, Geschwind JF, Kupelnick B. Perineal application of cosmetic talc and risk of invasive epithelial ovarian cancer: A meta-analysis of 11,933 subjects from sixteen observational studies. *Anti-Cancer Res* 2003, 23: 1955–1960.
76. Rossing MA, et al. Risk of epithelial ovarian cancer in relation to benign ovarian conditions and ovarian surgery. *Cancer Causes Control* 2008, 19: 1357–1364.
77. Sueblinvong T, Carney ME. Current understanding of risk factors for ovarian cancer. *Curr Treat Options Oncol* 2009; 10(1–2): 67–81.
78. Risch HA, Howe GR. Pelvic inflammatory disease and the risk of epithelial ovarian cancer. *Cancer Epidemiol Biomarkers* 1995; 4: 447–451.
79. Parazzini F, et al. Pelvic inflammatory disease and ovarian cancer. *Cancer Epidemiol Biomarkers Prev* 1996; 5: 667–669.
80. Goff BA, Mandel L, Muntz HG, Melancon CH. Ovarian carcinoma diagnosis. *Cancer* 2000; 89: 2068–2075.
81. Van Nagell Jr JR, et al. Ovarian cancer screening with annual transvaginal sonography: Findings of 25,000 women screened. *Cancer* 2007; 109: 1887–1896.
82. Menon U, et al. Sensitivity and specificity of multimodal and ultrasound screening for ovarian cancer, and stage distribution of detected cancers: Results of the prevalence screen of the UK collaborative trial of ovarian cancer screening. UKCTOCS). *Lancet* 2009; 10: 327–340.
83. Daly MB, et al. Genetic/familial high-risk assessment: Breast and ovarian. *J Natl Compr Canc Netw* 2006; 4: 156–176.
84. Lindor NM, et al. Recommendations for the care of individuals with an inherited predisposition to lynch syndrome: A systematic review. *JAMA* 2006; 296: 1507–1517.
85. Olsen CM, et al. Obesity and the risk of epithelial ovarian cancer: A systematic review and meta-analysis. *Eur J Cancer* 2007; 43: 690–709.
86. Marchbanks PA, Wilson H, Bastos E, Cramer DW, Schildkraut JM, Peterson HB. Cigarette smoking and epithelial ovarian cancer by histologic type. *Obstet Gynecol* 2000; 95(2): 255–260.
87. Riman T, et al. Some life-style factors and the risk of invasive epithelial ovarian cancer in Swedish women. *Eur J Epidemiol* 2004; 19: 1011–1019.
88. Jordan SJ, Whiteman DC, Purdie DM, Green AC, Webb PM. Does smoking increase ovarian cancer risk? A systematic review. *Gynecol Oncol* 2006; 103(3): 1122–1129.
89. Modugno F, Ness RB, Allen GO. Alcohol consumption and the risk of mucinous and nonmucinous epithelial ovarian cancer. *Obstet Gynecol* 2003; 102: 1336–1343.
90. Chang ET, et al. Wine and other alcohol consumption and risk of ovarian cancer in the California Teachers Study cohort. *Cancer Causes Control* 2007; 18: 91–103.
91. Schulz M, et al. No association of consumption of animal foods with risk of ovarian cancer. *Cancer Epidemiol Biomarkers* 2007; 16(4): 852–855.
92. Thomson CA, et al. The role of antioxidants and vitamin A in ovarian cancer: Results from the Women's Health Initiative. *Nutr Cancer* 2008; 60(6): 710–719.
93. Silvera S, Jain M, Howe G, Miller A, Rohan T. Dietary fiber intake and ovarian cancer risk: A prospective cohort study. *Cancer Causes Control* 2007; 18: 335–341.
94. Rossing MA, Cushing-Haugen KL, Wicklund KG, Doherty JA, Weiss NS. Recreational physical activity and risk of epithelial ovarian cancer. *Cancer Causes Control* 2010; 21: 485–491.
95. Hannan LM, et al. Physical activity and risk of ovarian cancer: A prospective cohort study in the United States. *Cancer Epidemiol Biomarkers Prev* 2004; 13(5): 765–770.
96. Myung SK, Ju W, Choi HF, Kim SC. Soy intake and risk of endocrine-related gynaecological cancer: A meta-analysis. *BJOG* 2009; 116: 1697–1705.
97. Larsson SC, Wolk A. Tea consumption and ovarian cancer risk in a population-based cohort. *Arch Intern Med* 2005; 165: 2683–2686.
98. Ness RB, et al. Risk of ovarian cancer in relation to estrogen and progestin dose and use characteristics of oral contraceptives. SHARE Study Group. Steroid Hormones and Reproductions. *Am J Epidemiol* 2000; 152: 233–241.
99. Beral V, et al. Mortality associated with oral contraceptive use: 25 Year follow up of cohort of 46,000 women from Royal College of General Practitioners' oral contraception study. *BMJ* 1999; 318: 96–100.
100. Tworoger SS, Faireld KM, Colditz GA, Rosner BA, Hankinson SE. Association of oral contraceptive use, other contraceptive methods, and infertility with ovarian cancer risk. *Am J Epidemiol* 2007; 166: 894–901.
101. Whittemore AS, Harris R, Itnyre J. Characteristics relating to ovarian cancer risk: Collaborative analysis of 12 US case-control studies. II. Invasive epithelial ovarian cancers in white women. Collaborative Ovarian Cancer Group. *Am J Epidemiol* 1992; 136: 1184–1203.
102. Hankinson SE, et al. Tubal ligation, hysterectomy, and risk of ovarian cancer. *JAMA* 1993; 270: 2813–2818.
103. Rebbeck TR, Kauff ND, Domchek SM. Meta-analysis of risk reduction estimates associated with risk-reducing salpingo-oophorectomy in BRCA1 or BRCA2 mutation carriers. *J Natl Cancer Inst* 2009; 101: 80–87.
104. Finch A, et al. Salpingo-oophorectomy and the risk of ovarian, fallopian tube, and peritoneal cancers in women with a BRCA1 or BRCA2 mutation. *JAMA* 2006; 296: 185–192.
105. Lu KH, et al. Occult ovarian tumors in women with BRCA1 or BRCA2 mutations undergoing prophylactic oophorectomy. *J Clin Oncol* 2000; 18: 2728–2732.
106. Kauff ND, et al. Risk-reducing salpingo-oophorectomy in women with a BRCA1 or BRCA2 mutation. *N Engl J Med* 2002; 346: 1609–1615.
107. Society of Gynecologic Oncologists Clinical Practice Committee statement on prophylactic salpingo-oophorectomy. *Gynecol Oncol* 2005; 98: 179–181.
108. King MC, Marks JH, Mandell JB, Group New York Breast Cancer Study. Breast and ovarian cancer risks due to inherited mutations in BRCA1 and BRCA2. *Science* 2003; 302: 643–646.
109. Schmeler KM, et al. Prophylactic surgery to reduce the risk of gynecologic cancers in the lynch syndrome. *N Engl J Med* 2006; 354: 261–269.
110. ACOG Practice Bulletin 65. *Obstet Gynecol* 2005; 106(2): 413–425.
111. Fearnley E, et al. Australian Ovarian Cancer Study Group and Australian National Endometrial Cancer Study Group. Polycystic ovarian syndrome increases the risk of endometrial cancer in women aged less than 50 years: An Australian case-control study. *Cancer Causes Control* 2010; 21(12): 2303–2308. E-pub ahead of print).
112. Smith R, et al. American Cancer Society guidelines for the early detection of cancer: Update of early detection guidelines for prostate, colorectal, and endometrial cancers. *CA Cancer J Clin* 2001; 51: 38–75.
113. Fader A, Arriba L, Frasure H, Von Gruenigen V. Endometrial cancer and obesity: Epidemiology, biomarkers, prevention, and survivorship. *Gynecol Oncol* 2009; 114: 121–127.
114. Soliman P, et al. Risk factors for young premenopausal women with endometrial cancer. *Obstet Gynecol* 2005; 105: 575–580.
115. Emons G, Fleckenstein G, Hinney B, Huschmand A, Heyl W. Hormonal interactions in endometrial cancer. *Endocr Relat Cancer* 2000; 7: 227–242.
116. Lu KH. Hereditary gynecologic cancers: Differential diagnosis, surveillance, management and surgical prophylaxis. *Fam Cancer* 2008; 7: 53–58.
117. Resnick K, Hampel H, Fishel R, Cohn D. Current and emerging trends in Lynch syndrome identification in women with endometrial cancer. *Gynecol Oncol* 2009; 114(1): 128–134.
118. Lancaster JM, et al. Society of gynecologic oncologists education committee statement on risk assessment for inherited gynecologic cancer predispositions. *Gynecol Oncol* 2007; 107: 159–162.
119. Goldstein S. Modern evaluation of the endometrium. *Obstet Gynecol* 2010; 116: 168–176.

120. Smith-Bindman R, Weiss E, Feldstein V. How thick is too thick? When endometrial thickness should prompt biopsy in postmenopausal women without vaginal bleeding. *Ultrasound Obstet Gynecol* 2004; 24(5): 558–565.
121. Lev-Sagie A, Hamani Y, Imbar T, Hurwitz A, Lavy Y. The significance of intrauterine lesions detected by ultrasound in asymptomatic postmenopausal patients. *BJOG* 2005; 112: 379–381.
122. Ferrazzi E, et al. How often are endometrial polyps malignant in asymptomatic postmenopausal women? A multicenter study. *Am J Obstet Gynecol* 2009; 200: 235.e1–235.e6.
123. Renehan A, Tyson M, Egger M, Heller R, Zwahlen M. Body-mass index and incidence of cancer: A systematic review and meta-analysis of prospective observational studies. *Lancet* 2008; 371: 569–578.
124. Moore SC, Gierach GL, Schatzkin A, Matthews CE. Physical activity, sedentary behaviours, and the prevention of endometrial cancer. *BJ Cancer* 2010; 103: 933–938.
125. John EM, Koo J, Horn-Ross PL. Lifetime physical activity and risk of endometrial cancer. *Cancer Epidemiol Biomarkers Prev* 2010; 19(5): 1276–1283.
126. Terry P, Baron JA, Weiderpass E, Yuen J, Lichtenstein P, Nyren O. Lifestyle and endometrial cancer risk: A cohort study from the Swedish Twin Registry. *Int J Cancer* 1999; 82: 38–42.
127. Bandera EV, et al. Fruits and vegetables and endometrial cancer risk: A systematic literature review and meta-analysis. *Nutr Cancer* 2007; 58: 6–21.
128. Bravi F, et al. Food groups and endometrial cancer risk: A case-control study from Italy. *Am J Obstet Gynecol* 2009; 200: 293.e1–293.e7.
129. McCullough ML, et al. A prospective study of fruits, vegetables, and risk of endometrial cancer. *Am J Epidemiol* 2007; 166: 902–911.
130. Bertone-Johnson E. Vitamin D and breast cancer. *Ann Epidemiol* 2009; 19: 462–467.
131. Kakuta Y, et al. Case-control study of green tea consumption and the risk of endometrial endometrioid adenocarcinoma. *Cancer Causes Control* 2009; 20: 617–624.
132. Mueck A, Seeger H, Rabe T. Hormonal contraception and risk of endometrial cancer: A systematic review. *Endocr Relat Cancer* 2010; 17: R263–R271.
133. Hubacher D, Grimes DA. Noncontraceptive health benefits of intrauterine devices: A systematic review. *Obstet Gynecol Surv* 2002; 57(2): 120–128.
134. Scarselli G, et al. Levonorgestrel-releasing intrauterine system. LNG-IUS) as an effective treatment option for endometrial hyperplasia: A 15-year follow-up study. *Fertil Steril* 2010; 95(1): 420–422.
135. Cade TJ, Quinn MA, Rome RM, Neesham D. Progestogen treatment options for early endometrial cancer. *BJOG* 2010; 117: 879–884.
136. Moore D. Cervical cancer. *Obstet Gynecol* 2006; 107: 1152–1161.
137. ACOG Practice Bulletin 61. *Obstet Gynecol* 2005; 105(4): 905–918.
138. Melkert PW, et al. Prevalence of HPV in cytomorphologically normal cervical smears, as determined by the polymerase chain reaction, is age-dependent. *Int J Cancer* 1993; 53: 919–923.
139. Kjaer SK, et al. Determinants for genital human papillomavirus. HPV) infection in 1000 randomly chosen young Danish women with normal Pap smear: Are there different risk profiles for oncogenic and nononcogenic HPV types? *Cancer Epidemiol Biomarkers Prev* 1997; 6: 799–805.
140. Duong TH, Flowers LC. Vulvo-vaginal cancers: Risks, evaluation, prevention, and early detection. *Obstet Gynecol Clin North Am* 2007; 34(4): 783–802.
141. ACOG Practice Bulletin 109. *Obstet Gynecol* 2009; 114: 1409–1420.
142. Sonnex C, Strauss S, Gray JJ. Detection of human papillomavirus DNA on the fingers of patients with genital warts. *Sex Transm Infect* 1999; 75: 317–319.
143. Van Doornum GJ, et al. Prevalence of human papillomavirus infections among heterosexual men and women with multiple sexual partners. *J Med Virol* 1992; 37: 13–21.
144. Munoz N, et al. Role of parity and human papillomavirus in cervical cancer: The IARC multicentric case control study. *Lancet* 2002; 359: 1093–1101.
145. International Collaboration of Epidemiological Studies of Cervical Cancer. Cervical cancer and hormonal contraceptives: Collaborative reanalysis of individual data for 16,573 women with cervical cancer and 35,509 women without cervical cancer from 24 epidemiological studies. *Lancet* 2007; 370: 1609–1621.
146. Kjellberg L, et al. Smoking, diet, pregnancy, and oral contraceptive use as risk factors for cervical intraepithelial neoplasia in relation to human papillomavirus infection. *Br J Cancer* 2000; 82(7): 1332–1338.
147. Castle PE, et al. A prospective study of high-grade cervical neoplasia risk among human papillomavirus-infected women. *J Natl Cancer Inst* 2002; 94(18): 1406–1414.
148. Hjartaker A, Meo M, Weiderpass E. Alcohol and gynecological cancers: An overview. *Eur J Cancer Prev* 2010; 19: 1–10.
149. Tomita L, Roteli-Martins C, Villa L, Franco E, Cardoso M. Associations of dietary deep-green and dark-yellow vegetables and fruits with cervical intraepithelial neoplasia: Modification by smoking. *Br J Nutr* 2010; 24: 1–9.
150. Garcia-Closas R, Castellsague X, Bosch X, Gonzalez CA. The role of diet and nutrition in cervical carcinogenesis: A review of recent evidence. *Int J Cancer* 2005; 117: 629–637.
151. Garland SM, Smith JS. Human papillomavirus vaccines, current status and future prospects. *Drugs* 2010; 70(9): 1079–1098.

第十二部分

心血管康复和二级预防

主编:Kathy Berra,MSN,NP-BC,FAANP,FPCNA,FAHA,FAAN and Barry A.Franklin,PhD

第 60 章 | 二级预防中的药物剂量和依从性

目录

要点／947

60.1 二级预防中的最佳药物治疗／947

60.2 可能的原因／948

60.3 药物依从性差：问题的范围／948

60.4 导致药物依从性差的因素／950

60.5 提高依从性的策略／950

60.6 结论／951

60.7 未来方向／951

临床意义／951

参考文献／951

📝 要 点

- 已证明药物可以降低死亡率,降低卒中、急性心肌梗死后复发冠状动脉缺血风险,但是在出院后,这些药物往往没有调整到到推荐剂量。
- 出院后药物依从性差与不良临床结局有关。
- 低质量的医患沟通、多药联用、较差的健康素养和较高的用药成本等原因可能导致患者不能坚持用药。
- 双向交流的移动医疗技术可以提高药物依从性。

60.1 二级预防中的最佳药物治疗

心肌梗死二级预防的基石是药物治疗、心脏康复和改善生活方式。后两者在其他章节讨论,本章仅讨论药物治疗。

几项临床试验表明,某些药物治疗能有效降低心肌梗死存活者再次心肌梗死、死亡、卒中或复发性冠状动脉缺血的风险。对这些药物低剂量和高剂量进行比较的试验证实,要想实现临床获益,达到药物的最佳剂量十分必要[1-3]。对于他汀类药物而言,2个大型临床试验结果表明,更高剂量的他汀类药物可显著降低急性心肌梗死后死亡和再住院风险[4,5]。对比小剂量和大剂量赖诺普利以及比较不同剂量氯沙坦和坎地沙坦的有效性研究表明,高剂量的此类药物可以降低心力衰竭住院率和死亡率[2,3]。最后,对于β受体阻滞剂而言,2项针对心力衰竭患者的研究表明,相比于低到中等剂量,靶剂量的布新洛尔和卡维地洛可降低心力衰竭住院和死亡的风险,射血分数改善更为显著[1,6]。

为了标准化并改善心肌梗死患者的医疗质量,美国心脏病学会和美国心脏协会制定了业绩考核标准,以量化循证治疗的使用[7]。这些措施旨在促进最佳临床实践广泛、统一地应用于心肌梗死患者,进而提高患者的存活率和生活质量[8]。目前此标准主要评估患者的药物处方是否经过选择,而不是药物剂量。通常,患者会在出院时接受较低剂量的二级预防药物治疗,这对于血流动力学不太稳定(如较低的血压或心率)或左心室收缩功能障碍的患者可能是合理的。然而,这些药物的剂量应该在出院后迅速增加到临床试验已证实疗效的剂量。不幸的是,一部分心肌梗死患者在入院时接受大剂量他汀治疗,但出院后他汀剂量却降低了。尽管有几项研究报道了出院和随访时心肌梗死患者的药物治疗率,但这些研究没有探讨药物剂量或强度随时间变化的情况[9-11]。Arnold 等人评估了2项美国注册研究(2003-08)纳入的31家医院共6 748名急性心肌梗死患者出院时和出院后12个月β受体阻滞剂、他汀类药物和血管紧张素转换酶抑制剂(ACEI)或血管紧张素受体阻滞药(ARB)的剂量。处方剂量分为无、低剂量(<50% 靶剂量)、中等剂量(50%~74% 靶剂量)或目标剂量(≥75% 靶剂量)。有禁忌证的患者被排除在该药物分析之外。大多数患者(>87%)在出院时均接受不同剂量的药物治疗,但是只有1/3患者口服的药物达到了靶剂量。出院时未达到靶剂量药物治疗的患者中,随访期间调整药物剂量的情况很少见(每种药物大约25% 患者上调剂量)。在出院后12个月时,分别只有12%、26% 和32% 的患者达到了β受体阻滞剂、他汀类药物和ACEI/ARB的靶剂量。调整多因素后,出院时处方靶剂量药物与随访时达到靶剂量密切相关:β受体阻滞剂,校正比值比(odd ratio,OR):6.08(95% CI:3.70~10.01);他汀类药物,校正OR:8.22(95% CI:6.20~10.90);ACEI/ARB,校正OR:5.80(95% CI:2.56~13.16);P值均小于0.001[12]。这些结果表明,大多数因心肌梗死住院的患者出院时接受的二级预防药物剂量显著低于临床试验证实的靶剂量。这些药物的剂量也很少在之后的门诊中增加,即使出院1年后也是如此。1995年开展的一项纳入4家医院606名因心肌梗死住院患者的研究发现,58%的无禁忌证患者出院时使用β受体阻滞剂,其中76%患者的药物剂量仅为临床试验靶剂量的25%,只有11%患者的药物剂量达到靶剂量的50%以上[13]。另一项纳入41家医院共382名急性心肌梗死患者的研究发现,76%的患者出院时使用的他汀类药物剂量和1年后的剂量一致,只有12%患者接受了强化治疗(药物剂量提高)[14]。因此,尽管使用临床研究证实有效的药物剂量至关重要,但在临床实践中完全达到药物靶剂量治疗的患者并不常见。

60.2 可能的原因

患者接受的治疗剂量远远低于最佳疗效剂量的原因可能有以下几方面。首先,一些患者接受的较低剂量药物已经是他们的最大耐受量(例如β受体阻滞剂和ACEI/ARB导致的低血压)。此外,可能还有一些患者由于药物副作用,如头晕或肌痛,或由于患者的个人原因而没有提高药物剂量。其次,在过去10年中,心肌梗死患者的住院时间持续减少[15],临床医师在患者住院期间不断优化药物治疗的时间随之减少,因此,医师常常将药物强化治疗推迟到门诊随访。然而,医师对在门诊调整患者的药物剂量有明显的惰性。一些临床医师可能没有将增加药物剂量作为一个重要的治疗目标,不知道药物的靶剂量(即经研究证实具有最佳临床疗效的药物剂量),或者有其他更重要的问题需要在随访中解决[16]。有趣的是,与初级保健医师相比,心脏科医师在增加药物剂量方面可能更积极[12]。目前的业绩考核标准只评估患者是否在服用药物,临床医师可能错误地将正在接受治疗等同于正在接受最有效的治疗。改善出院时的护理协调[17]或帮助医师实现药物调整自动化的门诊工具(例如药剂师辅助监测、临床提醒、教育和反馈)等措施,可能会在随访药物强化治疗方面取得更大的成功[18]。

60.3 药物依从性差:问题的范围

药物治疗的成功既需要处方医师的规范性,也需要患者的依从性。它是一个特别重要的、可改变的行为危险因素,也是心血管疾病(cardiovascular desease,CVD)管理的基石。心血管疾病治疗依从性差与不良结局和医疗费用增加有关[19,20]。每年因患者不坚持治疗导致美国医疗系统需额外花费超过1 000亿美元。作为一项重要的全球健康问题,世界卫生组织(WHO)就不坚持治疗的问题于2003年发布了一份名为《坚持长期治疗:行动的证据》的报告。世界卫生组织提出了一个五维的依从性模型,将社会和经济因素、治疗相关因素、患者因素、环境因素以及医疗系统或团队因素整合为药物依从的因素[21]。特别是对于心血管疾病和高血压等慢性疾病,改善药物依从性将会比发明新的治疗策略具有更加深远的影响。

几项研究已经证明,心血管疾病患者的药物依从性差与不良临床结局存在关联[22]。然而,与其他慢性疾病一样,许多心血管疾病患者存在药物依从性不佳的情况。在既往有心肌梗死的患者中,药物依从率为13%~61%[23,24]。Ho等回顾性分析了15 767名冠心病(CAD)患者,用药依从性定义为一年中服用规定剂量的β受体阻滞剂、ACEI和他汀类药物天数的百分比。中位随访时间为4.1年。β受体阻滞剂、ACEI和他汀类药物的药物不依从性分别为28.8%、21.6%和26.0%。在未校正的分析中,不坚持每一类药物治疗与更高的全因死亡率和心血管死亡率相关。在多因素校正分析中,不依从性仍然与全因死亡风险增加显著相关,其中β受体阻滞剂($HR=1.50,95\% CI: 1.33\sim1.71$)、ACEI($HR=1.74,95\% CI: 1.52\sim1.98$)、他汀类药物($HR=1.85,95\% CI: 1.63\sim2.09$)。此外,β受体阻滞剂($HR=1.53,95\% CI: 1.16\sim2.01$)、ACEI($HR=1.66,95\% CI: 1.26\sim2.20$)和他汀类药物($HR=1.62,95\% CI: 1.124\sim2.13$)的不依从性仍然与心血管死亡率的高风险显著相关。心血管住院和血运重建期间都有可能因不坚持治疗而增加风险[25]。

重要的是,患者心肌梗死后需要坚持服药,以获得临床试验所证实的长期疗效。在一项纳入13 830名患者进行的多中心研究中发现,出院时接受药物治疗的患者中有8%~20%的人在6个月的随访中不再服用药物。阿司匹林(92%)、他汀类药物(87%)和β受体阻滞剂(88%)的依从性略高于ACEI(80%)。多因素分析显示,阿司匹林和β受体阻滞剂的依从性与年龄有关,年轻患者比老年患者依从性更好。相比于非专科医师的治疗,心脏病专家的治疗可增加阿司匹林治疗依从性,而在ST段抬高心肌梗死患者中,β受体阻滞剂治疗依从性更高[26]。德国的一项研究报告指出[27],出院后几个月至几年内随访的心肌梗死患者中,有80%的人使用阿司匹林。Roe等发现,心力衰竭患者出院6个月后的ACEI治疗依从性为65%[28]。英国MediPlus研究报告称,高血压患者对β受体阻滞剂和ACEI的6个月依从性为40%~50%[29]。Kramholz等报道,心肌梗死后用于治疗左心室功能不全的ACEI的6个月依从性为53%[30]。

Newby等利用1995—2002年杜克心血管疾病数据库,确定了所有CAD患者自我报告使用阿司匹林、β受体阻滞剂、降血脂药及联合使用的年使用率和一致性,以及伴有和不伴有心力衰竭的患者ACEI的年使用率和一致性,所有药物的使用率年年增长。在2002年,83%的人使用阿司匹林;61%的人使用β受体阻滞剂;63%的人使用降血脂药;54%的人使用阿司匹林和美托洛尔;39%的人联合使用3种药物。患者持续使用药物率如下:阿司匹林,71%;β受体阻滞剂,46%;降脂药,44%;阿司匹林和β受体阻滞剂,36%;3种药物均持续使用,21%。在没有心力衰竭的患者中,39%的人在2002年使用了ACEI,持续使用的比例为20%。在心力衰竭患者中,2002年ACEI使用率为51%,持续使用率为39%。除无心力衰竭患者外,持续使用ACEI与较低的校正死亡率相关:$HR\ 0.58,95\% CI: 0.54\sim0.62$;β受体阻滞剂,$HR\ 0.63,95\% CI: 0.59\sim0.67$;降血脂药,$HR\ 0.52,95\% CI: 0.42\sim0.65$;所有3种,$HR=0.67,95\% CI: 0.59\sim0.77$;阿司匹林和β受体阻滞剂,$HR\ 0.61,95\% CI: 0.57\sim0.65$;心力衰竭患者使用ACEI,$HR=0.75,95\% CI: 0.67\sim0.84$[11]。值得关注的是,高风险人群中持续使用药物的比例非常低,包括老年患者、糖尿病和心力衰竭患者,以及一些可从持续药物治疗中获益较大的人。这些发现表明,可以设计开展针对二级预防中药物使用不足和不良临床结局高危患者的教育和依从性干预计划。这些措施包括直接以患者为中心的干预措施,以及通过药剂师和医疗从业者实施的干预措施。

60.4 导致药物依从性差的因素

依从性是由3个阶段构成的一系列复杂行为:开始服用新药[31],继续按处方服药,以及出于任何原因(不建议或在特定疗程结束时)停止服药[21]。不同阶段的依从性可能有所不同。例如,在开始阶段,1/5的医保患者在植入药物洗脱支架后的7天内口服药物剂量并未达到处方要求[32]。尽管他汀类药物可降低45%的死亡风险,但只有不到50%的患者在开始治疗1年后仍坚持服用他汀类药物[32,33]。对糖尿病、高血压和血脂异常的患者而言,高达50%的患者在处方的第1年停止服药[10,34,35]。不同阶段常见的药物依从性阻力包括:医患关系差、沟通交流不到位、多药联合使用、缺乏疾病相关知识、健康素养差、难以获得医疗资源、健忘以及高昂的药费等[36-38]。

医患互动可能是患者依从性差的一个重要可改善因素。一项调查发现,61%的患者很少或从未与医师讨论药物依从性,2/3的患者依从性中等或较差。虽然医师一致认为坚持服药很重要,但67%的医师并不知道他们的患者不按医嘱服药的频率[39]。与不坚持服药相关的因素包括更高的药费、更高的剂量频率以及使用多个生产厂家的药物。药物类别也是一个预测因素,治疗中的一些药物类别由于副作用或其他原因造成的用药困难,导致依从性较低[40]。医疗环境也是影响依从性的因素,如无症状的慢性疾病、缺乏体征以及抑郁症等精神心理障碍。患者依从性差与身体障碍也有关,如视力问题、灵巧性障碍、言语障碍、认知障碍,以及心理/行为问题。虽然年龄不是药物依从性差的危险因素,但老年患者因有其他并发症或特殊情况,可能难以坚持治疗。例如,感觉丧失、吞咽困难、认知功能丧失和身体衰退在老年人中更为常见[41]。

治疗方案的复杂和潜在的副作用也是导致药物依从性差的原因之一。提高依从性的措施包括降低药物成本,可使用非专利药物并改善获得治疗的途径,如邮购或援助[42];简化给药方案,如每天1次给药;优化给药时间;将药物与饮食相联系等,都是有价值的措施[43]。依从性工具包括家庭帮助、药盒、日历、闹钟和移动应用程序等。值得注意的是,数字计时器等低成本提醒辅助设备在改善依从性方面的帮助比预期要小[44]。家庭和医疗保健人员的参与并对患者进行教育十分重要。

患者停止服药的原因有很多[45]。可能影响患者依从性的因素包括疾病严重性、疾病易感性、治疗效果、对药物依赖的恐惧以及失控感。孤立、感觉到或经历药物有关的副作用、缺乏疾病知识或患有精神障碍的患者更有可能出现依从性差[46]。尤其是抑郁症,被认为是导致依从性差的潜在因素。痴呆症、居住在疗养院、医疗服务可获得性(相对于医疗从业者而言)较差也与依从性较差有关。

有效的沟通也被认为是患者坚持治疗的重要决定因素。有效、适当的医患互动可以改善患者依从性,消除患者对正在治疗的疾病或使用药物的误解也可以改善依从性[47-49]。如果患者清楚地了解使用药物的原因、正确的药物剂量和药物治疗时长,以及不服用药物的潜在风险,则他们更有可能继续治疗。

60.5 提高依从性的策略

既往研究表明,不依从性是可以改善的。最近发表的探讨药物依从性随机对照试验的系统综述,揭示了以下有效的干预策略,包括:①促进医患之间的沟通;②使用移动医疗技术,强调双向沟通;③提供生活方式和行为咨询的同时对患者进行教育;④提供心理社会支持[50]。FAME研究的调查人员采用了由患者教育、药剂师定期随访,以及特殊包装的药物三者为一的综合干预策略,该策略可改善随机分配至干预组患者的药物依从性和血压水平[51]。

60.6 结论

迄今为止的文献表明,改善药物依从性在临床实践中很重要。一旦确定,临床医师应该让患者参与药物依从障碍的讨论,并提出改善用药依从性的策略。

60.7 未来方向

对治疗质量的评估不仅包括药物处方的完整性,还包括医师处方的药物剂量是否合适。此外,应努力改进治疗质量,将药物依从性作为二级预防的一个关键组成部分。治疗质量改进干预措施需要以患者为重点,而不仅仅是医院和临床医师,这也与构建"以患者为中心"的医疗保健系统的需要相一致。心脏康复可以帮助患者坚持用药,然而不坚持用药的患者接受心脏康复后的现状也未达预期。

临床意义

- 改善医患沟通可以提高患者用药依从性和临床结局。
- 临床医师应该为患者提供生活方式和行为咨询,以提高患者依从性。
- 临床实践中应常规评估药物依从性。
- 在大多数临床情境中,应提供改善用药依从性的策略。

(Ozlem Bilen, MD and Nanette K.Wenger, MD, MACC, MACP, FAHA, MD, FACC 著

樊晓寒 译 李若溪 校)

参考文献

1. Bristow MR, Gilbert EM, Abraham WT, Adams KF, Fowler MB, Hershberger RE, et al. Carvedilol produces dose-related improvements in left ventricular function and survival in subjects with chronic heart failure. MOCHA Investigators. *Circulation.* 1996;94(11):2807–16.
2. Packer M, Poole-Wilson PA, Armstrong PW, Cleland JG, Horowitz JD, Massie BM, et al. Comparative effects of low and high doses of the angiotensin-converting enzyme inhibitor, lisinopril, on morbidity and mortality in chronic heart failure. ATLAS Study Group. *Circulation.* 1999;100(23):2312–8.
3. Svanstrom H, Pasternak B, Hviid A. Association of treatment with losartan vs candesartan and mortality among patients with heart failure. *JAMA.* 2012;307(14):1506–12.
4. Murphy SA, Cannon CP, Wiviott SD, de Lemos JA, Blazing MA, McCabe CH, et al. Effect of intensive lipid-lowering therapy on mortality after acute coronary syndrome (a patient-level analysis of the Aggrastat to Zocor and Pravastatin or Atorvastatin Evaluation and Infection Therapy-Thrombolysis in Myocardial Infarction 22 trials). *Am J Cardiol.* 2007;100(7):1047–51.
5. Cannon CP, Braunwald E, McCabe CH, Rader DJ, Rouleau JL, Belder R, et al. Intensive versus moderate lipid lowering with statins after acute coronary syndromes. *N Engl J Med.* 2004;350(15):1495–504.
6. Bristow MR, O'Connell JB, Gilbert EM, French WJ, Leatherman G, Kantrowitz NE, et al. Dose-response

of chronic beta-blocker treatment in heart failure from either idiopathic dilated or ischemic cardiomyopathy. Bucindolol Investigators. *Circulation.* 1994;89(4):1632–42.
7. Krumholz HM, Anderson JL, Bachelder BL, Fesmire FM, Fihn SD, Foody JM, et al. ACC/AHA 2008 performance measures for adults with ST-elevation and non-ST-elevation myocardial infarction: A report of the American College of Cardiology/American Heart Association Task Force on Performance Measures (Writing Committee to develop performance measures for ST-elevation and non-ST-elevation myocardial infarction): Developed in collaboration with the American Academy of Family Physicians and the American College of Emergency Physicians: Endorsed by the American Association of Cardiovascular and Pulmonary Rehabilitation, Society for Cardiovascular Angiography and Interventions, and Society of Hospital Medicine. *Circulation.* 2008;118(24):2596–648.
8. Peterson ED, Roe MT, Mulgund J, DeLong ER, Lytle BL, Brindis RG, et al. Association between hospital process performance and outcomes among patients with acute coronary syndromes. *JAMA.* 2006;295(16):1912–20.
9. Yang Z, Olomu A, Corser W, Rovner DR, Holmes-Rovner M. Outpatient medication use and health outcomes in post-acute coronary syndrome patients. *Am J Manage Care.* 2006;12(10):581–7.
10. Kramer JM, Hammill B, Anstrom KJ, Fetterolf D, Snyder R, Charde JP, et al. National evaluation of adherence to beta-blocker therapy for 1 year after acute myocardial infarction in patients with commercial health insurance. *Am Heart J.* 2006;152(3):454 e1–8.
11. Newby LK, LaPointe NM, Chen AY, Kramer JM, Hammill BG, DeLong ER, et al. Long-term adherence to evidence-based secondary prevention therapies in coronary artery disease. *Circulation.* 2006;113(2):203–12.
12. Arnold SV, Spertus JA, Masoudi FA, Daugherty SL, Maddox TM, Li Y, et al. Beyond medication prescription as performance measures: Optimal secondary prevention medication dosing after acute myocardial infarction. *J Am Coll Cardiol.* 2013;62(19):1791–801.
13. Viskin S, Kitzis I, Lev E, Zak Z, Heller K, Villa Y, et al. Treatment with beta-adrenergic blocking agents after myocardial infarction: From randomized trials to clinical practice. *J Am Coll Cardiol.* 1995;25(6):1327–32.
14. Melloni C, Shah BR, Ou FS, Roe MT, Smith SC, Jr., Pollack CV, Jr., et al. Lipid-lowering intensification and low-density lipoprotein cholesterol achievement from hospital admission to 1-year follow-up after an acute coronary syndrome event: Results from the Medications AppIIed aNd SusTAINed Over Time (MAINTAIN) registry. *Am Heart J.* 2010;160(6):1121–9, 9 e1.
15. Saczynski JS, Lessard D, Spencer FA, Gurwitz JH, Gore JM, Yarzebski J, et al. Declining length of stay for patients hospitalized with AMI: Impact on mortality and readmissions. *Am J Med.* 2010;123(11):1007–15.
16. Phillips LS, Branch WT, Cook CB, Doyle JP, El-Kebbi IM, Gallina DL, et al. Clinical inertia. *Ann Intern Med.* 2001;135(9):825–34.
17. Peikes D, Chen A, Schore J, Brown R. Effects of care coordination on hospitalization, quality of care, and health care expenditures among Medicare beneficiaries: 15 randomized trials. *JAMA.* 2009;301(6):603–18.
18. Ziemer DC, Doyle JP, Barnes CS, Branch WT, Jr., Cook CB, El-Kebbi IM, et al. An intervention to overcome clinical inertia and improve diabetes mellitus control in a primary care setting: Improving Primary Care of African Americans with Diabetes (IPCAAD) 8. *Arch Intern Med.* 2006;166(5):507–13.
19. Du L, Cheng Z, Zhang Y, Li Y, Mei D. The impact of medication adherence on clinical outcomes of coronary artery disease: A meta-analysis. *Eur J Prev Cardiol.* 2017;24(9):962–70.
20. Bansilal S, Castellano JM, Garrido E, Wei HG, Freeman A, Spettell C, et al. Assessing the impact of medication adherence on long-term cardiovascular outcomes. *J Am Coll Cardiol.* 2016;68(8):789–801.
21. http://www.who.int/chp/knowledge/publications/adherence_full_report.pdf?ua=1. Accessed date: 11/2/2017.
22. Dunbar-Jacob J, Bohachick P, Mortimer MK, Sereika SM, Foley SM. Medication adherence in persons with cardiovascular disease. *J Cardiovasc Nurs.* 2003;18(3):209–18.
23. Ho PM, Bryson CL, Rumsfeld JS. Medication adherence: Its importance in cardiovascular outcomes. *Circulation.* 2009;119(23):3028–35.
24. Lee HY, Cooke CE, Robertson TA. Use of secondary prevention drug therapy in patients with acute coronary syndrome after hospital discharge. *J Manage Care Pharm.* 2008;14(3):271–80.
25. Ho PM, Magid DJ, Shetterly SM, Olson KL, Maddox TM, Peterson PN, et al. Medication nonadherence is associated with a broad range of adverse outcomes in patients with coronary artery disease. *Am Heart J.* 2008;155(4):772–9.
26. Eagle KA, Kline-Rogers E, Goodman SG, Gurfinkel EP, Avezum A, Flather MD, et al. Adherence to evidence-based therapies after discharge for acute coronary syndromes: An ongoing prospective, observational study. *Am J Med.* 2004;117(2):73–81.
27. Harder S, Thurmann P, Thierolf C, Klepzig H. Prescription of cardiovascular drugs in outpatient care: A survey of outpatients in a German university hospital. *Int J Clin Pharmacol Ther.* 1998;36(4):195–201.
28. Roe CM, Motheral BR, Teitelbaum F, Rich MW. Compliance with and dosing of angiotensin-converting-enzyme inhibitors before and after hospitalization. *Am J Health Syst Pharm.* 2000;57(2):139–45.
29. Jones JK, Gorkin L, Lian JF, Staffa JA, Fletcher AP. Discontinuation of and changes in treatment after start of new courses of antihypertensive drugs: A study of a United Kingdom population. *BMJ.* 1995;311(7000):293–5.
30. Krumholz HM, Vaccarino V, Ellerbeck EF, Kiefe C, Hennen J, Kresowik TF, et al. Determinants of appropriate use of angiotensin-converting enzyme inhibitors after acute myocardial infarction in persons > or = 65 years of age. *Am J Cardiol.* 1997;79(5):581–6.
31. Benjamin EJ, Blaha MJ, Chiuve SE, Cushman M, Das SR, Deo R, et al. Heart disease and stroke statistics-2017 update: A report from the American Heart Association. *Circulation.* 2017;135(10):e146–e603.
32. Aiello A, Cristofaro M, Carrozza F, Verdone F, Carile L. [Lymphocyte subpopulations and the soluble interleukin-2 receptor in Hashimoto's thyroiditis and subacute thyroiditis]. *Clin Ter.* 1990;133(6):401–4.
33. Mann DM, Allegrante JP, Natarajan S, Halm EA, Charlson M. Predictors of adherence to statins for primary prevention. *Cardiovasc Drugs Ther.* 2007;21(4):311–6.
34. Ho PM, Spertus JA, Masoudi FA, Reid KJ, Peterson ED, Magid DJ, et al. Impact of medication therapy discontinuation on mortality after myocardial infarction. *Arch Intern Med.* 2006;166(17):1842–7.
35. Melnikow J, Kiefe C. Patient compliance and medical research: Issues in methodology. *J Gen Intern Med.* 1994;9(2):96–105.
36. Schmittdiel JA, Nichols GA, Dyer W, Steiner JF, Karter AJ, Raebel MA. Health care system-level factors associated with performance on Medicare STAR adherence metrics in a large, integrated delivery system. *Med Care.* 2015;53(4):332–7.
37. Pinikahana J. Socio-cultural factors associated with malaria transmission: A review. *Indian J Malariol.* 1992;29(2):121–6.
38. Robles S, Anderson GF. Continuity of care and its effect on prescription drug use among Medicare beneficiaries with hypertension. *Med Care.* 2011;49(5):516–21.
39. Hughes SG. Prescribing for the elderly patient: Why do we need to exercise caution? *Br J Clin Pharmacol.* 1998;46(6):531–3.
40. Marcum ZA, Driessen J, Thorpe CT, Gellad WF, Donohue JM. Effect of multiple pharmacy use on medication adherence and drug-drug interactions in older adults with Medicare Part D. *J Am Geriatr Soc.* 2014;62(2):244–52.
41. Maher RL, Hanlon J, Hajjar ER. Clinical consequences of polypharmacy in elderly. *Expert Opin Drug Saf.* 2014;13(1):57–65.
42. Choudhry NK, Avorn J, Glynn RJ, Antman EM, Schneeweiss S, Toscano M, et al. Full coverage for preventive medications after myocardial infarction. *N Engl J Med.* 2011;365(22):2088–97.
43. Wolf MS, Curtis LM, Waite K, Bailey SC, Hedlund LA, Davis TC, et al. Helping patients simplify and safely use complex prescription regimens. *Arch Intern Med.* 2011;171(4):300–5.
44. Choudhry NK, Krumme AA, Ercole PM, Girdish C, Tong AY, Khan NF, et al. Effect of reminder devices on medication adherence: The REMIND randomized clinical trial. *JAMA Intern Med.* 2017;177(5):624–31.
45. Choo PW, Rand CS, Inui TS, Lee ML, Cain E, Cordeiro-Breault M, et al. Validation of patient reports, automated pharmacy records, and pill counts with electronic monitoring of adherence to antihypertensive therapy. *Med Care.* 1999;37(9):846–57.

46. Ziegelstein RC, Bush DE, Fauerbach JA. Depression, adherence behavior, and coronary disease outcomes. *Arch Intern Med*. 1998;158(7):808–9.
47. Wang PS, Bohn RL, Knight E, Glynn RJ, Mogun H, Avorn J. Noncompliance with antihypertensive medications: The impact of depressive symptoms and psychosocial factors. *J Gen Intern Med*. 2002;17(7):504–11.
48. Avorn J, Monette J, Lacour A, Bohn RL, Monane M, Mogun H, et al. Persistence of use of lipid-lowering medications: A cross-national study. *JAMA*. 1998;279(18):1458–62.
49. Haynes RB, McKibbon KA, Kanani R. Systematic review of randomised trials of interventions to assist patients to follow prescriptions for medications. *Lancet*. 1996;348(9024):383–6.
50. Zullig LL, Ramos K, Bosworth HB. Improving medication adherence in coronary heart disease. *Curr Cardiol Rep*. 2017;19(11):113.
51. Lee JK, Grace KA, Taylor AJ. Effect of a pharmacy care program on medication adherence and persistence, blood pressure, and low-density lipoprotein cholesterol: A randomized controlled trial. *JAMA*. 2006;296(21):2563–71.

第 61 章 | 利用数字健康技术降低二级预防中心血管疾病风险

目录

要点／955

61.1 前言／955

61.2 基于家庭的心脏康复和二级预防模型的作用和有效性／957

61.3 数字健康技术在生活方式干预和CVD二级预防中的有效性／958

61.4 数字健康时代的医疗模式转型／960

61.5 基于证据的，数字化健康技术支持的CVD风险降低项目的案例研究／961

临床意义／964

参考文献／965

要　点

- 一系列结合了新型数字健康技术的二级预防模式已经被用来纠正传统心脏康复模式中使用率较低的问题,以及被用来提供可持续、基于循证依据的二级预防交付模式。
- 尽管现有的研究存在许多缺陷和局限,但目前的证据仍然证实,数字健康技术在促进生活方式改变和降低心血管疾病(CVD)风险方面有巨大的潜在优势。
- 当与基于证据的行为改变策略和医患之间的直接干预相结合时,数字健康干预似乎才是最有效的。
- 需要更多的研究和制定更多的健康政策,将数字健康技术减少 CVD 风险变成现实。

61.1 前言

虽然在日常医疗实践中,二级预防有充分的临床依据,但研究表明,医师往往未能提供有效降低 CVD 风险的建议,即使提供了,患者也很难去改变生活方式和遵医嘱按时服药[1,2]。显然,为了实现美国心脏协会(American Heart Association,AHA)在 2020 年将心血管疾病和卒中死亡人数减少 20% 的目标,需要通过健康行为管理、控制风险因素来强调二级预防[3]。

以医院和诊所为基础的门诊心脏康复较常规照护更能减少发病率、再住院率和死亡率[4-7]。美国心脏协会(AHA)和美国心脏病学会(American College Of Cardiology,ACC)最近的二级预防指南都对心脏康复转诊进行了 I 级推荐(即有证据的和普遍同意干预是有益的、有用的和有效的)[4-6]。然而,尽管获益证据充分,心脏康复的应用率仍然很低[4-9]。针对传统康复策略参与率和完成率低的问题,目前已经提出了多种措施。包括用一系列基于家庭和社区的替代性二级预防与新技术相结合的模式来降低 CVD 风险[4,5,10-12]。

现代心血管医疗行业是一个"高科技"行业[13]。根据 ACC 卫生政策声明和护理系统工作组 2017 年的报告[14],近期心血管保健转型的关键技术创新有:①数字健康,包括智能手机、可穿戴设备、传感器和其他电子技术;②大数据,包括利用人工智能(artificial intelligence,AI)、机器学习(machine learning,MI)和自然语言处理技术汇总大量结构化和非结构化的健康信息;③精准医疗,针对个体的风险识别和健康因素、致病因素的确定。正如 ACC 总结的那样,数字健康、大数据和精准医疗领域的创新和发展之间的内在联系如图 61-1-1 所示。在本章中,我们主要阐述如何使用数字健康来促进心血管疾病风险的降低。

AHA 2015 年发表声明,使用移动健康预防心血管疾病的方法称作电子健康(也称为数字健康),将其定义为使用新兴的通信和信息技术,特别是互联网技术,来改善健康和医疗保健的行为。同时将

mHealth 定义为电子健康的一部分,涉及使用移动计算和通信技术提供医疗服务和信息(参见表 61-1-1 中的常用术语词汇表)[15]。从娱乐到聚会、旅行、新闻和金融,电子技术已经彻底改变了社会和经济的方方面面。移动设备和互联网的无处不在,它整合了远程医疗、视频会议、短信、社交网络、移动电话应用程序(application,App)等技术,以及来自电子病历、血压监测仪、电子秤、血糖仪、心率监测仪、活动跟踪器和其他可穿戴设备数据的数字健康干预措施,现在正迅速成为传统心脏康复计划交付模式不可或缺的组成部分,尤其是家庭替代性心脏康复/二级预防。

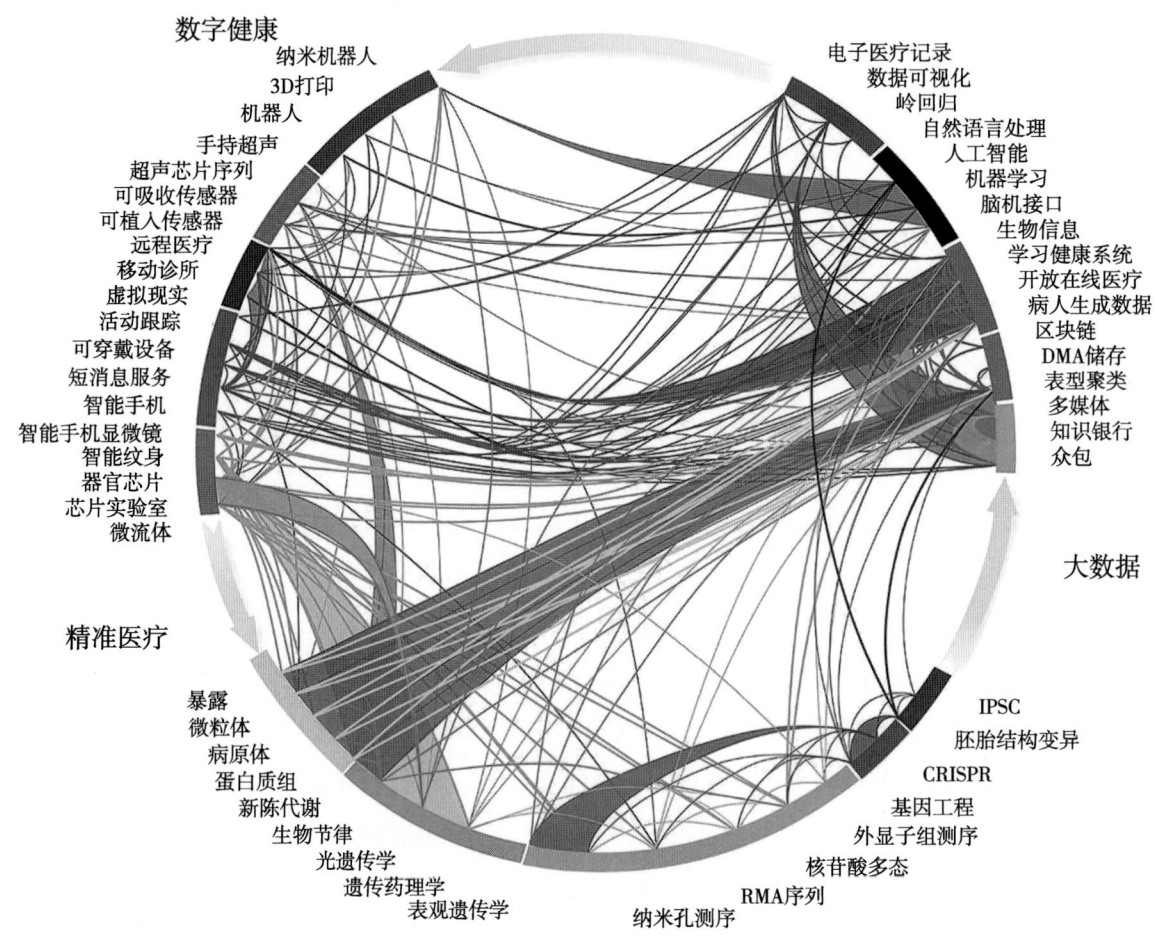

图 61-1-1　数字健康

缩写:3D. 三维;CRISPR. 规律成簇间隔短回文重复序列;DNA. 脱氧核糖核酸;IPSC. 诱导多能干细胞;RNA. 核糖核酸;SNP. 单核苷酸多态性;WG. 全基因组测序。

资料来源:Bhavnani SP,Parakh K,Atreja A,et al.,J am Coll Hearol 2017;70:2696-2718.

表 61-1-1　常用数字健康术语表

术语	说明
eHealth	电子健康,或数字健康,是利用新兴的通信和信息技术,特别是互联网技术改善健康和进行保健
mHealth	eHealth 的一部分,使用移动计算机和通信技术(例如,手机、可穿戴式传感器)获取健康服务和信息

续表

术语	说明
智能手机	具有移动操作系统和集成移动宽带蜂窝电话的手持式个人计算机,支持语音、SMS 和 Internet 数据通信连接;大多数(可能不是全部)智能手机也支持无线上网
SMS	短信服务,移动设备的文本消息服务组件,它使用标准化的通信协议来允许移动电话设备交换短消息。使用术语"文本消息"和"文本发送"可互换消息,术语"文本消息"指的是个人讯息已发送
MMS	多媒体信息服务,SMS 的下一代,MMS 允许移动电话用户进行手机或相机拍摄的视频交换
App	App 是应用程序的缩写,相当于软件程序。尽管 App 可以指代任何硬件平台的程序,但通常指的是移动设备(例如,智能手机、平板电脑)中的应用
无线技术	无线技术意味着不通过电线接收和发送信息(例如,通过无线电波收送信息)
Wi-Fi	一种无线联网络技术,允许计算机和其他设备通过无线信号进行通信
蓝牙	这项无线技术可以在兼容蓝牙的设备之间进行通信。用于短距离台式机和笔记本电脑、鼠标、数码相机、扫描仪、手机、耳机和打印机等
操作系统(OS)	操作系统是与硬件进行通信并允许其他程序运行的软件。常见的移动操作系统包括 Android、iOS 和 Windows
iOS	苹果公司开发的移动操作系统。它最初被称 iPhone OS,但在 2009 年 6 月更名为 iOS。iOS 当前可在 iPhone、iPod Touch 和 iPad 上运行
Android OS	由 Google 和 Open Handset Alliance 开发的基于 Linux 的移动蜂窝手机开源平台,Android 1.0 于 2008 年 9 月发布
带宽	在计算机网络中,带宽用作数据传输速率的代名词,即可以传输的数据量。在给定的时间段(通常为 1 秒)内从一个点传输到另一个点。网络带宽通常以每秒位数(bps)表示;现代网络的速度通常为每百万比特每秒(兆位每秒或 Mbps)或数十亿位每秒(千兆位每秒或 Gbps)

资料来源:Burke LE,et al.,Circulation 2015;32:1157-213.

61.2　基于家庭的心脏康复和二级预防模型的作用和有效性

2017 年 Cochrane 系统性综述分析了来自 23 个随机对照试验、共 2 890 例患者的数据,比较了在心肌梗死后或患有心绞痛、心力衰竭或接受冠状动脉血运重建的成人中,基于家庭和有监测的康复中心的心脏康复效果[16]。在综述中,基于家庭的心脏康复被定义为对参与者有明确目标的结构化计划(包括运动训练),包括监测、面对面随访、短信或电话随访,或者至少要有自我监测日记。结果发现,无论是短期(3~12 个月)还是长期(24 个月),总死亡率、心脏事件、运动耐力、多种可改变的 CVD 危险因素以及与健康相关的生活质量在 2 组中都没有区别。作者总结,虽然有必要进行更多的研究,但他们的数据支持了之前的结论,即基于家庭和基于康复中心的心脏康复似乎同样有效。

在 2011 年的一份会长建议[4]中,AHA 将新兴的、以技术为基础的心脏康复方法,如基于家庭、以电话和物联网为媒介的二级预防项目确定为未来的优先计划。根据这一建议,美国国家心肺血液研究所在2017年发布了一份融资机会公告,重点是通过使用更新的、基于技术的替代交付模式来提高心脏康复的利用率[17]。

在最近一项涉及12 984名患者,关于使用传统心脏康复项目的多中心研究中,很少有患者在康复结束时,所有心血管危险因素控制达到目前建议的理想水平[18]。这些数据强调,需要持续监测和强化干预,以降低大多数完成传统心脏康复计划的患者的心血管风险。除将其用作传统方案的替代方案以外,还可以利用基于家庭的包含新型数字健康技术的方案,在完成传统心脏康复后提供持续的二级预防干预[18]。

61.3 数字健康技术在生活方式干预和CVD二级预防中的有效性

2020年全球手机用户达47.8亿,占人口比61.65%。根据皮尤研究中心(Pew Research Center,PRC)2014年的统计数据,家庭年收入低于3万美元的人群中,几乎一半拥有智能手机,这对解决心脏康复问题和缩小二级预防服务方面的差距尤为重要[15]。此外,智能手机拥有率最高的是西班牙语裔(61%)和非裔美国人(59%)。与白人相比,西班牙语裔和非裔美国人更有可能会依赖智能手机来获取有关健康状况的信息[15]。因此,与之前的许多弱势群体无法接入互联网和使用计算机不同,智能手机已在人群中普及,包括少数族裔以及年龄较大、社会经济地位较低和可能更需要二级预防干预的其他人群[15]。

2015年AHA关于消费者使用移动医疗的科学声明回顾了使用mHealth预防心血管疾病的文献。作者检索了美国和其他发达国家2004—2014年之间用英文报告的成人研究(不包括有青少年参与的戒烟项目)。对使用mHealth改善体重管理、参与体力活动、戒烟、糖尿病自我管理、高血压护理和血脂异常管理方面的研究进行了评价,总结了理论上的欠缺,并对未来的研究提出了建议。文献搜索发现了各种各样的mHealth产品(例如,2015年4月在谷歌和iTunes App Store上进行的搜索发现了4 000多个减重相关应用和6 000多个运动相关应用),但关于其有效性的公开数据明显不足。值得注意的是几个共同的问题,包括:①研究设计问题,在没有对照组或随机对照组的情况下使用前后对照研究,依赖自我报告的数据,没有使用意向性治疗分析,在有动机的参与者和特定的环境中进行评估,以及研究持续时间不长;②用单一的数字保健技术与常规保健进行比较,而不是将各种数字保健技术进行头对头比较;③未回答关于产品安全性的问题;④无法证明干预措施中的哪些组成部分是成功的关键,或者特定数字健康产品的影响是否取决于使用或交付模式;⑤缺乏关于如何最好地将数字健康技术纳入更广泛的医疗协作模式的数据。即使有上述局限性,作者仍然认为基于目前的证据,移动技术在帮助改变生活方式方面具有巨大的潜力,目前缺乏充分的证据,但不应被视作缺乏有效性。关于后者,作者强调,医疗保健专业人员应该转而接受挑战,提供关于数字健康技术有效性所需的证据,以及如何在日常临床实践中最好地采用这些技术,以优化健康管理[15]。

2016年,Afshin等对新的信息和通信技术降低非传染性疾病风险有效性的科学证据进行整合和分级[21]。作者系统回顾了PubMed上关于互联网、手机、个人传感器或独立计算机软件对饮食、体力活动、肥胖、烟草或酒精使用的影响的研究。他们纳入了所有1990年1月—2013年11月在普通健康成人中进行的干预性、前瞻性观察研究。采用 AHA 标准对证据强度进行分级。作者从 8 654 篇摘要中确定了 224 篇相关文章,其中有关互联网和移动干预的文章最为常见。互联网干预改善饮食($n=20$;AHA 证据等级ⅡA级,即:证据/意见倾向于有用和有效;进行干预是合理的;证据来自多个随机临床试验)、体力活动($n=33$)、肥胖($n=35$)、吸烟($n=22$)和过量饮酒($n=47$)(AHA 证据等级 IA),即:有证据或普遍同意干预是有益的、有用的和有效的;应该进行干预,证据来自多个随机临床试验。移动干预改善体力活动($n=6$)和肥胖($n=3$)(AHA 证据等级 IA)。证据的局限在于持续时间相对较短(一般不到 6 个月,几乎都不到 1 年),干预内容/强度的异质性,以及数据来自中低收入国家。作者得出结论,互联网和移动干预在长达 1 年的时间内改善了重要的生活方式行为,但需要长期干预来评估可持续性。有趣的是,作者还观察到:①使用基于证据的行为改变策略可以提高互联网和移动干预的有效性(例如,在饮食/肥胖研究中,如果采用多种沟通方式,使用特定的信息,并将目标设定和自我监控结合起来,那么干预就会更有效;在体力活动研究中,基于行为变化的心理学理论开发互联网干预内容可以提高有效性和参与度);②与医疗服务提供者的互动可以提高干预的成功率(例如,在戒烟研究中,如果有吸烟者与其医疗服务提供者之间的直接互动,干预措施往往会更有效)。

2017 年,Khan 等回顾了关于利用包括短信、智能手机、应用程序和可穿戴设备等数字健康技术促进生活方式改变和药物依从性的最新研究结果[20]。总结如下:①目前的文献表明,无论是在资源丰富还是有限的情况下,数字健康技术都很可能在未来的心血管疾病管理、降低风险和提供医疗保健方面发挥重要作用;②数字健康技术研究无论从现有数据还是从研究开展方式的方法论来看,都仍处于初级阶段;③支持采用现有干预措施的大规模研究证据有限;④需要进行更多的临床研究和医疗政策改革,将新型数字健康技术的承诺变为现实;⑤由于许多新的数字健康干预措施绕过了美国 FDA 的批准,学术医疗中心和专业医疗组织应该为消费者/患者提供更广泛的指导。作者同时也透露出担心,由于数字健康技术的发展往往是由非临床医师推动的,与日常临床工作的结合可能会存在挑战。此外,由于电子病历越来越多地占用临床医师的时间,医师们处理和应对数字健康相关数据的精力可能有限[20]。

通过对 2002—2016 年的数据库进行全面搜索,Park 等对用手机进行心血管疾病二级预防的研究进行了定量的系统评价[22]。对确定的研究进行了批判性评估,提取和总结了相关的特征和结果。绝大多数研究(28 项研究中的 22 项,79%)表明,通过手机短信、移动应用程序和远程监测在改善结果方面是有效的。与成功干预相关的关键因素包括个体化信息、量身定制的建议和更高的参与度(例如双向短信和更高频率的信息),以及多种数字健康模式的使用。总体而言,短信似乎比基于智能手机的干预更有效。根据他们的观察和经验,作者推测,未来的移动健康干预可能会使用不同技术的组合(例如普通手机、智能手机、计算机和平板电脑)。随着智能手机的普及,移动健康应用程序可能会扩大与社交媒体的连接,最大限度地提高消费者参与度。然而,在这样做的过程中,隐私和安全问题需要得到充分的解决[22]。

从可穿戴技术的角度来看,腕式心率监测器的使用与家庭心脏康复项目和运动处方息息相关。Wang 等最近在 50 名健康成人中比较了 4 种流行的腕式心率监测仪(即 Fitbit Charge HR、Apple Watch、Mio Alpha 和 Basis Peak)与标准心电图肢体导联和 Polar H7 胸带监护仪相比的准确性[23]。研究人员评估了参与者在静息状态以及跑步机时速为 3.2km/h、4.8km/h、6.4km/h、8.0km/h 和 9.6km/h 状态下的心率。参与者在每种速度下运动 3min 以达到稳定状态，并在 3min 时记录即时心率。在跑步后，记录休息 30s、60s 和 90s 时的心率。当与心电图测量的心率相比较时，心率监测仪通过一致性相关系数评估的准确性是可变的。在 4 种手腕佩戴设备中，Apple Watch 和 MiO Fuse 的准确度最高，一致性相关系数为 0.91；而 Fitbit Charge HR 和 Basis Peak 的一致性相关系数分别为 0.84 和 0.83。Polar H7 一致性相关系数为 0.99，手腕佩戴的设备都没有 Polar H7 胸带监护仪那么准确。一般来说，戴在手腕上的监测仪在休息时精确度最好，在运动时精确度会降低。Basis Peak 高估了中等运动时的心率，在 3.2km/h 和 4.8km/h 的中位数差值分别为 -8.9 次/min（$P<0.001$）和 -7.3 次/min（$P=0.001$），而 Fitbit Charge HR 低估了高强度运动时的心率，中位数差值在 6.4km/h 和 9.6km/h 分别为 7.2 次/min（$P<0.001$）和 6.4 次/min（$P<0.001$）。分析进一步表明，运动期间中等心率范围内容易发生变异，而两端心率变异性较小。Apple Watch 和 MiO Fuse 有 95% 的差值落在心电图的 -27 次/min 和 +29 次/min 内，Fitbit Charge HR 有 95% 的差值在 -34 次/min 和 +39 次/min 之间，而 Basis Peak 的对应值在 -39 次/min 和 +33 次/min 内。研究人员得出结论，当必须进行准确的心率测量时，应使用含电极的胸部监护仪。他们进一步建议，由于心脏病患者越来越依赖心率监测仪来保证心率维持在规定的目标心率范围内，因此在这类患者中对这些设备进行适当的验证是当务之急。

61.4 数字健康时代的医疗模式转型

新近迅速发展的技术创新有可能在从基于数量的医疗向基于价值的医疗保健转变中发挥关键作用。但是，正如 ACC 卫生政策声明和护理系统工作团队在 2017 年的报告中强调的那样[14]，技术转型通常发生得太快，以至于现有的医疗保健实践无法跟上步伐，导致新技术的发展速度与医疗系统结合和利用新技术之间不匹配。因此，尽管已在数字健康技术上投入数十亿美元，但医疗保健的数字化转型仍然落后于其他行业的转型速度[13,14]。

在 2017 年 ACC 特别工作组报告发布的同时，Walsh 和 Rumsfeld 提出了以下医疗保健在采用新技术方面落后于其他行业的关键原因：①保健不是娱乐；医疗系统极为复杂，根本无法快速吸收和创新；②医疗保健的风险非常高，是涉及生死存亡的决定，因此，在临床广泛采用之前，理所当然地需要令人信服的证据；③许多科技公司缺乏必要的临床洞察力；④虽然电子医疗记录是医疗保健数字化转型的第一步，但总是充斥着对电子记录的不满和批评，许多医师认为引入电子医疗记录是一个重大失误；⑤数字健康公司往往害怕进入医疗监管流程，许多公司选择不将创新瞄准临床医师 - 患者界面，而是仅开发消费产品；⑥在医疗服务的数字健康转型过程中，很大程度上存在不一致的激励措施或支付模式。为了加速医疗改革的创新，ACC 启动了创新战略的初始阶段，该战略倡导数字医疗技术必须有效和安全，提高医疗效率，改善患者与临床医师的互动，并由适当的支付模式支持[13,14]。

在将数字健康技术作为替代二级预防模式的一个组成部分进行部署时，应考虑到 ACC 提出的以下主要建议：①心脏康复和二级预防计划应重新设计，来满足患者的广泛需求，并在传统临床中心以外提供更灵活的计划,以提高可获得性、依从性和有效性;②这种替代方法不应取代传统方法,而应用于吸引许多目前没有参与的患者,并在传统的现场心脏康复计划完成后提供持续的监测和治疗;③传统方法的替代策略应符合可靠的质量标准,需要根据每种模式特点,对现有标准进行改制;④在同行评议期刊上的临床研究结果被证明有效之前,任何新的方法都不应该广泛实施;⑤第三方付款人应该支付基于证据的替代交付模式的费用,这种模式在已发表的同行评议的临床试验中被证明有效,例如混合程序、基于家庭的模型和基于电话/互联网的模型。

61.5 基于证据的,数字化健康技术支持的 CVD 风险降低项目的案例研究

在 2007 年,ACC 发起了以患者为中心的 CardioSmart 护理倡议,以改善患者的沟通、教育和提高参与度[24]。CardioSmart 是心脏病学诊室或医院的延伸,保持医疗团队和患者在门诊就诊期间的合作关系。最近的几项 CardioSmart 计划包括由商业供应商(INTERVENT International)提供的循证远程健康指导干预,该计划利用了多种数字健康技术,并已被证明对患有或处于 CVD 高风险的人群有效[24-26]。

数字技术支持的远程健康指导计划的主要目标是帮助参与者:①做出并坚持有意义的、基于证据的生活方式改变(特别是定期运动/体力活动、健康营养、体重管理、压力管理和戒烟);②了解心血管疾病风险因素并掌握适当的自我管理技能(包括了解不良症状/体征、何时联系医师、提高服药依从性和避免再次住院);③解决预防护理方面的差距(例如,遵守建议的预防性筛查/检测/免疫接种);④遵守处方药物和常规医疗的其他方面。远程健康指导通过使用正式、结构化、系统的方法以及严格的质量保证协议来实现这些目标并帮助确保获得临床上有意义/可重复的结果。图 61-5-1 总结了该计划的核心组件及其交付所涉及的关键步骤。

远程健康指导干预不是单一的创新;相反,这是由多种新方法和数字健康技术协同作用,提供全面的降低心血管疾病风险服务和实现可重复性治疗。远程健康指导干预有许多创新,包括:

1. 一项以家庭为基础的,最初基于斯坦福冠状动脉疾病风险干预项目[27]中部署的协议/程序,在随后超过 20 年的时间里得到了完善,它不仅涉及规定的体力活动/运动训练,而且还涉及心脏康复/二级预防计划的其他许多重要组成部分。这些组成部分包括,通过教育和以行为为导向的健康指导、压力/情绪健康干预、症状管理、遵从基于证据的降低心血管疾病风险药物处方、推荐的预防性测试/免疫,以及常规医疗护理的其他方面,来降低多种心血管疾病风险。该项目在美国各地每天都在使用(包括英语和西班牙语版本)。

2. 多种新兴的数字健康技术,包括远程医疗、视频会议、文本消息、社交网络、在线智能手机应用、娱乐化学习,以及整合来自电子病历、血压监测仪、电子秤、血糖仪、心率监测仪、活动跟踪器和其他可穿戴设备/传感器的数据。虽然远程健康指导计划结合了多种数字技术,但无法使用这些技术的人仍

然能够参与并得到临床益处,使干预措施广泛适用于服务不足的人群。事实上,参加的最低要求是能接入电话。所有核心参与者教育材料都有硬盘拷贝格式、交互式在线格式(使健康教练可以访问参与者完成的在线活动)和音频格式(针对语言学习者以及文盲或视力受损者)。无需特殊资源(如健身器材或成为健身中心会员),但参与者可以选择使用各种可穿戴/监控设备,并将其与课程辅导门户网站同步。

步骤1:参与者识别和登记
医师通过各种方法转诊患者,包括通过智能手机应用程序和电子病历
还可以使用多个数据源识别潜在参与者,例如健康风险评估、实验室数据、医疗/药房索赔数据以及可穿戴设备/其他设备的数据

↓

步骤2:摄入评估和风险分层
参与者可以直接将自我报告的数据(包括病史、风险因素、生活习惯和改变意愿)输入该计划的HIPPA兼容、安全、移动设备(IOS和Android手机、平板电脑等)或面向参与者的在线门户
数据从多个来源整合到参与者的记录中,包括电子医疗记录、实验室数据、医疗/药房索赔数据以及可穿戴设备/其他设备
自动风险分层算法决定了远程健康指导干预的最合适的性质和强度

↓

步骤3:制订目标和行动计划
基于摄入量评估和人工智能的应用
针对多种心血管疾病风险设置计算机生成的、个性化的短期和长期目标
制订行动计划以帮助参与者实现他们的短期/长期目标
除了行为改变,移动计划还确定了特定预防筛查、免疫接种、其他自我护理活动和医生转诊的需要(例如,改变药物以优化心血管疾病风险降低,包括他汀类药物、抗高血压药、降血糖药和抗血小板药)

↓

步骤4:审查/修订目标和行动计划
健康教练可以修改计算机生成的目标和行动计划
参与者可以通过网页访问他们的目标/行动计划报告
如果行动计划包括转诊给医师/医疗保健提供者,健康教练会强调重要性,促进转诊,并在计划的符合HIPPA、安全的在线门户中记录转诊的结果

↓

步骤5:行动计划的实施
在课程在线辅导门户网站的指导下,使用从多个成熟的行为改变模型(如社会学习理论、动机访谈、单一概念学习和改变阶段模型衍生的行为干预、教练帮助参与者实施他们的个性化行动计划)
辅导在主动、正式、一对一、简短(同时持续15~30分钟)、预先安排的电话预约中进行,如果参与者愿意,还可以通过视频会议、在线聊天或电子邮件进行
学员可以通过现在参与者门户访问大量资源/功能,包括:个性化报告,互动(参与者对活动的反应)、面向行为的教育模块和100个综合主题的音频,包括检查/记录内容掌握情况的测验;交互式自我监控日记/日志(例如运动、营养、压力、烟草、症状/体征、药物);食谱,与健康相关的挑战和相应的奖励/激励;能够将许多可穿戴设备/其他设备同步到门户,包括心率监测仪、活动跟踪器、体重秤、血压计和血糖仪;基于游戏的学习活动和教育网站CardioSmart.org

↓

步骤6:后续评估,提供进度报告和修订目标/行动计划
在参与项目12周或1年后,以及此后至少每年,参与者完成正式的后续评估,并收到记录其进展和更新其目标/行动计划的在线报告
如果修订后的行动计划包括转诊给医生/其他医疗保健提供者,健康教练会强调重要性、促进转诊,并将转诊结果记录在在线指导门户网站中

↓

步骤7:维护
使用在线辅导网站的参与者管理和跟踪功能,对计划辅导课程和干预措施的依从性(参与者通常一次注册1年,并且每年可以重新注册)
对多个数据源进行持续分析,以确定需要特殊干预的参与者(例如;不良症状/体征、超出范围值和不遵守建议的干预措施)

↓

步骤8:结果评估
为特定的项目参与者群体定期生成详细的汇总结果报告
可以使用企业账簿分析进行基准测试

图 61-5-1　循证、新技术支持的生活方式管理和心血管风险降低项目的核心部分和关键步骤
缩写:CVD.心血管疾病;HIPAA.1996年健康保险可携性和责任法案。

3. 一个复杂的在线教育门户,为健康教练提供他们需要的资源、数据和自动化指导,以提供循证、以行为为导向的指导,帮助参与者获得实施和坚持其个性化行动计划所需的技能、动力和支持。

4. 提供多种功能,促进医疗从业者参与互动,以提高对二级预防干预措施的依从性。例如,通过在线辅导门户,自动为项目参与者生成循证的个性化健康目标、行动计划报告和进度报告。医疗从业者能够访问这些报告,提供建议和调整,并向患者的健康教练提供电子信息。基于权威临床指南(包括优化降低CVD风险药物管理),教练会协助将参与者转诊给医疗从业者。

5. 大数据挖掘可提供商业情报,以增强参与者的参与度,优化降低CVD风险干预的性质和强度。数据源包括健康风险评估、电子医疗记录、实验室数据、医疗/药房索赔数据以及来自可穿戴设备/其他设备的数据。

该计划的有效性已经作为众多正式研究计划的一部分进行了评估。最近,远程健康指导计划被成功纳入支架植入和积极药物管理预防颅内动脉狭窄复发性卒中多中心临床试验(stenting and aggressive medical management for preventing recurrent stroke in intracranial stenosis,SAMMPRIS)中[28-31],目前也正作为无症状性颈动脉狭窄血运重建和药物管理多中心临床研究(CREST-2)的一部分进行研究[32]。表61-5-1总结了一些重点随机对照临床试验结果[28-31,33,34]。

表61-5-1 循证、数字健康技术支持的心血管疾病风险降低项目案例研究:已发表的重点随机临床试验

参考文献,年份;标题;目标; 研究设计/持续时间	结果、结论和启示
Gordon et al, *Am J Cardiol* 2002;"Effectiveness of Three Models for Comprehensive Cardiovascular Disease Risk Reduction"[33] 这项随机临床试验将2种成本更低且可能更易获得的降低CVD风险的方法与目前Ⅱ期门诊心脏康复计划方法的临床效果进行了比较。中低危冠心病患者(n=155)被随机分配,参加12周由医师监督、护士管理的Ⅱ期门诊心脏康复计划(n=52)和CVD风险减少项目(n=54)以及由计算机系统提供指导,运动生理学家管理的综合健康计划(n=49)。142名患者(91.6%)在基线和干预12周后完成了测试。	• 对于基线值异常的患者,3种干预措施均观察到多种CVD危险因素改善上的统计学显著差异($P<0.05$)。除最大摄氧量外,这3个项目之间均未观察到其他差异显著之处。对于基线<7MET的患者Ⅱ期门诊心脏康复计划和健康指导计划相对于医师监督、护士管理项目的最大摄氧量提高更多。 • 这些数据表明,在低卒中风险的冠心病患者中,以证据和技术为基础的健康指导计划至少可以与其他成本更高且更难获得的干预措施(包括传统心脏康复)一样有效。这些数据对于控制成本和增加临床有效的综合性、降低CVD风险服务的可及性具有重要的潜在意义。
Maron et al, *J Cardiovasc Nursing* 2008;"Health Risk Appraisal With or Without Disease Management for Worksite Cardiovascular Risk Reduction"[34] 这项随机临床试验评估了提供健康风险评估后干预强度对心血管疾病风险的影响。133名有CVD危险因素的受试者被随机分为健康风险评估+综合健康指导组(高强度干预;HC组)或健康风险评估+工作场所健康促进计划信息组(低强度干预;HRA组),为期1年。HC组参加了一项为期1年采用技术支持的健康指导计划,而HRA组收到了心血管疾病危险因素和免费的工作场所健康促进计划的信息。主要结局是Framingham 10年冠心病风险评分的变化。	• 在HC组中,Framingham 10年冠心病风险评分平均降低22.6%;在HRA组中,平均得分上升4.3%(组间差异$P=0.017$)。 • 研究表明,进行健康风险评估后再参加以证据和技术为基础的健康指导计划,比进行1次会议并提供免费的有关工作场所健康促进计划信息的健康风险评估更有效。这些数据也强调,并不是任何一种生活方式管理项目都能产生高水平的临床效益。从这项研究中可以看出,生活方式管理项目必须适当设计并以有效的方式执行,以影响多个临床变量并促进心血管疾病风险的降低。

续表

参考文献，年份；标题；目标；研究设计/持续时间	结果、结论和启示
Derdeyn et al, *Lancet* 2014; "Aggressive Medical Treatment With or Without Stenting in High-risk Patients With Intracranial Artery Stenosis（SAMMPRIS）: the Final Results of a Randomised Trial"[30] 和 Turan et al, *Neurology* 2017; "Relationship Between Risk Factor Control and Vascular Events in the SAMMPRIS Trial"[31] 这项研究涉及美国 50 个医疗中心，将 451 名与主要颅内动脉 70%~99% 狭窄相关的近期发作 TIA 或卒中的患者随机分为积极医疗管理组（包括抗血小板治疗、血管危险因素的强化管理，以及参与基于证据、技术支持的远程健康指导计划）或积极医疗管理 +Wingspan 支架的颅内支架植入。但主要终点包括以下任何一项：入组后 30 天内的卒中或死亡，入组后 30 天内特定动脉区域的缺血性卒中，或随访期间特定病变血管重建术后 30 天内的卒中或死亡。患者的随访中位数为 32.4 个月	• 仅接受积极管理组 15% 的患者和支架植入组 23% 的患者出现主要终点事件。仅接受积极管理组的主要终点率（2 年时为 14.1%）远低于根据 WASID 试验结果预测的主要终点率（2 年时为 24.7%），导致这一差异的因素包括在 SAMMPRIS 使用了远程健康指导，而在 WASID 中则未使用。在整个研究期间，CVD 危险因素的控制得到持续改善。多变量分析表明，在各种 CVD 危险因素中，缺乏运动是迄今为止预后不良的最重要预测因素。更大的运动量可使复发性卒中、心肌梗死或心血管疾病死亡率降低 40%（*OR*=0.6, 95% *CI* 0.4~0.8）。研究人员将体力活动的增加归因于对远程健康指导计划的遵从，这也有助于患者达到对危险因素的控制。 • 这项研究强调了体力活动对预防复发性卒中的潜在益处，以及基于证据、数字技术支持的远程健康指导帮助患者实现 CVD 危险因素控制的作用。这项研究也有助于消除对长期可持续性控制 CVD 风险因素的担忧

缩写：CVD. 心血管疾病；SAMMPRIS. 支架植入和积极药物管理预防颅内动脉狭窄复发性卒中研究；WASID. 华法林 - 阿司匹林治疗症状性颅内疾病研究。

部分引自：Gordon NF, et al., *Am J Lifestyle Med* 2017; 11: 153-166

临床意义

- 包括数字医疗在内的新开发、快速成长的技术创新，在从基于数量的医疗向基于价值的医疗转变中发挥着巨大的作用。
- 循证和数字医疗技术的生活方式管理和 CVD 风险降低计划是传统门诊心脏康复计划的可行替代方案。
- 这种新方法不应替代心脏康复，而应使许多目前未参与的患者参与其中，并在心脏康复后提供持续的、基于证据的二级预防干预措施。
- 医疗保健专业人员应当应对以下挑战：提供有关数字技术长期有效性的必要证据，并确定如何在日常实践中最好地使用它们来帮助患者。

利益冲突：Neil Gordon, Richard Salmon, 和 Prabakar Ponnusamy 受雇于人口健康管理公司（INTERVENT International, LLC）

（Neil F.Gordon, MD, PhD, MPH, FACC, Richard D.Salmon, DDS, MBA, Mandy K.Salmon, ChBE, and Prabakar Ponnusamy, MS 著　樊晓寒 译　杜明昭 校）

参考文献

1. Tomaselli GF, Harty M-B, Horton K, and Schoeberl M. The American Heart Association and the Million Hearts Initiative: A presidential advisory from the American Heart Association. *Circulation* 2011;124:1795–1799.
2. Spring B, Ockene JK, Gidding SS, et al., on behalf of the American Heart Association Behavior Change Committee of the Council on Epidemiology and Prevention, Council on Lifestyle and Cardiometabolic Health, Council for High Blood Pressure Research, and Council on Cardiovascular and Stroke Nursing. Better population health through behavior change in adults: A call to action. *Circulation* 2013;128:2169–2176.
3. Benjamin EJ, Blaha MJ, Chiuve SE, et al. Heart disease and stroke statistics – 2017 update. A report from the American Heart Association. *Circulation* 2017;135:e1–e458.
4. Balady GJ, Ades PA, Bittner VA, et al. Referral, enrollment and delivery of cardiac rehabilitation/secondary prevention programs at clinical centers and beyond: A presidential advisory from the American Heart Association. *Circulation* 2011;124:2951–2960.
5. Sandesara PB, Lambert CT, Gordon NF, et al. Cardiac rehabilitation and risk reduction: Time to "rebrand and reinvigorate." *J. Am. Coll. Cardiol.* 2015;65:389–395.
6. Ades PA, Keteyian SJ, Wright JS, et al. Increasing cardiac rehabilitation participation from 20% to 70%: A road map from the Million Hearts Cardiac Rehabilitation Collaborative. *Mayo Clin. Proc.* 2017;92:234–242.
7. Fang J, Ayala C, Luncheon C, Ritchey M, and Loustalot F. Use of outpatient cardiac rehabilitation among heart attack survivors—20 states and the District of Columbia, 2013 and four states, 2015. *MMWR Morb. Mortal. Wkly. Rep.* 2017;66:869–873.
8. Arena R, Williams M, Forman DE, et al. Increasing referral and participation rates to outpatient cardiac rehabilitation: The valuable role of healthcare professionals in the inpatient and home health settings: A science advisory from the American Heart Association. *Circulation* 2012;125:1321–1329.
9. Doll JA, Hellkamp A, Ho PM, et al. Participation in cardiac rehabilitation programs among older patients after acute myocardial infarction. *JAMA Intern. Med.* 2015;175:1700–1702.
10. Gordon NF and Haskell WL. Comprehensive cardiovascular disease risk reduction in a cardiac rehabilitation setting. *Am. J. Cardiol.* 1997;80(8B):69H–73H.
11. Gordon NF. Comprehensive cardiovascular disease risk reduction in the clinical setting. *Coronary Artery Dis.* 1998;9:731–735.
12. Gordon NF, Salmon RD, Mitchell BS, et al. Innovative approaches to comprehensive cardiovascular disease risk reduction in clinical and community-based settings. *Curr. Atheroscler. Rep.* 2001;3:498–506.
13. Walsh MN and Rumsfeld JS. Leading the digital transformation of healthcare. The ACC innovation strategy. *J. Am. Coll. Cardiol.* 2017;70:2719–2722.
14. Bhavnani SP, Parakh K, Atreja A, et al. 2017 roadmap for innovation—ACC health policy statement on healthcare transformation in the era of digital health, big data, and precision health. *J. Am. Coll. Cardiol.* 2017;70:2696–2718.
15. Burke LE, Ma J, Azar KMJ, et al. Current science on consumer use of mobile health for cardiovascular disease prevention: A scientific statement from the American Heart Association. *Circulation* 2015;32:1157–1213.
16. Anderson L, Sharp GA, Norton RJ, et al. Home-based versus centre-based cardiac rehabilitation. *Cochrane Database Syst. Rev.* 2017;(6). Art. No.: CD007130. doi: 10.1002/14651858.CD007130.pub4.
17. National Heart, Lung, and Blood Institute. Increasing use of cardiovascular and pulmonary rehabilitation in traditional and community settings (R61/R33). https://grants.nih.gov/grants/guide/rfa-files/RFA-HL-18-019.html. Accessed October 3, 2017.
18. Gordon NF, Salmon RD, Sperling LS, et al. Temporal trends in the achievement of atherosclerotic cardiovascular disease risk factor goals during cardiac rehabilitation. *J. Cardiopulm. Rehabil. Prev.* 2017;37:11–31.
19. Wood B. By 2020, 90% of World's population aged over 6 will have a mobile phone: Report [Internet]. Next Web 2014. Available from: http://thenextweb.com/insider/2014/11/18/2020-90-worlds-population-aged-6-will-mobile-phone-report/. Accessed November 27, 2017.
20. Khan N, Marvel FA, Wang J, and Martin SS. Digital health technologies to promote lifestyle change and adherence. *Curr. Treat. Options Cardio. Med.* 2017;19: Published Online June 24, 2017. DOI 10.1007/s11936-017-0560-4.
21. Afshin A, Babalola D, Mclean M, et al. Information technology and lifestyle: A systematic evaluation of internet and mobile interventions for improving diet, physical activity, obesity, tobacco, and alcohol use. *J. Am. Heart Assoc.* 2016;5:e003058. DOI: 10.1161/JAHA.115.003058.
22. Park LG, Beatty A, Stafford Z, and Whooley MA. Mobile phone interventions for the secondary prevention of cardiovascular disease. *Prog. Cardiovasc. Dis.* 2016;58:639–650.
23. Wang R, Blackburn G, Desai M, et al. Accuracy of wrist-worn heart rate monitors. *JAMA Cardiol.* 2017;2:104–106.
24. Gulati M. Patient-centered care. Treating the patient, not the disease. *J. Am. Coll. Cardiol.* 2017;69:2871–2874.
25. Gordon NF, Salmon RD, Wright BS, Faircloth GC, Reid KS, and Gordon TL. Clinical effectiveness of lifestyle health coaching: Case study of an evidence-based program. *Am. J. Lifestyle Med.* 2017;11:153–166.
26. Gordon NF, Salmon RD, Wright BS, et al. Evaluation of the CardioSmart population health management initiative: Changes in health risks and participant satisfaction. *J. Am. Coll. Cardiol.* 2017;69:1836.
27. Haskell WL, Alderman EL, Fair JM, et al. Effects of intensive multiple risk factor reduction on coronary atherosclerosis and clinical cardiac events in men and women with coronary artery disease. The Stanford Coronary Risk Intervention Project (SCRIP). *Circulation* 1994;89:975–990.
28. Chimowitz MI, Lynn MJ, Derdeyn CP, et al. for the Stenting and Aggressive Medical Management for Preventing Recurrent Stroke in Intracranial Stenosis Trial Investigators. Stenting versus aggressive medical therapy for intracranial arterial stenosis. *N. Engl. J. Med.* 2011;365:993–1003.
29. Turan TN, Lynn MJ, Nizam A, et al., for the SAMMPRIS Trial Investigators. Rationale, design, and implementation of aggressive risk factor management in the Stenting and Aggressive Medical Management for Prevention of Recurrent Stroke in Intracranial Stenosis (SAMMPRIS) trial. *Circ. Cardiovasc. Qual. Outcomes* 2012;5:e51–e60.
30. Derdeyn CP, Chimowitz MI, Lynn MJ, et al., the SAMMPRIS Trial Investigators. Aggressive medical treatment with or without stenting in high-risk patients with intracranial artery stenosis (SAMMPRIS): The final results of a randomised trial. *Lancet* 2014;383:333–341.
31. Turan TN, Nizam A, Lynn MJ, et al. Relationship between risk factor control and vascular events in the SAMMPRIS trial. *Neurology* 2017;88:379–385.
32. Howard VJ, Meschia JF, Lal BK, et al. Carotid revascularization and medical management for asymptomatic carotid stenosis: Protocol of the CREST-2 clinical trials. *Int. J. Stroke* 2017;12:770–778.
33. Gordon NF, English CD, Contractor AS, et al. Effectiveness of 3 models for comprehensive cardiovascular disease risk reduction. *Am. J. Cardiol.* 2002;89:1263–1268.
34. Maron DJ, Forbes BL, Groves JR, Dietrich MS, Sells P, and DiGenio. Health-risk appraisal with or without disease management for worksite cardiovascular risk reduction. *J. Cardiovasc. Nurs.* 2008;23:513–518.

第62章 二级预防中心理社会风险因素对心血管疾病预后的影响

目录

要点／967

62.1 案例——需要二级预防的患者 Patricia／967

62.2 二级预防和心理社会因素／967

62.3 心脏疾病中的心理社会因素／968

62.4 影响二级预防结局的心理社会因素／969

62.4.1 社会支持／969
62.4.2 愤怒／敌意／969
62.4.3 焦虑／969
62.4.4 抑郁／969

62.5 在二级预防中的抑郁管理／970

62.5.1 抑郁筛查／970
62.5.2 抑郁治疗／970
62.5.3 抗抑郁药／970
62.5.4 心理治疗／971
62.5.5 心脏康复／972
62.5.6 心力衰竭中的抑郁／972

62.6 未来方向／973

62.6.1 更好地理解心理社会风险因素的独立和联合效应／973
62.6.2 更简单的心理社会因素治疗方法／974
62.6.3 补充性和替代性的医学手段／974
62.6.4 进一步明确使用抗抑郁药在心脏病中的作用／974

62.7 总结／975

临床应用／975

参考文献／975

要 点

- 许多心脏病患者会经历心理社会共病,如抑郁、焦虑、社会隔离和愤怒/敌意等。
- 这些心理社会共病会改变二级预防中的相关风险,例如,抑郁症患者预后不良的风险更大。
- 总体上来说,心理社会共病的治疗并未显示出能降低相关风险。
- 门诊患者进行心脏康复有助于改善其心理社会共病和生活质量,并降低危险因素和死亡风险。

62.1　案例——需要二级预防的患者 Patricia

　　Patricia 心脏病发作,这其实并不那么令人感到奇怪。她吃了将近一辈子的快餐,有吸烟史和类风湿关节炎病史,又从事需要久坐的技术性工作——对这次 63 岁生日之前发作的心肌梗死(MI)来说,上述这些都是诱发因素。她在工作的隔间里直接打了急救电话,当时她感觉到疼痛沿着左臂向下放射,胸前发紧,每次吸气时都伴有剧烈的疼痛。

　　接诊的心脏病专家判定她的左前降支可能完全闭塞,所以他们进行了经皮冠状动脉介入治疗(percutaneous coronary intervention, PCI)。他们植入了一个药物支架,将堵塞物压扁在动脉壁上,以保持动脉开放和血液流动。手术并未如 Patricia 想象的那样吓人,因为她一直保持着清醒(但注射了镇静剂),而且只在医院住了一晚就出院了。她为自己没有直接死在工作的地方而感到欣慰,但一想到自己曾那么接近死亡,抛下自己的丈夫和孩子,便不禁很担忧。她觉得自己太年轻了,还不能死。Patricia 意识到事情必须有所改变。30 多年前,她怀上第一个孩子时,曾戒烟过一段时间,但从 40 多岁起,她又吸了 10 年烟,直到最后完全戒掉。她知道饮食、超重和不良的体质都有问题。虽然她使用了许多治疗关节炎的药物,疼痛还是使她在运动时感到不适。在大学时,她经常打排球,但现在,她为自己的放纵感到羞愧。

　　一周后,在和心脏病专家见面时,她希望听到医师说一切都好了。然而她的医师明确表示,Patricia 正在走上心血管疾病(CVD)二级预防的道路。作为一名已知患有心脏病的女性,且已经经历过一次急性冠脉综合征(acute coronary syndrome, ACS)发作,Patricia 需要明白支架只是撑开了动脉,而动脉在 1 年内就有可能再次闭塞。医师说:"一年内可能有 10% 的概率再次闭塞,10 年内则可能有 50% 的概率。"此外,作为一名女性(动脉直径较小),Patricia 在没有积极治疗的情况下,动脉再闭塞的风险更大。所以,Patricia 需要接受以下事情:每天都需要吃药、吃得更合理并减重等,以及自动转诊到心脏康复中心。Patricia 开始感到绝望和气馁。"这是我的命运吗?"她很纳闷:"没有退休生活,且在见到孙辈之前就死了?"

62.2　二级预防和心理社会因素

　　在美国,有数百万像 Patricia 这样的男人和女人,心血管疾病几乎是 1/3 死亡病例的罪魁祸首,每年都有超过 110 万美国人经历首次或再次发生的冠状动脉事件[1,2]。心脏病学的进步使更多的患者在第一次遭遇心脏病时幸存下来,这导致有更多的患者需要进行二级预防,以及心力衰竭患者数量不断增加。

二级预防旨在降低已知心血管疾病患者发生急性冠脉综合征和心源性死亡事件的风险。二级预防基于在多个领域降低风险,包括吸烟、血压控制、血脂管理、体力活动、体重管理、2 型糖尿病管理、抗血小板和抗凝药物、肾素 - 血管紧张素 - 醛固酮系统阻滞剂(如 ACEI)、β 受体阻滞剂、流感疫苗,抑郁筛查和心脏康复[3]。2011 年,最新的 AHA/ACC 二级预防指南将心脏康复列为 1-A 级建议[3]。此外,现在也建议对有抑郁症患病风险的患者进行筛查。这些是与 2006 年的前版指南相比的变更[4]。在二级预防中,人们越来越认识到心理社会因素(如抑郁)在降低风险方面的作用,以及心脏康复作为二级预防一部分的重要性。

例如,Patricia 会变得抑郁吗？这对她将来患心脏病的风险有影响吗？抑郁症的合适治疗方法是什么？这会影响她的心脏病风险吗？她会参加并完成心脏康复项目吗？抑郁会影响她参与心脏康复的情况吗？

62.3 心脏疾病中的心理社会因素

几十年来,心理社会因素一直被认为是二级预防预后的影响因素,这意味着具有某些心理社会特征的已知心脏病患者可能会有更好或更差的结果。例如,20 世纪 50 年代,人们第一次认识到了 A 型行为模式[5]。数十年来,它不断促使着人们研究有冠心病患病倾向的人格类型,以及愤怒和敌意情绪对一、二级预防的影响。目前,证明心理社会因素影响作用最突出的例子是心脏病合并抑郁症的患者预后比没有抑郁症的患者差[6-11]。21 世纪初,人们发表了许多篇关于心脏病患者心理社会因素这一广泛问题的精彩综述。例如,Smith 等[6]描述了心理社会因素如何影响冠心病的病理生理学,并识别出了一些心理社会风险因素。与二级预防相关的因素包括敌意、抑郁、焦虑、社会隔离、人际冲突和职业压力。

人们已经开始尝试采用心理干预的方法来减轻这些风险,例如里程碑式的促进冠心病康复试验(enhancing recovery in coronary heart disease, ENRICHD)[12]以及舍曲林和抑郁症心脏病发作随机试验(sertraline and depression heart attack randomized trial, SADHART)[13]。前者关注的是处于社会隔离状态的心肌梗死患者,后者关注的则是抑郁症。人们对这些试验的综合结果进行了广泛的讨论,但只是强调医师需要意识到心理社会因素在二级预防中的作用[11]。要求对心理社会风险因素进行筛查和干预的呼声越来越高。事实上,被称为"行为心脏病学"的学术领域[10,11]已冉冉新生,它主要研究行为、药理学和康复干预对心脏预后的作用。

在这一章中,我们主要关注最新文献和心理病理学、药理学干预和行为干预等方面的重要进展,尽管行为心脏病学相比本章的主题范围更广,因为它包括健康行为和心理社会因素,并且涉及一、二级预防[10]。Rozanski 的新版综述[10]重申,抑郁[14]和愤怒/敌对[15]与二级预防较差的预后相关。此外,有人指出,行为和心理社会因素与更传统的风险因素(如胆固醇)所带来的风险相当。关于心内科医师应该如何在冠心病的临床治疗中处理行为和心理社会因素,人们还没有形成临床共识。然而,这篇综述再次推荐了"阶梯式"的行为医学治疗模式,其中医师在第一序列,行为健康干预者(如心脏康复)在第二序列,行为健康专家(如心理学家)则位于第三序列[10]。

最近一篇有关二级预防中心脏康复对心理社会风险因素作用的综述，同样认为心理社会因素在二级预防中十分重要，却往往被忽视。同时还指出，心脏康复或有组织的运动计划可以减少愤怒/敌意、焦虑、抑郁和压力[7]。我们与这篇文章的作者持有相同的观点，认为心脏康复是管理二级预防中心理社会因素的一个极为合适的手段。例如，将压力管理训练（stress management training，SMT）纳入心脏康复计划可能是有益的，因为SMT与心脏康复的结合可能比不涉及运动的心理社会干预更有效。

62.4 影响二级预防结局的心理社会因素

62.4.1 社会支持

一项经典研究表明，与社会支持较好的患者相比，社会隔离或缺乏亲密知己的患者在心肌梗死后的死亡率更高[16]。最近，一项系统性综述报告，孤独和社会隔离可预测心脏病和卒中事件的发生[17]，并且人们普遍认为充分的社会支持对急性冠脉综合征的康复是必要的。例如，心脏移植候选人通常需要在移植前的资格核查期间确定支持人员。尽管没有具体地规定筛查程序，联邦医疗保险（Medicare）有关心理康复的指南也要求对影响治疗的社会支持（即"家族/家庭状况方面"）进行评估。然而，正如在对更广泛人群的meta分析中所显示的那样，对孤独感的治疗不仅包括人际关系方面，针对社会认知的干预措施比仅仅增加人际互动机会的干预措施更有效[18]。

62.4.2 愤怒/敌意

综述证实，愤怒和敌意仍然是影响心血管疾病一级和二级预防预后的重要心理社会因素[6,10,11]。一项meta分析表明，相较于女性，男性的愤怒/敌意与预后之间的关联更强[15]。然而，很少有针对敌意的心理社会干预[19]。而且有人认为，近几十年来，一些药物（如β受体阻滞剂）的作用机制可以改善敌意，它们的广泛使用导致敌意在二级预防中的影响不那么突出了。

62.4.3 焦虑

焦虑也会使心血管疾病的二级预防预后变差[7,20]。焦虑筛查不如抑郁筛查常见，这可能是因为焦虑的个人异质性较大，其与抑郁有一定重叠，而且与抑郁相关的文献相较于焦虑要多得多。焦虑可以预测稳定型心脏病的死亡率，但这种风险可能与抑郁共同存在[20]或是通过增加与抑郁相关的风险来表现的[21]。

62.4.4 抑郁

现已充分证实了抑郁症在二级预防中会恶化预后这一事实[7]，对抑郁症的筛查也已被纳入最近的AHA/ACC声明中[9]。抑郁症与心脏病之间的关系是复杂的，因为抑郁症也是心血管疾病进展的一个危险因素。在一级预防中，抑郁症使无心脏病人群患心血管疾病的风险增加约65%[22]。在二级预防中，抑郁症将死亡率提高了2~5倍[8,9]。

抑郁症在心脏病患者中也很常见，有15%~20%的患者已达到重度抑郁症的诊断，另有15%~20%

的患者表现出具有临床意义的抑郁症状,尽管仍未达到诊断标准。抑郁症可以因急性冠脉综合征的压力而加重,但也可早于或晚于心脏事件的发生。例如,在 SADHART 登记的患者中,有一半在发生急性冠脉综合征之前就患有抑郁症[13]。因此,抑郁症已成为心血管疾病患者二级预防的一个重要考虑因素,缓解抑郁症仍未能很成功地降低死亡率。

62.5 在二级预防中的抑郁管理

62.5.1 抑郁筛查

尽管在二级预防中已推荐进行抑郁筛查[9,23],并且也已经很普遍地实施了,但现在的心血管疾病护理中,仍然没有评估抑郁筛查对患者预后的影响[24]。有些人认为不必在这个问题上费心[25],且这可能是因为在部分心脏病患者中,抑郁症的治疗并不是特别有效,以及尽管它们可以减少抑郁并提高生活质量,但它们是否能降低抑郁带来的风险仍未得到公认。一份总结了 25 年来对患有抑郁症的心脏病患者进行的干预措施的综述指出,许多患者的抑郁"自发"缓解,且没有强有力的证据表明抗抑郁药或心理治疗会影响预后[26]。然而,精神病学的 2 个最新进展(如下文所述)或许有助于解释为什么心脏病患者的抑郁症治疗是如此地具有挑战性。(注:这 2 个最新进展认识到了抗抑郁药的作用机制主要是心理机制,且大多数精神障碍不属于某种"自然类型"或独立的类别。)

62.5.2 抑郁治疗

这篇文献的结论是,对心脏病患者抑郁症的一线治疗是新型抗抑郁药,如选择性 5-羟色胺再摄取抑制剂(serotonin-selective reuptake inhibitor,SSRI)或心理疗法(如认知行为疗法),但这些方法的有效性充其量是中等的,且这些治疗即使有,也并不能对预后有多大改善,而那些持续处于抑郁状态的患者预后风险仍然很高。运动往往是一个被忽视的治疗选择,但它不仅是心脏康复的一个关键组成部分,还能减少抑郁,改善预后。

62.5.3 抗抑郁药

抑郁治疗通常首先选择采用抗抑郁药,尤其是 SSRI,它看起来可以安全地用于心血管疾病患者[27]。然而,在 SADHART 试验中,舍曲林仅对有抑郁病史的患者有效[13]。在加拿大心脏病患者中抗抑郁药和心理治疗疗效随机评估试验(Canadian randomized evaluation of antidepressant and psychotherapy efficacy,CREATE)中,西酞普兰相较于安慰剂有小到中等的抗抑郁效果[28],且大部分获益仅见于复发性抑郁症患者中[29]。在心肌梗死和抑郁症干预试验(myocardial infarction and depression-intervention,MIND-IT)中,抗抑郁药既没有改善抑郁症,也没有改善预后[30,31]。抗抑郁药也作预防性使用。据报道,与安慰剂相比,艾司西酞普兰可预防急性冠脉综合征后的抑郁发作[32]。因此,在二级预防中使用抗抑郁药的有效性证据不一,且可能对部分患者不适合。具体来说,在经历过首次抑郁发作的普通人群中,41%倾向于心理治疗,31%倾向于抗抑郁药[33]。然而,通过广泛了解、最新发现有关抗抑郁药的缺点,就可以更好地理解抗抑郁药对心脏病患者令人失望的疗效。

最近,人们发现现代抗抑郁药对抑郁症的治疗作用很大程度上是由心理因素产生的,比如希望、对采取的措施感到有效以及对病情好转的期望(抗抑郁药对焦虑或其他疾病的影响可能不是这样的)[34,35]。事实上,如果患者经历了更多的副作用,抗抑郁药的效果会看起来更好,因为副作用会明显地提醒使用者正在服用药物,并暗示药物的确在起作用[36]。有人反驳道,如果当初氟西汀试验的结果为阴性,美国FDA就不会批准它了[37]。但有一种不太友好的说法是,抗抑郁药的有效性很大一部分是因为安慰剂效应[35,38,39]。在2002—2010年间,这成为了公众的争论焦点。精神病学领域的一些专家对此并不感到愉快[40]。

当然,对抗抑郁药治疗抑郁症是否有效存在激烈的争论[41],但必须承认,无论其机制是什么,抗抑郁药确实在"起作用"。例如,安慰剂和活性药物的反应曲线看起来都表现良好,而药物试验很少包括一组完全没有接受治疗的患者。抗抑郁药相比安慰剂只表现出微小的疗效,未经治疗的患者则可能根本没有改善。此外,在临床实践中,患者会被强烈建议不要在没有医疗监督的情况下突然停用抗抑郁药,因为有些患者表现出戒断症状,再一次发生抑郁发作的概率很高[42]。作为安慰剂的抗抑郁药,治疗的基础往往很差,以至于抗抑郁药可能是很多患者唯一的选择。然而,相比于药物治疗,改善生活方式和行为习惯将会是一个更持久有效的解决办法。

为什么只有很小一部分的疗效可以归因于抗抑郁药本身?这个问题的答案目前还不确定。有人怀疑抑郁的化学失衡理论(实际上是一个隐喻)过于简单化了[43,44]。首先,治疗不能解释病因。例如,头痛不是由阿司匹林缺乏引起的。实际上,阿司匹林(一种抗炎药,可减少前列腺素)的效用并不意味着患者大脑中存在"阿司匹林失衡"。这并不是说中枢神经系统的5-羟色胺能系统与抑郁毫无关系,但化学失衡的比喻看起来过于简单化了。无论抗抑郁药的作用机制如何,它们在复发性抑郁症患者中似乎更有效,且并不影响二级预防的预后。

62.5.4 心理治疗

在心理治疗方面,ENRICHD试验中使用的认知行为疗法(cognitive behavioral therapy,CBT)与对照组相比中度改善了抑郁,但并未降低死亡率[12]。持续处于抑郁状态的患者预后仍然较差[45]。CREATE评估了用于治疗抑郁的人际心理治疗(一种CBT的替代方案),但发现对于冠心病和抑郁共病的患者而言,这一治疗方法的疗效并没有比临床治疗更好[28]。在更近期的急性冠脉综合征后抑郁干预措施比较(comparison of depression interventions after acute coronary syndrome,CODIACS)的临床试验中,研究者对阶梯式护理(如Rozanski所建议的那样[10,11])与常规治疗(医疗服务者在当地决定的护理方案)进行了比较[46]。被分配到阶梯式护理组的患者最初通过电话接受治疗解决问题,然后再服用抗抑郁药。阶梯式护理比常规治疗更有助于改善抑郁,这可能表明患者的偏好(如选择、机构)对治疗的有效性十分重要。然而,抑郁的改善并不能提高阿司匹林依从性、饮食、运动、吸烟或血压控制等方面的二级预防效果[47]。最近一篇有关对心脏病患者实施心理干预措施的Cochrane系统评价认为,抑郁的改善是小到中度的,且并没有伴随着预后的改善[48]。鉴于抗抑郁药和心理治疗在改善二级预防中心理社会因素相关风险的效果都令人失望,我们需要替代方法。现有管理抑郁的方法中最有前景的是心脏康复提供的二级预防。

62.5.5 心脏康复

门诊(Ⅱ期)心脏康复是一个多方面的二级预防计划,患者需要参与多达36个疗程(如12周)的运动和生活方式风险因素健康管理教育,且可以由医疗保险和其他保险公司报销[49]。因为心脏康复降低了再梗死率和死亡率[50],它是一个有循证医学证据推荐的治疗方法,适用于经历了MI、PCI、冠状动脉旁路移植术(coronary artery bypass graft,CABG)、心脏瓣膜手术等心脏事件的心血管病患者[51,52]。心脏康复的目标是促进健康、改善血脂等生物学指标、提高生活质量,并参与和维持包括运动、饮食、戒烟和药物管理在内的二级预防活动。

毫无疑问,心脏康复对于二级预防是有效的。然而,只有不到20%符合条件的患者参与了门诊心脏康复[52-54],其中只有49%~70%的患者完成了该项目[52-55]。此外,不同健康情况的患者参与心脏康复的情况不同,老年人、病情较重者和低社会经济地位(SES)的人群参与率较低[56-58]。有趣的是,尽管抑郁始终与较低的心脏康复依从性相关[59],心理社会因素并不总是参与心脏康复的阻碍因素。对于大于65岁、经历心肌梗死的老年医保患者,抑郁实际上增加了参与心脏康复的概率[60]。此外,心脏康复可以改善心理社会因素,如它能可靠地减轻抑郁[7]。例如,尽管参与心脏康复的女性抑郁得分较高,但她们的抑郁程度也会得到更大程度的改善[61]。运动至少能与抗抑郁药同样有效地治疗抑郁症[62],且与单独的心理干预相比,运动和抗抑郁药联合似乎能够更好地改善风险(心率变异性)[63]。最后,相比于单独的心脏康复,12周的压力管理训练与心脏康复相结合更能减少死亡率,这表明将心理社会干预与心脏康复相结合可提供更好的二级预防[64]。鉴于心脏康复对降低死亡率和改善抑郁都有效,且这20年来改善心脏病、抑郁共病患者预后的尝试都令人失望,我们认为,今后的工作应侧重于提高心脏康复的应用率,并将心理社会干预与心脏康复或其他结构化的运动计划相结合(表62-5-1)。

表62-5-1 心血管疾病患者的抑郁治疗方法

抗抑郁药	抗抑郁药并不是很有效,除非患者有复发性抑郁症的病史。抗抑郁药并不降低与抑郁相关的风险。
心理疗法	认知行为疗法有一定程度的效果,但不降低抑郁相关的风险。新型心理疗法,如接纳与承诺疗法和基于正念的认知疗法的效果还未经过验证。
心脏康复	包括运动在内的心脏康复可以有效地治疗抑郁,且可以降低死亡风险。将心脏康复与压力管理和其他心理社会干预措施结合在一起颇有前景。

62.5.6 心力衰竭中的抑郁

大多数二级预防措施都是针对冠心病和急性冠状动脉综合征患者的。现代心脏病学的成就,导致心力衰竭(heart failure,HF)的患病率增加,因为有更多的患者从最初的心肌梗死中存活下来,并要与心脏病共存更长的时间。既然稳定的收缩期HF被认为是心脏康复的一个适应证,这一人群可以接受更多的二级预防管理。目前,超过500万美国人患有HF,且每年有近100万新病例被诊断出来[65,66]。到2030年,HF的患病率预计将增加至46%,超过800万美国成人将患有HF[67]。

HF的死亡率一直很高,每2个HF患者中就有1个在确诊后5年内死亡[68-70]。与其他形式的心脏病一样，许多 HF 患者会经历抑郁症状或临床抑郁症。至少有 20%~40% 的 HF 患者在患病期间出现抑郁症状[71]，这使得全因死亡率翻了一番[71,72]。HF 患者的抑郁还与其他负面结局和医疗保健措施使用率增高有关。例如，患有抑郁症的 HF 患者就诊急诊的风险升高了 1 倍[73]，且住院率也较高[71,74]。相较于不合并抑郁症的 HF 患者，合并抑郁症或服用抗抑郁药的 HF 患者的年医疗费用升高了 29%[75]，住院和门诊是费用增加的主要原因。抑郁症干扰了正常的 HF 管理计划[76]，还对患者有效的自我管理形成了障碍。例如，药物不依从性增加了 HF 合并抑郁患者的死亡风险[77]。

从患有其他心脏疾病患者获得的有关二级预防中心理社会因素的经验，同样适用于 HF 患者。例如，舍曲林[78]和艾司西酞普兰[79]对 HF 患者的抑郁症有效；尽管两者都是安全的，但它们却不能改善临床状态[78,79]。此外，与更广泛的抑郁症患者群体一样[80,81]，HF 患者更倾向于行为治疗而非抗抑郁药[82]。患者参与心理治疗临床试验的积极性也比参与抗抑郁药临床试验更高[83]。

Freedland 等的研究[84]是迄今为止评估认知行为治疗（CBT）在抑郁症患者中的治疗情况和 HF 患者自我管理情况方面最全面的临床试验。他们将合并心力衰竭（大多数左心室射血分数<45%）和抑郁症的患者（n=158, 54% 为男性）随机分为 CBT 组或加强常规护理组（例如，包括 3 个 30min 的电话在内的教育内容）。与对照组相比，CBT 组 6 个月时的抑郁症状减少得更明显，抑郁缓解率也更高（46% vs. 19%），但未能观察到预后的改善。与更广泛的心脏病患者群体一样，运动也能改善收缩期 HF 的抑郁[85]。HF-ACTION 试验将 2 322 名 HF 患者随机分为运动或教育组和常规治疗组。前者 3 个月和 12 个月时的抑郁评分有所降低，但改善效果并无临床意义。运动可以减轻 40% 的抑郁症状，但那些持续抑郁的患者死亡率仍然较高。有趣的是，完成运动训练计划的抑郁症患者死亡率几乎降低了 60%[86]。

62.6 未来方向

人口老龄化和心脏病学的进步将使更多的人参与二级预防，心血管病（CVD）的公共卫生负担因此很可能会增加。众所周知，心理社会因素可影响心血管病的预后，但改善这种风险的尝试一直很困难。在这里，我们认为使用心脏康复来管理心理社会因素是一个很有前景的方法[87]。未来还有许多其他的研究方向值得在这里讨论。

62.6.1 更好地理解心理社会风险因素的独立和联合效应

人们已经确认了数种心理社会风险因素，包括社会隔离、愤怒/敌意、抑郁和焦虑。它们之间存在交叉重叠，未来的研究可能能够描绘这些因素的独立和联合效应。例如，2013 年 Watkins 等的研究发现，焦虑所带来的风险与抑郁无关[21]，但同时患有焦虑和抑郁患者的风险远高于只有焦虑或抑郁的患者。

精神病学的一个进展可能直接关乎这些问题。人们认识到，由于许多不同的原因，大多数精神障碍并非是其自然类型[88,89]。这意味着大多数精神障碍都是一个连续的谱系，而无法在性质上划分出一个个类别。以抑郁症为例，抑郁症状呈现负偏态指数分布。多数人的症状水平较低，少数人的症状水平较高。有可能存在某些亚型，如"内源性"（即生物性）抑郁症在性质上属于一个类别（如镰状细胞贫血),但大多数抑郁症病例是连续的谱系(如高血压)。从性质上不存在一个"临界值"可以最大限度地划分出某一类别。因此,重度抑郁症只是一个当人们在一些基础维度上(如情绪、行为)出现了足够的症状,达到了实际阈值时,我们贴上去的标签。诊断是为了实际的目的,如治疗而进行的,但就像高血压一样,抑郁症不是独立存在的。人们对精神病理学作出了上述的新解读,但这一新解读的内涵尚未在心血管行为医学领域中得到探讨。例如,抗抑郁药对复发性抑郁症患者更有效,也许是因为他们更有可能患有内源性抑郁症——当然这一看法目前只是一个假设。此外,将抑郁从焦虑或社会隔离中区分开来的"本质特征"并不是不同类别间性质上的差异,而只是不同基础维度关联程度上的差异。最后,我们不必争论心脏病患者的抑郁症是否"仅仅"是由于压力或 ACS 的病理生理后遗症(如炎症细胞因子)所致,因为任何改变患者在抑郁症谱系上位置的情况都是促发因素。我们希望可以对上述心理社会因素新解读进行分析,以产生新的观点和假设,从而更好地管理二级预防中的相关风险。

62.6.2　更简单的心理社会因素治疗方法

另一个有前景的研究方向是开发更容易实施的行为干预措施,尤其是在初级保健和心脏康复等其他二级预防工作中。在这一点上,一线治疗包括抗抑郁药和心理治疗,但前者不是特别有效,后者要耗费大量的时间和劳动成本。许多社区的精神卫生基础设施很差,如果能为更多的患者提供干预措施将是十分有价值的。

沿着这条路线,心理治疗有一个演变趋势,即要求患者接纳更多的痛苦和进行更多的身心干预,如冥想。所谓的"第三波"心理治疗与认知行为疗法[90-92]不同,它不再强调对功能失调或抑郁源性认知的关注,而是要求患者接受并容忍一些痛苦。这一传统中的主要疗法包括接纳与承诺疗法(acceptance and commitment therapy,ACT)[93]和结合正念冥想的疗法[94]。目前正在进行 2 项将 ACT 应用于心脏病患者的临床试验[95,96]。Abbott 等的 meta 分析关注了将基于正念的干预疗法应用于血管病患者的治疗情况,它涵盖了 9 个临床试验(其中 3 个关于心脏病),发现其在心理学层面上是有效的,但不改变临床预后[97]。如果出现可行性更高的新型疗法,它们对二级预防的适用性评估便十分重要了。目前,将一些新疗法(如冥想)纳入心脏康复的热情很高,但仍然缺乏相关研究。

62.6.3　补充性和替代性的医学手段

历史上被认为是"替代性"的手段正在被不断纳入精神健康干预措施中,使用补充性和替代性的手段来管理心理社会因素共病的趋势日益高涨。例如,一项系统性综述回顾了在冠心病患者中应用中草药与安慰剂或抗抑郁药在治疗抑郁方面的预后情况[99]。在最初的 4 周里,相比于安慰剂,中草药没有更好的疗效;但在第 8 周时,中草药的效果更好。将中草药与抗抑郁药联合应用在第 4 周和第 8 周均显示有效。一些试验还提示了中草药组相比对照组有更少的不良反应。然而,由于样本量过小且存在偏倚的可能,我们应该谨慎地解读这些结果。

62.6.4　进一步明确使用抗抑郁药在心脏病中的作用

最后,随着我们对于心脏病患者抑郁的性质有了更进一步的认识,了解抗抑郁药作用便十分重要了。例如,使用 5- 羟色胺再摄取抑制剂(SSRI)带来的心血管疾病风险会因患者有无基础心脏病而变得不同。一篇 meta 分析发现,抗抑郁药可以增加总体人群的心血管风险,但并不影响已有心血管疾病患者的心血管风险[100]。无论抗抑郁药是否能够降低心血管风险,与安慰剂相比,它们在治疗心脏病患者的抑郁时表现出了令人失望的效果,尤其是对于合并 HF 的患者。

62.7　总结

还记得我们在本章开篇提过的需要二级预防的患者 Patricia 吗？她在急性冠状动脉综和征发作后有相对较高的临床抑郁症状风险。她非常失望与灰心,因此至少应该做抑郁筛查。她有没有达到重度抑郁症的诊断标准并不重要,因为大多数精神病学诊断只是出于实用性目的设定了分类,而在性质上并非是一个独立存在的实体；更重要的是它们是否会导致具有临床意义的痛苦与失能。一线治疗方式包括新型抗抑郁药和心理治疗。抗抑郁药相比于安慰剂并未表现出更佳的疗效,且在停药后的复发风险很高。心理疗法可以减少抑郁症状,但不能改善心脏病的预后。因此,心脏康复是被更加推荐的二级预防方法,它不仅可以改善心理社会问题,还能提高长期生存率。如果必要且可行的话,行为干预可以被整合或加入心脏康复中。正如 Rozanski[10,11] 所推荐的那样,我们还可以采用阶梯式的治疗,即先尝试进行心脏康复,之后如果基于反复抑郁筛查的结果认为必要的话,再转诊接受更高级的评估和治疗。

临床应用

在二级预防中考虑心理社会因素	
社会支持 / 社会隔离	社会隔离或有较低社会支持的患者有更高的死亡率
愤怒 / 敌意	有愤怒 / 敌意的患者预后更差,但相关的干预措施很少,且 β 受体阻滞剂或许可以直接作用于可能的生理机制
焦虑	严重的焦虑可以增加死亡率,且这一结果是独立于抑郁的;同时患有焦虑和抑郁比只患有其中一者对患者的影响更大
抑郁	抑郁常见于心脏病患者,且将死亡风险提高了 2~5 倍。所有患者都应该进行抑郁筛查

(Joel W.Hughes, PhD, FAACVPR and David Ede, Jr., BS　著　樊晓寒　译　杜明昭　校)

参考文献

1. Writing GM, Mozaffarian D, Benjamin E, et al. Heart disease and stroke statistics-2016 update: A report from the American Heart Association. *Circulation* 2016;133(4):e38.
2. Mozaffarian D, Benjamin EJ, Go AS, et al. Executive summary: Heart disease and stroke statistics—2015 update a report from the American Heart Association. *Circulation* 2015;131(4):434–441.
3. Smith SC, Benjamin EJ, Bonow RO, et al. AHA/ACCF secondary prevention and risk reduction therapy for patients with coronary and other atherosclerotic vascular disease: 2011 update. *Circulation* 2011. DOI:10.1161/CIR.0b013e318235eb318234d.
4. Smith SC, Allen P, Blair SN, et al. AHA/ACC guidelines for secondary prevention for patients with coronary and other atherosclerotic vascular disease: 2006 update. *Circulation* 2006;113(19):2363–2372.
5. Friedman M and Rosenman RH. Association of specific overt behavior pattern with blood and cardiovascular findings: blood cholesterol level, blood clotting time, incidence of arcus senilis, and clinical coronary artery disease. *Journal of the American Medical Association* 1959;169(12):1286–1296.
6. Smith TW and Ruiz JM. Psychosocial influences on the development and course of coronary heart disease: Current status and implications for research and practice. *Journal of Consulting and Clinical Psychology* 2002;70(3):548.

7. Lavie CJ, Menezes AR, De Schutter A, Milani RV, and Blumenthal JA. Impact of cardiac rehabilitation and exercise training on psychological risk factors and subsequent prognosis in patients with cardiovascular disease. *Canadian Journal of Cardiology* 2016;32(10):S365–S373.
8. Blumenthal JA, Carney RM, Doering LV, et al. Depression as a risk factor for poor prognosis among patients with acute coronary syndrome: Systematic review and recommendations. *Circulation* 2014;129:1350–69.
9. Lichtman JH, Froelicher ES, Blumenthal JA, et al. Depression as a risk factor for poor prognosis among patients with acute coronary syndrome: Systematic review and recommendations. *Circulation* 2014. doi:10.1161/CIR.0000000000000019.
10. Rozanski A. Behavioral cardiology: Current advances and future directions. *Journal of the American College of Cardiology* 2014;64(1):100–110.
11. Rozanski A, Blumenthal JA, Davidson KW, Saab PG, and Kubzansky L. The epidemiology, pathophysiology, and management of psychosocial risk factors in cardiac practice: The emerging field of behavioral cardiology. *Journal of the American College of Cardiology* 2005;45(5):630–651.
12. Berkman LF, Blumenthal J, Burg M, et al. Effects of treating depression and low perceived social support on clinical events after myocardial infarction: The Enhancing Recovery in Coronary Heart Disease Patients (ENRICHD) Randomized Trial. *JAMA: Journal of the American Medical Association* 2003 289(23):3106–3116.
13. Glassman AH, O'connor CM, Califf RM, et al. Sertraline treatment of major depression in patients with acute MI or unstable angina. *JAMA* 2002;288(6):701–709.
14. Nicholson A, Kuper H, and Hemingway H. Depression as an aetiologic and prognostic factor in coronary heart disease: A meta-analysis of 6362 events among 146 538 participants in 54 observational studies. *European Heart Journal* 2006;27(23):2763–2774.
15. Chida Y and Steptoe A. The association of anger and hostility with future coronary heart disease: A meta-analytic review of prospective evidence. *Journal of the American College of Cardiology* 2009;53(11):936–946.
16. Williams RB, Barefoot JC, Califf RM, et al. Prognostic importance of social and economic resources among medically treated patients with angiographically documented coronary artery disease. *JAMA* 1992;267(4):520–524.
17. Valtorta NK, Kanaan M, Gilbody S, Ronzi S, and Hanratty B. Loneliness and social isolation as risk factors for coronary heart disease and stroke: Systematic review and meta-analysis of longitudinal observational studies. *Heart* 2016;102(13):1009–1016.
18. Masi CM, Chen H-Y, Hawkley LC, and Cacioppo JT. A meta-analysis of interventions to reduce loneliness. *Personality and Social Psychology Review* 2011;15(3):219–266.
19. Gidron Y, Davidson K, and Bata I. The short-term effects of a hostility-reduction intervention on male coronary heart disease patients. *Health Psychology* 1999;18(4):416.
20. Frasure-Smith N and Lespérance F. Depression and anxiety as predictors of 2-year cardiac events in patients with stable coronary artery disease. *Archives of General Psychiatry* 2008;65(1):62–71.
21. Watkins LL, Koch GG, Sherwood A, et al. Association of anxiety and depression with all-cause mortality in individuals with coronary heart disease. *Journal of the American Heart Association* 2013;2(2):e000068.
22. Brown JM, Stewart JC, Stump TE, and Callahan CM. Risk of coronary heart disease events over 15 years among older adults with depressive symptoms. *The American Journal of Geriatric Psychiatry* 2011;19(8):721–729.
23. Lichtman JH, Bigger Jr JT, Blumenthal JA, et al. Depression and coronary heart disease: Recommendations for screening, referral, and treatment: A science advisory from the American Heart Association Prevention Committee of the Council on Cardiovascular Nursing, Council on Clinical Cardiology, Council on Epidemiology and Prevention, and Interdisciplinary Council on Quality of Care and Outcomes Research: Endorsed by the American Psychiatric Association. *Focus* 2009;7(3):406–413.
24. Thombs BD, De Jonge P, Coyne JC, et al. Depression screening and patient outcomes in cardiovascular care: A systematic review. *JAMA* 2008;300(18):2161–2171.
25. Ziegelstein RC, Thombs BD, Coyne JC, and de Jonge P. Routine screening for depression in patients with coronary heart disease. *Journal of the American College of Cardiology* 2009;54(10):886–890.
26. Ramamurthy G, Trejo E, and Faraone SV. Depression treatment in patients with coronary artery disease: A systematic review. *The Primary Care Companion for CNS Disorders* 2013;15(5).
27. Taylor D, Meader N, Bird V, Pilling S, Creed F, and Goldberg D. Pharmacological interventions for people with depression and chronic physical health problems: Systematic review and meta-analyses of safety and efficacy. *The British Journal of Psychiatry* 2011;198(3):179–188.
28. Lespérance F, Frasure-Smith N, Koszycki D, et al. Effects of citalopram and interpersonal psychotherapy on depression in patients with coronary artery disease: The Canadian Cardiac Randomized Evaluation of Antidepressant and Psychotherapy Efficacy (CREATE) trial. *JAMA* 2007;297(4):367–379.
29. Habra ME, Baker B, Frasure-Smith N, et al. First episode of major depressive disorder and vascular factors in coronary artery disease patients: Baseline characteristics and response to antidepressant treatment in the CREATE trial. *Journal of Psychosomatic Research* 2010;69(2):133–141.
30. van den Brink RH, van Melle JP, Honig A, et al. Treatment of depression after myocardial infarction and the effects on cardiac prognosis and quality of life: Rationale and outline of the Myocardial INfarction and Depression-Intervention Trial (MIND-IT). *American Heart Journal* 2002;144(2):219–225.
31. Van Melle JP, De Jonge P, Honig A, et al. Effects of antidepressant treatment following myocardial infarction. *The British Journal of Psychiatry* 2007;190(6):460–466.
32. Hansen BH, Hanash JA, Rasmussen A, et al. Effects of escitalopram in prevention of depression in patients with acute coronary syndrome (DECARD). *Journal of Psychosomatic Research* 2012;72(1):11–16.
33. Houle J, Villaggi B, Beaulieu M-D, Lespérance F, Rondeau G, and Lambert J. Treatment preferences in patients with first episode depression. *Journal of Affective Disorders* 2013;147(1):94–100.
34. Kirsch I, Scoboria A, and Moore TJ. Antidepressants and placebos: Secrets, revelations, and unanswered questions. *Prevention and Treatment* 2002;5(1).
35. Kirsch I, Deacon BJ, Huedo-Medina TB, Scoboria A, Moore TJ, and Johnson BT. Initial severity and antidepressant benefits: A meta-analysis of data submitted to the Food and Drug Administration. *PLoS Medicine* 2008;5(2):e45.
36. Greenberg RP, Bornstein RF, Fisher S, Zborowski MJ, and Greenberg MD. A meta-analysis of fluoxetine outcome in the treatment of depression. *The Journal of Nervous and Mental Disease* 1994;182(10):547–551.
37. Thase ME. Antidepressant effects: The suit may be small, but the fabric is real. *Prevention and Treatment* 2002;5(1).
38. Kirsch I. Yes, there is a placebo effect, but is there a powerful antidepressant drug effect? *Prevention and Treatment* 2002;5(1):22i.
39. Kirsch I and Sapirstein G. Listening to Prozac but Hearing Placebo: A Meta-Analysis of Antidepressant Medication. In *How Expectancies Shape Experience*. (Kirsch I, ed.). Washington, DC: American Psychological Association 1999.
40. Möller H-J, Bitter I, Bobes J, Fountoulakis K, Höschl C, and Kasper S. Position statement of the European Psychiatric Association (EPA) on the value of antidepressants in the treatment of unipolar depression. *European Psychiatry* 2012;27(2):114–128.
41. Hollon SD, DeRubeis RJ, Shelton RC, and Weiss B. The emperor's new drugs: Effect size and moderation effects 2002; 5(1).
42. Hollon SD, DeRubeis RJ, Shelton RC, et al. Prevention of relapse following cognitive therapy vs medications in moderate to severe depression. *Archives of General Psychiatry* 2005;62(4):417–422.
43. Cowen PJ. Serotonin and depression: Pathophysiological mechanism or marketing myth? *Trends in Pharmacological Sciences* 2008;29(9):433–436.
44. Lacasse JR and Leo J. Antidepressants and the chemical imbalance theory of depression. *The Behavior Therapist* 2015;38(7):206–213.
45. Carney RM, Blumenthal JA, Freedland KE, et al. Depression and late mortality after myocardial infarction in the Enhancing Recovery in Coronary Heart Disease (ENRICHD) study. *Psychosomatic Medicine* 2004;66(4):466–474.
46. Davidson KW, Bigger JT, Burg MM, et al. Centralized, stepped, patient preference–based treatment for patients with

46. ...post–acute coronary syndrome depression: CODIACS vanguard randomized controlled trial. *JAMA Internal Medicine* 2013;173(11):997–1004.
47. Kronish IM, Rieckmann N, Burg MM, Edmondson D, Schwartz JE, and Davidson KW. The effect of enhanced depression care on adherence to risk-reducing behaviors after acute coronary syndromes: Findings from the COPES trial. *American Heart Journal* 2012;164(4):524–529.
48. Whalley B, Thompson DR, and Taylor RS. Psychological interventions for coronary heart disease: Cochrane systematic review and meta-analysis. *International Journal of Behavioral Medicine* 2014;21(1):109–121.
49. Cardiovascular AAo and Rehabilitation P. *Guidelines for Cardia Rehabilitation and Secondary Prevention Programs-(with Web Resource)*. Champaign, IL: Human Kinetics 2013.
50. Lawler PR, Filion KB, and Eisenberg MJ. Efficacy of exercise-based cardiac rehabilitation post–myocardial infarction: A systematic review and meta-analysis of randomized controlled trials. *American Heart Journal* 2011;162(4):571.e572–584.e572.
51. Fihn SD, Gardin JM, Abrams J, et al. 2012 ACCF/AHA/ACP/AATS/PCNA/SCAI/STS guideline for the diagnosis and management of patients with stable ischemic heart disease: A report of the American College of Cardiology Foundation/American Heart Association task force on practice guidelines, and the American College of Physicians, American Association for Thoracic Surgery, Preventive Cardiovascular Nurses Association, Society for Cardiovascular Angiography and Interventions, and Society of Thoracic Surgeons. *Circulation* Dec 18 2012;126(25):e354–e471.
52. Balady GJ, Ades PA, Bittner VA, et al. Referral, enrollment, and delivery of cardiac rehabilitation/secondary prevention programs at clinical centers and beyond a presidential advisory from the American Heart Association. *Circulation* 2011;124(25):2951–2960.
53. Bittner V. Cardiac Rehabilitation: Call to Action for Healthcare Providers. *American Heart Association. Circulation* 2012; 126(6):671–3.
54. Suaya JA, Stason WB, Ades PA, Normand S-LT, and Shepard DS. Cardiac rehabilitation and survival in older coronary patients. *Journal of the American College of Cardiology* 2009;54(1):25–33.
55. Sanderson BK, Phillips MM, Gerald L, DiLillo V, and Bittner V. Factors associated with the failure of patients to complete cardiac rehabilitation for medical and nonmedical reasons. *Journal of Cardiopulmonary Rehabilitation and Prevention* 2003;23(4):281–289.
56. Ades PA, Waldmann ML, McCann WJ, and Weaver SO. Predictors of cardiac rehabilitation participation in older coronary patients. *Archives of Internal Medicine* 1992;152(5):1033–1035.
57. Sun EY, Jadotte YT, and Halperin W. Disparities in cardiac rehabilitation participation in the United States: A systematic review and meta-analysis. *Journal of Cardiopulmonary Rehabilitation and Prevention* 2017;37(1):2–10.
58. Daly J, Sindone AP, Thompson DR, Hancock K, Chang E, and Davidson P. Barriers to participation in and adherence to cardiac rehabilitation programs: A critical literature review. *Progress in Cardiovascular Nursing* 2002;17(1):8–17.
59. Taylor GH, Wilson SL, and Sharp J. Medical, psychological, and sociodemographic factors associated with adherence to cardiac rehabilitation programs: A systematic review. *Journal of Cardiovascular Nursing* 2011;26(3):202–209.
60. Zullo MD, Gathright EC, Dolansky MA, Josephson RA, Cheruvu VK, and Hughes JW. Influence of depression on utilization of cardiac rehabilitation postmyocardial infarction: A study of 158 991 medicare beneficiaries. *Journal of Cardiopulmonary Rehabilitation and Prevention* 2017;37(1):22–29.
61. Josephson EA, Casey EC, Waechter D, Rosneck J, and Hughes JW. Gender and depression symptoms in cardiac rehabilitation: Women initially exhibit higher depression scores but experience more improvement. *Journal of Cardiopulmonary Rehabilitation and Prevention* 2006;26(3):160–163.
62. Blumenthal JA. New frontiers in cardiovascular behavioral medicine: Comparative effectiveness of exercise and medication in the treatment of depression. *Cleveland Clinic Journal of Medicine* 2011;78(01):S35.
63. Blumenthal JA, Sherwood A, Babyak MA, et al. Exercise and pharmacological treatment of depressive symptoms in patients with coronary heart disease: Results from the UPBEAT (Understanding the Prognostic Benefits of Exercise and Antidepressant Therapy) study. *Journal of the American College of Cardiology* 2012;60(12):1053–1063.
64. Blumenthal JA, Sherwood A, Smith PJ, et al. Enhancing cardiac rehabilitation with stress management training: A randomized clinical efficacy trial. *Circulation* 2016. DOI:10.1161/CIRCULATIONAHA.115.018926.
65. Mozaffarian D, Benjamin EJ, Go AS, et al. Heart disease and stroke statistics-2016 update: A report from the American Heart Association. *Circulation* 2016;133(4):e38–e360.
66. Mozaffarian D, Benjamin EJ, Go AS, et al. Executive summary: Heart disease and stroke statistics-2016 update: A report from the American Heart Association. *Circulation* 2016;133(4):447.
67. Heidenreich PA, Albert NM, Allen LA, et al. Forecasting the impact of heart failure in the united states a policy statement from the american heart association. *Circulation: Heart Failure* 2013;6(3):606–619.
68. Roger VL, Weston SA, Redfield MM, et al. Trends in heart failure incidence and survival in a community-based population. *JAMA* 2004;292(3):344–350.
69. Levy D, Kenchaiah S, Larson MG, et al. Long-term trends in the incidence of and survival with heart failure. *New England Journal of Medicine* 2002;347(18):1397–1402.
70. Murphy SL, Xu J, and Kochanek KD. Deaths: Final data for 2010. *National Vital Statistics Reports: From the Centers for Disease Control and Prevention, National Center for Health Statistics, National Vital Statistics System* 2013;61(4):1–117.
71. Rutledge T, Reis VA, Linke SE, Greenberg BH, and Mills PJ. Depression in heart failure: A meta-analytic review of prevalence, intervention effects, and associations with clinical outcomes. *Journal of the American College of Cardiology* 2006;48(8):1527–1537.
72. Gathright EC, Goldstein CM, Josephson R, and Hughes JW. Depression predicts mortality in patients with heart failure: A Meta-Analysis. *Journal of Psychosomatic Research* 2017;94:82–89.
73. Himelhoch S, Weller WE, Wu AW, Anderson GF, and Cooper LA. Chronic medical illness, depression, and use of acute medical services among medicare beneficiaries. *Medical Care* 2004;42(6):512–521.
74. Sherwood A, Blumenthal JA, Trivedi R, et al. Relationship of depression to death or hospitalization in patients with heart failure. *Archives of Internal Medicine* 2007;167(4):367–373.
75. Sullivan M, Simon G, Spertus J, and Russo J. Depression-related costs in heart failure care. *Archives of Internal Medicine* 2002;162(16):1860–1866.
76. Jaarsma T, Lesman-Leegte I, Hillege HL, Veeger NJ, Sanderman R, and van Veldhuisen DJ. Depression and the usefulness of a disease management program in heart failure: Insights from the COACH (Coordinating study evaluating Outcomes of Advising and Counseling in Heart failure) study. *Journal of the American College of Cardiology* 2010;55(17):1837–1843.
77. Gathright EC, Dolansky M, Gunstad J, et al. The impact of medication nonadherence on the relationship between mortality risk and depression in heart failure. *Health Psychology* 2017; 36(9):839–847.
78. O'Connor CM, Jiang W, Kuchibhatla M, et al. Safety and efficacy of sertraline for depression in patients with heart failure: Results of the SADHART-CHF (Sertraline Against Depression and Heart Disease in Chronic Heart Failure) trial. *Journal of the American College of Cardiology* 2010;56(9):692–699.
79. Angermann CE, Gelbrich G, Störk S, et al. Effect of escitalopram on all-cause mortality and hospitalization in patients with heart failure and depression: The MOOD-HF randomized clinical trial. *JAMA* 2016;315(24):2683–2693.
80. Gaudiano BA and Miller IW. The evidence-based practice of psychotherapy: Facing the challenges that lie ahead. *Clinical Psychology Review* 2013;33(7):813–824.
81. Prins MA, Verhaak PF, Bensing JM, and van der Meer K. Health beliefs and perceived need for mental health care of anxiety and depression—The patients' perspective explored. *Clinical Psychology Review* 2008;28(6):1038–1058.
82. Lossnitzer N, Herzog W, Schultz JH, Taeger T, Frankenstein L, and Wild B. A patient-centered perspective of treating depressive symptoms in chronic heart failure: What do patients prefer? *Patient Education and Counseling* 2015;98(6):783–787.
83. Gaudiano BA, Ellenberg SR, Schofield CA, and Rifkin LS. A randomized survey of the public's expectancies and willingness to participate in clinical trials of

83. antidepressants versus psychotherapy for depression. *The Primary Care Companion for CNS Disorders* 2016;18(1).
84. Freedland KE, Carney RM, Rich MW, Steinmeyer BC, and Rubin EH. Cognitive behavior therapy for depression and self-care in heart failure patients: A randomized clinical trial. *JAMA Internal Medicine* 2015;175(11):1773–1782.
85. Blumenthal JA, Babyak MA, O'Connor C, et al. Effects of exercise training on depressive symptoms in patients with chronic heart failure: The HF-ACTION randomized trial. *JAMA* 2012;308(5):465–474.
86. Milani RV, Lavie CJ, Mehra MR, and Ventura HO. Impact of exercise training and depression on survival in heart failure due to coronary heart disease. *The American Journal of Cardiology* 2011;107(1):64–68.
87. Ingle KK and Blumenthal JA. Should stress management be incorporated into cardiac rehabilitation? *Expert Review of Cardiovascular Therapy* 2012;10(2):135–137.
88. Kincaid H and Sullivan JA. *Classifying Psychopathology: Mental Kinds and Natural Kinds*. Cambridge, MA: MIT Press; 2014.
89. Schmidt NB, Kotov R, and Joiner Jr TE. *Taxometrics: Toward a New Diagnostic Scheme for Psychopathology*. Washington, DC: American Psychological Association; 2004.
90. Kahl KG, Winter L, and Schweiger U. The third wave of cognitive behavioural therapies: What is new and what is effective? *Current Opinion in Psychiatry* 2012;25(6):522–528.
91. Öst L-G. Efficacy of the third wave of behavioral therapies: A systematic review and meta-analysis. *Behaviour Research and Therapy* 2008;46(3):296–321.
92. Hayes SC. Acceptance and commitment therapy, relational frame theory, and the third wave of behavioral and cognitive therapies. *Behavior Therapy* 2004;35(4):639–665.
93. Hayes SC, Strosahl KD, and Wilson KG. *Acceptance and Commitment Therapy: An Experiential Approach to Behavior Change*. New York, NY: Guilford Press; 1999.
94. Morgan D. Mindfulness-based cognitive therapy for depression: A new approach to preventing relapse. *Psychotherapy Research: Journal Of The Society For Psychotherapy Research* 2003;13(1):123–5.
95. Spatola CA, Manzoni GM, Castelnuovo G, et al. The ACTonHEART study: Rationale and design of a randomized controlled clinical trial comparing a brief intervention based on Acceptance and Commitment Therapy to usual secondary prevention care of coronary heart disease. *Health and Quality of Life Outcomes* 2014;12(1):22.
96. Burton NW, Pakenham KI, and Brown WJ. Evaluating the effectiveness of psychosocial resilience training for heart health, and the added value of promoting physical activity: A cluster randomized trial of the READY program. *BMC Public Health* 2009;9(1):427.
97. Abbott RA, Whear R, Rodgers LR, et al. Effectiveness of mindfulness-based stress reduction and mindfulness based cognitive therapy in vascular disease: A systematic review and meta-analysis of randomised controlled trials. *Journal of Psychosomatic Research* 2014;76(5):341–351.
98. Whang W, Burg MM, Carney RM, et al. Design and baseline data from the vanguard of the Comparison of Depression Interventions after Acute Coronary Syndrome (CODIACS) randomized controlled trial. *Contemporary Clinical Trials* 2012;33(5):1003–1010.
99. Wang A-l, Chen Z, Luo J, Shang Q-h, and Xu H. Systematic review on randomized controlled trials of coronary heart disease complicated with depression treated with Chinese herbal medicines. *Chinese Journal of Integrative Medicine* 2016;22:56–66.
100. Maslej MM, Bolker BM, Russell MJ, et al. The mortality and myocardial effects of antidepressants are moderated by preexisting cardiovascular disease: A meta-analysis. *Psychotherapy and Psychosomatics* 2017;86(5):268–282.

第63章 一位冠状动脉旁路移植术后40年患者的经历和观点

目录

要点／980

63.1 受教时刻／980

63.2 如果我是医生／982

63.3 停止吸烟／982

63.4 规律运动／983

63.5 健康饮食,不要吃多／984

63.6 调整压力／985

63.7 培养积极心态／985

63.8 结语／986

临床应用／986

要 点

- 帮助患者管理心脏病不仅仅是传授心脏健康的科学知识（例如，监测胆固醇含量、BMI 和血压），也不仅仅是让患者依从药物治疗。
- 患者疾病改善的关键是要养成积极的生活方式，即健康饮食、不吸烟、规律运动、应对压力并养成积极的心态。
- 医疗从业者是传递健康生活方式信息的关键，但他们要做的必须超越基本的宣教，如"禁止吸烟"，单纯的认知理解并不能引起长期的行为改变。
- 医疗从业者必须鼓励积极的行为改变，并提供如何实现这些改变的有用建议。他们必须帮助患者集中精力持续进行积极行为，直到养成习惯为止。

我相信选择健康的生活方式对冠心病的一级和二级预防是有效的。因此，我非常努力地去做一些有益健康的事情，比如健康饮食、定期运动、有效地管理压力、拥有积极的心态和避免吸烟。这些可以帮助我管理体重、控制血糖、改善 C 反应蛋白、胆固醇和其他脂质的水平，减少炎症，保持良好的体型。

回顾我的一生，我很想告诉你们我对自己心脏健康的付出是出于天生智慧，但事实并非如此。相反，它纯粹是因需求而产生的。在我生命的前 32 年中，我把时间和兴趣都付出在家庭、工作和社会活动这些重要的事情上，而健康的生活永远排在它们之后。而且，我一直都认为自己很健康，认为诸如心脏病、癌症等严重疾病只发生在其他人身上。

当然，也有一些指标是本应该改善的。比如我的胆固醇过高，我可能可以减掉几千克体重，但运动计划是断断续续的。我总认为退休后还有时间可以改善身体健康状况，但是我错了。

1977 年，我接受了冠状动脉旁路移植术。我当时 32 岁，和妻子结婚不到 10 年，我女儿 6 岁，儿子才 4 岁，公司运营了 3 年。

那段经历成为我们了解生活方式习惯对健康的影响并采取行动改善的动力。回想起来，我吸取这一重要教训的过程真的很艰难。我为了康复所必须要学习的知识其实本应用作预防。

63.1 受教时刻

那是 1977 年 7 月一个炎热的下午，我第 2 次坐在华盛顿州塔科马一位著名心脏病专家的办公室里。我为什么要在那里？我感到困惑。

5 天前，我以为是支气管问题，去看家庭医生。原因是在大约 1 个月的时间里，我在打网球前热身时会感觉到呼吸短促和轻微的胸痛。疼痛是那种钝痛，像是饱腹或有压力的感觉。在热身结束时，痛感通常会消失。我并未在意这种疼痛，希望它自己能消失。但是有一天，在 2h 的比赛时间里，这种痛感一直持续着。于是我打电话给医生，我告诉他："我的肺好像出了问题，可能是支气管炎。"他让我马上过去。4 个月前我才刚刚因为体检见过他，检查结果非常好，所以我猜测这次看医生应该很快，最多可能会开个处方。

检查结果表明我的肺功能正常,但心电图的结果却不好。我之前的年度体检结果显示心电图正常,但是这次的结果却截然不同。

医生说:"乔,检查表明可能有冠状动脉阻塞,我希望你立即去看心脏病专家。而且,我不建议你自己开车,我可以立刻停止工作送你去他的办公室。"于是,在接受了常规检查后的3个小时,我接受了全面的心脏检查和运动负荷试验,但我仍然不相信会有什么严重问题。结果出来,像心电图一样,负荷试验的结果也表明我的心脏存在问题。在进行了冠状动脉造影后发现3个动脉均有50%~95%不同程度的阻塞。医生说:"您患有冠心病,我建议立即进行冠状动脉旁路移植术……我的意思是在接下来的几天内,您随时有发生心肌梗死的风险。"

他的话震惊了我,就像被扇了耳光一样。这不可能发生在我身上。我对他说,我一点心理准备都没有,我根本无法理解。他说我的心脏有问题!我从心理上无法接受,满脑子都是逃跑的念头,我告诉自己:"立刻起身离开,一旦安全地回到我的世界,就会从这场可怕的噩梦中醒来。"

当我继续麻木地听医生讲话时,心里一片混乱。像大多数人一样,我对心脏和冠状动脉的生理功能有所了解,这些信息主要来自生物101(生物学导论课程)。这并非是因为这些信息不可及,美国心脏协会等已经制作并传播了大量相关的内容,但是,我总觉得这对我来说是遥不可及的,这些信息根本与我的生活无关。作为一个年轻人,动脉阻塞或心脏病发作与我有什么关系?不知不觉中,我屈从在"我不知道的事情不会伤害我"的自我安慰中。

但实际上,我不知道的事情不仅会伤害我,还会杀死我。我不知道的是:

- 冠心病通常会在很长一段时间内(通常为20~40年)悄悄地、隐匿地发展。然而,一旦发作,心脏病出现早期就会立即损伤心脏功能。
- 有超过1 300万美国人患有冠心病,每年约有150万人心脏病发作,造成60万~80万人死亡。
- 心脏病每年在美国造成的死亡人数占美国总死亡人数的45%,远远超过癌症、艾滋病、交通事故、溺水和空难的总和。
- 大约有1/3的心脏病患者,第1次心脏病发作也是唯一的一次发作时,就会导致心源性猝死。
- 尽管遗传病史很重要,但大多数心脏病患者都因饮食、运动、压力和吸烟等不良生活习惯而患病。正如《美国心脏病学》杂志主编William Roberts博士所言:"每500例心脏病患者中,仅有一个是主要由基因导致的,而其他499个都是由不良的生活习惯导致的。"但反过来说,改变这些习惯可能有助于改善心脏健康。

这些信息原本不在我的日常生活范围之内。但是在那年7月的一个下午,这一切对我来说都改变了,无知的时代结束了,我被痛苦的恐惧所折磨。在32岁那年,我本感到一种只有年轻人才能感受到的永生,死亡这一概念太遥远了。我想象着在多年的成就、满足和欢乐之后,才会在生命的尽头接触死亡。我从未想过在我壮年的时候,死亡会把我带走。

但是,在那年7月的那一天,现实将我震醒。我胸腔内这颗定时炸弹随时会爆发,死亡随时威胁着我。因此,我决定接受手术。

手术1周后,我回到家中康复,能活着和家人团聚让我很开心,但我很担心我的未来。外科手术只是避免了心脏病发作这个迫在眉睫的问题,但并没有阻止疾病的进展。旁路移植术并未从根本上治愈我。手术消除了疼痛,但并没有消除疾病,只有改变生活方式,才能降低未来心脏病的风险。

手术后,我见到了全国知名的血脂领域的专家,向他寻求控制胆固醇的建议。我问道:"我应该改变饮食习惯吗?"他的回答是:"别麻烦了,您很早就患有严重的冠心病。坦白说,如果您活到40岁,我都会感到惊讶。您能够看到您的孩子高中毕业的机会都很小。"

尽管他对患者的态度严厉,但我不得不承认他可能是对的。一两个星期以来,我感到很沮丧,不知道未来何去何从。妻子安慰我说:"他的预言不是命中注定。"家庭医生说,"是的,您不能更改自己的命运。虽然您的确在32岁时患了严重的心脏病,但是您可以改变应对病情和生活的方式。我们将尽一切可能使饮食更健康、使运动更有效,从而战胜病魔。"这就是我们所要做的。

这是如何做到的呢?最近,我与妻子一起在雷尼尔山远足,庆祝我的冠状动脉旁路移植术40周年。我目前的测量指标(胆固醇、体重和血压)显示,我现在的健康状况比1977年要好。我看到女儿和儿子从高中、大学、法学院、研究生院毕业,我感到非常高兴;我带着女儿走上婚礼的殿堂,还在儿子的婚礼上举杯祝福;我庆祝了结婚50周年;我在73岁生日时与家人聚会;还抱上了4个孙子、孙女。如果没有健康的生活方式,这一切都不会发生。

63.2　如果我是医生

不得不承认,大多数患者来到医生办公室,都是为了寻找可以使一切恢复正轨的药丸或处方。而许多医生专注于新兴的心脏科学,这也使治病过程变得复杂。

但是,如果我是医生,我会花更少的时间讨论科学,而花更多的时间指导患者健康的生活方式,因为没有人能够比医生更能影响患者的行为,这对患者而言是至关重要的。我们听过许多继续吸烟的心脏病患者说:"因为我的医生从未告诉我要停止吸烟。"因此,虽然前沿的心脏健康科学容易吸引医生,但帮助患者创造更健康的生活方式才应该是核心问题。

如果我是医生,向患者提供对冠心病一级或二级预防的咨询,那么根据我成功管理自己心脏病40年的经验,我将为您提供如下建议。

63.3　停止吸烟

在美国,吸烟每年造成至少50万人死亡,是美国有史以来最可预防的死因。根据美国肺脏协会的数据,如果一个人在20岁之前开始吸烟,那么每支香烟大约会减掉他20秒的寿命。对于1天2包的吸烟者来说,这意味着要减少 8 年以上的寿命。

大多数人认为癌症是吸烟对健康最大的危害。的确,吸烟每年导致超过 15 万人死于癌症,但是吸烟对心脏病风险的影响更大。吸烟能够增加心血管疾病的风险因素,例如升高血压、降低运动耐量和增加血液黏度,且吸烟占所有心脏病死亡原因的 40%。吸烟者心脏病发作的可能性是不吸烟者的 2 倍,死于心脏猝死的可能性是不吸烟者的 5 倍。

但是我将向我的患者强调,放弃吸烟的人还是有希望的。研究表明,在戒烟的 2~3 年内,戒烟者心脏病发作和卒中的风险能够降低到与从未吸烟者相似的水平。在戒烟的 5 年内,戒烟者心脏病发作的风险比吸烟者低 50%~70%。至少,如果患者不吸烟,请鼓励其一定保持,不要开始吸烟。如果患者吸烟,请提供建议和信息,例如:

- 加入戒烟诊所或团体
- 使用尼古丁替代产品
- 服用药物以帮助患者戒烟

63.4 规律运动

美国国家老年研究所前所长 Robert Butler 博士说:"如果可以将运动包装成药丸,它将成为美国最广泛使用的处方药和有益药物。"鉴于体力活动是有益于心脏和健康的最明智的行为,你可能会认为大多数美国人应该得到定期运动的信息。如果从外表,如慢跑鞋、瑜伽裤和热身服来判断,你会认为这个国家正处于健身热潮之中。

仔细想一想,其实美国人通常不运动。正如一位医生告诉我的那样:"我们只是买运动用品!"根据政府数据,大约一半的成人承认有久坐习惯,而自称运动的人中,只有不到 15% 的人对体力活动足够重视而且规律运动,从而强健心血管。

疾病控制与预防中心前主任 Jeffrey Koplan 博士说:"在美国,缺乏运动和超重导致每年超过 30 万人过早死亡。"这对于心脏健康来说是悲剧,因为定期进行体力活动可以带来很多好处。它可以增强心脏功能,增加高密度脂蛋白胆固醇,减少血液黏度,降低血压,帮助体重减轻,保持肌肉力量并有助于缓解压力。

均衡的运动计划应包括日常体力活动(如遛狗);为增强力量而进行的重量训练;为防止受伤而进行的柔韧性运动(如伸展或瑜伽);以及最重要的有氧运动,可以增强心血管耐力并燃烧脂肪。

如果我是医生,我会鼓励患者找到一种他们喜欢并且会做的有氧运动。例如健步走、慢跑、有氧舞蹈、游泳、爬楼梯等,只要符合 F.I.T. 标准,无论什么运动都可以。

F 代表频率。美国运动医学会建议每周进行 3 次有氧运动,最好是每隔 1 天进行 1 次。每周少于 3 天的运动可能没有效果。

I 代表强度。例如,有氧步行不是随便走走,而是要挥动手臂、迈大步幅、身体在出汗。你应该有

"看医生马上就要迟到了"的感觉。

T 代表时间。以往的建议是至少不间断运动 20min，但是很多人最多运动 20min。实际上，要对心血管产生益处需要花费更多的时间。

我还会建议患者寻找运动伙伴，这是能坚持定期运动的关键。

63.5 健康饮食，不要吃多

也许没有什么比健康饮食、均衡营养对心脏健康更重要了。但是美国饮食习惯与健康饮食正好相反。成人的能量摄入中约有 34% 是脂肪，而这其中大部分为饱和脂肪和反式脂肪，此外，精制糖占 24%（成人每年约 68kg），酒精占 5%。

而且问题在于，有些东西我们不吃：大约 40% 的成人不吃水果，80% 的人不吃粗粮，40% 的人不吃蔬菜（实际上，蔬菜的真实摄入量更少，因为似乎有一半声称吃蔬菜的人把炸薯条列为唯一吃的蔬菜）。

外科医师的营养与健康报告将美国人描述为"狼吞虎咽地走向坟墓"。该报告指出，典型的美国饮食与 10 种主要死亡原因中的 5 种之间有因果关系，即冠心病、癌症、高血压、卒中和肝硬化，此外还与全美主要疾病——肥胖存在因果关系。

这种不健康的饮食方式背后有许多原因。例如快节奏、赶时间的生活方式使人们远离了购物和烹饪。取而代之的是他们经常在奔波中进餐，并从餐馆、外卖店和食品店迅速获取食物。许多人为了方便而牺牲了营养。耶鲁大学肥胖专家 Kelly Brownell 博士说："当您可选择的食物很多时，问题就更加复杂了。我们生活在一个有毒的环境中，无法做出健康的食物选择。"

如果我是医生，我会建议地中海饮食，以保持简单的营养成分：多吃健康脂肪，例如橄榄油；避免食用精制的碳水化合物，例如商业烘焙食品、甜点和含糖饮料；尽量减少饱和脂肪酸、避免反式脂肪酸；多吃水果、全谷物和蔬菜；吃保护心脏的食物，例如燕麦片、橙汁、鱼和坚果；吃的肉要瘦一些；远离高钠食物；多喝水；偶尔喝一杯酒；选择低脂、无脂乳制品；选择天然食品而不是加工食品；并且非常重要的是，尽量在家做菜。

从实际的角度来看，这可以通过 3 种举措来完成。首先，不要节食。速效节食可能会在短期内帮助您减掉几千克体重，但无法受用终身。试想一下，快速减肥饮食书籍已经卖了 60 多年，如果节食能够起作用，如果"白菜汤"饮食行得通，那我们将成为骨瘦如柴的民族。

其次，吃真正的食物。手术后，我在家里因为要吃健康食物而痛苦无比，因为这些食物通常平淡无味。后来，有一条信息改变了我的想法。数据显示，大多数美国家庭 80% 的时间会食用常吃也是最熟悉的 12 种食谱。因此，如果您可以挑出 12 个爱吃的菜品并对其进行改进以使其更健康（仅保留味道），那么您将获得两全其美的体验：美味又健康的熟悉食谱。

最后，与患者讨论分量。与 20 世纪 70 年代相比，当今的普通人每天会多摄入 500kcal 的热量。餐厅的餐食和加工食品已经变得"超大份"，餐盘现在看起来像轮毂盖。大多数人对分量不在意，而分量对肥胖的流行有影响。饮食对心脏健康的影响不仅仅在于特定的食物，还在于饮食的量。

估算健康分量的一种简单方法是使用手掌、拳头和拇指作为参照：

- 1 手掌 =85g。您的手掌大小大约是一份 85g 的熟肉、鱼或家禽。
- 1 个拳头 =1 杯。一杯谷物、意大利面条、土豆、蔬菜或切好的水果大约相当于女人的拳头大小。一个男人的拳头大约相当于 1.5 杯。
- 拇指尖 =1 茶匙。1 茶匙的黄油、花生酱、蛋黄酱或糖约等于拇指尖（顶部关节）的大小。3 茶匙的量大约是 1 大汤匙。
- 1 或 2 把 =28g 的零食。对于坚果或小糖果，1 小把等于 28g。对于薯片或椒盐脆饼，2 把大约是 28g。

63.6　调整压力

越来越多的证据表明，慢性压力会通过升高胆固醇和血压，促进冠状动脉堵塞和引发心脏猝死，从而直接损害心血管健康。尽管还需要进行更多的研究，但人们对日常压力的间接影响已达成共识：它可以破坏健康的生活方式。处在压力下的人往往会吸烟、饮食不良并过着久坐的生活。现在越来越多的专家得出结论，慢性压力可能是不遵守健康习惯（尤其是饮食和运动）的主要障碍。

如今，对于大多数人来说，"重大、高消耗"的事物，比如医师的诊断不佳或退休金缩水并不会导致过度的压力。相反，大多数长期压力来自我们时间不足。我们根本没有时间去做我们需要或想要做的所有事情。一位女主管最近告诉我："我要在晚上 9 点回复电子邮件，在午夜时分洗衣服，早上 6 点去杂货店，然后开车送孩子去上学，然后上班。我白天会做很多不同的事情，但是，由于我总是没时间，所以我觉得自己做得都不好。"

当人们受到这样的压力时，他们对健康生活了解程度的多少并没有意义。午餐仍是一块糖果，运动被搁置，吸烟仍在继续。如果说我们从过去 20 年的健康信息中学到了什么，那就是：认知理解不会自动导致积极的行为改变。如果这真的能做到的话，我们的国家将会成为一个不吸烟的国家。

如果我是医生，我会强调这一点：虽然压力无法减轻，但可以通过身体和心理技巧来成功应对，例如：

- 深呼吸
- 定期运动
- 冥想
- 每天抽出时间放松自己心情

63.7　培养积极心态

许多心脏病患者对他们的健康状况感到沮丧，有些甚至到了抑郁的地步。这也是我的经历。幸运的是，我有一位好医生，他不仅向我解释了形成一种有益心脏健康的生活方式所需要做的事情，而且鼓励我养成积极的心态。他就像啦啦队长一样给了我取得持续进步所需的支持。

他鼓励我制订目标并设定具体时间范围。仅仅宣称以"做更多运动"为目标对他来说是不够的。"月底前做到在 45min 内走 4.8km"是他的风格（也是我的风格）。

他鼓励我每天做一件比昨天更好的小事。如果昨天我走路 30min，今天就要走路 35min。

他鼓励我保持韧性和毅力。他会说："失败并不是倒下，这是人类生活的一部分。真正的失败是不再站起来。"

最后，他会用励志名言鼓励我。我最喜欢的一条是"95 米冲刺没有金牌"。

63.8 结语

做出有益于心血管健康的改变很简单——虽然并不容易，但其实很简单。

许多患者可能会变得灰心丧气，特别是当他们有很多事情需要改变，或因为要一次性做完所有事情而感到有压力时。建议他们只做今天的改变。不用担心昨天，因为昨天已经一去不复返；也不必担心明天，因为明天还未可知。请务必把今天活得健康。无数个今天堆积成未来，行为形成习惯，习惯决定性格，性格决定命运。这就是我 40 年来所做的……

临床应用

- 每次临床就诊时都应充分利用接受教导的时机。
- 对患者来说，临床医师花在支持健康生活习惯上的时间和花在解释科学上的时间一样宝贵。
- 每次临床就诊时都应鼓励患者改变生活方式。
- 保持简单而积极的健康生活方式。

（Joesph C.Piscatella，BA 著 黄榕翀 译 李泽亚 校）

第64章 二级预防中的血脂管理

目录

要点／988

64.1 前言／988

64.2 治疗目标／988

64.3 膳食治疗／989

64.4 他汀类药物治疗／989

64.5 他汀类药物肌肉不良反应的管理／991

64.6 PCSK9抑制剂／992

临床应用／992

参考文献／993

要 点

- 低密度脂蛋白胆固醇(LDL-C)越低越好。
- 在动脉粥样硬化性心血管疾病(ASCVD)患者中,我们的治疗目标是在不引起不良反应的前提下尽可能的降低LDL-C。
- 大多数患者仅靠饮食干预,血脂水平无法达标。
- 高强度他汀类药物治疗是ASCVD患者的二级预防和LDL-C管理的基石。
- 对于不能耐受他汀类药物或LDL-C水平不能达标的患者,应考虑使用非他汀类降血脂药。

64.1 前言

低密度脂蛋白胆固醇(low density lipoprotein cholesterol, LDL-C)促进动脉粥样硬化性心血管疾病(atherosclerotic cardiovascular disease, ASCVD)的发生和进展,降低LDL-C水平可降低主要和次要心血管事件发生率。任何程度的LDL-C降低都会使患者获益。GLAGOV研究(通过血管内超声评估PCSK9抑制剂对斑块逆转的影响)将968例接受他汀类药物治疗的冠心病患者随机分配至依洛尤单抗组[蛋白质原转换酶枯草杆菌蛋白酶9(proprotein convertase subtilisin kexin type 9, PCSK9)抑制剂]和安慰剂组。安慰剂组和依洛尤单抗组在78周时的LDL-C水平分别为93mg/dl和37mg/dl。冠状动脉内超声测得的动脉粥样硬化斑块面积在安慰剂组增加0.05%,在依洛尤单抗组减少0.95%($P<0.001$)。回归曲线分析表明,随着LDL-C水平逐渐下降至20mg/dl,动脉粥样硬化斑块面积也在不断减少[1]。同样,FOURIER,即进一步对高危受试者接受PCSK9抑制剂的心血管终点事件研究表明,与安慰剂相比,他汀类药物联合依洛尤单抗可降低48周时的心血管事件。依洛尤单抗治疗可使LDL-C水平从基线人群中位数92mg/dl降低至30mg/dl[2]。GLAGOV和FOURIER研究都认为LDL-C降低的幅度越大,心血管事件的发生率越低,这2项试验都支持LDL-C降低对ASCVD患者更好的假设。本章将描述我们在ASCVD患者中LDL-C治疗的原理和方法。

64.2 治疗目标

ASCVD患者的血脂管理目标是在不产生不良反应的情况下尽可能降低LDL-C水平。这一目标不同于目前ASCVD患者LDL-C降低的指南,也存在与现有指南之间的差异。美国心脏病学会/美国心脏协会2013年指南推荐,对于所有ASCVD患者,均应进行高强度他汀类药物治疗;对于不能耐受高强度他汀药物治疗的患者,建议中度强度他汀类药物治疗[3]。高强度他汀类药物治疗首选药物为瑞舒伐他汀≥20mg/d或阿托伐他汀≥40mg/d。美国国家脂质协会2014年指南推荐高危患者LDL-C<70mg/dl[4]，相比之下，美国临床内分泌医师协会（American Association of Clinical Endocrinologists，ACCE）2017年指南建议高危患者LDL-C<70mg/dl，而极高危患者应LDL-C<55mg/dl[5]。这些ACCE指南表明，编委们也意识到低水平的LDL-C所带来的好处。

64.3 膳食治疗

通过单独的膳食治疗将LDL-C降到很低的水平很难实现。严格的素食主义者和素食者可以使LDL-C达到低水平，但大多数患者仅通过膳食干预无法达到足够低的水平。我们鼓励患者遵循低饱和脂肪酸饮食，适度运动和控制热量摄入，但并不能依靠这些干预措施来实现LDL-C目标。许多临床医师运用"生活方式心脏试验"验证单纯依靠饮食可以减少动脉粥样硬化性心血管疾病[6]，该研究分为干预组和对照组，其中干预组53例，对照组43例，通过跟踪干预前后血管造影结果了解冠状动脉进展。结果显示，仅有28例干预组和20例对照组的患者同意参与该试验。其中，1名对照组患者和6名干预组患者没有可用的二次血管影像，且1名干预组患者是因为在运动时死亡。因此，该研究结果仅依赖于22例干预组患者和19例对照组患者。此外，干预组患者花费7周时间练习压力管理，8h参加互助小组和3h运动。这样的研究设计不可能仅通过低脂饮食改善症状或心脏病，我们强烈建议患者开始用药来降低LDL-C水平。

64.4 他汀类药物治疗

高强度他汀类药物治疗是ASCVD患者二级预防和LDL-C管理的基石。他汀类药物通过降低LDL-C水平和炎症反应以减少次要事件的发生[7]。患有急性冠脉综合征（ACS）或近期干预的患者应启动高剂量他汀类药物治疗，如阿托伐他汀80mg/d或瑞舒伐他汀40mg/d。这种高剂量的治疗方案应尽可能持续更长时间，但在高剂量治疗2年后，可考虑将阿托伐他汀降至40mg/d或瑞舒伐他汀降至20mg/d。我们明确规定2年的时间，是因为在临床试验中，通常需要持续大约2年的高剂量他汀治疗后方可观察到动脉粥样硬化逆转[8]。此外，通过2年积极的血脂治疗可以最大程度地减少动脉粥样硬化斑块（图64-4-1和图64-4-2）[9]。IMPROVE-IT试验表明：在急性冠脉综合征治疗中，与单药他汀相比，他汀类药物联合依折麦布心血管事件发生率减少2%（P=0.016）[10]，因此我们常规推荐高强度他汀类药物联合依折麦布治疗。

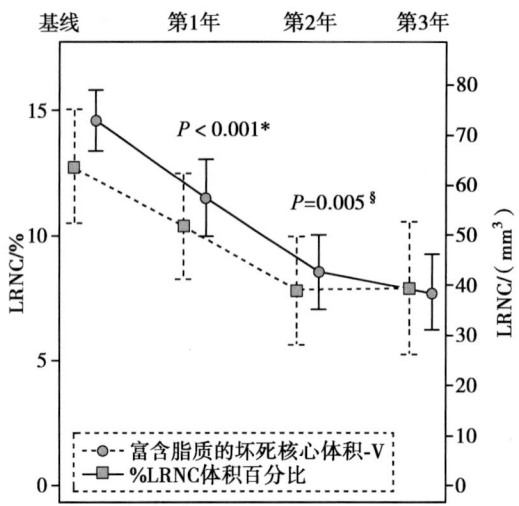

图 64-4-1 降脂治疗 3 年期间颈动脉斑块脂质减少与时间的关系

注：经过 3 年的强化降脂治疗，富含脂质的坏死核心体积（LRNC-V）（方块）从 60.4mm³ 显著降低至 37.4mm³。LRNC 百分比（%LRNC）（圆圈）也从 14.2% 显著降低至 7.4%。3 年中的斑块脂质减少时间曲线显示，在任何时间点，含脂质切片的 %LRNC 在第 1 年显著下降 3.2%，第 2 年显著下降 3.0%，第 3 年显著下降 0.9%（从第 2 年到第 3 年的变化没有统计学意义）。估计值上下的柱线为标准误差线。

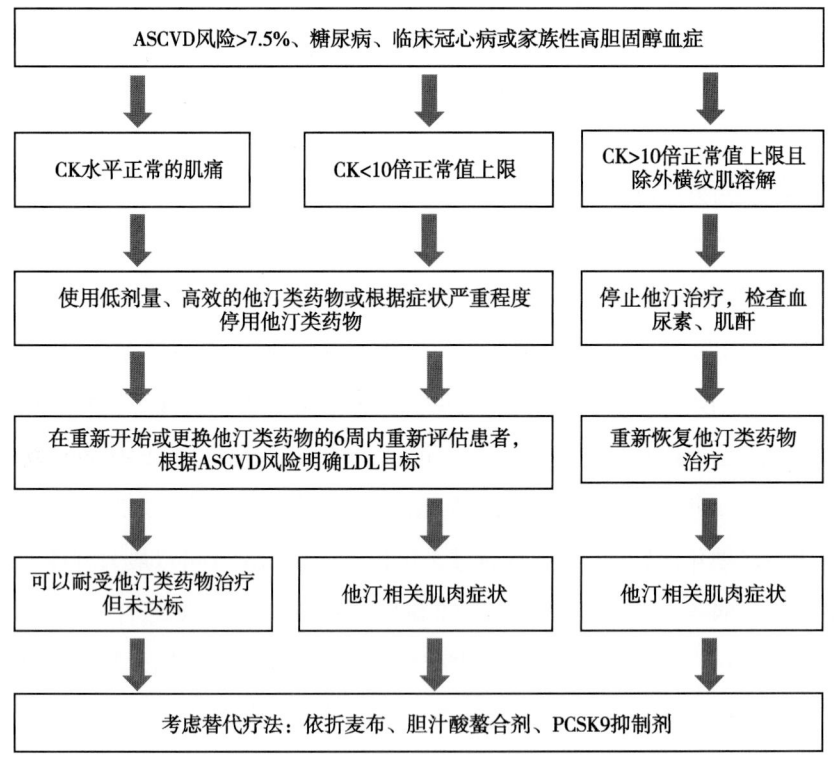

图 64-4-2 临床应用流程图——他汀不耐受患者的血脂管理方法

资料来源：Zhao et al.JACC Cardiovasc Imaging 2011.

64.5 他汀类药物肌肉不良反应的管理

在接受了中到高剂量他汀类药物治疗的患者中,大约有10%的患者将肌肉相关不良反应归因于他汀类药物[11]。一项双盲安慰剂对照研究表明,接受阿托伐他汀80mg/d持续6个月的治疗,肌肉不适的发生率为9.4%,而安慰剂对照组只有4.6%[12]。这一实验表明,大约5%的患者存在真正的他汀相关肌肉症状(statin-associated muscle symptoms,SAMS)。这些患者通常没有肌肉损伤的客观证据,如肌酸激酶(CK)水平升高或可被记录的肌无力。一些专家认为,在没有明显CK升高的情况下,他汀类药物不会产生肌肉相关不良反应,这种患者出现的肌肉不适是由于神经症效应或因知道药物有副作用而造成的自我感觉[13]。无论SAMS是否存在,我们都相信它们是存在的[14],虽然对于临床医师来讲这确实是一个没有意义的问题,但是因为临床医师希望与患者保持良好的医患关系,所以不会忽视患者的主诉。

我们已经描述了管理SAMS的方法[15,16]。我们判断患者是否可以耐受这些症状主要通过测量CK是否超过正常值范围的10倍。我们向患者保证,SAMS是可逆的,而不是逐渐加重的。我们强调他汀类药物治疗在二级预防中的重要性以及挽救生命的作用。但是,如果患者仍然担心或无法忍受症状,我们将停止他汀类药物治疗直至患者症状缓解。他汀类药物停用几周内症状缓解即支持SAMS的诊断[17]。接下来,我们再次尝试以相似或更低剂量的相同或另一种他汀类药物。如果应用他汀类药物后再次产生症状,我们可以尝试单独使用依折麦布治疗。依折麦布可使LDL-C平均降低约20%。然后,我们在星期一和星期五以极低的剂量重新增加他汀类药物(例如,瑞舒伐他汀2.5mg或5mg,阿托伐他汀5mg或10mg,或匹伐他汀1mg)。这些药物不提倡间歇给药,但是由于这些他汀类药物的半衰期很长,因此这种间歇给药的方式可以使LDL-C降低约20%[18]。临床医师通常会忽略,每毫克他汀类药物LDL-C的最大降低百分比发生在最低剂量时。依折麦布和低剂量他汀类药物的联合应用通常能够使许多患者的LDL-C水平正常化。出于一些不确定原因,通常建议SAMS患者补充辅酶Q_{10}[19],但我们的研究[20]和系统评价[21]并未证明补充辅酶Q_{10}对SAMS有效。尽管如此,我们偶尔还是会对某些患者使用。我们讨论了在对照研究中没有疗效的问题,但同时也强调了一些患者补充辅酶Q_{10}后有显著反应。我们偶尔会尝试补充辅酶Q_{10},尽管其有效性可能只是安慰剂效应。

最后,我们还可以尝试其他药物。胆汁酸螯合剂可用于降低LDL-C水平。我们更推荐在晚餐时使用袋装的考来维仑,1包考来维仑可产生与6包其他螯合剂(例如消胆胺)相似的结果,即LDL-C水平降低约20%。AIM HIGH[22]和HPS-2 THRIVE[22,23]试验结果表明烟酸无治疗效果,不被推荐。试验中的患者在开始烟酸治疗时正在接受他汀类药物治疗,在开始烟酸治疗前,两项试验的安慰剂组和烟酸治疗组中,LDL-C的基线水平分别为72mg/dl和74mg/dl,以及63mg/dl和62mg/dl。因此,在5年试验期间,烟酸并没有进一步减少远期ASCVD事件,但这点并不令人惊讶。相反,在他汀类药物应用之前,烟酸作为冠心病治疗药物,使6.2年时心肌梗死复发率(次要终点)降低了29%($P<0.05$),而15年时总死亡率降低了11%($P=0.0004$)[24]。非诺贝特也是不被推荐的,因为ACCORD试验表明,该

药物不能有效降低糖尿病患者的心血管事件[25]。然而,ACCORD 研究中,非诺贝特组和安慰剂组中患者甘油三酯水平的基线分别为 164mg/dl 和 162mg/dl,所以,在大多数临床实践中不太可能使用非诺贝特治疗。对于糖尿病合并甘油三酯≥204mg/dl 及 HDL<34mg/dl 的患者,非诺贝特似乎确实降低了 ASCVD 事件发生率,这些结果差异具有统计学意义($P=0.06$)[25]。因此,我们经常用烟酸或非诺贝特联合低剂量其他药物治疗以检查这些药物是否对选择性个体有效,尤其是由于医保问题无法购买 PCSK9 抑制剂时。

64.6 PCSK9 抑制剂

当患者出现他汀类药物不耐受或其他降血脂药无法将 LDL-C 降至达标时,就可以直接应用 PCSK9 抑制剂。PCSK9 抑制剂已获得 FDA 的批准[10],PCSK9 抑制剂被推荐用于家族性高胆固醇血症患者和有 ASCVD 病史且通过饮食和他汀类药物治疗 LDL-C 不能达标的患者。在 IMPROVE-IT 试验发现,依折麦布联合他汀类药物治疗比单独使用他汀类药物更能减少 ASCVD 事件的发生。因此,临床上当依折麦布效果欠佳时,才会使用昂贵的 PCSK9 抑制剂。LDL-C 水平达到多少时需要应用 PCSK9 抑制剂治疗是由临床医师的决定,但是如前所述,我们的目标是在确诊 ASCVD 的患者中将 LDL-C 控制在 70mg/dl 以下。

PCSK9 抑制剂可能会更广泛地用在 ASCVD 患者 LDL-C 的达标治疗中。然而,由于这些药物价格昂贵,一般不会过早使用。当患者使用了他汀类药物及依折麦布、烟酸、纤维酸衍生物或胆汁酸螯合剂后 LDL-C 水平仍不能达标时,我们才会使用。在使用 PCSK9 抑制剂之前,我们不一定要在 ASCVD 患者中尝试所有降血脂药,但一定要将这些药物作为我们治疗方案的一部分。对 LDL 很高的患者,其他药物治疗可能无法达标,因此可以直接进行 PCSK9 抑制剂的治疗。

他汀类药物、依折麦布和 PCSK9 抑制剂的联合治疗可能通过大幅降低 LDL-C 水平,而显著降低确诊患者 ASCVD 事件的复发率,极大减少复发事件的发生。这种积极的治疗方法有可能进一步提高 ASCVD 患者的生存率。

临床应用

- LDL-C 是诱发 ASCVD 的主要因素。降低 LDL-C 能够减少主要和次要心血管事件的发生率。
- 任何程度的 LDL-C 降低都会使患者获益。不同专业协会的一些预防指南一致认可将降低 LDL-C 水平作为 ASCVD 二级预防。这为在高危人群中尽可能降低 LDL-C 指明了道路。
- 了解新药(例如 PCSK9 抑制剂)的成本也很重要,以维持治疗的成本效益比。这些新兴的降血脂药可进一步减少 ASCVD 事件复发。

(Paul D.Thompson,MD and Antonio B.Fernandez,MD 著 黄榕翀 译 张书敏 校)

参考文献

1. Nicholls SJ, Puri R, Anderson T, Ballantyne CM, Cho L, et al. (2016) Effect of evolocumab on progression of coronary disease in statin-treated patients: The GLAGOV randomized clinical trial. *JAMA* 316: 2373–2384.
2. Sabatine MS, Giugliano RP, Keech AC, Honarpour N, Wiviott SD, et al. (2017) Evolocumab and clinical outcomes in patients with cardiovascular disease. *N. Engl. J. Med.* 376: 1713–1722.
3. Stone NJ, Robinson JG, Lichtenstein AH, Bairey Merz CN, Blum CB, et al. (2013) 2013 ACC/AHA guideline on the treatment of blood cholesterol to reduce atherosclerotic cardiovascular risk in adults: A report of the American College of Cardiology/American Heart Association Task Force on Practice Guidelines. *Circulation* 129: S1–S45.
4. Jacobson TA, Ito MK, Maki KC, Orringer CE, Bays HE, et al. (2014) National Lipid Association recommendations for patient-centered management of dyslipidemia: Part 1 – Executive summary. *J. Clin. Lipidol.* 8: 473–488.
5. Jellinger PS, Handelsman Y, Rosenblit PD, Bloomgarden ZT, Fonseca VA, et al. (2017) American Association of Clinical Endocrinologists and American College of Endocrinology Guidelines for management of dyslipidemia and prevention of cardiovascular disease. *Endocr. Pract.* 23: 1–87.
6. Thompson PD (1998) More on low-fat diets. *N. Engl. J. Med.* 338: 1623–1624.
7. McLean DS, Ravid S, Blazing M, Gersh B, Shui A, et al. (2008) Effect of statin dose on incidence of atrial fibrillation: Data from the Pravastatin or Atorvastatin Evaluation and Infection Therapy-Thrombolysis in Myocardial Infarction 22 (PROVE IT-TIMI 22) and Aggrastat to Zocor (A to Z) trials. *Am. Heart J.* 155: 298–302.
8. Noyes AM and Thompson PD (2014) A systematic review of the time course of atherosclerotic plaque regression. *Atherosclerosis* 234: 75–84.
9. Zhao XQ, Dong L, Hatsukami T, Phan BA, Chu B, et al. (2011) MR imaging of carotid plaque composition during lipid-lowering therapy a prospective assessment of effect and time course. *JACC Cardiovasc. Imaging* 4: 977–986.
10. Cannon CP, Blazing MA, Giugliano RP, McCagg A, White JA, et al. (2015) Ezetimibe added to statin therapy after acute coronary syndromes. *N. Engl. J. Med.* 372: 2387–2397.
11. Bruckert E, Hayem G, Dejager S, Yau C, and Begaud B (2005) Mild to moderate muscular symptoms with high-dosage statin therapy in hyperlipidemic patients– The PRIMO study. *Cardiovasc. Drugs Ther.* 19: 403–414.
12. Parker BA, Capizzi JA, Grimaldi AS, Clarkson PM, Cole SM, et al. (2012) Effect of statins on skeletal muscle function. *Circulation* 127: 96–103.
13. Collins R, Reith C, Emberson J, Armitage J, Baigent C, et al. (2016) Interpretation of the evidence for the efficacy and safety of statin therapy. *Lancet* 388: 2532–2561.
14. Thompson PD and Taylor B (2017) Safety and efficacy of statins. *Lancet* 389: 1098–1099.
15. Thompson PD, Panza G, Zaleski A, and Taylor B (2016) Statin-associated side effects. *J. Am. Coll. Cardiol.* 67: 2395–2410.
16. Thompson PD (2016) What to believe and do about statin-associated adverse effects. *JAMA* 316: 1969–1970.
17. Rosenson RS, Gandra SR, McKendrick J, Dent R, Wieffer H, et al. (2017) Identification and management of statin-associated symptoms in clinical practice: Extension of a clinician survey to 12 further countries. *Cardiovasc. Drugs Ther.* 31: 187–195.
18. Gadarla M, Kearns AK, and Thompson PD (2008) Efficacy of rosuvastatin (5 mg and 10 mg) twice a week in patients intolerant to daily statins. *Am. J. Cardiol.* 101: 1747–1748.
19. Zaleski AL, Taylor BA, and Thompson PD (Invited; in press) The role of coenzyme Q10 in statin-associated muscle symptoms. *Adv. Nutr.*
20. Taylor BA, Lorson L, White CM, and Thompson PD (2015) A randomized trial of coenzyme Q10 in patients with confirmed statin myopathy. *Atherosclerosis* 238: 329–335.
21. Banach M, Serban C, Sahebkar A, Ursoniu S, Rysz J, et al. (2015) Effects of coenzyme Q10 on statin-induced myopathy: A meta-analysis of randomized controlled trials. *Mayo Clin. Proc.* 90: 24–34.
22. Boden WE, Probstfield JL, Anderson T, Chaitman BR, Desvignes-Nickens P, et al. (2011) Niacin in patients with low HDL cholesterol levels receiving intensive statin therapy. *N. Engl. J. Med.* 365: 2255–2267.
23. Landray MJ, Haynes R, Hopewell JC, Parish S, Aung T, et al. (2014) Effects of extended-release niacin with laropiprant in high-risk patients. *N. Engl. J. Med.* 371: 203–212.
24. Canner PL, Berge KG, Wenger NK, Stamler J, Friedman L, et al. (1986) Fifteen year mortality in Coronary Drug Project patients: Long-term benefit with niacin. *J. Am. Coll. Cardiol.* 8: 1245–1255.
25. Ginsberg HN, Elam MB, Lovato LC, Crouse JR, 3rd, Leiter LA, et al. (2010) Effects of combination lipid therapy in type 2 diabetes mellitus. *N. Engl. J. Med.* 362: 1563–1574.

第 65 章 一级／二级预防中改变生活方式对心脏保护的辅助作用

目录

要点／995

65.1 前言／995

65.2 营养／996

65.3 体力活动／998

65.4 戒烟／1001

65.5 心理社会健康／1001

65.6 总结和关键信息／1002

临床应用／1003

参考文献／1004

要点

- 尽管心脏保护药物的使用日益增多,但是对于心血管疾病患者危险因素的控制仍然不足。
- 改变生活方式是心血管疾病一级和二级预防的有效措施,其与药物治疗配合会有附加和协同效应。
- 在降低心血管病风险和死亡率方面,与药物治疗相比,健康的膳食模式如MSD和DASH、规律的体力活动以及戒烟同样有效。
- 对合并有精神疾病共病、处在压力状态下的患者和社会隔离者进行的心理社会干预可以降低其心血管病的发生风险。
- 由于研究设计和研究质量存在显著异质性,与药物治疗相比,关于生活方式干预效果的随机对照试验研究证据依然有限。
- 需要通过进一步研究直接对生活方式干预和药物治疗进行比较,并评估二者间潜在的交互作用。

65.1 前言

药物治疗的发展使现代心血管疾病(CVD)循证治疗进入了新时代。大量随机对照试验已经证实了心脏保护药物的疗效,推动了临床指南和治疗目标的更新。然而报告显示,美国 CVD 相关死亡率下降趋势已减缓并出现停滞[1]。世界卫生组织(WHO)的数据表明,CVD 仍然是全球死亡的首要原因,其导致的死亡数量占全部死亡数量的 31%[2]。

导致 CVD 的危险因素中,不健康的生活方式和行为是公认的可变因素。一项大型多国人群的 INTERHEART 病例对照研究显示,首次发生心肌梗死的 9 个危险因素(包括血脂异常、吸烟、高血压、糖尿病、向心性肥胖、心理社会因素、饮食、酒精和体力活动)占人群归因风险的 90%[3]。尽管随着时间的推移,心脏保护药物的使用有所增加,但行为相关风险因素改变的趋势却不那么乐观。近期一些观察性研究表明,大多数 CVD 患者没有达到控制危险因素和二级预防所推荐的目标,尤其是在生活方式方面。来自 41 个国家的急性冠脉综合征(ACS)患者的 OASIS 试验人群的分析显示,在 6 个月的随访中,只有不到 50% 的患者坚持健康饮食、运动或戒烟。报告中药物使用率较高:其中 96% 是抗血小板药,79% 是他汀类药物,72% 是作用于肾素-血管紧张素-醛固酮系统(renin-angiotensin-aldosterone system,RAAS)的药物[4]。EUROASPIRE Ⅳ 研究也支持上述发现。EUROASPIRE Ⅳ 是一项大型多中心研究,研究对象为 2012—2013 年间 24 个欧洲国家中因 ACS 症状住院或需要血运重建的患者。在所有研究对象中,心脏保护药物的使用率相对较高,其中 93.8% 的患者服用抗血小板药,82.6% 的患者服用 β 受体阻滞剂,75% 的患者服用 RAAS 阻断剂,85.7% 的患者服用他汀类药物。相比之下,6 个月的时间里,仅有过半的吸烟者戒烟,只有 40% 的患者每周进行 1 次至少 20min 的高强度体力活动,不超过一半的肥胖患者遵循饮食建议[5]。与EUROASPIRE Ⅱ(1999—2000)和EUROASPIRE Ⅲ(2006—2007)的数据相比,最新研究结果(2012—2013)表明,随着时间推移,患者对生活习惯的关注度不断下降。研究的3次迭代中,吸烟率没有下降,而肥胖率和自报糖尿病率却有所增加[6]。这些研究结果表明,预防CVD必须多管齐下,除了有益于心血管的药物外,更应该强调促进向可持续的健康生活方式改变的重要性。

美国心脏协会(American Heart Association,AHA)、美国心脏病学会(American College of Cardiology,ACC)和欧洲心脏病学会(European Society for Cardiology,ESC)目前发布的针对CVD预防和管理的指南,倡导进行多层面、多角度的防治,生活方式干预配合药物治疗为一级推荐,以达到降血压和降血脂的治疗目的[7,8]。生活方式的改变是指一个广泛范围的行为改变,同时涉及个人和群体层面。CVD一级和二级预防中已经将戒烟、体力活动、饮食模式和社会心理危险因素确定为重要的生活方式考虑因素,这也是当前指南的重点领域。对于低危人群,改变生活方式通常是初级预防干预手段,从而降低未来用药率。对于高危人群以及在二级预防中,生活方式改变需配合药物治疗,从而获得更大的协同效应。目前在心血管医学和研究领域,这种基于指南的、非侵入性的联合模式被认为是"最佳药物治疗(optimal medical therapy,OMT)"。

最近2项具有里程碑意义的试验已证明,对于有慢性心绞痛和稳定型冠状动脉疾病(COURAGE)的患者,包括合并糖尿病的患者(BARI 2D),单纯的OMT已被证明是一种有效的疗法,且疗效不次于OMT与血管重建术的联合疗法[9,10]。尽管在"BARI 2D"研究中,与单纯的OMT相比,联合冠状动脉旁路移植(CABG)组中的主要心血管事件降低了8%。但是,2个试验在5年的随访中均未发现联合经皮冠状动脉介入治疗(PCI)相比于单纯的OMT能显著降低死亡率。总体来看,这些研究结果提供了强有力的证据,表明对于许多慢性和稳定CAD患者,包括生活方式干预在内的OMT是一种有效的初始治疗方法。此外,"COURAGE"和"BARI 2D"2项研究的成本-效益分析显示OMT优于血管重建术。在"COURAGE"中,PCI的附加成本折算后为168 000美元~300 000美元/质量调整生命年(quality-adjusted life year,QALY),而"BARI 2D"研究中的成本效益寿命预测发现,OMT每增加1质量调整生命年的成本为600美元[11,12]。因此,药物治疗结合生活方式干预这一综合、强化疗法的疗效和获益已得到证实。了解生活方式改变对心脏保护药物治疗带来的辅助作用,对于促进和改善患者健康行为的依从性至关重要。

65.2 营养

优化营养和膳食摄入是CVD一级和二级预防的重要组成部分。现有文献更加强调膳食模式,而非关注特定营养素、维生素/补充剂或食物组。鉴于导致CVD的因素复杂,膳食模式提倡切实且可持续的膳食指南,避免进行还原论式的归因,同时也兼顾了膳食成分之间的相互作用。研究认为,预防CVD最佳的膳食模式是MSD和DASH[13]。这些膳食模式已被证明能够降低CVD的危险因素,如血脂异常、高血压、血糖控制不佳和肥胖。此外,这些膳食模式还可能具有额外的抗氧化和抗炎效应,与降低CVD、某些类型的癌症和其他慢性疾病的发生风险有关。

地中海饮食(MSD)的特点是大量摄入水果、蔬菜和全谷物,橄榄油是主要的脂肪来源,减少红肉的摄入量,增加鱼类的摄入量,少量或适量饮用红酒,以及限制甜食和加工食品的摄入。一般来说,地中海饮食的组成中,健康脂肪如多不饱和脂肪酸的比例适中(占总热量的32%~35%),而饱和脂肪酸含量相对较低(不超过总热量的9%~10%),膳食纤维含量较高(27~37g/d)[8]。里昂膳食心脏研究是首个证明地中海饮食在二级预防中有效的随机临床试验。将605名主要是男性的心肌梗死(MI)后患者随机分组,接受地中海饮食指导或常规的院内饮食指导,在平均46个月的随访后,地中海饮食组的心源性死亡、非致命性MI和非心源性死亡的发生率显著降低[14]。虽然饮食数据报告并不完整,但这项具有重大意义的试验表明,地中海饮食对心脏的保护作用可能超过诸如高胆固醇血症和高血压等传统危险因素的负面效应,这些危险因素独立于饮食与不良结局的发生[15]。值得注意的是,这项研究是1988—1992年在法国进行的,在此期间,降血脂药的使用有限且多变,未被纳入分析研究的变量中。在一项涉及15 482名患有稳定型CAD高危患者的前瞻性研究中,根据患者自我报告的饮食摄入量计算出的地中海饮食评分越高,CVD死亡率、非致命性MI和非致命性卒中的发生率越低[16]。推测地中海饮食的心脏保护机制包括抗心律失常、抗炎和抗血栓形成,这些路径与地中海饮食中的个别成分相关联,表明不同路径间可能存在着协同作用[17]。

地中海饮食在CVD一级预防中同样发挥作用。其中最著名的PREDIMED研究是在西班牙进行的一项大型多中心试验,该试验将无症状、无已知CVD的高危人群随机分为补充橄榄油或坚果的地中海饮食组,和低脂饮食对照组。平均随访4.8年后,被分配到地中海饮食组的受试者发生主要心血管事件的相对危险度降低30%[18]。糖尿病和代谢综合征这些次要终点的发生率显著降低,心血管风险的中间标志物(包括胰岛素敏感性、血压、血脂、C反应蛋白和颈动脉内中膜厚度)也得到显著改善[19]。包括非地中海地区人群在内的其他基于人群的观察性和前瞻性研究也表明,地中海饮食与心脏风险因素、心血管事件和总死亡率显著降低之间存在相关性[20-23]。PREDIMED研究发表之前,一篇发表于2013年的Cochrane综述指出,地中海饮食因其降低心血管危险因素的效果,可能有助于心血管疾病的一级预防,但该综述也指出从随机临床试验中得出的证据仍然有限[24]。最近,一项纳入6项随机对照试验的meta分析结果显示,对比地中海饮食和对照饮食在人群中的一级和二级预防作用,地中海饮食与主要心血管事件的相对风险降低31%~37%相关,但对心血管或全因死亡率没有明显影响[25]。

DASH最初是为了在临床试验中降低血压而设计的。虽然现在存在多种DASH饮食的模式,但总体来说,DASH强调水果、蔬菜、低脂乳制品、全谷物、坚果和瘦肉的摄入,同时限制包括含糖饮料在内的甜食、红肉和饱和脂肪的摄入。DASH与MSD相似,但其饮食成分中的饱和脂肪和总脂肪、胆固醇和钠含量较低[8]。与典型的西方饮食相比,在高血压和正常血压受试者中,DASH能够显著降低血压[26]。对20个随机对照试验进行meta分析探究DASH对心血管危险因素的影响,结果显示,DASH可显著降低血压、总胆固醇和低密度脂蛋白胆固醇,并且与低风险人群相比,对高风险人群的改善作用更大。这些心血管危险因素的改善可使10年Framingham评分预测风险降低13%[27]。此外,一项使用NHANES队列的前瞻性研究表明,DASH与全因死亡率和卒中死亡率降低相关,但与CVD死亡率无关[28]。

虽然尚无直接比较 MSD 与 DASH 的研究，但一项关于饮食因素和冠心病（CHD）发病率的系统综述发现，在随机对照试验中，只有 MSD 与 CHD 的风险降低相关[29]。然而，MSD 和 DASH 都强调未加工的天然食物摄入，包括大量水果和蔬菜，以及 ACC/AHA 推荐的"强调蔬菜、水果和全谷物摄入的饮食模式，包括低脂乳制品、家禽、鱼类、豆类、非热带植物油和坚果，并限制甜食、含糖饮料和红肉的摄入"，以达到 CVD 二级预防和降低低密度脂蛋白的效果[8]。CVD 患者的饮食质量与 MI 后的生存情况有关。一项针对 MI 后患者的前瞻性研究表明，通过 2010 年替代健康饮食指数（alternative healthy eating index 2010, AHEI2010）衡量的更好的饮食质量，能够使全因死亡率降低 24%、心血管死亡率降低 26%，尤其是 MI 前后期的饮食质量对降低死亡率的作用更明显[30]。AHEI2010 评估了 11 种饮食组分的摄入与慢性疾病的相关性，包括蔬菜、水果、坚果和豆类、红肉和加工肉、含糖饮料、酒精、多不饱和脂肪酸、反式脂肪酸、ω-3 脂肪酸、全谷物以及钠盐，其中很多也是 MSD 和 DASH 饮食结构的组成成分。研究人员发现，没有一种单一的饮食成分与死亡率密切相关，这突显了与健康饮食模式相类似的食物组合可能产生的协同效应。

两项系统综述评估了风险比例的降低情况，表明 MSD 对心血管风险的作用可能与心脏保护药物以及其他生活方式改变的作用相当[17,31]。然而，很少有研究直接评价饮食因素和药物治疗的联合及独立效应。一些关于血脂异常和高危 CVD 患者的他汀类药物使用和饮食因素的小型随机对照试验研究表明，饮食干预降低低密度脂蛋白胆固醇的效果低于他汀类药物治疗，但饮食和他汀类药物的联合治疗可产生更加有效的作用[32,33]。尽管他汀类药物和饮食可能独立改变心血管危险因素，但由于现有文献的研究设计不足和各研究间的显著异质性，药物和饮食间可能的协同作用仍不能明确[34]。需要有足够的对照组及更长期随访的大规模试验来阐明它们之间的关系。

65.3 体力活动

基于人群的队列研究显示，规律的体力活动与 CVD 的发病率及 CVD 相关疾病的死亡率呈负相关。与饮食的影响类似，体力活动不仅有助于改善心血管危险因素，如高血压、胆固醇、糖尿病、肥胖和代谢综合征等，而且可以通过其他潜在机制发挥独立效应，如抗动脉粥样硬化、抗血栓、抗缺血和抗心律失常，以及改善心理和认知健康的作用[35]。在 CAD 患者中，有证据表明体力活动能够作用于内皮细胞从而改善冠状动脉灌注，对于心肌梗死后的患者，体力活动有助于改善心脏重构和左心室功能[36]。2013 年 ACC/AHA 生活方式管理指南建议平均每周进行 3~4 次 40min 中等到高强度的有氧运动，以降低血压和低密度脂蛋白[8]。关于 CVD 的二级预防，2011 年 ACC/AHA 指南建议每周至少有 5 天进行 30~60min 中等强度有氧运动，同时增加日常生活中的体力活动，如间歇走路和家务劳动，以及每周至少 2 天的抗阻训练[37]。

日常体力活动与心肺适能（cardiorespiratory fitness, CRF）密切相关。CRF 是一种基于心肺运动测试中最大摄氧量（maximal oxygen uptake, VO_{2max}）的功能性容量定量测量或根据其他标准化运动测试进行估计，通常以代谢当量（metabolic equivalent，MET）表示。一项关于运动和无慢性疾病患者 CRF 的随机对照试验的 meta 分析发现，运动干预可显著提高 CRF，改善生物标志物水平，如增加高密度脂蛋白和载脂蛋白（apolipoprotein，Apo）A1，降低空腹胰岛素和糖化血红蛋白，同时可以降低瘦素、纤维蛋白原和血管紧张素 II 的水平[38]。此外，在进行心血管疾病一级和二级预防的人群中，CRF 与心血管疾病和全因死亡率呈显著负相关，且具有明显的剂量 - 反应关系。一项纳入 33 项观察性队列研究、包含 102 980 名健康受试者的 meta 分析发现，运动量每增加 1 个 MET，全因死亡率降低 15%，心血管事件发生率降低 13%[39]。当低水平 CRF 患者的 CRF 升高到中等水平时，观察到的死亡率最低，这表明健康状况最差的人群能够通过改善 CRF 得到最大获益。后续许多研究支持 CRF 的死亡率获益，这些研究也包括不同年龄、不同种族 / 民族及不同并发症的人群[40]。对于已经患有 CAD 的人群，Henry Ford 运动测试项目对 9 852 例 CAD 患者的队列进行了回顾性随访，随访时间的中位数为 11.5 年。与心血管疾病一级预防人群的研究类似，研究人员发现运动量每增加 1 个 MET，非血运重建性 PCI 和 CABG 组的死亡率就会降低 13%~14%。运动量每增加 1 个 MET 与心肌梗死和下游血管重建的相关性较小，但仍然显著[41]。由于越来越多的研究证实运动量对死亡率和预后的意义，AHA 现在建议在临床实践中对 CRF 进行常规评估，并将其纳入 CV 风险评估标准中[42]。

关于运动干预在二级预防中的有效性的文献主要涉及心脏康复研究。20 世纪 80 年代进行的心脏康复试验的系统性研究显示，MI 后患者的全因死亡率和 CV 死亡率降低了 20%~25%[43,44]，但目前尚不清楚这些发现在目前先进的心血管干预和药物治疗时代是否仍然适用。虽然最近的一些综述和 meta 分析进一步表明，以运动为基础的干预可以改善预后[45,46]，但由于干预的类型和质量存在显著的异质性、缺乏足够的对照研究，以及研究结果各不相同，使得这些数据具有局限性。一项关于 CAD 患者基于运动的心脏康复的最新 Cochrane 综述发现，在上一篇 Cochrane 综述的基础上增加了 16 项新的 RCT 后，观察到以运动为基础的心脏康复能够降低 CV 死亡率和住院风险，但最新综述并未观察到上篇报告的总死亡率的显著降低[47]。心脏康复结果研究（cardiac rehabilitation outcomes study，CROS）对降低死亡率益处提出了质疑，该研究包括 24 项队列研究、17 项回顾性研究、7 项前瞻性研究和 1 项 1995 年后进行的 RCT，这些研究符合多成分心脏康复的标准，即每周至少 2 次基于设备的结构化运动及至少 1 次其他的心理社会或教育成分的活动[48]。这项对 219 702 名患者的 meta 分析显示，心脏康复能降低 ACS、CABG 和混合 CAD 人群的总死亡率，但不能降低再入院率和非致命性 CV 事件的发生率。结果的差异可能是由于研究设计和患者人群的差异，其中 CROS 研究虽然包含了更多异质性研究，但患者人群更多样化，女性和老年患者更多，患病风险也更高[49]。虽然在目前的 PCI 和多种药物治疗时代，基于运动的心脏康复效果可能没有那么大，但仍有充分证据表明其有效作用。因此，AHA/ACC 和 ESC 强烈建议所有符合条件的 ACS 和 / 或心力衰竭患者都应接受全面的心脏康复计划[7,37]。

尽管直接比较运动和药物治疗的证据相对缺乏，但是在 OMT 时代，日常运动仍然是心血管疾病二级预防的重要组成部分。Naci 和 Iaonnidis 对现有的 RCT 的 meta 分析进行了综述，将运动和药物干预 2 组间及其与对照组间的有效性进行了比较[50]。考虑到平行对照研究的局限性，作者使用了包括直接和间接证据来源的网状 meta 分析，结合了治疗之间所有可能的比较，同时保留了试验内比较,即每个 RCT 的随机化疗法比较。总共有 14 716 名参与者被随机分配到 57 项关于卒中康复、心力衰竭或 CHD 治疗和糖尿病预防的试验中,进行体力活动干预。作者指出,运动和许多药物干预措施在降低死亡率方面往往具有潜在的相似性(表 65-3-1)。对于 CHD 患者,运动与他汀类药物、β 受体阻滞剂、血管紧张素转换酶抑制剂(ACEI)或抗血小板干预之间的死亡率结果没有差异。在脑卒中患者中,运动优于抗凝药物和抗血小板药。这些发现表明,运动应该被认为是一种可行的药物治疗的替代方案或者与药物治疗同时进行,尽管还需要更多的 RCT 来明确哪些患者会从哪种类型的运动中受益更多。此外,关于药物的不良反应已经有很多调查和报告,而有关运动干预的潜在副作用的证据却很有限。

表 65-3-1 比较运动和药物干预对 CHD 死亡率影响的网状 meta 分析结果

[数值为比值比(95%*CI*)]

干预方式	药物间比较			
	他汀类药物	β 受体阻滞剂	ACEI	抗血小板药
运动	1.08(0.90~1.30)	1.05(0.87~1.25)	1.08(0.87~1.33)	1.07(0.88~1.30)
他汀类药物	—	0.97(0.85~1.10)	0.99(0.84~1.18)	0.99(0.85~1.15)
β 受体阻滞剂	—	—	1.03(0.87~1.21)	1.02(0.89~1.17)
ACEI	—	—	—	0.99(0.83~1.19)

注:数值小于 1.00 表明此行代表的干预措施更有效[50]。

由于缺少相关的对照试验,运动对心脏保护药物的潜在叠加效应仍有待阐明。关于运动与他汀类药物之间的关系一直存在着很大争议,鉴于他汀类药物引起骨骼肌损伤,人们担心这两者间有负性的相互作用[51]。然而,有大量证据表明,在血脂异常和心脏康复人群中,长期应用他汀类药物治疗不会减少运动所带来的益处[52,53]。Henry Ford 运动测试项目队列的一项回顾性子研究发现,在 33 204 名高脂血症患者中,更高的 CRF 获益不依赖他汀类药物治疗[54]。此外,一项针对 10 043 名血脂异常的美国退伍军人进行的前瞻性队列研究显示,在 10 年随访中,服用他汀类药物的参与者死亡率显著降低,且随着健康水平的提高,死亡率进一步降低[55]。对于没有服用他汀类药物的参与者,健康状况的提高也可以降低死亡率,这表明他汀类药物与 CRF 之间存在独立和叠加关系。在空腹血糖受损的患者中,CRF 改善也可能抵消他汀类药物引起的血糖水平上升和诱发新发糖尿病的问题[56]。最近的一篇综述和 meta 分析证实了这些发现,即尽管他汀类药物和运动联合治疗在 MI、卒中或血管重建术的风险方面没有显著差异,但在提高运动能力、增加胰岛素敏感性和炎症标志物方面比单独使用他汀类药物治疗更有效[57]。

因此,运动和增强的 CRF 可以产生多种益处,且通常是对药物治疗的补充,以降低 CVD 的风险。根据效应值大小估算,CVD 患者的体力活动增加能够使死亡率降低 25%,在一般人群中也有相似的效果[31]。尽管基于RCT的证据仍然相对有限,但已经有令人信服的数据表明,运动应该是CVD一级和二级预防中的一个重要组成部分。

65.4 戒烟

众所周知,烟草危害心血管健康,可增加总死亡率和其他慢性疾病的发生风险。烟草通过促炎及抗纤维蛋白溶解的途径,促进血栓形成和动脉粥样硬化,从而直接导致冠心病。戒烟已被证明是预防CAD最经济实惠的干预措施,并已成为全球许多公共卫生倡议的重点。一项对20项CAD人群的前瞻性队列研究的系统性综述发现,戒烟与全因死亡率降低36%相关[58]。在一般人群、老年人和糖尿病患者中的研究也证明,戒烟能够降低全因死亡率[59,60]。接触二手烟也能够增加冠心病的发病风险[61]。AHA建议临床医师在吸烟成瘾患者每次就诊时鼓励其戒烟,并提供咨询和戒烟帮助,包括转介到正式的戒烟项目中,同时应建议所有患者远离烟雾环境[37]。

在目前的心血管药物时代,戒烟的作用也并未被削弱。对两个主要针对他汀类药物试验(TNT和IDEAL)的事后分析发现,无论他汀类药物治疗的强度如何,与戒烟者相比,吸烟者发生主要不良心血管事件(major adverse cardiovascular events,MACE)的风险显著更高。与现吸烟者相比,戒烟者绝对风险的降低可以达到高剂量与中剂量他汀类药物治疗效果的2倍以上[62]。根据这些数据,预防1次MACE和任意1次CV事件所需的治疗次数分别为22次和17次。另一项来自希腊的他汀类药物试验分析比较了他汀类药物治疗对CAD患者MACE的影响,其中CAD患者包括现吸烟者、戒烟者和从不吸烟者。研究发现,吸烟者尽管服用他汀类药物,其MACE风险也仍然显著高于戒烟者和不吸烟者[63]。因此,根据目前观察到的证据,戒烟和他汀类药物治疗似乎在降低CVD风险方面具有独立和叠加的作用。这一关系在11个RCT的meta分析中得到了证实,这11个随机对照试验包括3个一级预防研究,以观察他汀类药物治疗对吸烟人群心血管疾病主要终点的影响。作者发现,服用他汀类药物对现吸烟者和不吸烟者CV风险的益处没有显著差异,尽管在需治疗人数(NNT)指标上,吸烟者似乎获益略多(23.5 vs. 26.8)。如果没有合并吸烟,一级预防人群似乎从他汀类药物治疗中获益更多。在心血管疾病一级和二级预防试验中,他汀类药物非吸烟组CV事件发生率最低[64]。

65.5 心理社会健康

越来越多的研究领域开始关注心理社会健康与心血管疾病之间的复杂关系。与一般人群相比,焦虑和抑郁在CAD患者中更普遍,但这些常常在传统的CV风险评估中被忽视。心理社会因素如抑郁、焦虑、压力增加、消极人格特征、社会隔离和低社会经济地位等,常常会增加心血管疾病发病率、死亡率和全因死亡率[65]。首次心肌梗死相关危险因素的INTERHEART对照研究发现,包括抑郁、控制点、压力感知和生活事件在内的心理社会因素与32.5%的人群归因风险相关,仅次于载脂蛋白B/载脂蛋白

A1（ApoB/ApoA1）比值升高（49.2%）和吸烟（35.7%）的影响[3]。INTERHEART 研究进一步分析心理社会应激源和急性心肌梗死风险间的关系，结果表明，心理社会应激产生的作用与高血压和向心性肥胖产生的作用相似，而与收入水平和教育程度无关[66]。这些发现得到了 meta 分析的支持，meta 分析的结果表明，抑郁的存在几乎使新发心血管疾病的风险增加了 1 倍，抑郁是老年人心血管疾病的独立危险因素[67,68]。另一方面，前瞻性队列研究的结果表明，积极的心理健康态度和较高的融入社会可降低心血管疾病发生风险[69,70]。

不良的心理社会健康主要通过行为和生活方式改变 CV 风险，如体力活动减少、不健康的膳食模式、睡眠不佳、吸烟和药物滥用以及不坚持服药[71,72]。然而，可能也有与功能失调的自主神经系统、内分泌途径和炎症介质相关的独立的生物学机制的贡献[73]。预防 CVD 的社会心理干预内容广泛，包括精神药物、行为治疗和各种环境中的教育。减压干预一直是心血管病二级预防的一个重点领域。一项来自瑞典的认知行为疗法（CBT）RCT 研究，该试验的受试者为来自瑞典的 362 例 ACS 事件后出院的患者。经过 7 年多的随访，患者被随机分配到一个关注压力管理的 CBT 计划中，进行为期 1 年共 20 次的团体会谈，再发致命和非致命性的 CV 事件减少了 41%，但全因死亡率降低的趋势不明显[74]。一项亚组分析表明，CBT 干预的积极效果可能是通过减少焦虑症状来实现的[75]。

研究中，心理社会干预类型和质量存在显著的异质性，而有关 CVD 心理社会干预有效性的文献也并未表现出其对心血管疾病预后的一致益处。最新的关于 CHD 心理干预的包含 35 个 RCT、10 703 名患者的 Cochrane 综述得出的结论是，基于主要的低级别证据，心理健康干预使 CV 死亡率降低 21%，并且可以改善患者的压力、焦虑和抑郁情绪。尽管这些益处显而易见，但该综述没有发现心理干预使总死亡率、血运重建或非致命性心肌梗死发生率降低的证据[76]。另一个较小的 meta 分析发现，社会心理干预改善了抑郁症状和社会支持，但死亡率没有发生显著变化[77]。根据目前的证据，显然心血管疾病患者的心理社会健康与更愿意坚持用药及更健康的生活习惯密切相关[78]。因此，治疗抑郁和焦虑、减少压力和社会隔离，可能会使心脏保护药物和生活方式干预措施的作用最大化。尽管缺少降低死亡率的确凿证据，AHA 和 ESC 都主张对 CVD 患者进行抑郁和心理社会风险因素的常规筛查[7,37]。

65.6 总结和关键信息

生活方式干预在心血管疾病的一级和二级预防中发挥重要作用，同时生活方式干预常常与心血管保护药物产生协同作用。地中海饮食、规律的体力活动和 CRF 的增加、戒烟和心理健康的改善都能降低 CV 的风险，这些都应该在临床治疗中被常规提及。此外，一些 meta 分析表明，健康饮食、锻炼和戒烟的作用可能与心脏保护药物的作用相似（图 65-6-1）。他汀类药物与生活方式干预相结合的研究最为广泛。关于他汀类药物、饮食及运动干预的研究支持它们对降低心血管风险的附加和潜在的协同作用。然而，关于生活方式干预和药物治疗作用之间直接比较的 RCT 数据相对缺乏。因此，与药物干预相比,生活方式干预的证据仍然受到研究设计和质量显著异质性的限制。未来的 RCT 应侧重于特定的生活方式干预,并有足够的对照和随访,这样有助于进一步阐明生活方式和心脏保护药物之间的相互作用。即使心血管病的进一步发展需要重新定义治疗指南和目标,健康的生活方式仍然在降低 CV 风险和总死亡率方面发挥着重要作用。与 ACC/AHA 和 ESC 所倡导的一样,一种包含生活方式改变和药物治疗的多个方面的综合多模式方法可能是最有效的。

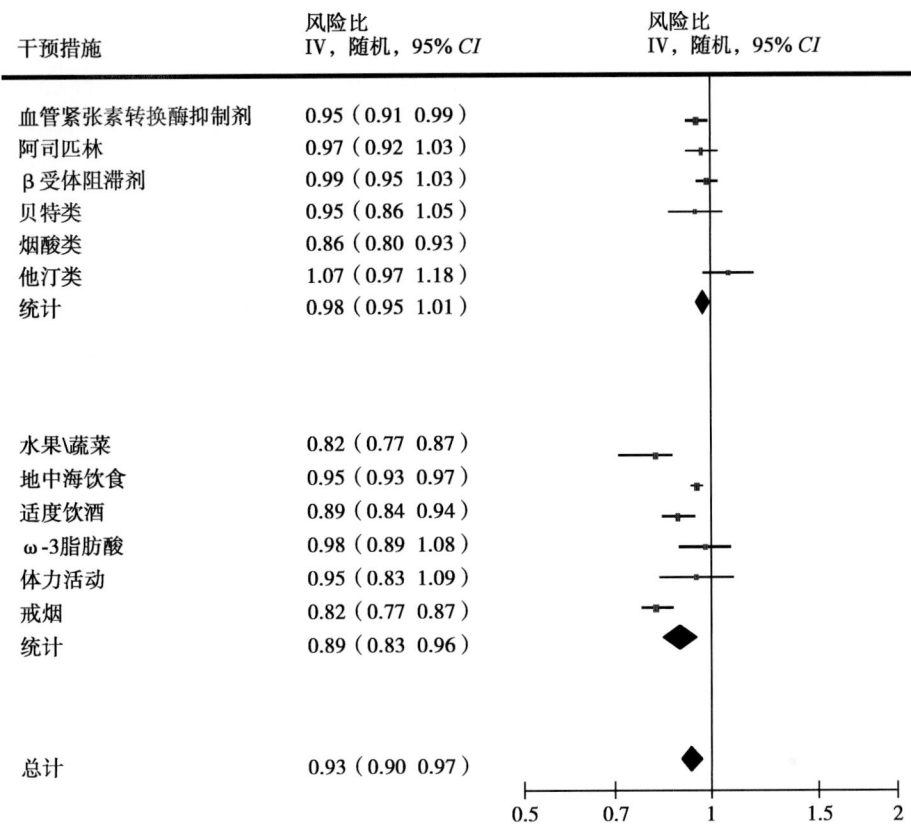

图 65-6-1　根据最近检验药物依从性 vs. 安慰剂、生活方式干预 vs. 对照组的临床试验的 meta 分析对风险比降低的评估[17]

临床应用

- 非药物干预是目前 AHA 和 ESC 建议以及指南指导的药物治疗(OMT)预防 CVD 的重要组成部分。
- 临床医师在讨论 CVD 的预防和管理时,应在药物治疗的同时向患者建议改变其生活方式。
- 每次临床诊治应定期评估包括饮食、体力活动、吸烟和社会心理健康在内的生活方式因素。
- 在 CV 健康问题上,应鼓励与地中海饮食相似的膳食模式、规律的运动、彻底戒烟以及对焦虑、压力和抑郁的情绪管理。

(Xisui Shirley Chen, MD and Philip Greenland, MD　著　黄榕翀　译　李泽亚　校)

参考文献

1. Sidney, S., et al., Recent trends in cardiovascular mortality in the united states and public health goals. *JAMA Cardiology* 2016, 1(5): p. 594–599.
2. WHO. Cardiovascular diseases (CVDs) fact sheet. May 2017 [cited 2017]; Available from: http://www.who.int/mediacentre/factsheets/fs317/en/.
3. Yusuf, S., et al., Effect of potentially modifiable risk factors associated with myocardial infarction in 52 countries (the INTERHEART study): Case-control study. *The Lancet* 2004, 364(9438): p. 937–952.
4. Chow, C.K., et al., Association of diet, exercise, and smoking modification with risk of early cardiovascular events after acute coronary syndromes. *Circulation* 2010, 121(6): p. 750–758.
5. Kotseva, K., et al., EUROASPIRE IV: A European Society of Cardiology survey on the lifestyle, risk factor and therapeutic management of coronary patients from 24 European countries. *European Journal of Preventive Cardiology* 2016, 23(6): p. 636–648.
6. Kotseva, K., et al., Time trends in lifestyle, risk factor control, and use of evidence-based medications in patients with coronary heart disease in Europe: Results from 3 EUROASPIRE Surveys, 1999–2013. *Global Heart* 2016, 12(4):315–322.
7. Piepoli, M.F., et al., 2016 European Guidelines on cardiovascular disease prevention in clinical practice The Sixth Joint Task Force of the European Society of Cardiology and Other Societies on Cardiovascular Disease Prevention in Clinical Practice (constituted by representatives of 10 societies and by invited experts) developed with the special contribution of the European Association for Cardiovascular Prevention & Rehabilitation (EACPR). *European Heart Journal* 2016, 37(29): p. 2315–2381.
8. Eckel, R.H., et al., 2013 AHA/ACC guideline on lifestyle management to reduce cardiovascular risk. A report of the American College of Cardiology/American Heart Association Task Force on Practice Guidelines 2014, 129(25 Suppl 2): p. S76–S99.
9. Boden, W.E. et al., Optimal medical therapy with or without PCI for stable coronary disease. *New England Journal of Medicine* 2007, 356(15): p. 1503–1516.
10. Group, T.B.D.S., A randomized trial of therapies for type 2 diabetes and coronary artery disease. *New England Journal of Medicine* 2009, 360(24): p. 2503–2515.
11. Weintraub, W.S., et al., Cost-effectiveness of percutaneous coronary intervention in optimally treated stable coronary patients. *Circulation: Cardiovascular Quality and Outcomes* 2008, 1(1): p. 12–20.
12. Hlatky, M.A., et al., Economic outcomes of treatment strategies for type 2 diabetes mellitus and coronary artery disease in the bypass angioplasty revascularization investigation 2 diabetes trial. *Circulation* 2009, 120(25): p. 2550–2558.
13. de Jesus, J.M., S. Kahan, and R.H. Eckel, Nutrition interventions for cardiovascular disease. *Medical Clinics of North America* 2016, 100(6): p. 1251–1264.
14. de Lorgeril, M., et al., Mediterranean diet, traditional risk factors, and the rate of cardiovascular complications after myocardial infarction. Final Report of the Lyon Diet Heart Study 1999, 99(6): p. 779–785.
15. Kris-Etherton, P., et al., Lyon diet heart study. Benefits of a Mediterranean-style, National Cholesterol Education Program/American Heart Association Step I Dietary Pattern on Cardiovascular Disease. *Circulation* 2001, 103(13): p. 1823–1825.
16. Stewart, R.A.H., et al., Dietary patterns and the risk of major adverse cardiovascular events in a global study of high-risk patients with stable coronary heart disease. *European Heart Journal* 2016, 37(25): p. 1993–2001.
17. Widmer, R.J., et al., The Mediterranean diet, its components, and cardiovascular disease. *The American journal of medicine* 2015, 128(3): p. 229–238.
18. Estruch, R., et al., Primary prevention of cardiovascular disease with a Mediterranean diet. *New England Journal of Medicine* 2013, 368(14): p. 1279–1290.
19. Estruch, R., et al., Effects of a Mediterranean-style diet on cardiovascular risk factors: A randomized trial. *Annals of Internal Medicine* 2006, 145(1): p. 1–11.
20. Trichopoulou, A., et al., Modified Mediterranean diet and survival: EPIC-elderly prospective cohort study. *BMJ* 2005, 330(7498): p. 991.
21. Chrysohoou, C., et al., Adherence to the Mediterranean diet attenuates inflammation and coagulation process in healthy adults: The Attica study. *Journal of the American College of Cardiology* 2004, 44(1): p. 152–158.
22. Fung, T.T., et al., Mediterranean diet and incidence of and mortality from coronary heart disease and stroke in women. *Circulation* 2009, 119(8): p. 1093–1100.
23. Tong, T.Y.N., et al., Prospective association of the Mediterranean diet with cardiovascular disease incidence and mortality and its population impact in a non-Mediterranean population: The EPIC-Norfolk study. *BMC Medicine* 2016, 14(1): p. 135.
24. Rees, K., et al., 'Mediterranean' dietary pattern for the primary prevention of cardiovascular disease. *Cochrane Database of Systematic Reviews* 2013, (8):CD009825.
25. Liyanage, T., et al., Effects of the Mediterranean diet on cardiovascular outcomes—A systematic review and meta-analysis. *PLOS ONE* 2016, 11(8): p. e0159252.
26. Sacks, F.M., et al., Effects on blood pressure of reduced dietary sodium and the Dietary Approaches to Stop Hypertension (DASH) diet. *New England Journal of Medicine* 2001, 344(1): p. 3–10.
27. Siervo, M., et al., Effects of the Dietary Approach to Stop Hypertension (DASH) diet on cardiovascular risk factors: A systematic review and meta-analysis. *British Journal of Nutrition* 2014, 113(1): p. 1–15.
28. Parikh, A., S.R. Lipsitz, and S. Natarajan, Association between a DASH-like diet and mortality in adults with hypertension: Findings from a population-based follow-up study. *American Journal of Hypertension* 2009, 22(4): p. 409–416.
29. Mente, A., et al., A systematic review of the evidence supporting a causal link between dietary factors and coronary heart disease. *Archives of Internal Medicine* 2009, 169(7): p. 659–669.
30. Li, S., et al., Dietary quality and mortality among myocardial infarction survivors. *JAMA Internal Medicine* 2013, 173(19). DOI:10.1001/jamainternmed.2013.9768.
31. Iestra, J.A., et al., Effect size estimates of lifestyle and dietary changes on all-cause mortality in coronary artery disease patients. *A Systematic Review* 2005, 112(6): p. 924–934.
32. Hunninghake, D.B., et al., The efficacy of intensive dietary therapy alone or combined with lovastatin in outpatients with hypercholesterolemia. *New England Journal of Medicine* 1993, 328(17): p. 1213–1219.
33. Jula, A., et al., Effects of diet and simvastatin on serum lipids, insulin, and antioxidants in hypercholesterolemic men: A randomized controlled trial. *JAMA* 2002, 287(5): p. 598–605.
34. Wang, H., et al., Dietary modulators of statin efficacy in cardiovascular disease and cognition. *Molecular Aspects of Medicine* 2014, 38(Supplement C): p. 1–53.
35. Boden, W.E., et al., Exercise as a therapeutic intervention in patients with stable ischemic heart disease: An underfilled prescription. *The American Journal of Medicine* 2014, 127(10): p. 905–911.
36. Gielen, S., et al., Exercise training in patients with heart disease: Review of beneficial effects and clinical recommendations. *Progress in Cardiovascular Diseases* 2015, 57(4): p. 347–355.
37. Smith, S.C., et al., AHA/ACCF secondary prevention and risk reduction therapy for patients with coronary and other atherosclerotic vascular disease: 2011 update. A guideline from the American Heart Association and American College of Cardiology Foundation. *Circulation* 2011, 124(22): p. 2458–2473.
38. Lin, X., et al., Effects of exercise training on cardiorespiratory fitness and biomarkers of cardiometabolic health: A systematic review and meta-analysis of randomized controlled trials. *Journal of the American Heart Association: Cardiovascular and Cerebrovascular Disease* 2015, 4(7): p. e002014.
39. Kodama, S., et al., Cardiorespiratory fitness as a quantitative predictor of all-cause mortality and cardiovascular events in healthy men and women: A meta-analysis. *JAMA* 2009, 301(19): p. 2024–2035.
40. Harber, M.P., et al., Impact of cardiorespiratory fitness on all-cause and disease-specific mortality: Advances since 2009. *Progress in Cardiovascular Diseases* 2017, 60(1): p. 11–20.
41. Hung, R.K., et al., Prognostic value of exercise capacity in patients with coronary artery disease. *Mayo Clinic Proceedings* 2014, 89(12): p. 1644–1654.

42. Ross, R., et al., Importance of assessing cardiorespiratory fitness in clinical practice: A case for fitness as a clinical vital sign: A scientific statement from the American Heart Association. *Circulation* 2016, 134(24):e653–e699.
43. O'Connor, G.T., et al., An overview of randomized trials of rehabilitation with exercise after myocardial infarction. *Circulation* 1989, 80(2): p. 234–244.
44. Oldridge, N.B., et al., Cardiac rehabilitation after myocardial infarction: Combined experience of randomized clinical trials. *JAMA* 1988, 260(7): p. 945–950.
45. Yu, R.-X. and F. Müller-Riemenschneider, Effectiveness of exercise after PCI in the secondary prevention of coronary heart disease: A systematic review. *European Journal of Integrative Medicine* 2011, 3(2): p. e63–e69.
46. Müller-Riemenschneider, F., et al., Effectiveness of nonpharmacological secondary prevention of coronary heart disease. *European Journal of Cardiovascular Prevention and Rehabilitation* 2010, 17(6): p. 688–700.
47. Anderson, L., et al., Exercise-based cardiac rehabilitation for coronary heart disease. *Cochrane Systematic Review and Meta-Analysis* 2016, 67(1): p. 1–12.
48. Rauch, B., et al., The prognostic effect of cardiac rehabilitation in the era of acute revascularisation and statin therapy: A systematic review and meta-analysis of randomized and non-randomized studies – The Cardiac Rehabilitation Outcome Study (CROS). *European Journal of Preventive Cardiology* 2016, 23(18): p. 1914–1939.
49. Abreu, A., CROS editorial comment: Cardiac rehabilitation effectiveness in the 'new era': Any doubts after an acute coronary event? *European Journal of Preventive Cardiology* 2017, 24(8): p. 796–798.
50. Naci, H. and J.P.A. Ioannidis, Comparative effectiveness of exercise and drug interventions on mortality outcomes: Metaepidemiological study. *BMJ: British Medical Journal* 2013, 347:f5577.
51. Mikus, C.R., et al., Simvastatin impairs exercise training adaptations. *Journal of the American College of Cardiology* 2013, 62(8): p. 709–714.
52. Rengo, J.L., et al., Statin therapy does not attenuate exercise training response in cardiac rehabilitation. *Journal of the American College of Cardiology* 2014, 63(19): p. 2050–2051.
53. Williams, P.T. and P.D. Thompson, Effects of statin therapy on exercise levels in participants in the National Runners' and Walkers' Health Study. *Mayo Clinic Proceedings* 2015, 90(10): p. 1338–1347.
54. Hung, R.K., et al., Cardiorespiratory fitness attenuates risk for major adverse cardiac events in hyperlipidemic men and women independent of statin therapy: The Henry Ford ExercIse Testing Project. *American Heart Journal* 2015, 170(2): p. 390.e6–399.e6.
55. Kokkinos, P.F., et al., Interactive effects of fitness and statin treatment on mortality risk in veterans with dyslipidaemia: A cohort study. *The Lancet* 2013, 381(9864): p. 394–399.
56. Radford, N.B., et al., Effect of fitness on incident diabetes from statin use in primary prevention. *Atherosclerosis* 2015, 239(1): p. 43–49.
57. Gui, Y.-j., et al., Efficacy and safety of statins and exercise combination therapy compared to statin monotherapy in patients with dyslipidaemia: A systematic review and meta-analysis. *European Journal of Preventive Cardiology* 2017, 24(9): p. 907–916.
58. Critchley, J.A. and S. Capewell, Mortality risk reduction associated with smoking cessation in patients with coronary heart disease: A systematic review. *JAMA* 2003, 290(1): p. 86–97.
59. Mons, U., et al., Impact of smoking and smoking cessation on cardiovascular events and mortality among older adults: Meta-analysis of individual participant data from prospective cohort studies of the CHANCES consortium. *BMJ: British Medical Journal* 2015, 350:h1551.
60. Pan, A., et al., Relation of smoking with total mortality and cardiovascular events among patients with diabetes: A meta-analysis and systematic review. *Circulation* 2015, 132(19):1795–1804.
61. He, J., et al., Passive smoking and the risk of coronary heart disease—A meta-analysis of epidemiologic studies. *New England Journal of Medicine* 1999, 340(12): p. 920–926.
62. Frey, P., et al., Impact of smoking on cardiovascular events in patients with coronary disease receiving contemporary medical therapy (from the Treating to New Targets [TNT] and the Incremental Decrease in End Points Through Aggressive Lipid Lowering [IDEAL] Trials). *The American Journal of Cardiology* 2011, 107(2): p. 145–150.
63. Athyros, V.G., et al., The impact of smoking on cardiovascular outcomes and comorbidities in statin-treated patients with coronary artery disease: A post hoc analysis of the GREACE study. *Current Vascular Pharmacology* 2013, 11(5): p. 779–784.
64. Ursoniu, S., et al., The effect of statins on cardiovascular outcomes by smoking status: A systematic review and meta-analysis of randomized controlled trials. *Pharmacological Research* 2017, 122(Supplement C): p. 105–117.
65. Watkins, L.L., et al., Association of anxiety and depression with all-cause mortality in individuals with coronary heart disease. *Journal of the American Heart Association: Cardiovascular and Cerebrovascular Disease* 2013, 2(2): p. e000068.
66. Rosengren, A., et al., Association of psychosocial risk factors with risk of acute myocardial infarction in 11,119 cases and 13,648 controls from 52 countries (the INTERHEART study): Case-control study. *The Lancet* 2004, 364(9438): p. 953–962.
67. Nicholson, A., H. Kuper, and H. Hemingway, Depression as an aetiologic and prognostic factor in coronary heart disease: A meta-analysis of 6362 events among 146 538 participants in 54 observational studies. *European Heart Journal* 2006, 27(23): p. 2763–2774.
68. Van der Kooy, K., et al., Depression and the risk for cardiovascular diseases: Systematic review and meta analysis. *International Journal of Geriatric Psychiatry* 2007, 22(7): p. 613–626.
69. Boehm, J.K., et al., A prospective study of positive psychological well-being and coronary heart disease. *Health psychology* 2011, 30(3): p. 259–267.
70. Chang, S.-C., et al., Social integration and reduced risk of coronary heart disease in women: The role of lifestyle behaviors. *Circulation* 2017, 120(12): p. 1927–1937.
71. Sin, N.L., et al., Direction of association between depressive symptoms and lifestyle behaviors in patients with coronary heart disease: The heart and soul study. *Annals of Behavioral Medicine* 2016, 50(4): p. 523–532.
72. Pogosova, N., et al., Psychosocial risk factors in relation to other cardiovascular risk factors in coronary heart disease: Results from the EUROASPIRE IV survey. A registry from the European Society of Cardiology. *European Journal of Preventive Cardiology* 2017, 24(13): p. 1371–1380.
73. Pedersen, S.S., et al., Psychosocial perspectives in cardiovascular disease. *European Journal of Preventive Cardiology* 2017, 24(3_Suppl): p. 108–115.
74. Gulliksson, M., et al., Randomized controlled trial of cognitive behavioral therapy vs standard treatment to prevent recurrent cardiovascular events in patients with coronary heart disease: Secondary prevention in Uppsala primary health care project (SUPRIM). *Archives of Internal Medicine* 2011, 171(2): p. 134–140.
75. Norlund, F., et al., Psychological mediators related to clinical outcome in cognitive behavioural therapy for coronary heart disease: A sub-analysis from the SUPRIM trial. *European Journal of Preventive Cardiology* 2017, 24(9): p. 917–925.
76. Richards, S.H., et al., Psychological interventions for coronary heart disease. *Cochrane Database of Systematic Reviews* 2017, (4):CD002902.
77. Ski, C.F., et al., Psychosocial interventions for patients with coronary heart disease and depression: A systematic review and meta-analysis. *European Journal of Cardiovascular Nursing* 2016, 15(5): p. 305–316.
78. Gehi, A., et al., Depression and medication adherence in outpatients with coronary heart disease: Findings from the heart and soul study. *Archives of Internal Medicine* 2005, 165(21): p. 2508–2513.

第66章 为心脏病患者提供指导以促进行为改变

目录

要点／1007

66.1 导言／1007

66.2 行为改变理论／1007

66.2.1 社会学习理论／1007

66.2.2 行为阶段改变理论／1008

66.2.3 预防复发理论／1008

66.3 促使患者改变行为／1008

66.3.1 动机访谈／1008

66.3.2 经科学证实的动机访谈的有效性／1009

66.4 指导／1010

66.4.1 健康指导／1010

66.5 健康行为改变的因素／1010

参考文献／1013

要 点

- 行为改变是有效控制心血管疾病(CVD)危险因素的关键。
- 医护人员可以学习有效的行为改变咨询技术,并将其应用于临床实践。
- 动机访谈有利于患者坚持实行行为改变计划。
- 健康指导促使患者开始改变生活方式与行为,并坚持下去。

66.1 导言

尽管有许多改善心血管疾病(CVD)患者健康状况的干预措施,但与 CVD 相关的发病率和死亡率仍然很高,且高居不下的 CVD 发病率大大增加了医疗费用[1]。虽然在改善有效的生活方式,实施行为改变干预方面已经取得很大的进展,但要提高生活方式行为干预的依从性,最终实现提高患者健康状况的成功率,仍有很多的工作要做。行为改变干预能帮助患者改变久坐不动的习惯、调节饮食、戒烟、管理体重、对抗压力,但这一过程是复杂且困难的。在西方化的医疗体系中,医疗服务提供者通常是权威的一方,而患者只是单纯遵循医嘱;因此,当需要通过行为改变来改善患者健康状况时,这种医疗体系不再适用。

我们的医疗体系将转变为以生活方式为导向的医学模式,在这种模式下,患者能进行自我健康管理,而医疗服务提供者则承担教育者、支持者和指导者的角色。医疗服务提供者负责与患者共同制订切实可行的治疗计划,重点关注患者在自我动机引导下的行为改变,并激励其坚持实行计划。本章旨在提供理论框架和应用方法,用于激励并指导患者设定生活方式和行为改变的目标,通过实现其目标最终改善患者心血管状况。

66.2 行为改变理论

对行为改变和促进行为改变的有效措施等研究有多种理论,其中有 3 种理论已被广泛应用并能有效地帮助患者培养并维持改善健康的行为:社会学习理论、行为阶段改变理论和预防复发理论。所有理论都是医疗服务提供者和患者之间"改变谈话"的临床应用基础。研究表明,帮助患者改变不健康的生活方式可以提高医患双方对医患交流的满意度。

66.2.1 社会学习理论

由 Bandura 提出的社会学习理论是针对健康行为改变最著名的理论[2]。该理论基于以下原则:行为改变考虑个人经验以及改变行为的自我效能感,社会和周围环境的鼓励也同样重要,此外还需要通过学习保持态度和行动[2]。社会学习理论又称社会认知理论,强调自我效能感是改变的媒介。自我效能感可以解读为自信,它表现为个体对自己是否有能力完成某一任务所进行的判断。衡量自我效能感可以从实际角度评估健康行为改变计划的有效性。

66.2.2　行为阶段改变理论

"阶段改变"最早是由 Prochaska 和 DiClemente[3]提出的,他们认为一个人做出有效改变的前提是其改变意愿能得到充分理解。理论假设个体将经历 5 个阶段,包括预想、思考、准备、行动和维持。在不同的阶段,个体对改变的投入与意愿不同。通过行为阶段改变理论,可以确定患者处于行为改变的哪个阶段,有效指导医患间的交流讨论。

66.2.3　预防复发理论

在停止或开始一种不良生活方式行为时,可能有复发现象,并引起某种严重后果;预防复发理论是指通过干预减少这种复发现象。它最初是由 Marlatt 和 Gordon 在其关于成瘾性疾病的研究中提出的,并于 1982 年发表[4]。

预防复发的一个基本假设是:复发事件紧随一种高风险情况出现,这种高风险情况在广义上指个体实施目标行为时出现心理状态不稳定的情况。这些事件因目标行为的不同而不同,并且随着时间的推移,每个人的情况都不一样[5]。应鼓励患者明确自我的"高风险情况",使他们能够有所准备,以避免或改变这些情况。对高风险情况进行规避是成功改变生活方式的关键。

66.3　促使患者改变行为

虽然已有许多理论为规划健康行为改变的重要方面指引了方向,但医患沟通仍是激励患者、帮助他们坚持生活方式的关键。因此,医疗从业者需要了解和应用这些有助于患者生活方式改变的沟通方式,包括动机访谈和生活方式指导。

66.3.1　动机访谈

动机访谈(motivational interviewing,MI)是 William Miller 在 1983 年研究成瘾行为患者时提出的。MI 的定义是"一种关于改变,强调合作性,以目标为导向的语言。它的目的是在传达包容和同情的语境下巧妙地探索出个人的改变原因,以加强个人对特定目标的动机和投入[6]。"MI 包括通过以下方式帮助个人缓解因改变产生的矛盾情绪:①医患之间建立融洽的关系,并以类似工作伙伴的关系来讨论关注的问题和患者的期望;②关注个体最愿意改变的生活方式;③唤起内在动机,培养自我效能感,注重改变意识并开发帮助个体改变的工具包;④与个体共同制订计划并设定目标,以实现有针对性的改变。

改变可能发生得很快,也可能需要相当长的时间,这取决于需要改变的生活方式的数量和患者改变的意愿。仅凭理论知识本身通常不足以推动变革。动机访谈的主要目标是让患者参与进来,引出改变沟通,告诉医疗从业者患者已经准备好改变,并唤起患者的动机,做出积极的改变。

MI的5大核心沟通技巧包括：①提出开放式问题，以了解患者的观念，加强合作关系，找到明确的方向；②对患者的特殊优势、能力、坚定的意愿和努力给予肯定；③认真倾听患者诉说并给予反馈；④阶段性小结，促进理解，向患者表明医方一直在认真倾听；⑤告知和建议，让患者评估判断医方提供的信息[7]。

MI是基于Bandura的社会学习理论提出的，其重点是建立个体能够做出改变、完成目标的自我效能感或信心。MI有助于了解患者在做出改变时产生矛盾情绪的原因和遇到的阻力。应通过理解患者的矛盾情绪，了解患者何时准备好做出改变。根据行为阶段转变理论模型，在患者改变前做这种准备能让医疗从业者在患者的改变过程中为其提供支持。

医疗从业者需要培养4种重要的交流技能，才能有效地进行MI。这些技能包括：能提出开放式问题、能提供肯定的能力、能进行反馈式倾听、能定期向患者提供阶段性小结。在谈话涉及各种主题时，如回顾、反思典型的一天、明确改变的重要性、展望以及审视自己对行为改变的信心等[8]，应巧妙地运用这些技巧。

66.3.2 经科学证实的动机访谈的有效性

动机访谈（MI）作为一种促进生活方式改变的干预措施，已在研究中得到证实，主要包括鼓励增加果蔬摄入、调整运动习惯、鼓励戒烟和体重管理[8]。包括使用Cochrane数据库等的多项meta分析和系统回顾构成了使用MI的基础，以促使糖尿病和心血管疾病患者，以及脑卒中风险人群改变生活方式[8-12]。

总的来说，应用MI的研究表明：

- 行为改变的计划实施效果与医患接触频率、沟通耗时以及随访时间呈正相关。
- 对以往研究进行meta分析发现，有75%的研究显示，MI比直接给出建议更有效。
- 研究表明，接受MI的患者饮食和运动方面的自我效能感增加，体力活动增加，热量摄入减少，果蔬摄入增加，BMI降低。
- 糖尿病护理方面相关的研究表明，MI无论是单独实施还是配合其他干预措施，都能有效地帮助患者控制血糖、调整运动习惯、减轻体重、增强自控能力、调整饮食习惯。
- MI在调节饮食习惯、调整运动习惯、管理体重、戒烟、药物依从性和糖尿病护理方面取得了成功。
- MI已经在美洲原住民、非裔美国人、西班牙语裔美国人、女性群体和青少年群体中进行了测试。
- Meta分析和系统性综述表明科学在不断发展，但方法、剂量和结果也是可变的。
- 面对面的MI在饮食和运动调整方面的影响最大（0.57~2.17），而对戒烟的影响较小（0.23~0.46）。
- 在饮食和运动调整方面，适应性MI已显示出一定的效果（0.35~0.56）。
- 在医患交流中，应用MI比遵照固定的谈话模板更能体现患者意愿。

66.4 指导

Miller 和 Rollnick 博士提出了"健康指导"这一术语,作为促进健康行为改变、减少生活方式危险因素和心血管疾病等慢性疾病管理方面的一个重要概念[13]。在过去的三四十年里,医疗从业者诸如护理经理、医师、心理学家、药剂师、营养学家、运动生理学家利用行为科学来指导患者的疾病管理,取得了成功[14]。健康指导作为一种新的方法,为准备进行健康行为改变的人奠定了基础,提供了更多的参考资料。

66.4.1 健康指导

2003 年,Palmer 将健康指导定义为"在指导下开展健康教育和改善健康的实践,以提高个人的幸福感并帮助其实现健康目标[15]"。健康指导的作用是帮助患者做出选择,规划和发现有助于患者向更好的方向改变的挑战。发挥这个作用需要应用倾听、理解、促进、支持、激励和向患者提供反馈等沟通技巧[15]。

Kivela 及其同事对 2009—2013 年 13 项同行评议的健康指导研究进行了分析,发现在这 13 项试验中的 11 项针对患有慢性疾病成人的健康指导在生理、行为、心理和社会结果方面显示出具有统计学意义[16]。这一结果对患有糖尿病、心力衰竭和冠心病等慢性疾病以及超重人群来说是令人鼓舞的。然而,很难评估治疗的有效性,因为在研究中,健康指导的应用和方法都有很大的差异[16]。指导干预的时间长短(3 周~12 个月)和健康指导的方式(电话、面对面或网络)也有很大差异。多种方式的组合似乎显示出积极的结果,例如最初使用面对面,然后通过电话或网络咨询,这增强了参与者坚持下去的动力[16]。

在关于健康指导的系统评价和 meta 分析评价的首选报告项目(PRISMA)的 284 篇文章中,研究者试图回答:"医学文献中所提及的健康咨询干预措施是如何定义和实施的[17]?"正如这篇综述所言,这些研究将健康指导作为一个完全或部分由患者参与的过程(86% 的文章),包括患者设立目标(71%)、结合自我发现和主动学习过程(63%)而不是被动地接受建议,鼓励对行为负责(86%),并通过指导过程对患者提供某种形式的教育(91%)。健康指导主要由医疗保健专业人员提供(93%),其中护士是主要的指导群体(42%)。指导时间差别很大,从<2h 到 6~40h 不等。61% 的试验包含行为改变方法的培训,包括设定目标、规划行动、解决问题、克服障碍、寻找资源、自我监控和建立自我效能感。67% 的试验包含沟通技巧的培训,包括建立融洽的关系、表达同理心和提供情感支持。此外,61% 的指导包含培训应用于改变过程的沟通技巧,包括提问、协商、提供反馈和各种形式的反思,其中 42% 的文章表明 MI 是健康指导最常见的沟通方法[17]。

66.5 健康行为改变的因素

健康指导是帮助患者行为改变的重要方法,医疗从业者/健康指导者也通过此方法确保患者成功培养新的行为习惯或改变消极行为习惯。前文描述的理论也影响着健康行为的改变,我们的干预措施必须以被证实有效的理论中的重要要素为基础[18]。例如,采取通过社会学习提高自我效能感的干预措施是成功的关键[19]。熟练掌握、医疗保健专业人员的口头劝说、生理反馈、行为示范4个要素都能提高自我效能感,并可以应用在个体教育和行为技能培养2个方面[19]。社会认知理论的目标是获得知识和技能[2],而预防复发的重点是防止患者恢复旧习惯[4]。

心理学家和行为科学家投入了40多年的时间研究健康行为改变的要素,这些要素为个人改变生活方式奠定了基础,如改变饮食习惯、开始运动计划或在冠状动脉疾病的二级预防中坚持使用已知可减少心血管事件的药物[12-14]。行为改变计划成功的关键是表66-5-1中指出的要素。表66-5-1中列举了行为改变计划成功的要素。虽然每种行为都是不同的,但要能够成功地实现健康行为的改变,至少需要2种或2种以上要素的组合[14,20]。理解行为的不同并成功地运用与每种行为相关的不同元素,是成功的关键。例如,许多吸烟者曾多次戒烟,但长期来看并没有成功。用预防复发的方法可以区分持续的戒烟失败和成功戒烟。对运动来说,获得社会支持和设定明确的目标是关键。对药物治疗依从性来说,因为导致患者依从性差的重要原因之一是忘记服药[20],因此暗示和提示服药是至关重要的。

表66-5-1 建议和指导患者成功生活方式行为计划的要素

要素	临床意义
	实施建议
对结果建立积极准确的预期	一个人可能知道如何改变行为,并拥有改变的能力,但对结果的期望很低。期望必须是具体的、可理解的。例如,心肌梗死患者需要知道继续吸烟会使他们再次发生心肌梗死的风险增加1倍;而吸烟会使绝对风险增加5%~10%的观点可能意义不大。通过询问"如果你戒烟了,你认为会发生什么?"之类的问题来预测期望值,可能会得到未预料到的错误信息
准确界定要改变的行为	在很多国家流行的关于健康行为改变的建议,如"你需要减重",对患者作用不大。这些建议需要伴随着关于如何改变行为的具体指导,可以通过印刷品、视频、计算机技术或自我观察工具来提供,这有助于确定需要改变的行为
帮助患者设定现实的目标	与没有目标或目标模糊相比,制订具体的现实目标可以带来更好的表现。实现目标可以巩固维持行为的改变,而失败则会导致气馁和复发的可能性。因此,医疗从业者与患者一起确定目标是否可以实现是很重要的。为了实现长期目标,患者应该制订中期目标。此外,可以通过使用自我效能感问题来询问实现目标的可能性,例如"在0~10分(0=没有信心,10=绝对自信)的范围内,你认为自己有多少可能在未来1周内运动3次,每次30min?"信心在7分或以上,说明实现目标的可能性很大。目标应该被记录下来,这样医疗保健专业人员就可以提供目标实现情况的反馈,从而持续学习和掌握患者情况
支持自我监控	自我监控能确定一个人是否达到目标,并确定是什么阻碍行为改变。自我监控干预措施包括使用简单的铅笔和纸记录,这些记录可能通过放在冰箱上提示行为,也可以使用更复杂的工具,如通过手表或手机观察每天行走的步数。先进的技术使我们可以通过应用程序进行自我监控,这可能会降低成本并提高可用性。自我监控在早期(前3个月)采取各种新行为(如运动和减重)时尤其有用
为失误和复发做准备	预防复发主要针对成瘾行为,是一种帮助患者避免重拾旧习的方法。预防复发的原则包括:①确定可能发生复发的情况、感觉或事件;②培养应对这些情况的技能;③像困难的情况或事件已经发生一样练习应对技能;④通过制订和实施应对这些新情况的策略,继续监控失误或复发的威胁

续表

要素	临床意义
	实施建议
建立理想的行为示范	当个体观察到他人的示范行为时,往往会做得更好。通过各种技术,可以让个体模仿各种案例,例如观看烹饪演示视频,观察可靠的权威人士演示如何进行各种练习,或请某人与成功实施行为改变计划的个人交谈
使用提示和暗示作为所需行为的提醒	提示对于需要反复练习的新行为很有用。提示可以简单到如手表上的闹钟、冰箱上的图表或日期簿上的便条,这些都可以作为提醒。暗示可能略有不同,它们是通过提示来提醒患者,如把运动服放在椅子上,放在显眼的地方或车上,或把药箱放在厨房的桌子上,在早餐或晚餐时服用。刺激控制是另一种行为改变方法,须去除环境中可能触发健康或不健康行为的线索。例如,当一个人试图减重时,可从环境中去除可能很难戒除的食物
提供反馈和强化	反馈对行为影响很大。可信的医疗保健专业人员的反馈应关注正在发生变化的行为以及期望的最终结果或目标。因此,反馈与行为变量相关,如坚持运动、扼制吸烟冲动的信心、避免食用高饱和脂肪食物和服用药物等。这些行为应该是反馈的主要来源,而不是他们想要产生的结果
教授解决问题的技能	许多帮助健康行为改变的措施都包括5步或6步解决方法。解决问题的方法由以下步骤组成:①用具体、特定的术语发现并明确要解决的问题;②确定可能的解决方案;③根据利弊制订实施解决方案的计划;④测试解决方案;⑤评估结果;⑥如果初始的解决方案不成功,则重复这一过程
奖励成就	除非有人要求,否则个人往往不愿意奖励新的成就。奖励制度通常需要医疗保健专业人员或患者社会关系中的某个人的帮助和监督。工作场所提供的一些内容组成了行为计划,包括金钱、人际关系或成就奖励。虽然已有包含奖励的激励措施,但使用奖励的投资回报率尚未得到一般性评估
获得社会支持	如果有他人的支持,进行某些行为会更容易成功。例如,配偶或家庭参与运动计划已被证明可以提高个人对运动的坚持。结伴减重或戒烟也可以使得个人对整体生活方式计划更加坚持。鼓励伴侣、朋友和亲友积极参与是行为改变计划成功的重要因素

虽然使用沟通技巧如MI和应用健康行为改变的要素需要时间,但随之而来的是看到患者成功地改变行为。医疗从业者可获取以行为为导向的教育工具,帮助患者完成改变过程[21]。预防性心血管护士协会(Preventive Cardiovascular Nurses Association,PCNA)等组织提供的教育工具可免费下载支持指导课程。例如,这些工具包括运动、体重减轻和血压控制的自我监控日志。在繁忙的办公室环境中,您可能想要把某个行为改变措施标记为病程中的重要节点,将血压、运动时间和体重减轻等记入电子病历中。一些自我监控工具,如心率监测仪、加速度计(基于传感器)、计步器和iPhone应用程序,能帮助患者成功改变。作为最可靠的健康信息来源,医疗保健专业人员在激励和指导患者采取和改变生活方式行为方面发挥着关键作用。

(Lola A.Coke.PhD.ACNS-BC.CVRN-BC.FAHA,FPCNA,FAAN,Nancy Houston Miller,RN,BSN,FAHA,FPCNA,FAACVPR,and Kathy Berra,MSN,NP-BC,FAANP,FPCNA,FAHA,FAAN 著 陈思娇 译 杜明昭 校)

参考文献

1. AHA heart disease and stroke statistics at-a-glance. Available at: http://professional.heart.org/idc/groups/ahamah-public/@wcm/@sop/@smd/documents/downloadable/ucm-480086.pdf. (Accessed 7/26/17).
2. Bandura A. *Social Learning Theory*. Englewoods Cliff, NJ: Prentice-Hall; 1977.
3. Prochaska JO, Di Clemente CC, and Norcross JC. In search of how people change: Application to addictive behaviors. *American Psychologist* 1992; 42: 1102–1114.
4. Marlatt GA and Gordon JR. *Relapse Prevention: Maintenance Strategies in the Treatment of Addictive Behaviors*. New York: Guilfoord Press; 1985.
5. Hendershot CS, Witkiewitz K, George WH, and Marlatt GA. Relapse prevention for addictive behaviors. *Substance Abuse Treatment, Prevention and Policy* 2011; 6: 17. http:www.substanceabusepolicy.com/content/6/1/17.
6. Miller WR and Rollnick S. *Motivational Interviewing: Helping People Change*, 3rd Edition. New York: Guilford Press; 2013.
7. Purath J, Keck A, and Fitzgerald CE. Motivational interviewing for older adults in primary care: A systematic review. *Geriatric Nursing* 2014; 35(3): 219–224.
8. Lai DT, Cahill K, Qin Y, and Tang JL. Motivational interviewing for smoking cessation. *Cochrane Database of Systematic Reviews* 2010; (1). [DOI: 10.1002/14651858.CD006936.pub2]
9. Lundahl B, Moleni T, Burke BK, Butters R, Tollefoson D, Butler C, and Rollnick S. Motivational interviewing in medical care settings: A systematic review and meta-analysis of randomized controlled trials. *Patient Education and Counseling* 2013; 93 (2): 157–168.
10. Martin RK and McNeil DW. Review of motivational interviewing in promoting health behaviors. *Clinical Psychology Review* 2009; 29 (4): 283–293.
11. Morton K, Beauchamp M, Prothero A, Joyce L, Saunders L, Spencer-Bowdage S, Dancy B, and Pedlar C. The effectiveness of motivational interviewing for health behavior change in primary care settings: A systematic review. *Health Psychology Review* 2015; 9(2): 205–223.
12. Van Horn L, Carson JS, Appel LJ, Burke LE, Economos C, Karmally W, Lancaster K, Lichtenstein AH, Johnson RK, Thomas RJ, Vos M, Wylie-Rosett J, and Kris-Etherton P. on behalf of the American Heart Association Nutrition Committee of the Council on Lifestyle and Cardiometabolic Health; Council on Cardiovascular Disease in the Young; Council on Cardiovascular and Stroke Nursing; Council on Clinical Cardiology and Stroke Council. *Circulation* 2016; 134: 505–529.
13. Houston Miller N. Motivational interviewing as a prelude to coaching in healthcare settings. *Journal of Cardiovascular Nursing* 2010; 26: 247–251.
14. Artinian NT, Fletcher GF, Mozaffarian D, Kris-Etherton P, Van Horn L, Lichtenstein A, Kumanyika S, Kraus WE, Fleg JL, Redeker NS, Meininger JC, Banks J, Stuart-Shor EM, Fletcher BJ, Miller TD, Hughes S, Braun LT, Kopin LA, Berra K, Hayman LL, Ewing LJ, Ades PA, Durstine LJ, Houston Miller N, and Burke L. on behalf of the American Heart Association Prevention Committee of the Council of Cardiovascular Nursing. Interventions to promote physical activity and dietary lifestyle changes for cardiovascular risk factor reduction in adults. *Circulation* 2010; 122(4): 406–441.
15. Palmer S, Tubb I, and Whybrow A. Health coaching to facilitate the promotion and achievement of health related goals. *International Journal of Health Promotion Education* 2003; 41: 91–93.
16. Kievela K, et al. The effects of health coaching on adult patients with chronic diseases: A systematic review. *Patient Education and Counseling* 2014; 97: 147–157.
17. Wolever R, et al. A systematic review of the literature on health and wellness coaching: Defining a key behavioral intervention in healthcare. *Global Advances in Health and Medicine* 2013; 2: 38–57.
18. Rubak S, Sandboek A, Lauritzen J, and Christensen B. Motivational interviewing: A systematic review and meta-analysis. *British Journal of General Practice* 2005; 55: 305–312.
19. Bandura A. *Social Foundations of Thought and Action: A Social Cognitive Theory*. Englewood Cliffs, New Jersey: Prentice Hall; 1986.
20. Houston Miller N and Taylor CB. *Lifestyle Management for Patients with Coronary Heart Disease*. Champaign, Illinois: Human Kinetics; 1995.
21. Berra K and Hughes S. Counseling patients fro lifestyle change: Making a 15 minute office visit work. *Menopause: The Journal of the American Menopause Society* 2015; 22(4): 453–455.

第 67 章 极限运动与高强度间歇训练在心脏康复中的作用

目录

要点／1015

67.1 简介：背景和基本原理／1015

67.2 心肺适能／体力活动对二级预防的影响／1017

67.3 运动相关的心血管事件／1018

67.4 降低活动风险的预防策略／1019

67.5 运动量与生存：反向 J 形曲线／1020

67.6 中强度连续训练与高强度间歇训练／1022

67.7 极限运动和对心脏病的免疫力／1023

67.7.1 驳斥 Bassler 假说／1023

67.7.2 大运动量和高强度耐力训练——物极必反了吗／1024

67.7.3 马拉松赛跑和铁人三项的心血管风险／1024

67.8 长时间耐力运动？预筛查和参与的意义／1025

67.9 运动和心房颤动／1025

67.10 高强度运动前预防性使用心脏保护药物／1027

临床意义／1028

致谢／1029

参考文献／1029

要 点

- 对于冠状动脉粥样硬化性心脏病（atherosclerotic coronary artery disease, CAD）患者，运动能力每提高 1 个代谢当量（MET），心血管死亡率就会降低 15%，相比于急性心肌梗死（acute myocardial infarction, AMI）后运用处方的心脏保护药物，提高运动能力带来的生存益处甚至更大。
- 对于患有已知或潜在的心血管疾病，尤其是 CAD 或结构性心血管异常（例如肥厚型心肌病）的人，高强度运动是一把"双刃剑"，因为它既可以预防急性心脏病，也可以引发急性心脏病，包括猝死、AMI 和心房颤动（atrial fibrillation, AF）。
- 习惯久坐、患有已知或隐匿的 CAD 的个体，可能是发生运动相关的急性心脏事件风险最大的个体。他们进行不熟悉的高强度运动来消耗体能时，经常因叠加环境和/或高肾上腺素能应激源的影响，而发生急性心脏事件。
- 尽管高强度训练（high intensity training, HIT）提供了比中强度连续训练（moderate intensity continuous training, MICT）更省时的选择，并具有其他潜在的优势，但在将这种方法更广泛地推荐给已知或怀疑 CAD 的中老年患者之前，尤其是在非医学监护的环境中，还需要对 HIT 的安全性、耐受性、依从性、发病率和死亡率进行长期评估。
- 马拉松和铁人三项训练/比赛与每年的急性心血管事件都有关系，并且这 2 项运动不一定能够阻止 CAD 的发生或进展，因此在 CAD 患者康复中的适用性和心血管价值极其有限。
- 尽管尚无随机对照试验证明在高强度运动前服用某些心血管药物可预防与运动相关的急性心脏事件，但一些研究（包括 β 受体阻滞剂和较小程度的阿司匹林）都显示出有降低心血管疾病风险的潜力。对于有症状的心肌缺血患者，在运动前服硝酸甘油喷雾剂或舌下含服片剂可增加心绞痛阈值和运动能力。

67.1 简介：背景和基本原理

尽管最近医学上取得了瞩目的进步，但心血管疾病（CVD），包括 CAD、卒中、心绞痛和充血性心力衰竭（congestive heart failure, CHF）仍然是美国和大多数发达国家的头号死亡原因。在美国，CAD 是导致 CVD 死亡的主要原因，其次是卒中，概率分别为 45% 和 17%。在美国，心血管疾病被列为潜在的死亡原因，每年约有 80.1 万人死亡，即每 3 人中就有 1 人死亡，超过 9 200 万的美国成人存在某种形式的 CVD 或有卒中的症状。每天大约有 2 200 名美国人死于 CVD，平均每 40s 就有 1 人死亡。其中，每天约 968 人发生心源性猝死（sudden cardiac death, SCD），其中大多数（70%）发生在家中或居所。据估计，美国每年有 79 万人经历 AMI，包括 58 万例新发 AMI 和 21 万例复发性心脏病发作。AMI 发作总人数中，约

114 000人死亡,男女死亡比例相同,但幸存者再次心脏病发作的可能性更大,程度也更严重[1]。

鉴于CVD的负担如此巨大,改善CVD结局和降低CVD死亡率的治疗策略对于提高预期寿命至关重要,特别是受健康因素影响过大的贫困和不富裕的人群,可决定采取措施[2]。因此,对于数以百万计先前受影响的成人来说,已被证明可以采取一些干预措施来降低心血管事件复发的风险,包括改变生活方式、改善环境和应用心血管健康调节剂(心脏保护处方药物),这些统称为二级预防(图67-1-1)[3]。运动训练、增加体力活动(physical activity,PA),或两者兼而有之。已在大量随机对照试验和meta分析中证明,这些二级预防措施可有效降低CAD相关的总体发病率和死亡率。在门诊心脏康复(cardiac rehabilitation,CR)中,急性心血管事件后的有组织康复运动,通常被规定为二级预防综合计划的一个组成部分。由于高强度的运动似乎比中等强度的运动具有更好的抗衰老和心脏保护作用[4,5],越来越多的人群,包括有文献记载的冠心病患者,现在投入了前所未有的时间进行大运动量、高强度的耐力训练和比赛。然而,越来越多的病例报告和针对患有心脏病或易感心脏病个体的观察研究表明,在更极端的运动水平下,患者的获益可能达到平台期,甚至下降,急性心脏事件和/或SCD的风险也会升高[6]。

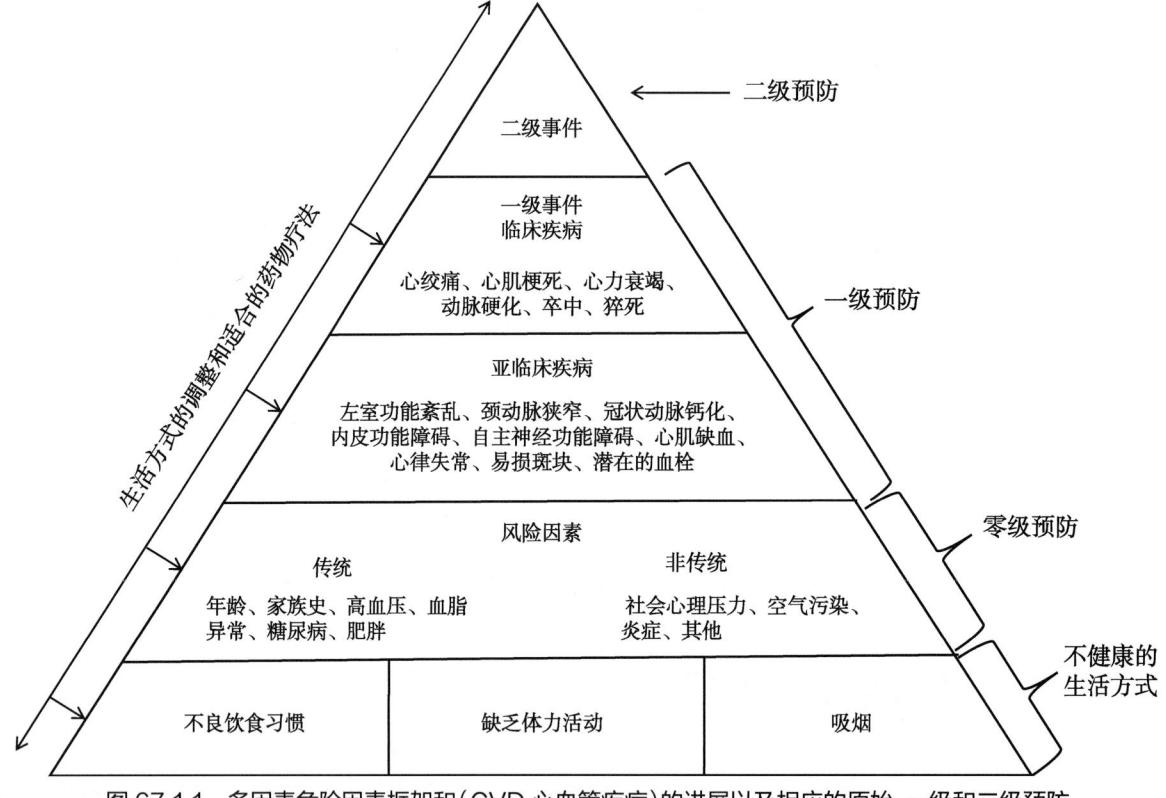

图67-1-1 多因素危险因素框架和(CVD心血管疾病)的进展以及相应的原始、一级和二级预防

环境调节因素包括卫生保健的可及性、建筑环境、倡导/公共政策倡议以及潜在的干预目标(例如个人、家庭、学校、工作场所)。在适当情况下,心血管健康指标/干预措施包括吸烟状况、BMI、PA,健康饮食评分、总胆固醇、血压、空腹血糖、药物治疗(例如阿司匹林、β受体阻滞剂、他汀类药物、血管紧张素转换酶抑制剂)和冠状动脉疾病,心肌梗死,充血性心力衰竭,外周动脉疾病。

资料来源:Franklin,B.A.and Cushman,M.,Circulation,123,2274,2011.With permission.

本章详细介绍了门诊CR中极限运动和HIT的相关风险、获益和局限性,具体参考了运动处方/大运动量禁忌,PA运动量和心血管结果(例如反向J型曲线),重点阐述了以下各类体力活动与心血管事件、心房颤动的关系,以及在高强度运动之前预防性使用心脏保护药物的可能性。各类运动包括中等强度连续训练与高强度间歇训练、大运动量训练、高强度训练、参加比赛等（例如马拉松和铁人三项[1]）。此外，文章讨论了与上述运动干预有关的心血管并发症，以及减少与运动有关的急性心脏事件风险，尤其是针对高肾上腺素能和叠加性压力（极为严重和难以应对的压力）危害的预防策略，从而使医师和相关健康专业人员能够更准确地评估冠心病患者进行运动的获益风险比。

67.2 心肺适能 / 体力活动对二级预防的影响

最近的综述表明，以峰值代谢当量[MET；1MET=耗氧量 3.5ml/(kg·min)]表示的心肺适能（CRF）的提高，可显著降低初始和复发心血管事件的风险，并显著改善预后[7,8]。在患有稳定型缺血性心脏病的男性和女性患者中，运动能力每增加 1 个 MET，对应心血管死亡率降低约 15%，这与低剂量阿司匹林、他汀类药物、β 受体阻滞剂和血管紧张素转换酶抑制剂在 AMI 后带来的生存益处相比，具有相似的效果[9]。此外，一项 meta 分析比较了 CVD 二级预防中的运动疗法与药物治疗对死亡率的效果，也报告了两者具有类似的益处[10]，应用 Heart and Soul Study 的数据，研究人员检查了门诊稳定型冠心病患者的心血管结局（心力衰竭、AMI 和死亡），这些患者接受了 6min 步行测试，并随访了 8 年[11]。在调整了传统的危险因素和心脏疾病严重程度的指标后，6min 步行距离（104m）每减少 1 个标准差，心血管事件发生率就升高 30%（$HR=1.30$, 95% CI: 1.10~1.53）。总体而言，这些数据与相关的临床研究实验相结合提供了生物学上的可信度（表 67-2-1）[12]，它有力地支持了"有规律的中等到高强度的体力活动（moderate-to-vigorous-intensity physical activity, MVPA）可降低复发性心血管事件发生率"的建议。有规律的耐力运动或 MVPA（相当于任何 ≥3MET 的活动）已被一致证明，当运动维持适当的持续时间或频率时[13]，可以提高 CRF，并降低与许多慢性疾病相关的健康风险。尽管传统建议运动应持续 10min 或更长时间，以累积达到每天 30min 的最低限度，但最近的研究表明即使更短时间的低强度到 MVPA 也会带来心血管、代谢甚至生存的益处[14-16]。

表 67-2-1 规律 PA 的潜在心脏保护作用 *

抗动脉粥样硬化	心理	抗血栓形成	抗缺血	抗心律失常
增加				
HDL-C	社会支持	纤维蛋白溶解	冠状动脉血流	迷走神经张力
胰岛素敏感性			EPC 和 CAC	心率变异性
			一氧化氮	
减少				
总胆固醇	抑郁	血小板黏附	心肌需氧量	肾上腺素活性
LDL-C	压力	纤维蛋白原	内皮功能障碍	
血压		血液黏度		
炎症				

注：HDL-C. high density lipoprotein cholesterol，高密度脂蛋白胆固醇；LDL-C. low density lipoprotein cholesterol，低密度脂蛋白胆固醇；EPC. endothelial progenitor cells，内皮祖细胞；CAC. cultured/circulating angiogenic cells，培养 / 循环的血管生成细胞。

改编自：Franklin, B.A., Brinks, J, Sacks, R., et al., Am J Cardiol 116, 313, 2015.

---

1 铁人三项（triathlon）诞生于 20 世纪 70 年代的美国，是将游泳、自行车和跑步结合起来的一项考验运动员体力和意志的体育运动项目。

67.3 运动相关的心血管事件

运动可以通过增加交感神经活动、儿茶酚胺输出和钠钾失衡,同时缩短舒张期和冠状动脉灌注时间,引起已知或隐匿CAD[6]的心肌缺血和有危险的室性心律失常。在高强度运动突然停止后,恢复期静脉回流立即减少和动脉血管扩张,此时心脏的需求可能仍然很高,而血压和冠状动脉灌注降低,可加剧心内膜下的一过性缺氧。此外,相关的速率-压力乘积(心肌耗氧的关键指标)($r=0.92$)[17,18],与病变动脉节段诱发的冠状动脉痉挛,心外膜冠状动脉扭曲和/或血小板聚集相结合,可增加斑块破裂、冠状动脉血栓形成和AMI的可能性。血小板活化和高反应性的增加,可能导致(甚至引发)冠状动脉血栓形成,此类事件曾出现在不习惯高强度运动的久坐者中,但在受过运动训练的人中则没有[19,20]。相比之下,遗传性心血管结构异常,尤其是肥厚型心肌病,是年轻运动员SCD的主要原因。

虽然中等到高强度的体力活动可引发急性心脏事件,但AMI和SCD的相对风险似乎随着有规律的较高强度运动频率的增加而降低[21,22]。因此,与运动有关的心血管事件的估计相对风险与个体的习惯性体力活动频率(d/周)成反比,并且在某些情况下可能增加超过100倍(图67-3-1)[23]。与运动有关的心血管并发症"高危"人群概况见表67-3-1[24,25]。

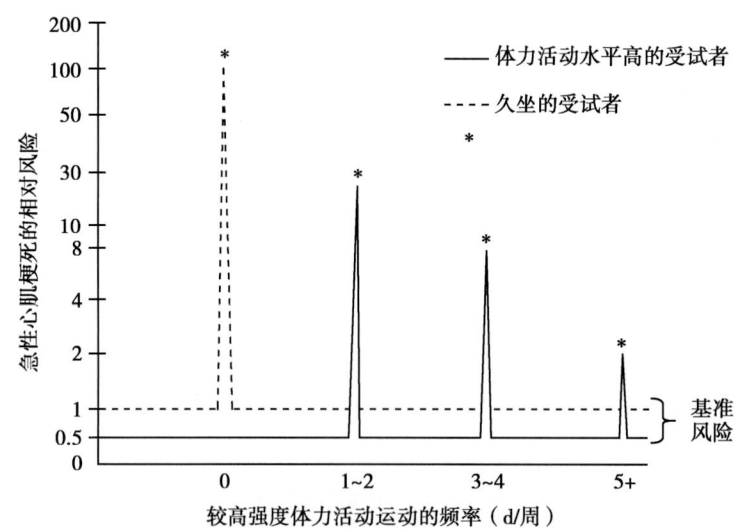

图67-3-1 根据较高强度体力活动(≥6METs)的习惯频率(d/周),
在较高强度体力活动期间发生AMI的相对风险

注:运动受试者的基线或总体风险分别约为久坐受试者的一半(0.5和1.0)。
资料来源:Franklin,B.A.,Circulation,129,1081,2014.With permission.

表 67-3-1　与运动相关的心脏事件相关特征

临床状况
- 突发心肌梗死
- 左心室功能受损（射血分数<35%）
- 休息或不稳定型心绞痛
- 休息时出现严重心律失常
- 造影显示严重左前降支病变和/或明显（≥75%闭塞）多支动脉粥样硬化
- 低血钾

参加运动训练
- 忽略适当的热身运动（开始时）和整理运动（结束时）
- 始终超过规定的训练心率（即违反强度规定）
- 不经常运动的人

运动测试数据
- 低运动耐力或高运动耐力（≤4METs 或 ≥10METs）
- 药物引起的变时性损害（<120 次/min）
- 变力性损害（随着负荷增加而发生的运动性低血压）
- 心肌缺血（心绞痛和/或 ST 压低 ≥0.2mV）
- 恶性心律失常（尤其是左心室功能受损的患者中）

其他
- 吸烟者
- 男性
- 肥胖
- 高脂血症

改编自：Hossack, K.F., and Hartwig, R., J Cardiac Rehab 2, 402, 1982; Giri, S., Thompson, P.D., Kierman, F.J. et al., JAMA 282, 1731, 1999.

67.4　降低活动风险的预防策略

为了减少系统性运动和/或休闲体力活动期间发生急性心脏事件的可能性，应当建议之前久坐的心脏病患者避免不习惯的剧烈体力消耗（≥6MET）和高风险活动，包括球类运动（网球、篮球、乒乓球、羽毛球、壁球和沙滩网球等）、水上运动、越野运动或速降滑雪、竞技运动、猎鹿[26]和除雪[27-29]。此外，当冠心病患者按规定的运动心率和感知的运动水平（从"相当轻"到"有点困难"）进行运动时[6]，应建议冠心病患者进行适当的热身和放松措施，当预感到潜在的与运动有关的警告信号和/或症状（例如胸痛或胸部压迫感、头昏眼花、心律失常），表明应立即停止运动并进行医学检查/筛查，最后，若心脏病患者在高温（图 67-4-1）[30]和海拔大于 1 500m 的条件下运动，应强烈建议他们降低运动强度，直至适应环境。在冬季吸入或暴露于冷空气中可能会引起心肌缺血的迹象和/或症状。在这方面，寒冷天气的"慢跑面罩"可能有助于减轻冠心病运动者的心脏缺血指数[31]。

当之前久坐的心脏病患者开始实施运动计划时,强烈建议进行水平行走(分别为 3.2~4.8km/h, 2~3METs),随着时间的推移(2~3 个月),在没有症状的情况下[32],逐渐将行走速度提高到中等强度,定义为 3.0~5.9METs。由于体力活动通常与引发运动相关的心血管事件有关[21],这些建议强度通常比较谨慎,大都低于高强度体力活动(≥6METs)。这种"渐进的过渡阶段"应允许久坐者逐渐改善其 CRF,而无需在每次高强度运动时都经历 1 次相对心脏风险的大幅增加[32]。最后,对于无症状心肌缺血的患者,表现为 ST 段抬高,或水平,或下斜 ST 段压低 ≥0.1mV,并持续 ≥1min,这可能会导致心律失常[33],因此应将耐力运动的靶心率设置为低于缺血性心电图(electrocardiographic,ECG)或心绞痛阈值 10 次 /min 以上[34]。

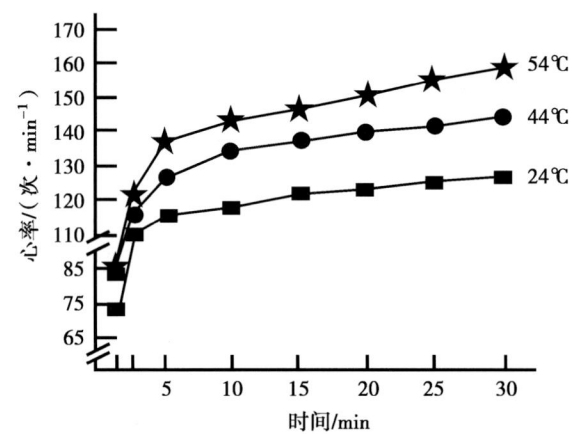

图 67-4-1 在恒定的运动速率下,环境温度对心率响应的影响

注:在高于 24℃的环境中,温度每升高 1℃,心率大约增加 1 次 /min。

改编自:Pandolf,K.B.,Cafarelli,E.,Noble,B.J.et al.,Arch Phys Med Rehabil,56,524,1975

67.5 运动量与生存:反向 J 形曲线

以每天代谢当量与运动时长的乘积(MET-h/d)来表示每天的运动能量消耗。为了评估更大运动能量消耗是否与 AMI 后死亡率的逐渐降低有关,Williams 和 Thompson[35]应用了美国国家步行者和跑步者健康研究数据库研究了 2 377 名自我报告的 AMI 幸存者数据,阐明了运动与 CAD 相关死亡率之间的剂量 - 反应关系。在平均 10.4 年的随访中,共发生 526 例死亡,其中 376 例(71.5%)与 CVD 相关。CVD 死亡率逐渐降低与规律的跑步或步行有关,最高为当前运动建议的 3~4 倍(1.07~1.8 MET-h/d,或每周 150min 的中等强度运动,或每周 75min 的高强度运动),而对于超过 5.4~7.2 MET-h/d 强度的运动,运动使 CAD 死亡率下降的大部分好处就丧失了(呈反向 J 形曲线)。在每周跑 50km 或每周步行 75km 的队列研究中,心血管死亡率的剂量依赖性降低高达 63%。但是,当步行或奔跑的能量消耗 ≥7.2 MET-h/d 时,与 CVD 相关的死亡率急剧增加(P=0.009)。有趣的是,在以前的研究中[36,37]发现,只要总能量消耗是相当的,步行和跑步之间益处就没有区别。然而,与以 8km/h 的速度慢跑相比,快走需要花费大约 2 倍的时间才能达到相同的能量消耗[38]。

德国一项对 1 038 名稳定型 CAD 受试者进行的队列研究报告了类似的反向 J 形关系，该研究评估了因急性心血管事件或冠状动脉血运重建术住院的患者，从康复诊所出院后 10 年内高强度体力活动的发生频率。大多数受试者年龄 ≥ 60 岁 (57%)，男性 (85%)，超重或肥胖 (76%)，并且有 AMI 和高血压病史。为了减少因果关系偏差的可能性导致对缺乏活动受试者过高的危险估计，而低估了身体最活跃人群的风险，研究人员针对潜在的混淆变量进行了调整，包括并发症的基线病史和自我报告的不良健康状况。与每周活动 2~4 次的对照患者组相比，活动最少的患者组心血管风险和全因死亡率最高。但是，在大多数体力活动量较大的人群（即每天高强度运动）中也观察到危害显著增加，表明体力活动水平与心血管风险和全因死亡率有反向 J 曲线关系（表 67-5-1）[39]。实际上，这些危险比率约为对照组的 2 倍。

总体而言，以上引用的研究提出了两个主要发现：①缺乏体力活动的个体死亡和产生不良健康后果的风险最高；②与适度活动的人群相比，体力活动最活跃的人群（每天进行高强度运动的人群）罹患 CVD 和全因死亡率的风险更高。后一个发现可能归因于以下事实：高强度运动会暂时增加斑块破裂、AMI 和 / 或心肌缺血的风险，有可能触发 CAD 患者的室性心律失常和 SCD。但是，还需要其他数据来确定大运动量、高强度的运动方案是否真的会使心血管结果恶化，或者这是否可能仅代表先前无法解释的潜在混淆变量之间的关联（例如过度运动者也可能承担额外的风险）[40]。

表 67-5-1　冠心病患者高强度体力活动的频率与心血管和全因死亡率的关系

	事件	每年人数	每 1 000 人的年事件发生率
心血管死亡率			
每天	14	1 481.9	9.5 (5.6~16.0)
5~6 次 / 周	10	1 617.9	6.2 (3.3~11.5)
2~4 次 / 周 +	19	4 188.1	4.5 (2.9~7.1)
1~4 次 / 月	15	1 849.8	8.1 (4.9~13.5)
很少 / 没有	23	789.8	29.1 (19.4~43.8)
全因死亡率			
每天	24	1 481.9	16.2 (10.9~24.2)
5~6 次 / 周	14	1 617.9	8.7 (5.1~14.6)
2~4 次 / 周	32	4 188.1	7.6 (5.4~10.8)
1~4 次 / 月	26	1 849.8	14.1 (9.6~20.6)
很少 / 没有	35	789.8	44.3 (31.8~61.7)

+ 参考人群；* 改编自：Mons, US., Hahmann 和 H.Brenner, Heart, 100, 1043, 2014.

67.6 中强度连续训练与高强度间歇训练

几十年来,指南中一直偏向于向 CAD 患者推荐 MICT。但是,最近的许多研究都比较了 MICT 与高强度间歇训练(high-intensity interval training,HIIT)对 CRF 变化[以 ml/(kg·min) 或 MET 表示],以及对冠心病患者的心血管功能测量的有效性。在包括选定的 HF 患者在内的几项随机对照二级预防试验中,HIIT 在改善 CRF、体力活动能力、6min 步行距离试验中的距离以及血管功能指标方面优于 MICT[41-44]。

在开创性的报告中,Wisløff 等人[44]随机分配了 27 例心肌梗死后稳定性心力衰竭、左心室射血分数受损(平均 29%)且有氧工作能力下降[平均 13ml/(kg·min)]的老年患者(75.5 岁 ± 11.1 岁),对接受体力活动护理咨询的实验组实施 12 周内每周 3 次 MICT(最高心率的 70%)或 HIIT(最高心率的 95%)。进行 HIT 治疗时,CRF 的改善率(46% vs. 14%,$P<0.001$)和肱动脉血流介导的扩张(内皮功能指数)的改善大于 MICT。尽管基线和随访时左心室射血分数(%)在对照组(26.2% ± 8.0% vs. 26.6% ± 9.7%)和 MICT 队列(32.8% ± 4.8% vs. 33.5% ± 5.7%)中保持不变,但在 HIIT 子集中,它提高了 10 个百分点(28.0% ± 7.3% vs. 38.0% ± 9.8%),并相对增加了 35%($P<0.01$)。有人提出,HIIT 是 2 个关键预后的指标,其 CRF 和左心室射血分数显著增加,可能在这种"处于危险中"的患者人群中具有重要的生存意义。

最近,对包括 472 例冠心病(CAD)(218 例 HIIT,254 例 MICT)的 10 项研究[45]进行了 meta 分析。研究发现,与 MICT 相比,HIIT 与 CRF 的增加有更大相关关系[+1.78ml/(kg·min),95% CI: 0.45ml/(kg·min) ± 3.11ml/(kg·min)]。然而,MICT 会导致平均静息心率和更大的体重降低幅度,分别为 –1.8 次/min 和 –0.48kg。相反,一些研究报告,在基于运动的 CR 中,HIIT 并不优于其他形式的耐力训练[46,47]。

一项包括 11 个试验和 594 例 CAD 患者数据特别有见地的 meta 分析,比较了 HIIT 和 MICT 对运动能力改变的影响,证实 HIIT 对最大摄氧量的改善更显著[+1.3ml/(kg·min),95% CI: 0.6ml/(kg·min)~1.9ml/(kg·min)][48]。但是,当研究人员巧妙地汇总了 4 项与他们的运动干预措施相匹配的能量消耗试验数据时,这种优势消失了。由此,2 组都显示出类似的运动能力改善。此外,HIIT 和 MICT 在改善生活质量方面没有显著差异。

总而言之,尽管 HIIT 提供了一种替代 MICT 的省时选择,但似乎在身体机能不活跃和身体不健康的参与者中,愉悦感通常会随着运动强度[49]的增加而降低,这可能会对依从性和终生体力活动的生活方式产生负面影响[50]。其他人则强调,关于 HIIT 安全性和在现实生活中这样非医学监督的 CR 方案中实施 HIIT 的风险收益比率的数据很少[50]。根据一份报告,有 8% 的心脏代谢疾病患者在间歇训练的急性期出现了不良反应[51]。在另一项涉及 4 846 名 CAD 患者的研究中,Rognmo[52]等报道,尽管 HIIT 期间发生心血管事件的绝对风险较低,但其相对于 MICT 而言,相对风险却高出 5 倍。总的来说,这些研究表明,在常规 CR 计划[50]中实施 HIIT 时,临床医师应谨慎行事,并且在进行更广泛的推荐之前,还需要进行其他长期评估,以评估 HIIT 的安全性、依从性、发病率和死亡率,尤其是对既往久坐患有已知或疑似CAD的患者[53]。

67.7 极限运动和对心脏病的免疫力

2015年，美国的马拉松比赛参与者约为250万人，而1976年为25 000人。其他耐力项目也出现了类似的指数增长，越来越多的人将大量时间投入高强度的耐力运动中。这种趋势可能部分归因于许多报道称运动具有抗衰老作用[4,6]，以及人们对"青春源泉"的不懈追求。

一份引起全世界关注的早期报告描述了Clarence De Mar（"马拉松"）的临床、生理和尸检结果，他参加了1 000多次长跑比赛，其中包括100场正式马拉松比赛[54]。他在15次年度波士顿马拉松比赛中跻身"前10名"。惊人的是，解剖发现他的冠状动脉，相对大小为正常人直径的2~3倍，存在冠状动脉粥样硬化，但程度相对较轻（估计在几个部位的管腔减少了约30%）。其他报告记录了长跑运动员和某些特定人群（如马赛勇士、塔拉胡马拉印第安人）有利的危险因素特征和出色的心脏表现，随后引发了人们猜测，马拉松赛跑可能促进"心脏病免疫力"[55]。这被称为"Bassler假说"[56]。这些数据，加上高强度运动似乎比中等强度[5]运动更具心脏保护作用的事实，以及端粒长度[4]的差异表明定期运动可防止动物和人类的细胞衰老，导致越来越多的中老年人得出以下结论：多运动会更好。

67.7.1 驳斥Bassler假说

在Bassler假说出现后不久，一系列案例报告提供了明确的证据，驳斥了马拉松赛跑为CAD提供绝对保护的观点。1976年，Green[57]等报告了一名44岁训练有素的马拉松运动员，同时也是一名不吸烟的素食主义者，在1973年完成波士顿马拉松比赛38.6km后摔倒。尽管他从心室颤动中苏醒过来，但50天后仍死亡了。ECG和尸检中记录了广泛透壁性心肌梗死。3年后，Noakes及其同事[58]描述了4名马拉松运动员经尸检证实为冠状动脉粥样硬化的病例，进一步挑战了Bassler的假说，"在尸检发现马拉松运动员致命动脉粥样硬化的证据之前，可以建议采用这种生活方式来预防这种疾病。"同样，Handler[59]等报道了有症状的马拉松运动员，其运动测试显示出心肌缺血的体征和症状，尽管危险因素不明，包括高密度脂蛋白胆固醇水平降低和低密度脂蛋白胆固醇水平明显升高，但选择性冠状动脉造影显示左前降支冠状动脉阻塞99%。最近，研究人员描述了3名身体状况良好的男运动员，他们在完成2011年波士顿马拉松比赛后均出现了急性冠状动脉血栓形成，所有这些人均成功接受了紧急经皮冠状动脉血运重建/支架植入治疗[60]。

该概念的扩展证明，选定的、训练有素的、经过医学监测的心肌梗死（MI）后患者可以安全地进行马拉松赛跑。在8名患者中，有7名（42.9岁 ± 7.4岁）以8.7km/h的平均速度完成了马拉松比赛，相当于他们有氧工作能力的81%[61]。第8名受试者在比赛前决定只参加半程马拉松比赛。在与该主题相关的座谈会上，Hellerstein[62]强调说长距离跑步（马拉松）在冠心病患者康复中的适用性和心血管价值可能有限，驳斥了长距离跑步（马拉松）可以抵抗CAD的发展和进程，或可以通过进行必要的高强度运动训练来进一步延长寿命的说法。

67.7.2 大运动量和高强度耐力训练——物极必反了吗

大量的流行病学和观察研究表明，经常进行 MVPA 是预防和治疗 CAD 的有力干预手段。另一方面，尽管最近的报道增加了更多的极端耐力方案可能产生不利影响的可能性，但是在进行大运动量、HIT 和比赛的人群中[63]，健康结局的数据很少。

Trivax 等[64]报道，马拉松赛跑导致右心房和右心室急性扩张，右心室射血分数的短暂降低，以及心肌肌钙蛋白 I 和 B 型利钠肽的升高。这些异常发现是否代表了包括纤维化的长期后遗症的可能预兆？还是仅仅是应激、修复和恢复的正常生理过程的一部分？此外，更新的组织特征定位技术（包括心血管磁共振成像）已被用来描述 12 位训练有素的资深耐力运动员中的 6 名心肌纤维化的不同模式[65]。其他报告表明，与久坐的同龄人相比，参加超负荷（比指南建议多 2 倍）体力活动的人[66]和马拉松赛跑者[67]更有可能形成冠状动脉钙化和冠状动脉斑块总体积增加。总体而言，这些数据表明，更极端的运动水平的获益可能会出现平台，或下降的可能性更高，而 CVD 及其表现（例如心律失常）的风险也更高[68]。

67.7.3 马拉松赛跑和铁人三项的心血管风险

虽然目前尚无关于亚临床和/或有文献证明的 CAD 人群进行大运动量、高强度耐力训练的心血管事件风险的具体报道，但据估计，在美国 40 岁以上和 50 岁以上的人群中，分别有约 71% 和 85% 的人患有亚临床 CAD[69]。这个年龄范围在马拉松运动员和铁人三项运动员中很常见。

2009 年，在底特律自由新闻旗星马拉松比赛中，3 名选手在 15min 内相继死亡[70]。这些意外的悲剧引起了媒体的广泛关注，并导致对该活动健康风险的担忧不断升级。为了弄清 2000 年 1 月 1 日—2010 年 5 月 31 日美国马拉松和半程马拉松比赛相关的心搏骤停风险，研究人员报告了 1 090 万注册马拉松运动员急性心脏事件的发生率和结果[71]，在 59 例心搏骤停病例中（42 岁 ±13 岁；51 名男性），有 42 例（71%）是致命的（约 4 例死亡/年）。在 59 例病例中，只有 31 例可获得足够的信息来确定心搏骤停的原因。最常见的临床和尸检结果是肥厚型心肌病和 CVD。

最近，研究人员报道了在 30 年间超过 900 万铁人三项参与者的死亡和心搏骤停事例[72]。总共发生 135 例 SCD，发病率为 1.74/100 000，高于之前的估计[73]，超过了马拉松比赛中的发病率（1/100 000）[71]。女性仅占研究人群的 15%，然而她们的心血管事件发生率是男性的 3.5 倍。大多数 SCD 和心搏骤停发生在游泳阶段（$n=90$；67%）；其他发生在骑自行车（$n=22$；16%）、跑步（$n=15$；11%）和赛后恢复（$n=8$；6%）期间。在已知先前比赛经历的 68 名参赛者中，有 26 名（38%）是第一次参加铁人三项比赛。此外，在尸检的 61 例死亡中，有 27 例（44%）具有临床相关的心血管异常，最常见的是 CAD 或心肌病。平均而言，死亡年龄比幸存者大 12 岁，而 ≥40 岁的男性面临最大风险。总体而言，这些研究表明，在马拉松比赛和铁人三项比赛中很少发生心搏骤停和 SCD，临床医师在评估特定种族参与者时应注意该患者人群中肥厚型心肌病和 CAD 的风险[71]，通常可以通过适当的医学筛查发现这 2 种风险。

67.8 长时间耐力运动？预筛查和参与的意义

为了解决这个问题——"我的患者想进行长时间的高强度耐力运动,什么是正确的建议？"一篇被广泛引用的综述总结了可用的证据,以便医师可以更适当地为患者提供有关参与前、连续筛查和活动禁忌的建议[74]。久坐不动的成人在希望参加高强度运动计划前,应该由训练有素的医疗保健专业人员/临床医师进行评估,建议逐渐增加运动时间和强度,并避免在训练的早期阶段进行耐力比赛。相反,强烈建议某些患者(有动脉粥样斑块的 CAD、先天性和瓣膜性心脏病、严重的系统性高血压、心肌炎、马方综合征、离子通道病、遗传性心肌病)不要参加高强度耐力运动,但应鼓励参加休闲、低至中等强度的运动[74]。

尽管一直存在着关于运动前筛查具有预防价值的争论,但应对所有高强度运动者进行心血管病史、体格检查和静息 ECG 等关键检查和评估,并随时间而增加其检查的频率。高风险、中年运动员,尤其是糖尿病男性和年龄较大的运动员(>65 岁)[74],还建议进行最大或症状限制性的运动测试。冠状动脉钙化评分可提供除常规危险因素分析以外的独立信息和其他预后信息,也可能有助于对该患者人群进行危险分层[75]。在听诊期间和/或静息 ECG 发现异常的运动者也应考虑做超声心动图检查。最后,由于大多数经历与运动有关的心搏骤停的人在事件发生之前都具有 CVD 既往病史或症状,有关预警症状的常规咨询可以作为有效的预防策略[76-78]。

67.9 运动和心房颤动

体力活动(PA)模式、CRF 和心房颤动(AF)之间的关联很复杂。2 项研究表明,较高的 CRF 水平与 AF 风险的逐步降低有关[79,80]。一项针对 5 446 名 65 岁及以上的男性和女性进行的调查,研究了休闲时间 PA 与 AF 发生率的关系。总体而言,1/5 的研究对象在 12 年的随访中出现了 AF。与无规律运动相比,轻度和中等强度 PA 的心房颤动发生率更低($HR=0.72$; 95% CI: 0.58~0.89),尤其是休闲活动和步行,但不能进行高强度运动($HR=0.87$; 95% CI: 0.64~1.19)(图 67-9-1)。这表明在老年人中,运动强度与心房颤动风险呈倒 J 形关系[81]。研究者得出的结论是,老年人中最多有 1/4 的新发心房颤动患者可能归因于缺乏适度的休闲活动和以适度的距离和步速进行的定期步行活动。

另一项大型队列研究评估了 52 755 名参加了瑞典每年 90km 比赛的越野滑雪者,他们中有因心律失常而住院的人,包括心房颤动,平均随访 9.7 年[82]。在对年龄、教育程度和职业状况进行调整之后,研究人员发现,完成比赛次数最多和完成时间最快的人,发生心房颤动的风险最高($HR=1.29$; 95% CI: 1.04~1.61 和 $HR=1.20$; 95% CI: 0.93~1.55)。幸运的是,心房颤动的许多风险似乎可以通过减低训练强度和/或使用更适度的训练来解决,这大概是由自主神经正常化所致[83]。

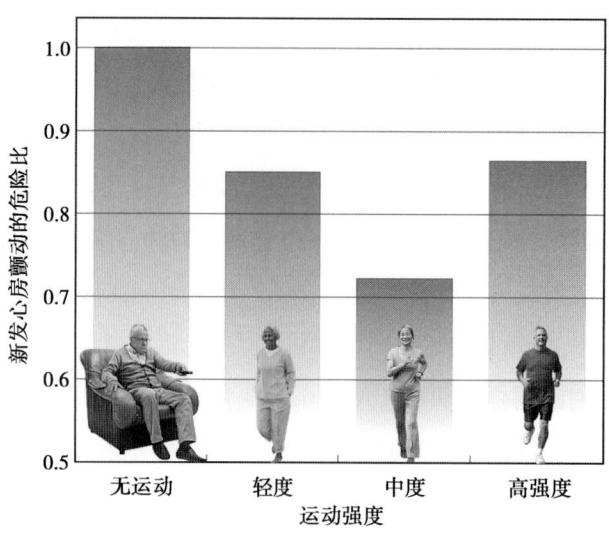

图 67-9-1 5 446 名新发心房颤动风险的老年人（>65 岁）与运动强度的关系
改编自：Mozaffarian,D.,Furberg.C.D.,Psaty,B.M.et al.,Circulation,118,800,2008.

大量的流行病学和观察研究都报道，长期大运动量、高强度的有氧运动训练与 AF 发生风险增加之间，具有统计学意义[84-90]。一项系统的文献回顾和 6 项病例对照研究的 meta 分析发现，运动员（n=655）的 AF 总体风险显著高于对照组（n=895），优势比为 5.29（95% CI：3.57~7.85），P=0.000 1[87]。同样，有研究者报道，即使在调整潜在的混淆变量和其他风险因素之后，进行定期的耐力运动也会使发生 AF 的可能性增加 2~10 倍[86]。在另一项前瞻性病例对照研究（包括 115 例病例和 57 名对照）中，研究人员发现，进行耐力训练的终生累积小时数 ≥2 000h，是运动诱发 AF 的最有力预测指标，并预测心房的总累积压力与心律失常相关[93]。尽管尚不清楚具体的潜在机制，但在先前健康的长期运动者中引发 AF 的潜在因素包括心室肥大，继而可能引起一定程度的舒张功能障碍和左心房舒张增加、肿大或纤维化、全身性炎症，并增加副交感神经张力，可能会缩短心房不应期（图 67-9-2）[91-93]。其他潜在的原因和病理生理机制可能包括自主神经改变、反复的体液转移和电解质异常[94]。

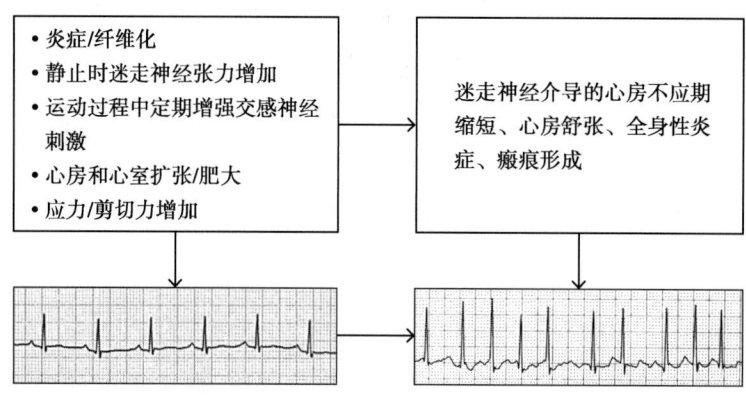

图 67-9-2 高强度耐力运动诱发心房颤动的潜在机制和相关后遗症
注：随着时间的推移，重复进行大量、高强度有氧运动的自主性、结构性和血流动力学效应，可能会使心律失常的风险增加。
改编自：Predel,H.G.Eur Heart J,35,3091,2014；Sharma,S.,Merghani,A.,and Mont,L.,Eur Heart J,36,1445,2015；Eijsvogels,T.M.,Molossi,S,Lee,D.C.et al.,J Am Coll Cardiol,67,316,2016；Kapa,S.and Asirvatham,S.J.,Mayo Clin Proc,91,545,2016.

总的来说,这些相互矛盾的发现,即经常运动既可以预防 CVD,又可以引发 CVD,可能是由于以下事实:最好用反向 J 形曲线来概括这种关系,减少轻度至中度运动量,增加运动量会增加发生 AF 的风险[93]。同样清楚的是,全民 CRF 水平的改善[以 ml/(kg·min) 或 MET 表示)可能会改善生存率并降低 AF 的风险[79,80]。因此,医师应建议之前久坐以及健康的中青年患者参加渐进式 MVPA 计划,前提是确保他们没有症状。而对于高风险、年龄较大的以预防 AF 和维持或改善心血管健康为目标的患者,则应建议使用轻度至中等强度的 PA,从而达到良好的 CRF 水平[74,94]。

67.10 高强度运动前预防性使用心脏保护药物

尽管尚无随机对照试验证明选用血管药物能特异性预防与运动有关的急性心脏事件,包括 AMI 和 SCD。但有人提出,有亚临床疾病或有记录的 CAD 患者,在高强度运动前服用特定药物(例如短效 β 受体阻滞剂、钙通道阻滞剂、硝酸盐、阿司匹林)可能会受益。在 MI 溶栓 Ⅱ 期研究中,对 3 339 例患者进行了调查,以确定 AMI 发生的时间和可能的触发因素,包括上午 6 点至中午之间发生急性心脏事件[95]。有趣的是,在中等强度和高强度运动期间,分别有 12.9% 和 5.8% 的患者发生 AMI。与运动有关的梗死的独立预测因素包括在前 24h 内未使用任何 β 受体阻滞剂、钙通道阻滞剂或硝酸盐(所有 $P<0.001$)。相反,提前服用阿司匹林并不能显著降低体力消耗期间梗死的可能性。另一方面,在 MI 发作的决定因素中,大量运动后,使用阿司匹林和 β 受体阻滞剂均不能显著降低 AMI 发生的可能性。不过,使用这 2 种药物的人相对风险略低于未服用者[21]。

其他人研究了在高强度运动和其他可能引起急性心脏事件的潜在诱因之前不久,单独服用阿司匹林或联合使用阿司匹林和 β 受体阻滞剂(特别是普萘洛尔)的可行性和影响,包括情绪紧张、进食过多和呼吸道感染[96,97]。在 2 项研究中,与对照组相比,在体力活动之前服用普萘洛尔可将最大心率显著降低 14~21 次/min。基于这些研究和其他支持性数据[95,98,99],研究者得出结论,β 受体阻滞剂为防止 AMI 的物理触发提供了最有力的证据。尽管早期研究表明,β 受体阻滞剂治疗可能会损害运动训练能力并限制 CRF 的改善,但这些观点现已被驳斥。看来,接受 β 受体阻滞剂治疗的患者仍可通过每搏输出量、动静脉血氧差或两者兼有的补偿性增加来实现健身和训练所需的代谢率增加[100-102]。

反复提出赛前低剂量阿司匹林可保护易感马拉松运动员免受急性心脏事件的影响[103,104],部分是基于在随机前瞻性"医师健康研究"[105]中保护年龄相似、健康的男性免受首次 AMI 侵害的确凿证据。同时最大程度地降低发生胃肠道出血等不良事件的风险。不过,在迄今为止最大的与马拉松有关的囊括了 10 年比赛中 1 090 万跑步者的心血管并发症研究中,作者得出的结论是,在参加长跑比赛之前服用阿司匹林可能疗效有限,因为急性斑块破裂和血栓形成似乎不是与种族有关的心搏骤停的重要原因[71]。相对于与运动相关的 AMI,Albano 及其同事[60]报道了 3 名先前没有诊断出 CAD 的男运动员(45~55 岁)在完成 2011 年波士顿马拉松比赛后出现了急性冠状动脉血栓形成。然而,目前尚不清楚这些运动员中有没有长期服用或赛前预防性服用阿司匹林。

尽管β受体阻滞剂可以减少高强度运动时升高的心率血压乘积以及相关的剪切力和心脏需求,而且阿司匹林可能会抑制肾上腺素诱导的血小板聚集,但尚不清楚这些药物单独或联合使用是否能降低高强度运动时急性心脏事件的风险,以及它们的预防作用是否可能受到其他潜在混淆变量的影响,包括体力活动的强度、一天的运动时间和习惯的体力活动。因此,许多临床医师仍然对常规推荐这种预防措施持疑,且没有更多令人信服的证据证明患者获益。已经建议在危险分层患者[75]中测量冠状动脉钙化评分,这种方法可能特别适用于经验丰富的耐力赛跑者,在他们之中,这种评分可能出乎意料地高于不太活跃的对照组,并且与随后的冠状动脉事件相关[106]。

由于许多有症状的心肌缺血患者都没有意识到他们可以通过服硝酸甘油喷剂或舌下含服片剂预防心绞痛症状,因此应该建议他们把中等强度的运动疗法[107]与这种药物治疗相结合,可以通过降低由于体力消耗带来的心率和血压的反应来提高其心绞痛阈值[108]和运动能力[109]。根据美国心脏协会/美国心脏病学会基金会的治疗策略,系统性运动和硝酸甘油治疗均属于Ⅰ类推荐。不幸的是,许多患有CVD的患者通常会省略硝酸甘油的处方,而其他患者则经常携带效力减弱或过期的硝酸甘油处方[110]。这些发现对咨询体力活动的冠心病患者以及参加基于运动的CR计划的患者(无论是在医学指导下还是在家中)提供了建议。

临床意义

- 重复进行累积的轻、中等强度和高强度运动会促进心血管新陈代谢以及带来生存益处。此外,最近的研究表明,在运动中"每1分钟都很重要"。
- 应建议之前久坐的心脏病患者避免不习惯的、剧烈的体力消耗和高风险的活动(如球类运动、水上运动、越野滑雪和速降滑雪、高竞技性的运动、猎鹿和除雪),并认识到与运动有关的症状通常是急性心脏事件的先兆,需要立即停止运动并进行医学检查/筛查。
- 当原本缺乏运动的心脏病患者开始运动计划时,强烈建议在开始的2~3个月内进行水平步行(2.4~4.8km/h的步速),并在他们保持无症状的前提下逐渐增加步行速度(4.8~6.4km/h)。这种"渐进的过渡阶段"应有助于逐渐提高健康水平并减少与运动有关的心血管事件的风险。
- 大量研究表明,缺少体力活动的冠心病患者死亡和心血管不良后果的风险最高,与某些中度活跃的患者相比,一些研究中最活跃的人群(例如耐力训练/比赛、剧烈的日常活动)发生心血管事件的风险更高。这暗示了一条反向的J形曲线,支持了这样的假设,即"物极必反"。
- 马拉松和铁人三项死亡中最常见的临床和尸检结果是肥厚型心肌病和CAD,通常可以通过适当的医学筛查来检测到这2种疾病。
- 风险较低(除了不活动,其他方面健康)的年轻至中年患者,则应建议他们参加渐进的、中等强度至高强度的体力活动计划；风险较高的老年患者应该建议他们进行轻至中等强度的体力活动，以预防心房颤动和维持或改善心血管健康为目标，从而达到良好的健康水平。

致谢

感谢 Brenda White，在本章的准备、格式设置、系列修订以及引文的准确性中以高度的自豪感和责任感提供了宝贵的帮助。

（Kathy Berra，MSN，NP-BC，FAANP，FPCNA，FAHA，FAAN and Barry A.Franklin，PhD 著

陈思娇 译 杜明昭 校）

参考文献

1. Benjamin EJ, Blaha MJ, Chiuve SE et al. Heart disease and stroke statistics-2017 update: A report from the American Heart Association. *Circulation* 2017;135(10):e146–e603.
2. Schroeder SA. Shattuck Lecture. We can do better-improving the health of the American people. *N. Engl. J. Med.* 2007;357(12):1221–1228.
3. Franklin BA and Cushman M. Recent advances in preventive cardiology and lifestyle medicine: A themed series. *Circulation* 2011;123(20):2274–2283.
4. Werner C, Fürster T, Widmann T et al. Physical exercise prevents cellular senescence in circulating leukocytes and in the vessel wall. *Circulation* 2009;120(24):2438–2447.
5. Swain P and Franklin BA. Comparison of cardioprotective benefits of vigorous versus moderate intensity aerobic exercise. *Am. J. Cardiol.* 2006;97(1):141–147.
6. Franklin BA and Billecke S. Putting the benefits and risk of aerobic exercise in perspective. *Curr. Sports Med. Rep.* 2012;11(4):201–208.
7. Ross R, Blair SN, Arena R et al. Importance of assessing cardiorespiratory fitness in clinical practice: A case for fitness as a clinical vital sign: A scientific statement from the American Heart Association. *Circulation* 2016;134(24):e653–e699.
8. Harber MP, Kaminsky LA, Arena R et al. Impact of cardiorespiratory fitness on all-cause and disease-specific mortality: Advances since 2009. *Prog. Cardiovasc. Dis.* 2017;60(1):11–20.
9. Boden WE, Franklin BA, and Wenger NK. Physical activity and structured exercise for patients with stable ischemic heart disease. *JAMA* 2013;309(2):143–144.
10. Naci H and Ioannidis JP. Comparative effectiveness of exercise and drug interventions on mortality outcomes: Metaepidemiological study. *BMJ* 2013;347(Oct):f5577. doi:10.1136/bmj.f5577.
11. Beatty AL, Schiller NB, and Whooley MA. Six-minute walk test as a prognostic tool in stable coronary heart disease: Data from the Heart and Soul Study. *Arch. Intern. Med.* 2012;172(14):1096–1102.
12. Franklin BA, Brinks J, Sacks R et al. Reduced walking speed and distance as harbingers of the approaching Grim Reaper. *Am. J. Cardiol.* 2015;116(2):313–317.
13. Haskell WL, Lee IM, Pate RR et al. Physical activity and public health: Updated recommendation for adults from the American College of Sports Medicine and the American Heart Association. *Circulation* 2007;116(9):1081–1093.
14. Fan JX, Brown BB, Hanson H et al. Moderate to vigorous physical activity and weight outcomes: Does every minute count? *Am. J. Health Promot.* 2013;28:41–49.
15. Glazer NL, Lyass A, Esliger DW et al. Sustained and shorter bouts of physical activity are related to cardiovascular health. *Med. Sci. Sports Exerc.* 2013;45(1):109–115.
16. Beddhu S, Wei G, Marcus RL et al. Light-intensity physical activities and mortality in the United States general population and CKD subpopulation. *Clin. J. Am. Soc. Nephrol.* 2015;10(7):1145–1153.
17. Kitamura K, Jorgensen CR, Gobel FL et al. Hemodynamic correlates of myocardial oxygen consumption during upright exercise. *J. Appl. Physiol.* 1972;32(4):516–522.
18. Nelson RR, Gobel FL, Jorgensen CR et al. Hemodynamic predictors of myocardial oxygen consumption during static and dynamic exercise. *Circulation* 1974;50(6):1179–1189.
19. Burt JJ, Blyth CS, and Rierson HA. The effects of exercise on the coagulation fibrinolysis equilibrium. *J. Sports Med. Phys. Fitness* 1964;4(Dec):213–216.
20. Kestin AS, Ellis PA, Barnard MR et al. Effect of strenuous exercise on platelet activation state and reactivity. *Circulation* 1993;88(4 Pt 1):1502–1511.
21. Mittleman MA, Maclure M, Tofler GH et al. for the Determinants of Myocardial Infarction Onset Study Investigators. Triggering of acute myocardial infarction by heavy physical exertion: Protection against triggering by regular exertion. *N. Engl. J. Med.* 1993;329(23):1677–1683.
22. Dahabreh IJ and Paulus JK. Association of episodic physical and sexual activity with triggering of acute cardiac events: Systematic review and meta-analysis. *JAMA* 2011;305(23):1225–1233.
23. Franklin BA. Preventing exercise-related cardiovascular events: Is a medical examination more urgent for physical activity or inactivity? *Circulation* 2014;129(10):1081–1084.
24. Hossack KF and Hartwig R. Cardiac arrest associated with supervised cardiac rehabilitation. *J. Cardiac Rehab.* 1982;2(5):402–408.
25. Giri S, Thompson PD, Kiernan FJ et al. Clinical and angiographic characteristics of exertion-related acute myocardial infarction. *JAMA* 1999;282(18):1731–1736.
26. Haapaniemi S, Franklin BA, Wegner JH et al. Electrocardiographic responses to deer hunting activities in men with and without coronary artery disease. *Am. J. Cardiol.* 2007;100(2):175–179.
27. Franklin BA, Hogan P, Bonzheim K et al. Cardiac demands of heavy snow shoveling. *JAMA* 1995;273(11):880–882.
28. Franklin BA, George P, Henry R et al. Acute myocardial infarction after manual or automated snow removal. *Am. J. Cardiol.* 2001;87(11):1282–1283.
29. Chowdhury PS, Franklin BA, Boura JA et al. Sudden cardiac death after manual or automated snow removal. *Am. J. Cardiol.* 2003;92(7):833–835.
30. Pandolf KB, Cafarelli E, Noble BJ, and Metz KF. Hyperthermia: Effect on exercise prescription. *Arch. Phys. Med. Rehabil.* 1975;56(12):524–526.

31. Kavanagh T. A cold-weather "jogging mask" for angina patients. *Can. Med. Assoc. J.* 1970;103(12):1290–1291.
32. Riebe D, Franklin BA, Thompson PD et al. Updating ACSM's recommendations for exercise preparticipation health screening. *Med. Sci. Sports Exerc.* 2015;47(11):2473–2479.
33. Hoberg E, Schuler G, Kunze B et al. Silent myocardial ischemia as a potential link between lack of premonitoring symptoms and increased risk of cardiac arrest during physical stress. *Am. J. Cardiol.* 1990;65(9):583–589.
34. American College of Sports Medicine. In: Whaley MH, Brubaker PH, and Otto RM (eds). *Guidelines for Exercise Testing and Prescription*, 7th ed. Baltimore, MD: Lippincott Williams & Wilkins, 2005.
35. Williams PT and Thompson PD. Increased cardiovascular disease mortality associated with excessive exercise in heart attack survivors. *Mayo Clin. Proc.* 2014;89(9):1187–1194.
36. Chomistek AK, Cook NR, Flint AJ, and Rimm EB. Vigorous-intensity leisure-time physical activity and risk of major chronic disease in men. *Med. Sci. Sports Exerc.* 2012;44(10):1898–1905.
37. Williams PT and Thompson PD. Walking versus running for hypertension, cholesterol, and diabetes mellitus risk reduction. *Arterioscler. Thromb. Vasc. Biol.* 2013;33(5):1085–1091.
38. Ainsworth BE, Haskell WL, Whitt MC et al. Compendium of physical activities: An update of activity codes and MET intensities. *Med. Sci. Sports Exerc.* 2000;32(9 Suppl):S498–S504.
39. Mons U, Hahmann H, and Brenner H. A reverse J-shaped association of leisure time physical activity with prognosis in patients with stable coronary heart disease: Evidence from a large cohort with repeated measurements. *Heart* 2014;100(13):1043–1049.
40. Lee DC, Lavie CJ, and Vedanthan R. Optimal dose of running for longevity: Is more better or worse? *J. Am. Coll. Cardiol.* 2015;65(5):420–422.
41. Rognmo Ø, Hetland E, Helgerud J et al. High intensity aerobic interval exercise is superior to moderate intensity exercise for increasing aerobic capacity in patients with coronary artery disease. *Eur. J. Cardiovasc. Prev. Rehabil.* 2004;11(3):216–222.
42. Warburton DE, McKenzie DC, Haykowsky MJ et al. Effectiveness of high-intensity interval training for the rehabilitation of patients with coronary artery disease. *Am. J. Cardiol.* 2005;95(9):1080–1084.
43. Jaureguizar KV, Vicente-Campos D, Bautista LR et al. Effect of high-intensity interval versus continuous exercise training on functional capacity and quality of life in patients with coronary artery disease: A randomized clinical trial. *J. Cardiopulm. Rehabil. Prev.* 2016;36(2):96–105.
44. Wisløff U, Støylen A, Loennechen JP et al. Superior cardiovascular effect of aerobic interval training versus moderate continuous training in heart failure patients: A randomized study. *Circulation* 2007;115(24):3086–3094.
45. Liou K, Ho S, Fildes J, and Ooi SY. High intensity interval versus moderate intensity continuous training in patients with coronary artery disease: A meta-analysis of physiological and clinical parameters. *Heart Lung Circ.* 2016;25(2):166–174.
46. Conraads VM, Pattyn N, De Maeyer C et al. Aerobic interval training and continuous training equally improve aerobic exercise capacity in patients with coronary artery disease: The SAINTEX-CAD study. *Int. J. Cardiol.* 2015;179(Jan):203–210.
47. Tschentscher M, Eichinger J, Egger A et al. High-intensity interval training is not superior to other forms of endurance training during cardiac rehabilitation. *Eur. J. Prev. Cardiol.* 2016;23(1):14–20.
48. Gomes-Neto M, Durães AR, Correia dos Reis HF et al. High-intensity interval training versus moderate-intensity continuous training on exercise capacity and quality of life in patients with coronary artery disease: A systematic review and meta-analysis. *Eur. J. Prev. Cardiol.* 2017;24(16):1696–1707.
49. Zenko Z, Ekkekakis P, and Ariely D. Can you have your vigorous exercise and enjoy it too? Ramping intensity down increases postexercise, remembered, and forecasted pleasure. *J. Sport Exerc. Psychol.* 2016;38(2):149–159.
50. Cornelissen VA, Buys R, and Pattyn N. High intensity interval training in coronary artery disease patients, is it worth the effort? *Eur. J. Prev. Cardiol.* 2017;24(16):1692–1695.
51. Levinger I, Shaw CS, Stepto NK et al. What doesn't kill you makes you fitter: A systematic review of high-intensity interval exercise for patients with cardiovascular and metabolic diseases. *Clin. Med. Insights Cardiol.* 2015;9(Jun):53–63.
52. Rognmo Ø, Moholdt T, Bakken H et al. Cardiovascular risk of high- versus moderate-intensity aerobic exercise in coronary heart disease patients. *Circulation* 2012;126(12):1436–1440.
53. Elliott AD, Rajopadhyaya K, Bentley DJ et al. Interval training versus continuous exercise in patients with coronary artery disease: A meta-analysis. *Heart Lung Circ.* 2015;24(2):149–157.
54. Currens JH and White PD. Half a century of running. Clinical, physiologic and autopsy findings in the case of Clarence DeMar ("Mr. Marathon"). *N. Engl. J. Med.* 1961;265(20):988–993.
55. Bassler TJ. Marathon running and immunity to heart disease. *Phys. Sportsmed.* 1975;3(4):77–80.
56. Bassler TJ. Marathon running and immunity to atherosclerosis. *Ann. N. Y. Acad. Sci.* 1977;301(1):579–592.
57. Green LH, Cohen SI, and Kurland G. Fatal myocardial infarction in marathon racing. *Ann. Intern. Med.* 1976;84(6):704–706.
58. Noakes TD, Opie LH, Rose AG et al. Autopsy-proved coronary atherosclerosis in marathon runners. *N. Engl. J. Med.* 1979;301(2):86–89.
59. Handler JB, Asay RW, Warren SE, and Shea PM. Symptomatic coronary artery disease in a marathon runner. *JAMA* 1982;248(6):717–719.
60. Albano AJ, Thompson PD, and Kapur NK. Acute coronary thrombosis in Boston marathon runners. *N. Engl. J. Med.* 2010;366(2):184–185.
61. Kavanagh T, Shephard RH, and Pandit V. Marathon running after myocardial infarction. *JAMA* 1974;229(12):1602–1605.
62. Hellerstein HK. Limitations of marathon running in the rehabilitation of coronary patients: Anatomic and physiologic determinants. *Ann. N. Y. Acad. Sci.* 1977;301(Oct):484–494.
63. La Gerche A and Prior DL. Exercise—Is it possible to have too much of a good thing? *Heart Lung Circ.* 2007;16(Suppl 3):S102–S104.
64. Trivax JE, Franklin BA, Goldstein JA et al. Acute cardiac effects of marathon running. *J. Appl. Physiol. (1985)* 2010;108(5):1148–1153.
65. Wilson M, O'Hanlon R, Prasad S et al. Diverse patterns of myocardial fibrosis in lifelong, veteran endurance athletes. *J. Appl. Physiol. (1985)* 2011;110(6):1622–1626.
66. Laddu DR, Rana JS, Murillo R et al. 25-year physical activity trajectories and development of subclinical coronary artery disease as measured by coronary artery calcium: The Coronary Artery Risk Development in Young Adults (CARDIA) study. *Mayo Clin. Proc.* 2017;92(11):1660–1670.
67. Schwartz RS, Merkel Kraus S, Schwartz JG et al. Increased coronary artery plaque volume among male marathon runners. *Missouri Med.* 2014;11(2):89–94.
68. O'Keefe JH, Franklin B, and Lavie CJ. Exercising for health and longevity vs peak performance: Different regimens for different goals. *Mayo Clin. Proc.* 2014;89(9):1171–1175.
69. Tuzcu EM, Kapadia SR, Tutar E et al. High prevalence of coronary atherosclerosis in asymptomatic teenagers and young adults: Evidence from intravascular ultrasound. *Circulation* 2001;103(22):2705–2710.
70. Wilkins K. *32nd Free Press/Flagstar Marathon. Triumph and Tragedy—Record Field but 3 Deaths in Annual Race.* The Detroit Free Press, 2009;October 19:A1.
71. Kim JH, Malhotra R, Chiampas G et al. Cardiac arrest during long-distance running races. *N. Engl. J. Med.* 2012;366(2):130–140.
72. Harris KM, Creswell LL, Haas TS et al. Death and cardiac arrest in U.S. triathlon participants, 1985 to 2016: A case series. *Ann. Intern. Med.* 2017;167(8):529–535.
73. Harris KM, Henry JT, Rohman E et al. Sudden death during the triathlon. *JAMA* 2010;303(13):1255–1257.
74. Sanchis-Gomar F, Santos-Lozano A, Garatchea N et al. My patient wants to perform strenuous endurance exercise. What's the right advice? *Int. J. Cardiol.* 2015;197(Oct):248–253.
75. Nasir K, Rubin J, Blaha MJ et al. Interplay of coronary artery calcification and traditional risk factors for the prediction of all-cause mortality in asymptomatic individuals. *Circ. Cardiovasc. Imaging* 2012;5(4):467–473.
76. Thompson PD, Funk EJ, Carleton RA, and Sturner WQ. Incidence of death during jogging in Rhode Island from 1975 through 1980. *JAMA* 1982;247(18):2535–2538.
77. Northcote RJ, Flannigan C, and Ballantyne D. Sudden death and vigorous exercise—A study of 60 deaths

associated with squash. *Br. Heart J.* 1986;55(2):198–203.
78. Thompson PD. The cardiovascular complications of vigorous physical activity. *Arch. Intern. Med.* 1996;156(20):2297–2302.
79. Qureshi WT, Alirhayim Z, Blaha MJ et al. Cardiorespiratory fitness and risk of incident atrial fibrillation: Results from the Henry Ford Exercise Testing (FIT) Project. *Circulation* 2015;131(21):1827–1834.
80. Faselis C, Kokkinos P, Tsimploulis A et al. Exercise capacity and atrial fibrillation risk in veterans: A cohort study. *Mayo Clin. Proc.* 2016;91(5):558–566.
81. Mozaffarian D, Furberg CD, Psaty BM, and Siscovick D. Physical activity and incidence of atrial fibrillation in older adults: The Cardiovascular Health Study. *Circulation* 2008;118(8):800–807.
82. Andersen K, Farahmand B, Ahlbom A et al. Risk of arrhythmias in 52 755 long-distance cross-country skiers: A cohort study. *Eur. Heart J.* 2013;34(47):3624–3631.
83. Wilhelm M, Roten L, Tanner AH et al. Atrial remodeling, autonomic tone, and lifetime training hours in nonelite athletes. *Am. J. Cardiol.* 2011;108(4):580–585.
84. Heidbüchel H, Anné W, Willems R et al. Endurance sports is a risk factor for atrial fibrillation and atrial flutter. *Int. J. Cardiol.* 2006;107(1):67–72.
85. Elosua R, Arquer A, Mont L et al. Sport practice and the risk of lone atrial fibrillation: A case-control study. *Int. J. Cardiol.* 2007;108(3):332–337.
86. Mont L, Elosua R, and Brugada J. Endurance sport practice as a risk factor for atrial fibrillation and atrial flutter. *Europace* 2009;11(1):11–17.
87. Abdulla J and Nielsen JR. Is the risk of atrial fibrillation higher in athletes than in the general population? A systemic review and meta-analysis. *Europace* 2009;11(9):1156–1159.
88. Shapero K, Deluca J, Contursi M et al. Cardiovascular risk and disease among Masters endurance athletes: Insights from the Boston MASTER (Masters Athletes Survey to Evaluate Risk) Initiative. *Sports Med. Open* 2016;2(Aug):29. doi:10.1186/s40798-016-0053-0.
89. Müssigbrodt A, Weber A, Mandrola J et al. Excess of exercise increases the risk of atrial fibrillation. *Scand. J. Med. Sci. Sports* 2017;27(9):910–917.
90. Calvo N, Ramos P, Montserrat S et al. Emerging risk factors and the dose-response relationship between physical activity and lone atrial fibrillation: A prospective case-control study. *Europace* 2017;18(1):57–63.
91. Predel HG. Marathon run: Cardiovascular adaptation and cardiovascular risk. *Eur. Heart J.* 2014;35(44):3091–3098.
92. Sharma S, Merghani A, and Mont L. Exercise and the heart: The good, the bad, and the ugly. *Eur. Heart J.* 2015;36(23):1445–1453.
93. Eijsvogels TM, Molossi S, Lee DC et al. Exercise at the extremes: The amount of exercise to reduce cardiovascular events. *J. Am. Coll. Cardiol.* 2016;67(3):316–329.
94. Kapa S and Asirvatham SJ. A MET a day keeps arrhythmia at bay: The association between exercise and cardiorespiratory fitness and atrial fibrillation. *Mayo Clin. Proc.* 2016;91(5):545–550.
95. Tofler GH, Muller JE, Stone PH et al. Modifiers of timing and possible triggers of acute myocardial infarction in the Thrombolysis in Myocardial Infarction Phase II (TIMI II) Study Group. *J. Am. Coll. Cardiol.* 1992;20(5):1049–1055.
96. Shaw E, Tofler GH, Buckley T et al. Therapy for triggered acute risk prevention: A study of feasibility. *Heart Lung Circ.* 2009;18(5):347–352.
97. Tofler GH, Spinaze M, Shaw E, and Buckley T. Therapy for triggered acute risk prevention in subjects at increased cardiovascular risk. *Am. J. Cardiol.* 2013;111(12):1755–1758.
98. Deedwania PC and Carbajal EV. Role of beta blockade in the treatment of myocardial ischemia. *Am. J. Cardiol.* 1997;80(9B):23J–38J.
99. Peters RW, Muller JE, Goldstein S et al. Propranolol and the morning increase in the frequency of sudden cardiac death (BHAT Study). *Am. J. Cardiol.* 1989;63(20):1518–1520.
100. Pratt CM, Welton DE, Squires WG Jr et al. Demonstration of training effect during chronic beta-adrenergic blockade in patients with coronary artery disease. *Circulation* 1981;64(6):1125–1129.
101. Vanhees L, Fagard R, and Amery A. Influence of beta-adrenergic blockade on the hemodynamic effects of physical training in patients with ischemic heart disease. *Am. Heart J.* 1984;108(2):270–275.
102. Froelicher V, Sullivan M, Myers J, and Jensen D. Can patients with coronary artery disease receiving beta blockers obtain a training effect? *Am. J. Cardiol.* 1985;55(10):155D–161D.
103. Siegel AJ. Preventing acute cardiac events during marathons with pre-race aspirin. *Int. J. Clin. Cardiol.* 2015;2(6):1–4.
104. Siegel AJ. Prerace aspirin to protect susceptible runners from cardiac arrest during marathons: Is opportunity knocking? *Open Heart* 2015;2(1):e000102. doi:10.1136/openhrt-2014-000102.
105. Steering Committee of the Physicians' Health Study Research Group. Final report on the aspirin component of the ongoing Physicians' Health Study. *N. Engl. J. Med.* 1989;321(3):129–135.
106. Möhlenkamp S, Lehmann N, Breuckmann F et al. Running: The risk of coronary events: Prevalence and prognostic relevance of coronary atherosclerosis in marathon runners. *Eur. Heart J.* 2008;29(15):1903–1910.
107. Alpert JS. Exercise is just as important as your medication. *Am. J. Med.* 2014;127(10):897–898.
108. Boden WE, Franklin B, Berra K et al. Exercise as a therapeutic intervention in patients with stable ischemic heart disease: An underfilled prescription. *Am. J. Med.* 2014;127(10):905–911.
109. Thadani U and Wittig T. A randomized, double-blind, placebo-controlled, crossover, dose-ranging multicenter study to determine the effect of sublingual nitroglycerin spray on exercise capacity in patients with chronic stable angina. *Clin. Med. Insights Cardiol.* 2012;6(Apr):87–95.
110. Zimmerman FH, Fass AE, Katz DR et al. Nitroglycerin prescription and potency in patients participating in exercise-based cardiac rehabilitation. *J. Cardiopulm. Rehabil. Prev.* 2009;29(6):376–379.

第 68 章 | 对冠心病患者体重的建议：肥胖悖论的影响

目录

要点／1033

68.1 简介／1033

68.2 流行病学／1033

68.3 肥胖的测量／1034

68.4 代谢健康型肥胖存在吗／1034

68.5 肥胖悖论／1036

68.6 运动的生理影响／1038

68.7 改变生活方式／1039

68.8 结论／1040

参考文献／1041

要 点

- 因为肥胖流行率的持续增长,提供改变生活方式的咨询比以往任何时候都更为重要。在一个信息错误的时代,诸如"肥胖悖论"和"代谢健康型肥胖"之类的话题可能会被理解为超重对人体无害。
- 肥胖悖论存在于患有慢性疾病和心肺功能较差的高龄人群中。尚未证明身体健康的人会从多余的体重中受益。在年轻的个体中,肥胖会加速慢性疾病的发展,并可能缩短整体寿命。
- 代谢健康型肥胖的概念常与无代谢综合征的肥胖个体健康水平提高混淆。研究表明,对健康状况进行调整后,该组成员体重过重会带来(尽管较小)心血管疾病风险和死亡率的增加。
- 已证明,运动可以逆转许多与肥胖有关的有害作用。
- 与中等强度的耐力训练相比,高强度间歇训练可能会起到更好的效果,并且只需要更短的时间就能达到代谢性适应的目的。
- 有监督的饮食和运动疗法是目前最安全、最有效的减重方法。

68.1 简介

肥胖的流行及其相关慢性疾病的增加,与易于获取高热量食物,以及在家和工作中久坐密切相关。其危害机制是多方面的,这使得仅依靠药物减肥在很大程度上无效[1],因此,提供有关生活方式干预的咨询是临床医师治疗肥胖的主要方式。尽管减少热量摄入的同时增加消耗是简单之事,但这一改变需要矫正有害行为,因为要矫正暴饮暴食和久坐的生活方式与神经化学系统的反应是相违背的。更复杂的是,最近发现的肥胖悖论(obesity paradox,OP)和"代谢健康型肥胖(metabolically health obese,MHO)"表型,可以被外行解释为肥胖及其相关的久坐行为是有益的。因此,任何以预防或治疗肥胖为目标的讨论或咨询会议,都需要在其范围内进行全面的讨论,评估关于风险、收益的数据,并改善相关的生活行为方式。在这里我们将定义肥胖,讨论 MHO 和 OP 背后的数据,并回顾生活方式改变对于改善肥胖的能力。这一章将讨论这个话题并进行总结。

68.2 流行病学

世界卫生组织将体质量指数 BMI $\geq 25 kg/m^2$ 定义为超重,BMI $\geq 30 kg/m^2$ 定义为肥胖[2]。(译者注:我国关于超重和肥胖的定义标准略低于世界卫生组织,BMI $\geq 24 kg/m^2$ 属于超重,BMI $\geq 28 kg/m^2$ 属于肥胖)。1980—2014 年,全球肥胖人数增加了 1 倍多,达到了 6 亿人(13%)。由于儿童肥胖的流行,预计这一趋势将进一步恶化。截至 2016 年,全球 5 岁以下的肥胖儿童达到 4 100 万;据世界卫生组织估计,到 2025 年,这一数字将增加到 7 000 万。这是一个日益严重的健康问题,因为肥胖与心血管疾病(CVD)和脑卒中有关,2015 年在全球范围内,它们共造成 1 500 万人死亡(图 68-2-1)[3]。

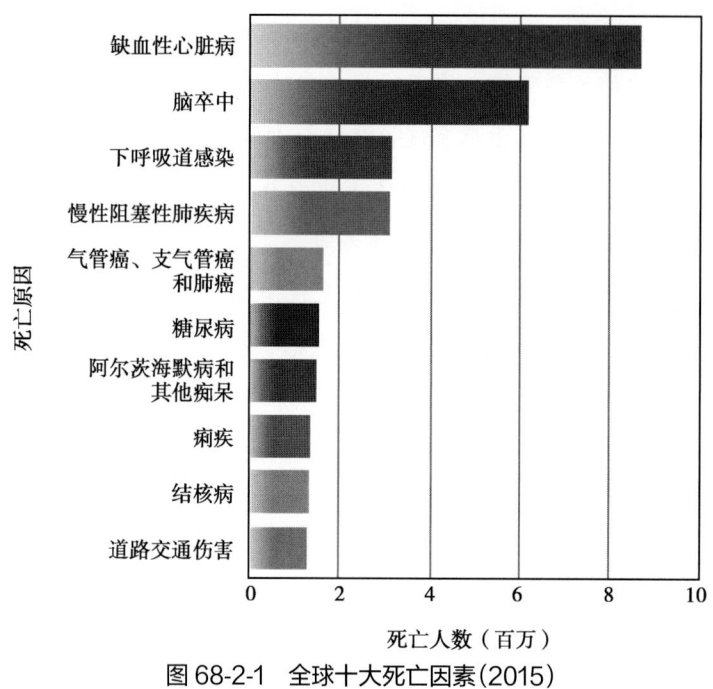

图 68-2-1 全球十大死亡因素(2015)

68.3 肥胖的测量

BMI 指数起源于 Quetelet 指数,通过测量身高和体重计算所得。它来源于法国和苏格兰的军队,被作为一种标准化人体测量的手段。由于一些混杂因素的存在(如肌肉过度发育和液体潴留等),通过 BMI 来衡量肥胖并不完美[4]。一般来说,体重(以及 BMI)被分为体脂(body fat,BF)和瘦体重(lean mass,LM)。在一个拥有 95 名患者的队列中,BMI 与 %BF(P=0.66,P<0.001)、BMI 与 LM(P=0.41,P<0.000 1)均有良好的相关性,但未能区分两者(P=0.72)。BMI ≥ 30kg/m^2 的特异度较好(95%;95% CI:83%~100%),但灵敏度较差(43%;95% CI:32%~54%);而 BMI ≥ 25kg/m^2 在检测由 BF 定义的肥胖时具有良好的灵敏度(91%;95% CI:84%~97%),但特异度较差(65%;95% CI:42%~88%)[5]。因为其他测量方法不常用,而大多数新数据都是基于该指标(世界卫生组织标准)报告的,因此尽管 BMI 存在缺陷,但它与 LM 和 BF 的不良影响有良好的相关性[6,7],可持续作为测量肥胖的主要指标。

68.4 代谢健康型肥胖存在吗

肥胖患者的病理机制(图 68-4-1)表明,大部分(而非全部)与肥胖相关的风险增加可归因于以糖耐量受损、血脂异常和高血压为特征的相关代谢紊乱——统称为代谢综合征（MS）[8]。MS 通常被用于将肥胖区分为代谢健康型肥胖（MHO）和代谢异常型肥胖（metabolically abnormal obesity，MAO）。然而，关于 MHO 对冠心病（CHD）和心力衰竭（HF）影响的研究结果一直存在争议。在一个有 2 074 人的地区健康登记中，在 15 年的随访时间里，MAO（而不是 MHO）增加了心血管疾病死亡率[9]。类似地，在挪威 Nord-Trøndelag 地区，Mørkedal 等在一项基于 30 年来 61 299 名男性和女性的回顾性研究中，发现在 MAO 中 CVD 风险增加（$HR=2.0$；$95\% \ CI$：$1.7\sim2.3$），但在 MHO 中则不存在（$HR=1.1$；$95\% \ CI$：$0.9\sim1.4$）[10]。然而，在同一研究中，MHO 明显与更多的 HF 事件相关[11]。健康改善网络（THIN）

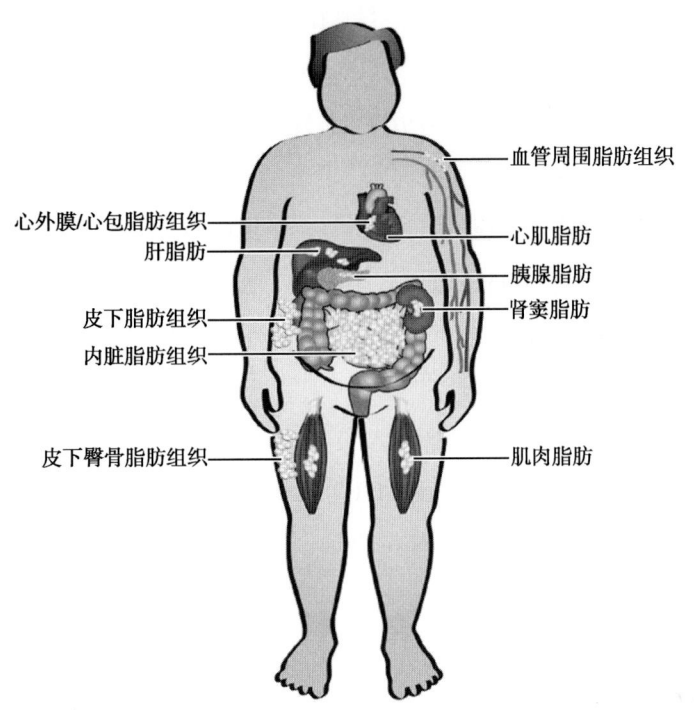

图 68-4-1　肥胖人群中与肥胖相关的心血管风险机制

对 350 万人进行了长达 20 年的跟踪随访,发现肥胖与更高的心力衰竭、冠心病和脑卒中的风险显著相关[12]。同样,Fan 等的大型 meta 分析(n=299 059;12 125 例心血管疾病事件,2 130 例心血管疾病相关死亡,以及 7 071 例全因死亡)发现,在随访超过 15 年的患者中,MHO 组有额外的心血管疾病事件风险,这些患者的死亡风险增加[13]。后一项发现得到了 Kramer 等进行的另一项包含 8 项研究的 meta 分析的支持(n=61 386;3 988 例相关事件),其中在随访 ≥ 10 年的受试者中,MHO 个体发生主要 CVD 事件的风险比代谢健康型个体增加 24%,但 MAO 个体发生 CVD 事件的风险比 MHO 个体增加 2.65~3.14 倍[14]。尽管上述试验未能调整死亡率混杂因素(年龄和性别),也未包括心肺适能(CRF)的影响,但它们支持了由 CRF 和 LM 分层的其他数据[13,15,16]。在评估 CRF 时,MHO 人群的 CRF 水平明显高于 MAO 个体。此外,与肥胖增加相关的代谢变化(如高血压的发展、血脂异常和心肺适能),随着 CRF 的增加而减弱[17-19];而当 MHO 组和非 MHO 组用 CRF 分层时,2 组之间的预后差异无统计学意义[19]。

虽然健康假说确实解释了关于"肥胖但健康"现象的一些发现,但来自脂肪分布(内脏与皮下)和脂肪组成(白色与棕色)的不同代谢效应,使良性脂肪表型更可信。皮下脂肪的分布和棕色脂肪比例的增加都与更好的代谢状况有关,并为良性肥胖表型提供了支持[20]。尽管到目前为止,还没有已知的刺激皮下脂肪的机制,但运动确实能优先减少内脏脂肪;此外,运动已被证明会增加脂肪的"褐变",从而改善白色脂肪组织对新陈代谢的有害影响[21,22]。

基于目前的数据发现,在 MHO 表型的人群中,CRF 与肥胖密切相关,而高 CRF 水平可改善与 BMI 超标相关的 CVD 风险。当讨论 MHO 表型时,有必要指出,将 MHO 解释为"与超重 BMI 相关的健康状态"是错误的。同样重要的是,利用现有数据,重点关注与较高 CRF 有关的健康收益[18,23,24]。

68.5 肥胖悖论

有越来越多的证据表明,在患有慢性疾病的人群中,肥胖(以 BMI 衡量)有助于生存——这种现象被称为肥胖悖论(OP)。尽管在许多大型横断面试验中,肥胖者和超重者的预期寿命较短,但在慢性疾病人群中,与正常体重者相比,他们的死亡风险却是降低的[25-28]。大多数这些研究发现,死亡率的最低点出现在超重人群中,随着 BMI 值在超高和超低发散,其死亡率增加,呈 U 形和/或反向 J 形分布(图 68-5-1)[29-31]。

对于 OP 的存在,目前提出了这样几个可能的原因(表 68-5-1)。一种观点认为,肥胖以一种可能具有保护作用的方式改变了神经内分泌结构[32]。脂肪组织产生可溶性肿瘤坏死因子-α(TNF-α)的受体,这可能是一种具有保护作用的存在于肥胖者体内隔离游离 TNF-α 的方法[33]。当激活高血压机制时,超重和肥胖者循环中心房利尿钠肽(atrial natriuretic peptide,ANP)水平较低,交感神经系统和肾素-血管紧张素系统反应减弱。此外,肥胖者较高的循环容量和交感神经激活水平,可能允许耐受更高剂量的心脏保护药物,使得心力衰竭患者有着更好的预后[32,34]。另一个假设的机制是,肥胖者体内较高的循环脂蛋白,可能作为一种对抗炎症介导损伤的保护机制,可以结合和解毒脂多糖

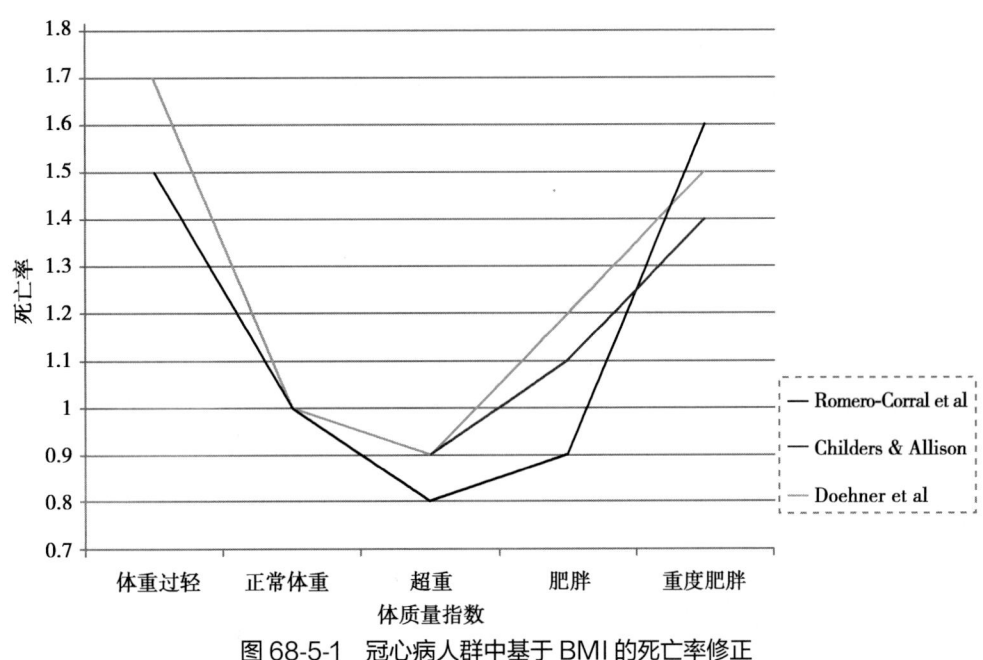

图 68-5-1 冠心病人群中基于 BMI 的死亡率修正

(触发先天免疫级联反应的超级抗原)[35]。关于 OP 存在的讨论,最常被引用的论据是代谢储备,即在以慢性疾病为特征的分解代谢状态下,额外的体重充当了代谢储备,延缓了蛋白质等重要代谢物的分解代谢。

在讨论 OP 时,为了更好地理解体重对死亡率的影响,严谨的做法应该是关注体重的变化轨迹而不是 BMI 的静态读数。按照这样的做法,慢性疾病患者可以被分为 2 个不同的组,即 BMI 增加组和 BMI 下降组。从积极的方面来看,增重的影响分为 LM 增加带来的有益方面和 BF 超标带来的有害方面。如上所述,LM 的增加往往伴随着较高的 CRF 和代谢储备的改善,而没有 BF 超标的有害影响[6,36]。在一项对近 10 000 名已知或疑似冠心病患者的研究中,只有按年龄和性别计算的 CRF 水平较低的 20% 的患者显示为 OP,其表现在 BMI、%BF,甚至在腰围指标方面[37]。在低 CRF 的人群中,如病态肥胖症、BF 的增加(通常是内脏脂肪)与 MS 标记物增加、相关心血管疾病风险和死亡率增加密切相关[38,39]。

在 BMI 区间的另一端,体重下降的个体要么是单纯肥胖,要么是肥胖伴 LM 的减少。评估体重减轻对死亡率的影响一直是一项挑战,因为许多研究表明,观察到的体重减轻会增加死亡率,这一现象在老年人群中尤其明显[40,41]。然而,其他研究表明,有意减轻体重可以降低全因死亡和心血管疾病的死亡风险[42,43]。一系列的研究探索暗示了相关混杂因素对这种结果差异的影响。这些研究将体重减轻按照类别进行分类,有助于区分由于 CRF 增加而导致 BF 减少的个体,以及在疾病终末期无意识体重减轻的个体。Tecumseh Health 和 Framingham 的研究基于减重与减脂的对比,发现减重会使死亡风险增加 29%~39%,而减脂会使死亡风险减少 15%~17%[44]。

另一种方法是定义有意减重还是无意减重。在一项对参加全国健康调查的受试者进行的为期 9 年的跟踪随访中,有意减重降低了 24% 的死亡率($HR=0.76$; 95% CI: 0.60~0.97),而无意减重的死亡率则增加了 31%($HR=1.31$; 95% CI: 1.01~1.70)[45]。Wannamethee 及其同事进一步将有意减重定义为药物减重和选择性减重,发现有意减重者在选择药物减重时比采纳有选择的生活方式改变有着更高的死亡风险($RR=0.59$；95% CI: 0.34~1.00；$P=0.05$)vs.($RR=1.37$；95% CI: 0.96~1.94)[42]。当在心脏康复（CR）时进行测量，体重减轻与心血管疾病发生率降低显著相关，而与基线 BMI 无关（$HR=0.62$；$P=0.018$)[46]。Hamer 和 O'Donovan 研究了在肌肉减少的背景下，通过握力来研究老年人的体重减轻，比较握力最低和最高老年人的死亡率情况。体重和/或握力稳定的人群死亡率最低，而体重或握力下降的人群死亡率显著高于前者（$HR=2.21$；95% CI: 1.32~3.71），发现体重减轻和握力下降的老年人风险最高（$HR=3.77$；95% CI: 2.54~5.60)[47]。因此，与 MHO 表型类似，OP 中的体重减轻似乎与 CRF 和慢性疾病的程度相关（例如，慢性疾病末期通常以无意识的体重减轻为标志）。

表 68-5-1　肥胖悖论的假设机制

BMI 并不能很好地衡量肥胖
　　LM 的保护作用混淆了 BF 的有害影响
　　由于肌肉质量增加，BMI 越高，身体素质越好
消瘦的死亡率
　　慢性疾病的分解代谢受益于 BF 的代谢储备
选择偏倚
　　肥胖者寻求医疗帮助的年龄越小，在疾病过程中接受治疗的时间也越早
抗炎效应
　　脂肪组织分泌可溶性 TNF-R，具有抗炎作用

Farnaz 及其同事利用一项 meta 分析来评估糖尿病和通过 BMI 评判的肥胖与无 HF 生存的关系。相对于有危险因素的男性和女性，无危险因素者的无 HF 的生存期平均多 3~15 年。而在亚组分析中，作者发现肥胖者的总生存期较短，但在患有 HF 的患者中，肥胖者的生存期明显长于不肥胖者[48]。

总之，OP 在不健康的老年人群中最为明显，这一群体以肌肉减少增加为特征，表现为功能和代谢储备的下降[49]。随着慢性疾病的发展，在通过 BF 抵消 LM 和 CRF 损失的人群中，BMI 的增加有利于生存[50]。因此，BF 是一把双刃剑，既加速慢性疾病的发展进程，又为 CRF 被慢性疾病分解代谢压力的时间延长。数据显示，无论年龄和疾病状况如何，LM 的增加都是有益的，发病率和死亡率影响的最终调节因子（即生物学年龄）似乎是 CRF[51]。关于年轻个体，越来越多的证据表明，超重会带来长期风险。因此，年轻患者应该被告知积极减重的好处，特别是与体力活动相结合。由于有关减重的数据在老年人群中更为谨慎，所以将咨询重点集中在增加体力活动上可以完全避免与减重效果相关的不确定性。

68.6　运动的生理影响

如上所述，CRF 可以调节肥胖和 MS 的副作用。CRF 是通过 PA 维持的，在当今社会中不少人是久坐不动的，PA 通常来自自愿（而非职业）运动疗法（exercise therapy，ET）。ET 的好处包括调节炎症，降低肾上腺素能张力，促进多器官系统的代谢稳态。

ET 通过增强交感 - 迷走神经信号和激活相关的副交感神经来调节由于交感神经张力增强而导

致的有害作用。这表现为心率变异性的增加和血压（BP）的降低，意味着更好的 CV 预后[52]。此外，ET 相关抗氧化产物的产生减少了参与体力活动冠心病患者的全身炎症标志物，并通过减少氧化介导的一氧化氮清除来减少高血压[53-55]。通过减少血管紧张素Ⅱ的全身血管收缩，以及通过血浆肾上腺素调节素、肾胺酶抗体和心房利尿钠肽抑制去甲肾上腺素，降低静息交感神经激活，从而使血压和心率受益[56,57]。

线粒体在大多数人体组织中提供能量和抗氧化能力。年龄相关的功能损伤和这些细胞器数量的减少导致现有的蛋白质和 DNA 的损伤，并降低了心肌细胞对抗压力（如心肌梗死）的能力。运动过程中代谢需求的增加和胰岛素样生长因子 -1 等信号分子的上调促进了线粒体分裂，并调节了细胞器内的能量途径，以提高代谢效率[58,59]。

综上所述，ET 降低了静息收缩压和心率，以及在固定的次最大负荷时通过降低心肌需氧量（即心率 - 血压乘积）增加了体力活动能力，并与总胆固醇和低密度脂蛋白胆固醇的适度降低有关。综合这些效应，可以降低 CVD 的发生率[60,61]。

68.7 改变生活方式

尽管肥胖可能与慢性疾病患者的生存获益有关，但在健康人群中，血流动力学改变、内分泌失调和游离脂肪酸代谢的炎症作用结合在一起，可显著缩短预期寿命[48]。如上所述，有意减重和维持 CRF 均已被证明可降低与肥胖相关的心血管疾病危险因素，因此，强烈推荐 PA/ET 用于健康维持和心血管疾病预防[45,61-63]。

饮食控制是现代减重方法的基础之一。如果所有饮食摄入的能量比消耗的能量减少 500kcal/d，则无论其营养成分如何，均可产生具有临床意义的体重减轻（＞5%）[64]。然而，这些必须伴随适当的营养素补充，以防止心律失常带来的不利影响[65]。

通过 ET 保持健康已经成为管理体重的另一个重要方面。尽管减轻体重的益处因 OP 和 MHO 而受到密切关注，但通过 PA/ET 维持 CRF 已明确显示对健康的益处。除了改善死亡率，PA/ET 与心力衰竭和冠心病降低呈剂量 - 反应关系，对握力、平衡和认知等功能指标也有额外的益处[66-69]。

在就 ET 向患者提供咨询时，应讨论治疗的模式和持续时间，以便最大程度地获益，并根据患者的生活方式量身定制建议。目前 ET 主要分为两种模式：中强度连续训练（MICT）和高强度间歇训练（high intensity interval training, HIIT）。MICT 一直是 CR ET 方案的金标准，包括持续维持峰值 50%~65% 的负荷强度，通常以最大摄氧量或最大心率来测量。HIIT 方案由较短的高强度（最大负荷的 75%~95%）间隔训练组成，由休息时间进行分隔[60]。在过去的 10 年中，HIIT 已经被证明在代谢方面比 MICT 疗法有更显著的优势。具体来说，HIIT 方案对 CRF 有较大的改善，对代谢紊乱（如胰岛素抵抗）有相对有利的影响。此外，一些数据表明 HIIT 方案对死亡率有着更大的改善[70-73]。

研究显示，ET 的持续时间和频率并不是越多越好。虽然有证据表明 HF 风险随 ET 的增加呈线性改善，但大多数研究表明，在平台期会有较好的获益。对于 CHD 而言，其平台期约为 5 000MET·min/

周[66,67]。同样,与较低强度的运动相比,持续运动超过 9~10METs 并不能改善全因死亡率[74]。对于女性来说,每周超过 2~3 次的运动频率与心血管疾病事件的增加显著关联[75]。

就持续时间而言,每次 50min 是中等强度耐力运动的最佳时间[76]。对于 HIIT 来说持续时间更低,因为只需 MICT 方案的一小部分运动时间(只有 10min),HIIT 方案就可显示出肌肉代谢、CRF(基于氧气摄入)和胰岛素敏感性的改善[77-79]。

当前美国心脏协会(AHA)关于规律体力活动的指南很好地总结了以下数据:≥30min 中等强度有氧体力活动,每周至少 5 天,总共 150min;或 ≥25min 高强度有氧体力活动,每周至少 3 天,总共 75min;同时每周至少有 2 天进行中等到高强度的肌肉增强运动,以给健康带来更多益处[80]。这些建议在美国心脏协会网站上的信息图中进行了简单的描述: http://www.heart.org/HEARTORG/HealthyLiving/PhysicalActivity/American-Heart-Association-Recommendations-for-Physical-Activity-Infographic_UCM_450754_SubHomePage.jsp

大多数成功的生活方式改善方法都围绕着如下几方面:持续性(≥14 次治疗),有监督的高强度生活方式干预(结合饮食咨询和计划),有计划的中至高强度体力活动,行为疗法[64]。多数情况下,肥胖者在 6 个月后可以减去 6%~8% 的初始体重,这降低了代谢综合征、高血压和血脂异常的风险[81]。与饮食相比,每周超过 150min 的体力活动通常会产生轻度的短期减重,但仍对肥胖相关疾病有显著益处。

尽管在生活方式干预结束后体重增加很普遍,但可以通过持续参加每月的减重维持课程和定期 PA/ET 来预防[64]。

68.8 结论

肥胖通过多种机制影响大多数系统,从而引起体内平衡的改变。因此,最有效的治疗是预防性的,采取生活方式改善的形式,而不是有针对性的药物治疗或侵入性干预。当向人们介绍肥胖的危险以及减轻体重和 PA/ET 的必要性时,往往会受到 MHO 和 OP 概念的混淆。在评估 MHO 和 OP 的根本原因、机制和模式时,很明显,肥胖是有害的,而获益与低 CRF 密切相关。在为个体提供咨询时,重要回顾 CRF 在改变疾病状态中的作用,并强调健康的体重减轻(PA/ET/CRF 升高,同时 BF 降低和 LM 升高)是改善慢性疾病相关结局并降低死亡风险的最佳方法(表 68-8-1)。

表 68-8-1 临床应用

咨询的争议
体重过重产生有害的影响来自:
交感神经张力增加会引起高血压;炎症增加和胆固醇失调会诱发冠心病
肥胖悖论常见于慢性疾病:
对低 CRF 的慢性疾病的作用;与短期的无病状态和累积寿命相关
代谢健康型肥胖
易患 CVD 和 HF,虽然程度低于单独的代谢综合征

运动建议

≥ 30min MICT, 每周 ≥ 5 天, 约 150min

或　≥ 25min HIIT, 每周 ≥ 3 天, 约 75min

和　每周至少 2 天进行中等 / 高强度的肌肉强化活动

饮食建议

每日热量减少 ≥ 500kcal, 均衡饮食

有效的策略

有监督的饮食和运动计划, 包括持续几个月以周为单位的多节训练, 此后每月进行强化

(Sergey Kachur, MD, Carl J.Lavie, MD, FACC, FACP, FCCP, FESPM, and Richard V.Milani, MD 著　王增武　田奕欣　译　杜明昭　校)

参考文献

1. Kachur, S., Lavie, C. J., de Schutter, A., Milani, R. V., & Ventura, H. O. Obesity and cardiovascular diseases. *Minerva Med.* 108, 212–228 (2017).
2. *Physical Status: The Use and Interpretation of Anthropometry: Report of a WHO Expert Committee.* (World Health Organization, 1995).
3. WHO. The top 10 causes of death (2017).
4. Perry, A. W. Nature and treatment of obesity. *Calif. State J. Med.* 1, 356–359 (1903).
5. Romero-Corral, A. et al. Diagnostic performance of body mass index to detect obesity in patients with coronary artery disease. *Eur. Heart J.* 28, 2087–2093 (2007).
6. Bigaard, J. et al. Body fat and fat-free mass and all-cause mortality. *Obes. Res.* 12, 1042–1049 (2004).
7. Gracia-Marco, L. et al. Body composition indices and single and clustered cardiovascular disease risk factors in adolescents: Providing clinical-based cut-points. *Prog. Cardiovasc. Dis.* 58, 555–564 (2016).
8. Bastien, M., Poirier, P., Lemieux, I., & Després, J.-P. Overview of epidemiology and contribution of obesity to cardiovascular disease. *Prog. Cardiovasc. Dis.* 56, 369–381.
9. Calori, G. et al. Prevalence, metabolic features, and prognosis of metabolically healthy obese Italian individuals: The cremona study. *Diabetes Care* 34, 210–215 (2011).
10. Mørkedal, B., Vatten, L. J., Romundstad, P. R., Laugsand, L. E., & Janszky, I. Risk of myocardial infarction and heart failure among metabolically healthy but obese individuals: HUNT (Nord-Trøndelag Health Study), Norway. *J. Am. Coll. Cardiol.* 63, 1071–1078 (2014).
11. Kenchaiah, S., Sesso, H. D., & Gaziano, J. M. Body mass index and vigorous physical activity and the risk of heart failure among men. *Circulation* 119, 44–52 (2009).
12. Caleyachetty, R. et al. Metabolically healthy obese and incident cardiovascular disease events among 3.5 million men and women. *J. Am. Coll. Cardiol.* 70, 1429–1437 (2017).
13. Fan, J., Song, Y., Chen, Y., Hui, R., & Zhang, W. Combined effect of obesity and cardio-metabolic abnormality on the risk of cardiovascular disease: A meta-analysis of prospective cohort studies. *Int. J. Cardiol.* 168, 4761–4768 (2013).
14. Kramer, C. K., Zinman, B., & Retnakaran, R. Are metabolically healthy overweight and obesity benign conditions? A systematic review and meta-analysis. *Ann. Intern. Med.* 159, 758–769 (2013).
15. De Schutter, A., Lavie, C. J., Gonzalez, J., & Milani, R. V. Body composition in coronary heart disease: How does body mass index correlate with body fatness? *Ochsner J.* 11, 220–225 (2011).
16. Gupta, S. et al. Cardiorespiratory fitness and classification of risk of cardiovascular disease mortality. *Circulation* 123, 1377–1383 (2011).
17. Lee, D. et al. Changes in fitness and fatness on the development of cardiovascular disease risk factors. *J. Am. Coll. Cardiol.* 59, 665–672 (2012).
18. Lavie, C. J., McAuley, P. A., Church, T. S., Milani, R. V., & Blair, S. N. Obesity and cardiovascular diseases: Implications regarding fitness, fatness, and severity in the obesity paradox. *J. Am. Coll. Cardiol.* 63, 1345–1354 (2014).
19. Ortega, F. B. et al. The intriguing metabolically healthy but obese phenotype: Cardiovascular prognosis and role of fitness. *Eur. Heart J.* 34, 389–397 (2013).
20. Antonopoulos, A. S. & Tousoulis, D. The molecular mechanisms of obesity paradox. *Cardiovasc. Res.* 113, 1074–1086 (2017).
21. Thompson, D., Karpe, F., Lafontan, M., & Frayn, K. Physical activity and exercise in the regulation of human adipose tissue physiology. *Physiol. Rev.* 92, 157–191 (2012).
22. Stanford, K. I., Middelbeek, R. J. W., & Goodyear, L. J. Exercise effects on white adipose tissue: beiging and metabolic adaptations. *Diabetes* 64, 2361–2368 (2015).
23. Brassard, P. et al. Normalization of diastolic dysfunction in type 2 diabetics after exercise training. *Med. Sci. Sports Exerc.* 39, 1896–1901 (2007).
24. Alpert, M. A., Terry, B. E., & Kelly, D. L. Effect of weight loss on cardiac chamber size, wall thickness and left ventricular function in morbid obesity. *Am. J. Cardiol.* 55, 783–786 (1985).
25. Fontaine, K. R., Redden, D. T., Wang, C., Westfall, A. O., & Allison, D. B. Years of life lost due to obesity. *JAMA* 289, 187–193 (2003).
26. Calle, E. E., Thun, M. J., Petrelli, J. M., Rodriguez, C., & Heath, C. W. Body-mass index and mortality in a prospective cohort of U.S. adults. *N. Engl. J. Med.* 341, 1097–1105 (1999).
27. Park, J. et al. Obesity paradox in end-stage kidney disease patients. *Prog. Cardiovasc. Dis.* 56, 415–425 (2014).
28. Lavie, C. J., Milani, R. V., Ventura, H. O., & Romero-Corral, A. Body composition and heart failure prevalence and prognosis: Getting to the fat of the matter in the 'obesity paradox'. *Mayo Clin. Proc.* 85, 605–608 (2010).
29. Romero-Corral, A. et al. Association of bodyweight with total mortality and with cardiovascular events in coronary artery disease: A systematic review of cohort studies. *Lancet* 666–678 (2006).
30. Doehner, W., Clark, A., & Anker, S. D. The obesity paradox: Weighing the benefit. *Eur. Heart J.* 31, 146–148 (2010).
31. Childers, D. K. & Allison, D. B. The 'obesity paradox': A parsimonious explanation for relations among obesity, mortality rate and aging? *Int. J. Obes.* 34, 1231–1238 (2010).

32. Oreopoulos, A. et al. Body mass index and mortality in heart failure: A meta-analysis. *Am. Heart J.* 156, 13–22 (2008).
33. Mohamed-Ali, V. et al. Production of soluble tumor necrosis factor receptors by human subcutaneous adipose tissue in vivo. *Am. J. Physiol.* 277, E971–E975 (1999).
34. Mehra, M. R. et al. Obesity and suppressed B-type natriuretic peptide levels in heart failure. *J. Am. Coll. Cardiol.* 43, 1590–1595 (2004).
35. Rauchhaus, M., Coats, A. J., & Anker, S. D. The endotoxin-lipoprotein hypothesis. *The Lancet* 356, 930–933 (2000).
36. Ortega, F. B., Lavie, C. J., & Blair, S. N. Obesity and cardiovascular disease. *Circ. Res.* 118, 1752–1770 (2016).
37. McAuley, P. A. et al. The obesity paradox, cardiorespiratory fitness, and coronary heart disease. *Mayo Clin. Proc.* 87, 443–451 (2012).
38. Fox, C. S. et al. Abdominal visceral and subcutaneous adipose tissue compartments: Association with metabolic risk factors in the Framingham Heart Study. *Circulation* 116, 39–48 (2007).
39. Ahmadi, N. et al. Increased epicardial, pericardial, and subcutaneous adipose tissue is associated with the presence and severity of coronary artery calcium. *Acad. Radiol.* 17, 1518–1524 (2010).
40. Payette, H., Coulombe, C., Boutier, V., & Gray-Donald, K. Weight loss and mortality among free-living frail elders: A prospective study. *J. Gerontol. A. Biol. Sci. Med. Sci.* 54, M440–M445 (1999).
41. Baker, J. F. et al. Weight loss, the obesity paradox, and the risk of death in rheumatoid arthritis: Weight loss as a predictor of death in RA. *Arthritis Rheumatol.* 67, 1711–1717 (2015).
42. Wannamethee, S. G. Reasons for intentional weight loss, unintentional weight loss, and mortality in older men. *Arch. Intern. Med.* 165, 1035 (2005).
43. Kritchevsky, S. B. et al. Intentional weight loss and all-cause mortality: A meta-analysis of randomized clinical trials. *PLOS ONE* 10, e0121993 (2015).
44. Allison, D. B. et al. Weight loss increases and fat loss decreases all-cause mortality rate: Results from two independent cohort studies. *Int. J. Obes. Relat. Metab. Disord. J. Int. Assoc. Study Obes.* 23, 603–611 (1999).
45. Gregg, E. W., Gerzoff, R. B., Thompson, T. J., & Williamson, D. F. Intentional weight loss and death in overweight and obese U.S. adults 35 years of age and older. *Ann. Intern. Med.* 138, 383–389 (2003).
46. Sierra-Johnson, J. et al. Prognostic importance of weight loss in patients with coronary heart disease regardless of initial body mass index. *Eur. J. Cardiovasc. Prev. Rehabil. Off. J. Eur. Soc. Cardiol. Work. Groups Epidemiol. Prev. Card. Rehabil. Exerc. Physiol.* 15, 336–340 (2008).
47. Wing, R. R. et al. Benefits of modest weight loss in improving cardiovascular risk factors in overweight and obese individuals with type 2 diabetes. *Diabetes Care* 34, 1481–1486 (2011).
48. Brown, J. D., Buscemi, J., Milsom, V., Malcolm, R., & O'Neil, P. M. Effects on cardiovascular risk factors of weight losses limited to 5–10%. *Transl. Behav. Med.* 6, 339–346 (2016).
49. Hamer, M. & O'Donovan, G. Sarcopenic obesity, weight loss, and mortality: The English Longitudinal Study of Ageing. *Am. J. Clin. Nutr.* 106, 125–129 (2017).
50. Ahmad, F. S. et al. Hypertension, obesity, diabetes, and heart failure–free survival. *JACC Heart Fail.* 4, 911–919 (2016).
51. Kachur, S. et al. Cardiac rehabilitation and exercise training in the elderly. *Curr. Geriatr. Rep.* (2017). doi:10.1007/s13670-017-0224-y
52. De Schutter, A., Lavie, C. J., Patel, D. A., & Milani, R. V. Obesity paradox and the heart: Which indicator of obesity best describes this complex relationship? *Curr. Opin. Clin. Nutr. Metab. Care* 16, 517–524 (2013).
53. Budoff, M. J. Exercise capacity and biological age. *Heart* 102, 415–415 (2016).
54. Jørgensen, R. M. et al. Heart rate variability density analysis (dyx) and prediction of long-term mortality after acute myocardial infarction. *Ann. Noninvasive Electrocardiol. Off. J. Int. Soc. Holter Noninvasive Electrocardiol. Inc.* 21, 60–68 (2016).
55. Phillips, S. A. et al. Exploring vascular function biomarkers: Implications for rehabilitation. *Braz. J. Cardiovasc. Surg.* 32, 125–135 (2017).
56. Jacomini, A. M. et al. Influence of estimated training status on anti and pro-oxidant activity, nitrite concentration, and blood pressure in middle-aged and older women. *Front. Physiol.* 8, (2017).
57. Carvalho, J. et al. Multicomponent exercise program improves blood lipid profile and antioxidant capacity in older women. *Arch. Gerontol. Geriatr.* 51, 1–5 (2010).
58. Krzeminski, K. The role of adrenomedullin in cardiovascular response to exercise – A review. *J. Hum. Kinet.* 53, 127–142 (2016).
59. Zbroch, E., Musialowska, D., Koc-Zorawska, E., & Malyszko, J. Age influence on renalase and catecholamines concentration in hypertensive patients, including maintained dialysis. *Clin. Interv. Aging* 11, 1545–1550 (2016).
60. MacInnis, M. J. & Gibala, M. J. Physiological adaptations to interval training and the role of exercise intensity. *J. Physiol.* (2016). doi:10.1113/JP273196
61. Roof, S. R. et al. Insulin-like growth factor 1 prevents diastolic and systolic dysfunction associated with cardiomyopathy and preserves adrenergic sensitivity. *Acta Physiol.* 216, 421–434 (2016).
62. Menezes, A. R. et al. Cardiac rehabilitation in the elderly. *Prog. Cardiovasc. Dis.* 57, 152–159 (2014).
63. Soares-Miranda, L., Siscovick, D. S., Psaty, B. M., Longstreth, W. T., & Mozaffarian, D. Physical activity and risk of coronary heart disease and stroke in older adults: The cardiovascular health study. *Circulation* 133, 147–155 (2016).
64. Alamuddin, N., Bakizada, Z., & Wadden, T. A. Management of obesity. *J. Clin. Oncol. Off. J. Am. Soc. Clin. Oncol.* 34, 4295–4305 (2016).
65. Poirier, P. Obesity and cardiovascular disease: Pathophysiology, evaluation, and effect of weight loss: An update of the 1997 American Heart Association Scientific Statement on Obesity and Heart Disease From the Obesity Committee of the Council on Nutrition, Physical Activity, and Metabolism. *Circulation* 113, 898–918 (2006).
66. Sattelmair, J. et al. Dose response between physical activity and risk of coronary heart disease: A meta-analysis. *Circulation* 124, 789–795 (2011).
67. Pandey, A. et al. Dose–response relationship between physical activity and risk of heart failure clinical perspective: A meta-analysis. *Circulation* 132, 1786–1794 (2015).
68. Northey, J. M., Cherbuin, N., Pumpa, K. L., Smee, D. J., & Rattray, B. Exercise interventions for cognitive function in adults older than 50: A systematic review with meta-analysis. *Br. J. Sports Med.* (2017). doi:10.1136/bjsports-2016-096587
69. Chen, H.-T., Chung, Y.-C., Chen, Y.-J., Ho, S.-Y., & Wu, H.-J. Effects of different types of exercise on body composition, muscle strength, and IGF-1 in the elderly with sarcopenic obesity. *J. Am. Geriatr. Soc.* 65, 827–832 (2017).
70. Kachur, S. et al. Impact of cardiac rehabilitation and exercise training programs in coronary heart disease. *Prog. Cardiovasc. Dis.* (2017). doi:10.1016/j.pcad.2017.07.002
71. Milanović, Z., Sporiš, G., & Weston, M. Effectiveness of high-intensity interval training (HIT) and continuous endurance training for VO2max improvements: A systematic review and meta-analysis of controlled trials. *Sports Med. Auckl. NZ* 45, 1469–1481 (2015).
72. Weston, K. S., Wisløff, U., & Coombes, J. S. High-intensity interval training in patients with lifestyle-induced cardiometabolic disease: A systematic review and meta-analysis. *Br. J. Sports Med.* 48, 1227–1234 (2014).
73. Elliott, A. D., Rajopadhyaya, K., Bentley, D. J., Beltrame, J. F., & Aromataris, E. C. Interval training versus continuous exercise in patients with coronary artery disease: A meta-analysis. *Heart Lung Circ.* 24, 149–157 (2015).
74. Blair, S. N. et al. Physical fitness and all-cause mortality. A prospective study of healthy men and women. *JAMA* 262, 2395–2401 (1989).
75. Armstrong, M. E. G. et al. Frequent physical activity may not reduce vascular disease risk as much as moderate activity: Large prospective study of women in the United Kingdom. *Circulation* 131, 721–729 (2015).
76. Huang, G. et al. Dose–response relationship of cardiorespiratory fitness adaptation to controlled endurance training in sedentary older adults. *Eur. J. Prev. Cardiol.* 23, 518–529 (2016).
77. Gillen, J. B. et al. Three minutes of all-out intermittent exercise per week increases skeletal muscle oxidative capacity and improves cardiometabolic health. *PLoS One* 9, e111489 (2014).
78. Gibala, M. J. et al. Short-term sprint interval versus traditional endurance training: Similar initial adaptations in human skeletal muscle and exercise performance. *J. Physiol.* 575, 901–911 (2006).
79. Ma, J. K. et al. Extremely low-volume, high-intensity interval training improves exercise capacity and increases mitochondrial protein content in human skeletal muscle. *Open J. Mol. Integr. Physiol.* 03, 202–210 (2013).
80. Eckel, R. H. et al. 2013 AHA/ACC guideline on lifestyle management to reduce cardiovascular risk: A report of the American College of Cardiology/American Heart Association Task Force on Practice Guidelines. *Circulation* 129, S76–S99 (2014).
81. Zhang, X. et al. Effect of lifestyle interventions on glucose regulation among adults without impaired glucose tolerance or diabetes: A systematic review and meta-analysis. *Diabetes Res. Clin. Pract.* 123, 149–164 (2017).

第69章 维生素和补充剂：预防和治疗心血管疾病的证据

目录

要点／1044

69.1 简介／1044

69.2 复合维生素／1044

69.3 单一维生素／1044

69.3.1 叶酸／1045

69.3.2 烟酸／1046

69.3.3 维生素 C／1047

69.3.4 维生素 D／1047

69.3.5 维生素 E／1048

69.4 膳食补充剂／1049

69.4.1 辅酶 Q_{10}／1049

69.4.2 鱼油／1049

69.4.3 L-精氨酸／1050

69.4.4 L-肉碱／1051

69.4.5 红曲米／1051

69.4.6 硒／1051

69.5 非处方膳食补充剂的选择／1052

69.6 结论／1052

临床应用／1055

参考文献／1056

要点

- 据报道,约有一半的美国成人正在服用膳食补充剂,尽管缺乏高质量证据来证明它的益处。
- 在目前可用的随机试验中,数据通常是相互矛盾的,留给患者和/或临床医师来解释。
- 临床医师可以通过多种方法来协助患者选择补充剂。包括熟悉目前已有的证据和国家机构的建议、评估潜在的药物相互作用以及教育患者寻找经过更严格的质量检测"认可"的非处方(over-the-counter,OTC)产品。

69.1 简介

心血管疾病(CVD)是造成全球人口死亡的主要原因,2015年占全球总死亡人数的31%[1]。为了预防或治疗CVD,许多人已将维生素和膳食补充剂作为一种简单的选择。尽管2016年全球膳食补充剂销售额超过1 200亿美元[2],但因缺乏临床对照试验,且研究人群之间存在异质性,补充剂的临床益处仍不清楚。此外,本应通过日常饮食摄入即可获得的益处,常被不适当地认为需要通过服用片剂或胶囊补充剂获得。在本章中,我们总结了在心血管疾病一级和二级预防中使用的常见维生素和补充剂的现有证据,来帮助临床医师评估补充剂的适用情况。

69.2 复合维生素

复合维生素(MVI)是美国最常用的膳食补充剂,2011—2012年约有1/3的成人使用该维生素[3]。维生素、矿物质和/或草药的组合旨在促进适当的营养摄入,同时预防或纠正因不遵守饮食指南而导致的营养不良。使用MVI有几种潜在好处,包括降低癌症发生率、死亡率和心血管疾病风险。尽管MVI的年销售额达数十亿美元[2],但目前的证据是相互矛盾的[4-14]。美国预防医学工作组最近发布了一份关于MVI使用的建议声明[15],认为目前的证据不足以证明MVI补充剂对心血管疾病一级预防的益处和弊端。尽管有一项试验报告使用MVI有减少致命性心肌梗死(MI)的趋势[13],但与安慰剂相比,发生心血管疾病的结局没有差异[6,13]。一些观察性研究表明,MVI的使用与冠状动脉疾病(CAD)的发病率和/或CAD相关的死亡率呈负相关[7,11,14],而其他研究则没有发现相关性[8,9,12]。在常规推荐使用MVI进行心血管疾病的一级预防之前,需要进行随机对照试验,以评估其在具有一般人群代表性的受试者中使用情况。

69.3 单一维生素

目前被认为在心血管疾病的一级和二级预防中起作用的维生素包括叶酸、烟酸、维生素C、维生素

D 和维生素 E。

69.3.1 叶酸

叶酸(维生素 B₉)目前已获得美国 FDA 的批准,用于治疗巨幼细胞贫血。孕妇服用叶酸补充剂对预防胎儿神经管畸形具有显著益处[16,17]。

叶酸作为甲硫氨酸-同型半胱氨酸途径中的辅助因子,可促进人类唯一的甲基供体途径的合成,从而合成 DNA、磷脂和神经递质[18]。先天性代谢缺陷以及饮食中维生素缺乏会导致血清同型半胱氨酸水平过高。同型半胱氨酸过高(100~300μmol/L)与早发性血管疾病相关,可能由 3 种酶(胱硫醚-β-合酶、甲硫氨酸合酶和亚甲基四氢叶酸还原酶)的纯合遗传缺陷引起。这些异常的杂合状态或同型半胱氨酸水平中等程度升高,是否与早发性血管疾病的发展有关,已进行深入研究,但个别研究结果却相互矛盾[19,20]。在一项包括前瞻性和回顾性研究的 meta 分析中,同型半胱氨酸研究合作组[21]得出结论,同型半胱氨酸降低 25% 与缺血性心脏病风险降低 11%、脑卒中风险降低 19% 有关。然而,在尚未有任何心血管诊断的前瞻性组中效果较弱。另一个单独的 meta 分析中,同型半胱氨酸试验合作组[22]表示,每天 0.8mg 叶酸可以最大程度地降低同型半胱氨酸水平,降低幅度与治疗前血清叶酸和同型半胱氨酸水平成正比,基线时叶酸浓度低和/或同型半胱氨酸浓度高的患者中,降低的幅度更大。然而,目前尚未评估补充叶酸对血管风险的影响。早期的二级预防试验未能证明补充维生素对降低同型半胱氨酸的任何益处,因为缺乏足够的统计能力,所以未检测出维生素 B 治疗与心血管终极事件降低之间的相关性[23]。

除降低同型半胱氨酸水平外,叶酸还可能直接影响内皮功能。一项心肌梗死后人群的双盲交叉研究表明,每天服用 10mg 叶酸可改善血流介导的动脉扩张(flow-mediated arterial dilatation,FMD)——通过测量前臂肱动脉反应性获得。与安慰剂交叉使用后,改善持续存在。有趣的是,FMD 的改善与基线同型半胱氨酸水平或同型半胱氨酸的降低无关[24]。随后,对来自 8 项研究的 611 名参与者进行的 meta 分析也证实了上述发现[25]。

如前所述,许多小型随机研究未能证明补充叶酸对心血管风险有明确的益处。1996 年,美国 FDA 规定在谷物制品中添加叶酸,使中老年人的同型半胱氨酸降低了 7%,这可能会进一步混淆研究结果[26]。最近的一项大型 meta 分析[27]评估了 30 项随机补充试验,纳入了 82 334 名受试者。受试者每天接受 0.5~15mg 叶酸,其中一项研究中,终末期肾病患者每天服用 40mg 叶酸。在 20 项研究脑卒中风险的试验中,补充叶酸将脑卒中发生率从对照组的 4.4% 降低到 3.8%。尽管 2 组之间的冠状动脉事件没有差异,但有迹象表明,对尚未出现心血管疾病的人群补充叶酸,冠状动脉事件的发生率显著降低(10 个试验),肾病患者的风险降低 10%,既往没有心血管疾病或肾脏疾病的患者风险降低 20%,这表明了叶酸重要的预防作用。然而,一项针对慢性肾病患者的 11 项随机试验的 meta 分析[28]显示,补充叶酸没有任何益处。与上述同型半胱氨酸试验合作组的研究发现相似[22],补充剂对叶酸水平低的患者最为有益。即使在高剂量时,叶酸也没有发现任何有害作用,但对裸金属冠状动脉支架患者,有可能促进晚期管腔直径缩小和再狭窄[29]。

总之,补充叶酸对心血管有益的证据尚无定论,但已建议将其用于一级和二级预防。由于缺乏真正的大型随机对照试验,补充叶酸的建议是推测性的。然而,除了成本之外,叶酸可能造成的危害似乎很低。

69.3.2 烟酸

降低高密度脂蛋白(HDL)和升高低密度脂蛋白(LDL)胆固醇水平会增加CVD风险,这一发现可以追溯到Framingham研究[30]。从那以后,人们研究了几种提高HDL水平的药物对心血管疾病发病率和死亡率的影响。烟酸(尼克酸,维生素B_3)被发现可以提高HDL水平,降低LDL和甘油三酯,还能将脂蛋白a(lipoproteina,LPa)水平降低25%~35%[31,32]。1966—1975年开展的冠状动脉药物项目,评估了包括烟酸在内的5种药物对预防既往有心肌梗死(MI)病史男性心血管事件的作用[33]。研究发现,与安慰剂相比,每天服用3g烟酸对存活率没有好处,但烟酸组的非致命性心肌梗死发生率较低。有趣的是,在一项为期15年的随访研究中,尽管受试者在研究结束后停止使用烟酸,烟酸组的死亡率仍比安慰剂组低11%[34]。鉴于其对血脂的有益影响和早期令人鼓舞的研究,高剂量烟酸已广泛用于心血管疾病患者以及血脂水平不良的高危患者的一级预防。2001年,烟酸联合辛伐他汀被证明可以减少CAD的进展和硬终点[35]。早期的其他试验也描述了在没有联合他汀类药物治疗的情况下,烟酸对血管有益处且能降低临床终点。

然而,最近的一些研究对烟酸是否能降低心血管疾病发病率和死亡率等硬终点的能力产生了怀疑。AIM-HIGH研究[36]检查了烟酸对已经接受他汀类药物强化治疗的LDL目标水平<70mg/dl患者的影响。尽管LDL和甘油三酯(TG)明显下降,HDL显著升高,但烟酸的添加对冠心病、非致命性心肌梗死、缺血性脑卒中、不稳定冠状动脉综合征住院、冠状动脉或脑血管重建术等所致死亡的复合终点没有影响。本研究中使用的他汀类药物为辛伐他汀,并根据需要添加依折麦布使LDL<80mg/dl。这项研究的一个缺点是平均治疗时间仅为3年,可能还不足以显示出疗效。2014年发表的HPS2-THRIVE研究[37]进一步对烟酸的使用提出了质疑。在超过25 000例心血管疾病患者中,烟酸联合拉罗皮兰(laropiprant,以减少潮红)与安慰剂进行了比较,排除了已经接受比AIM-HIGH试验(辛伐他汀40mg,依折麦布10mg)更有说服力的降脂治疗的患者。同样,烟酸(联合拉罗皮兰)对心血管疾病结局没有影响,但与糖尿病和糖尿病并发症的风险增加有关。在治疗组中,胃肠紊乱、出血、感染等并发症也更多见,目前尚不清楚这是否与烟酸或拉罗皮兰有关。

我们对烟酸研究清楚了吗?最近的一篇综述指出了新近研究存在的几个问题[38]。在最新的2项试验中,烟酸疗法未能显示出益处的一个原因是,所有患者均有接受他汀类药物治疗的背景。此外,HPS2-THRIVE人群,并不能代表可能会使用烟酸的代谢异常人群,因为其基线HDL和甘油三酯水平相对较好。AIM-HIGH人群也不能代表可能需要使用烟酸的严重代谢异常所致动脉粥样硬化的人群。另一方面,2项试验均使用辛伐他汀代替阿托伐他汀或瑞舒伐他汀,后者是ACC/AHA指南目前推荐的"高强度"他汀类药物[39]。使用这些更有效的药物可能会进一步减少烟酸的其他益处。

显然,烟酸对LDL水平、HDL水平、甘油三酯和脂蛋白a具有有益作用。烟酸治疗可能有益于具有严重动脉粥样硬化性血脂异常(高甘油三酯、高 LDL 和低 HDL)的目标人群。这些试验尚未完成,至少目前为止,烟酸治疗可能只适用于他汀类药物不耐受或甘油三酯水平过高(>500mg/dl)的患者,以及具有严重代谢异常所致动脉粥样硬化的患者。

69.3.3 维生素 C

维生素 C(抗坏血酸)是一种必需的水溶性维生素,必须从饮食中获得。目前提出的维生素 C 能降低心血管疾病风险的机制包括:通过抑制低密度脂蛋白氧化来减少动脉粥样硬化的形成、作为血浆中的抗氧化剂、增强内皮一氧化氮合酶活性以增加循环中的一氧化氮水平[40-42]。研究表明,对于不吸烟的人来说,每天摄入大约 100mg 的维生素 C 就足以保护心血管。由于临床试验的结果存在矛盾,使用维生素 C 和其他抗氧化剂预防心血管疾病仍存在争议。

观察性研究表明维生素 C 浓度或摄入量与血压呈反比关系[44,45],一些证据显示,补充维生素 C 可以降低维生素 C 摄入量低的患者与心血管有关的死亡风险[46-50]。然而,在随机对照试验中,补充剂未显示可以降低心血管事件或死亡率[51-53],在评估维生素 C 摄入对死亡率影响的大规模人群研究中,结果是相互矛盾的[46,54-61]。

近年有 2 篇评价补充维生素 C 效果的 Cochrane 研究。第 1 项发表于 2012 年[62],结论是维生素 C 补充剂单独或与其他抗氧化剂联合使用,对健康受试者或已存在疾病的受试者的死亡率没有显著影响。第 2 项研究[63]发表于 2017 年,结论是没有证据表明维生素 C 补充剂可以降低健康者或具有较高心血管疾病风险受试者的心血管疾病风险,这提示维生素 C 对一级预防没有帮助。值得注意的是,第 2 项研究的结果仅基于一项针对男性医师的试验,限制了研究的推广性。尽管既往心血管疾病患者补充维生素 C 的数据有限,但大多数证据表明,维生素 C 并不能阻止心血管疾病的进展或事件[60,64,65]。因此,虽然补充维生素 C 不太可能对身体造成伤害,但对已从饮食摄入充足维生素 C 者并没有益处。

69.3.4 维生素 D

维生素 D(在血清中以 25-羟维生素 D_3 的形式测定)主要参与钙代谢和骨稳态,但已涉及更广泛的影响,包括肾素-血管紧张素-醛固酮系统,因此也涉及高血压和心血管健康。此外,它在糖尿病、甲状旁腺功能亢进症、炎症反应和抑郁症中有作用。目前尚不清楚的是,维生素 D 缺乏症是病因还是这些疾病的有关因素,以及补充维生素 D 是否可以降低风险。

维生素 D 缺乏症很普遍,目前有 20%~50% 的人缺乏维生素 D。许多研究表明维生素 D 缺乏症与心血管疾病有关。一项包括 7 674 名患者在内的 NHANES 分析发现,无论种族背景如何,心脏代谢疾病(胰岛素抵抗、代谢综合征和心血管疾病)与低维生素 D 水平之间存在关联[66]。在 Framingham 研究中[67],维生素 D 水平较低者发生心血管疾病的风险要升高 53%~90%。

动物和人类基础研究表明,补充维生素 D 有益,例如抑制低维生素 D 水平患者的肾素-血管紧张素-醛固酮系统并且改善内皮功能[68]。然而,关于补充维生素 D 来减少心血管终点的临床效用的研究结论并不一致。女性健康倡议（Women's Health Initiative，WHI）研究发现，补充钙和维生素 D 对预防高血压没有益处[69]。同样，尽管维生素 D 缺乏症会增加发生突发性心力衰竭的风险，并且已知心力衰竭患者的维生素 D 水平低预示着有不良结果，但在这一人群中，未能显示出补充维生素 D 有明显的益处[70]。最近一项关于高剂量维生素 D_3 补充的研究发现，在维生素 D 摄入水平正常或缺乏维生素 D 者中，心血管终点没有降低[71]。

正在进行的维生素 D 和 ω-3 研究[72]（vitamin D and omega-3 triaL，VITAL），是一项包含 25 874 名患者的维生素 D 和海洋脂肪酸的 2×2 研究。这项研究可能为维生素 D 对心血管终点的影响，提供一个明确的答案，但它还需要几年的时间才能完成。

与维生素 D 补充剂的功效不同，其安全性是公认的。有人提出，在维生素 D 含量非常高的情况下，某些癌症的发病率会上升，但研究结果并不一致。医学研究所[73]将超过 50ng/ml（125nmol/L）的血清 25-羟基维生素 D_3 定义为"潜在危害"，并且认为每天补充 2 000U 的维生素 D 是在安全范围内的。人们普遍认为应对 <20~30ng/ml（<50~75nmol/L）的维生素 D 缺乏症进行治疗以预防骨病。心血管健康相关的治疗，特别是对于没有危险因素的维生素 D 缺乏症者，补充维生素 D 是安全的，但是否需要补充则有待证实。我们期待大型试验的结果（如 VITAL）以获得更明确的答案。

69.3.5 维生素 E

维生素 E 是一种脂溶性抗氧化剂，以几种不同的形式存在（α-生育酚、β-生育酚、γ-生育酚、δ-生育酚和三烯生育酚）。尽管 γ-生育酚是人类饮食中含量最丰富的形式，但许多可用的非处方维生素 E 补充剂均含有 α-生育酚的合成制剂。α-生育酚是生物活性最强，唯一能满足人类饮食的形式[74,75]。有研究表明，维生素 E 可能通过抑制 LDL 氧化来减缓或预防动脉粥样硬化的发展[76]，目前尚不清楚不同的维生素 E 制剂是否具有不同程度的临床疗效。

目前虽然提出了维生素 E 可能有益的机制，但大多数现有证据表明，维生素 E 补充剂对健康或高危患者的心血管疾病一级预防是无效的[77-86]。一项女性健康研究（WHS）的分析是一个例外。该研究发现，在长达 10 年的时间里，每隔 1 天服用 600U 维生素 E（RRR-α-生育酚）可使年龄≥45 岁的健康女性心血管死亡风险降低 24%[80]。然而，没有观察到其他心血管事件（如心肌梗死或脑卒中）的风险差异。并且 WHS 的另一项分析表明，相同剂量的维生素 E 在该人群中不能预防心力衰竭的发展[87]。

现有的临床试验数据还表明，维生素 E 对心血管疾病或事件（包括心肌梗死、脑卒中或死亡）的二级预防无益[81,88,89]。目前未能证明维生素 E 补充剂能够降低已有冠状动脉疾病患者的动脉粥样硬化进展，也未证明其对生活质量或心衰功能指数的改善作用[88-91]。此外，2012 年发表的 Cochrane 综述显示，单独或与其他抗氧化剂联合补充维生素 E，可以显著增加健康受试者和既往存在疾病状态受试者的死亡率[62]。鉴于缺乏有益处的证据以及使用后可能导致死亡率增加，目前建议不要常规补充维生素 E。根据现有证据，目前美国心脏病协会（AHA）建议不要将抗氧化剂（例如维生素 E）用于心血管疾病的一级或二级预防[92]。

69.4 膳食补充剂

1994年的《膳食补充剂健康与教育法》[93]将膳食补充剂定义为一种旨在补充膳食的产品。除了维生素外，膳食成分还可以包括氨基酸、草本（草药）、矿物质或其他旨在增加营养价值的物质。通常认为有益于心血管健康的膳食补充剂包括辅酶 Q_{10}、鱼油、L-精氨酸、L-肉碱、红曲米和硒。

69.4.1 辅酶 Q_{10}

辅酶 Q_{10}（CoQ_{10}）或泛醌是内源性产生的脂溶性抗氧化剂，在心脏的线粒体中含量很高。它在三羧酸循环中作为氧化磷酸化的辅助因子，以增强三磷酸腺苷（ATP）的产生，并已被证明具有膜稳定特性[94]。CoQ_{10}水平随年龄和营养缺乏而降低，并与肌肉无力、疲劳和酸痛有关[95]。此外，研究表明血清和心肌CoQ_{10}水平与心力衰竭的程度呈负相关[96-98]。

质量较低的证据表明，在健康受试者中使用CoQ_{10}可作为心血管疾病的一级预防。一项2013年的Cochrane综述发现，6项小型（$n=20\sim52$）试验，每天服用100~200mg CoQ_{10}，持续约3个月，均未报告心血管事件或死亡率[99]。评估CoQ_{10}补充对血压影响的meta分析结果相互矛盾。Rosenfeldt等[100]报告，CoQ_{10}有可能使高血压患者的收缩压降低17mmHg、舒张压降低10mmHg；而随后的Cochrane研究[101]发现，与安慰剂相比，CoQ_{10}治疗12周后血压没有明显下降。目前，不建议将CoQ_{10}用于心血管疾病的一级预防或高血压的治疗。

虽然CoQ_{10}已被研究用于多种心血管疾病的二级预防，但最有效的证据是用于急性心肌梗死和心力衰竭。研究发现，在心肌梗死后48~72h内给予CoQ_{10} 120mg/d，治疗4周后，与安慰剂相比，可降低心绞痛、心律失常和左心室射血分数（LVEF）异常的发生率[102]。与安慰剂相比，CoQ_{10}已证明可以在1年内减少心血管死亡、非致命性心肌梗死和总心脏事件[103]。据报道，CoQ_{10}组的疲劳率为6.8%，而安慰剂组为40.8%，这可能在CoQ_{10}对ATP生成中的作用。在急性心肌梗死后患者进行常规治疗之前，是否推荐使用CoQ_{10}，需要进行随访时间较长的大型随机对照试验来证实上述结果。

当加入传统治疗方法时，CoQ_{10}已证明能改善患者NYHA心功能分级和心力衰竭症状、降低住院率、提高心力衰竭（NYHA Ⅱ-Ⅳ级）患者的生活质量[104-112]。尽管数据相互矛盾，但是研究表明，每天服用CoQ_{10} 100~300mg，持续7个月，可以改善LVEF、心排血量和收缩期室壁增厚情况[113-117]。虽然CoQ_{10}具有潜在的好处，但并未降低与心力衰竭相关的死亡率[118]。虽然CoQ_{10}可以被视为心力衰竭的辅助治疗，但不应取代指南推荐的治疗方法。

69.4.2 鱼油

鱼油是ω-3脂肪酸的饮食来源。最常研究的2种ω-3脂肪酸是二十碳五烯酸（EPA）和二十二碳六烯酸（DHA），属于多不饱和长链脂肪酸。鱼油治疗高甘油三酯血症（甘油三酯>500mg/dl）的作用已得到充分证实,每天 2~4g EPA/DHA 可使血清甘油三酯降低 30~50%[119-122]。尽管已经提出了一些有益的机制[123],包括降低甘油三酯和血压、减轻炎症、改善血管功能和减少血小板聚集,但鱼油补充剂对心血管预后的影响仍不清楚。

目前,美国心脏病协会(AHA)建议每周至少食用 2 份 99.2g(最好是油性)的鱼,因为有证据表明,从饮食中摄取鱼油与减少心血管疾病、心肌梗死、全因和心血管相关死亡率有关[124]。这一概念得到了 2010 年《美国居民膳食指南》(Dietary Guidelines for Americans,DGA)[125]的回应。该指南建议患有或不患有心血管疾病的人每周都要食用 226.8g 的海鲜,以提供平均每天 250mg 的长链 ω-3 脂肪酸。用非处方产品补充鱼油是否能带来类似的益处尚不清楚,因为尚无公开发表专门针对无既往事件的患者进行心血管疾病一级预防的随机对照试验。对于有多种心血管危险因素的患者,与对照组橄榄油相比,每天服用 1g 鱼油持续 5 年并不能减少心血管事件[126]。然而,橄榄油本身可能提供心血管保护,这限制了对这些结果的解释。正在进行的 ASCEND 试验(一项糖尿病患者心血管事件的研究)检测了补充 ω-3 脂肪酸对糖尿病患者和既往无心血管疾病患者发生心血管事件的影响,一旦发表,将有助于弄清楚补充鱼油在一级预防中是否有作用[127]。尽管目前缺乏证据,但对于饮食中 ω-3 摄入不足的患者,尤其是对于心血管疾病的高危人群,考虑补充鱼油作为心血管疾病的一级预防可能是合理的。

美国心脏协会最近发表了一份关于补充鱼油和预防心血管疾病的科学建议报告,其中包括对冠心病(CHD)二级预防和冠心病相关的心源性猝死的分析[128]。该报告包括 5 个随机对照试验(24 499 名患者),平均每天使用 ω-3 约 1 000mg,平均持续 2 年(范围 1~6.2 年)。其中 2 项试验表明,新发生心肌梗死后服用 ω-3 补充剂可降低死亡率,而其他 3 项试验则未观察到服用 ω-3 补充剂对心血管疾病的益处。该报告还纳入了一项 meta 分析[129],该分析纳入了 20 项有冠心病、高心血管疾病风险或植入型心律转复除颤器患者(n=68 680)的随机对照研究。结果显示,ω-3 补充剂可减少冠心病死亡,可能是由于心源性猝死的减少。基于这些数据,美国心脏协会[128]得出结论:补充 ω-3 对冠心病死亡的二级预防是合理的,但可能不会降低非致死性心肌梗死的发生率。

GISSI-HF 试验表明,在心力衰竭患者中使用 ω-3 脂肪酸治疗是合理的[130]。这项对约 7 000 名慢性心力衰竭(NYHA Ⅱ-Ⅳ级)患者进行的随机对照试验表明,每天补充 ω-3 1 000mg,持续时间 3.9 年(中位数),与安慰剂组相比,实验组全因死亡率显著降低 9%,心血管相关死亡或住院风险降低 8%。需要注意的是,试验中大多数患者射血分数<40%,这限制其推广到整个患有心力衰竭的人群。

69.4.3 L-精氨酸

L-精氨酸是一种条件必需氨基酸,可作为一氧化氮合酶(NOS)的底物,负责产生一氧化氮。一氧化氮舒张血管是 L-精氨酸被认为有助于预防和治疗心绞痛、动脉粥样硬化、冠状动脉疾病、心力衰竭、高血压和周围血管疾病等心血管疾病的机制[131]。一项对 12 项血管研究的 meta 分析得出结论,每天补充 3~24g 的 L-精氨酸可改善内皮功能,这可通过改善血流介导的扩张来证明[132]。尽管缺乏可靠的临床数据,但是有人认为补充 L-精氨酸可降低收缩压[133]。此外,L-精氨酸已证明可以减轻轻至重度心绞痛患者的症状,提高他们的运动耐力,增强生活质量[133-138]。

尽管有初步证据表明 L-精氨酸的益处,但尚无足够数据支持需要常规补充 L-精氨酸。然而,基于传统的抗心绞痛治疗方法,对于经常出现稳定型心绞痛的患者,可以考虑补充 L-精氨酸。值得注意的是,ST 段抬高心肌梗死(STEMI)发生后 6 个月内,与安慰剂相比,每天 3 次服用 1~3g L-精氨酸,不仅不能改善射血分数,且可能增加死亡率[139]。因此,在急性心肌梗死后应尽量避免使用 L-精氨酸。

69.4.4 L-肉碱

L-肉碱是一种在骨骼肌和心肌中高浓度存在的氨基酸[140],可以通过提高三羧酸循环中丙酮酸的利用来促进肌肉代谢。尽管每天 2g 的 L-肉碱已被证明能改善慢性稳定型心绞痛患者的运动耐力,但这种干预的长期效果仍不得而知[141-144]。初步证据表明,补充 L-肉碱可能改善心力衰竭患者的症状和左心室射血分数[145-149]。此外,心肌梗死后补充 L-肉碱还存在争议[150-158],需要进行大规模临床试验来更好地阐明其可能的益处。

69.4.5 红曲米

数百年来,红曲米(red koji rice,RYR)被纳入替代医学实践。红曲米是大米与红曲霉菌一起发酵的产物,可产生莫纳可林。已知莫纳可林可抑制 3-羟基-3-甲戊二酸单酰辅酶 A(3-hydroxy-3-methylglutaryl coenzyme A,HMG-CoA)还原酶(一种参与胆固醇合成的酶)。所产生的莫纳可林之一,莫纳可林 K(洛伐他汀)可作为处方药使用[159]。因此,FDA 在 1998 年宣布对产品进行监管,这促使在美国重新制订红曲米产品配方以去除莫纳可林 K,尽管仍可能存在[160,161]。

据报道,红曲米(0.2~5g/d)可以降低总胆固醇、LDL 胆固醇和甘油三酯,其作用与他汀类药物相似[162-170]。据报道,将红曲米用于一级预防时,全因死亡率和心血管死亡率都有较明显的下降。与安慰剂组比较,已证明红曲米(1.2g/d,平均服用 4.5 年)能显著减少冠状动脉事件、非致死性心肌梗死和有心肌梗死病史患者的全因死亡率和心血管死亡率[171-173]。值得注意的是,这些试验中使用的产品均含有莫纳可林 K,不能推测产品当前在美国是可用的。因此,目前常规不推荐红曲米进行治疗。

69.4.6 硒

硒是一种微量矿物质,是几种含硒蛋白质(包括谷胱甘肽过氧化物酶、硒蛋白 P)的关键成分[174]。研究表明,当硒剂量为 100μg/d 时,它能增加酶的抗氧化活性并减少脂质过氧化[35,175-177]。此外,硒可能在中和过氧化物中间产物方面发挥作用,从而降低炎症性前列腺素和白三烯的产生[178]。基于这些已知的机制,推测硒可能有助于心血管疾病的治疗和预防。然而,大多数临床研究表明,每天 100~800μg 硒对心血管疾病的一级预防没有益处[179-181]。

除了严重缺乏硒的人(如在土壤硒缺乏地区发现的克山病患者)外,没有单独研究硒对心血管疾病二级预防作用的数据[182]。在已有心血管疾病的患者中,与安慰剂相比,每天 25mg β-胡萝卜素、1 000mg 维生素 C、800U 维生素 E 和 100μg 硒的组合,并不能降低临床心血管事件的发生率,反而导致心脏保护性 HDL-2 的减少[35]。此外,一项针对 443 名老年患者(70~88 岁)的前瞻性随机对照试验表明,与安慰剂相比,每天服用 200μg 有机硒酵母联合 200mg CoQ_{10},持续平均 5.2 年,可使心血管的死亡率降低 53%[183]。在对多个危险因素进行调整后,多因素分析证实具有统计学意义。此外,在治疗组的第 24 和 48 个月观察到 NT-proBNP 显著降低(译者注:NT-proBNP 即 N 端脑钠肽前体。在临床上多用于判断心力衰竭以及疾病严重程度的指标,其正常值为小于 125ng/L)。尽管参与者没有广泛的既往心脏病史,但 74% 的研究对象有高血压病史,23% 有缺血性心脏病史,48% 有 NYHA Ⅱ 或 Ⅲ 级心力衰竭。不幸的是,目前尚无法确定该试验中观察到的益处是由硒、CoQ_{10} 产生,还是两者的联合作用所致。因此,除非是严重硒缺乏(或有严重缺乏硒的风险)者,目前硒不被常规推荐。

69.5 非处方膳食补充剂的选择

与处方药不同,膳食补充剂不需要经过 FDA 的批准,也就不需要在销售给消费者之前提供安全性和有效性的证明。事实上,当一种补充剂上市,要限制或完全停用它,FDA 必须证明它是不安全的。尽管 FDA 在 2007 年[184]发布了现行药物生产管理规范的指导方针,要求膳食补充剂制造商为原料的生产、包装、存储和测试建立质量标准,但 FDA 并没有执行质量控制测试或定义什么是"合格的"。不幸的是,对消费者来说,缺乏 FDA 的监管将导致质量控制出现不同程度的变化,这在很大程度上取决于制造商,并使得很难根据单个产品的标签来确定其质量。应引导有意愿服用膳食补充剂者寻找带有"批准标志"(表示制造商自愿对产品进行更严格的质量检测)的产品。可获得的批准包括:Consumerlab.com 认可的质量产品标志、NSF 标志和美国药典(USP)验证标志。

69.6 结论

虽然近期调查显示约有一半的美国成人服用膳食补充剂[3,185],但几乎没有证据支持其可以用于心血管疾病的一级和二级预防。在少数设计良好的随机对照试验中,证据往往是相互矛盾的。尽管国家组织发布了一些补充剂的指导声明或科学建议,但通常由患者和/或临床医师来解释可用的证据。除了提供的临床数据外,在推荐治疗方案之前还应分析主要考虑因素和不良反应(表 69-6-1)。患者通常将 OTC 补充剂视为良性药物,因为其容易获得,但药物之间相互作用的可能性仍然存在(表 69-6-2)。应以无伤害为第一原则,使用补充剂一定不能影响患者遵循最佳的药物治疗。但是,在某些患者中可考虑酌情使用无副作用(或副作用很小)的补充剂。

表 69-6-1　通常被宣传为有益于心血管疾病预防或治疗的维生素和补充剂的主要不良反应和注意事项[186]

维生素/补充剂	主要不良反应和注意事项
辅酶 Q_{10}	最常见的不良反应出现于胃肠道,包括恶心、上腹不适、腹泻、烧心和食欲不振 肝功能不全或胆管阻塞可能导致胆汁淤积 糖尿病患者对胰岛素的需求可能会减少
鱼油(ω-3)	避免用于对鱼类或贝类过敏的患者 胃肠道症状很常见(呃逆、消化不良、口味改变) 可能会增加 LDL 水平 可能延长出血时间,导致出血风险增加 有肝功能检查升高的报告;用于肝功能不全患者时进行监测 尽管证据尚无定论,但鱼油的使用与前列腺癌和其他癌症风险增加之间存在潜在的关联[187-190]
叶酸(维生素 B_9)	剂量>0.1mg 可掩盖恶性贫血,可能导致不可逆转的神经损伤的进展 裸金属冠脉支架患者可能存在晚期管腔内径损失和再狭窄增加的风险[29]
L-精氨酸	可能会导致低血压 有胃肠道反应(恶心、呕吐)的报告 有限的数据表明,心肌梗死后使用 L-精氨酸会导致死亡风险增加,应避免使用
L-肉碱	有报告显示,口服 L-肉碱后会出现胃肠道不良反应,如腹部绞痛、腹泻、恶心和呕吐 无论有无癫痫发作史,都可能会增加发作的风险。有报告称,在已有癫痫病史的受试者中,癫痫发作频率和/或严重程度增加
烟酸(维生素 B_3)	常见皮肤潮红/瘙痒;缓慢增加剂量,与食物配合,使用缓释制剂,和/或服药前 30min 服用阿司匹林可能会有帮助 可增加空腹血糖(一般<5%) 增加尿酸水平;有痛风病史者慎用 如果与他汀类药物联合使用,肌病的风险增加 其他不良反应包括:心房颤动、腹部不适、稀便和肝毒性(罕见,但严重)
红曲米	可用产品之间存在很大的差异。莫纳可林 K(洛伐他汀)在美国配方中可能存在也可能不存在[159-161] 含莫纳可林 K 的产品可能引起他汀类不良反应,包括肌病、横纹肌溶解和肝毒性 一些红曲米产品含有橘青霉素,这是一种与肾衰竭发展有关的污染物
硒	有报告显示会出现胃肠道不良反应,如腹部绞痛、腹泻、恶心和呕吐
维生素 C	可引起尿液酸化,导致半胱氨酸、尿酸盐或草酸盐结石的沉淀 剂量>2 000mg/d 可能升高血糖和干扰血糖监测 葡萄糖-6-磷酸脱氢酶缺乏症个体服用后可能会发生溶血
维生素 D	避免在高钙血症的情况下使用 虽然通常耐受性良好,但过量服用可能导致毒性。停药后,症状可能持续 2 个月或更长时间,包括:恶心、呕吐、食欲不振、便秘、脱水、疲劳、易怒、精神错乱、虚弱和/或体重减轻
维生素 E	一些数据表明维生素 E 可能会增加出血的风险 其他与长期使用相关的不良反应包括:头痛、头晕、虚弱和疲劳

表 69-6-2　预防或治疗心血管疾病的常用维生素和补充剂的药物间相互作用[186]

维生素/补充剂	相互作用药物	预期效果	可能的机制
辅酶 Q_{10}	华法林	降低抗凝效果	辅酶 Q_{10} 的化学结构与维生素 K_2 相似
鱼油（ω-3）	抗凝血药和抗血小板药	增加出血风险	未知
叶酸（维生素 B_9）	巴比妥类	血清叶酸水平降低，巴比妥类有效性降低	减少叶酸吸收并增加巴比妥类代谢
	达萨布韦	增加血浆叶酸浓度	达萨布韦抑制 BCRP 底物外排转运
	磷苯妥英/苯妥英	血清叶酸水平降低，苯妥英的有效性降低	减少叶酸吸收并增加苯妥英代谢
	甲氨蝶呤	降低血清叶酸水平	叶酸的吸收减少
	呋喃妥因	降低血清叶酸水平	叶酸的吸收减少
	扑米酮	血清叶酸水平降低，扑米酮有效性降低	减少叶酸吸收并增加扑米酮代谢
	乙胺嘧啶	乙胺嘧啶失去功效	药效拮抗药的抗寄生虫作用
	茶（绿茶或红茶）	减少叶酸暴露	叶酸的吸收减少
L-精氨酸	保钾利尿剂	严重的高钾血症	精氨酸诱导的钾的胞外转移和利尿剂引起的钾的肾清除率降低
L-肉碱	华法林	INR 增加	未知
烟酸（维生素 B_3）	胆汁酸螯合剂	减少烟酸暴露	减少烟酸吸收
	HMG-CoA 还原酶抑制剂（他汀类药物）	增加肌病或横纹肌溶解的风险	未知
	尼古丁	潮红和头晕	未知
	华法林	出血风险增加	附加抗凝作用，降低 CYP450 介导的华法林代谢
红曲米	环孢素	增加横纹肌溶解综合征 CPK 风险	抑制 CYP3A4 介导的环孢素代谢
硒	无	不适用	不适用
维生素 C	铝抗酸剂	铝中毒（人格改变、癫痫、昏迷）	增加铝吸收
	安非他明	减少安非他明功效	由于肾脏排泄增加而减少安非他明的暴露
	苦杏仁苷	增加苦杏仁苷代谢，导致氰化物含量增加	增加苦杏仁苷水解；增加氰化氢代谢物的形成；降低半胱氨酸（解毒氰化氢）浓度
	博来霉素	降低博来霉素疗效	博来霉素被维生素 C 灭活
	氰钴胺素（维生素 B_{12}）	降低氰钴胺素浓度	未知
	去铁敏	心功能受损	增加维生素 C 对铁的螯合作用
	多西环素	降低多西环素疗效	未知
	红霉素	降低红霉素疗效	未知
	茚地那韦	降低茚地那韦血浆浓度	增加 CYP3A4 介导的茚那韦代谢
	林可霉素	降低林可霉素疗效	未知
	链霉素	降低链霉素疗效	未知

续表

维生素/补充剂	相互作用药物	预期效果	可能的机制
维生素 D	铝抗酸剂	铝中毒（人格改变、癫痫、昏迷）	增加铝吸收
	胆汁酸螯合剂	维生素 D 暴露减少	维生素 D 吸收减少
	卡马西平	维生素 D 暴露减少	维生素 D 消除增加
	西咪替丁	维生素 D 暴露减少	维生素 D 消除增加
	磷苯妥英/苯妥英	维生素 D 暴露减少	维生素 D 消除增加
	矿物油	维生素 D 暴露减少	维生素 D 吸收减少
	奥利司他	维生素 D 暴露减少	维生素 D 吸收减少
	苯巴比妥	维生素 D 暴露减少	维生素 D 消除增加
	托可索仑	增加维生素 D 吸收	托可索仑抑制 P-糖蛋白介导的维生素 D 外排作用
	噻嗪类利尿剂	维生素 D 暴露减少	维生素 D 消除增加
维生素 E	胆汁酸螯合剂	维生素 E 暴露减少	维生素 E 吸收减少
	奥利司他	维生素 E 暴露减少	维生素 E 吸收减少
	托可索仑	维生素 E 吸收增加	托可索仑抑制 P-糖蛋白介导的维生素 E 外排作用
	华法林	增加出血风险	未知

临床应用

- 虽然尚无确凿证据，但叶酸可能有助于心血管疾病的一级和二级预防。
- 烟酸应用于他汀类药物不耐受的患者，甘油三酯水平>500mg/dl 的患者，以及具有严重代谢异常动脉粥样硬化脂质特征的患者。
- 单独使用维生素 E 或与其他抗氧化剂联合使用，与死亡率的潜在增加有关，在心血管疾病的一级和二级预防中应避免使用维生素 E。
- CoQ_{10} 用于心力衰竭患者的辅助治疗可能是合理的，但不应取代指南指导的治疗。
- 应考虑补充 ω-3 以辅助预防心血管疾病（特别是与心血管有关的死亡），推荐其用于治疗高甘油三酯血症可能是合理的。
- 尽管红曲米对胆固醇有良好的影响，且有证据表明降低死亡率、冠状动脉事件和非致死性心肌梗死，但由于美国产品重新配方以去除莫纳可林 K，目前还不推荐使用红曲米补充剂。
- 目前没有足够的证据来推荐或反对复合维生素、维生素 C、维生素 D、L-精氨酸、L-肉碱或硒作为心血管疾病的一级或二级预防。

（Jenna M.Holzhausen, PharmD, BCPS and Aaron D.Berman, MD, FACC 著

王增武　田奕欣　译　张书敏　校）

参考文献

1. *World Health Statistics 2017: Monitoring Health for the SDGs, Sustainable Development Goals*. Geneva: World Health Organization; 2017. License: CC BY-NC-SA 3.0 IGO.
2. Nutrition Business Journal. *NBJ's Supplement Business Report 2017*. Boulder, Colorado: Penton Media, Inc.; 2017.
3. Kantor ED, Rehm CD, Du M, White E, and Giovannucci EL. Trends in dietary supplement use among US adults from 1999-2012. *JAMA* 2016;316(14):1464–1474.
4. Bailey RL, Fakhouri TH, Park Y, et al. Multivitamin-mineral use is associated with reduced risk of cardiovascular disease mortality among women in the United States. *J. Nutr.* 2015;145(3):572–578.
5. Hercberg S, Galan P, Preziosi P, et al. The SU.VI.MAX study: A randomized, placebo-controlled trial of the health effects of antioxidant vitamins and minerals. *Arch. Intern. Med.* 2004;164(21):2335–2342.
6. Hercberg S, Kesse-Guyot E, Druesne-Pecollo N, et al. Incidence of cancers, ischemic cardiovascular diseases and mortality during 5-year follow-up after stopping antioxidant vitamins and minerals supplements: A postintervention follow-up in the SU.VI.MAX study. *Int. J. Cancer* 2010;127(8):1875–1881.
7. Holmquist C, Larsson S, Wolk A, and de Faire U. Multivitamin supplements are inversely associated with risk of myocardial infarction in men and women – Stockholm Heart Epidemiology Program (SHEEP). *J. Nutr.* 2003;133(8):2650–2654.
8. Muntwyler J, Hennekens CH, Manson JE, Buring JE, and Gaziano JM. Vitamin supplement use in a low-risk population of US male physicians and subsequent cardiovascular mortality. *Arch. Intern. Med.* 2002;162(13):1472–1476.
9. Neuhouser ML, Wassertheil-Smoller S, Thomson C, et al. Multivitamin use and risk of cancer and cardiovascular disease in the Women's Health Initiative cohorts. *Arch. Intern. Med.* 2009;169(3):294–304.
10. Park SY, Murphy SP, Wilkens LR, Henderson BE, and Kolonel LN. Multivitamin use and the risk of mortality and cancer incidence. *Am. J. Epidemiol.* 2011;173(8):906–914.
11. Rautiainen S, Akesson A, Levitan EB, Morgenstern R, Mittleman MA, and Wolk A. Multivitamin use and the risk of myocardial infarction: A population-based cohort of Swedish women. *Am. J. Clin. Nutr.* 2010;92(5):1251–1256.
12. Rautiainen S, Lee IM, Rist PM, et al. Multivitamin use and cardiovascular disease in a prospective study of women. *Am. J. Clin. Nutr.* 2015;101(1):144–152.
13. Sesso HD, Christen WG, Bubes V, et al. Multivitamins in the prevention of cardiovascular disease in men: The Physician's Health Study II randomized controlled trial. *JAMA* 2012;308(17):1751–1760.
14. Watkins ML, Erickson JD, Thun MJ, Mulinare J, and Heath CW Jr. Multivitamin use and mortality in a large prospective study. *Am. J. Epidemiol.* 2000;152(2):149–162.
15. Moyer VA. Vitamin, mineral, and multivitamin supplements for the primary prevention of cardiovascular disease and cancer: U.S. Preventative Services Task Force recommendation statement. *Ann. Intern. Med.* 2014;160(8):558–564.
16. Hoffbrand AV and Weir DG. The history of folic acid. *Br. J. Haematol.* 2001;113(3):579–589.
17. Daly LE, Kirke PN, Molloy A, Weir DG, and Scott JM. Folate levels and neural tube defects. *JAMA* 1995;274(21);1698–1702.
18. Moat SJ, Lang D, McDowell IF, et al. Folate, homocysteine, endothelial dysfunction and cardiovascular disease. *J. Nutr. Biochem.* 2004;15(2):64–79.
19. Mudd SH, Haylik R, Levy HL, McKusick VA, and Feinleib M. A study of cardiovascular risk in heterozygotes for homocystinuria. *Am. J. Hum. Genet.* 1981;33(6):883–893.
20. Clarke R, Daly L, Robinson K, et al. Hyperhomocysteinemia: An independent risk factor for vascular disease. *N. Engl. J. Med.* 1991;324(17):1149–1155.
21. Homocysteine Studies Collaboration. Homocysteine and risk of ischemic heart disease and stroke: A meta-analysis. *JAMA* 2002;288(16):2015–2022.
22. Homocysteine Lowering Trialists Collaboration. Dose-dependent effects of folic acid on blood concentrations of homocysteine: A meta-analysis of the randomized trials. *Am. J. Clin. Nutr.* 2005;82(4):806–812.
23. B-Vitamin Trialists Collaboration. Homocysteine lowering trials for prevention of cardiovascular events: A review of the design and power of the large randomized trials. *Am. Heart J.* 2006;151(2):282–287.
24. Moens AL, Claeys MJ, Wuyts FL, et al. Effect of folic acid on endothelial function following acute myocardial infarction. *Am. J. Coll. Cardiol.* 2007;99(4):476–481.
25. Liu Y, Tian T, Zhang H, Gao L, and Zhou X. The effect of homocysteine-lowering therapy with folic acid on flow-mediated vasodilation in patients with coronary artery disease: A meta-analysis of randomized trials. *Atherosclerosis* 2014;235(1):31–35.
26. Jacques PF, Selhub J, Bostom AG, Wilson PW, and Rosenberg IH. The effect of folic acid fortification on plasma folate and total homocysteine concentrations. *N. Engl. J. Med.* 1999;340(19):1449–1454.
27. Li Y, Huang T, Zheng Y, Muka T, Troup J, and Hu FB. Folic acid supplementation and the risk of cardiovascular diseases: A meta-analysis of randomized controlled trials. *J. Am. Heart Assoc.* 2016;5(8):e003768. doi:10.1161/JAHA.116.003738.
28. Jardine MJ, Kang A, Zoungas S, et al. The effect of folic acid based homocysteine lowering on cardiovascular events in people with kidney disease: Systematic review and meta-analysis. *BMJ* 2012;344:e3533. doi:10.1136bmj.e3533.
29. Lange H, Suryapranata H, De Luca G, et al. Folate therapy and in-stent restenosis after coronary stenting. *N. Engl. J. Med.* 2004;350(26):2673–2681.
30. Castelli WP, Anderson K, Wilson PW, and Levy D. Lipids and risk of coronary heart disease. The Framingham Study. *Ann. Epidemiol.* 1992;2(1–2):23–28.
31. Stein EA and Raal F. Future directions to establish lipoprotein(a) as a treatment for atherosclerotic cardiovascular disease. *Cardiovasc. Drugs Ther.* 2016;30(1):101–108.
32. Illingworth DR, Stein EA, Mitchel YB, et al. Comparative effects of lovastatin and niacin in primary hypercholesterolemia. A prospective trial. *Arch. Intern. Med.* 1994;154(14):1586–1595.
33. Coronary Drug Project Research Group. Clofibrate and niacin in coronary heart disease. *JAMA* 1975;231(4):360–381.
34. Canner PL, Berge KG, Wenger NK, et al. Fifteen year mortality in Coronary Drug Project patients: Long-term benefit with niacin. *J. Am. Coll. Cardiol.* 1986;8(6):1245–1255.
35. Brown BG, Zhao XQ, Chait A, et al. Simvastatin and niacin, antioxidant vitamins, or the combination for the prevention of coronary disease. *N. Engl. J. Med.* 2001;345(22):1583–1592.
36. The AIM-HIGH Investigators. Niacin in patients with low HDL cholesterol levels receiving intensive statin therapy. *N. Engl. J. Med.* 2011;365(24):2255–2267.
37. The HPS2-THRIVE Investigators. Effects of extended-release niacin with laropiprant in high risk patients. *N. Engl. J. Med.* 2014;371(3):203–212.
38. Superko HR, Zhao XQ, Hodis HN, and Guyton JR. Niacin and heart disease prevention: Engraving its tombstone is a mistake. *J. Clin. Lipidol.* 2017;11(6):1309–1317.
39. Stone NJ, Robinson J, Lichtenstein AH, et al. 2013 ACC/AHA guideline on the treatment of blood cholesterol to reduce atherosclerotic cardiovascular risk in adults: A report of the American College of Cardiology/American Heart Association Task Force on Practice Guidelines. *Circulation* 2014;129(25 Suppl 2):S1–S45.
40. Frei B, England L, and Ames BN. Ascorbate is an outstanding antioxidant in human blood plasma. *Proc. Natl. Acad. Sci. USA* 1989;86(16):6377–6381.
41. Retsky KL, Freeman MW, and Frei B. Ascorbic acid oxidation

product(s) protect human low density lipoprotein against atherogenic modification. *J. Biol. Chem.* 1993;268(2):1304–1309.
42. Huang A, Vita JA, Venema RC, and Keaney JF Jr. Ascorbic acid enhances endothelial nitric oxide synthase activity by increasing intracellular tetrahydrobiopterin. *J. Biol. Chem.* 2000;275(23):17399–17406.
43. Carr AC and Frei B. Toward a new recommended dietary allowance for vitamin C based on antioxidant and health effects in humans. *Am. J. Clin. Nutr.* 1999;69(6):1086–1107.
44. McCarron DA, Morris CD, Henry HJ, and Stanton JL. Blood pressure and nutrient intake in the United States. *Science* 1984;224:1392–1398.
45. Moran JP, Cohen L, Greene JM, et al. Plasma ascorbic acid concentrations relate inversely to blood pressure in human subjects. *Am. J. Clin. Nutr.* 1993;57(2):213–217.
46. Gale CR, Martyn CN, Winter PD, and Cooper C. Vitamin C and risk of death from stroke and coronary heart disease in cohort of elderly people. *BMJ* 1995;310:1563–1566.
47. Gey KF, Stahelin HB, and Eichholzer M. Poor plasma status of carotene and vitamin C is associated with higher mortality from ischemic heart disease and stroke: Basel Prospective Study. *Clin. Investig.* 1993;71(1):3–6.
48. Knekt P, Reunanen A, Järvinen R, Seppänen R, Heliövaara M, and Aromaa A. Antioxidant vitamin intake and coronary mortality in a longitudinal population study. *Am. J. Epidemiol.* 1994;139(12):1180–1189.
49. Nyyssönen K, Parviainen MT, Salonen R, Tuomilehto J, and Salonen JT. Vitamin C deficiency and risk of myocardial infarction: Prospective population study of men from eastern Finland. *BMJ* 1997;314:634–638.
50. Ness AR, Powles JW, and Khaw KT. Vitamin C and cardiovascular disease: A systematic review. *J. Cardiovasc. Risk* 1996;3(6):513–521.
51. Bjelakovic G, Nikolova D, Gluud LL, Simonetti RG, and Gluud C. Mortality in randomized trials of antioxidant supplements for primary and secondary prevention: Systematic review and meta-analysis. *JAMA* 2007;297(8):842–857.
52. Cook NR, Albert CM, Gaziano JM, et al. A randomized factorial trial of vitamins C and E and beta carotene in the secondary prevention of cardiovascular events in women: Results from the Women's Antioxidant Cardiovascular Study. *Arch. Intern. Med.* 2007;167(15):1610–1618.
53. Sesso HD, Buring JE, Christen WG, et al. Vitamins E and C in the prevention of cardiovascular disease in men: The Physicians' Health Study II randomized controlled trial. *JAMA* 2008;300(18):2123–2133.
54. Enstrom JE, Kanim LE, and Klein MA. Vitamin C intake and mortality among a sample of the United States population. *Epidemiology* 1992;3(3):194–202.
55. Khaw KT, Bingham S, Welch A, et al. Relation between plasma ascorbic acid and mortality in men and women in EPIC-Norfolk prospective study: A prospective population study. European Prospective Investigation into Cancer and Nutrition. *Lancet* 2001;357:657–663.
56. Kritchevsky SB, Shimakawa T, Tell GS, et al. Dietary antioxidants and carotid artery wall thickness. The ARIC Study. Atherosclerosis Risk in Communities Study. *Circulation* 1995;92(8):2142–2150.
57. Kushi LH, Folsom AR, Prineas RJ, Mink PJ, Wu Y, and Bostick RM. Dietary antioxidant vitamins and death from coronary heart disease in postmenopausal women. *N. Engl. J. Med.* 1996;334(18):1156–1162.
58. Losonczy KG, Harris TB, and Havlik RJ. Vitamin E and vitamin C supplement use and risk of all-cause and coronary heart disease mortality in older persons: Epidemiologic studies of the elderly. *Am. J. Clin. Nutr.* 1996;64(2):190–196.
59. Osganian SK, Stampfer MJ, Rimm E, et al. Vitamin C and risk of coronary heart disease in women. *J. Am. Coll. Cardiol.* 2003;42(2):246–252.
60. Ramirez J and Flowers NC. Leukocyte ascorbic acid and its relationship to coronary artery disease in man. *Am. J. Clin. Nutr.* 1980;33(10):2079–2087.
61. Sahyoun NR, Jacques PF, and Russell RM. Carotenoids, vitamins C and E, and mortality in an elderly population. *Am. J. Epidemiol.* 1996;144(5):501–511.
62. Bjelakovic G, Nikolova D, Gluud LL, Simonetti RG, and Gluud C. Antioxidant supplements for prevention of mortality in healthy participants and patients with various diseases. *Cochrane Database Syst. Rev.* 2012;3:CD007176.
63. Al-Khudairy L, Flowers N, Wheelhouse R, et al. Vitamin C supplementation for the primary prevention of cardiovascular disease. *Cochrane Database Syst. Rev.* 2017;3:CD011114.
64. Hodis HN, Mack WJ, LaBree L, et al. Serial coronary angiographic evidence that antioxidant vitamin intake reduces progression of coronary artery atherosclerosis. *JAMA* 1995;273(23):1849–1854.
65. Tardif JC, Côté G, Lespérance J, et al. Probucol and multivitamins in the prevention of restenosis after coronary angioplasty. Multivitamins and Probucol Study Group. *N. Engl. J. Med.* 1997;337(6):365–372.
66. Al-khalidi B, Kimball SM, Rotondi MA, and Ardern CL. Standardized serum 25-hydroxyvitamin D concentrations are inversely associated with cardiometabolic disease in U.S. adults: A cross-sectional analysis of NHANES 2001-2010. *Nutr. J.* 2017;16(1):16–26.
67. Wang PJ, Pencina MJ, Booth SL, et al. Vitamin D deficiency and risk of cardiovascular disease. *Circulation* 2008;117(4):503–511.
68. Carrara D, Bruno RM, Bacca A, et al. Cholecalciferol treatment downregulates renin-angiotension system and improves endothelial function in essential hypertensive patients with hypovitaminosis D. *J. Hypertens.* 2016;34(11):2199–2205.
69. Margolis KL, Ray, RM, Van Horn L, et al. Effect of calcium and vitamin D supplementation on blood pressure: The Women's Health Initiative Randomized Trial. *Hypertension* 2008;52(5):847–855.
70. D'Amore C, Marsico F, Parente A, et al. Vitamin D deficiency and clinical outcome in patients with chronic heart failure: A review. *Nutr. Metab. Cardiovasc. Dis.* 2017;27(10):837–849.
71. Scragg R, Stewart AW, Waayer D, et al. Effect of monthly high-dose vitamin D supplementation on cardiovascular disease in the Vitamin D Assessment Study: A randomized clinical trial. *JAMA Cardiol.* 2017;2(6):608–616.
72. Bassuk SS, Manson JE, Lee IM, et al. Baseline characteristics of participants in the VITamin D and OmegA-3 Trial (VITAL). *Contemp. Clin. Trials* 2016;47:235–243.
73. Institute of Medicine, Food and Nutrition Board. *Dietary Reference Intakes for Calcium and Vitamin D*. Washington, DC: National Academy Press; 2010.
74. Brigelius-Flohé R, Kelly FJ, Solonen JT, Neuzil J, Zingg JM, and Azzi A. The European perspective on vitamin E: Current knowledge and future research. *Am. J. Clin. Nutr.* 2002;76(4):703–716.
75. Dutta A and Dutta SK. Vitamin E and its role in the prevention of atherosclerosis and carcinogenesis: A review. *J. Am. Coll. Nutr.* 2003;22(4):258–268.
76. Meydani M. Vitamin E. *Lancet* 1995;345:170–175.
77. Collaborative Group of the Primary Prevention Project. Low-dose aspirin and vitamin E in people at cardiovascular risk: A randomised trial in general practice. *Lancet* 2001;357:89–95.
78. Eidelman RS, Hollar D, Hebert PR, Lamas GA, and Hennekens CH. Randomized trials of vitamin E in the treatment and prevention of cardiovascular disease. *Arch. Intern. Med.* 2004;164(14):1552–1556.
79. Knekt P, Ritz J, Pereira MA, et al. Antioxidant vitamins and coronary heart disease risk: A pooled analysis of 9 cohorts. *Am. J. Clin. Nutr.* 2004;80(6):1508–1520.
80. Lee IM, Cook NR, Gaziano JM, et al. Vitamin E in the primary prevention of cardiovascular disease and cancer: The Women's Health Study: A randomized controlled trial. *JAMA* 2005;294(1):56–65.
81. Lonn E, Bosch J, Yusuf S, et al. HOPE and HOPE-TOO Trial Investigators. Effects of long-term vitamin E supplementation on cardiovascular events and cancer: A randomized controlled trial. *JAMA* 2005;293(11):1338–1347.
82. Mann JF, Lonn EM, Yi Q, et al. Effects of vitamin E on cardiovascular outcomes in people with mild-to-moderate renal insufficiency: Results of the HOPE study. *Kidney Int.* 2004;65(4):1375–1380.
83. Myung SK, Ju W, Cho B, et al. Efficacy of vitamin and antioxidant supplements in prevention of cardiovascular disease: Systematic review and meta-analysis of randomised controlled trials. *BMJ* 2013;346:f10.
84. Rapola JM, Virtamo J, Ripatti S, et al. Randomised trial of alpha-tocopherol and beta-carotene supplements on incidence of major coronary events in men with previous myocardial infarction. *Lancet* 1997;349:1715–1720.
85. Shekelle PG, Morton SC, Jungvig LK, et al. Effect of supplemental vitamin E for the prevention and treatment of cardiovascular disease. *J. Gen. Intern. Med.* 2004;19(4):380–389.
86. Virtamo J, Rapola JM, Ripatti S, et al. Effect of vitamin E and beta carotene on the incidence of primary nonfatal myocardial infarction and fatal coronary

heart disease. *Arch. Intern. Med.* 1998;158(6):668–675.
87. Chae CU, Albert CM, Moorthy MV, et al. Vitamin E supplementation and the risk of heart failure in women. *Circ. Heart Fail.* 2012;5(2):176–182.
88. Lonn E, Yusuf S, Dzavik V, et al. Effects of ramipril and vitamin E on atherosclerosis: The study to evaluate carotid ultrasound changes in patients treated with ramipril and vitamin E (SECURE). *Circulation* 2001;103(7):919–925.
89. The Heart Outcomes Prevention Evaluation Study Investigators. Vitamin E supplementation and cardiovascular events in high-risk patients. *N. Engl. J. Med.* 2000;342(3):154–160.
90. Hodis HN, Mack WJ, LaBree L, et al. Alpha-tocopherol supplementation in healthy individuals reduces low-density lipoprotein oxidation but not atherosclerosis: The Vitamin E Atherosclerosis Prevention Study (VEAPS). *Circulation* 2002;106(12):1453–1459.
91. Keith ME, Jeejeebhoy KN, Langer A, et al. A controlled clinical trial of vitamin E supplementation in patients with congestive heart failure. *Am. J. Clin. Nutr.* 2001;73(2):219–224.
92. Kris-Etherton PM, Lichtenstein AH, Howard BV, et al. AHA Science Advisory: Antioxidant vitamin supplements and cardiovascular disease. *Circulation* 2004;110(5):637–641.
93. Dietary Supplement Health and Education Act of 1994. *Public Law 103–417.* Available at:https://www.fda.gov/RegulatoryInformation/LawsEnforcedbyFDA/SignificantAmendmentstotheFDCAct/ucm148003.htm. Accessed December 14, 2017.
94. Crane FL. Biochemical functions of coenzyme Q10. *J. Am. Coll. Nutr.* 2001;20(6):591–598.
95. Kalén A, Appelkvist EL, and Dallner G. Age-related changes in the lipid compositions of rat and human tissues. *Lipids* 1989;24(7):579–584.
96. Folkers K, Vadhanavikit S, and Mortensen SA. Biochemical rationale and myocardial tissue data on the effective therapy of cardiomyopathy with coenzyme Q10. *Proc. Natl. Acad. Sci. USA* 1985;82(3):901–904.
97. Littarru GP, Ho L, and Folkers K. Deficiency of coenzyme Q10 in human heart disease: II. *Int. J. Vitam. Nutr. Res.* 1972;42(3):413–434.
98. Molyneux SL, Florkowski CM, George PM, et al. Coenzyme Q10: An independent predictor of mortality in chronic heart failure. *J. Am. Coll. Cardiol.* 2008;52(18):1435–1441.
99. Flowers N, Hartley L, Todkill D, Stranges S, and Rees K. Co-enzyme Q10 supplementation for the primary prevention of cardiovascular disease. *Cochrane Database Syst. Rev.* 2014;12:CD010405.
100. Rosenfeldt FL, Haas SJ, Krum H, et al. Coenzyme Q10 in the treatment of hypertension: A meta-analysis of the clinical trials. *J. Hum. Hypertens.* 2007;21(4):297–306.
101. Ho MJ, Li ECK, and Wright JM. Blood pressure lowering efficacy of coenzyme Q10 for primary hypertension. *Cochrane Database Syst. Rev.* 2016;3:CD007435.
102. Singh RB, Wander GS, Rasogi A, et al. Randomized, double-blind placebo-controlled trial of coenzyme Q10 in patients with acute myocardial infarction. *Cardiovasc. Drugs Ther.* 1998;12(4):347–353.
103. Singh RB, Neki NS, Kartikey K, et al. Effect of coenzyme Q10 on risk of atherosclerosis in patients with recent myocardial infarction. *Mol. Cell. Biochem.* 2003;246(1–2):75–82.
104. Adarsh K, Kaur H, and Mohan V. Coenzyme Q10 (CoQ10) in isolated diastolic heart failure in hypertrophic cardiomyopathy (HCM). *Biofactors* 2008;32(1–4):145–149.
105. Baggio E, Gandini R, Plauncher AC, Passeri M, and Carmosino G. Italian multicenter study on the safety and efficacy of coenzyme Q10 as adjunctive therapy in heart failure. CoQ10 Drug Surveillance Investigators. *Mol. Aspects Med.* 1994;15 Suppl:S287–S294.
106. Berman M, Erman A, Ben-Gal T, et al. Coenzyme Q10 in patients with end-stage heart failure awaiting cardiac transplantation: A randomized, placebo-controlled study. *Clin. Cardiol.* 2004;27(5):295–299.
107. Hofman-Bang C, Rehnqvist N, Swedberg K, Wiklund I, and Aström H. Coenzyme Q10 as an adjunctive treatment of congestive heart failure. The Q10 Study Group. *J. Card. Fail.* 1995;1(2):101–107.
108. Keogh A, Fenton S, Leslie C, et al. Randomised double-blind, placebo-controlled trial of coenzyme Q, therapy in class II and III systolic heart failure. *Heart Lung Circ.* 2003;12(3):135–141.
109. Lampertico M and Comis S. Italian multicenter study on the efficacy and safety of coenzyme Q10 as adjuvant therapy in heart failure. *Clin. Investig.* 1993;71(8 Suppl):S129–S133.
110. Morisco C, Trimarco B, and Condorelli M. Effect of coenzyme Q10 therapy in patients with congestive heart failure: A long-term, multicenter, randomized study. *Clin. Investig.* 1993;71(8 Suppl):S134–S136.
111. Mortensen SA, Rosenfeldt F, Kumar A, et al. The effect of coenzyme Q10 on morbidity and mortality in chronic heart failure. Results from the Q-SYMBIO study. *JACC Heart Fail.* 2014;2(6):641–649.
112. Soja AM and Mortensen SA. Treatment of congestive heart failure with coenzyme Q10 illuminated by meta-analyses of clinical trials. *Mol. Aspects Med.* 1997;18 Suppl:S159–S168.
113. Belardinelli R, Muçaj A, Lacalaprice F, et al. Coenzyme Q10 and exercise training in chronic heart failure. *Eur. Heart J.* 2006;27(22):2675–2681.
114. Belardinelli R, Muçaj A, Lacalaprice F, et al. Coenzyme Q10 improves contractility of dysfunctional myocardium in chronic heart failure. *Biofactors* 2005;25(1–4):137–145.
115. Langsjoen PH, Vadhanavikit S, and Folkers K. Effective treatment with coenzyme Q10 of patients with chronic myocardial disease. *Drugs Exp. Clin. Res.* 1985;11(8):577–579.
116. Morisco C, Nappi A, Argenziano L, et al. Noninvasive evaluation of cardiac hemodynamics during exercise in patients with chronic heart failure: Effects of short-term coenzyme Q10 treatment. *Mol. Aspects Med.* 1994;15 Suppl:s155–s163.
117. Mortensen SA. Coenzyme Q10 as an adjunctive therapy in patients with congestive heart failure. *JACC* 2000;36(1):304–305.
118. Rosenfeldt F, Hilton D, Pepe S, and Krum H. Systematic review of effect of coenzyme Q10 in physical exercise, hypertension and heart failure. *Biofactors* 2003;18(1–4):91–100.
119. Davidson MH, Stein EA, Bays HE, et al. Efficacy and tolerability of adding prescription omega-3 fatty acids 4 g/d to simvastatin 40 mg/d in hypertriglyceridemic patients: An 8-week, randomized, double-blind, placebo-controlled study. *Clin. Ther.* 2007;29(7):1354–1367.
120. Harris WS. n-3 fatty acids and serum lipoproteins: Human studies. *Am. J. Clin. Nutr.* 1997;65(5 Suppl):1645s–1654s.
121. Harris WS, Rothrock DW, Fanning A, et al. Fish oils in hypertriglyceridemia: A dose-response study. *Am. J. Clin. Nutr.* 1990;51(3):399–406.
122. Roth EM. ω-3 carboxylic acids for hypertriglyceridemia. *Expert Opin. Pharmacother.* 2015;16(1):123–133.
123. Mazaffarian D and Wu JH. Omega-3 fatty acids and cardiovascular disease: Effects on risk factors, molecular pathways, and clinical events. *J. Am. Coll. Cardiol.* 2011;58(20):2047–2067.
124. Lloyd-Jones DM, Hong Y, Labarthe D, et al. Defining and setting national goals for cardiovascular health promotion and disease reduction the American Heart Association's strategic impact goal through 2020 and beyond. *Circulation* 2010;121(4):586–613.
125. U.S. Department of Agriculture and U.S. Department of Health and Human Services. *Dietary Guidelines for Americans, 2010,* 7th Edition. Washington, DC: U.S. Government Printing Office; December 2010.
126. The Risk and Prevention Study Collaborative Group. n-3 fatty acids in patients with multiple cardiovascular risk factors. *N. Engl. J. Med.* 2013;368(19):1800–1808.
127. British Heart Foundation. *ASCEND: A Study of Cardiovascular Events in Diabetes.* https://ascend.medsci.ox.ac.uk/. Accessed December 6, 2017.
128. Siscovick DS, Barringer TA, Fretts AM, et al. Omega-3 polyunsaturated fatty acid (fish oil) supplementation and the prevention of clinical cardiovascular disease. *Circulation* 2017;135(15):e867–e884.
129. Rizos EC, Ntzani EE, Bika E, Kostapanos MS, and Elisaf MS. Association between omega-3 fatty acid supplementation and risk of major cardiovascular disease events: A systematic review and meta-analysis. *JAMA* 2012;308(10):1024–1033.
130. Tavazzi L, Maggioni AP, Marchioli R, et al. Effect of n-3 polyunsaturated fatty acids in patients with chronic heart failure (the GISSI-HF trial): A randomized, double-blind, placebo-controlled trial. *Lancet* 2008;372:1223–1230.
131. Lerman A, Suwaidi JA, and Velianott JL. L-arginine: A novel therapy for coronary artery disease? *Expert Opin. Investig. Drugs* 1999;8(11):1785–1793.
132. Bai Y, Sun L, Yang T, Sun K, Chen J, and Hui R. Increase in fasting vascular endothelial function after short-term oral L-arginine is effective when baseline flow-mediated dilation is low: A meta-analysis of randomized controlled trials. *Am. J. Clin. Nutr.* 2009;89(1):77–84.

133. McRae MP. Therapeutic benefits of L-arginine: An umbrella review of meta-analyses. *J. Chiropr. Med.* 2016;15(3):184–189.
134. Bednarz B, Wolk R, Chamiec T, Herbaczynska-Cedro K, Winek D, and Ceremuzynski L. Effects of oral L-arginine supplementation on exercise-induced QT dispersion and exercise tolerance in stable angina pectoris. *Int. J. Cardiol.* 2000;75(2–3):205–210.
135. Blum A, Porat R, Rosenschein U, et al. Clinical and inflammatory effects of dietary L-arginine in patients with intractable angina pectoris. *Am. J. Cardiol.* 1999;83(10):1488–1490.
136. Ceremuzynski L, Chamiec T, and Herbaczynska-Cedro K. Effect of supplemental oral L-arginine on exercise capacity in patients with stable angina pectoris. *Am. J. Cardiol.* 1997;80(3):331–333.
137. Maxwell AJ, Zapien MP, Pearce GL, MacCallum G, and Stone PH. Randomized trial of a medical food for the dietary management of chronic stable angina. *J. Am. Coll. Cardiol.* 2002;39(1):37–45.
138. Palloshi A, Fragasso G, Piatti P, et al. Effect of oral L-arginine on blood pressure and symptoms and endothelial function in patients with systemic hypertension, positive exercise tests, and normal coronary arteries. *Am. J. Cardiol.* 2004;93(7):933–935.
139. Schulman SP, Becker LC, Kass DA, et al. L-arginine therapy in acute myocardial infarction. The vascular interaction with age in myocardial infarction (VINTAGE MI) randomized clinical trial. *JAMA* 2006;295(1):58–64.
140. Aliev G, Liu J, Shenk JC, et al. Neuronal mitochondrial amelioration by feeding acetyl-L-carnitine and lipoic acid to aged rats. *J. Cell. Mol. Med.* 2009;13(2):320–333.
141. Cacciatore L, Cerio R, Ciarimboli M, et al. The therapeutic effect of L-carnitine in patients with exercise-induced stable angina: A controlled study. *Drugs Exp. Clin. Res.* 1991;17(4):225–235.
142. Cherchi A, Lai C, Angelino F, et al. Effects of L-carnitine on exercise tolerance in chronic stable angina: A multicenter, double-blind, randomized, placebo-controlled, crossover study. *Int. J. Clin. Pharmacol. Ther. Toxicol.* 1985;23(10):569–572.
143. Iyer RN, Khan AA, Gupta A, Vajifdar BU, and Lokhandwala YY. L-carnitine moderately improves the exercise tolerance in chronic stable angina. *J. Assoc. Physicians India* 2000;48(11):1050–1052.
144. Kamikawa T, Suzuki Y, Kobayashi A, et al. Effects of L-carnitine on exercise tolerance in patients with stable angina pectoris. *Jpn. Heart J.* 1984;25(4):587–597.
145. Ghidini O, Azzurro M, Vita G, and Sartori G. Evaluation of the therapeutic efficacy of L-carnitine in congestive heart failure. *Int. J. Clin. Pharmacol. Ther. Toxicol.* 1988;26(4):217–220.
146. Gürlek A, Tutar E, Akçil E, et al. The effects of L-carnitine treatment on left ventricular function and erythrocyte superoxide dismutase activity in patients with ischemic cardiomyopathy. *Eur. J. Heart Fail.* 2000;2(2):189–193.
147. Rizos I. Three-year survival of patients with heart failure caused by dilated cardiomyopathy and L-carnitine administration. *Am. Heart J.* 2000;139:S120–S123.
148. Romagnoli G, Naso A, Carro G, and Lidestri V. Beneficial effects of L-carnitine in dialysis patients with impaired left ventricular function: An observational study. *Curr. Med. Res. Opin.* 2002;18(3):172–175.
149. Serati AR, Motamedi MR, Emami S, Varedi P, and Movahed MR. L-carnitine treatment in patients with mild diastolic heart failure is associated with improvement in diastolic function and symptoms. *Cardiology* 2010;116(3):178–182.
150. Davini P, Bigalli A, Lamanna F, and Boem A. Controlled study on L-carnitine therapeutic efficacy in post-infarction. *Drugs Exp. Clin. Res.* 1992;18(8):355–365.
151. DiNicolantonio JJ, Lavie CJ, Fares H, Menezes AR, and O'Keefe JH. L-carnitine in the secondary prevention of cardiovascular disease: Systematic review and meta-analysis. *Mayo Clin. Proc.* 2013;88(6):544–551.
152. Iliceto S, Scrutinio D, Pruzzi P, et al. Effects of L-carnitine administration on left ventricular remodeling after acute myocardial infarction: The L-carnitine ecocardiografia digitalizzata infarto miocardico (CEDIM) trial. *J. Am. Coll. Cardiol.* 1995;26(2):380–387.
153. Iyer R., Gupta A, Khan A, Hiremath S, and Lokhandwala Y. Does left ventricular function improve with L-carnitine after acute myocardial infarction? *J. Postgrad. Med.* 1999;45(2):38–41.
154. Jacoba KG, Abarquez RF, Topacio GO, et al. Effect of L-carnitine on the limitation of infarct size in one-month postmyocardial infarction cases. A multicentre, randomised, parallel, placebo-controlled trial. *Clin. Drug Invest.* 1996;11(2):90–96.
155. Rizzon P, Biasco G, Di Biase M, et al. High doses of L-carnitine in acute myocardial infarction: Metabolic and antiarrhythmic effects. *Eur. Heart J.* 1989;10(6):502–508.
156. Shang R, Sun Z, and Li H. Effective dosing of L-carnitine in the secondary prevention of cardiovascular disease: A systematic review and meta-analysis. *BMC Cardiovasc. Disord.* 2014;14:88.
157. Singh RB, Niaz MA, Agarwal P, Beegum R, Rastogi SS, and Sachan DS. A randomized, double-blind, placebo-controlled trial of L-carnitine in suspected acute myocardial infarction. *Postgrad. Med. J.* 1996;72:45–50.
158. Tarantini G, Scrutinio D, Bruzzi P, Boni L, Rizzon P, and Iliceto S. Metabolic treatment with L-carnitine in acute anterior ST segment elevation myocardial infarction. A randomized controlled trial. *Cardiology* 2006;106(4):215–223.
159. Gordon RY, Cooperman T, Obermeyer W, and Becker DJ. Marked variability of monacolin levels in commercial red yeast rice products. *Arch. Intern. Med.* 2010;170(19):1722–1727.
160. Childress L, Gay A, Zargar A, and Ito MK. Review of red yeast rice content and current Food and Drug Administration oversight. *J. Clin. Lipidol.* 2013;7(2):117–122.
161. Cohen PA, Avula B, and Khan IA. Variability in strength of red yeast rice supplements purchased from mainstream retailers. *Eur. J. Prev. Cardiol.* 2017;24(13):1431–1434.
162. Becker DJ, Gordon RY, Halbert SC, French B, Morris PB, and Rader DJ. Red yeast rice for dyslipidemia in statin-intolerant patients: A randomized trial. *Ann. Intern. Med.* 2009;150(12):830–839.
163. Halbert SC, French B, Gordon RY, et al. Tolerability of red yeast rice (2,400 mg twice daily) versus pravastatin (20 mg twice daily) in patients with previous statin intolerance. *Am. J. Cardiol.* 2010;105(2):198–204.
164. Heber D, Yip I, Ashley JM, Elashoff DA, Elashoff RM, and Go VL. Cholesterol-lowering effects of a proprietary Chinese red-yeast-rice dietary supplement. *Am. J. Clin. Nutr.* 1999;69(2):231–236.
165. Huang CF, Li TC, Lin CC, Liu CS, Shih HC, and Lai MM. Efficacy of Monascus purpureus Went rice on lowering lipid ratios in hypercholesterolemic patients. *Eur. J. Cardiovasc. Prev. Rehabil.* 2007;14(3):438–440.
166. Lin CC, Li TC, and Lai MM. Efficacy and safety of Monascus purpureus Went rice in subjects with hyperlipidemia. *Eur. J. Endocrinol.* 2005;153(5):679–686.
167. Liu J, Zhang J, Shi Y, Grimsgaard S, Alraek T, and Fønnebø V. Chinese red yeast rice (Monascus purpureus) for primary hyperlipidemia: A meta-analysis of randomized controlled trials. *Chin. Med.* 2006;1:4.
168. Liu L, Zhao SP, Cheng YC, and Li YL. Xuezhikang decreases serum lipoprotein(a) and C-reactive protein concentrations in patients with coronary heart disease. *Clin. Chem.* 2003;49(8):1347–1352.
169. Wang J, Lu A, Chi J, et al. Multicenter clinical trial of the serum lipid-lowering effects of a Monascus purpureus (red yeast) rice preparation from traditional Chinese medicine. *Curr. Ther. Res.* 1997;58(12):964–978.
170. Zhao SP, Liu L, Cheng YC, and Li YL. Effect of xuezhikang, a cholestin extract, on reflecting postprandial triglyceridemia after a high-fat meal in patients with coronary heart disease. *Atherosclerosis* 2003;168(2):375–380.
171. Li JJ, Lu ZL, Kou WR, et al. Beneficial impact of Xuezhikang on cardiovascular events and mortality in elderly hypertensive patients with previous myocardial infarction from the China Coronary Secondary Prevention Study (CCSPS). *J. Clin. Pharmacol.* 2009;49(8):947–956.
172. Lu Z, Kou W, Du B, et al. Effect of Xuezhikang, an extract from red yeast Chinese rice, on coronary events in a Chinese population with previous myocardial infarction. *Am. J. Cardiol.* 2008;101(12):1689–1693.
173. Zhao SP, Lu ZL, Du BM, et al. Xuezhikang, an extract of cholestin, reduces cardiovascular events in type 2 diabetes patients with coronary heart disease: Subgroup analysis of patients with type 2 diabetes from China coronary secondary prevention study (CCSPS). *J. Cardiovasc. Pharmacol.* 2007;49(2):81–84.
174. Fairweather-Tait SJ, Bao Y, Broadley MR, et al. Selenium in human health and disease. *Antioxid. Redox Signal.* 2011;14(7):1337–1383.
175. Luoma PV, Sotaniemi EA, Korpela H, and Kumpulainen J. Serum selenium, glutathione peroxidase activity and high-density lipoprotein cholesterol:

175. Effect of selenium supplementation. *Res. Commun. Chem. Pathol. Pharmacol.* 1984;46(3):469–472.
176. Monget AL, Richard MJ, Cournot MP, et al. Effect of 6 month supplementation with different combinations of an association of antioxidant nutrients on biochemical parameters and markers of the antioxidant defense system in the elderly. The Geriatrie/Min.Vit.Aox Network. *Eur. J. Clin. Nutr.* 1996;50(7):443–449.
177. Salonen JT, Salonen R, Seppanen K, et al. Effects of antioxidant supplementation on platelet function: A randomized pair-matched, placebo-controlled double-blind trial in men with low antioxidant status. *Am. J. Clin. Nutr.* 1991;53(5):1222–1229.
178. Rayman MP. The importance of selenium to human health. *Lancet* 2000;356:233–241.
179. Rees K, Hartley L, Day C, Flowers N, Clarke A, and Stranges S. Selenium supplementation for the primary prevention of cardiovascular disease. *Cochrane Database Syst. Rev.* 2013;(1):CD009671.
180. Stranges S, Marshall JR, Trevisan M, et al. Effects of selenium supplementation on cardiovascular disease incidence and mortality: Secondary analyses in a randomized clinical trial. *Am. J. Epidemiol.* 2006;163(8):694–699.
181. Fortmann SP, Burda BU, Senger CA, Lin JS, and Whitlock EP. Vitamin and mineral supplements in the primary prevention of cardiovascular disease and cancer: An updated systematic evidence review for the U.S. Preventive Services Task Force. *Ann. Intern. Med.* 2013;159(12):824–834.
182. Cheng YY and Qian PC. The effect of selenium-fortified table salt in the prevention of Keshan disease on a population of 1.05 million. *Biomed. Environ. Sci.* 1990;3(4):422–428.
183. Alehagen U, Johansson P, Björnstedt M, Rosén A, and Dahlström U. Cardiovascular mortality and N-terminal-proBNP reduced after combined selenium and coenzyme Q10 supplementation: A 5-year prospective randomized double-blind placebo-controlled trial among elderly Swedish citizens. *Int. J. Cardiol.* 2013;167(5):1860–1866.
184. Food and Drug Administration, HHS. Current good manufacturing practice in manufacturing, packaging, labeling, or holding operations for dietary supplements. Final rule. *Fed. Regist.* 2007;72(121):34751–34958.
185. Bailey RL, Gahche JJ, Miller PE, Thomas PR, and Dwyer JT. Why US adults use dietary supplements. *JAMA Intern. Med.* 2013;173(5):355–361.
186. Micromedex® 2.0, (electronic version). Greenwood Village, Colorado, USA: Truven Health Analytics. Available at: http://www.micromedexsolutions.com/micromedex2/librarian (cited: 12/6/2017).
187. Andreeva VA, Touvier M, Kesse-Guvot E, Julia C, Galan P, and Hercberg S. B vitamin and/or ω-3 fatty acid supplementation and cancer: Ancillary findings from the supplementation with folate, vitamins B6 and B12, and/or omega-3 fatty acids (SU.FOL.OM3) randomized trial. *Arch. Intern. Med.* 2012;172(7):540–547.
188. Brasky TM, Darke AK, Song X, et al. Plasma phospholipid fatty acids and prostate cancer risk in the SELECT trial. *J. Natl. Cancer Inst.* 2013;105(15):1132–1141.
189. Brasky TM, Till C, White E, et al. Serum phospholipid fatty acids and prostate cancer risk: Results from the prostate cancer prevention trial. *Am. J. Epidemiol.* 2011;173(12):1429–1439.
190. Park SY, Wilkens LR, Henning SM, et al. Circulating fatty acids and prostate cancer risk in a nested case-control study: The Multiethnic Cohort. *Cancer Causes Control.* 2009;20(2):211–223.

第70章 强化心脏康复：发展历程、初步结果、思考和未来方向

目录

要点／1062

70.1 前言：强化心脏康复／1062

70.2 传统心脏康复和强化心脏康复的发展历程／1062

70.3 强化心脏康复的疗效和初步结果／1064

70.3.1 收缩压和舒张压／1064

70.3.2 血脂状况／1065

70.3.3 体重管理／1065

70.3.4 功能容量和体力活动／1066

70.3.5 心理社会功能和生活质量／1066

70.3.6 心脏病和相关心血管风险的逆转／1067

70.4 强化心脏康复：思考和未来方向／1067

70.5 结论／1069

临床应用／1069

致谢／1069

参考文献／1070

要点

- 强化心脏康复是一项可由医疗保险公司、医疗补助服务中心以及许多私营保险公司报销的服务,符合条件的患者通过积极改变生活方式可以从中获益。
- 强化心脏康复包含监督下的运动、重视社会心理和群体支持、日常健康教育和压力管理技术。
- 强化心脏康复可以改善几项心血管风险因素,包括血压、血脂、体重、心肺功能和特定社会心理情况。
- 考虑到再住院率、死亡率和心血管事件复发率,传统心脏康复项目仍然更容易被患者接受,并且操作和管理效率更高。

70.1 前言:强化心脏康复

传统早期门诊心脏康复(cardiac rehabilitation,CR)通常是在门诊医疗机构每周进行2~3次医疗监督以及心电遥控监测下的运动,根据个人保险赔偿费和风险分层,项目持续6~36次。已有研究报道了心脏康复有效性,几项meta分析表明,心脏康复可使全因死亡率降低15%~27%,同时能改善一些心血管风险因素[1-5]。心脏康复项目继续发展,可选择的方案越来越侧重于个性化治疗、优化结果和减少常见的治疗障碍。比如,提供以医疗机构和家庭为基础的综合性自我管理康复课程,将评估后病情稳定的患者,转介至非心电遥控监测的运动课程,使用可穿戴跟踪设备量化体力活动,同时通过通讯设备进行宣教和与医疗保健提供方保持沟通。因此,符合条件的患者通过积极改变生活方式可以从强化心脏康复(intensive cardiac rehabilitation,ICR)中改善身体状况,ICR在18周内,每天最多6次,共提供72次1h的运动和非运动课程[6]。目前,医疗保险公司和医疗补助服务中心(Centers for Medicare and Medicaid Services,CMS)可报销3个强化心脏康复项目——Dean Ornish博士逆转心脏病项目(Dr.Dean Ornish program for reversing heart disease,ORN)、Benson-Henry身心医学研究所(Benson-Henry Mind Body Medical Institute,MBMI)的心脏健康项目以及Pritikin项目(PRI)。

70.2 传统心脏康复和强化心脏康复的发展历程

20世纪初,患者发生心肌梗死后,按照护理的标准要求需要卧床数周,在发生急性心脏事件后很难恢复到先前的活动水平和工作能力。这种康复方式一直延用到20世纪30年代末,部分原因是当时的研究发现心肌梗死后需要6~8周进行组织愈合,这种错误自然导致患者需要卧床休息来实现康复[7]。Morris等进行了一项经典的研究[8],证明了与活动较多的公交车司机、售票员和邮递员相比,活动较少的此类人员发生冠状动脉事件的概率较高。这项研究和随后的其他研究[9,10]改变了既往观点,开始出现体力活动和心肌梗死后较早离床活动具有保护作用的看法。

运动有助于减轻长期卧床的不利影响,减少并发症,这促进了早期心脏康复模式的发展。Cain 等在 20 世纪 60 年代开展了分级体力活动项目,证明了有序的早期离床活动具有安全性和有效性,该项目从卧床到爬楼梯共计 10 个活动水平等级[11]。接下来几十年的研究证明,早期运动增加促进同期住院时间减少。在 1982 年,医疗保险和医疗补助服务中心开始报销心脏康复的诊疗费用。在 20 世纪 80 年代末,将风险因素管理纳入综合心脏康复项目的原因的一项重要的 meta 分析表明,运动和危险因素管理的心脏康复项目可降低心脏疾病和全因死亡率[4]。1995 年,美国卫生与公众服务部发布心脏康复临床实践指南后,心脏康复的应用更加广泛,进而当时运动和风险因素管理标准中增加了生活方式和行为综合调整这一项目[12]。

表 70-2-1 强化心脏康复计费标准规范

医疗通用程序编码系统代码	医疗通用程序编码系统介绍	随访/时间框架	合格的诊断	认为 ICR 有益的商业保险公司
G0422（每天最多可以结算 6 次）	强化心脏康复;进行运动时有/无持续心电监护	与 G0423 结合最高可达 72 次;开始后可在最多 18 周内完成课程	前 12 个月内有心肌梗死、经皮冠状动脉介入治疗、心瓣膜修复或置换术、冠状动脉旁路移植术、慢性稳定型心绞痛和心脏移植	Aetna、Cigna、Anthem、HMSA、Highmark Inc.、United Healthcare 和 BCBS（选择州）并非全国性清单
G0423（每天最多可以结算 6 次）	强化心脏康复;有/无持续心电监护且不进行运动	与 G0422 结合最高可达 72 次;开始后可在最多 18 周内完成课程	前 12 个月内心肌梗死、经皮冠状动脉介入治疗、心瓣膜修复或置换术、冠状动脉旁路移植术、慢性稳定型心绞痛和心脏移植	

医疗保险和医疗补助服务中心对心脏康复服务费用报销近 30 年后,2010 年医疗保险纳入了强化心脏康复这一服务。十多年的专家评审研究表明,冠状动脉旁路移植术或经皮冠状动脉介入治疗的使用率明显降低,此外,它还能对心脏病的进展产生积极影响[6]。ORN 和 PRI 项目均获得了初步批准,也充分证明 6 个风险因素中至少有 5 个得到了改善,包括收缩压和舒张压、低密度脂蛋白(LDL)、甘油三酯、体质量指数(BMI),以及血压、胆固醇和糖尿病的药物需求[6]。这些标准为第 3 个强化心脏康复项目(MBMI)在 2014 年获批奠定了基础[13]。目前医疗保险和医疗补助服务中心强化心脏康复指南继承了传统心脏康复的内容,但也有一个明显的差别——强化心脏康复允许在 18 周内有多达 72 次随访,而传统心脏康复的标准是在 36 周内进行 36 次随访。这些增加的随访使强化心脏康复项目更具灵活性,可以在提供日常教育课程的同时进行规律运动计划。两个 ICR 的医疗通用程序编码系统代码是 G0422 和 G0423,分别代表有运动和无运动的课程。这 2 个 ICR 程序编码均不要求在运动过程中进行心电监测,与传统强制要求监测的心脏康复模式略有不同。表 70-2-1 呈现了强化心脏康复的适应证和报销信息。

虽然每个获批的 ICR 都通过运动、营养和调整生活方式来优化健康结果,但各项目服务模式间存在明显的差异,如表 70-2-2 所示[6,14-19]。

表 70-2-2 强化心脏康复项目结构比较

项目	营养部分	运动部分	行为部分
Ornish（ORN）	• 以植物为基础的全食物餐 • 脂肪供能 ≤ 10% • 仅从绿茶中摄入咖啡因	• 有氧运动（每周 ≥ 3~5h） • 力量训练（每周 2~3d）	• 团体支持 • 每天进行瑜伽压力管理、伸展、放松、想象、冥想和呼吸训练 1h
Pritikin（PRI）	• 全谷物、高纤维、鱼、瘦肉、豆类和荚果 • 脂肪供能 < 10%	• 每日有氧运动（一般步行 30~60min） • 有组织的伸展、柔韧和肌肉训练（每周 5d）	• 团体支持 • 生活方式管理培训，包括压力管理 • 杂货店购物培训 • 外出就餐培训 • 烹饪课 • 风险因素教育
Benson-Henry（MBMI）	• AHA* 或地中海饮食（脂肪供能 ≤ 30%） • 旨在控制体重，减少风险因素	• 有氧运动（每周 ≥ 3h）	• 团体支持 • 放松训练 • 认知行为改变技巧训练

*指美国心脏协会。

ORN 项目由 Dean Ornish 博士在 20 世纪 70 年代开发，基础是 Ornish 或 "Reversal" 饮食，包含植物性食物、全谷物和少于 10% 的脂肪供能。此外，ORN 项目强调运动、团体支持和压力管理训练，主要形式是瑜伽、呼吸训练和冥想[20,21]。PRI 项目主要包括 3 个部分：Pritikin 饮食计划（复合碳水化合物、水果、蔬菜、10%~15% 的脂肪热量和实践烹饪课程）、身心健康咨询和团体支持[15,22]。相比之下，MBMI 项目强调身心联系，因其与压力管理和放松训练的作用有联系，同时推荐 AHA 和 MSD，并提供团体支持和监督下的有氧运动[16,17]。

70.3 强化心脏康复的疗效和初步结果

根据医疗保险和医疗补助服务中心的要求，批准提供强化心脏康复的项目必须被证实能明显改善特定心脏风险因素，每个项目（ORN、PRI 和 MBMI）都提交了专家评审的文献，以证明其强化生活方式调整项目（intensive lifestyle modification program，ILMP）对心血管风险的影响。结果汇总是强化心脏康复批准前后研究总和，在本文中表示为 "ILMP"。值得注意的是，现有文献表明，获批 ICR 的项目通常要求招募的参与者不吸烟，因此由于缺乏可用的数据，无法对这一风险因素进行讨论或进行比较。纳入吸烟者的非强化心脏康复 ILMP 的研究表明，与不干预的对照组相比，6 个月的项目对戒烟率没有明显影响[23]。

70.3.1 收缩压和舒张压

参与 ILMP 后收缩压和舒张压得到改善，尽管在随访时显著性差异有所不同[16,24-29]。Roberts 等[27]证明，在为期 21 天的 Pritikin 饮食和运动干预后，收缩压和舒张压分别降低了 18.8mmHg 和

8mmHg。同样,一个为期12周的ORN项目可使收缩压和舒张压分别降低8.7%和8.5%[30]。尽管在1年的随访中,该组有一些病例出现复发情况,但与基线相比血压仍有明显的改善,虽然不是所有的ILMP研究都显示了血流动力学显著的即时和/或持续改善[28,31]。没有研究报告干预后即刻或长期随访过程中血压比基线明显升高。此外,所选研究显示,在ILMP或放松反应训练之后,患者抗高血压药的用量减少,这是MBMI项目的突出效果之一[26,32]。

70.3.2 血脂状况

MBMI、ORN和PRI项目表明,在开始ILMP干预后,血脂状况有良好的改善。多项研究报道了总胆固醇、低密度脂蛋白和甘油三酯的显著降低[2,16,22,24-31]。然而,ILMP对高密度脂蛋白(HDL)胆固醇的影响不同研究结果有区别。PRI和MBMI项目都报告了在ILMP干预后高密度脂蛋白得到改善[16,22,33],而ORN项目(提倡以植物为基础的饮食)在最初的12周后高密度脂蛋白降低[24,28-30]。这一发现与最近11项研究的meta分析相一致,这些研究探讨了素食饮食模式对血脂的影响,其中9项研究对高密度脂蛋白胆固醇进行了测量,发现高密度脂蛋白胆固醇的总体水平显著降低[34]。这种研究预后情况并不确定,因为在高密度脂蛋白下降的同时,总胆固醇也在下降。在随机对照试验或观察性研究中,素食饮食与不良的健康结果没有相关性[19]。此外ORN结果显示,在1年的随访中,高密度脂蛋白水平趋于或恢复到基线水平[28,33],在3年的随访中,高密度脂蛋白水平明显提高,超过基线[35]。由饮食调整驱动高密度脂蛋白的暂时性降低对心血管风险的预后意义与既定饮食模式中高密度脂蛋白水平偏低的作用可能相同,这种假设是一种推测[36]。

70.3.3 体重管理

10年间,心脏康复参与者的平均BMI增加了5.6%,达到了30.1kg/m^2[37],心脏康复参与者从超重转变为I期肥胖。虽然肥胖这一结果与二级预防中肥胖和冠状动脉事件风险间的相关性提出了挑战,但体重管理仍然是综合心脏康复项目的一个组成部分,原因是其对一些心血管风险因素(即运动能力、血脂和炎症)和生活质量指标产生了有利的影响[38]。传统心脏康复干预措施不能使体重明显减轻,部分原因是患者缺乏营养咨询和/或热量消耗不足[39,40]。为此,研究人员评估了其他服务模式对心血管风险的影响。与传统心脏康复方案相比,每周3 000~3 500kcal的运动能量消耗项目,在5个月后能使冠状动脉疾病超重患者的体重和脂肪量减少为1/2,腰围也明显减小[41]。高能量消耗模式的有效因素是因为降低运动强度后,运动频率和持续时间增加,这是与传统心脏康复项目相区别的地方。

与传统心脏康复项目相比,ILMP更强调运动频率和持续时间,提供了详细的饮食摄入标准和/或在干预阶段后继续提供团体支持。因此,ILMP可在短期及长期内持续改善体重、腰围和BMI[15,16,18,25-30,33,42]。ILMP选取的研究报告显示,在干预12~15天后,BMI改善了3%;在干预3个月后,BMI改善了6.6%;在1年的随访中,BMI得到进一步改善[30]。在短期和长期的随访中,饮食中的脂肪和胆固醇摄入量都有所下降[18,28,30]。在干预3个月后,体脂率下降了3.2%;在干预1年后,体脂率又降低了3.4%[28]。值得注意的是,对194名ORN项目参与者进行的3年随访研究显示,体重持续下降3.4kg[35]。最近ORN项目对心脏生物标志物的评估显示,在进行为期3个月的ILMP后,纤维蛋白原和B型利尿钠肽水平提高,表明存在有利脂肪组织分解相关的代谢变化[29]。

Aldana等[31]在评估ILMP对心血管风险的影响时,采用了传统心脏康复组和非心脏康复对照组。在3个收入匹配的队列中(每组28人),只有ILMP组参与者的体重持续且明显减轻,最终其BMI得到改善;而传统心脏康复组参与者在干预期间体重增加。此外,组间的斜率比较显示,与心脏康复组和非心脏康复对照组相比,ILMP组参与者的脂肪和复合碳水化合物摄入明显改善。

70.3.4　功能容量和体力活动

以代谢当量[MET;1 MET= 耗氧量3.5ml/(kg·min)]表示的功能容量是整个心血管风险状况的主要因素,并与全因死亡率和心血管事件发生率大幅下降成反比[43-45]。评估ILMP对功能容量影响的研究表明,在开始干预后,功能容量大约提高了2METs,在1年的随访中甚至实现了更明显的改善效果[24,30]。此外,一项对ILMP参与者进行了3年的随访研究表明,从基线按1.44METs持续增长到11.037METs,可使参与者体适能的风险降到最低[35]。然而,最近一项纳入31项心脏康复研究数据的meta分析报告称,1.55METs的平均增长在治疗模式(即标准与综合)间没有明显差异[46]。

美国卫生与公众服务部现行美国心脏协会指南建议每周至少进行150min的中等强度运动,或每周75min的高强度运动,以减轻心血管风险[47]。ILMP要求适度的有氧运动应该达到或超过这些建议量。一项针对参与ILMP项目的2 974名男性和女性的分析报告显示,基线平均运动时间为每周90.2min,经3个月干预后增加到每周228.8min[30]。虽然在1年的随访中每周运动时间减少到197.4min,ILMP参与者在最初的干预后仍坚持从事美国心脏协会推荐的体力活动。相反,传统心脏康复模式设计每周有2~3天的有氧运动,持续时间为30~45min,除非参与者额外自行运动,否则不足以达到体力活动指南要求。

70.3.5　心理社会功能和生活质量

尽管ORN、PRI和MBMI项目模式的方法各不相同,但在ILMP中,参与者通常会使用几种压力管理技术,如瑜伽、放松、深呼吸、冥想、想象、团体支持或以上项目组合使用。一项评估ORN项目对抑郁、敌意、压力和整体心理健康影响的研究中,男性和女性参与者在12周和1年的随访中自我报告的所有心理社会参数均有明显改善[24]。在12周和1年随访期内,与基线相比,男性和女性参与者的抑郁指标平均改善了51%和54%,压力感知平均提高了37%和42%,整体心理健康平均提高了17%和18%。这些发现与其他关于ILMP对特定心理社会参数影响的研究结果一致,报告了ILMP对敌意[16,18,28,30]、抑郁[16,28,30]、生活质量[28,29]、压力[28]、焦虑[16]、和社会支持[28,29]有长期且明显的改善作用。

对ILMP组、传统心脏康复组和非心脏康复对照组进行直接比较的研究较少,Aldana等人[20]探讨了3个月和6个月后心理社会和生活质量结果。虽然传统心脏康复组在2次随访评估中的抑郁分数均有降低,但与心脏康复组和非干预组相比,ILMP组参与者的抑郁状况和生活质量改善更为明显。此外,只有ILMP组参与者在感知社会支持和敌意方面有明显改善。有证据表明,心理社会风险因素对冠状动脉疾病确诊患者的疾病发展和预后会产生影响,因此ILMP项目可能会对主动坚持的参与者产生更有利影响[48-50]。

70.3.6 心脏病和相关心血管风险的逆转

Dean Ornish博士等提供了可靠的数据,表明ILMP可以减少心脏病的发生[19,21,42]。在生活方式心脏试验中,将48名受试者随机分配到ILMP组或对照组并随访1年[42]。ILMP组患者冠状动脉造影记录表明直径狭窄减小了1.7%,而对照组的直径狭窄增加了2.3%;在5年的随访中仍有意义[19]。此外与对照组相比,干预组的心血管事件发生率也有所下降,包括因心脏病住院和进行血管成形术[19]。同样,Gould等用正电子发射断层成像测量心肌灌注基线和5年变化,发现对照组的灌注异常有所恶化,而ILMP组患者的心肌灌注情况明显改善[21]。ILMP对特定风险因素、心脏事件和疾病逆转影响的潜在机制包括:改善炎症标志物、稳定斑块和内皮功能[51,52]。

其他调查也评估了ILMP对住院率、心血管事件和死亡风险以及心脏症状的影响。在最近的一项研究中,通过与传统心脏康复组和不参与心脏康复组进行比较,评估了ORN和MBMI项目的3年结果、效益和成本,参与这2个强化心脏康复项目患者的住院率均低于心脏康复组和对照组[17]。此外,在1年和3年的随访中,与心脏康复组和非心脏康复对照组相比,MBMI组受试者的死亡率较低。另一项研究发现,ILMP组男性受试者在12周和1年的随访中Framingham风险评分明显下降,女性受试者在1年的随访中Framingham风险评分也明显下降[24]。

通过比较对63项试验和14 486名心脏病患者进行了重要的meta分析,旨在评估心脏康复对死亡率、发病率和健康相关生活质量的影响[53]。与非运动组相比,心脏康复降低了心血管疾病患者的死亡率和住院率,但对总死亡率或心脏病复发风险没有产生有效的影响。另一项meta分析对综合康复项目和只做运动的心脏康复项目进行了直接比较,发现2组患者的心脏病死亡率均有降低,分别降低了26%和31%[2]。

为了评估ILMP对血运重建率的影响,对333名受试者(实验组:194名;对照组:139名)进行了3年的随访[35]。实验组中77%的参与者不需要接受血运重建,与对照组相比,死亡率、发病率或心脏事件的风险均未增加,而对照组所有受试者均在入组后1个月内接受了血运重建。此外,61%的实验组受试者在基线时报告有心绞痛,在3年的随访中,他们在前一个月没有心脏病相关症状,这一发现与其他报告ILMP干预后心绞痛症状显著改善的结果一致[16,42,54]。

70.4 强化心脏康复:思考和未来方向

提供ICR项目需要多个服务领域竭诚合作,需要医师、护士、营养师、心理师和其他健康专业人士的参与。考虑到这些资源要求以及其他提高心脏康复完成率和改善结果的新策略(即基于家庭的心脏康复、社会媒体、技术平台、混合模式等),由现有的传统心脏康复人员完成强化心脏康复项目的实施和管理极具挑战性[55]。因此,有一项研究对参与 ORN 和 MBMI 的患者与参与传统心脏康复患者的人均花费进行了比较,发现 ILMP 的花费比传统心脏康复的花费高出约 4 倍[56]。然而,花费较高的强化心脏康复项目有助于住院率及潜在死亡率的长期下降[17]。此外,虽然有多个州提供 ICR,但由于许多传统心脏康复项目缺乏政策支持和推广资源,因此其参与性仍然有限。

与传统心脏康复项目的局限性一致,推荐参与强化心脏康复项目并使其持续该项目较为困难。因此,尽管 Medicare 生活方式调整示范项目(包括 ORN 和 MBMI 项目)延长了注册时间,但参与人数仍低于预期[33]。研究人员提出了几个导致参与人数不足的因素,包括严格的纳入要求、严格的临床和数据协议、参与者需要承诺的时间以及在某些情况下需要支付的共付费和/或有限的注册时间安排,和参与相关的障碍也会影响传统心脏康复项目的注册。图 70-4-1 呈现了一些影响心脏康复项目注册的因素[57-64]。

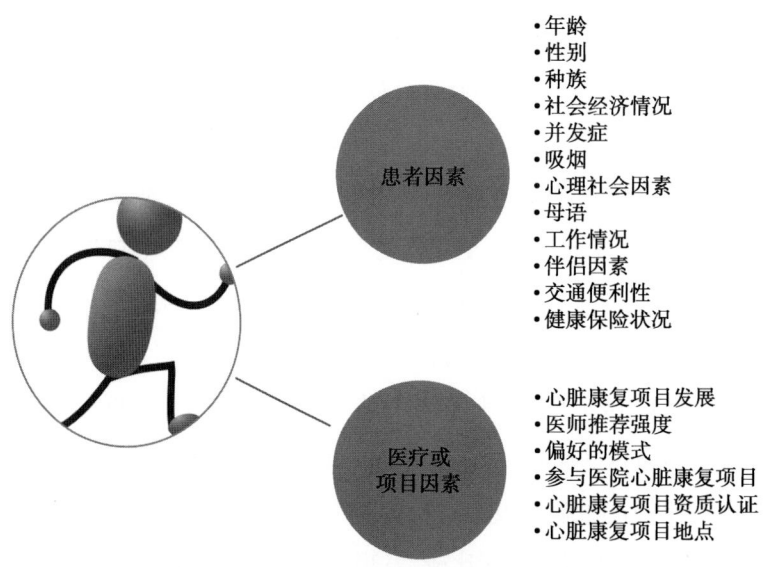

图 70-4-1　影响心脏康复项目注册的因素

与任何生活方式调整项目一样,对 ICR 的依从性高度依赖于参与者的动力。总的来说,ILMP 的依从性调查结果令人满意,报告的完成率分别为 88%~98% 和 71%~79%[24,28,30,31,33]。此外,Razavi 等[33]指出,在 2 年的随访中,ORN 项目的依从性为 56%。相反,传统心脏康复项目的完成率为 76%~85%。[20,65,66]值得注意的是,ILMP 参与者更为积极,较为主动地执行生活方式调整方案,从根本上限制了各组依从性的相关比较。

作为二级预防策略,参与传统心脏康复项目对 14 年的死亡率会产生有利影响[67];鉴于 ICR 项目较新,其长期死亡率和发病率与传统心脏康复项目研究结果尚无法进行比较。Barnard 等[68]评估了 64 名 PRI 项目参与者的长期进展,证实有 19% 的参与者在 5 年的随访期间中接受冠状动脉旁路移植术以及 6% 的病死率。因此,未来的研究需要通过与传统心脏康复组和对照组相比,对长期结果进行评估,包括风险因素概况、心血管疾病、全因死亡率和发病率以及依从性。纳入更加多样化的受试者研究有助于提供更多的有利结果,进而促进其推广。对 ILMP 的研究虽然包括不同的社会经济地位、年龄和性别,但种族来源数据主要是白色人种的后裔[16,17,20,24,30,32,69]。在某些研究中,女性参与者数量也偏少[16,27,52,68]。

ICR 似乎是一种提供心脏康复服务的安全方法,报告的不良事件发生率与对各种心脏病患病人群结果进行评估的文献一致[33]。Pischke 等[69]评估了 ILMP 对射血分数≤40% 的高危但无症状心力衰竭患者的影响($n=50$)。射血分数减少的心衰参与者与保留心功能的心衰参与者有相似的改善情况($n=186$),研究人员没有报告不良事件。

有趣的是,Ornish 等对一组参与者为确诊前列腺癌的男性的端粒长度和一个对照组进行了基线评估,在完成了 3 个月的强化生活方式调整阶段后,虽然在 5 年的随访中[70]都观察到了端粒长度的缩短,这是疾病、衰老和过早患病的预后标志,但端粒长度在 ICR 参与者中相对较长。此外,对生活方式调整的依从性与端粒长度存在明显的相关性。虽然在单中心研究中观察到了这些结果,但其他随机对照试验可能会阐明 ICR 项目在 DNA 水平上的影响。

70.5 结论

对于特定的主动积极参与的个体,强化心脏康复是传统心脏康复之外的一种可选择方法,可以调整生活方式和改善相关心血管风险因素。虽然缺少长期结果的数据,但现有研究结果显示,参加 ICR 项目后,一些心血管风险因素得到了改善。此外,与传统心脏康复组和非心脏康复对照组相比,ICR 似乎在 1 年和 2 年风险状况方面持续产生变化,此外还降低了住院率。提供 ICR 服务的 3 个项目 ORN、PRI 和 MBMI,均证明了它们对几个特定心血管风险因素的有利影响,获得了医疗保险公司和医疗补助服务中心的服务覆盖。随着心脏康复服务模式的发展,会有更多研究将 ICR 评估为基于价值的服务,且会对整体心血管结果产生影响,研究结果可推动 ICR 和其他新型心脏康复项目的应用。

临床应用

正在进行的心血管疾病二级预防工作和研究,促进了早期传统门诊心脏康复服务模式向当前模式的转变。大多数项目提供压力管理、减轻体重和戒烟的同时,还提供了运动训练,旨在对生活方式和行为改变产生有利影响。强化心脏康复项目在 2010 年纳入医疗保险报销制度,此后更加强调生活方式和行为的调整,在体重控制、血压和胆固醇管理以及心理社会风险因素方面持续获益。传统综合心脏康复项目仍更容易被患者接受,并且操作和管理效率更高,但需要考虑再住院率、死亡率和心血管事件复发率。对于积极改变生活方式的患者来说,强化心脏康复项目可有效减少心血管风险状况的发生。

致谢

感谢 Brenda White 在作者编写本章时提供的帮助。

(Jenna Brinks, MS, FA ACVPR and Amy Fowler, BS 著

胡安易 译 吴岳 校)

参考文献

1. Clark A, Hartling L, Vandermeer B, and McAlister F. Meta-analysis: Secondary prevention programs for patients with coronary artery disease. *Ann. Intern. Med.* 2005;143(9):659–672.
2. Jolliffe J, Rees K, Taylor R et al. Exercise-based rehabilitation for coronary heart disease. *Cochrane Database Syst. Rev.* 2001;(1):CD001800. doi:10.1002/14651858.CD001800.
3. O'Connor G, Buring J, Yusuf S et al. An overview of randomized trials of rehabilitation exercise after myocardial infarction. *Circulation* 1989;80(2):234–244.
4. Oldridge N, Guyatt GH, Fischer ME, and Rimm AA. Cardiac rehabilitation after myocardial infarction. Combined experience of randomized clinical trials. *JAMA* 1988;260(7):945–950.
5. Taylor R, Brown A, Ebrahim S et al. Exercise-based rehabilitation for patients with coronary artery disease: Systematic review and meta-analysis of randomized controlled trials. *Am. J. Med.* 2004;116(10):682–692.
6. Centers for Medicare & Medicaid Services (CMS). *National Coverage Determination (NCD) for Intensive Cardiac Rehabilitation (ICR) Programs (20.31)* October, 2010. https://www.cms.gov/medicare-coverage-database/details/ncd-details.aspx?NCAId=239.
7. Mallory GK, White PD, and Salcedo-Salgar J. The speed of healing of myocardial infarction: A study of the pathological anatomy in seventy-two cases. *Am. Heart J.* 1939;18(6):647–671.
8. Morris JN, Heady JA, Raffle PA et al. Coronary heart disease and physical activity of work. *Lancet* 1953;265(6795):1053–1057.
9. Brummer P, Linko E, and Kasanen A. Myocardial infarction treated by early ambulation. *Am. Heart J.* 1956;52(2):269–272.
10. Mampuya WM. Cardiac rehabilitation past, present and future: An overview. *Cardiovasc Diagn Ther.* 2012;2(1):38–49.
11. Cain HD, Frasher WG Jr, and Stivelman R. Graded activity program for safe return to self-care after myocardial infarction. *JAMA* 1961;177(2):111–115.
12. Wenger NK, Froelicher ES, Smith LK et al. *Cardiac Rehabilitation. Clinical Practice Guideline No. 17.* Rockville, MD: US Department of Health and Human Services, Public Health Service, Agency for Health Care Policy and Research, and the National Heart, Lung, and Blood Institute, AHCPR Publication No. 96-0672, October 1995.
13. Centers for Medicare & Medicaid Services (CMS). *Decision Memo for Intensive Cardiac Rehabilitation (ICR) Program Benson-Henry Institute Cardiac Wellness Program (CAG-00434N)*. May 6, 2014.
14. Barnard RJ. Effects of life-style modification on serum lipids. *Arch. Intern. Med.* 1991;151(7):1389–1394.
15. Sullivan S and Samuel S. Effect of short-term Pritikin diet therapy on the metabolic syndrome. *J. Cardiometab. Syndr.* 2006;1(5):308–312.
16. Casey A, Chang BH, Huddleston J et al. A model for integrating a mind/body approach to cardiac rehabilitation: Outcomes and correlators. *J. Cardiopulm. Rehabil. Prev.* 2009;29(4):230–238.
17. Zeng W, Stason WB, Fournier S et al. Benefits and costs of intensive lifestyle modification programs for symptomatic coronary disease in Medicare beneficiaries. *Am. Heart J.* 2013;165(5):785–792.
18. Daubenmier JJ, Weidner G, Sumner MD et al. The contribution of changes in diet, exercise and stress management to changes in coronary risk in women and men in the multisite cardiac lifestyle intervention program. *Ann. Behav. Med.* 2007;33(1):57–68.
19. Ornish D, Scherwitz LW, Billings JH et al. Intensive lifestyle changes for reversal of coronary heart disease. *JAMA* 1998;280(23):2001–2007.
20. Aldana SG, Whitmer WR, Greenlaw R et al. Effect of intense lifestyle modification and cardiac rehabilitation on psychosocial cardiovascular disease risk factors and quality of life. *Behav. Modif.* 2006;30(4):507–525.
21. Gould KL, Ornish D, Scherwitz L et al. Changes in myocardial perfusion abnormalities by positron emission tomography after long-term, intense risk factor modification. *JAMA* 1995;274(11):894–901.
22. Barnard RJ, DiLauro SC, and Inkeles SB. Effects of intensive diet and exercise intervention in patients taking cholesterol-lowering drugs. *Am. J. Cardiol.* 1997;79(8):1112–1114.
23. Ijzelenberg W, Hellemans IM, van Tulder MW et al. The effect of a comprehensive lifestyle intervention on cardiovascular risk factors in pharmacologically treated patients with stable cardiovascular disease compared to usual care: A randomized controlled trial. *BMC Cardiovas. Dis.* 2012;12:71. https://doi.org/10.1186/1471-2261-12-71.
24. Vizza J, Neatrour DM, Felton PM, and Ellsworth DL. Improvement in psychosocial functioning during an intensive cardiovascular modification program. *J. Cardiopulm. Rehab. Prev.* 2007;27(6):376–383.
25. Koertge J, Weidner G, Elliott-Eller M et al. Improvement in medical risk factors and quality of life in women and men with coronary artery disease in the Multicenter Lifestyle Demonstration Project. *Am. J. Cardiol.* 2003;91(11):1316–1322.
26. Barnard RJ, Ugianskis EJ, Martin DA, and Inkeles SB. Role of diet and exercise in the management of hyperinsulinemia and associated atherosclerotic risk factors. *Am. J. Cardiol.* 1992;69(5):440–444.
27. Roberts CK, Vaziri ND, and Barnard RJ. Effects of diet and exercise intervention on blood pressure, insulin, oxidative stress, and nitric oxide availability. *Circulation* 2002;106(20):2530–2532.
28. Aldana SG, Greenlaw R, Thomas D et al. The influence of an intense cardiovascular disease risk factor modification program. *Prev. Cardiol.* 2004;7(1):19–25.
29. Chainani-Wu N, Weidner G, Purnell DM et al. Changes in emerging biomarkers after an intensive lifestyle intervention. *Am. J. Cardiol.* 2011;108(4):498–507.
30. Silberman A, Banthia R, Estay IS et al. The effectiveness and efficacy of an intensive cardiac rehabilitation program at 24 sites. *Am. J. Health Promot.* 2010;24(4):260–266.
31. Aldana SG, Whitmer WR, Greenlaw R et al. Cardiovascular risk reductions associated with aggressive lifestyle modification and cardiac rehabilitation. *Heart Lung* 2003;32(6):372–384.
32. Dusek JA, Hibberd PL, Buczynski B et al. Stress management versus lifestyle modification on systolic hypertension and medication elimination: A randomized trial. *J. Altern. Complement Med.* 2008;14(2):129–138.
33. Razavi M, Fournier S, Shepard DS et al. Effects of lifestyle modification programs on cardiac risk factors. *PLoS One* 2014;9(12):e114772. doi:10.1371/journal.pone.0114772
34. Wang F, Zheng J, Yang B et al. Effects of vegetarian diets on blood lipids: A systematic review and meta-analysis of randomized controlled trials. *J. Am. Heart Assoc.* 2015;4(10):e002408. doi:10.1161/JAHA.115.002408.
35. Ornish D. Avoiding revascularization with lifestyle changes: The Multicenter Lifestyle Demonstration Project. *Am. J. Cardiol.* 1998;82(10B):72T–76T.
36. Brinton EA, Eisenberg S, and Breslow JL. A low-fat diet decreases high density lipoprotein (HDL) cholesterol levels by decreasing HDL apolipoprotein transport rates. *J. Clin. Invest.* 1990;85(1):144–151.
37. Audelin MC, Savage PD, and Ades PA. Changing clinical profile of patients entering cardiac rehabilitation/secondary prevention programs: 1996 to 2006. *J. Cardiopulm. Rehabil. Prev.* 2008;28(5):299–306.
38. Lavie C, Milani RV, Artham SM et al. The obesity paradox, weight loss, and coronary artery disease. *Am. J. Med.* 2009;122(12):1106–1114.
39. Savage PD, Brochu M, Scott P, and Ades PA. Low caloric expenditure in cardiac rehabilitation. *Am. Heart J.* 2000;140(3):527–533.
40. Schairer JR, Kostelnik T, Proffitt SM et al. Caloric expenditure during cardiac rehabilitation. *J. Cardiopulm. Rehabil.* 1998;18(4):290–294.
41. Ades PA, Savage PD, Toth MJ et al. High-calorie-expenditure exercise: A new approach to cardiac rehabilitation in overweight coronary patients. *Circulation* 2009;119(20):2671–2678.
42. Ornish D, Brown SE, Scherwitz LW et al. Can lifestyle changes reverse coronary heart disease? The Lifestyle Heart Trial. *Lancet* 1990;336(8708):129–133.
43. Kodama S, Saito K, Tanaka K et al. Cardiorespiratory fitness as a quantitative predictor of all-cause mortality and cardiovascular events in healthy men and women: A meta-analysis. *JAMA* 2009;301(19):2024–2035.
44. Harber MP, Kaminsky LA, Arena R et

al. Impact of cardiorespiratory fitness on all-cause and disease-specific mortality: Advances since 2009. *Prog. Cardiovasc. Dis.* 2017;60(1):11–20.
45. Ross R, Blair SN, Church TS et al. Importance of assessing cardiorespiratory fitness in clinical practice: A case for fitness as a clinical vital sign: A scientific statement from the American Heart Association. *Circulation* 2016;134:e653–e699.
46. Sandercock G, Hurtado V, and Cardoso F. Changes in cardiorespiratory fitness in cardiac rehabilitation patients: A meta-analysis. *Int. J. Cardiol.* 2013;167(3):894–902.
47. Eckel RH, Jakicic JM, Ard JD et al. 2013 AHA/ACC guidelines on lifestyle management to reduce cardiovascular risk: A report of the American College of Cardiology/American Heart Association Task Force on Practice Guidelines. *Circulation* 2014;129(25 Suppl 2):S76–S99.
48. Rozanski A, Blumenthal JA, Davidson KW et al. The epidemiology, pathophysiology, and management of psychosocial risk factors in cardiac practice: The emerging field of behavioral cardiology. *J. Am. Coll. Cardiol.* 2005;45(5):637–651.
49. Rugulies R. Depression as a predictor for coronary heart disease: A review and meta-analysis. *Am. J. Prev. Med.* 2002;23(1):51–61.
50. Barth J, Schumacher M, and Herrmann-Lingen C. Depression as a risk factor for mortality in patients with coronary heart disease: A meta-analysis. *Psychosom. Med.* 2004;66(6):802–813.
51. Dod HS, Bhardwaj R, Sajja V et al. Effect of intensive lifestyle changes on endothelial function and inflammatory markers of atherosclerosis. *Am. J. Cardiol.* 2010;105(3):362–367.
52. Roberts CK, Won D, Pruthi S et al. Effect of a short-term diet and exercise intervention on oxidative stress, inflammation, MMP-9, and monocyte chemotactic activity in men with metabolic syndrome factors. *J. Appl. Physiol.* 2006;100(5):1657–1665.
53. Anderson L, Thompson DR, Oldridge N et al. Exercise-based cardiac rehabilitation for coronary artery disease. *Cochrane Database Syst. Rev.* 2016;(1):CD001800. doi: 10.1002/14651858.CD001800.pub3.
54. Frattaroli J, Weidner G, Merritt-Worden TA et al. Angina pectoris and atherosclerotic risk factors in the Multisite Cardiac Lifestyle Intervention Program. *Am. J. Cardiol.* 2008;101(7):911–918.
55. Balady GJ, Ades PA, Bittner VA et al. American Heart Association Science Advisory and Coordinating Committee. Referral, enrollment, and delivery of cardiac rehabilitation/secondary prevention programs at clinical centers and beyond: A presidential advisory from the American Heart Association. *Circulation* 2011;124(25):2951–2960.
56. Lee JA and Shepard DS. Costs of cardiac rehabilitation and enhanced lifestyle modification programs. *J. Cardiopulm. Rehabil. Prev.* 2009;29(6):348–357.
57. Turk-Adawi KI, Oldridge NB, Tarmia SS et al. Cardiac rehabilitation enrollment among referred patients: Patient and organizational factors. *J. Cardipulm. Rehabil. Prev.* 2014;34(2):114–122.
58. Cortés O and Arthur HM. Determinants of referral to cardiac rehabilitation programs in patients with coronary artery disease: A systematic review. *Am. Heart J.* 2006;151(2):249–256.
59. Brown TM, Hernandez AF, Bittner V et al. Predictors of cardiac rehabilitation referral in coronary artery disease patients: Findings from the American Heart Association's Get with the Guidelines program. *J. Am. Coll. Cardiol.* 2009;54(6):515–521.
60. Mazzini MJ, Stevens GR, Whalen D et al. Effect of an American Heart Association Get with the Guidelines program-based clinical pathway on referral and enrollment into cardiac rehabilitation after acute myocardial infarction. *Am. J. Cardiol.* 2008;101(8):1084–1087.
61. Parashar S, Spertus JA, Tang F et al. Predictors of early and late enrollment in cardiac rehabilitation, among those referred, after acute myocardial infarction. *Circulation* 2012;126(13):1587–1595.
62. Ruano-Ravina A, Pena-Gil C, Abu-Assi E et al. Participation and adhere to cardiac rehabilitation programs. A systematic review. *Int. J. Cardiol.* 2016;223:436–443.
63. Dunn SL, Dunn LM, Buursma MP et al. Home- and hospital-based cardiac rehabilitation exercise: The important role of physician recommendation. *West. J. Nurs. Res.* 2016;39(2):214–233.
64. Sumner J, Grace SL, and Doherty P. Predictors of cardiac rehabilitation utilization in England: Results from the National Audit. *J. Am. Heart Assoc.* 2016;5(10):e003903. doi 10.1161/JAHA.116.003903.
65. Sunamura M, Ter Hoeve N, Geleijnse ML et al. Cardiac rehabilitation in patients who underwent primary percutaneous coronary intervention for acute myocardial infarction: Determinants of programme participation and completion. *Neth. Heart J.* 2017;25(11):618–628.
66. Worcester MU, Murphy BM, Mee VK et al. Cardiac rehabilitation programmes: Predictors of non-attendance and dropout. *Eur. J. Cardiovasc. Prev. Rehabil.* 2004;11(4):328–335.
67. Beauchamp A, Worcester M, Ng A et al. Attendance at cardiac rehabilitation is associated with lower all-cause mortality after 14 years of follow-up. *Heart* 2013;99(9):620–625.
68. Barnard RJ, Guzy PM, Rosenberg JM, and O'Brien TL. Effects of an intensive exercise and nutrition program on patients with coronary artery disease: Five year follow up. *J. Cardiac Rehabil.* 1983;3(3):183–194.
69. Pischke CR, Weidner G, Elliott-Eller M, and Ornish D. Lifestyle changes and clinical profile in coronary heart disease patients with an ejection fraction of ≤40% or >40% in the Multicenter Lifestyle Demonstration Project. *Eur. J. Heart Fail.* 2007;9(9):928–934.
70. Ornish D, Lin J, Chan JM et al. Effect of comprehensive lifestyle changes on telomerase activity and telomere length in men with biopsy-proven low-risk prostate cancer: 5-year follow-up of a descriptive pilot study. *Lancet Oncol.* 2013;14(11):1112–1120.

第71章 改善心脏康复服务和影响的替代模式

目录

要点／1073

71.1 前言／1073

71.2 背景／1074

71.3 当前的心脏康复模式／1074

71.4 当前参与人数偏少的心脏康复面临的挑战及应对办法／1075

71.5 心脏康复中对执行行为生活方式调整建议依从性的挑战／1076

71.6 改善心脏康复服务的新模式／1076

71.7 未来的研究领域／1078

71.8 结论／1078

临床意义／1078

参考文献／1079

要 点

- 虽有足够的证据证明心脏康复（cardiac rehabilitation，CR）有很多积极的影响，但全美范围内，心脏康复项目的参与率偏低。只有20%~40%适合的患者会参与心脏康复，因此心脏康复的整体影响受到限制。
- 随着以价值为基础的医学被广泛接受和实施，心脏康复项目面临的压力越来越大，需要调整服务来优化价值，同时最大限度地提高护理质量。
- 目前美国心脏康复项目的负荷能力远远低于可为所有适合心脏康复患者提供心脏康复服务所需的水平。
- 美国目前的医疗保健政策和报销规定支持并提倡传统以中心为基础的心脏康复服务模式，但不支持或提倡更多创新性的护理方法。
- 需要采用新的治疗模式扩大传统以中心为基础的心脏康复的范围。
- 需要采用新的服务模式改善心脏康复服务及其整体价值，包括以家庭为基础的心脏康复，以行为为基础的患者宣教方法，利用智能手机作为心脏康复工具的互联健康选项，以及针对特殊人群的个性化心脏康复模式。

71.1 前言

在美国，心脏康复（CR）是向各种心血管疾病患者的推荐治疗。心脏康复最初是20世纪50年代和60年代为帮助患者恢复身体功能而建立的住院物理治疗模式[1,2]，经过发展成为目前以多学科团队为基础的心血管疾病（CVD）事件后康复和二级预防治疗的综合模式（图71-1-1）[3-5]。越来越多的证据表明，心脏康复有许多好处（表71-1-1），包括增加功能容量[6]、心理健康[7,8]、心血管疾病风险因素控制[9]、症状管理[10]和对预防治疗的依从性[11]。此外，研究表明，心血管疾病复发事件（包括再入院）和死亡率均显著降低[5,12-15]。因此，临床实践指南[16,17]强烈推荐心脏康复。此外，政府和商业保险机构的报销包括以下患者的治疗费用：近期有过心肌梗死（MI）、经皮冠状动脉介入治疗（PCI）、冠状动脉旁路移植术（CABG）、心脏移植术、心瓣膜修复/置换术、射血分数降低的心力衰竭（HFrEF）或稳定型心绞痛[18-27]。遗憾的是，尽管心

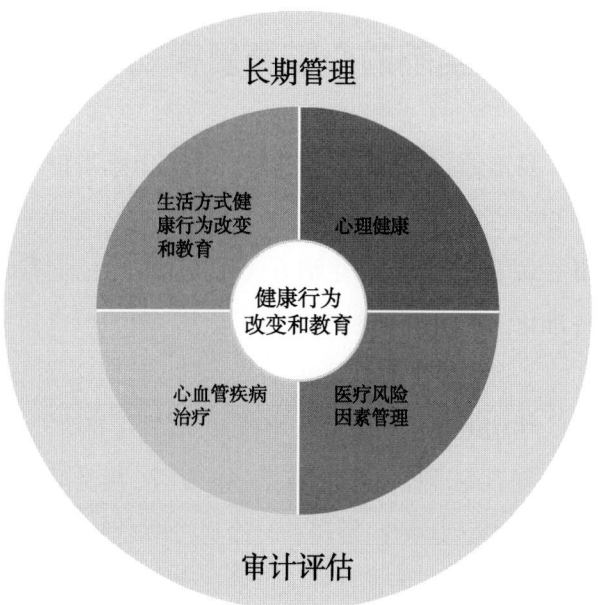

图71-1-1 心脏康复的组成

资料来源：Dalal HM, Doherty P, Taylor RS. 心脏康复。《英国医学杂志》2015年9月29日；351：h5000. doi: 10.1136/bmj.h5000. 综述. 摘要不可用. PMID: 26419744.

脏康复有许多有据可查的好处,但由于全国范围内心脏康复的参与率很低,只有20%~40%适合的患者参与心脏康复[28,29],因此心脏康复的整体影响受到限制。本章旨在回顾目前心脏康复模式的策略和挑战,并探索有望提高心脏康复参与率和患者结局的替代心脏康复服务模式。

表 71-1-1　心脏康复的益处

提高功能容量	减少再入院率
改善症状控制	减少心血管疾病的复发
改善心理健康	降低心血管疾病死亡率
改善对药物的依从性	降低全因死亡率

71.2　背景

最初的心脏康复模式是为了帮助患者克服因长期卧床而变得衰弱的影响,这一模式在20世纪50年代和60年代是心肌梗死或冠状动脉旁路移植术后推荐治疗的一部分[1,2]。1951年发表的一项重要的心脏康复研究[2]报告了"扶手椅"运动干预的安全性,即指导心肌梗死患者在住院期间定期坐在椅子上做小范围的运动。Levine及其同事认为这种干预是安全的,这一发现在当时具有突破性和革命性意义。他们的研究结果与当时流行的心肌梗死护理理念背道而驰,即患者应卧床休息数周,避免进行所有体力活动,促进心脏的恢复。从那时起,已经进行了许多其他具有发展作用的研究,不仅证实了心脏康复的安全性,而且还进一步证明了心脏康复的重要益处和价值[3-5]。

71.3　当前的心脏康复模式

目前的心脏康复治疗模式在内容上基本相同,但在方式上有一定的差异。一般而言,心脏康复的核心内容包括图71-1-1所呈现的内容,即包括细致的患者评估和风险分层、个性化的治疗计划(包括降低心血管疾病风险的生活方式和药物治疗)、监督治疗计划的实施,以及随时根据需要对治疗计划进行标准化的跟踪和调整[30]。

心脏康复服务模式包括:

住院患者("1期")心脏康复:在发生符合心脏康复条件的心血管疾病事件后,患者在医院接受早期康复训练,评估心血管疾病风险因素,接受降低心血管疾病风险的教育,并推荐治疗方案,包括健康生活方式行为治疗、用药和转诊到门诊心脏康复[31]。由于大多数患者住院时间较短,医院的初始运动训练都很基本,通常是低强度的体力活动项目,直到患者开始门诊心脏康复项目。住院患者的心脏康复是一种标准治疗,尽管近几年少有研究评估住院患者心脏康复的相关临床影响[32]。

以中心为基础的心脏康复:以中心为基础的门诊心脏康复方法包括在医疗机构中与患者进行面对面交流,并由合格的医护人员对患者进行评估,与患者共同制订和实施以证据为基础的治疗计划,并在可以进行监督的小组课程中监测患者的参与,目的是提高患者的安全、促进身体状况的逐步改善、帮助患者建立信心并提高患者对治疗计划的依从性。最常见的以中心为基础的心脏康复在医院或医疗机构的门诊进行[33]。这类项目由医疗主管监督,并由医疗保健专业人员组成的团队进行实施,包括护士、运动专家、物理治疗师、注册营养师、心理治疗师或其他执证咨询师、医疗技术人员和行政支持人员。患者在医疗中心参加最多 36 次持续 30~60min 的"早期门诊"或"2 期"心脏康复。一些医疗中心会在完成该阶段的心脏康复后提供持续的后续计划。有些社区保健中心、健身机构或其他社区中心可提供基于社区的心脏康复项目[34]。这种项目包括心脏康复的核心组成部分,还可以对项目中的患者进行适当监督和监测,以促进项目安全进行并实现治疗效果。在以中心为基础的心脏康复项目模式中,住院心脏康复项目模式越来越少见[35]。在这种项目中,出院患者实际上会住在心脏康复疗养中心,他们在那里参加为期数周的综合心脏康复项目。考虑到这种护理的成本和复杂性,与其他以中心为基础的心脏康复项目相比,住院心脏康复项目要少得多[36]。

以家庭为基础的心脏康复:20 多年来的研究表明,可以在患者家中提供心脏康复服务,使用类似于以中心为基础的心脏康复护理标准[3]。在这些干预措施中,护士和其他心脏康复专业人员通常在医师的医学指导下通过电话与患者互动,并使用系统的、基于证据的协议来指导、监测和调整心脏康复的干预措施。最近一篇系统性综述显示,对于大致为低到中风险的患者,与以中心为基础的心脏康复相比,以家庭为基础的心脏康复干预措施花费及临床结果大致相同,但对指导疗法的依从率要高一些[37]。

71.4 当前参与人数偏少的心脏康复面临的挑战及应对办法

随着以价值为基础的医学被广泛接受和实施,心脏康复项目面临的压力越来越大,需要调整服务来优化价值,同时最大限度地降低花费并提高护理质量。为了追求更高的心脏康复服务价值,心脏康复项目面临着一系列的挑战。

利用率低:虽然一些中心通过采用有效的治疗系统促进心脏康复转诊、注册和参与(如自动转诊、早期注册和激励系统),成功实现了更高的参与水平[38-42],但在美国大多数医疗中心,只有少数适合的患者接受心脏康复。即使在服务较好的心脏康复中心,大多数患者也没有参与或坚持完成心脏康复项目。造成这种参与差异的原因包括:缺乏医师转诊和/或支持[43,44]、经济负担重(如没有保险、大额共付医疗费或扣除费)、地理位置限制(如患者居住地离心脏康复中心较远)、时间冲突(如工作、家庭和其他责任)、并发症和残疾[45],以及对当前心脏康复方法不感兴趣[46,47]。

负荷能力不足:Pack 等进行的一项全国性调查发现,当前美国心脏康复项目的负荷能力远远低于为所有合格心脏康复患者提供服务所需的水平[48]。假设所有心脏康复项目均满负荷运行,也只能为大约 47% 的合格心脏康复患者提供心脏康复治疗。更令人担忧的是,这项研究是在医疗保险和医疗补助服务中心(CMS)将心力衰竭列为心脏康复涵盖适应证之前进行的,这表明当前心脏康复项目的负荷能力会低于这项研究的估计值。为了解决这个问题,需要建立更多的心脏康复项目。当前心脏康复项目需要扩容,或者需要开发新的心脏康复服务模式。

限制创新的医疗保健政策:美国目前的医疗保健政策和报销规定,支持并提倡传统以中心为基础的心脏康复服务模式,但不支持或提倡更多创新性的护理方法。以其他国家为例,加拿大[49-51]、澳大利亚和新西兰[52]、英国[53]和其他欧洲国家[54,55]、韩国[56]和中国[57]均显示了医疗政策和报销策略的可行性和重要性,这些政策和报销策略支持更新颖的心脏康复服务方式,包括以家庭为基础的心脏康复[36,58,59]。

项目惯性:心脏康复在20世纪50年代开始建立,此后不断变化和发展,但现在的心脏康复专业人员观念仍停留于心脏康复服务模式相对稳定的时期,这使得一些人很难产生需要变革的灵感。尽管人们意识到目前的护理模式不能为所有合格患者提供护理,且其财务状况也很脆弱,但这种情况还是经常发生。

正在探讨解决这些挑战的方法。已有研究证明,以证据为基础的方法可以提高心脏康复项目的参与度,但即使采用这些方法,心脏康复项目的负荷能力仍然不够为所有符合条件的患者提供心脏康复服务。显然,需要采用新的护理模式扩大传统以中心为基础的心脏康复的范围[60-62]。

71.5 心脏康复中对执行行为生活方式调整建议依从性的挑战

医疗环境中的行为调整建议已经从简单建议发展到简单的系统化干预[63],再到以患者为中心的战略沟通方法,如动机访谈[64,65]。对于参加心脏康复的患者来说,与传统项目中向患者宣教相比,此类基于行为的干预是一种吸引人的替代方法,可以更有效地激励患者自我管理[66]。在对72项随机对照试验的系统回顾和meta分析中,大约有80%的研究认为,动机访谈的效果优于传统项目中的建议[67]。这种方法是克服挑战、促进行为生活方式调整,并在心脏康复治疗中产生影响,值得推荐的一种方法[68,69]。

71.6 改善心脏康复服务的新模式

以家庭为基础的心脏康复:如前所述,以家庭为基础的心脏康复方法在过去的30年中得到了检验,发现其效果与以中心为基础的心脏康复相似,尤其是对低到中风险的患者。MULTIFIT[3]和SCRIP[70,71]研究测试了护理病例管理系统在为确诊冠心病患者提供以家庭为基础的心脏康复服务方面的影响。一般来说,在这种模式下,护士在医师的监督下执行标准化的治疗方案,目的是通过生活方式和药物治疗控制心血管疾病的风险因素。与接受医疗服务提供方"常规"或标准护理对照组相比,研究结果明显改善。以家庭为基础的心脏康复尚未在临床实践中广泛实施,因为大多数保险公司不为这种提供服务的模式进行报销。因此,具有讽刺意味的是,尽管多年前已证明这种模式从一开始就有效,人们仍将这种服务模式看作一种"新颖的"心脏康复护理模式。虽然一些中心已经制订了用于支付以家庭为基础的心脏康复费用的方法,但他们实施以家庭为基础的心脏康复的能力仍受到限制,需要出台更具体的保险报销政策,以促进和支持以家庭为基础的心脏康复护理。

互联健康:互联健康是一种由电子程序和通信支持的医疗服务模式,便于远程提供医疗服务。互联健康应用程序使用各种技术平台,如互联网(电子医疗)、电话和交互式语音应答系统(远程医疗)、移动和基于智能手机的应用程序(移动医疗)以及计算机定制的打印[72-74]。与心脏康复连接的健康应用程序有助于加强临床护理和临床诊治间健康行为的自我管理。

互联健康干预措施的发展反映了全球范围内个人技术的发展,如智能手机和互联网接入[75]。有足够的证据表明,互联网和远程管理干预措施有效地提供了一系列生活方式干预措施,包括心力衰竭管理。与常规护理相比,接受心力衰竭远程管理服务可以更有效地防止患者再次住院,并减少相关费用[76,77]。减少早期再入院率已被美国政府确定为国家优先事项,目的是提高护理质量并尽量减少不必要的医疗费用[78]。

考虑到可以通过苹果和谷歌应用商店等现有渠道进行广泛传播,人们逐渐注重开发基于智能手机的健康干预措施[79]。然而,迄今为止,大多数开发者并没有采用基于循证研究的策略[80],而且很少会对干预措施进行经验评估[81]。

可穿戴医疗技术的出现,促进了互联健康的快速发展。可穿戴传感器可以持续监测各种健康参数(如体力活动、饮食、睡眠、心率、血压和血糖水平),改善症状管理,并能加强患者和临床医师间的沟通。虽然可穿戴设备的使用令人振奋,但挑战依然存在,包括传感器的验证、患者隐私的保护以及与现有临床实践环境的完美整合。

移动健康工具可以促进以家庭为基础和以中心为基础的心脏康复的发展。澳大利亚有一项重要的研究,对以家庭为基础使用智能手机的心脏康复项目和以中心为基础标准护理的心脏康复项目进行了比较[82],他们发现这两种干预方法在改善功能容量、血脂控制和心理健康方面效果相似。此外,与以中心为基础的干预组相比,基于智能手机的干预组的参与者对干预措施的依从性更高。其他研究结果似乎与这些发现一致,但还需要更多的研究来评估对护理费用和心血管疾病复发事件的长期影响。此外,涉及生理监测设备的研究,如活动追踪器和心率监测仪,也能增加心脏康复服务的影响[83,84]。

心脏康复混合模式:在美国,以中心为基础的心脏康复项目多年来一直是在12周内进行36次受监督的运动。然而,因到康复中心的通勤距离较长,加拿大的心脏康复项目则采用了一种混合模式,患者在较长的随访期内以较少的天/周完成康复项目。例如,多伦多心脏康复项目的患者在9个月的时间里,通过参加每周的教育课程和监督下的小组运动课程,并辅以每天在家运动,完成了总共36次的门诊心脏康复项目,并在接下来的9个月里,转为每月完成1次门诊心脏康复项目[85,86]。这表明混合心脏康复方法具有可行性,甚至有可能成为最有吸引力的心脏康复护理模式。随着医疗保健服务互联模式的发展,这一点尤其重要。这种混合模式将包括以中心为基础的和以家庭为基础的心脏康复的组合,并通过移动通信策略和干预措施进行强化,从而通过监测、反馈和激励性支持向心血管疾病患者提供个性化的护理。在这种模式下,与目前美国以中心为基础的心脏康复模式相比,不仅短期结果更加理想,而且长期依从性和结果也会进一步提高。

最近有一项对冠心病患者的远程保健心脏康复和以中心为基础的心脏康复进行比较的随机对照试验,相关研究表明,与以中心为基础的心脏康复相比,参与远程保健心脏康复项目患者的体力活动水平更高,但2组患者在有氧运动能力和心血管风险因素方面的改善几乎没有差别[87]。

特殊人群:已有研究表明,针对特殊人群专门的心脏康复项目有助于改善此类人群中心脏康复项目的实施和结果。例如,一项研究发现,与男女混合的心脏康复项目相比,专门为心血管疾病女性患者设计和提供的心脏康复项目,对一些女性参与者有更大的吸引力,且能实现较高的依从性[88]。对专门为射血分数降低的心力衰竭患者设计的心脏康复项目进行测试发现,与常规护理相比,结果有显著改善[89,90]。其他研究表明,与美国的心脏康复护理模式相比,低成本的护理模式在中低收入国家可能更加可行和有效[58,91]。

71.7　未来的研究领域

如前所述,关于心脏康复新服务模式的可行性和影响,仍需解决许多问题。未来的研究领域包括以下几个方面。

- 当移动医疗工具与以家庭为基础和以中心为基础的心脏康复护理混合模式相结合时,能否以低于以中心为基础的心脏康复标准模式的成本提供同等程度或更高标准的护理质量。
- 哪种移动医疗工具在增强心脏康复护理服务方面最为有效。
- 怎样实现患者与心脏康复专业人员当面互动和使用技术工具远程提供心脏康复间的最佳平衡。
- 对以中心为基础的和以家庭为基础的心脏康复而言,是否有除移动医疗工具外其他可行和有效的支付模式。
- 哪些策略能最有效地帮助心脏康复项目解决纳入心脏康复服务新模式时所面临的问题。
- 在增加患者对心脏康复和二级心血管疾病预防的长期依从性方面,新颖和替代性的心脏康复模式是否比目前效果更好。

71.8　结论

有充分证据表明,心脏康复服务可有效促进心血管疾病患者的恢复。不幸的是,目前以中心为基础的康复服务模式存在一些障碍,导致其利用率不足。虽然有以证据为基础的方法来提高美国境内以中心为基础的心脏康复的参与度,但仍有证据表明,美国目前的心脏康复负荷能力仅能为不到一半的适合的患者提供服务。需要采用新的服务模式改善心脏康复服务及其整体价值,包括以家庭为基础的心脏康复,以行为为基础的患者宣教方法,利用智能手机作为心脏康复工具的互联健康选项,以及针对女性患者和心力衰竭患者等特殊人群的个性化心脏康复模式。虽有许多问题,但心脏康复服务在未来定会发展成熟。

> **临床意义**
>
> - 过去的 30 年里,以家庭为基础的心脏康复方法已得到测试,发现其可以实现与以中心为基础的心脏康复类似的效果,特别是对于低到中风险的患者。

- 当前心脏康复的负荷能力较低。为了解决这个问题,需要建立更多的心脏康复项目,当前心脏康复项目需要扩容,或者需要开发新的心脏康复服务模式。
- 对于参加心脏康复项目的患者,有组织的简单干预和动机访谈等基于行为的干预措施有望代替传统项目中向患者宣教的方法,可以更有效地激励患者,使其有能力自我管理自身的健康。
- 可穿戴设备可以持续监测各种健康参数(如体力活动、饮食、睡眠、心率、血压和血糖水平),改善症状管理,并能加强患者和临床医师间的沟通。

(Randal J.Thomas,MD,MS,Rober t Scales,PhD,and Regis Fernandes,MD,FACC,FASE 著

胡安易 译 王诗瑜 校)

参考文献

1. Hellerstein HK and Ford AB. Rehabilitation of the cardiac patient. *J. Am. Med. Assoc.* 1957;164:225–31.
2. Levine SA and Lown B. The "chair" treatment of acute thrombosis. *Trans. Assoc. Am. Physicians* 1951;64:316–27.
3. DeBusk RF, Miller NH, Superko HR, Dennis CA, Thomas RJ, Lew HT, Berger WE, 3rd, Heller RS, Rompf J, Gee D, Kraemer HC, Bandura A, Ghandour G, Clark M, Shah RV, Fisher L and Taylor CB. A case-management system for coronary risk factor modification after acute myocardial infarction. *Ann. Intern. Med.* 1994;120:721–9.
4. Kallio V, Hamalainen H, Hakkila J and Luurila OJ. Reduction in sudden deaths by a multifactorial intervention programme after acute myocardial infarction. *Lancet* 1979;2:1091–4.
5. O'Connor GT, Buring JE, Yusuf S, Goldhaber SZ, Olmstead EM, Paffenbarger RS, Jr. and Hennekens CH. An overview of randomized trials of rehabilitation with exercise after myocardial infarction. *Circulation* 1989;80:234–44.
6. Foster C, Pollock ML, Anholm JD, Squires RW, Ward A, Dymond DS, Rod JL, Saichek RP and Schmidt DH. Work capacity and left ventricular function during rehabilitation after myocardial revascularization surgery. *Circulation* 1984;69:748–55.
7. Blumenthal JA, Sherwood A, Rogers SD, Babyak MA, Doraiswamy PM, Watkins L, Hoffman BM, O'Connell C, Johnson JJ, Patidar SM, Waugh R and Hinderliter A.Understanding prognostic benefits of exercise and antidepressant therapy for persons with depression and heart disease: The UPBEAT study-Rationale, design, and methodological issues. *Clin. Trials* 2007;4:548–59.
8. Milani RV and Lavie CJ. Impact of cardiac rehabilitation on depression and its associated mortality. *Am. J. Med.* 2007;120:799–806.
9. Taylor RS, Unal B, Critchley JA and Capewell S. Mortality reductions in patients receiving exercise-based cardiac rehabilitation: How much can be attributed to cardiovascular risk factor improvements? *Eur. J. Cardiovasc. Prev. Rehabil.* 2006;13:369–74.
10. Jolliffe JA, Rees K, Taylor RS, Thompson D, Oldridge N and Ebrahim S.Exercise-based rehabilitation for coronary heart disease. *Cochrane Database Syst. Rev.* 2001:CD001800.
11. Shah ND, Dunlay SM, Ting HH, Montori VM, Thomas RJ, Wagie AE and Roger VL. Long-term medication adherence after myocardial infarction: Experience of a community. *Am. J. Med.* 2009;122:961.e7–13.
12. Dunlay SM, Pack QR, Thomas RJ, Killian JM and Roger VL. Participation in cardiac rehabilitation, readmissions, and death after acute myocardial infarction. *Am. J. Med.* 2014;127:538–46.
13. Hammill BG, Curtis LH, Schulman KA and Whellan DJ. Relationship between cardiac rehabilitation and long-term risks of death and myocardial infarction among elderly Medicare beneficiaries. *Circulation* 2010;121:63–70.
14. Heran BS, Chen JM, Ebrahim S, Moxham T, Oldridge N, Rees K, Thompson DR and Taylor RS. Exercise-based cardiac rehabilitation for coronary heart disease. *Cochrane Database Syst. Rev.* 2011:CD001800.
15. Suaya JA, Stason WB, Ades PA, Normand SL and Shepard DS. Cardiac rehabilitation and survival in older coronary patients. *J. Am. Coll. Cardiol.* 2009;54:25–33.
16. *Guidelines for Cardiac Rehabilitation and Secondary Prevention Programs, American Association of Cardiovascular and Pulmonary Rehabilitation, 5th ed.* Champaign, IL: Human Kinetics; 2013.
17. Services USDoHaH. *Cardiac Rehabilitation: Clinical Practice Guideline Number 17*; 1995.
18. National Coverage Determination for Cardiac Rehabilitation Programs for Chronic Heart Failure.
19. Amsterdam EA, Wenger NK, Brindis RG, Casey DE, Jr., Ganiats TG, Holmes DR, Jr., Jaffe AS, Jneid H, Kelly RF, Kontos MC, Levine GN, Liebson PR, Mukherjee D, Peterson ED, Sabatine MS, Smalling RW, Zieman SJ and Members AATF. 2014 AHA/ACC guideline for the management of patients with non-ST-elevation acute coronary syndromes: A report of the American College of Cardiology/American Heart Association Task Force on Practice Guidelines. *Circulation* 2014;130:e344–426.
20. Fihn SD, Gardin JM, Abrams J, Berra K, Blankenship JC, Dallas AP, Douglas PS, Foody JM, Gerber TC, Hinderliter AL, King SB, 3rd, Kligfield PD, Krumholz HM, Kwong RY, Lim MJ, Linderbaum JA, Mack MJ, Munger MA, Prager RL, Sabik JF, Shaw LJ, Sikkema JD, Smith CR, Jr., Smith SC, Jr., Spertus JA, Williams SV and American College of Cardiology F. 2012 ACCF/AHA/ACP/AATS/PCNA/SCAI/STS guideline for the diagnosis and management of patients with stable ischemic heart disease: Executive summary: A report of the American College of Cardiology Foundation/American Heart Association task force on practice guidelines, and the American College of Physicians, American Association for Thoracic Surgery, Preventive Cardiovascular Nurses Association, Society for Cardiovascular Angiography and Interventions, and Society of Thoracic Surgeons. *Circulation* 2012;126:3097–137.
21. Hillis LD, Smith PK, Anderson JL, Bittl JA, Bridges CR, Byrne JG, Cigarroa JE, Disesa V, Hiratzka LF, Hutter AM, Jr., Jessen ME, Keeley EC, Lahey SJ, Lange RA, London MJ, Mack MJ, Patel MR, Puskas JD, Sabik JF, Selnes O, Shahian DM, Trost JC, Winniford MD, American College of Cardiology F, American Heart Association Task Force on Practice G, American Association for Thoracic S, Society of Cardiovascular A and Society of Thoracic S. 2011 ACCF/AHA guideline for coronary artery bypass graft surgery. A report of the American College of Cardiology Foundation/American Heart Association Task Force on Practice Guidelines. Developed

in collaboration with the American Association for Thoracic Surgery, Society of Cardiovascular Anesthesiologists, and Society of Thoracic Surgeons. *J. Am. Coll. Cardiol*. 2011;58:e123–210.
22. Levine GN, Bates ER, Bittl JA, Brindis RG, Fihn SD, Fleisher LA, Granger CB, Lange RA, Mack MJ, Mauri L, Mehran R, Mukherjee D, Newby LK, O'Gara PT, Sabatine MS, Smith PK and Smith SC, Jr. 2016 ACC/AHA guideline focused update on duration of dual antiplatelet therapy in patients with coronary artery disease: A Report of the American College of Cardiology/American Heart Association Task Force on Clinical Practice Guidelines: An update of the 2011 ACCF/AHA/SCAI guideline for percutaneous coronary intervention, 2011 ACCF/AHA guideline for coronary artery bypass graft surgery, 2012 ACC/AHA/ACP/AATS/PCNA/SCAI/STS guideline for the diagnosis and management of patients with stable ischemic heart disease, 2013 ACCF/AHA guideline for the management of ST-elevation myocardial infarction, 2014 AHA/ACC guideline for the management of patients with non-ST-elevation acute coronary syndromes, and 2014 ACC/AHA guideline on perioperative cardiovascular evaluation and management of patients undergoing noncardiac surgery. *Circulation* 2016;134:e123–55.
23. Levine GN, Bates ER, Blankenship JC, Bailey SR, Bittl JA, Cercek B, Chambers CE, Ellis SG, Guyton RA, Hollenberg SM, Khot UN, Lange RA, Mauri L, Mehran R, Moussa ID, Mukherjee D, Nallamothu BK and Ting HH. 2011 ACCF/AHA/SCAI guideline for percutaneous coronary intervention: Executive summary: A report of the American College of Cardiology Foundation/American Heart Association Task Force on Practice Guidelines and the Society for Cardiovascular Angiography and Interventions. *Circulation* 2011;124:2574–609.
24. Mosca L, Benjamin EJ, Berra K, Bezanson JL, Dolor RJ, Lloyd-Jones DM, Newby LK, Pina IL, Roger VL, Shaw LJ, Zhao D, Beckie TM, Bushnell C, D'Armiento J, Kris-Etherton PM, Fang J, Ganiats TG, Gomes AS, Gracia CR, Haan CK, Jackson EA, Judelson DR, Kelepouris E, Lavie CJ, Moore A, Nussmeier NA, Ofili E, Oparil S, Ouyang P, Pinn VW, Sherif K, Smith SC, Jr., Sopko G, Chandra-Strobos N, Urbina EM, Vaccarino V, Wenger NK and American Heart A. Effectiveness-based guidelines for the prevention of cardiovascular disease in women–2011 update: A guideline from the American Heart Association. *J. Am. Coll. Cardiol*. 2011;57:1404–23.
25. O'Gara PT, Kushner FG, Ascheim DD, Casey DE, Jr., Chung MK, de Lemos JA, Ettinger SM, Fang JC, Fesmire FM, Franklin BA, Granger CB, Krumholz HM, Linderbaum JA, Morrow DA, Newby LK, Ornato JP, Ou N, Radford MJ, Tamis-Holland JE, Tommaso CL, Tracy CM, Woo YJ, Zhao DX, Anderson JL, Jacobs AK, Halperin JL, Albert NM, Brindis RG, Creager MA, DeMets D, Guyton RA, Hochman JS, Kovacs RJ, Kushner FG, Ohman EM, Stevenson WG, Yancy CW and American College of Cardiology Foundation/American Heart Association Task Force on Practice G. 2013 ACCF/AHA guideline for the management of ST-elevation myocardial infarction: A report of the American College of Cardiology Foundation/American Heart Association Task Force on Practice Guidelines. *Circulation* 2013;127:e362–425.
26. Smith SC, Jr., Benjamin EJ, Bonow RO, Braun LT, Creager MA, Franklin BA, Gibbons RJ, Grundy SM, Hiratzka LF, Jones DW, Lloyd-Jones DM, Minissian M, Mosca L, Peterson ED, Sacco RL, Spertus J, Stein JH, Taubert KA, World Heart F and the Preventive Cardiovascular Nurses A. AHA/ACCF secondary prevention and risk reduction therapy for patients with coronary and other atherosclerotic vascular disease: 2011 update: A guideline from the American Heart Association and American College of Cardiology Foundation. *Circulation* 2011;124:2458–73.
27. Yancy CW, Jessup M, Bozkurt B, Butler J, Casey DE, Jr., Drazner MH, Fonarow GC, Geraci SA, Horwich T, Januzzi JL, Johnson MR, Kasper EK, Levy WC, Masoudi FA, McBride PE, McMurray JJ, Mitchell JE, Peterson PN, Riegel B, Sam F, Stevenson LW, Tang WH, Tsai EJ and Wilkoff BL. 2013 ACCF/AHA guideline for the management of heart failure: Executive summary: A report of the American College of Cardiology Foundation/American Heart Association Task Force on practice guidelines. *Circulation* 2013;128:1810–52.
28. Fang J, Ayala C, Luncheon C, Ritchey M and Loustalot F. Use of outpatient cardiac rehabilitation among heart attack survivors – 20 states and the district of Columbia, 2013 and four states, 2015. *MMWR Morb. Mortal. Wkly. Rep*. 2017;66:869–73.
29. Suaya JA, Shepard DS, Normand SL, Ades PA, Prottas J and Stason WB Use of cardiac rehabilitation by medicare beneficiaries after myocardial infarction or coronary bypass surgery. *Circulation* 2007;116:1653–62.
30. Balady GJ, Williams MA, Ades PA, Bittner V, Comoss P, Foody JM, Franklin B, Sanderson B, Southard D, American Heart Association Exercise CR, Prevention Committee tCoCC, American Heart Association Council on Cardiovascular N, American Heart Association Council on E, Prevention, American Heart Association Council on Nutrition PA, Metabolism, American Association of C and Pulmonary R. Core components of cardiac rehabilitation/secondary prevention programs: 2007 update: A scientific statement from the American Heart Association Exercise, Cardiac Rehabilitation, and Prevention Committee, the Council on Clinical Cardiology; the Councils on Cardiovascular Nursing, Epidemiology and Prevention, and Nutrition, Physical Activity, and Metabolism; and the American Association of Cardiovascular and Pulmonary Rehabilitation. *Circulation* 2007;115:2675–82.
31. Murphy MC, George M and Driscoll AL. Concordance with phase-one cardiac rehabilitation guidelines in the inpatient setting. *Aust. J. Adv. Nurs*. 2007;25:31–7.
32. Michel de Macedo R, José Rocha Faria-Neto, Ortiz Costantini C, Casali D, Pires Muller A, Roberto Costantini C, Athayde Teixeira de Carvalho K and César Guarita-Souza L. Phase I of cardiac rehabilitation: A new challenge for evidence based physiotherapy. *World J. Cardiol*. 2011; 3:248–55.
33. Ades PA. Cardiac rehabilitation and secondary prevention of coronary heart disease. *N. Engl. J. Med*. 2001;345:892–902.
34. Berra K, Franklin B and Jennings C. Community-based healthy living interventions. *Prog. Cardiovasc. Dis*. 2017;59:430–9.
35. Dubach P, Myers J, Dziekan G, Goerre S, Buser P and Laske A. Effect of residential cardiac rehabilitation following bypass surgery. Observations in Switzerland. *Chest* 1995;108:1434–9.
36. Pesah E, Supervia M, Turk-Adawi K and Grace SL. A review of cardiac rehabilitation delivery around the world. *Prog. Cardiovasc. Dis*. 2017;60:267–80.
37. Taylor RS, Dalal H, Jolly K, Zawada A, Dean SG, Cowie A and Norton RJ. Home-based versus centre-based cardiac rehabilitation. *Cochrane Database Syst. Rev*. 2015:CD007130.
38. Gaalema DE, Savage PD, Rengo JL, Cutler AY, Higgins ST and Ades PA. Financial incentives to promote cardiac rehabilitation participation and adherence among Medicaid patients. *Prev. Med*. 2016;92:47–50.
39. Grace SL, Russell KL, Reid RD, Oh P, Anand S, Rush J, Williamson K, Gupta M, Alter DA, Stewart DE and Cardiac rehabilitation care continuity through automatic referral evaluation I. Effect of cardiac rehabilitation referral strategies on utilization rates: A prospective, controlled study. *Arch. Intern. Med*. 2011;171:235–41.
40. Pack QR, Johnson LL, Barr LM, Daniels SR, Wolter AD, Squires RW, Perez-Terzic CM and Thomas RJ. Improving cardiac rehabilitation attendance and completion through quality improvement activities and a motivational program. *J. Cardiopulm. Rehabil. Prev*. 2013;33:153–9.
41. Pack QR, Mansour M, Barboza JS, Hibner BA, Mahan MG, Ehrman JK, Vanzant MA, Schairer JR and Keteyian SJ. An early appointment to outpatient cardiac rehabilitation at hospital discharge improves attendance at orientation: A randomized, single-blind, controlled trial. *Circulation* 2013;127:349–55.
42. Pack QR, Squires RW, Lopez-Jimenez F, Lichtman SW, Rodriguez-Escudero JP, Lindenauer PK and Thomas RJ. Participation rates, process monitoring, and quality improvement among cardiac rehabilitation programs in the United States: A NATIONAL SURVEY. *J. Cardiopulm. Rehabil. Prev*. 2015;35:173–80.
43. Ades PA. Cardiac rehabilitation in older coronary patients. *J. Am. Geriatr. Soc*. 1999;47:98–105.
44. Gravely-Witte S, Leung YW, Nariani R, Tamim H, Oh P, Chan VM and Grace SL. Effects of cardiac rehabilitation referral strategies on referral and enrollment rates. *Nat. Rev. Cardiol*. 2010;7:87–96.
45. Dolansky MA, Zullo MD and Josephson RA. The rehabilitation continuum from hospital to cardiac rehabilitation: A study of 147,000 medicare beneficiaries. *West. J. Nurs. Res*. 2017;39:1379–80.
46. Rose M TS, Amerson R, Reimels E, Pruitt RH. Facilitators and barriers in cardiac rehabilitation participation: An integrative review. *J. Nurse Pract*. 2011;7:399–408.
47. Shanmugasegaram S, Oh P, Reid

RD, McCumber T and Grace SL. A comparison of barriers to use of home- versus site-based cardiac rehabilitation. *J. Cardiopulm. Rehabil. Prev.* 2013;33:297–302.
48. Pack QR, Squires RW, Lopez-Jimenez F, Lichtman SW, Rodriguez-Escudero JP, Zysek VN and Thomas RJ The current and potential capacity for cardiac rehabilitation utilization in the United States. *J. Cardiopulm. Rehabil. Prev.* 2014;34:318–26.
49. Grace SL, Bennett S, Ardern CI and Clark AM. Cardiac rehabilitation series: Canada. *Prog. Cardiovasc. Dis.* 2014;56:530–5.
50. Grace SL, Turk-Adawi K, Santiago de Araujo Pio C and Alter DA. Ensuring cardiac rehabilitation access for the majority of those in need: A call to action for Canada. *Can. J. Cardiol.* 2016;32:S358–64.
51. Institute TR. *Toronto Rehab's Experience with Designing and Impleemtning a Home-Based Model of Care: Cardiac Rehabilitation @ Home Service Toolkit*. Toronto, Ontario, Canada: Toronto Rehabilitation Institute; 2009.
52. Thompson DR. Cardiac rehabilitation and secondary prevention in Australia and New Zealand. *Heart Lung* 2014;43:483–4.
53. Deighan C, Michalova L, Pagliari C, Elliott J, Taylor L and Ranaldi H. The Digital Heart Manual: A pilot study of an innovative cardiac rehabilitation programme developed for and with users. *Patient Educ. Couns.* 2017;100:1598–607.
54. Bjarnason-Wehrens B, McGee H, Zwisler AD, Piepoli MF, Benzer W, Schmid JP, Dendale P, Pogosova NG, Zdrenghea D, Niebauer J, Mendes M, Cardiac Rehabilitation Section European Association of Cardiovascular P and Rehabilitation. Cardiac rehabilitation in Europe: Results from the European Cardiac Rehabilitation Inventory Survey. *Eur. J. Cardiovasc. Prev. Rehabil.* 2010;17:410–8.
55. Piepoli MF, Corra U, Adamopoulos S, Benzer W, Bjarnason-Wehrens B, Cupples M, Dendale P, Doherty P, Gaita D, Hofer S, McGee H, Mendes M, Niebauer J, Pogosova N, Garcia-Porrero E, Rauch B, Schmid JP and Giannuzzi P. Secondary prevention in the clinical management of patients with cardiovascular diseases. Core components, standards and outcome measures for referral and delivery: A policy statement from the cardiac rehabilitation section of the European Association for Cardiovascular Prevention & Rehabilitation. Endorsed by the Committee for Practice Guidelines of the European Society of Cardiology. *Eur. J. Cardiol.* 2014;21:664–81.
56. Kim SS, Lee S, Kim G, Kang SM and Ahn JA. Effects of a comprehensive cardiac rehabilitation program in patients with coronary heart disease in Korea. *Nurs. Health Sci.* 2014;16:476–82.
57. Zhang Z, Pack Q, Squires RW, Lopez-Jimenez F, Yu L and Thomas RJ Availability and characteristics of cardiac rehabilitation programmes in China. *Heart Asia* 2016;8:9–12.
58. Grace SL, Turk-Adawi KI, Contractor A, Atrey A, Campbell N, Derman W, Melo Ghisi GL, Oldridge N, Sarkar BK, Yeo TJ, Lopez-Jimenez F, Mendis S, Oh P, Hu D and Sarrafzadegan N. Cardiac rehabilitation delivery model for low-resource settings. *Heart* 2016;102:1449–55.
59. McCartan F, Bowers N, Turner J, Mandalia M, Kalnad N, Bishop-Bailey A, Fu J and Clifford P. Introduction of a novel service model to improve uptake and adherence with cardiac rehabilitation within Buckinghamshire Healthcare NHS Trust. *BMC Cardiovasc. Disord.* 2017;17:184.
60. Ades PA, Keteyian SJ, Wright JS, Hamm LF, Lui K, Newlin K, Shepard DS and Thomas RJ. Increasing cardiac rehabilitation participation from 20% to 70%: A road map from the million hearts cardiac rehabilitation collaborative. *Mayo Clin. Proc.* 2017;92:234–42.
61. Balady GJ, Ades PA, Bittner VA, Franklin BA, Gordon NF, Thomas RJ, Tomaselli GF, Yancy CW, American Heart Association Science A and Coordinating C. Referral, enrollment, and delivery of cardiac rehabilitation/secondary prevention programs at clinical centers and beyond: A presidential advisory from the American Heart Association. *Circulation* 2011;124:2951–60.
62. Clark RA, Conway A, Poulsen V, Keech W, Tirimacco R and Tideman P. Alternative models of cardiac rehabilitation: A systematic review. *Eur. J. Prev. Cardiol.* 2015;22:35–74.
63. Pinto BM, Goldstein MG and Marcus BH. Activity counseling by primary care physicians. *Prev. Med.* 1998;27:506–13.
64. Emmons KM and Rollnick S. Motivational interviewing in health care settings. Opportunities and limitations. *Am. J. Prev. Med.* 2001;20:68–74.
65. Soderlund LL, Madson MB, Rubak S and Nilsen P. A systematic review of motivational interviewing training for general health care practitioners. *Patient Educ. Couns.* 2011;84:16–26.
66. Garber CE, Blissmer B, Deschenes MR, Franklin BA, Lamonte MJ, Lee IM, Nieman DC, Swain DP and American College of Sports M. American College of Sports Medicine position standQuantity and quality of exercise for developing and maintaining cardiorespiratory, musculoskeletal, and neuromotor fitness in apparently healthy adults: Guidance for prescribing exercise. *Med. Sci. Sports Exerc.* 2011;43:1334–59.
67. Rubak S, Sandbaek A, Lauritzen T and Christensen B. Motivational interviewing: A systematic review and meta-analysis. *Br. J. Gen. Pract.* 2005;55:305–12.
68. Scales R, Miller J and Burden R. Why wrestle when you can dance? Optimizing outcomes with motivational interviewing. *J. Am. Pharm. Assoc.* 2003;43:S46–7.
69. Scales R and Miller JH. Motivational techniques for improving compliance with an exercise program: Skills for primary care clinicians. *Curr. Sports Med. Rep.* 2003;2:166–72.
70. Haskell WL, Alderman EL, Fair JM, Maron DJ, Mackey SF, Superko HR, Williams PT, Johnstone IM, Champagne MA, Krauss RM et al. Effects of intensive multiple risk factor reduction on coronary atherosclerosis and clinical cardiac events in men and women with coronary artery disease. The Stanford Coronary Risk Intervention Project (SCRIP). *Circulation* 1994;89:975–90.
71. Ma J, Berra K, Haskell WL, Klieman L, Hyde S, Smith MW, Xiao L and Stafford RS.Case management to reduce risk of cardiovascular disease in a county health care system. *Arch. Intern. Med.* 2009;169:1988–95.
72. Caulfield BM. Introduction: Review series–connected health. *QJM* 2013;106:701.
73. Colorafi K. Connected health: A review of the literature. *Mhealth* 2016;2:13.
74. Kvedar J, Coye MJ and Everett W. Connected health: A review of technologies and strategies to improve patient care with telemedicine and telehealth. *Health Aff. (Millwood)* 2014;33:194–9.
75. Center PIR. Pew internet: Mobile fact sheet. 2014;2014.
76. Giordano A, Scalvini S, Zanelli E, Corra U, Longobardi GL, Ricci VA, Baiardi P and Glisenti F. Multicenter randomised trial on home-based telemanagement to prevent hospital readmission of patients with chronic heart failure. *Int. J. Cardiol.* 2009;131:192–9.
77. Leppin AL, Gionfriddo MR, Kessler M, Brito JP, Mair FS, Gallacher K, Wang Z, Erwin PJ, Sylvester T, Boehmer K, Ting HH, Murad MH, Shippee ND and Montori VM. Preventing 30-day hospital readmissions: A systematic review and meta-analysis of randomized trials. *JAMA Intern. Med.* 2014;174:1095–107.
78. Joynt KE and Jha AK. A path forward on medicare readmissions. *N. Engl. J. Med.* 2013;368:1175–7.
79. Bennett GG and Glasgow RE. The delivery of public health interventions via the internet: Actualizing their potential. *Annu. Rev. Public Health* 2009;30:273–92.
80. Pagoto S, Schneider K, Jojic M, DeBiasse M and Mann D. Evidence-based strategies in weight-loss mobile apps. *Am. J. Prev. Med.* 2013;45:576–82.
81. Bender JL, Yue RY, To MJ, Deacken L and Jadad AR. A lot of action, but not in the right direction: Systematic review and content analysis of smartphone applications for the prevention, detection, and management of cancer. *J. Med. Internet Res.* 2013;15:e287.
82. Varnfield M, Karunanithi M, Lee CK, Honeyman E, Arnold D, Ding H, Smith C and Walters DL.Smartphone-based home care model improved use of cardiac rehabilitation in postmyocardial infarction patients: Results from a randomised controlled trial. *Heart* 2014;100:1770–9.
83. Bravo-Escobar R, Gonzalez-Represas A, Gomez-Gonzalez AM, Montiel-Trujillo A, Aguilar-Jimenez R, Carrasco-Ruiz R and Salinas-Sanchez P. Effectiveness and safety of a home-based cardiac rehabilitation programme of mixed surveillance in patients with ischemic heart disease at moderate cardiovascular risk: A randomised, controlled clinical trial. *BMC Cardiovasc. Disord.* 2017;17:66.
84. Vogel J, Auinger A, Riedl R, Kindermann H, Helfert M and Ocenasek H. Digitally enhanced recovery: Investigating the use of digital self-tracking for monitoring leisure time physical activity of cardiovascular disease (CVD) patients undergoing cardiac rehabilitation. *PLoS One* 2017;12:e0186261.
85. Hamm LF, Kavanagh T, Campbell RB, Mertens DJ, Beyene J, Kennedy J and Shephard RJ. Timeline for peak improvements during 52 weeks of outpatient cardiac rehabilitation. *J. Cardiopulm. Rehabil.* 2004;24:374–80; quiz 381–2.
86. Kavanagh T. *Take Heart: A Proven Step-By-Step Program to Improve Your Heart's Health*. Toronto, Ontario,

Canada: Key Porter Books; 2004.
87. Rawstorn JC, Gant N, Direito A, Beckmann C and Maddison R. Telehealth exercise-based cardiac rehabilitation: A systematic review and meta-analysis. *Heart* 2016;102:1183–92.
88. Grace SL, Midence L, Oh P, Brister S, Chessex C, Stewart DE and Arthur HM. Cardiac rehabilitation program adherence and functional capacity among women: A randomized controlled trial. *Mayo Clin. Proc.* 2016;91:140–8.
89. Ades PA, Keteyian SJ, Balady GJ, Houston-Miller N, Kitzman DW, Mancini DM and Rich MW. Cardiac rehabilitation exercise and self-care for chronic heart failure. *JACC Heart Fail.* 2013;1:540–7.
90. Davidson PM, Cockburn J, Newton PJ, Webster JK, Betihavas V, Howes L and Owensby DO Can a heart failure-specific cardiac rehabilitation program decrease hospitalizations and improve outcomes in high-risk patients? *Eur. J. Cardiovasc. Prev. Rehabil.* 2010;17:393–402.
91. Oldridge NB, Pakosh MT and Thomas RJ. Cardiac rehabilitation in low- and middle-income countries: A review on cost and cost-effectiveness. *Int. Health* 2016;8:77–82.

第72章 | 初级／一级预防：对家庭和儿童的影响和挑战

目录

要点／1084

72.1 采取生命历程方法预防心血管疾病的基本原理／1084

72.2 采取以家庭为基础的方法预防心血管疾病的基本原理／1085

72.2.1 家庭特征与心血管健康／1085

72.2.2 共同的家庭环境／1085

72.3 以家庭为中心的基本和一级预防干预措施／1089

72.4 经验和未来方向／1091

临床应用／1091

参考文献／1092

> 要　点

- 为了优化整个生命历程中的心血管健康,必须从生命早期开始进行初级/一级预防。
- 家庭是促进整个生命历程心血管健康的核心和基本环境。
- 制订、创造和维持学校、工作环境等个人和家居健康环境的多层次政策,对于优化所有人的心血管健康至关重要。

尽管在过去的50年里,心血管疾病(CVD)的死亡率大幅下降,但在美国,心血管疾病的发病率和死亡率仍居高不下[1]。这里必须强调,二级的预防工作(包括心脏康复),对于改善心血管疾病患者的生存和生活质量至关重要。几十年来,临床和公共卫生实践不断强调一级预防、行为调整和风险因素,旨在减少发生心血管疾病的风险[2]。最近,研究人员关注从生命早期开始并贯穿整个生命历程的初级/一级预防的重要性[2]。一级预防,首先是预防危险因素的发展,涉及多方面的努力,不再局限于某一个体,而是囊括了已知会影响健康生活行为方式发展和维持,以及心血管疾病危险因素出现的系统或环境[3]。从社会生态生命历程框架来看[4],本章的目的是证明家庭可以作为心血管疾病初级/一级预防至关重要的系统,并为临床和公共卫生实践以及未来研究提供建议。

72.1　采取生命历程方法预防心血管疾病的基本原理

过去60年的研究表明,动脉粥样硬化和高血压进程在生命早期就已开始,并随着年龄增长,受遗传因素、潜在可改变的行为因素和环境接触间相互作用的影响[5]。尚未有长期、纵向、随机对照试验证明,在生命早期减少风险因素可以预防生命后期的心血管事件。这种研究使用的方法极具挑战性,需要较大的样本量和大量的资源。然而,有几条证据证明了生命历程预防的重要性。这一证据基于在青少年和年轻死者身上进行的病理学研究,说明动脉粥样硬化血管变化的程度与生命历程中可改变的危险因素和行为的数量和强度有关[6-8]。非侵入性成像研究表明,在儿童和青少年时期测量心血管疾病主要危险因素的不良水平,与成年后亚临床动脉粥样硬化的早期指标——颈动脉内膜中层厚度(carotid intima-media thickness,CIMT)有关[9-11]。对包含4 380名参与者的4个队列的综合数据进行分析表明,9岁时的风险因素对成年后的颈动脉内膜中层厚度有预测作用[12]。值得注意的是,这是一项对患有2型糖尿病的瘦弱儿童和肥胖儿童进行横断面比较的研究结果,旨在对2型糖尿病(T2DM)和肥胖症在儿童和青少年中的发病率增加进行研究。结果表明,与没有2型糖尿病的儿童相比,患有2型糖尿病的儿童颈动脉内膜中层明显变厚、变硬;2型糖尿病或肥胖均能单独导致颈动脉结构和功能的不利变化[13]。此外,肥胖等潜在可改变的风险因素会从儿童期一直持续到成年期。例如,超重的青少年在成年后有70%的可能性超重或肥胖,如果父母中有1人或2人超重或肥胖,这一可能性会增加到80%[14]。

美国心脏协会（AHA）强调了在整个生命历程中促进心血管健康的重要性，为儿童和成人确定了国家目标，强调了潜在可改变的健康行为和健康因素[15]。预防和管理心血管疾病的目标包括：吸烟、体力活动、饮食摄入模式、体质量指数、总胆固醇、血压和空腹血糖[15]。值得注意的是，纵向研究表明，通过保持健康的生活方式来保持心血管健康与成年后较少的亚临床动脉硬化有关[16,17]。最近，一份图尔库冠状动脉风险干预项目（special Turku risk intervention program, STRIP）报告和YFS的纵向报告提供了令人信服的证据，证明儿童时期保持心血管健康会对成年后心脏的结构和功能产生影响[18]。总之，来自临床和人群研究的证据，强调了生命历程方法对心血管疾病初级/一级预防的重要性，以及对健康生活行为方式所起到的关键作用。

72.2 采取以家庭为基础的方法预防心血管疾病的基本原理

已有研究证实了心血管疾病特别是冠心病（CHD）的家族性聚集。许多对不同人群的横断面和纵向研究都证明了冠心病和其他心血管疾病的家族性聚集[19-23]。遗传、共同的环境和行为等生活方式因素的相互作用是心血管疾病家族性聚集的重要决定因素。很少有研究关注心血管健康的家族性聚集和/或传播，然而，一些证据强调了家庭系统的特征、共同的家庭环境和父母/照顾者的行为，对于培养健康的生活方式行为习惯和促进整个生命历程的心血管健康具有重要意义。

72.2.1 家庭特征与心血管健康

家庭是复杂的社会系统，由子系统（即父母/照顾者和兄弟姐妹）组成，彼此相互影响。如家庭系统理论研究者所言，家庭子系统相互联系，应该把家庭看作一个整体，与更广泛的物理环境（包括家庭居住的社区）相互作用[25]。这同样适用于健康的行为和生活方式，有证据表明，某一家庭成员行为的改变有可能改变整个家庭的行为[24,25]。同样，家庭以外的更广泛环境中可接触到的资源变化也会对家庭产生影响。了解这些系统的概念，我们鼓励从业者评估家庭的健康行为和实践，以及家庭成员居住、学习、工作、娱乐等环境。此外，家庭内部的沟通模式对于采取健康行为和改变不良健康行为至关重要[26,27]。在家庭中进行有效的开放式沟通，共同讨论饮食和体力活动的成员，更有可能拥有健康的饮食和体力活动[26,27]。家庭应对和适应压力的方式，也与整个家庭及个别成员的健康行为有关[28]。善于应对压力的父母/照顾者，不太可能有不健康的行为，还能更好地支持其子女培养健康行为并改变不良行为。

72.2.2 共同的家庭环境

儿童最初会在他们与父母/照顾者共同的家庭环境中观察并学习健康行为。在这种情况下，共同的环境包括物理和行为两个部分。与社会学-生态学模型一致，物理环境包括食物和体力活动机会的可用性、可及性和多样性。众所周知,可食用的食物种类和家庭食物供应,对生命早期饮食行为具有重要的影响。趋势数据表明,目前在家庭外的就餐消费越来越多,并且在家庭内采用加工食品的消费也越来越多[29,30]。当家庭聚餐时,食物往往来自家庭之外,包括快餐。这些食物来源不利于心血管健康,因为它们通常含有高饱和脂肪、钠和精制碳水化合物[29,30]。虽然文化因素在家庭食物选择和家庭内(外)消费的食物中起着关键作用,但家庭可用的资源是食物质量的决定性因素。

许多研究证据表明,父母/照顾者的行为和示范,会对儿童饮食摄入和体力活动行为模式的发展产生影响[26,31]。父母/照顾者是儿童的榜样,儿童会通过模仿和间接学习使用他们观察到的行为。例如,在非裔美国家庭中,父母对健康饮食行为的示范,与较高的水果和蔬菜摄入量和较低的饱和脂肪摄入量有关[32]。此外,在积极气氛中进行家庭聚餐与饮食质量的改善有关,并对健康有积极影响,有助于儿童的社会体验和教育,包括语言的掌握和读写能力的发展[33,34]。值得注意的是,家庭和家庭环境对年龄较小儿童的饮食行为有更加明显的影响;同龄人的影响随着年龄的增长而增加,这种影响会持续到学龄-青春期的过渡期[35,36]。同样,照顾者对体力活动模式的示范,对促进儿童体力活动模式的发展很重要,特别是对年龄较小儿童[37,38]。值得注意的是,父母中至少有1位从事体力活动,与儿童的体力活动水平呈正相关[38]。相反,父母/照顾者的久坐时间,与学龄儿童的久坐时间存在相关性。有几项研究探讨了父母与儿童在看电视和其他屏幕时间方面的联系,超过了目前建议的每天少于2h[39]。必须强调的是,家庭资源和照顾者在支持儿童参与有组织的体力活动中所发挥的促进作用,也会对儿童的体力活动产生影响[40]。有证据表明,安全的出口和适合发展的户外设施,有助于提高儿童的体力活动水平[40]。此外,已有研究证明,父母/照顾者提供参加体育和健身活动的交通工具,可以提高小学生的体力活动参与度[40]。

总的来说,家庭环境和父母/照顾者可以促进生命早期健康行为的发展,这为目前对儿童心血管健康的建议提供了参考。由于强调基本预防和生命历程方法,最近儿童与青少年心血管健康和降低风险综合指南,也强调了家庭环境和父母行为的影响作用[41]。表72-2-1对这些指导方针进行了概括总结。

表 72-2-1 特定年龄段的心血管健康评估综合检查表：临床意义

风险因素	出生~1岁	1~4岁	5~9岁	9~11岁	12~17岁	18~21岁
家族史	早期心血管疾病家族史评价[a]	再评估	再评估	再评估	再评估	再评估
吸烟	家庭禁烟。帮助家长/照顾者戒烟	家庭禁烟。帮助家长/照顾者戒烟	开展儿童吸烟史评估，积极地向儿童提供反对吸烟的建议	评估家庭和儿童吸烟状况，积极地提供反对吸烟的建议	积极地向儿童/患者提供反对吸烟的建议，如有需要，帮助戒烟	强力提供反对吸烟的信息，如有需要，帮助戒烟
饮食	如果条件允许，支持母乳喂养至12个月龄。如果12个月前母乳喂养减少，添加婴儿配方奶粉	2岁前喂养低脂(2%)牛奶；2岁后喂养脱脂牛奶；果汁<113.4g/d；2岁前过渡到CHILD-1饮食	增加CHILD-1饮食信息	增加CHILD-1饮食信息	从儿童/患者处获得24h饮食的大致情况，加强健康饮食摄入模式	与患者一起检查健康饮食摄入模式
体力活动	鼓励父母在日常活动中树立榜样。2岁前不看屏幕	鼓励积极活动，将久坐/看屏幕的时间限制在2h/d以内，卧室不能有电视	鼓励中强度的体力活动>1h/d，看屏幕时间<2h/d	获取儿童活动史。鼓励中强度的体力活动≥2h/d，将久坐/看屏幕时间限制在<2h/d	获得青少年活动史。加强中强度的体力活动≥1h/d，将看屏幕时间限制在<2h/d	强制终身活动
生长，超重和肥胖	获得肥胖家族史。讨论健康体重/身高以及健康饮食	从2岁开始计算BMI，与父母/照顾者一起检查。从2岁开始按BMI对体重进行分类	计算BMI，如果超重(>85百分位数)或肥胖(>95百分位数)，按照算法进行管理	记录身高/体重/BMI，与家长和儿童一起检查。BMI>85分位数，交叉百分位数，重点强化饮食/活动，持续6个月。如无变化，请向注册营养师咨询。按照算法对肥胖进行管理。BMI>95百分位数，对各肥胖算法进行管理	相同	相同
血脂	无常规筛查	选择性筛选[b]	选择性筛选[b]	普遍性血脂筛查[c]与非空腹非高密度脂蛋白胆固醇或空腹血脂分析	选择性筛选[b]	重复普遍性筛查[c]与患者一起检查

续表

风险因素	出生~1岁	1~4岁	5~9岁	9~11岁	12~17岁	18~21岁
血压	高危婴儿[d]的测量	从3岁开始，每年进行测量，按照年龄/性别/身高记录，并按表格进行对照[e]	从3岁开始，每年测量血压。记录年龄/性别/身高百分位数及与父母/照顾者的检查	每年测量血压，与父母/照顾者一起检查。记录年龄/性别/身高百分位数	每年测量血压，与青少年和父母/照顾者一起检查。记录年龄/性别/身高百分位数	每年测量血压，与患者一起检查
2型糖尿病	无相关建议	无相关建议	无相关建议	根据ADA指南测量空腹血糖	根据ADA指南测量空腹血糖	空腹血糖（如有提示）

a. 父母、祖父母、姑姑/叔叔，男性<55岁；女性<65岁。
b. 如果早发性心血管疾病家族史呈阳性，父母血脂异常，或孩子有任何其他风险因素或高危情况，则需要进行选择性筛查。
c. 脂质筛查可以是非空腹非高密度脂蛋白胆固醇（non-high density lipoprotein cholesterol, non-HDL-C），也可以是空腹血脂情况。
d. 高危婴儿：有肾脏/神经系统/心脏异常或有新生儿ICU住院史的婴儿。
e. Flynn JT, Kaelber DC, Baker-Smith C等，儿童高血压筛查和管理临床实践指南。《儿科学》2017；140: doi; 10.1542/peds.2017-1994.

缩写：Fhx. 家族史；CVD. 心血管疾病；MVPA. 中等到高强度的体力活动；BMI. 身体质量指数（kg/m²）。
改编自：儿童和青少年心血管健康和降低风险综合指南专家小组：总结报告。儿科学 2011; 128 Suppl 5: S213-56

72.3 以家庭为中心的基本和一级预防干预措施

越来越多的研究表明,以家庭为中心的干预措施有助于心血管疾病二级预防,但很少有研究以家庭为基础进行初级/一级预防。在 FIT Heart 中:Mosca 等通过以家庭为基础改善心脏健康的干预试验,说明了在心血管疾病二级预防环境中以家庭为中心干预措施的挑战和机遇[42]。作为一项随机对照试验,在心血管疾病住院患者的健康家庭成员(n=51;66% 为女性;36% 为非白色人种;平均年龄为 48 岁)中,进行的以家庭为基础的干预试验(FIT),旨在通过与对照(CIN)组比较,来评估特殊干预(SI)组(包括个性化的风险因素筛查、治疗性生活方式调整建议以及向医师报告进展情况)的主要结果、低密度脂蛋白胆固醇(LDL-C)平均百分比变化和其他风险因素,在基线和 1 年时获得了有效的饮食评估和标准风险因素测量值。大多数受试者(93%)基线时饱和脂肪占总热量摄入的比例 ≥ 7%,79% 的受试者低密度脂蛋白胆固醇水平不佳。值得注意的是,50% 的受试者不知道他们的低密度脂蛋白胆固醇水平。结果显示,由于两组的低密度脂蛋白胆固醇均明显降低(分别为 –4.4mg/dl 和 –4.5mg/dl),因此特殊干预组与对照组在主要终点,即低密度脂蛋白胆固醇的平均百分比变化上没有差异(分别为 –1% 和 –2%;P=0.64)。然而,与对照组相比,特殊干预组饮食评分均明显提高(P=0.04)。此外,心脏保护性的高密度脂蛋白胆固醇(HDL-C)在对照组中显著下降,而在特殊干预组中没有下降:–3.2%(95% CI:–5.1~–1.3)vs.+0.3(95% CI:–1.7~+2.4);P=0.01。此外,在 1 年后,与对照组相比,特殊干预组受试者更有可能每周运动 3 天以上(P=0.04)[42]。

虽然与对照组相比,这些结果表明特殊干预组在降低主要终点(低密度脂蛋白胆固醇)方面效果并未更有效,但筛查过程中发现,许多心血管疾病住院患者的家族成员,他们并不知道自身存在风险因素。与在"真实世界"临床和公共卫生实践环境中的实施相关,特殊干预包括健康教育者定期进行的个性化风险因素筛查、生活方式调整建议以及向医师报告进展情况。对照组受试者在基线时接受了一般的预防信息。值得注意的是,两组饱和脂肪和胆固醇的摄入量均明显改善,而特殊干预组在体力活动水平上有明显改善。虽然行为-生活方式的调整不大,但长此以往,除对血脂产生影响外,这些调整可能还有重要的临床意义。与研究人员的结论和其他数据结果一致,医师(以及护士和其他医疗从业者)应该在每次接诊患者时询问最近家庭成员发生的心脏病相关事件,并以此为目的对家庭成员进行筛查[42]。

Reid 等重申了以家庭为中心的一级预防干预措施,在改善冠状动脉疾病(CAD)患者家庭成员健康行为方面的潜力[43]。在这项为期 12 个月的随机试验中,对受试者(住院冠状动脉疾病患者的兄弟姐妹、子女和配偶)进行筛查,如果他们表现出一个或多个可改变的风险因素(即吸烟、缺乏运动、血脂异常、高血压或向心性肥胖),就可以纳入该试验。要排除有心血管疾病、糖尿病、目前或计划怀孕的受试者。为了保持观察的独立性,每位源头患者只能有 1 个家庭成员参与。根据与源头患者的关系(兄弟姐妹、子女或配偶)进行随机分层,按 1∶1 的比例分配到心脏健康干预组(n=211)或对照组(n=215)。使用标准方案在基线、第 3 个月和第 12 个月时,对风险因素和健康行为进行测量。心脏健康干预包括对风险因素的反馈、协助设定目标以及由健康教育者提供建议(持续 12 个月)。值得注意的是,对于血脂水平和血压超过阈值的患者,将向其初级治疗医师发送报告。所有受试者都收到关于戒烟、健康饮食、体重管理和体力活动的纸质版说明,对照组只收到这些材料。主要结果[总胆固醇(TC)与高密度脂蛋白胆固醇(HDL-C)的比率、体力活动、水果和蔬菜食用量]在第 3 个月和第 12 个月进行评估。次要结果是血脂水平、空腹血糖、血压、吸烟状况、腰围、BMI 以及抗高血压药、降血脂药和戒烟药物的使用。结果表明,干预措施对主要结果,即 TC 与 HDL-C 的比率没有影响。然而,干预组受试者报告水果和蔬菜食用量较多(3 个月后每天吃 1.2 份,12 个月时每天吃 0.8 份;$P<0.001$)。在体力活动方面,可以观察时间对组内受试者的重要影响($P=0.03$)。具体来说,与对照组相比,在第 3 个月评估时,干预组受试者每周多进行 65.8min 的体力活动(95% CI:47.0~84.7min)。在 12 个月时,干预组受试者报告每周多进行 23.9min 的体力活动(95% CI:3.9~44.0min)。值得注意的是,17.9%(7/39)在基线时报告吸烟的受试者,在第 12 个月随访时戒烟了。此外,在第 12 个月随访时,干预组和对照组受试者的 BMI($27.9±4.8kg/m^2$ 和 $29.0±5.3kg/m^2$)和腰围($92.5±13.4cm$ 和 $95.1±13.8cm$)存在显著差异[42]。

除重申心血管疾病患者家属一级预防工作的动机外,这种心脏健康干预措施表明循证研究证实行为改变策略的重要性。干预措施在激励和促进行为改变方面的效果明显且具有临床意义。与对照组相比,干预措施更有效,原因是它纳入了认知行为策略,包括目标设定、自我监测、频繁和长期的接触、反馈和强化、自我效能的提高、问题解决以及预防复发。需要强调的是,在二级预防中,医师指导、护理病例管理和行为-生活方式干预的效果已经得到证明,部分原因是纳入了以证据为基础的行为改变策略,以及以患者为中心按照指南的护理[44-46]。尽管已证实,通过行为改变和临床试验中的经验教训可以改善心血管的健康状况,但在美国主流医疗保健中普遍应用仍然存在挑战。

预防教育项目(PEP)家庭心脏研究是一项为期 15 年的前瞻性社区研究,旨在通过评估和管理生活行为方式和心血管疾病风险因素,来改善儿童及其父母的心血管健康,证明了以家庭为中心的初级预防的前景和潜力[47]。在每学年开始时与家长的第 1 次班会上,一年级学生作为源头个体与其父母一起被邀请参加预防教育项目。值得注意的是,来自德国纽伦堡 94% 的小学家庭自愿参加年度调查,包括体检、空腹抽血检测血脂、脂蛋白和血糖,以及评估健康行为(饮食摄入模式、体力活动和吸烟行为)。除抽血外,所有测量均在家庭环境中进行。在这项为期 2 年的跟踪研究中,共纳入了 575 名父母和 411 名亲生子女,包含他们所有风险因素档案和生活方式数据[48]。第 1 年,所有参与者都接受了关于健康饮食、体力活动、体重和避免吸烟的常见健康建议。第 2 年,反复提供关于健康饮食模式的个人和家庭建议,包括减少饱和脂肪和增加水果和蔬菜的摄入。根据个人风险状况提供改变生活方式的具体建议,包括体重管理、体力活动和戒烟。为了提高家庭成员在医疗机构体检和抽血时的知识和能力,我们在学习健康生活方式行为方面还提供了额外的支持,包括书面材料、烹饪课程、运动课程、研讨会以及在家庭访问期间的家庭电话和会议。结果表明,父母及其子女的大多数心血管疾病风险因素均得到了改善,其中女性儿童的改善最为明显。就儿子及父亲来说,空腹高血糖的发生率均有下降,分别从 22.6% 降至 6.7% 和从 27.5% 降至 10.6%。就女儿来说,高血压的发病率从 21.8% 下降到 10.6%,血脂状况也有很大的改善。此外,所有参与者的每日脂肪摄入量减少了 6%,多不饱和脂肪与饱和脂肪的比率(以及相应的 P/S 比率)增加了 11.7%。一年后父母的年龄和性别的适应性变化可预测儿童减少的能量摄入(OR=2.3; 95% CI: 1.6~3.1),减少的脂肪消耗(OR=1.9; 95% CI: 1.4~2.6),以及提高的 P/S 比率(OR=2.6; 95% CI: 1.9~3.6)。父母每天闲暇时间的体力活动模式与女儿的低高密度脂蛋白胆固醇水平存在相关性(OR=2.0; 95% CI: 1.0~4.0)。所有参与者吸烟量减少了 19.3%,而父母的饮酒量减少了 15%[48]。

综上所述,预防教育项目的结果表明,针对自由生活方式家庭的初级／一级预防,有助于促进健康的生活行为方式,并减少心血管疾病风险因素以及患病风险。有必要对这些自由生活方式的家庭进行进一步随访,以确定是否可以在没有强化干预措施的情况下,长期保持这些生活方式的改变和风险因素的改变。

72.4 经验和未来方向

越来越多的证据表明,生命历程方法有助于心血管疾病的初级／一级预防。家庭是社会化的主要媒介,在获得健康的行为模式、矫正不良行为和降低心血管疾病的风险方面,具有核心和重要的作用。虽然以证据为基础的指南证实了以家庭为中心的心血管疾病预防的前景和潜力,但仍面临着多个方面的挑战,需要医疗从业者、政策制定者和护理系统进行解决。鼓励医疗从业者在评估和管理心血管疾病风险以及行为生活方式咨询中"考虑家庭因素"。初级医疗从业者可根据儿童和青少年心血管健康促进和风险降低综合指南的建议,对有家族史的高危儿童进行筛查和评估[41]。同样,对有出现不良水平风险因素的儿童的父母和兄弟姐妹,也应进行适当的随访,以评估和管理他们的心血管疾病风险因素。显然,为了将初级预防的范围和影响,惠及承担风险和心血管疾病负担过重的边缘化家庭,必须制订多层次政策,以优化健康食品的来源、体力活动的渠道以及预防保健[48]。综合医疗保健系统能够实行以家庭为中心预防心血管疾病,而且符合慢性疾病护理模式的要素,这将使家庭能够以更高效的方式,预防和管理心血管疾病风险[49,50]。

临床应用

- 有充分证据表明,父母／照顾者在儿童饮食习惯和体力活动的发展中起重要作用。
- 研究证明,以家庭为中心的预防干预措施可以改善冠心病患者家庭成员的健康行为。
- 共享家庭环境和父母／照顾者的生活行为方式对促进整个生命历程中的心血管健康至关重要。

(Laura L.Hayman, PhD, MSN, FA AN, FAHA, FPCNA and James M.Muchira, MSN, PhD candidate 著　胡安易　译　李朝晖　校)

参考文献

1. Benjamin EJ, Blaha MJ, Chiuve SE et al. Heart disease and stroke statistics – 2017 update. A report from the American Heart Association. *Circulation* 2017;135(6):e146–e603.
2. Weintraub WS, Daniels SR, Burke LE et al. The value of primordial and primary prevention for cardiovascular disease: A policy statement from the American Heart Association. *Circulation* 2011;124(6):967–990.
3. Strasser T. Reflections on cardiovascular disease. *Interdiscip. Sci. Rev.* 1978;3:225–230.
4. Hayman LL, Helden L, Chyun D et al. A life course approach to cardiovascular disease prevention. *J. Cardiovasc. Nurs.* 2011;26(4):S22–S34.
5. Hayman LL, Meininger JC, Daniels SR et al. Primary prevention of cardiovascular disease in nursing practice: Focus on children and youth. *Circulation* 2007;116(3):344–357.
6. Berenson GS, Srinivasan SR, Bao W et al. Associations between multiple cardiovascular disease risk factors and atherosclerosis in children and young adults; The Bogalusa Heart Study. *N. Engl. J. Med.* 1998;338:1650–1656.
7. McGill HC Jr, McMahan CA, Zieske AW et al. Effects of nonlipid risk factors on atherosclerosis in youth with a favorable lipoprotein profile. *Circulation* 2001;103:1546–1550.
8. McGill HC Jr and McMahan CA. Determinants of atherosclerosis in the young. Pathobiological Determinants of Atherosclerosis in Youth (PDAY) Research Group. *Am. J. Cardiol.* 1998;82:30T–36T.
9. Davis PH, Dawson JD, Riley WA et al. Carotid intimal-medial thickness is related to cardiovascular risk factors measured from childhood through middle age: The Muscatine Study. *Circulation* 2001;104:2815–2819.
10. Li S, Chen W, Srinivasan SR et al. Childhood cardiovascular risk factors and carotid vascular changes in adulthood: The Bogalusa Heart Study. *JAMA* 2003;290:2271–2276.
11. Raitakari OT, Juonala M, Kahonen M et al. Cardiovascular risk factors in childhood and carotid artery intima-media thickness in adulthood: The Cardiovascular Risk in Young Finns Study. *JAMA* 2003;290:2277–2283.
12. Juonala M, Magnussen CG, Venn A et al. The influence of age on associations between childhood risk factors and carotid intima-media thickness in adulthood: The Cardiovascular Risk in Young Finns Study, the Childhood Determinants of Adult Health Study, the Bogalusa Heart Study and the Muscatine Study for the International Childhood Cardiovascular Cohort (i3C) Consortium. *Circulation* 2010;122:2514–2520.
13. Urbina EM, Kimball TR, McCoy CE et al. Youth with obesity and obesity-related type 2 diabetes mellitus demonstrate abnormalities in carotid structure and function. *Circulation* 2009;119:2913–2919.
14. US Department of Health and Human Services. Office of the Surgeon General. The Surgeon General's call to action to prevent and decrease overweight and obesity. http://www.surgeongeneral.gov/topics/obesity/calltoaction/fact_adolescents.htm. Accessed November 5, 2017.
15. Lloyd-Jones DM, Hong Y, Labarthe D et al. American Heart Association Strategic Planning Task Force and Statistics Committee. Defining and setting national goals for cardiovascular health promotion and disease reduction: The American Heart Association's strategic impact goal through 2020 and beyond. *Circulation* 2010;121:586–613.
16. Chen W, Srinivasan SR, Li S et al. Metabolic syndrome variables at low levels in childhood are beneficially associated with adult cardiovascular risk: The Bogalusa Heart Study. *Diabetes Care* 2002;28:126–131.
17. Laitinen TT, Pahkala L, Magnussen CG et al. Ideal cardiovascular health in childhood and cardiometabolic outcomes in adulthood: The Cardiovascular Risk in Young Finns Study. *Circulation* 2012;125:1971–1978.
18. Laitinen TT, Ruohonen S, Juonala M et al. Ideal cardiovascular health in childhood-longitudinal associations with cardiac structure and function: The Special Turku Coronary Risk Factor Intervention Project (STRIP) and the Cardiovascular Risk in Young Finns Study (YFS). *Int. J. Cardiol.* 2017;230:304–309.
19. Barret-Connor E and Khaw L. Family history of heart attack as an independent predictor of death due to cardiovascular disease. *Circulation* 1984;68:1065–1069.
20. Marenberg ME, Risch N, Berkman LF et al. Genetic susceptibility to death from coronary heart disease in a study of twins. *N. Engl. J. Med.* 1994;330:1041–1046.
21. Sesso HD, Lee IM, Gaziano JM et al. Maternal and paternal history of myocardial infarction and risk of cardiovascular disease in men and women. *Circulation* 2001;104:393–398.
22. Bao W, Srinivasan SR, Valdez R et al. Longitudinal changes in cardiovascular risk from childhood to young adulthood in offspring of parents with coronary artery disease: The Bogalusa Heart Study. *JAMA* 1997;278(21):1749–1754.
23. Nasir K, Michos ED, Rumberger JA et al. Coronary artery calcification and family history of premature coronary heart disease: Sibling history is more strongly associated than parental history. *Circulation* 2004;110:2150–2156.
24. Broderick CB. *Understanding FAMILY PROCESS: Basics of Family Systems Theory*. Thousand Oaks, CA: Sage Publications, 1993.
25. Skelton JA, Buehler C, Irby MB et al. Where are family theories in family-based obesity treatment? Conceptualizing the study of families in pediatric weight management. *Int. J. Obes. (Lond.)* 2012;36:891–200.
26. Faith MS, Van Horn L, Appel LJ et al. Evaluating parents and adult caregivers as "agents of change" for treating obese children: Evidence for parent behavior change strategies and research gaps: A scientific statement from the American Heart Association. *Circulation* 2012;125:1186–1207.
27. Bainocchi-Wagner EA and Tailey AE. The role of family communication in individual health attitudes and behaviors concerning diet and activity. *Health Comun.* 2012;28:193–205.
28. McCubbin H and Patterson JM. The family stress process: The double ABCX model of adjustment and adaptation. *Marriage Fam. Rev.* 1983;6:7–37.
29. US Department of Agriculture, Agricultural Research Service. Away from home: Percentages of selected nutrients contributed by food and beverages consumed away from home, by race/ethnicity and age in the United States. 2011–2012. http://www.ars.usda.gov/SP2. Accessed November 6, 2017.
30. Smith LP, Ng SW, and Popkin BM. Trends in US home food preparation and consumption: Analysis of national nutrition surveys and time use studies from 1965–1966 to 2007–2008. *Nutr. J.* April 11 2013;12–15.
31. Birch LL and Fisher JO. Development of eating behaviors among children and adolescents. *Pediatrics* 1998;101:539–549.
32. Tibbs T, Haire-Joshu D, Schectman KB et al. The relationship between parental modeling eating patterns, and dietary intake among African-American Parents. *J. Am. Diet. Assoc.* 2001;101:535–541.
33. Martin-Biggers J, Spaccarotelia K, Berhaupt-Glickstein A et al. "Come and get it" A discussion of family mealtime literature and factors affecting obesity risk. *Adv. Nutr.* 2014;5:235–247.
34. Story M and Neumark-Stanzier D. A perspective on family meals: Do they matter? *Nutr.Today* 2005;40:261–266.
35. Stanek K, Abbott D, and Cramer S. Diet quality and the eating environment of preschool children. *J. Am. Diet. Assoc.* 1990;90:1582–1584.
36. Sawka KJ, McCormack GR, Nettel-Aguirre A et al. Associations between aspects of friendship networks and dietary behaviors in youth: Findings from a systematized review. *Eat. Behav.* 2015;18:7–15.
37. Sallis JF, Patterson TL, McKenzie TL et al. Family variables and physical activity in preschool children. *J. Dev. Behav. Pediatr.* 1988;9:57–61.
38. Erkentenz N, Kobel S, Kettner S et al. Influence on children's BMI percentiles and physical activity. *J. Sports Sci. Med.* 2014;13:545–650.
39. Jago R, Fox KR, Page AS et al. Parent and child physical activity and time: Do active parents foster active children? *BMC Public Health* April 15 2010;(10):194.
40. Sallis JF, Alcaraz JE, McKenzie TL et al. Parental behavior in relation to physical activity and fitness in 9 year-old children. *Am. J. Dis. Child.* 1992;146:1383–1386.
41. Expert panel on integrated guidelines for cardiovascular health and risk reduction in children and adolescents: Summary report. *Pediatrics* 2011;128(Suppl 5):S213–S256.
42. Mosca L, Mochari H, Liao M et al. A novel family-based trial to improve

heart health: Fit Heart: Results of a randomized controlled trial. *Circulation* 2008;1:98–106.
43. Reid RD, McDonnell LA, Riley DL et al. Effect of an intervention to improve cardiovascular health of family members of patients with coronary artery disease: A randomized trial. *CMAJ* 2014;186(1):23–30.
44. Berra K, Miller NH, and Jennings C. Nurse-based models for cardiovascular disease prevention: From research to clinical practice. *Eur. J. Cardiovascular. Nurs.* 2011;10(2):S42–S50.
45. Clark AM, Hartling L, Vandermeer B et al. Meta-analysis: Secondary prevention programs for patients with coronary artery disease. *Ann. Intern. Med.* 2005;143:659–672.
46. Berra K. Does nurse case management improve implementation of guidelines for cardiovascular disease risk reduction? *J. Cardiovasc. Nurs.* 2011;26(2):145–167.
47. Schwandt P, Maria Haas G, and Liepold E. Lifestyle and cardiovascular risk factors in 2001 child-parent pairs: The PEP Family Heart Study. *Atherosclerosis* 2010;2(213):642–648.
48. Schwandt P, Bertsch T, and Maria-Haas G. Sustained lifestyle advice and cardiovascular risk factors in 687 biological child-parent pairs: The PEP Family Heart Study. *Atherosclerosis* 2011;2(219):937–945.
49. Havranek EP, Mujahid MS, Barr DA et al. Social determinants of risk and outcomes for cardiovascular disease: A scientific statement from the American Heart Association. *Circulation* 2015;132:873–898.
50. Bodenheimer T, Wagner EH, and Grumbach K. Improving primary care for patients with chronic illness. *JAMA* 2002;288:1775–1779.

第十三部分

儿科医学中的生活方式部分

主编：Stephen R.Daniels, MD, PhD

第 73 章 ｜儿童生活方式医学

目录

要点／1097

73.1 生活方式行为／1098

73.2 行为模式／1098

73.2.1 社会 – 生态模型／1098

73.2.2 功能语境论／1099

73.3 行为原则／1099

73.4 将行为原则运用于儿童的生活方式医学中／1101

73.5 以家庭为基础的行为疗法／1102

73.6 动机访谈／1103

73.7 技巧与动机缺乏／1103

73.8 疾病的预测和治疗效应／1104

73.9 行为经济学／1105

73.10 总结／1106

临床应用／1106

参考文献／1107

要 点

- 儿童生活方式医学不只针对疾病预防。
- 预防和治疗儿童疾病需要医务工作者对儿童及照护者进行正确的行为指导。
- 改变行为的方案以功能性语境方法的实践经验(如操作心理学)为依据。
- 充分理解行为原则有助于制订更有效的方案,促进生活方式改变。

儿科医师一直非常注重疾病的预防。儿科发展的早期,疾病预防主要是通过改善公共卫生措施和提倡免疫接种来预防传染病。近年来,儿科医师将注意力转移到慢性疾病的预防上。David Baker 等人的研究表明,慢性疾病患病风险在胚胎期就开始形成,并且与婴儿期、儿童期以及青春期和成年后的环境暴露风险因素有关[1,2]。这些环境暴露往往是生活方式等多重因素共同作用的结果,通过改变生活方式行为来降低患病风险,既是机会,又是挑战。

慢性疾病预防的重点一直是在危险因素干预上,在危险因素出现时即进行干预的方法称为一级预防,但 Stamler 等人将关注点转向了健康因素或理想的健康状态。Stamler 和其他研究者已证明,如果一个人在 50 岁时心血管健康状况良好,那么之后患动脉粥样硬化性心血管疾病的风险将非常低[3]。值得一提的是,拥有理想的心血管健康的人,即体质量指数、血压、胆固醇正常,没有 2 型糖尿病,不吸烟的人,其患癌症和其他疾病的风险也相当低,预期寿命会大大延长[4,5]。除此之外,与心血管有损伤的人相比,无心血管疾病的健康人生活质量更高且某些疾病的发病率更低[6],且他们总的医疗花费也更低[7]。从一开始就预防危险因素发展的方法被称为根本性预防[8]。

值得思考的是,遗传因素和环境因素(例如饮食和体力活动)谁是影响心血管系统最佳健康状态的决定性因素?研究表明,心血管健康的理想状态只有 12%~18% 与遗传因素有关[8,9],这意味着心血管健康的理想状态 80%~85% 与通过健康的饮食和体力活动来保持健康的生活方式有关。这些数据对于儿童和青少年医学领域的医疗从业人员是极为重要的。大多数人出生时心血管状态是完全健康的,心脏、血管及其他器官系统也是正常的。然而,许多人在儿童和青少年时期就失去了理想的健康状态,更严峻的是,越来越多的儿童出现不良生活行为方式,使得以前只在成年期才出现的疾病,逐渐提早在儿童或青少年时期出现[10],这不仅需要努力预防,而且需要治疗。这也是为什么很少有人 50 岁时仍拥有良好的身体状况。数据表明,在 50 岁的人中,只有不到 5% 的人能保持心血管健康的理想状态[10]。Micha 等人已发现饮食因素与大部分因心脏病、脑卒中和 2 型糖尿病发生的死亡有关[11],这意味着儿科医师和其他儿童健康专业人员的工作是要让更多的儿童在青少年期保持理想的健康状态,而这只有通过在胎儿期、婴儿期、学龄时期和青春期时倡导健康生活方式来实现。

本章重点介绍与儿童有关的生活方式医学问题,包括与饮食、体力活动、睡眠、肥胖、心血管健康和骨骼健康有关的内容。将重点关注可用于促进理想健康行为和在必要时改变行为方式的行为原则,以改善生活方式和促进健康。

73.1 生活方式行为

生活方式行为,包括饮食、体力活动、久坐和睡眠,通常是多种非传染性疾病预防或进展的核心问题,这类疾病包括肥胖、心脏病、癌症和糖尿病。虽然单个健康行为会对个体产生积极的影响(例如定期食用蔬菜),但最大限度进行多种健康生活方式行为才更有可能获得最佳的健康状态。尽管健康生活方式行为的培养与不良生活方式行为的纠正存在一定程度交叉,但两者也不尽相同,用于维持健康生活方式的行为策略可能不同于行为方式培养的方法。迄今为止,相关证据建议针对多种行为而非单个行为进行生活方式干预[12,13]。对成人而言,针对肥胖者的全面生活方式干预可减轻7%~10%的体重,并对减少心血管疾病的危险因素产生积极影响[12]。同样,目前改善儿童肥胖最有力的方法是进行综合、强化的行为干预(>25h 的干预),要求针对多种生活方式进行干预,并且儿童和照护者都参与其中。该行为干预可使肥胖儿童BMI的标准差评分降低0.20以上[14]。

有关建立或改变健康生活方式行为的研究,包含从孕前到成年的疾病发展谱。在生命早期培养健康的生活方式是一个目标,有充分证据表明一旦在儿童期形成肥胖,之后逆转肥胖的难度会越来越大[15,16]。关于预防儿童肥胖的系统评价已明确,生活方式干预对预防儿童肥胖有非常显著的效果,其中大多数研究以学校为基础。值得注意的是,最有效的预防方案包括以家庭为基础的学校环境干预,这表明需要多种环境和条件的改变才会将生活方式行为调整到最佳状态[17,18]。

在可测试的模型中,概念化的健康行为仍是预防和治疗生活方式相关疾病的核心。在下一节中,我们将总结与生活方式行为相关的行为模式和原则。

73.2 行为模式

人类的行为是复杂的,任何特定的行为都由多种因素造成。为了理解人类行为,可选用多种理论模型,但每种模型在研究行为和健康改变的结果各不相同。

73.2.1 社会–生态模型

在生活方式行为方面,最广泛应用的理论模型是由 Bronfenbrenner 提出的社会-生态模型[20]。该理论的原则在于强调个体与环境之间的关系。个体是该模型的中心,在这个模型中,直接的外部环境层面(家庭成员和家庭环境)被更末端的影响因素层面(例如伙伴和学校环境)所包围。最后,最外部层面包括了社区、环境以及影响行为的政策条例,最终影响行为表现[21]。鉴于肥胖和其相关并发症是一种多因素疾病,其预防和治疗方法由多个部分组成,社会–生态模型为这种干预方式提供了有关暴露风险和目标匹配的全面观点,以待检验。

然而,社会–生态模型的主要不足是:它不是直接告知改变这些环境用以预防或减轻疾病的方法,而是将疾病的发展和进程放在大背景下,来影响一个人的健康,因此缺乏实用性[22]。医学的最终目标不仅是了解健康和治疗疾病,而是采取行动改善人类的健康状况。生活方式医学主要通过改变与健康相关的事件,如儿童和照护者的行为来实现[23]"最接近人"的行为,包含医学实用目标和解释行为检查益处的模式适合为生活方式医学的发展提供基础。事实上,这样的方法不仅确实存在[24],而且是许多最有效的行为改变、健康相关或其他方面策略的核心。

73.2.2 功能语境论

功能语境论[25,26]是基于操作心理学(学习理论)和相关行为经济学领域知识,结合心理治疗实践,如接纳与承诺疗法(acceptance and commitment therapy,ACT)的哲学框架。它建立在对知识和行动的实用主义方法上,重点是通过检查影响行为发生的因素来预测和指导后续行为。在这个框架内,行为被定义为个体与其环境之间的互动——包括内部的(生理的、心理的)和外部的(躯体的、社会的)。根据其实用目标从环境事件对行为的影响角度,功能性地定义了行为原则,而这一从有效行动中衍生出的原则,很容易被用于应对行为的改变。

功能语境论不同于其他已应用于生活方式医学的行为模式(如理性行动理论/计划行为理论、阶段行为改变理论)的框架,后者更强调功能,所以更依赖于相关的设计和横断面数据,而不是试验结果[27]。然而,前者依旧保持以情境为基础来检查行为的模型,如社会-生态模型。

尽管功能语境论本身并没有在生活方式医学中被广泛讨论,但采用这一哲学理论方法带来的影响已被详细记录。例如,需要改变的行为通常不在医疗服务者与患者直接沟通交流的内容范围内,故患者对于建议的依从性也是影响干预有效性的重要因素。2003 年,世界卫生组织(WHO)发表了一份关于长期治疗依从性的报告,除其他数据外,文中提到须给予患者干预以提高依从性[28]。报告指出针对患者依从性提高最有效的干预措施是强化自我调节或自我管理能力,以及这些方法是以学习原则为基础的。因此,我们将回顾一些在功能语境论框架内发展的基本原则,并强调它们与生活方式医学中行为改变的相关性,希望为读者在阅读这部分后续章节和做生活方式医学指导时提供论点。

73.3 行为原则

下述操作心理学的原则是通过数百个精心设计的环境观察一致行为变化的试验来推导和验证的。这种归纳方法产生了一种强大的、紧密联系的系统概念,并根据其预测和影响行为的能力定义。

操作心理学中理解和改变行为的最基本和最重要的原则是强化。强化是一个通过结果反馈(环境改变)使行为不断加强的过程。强化可以随着行为发生的可能性、行为持续时间的延长或程度的增加而发生,也可以随着对刺激做出反应的时间延迟或程度降低而发生。这个概念的重要特征是它描述了一种功能关系——如果结果没有强化行为,则强化就没有发生。例如,如果一个患有糖尿病的儿童出现了低血糖且伴有不愉快的生理反应,在吃糖(行为)之后很快好转(结果),吃糖这一行为可能会因能减轻不愉快反应而加强;然而,只有当孩子未来进行与糖摄入相关的行为(产生后果的行为)得到加强时,它才符合强化的定义,可能是在开始感到低血糖时更快地吃糖,或更常吃糖以避免低血糖。

由于从功能上定义了强化,在应用这一原则时,以目标为导向的行为改变仍是首要的。此外,在描述强化并将其应用于行为改变时,许多结构上的区别已经被证明是有价值的。并且,描述通过增加或减少刺激来强化行为的环境变化形式通常是有帮助的。因环境中增加的刺激而随之增加的行为,称为正强化。例如,如果父母没有在孩子一开始吃饭时注意他们,当孩子开始吐出蔬菜时才开始关注孩子,那么孩子在以后吃饭时,会更容易吐出食物以获得关注,这将会成为正强化。当一种刺激减少或移除而使行为消失时,称为负强化。前面提到的缓解低血糖的例子可被认为是负强化。

此外,根据事件来源将结果分为两类,也具有一定的应用价值。社会强化包括由另一个人介入的事件,比如上一个案例中父母的注意(社会正面强化),或一个不依从生活方式方案的患者通过取消医师的预约避免被其教育(社会负强化)。当行为本身产生强化事件时,自动强化就会发生,例如吃糖会自动缓解低血糖(自动负强化)或吃美味的食物会产生愉悦的刺激(自动正强化)。一个单一的行为实际可以同时产生多个环境变化,比如多种形式的强化可以同时发生。例如,既可以通过吐出食物获得父母的注意产生自动正强化,又可以通过去除不喜欢的味道产生自动负强化。尽管如此,这些区别还是很有用的,因为它们有助于告知人们应该如何改变环境以产生行为改变。

一般来说,当偏好事件在行为之后出现很可能产生正强化;当不愉快或厌恶的事件在行为之后消失可能导致负强化。然而,对于喜好和厌恶的假设往往是导致强化经常失败的原因。分析适应不良行为强化的策略(称为功能分析或功能行为评估,参考 Beavers 等人的研究[29]),继而修改强化来增加适应性技能(称为基于功能的治疗)在一些领域中已得到发展[30],但还没有被应用于生活方式医学中。当前生活方式医学从业人员和应用行为分析师(从业人员接受过操作心理学的培训)之间的协作,可能会为这一工作和新临床途径的完成提供新的路径。

简单地说,到目前为止的例子都是用一个单一的实例来描述行为发生后的强化结果。虽然单一的行为-结果经验可以强化行为,但维持长期的行为改变通常需要长时间重复的、持续的坚持。当一个行为继续而结果不再强化时,这将最终导致行为消退,即该行为不再发生。阻止后续行为的强化结果(实施消退)是改变行为的最基本方法之一;然而,这在应用上具有挑战性,因为结果的获得性不容易被改变(特别是在自动强化的情况下),个体可能会在一开始采取更多种多样的行为来试图获得结果。当结果间歇不断地随着行为产生时,很可能会导致更难改变的持久性行为。

还有一个重要的概念是惩罚。惩罚是一种因某项行为的后果而逐渐削弱这项行为的强度的过程。和强化一样,惩罚也有积极和消极两种形式。积极惩罚是在行为发生后的环境中增加一种刺激或增强刺激强度,从而使行为被削弱。在消极惩罚中,当刺激强度减弱或刺激被移除时,行为也会削弱。虽然并不提倡在生活方式医学中使用惩罚,但是需要理解惩罚过程会影响到患者的健康相关行为。例如,因为被同龄人取笑(或担心被取笑)可能会减少在学校参加集体运动或其他体力活动的尝试。此外,许多医疗过程和生活方式行为会自动引起患者的厌恶刺激,无论是药物副作用、抽血、还是运动过程中的不适感,这可能会产生一些惩罚行为,从而导致依从性降低。

除了改变行为的强度,功能性结果(强化或惩罚行为)也会影响其他环境刺激和行为之间的关系。当个体参与某种行为一段时间后,他们可能会发现某些刺激具有可预测性,强化的可能性更大。因此,当这些刺激存在时,他们更有可能参与该行为。刺激控制描述了在特定刺激因素或一组刺激(区别性刺激)存在时,行为发生的可能性会增加,因为既往当这些刺激存在时行为会得到更大的强化。例如,当父母中一方让孩子去睡觉时,孩子起初会发脾气。久而久之,父母中 A 偶尔会让步,让孩子晚睡;而父母中 B 从不让步。对孩子发脾气的刺激控制可能会发展,以至于相较于父母中 B,父母中 A 让孩子去睡觉时,孩子更可能发脾气,因为在父母中 A 面前发脾气更有可能获得晚睡这一强化的结果。

刺激控制是影响行为的一种强有力的方式。在强刺激控制下,除非存在差别性刺激,否则行为不会发生,因此可以通过控制差别性刺激出现的时间和频率来改变行为。例如,电视中经常会出现高能量食物的广告,暗示着去赞助广告的餐馆可以买到这些食物。当广告出现得越频繁,观众就越有可能购买这些食物[31]。

从本质上讲,任何刺激或事件都可以参与刺激控制,只要它与行为强化的概率有相关性。尤其是强化事件本身往往可作为区别性刺激,因为它们的出现往往与额外强化的增加相关。例如,美味食物(刺激)的存在通常会影响个体食用它的能力(行为),个体因此体验到令人愉悦的味道(结果)。规则、指令和其他口头描述也可以起到差别性刺激的作用,如果一个人语言技能良好且行为完善(或这一行为的组成技能),则通常可以迅速建立刺激控制。然而,这些刺激作为差别性刺激的能力,主要取决于个体在类似事件后的强化经历。简单地告诉父母或孩子去做某件事,显然不能保证他们一定会去做,但如果他们在遵循过往建议的过程中经历过强化,就更有可能遵循新的类似建议。此外,刺激控制是具有特异度的,例如环境中的任何变化都可能打破这一过程。例如,在医师的办公室学习如何进行血糖测试的经验可能并不适用于在家中进行。

其他先于行为发生的环境事件也会影响结果的产生。激励操作(motivating operations,MOs)会改变强化(或削弱)行为结果的效果,并影响行为发生的可能性[32]。剥夺某一偏好刺激通常会增大其价值,导致更可能获得这一刺激的行为出现。当在生活方式改变时限制食物选择,则这些被限制的食物很可能成为激励操作,增加了被获得的价值。除非有其他的 MOs 能降低其价值(例如获得一些可以完全替代的食物),或吃这些食物会导致惩罚结果(如过敏反应)。如果有机会,人们更有可能去食用这些食物。激励操作还会降低其他强化活动的价值,比如当孩子感到疲劳时,会降低与同龄人进行体力活动的价值。

根据上述原则,这些原则是相互作用的,并参与操作心理学的基本分析单元,被称为四项相倚。四项相倚由行为前的环境(差异性刺激、激励操作)、兴趣行为和行为后的环境变化(结果)组成。通过这些概念,大量的其他行为过程、现象和程序已被确定,进一步提高了预测和影响生活方式行为的能力。这一内容超出了本章的范围,有兴趣的读者可以咨询这一领域的专业人士。

73.4 将行为原则运用于儿童的生活方式医学中

有关文献已经表明,生活方式行为的改变是通过提供密集且综合的程序来实现的,包括教育和行为技能训练。改变生活方式行为最有效的策略包括:自我监测、目标设定、刺激控制、行为演练、纠正反馈、行为约定、增强承诺、创造社会支持、强化和预防复发,这些都源自或符合操作性行为原则[28]。例如,当目标完成得好时,目标设定就会建立起一种差别性刺激,在某些行为发生时便会得到强化(例如,完成每周至少5天、每天行走15min的目标就可以下载一个应用软件)。

然而,执行这些策略需要耗费时间。尽管人们希望干预尽量简短、低强度,但压倒性的证据表明,生活方式的改变需要更高强度而非低强度的干预,并且干预时间的延长、治疗内容的特殊化更利于治疗效果的维持[14,33]。例如,Look AHEAD和糖尿病预防项目测试了密集性生活方式治疗,结果显示成人的总体重有中等程度的下降,但治疗结果的差异通常是因为采取了关键性的治疗措施,如饮食的自我管理和达成日常活动目标[34]。此外,关于肥胖的研究发现,对于超重或肥胖儿童,只接受教育和低强度干预(<26h的干预时间),通常不会引起行为改变或体重减轻[35]。最有效的儿童肥胖治疗是基于家庭的行为治疗,被认为会引起学龄儿童短期和长期(10年)体重的显著降低[36]。这种方法融合了许多前文在干预设计中描述的行为原则。

73.5 以家庭为基础的行为疗法

以家庭为基础的行为疗法(family-based behavioral treatment,FBT)在儿童肥胖领域的研究中得到了广泛的评价[37-43],主要内容为参与者使用红绿灯饮食计划,其中设定了每日能量摄入目标,并根据儿童年龄和基线体重进行调整[44,45]。具体来说,红绿灯饮食计划的目标是增加营养丰富的食物(绿色食品),同时减少热量丰富的食物及高脂肪和高糖含量食物(红色食品)的摄入。同时会监查适量黄色食品(食物营养价值介于红色食品和绿色食品之间)的摄入量。为儿童制订了减少热量摄入的个体化目标,使其每周减重约0.2kg,直到BMI及体重状况得到显著改善(减重超过5%)[44]。

通过设定最短和最长持续时间的目标(如每周屏幕使用时间<15h),从而增加体力活动,减少久坐时间[44]。运动目标被设定为:增加体力活动以达到推荐的活动水平——每天进行60min的结构性体力活动和60min的非结构性体力活动[46]。久坐行为目标的设定为每天久坐时间减少到不超过60min。在此期间,父母对自己和孩子饮食摄入和体力活动监测。

其他的主要内容还有实施行为矫正策略,包括自我监测(如饮食摄入量)、刺激控制(如修改家庭食物结构——更多地摄入营养丰富的食物、减少摄入高热量的食物)和目标设定为正强化激励(如达到饮食目标,就进行一次喜欢的社交活动)。父母接受技能培训,学习如何设定具体目标,并给予儿童有效的指导。对于父母来说,设定目标往往是一项具有挑战性的任务,因此避免设定不明确或无法实现的目标。有效的目标设定首先要了解具体的、积极的行为(如吃更多的蔬菜,而不是吃更少的不健康食物),以及在什么条件下这种行为可能发生(如与家人吃饭时)。接下来,需要根据所需技能的初始表现,设定一个可实现的目标。如果一个孩子离期望的目标行为差距很远时,离散的、中间的步骤对于定义初始技能可能是必要的。例如,在培养孩子吃蔬菜的习惯时,有必要建立一个可以与这种行为构成积极连接的小目标,比如触摸、闻、品尝(并不是真正的食用)。每一种互动都能带来积极的结果,在掌握好之后再过渡到下一个步骤,逐渐接近目标行为。正如上述例子所表明的,设定目标的过程会变成一系列更小的目标,这个过程比一开始就设定不切实际的目标,会更有助于目标的实现。此外,父母要学会对可选择的行为进行差别性强化(即将表扬正面行为和忽略轻微的负面行为相结合),并对更严重的负面行为进行有效的纪律管理(如不再对破坏性行为发脾气)。使用应急管理程序以奖励积极的饮食和活动行为改变,以及每周减肥目标的达成。奖励包括口头的表扬(即时的、描述性的表扬)和实质性表扬(如贴纸),不适当的奖励包括给予食物,这可能会给特定的食物赋予价值而很难把握,尤其是当孩子有很多机会获得奖励的食物时。鼓励儿童的监护人也参与健康饮食和活动目标的完成,给儿童树立榜样[37]。

多个随机对照试验已验证了FBT的有效性,儿童BMI显著降低与临床体重相关的儿童健康问题显著减少有关[37-40,47-50]。这些有效性也已被证明可维持5年和/或10年[39]。然而FBT研究的局限性在于,其研究一般集中于学龄儿童,没有包括低社会经济地位或少数民族家庭,也很少在临床环境中测试其有效性,且没有包括更严重肥胖的儿童[37-39]。

73.6 动机访谈

更多的不以功能语境论为基础的行为改变方法,包括动机访谈(motivational interviewing, MI),已被开发并用于体重管理。简要地说,MI模型是基于以患者为中心的咨询,旨在确定患者已做好准备,厘清和解决任何改变相关健康行为的矛盾心理,再引出自我激励性陈述或改变谈话[51](见动机访谈和生活方式改变的章节)。然而,即使美国儿科学会推荐MI作为一种行为改变策略,其作为改变儿童和青少年生活方式行为和减少超重、肥胖的独立方法的效果仍有限[52,53]。与之相反,Resnicow等人发现,与较低强度的MI干预(4次)和常规护理相比,为期2年的10次MI干预在降低BMI百分位方面更有效[54]。

鉴于在FBT中对行为技能训练(behavioral skills training, BST)已有强大的经验支持基础,可考虑使用MI作为标准规定方法的替代补充方法。例如,在一项随机临床试验中,72个家庭都先接受了5周的传统行为技能训练,并在随后的15个疗程阶段被随机分配进行传统FBT或使用MI原则的自我主导治疗并进行比较。结果显示,2组儿童的BMI标准差评分从基线、治疗后、2年后随访间的变化量上均无组间差异[55]。虽然MI可能不足以改变儿童和青少年的生活方式行为和超重状况,但当与BST结合并实施且达到中等到高强度(>25h干预)时,这种咨询方法可以作为一种替代方法[14]。

73.7 技巧与动机缺乏

儿童生活方式医学的特殊挑战是确定哪些行为需要改变以实现预防/干预的目标。在幼儿中,父母主要负责执行生活方式建议,但随着幼儿年龄增长,并最终过渡到成年,他们将越来越多地对其行为负责。对于肥胖的生活方式干预在学龄前儿童、学龄儿童和不同阶段青少年中均需进行。单一的父母干预和基于家庭的干预结果是相同的,在儿童中观察到的效果相对于青少年更显著[56]。

在决定谁的行为需要改变时,必然要考虑到利益相关者的现有能力。儿童的发展包括新技能的学习,如学会关注时间和提前计划的能力,这些可能是参与生活方式行为所必需的。当疾病已经在青少年时期出现时,青少年可能还需要学习有利于疾病管理的特有的新技能(如自我监测)。当孩子成长中缺乏这些技能时,可能无法形成重要的生活方式行为。对于父母或照护者也是如此,且往往被忽略。父母养育方面的技能(例如制订/执行计划、对期待出现的行为进行强化)或其他相关的生活技能(例如确定/准备有营养的食物)缺乏,可能会导致他们无法促进健康行为的建立。仅限于教育措施干预的不佳效果已证明[57],仅是简单地告诉父母或孩子如何采取不同的做法来纠正这种技能缺陷,是远远不够的。已证明,在FBT中使用BST能有效地解决与肥胖相关的生活方式行为的技能缺陷。

然而,参与行为的能力是必要的,但不是行为改变的充分条件。缺乏健康的生活方式行为可能是由于动机不足。即当一个行为的结果没有足够的价值进行强化,就会产生动机缺失。这可能由于参与行为改变的成本(例如需要的努力或资源)相对于结果而言过高了,比如当潜在的强化事件延迟太久,或其他行为产生了相对更有价值的结果从而取代了期望的行为。举个例子,虽然一个孩子知道睡觉是可以获得益处的,但按时睡觉带来的获益是延迟的,而熬夜在社交媒体上与同龄人交往更有价值,且是即时获益,这就会出现按时睡觉的动机不足。此外,对父母来说,孩子的行为可以作为强化行为的强有力的结果[58]。当父母试图让孩子进行健康的生活方式行为而导致不愉快的结果时(例如当孩子被要求按时睡觉时发脾气),或当对不健康生活方式行为产生偏好的结果时,父母可能会经历动机缺失(例如儿童接受高能量食物后不会挨饿)。MI试图增加参与健康和/或停止不健康行为的动机,但它所依赖的语言过程可能不足以克服参与健康生活方式行为的延迟或成本,也无法与长期以来父母或孩子在参与不健康生活方式行为时所经历的强化结果相抗衡。

尽管技能和动机缺失对生活方式行为的发生有显著的潜在影响,但这一领域的研究仍十分匮乏。事件对患者现有行为模式的影响具有快速识别能力,会潜在地极大提高行为改变计划的有效性,更广泛地应用操作行为及儿童生活方式医学的概念和原则显然是必要的。

73.8 疾病的预测和治疗效应

多种难以改变或不可改变的特征,与生活方式行为影响的疾病有关。例如,儿童肥胖已被证明与人种/民族、基因和社会经济地位有关[59]。人种和民族之间的差异还不能完全用行为差异来解释,这种差异是一个研究不足的领域,特别是在不同发展时期[60]。

虽然这些知识有助于明确导致疾病流行、发展和对治疗的反应的影响因素,但它并没有提供应该如何干预来改变生活方式的直接目标。功能性情境论的方法倾向于关注与生活方式行为相关的可改变因素,以预测和影响疾病,因此更容易为预防和治疗策略提供策略。行为经济学就是这样的一种方法,近年来受到了越来越多的关注。

73.9 行为经济学

在日常生活中,一个人行为的结果可能是延迟的,也可能是偶然的,各种行为往往同时产生不同的结果,而获得这些结果所需的时间、努力或资源的成本可能相差很大。人们早已知道这些差异会影响结果的价值,而微观经济学已经发展出一些概念和方法,来描述它们对商品消费的影响。行为经济学将微观经济学的概念与操作心理学的基本原理相结合,定量评估环境约束与商品价值之间的相互作用,而这些价值可能会强化个人的行为。这种方法扩展了描述行为发生环境的能力,从而建立了预测和影响行为的额外手段。在过去的几十年里,这一方法在健康相关行为和疾病方面的应用显示出了价值,可以评估这些背景因素对疾病的发展可能有贡献,能预测治疗的反应,在某些情况下,还可以直接提示干预措施。

行为经济评估已经很好地描述了一个行为过程,称为延迟贴现。延迟贴现是指商品因收货延迟而失去主观价值的过程。例如,现在的 10 美元比下周的 10 美元更有价值,下周的 10 美元也比明年的 10 美元更有价值。延迟结果价值损失的速率可用一个双曲方程描述[61]。更重要的是,它显示出许多生活方式行为与健康状况的强大关联,与较差的健康习惯相关的是更高的贴现率(结果价值未来损失更快)[62]。这一过程影响所有选择行为的决策,但由于健康后果往往具有延迟性,理解这一点对生活方式行为尤其重要[63]。此外,尽管延迟贴现在发展过程中有所变化,但它已显示出个体随时间相对一致性的类似特质[65]。在儿童中,延迟贴现很大程度上是针对当前的脂肪含量或预测未来的体重增加进行研究的。对这些数据进行 meta 分析发现,延迟贴现与儿童肥胖之间的关系具有中等效应($d=0.61$)[66]。此外,延迟贴现已被证明是药物使用的重要预测因素,如吸烟[65,67]可能对心血管功能和其他健康相关结果产生负面影响。

尽管延迟贴现具有这样的特性,但最近的研究表明,这一过程可以通过干预加以修改,至少可被暂时修改[68]。Daniel、Said、Stanton 和 Epstein(2015)实施了一种改进延迟贴现的操作,发现它会减少超重和肥胖儿童的能量摄入,这表明了以这种行为过程为目标促进生活方式行为改善具有潜在价值[68]。然而,这项工作仍处于初级阶段,在提出治疗建议之前还需要进行更多的研究。

如延迟贴现所示,了解人们如何评价商品的价值可能有助于预测疾病风险和对治疗的反应,并可能为生活方式干预提供信息。其他行为经济学评估也研究了与生活方式医学相关的商品的价值。一种常见的方法是以一定的成本,如货币价格或努力量(完成特定任务)来获得一种商品(如食物),研究随着成本的提高该商品的消费是如何变化的。当单独考察一种商品的价值时,它被称为需求曲线(仿照微观经济学的供求概念)[69]。如果同时有另一种具有固定成本的商品,则称为相对加强价值的评估[70]。类似于延迟贴现,这些针对儿童和青少年的评估主要考察与肥胖和药物使用相关的生活方式行为。结果表明,食物的价值和食物摄入量[71]、当前体重[72,73]和儿童未来体重增加[74,75]之间存在关联。尽管食品、药品和其他商品的价值可以通过多种方式改变,但迄今为止,对商品价值的行为经济学评估所提供的信息还没有直接纳入治疗中。

最近,研究人员提出两种具有研究价值的方法——延迟贴现和需求,这两者是相关的,如果结合起来研究时,就能更好地预测疾病[76,77]、监测对治疗的反应[78]。初步研究表明,延迟贴现可以调节强化物品价值的影响[79],因此,当商品(如食物)的价值很高而未来的结果价值丢失很快时,很可能发生行为障碍和不适应的生活方式行为。虽然这种影响的大多数证据是在成人身上获得的,但初步结果表明,儿童评价商品的方式与生活方式行为和疾病有关[78]。这种方法有很大的潜力,通过识别生活方式行为的发展和持久性所涉及的关键行为过程,可以为患者提供更多个性化的干预信息。

73.10 总结

在童年时期发展或改变生活方式行为以促进和保持健康,为维持终身积极健康提供了机会。在生命早期促进健康的生活方式行为的重要性已经十分清晰,尽管最有效发展这些行为的所需机制还没有完全了解,但从某种程度上分析,主要原因是受生活方式行为影响疾病的病因是多因素的,且随着疾病的发展发生着动态变化。

尽管存在这些挑战,本章所回顾的干预措施,特别是基于功能语境论的干预措施,在改变婴儿到青少年和成年早期的生活方式行为(如饮食、体力活动、睡眠)方面显示出了重要前景。在以预防或治疗为基础的干预期间,改变生活方式行为的挑战,往往是延迟发生的积极健康结果,有时是直接的消极后果。随着时间的推移,可能会破坏对这些干预措施的坚持。判别出更及时、可用的强化措施来改善依从性,可能有助于解决改变生活方式行为面临的长期挑战。这里阐述的学习原则,可能会给那些尝试去改变父母生活方式行为的儿科专家提供方法。尽管在将行为科学转化为生活方式医学方面,仍存在相当大的挑战,但能改善生命全周期健康的前景依然令人期待。

临床应用

- 单纯靠教育可能不足以改变行为。在可能的情况下,让患者和家长见招拆招,并围绕实践这些技能去设定目标。
- 强化是行为改变的基础。在很长一段时间内,有效的强化需要及时并持续地跟随目标行为的出现而出现。与家庭合作,找出加强儿童和监护人期望行为的方法。
- 自我监测生活方式行为,包括环境、行为和后果,设立目标并为持续性管理提供关键信息,以促进行为改变。
- 转诊给行为从业者可以促进密集的、以家庭为基础的生活方式干预的实施,并考虑与行为从业者建立合作关系。

(Jonathan R.Miller,PhD,Richard Boles,PhD,and Stephen R.Daniels,MD,PhD 著

杜青 译 宋雅 校)

参考文献

1. Eriksson, J.G., et al., Early growth and coronary heart disease in later life: Longitudinal study. *BMJ* 2001 322(7292): p. 949–953.
2. Valdez, R., et al., Birthweight and adult health outcomes in a biethnic population in the USA. *Diabetologia*,1994 37(6): p. 624–631.
3. Stamler, J., et al., Low risk-factor profile and long-term cardiovascular and noncardiovascular mortality and life expectancy: Findings for 5 large cohorts of young adult and middle-aged men and women. *JAMA*, 1999 282(21): p. 2012–2018.
4. Rasmussen-Torvik, L.J., et al., Ideal cardiovascular health is inversely associated with incident cancer: The Atherosclerosis Risk In Communities study. *Circulation*, 2013. 127(12): p. 1270–5.
5. Ford, E.S., K.J. Greenlund, and Y.L. Hong, Ideal cardiovascular health and mortality from all causes and diseases of the circulatory system among adults in the United States. *Circulation*, 2012. 125(8): p. 987–995.
6. Daviglus, M.L., et al., Favorable cardiovascular risk profile in middle age and health-related quality of life in older age. *Archives of Internal Medicine*, 2003. 163(20): p. 2460–2468.
7. Daviglus, M.L., et al., Benefit of a favorable cardiovascular risk-factor profile in middle age with respect to medicare costs. *New England Journal of Medicine*, 1998. 339(16): p. 1122–1129.
8. Lloyd-Jones, D.M., et al., Defining and setting national goals for cardiovascular health promotion and disease reduction: The American Heart Association's strategic impact goal through 2020 and beyond. *Circulation*, 2010. 121(4): p. 586–613.
9. Allen, N.B., Abstract 17245: The heritability of ideal cardiovascular health: The Framingham heart study. *Circulation*, 2018. 122, Issue suppl 21.
10. Bambs, C., et al., Low prevalence of "Ideal Cardiovascular Health" in a community-based population the heart strategies concentrating on risk evaluation (Heart SCORE) study. *Circulation*, 2011 123(8): p. 850–857.
11. Micha, R., et al., Association between dietary factors and mortality from heart disease, stroke, and type 2 diabetes in the United States. *JAMA – Journal of the American Medical Association*, 2017. 317(9): p. 912–924.
12. Wadden, T.A., et al., Lifestyle modification for obesity: New developments in diet, physical activity, and behavior therapy. *Circulation*, 2012. 125(9): p. 1157–1170.
13. Medicine, I.o., *Health and Behavior: The Interplay of Biological, Behavioral, and Societal Influences. Committee on Health and Behavior: Research, Practice and Policy Board on Neuroscience and Behavioral Health*. 2001, Washington, D.C: National Academic Press.
14. Force, U.S.P.S.T., Screening for obesity in children and adolescents US preventive services task force recommendation statement. *JAMA*, 2017. 317(23): p. 2417–2426.
15. Luttikhuis, H.O., et al., Interventions for treating obesity in children. *Cochrane Database of Systematic Reviews*, 2009. 1:CD001872.
16. Singh, A.S., et al., Tracking of childhood overweight into adulthood: A systematic review of the literature. *Obesity Reviews*, 2008. 9(5): p. 474–488.
17. Wang, Y., et al., What childhood obesity prevention programmes work? A systematic review and meta-analysis. *Obesity Reviews*, 2015. 16(7): p. 547–565.
18. Gori, D., et al., Effectiveness of educational and lifestyle interventions to prevent paediatric obesity: Systematic review and meta-analyses of randomized and non-randomized controlled trials. *Obesity Science and Practice*, 2017. 3(3): p. 235–248.
19. Rachel Davisa, R.C., Zoe Hildona, Lorna Hobbsa, and Susan Michiea, Theories of behaviour and behaviour change across the social and behavioural sciences: A scoping review. *Health Psychology Review*, 2015. 9(3): p. 323–344.
20. Bronfenbrenner, U., *The Ecology of Human Development*. 1979, Cambridge, MA: Harvard University Press.
21. Davison, K.K., J.M. Jurkowski, and H.A. Lawson, Reframing family-centred obesity prevention using the Family Ecological Model. *Public Health Nutrition*, 2013. 16(10): p. 1861–1869.
22. Morris, E.K., Behavior analysis and ecological psychology: Past, present, and future. A review of Harry Heft's Ecological Psychology in context. *Journal of the Experimental Analysis of Behavior*, 2009. 92(2): p. 275–304.
23. Spear, B.A., et al., Recommendations for treatment of child and adolescent overweight and obesity. *Pediatrics*, 2007 120 (Suppl 4): p. S254–S288.
24. Baer, D.M., M.M. Wolf, and T.R. Risley, Some current dimensions of applied behavior analysis. *Journal of Applied Behavior Analysis*, 1968. 1(1): p. 91–97.
25. Biglan, A. and S.C. Hayes, Should the behavioral sciences become more pragmatic? The case for functional contextualism in research on human behavior. *Applied and Preventive Psychology*, 1996. 5(1): p. 47–57.
26. Gifford, E.V. and S.C. Hayes, Functional contextualism: A pragmatic philosophy for behavioral science, In *Handbook of Behaviorism*. 1999, Elsevier. p. 285–327.
27. Sniehotta, F.F., J. Presseau, and V. Araújo-Soares, Time to retire the theory of planned behaviour. *Health Psychology Review*, 2014. 8(1): p. 1–7.
28. Sabaté, E., *Adherence to Long-Term Therapies: Evidence for Action*. 2003, Geneva, Switzerland: World Health Organization.
29. Beavers, G.A., B.A. Iwata, and D.C. Lerman, Thirty years of research on the functional analysis of problem behavior. *Journal of Applied Behavior Analysis*, 2013. 46(1): p. 1–21.
30. Iwata, B.A. and C.L. Dozier, Clinical application of functional analysis methodology. *Behavior Analysis in Practice*, 2008. 1(1): p. 3–9.
31. Kelly, B., et al., Television advertising, not viewing, is associated with negative dietary patterns in children. *Pediatric Obesity*, 2016. 11(2): p. 158–160.
32. Laraway, S., et al., Motivating operations and terms to describe them: Some further refinements. *Journal of Applied Behavior Analysis*, 2003. 36(3): p. 407–414.
33. Wilfley, D.E., et al., Dose, content, and mediators of family-based treatment for childhood obesity: A multisite randomized clinical trial. *JAMA Pediatrics*, 2017. 171(12): p. 1151–1159.
34. Wing, R.R., et al., Achieving weight and activity goals among diabetes prevention program lifestyle participants. *Obesity Research*, 2004. 12(9): p. 1426–1434.
35. O'Connor, E.A., et al., Screening for obesity and intervention for weight management in children and adolescents: Evidence report and systematic review for the US Preventive Services Task Force. *JAMA*, 2017 317(23): p. 2427–2444.
36. Epstein, L.H., et al., Ten-year outcomes of behavioral family-based treatment for childhood obesity. *Health Psychology*, 1994. 13(5): p. 373–383.
37. Epstein, L.H., et al., Five-year follow-up of family-based behavioral treatments for childhood obesity. *Journal of Consulting and Clinical Psychology*, 1990. 58(5): p. 661–664.
38. Epstein, L.H., et al., Treatment of pediatric obesity. *Pediatrics*, 1998. 101 (Pt 32): p. 554–570.
39. Epstein, L.H., et al., Family-based obesity treatment, then and now: Twenty-five years of pediatric obesity treatment. *Health Psychology*, 2007. 26(4): p. 381–391.
40. Epstein, L.H., et al., Family-based behavioral weight control in obese young children. *Journal of the American Dietetic Association*, 1986. 86(4): p. 481–484.
41. Boles, R.E., C. Scharf, and L.J. Stark, Developing a treatment program for obesity in preschool age children: Preliminary data. *Child Health Care*, 2010. 39(1): p. 34.
42. Stark, L.J., et al., A pilot randomized controlled trial of a behavioral family-based intervention with and without home visits to decrease obesity in preschoolers. *Journal of Pediatric Psychology*, 2014. 39(9): p. 1001–1012.
43. Stark, L.J., et al., A pilot randomized controlled trial of a clinic and home-based behavioral intervention to decrease obesity in preschoolers. *Obesity (Silver Spring)*, 2011. 19(1): p. 134–141.
44. Kalarchian, M.A., et al., Family-based treatment of severe pediatric obesity: Randomized, controlled trial. *Pediatrics*, 2009 124(4): p. 1060–1068.
45. Epstein LHand Sally Squires, *The Stop-Light Diet for Children*. 1988, Boston: Little, Brown, and Company.
46. (NASPE), N.A.f.S.a.P.E. *Active Start: A Statement of Physical Activity Guidelines for Children Birth to Five Years*. 2002 [March, 15 2016]; Available from: http://www.shapeamerica.org/standards/guidelines/activestart.cfm.
47. Epstein, L.H., et al., Ten-year follow-up of behavioral, family-based treatment for obese children. *JAMA*, 1990 264(19): p. 2519–2523.
48. Epstein, L.H., et al., Long-term effects of

family-based treatment of childhood obesity. *Journal of Consulting and Clinical Psychology*, 1987. 55(1): p. 91–95.
49. Epstein, L.H., et al., Effects of diet plus exercise on weight change in parents and children. *Journal of Consulting and Clinical Psychology*, 1984. 52(3): p. 429–437.
50. Epstein, L.H., R.R. Wing, and A. Valoski, Childhood obesity. *Pediatric Clinics of North America*, 1985. 32(2): p. 363–379.
51. William, R. and S.R. Miller, *Motivational Interviewing: Preparing People for Change*, 2nd ed. 2002, Guilford Publications.
52. Stark, L.J., et al., Clinic and home-based behavioral intervention for obesity in preschoolers: A randomized trial. *Journal of Pediatrics*, 2018. 192: p. 115–121.e1.
53. Barlow, S.E. and C. Expert, Expert committee recommendations regarding the prevention, assessment, and treatment of child and adolescent overweight and obesity: Summary report. *Pediatrics*, 2007 120 (Suppl 4): p. S164–S192.
54. Resnicow, K., et al., Motivational interviewing and dietary counseling for obesity in primary care: An RCT. *Pediatrics*, 2015 135(4): p. 649–657.
55. Saelens, B.E., P. Lozano, and K. Scholz, A randomized clinical trial comparing delivery of behavioral pediatric obesity treatment using standard and enhanced motivational approaches. *Journal of Pediatric Psychology*, 2013. 38(9): p. 954–964.
56. Altman, M. and D.E. Wilfley, Evidence update on the treatment of overweight and obesity in children and adolescents. *Journal of Clinical Child and Adolescent Psychology*, 2015. 44(4): p. 521–537.
57. Wilfley, D.E., et al., Efficacy of maintenance treatment approaches for childhood overweight: A randomized controlled trial. *JAMA.*, 2007 298(14): p. 1661–1673.
58. Sloman, K.N., et al., Descriptive analyses of caregiver reprimands. *Journal of Applied Behavior Analysis*, 2005. 38(3): p. 373–383.
59. Taveras, E.M., et al., Racial/ethnic differences in early-life risk factors for childhood obesity. *Pediatrics*, 2010. 125(4): p. 686–95.
60. Isong, I.A., et al., Racial and ethnic disparities in early childhood obesity. *Pediatrics*, 2018. 141(1):e20170865. doi: 10.1542/peds.2017-0865
61. Mazur, J.E., An adjusting procedure for studying delayed reinforcement, in *Quantitative Analyses of Behavior: The Effect of Delay and of Intervening Events on Reinforcement Value*, M.L. Commons, et al., Editors. 1987, Lawrence Erlbaum Associates, Inc.: Hillsdale, NJ. p. 55–73.
62. Daugherty, J.R. and G.L. Brase, Taking time to be healthy: Predicting health behaviors with delay discounting and time perspective. *Personality and Individual Differences*, 2010. 48(2): p. 202–207.
63. Bickel, W.K., et al., Excessive discounting of delayed reinforcers as a trans-disease process contributing to addiction and other disease-related vulnerabilities: Emerging evidence. *Pharmacology and Therapeutics*, 2012. 134(3): p. 287–297.
64. Green, L., A.F. Fry, and J. Myerson, Discounting of delayed rewards: A life-span comparison. *Psychological Science*, 1994. 5(1): p. 33–36.
65. Audrain-McGovern, J., et al., Does delay discounting play an etiological role in smoking or is it a consequence of smoking? *Drug and Alcohol Dependence*, 2009. 103(3): p. 99–106.
66. Amlung, M., et al., Steep discounting of delayed monetary and food rewards in obesity: A meta-analysis. *Psychological Medicine*, 2016. 46(11): p. 2423–2434.
67. Fields, S., et al., Relationship between weight status and delay discounting in a sample of adolescent cigarette smokers. *Behavioural Pharmacology*, 2011. 22(3): p. 266.
68. Daniel, T.O., et al., Episodic future thinking reduces delay discounting and energy intake in children. *Eating Behaviors*, 2015. 18: p. 20–24.
69. Hursh, S.R., Economic concepts for the analysis of behavior. *Journal of the Experimental Analysis of Behavior*, 1980. 34(2): p. 219–238.
70. Saelens, B.E. and L.H. Epstein, Reinforcing value of food in obese and non-obese women. *Appetite*, 1996 27(1): p. 41–50.
71. Rollins, B.Y., et al., Measurement of food reinforcement in preschool children. Associations with food intake, BMI, and reward sensitivity. *Appetite*, 2014 72: p. 21–27.
72. Temple, J.L., et al., Overweight children find food more reinforcing and consume more energy than do nonoverweight children. *American Journal of Clinical Nutrition*, 2008. 87(5): p. 1121–1127.
73. Feda, D.M., et al., Food reinforcement and delay discounting in zBMI-discordant siblings. *Appetite*, 2015 85: p. 185–189.
74. Hill, C., et al., The relative reinforcing value of food predicts weight gain in a longitudinal study of 7-10-y-old children. *American Journal of Clinical Nutrition*, 2009. 90(2): p. 276–281.
75. Epstein, L.H., et al., Food reinforcement and parental obesity predict future weight gain in non-obese adolescents. *Appetite*, 2014. 82: p. 138–142.
76. Epstein, L.H., et al., Food reinforcement, delay discounting and obesity. *Physiology and Behavior*, 2010. 100(5): p. 438–445.
77. Bickel, W.K., et al., The behavioral economics of reinforcement pathologies: Novel approaches to addictive disorders, in *APA Addiction Syndrome Handbook: Recovery Prevention, and Other Issues*, H. Shaffer, D.A. LaPlante, and S.E. Nelson, Editors. 2012, American Psychological Association: Washington, DC. p. 333–363.
78. Best, J.R., et al., Behavioral economic predictors of overweight children's weight loss. *Journal of Consulting and Clinical Psychology*, 2012. 80(6): p. 1086–1096.
79. Rollins, B.Y., K.K. Dearing, and L.H. Epstein, Delay discounting moderates the effect of food reinforcement on energy intake among non-obese women. *Appetite*, 2010. 55(3): p. 420–425.

第 74 章 ｜ 生命周期中预防慢性疾病的方法

目录

要点／1110

74.1 引言／1110

74.2 胎儿期暴露因素／1112

74.2.1 营养不良／1112

74.2.2 营养过剩／1113

74.2.3 体力活动／1114

74.2.4 吸烟／1115

74.2.5 内分泌干扰物／1115

74.3 生命的早期暴露／1115

74.3.1 产后营养／1116

74.3.2 环境共享／1117

74.4 机会窗口／1117

74.4.1 备孕期／1117

74.4.2 怀孕期／1118

74.4.3 婴儿期／1119

74.4.4 儿童和青少年期／1119

74.5 本章小结／1119

参考文献／1119

要 点

- 非传染性疾病的发生趋年轻化,这表明早期的不良暴露因素对健康有长期影响。
- 宫内暴露(包括母亲营养不良、肥胖、糖尿病、吸烟和环境化学物质)与子代患慢性疾病的风险增加有关。
- 出生后早期的饮食选择(如母乳喂养)可能会减轻接触不良环境对子代健康的影响,而不良的生活方式选择可能会加剧这种影响。
- 如果处于危险暴露中的子女已出现了慢性疾病的早期迹象,当他们进入生育期时,可能会引发恶性循环。因此,迫切需要有效的预防措施,以减缓慢性疾病在几代人之间的传播。

74.1 引言

非传染性慢性疾病的迅速增加,是全球共同面临的公共卫生挑战[1-3]。特别令人担忧的是,这些疾病(肥胖、糖尿病、心血管疾病、哮喘、发育障碍)的儿童患病率迅速增加,确诊年龄越来越小[如2型糖尿病、注意缺陷多动障碍(attention deficit hyperactivity disorder,ADHD)],这表明疾病发生与早期生活状况以及环境相关[4]。如今在美国,约有1/3的儿童和青少年是超重或肥胖的[5],15%患有糖尿病或是糖尿病前期[6],13%患有高血压或是高血压前期[7],10%患有哮喘或过敏症[8],几乎14%的儿童和青少年有不同程度的发育障碍(如ADHD、智力残疾、大脑性瘫痪、自闭症、癫痫、口吃或语迟、学习障碍和/或其他发育迟缓问题)[9],超过40%的至少有一种心血管代谢相关的危险因素(包括高血压、低密度脂蛋白胆固醇升高、高密度脂蛋白胆固醇过低、高血糖),且与正常体重儿童和青少年相比,超重/肥胖儿童和青少年有更多的危险因素[6]。虽然儿童肥胖的患病率自21世纪初以来一直保持相对稳定[10],但自2001年,儿童2型糖尿病患病率增加了30%[11],自20世纪90年代中期,有选择性发育障碍的儿童数量增加了17%[9]。这些疾病除了对患者和家庭造成终身的情感、经济和社会压力外,患病人群年轻化的趋势还可能导致大量的、不断增加的医疗负担,并使得对专科医疗和疾病健康教育的需求日益增加,这也提示在日益增多的年轻患者群体中改进防治工作的必要性。

健康和疾病的发展起源理论提出假设,在发育的关键时期,环境暴露对健康会产生持久影响[12]。该假设最初用于研究胎儿营养不良和成人冠心病[13],后来扩展到许多暴露因素(例如营养、化学物质、环境污染物、感染、压力)和健康后果(如肥胖、糖尿病、骨质疏松症、哮喘、精神疾病)[14]。其中尤其重要的是出生前期,此时的暴露因素会诱发组织结构的改变,即使在暴露结束后很长一段时间,也会继续通过代谢或生理机制影响个人患慢性疾病的风险[15]。出生后的其他关键或敏感时期也仍存在,如婴儿期或青春期,环境暴露也会根据慢性疾病的逐渐显现而进一步改变轨迹[16]。暴露因素的跨代影响理论须再一次强调:随着患有慢性疾病或相关危险因素的育龄人数逐渐增加,在生命早期暴露于不利环境的子代数量也在增加,导致其子代在生命早期暴露在不利环境的数量也上升,形成恶性循环,延续几代人(图74-1-1)。

有慢性疾病或其
危险因素的孕妇

有慢性疾病早期征
象的年轻女性

有慢性疾病危险
因素的女婴

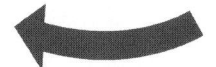

图 74-1-1　恶性循环

本章评述表明胎儿期和早期生活暴露对慢性疾病（特别是肥胖、糖尿病和心血管疾病）长期风险产生重要影响的循证依据，讨论生长和发育关键时期一些可调整的风险因素（表 74-1-1），并简单强调打破恶性循环的可能机会。

表 74-1-1　生命早期危险因素暴露和相关健康结局

危险因素暴露	相关健康结局
胎儿营养不良	**总热量** 血脂升高[18] 凝血功能障碍[19] 肥胖[22] 乳腺癌[23] 胰岛素抵抗[24,27] 呼吸道阻塞性疾病[25] 微量白蛋白尿[26] **叶酸** 神经管缺陷[35] **铁** 肥胖[37] 高血压[38,39,41,42] 肾功能发育受损[40] **钙离子** 高血压[45,47] **维生素 D** 脂肪含量增加[53-55]
胎儿营养过剩	妊娠糖尿病 肥胖[63,64,66-69,87] 胰岛素抵抗、2型糖尿病[64-66,70-73,87] 血压升高[74-77] 内皮功能紊乱[76,78] 血脂升高[78] 代谢综合征[79] 妊娠肥胖

续表

危险因素暴露	相关健康结局
胎儿营养过剩	出生体重增加、肥胖、脂肪过多[84,85,87] 血压升高[88] 代谢综合征[79] 次优的常量营养素 肥胖、脂肪含量增加[90-94] 血压升高[95-97] 甲基化 体重增加[104,105] 代谢综合征[103]
其他宫内暴露	体力活动(保护性) 出生时脂肪含量下降[108] 吸烟 肥胖、脂肪含量增加[110-112] 血压升高[113] 哮喘[114] 注意缺陷多动障碍[116-118] 内分泌干扰物 肥胖[122,131-137] 代谢综合征[123] 哮喘、呼吸道感染[124]
出生后暴露	母乳喂养(保护性) 肥胖、脂肪含量降低[142-145,152] 感染减少[147] 血压下降[148,149] 2型糖尿病减少[151] 认知发育改善[154] 环境共享 儿童饮食跟随母亲饮食[144,160] 父母支持孩子参与更多的活动[161]

74.2 胎儿期暴露因素

74.2.1 营养不良

一个很重要的理念是：胎儿发育关键时期的营养不足是儿童和成人健康的关键性决定因素。不考虑妊娠时间，在宫内暴露于饥荒的子代到中年时有更多的动脉粥样硬化[18]。在饥荒期间受孕的人，在妊娠早期就受影响，子代在成年后细胞因子Ⅶ的浓度更低[19]，冠心病的发病时间更早且患病率更高[20,21]，以及(仅对女性而言)体质量指数(BMI)[22]、腰围[22]和乳腺癌患病率[23]更高。妊娠中期的饥荒暴露与口服处置指数(反映根据胰岛素抵抗调整后胰岛素分泌的指数)下降[24]及阻塞性呼吸道疾病[25]和微量白蛋白尿患病率升高有关[26]。在妊娠晚期遭受饥荒的女性葡萄糖不耐受增加[27]。不同暴露时长对结果的影响表明,长期的宫内营养不良的影响取决于各种身体组织和系统的发育阶段[28]。然而,无论何时,当营养不良导致低体重儿或小于胎龄儿时,子代在成年后更有可能患肥胖[29]、高血压[30,31]和糖耐量减低或2型糖尿病[32,33]。

除了总热量摄入不足导致的营养不良外,胎儿发育期的特定微量营养素缺乏可能会通过影响正常发育、引起激素适应、改变显性遗传基因调控或发育规律和代谢能力,对子代的健康产生影响[34]。最为人熟知的是妊娠早期的叶酸缺乏与子代神经管缺陷的关系[35],自1998年要求在面粉中强制添加叶酸以来,美国因叶酸缺乏导致的疾病已大幅下降[36]。Christian和Stewart进行的回顾分析完全了解了在怀孕期间其他的微量营养素缺乏对子代患慢性疾病的潜在影响[34],这里简单总结一下。在动物模型中,母体在怀孕期间缺铁会增加子代肥胖、高血压和其他心血管危险因素的概率,这与子代血液中的铁含量水平无关[37-40]。人类研究试验得出的证据比较复杂,一些报道表明,母亲在怀孕期间低血红蛋白水平与子代的血压较高相关[41,42],还有一些报道表明母亲血红蛋白水平较低的子代血压更低[43,44]。相反,母亲在怀孕期间补钙已被证明与子代在2岁[45]、7岁[46]和在母亲孕期高血压的子代4~7岁时收缩压的下降有关[47]。也有新的证据表明,维生素D除了在钙离子运输和钙沉着中起作用[48],也可能影响肥胖[49-52]。观察性研究报道产前摄入维生素D较多或高维生素D状态,与孩子在6岁[53,54]和9岁半[55]时更低的肥胖率相关。产前补充维生素D的随机对照试验发现,补充维生素D对婴儿出生时肥胖情况没有影响[56,57],但补充维生素D对儿童期肥胖的影响尚不清楚。在动物实验、人类观察性研究和人类随机临床试验中,关于微量营养素缺乏产生的不同结果,可能归因于难以将动物实验剂量转化为人类临床试验剂量,或观察性研究受混杂因素影响。在随机临床试验中,需要对子代结局进行长期随访,以总结确定孕期特定微量营养素缺乏对子代慢性疾病风险的影响。

74.2.2 营养过剩

在西方社会,胎儿营养过剩比营养不良更普遍。Pedersen在1950年首次提出胎儿营养过剩或营养相关的发育畸形的假设[58],认为妊娠糖尿病女性孕育的胎儿在宫内暴露于高血糖,会造成胎儿的永久性改变,导致生长畸形、出生体重增加,并增加了日后罹患2型糖尿病和肥胖的风险。母体内的葡萄糖可以自由地通过胎盘影响胎儿,而母亲的胰岛素则不能。发育中胎儿的胰腺会对葡萄糖含量作出反应,产生额外的胰岛素,相应地也会作为胎儿生长激素促进生长和肥胖[59]。在20世纪80年代,这一假设被扩展到其他物质中,认为如游离脂肪酸、酮体和氨基酸等也有可能促进胎儿生长[59]。患有糖尿病女性的子代,通常会出现胎龄更大(>第90百分位)和巨大儿(出生体重≥4 000g)[60-62]。Pima Indian的研究和芝加哥妊娠糖尿病研究表明,在儿童和青少年时期,妊娠期有过糖尿病暴露的子代,会表现出更大的体型[63,64]、更多的葡萄糖不耐受[64],与未暴露的子代相比更易患2型糖尿病[65]。Pima Indian研究也为宫内特定的影响提供了可信的证据:与母亲患2型糖尿病之前出生的兄弟姐妹相比,母亲确诊2型糖尿病后出生的同一家族的兄弟姐妹体质量指数更高(差值2.6kg/m^2),且在20岁时患2型糖尿病的可能性高出3.6倍[66]。在暴露于妊娠糖尿病的子代中,肥胖[67-69]和葡萄糖不耐受[70-73]的风险更高。关于心血管疾病的风险因素,暴露于妊娠糖尿病风险中的子代高血压风险也增加[74-77],

内皮功能障碍标志物水平[细胞间黏附分子-1(ICAM-1),血管细胞黏附分子-1(VCAM-1),E选择素(E-selectin)][76,78]和坏脂肪酸(总胆固醇、低密度脂蛋白胆固醇、胆固醇与高密度脂蛋白比率)更高[78],且在儿童和青少年期患代谢综合征的风险更高[79]。此外,即使在正常范围内,子代的出生体重[80]、肥胖[81]、血压[82]也与产前血糖水平的升高呈线性关系,这表明即使亚临床程度的营养过剩,也会对子代产生不良影响。

最近有研究表明,非糖尿病但超重/肥胖的女性妊娠也可能出现胎儿营养过剩[83]。在无糖尿病的情况下,女性孕前体质量指数和妊娠体重增加,均与新生儿去脂肪质量、脂肪质量和肥胖(脂肪质量百分比)的增加有关[84,85]。在儿童和青少年时期,母亲的肥胖仍然是子代体型的一个强有力的预测因素[86]。针对青少年糖尿病的病例对照研究报告显示,暴露于母亲糖尿病(不肥胖)风险的青少年超重/肥胖的概率增加4.7,而暴露于母亲肥胖(无糖尿病)风险的青少年超重/肥胖的概率增加19.7[87]。而暴露于母亲既有肥胖又存在糖尿病风险的青少年超重/肥胖的概率增加22.8,约占青少年2型糖尿病病例的47%[87]。在宫内暴露于母亲肥胖的子代,也发现有更高的血压[88],且在青春期患代谢综合征的可能性是正常妊娠分娩儿童的2倍[79]。考虑到现在美国一半的孕妇在怀孕前就超重或肥胖[89],这项研究表明相当大比例的年轻人正暴露在不良的子宫环境中,这将带来终身潜在的不良后果。

除了妊娠糖尿病和肥胖,母亲在怀孕期间饮食的常量和微量营养素也可能进一步影响子代的健康情况。新的证据表明,以高糖、全脂肪或饱和脂肪酸摄入为特征的产前膳食模式与胎儿脂肪增加有关[90,91];2岁时的肥胖增加[92]、儿童超重/肥胖风险增加[93,94],与母亲是否肥胖无关。荷兰冬季饥饿研究表明,怀孕期间饮食中蛋白质与碳水化合物的比值越大,其子代成年后的收缩压就越低[95];不过另外两项研究也表明,母亲怀孕期间动物蛋白质摄入量的增加,会导致子代血压升高[96,97]。动物实验表明,怀孕期间的高蛋白和低蛋白饮食,都可能对子代心脏代谢相关的危险因素产生不良影响,但其机制尚不清楚,大多数人类模型的研究结果也没有得出一致结论[98]。至于微量营养素,怀孕期间多种维生素/多种矿物质的补充已成为普遍现象,而人们也越来越注意防止摄入过量[99]。在发达国家中,食物强化政策已被实施,人们更有机会获得足够的营养供应,而这种补充可能导致微量营养素的过度摄入。最近的报告显示,在美国和加拿大,35%~87%的孕妇对镁、叶酸、烟酸和铁的摄入量已超过上限[100-102]。孕妇过度摄入的营养物质(包括叶酸、胆碱、铁),会影响DNA甲基化和基因的表达,最终会引起过多食物的摄入、体重增加,动物模型中子代出现了代谢综合征[103-105]。目前还缺乏来自人类研究的证据,但随着用于检测与产前暴露相关的生物特征和途径的组学技术的发展,这些数据很可能会被获得。在这方面还有大量工作需要进行,以了解怀孕期间常量和微量营养素的大量摄入对子代健康情况的长期影响。

74.2.3 体力活动

母亲的体力活动情况是另一个重要的产前生活方式因素,已被证明会影响子代至少是出生时婴儿的健康。怀孕期间高强度的体力活动与更低的出生体重有关[106],但并没有增加小于胎龄儿出生的风险[107]。在一项名为Health Start的研究中,妊娠晚期最高强度的体力活动会使出生婴儿的脂肪含量减少,但去脂肪含量相近,这表明母亲的能量消耗对胎儿脂肪堆积有积极影响,而这种脂肪减少并非系统生长受限[108]。目前还不清楚产前的体力活动对子代从出生到儿童期体型及肥胖的影响,但随着相关产前生活方式干预研究的继续跟踪,其中的关联将会变得更清晰[109]。

74.2.4 吸烟

有大量证据表明,母亲在怀孕期间吸烟不仅与低体重儿有关,还会带来后期子代发生脂肪过多[110]、超重[111]、肥胖[112]、高血压[113]、哮喘[114]和青春期前骨量增长降低[115]的风险增加。母亲吸烟还与子代多动症有关[116],可能是低体重儿[117]和/或早产[118]引起的潜在后果。大量流行病学数据支持孕妇吸烟对胎儿肺功能发育的不良影响,导致子代对呼吸道疾病易感性增加[119]。

74.2.5 内分泌干扰物

有证据表明,在关键时期暴露于一些污染物(内分泌干扰物,endocrine disrupting chemicals,EDC)可能会改变神经内分泌机制,增加肥胖、代谢疾病、神经认知和呼吸疾病的患病风险[120-124]。全球监管措施已使血清中许多持久性污染物的水平普遍下降,例如:二噁英、二氯二苯二氯乙烯(DDE)和多氯联苯(PCBs)[125-127]。但1999—2014年间多个不同时间点的人类生物监测数据表明,大量人群持续暴露在邻苯二甲酸盐、氟碳化合物(PFCs)和双酚A(BPA)中[128]。EDCs广泛存在于个人护理产品、药品、医疗器械、儿童玩具、食品包装、清洁和建筑材料、炊具、地板、抛光剂和阻燃剂中,这些物品有大量的消费者[128-130]。虽然有来自动物实验的充分证据表明,EDCs对引起肥胖的关键机制有实质性影响,但仍缺少人类观察性研究的结论[134-137],还需要在其他暴露因素(代谢、营养)的背景下解释这些化学物质的影响[136,138]。

74.3 生命的早期暴露

健康和疾病起源的一个关键问题,是产后生活在调整和改进由胎儿期各种危险因素暴露所带来的长期健康风险的作用。的确,如果观察到产前因素与子代肥胖、血管或代谢结果之间的特定联系,那么研究潜在的可改变的产后因素,对已经出生并在宫内暴露于不良环境的儿童的干预是有价值的(表74-3-1)。

表 74-3-1 临床应用

生命阶段	患病人群	临床干预目标
备孕期	糖尿病女性	控制血糖
	肥胖女性	减轻体重
	吸烟女性	戒烟
	所有女性	改善饮食质量 增加体力活动

续表

生命阶段	患病人群	临床干预目标
怀孕期	糖尿病女性	控制血糖 控制血压
	肥胖女性	体重增加要适宜
	吸烟女性	戒烟
	所有女性	改善饮食质量 增加体力活动 体重增加要适宜
婴儿期	所有母亲和婴儿	母乳喂养 改善饮食质量
儿童青少年期	所有儿童青少年	改善饮食质量 增加体力活动 体重增加要适宜

74.3.1 产后营养

美国儿科学会[139]和世界卫生组织[140]强烈支持婴儿出生后至少要有 6 个月纯母乳喂养,这样有利于母亲的恢复和子代健康。刚出生后的 6 个月里,母乳喂养的婴儿体重增加速度比配方奶喂养的婴儿慢,且积累较少的瘦体重较小[141]。虽然这会造成母乳喂养的婴儿在 3~6 个月时有更高的肥胖率,但这一趋势在一年后发生了逆转,配方奶喂养的子代显示出更高的脂肪量和瘦体重[142]。大量的研究显示,母乳喂养对儿童和成年期的肥胖[143]和脂肪堆积[144,145]有平缓但持续的保护作用,可能是通过降低生命最初 2 年的快速增长造成,同样会增加成年肥胖的风险[146]。除其他健康益处外[139],纯母乳喂养和/或延长母乳喂养时间也与更少的感染[147]、降低收缩压[148,149]和总胆固醇水平[150]、降低 2 型糖尿病患病率有关[151]。重要的是,有证据表明母乳喂养可以减轻胎儿营养过剩的不良影响。科罗拉多州的探索儿童围产期健康情况(EPOCH)的研究报告称,在暴露于母亲糖尿病的子代中,接受至少 6 个月母乳喂养的子代与没有接受母乳喂养的子代在 10 岁时 BMI 和肥胖指标相似[152]。然而,母乳喂养不足 6 个月的儿童比未母乳喂养的儿童有更高的 BMI 和肥胖率。这些数据表明,出生后早期可能是决定未来肥胖风险的另一个敏感时期,并可能为发育生物学提供一个非常相关的生物学相互作用的例子。

目前还缺乏从临床试验中获得的有关母乳喂养对健康有益的类似证据,部分原因是将婴儿随机分配进行母乳喂养还是配方奶喂养存在伦理问题。替代方法是随机安排孕妇接受或不接受母乳喂养宣传和额外支持,这已被证明会使母乳喂养的开始时间提前和增加持续时间[153]。促进母乳喂养干预试验(promotion of breastfeeding intervention trial,PROBIT)在白俄罗斯共和国登记,并对纳入的 17 000 多对母亲和婴儿随机分配进行母乳喂养宣教或对照,干预组 3 个月和 6 个月时的纯母乳喂养率显著增加,并持续完成了 12 个月的母乳喂养[153]。虽然干预组的儿童在 6.5 岁时认知发育有所改善[154],但在超重/肥胖[155]、高血压[155]、过敏和哮喘[156]、龋齿[157]等问题上无明显差异。这些零效应可能是由于缺乏足够的统计方法来检测出微小的差异,特别是超重/肥胖的结果[158],因此,需要在未来的研究中进一步探讨。考虑到越来越多的子代暴露在不利的宫内条件下(如妊娠糖尿病、肥胖和其他慢性疾病风险因素),针对这些个体的临床试验可能会产生更有差异性的结果。

74.3.2 环境共享

怀孕期间的母亲生活方式因素可能会通过母婴共同的环境,继续在产后对子代的健康产生间接影响。营养研究表明,从怀孕到产后,产妇的饮食摄入量变化不大[159],并且怀孕期间微量营养素的摄入与孩子10岁内的常量营养素摄入有关[44]。母亲和父亲的生活方式选择,对儿童的饮食、体力活动和久坐行为有显著影响[160,161]。因此,影响产妇健康和宫内环境的相同行为,会成为继续塑造婴儿早期生活环境的"双重打击",推动子代沿着慢性疾病的轨迹进一步发展。

74.4 机会窗口

基础科学、动物实验和流行病学研究的有力证据表明,不利的胚胎期和早期生活环境会对子代的健康和疾病产生长期影响。因此,了解这些暴露因素的有效预防方法,对儿童健康结果的改善作用至关重要。下面我们将讨论4个关键的机会窗口和打破慢性疾病跨代恶性循环的潜在策略(图74-4-1)。

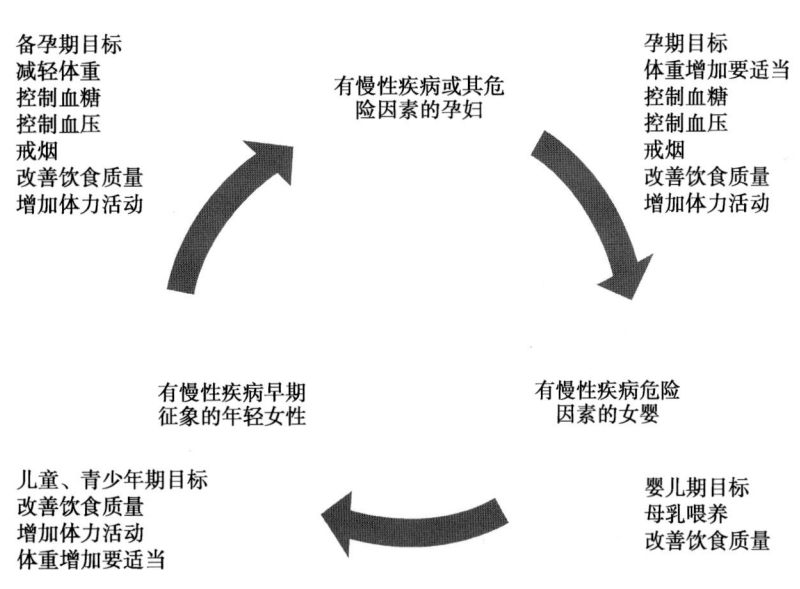

图74-4-1 打破恶性循环的健康/行为目标和措施

74.4.1 备孕期

理想的生育状态是母亲在受孕前保持最佳的健康状况,特别是在体重、血糖、血压、饮食摄入、体力活动和吸烟方面。在美国18~44岁的女性中,3%患有糖尿病,10%患有高血压,19%目前吸烟,50%

超重或肥胖,50%的人每天运动量低于推荐量,75%的人每天摄入的水果和蔬菜少于5份[162]。这些女性需要孕前咨询,尤其是糖尿病患者,这种咨询已被证明可以降低妊娠早期糖化血红蛋白水平,减少先天性畸形和早产的发生[163]。在妊娠前将血糖控制在最佳状态,可以改善妊娠前已患糖尿病女性的妊娠结局[164]。必要时所有年轻女性都应该通过行为和药物疗法进行戒烟[165]。生活方式改变计划,如预防糖尿病项目(diabetes prevention program,DPP)已被证明可以通过改善饮食质量、增加体力活动、减轻体重来预防25~85岁未孕人群的糖尿病发生情况[166-168]。在美国,可以通过医疗保健系统、社区组织和基于网络的项目广泛开展团体DPP[169],这一项目的花费很少甚至免费。尽管在最初的DPP试验[170]和后续的成果转化[171]中,所有年龄组的结果均表明该项目有效,但相对而言年轻的群体参与性较低。具体来说,与中年女性(>40岁)相比,育龄期女性(18~39岁)很少参与该项目,或者只参加个别课程[172]。后期需要加大力度,让年轻、未怀孕的女性参与DPP等健康生活项目,并参与后续研究,以明确怀孕前的生活方式改变是否可行。

74.4.2 怀孕期

对年轻女性来说,怀孕往往被视为一个理想的可教育的时刻,因为她们对自己的健康有了更多的认识,且经常与医务工作者接触[173]。多达45%的女性在第一次产前检查前戒烟[165],且进一步减少孕期吸烟的干预措施,效果往往很好(平均戒烟率6%,不同研究范围是0~34%),这一干预也确实显著降低了低体重儿(17%)和早产(14%)的发生率,增加了平均出生体重(54g)[174]。为了控制妊娠体重增加和预防妊娠糖尿病,产前生活方式干预已经引起研究者很大的关注。许多更早期的研究显示,生活方式改变对妊娠体重增加的影响很小(约2kg),且对妊娠糖尿病没有影响[175-177]。迄今为止最大的试验——LIMIT(澳大利亚)和UPBEAT(英国),共登记了近4 000名超重/肥胖的孕妇,发现该项目对母亲的行为有一定影响,尽管出生体重在4 500g以上的新生儿有所减少,但对妊娠糖尿病的发生和大于胎龄儿的比例无影响[180,181]。芬兰RADIEL研究报告表明,在妊娠20周之前开始对饮食和体力活动进行联合干预,可使高危产妇的妊娠糖尿病发病率降低39%[183]。尽管相对低强度的干预(1次群体干预和3次个体化干预)仅能使妊娠期体重增幅只降低0.6kg,且对其他产前疾病和分娩结果没有影响(如妊娠期高血压疾病、子痫前期、出生体重、先天畸形),但这项研究表明其对妊娠糖尿病的发生率可产生有意义的影响。在上述所有研究中,对子代的持续随访表明,生活方式的改变(伴或不伴围产期结局改善)对子代健康有长期的影响。

怀孕前已有慢性疾病危险因素或在怀孕期间逐渐出现慢性疾病危险因素的女性,谨慎管理慢性疾病危险因素至少在短期内是有好处的。高血糖和不良妊娠结局(HAPO)以及澳大利亚孕妇碳水化合物不耐受研究(ACHOIS)表明,对妊娠期轻度糖尿病的人群进行行为和胰岛素管理,可降低子代出生体重、脂肪量和剖宫产率[184,185]。然而,在这2项研究中,对新生儿期的影响并没有持续到儿童期:4~10岁时,子代BMI、超重/肥胖状况或代谢结果无组间差异[185,186]。尽管随机对照试验关于子代长期益处的数据有限[187],但对于妊娠前患有糖尿病的女性仍建议控制血糖和血压、适当增加体重、评估糖尿病相关并发症以改善妊娠结局。由于育龄妇女中所有类型糖尿病的患病率持续上升,这些数据以及相应改善长期结果的循证依据尤其必要。

74.4.3 婴儿期

由于临床上的禁忌证很少,建议所有的产妇均应进行母乳喂养[139]。尽管存在肥胖或糖尿病的产妇母乳成分及营养成分方面是否有差异的质疑,但在不同人群中,母乳喂养始终与改善子代的健康息息相关[188,189]。上文中EPOCH研究数据提供了一个具体的例子,表明母乳喂养有可能减轻糖尿病孕妇子代宫内所受的不利影响[152]。试验证据还表明,婴儿更容易接受通过母乳喂养的母亲食用的食物,其中的香味可通过母乳传播,这表明优化哺乳期妇女的饮食可能是塑造儿童食物偏好的可行策略[190]。一些研究还表明,母乳喂养有助于产妇产后减轻体重和达到最佳体脂含量,并降低母亲患代谢综合征的风险[139,191],这表明宣教母乳喂养可能是在日后怀孕前改善产妇健康的一项潜在措施。

74.4.4 儿童和青少年期

青少年慢性疾病的预防往往从零级预防开始,即预防慢性疾病的危险因素,然后转向疾病的一级预防。在整个儿童和青少年期,保持健康的生活方式对预防疾病至关重要。具体的策略和临床建议在本篇的其他章节中已详细介绍。再次强调,生活方式医学对青少年的重要性,因为健康行为不仅影响他们自身的健康,也影响他们子代的健康。

74.5 本章小结

不可否认的证据表明,宫内和早期生活暴露对子代健康有直接和长期的影响。许多早期生活暴露是由母亲的生活方式决定的,而儿童的生活方式又进一步加剧了这种暴露,并不断通过子代传播。鉴于当代发达国家和发展中国家慢性疾病的流行和肥胖情况相似,发育起源理论对公共卫生的影响是巨大的。临床医师肩负着教育患者、促进行为改变和提倡支持生活方式医学健康政策的繁重任务。幸运的是,越来越多的证据表明,改变生活方式是可行的,生活方式相关的药物可以预防慢性疾病。随着产妇和子女越来越多地注重预防措施,是可以打破慢性疾病的恶性循环。

(Katherine A.Sauder,PhD and Dana Dabelea,MD,PhD 著 杜青 译 宋雅 校)

参考文献

1. Murray CJ, Atkinson C, Bhalla K, Birbeck G, Burstein R, Chou D, et al. The state of US health, 1990–2010: Burden of diseases, injuries, and risk factors. *JAMA* 2013; 310:591–608.
2. Ng M, Fleming T, Robinson M, Thomson B, Graetz N, Margono C, et al. Global, regional, and national prevalence of overweight and obesity in children and adults during 1980–2013: A systematic analysis for the Global Burden of Disease Study 2013. *Lancet* 2014; 384:766–81.
3. Sepulveda J and Murray C. The state of global health in 2014. *Science* 2014; 345:1275–8.
4. Hanson MA and Gluckman PD. Developmental origins of health and disease-global public health implications. *Best Pract Res Clin Obstet Gynaecol.* 2015; 29:24–31.
5. Ogden CL, Carroll MD, Kit BK, and Flegal KM. Prevalence of childhood and adult obesity in the United States, 2011–2012. *JAMA* 2014; 311:806–14.
6. May AL, Kuklina EV, and Yoon PW. Prevalence of cardiovascular disease risk factors among US adolescents,

1999–2008. *Pediatrics* 2012; 129:1035–41.
7. Ostchega Y, Carroll M, Prineas RJ, McDowell MA, Louis T, and Tilert T. Trends of elevated blood pressure among children and adolescents: Data from the National Health and Nutrition Examination Survey1988–2006. *Am. J. Hypertens.* 2009; 22:59–67.
8. Bloom B, Jones LI, and Freeman G. Summary health statistics for U.S. children: National Health Interview Survey, 2012. *Vital Health Stat. 10.* 2013;1–81.
9. Boyle CA, Boulet S, Schieve LA, Cohen RA, Blumberg SJ, Yeargin-Allsopp M, et al. Trends in the prevalence of developmental disabilities in US children, 1997–2008. *Pediatrics* 2011; 127:1034–42.
10. Ogden CL, Flegal KM, Carroll MD, and Johnson CL. Prevalence and trends in overweight among US children and adolescents, 1999–2000. *JAMA* 2002; 288:1728–32.
11. Dabelea D, Mayer-Davis EJ, Saydah S, Imperatore G, Linder B, Divers J, et al. Prevalence of type 1 and type 2 diabetes among children and adolescents from 2001 to 2009. *JAMA* 2014; 311:1778–86.
12. Hales CN and Barker DJ. The thrifty phenotype hypothesis. *Br. Med. Bull.* 2001; 60:5–20.
13. Barker DJ and Osmond C. Infant mortality, childhood nutrition, and ischaemic heart disease in England and Wales. *Lancet* 1986; 1:1077–81.
14. Gluckman PD and Hanson MA. Living with the past: Evolution, development, and patterns of disease. *Science* 2004; 305:1733–6.
15. Godfrey KM and Barker DJ. Fetal nutrition and adult disease. *Am. J. Clin. Nutr.* 2000; 71:1344S–52S.
16. Ben-Shlomo Y and Kuh D. A life course approach to chronic disease epidemiology: Conceptual models, empirical challenges and interdisciplinary perspectives. *Int. J. Epidemiol.* 2002; 31:285–93.
17. Schulz LC. The Dutch Hunger Winter and the developmental origins of health and disease. *Proc. Natl. Acad. Sci. USA* 2010; 107:16757–8.
18. Roseboom TJ, van der Meulen JH, Osmond C, Barker DJ, Ravelli AC, and Bleker OP. Plasma lipid profiles in adults after prenatal exposure to the Dutch famine. *Am. J. Clin. Nutr.* 2000; 72:1101–6.
19. Roseboom TJ, van der Meulen JH, Ravelli AC, Osmond C, Barker DJ, and Bleker OP. Plasma fibrinogen and factor VII concentrations in adults after prenatal exposure to famine. *Br. J. Haematol.* 2000; 111:112–7.
20. Painter RC, de Rooij SR, Bossuyt PM, Simmers TA, Osmond C, Barker DJ, et al. Early onset of coronary artery disease after prenatal exposure to the Dutch famine. *Am. J. Clin. Nutr.* 2006; 84:322–7; quiz 466–7.
21. Roseboom TJ, van der Meulen JH, Osmond C, Barker DJ, Ravelli AC, Schroeder-Tanka JM, et al. Coronary heart disease after prenatal exposure to the Dutch famine, 1944-45. *Heart* 2000; 84:595–8.
22. Ravelli AC, van Der Meulen JH, Osmond C, Barker DJ, and Bleker OP. Obesity at the age of 50 y in men and women exposed to famine prenatally. *Am. J. Clin. Nutr.* 1999; 70:811–6.
23. Painter RC, De Rooij SR, Bossuyt PM, Osmond C, Barker DJ, Bleker OP, et al. A possible link between prenatal exposure to famine and breast cancer: A preliminary study. *Am. J. Hum. Biol.* 2006; 18:853–6.
24. de Rooij SR, Painter RC, Phillips DI, Osmond C, Michels RP, Godsland IF, et al. Impaired insulin secretion after prenatal exposure to the Dutch famine. *Diabetes Care* 2006; 29:1897–901.
25. Lopuhaa CE, Roseboom TJ, Osmond C, Barker DJ, Ravelli AC, Bleker OP, et al. Atopy, lung function, and obstructive airways disease after prenatal exposure to famine. *Thorax* 2000; 55:555–61.
26. Painter RC, Roseboom TJ, van Montfrans GA, Bossuyt PM, Krediet RT, Osmond C, et al. Microalbuminuria in adults after prenatal exposure to the Dutch famine. *J. Am. Soc. Nephrol.* 2005; 16:189–94.
27. Ravelli AC, van der Meulen JH, Michels RP, Osmond C, Barker DJ, Hales CN, et al. Glucose tolerance in adults after prenatal exposure to famine. *Lancet* 1998; 351:173–7.
28. Roseboom TJ, van der Meulen JH, Ravelli AC, Osmond C, Barker DJ, and Bleker OP. Effects of prenatal exposure to the Dutch famine on adult disease in later life: An overview. *Twin Res.* 2001; 4:293–8.
29. Meas T, Deghmoun S, Armoogum P, Alberti C, and Levy-Marchal C. Consequences of being born small for gestational age on body composition: An 8-year follow-up study. *J. Clin. Endocrinol. Metab.* 2008; 93:3804–9.
30. Roseboom TJ, van der Meulen JH, Ravelli AC, van Montfrans GA, Osmond C, Barker DJ, et al. Blood pressure in adults after prenatal exposure to famine. *J. Hypertens.* 1999; 17:325–30.
31. Barker DJ, Osmond C, Golding J, Kuh D, and Wadsworth ME. Growth in utero, blood pressure in childhood and adult life, and mortality from cardiovascular disease. *BMJ* 1989; 298:564–7.
32. Barker DJ, Hales CN, Fall CH, Osmond C, Phipps K, and Clark PM. Type 2 (non-insulin-dependent) diabetes mellitus, hypertension and hyperlipidaemia (syndrome X): Relation to reduced fetal growth. *Diabetologia* 1993; 36:62–7.
33. Hales CN, Barker DJ, Clark PM, Cox LJ, Fall C, Osmond C, et al. Fetal and infant growth and impaired glucose tolerance at age 64. *BMJ* 1991; 303:1019–22.
34. Christian P and Stewart CP. Maternal micronutrient deficiency, fetal development, and the risk of chronic disease. *J. Nutr.* 2010; 140:437–45.
35. MRC Vitamin Study Research Group. Prevention of neural tube defects: Results of the Medical Research Council Vitamin Study. *Lancet* 1991; 338:131–7.
36. Honein MA, Paulozzi LJ, Mathews TJ, Erickson JD, and Wong LY. Impact of folic acid fortification of the US food supply on the occurrence of neural tube defects. *JAMA* 2001; 285:2981–6.
37. Alwan NA and Hamamy H. Maternal iron status in pregnancy and long-term health outcomes in the offspring. *J. Pediatr. Genet.* 2015; 4:111–23.
38. Gambling L, Dunford S, Wallace DI, Zuur G, Solanky N, Srai SK, et al. Iron deficiency during pregnancy affects postnatal blood pressure in the rat. *J. Physiol.* 2003; 552:603–10.
39. Crowe C, Dandekar P, Fox M, Dhingra K, Bennet L, and Hanson MA. The effects of anaemia on heart, placenta and body weight, and blood pressure in fetal and neonatal rats. *J. Physiol.* 1995; 488 (Pt 2):515–9.
40. Lisle SJ, Lewis RM, Petry CJ, Ozanne SE, Hales CN, and Forhead AJ. Effect of maternal iron restriction during pregnancy on renal morphology in the adult rat offspring. *Br. J. Nutr.* 2003; 90:33–9.
41. Law CM, Barker DJ, Bull AR, and Osmond C. Maternal and fetal influences on blood pressure. *Arch. Dis. Child.* 1991; 66:1291–5.
42. Godfrey KM, Forrester T, Barker DJ, Jackson AA, Landman JP, Hall JS, et al. Maternal nutritional status in pregnancy and blood pressure in childhood. *Br. J. Obstet. Gynaecol.* 1994; 101:398–403.
43. Bergel E, Haelterman E, Belizan J, Villar J, and Carroli G. Perinatal factors associated with blood pressure during childhood. *Am. J. Epidemiol.* 2000; 151:594–601.
44. Brion MJ, Leary SD, Smith GD, McArdle HJ, and Ness AR. Maternal anemia, iron intake in pregnancy, and offspring blood pressure in the Avon Longitudinal Study of Parents and Children. *Am. J. Clin. Nutr.* 2008; 88:1126–33.
45. Hatton DC, Harrison-Hohner J, Coste S, Reller M, and McCarron D. Gestational calcium supplementation and blood pressure in the offspring. *Am. J. Hypertens.* 2003; 16:801–5.
46. Belizan JM, Villar J, Bergel E, del Pino A, Di Fulvio S, Galliano SV, et al. Long-term effect of calcium supplementation during pregnancy on the blood pressure of offspring: Follow up of a randomised controlled trial. *BMJ* 1997; 315:281–5.
47. Hiller JE, Crowther CA, Moore VA, Willson K, and Robinson JS. Calcium supplementation in pregnancy and its impact on blood pressure in children and women: Follow up of a randomised controlled trial. *Aust. N. Z. J. Obstet. Gynaecol.* 2007; 47:115–21.
48. Holick MF. McCollum Award Lecture, 1994: Vitamin D – new horizons for the 21st century. *Am. J. Clin. Nutr.* 1994; 60:619–30.
49. Bikle D. Nonclassic actions of vitamin D. *J. Clin. Endocrinol. Metab.* 2009; 94:26–34.
50. Shi H, Norman AW, Okamura WH, Sen A, and Zemel MB. 1alpha,25-Dihydroxyvitamin D3 modulates human adipocyte metabolism via nongenomic action. *FASEB J.* 2001; 15:2751–3.
51. McCarty MF and Thomas CA. PTH excess may promote weight gain by impeding catecholamine-induced lipolysis-implications for the impact of calcium, vitamin D, and alcohol on body weight. *Med. Hypotheses* 2003; 61:535–42.
52. Kong J and Li YC. Molecular mechanism of 1,25-dihydroxyvitamin D3 inhibition of adipogenesis in 3T3-L1 cells. *Am. J. Physiol. Endocrinol. Metab.* 2006; 290:E916–24.
53. Crozier SR, Harvey NC, Inskip HM, Godfrey KM, Cooper C, Robinson SM, et al. Maternal vitamin D status in pregnancy is associated with adiposity in the offspring: Findings from the

Southampton Women's Survey. *Am. J. Clin. Nutr.* 2012; 96:57–63.
54. Boyle VT, Thorstensen EB, Thompson JMD, McCowan LME, Mitchell EA, Godfrey KM, et al. The relationship between maternal 25-hydroxyvitamin D status in pregnancy and childhood adiposity and allergy: An observational study. *Int. J. Obes. (Lond).* 2017.
55. Krishnaveni GV, Veena SR, Winder NR, Hill JC, Noonan K, Boucher BJ, et al. Maternal vitamin D status during pregnancy and body composition and cardiovascular risk markers in Indian children: The Mysore Parthenon Study. *Am. J. Clin. Nutr.* 2011; 93:628–35.
56. Brooke OG, Brown IR, Bone CD, Carter ND, Cleeve HJ, Maxwell JD, et al. Vitamin D supplements in pregnant Asian women: Effects on calcium status and fetal growth. *Br. Med. J.* 1980; 280:751–4.
57. Marya RK, Rathee S, Dua V, and Sangwan K. Effect of vitamin D supplementation during pregnancy on foetal growth. *Indian J. Med. Res.* 1988; 88:488–92.
58. Pedersen J. Diabetes and pregnancy: Blood sugar of newborn infants, Copenhagen, 1952.
59. Freinkel N. Banting Lecture 1980. Of pregnancy and progeny. *Diabetes* 1980; 29:1023–35.
60. He XJ, Qin FY, Hu CL, Zhu M, Tian CQ, and Li L. Is gestational diabetes mellitus an independent risk factor for macrosomia: A meta-analysis? *Arch. Gynecol. Obstet.* 2015; 291:729–35.
61. Farquhar JW. Prognosis for babies born to diabetic mothers in Edinburgh. *Arch. Dis. Child.* 1969; 44:36–47.
62. Pettitt DJ, Nelson RG, Saad MF, Bennett PH, and Knowler WC. Diabetes and obesity in the offspring of Pima Indian women with diabetes during pregnancy. *Diabetes Care* 1993; 16:310–4.
63. Pettitt DJ, Baird HR, Aleck KA, Bennett PH, and Knowler WC. Excessive obesity in offspring of Pima Indian women with diabetes during pregnancy. *N. Engl. J. Med.* 1983; 308:242–5.
64. Silverman BL, Metzger BE, Cho NH, and Loeb CA. Impaired glucose tolerance in adolescent offspring of diabetic mothers. Relationship to fetal hyperinsulinism. *Diabetes Care* 1995; 18:611–7.
65. Dabelea D, Knowler WC, and Pettitt DJ. Effect of diabetes in pregnancy on offspring: Follow-up research in the Pima Indians. *J. Matern. Fetal Med.* 2000; 9:83–8.
66. Dabelea D, Hanson RL, Lindsay RS, Pettitt DJ, Imperatore G, Gabir MM, et al. Intrauterine exposure to diabetes conveys risks for type 2 diabetes and obesity: A study of discordant sibships. *Diabetes* 2000; 49:2208–11.
67. Crume TL, Ogden L, Daniels S, Hamman RF, Norris JM, and Dabelea D. The impact of in utero exposure to diabetes on childhood body mass index growth trajectories: The EPOCH study. *J. Pediatr.* 2011; 158:941–6.
68. Page KA, Romero A, Buchanan TA, and Xiang AH. Gestational diabetes mellitus, maternal obesity, and adiposity in offspring. *J. Pediatr.* 2014; 164:807–10.
69. Crume TL, Ogden L, West NA, Vehik KS, Scherzinger A, Daniels S, et al. Association of exposure to diabetes in utero with adiposity and fat distribution in a multiethnic population of youth: The Exploring Perinatal Outcomes among Children (EPOCH) Study. *Diabetologia* 2011; 54:87–92.
70. Sauder KA, Hockett CW, Ringham BM, Glueck DH, and Dabelea D. Fetal overnutrition and offspring insulin resistance and beta-cell function: The Exploring Perinatal Outcomes among Children (EPOCH) study. *Diabet Med.* 2017.
71. Kelstrup L, Damm P, Mathiesen ER, Hansen T, Vaag AA, Pedersen O, et al. Insulin resistance and impaired pancreatic beta-cell function in adult offspring of women with diabetes in pregnancy. *J. Clin. Endocrinol. Metab.* 2013; 98:3793–801.
72. Krishnaveni GV, Veena SR, Hill JC, Kehoe S, Karat SC, and Fall CH. Intrauterine exposure to maternal diabetes is associated with higher adiposity and insulin resistance and clustering of cardiovascular risk markers in Indian children. *Diabetes Care* 2010; 33:402–4.
73. Maftei O, Whitrow MJ, Davies MJ, Giles LC, Owens JA, and Moore VM. Maternal body size prior to pregnancy, gestational diabetes and weight gain: Associations with insulin resistance in children at 9-10 years. *Diabet. Med.* 2015; 32:174–80.
74. Cho NH, Silverman BL, Rizzo TA, and Metzger BE. Correlations between the intrauterine metabolic environment and blood pressure in adolescent offspring of diabetic mothers. *J. Pediatr.* 2000; 136:587–92.
75. Bunt JC, Tataranni PA, and Salbe AD. Intrauterine exposure to diabetes is a determinant of hemoglobin A(1)c and systolic blood pressure in pima Indian children. *J. Clin. Endocrinol. Metab.* 2005; 90:3225–9.
76. West NA, Crume TL, Maligie MA, and Dabelea D. Cardiovascular risk factors in children exposed to maternal diabetes in utero. *Diabetologia* 2011; 54:504–7.
77. Tam WH, Ma RCW, Ozaki R, Li AM, Chan MHM, Yuen LY, et al. In utero exposure to maternal hyperglycemia increases childhood cardiometabolic risk in offspring. *Diabetes Care* 2017; 40:679–86.
78. Manderson JG, Mullan B, Patterson CC, Hadden DR, Traub AI, and McCance DR. Cardiovascular and metabolic abnormalities in the offspring of diabetic pregnancy. *Diabetologia* 2002; 45:991–6.
79. Boney CM, Verma A, Tucker R, and Vohr BR. Metabolic syndrome in childhood: Association with birth weight, maternal obesity, and gestational diabetes mellitus. *Pediatrics* 2005; 115:e290–6.
80. Group HSCR, Metzger BE, Lowe LP, Dyer AR, Trimble ER, Chaovarindr U, et al. Hyperglycemia and adverse pregnancy outcomes. *N. Engl. J. Med.* 2008; 358:1991–2002.
81. Shapiro AL, Schmiege SJ, Brinton JT, Glueck D, Crume TL, Friedman JE, et al. Testing the fuel-mediated hypothesis: Maternal insulin resistance and glucose mediate the association between maternal and neonatal adiposity, the Healthy Start study. *Diabetologia* 2015; 58:937–41.
82. Ehrlich SF, Rosas LG, Ferrara A, King JC, Abrams B, Harley KG, et al. Pregnancy glucose levels in women without diabetes or gestational diabetes and childhood cardiometabolic risk at 7 years of age. *J. Pediatr.* 2012; 161:1016–21.
83. Whitaker RC and Dietz WH. Role of the prenatal environment in the development of obesity. *J. Pediatr.* 1998; 132:768–76.
84. Starling AP, Brinton JT, Glueck DH, Shapiro AL, Harrod CS, Lynch AM, et al. Associations of maternal BMI and gestational weight gain with neonatal adiposity in the Healthy Start study. *Am. J. Clin. Nutr.* 2015; 101:302–9.
85. Group HSCR. Hyperglycaemia and Adverse Pregnancy Outcome (HAPO) Study: Associations with maternal body mass index. *BJOG* 2010; 117:575–84.
86. Yu Z, Han S, Zhu J, Sun X, Ji C, and Guo X. Pre-pregnancy body mass index in relation to infant birth weight and offspring overweight/obesity: A systematic review and meta-analysis. *PLoS One* 2013; 8:e61627.
87. Dabelea D, Mayer-Davis EJ, Lamichhane AP, D'Agostino RB, Jr., Liese AD, Vehik KS, et al. Association of intrauterine exposure to maternal diabetes and obesity with type 2 diabetes in youth: The SEARCH Case-Control Study. *Diabetes Care* 2008; 31:1422–6.
88. Laor A, Stevenson DK, Shemer J, Gale R, and Seidman DS. Size at birth, maternal nutritional status in pregnancy, and blood pressure at age 17: Population based analysis. *BMJ* 1997; 315:449–53.
89. Branum AM, Kirmeyer SE, and Gregory EC. Prepregnancy body mass index by maternal characteristics and state: Data from the birth certificate, 2014. *Natl. Vital Stat. Rep.* 2016; 65:1–11.
90. Crume TL, Brinton JT, Shapiro A, Kaar J, Glueck DH, Siega-Riz AM, et al. Maternal dietary intake during pregnancy and offspring body composition: The Healthy Start Study. *Am. J. Obstet. Gynecol.* 2016; 215:609.e1–e8.
91. Shapiro ALB, Ringham BM, Glueck DH, Norris JM, Barbour LA, Friedman JE, et al. Infant adiposity is independently associated with a maternal high fat diet but not related to niacin intake: The healthy start study. *Matern. Child Health J.* 2017; 21:1662–8.
92. Horan MK, Donnelly JM, McGowan CA, Gibney ER, and McAuliffe FM. The association between maternal nutrition and lifestyle during pregnancy and 2-year-old offspring adiposity: Analysis from the ROLO study. *Z. Gesundh. Wiss.* 2016; 24:427–36.
93. Murrin C, Shrivastava A, and Kelleher CC. Maternal macronutrient intake during pregnancy and 5 years postpartum and associations with child weight status aged five. *Eur J Clin Nutr.* 2013; 67:670–9.
94. Kelleher CC, Viljoen K, Khalil H, Somerville R, O'Brien J, Shrivastava A, et al. Longitudinal follow-up of the relationship between dietary intake and growth and development in the Lifeways cross-generation cohort study 2001-2013. *Proc. Nutr. Soc.* 2014; 73:118–31.
95. Roseboom TJ, van der Meulen JH, van Montfrans GA, Ravelli AC, Osmond C, Barker DJ, et al. Maternal nutrition during gestation and blood pressure in later life. *J. Hypertens.* 2001; 19:29–34.

96. Shiell AW, Campbell-Brown M, Haselden S, Robinson S, Godfrey KM, and Barker DJ. High-meat, low-carbohydrate diet in pregnancy: Relation to adult blood pressure in the offspring. *Hypertension* 2001; 38:1282–8.
97. Campbell DM, Hall MH, Barker DJ, Cross J, Shiell AW, and Godfrey KM. Diet in pregnancy and the offspring's blood pressure 40 years later. *Br. J. Obstet. Gynaecol.* 1996; 103:273–80.
98. Jahan-Mihan A, Rodriguez J, Christie C, Sadeghi M, and Zerbe T. The role of maternal dietary proteins in development of metabolic syndrome in offspring. *Nutrients* 2015; 7:9185–217.
99. AAP Committee on Fetus and Newborn, ACOG Committee on Obstetric Practice, Riley LE, Stark AR, American College of Obstetricians and Gynecologists, and American Academy of Pediatrics. *Guidelines for Perinatal Care*. American Academy of Pediatrics, Washington, DC, 2012.
100. Lagiou P, Mucci L, Tamimi R, Kuper H, Lagiou A, Hsieh CC, et al. Micronutrient intake during pregnancy in relation to birth size. *Eur. J. Nutr.* 2005; 44:52–9.
101. Brunst KJ, Wright RO, DiGioia K, Enlow MB, Fernandez H, Wright RJ, et al. Racial/ethnic and sociodemographic factors associated with micronutrient intakes and inadequacies among pregnant women in an urban US population. *Public Health Nutr.* 2014; 17:1960–70.
102. Dubois L, Diasparra M, Bedard B, Colapinto CK, Fontaine-Bisson B, Morisset AS, et al. Adequacy of nutritional intake from food and supplements in a cohort of pregnant women in Quebec, Canada: The 3D Cohort Study (Design, Develop, Discover). *Am. J. Clin. Nutr.* 2017; 106:541–8.
103. Szeto IM, Aziz A, Das PJ, Taha AY, Okubo N, Reza-Lopez S, et al. High multivitamin intake by Wistar rats during pregnancy results in increased food intake and components of the metabolic syndrome in male offspring. *Am. J. Physiol. Regul. Integr. Comp. Physiol.* 2008; 295:R575–82.
104. Szeto IM, Das PJ, Aziz A, and Anderson GH. Multivitamin supplementation of Wistar rats during pregnancy accelerates the development of obesity in offspring fed an obesogenic diet. *Int. J. Obes. (Lond).* 2009; 33:364–72.
105. Cho CE, Sanchez-Hernandez D, Reza-Lopez SA, Huot PS, Kim YI, and Anderson GH. Obesogenic phenotype of offspring of dams fed a high multivitamin diet is prevented by a post-weaning high multivitamin or high folate diet. *Int. J. Obes. (Lond).* 2013; 37:1177–82.
106. Bisson M, Lavoie-Guenette J, Tremblay A, and Marc I. Physical activity volumes during pregnancy: A systematic review and meta-analysis of observational studies assessing the association with infant's birth weight. *AJP Rep.* 2016; 6:e170–97.
107. Bisson M, Croteau J, Guinhouya BC, Bujold E, Audibert F, Fraser WD, et al. Physical activity during pregnancy and infant's birth weight: Results from the 3D Birth Cohort. *BMJ Open Sport Exerc. Med.* 2017; 3:e000242.
108. Harrod CS, Chasan-Taber L, Reynolds RM, Fingerlin TE, Glueck DH, Brinton JT, et al. Physical activity in pregnancy and neonatal body composition: The Healthy Start study. *Obstet. Gynecol.* 2014; 124:257–64.
109. Oteng-Ntim E, Varma R, Croker H, Poston L, and Doyle P. Lifestyle interventions for overweight and obese pregnant women to improve pregnancy outcome: Systematic review and meta-analysis. *BMC Med.* 2012; 10:47.
110. Harrod CS, Fingerlin TE, Chasan-Taber L, Reynolds RM, Glueck DH, and Dabelea D. Exposure to prenatal smoking and early-life body composition: The Healthy Start Study. *Obesity (Silver Spring)* 2014.
111. Oken E, Levitan EB, and Gillman MW. Maternal smoking during pregnancy and child overweight: Systematic review and meta-analysis. *Int. J. Obes. (Lond).* 2008; 32:201–10.
112. Ino T. Maternal smoking during pregnancy and offspring obesity: Meta-analysis. *Pediatr. Int.* 2010; 52:94–9.
113. Lawlor DA, Najman JM, Sterne J, Williams GM, Ebrahim S, and Davey Smith G. Associations of parental, birth, and early life characteristics with systolic blood pressure at 5 years of age: Findings from the Mater-University study of pregnancy and its outcomes. *Circulation* 2004; 110:2417–23.
114. Hollams EM, de Klerk NH, Holt PG, and Sly PD. Persistent effects of maternal smoking during pregnancy on lung function and asthma in adolescents. *Am. J. Respir. Crit. Care Med.* 2014; 189:401–7.
115. Jones G, Riley M, and Dwyer T. Maternal smoking during pregnancy, growth, and bone mass in prepubertal children. *J. Bone Miner. Res.* 1999; 14:146–51.
116. Langley K, Rice F, van den Bree MB, and Thapar A. Maternal smoking during pregnancy as an environmental risk factor for attention deficit hyperactivity disorder behaviour. A review. *Minerva Pediatr.* 2005; 57:359–71.
117. Groen-Blokhuis MM, Middeldorp CM, van Beijsterveldt CE, and Boomsma DI. Evidence for a causal association of low birth weight and attention problems. *Child Adolesc. Psychiatry* 2011; 50:1247–54.e2.
118. Lindstrom K, Lindblad F, and Hjern A. Preterm birth and attention-deficit/hyperactivity disorder in schoolchildren. *Pediatrics* 2011; 127:858–65.
119. Strachan DP, Butland BK, and Anderson HR. Incidence and prognosis of asthma and wheezing from early childhood to age 33 in a national British cohort. *BMJ* 1996; 312:1195–9.
120. Kuo CC, Moon K, Thayer KA, and Navas-Acien A. Environmental chemicals and type 2 diabetes: An updated systematic review of the epidemiologic evidence. *Curr. Diab. Rep.* 2013; 13:831–49.
121. Thayer KA, Heindel JJ, Bucher JR, and Gallo MA. Role of environmental chemicals in diabetes and obesity: A national toxicology program workshop report. *Environ. Health Perspect.* 2012; 120:779–89.
122. Newbold RR, Padilla-Banks E, Snyder RJ, Phillips TM, and Jefferson WN. Developmental exposure to endocrine disruptors and the obesity epidemic. *Reprod. Toxicol.* 2007; 23:290–6.
123. Vafeiadi M, Georgiou V, Chalkiadaki G, Rantakokko P, Kiviranta H, Karachaliou M, et al. Association of prenatal exposure to persistent organic pollutants with obesity and cardiometabolic traits in early childhood: The Rhea Mother-Child Cohort (Crete, Greece). *Environ. Health Perspect.* 2015; 123:1015–21.
124. Gascon M, Casas M, Morales E, Valvi D, Ballesteros-Gomez A, Luque N, et al. Prenatal exposure to bisphenol A and phthalates and childhood respiratory tract infections and allergy. *J. Allergy Clin. Immunol.* 2015; 135:370–8.
125. Axelrad DA, Goodman S, and Woodruff TJ. PCB body burdens in US women of childbearing age 2001–2002: An evaluation of alternate summary metrics of NHANES data. *Environ. Res.* 2009; 109:368–78.
126. Hopf NB, Ruder AM, and Succop P. Background levels of polychlorinated biphenyls in the U.S. population. *Sci. Total Environ.* 2009; 407:6109–19.
127. Lakind JS, Hays SM, Aylward LL, and Naiman DQ. Perspective on serum dioxin levels in the United States: An evaluation of the NHANES data. *J. Expos. Sci. Environ. Epidemiol.* 2008; 19:435–41.
128. Prevention CfDCa. 2011. http://wwwcdcgov/exposurereport/2011.
129. Romero-Franco M, Hernández-Ramirez RU, Calafat AM, Cebribn ME, Needham LL, Teitelbaum S, et al. Personal care product use and urinary levels of phthalate metabolites in Mexican women. *Environ. Int.* 2011; 37:867–71.
130. Council NR. *Phthalates and Cumulative Risk Assessment the Task Ahead*. The National Academies Press, Washington DC, 2008.
131. Boekelheide K, Blumberg B, Chapin RE, Cote I, Graziano JH, Janesick A, et al. Predicting later-life outcomes of early-life exposures. *Environ. Health Perspect.* 2012; 120:1353–61.
132. Tang-Peronard JL, Andersen HR, Jensen TK, and Heitmann BL. Endocrine-disrupting chemicals and obesity development in humans: A review. *Obes. Rev.* 2011; 12:622–36.
133. Kerley-Hamilton JS, Trask HW, Ridley CJ, Dufour E, Ringelberg CS, Nurinova N, et al. Obesity is mediated by differential aryl hydrocarbon receptor signaling in mice fed a western diet. *Environ. Health Perspect.* 2012; 120:1252–9.
134. Wu K, Xu X, Peng L, Liu J, Guo Y, and Huo X. Association between maternal exposure to perfluorooctanoic acid (PFOA) from electronic waste recycling and neonatal health outcomes. *Environ. Int.* 2012; 48:1–8.
135. Chen MH, Ha EH, Wen TW, Su YN, Lien GW, Chen CY, et al. Perfluorinated compounds in umbilical cord blood and adverse birth outcomes. *PLoS One* 2012; 7:e42474.
136. Liu Y and Peterson KE. Maternal exposure to synthetic chemicals and obesity in the offspring: Recent findings. *Curr. Environ. Health Rep.* 2015; 2:339–47.
137. Maresca MM, Hoepner LA, Hassoun A, Oberfield SE, Mooney SJ, Calafat AM, et al. Prenatal exposure to phthalates and childhood body size in an urban cohort. *Environ. Health Perspect.* 2015; doi: 10.1289/ehp.1408750.
138. Roth N and Wilks MF. Neurodevelopmental and neurobehavioural effects

of polybrominated and perfluorinated chemicals: A systematic review of the epidemiological literature using a quality assessment scheme. *Toxicol. Lett.* 2014; 230:271–81.
139. Section on Breastfeeding. Breastfeeding and the use of human milk. *Pediatrics* 2012; 129:e827–41.
140. World Health Organization. *The World Health Organization's Infant Feeding Recommendation*. 2001.
141. Sauder KA, Kaar JL, Starling AP, Ringham BM, Glueck DH, and Dabelea D. Predictors of infant body composition at 5 months of age: The healthy start study. *J. Pediatr.* 2017; 183:94–9.e1.
142. Gale C, Logan KM, Santhakumaran S, Parkinson JR, Hyde MJ, and Modi N. Effect of breastfeeding compared with formula feeding on infant body composition: A systematic review and meta-analysis. *Am. J. Clin. Nutr.* 2012; 95:656–69.
143. Harder T, Bergmann R, Kallischnigg G, and Plagemann A. Duration of breastfeeding and risk of overweight: A meta-analysis. *Am. J. Epidemiol.* 2005; 162:397–403.
144. Bergmann KE, Bergmann RL, Von Kries R, Bohm O, Richter R, Dudenhausen JW, et al. Early determinants of childhood overweight and adiposity in a birth cohort study: Role of breast-feeding. *Int. J. Obes. Relat. Metab. Disord.* 2003; 27:162–72.
145. Owen CG, Martin RM, Whincup PH, Smith GD, and Cook DG. Effect of infant feeding on the risk of obesity across the life course: A quantitative review of published evidence. *Pediatrics* 2005; 115:1367–77.
146. Baird J, Fisher D, Lucas P, Kleijnen J, Roberts H, and Law C. Being big or growing fast: Systematic review of size and growth in infancy and later obesity. *BMJ* 2005; 331:929.
147. Duijts L, Jaddoe VW, Hofman A, and Moll HA. Prolonged and exclusive breastfeeding reduces the risk of infectious diseases in infancy. *Pediatrics* 2010; 126:e18–25.
148. Owen CG, Whincup PH, Gilg JA, and Cook DG. Effect of breast feeding in infancy on blood pressure in later life: Systematic review and meta-analysis. *BMJ* 2003; 327:1189–95.
149. Martin RM, Gunnell D, and Smith GD. Breastfeeding in infancy and blood pressure in later life: Systematic review and meta-analysis. *Am. J. Epidemiol.* 2005; 161:15–26.
150. Horta BL, Bahl R, Martines J, and Victora CG. *Evidence on the Long-Term Effects of Breastfeeding: Systematic Reviews and Meta-Anlayses.* World Health Organization, Geneva, Switzerland, 2007.
151. Horta BL, Loret de Mola C, and Victora CG. Long-term consequences of breastfeeding on cholesterol, obesity, systolic blood pressure and type 2 diabetes: A systematic review and meta-analysis. *Acta Paediatr.* 2015; 104:30–7.
152. Crume TL, Ogden L, Maligie M, Sheffield S, Bischoff KJ, McDuffie R, et al. Long-term impact of neonatal breastfeeding on childhood adiposity and fat distribution among children exposed to diabetes in utero. *Diabetes Care* 2011; 34:641–5.
153. Patnode CD, Henninger ML, Senger CA, Perdue LA, and Whitlock EP. Primary care interventions to support breastfeeding: Updated evidence report and systematic review for the US preventive services task force. *JAMA* 2016; 316:1694–705.
154. Kramer MS, Aboud F, Mironova E, Vanilovich I, Platt RW, Matush L, et al. Breastfeeding and child cognitive development: New evidence from a large randomized trial. *Arch. Gen. Psychiatry* 2008; 65:578–84.
155. Kramer MS, Matush L, Vanilovich I, Platt RW, Bogdanovich N, Sevkovskaya Z, et al. Effects of prolonged and exclusive breastfeeding on child height, weight, adiposity, and blood pressure at age 6.5 y: Evidence from a large randomized trial. *Am. J. Clin. Nutr.* 2007; 86:1717–21.
156. Kramer MS, Matush L, Vanilovich I, Platt R, Bogdanovich N, Sevkovskaya Z, et al. Effect of prolonged and exclusive breast feeding on risk of allergy and asthma: Cluster randomised trial. *BMJ* 2007; 335:815.
157. Kramer MS, Vanilovich I, Matush L, Bogdanovich N, Zhang X, Shishko G, et al. The effect of prolonged and exclusive breast-feeding on dental caries in early school-age children. New evidence from a large randomized trial. *Caries Res.* 2007; 41:484–8.
158. Ruckinger S and von Kries R. Breastfeeding and reduced risk of childhood obesity: Will randomized trials on breastfeeding promotion give the definite answer? *Am. J. Clin. Nutr.* 2009; 89:653–5; author reply 5.
159. Sotres-Alvarez D, Herring AH, and Siega-Riz AM. Latent transition models to study women's changing of dietary patterns from pregnancy to 1 year postpartum. *Am. J. Epidemiol.* 2013; 177:852–61.
160. Fisk CM, Crozier SR, Inskip HM, Godfrey KM, Cooper C, Robinson SM, et al. Influences on the quality of young children's diets: The importance of maternal food choices. *Br J Nutr.* 2011; 105:287–96.
161. Sallis JF, Prochaska JJ, and Taylor WC. A review of correlates of physical activity of children and adolescents. *Med. Sci. Sports Exerc.* 2000; 32:963–75.
162. Robbins C, Zapata L, Faar S, Kroelinger C, Morrow B, Ahluwalia I, et al. Core state preconception health indicators—Pregnancy risk assessment monitoring system and behavioral risk factor surveillance system, 2009. *Morb. Mortal. Wkly. Rep.* 2014; 63:1–62.
163. Wahabi HA, Alzeidan RA, Bawazeer GA, Alansari LA, and Esmaeil SA. Preconception care for diabetic women for improving maternal and fetal outcomes: A systematic review and meta-analysis. *BMC Pregnancy Childb.* 2010; 10:63.
164. Pearson DW, Kernaghan D, Lee R, Penney GC, and Scottish Diabetes in Pregnancy Study G. The relationship between pre-pregnancy care and early pregnancy loss, major congenital anomaly or perinatal death in type I diabetes mellitus. *BJOG* 2007; 114:104–7.
165. Patnode CD, Henderson JT, Thompson JH, Senger CA, Fortmann SP, and Whitlock EP. Behavioral counseling and pharmacotherapy interventions for tobacco cessation in adults, including pregnant women: A review of reviews for the U.S. preventive services task force. *Ann. Intern. Med.* 2015; 163:608–21.
166. Knowler WC, Barrett-Connor E, Fowler SE, Hamman RF, Lachin JM, Walker EA, et al. Reduction in the incidence of type 2 diabetes with lifestyle intervention or metformin. *N. Engl. J. Med.* 2002; 346:393–403.
167. Tuomilehto J, Lindstrom J, Eriksson JG, Valle TT, Hamalainen H, Ilanne-Parikka P, et al. Prevention of type 2 diabetes mellitus by changes in lifestyle among subjects with impaired glucose tolerance. *N. Engl. J. Med.* 2001; 344:1343–50.
168. Pan XR, Li GW, Hu YH, Wang JX, Yang WY, An ZX, et al. Effects of diet and exercise in preventing NIDDM in people with impaired glucose tolerance. The Da Qing IGT and Diabetes Study. *Diabetes Care* 1997; 20:537–44.
169. Albright AL and Gregg EW. Preventing type 2 diabetes in communities across the U.S.: The National Diabetes Prevention Program. *Am. J. Prev. Med.* 2013; 44:S346–51.
170. Diabetes Prevention Program Research G, Crandall J, Schade D, Ma Y, Fujimoto WY, Barrett-Connor E, et al. The influence of age on the effects of lifestyle modification and metformin in prevention of diabetes. *J. Gerontol. A Biol. Sci. Med. Sci.* 2006; 61:1075–81.
171. Ely EK, Gruss SM, Luman ET, Gregg EW, Ali MK, Nhim K, et al. A national effort to prevent type 2 diabetes: Participant-level evaluation of CDC's national diabetes prevention program. *Diabetes Care* 2017.
172. Ritchie ND, Sauder KA, and Fabbri S. Reach, effectiveness of the national diabetes prevention program for young women. *Am. J. Prev. Med.* 2017; (in press).
173. Phelan S. Pregnancy: A "teachable moment" for weight control and obesity prevention. *Am. J. Obstet. Gynecol.* 2010; 202:135.e1–8.
174. Lumley J, Chamberlain C, Dowswell T, Oliver S, Oakley L, and Watson L. Interventions for promoting smoking cessation during pregnancy. *Cochrane Database Syst. Rev.* 2009:CD001055.
175. Agha M, Agha RA, and Sandell J. Interventions to reduce and prevent obesity in pre-conceptual and pregnant women: A systematic review and meta-analysis. *PloS One* 2014; 9:e95132.
176. Elliott-Sale KJ, Barnett CT, and Sale C. Exercise interventions for weight management during pregnancy and up to 1 year postpartum among normal weight, overweight and obese women: A systematic review and meta-analysis. *Br. J. Sports Med.* 2014.
177. Thangaratinam S, Rogozinska E, Jolly K, Glinkowski S, Roseboom T, Tomlinson JW, et al. Effects of interventions in pregnancy on maternal weight and obstetric outcomes: Meta-analysis of randomised evidence. *BMJ* 2012; 344:e2088.
178. Dodd JM, Cramp C, Sui Z, Yelland LN, Deussen AR, Grivell RM, et al. The effects of antenatal dietary and lifestyle advice for women who are overweight or obese on maternal diet and physical activity: The LIMIT randomised trial. *BMC Med.* 2014; 12:161.

179. Flynn AC, Seed PT, Patel N, Barr S, Bell R, Briley AL, et al. Dietary patterns in obese pregnant women; influence of a behavioral intervention of diet and physical activity in the UPBEAT randomized controlled trial. *Int. J. Behav. Nutr. Phys. Act.* 2016; 13:124.
180. Poston L, Bell R, Croker H, Flynn AC, Godfrey KM, Goff L, et al. Effect of a behavioural intervention in obese pregnant women (the UPBEAT study): A multicentre, randomised controlled trial. *Lancet Diabetes Endocrinol.* 2015; 3:767–77.
181. Dodd JM, Cramp C, Sui Z, Yelland LN, Deussen AR, Grivell RM, et al. The effects of antenatal dietary and lifestyle advice for women who are overweight or obese on maternal diet and physical activity: The LIMIT randomised trial. *BMC Med.* 2014; 12:161.
182. Dodd JM, McPhee AJ, Turnbull D, Yelland LN, Deussen AR, Grivell RM, et al. The effects of antenatal dietary and lifestyle advice for women who are overweight or obese on neonatal health outcomes: The LIMIT randomised trial. *BMC Med.* 2014; 12:163.
183. Koivusalo SB, Rono K, Klemetti MM, Roine RP, Lindstrom J, Erkkola M, et al. Gestational diabetes mellitus can be prevented by lifestyle intervention: The Finnish Gestational Diabetes Prevention Study (RADIEL): A randomized controlled trial. *Diabetes Care* 2016; 39:24–30.
184. Landon MB, Spong CY, Thom E, Carpenter MW, Ramin SM, Casey B, et al. A multicenter, randomized trial of treatment for mild gestational diabetes. *N. Engl. J. Med.* 2009; 361:1339–48.
185. Gillman MW, Oakey H, Baghurst PA, Volkmer RE, Robinson JS, and Crowther CA. Effect of treatment of gestational diabetes mellitus on obesity in the next generation. *Diabetes Care* 2010; 33:964–8.
186. Landon MB, Rice MM, Varner MW, Casey BM, Reddy UM, Wapner RJ, et al. Mild gestational diabetes mellitus and long-term child health. *Diabetes Care* 2015; 38:445–52.
187. Kitzmiller JL, Block JM, Brown FM, Catalano PM, Conway DL, Coustan DR, et al. Managing preexisting diabetes for pregnancy: Summary of evidence and consensus recommendations for care. *Diabetes Care* 2008; 31:1060–79.
188. Young BE, Patinkin Z, Palmer C, de la Houssaye B, Barbour LA, Hernandez T, et al. Human milk insulin is related to maternal plasma insulin and BMI: But other components of human milk do not differ by BMI. *Eur. J. Clin. Nutr.* 2017.
189. Dritsakou K, Liosis G, Valsami G, Polychronopoulos E, and Skouroliakou M. The impact of maternal- and neonatal-associated factors on human milk's macronutrients and energy. *J. Matern. Fetal Neonatal Med.* 2017; 30:1302–8.
190. Mennella JA. Ontogeny of taste preferences: Basic biology and implications for health. *Am. J. Clin. Nutr.* 2014; 99:704S–11S.
191. Gunderson EP. Breast-feeding and diabetes: Long-term impact on mothers and their infants. *Curr. Diab. Rep.* 2008; 8:279–86.

第 75 章 儿童心血管风险与体力活动

目录

要点／1126

75.1　前言／1126

75.2　日常体力活动与系统性训练／1127

75.3　久坐行为与心脏代谢风险因素／1129

75.4　体适能与健康／1131

75.5　非侵入性心脏代谢风险评估／1134

75.5.1　人体测量学／1134

75.5.2　超声检查／1135

75.5.3　心肺适能／1136

75.5.4　其他非侵入性评估方法／1137

75.6　体力活动与心血管疾病风险因素聚集的关键机制／1137

75.7　结论／1139

临床应用／1139

参考文献／1139

要 点

- 体力活动不足和低水平的体适能与心血管疾病的风险增加有关。
- 干预措施可以改善心肺适能,但必须坚持,直至建立体力活动习惯才能取得成功。
- 与其他久坐行为(如阅读、使用电脑办公)相比,特定久坐行为(如看电视、玩视频游戏)与肥胖症的发生关系更密切。
- 不同版本的 20m 穿梭跑可用于评估儿童和青少年的心肺适能。

75.1 前言

体力活动不足与动脉粥样硬化性心血管疾病、2 型糖尿病以及许多其他疾病有关。体力活动不足也与这些疾病的一些生物学风险因素有关,如高血压、高脂血症和胰岛素抵抗。儿童通常不会出现这些疾病,但在儿童身上可以发现动脉粥样硬化的先兆,如动脉中的脂肪条纹,并且这些先兆的严重程度与成人期心血管疾病风险因素的水平有关[1,2]。此外,2 型糖尿病这种典型的成人疾病,在儿童中也越来越常见[3]。

目前尚无研究监测动脉粥样硬化从儿童期发展至成人期疾病的进展过程的报道,因此这种发生在早期的动脉粥样硬化先兆对后期的影响重要性尚不明确。然而,研究发现,体力活动不足与动脉硬化和动脉内膜中层厚度之间存在关联[3,4]。某些假设认为,儿童期进行体力活动可能会预防未来心血管疾病。首先,体力活动不足可能会加剧儿童期已存在的动脉粥样硬化进程。如果动脉粥样硬化在人的一生中不断进展,并从儿童期一直发展到成年期,这将对个体产生重大影响。然而,我们对健康行为改善后动脉粥样硬化的逆转情况知之甚少,目前仅有部分研究追踪了心血管疾病危险因素变化和聚集性心血管疾病风险的关系[5]。其次,在儿童期参与体力活动和运动,可能会影响成年期的体力活动水平[6]。如果体力活动不足的生活方式一旦形成,以后几年再想要建立更积极的生活方式可能会变得越来越困难。因此,对儿童进行一级预防的基本原理可以概括如下:①久坐的生活方式导致心血管疾病危险因素水平的增加;②大部分儿童久坐的生活方式可能会增加未来发展为动脉粥样硬化的风险;③成年期心血管疾病的危险因素或久坐行为可以追溯至儿童期的习惯;④一些有效的干预方式如提高儿童的体力活动水平,可以降低儿童的心血管疾病风险。

基于这一基本原理,本章着重于描述体力活动/体适能与心血管疾病危险因素之间的关联,包括:①儿童心血管疾病聚集发生风险;②将体力活动与心血管疾病生物学危险因素(包括动脉粥样硬化过程)联系起来的关键机制;③筛查代谢性亚健康儿童;④增加体力活动降低儿童心血管疾病风险的干预效果。我们主要关注近 10 年的研究进展,因为以前的综述已经涵盖了既往较为陈旧的研究结果[7]。

75.2 日常体力活动与系统性训练

对体力活动的研究主要从两个方面进行：日常体力活动和体力活动训练。日常体力活动指的是儿童的正常活动模式。有关日常体力活动的信息通常通过问卷调查、加速度计或其他仪器（如传感器带、健身手表或全球定位系统）收集。相反，训练则使用有计划的、特定时长的运动处方，可以在监督或无监督下进行，但须记录参与情况和/或活动类型。最近的一些训练项目取得了初步成功，但大多数训练效果在1年后就消失了[8,9]。一些小样本研究（样本量为20人左右）的结果证实，研究结束2年后受试者仍可获益[10,11]，但其他项目却未发现类似结果[12]。一项长期的干预研究（Kiel肥胖预防研究）结果显示，干预结束后8年仍然会给受试者带来有益结果[13]。在该研究中，干预组受试者8年后的超重发生率较低，尤其是在社会经济条件较好的年轻人中。但是，本次干预对生活方式和血压没有明显影响。

对儿童的体力活动训练场景包括：在学校里、放学前、放学后、有或无父母陪伴的晚上。以学校为基础的训练似乎是一种趋势并取得了一些成功。例如，Bugge在丹麦学校完成了一项为期3年的干预措施[8]，内容包括将体育课时长延长1倍、培训体育教师、升级体育和游戏设施。研究人员发现，男孩的血压和胰岛素抵抗水平（HOMA评分）均有积极的变化，而女孩没有此结果。此外，这些效应在随访7年后消失。美国的1个健康研究小组报告了一项为期3年以学校为基础的训练研究[14]，该研究的目标是以减少肥胖和改善血糖状况。这项干预在美国42所学校中进行，包括在体育课中增加中等到高强度体力活动（moderate-to-vigorous physical activity，MVPA）和改进学校午餐菜单。干预组在标准化BMI、腰围≥第90百分位的学生百分比、空腹胰岛素水平和肥胖患病率方面有较大的降低，但是该研究没有开展后续的随访。Knox等人也指出，为期18周的校园干预可以改善学生心脏代谢危险因素（cardiometabolic risk factor，CMRF）水平，但他们的研究受试者数量较少（仅有115名青少年参与干预）[15]。Eagle等人报道了一项为期10周的学校干预，包括每周150min的锻炼、调整饮食和久坐时间[16]。这项研究纳入了4 000多名6年级学生，研究结果显示，该干预方案能够显著降低血糖和血压，但对血脂的影响尚不明确。他们的研究结果提示，运动干预必须达到一定的强度才能产生效果。目前，确切的强度水平还没有明确，但Balas-Nakash等人的研究提供了一定的参考[17]。他们将每天20min的锻炼计划与每天40min的锻炼计划进行了比较，发现每天20min对改善CMRF或肥胖指标无效，但每天40min的锻炼计划在一定程度上是有效的。

课余活动干预研究也取得了一些进展。Yin等人通过实施持续3年的课后活动（每次80min，根据年龄而设计的MVPA），成功地减少了学生的CMRF和肥胖[18]。其他大多数课余活动都在社区开展。Crouter等人于2015年完成了一项小型干预研究，研究对象为42名3~5年级学生[19]，该项目在社区中心开展，这些学生被随机分为2组，一组每周进行营养教育课程，另一组每周进行营养教育课程加监督下的体力活动训练（每周3次），干预时长为10周。在项目结束时，2组学生的总胆固醇、血压、腰围、体脂、BMI百分位或身体健康情况都未发生变化。未产生干预效应差异的原因，可能与干预强度或10周的干预时长是否合适有关。然而，Roriz等人使用短期夏令营训练，结果显示仅4周就可以产生效果,特别是肥胖青少年[20]。另一个短期训练也成功地改变了受试者CMRF[21],但其他的研究均未成功[22,23]。Pedrosa等人评估了为期1年的生活方式干预(营养和运动咨询)对代谢综合征(metabolic syndrome,MetS)的影响[24,25]。在该研究中,纳入了61名7~9岁的超重儿童,结果显示受试者标准化BMI、腰围身高比(waist-to-height ratio,WHtR)和血脂显著改善。然而,胰岛素、胰岛素抵抗水平、瘦素和脂联素的变化并不显著。Cesa和同事完成了对现有干预方案的meta分析,并指出持续6个月或更长时间的干预方案,在降低血压和甘油三酯方面效果更好[26]。

但是具体的干预措施应包括哪些内容,仍有待论证。为此,Dietz和同事查阅了相关文献,发现个体化和监督下的中等强度全身抗阻训练,对身体成分有一定的积极影响[27],这种影响与耐力训练计划的效应相似。但作者指出其对心血管危险因素的有何影响还无法证实。他们建议采取抗阻训练,同时开展其他形式的运动和营养干预,以治疗超重和肥胖。另一种推荐的方法是采用高强度间歇训练,Corte de Araujo等人提出,在改善CMRF方面,12周的高强度间歇训练与耐力训练可达成一样的效果[28]。Kargarfard和同事发现,在改善细胞黏附分子(氧化应激标志物)方面,8周高强度间歇训练比耐力训练效果更好[29]。但是,最好的方法可能是结合耐力和力量训练。此外,正如此前在美国开展的大型研究所指出的,对儿童的训练也应包括各种中高强度的游戏和活动,但不应强调输赢[14]。

也有文献推荐使用基于移动端的应用程序进行干预。Schoeppe等人回顾了使用应用程序的文献,并指出"有适度的证据表明基于应用程序的干预(包括改善饮食、体力活动和久坐行为)是有效的"[30]。但是,他们进一步指出,除了应用程序之外,其他方式干预似乎更有效。

这些干预研究的结果表明,除了一些特殊情况,只要训练正在进行就会起作用。对于肥胖的青少年,这些训练的效果更为显著[20,23,31-33]。为提高干预效果,需要涵盖多方面的内容,包括锻炼、饮食和行为等方面。此外,训练活动也应注意趣味性。任何干预的目标都是使受试者持续一生的行为改变。

通常的观点认为,如果要改善儿童的心肺适能(cardiorespiratory fitness,CRF)必须有>70%最大摄氧量的高强度负荷。CRF训练指南通常推荐持续或间歇训练,持续时间至少为15min,强度相对较高。然而,这一概念受到了挑战,因为研究表明日常体力活动对维持CRF和改善心血管疾病危险因素都很重要,而日常体力活动通常是分散的且强度较低的。近年来研究的日常体力活动包括了积极的旅行、散步和骑自行车。这些观察性研究表明,骑自行车上学的儿童CRF较好,且MS状况也更加良好[34-36]。同时,骑自行车上学的儿童,心血管疾病危险因素和CRF没有随着时间进展或衰退[36,37]。许多儿童骑自行车上学的距离不超过1km,但骑自行车上学的所有儿童平均身体素质仍比步行或使用其他交通工具的儿童高9%左右。出现如此显著结果的原因在于骑行活动很频繁,1天2次1周5天。另一项随机对照试验也支持骑行通勤的效应[38]。在这项试验中,居住在离学校1km以上的非骑行儿童被随机分为对照组或骑行组。与对照组相比,仅仅8周的骑行通勤干预后,骑行组综合MS评分改善了0.6个标准差,但是这项研究未显示CRF的改善。这一研究的结果提示,强度相对低但频繁进行的体力活动也能改善心血管危险因素。步行虽然也能对健康带来一些积极影响,但对成人和儿童来说,步行带来的健康效应均小于骑自行车[39,40]。例如,Ostergaard等人在一项横断面研究中发现,步行上学能使超重的概率降低0.65[39]。骑自行车更有效的原因可能是因为在儿童中,骑行能够达到更高的运动强度[41]。Oja 等人发现,步行时自我选择的强度通常为最大摄氧量的 50%,而骑行时能达到最大摄氧量的 60%[41]。

儿童的另一种日常体力活动是游戏。虽然目前关于游戏和 CMRF 之间关系的研究尚不充分,但是一些量化研究已经证实操场设施对体力活动水平的重要性。例如,Nielsen 等人[42]发现,学校场地上游戏设施的数量与加速度计评估的儿童活动量呈正相关。对于学龄前儿童而言,学校每增加 10 个游戏设施,儿童在校期间的平均加速度计计数增加 14%,总体增加 6.9%。

总之,有计划地训练并不是改善 CRF 的唯一方法。即使对于 CRF 较高的健康儿童,干预只要持续就有效,如骑自行车等日常体力活动,都可以改善 CRF。此外,运动强度很重要,即使走路也可能降低肥胖的风险,骑自行车仍比走路更有效,前者大大改善了 MS 综合得分。

75.3 久坐行为与心脏代谢风险因素

一直以来中等到高强度体力活动(moderate-to-vigorous physical activity,MVPA)与成人和儿童发生代谢综合征(MetS)和心脏代谢危险因素(CMRF)的风险相关。在过去的 10 年中,研究人员开始将久坐行为或无运动习惯作为一个独立的危险因素进行研究,特别是在与肥胖有关的研究中[43-45]。具体来说,不论是看电视、玩电脑还是玩游戏,屏幕时间均与肥胖有关[46,47]。一般的假设认为,体力活动不足的时间与进行 MVPA 的时间相反[48]。即二者为反比关系,不活动的时间越多,MVPA 时间越少。然而,实际可能并非如此。Zakarian 等人[49]和 Feldman 等人[50]发现,对于 9 年级和 11 年级的青少年而言,当把看电视的时长视为久坐时间时,看电视的时间与剧烈运动水平之间没有显著的关联,这可能因为大多数看电视的时间是在晚上,而大多数体力活动发生在白天。Feldman 等人在分析生产性久坐行为(使用电脑、阅读、做家庭作业)和非生产性久坐行为(玩视频游戏、看电视/视频)的数据后发现,花费更多时间从事生产性久坐行为的年轻人,会更积极地进行体力活动[50]。Carson 等人在研究中提出,不活动时间可分为屏幕时间和非屏幕时间[44]。他们的研究表明,屏幕时间越长,MS 越严重,而阅读和家庭作业花费的时间与 MS 无相关性。因此,并非所有的久坐行为都是相似的影响。

在 CMRF 或 MS 的风险因素中,久坐行为的重要性备受争议。Robinson 等人利用加速度计和父母代理问卷,分析了 264 名 7~10 岁儿童的屏幕时间(电视、电脑、电子游戏)与肥胖或 CMRF 之间的关系[51]。他们发现,屏幕时间与肥胖(BMI)相关,但当屏幕时间被细分为 3 类时会产生不同的影响。看电视与肥胖和收缩压升高直接相关,而玩电子游戏与低密度脂蛋白高相关,而一般的电脑使用似乎与肥胖和 CMRF 没有显著关联。研究结果再次表明,在评估儿童 CMRF 与屏幕行为之间的关联时,有必要区分基于屏幕的行为类型。这似乎不是因为身体不活动所引起,可能是同时进行的其他健康行为(如吃零食)增强了这种关联。

其他研究也对久坐行为和 CMRF 之间的关系提出了质疑。Ekelund 等人使用了国际儿童加速计数据库(international children's accelerometry database),汇总了 14 项研究共 20 871 名儿童青少年的数据,不考虑MVPA,久坐时间与任何结果都无关[52]。此外,无论久坐时间长短,都是MVPA水平越高,CMRF情况越好。他们进一步指出,收缩压、血清胰岛素和甘油三酯水平与MVPA呈负相关,但血清胰岛素是唯一与久坐行为相关的危险因素。同时,久坐时长的增加确实预示着腰围的增加。有趣的是,无论改变MVPA或久坐时间,都与2年后CMRF的改变无关。Carson等人发现,4 169名6~17岁儿童和青少年的久坐行为与患肥胖症的风险直接相关,但与高血压、血脂、胰岛素或C反应蛋白无关。相反,MVPA水平与许多CMRF及肥胖相关[53]。

DeMoraes等人在一项纳入16 228名6岁儿童的队列研究中发现,每日使用电视/DVD/视频和电脑/游戏机时间超过2h的儿童,2年后患高血压的风险要高出28%[54]。另一项研究显示,看电视/视频/DVD时间较少的儿童代谢综合征得分更低(得分越低情况越好)[45]。但这种现象在6岁以下的儿童中并不显著,而在6~9岁的儿童中只有轻微的效应。这些数据表明,久坐行为的影响需要一定的时间。各种疾病的进展并不同时发生,对血压和胰岛素的影响发生在血脂之前。此外,久坐行为和体力活动是2个相互独立的因素。

也有研究者对久坐行为与动脉内膜中层厚度(intima-media thickness,IMT)的关系进行了研究。Horta等人使用脉搏波传导速度作为评估动脉僵硬度的参数,发现久坐行为处于最高四分位的年轻人(通过加速度计测量)比那些久坐行为处于最低四分位的年轻人,动脉硬化指数更高且舒张压更高[55]。Pahkala等人研究了13岁、15岁和17岁青少年的IMT,发现与那些久坐不动的人(<5min/d MVPA)相比,13岁青少年每天体力活动增加到30min以上,会减缓IMT的进展[56]。他们的结论是,较多体力活动的生活方式似乎可以防止健康青少年出现亚临床动脉粥样硬化血管改变。同一作者的另一项研究发现,久坐的男孩增加休闲时间体力活动(leisure time physical activity,LTPA)至每周20MET/h或每周7~8h的自行车运动,可增加其高密度脂蛋白胆固醇并降低收缩压[57]。

睡眠是另一种体力活动不足的形式。Lglayreger和同事完成了一项针对37名年轻人的小型研究,将睡眠和活动习惯与MS进行比较[58]。他们使用SenseWear®臂带来估算活动、总睡眠时长和单次睡眠时长。他们发现,即使考虑到体力活动的差异性,总睡眠时间也与代谢综合征得分呈负相关(分数越低越好),但相关机制需要进一步研究。

值得注意的是,缺乏体力活动的儿童更有可能保留不活跃的生活方式至成年期。Huotari等人对1 525名12~18岁青少年进行了长达25年的跟踪研究[6],发现不论男性还是女性,青春期的体力活动水平能够预测成年期活动水平。更重要的是,Pinto Pereira在一个由12 271名参与者组成的英国队列研究中发现,成年后的体力活动水平在33~50岁时会保持稳定或很难提高[59]。因此,在儿童期建立活动习惯很重要。

综上所述,久坐行为或体力活动缺乏在MS或CMRF进展中的意义尚不明确,这是因为不是所有的久坐行为都造成相同的结果。一些行为(如看电视和玩游戏)与肥胖和CMRF的关系更为密切。其他久坐行为(如阅读、做家庭作业或使用电脑工作的时间)似乎不会影响CMRF。睡眠也被视为一种久坐行为,但总睡眠时长与MS的进展成反比。目前,研究缺乏一致的结果,需要更多的研究并使用更精密的设备来评估久坐行为的性质。

75.4 体适能与健康

根据美国卫生与公众服务部（Department of Health and Human Services，DHHS）的定义，体适能是指人们拥有或达到的与进行体力活动能力有关的体能属性。通常，体适能可分为 5 个领域：心肺适能、肌力、肌肉耐力、体成分和柔韧性。心肺适能是指人体在体力活动中通过循环系统和呼吸系统为肌肉提供能量的能力。肌力是肌肉在活动中施加力量的能力。肌肉耐力是肌肉在不疲劳的情况下继续用力的能力。体成分是指肌肉、骨骼、水分和脂肪的相对含量。较低的脂肪/肌肉比通常是有益的，但没有标准的理想体成分。柔韧性是指关节的活动范围。柔韧性被美国疾病预防控制中心（Centers for Disease Control and Prevention，CDC）定义为：柔韧性是与身体健康和运动表现相关的体适能指标，即关节可能的活动范围。柔韧性的重要性在于它提高了将动作平稳执行的能力。在这 5 个领域中，有 3 个领域与心脏/心血管疾病的危险因素有关：心肺适能、肌力和体成分。本节将介绍近期与心肺适能和肌力相关的研究进展。

心肺适能（CRF）也称为心代谢适能（cardiometabolic fitness）、有氧适能（aerobic fitness）或有氧能力（aerobic power）。衡量心肺适能的指标通常是最大摄氧量（VO_2max），单位为 $ml/(kg \cdot min^{-1})$。在特定形式的运动测试中，VO_2max 可以通过分析呼气成分和耗氧量来测量。对儿童进行的几项横断面和纵向研究表明，VO_2max [$ml/(kg \cdot min^{-1})$] 与 CMRF 有关，包括血压、胰岛素抵抗、血脂异常和代谢综合征（MS）[43,57,60-67]。其中的机制可能与 VO_2max 的变化与体重的变化相关（包括脂体重和瘦体重），同时一些研究支持了身体脂肪含量与 CMRF 和之间的关联[43,62,68,69]。体重不是影响儿童 VO_2max 的唯一变量。因此，一些研究人员建议使用其他指标，如瘦体重、体表面积、身高，甚至异速标度。然而，McMurray 等人认为，CMRF 和青少年有氧工作能力之间的关系高度依赖于身体特征，包括人种、性别、身高（或年龄）和体脂，而与 VO_2max 单位中的标度无关[69]。作者进一步建议使用其他指标替代 VO_2max，例如在跑步机、自行车或其他心肺测试方案中的运动时长、20m 往返跑完成的圈数，或在规定时间内完成的距离，如 12min 步行/跑步测试等。有几项研究使用了这些方法，并报告了有氧适能与 CMRF 间存在显著关联[70-72]或有氧适能可以降低 CMRF 的水平[69,73-75]。然而，这种方法在一定程度上取决于儿童的身体特征[69]。由于体成分是体适能中的一个指标，在测量有氧适能中纳入对体重的考虑具有积极意义。

由于 VO_2max 的测量需要考虑体重因素，一些学者（主要来自北美地区）表示，CRF 和 CMRF 之间的联系可能由体重超重引起。遗传因素是影响青少年有氧能力的另一个因素，在某种程度上影响青少年的脂肪堆积[76]。某些形式的训练可以增加儿童的最大摄氧量，这种增益除了带来体重变化以外，对与体重不相关的变量影响并不大，没有在成年个体中的效应显著[77]。然而，CRF 对 CMRF 影响是独立的，因为与训练相关的许多变化都体现在肌肉中。如果只训练一条腿，与未训练的腿相比，这条腿会出现与健康相关的实质性变化（如胰岛素敏感度）[78]。与脂肪组织释放脂肪激素类似，肌肉也会产生细胞因子和肌肉激素，影响新陈代谢。因此，训练的效果不仅体现在局部[79]。

代谢健康和体力活动之间的联系,与体力活动的即时影响和长期影响带来的生理变化有关。重要的长期影响包括 CRF 的改善或肌肉功能的提升,如肌力和肌肉耐力的提升。研究表明,CRF 与 MS 之间有着密切的关系[80,81]。最近,Ruiz 等人对 CRF 与 MS 相关的研究进行了 meta 分析[82],结果显示 CRF 低于 42ml/(kg·min^{-1})的男孩心血管疾病患病风险增加了 5.7 倍,低于 35ml/(kg·min^{-1})的女孩心血管疾病的患病风险增加了 3.6 倍(见下文)。

哪些心脏代谢风险因素与 CRF 关系最密切仍有待研究。表 75-4-1 显示,最一致的结果为 HOMA-IR、高密度脂蛋白胆固醇(HDL-C)和甘油三酯(尤其对于男孩而言)。对于健康青少年,运动训练可以提升血糖状态与肌肉有氧代谢能力[83],这一结果提示了 CRF 和 HOMA 之间的联系,即 CRF 高的年轻人,胰岛素敏感度也较好[7]。儿童的 HDL-C 和 CRF 之间的关系是有争议的。总的来说,包括临床试验或校园试验(随机和非随机)在内的研究表明,CRF 对 HDL-C 和甘油三酯水平的有益作用较弱,对总胆固醇或低密度脂蛋白胆固醇水平(LDL-C)没有影响[84,85]。脂质水平随着青春期激素水平的变化而变化[86],同时体力活动水平在青春期趋于下降[87]。VO$_2$max 随着男孩年龄的增加而增加,而在女孩中则相反[88]。上述混杂因素可以在随机试验中控制,但试验的持续时间通常很短,而脂质的变化可能需要更长的时间才能显现。一些长于 1 年的校园试验发现,对血脂的影响非常显著。Kriemler 等人在一项整群随机试验中发现,以校园为基础的体力活动训练方案能够使儿童的 HDL-C 升高 17%,甘油三酯降低 15%[89]。如上所述,考虑到 CRF 高的个体肌肉有氧代谢能力会提高,CRF 和甘油三酯之间的关系也具有意义。脂蛋白脂酶位于毛细血管内,毛细血管密度与 CRF 水平相关[90]。

表 75-4-1 心肺适能(CRF)与常见心脏代谢风险因素(CMRF)相关性的近期研究

研究名称	样本量	血压	总胆固醇	高密度脂蛋白胆固醇	甘油三酯	血糖	胰岛素	胰岛素抵抗(HOMA)
Buchan[68]	534	NS		*♂	*♂	NS		
Bergmann[71]	1 442	*	*					
Cadenas-Sanchez[43]	237	*		*	*	*		
Clark[60]	1 469	*						
Dencker[67]	243	*						
Hunt[74]	3 594	NS						
Jago[73]	4 955		*	*	*	NS	*	
Jago[92]	3 514	NS	*	*	*			*
Llorente-Cantarero[75]	137	*	*	*	*	NS		*
Lobelo[65]	1 247	*	*	*	*♂			*
McMurray[130]	1 784	*	NS	*	*			*
Muller[93]	320	NS						
Ogunleye[63]	5 983	*						
Pahkala[57]	467	NS	NS	*	*	NS	*	*

注:*♂.对男孩有显著影响,但对女孩没有显著影响;空白.表示无相关数据报道;NS.相关数据已报道,但无显著相关性;动脉僵硬度,动脉内膜中层厚度,左心室容积。

自 2010 年以来,有 13 项相关研究报告了影响血压的相关因素,其中 5 项研究(约 38%)报告血压与 CRF 无关。结果出现争议的原因可能是评估 CRF 的指标中包含体重因素。一些研究表明,心肺适能的提高能够降低外周阻力,改善肌肉灌注唤醒肌肉能力;然而,Tanha 等人(2016)指出 CRF 与自主神经系统之间没有关系[91],结果出现争议的原因尚不清楚。

动脉粥样硬化的发展始于儿童期,动脉会产生功能和结构退化,包括血管壁弹性降低和厚度增加[57]。这些血管变化也与心脏大小的变化相关联[31]。一些研究已经开始关注 CRF 对动脉和心脏的影响。Pahkala 等人纳入了 450 余名 17 岁受试者,比较体重状况和 CRF 对主动脉和颈动脉的动脉内膜中层厚度(IMT)的影响[57]。他们发现,主动脉 IMT 和 CRF 之间存在负相关关系,但颈动脉中不存在($P>0.14$)。相反,BMI 与颈动脉 IMT 测量值之间存在正相关关系($P<0.01$),而在主动脉中不存在。作者认为,主动脉增厚发生在生命早期(早在 11 岁),但颈动脉改变发生在生命后期(可能在 36 岁以后)。这些结果仍然显示血压和 CRF 之间没有明显的关系。

Melo 和同事调查了 413 名 11~12 岁儿童的颈动脉 IMT[61]。他们发现,对于 $VO_2max<46ml/(kg\cdot min^{-1})$ 的男孩和 $<35ml/(kg\cdot min^{-1})$ 的女孩,IMT 增厚的概率是高 VO_2max 的儿童的 2.8 倍。Horner 等人还测量了 80 多名 12~18 岁肥胖青少年(BMI>第 95 百分位)的颈动脉 IMT[31],发现颈动脉 IMT 与 CRF 间呈显著负相关($r=-0.25$),也与体重呈显著负相关($r=-0.26$)。此外,左心室容量也与 CRF 有关。Dencker 等人报道,与低 CRF 组相比,高 CRF 组儿童的左心室容量增加[94]。高心肺适能儿童左心室容量增加是有意义的,因为更大的心室容量能够向肌肉输送更多的氧气。所有这些结果共同有力地表明,低 CRF 是一个重要的心血管危险因素,并强调了儿童获得足够 CRF 的重要性。

CMRF 与免疫功能不佳、细胞因子和脂肪分泌功能之间的关系已相对明确[7,95],但免疫功能不佳与 CRF 之间的关系尚不清楚。现有数据表明,CRF 可能对炎症系统和脂肪分泌功能产生积极影响[96,97]。Hosick 等人(2013)的研究已经表明,对于心肺适能高的儿童,无论是一般人群还是肥胖者(BMI>第 95 百分位),IL-6(一种促炎症细胞因子)水平均比心肺适能低人群更高,但 TNFα 水平没有差异[98]。Utsal 等人也发现 CRF 与促炎细胞因子 IL-1α、IL-6、IL-8 和 C 反应蛋白(CRP)呈负相关[99],而其他细胞因子 IL-2、IL-4、IL-10、VEGF、IFNγ、IL-1β、MCP-1、EGF 或 TNFα 均与 CRF 无关。因此,在正常和超重儿童中,高水平的 CRF 可能会降低进展为炎症介导的 CMRF 的风险。

很少有研究关注肌肉适能(muscular fitness)对儿童青少年 CMRF 进展的重要性。肌肉适能包括肌力(最大重量)、爆发力(移动重量的速度)和肌肉耐力(重复移动重量的能力)。2009 年,Steene-Johannessen 和同事对 2 818 名 9 岁和 15 岁的儿童和青少年进行了一项研究,结果显示,当综合考虑肌肉适能的三大方面(握力、立定跳远、仰卧起坐和 Biering-Sørensen 测试的标准值)时,肌肉适能最低组的青少年患 CMRF 的可能性是肌肉适能最高组的 7.2 倍[100]。同时,肌肉适能的三个方面与 CMRF 之间都分别存在微弱但显著的相关性。作者还指出,CMRF 和 CRF 之间的相关性强于 CMRF 和肌肉适能之间的相关性。因此,CRF 似乎比肌肉健康更能预测 CMRF。Magnussen 等人在 1 642 名 9 岁、12

岁和15岁的儿童和青少年中发现,肌力(握力)与CMRF之间没有关系[72]。相反,他们发现肌肉爆发力(立定跳远)和耐力(俯卧撑次数)与聚集性CMRF的患病率呈负相关。这些研究表明,肌肉适能低和/或CRF低的年轻人CMRF状况较差,而增加运动训练可能会改变这一状态,该领域仍有待于进一步的研究。

75.5 非侵入性心脏代谢风险评估

一些常见的心脏和心血管疾病通常出现在成年期而不是儿童期。如前所述,这些疾病起源于儿童期并继续进展至成年期[101,102]。过去几十年的研究表明,患代谢综合征(MS)的儿童,在成年后患心血管疾病的风险非常大[7,101,103,104]。MS的诊断需要血液采样和昂贵的实验室分析,这种方法在大规模人群中不容易实施。因此需要一种可以接受的方法,来筛选可能会发展为MS的高风险儿童。目前,有3种非侵入性评估MS的方法:①人体测量学指标;②超声检查;③心代谢适能。本节将探讨这些方法的最新发展。

75.5.1 人体测量学

近20年来,BMI已广泛用于评估MS和/或CMRF的风险。在各种临床和非临床环境中,BMI的测算通过简单的公式(体重除以身高的二次方)即可完成。它所需要设备仅为测距仪、体重计,以及以年龄和性别划分的特定数值表。一些研究表明,BMI百分位或标准差评分可作为MS的预测指标,且该指标独立于CRF或动脉相关指标[93,105-108]。然而,大量的假阳性和假阴性结果的出现,使得并非所有研究都支持将BMI作为预测MS最佳的人体测量学指标[109]。BMI可替代体脂作为评估指标,且适用于大规模人群中。但对于个体而言,2个人的体脂和瘦体重百分比可能有很大不同,但BMI相同,这是因为BMI不考虑身体结构的差异(例如,内胚层体型、中胚层体型、外胚层体型)。此外,如前所述,需要以性别划分的特定数值表来解释BMI的结果。同时,BMI的变化与身高相关。体重随着身高的三次方而增加,而BMI使用身高的二次方。在快速成长的儿童中,早熟儿童会被高估肥胖程度。这些问题可以通过2种方式解决:使用年龄调整后的BMI(标准差评分BMI)[14,110]或Poundal指数(体重除以身高的三次方)[111]。

一些研究人员(和非临床人员)认为,在预测CMRF时,腰围可能比BMI更有效[108,112-114]。在这些研究中,MS或CMRF与腰围之间的相关性与BMI相似,甚至腰围与CMRF之间的相关性更好[114,115]。此外,腰围高于所在人群的第75百分位则具有较好预测性。使用腰围作为预测指标存在与BMI有相似的问题,即需要以年龄和性别划分的数值表来解释结果。同时,腰围存在不同的测量位置:①在脐部;②正面观察最窄的点;③脐上方2cm;④在髂嵴的正上方。目前没有统一的测量方式,在第三次美国健康与营养调查(NHANES Ⅲ)中使用的是髂嵴正上方(USDHHS 1996)[116],而欧洲青年心脏研究(European youth heart study)采用的是脐上方2cm的位置[117]。为了克服BMI或腰围存在的人群特性,一些研究人员尝试使用腰围身高比(WHtR)[115,118]。在预测CMRF的能力上,

WHtR似乎与BMI相等[68,119]，甚至可能略胜一筹[7,115,120]。WHtR的使用存在一些优点，如WHtR比BMI更好地反映腹部脂肪情况[118]，腹部脂肪与CMRF的关系比周围脂肪更密切[119]，且WHtR与性别和年龄无关，因此，不需要参考特定的年龄/性别数值表，只需要一个标准值[121]。McMurray建议WHtR>0.54可预测胰岛素抵抗（HOMA-IR）[120]，而Buchan等人使用的比率是0.50[68]。虽然裸足身高很容易测量，但腰围测量的方法众多，WHtR的应用是值得期许的，但需要建立在测量方法达成一致的前提下。

由于CMRF和MS与肥胖高度相关，人们可能会据此推断体脂是评估CMRF的最佳非侵入性方法。精确测量体脂并不简单，需要一台DEXA机器[122,123]或水下称重仪。DEXA测量的过程要求儿童在相当长的时间内保持不动，水下称重法需要儿童在水下尽力呼出肺内的空气。为了避免这些操作问题，一些研究人员和非临床医师使用了皮褶厚度测量[69,106,124,125]，这种方法与体脂率高度相关（$r=0.85$）[124]。McMurray等人的研究已经表明，肱三头肌和肩胛下皮褶厚度与胰岛素抵抗的关系比BMI或腰围更为密切，但不同性别的临界值不同，需分别测量[69]。Freedman等人指出，在预测CMRF时，皮褶厚度可以和BMI一样精确[106]。此外，Freedman等人已经在7 900多名青少年中验证，使用双部位Slaughter方程可以很好地估计青少年的体脂，但该方法可能会存在低估或高估体脂的情况，应用时需要注意[124]。该结果表明，体脂的预测只需要测量2个皮褶部位，这也与McMurray等人使用的方法类似[69]。但是皮褶厚度测量的一致性较低，测量人员需要大量训练。由于这些问题，不建议使用皮褶厚度测量来估计CMRF或MS[69,106,125]。

一般来说，人体测量学指标足以评估MS和CMRF的风险。特别是从流行病学的角度来看，BMI是最常用和且需要重视的指标。对个体评估而言，腰围身高比可能更合适，因为它不需要参考特定的数值表。未来的研究需要对腰围的测量方法进行统一，以便研究人员、非临床人员和临床医师直接比较各种研究的结果。

75.5.2 超声检查

超声检查是早期发现心血管疾病/动脉粥样硬化疾病的重要工具[126]，通常用于确定颈动脉或主动脉的动脉内膜中层厚度（IMT）。IMT在0.9~1mm表明动脉粥样硬化和心血管疾病风险很可能增加[127]。颈动脉测量通常在以下3个位置进行：①颈总动脉分支处的近端；②颈总动脉分支处；③颈内动脉[128]。该测量法应用时间较久[129]，但从近期才作为筛查手段在儿童中应用。

IMT近期被应用于儿童心血管疾病和动脉粥样硬化的评估，常作为因变量和其他指标进行比较。Melo等人通过对366名11~12岁儿童的研究，确定了颈动脉IMT与肥胖、肌力和CRF测量之间的关系[61,130]，发现肌力低与IMT增加相关，且肌力指标独立于CRF和肥胖。此外，低肌力儿童的IMT、腰围和收缩压最高，CRF最低。得到的结论是，除了低CRF和肥胖外，肌力低也应包括在CMRF风险评估中。Ried-Larsen等人使用IMT作为动脉粥样硬化的指标以确定体力活动和CRF对该疾病的影响[3,4]，发现体力活动强度CRF均与IMT呈反比，且肥胖程度不影响该关系[3]。他们还发现，从儿童期到成年早期，中等至高等强度体力活动的群体可能有更好的IMT和动脉顺应性[4]。从这些研究可以看出,超声检查在评估儿童期 CVD 中具有重要作用。然而,利用超声检查来明确 CMRF 或 MS 与主动脉厚度和左心室大小之间的关系,还需要进一步研究。目前面临的主要问题是,超声检查所涉及的设备和时间的成本较高,不适用于大规模人群的筛查。

75.5.3 心肺适能

在近期的一篇文章中,Pianosi 和同事提出了测量儿童心肺适能(CRF)的重要性[131]。该文章指出,心肺运动试验能为临床医师提供生物指标和临床指标,也能为研究人员提供一些新的见解。例如,通过心肺运动试验,可以观察到在安静状态无法观察到的某些疾病的生理学反应。但其他研究也揭示了测量 CRF 的重要性以及与 CMRF 或 MS 的关系[63,69,117,132,133],例如,Andersen 等人在对 484 名 6 岁儿童和 9 岁儿童分析后发现,儿童在 6 岁时 CRF 和 CMRF 没有关联,但到 9 岁时两者之间有着强烈而显著的关系[134]。该结果提示,CMRF 和 CRF 均随年龄增长而增加。Lerum 等人招募了 911 名儿童,发现 CRF 和肥胖在判断日后是否罹患心血管疾病方面具有相似的准确性[133]。Ogunleye 等人发现,CRF 低是血压升高的独立预测因子,即便在肥胖儿童中也是如此[63]。因此,CFR 是评估 CMRF 和 MS 风险的重要工具。

目前面临的问题是,哪种方法为最佳的 CRF 评估方法?测量结果应使用什么单位?如何作为大样本筛查工具?尽管可以通过某些形式的亚极量运动试验(功率自行车、踏步试验、12min 步行/跑步、6min 跑步距离或跑步时间)来估算 CMRF,但结果的准确性可能相对较差,因为与 VO_2max 相比,亚极量运动试验结果的相关性仅为 0.55~0.85[135]。故在儿童中使用极量运动试验为更好的选择[131]。同时,与肥胖指标(皮褶厚度、腰围和 BMI)相比,使用极量测试测算的 CRF 通常与 MS 有更好的相关性[136],但让儿童尽最大努力完成极量运动是困难的,这也是使用亚极量运动试验的原因之一。

CRF 最精确的方法是直接测量极量运动试验时的摄氧量。然而,该方法需要昂贵的设备和专业人员参与,且测试必须单独进行。也有一些其他的试验方法,能最大限度地调动代谢系统的参与,再通过使用公式估计摄氧量。其中,最常用的方法为 20m 往返跑(20-MST),该方法要求儿童以预设的渐增速度完成 20m 跑的各个节段[137,138]。当受试者不能再跟上 2 个节段的要求时,视为达到极量,测试结束,并根据公式计算 VO_2max。测试可以在健身房、走廊或户外完成,可多人同时进行。20-MST 预测的 VO_2max 与实际测得的 VO_2max 之间的相关性为 0.51~0.66[139]。使用 Matsuzaka 公式计算 VO_2max 时,相关性能够得到改善[140]。由于通过 20-MST 转换计算 VO_2max 仍存在争议,且 $ml/(kg \cdot min^{-1})$ 是否是最恰当的 VO_2max 的单位也未能达成一致意见,故建议以完成的运动阶段作为最终结果[73]。

另一种常用的方法是 Andersen 测试,该测试不需要任何设备[141],仅需要 20m 长的场地。儿童自起点线跑至终点线,并需要在转弯时触地,每跑 15s,休息 15s。记录在 10min 内跑过的总距离,并据此估算最大摄氧量。其有效性与 20m 往返跑相同,但其优点是间歇跑,所有儿童都有 10min 的时间进行跑步。在 20m 往返跑中,当儿童不能跟上前进预设的速度时,测试就会结束,这不利于身体条件较差的儿童。

既然低 CRF 与 CMRF 及 MS 有关,那具体的低脂临界点在何处呢？最近,Ruiz 等人完成了对相关研究(1980—2015 年)的系统综述和 meta 分析,确定了预测青少年心血管疾病风险的 CRF 临界点[82],即 CRF<42ml/(kg·min^{-1}) 的男孩发生 CMRF 的可能性增高 5.7 倍,CRF<35ml/(kg·min^{-1}) 的女孩发生 CMRF 的可能性增高 3.63 倍。这些标准分别对应 20m-MST 的 6 圈(青春期男性)和 3 圈(青春期女性)。但完成的圈数随着年龄的增长变化很大,因此年龄较大的儿童在相同的最大摄氧量下完成的圈数比年龄较小的儿童多[142]。在 Andersen 测试中,儿童应跑 715m 以上[141]。Andersen 测试的结果是否需要根据年龄进行修正也存在一些争议,而 Adegboye 等人[132]发现,与 20m 往返跑测试相比,Andersen 测试的运动表现与年龄之间的关联要小得多。

75.5.4 其他非侵入性评估方法

除了上文提及的方法,还有一些其他的非侵入性测试,能够用来评估 CMRF 和 MS。Farah 等人使用静息心率来评估 4 916 名青少年的 CMRF[143]。与没有 CMRF 的青少年相比,合并 CMRF 的青少年静息心率较高,其中男性高约 13 次/min,女性高约 10 次/min。但是该方法的缺点是,青少年的静息心率很难测量,坐位休息 5min 可能不够。也有一些研究测定了尿液 IsoP 与血脂的关系。IsoP 是氧化应激的标志物,与 CMRF 和 MS 有关[144],可使用 ELISA 试剂盒测定。虽然 IsoP 与 CMRF 间存在显著的相关性,但相关性中等(r=0.30),这表明 IsoP 在青少年中可能不是用于评估风险的最佳非侵入性标志物。

当前最好的筛查方法是综合腰围身高比和 CRF 的得分。Andersen 等人发现该方法预测 MS 的敏感度和特异度>0.85[117]。腰围/身高与年龄无关,总体平均值为 0.45(SD=0.06)。女孩 CRF 的平均值为 42.8ml/(kg·min^{-1})(SD=6.9),男孩为 51.0ml/(kg·min^{-1})(SD=7.7)。如果综合得分高于 0.5,则儿童心血管疾病危险因素聚集的高风险。Lerum 等人改良了该综合得分,通过纳入收缩压来提高该得分的预测性[133]。

总之,评估儿童发生 MS 和 CMRF 的风险是复杂的。儿童的生长发育包含许多过程,在某些过程中身高增速快于体重,在另一些过程中体重增速快于身高。器官也不是同时发育的。青春期的起始时间存在个体差异性,不同性别个体和同一性别的不同个体均存在差异。这使得单一的指标很难阐明心脏代谢风险的发生。目前,肥胖相关指标(以年龄和性别划分的 BMI 或 WHtR)是可接受的风险评估方法。此外,CRF 评估,包括 20-MST 与亚极量运动试验,也是可接受的方法。上文提及的 3 种非侵入性评估方法均有特定的标准,使得研究人员、非临床人员以及临床医师能够很容易地对结果进行解释。综合应用上述指标可以更好地评估 MS 的风险。

75.6 体力活动与心血管疾病风险因素聚集的关键机制

研究表明,儿童期就已存在一些心血管疾病风险因素的叠加[134,144]。这意味着每个风险因素不是独立分布的，同一个体可能存在数个风险因素的叠加，会产生更严重的影响[145]。即使心血管疾病风险因素叠加的长期后果尚不清晰，但肯定是不好的趋势。此外，低CRF与因素聚集密切相关[80]。因此，导致心血管疾病风险因素聚集的生理机制，与运动是相关的。体力活动的益处不仅是带给日常生活的积极改变，也会对肌肉、脂肪组织、心脏以及酶和激素等生理因素，产生长期的影响。大多数生物性心血管疾病风险因素与代谢有关，而代谢受酶和激素调节，主要是氧化酶、胰岛素和儿茶酚胺（去甲肾上腺素/肾上腺素）。心血管疾病风险因素的聚集与空腹胰岛素水平高（血糖控制不佳）密切相关，即使在正常健康的年轻人群中，HOMA评分的前25%比后25%的心血管疾病聚集风险增加25倍以上。因此，了解体力活动与胰岛素敏感度之间的关系以及胰岛素如何影响心血管疾病水平很重要，但了解体力活动通过不同的独立生理机制产生有益影响也很重要，通过这些机制能够使风险因素水平朝着积极的方向改变。

短期的体力活动能够引起不同的生理变化，从而改善心血管疾病的风险因素。其中一些机制与改善肥胖症的机制相同，而另一些是特有的，同样也会影响脂肪堆积。在几周或几个月的运动训练后，最重要的生理变化是改善胰岛素和儿茶酚胺（肾上腺素）敏感度（胰岛素的变化仅需要几天），肌肉对这2种激素的敏感度会显著提升。在单腿训练方案中，葡萄糖代谢加快仅限于受训练的腿，相同量的胰岛素受训练的腿葡萄糖代谢速率会增加一倍[78]。同时，训练能够增加肾上腺素敏感度并减少其释放，也能够加快葡萄糖代谢速率，其机制可能在于肾上腺素在给定的运动强度或在休息时，会抑制胰岛素介导的葡萄糖摄取[147]。除了上述的效果外，体力活动训练也能够促进葡萄糖的独立摄取[147]。中高强度运动能够激活葡萄糖摄取的第二"转运池"，该摄取独立于胰岛素的途径[148]。因此，同样的在运动后摄取葡萄糖需要更少的胰岛素。这种适应性可能会影响脂肪细胞的脂质储存，并间接调节食欲。当长时间运动时，储存的糖原耗尽后肌肉细胞会增加葡萄糖的摄取，而肌肉收缩诱发的葡萄糖摄取不会被肾上腺素阻断[149]。在应激期间，体力活动也有助于维持胰岛素的低水平，且短期体力活动训练带来的效应，包括甘油三酯水平降低和高密度脂蛋白升高[150]。与这些位于肌肉细胞中的机制相反，脂肪组织向循环中释放细胞因子（如TNF）可降低系统性胰岛素敏感度[151]。

由于胰岛素同时影响代谢途径（血脂）和交感神经系统（血压），大多数常见的心血管疾病风险因素都因胰岛素的作用而加重，因此，肌肉细胞的胰岛素敏感度非常重要，因为在正常静息状态下，80%~90%的摄入葡萄糖将主要通过胰岛素介导进入肌肉细胞，长时间训练也能够增加脂蛋白脂酶（LPL）活性和增加训练肌肉中的氧化酶。LPL位于毛细血管内壁，毛细血管的数量与肌肉的训练状态呈比例增加[152]。LPL催化甘油三酯经由低密度脂蛋白或极低密度脂蛋白胆固醇运输到肌肉细胞进行代谢，从而提高总胆固醇/高密度脂蛋白的比率。运动干预后氧化酶的变化很大，对于无运动习惯的年轻受试者，8周的运动训练能够提升关键氧化酶的含量，例如琥珀酸脱氢酶和羟酰脱氢酶增加30%~40%[90]。这种变化能改善甘油三酯的代谢，继而提高葡萄糖的摄取。运动干预还可以增加超氧化物歧化酶、过氧化氢酶和谷胱甘肽过氧化物酶的含量，从而减少自由基带来的损伤。自由基与动脉粥样硬化的进展相关,这些氧化酶的增加会减少自由基形成,从而缓解动脉粥样硬化进展。然而,训练对氧化酶水平的影响会随着训练停止而迅速消失。最近的研究表明,肌肉与脂肪组织类似,具有分泌功能[153]。细胞因子和其他肽类物质(多至上百种)由肌肉纤维产生、表达和释放,并发挥自分泌、旁分泌或内分泌作用。这一发现为理解肌肉如何与脂肪组织、肝脏、胰腺、骨骼和大脑等其他组织器官进行交流,提供了新的思路。也有一些肌细胞因子在肌肉内部发挥作用,骨骼肌产生的许多蛋白质依赖于其收缩功能,肌细胞因子能够协同增加运动带来的健康效应。

75.7 结论

儿童久坐的生活方式,与疾病风险因素水平的增加有关。疾病风险因素水平的增加会缩短寿命,而聚集性心血管风险的增加在久坐儿童中更为常见。此外,很大一部分欧美儿童的生活方式为久坐不动,这可能会加快动脉粥样硬化的形成,并诱发生活方式疾病(如心血管疾病和2型糖尿病)。成年期的久坐生活习惯与相应的风险因素,能够追溯到儿童期,生活方式的改变可能比治疗更重要[154]。因此,从儿童期开始的早期预防非常有必要,干预形式应以提高儿童体力活动、营造更积极的生活方式为主,从而降低心血管疾病的风险因素水平。

儿童生活方式干预必须持续下去,校园干预将会是重点。体育课、课余活动、通勤以及课后体力活动都需要做一些积极的改变。因为有专业的教师参与,体育课干预的效果往往更好[155]。但许多国家可能还有一项重要的工作要做,那就是专职体育教师的培养。

临床应用

- 体适能低与肥胖均是儿童心血管风险因素聚集的重要预测因子。
- 运用腰围身高比结合简单心肺适能测量法作为学校环境中的筛查方式,以判断血管疾病风险因素聚集的严重程度。
- 校园体力活动训练措施能够显著提升儿童的体力活动水平,但该干预需要长期坚持。

(Lars Bo Andersen, Dr Sc and Robert G. Murray, PhD 著 杜青 译 宋雅 校)

参考文献

1. Berenson GS, Srinivasan RS, Bao W, et al. Association between multiple cardiovascular risk factors and atherosclerosis in children and young adults. *N. Engl. J. Med.* 1998; 338: 1650–6.
2. Berenson GS, Wattigney WA, Tracy RE, et al. Atherosclerosis of the aorta and coronary arteries and cardiovascular risk factors in persons 6 to 30 years and studied at necropsy (the Bogalusa Heart Study). *Am. J. Cardiol.* 1992; 70: 851–8.
3. Ried-Larsen M, Grontved A, Froberg K, Ekelund U, and Andersen LB. Physical activity intensity and subclinical atherosclerosis in Danish adolescents: The European Youth Heart Study. *Scand. J. Med. Sci. Sports* 2013; 23(3): e168–77.
4. Ried-Larsen M, Grontved A, Kristensen PL, Froberg K, and Andersen LB. Moderate-and-vigorous physical activity from adolescence to adulthood and

subclinical atherosclerosis in adulthood: Prospective observations from the European Youth Heart Study. *Br. J. Sports Med.* 2015; 49(2): 107–12.
5. Andersen LB, Hasselstrøm H, Grønfeldt V, Hansen SE, and Froberg K. The relationship between physical fitness and clustered risk, and tracking of clustered risk from adolescence to young adulthood: Eight years follow-up in the Danish Youth and Sport Study. *Int. J. Behav. Nutr. Phys. Act.* 2004; 1: 6.
6. Huotari P, Nupponen H, Mikkelsson L, Laakso L, and Kujala U. Adolescent physical fitness and activity as predictors of adulthood activity. *J. Sports Sci.* 2011; 29(11): 1135–41.
7. McMurray RG and Andersen LB. The influence of exercise on metabolic syndrome in youth: Review. *Am. J. Lifestyle Med.* 2010; 4: 176–86.
8. Bugge A, El-Naaman B, Dencker M, et al. Effects of a three-year intervention: The Copenhagen School Child Intervention Study. *Med. Sci. Sports Exerc.* 2012; 44(7): 1310–7.
9. Yang Y, Kang B, Lee EY, et al. Effect of an obesity prevention program focused on motivating environments in childhood: A school-based prospective study. *Int. J. Obes. (Lond)* 2017; 41(7): 1027–34.
10. Zorba E, Cengiz T, and Karacabey K. Exercise training improves body composition, blood lipid profile and serum insulin levels in obese children. *J. Sports Med. Phys. Fitness* 2011; 51(4): 664–9.
11. Maggio AB, Aggoun Y, Martin XE, Marchand LM, Beghetti M, and Farpour-Lambert NJ. Long-term follow-up of cardiovascular risk factors after exercise training in obese children. *Int. J. Pediatr. Obes.* 2011; 6(2–2): e603–10.
12. Marild S, Russo P, Veidebaum T, et al. Impact of a community based health-promotion programme in 2- to 9-year-old children in Europe on markers of the metabolic syndrome, the IDEFICS study. *Obes. Rev.* 2015; 16 Suppl 2: 41–56.
13. Plachta-Danielzik S, Landsberg B, Lange D, Seiberl J, and Muller MJ. Eight-year follow-up of school-based intervention on childhood overweight–the Kiel Obesity Prevention Study. *Obes. Facts* 2011; 4(1): 35–43.
14. Group HS, Foster GD, Linder B, et al. A school-based intervention for diabetes risk reduction. *N. Engl. J. Med.* 2010; 363(5): 443–53.
15. Knox GJ, Baker JS, Davies B, et al. Effects of a novel school-based cross-curricular physical activity intervention on cardiovascular disease risk factors in 11- to 14-year-olds: The activity knowledge circuit. *Am. J. Health Promot.* 2012; 27(2): 75–83.
16. Eagle TF, Gurm R, Smith CA, et al. A middle school intervention to improve health behaviors and reduce cardiac risk factors. *Am. J. Med.* 2013; 126(10): 903–8.
17. Balas-Nakash M, Benitez-Arciniega A, Perichart-Perera O, Valdes-Ramos R, and Vadillo-Ortega F. The effect of exercise on cardiovascular risk markers in Mexican school-aged children: Comparison between two structured group routines. *Salud Publica Mex.* 2010; 52(5): 398–405.
18. Yin Z, Moore JB, Johnson MH, Vernon MM, and Gutin B. The impact of a 3-year after-school obesity prevention program in elementary school children. *Child. Obes.* 2012; 8(1): 60–70.
19. Crouter SE, de Ferranti SD, Whiteley J, et al. Effect on physical activity of a randomized afterschool intervention for inner city children in 3rd to 5th grade. *PLoS One* 2015; 10(10): e0141584.
20. Roriz DEOMS, Teixeira Seabra AF, and Ribeiro Maia JA. Effects of a recreational physical activity summer camp on body composition, metabolic syndrome and physical fitness in obese children. *J. Sports Med. Phys. Fitness* 2016; 56(7–8): 933–8.
21. Lee YH, Song YW, Kim HS, et al. The effects of an exercise program on anthropometric, metabolic, and cardiovascular parameters in obese children. *Korean Circ. J.* 2010; 40(4): 179–84.
22. Ben Ounis O, Elloumi M, Makni E, et al. Exercise improves the ApoB/ApoA-I ratio, a marker of the metabolic syndrome in obese children. *Acta Paediatr.* 2010; 99(11): 1679–85.
23. Calcaterra V, Larizza D, Codrons E, et al. Improved metabolic and cardiorespiratory fitness during a recreational training program in obese children. *J. Pediatr. Endocrinol. Metab.* 2013; 26(3–4): 271–6.
24. Pedrosa C, Oliveira BM, Albuquerque I, Simoes-Pereira C, Vaz-de-Almeida MD, and Correia F. Markers of metabolic syndrome in obese children before and after 1-year lifestyle intervention program. *Eur. J. Nutr.* 2011; 50(6): 391–400.
25. Pedrosa C, Oliveira BM, Albuquerque I, Simoes-Pereira C, Vaz-de-Almeida MD, and Correia F. Metabolic syndrome, adipokines and ghrelin in overweight and obese schoolchildren: Results of a 1-year lifestyle intervention programme. *Eur. J. Pediatr.* 2011; 170(4): 483–92.
26. Cesa CC, Barbiero SM, Petkowicz Rde O, et al. Effectiveness of physical exercise to reduce cardiovascular risk factors in youths: A randomized clinical trial. *J. Clin. Med. Res.* 2015; 7(5): 348–55.
27. Dietz P, Hoffmann S, Lachtermann E, and Simon P. Influence of exclusive resistance training on body composition and cardiovascular risk factors in overweight or obese children: A systematic review. *Obes. Facts* 2012; 5(4): 546–60.
28. Corte de Araujo AC, Roschel H, Picanco AR, et al. Similar health benefits of endurance and high-intensity interval training in obese children. *PLoS One* 2012; 7(8): e42747.
29. Kargarfard M, Lam ET, Shariat A, et al. Effects of endurance and high intensity training on ICAM-1 and VCAM-1 levels and arterial pressure in obese and normal weight adolescents. *Phys. Sportsmed.* 2016; 44(3): 208–16.
30. Schoeppe S, Alley S, Van Lippevelde W, et al. Efficacy of interventions that use apps to improve diet, physical activity and sedentary behaviour: A systematic review. *Int. J. Behav. Nutr. Phys. Act.* 2016; 13(1): 127.
31. Horner K, Kuk JL, Barinas-Mitchell E, Drant S, DeGroff C, and Lee S. Effect of aerobic versus resistance exercise on pulse wave velocity, intima media thickness and left ventricular mass in obese adolescents. *Pediatr. Exerc. Sci.* 2015; 27(4): 494–502.
32. Siegrist M, Rank M, Wolfarth B, et al. Leptin, adiponectin, and short-term and long-term weight loss after a lifestyle intervention in obese children. *Nutrition* 2013; 29(6): 851–7.
33. Stoner L, Rowlands D, Morrison A, et al. Efficacy of exercise intervention for weight loss in overweight and obese adolescents: Meta-analysis and implications. *Sports Med.* 2016; 46(11): 1737–51.
34. Andersen LB, Lawlor DA, Cooper AR, Froberg K, and Anderssen SA. Physical fitness in relation to transport to school in adolescents: The Danish youth and sports study. *Scand. J. Med. Sci. Sports* 2009; 19: 406–11.
35. Cooper AR, Wedderkopp N, Wang H, Andersen LB, Froberg K, and Page AS. Active travel to school and cardiovascular fitness in Danish children and adolescents. *Med. Sci. Sports Exerc.* 2006; 38(10): 1724–31.
36. Andersen LB, Wedderkopp N, Kristensen P, Moller NC, Froberg K, and Cooper AR. Cycling to school and cardiovascular risk factors: A longitudinal study. *J. Phys. Act. Health* 2011; 8(8): 1025–33.
37. Cooper AR, Wedderkopp N, Jago R, et al. Longitudinal associations of cycling to school with adolescent fitness. *Prev. Med.* 2008; 47(3): 324–8.
38. Ostergaard L, Borrestad LA, Tarp J, and Andersen LB. Bicycling to school improves the cardiometabolic risk factor profile: A randomised controlled trial. *BMJ Open* 2012; 2(6).
39. Ostergaard L, Grontved A, Borrestad LA, Froberg K, Gravesen M, and Andersen LB. Cycling to school is associated with lower BMI and lower odds of being overweight or obese in a large population-based study of Danish adolescents. *J. Phys. Act. Health* 2012; 9(5): 617–25.
40. Celis-Morales CA, Lyall DM, Welsh P, et al. Association between active commuting and incident cardiovascular disease, cancer, and mortality: Prospective cohort study. *BMJ* 2017; 357: j1456.
41. Oja P, Mänttäri A, Heinonen A, et al. Physiological effects of walking and cycling to work. *Scand. J. Med. Sci. Sports* 1991; 1: 151–7.
42. Nielsen G, Bugge A, Hermansen B, Svensson J, and Andersen LB. School playground facilities as a determinant of children's daily activity: A cross-sectional study of Danish Primary School Children. *J. Phys. Act. Health* 2012; 9(1): 104–14.
43. Cadenas-Sanchez C, Ruiz JR, Labayen I, et al. Prevalence of metabolically healthy but overweight/obese phenotype and its association with sedentary time, physical activity, and fitness. *J. Adolesc. Health* 2017; 61(1): 107–14.
44. Carson V, Hunter S, Kuzik N, et al. Systematic review of sedentary behaviour and health indicators in school-aged children and youth: An update. *Appl. Physiol. Nutr. Metab.* 2016; 41 (6 Suppl 3): S240–65.
45. Bel-Serrat S, Mouratidou T, Santaliestra-Pasias AM, et al. Clustering of multiple lifestyle behaviours and its association to cardiovascular risk factors in children: The IDEFICS study. *Eur. J. Clin. Nutr.* 2013; 67(8): 848–54.
46. Mitchell JA, Pate RR, and Liese AD. Changes in cardiovascular disease risk factors from age 9 to 19 and the influence of television viewing. *Obesity (Silver Spring)* 2013; 21(2): 386–93.

47. Moradi G, Mostafavi F, Azadi N, Esmaeilnasab N, and Nouri B. Evaluation of screen time activities and their relationship with physical activity, overweight and socioeconomic status in children 10–12 years of age in Sanandaj, Iran: A cross-sectional study in 2015. *Med. J. Islam. Repub. Iran* 2016; 448: 26–30.
48. Larouche R, Garriguet D, Gunnell KE, Goldfield GS, and Tremblay MS. Outdoor time, physical activity, sedentary time, and health indicators at ages 7 to 14: 2012/2013 Canadian Health Measures Survey. *Health Rep.* 2016; 27(9): 3–13.
49. Zakarian JM, Hovell MF, Hofstetter CR, Sallis JF, and Keating KJ. Correlates of vigorous exercise in a predominantly low SES and minority high school population. *Prev. Med.* 1994; 23(3): 314–21.
50. Feldman DE, Barnett T, Shrier I, Rossignol M, and Abenhaim L. Is physical activity differentially associated with different types of sedentary pursuits? *Arch. Pediatr. Adolesc. Med.* 2003; 157(8): 797–802.
51. Robinson S, Daly RM, Ridgers ND, and Salmon J. Screen-based behaviors of children and cardiovascular risk factors. *J. Pediatr.* 2015; 167(6): 1239–45.
52. Ekelund U, Luan J, Sherar LB, Esliger DW, Griew P, and Cooper A. Moderate to vigorous physical activity and sedentary time and cardiometabolic risk factors in children and adolescents. *JAMA* 2012; 307(7): 704–12.
53. Carson V, Tremblay MS, Chaput JP, and Chastin SF. Associations between sleep duration, sedentary time, physical activity, and health indicators among Canadian children and youth using compositional analyses. *Appl. Physiol. Nutr. Metab.* 2016; 41(6 Suppl 3): S294–302.
54. de Moraes AC, Carvalho HB, Siani A, et al. Incidence of high blood pressure in children – effects of physical activity and sedentary behaviors: The IDEFICS study: High blood pressure, lifestyle and children. *Int. J. Cardiol.* 2015; 180: 165–70.
55. Horta BL, Schaan BD, Bielemann RM, et al. Objectively measured physical activity and sedentary-time are associated with arterial stiffness in Brazilian young adults. *Atherosclerosis* 2015; 243(1): 148–54.
56. Pahkala K, Heinonen OJ, Simell O, et al. Association of physical activity with vascular endothelial function and intima-media thickness. *Circulation* 2011; 124(18): 1956–63.
57. Pahkala K, Heinonen OJ, Lagström H, Hakala P, Hakanen M, Hernelahti M, Ruottinen S, Sillanmäki L, Rönnemaa T, Viikari J, Raitakari OT, Simell O. Clustered metabolic risk and leisure-time physical activity in adolescents: effect of dose? *Br J Sports Med.* 2012; 46(2): 131–7.
58. Iglayreger HB, Peterson MD, Liu D, et al. Sleep duration predicts cardiometabolic risk in obese adolescents. *J. Pediatr.* 2014; 164(5): 1085–90 e1.
59. Pinto Pereira SM, Li L, and Power C. Early life factors and adult leisure time physical inactivity stability and change. *Med. Sci. Sports Exerc.* 2015; 47(9): 1841–8.
60. Clark BR, White ML, Royer NK, et al. Obesity and aerobic fitness among urban public school students in elementary, middle, and high school. *PLoS One* 2015; 10(9): e0138175.
61. Melo X, Santa-Clara H, Santos DA, et al. Linking cardiorespiratory fitness classification criteria to early subclinical atherosclerosis in children. *Appl. Physiol. Nutr. Metab.* 2015; 40(4): 386–92.
62. Naidoo T, Konkol K, Biccard B, Dudose K, and McKune AJ. Elevated salivary C-reactive protein predicted by low cardio-respiratory fitness and being overweight in African children. *Cardiovasc. J. Afr.* 2012; 23(9): 501–6.
63. Ogunleye AA, Sandercock GR, Voss C, Eisenmann JC, and Reed K. Prevalence of elevated mean arterial pressure and how fitness moderates its association with BMI in youth – CORRIGENDUM. *Public Health Nutr.* 2015; 18(8): 1522.
64. Bailey DP, Boddy LM, Savory LA, Denton SJ, and Kerr CJ. Associations between cardiorespiratory fitness, physical activity and clustered cardiometabolic risk in children and adolescents: The HAPPY study. *Eur. J. Pediatr.* 2012; 171(9): 1317–23.
65. Lobelo F, Pate RR, Dowda M, Liese AD, and Daniels SR. Cardiorespiratory fitness and clustered cardiovascular disease risk in U.S. adolescents. *J. Adolesc. Health* 2010; 47(4): 352–9.
66. Hay J, Maximova K, Durksen A, et al. Physical activity intensity and cardiometabolic risk in youth. *Arch. Pediatr. Adolesc. Med.* 2012; 166(11): 1022–9.
67. Dencker M, Thorsson O, Karlsson MK, Linden C, Wollmer P, and Andersen LB. Aerobic fitness related to cardiovascular risk factors in young children. *Eur. J. Pediatr.* 2012; 171(4): 705–10.
68. Buchan DS and Baker JS. Utility of body mass index, waist-to-height-ratio and cardiorespiratory fitness thresholds for identifying cardiometabolic risk in 10.4-17.6-year-old children. *Obes. Res. Clin. Pract.* 2017; 11(5): 567–75.
69. McMurray RG, Hosick PA, and Bugge A. Importance of proper scaling of aerobic power when relating to cardiometabolic risk factors in children. *Ann. Hum. Biol.* 2011; 38(5): 647–54.
70. Legantis CD, Nassis GP, Dipla K, Vrabas IS, Sidossis LS, and Geladas ND. Role of cardiorespiratory fitness and obesity on hemodynamic responses in children. *J. Sports Med. Phys. Fitness* 2012; 52(3): 311–8.
71. Bergmann GG, de Araujo Bergmann ML, and Hallal PC. Independent and combined associations of cardiorespiratory fitness and fatness with cardiovascular risk factors in Brazilian youth. *J. Phys. Act. Health* 2014; 11(2): 375–83.
72. Magnussen CG, Schmidt MD, Dwyer T, and Venn A. Muscular fitness and clustered cardiovascular disease risk in Australian youth. *Eur. J. Appl. Physiol.* 2012; 112(8): 3167–71.
73. Jago R, Drews KL, McMurray RG, et al. Fatness, fitness, and cardiometabolic risk factors among sixth-grade youth. *Med. Sci. Sports Exerc.* 2010; 42(8): 1502–10.
74. Hunt LP, Shield JP, Cooper AR, Ness AR, and Lawlor DA. Blood pressure in children in relation to relative body fat composition and cardio-respiratory fitness. *Int. J. Pediatr. Obes.* 2011; 6(3–4): 275–84.
75. Llorente-Cantarero FJ, Perez-Navero JL, Benitez-Sillero Jde D, Munoz-Villanueva MC, and Gil-Campos M. Evaluation of metabolic risk in prepubertal girls versus boys in relation to fitness and physical activity. *Gend. Med.* 2012; 9(6): 436–44.
76. Sookoian S and Pirola CJ. Metabolic syndrome: From the genetics to the pathophysiology. *Curr. Hypertens. Rep.* 2011; 13(2): 149–57.
77. Baquet G, van Praagh E, and Berthoin S. Endurance training and aerobic fitness in young people. *Sports Med.* 2003; 33(15): 1127–43.
78. Dela F, Larsen JJ, Mikines KJ, Ploug T, Petersen LN, and Galbo H. Insulin-stimulated muscle glucose clearance in patients with Niddm – Effects of one-legged physical-training. *Diabetes* 1995; 44(9): 1010–20.
79. Pedersen BK and Febbraio MA. Muscle as an endocrine organ: Focus on muscle-derived interleukin-6. *Physiol. Rev.* 2008; 88(4): 1379–406.
80. Anderssen SA, Cooper AR, Riddoch C, et al. Low cardiorespiratory fitness is a strong predictor for clustering of cardiovascular disease risk factors in children independent of country, age and sex. *Eur. J. Cardiovasc. Prev. Rehabil.* 2007; 14(4): 526–31.
81. Wedderkopp N, Froberg K, Hansen HS, Riddoch C, and Andersen LB. Cardiovascular risk factors cluster in children and adolescents with low physical fitness. *Pediatr. Exerc. Sci.* 2003; 15: 419–22.
82. Ruiz JR, Cavero-Redondo I, Ortega FB, Welk GJ, Andersen LB, and Martinez-Vizcaino V. Cardiorespiratory fitness cut points to avoid cardiovascular disease risk in children and adolescents; what level of fitness should raise a red flag? A systematic review and meta-analysis. *Br. J. Sports Med.* 2016; 50(23): 1451–8.
83. Rubin DA, McMurray RG, Harrell JS, Hackney AC, Thorpe DE, and Haqq AM. The association between insulin resistance and cytokines in adolescents: The role of weight status and exercise. *Metabolism* 2008; 57(5): 683–90.
84. Eliakim A, Makowski GS, Brasel JA, and Cooper DM. Adiposity, lipid levels, and brief endurance training in nonobese adolescent males. *Int. J. Sports Med.* 2000; 21(5): 332–7.
85. Stoedefalke K, Armstrong N, Kirby BJ, and Welsman JR. Effect of training on peak oxygen uptake and blood lipids in 13 to 14-year-old girls. *Acta Paediatr.* 2000; 89(11): 1290–4.
86. Moran A, Jacobs DR, Jr., Steinberger J, et al. Insulin resistance during puberty: Results from clamp studies in 357 children. *Diabetes* 1999; 48(10): 2039–44.
87. Riddoch C, Ekelund U, Wedderkopp N, et al. Physical activity levels and patterns of 9 and 15 year old children from four European countries: Data from the European Youth Heart Study. *Med. Sci. Sports Exerc.* 2004; 36(1): 86–92.
88. McMurray RG, Harrell JS, Bradley CB, Deng S, and Bangdiwala SI. Predicted maximal aerobic power in youth is related to age, gender, and ethnicity. *Med. Sci. Sports Exerc.* 2002; 34(1): 145–51.
89. Kriemler S, Zahner L, Schindler C, et al. Effect of school based physical activity programme (KISS) on fitness and adiposity in primary schoolchildren: Cluster randomised controlled trial. *BMJ* 2010; 340: c785.
90. Klausen K, Andersen LB, and Pelle I. Adaptive changes in work capacity, skeletal muscle capillarization and enzyme levels during training and detraining. *Acta Physiol. Scand.* 1981; 113: 9–16.

91. Tanha T, Wollmer P, Fedorowski A, Thorsson O, Karlsson MK, and Dencker M. Correlation between physical activity, aerobic fitness and body fat against autonomic function profile in children. *Clin. Auton. Res.* 2016; 26(3): 197–203.
92. Jago R, Drews KL, McMurray RG, et al. BMI change, fitness change and cardiometabolic risk factors among 8th grade youth. *Pediatr. Exerc. Sci.* 2013; 25(1): 52–68.
93. Muller J, Meyer J, Elmenhorst J, and Oberhoffer R. Body weight and not exercise capacity determines central systolic blood pressure, a surrogate for arterial stiffness, in children and adolescents. *J. Clin. Hypertens. (Greenwich)* 2016; 18(8): 762–5.
94. Dencker M, Danielson A, Karlsson MK, Wollmer P, Andersen LB, and Thorsson O. Total body fat, abdominal fat, body fat distribution and surrogate markers for health related to adipocyte fatty acid-binding protein (FABP4) in children. *J. Pediatr. Endocrinol. Metab.* 2017; 30(4): 375–82.
95. Andersen LB, Muller K, Eiberg S, et al. Cytokines and clustered cardiovascular risk factors in children. *Metabolism* 2010; 59(4): 561–6.
96. Beavers KM, Brinkley TE, and Nicklas BJ. Effect of exercise training on chronic inflammation. *Clin. Chim. Acta* 2010; 411(11–12): 785–93.
97. Nemet D, Wang P, Funahashi T, et al. Adipocytokines, body composition, and fitness in children. *Pediatr. Res.* 2003; 53(1): 148–52.
98. Hosick P, McMurray R, Hackney AC, Battaglini C, Combs T, and Harrell J. Resting IL-6 and TNF-alpha level in children of different weight and fitness status. *Pediatr. Exerc. Sci.* 2013; 25(2): 238–47.
99. Utsal L, Tillmann V, Zilmer M, et al. Negative correlation between serum IL-6 level and cardiorespiratory fitness in 10- to 11-year-old boys with increased BMI. *J. Pediatr. Endocrinol. Metab.* 2013; 26(5–6): 503–8.
100. Steene-Johannessen J, Anderssen SA, Kolle E, and Andersen LB. Low muscle fitness is associated with metabolic risk in youth. *Med. Sci. Sports Exerc.* 2009; 41(7): 1361–7.
101. Agirbasli M, Tanrikulu AM, and Berenson GS. Metabolic syndrome: Bridging the gap from childhood to adulthood. *Cardiovasc. Ther.* 2016; 34(1): 30–6.
102. Yan Y, Hou D, Liang Y, et al. Tracking body mass index from childhood to adulthood for subclinical cardiovascular diseases at adulthood. *J. Am. Coll. Cardiol.* 2016; 67(8): 1006–7.
103. McMurray RG and Andersen LB. The influence of exercise on the metabolic syndrome in youth: A review. *Am. J. Lifestyle Med.* 2010; 4:176–86.
104. Vik KL, Romundstad P, and Nilsen TI. Tracking of cardiovascular risk factors across generations: Family linkage within the population-based HUNT study, Norway. *J. Epidemiol. Commun. Health* 2013; 67(7): 564–70.
105. Boyer BP, Nelson JA, and Holub SC. Childhood body mass index trajectories predicting cardiovascular risk in adolescence. *J. Adolesc. Health* 2015; 56(6): 599–605.
106. Freedman DS, Katzmarzyk PT, Dietz WH, Srinivasan SR, and Berenson GS. Relation of body mass index and skinfold thicknesses to cardiovascular disease risk factors in children: The Bogalusa Heart Study. *Am. J. Clin. Nutr.* 2009; 90(1): 210–6.
107. Heshmat R, Shafiee G, Kelishadi R, et al. Is the association of continuous metabolic syndrome risk score with body mass index independent of physical activity? The CASPIAN-III study. *Nutr. Res. Pract.* 2015; 9(4): 404–10.
108. Messiah SE, Arheart KL, Lipshultz SE, and Miller TL. Body mass index, waist circumference, and cardiovascular risk factors in adolescents. *J. Pediatr.* 2008; 153(6): 845–50.
109. Li L, Pinot de Moira A, and Power C. Predicting cardiovascular disease risk factors in midadulthood from childhood body mass index: Utility of different cutoffs for childhood body mass index. *Am. J. Clin. Nutr.* 2011; 93(6): 1204–11.
110. Paluch RA, Epstein LH, and Roemmich JN. Comparison of methods to evaluate changes in relative body mass index in pediatric weight control. *Am. J. Hum. Biol.* 2007; 19(4): 487–94.
111. Florey CV. The use and interpretation of ponderal index and other weight-height ratios in epidemiological studies. *J. Chronic. Dis.* 1970; 23(2): 93–103.
112. Bitsori M, Linardakis M, Tabakaki M, and Kafatos A. Waist circumference as a screening tool for the identification of adolescents with the metabolic syndrome phenotype. *Int. J. Pediatr. Obes.* 2009; 4(4): 325–31.
113. Han TS, van Leer EM, Seidell JC, and Lean ME. Waist circumference action levels in the identification of cardiovascular risk factors: Prevalence study in a random sample. *BMJ* 1995; 311(7017): 1401–5.
114. Janssen I, Katzmarzyk PT, and Ross R. Waist circumference and not body mass index explains obesity-related health risk. *Am. J. Clin. Nutr.* 2004; 79(3): 379–84.
115. Savva SC, Tornaritis M, Savva ME, et al. Waist circumference and waist-to-height ratio are better predictors of cardiovascular disease risk factors in children than body mass index. *Int. J. Obes. Relat. Metab. Disord.* 2000; 24(11): 1453–8.
116. USDHHS/NIH. *Assessing Your Weight and Health Risk.* 2017. Https://www.nhlbi.nih.gov/ health/educational/lose_wt/risk.htm.
117. Andersen LB, Lauersen JB, Brond JC, et al. A new approach to define and diagnose cardiometabolic disorder in children. *J. Diabetes Res.* 2015; 2015: 539835.
118. Taylor RW, Jones IE, Williams SM, and Goulding A. Evaluation of waist circumference, waist-to-hip ratio, and the conicity index as screening tools for high trunk fat mass, as measured by dual-energy X-ray absorptiometry, in children aged 3–19 y. *Am. J. Clin. Nutr.* 2000; 72(2): 490–5.
119. Kahn HS, El ghormli L, Jago R. et al. Cardiometabolic risk assessments by body mass index z-score or waist-to-height ratio in a multiethnic sample of sixth-graders. *J. Obes.* 2014; 2014: 421658.
120. McMurray RG, Bangdiwala SI, Catellier DJ, and Harrell JS. The relationship between insulin sensitivity and surrogates for adiposity in youth. *Int. J. Child Adolesc. Health* 2010; 3: 93–8.
121. Taylor RW, Williams SM, Grant AM, Taylor BJ, and Goulding A. Predictive ability of waist-to-height in relation to adiposity in children is not improved with age and sex-specific values. *Obesity (Silver Spring)* 2011; 19(5): 1062–8.
122. Dencker M, Wollmer P, Karlsson MK, Linden C, Andersen LB, and Thorsson O. Body fat, abdominal fat and body fat distribution related to cardiovascular risk factors in prepubertal children. *Acta Paediatr.* 2012; 101(8): 852–7.
123. Hetherington-Rauth M, Bea JW, Lee VR, et al. Comparison of direct measures of adiposity with indirect measures for assessing cardiometabolic risk factors in preadolescent girls. *Nutr. J.* 2017; 16(1): 15.
124. Freedman DS, Ogden CL, and Kit BK. Interrelationships between BMI, skinfold thicknesses, percent body fat, and cardiovascular disease risk factors among U.S. children and adolescents. *BMC Pediatr.* 2015; 15: 188.
125. Liddle K, O'Callaghan M, Mamun A, Najman J, and Williams G. Comparison of body mass index and triceps skinfold at 5 years and young adult body mass index, waist circumference and blood pressure. *J. Paediatr. Child Health* 2012; 48(5): 424–9.
126. de Groot E, van Leuven SI, Duivenvoorden R, et al. Measurement of carotid intima-media thickness to assess progression and regression of atherosclerosis. *Nat. Clin. Pract. Cardiovasc. Med.* 2008; 5(5): 280–8.
127. Molinari F, Suri J, and Kathuria C. *Atherosclerosis Disease Management.* Berlin: Springer; 2010.
128. Stein JH, Korcarz CE, Hurst RT, Lonn E, Kendall CB, Mohler ER, Najjar SS, Rembold CM, and Post WS. Use of carotid ultrasound to identify subclinical vascular disease and evaluate cardiovascular disease risk: A consensus statement from the American Society of Echocardiography Carotid Intima-Media Thickness Task Force. *J. Am. Soc. Echocardiogr.* 2008; 21: 93–111.
129. Pignoli P. Ultrasound B-mode imaging for arterial wall thickness measurement. *Atherosclerosis Rev.* 1984; 12: 177–84.
130. Melo X, Santa-Clara H, Santos DA, et al. Independent association of muscular strength and carotid intima-media thickness in children. *Int. J. Sports Med.* 2015; 36(8): 624–30.
131. Pianosi PT, Liem RI, McMurray RG, Cerny FJ, Falk B, and Kemper HC. Pediatric exercise testing: Value and implications of peak oxygen uptake. *Children (Basel)* 2017; 4(1).
132. Adegboye AR, Anderssen SA, Froberg K, et al. Recommended aerobic fitness level for metabolic health in children and adolescents: A study of diagnostic accuracy. *Br. J. Sports Med.* 2011; 45(9): 722–8.
133. Lerum O, Aadland E, Andersen LB, Anderssen SA, and Resaland GK. Validity of noninvasive composite scores to assess cardiovascular risk in 10-year-old children. *Scand. J. Med. Sci. Sports* 2017; 27(8): 865–72.
134. Andersen LB, Bugge A, Dencker M, Eiberg S, and El-Naaman B. The association between physical activity, physical fitness and development of metabolic

134. disorders. *Int. J. Pediatr. Obes.* 2011; 6 Suppl 1: 29–34.
135. McMurray RG, Ainsworth BE, Harrell JS, Griggs TR, and Williams OD. Is physical activity or aerobic power more influential on reducing cardiovascular disease risk factors. *Med. Sci. Sports Exerc.* 1998; 30: 1521–9.
136. Andersen LB, Sardinha LB, Froberg K, Riddoch CJ, Page AS, and Anderssen SA. Fitness, fatness and clustering of cardiovascular risk factors in children from Denmark, Estonia and Portugal: The European Youth Heart Study. *Int. J. Pediatr. Obes.* 2008; 3 Suppl 1: 58–66.
137. Léger LA and Lambert J. A maximal multistage 20-m shuttle-run test to predict VO2max. *Eur. J. Appl. Physiol.* 1982; 49: 1–12.
138. Leger LA, Mercier D, Gadoury C, and Lambert J. The multistage 20 metre shuttle run test for aerobic fitness. *J. Sports Sci.* 1988; 6(2): 93–101.
139. van Mechelen W, Hlobil H, and Kemper HC. Validation of two running tests as estimates of maximal aerobic power in children. *Eur. J. Appl. Physiol. Occup. Physiol.* 1986; 55(5): 503–6.
140. Matsuzaka A, Takahashi Y, Yamazoe M, Kumakura N, Ikeda A, Wilk B, and Bar-Or O. Validity of the multistage 20-m shuttle-run test for japanese children, adolescents, and adults. *Pediatr. Exerc. Sci.* 2004; 16: 113–25.
141. Andersen LB, Andersen TE, Andersen E, and Anderssen SA. An intermittent running test to estimate maximal oxygen uptake: The Andersen test. *J. Sports Med. Phys. Fitness* 2008; 48: 434–7.
142. Silva G, Aires L, Mota J, Oliveira J, and Ribeiro JC. Normative and criterion-related standards for shuttle run performance in youth. *Pediatr. Exerc. Sci.* 2012; 24(2): 157–69.
143. Farah BQ, Christofaro DG, Balagopal PB, Cavalcante BR, de Barros MV, and Ritti-Dias RM. Association between resting heart rate and cardiovascular risk factors in adolescents. *Eur. J. Pediatr.* 2015; 174(12): 1621–8.
144. Yamano Y, Miyakawa S, and Nakadate T. Association of arteriosclerosis index and oxidative stress markers in school children. *Pediatr. Int.* 2015; 57(3): 449–54.
145. Andersen LB, Wedderkopp N, Hansen HS, Cooper AR, and Froberg K. Biological cardiovascular risk factors cluster in Danish children and adolescents. Danish part of the European Heart Study. *Prev. Med.* 2003; 37: 363–7.
146. Andersen LB, Boreham CA, Young IS, et al. Insulin sensitivity and clustering of coronary heart disease risk factors in young adults. The Northern Ireland Young Hearts Study. *Prev. Med.* 2006; 42(1): 73–7.
147. Franck J, Aslesen R, and Jensen J. Regulation of glycogen synthesis in rat skeletal muscle after glycogen-depleting contractile activity: Effects of adrenaline on glycogen synthesis and activation of glycogen synthase and glycogen phosphorylase. *Biochemical J.* 1999; 344: 231–5.
148. Houmard JA, Hickey MS, Tyndall GL, Gavigan KE, and Dohm GL. Seven days of exercise increase GLUT-4 protein content in human skeletal muscle. *J. Appl. Physiol.* 1995; 79(6): 1936–8.
149. Franch J, Aslesen R, and Jensen J. Regulation of glycogen synthesis in different types of rat skeletal muscles after intense in vitro stimulation. *J. Sports Sci.* 2004; 16, nr. 5: 462–3.
150. Hicks AL, MacDougall JD, and Muckle TJ. Acute changes in high-density lipoprotein cholesterol with exercise of different intensities. *J. Appl. Physiol.* 1987; 63: 1956–60.
151. McMurray RG and Hackney AC. Endocrine responses to exercise and training. In: Garrett WG, Kirkendall DT, eds. *Sports Medicine*, vol 1. Baltimore: Williams & Wilkins; 2000: 135–62.
152. Shono N, Mizuno M, Nishida H, et al. Decreased skeletal muscle capillary density is related to higher serum levels of low-density lipoprotein cholesterol and apolipoprotein B in men. *Metabolism* 1999; 48(10): 1267–71.
153. Pedersen BK. Muscle as a secretory organ. *Compr. Physiol.* 2013; 3(3): 1337–62.
154. Ondrak KS, McMurray RG, Hackney AC, and Harrell JS. Interrelationships among chances in leptin, cortisol, growth hormone and weight status in youth *J. Clin. Res. Pediatr. Endocr.* 2011; in press.
155. Dobbins M, De CK, Robeson P, Husson H, and Tirilis D. School-based physical activity programs for promoting physical activity and fitness in children and adolescents aged 6–18. *Cochrane Database Syst. Rev.* 2009; 21(1): CD007651.

第 76 章　儿童青少年心血管风险与饮食

目录

要点／1145

76.1　前言／1145

76.2　肥胖／1145
76.2.1　病因学与病理生理学／1146
76.2.2　饮食与生活方式管理／1146
76.2.2.1　饮食／1147
76.2.2.2　体力活动与睡眠时间／1147
76.2.2.3　屏幕使用时间／1147
76.2.2.4　家庭环境／1147
76.2.3　临床应用／1148
76.2.3.1　USDA 饮食指南／1149
76.2.3.2　USDA MyPlate 膳食模式／1149

76.3　血脂异常／1149

76.3.1　生活方式疗法的定义与目标／1150
76.3.2　血脂管理：饮食与其他生活方式干预／1151
76.3.3　CHILD-2 饮食的依从性提升策略／1153

76.4　高血压／1154
76.4.1　生活方式疗法的定义与目标／1154
76.4.2　饮食干预与血压管理／1155
76.4.2.1　体重管理／1155
76.4.2.2　膳食模式／1155
76.4.2.3　钠／1156

76.5　结论／1157

临床应用／1157

参考文献／1157

要 点

- 在 2~19 岁的美国儿童青少年中超重者超过 1/3,儿童肥胖占 17%。
- 儿童肥胖与诸多健康问题相关,包括与血脂异常和高血压等心血管疾病相关的危险因素。
- 与饮食行为相关的儿童期的心血管疾病危险因素会延续至成年期,因此,迫切需要早期干预并纠正不健康的生活方式。
- 心血管疾病保护性饮食包括新鲜的水果、蔬菜和全谷类食品,根据年龄调整脂肪、碳水化合物和蛋白质的供给比例,参考《2015—2020 年美国居民膳食指南》(Dietary Guidelines for Americans,DGA)的推荐[1]。

76.1 前言

许多证据表明,动脉粥样硬化过程始于儿童期,并逐步进展到成年期[2-5]。随着年龄增长,动脉粥样硬化往往会诱发冠心病,而冠心病是美国人主要的死亡原因[6]。一些重要危险因素可导致心血管疾病(cardiovascular disease,CVD)的发生,如心血管疾病家族史、肥胖、高血压、血脂异常、糖尿病、吸烟。高饱和脂肪酸和反式脂肪酸饮食、过量的能量摄入和缺乏运动等生活方式行为,可增加患心血管疾病的风险[7]。

儿童肥胖是全球重大的公共卫生问题。如今,美国约 1/3 的儿童青少年超重或肥胖[6]。与正常体重的同龄人相比,超重和肥胖的儿童青少年面临更大的健康问题。以往认为与肥胖相关的成人代谢紊乱,如高血压、血脂异常、2 型糖尿病、代谢综合征及非酒精性脂肪肝等,如今已在儿童中日益流行[8-10]。因此,儿童超重和肥胖的预防与治疗已然成为公共卫生的关注点。

根据 2011—2014 年美国国家健康与营养调查(National Health and Nutrition Examination Survey,NHANES)数据显示,约 1/5 的青少年伴有高密度脂蛋白胆固醇(HDL-C)降低、总胆固醇及非高密度脂蛋白胆固醇升高[11]。肥胖青少年总胆固醇增高、HDL-C 降低和非高密度脂蛋白胆固醇增高的患病率高于正常体重人群。此外,超过 1/10 的儿童青少年患有高血压或血压处于临界点[12]。

虽然遗传因素在儿童脂质代谢和血压调节障碍中发挥了重要作用,但心血管危险因素在很大程度上受生活方式的影响,主要表现为营养过剩、不良的饮食习惯和缺乏体力活动。摄入过量高热量的糖和脂肪是不良的饮食习惯。良好的膳食模式应增加水果、蔬菜、全谷物、低脂奶制品和鱼类的摄入,以减少心血管疾病发生风险。本章将讨论饮食质量欠佳对心血管危险因素造成的后果,以及使儿童青少年获得最佳营养的方法。

76.2 肥胖

在美国,儿童青少年超重和肥胖是影响健康的主要问题之一。据估计,在 2~19 岁的美国儿童青少年中,约 17%(即 1 270 万)肥胖,31.8% 超重或肥胖[7]。非西班牙语裔黑色人种和西班牙语裔儿童的肥胖患病率高于白色人种和亚裔[13]。与高收入群体相比,低收入群体的肥胖率更高,但这种关系存在人种群体差异[14]。若父母肥胖,则儿童肥胖的风险相应增加[15],成年后可能会面临更加严重的肥胖问题[16]。

体质量指数(body mass index,BMI)常用来描述儿童体重状况。BMI=体重(kg)÷身高的二次方(m^2)。BMI的性别与年龄分布可参考2000年美国疾病预防控制中心(Centers for Disease Control and Prevention,CDC)生长图表[17]。BMI可评估儿童体脂情况,BMI越大提示体脂率越高[18]。对于2~20岁的儿童青少年,当BMI大于第85百分位且小于第95百分位时,可诊断为超重;位于第95百分位及以上,可诊断为肥胖;大于第120百分位可诊断为重度肥胖。2岁以下儿童可使用世界卫生组织的卧式身长别体重(区分性别)评估体重情况[19]。身长别体重大于等于第97.7百分位可诊断为肥胖。

76.2.1 病因学与病理生理学

当总能量摄入超过消耗时,脂肪就会在儿童青少年的体内累积。这种能量失衡的原因非常复杂,通常由基因、激素、行为和环境因素相互作用引起。因食物选择不当而摄入过多能量,或因久坐而产生的低能量消耗均可导致肥胖。有些遗传因素及激素紊乱与儿童肥胖有关,如普拉德-威利(Prader-Willi)综合征、巴尔得-别德尔(Bardet-Biedl)综合征、生长激素缺乏性侏儒症、甲状腺功能减退症和瘦素缺乏症。虽然基因可能提高个体对体重增加的易感性,但许多环境因素,如缺乏体力活动和过量的食物摄入,均可导致超重或肥胖。

儿童肥胖会增加多种健康问题的风险,例如高血压[20,21]、高血脂[22]、低HDL-C[11]、氨基转移酶升高或脂肪肝[23]、2型糖尿病[24]、呼吸问题(包括睡眠呼吸暂停和哮喘)[25,26]、关节和肌肉、骨骼问题[27]。而且,儿童期超重和肥胖与成年期心血管疾病死亡率的增加密切相关[28-30]。心理压力也与儿童肥胖相关,包括抑郁、行为问题和校园因素[31-33]。肥胖儿童比正常体重的同龄人更容易受到欺负、社会孤立,产生自卑情绪[34,35]。

76.2.2 饮食与生活方式管理

减重会给儿童心脏代谢的多个方面带来显著影响,包括高密度脂蛋白胆固醇(HDL-C)、甘油三酯(TG)和收缩压等。体重每减轻1kg,血清TG可降低5mg/dl,HDL-C升高约1.5mg/dl。青少年的BMI每降低1kg/m^2,可使收缩压降低6mmHg[36]。如表76-2-1所示,一些生活方式是导致儿童超重和肥胖的危险因素。因此,对超重或肥胖儿童和家庭进行干预时,干预目标应设定在这些关键行为的改变上。

表76-2-1 与儿童体重状况相关的行为

对儿童肥胖的影响	行为
正相关	• 定期摄入含糖饮料 • 摄入更多的快餐 • 膳食脂肪摄入量增加 • 增加糖的摄入量 • 饮食增加

续表

对儿童肥胖的影响	行为
正相关	• 不吃早餐 • 乳制品和含钙食物摄入量低 • 父母饮食习惯不佳 • 缺乏体力活动，久坐 • 屏幕使用时间每天超过 2h • 睡眠时间短，睡眠质量差 • 家庭关怀缺失 • 父母支持缺乏或控制欲过强
负相关	• 增加水果和蔬菜摄入量 • 家庭成员共餐 • 每天吃早餐 • 家庭成员关系和谐 • 父母对健康饮食的态度积极 • 规律的体力活动

76.2.2.1 饮食

一些饮食因素会增加能量摄入过多的风险，包括经常摄入含糖饮料、快餐、脂肪和添加糖，以及大份的食物。这些因素与儿童超重呈正相关[37]。但增加水果和蔬菜的摄入量后，儿童肥胖风险可能会降低[37]。此外，低乳制品和低含钙食物摄入可能增加肥胖风险[37]，不吃早餐同样可能诱发肥胖。因此，每天吃早餐，不但可以提高营养素摄入量，还可以起到减肥或维持体重的效果[38]。家庭共餐，尤其是与家庭成员积极互动的共餐（如温暖的家庭团聚、父母积极互动），以及父母传递正向的食物信息（分享交流食物、父母正向强化食物的益处），可显著降低儿童超重和肥胖的风险[39]。

76.2.2.2 体力活动与睡眠时间

久坐和缺乏体力活动在儿童肥胖发展中起着关键作用。规律的体力活动和参加运动，可降低儿童肥胖风险[37]。睡眠时间短、质量差，会增加肥胖风险[37]。

76.2.2.3 屏幕使用时间

看电视、玩电子游戏、使用电脑和手机娱乐都属于久坐行为。每天屏幕使用时间超过 2h 可增加儿童肥胖风险[37]。此外，各种媒体对低营养、高热量以及含糖、盐和脂肪量高的食物进行过度宣传与营销[40]，会引导儿童青少年食物偏好改变，使总热量摄入增加。

76.2.2.4 家庭环境

若父母饮食习惯不佳、缺乏家庭关怀（如缺乏父母的支持或父母控制欲过强），以及父母对儿童体重状况持消极态度，均会促使儿童出现超重或肥胖。相反，若家庭发挥了积极作用（比如家庭凝聚力、表达能力、民主风格、父母支持和家庭认知刺激），则儿童出现超重或肥胖的概率下降。家庭食物短缺可能与儿童超重或肥胖有关，也可能无关，两者相关性尚不清楚[37]。

76.2.3 临床应用

对儿童青少年超重和肥胖的预防、评估及治疗,专家委员会为相关从业者提供参考建议[15]。根据超重和肥胖严重程度,可分为不同治疗阶段,每个阶段需要考虑到不同年龄、BMI 和健康风险人群的差异性。《美国营养与膳食学会证据分析库(evidence analysis library,EAL)儿科体重管理营养实践指南(2007)》也为相关工作者提供了循证参考[37]。该指南的肥胖治疗概述如下。

阶段 1:重点预防

此阶段注重以家庭为基础的健康饮食和活动行为干预,旨在改善 BMI 状况。建议儿童的父母或照护者参与,尤其是 6~12 岁儿童。表 76-2-2 总结了第 1 阶段肥胖治疗的目标行为。

表 76-2-2　第 1 阶段肥胖治疗的目标行为

目标行为
- 限制购买含糖饮料和果汁。
- 鼓励摄入充足的水果和蔬菜。
- 电视和其他屏幕使用时间限制在每天 ≤2h。
- 每天吃健康的早餐。
- 限制外出就餐,尤其是快餐店。
- 鼓励父母和孩子一起吃饭。
- 控制食量。
- 高钙饮食。
- 高纤维饮食。
- 限制购买高能量食品。
- 饮食营养均衡且丰富(脂肪、碳水化合物和蛋白质的供给比例,按美国农业部美国人饮食指南建议的比例)。
- 鼓励纯母乳喂养至婴儿 6 月龄。
- 根据美国儿科学会建议[41,42],12 月龄及以上的婴儿添加固体食物后,继续维持母乳喂养。
- 每天至少 60min 中等至高强度的体力活动

阶段 2:结构化体重管理

这一阶段需要注册营养师(registered dietitian nutritionist,RDN)管理,应用低热量营养处方。均衡的低热量饮食能使减重更科学,或促进体重趋于稳定。营养处方供临床医师参考,可以变成一份肥胖儿童及其家庭的饮食计划,包含正餐和零食时间表,以及日常体力活动计划(在监督下进行 1h 运动)。在专业人员辅助下,由家庭成员进行自我监督,利用动机访谈技术帮助设定目标和识别困难。

阶段 3:多学科综合干预

在本阶段中,行为矫正强度和随访频率均有所提高。跨学科的专家团队将参与体重管理。干预计划应包括至少 3 个月药物营养治疗,或以目标体重为导向的体重管理方案。通过提高医患接触频率,可提高减重的成功率,并维持体重。

阶段 4：三级干预

这一阶段适用于已尝试第 3 阶段的重度肥胖儿童（BMI 大于同龄第 99 百分位）。干预的力度更大，包括药物治疗、超低能量饮食和标准临床方案的体重控制手术。

营养对儿童的健康成长有着至关重要的作用。预防肥胖需要健康饮食和规律运动，儿童期养成的饮食习惯往往会延续至成人期。因此，在儿童期养成健康的饮食习惯十分重要。有关健康饮食和肥胖预防的信息和链接总结如下。

76.2.3.1　USDA 饮食指南

链接：https://health.gov/dietaryguidelines/2015/guidelines/

《2015—2020 年美国居民膳食指南》（DGA）由美国农业部（United States Department of Agriculture，USDA）和美国卫生与公众服务部（Department of Health and Human Services，DHHS）制定，根据现阶段科学和医学知识，提供健康饮食和保持健康体重的建议。本版 DGA 适用于专业人员帮助 2 岁及以上的美国人和家人选择健康、营养充足的饮食[1]。

76.2.3.2　USDA MyPlate 膳食模式

链接：https://www.myplate.gov

MyPlate 膳食模式是在 DGA 指导下，以帮助个体、家庭和社区实现健康膳食模式的一个例子[43]。

《儿童肥胖内分泌学会临床实践指南》

链接：https://doi.org/10.1210/jc.2016-2573

内分泌学会最近公布了儿童肥胖评估、治疗和预防临床实践指南[44]。

《营养与膳食学会（Academy of Nutrition and Dietetics，AND）健康儿童营养指导》

链接：https://doi.org/10.1016/j.jand.2014.06.001

该指南面向食品和营养从业者，其内容包括饮食和体力活动建议，旨在通过科学的营养信息改善儿童营养状况[45]。

《美国心脏协会（American Heart Association，AHA）健康儿童饮食建议》链接：https://www.heart.org/en/healthy-living/healthy-eating/eat-smart/nutrition-basics/dietary-recommendations-for-healthy-children

该指南包括了婴儿期饮食与家庭膳食模式建议[46]。

76.3　血脂异常

（另见第 79 章"血脂异常儿童的识别与管理"）

脂蛋白是在血液中运输胆固醇、甘油三酯、磷脂和蛋白质的复杂分子。它的产生、转运和/或清除途径的缺陷，可导致过高或过低的血脂浓度（血脂异常）。循环系统中的脂蛋白包括载脂蛋白 B（ApoB），其所转运的胆固醇水平升高是动脉粥样硬化性心血管疾病（atherosclerotic cardiovascular disease，ASCVD）的主要危险因素[47,48]。ASCVD 可表现为冠心病、脑卒中和外周动脉病变。尽管上述疾病很少在儿童中发生，但仍存在发生可能，主要取决于血脂异常的类型、严重程度和持续时间[49]。

76.3.1 生活方式疗法的定义与目标

多种血脂异常包含很强的遗传因素,有些基因突变能改变 ApoB 的结构[包括 LDL-C 非 HDL-C],伴有这种基因突变的青少年较同龄人 ASCVD 发生率会增加[50],血脂异常的早期发现和治疗是 ASCVD 一级预防的基础[49]。目前研究结果表明,与 LDL-C 相比,非 HDL-C(包括高胆固醇和高甘油三酯致动脉粥样硬化脂蛋白)被认为是更好的 ASCVD 风险标志物[51],肥胖和血清甘油三酯与非 HDL-C 相关性更高,而且非 HDL-C 的人种差异较小[52]。表 76-3-1 列出了美国国家脂质协会关于血脂异常管理对儿童青少年 ASCVD 一级预防制定的血脂和脂蛋白参考数值。

表 76-3-1　儿童和青少年血浆脂蛋白和脂质浓度的低值、正常值、临界值和高值　　单位:mg/dl

脂质/脂蛋白	低值	正常值	临界值	高值
TC	—	<170	170~199	≥200
LDL-C	—	<110	110~129	≥130
非 HDL-C	—	<120	120~144	≥145
甘油三酯				
0~9 岁	—	<75	75~99	≥100
10~19 岁	—	<90	90~129	≥130
HDL-C	40	>45	40~45	—

注:TC.总胆固醇;LDL-C.低密度脂蛋白胆固醇;非 HDL-C.非高密度脂蛋白胆固醇,即 TC-HDL-C(Jacobson 等[51])。

患有遗传性血脂异常的青少年通常有严重的血脂改变,也是 ASCVD 的高危人群。家族性高胆固醇血症(familial hypercholesterolemia,FH)是最常见的脂蛋白代谢遗传性疾病之一。FH 是一种常染色体显性性状疾病,可能由 LDL 受体(LDLR)基因的 1 100 个突变中的任何一个突变引起[53]。LDLR 是从血液中清除 LDL-C 的主要成分,FH 患者表现为 LDL-C 清除受损。杂合型 FH 的患病率约为 1/250,其血浆胆固醇水平是正常人的 2~3 倍[54]。杂合型 FH 患者在 30~60 岁时即有可能进展为 ASCVD[55]。纯合型 FH 患病率为百万分之一,其血浆胆固醇水平可能是正常水平的 4~6 倍[54]。由于血液中胆固醇过高,沉积在肌腱和眼睑中,形成黄色瘤。纯合型 FH 儿童早期即有 ASCVD,应积极治疗。单采低密度脂蛋白通常用于选择性地从血液中去除含有 ApoB 的颗粒,使 LDL-C 浓度降低至 72%[56]。

家族性混合性高脂血症(familial combined hyperlipidemia,FCHL)是另一种常见的遗传性血脂异常,在西方人中约每 100 人中就有 1 人患病[57],最常见的病因是肝脏产生过多富含甘油三酯的极低密度脂蛋白(VLDL)。根据极低密度脂蛋白分解代谢和清除途径的效率,可能表现出不同的脂蛋白模式,如正常甘油三酯伴 LDL-C 水平升高、甘油三酯升高伴 LDL-C 水平升高或 LDL-C 正常伴甘油三酯升高[58]。FCHL 的诊断是基于患者有 2 个或以上的直系亲属血清 LDL-C 或甘油三酯高于第 90 百分位。FCHL 患者通常有 ASCVD 的其他危险因素,如胰岛素抵抗、向心性肥胖和高血压、冠心病早发风险增加[59]。

ASCVD 危险因素的聚集(又称代谢综合征)在儿童青少年中越来越普遍,并且表现出与 FCHL 相似的表型。目前,尽管对儿童青少年代谢综合征的定义尚无共识,但早期识别和治疗伴有心血管危险因素的儿童青少年,包括甘油三酯高、高密度脂蛋白低、血压高、胰岛素抵抗和向心性肥胖,对长期健康有重要意义[60]。鉴于向心性肥胖通常先于血脂异常和其他心血管危险因素出现,代谢综合征和FCHL主要的治疗方式是持续干预,重点在于减重和增加体力活动[51]。

76.3.2 血脂管理:饮食与其他生活方式干预

健康的饮食和生活方式改变是降低儿童青少年ASCVD终身风险的主要干预措施,该方法可降低致动脉粥样硬化的脂蛋白。目前治疗儿童血脂异常的推荐方案是两步法,称为心血管健康综合饮食干预(cardiovascular health integrated lifestyle diet,CHILD)或CHILD-1和CHILD-2[51]。表76-3-2总结了CHILD-1和CHILD-2饮食中降低LDL-C和非HDL-C的营养干预特点。CHILD-1适用于所有2岁以上儿童,并且在很大程度上符合2015—2020年DGA[1]。值得注意的是,2015年DGA不再将饮食胆固醇定义为过量摄入的营养素,因为现有证据表明,饮食胆固醇摄入量和血清胆固醇之间无明显相关性。CHILD-1是控制LDL-C和非HDL-C升高的主要方法。对于LDL-C非HDL-C持续升高的儿童(如应用CHILD-1的3~6个月后),建议使用CHILD-2饮食。无论使用CHILD-1还是CHILD-2饮食,对于体质量指数大于第85百分位的儿童均建议进行体重管理。根据儿童指南,减肥方法应侧重于降低儿童BMI百分位,同时保持BMI线性增长[61]。

表76-3-2 大于2岁的儿童中CHILD-1和CHILD-2降低LDL-C和非HDL-C的营养干预方法的比较

降低LDL的营养目标	CHILD-1	CHILD-2
总膳食脂肪	25%~30%热量	25%~30%热量
饱和脂肪酸	<每日热量的10%	<每日热量的7%
反式脂肪酸	避免摄入	避免摄入
单不饱和脂肪酸	高达10%~15%的热量	高达10%~15%的热量
多不饱和脂肪酸	高达10%的热量	高达10%的热量
胆固醇	300mg及以下	200mg及以下
膳食纤维	儿童年龄+5g,最高至14g/kcal	儿童年龄+5g,最高至14g/kcal
简单碳水化合物	减少含糖饮料的摄入	减少含糖饮料的摄入

为达成CHILD-1和CHILD-2饮食的总脂肪和饱和脂肪酸限制目标,1~2岁幼儿时即可过渡至低脂饮食[62]。这一建议已得到Turku风险干预计划(special Turku risk intervention program,STRIP)研究的饮食安全数据支持,该研究表明,从6个月到20岁,在医务监督下将摄入的饱和脂肪酸和胆固醇量降低到DGA推荐水平是安全的[63]。在STRIP研究中,饮食安全指标包括最佳生长和青春期发育、营养充足和有利的心血管健康指标(降低LDL-C和血压)。CHILD-1的减脂目标是为2~3岁儿童降低至少30%的能量,大龄儿童降低至少25%的能量。为达成这一目标,应选择高比例的水果、蔬菜和全谷类膳食模式,这些未经加工的食物脂肪含量低、纤维含量高,有助于增加食物体积。食用高纤维食品是取代高能量密度、低营养食品的有效手段[62]。2岁儿童的低脂食品过渡建议使用无脂牛奶和瘦蛋白源,须特别考虑到性别和年龄对生长发育的特定热量和营养需求[61]。

近期一项关于儿童饮食干预的系统综述显示,用多不饱和脂肪酸(polyunsaturated fatty acid,PUFA)

或单不饱和脂肪酸与 PUFA 混合替代饱和脂肪酸,能最大程度降低 LDL-C[65]。2~18 岁人群饮食中饱和脂肪酸主要来源于全脂奶制品等,详见表 76-3-3[66]。建议家庭从全脂奶转向低脂品种或选用强化植物奶,如不加糖的杏仁奶或米浆奶,能在不降低能量摄入的情况下减少饱和脂肪酸摄入[67]。根据饱和脂肪酸食物来源的排名,降低儿童饮食中饱和脂肪酸的干预方法还应侧重于减少奶酪、高度加工的肉类、谷物甜点、零食和糖果的摄入量。把高脂肪含量的甜点和零食换成低脂的水果、蔬菜、坚果和干果,用固体食用脂肪代替液体食用油,能有效地在儿童饮食中添加 PUFA,同时降低饱和脂肪酸的摄入。

表 76-3-3　美国 2~18 岁儿童和青少年的十大饱和脂肪酸来源[66]

排名	食物种类
1	乳酪
2	牛奶
3	香肠、午餐肉
4	牛肉
5	其他脂肪与食用油
6	牛奶甜点
7	蛋糕、曲奇、速食面包、糕点、馅饼
8	饼干、爆米花、椒盐脆饼、薯条
9	禽肉
10	黄油和人造黄油

控制高血压的膳食模式(dietary approaches to stop hypertension,DASH)与 CHILD-1 饮食计划疗效相当[64]。地中海式饮食,如果安排得当,也能产生与 CHILD-1 饮食一样的效果[68]。这些膳食模式强调完整的、未加工的食物,不饱和脂肪酸和植物性蛋白质来源。这些食物模式可有效地改变心血管危险因素,包括降低血压、改善血脂和促进体重减轻[69,70]。研究显示,与对照组相比,12 周地中海式饮食干预对患高胆固醇血症肥胖青少年的血管功能有更大的改善[71]。这些膳食模式制订了不同热量水平的饮食计划[1],并通过部分修改,逐步降低饱和脂肪酸含量,确保儿童摄入充足能量和营养[64]。值得注意的是,若膳食脂肪摄入降低至 CHILD-2(LDL)饮食的底线以下,可能会导致钙、锌、维生素 E 和磷的摄入不足而引起发育障碍[72]。因此,CHILD-2(LDL)饮食应在医疗监督下进行,并咨询营养师。应用 CHILD-2(LDL)饮食的高胆固醇血症儿童,预期 LDL-C 水平会平均降低 12%[62]。

已有研究评估了植物固醇对杂合性 FH 儿童和青少年血液胆固醇降低的疗效。在这些研究中,植物固醇以松饼、人造黄油或咀嚼物的形式与低脂饮食相结合,可使低密度脂蛋白胆固醇平均降低 5%~7%[55]。经植物固醇干预的成年 FH 患者,低密度脂蛋白胆固醇取得改善,但心血管事件的发生率没有降低[73]。长期食用植物固醇的儿童可能会出现脂肪和脂溶性维生素吸收不良的情况[74,75]。因此,建议在胆固醇中度至重度升高的儿童的饮食中采用植物固醇,并适当监测脂溶性维生素状态[51]。洋车前草（Psyllium）作为可溶性纤维（剂量高达6g/d）联合低脂饮食，可额外降低5%~10%的LDL-C[68,76]。一般来说，辅助饮食降低LDL-C的程度取决于之前的饮食摄入量和LDL-C基线水平。红曲米是一种传统的中国食物，被宣传其可降低血液胆固醇。尽管一项儿童试验表明，红曲米具有显著降低LDL-C的作用[77]，但其起作用化学成分为红曲米中的莫纳可林K，与降胆固醇药物洛伐他汀相同。因此，红曲米制品对于儿童来说可能并不安全，不建议食用。

高甘油三酯（TG）和/或低HDL-C的血脂异常儿童，建议采用CHILD-2（TG）膳食模式[62]。这种模式强调低饱和脂肪酸、反式脂肪酸和精制碳水化合物饮食。CHILD-2（TG）强调用不饱和脂肪酸取代饱和脂肪酸，减少含糖饮料和甜点的摄入量，使用全谷物取代高度加工的面包、大米和面食中的精制碳水化合物。CHILD-2（TG）饮食要求尽量减少添加糖，AHA推荐儿童每日摄入量为小于25g（100cal或6茶匙），以降低心血管风险因素[78]。高糖加工食品通常是高热量的，会增加体重并升高血清TG、降低HDL-C。对于BMI大于第85百分位的儿童，适度减肥有利于改善血清TG和增加HDL-C[61]。此外，2~21岁、TG升高的儿童青少年建议每天进行60min中等至高强度体力活动，以有效降低TG[58]。对于TG非常高的儿童，例如乳糜微粒增多症患者，采用CHILD-2（TG）饮食并将脂肪供能比降至15%，有助于降低TG和避免胰腺炎。在这种情况下，中链甘油三酯（medium-chain triglyceride，MCT）也可被视为热量来源。MCT由含有10~12个碳原子的脂肪酸组成，可被有效吸收，无须乳化，无须以乳糜微粒的形式运输；因此，MCT对胆汁分泌、有乳糜微粒聚集或清除缺陷的疾病尤其有益[58]。

76.3.3 CHILD-2饮食的依从性提升策略

RDN提供饮食调整的行为方法可有效促进饮食改变[62]。儿童及其家人应积极向RDN咨询。为获得最有效的干预效果，RDN应对儿童当前的营养和体重状况、饮食摄入量和膳食模式以及家庭饮食改变意愿进行全面评估。这些信息对判断干预方案能否成功非常重要。评估时应特别注意儿童的主要食物来源、外出就餐频率和餐间零食。在制订计划时，也应考虑食品获取的难易程度或家庭的经济状况，保证膳食计划与家庭预算保持一致。饮食行为改变的难度较大，特别是在不利于儿童选择健康食物的环境中。由于共同的饮食环境、结构，以及父母膳食模式的影响，儿童会形成与父母一致的饮食习惯，特别是幼儿[79]。因此，向父母宣教如何计划、购物、为家人准备有益于心脏健康的食物，并让儿童参与其中，将有助于家庭创造一个健康的饮食环境，从而促进儿童健康。创造有益于心脏健康的家庭饮食环境与促进儿童尝试新食物的策略见表76-3-4。

表76-3-4 创造有益于心脏健康的家庭饮食环境与促进儿童尝试新食物的策略

具体策略
• 让儿童参与膳食计划、购买和准备，他们参与越多，可能越愿意尝试新食物。
• 围绕植物构建膳食。从水果和蔬菜开始，然后添加瘦肉和植物蛋白、全谷物等。
• 让儿童容易获取健康零食，如水果和低脂酸奶，将切好的水果或酸奶放在冰箱的低层货架上。
• 给儿童提供新食物的同时，提供熟悉的食物，以此减轻尝试新食物的压力。
• 增加对新食物的接触有助于提升接受度，儿童可能需要10~15次尝试才能接受新食物。

续表

- 改变新食物的烹饪方式,增加儿童对该食物的兴趣。
- 晚餐时间只吃一餐,不吃快餐!
- 确保儿童在饿的时候来到餐桌旁,他们饿着的时候比不饿的时候更容易尝试新的食物。
- 用餐时保持冷静,强迫儿童吃某种食物往往适得其反,并可能导致持续拒绝某种食物。

76.4 高血压

(参见第80章"青年期系统性高血压的诊断、管理和治疗",自更新的《2017年美国儿科学会临床实践指南》)

当心排血量或血管阻力增加而相应变量没有代偿性降低时,就会产生高血压[80]。儿童血压升高的诊断标准是基于血压随着年龄和体型而增加这一概念,因此与成人相比,没有一个单一的血压标准用于定义儿童高血压。儿童血压升高的诊断是基于性别、年龄和身高的百分位数分布。非药物治疗是治疗儿童青少年血压升高的一线治疗方案。本部分主要介绍高血压患者的生活方式管理,包括血压治疗目标和饮食管理方法。

76.4.1 生活方式疗法的定义与目标

与成人高血压定义不同,儿童高血压是基于健康儿童血压的正态分布,而不是基于与某些心血管疾病发病率和死亡率相关的血压水平。根据《儿童青少年高血压筛查和管理临床实践指南》[81],如果收缩压/舒张压高于相应年龄、性别、身高的第90百分位但低于第95百分位,或青春期血压>120/80mmHg则认为血压升高(称为高血压前期)。高血压定义是当收缩压/舒张压测量值大于或等于相应年龄、性别和身高的第95百分位或青少年收缩压/舒张压>130/80mmHg,则定义为高血压(表76-4-1)。血压升高和高血压的诊断应使用标准化技术和适合年龄的设备,在3个不同的场合,进行不少于3次血压测量[81]。依据多次测量结果,2.2%~3.5%儿童出现持续血压升高[82,83]。儿童高血压患病率约为3.5%,超重或肥胖儿童患病率较高[82]。原发性高血压是指没有明确病因的高血压,相比之下,继发性高血压表现为其他疾病的结果,如慢性肾脏病或阻塞性睡眠呼吸暂停低通气综合征。在生命初期,继发性高血压最常见,而原发性高血压随着年龄增长(>6岁)变得更为普遍[81,85]。除了年龄因素,原发性高血压儿童的一般特征还包括高血压家族史和超重或肥胖[86],确诊血压升高/高血压后,应采取非药物性的生活方式干预以降低血压[81]。

表76-4-1 儿童和青少年血压分类

血压分类	1~13岁儿童	>13岁儿童青少年
正常	<第90百分位	<120/80mmHg
升高	≥第90百分位且<第95百分位,或达到120/80mmHg且<第95百分位,以较低者为准	120/80~129/80mmHg

续表

血压分类	1~13 岁儿童	>13 岁儿童青少年
第 1 阶段高血压	≥第 95 百分位且<第 95 百分位 +12mmHg，或 130/80~139/89mmHg，以较低者为准	130/80~139/89mmHg
第 2 阶段高血压	≥第 95 百分位 +12mmHg，或≥140/90mmHg，以较低者为准	≥140/90mmHg

76.4.2 饮食干预与血压管理

76.4.2.1 体重管理

肥胖和超重是儿童血压升高的重要预测因素，占所有儿童原发性高血压病例一半以上[13]。Tu 等[87]发现，在儿童达到体质量指数（BMI）第 85 百分位之前，肥胖对血压影响甚微；而大于第 85 百分位后，肥胖对血压的影响上升 4 倍，不同人种或性别均有此特点。对于超重的非裔美国女性，BMI 百分位每增加 5%，血压升高或高血压的风险就增加 33%；这一风险约是其他人种或男性组的 2 倍。

生活方式干预不仅可以降低体重，还对儿童血压和其他心脏代谢危险因素产生积极影响[88]。例如，Reinehr 等[89]对 5~17 岁超重和肥胖儿童青少年进行为期 1 年的体重干预，结果显示，当 BMI 标准差评分（SDS）降低大于 0.25（相当于 7 岁儿童 BMI 降低 0.5kg/m^2，13 岁儿童 BMI 降低 1.0kg/m^2），收缩压和舒张压分别平均降低 3.2mmHg 和 2.2mmHg。当 BMI-SDS 降低大于 0.5，血压将进一步下降，收缩压和舒张压分别降低 6.0mmHg 和 5.1mmHg。由于减重可改善青少年心血管危险因素，因此，建议伴有高血压的超重或肥胖儿童，应将减重作为降血压的主要措施[81]。但对青年而言，无须通过达到理想体重来获得显著的血压益处。超重儿童的目标是降低体重增长率，同时保持正常生长发育。根据肥胖严重程度和是否伴有并发症，建议对部分儿童制订缓慢、渐进的减重计划[81,90]。营养师可指导家庭膳食计划，选择热量适当、营养全面的食物帮助儿童维持健康 BMI。如本章第 2 节所述，对危险饮食行为的针对性干预，也有助于减少选择低营养的食物，提高饮食质量，尽早建立持续一生的健康饮食习惯。

76.4.2.2 膳食模式

儿童血压管理中推荐的膳食模式为多水果、蔬菜摄入及瘦肉来源的蛋白质，限制糖、脂肪和钠摄入[81]，这一模式来源于控制高血压的膳食模式（DASH）。成人相关研究显示，推荐的饮食处方（根据不同的能量需要）为水果和蔬菜 7~10 份/天，低脂或脱脂乳制品 2~3 份/天，豆类和坚果 4~5 次/周，瘦肉、鱼类和家禽 ≤2 份/日，谷物 7~8 份/日（其中一半为全谷物）以及有限的（<1 次/周）高脂肪、高糖和高钠食物。对于不同人种和民族人群，不论是否患高血压，该处方均可显著降低收缩压和舒张压[91]。低钠 DASH 膳食模式显示，治疗前血压越高的患者血压下降幅度越大[92]，DASH 饮食对儿童也有类似的有利结果。一项小样本的临床研究显示，血压升高或高血压青少年使用注重行为改善的 DASH 饮食干预效果显著[93]。在 DASH 饮食干预后，50% 高血压或高血压前期的青少年血压可恢复正常，相比之下，接受常规营养建议的青少年仅有 36% 血压恢复正常，同时 DASH 饮食组收缩压的相对变化为 7.9%，而对照组为 1.5%，二者差异显著。DASH 膳食模式的某些成分，特别是水果、蔬菜和低脂奶制品摄入，也对降低儿童血压有效。在 Moore 等人[94]的一项研究中，9~10 岁的女孩每天食用 2

份或 2 份以上的奶制品,与未食用奶制品的女孩相比,青春期后期血压升高的风险降低了 33%。同时摄入乳制品和水果、蔬菜(类似于 DASH)可使青春期后期患高血压的风险降低 36%,而单独增加水果和蔬菜的摄入量并未观察到类似效果。同样,根据弗雷明汉儿童研究(Framingham Children's Study) 8 年的随访数据,水果、蔬菜和奶制品摄入量高的儿童,其同龄人中与年龄相关的血压升高幅度最小。与单独提高水果、蔬菜或奶制品摄入量相比,同时增加水果、蔬菜和奶制品摄入量降压的效果最佳[95]。

上述膳食模式同样能为糖尿病[96]、超重[70]的儿童和青少年,及患有代谢综合征的女孩[97]带来益处。心血管疾病风险较高的儿童和青少年,DASH 膳食模式可作为降压的手段。目前的儿科血压管理指南建议,所有儿童尤其是患有高血压的儿童,都可通过增加摄入新鲜蔬菜、新鲜水果、膳食纤维和脱脂乳制品获益[81]。临床医师应该指导患儿如何实施这种饮食;他们还应该认识到某些障碍,如成本,并讨论解决这些障碍的方法。提高食品准备方面的知识和技能已被证明可以增加水果和蔬菜的摄入量[98],并减少选择不健康的食物(包括软饮料消费)[99]。营养师的帮助可提高父母及子女的营养学知识。

76.4.2.3 钠

儿童盐摄入量与高血压之间存在正相关[85,100]。有研究在分析了 9 项随机对照试验结果后,发现与正常摄入量相比,低盐饮食能显著降低儿童血压[101]。这项分析发现,4 周内食盐摄入量平均净减少 42%,收缩压和舒张压分别降低 1.17mmHg 和 1.29mmHg;对婴儿而言,20 周内食盐摄入量平均净减少 54%,收缩压平均下降了 2.47mmHg。研究发现,婴儿饮食中的盐分主要来自 6~9 月龄时摄入的固体食物[102]。

由于血压经常会随着钠摄入量的而增加升高,建议日常饮食中降低钠的摄入量,尤其是高血压儿童和超重或肥胖儿童[85]。《儿童青少年高血压筛查和管理临床实践指南》[81]建议低钠摄入量(<2 300mg/d)并结合 DASH 膳食模式。

如果儿童到 5 岁时的钠摄入量超过 2 300mg/d[103],将钠摄入量降低到推荐水平难度较大。须明确儿童饮食中钠的主要来源,并在家庭参与下限制这些食物的摄入。在美国,平均 83% 的钠摄入来自从杂货店(65%)和餐馆(18%)购买的快餐食品[104];比萨和面包/面包卷是 2~18 岁儿童饮食中钠的最大来源。用低钠食品取代常规食品是降低儿童饮食中钠含量的有效策略。此外,与大多数速食、盒饭和外卖食品相比,家庭烹调食品钠含量较低。表 76-4-2 列出了降低儿童饮食中钠和降低钠摄入量的其他策略。为帮助降低钠的摄入量,应评估家庭的食物知识,并建议阅读食品标签,学会低钠的烹饪和调味方法。

表 76-4-2 儿童饮食中钠的来源和降低钠摄入量的策略

钠的来源	降低钠摄入量的策略
比萨饼	自行制作低钠的比萨饼皮与番茄酱,上面放低钠马苏里拉奶酪和新鲜蔬菜。
面包/面包卷	购物时比较不同品牌的面包,并选择低钠款。
冷食肉片/腌肉	使用新鲜的而不是包装好的肉类。新鲜的牛肉、鸡肉或猪肉含有天然钠,但其含量远低于加工和腌制肉类时的添加量。
咸味零食	阅读营养成分表,选择钠含量最低的零食,或选择低钠的替代品。
意面等主食	避免选用速食意面、米饭和谷类食品,因为它们通常含盐。自行制作将减少钠的大量摄入。

76.5 结论

首先,饮食和其他生活方式,例如体力活动和睡眠,对预防心血管风险因素的发生非常重要;其次,当青少年出现了如肥胖、血脂异常和高血压等风险因素后,饮食和其他干预方式在治疗上述风险因素方面起着非常重要的作用。

对儿童和青少年进行治疗和干预前,须明确相关风险因素发展情况。须在2~3岁保健随访时测量BMI和血压,并对9~11岁的儿童进行胆固醇测量。

在环境因素的影响下,健康饮食、体力活动或睡眠转变往往较为困难。行为干预必须着眼于改变家庭环境,以鼓励儿童主动选择健康生活方式。最好让所有家庭成员共同努力,转变为更好的生活方式。由于家庭成员生活环境及基因型相同,心血管风险因素常有家庭聚集的特点,需要家庭成员共同努力以获得更好的干预效果。

由医疗专业人员团队进行儿童青少年心血管风险因素的识别和管理,包括医师、护士、营养师和运动生理学家。适当的干预措施可有效地控制风险因素的发展,对预防风险因素的发展极为重要。

临床应用

- 确定儿童和青少年心血管疾病危险因素的发展对实施适当的饮食和生活方式干预是重要的。
- 强调植物蛋白质来源的膳食模式有益于减重、管理血脂和降低血压。
- 提供充足水果和蔬菜、改变家庭饮食习惯、家长思想转变可营造健康的饮食环境,有利于促进建立健康的饮食行为。

(*Jessica L.Hildebrandt,MS,RD and Sarah C.Couch,PhD,RD* 著　杜青 译　宋雅 校)

参考文献

1. U.S. Department of Health and Human Services and U.S. Department of Agriculture. 2015 – 2020 *Dietary Guidelines for Americans*, 8th edition. December 2015. Available at https://health.gov/dietaryguidelines/2015/guidelines/.
2. Berenson GS, Srinivasan SR, Bao W, Newman WPIII, Tracy RE, and Wattigney WA. Association between multiple cardiovascular risk factors and atherosclerosis in children and young adults. The Bogalusa Heart Study. *N. Engl. J. Med.* 1998;338(23):1650–1656.
3. McMahan CA, Gidding SS, Malcom GT, Tracy RE, Strong JP, McGill HC Jr, and Pathobiological Determinants of Atherosclerosis in Youth Research Group. Pathobiological determinants of atherosclerosis in youth risk scores are associated with early and advanced atherosclerosis. *Pediatrics* 2006;118(4):1447–1455.
4. Newman WPIII, Freedman DS, Voors AW et al. Relation of serum lipoprotein levels and systolic blood pressure to early atherosclerosis. The Bogalusa Heart Study. *N. Engl. J. Med.* 1986;314(3):138–144.
5. Raitakari OT, Juonala M, Kähönen M et al. Cardiovascular risk factors in childhood and carotid artery intima-media thickness in adulthood: The cardiovascular Risk in Young Finns Study. *JAMA* 2003;290(17):2277–2283.
6. Mozaffarian D, Benjamin EJ, Go AS, Arnett DK, Blaha MJ, Cushman M, de Ferranti S, Despres JP, Fullerton HJ, Howard VJ, Huffman MD, Judd SE, Kissela BM, Lackland DT, Lichtman JH, Lisabeth LD, Liu S, Mackey RH, Matchar DB, McGuire DK, Mohler ER 3rd, Moy CS, Muntner P, Mussolino ME, Nasir K, Neumar RW, Nichol G, Palaniappan L, Pandey DK, Reeves MJ, Rodriguez CJ, Sorlie PD, Stein

J, Towfighi A, Turan TN, Virani SS, Willey JZ, Woo D, Yeh RW, Turner MB, and American Heart Association Statistics Committee and Stroke Statistics Subcommittee. Heart disease and stroke statistics-2105 update: A report from the American Heart Association. *Circulation* 2015;131:e29–e322.
7. Kavey REW, Simons-Morton DG, and de Jesus JM (supple eds). Expert panel on integrated guidelines for cardiovascular health and risk reduction in children and adolescents: Summary report. *Pediatrics* 2011;128(5):S213–S256.
8. Brown T, Avenell A, Edmunds LD et al. Systematic review of long-term lifestyle interventions to prevent weight gain and morbidity in adults. *Obes. Rev.* 2009;10:627–638.
9. Caranti DA, Tock L, Prado WL et al. Long-term multidisciplinary therapy decreases predictors and prevalence of metabolic syndrome in obese adolescents. *Nutr. Metab. Cardiovasc. Dis.* 2007;17:e11–e13.
10. Sinha R, Fisch G, Teague B et al. Prevalence of impaired glucose tolerance among children and adolescents with marked obesity. *N. Engl. J. Med.* 2002;346:802–810.
11. Nguyen D, Kit B, and Carroll M. Abnormal cholesterol among children and adolescents in the United States, 2011–2014. *NCHS Data Brief* No. 228, December, 2015.
12. Kit BK, Kuklina E, Carroll MD, Ostchega Y, Freedman DS, and Ogden CL. Prevalence of and trends in dyslipidemia and blood pressure amount US children and adolescents, 1999–2012. *JAMA Pediatr.* 2015;169:272–279.
13. Ogden Cl, Carrol MD, Kit BK, and Flegal KM. Prevalence of obesity and trends in body mass index among US Children and adolescents, 1999–2010. *JAMA* 2012; 307: 483–490.
14. Ogden CL. Lamb MM, Carroll MD, and Flegal KM. Obesity and socioeconomic status in children and adolescents: United States, 2005–2008. *NCHS Data Brief* No. 51, December, 2010.
15. Barlow SE. Expert committee recommendations regarding the prevention, assessment and treatment of child and adolescent overweight and obesity: Summary report. *Pediatrics* 2007;120(Suppl 4);S164–S192.
16. Gordon-Larsen P, The NS, and Adair LS. Longitudinal trends in obesity in the United States from adolescence to the third decade of life. *Obesity* 2010;18(9):1801–1804.
17. CDC Growth Charts. 2000. http://www.cdc.gov/growthcharts/clinical_charts.htm. Accessed March 8 2018.
18. Mei Z, Grummer-Strawn LM, Pietrobelli A, Goulding A, Goran MI, and Dietz WH. Validity of body mass index compared with other body-composition screening indexes for the assessment of body fatness in children and adolescents. *Am. J. Clin. Nut.* 2002;75:978–985.
19. WHO Child Growth Standards. www.who.int/childgrowth/standards/en/. Accessed March 8 2018.
20. Freedman DS, Khan LK, Dietz WH, Srinivasan SR, and Berenson GS. Relationship of childhood obesity to coronary heart disease risk factors in adulthood: The Bogalusa Heart Study. *Pediatrics* 2001;108(3):712–718.
21. Weiss R, Dziura J, Burget T, Tamborlane W, Taksali S, Yeckel C, Allen K, Lopes M, Savoye M, Morrison J, Sherwin R, and Caprio S. Obesity and metabolic syndrome in children and adolescents. *N. Engl. J. Med.* 2004;350:2362–2374.
22. Freedman DS, Deitz WH, Srinivasan SR et al. The relation of overweight to cardiovascular risk factors among children and adolescents: The Bogalusa Heart Study. *Pediatrics* 1999;103:1175–1182.
23. Patton H, Sirlin C, Behling C, Middleton M, Schwimmer J, and Lavine J. Pediatric nonalcoholic fatty liver disease: A critical appraisal of current data and implications for future research. *J. Pediatr. Gastroenterol. Nutr.* 2006;43(4):413–427.
24. Fagot-Campagna A, Petit DJ, Engelgau MM, Burrows NR, Geiss LS, and Valez R. Type 2 diabetes among North American children and adolescents: An epidemiologic review and a public health perspective. *J. Pediatr.* 2000;136(5):664–672.
25. Han JC, Lawlor DA, and Kimm SY. Childhood obesity. *Lancet* 2010;375 (9727):1737–1748.
26. Sutherland ER. Obesity and asthma. *Immunol. Allergy Clin. North Am.* 2008;28(3):589–602.
27. Taylor ED, Theim KR, Mirch MC et al. Orthopedic complications of overweight in children and adolescents. *Pediatrics* 2006;117 (6):2167–2174.
28. Twig G, Yaniv G, Levine H et al. Body-mass index in 2.3 million adolescents and cardiovascular death in adulthood. *N. Engl. J. Med.* 2016;374:2430–2440.
29. Reilly JJ, McDowell ZC, Hacking B, Alexander D, Stewart L, and Kelnar CJ. Health consequences of obesity. *Arch. Dis. Child.* 2003;88:748–752.
30. Lakshman R, Elks CE, MPhil, Ong KK, and Chir B. Childhood obesity. *Circulation* 2012;126:1770–1779.
31. Morrison KM et al. Association of depression and health related quality of life with body composition in children and youth with obesity. *J. Affect. Disord.* 2015;172:18–23.
32. Mustillo S et al. Obesity and psychiatric disorder: Developmental trajectories. *Pediatrics* 2003;111(4):851–859.
33. Halfon N, Larson K, and Slusser W. Associations between obesity and comorbid mental health, developmental, and physical health conditions in a nationally representative sample of US children aged 10 to 17. *Acad. Pediatr.* 2013;13(1):6–13.
34. Van Geel M, Vedder P, and Tanilion J. Are overweight and obese youths more often bullied by their peers? A meta-analysis on the correlation between weight status and bullying. *Int. J. Obes. (Lond.)* 2014;38(10):1263–1267.
35. Griffith LI, Parsons TJ, and Hill AJ. Self-esteem and quality of life in obese children and adolescents: A systematic review. *Int. J. Ped. Obes.* 2010;5(4):282–304.
36. Rajjo T, Almasri J, Nofal AA, Fara W et al. The association of weight loss and cardiometabolic outcomes in obese children: Systematic review and meta-regression. *J. Clin. Endocrinol. Metab.* March 2017;102(3):758–762.
37. Academy of Nutrition and Dietetics Evidence Analysis Library (EAL). *Evidence-Based Pediatric Weight Management Nutrition Practice Guideline.* Published May 2007. Available at: http://www.andeal.org
38. U.S. Department of Agriculture. *U.S. Department of Health and Human Services.* Dietary Guidelines for Americans 2010.
39. Berge JM, Rowley S, Trofholz A, Hanson C, Rueter M, MacLehose RF, and Neumark-Sztainer D. Childhood obesity and interpersonal dynamics during family meals. *Pediatrics*. Originally published online October 13, 2014;134:923–933. DOI: 10.1542/peds.2014-1936.
40. Institute of Medicine. *Food Marketing to Children and Youth: Threat or Opportunity?* Washington, DC, National Academies Press; 2005.
41. Krebs NF, Himes JH, Jacobson D, Nicklas TA, Guilday P, and Styne D. Assessment of child and adolescent overweight and obesity. *Pediatrics* 2007;120(Suppl 4):S193–S228.
42. Owen CG et al. Effect of infant feeding on the risk of obesity rates across the life course: A quantitative review of published evidence. *Pediatrics* 2005;115:1367–1377.
43. U.S. Department of Agriculture. Choose My Plate government website. www.choosemyplate.gov.
44. Styne DM, Arslanian, SA, Connor EL, Farooqi IS, Murad MH, Silverstein JH, and Yanovski JA. Pediatric obesity—Assessment, treatment, and prevention: An Endocrine Society Clinical Practice Guideline. *J. Clin. Endocrinol. Metab.* March 2017;102(3):709–757.
45. Ogata B and Hayes D. Position of the academy of nutrition and dietetics: Nutrition guidance for healthy children ages 2 to 11 years. *J. Acad. Nutr. Diet.* 2014;114:1257–1276.
46. American Heart Association (AHA). *Dietary Recommendations for Healthy Children,* 2014. http://www.heart.org/HEARTORG/GettingHealthy/Dietary-Recommendations-for-Healthy-Children_UCM_303886_Article.jsp#
47. Hegele RA. Plasma lipoproteins: Genetic influences and clinical implications. *Nat. Rev. Genet.* 2009;10:109–121.
48. Benn M. Apolipoprotein B levels, APOB alleles, and risk of ischemic cardiovascular disease in the general population, a review. *Atherosclerosis* 2009;206:17–30.
49. Patni N, Ahmad Z, and Wilson DP. Genetics and dyslipidemia. In: *Endotext [Internet].* DeGroot LJ Chrousos G, Dugan K et al. editors. South Dartmouth, MA: MDTEXT.COM, Inc. last updated 2016.
50. Goldstein JL and Brown MS. History of discovery: The LDL receptor. *Aterioscler. Throm. Vasc. Biol.* 2009;29:431–438.
51. Jacobson TA, Maki KC, Orringer CE et al. National Lipid Association recommendations for patient-centered management of dyslipidemia: Part 2. *J. Clin. Lipidol.* 2015;9:S1–S122.
52. Srinivasan SR, Myers L, and Berenson GS. Distribution and correlates of non-high-density lipoprotein cholesterol in children: The Bogalusa Heart Study. *Pediatrics* 2002;110:e29.
53. McCrindle BW. Familial hypercholesterolemia in children and adolescents. *Curr. Opin. Lipidol.* 2012;23(6):525–531.

54. Watts GF, Gidding S, Wierzbicki AS et al. Integrated guidance on the care of familial hypercholesterolemia from the International FH Foundation. *J. Clin. Lipidol.* 2014;8:148–172.
55. De Ferranti SD. Familial hypercholesterolemia in children and adolescents: A clinical perspective. *J. Clin. Lipidol.* 2015;9:S11–S19.
56. Lee WP, Datta B, Ong BB et al. Defining the role of lipoprotein apheresis in the management of familial hypercholesterolemia. *Am. J. Cardiovasc. Drugs* 2011;11:363–370.
57. Miller M, Stone NJ, Ballantyne C et al. Triglycerides and cardiovascular disease: A scientific statement from the American Heart Association. *Circulation* 2011;123:2292–2333.
58. Shah AS and Wilson DP. Primary hypertriglyceridemia in children and adolescents. *J. Clin. Lipidol.* 2015;9:S20–S28.
59. Berglund L, Brunzell JD, Goldberg AC et al. Evaluation and treatment of hypertriglyceridemia: An Endocrine Society Clinical Practice Guideline. *J. Clin. Endocrinol. Metab.* 2012;97:2969–2989.
60. Eckel RH, Grundy SM, and Zimmer PZ. The metabolic syndrome. *Lancet* 2005;365:1415–1428.
61. National Heart Lung and Blood Institute. Expert panel on integrated guidelines for cardiovascular health and risk reduction in children and adolescents. Summary report. *Pediatrics* 2011;128:S1–S44.
62. Williams LA and Wilson DP. Nutritional management of pediatric dyslipidemia. In: *Endotext [Internet]*. DeGroot LJ, Chrousos G, Dugan K et al. editors. South Dartmouth, MA: MDTEXT.COM, Inc. last updated June 22, 2016.
63. Gidding S. The STRIP study: Long-term impact of a low saturated fat/low cholesterol diet. *Curr. Cardiovasc. Risk Rep.* 2014;8:410.
64. Van Horn L and Vincent E. The CHILD-1 and DASH diets: Rationale and translational applications. *Pediatr. Ann.* 2013;42:372–374.
65. Morenga LT and Montez JM. Health effects of saturated and trans fatty acid intake in children and adolescents: Systematic review and meta-analysis. *PLOS One* 2017;12:e0186672.
66. Keast DR, Fulgoni VL, Nicklas TA et al. Food sources of energy and nutrients among children in the United States: National Health and Nutrition Examination Survey 2003-2006. *Nutrients* 2013;5:283.
67. Hendie GA and Golley RK. Changing from regular-fat to low-fat dairy foods reduces saturated fat intake but not energy intake in 4-13 y-old children. *Am. J. Clin. Nutr.* 2011;93:1117–1127.
68. Willett WC, Sacks F, Trichopoulou A et al. Mediterranean diet pyramid: A cultural model for healthy eating. *Am. J. Clin. Nutr.* 1995;61:1402S–1406S.
69. Obarzanek E, Sacks FM, Vollmer WM et al. Effects on blood lipids of a blood pressure lowering diet: The Dietary Approaches to Stop Hypertension (DASH) trial. *Am. J. Clin. Nutr.* 2001;74:80–89.
70. Velazquez-Lopez L, Santiago-Diaz G, Nava-Hernandez J et al. Mediterranean-style diet reduces metabolic syndrome components in obese children and adolescents with obesity. *BMC Pediatr.* 2014;14:175.
71. Giannini C., Diesse L, D'Adamo E et al. Influence of the Mediterranean diet on carotid-intima media thickness in hypercholesterolemic children: A 12-month intervention study. *Nutr. Metab. Cardiovasc. Dis.* 2014;24:75–82.
72. Lifshitz F and Moses N. A complication of dietary treatment of hypercholesterolemia. *Am. J. Dis. Child.* 1989;143:537–542.
73. McKenney JM, Jenks BH, Shneyvas E et al. A softgel dietary supplement containing esterified plant sterols and stanols improves the blood lipid profile of adults with primary hypercholesterolemia: A randomized double-blind, placebo controlled replication study. *J. Acad. Nutr. Diet.* 2014;114:244–249.
74. Tammi A, Ronnemaa T, Gylling H et al. Plant stanol ester margarine lowers serum total and low-density lipoprotein cholesterol concentrations of healthy children: The STRIP project. Special Turku Coronary Risk Factors Intervention Project. *J. Pediatr.* 2000;136:503–510.
75. Hernaez A, Castañer O, Elosua R et al. Mediterranean diet improves high-density lipoprotein function in high-cardiovascular-risk individuals. A randomized controlled trial. *Circulation* 2017;135:633–643.
76. Davidson MH, Dugan LD, Burns JH et al. A psyllium-enriched cereal for treatment of hypercholesterolemia in children: A controlled, double-blind, cross-over study. *Am J. Clin. Nutr.* 1996;63:1147–1154.
77. Guardamagna O, Abello F, Baracco V et al. The treatment of hypercholesterolemic children: Efficacy and safety of a combination of red yeast rice extract and policosanols. *Nutr. Metab. Cardiovasc. Dis.* 2011;21:424–429.
78. Vos MB, Kaar JL, Welsh JA et al. Added sugars and cardiovascular risk in children: A scientific statement from the American Heart Association. *Circulation* 2017;135:e1017–e1034.
79. Robson SM, Couch SC, Peugh JL et al. Parent diet quality and energy intake are related to child diet quality and energy intake. *J. Acad. Nutr. Diet.* 2016;116:984–990.
80. Opie LH. *The Heart: Physiology, from Cell to Circulation*, 4th ed. Philadelphia: Lippincott-Raven 2004: 431–459.
81. Flynn JT, Kaelber DC, Baker-Smith CM, Blowery D, Carroll AE et al. Clinical practice guideline for screening and management of high blood pressure in children and adolescents. *Pediatrics* 2017;140:1–72.
82. Hansen L, Gunn PW, and Kaelber DC. Underdiagnosis of hypertension in children and adolescents. *JAMA* 2007;298:874–879.
83. McNiece KL, Poffenbarger TS, Turner JL, Franco KD, Sorof JM, and Portman RJ. Prevalence of hypertension and prehypertension among adolescents. *J. Pediatr.* 2007;150:640–644.
84. Chiolero A, Cachat F, Burnier M, Paccaud F, and Bovet P. Prevalence of hypertension in schoolchildren based on repeated measurements and associations with overweight. *J. Hypertens.* 2007;25:2209–2217.
85. Yang Q, Zhang Z, Kuklina EV, Fang J, Ayala C, Hong Y, Loustalot F, Dai S, Gunn JP, Tian N, et al. Sodium intake and blood pressure among US children and adolescents. *Pediatrics* 2012;130:611–619.
86. Gomes RS, Quirino IG, Pereira RM, Vitor BM, Leite AF, Oliverira EA, and Simoes S. Primary versus secondary hypertension in children followed up at an outpatient tertiary unit. *Pediatr. Nephrol.* 2011;26:441–447.
87. Tu W, Eckert G, DiMeglio L, Yu Z, Jung J, and Pratt JH. Intensified effect of adiposity on blood pressure in overweight and obese children. *Hypertension* 2011;58:818–824.
88. Ho M, Garnett SP, Baur L, Burrows T, Stewart L, Neve M, and Collins C. Effectiveness of lifestyle interventions in child obesity: Systematic review with meta-analysis. *Pediatrics* 2012;130:e1647–e1671.
89. Reinehr T, Lass N, Toschke C, Rothermel J, Lanzinger S, and Holl RW. Which amount of BMI-SDS reduction is necessary to improve cardiovascular risk factors in overweight children? *J. Clin. Endocrinol. Metab.* 2016;101:171–179.
90. Lurbe E, Agabiti-Rosei E, Cruickshank JK, Dominiczak A et al. 2016 European Society of Hypertension guidelines for the management of high blood pressure in children and adolescents. *J. Hypertension* 2016;34:1887–1920.
91. Appel LJ, Moore TJ, Obarzanek E, Vollmer WM, Svetkey LP, Sacks FM, Bray GA, Vogt TM, Cutler JA, Windhauser MM, Lin PH, and Karanja NA. Clinical trial of the effects of dietary patterns on blood pressure. DASH Collaborative Research Group. *N. Engl. J. Med.* 1997;336:1117–1124.
92. Juraschcek SP, Miller ER, Weaver CM, and Appel LJ. Effects of sodium reduction and the DASH diet in relation to baseline blood pressure. *J. Am. Coll. Cardiol.* 2017;70:2841–2848.
93. Couch SC, Saelens BE, Levin L, Dart K, Falciglia G, and Daniels SR. The efficacy of a clinic-based behavioral nutrition intervention emphasizing a DASH-type diet for adolescents with elevated blood pressure. *J. Pediatr.* 2008;152:494–501.
94. Moore LL, Singer MR, Bradlee ML, Djousse L, Proctor MH, Cupples LA, and Ellison RC. Intake of fruits, vegetables and dairy products in early childhood and subsequent blood pressure change. *Epidemiology* 2005;16:4–11.
95. Moore LL, Bradlee ML, Singer MR, Qureshi MM, Buendia JR, and Daniels SR. Dietary Approaches to Stop Hypertension (DASH) eating pattern and risk of elevated blood pressure in adolescent girls. *Br. J. Nutr.* 2012;108:1678–1685.
96. Barnes TL, Crandell JL, Bell RA, Mayer-Davis EJ, Dabelea D, and Liese AD. Change in DASH diet score and cardiovascular risk factors in youth with type 1 and type 2 diabetes mellitus: The SEARCH for Diabetes in Youth Study. *Nutr. Diabetes* 2013;3:e91.
97. Saneei P, Hashemipour M, Kelishadi R, Rajaei S, and Esmaillzadeh A. Effects of recommendations to follow the dietary approached to stop hypertension (DAH) diet v. usual dietary advice on childhood

metabolic syndrome: A randomized cross-over clinical trial. *Br. J. Nutr.* 2013;110:2250–2259.
98. Vaitkeviciute R, Ball LE, and Harris N. The relationship between food literacy and dietary intake in adolescents: A systematic review. *Public Health Nutr.* 2014;18:649–658.
99. Larson NI, Story M, Eisenberg ME et al. Food preparation and purchasing roles among adolescents: Associations with socio-demographic characteristics and diet quality. *J. Am. Diet.* 2006;106:211–218.
100. He FJ, Marreri NM, and MacGregor GA. Salt and blood pressure in children and adolescents. *J. Hum. Hypertension* 2008;22:4–11.
101. He FJ and MacGregor GA. Importance of salt in determining blood pressure in children: Meta-analysis of controlled trials. *Hypertension* 2006;48:861–869.
102. Brown IJ, Tzoulaki I, Candeias V, and Elliot P. Salt intakes around the world: Implications for public health. *Int. J. Epidemiol.* 2009;38:791–813.
103. Butte NF, Fox MK, Briefel RR et al. Nutrient intakes of US infants, toddlers, and preschoolers meet or exceed dietary reference intake. *J. Am. Diet. Assoc.* 2010;110:S27–S37.
104. Carriquiry A, Moshfegh AJ, and Steinfeldt LC. Trends in the prevalence of excess dietary sodium intake – United States, 2003–2010. *MMWR Morb. Mortal. Wkly. Rep.* 2013;62:1021–1025.

第77章 预防儿童和青少年的睡眠与肥胖问题

目录

要点／1162

77.1 儿童和青少年肥胖／1162

77.2 儿童和青少年睡眠健康不佳／1162

77.3 与睡眠相关的肥胖和其他健康行为／1163

77.3.1 睡眠与肥胖／1163

77.3.2 睡眠与饮食／1163

77.3.3 睡眠、体力活动与屏幕使用时间／1164

77.3.4 影响健康行为模式／1164

77.4 儿童阻塞性睡眠呼吸暂停与肥胖／1164

77.5 改善儿童和青少年睡眠质量／1165

77.5.1 评估睡眠行为与症状／1165

77.5.2 治疗睡眠障碍／1165

临床应用／1167

参考文献／1168

> 要 点

- 建议早期干预和治疗儿童肥胖,应对孩子的生长发育进行筛查。
- 鼓励对家庭和儿童进行健康教育,内容包括健康饮食、体力活动、限制屏幕使用时间和睡眠卫生。
- 建议早期建立健康的睡眠习惯,尽管睡眠行为影响肥胖风险的相关机制尚不清楚。
- 青少年不良健康行为多,包括睡眠时间短、久坐不动、饮食习惯不良,继而造成新陈代谢紊乱的早期迹象。

77.1 儿童和青少年肥胖

在美国,大约有1/5的2~19岁儿童和青少年被诊断为肥胖,1/3为超重[1]。过去几年肥胖的流行趋势逐步稳定,但涵盖2级和3级肥胖的重度肥胖的患病率仍持续上升(BMI>同年龄和同性别的95百分位数的120%)[2]。

在5岁时导致肥胖的生长迹象就可被发现[3],肥胖儿童成年后超重或肥胖的概率是正常体重儿童的4倍[4,5]。经济学家预测,与正常体重儿童相比,肥胖儿童人均终身医疗费用将增加1.9万美元[6]。儿童期肥胖若持续到青春期和成年期,会带来更大的社会负担,包括个人层面收入降低、雇主层面生产力下降、政府层面税收减少[7],这些可能会进一步增加儿童期肥胖造成的社会成本。此外,肥胖儿童多存在与形象不佳相关的心理社会障碍,自尊心不足,压力大和焦虑的情况,且抑郁风险增加[8]。肥胖儿童在学校更可能被欺负或戏弄,导致其社交能力下降,增加社交困难[8]。鉴于这些心理社会问题,且全生命周期患心血管疾病、糖尿病和其他肥胖并发症的风险升高[9],早期采取措施预防儿童肥胖可产生深远的影响。

77.2 儿童和青少年睡眠健康不佳

长期睡眠不足已成为所有年龄段的重要问题。美国国家睡眠基金会最新报告显示,儿童和青少年睡眠时间少于推荐时长,将导致他们长期处于睡眠缺乏状态[10]。幼儿面临的风险尤其大,且其睡眠问题是家长向儿科医师咨询最多的问题之一[11]。学龄前儿童比其他年龄组更容易被诊断为睡眠障碍[12]。儿童期的不良睡眠模式往往会延续到成年并发展为慢性睡眠问题[13,14]。已证明睡眠不足会影响几种重要的激素,包括瘦素、胃促生长素、胰岛素、皮质醇和生长激素[15-21]。睡眠时间过短也可能降低代谢率(即休息时的能量消耗),影响代谢调节功能[22-24]。强有力的证据表明,睡眠不足与儿童肥胖风险增加有关[25-28]。

77.3 与睡眠相关的肥胖和其他健康行为

睡眠和肥胖之间的关系将在这一节讨论。由于睡眠与肥胖间关联的具体机制尚不清楚,通过文献检索探讨可能存在的代谢功能障碍及与之相关的饮食和活动行为改变是至关重要的。

77.3.1 睡眠与肥胖

众多研究已证明睡眠不足与肥胖之间的关系,其中大部分研究采用自我报告睡眠时间和横断面研究设计[29-33]。一项纳入近400名青少年的Heartfelt研究显示,每少睡1h肥胖的概率会增加80%[32]。而且,在另一项纳入300多名4~10岁儿童的研究中,与非肥胖儿童相比,肥胖儿童睡眠更少,且与上学日相比,周末的睡眠时间变异更大[33]。在一项横断面研究中,儿童7岁时睡眠不足(每晚<9h)与肥胖相关,但与看电视和久坐不动的时间(通过加速度计检测)无关[30]。纵向研究的结果并不一致,部分研究发现儿童早期睡眠不足与后期体重增加有关,而其他研究显示无关联[34-36]。新西兰一项纳入244名婴儿的出生队列,测量了3~7岁时的睡眠和其他健康行为,结果显示,3~5岁时期睡眠不足预示着7岁时肥胖发生率更高。然而,美国一项研究共纳入800多名4~19岁西班牙语裔儿童,研究结果显示,自我报告的睡眠时长并不能预测未来1年的体重增加[34]。近期丹麦的一项纳入8~11岁儿童的研究也显示,睡眠时长不能预测未来的体重增加[35]。上述研究结果并不一致,可能归因于睡眠数据的方法学问题,毕竟大多数研究采用自我报告睡眠时长而非客观测量(如体动记录仪)。以上数据表明,睡眠和肥胖的相互关系可能不仅限于睡眠时长,须进一步探索睡眠的其他组成部分与肥胖的关联[37]。入睡时间及其与肥胖的关联就是其中一个组成部分。虽目前相关研究较少,但迄今为止,研究发现晚睡与儿童和青少年肥胖及体重增加有关[37-39]。这些发现与睡眠时长无关,表明入睡时间可能与睡眠时长同等重要。

睡眠时长与青少年的代谢调节有关,尤其与胰岛素敏感度相关。研究发现,即使控制其他生活方式和机体组分的影响,肥胖青少年经体动记录仪测得的睡眠时长与葡萄糖、甘油三酯、高密度脂蛋白和其他代谢标志物水平呈负相关[40],另一项研究显示其与胰岛素抵抗指数(HOMA-IR)相关[41]。另一项研究发现,与睡眠时间过短(5h/晚)或睡眠时间过长(10h/晚)的青少年相比,每天睡7.75h的青少年胰岛素敏感度最好[42],然而,在调整标志肥胖的变量后无显著差异。上述研究结果不一致,可能是因为应用不同数据采集方法和分析时纳入的协变量不同(如肥胖、青春期状态、饮食和活动等其他健康行为)。因此,这一领域尚需进一步研究。

77.3.2 睡眠与饮食

儿童和青少年中睡眠与饮食行为的关系有限。实验性研究发现青少年睡眠限制(sleep restriction, SR)会改变其饮食摄入[43,44]。与健康睡眠时长(10h/晚或床上时间10h)的青少年相比,连续5晚睡眠不足(6.5h/晚或床上时间6.5h)的青少年甜品摄入量增加到2倍,饮食的血糖生成指数、卡路里和碳水化合物含量更高[43,44]。与睡眠健康组相比，睡眠时间不足的青少年还认为甜品图片比其他食物图片更有吸引力[44]。

除睡眠时长外，饮食习惯也与入睡时间有关。早睡的儿童和青少年（午夜前入睡），比晚睡组（午夜后入睡）摄入含糖或含咖啡碱的饮料更少[45-48]，此外，晚睡人群全天会摄入更多的含糖、盐和脂肪的食物[45,46,49]。

青少年更倾向于不吃早餐，反而在当天较晚时摄入大部分的食物，这可能是因为青少年倾向于晚睡晚起[50,51]。此外，夜晚可能不太容易获得健康食物。一项针对青少年的随机实验研究发现，提前就寝增加睡眠时间的"早睡"组晚上热量摄入减少，而"夜猫子"组则没有这种效果[52]。虽然针对青少年的研究有限，但对成年人来说，就餐时间和频率不规律会导致不良健康后果——包括心血管疾病、2型糖尿病和肥胖[53]。考虑到青少年容易出现不规律饮食行为，未来的研究应重点关注青少年睡眠时间和就餐时间。

77.3.3 睡眠、体力活动与屏幕使用时间

体力活动水平和睡眠之间的关系尚存争议，目前还不清楚体力活动是否会增加或减少儿童、青少年的睡眠时长。瑞典一项研究纳入1 200多名6~10岁儿童，结果表明，儿童睡眠总时长在中高强度体力活动（moderate-to-vigorous physical activity，MVPA）后无变化；但是每增加1min的MVPA，睡眠效率确实有所提高[54]。相反，一项纳入275名8岁儿童的队列研究发现，白天体力活动（physical activity，PA）每增加一个单位，当晚睡眠时长和睡眠效率会降低[55]。这2项研究中对体力活动和睡眠均采用客观监测。虽然针对这个群体的临床试验较少，但对8~11岁儿童的睡眠时长实验性改变会导致其体力活动水平发生积极变化[56]。在为期3周的个体对抗平衡设计试验中，37名儿童被随机分为2组，一组持续1周平均每晚增加1.5h睡眠时长，一组减少1.5h的睡眠时长，期间佩戴手腕加速度计，并完成体力活动调查问卷。与睡眠时长增加的儿童相比，睡眠时间减少的儿童这1周体力活动平均水平较低，且第2天看电视时间会更多。最后，一项纳入3 000多名睡眠不足（每晚少于8h）的欧洲青少年的研究结果显示，睡眠不足与较长的久坐和看电视时间有关[57]。

77.3.4 影响健康行为模式

一系列健康行为一般同时发生，因此，了解健康行为模式如何预测肥胖非常重要。例如，肥胖儿童往往有2种或更多不良的饮食和活动行为（如大量饮用含糖饮料和活动水平低）[58]。研究结果显示，有差异的原因可能是每种健康行为（如饮食、体力活动、屏幕使用时间）之间存在的潜在联系。目前很少有研究探索多种行为模式结合可能产生的影响[59-62]，也没有研究将睡眠与其他健康行为相结合。随着持续探索与肥胖有关的健康行为之间的关系，未来研究应该探讨这些行为同时发生的潜在机制。

77.4 儿童阻塞性睡眠呼吸暂停与肥胖

肥胖的儿童青少年患阻塞性睡眠呼吸暂停（obstructive sleep apnea，OSA）的风险增加：在健康儿童中，OSA患病率为1%~5%；而在肥胖儿童中则高达30%[63,64]。OSA的特征是夜间上呼吸道多次出现

部分或全部阻塞,导致患者睡眠中多次醒来。如果不及时治疗,OSA 可能会产生严重的后果,包括心血管疾病、认知功能受损、情绪和行为问题[64,65]。较为严重的 OSA 与脂肪分布异常、运动功能异常和胰岛素抵抗相关。在一项纳入 31 名 5~18 岁肥胖儿童的研究中,研究者使用 MRI/MRS 评估受试者内脏脂肪分布情况,用 PSG 评估 OSA 的严重程度,发现内脏脂肪分布与 OSA 的严重程度有关[66]。调整体重变量后,与匹配体重的无 OSA 儿童相比,7~12 岁的 OSA 儿童在达到峰值运动能力时的心排血量和耗氧量较低[67]。即便受试者肥胖程度相似,与轻度 OSA 或无 OSA 的受试者相比,中度或重度 OSA 青少年空腹胰岛素和 HOMA-IR 水平更高[68]。一项纳入 62 名 5~16 岁鼻鼾儿童的研究中发现,OSA 的严重程度与空腹胰岛素相关,且不受 BMI 的影响[69]。Gozal 和其同事[70]对 260 名 4~11 岁的儿童进行了研究,发现同时有肥胖和 OSA 的儿童 G 蛋白耦联受体 120(GPR120)水平最低,GPR120 是一种长链游离脂肪酸受体,在能量平衡中起着重要作用,能防止胰岛素抵抗和全身炎症,低 GPR120 可能会影响 OSA 青少年的食物摄入、体重和葡萄糖代谢。现有研究结果具有局限性:OSA 的定义标准不规范,监测方法多样(从完整的多导睡眠图监测到家长主观描述)。未来须进一步研究 OSA 与体重、运动功能、能量平衡和葡萄糖代谢的关系。

77.5 改善儿童和青少年睡眠质量

77.5.1 评估睡眠行为与症状

全面评估睡眠行为是必要的,以彻底了解医学和行为层面的睡眠紊乱和中断。青少年和其父母对睡眠障碍有各自独特的视角和看法,因此,他们的意见可能是有帮助的。首先,临床访谈时应问孩子的入睡和起床时间、就寝日常或准备工作,就寝前、入睡前和晚上醒来时进行的活动(如起床、找父母、看书、看电视、看平板电脑)。其次,应询问孩子是否使用任何药物(非处方药或处方药)或娱乐性药物来帮助睡眠。最后,询问家庭成员曾使用过的助眠方法和方法的有效性。一些睡眠评估工具也是临床访谈的辅助评估方式(表 77-5-1)。

77.5.2 治疗睡眠障碍

睡眠障碍的治疗方式根据睡眠问题类型而异。许多儿童、青少年是由不良睡眠习惯造成夜间睡眠不足和白天嗜睡,未诊断为特定的睡眠障碍。对于这些人,养成良好的睡眠卫生习惯可能有助于改善睡眠和日间行为。睡眠卫生是指能够促进健康睡眠的习惯和条件。睡眠障碍的患者常会有一些与睡眠有关、可能会抑制充足睡眠的习惯,如在白天食用含有咖啡碱或其他引起兴奋的食物以保持清醒,无意识中降低了睡眠驱动力,推迟入睡时间[74]。虽然睡眠卫生不是治疗失眠的单独方法,但有必要使用这些方法为儿童青少年的健康睡眠奠定基础。睡眠卫生鼓励儿童建立良好睡眠习惯,包括建立睡前常规程序、睡前 1h 避免使用电子设备以减少强光刺激、在规定时间内睡觉/起床(如 1 周内睡觉或起床时间变化不超过 2h),并保持一个安静、黑暗且凉爽的睡眠环境。同时,有必要减少影响睡眠的行为,包括咖啡碱摄入、睡前 2h 内运动、白天小憩和缺乏舒适的睡眠环境。

表 77-5-1　患者睡眠行为的评估工具

睡眠评估工具	说明
多导睡眠图（PSG）	PSG 是评估睡眠障碍的金标准,测量包括多种生理通道(大脑活动、呼吸、心率、眼球运动和肢体运动),通常在睡眠实验室完成。PSG 用于临床判断是否存在睡眠呼吸障碍(鼻鼾、呼吸暂停、睡觉时大喘气)或睡眠过程中有不正常的动作。PSG 不推荐用于失眠患者。
活动记录仪	一种戴在非惯用手腕上、类似手表的设备,使用加速计测量活动度以评估睡眠情况。腕动仪的优点包括能够长时间(1~2 周)在家庭环境中实时监测睡眠。但是许多临床医师并不能方便地获得活动记录仪。
睡眠日记	孩子和/或父母填写睡眠日记是获取有关睡眠模式和行为的一种简单而划算的信息记录方式。理想情况下,每天早上醒来时,开始记录睡眠日记,简单记录典型睡眠/觉醒模式的关键数据,包括计划就寝时间、预计睡眠开始时间、夜间醒来的频率和持续时间以及早晨醒来时间。睡眠日记中的信息可以帮助回答临床医师针对睡眠行为的问题。
睡眠问卷	专门的睡眠问卷亦有助于筛查睡眠障碍或获得进一步调查所需的信息。针对各种睡眠问题有不同的调查问卷可供选择。例如,儿童失眠严重程度指数(pediatric insomnia severity index, PISI)包含 6 项简短的指标,儿童和家长都可填写,记录评估与失眠相关的睡眠问题,包括入睡问题、睡眠维持困难、日间困倦和夜间睡眠持续时间[71,72]。对于睡眠中出现呼吸困难,儿科睡眠问卷(Pediatric Sleep Questionnaire, PSG)是一项针对 2~18 岁儿童青少年的家长报告问卷,分为 4 个量表部分,包括鼻鼾、日间过度嗜睡、注意力不集中/过度活跃行为和睡眠相关呼吸障碍[73]。

失眠认知行为疗法(cognitive-behavioral therapy for insomnia, CBT-I)被认为是成人首选的治疗方法[75]。虽然针对青少年的研究较少,但已有证据支持 CBT-I 也可用于青少年[71,76]。青少年 CBT-I 的关键内容包括睡眠卫生(如上所述)、刺激控制、睡眠限制和认知重构。

- 刺激控制包括只在睡觉时使用床和卧室,以加强床/卧室和睡眠之间的联系,同时削弱床/卧室和清醒之间的关系[77]。这意味着青少年不在床上或者卧室做作业、看电视、使用平板电脑和手机、吃饭或阅读。

- 睡眠限制严格规定青少年每晚能够在床上的总时间,使之更接近于他们目前的真实睡眠时间,减少在床上清醒的时间。和刺激控制一样,睡眠限制的目的是减弱床或卧室与清醒之间的联系。睡眠限制是推迟就寝时间且起床时间不变,这会造成一定程度的睡眠不足,增加睡眠的驱动力,以实现更快地入睡,减少夜间醒来次数。在睡眠效率提高后,慢慢将就寝时间提前以延长至健康的睡眠时长。应用睡眠限制时须谨慎,以避免睡眠不足对白天正常生活(如学习、通勤)或某些疾病(如抑郁、双相情感障碍)产生负面影响。

- 认知重构的目的是改变对睡眠的消极想法和认知扭曲,这些想法和认知扭曲可能是导致失眠症状的长期因素。对于睡眠的不良认知会导致觉醒增加、出现干扰睡眠的行为,并加强与睡眠环境的不良关联[78]。认知重构的目标是打破睡眠消极想法的循环,通过建立和采用更合适的想法和态度取代消极的信念来减少觉醒和改善睡眠。放松策略(如腹式呼吸和想象)结合认知重构,也可减少觉醒和不良想法。

许多临床经验证实行为疗法能够帮助年幼的失眠儿童克服睡眠困难(如睡前抵抗、入睡困难或自主入睡困难)[79,80]。美国睡眠医学学会的实践指南为幼儿行为疗法提供了指导[81]。建议对家长进行睡眠和睡眠卫生教育，重点是帮助孩子建立良好的睡眠习惯。鼓励家长们设计一套睡前流程，包括一系列令人愉快和平静的睡前活动以引导孩子入睡。在指定的时间安顿孩子就寝后，父母应尽量减少孩子入睡时对外界环境的依赖性（如父母陪伴）。在保证安全的前提下，鼓励孩子独自睡到早晨，在预先确定的时间（例如，每5min，或者先5min然后10min）简单检查一下，或在孩子睡着前留在孩子的房间里，但关注越少越好且减少互动。积极强化（如奖励、贴纸图表）可以与这些策略结合使用。任何睡眠干预都应重视与家庭成员合作，制定一种循证且被家长接受的治疗方法[82]。

儿童阻塞性睡眠呼吸暂停的一线治疗是手术切除扁桃体和腺样体。然而，术前睡眠质量差似乎是青少年肥胖的风险因素，在合适的时间进行睡眠可能对青少年饮食摄入、体力活动、久坐和代谢功能产生重要影响。需要更多的研究解释睡眠和肥胖关系背后的机制，尤其应使用严格的方法论，通过实验研究来证明因果关系。儿童肥胖是一个重要的公共卫生问题，与此同时，如今年轻人中，长期睡眠不足的人数也在增加。因此，迫切需要新的肥胖预防和治疗目标，如睡眠。

临床应用

存在问题	可能诊断	推荐的治疗方式
所有年龄		
鼻鼾、睡眠呼吸暂停、睡眠时急剧喘气	阻塞性睡眠呼吸暂停	多导睡眠图；转诊至小儿睡眠科
睡眠/觉醒时间不规律	不良睡眠习惯（非诊断为离散性睡眠障碍）	有计划的、有规律的就寝/起床时间
不良的睡眠习惯（例如，睡前使用电子设备）	不良睡眠习惯（非诊断为离散性睡眠障碍）	睡眠卫生建议
幼儿		
自主入睡困难（需要父母陪伴才能入睡或夜间醒来后需陪伴才能重新入睡）	失眠	自主睡眠的行为治疗；转诊至儿科行为睡眠医学专家
抗拒入睡	失眠	就寝习惯；正强化；转诊至儿科行为睡眠医学专家
大龄儿童和青少年		
入睡困难	失眠	失眠认知行为疗法（CBT-I）；转诊至儿科行为睡眠医学专家
夜间频繁醒来	失眠	CBT-I；转诊至儿科行为睡眠医学专家

除了本章讨论的睡眠困难和障碍之外，由于篇幅限制，还有许多其他睡眠症状和障碍（如异睡症、不宁腿综合征、昼夜节律睡眠障碍）未能提及。有这些情况者建议转诊至儿科睡眠专家以排除睡眠障碍。

美国儿科睡眠委员会提供了美国睡眠医学学会认可的儿科专业睡眠中心名单，网址为www.babysleep.com。行为睡眠医学协会提供了包括儿科专家在内的行为睡眠医学专家名单，网址为www.behavialsleep.org。

（Jill Landsbaugh Kaar, PhD and Stacey L.Simon, PhD　著　杜青　译　宋雅　陶曼　校）

参考文献

1. Ogden CL, Carroll MD, Kit BK, Flegal KM. Prevalence of childhood and adult obesity in the United States, 2011–2012. *JAMA*. 2014;311(8):806–814.
2. Skinner AC, Skelton JA. Prevalence and trends in obesity and severe obesity among children in the United States, 1999–2012. *JAMA Pediatrics*. 2014;168(6):561–566.
3. Cunningham SA, Kramer MR, Narayan KM. Incidence of childhood obesity in the United States. *The New England Journal of Medicine*. 2014;370(5):403–411.
4. Freedman DS, Khan LK, Serdula MK, Dietz WH, Srinivasan SR, Berenson GS. The relation of childhood BMI to adult adiposity: The Bogalusa Heart Study. *Pediatrics*. 2005;115(1):22–27.
5. Singh AS, Mulder C, Twisk JW, van Mechelen W, Chinapaw MJ. Tracking of childhood overweight into adulthood: A systematic review of the literature. *Obesity Reviews: an Official Journal of the International Association for the Study of Obesity*. 2008;9(5):474–488.
6. Finkelstein EA, Graham WC, Malhotra R. Lifetime direct medical costs of childhood obesity. *Pediatrics*. 2014;133(5):854–862.
7. Trasande L, Elbel B. The economic burden placed on healthcare systems by childhood obesity. *Expert Review of Pharmacoeconomics & Outcomes Research*. 2012;12(1):39–45.
8. Kalra G, De Sousa A, Sonavane S, Shah N. Psychological issues in pediatric obesity. *Industrial Psychiatry Journal*. 2012;21(1):11–17.
9. Gurnani M, Birken C, Hamilton J. Childhood obesity: Causes, consequences, and management. *Pediatric Clinics of North America*. 2015;62(4):821–840.
10. National Sleep Foundation. Lack of Sleep is Affecting Americans. Finds the National Sleep Foundation, 2014.
11. Armstrong KL, Quinn RA, Dadds MR. The sleep patterns of normal children. *The Medical Journal of Australia*. 1994;161(3):202–206.
12. Meltzer LJ, Johnson C, Crosette J, Ramos M, Mindell JA. Prevalence of diagnosed sleep disorders in pediatric primary care practices. *Pediatrics*. 2010;125(6):e1410–e1418.
13. Beebe DW, Rausch J, Byars KC, Lanphear B, Yolton K. Persistent snoring in preschool children: Predictors and behavioral and developmental correlates. *Pediatrics*. 2012;130(3):382–389.
14. Byars KC, Yolton K, Rausch J, Lanphear B, Beebe DW. Prevalence, patterns, and persistence of sleep problems in the first 3 years of life. *Pediatrics*. 2012;129(2):e276–e284.
15. Beihl DA, Liese AD, Haffner SM. Sleep duration as a risk factor for incident type 2 diabetes in a multiethnic cohort. *Annals of Epidemiology*. 2009;19(5):351–357.
16. Berentzen NE, Smit HA, Bekkers MB, et al. Time in bed, sleep quality and associations with cardiometabolic markers in children: The Prevention and Incidence of Asthma and Mite Allergy birth cohort study. *Journal of Sleep Research*. 2014;23(1):3–12.
17. Buxton OM, Pavlova M, Reid EW, Wang W, Simonson DC, Adler GK. Sleep restriction for 1 week reduces insulin sensitivity in healthy men. *Diabetes*. 2010;59(9):2126–2133.
18. Cappuccio FP, D'Elia L, Strazzullo P, Miller MA. Quantity and quality of sleep and incidence of type 2 diabetes: A systematic review and meta-analysis. *Diabetes Care*. 2010;33(2):414–420.
19. Cedernaes J, Schiöth HB, Benedict C. Determinants of shortened, disrupted, and mistimed sleep and associated metabolic health consequences in healthy humans. *Diabetes*. 2015;64(4):1073–1080.
20. Klingenberg L, Chaput JP, Holmbäck U, et al. Acute sleep restriction reduces insulin sensitivity in adolescent boys. *Sleep*. 2013;36(7):1085–1090.
21. Knutson KL, Van Cauter E. Associations between sleep loss and increased risk of obesity and diabetes. *Annals of the New York Academy of Sciences*. 2008;1129:287–304.
22. Koren D, O'Sullivan KL, Mokhlesi B. Metabolic and glycemic sequelae of sleep disturbances in children and adults. *Current Diabetes Reports*. 2015;15(1):562.
23. Reutrakul S, Van Cauter E. Interactions between sleep, circadian function, and glucose metabolism: Implications for risk and severity of diabetes. *Annals of the New York Academy of Sciences*. 2014;1311:151–173.
24. Spiegel K, Tasali E, Penev P, Van Cauter E. Brief communication: Sleep curtailment in healthy young men is associated with decreased leptin levels, elevated ghrelin levels, and increased hunger and appetite. *Annals of Internal Medicine*. 2004;141(11):846–850.
25. Taveras EM, Rifas-Shiman SL, Oken E, Gunderson EP, Gillman MW. Short sleep duration in infancy and risk of childhood overweight. *Archives of Pediatrics & Adolescent Medicine*. 2008;162(4):305–311.
26. Bell JF, Zimmerman FJ. Shortened nighttime sleep duration in early life and subsequent childhood obesity. *Archives of Pediatrics & Adolescent Medicine*. 2010;164(9):840–845.
27. Cappuccio FP, Taggart FM, Kandala NB, et al. Meta-analysis of short sleep duration and obesity in children and adults. *Sleep*. 2008;31(5):619–626.
28. Landhuis CE, Poulton R, Welch D, Hancox RJ. Childhood sleep time and long-term risk for obesity: A 32-year prospective birth cohort study. *Pediatrics*. 2008;122(5):955–960.
29. Chaput JP, Gray CE, Poitras VJ, et al. Systematic review of the relationships between sleep duration and health indicators in school-aged children and youth. *Applied Physiology, Nutrition, and Metabolism = Physiologie Appliquee, Nutrition et Metabolisme*. 2016;41(6 Suppl 3):S266–282.
30. Nixon GM, Thompson JM, Han DY, et al. Short sleep duration in middle childhood: Risk factors and consequences. *Sleep*. 2008;31(1):71–78.
31. Chaput JP, Lambert M, Gray-Donald K, et al. Short sleep duration is independently associated with overweight and obesity in Quebec children. *Canadian Journal of Public Health = Revue Canadienne de Sante Publique*. 2011;102(5):369–374.
32. Gupta NK, Mueller WH, Chan W, Meininger JC. Is obesity associated with poor sleep quality in adolescents? *American Journal of Human Biology*. 2002;14(6):762–768.
33. Spruyt K, Molfese DL, Gozal D. Sleep duration, sleep regularity, body weight, and metabolic homeostasis in school-aged children. *Pediatrics*. 2011;127(2):e345–e352.
34. Butte NF, Cai G, Cole SA, et al. Metabolic and behavioral predictors of weight gain in Hispanic children: The Viva la Familia Study. *The American Journal of Clinical Nutrition*. 2007;85(6):1478–1485.
35. Hjorth MF, Chaput JP, Ritz C, et al. Fatness predicts decreased physical activity and increased sedentary time, but not vice versa: Support from a longitudinal study in 8- to 11-year-old children. *International Journal of Obesity*. 2014;38(7):959–965.
36. Carter PJ, Taylor BJ, Williams SM, Taylor RW. Longitudinal analysis of sleep in relation to BMI and body fat in children: The FLAME study. *BMJ*. 2011;342:d2712.
37. Jarrin DC, McGrath JJ, Drake CL. Beyond sleep duration: Distinct sleep dimensions are associated with obesity in children and adolescents. *International Journal of Obesity*. 2013;37(4):552–558.
38. Olds TS, Maher CA, Matricciani L. Sleep duration or bedtime? Exploring the relationship between sleep habits and weight status and activity patterns. *Sleep*. 2011;34(10):1299–1307.
39. Thivel D, Isacco L, Aucouturier J, et al. Bedtime and sleep timing but not sleep duration are associated with eating habits in primary school children. *Journal of Developmental & Behavioral Pediatrics*. 2015;36(3):158–165.
40. Iglayreger HB, Peterson MD, Liu D, et al. Sleep duration predicts cardiometabolic risk in obese adolescents. *The Journal of Pediatrics*. 2014;164(5):1085–1090.e1.
41. Matthews KA, Dahl RE, Owens JF, Lee L, Hall M. Sleep duration and insulin resistance in healthy black and white adolescents. *Sleep*. 2012;35(10):1353–1358.
42. Javaheri S, Storfer-Isser A, Rosen CL, Redline S. Association of short and long sleep durations with insulin sensitivity in adolescents. *The Journal of Pediatrics*. 2011;158(4):617–623.
43. Beebe DW, Simon S, Summer S, Hemmer S, Strotman D, Dolan LM. Dietary intake following experimentally restricted sleep in adolescents. *Sleep*. 2013;36(6):827–834.
44. Simon SL, Field J, Miller LE, DiFrancesco M, Beebe DW. Sweet/dessert foods are more appealing to adolescents after sleep restriction. *PLOS ONE*. 2015;10(2):e0115434.
45. Thellman KE, Dmitrieva J, Miller A, Harsh JR, LeBourgeois MK. Sleep timing is associated with self-reported dietary patterns in 9- to 15-year-olds. *Sleep Health*. 2017;3(4):269–275.

46. Fleig D, Randler C. Association between chronotype and diet in adolescents based on food logs. *Eating Behaviors.* 2009;10(2):115–118.
47. Giannotti F, Cortesi F, Sebastiani T, Ottaviano S. Circadian preference, sleep and daytime behaviour in adolescence. *Journal of Sleep Research.* 2002;11(3):191–199.
48. Ievers-Landis CE, Kneifel A, Giesel J, et al. Dietary intake and eating-related cognitions related to sleep Among adolescents who are overweight or obese. *Journal of Pediatric Psychology.* 2016;41(6):670–679.
49. Golley RK, Maher CA, Matricciani L, Olds TS. Sleep duration or bedtime? Exploring the association between sleep timing behaviour, diet and BMI in children and adolescents. *International Journal of Obesity.* 2013;37(4):546–551.
50. Videon TM, Manning CK. Influences on adolescent eating patterns: The importance of family meals. *The Journal of Adolescent Health: Official Publication of the Society for Adolescent Medicine.* 2003;32(5):365–373.
51. Dwyer JT, Evans M, Stone EJ, et al. Adolescents' eating patterns influence their nutrient intakes. *Journal of the American Dietetic Association.* 2001;101(7):798–802.
52. Beebe DW, Zhou A, Rausch J, Noe O, Simon SL. The impact of early bedtimes on adolescent caloric intake varies by chronotype. *The Journal of Adolescent Health: Official Publication of the Society for Adolescent Medicine.* 2015;57(1):120–122.
53. St-Onge MP, Ard J, Baskin ML, et al. Meal timing and frequency: Implications for cardiovascular disease prevention: A scientific statement From the American Heart Association. *Circulation.* 2017;135(9):e96–e121.
54. Ekstedt M, Nyberg G, Ingre M, Ekblom Ö, Marcus C. Sleep, physical activity and BMI in six to ten-year-old children measured by accelerometry: A cross-sectional study. *The International Journal of Behavioral Nutrition & Physical Activity.* 2013;10:82.
55. Pesonen AK, Sjösten NM, Matthews KA, et al. Temporal associations between daytime physical activity and sleep in children. *PLOS ONE.* 2011;6(8):e22958.
56. Hart CN, Hawley N, Davey A, et al. Effect of experimental change in children's sleep duration on television viewing and physical activity. *Pediatric Obesity.* 2017;12(6):462–467.
57. Garaulet M, Ortega FB, Ruiz JR, et al. Short sleep duration is associated with increased obesity markers in European adolescents: Effect of physical activity and dietary habits. The HELENA study. *International Journal of Obesity.* 2011;35(10):1308–1317.
58. Sanchez A, Norman GJ, Sallis JF, Calfas KJ, Rock C, Patrick K. Patterns and correlates of multiple risk behaviors in overweight women. *Preventive Medicine.* 2008;46(3):196–202.
59. Gubbels JS, Kremers SP, Stafleu A, Goldbohm RA, de Vries NK, Thijs C. Clustering of energy balance-related behaviors in 5-year-old children: Lifestyle patterns and their longitudinal association with weight status development in early childhood. *The International Journal of Behavioral Nutrition & Physical Activity.* 2012;9:77.
60. Leech RM, McNaughton SA, Timperio A. The clustering of diet, physical activity and sedentary behavior in children and adolescents: A review. *The International Journal of Behavioral Nutrition & Physical Activity.* 2014;11:4.
61. Lioret S, Touvier M, Lafay L, Volatier JL, Maire B. Dietary and physical activity patterns in French children are related to overweight and socioeconomic status. *The Journal of Nutrition.* 2008;138(1):101–107.
62. Schmiege SJ, Gance-Cleveland B, Gilbert L, Aldrich H, Gilbert KC, Barton A. Identifying patterns of obesity risk behavior to improve pediatric primary care. *Journal for Specialists in Pediatric Nursing: JSPN.* 2016;21(1):18–28.
63. Marcus CL, Brooks LJ, Draper KA, et al. Diagnosis and management of childhood obstructive sleep apnea syndrome. *Pediatrics.* 2012;130(3):e714–e755.
64. Beebe DW, Lewin D, Zeller M, et al. Sleep in overweight adolescents: Shorter sleep, poorer sleep quality, sleepiness, and sleep-disordered breathing. *Journal of Pediatric Psychology.* 2007;32(1):69–79.
65. Halbower AC, Mahone EM. Neuropsychological morbidity linked to childhood sleep-disordered breathing. *Sleep Medicine Reviews.* 2006;10(2):97–107.
66. Canapari CA, Hoppin AG, Kinane TB, Thomas BJ, Torriani M, Katz ES. Relationship between sleep apnea, fat distribution, and insulin resistance in obese children. *Journal of Clinical Sleep Medicine: JCSM: Official Publication of the American Academy of Sleep Medicine.* 2011;7(3):268–273.
67. Evans CA, Selvadurai H, Baur LA, Waters KA. Effects of obstructive sleep apnea and obesity on exercise function in children. *Sleep.* 2014;37(6):1103–1110.
68. Watson SE, Li Z, Tu W, et al. Obstructive sleep apnoea in obese adolescents and cardiometabolic risk markers. *Pediatric Obesity.* 2014;9(6):471–477.
69. de la Eva RC, Baur LA, Donaghue KC, Waters KA. Metabolic correlates with obstructive sleep apnea in obese subjects. *The Journal of Pediatrics.* 2002;140(6):654–659.
70. Gozal D, Kheirandish-Gozal L, Carreras A, Khalyfa A, Peris E. Obstructive sleep apnea and obesity are associated with reduced GPR 120 plasma levels in children. *Sleep.* 2014;37(5):935–941.
71. Byars K, Simon SL. Practice patterns and insomnia treatment outcomes from an evidence-based pediatric behavioral sleep medicine clinic. *Clinical Practice in Pediatric Psychology.* 2014;2(3):337–349.
72. Byars KC, Simon SL, Peugh J, Beebe DW. Validation of a brief insomnia severity measure in youth clinically referred for sleep evaluation. *Journal of Pediatric Psychology.* 2017;42(4):466–475.
73. Chervin RD, Hedger K, Dillon JE, Pituch KJ. Pediatric sleep questionnaire (PSQ): Validity and reliability of scales for sleep-disordered breathing, snoring, sleepiness, and behavioral problems. *Sleep Medicine.* 2000;1(1):21–32.
74. Karacan I, Thornby JI, Anch M, Booth GH, Williams RL, Salis PJ. Dose-related sleep disturbances induced by coffee and caffeine. *Clinical Pharmacology & Therapeutics.* 1976;20(6):682–689.
75. Qaseem A, Kansagara D, Forciea MA, Cooke M, Denberg TD, Clinical Guidelines Committee of the American College of Physicians. Management of chronic insomnia disorder in adults: A clinical practice guideline from the American College of Physicians. *Annals of Internal Medicine.* 2016;165(2):125–133.
76. Blake MJ, Sheeber LB, Youssef GJ, Raniti MB, Allen NB. Systematic review and meta-analysis of adolescent cognitive-behavioral sleep interventions. *Clinical Child & Family Psychology Review.* 2017;20(3):227–249.
77. Bootzin RR, Epstein D, Wood JM. Stimulus control instructions. In: PJ Hauri, ed. *Case Studies in Insomnia.* Springer U.S. 1991:19–28.
78. Edinger JD, Means MK. Cognitive-behavioral therapy for primary insomnia. *Clinical Psychology Review.* 2005;25(5):539–558.
79. Meltzer LJ, Mindell JA. Systematic review and meta-analysis of behavioral interventions for pediatric insomnia. *Journal of Pediatric Psychology.* 2014;39(8):932–948.
80. Meltzer LJ. Clinical management of behavioral insomnia of childhood: Treatment of bedtime problems and night wakings in young children. *Behavioral Sleep Medicine.* 2010;8(3):172–189.
81. Morgenthaler TI, Owens J, Alessi C, et al. Practice parameters for behavioral treatment of bedtime problems and night wakings in infants and young children. *Sleep.* 2006;29(10):1277–1281.
82. Byars KC, Simon SL. Behavioral treatment of pediatric sleep disturbance: Ethical considerations for pediatric psychology practice. *Clinical Practice in Pediatric Psychology.* 2016;4(2):241–248.

第 78 章 ｜ 儿童肥胖

目录

要点／1171

78.1 概述／1171

78.2 重要资源／1171

78.3 定义／1172

78.4 病因／1172

78.5 并发症／1173

78.6 预防儿童肥胖／1175

78.6.1 风险因素和保护因素／1175

78.6.2 筛查／1175

78.6.3 预防措施的有效性／1175

78.7 治疗儿童肥胖／1176

78.7.1 治疗目标概况／1176

78.7.2 临床减重目标／1176

78.7.3 阐释治疗有效性／1176

78.7.4 分期干预框架／1177

78.7.5 基于行为的多方面生活方式治疗／1177

78.7.6 办公室干预／1178

78.7.7 营养干预／1178

78.7.8 身体活动和久坐行为的干预／1180

78.7.9 睡眠干预／1180

78.7.10 抗肥胖症药／1181

78.7.11 代谢与减肥手术／1181

临床应用／1182

参考文献／1183

要 点

- 对所有儿童每年至少进行一次最基本的健康筛查,以及可能导致肥胖的生活方式因素筛查,筛查指标根据年龄和性别有所不同,采用 BMI(≥2 岁)或体重 – 身长比(<2 岁)[12,15] 进行。
- 根据肥胖的严重程度和家庭的意愿来制订干预肥胖的措施。
- 使用动机访谈和行为改变技术,让家庭确定他们最看重的因素,并设置可行的生活方式改变目标。
- 如果条件允许,整个家庭应参加与多学科家庭中心共同实施的干预(有力证据显示,每年≥26 个面授课时能持续改变 BMI 和生活方式)。

78.1 概述

从医学和公共卫生的角度来看,儿童肥胖是一种相对较新的慢性流行病。20 世纪 80 年代以来,儿童肥胖的患病率显著上升,同期成人肥胖的患病率也同步上升[1,2]。在过去 20 年里,多个部门对预防肥胖在人口水平的有效性和成本效益进行了评估[3,4],但卫生保健系统仍苦恼于推广循证干预手段[5]。在美国,2~19 岁青少年人群的肥胖患病率为 18.5%,而且在所有年龄组中都在持续上升。非裔、西班牙裔和其他少数族裔的年轻人中,肥胖率更是以不同比率上升[6]。随着一代又一代的肥胖儿童步入成年阶段,各种肥胖并发症(如 2 型糖尿病)患者数预计将急剧上升[7]。

由于这一流行病带来的巨大生活质量成本、直接医疗成本和间接社会成本,因此亟需从卫生保健角度对其采取循证干预措施。虽然医疗服务方希望帮助因体重超标而导致生活质量下降、健康水平受损的儿童,并协助家庭来预防这些问题,但在实施过程中却遇到了阻碍。美国的医疗保健服务[8]和医学教育体系[9,10]在应对这一日益严重的流行病方面一直存在滞后。许多临床医师反映他们缺乏足够的培训,在儿童体重管理咨询上自我效能低下,缺乏了解和获取相关循证治疗资源的途径[11]。

本章的目的是为希望将儿童肥胖预防和治疗纳入实践的医疗服务者提供参考依据。具体来说,本章强调了如何通过生活方式的改变,来帮助相关家庭改变儿童的营养摄入、身体活动、睡眠规律等习惯,以保证儿童得以健康成长。本章提供了一系列可与治疗强度和家庭准备情况相匹配的生活方式,作为儿童肥胖治疗的阶段性方法参考。对于严重肥胖和患有肥胖并发症的儿童,本章还将提及相关的药物治疗或外科介入治疗方法。

78.2 重要资源

考虑预防、评估和治疗儿童肥胖时,熟悉一些重要资源十分有用。相关资源有:① 2007 年初级医疗保健临床实践《专家委员会建议》[12];②《2013 年美国心脏协会关于儿童和青少年重度肥胖的科学声明》:详细阐述了重度肥胖的病因和并发症[13];③ 2017年《内分泌学会儿科肥胖临床实践指南》:最新的相关临床管理指南[14];④美国预防服务工作组(United States Preventive Service Task Force,USPSTF)《关于儿童和青少年肥胖筛查的建议声明》:试图在全面审查的干预措施基础上确定有效的治疗强度[15]。

78.3　定义

肥胖是指脂肪过多。BMI[体重(kg)/身高的平方(m^2)]是公认的测量2岁及以上儿童肥胖的临床标准,而2岁以下的儿童用体重-身长指数来测量[16]。

年龄≥2岁(参考标准:CDC BMI生长曲线图2~20[17])

> 超重(在同性别、同年龄人群中,BMI居于第85-94百分位之间)
> 肥胖(在同性别、同年龄人群中,BMI居于第95百分位及以上)
> 重度肥胖(在同性别、同年龄人群中,BMI为第95百分位BMI的1.2倍以上,或绝对值≥35kg/m^2,足一即可[13])

年龄<2岁(参考标准:WHO出生~24个月的体重-身长指数图[18])

> 超重(在同性别、同年龄人群中,体重-身长指数≥第97.7百分位[14])

78.4　病因

儿童肥胖是遗传基因、表观遗传[19]、生活方式、生物心理和社会环境因素等复杂因素相互作用的结果。儿童肥胖的主要病因见下表78-4-1。除了所列的病因外,任何破坏能量平衡的儿科疾病(如控制不佳的哮喘或限制行动的肌肉-骨骼系统疾病)也可能导致体重过大。

表78-4-1　儿童肥胖的病因

病因	主要临床特征	举例
生活方式	• 正常线性发育 • 多余脂肪在体内正常分布	影响营养、身体活动、久坐行为和能量平衡的社会环境和个人因素包括以下内容 • 获取健康食品的机会 • 每天屏幕使用时间 • 睡眠时间
内分泌系统	• 发育缓慢	• 甲状腺功能减退(未治疗) • 库欣综合征
下丘脑功能障碍	• 垂体激素缺乏 • 摄食过量/饱腹感弱	• 下丘脑/垂体肿瘤治疗后遗症(如颅咽管瘤的手术/放疗) • 肿瘤、创伤或炎症导致的直接效应
药物	• 体重增加与药物开始使用时间相关	非典型抗精神病药物,全身皮质类固醇,以及一些情绪稳定剂、抗抑郁药和抗惊厥药

续表

病因	主要临床特征	举例
遗传综合征	• 5岁前严重肥胖、发育迟缓、畸形体态,可伴有食欲亢进	发育迟缓+生理缺陷 • 普拉德-威利综合征 • 巴尔得-别德尔综合征 • 奥尔布莱特遗传性骨营养不良症 食欲亢进且无发育迟缓或畸形体态 • 补体受体4(MC4R)缺乏 • 瘦素/瘦素受体缺乏 • 前黑皮诺酮(POMC)缺乏

78.5 并发症

儿童和青少年肥胖可能影响多种器官和系统。某些情况下,同样程度的肥胖对成长中儿童的影响可能不同于成人。例如,儿童的气道直径较小,肥胖可能会恶化他们的呼吸情况,增加外部压力致陷闭的风险。儿童还可能出现一些骨科问题,如布朗氏病(胫骨内翻病)或在生长板融合前发生的股骨头骨骺滑脱症(slipped capital femoral epiphysis,SCFE)。表78-4-1描述了基于生活方式的体重管理对主要并发症的作用。虽然改变生活方式是治疗儿童肥胖的基础,但如表78-5-1[12,14,20-35]所述,肥胖并发症给儿童带来的风险及肥胖的严重程度可能需要更高强度的干预措施来控制。

表78-5-1 与儿童肥胖相关的并发症

合并症	患病率和考虑诊断的因素	治疗注意事项
肺部疾病		
阻塞性睡眠呼吸暂停(obstructive sleep apnea,OSA)	在肥胖年轻人中有19%~61%的发病率,且随着BMI的增加而增加。 多导睡眠图可用于诊断频繁打鼾的肥胖儿童。	扁桃体切除术是一般OSA的首选治疗方法,但很少被应用在肥胖儿童中。通常治疗方案中会包含正压疗法。以改变生活方式为基础的体重管理可以解决轻到中度的OSA,但对重度OSA应及时行4期肥胖治疗ᵃ。
心血管疾病		
高血压	在超重和肥胖的青年中发病率为4%~25%。高血压诊断依据是听诊血压位于同性别、年龄、身高群体血压第95百分位以上(后称"相对标准线")或血压绝对值≥130/80mmHg,二者满足其一即可。见2017年《美国儿科学会临床实践指南》。	血压升高(血压位于同年龄、性别身高群体第90百分位至第95百分位之间,或≥120/80mmHg,二者满足其一即可)人群应通过生活方式管理进行治疗;肥胖儿童1级高血压(≥相对标准线且<相对标准线+12mmHg,或血压绝对值≥130/80mmHg)可通过生活方式体重管理(包括DASH饮食)治疗3个月,必要时加用抗高血压药;2级高血压(≥相对标准线+12mmHg或≥140/90mmHg)的需要在4期肥胖治疗ᵃ中结合改变生活方式疗法和药物疗法。

续表

合并症	患病率和考虑诊断的因素	治疗注意事项
血脂异常	性成熟度分级达2(Tanner2)推荐普遍筛查。非空腹非高密度脂蛋白(non-HDL)或空腹低密度脂蛋白(LDL)可用于筛查家族性高脂血症。最常见的血脂异常是轻到中度高甘油三酯血症伴低高密度脂蛋白(HDL)。	治疗方案应基于2次空腹采样的平均值。100mg/dl<LDL<160mg/dl且甘油三酯<400mg/dl时,典型治疗方法为改变生活方式疗法。当八岁以上儿童LDL>160mg/dl或LDL>130mg/dl且有严重心血管系统风险因素存在时(如糖尿病),考虑他汀类药物。空腹甘油三酯超过400mg/dl会增加罹患胰腺炎的风险。
骨骼疾病		
胫骨内翻[布朗氏(Blount)病]	胫骨内侧生长板的应力损伤造成腿弯曲。发病高峰出现在超重幼儿/超重学龄前儿童和患有严重肥胖的青少年。	这种长期活动能力减弱并有潜在致残性的疾病可通过支具或手术来治疗。任何影响肥胖儿童活动能力的骨科疾病都应尽快以改变生活方式为基础的体重管理疗法进行治疗。根据严重程度可考虑进行4期肥胖治疗[a]。
内分泌疾病		
葡萄糖代谢受损或糖尿病前期	糖化血红蛋白(HbA1c)升高5.7%~6.4% 空腹血糖=100~125mg/dl 患有严重肥胖的儿童从Tanner2期开始监测患Ⅱ型糖尿病(T2MD)的风险。	改变生活方式为基础的体重管理是主要的治疗方法。长期研究发现不支持用二甲双胍来减肥或预防糖尿病。内分泌学会建议患有糖尿病前期的儿童不要使用二甲双胍。胰岛素抵抗的风险在青春期中期达到高峰,在没有干预的情况下,该风险通常在Tanner5期降低。
2型糖尿病(T2DM)	T2DM青少年的患病率在最近几十年有所上升,但实际确诊仍较少。每年,每10万名美国青年中有12.5例发病,而在非裔、西班牙语裔和美国原住民青年中发病率更高。	建议由儿科内分泌学家进行监管。应行改变生活方式的肥胖管理治疗加4期肥胖治疗[a]。亦有报道称减肥手术是治疗青少年T2DM特别有效的方法。
甲状腺功能减退	不推荐作为肥胖儿童的常规检查,但要对有甲状腺症状、家族史或线性发育不稳定的孩子进行检查。	肥胖儿童中或可见亚临床TSH升高,该情况下的治疗方案应由儿科内分泌专家决定。若有甲状腺疾病家族史的儿童体重管理治疗无效,可以考虑重新评估甲状腺功能。
胃肠道疾病		
非酒精性脂肪性肝病(NAFLD)	29%~38%肥胖年轻人存在NAFLD。根据2017北美小儿胃肠病、肝病和营养学会(NASPHGAN)指南,NAFLD可以通过测试丙氨酸转氨酶(ALT)来筛查,标准为女性>22U/L或男性>26U/L。诊断结果为从肝脂肪浸润、脂肪性肝炎、肝纤维化到肝硬化的一个谱系。	在成人中,减重10%可以解决90%的脂肪性肝炎。改变生活方式为基础的体重管理(包括减少糖摄入等)是最主要的治疗方式。ALT作为肝炎的替代性标志物,检测价格低廉,但其在组织学上与肝炎的相关性低于CT或MRI。如果ALT持续(>3个月)高于正常值上限的2倍,应咨询儿科肝病专家,用实验室指标来评估是否存在自身免疫性肝病、感染性肝病或遗传性肝病。

续表

合并症	患病率和考虑诊断的因素	治疗注意事项
皮肤疾病		
黑棘皮病（角化棘皮瘤）	多数黑棘皮病患儿的血糖正常。颈部、腋窝和/或腹股沟处的皮肤变暗增厚，是胰岛素抵抗和高胰岛素血症的征象。	若基于改变生活方式的体重管理疗法有效，疾病将会慢慢褪去。父母不应通过擦洗皮肤以图除去黑色棘皮，因为黑色素细胞位于表皮的最深层，擦洗反而容易使皮肤受损。

注：a. 4期肥胖治疗是指BMI非常高或有严重并发症时采用的肥胖治疗干预方案。这类体重管理干预措施包括高度限制性的饮食摄入、药物干预，以及由转诊中心的小儿体重管理专家提供的手术。

78.6 预防儿童肥胖

78.6.1 风险因素和保护因素

现在人们普遍认为，儿童肥胖发展的风险因素出现在孕前和产前阶段[36]。儿童出生后，与儿童肥胖相关的循证风险因素包括含糖饮料摄入、屏幕使用时间增加、睡眠时间减少、早期肥胖反弹（即发生在儿童早期的BMI指数上升）和不良的家庭情况（如暴力或虐待）。保护因素包括身体活动水平高和家庭、学校和/或社区对肥胖预防工作的参与程度高[14,37,38]。这些发现为跨环境、跨个体和公共层面的儿童肥胖预防目标，展现了令人期待的前景。需要注意，虽然母乳喂养对于儿童肥胖有贡献作用[39]，但鉴于母乳喂养在其他方面的多种好处，婴儿出生6个月内还是建议采用母乳喂养[40]。

78.6.2 筛查

在体重快速增长的早期进行识别和干预，可以防止儿童发展至超重或肥胖。所有儿童都应在初级医疗机构中进行至少每年1次的超重筛查，筛查指标根据年龄和性别有所不同，采用BMI（≥2岁）或体重-身长比（<2岁）[12,15]进行。

78.6.3 预防措施的有效性

2011年发表在Cochrane中的一篇关于儿童肥胖预防的综述，有力地支持了下面提到的几种预防措施总体上能有效地降低BMI（虽然降低程度不大）。[41]作者明确了6种能有效预防肥胖的政策和项目：4种基于学校的干预模式[课程干预（包括健康饮食课程、身体活动课程和体型专题课等）、改善学校提供食品的营养质量、更多的身体活动时间、支持教师和工作人员开展健康促进活动]、1种基于家庭的干预模式（父母支持与促进健康饮食、增加体力活动、减少屏幕使用时间的家庭环境）以及1种跨场景的干预模式（保持健康饮食和体力活动的环境和文化）。一项针对肥胖预防项目的元分析表明，预防肥胖最有力的证据，来自结合了家庭和社区元素的饮食-身体活动干预以及结合了家庭成分的身体活动干预,这些干预都在学校进行[3]。这些结果证实了跨情景合作模式可以有效预防肥胖。

78.7 治疗儿童肥胖

78.7.1 治疗目标概况

体重管理的治疗指导计划应综合考虑儿童和家庭的整体状况。总体目标包括改善生活质量、家庭功能和儿童健康发展,同时实现有意义的 BMI 变化,以利于身心健康。实现这一目标的方式应该是鼓励家庭和医疗服务机构共同决策,决策过程中要考虑到他们的价值观、文化水平、信仰和社会经济状况。

78.7.2 临床减重目标

减重目标应根据儿童的年龄、超过基线的程度、是否存在并发症和患儿及家属的意愿来制定。对所有儿童来说,理想目标是 BMI 低于第 95 百分位数,原因是这一水平线是扭转心脏代谢风险的重要标准[42]。对于部分儿童来说,BMI 宜低于第 85 百分位数,原因是在超重的 BMI 范围内(第 85~94 百分位),BMI 与过度肥胖的相关性并不强(约 50% 的特异性,而肥胖 BMI 范围内其特异性为 95%[16])。不同人种 / 民族之间,BMI 和肥胖的关系也存在重要的差异,应根据个人情况加以考虑[43]。综上,对于有额外风险因素(如个人或家族有肥胖相关并发症发病史)的儿童,BMI 低于第 85 百分位的目标可能比较合适,但对于生活习惯健康、实验室筛查指标正常以及良性家族史的儿童或青少年而言,这一标准可能过于严格。于肥胖儿童而言,按年龄组推荐的减重速度为:2~5 岁:0~0.45kg/ 月;6~11 岁:0.45kg/ 月 ~0.91kg/ 周;12~18 岁:0.45~0.91kg/ 周[12]。若减重速度过快,应考虑采用的减重方法是否健康。在给定的能量平衡变化下,预测可能发生和维持的减重速度可以指导体重管理。不幸的是,许多健身软件应用并未考虑到减肥过程中基础代谢率降低的趋势。一个值得注意的例外是 NIH 的体重规划仪[44],它考虑了代谢适应。详情查阅:https://www.niddk.nih.gov/health-information/weight-manmanagement/body-weight-planner[45]。

78.7.3 阐释治疗有效性

肥胖研究报告中的测量结果缺乏标准化,这就导致很难在不同干预措施和人群间进行比较。在过去 20 年里,报道最多的指标是 BMI 的标准分变化。然而,使用 BMI 标准分数有很大的局限性。首先,它很难应用于临床;其次,对于严重肥胖的儿童和青少年来说,BMI 标准分数并不准确且在统计学上无效[46]。重度肥胖年轻人的 BMI 应该根据特定年龄和性别的 CDC BMI 增长图表超过第 95 百分位数来表示,或者用高于第 95 百分位的百分比或与第 95 百分位数的距离(单位为 kg/m^2)表示。例如,一个 14 岁的女孩,实际 BMI 为 $36kg/m^2$,而对应年龄和性别的第 95 百分位 BMI 为 $27kg/m^2$,那么肥胖程度的表示方式为"第 95 百分位的 132%"或"高出第 95 百分位 $9kg/m^2$"。在临床上,"拓展的" BMI 生长曲线图有助于监测重度肥胖患者的体重趋势[47]。

78.7.4 分期干预框架

2007年专家委员会指南提出了一个干预儿童肥胖的医疗服务框架,分为四个阶段,干预强度递增:从初级保健环境下的结构化体重管理开始,向全面、多学科管理的三级医疗保健中心推进[12]。这些阶段的进展取决于患者的肥胖程度、并发症、年龄、家庭层面的改变动机、可用资源和治疗进展。治疗的主要目标是养成长久、健康的生活方式,可通过以下方法实现。

(1)由患者/家庭主导,确定反映其价值观和偏好的优先行为,并与目标设定相匹配。
(2)动机访谈。
(3)实施自我监管,进行有计划地强化。
(4)优化多学科专业知识,以满足家庭成员的身心社会需要。
(5)与初级医疗保健提供者进行良好沟通(在第3阶段和第4阶段)。

下面是一些已经测试过用于治疗的重要模型。

78.7.5 基于行为的多方面生活方式治疗

概况

- 推荐以行为为基础的生活方式干预,作为儿童肥胖的首选治疗方法[12-14]。这类干预多数针对不止一种行为(如营养、身体活动、睡眠),并被称为"多模式""多方位"或"多学科"干预。

2016—2017年收纳于Cochrane数据库里针对学龄前到17岁儿童的一系列综述发现,多方位生活方式干预对体重情况有适度、积极的影响。证据的总体质量从非常低到中等水平不等,并有较高的偏倚风险限制、饮食、身体活动和行为的异质性限制以及人种多样性不足的限制。未来研究还应关注维持干预后效果的策略,以及更有力的并发症和成本数据。

基于家庭的行为疗法(family-based behavioral treatment,FBT)

- 儿童行为体重管理运用最广泛的是由Epstein和他的同事们开发的方法,称为基于家庭的行为疗法(FBT)[48]。FBT是一种源于家庭系统理论的强化干预手段,传统意义上就是让父母与孩子同时接受治疗。标准的FBT分为16周,目标是营养(使用红绿灯膳食模式)、行为(例如自我监管,包括热量摄入/运动/体重的记录、目标设定和实现自我目标后的计划奖励)和身体活动建议[49]。自FBT投入使用的25年来,已经有足够证据证明其在改善体重状况方面的有效性[50]。尽管FBT对体重有明显的影响,但缺乏保险覆盖,需要大量培训、资源,以及参与时间等,一直是FBT推广的障碍。此外,在重度肥胖儿童、青少年和社会经济地位较低的人群中,FBT的疗效还没有得到充分的研究证实。要缓解FBT传播受阻的问题,提供类似的干预项目可能是一条可选之路,而这些相似的项目对减重可能同样有效[51,52]。

思想,运动,营养……动起来!(Mind, Exercise, Nutrition...Do It!(MEND))

- MEND是一种有极大实践基础的干预方式。这种儿童体重管理干预方法由社区发起,以家庭为中心,具有多方位、高强度(大于40h,超过10周)的特点(www.mendcentral.org)[53]。它于2004年发源于英格兰,后被改编并在多个国家使用(包括美国,在美当地与基督教青年会合作运行)。MEND一般每周进行2次,每次2小时,持续1~10周,期间会进行减重教育、减重技能训练和减重动机强化等活动,并设定营养、身体活动和行为改变的目标。它的接受度和可行性较高,能提升自尊,并在7~13岁的超重/轻度肥胖儿童中实现了小幅度但有临床意义的相对BMI下降,但在英国的低收入人群中取得的效果不佳[54]。

78.7.6　办公室干预

动机访谈

动机访谈(motivational interviewing, MI)是一种有效的、多功能的循证方法,可以一对一进行,也可以在小组间使用,可用于多种体重管理预防和治疗环境。MI是一种以患者为中心的咨询方式,鼓励家庭识别和探索潜在的行为,以通过改变行为来改善健康状况。在应用MI的BMI研究中,有过MI训练的初级医疗保健人员,只需要在两年内对患者进行3次会面访谈和2~3次电话访谈,就能显著改善患者的BMI[55]。与线上定点照护医疗决策支持相结合,可能是一种有效的MI方法扩散途径[56]。医护人员通过提供具体MI技术如开放式提问、反思式倾听等,来引导患者或其家人进行改变性思考(例如:"我想做……,因为……""我能……"),以帮助家庭摆脱矛盾心理。美国医师协会(AAP)网站上的免费项目"转变性谈话:儿童肥胖",可以帮助提供者发展MI技能[57],详见https://ihcw.aap.org/resources/。

《未来展望:帮助患者实现健康体重的主题随访指南》[58]是一个由美国国家儿童保健质量倡议会和AAP共同设计的工具,旨在帮助临床医生依据循证目标进行儿科体重管理随访。访问话题包括膳食模式和零食摄入量、每餐食物摄入量、屏幕使用时间、睡眠时间、是否有受到欺凌等。该指南还提供了针对医疗保健人员的咨询材料,以及针对患者家庭的自助活动书籍。相关指南和海报可以通过AAP网站购买。

78.7.7　营养干预

平衡地降低热量摄入

- 阶段性体重管理治疗方法中,营养干预的第一步通常是平衡地减少热量摄入。这个过程通过个性化的微小变化来达成,且与家庭的准备程度相匹配。这种方法采用多学科结合随访进行,囊括了MI和写作目标设定等技术,频率由每周一次到每月一次不等,适用于各种环境(从初级医疗保健机构到转诊体重管理中心)。该方式常见的饮食目标包括:减少含糖饮料、高热量/低营养的零食摄入,增加家庭烹饪食物、蔬菜、水果、全谷物和瘦肉蛋白的摄入量,改善饮食习惯(不跳过任何一餐,避免全素食),提高对饥饿和饱腹感的认识[12,14]。

红绿灯饮食

- 红绿灯饮食是另一种为实现均衡、适度的低卡饮食模式而广泛使用的方法。这一方法由Epstein等人开发,是多学科FBT项目营养部分的核心组成部分[59]。它将食物分为:绿灯(低热量,不限)、黄灯(中等热量,适量食用)和红灯(高热量和所有含糖饮料,避免)。要求家庭坚持每日热量摄入不超限,且限制红灯食物的食用次数在每周5次以下[50]。

理想的宏量营养素摄入

对于超重和肥胖的儿童青少年来说,暂未发现哪种特定宏量营养素膳食标准(即蛋白质、碳水化合物和脂肪的相对比例)可以明显有效且持续地改善BMI[60]。现有证据表明,与低脂饮食相比,低碳水、高蛋白饮食可能对短期的适度减肥最有效,但2年左右的长期效应仍然不佳[60]。因此,无论宏量营养素怎样组合,减少总能量摄入都可能改善体重。实践中采取低碳水(<60g/d)、高蛋白饮食时,患者是否坚持以及医疗保健人员及营养师是否监督决定了减重是否成功。

极低热量饮食(very low-calorie diets,VLCD)

- VLCD通常以高蛋白、低碳水化合物、低脂肪、微量营养素补充液的组合形式,提供每日500~800kcal的热量。在少数患严重肥胖[61]的青少年中,VLCD能帮助他们在3~4周内减重7~12kg,在3~6个月内最多减重30kg。但是,青少年6个月以上结果并没有被很好地检验,而且坚持这种饮食非常困难。在实践中,VLCD或可在医师监督下进行4~6周,然后再过渡到为期4~6周的均衡、低热量饮食。然而,成人的研究表明,VLCD并没有比中等热量限制的饮食(1 000~1 500kcal/d)带来更显著的、长期的(2年)体重减轻,主要是因为采用VLCD后体重反弹更大,努力代价也更高[62]。

代餐产品

- 在青少年中,在等热量摄入的情况下,摄入代餐产品并没有比传统食品在减肥效果上表现更好、持续时间更长(结果基于一年随访)[63]。

78.7.8 身体活动和久坐行为的干预

身体活动

- 证据表明,身体活动作为营养和行为生活方式干预的辅助手段,可以实现短期、小幅度、低风险的减重效果[64~66]。虽然身体活动对 BMI 的单一影响尚不清楚,但有充分的证据支持其对肥胖儿童和青少年的益处,如血管功能、心肺健康和心脏代谢危险因素上的改善[67]。2018 年《美国居民身体活动指南》建议,6~17 岁儿童青少年每天至少进行 60min 中等至高强度有氧训练(如快走,骑自行车)、增肌(例如攀爬钢架、阻力练习)和强健骨骼(例如跳绳)等活动[68]。指南提出,对于 5 岁及以下儿童[69],建议其应每天进行 60min(至几小时)的非结构化活动及适量的日常结构化活动(适量:1~3 岁,至少 30min;3~5 岁,至少 60min)。1~5 岁的孩子除了睡眠之外,不应连续静息超过 1h。这个年龄段儿童身体活动的目的,主要是发展其运动技能。

对大多数儿童来说,身体活动的目标是每天至少 1h。但有数据显示,10~20min 的高强度间歇性活动,也可能对超重和肥胖青少年的身心健康带来益处[70,71]。此外,身体活动干预在肥胖儿童群体中更有可能成功,前提要求它们:①个性化,以匹配基线的健康/运动耐受水平[72];②解决污名化问题(特别是来源于体重的污名),这些污名会对孩子的体型管理、减肥动机和参加所有身体活动的意愿产生严重的不良影响[73]。

久坐

减少久坐是肥胖治疗项目中一个重要的、独立的行为目标,而屏幕使用时间就是久坐的一个代表指标。在任何体重状况的 5~17 岁的儿童青少年中,屏幕使用时间和频率的增加,与更高的心脏代谢风险评分、更低的健康水平和更低的自尊心有关[74]。2016 年美国儿科学会相关媒体发表政策声明[75,76],按年龄分级的屏幕使用时间建议如下:月龄<18 个月,除有限制的视频聊天外,不得使用屏幕;月龄 18~24 个月,可接触有循证依据的教育节目/有亲子互动的应用程序;2~5 岁,≤1h 的优质节目,最好可与成人一起共同学习;>5~18 岁,没有具体的上限,但鼓励父母对他们为孩子设定一致的上限;重点是确保达到睡眠和身体活动的目标时间,并创造无屏幕的家庭时间。对于所有年龄段的人来说,吃饭时或睡前 1h 都不应该接触屏幕,卧室里也不应该放置屏幕。AAP 家庭媒体使用数字规划工具可以免费帮助家庭设计个性计划[77]:https://www.healthychildren.org/English/media/Pages/default.aspx。

78.7.9 睡眠干预

睡眠是儿童肥胖干预的一个相对较新的目标。国家睡眠基金会建议按年龄提出每晚应有的睡眠时间:1~2 岁(11~14h),3~5 岁(0~13h),6~13 岁(9~11h),14~17 岁(8~10h)[78]。有观察性数据表明睡眠不足与儿童肥胖率翻倍相关[79]。每晚每增加 1h 的睡眠,每年 BMI 就会减少 $0.05kg/m^2$[80]。针对儿童睡眠的干预措施,以及对健康BMI、饮食和体力活动[81]影响的系统性综述和meta分析发现,目前只有一项研究通过关注改善日常生活习惯的MI延长了睡眠时间(也降低了BMI)[82]。睡眠时间与肥胖相关的可能机制包括:觉醒时间增加、热量摄入增加、疲劳导致体力活动减少、控制饥饿和饱腹感相关激素失调。总的来说,有各种证据支持儿童睡眠不足和不健康膳食模式之间有关[83]。

78.7.10 抗肥胖症药

应用抗肥胖症药的同时结合长期高强度减重生活方式,可能适用于部分青少年的肥胖治疗[12,13]。2019年的一份意见声明,提供了在肥胖青少年群体中使用抗肥胖症药的理论框架和实践参考[84]。只有肥胖儿童和青少年在应用高强度减重生活方式6~12个月后,体重与肥胖并发症控制都不成功,才应考虑使用抗肥胖症药[14]。服用抗肥胖症药时,应由有经验的医师对用药行为和其潜在的副作用进行管理和监测。除此之外,还应在开始全剂量用药的12周内,对药物的有效性进行有计划的评估来决定用药时长。16岁以下超重但不达肥胖标准的人群,不应使用抗肥胖药。美国食品药品监督管理局(FDA)唯一批准的抗肥胖症药是脂肪酶抑制剂奥利司他(适用于12岁以上的患者)。芬特明被FDA批准用于17岁以上肥胖患者的短期治疗[85]。2010年,成人临床试验数据显示西布曲明因增加不良心血管预后风险而退市,它曾被批准用来治疗16岁以上青少年肥胖。

一项随机对照试验研究了儿童和青少年肥胖患者中使用的减重药物疗效,药物包括奥利司他、二甲双胍、二甲双胍+氟西汀[86]、托吡酯[87]和艾塞那肽[88]。结论是,这些药物对体重的总体影响很小,长期影响尚未被研究。目前还未解决的关键问题包括:在儿童肥胖的过程中,何时用抗肥胖症药最有效;治疗的适当时长是多久;患者的哪些个体特征预示着对特定药物的高敏感性。

78.7.11 代谢与减肥手术

在美国,大约有8.5%的12~19岁[6]青少年受到重度肥胖的影响,同时他们与过早死亡[13]等严重心脏代谢风险相关。由于这一人群的有效治疗选择很少,越来越多的人在配合干预生活方式的同时,把减肥手术作为一种能显著且稳定的减重方法。目前在青少年中最常应用的两种减肥手术,是腹腔镜袖状胃切除术和胃-空肠旁路术。

青少年减肥手术纵向评估(青少年实验室)研究是一项大型、多中心、前瞻性的观察性研究,研究对象是2007—2012年接受腹腔镜袖状胃切除术或胃-空肠旁路术的青少年。术后3年,胃-空肠旁路术患者平均体重下降了27%,袖状胃切除术患者平均体重下降了26%。此外,大多数参与者的2型糖尿病、血压升高、血脂异常和肾功能异常得以缓解[31]。这两种手术的风险包括:可能需要进行额外腹部手术、微量营养素缺乏等。2018美国儿科代谢和减肥手术协会发表指南建议,Ⅱ度肥胖(BMI≥35kg/m^2 或 ≥同年龄、性别群体BMI第95百分位的1.2倍,二者满足其一即可)并伴有并发症[包括阻塞性睡眠呼吸暂停(呼吸暂停指数>5次)、2型糖尿病、特发性颅内高血压、非酒精性脂肪肝、胫骨内翻、SCFE、GERD、高血压]或Ⅲ度肥胖(BMI≥40kg/m^2 或 ≥同年龄、性别群体BMI第95百分位的1.4倍,二者满足其一即可)的青少年,应考虑进行代谢和减肥手术[89-91]。计划手术的青少年必须在术前和术后接受全面的心理评估。女性必须同意术后至少1年内避免怀孕,或选择在手术前或手术中放置长效避孕装置。

生活方式干预在术前和术后的生活中起着至关重要的作用。准备手术时,患者必须证明有能力坚持营养和身体活动计划,能够保持甚至减轻体重。目标设定、自我监管和正强化都是一些有针对性的方法。运用这些方法能在术后达成补充水分、蛋白质和维生素的目标,并将肌肉过度流失、微量营养素缺乏和体重反弹等风险降到最低[92]。

临床应用

应用	说明
预防和/或治疗肥胖的循证行为目标	1. 营养　减少含糖饮料、高热量加工零食的摄入和每餐的总摄入量;多吃蔬菜、水果、全谷类食品和自制饭菜。 2. 体力活动　每天60min(中等至剧烈运动)。 3. 久坐　减少屏幕使用时间。 4. 睡眠　延长睡眠时间来达到推荐时长。 5. 行为　自我监督和设定目标。 6. 强度　每年多学科干预≥26h。
动机访谈技术	1. 开放式问题　"告诉我是什么让你难以进食蔬菜。" 2. 主张　"你觉得和家人一起运动很重要。" 3. 反思(鼓励家长重新思考减肥阻碍并表达共情)　"所以,你吃快餐是因为下班回家累得不想做饭,但这又让你很沮丧。" 4. 重新规划　"你每周有2晚可以做饭。是怎么做到的?" 5. 抑制冲动　抑制想要家人尽快解决问题的冲动。 6. 总结　"预防糖尿病对你很重要,所以你计划接下来大部分时间都购买全谷物食品。"
针对肥胖的体检评估	生命体征:血压升高(用正确尺寸的袖带测量)、心率异常、缺氧。 头:畸形特征。 眼:视野异常和视盘水肿(如临床考虑特发性颅内压增高)。 口鼻:鼻甲骨水肿、扁桃体肥大。 颈:甲状腺肿大或结节。 心肺功能:心衰(证据可能包括心脏杂音、第三心音(S3)、第四心音(S4)、周围性水肿、或肺啰音/干啰音/喘息)。 腹部:肝大;右上腹痛或上腹痛。 肌肉骨骼:步态异常/跛行;伴有股骨头骨骺滑脱(slipped capital femoral epiphysis,SCFE);胫骨内翻(弓形腿)。 皮肤:黑棘皮病、皮垂、化脓性汗腺炎、脓肿、蜂窝织炎、多毛症、严重痤疮。 神经:发育迟缓。 心理:情绪抑郁或焦虑、情感淡漠

(Jaime M.Moore,MD and Matthew Allen Haemer,MD,MPH　著　杜青　译　宋雅　校)

参考文献

1. Ogden CL, Carroll MD, Lawman HG, Fryar CD, Kruszon-Moran D, Kit BK, et al. Trends in obesity prevalence among children and adolescents in the United States, 1988–1994 through 2013–2014. *JAMA* 2016;315:2292–9. doi:10.1001/jama.2016.6361.
2. Ogden CL, Carroll MD, Kit BK, and Flegal KM. Prevalence of childhood and adult obesity in the United States, 2011–2012. *JAMA* 2014;311:806. doi:10.1001/jama.2014.732.
3. Wang Y, Cai L, Wu Y, Wilson RF, Weston C, Fawole O, et al. What childhood obesity prevention programmes work? A systematic review and meta-analysis. *Obes. Rev. Off. J. Int. Assoc. Study Obes.* 2015;16:547–65. doi:10.1111/obr.12277.
4. Cradock AL, Barrett JL, Kenney EL, Giles CM, Ward ZJ, Long MW, et al. Using cost-effectiveness analysis to prioritize policy and programmatic approaches to physical activity promotion and obesity prevention in childhood. *Prev. Med.* 2017;95 Suppl:S17–27. doi:10.1016/j.ypmed.2016.10.017.
5. Vine M, Hargreaves MB, Briefel RR, and Orfield C. Expanding the role of primary care in the prevention and treatment of childhood obesity: A review of clinic- and community-based recommendations and interventions. *J. Obes.* 2013;2013:1–17. doi:10.1155/2013/172035.
6. Skinner AC, Ravanbakht SN, Skelton JA, Perrin EM, and Armstrong SC. Prevalence of obesity and severe obesity in US children, 1999–2016. *Pediatrics* 2018;141(3):e20173459. doi:10.1542/peds.2017-3459.
7. Rowley WR, Bezold C, Arikan Y, Byrne E, and Krohe S. Diabetes 2030: Insights from yesterday, today, and future trends. *Popul. Health Manag.* 2017;20:6–12. doi:10.1089/pop.2015.0181.
8. Wilfley DE, Staiano AE, Altman M, Lindros J, Lima A, Hassink SG, et al. Improving access and systems of care for evidence-based childhood obesity treatment: Conference key findings and next steps: Improving access to treatment of childhood obesity. *Obesity* 2017;25:16–29. doi:10.1002/oby.21712.
9. Cooke N, Ash S, and Goodell LS. Medical students' perceived educational needs to prevent and treat childhood obesity. *Educ. Health* 2017;30:156. doi:10.4103/efh.EfH_57_16.
10. Vitolins MZ, Crandall S, Miller D, Ip E, Marion G, and Spangler JG. Obesity educational interventions in U.S. medical schools: A systematic review and identified gaps. *Teach. Learn. Med.* 2012;24:267–72. doi:10.1080/10401334.2012.692286.
11. Klein JD, Sesselberg TS, Johnson MS, O'Connor KG, Cook S, Coon M, et al. Adoption of body mass index guidelines for screening and counseling in pediatric practice. *Pediatrics* 2010;125:265–72. doi:10.1542/peds.2008-2985.
12. Barlow SE and Expert Committee. Expert committee recommendations regarding the prevention, assessment, and treatment of child and adolescent overweight and obesity: Summary report. *Pediatrics* 2007;120 Suppl 4:S164–92. doi:10.1542/peds.2007-2329C.
13. Kelly AS, Barlow SE, Rao G, Inge TH, Hayman LL, Steinberger J, et al. Severe obesity in children and adolescents: Identification, associated health risks, and treatment approaches: a scientific statement from the American Heart Association. *Circulation* 2013;128:1689–712. doi:10.1161/CIR.0b013e3182a5cfb3.
14. Styne DM, Arslanian SA, Connor EL, Farooqi IS, Murad MH, Silverstein JH, et al. Pediatric obesity-assessment, treatment, and prevention: An Endocrine Society Clinical Practice Guideline. *J. Clin. Endocrinol. Metab.* 2017;102:709–57. doi:10.1210/jc.2016-2573.
15. US Preventive Services Task Force, Grossman DC, Bibbins-Domingo K, Curry SJ, Barry MJ, Davidson KW, et al. Screening for obesity in children and adolescents: US preventive services task force recommendation statement. *JAMA* 2017;317:2417. doi:10.1001/jama.2017.6803.
16. Freedman DS and Sherry B. The validity of BMI as an indicator of body fatness and risk among children. *Pediatrics* 2009;124 Suppl 1:S23–34. doi:10.1542/peds.2008-3586E.
17. Center for Disease Control and Prevention National Center for Health Statistics. *Clinical Growth Charts Children 2 to 20 Years* 2000. https://www.cdc.gov/growthcharts/clinical_charts.htm, Accessed Jan 1, 2018.
18. WHO Child Growth Standards. *WHO Growth Charts Birth to 24 Months* 2009. https://www.cdc.gov/growthcharts/who_charts.htm, Accessed Jan 1, 2018.
19. van Dijk SJ, Molloy PL, Varinli H, Morrison JL, Muhlhausler BS and Members of EpiSCOPE. Epigenetics and human obesity. *Int. J. Obes. 2005* 2015;39:85–97. doi:10.1038/ijo.2014.34.
20. Joosten KF, Larramona H, Miano S, Van Waardenburg D, Kaditis AG, Vandenbussche N, et al. How do we recognize the child with OSAS? OSAS diagnoses in children. *Pediatr. Pulmonol.* 2017;52:260–71. doi:10.1002/ppul.23639.
21. Lennon CJ, Wang RY, Wallace A, and Chinnadurai S. Risk of failure of adenotonsillectomy for obstructive sleep apnea in obese pediatric patients. *Int. J. Pediatr. Otorhinolaryngol.* 2017;92:7–10. doi:10.1016/j.ijporl.2016.09.026.
22. Ogilvie RP and Patel SR. The epidemiology of sleep and obesity. *Sleep Health*; 3:383–8. doi:10.1016/j.sleh.2017.07.013.
23. Flynn JT, Kaelber DC, Baker-Smith CM, Blowey D, Carroll AE, Daniels SR, et al. Clinical Practice Guideline for screening and management of high blood pressure in children and adolescents. *Pediatrics* 2017;140:1–74. doi:10.1542/peds.2017-1904.
24. Expert Panel on Integrated Guidelines for Cardiovascular Health and Risk Reduction in Children and Adolescents. Expert panel on integrated guidelines for cardiovascular health and risk reduction in children and adolescents: Summary report. *Pediatrics* 2011;128:S213–56. doi:10.1542/peds.2009-2107C.
25. Birch JG. Blount disease. *J. Am. Acad. Orthop. Surg.* 2013;21:408–18. doi:10.5435/JAAOS-21-07-408.
26. Gettys FK, Jackson JB, and Frick SL. Obesity in pediatric orthopaedics. *Orthop. Clin. North Am.* 2011;42:95–105. doi:10.1016/j.ocl.2010.08.005.
27. Haemer MA, Grow HM, Fernandez C, Lukasiewicz GJ, Rhodes ET, Shaffer LA, et al. Addressing prediabetes in childhood obesity treatment programs: Support from research and current practice. *Child. Obes.* 2014;10:292–303. doi:10.1089/chi.2013.0158.
28. Khokhar A, Umpaichitra V, Chin VL, and Perez-Colon S. Metformin use in children and adolescents with prediabetes. *Pediatr. Clin. North Am.* 2017;64:1341–53. doi:10.1016/j.pcl.2017.08.010.
29. Kelsey MM and Zeitler PS. Insulin resistance of puberty. *Curr. Diab. Rep.* 2016;16:1–6. doi:10.1007/s11892-016-0751-5.
30. Mayer-Davis EJ, Lawrence JM, Dabelea D, Divers J, Isom S, Dolan L, et al. Incidence trends of type 1 and type 2 diabetes among youths, 2002–2012. *N. Engl. J. Med.* 2017;376:1419–29. doi:10.1056/NEJMoa1610187.
31. Inge TH, Courcoulas AP, Jenkins TM, Michalsky MP, Helmrath MA, Brandt ML, et al. Weight loss and health status 3 years after bariatric surgery in adolescents. *N. Engl. J. Med.* 2016;374:113–23. doi:10.1056/NEJMoa1506699.
32. Salerno M, Capalbo D, Cerbone M, and De Luca F. Subclinical hypothyroidism in childhood—Current knowledge and open issues. *Nat. Rev. Endocrinol.* 2016;12:734–46. doi:10.1038/nrendo.2016.100.
33. Vos MB, Abrams SH, Barlow SE, Caprio S, Daniels SR, Kohli R, et al. NASPGHAN Clinical Practice Guideline for the diagnosis and treatment of non-alcoholic fatty liver disease in children: Recommendations from the Expert Committee on NAFLD (ECON) and the North American Society of Pediatric Gastroenterology, Hepatology and Nutrition (NASPGHAN). *J. Pediatr. Gastroenterol. Nutr.* 2017;64:319–34. doi:10.1097/MPG.0000000000001482.
34. Abraham C and Rozmus CL. Is Acanthosis nigricans a reliable indicator for risk of type 2 diabetes in obese children and adolescents? A systematic review. *J. Sch. Nurs.* 2012;28:195–205. doi:10.1177/1059840511430952.
35. Lause M, Kamboj A, and Fernandez Faith E. Dermatologic manifestations of endocrine disorders. *Transl. Pediatr.* 2017;6:300–12. doi:10.21037/tp.2017.09.08.
36. Kaar JL, Crume T, Brinton JT, Bischoff KJ, McDuffie R, and Dabelea D. Maternal obesity, gestational weight gain, and offspring adiposity: The exploring perinatal outcomes among children study. *J. Pediatr.* 2014;165:509–15. doi:10.1016/j.jpeds.2014.05.050.
37. Hughes AR, Sherriff A, Ness AR, and Reilly JJ. Timing of adiposity rebound and adiposity in adolescence. *Pediatrics* 2014;134:e1354–61. doi:10.1542/peds.2014-1908.
38. Ip EH, Marshall SA, Saldana S, Skelton JA, Suerken CK, Arcury TA, et al. Determinants of adiposity rebound timing in children. *J. Pediatr.*

39. Yan J, Liu L, Zhu Y, Huang G, and Wang PP. The association between breastfeeding and childhood obesity: A meta-analysis. *BMC Public Health* 2014;14:1267. doi:10.1186/1471-2458-14-1267.
40. Section on Breastfeeding. Breastfeeding and the use of human milk. *Pediatrics* 2012;129:e827–41. doi:10.1542/peds.2011-3552.
41. Waters E, de Silva-Sanigorski A, Burford BJ, Brown T, Campbell KJ, Gao Y, et al. Interventions for preventing obesity in children. In: The Cochrane Collaboration, editor. *Cochrane Database Syst. Rev.*, Chichester, UK: John Wiley & Sons Ltd; 2011. doi:10.1002/14651858.CD001871.pub3.
42. Juonala M, Magnussen CG, Berenson GS, Venn A, Burns TL, Sabin MA, et al. Childhood adiposity, adult adiposity, and cardiovascular risk factors. *N. Engl. J. Med.* 2011;365:1876–85. doi:10.1056/NEJMoa1010112.
43. Flegal KM, Ogden CL, Yanovski JA, Freedman DS, Shepherd JA, Graubard BI, et al. High adiposity and high body mass index-for-age in US children and adolescents overall and by race-ethnic group. *Am. J. Clin. Nutr.* 2010;91:1020–6. doi:10.3945/ajcn.2009.28589.
44. Hall KD, Sacks G, Chandramohan D, Chow CC, Wang YC, Gortmaker SL, et al. Quantification of the effect of energy imbalance on bodyweight. *Lancet Lond. Engl.* 2011;378:826–37. doi:10.1016/S0140-6736(11)60812-X.
45. National Institute of Diabetes and Digestive and Kidney Diseases. *Body Weight Planner* 2018. https://www.niddk.nih.gov/health-information/weight-management/body-weight-planner, Accessed Jan 1, 2018.
46. Freedman DS, Butte NF, Taveras EM, Lundeen EA, Blanck HM, Goodman AB, et al. BMI z-scores are a poor indicator of adiposity among 2- to 19-year-olds with very high BMIs, NHANES 1999-2000 to 2013-2014. *Obes. Silver Spring Md.* 2017;25:739–46. doi:10.1002/oby.21782.
47. Gulati AK, Kaplan DW, and Daniels SR. Clinical tracking of severely obese children: A new growth chart. *Pediatrics* 2012;130:1136–40. doi:10.1542/peds.2012-0596.
48. Epstein LH, Wing RR, Steranchak L, Dickson B, and Michelson J. Comparison of family-based behavior modification and nutrition education for childhood obesity. *J. Pediatr. Psychol.* 1980;5:25–36.
49. Wilfley DE, Saelens BE, Stein RI, Best JR, Kolko RP, Schechtman KB, et al. Dose, content, and mediators of family-based treatment for childhood obesity: A multisite randomized clinical trial. *JAMA Pediatr.* 2017;171:1151–9. doi:10.1001/jamapediatrics.2017.2960.
50. Epstein LH, Paluch RA, Roemmich JN, and Beecher MD. Family-based obesity treatment, then and now: Twenty-five years of pediatric obesity treatment. *Health Psychol.* 2007;26:381–91. doi:10.1037/0278-6133.26.4.381.
51. Boutelle KN, Rhee KE, Liang J, Braden A, Douglas J, Strong D, et al. Effect of attendance of the child on body weight, energy intake, and physical activity in childhood obesity treatment: A randomized clinical trial. *JAMA Pediatr.* 2017;171:622–8. doi:10.1001/jamapediatrics.2017.0651.
52. Loveman E, Al-Khudairy L, Johnson RE, Robertson W, Colquitt JL, Mead EL, et al. Parent-only interventions for childhood overweight or obesity in children aged 5 to 11 years. In: The Cochrane Collaboration, editor. *Cochrane Database Syst. Rev.*, Chichester, UK: John Wiley & Sons Ltd; 2015. doi:10.1002/14651858.CD012008.
53. Mind, Exercise, Nutrition..Do It! (MEND) 2018.
54. Fagg J, Chadwick P, Cole TJ, Cummins S, Goldstein H, Lewis H, et al. From trial to population: A study of a family-based community intervention for childhood overweight implemented at scale. *Int. J. Obes. 2005* 2014;38:1343–9. doi:10.1038/ijo.2014.103.
55. Resnicow K, Harris D, Wasserman R, Schwartz RP, Perez-Rosas V, Mihalcea R, et al. Advances in motivational interviewing for pediatric obesity: Results of the brief motivational interviewing to reduce body mass index trial and future directions. *Pediatr. Clin. North Am.* 2016;63:539–62. doi:10.1016/j.pcl.2016.02.008.
56. Taveras EM, Marshall R, Kleinman KP, Gillman MW, Hacker K, Horan CM, et al. Comparative effectiveness of childhood obesity interventions in pediatric primary care: A cluster-randomized clinical trial. *JAMA Pediatr.* 2015;169:535–42. doi:10.1001/jamapediatrics.2015.0182.
57. American Academy of Pediatrics Institute for Healthy Childhood Weight. *Change Talk: Childhood Obesity* 2018. https://ihcw.aap.org/Pages/Resources_ProEd.aspx, Accessed Jan 1, 2018.
58. National Initiative for Children's Health Care Quality. *Next Steps: A Practitioner's Guide of Themed Follow-up Visits to Help Patients Achieve a Healthy Weight* 2013. https://shop.aap.org/next-steps-a-practitioners-guide-for-themed-follow-up-visits-for-their-patients-to-achieve-a-heal/, Accessed Jan 1, 2018.
59. Epstein LH, Wing RR, Koeske R, Andrasik F, and Ossip DJ. Child and parent weight loss in family-based behavior modification programs. *J. Consult. Clin. Psychol.* 1981;49:674–85.
60. Gow ML, Ho M, Burrows TL, Baur LA, Stewart L, Hutchesson MJ, et al. Impact of dietary macronutrient distribution on BMI and cardiometabolic outcomes in overweight and obese children and adolescents: A systematic review. *Nutr. Rev.* 2014;72:453–70. doi:10.1111/nure.12111.
61. Brown MR, Klish WJ, Hollander J, Campbell MA, and Forbes GB. A high protein, low calorie liquid diet in the treatment of very obese adolescents: Long-term effect on lean body mass. *Am. J. Clin. Nutr.* 1983;38:20–31.
62. Tsai AG and Wadden TA. The evolution of very-low-calorie diets: An update and meta-analysis. *Obes. Silver Spring Md.* 2006;14:1283–93. doi:10.1038/oby.2006.146.
63. Berkowitz RI, Wadden TA, Gehrman CA, Bishop-Gilyard CT, Moore RH, Womble LG, et al. Meal replacements in the treatment of adolescent obesity: A randomized controlled trial. *Obesity* 2011;19:1193–9. doi:10.1038/oby.2010.288.
64. Colquitt JL, Loveman E, O'Malley C, Azevedo LB, Mead E, Al-Khudairy L, et al. Diet, physical activity, and behavioural interventions for the treatment of overweight or obesity in preschool children up to the age of 6 years. In: The Cochrane Collaboration, editor. *Cochrane Database Syst. Rev.*, Chichester, UK: John Wiley & Sons Ltd; 2016. doi:10.1002/14651858.CD012105.
65. Mead E, Brown T, Rees K, Azevedo LB, Whittaker V, Jones D, et al. Diet, physical activity and behavioural interventions for the treatment of overweight or obese children from the age of 6 to 11 years. In: The Cochrane Collaboration, editor. *Cochrane Database Syst. Rev.*, Chichester, UK: John Wiley & Sons Ltd; 2017. doi:10.1002/14651858.CD012651.
66. Al-Khudairy L, Loveman E, Colquitt JL, Mead E, Johnson RE, Fraser H, et al. Diet, physical activity and behavioural interventions for the treatment of overweight or obese adolescents aged 12 to 17 years. *Cochrane Database Syst. Rev.* 2017;6:CD012691. doi:10.1002/14651858.CD012691.
67. Dias KA, Green DJ, Ingul CB, Pavey TG, and Coombes JS. Exercise and vascular function in child obesity: A meta-analysis. *Pediatrics* 2015;136:e648–59. doi:10.1542/peds.2015-0616.
68. Piercy KL, Troiano RP, Ballard RM, Carlson SA, Fulton JE, Galuska DA, et al. The Physical Activity Guidelines for Americans. *JAMA* 2018;320:2020–8. doi:10.1001/jama.2018.14854.
69. National Association for Sport and Physical Education. *A Statement of Physical Activity Guidelines for Children from Birth to Age 5*. 2nd ed. n.d.
70. Davis CL, Tomporowski PD, McDowell JE, Austin BP, Miller PH, Yanasak NE, et al. Exercise improves executive function and achievement and alters brain activation in overweight children: A randomized, controlled trial. *Health Psychol.* 2011;30:91–8. doi:10.1037/a0021766.
71. Corte de Araujo AC, Roschel H, Picanço AR, do Prado DML, Villares SMF, de Sá Pinto AL, et al. Similar health benefits of endurance and high-intensity interval training in obese children. *PLoS One* 2012;7:e42747. doi:10.1371/journal.pone.0042747.
72. Norman A-C. Influence of excess adiposity on exercise fitness and performance in overweight children and adolescents. *Pediatrics* 2005;115:e690–6. doi:10.1542/peds.2004-1543.
73. Pont SJ, Puhl R, Cook SR, Slusser W, and Section on Obesity, Obesity Society. Stigma experienced by children and adolescents with obesity. *Pediatrics* 2017;140:1–13. doi:10.1542/peds.2017-3034.
74. Carson V, Hunter S, Kuzik N, Gray CE, Poitras VJ, Chaput J-P, et al. Systematic review of sedentary behaviour and health indicators in school-aged children and youth: An update. *Appl. Physiol. Nutr. Metab. Physiol. Appl. Nutr. Metab.* 2016;41:S240–65. doi:10.1139/apnm-2015-0630.
75. Council on Communications and Media. Media and young minds. *Pediatrics* 2016;138:1–8. doi:10.1542/peds.2016-2591.
76. Council on Communications and Media. Media use in school-aged children and

adolescents. *Pediatrics* 2016;138:1–8. doi:10.1542/peds.2016-2592.
77. Family Media Plan 2018. https://www.healthychildren.org/English/media/Pages/default.aspx, Accessed Jan 1, 2018.
78. Hirshkowitz M, Whiton K, Albert SM, Alessi C, Bruni O, DonCarlos L, et al. National Sleep Foundation's updated sleep duration recommendations: Final report. *Sleep Health* 2015;1:233–43. doi:10.1016/j.sleh.2015.10.004.
79. Fatima Y, Doi SA, and Mamun AA. Longitudinal impact of sleep on overweight and obesity in children and adolescents: A systematic review and bias-adjusted meta-analysis. *Obes. Rev. Off. J. Int. Assoc. Study Obes.* 2015;16:137–49. doi:10.1111/obr.12245.
80. Ruan H, Xun P, Cai W, He K, and Tang Q. Habitual sleep duration and risk of childhood obesity: Systematic review and dose-response meta-analysis of prospective cohort studies. *Sci. Rep.* 2015;5:16160. doi:10.1038/srep16160.
81. Yoong SL, Chai LK, Williams CM, Wiggers J, Finch M, and Wolfenden L. Systematic review and meta-analysis of interventions targeting sleep and their impact on child body mass index, diet, and physical activity. *Obes. Silver Spring Md.* 2016;24:1140–7. doi:10.1002/oby.21459.
82. Haines J, McDonald J, O'Brien A, Sherry B, Bottino CJ, Schmidt ME, et al. Healthy Habits, Happy Homes: Randomized trial to improve household routines for obesity prevention among preschool-aged children. *JAMA Pediatr.* 2013;167:1072–9. doi:10.1001/jamapediatrics.2013.2356.
83. Hoppe C, Rothausen BW, Biltoft-Jensen A, Matthiessen J, Groth MV, Chaput J-P, et al. Relationship between sleep duration and dietary intake in 4- to 14-year-old Danish children. *J. Nutr. Sci.* 2013;2:e38. doi:10.1017/jns.2013.23.
84. Srivastava G, Fox CK, Kelly AS, Jastreboff AM, Browne AF, Browne NT, et al. Clinical considerations regarding the use of obesity pharmacotherapy in adolescents with obesity. *Obesity* (Silver Spring) 2019;27:190–204. doi:10.1002/oby.22385.
85. James WPT, Caterson ID, Coutinho W, Finer N, Van Gaal LF, Maggioni AP, et al. Effect of sibutramine on cardiovascular outcomes in overweight and obese subjects. *N. Engl. J. Med.* 2010;363:905–17. doi:10.1056/NEJMoa1003114.
86. Mead E, Atkinson G, Richter B, Metzendorf M-I, Baur L, Finer N, et al. Drug interventions for the treatment of obesity in children and adolescents. In: The Cochrane Collaboration, editor. *Cochrane Database Syst. Rev.*, Chichester, UK: John Wiley & Sons Ltd; 2016. doi:10.1002/14651858.CD012436.
87. Fox CK, Marlatt KL, Rudser KD, and Kelly AS. Topiramate for weight reduction in adolescents with severe obesity. *Clin. Pediatr.* (Phila) 2015;54:19–24. doi:10.1177/0009922814542481.
88. Kelly AS, Rudser KD, Nathan BM, Fox CK, Metzig AM, Coombes BJ, et al. The effect of glucagon-like peptide-1 receptor agonist therapy on body mass index in adolescents with severe obesity: A randomized, placebo-controlled, clinical trial. *JAMA Pediatr.* 2013;167:355–60. doi:10.1001/jamapediatrics.2013.1045.
89. Pratt JSA, Browne A, Browne NT, Bruzoni M, Cohen M, Desai A, et al. ASMBS pediatric metabolic and bariatric surgery guidelines, 2018. *Surgery for Obesity and Related Diseases* 2018;14(7):882–901. doi:10.1016/j.soard.2018.03.019.
90. Michalsky M, Reichard K, Inge T, Pratt J, Lenders C, and American Society for Metabolic and Bariatric Surgery. ASMBS pediatric committee best practice guidelines. *Surg. Obes. Relat. Dis. Off. J. Am. Soc. Bariatr. Surg.* 2012;8:1–7. doi:10.1016/j.soard.2011.09.009.
91. IPEG Standard and Safety Committee. IPEG guidelines for surgical treatment of extremely obese adolescents. *J. Laparoendosc. Adv. Surg. Tech. A* 2009;19:xiv–xvi. doi:10.1089/lap.2009.9997.
92. Karmali S, Brar B, Shi X, Sharma AM, de Gara C, and Birch DW. Weight recidivism post-bariatric surgery: A systematic review. *Obes. Surg.* 2013;23:1922–33. doi:10.1007/s11695-013-1070-4.

第 79 章 ｜ 血脂异常儿童的识别与管理

目录

要点／1187

79.1 背景／1187
79.2 儿童血脂异常与血脂正常值／1187
79.2.1 动脉粥样硬化的进展／1188
79.2.2 脂蛋白的正常值与异常值／1188
79.3 血脂异常的筛查／1188
79.3.1 普遍筛查／1188
79.3.2 筛查时机与实验室筛查项目／1189
79.3.3 评估血脂异常的继发病因／1191
79.4 临床病例 1／1192
79.5 儿童高胆固醇血症的常见遗传病因／1193
79.5.1 杂合子家族性高胆固醇血症／1193
79.5.2 家族性混合型高脂血症／1193
79.6 单纯高胆固醇血症的治疗／1194
79.6.1 饮食和生活方式干预／1194
79.6.2 心血管健康综合饮食干预 -1（CHILD-1）／1196
79.6.3 心血管健康综合饮食干预 -2- 低密度脂蛋白（CHILD-2-LDL）／1196
79.6.4 辅助饮食疗法／1196
79.6.4.1 植物甾醇／1196
79.6.4.2 膳食纤维／1196
79.6.5 低密度脂蛋白胆固醇升高的药物干预／1196

79.6.5.1 用药时机／1196
79.6.6 如何对儿童开始、滴定治疗剂量和监测服用他汀类药物／1198
79.6.7 治疗目标／1199
79.6.8 β- 羟基 -β- 甲戊二酸单酰辅酶 A 还原酶抑制剂（他汀类药物）／1199
79.6.9 胆酸螯合剂／1200
79.6.10 胆固醇吸收抑制剂／1201
79.6.11 临床病例 1 随访／1201
79.7 与生活方式有关的血脂异常／1201
79.7.1 临床病例 2／1201
79.7.2 肥胖合并血脂异常／1201
79.7.3 肥胖合并血脂异常的饮食治疗／1202
79.8 家族性高甘油三酯血症／1202
79.9 高甘油三酯血症的治疗／1202
79.9.1 饮食疗法的目标／1202
79.9.2 药物治疗／1203
79.9.3 长链 ω-3 脂肪酸／1204
79.9.4 纤维酸衍生物／1204
79.9.5 治疗目标／1204
79.9.6 临床病例 2 随访／1204
79.10 结论／1204

临床应用／1205

参考文献／1205

要 点

- 血脂异常的儿童有进展为动脉粥样硬化性心血管疾病的风险,尤其是 LDL-C 水平较高的儿童。
- 杂合子家族性高胆固醇血症是一种常见的遗传性血脂异常,约每 250 人中就有 1 人患病,与高 LDL-C 水平和早发的心血管疾病相关。
- 生活方式相关的血脂异常通常与肥胖有关,并导致 TG 水平升高和 HDL-C 水平降低。
- 儿童应进行血脂异常筛查,包括空腹血脂或非空腹非高密度脂蛋白胆固醇,高 LDL-C 的患儿应该接受治疗。

79.1 背景

在美国,心血管疾病(cardiovascular disease,CVD)是导致死亡的主要原因[1]。大量可靠的数据表明,CVD 开始于儿童期,因此,CVD 不应被视为成人疾病[2-5]。在血脂异常的儿童中,动脉内皮损伤可早在出生后 10 年内发现。在过去的 10 年中,鉴别儿童脂蛋白异常的筛查指南发生了变化[6,7]。识别遗传性高胆固醇血症儿童仍然是重中之重,因为遗传性高胆固醇血症儿童未来面临心血管事件和动脉粥样硬化加速的风险,因此识别与生活方式相关的血脂异常儿童很有必要。在本章中,我们将回顾儿童血脂异常的定义,讨论如何从饮食和生活方式上筛查血脂异常儿童,并在必要时为开始用药时机提供指导。我们将介绍 2 个临床案例,以强调不同类型血脂异常者的管理。

79.2 儿童血脂异常与血脂正常值

血脂异常的定义是脂蛋白代谢异常,导致总胆固醇(total cholesterol,TC)、低密度脂蛋白胆固醇(low-density lipoprotein cholesterol,LDL-C)和/或甘油三酯(triglycerides,TG)水平升高,和/或高密度脂蛋白胆固醇(high-density lipoprotein cholesterol,HDL-C)水平降低。同样,非高密度脂蛋白胆固醇(non-high density lipoprotein cholesterol,non-HDL-C,计算方法为 TC 减去 HDL-C)的水平也升高。non-HDL-C 是血液循环中所有包含致动脉粥样硬化载脂蛋白 B(apolipoprotein B,ApoB)的脂蛋白的测量指标。胆固醇和甘油三酯都是脂类或脂肪,可以在体内生产合成或通过食物吸收获得。胆固醇是产生激素所必需的,也是细胞膜、脂溶性维生素和胆汁的主要成分。甘油三酯用于储存和供应身体的能量。由于脂类的疏水性,它们需要附着在血液中的亲水性脂蛋白上进行运输。载脂蛋白是一种在脂蛋白代谢过程中起重要作用的特异蛋白,分布在血浆脂蛋白的极性外层[8]。

79.2.1 动脉粥样硬化的进展

脂纹是动脉粥样硬化进展中第1个肉眼可见的病变,在患有血脂异常的儿童和青少年中也可以见到。虽然这些脂纹通常是可逆的,但如果异常的脂质水平持续超过一段时间,脂纹就会进展成不可逆的纤维斑块。随着这些儿童长大成人,这些纤维斑块的数量和严重程度都会增加[9]。

79.2.2 脂蛋白的正常值与异常值

表79-2-1列出了血脂的最佳值、临界值和高值[10,11]。对于儿童和青少年来说,临界值对应大于第75百分位,高值为大于第95百分位,而较低的血脂水平则低于第10百分位[11,12]。对于20~24岁的年轻人,TC、LDL-C和non-HDL-C的临界值和高值同样分别对应于大于第75百分位和第95百分位。TG的临界值对应于大于第75百分位,而高值对应于大于第90百分位。对于HDL-C,最佳值对应于大于第50百分位,临界值为第50百分位及以下,而低值为第25百分位及以下[7,13]。

表79-2-1 儿童和青少年胆固醇水平分类[7,10,11]   单位:mg/dl

血脂类型	最佳值	临界值~高值	高值	低值
TC	<170	170~199	>200	
LDL-C	<110	110~129	>130	
non-HDL-C	<120	123~144	>145	
TG				
0~9岁	<75	75~99	>100	
10~19岁	<90	90~129	>130	
HDL-C	>45	40~45		<40
青年人胆固醇水平分类(20~24岁)				
TC	<190	190~224	>225	
LDL-C	<120	120~159	>160	
non-HDL-C	<50	150~189	>190	
TG	<115	115~149	>150	
HDL-C	>45	40~45		<40

注:TC. total cholesterol,总胆固醇;LDL-C. low density lipoprotein cholesterol,低密度脂蛋白胆固醇;non-HDL-C. non-high density lipoprotein cholesterol,非高密度脂蛋白胆固醇;TG. triglycerides,甘油三酯;HDL-C. high-density lipoprotein cholesterol,高密度脂蛋白胆固醇。

79.3 血脂异常的筛查

79.3.1 普遍筛查

2011年,国家心脏、肺和血液研究所专家小组发布了综合筛查指南。指南中,专家小组建议所有儿童应在9~11岁至少进行一次血脂异常筛查,在17~21岁再进行一次筛查[7]。建议进行的普遍筛查是为了帮助识别可能没有按照旧指南进行筛查的患者[6,14,15]。选择性筛查可能会遗漏很大一部分患有血脂异常的儿童,原因包括:父母不清楚自己的胆固醇水平,家族史未知和/或父母太年轻、尚未形成早期动脉粥样硬化[14,16-20]。普遍筛查的好处是可以进行反向级联筛查,即在识别出血脂异常的患儿后,对其家庭成员进行血脂筛查。事实上,高胆固醇血症儿童的亲属患早发性CVD的风险相对较高[21,22]。

79.3.2 筛查时机与实验室筛查项目

表79-3-1列出了儿童和青少年的血脂筛查指南。一般来说,对于2~8岁和12~16岁的儿童和青少年,建议根据家庭和/或个人健康史进行选择性筛查。治疗建议依据2次空腹血脂筛查(fasting lipid panels,FLP)结果的平均值,2次筛查最好间隔2周至3个月,期间对饮食和生活方式进行一些调整。FLP包括TC、HDL-C、TG,LDL-C计算值。LDL-C可以进行间接计算:LDL-C = TC−(HDL-C+TG/5)。

当存在明显的高甘油三酯血症(即>400mg/dl)时,可以测量non-HDL-C值来确定是否需要进一步评估。如上所述,建议所有9~11岁和17~21岁的儿童和青少年进行血脂异常筛查。专家小组选择的初始筛查年龄为10岁,因为在整个童年时期血脂水平会发生变化,尤其是青春期,胆固醇水平可下降20%。普遍筛查可以选用non-FLP(non-fasting lipid profile,包括TC、HDL-C和non-HDL-C计算值)或FLP作为筛查指标。如果non-FLP有异常(表79-3-1),则应复查2次FLP并取其平均值来确定管理方案。如果最初的筛查指标是FLP,如有异常,复查1次并取2次的平均值(表79-3-1)。当取2次检查的平均值时,应确保第2次检查在第1次检查后的2周至3个月之间进行。表79-3-2详细列出对2~8岁或12~16岁儿童青少年进行选择性筛查的条件。

表79-3-1 不同年龄段的胆固醇筛查建议[7]

年龄	筛查建议	实验室筛查指标
<2岁	无须筛查	
2~8岁	无须定期筛查	
	如果存在下述情况,则进行筛查	FLP×2*
	• 有早发心脏病家族史	
	• 父母一方的TC>240mg/dl	
	• 家族史未知	
	• 高风险状态(表79-5-1)	
9~11岁	普遍筛查	non-FLP
	如果non-HDL-C>145mg/dl或HLD-C<40mg/dl	
	则检查	FLP×2*
	如果LDL-C>130mg/dl或non-HDL-C>145mg/dl或HLD-C<40mg/dl或TG>100mg/dl(<10岁)或>130mg/dl(≥10岁)	FLP
	则检查	复查FLP*
12~16岁	无须定期筛查	
	如果存在下述情况,则进行筛查	FLP×2*
	新识别的CVD风险,同2~8岁	

续表

年龄	筛查建议	实验室筛查指标
17~21 岁	普遍筛查	
17~19 岁	如果 non-HDL-C＞145mg/dl 或 HLD-C＜40mg/dl	non-FLP
	则检查	FLP×2*
	如果 LDL-C＞130mg/dl 或 non-HDL-C＞145mg/dl 或 HLD-C＜40mg/dl 或 TG≥130mg/dl	FLP
	则检查	复查 FLP*
17~21 岁	如果 HLD-C＜40mg/dl 或 non-HDL-C＞190mg/dl	non-FLP
	则检查	FLP×2*
	如果 LDL-C＞160mg/dl 或 non-HDL-C＞190mg/dl 或 HLD-C＜40mg/dl 或 TG＞150mg/dl	FLP
	则检查	复查 FLP*

注：FLP.fasting lipid profile,空腹血脂谱；non-FLP.non-fasting lipid profile,非空腹血脂谱；LDL-C.low density lipoprotein cholesterol,低密度脂蛋白胆固醇；HDL-C.high density lipoprotein cholesterol,高密度脂蛋白胆固醇；non-HDL-C.non-high density lipoprotein cholesterol,非高密度脂蛋白胆固醇(总胆固醇 - 高密度脂蛋白胆固醇)；TG.triglycerides,甘油三酯；*.第 2 次血脂检查应在第 1 次检查后 2 周至 3 个月内进行。

表 79-3-2　推荐对 2~8 岁和 12~16 岁儿童青少年进行血脂异常筛查的危险因素和特殊危险状态（改编自参考文献 [7]）

- 家族史阳性：＜55 岁（男性）或＜65 岁（女性）的一级或二级亲属,有 CVD 记录（如心绞痛、外周血管或脑血管疾病、心肌梗死、冠状动脉疾病或猝死）
  - 高风险因素 / 状态
  - 需要药物治疗的高血压
  - 吸烟
  - 重度肥胖（BMI＞第 97 百分位）
  - 糖尿病（1 型和 2 型）
  - 慢性 / 终末期肾病 / 肾移植后
  - 原位心脏移植后
  - 川崎病,目前存在动脉瘤
- 脑卒中风险因素 / 状态
  - 不需要药物治疗的高血压（血压高于同性别和年龄组的第 95 百分位）
  - 肥胖（BMI 位于第 95~97 百分位）
  - HDL-C＜40mg/dl
  - 川崎病伴动脉瘤消退
  - 慢性炎症性疾病
  - HIV 感染
  - 肾病综合征

注：CVD. cardiovascular disease,心血管疾病；BMI. body mass index,体质量指数；HIV. human immunodeficiency virus,人类免疫缺陷病毒。

79.3.3 评估血脂异常的继发病因

当确定儿童存在血脂异常后,临床医师应进行更彻底的评估。要详尽了解儿童的家族史,包括识别有高胆固醇血症、早发性CVD(男性<55岁,女性<65岁)、糖尿病、超重和高血压病史的一级和二级亲属。

对于患有严重血脂异常的儿童来说,原发性(或遗传性)病因导致血脂异常的可能性更大,下一节将回顾其中最常见的原因。针对血脂异常的继发病因应进行详尽评估(表79-3-3)[23]。寻找大多数继发病因除通过病史、系统回顾和体格检查外,还应进行一些其他的实验室研究,包括针对脂肪肝或阻塞性肝病的肝功能检查,针对肥胖患者糖尿病或糖耐量异常的空腹血糖水平或糖化血红蛋白水平检查,针对甲状腺异常的甲状腺功能检查,针对肾病的尿液分析、血尿素氮水平和肌酐水平检查,以评估某些可能导致血脂异常或与血脂异常相关的疾病的可能性。

表79-3-3 血脂异常的继发原因:4个D

饮食(diet)	高热量饮食
	摄入过量的碳水化合物
	摄入过量的酒精
	神经性厌食症
疾病(disease)	心脏
	川崎病
	心脏移植
	先天性心脏病
	肝脏
	肝内胆汁淤积
	慢性肝病
	原发性胆汁性肝硬化
	急性或慢性肝炎
	胆道闭锁
	先天性胆内胆管发育不良征(Alagille syndrome)
	肾脏
	慢性肾衰竭
	肾病综合征
	溶血性尿毒症综合征
	风湿
	系统性红斑狼疮
	类风湿关节炎
	储存
	戈谢病

续表

疾病 (disease)	糖原贮积症
	泰 - 萨克斯 (Tay-Sachs) 病
	尼曼 - 皮克 (Niemann-Pick) 病
	其他
	肿瘤切除术后的治疗
	克兰费尔特 (Klinefelter) 综合征
	儿童早衰症
	烧伤
药物 (drugs)	口服类雌激素
	口服类孕酮
	口服类避孕药
	合成类固醇
	糖皮质激素
	噻嗪类利尿药
	β 受体阻滞剂
	胆酸螯合剂
	皮质类固醇
	大多数蛋白酶抑制剂
	视黄酸衍生物
	抗惊厥药
代谢障碍 (dysmetabolism)	糖尿病 (1 型和 2 型)
	肥胖
	胰岛素抵抗
	急性间歇性卟啉病
	垂体功能减退
	脂肪代谢障碍

79.4 临床病例 1

A.S. 男性,13 岁,曾前往血脂疾病诊所进一步评估高胆固醇血症。其祖父在 49 岁时有过心肌梗死发作;父亲有早发心脏病病史,41 岁时曾进行过一次 4 根冠状动脉搭桥的手术。A.S 有 2 个哥哥,17 岁的哥哥血脂水平正常,15 岁的哥哥患有高胆固醇血症,目前正在服用他汀类药物,因此我们检查了 A.S. 的空腹血脂。A.S. 参加了学校的橄榄球队和棒球队,每天的久坐时间工作日大约是 2h,周末 2~3h。尽管该患者的家庭遵循低饱和脂肪酸的饮食,但 A.S. 在学校吃午餐,包括芝士汉堡、鸡块、披萨、芝士牛排、薯条和饼干。零食包括椒盐卷饼、水果或麦片。早餐和晚餐时喝果汁或白水,在学校时喝巧克力牛奶或苏打水。体检时,他的身高在第60百分位(在正常水平中),体重在第90百分位,BMI在第91百分位,属于超重。血压是116/74mmHg。其余的检查结果为良性,无肌腱结节性黄瘤(图79-4-1);Tanner分期为2期;2次空腹血脂结果的平均值为(mg/dl):TC 444、HDL-C 64、LDL-C 366、TG 69。甲状腺功能、尿检、血糖、胰岛素、谷草转氨酶(aspartate aminotransferase,AST)/谷丙转氨酶(alanine aminotransferase,ALT)和肌酸激酶(creatine kinase,CK)水平均在正常范围内。

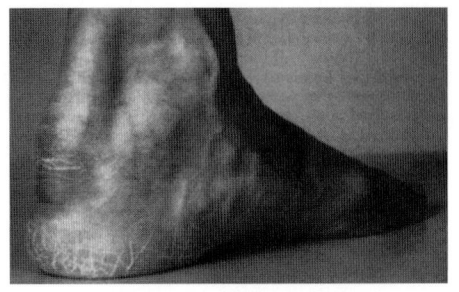

图79-4-1 肌腱结节性黄瘤

79.5 儿童高胆固醇血症的常见遗传病因

79.5.1 杂合子家族性高胆固醇血症

杂合子家族性高胆固醇血症(heterozygous familial hypercholesterolemia,HeFH)是一种常染色体共显性疾病,大约每250人中就有1人患病。根据Fredrickson分类(表79-5-1),HeFH也被称为Ⅱa型高脂蛋白血症[24]。HeFH是儿童中最常见的遗传性血脂疾病之一。它是由500个LDL受体基因中的至少一种或多种缺陷引起的,这些缺陷进一步导致LDL受体的缺陷或数量减少,抑制肝脏对循环中LDL的清除,从而导致LDL颗粒在血液中的沉积增多。患有HeFH的儿童和青少年可能会进展为亚临床动脉粥样硬化,并有颈动脉内膜中层厚度(carotid intima media thickness,CIMT)增厚和肱动脉反应异常的迹象,提示内皮功能障碍。虽然患有HeFH的年轻人在成年之前一般不会表现出临床上明显的冠状动脉疾病,但如果不及时治疗,极有可能发展为早发性动脉粥样硬化。家族性载脂蛋白B100缺陷是另一种罕见病(约1:1 000),表型与HeFH类似,治疗方法也相同。在临床病例1中,结合家族史和血脂水平,A.S.可能患有HeFH。在患有HeFH的儿童和青少年中,TC和LDL-C水平远高于同年龄和性别中的第95百分位,并且早在2岁时就可以通过血脂检测发现。通常HeFH患儿的TG水平正常,HDL-C水平正常或较低。超重或肥胖的患儿可能也表现为高TG和低HDL-C。所以怀疑患者有HeFH时,获得其详尽的家族史非常重要。为帮助确定诊断,患者的父母通常有一方的TC和LDL-C水平显著升高,并有肌腱结节性黄瘤(图79-4-1),或有一级和/或二级亲属有早发性CVD史。由于肌腱结节性黄瘤通常在成年期形成,因此,患有HeFH的儿童和青少年通常不会出现肌腱结节性黄瘤,但可能在患者父母,尤其是在成年之前未进行降脂治疗的父母身上发现。

79.5.2 家族性混合型高脂血症

高胆固醇血症的另一个常见原因是家族性混合型高脂血症(familial combined hyperlipidemia,FCHL)或Ⅱb型高脂蛋白血症(表79-5-1)。这是一种常染色体显性遗传病,是美国最常见的遗传性血脂疾病,发病率约为1:200。FCHL家族成员之间存在表型差异,最常见的血脂表现为LDL-C、TG和极低密度脂蛋白胆固醇（very-low-density lipoprotein cholesterol，VLDL-C）水平升高，HDL-C 水平降低。FCHL 也可见于超重、胰岛素抵抗和高血压患者。

表 79-5-1　不同遗传性血脂异常的 Fredrickson 分类[24]

表型	胆固醇	甘油三酯	LDL-C	HDL-C	致动脉粥样硬化原性	名称
Ⅰ	↑/↑↑	↑↑↑↑	↓	↓↓↓	-	FCS
Ⅱa	↑↑↑	-	↑	↓	+++	FH，FDB
Ⅱb	↑↑/↑↑↑↑	↑↑	↑	↓	+++	FCHL
Ⅲ	↑↑/↑↑↑↑	↑↑/↑↑↑↑	↓	-	+++	FDBL
Ⅳ	-/↑	↑↑	↓	↓↓	-/↑	FHTG
Ⅴ	↑↑-↑↑↑	↑↑↑↑	↓	↓↓↓	-/↑	FHTG

注：FCS. familial chylomicronemia syndrome，家族性乳糜蛋白血症综合征；FH. familial hypercholesterolemia，家族性高胆固醇血症；FDB. familial dysbetalipoproteinemia，家族性脂蛋白异常血症；FCHL. familial combined hyperlipidemia，家族性混合型高脂血症；FDBL. familial dysbetalipoproteinemia，家族性 3 型高脂蛋白血症；FHTG. familial hypertriglyceridemia，家族性高甘油三酯血症。

当 FLP 表现为 TG 水平升高（200~800mg/dl）、HDL-C 水平降低（＜40mg/dl）、TC 水平轻度升高（200~400mg/dl），并伴有高胆固醇血症或早发性 CVD 的家族史时，应怀疑 FCHL。载脂蛋白 B 水平相对于 LDL-C 水平应该升高。FCHL 患者查体不会发现肌腱结节样黄瘤。

临床病例 1 中，FCHL 应该作为 A.S. 的鉴别诊断依据，但考虑到没有高甘油三酯血症，HDL-C 水平也正常，因此其诊断为 HeFH 的可能性更大。

79.6　单纯高胆固醇血症的治疗

79.6.1　饮食和生活方式干预

美国国家心脏、肺和血液研究所发布的综合降低心血管疾病风险指南，该指南采用分阶段的方法对血脂异常儿童进行饮食干预（表 79-6-1）。第 1 阶段是心血管健康综合饮食干预（cardiovascular health integrated lifestyle Diet，CHILD-1）。在尝试 CHILD-1 方案后，如有必要，可以采用更严格的降脂饮食方案，其目的主要是降低 LDL 水平（CHILD-2-LDL）或甘油三酯水平（CHILD-2-TG）。在实施 CHILD-2-LDL 方案之前，应咨询治疗血脂异常疾病经验丰富的医学营养师，以确保足够的蛋白质、碳水化合物和维生素摄入，满足儿童正常生长发育的需求[7]。

表 79-6-1　针对心血管风险增加的儿童和青少年的心血管健康综合饮食干预（CHILD-1）（改编自参考文献[7]，表 5.1）

年龄	饮食和生活方式建议
0~6 月龄	• 完全母乳喂养至 6 月龄。如果不可能的话，应提供母乳；如果仍不可能，则用添加铁剂的婴儿配方奶粉。
7~12 月龄	• 在哺乳期间逐渐添加固体辅食，直到满 12 月龄。 • 如果停止母乳喂养，需用含铁配方奶粉直到满 12 月龄。 • 不限制饮食中的脂肪摄入。

续表

年龄	饮食和生活方式建议

13~24月龄	• 如果不继续母乳喂养,可以改用低脂(2%,1%,脱脂)、无调味的牛奶。具体方案由父母和卫生保健人员根据孩子的自身情况来制订,包括食欲、生长发育情况、饮食中其他营养丰富食物的摄入量、其他脂肪的摄入量,以及肥胖和早发心血管疾病的家族史。
	• 过渡到餐桌食物。
	  • 总脂肪不超过每日总热量的30%。
	  • 饱和脂肪酸占每日热量的8%~10%。
	  • 避免摄入反式脂肪酸。
	  • 单不饱和脂肪酸及多不饱和脂肪酸不超过每日总热量的20%。
	  • 胆固醇摄入<300mg/d。
	• 每天一杯不超过120ml的果汁。
	• 限制钠的摄入。
	• 鼓励多吃水果、蔬菜、全谷物、低脂和脱脂牛奶、乳制品和低糖食品。

>2~10岁	• 主要饮品应为脱脂无调味牛奶。
	• 鼓励多喝水,限制加糖饮料。
	• 膳食脂肪摄入量:
	  • 总脂肪占每日总热量的25%~35%。
	  • 饱和脂肪酸占每日总热量的8%~10%。
	  • 避免摄入反式脂肪酸。
	  • 单不饱和脂肪酸及多不饱和脂肪酸不超过每日总热量的20%。
	  • 胆固醇摄入<300mg/d。
	• 高纤维饮食,限制简单/精制碳水化合物。
	  • 纤维摄入目标量:(年龄+5)g/d。
	• 每天不超过120ml的天然甜味果汁。
	• 限制钠的摄入。
	• 不限制饮食中的脂肪摄入。鼓励多吃水果、蔬菜、全谷物、低脂和脱脂牛奶、乳制品和低糖食品。

11~21岁	• 主要饮品应为脱脂无调味牛奶。
	• 鼓励多喝水,限制加糖饮料。
	• 膳食脂肪摄入量:
	  • 总脂肪占每日总热量的25%~35%。
	  • 饱和脂肪酸占每日总热量的8%~10%。
	  • 避免摄入反式脂肪酸。
	  • 单不饱和脂肪酸及多不饱和脂肪酸不超过每日总热量的20%。
	  • 胆固醇摄入<300mg/d。
	• 高纤维饮食,限制简单/精制碳水化合物
	  • 纤维摄入目标量:14g/d/1 000cal
	• 每天不超过120ml的天然甜味果汁。
	• 限制钠的摄入。
	• 鼓励多吃水果、蔬菜、全谷物、低脂和脱脂牛奶、乳制品和低糖食品。
	• 养成健康的饮食习惯。
	  • 每天吃早餐。
	  • 吃家里做的饭菜。
	  • 少吃快餐。

79.6.2 心血管健康综合饮食干预-1（CHILD-1）

CHILD-1 饮食包括低饱和脂肪酸（占总热量的 10%）、适量全脂肪（占总热量的 30%）、低胆固醇饮食（<300mg/d）及最小限度的反式脂肪酸[7,10]；应限制含糖饮料，高钠、高糖、精加工和油炸食品的摄入量；同时应鼓励生活方式的改变，包括体重管理，减少久坐时间（每天不超过 2h），增加体力活动（每天至少 1h 的中等或高强度运动）等。CHILD-1 方法如表 79-6-1 所示。经过 3 个月的 CHILD-1 方案和生活方式改变后，复查空腹血脂。如果随着年龄的增长继续表现出 LDL-C 升高（表 79-2-1），则应实施更严格的饮食方案，并请求营养师的帮助。

79.6.3 心血管健康综合饮食干预-2-低密度脂蛋白（CHILD-2-LDL）

CHILD-2-LDL 饮食方案建议，饮食中的脂肪摄入量占总热量的 25%~30%，饱和脂肪酸含量不超过每日总热量的 7%，单不饱和脂肪酸含量不超过每日总热量的 10%，并避免摄入反式脂肪酸[7,14]。在实施 CHILD-2-LDL 方案至少 3 个月后，复查空腹血脂谱。

79.6.4 辅助饮食疗法

79.6.4.1 植物甾醇

植物甾醇（植物固醇和甾烷醇）天然存在于植物性食物中，可用于降低 LDL-C 水平。一项 meta 分析发现，患 HeFH 的成人和儿童每天服用不超过 3g 的植物甾醇，可使 LDL-C 水平降低 5%~10%[25-27]。也有一些证据表明，植物甾醇可能有助于降低 TG 水平，降幅为 0.8%~28%，而在 TG>150mg/dl 的人群中作用更强[28]。有研究显示，食用植物甾醇可能会降低 β-胡萝卜素水平，但这可以通过多吃水果和蔬菜来补足[29]。

79.6.4.2 膳食纤维

黏性纤维在胃肠道中形成的凝胶被证明可以降低 TC、LDL-C 和 non-HDL-C 水平。高黏性纤维的常见食物包括燕麦、大麦、豆类、水果和蔬菜，以及含有车前子壳和甲基纤维素的补充剂[30,31]。对于<12 岁的儿童，推荐的车前草纤维摄入量为每天不超过 6g，对于 12 岁以上的儿童，推荐摄入量为每天不超过 12g。

79.6.5 低密度脂蛋白胆固醇升高的药物干预

由于 HeFH 和 FCHL 的遗传特性，许多儿童和青少年患者仅通过改变饮食和生活方式无法达到目标 LDL-C 和/或 non-HDL-C 水平。

79.6.5.1 用药时机

对于 LDL-C 升高超过目标水平（基于危险因素/状态）的 10 岁儿童，应该开始使用降低 LDL-C 的药物。图 79-6-1 介绍了考虑开始服用他汀类药物的 LDL-C 临界点。10 岁以下的儿童通常无须服用降低 LDL-C 的药物；然而，有些儿童患早发性 CVD 的风险明显增加，应在 8 岁时开始服用降血脂药。这些年轻患者包括 LDL-C 水平长期>190mg/dl 的，此外，还有早发性 CVD 患者的一级和二级亲属，存在至少一种高危因素/状态，和/或至少 2 个中危因素/状态（表 79-3-2 和图 79-6-2）。这些患者最终可能需要服用一种以上的降血脂药,并应转诊至血脂疾病专家接受进一步的评估和治疗。

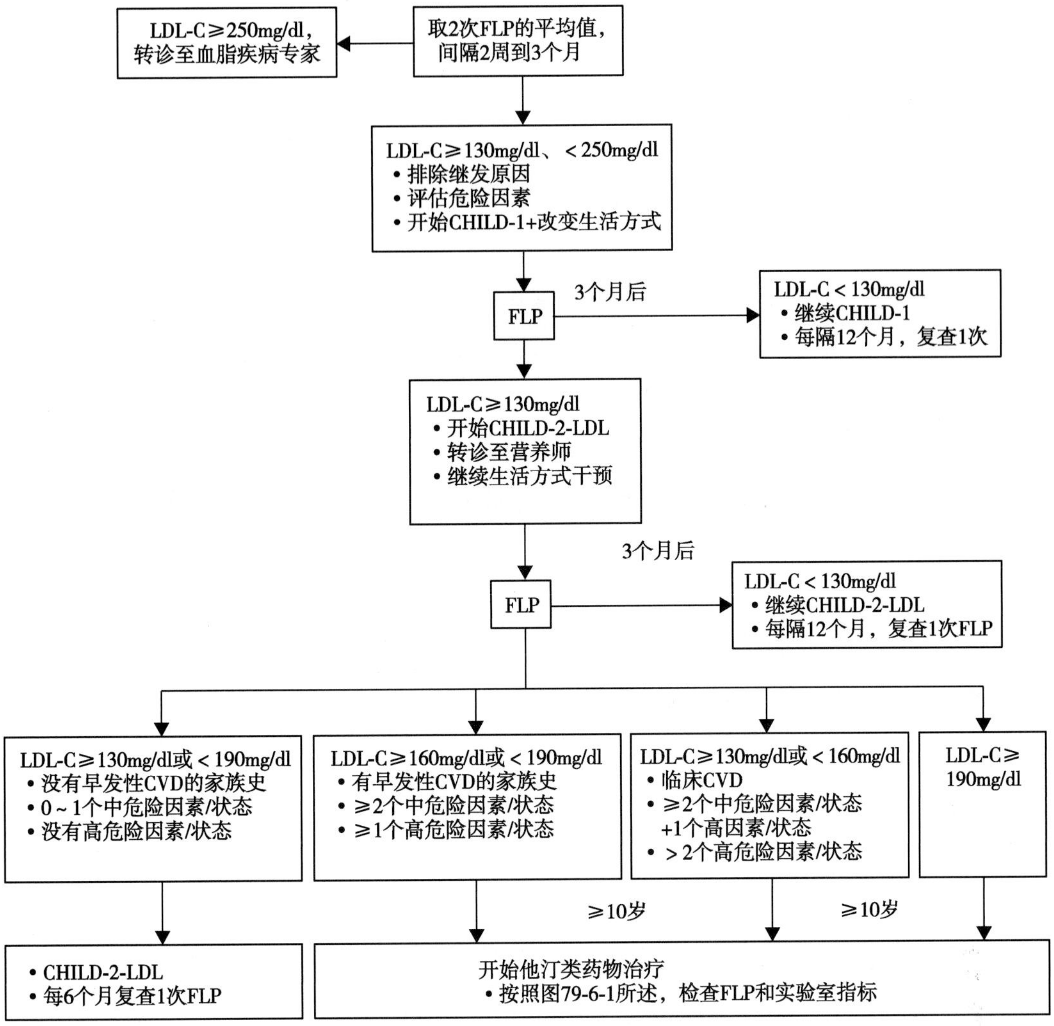

```
                          ┌──────────────────┐
┌─────────────────┐       │ 取2次FLP的平均值, │
│ LDL-C≥250mg/dl, │◄──────│ 间隔2周到3个月    │
│ 转诊至血脂疾病专家 │       └──────────────────┘
└─────────────────┘                │
                                   ▼
                    ┌──────────────────────────┐
                    │ LDL-C≥130mg/dl、<250mg/dl │
                    │ • 排除继发原因            │
                    │ • 评估危险因素            │
                    │ • 开始CHILD-1+改变生活方式 │
                    └──────────────────────────┘
                                   │
                              3个月后           ┌──────────────────┐
                          ┌───────┐           │ LDL-C < 130mg/dl │
                          │  FLP  │──────────►│ • 继续CHILD-1    │
                          └───────┘           │ • 每隔12个月,复查1次│
                                   │           └──────────────────┘
                                   ▼
                    ┌──────────────────────────┐
                    │ LDL-C≥130mg/dl            │
                    │ • 开始CHILD-2-LDL         │
                    │ • 转诊至营养师            │
                    │ • 继续生活方式干预        │
                    └──────────────────────────┘
                                   │
                              3个月后           ┌──────────────────────┐
                          ┌───────┐           │ LDL-C < 130mg/dl      │
                          │  FLP  │──────────►│ • 继续CHILD-2-LDL     │
                          └───────┘           │ • 每隔12个月,复查1次FLP │
                                   │           └──────────────────────┘
```

LDL-C≥130mg/dl或<190mg/dl	LDL-C≥160mg/dl或<190mg/dl	LDL-C≥130mg/dl或<160mg/dl	LDL-C≥190mg/dl
• 没有早发性CVD的家族史	• 有早发性CVD的家族史	• 临床CVD	
• 0~1个中危险因素/状态	• ≥2个中危险因素/状态	• ≥2个中危险因素/状态+1个高因素/状态	
• 没有高危险因素/状态	• ≥1个高危险因素/状态	• >2个高危险因素/状态	

- CHILD-2-LDL
- 每6个月复查1次FLP

开始他汀类药物治疗
• 按照图79-6-1所述,检查FLP和实验室指标 （≥10岁）

注:CVD. cardiovascular disease,心血管疾病;FLP. fasting lipid profile,空腹血脂;LDL-C. Low density lipoprotein cholesterol,低密度脂蛋白胆固醇;mo. months,月;RF/RC. risk factor/risk condition,危险因素/状态;wks. weeks,周。

图 79-6-1　高 LDL-C 的饮食治疗目标(摘自参考文献 [7] 图 9.1)

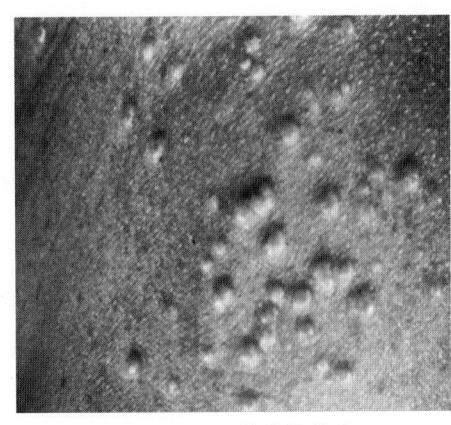

图 79-6-2　发疹性黄瘤

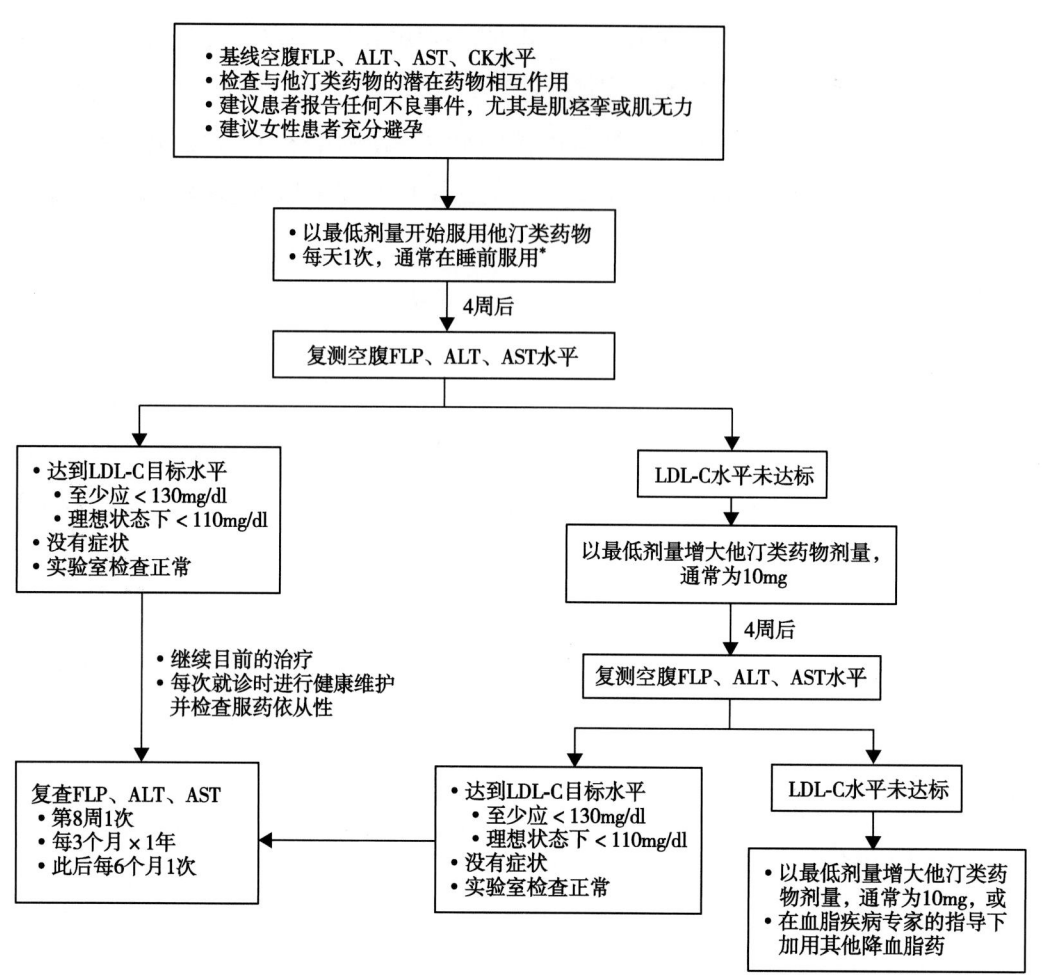

注：FLP. fasting lipid profile，空腹血脂谱；ALT. alanine aminotransferase，谷丙转氨酶；AST. aspartate aminotransferase，谷草转氨酶；CK. creatine kinase，肌酸激酶；*. 阿托伐他汀和瑞舒伐他汀的半衰期较长，早晚都可服用。

图 79-6-3 如何开始、滴定治疗剂量和监测儿童服用他汀类药物（改编自参考文献[7]表9.12）

79.6.6 如何对儿童开始、滴定治疗剂量和监测服用他汀类药物

他汀类药物是高胆固醇血症儿童降血脂的一线药物。图 79-6-3 概述了如何对儿童和青少年开始、滴定治疗剂量和监测服用他汀类药物。他汀类药物开始时应使用尽可能低的剂量，每天服用1次，最好在睡前服用。由于阿托伐他汀和瑞舒伐他汀半衰期较长，可以在早上服用。连续用药 4~8 周后，应检查空腹血脂和肝酶。如果 LDL-C 达到目标水平，则维持该剂量继续治疗，然后在第8周、3个月时复查空腹血脂，每6个月复查1次。如果肝酶正常且未调整药物剂量，则可以每年监测一次肝酶。如果 LDL-C 未达到目标水平，他汀类药物应以最低剂量（通常为10mg）加量，并在 4~8 周内复查空腹血脂。如果加大剂量后仍然没有达到目标 LDL-C 水平，要确保儿童严格遵医嘱服药。如果儿童依从性良好，可以再一次增加剂量，或者转诊至血脂疾病专家，考虑加用第2种降血脂药[7,32]。

在患者服用他汀类药物治疗期间对其进行常规监测非常重要（图 79-6-3）。在开始使用他汀类药

物时,患者及家属最关心的问题是药物对肝脏和肌肉的短期和长期安全性,应进行充分的咨询。在开始使用他汀类药物之前,医师应评估其禁忌证,如肝病或妊娠的可能性。如女孩已有月经,应告知女孩他汀类药物有潜在的致畸作用;在用药前医师应确保女性患者没有怀孕;如果女性患者有性生活,则确保她采取了适当的避孕措施。另外,应了解患者目前正在服用的其他药物,特别是环孢素、烟酸、苯氧酸类药物、红霉素、唑类抗真菌药、萘法唑酮和许多人类免疫缺陷病毒(HIV)蛋白酶抑制剂,以评估潜在的药物相互作用。如果患者正在服用阿托伐他汀、辛伐他汀或洛伐他汀,则应限制其葡萄柚汁的摄入量,以避免这些使肠道 CYP3A4 失活而抑制他汀类药物的系统前降解并增加其血药浓度[33]。

开始服用他汀类药物后,患者应及时反馈药物副作用,特别是肌疼、肌痉挛、肌无力或任何其他肌肉症状。一旦出现这些症状,应根据最近的体力活动水平进行评估。如果症状超过体力活动的程度,应停止用药,并检查肌酸激酶(CK)水平。他汀类药物引起的肌肉毒性表现包括无症状 CK 升高,肌痛(肌肉无力/疼痛/不伴有 CK 升高的疼痛),肌炎(与 CK 升高>正常上限 10 倍的肌痛表现相似),横纹肌溶解(广泛肌肉破坏、CK 升高>正常上限 10 倍、肾功能减退或肾衰竭)。在一项关于儿童使用他汀类药物的 meta 分析研究发现,与服用安慰剂的儿童相比,服用他汀类药物的儿童,他汀类药物诱发肌肉毒性的风险并未升高[34]。但是,如果怀疑存在肌炎,应停用他汀类药物,否则可能引起横纹肌溶解,虽然这种情况罕见,但可危及生命。使用他汀类药物后氨基转移酶水平会有轻微的升高(<正常上限的 3 倍),这些波动通常是短暂的,所以治疗可以继续。如果肝氨基转移酶水平>正常上限的 3 倍,应停止用药,并在 2 周后复查。如果症状和/或实验室指标恢复正常,可在密切监测下恢复用药,通常服药剂量较低[32]。

患者在服用他汀类药物时,每次就诊都应继续进行常规的健康检查。应该对生长发育进行评估,并提醒坚持有益于心脏健康的饮食和药物治疗。同时讨论其他影响心血管健康的行为因素,如运动、避免吸烟和超重等。应告知每次就诊的少女减少性活动或使用适当的避孕措施[32]。

79.6.7 治疗目标

当患者开始使用他汀类药物,初始治疗目标是 LDL-C<160mg/dl 或初始水平的 50%。一旦达到这个目标,就可以考虑将目标定为<130mg/dl,理想目标为<110mg/dl。如前所述,他汀类药物加量每次应增加单倍剂量,或加用另一种药物直到达标[7,32]。在达到预期的 LDL-C 水平和加大药物剂量之间存在一种平衡,随着他汀类药物剂量的增加,LDL-C 的改善幅度变小,副作用风险增大。

79.6.8 β-羟基-β-甲戊二酸单酰辅酶 A 还原酶抑制剂(他汀类药物)

β-羟基-β-甲戊二酸单酰辅酶 A(β-hydroxy-β-methyl-glutaryl-coA,HMG-CoA)还原酶抑制剂(他汀类药物)是用于降低儿童 LDL-C 和 non-HDL-C 水平的一线药物[6,32]。他汀类药物,也就是 HMG-CoA 还原酶抑制剂,通过抑制内源性胆固醇生物合成中的限速酶,减少细胞内胆固醇的数量,导致肝脏

LDL受体上调,从而促进肝脏对循环中LDL-C的清除。他汀类药物还能降低VLDL和中等密度残余物,从而适度降低TG水平,HDL-C水平也可能略有增加。

表79-6-2列出了美国食品药品监督管理局(Food and Drug Administration,FDA)批准可用于儿童的他汀类药物。这些他汀类药物被批准用于10岁或以上的儿童(普伐他汀的使用年龄下限为8岁)。在儿童和青少年时期使用他汀类药物的安全性和有效性已经在几个临床试验中得到证实,在青春期使用的安全性也得到证明[35-38]。在不良事件方面,儿童和成人之间没有区别[34]。使用非侵入式方法进行的儿童研究表明,在较年轻时开始使用他汀类药物,可以减缓动脉粥样硬化的发展,并降低未来发生动脉粥样硬化的风险[35,38]。

表79-6-2 降低儿童和青少年LDL-C水平的药物[32]

药物类别	药物和起始剂量	对血脂的影响	可能的副作用
HMG-CoA还原酶抑制剂(他汀类药物)	阿托伐他汀:10mg QHS或QD 洛伐他汀:10mg QHS 普伐他汀[a]: 　10mg QHS(8~13岁) 　10mg QHS(14~18岁) 辛伐他汀:5mg QHS 瑞舒伐他汀:5mg QHS或QD	降低LDL-C 升高HDL-C 降低TG	肝酶升高,CK升高,糖化血红蛋白升高;肌痉挛和肌无力;肌病;横纹肌溶解
胆酸螯合剂	消胆胺[b]:每天2g,分2~4次服用 降脂树脂Ⅱ号颗粒[b]:5g QD 盐酸考来维仑口服混悬液[c]:1包(3.75g/包)QD,或1小包(1.875g/小包)BID,与液体混合后服用	降低LDL-C 升高HDL-C 升高TG	胃肠道症状,包括腹胀、胀气、腹部绞痛
胆固醇吸收抑制剂	依折麦布[b]:10mg QD	降低LDL-C 升高HDL-C 降低TG	肝酶升高;胃肠道不适;肌病

注:BID.每日2次;CK. creatine kinase,肌酸激酶;g. grams,克;QHS. every night,每晚;QD. everyday,每日;a.适用于青春前期儿童(8岁及以上);b. FDA尚未批准用于儿童;c. FDA批准用于10岁及以上儿童。

79.6.9 胆酸螯合剂

在他汀类药物应用之前,胆酸螯合剂是儿童的首选药物,由于它不能被吸收,所以被认为更加安全[10]。然而,由于口感较差、依从性难以保证,加之他汀类药物的安全性和有效性已得到充分证明,胆酸螯合剂已不再是儿童的一线治疗药物[7]。胆酸螯合剂在肠腔内与胆盐结合,抑制胆盐的吸收,导致肝内胆盐水平下降。肝脏胆盐的减少使肝脏将胆固醇转化为胆盐,进一步导致肝细胞内胆盐的消耗;这促使LDL受体上调,以促进循环中LDL-C的清除。胆酸螯合剂通常会使LDL-C水平降低10%~20%,同时升高HDL-C水平,但也可能适度提高TG水平[39-41]。对于单用他汀类药物不能达到LDL-C目标的儿童,可以加用胆酸螯合剂,且不会增加不良事件[41]。

79.6.10 胆固醇吸收抑制剂

依折麦布在肠绒毛上抑制胆固醇的吸收,减少饮食中摄入的胆固醇的吸收,上调 LDL-C 受体并促进循环中 LDL-C 的清除。依折麦布的常规剂量为 10mg/d。当与他汀类药物联合使用时,依折麦布可导致 LDL-C 水平额外降低 20%,且不会显著增加儿童和成人的不良事件[42-44]。对于单用他汀类药物而未能达到 LDL-C 目标的儿童,应考虑加用依折麦布[7]。

79.6.11 临床病例 1 随访

经过 6 个月的饮食和生活方式调整后,A.S. 来到诊所复查。这期间他每天带午餐去学校,每周去健身房 4 次,体重减轻 2.3kg。然而,LDL-C 水平没有明显改变。他接受了药物治疗开始服用阿托伐他汀,剂量从 10mg 逐渐加至 20mg,然后到 40mg,没有出现副作用。他按照处方规律服药。最近的实验室检查结果显示(mg/dl):TC 221、HDL-C 73、LDL-C 138、TG 51。

79.7 与生活方式有关的血脂异常

79.7.1 临床病例 2

N.T.,男性,12 岁,曾到血脂疾病诊所进行血脂异常的评估。他在 10 岁参加普遍筛查时,第一次进行了空腹血脂检查,检查结果显示其 TG 升高到 231mg/dl,医师告知其需要健康饮食。直到 2 年后他才再次进行复查。患儿母亲阐述患儿在 7 岁左右体重开始增加,过去 2 年里体重迅速增加超过 27kg。家族遗传史显示,患儿没有明确的一级或二级亲属的早发心脏病或血脂异常史。患儿未参加规律的体力活动,但每天都上体育课,同时每天久坐的时间长达 4h。回顾患儿的饮食史:早餐包括 2 杯含 2% 牛奶的高糖麦片、240~350ml 果汁或巧克力牛奶;午餐包括一个带奶酪的火鸡三明治、薯条和一个苹果,以及 470ml 的加糖冰茶;零食包括饼干或布丁;晚餐主要是瘦肉、土豆泥或面食、蔬菜以及 240~350ml 的果汁;至于甜点,他每周吃 3~4 次冰激凌。

体格检查显示,他的身高在正常范围第 57 百分位,体重在正常范围第 97 百分位,BMI 在正常范围第 98 百分位,属于肥胖。血压 107/64mmHg。值得注意的是,该患儿检查结果还显示轻微腹纹及颈部黑棘皮病。空腹血脂结果(mg/dl):TC 199、HDL-C 39、LDL-C 82、TG 389、non-HDL-C 160,甲状腺检查正常,ALT 轻度升高为 52U/L(正常值上限 42U/L),AST 正常,为 20U/L。血糖 98mg/dl,糖化血红蛋白 5.5%(正常<5.7%)。

79.7.2 肥胖合并血脂异常

近一半的超重和肥胖儿童至少合并一种血脂异常[45]。这群人的血脂异常被称为肥胖合并血脂异常(combined dyslipidemia of obesity,CDO),其特征为 TG 升高,HDL-C 降低,non-HDL-C 升高,LDL-C 正常或轻度升高。此外，LDL-C 颗粒（LDL-C particles，LDL-P）表现为小而致密的亚型[46]。考虑到临床病例 2N.T. 的 BMI 和血脂水平，该患者极有可能患有 CDO。CDO 患者经常伴有胰岛素水平升高和向心性脂肪沉积[47]。CDO 的存在也可能是未来早发心血管疾病风险升高的标志。在 Framingham 等研究中，发现 CDO 是早期临床心血管事件（例如心肌梗死和 CVD 死亡）的预测因子之一[48]。在 12 岁时 TG 水平和 TG/HDL-C 比值升高、成年后血脂状态不变的人，成年后患早发性 CVD 的风险也增加了[49]。

79.7.3 肥胖合并血脂异常的饮食治疗

与单纯高胆固醇血症患者的饮食疗法类似，CDO 患者应尝试 CHILD-1 饮食，随后采用更严格的饮食方案。饮食方案应针对整个家庭，在注册营养师的指导下确保用健康、正确的方式进行饮食调整。对于 CDO 患儿，饮食史不仅要包括孩子吃的食物，还应包括孩子一天喝了什么和喝了多少，不喝加糖饮料（如汽水、冰茶、柠檬味汽水、调味牛奶、运动饮料等）基本能保证 TG 的降低和体重的减轻。此外，应增加复合碳水化合物和膳食纤维的摄入，并增加低汞鱼类的摄入至最少 2 次/周。除了改变饮食，增加运动、减少久坐的时间，通过饮食来确保减重也都是非常重要的。经过至少 3 个月的整体饮食改变后，应复查空腹血脂谱。

79.8 家族性高甘油三酯血症

家族性高甘油三酯血症（FHTG），或 Ⅳ 型高脂蛋白血症（表 79-5-1），是一种相对常见的常染色体显性血脂异常疾病，在一般人群中的患病率约为 1∶5 000。它是由 VLDL 生成增加和/或 VLDL 分解代谢减少引起的。Ⅴ 型高脂蛋白血症是 FHTG 的一种更严重的形式的血脂异常，其特征是 VLDL 和乳糜微粒的生成均增多。在 FHTG 患者中，某些生活方式因素或药物（如高碳水饮食、超重或肥胖、胰岛素抵抗、饮酒或雌激素治疗）会促进 VLDL 的生成，加重高甘油三酯血症，应当根据这些诱发因素向患者提供咨询。

FHTG 患者的血脂表现为 TG 显著升高（250~1 000mg/dl），TC 正常或轻度升高（通常<250mg/dl），HDL-C 水平较低。LDL-C 水平通常较低或正常，载脂蛋白 B 水平正常。FHTG 患者的 TC/TG 比值通常比 FCHL 患者低。Ⅴ 型高脂血症患者的高甘油三酯血症更为严重，TG 一般>1 000mg/dl，有发展为胰腺炎的风险，特别是当 TG 水平>2 000mg/dl 时。TG>1 000mg/dl 的患者可能会出现暴发性黄瘤（图 79-6-2），临床医师应注意进行血脂分析。

79.9 高甘油三酯血症的治疗

79.9.1 饮食疗法的目标

只要注意饮食和生活方式的改变，大多数患有高甘油三酯血症的儿童和青少年的 TG 水平都会降至正常或得到显著改善。如图79-9-1所示，遵循CHILD-1指南治疗并按照CHILD-2-TG调整饮食和生活方式，必要时减重，6个月后复查空腹血脂，如果TG<100mg/dl（<10岁）或<130m/dl（>10岁），则应继续CHILD-2-TG，并每年复查一次空腹血脂。如果6个月后复查TG>100mg/dl但<200mg/dl（<10岁）或>130mg/dl但<200mg/dl（>10岁），则应继续或加强CHILD-2-TG，并鼓励儿童必要时继续减重，增加饮食中鱼类的含量。6个月后复查空腹血脂谱，如果TG>200mg/dl但<500mg/dl，应考虑转诊至血脂疾病专家。

79.9.2 药物治疗

使用药物治疗高甘油三酯血症并非常规方法。一般来讲，调整饮食和生活方式，必要时减重，就足以降低TG水平。如果儿童已经遵循了CHILD-1指南及CHILD-2-TG饮食指南，并增加体力活动，而TG仍然高于目标水平，可以考虑加用药物治疗。目标TG和non-HDL-C水平如图79-9-1所示。需要注意的是，如果2次空腹TG的平均值≥500mg/dl或单次空腹TG水平≥1 000mg/dl，需考虑某种遗传性高甘油三酯血症的可能性，应该转诊至血脂疾病专家。

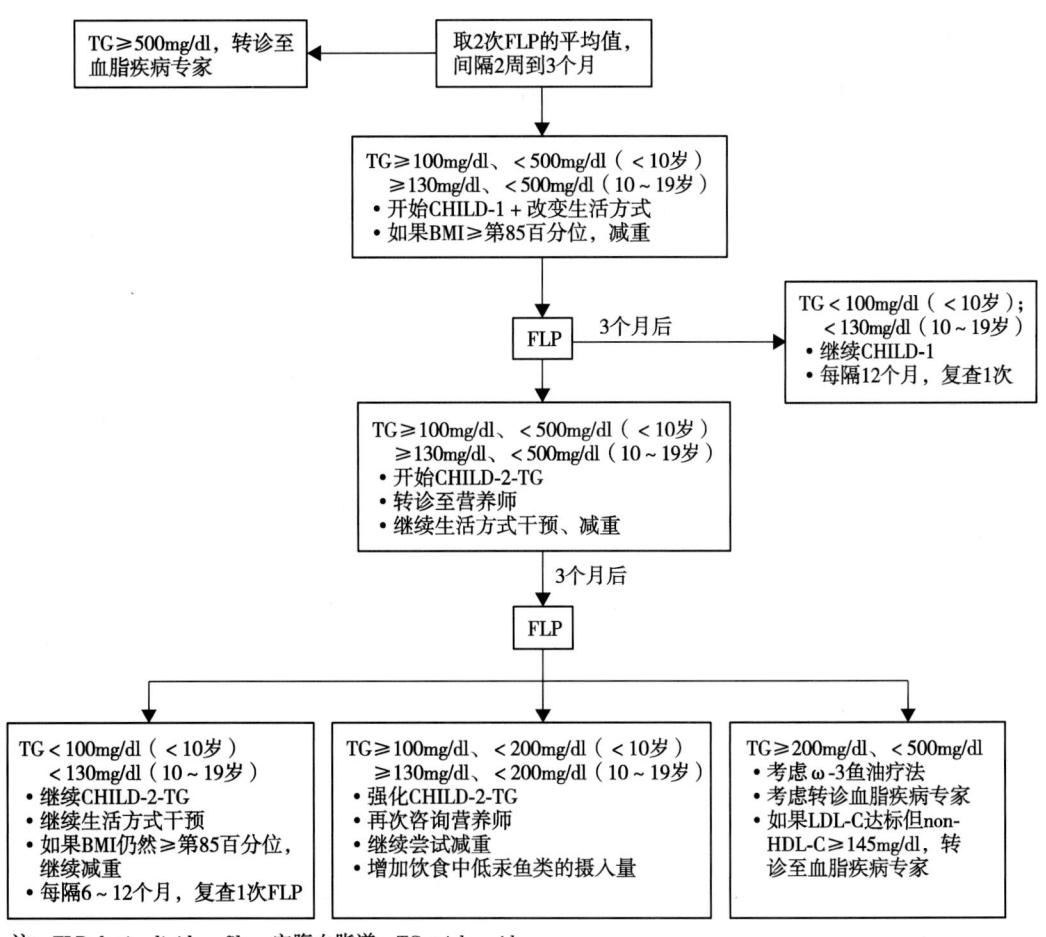

注：FLP. fasting lipid profile，空腹血脂谱；TG. triglycerides。

图79-9-1 高甘油三酯的饮食疗法目标（改编自Kavey等人2011年的文献[7]）

79.9.3 长链 ω-3 脂肪酸

ω-3 脂肪酸(或鱼油)可以减少肝脏中脂肪酸和 TG 的合成,促进脂肪酸的降解,导致 VLDL-C 释放减少、TG 水平降低。成人每天服用 2~4g 的 ω-3 鱼油胶囊是安全有效的,可将 TG 水平降低 30%~45%,并使 HDL-C 水平升高 6%~17%,但可能导致 LDL-C 水平升高 31%[50]。文献中关于 ω-3 脂肪酸降低成人 TG 水平从而降低 CVD 风险的结果不一[51,52],但是在 TG 升高、HDL-C 降低的患者中似乎也可以观察到 CVD 风险的降低[53]。在儿童研究中,一项针对 25 名高甘油三酯血症(平均 TG 227mg/dl)患者的小型随机试验显示,与安慰剂组相比,使用 4g 处方鱼油(Lovaza)的治疗组 CVD 风险并没有表现出显著差异[54]。目前还没有肌肉、肝脏或血糖水平相关不良反应的报道[50]。FDA 批准一些鱼油胶囊制剂,以及一些作为营养补充剂出售的非处方 ω-3 鱼油胶囊上市。如果要达到降低 TG 的效果,摄入的鱼油胶囊二十碳五烯酸(eicosapentaenoic acid,EPA)和二十二碳六烯酸(docosahexoenoic acid,DHA)的量应为 2 000~4 000mg/d。

79.9.4 纤维酸衍生物

纤维酸衍生物,或称为纤维酸酯,可以以一种复杂的方式分解 VLDL-C 和 TG,并减少肝脏中 TG 的合成。已有研究表明,苯氧酸类药物可以降低 TG 水平、提高 HDL-C 水平,而不引起 LDL-C 水平的升高。虽然目前 FDA 尚未批准其用于儿童,但一项针对儿童的小型研究证实了苯氧酸类药物在降低 TG 水平方面的有效性[55]。应在血脂疾病专家的指导下,对儿童使用苯氧酸类药物治疗。

79.9.5 治疗目标

饮食和药物管理治疗的目标是 TG<200mg/dl,但 10~19 岁的儿童青少年 TG 最好维持在 130mg/dl 以下,小于 10 岁的儿童 TG 最好维持在 100mg/dl 以下。对于那些 BMI 超过第 85 百分位的儿童,应将 BMI 控制在第 85 百分位以下,因为减肥也有助于降低 TG 水平。

79.9.6 临床病例 2 随访

首次就诊的 3 个月后,N.T. 来诊所复查。其将含糖饮料的摄入减少到每天一杯,将 2% 的含脂牛奶改为脱脂牛奶,并增加了水果和蔬菜的摄入量。另外,其还参加了足球队,减掉了 4kg 体重,BMI 也有所改善。检查结果显示:TC150mg/dl、HDL-C 42mg/dl、LDL-C 80mg/dl、TG 139mg/dl、non-HDL-C 108mg/dl;ALT 水平也恢复正常为 38U/L,空腹血糖为 93mg/dl,糖化血红蛋白为 5.5%,N.T. 的血脂水平有明显的改善。

79.10 结论

血脂异常的儿童患早发性心血管疾病的风险增加。目前,儿童期心血管疾病危险因素(包括肥胖、高血压、不良饮食和久坐行为)不断增加,因此,在当今时代识别高风险群体已变得更加紧迫。对于血脂异常的儿童和青少年,治疗的第一步就是改变饮食和生活方式。尽管做到这一点也具有挑战,但即使是很小的改变,也可以显著降低心血管疾病的风险,并减少服用降血脂药的频次。然而,对于某些患有遗传性血脂异常的儿童,以及未能成功改变生活方式的儿童,可能需要药物治疗。目前他汀类药物是降低儿童 LDL-C 水平的一线药物,其他药物很少使用,必要时应向血脂疾病专家寻求帮助。在患者和家属共同努力下进行饮食调整,以及在增加体力活动和运动的前提下,ω-3 脂肪酸是甘油三酯持续显著升高的原因。当务之急是监护人必须尽早识别出有早发性 CVD 风险的儿童和青少年,并进行适当的治疗或转诊。这样可以降低心血管疾病的发病率和死亡率,并改善当代年轻人的生活。

临床应用

- 越来越多的儿童和青少年被诊断患有血脂异常或存在其他心血管疾病危险因素,这些儿童有患早发性心血管疾病的风险。
- 应在 9~11 岁和 17~21 岁各进行一次普遍筛查,使用非空腹血脂谱或空腹血脂谱作为筛查指标。如果存在如本章所述的异常情况,首先应调整饮食和生活方式,2~3 个月后复查空腹血脂谱。
- 在考虑药物治疗之前,几乎所有血脂异常的儿童和青少年都应考虑调整饮食及增加体力活动。
- 杂合子家族性高胆固醇血症是一种常见的遗传性血脂异常,其特征是 LDL-C 水平高于第 95 百分位。如果不及时治疗,将导致早发性心血管疾病,因此,识别此类患者很重要。一线药物治疗是在 10 岁时服用他汀类药物,如果诊断为高危患者则提前至 8 岁时服用。
- 肥胖合并血脂异常的发生率更高,其特征为甘油三酯升高,轻度或中度的 LDL-C 升高以及 HDL-C 降低。治疗包括调整饮食,增加体力活动,保持体重稳定或适度减重。

(Julie A.Brothers, MD and Stephen R.Daniels, MD, PhD 著 李冀 译 彭菲 校)

参考文献

1. Benjamin EJ, Blaha MJ, Chiuve SE, Cushman, M, Das SR, Deo R, on behalf of the American Heart Association Statistics Committee and Stroke Statistics Subcommittee et al. Heart disease and stroke statistics—2017 update. A report from the American Heart Association. *Circulation* 2017;135:e1–458.
2. McGill HC Jr, McMahon CA, Zieske AW, Malcom GT, Tracy RE, and Strong JP. Effects of nonlipid risk factors on atherosclerosis in youth with a favorable lipoprotein profile. *Circulation* 2001;103:1546–50.
3. Berenson GS, Srinivasan SR, Bao W, Newman WP III, Tracy RE, and Wattigney WA. Association between multiple cardiovascular risk factors and atherosclerosis in children and young adults. The Bogalusa Heart Study. *N. Engl. J. Med.* 1998;338:1650–6.
4. Mahoney LT, Burns TL, Stanford W, Thompson BH, Witt JD, Rost CA et al. Coronary risk factors measured in childhood and young adult life are associated with coronary artery calcification in young adults: The Muscatine Study. *J. Am. Coll. Cardiol.* 1996;27:277–84.
5. Kavey REW, Daniels SR, Lauer RM, Atkins DL, Hayman LL, Taubert K et al. American Heart Association guidelines for primary prevention of atherosclerotic cardiovascular disease beginning in childhood. AHA Scientific Statement. *Circulation* 2003;107:1562–6.
6. Kavey REW, Allada V, Daniels SR, Hayman LL, McCrindle BW, Newburger JW et al. Cardiovascular risk reduction in high-risk pediatric patients: A scientific statement from the American Heart Association Expert Panel on Population and Prevention Science; the Councils on Cardiovascular Disease in the Young, Epidemiology and Prevention, Nutrition, Physical Activity and Metabolism, High

Blood Pressure Research, Cardiovascular Nursing, and the Kidney in Heart Disease; and the Interdisciplinary Working Group on Quality of Care and Outcomes Research–endorsed by the American Academy of Pediatrics. *Circulation* 2006;114:2710–38.
7. Kavey RE, Simons-Morton DG, and de Jesus JM, suppl eds. Expert panel on integrated guidelines for cardiovascular health and risk reduction in children and adolescents: Summary report. *Pediatrics* 2011;128:S213–56.
8. Stone NJ and Blum CB. Pathophysiology of Hyperlipoproteinemias, *in Management of Lipids in Clinical Practice*, edn 6. Caddo, OK, Professional Communications, Inc., 2006, p. 23–53.
9. Magnussen CG, Venn A, Thompson R, Juonala M, Srinivasan SR, Viikari JS et al. The association of pediatric LDL-cholesterol and HDL-cholesterol dyslipidemia classifications and change in dyslipidemia status with carotid intima-media thickness in adulthood: Evidence from the Cardiovascular Risk in Young Finns Study, the Bogalusa Heart Study, and the Childhood Determinants of Adult Health (CDAH) Study. *J. Am. Coll. Cardiol.* 2009;53:860–9.
10. Lauer RM, Barness LA, Clark R, Deckelbaum RJ, Finberg L, Kwiterovich PO, for the NCEP Expert Panel on Blood Cholesterol Levels in Children and Adolescents et al. National Cholesterol Education Program (NCEP): Highlights of the report of the Expert Panel on Blood Cholesterol Levels in Children and Adolescents. *Pediatrics* 1992;89:525–84.
11. Srinivasan SR, Myers L, and Berenson GS. Distribution and correlates of non–high-density lipoprotein cholesterol in children: The Bogalusa Heart Study. *Pediatrics* 2002;110:e29.
12. Bachorik PS, Lovejoy KL, Carroll MD, and Johnson CL. Apolipoprotein B and AI distributions in the United States, 1988-1991: Results of the National Health and Nutrition Examination Survey III (NHANES III). *Clin. Chem.* 1997;43:2364–78.
13. LaRosa JC, Chambles LE, Criqi MH, Frantz ID, Glueck CJ, Heiss G et al. Patterns of dyslipoproteinemia in selected North American populations: The Lipid Research Clinics program prevalence study. *Circulation* 1986;73(1 Pt2):I12–29.
14. Daniels SR, Greer FR, and the Committee on Nutrition. Lipid screening and cardiovascular health in children. *Pediatrics* 2008;122:198–208.
15. Haney EM, Huffman LH, Bougatsos C, Freeman M, Steiner RD, and Nelson HD. Screening and treatment for lipid disorders in children and adolescents: Systematic evidence review for the US Preventive Services Task Force. *Pediatrics* 2007;120:e189–214.
16. Resnicow K and Cross D. Are parents' self-reported total cholesterol levels useful in identifying children with hyperlipidemia? An examination of current guidelines. *Pediatrics* 1993;92:347–53.
17. Liu CS, Lin CC, Shi HC, and Li TC. The advisability of implementing cholesterol screening in school-age children and adolescents with a family history of cardiovascular disease and hyperlipidaemia. *Fam. Pract.* 1999;16:501–5.
18. Primrose ED, Savage JM, Boreham CA, Cran GW, and Strain JJ. Cholesterol screening and family history of vascular disease. *Arch. Dis. Child.* 1994;71:239–42.
19. Ritchie SK, Murphy EC, Ice C, Cottrell LA, Minor V, Elliott E et al. Universal versus targeted blood cholesterol screening among youth: The CARDIAC project. *Pediatrics* 2010;126:260–5.
20. Bell M and Joseph S. Screening 1140 fifth graders for hypercholesterolemia: Family history inadequate to predict results. *J. Am. Board Fam. Pract.* 1990;3:259–63.
21. Schrott HG, Clark WR, Wiebe DA, Connor WE, and Lauer RM. Increased coronary mortality in relatives of hypercholesterolemic school children: The Muscatine study. *Circulation* 1979;59:320–6.
22. Muratova VN, Islam SS, Demerath EW, Minor VE, and Neal WA. Cholesterol screening among children and their parents. *Prev. Med.* 2001;33:1–6.
23. Stone NJ. Secondary causes of hyperlipidemia. *Med. Clin. North Am.* 1994;78:117–41.
24. Fredrickson DS and Lees RS. Editorial: A system for phenotyping hyperlipidemias. *Circulation* 1965;31:321–7.
25. Musa-Veloso K, Poon TH, Elliot JA, and Chung C. A comparison of the LDL-cholesterol lowering efficacy of plant stanols and plant sterols over a continuous dose range: Results of a meta-analysis of randomized, placebo-controlled trials. *Prostaglandins Leukot. Essent. Fatty Acids* 2011;85:9–28.
26. Moruisi KG, Oosthuizen W, and Opperman AM. Phytosterols/stanols lower cholesterol concentrations in familial hypercholesterolemic subjects: A systematic review and meta-analysis. *J. Am. Coll. Nutr.* 2006;25:41–8.
27. Gylling H, Siimes MA, and Miettinen TA. Sitostanol ester margarine in dietary treatment of familial hypercholesterolemia. *J. Lipid Res.* 1995;36(8):1807–12.
28. Rideout TC, Marinangeli CP, and Harding SV. Triglyceride-lowering response to plant sterol and stanol consumption. *J. AOAC Int.* 2015;98:707–15.
29. Law M. Plant sterol and stanol margarines and health. *BMJ* 2000;320:861–4.
30. Whitehead A, Beck EJ, Tosh S, and Wolever TM. Cholesterol-lowering effects of oat β-glucan: A meta-analysis of randomized controlled trials. *Am. J. Clin. Nutr.* 2014;100:1413–21.
31. Brown L, Rosner B, Willett WW, and Sacks FM. Cholesterol-lowering effects of dietary fiber: A meta-analysis. *Am. J. Clin. Nutr.* 1999;69:30–42.
32. McCrindle BW, Urbina EM, Dennison BA, Jacobson MS, Steinberger J, Rocchini AP et al. Drug therapy of high-risk lipid abnormalities in children and adolescents: A scientific statement from the American Heart Association Atherosclerosis, Hypertension, and Obesity in Youth Committee, Council of Cardiovascular Disease in the Young, with the Council on Cardiovascular Nursing. *Circulation* 2007;115:1948–67.
33. Lee JW, Morris JK, and Wald NJ. Grapefruit juice and statins. *Am. J. Med.* 2016;129:26–9.
34. Avis HJ, Vissers MN, Stein EA, Wijburg FA, Trip MD, Kastelein JJ et al. A systematic review and meta-analysis of statin therapy in children with familial hypercholesterolemia. *Arterioscler. Thromb. Vasc. Biol.* 2007;27:1803–10.
35. Wiegman A, Hutten BA, de Groot E, Rodenburg J, Bakker HD, Büller HR et al. Efficacy and safety of statin therapy in children with familial hypercholesterolemia: A randomized controlled trial. *JAMA* 2004;292:331–7.
36. McCrindle BW, Ose L, and Marais AD. Efficacy and safety of atorvastatin in children and adolescents with familial hypercholesterolemia or severe hyperlipidemia: A multicenter randomized, placebo-controlled trial. *J. Pediatr.* 2003;143:74–80.
37. de Jongh S, Ose L, Szamosi T, Gagné C, Lambert M, Scott R et al. Efficacy and safety of statin therapy in children with familial hypercholesterolemia: A randomized, double-blind, placebo-controlled trial with simvastatin. *Circulation* 2002;106:2231–7.
38. Rodenburg J, Vissers MN, Wiegman A, van Trotsenburg AS, van der Graaf A, de Groot E et al. Statin treatment in children with familial hypercholesterolemia: The younger the better. *Circulation* 2007;116:664–8.
39. Tonstad S, Knudtzon J, Sivertsen M, Refsum H, and Ose L. Efficacy and safety of cholestyramine therapy in peripubertal and prepubertal children with familial hypercholesterolemia. *J. Pediatr.* 1996;129:42–9.
40. Tonstad S, Sivertsen M, Aksnes L, and Ose L. Low dose colestipol in adolescents with familial hypercholesterolaemia. *Arch. Dis. Child.* 1996;74:157–60.
41. McCrindle BW, Helden E, Cullen-Dean G, and Conner WT. A randomized crossover trial of combination pharmacologic therapy in children with familial hyperlipidemia. *Pediatr. Res.* 2002;51:715–21.
42. Kashani A, Sallam T, Bheemreddy S, Mann DL, Wang Y, and Foody JM. Review of side-effect profile of combination ezetimibe and statin therapy in randomized clinical trials. *Am. J. Cardiol.* 2008;101:1606–13.
43. Ballantyne CM, Houri J, and Notarbartolo A. Effect of ezetimibe coadministered with atorvastatin in 628 patients with primary hypercholesterolemia: A prospective, randomized, double-blind trial. *Circulation* 2003;107:2409–15.
44. van der Graaf A, Cuffie-Jackson C, Vissers MN, Trip MD, Gagné C, Shi G et al. Efficacy and safety of coadministration of ezetimibe and simvastatin in adolescents with heterozygous familial hypercholesterolemia. *J. Am. Coll. Cardiol.* 2008;52:1421–9.
45. Centers for Disease Control and Prevention (CDC). Prevalence of abnormal lipid levels among youths—United States, 1999-2006. *MMWR Morb. Mortal. Wkly. Rep.* 2010;59:29–33.
46. Kwiterovich PO, Jr. Recognition and Management of dyslipidemia in children and adolescents. *J. Clin. Endocrinol. Metab.* 2008;93:4200–9.
47. Mietus-Snyder M, Drews KL, Otvos JD, Willi SM, Foster GD, Jago R, Buse JB, and HEALTHY Study Group. Low-density lipoprotein cholesterol versus particle number in middle school children. *J. Pediatr.* 2013;163:355–62.
48. Robins SJ, Lyass A, Zachariah JP, Massaro JM, and Vasan RS. Insulin resistance and the relationship of a dyslipidemia to coronary heart disease. *Arterioscler. Thromb. Vasc. Biol.* 2011;31:1208–14.
49. Morrison JA, Glueck CJ, and Wang P. Childhood risk factors predict cardiovascular disease, impaired fasting glucose plus type 2 diabetes mellitus, and high blood pressure 26 years later at a mean age of 38 years: The Princeton–

lipid research clinics follow-up study. *Metabolism* 2012;61:531–41.
50. Goldberg RB and Sabharal AK. Fish oil in the treatment of dyslipidemia. *Curr. Opin. Endocrinol. Diabetes Obes.* 2008;15(2):167–74.
51. Rizos EC, Ntzani EE, Bika E, Kostapanos MS, and Elisaf MS. Association between omega-3 fatty acid supplementation and risk of major cardiovascular disease events: A systematic review and meta-analysis. *JAMA* 2012;308:1024–33.
52. Mozaffarian D and Wu JH. Omega-3 fatty acids and cardiovascular disease: Effects on risk factors, molecular pathways, and clinical events. *J. Am. Coll. Cardiol.* 2011;58:2047–67.
53. Saito Y, Yokoyama M, Origasa H, Matsuzaki M, Matsuzawa Y, Ishikawa Y et al. Effects of EPA on coronary artery disease in hypercholesterolemic patients with multiple risk factors: Sub-analysis of primary prevention cases from the Japan EPA Lipid Intervention Study (JELIS). *Atherosclerosis* 2008;200:135–40.
54. de Ferranti SD, Milliren CE, Denhoff ER, Steltz SK, Selamet Tierney ES et al. Using high-dose omega-3 fatty acid supplements to lower triglyceride levels in 10-to 19-year-olds. *Clin. Pediatr.* 2014;53:428–38.
55. Wheeler KA, West RJ, Lloyd JK, and Barley J. Double blind trial of bezafibrate in familial hypercholesterolaemia. *Arch. Dis. Child.* 1985;60:34–7.

第 80 章 | 青年期系统性高血压的诊断、管理和治疗

目录

要点／1209

80.1 引言／1209

80.2 修改建议的总结／1209

80.3 高血压（HTN）的患病率／1210

80.4 诊断／1210

80.5 动脉血压监测／1212

80.6 新生儿与婴儿／1213

80.7 白大衣高血压／1213

80.8 隐匿性高血压／1213

80.9 高血压急症／1214

80.10 相关共患病／1214

80.11 慢性肾脏病／1214

80.12 糖尿病／1214

80.13 睡眠呼吸障碍及阻塞性睡眠呼吸暂停／1215

80.14 注意缺陷多动障碍及认知水平／1215

80.15 原发性高血压及继发因素的评估／1215

80.15.1 特发性高血压／1215

80.15.2 主动脉缩窄与先天性心脏异常／1215

80.15.3 单基因高血压原性高血压／1216

80.15.4 内分泌相关因素／1216

80.15.5 药物与环境／1216

80.16 靶器官损伤与高血压／1216

80.16.1 左心室肥大（LVH）／1216

80.16.2 眼科检查与高血压性视网膜病变／1217

80.17 系统性高血压的治疗／1217

80.17.1 非药物治疗／1217

80.17.2 药物治疗／1217

80.17.3 2017 年的临床实践指南关键行动声明总结／1218

80.17.4 2004 年《第四次报告》与 2017 年的临床实践指南对比／1222

80.17.5 病例／1222

80.17.5.1 病例 1／1222

80.17.5.2 实验室检查／1223

80.17.5.3 4 周后随访／1223

参考文献／1224

要点

- 儿童和青少年血压升高很大可能是原发性高血压,并与心血管疾病的风险增加有关。
- 儿童和青少年每次体检时应测量和评估血压。
- 血压持续升高的儿童和青少年应首先应通过增加体力活动及高血压改善饮食法(dietary approaches to stop hypertension,DASH)来治疗,同时限制饮食中钠的摄入量。
- 当生活方式的改变不足以降低儿童和青少年高血压患者的血压时,应考虑药物治疗。使用药物的同时,应继续进行生活方式干预。

80.1 引言

有 3%~4% 的儿童患有高血压。青年期患高血压(hypertension,HTN)是公认的成人高血压的危险因素,而成年期 HTN 是心力衰竭、动脉粥样硬化性心脏病以及脑卒中的主要原因[1]。对于初级保健和专科医师而言,了解如何诊断、管理和治疗儿童和青少年的系统性 HTN 是至关重要的。自从《2004 年儿童青少年高血压的诊断、评估和治疗的第四次报告》(以下称《第四次报告》)发布以来,已经有数以万计的相关新文献发表。这些研究包括世界各地的流行病学研究、HTN 发生的危险因素、关于青少年系统性 HTN 潜在共患病的进一步认识、治疗、靶器官损伤以及各种关于抗高血压疗法的安全性和有效性的临床试验。

本章旨在概述与青年期高血压的诊断和治疗有关的最新建议变化。本文提供的信息反映了 2017 年美国儿科学会提出的《儿童青少年高血压筛查和管理临床实践指南》对 2004 年报告的更新[2]。本章末尾总结了 30 项关键行动声明(key action statements,KAS)和指南中提出的 27 条其他建议。另外本章末尾还包括了一个病例和相关问题,以强调主要观点。

80.2 修改建议的总结

2017 年的临床实践指南不同于之前发布的基于共识的报告[3-5],采用了严格的循证研究方法,包括根据医学研究所(Institute of Medicine,IOM)建议的对文献进行系统的检索[6]。与 IOM 的建议一致,根据预先确定的纳入和排除标准选择参考文献,然后根据证据的质量进行分级。推荐强度是根据证据的质量来确定的[7]。

被选中的文献将受严格审查并被分配证据评级,从而反映研究设计的质量。文献评级也考虑到了原始记录的质量。负责审查数据的 17 人小组委员会成员,包括许多与评估和治疗儿童高血压有关组织的代表,以及 1 名家长代表。

2017年的临床实践指南提出的更改包括用术语血压升高（elevated blood pressure，EBP）代替术语高血压前期。指南还包括一个简化的血压（blood pressure，BP）表，可以更有效地识别血压异常（如标记高血压值）。诊断流程中包含了示波法血压测量。同时更新了血压值表，将肥胖和超重儿童从用于推导标准血压值的数据集中剔除。针对13岁及以上的儿童，其制定的高血压（high blood pressure，HBP）简化诊断标准与成人血压分类系统一致。最后指南还建议更多地纳入动态血压监测（ambulatory blood pressure monitoring，ABPM）、筛查和临床试验数据以符合美国食品药品监督管理局（Food and Drug Administration，FDA）的儿科独占权条款。

80.3 高血压（HTN）的患病率

高血压（HTN），定义为连续3次及以上在诊室内测量收缩压或舒张压高于第95百分位。有3%~4%的儿童患有高血压[8]。目前尚不清楚有多少儿童患有隐匿性高血压（masked hypertension，MH），其定义为诊室内测量血压正常，诊室外血压异常。白大衣高血压（white coat hypertension，WCH）的患病率也可能被低估，目前认为多达13%的儿童存在白大衣高血压[9]。HTN的患病率在超重和肥胖儿童中最高，并且随着时间的推移，与肥胖流行有关的患病率也在上升。

80.4 诊断

1977年以前，血压并不属于儿童常规评估的内容。直到20世纪70年代中期，美国国家心、肺和血液研究所（National Heart, Lung, and Blood Institute，NHLBI）的国家高血压教育计划（National High Blood Pressure Education Program，NHBPEP）成立了一个专门研究青年期高血压的工作组，并开始收集数据研究青年人的血压[10]。正是通过这个过程，才确定了标准的血压范围。这些研究表明，儿童期的血压与年龄、身高和性别有关。

由于缺乏长期结果数据，很难将儿童期的血压水平与以后的心血管疾病（cardiovascular disease，CVD）联系起来。定义HTN时，仍旧使用百分比切点来确立正常血压范围。就诊时，超过3次重复测量的收缩压和/或舒张压的平均值等于或超过第95百分位，可以诊断为系统性HTN。2004年《第四次报告》中提出的标准值是根据正常体重儿童和体质量指数（body mass index，BMI）大于第85百分位的儿童的血压值制定的[11]。2008年对NHBPEP数据库的再次分析显示，剔除超重和肥胖儿童会导致大多数病例的血压分布稍微降低一点[12]。

对于1~13岁的儿童，HTN的诊断是基于年龄、性别和身高的血压百分位。对于≥13岁的儿童，高血压的诊断与2017ACC/AHA/AAPA/ABC/ACPM/AGS/APhA/ASH/ASPC/NMA/PCNA成人高血压预防、检测、评估和管理指南中的血压临界值一致[13]。此外，原有的术语高血压前期更改为血压升高，用于描述血压>第90百分位或>120/80mmHg其与靶器官损伤（target-organ damage，TOD）有关（图80-4-1、表80-4-1和表80-4-2）。

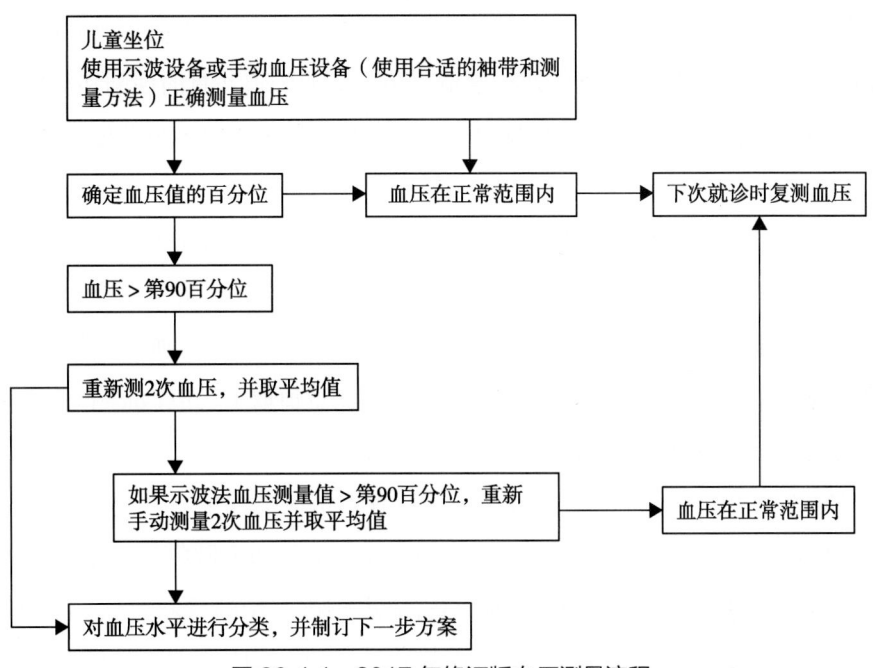

图 80-4-1 2017 年修订版血压测量流程

表 80-4-1 高血压定义

1~<13 岁儿童	≥13 岁儿童
正常血压：<第 90 百分位	正常血压：<120/<80mmHg
血压升高：≥第 90 百分位或 120/80mmHg~第 95 百分位之间（以较低值为准）	血压升高：120/<80~129/<80mmHg
1 级高血压：≥第 95 百分位或 130/80mmHg~139/89mmHg（以较低值为准）	1 级高血压：130/80~139/89mmHg
2 级高血压：≥（第 95 百分位 +12mmHg）或 140/90mmHg（以较低值为准）	2 级高血压：≥140/90mmHg

表 80-4-2 简化血压 (BP) 表

年龄 / 岁	血压值 /mmHg			
	男孩		女孩	
	收缩压	舒张压	收缩压	舒张压
1	98	52	98	54
2	100	55	101	58
3	101	58	102	60
4	102	60	103	62
5	103	63	104	64
6	105	66	105	67
7	106	68	106	68
8	107	69	107	69
9	107	70	108	71
10	108	72	109	72
11	110	74	111	74
12	113	75	114	75
≥13	120	80	120	80

考虑到使用完整的血压表很麻烦，我们制作了一个阴性预测值为 99% 的简化表，以便医疗保健人

员根据初始示波法测量(或手动测量)的数据更快速地确定哪些儿童需要重新评估血压。该表将血压值从 476 个减少到 52 个。使用简化表时,医疗保健人员只需要知道儿童的性别和年龄,就可以确定是否需要重复测量血压。简化后的 BP 值是根据每个年龄和性别的身高第 5 百分位和第 90 百分位的 BP 值得出的。

诊断 HTN 需要多次测量血压。初始血压可以使用官方认可(www.dableducational.org)并校准的仪器进行示波法测量,也可以使用无液血压计或水银血压计进行听诊测量。正确的测量技术是至关重要的,包括使用尺寸合适的袖带(http：//youtube/JLzkNBpqwi0)。如果 2 次血压读数的平均值被确定为(血压)升高,则应进行 2 次验证性的听诊测量,然后将两次测量值取平均值,如果该平均值＞第 90 百分位,则可以对血压进行分类：血压升高、1 级高血压或 2 级高血压。

血压重复测量的频率由血压值所处阶段决定。所有人都应进行生活方式咨询,包括血压正常的儿童。如果血压升高,则应在 6 个月内重复测量血压(包括上肢和下肢的血压),并在 12 个月时复测一次。如果在 12 个月时复测血压仍然被认为升高,应进行进一步的诊断评估(如 ABPM)。如果被归为 1 级高血压且患者无症状(例如无头痛主诉),则应在 1~2 周内使用听诊(而不是示波法)重复测量血压,包括上肢和下肢的血压。如果血压仍处于 1 级,则应在 3 个月内复测一次。如果进行了生活方式和营养咨询后,第 3 次就诊时仍然是 1 级 HTN,应使用 ABPM(如果有的话)来确认诊断并区分系统性 1 级 HTN 和 WCH。同时应开始进行诊断评估(包括超声心动图),如果证实为高血压,应开始药物治疗。

如果是 2 级高血压,那么在首次就诊时应检查上、下肢血压。上肢和下肢的血压测量应该包括右臂和任意一条腿,测量下肢血压是为了评估主动脉缩窄(或中段主动脉综合征)。如果右臂血压高于腿部血压,特别是上下肢血压差大于 20mmHg,则应进行主动脉缩窄(或中段主动脉综合征)评估。接下来应在 1 周内复测血压,并考虑转诊至亚专科。如果复测血压仍为 2 级,则需要进行额外的诊断性评估以排查潜在的继发原因。儿童应接受超声心动图检查评估左心室是否肥大。患儿应在 1 周内转诊至亚专科接受护理并开始治疗。对于 2 级高血压,如果患儿有症状,或血压比第 95 百分位超出 30mmHg(或 180/120mmHg),应立即进行评估,警惕高血压急症。高血压急症的症状包括头痛、头晕、恶心 / 呕吐或胸痛[14]。

所有病例,尤其是血压升高和 1 级高血压患者,应考虑 WCH 的可能性,因为初次诊室测量血压值通常较高,而重复测量往往可以获得更准确的真实血压值[15]。

大多数儿童应在 3 岁时开始评估血压,并且在每次体检时复测血压。有高血压危险因素的儿童,包括早产、先天性心脏病史(主动脉弓部梗阻或主动脉缩窄)和肾病的儿童应在出生时和每次就诊时进行血压筛查。

80.5　动脉血压监测

2017 年的临床实践指南提供了更多关于何时对儿童进行动态血压监测(ambulatory blood pressure

monitoring）的信息。ABPM 适应证如下。

1. 对于在诊室测量血压值反复升高的儿童和青少年，证实 HTN 的诊断；评估 WCH。
2. 对有主动脉缩窄修复史的儿童和青少年进行 MH 评估。
3. 评估患有高危疾病（如慢性肾脏病）的儿童和青少年的血压模式及发生高血压靶器官损伤（target-organ damage，TOD）的风险。
4. 评估患有阻塞性睡眠呼吸暂停（obstructive sleep apnea，OSA）的儿童和青少年患 HTN 的可能性。
5. 对接受心脏和肾脏移植的患儿进行血压评估。
6. 评估接受抗高血压药治疗的儿童和青少年患者的治疗效果。
7. 监测儿童和青少年慢性肾脏病患者的治疗效果和潜在的 MH。

自 2004 年《第四次报告》发布以来，ABPM 的使用已变得越来越普遍。ABPM 设备一般不会比手机大，并且会在白天和晚上定期记录血压值（例如每 20~30min 记录一次）。ABPM 测量的局限性包括：缺乏身高 120cm 或以下儿童的标准数据，缺乏将儿童 ABPM 数据与成年后心血管事件联系起来的现有结果数据。然而，正在进行的研究，如 SHIP-AHOY 研究，可能有助于解决其中一些未知问题。使用 ABPM 的益处包括：①可选择进行重复测量，以获得更多数据来确定血压在白天和晚上升高的频率和程度；②关于血压趋势的其他信息（例如是否存在夜间低血压）。

80.6 新生儿与婴儿

目前关于新生儿和婴儿的标准血压范围的信息有限。建议读者参考 Dionne 等人发表的关于该人群的标准 BP 值的著作[16]。

80.7 白大衣高血压

多达 50% 血压升高的儿童可为白大衣高血压（white coat hypertension，WCH）。在青年中 WCH 比原发性高血压更常见，根据诊室内血压升高而诊室外血压正常可以诊断。动态血压监测（ABPM）是诊断 WCH 的首选方法，因为家庭测量和学校护士测出的血压值可能不可靠。

80.8 隐匿性高血压

当患者在诊室血压正常但 ABPM 测得的血压升高时，可能存在隐匿性高血压（masked hypertension，MH），未发现高血压的儿童进行 ABPM，其中 5.8% 存在 MH[18]。越来越多的证据表明，MH 在儿童中可能比以前认识到的更常见。儿童发生 MH 的高风险因素包括慢性肾脏病（chronic kidney disease，CKD），主动脉缩窄史，以及系统性高血压的其他继发形式[19]。MH 也与靶器官损伤的发生有关[20]。

80.9 高血压急症

如果血压高出第 95 百分位 30mmHg（或青少年的血压>180/120mmHg），紧急情况下尤其是有症状时，需要立即转诊。血压极端升高的患儿应立即评估继发原因，并立即开始治疗。但是，前 8h 的血压降幅不应超过 10%，前 24h 的血压降幅不应超过 20%。血压极度升高的儿童存在急性靶器官损伤的风险，包括脑病、急性肾损伤和充血性心力衰竭（congestive heart failure，CHF）。如果患者能够耐受口服治疗并且尚未出现危及生命的并发症，则可以开始口服抗高血压药进行治疗。当患儿的临床状况无法耐受口服治疗或出现严重并发症（例如 CHF）时，需要静脉注射药物，以确保更快速、更可控地降低血压。在这种情况下，前 8h 的血压降幅应不超过预计降幅的 25%，随后的 12~24h 内完成剩下的降压目标[21,22]。这些患儿的短期血压目标通常是第 95 百分位左右。

80.10 相关共患病

超重会导致血压升高[23]，《第四份报告》与 2017 年美国儿科学会指南中的血压表的差异，可以清楚地显示这一点，2017 版血压表中同年龄、身高和性别的血压水平要稍低一些[19]。超重/肥胖儿童高血压的患病率约是正常体重儿童的 3 倍。脂肪过度增加与 HTN 的发生有关，提示预防肥胖是预防 HTN 的最有效形式。与正常体重的儿童相比，肥胖儿童在多次就诊时更容易持续出现血压异常。测量血压需要注意使用正确尺寸的袖带，以免测得的血压过高[24]。肥胖儿童更容易患有 MH[25]。肥胖导致 HTN 的机制，可能是使机体处于高动力状态，引起交感神经紧张、钠潴留和心脏指数增高[26]。

80.11 慢性肾脏病

血压升高常合并慢性肾脏病（CKD）[27]。HTN 会减少肾单位量，对肾脏造成慢性损害，而且 HTN 与微量白蛋白尿有关，因此在 CKD 治疗中控制 HTN 非常重要。最精确的血压监测需要 ABPM。治疗目标是将血压控制在动态血压表的第 50 百分位以下。监测蛋白尿是很重要的，如果存在蛋白尿，应开始进行 ACE 或 ARB 药物治疗。与原发性 HTN 患儿相比，患有 CKD 和其他继发性 HTN 的儿童的舒张压往往更高。肾脏病是继发性 HTN 的最常见原因，占 34%~79%[27]。

80.12 糖尿病

1 型糖尿病（T1DM）或 2 型糖尿病（T2DM）合并 HTN 可升高心血管疾病风险[28]。T1DM 和 T2DM 与早期血管损伤和微量白蛋白尿相关。糖尿病患儿开始服用抗高血压药治疗的阈值较低，所有患糖尿病和 1 级高血压（>第 95 百分位或 130/80mmHg，取较低者）的儿童，一旦诊断 HTN，应立即开始降血压治疗，不需要等待对行为干预的反应[29]。

80.13 睡眠呼吸障碍及阻塞性睡眠呼吸暂停

睡眠呼吸障碍（sleep disordered breathing，SDB）是一系列睡眠相关的异常，包括：①原发性鼻鼾；②睡眠碎片化；③阻塞性睡眠呼吸暂停（OSA）[29]。大量研究表明，SDB 与血压异常之间存在一定的关系[30-32]。虽然成人和儿童 OSA 患者中都有血压升高的报道，但最近的一项研究发现，在不同程度 [轻度，睡眠呼吸暂停低通气指数（sleep-related apnea hypoxia index）简称"呼吸暂停低通气指数（apnea hypoxia index，AHI）"<1；中度，AHI 1~4；重度，AHI>5] OSA 患者中，重度 OSA 患者夜间收缩压最高[33]。研究结果表明，夜间血压与阻塞性睡眠呼吸暂停的严重程度密切相关。然而，OSA 也与日间血压升高密切相关。

80.14 注意缺陷多动障碍及认知水平

刺激性药物的使用与血压升高有关，既往的病例报告证实了这一点[34]。然而，HTN 与年轻人的执行功能和工作记忆异常有关[35]。最近的证据表明，青年人 HTN 也与认知缺陷有关，包括注意力和工作记忆障碍[36]。与没有 HTN 的群体相比，HTN 儿童患有注意缺陷多动障碍（attention deficit hyperactivity disorder，ADHD）和学习缺陷（learning deficits，LDs）的可能性更大[37]。

80.15 原发性高血压及继发因素的评估

80.15.1 特发性高血压

青年人高血压主要为特发性高血压或原发性高血压。遗传和环境因素可能在诊断中起关键作用。患特发性 HTN 的儿童往往年龄更大（6 岁或以上）[38,39]，有 HTN 家族史[40,41]，并且存在超重或肥胖[8,9]。

80.15.2 主动脉缩窄与先天性心脏异常

主动脉缩窄是一种先天畸形，表现为主动脉在主动脉弓近导管处变窄。主动脉缩窄的患儿可能存在主动脉弓发育不全或其他先天性心脏缺陷。体格检查可能发现下肢脉搏减弱，上下肢血压差>20mmHg，最佳修复时机是在婴儿期，但是即使修复后，患儿仍有再发缩窄和系统性高血压的风险。据估计，修复后 HTN 的患病率为 17%~77%[42]。考虑到 MH 的患病率可能被低估，常规的诊室血压评估通常是不够的[43]。

80.15.3 单基因高血压原性高血压

尽管确切的发病率未知,但 HTN 的单基因形式并不常见。对于血浆肾素活性(plasma renin activity,PRA)降低或醛固酮与肾素比值(aldosterone-to-renin ratio,ARR)升高的高血压儿童,特别是有早发性 HTN 家族史的患儿,应考虑单基因遗传性 HTN 的可能性。可能的单基因遗传性高血压形式包括:家族性醛固酮增多症Ⅰ型(familial hyperaldosteronism-I,FH-Ⅰ)、糖皮质激素可抑制性醛固酮增多症、利德尔(Liddle)综合征、假性醛固酮减少症Ⅱ型[戈登(Gordon)综合征]、明显盐皮质激素过量、家族性糖皮质激素抵抗、盐皮质激素受体激活突变和先天性肾上腺增生[44],都表现为高血压,PRA 被抑制,远端小管钠的重吸收增加。其他特征可能包括血钾异常、酸碱代谢紊乱和血浆醛固酮浓度异常。不同形式单基因遗传性高血压的临床表现差异很大[45-47]。

80.15.4 内分泌相关因素

内分泌病很少见,但却是高血压的重要继发原因[48]。存在内分泌病的适应证包括电解质或钙异常、生长障碍和与已知综合征相关的体格检查特征(如库欣貌)。交感神经系统过度兴奋的体征包括心动过速、高血压、潮红,可能提示甲状腺功能亢进,或与儿茶酚胺过量相关的情况(如嗜铬细胞瘤)。醛固酮增多症是成人顽固性高血压的常见原因[48],并可能与青年中更多的难治性高血压有关。

80.15.5 药物与环境

各种环境刺激和药物都会影响血压。只有无疼痛或无应激刺激状态下的静息或动态血压才能用于诊断 HTN。对于原本健康(无高血压)的患者,刺激性药物的使用可使血压平均升高 2~3mmHg,但某些个体可能反应过大。在这些情况下,必须在决策时评估高血压风险与 ADHD 治疗获益之间的关系。

80.16 靶器官损伤与高血压

80.16.1 左心室肥大(LVH)

定义儿童的靶器官损伤(TOD)是具有挑战性的。系统性高血压患儿的心室构型可能会发生改变。研究左心室靶器官损伤最有效的指标是左心室结构(包括左心室质量和其与左心室壁厚度的关系,或质量与左心室腔容积的关系)和收缩功能(左心室射血分数)。左心室结构通常根据左心室质量(正常或肥大)及相对左心室壁厚度(正常或增厚)分为 4 组,包括:①左心室质量和左心室壁厚正常,构型正常;②左心室质量正常,左心室壁增厚,向心性构型;③左心室质量增加,左心室壁厚正常,左心室离心性肥大;④左心室质量增加,左心室壁相对增厚,左心室向心性肥大[49,50]。建议在考虑开始进行抗高血压治疗时评估 TOD。如果左心室质量增加,则表明血压升高对心脏产生了明显的不利影响。用抗高血压药治疗高血压已被证明可以减少左心室质量(表 80-16-1)。

表 80-16-1 心室构型与高血压

	RWT ≤ 0.42	RWT > 0.42
质量正常	构型正常	向心性构型
质量增加	离心性肥大	向心性肥大

注:RWT. relative wall thickness,相对室壁厚度。

80.16.2 眼科检查与高血压性视网膜病变

儿童高血压性视网膜病变的发生率尚不清楚,但据估计,约 18% 的重度高血压儿童存在与高血压相关的视网膜病变[51]。重度高血压引起的改变包括视网膜出血、渗出和视神经盘水肿。成人发生高血压性视网膜病变的危险因素包括高血压持续时间、收缩压升高程度和年龄[52]。青年人高血压性视网膜病变的危险因素尚未得到充分研究,但结果可能与成人的相似。

80.17 系统性高血压的治疗

80.17.1 非药物治疗

治疗儿童系统性高血压的非药物治疗选择包括以下几方面。

- 减少总钠摄入量(理想情况下 <2 000mg/d)。
- 运动:每周中绝大多数天,且每天不少于 20~40min。
- 每天摄入 4~5 份新鲜(或冷冻)蔬菜和水果。
- 替代疗法:瑜伽,冥想,减压。

80.17.2 药物治疗

虽然在大多数情况下非药物疗法是首选方法,但对于改变生活方式后高血压仍持续的儿童、有高血压症状的儿童、病因不明的 2 级高血压患儿,或者合并慢性肾脏病或糖尿病的儿童,应考虑进行药物治疗。治疗应从单一药物和低剂量开始。推荐用于系统性高血压的抗高血压药,包括血管紧张素转换酶抑制剂(angiotensin converting enzyme inhibitors,ACEI)、钙通道阻滞药(calcium channel blockers,CCB)、利尿药(如氢氯噻嗪)和血管紧张素受体阻滞药(angiotensin receptor blockers,ARB)。每种药物都有不同的获益。表 80-17-1 是对不同类别抗高血压药的总结。

使用抗高血压药治疗时,应每隔 2~4 周评估一次血压,调整用药剂量,直到血压低于同年龄、性别、身高的第 95 百分位,最终血压应低于第 90 百分位。在没有副作用的前提下,应尝试将药物加到最大剂量。如果单用某种药物不能很好地控制血压，可以加用第 2 种抗高血压药。氢氯噻嗪（hydrochlorothiazide,HCTZ）通常不作为一线药物，但常与其他抗高血压药联用以缓解水钠潴留。即使孩子正在接受药物治疗，也应继续对生活方式进行干预。

表 80-17-1 抗高血压药分类

一线和二线抗高血压药	药剂	药物作用机制（mechanism of action, MOA）	是否通过 FDA 批准
血管紧张素转换酶抑制剂（ACEI）	贝那普利、依那普利、福辛普利、赖诺普利、奎那普利、雷米普利（卡托普利）	抑制血管紧张素 I 向血管紧张素 II 的转换	是（否）
血管紧张素受体阻滞药（ARB）	坎地沙坦、厄贝沙坦、氯沙坦、奥美沙坦、缬沙坦	拮抗血管紧张素 II 受体	是
钙通道阻滞药（CCB）	氨氯地平、非洛地平、硝苯地平	抑制钙内流	是（否）
利尿药	氢氯噻嗪	噻嗪类利尿药	否

80.17.3　2017 年的临床实践指南关键行动声明总结

2017 年《儿童青少年高血压筛查和管理临床实践指南》提供了最新的循证临床指南。该指南囊括：①更新了的血压正常值表；②用于诊断 HTN 的流程，包括使用示波设备和动态血压监测设备；③制定用于筛查的简化血压表，以便快速确定是否需要重新评估血压；④13 岁以上儿童诊断 HTN 的标准参照成人；⑤简化 HTN 继发病因的评估流程；⑥修订超声心动图的检查时机和重新定义左心室肥大（包括左心室几何形状）；⑦采用动态血压监测法筛查高血压；⑧纳入儿童抗高血压药临床试验的数据。指南发布了 30 项与儿童系统性高血压的诊断、管理和治疗相关的关键行动声明，并提供了建议等级，这些等级反映了用于支持每个声明的现有证据水平（表 80-17-2）。

Flynn JT, Kaelber DC, Baker-Smith CM, Blowey D, Carroll AE, Daniels SR, de Ferranti SD, Dionne JM, Falkner B, Flinn SK, Gidding SS, Goodwin C, Leu MG, Powers ME, Rea C, Samuels J, Simasek M, Thaker VV, Urbina EM；儿童高血压筛查和管理小组委员会，《儿童青少年高血压筛查和管理临床实践指南》，儿科，2017 年 8 月 21 日（表 80-17-3）。

表 80-17-2 临床应用和建议措施

关键行动声明	证据质量和推荐强度
1. ≥3 岁的儿童和青少年每年都应测量血压。	C,中等
2. 对于 ≥3 岁的儿童，如果患有肥胖症、正在服用已知会升高血压的药物、合并肾病、主动脉弓部梗阻/主动脉缩窄史或糖尿病，每次就诊时都应评估血压。	C,中等
3. 如果儿童或青少年在 3 次不同的就诊中，经听诊确认的血压 ≥ 第 95 百分位，临床医师应做出 HTN 的诊断。	C,中等
4. 在诊室中使用电子病历的机构无论是在输入还是在查看病历时，应考虑对异常血压值做标记。	C,弱

续表

关键行动声明	证据质量和推荐强度
5. 示波法设备可用于儿童和青少年的血压筛查,注意在儿童群体中应使用已得到官方认可的设备,如果示波法测得的血压升高,应通过听诊确认测量值。	B,强
6. 如果儿童的诊室血压测量值持续1年或以上处于血压升高级别,或连续3次就诊测得的血压为1级HTN,应进行ABPM来确诊HTN。	C,中等
7. 强烈建议患有高风险疾病的儿童常规使用ABPM(注:此表中表格或图片序号为CPG中序号,该表或图片不一定存在于本文中),以评估HTN的严重程度,以及是否存在异常的血压昼夜节律模式,这可能提示靶器官损伤的风险增加。	B,中等
8. 在儿童中进行ABPM应使用已得到官方认可的监护仪,采用标准化方案,并使用儿童标准数据解释测量结果。	C,中等
9. 疑似患有WCH的儿童应进行ABPM,如平均收缩压和舒张压<第95百分位、收缩压和舒张压负荷<第25百分位,可以诊断WCH。	B,强
10. 家庭血压监测不应用于HTN、隐匿性HTN或WCH的诊断,但可能是诊断HTN后诊室血压测量和ABPM的有效辅助手段。	C,中等
11. ≥6岁的儿童如果有高血压家族史、超重或肥胖、和/或没有提示HTN继发原因的病史或体检结果,则不需要进一步评估HTN继发原因。	C,中等
12. 接受过动脉缩窄修补术的儿童应接受ABPM以探查是否患HTN(包括隐匿性HTN)。	B,强
13. 在对儿童和青少年进行高血压评估时,应获取完整的围产期史、适当的营养史、体力活动史、心理社会史和家族史,并应完善体格检查以评估是否具有可能引起HTN的继发原因。	B,强
14. 临床医师应避免对正在评估左心室肥大的高血压儿童进行心电图检查。	B,强
15-1. 在考虑对HTN进行药物治疗时,建议完善超声心动图来评估心脏靶器官损伤(左心室质量、构型和功能)。	C,中等
15-2. 对于8岁以上的儿童,左心室肥大应定义为左心室质量>51g/m(男孩和女孩),或者定义为左心室质量>115g/BSA(男孩),>95g/BSA(女孩)(BSA是体表面积)。	
15-3. 每隔6~12个月复查1次超声心动图,评估靶器官损伤的改善或进展情况。须复查超声心动图的适应证包括:治疗效果不佳的HTN、向心性肥大或左心室射血分数降低。	
15-4. 对于初始超声心动图评估未发现左心室靶器官损伤的患者,如存在2级HTN、继发性HTN或控制不佳的慢性1级HTN(依从性差或耐药)的患者,可考虑每年复查1次超声心动图,以评估左心室靶器官损伤的进展。	
16. 肾脏多普勒超声检查是无创检查,可用于评估怀疑患有肾血管性HTN且体重正常、能够配合检查的年龄≥8岁的儿童和青少年是否存在肾动脉狭窄。	C,中等
17. 对于怀疑有肾动脉狭窄的儿童和青少年,可以完善非侵入性成像检查,如CTA或MRA。核素肾图对儿童的作用有限,一般不做。	D,弱
18. 不建议原发性HTN患儿常规检测微量白蛋白尿。	C,中等
19. 对于确诊为HTN的儿童,非药物治疗和药物治疗的目标应为将收缩压和舒张压降低到第90百分位以下,青少年应降低到130/80mmHg以下。	C,中等
20. 在儿童或青少年诊断为血压升高或高血压后,临床医师应建议进行DASH饮食,并建议每周3~5天(每次30~60min)进行中等或高强度的体力活动,以帮助降低血压。	C,弱

关键行动声明	证据质量和推荐强度
21. 对于经过至少6个月生活方式干预治疗但血压控制不佳的高血压儿童,特别是超声心动图显示左心室肥大、有高血压症状,或没有明显可变因素(如肥胖)的2级高血压的患儿,临床医师应启动药物治疗,如ACEI、ARB、长效钙通道阻滞药或噻嗪类利尿药。	B,中等
22. ABPM可用于评估儿童HTN的治疗效果,特别是当临床和/或家庭血压测量无法精确显示血压对治疗的反应时。	B,中等
23-1. 患有CKD的儿童和青少年在每次就诊时都应进行HTN评估。 23-2. CKD合并HTN的儿童或青少年应在ABPM监测下将平均动脉压降至第50百分位以下。 23-3. 即使诊室血压测量值已得到良好控制,有HTN病史的CKD患儿至少每年1次通过ABPM进行的血压评估,以筛查隐匿性HTN。	B,强
24. CKD合并HTN的儿童应进行蛋白尿评估。	B,强
25. CKD合并HTN且有蛋白尿的患儿应用ACEI或ARB治疗。	B,强
26. 患有T1DM或T2DM的儿童和青少年在每次就诊时都应进行HTN评估,如果血压>第95百分位或>130/80mmHg(对于超过13岁的青少年),应予以治疗。	C,中等
27. 对于急性严重HTN和有危及生命症状的儿童和青少年,应立即开始短效抗高血压药治疗,注意最初的8h内血压降幅不要超过预计降幅的25%。	EO/D,弱
28. 在完成靶器官损伤的评估后,患有HTN的儿童和青少年可以适度参加竞技运动。	C,中等
29. 患有HTN的儿童和青少年在参加竞技运动之前应接受治疗,将血压降至2级以下。	C,中等
30. 诊断血压升高或HTN(无论是否接受降压治疗)的青少年应在22岁成人时转诊至合适的医师接受医疗护理(须注意部分个例可能会超过这一年龄上限,尤其是有特殊医疗护理需求的青年)。交接时应提供有关HTN病因学和既往临床表现/并发症的信息。	X,强

表80-17-3 意见共识

建议	CPG章节
遵循表80-4-1中对儿童血压水平的修订分类方案,包括使用新术语血压升高,对2级高血压的新定义,对13岁以上的青少年使用与成人标准相似的血压标准(注:此表中表格或图片序号为CPG中序号,该表或图片不一定存在于本文中)。	3.1
使用简化的血压表(表80-4-2)来筛选可能需要临床医师进一步评估的血压值。	3.2a
依据指南参考文献[79]中的新生儿血压的参考数据,来确定胎龄≤44周的新生儿的血压值是否处于血压升高级别,并使用1987年《第二工作组报告》中的血压曲线来确定1~12月龄的婴儿的血压值是否处于血压升高级别。	3.3
使用标准听诊技术(包括合适的袖带尺寸、肢体和患者体位)测量血压,以获得准确的血压值。	4.1
如果初次就诊时血压升高,在同一次就诊时再测量2次血压,并取其平均值,采用听诊测量的平均血压来确定儿童血压的类别。	4.1
在婴幼儿能够配合听诊血压之前,使用示波法设备来测量他们的血压。在血压测量技术和袖带尺寸方面应遵循与大孩子相同的规则。	4.1a

续表

建议	CPG 章节
对于不满 3 岁的儿童,如果存在可能增加高血压风险的情况,每次就诊时应注意测量血压。	4.2
对患儿的血压进行分类后,根据血压测量,改变生活方式,或进一步评估高血压。	4.3
当示波法测得的血压升高时,重复测量,舍弃第一次读数,并将随后获得的读数取平均值,近似于听诊血压。	4.5
腕部血压和前臂血压测量不用于儿童和青少年 HTN 的诊断或治疗。	4.6
使用 ABPM 来评估高危患者(肥胖、慢性肾脏病、主动脉缩窄修复术后)是否存在潜在隐匿性 HTN。	4.7a,4.8
不建议采用在学校环境中测得的血压值来诊断或管理儿童和青少年 HTN。	
通过病史和体格检查来识别可能导致 HTN 的潜在原因,例如肾脏病,肾血管疾病,内分泌性 HTN,药物诱导的 HTN 和与 OSAS 相关的 HTN。	4.10
合并低血钾、血浆肾素水平降低或醛固酮/肾素比例升高的患者,应考虑单基因遗传性 HTN 的可能性。	5.2,5.3,5.4,5.7,9.2
完善相关实验室检查,以评估 HTN 潜在的继发原因。	5.8
不建议在儿童和青少年评估 HTN 时常规使用血管成像,例如动脉内膜中层厚度测量或脉搏波传导速度测量。	6.4
在某些患有 2 级高血压,显著舒张性 HTN,超声检查肾脏大小不符,实验室筛查发现血钾过低,或体格检查有上腹/上腹部杂音的儿童中,怀疑其患有肾血管性 HTN。	6.7
不建议对血压升高的儿童和青少年进行常规血尿酸测定。	6.8a
为肥胖的高血压儿童提供强化减肥计划;可以使用动机访谈作为治疗肥胖的辅助手段。	6.9
每隔 4~6 周对接受抗高血压药治疗的儿童进行随访,血压得到控制后可延长间隔时间。对于仅进行生活方式改变治疗的患者,可以每 3~6 个月随访一次。	7.2c
对于具有明显耐药性的儿童和青少年高血压患者,评估和治疗方法与耐药性成人高血压患者相似。	7.3c
根据当前的儿科血脂指南,治疗合并血脂异常的高血压儿童。	7.4
使用 ABPM 评估已确诊或怀疑阻塞性睡眠呼吸暂停综合征患儿是否合并高血压。	9.1
在评估和管理高血压儿童和青少年时,无须考虑人种、民族和性别差异。	9.2
使用 ABPM 评估接受心脏和肾脏移植儿童的血压。	10
预防 HTN 的合理措施包括:维持 BMI 在正常范围内,实施 DASH 型饮食,限制钠的摄入,规律的高强度体力活动。	11.3
向患儿及父母进行高血压相关宣教,提高患儿对自己护理过程的参与度,更好地达到治疗目标。	13.2

80.17.4 2004年《第四次报告》与2017年的临床实践指南对比

与2004年《第四次报告》[11]比较,新指南有以下变化。

- 强调血压升高(既往被描述为高血压前期)的概念,并意识到血压升高是不正常的。
- 更新了对13岁以下儿童和13岁以上儿童的血压高值定义,其中13岁以上儿童的诊断参照成人标准。
- 改进了高血压诊断流程。
- 重新定义左心室肥大(高血压的一种并发症)。
- 建议在考虑开始使用抗高血压药时完善超声心动图检查,评估左心室的质量和构型。
- 对于确诊高血压、并且已经改变生活方式但高血压仍持续的患儿,尤其是超声心动图异常时,建议开始服用抗高血压药;2级高血压患儿(例如儿童血压比同年龄段的第95百分位高12mmHg以上,或13岁及以上的儿童血压超过140/90mmHg)也应考虑加用抗高血压药。
- 血压治疗目标:低于第90百分位或<130/80mmHg(取诊室内血压测量值或随机血压中的较低的值)。
- 慢性肾脏病患儿也应使用ABPM进行监测,目标是使平均动脉压低于第50百分位。

80.17.5 病例

80.17.5.1 病例1

J.T.,13岁,男性,1周前健康体检时发现血压升高。当时示波法测量的血压是150/80mmHg,无自觉症状,没有出现头痛、胸痛、胸部压迫、头晕或眩晕。他没有服用任何药物。他姐姐在家做饭。自从1周前发现他的血压过高后,全家人现在开始每天在家吃饭,但是每天摄入的总热量仍然很高。

全家人开始去健身房运动,计划每周去3次,每次1~2h。J.T.的很多家庭成员都有高血压,包括母亲、父亲和姐姐。此外,还有多名家族成员有肥胖的家族史,包括他的父母。他的外祖父患有周围血管疾病。他的外曾祖母在36岁时因心脏病去世,他的祖父患有心肌病且在70岁时猝死,有多位远亲患有充血性心力衰竭(CHF)。

诊室内测量数据:BP 152/86mmHg(示波法),脉搏72次/min,身高1.74m,体重126.1kg,SpO_2 98%,BMI 41.65kg/m^2。

血压/mmHg	脉搏	测量部位	袖带规格
144/74	—	右臂	大号
备注:静息状态,手动测量。			
138/70	—	右臂	大号
备注:静息状态,手动测量。			

总体来说，J.T. 没有明显症状，但体重不健康。头形正常，面部无畸形。他呼吸正常，双肺野清晰。心前叶正常，心率正常，律齐，第一心音（S1）正常，第二心音（S2）正常，未闻及杂音及心包摩擦音、敲击音、奔马律。腹软，无压痛，未扪及肝缘或脾缘。四肢温暖且灌注良好。2+ 脉冲，无肱股延迟。未见水肿，无发绀或杵状指。

80.17.5.2　实验室检查

K 3.9mmol/L，Na 139mmol/L，Cr 0.72mg/dL↓，血糖 110mg/dl，UA neg，HbA1c 5.1%。

对 J.T. 进行手动测量血压，平均血压值为 141/72mmHg。考虑到他已经 13 岁，参照 2017 年的临床实践指南，他属于 2 级高血压。

根据这一发现，补充测量了 J.T. 手臂和腿部的血压。腿部收缩压比手臂收缩压高 6mmHg。

结合 J.T. 的年龄和高血压家族史，他最有可能是原发性高血压。肾性高血压是继发性高血压最常见的原因，但考虑到 J.T. 的年龄和家族史，这种诊断不太可能。另外 J.T. 可能是某种单基因遗传性 HTN，但可能性也不大。

考虑到腿部的血压高于手臂，主动脉缩窄或中段主动脉综合征的可能性较小。

ABPM 对于评估诊室外的血压很有用。

J.T. 的 ABPM 证实了 HTN 的诊断。

他接受了超声心动图检查，显示左心室肥大和向心性肥大。他开始服用低剂量的抗高血压药。

80.17.5.3　4 周后随访

J.T. 仍未达到健康的体重。在他的血压较为正常（比如低于 2 级高血压）之前，不鼓励参加竞技体育运动，可以参加文娱活动。每天放学后他会打篮球。否认有胸痛或压迫症状。

J.T. 的姐姐继续为家人做饭。

其他的实验室检查结果：TC 189mg/dl、HDL 29mg/dl、TG 126mg/dl、non-HDL 160mg/dl。

血压 /mmHg	脉搏	测量部位	袖带规格	时间	日期
130/70	—	右臂	大号	09：25a.m.	2017/11/9
备注：手动测量，静息状态。					
130/68	—	右臂	大号	09：25a.m.	2017/11/9
备注：手动测量，静息状态。					

血压 134/88mmHg、脉搏 78 次 /min、身高 1.74m、体重 124.3kg，SpO$_2$ 98%、BMI 41.06kg/m^2。

在调整生活方式并加用抗高血压药后，J.T. 现在是 1 级高血压，手动测量血压的平均值为 130/69mmHg，体重减轻大约 2kg。

J.T. 想参加竞技运动。根据 2017 年的临床实践指南，他现在可以安全地参加竞技篮球运动了。

关于 J.T. 的目标血压，在已知无肾病的情况下，应该低于 130/80mmHg。在存在肾病的情况下，理想情况下 ABPM 测得的平均动脉压应低于第 50 百分位。然而，J.T. 的血压仍然很高。

理想情况下，一旦开始以低剂量使用一种抗高血压药，最好的选择是增大该药的剂量，在达到最大剂量后,再根据需要加用另一种抗高血压药。无论是否加用药物,都应继续加强对生活方式的干预。即使血压水平有所改善,J.T. 也应继续服用抗高血压药。

(Carissa M.Baker-Smith, MD, MS, MPH, FAAP, FAHA and Samuel Gidding, MD 著

李冀 译 孙雪竹 校)

参考文献

1. Messerli FH, Rimoldi SF, and Bangalore S. The transition from hypertension to heart failure: Contemporary update. *JACC Heart Fail.* 2017 Aug;5(8):543–51.
2. Flynn JT, Kaelber DC, Baker-Smith CM, Blowey D, Carroll AE, Daniels SR, de Ferranti SD, Dionne JM, Falkner B, Flinn SK, Gidding SS, Goodwin C, Leu MG, Powers ME, Rea C, Samuels J, Simasek M, Thaker VV, Urbina EM, and Subcommittee on Screening and Management of High Blood Pressure in Children. Clinical Practice Guideline for screening and management of high blood pressure in children and adolescents. *Pediatrics* 2017 Sep; 140(3).
3. National High Blood Pressure Education Program Working Group on High Blood Pressure in Children and Adolescents. The fourth report on the diagnosis, evaluation, and treatment of high blood pressure in children and adolescents. *Pediatrics* 2004;114(Suppl):555–76.
4. Task Force on Blood Pressure Control in Children. Report of the second task force on blood pressure control in children–1987. *Pediatrics* 1987;79:1–25.
5. National High Blood Pressure Education Program Working Group on Hypertension Control in Children and Adolescents. Update on the 1987 task force report on high blood pressure in children and adolescents: A working group report from the National High Blood Pressure Education Program. *Pediatrics* 1996;98 (4 pt. 1): 649–58.
6. Institute of Medicine, Committee on Standards for Systematic Reviews of Comparative Effectiveness Research. Standards for systematic reviews. In: Eden J, Levit L, Berg A, and Morton S, eds. *Finding What Works in Health Care.* Washington, DC: National Academies Press; 2011.
7. Baker-Smith, et al 2017 CPG Technical Report (under review).
8. Hansen ML, et al. *JAMA* 2007 Aug 22;298(8):874–9.
9. Stabouli S, Kotsis V, Toumanidis S, Papamichael C, Constantopoulos A, and Zakopoulos N. White-coat and masked hypertension in children: Association with target-organ damage. *Pediatr. Nephrol.* 2005 Aug;20(8):1151–5.
10. Flynn JT and Falkner BE. New Clinical Practice Guideline for the management of high blood pressure in children and adolescents. *Hypertension* 2017 Aug 21.
11. National High Blood Pressure Education Program Working Group on High Blood Pressure in Children and Adolescents. The fourth report on the diagnosis, evaluation, and treatment of high blood pressure in children and adolescents. *Pediatrics*, 2004;114(Suppl): 555–76.
12. Rosner B, Cook N, Portman R, Daniels S, and Falkner B. Determination of blood pressure percentiles in normal-weight children: Some methodological issues. *Am. J. Epidemiol.* 2008 Mar 15;167(6):653–66.
13. Whelton PK, Carey RM, Aronow WS, Casey DE Jr, Collins KJ, Dennison Himmelfarb C, DePalma SM, Gidding S, Jamerson KA, Jones DW, MacLaughlin EJ, Muntner P, Ovbiagele B, Smith SC Jr, Spencer CC, Stafford RS, Taler SJ, Thomas RJ, Williams KA Sr, Williamson JD, and Wright JT Jr. 2017 ACC/AHA/AAPA/ABC/ACPM/AGS/APhA/ASH/ASPC/NMA/PCNA Guideline for the prevention, detection, evaluation, and management of high blood pressure in adults: A report of the American College of Cardiology/American Heart Association Task Force on Clinical Practice Guidelines. *J. Am. Coll. Cardiol.* 2017 Nov 7.
14. Yang WC, Zhao LL, Chen CY, Wu YK, Chang YJ, and Wu HP. First-attack pediatric hypertensive crisis presenting to the pediatric emergency department. *BMC Pediatr.* 2012 Dec 31;12:200.
15. Podoll A, Grenier M, Croix B, and Feig DI. Inaccuracy in pediatric outpatient blood pressure measurement. *Pediatrics* 2007 Mar;119(3):e538–43.
16. Dionne JM, Abitbol CL, and Flynn JT. Hypertension in infancy: Diagnosis, management and outcome. *Pediatr. Nephrol.* 2012 Jan;27(1):17–32.
17. Kavey RE, Kveselis DA, Atallah N, and Smith FC. White coat hypertension in childhood: Evidence for end-organ effect. *J. Pediatr.* 2007;150(5):491–7.
18. Lurbe E, Torro I, Alvarez V, et al. Prevalence, persistence, and clinical significance of masked hypertension in youth. *Hypertension* 2005;45(4):493–8.
19. Flynn JT, Kaelber DC, Baker-Smith CM, Blowey D, Carroll AE, Daniels SR, de Ferranti SD, Dionne JM, Falkner B, Flinn SK, Gidding SS, Goodwin C, Leu MG, Powers ME, Rea C, Samuels J, Simasek M, Thaker VV, Urbina EM, and Subcommittee on Screening and Management of High Blood Pressure in Children. Clinical Practice Guideline for screening and management of high blood pressure in children and adolescents. *Pediatrics* 2017 Sep;140(3).
20. Mitsnefes M, Flynn J, Cohn S, et al., CKiD Study Group. Masked hypertension associates with left ventricular hypertrophy in children with CKD. *J. Am. Soc. Nephrol.* 2010;21(1):137–44.
21. Flynn JT and Tullus K. Severe hypertension in children and adolescents: Pathophysiology and treatment[published correction appears in *Pediatr Nephrol.* 2012;27(3): 503–504]. *Pediatr. Nephrol.* 2009;24(6):1101–12.
22. Patel NH, Romero SK, and Kaelber DC. Evaluation and management of pediatric hypertensive crises: Hypertensive urgency and hypertensive emergencies. *Open Access Emerg. Med.* 2012;4:85–92.
23. Falkner B and Gidding S. Childhood obesity and blood pressure: Back to the future? *Hypertension* 2011 Nov;58(5):754–5.
24. Falkner B, Gidding SS, Portman R, and Rosner B. Blood pressure variability and classification of prehypertension and hypertension in adolescence. *Pediatrics* 2008 Aug;122(2):238–42.
25. Redon J. Hypertension in obesity. *Nutr. Metab. Cardiovasc. Dis.* 2001 Oct;11(5):344–53.
26. Warady BA, Abraham AG, Schwartz GJ, Wong CS, Muñoz A, Betoko A, Mitsnefes M, Kaskel F, Greenbaum LA, Mak RH, Flynn J, Moxey-Mims MM, and Furth S. Predictors of rapid progression of glomerular and nonglomerular kidney disease in children and adolescents: The chronic kidney disease in children (CKiD) cohort. *Am. J. Kidney Dis.* 2015 Jun;65(6):878–88.
27. Gupta-Malhotra M, Banker A, Shete S, Hashmi SS, Tyson JE, Barratt MS, Hecht JT, Milewicz DM, and Boerwinkle E. Essential hypertension vs secondary hypertension among children. *Am. J. Hypertens.* 2015 Jan;28(1):73–80.
28. Maahs DM, Daniels SR, de Ferranti SD, Dichek HL, Flynn J, Goldstein BI, Kelly AS, Nadeau KJ, Martyn-Nemeth P, Osganian SK, Quinn L, Shah AS, Urbina E, and American Heart Association Atherosclerosis, Hypertension and Obesity in Youth Committee of the Council on Cardiovascular Disease in the Young, Council on Clinical Cardiology, Council on Cardiovascular and Stroke Nursing, Council for High Blood Pressure Research, and Council on Lifestyle and Cardiometabolic Health. Cardiovascular disease risk factors in youth with diabetes mellitus: A scientific statement from the American Heart Association. *Circulation* 2014 Oct 21;130(17):1532–58.
29. Marcus CL, Brooks LJ, Draper KA, Gozal D, Halbower AC, Jones J, et al. Diagnosis and management of childhood obstructive sleep apnea syndrome. *Pediatrics* 2012;130:e714–55.
30. Archbold KH, Vasquez MM, Goodwin JL, and Quan SF. Effects of sleep patterns and obesity on increases in blood pressure in a 5-year period: Report from the Tucson Children's Assessment of Sleep Apnea Study. *J. Pediatr.* 2012;161(1):26–30.

31. Javaheri S, Storfer-Isser A, Rosen CL, and Redline S. Sleep quality and elevated blood pressure in adolescents. *Circulation* 2008;118(10):1034–40.
32. Hartzell K, Avis K, Lozano D, and Feig D. Obstructive sleep apnea and periodic limb movement disorder in a population of children with hypertension and/or nocturnal nondipping blood pressures. *J. Am. Soc. Hypertens.* 2016;10(2):101–7.
33. Kang KT, Chiu SN, Weng WC, Lee PL, and Hsu WC. Comparisons of office and 24-hour ambulatory blood pressure monitoring in children with obstructive sleep apnea. *J. Pediatr.* 2017 Mar;182:177–83.e2.
34. Luebbert J and Gidding SS. A patient with attention deficit hyperactivity disorder and hypertension. *J. Pediatr.* 2016 Jun;173:254–7.
35. Waldstein S, Snow J, Muldoon M, and Katzel L. Neuropsychological consequences of cardiovascular disease. In: Tartar RE, Butters M, and Beers SR, editors. *Medical Neuropsychology*. 2. New York, NY: Kluwer Academic/Plenum, 2001 p. 51–83.
36. Lande MB, Kaczorowski JM, Auinger P, Schwartz GJ, and Weitzman M. Elevated blood pressure and decreased cognitive function among school-age children and adolescents in the United States. *J. Pediatr.* 2003;143(6):720–4.
37. Adams HR, Szilagyi PG, Gebhardt L, and Lande MB. Learning and attention problems among children with pediatric primary hypertension. *Pediatrics* 2010 Dec;126(6):e1425–9.
38. Flynn J, Zhang Y, Solar-Yohay S, and Shi V. Clinical and demographic characteristics of children with hypertension. *Hypertension* 2012 Oct;60(4):1047–54.
39. Baracco R, Kapur G, Mattoo T, Jain A, Valentini R, Ahmed M, and Thomas R. Prediction of primary vs secondary hypertension in children. *J. Clin. Hypertens. (Greenwich)*. 2012 May;14(5):316–21.
40. Flynn JT and Alderman MH. Characteristics of children with primary hypertension seen at a referral center. *Pediatr. Nephrol.* 2005 Jul;20(7):961–6.
41. Gomes RS, Quirino IG, Pereira RM, Vitor BM, Leite AF, Oliveira EA, and Simões eSilva AC. Primary versus secondary hypertension in children followed up at an out patient tertiary unit. *Pediatr. Nephrol.* 2011 Mar;26(3):441–7.
42. Hager A, Kanz S, Kaemmerer H, Schreiber C, and Hess J. Coarctation long-term assessment (COALA): Significance of arterial hypertension in a cohort of 404 patients up to 27 years after surgical repair of isolated coarctation of the aorta, even in the absence of restenosis and prosthetic material. *J. Thorac. Cardiovasc. Surg.* 2007 Sep;134(3):738–45.
43. O'Sullivan JJ, Derrick G, and Darnell R. Prevalence of hypertension in children after early repair of coarctation of the aorta: A cohort study using casual and 24 hour blood pressure measurement. *Heart* 2002 Aug;88(2):163–6.
44. Vehaskari VM. Heritable forms of hypertension. *Pediatr. Nephrol.* 2009;24(10):1929–37.
45. Aglony M, Martínez-Aguayo A, Carvajal CA, et al. Frequency of familial hyperaldosteronism type 1 in a hypertensive pediatric population: Clinical and biochemical presentation. *Hypertension* 2011;57(6):1117–21.
46. Vehaskari VM. Heritable forms of hypertension. *Pediatr. Nephrol.* 2009;24(10):1929–37.
47. Halperin F and Dluhy RG. Glucocorticoid remediable aldosteronism. *Endocrinol. Metab. Clin. North Am.* 2011;40(2):333–41, viii.
48. Sabbadin C and Fallo F. Hyperaldosteronism: Screening and diagnostic tests. *High Blood Press Cardiovasc. Prev.* 2016 Jun;23(2):69–72.
49. Lang RM, Badano LP, Mor-Avi V, et al. Recommendations for cardiac chamber quantification by echocardiography in adults: An update from the American Society of Echocardiography and the European Association of Cardiovascular Imaging. *J. Am. Soc. Echocardiogr.* 2015;28(1):1–39.e14.
50. Daniels SR, Kimball TR, Morrison JA, Khoury P, Witt S, and Meyer RA. Effect of lean body mass, fat mass, blood pressure, and sexual maturation on left ventricular mass in children and adolescents. Statistical, biological, and clinical significance. *Circulation* 1995;92(11):3249–54.
51. Williams KM, Shah AN, Morrison D, and Sinha MD. Hypertensive retinopathy in severely hypertensive children: Demographic, clinical, and ophthalmoscopic findings from a 30-year British cohort. *J. Pediatr. Ophthalmol. Strabismus* 2013 Jul-Aug;50(4):222–8.
52. Erden S and Bicakci E. Hypertensive retinopathy: Incidence, risk factors, and comorbidities. *Clin. Exp. Hypertens.* 2012;34(6):397–401.

第 81 章　预防儿童和青少年骨质疏松症

目录

要点／1227

81.1　引言／1227

81.2　生长与成熟过程中的骨增长／1227

81.3　不可变因素——遗传／1228

81.4　可变因素／1229

81.4.1　体力活动／1229

81.4.2　营养／1230

81.4.3　烟草使用／1231

81.4.4　吸食大麻／1232

81.4.5　睡眠／1232

81.5　结论／1233

临床应用／1233

体力活动／1233

营养／1233

其他生活方式因素／1234

参考文献／1234

📝 要　点

- 生长发育过程中骨增长和峰值骨量的形成是终生骨骼健康的基础。人在身高增长高峰期前后4年间将获得大约39%的峰值骨量,这是优化峰值骨量的最好时机。
- 尽管骨量和骨密度主要是由遗传决定的(22%~86%),但是生活方式因素同样重要。
- 骨骼能够与其经受的机械力相适应。高强度、高频率的体力活动与更大的骨量、更高的骨密度及骨强度相关。
- 充足的营养摄入对儿童和青少年激发骨量、骨密度和骨强度的遗传潜能来说是必要的。水果、蔬菜和奶制品的摄入与骨量和骨密度呈正相关。

81.1　引言

骨质疏松症是一种骨强度受损的疾病。骨强度取决于骨的大小、形状、质量、密度和微结构。骨量、骨密度和骨强度与整个生命周期中的骨折风险有关。在过去的30年间,人们已经认识到骨质疏松症起源于儿童期。生命的前20年,骨量的增加十分显著,等到进入第3个10年,骨量增长幅度逐渐变小,直到达到峰值骨量。峰值骨量是指人一生中骨量、骨密度和骨强度的最大值,是骨骼生长和发育过程中骨量积累的结果。峰值骨量为成年后的骨骼健康奠定了基础,且让骨骼得以承受日后矿物质流失的后果。1994年,世界卫生组织认识到峰值骨量的重要性,并将老年女性的骨质疏松症定义为骨密度低于年轻成人正常值2.5个标准差或以上[1,2]。

优化生长期骨增长和提高峰值骨量,是预防骨质疏松症的关键。从儿童期到青春期进行骨量和骨密度指标的追踪测量,根据测量骨骼部位的不同,追踪相关性在0.5~0.9[3,4]。据预测,峰值骨量每增加10%,骨质疏松症的发生将推迟13年,其风险也降低50%[5]。因此,对老年骨质疏松性骨折进行一级预防时,首先应提高生长发育过程中骨增长和骨强度。在考虑能提高峰值骨量的可变生活方式因素前,先要了解生长发育过程中的典型骨增长模式,以及不可变因素对骨增长和骨强度的影响程度。

81.2　生长与成熟过程中的骨增长

在生命的最初20年,全身骨骼的矿物质含量增加了20倍以上,从1月龄时的约100g增加到20岁时的2 140g(女性)或2 695g(男性)[6,7]。在这段时间内,身高增加了3.4倍,体重增加了18.5倍。生长是一个遗传调控的过程,由激素信号介导,并受支持性营养环境的影响。骨骼的生长及获取矿物质[8]是通过延长、塑建(形状改变)和重建(旧骨去除及新骨沉积)之间的协调。骨膜(外)表面矿物质的沉积以及生长板处(如骨骺)软骨内成骨,使得骨骼外形逐渐变大。在长骨中,骨膜外表面的骨骼外加生长与骨内膜表面的骨吸收并存,这导致矿物质偏离中心轴,并增加了骨骼抗弯曲和扭转的强度[9]。在骨骼延长、沉积和再吸收的协同作用下,骨骼逐渐延长到成年时的形状和大小。在整个生长过程中,骨骼必须适应其结构和质量分布,以承受骨骼长度、肌力和外力(比如重力)增加带来的机械负荷[8,9]。

骨量在儿童期的积累相对缓慢,随着青春期的开始,骨量迅速增加。骨量增加的峰值(即骨矿物质增长速度峰值)和骨密度增加的峰值出现在身高增长速率峰值的0.6~1.1年后[10,11]。因为女孩进入青春期的年龄以及达到身高增长速率峰值的年龄较早,所以她们达到骨矿物质增长速度峰值的年龄也早于男孩。在骨增长以及线性生长的时间和数值上,也存在着人种的差异[11]。非裔或非非裔的美国男孩达到全身骨矿物质峰值的平均年龄为14岁,非裔美国女孩为12.1岁,非非裔的美国女孩为12.4岁。非裔美国男孩和女孩在许多骨骼部位的骨矿物质增长速度峰值更大,显而易见,非裔个体有更大的骨量和骨密度。尽管线性生长和骨量获得的态势一致,但是它们并不完全同步。7岁儿童可以达到身高最大观察值的69.5%~74.5%,但仅有全身骨量最大观察值的29.6%~38.0%。在达到身高增长速率峰值的前后两年内,青少年可以获得最大骨量的33%~36%。值得注意的是,在青春期后期,线性生长停止后,骨量会另外增加全身骨量最大观察值的7%~11%。达到骨矿物质增长速度峰值的年龄因骨骼部位而异,与全身、腰椎和桡骨远端相比,髋骨和股骨颈达到峰值的时间更早[11]。

体重也与骨量和骨密度有关。除骨骼之外,体重还与肌肉和脂肪有关,这2个身体部分与骨量、骨密度和骨强度的相关性不同。在生长过程中,非脂肪软组织的质量与骨量和骨密度密切相关[12-14],达到非脂肪组织的质量峰值的年龄与达到峰值骨量的年龄密切相关($r=0.72~0.88$)[11]。骨骼和肌肉的同步增长引出了功能性骨骼肌单位这一概念[15]。骨骼越长,就需要更多的肌力来操纵骨骼。随着肌肉量的增加,它会对骨骼产生更大的作用力,这刺激骨骼的形成。脂肪对骨骼生长的作用机制尚不清楚。在控制去脂量后,一些研究显示脂肪量与骨密度或骨强度之间没有关联[16,17]。最近的研究表明,脂肪储存的位置可能很重要,因为内脏脂肪组织与骨密度和骨强度呈负相关,而皮下脂肪则与骨密度和骨强度呈正相关[18,19]。

81.3 不可变因素——遗传

骨密度和骨质疏松症是受行为、环境和遗传因素共同影响的复杂性状。有强有力的证据表明,遗传因素会影响骨密度和骨质疏松症。患有骨质疏松症的女性的女儿骨密度较低[20];如果有近亲患骨质疏松症,患者的骨密度也可能较低[21]。值得注意的是,骨量和骨密度的家族相似性在青春期之前就表现出来了[22]。家系研究和双胞胎研究均显示了骨骼性状和骨质疏松性骨折风险有显著遗传力[22-26]。然而,行为和环境因素的同质性差异也会影响骨骼性状(进而影响遗传力估算),且估算时受是否校正协变量的影响,遗传力估算值之间的差异很大(22%~86%)[25,27,28]。一些研究发现,与已知的行为或环境因素相比,遗传因素更能解释骨密度的差异[28,29]。遗传对骨密度影响的进一步证据是,骨骼性状存在显著的性别差异和人种差异。如上所述,与女性相比,成年男性的骨量和骨密度更大,发生骨质疏松性骨折的风险更低。与高加索裔白人、亚裔和拉美裔相比,非裔个体的骨密度、骨皮质厚度、骨小梁密度更高,骨折风险更低[7,13,30,31]。遗传因素在骨增长过程中起着最大的作用。事实上,群体中全身骨量的差异会在青少年时期发生[7]。

81.4 可变因素

81.4.1 体力活动

体力活动是儿童和青少年重要的生活方式因素之一,可以最大限度地影响骨骼增长,增加骨密度和骨强度。大量干预试验和观察性研究表明,体力活动与骨量、骨密度和横截面尺寸(如皮质直径和厚度)呈正相关。重要的是,在健康儿童和青少年中观察到的体力活动水平与骨量和骨骼质量呈正相关性[32]。体力活动产生局部骨负荷(应变),影响骨塑建和骨重建。骨负荷如果产生不寻常的应变(比典型应变的幅度或频率更大),将导致骨量、骨密度、骨尺寸增加,或改变质量分布。在发生上述适应性改变之后,应变环境恢复到稳定状态,需要进一步改变负荷以增加骨强度。空置骨骼运动不足(例如未参与运动,肌肉、骨骼或神经系统损伤)会导致骨量和骨密度下降。这种骨骼调节的概念被称为力学稳定理论[15]。

优化骨骼健康所需的具体体力活动量尚不清楚。针对学龄儿童的干预研究表明,每学期每周进行3天的干预,每次完成100次负荷(跳跃),可使骨骼增长[33,34]。由于儿童的依从性不能保证,很难从干预试验中推断出最佳活动量,而且被分配到干预组的儿童可能在干预外的时间补偿性地减少自己的体力活动量。观察性研究表明,暴露和结果之间存在连续性,久坐时间越长,骨密度越低,而中强度或高强度的运动时间越长,骨密度越高[35]。每周3次中到高强度的体力活动是明智的。可选的体力活动应包括多种类型,从而在骨骼内部和骨骼之间产生不寻常的应变分布。体力活动只会在负重的骨骼区域产生机械力,例如,负重活动会影响下肢和髋关节的骨强度,而手臂运动会影响手臂的骨强度。定期的力量训练对预防骨质疏松性髋部骨折(发病率和死亡率最高)很重要。

目前,尚不清楚儿童期加强体力活动所增加的骨量和骨密度是否会在以后的生活中持续存在。干预试验表明,在干预停止后,骨量和骨密度增加持续1~8年[33,36,37]。儿童队列的随访表明,在生长期间进行高强度体力活动的儿童在成年期早期有更高的骨密度[38]。对体操运动员的研究表明,与同龄人相比,他们在停止竞技体操运动后骨密度以及四肢的骨骼横截面尺寸方面仍能获得持续的益处[39]。

对所有儿童和青少年来说,体力活动都是需要考虑的重要因素。即使是天生骨密度较低的人,体力活动也可以增加骨密度[40]。一些证据表明,体力活动对青春期前和青春期前后儿童的骨骼发育的影响最大,且在所有年龄段的儿童和青少年中都观察到,中高强度的体力活动可以对骨骼产生积极影响[35]。最大的挑战之一是制订可行的方案,确保儿童和青少年每周进行几次中高强度的体力活动。

尽管运动和骨负荷有成骨作用,但高强度的运动会导致骨密度降低,如果同时因过度减肥而节食或进食不规律导致能量摄入不足、月经量减少或闭经,会对骨骼健康造成损害[41,42]。女性运动员能量摄入不足、月经紊乱和低骨密度,被称为女运动员三联征。这种情况在参加体操、花样滑冰、芭蕾和长跑的女性中最为常见,所有这些运动都强调低体重。在女运动员三联征患者中,骨骼健康受损可能是由营养缺乏、代谢激素(如胰岛素样生长因子-1和瘦素)紊乱,以及下丘脑性闭经和低雌激素水平造成的[42,43]。如果存在上述问题,降低运动强度、增加食物摄入量以及治疗潜在的饮食失调,对这些运动员骨骼健康的恢复至关重要。

81.4.2 营养

合理的营养搭配是骨骼以及身体其他组织的生长和健康所必需的。一个人的饮食可以用营养素、食物或其组合来代表。在评估儿童和青少年的饮食摄入与骨增长或峰值骨量形成之间的关系时,存在多种挑战。许多营养素被认为是阈值营养素。在摄入量低于某一阈值时,营养摄入量和骨增长之间可能存在剂量反应关系,但超过该阈值后没有更多的益处。因此,对摄入量超过这一阈值的儿童进行研究,会发现营养摄入量与骨量或骨密度之间没有明确关联。某种营养成分含量低的饮食可能其他营养成分的含量也低,因此很难确定特定营养素的独立作用。营养物质对骨量积累的影响相对较小,但仍然很重要,特别是考虑数年或数十年的综合作用。对微小影响的检测需要大样本量和较长时间的随访。与研究对象为成人的研究相比,学界缺少有大样本量的针对生长期饮食和骨增长的长期流行病学研究。此外,对儿童和青少年习惯性饮食摄入量的测量容易出现明显的误差,这可能会抵消或削弱饮食与骨量或骨密度之间的关联。干预研究可以消除误差,但很难在儿童中进行长时间的高保真性研究,此外,向对照组提供不符合营养要求的饮食也存在伦理问题。尽管存在这些挑战,但已有大量文献表明,饮食摄入与生长过程中的骨增长有关。最近就有一篇关于饮食摄入和骨骼健康(质量、密度、累积量和强度)相关证据的综述发表[44]。

考虑到人体超过99%的钙都存在于骨骼中,钙摄入是被研究最多的与儿童骨骼发育相关的营养物质。当钙摄入量较低时,可以从骨骼中动员钙,以维持钙依赖性生化功能所需的循环钙浓度。饮食中钙的需求量随着生长过程中骨骼的积累速度增加而增加。钙平衡研究发现,要使青少年最大程度地保留钙,需要每天摄入1 100~1 300mg的钙[45,46]。对基线钙摄入量低于推荐水平的人群进行的干预试验大多发现,通过补充剂或乳制品增加钙摄入量,可能使骨量或骨密度增加1%~5%。但是补给一旦停止,这种有益的作用就会消失,因此必须保持较高的钙摄入量。

近15年来维生素D与骨骼健康之间的关系备受关注。有证据表明,补充维生素D可以增加儿童和青少年的骨量积累。一些随机试验发现,补充维生素D与骨骼结局指标的显著改善相关[47-50],而其他试验并没有发现这种关联[51-55]。未能发现补充维生素D益处的原因,可能是因为样本量小,或者维生素 D 补充剂量不足,或者纳入了基线维生素 D 充足的参与者。维生素 D 的主要来源是紫外线照射下皮肤进行合成。需要通过饮食或补充剂获得维生素 D 的量还没有确定。对维生素 D 的需求量可能因人种(深色皮肤在紫外线照射下合成的维生素 D 较少)、是否肥胖(肥胖人群的维生素 D 含量较低)、居住纬度(紫外线照射量)和生活方式(服装、户外时间、是否使用防晒霜)而异。补充维生素 D 可能对儿童和青少年群体(容易出现维生素 D 缺乏)的骨增长产生有益的影响。目前的建议是,儿童和青少年每天摄入 600U 的维生素 D。

其他几种营养物质在骨骼和钙稳态中发挥重要的结构和功能作用。在儿童和青少年饮食中缺乏某些与骨增长有关营养物质的可能性不同,这些营养物质在公共卫生领域中的重要性就不同。一些随机试验已经证明,蛋白质摄入对儿童和青少年的骨量有积极的影响[53-55],这可能部分解释了乳制品摄入和骨密度之间的联系。磷是羟基磷灰石的组成部分,占骨骼组成的很大一部分,但美国健康儿童和青少年群体中磷摄入不足的情况并不常见。镁是另一种骨骼成分,是维持甲状旁腺激素功能和血清钙水平所必需的。补充镁对儿童和青少年骨增长的作用尚不明确[56]。维生素 K 是激活骨钙素(一种参与骨形成和矿化的蛋白质)的辅助因子,但有关维生素 K 水平和儿童骨增长的研究结果并不一致[57,58]。胶原蛋白也是骨骼的组成部分,维生素 C 在胶原蛋白的形成中发挥作用。维生素 C 摄入量与青年人骨量和骨密度之间的关系也尚未达成共识[59,60]。氟化物可以促进成骨细胞增殖,一些研究发现生活在氟化物浓度较高地区的儿童和青少年骨密度较高[61],但另一些研究没有得出类似的结论[62,63]。

实用的饮食指导,能确定在生长过程中可以优化骨骼生长的食物或食物组。有证据表明,在生长过程中食用含钙、磷、蛋白质和维生素 D 的乳制品,对骨增长有好处[64,65]。水果和蔬菜的摄入,也与儿童的骨量和骨密度呈正相关[60,66]。水果和蔬菜富含钾、镁、维生素 C、维生素 K、黄酮类化合物,并能调节酸碱状态,所有这些都可能影响骨骼生长发育。一些研究发现,碳酸饮料的摄入与骨密度降低有关[67,68],可能是由于与乳制品置换或尿钙增加。

81.4.3 烟草使用

吸烟对健康的危害还包括损害骨骼健康。吸烟会增加老年人骨质疏松性骨折的风险,尽管其中一些关联似乎与骨密度无关[69,70]。虽然一些研究未能发现青少年吸烟与骨密度之间的联系[71,72],可能是由于烟雾暴露有限,但一些大型研究提供了令人信服的证据,证明青少年吸烟对峰值骨量的形成有害[73-77]。在 1 068 名 18~20 岁的男性中,经双能 X 射线吸收法(dual energy X-ray absorptiometry, DEXA)测量,与不吸烟者相比,经常吸烟者(每日至少 1 支)的全身骨密度(-1.8%)、腰椎(-3.3%)、股骨颈(-3.9%)均有显著降低,即使校正了体力活动、钙摄入量、身高和体重之后,结论也是一样[73]。对骨横截面尺寸和隔间特异性骨密度进行外周定量 CT(quantitative computed tomography,QCT)测量,结果显示,与非吸烟者相比,吸烟者的骨皮质厚度更薄(-4.5%),这是由于吸烟者的骨内膜面积更大(+2.5%),骨小梁密度更低(-3.8%),但两者的骨皮质密度没有差异。对该队列的 5 年随访证实了在成年期早期骨巩固的最后阶段,吸烟存在负面影响[74]。与随访期间从不吸烟的男性相比,18~24 岁吸烟的男性(n=31)全身骨密度和腰椎骨密度增长的幅度较小,而全髋关节和股骨颈的骨密度显著下降。外周 QCT 测量显示,与不吸烟者相比,吸烟者的骨小梁密度降低,皮质区变小。同样,两者的皮质密度没有差异。高分辨率外周 QCT 对胫骨测量显示吸烟者骨小梁密度的降低与骨小梁厚度的降低有关,而与骨小梁数量无关。

当骨骼开始快速生长并积累矿物质,也就是青春期早期,在这个阶段开始吸烟可能是最有害的。在一个针对 25~45 岁男性的大型队列研究中(n=677),与从不吸烟者相比,在青春期早期(≤16 岁)开始吸烟的人腰椎、髋及全身的骨密度更低(经 DXA 测量),皮质区、皮质厚度和骨小梁密度也更小(经外周 QCT 测量)。骨骼接近成熟时开始吸烟的人与从不吸烟的人相比,骨密度或皮质尺寸没有差异[75]。

2 项针对女性新兵(平均年龄分别为 19 岁和 21 岁)开展的研究进一步证实了吸烟对年轻女性骨骼健康的负面影响。与不吸烟的同龄人相比,有吸烟史的年轻女性在基础训练中发生应力性骨折的风险升高 32%~34%[78,79]。尽管有关吸烟对峰值骨量有害的数据都来自观察性流行病学研究,但数据的可靠性强有力地证明了青春期吸烟对骨骼健康的有害影响。其他接触烟草和尼古丁的途径,如电子烟、咀嚼烟草、二手烟和尼古丁贴片,对生长期骨骼的影响还没有相关研究。

81.4.4　吸食大麻

大麻素受体和配体可以影响骨细胞功能、骨转换和骨量[80]。尽管消遣用大麻被广泛使用,但是关于它对人体骨骼健康的影响却知之甚少。最近 2 项关于大麻使用和骨密度之间关系的研究结果相互矛盾。在美国国家健康和营养调查(National Health and Nutrition Examination Survey)中,20~59 岁的成人吸食大麻史与髋关节或腰椎骨密度之间没有明确关联[81]。相反,一项针对英国成人的研究发现,相对于无大麻吸食史的人,重度大麻吸食者(>5 000 次)全髋关节(SD=-0.20)、股骨颈(SD=-0.17)和腰椎(SD=-0.15)的骨密度更低(P<0.04)[82]。在美国青少年吸食大麻的比率很高,鉴于美国大麻合法化,青少年吸食大麻的比率可能会进一步升高。因此,急需解决这一领域、特别是在青少年群体中相关研究较少的问题。

81.4.5　睡眠

近年来越来越多的人认识到,睡眠不足会带来健康风险。一些研究发现,在成人中,睡眠时间较短或睡眠障碍与骨密度降低或骨质疏松症风险的增加有关[83,84],但另一些研究没有得出相同结论[85]。发育期的睡眠可能尤为重要,这段时间的能量会储存下来并用于线性生长和成骨过程中的消耗。2 项针对儿童和青少年的研究得出了有趣的数据。在一项对 1 392 名 6~18 岁日本儿童的研究发现,前臂远端骨密度与夜间睡眠时间(P=0.06)和习惯性午睡(P<0.01)呈正相关[86]。在另一项对 336 名 4~12 岁美国儿童的研究中,全身骨量与总睡眠时间、午睡次数呈正相关(P<0.05)[87]。尽管令人振奋,但还需要更多的数据来证明睡眠时间和午睡与生长期骨增长之间的因果关系,以及这些对峰值骨量形成的影响程度。

81.5 结论

尽管遗传在峰值骨量的形成中起着重要作用,但生活方式显然也有一定作用。在儿童和青少年时期,体力活动、饮食摄入和避免吸烟对骨骼的发育至关重要,有助于骨强度达到峰值,并可能有助于预防以后的骨质疏松症。然而,还需要更多的研究来确定在不同发育阶段优化骨强度所需的体力活动的阈值、特定人群对维生素 D 的需求量以及特定膳食模式的有益影响。关于其他行为因素(如使用电子烟、大麻)和睡眠时间对骨强度发育的影响,目前只有少量证据,因此有必要对这些因素进一步研究。

临床应用

大多数美国年轻人的体力活动水平和饮食摄入量不能帮助达到最大遗传潜能的骨量。应鼓励在生长发育过程中通过以下方法优化骨增长,后续有可能可预防骨质疏松。

体力活动

- 按照政府建议,每天进行至少 60min 体力活动,每周至少 3 天进行负重训练。负重活动包括跑步、跳绳、网球、篮球、体操和排球等,可提供冲击负荷,增强下肢的骨骼力量。
- 所有年龄段的儿童和青少年都应参与体力活动。
- 应参与多样的体力活动,以在全身骨骼引出不同的应变分布。
- 逐步增加体力活动的强度,以防止过度负荷造成伤害,例如应力性骨折和软组织损伤。
- 减少不活动和久坐的时间。当无法进行更持久或更高强度的活动时,也可以进行短时间的轻度或中度活动。
- 低体重和月经中断的女运动员,应降低运动强度,并增加食物摄入。

营养

- 鼓励均衡饮食,以满足成长和体力活动所需的能量。
- 饮食应满足蛋白质和微量营养素的推荐摄入量,尤其是钙和维生素 D。
- ChoooseMyPlate.gov 网站提供了不同年龄段人群的每日水果、蔬菜、谷物、蛋白质和乳制品的建议摄入量。在一个食物组中食用多种食物更能满足营养需求。
- 水果、蔬菜和乳制品的摄入量以及这些食物所提供的营养通常不能达到国家推荐量,需要特别增加这些食品的摄入。
- 限制含糖碳酸饮料的摄入量。

其他生活方式因素

- 避免吸烟。
- 从多方面入手,帮助儿童和青少年完成上述健康行为。
- 父母和其他有影响力的成人应积极参与其中和树立榜样,并且应当为孩子提供完成上述健康行为的渠道和机会。
- 医疗保健提供者应在儿童体检时告知如何建立正确的生活方式,及其对骨骼健康的影响。
- 学校必须为体育教学、课外体力活动和活跃的课堂氛围提供最佳的环境,同时也可以通过实施健康饮食计划、限制不健康食品的供应来提供健康的营养选择。
- 政府(地方、州和联邦)应完善相关政策和计划,以保障儿童参加体力活动、健康饮食、远离烟草。

(Heidi J.Kalkwarf,PhD 著　李冀 译　孙雪竹 校)

参考文献

1. Kanis JA, Melton J, Christiansen C, Johnston CC, Khaltaev N. The diagnosis of osteoporosis. J Bone Miner Res 1994;9:1137–41.
2. WHO Study Group. *Assessment of Fracture Risk and its Application to Screening for Postmenopausal Osteoporosis*. Geneva; 1994.
3. Kalkwarf HJ, Gilsanz V, Lappe J, Oberfield S, Huang X, Fredrick M, et al. Tracking of bone mass and density during childhood and adolescence. J Clin Endocrinol Metab 2010;95:1690–8.
4. Wren TAL, Kalkwarf HJ, Zemel BS, Lappe JM, Oberfield S, Shepherd JA, et al. Longitudinal tracking of DXA bone measures over 6 years in children and adolescents: persistence of low bone mass to maturity. J Pediatr 2014;164:1280–5.e2.
5. Hernandez CJ, Beaupre GS, Carter DR. A theoretical analysis of the relative influences of peak BMD, age-related bone loss and menopause on the development of osteoporosis. Osteoporosis Int 2003;14:843–7.
6. Gallo S, Comeau K, Vanstone C, Agellon S, Sharma A, Jones G, et al. Effect of different dosages of oral vitamin D supplementation on vitamin D status in healthy, breastfed infants: a randomized trial. JAMA 2013;309:1785–92.
7. Zemel B, Kalkwarf HJ, Gilsanz V, Lappe JM, Oberfield S, Shepherd JA, et al. Revised reference curves for bone mineral content and areal bone mineral density according to age and sex for black and non-black children: results of the bone mineral density in childhood study. J Clin Endocrinol Metab 2011;96:3160–9.
8. Parfitt AM. The two faces of growth: benefits and risks to bone integrity. Osteoporosis Int 1994;4:382–98.
9. Rauch F, Schoenau E. Muscle and bone development in pediatrics. J Muscloskelet Neuronal Interact 2005;5:192–3.
10. Baxter-Jones AD, Faulkner RA, Forwood MR, Mirwald RL, Bailey DA. Bone mineral accrual from 8 to 30 years of age: an estimation of peak bone mass. J Bone Miner Res 2011;26:1729–39.
11. McCormack SE, Cousminer DL, Chesi A, Mitchell JA, Roy SM, Kalkwarf HJ, et al. Association between linear growth and bone accrual in a diverse cohort of children and adolescents. JAMA Pediatrics 2017;171:e171769.
12. Ashby RL, Adams JE, Roberts SA, Mughal MZ, Ward KA. The muscle-bone unit of peripheral and central skeletal sites in children and young adults. Osteoporos Int 2011;22:121–32.
13. Leonard MB, Elmi A, Mostoufi-Moab S, Shults J, Burnham JM, Thayu M, et al. Effects of sex, race, and puberty on cortical bone and the functional muscle bone unit in children, adolescents and young adults. J Clin Endocrinol Metab 2010;95:1681–9.
14. Schoenau E, Neu CM, Beck B, Manz F, Rauch F. Bone mineral content per muscle cross-sectional area as an index of the functional muscle-bone unit. J Bone Miner Res 2002;17:1095–101.
15. Schoenau E. From mechanostat theory to development of the 'Functional Muscle-Bone-Unit'. J Musculoskelet Neuronal Interact 2005;5:232–8.
16. Petit MA, Beck TJ, Shults J, Zemel BS, Foster BJ, Leonard MB. Proximal femur bone geometry is appropriately adapted to lean mass in overweight children and adolescents. Bone 2005;36:568–76.
17. Wetzsteon RJ, Petit MA, Macdonald HM, Hughes JM, Beck TJ, McKay HA. Bone structure and volumetric BMD in overweight children: a longitudinal study. J Bone Miner Res 2008;23:1946–53.
18. Gilsanz V, Chalfant J, Mo AO, Lee DC, Dorey FJ, Mittelman SD. Reciprocal relations of subcutaneous and visceral fat to bone structure and strength. J Clin Endocrinol Metab 2009;94:3387–93.
19. Russell M, Mendes N, Miller KK, Rosen CJ, Lee H, Klibanski A, et al. Visceral fat is a negative predictor of bone density measures in obese adolescent girls. J Clin Endocrinol Metab 2010;95:1247–55.
20. Seeman E, Hopper JL, Bach L, Cooper ME, Parkinson E, McKay J, et al. Reduced bone mass in daughters of women with osteoporosis. N Engl J Med 1989;320:554-8.
21. Soroko SB, Barrett-Connor E, Edelstein SL, Kritz-Silverstein D. Family history of osteoporosis and bone mineral density at the axial skeleton: the Rancho Bernardo Study. J Bone Miner Res 1994;9:761–9.
22. Jones G, Nguyen TV. Associations between maternal peak bone mass and bone mass in prepubertal male and female children. J Bone Miner Res 2000;15:1998-2004.
23. Krall EA, Dawson-Hughes B. Heritable and life-style determinants of bone mineral density. J Bone Miner Res 1993;8:1–9.
24. Liu CT, Karasik D, Zhou Y, Hsu YH, Genant HK, Broe KE, et al. Heritability of prevalent vertebral fracture and volumetric bone mineral density and geometry at the lumbar spine in three generations of the Framingham study. J Bone Miner Res 2012;27:954–8.
25. Nguyen TV, Howard GM, Kelly PJ, Eisman JA. Bone mass, lean mass, and fat mass: same genes or same environments? Am J Epidemiol 1998;147:3–16.
26. Wagner H, Melhus H, Pedersen NL, Michaelsson K. Genetic influence on bone phenotypes and body composition: a Swedish twin study. J Bone Miner Metab 2013;31:681–9.
27. Hernandez-de Sosa N, Athanasiadis G, Malouf J, Laiz A, Marin A, Herrera S, et al. Heritability of bone mineral density in

a multivariate family-based study. Calcif Tissue Int 2014;94:590–6.
28. Ng MY, Sham PC, Paterson AD, Chan V, Kung AW. Effect of environmental factors and gender on the heritability of bone mineral density and bone size. Ann Hum Genet 2003;70:428–38.
29. Cvijetic S, Colic Baric I, Satalic Z. Influence of heredity and environment on peak bone density: a parent-offspring study. J Clin Densitom 2010;13:301–6.
30. Bachrach LK, Hastie T, Wang MC, Narasimhan B, Marcus R. Bone mineral acquisition in healthy Asian, Hispanic, black, and Caucasian youth: a longitudinal study. J Clin Endocrinol Metab 1999;84:4702–12.
31. Wren TAL, Shepherd J, Kalkwarf H, Zemel B, Lappe J, Oberfield S, et al. Racial disparity in fracture rates between white and non-white children in the United States. J Pediatr 2012;161:1035–40.e2.
32. Lappe J, Watson P, Gilsanz V, Hangartner T, Kalkwarf HJ, Oberfield S, et al. The longitudinal effects of physical activity and dietary calcium on bone mass accrual across stages of pubertal development. J Bone Miner Res 2015;30:156–64.
33. Gunter KB, Baxter-Jones AD, Mirwald RL, Almstedt H, Fuchs RK, Durski S, et al. Impact exercise increases BMC during growth: an 8-year longitudinal study. J Bone Miner Res 2008;23:986–93.
34. Fuchs RK, Bauer JJ, Snow CM. Jumping improves hip and lumbar spine bone mass in prepubertal children: a randomized controlled trial. J Bone Miner Res 2001;16:148–56.
35. Gabel L, Macdonald HM, Nettlefold L, McKay HA. Physical activity, sedentary time, and bone strength from childhood to early adulthood: a mixed longitudinal HR-pQCT study. J Bone Miner Res 2017;32:1525–36.
36. Gunter K, Baxter-Jones AD, Mirwald RL, Almstedt H, Fuller A, Durski S, et al. Jump starting skeletal health: a 4-year longitudinal study assessing the effects of jumping on skeletal develoment in pre and circum pubertal children. Bone 2008;42:710–8.
37. Kontulainen SA, Kannus PA, Pasanen ME, Sievanen HT, Oja P, Vuori I. One year follow-up of a 9-month jumping intervention. Int J Sports Med 2002;23:575–81.
38. Baxter-Jones AD, Eisenmann JC, Mirwald RL, Faulkner RA, Bailey DA. The influence of physical activity on lean mass accrual during adolescence: a longitudinal analysis. J Appl Physiol 2008;105:734–41.
39. Dowthwaite JN, Scerpella TA. Distal radius geometry and skeletal strength indices after peripubertal artistic gymnastics Osteoporos Int 2011;22:207–16.
40. Mitchell JA, Chesi A, Elci O, McCormack SE, Roy SM, Kalkwarf HJ, et al. Physical activity benefits the skeleton of children genetically predisposed to lower bone density in adulthood. J Bone Miner Res 2015;31:1504–12.
41. Drinkwater BL, Bruemner CH, Chestnut III CH. Menstrual history as a determinant of current bone density in young athletes. JAMA 1990;263:545–8.
42. Christo K, Prabhakaran R, Lamparello B, Cord J, Miller KK, Goldstein MA, et al. Bone metabolism in adolescent athletes with amenorrhea, athletes with eumenorrhea and control subjects. Pediatrics 2008;121:1127–36.
43. Giibbs JC, Nattiv A, Barrack MT, Williams NI, Rauh MJ, Nichols JF, et al. Low bone density risk is higher in exercising women with multiple triad risk factors. Med Sci Sports Exerc 2014;46:167–76.
44. Weaver CM, Gordon CM, Janz KF, Kalkwarf HJ, Lappe JM, Lewis R, et al. The National Osteoporosis Foundation's position statement on peak bone mass development and lifestyle factors: a systematic review and implementation recommendations. Osteoporos Int 2016;27:1281–386.
45. Braun M, Martin BR, Kern M, McCabe GP, Peacock M, Jiang Z, et al. Calcium retention in adolescent boys on a range of controlled calcium intakes. Am J Clin Nutr 2006;84:414–8.
46. Palacios C, Martin BR, McCabe GP, McCabe L, Peacock M, Weaver CM. Dietary calcium requirements do not differ between Mexican-American boys and girls. J Nutr 2014;144:1167–73.
47. Al-Shaar L, Nabulsi M, Maalouf J, El-Rassi R, Vieth R, Beck TJ, et al. Effect of vitamin D replacement on hip structural geometry in adolescents: a randomized controlled trial. Bone 2013;56:296–303.
48. El-Hajj Fuleihan G, Nabulsi M, Tamim H, Maalouf J, Salamoun M, Khalife H, et al. Effect of vitamin D replacement on musculoskeletal parameters in school children: a randomized controlled trial. J Clin Endocrinol Metab 2006;91:405–12.
49. Khadilkar AV, Sayyad MG, Sanwalka NJ, Bhandari DR, Naik S, Khadilkar VV, et al. Vitamin D supplementation and bone mass accrual in underprivileged adolescent Indian girls. Asia Pac J Clin Nutr 2010;19:465–72.
50. Viljakainen HT, Natri AM, Karkkainen M, Huttunen MM, Palssa A, Jakobsen J, et al. A positive dose–response effect of vitamin D supplementation on site-specific bone mineral augmentation in adolescent girls: a double-blinded randomized placebo-controlled 1-year intervention. J Bone Miner Res 2006;21:836–44.
51. Cheng S, Lyytikainen A, Kroger H, Lamberg-Allardt C, Alen M, Koistinen A, et al. Effects of calcium, dairy product, and vitamin D supplementation on bone mass accrual and body composition in 10–12-y-old girls: a 2-y randomized trial. Am J Clin Nutr 2005;82:1115–26.
52. Ward KA, Das G, Roberts SA, Berry JL, Adams JE, Rawer R, et al. A randomized, controlled trial of vitamin D supplementation upon musculoskeletal health in postmenarchal females. J Clin Endocrinol Metab 2010;95:4643–51.
53. Chevalley T, Bonjour JP, Ferrari S, Rizzoli R. High-protein intake enhances the positive impact of physical activity on BMC in prepubertal boys. J Bone Miner Res 2008;23:131–42.
54. Ekbote VH, Khadilkar AV, Chiplonkar SA, Khadilkar VV. Determinants of bone mineral content and bone area in Indian preschool children. J Bone Miner Metab 2011;29:334–41.
55. Esterle L, Sabatier JP, Guillon-Metz F, Walrant-Debray O, Guaydier-Souquieres G, Jehan F, et al. Milk, rather than other foods, is associated with vertebral bone mass and circulating IGF-1 in female adolescents. Osteoporos Int 2009;20:567–75.
56. Carpenter TO, DeLucia MC, Zhang JH, Bejnerowicz G, Tartamella L, Dziura J, et al. A randomized controlled study of effects of dietary magnesium oxide supplementation on bone mineral content in healthy girls. J Clin Endocrinol Metab 2006;91:4866–72.
57. Kalkwarf HJ, Khoury JC, Bean J, Elliot JG. Vitamin K, bone turnover, and bone mass in girls. Am J Clin Nutr 2003;80:1075–80.
58. O'Connor E, Molgaard C, Michaelsen KF, Jakobsen J, Lamberg-Allardt CJ, Cashman KD. Serum percentage undercarboxylated osteocalcin, a sensitive measure of vitamin K status, and its relationship to bone health indices in Danish girls. Br J Nutr 2007;144:1167–73.
59. Laudermilk M, Manore M, Thomson C, Houtkooper L, Farr J, Going S. Vitamin C and zinc intakes are related to bone macroarchitectural structure and strength in prepubescent girls. Calcif Tissue Int 2012;91:430–9.
60. Prynne CJ, Mishra GD, O'Connell MA, Muniz G, Laskey MA, Yan L, et al. Fruit and vegetable intakes and bone mineral status: a cross sectional study in 5 age and sex cohorts. Am J Clin Nutr 2006;83:1420–8.
61. Grobler SR, Louw AJ, Chikte UM, Rossouw RJ, van Kotze TJ. The relationships between two different drinking water fluoride levels, dental fluorosis and bone mineral density of children. Open Dent 2009;3:48–54.
62. Levy SM, Eichenberger-Gilmore J, Warren JJ, Letuchy E, Broffitt B, Marshall TA, et al. Associations of fluoride intake with children's bone measures at age 11. Community Dent Oral Epidemiol 2009;37:416–26.
63. Levy SM, Warren JJ, Phipps K, Letuchy E, Broffitt B, Eichenberger-Gilmore J, et al. Effects of life-long fluoride intake on bone measures of adolescents: a prospective cohort study. J Dent Res 2014;93:353–9.
64. Du X, Zhu K, Trube A, Zhang Q, Ma G, Hu X, et al. School-milk intervention trial enhances growth and bone mineral accretion in Chinese girls aged 10–12 years in Beijing. Br J Nutr 2004;92:159–68.
65. Merrilees MJ, Smart EJ, Gilchrist NL, Frampton C, Turner JG, Hooke E, et al. Effects of dairy food supplements on bone mineral density in teenage girls. Eur J Nutr 2000;39:256–62.
66. McGartland CP, Robson PJ, Murray LJ, Cran GW, Savage MJ, Watkins DC, et al. Fruit and vegetable consumption and bone mineral density: the Northern Ireland Young Hearts Project. Am J Clin Nutr 2004;80:1019–23.
67. Libuda L, Alexy U, Remer T, Stehle P, Schoenau E, Kersting M. Association between long-term consumption of soft drinks and variables of bone modeling and remodeling in a sample of healthy German children and adolescents. Am J Clin Nutr 2008;88:1670–7.
68. McGartland C, Robson PJ, Murray LJ, Savage MJ, Watkins D, Rooney M, et al. Carbonated soft drink consumption and bone mineral density in adolescence: the Northern Ireland Young Hearts project. J Bone Miner Res 2003;18:1563–9.

69. Kanis JA, Johnell O, Oden A, Johansson H, De Laet C, Eisman JA, et al. Smoking and facture risk: a meta-analysis. Osteoporos Int 2005;16:155–62.
70. Law MR, Hackshaw AK. A meta-analysis of cigarette smoking, bone mineral density and risk of hip fracture: recognition of a major effect. BMJ 1997;315:841–6.
71. Lucas R, Fraga S, Ramos E, Barros H. Early initiation of smoking and alcohol drinking as a predictor of lower forearm bone mineral density in late adolescence: a cohort study in girls. PLoS One 2012;7:e46940.
72. Afghani A, Xie B, Wiswell RA, Gong J, Li Y, Anderson Johnson C. Bone mass of Asian adolescents in China: influence of physical activity and smoking. Med Sci Sports Exerc 2003;35:720–9.
73. Lorentzon M, Mellstrom D, Hug E, Ohlsson C. Smoking is associated with lower bone mineral density and reduced cortical thickness in young men. J Clin Endocrinol Metab 2007;92:497–503.
74. Rudang R, Darelid A, Nilsson M, Nilsson S, Mellstrom D, Ohlsson C, et al. Smoking is associated with impaired bone mass development in young adult men: a 5-year longitudinal study. J Bone Miner Res 2012;27:2189–97.
75. Taes Y, Lapauw B, Vanbillemont G, Bogaert V, Bacquer DD, Goemaere S, et al. Early smoking is associated with peak bone mass and prevalent fractures in young, healthy men. J Bone Miner Res 2010;25:379–87.
76. Valimaki MJ, Karkkainen M, Lamberg-Allardt C, Laitinen K, Alhava E, Keikkinen J, et al. Exercise, smoking and calcium intake during adolescence and early adulthood as determinants of peak bone mass. BMJ 1994;309:230–5.
77. Winther A, Dennison E, Ahmed LA, Furberg AS, Grimnes G, Jorde R, et al. The Tromso study: fit futures: a study of Norwegian adolescents' lifestyle and bone health. Arch Osteoporos 2014;9:185.
78. Lappe J, Cullen D, Haynatzki G, Recker R, Ahlf R, Thompson K. Calcium and vitamin D supplementation decreases incidence of stress fractures in female navy recruits. J Bone Miner Res 2008;23:741–9.
79. Lappe JM, Stegman MR, Recker RR. The impact of lifestyle factors on stress fractures in female Army recruits. Osteoporos Int 2001;12:35–42.
80. Idris AI, Ralston SH. Cannabinoids and bone: friend or foe? Calcif Tissue Int 2010;87:285-98.
81. Bourne D, Plinke W, Hooker ER, Nielson CM. Cannabis use and bone mineral density: NHANES 2007-2010. Arch Osteoporos 2017;12:29.
82. Sophocleous A, Robertson R, Ferreira NB, McKenzie J, Fraser WD, Ralston SH. Heavy cannabis use is associated with low bone mineral density and an increased risk of fractures. Am J Med 2017;130:761–9.
83. Kuriyama N, Inaba M, Ozaki E, Yoneda Y, Matsui D, Hashiguchi K, et al. Association between loss of bone mass due to short sleep and leptin-sympathetic nervous system activity. Arch Gerontol Geriatr 2017;70:201–8.
84. Fu X, Zhao X, Lu H, Jiang F, Ma X, Zhu S. Association between sleep duration and bone mineral density in Chinese women. Bone 2011;49:1062–6.
85. Kobayashi D, Takahashi O, Deshpande GA, Shimbo T, Fukui T. Association between osteoporosis and sleep duration in healthy middle-aged and elderly adults: a large-scale, cross-sectional study in Japan. Sleep Breathing 2012;16:579–83.
86. Nakagi Y, Ito T, Hirooka K, Sugioka Y, Endo H, Saijo Y, et al. Association between lifestyle habits and bone mineral density in Japanese juveniles. Environ Health Prev Med 2010;15:222–8.
87. Casazza K, Hanks LJ, Fernandez JR. Shorter sleep may be a risk factor for impaired bone mass accrual in childhood. J Clin Densitom 2011;14:453–7.

第十四部分

生活方式医学的实践

主编:George Guthrie,MD,MPH,CDE,CNS,FAAFP,FACLM

第 82 章 生活方式医学的定义

目录

要点／1239

82.1 定义／1239

82.2 定义的维度／1240

82.3 定义的结构／1243

82.4 医学的分类／1244

82.5 生活方式医学——相似与区别／1245

82.6 生活方式医学在对抗医学疗法中的独特作用／1246

临床应用／1247

参考文献／1247

要 点

- 生活方式医学是一种相对较新的医学专业,是指通过改变个体习惯和行为选择解决潜在病因,从而预防和治疗相应的疾病。
- 生活方式医学被认为是对抗疗法的一部分,既不是补充也不是替代,而是治疗由生活方式引起的慢性疾病。
- 生活方式医学可有效地治疗疾病,在一些情况下可完全逆转病情,甚至可以治愈许多慢性非感染性疾病。

82.1 定义

1988年,流行病学专家恩斯特·温德(Ernst Wynder)在讨论吸烟对肺癌风险的影响时首次提出生活方式医学的概念[1]。1989年,温德在专题讨论会的标题中再次使用了该术语[2]。汉斯·迪尔(Hans Diehl)在报告中听到温德使用该术语后,于1988年在美国寻求版权[3],但遭到了权威机构的拒绝:因为这2个单词作为单个词具有广泛的用途,而且他们的组合也不够有辨识度。詹姆斯·里普(James Rippe)于1999年发表了第一篇名为《生活方式医学》的文章[4]。加里·艾格(Gary Egger)、宾·宾斯(A.Binns)和圣·罗斯纳(S.Rossner)于2007年出版了《生活方式医学简介》[5]。在2018年1月撰写本文时,PubMed中识别到对该术语的引用总计208例[6]。

生活方式医学的含义随着时间在不断变化。在医学界、社会和卫生产业中,生活方式医学一词的含义和理解仍在不断发展。每个人都有权利定义并以任何方式使用它,但美国生活方式医学院(American College of Lifestyle Medicine,ACLM)希望在医学领域内将其用途定义为:主要应用基于循证的非药物疗法治疗慢性非传染性疾病。

即使在医学界,生活方式医学的定义/含义也有过多次调整。早期使用这一术语的人关注的是个人行为如何影响他们的健康和幸福。前文提到,这一概念首次被用于描述吸烟对肺气肿/慢性阻塞性肺疾病(COPD)风险的影响。汉斯·迪尔(Hans Diehl)是冠状动脉健康改善计划(coronary health improvement project,CHIP)的创始人,在冠心病治疗过程中,他通过调节营养、运动和其他风险因素改变患者生活方式,以帮助逆转动脉粥样硬化,迪恩·奥尼什(Dean Ornish)的实验增加了这种治疗方式的可信度,他通过随机对照试验(RCT)研究证明冠心病通过生活方式医学能够实现逆转[7]。生活方式医学涉及个人行为的改变,凸显了行为改变的重要价值。

一些学者考虑到生活方式医学的社会、经济、政治影响,将其拓展到了公众健康、社区规划、法律和国家卫生信息的层面。这些拓展的因素通常超出了个人的直接责任范围,因此至少可以消除一些个人因患慢性非传染性疾病而产生的内疚感。

为了使生活方式医学的概念规范、清晰、易于传播,一些人试图为其创建有效的定义。下面是一些例子。

- 里普（Rippe）在 1999 年定义生活方式医学为：生活方式医学与常规医学结合，可以降低慢性疾病的风险，还可以作为疾病治疗的辅助手段。
- 2008 年，美国预防医学院的马克·约翰逊（Mark Johnson）和迈克·巴里（Mike Barry）将生活方式医学定义为一种通过生活方式干预，如营养、体力活动、减轻压力、戒烟限酒和休息等，降低疾病风险，减轻疾病负担的科学方法。
- 艾格斯（Eggers）在他 2008 年出版的教科书中对这一定义的解释为：生活方式干预在各级疾病管理中的治疗性使用，以控制越来越多的由生活方式导致的疾病，如肥胖和 2 型糖尿病。他说："在临床环境中应用环境、行为、医学和动机原则管理与生活方式相关的健康问题。"这句话不仅减轻了疾病患者的个人内疚感，并指出了社会力量对个体行为的重要影响。在 2017 年的版本中，他将其定义扩展为在临床和/或公共卫生环境中，将环境、行为、医学和动机原则应用于与生活方式有关的健康问题的管理中（包括自我护理与自我管理）[8]。
- 美国生活方式医学院的网站提供了以下定义：生活方式医学应用基于循证的生活方式治疗方法，例如以天然食物、蔬果为主的饮食，规律的体力活动，充足的睡眠，压力管理，避免使用危险药物和其他非药品的调节方式，以预防、治疗、甚至扭转与生活方式有关的常见慢性疾病。这是对早期定义应用生活方式干预措施治疗和管理疾病的扩展。
- 最新的维基百科（Wikipedia）定义借鉴了最近一篇来自美国心脏协会（American Heart Association，AHA）的文章。AHA 将生活方式医学定义为研究、预防和治疗由生活方式因素（如营养、缺乏运动和慢性压力）引起的疾病的一个医学分支[9]。
- 澳大利亚生活方式医学协会（Australian Lifestyle Medicine Association，ASLM）极大地借鉴了艾格斯的主张，其对生活方式医学的定义为：生活方式医学是医学、卫生保健和健康政策以及影响健康和幸福的行为、社会、环境、社会经济、政治和其他因素的交叉[10]。
- Sanger、Katz、Dysinger 等人于 2014 年末发表在《国际临床实践杂志》上的定义可能是最合适的：生活方式医学是循证医学的一种，旨在帮助个人和社区全面改变生活方式（包括营养、体力活动、压力管理、社会支持和环境暴露），通过解决根本原因来帮助预防、治疗甚至逆转慢性疾病的发展[11]。

美国生活方式医学院（American College of Lifestyle Medicine，ACLM）和美国预防医学院（American College of Dreventive Medicine，ACPM）在 2009 年对生活方式医学进行了概述，旨在从医学角度将当前对这一领域的看法集中起来，并不再线上发布。2012 年秋天，ACLM 成立了一个工作组，起草了 ACLM 生活方式医学的官方标准。之后，《生活方式医学标准》在网络上持续更新[12]。

82.2 定义的维度

研究领域的定义必然要阐明其含义。在将定义应用到实践中时，其维度和应用是多变的。在生活方式如何影响健康和幸福这方面,定义应反映医学知识及医学经验的扩展和应用。以下是一些关键概念。

- 生活方式医学涉及一级预防、二级预防和三级预防。这意味着生活方式的改变可能对整个慢性疾病的治疗乃至痊愈都是有效的[13]。从已有研究来看,生活方式医学通常比冠状动脉旁路移植术、经皮冠脉介入术[14-18]和糖尿病药物疗法等三类医疗技更有效[19]。
- 生活方式医学已经成为大多数慢性疾病治疗的重要组成部分,已被许多国家疾病管理指南采用。它应该成为每位执业医师的临床思维和实践中的一部分。遗憾的是,在将指南应用到常见的临床实践中时,仅仅给一些口头建议,但是让患者基于循证的行为改变在实践中的应用还远远不够[20]。在认识到处理根本原因的重要性后,生活方式医学从业者应用行为改变的原理和技术来有效改变与慢性疾病相关的生活方式。
- 作为一门实用的临床学科,生活方式医学将临床医师与其他医疗保健专业人员整合为一个团队,以开发针对患者的干预措施。营养学家、运动生理学家、行为学家、教练、护士等都包括在内。以团队为单位的卫生专业人员们预防、管理和治疗约70%的因生活方式产生的现代健康问题。
- 生活方式医学弥合了健康促进、行为改变和传统医学之间的鸿沟,使它们走到一起,更有效地创造有意义的行为改变。可以将生活方式医学视为行为心理学和初级保健之间的领域。这就要求医师和护理人员团队更多地依赖现代的"训练技术",而不是以专家身份独断专行地要求他人按照自己意愿来执行。
- 对抗疗法显然需要明确的治疗方向,尤其是在危重症、创伤和其他急性情况下,但生活方式医学还会让患者不仅可以控制损伤,最终会远离疾病、恢复健康。生活方式医学的临床医师必须提供指导和教学,而不是像教练一样单纯地鼓励个人设定自己的目标。
- 必须认识到,解决健康问题不是"把错误的事情做得更好"。哪怕只是向正确的方向迈出了一小步,也必须明确什么是正确的事情(最优或基于循证)。
- 在帮助患者克服改善行为遇到的障碍时,生活方式医学的医师将进行积极的认知行为疗法实践。从真相的角度帮助识别扭曲认知并重构行为决策,可以带来更有效持久的行为健康转化。
- 联合来自健康各种相关领域的可靠科学证据,可以帮助临床医师治疗疾病。在实践中,当有一个信息丰富的复合型人才协调团队时,生活方式医学的效果是最大化的。尽管专科医师在其系统专科方面有丰富的知识,知道什么是好的生活方式,但他们通常缺乏证据的实践经验,以及这些生活方式技巧的成功应用。
- 许多医护人员没有在生活中实践最健康的生活方式,并且常常很难指导患者去做这些他们认为没有人会真正执行的事情(请参阅《医师健康实践和生活方式医学》)。当个人实践和最佳科学证据之间存在认知偏差时,临床医师的个人偏见会影响他们提供或承认最佳证据。这个问题并非生活方式医学所独有,在任何科学的应用过程中都是普遍存在的。
- 坚持测量生物特征(血脂或血糖)或开具适当的药物处方可能会延长寿命,但足以改变行为,随之带来的复杂生化相互作用将导致或者加速生活方式相关疾病。为了解决造成慢性非传染性疾病的根本原因,患者应该改变高危生活行为,这有助于逆转病理进程、减缓疾病进展。即使已经对患者应用了有效且基于循证的医疗卫生技术,也需要改变其生活方式以停止或逆转潜在的病理生理。

- 医师承担着诊断和治疗的责任,凭借掌握的知识和技能,他们对疾病采取适当的应对措施,并希望患者谨遵医嘱。有证据表明,人们对药物的依从性很低(例如,患者服用抗高血压药1年的依从性约为50%)[21],原因是多方面的[22]。患者对风险和收益的计算方式通常与临床医师不同。最新的一项有关保护心血管药物的研究表明,使用预防性药物时告知患者获利的实际百分比而非相对风险,因为这将大大减少此类药物的实际使用量。对个人而言,这可能无害,但对总体人群而言由于减少了对药物的使用,可能导致目标事件的患病率增加,而临床医师已经习惯于在此水平上进行治疗[23]。生活方式医学也存在依从性问题,为了改变患者的行为,需要缓解患者的恐惧和其他想法,并将控制权移交给患者。采取必要措施使患者能够控制自己的疾病可能会显著提高其依从性。医师与患者共情,而患者也理解临床医师正在传达的信息(文献中称为一致性)被认为是决定依从性最重要的因素之一[24]。需要强调的是,社会、法律和公共卫生干预措施应当使公众更容易做出正确的个人选择。生活方式医学使患者更多地参与自我管理工作,并使医师逐渐成为教练和教育者,而不再是唯一决策者。

- 生活方式医学不仅仅是为了延长寿命,更是为了确保人们能够在以后的生活中经受更少的痛苦和疾病。生活方式医学即将到来,正如近年来生活方式倡导者大卫·卡茨(David Katz)所说"让岁月回归生活,将生活还给岁月。"

- 生活方式医学很大程度上依赖科学过程,将基于循证的创造性思维作为科学过程的第一步。尽管知道双盲的随机对照试验(randomized controlled trial,RCT)可以最大程度地减少偏差,但很明显,由于人类个体经历的多样性,普遍开展这些研究并不容易。由于RCT的假说聚焦在一个很有限的范围里面,并且费用相对较高,所以RCT的效率总是很低。设计合理且运行良好的前瞻性流行病学试验能够带来大量高质量的证据,同时更有效地解决生物多样性和个体行为复杂性造成的细微差别。因此,前瞻性流行病学试验应被视为与RCT一样平等独立的证据。

- 尽管科学过程存在弱点且进程缓慢,但仍可以从中学到很多东西。保持谦逊、追求新发现是进步的关键。生活方式医学的临床医师需要仔细推敲,希望随着医师们的理解加深能扩大生活方式医学的实际应用。

- 科学过程注重人群概率,但每个患者有独特的生理特征和视角,这需要适用于个体的最佳证据。高度简化并不能解决个体多样性和独特性。尽管有例外,但研究和应用健康的生活方式的模式通常比只专注于一种特定的营养或行为更切实可行[25]。

- 即使在理想情况下,改变个人行为也是富有挑战性的,尤其是一些文化和亚文化影响的不健康行为,这种情况下更难改变。从无处不在的不健康饮食和饮料的广告,到不适合体力活动的工作和通勤环境,生活中存在着数百种损害个人和公众健康的文化习俗和环境压力。可采取如下干预措施。

- 增加自行车通勤、绿地和步行道。
- 在建筑物中设计出更方便使用的上楼楼梯。
- 降低天然食物和植物性食物价格,使其更容易获得。
- 建立销售当地产品的农贸市场。
- 在便利店建立评估食品健康性和品质的系统,帮助希望做出健康选择的人。
- 只能在购买健康食品时才能使用食品券。
- 香烟税和禁止香烟广告。

那些通过改变环境来帮助人们更加持续地选择健康生活方式的事物,也会被纳入生活方式医学领域。人们倾向于将其不健康的行为归咎于个人,但至少有一部分不健康行为影响来自外界,包括商家的利益驱动行为。对生活方式医学的进一步理解包括改良社会、文化、环境,乃至政府,使每个人都可以更轻松地做出更健康的选择。生活方式医学真正的胜利是文化上的胜利,这将使选择健康的生活方式变得容易。

82.3 定义的结构

多年来,致力于生活方式医学的人们已经开发出用于交流和运行的框架。他们从营养、运动到人际关系、压力管理和优化社会关系等方面帮助教育、安排患者。生活方式医学的重点很多,这里不能一一列出,下面按时间顺序排列的表格,有助于了解生活方式医学多年来的发展趋势,帮助读者更好地了解其维度的复杂性。

1982NEWSTART[26]	1900Ornish[27] Spectrum/Undo It	1994CREATION Health[28]	2010Katz[29,30] True Health Initiative	2017American Board of Lifestyle Medicine[31]
营养	营养	选择	叉子(营养)	营养
运动	运动	休息	手指(禁止吸烟)	运动
水	压力管理	环境、呼吸、补水	脚(运动)	心理适应性(情绪健康)
阳光	社会支持	活动	压力管理	关联性(社交)
"节制"-避免有害的事物或某方面过度		信任	睡眠	
空气		人际关系	爱	
休息				
希望				

82.4 医学的分类

定义和分类事物始终存在一定难度。生活方式医学这个相对较新的概念引入后,许多人正在探寻这个"新"概念与其他概念的不同之处。以下讨论是生活方式医学从业者阐明生活方式医学与其他以健康为中心的思想体系之间的区别。尽管这些思想与生活方式医学有相似之处,但也有差异。

在这里,我们不可能对整个医疗系统进行完整的分析,在对没有亲身经历的事物进行分类时难免不准确或不完整。在讨论中,面对这些挑战我们十分谨慎,希望能向临床医师提供生活方式医学从业者的观点。每一个领域都需要一定的科学基础,甚至有些会有和生活方式医学相似的观点。使用相同或相似的术语来讨论不同或相似的概念可能引起混淆,这是需要首先明确的。

对抗疗法医学 自20世纪初以来,就一直属于标准医学教育领域。生理学和病理生理学知识的应用、对病理模式和生物系统紊乱的诊断能力,以及基于循证的手术或药物治疗方案的应用,一直是教育和实践的重点。循证医学和RCT已成为了解如何治疗疾病的主要工具。以循证治疗为基础的非药物疗法,已经被传授给了这些学习对抗疗法为主的医师。在实践中,通常需要医师对患者进行简单的口头指导,因为患者不知道如何通过改变行为解决疾病。

生活方式医学 基于人们对生活方式在慢性疾病中核心作用的认识。生活方式医学从业者认为,基于循证应用生活方式疗法应成为治疗生活方式相关疾病的基础。他们认为,有必要在传统医学中使用干预生活方式的措施,来降低患慢性疾病的风险。若已经患有疾病,则可以将生活方式医学作为管理计划的辅助手段。生活方式医学涉及生活方式的改变,包括运动、戒烟、限制饮酒、睡眠、饮食习惯、压力管理等。

补充医学和替代医学(complementary and alternative medicine,CAM) 是指目前不作为常规对抗疗法的各种医疗和保健系统。尽管这种情况正在发生变化,但这些做法还没有在学校教授或者在医院使用。目前,因为缺乏有效性的证据,CAM不在医疗保险范围内,也不会被报销。CAM的清单可能会改变,因为已经证实的安全有效的疗法会被常规医疗保健机构采用,成为新的医疗保健方法。

补充医学 可以与常规医学一起应用。一个补充疗法的例子是芳香疗法,这种疗法是通过吸入花卉、草药或树木等精油的气味,促进健康和提升愉悦,减轻手术后患者的不适。这种疗法可能有效,但他们是特定的非药物干预措施,不涉及行为改变,因此不是主要的生活方式医学。医师经常推荐冥想、呼吸练习、正念练习和精神意识实践,这些都是生活方式,因此与生活方式医学有重叠之处。

替代医学 可用于代替传统医学(甚至与传统医学并用)。一个替代疗法的例子是使用特殊饮食来代替常规的专科医师推荐的手术、放疗或化疗。替代医学的不同类别包括:①替代医学系统(如中药、针灸、顺势疗法、自然疗法、印度韦达养生学);②身心疗法(如冥想、生物反馈、放松、催眠疗法);③基于生物学的疗法(如草药疗法);④基于身体的疗法(如脊椎推拿疗法、按摩、埃及反射疗法);⑤能量疗法(如灵气疗法、触摸治疗)。随着有效科学证据的出现,其中一些成为可以接受的治疗方法,但通常它们主要来自宗教或超自然的世界观,没有强大的、有逻辑的科学理论支持。这些措施不涉及生活方式的改变,因而不是生活方式医学。

身心医学　专注于大脑、思想、身体和行为之间的相互作用,以及情感、心理、社交、精神和行为等可以直接影响健康的因素。它以尊重和增强每个人的自我知识和自我护理能力为根本,强调放松、催眠、视觉形象、冥想、瑜伽、生物反馈、太极拳、灵性等技巧。在医学方面,与生活方式医学存在一些重叠之处,可以帮助调整生活方式。

系统医学　整合了传统的对抗疗法和CAM的治疗方法,这些方法有高安全性和有效性证据。系统医学有一项重要的核心理念,即在理论上与正统医学实践指南一致——教导从业者着重从有证据支持的治疗中选择疗法,并推荐最便宜、毒性最低、侵入性最小的治疗作为首选。根据患者对早期治疗的反应,如有需要,再使用更昂贵的、或有毒性的、或侵入性的疗法取得进展。许多医疗机构已经开始将不属于主流医学的疗法纳入治疗计划[32]。现在许多医学院校也都接受了非传统技术的教育。随着补充疗法和替代疗法被证明是有效的,它们越来越多地与常规护理相结合。其中生活方式相关的疗法可以被纳入生活方式医学当中[33]。

预防医学　包括以预防健康问题为主要或次要目标的医疗保健的各个方面[34],包括:鼓励保持良好的健康习惯(如日常运动)、控制体重、适当的营养、避免吸烟和滥用药物、戒酒或适度饮酒。此外,还需要对有慢性疾病或病症(如高血压、糖尿病、胆固醇升高)的人群进行管理,包括监测、自我管理等。美国预防服务工作组等国家专业组织建议定期筛查以发现和管理疾病。预防医学通常将三级预防置于传统临床医学范畴内。在实践中,预防医学被认为是更侧重于人群的生活方式医学,尤其是在解决诸如营养政策或社区设计等问题时。

功能医学　是一种以患者为中心的方法,它超越了经典的整体模型,它将人体核心功能分为同化、防御、修复、能量转化和消除等多个部分。它识别前因变量、触发事件和中介物。在功能医学中,个人的心理、情感等精神层面以及个人生活方式的选择,都通过矩阵的标准化方法来解决。功能医学从业者需要听取患者意见然后制订时间表,这有助于患者和医师理解影响该疾病的遗传、环境和生活方式等因素之间的相互作用。功能医学从业者被鼓励询问"为什么",并将问题划分至少5个层次,以确定患者的疾病和症状的根本原因。其结果就是从传统对抗疗法的疾病诊断模式,向以患者为中心的更个性化的方法转变。

在功能医学模型中,多种要素组合在一起:了解从细胞水平到器官水平的生理和生化功能;了解完善的改变基因表达的干预措施(表观遗传学);对可能跨越器官系统和医学专科的基本生物学过程进行深入研究。这产生了一种独特的保健方法,其重点是通过优化生理功能获得健康[35]。生活方式因素是功能医学评估过程的关键组成部分。

82.5　生活方式医学——相似与区别

生活方式医学与所有医学都有相似之处。它与补充医学相似,与常规药物一起使用。它与替代医学相似,因为它可以作为替代疗法,例如在 Ornish 的 CAD 项目中,通过改变生活方式治疗下背痛、高血压、血脂异常等。有证据表明,它与系统医学的相似之处是在许多情况下可以与常规药物一起使用,并且在逻辑上可以整合到常规药物使用中。它与预防医学相似,二者都重视良好的健康习惯和生活行为方式在疾病控制中的作用,及在个人身上的应用。它类似于功能医学,其重点在找出问题的根本原因。生活方式医学认识到应该解决整个人的需要,调整个人行为以促进健康。

但是,生活方式医学的方法与其他医学的方法之间存在差异。与替代医学相比,生活方式医学在生活方式干预方面更加具体。与大多数替代疗法相比,生活方式医学的证据基础更强,因此疗法的范围更有限。生活方式医学并不能替代传统的对抗医学,而是作为传统医学的补充。但是,生活方式医学也有某些方面是顺应传统疗法的。因为有科学过程的支持,与系统医学相比,生活方式医学做得更好。预防医学的主要重点集中于筛查、免疫和预防医学方法,而这些并不是生活方式医学的重点。虽然生活方式医学包括功能医学矩阵中的生活方式相关因素,但它没有功能医学那样明确的程序结构。生活方式医学减少了对个体化治疗的依赖,而更多地依赖于以下原则:如果对身体进行正确的治疗,它就(在大多数情况下)能够自我修复。

82.6　生活方式医学在对抗医学疗法中的独特作用

生活方式医学在对抗疗法中起着重要作用。它的重点集中在个人的行为方式上。它的成功更多地取决于患者的动机,而不是医师的处方。医师在改变患者生活方式方面,提供动机咨询和指导患者治疗过程中纳入认知行为疗法,可以让患者参与治疗过程并对结果负责。从本质上讲,在合作医疗模式下,指导在生活方式医学和患者互动过程中十分适用,因此,应该促进专职医疗保健人员向患者提供指导。针对特定疾病的规范性生活方式干预措施,最好由多学科的医疗团队来完成。这些处方基于充分的证据,被纳入了许多国家指南中用于预防和治疗慢性非传染性疾病[36]。

越来越多的临床医师希望将生活方式医学作为主要的临床措施,人们称他们为生活方式医学专家。2017 年,美国生活方式医学委员会(American Board of Lifestyle Medicine,ABLM)举行了首次考试,提供委员会的认证。撰写本文时,ABLM 尚未获得美国医学专业委员会(American Board of Medical Specialties,ABMS)的认证,但为了完成 ABMS 认证的要求,ABLM 具有严格的学术和测试标准。此外,ABLM 还计划引进高级生活方式医学专家认证。

将生活方式医学纳入临床实践的程度大致分为 3 个层次:首先,对于使用传统对抗疗法的人来说,生活方式医学是实践的中心,这在几乎所有代谢疾病相关的国家指南中得到了证明。其次,有些人希望将特殊生活方式纳入初级医疗实践中。在不忽略有效的技术疗法的前提下,生活方式医学专家对慢性疾病管理中的行为、环境、社会等因素给予了重点关注。最后,高级生活方式医学专家需要协调临床团队应对挑战性的案例,指导和管理强化的生活方式干预方案(包括住院和门诊),并指导社区、医疗机构和政府在其文化领域中适当应用生活方式医学。

临床应用

生活方式医学是美国生活方式医学院定义的一个相对较新的术语,指的是一种通过团队合作预防、治疗和逆转主要由行为和环境等因素引起的慢性疾病的方法。

- 生活方式医学需要一个多学科团队,其成员都采取健康的生活方式,其行为改变都是基于循证。
- 理想情况下,每位医师都应为患者提供生活方式疗法。
- 生活方式医学专家有可能处理更具挑战性的案例。
- 生活方式医学的目的是以更低的成本提高生活质量。
- 干预措施应基于随机对照试验和运行良好的流行病学观察性研究中获得的最佳证据。
- 生活方式医学致力于通过与商业、社区和政府合作来改变文化环境,推动有效的结构和社会变革,从而鼓励人们选择健康的生活方式。
- 生活方式医学从业者运用基于证据的对抗疗法,专注于使人类生活方式更加健康,以应对潜在的病因并由此预防和逆转疾病。

(Gerege Guthrie, MD, MPH, CDE, CNS, FAAFP, FACLM 著　孙天童　宋纯理　译

王宝璐　何雪莹　校)

参考文献

1. Wynder EL. Listen to nature. The challenge of lifestyle medicine. *Soz. Praventivmed*. 1991;36(3):137–46.
2. Wynder EL. Cancer control and lifestyle medicine. Present and future of indoor air quality: Proceedings of the Brussels Conference. 1989. pp 3–13.
3. Personal Conversation, March 19, 2017, Taipei, Taiwan.
4. Rippe JM. *Lifestyle Medicine*. (1st ed). Blackwell Science; Malden, Mass., USA. 1999.
5. Egger G, Binns A, and Rossner S. Introduction to lifestyle medicine. In: Egger G, Binns A, Rossner S, editors. *Lifestyle Medicine*. (1st ed). McGraw-Hill Australia Pty Ltd. 2007. p1.
6. https://www.ncbi.nlm.nih.gov/pubmed searched "Lifestyle Medicine" January 2, 2018.
7. Ornish D, Brown SE, Scherwitz LW, et al. Can lifestyle changes reverse coronary atherosclerosis? The Lifestyle Heart Trial. *Lancet* 1990;336:129–33.
8. Egger G, Binns A, Rossner S, and Sagner M. *Lifestyle Medicine, Third Edition: Lifestyle, the Environment and Preventive Medicine in Health and Disease*. (3rd ed.) Elsevier; London. 2017. ISBN:278-0-12810401-9.
9. Wickipedia. *Lifestyle Medicine*. Available at: https://en.wikipedia.org/wiki/Lifestyle_medicine. (Accessed April 30, 2017)
10. Lifestyle Medicine. *What Is It?* Available at: http://lifestylemedicine.org.au/about/lifestyle-medicine/ (Accessed 4/9/2017)
11. Sanger M, Katz D, Dysinger W, et al. Lifestyle medicine potential for reversing a world of chronic disease epidemics: From cell to community. *Int. J. Clin. Pract*. 2014;68(11):1289–92.
12. Rooke J, Gobble J, Ballard D, et al. *American College of Lifestyle Medicine*. Available at: https://www.lifestylemedicine.org/Resources/Documents/ABOUT/ACLM%20Standards_Adopted%20Fall%202012.pdf (Accessed February 21, 2018)
13. Buse JB, Caprio S, Cefalu WT, et al. How do we define cure of diabetes? *Diabetes Care* 2009 Nov;32(11):2133–5. doi: 10.2337/dc09-9036.
14. Iestra JA, Kromhout D, van der Schouw YT, et al. Effect size estimates of lifestyle and dietary changes on all-cause mortality in coronary artery disease patients, a systematic review. *Circulation* 2005;112:924–34.
15. Clark AM, Hartling L, Vandermeer B, and McAlister FA. Meta-analysis: Secondary prevention programs for patients with coronary artery disease. *Ann. Intern. Med*. 2005 Nov 1;143(9):659–72. [PMID: 16263889]
16. Cobb SL, Brown DJ, and Davis LL. Effective interventions for lifestyle change after myocardial infarction or coronary artery revascularization. *J. Am. Acad. Nurse Pract*. 2006 Jan;18(1):31–9. [PMID: 16403210]
17. Ornish D, et al. Can lifestyle changes reverse coronary heart disease? The Lifestyle Heart Trial. *Lancet* 1990 Jul 21;336(8708):129–33.
18. Ornish D, et al. Intensive lifestyle changes for reversal of coronary heart disease. *JAMA* 1998 Dec 16;280(23):2001–7.
19. Taylor R. Banting Memorial Lecture 2012: reversing the twin cycles of type 2 diabetes. *Diabet Med*. 2013;30:267–75. doi:10.1111/dme.12039.
20. van Ommen B, Wopereis S, van Empelen P, van Keulen HM, et al. From diabetes care to diabetes cure—The Integration of Systems Biology, eHealth, and Behavioral Change. *Front. Endocrinol*. 2018;8:381. doi: 10.3389/fendo.2017.00381.
21. Elliot, WJ. Optimizing medication adherences in older persons with hypertension. *Int. Urol. Nephrol*. 2003;35:557–62.
22. Leah L, Zullig, PhD, MPH & Hayden Bosworth, PhD Engaging Patients to Optimize Medication Adherence. NEJM Catalyst 4/4/17, 4:35 PM Accessed: March 29, 2017
23. Trewby PN, Reddy AV, Trewby CS, Ashton VJ, Brennan G, and Inglis J. Are preventive drugs preventive enough? A

study of patients' expectation of benefit from preventive drugs. *Clin. Med. JRCPL* 2002;2:527–33.
24. Kerse N, et al. Physician-patient relationship and medication compliance: a primary care investigation. *Ann. Fam. Med.* 2004;2(5):455–61.
25. Campbell TC. Untold nutrition. *Nutr. Cancer* 2014;66(6):1077–82.
26. Henry B and Kalynovskyi S. Reversing diabetes and obesity naturally: A NEWSTART lifestyle program. *Diabetes Educ.* 2004 Jan–Feb;30(1):48–50, 55–6, 58–9.
27. Ornish D, Scherwitz LW, Billings JH, et al. Intensive lifestyle changes for reversal of coronary heart diseases. *JAMA* 1998 Dec 16;280(23):2001–7. Erratum in: *JAMA* 1999 Apr 21;281(15):1380.
28. Florida Hospital. Available at: https://www.floridahospitalpublishing.com/additional-resources. (Accessed 2/20/2018)
29. Katz D. https://www.youtube.com/watch?v=I7ol_zYCP7s (Accessed: 3/1/2018)
30. Huffington Post. Available at: https://www.huffingtonpost.com/david-katz-md/healthy-lifestyle_b_884062.html (Accessed 2/21/2018)
31. American Board of Lifestyle Medicine. Available at: http://www.prweb.com/releases/2017/11/prweb14934411.htm (Accessed: 3/1/2018)
32. Mayo Clinic. Available at: http://www.mayoclinic.com/print/alternative-medicine/PN00001/METHOD=print (Accessed 2/21/2018)
33. National Institutes of Health. Available at: https://nccih.nih.gov/health/integrative-health#integrative (Accessed 2/21/2018)
34. National Institutes of Health. Available at: http://www.nlm.nih.gov/medlineplus/ency/article/001921.htm (Accessed 2/21/2018)
35. Institute of Functional Medicine. *What is Functional Medicine?* Available at: https://www.functionalmedicine.org/What_is_Functional_Medicine/AboutFM/ (Accessed: April 30, 2017)
36. Rinaldi S, Campbell EE, Fournier J, O'Connor C, and Madill J. A comprehensive review of the literature supporting recommendations from the Canadian Diabetes Association for the use of a plant-based diet for management of type 2 diabetes. *Can. J. Diabetes* 2016 Oct;40(5):471–7. doi: 10.1016/j.jcjd.2016.02.011. Epub 2016 Jul 28.

第 83 章 | 医疗服务提供者在生活方式医学的核心能力

目录

要点／1250

83.1 介绍：核心能力的背景和驱动力／1250

83.2 美国共识专家组——生活方式医学领域的突破／1251

83.3 完善生活医学核心能力／1252

83.4 生活方式医学核心能力培训／1254

83.5 生活方式医学认证的能力／1255

83.6 生活方式医学能力的不断发展／1257

临床应用／1257

资源／1258
图书／1258
文章／1258
网站／1259

参考文献／1259

要 点

- 2009年，美国生活方式医学院（American College of Lifestyle Medicine，ACLM）和美国预防医学院（American College of Preventive Medicine，ACPM）组织建立了一个由国家卫生专业人员组成的专家小组。专家小组提出了医务工作者应具备15种核心能力，以提升生活方式医学的实践效果。
- 这些能力包含领导力、知识、评估技能、管理技能以及调用办公系统和社区支持。
- 生活方式医学的基本原理强调最大化利用科学的干预，尽可能减少使用药物和补充剂，共享医疗预约、团队疗护、行为科学的临床方法，以及通过社区资源加强对临床患者及家庭照护人员的支持。
- 生活方式医学的主要领域包括营养和体力活动处方，睡眠卫生指导，促进健康行为，协助戒烟和避免使用有风险的物质，压力管理，促进心理健康，体重管理。
- 医疗服务提供者需要有自我管理（self-care）的能力和经验，这可以增强其生活方式咨询能力。
- ACLM、ACPM 国家培训计划和美国生活方式医学委员会提出的认证要求和考核内容都在让这些能力得到完善和提高。

83.1 介绍：核心能力的背景和驱动力

自 1988 年以来，一小部分从业者和行业先驱者在该领域中使用了"生活方式医学"一词。但是，该词尚未在业界广泛使用。卫生保健从业人员要么不知道该术语，要么用它来指代别的实践。缺乏标准的定义，导致从业者无法沟通交流该领域的关键要素和如何构建高质量的生活方式医学临床实践和培训。

到 2009 年，《美国生活方式医学杂志》、美国生活方式医学学院（ACLM）和美国预防医学学院（ACPM）明确了各自关于生活方式医学的定义，这些定义有重合但略有不同。这些定义在《生活方式医学的定义》中进行了综述。显然，为了推进该领域有效的沟通、研究、培训和实践，必须保持术语的一致性。因此，在 2009 年，ACLM 和 ACPM 在一项特殊拨款的资助下，组建了一个来自各个医疗专业协会的专家组。该专家组负责讨论提出生活方式医学的定义，并明确了提供高质量的生活方式医学服务的医生所必需的知识技能。

83.2 美国共识专家组——生活方式医学领域的突破

共识专家组于2009年举行了为期1天的会议,由ACPM的Mark Johnson和ACLM的Liana Lianov主持,并由ACPM前主席Mike Parkinson协助主持。专家组的其余成员包括来自美国家庭医师学会、美国医学会、美国医师学会、美国骨科学会、美国儿科学会和美国运动医学学会的代表。专家组成员在随后的1年中继续在网络上进行讨论,最终确定了生活方式医学的定义和初级保健医师应具备的15种生活方式医学领域的核心能力。专家组还达成共识,最初的重点应该是医师的能力提升,对于其他卫生专业人员和卫生保健团队成员,应在医师之后考虑提升其能力,但能力要求相当。

专家组提出的生活方式医学的定义是:帮助个人和家庭采取并坚持某些健康行为以改善健康状况和生活质量的一种循证实践。正如定义中所指出的,专家组清楚地意识到为了确保改善健康结果,支持患者行为改变是实践的根本。关于生活方式医学从业者应该支持哪些类型的行为,有很多讨论。最后,专家组给了一个开放式的结论:患者的目标行为包括但不限于戒烟、改善饮食和增加体力活动。

专家组主要讨论了一名合格的生活方式医学从业者应具备的基本能力,主要包括以下这些能力。

(1) 进行全面的生活方式评估,包括风险因素和患者是否愿意改变一些可控的风险因素。

(2) 在生活方式处方中使用国家指南。

(3) 用团队合作的方式并建立有效的患者和照顾者的关系。

(4) 在适当情况下进行转诊。

(5) 利用信息技术来最大限度地提高监护的连续性。

(6) 亲自践行健康的生活方式。

(7) 促进健康的行为,将其作为临床护理和生活方式医学的基础。

人们很容易理解这些列出的能力适用于初级保健和其他医学专业从业人员。关键区别在于,改变生活方式不仅可以用来预防疾病,还可以用其治疗疾病。表83-2-1提供了由专家组确定的完整的能力。有些能力还存在一定的争议,需要进一步讨论。但是,医师的个人健康也是一项能力,这一点得到了专家组的一致同意。医师必须致力于践行健康的生活方式,以保持健康,才能更有效地与患者合作。

美国共识专家组的这些建议迅速成为生活方式医学领域的突破性进展。由这些专家提出的这组核心技能理念,标志着现代医学界一个全新领域的诞生。如果生活方式医学从业者致力于提供标准化、高质量的服务,以帮助患者改变生活方式、改善健康状态,那么这些技能知识也是他们所需要掌握的。专家组的声明于2010年7月14日作为评论发表在《美国医学会杂志》上[1]。这是在《美国医学会杂志》上的书评区之外首次提到"生活方式医学"一词。这篇评论旨在推动医学界接受了解这些技能。

表 83-2-1　美国共识专家组确定的生活方式医学核心能力

能力领域	核心能力
领导	促进健康行为,将其作为医疗保健、疾病预防和健康促进的基础。努力践行健康行为,并创造支持健康行为的学校、工作和家庭环境。
知识	了解特定生活方式的改变可以对患者的健康结果产生积极影响的证据。 描述医师采用何种方式与患者和家属互动可以对患者的健康行为产生积极影响。
评估技能	评估患者行为的社会、心理和生理倾向以及由此产生的健康结果。 评估患者和家属的准备情况,意愿以及改变健康行为的能力。 进行生活方式相关的健康史和体格检查,包括生活方式的"生命体征",例如吸烟、饮酒、饮食、体力活动、体质量指数、压力水平、睡眠和情绪健康。基于此评估,进行适当的测试并解读,以筛查、诊断和监测与生活方式相关的疾病。
管理技能	使用国家认可的实践指南(例如针对高血压和戒烟的指南)来帮助患者自我管理其健康行为和生活方式。 使用循证的咨询方法、工具和后续措施,与患者及家人建立有效的关系,以影响和维持行为改变。 与患者及家人合作,制订循证的、可实现的、具体的的书面行动计划,例如生活方式处方。 帮助患者管理和维持健康的生活方式,并根据需要将患者转诊至其他与生活方式相关的卫生专业人员。
使用办公系统和社区支持	有能力以一个跨学科的医疗保健专业团队进行实践,并支持团队协作。开发和应用办公系统并使用,以支持生活方式医疗服务,包括决策支持技术。 测量流程和结果,以提高个人或患者群体的生活方式干预质量。 使用适当的社区推荐资源来支持健康生活方式的实施。

83.3　完善生活医学核心能力

从表 83-2-1 可以看出,各项能力的描述措辞简洁,因此,从 2010 年开始,对其详细解释的讨论接连不断。例如,有的生活方式医学界的领头者对讨论使用国家指南的能力表示关注。在上一章中的描述中,生活方式医学是一种科学的治疗方法。然而,一些专家关注的是,国家指南可能会受到商业机构的影响,而商业机构并不总是遵守科学原则的。

争论最激烈的问题是,是否应将天然食品与素食为主的饮食(这不符合一些国家的指南,如在《2015 年美国居民膳食指南》[2])作为生活方式医学干预措施的标准饮食。为了解决这其中的一些问题,ACLM 召集了一个特别工作组,该工作组由 Jennifer Rooke 主持,对过去的文献进行综述,讨论制定该领域的标准。2013 年发布的由特别工作组制定的最终标准,确定了美国国家蓝带小组(The National Blue Ribbon Panel)核心能力,并进一步细化。工作组得出结论,目前的科学证据支持天然食品与素食饮食。该工作组在共识小组的 3 个定义中增加了 2 个模式领域:压力管理和"人际-社区-群体内在关系"。他们承认,在慢性疾病的治疗领域,生活方式医学的核心能力对于所有的医师都是必不可少的。他们还指出,将生活方式医学作为一种专门服务需要更深入的知识和技能(表 83-3-1)。

表 83-3-1　由美国生活方式医学委员会[12]认证的主要能力

领域	基本能力
生活方式医学基础	• 熟悉生活方式医学的定义及其独特作用。 • 了解生活方式干预在治疗与生活方式相关疾病中的重要性。 • 列举生活方式改变能影响健康结果的科学依据。
健康行为改变	• 评估是否做好改变的准备。 • 提供文化背景和个性给予适当的指导。 • 与患者/家人进行有同理心地互动。 • 应用动机访谈,认知行为和积极心理学技巧。 • 帮助患者制订可行的个性化行动计划。 • 了解健康行为改变的理论和模型。 • 应用可持续自我管理的要素。 • 进行有效的跟进。 • 帮助患者制定预防复发的策略。
有效的临床操作	• 记录患者病史并进行体格检查,重点是生活方式风险因素。 • 适当安排与生活方式相关疾病的筛查和诊断测试,并进行解释。 • 转诊到当地社区医疗机构。 • 与其他医疗专业人员进行合作,例如营养师、健康教育者、体能教练和心理医生。 • 组织跨学科团队。 • 应用办公系统以追溯和随访。 • 纳入计划和团体访问。 • 列举基于办公系统及协作医疗模型的成功证据。 • 应用质量改进计划,例如以生活方式干预为重点的计划–实施–研究–实施(PDSA)周期。
医疗服务提供者的个人健康;社区倡导	• 列举科学研究依据表明实行健康生活方式的医师更能提供咨询并改善患者的健康状况。 • 将团队健康活动融入医疗保健环境中。 • 向政策制定者和决策者倡导健康的生活方式。
健康的营养	• 了解《美国居民膳食指南》。 • 列举证据并运用科学的标准来确定哪些食物最健康,哪些食物对健康的促进作用最小。 • 列出大多数美国居民摄入过多的食物成分以及对应的食物。 • 列出缺乏营养素以及对应的食物。 • 总结主要的营养研究和营养处方的科学依据。 • 进行基本的营养评估。 • 制定营养处方以预防和治疗最常见的慢性疾病,包括高脂血症、糖尿病、高血压、心血管疾病和癌症。 • 确定富含营养素的健康食品模式,包含微量营养素的食品类型,以及食品制备技术如何影响身体氧化。 • 描述表观遗传学在健康营养中的作用。 • 过渡到健康生活方式治疗期间的药物管理。
体力活动(PA)	• 安全体力活动。 • 列出大多数最新的《美国居民运动和体力活动指南》(PAGA)。 • 列出针对健康成人、儿童、孕妇和患有各种慢性疾病的个人的 PA 建议。 • 描述将体力活动与健康联系起来的关键科学证据。 • 列出支持体力活动组成(有氧、力量、柔韧性和平衡性)的证据。 • 采用体力活动而非药物来治疗慢性疾病和控制体重。 • 确定最小运动量和最大运动量。 • 列出重要的体力活动评估工具。 • 使用 METS 评估体适能。 • 制订运动处方,包括处方的基本组成部分(频率、强度、类型和时间)。

领域	基本能力
精神和情绪健康	• 将精神疾病和情绪困扰理解为慢性疾病的常见并发症。 • 描述压力的生理效应及其对健康行为变化的影响。 • 列出有关压力作用和干预效果(例如基于正念训练的压力减轻)的最新科研成果。 • 应用筛查工具评估压力,抑郁和焦虑以及一般的情绪健康。 • 处理情绪障碍。 • 如有需要请咨询心理健康专家。 • 协助患者进行自我管理。 • 贯彻积极心理学原则。 • 转诊到心理医生。 • 了解医师在临床中的共情、调和和共鸣的益处,并坚持练习。

表 83-3-1　美国生活方式医学委员会认证的主要能力[12](续)

领域	基本能力
睡眠	• 了解睡眠在健康和慢性疾病中的作用。 • 建议进行体力活动以及饮食和应对行为,以改善睡眠。 • 评估关键因素,以区分睡眠不足或睡眠质量不佳的患者。 • 建议从光照、进餐成分和时间方面调整生活方式,以改善睡眠。
戒烟和高风险饮酒管理	• 描述有关烟草对健康的影响,以及戒酒或限制饮酒对预防和治疗慢性疾病作用的证据。 • 描述吸烟和滥用酒精的有效干预措施。 • 检查吸烟和酗酒情况。 • 协助患者制订和实施戒烟计划,并避免高风险饮酒。
体重管理	• 了解与超重和肥胖相关的医学风险以及肥胖的复杂病因。 • 使用循证的体重管理指南。 • 设计成功的干预计划和程序。 • 实施体重管理的 4 个主要组成部分:行为改变、营养、体力活动和心理社会支持。

83.4　生活方式医学核心能力培训

自 2010 年 *JAMA* 公布生活方式医学核心能力以来,开始要求从业者在这些能力方面进行培训。ACLM 和 ACPM 成功获得了资金,于 2013 年开始规划了一个在线培训项目,该课程在 2014 年以系列网络研讨会的形式进行了测试,并于 2015 年正式发布。在制订培训目标的过程中,机构对核心能力进行了进一步完善,主要涵盖了营养、体力活动、睡眠、避免使用有风险的物质、压力管理和情绪健康等领域。

生活方式医学的基本原理强调最大化科学的干预,尽可能减少使用药物和补充剂,共享医疗预约、团队照护、行为科学的临床方法,以及通过加强社区资源对临床患者及家庭照护人员的支持。可以整合应用生活方式医学服务的场景,包括初级医疗、专科医疗、个体疗护人员、团队照护以及虚拟/远程医疗实践。

其他组织和合作伙伴,例如生活方式医学研究所,通过现场和在线培训为医师核心能力培训做出了贡献。有必要对从业者尽早进行培训,因为未来医疗卫生领域会完全融合生活方式医学原理。

LMed 项目在为医学生和住院医师提供各种生活方式医学培训的在线课程[3,4]。

83.5　生活方式医学认证的能力

随着从业者开始接受生活方式医学方面的培训，建立认证流程的需求也在增加。在 2016 年，这一领域又有了新的发展：美国生活方式医学委员会成立，Wayne Dysinger 是其创始主席，Liana Lianov 是其创始副主席。创建委员会进一步修订了认证考试所依据的能力列表。

认证申请者需要明确生活方式医学的定义，以了解该领域和相关领域之间的区别，并描述其独特作用。他们必须了解生活方式干预对于治疗与生活方式有关的疾病的重要性，描述行为因素在实现积极健康结果中的作用，并举出行为和生活方式改变影响健康结果和疾病病理生理的科学证据。

生活方式医学干预措施成功的核心，是使患者能够实现有利于健康的行为改变。因此，从业者需要巧妙地评估每个患者准备改变的阶段，并提供此阶段对应的建议。有效关系的成功建立需要从业者与患者及家属和照护人员共情。使用动机访谈和认知行为中的技巧（详见第 17 章）和积极心理学技术（详见第 19 章）也能加强与患者之间的关系。

从业者不仅需要开出生活方式处方，而且还必须协助行动阶段的患者制订可行的、个性化的书面行动计划。

对于已经实现行动计划目标的患者，医疗服务提供者必须要帮助他们保持这些健康的行为。需要有效地使用动机和信心量表。还要理解健康行为改变理论和模式（详见第 16 章），例如 5A 模式［询问（Ask）、建议（Advise）、评估（Assess）、同意（Agree）、协助（Assist）］[5]，如何将这些技术整合应用到诊室访谈中，以及如何应用可持续自我管理的技巧，是至关重要的。支持行为改变的其他技能，包括要适合患者的练习技能、准备情况、文化背景和个性特点，提供持续的生活方式，改变进展的跟进策略和预防复发的计划。

在生活方式医学实践中，应用于关键临床过程的技能包括：记录患者病史并进行以生活方式风险因素为重点的体格检查，进行与生活方式相关疾病的适当筛查和诊断测试，使用科学的标准解读测试，并利用当地社区资源。其他重要的生活方式医学实践技能包括：同不参与实践的其他健康专业人员，例如营养学家、健康教育者、体能教练和心理医生进行合作，并在实践中利用跨学科团队加强健康行为改变干预措施。

生活方式改变的最佳的临床实践必须包括：①与办公系统及工具结合，以追踪筛查频率和测试结果并积极地进行后续随访；②计划性的、与照护团队人员的交流；③利用当地社区的资源信息；④优化办公流程以确保流畅实施最新指南的推荐。医疗服务提供者应能够举出例子证明这种长期的协作式医疗模式和基于办公模型的初级医疗保健能改变生活方式，例如健康处方[6]。与其他医疗实践一样，生活方式医学提供者应有改进医疗服务质量的计划，包括 plan-do-study-act（PDSA）循环[7]，这些计划的重点是如何保证生活方式干预实施的效果最好。

如上所述，美国共识专家组一致赞同的一种必需核心能力，是医师的个人健康习惯。医疗服务提供者如需获得资格认证，应该能够列举一些科学研究，说明实践健康生活方式的医师更可能为患者提供咨询并改善其健康状况。生活方式医学从业者应将医疗保健团队的健康活动纳入诊所、医疗机构或其他医疗保健机构的日程中。此外,要实现和维持健康的生活方式,个体所在的环境支持是必不可少的,因此生活方式医学从业者应进行有效的宣传,并将其在健康生活方式方面的专业知识传授给社区内的政策制定者和决策者。

由于营养领域的方法和争议颇多,该领域是健康生活方式中最受关注的单一模式领域。了解《美国居民膳食指南》及其重要性是营养处方的基础。但是,由于饮食指南是有一定的局限性,生活方式医学领域需要超越指南,跟踪科学前沿。应以这一领域的科学理论为基础确定哪些食物较健康,哪些食物更不利于健康。生活方式医学从业者需要能够列出大多数美国人摄取过多的食物成分和相关食品,以及美国人摄入不足的营养成分和相关食品。

生活方式医学从业者应该总结主要的营养研究和营养处方的科学依据。他们需要证明有能力进行基本营养评估,并制订营养处方以解决诸如炎症等基本疾病,并预防和治疗常见的慢性疾病,包括高脂血症、糖尿病、高血压、心血管疾病和癌症;了解各种膳食模式中的宏量营养素,其中包含重要微量营养素的食物类型,以及食物制备方法中对身体的氧化影响,也是重要知识点。生活方式医学从业者需要了解其他有效的项目,例如糖尿病预防计划[8],必须在适当情况下改变患者的治疗计划。理解通过强化营养干预措施来避免药物副作用,以及表观遗传学在健康营养中的作用,也属于核心知识点。在糖尿病和其他慢性疾病中,在向单纯0健康生活方式管理的过程中,用药管理是一项必不可少的技能。

另一项生活方式医学模式中主要的技能,是具有科学的体力活动知识和能开具体力活动处方。生活方式医学从业者需要能界定体力活动和运动。可以参考《美国居民体力活动指南》(PAGA)[9]。《美国居民体力活动指南》[10]计划于2018年的晚些时候发布。生活方式医学从业者必须能讲述体力活动与健康之间联系的科学依据,包括各种体力活动要素(有氧、力量、灵活性和平衡性),以及采用体力活动而非药物来治疗慢性疾病和控制体重的关键科学依据[10,11]。他们还必须确定运动的最低和最高水平,列出关键的体力活动评估工具,具有使用METS评估身体体适能,并且要能熟练开出运动处方,包括处方的基本组成部分(频率、强度、类型和时间)(请参阅第13章"体适能评价")。与其他模式一样,生活方式医学从业者必须了解个人行为和角色榜样在生活方式医学中的作用。

情绪和心理健康是一个人实现和维持健康生活方式能力的核心。情绪困扰和情绪障碍是常见慢性疾病(如糖尿病、心血管疾病)的常见并发症,除了会降低对维持健康行为的专注度、影响心理承受能力外,还会产生直接的生理效应,直接导致健康问题。生活方式医学提供者必须保持对这些联系和最新科学研究的了解,包括压力的作用以及干预的生理效果和有效性,例如基于正念训练的减压方式。他们需要能够进行评估并提供适当的干预措施,将抑郁和焦虑作为并发症进行管理,并在有适应证时咨询精神卫生专业人员。他们必须熟练运用针对压力、抑郁和焦虑的筛查工具,协助患者进行自我管理,应用积极心理学原理,并制订情绪健康计划。参与有效患者关系的医护人员能够确定医师在临床接触中的共情、调和以及共鸣的优势,并坚持进行实践。

睡眠是健康生活方式的另一个基本组成部分(请参阅第85章"生活方式医学帮助实现最佳睡眠")。生活方式医学从业者必须了解睡眠在健康和慢性疾病中的作用,并能够推荐体力活动、饮食、环境(如光照)和应对睡眠问题的改变行为相关的建议,以改善睡眠。生活方式医学实践的另一个关键是要知道如何评估关键因素,以辨别睡眠不足或质量较差的患者,并能够推荐有关光照、膳食组成和作息时间方面的生活方式调整,以帮助患者改善睡眠。协助有烟瘾的患者(请参阅第91章"促进戒烟的行为方法")和管理危险饮酒行为(请参阅第92章"酒精使用障碍:诊断和治疗")是高质量实践的另一种关键技能。生活方式医学从业者需要描述有关烟草对健康的影响,避免过量饮酒在预防和治疗慢性疾病中的影响,以及有效戒烟和酗酒干预措施的循证文献。必须能检查出患者是否吸烟和酗酒,并协助患者制订和实施戒烟计划,并避免引起健康风险的饮酒。

当前由于肥胖症较为普遍,体重控制是生活方式医学的重点。生活方式医学从业者必须了解与超重和肥胖相关的医疗风险(请参阅第38章"超重和肥胖的膳食管理"),以及与肥胖相关的复杂病因。需要使用循证的体重管理指南,例如美国心脏协会、美国心脏病学会和肥胖学会[12]等国家组织发布的指南,以设计成功的干预计划和流程。从业者还需要能够在临床实践中应用体重管理技能的4种主要手段:行为改变、营养、体力活动和心理社会支持。

83.6 生活方式医学能力的不断发展

如本章所述,生活方式医学从业者的知识和技能在这个术语首次使用后的几年里得到了认可、扩展和提炼。该领域的创新者于20世纪80年代开始定义这种做法。在2010年美国共识专家组发布定义和核心能力的过程中,该领域开始逐渐为业界所熟知。通过继续教育、学生和居民的培训计划以及认证计划,进一步定义并完善了合格的生活方式医学从业者所需的知识和技能。

随着科学发展,可参考的研究依据愈来愈多,该领域正在不断发展。由医学领域的领导者组成的ACLM工作组正在开发该领域的科学评价体系,这一工作组由医学博士David Katz以及一个正在筹备的ACLM委员会的领导负责,他们将把这些标准应用到最新的相关科学研究中,以促进这一领域的发展。

扩展的能力领域包括卫生技术/数字干预、远程医疗实践,以及与社区、环境和人口健康进步相结合的方法。随着医疗界的发展变革,这一领域的需要将不断扩大。医疗界转向有价值的治疗变革,将给这一领域在提供了更多的科学和应用的研究与转化机会,从而影响我们在从业者的能力上的不断完善。

临床应用

生活方式医学核心能力的临床应用	
能力领域	关键临床应用
个人健康/自我照护	为患者建立健康的行为模型。 从个人经历出发,与患者讨论行为改变的挑战和解决方案。
健康行为改变	评估患者是否愿意改变。 与患者/家人共情。 应用循证的培训技能,例如动机访谈、认知。行为和积极心理学技术。 帮助患者制订预防复发的计划。

续表

能力领域	关键临床应用
有效的临床过程	记录患者病史,进行体格检查,并安排与生活方式相关疾病有关的筛查和诊断测试,并进行解释。 利用当地社区资源,并与其他卫生专业人员合作。 在跨学科团队中工作。 联合应用计划的团体的交流。
健康的营养	进行基本营养评估。 制订营养处方以预防和治疗常见的慢性疾病。 在向健康饮食和生活方式过渡过程中进行药物管理。
体力活动(PA)	采用体力活动而不是药物来治疗慢性疾病和控制体重。 使用 METS 评估体适能。 制订运动处方,包括处方的基本组成部分(频率、强度、类型和时间)。
精神和情绪健康	应用筛查工具并评估压力、抑郁和焦虑以及一般的情绪健康。 处理情绪障碍,并在有需要时咨询心理医生。 协助患者进行自我管理,并参考情绪健康计划。在临床过程中医师须始终保持共情、调和以及共鸣。
睡眠健康	建议进行体力活动以及饮食和应对行为,以改善睡眠。 评估影响患者睡眠不足或质量不佳的关键因素。 建议在光照、进餐成分和作息时间方面调整生活方式,以改善睡眠。
戒烟和高风险饮酒管理	筛查吸烟和酗酒。 协助患者制订和实施戒烟计划,并避免高风险饮酒。
体重管理	使用循证的体重管理指南。 设计切实可行的干预计划和方案。 实施体重管理的 4 个主要手段:行为改变、营养、体力活动和心理社会支持。

资源

图书

Coreil J, Bryant C, Henderson J, et al. (2001) *Social and Behavioral Foundations of Public Health*. Thousand Oaks, CA: Sage Publications.

Lewis FM, Rimer BK, & Glanz K (1996) *Health Behavior and Health Education: Theory, Research, and Practice*. San Francisco: Jossey-Bass, Inc. Publishers.

Moore M. *Coaching Psychology Manual* (2015) Baltimore: Wolters Kluwer Health.

Prochaska JO, Norcross J, & DiClemente C (2010) *Changing for Good*, New York: W. Morrow.

Riekert KA, Ockene JK, & Phert L (2013) *Handbook of Health Behavior Change*. New York: Springer Publishing Company.

Rollnick S, Mason P, & Butler C (2002) *Health Behavior Change, A Guide for Practitioners*. Edinburgh. Churchill Livingstone.

Rollnick S, Miller S, & Butler C (2007) *Motivational Interviewing in Health Care*, New York: Guilford Press.

文章

Bose J. et al. *Key Substance and Mental Health Indicators in the United States: Results from the 2015 National Survey on Drug Use and Health*. Substance Abuse and Mental Health Services Administration, September 2016.

Diabetes Prevention Program Research Group. Reduction in the incidence of Type 2 diabetes with lifestyle intervention or metformin. *NEMJ*. 2002;346:393–403.

Elder JP, Ayala GX, & Harris S. Theories and intervention approaches to health-behavior change in primary care. *American Journal of Preventive Medicine*. 1999;17:275–284.

Healthy People 2020, Determinants of Health, ed. USDHHS. Washington DC: US Department of Health and Human Services.

Mokdad AH, Marks JS, Stroup DF, & Gerberding JL. Actual causes of death in the United States. *JAMA*. 2004;291(10):1238–1245.

Prochaska JO & Velicer WF. The Transtheoretical Model of health behavior change. *Am J Health Promot*. 1997;12(1):38–48

Steel Z, Marnane C, Iranpour, C, et al. (2014) The global prevalence of common mental disorders: a systemic review and meta-analysis 1980–2013. *Int J. Epidemiol*. 2014;43(2):478–493.

Taylor M et al. Systemic review of the application of the plan-so-study-act method to improve quality in healthcare. *BMJ Quality and Safety*. 2013;23(4):290–298.

网站

Description of several health behavior change models: www.ncbi.nlm.nih.gov/pubmed/16492619

Health promotion practice, theoretical applications, PRECEDE/PROCEED: http://www.lgreen.net/precede.htm

Improving Chronic Illness Care: Improvingchroniccare.org

Institute for Health Care Improvement: ihi.org

Leading Health Indicators: www.healthypeople.gov/2020/Leading-Health-Indicators

National Diabetes Education Program (NDEP): https://www.niddk.nih.gov/healthinformation/communication-programs/ndep; https://www.cdc.gov/diabetes/ndep/index.html

National Survey on Drug Use and Health: https://nsduhweb.rti.org

Prescription for Health Toolkit: http://www.prescriptionforhealth.org/results/toolkit.html

US Preventive Services Task Force: www.uspreventiveservicestaskforce.org

（Liana Lianov, Md, Mph, FACPM, FACLM 著　宋纯理 译　王鹏 校）

参考文献

1. Lianov L & Johnson M. Physician competencies for prescribing lifestyle medicine. *JAMA* 2010;304:202–203.
2. US Department of Health and Human Services & US Department of Agriculture. *2015–2020 Dietary Guidelines for Americans*. 8th edition, 2015. Available at http://health.Gov/dietaryguidelines/2015/guidelines/. ePub December 2015.
3. Muscato D, Phillips E, & Trilk J. Lifestyle Medicine Education Collaborative (LMEd) "champions of change" medical school leaders workshop. *Am. J. Lifestyle Med*. September–October 2018.
4. Trilk J, Muscato D, & Polak R. Advancing lifestyle medicine in the undergraduate medical school curricula through the Lifestyle Medicine Education Collaborative (LMEd). *Am. J. Lifestyle Med*. September–October 2018 (in press).
5. Glasgow RE, Emont S, & Miller DC. Assessing delivery of the five "As" for patient-centered counseling. *Health Promot. Int*. 2006;24(3):245–255.
6. *Prescription for Health Prescription for Health Toolkit*. http://www.prescriptionforhealth.org/results/toolkit.html
7. Taylor MJ, McNicholas C, Nicolay C, Darzi A, Bell D, & Reed JE. Systematic review of the application of the plan–do–study–act method to improve quality in healthcare. *BMJ Qual. Saf*. 2014;23(4):290–298. doi:10.1136/bmjqs-2013-001862.
8. Diabetes Prevention Program Research Group. Reduction in the incidence of Type 2 diabetes with lifestyle intervention or metformin. *NEMJ*. 2002;346:393–403.
9. US Department of Health and Human Services. *2008 Physical Activity Guidelines for Americans*. Available at http://www.health.gov/PAguidelines.
10. 2018 Physical Activity Guidelines Advisory Committee. *2018 Physical Activity Guidelines Advisory Committee Scientific Report*. Washington, DC: U.S. Department of Health and Human Services, 2018.
11. Jensen MD, Ryan DH, Apovian CM, Loria CM, Ard JD, Millen BE, Comuzzie AG, Nonas CA, Donato KA, Pi-Sunyer FX, Hu FB, Stevens J, Hubbard VS, Stevens VJ, Jakicic JM, Wadden TA, Kushner RF, Wolfe BM, & Yanovski SZ. 2013 AHA/ACC/TOS guideline for the management of overweight and obesity in adults: A report of the American College of Cardiology/American Heart Association Task force on practice guidelines and the obesity society. *J. Am. Coll. Cardiol*. 2013.
12. https://ablm.co/how-to-certify/ (Accessed March 12, 2018).

第84章 生活方式医学的临床路径

目录

要点 / 1261

84.1 介绍：临床中的生活方式医学 / 1261

84.2 关注生活方式史 / 1262
84.2.1 危险因素和生命体征 / 1262
84.2.1.1 USPSTF 预防服务 / 1262
84.2.2 体力活动评估 / 1263
84.2.3 营养评估 / 1265
84.2.4 精神健康 / 1267
84.2.4.1 抑郁症筛查 / 1267
84.2.4.2 广泛性焦虑障碍 / 1268
84.2.4.3 精神和情绪健康 / 1268
84.2.5 危险因素评估工具 / 1269
84.2.6 代谢综合征评估 / 1269
84.2.7 糖尿病风险评估 / 1270

84.3 生活方式体格检查 / 1270
84.3.1 识别超重和肥胖 / 1270
84.3.2 血压 / 1271
84.3.3 体适能评估 / 1271
84.3.3.1 人体测量和身体成分 / 1271
84.3.3.2 心肺适能测试 / 1272
84.3.3.3 VT_1 的次极量谈话测试 / 1272
84.3.3.4 Rockport 体适能步行测试(1.6km) / 1272

84.3.3.5 6min 步行测试 / 1273
84.3.3.6 台阶测试 / 1273
84.3.3.7 肌肉适能测试 / 1273

84.4 实验室检测 / 1274
84.4.1 实验室测试评估糖尿病前期 / 1274

84.5 基于团队的生活方式医学 / 1276

84.6 慢性疾病管理模型 / 1276
84.6.1 慢性疾病管理模型的组成部分 / 1276
84.6.2 有效项目实例 / 1278

84.7 生活方式医学自动化办公系统 / 1279
84.7.1 信息系统 / 1279
84.7.2 共享医疗资源 / 1279
84.7.3 社区和数字联系 / 1279

84.8 生活方式医学质量改进 / 1279
84.8.1 流程图 / 1280
84.8.2 计划 – 执行 – 研究 – 行动 / 1281
84.8.3 根本原因分析 / 1282

84.9 临床路径结论 / 1283

84.10 总结 / 1283

参考文献 / 1283

要 点

- 生活方式医学(lifestyle medicine,LM)临床实践,是关键的生活方式行为评估和咨询系统地集成,是综合性的、以患者为中心的临床过程,有别于传统医学。
- 生活方式医学集成的4个关键组成部分,包括临床诊疗、多学科临床模型、办公系统以及持续质量改进过程。
- 生活方式医学病史须对危险因素进行评估,包括体力活动水平、营养、压力、睡眠、情绪健康、吸烟、饮酒、疼痛程度和环境/职业因素,这些会增加生活方式相关疾病患病风险的危险因素都是可预防的。
- 基本的生活方式危险因素测量,包括体力活动评估、营养评估、心理健康和情绪健康评估,以及心血管疾病和代谢综合征风险筛查。
- 关注生活方式的体格检查,识别慢性疾病的危险因素,包括肥胖、血压、体能和相关实验室指标,例如血脂和血糖水平。
- 生活方式医学临床医师的一项核心能力,是多学科临床模型的开发、支持和实践,它基于长期管理模式的基本原理,并利用生活方式医学团队中医疗专业人员的专业知识。
- 生活方式医学质量改进的要点是定期规划、实施和评估干预措施,以明确改进流程和结果的方法。这包括把流程用图表清晰表示,涉及计划-执行-研究-行动(PDSA)模型。
- 以患者为中心的路径体现了生活方式医学方法的特征,并使生活方式医学临床医师能够汇集多种现代科技工具,用于被时间验证的赋能型的医患关系模型中。

84.1 介绍:临床中的生活方式医学

是什么将传统的临床实践与生活方式医学的基础区分开来?临床上实践生活方式医学时,需要将生活方式作为治疗的首要焦点,从病史开始,再进行体格检查,包括支持性的诊室流程,使临床诊疗可持续推进并取得疗效。在本章中,我们将从4个方面探讨临床路径:①临床诊疗开始;②探索多学科临床模型;③具有价值的办公系统;④总结开发持续质量改进流程,是优化调整任何临床实践所必需的。

生活方式医学的临床实践始于一种综合方法,该方法通过病史、生命体征、体格检查以及相关的筛查和诊断测试,来识别与生活方式相关的潜在危险因素。重点是这种方法可以确定哪些因素是符合健康生活方式行为选择的,涉及领域包括体力活动、营养、压力、睡眠、情绪健康、吸烟、饮酒、疼痛程度以及环境/职业因素。测量生活方式生命体征的概念,源自2010年《美国医学会杂志》的一篇基础文章[1],它被认为是生活方式医学从业者的一项关键能力。我们的目标是创建一个有效且规范的临床路径,系统地记录所有临床诊疗中相关的生活方式因素。要成功地实践生活方式医学,必须先从病史和体格检查中整合关键生活方式医学指标,然后再扩展到临床工作流程,继而进行持续的质量改进。

84.2 关注生活方式史

问诊记录生活方式医学病史,须评估可预防的生活方式相关疾病的危险因素,包括体力活动水平、营养、压力、睡眠、情绪健康、吸烟、饮酒、疼痛程度、环境/职业因素。如图84-2-1所示,美国生活方式医学院(American College of Lifestyle Medicine,ACLM)编制了一份生活方式评估简表,以帮助临床医师进行简短评估,用一系列简短的问题评估其中几个关键的组成部分。

聚焦于生活方式医学的病史中所涉及的问题和反馈可能比较宽泛,鉴于此,有必要制订一个简短而多方面的评估表,以评估生活方式医学的危险因素,从而建立更有效的服务机制,并能够针对个人可接受的改变,或其他需求提供咨询服务。这种以患者为中心的方法,从一开始就确认了患者在整个诊疗过程中有力的推动作用,有助于促进更加积极主动的模式,是成功开展可持续的生活方式医学实践所必需的。

目前已开发出更全面的生活方式评估表,用于对这些组成部分进行详细分析,包括膳食回顾、体重管理、生活目标、人际关系,以及精神心理健康(包括感觉到的压力、适应力、身心联系、抑郁和焦虑)等。使用简表可以调查患者健康相关生活方式的行为改变,并识别其中的要点,在后续就诊时,使用详表重点采集相应信息,以便对特定领域进行更详细的分析。这一流程加强了患者在诊治过程中的主导作用,并且简化了详细评估,所有潜在的生活方式相关健康行为的流程,减少了可能遇到的障碍。尽管有时可能需要详细调查,但基于以用户体验为中心的阶梯式流程,持续照护患者的中心,会使整个流程没那么繁琐。

84.2.1 危险因素和生命体征

84.2.1.1 USPSTF 预防服务

美国预防服务工作组(U.S.Preventive Services Task Force,USPSTF)为临床医师制定了经国家认可、同行评议、与生活方式医学评估相关的指南,其中包括推荐的筛查和咨询服务。USPSTF是一个由初级保健和预防专家组成的独立小组,他们系统地审查证据的有效性,并为临床预防服务提出建议。电子预防服务选择器(electronic preventive services selector,ePSS)[2]是一款旨在识别、确定优先次序,提供筛查、咨询和预防医学服务的应用程序。ePSS基于USPSTF当前的循证建议,可以根据特定患者特征(例如年龄、性别和选定的行为危险因素)进行搜索,也可以按主题和字母等级查看建议。根据2012年证据等级定义,字母为A或B的是建议提供的服务。

例如,56岁、无吸烟史、有性生活的女性患者搜索推荐,会得到22种A级和B级的预防措施推荐,范围涉及宫颈癌、结直肠癌、抑郁症和骨质疏松症筛查预防服务,预防心血管疾病的健康饮食和体力活动的建议咨询等。将ePSS与LM临床评估结合,可确保患者在临床诊疗过程中获得适当的预防服务,并排除 USPSTF 不推荐的服务。

84.2.2 体力活动评估

由于活动类型、持续时间和强度的多样性,在临床实践中评估体力活动似乎令人生畏。但只须使用运动生命体征 2 个简单的问题,便可建立患者体力活动水平的基线并跟踪随访,该临床实践工具可用于所有患者诊疗。这份全面的调查问卷将患者分为不活动、活动不足和活动充分 3 个类别,已证实具有良好的有效性[3]。

- 您平均每周有多少天进行中等到高强度的运动(例如快步走)?
- 在这个水平上,您平均运动多少分钟?

生活方式评估简表

整体健康状况	
1. 请圈出您的整体健康水平	0　1　2　3　4　5　6　7　8　9　10 健康状况　　　　　　　　　　　　健康状况 很差　　　　　　　　　　　　　　很好

睡眠	营养
2. 在过去的 2 周中,您每 24h 平均睡了多少小时? a. 少于 4h b. 4~5h c. 6h d. 7~8h e. 9h 或更多 3. 在过去的两周,您在一天中的日常工作中多久感到疲倦或难以保持清醒? a. 从来不会 b. 每隔几天 c. 大多数时间 d. 基本每天	5. 在过去的 2 周中,你食用了几次快餐、含糖饮料(如苏打水、运动饮料、果汁)或包装食品(薯片、糖果、饼干、甜点)? a. 从来不会 b. 每隔几天 c. 大多数时间 d. 基本每天 6. 您平均每天吃多少份完整的蔬菜和水果(1 份约一把的量,不包括果汁)? a. 少于 2 份 b. 2~3 份 c. 4~5 份 d. 多于 5 份
体重管理	运动
4. 您如何看待您现在的体重? a. 我想要大量增重 b. 我想要少量增重 c. 我满意现在的体重 d. 我想要少量减重 e. 我想要大量减重	7. 在过去的 2 周中,您进行了多少天中高强度的运动(快步走或其他可以出汗的运动)? a. 每周少于 1 次 b. 每周 1~2 次 c. 每周 3~4 次 d. 每周多于 5 次 8. 您平均每次进行中高强度的运动多长时间(快步走或其他可以出汗的运动)? a. 少于 10 分钟 b. 10 ~ 29 分钟 c. 30 ~ 49 分钟 d. 50 分钟或更长

生活目标 & 人际关系 / 心理健康

9. 在过去的 2 周,您多久　　　　　　　　　从来　少数　大多数　几乎
　　　　　　　　　　　　　　　　　　　　不会　几天　时间　每天

a. 感觉你的生活有目的或意义
b. 与社会支持网络联系(社区团体、朋友 / 家人、自然、瑜伽或冥想)
c. 对做事情没有兴趣或乐趣而烦恼
d. 因感到低落、悲伤、没有希望而烦恼
e. 因感到担忧、焦虑、紧张而烦恼
f. 因过度担心各种各样的事情而烦恼

吸烟 / 成瘾物质使用

你在过去几年里使用过下列物质吗?

10. 尼古丁(香烟、电子烟 / 水烟、雪茄)　　　是　否
　　如果您回答"是",您通常抽多少根香烟?　　1 天____
　　如果您回答"是",圈出您对尼古丁的关注程度是多少?（不关注）0　1　2　3　4　5（高度关注）

11. 酒精(啤酒、红酒、烈性酒)　　　　　　　是　否
　　如果您回答"是",您通常饮用多少酒?　　1 天____
　　如果您回答"是",圈出您对酒精的关注程度是多少?（不关注）0　1　2　3　4　5（高度关注）

12. 软性毒品(可卡因、海洛因、苯丙胺等)　　是　否
　　如果您回答"是",您通常服用多少?　　　1 天____
　　如果您回答"是",圈出您对软性毒品的关注程度是多少?（不关注）0　1　2　3　4　5（高度关注）

13. 大麻　　　　　　　　　　　　　　　　　是　否
　　如果您回答"是",您通常服用多少?　　　1 天____
　　如果您回答"是",圈出您对大麻的关注程度是多少?　（不关注）0　1　2　3　4　5（高度关注）

动　机

14. 为改善您当前的整体健康水平,请对您最有动力改变的 3 个领域进行排序(排名 1 代表最有动力)

睡眠_____　　体重管理_____　　　营养状况_____
运动_____　　生活目标 / 人际关系_____　心理健康_____
物质使用_____
是什么促使您变得更健康_____
_____
_____

患者姓名:_____　出生日期:_____

图 84-2-1　生活方式评估简表(引自美国生活方式医学会)

如图 84-2-2 所示,ACLM 提供了针对临床的体力活动评估,该评估涵盖了多个健康要素:有氧耐力和肌力训练,影响参与体力活动能力的既往损伤和限制,以及有关健身动机的问题。

与体力活动有关的能量消耗,占人总能量消耗的 15%~30%[4]。因此,它是预防和治疗多种与生活方式相关疾病的关键组成部分。将 2 项简单的运动生命体征结合进临床工作流程,可以为定期跟踪

进展建立一个实用的指标。

此外,在生活方式医学体力活动咨询中,鼓励非运动性活动产热(non-exercise activity thermogenesis, NEAT),是同等重要的建议,以增加运动以外全天的能量消耗,因为已明确显示,在各性别、年龄段、BMI分类和体力活动水平下,久坐与全因死亡率之间均存在一致关联[5]。与久坐相比,鼓励人们每隔20min进行2min的低强度或中等强度步行,可以显著降低血糖和胰岛素水平[6]。无论是作为单独的可穿戴跟踪设备,还是作为移动设备中的应用程序,计步器是一种潜在、有助于减少久坐时间的工具。个人能够跟踪这些信息,并根据每天要实现的目标接收应用程序内的反馈,这不仅有助于减少久坐,而且对促进身心健康也很有帮助[7,8]。与生活方式医学临床医师和参与护理的生活方式医学团队成员共享此信息,既可以鼓励有组织的运动,又可以增加每日的间歇性活动,以减少久坐的危害。

美国运动医学会(American College of Sports Medicine,ACSM)更新了运动前的健康筛查算法,以识别运动相关的心源性猝死和急性心肌梗死发生风险较高的患者,因为之前的指南导致了过多的转诊,可能会影响运动参与度[9]。此外,有大量证据表明,运动对大多数人来说是安全的,并且对健康和体能有益处[10]。体力活动与健康通常呈曲线比例关系,因此,相对少量的体力活动就可以看到明显的健康获益,由此仅仅通过多运动就可以带来临床相关健康益处[11]。所以,在生活方式医学临床实践中,使用工具促进逐步增强体适能,提高体力活动水平十分重要。

请记住,与运动相关的心血管事件发生之前,通常会有警告信号或症状,随着个体体适能的增强,与运动相关的心血管风险会降低。因此,ACSM于2014年召开了一次科学圆桌会议,评估运动前的健康筛查建议[12]。圆桌会议提出了一个新的循证模型,用于运动前进行健康筛查,该模型基于3个已被确定的运动相关心血管事件风险调节的因素:①个人目前的体力活动水平;②体征或症状,和已知的心血管疾病、代谢疾病或肾病;③预期运动强度。虽然确定心血管疾病危险因素是LM疾病预防和管理的重要组成部分,但这种危险因素分析不再包含在运动前的健康筛查中,从而减少了不必要的障碍,有助于开始并维持规律运动,以及养成习惯性体力活动的生活方式。

资源:体力活动准备阶段问卷

https://www.acefitness.org/healthcoachresources/pdfs/Par-QandYou.pdf

84.2.3 营养评估

如果运动的评估在临床实践中存在困难,那么营养的评估似乎是一项更加艰巨的任务。多年来,寻找实用、准确的营养评估方法,一直是营养科学专家面临的挑战,时至今日尚无完美的解决方案。科技可能使开展评估和跟踪随访更容易,随着Office/EMR等应用程序的改进,这些过程将更容易,更适合临床医师和患者使用。

美国农业部已经开发出一套举措来追踪个体营养状况,包括个体膳食评估工具。其中的SuperTracker可以跟踪饮食和体力活动,并依据当前的膳食指南提供更健康的实施计划。

诸如食物频率问卷(Food Frequency Questionnaire,FFQ)可以进行更广泛的分析,列出具有文化特征的常见食物和饮品清单,用于估计宏量和微量营养素的摄入量。供查询的食物和饮品种类有80~120种。一些调查问卷包含份量大小的图像示意,以增加调查对象查询的准确性。除食物和饮品外,FFQ 可能还会询问膳食补充剂的摄入频率和日常食用的剂量[13]。参考资料提供了部分获取 FFQ 调查工具的选择途径。

这些调查问卷的优势之一是可以示例日常摄入,并且可以自行填报。缺点包括依赖回忆,在低识字率人群中难以实施,在某些特定人种中,常见的食物被排除在外,以及调查所需要的时间和成本较高[14]。因此,在临床应用中它们可能没有更简单的问卷那么实用。

运动
运动习惯:有氧运动 　a. 平均 1 周内,您在多少天里进行了中高强度的运动(快步走或者其他可以出汗的运动)?　____天 　b. 您平均每次进行中高强度运动多长时间(快步走或者其他可以出汗的运动)? 　　　　　　　　　　　　　　　　　　　　　　　　　　　____分钟,总共 ____min/周(天数 × 时间) 　c. 列举您做的有氧运动类型(如走路、慢跑、游泳、骑车、跳舞等)_____
运动习惯:抗阻运动 　a. 平均 1 周内,您有多少天里进行了抗阻运动?　____天 　b. 您平均进行抗阻运动多长时间?　　____min,总共 ____min/周(天数 × 时间) 　c. 列举您做的抗阻运动类型(如举重、普拉提、壶铃、抗阻器械、弹力带等)_____
什么原因能够激励你进行运动? 勾选 3 项 　□ 没有什么能激励我　　□ 家庭或伙伴　　□ 改善工作情绪　　□ 减重 　□ 控制血糖　　　　　　□ 身体形象　　　□ 增加能量　　　　□ 降低血压 　□ 预防心脏病　　　　　□ 预防骨质疏松　□ 改善睡眠　　　　□ 减压 　□ 增强自信心　　　　　□ 其他
是否存在限制运动的障碍或问题? 选择所有适合选项 　□ 没有障碍　　　　□ 沮丧　　　□ 工作责任　　□ 花费 　□ 生活过渡期　　　□ 时间　　　□ 害怕　　　　□ 精力 　□ 家庭责任　　　　□ 服装　　　□ 其他
运动安全 　a. 您是否有伤病导致难以运动?　　　　　　　　　　　　　　□ 是　□ 否 　　如果有,请说明_____ 　b. 您是否有运动后可能会加重的关节、肌肉或骨骼问题?　　□ 是　□ 否 　　如果有,请说明_____ 　c. 您运动中是否有呼吸问题?　　　　　　　　　　　　　　□ 是　□ 否 　　如果有,请说明_____ 　d. 您是否有平衡问题或过去 6 个月内有跌倒史?　　　　　　□ 是　□ 否 　　如果有,请说明_____ 　e. 您是否在完成日常生活活动中有困难?(如沐浴、穿衣、如厕)　□ 是　□ 否 　　如果有,请说明_____
您是否有以下健康问题? 选择所有适合选项 　□ 心律失常或心律不齐　　□ 未控制的糖尿病　　　　□ 近期心脏病发作 　□ 关节炎或关节剧烈疼痛　□ 严重或未控制的心力衰竭　□ 慢性或罕见的疲劳/倦怠 　□ 运动时呼吸困难　　　　□ 胸痛/心绞痛　　　　　□ 未控制的哮喘　　□ 其他

图 84-2-2　生活方式医学 Lm 运动评估

资源

https://epi.grants.cancer.gov/dhq2/

https://regepi.bwh.harvard.edu/health/nutrition.html

http://www.viocare.com/vioscreen.html

另一种采集定性和定量饮食数据的工具是24h膳食回顾,包括食物份量、时间和频率。食物跟踪是反映1周内患者通常食用食物的有用数据,还可以记录相关的生理反应,以帮助识别某些特定食物是否导致患者未意识到的症状。例如,记录高脂肪饮食时出现上腹部疼痛或反流症状,将有助于营养咨询。此外,研究证据一致显示,鼓励自我监控(如营养和热量摄入)与体重减轻具有相关性[15]。

在线随访工具更高效,并能同时提供诸如宏量营养素组成、维生素和矿物质摄入量之类的营养成分信息,并提供有关标准参考范围的反馈。有许多数字热量计算应用程序可供选择,可在初次营养咨询时推荐,以便在下次使用时评估食物摄入量。此外,这些应用程序还可用于生活方式医学营养干预,因为饮食/营养应用程序的使用,与饮食相关的行为改变有关,特别是那些注重提高动机、欲望、自我效能感、态度、知识和目标设定的应用程序[16]。

资源:

USDA

Supertrackerhttps://www.supertracker.usda.gov/foodtracker.aspx

MyPlate Calorie

Trackerhttps://www.livestrong.com/myplate/dashboard/

MyFitnessPal:https://www.myfitnesspal.com

4Leaf Survey:http://4leafsurvey.com/

Nutritionfacts Daily Dozen

APPhttps://itunes.apple.com/us/app/dr-gregers-daily-dozen/id1060700802? mt=8

84.2.4 精神健康

观察与心理和情绪健康这些敏感领域,是生活方式医学咨询中的重要部分,因为担忧隐私被暴露,这种感知风险会降低咨询的意愿。根据临床情况选择纸质版筛查或电子筛查,2种方法在获益和信息暴露风险上是相似的[17]。纸质版、手机或平板电脑的抑郁量表筛查,用户满意度以及评估结果接近,因此,评估技术的选择应基于便利性等因素,甚至可以在生活方式医学干预期间进行更改,而不会对结果的可比性产生不利影响[18]。

84.2.4.1 抑郁症筛查

包含9项内容的患者健康问卷(Patient Health Questionnaire-9,PHQ9)已被证明是一种可接受的抑郁症筛查工具,在各种不同环境、国家和人群中常作为常用临床管理工具[19]。在诊断性meta分析中发现,包含2个抑郁症核心症状相关问题(情绪低落,失去兴趣或乐趣)的PHQ2,在截断值≥3时灵敏度较低。因此,若临床医师确保较少漏诊抑郁症病例,建议最好采用截断值≥2,但是在抑郁症的患病率较低的情况下,需要综合考虑,以免出现较高的假阳性率[20]。

84.2.4.2 广泛性焦虑障碍

广泛性焦虑障碍量表(Generalized Anxiety Disorder Scale,GAD-7)是用于焦虑障碍筛查、诊断和严重程度评估的最常用的自我报告量表之一。GAD-7心理测量的有效性在一项初级保健研究的分析中得到了验证[21]。GAD-7的前2个问题构成了GAD-2,可以用作超短诊断工具。

84.2.4.3 精神和情绪健康

除了评估以外,生活方式医学临床医师也有机会参与确定积极的心理健康和良好情绪所需要的要素中。生活方式医学应传递这样一种理解,即心理和情绪健康不仅仅是没有抑郁、焦虑或心理压力源。情绪健康不仅为养成和维持健康习惯提供了基础,而且对健康具有直接的生理影响,对健康人群和患病人群的生存都有益[22]。有研究结果表明,在更宽泛的心血管疾病(cardiovascular disease,CVD)管理项目中,努力实现积极的幸福目标可能成为其重要组成部分[23]。

在积极心理学领域,有许多方法评估幸福的多方面组成因素。在临床实践中可以考虑的1种方法是生活满意度量表(Satisfaction with Life Scale,SWLS)。这是一个简短的包含5个问题的调查工具,旨在衡量对生活满意度的整体认知判断,通常只需要受访者1min即可。该工具已用作衡量主观幸福感中的生活满意度部分,SWLS得分与心理健康指标相关[24]。

主观幸福感量表(Subjective Happiness Scale,SHS)是一个包含4项自我报告的量表,旨在通过自我评价来评估个人的整体幸福感[25]。得分形式是7分Likert型量表,分数越高,幸福感越高[26]。可以通过互联网对这些指标进行测试评估,已被证明具有可靠性、有效性和可推广性[27]。目前已经建立其他标准来衡量幸福感组成部分(例如感恩和专注),这可能有助于加强关于心理健康和情绪幸福的讨论,因为这些调查为干预生活方式医学幸福感搭建了一座隐形的桥梁。

研究表明,结合正念训练的生活方式医学干预显示出良好的效果,包括减少抑郁症复发,缓解抑郁症和焦虑症的症状,减少药物滥用,缓解疼痛,血压管理,增强免疫力和改善睡眠[28]。此外,对精神障碍患者进行正念训练干预的系统综述和meta分析发现,正念训练与其他循证治疗的结果相似,并且优于无治疗组和阳性对照组,显示了支持正念训练治疗抑郁症、疼痛、吸烟和成瘾的一致证据[29]。有些研究者则建议谨慎使用正念训练,因为正念在科学文献中定义不清且不一致,而且发表的研究很可能测量了其他未知因素[30]。但基于正念训练的实践和类似的干预措施能够促进积极健康的情绪,增强了生活方式医学提供者独有的临床治疗方法。

与营养一样,数字工具可以在评估阶段和干预阶段发挥作用。人们发现,情绪和心理自助应用程序可以增加动机、设定目标的欲望、信心、控制力以及心理和情绪健康意愿,并与感知到的行为变化相关联[31]。高级智能手机应用程序可能成为生活方式医学管理的综合标准。一个项目使用应用程序提供日常行为和营养教育与指导,可显著减轻代谢综合征患者的体重[32]。这些健康相关移动技术将有可能应用于生活方式医学评估,以及持续性生活方式医学行为改变咨询,可以补充临床生活方式医学实践模式。

精神健康筛查

PHQ-9/PHQ-2

http://www.aafp.org/afp/2012/0115/p139.html

GAD-7

https://www.aafp.org/afp/2008/0815/p501.html

生活满意度量表(SWLS)

http://internal.psychology.illinois.edu/~ediener/SWLS.html

主观幸福感量表(SHS)

https://ppc.sas.upenn.edu/sites/ppc.sas.upenn.edu/files/subjectivehappinessscale.pdf

生活意义问卷(Meaning in Life Questionnaire)

https://ppc.sas.upenn.edu/sites/ppc.sas.upenn.edu/files/meaninginlife.pdf

正念注意觉知量表(Mindful Attention Awareness Scale)

https://ppc.sas.upenn.edu/sites/ppc.sas.upenn.edu/files/mindfulnessscale.pdf

感恩问卷(Gratitude Questionnaire)

https://ppc.sas.upenn.edu/sites/ppc.sas.upenn.edu/files/gratitudequestionnaire6.pdf

84.2.5 危险因素评估工具

为了评估个人患 CVD 的风险,特别是在未来 10 年内心脏病发作的风险,Framingham 风险评估已用于 20 岁以上没有心脏疾病或糖尿病的成人。Framingham 风险计算器可与体质量指数(body mass index,BMI)或脂质因素一起使用,以计算 10 年内发生 CVD 的风险,包括冠心病死亡、心肌梗死、冠状动脉功能问题、心绞痛、缺血性脑卒中、出血性脑卒中、短暂性脑缺血发作、外周动脉疾病和心力衰竭。低风险分数<10%,10%~20% 是中等风险,当 Framingham 风险评分大于 20% 时被认为是高风险。

资源

https://www.framinghamheartstudy.org/risk-functions/index.php

美国心脏病学会 CVD 风险计算的新版本是动脉粥样硬化性心血管疾病(atherosclerotic cardiovascular disease,ASCVD)计算器。该风险计算器还适用于有动脉粥样硬化疾病和 ASCVD 相关事件风险的患者,尤其是血脂异常和高血压而导致的风险。该评估工具适用于 40~79 岁的非裔美国人和非西班牙语裔白色人种男性及女性。其目的是促进医师与患者之间的讨论和支持决策,以优化护理并降低 ASCVD 的风险。应用程序可以计算 10 年风险以及包括危险因素随时间变化的纵向评估。

资源

http://tools.acc.org/ASCVD-Risk-Estimator-Plus/#!/calculate/estimate/

这些工具能够对正常和最佳风险水平的比较进行定量讨论,并识别导致 10 年和终身风险升高的危险因素。

84.2.6 代谢综合征评估

代谢综合征是由胰岛素抵抗引起的,伴随着脂肪堆积和功能异常的多种危险因素的组合。代谢综合征导致 CVD 的风险增加 2 倍,2 型糖尿病的风险增加 5 倍。代谢综合征的临床诊断是有益的,因为它会影响较高风险患者的治疗策略,而生活方式医学方法侧重于减轻体重、增加运动和改善营养[33]。

根据美国国家心脏、肺和血液研究所（National Heart, Lung, and Blood Institute, NHLBI）以及美国心脏协会（American Heart Association, AHA）的指南,如果患者至少患有以下 5 种疾病中的 3 种时,则可诊断为代谢综合征[34]。

- 葡萄糖 ≥ 100mg/dl（或接受高血糖药物治疗）。
- 血压 ≥ 130/85mmHg（或接受抗高血压药治疗）。
- 甘油三酯 ≥ 150mg/dl（或接受高甘油三酯血症的药物治疗）。
- 男性 HDL-C < 40mg/dl 或女性 < 50mg/dl（或接受降胆固醇的药物治疗）。
- 男性腰围 ≥ 102cm 或女性腰围 ≥ 88cm；如果是亚裔美国人,则男性为 ≥ 90cm,女性为 ≥ 80cm。

84.2.7　糖尿病风险评估

美国糖尿病协会开发了帮助筛查糖尿病的风险评估工具。使用年龄、性别、病史、家族史、体力活动水平和体重分层等因子进行计算,得分为 5 分或 5 分以上者,可被确定为糖尿病高风险人群。其他资源还有国际糖尿病联盟的在线 2 型糖尿病风险评估,该评估工具是为尚未诊断糖尿病的人群设计的,旨在强调一个人在未来 10 年内患上 2 型糖尿病的风险。

资源

http：//main.diabetes.org/dorg/PDFs/risk-test-paper-version.pdf

https：//www.idf.org/type-2-diabetes-risk-assessment/

http：//www.health.gov.au/internet/main/publishing.nsf/Content/chronic-diab-prev-aus/$File/austool5.pdf

84.3　生活方式体格检查

84.3.1　识别超重和肥胖

除了测量体重和身高以计算 BMI 外,增加测量腰围有助于筛查与腹部肥胖相关的健康风险。这是代谢综合征筛查的组成部分,因为腰围增加会增加患心脏病和 2 型糖尿病的风险。体重和腰围数据的结合为目前的临床评估提供了简单易用的测量方法,并帮助个体识别其从正常到极高的健康风险类别。

资源

https：//www.nhlbi.nih.gov/health/educational/lose_wt/BMI/bmi_dis.htm

84.3.2 血压

美国心脏病学会和 AHA 已发布了有关高血压的检测、预防、管理和治疗指南,该指南降低了高血压的诊断标准,为的是降低并发症的发生率并促进早期干预。对于 45 岁无高血压的成人,非裔美国人 40 年内患高血压的风险为 93%,西班牙语裔美国人为 92%,白色人种为 86%,中国人为 84%。收缩压(systolic blood pressure,SBP)升高 20mmHg 和舒张压(diastolic blood pressure,DBP)升高 10mmHg 时,均与脑卒中、心脏病或其他血管疾病导致的死亡风险增加 1 倍有相关性。在超过 30 岁的人群中,较高的 SBP 和 DBP 与 CVD、心绞痛、心肌梗死(myocardial infarction,MI)、心力衰竭(heart failure,HF)、脑卒中、外周动脉疾病和腹主动脉瘤的风险增加有关。

新指南中的血压类别为以下内容。

- 正常:小于 120/80mmHg。
- 升高:SBP 120~129mmHg,DBP 小于 80mmHg。
- 1 级:SBP 130~139mmHg 或 DBP 80~89mmHg。
- 2 级:SBP 超过 140mmHg 或 DBP 超过 90mmHg。

高血压危象:SBP 超过 180mmHg 和/或 DBP 超过 120mmHg,如果没有其他适应证,则患者需要及时更换药物,如果出现器官损伤的迹象,则应立即住院治疗[35]。

对于临床上平均 SBP ≥ 130mmHg 或 DBP ≥ 80mmHg 的 CVD 患者,建议使用抗高血压药对 CVD 复发进行二级预防;或者对没有 CVD 病史但 SBP ≥ 130mmHg 或 DBP ≥ 80mmHg,并且估计 10 年 ASCVD 风险为 ≥ 10% 的成人,使用抗高血压药进行一级预防。对于没有 CVD 病史,并且估计 10 年 ASCVD 风险 < 10%,但 SBP ≥ 140mmHg 或 DBP ≥ 90mmHg 的成人,也建议使用抗高血压药进行一级预防。

新指南的目标是提高人们对高血压的认识,鼓励改变生活方式,并着重针对患 CVD 风险高的美国成人进行抗高血压药治疗的启动和强化[36]。

84.3.3 体适能评估

84.3.3.1 人体测量和身体成分

体适能测量是利用 BMI、腰围和腰臀比指数以评估身体状态。此外,还有多种选择可用于人体成分评估,包括皮褶厚度测量、生物电阻抗法(bioelectric impedance analysis,BIA)和双能 X 射线吸收法(dual energy X-ray absorptiometry,DXA)。对于使用卡尺进行的皮褶厚度测量,使用公式得出的测量值误差,为水下称重法(身体成分评估的金标准)测量值的 2%~3.5%。但是,如果评估人员缺乏经验或测量技术较差,误差则可能高达 8%。BIA 通过测量体内的脂肪、瘦体重和水分传递的电信号来评估身体成分。BIA 的准确性主要取决于机器和预测算法的有效性。在条件允许的情况下,DXA 可能是一种选择,因为它是最准确、最精确的方法之一,并且可以识别脂肪分布。这些测量有助于区分超重和脂肪超标,从而确定超重是由于脂肪量还是瘦体重引起的,与体重、BMI 和腰围相结合时,测量才是有价值的。

84.3.3.2 心肺适能测试

适能测试选项众多,需要根据临床工作人员、资源和时间限制来调整,以适应生活方式医学诊疗环境。心肺适能测试定义是身体以中等强度到高强度长时间使用大肌肉群进行动态活动的能力,这对于评估整体健康、确定功能储备以及由 CVD 引起的任何潜在心肺功能异常具有重要意义。最大心肺适能评估可以提供准确的值,从中可以推断出预期的最大努力并制订基于生活方式医学的分级运动计划。最大摄氧量(maximal oxygen uptake,VO_2max)是指测量个人在剧烈或最大运动过程中可以利用的最大氧气量,以每千克体重 1min 内使用的氧气数为单位。更好的心肺适能水平——以峰值摄氧量(peak oxygen uptake,VO_2peak)表示,与更低的全因死亡率和 CHD/CVD 归因死亡率有关[36]。无论使用体适能评估或是经验证的算法,其测量值对于个性化的生活方式医学临床实践模式都具有重要意义,因为它可以量化体适能水平,并评估训练计划的进展和效果,从而强化形成反馈循环。

通气阈值测试为测量心肺适能提供了一种有效方法,其机制是:随着运动强度的增加,通气量以某种线性方式增加,而在与体内代谢变化相关的特定强度上显示出拐点。第一通气阈值(the first ventilatory threshold,VT_1)或交叉点,代表血液中乳酸的积累速度超过其清除速度,从而导致呼吸加快,以排出多余的二氧化碳。在接受过训练的个体中,VT_1 代表可以持续 1~2h 运动的最高运动强度。应用次极量谈话测试确定心率(heart rate,HR),该心率可用作确定运动强度的目标心率。对于那些希望保持健康和爱好健身的人,建议在最初的运动计划中保持或略低于这个强度。

84.3.3.3 VT_1 的次极量谈话测试

该临床测试所需的设备包括跑步机、椭圆训练机或自行车功率计。使用 HR 遥测技术,小幅度增加运动量,使每个阶段 HR 稳态增加约 5 次/min,根据监测的呼吸速率变化来确定终点,呼吸频率的变化由背诵预定的短语组合的能力确定。在 VT_1 点上,呼吸频率和说话能力不会受到影响。高于 VT_1 时,通过增加呼吸频率可满足二氧化碳清除的需求,因此呼气过程中持续说话的能力受到影响,导致呼吸速率显著增加,而很难连续说出 5~10 个单词。测试应在每个阶段达到心率稳定状态后的 8~16min 内完成。

资源

https://www.acefitness.org/certifiednews/images/article/pdfs/VT_Testing.pdf

84.3.3.4 Rockport 体适能步行测试(1.6km)

该测试使用运动后即刻心率和 1.6km 步行时间来估算 VO_2max,评估有氧能力,步速应尽可能快地完成 1.6km 步行。该测试不需要心率监测器或运动设备,并且可以在跑道上进行,因此实施相对容易。然后将测试结果放入预测 VO_2max 的方程中,单位为 $ml/(kg \cdot min^{-1})$。

对于大多数个体,预测的 VO_2max 与实际 VO_2max 相比,其差异范围在 0.335L/min 内。这种预测方法适用于大部分一般人群,如果老年受试者习惯于步行,则也可使用[37]。

84.3.3.5　6min 步行测试

该测试是一种实用且简单的测试,需要 30.5m 的走廊,但无需运动设备或对技术人员进行高级培训。该测试测量的是患者在 6min 内可以在坚硬平坦的地面上快速行走的距离。该测试评估运动功能储备,特别适用于测量中重度心脏病或肺部疾病患者对医疗干预措施的反应。因为这是次极量测试,因此无法确定 VO_2peak,但可以反映日常活动的能力。步行后测量指标包括步行距离,Borg 主观疲劳感觉和呼吸困难程度,血氧饱和度和脉搏。

资源

https://www.patrich.org/statements/resources/pfet/sixminute.pdf

http://www.heartonline.org.au/media/DRL/6MWT_standardized_instructions.pdf

84.3.3.6　台阶测试

台阶测试提供了一种简单、有效的次极量方法评估 VO_2max,这种方法在一般成人中以及多种情境中适用。基于有效性检验,次极量台阶测试是估计该人群中 VO_2max 的一种适宜方法,但是在健康的人群中应用较少[38]。

YMCA 台阶测试适用于这一群体,使用 30.5cm 台阶、节拍器和秒表。在 3min 的台阶测试后,立即听诊 1min 心率或触诊 1min 脉搏,并根据年龄和性别计算体适能水平。

资源

https://www.laxymca.org/files/6513/7510/8067/YMCA_3.pdf

目前已经开发了一种简单的非运动性心肺适能模型(e-CRF),该模型在初级保健中有实用价值,它可以识别出健康但早发性 CVD 和全因死亡率风险增加的人群[39]。诸如 Framingham 风险评分工具加之 e-CRF,可能会增强心脏病风险测量的临床价值,并帮助临床医师更好地预测远期冠心病风险[40]。

84.3.3.7　肌肉适能测试

肌肉适能测试可测量肌肉群进行重复或持续收缩足以引起肌肉疲劳的能力,从而评估日常生活活动能力。肌肉适能测试可包括俯卧撑、仰卧起坐和自重深蹲测试[41]。根据建立的年龄和性别标准评估完成正确动作的总重复次数。对稳定脊柱的肌肉组织进行评估非常重要,因为核心力量训练尤其是躯干深部肌肉的训练,已被证明有助于缓解慢性腰痛[42]。临床上可以通过评估躯干屈曲、伸展、侧桥等动作的持久性对此进行评价[43]。临床医师可能会发现一些有用的特定测试,它们用以评估基本动作模式,以增强运动训练的价值,从而能轻松进行日常活的,例如坐站测试、髋关节铰链和上肢推-拉-压测试。这些评估可以纳入肌肉骨骼检查,包括对关节活动性的评估,因为这些评估提供了关于限制性、薄弱点和不平衡的信息,这些都包含在在综合运动处方中。该测试还可以包括对上半身姿势和髋部力量的分析,在生活方式医学评估和咨询的过程中逐步进行。

这些测试可以由体能专家作为跨学科生活方式医学临床团队的成员组织开展,因为正确的技术对评估肌肉适能和力量以及避免受伤至关重要,并且对有慢性疾病或骨科疾病患者来说,如果对测试做出调整还需要相关知识。

这些测试强调了运动计划设计的重要性,该计划不仅包括有氧训练,还包括肌肉训练,因为 ACSM

制定的体力活动指南中指出每周要至少 2~3 天的抗阻训练[44]。测试的目标是帮助制订一个基本的运动处方,包括有助于纠正肌肉不平衡和增加肌力的具体运动建议。因为,肌力与全因死亡独立负相关,即使在调整心肺适能后也是如此[45]。

资源

美国健身协会私人教练手册(The American Council on Exercise Personal Trainer Manual)(234 页)

美国运动医学会运动是良医(American College of Sports Medicine Exercise is Medicine)

《ACSM 慢性疾病和残疾人运动管理》4 版(ACSM's Exercise Management for Persons with Chronic Diseases and Disabilities-4th Edition)[46]

Jeff Young,CSCS,ACSM-EIM 电子书《医疗保健提供者的医疗健康概念》(Concepts in Medical Fitness for Healthcare Providers by Jeff Young,CSCS,ACSM-EIM e-book)

84.4　实验室检测

在识别和跟踪代谢性疾病和可预防的生活方式相关慢性疾病的基线风险方面,有价值的基本实验室评估包括以下内容。

- 综合代谢检查
- 全血细胞计数
- 空腹血脂
- 超敏 C 反应蛋白
- 促甲状腺激素(thyroid stimulating hormone,TSH),游离 T_4
- 维生素 D
- 空腹血糖
- 糖化血红蛋白

有关临床条件下的具体实验室测试将在相关章节中进一步讨论。

84.4.1　实验室测试评估糖尿病前期

血糖升高是一个连续的过程,因此,糖尿病前期并不是良性疾病,而是发展成糖尿病的高风险状态,年转化率为 5%~10%。糖化血红蛋白 5.5%~6.0% 的人患糖尿病的风险大大增加(5 年发病率从 9% 增至 25%);糖化血红蛋白 6.0%~6.5%(42~48mmol/mol)的患者 5 年内患糖尿病的风险为 25%~50%,与糖化血红蛋白为 5.0% 的人相比,相对风险是其 20 倍[47]。

多项研究表明,生活方式干预对糖尿病前期成人的糖尿病预防有效,相对风险降低 40%~70%[48]。

从早期干预获益、远期成本效益或治疗终点来说,对高危人群进行二甲双胍药物治疗的二级预防效果尚不清楚,因此,生活方式医学临床医师必须定期评估患者是否有糖尿病前期,并实施治疗性生活方式医学计划以干预这种高危状态[49]。无症状成人的糖尿病和糖尿病前期检测标准已经制定,描述了增加风险的分类和糖尿病诊断标准[50](表 84-4-1、表 84-4-2、表 84-4-3)。

表 84-4-1　在无症状成人中糖尿病前期或糖尿病检测标准

1. 应考虑对所有超重(BMI≥25kg/m² 或亚裔美国人 BMI≥23kg/m²)并有其他危险因素的成人进行检测。
- 缺乏体力活动
- 一级亲属中有糖尿病患者
- 高危人种(例如非裔、拉丁美洲裔、美国原住民、亚裔美国人、太平洋岛民)
- 有巨大儿(体重≥4kg)分娩史或被诊断患有妊娠糖尿病的女性
- 高血压(≥140/90mmHg 或接受高血压治疗)
- 高密度脂蛋白胆固醇水平<35mg/dl 和/或甘油三酯水平>250mg/dl
- 患有多囊性卵巢疾病的女性
- 糖化血红蛋白≥5.7%,先前诊断空腹血糖受损或糖耐量减低
- 其他与胰岛素抵抗相关的临床症状(如:严重肥胖、黑棘皮病)
- 心血管病病史

2. 对于所有的患者,检测应该在 45 岁开始。
3. 如果结果正常,应至少每隔 3 年重复检测 1 次,并根据初始结果(例如,糖尿病前期患者应每年检测 1 次)和风险状况考虑更频繁的检测

表 84-4-2　增加糖尿病风险的分类(糖尿病前期)*

空腹血糖 100~125mg/dl

或者

75g 口服葡萄糖耐量试验(OGTT)中 2h 后血糖 140~199mg/dl

或者

糖化血红蛋白 5.7%~6.4%

注:* 对于这 3 种测试,风险都是持续增加的,从值范围的下限以下,到值范围的上限,风险不成比例地增高。

表 84-4-3　糖尿病的诊断标准

空腹血糖≥126mg/dl(禁食定义为至少 8h 内不摄入热量)*

或者

在 OGTT 期间 2h 血糖>200mg/dl(应按照 WHO 的描述进行测试,使用含有相当于 75g 无水葡萄糖溶解在水中的含糖量)*

或者

糖化血红蛋白≥6.5%*

或者

在典型的高血糖症或高血糖危象症状患者中,随机血浆葡萄糖为≥200mg/dl

注:* 在没有明确的高血糖症的情况下,应通过重复测试确认结果。
参考: American Diabetes Association. "2.Classification and diagnosis of diabetes." Diabetes Care 38.Supplement 1(2015): S8-S16.http://care.diabetesjournals.org/content/39/Supplement_1/S13.full

84.5 基于团队的生活方式医学

生活方式医学临床医师的核心能力,是发展和带领跨学科医疗专业团队,并在其中发挥领导作用[51]。主要知识领域包含了解协作式慢性疾病管理模式对增强生活方式医学干预能力的证据。这个团队还可以包括适当的转诊至其他独立的卫生专业人员,以便利用他们的专业知识加强行为改变干预。

84.6 慢性疾病管理模型

如图 84-6-1 所示,长期管理模型确定了 6 个基本领域,它们构成了一个促进高质量慢性疾病管理的系统,然后应用于各种慢性疾病、医疗保健环境和目标人群[52]。该模型在生活方式医学应用中很有价值,因为它突出了跨学科协作所需的组成部分以及一个主动的医疗保健模型。

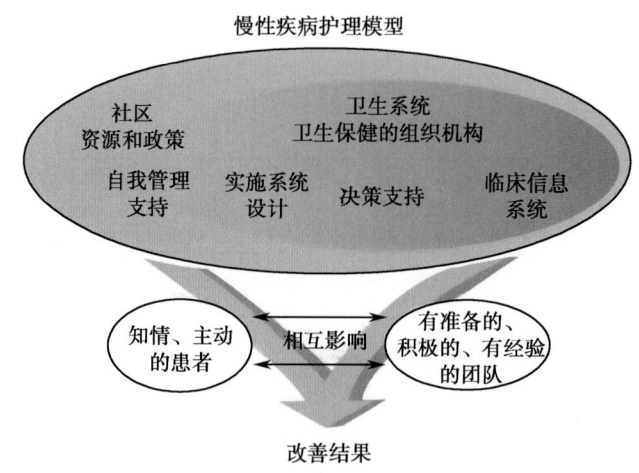

图 84-6-1 慢性疾病管理模型

注：来源于 http://www.improvingchroniccare.org/index.php？p=Chronic+Car e+Model&s=124

Wagner EH.Chronic disease management：What will it take to improve care for chronic illness？ Effective Clinical Practice.1998；1(1)：2-4。

84.6.1 慢性疾病管理模型的组成部分

1. **自我管理支持** 患有慢性疾病的患者需要支持和信息来有效地管理自己的健康。这包括关于疾病病理生理学和行为决定因素的信息,帮助建立自我管理技能,以及来自护理团队成员的持续支持。为了做到这一点,考虑在临床实践中纳入以下内容。

- 对提供者和其他关键人员进行如何帮助患者实现自我管理目标的培训。
- 使用有效的循证自我管理工具。
- 使用团体访问来支持自我管理。

- 与患者合作制订并记录自我管理目标。
- 跟进并监控自我管理目标。

2. **实施系统设计** 向慢性疾病患者提供医疗服务不仅要确定患者需要什么样的干预措施；还要明确团队成员的角色和任务，以确保患者得到适当的护理；并确保所有相关人员都能获得关于患者状况的最新重要信息；此外，还要将实施随访作为标准程序。

在精心设计的实施系统中，临床医师会根据患者的个人需求和自我管理目标，提前计划好咨询方案。在团体访问中，1组患者前来就诊，并与其他有类似健康问题的患者会面。还可以对非医疗人员进行培训，依据标准流程提供管理。考虑以下方法。

- 有计划的互动，以支持基于循证证据的管理。
- 为每个患者制订个性化的和灵活的治疗时间表/计划，管理团队成员可以随时跟进和修改。
- 确定角色并在团队成员之间分配任务。

3. **决策支持** 治疗决策应基于明确的、经过验证的指南，理想情况下应以易于获取和使用的方式融入日常临床实践。考虑以下方法。

将循证指南融入日常临床实践中，并将更新的方案、表格、患者教育和医嘱整合到 EMR 中。

- 整合专家专业知识和初级保健。
- 使用已被证实的健康教育方法。
- 与患者共享循证指南和信息，以鼓励患者参与。

4. **社区支持** 社区计划和组织可以支持预防策略或扩大卫生系统对慢性病患者的护理，可以更积极地利用，因为生活方式医学要求的许多改变是长期持续的，并且经常影响患者的社交领域。确定可以提供项目的州、地方机构、学校、宗教组织、企业和俱乐部，与生活方式医学的目标相协同，对其分配责任，共同努力提高以取得远期成效的可能性。考虑以下方法。

鼓励患者参加有效的社区项目。

- 与社区组织建立合作伙伴关系，支持和制订干预措施，填补所需服务的空白。
- 向社区和社区项目告知干预工作的有效性、统计数据、生物指标的改善、节约的成本以及个人故事。

资源

http://www.ihi.org/resources/Pages/Changes/ChangestoImproveChronicCare.aspx

在一项评估慢性疾病管理模式（chronic care model，CCM）有效性的系统综述中，大多数论文确定了 CCM 要素的实施与改善慢性疾病患者的医疗保健服务或其健康结局之间的关联性[53]。但是，由于实施过程的可变性,很难清楚地确定这 8 个 CCM 要素的最佳组合,从而提高医疗保健服务或改善健康结局。

最常用的要素是自我管理支持,包括制订管理指南和个体化患者行动计划,个人咨询或指导,疾病管理教育计划,赋能、目标设定和激励计划以及使用支持小组等干预措施[54]。

有效的生活方式医学实施模型的设计,对生活方式医学从业者尤其重要,因为基于团队的方法对于可持续的结果是不可或缺的,从登记流程到生活方式生命体征的收集、咨询、检查和随访,它为参与管理的团队成员规定了明确的角色。这个跨学科的护理团队应该是一个互补加强的结合,倡导在慢性疾病的治疗中改变生活方式,同时支持高度的自我效能感和自我管理,这两者都与更好的治疗依从性和改善的健康结局相关[55]。

84.6.2 有效项目实例

慢性疾病管理模型中描述的方法是协作和基于证据的共享决策。通过评估采用这种方法的项目表明,这种结构显然适合多种办公环境下的生活方式医学临床医师,通过利用患者、员工和社区的支持,实现全面、多管齐下的有效目标。

在一份报告中,对改变卫生专业人员行为的策略和促进超重或肥胖患者减肥的管理组织,评价其有效性,发现与标准管理相比,全科医师的教育干预措施可以使患者 1 年后体重平均减少 1.2kg。然而,如果由医师-营养师团队提供管理,患者 1 年后可能会减掉更多体重,多达 6kg[56]。另一项研究表明,在初级保健的跨学科体重管理中,牢固的临床关系和有意的沟通策略,医患间共享信息是对这些疾病进行跨学科管理的基础[57]。

在一项澳大利亚的综合诊疗实践中,生活方式干预包括使用简短的生活方式咨询进行健康检查,并将高危者转诊,让其与运动生理学家或营养师进行 1~2 次的单独会面和 6 次小组会面。结果表明,即使参加了最少数量的小组会面,干预组的受试者也增加了体力活动水平并减轻了更多的体重。执业护士的参与对维持干预至关重要。这个综合模式表明,医师咨询会带来一些好处,但是基于小组的方法可能会带来更多的远期改善。缺乏针对高风险血管疾病患者的转诊服务将不利于生活方式的改变[58]。

在阿肯色州一项老年中心老年人糖尿病预防计划(diabetes prevention program,DPP)中,建立了一个基于循证生活方式干预的健康教育转化器,对其干预效果和成本进行分析发现,受试者在 4 个月时平均减重 3.7kg,这为临床环境之外的生活方式医学系统设计提供了一种有效的工具[59]。鉴于已证实的生活方式干预有效性,与现有社区场所合作实施可以提供一种成本效益高、易于获得的机制,特别是对没有空间提供团体访问或健康教育的机构。

跨学科合作资源

www.eatright.org

https://www.ideafit.com/find-personal-trainer

www.medicalfitness.org

84.7 生活方式医学自动化办公系统

84.7.1 信息系统

信息系统支持生活方式医学的基本流程,可以对其进行修改,以便能够主动识别患者,促进生活方式医学干预决策支持,并跟踪进展。这些信息系统可能存在于现有的电子病历中,并可与跟踪生活方式行为的其他资源(如每日步数测量、营养、正念训练、睡眠和其他健康相关数据)同时使用。许多应用程序可供患者跟踪这些信息。设计一个能够整合这些数据并供团队成员日常使用的自动化办公系统,是门诊之外的下一代生活方式医学护理模式的关键组成部分。

84.7.2 共享医疗资源

团体访问的价值在于,临床医师在后续慢性疾病管理访视中更频繁地看到更多患者,而且临床团队可以进行更积极和协调的互动。患者获得的好处包括:及时获得治疗,与医师和临床团队有更多的时间相处,回答他们可能不想问的问题(因为小组中的其他人会问),从其他患者的故事和经历中获得动力,更强的患者教育和关注心理社会问题,行为学家/心理学家(以及执业护士和其他人)的专业技能帮助更好地满足心理社会需求,持续的个性化护理(因为每个患者的独特医疗需求都是单独解决的),更密切的后续管理,以及更高的患者和医师满意度[60]。

84.7.3 社区和数字联系

基于社区资源的转诊网络是综合生活方式医学临床系统设计的一个重要组成部分,因为当地可能会提供一些项目,而这些项目提供的管理可能不适于纳入临床实践。糖尿病预防计划(DPP)就是一个这样的例子[61],该计划在各区域设有多个实施地点,也可以通过网络系统在线完成。

在线社区还扩大了许多生活方式医学干预的途径,可以成为患者随时可用的资源,帮助提供健康教育和社会关系,鼓励临床环境之外的生活方式改变。在一项相关研究中显示了增加可及性的优势,社交媒体和mHealth技术能够以低成本扩大和吸引人群,发展支持性的社交网络,连接患者和提供者,鼓励坚持癌症管理,并收集大量数据以推进癌症研究。在大量迅速发展的研究工作中,最佳方案还有待开发[62]。

84.8 生活方式医学质量改进

2010年发表在*JAMA*的一篇文章提出,对生活方式医学过程和结果的衡量是另一项核心问题,目的是提高个人和群体的生活方式干预的质量。数据收集和分析可以评估患者的当前状况以及健康行为变化。跟踪多位患者的进展可以分析系统的有效性并确定薄弱环节。生活方式医学质量改进的一个关键方法,是常制订包括计划、实施和评估干预措施,以确定可以改进过程和结果的方案。确定一个团队成员或委员会来收集医疗记录和图表审核,有助于这一过程,并在系统内建立责任制。

84.8.1　流程图

生活方式医学临床实践的独特之处在于,多个医师可能参与包括多种干预措施在内的持续管理,如营养、体适能和压力管理。了解流程具有重要意义,可以减少不必要的临床步骤,从而形成一个高效的系统,使用简单的工作流程图即可提供高效的生活方式医学解决方案。具体步骤包括以下内容。

1.使用流程图设计当前流程。

- 流程图是流程设计的主要类型,由箭头、圆圈、菱形、方框、椭圆或矩形等符号组成。它使用可视化的图表识别涉及的流程和决策点。此过程中的步骤包括以下方面。

(1)确定边界。

1)流程从哪里开始?

2)流程在哪里结束?

(2)列出步骤。

1)使用动词描述任务。

2)流程图既可以展示足够的信息来了解整个流程,也可以详细说明每个有限作用点和决策点。

(3)按步骤顺序进行。

1)使用便利贴,以便移动任务。

2)之后绘制箭头。

(4)绘制适当的符号。

1)从基本符号开始。

2)椭圆形显示开始流程的输入或流程结束时的输出。

3)方框或矩形框显示流程中执行的任务或活动。

4)箭头显示流程方向。

5)菱形显示过程中要回答是/否或需要做出决策的节点。

6)通常,活动框中只有一个箭头。如果有多个箭头,则可能需要一个决策菱形。

7)如果有反馈箭头,请确保反馈环路闭合;也就是说,它应该带您回到输入框。

2. 确保每个团队成员都已审核该流程,以确保其包含了所有步骤。

3. 分析过程。

(1)哪些步骤必不可少,哪些步骤可以增加价值?

(2)哪些步骤不会增加价值(可以删除)?

(3)哪些步骤不会增加价值,但无法避免(可能需要长期解决方案)?

有助于创建流程图的问题包括以下内容。

- 这些步骤是以标准化的方式完成还是因执行的团队成员不同而此步骤有所不同?
- 对于个人而言,什么是最有效的方法?
- 步骤中是否有不必要的重复或顺序错误?
- 是否存在经常发生错误的流程步骤?

流程图非常适合下一步的质量改进,可以识别和评估必要的更改。

资源

https://www.fpm.iastate.edu/worldclass/process_mapping.asp

84.8.2 计划 – 执行 – 研究 – 行动

医疗质量改进的一个常用结构是计划 – 执行 – 研究 – 行动(plan-do-study-act,PDSA)方法[63]。此工具可在短时间内实现小规模改进。在计划阶段是确定目标并制订计划,明确干预的对象、内容、时间和地点。明确定义因果假设有助于指导预测周期。这可以在每个改进周期中对基本假设进行细化。在执行阶段,执行并记录计划,对初始数据进行分析,以便立即进行必要的修改。在研究阶段,对完整的数据进行分析,与预测结果进行比较,并对该过程中吸取的经验教训进行评价和总结。在随后的行动阶段,根据反思性和建设性的评估,制订、放弃或修改干预措施。然后,可将修正内容添加到选定的工作流程中。以下是 PDSA 循环示例。

- 计划
  - 我们要改善什么? 采集生活方式的重要信息。
  - 我们应该测试什么变化? 医疗助手在标有所有生命体征要素的病历中进行数据采集;医师将在接诊时检查此数据。
  - 预期的结果是什么? 至少 90% 的图表将包含此数据(某些患者可能拒绝或提供不完整的回答)。
  - 从理论上讲,具有书面提示以及让助手和医师核查数据,将提高数据的完整性。
- 执行
  - 将理论付诸实践,绘制流程图。
    - 例如,患者到达;前台人员帮助患者办理手续(保险 / 账单);助手将患者带到检查室,询问生活方式以及标准生命体征;助手在图表中记录数据(纸质版或电子版);医师检查图表并补全所有缺少的信息。
  - 开展小规模实验或预实验,在此基础上进行修改。
    - 例如,在一个门诊日对每个患者执行上述过程。
  - 使用定性和定量数据评估变化。
    - 例如,收集当天所有患者的图表;在跟踪日志中输入结果(采集每个患者的所有生命体征)。

- 研究
  - 评估并确定成功率。
    - 例如,分析诊治的所有患者中,所能收集到生命体征数据的数量;计算完成百分比;采访助理和医师,了解过程、进展是否顺利以及需要改进的地方。
  - 确定需要对新流程进行的修改(如果有)。
    - 例如,如果结果显示生命体征采集只完成70%,则比较生命体征完整和不完整患者的情况;您会发现,生命体征信息不全的患者通常是在医师快下班时来诊所看诊的人。
- 行动
  - 采用更大规模的试验。
  - 根据经验教训进行调整。
  - 尝试不同的东西。
    - 例如:您决定让患者在候诊室中填写一张表格来回答生活方式中的重要问题,然后交给医疗助理进行检查并放在图表中。

PDSA周期需要快速计划、变更的小规模测试和评估结果的时间,以便在多个周期的更迭过程中进一步改进。最佳终点很少出现在一种实施方式之后;灵活和适应性是提高LM临床过程的核心。

84.8.3　根本原因分析

质量改进的另一个工具,是通过分析潜在原因来理解我们产生某些结果的根本原因[64]。鱼骨图可用于识别导致原因,并且可以直观地展现。在收集关于根本原因的综合观点,以及深入挖掘发生事件方面,管理团队的参与十分重要。这个问题需要明确定义,然后从综合视角讨论所有可能的原因,在这一阶段并没有提供解决方案。然后,所有这些原因都被记录下来或输入到电子程序中。问题位于鱼的开头。各类别作为各个分支,指向鱼身体的中心线,代表诸如设备、过程、人员、材料、环境、管理、通信、政策和患者等。随后团队讨论并分析结果图:是否有重复的原因?大多数原因都属于同一类吗?确定了一些需要解决的原因后,团队将对可能的解决方案进行审查。然后使用PDSA循环应用选定的解决方案。

这些资源属于一个更大的概念,即生活方式医学临床过程是一个持续不断的、迭代的过程,具有质量改进的基本文化。根据测量结果调整角色和程序以及开放创新方面保持灵活性,是塑造下一代管理模式的关键。这些过程是成功改善生活方式医学实践的关键,因为生活方式医学的变量非常多,因此前瞻性地定义最佳实践具有挑战性。

资源

流程图:https://www.draw.io/

PDSA循

http://www.ihi.org/resources/Pages/Tools/PlanDoStudyActWorksheet.aspx

鱼骨图

http://www.ihi.org/resources/Pages/Tools/CauseandEffectDiagram.aspx

84.9　临床路径结论

人一生中可能只有很短的时间在医院接受临床治疗,所以生活方式医学临床流程的设计应确保能够促进日常生活环境中真正有益的生活方式改变,这是生活方式医学从业者面临的核心挑战。被动管理模式通常在促进医疗提供者之间的合作,或让患者充分参与主动管理的方面做得不好。有效的主动管理系统可以使人认识到,在进行传统的全面初步评估之后,获得最佳结果需要进行的不仅仅是季度随访。此外,跟踪生活方式医学生命体征、频繁就诊(可能会进行团体访问)以及各种激励和记录必要行为改变的系统,是生活方式实践的关键。这需要充分利用系统中的合作伙伴,无论是同办公室的卫生专业人员还是社区的专家,需要向其提供一致的信息以及所需的社会和教育资源,以支持患者终身选择健康生活方式。同时,生活方式医学机构必须不断努力改进办公系统、干预实践以及具有激励患者改变和维持最健康的生活方式选择的能力。

84.10　总结

从患者的角度来看,理想的生活方式医学临床实践经验将从建立可信赖的关系开始。一种现代方式包括:在第1次就诊之前,通过利用在线工具评估生活方式,开始有关健康和幸福的对话。在初次就诊时,最好向参与管理的团队成员介绍,以便开始建立与医疗机构团队联系,并注意生活方式医学方法的一致性和综合性。收集生活方式的重要信息,不仅要收集传统指标,还要评估营养、睡眠、体适能和幸福指标,从而使团体的作用更加突出。在完成了包括体格检查、健康评估和实验室检查在内的初始评估后,临床医师便能够根据患者自身的价值观和喜好定制个性化的生活方式医学处方。为了真正将计划付诸行动,临床医师和机构演变为长期的关系,利用基于证据的数字工具来协助跟踪和教育,同时确定社区中可用于协助生活方式行为改变愿景的资源。这种以患者为中心的流程,定义了生活方式医学方法,并使生活方式医学临床医师能够通过构建终身关系模型来满足现代需求,这种模型已经受了时间考验。

（Ingrid Edshteyn,DO,MPH　著　孙天童　宋纯理　译　王宝璐　校）

参考文献

1. Lianov, Liana, and Mark Johnson. "Physician competencies for prescribing lifestyle medicine." *JAMA* 304.2 (2010): 202–203.
2. https://epss.ahrq.gov/PDA/index.jsp
3. Coleman, Karen Jacqueline, et al. "Initial validation of an exercise "vital sign" in electronic medical records." *Medicine and Science in Sports and Exercise* 44.11 (2012): 2071–2076.
4. Grant, Richard W., et al. "Exercise as a vital sign: A quasi-experimental analysis of a health system intervention to collect patient-reported exercise levels." *Journal of General Internal Medicine* 29.2 (2014): 341–348.
5. Strath, Scott J., et al. "Guide to the assessment of physical activity: Clinical and research applications." *Circulation* 128.20 (2013): 2259–2279.
6. Van der Ploeg, Hidde P., et al. "Sitting time and all-cause mortality risk in 222 497 Australian adults." *Archives of Internal Medicine* 172.6 (2012): 494–500.

7. Dunstan, David W., et al. "Breaking up prolonged sitting reduces postprandial glucose and insulin responses." *Diabetes Care* 35.5 (2012): 976–983.
8. Bravata, Dena M., et al. "Using pedometers to increase physical activity and improve health: A systematic review." *JAMA* 298.19 (2007): 2296–2304.
9. Dewa, Carolyn S., et al. "Walking for wellness: Using pedometers to decrease sedentary behaviour and promote mental health." *International Journal of Mental Health Promotion* 11.2 (2009): 24–28.
10. Riebe, Deborah, et al. "Updating ACSM's recommendations for exercise preparticipation health screening." *Medicine and Science in Sports and Exercise* 47.11 (2015): 2473–2479.
11. Warburton, Darren E.R., Crystal Whitney Nicol, and Shannon S.D. Bredin. "Health benefits of physical activity: The evidence." *Canadian Medical Association Journal* 174.6 (2006): 801–809.
12. Warburton, Darren E.R., and Shannon S.D. Bredin. "Health benefits of physical activity: A systematic review of current systematic reviews." *Current Opinion in Cardiology* 32.5 (2017): 541–556.
13. Riebe, Deborah, et al. "Updating ACSM's recommendations for exercise preparticipation health screening." *Medicine and Science in Sports and Exercise* 47.11 (2015): 2473–2479.
14. https://dietassessmentprimer.cancer.gov/profiles/questionnaire/
15. http://www.ucdenver.edu/research/CCTSI/programs-services/ctrc/Nutrition/Documents/Food_Frequency_Questionnaires.pdf
16. Burke, Lora E., Jing Wang, and Mary Ann Sevick. "Self-monitoring in weight loss: A systematic review of the literature." *Journal of the American Dietetic Association* 111.1 (2011): 92–102.
17. West, Joshua H., et al. "Controlling your "app" etite: How diet and nutrition-related mobile apps lead to behavior change." *JMIR mHealth and uHealth* 5.7 (2017): e95.
18. Kingston, Dawn, et al. "Pregnant women's perceptions of the risks and benefits of disclosure during web-based mental health E-screening versus paper-based screening: Randomized controlled trial." *JMIR Mental Health* 4.4 (2017): e42.
19. Brodey, Benjamin B., et al. "Assessing the equivalence of paper, mobile phone, and tablet survey responses at a community mental health center using equivalent halves of a 'gold-standard' depression item bank." *JMIR Mental Health* 4.3 (2017): e36.
20. Gilbody, Simon, et al. "Screening for depression in medical settings with the Patient Health Questionnaire (PHQ): A diagnostic meta-analysis." *Journal of General Internal Medicine* 22.11 (2007): 1596–1602.
21. Manea, Laura, et al. "Identifying depression with the PHQ-2: A diagnostic meta-analysis." *Journal of Affective Disorders* 203 (2016): 382–395.
22. Jordan, Pascal, Meike C. Shedden-Mora, and Bernd Löwe. "Psychometric analysis of the Generalized Anxiety Disorder scale (GAD-7) in primary care using modern item response theory." *PLoS One* 12.8 (2017): e0182162.
23. Chida, Yoichi, and Andrew Steptoe. "Positive psychological wellbeing and mortality: A quantitative review of prospective observational studies." *Psychosomatic Medicine* 70.7 (2008): 741–756.
24. Sin, Nancy L. "The protective role of positive wellbeing in cardiovascular disease: Review of current evidence, mechanisms, and clinical implications." *Current Cardiology Reports* 18.11 (2016): 106.
25. Pavot, William, and Ed Diener. "The satisfaction with life scale and the emerging construct of life satisfaction." *The Journal of Positive Psychology* 3.2 (2008): 137–152.
26. Lyubomirsky, Sonja, and Heidi S. Lepper. "A measure of subjective happiness: Preliminary reliability and construct validation." *Social Indicators Research* 46.2 (1999): 137–155.
27. Chinni, Mary. "Subjective happiness scale." In *Encyclopedia of Quality of Life and Wellbeing Research*. Springer, Netherlands, 2014. pp. 6420–6423.
28. Howell, Ryan T., et al. "A validation of wellbeing and happiness surveys for administration via the internet." *Behavior Research Methods* 42.3 (2010): 775–784.
29. Zou, Tao, Chenghan Wu, and Xiaodu Fan. "The clinical value, principle, and basic practical technique of mindfulness intervention." *Shanghai Archives of Psychiatry* 28.3 (2016): 121–131.
30. Goldberg, Simon B., et al. "Mindfulness-based interventions for psychiatric disorders: A systematic review and meta-analysis." *Clinical Psychology Review.* 59 (2018): 52–60.
31. Van Dam, Nicholas T., et al. "Mind the hype: a critical evaluation and prescriptive agenda for research on mindfulness and meditation." *Perspectives on Psychological Science* 13.1 (2018): 36–61.
32. Crookston, Benjamin T., et al. "Mental and emotional self-help technology apps: Cross-sectional study of theory, technology, and mental health behaviors." *JMIR Mental Health* 4.4 (2017): e45.
33. Toro-Ramos, Tatiana, et al. "Effectiveness of a smartphone application for the management of metabolic syndrome components focusing on weight loss: A preliminary study." *Metabolic Syndrome and Related Disorders* 15.9 (2017): 465–473.
34. Grundy, Scott M. "Does a diagnosis of metabolic syndrome have value in clinical practice?" *The American Journal of Clinical Nutrition* 83.6 (2006): 1248–1251.
35. Stanley, S. Wang, MD, JD, MPH Metabolic Syndrome 3/29/2017 emedicine.medscape.com
36. Reboussin DM, Allen NB, Griswold ME, Guallar E, Hong Y, Lackland DT, Miller EP, Polonsky T, Thompson-Paul AM, Vupputuri S. "Systematic review for the 2017 ACC/AHA/AAPA/ABC/ACPM/AGS/APhA/ASH/ASPC/NMA/PCNA guideline for the prevention, detection, evaluation, and management of high blood pressure in adults: a report of the American College of Cardiology/American Heart Association Task Force on Clinical Practice Guidelines." *Journal of the American College of Cardiology* 71.19 (2018): 2176–2198.
37. Kodama, Satoru, et al. "Cardiorespiratory fitness as a quantitative predictor of all-cause mortality and cardiovascular events in healthy men and women: A meta-analysis." *JAMA* 301.19 (2009): 2024–2035.
38. http://www.umich.edu/~exphysio/mvs.241/Assig4.Pred.VOmax.pdf
39. Bennett, Hunter, et al. "Validity of sub-maximal step tests to estimate maximal oxygen uptake in healthy adults." *Sports Medicine* 46.5 (2016): 737–750.
40. Nes, Bjarne Martens, et al. "A simple nonexercise model of cardiorespiratory fitness predicts long-term mortality." *Medicine and Science in Sports and Exercise* 46.6 (2014): 1159–1165.
41. Gander, Jennifer C., et al. "Addition of estimated cardiorespiratory fitness to the clinical assessment of 10-year coronary heart disease risk in asymptomatic men." *Preventive Medicine Reports* 7 (2017): 30–37.
42. American College of Sports Medicine. *ACSM's Guidelines for Exercise Testing and Prescription*. Philadelphia, PA: Lippincott Williams & Wilkins, 2013.
43. Chang, Wen-Dien, Hung-Yu Lin, and Ping-Tung Lai. "Core strength training for patients with chronic low back pain." *Journal of Physical Therapy Science* 27.3 (2015): 619–622.
44. McGill, Stuart M., Aaron Childs, and Craig Liebenson. "Endurance times for low back stabilization exercises: Clinical targets for testing and training from a normal database." *Archives of Physical Medicine and Rehabilitation* 80.8 (1999): 941–944.
45. Garber, Carol Ewing, et al. "Quantity and quality of exercise for developing and maintaining cardiorespiratory, musculoskeletal, and neuromotor fitness in apparently healthy adults: Guidance for prescribing exercise." *Medicine and Science in Sports and Exercise* 43.7 (2011): 1334–1359.
46. Ruiz, Jonatan R., et al. "Association between muscular strength and mortality in men: Prospective cohort study." *BMJ* 337 (2008): a439.
47. Moore, Geoffrey, et al. *ACSM's Exercise Management for Persons with Chronic Diseases and Disabilities*, 4E. Philadelphia, PA: Human Kinetics, 2016.
48. Zhang, Xuanping, et al. "A1C level and future risk of diabetes: A systematic review." *Diabetes Care* 33.7 (2010): 1665–1673.
49. Bansal, Nidhi. "Prediabetes diagnosis and treatment: A review." *World Journal of Diabetes* 6.2 (2015): 296.
50. Bansal, Nidhi. "Prediabetes diagnosis and treatment: A review." *World Journal of Diabetes* 6.2 (2015): 296.
51. American Diabetes Association. "2Classification and diagnosis of diabetes." *Diabetes Care* 39.Supplement 1 (2016): S13–S22.
52. Lianov, Liana, and Mark Johnson. "Physician competencies for prescribing lifestyle medicine." *JAMA* 304.2 (2010): 202–203.
53. Wagner EH. Chronic disease management: What will it take to improve care for chronic illness? *Effective Clinical Practice* 1.1 (1998): 2–4.
54. Davy, Carol, et al. "Effectiveness of chronic care models: Opportunities for improving healthcare practice and

health outcomes: A systematic review." *BMC Health Services Research* 15.1 (2015): 194.
55. Davy, Carol, et al. "Effectiveness of chronic care models: Opportunities for improving healthcare practice and health outcomes: A systematic review." *BMC Health Services Research* 15.1 (2015): 194.
56. Wagner, Edward H., et al. "Improving chronic illness care: Translating evidence into action." *Health Affairs* 20.6 (2001): 64–78.
57. Flodgren, Gerd, et al. "Interventions to change the behaviour of health professionals and the organisation of care to promote weight reduction in overweight and obese adults." *The Cochrane Library* (2010).
58. Harris, Mark F., et al. "A cluster randomised controlled trial of vascular risk factor management in general practice." *The Medical Journal of Australia* 197.7 (2012): 387–393.
59. Krukowski, Rebecca A., et al. "Examination of costs for a lay health educator-delivered translation of the Diabetes Prevention Program in senior centers." *Preventive Medicine* 57.4 (2013): 400–402.
60. Noffsinger, Edward B. *Running Group Visits in Your Practice*. New York, NY: Springer Science & Business Media, 2009.
61. https://www.cdc.gov/diabetes/prevention/index.html
62. Prochaska JJ, Coughlin SS, Lyons EJ. "Social media and mobile technology for cancer prevention and treatment." *American Society of Clinical Oncology Educational Book* 37 (2017): 128–137.
63. Taylor MJ, McNicholas C, Nicolay C, Darzi A, Bell D, Reed JE. "Systematic review of the application of the plan–do–study–act method to improve quality in healthcare." *BMJ Quality & Safety* 23.4 (2014):290–298.
64. Boussat B, Seigneurin A, Giai J, Kamalanavin K, Labarère J, François P. "Involvement in root cause analysis and patient safety culture among hospital care providers." *Journal of Patient Safety* 10 (2017).

第85章 | 生活方式医学帮助实现最佳睡眠

目录

要点／1287

85.1 睡眠对健康至关重要／1287

85.2 睡眠与慢性疾病／1287

85.2.1 BMI 超标和代谢紊乱／1287

85.2.2 心血管疾病／1288

85.2.3 情绪障碍／1288

85.2.4 炎症性疾病／1288

85.2.5 癌症／1289

85.3 与睡眠相关的昼夜节律／1289

85.3.1 睡眠与光线／1289

85.3.2 睡眠和体温调节／1290

85.4 睡眠评估／1290

85.5 最佳助眠生活方式处方／1291

85.5.1 睡眠的光暴露干预／1292

85.5.2 改善睡眠的饮食习惯／1293

85.5.3 睡眠的热调节干预／1293

85.5.4 正念训练和认知行为疗法干预睡眠／1294

85.6 结论／1294

临床应用／1294

参考文献／1295

要 点

- 睡眠障碍与多种慢性疾病有关,包括代谢性疾病、心血管疾病、炎症、情绪变化和癌症。
- 生物的昼夜节律提供了充分的科学理论基础,帮助我们理解睡眠与慢性疾病的联系,在减轻睡眠障碍、增强睡眠的恢复和治疗效果方面,提供了多种生活方式干预方法。
- 光照的时间和强度对睡眠质量有深远的影响,许多生活方式的简单改变就可以优化睡眠与光照的关系。
- 基于昼夜节律的饮食、温度、活动和应对的干预措施为增强睡眠的治疗效果提供了额外的生活方式策略。

85.1 睡眠对健康至关重要

尽管人们近1/3的时间处于睡眠状态,但仍需了解人为什么需要睡眠,入睡的原因,以及如何改善睡眠从而给健康带来更多的好处。有越来越多的证据证明,睡眠不足和很多的慢性疾病密切相关。慢性疾病发病率的增加与睡眠时间显著减少趋势一致。在过去的40年中,美国成人每晚的平均睡眠时间下降了近30%。除了平均睡眠时间明显减少外,近5 000万美国成人都认为很难获得安静的睡眠[1]。

尽管很多慢性疾病的病因是多方面的,有充分的证据表明,睡眠不足和睡眠质量差都是重要的负面因素。不过好消息是,生活方式医学可以通过生活方式干预来帮助患者获得更多更高质量的睡眠,从而实现睡眠的治疗潜力。本章将描述高发的慢性疾病与睡眠不足之间的相关性,综述影响睡眠的生活方式因素,探索增强睡眠治疗能力的生活方式及具体干预措施。

85.2 睡眠与慢性疾病

85.2.1 BMI 超标和代谢紊乱

大量证据表明,睡眠时间短会对食欲和新陈代谢产生不利影响,主要导致食欲增加和觅食行为[2]。该效应的可能机制是脂肪细胞中的一种食欲抑制激素——瘦素释放的减少。在一项研究中,健康的志愿者夜间仅睡4h,在此期间他额外摄入了300~500kcal能量,主要是富含碳水化合物的食物。其他研究也表明,睡眠不足会导致夜间皮质醇水平升高,并伴有血糖升高[3]。

睡眠时间缩短的潜在机制,可能是白天低光照对代谢产生的不利影响。这基于进化理论和昼夜节律生物学:在非赤道地区食物最丰富、日照时间更长的夏季,人们为了适应冬季食物稀缺,通常食欲增加并寻求食物,也为冬天储备能量。同样,冬季较低的光照水平会减缓新陈代谢,有助于冬季人体能量储备[4]。

而体重控制和健康饮食是仅次于代谢的与睡眠不足相关的因素。研究发现,睡眠不足与冲动控制能力降低有关。而冲动控制能力的降低可能会增加垃圾食品摄入和过度饮食,从而增加超重和代谢紊乱的风险[5]。

85.2.2　心血管疾病

睡眠不足与心血管疾病(cardi vascular disease,CVD)的关联,主要体现在与高血压和冠状动脉疾病的关系。流行病学研究发现,睡眠对心血管健康十分重要。早期线索来自2种疾病的发病率在夜班工人中显著增加。研究还发现睡眠不足与交感神经兴奋性和血管张力的增加有关,随着时间延长,可能会增加患 CVD 的风险[6]。

在高血压和睡眠关系方面,我们发现血压调节正常的标志之一是在睡眠周期的中间出现血压的最低点。睡眠时间短与睡眠中途血压下降的幅度减弱有关。目前发现血压最低点的减弱或缺失,预示着白天血压会出现临床意义的升高。此外,睡眠不足引起的血管张力增加和交感神经兴奋作用似乎继发于夜间睡眠减少。这可能是因为内皮型一氧化氮产生的减少,它在夜间血管舒张和睡眠的恢复性慢波阶段起着至关重要的作用[7,8]。

从冠状动脉疾病(coronary artery disease,CAD)和睡眠关系来看,不良睡眠可能增加冠状动脉功能障碍的风险,其原因似乎源于内皮细胞炎症。研究表明,仅仅一晚的睡眠不足就可以使内皮细胞炎症和黏附的标志物增加。如下所述,研究还发现睡眠障碍与白细胞介素-6(interleukin-6,IL-6)和肿瘤坏死因子(tumor necrosis factor,TNF)的增加有关,而 IL-6 和 TNF 的增加又与心力衰竭的风险正相关[9]。

85.2.3　情绪障碍

睡眠障碍与多种不良情绪变化有关,包括负面情绪增加、焦虑增加、应激反应增强、人际冲突增加以及积极影响减少。虽然很难分辨出睡眠不足是否是情绪障碍的诱因或结果,但一些前瞻性研究发现,睡眠障碍会增加焦虑抑郁症的患病风险及未来的发展概率,尤其对青少年而言[10,11]。

85.2.4　炎症性疾病

如上所述,短期和长期睡眠不足都与许多炎症标志物,例如 IL-6、C 反应蛋白(C-reactive protein,CRP)的增加有关,在某些情况下,TNF 也可以通过增加转录活性促发炎症。研究发现,这种作用在女性和社会孤立者中要更加明显。从广义上讲,睡眠不足的促炎作用可以解释睡眠障碍和许多慢性疾病之间的联系,包括 CAD、2 型糖尿病、类风湿关节炎、多发性硬化、癌症和抑郁症等[9]。

meta 分析发现,睡眠障碍对促炎标志物升高水平的影响,要大于吸烟、久坐行为和低社会经济地位。相应的,消除睡眠障碍所引起的 IL-6 和 CRP 绝对值变化,等同于有氧训练和健康饮食干预所引起的改变[5]。

85.2.5 癌症

夜班工作与多种癌症（包括乳腺癌、前列腺癌和结肠恶性肿瘤）的风险增加相关。还有研究探索了夜间暴露于灯光下与乳腺癌发病率之间的关系，发现他们呈现正相关。其中可能的生理机制是睡眠障碍与DNA损伤（DNA damage response，DDR）相关基因活性的增加相关。同样，许多甲基化和去甲基化DNA修复过程发生在睡眠期间，并可能因睡眠不足而被打乱。另一种可能促成睡眠障碍和癌症之间联系的机制是在睡眠减少或患有睡眠障碍后，人体中的细胞周期停滞和细胞衰老增多[12,13]。

85.3 与睡眠相关的昼夜节律

有几种不同的生理学理论基础可以用来研究和理解睡眠，昼夜节律生物学为优化睡眠提供了依据，尤其适用于生活方式医学。

尽管昼夜节律生物学处于从基础科学到临床应用转换的早期阶段，但这个领域发展迅速，出现了大量的研究，它为上述许多疾病与睡眠的相关性提供了生理学依据。

关于昼夜节律生物学如何为生活方式干预睡眠提供治疗准则，本章仅进行简单概述，但即使是简化的理解，也提供了一系列生活方式干预手段，帮助优化睡眠、改善健康。

85.3.1 睡眠与光线

从本质上讲，睡眠-觉醒周期是昼夜节律系统最基本的表现之一。同样，白天和黑夜12h交替是睡眠-觉醒周期的主要调节器，这与睡眠-觉醒周期的基础自然属性是一致的。

几十年来，人们都知道，黄昏和黑暗诱导褪黑素在夜间从松果体分泌，这与嗜睡和睡眠密切相关。许多研究中也证实，即使是昏暗的光线（例如来自背光屏幕和数字显示器的光线）也会抑制褪黑素的分泌。抑制程度取决于以下几个因素：光的亮度、持续时间、光线的光谱和白天光线的暴露量[14]。其中，前2个因素相对简单：暴露时间越长（或光越亮），褪黑素被抑制的持续时间越久，程度越大。关于光的光谱，在过去的10年中已经研究得更加清楚，光的蓝色光波越多（约480nm），对褪黑素的抑制作用越强。在应用中，这意味着单色蓝光（例如家电显示器所产生的蓝光）会产生最强的抑制作用；冷白光（例如由卤素灯和荧光灯泡所产生的）以及LED背光屏（例如计算机、电话和电视屏幕）的抑制性不如单色蓝光；而暖白光（例如由白炽灯产生的）以及温暖的白色灯泡和烛光对人体的抑制作用最小[15]。相反，事实证明，白天的光线暴露对夜间褪黑素的抑制有相反的影响。研究发现，白天低水平光照（例如平常的室内照明产生的光照水平）会增加夜间光暴露受抑制的褪黑素的敏感度。尽管室内照明可能看起来很亮，但实际上室内照明的亮度要比日光低2~3个数量级，阳光通过云层扩散也是如此。因此，每天暴露在阳光下，即使是透过云层的阳光，也可以抵御由于夜间光照带来的褪黑素分泌抑制[16]。

85.3.2 睡眠和体温调节

昼夜节律系统的另一个特征是体核温度（core body temperature，CBT）的昼夜变化，这个功能极大地影响睡眠及质量。人体健康的体核温度可以在2℉（2℉＝-16.666 666 667℃）上下波动，在睡眠中会达到最低点，在下午晚些时候达到最高峰。睡眠中皮肤血管的急剧扩张导致热量从皮肤表面释放到空气中，进而引起体核温度下降。这种皮肤血管扩张与睡意密切相关。热量持续通过皮肤释放，在入睡后可以持续约4h[17,18]。

皮肤血管舒张不足时会对入睡和维持睡眠造成阻碍。例如，患有血管痉挛的人几乎都有过失眠的经历，并且难以入睡和维持睡眠。糖尿病继发的微血管损伤也被认为是糖尿病患者普遍出现睡眠障碍的原因。交感神经过度兴奋、水分不足、白天久坐以及睡前摄入过多的碳水化合物和钠，都会破坏CBT降温的有效性并影响睡眠质量[19,20]。

85.4 睡眠评估

无论是否对患者实施生活方式干预措施来满足一级、二级或三级预防需求，睡眠评估都是生活方式医学评估的基石。

首先，应考虑的是每24h内的睡眠时长，其中大多数患者需要7~9h。少于6h和超过9h都属于极端睡眠时长，与健康不良影响和慢性疾病具有强相关性。当患者报告24h内的睡眠时长不到7h，要重点区别睡眠时间是主动减少的，还是由于入睡困难或者易醒造成的减少。其次，应该针对主观睡眠质量进行评估，特别是评估睡眠周期的完整性以及主观感觉睡眠对精力恢复的作用。对个人报告的睡眠质量较差的情况，应探究其受干扰的睡眠阶段（睡眠开始时、睡眠维持中、睡眠补偿时）以及睡眠障碍困扰患者的程度。

对于任何报告睡眠中断或睡眠后无法恢复精力的患者，都应询问其白天的疲倦程度。白天疲劳很严重的应该进行阻塞性睡眠呼吸暂停（obstructive sleep apnea，OSA）评估，特别是在患者存在BMI超标和高血压的情况时。STOP筛查工具可以帮助识别有OSA风险的患者：S为鼻鼾声音大；T代表疲倦；O代表睡眠中被观察到呼吸暂停；P代表高血压，存在其中2个或多个因素时，应转诊进行OSA评估和睡眠研究。

此外，需要记录日常上床、起床的时间和规律。为了帮助选择适宜的生活方式干预措施改善睡眠，有必要区分患者是主观意愿引起的睡眠不规律和睡眠缩短，还是由于睡眠障碍等非主观意愿原因引起的睡眠缩短。

在基本了解患者的睡眠时长、睡眠质量、睡眠规律、OSA风险和改善目标后，应评估影响睡眠疗效的重点的生活方式部分（表85-4-1）。这些生活方式包括：与昼夜光暴露有关的生活方式习惯，用餐时间和膳食结构等饮食习惯，日常环境条件和影响体核温度周期变化的活动，以及日常上床前的休闲放松活动[21,22]。

表 85-4-1 睡眠的生活方式干预

生活方式行为	入睡	睡眠维持	睡到早晨	醒来
睡前低光照[1]	***	**	**	**
更多的晨光[2]	**	**	**	***
更多的午后的阳光[3]	***	***	*	**
更早吃早餐[4]	**			***
更晚吃早餐[5]			***	
早餐吃得多[6]	**		*	****
更早吃晚餐[7]	***	**		*
更晚吃晚餐[8]			**	
晚餐吃得多[9]			*	
晚餐吃得少[10]	***	**		*
晚餐少咸/辣	***	***	*	
白天多喝水	**	***	*	*
夜间少喝水[11]		**	*	
晚上未摄入咖啡碱	***	**	*	
下午未摄入咖啡碱	**	*		
晚间很少/无饮酒		**	*	**
晨练	**			
午后运动	**	***		**
晚餐前运动			**	
更多体力活动	**	**	**	**
睡前平静习惯	***	***	**	**
午夜平静习惯		****	**	
唤醒平静习惯		*	**	***
凉爽的卧室		***	**	**
温暖的床[12]	**		*	
凉爽的床		**		

注：[1] 睡前 60~90min，不使用屏幕，选择琥珀色眼镜；[2] 唤醒后 2h 内，10~20min，尤其不要比理想的唤醒时间早太多，特别是夏天；[3] 15~20min，下午 3:00 之后；[4] 在理想唤醒时间的 45min 内；[5] 在理想的唤醒时间后的 45min 内，不要进食或摄取咖啡碱；[6] 不少于 30% 的每日总热量，不漏早餐；[7] 至少在理想就寝时间之前 3h 吃完饭；[8] 不晚于理想就寝时间 2h 内，且仅在晚餐吃很少，低碳水化合物情况下；[9] 不超过每日热量的 30%；[10] 最多摄入每日热量的 30%，尤其是低碳水化合物，并且非简单碳水化合物；[11] 如果因为需要去洗手间而醒来；[12] 通常仅在手或脚发凉时才有用。

85.5 最佳助眠生活方式处方

尽管将昼夜节律生物学转换为治疗和生活方式应用仍处于起步阶段，但当前科学研究为其提供了充分的机会,使我们能够通过简单调整生活方式去改善睡眠。不管是从客观疗效还是主观体验上,这些调整都可以帮助患者获得更好的高质量睡眠。在本节中将分类讨论改善睡眠的生活方式,及其适应证和效果。

85.5.1 睡眠的光暴露干预

如上所述,睡眠的光暴露干预是最有效的睡眠时长和质量的调节因素之一。2种最常用的优化睡眠方法是:①尽量减少夜间的光线照射;②确保白天至少照射自然光30~60min,最好在清晨和傍晚。

可以通过以下方式来减少夜间的光线照射,从而增加褪黑素的分泌。

- 睡前60~90min关闭所有不必要的灯。
- 睡觉前60~90min内,避免使用带背光屏幕的设备(例如手机、电子阅读器、显示器、电视)。
- 如果不能在睡前避免使用背光设备,琥珀色的有色眼镜会滤除大部分蓝色光波,并减少屏幕光对褪黑素的抑制作用。
- 拿走或覆盖所有数字显示设备,例如闹钟和电视控制面板。
- 使用窗帘遮挡,避免路灯、汽车前灯和附近建筑物的光线照进卧室。
- 为安全起见,必须留有夜灯时,应使用尽可能低瓦数的灯泡,最好灯泡或灯盖的颜色是黄色或琥珀色(例如防虫灯泡)。
- 如果需要在晚上起床去洗手间或照看家人,请尽可能避免开灯;如果需要照明,请使用琥珀色的发光灯泡或戴琥珀色的有色眼镜以最大程度地减少蓝色光波的照射。
- 这些夜间光照的调整对以下几类人特别有效:经常熬夜的人、躺在床上后20min之内难以入睡的人和很难持续睡眠到天亮的人。对于不存在上述任何入睡或维持睡眠困扰,但在醒来以后感到没精神的人,以上方法依然有效,因为它可以在睡眠的早期阶段增强慢波睡眠。

接下来,我们将讨论与白天光照有关的改善睡眠的生活方式。可以通过调整以下日常生活方式来改善睡眠。

- 每天早上在开阔的室外空间至少待10min(每天10~20min为佳)。
- 尽可能多地待在有明亮自然光的窗户附近。
- 远离明亮的自然光时,使用明亮的室内照明(至少等于或大于150W);这对于将大部分白天时间都花在传统照明水平(例如办公楼照明)室内的人来说尤为重要。
- 睡在窗户朝东的卧室中,或使用逐渐使卧室变亮的黎明模拟闹钟。

不管是主观上的觉醒后清醒,还是客观上增强皮质醇觉醒反应,最后一项干预措施已被证明可以有效地改善从睡眠向清醒的过渡。对每天晚上睡眠时间充足但仍然难以起床,或在早晨醒来后仍感到困倦的人而言，特别有效。

其他的白天光照暴露措施对难以入睡和维持睡眠的人来说尤其有益，特别是在夜间无法避免使用强光的人[23]。

85.5.2 改善睡眠的饮食习惯

改善睡眠的另一种生活方式调节，基于进餐时间和每日总碳水化合物摄入的分配对睡眠的影响。

先从吃早餐开始，古语"早餐吃得像国王"是有道理的。因为这与皮质醇觉醒反应（cortisol awakening rise，CAR）升高有关，它会因为每天在早餐中摄入大比例的碳水化合物而得到加强。在醒来后1h以内吃早餐会进一步加强这种强化作用。以下理论可以解释早餐与增强的CAR之间的关系，在睡眠期间胃排空后，由于新陈代谢机制，人体需要一顿富含碳水化合物的餐食，而这种高碳水饮食控制CAR信号的强度。

正如本章前面所讨论的，在从睡眠到觉醒的过程中，CAR具有显著的正向作用，CAR信号越强，早晨醒来时的主观清醒程度越高。对于早上起床困难或有早晨不易清醒的人来说，在醒后1h内用早餐可能有治疗效果。此外，早餐摄入碳水化合物多，而另外2餐碳水化合物摄入量少，可以进一步解决睡眠后难以清醒的问题。对睡眠时长不足7~8h，总是提前1~2h醒来的人来说，将早餐时间推迟到睡醒后1h会有所帮助。

晚餐的用餐时间和碳水化合物总摄入量分配，也可以影响睡眠质量。有研究发现，在就寝前2h内食用晚餐和零食，都会延迟入睡的时间。当临睡前食用富含碳水化合物的食物时，这种延迟作用会更强。高碳水化合物食物对睡眠有延迟作用的理论依据是消化产热会升高体核温度（core body temperature，CBT）。如前文所述，CBT降低是入睡的重要特征，接近就寝时间如发生消化产热，CBT会在本应降低的期间内升高。

鉴于夜间进餐和入睡之间的相关性，应该避免夜间吃零食，早点吃晚餐，并且减少夜间食用富含碳水化合物的食物。这些措施对常常到很晚还失眠的人，和上床后20min入睡困难的人来说，可以有利于促眠。

另一种饮食习惯改善睡眠的方法是摄入零碳水化合物、无咖啡碱、无酒精的液体。在入睡前1h和第1个睡眠周期的前半部分，皮肤血液流量增加，这是导致CBT降低的机制。这种冷却机制的功能取决于周围血管张力的降低和心排血量的增加，最多可增加60%。当饮水不足，进而引起血管张力升高时，CBT降低可能会减弱或完全受到抑制[24-26]。

85.5.3 睡眠的热调节干预

对于入睡困难和难以维持睡眠周期内4~6h睡眠的人来说，可以利用这种水合作用与CBT降低的关系进行干预，尤其是在饮水习惯较差的情况下。睡眠时感觉冷或四肢冰凉的人，如果在一天中多饮水，可能帮助改善睡眠质量。

另一种改善睡眠时CBT降低过程的生活方式干预手段是调节卧室的环境温度。在稳定的环境温度与逐渐降低的环境温度之下,进行睡眠期间 CBT 降低的比较,发现逐渐降低环境温度与增加 CBT 降低水平和改善主观睡眠质量有关。在实际应用中,可以通过自动调温器逐渐降低卧室温度,使用更轻薄的床上用品或打开窗户使卧室温度随夜间气温下降,以提高睡眠质量。这种睡眠改善方法对难以维持整夜睡眠的人特别有效[27]。

有关 CBT 周期的另一方面是生活方式调节以提高傍晚时 CBT 峰值,同样也可能改善睡眠质量。升高 CBT 最直接的方法是在下午晚些时候或傍晚进行剧烈运动或体力活动。这种生活方式对整夜难以维持睡眠的人特别有益。需要提醒的是在睡前 60~90min 内进行运动可能会抑制 CBT 降低,而 CBT 降低对入睡非常重要[28]。

85.5.4　正念训练和认知行为疗法干预睡眠

大量失眠认知行为疗法(cognitive behavioral therapy for insomnia,CBTI)和正念冥想(mindfulness meditation,MM)训练的研究表明,这些训练对改善睡眠质量有益。在参与者夜间清醒时,这些干预措施取代了思考、解决问题和计划思维方式,使参与者集中注意力进行感知和精神放松。在线和小组形式进行 CBTI 和 MM 也是有效的。使用诸如将注意力聚焦于五感的技巧(例如关注呼吸),这样的夜间放松方法可以在睡眠所有阶段提供强化治疗,特别是对长时间清醒和无法再次入睡的人来说。虽然心灵舒缓和放松技巧对睡眠质量影响的主要作用机制尚未明确,但很有可能是因为交感神经兴奋性降低,从而导致皮肤血管扩张改善和体核温度下降[29,30]。

85.6　结论

睡眠治疗包括足够睡眠时长以及高质量睡眠。生活方式医学为生活方式处方化的实现提供了理想的环境背景,从而极大地增强了睡眠的治疗效果。无论是将睡眠强化干预作为一级预防,或者针对慢性疾病进行二级和三级预防,还是为治疗睡眠障碍,在光暴露、饮食习惯、温度调节、放松方式等方面改变生活方式,都有会显著改善睡眠疗效。

临床应用

(1)睡眠质量差与多种慢性疾病有关,包括心血管疾病、肥胖、情绪障碍和炎症性疾病。

(2)睡眠评估应成为每项生活方式医学评估的基础。

(3)每晚睡眠时间少于 6h 或超过 9h 与慢性疾病密切相关。

(4)新兴的疗法可以帮助人们获得更高质量或更长时间的睡眠,包括减少光线暴露、改善饮食习惯、温度调节和正念训练/认知行为疗法、放松技巧。使用 1 个或多个方法有助于帮助个人获得更好的睡眠,从而改善他们的健康状况。

（Virginia F.Gurley,MD,MPH　著　孙天童　宋纯理　译　林行　校）

参考文献

1. Knutson KL, Van Cauter E, Rathouz PJ, DeLeire T, and Lauderdale DS. Trends in the prevalence of short sleepers in the USA: 1975–2006. *Sleep.* 2010;33(1):37–45.
2. Nishiura C, Noguchi J, and Hashimoto H. Dietary patterns only partially explain the effect of short sleep duration on the incidence of obesity. *Sleep.* 2010;33(6):753–757.
3. Reutrakul S and Knutson KL. Consequences of circadian disruption on cardio-metabolic health. *Sleep Med Clin.* 2015;10(4):455–468.
4. Bechtold DA. Energy-responsive timekeeping. *J Genet.* 2008;87(5):447–458.
5. Banks S and Dinges DF. Behavioral and physiological consequences of sleep restriction. *J Clin Sleep Med.* 2007;3(5):519–528.
6. Rea MS, Bierman A, Figueiro MG, and Bullough JD. A new approach to understanding the impact of circadian disruption on human health. *J Circadian Rhythms.* 2008;6:7. doi: 10.1186/1740-3391-6-7.
7. Reilly DF, Westgate EJ, and FitzGerald GA. Peripheral circadian clocks in the vasculature. *Arterioscler Thromb Vasc Biol.* 2007;27:1694–1705.
8. Boer-Martins L, Figueiredo VN, Demacq C, et al. Relationship of autonomic imbalance and circadian disruption with obesity and type 2 diabetes in resistant hypertensive patients. *Cardiovasc Diabet.* 2011;10:24. doi: 10.1186/1475-2840-10-24.
9. Irwin MR and Opp MR. Sleep health: Reciprocal regulation of sleep and innate immunity. *Neuropsychopharmacology.* 2016;42(1):129–155.
10. Szklo-Coxe M, Young T, Peppard PE, Finn LA, and Benca RM. Prospective associations of insomnia markers and symptoms with depression. *Am J Epidemiol.* 2010;171(6):709–720.
11. van der Helm E, Gujar N, and Walker MP. Sleep deprivation impairs the accurate recognition of human emotions. *Sleep.* 2010;33(3):335–342.
12. Blask DE. Melatonin, sleep disturbance and cancer risk. *Sleep Med Rev.* 2009;13:257–264.
13. Reddy AB, O'Neill JS. Healthy clocks, healthy body, healthy mind. *Trends Cell Biol.* 2010;20(1):36–44.
14. West KE, Jablonski MR, Warfield B, et al. Blue light from light-emitting diodes elicits a dose dependent suppression of melatonin in humans. *J Appl Physiol.* 2011;110(3):619–626.
15. Cajochen C, Munch M, Kobialka S, et al. High sensitivity of human melatonin, alertness, thermoregulation and heart rate to short wavelength light. *J Clin Endocrinol Metab.* 2005;90:1311–1316.
16. Smith KA, Schoen MW, and Czeisler CA. Adaptation of human pineal melatonin suppression by recent photic history. *J Clin Endocrinol Metab.* 2004;89(7):3610–3614.
17. Romeijn N, Raymann RJ, Møst E, et al. Sleep, vigilance, and thermosensitivity. *Pflugers Arch.* 2011;463(1):169–176.
18. Gradisar M and Lack L. Relationship between the circadian rhythms of finger temperature, core temperature, sleep latency, subjective sleepiness. *J Biol Rhythms.* 2004;19:157–163.
19. Ko Y and Lee JY. Effects of feet warming using bed socks on sleep quality and thermoregulatory responses in a cool environment. *J Physiol Anthropol.* 2018;37(1):13.
20. Krauchi K. The thermophysiological cascade leading to sleep initiation in relation to phase of entrainment. *Sleep Med Rev.* 2007;11:439–451.
21. Schroeder AM and Colwell CS. How to fix a broken clock. *Trends Pharmacol Sci.* 2013;34(11):605–619.
22. Arendt A. Managing jet lag: Some of the problems and possible new solutions. *Sleep Med Rev.* 2009;13:249–256.
23. Bonmati-Carrion MA, Arguelles-Prieto R, Martinez-Madrid MJ, et al. Protecting the melatonin rhythm through circadian healthy light exposure. *Int J Mol Sci.* 2014;15(12):23448–23500.
24. Kräuchi K, Cajochen C, Werth E, and Wirz-Justice A. Alteration of internal circadian phase relationships after morning versus evening carbohydrate-rich meals in humans. *J Biol Rhythms.* 2002;17(4):364–376.
25. Oike H, Oishi K, and Kobori M. Nutrients, clock genes, and chrononutrition. *Curr Nutr Rep.* 2014;3(3):204–212.
26. Kiessling S, Eichele G, and Oster H. Adrenal glucocorticoids have a key role in circadian resynchronization in a mouse model of jet lag. *J Clin Invest.* 2010;120(7):2600–2609.
27. Raymann RJ, Swaab DF, and Van Someren EJ. Skin deep: Enhanced sleep depth by cutaneous temperature manipulation. *Brain.* 2008;131(2):500–513.
28. Yun AJ, Lee PY, and Bazar KA. Clinical benefits of hydration and volume expansion in a wide range of illnesses may be attributable to reduction of sympatho-vagal ratio. *Med Hypotheses.* 2005;64(3):646–650.
29. Manber R, Edinger JD, Gress JL, San Pedro-Salcedo MG, Kuo TF, and Kalista T. Cognitive behavioral therapy for insomnia enhances depression outcome in patients with comorbid major depressive disorder and insomnia. *Sleep.* 2008;31(4):489–495.
30. Pilcher JJ, Morris DM, Donnelly J, and Feigl HB. Interactions between sleep habits and self-control. *Front Hum Neurosci.* 2015;9:284.

第86章 情绪健康与压力管理

目录

要点／1297

86.1 前言／1297

86.2 幸福感与心理健康／1297
86.2.1 心理健康的适应机制／1297

86.3 影响情绪健康和心理健康的因素／1298
86.3.1 积极与幸福／1299

86.4 提升幸福感的工具／1299
86.4.1 撰写感恩日记／1299
86.4.2 充分利用感恩日记／1300
86.4.3 练习成为乐观主义者／1300
86.4.4 不念过往／1300
86.4.5 了解如何应对愤怒／1300

86.5 压力和不健康的生活方式／1301

86.6 评估／1301

86.7 压力反应／1303

86.8 压力管理／1304
86.8.1 压力管理工具／1304

86.8.1.1 平静身心／1304
86.8.1.2 深呼吸或膈式呼吸／1305
86.8.1.3 音乐治疗／1306
86.8.1.4 渐进性肌肉松弛／1306
86.8.1.5 光线改善情绪／1307
86.8.1.6 通过锻炼消除压力／1307
86.8.1.7 睡眠缓解压力／1307
86.8.1.8 水疗可以消除压力／1308
86.8.1.9 咖啡碱／1308
86.8.1.10 酒精／1308
86.8.1.11 饮食和压力／1309
86.8.1.12 灵性（信仰）辅助压力管理／1309

86.9 抑郁和焦虑／1310
86.9.1 有效筛选抑郁症／焦虑症／1310

86.10 管理／1311

86.11 结论／1312

临床应用／1312

参考文献／1312

要 点

- 可以通过引导使个人摆脱不健康状况,并采取健康应对策略来提升幸福感。
- 可以使用简单工具在思维方式和情绪改善方面带来积极改变。
- 生活方式干预、思维能力提高和特定行为干预已被证实对压力管理有益。
- 通过适当的生活方式改变,许多抑郁症和焦虑症的病例可以成功地控制病情。

86.1 前言

生理和心理压力源是导致身体和精神疾病的主要因素,必须解决这些问题才能获得更好的幸福感和自稳态。既往的药物治疗不尽如人意,因为有证据表明许多作用于中枢神经系统的药物[苯二氮䓬类药物、选择性5-羟色胺再摄取抑制剂(selective serotonin reuptake inhibitors,SSRIs)、镇痛药、兴奋剂等]会造成神经递质失衡并导致依赖性。尽管在许多情况下药物可能是必要的或有帮助的,但某些非药物的生活方式行为和精神心理健康工具在改善心理健康状况方面具有显著(有时甚至更大)的效果。本章探讨在提升幸福感、管理压力、焦虑和沮丧感等方面一些实用的生活方式干预措施,介绍协助临床医师识别和评估对干预措施反馈的几种工具;探索增加快乐和幸福感的有效策略,并探讨压力管理的循证应对工具。积极心理学和认知行为疗法(cognitive behavioral therapy,CBT)是患者能够控制自己思维的有效工具。本章讨论各种基于循证证据、聚焦生活方式的措施来管理压力。内德利假说(Nedley hypothesis)的提出为解决抑郁症和焦虑症中的可调节因素提供了一种新观念。生活方式的改变,无论是生理上的还是心理上的(学习管理想法),可能是应对压力、抑郁、焦虑和其他几种常见精神疾病的最有效的长期策略。

86.2 幸福感与心理健康

心理健康是一种有幸福感的健康状态,在这种状态下,个体可以发挥自己的潜力,应对生活中常见的压力,高效地工作,并为当地社区或所及范围做出积极贡献。世界卫生组织对健康的定义也强调了这种积极的精神健康:"健康是一种在身体上、精神上和社会活动中的完美状态,而不仅仅是没有疾病或衰弱[1]。"敏锐的护理人员可能会观察到,其他方面健康的患者如果在压力下不堪重负,很快就会出现生理层面上恶化。因此,压力管理是整体健康生活方式的重要组成部分。本章探讨的精神健康的基本准则不仅对心理健康具有重要意义,而且对整体健康裨益良多。

86.2.1 心理健康的适应机制

应对是对压力的一种积极有益的反应,目的是保持情绪健康。常见的应对措施包括利用思维、行为和情绪去控制、忍耐、减少或最小化引发压力的事件。

改变高压状态,有两种主要的应对策略。第一种策略是解决问题,重点是采取具体行动来解决压力源。第二种策略是调节情绪,它更多地通过调节可能引发压力事件的情绪。已有的研究表明,同时使用两种策略的人能更好地应对压力[2]。

应对压力可分为积极应对与逃避应对。积极应对的重点是改变那些可能引发压力的事件的想法,从而改变其本质。逃避应对是试图逃避克服引发压力的事件或其潜在原因,并出现破坏性行为(如吸毒或酗酒)或异常精神状态(如孤僻)。既往研究表明,逃避应对与不良结局有关[3]。

目前已经开发出多种识别和量化个体应对方式的工具,例如应对方式测量(ways of coping measure)[2]和应对量表(COPE)[4]。这两种方法都可能对医师的临床工作有帮助。应对方式测量有多种应对机制:面对、寻求社会支持、有计划地解决问题、自我范围内解决、分心、积极评价、接受责任和逃避/回避。COPE得到了验证更加可靠[5]。COPE措施包括:积极应对、计划、寻求工具性社会支持、寻求情感性社会支持、减少竞争性的活动、宗教、积极的重新诠释和成长、克制应对、妥协或接受、专注和情绪宣泄、否认、心理上的摆脱、行为上的摆脱、酒精和药物使用以及幽默。

86.3 影响情绪健康和心理健康的因素

多种因素影响情绪健康和心理健康。临床医师和患者应认识到,这些影响健康的因素或许是可能改变的。患者可以学习提高他们的应对技巧。对文献中的一些可修正因素的回顾,可能对临床医师处理有益或不良应对技巧有指导意义。

自我价值(self-worth)是每个人的内在固有价值。自我价值和自尊心(self-esteem)之间存在根本的区别。自尊心是对自己的骄傲,主要是一个人对自己与他人相比有多好、有多可爱或有能力的信念。两者有时会混淆,但却是不同的概念。社会心理学家艾姆勒(Emler)的研究表明,对自己有较高评价的人相比自卑的人对他人所构成的威胁要大得多[6]。巴科斯(Backus)博士提出,当骄傲占主导地位时,通常会对自我价值产生负面影响。他提出可通过以下行为来识别骄傲:试图被注意,渴望关注,寻找称赞,需要变得重要,讨厌顺从别人的想法,讨厌承认错误,强烈的自以为是,争论不休,想要控制他人,炫耀自己的权力,拒绝他人建议,喜欢批评别人但痛恨被批评,过于敏感,认为自己有卓越之处但现实并非如此[7]。

另一方面,具有积极自我价值、自信的人,更可能拥有更好的人生观、更小的压力、积极的态度,以及更高效的生活[8]。感到被爱、被信任和被家庭成员[9]和其他人所接受,会使人感到更加舒适、安全和有保障,乐意交流并与他人建立积极的关系。

从下面的示例中可以看到这个概念是如何发挥作用的。

- 一个不健全的、破裂的家庭通常会使所有家庭成员感到痛苦,特别是儿童。有证据表明,基于自我价值的示范和鼓励等健康回应,可以改善所有人的远期心理健康和压力水平[10]。
- 产伤、脑损伤或药物滥用等身体问题可能会对脑产生化学性的负面影响,并导致精神疾病。

这些都会对自我价值和实现目标的能力产生负面影响,进而导致悲伤甚至抑郁[11]。在这些情况下,建立自我价值可能会有所帮助。

- 众所周知,虐待会使得童年和成年期出现精神障碍的可能性增加。性、身体、心理和语言上的虐待经常会带来负面影响,导致自我价值低下、沮丧、孤僻和愤怒;这都是造成生活不幸福的因素。这些人适宜于建立自我价值的干预措施,并且会从中获益[12]。

86.3.1 积极与幸福

幸福不仅可以增加积极的情绪,而且可以改善身体健康。幸福的人寿命更长[13]、婚姻更稳定[14]、更有创造力[15]、更加慷慨[16]。有很多方法可以改善人们的眼界和幸福感。研究表明,积极心理学[17]对提高积极性和幸福感有重要影响。

经历创伤后,快乐和不快乐的人会有同样程度的情感痛苦。不同的是快乐的人往往恢复得更快。这2组人都会经历痛苦,但快乐的人意识到未来生活很可能会更好。如果态度是错误的,整个精神状态也会随之变差。个人调整态度越早,积极改变的动机发展得越快[18]。

马丁·塞利格曼(Martin Seligman),积极心理学领域的先驱,致力于探索幸福的关键。他使用科学方法研究探讨该主题,采用扩展问卷收集数据,以明确人们感到高兴的原因,并确定了构建幸福美满生活的3个层面。他使用以下短语进行描述:愉快的生活、美好的生活和有意义的生活[19]。他建议在这些原则的基础上进行建构。

愉快的生活是指享受基本的事物,例如友谊、家庭、周围环境以及满足身体的需求。他建议人们可以愉快地待在这个阶段,或者继续体验下一个阶段的好处:美好生活。当人们发觉自己的个人特性,并重视其独特的性格长处和美德时,即会到达美好生活[20],这些长处和美德可用来改善他人的生活。塞利格曼(Seligman)指出,由于个体能带给他人快乐,从而增强了个体的幸福感。最后一个阶段是有意义的生活,增加了一种意义感,这种意义感源于其长处和美德,是为了一个比自我更大的目的而产生的,而非自私的。塞利格曼博士提出,照顾自己和培养美德,使个体能够体验到他人的重要性,并激发外向型照护。当个体将自己的注意力和努力从自己转移到其他人时,为了更高的目标,以自我为中心的主动奉献(而不是需要),将会产生最高的幸福感。

86.4 提升幸福感的工具

我们借鉴塞利格曼的建议,归纳了一些实用的工具,这些工具可以辅助临床医师帮患者改善整体健康状况。

86.4.1 撰写感恩日记

撰写感恩日记是改善未来思维方式的最佳方法之一[21]。动笔写出个人感谢事物的行为可以改变思想聚焦点,从而使积极的事情更加突出,否则这些积极向上的事情可能会被忽视。每天仅记录3件事就可以让事情变得不同。灰心丧气期间,您可以重新读日记,作为积极生活的提醒。

86.4.2 充分利用感恩日记

理解人们看待世界的方式将会改善对情绪的控制。随着时间的累积,人们可以观察到思想是如何从消极变为积极的。每天很容易看到负面境况,但是可以通过感恩日记来调整想法。下一步是每天在日记中增加3~5件自己以前喜欢过的事物。然后鼓励日记记录者重温记忆中的情境并提出问题:为什么当时会出现这个情境?哪里是对的?为什么会发生呢?为什么自己当时是这么做的?下一步是考虑为什么不喜欢某些东西。写下来之后,人们便试图了解为什么会产生这些情感影响,以及哪些想法和行为有助于改善情绪。这项练习将有助于人们明确理解否定性思维模式。人们学习如何将精神能量重新聚焦于一种更积极的思考方式,而不是一遍又一遍地重复消极思想。

86.4.3 练习成为乐观主义者

塞利格曼建议人们对未来充满希望和乐观,最好避免将注意力集中在消极方面,而要强调积极的方面,即使在面对有分歧的人或局面时也是如此。如果仔细考虑,几乎总是会有积极的方面,至少也会有良好结局的可能性。

86.4.4 不念过往

除了感恩之外,塞利格曼指出第二个关键是用宽恕来对待不幸。愤怒的情绪表达后会使得情绪会变得更糟。不表达负面情绪而是使用其他方法应对问题的人,可以更好地应对生活压力,并且更加快乐[19]。

86.4.5 了解如何应对愤怒

当愤怒的情绪出现时,人们可以选择积极地或消极地处理。他们可以选择控制愤怒的情绪,或被愤怒的情绪所控制。建议以下列更积极的方式应对愤怒。

承认愤怒:无须否认这种情绪的存在,最好的态度就是诚实。对当前处境予以接纳,用这种方式来处理可能是更明智的选择。

当愤怒情绪出现时,最好是思考而不是仅仅做出反应。智者云:"生气时数10个数。"关键是花时间思考问题,以明确为什么会出现这种愤怒,以及这种愤怒会产生其他什么影响。重点应放在寻找最佳方法上,以应对目前的处境。

人们不要被愤怒所控制,而应该意识到,生气可以,但不能伤害和抨击他人。在有压力时,最好保持自我控制。

应该尽快化解愤怒情绪。处理引起愤怒的方法包括与引发愤怒情绪的人进行积极的沟通。重点是解决问题,而非责备。如果问题较为严重,那么再找一位调解员可能会有所帮助。

学习了如何处理负面情绪后,即可应对当下。

塞利格曼建议,我们应该戒掉导致负面思想和行为的不良习惯,养成专注于享受当下的习惯。以上 3 个步骤可以增加日常幸福感。

86.5 压力和不健康的生活方式

根据拉姆斯登(Lumsden)的说法,压力 stress 一词最早出现在 14 世纪,但其含义是痛苦、患难与困苦[22]。威廉·奥斯勒爵士(Sir William Osler)在 1800 年代描述了一个案例,一名商人心绞痛发作,他认为压力可能是触发因素。

"紧张地生活,全身心地工作,专注于享乐,热情地投入家庭,神经、精力……极度紧张,人体承受着压力和焦虑,这似乎是许多心绞痛病例的基本因素[23]。" 有趣的是,在一项为期 12 年针对 3 730 名中国石油工人的研究中,基线时无一人患糖尿病,随着工作压力的增加,患糖尿病风险增加 57%[24],进而显著增加了动脉粥样硬化的风险[25]。慢性应激可能对人体产生许多负面影响[26],甚至可能通过损害额叶功能而影响想法[27]。免疫系统与神经系统的相互作用可以用来解释该发病机制[28]。虽然过多的压力可能会带来负面影响,但适量的压力却可能有益,可以提高免疫力甚至帮助对抗肿瘤[29]。

压力被定义为我们对生活中遇到的问题和担忧的反应。最后期限、经济问题或人际关系问题都可能会引发压力。这些诱发事件称为压力源,而我们对这些压力源的反应称为压力。艾萨克·牛顿(Isaac Newton)在 1697 年提出,在自然界中,每个作用力都会产生一个大小相等且方向相反的反作用力[30]。同样的原理也适用于压力:压力源是动作,而压力是反应。另一个定义将压力视为人与环境之间的关系,该关系是明显超出了个体可以应对的负荷[31]。

最近的研究报告指出,压力水平在持续增加,尤其在西方国家。美国心理学会在最近的一份报告中指出[32],成年人持续表现出较高的压力水平,并且许多人表示在过去一年中压力有所增加。该报告显示,有 75% 的成年人在过去的 1 个月中经历了中至高水平的压力,而近一半的成年人报告,他们的压力在过去 1 年中有所增加。但这不仅是成年人的问题,该报告还指出,压力也是美国 9~12 年级青少年的首要健康问题。

86.6 评估

过去有一种经典的测试方法,即社会再适应等级量表,它给压力水平一个数值,这是由 Holmes 和 Rahe 所开发(表 86-6-1)[33]。1 年中该指数达到 200 分或以上,会增加患病的风险。它也可以用来对个人所面对的压力水平进行赋值。由于每个人对不同压力水平的反应方式不尽相同,因此压力水平的评估值是一个相当粗略的指标。

表 86-6-1　社会再适应等级量表

生活事件	价值
丧偶	100
离婚	73
分居	65
入狱	63
亲密家庭成员去世	63
人身伤害或疾病	53
结婚	50
被开除	47
婚姻关系缓和	45
退休	45
家庭成员健康状况的变化	44
怀孕	40
性生活难题	39
新家庭成员的加入	39
业务调整	39
财务状况变化	38
亲密朋友死亡	37
工作内容改变	36
与配偶争论的次数变化	35
100 000 美元以上的房屋抵押贷款*	31
止赎或抵押或贷款	30
工作职责的变化	29
儿子或女儿离开家	29
与公婆之间的矛盾	29
杰出的个人成就	28
配偶开始或停止工作	26
升学或毕业	26
生活条件的变化	25
个人习惯的改变	24
与老板之间的矛盾	23
改变工作时间或条件	20
搬迁	20
转学	20
休闲娱乐的变化	19
改变教会活动	19
社会活动的变化	18
少于 $100,000 的抵押或贷款*	17
改变睡眠习惯	16
家庭聚会人数的变化	15
改变饮食习惯	15
独居	**
其他描述	**
总分	

注：*通货膨胀因素调整后，**添加个人数值。

86.7 压力反应

无论我们承认与否,压力和焦虑是大多数人日常生活的一部分。压力反应决定了压力最终将如何影响我们。人体经过精细的协调,可以帮助我们应对危险。1929年,坎农(Cannon)将这一过程描述为战或逃(fight or flight)反应[34],其目的是能够在迫在眉睫的危险情况下生存。人体对于紧张情况的反应是强烈而短暂的。在适当的情况下,应激激素的作用通常是有益的[35],它提供了应对此类紧急情况所需的资源。

Selye是该领域的先驱者之一,他将压力反应分为3个阶段:第1阶段,警报反应;第2阶段,抵抗状态;第3阶段,耗竭状态[36]。所有类型的压力源都有相似的反应。新的压力源的效果是可预测的和渐进的。

第1阶段(警报反应)有助于使我们专注于真正引起我们注意的事物。第2阶段(抵抗状态),人们选择反对还是逃避这种情况。如果压力不是短期的,即人暴露于压力数天、数周、数月甚至更长的时间,它将最终进入第3阶段(耗竭状态)。如果压力源在此阶段持续存在,则人很可能会生病。

蓝色地区

在一项全球调查中,丹·布特纳(Dan Buetner)在《国家地理杂志》的支持下,记录了地球上寿命最长的人们的生活方式,他称之为蓝色地带。他的发现被转载在各种科学期刊[37]和书籍中[38]。他发现压力存在于所有的群体中,并确定管理压力的生活方式是长寿的重要关键。在这些长寿的人群中,有一些遗传因素被认为是很活跃的:来自伊卡里亚的希腊人,来自意大利奥格利亚斯特拉的撒丁岛人和冲绳的日本人。有趣的是,加州洛马琳达蓝色地带的基督复临安息日会包括许多人种的混合,但即使他们生活在美国污染最严重的地区[39],其寿命仍然比美国人[40]长10年或以上。这个群体所遵循的健康生活方式被归结为8项原则,[41],并被研究作为一种应对压力的策略[42]。有几个缩略语被用来描述这种生活方式:NEWSTART®[43]、ADELANTE[44]、CREATION[45]、BEMESTAR[46]及其他[47]。这种方法不像正念训练那样容易[48],而是具体地体现在整个人的身体、心理和精神层面上。这些原则已被证明可以在8周后减轻焦虑感[49,50]。这8项原则内容如下。

- N- 营养:建议全天然、以植物为主的饮食,富含关键的微量营养素、膳食纤维和水,热量通常较低。
- E- 训练:有氧训练和无氧训练。
- W- 水:内部和外部以及水疗(hydrotherapy)。
- S- 阳光:通过松果体调节情绪和睡眠,并通过阳光产生激素维生素D。
- T- 节制:可以概括为适度使用好东西,完全避免有害物质/行为(如烟草、毒品等)。
- A- 新鲜空气:确保有充足的新鲜、清洁空气供应。

- R- 休息：每天，每周和每年要获得足够的休息。
- T- 信任：也称为希望，它涉及人的情感、关系和精神方面。

这种结构的应用不仅有助于应对焦虑和压力，而且研究还证明了对糖尿病[41]、代谢综合征[51]、高血压[52]、血脂异常[53]、心绞痛[54]、肥胖症[55]、哮喘[56]、肌痛[57]、抑郁[58]和其他疾病症状的有效治疗。

86.8 压力管理

应对压力的第1步就是确定压力源。应对压力最有效的策略是针对特定压力源。对于无法识别的压力源，还有其他有用的技术。认知评估是指对压力源的感知、解释和评估。图86-8-1[59]总结了压力反应的过程。对该事件的评估将确定个人是否可以适当应对压力，或者压力是否会加重，引发内分泌反应，损害免疫力和健康。

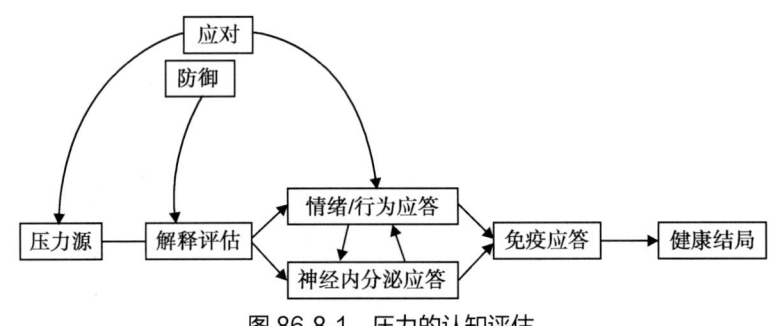

图86-8-1 压力的认知评估

86.8.1 压力管理工具

每个人都要应对自己的压力。不幸的是，有一些方法是没有帮助的，甚至可能增大压力。良好的压力管理的关键是最大化健康反应，同时避免有害反应，这似乎是合乎逻辑的。应对压力的有害方式包括：成瘾（酒精、烟草、大麻、毒品、食物）、电视娱乐、情绪爆发、透支等，应避免或去除这些行为。有助于进行压力管理的更健康的应对措施包括下述内容。

86.8.1.1 平静身心

学会身心平静，是应对压力的基本要素。某些方法的广泛应用并不一定代表它们有效。《关于正念与冥想研究的批判性评价和说明性议程》[60]的作者建议，正念概念的最大挑战之一是在科学文献和大众媒体中都应使用该术语，但这是一个定义不清晰且前后矛盾的术语。标准定义的缺乏使得很难进行有效的研究及适当的说明性使用。作者指出，有时正念表示有意地觉察到。在另一些时候，这指人们采取特定姿势并专注于呼吸或其他物体的一种做法。在其他时候，它更多地被定义为一种心理能力，例如保持力、记忆力、辨别力或注意力。作者提出的另一点是，新闻媒体将其更多地描述为万灵药。最后，他们指出，由于定义的模糊，该研究很有可能测量未知因素。例如，那些选择正念的人更有可能多做运动、多休息、吃得更好等。因此,这些结论可能会产生误导,尤其是在没有真正随机选择的对照组的情况下。

Duraimani 报道,超然冥想不太可能对寿命有任何影响,因为它没有增加端粒酶的大小[61]。而 Garden 报道说,练习它的人其抑郁和自杀现象有所增加[62]。

Farias 和 Wikholm 对当前研究进行了深入分析,归纳了3类正念问题。

(1)这是一个品牌和数百万美元的产业,人们购买书籍、应用程序和课程。

(2)正念的粉丝对其有着宗教般的热情。

(3)在许多情况下,科学研究夸大了益处,并且没有报告甚至没有研究其负面影响,从而给出了歪曲的印象。

Farias 博士总结说:"目前,正念的证据并不是一致的或结论性的[63]。"他们的结论并非唯一,拉扎鲁斯(Lazarus)[64]等先驱心理学家已经记录了自1970年代以来的负面后果。

认知行为疗法(CBT)是可以找到的一种更好的替代方法,它是一种经过时间考验和充分研究的心理健康管理工具,可以通过帮助人们认识到压力的根本原因并加以处理,有效地使人们有能力应对压力[65]。CBT 的前提是情感反应不是激活事件的结果,而是源于核心信念系统。CBT 并没有设法避免激活压力事件,而是着重于改变使情感后果变得更糟的信念体系。CBT 的另一个方面是识别引起情感波动的认知扭曲。伯恩斯(Burns)描述的10个扭曲认知是:非此即彼思维、以偏概全、心理过滤、否定正面思考、妄下结论(读心术、先知错误)、放大和缩小、情绪化推理、乱贴标签以及罪责自己和罪责他人[66]。

当身心平静时,感受到的压力水平就会降低。放松反应是与压力相反的生理作用的名称。哈佛大学精神病学教授本森(Benson)博士描述了放松反应引起的身体变化[67]。一方面,交感神经系统在压力作用下被激活,而副交感神经系统则在放松反应过程中占主导地位。从生理上讲,交感系统通过激活防御机制并保护我们免受迫在眉睫的危险,可以帮助我们应对侵略。另一方面,副交感神经系统有助于修复、消化和放松。放松反应与压力反应相反,在压力反应中,心率和收缩压增加、血液充盈到肌肉、呼吸加快、出汗增加、消化减慢,甚至血糖浓度也增加。

有不同技术可以触发放松反应。在这里我们探索其中的一些在循证上有益而无副作用的技术。理想情况下,可在一天中的固定时间练习。

86.8.1.2 深呼吸或膈式呼吸

在进行体力活动时,身体需要更多的氧气才能进行活动。这就是为什么最大的身体功能需要深呼吸的原因[68]。众所周知,血液中氧饱和度低于95%会降低执行复杂脑力工作的能力。即使肺部健康的人,如果呼吸浅或姿势不良,也会降低体内的氧饱和度。至少一项研究表明,低氧水平会对情绪产生负面影响[69]。深呼吸可以改善高血压[70]等状况,并有效地减轻压力[71]。深呼吸触发放松反应的机制,是通过加强副交感神经系统在交感神经上的优势[72]。

在另一项研究[73]中,发现以每分钟3、6和15次呼吸的速度可以改善氧饱和度,但是只有在以每分钟3~6次呼吸的深度呼吸时才能达到理想的氧含量。为防止这种呼吸频率下的通气不足,必须使呼吸非常深。然后,研究人员让参与者每天进行1h的频率为每分钟6次深呼吸。这不仅提高了该时间段的氧含量,而且改善了整天的氧含量。有趣的是,它还改善了充血性心力衰竭患者的运动耐力。

保持支持深呼吸的姿势也是合理的,特别是对于沮丧或不能很好地承受压力的人。建议在体力活动期间以及白天使用深呼吸技术,尝试以每分钟6次呼吸的频率深呼吸。刚开始可能需要手表,但是通过练习,即使没有手表也很容易掌握。

86.8.1.3 音乐治疗

用音乐来改善情绪并不是什么新鲜事;犹太文学讲述了一位国王索尔(Saul)遭受了与工作有关的压力和沮丧[74],国王的顾问带来技能娴熟的音乐家来改善他的情绪。

索尔的顾问说,"这种可怕的情绪使你的生活痛苦不堪。陛下,让我们帮助您。让我们寻找可以弹奏竖琴的人。心情变差时,听他弹奏音乐,感觉会好一些[75]。"此后,每当抑郁症折磨索尔时,大卫就会弹奏竖琴。那会让索尔镇定下来,随着情绪的高涨,他会感觉更好[76]。"

某些音乐可以缓解压力。但是并不是所有风格的音乐都能改善心情。某些音乐可能会产生相反的效果。在最近的一项研究中,参与者听到2种不同类型的音乐并对进行了血压测量。莫扎特的第七嬉游曲 Adagio 令人放松,参与者的血压力降低。皇后乐队的流行音乐作品《自行车比赛》却产生了相反的效果,使参与者血压升高[77]。在另一项音乐疗法研究中,鼓励参与者将心理图像与古典音乐联系起来,并测量压力水平和情绪。选定的作品来自雷斯庇基(Respighi)、拉威尔(Ravel)、巴赫(Bach)和勃拉姆斯(Brahms),并鼓励参与者练习内省。在12周的时间里进行了6次练习后,这14名志愿者在情绪测试方面表现出了改善,并报告了更少的抑郁和疲劳。此外,作为压力中的关键激素皮质醇显著降低[78]。与干预前相比,在第13周的测量结果显示,情绪障碍、疲劳和抑郁明显降低了。值得注意的是,这些变化在6周后仍持续存在,而对照组(无音乐治疗)的皮质醇测量值无明显变化。在这项研究中,参与者无法选择自己的音乐偏好。实际上,参加者的年龄在23岁至45岁,这是一个很少接触古典音乐的人群。

McCraty[79]记录了各种类型的垃圾摇滚(grunge rock)增加了敌意、紧张、悲伤和疲劳,同时减少了关怀、头脑清晰、放松和活力。新时代风格(new age genre)的音乐减少了思维清晰和活力,增加了倦怠和伤感,但也同时使人松弛下来、改善紧张和敌对情绪。

曲调优美的古典音乐改善了敌意、疲劳、悲伤、紧张,它使人放松但也使人精力下降。没有发现其他的不良影响。30min 的古典音乐播放后,皮质醇下降了40%。有趣的是,30min 的电子音乐(CyberTrip,Techno Shock,Techno Magnetico)使皮质醇水平提高了40%[80]。一份关于不同声音对焦虑和压力水平影响的报告指出,安静有6分的提升,自选音乐有3分的提升,重金属音乐有3分降低。情绪改善最明显的人(8分)是听古典音乐的人[81]。

86.8.1.4 渐进性肌肉松弛

渐进性肌肉松弛(progressive muscle relaxation,PMR)是一种非药物方法,用于刺激松弛反应,其理念是降低肌紧张可以降低压力水平。该技术包括张紧特定的肌肉群,然后释放张力,同时关注张力和放松过程中所感觉到的差异[82]。由雅各布森(Edmund Jacobson)开发,他将放松一词定义为不那么紧张、焦虑或高压。

该技术不是基于自我催眠或运动。相反,它是停止引起压力的想法并鼓励放松的组合。每次专注于放松特定的肌肉群。该技术具有自上而下的顺序,通常从上半身开始,一直进行到下半身。通过肌肉放松达到整体放松的生理状态。它确实需要动力和自律性,并有证据表明必须由受过训练的治疗师进行教学才能有效[83]。

86.8.1.5　光线改善情绪

光照疗法可通过改善情绪控制来帮助缓解压力。一项双盲临床试验探索了参与者每天接受30min的光疗,持续3周的效果。光的波长与日光相同。参与者看到不同表情的不同人脸照片,这些表情反映中性、愤怒或恐惧的情绪,参与者同时进行功能磁共振成像,在光照疗法之前和之后分别进行一次功能磁共振成像。3周后,大脑控制杏仁核(即恐惧中心)反应的能力得到了改善。就是说,对恐惧或愤怒的面孔的消极反应减弱:光线越强,效果就越强[84]。研究人员评论说:"我们人类对他人的愤怒和恐惧自然做出了反应。但是我们观察到在光线处理之后,参与者对图片中的恐惧反应较少。"光线影响额叶控制杏仁核的能力,因此控制情绪反应。在一项随机研究中,参与者被随机分为蓝光或红光(对人体没有已知的益处)暴露。他们被告知要在3星期内每天早上使用1h。接受蓝光治疗的患者夜间褪黑素水平较高,并且皮质醇水平下降(研究开始时已经升高)[85]。

86.8.1.6　通过锻炼消除压力

锻炼也是压力管理不可或缺的一部分。定期和可持续的锻炼计划可以改善整体健康状况,过度运动会导致疲劳、受伤,并降低长期维持身体运行的能力。运动对于一般的大脑健康(刺激脑源性神经营养因子等)也很重要,并且可以防止慢性应激影响。运动训练会诱导肌肉基因表达水平的变化,从而增加犬尿酸原转氨酶,增强犬尿酸原向犬尿酸的转化,从而保护大脑免受与抑郁相关的压力的影响[86]。研究表明,适度的锻炼不仅可以减轻当前的压力,而且,这种效果在锻炼后会持续很长时间[87]。

观看体育运动不如积极参与,因为运动可以改善健康和提升幸福。这些好处只能在运动中获得,而不是简单通过观看得到的。研究表明,观看体育运动时的情绪起伏可能会对心血管系统和压力水平产生实质性的负面影响[88]。在高压力水平下,有身体活动的人对心血管疾病的危险因素反应较小[89]。有证据表明,只有大约一半有压力的人会利用运动缓解压力[90]。在自然环境中进行锻炼,压力水平会下降得更多。例如,Park记录了皮质醇和血压水平,它在森林中行走的人比在城市环境中运动的人低[91]。

86.8.1.7　睡眠缓解压力

压力过大通常会干扰睡眠,压力会导致人们长期缩短夜间休息时间。睡眠不足会增加压力,而压力的增加会加剧失眠,形成恶性循环。失眠的增加导致更多的生理和情绪压力[92]。睡眠不足时人睡觉就不会做梦,大脑无法整理前一天的情绪。白天打盹可能是一种帮助这些人减轻压力的方法。短暂的午睡可以使人们补充急需的睡眠,对即使晚上睡眠充足的人也有好处。午睡有助于情绪的控制,增强认知[93]和改善记忆力[94]。

午睡时间的长短与期望的效果有关。午睡15min通常足以增加一天中剩下时间的能量水平[95]。为了舒缓神经、提高思维能力,相比于咖啡碱,更长的午睡可能更好。咖啡碱似乎会干扰睡眠诱导褪黑素的产生,从而干扰夜间睡眠[96]。每天午睡会使人养成每天在特定时间休息的习惯,可以改善夜间的睡眠质量[97]。理想情况下,作息规律、不使用睡眠药物、休闲运动和良好的睡眠卫生可改善夜间睡眠质量,也可以提升压力管理能力。

每周休息时,将生活中的压力抛在脑后,与家人和朋友一起享受一天的时光,这可能是一些人的长寿秘诀,他们每周与家人朋友建立亲密联系,追求生活的本身。[98]。对"周循环"的研究支持这样的观点,即每周休息以减轻压力是必要的。Larsen 和 Kasimatis 提供的证据表明,7 天作为一周本身就是内源性周期节律的产物。正如每天最好的休息时间是在晚上一样,Larsen 和 Kasimatis 建议,1 周中的某个时间段可能这周比较合适的休息时间,因为研究中发现在这时压力激素是最低的。他们的发现总结为:每天的情绪有着明显的以每周为周期的波动节律。当相位为 7d 的正弦波同相叠加时,模式显示了周五晚上或周六为峰值,而周一或周二则为低谷[99]。

86.8.1.8 水疗可以消除压力

有证据表明,水疗法(hydrotherapy or aqua therapy)的合理应用对许多医疗情况有帮助[100],并且可以帮助减轻压力[101]。Toda 报告说,水疗法可以减少唾液皮质醇[102]。Marazziti 报道说,水疗法可以增加 5-羟色胺的含量,从而可能改善情绪[103]。全身水疗是有益的,据报道简单的足浴可以通过使交感神经系统平静来减轻压力[104]。Shevchuk[105]指出,水疗法的好处是通过增加 β-内啡肽(令人产生幸福感)的分泌和大脑的血液供给,以及活化免疫系统和激活降低压力相关的神经营养因子来实现的。

86.8.1.9 咖啡碱

咖啡碱是一种受欢迎的兴奋剂。在美国,75% 年龄在 18 岁以下的人每天都会饮用含咖啡碱饮品[106]。已观察到咖啡碱会增加压力激素[107]。美国精神病学协会指出,咖啡碱引起疾病的症状特征可能类似于精神疾病中的惊恐发作[108]。因此,许多人试图使用咖啡碱治疗与压力相关的症状。使用咖啡碱掩盖睡眠不足无助于改善情绪或认知[109]。同样有趣的是,与咖啡碱有关的警觉性似乎仅限于戒断症状停止[110]。

经常摄入咖啡碱的人停止摄入会出现戒断症状,例如头痛、困倦、懒惰和警觉性下降。通常第 1 天和第 2 天的情况比较严重,但是在接下来的 5 天内,症状会逐渐减轻并消失。DSM-5 将咖啡碱戒断认定为一种疾病[111]。世界卫生组织已将咖啡碱列入会产生依赖性和戒断障碍的精神兴奋剂[112]。

生活方式的选择可能会诱发氧化应激,从而产生负面影响。睡眠不足和体内脂肪过多等被认为是部分原因。Seyedsadjadi[113]证明,含咖啡碱的饮料还与体内氧化应激相关,加速了衰老并增加了慢性退行性疾病的风险。

86.8.1.10 酒精

另一种常用于缓解压力的自我治疗方法是选择酒精饮料。与烟草行业类似,酒精行业精心策划公共信息,以增加产品的使用量,并淡化产品产生的不利影响。《酒精评论》上一篇题为"酒精行业内机构在酒精和癌症的关系方面如何误导公众"的文章中对此进行了充分记录[114]。酒精通过降低 3 种主要脑激素(5-羟色胺、GABA 和 CRH)的水平,来削弱人应对压力和焦虑的能力。这与动物实验的结果吻合,动物实验表明习惯性饮酒者血清 5-羟色胺和 GABA 的水平降低[115]。这些是治疗焦虑症的关键神经递质。酒精不仅会干扰大脑应对压力的能力,而且还会增加抑郁的风险。

有趣的是,酒精会刺激下丘脑的促肾上腺皮质激素释放因子神经元。由于酒精直接作用于 CRF 基因,而不作用于垂体皮质激素,因此酒精有效地减弱了下丘脑 - 垂体 - 肾上腺轴对酒精的反应。不幸的是,这可能会持久甚至永久地影响人的压力[116]。长期饮用酒精会导致长期的焦虑和沮丧,并且在短期内也会破坏身体对压力的反应能力。尽管有人主张喝酒有益健康,但至少有一项 meta 分析显示,适量饮酒与终身戒酒相比,并没有任何获益[117]。

86.8.1.11 饮食和压力

许多人没有意识到饮食与心理健康之间的联系。在一些精神疾病中,营养是几个相互作用因素之一。例如,许多人经历高压力或抑郁表现出食欲减退[118],而另一些人则以午夜食欲亢进[119]。色氨酸是一种饮食氨基酸,是 5- 羟色胺的前体,5- 羟色胺是一种与压力和抑郁有关的关键神经递质。由于人体没有必需的氨基酸储备,因此定期食用富含色氨酸的食物是必需的。色氨酸作为唯一一种可以进入大脑的大中性氨基酸(large neutral amino acids,LNAA),通过竞争胰岛素依赖载体突破血脑屏障,进入大脑[120]。此过程说明胰岛素在糖尿病患者中的重要性。一项试验表明,受试者面临不受控制的压力时,在饮食中宏量营养素摄入不同的情况下,低碳水化合物和高蛋白质(色氨酸)饮食的人与高碳水化合物和低蛋白质饮食的人相比大脑色氨酸水平较低。后一组人在压力较大时的压力和皮质醇水平较高,饮食中碳水化合物含量较高可以防止这些有害的影响[121]。作者得出结论,容易产生压力的人更有可能是大脑缺乏 5- 羟色胺。

还应注意的是,当饮食中的色氨酸含量适中而 LNAA 含量较高时,即使摄入足够的色氨酸,这也可能导致大脑内色氨酸水平降低[122]。这点可以通过比较豆腐和牛奶对大脑 5- 羟色胺水平的影响看到。牛奶中的色氨酸含量很高,同时 LNAA 含量很高,而豆腐的色氨酸含量很高,而 LNAA 含量较低。LNAA 对载体的竞争以及较高的色氨酸 /LNAA 比值导致豆腐使得大脑中的色氨酸量大大增加。通常,LNAA 在动物产品中含量较高,而在植物性食品中的含量较低。因此,解决该问题的方法是选择多样的、富含碳水化合物的饮食(全谷类和植物性食物),其中的色氨酸含量适当,而 LNAA 在色氨酸中的含量较低,例如豆类(黑眼豌豆)。这与食用全天然植物性饮食以帮助控制压力,减少焦虑和改善情绪的建议是一致的[123]。

86.8.1.12 灵性(信仰)辅助压力管理

根据研究,在寿命最长的百岁老人中,发现的一种模式是灵性(信仰)会影响压力水平和寿命。有报告称:经常参加宗教仪式妇女的全因死亡率、心血管疾病和癌症引起的死亡风险显著降低[124]。蓝带地区的人们居住在信仰虔诚的社区拥有宗教支持。他们往往在生活中有目的和意义。冲绳的日本人称此为生命的意义(Ikigai)。人们认为其可以减少死亡风险[125]和改善心理健康[126]。参加宗教活动的人与没有灵性(信仰)寄托的人相比,在财务、健康和日常事务上的压力要小一些[127]。与不参加祷告和阅读经文的人相比,参加阅读经文的人对血压有积极的影响[128]。定期参加宗教仪式的人的免疫功能(通过检测 IL-6 水平)要好一些[129]。宗教信仰还影响抑郁症患者的康复速度:与宗教信仰内在评分较低的患者相比,评分较高的具的抑郁症患者恢复更快。[130]在另一项针对 92 000 名妇女的研究中,即使每周吸烟、饮酒、不运动,但每周至少参加一次宗教仪式的妇女的死亡率也降低了 20%[131]。CBT 和理性情绪疗法的创始人阿尔伯特·埃利斯（Albert Ellis）认为某些宗教书籍可能比所有专业治疗师更能促使人进行广泛、深入的个性和行为改变[132]。如果将强大的精神元素与健康的生活方式相结合，它似乎在对抗压力方面具有协同作用。

86.9 抑郁和焦虑

抑郁症是一个严重的、普遍存在的问题，在世界范围内影响着4亿不同年龄段的人。它也是全球范围内致残的主要原因[134]。1915年以来患抑郁症的人数有所增加[135]。现在，抑郁症的发生通常在25岁之前[136]。抗焦虑药有时可用于抑郁症治疗[137]。焦虑症通常与抑郁症并存，可能与因果关系有关。

诊断抑郁症和焦虑症的通用标准是 DSM-V[111]。总体而言，抑郁发生的风险随着时间的推移而增加[138]。初级保健机构中门诊患者抑郁的发生率为15.3%~22%[139]。自杀的人通常在自杀前1个月会有去找基层医疗服务提供者处就诊[140]。不幸的是，统计数据表明，基层医疗医师无法识别出30%~50%抑郁症患者的抑郁症状[141]。

86.9.1 有效筛选抑郁症/焦虑症

咨询期间的时间限制可能会影响正确的筛查，下面两个关键的筛查问题可以帮助确定是否患有抑郁症。

- 在过去的1个月中，您是否经常感到情绪低落，抑郁或绝望？
- 在过去的1个月中，您是否经常被对事情索然无味所困扰？

不使用作用于中枢神经系统药物的患者初级保健时，这2个问题的敏感性为97%，特异性为67%[142]。《美国精神疾病诊断和统计手册》第五版（Diagnostic and Statistical Manual of Mental Disorders V, DSM-V）标准上使用的另一种快速且易于使用的工具是患者健康问卷（Patients Health Questionnaire, PHQ-9），它不仅可以测量抑郁的严重程度，还可以用来跟踪抑郁症的治疗[143]。该问卷可以通过访问网站 http://www.phqscreeners.com 获得。还有其他更详细的测试，例如专有的贝克抑郁量表Ⅱ（Beck depression inventory Ⅱ, BDI-Ⅱ）[144]。BDI-Ⅱ列出了针对不同严重程度的21种症状。尽管按照最初的设计BDI-Ⅱ是由临床医师管理的，但它可以自行使用，一般需要5~10min完成。

在初级保健机构中，约3%的患者被焦虑症困扰，而另外4%的患者则患有社交恐惧症[145]。用于诊断焦虑症的工具包括医院焦虑和抑郁量表（Hospital Anxiety and Depression Scale）[146]。更有用的测试是广泛性焦虑障碍量表（Generalized Anxiety Disorder Scale, GAD-7），其设计和验证可用于基层医疗。还有只包含2个问题的简短版本，称为广泛性焦虑障碍量表-2（Generalized Anxiety Disorder Scale, GAD-2），具有良好的阴性预测价值。下面列出这2个问题。

- 您是否感到紧张、焦虑或不安？
- 您无法停止或控制忧虑吗？

另 1 个广泛使用的工具是贝克焦虑量表（Beck Anxiety Inventory，BAI），它可以测量以躯体症状为重点的焦虑。它还被设计为自我报告工具。更广泛的测试是抑郁和焦虑评估测试（depression and anxiety assessment test，DAAT），它不仅可以测量抑郁和焦虑程度，还可以测量情绪智力，并且可以识别出心理健康问题的根本原因，其中许多问题在找到原因后情况可反转。该工具比巴氏涂片具有更高的灵敏度和特异性[147]。

86.10 管理

随着基因和代谢检测的普及，解决医学问题的方法正逐渐朝着更具个性化的方向发展。这是个性化医学进展的重点[148]。在最近开发的一种向患有抑郁症和焦虑症的人的方法中证明了这一点。如已发表的论文所述，内德利假说（Nedley Hypothesis）源自医学文献中 100 多种被识别出的抑郁和焦虑病因[147]。这些病因被分为 10 类。假设提出，有这 10 类病因中有 4 个活跃，将引发抑郁或焦虑发作。活跃类别被称为匹配（hit），在下面列出这些病因。

1. **遗传因素** 抑郁或自杀家族史[149]。
2. **成长创伤类** 女孩的青春期来临较早（11 岁或更早的月经），青春期抑郁症的历史，由非亲生父母抚养长大[150]，遭受性虐待[151]。
3. **营养不良** 饮食中的色氨酸含量低[152]，ω-3 脂肪酸摄入量低[153]，高胆固醇[154]、饱和脂肪酸[155]、糖[156]饮食，具有明显的厌食症。
4. **社会打击类** 缺乏社会支持[157]，负面的、有压力的生活事件[158]，抚育子孙的祖父母[159]、直系亲属是酗酒或吸毒的人[160]。
5. **中毒**[161] 铅[162]、汞[163]、砷、铋或其他毒素[164]。
6. **昼夜节律紊乱类** 经常失眠[165]，每天睡眠时间超过 9h 或少于 6h，饮食不规律[165]。
7. **成瘾类** 使用酒精、烟草[49]、重度咖啡碱[166]、苯二氮䓬类药物[50]或非法药物[151]。
8. **生活方式类** 不进行定期运动[167]，未暴露于 30min 的亮光下[168]，未呼吸新鲜空气[169]。
9. **健康状况类** 甲状腺疾病[169]、肝炎[170]、自身免疫性疾病[171]、未控制的糖尿病[172]、高脂血症[173]等各种疾病。
10. **额叶功能类** 涉及抑制额叶的活动[174]，没有足够刺激额叶的活动[175]。

内德利假说的治疗方法着眼于确定抑郁症的病因，然后通过长期的生活方式改变来进行个体化治疗，以尽可能多的解决那些可改变的病因，并认识到并非所有原因均可改变。识别这些原因的 1 种方法是进行抑郁和焦虑评估测试（DAAT），该测试将为看护人有效地识别各种原因。有了这些知识，护理人员就可以在几天之内提出改善抑郁[176-178]、焦虑[179]和情绪智力[180]的规范性建议[181]。该项目显示，在患有抑郁的参与者中有 88% 的有效率[58]，在丙型肝炎阳性个体有 97% 的有效率[180]。

86.11 结论

生活方式干预已被证明与非药物治疗一样，可以有效地缓解压力。积极的心理学提出了一些切实可行的步骤，不仅可以减轻压力，也能提高幸福感。为了帮助人们应对压力，健康的行为很重要，例如营养、运动、休息等。但是不健康的思维方式应该得到认识和改变。因此，长期的压力管理需要健康的思维。压力和焦虑可以随着长期的压力而进展，但是有 10 类可匹配的病因假说可以有效帮助识别患者的抑郁和焦虑诱因，并帮助他们进行治疗。

临床应用

- 应对方式和 COPE 是辨别应对压力属于积极或消极方式的有用工具。
- 积极心理学关注性格优势和美德，而不是病理学，以帮助患者改善心理健康。
- 社会适应调整量表是一种识别和衡量当前压力水平的工具。
- PHQ-9 和 BDI-Ⅱ是衡量抑郁水平的测试，而 GAD 和 BAI 是测量焦虑的有用工具。
- 抑郁和焦虑评估测试是一种测量抑郁、焦虑和情绪智力的工具，它可以识别潜在的可逆原因，这些原因可作为生活方式治疗干预的目标

（Neil Nedley, MD and Francisco E. Ramirez, MD, BS, SC　著　孙天童　宋纯理　译　洪云　校）

参考文献

1. "Mental Health: A State of Well-Being." WHO, World Health Organization, http://www.who.int/features/factfiles/mental_health/en/. Accessed 3 Sept. 2017.
2. Folkman S and Lazarus RS. An analysis of coping in a middle-aged community sample. *Journal of Health and Social Behavior* 1980 Sep 1:219–39.
3. Holahan CJ and Moos RH. Risk, resistance, and psychological distress: A longitudinal analysis with adults and children. *Journal of Abnormal Psychology* 1987 Feb;96(1):3.
4. Carver CS, Scheier MF, and Weintraub JK. Assessing coping strategies: A theoretically based approach. *Journal of Personality and Social Psychology* 1989 Feb;56(2):267.
5. Carver CS. You want to measure coping but your protocol' too long: Consider the brief cope. *International Journal of Behavioral Medicine* 1997 Mar 1;4(1):92–100.
6. Jordan CH, Spencer SJ, and Zanna MP. Types of high self-esteem and prejudice: How implicit self-esteem relates to ethnic discrimination among high explicit self-esteem individuals. *Personality and Social Psychology Bulletin* 2005 May;31(5):693–702.
7. Backus W. *What Your Counselor Never Told You: Seven Secrets Revealed-Conquer the Power of Sin in Your Life.* Bethany House; 2000.
8. Stankov L, Lee J, Luo W, et al. Confidence: A better predictor of academic achievement than self-efficacy, self-concept and anxiety? *Learning and Individual Differences* 2012 Dec 31;22(6):747–58.
9. Russek LG and Schwartz GE. Feeling of parental caring predict health status in midlife: A 35-year follow-up of the Harvard Mastery of Stress Study. *Journal of Behavioral Medicine* 1997 Feb 1;20(1):1–3.
10. Mooney A, Oliver C, and Smith M. Impact of family breakdown on children's well-being: Evidence review. 2009.
11. Seigel WM, Golden NH, Gough JW, et al. Depression, self-esteem, and life events in adolescents with chronic diseases. *Journal of Adolescent Health Care* 1990 Nov 1;11(6):501–4.
12. Prino CT and Peyrot M. The effect of child physical abuse and neglect on aggressive, withdrawn, and prosocial behavior. *Child Abuse and Neglect* 1994 Oct 1;18(10):871–84.
13. Donnelly GF. Happiness and longevity. *Holistic Nursing Practice* 2012 Jan 1;26(1):1.
14. White LK and Booth A. Divorce over the life course: The role of marital happiness. *Journal of Family Issues* 1991 Mar;12(1):5–21.
15. Csikszentmihalyi M. Happiness and creativity. *The Futurist* 1997 Sep 1;31(5):S8.
16. Park SQ, Kahnt T, Dogan A, Strang S, Fehr E, and Tobler PN. A neural link between generosity and happiness. *Nature Communications* 2017 Jul 11;8:15964.
17. King LA and Napa CK. What makes a life good? *Journal of Personality and Social Psychology* 1998 Jul;75(1):156.
18. Maxwell JC. *The Winning Attitude.* Thomas Nelson Incorporated; 1993.
19. Seligman ME. *Authentic Happiness: Using the New Positive Psychology to Realize Your Potential for Lasting Fulfillment.* Simon and Schuster; 2004.

20. Peterson C and Seligman ME. *Character Strengths and Virtues: A Handbook and Classification.* Oxford University Press; 2004.
21. Watkins PC, Woodward K, Stone T, et al. Gratitude and happiness: Development of a measure of gratitude, and relationships with subjective well-being. *Social Behavior and Personality: An International Journal* 2003 Jan 1;31(5):431–51.
22. Lumsden DP. Is the concept of "stress" of any use, anymore. In *Contributions to Primary Prevention in Mental Health: Working Papers.* Toronto: Canadian Mental Health Association; 1981.
23. Hinkle Jr LE. The concept of "stress" in the biological and social sciences. *The International Journal of Psychiatry in Medicine* 1974 Dec;5(4):335–57.
24. Lian Y, Sun Q, Guan S, et al. Effect of changing work stressors and coping resources on the risk of type 2 diabetes: The OHSPIW cohort study. *Diabetes Care* 2017 Dec 15:dc170749.
25. Beckman JA, Creager MA, and Libby P. Diabetes and atherosclerosis: Epidemiology, pathophysiology, and management. *JAMA* 2002 May 15;287(19):2570–81.
26. Salleh MR. Life event, stress and illness. *The Malaysian Journal of Medical Sciences: MJMS.* 2008 Oct;15(4):9.
27. Alkadhi K. Brain physiology and pathophysiology in mental stress. *ISRN Physiology* 2013 Jun 9;2013.
28. Ayyadurai S, Gibson AJ, D'Costa S, et al. Frontline Science: Corticotropin-releasing factor receptor subtype 1 is a critical modulator of mast cell degranulation and stress-induced pathophysiology. *Journal of Leukocyte Biology* 2017 Dec 1;102(6):1299–312.
29. Cao L, Liu X, Lin EJ, et al. Environmental and genetic activation of a brain-adipocyte BDNF/leptin axis causes cancer remission and inhibition. *Cell* 2010 Jul 9;142(1):52–64.
30. Newton I and Halley E. *Philosophiae Naturalis Principia Mathematica.* Jussu Societatis Regiae ac Typis Josephi Streater, Prostant Venales Apud Sam. Smith; 1714.
31. Folkman S. Stress: Appraisal and coping. In *Encyclopedia of Behavioral Medicine.* New York: Springer; 2013. pp. 1913–5.
32. American Psychological Association. *Stress in America: Paying with Our Health.* Washington, DC; 2015 Feb 4.
33. Holmes TH and Rahe RH. The social readjustment rating scale. *Journal of Psychosomatic Research* 1967 Aug 31;11(2):213–8.
34. Cannon WB. Bodily changes in pain, hunger, fear and rage. *Southern Medical Journal* 1929;22.9:870.
35. Olff M, Langeland W, and Gersons BP. Effects of appraisal and coping on the neuroendocrine response to extreme stress. *Neuroscience and Biobehavioral Reviews* 2005 May 31;29(3):457–67.
36. Le Moal M. Historical approach and evolution of the stress concept: A personal account. *Psychoneuroendocrinology* 2007 Aug 31;32:S3–9.
37. Poulain M, Herm A, and Pes G. The Blue Zones: Areas of exceptional longevity around the world. *Vienna Yearbook of Population Research* 2013 Jan 1:87–108.
38. Buettner D. *The Blue Zones: 9 Lessons for Living Longer from the People Who've Lived the Longest.* National Geographic Books; 2012 Nov 6.
39. Fraser GE and Shavlik DJ. Ten years of life: Is it a matter of choice? *Archives of Internal Medicine* 2001 Jul 9;161(13):1645–52.
40. Beeson WL, Abbey DE, and Knutsen SF. Long-term concentrations of ambient air pollutants and incident lung cancer in California adults: Results from the AHSMOG study. Adventist Health Study on Smog. *Environmental Health Perspectives* 1998 Dec;106(12):813.
41. Ashley G and Cort M. The effects of the practice of the Newstart Health Regimen on faculty stress among faculty at Seventh-Day Adventist colleges and universities. *Christian Higher Education* 2007 Apr 2;6(2):131–42.
42. Ramirez F, Nedley N, and Krueger AC. 220 Effects of an educational program on depressed postmenopausal participants. *The Journal of Sexual Medicine* 2017 Feb 1;14(2):e94.
43. Henry B and Kalynovskyi S. Reversing diabetes and obesity naturally: A NEWSTART® lifestyle program. *The Diabetes Educator* 2004 Jan;30(1):48–59.
44. Daniel W and Richard P. Características sociodemográficas y su relación con el nivel de estilo de vida y la percepción del estado de salud, en líderes religiosos. Lima, 2015 BA [dissertation]. Universidad Peruana Union.
45. Cummings D and Reed M. *Creation Health: Secrets for Feeling Fit and Living Long.* Review & Herald Publishing Association; 2003.
46. Ferreira AS. Proposta de intervenção no centro de assistência psicossocial utilizando os recursos terapêuticos naturais. FLORIANÓPOLIS, 2014 Specialist [dissertation]. Universidade Federal de Santa Catarina.
47. Slavíček J, Kittnar O, Fraser GE, et al. Lifestyle decreases risk factors for cardiovascular diseases. *Central European Journal of Public Health* 2008 Dec;16(4):161.
48. Chiesa A. The difficulty of defining mindfulness: Current thought and critical issues. *Mindfulness* 2013 Sep 1;4(3):255–68.
49. Ramirez FE, Nedley N, Hofer-Draper L, et al. Nicotine increases depression and anxiety. *Drug Metabolism and Pharmacokinetics* 2017;1(32):S107.
50. Ramirez F and Nedley N. Eight-week depression program decreases usage of benzodiazepines. *The American Journal on Addictions* 2015 Jan 1;24(1):65.
51. Ramirez FE, Siebold J, Antuna K, et al. Lifestyle interventions stop metabolic syndrome. *Arteriosclerosis, Thrombosis, and Vascular Biology* 2016;36:A471.
52. Ramirez FE, Siebold J, Ivy L, et al. Residential lifestyle interventions reduce blood pressure in 18 days. *Arteriosclerosis, Thrombosis, and Vascular Biology* 2016;36:A469.
53. Ramirez FE, Siebold J, Antuna K, et al. Outpatient community based educational program reduces lipids in two weeks. *Arteriosclerosis, Thrombosis, and Vascular Biology* 2016;36:A470.
54. Ramirez FE, Nedley N, and Sanchez A. Angina patients improve physical fitness in 18 days. *Arteriosclerosis, Thrombosis, and Vascular Biology* 2017:A118.
55. Ramirez FE, Nedley N, Sanchez A, et al. Plant-based and lifestyle interventions improve weight and BMI. *Obesity Reviews* 2016;17(s2):213.
56. Ramirez FE, Nedley N, and Freed S. An 18-day residential lifestyle program improves fitness of asthma patients. *The Journal of Immunology* 2017 May 1;198(1 Supplement):53.23.
57. Blehm R. Physical therapy and other non-pharmacologic approaches to fibromyalgia management. *Current Pain and Headache Reports* 2006 Sep 1;10(5):333–8.
58. Nedley N and Ramirez FE. Nedley depression hit hypothesis: Identifying depression and its causes. *American Journal of Lifestyle Medicine* 2016 Nov;10(6):422–8.
59. Olff M. Stress, depression and immunity: The role of defense and coping styles. *Psychiatry Research* 1999 Jan 18;85(1):7–15.
60. Van Dam NT, van Vugt MK, Vago DR, et al. Mind the hype: A critical evaluation and prescriptive agenda for research on mindfulness and meditation. *Perspectives on Psychological Science* 2017 Oct 25:1745691617709589.
61. Duraimani S, Schneider RH, Randall OS, et al. Effects of lifestyle modification on telomerase gene expression in hypertensive patients: A pilot trial of stress reduction and health education programs in African Americans. *PLoS One* 2015 Nov 16;10(11):e0142689.
62. Garden M. Can meditation be bad for you? *Humanist* 2007 Sep;67(5):20–4.
63. Farias M. and Wikholm C. *The Buddha Pill: Can Meditation Actually Change You?* Watkins Media Limited; 2015.
64. Kannis L and Antony P. The anti-anxiety workbook: proven strategies to overcome worry, phobias, panic, and obsessions. *Behavioural and Cognitive Psychotherapy* 2010 Mar 1;38(2):245.
65. Nedley NA. *The Lost Art of Thinking: How to Improve Emotional Intelligence and Achieve Peak Mental Performance.* Ardmore, OK: Nedley Publishing; 2013.
66. Burns DD. *Feeling Good.* Signet Book; 1981 Aug.
67. Herbert Benson MD and Klipper MZ. *The Relaxation Response.* New York: Harper Collins; 1992.
68. Bernardi L, Spadacini G, Bellwon J, et al. Effect of breathing rate on oxygen saturation and exercise performance in chronic heart failure. *The Lancet* 1998 May 2;351(9112):1308–11.
69. Munger MA, Stanek EJ, Nara AR, Strohl KP, Decker MJ, and Nair RN. Arterial oxygen saturation in chronic congestive heart failure. *The American Journal of Cardiology* 1994 Jan 15;73(2):180–5.
70. Kaushik RM, Kaushik R, Mahajan SK, et al. Effects of mental relaxation and slow breathing in essential hypertension. *Complementary Therapies in Medicine* 2006 Jun 30;14(2):120–6.
71. Cea UJ, Gonzalez-Pinto AA, and Cabo GO. Efficacy of the controlled breathing therapy on stress: Biological correlates. preliminary study. *Revista de Enfermeria (Barcelona, Spain)* 2010 May;33(5):48–54.

72. Pramanik T, Pudasaini B, and Prajapati R. Immediate effect of a slow pace breathing exercise Bhramari pranayama on blood pressure and heart rate. *Nepal Medical College Journal* 2010 Sep;12(3):154–7.
73. Bernardi L, Spadacini G, Bellwon J, et al. Effect of breathing rate on oxygen saturation and exercise performance in chronic heart failure. *The Lancet* 1998 May 2;351(9112):1308–11.
74. Martijn H. King Saul, work-related stress and depression. *Journal of Epidemiology and Community Health* 2007 Oct;61(10):890.
75. 1 *Sefer Shmuel* רפס לאומש 16:15, The Message, adapted.
76. 1 *Sefer Shmuel* רפס לאומש 16:23, The Message, adapted.
77. Guiseppe C, Camillo C, Antonino C, et al. Effect of music listening during blood pressure measurement. *Journal of Clinical Hypertension* 2012 May;14(Supplement):1–10.
78. McKinney CH, Antoni MH, Kumar M, et al. Effects of guided imagery and music (GIM) therapy on mood and cortisol in healthy adults. *Health Psychology* 1997 Jul;16(4):390.
79. McCraty R, Barrios-Choplin B, Atkinson M, et al. The effects of different types of music on mood, tension, and mental clarity. *Alternative Therapies in Health and Medicine* 1998 Jan 1;4(1):75–84.
80. Gerra G, Zaimovic A, Franchini D, et al. Neuroendocrine responses of healthy volunteers totechno-music': Relationships with personality traits and emotional state. *International Journal of Psychophysiology* 1998 Jan 1;28(1):99–111.
81. Labbé E, Schmidt N, Babin J, et al. Coping with stress: The effectiveness of different types of music. *Applied Psychophysiology and Biofeedback* 2007 Dec 1;32(3–4):163–8.
82. Jacobson E. *Progressive Relaxation: A Physiological and Clinical Investigation of Muscular States and Their Significance in Psychology and Medical Practice*. University of Chicago Press; 1938.
83. McCallie MS, Blum CM, and Hood CJ. Progressive muscle relaxation. *Journal of Human Behavior in the Social Environment* 2006 Jul 13;13(3):51–66.
84. Fisher PM, Madsen MK, Mc Mahon B, et al. Three-week bright-light intervention has dose-related effects on threat-related corticolimbic reactivity and functional coupling. *Biological Psychiatry* 2014 Aug 15;76(4):332–9.
85. Lieverse R, Van Someren EJ, Nielen MM, et al. Bright light treatment in elderly patients with nonseasonal major depressive disorder: A randomized placebo-controlled trial. *Archives of General Psychiatry* 2011 Jan 3;68(1):61–70.
86. Agudelo LZ, Femenía T, Orhan F, et al. Skeletal muscle PGC-1α1 modulates kynurenine metabolism and mediates resilience to stress-induced depression. *Cell* 2014 Sep 25;159(1):33–45.
87. Smith JC. Effects of emotional exposure on state anxiety after acute exercise. *Medicine and Science in Sports and Exercise* 2013 Feb 1;45(2):372–8.
88. Khairy LT, Barin R, Demonière F, et al. Heart rate response in spectators of the Montreal Canadiens hockey team. *Canadian Journal of Cardiology* 2017 Dec 1;33(12):1633–8.
89. Gerber M, Börjesson M, Ljung T, et al. Fitness moderates the relationship between stress and cardiovascular risk factors. *Medicine and Science in Sports and Exercise* 2016 Nov;48(11):2075–81.
90. Cairney J, Kwan MY, Veldhuizen S, et al. Who uses exercise as a coping strategy for stress? Results from a national survey of Canadians. *Journal of Physical Activity and Health* 2014 Jul;11(5):908–16.
91. Park BJ, Tsunetsugu Y, Kasetani T, et al. The physiological effects of Shinrin-yoku (taking in the forest atmosphere or forest bathing): Evidence from field experiments in 24 forests across Japan. *Environmental Health and Preventive Medicine* 2010 Jan 1;15(1):18.
92. Strygin KN. Sleep and stress. *Rossiiskii fiziologicheskii zhurnal imeni IM Sechenova*. 2011 Apr;97(4):422–32.
93. Ficca G, Axelsson J, Mollicone DJ, et al. Naps, cognition and performance. *Sleep Medicine Reviews* 2010 Aug 31;14(4):249–58.
94. Backhaus J and Junghanns K. Daytime naps improve procedural motor memory. *Sleep Medicine* 2006 Sep 30;7(6):508–12.
95. Mednick SC and Ehrman M. *Take a Nap! Change Your Life*. Workman Publishing; 2006.
96. Stone BM, Turner C, Mills SL, et al. Hypnotic activity of melatonin. *Sleep* 2000 Aug;23(5):663–9.
97. Tanaka H, Taira K, Arakawa M, et al. Short naps and exercise improve sleep quality and mental health in the elderly. *Psychiatry and Clinical Neurosciences* 2002 Jun 1;56(3):233–4.
98. King DG. Religion and health relationships: A review. *Journal of Religion and Health* 1990 Jun 1;29(2):101–12.
99. Larsen RJ and Kasimatis M. Individual differences in entrainment of mood to the weekly calendar. *Journal of Personality and Social Psychology* 1990 Jan;58(1):164.
100. Kron J. Water therapies. *Journal of Complementary Medicine* 2007 Nov;6(6):46.
101. Keegan L. Therapies to reduce stress and anxiety. *Critical Care Nursing Clinics of North America* 2003 Sep 30;15(3):321–7.
102. Toda M, Morioto K, Nagasawa S, et al. Change in salivary physiological stress markers by spa bathing. *Biomedical Research* 2006;27(1):11–4.
103. Marazziti D, Baroni S, Giannaccini G, Dell'Osso MC, Consoli G, Picchetti M, Carlini M, Massimetti G, Provenzano S, and Galassi A. Thermal balneotherapy induces changes of the platelet serotonin transporter in healthy subjects. *Progress in Neuro-Psychopharmacology and Biological Psychiatry* 2007 Oct 1;31(7):1436–9.
104. Yamamoto K, Aso Y, Nagata S, et al. Autonomic, neuro-immunological and psychological responses to wrapped warm footbaths—A pilot study. *Complementary Therapies in Clinical Practice* 2008 Aug 31;14(3):195–203.
105. Shevchuk NA. Adapted cold shower as a potential treatment for depression. *Medical Hypotheses* 2008 Dec 31;70(5):995–1001.
106. Branum AM, Rossen LM, and Schoendorf KC. Trends in caffeine intake among US children and adolescents. *Pediatrics* 2014 Feb 1:peds-2013.
107. Shepard JD, al'Absi M, Whitsett TL, et al. Additive pressor effects of caffeine and stress in male medical students at risk for hypertension. *American Journal of Hypertension* 2000 May 1;13(5):475–81.
108. Hasin DS, O'Brien CP, Auriacombe M, et al. DSM-5 criteria for substance use disorders: Recommendations and rationale. *American Journal of Psychiatry* 2013 Aug;170(8):834–51.
109. Rogers PJ, Heatherley SV, Hayward RC, et al. Effects of caffeine and caffeine withdrawal on mood and cognitive performance degraded by sleep restriction. *Psychopharmacology* 2005 Jun 1;179(4):742–52.
110. Rogers PJ, Heatherley SV, Mullings EL, et al. Faster but not smarter: Effects of caffeine and caffeine withdrawal on alertness and performance. *Psychopharmacology* 2013 Mar 1;226(2):229–40.
111. American Psychiatric Association. *Diagnostic and Statistical Manual of Mental Disorders (DSM-5®)*. American Psychiatric Pub; 2013 May 22.
112. World Health Organization. *The ICD-10 Classification of Mental and Behavioural Disorders: Diagnostic Criteria for Research*. World Health Organization; 1993 Nov 1.
113. Seyedsadjadi N, Berg J, Bilgin AA, et al. Significant relationships between a simple marker of redox balance and lifestyle behaviours; Relevance to the Framingham risk score. *PLoS One* 2017 Nov 6;12(11):e0187713.
114. Petticrew M, Maani Hessari N, Knai C, et al. How alcohol industry organisations mislead the public about alcohol and cancer. *Drug and Alcohol Review* 2017 Sep 7.
115. Heinz A, Mann K, Weinberger DR, et al. Serotonergic dysfunction, negative mood states, and response to alcohol. *Alcoholism: Clinical and Experimental Research* 2001 Apr 1;25(4):487–95.
116. Lee S, Schmidt D, Tilders F, et al. Prolonged exposure to intermittent alcohol vapors blunts hypothalamic responsiveness to immune and non-immune signals. *Alcoholism: Clinical and Experimental Research* 2000 Jan 1;24(1):110–22.
117. Stockwell T, Zhao J, Panwar S, et al. Do "moderate" drinkers have reduced mortality risk? A systematic review and meta-analysis of alcohol consumption and all-cause mortality. *Journal of Studies on Alcohol and Drugs* 2016 Mar 16;77(2):185–98.
118. Paykel ES. Depression and appetite. *Journal of Psychosomatic Research* 1977 Dec 31;21(5):401–7.
119. Carnell S, Grillot C, Ungredda T, et al. Morning and afternoon appetite and gut hormone responses to meal and stress challenges in obese individuals with and without binge eating disorder. *International Journal of Obesity* 2017 Dec 13.
120. Richard DM, Dawes MA, Mathias CW, et al. L-tryptophan: Basic metabolic functions, behavioral research and therapeutic indications. *International Journal of Tryptophan Research: IJTR* 2009;2:45.
121. Markus CR, Panhuysen G, Tuiten A, et al. Does carbohydrate-rich, protein-poor

122. Fernstrom JD. Large neutral amino acids: Dietary effects on brain neurochemistry and function. *Amino Acids* 2013 Sep 1;45(3):419–30.
123. Agarwal U, Mishra S, Xu J, et al. A multicenter randomized controlled trial of a nutrition intervention program in a multiethnic adult population in the corporate setting reduces depression and anxiety and improves quality of life: The GEICO study. *American Journal of Health Promotion* 2015 Mar;29(4):245–54.
124. Li S, Stampfer MJ, Williams DR, et al. Association of religious service attendance with mortality among women. *JAMA Internal Medicine* 2016 Jun 1;176(6):777–85.
125. Hill PL and Turiano NA. Purpose in life as a predictor of mortality across adulthood. *Psychological Science* 2014 Jul;25(7):1482–6.
126. Cohen R, Bavishi C, and Rozanski A. Purpose in life and its relationship to all-cause mortality and cardiovascular events: A meta-analysis. *Psychosomatic Medicine* 2016 Feb 1;78(2):122–33.
127. Strawbridge WJ, Shema SJ, Cohen RD, et al. Religiosity buffers effects of some stressors on depression but exacerbates others. *The Journals of Gerontology Series B: Psychological Sciences and Social Sciences* 1998 May 1;53(3):S118–26.
128. Koenig HG, George LK, Hays JC, et al. The relationship between religious activities and blood pressure in older adults. *The International Journal of Psychiatry in Medicine* 1998 Jun;28(2):189–213.
129. Koenig HG, Cohen HJ, George LK, et al. Attendance at religious services, interleukin-6, and other biological parameters of immune function in older adults. *The International Journal of Psychiatry in Medicine* 1997 Sep;27(3):233–50.
130. Koenig HG, George LK, and Peterson BL. Religiosity and remission of depression in medically ill older patients. *American Journal of Psychiatry* 1998 Apr 1;155(4):536–42.
131. Schnall E, Wassertheil-Smoller S, Swencionis C, et al. The relationship between religion and cardiovascular outcomes and all-cause mortality in the Women's Health Initiative Observational Study. *Psychology and Health* 2010 Feb 1;25(2):249–63.
132. Ellis A. The advantages and disadvantages of self-help therapy materials. *Professional Psychology: Research and Practice* 1993 Aug;24(3):335.
133. Hill A. I'm an atheist who goes to church – Here's why you should too. *Metro.co.uk*. (2017, September 17). Retrieved September 17, 2017, from http://metro.co.uk/2017/09/17/im-an-atheist-who-goes-to-church-heres-why-you-should-too-6909729/
134. World Health Organization: Depression. http://www.who.int/mediacentre/factsheets/fs369/en/ Date Accessed: August 1, 2017.
135. Birmaher B, Ryan ND, Williamson DE, Brent DA, Kaufman J, Dahl RE, Perel J, and Nelson B. Childhood and adolescent depression: A review of the past 10 years. Part I. *Journal of the American Academy of Child and Adolescent Psychiatry* 1996 Nov 1;35(11):1427–39.
136. Weissman MM, Wickramaratne P, Greenwald S, et al. The changing rate of major depression: Cross-national comparisons. *JAMA* 1992 Dec 2;268(21):3098–105.
137. General US. *Mental Health: A Report of the Surgeon General*. Rockville, MD: US Department of Health and Human Services, Substance Abuse and Mental Health Services Administration, Center for Mental Health Services, National Institutes of Health, National Institute of Mental Health; 1999.
138. Kessler RC, McGonagle KA, Nelson CB, et al. Sex and depression in the National Comorbidity Survey. II: Cohort effects. *Journal of Affective Disorders* 1994 Jan 31;30(1):15–26.
139. Force, US Prevention Task. *Guide to Clinical Preventive Services*. Alexandria, VA: International Medical Publishing; 1996.
140. Luoma JB, Martin CE, and Pearson JL. Contact with mental health and primary care providers before suicide: A review of the evidence. *American Journal of Psychiatry* 2002 Jun 1;159(6):909–16.
141. Simon GE and VonKorff M. Recognition, management, and outcomes of depression in primary care. *Archives of Family Medicine* 1995 Feb 1;4(2):99.
142. Arroll B, Khin N, and Kerse N. Screening for depression in primary care with two verbally asked questions: Cross sectional study. *BMJ* 2003 Nov 13;327(7424):1144–6.
143. Löwe B, Kroenke K, Herzog W, et al. Measuring depression outcome with a brief self-report instrument: Sensitivity to change of the Patient Health Questionnaire (PHQ-9). *Journal of Affective Disorders* 2004 Jul 31;81(1):61–6.
144. Beck AT, Steer RA, and Brown GK. *Beck Depression Inventory-ii (bdi-ii)*. San Antonio, TX: Psychological Corporation; 1996.
145. Leon AC, Olfson M, Broadhead WE, et al. Prevalence of mental disorders in primary care: Implications for screening. *Archives of Family Medicine* 1995 Oct 1;4(10):857.
146. Bjelland I, Dahl AA, Haug TT, et al. The validity of the hospital anxiety and depression scale: An updated literature review. *Journal of Psychosomatic Research* 2002 Feb 28;52(2):69–77.
147. Nedley N and Ramirez FE. Nedley depression hit hypothesis: Identifying depression and its causes. *American Journal of Lifestyle Medicine* 2016 Nov;10(6):422–8.
148. Hamburg MA and Collins FS. The path to personalized medicine. *New England Journal of Medicine* 2010 Jul 22;2010(363):301–4.
149. Smith JP and Smith GC. Long-term economic costs of psychological problems during childhood. *Social Science and Medicine* 2010 Jul 31;71(1):110–5.
150. Ramirez F, Nedley N, and Hofer-Draper L. 213 Not growing up with both parents affects sexual behavior later in life. *The Journal of Sexual Medicine* 2017 Feb 1;14(2):e90–1.
151. Ramirez F and Nedley N. 088 Sexual abuse increases risk of addictive behaviors. *The Journal of Sexual Medicine* 2016 May 1;13(5):S42–3.
152. Smith KA, Fairburn CG, and Cowen PJ. Relapse of depression after rapid depletion of tryptophan. *The Lancet* 1997 Mar 29;349(9056):915–9.
153. Hibbeln JR, Umhau JC, George DT, et al. Do plasma polyunsaturates predict hostility and depression? *World Review of Nutrition and Dietetics* 1997 Jan 1;82:175–86.
154. Modai I, Valevski A, Dror S, et al. Serum cholesterol levels and suicidal tendencies in psychiatric inpatients. *Journal of Clinical Psychiatry* 1994 Jun.
155. Beezhold BL and Johnston CS. Restriction of meat, fish, and poultry in omnivores improves mood: A pilot randomized controlled trial. *Nutrition Journal* 2012 Feb 14;11(1):9.
156. Westover AN and Marangell LB. A cross-national relationship between sugar consumption and major depression? *Depression and Anxiety* 2002 Jan 1;16(3):118–20.
157. Sullivan HS, editor. *The Interpersonal Theory of Psychiatry*. Routledge; 2013 Nov 5.
158. Kendler KS, Kessler RC, Neale MC, et al. The prediction of major depression in women: Toward an integrated etiologic model. *American Journal of Psychiatry* 1993 Aug 1;150:1139.
159. Minkler M and Fuller-Thomson E. The health of grandparents raising grandchildren: Results of a national study. *American Journal of Public Health* 1999 Sep;89(9):1384–9.
160. Hamman C, Henry R, and Daley SE. Depression and sensitization to stressors among young women as a function of childhood adversity. *Journal of Consulting and Clinical Psychology* 2000;68:782–7.
161. Ramirez F, Nedley N, and Seo S. An 8-week educational program improves mental health of individuals exposed to toxins. *Toxicological Sciences* 2017 March;150(1):176.
162. Ramirez FE, Grilo P, and Nedley N. Lead exposure and mental health. *Journal of the International Neuropsychological Society* 22(s1):153.
163. Ramirez FE and Nedley N. Effect of 8-week program on individuals exposed to fish environmental toxins. *Drug Metabolism Reviews* 2016 Jan 1;48:47–47.
164. Trimble MR and Krishnamoorthy ES. The role of toxins in disorders of mood and affect. *Neurologic Clinics* 2000 Aug 1;18(3):649–64.
165. Ramirez FE, Nedley N, Siebold J, et al. Regularity in eating and sleeping seems to improve depression. *Obesity Reviews* 2016;17(s2):211.
166. Jacobsen BK and Hansen V. Caffeine and health. *British Medical Journal (Clinical Research Ed.)*. 1988 Jan 23;296(6617):291.
167. Farmer ME, Locke BZ, Mościcki EK, et al. Physical activity and depressive symptoms: The NHANES I epidemiologic follow-up study. *American Journal of Epidemiology* 1988 Dec 1;128(6):1340–51.

168. Kryger MH, Roth T, and Dement WC. *Principles and Practice of Sleep Medicine.* Saunders; 2011.
169. Leigh H and Kramer SI. The psychiatric manifestations of endocrine disease. *Advances in Internal Medicine* 1984;29:413–45.
170. Nedley N, Ramirez FE, and Olafsson S. Su1409 eight-week community based program is associated with at least some improvement of depression in the vast majority of individuals with Hepatitis C. *Gastroenterology* 2015 Apr 1;148(4):S-501.
171. Nedley N, Ramirez FE, and Sihotang J. Effects of an 8-week lifestyle education program on participants with autoimmune disease. *Journal of Allergy and Clinical Immunology* 2017 Feb 1;139(2):AB212.
172. Ramirez FE, Nedley N, and Arakawa T. An 8 week educational program improves mental health among poorly controlled diabetics. *Endocrine Reviews* 2017 June;38(S3):S.
173. Ramirez FE, Siebold J, Antuna K, et al. Depressed individuals may not be aware of their own dyslipidemia. *Arteriosclerosis, Thrombosis, and Vascular Biology* 2016;36:A272.
174. Ramirez F and Nedley N. 087 Sexual behavior seems to influence depression. *The Journal of Sexual Medicine* 2016 May 1;13(5):S42.
175. Watkins E and Teasdale JD. Rumination and overgeneral memory in depression: Effects of self-focus and analytic thinking. *Journal of Abnormal Psychology* 2001 May;110(2):353.
176. Ramirez FE and Nedley N. Lifestyle interventions that benefit the heart also improve depression among geriatrics. *Circulation* 2017;135:AP018.
177. Ramirez FE, Nedley N, and Lee N. Exercise and depression in autoimmune patients. *Journal of Allergy and Clinical Immunology* 2017 Feb 1;139(2):AB214.
178. Ramirez FE, Antuna K, and Nedley N. An 8-week lifestyle educational program improves depression related to reduced blood flow (P4. 392). *Neurology* 2016 Apr 5;86(16 Supplement):P4–392.
179. Nedley N and Ramirez F. Eight-week community based program improves anxiety of hepatitis C positive individuals. *HPB* 2017 Apr 1;19:S153.
180. Ramirez FE, Antuna K, and Nedley N. Emotional intelligence on depressed individuals is improved in 8 weeks. *Biological Psychiatry* 2016 May;79(9S):126S.
181. Ramirez F, Villegas L, and Nedley N. Protocol to wean alprazolam and lorazepam with the help of a 10 day residential program. *American Journal on Addictions* 2016 Jun 1;25(4):341–2.

第 87 章 强化生活方式治疗

目录

要点／1318

87.1 ITLC 的定义：与 TLC（非强化的治疗性生活方式改变）的异同／1318

87.1.1 ITLC 的定义：与 TLC（非强化的治疗性生活方式改变）的异同／1320

87.2 结论／1336
文中例证提及的 ITLC 项目／1336

参考文献／1337

要　点

- 治疗性生活方式改变的有效性证据来自强化的治疗性生活方式改变（intensive therapeutic lifestyle change, ITLC）的研究，因为它的治疗效果最强，就像更高剂量的药物一样。相反，几乎没有对非强化的治疗性生活方式改变（therapeutic lifestyle changes, TLC）的直接研究，其有效性是基于已发表的 ITLC 研究。
- ITLC 可以在数小时或数天内产生显著的治疗效果，例如改善心脏灌注和增加胰岛素敏感度。表观遗传学研究表明，基因表达在强化的（剧烈的）生活方式改变后的数分钟内发生改变。
- ITLC 最大限度地增加了生活方式医学（lifestyle medicine, LM）治疗的剂量，以产生需要转变自我效能和维持患者生活方式改变的诱导阶段。自身健康的显著改善更能改变自我效能和生活方式目标，没有任何一种 LM 治疗可以比 ITLC 更能显著地改善健康。
- LM 治疗强度具有 2 个组成部分或维度，即接触时间的强度以及生活方式改变的程度。效率最高的 ITLC 通常会同时使这 2 个部分最大化。
- 社会所需要的大多数生活方式改变都可以通过提供相对温和的治疗干预来实现，这就是所谓的 TLC（治疗性生活方式改变）。但是，对于晚期或严重疾病，轻度干预是不够的，而且往往无效。这种情况需要更大剂量来实现更显著的治疗效果。这就需要高强度的治疗性生活方式改变，即 ITLC（强化的治疗性生活方式改变）。本章回顾了 ITLC 的研究和临床特征。

87.1　ITLC 的定义：与 TLC（非强化的治疗性生活方式改变）的异同

- ITLC 采用一种强化的、完全沉浸式的改变方法，而不是临床医师通常建议的渐进式、递增式的改变。这种全面紧逼的方法包括全面的、多因素的生活方式改变。如果住院治疗，通常会准备并提供治疗性膳食，每天安排多次运动，进行教育活动，并包括充足的睡眠。几周内的大多数工作日中，患者会与干预人员有 4~8h 的接触，强度会逐渐降低，直到患者出院。理想情况下，患者与支持性干预人员通过电话、电子邮件、短信或网络持续数周或数月的后续联系。随访通常是大多数 LM 的薄弱环节，尤其是在住院性 ITLC 治疗中。最好是在 ITLC 干预之后，与患者的 PCP 一起进行 TLC 治疗。这方面执行效果取决于临床医师的广泛培训和经验，以及提供适当报销制度帮助已开展这些医疗方面必需的 LM 服务。
- TLC 通常采用强度较低的干预措施，循序渐进地改变生活方式。因此，预防疾病的剂量可能不足以治疗现有疾病，尤其是在疾病晚期或当疾病很严重且需要最大治疗效果的情况下。TLC 治疗提供的干预措施通常包括作为共享医疗预约或教育小组计划的部分,还有一系列有针对性的医疗就诊,甚至是例行医疗护理会诊。

当患者有充分的动力并准备对个人的生活方式做出重大改变时,TLC 可能会像 ITLC 一样产生强大的和广泛性的效果。这说明了动机和强度的互补效应:动机高时,个人更可能在此过程中投入时间、金钱和精力,而当适当的生活方式改变的程度达到最大时,TLC 可以与 ITLC 一样有效。

随着患者病情的严重和恶化,对治疗的需求就越广泛和迫切。在药理学上,这是通过使用较高的起始剂量来实现的。在 LM 中,这涉及将所有(或至少大多数)不健康的行为更改为健康的行为。因此,ITLC 这一术语应运而生。已经形成的既定习惯具有惯性,必须克服它才能实现真正而持久的变化。这可以通过诱导阶段来完成,这个阶段的治疗比后续进行的更需要控制和限制。在诱导阶段一旦健康的习惯代替了不良习惯,对患者来说,保持新的习惯就比学习和采用这些习惯更容易。诱导阶段可能持续几天到几周,这在很大程度上取决于潜在的生活方式疾病病理的严重程度和患者的动机水平。

诱导阶段的另一个好处是它对患者的自我效能和个人目标设定产生了变革性影响。沉浸式、高强度的生活方式改变带来的巨大改进以及改变的简易性,使生活方式改变更有希望,使患者对生活方式改变的看法有了转变。患者没有意识到它可以"这么快地起效,发挥那么大的作用,并且那么容易"。结果是,他们的信心和希望增加了,他们有了更高的目标。在诱导阶段经历的转变导致后续 LM 干预的有效性增强。

使用动机访谈(motivational interviewing,MI)时,这一点尤其明显。MI 试图帮助受试者改变他们的选择。当受试者通过变革性的亲身经历证明了强化的生活方式改变的有效性之后,受试者便不再满足于他们之前选择的目标,他们想要实现更高的目标。这种现象可以比喻为达到治疗范围所需的药物负荷剂量。

当生活方式改变较少或并不显著时,也会产生相反的效果,即受试者没有动力继续改变生活方式。他们会问"为什么要做这些事?!"除非患者在 3~4 个星期内获得实质性的甚至是巨大的益处,否则他们会放弃做出改变的努力。这一效应解释了为什么个性化、高质量和强化的诱导阶段如此重要,且生活方式干预包括了最大可能产生巨大影响的行为。

ITLC 的主要研究具有指导意义,应用于指导改善患者的生活实践。以下是对与主要生活方式相关疾病有关的精选及主要试验的综述和讨论。

- 生活方式心脏试验(Ornish,*Lancet* 1990; Ornish,*JAMA* 1998)
- 生活方式调整示范项目(Brandeis Shephard DS,Brandeis University 2009)
- Pritikin 计划(Barnard RJ,*Am J Cardiol* 1997)
- Esselstyn 研究(Esselstyn CB Jr,*J Fam Pract* 2014)
- 里昂饮食心脏研究(deLorgeril M,*Circulation* 1999)
- DASH 饮食(Appel LJ,*NEJM* 1997)
- CHIP 项目(Aldana SJ,*JOEM* 2005)

- DPP（Knowler，*NEJM* 2002 年）
- 对位研究（Lim EL，*Diabetologia* 2011）
- FMD 介导的 β 细胞再生（Cheng WC，*Cell* 2017）

为期 1 年的生活方式心脏试验（lifestyle heart trial，LHT）结果于 1990 年在《柳叶刀》（*Lancet*）发表[1]，而 5 年的结果则于 1998 年在 *JAMA* 上发表[2]。在 LHT 中随机将 28 名患有冠状动脉疾病（coronary artery disease，CAD）的受试者分配到 ITLC 的实验治疗组，将 20 名受试者分配到常规护理组。实验组的受试者参加了没有他汀类药物的 Ornish 计划，对常规护理组的受试者进行书面建议，要求他们遵医嘱进行更适度的生活方式改变（NCEP 步骤 II）。主要结局是 CAD 堵塞和心脏事件。此外，LHT 还追踪了受试者血脂、所需药物和对计划的执行情况。35 名受试者接受了为期 5 年的随访，其中 20 名受试者是实验组，15 名受试者是对照组。

在 1 年中，实验对象的低密度脂蛋白（low density lipoprotein，LDL）降低了 37%，心绞痛减少了 91%，狭窄恢复了 5.5%（阻塞率从 40% 降至 37.8%）。相反，在 1 年时，对照组的 LDL 降低了 6%，心绞痛增加了 165%，狭窄恶化了 8%（阻塞从 42.7% 升至 46.1%）。在 5 年中，实验对象的狭窄程度降低了 7.9%，而对照组则上升了 27.7%。不服用他汀类药物的对照组的狭窄程度增加了 46.7%（阻塞率从 40.7% 升到 50.7%）。没有实验对象服用他汀类药物。

使用 ITLC 的实验组 5 年后的阻塞率降低 7.9%，而不使用他汀类药物的加强常规护理对照组 5 年后的阻塞率升高 46.7%，这一差异是惊人的。总差异达到了 54.6%。换句话说，既不接受 ITLC 也不接受他汀类药物的受试者与接受 ITLC 而不接受他汀类药物的受试者相比，其 CAD 阻塞的相对危险度（relative risk，RR）为 1.54。

重要的一点是，对照组接受了加强的常规护理，因为他们都收到了美国国家胆固醇教育计划（National Cholesterol Education Program，NCEP）步骤 II 中饮食和生活方式建议的书面信息。我们不知道有多少人因参加研究而得到了更细致的医疗护理，但是受试者得到的护理不充分这一点是不太可能的。

从另一个角度解释 LHT 结果，便是加强的常规护理也是无效的、不充分的护理。因此，仅向患者提供有关生活方式改变的书面信息并将其视为 LM 显然不是最佳的、循证的 LM 实践。这种护理更类似于对照治疗，与可以阻止和逆转 CAD 的 ITLC 实验治疗相比，对照治疗最多只能延缓 CAD 的发病速度（图 87-1-1）。

87.1.1　ITLC 的定义：与 TLC（非强化的治疗性生活方式改变）的异同

图 87-1-1 显示了在为期 5 年的 Ornish 计划期间，冠状动脉狭窄的百分比变化。接受加强的常规护理的对照组死于冠心病，而治疗组未使用药物即可逆转病情。（未接受他汀类药物的对照组以虚线显示。所有差异均具有统计学意义。）

这些结果与 Lopes 等在 2009 年报道的 12~18 个月冠状动脉旁路移植术的失败率形成鲜明对比[3]。

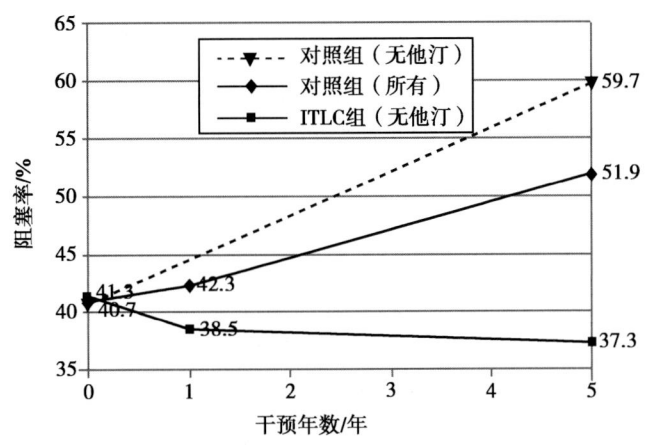

图 87-1-1　Ornish 生活方式心脏试验中狭窄直径的变化

请注意,在 12~18 个月内,平均失败率约为 43%,而普通内镜切除技术的失败率约为 47%。这些患者没有接受任何 LM 护理,既未接受 ITLC 也未接受 TLC。在不改变生活方式的情况下,静脉移植物堵塞的速度要比之前动脉堵塞的速度更快(图 87-1-2)。

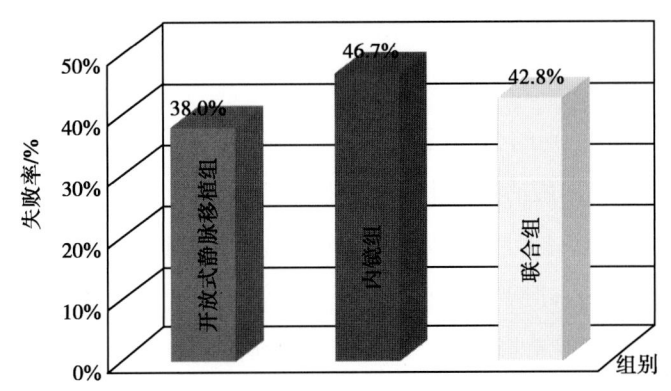

图 87-1-2　冠状动脉旁路移植术 12~18 个月的失败率(n= 1 817)

布兰迪斯大学(Brandeis University)针对 CMS 进行了生活方式调整计划示范(LMPD),使用美国医疗保险数据库评估 ITLC 对 CAD 患者的治疗效果和成本效益。1 年和 2 年的结果分别于 2009 年[4]和 2014 年[5]发表。LMPD 包括 Dean Ornish 心脏病疗愈法(Ornish)和 Benson-Henry 身心研究所(Mind Body Medical Institute,MBMI)的心脏健康计划。该示范招募了 580 名患有急性心肌梗死,或接受了冠状动脉旁路移植术,或在 12 个月内进行了经皮冠状动脉介入治疗,或有稳定型心绞痛的参与者。其中,有 98% 的人完成了为期 3 个月的强化干预,有 71% 的人进行了为期 12 个月的干预,另有 56% 的人接受了后续随访。这 2 个项目中的参与者在强化干预期间,大多数心脏危险因素均得到了显著改善。积极接受随访的参与者在 12 个月和 24 个月时,心脏危险因素和心脏功能能力的改善得以保持或进一步提高。风险因素的改善与异常基线值呈正相关,风险越低,改善越多。Ornish 计划改善了体质量指数和收缩压。减肥动机表达水平和减肥动机的维持是持续减肥的显著独立预测因子(P=0.006)。2 种生活方式调整项目都实现了心脏危险因素的持续降低以住院作为主要终点结局指标。与心脏康复(cardiac rehabilitation,CR)和非 CR 对照相比,MBMI 心脏健康项目显著降低,而 Ornish 项目的减少幅度较小。下表显示了2个项目中所设定的风险因素的变化[5](表87-1-1)。

表87-1-1 在特定时间点上,风险因素与基线相比的平均变化

风险因素	Ornish 项目（n=140）					MBMI 项目（n=440）				
	3mos. ANY n=137	3mos. FULL n=64	12mos. ANY n=94	12mos. FULL n=64	24mos. FULL n=64	3mos. ANY n=431	3mos. FULL n=255	12mos. ANY n=317	12mos. FULL n=255	24mos. FULL n=255
BMI/(kg·m^{-2})	−1.3++	−1.6++	−1.8++	−2.1+	−1.3++	−0.6++	−0.7++	−1.0++	−0.9++	−0.5++
SBP/mmHg	−4.0+	−6.3++	−4.8*	−7.5+	−4.0N	−3.1++	−4.0++	−5.6++	−6.4++	−6.9++
DBP/mmHg	−2.2N	−3.4+	−3.4+	−4.5+	−1.2N	−3.1++	−3.9++	−4.3++	−4.9++	−3.5++
总胆固醇/(mg·dl^{-1})	−19.1++	−23.8++	−9.4*	−11.4*	−12.6*	−8.9++	−9.6++	−8.4++	−9.1++	−8.2++
LDL/(mg·dl^{-1})	−10.9++	−14.9++	−4.9N	−6.0N	−10.5*	−7.4++	−7.6++	−7.5++	−7.9++	−9.1++
HDL/(mg·dl^{-1})	−5.1++	−5.8++	−1.1N	−1.6N	1.6N	0.8*	1.0*	2.9++	3.2++	2.7++
甘油三酯/(mg·dl^{-1})	−11.5N	−14.3N	−14.9*	−15.1+	−13.0N	−10.0++	−10.5+	−17.0++	−17.3++	−8.4*
心功能（METs）	1.2++	1.4++	1.5++	1.6++	1.1+	1.5++	1.6++	2.0++	2.0++	1.6++

注：N. 无显著差异；*P<0.05，+P<0.01，++ P<0.001；MBMI. Benson-Henry 身心研究所；Ornish. Dean Ornish 心脏病疗愈项目；BMI. 体质量指数；SNP. 收缩压；DBP. 舒张压；mmHg. 毫米汞柱；HDL. 高密度脂蛋白；LDL. 低密度脂蛋白；METs. 代谢当量；mos. 月；ANY. 该随访时间点的所有受试者；FULL. 有终点数据（24 个月）；n. 这一患者数量；24 个月的数据并未被展示；ANY. 其患者和结果与 24 个月 FULL 非常相似。

1995 年报道了 Esselstyn 计划的 22 名受试者的 5 年结果[6]，1999 年报道了 12 年的结果[7]。这些结果在 Esselstyn 博士 2007 年出版的的书中有详细描述[8]。2014 年发表了 Esselstyn 计划第 2 个队列研究（198 名受试者）的结果，随访时间平均为 3.7 年[9]。该研究对自选受试者进行干预前和干预后的分析。第 1 个队列研究包括患有严重疾病且没有进一步常规治疗的患者，主要的结果测量包括血脂、药物治疗和阻塞的冠状动脉血管造影研究。Esselstyn 计划使用非住院 ITLC 干预措施，其中包括一个长达 5h 的强化教育课程，该课程讲授严格的植物性饮食，强调食用绿叶蔬菜，脂肪含量为 10%，且不添加油或坚果。在第 1 个队列研究中，连续 5 年每 2 周监测 1 次血脂和依从性。结果显示依从性高（第 1 组为 77%，第 2 组为 89%），坚持的受试者有持续的改善或逆转。

在第 1 个队列研究中，22 名受试者中有 17 名坚持 12 年干预（77%），并表现出一致的改善，5 年时的改善略高于 12 年时。总胆固醇在 5 年时平均为 137mg/dl，在 12 年时平均为 143mg/dl。5 年时的 LDL 胆固醇平均为 76mg/dl，12 年时的 LDL 胆固醇平均为 82mg/dl。甘油三酸酯在 5 年时平均为 143mg/dl，在 12 年时平均为 143mg/dl。17 例中有 11 例在 5 年时进行了血管造影分析，均未显示疾病有所恶化，而 11 例中有 8 例（73%）表现出了疾病的消退。

尽管同样的 17 名受试者在治疗开始前的 8 年经历了 49 次冠状动脉事件，但在 12 年期间没有发生不良事件（无心绞痛、PCI 等）。注意下图中显示灌注改善和 CAD 逆转的图像（图 87-1-3）。

在第 2 个队列研究的 198 例患者中，177 例依从性受试者中有 144 例病情改善（81%），其中 39 例病情逆转（22%），同时有 15 例病情保持稳定（8%），18 例病情恶化（10%）。相比之下，在 21 位非依从性受试者中没有一个表现出改善，8 例保持稳定（38%），有 13 例疾病恶化（62%）（表 87-1-2）。

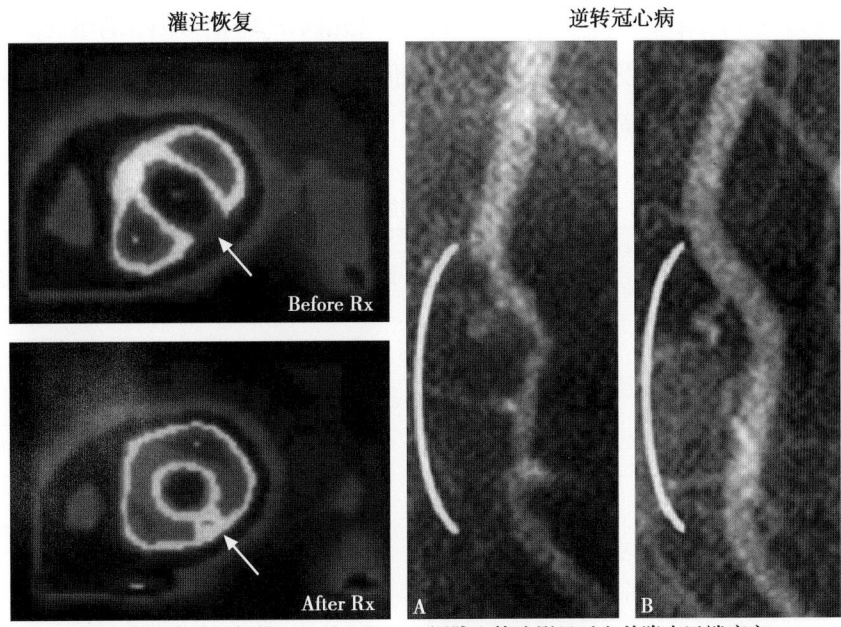

图 87-1-3　PET 扫描下的心脏灌注改变和左前心脏动脉阻塞的血管在治疗 32 个月前后的造影照片

注：对冠心病患者进行扫描，显示心肌供血不足（上图）；3 周植物饮食干预后，心肌血流恢复正常（下图）。

A：冠脉血管造影显示左前降支远端病变；B.不服用降血脂药仅 32 个月的植物饮食干预后，病变动脉恢复正常形态。

表 87-1-2　在 198 例患者的队列研究中，依从性好和依从性差的患者的结局

特点	依从性好的患者	依从性差的患者
全部 / 例(%)	177(89)	21(11)
男性 / 例(%)	164(93)	16(76)
年龄 / 平均值 ± SD*	63 ± 10.1	62.3 ± 9
结果 / 例(%)		
改善	144(81)	0
症状减轻	105(94)+	0
逆转 +	39(22)	0
稳定	15(8)	8(38)
更差	18(10)	13(62)
营养干预相关副作用	9(50)	0
疾病进展	4(22)	11(85)
死亡	5(28)	2(15)
非心源性死亡 **	5(100)	0
心源性死亡	0	2(100)

注：SD. 标准差；CABG, 冠状动脉旁路移植术；*.5 个依从性患者和 1 个非依从性患者数据缺失；+. 干预开始前 112 个患者有心绞痛症状；++. 一名房颤患者在研究 5 年后血管造影显示逆转，之后在最后 1 次血管造影后 2 年拒服华法林且经历了非致命性脑卒中；^. 少数依从性患者病情恶化，$P<0.001$（Fisher 精确检验）；#. 入组前，该患者放置了 3 个支架，其中 1 个在研究开始后 3 年发生阻塞并被重置；**. 包括 3 例肿瘤相关死亡，1 例致命肺栓塞，1 例肺炎。

里昂饮食心脏研究的最终结果于 1999 年发表[10]，该研究比较了地中海饮食与谨慎的西方饮食对

心脏病的二级预防作用,随访时间平均为 46 个月。该研究仅在 27 个月后就停止并揭盲,因为地中海饮食降低了风险(调整后的危险比范围为 0.28~0.53),但研究人员在研究的预期期限内对受试者进行了追踪。下表显示了研究的最终结果(表 87-1-3)。

表 87-1-3　2 组人群不同终点的危险比(Cox 比例风险模型)

	对照组数量/例	比率*	实验组数量/例	比率	危险比 #/95% *CI*	*P*
重大主要终点						0.01
心源性死亡	19	1.37	6	0.41	0.35(0.15~0.83)	
非致命急性心肌梗死	25	2.70	8	0.83		
总主要终点	44	4.07	14	1.24	0.28(0.15~0.53)	0.000 1
非心源性死亡	5	0.36	8	0.54		
全因死亡	24	1.74	14	0.95	0.44(0.21~0.94)	0.03
重大次要终点						
围手术期梗死	2		0			
不稳定心绞痛	24		6			
心衰	11		6			
脑卒中	4		0			
肺栓塞	3		0			
侧支栓塞	2		1			
轻微次要终点						
稳定性心绞痛	29		21			
选择性心肌血运重建	45		37			
PTCA 后再狭窄	15		9			
血栓性静脉炎	1		2			
总重大+轻微终点(包括结果 3)	180	18.74	95	9.63	0.53(0.38~0.74)	0.000 2

注:*. 比率是每年每随访 100 人的比率;对照组 1 383 人、实验组 1 467 人中,分别有 927 和 966 人无致命事件;#. 只有首发事件(重大、主要或轻微、次要终点)被用来计算风险比率,且已根据年龄、性别、吸烟、胆固醇、收缩压、白细胞计数和阿司匹林使用情况来调整。

这项研究表明,与 NCEP 步骤 Ⅱ 饮食相比,地中海饮食的结果令人印象深刻,并大大降低了心肌梗死后发生心脏病的风险。但是,没有像在 LHT 或 Esselstyn 的第 1 个队列研究中那样收集 CAD 或狭窄的定量测量值。因此,这项研究并没有像其他 2 项研究那样证明饮食可以阻止或逆转冠心病。到目前为止,作者尚未发现有任何临床试验能证明使用如 LHT 和第 1 个 Esselstyn 队列研究所示的不加药物的地中海饮食,能够阻止病情进展或逆转CAD狭窄。但是,这项研究确实表明,地中海饮食在降低心肌梗死后发生心脏事件的风险方面比(谨慎)饮食有效得多。

图87-1-4和表87-1-4以选定测量指标的最终值描述了实验组和对照组的终点。图中显示的是无非致死性梗死和无主要或次要终点的生存曲线。实验组的事件显著减少。结论是,与步骤Ⅱ饮食相比,地中海饮食是一种有效的二级预防方法。

DASH(dietary approaches to stop hypertension,DASH)饮食试验结果于1997年首次发表[11]。该研究纳入了459名收缩压低于160mmHg且舒张压为80~95mmHg的成人。在3周的时间里,受试者接受了对照饮食,其中水果、蔬菜和乳制品的含量较低,脂肪含量是美国平均饮食中的典型脂肪含量。然后,他们被随机分配接受8周的对照饮食,即富含水果和蔬菜的饮食,或富含水果、蔬菜和低脂乳制品且饱和脂肪酸和总脂肪量较少的混合饮食。钠摄入量和体重保持在恒定水平。

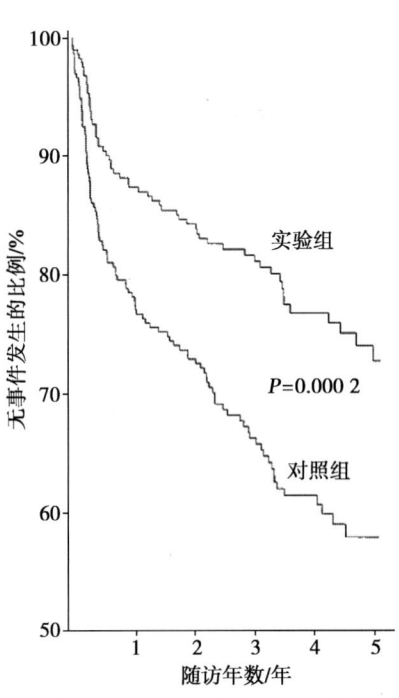

图87-1-4 Lyons Diet Heart 研究中实验组和对照组的无事件生存曲线

表87-1-4 最后1次随访记录的主要危险因素和选择的参数

	对照组($n=204$)	实验组($n=219$)
体质量指数/(kg·m^{-2})	26.9(3.4)	26.3(3.7)
收缩压/mmHg	128(16)	128(17)
舒张压/mmHg	79(10)	78(11)
总胆固醇/(mmol·L^{-1})	6.18(1.04)	6.20(1.06)
甘油三酯/(mmol·L^{-1})	1.75(0.83)	1.94(0.85)
高密度脂蛋白胆固醇/(mmol·L^{-1})	1.28(0.34)	1.29(0.34)
低密度脂蛋白胆固醇/(mmol·L^{-1})	4.23(0.98)	4.17(0.92)
脂蛋白(a)/(g·L^{-1})	0.35(0.49)	0.33(0.35)
白蛋白/(g·L^{-1})	47.10(2.88)	47.28(3.07)
糖化血红蛋白/%	4.61(1.23)	4.66(1.52)
肌酐/(mmol·L^{-1})	116(20)	115(21)
尿酸/(mmol·L^{-1})	348(81)	338(87)
白细胞计数/(×10^9·L^{-1})	6.00(1.69)	5.99(1.68)
目前吸烟/%	17.9	18.3
药物/%		
抗凝血药	16.1	11.4
抗血小板药物	69.7	75.8
β受体阻滞剂	47.3	47.5
钙通道阻滞药	28.4	25.6
ACE抑制剂	17.4	18.3
降血脂药	34.0	26.5

注:值为平均值(标准差)。

在基线时,受试者平均收缩压和舒张压(±SD)分别为(131.3±10.8)mmHg和(84.7±4.7)mmHg。与对照饮食相比,联合饮食使收缩压和舒张压分别降低了5.5和3.0mmHg($P<0.001$);水果加蔬菜饮食比对照饮食使收缩压降低了2.8mmHg的($P<0.001$),舒张压降低了1.1mmHg($P<0.07$)。在133位高血压患者中(收缩压>140mmHg;舒张压>90mmHg),联合饮食组受试者的收缩压和舒张压分别比对照组受试者降低了11.4mmHg和5.5mmHg($P<0.001$);在326名无高血压的受试者中,相应的收缩压和舒张压分别降低3.5mmHg($P<0.001$)和2.1mmHg($P=0.003$)。

DASH-钠试验研究了在典型美国饮食和DASH饮食的背景下钠降低对血压的影响。将这412名受试者随机分配到这2个饮食组中的一个,在每个组中,受试者按照随机顺序分为3种钠摄入水平:较高水平的3 300mg/d,与美国目前的摄入量相当;中等水平为2 400mg/d,相当于目前美国建议的上限;以及每天1 500mg/d的较低水平。每个受试者连续30天摄入不同水平的钠。在试验中,57%的受试者是女性,57%是非裔美国人,41%患有高血压。

DASH-钠的试验结果于2001年发表,结果表明,减少饮食中的钠盐在美国典型饮食和DASH饮食的受试者的血压都会降低[11]。钠摄入量越少,血压越低。虽然与非高血压的人相比,高血压患者的降低幅度更大,但在非高血压的人群中中血压仍然显著下降。与DASH饮食相比,对照组饮食中的钠下降更多,但DASH饮食中钠摄入水平较低的人血压最低。这一组合比单独的DASH饮食或单独降低钠摄入量更能降低血压(在钠摄入量水平高下比对照饮食低8.9/4.5mmHg)。

将钠摄入量从高水平降低到中水平,可使对照饮食受试者的收缩压降低2.1mmHg($P<0.001$),DASH饮食受试者的收缩压降低1.3mmHg($P=0.03$)。将钠摄入量从中等水平降至低水平,可以使对照饮食受试者的收缩压进一步降低4.6mmHg($P<0.001$),DASH饮食受试者的收缩压进一步降低1.7mmHg($P<0.01$)。研究人员在高血压患者和非高血压患者、非裔美国人和其他人种,以及不同性别人群中观察了钠的作用。DASH饮食在每种钠水平下均能显著降低收缩压,钠水平高的收缩压差异大于钠水平低的。与钠水平高的对照饮食相比,钠水平低的DASH饮食使非高血压患者的收缩压平均降低了7.1mmHg,高血压患者的下降了11.5mmHg。

该研究得出的结论是,将钠摄入量比目前建议的再降低100mmol/d,DASH饮食可以显著降低血压,并且联合使用的效果要比单独使用要好,长期的健康益处将取决于人们进行长期饮食改变的能力以及低钠食物供应量的增加。

图87-1-5左侧显示了DASH饮食研究的结果,右侧显示了DASH-钠研究的结果。

DASH饮食的PREMIER试验结果于2003年发表[13]。该研究招募了810名50岁以上的成人,其中62%为女性,34%为非裔美国人,所有受试者血压均高于最佳血压,包括1级高血压(收缩压为120~159mmHg,舒张期为80~95mmHg),受试者均未服用抗高血压药。受试者被随机分到3个干预组中的:①已建立,即实施既定建议的行为干预($n=268$);②已建立+DASH,同时实施DASH饮食($n=269$);③只提供建议的对照组($n=273$)。在基线和6个月时测量血压和高血压状态。

2种行为干预措施均可显著减轻体重、改善健康状况并降低钠摄入量。既定的DASH干预措施也增加了水果、蔬菜和奶制品的摄入量。在各组中,血压和高血压状态的梯度均很明显。从只提供建议

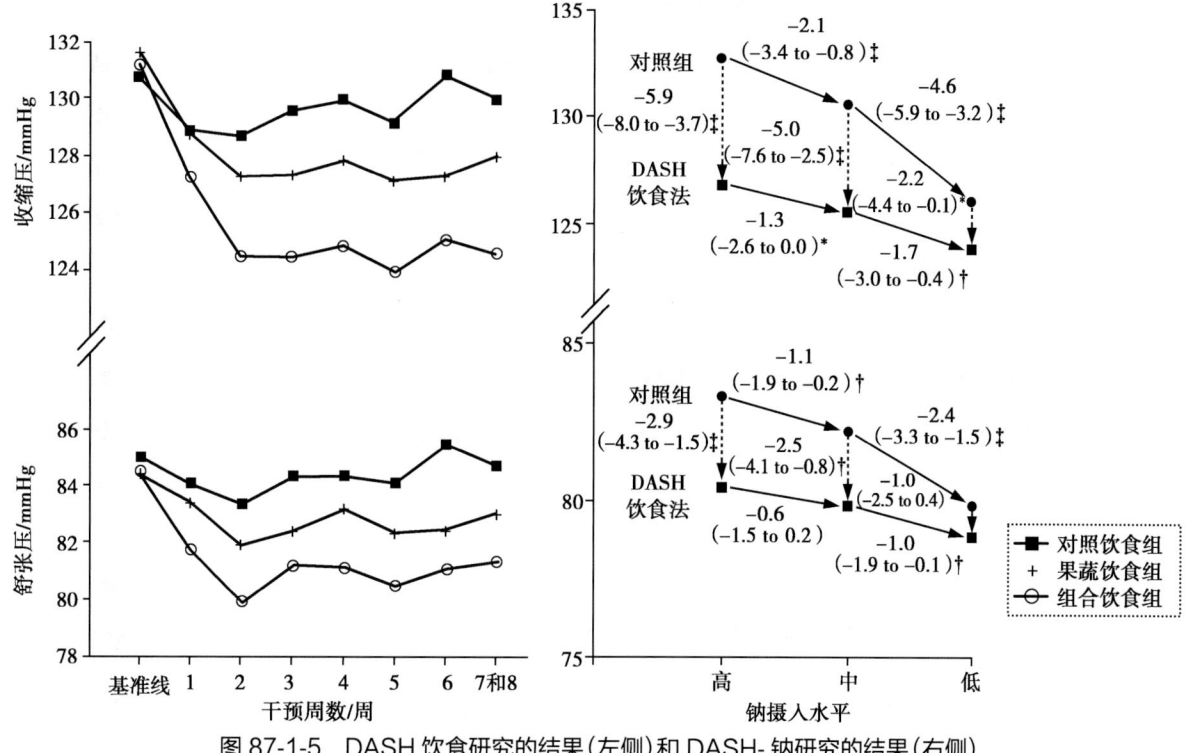

图 87-1-5　DASH 饮食研究的结果（左侧）和 DASH-钠研究的结果（右侧）

中减去变化后，已建立组的平均收缩压降低 3.7mmHg（$P<0.001$），已建立 +DASH 组的收缩压平均降低 4.3mmHg（$P<0.001$）。已建立组和既定加已建立 +DASH 组之间的收缩压差为 0.6mmHg（$P=0.43$）。与基线高血压患病率 38% 相比，在只提供建议组 6 个月时的患病率为 26%，既定组中为 17%（与只提供建议组相比，$P=0.01$），已建立 +DASH 组中是 12%（与只提供建议组相比，$P<0.001$；与已建立组相比，$P=0.12$）。最佳血压的发生率（收缩压<120mmHg，舒张压<80mmHg）在只提供建议组中为 19%，在已建立组中为 30%（与只提供建议组相比，$P=0.005$），已建立 +DASH 组中为 35%（与只提供建议组相比，$P<0.001$；与已建立组相比，$P=0.24$）。

该研究得出的结论是，血压超标的个体（包括 1 级高血压）可以改变多种生活方式，从而降低血压及患心血管疾病的风险。

图 87-1-6 显示了在 6 个月时 3 组中每组血压最佳值的百分比，右侧为 6 个月时每组高血压值的百分比，清楚地显示了在既定的生活方式建议中加入 DASH 的更大效力。

完全健康改善计划（complete health improvement program，CHIP）的结果于 1998 年首次发表[14]。一项工作场所随机研究的结果于 2005 年发表[15]。一项基于社区的随机研究结果于 2005 年[16]和 2006 年发表[17]。

第 1 项随机研究确定了工作场所慢性疾病预防计划的行为和临床影响。在职成人参加了一项强化的生活方式干预的随机试验。在基线、6 周和 6 个月时评估营养和体力活动行为和若干慢性疾病危险因素。参与者对良好营养和体力活动的认知理解有显著提高，且其营养和体力活动行为在 6 周和 6 个月时都有显著的改善。受试者的体脂、血压和胆固醇也显著降低。研究结论是，这项工作场所慢性疾病预防计划可以显著增加健康知识，改善营养和体力活动行为，并降低许多员工的健康风险。

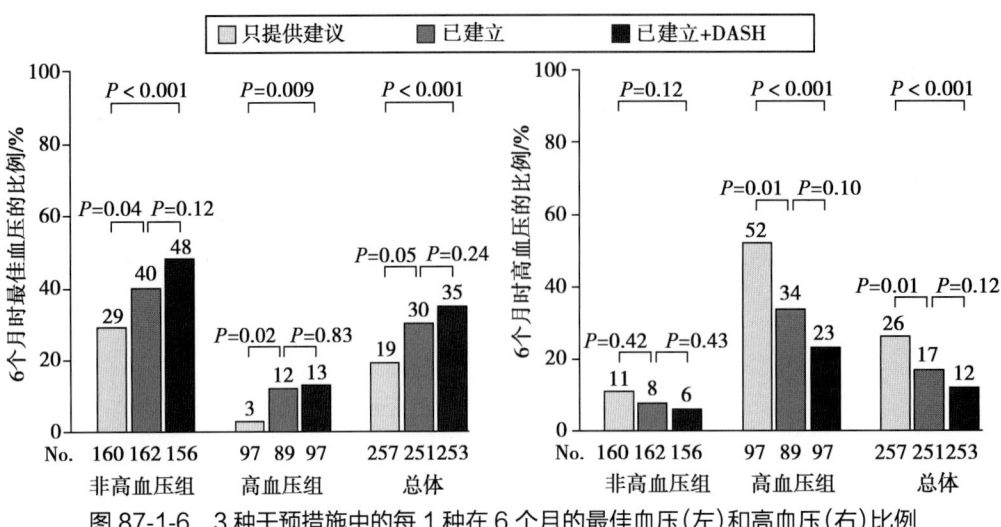

图 87-1-6 3 种干预措施中的每 1 种在 6 个月的最佳血压(左)和高血压(右)比例

第 2 项随机研究评估了生活方式改变教育,对社区慢性疾病危险因素的临床影响。受试者包括来自伊利诺伊州罗克福德市大都市区的 337 名年龄 43~81 岁的志愿者。干预小组参加了为期 4 周的 40h 的教育课程。受试者了解了选择健康生活方式的重要性,并学习了如何改善营养和体力活动。在基线、6 周和 6 个月时评估了健康知识、营养和体力活动行为的变化以及几种慢性疾病的危险因素。分数在干预组中显著改善,而在对照组中则不明显。分数提高的变量包括健康知识、体脂百分比、每周总步数以及大多数营养变量。在静息心率、总胆固醇、低密度脂蛋白胆固醇以及收缩压和舒张压方面均见临床改善。对照组在健康知识、收缩压和舒张压、血糖和一些营养指标方面,有相对较小但显著的改善。几乎所有变量,干预组均显示出更明显的改善。该研究得出的结论是,生活方式改变计划在短期内是一种有效的营养和体力活动干预措施,从长远来看有可能显著降低与常见慢性疾病相关的风险。

表 87-1-5 取自上述 2 个 RCT,一个是有 145 名受试者的现场试验[15],另一个是有 348 名受试者的社区试验[16,17]。这些结果实际上比布兰迪斯大学 LMPD 研究中 Ornish 项目的结果要好[4,5]。

表 87-1-5 2 项完整健康改善计划(CHIP)随机试验中的心脏危险因素变化

风险因素	CHIP 随机对照试验中心脏风险因素下降情况							
	工作场所 CHIP 项目[2](n =145)				社区 CHIP 项目(n =348)			
	6 周	P	6 个月	P	6 周[3]	P	6 个月[4]	P
体重 / 磅	-5.5	0.000 1	-7.5	0.000 1	-7.3	0.000 1	-8.6	0.000 1
BMI/(kg·m^{-2})	-0.9	0.000 1	-1.6	0.000 1			-1.3	0.001
收缩压 /mmHg	-1.8	NS	-2.0	NS	-2.7	NS	-1.0	NS
舒张压 /mmHg	-2.3	NS	-2.7	0.050 6	-2.7	0.01	-1.7	0.04
总胆固醇 /(mg·dl^{-1})	-26.4	0.000 1	-12.9	0.015 3	-23.3	0.000 1	-5.0	NS
高密度脂蛋白 /(mg·dl^{-1})	-7.3	0.000 1	-4.1	0.000 6	-6.2	0.000 1	-0.4	0.045
低密度脂蛋白 /(mg·dl^{-1})	-19.5	0.000 1	-7.1	NS	-17.3	0.000 1	-4.0	NS

续表

风险因素	CHIP 随机对照试验中心脏风险因素下降情况							
	工作场所 CHIP 项目[2]($n=145$)				社区 CHIP 项目($n=348$)			
	6周	P	6个月	P	6周[3]	P	6个月[4]	P
甘油三酯/(mg·dl^{-1})	1.5	NS	−8.4	NS	−0.1	NS	−7.0	NS
静息心率(次·min^{-1})	−4.5	0.0111	−2.9	NS	−3.0	NS	−2.2	0.03
胎牛血清/(mg·dl^{-1})基线 ≥126	NA		NA		−39.6	0.0001	−6.9	0.01

注：[2]. 源自 Aldana SG, et al. *J Occup Environ Med*. 2005(47): 558-564，所有数值为干预组减去对照组；[3]. 源自 Aldana SG, et al. *J Am Diet Assoc*. 2005(105): 371-381。所有数值为干预组变化值减去对照组变化值；[4]. 源自 Aldana SG, et al. *Prev Chronic Dis*. 2006 Jan. 资源网址 http://www.cdc.gov/pcd/issues/2006/jan/05_0088.htm。所有数值为干预组减去对照组。

Pritikin 计划的结果于 1997 年发表[18]。LM 前后分析的结果表明，将积极的饮食和运动计划配合降胆固醇药物时，可以导致总胆固醇和甘油三酯的显著降低。单独使用药物降低了 20% 的总胆固醇，而将药物和生活方式干预结合可进一步降低 19% 的总胆固醇。这些结果明显高于其他已发表的结合药物和饮食治疗的研究。结论是，25%~30% 脂肪热量的饮食配合药物治疗对血清胆固醇的影响很小，而 10% 脂肪热量的 Pritikin 饮食减少胆固醇的量几乎是药物的 2 倍。下面的图表显示了基线、他汀类药物组和他汀类药物加 Pritikin 计划组的血脂变化(图 87-1-7 和表 87-1-6)。

表 87-1-6　非(原发性)动脉粥样硬化和(继发性)动脉粥样硬化疾病的患者基线、使用他汀类药物以及他汀类药物加 Pritikin 计划的血脂

强化饮食干预和运动对服用降血脂药患者的血脂水平的作用			
	干预前/(mg·dl^{-1})	干预后/(mg·dl^{-1})	变化比例/%
全部, n=93			
总胆固醇	220 ± 4	178 ± 4	19
低密度脂蛋白	126 ± 4	101 ± 3	20
高密度脂蛋白	55 ± 1.5	49 ± 1.3	11
甘油三酯	195 ± 10	139 ± 6	29
一级预防, n=40			
总胆固醇	234 ± 6	181 ± 5	23
低密度脂蛋白	136 ± 6	104 ± 4	24
高密度脂蛋白	55 ± 2.5	51 ± 2.2	7
甘油三酯	216 ± 17	131 ± 9	39
二级预防, n=53			
总胆固醇	210 ± 5	175 ± 6	17
低密度脂蛋白	119 ± 4	99 ± 5	17
高密度脂蛋白	57 ± 1.9	52 ± 1.8	9
甘油三酯	179 ± 11	146 ± 9	18

注：干预后数值显著低于干预前数值，$P<0.01$(高密度脂蛋白和低密度脂蛋白)。

1977—1988 年参加 Pritikin 计划的 4587 名受试者的结果于 1991 年发表[19]，并在 2005 年接受了审查[20]。下图显示降血脂效果明显超过 NCEP 步骤 I 和步骤 II 的饮食干预措施(图 87-1-8)。

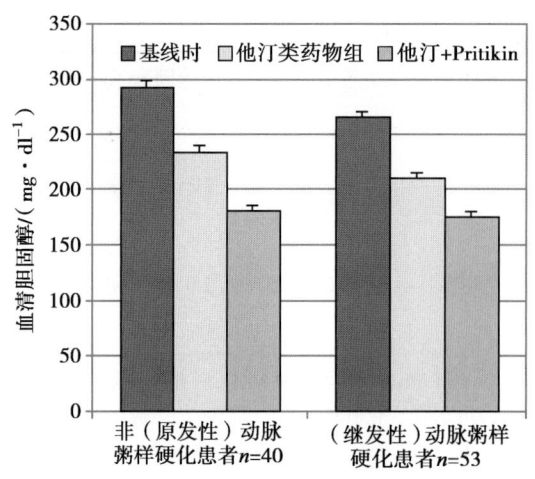

图 87-1-7 降脂治疗前后的血清胆固醇水平

非(原发性)动脉粥样硬化和(继发性)动脉粥样硬化疾病的患者基线、使用他汀类药物以及他汀类药物加 Pritikin 计划的血清总胆固醇

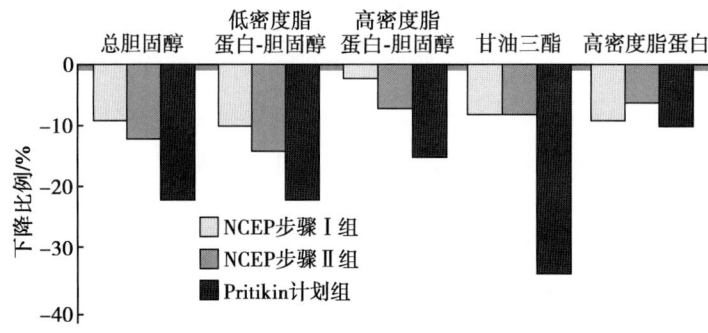

图 87-1-8 NCEP 步骤 Ⅰ 和步骤 Ⅱ 干预以及 Pritikin 计划的血脂变化

1995 年发表了参加 Pritikin 计划的 13 名受试者的心肌血流和血流储备的研究结果[21],情况的改善与血清胆固醇的降低密切相关。下图显示了心肌血流储备(%)随胆固醇变化(%)的变化(图 87-1-9)。

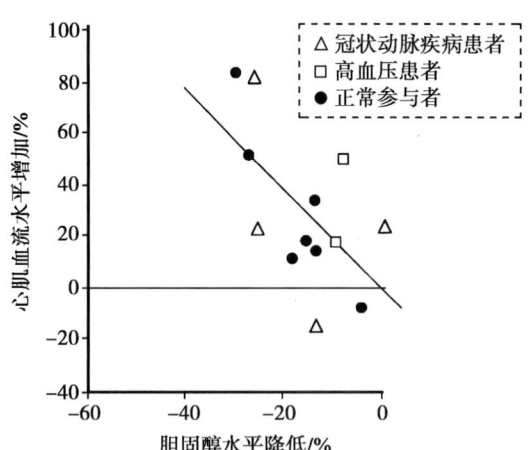

图 87-1-9 胆固醇水平的降低与心肌血流储备的增加相关

注:胆固醇水平的降低(x)与心肌血流储备的增加(y)的对应关系:$y=2.9-1.9x(x=0)$; $r=0.56$; SEE: 0.85; $P<0.05$

糖尿病预防计划的结果首次发表于 2002 年[22]。该研究将 3 234 名空腹和糖负荷后血糖浓度升高的非

糖尿病患者随机分配给安慰剂、二甲双胍(850mg,1~2次/d)或目标为体重减轻7%、每周至少进行150min体力活动的生活方式干预组。受试者平均年龄为51岁,BMI为34kg/m²;女性占68%,少数族裔占45%。

随访时间平均为2.8年。由于干预措施比安慰剂有效得多,因此该研究提早结束。在安慰剂组、二甲双胍组和生活方式干预组中,糖尿病的发病率分别为每100人里每年发生11.0、7.8和4.8例。与安慰剂相比,生活方式干预组糖尿病发病率降低了58%(95% CI: 48%~66%),二甲双胍组降低了31%(95% CI: 17%~43%);生活方式干预明显比二甲双胍治疗更有效。为了在3年内预防1例糖尿病,6.9人必须参加生活方式干预计划,13.9人必须接受二甲双胍治疗。

该研究得出结论,生活方式的改变和二甲双胍的治疗均降低了高危人群糖尿病的发生率,但生活方式干预的效果几乎是二甲双胍的2倍。下图显示了研究期间3组中每组的累积发生率,以百分比表示,糖尿病的诊断是基于研究时美国糖尿病协会的标准。3组患者的糖尿病发生率差异显著($P<0.001$,图87-1-10)。

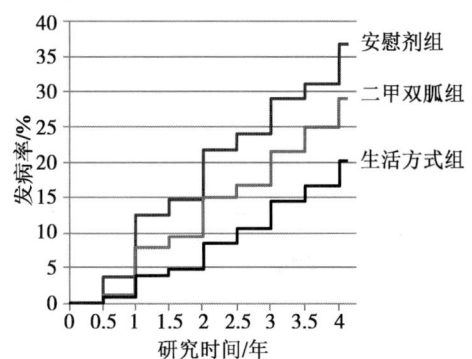

图87-1-10 糖尿病预防计划中不同干预组的糖尿病累积发病率

考虑到具有上述已公开结果的各种LM治疗方案,它们可分为两大类——可阻止和逆转现有疾病的治疗方案,可减缓疾病的进展或延迟疾病发作的治疗方案。上述研究表明,标准的生活方式和饮食建议不足以阻止或逆转疾病,但它们可以减缓病情发展。例如,NCEP步骤Ⅰ和步骤Ⅱ饮食建议不能防止CAD、HTN或糖尿病的发作或发展。ADA饮食建议也不能预防糖尿病的发作或发展。例如,糖尿病预防计划(diabetes prevention program,DPP)延迟了2型糖尿病(type 2 diabetes mellitus,T2DM)的发病,但并未阻止或逆转糖尿病。这3组患者的血清葡萄糖和糖化血红蛋白持续升高[23]。实际上,它仅是为了延缓2型糖尿病的发作,并且比二甲双胍联合减肥和健康饮食的建议更有效。但是,尚未发现其可以阻止或逆转糖尿病。同样,DASH饮食已被证明可控制Ⅰ级HTN,但尚未显示有逆转HTN的作用。地中海饮食还可以降低心脏风险并延缓CVD的发作,但尚未显示出可以逆转已确诊的疾病。

其中一些生活方式医学治疗方案不能逆转慢性疾病的主要原因,是它们的强度不足以达到这种治疗效果。正如以上描述所展示的,已被证明可逆转疾病的生活方式医学治疗方案使用了加强的干预措施,其中包括加强与患者的接触以及较大的生活方式改变。他们通常采用低脂肪、高膳食纤维的植物性饮食,并进行适度的体力活动。

生活方式干预治疗2型糖尿病和胰岛素抵抗是一个很好的例子,说明了足够强度的生活方式干预的必要性和重要性,以最大限度地提高治疗效果,阻止或逆转疾病。如上所述,DPP可延缓2型糖尿病的发作。然而,尽管它可以帮助控制糖尿病并减少所需的药物用量,但尚未发现其可以阻止或逆转葡萄糖耐量降低(糖尿病前期)或2型糖尿病。

与DPP式干预相反,包括极低热量饮食(very-low calorie diet,VLCD)在内的强化的生活方式改变可在多种情况下阻止和逆转2型糖尿病。2011年对位研究的结果发表后,研究人员收集了77名使用VLCD逆转2型糖尿病的患者数据。该对位研究使用VLCD逆转胰腺和肝脏的甘油三酯并恢复β细胞的功能,包括早期阶段的胰岛素分泌[24]。这些发表于 2013 年的结果[25]显示,无论是短期(<4 年)还是长期(>8 年)糖尿病,积极主动的个体都可以通过 VLCD 逆转。

77 名受试者[66 名男性,11 名女性,(56.4±9.7)岁]的糖尿病程中位数为 5.5 年(3 个月至 28 年)。持续时间进一步分类为短(<4 年),n=30;中(4~8 年),n=25;长(>8 年),n=14。在进行能量限制之前,2 型糖尿病的治疗方法包括:二甲双胍(n=6);磺脲类(n=13);单独节食(n=10);胰岛素(n=6);胰高血糖素样肽-1 激动剂(n=3);噻唑烷二酮类(n=3)和二肽基肽酶-4 抑制剂(n=2)。38 名受试者使用了专用液体餐替代品,34 名受试者在不使用特殊产品的情况下限制了能量摄入。27 名受试者报告在饮食过程中得到了保健医师的支持,25 人认为当他们寻求支持时得到了负面反馈。饮食持续时间的中位数为 8 周(范围为 1~104 周)。

受试者自我报告中,体重从原来的(96.7±17.5)kg 下降至(81.9±14.8)kg($P<0.001$)。减重后,空腹血糖水平从 8.3mmol/L(5.9~33.0mmol/L)降至 5.5mmol/L(4.0~10.0mmol/L)($P<0.001$)。20 名受试者的饮食前和饮食后糖化血红蛋白可测,且从 58mmol/mol(40~115mmol/mol)[7.5%(5.8%~12.7%)]降至 45mmol/mol(26~57mmol/mol)[6.3%(4.5%~7.4%)]($P<0.001$)。61% 受试者的糖尿病发生逆转,5 例患者停止服用降血糖药。

发生糖尿病逆转的受试者中,体重减轻 20kg 以上的有 80%,体重减轻 10~20kg 的有 63%,体重减轻小于 10kg 的有 53%,体重减轻平均为(16.0±6.9)kg,未发生逆转糖尿病的受试者为(12.8±4.9)kg。体重减轻程度(%)与空腹血糖水平之间存在显著相关性($r=0.38$,$P=0.006$)。体重减轻超过 20% 的人中,只有 3 人没有实现糖尿病逆转。短期、中期和长期组的逆转率分别为 73%、56% 和 43%,而体重减轻>15kg 的逆转率分别为 82%、64% 和 75%。

这与 2012 年发表的 Look AHEAD 试验中使用的强化生活方式干预和标准的糖尿病支持和教育糖尿病的微弱缓解形成了鲜明的对比[26]。图 87-1-11 展示了研究中不同程度糖尿病缓解的发生率和预计的缓解持续时间。

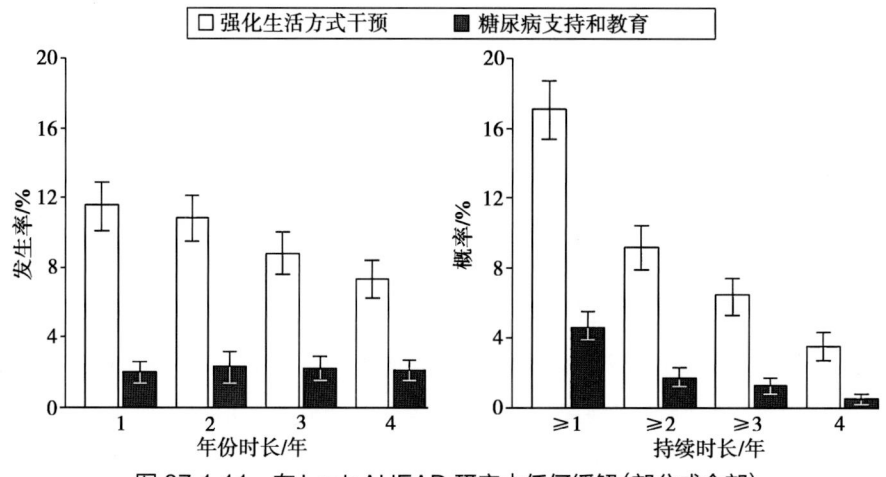

图 87-1-11 在 Look AHEAD 研究中任何缓解(部分或全部)的发生率(左图)以及任何缓解的预估持续年限(右图)

研究发现,对于标准的糖尿病支持和教育,任何缓解的发生率约为 2%,而在强化生活方式干预中,糖尿病的最高缓解率则小于12%。强化的生活方式干预明显比标准的糖尿病支持和教育更有效,但与对位研究中的极低热量饮食并不接近。

77人中有8人的长期数据表明,在停止严格的能量限制后,血糖水平将持续受益。这些都是男性,进行了为期8周的能量限制,其中4人使用了代餐产品。2人的血红蛋白酶和2人的口服葡萄糖耐量试验证实了糖尿病的持续逆转。下表列出了这些人的血糖控制和体重变化的详细信息(表87-1-7)。

表87-1-7 8名受试者长期的血糖控制和体重改变详情

例	节食后时间	该时间点血糖控制	糖尿病病程	节食期间体重变化/kg	节食后体重变化/kg	自节食开始总体重变化/kg
1	8个月	HbA1c 40mmol/mol(5.8%)	4个月	7.3	3.0	10.3
2	7个月	HbA1c 36mmol/mol(5.4%)	3年	30.4	12.4	42.8
3	5个月	HbA1c 35mmol/mol(5.4%)	1年	18.0	5.0	23.0
4	5个月	HbA1c 39mmol/mol(5.7%)	3年	20.4	2.2	22.6
5	5个月	HbA1c 33mmol/mol(5.2%)	6个月	17.0	7.5	24.5
6	5个月	HbA1c 38mmol/mol(5.6%)	8个月	25.4	5.4	30.8
7	3个月	OGTT 空腹血糖 6.1mmol/L 2h血糖 6.3mmol/L	4年	17.5	2.5	20.0
8	3个月	OGTT 空腹血糖 5.1mmol/L 2h血糖 6.0mmol/L	6个月	18.0	3.0	21.0

图87-1-12显示了节食期结束时自我报告的空腹血糖水平,与体重减轻程度的相关性。6.1mmol/L的黑色实线表示该研究中糖尿病逆转的诊断临界值,而蓝色实线6.5mmol/L的水平线代表了目前公认的部分缓解的临界值[27]。体重减轻与空腹血糖之间存在正相关,并且糖尿病持续时间越短,关系就越强。请注意,代表短期受试者的相关性的绿线的斜率大于代表中等期限受试者的黄线的斜率,与代表长期受试者的红线的斜率相比,黄线的斜率更大。

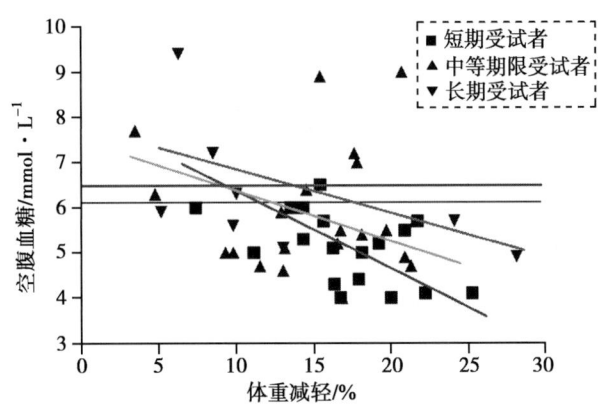

图87-1-12 能量限制期后自我报告的空腹血糖与随糖尿病持续导致的体重下降之间的关系

注:饮食限制后自述空腹血糖水平与体重减轻的关系。图中在6.1mmol/L空腹血糖水平处的黑色实线代表糖尿病逆转的诊断临界值。

在这 2 项研究的成功基础上,研究人员于 2016 年对 30 名服用极低碳水化合物饮食(very low carbohydrate diet,VLCD)6 个月的 2 型糖尿病受试者进行了研究,并发表了研究结果[28]。如果受试者在 VLCD 干预后的空腹血糖<7mmol/L,则被归为应答组。无应答组没有恢复第 1 阶段的胰岛素反应,他们的血糖水平也没有恢复正常,尽管他们的体重下降程度与应答组一样。显然,应答组和无应答组之间存在代谢差异,可能是由遗传因素导致。应答组(●)、无应答组(△)空腹血糖、糖化血红蛋白(HbA1c)、体重变化如下图(图 87-1-13)所示。灰色带表示从 VLCD 到固体食物等热量摄入的阶梯式过渡。数据为平均值 ± 标准差(图 87-1-13)。

研究人员在 2015 年发表的另一项研究结果显示,适当施用并支持 VLCD 可以使大约一半的病程大于 8 个月的糖尿病患者的糖代谢正常化[29]。糖尿病持续时间与空腹血糖水平呈正相关,因此糖尿病持续时间较短的受试者血糖正常化更频繁、更稳定。

研究人员得出结论,对于持续时间超过 8 年的 2 型糖尿病患者,在不使用任何其他降血糖治疗的情况下,可以进行极低热量饮食的治疗,达到非糖尿病空腹血糖水平的概率为 50%。对未达到非糖尿病患者血糖水平的人,总体健康状况、血压和血脂水平将得到显著改善。这些结论突出了在长期的 2 型糖尿病患者中使用低热量饮食的潜力,并对日常临床实践具有启示意义。

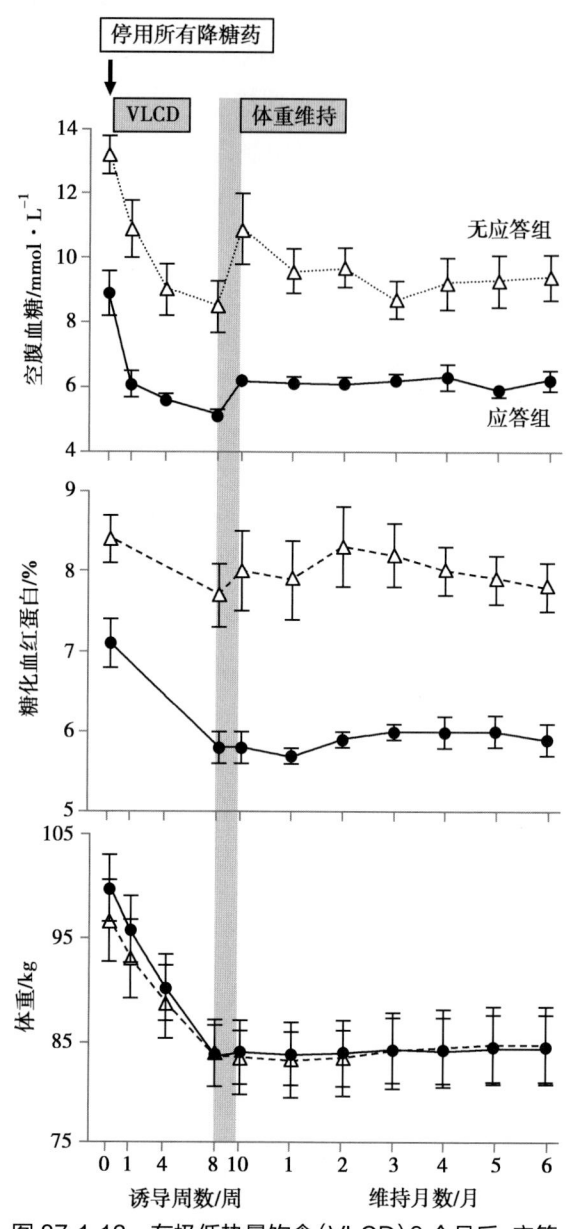

图 87-1-13　在极低热量饮食(VLCD)6 个月后,应答组和无应答组的空腹血糖、糖化血红蛋白(HbA1c)和体重的变化

对之前研究中的受试者持续随访表明,应答者即使在轻度体重增加(4kg)的情况下也能维持正常血糖至少 3 年[25]。糖尿病小鼠的模拟断食特殊饮食法(fasting-mimicking diet,FMD)结果于 2017 年发表[30]。该研究发现,FMD 可有效逆转小鼠的 1 型糖尿病和 2 型糖尿病。这是 FMD 对胰腺细胞诱导 β 细胞新生的表观遗传效应的结果。图 87-1-14 展示了该研究的结果。

这种强化的生活方式干预也正在人类中进行研究,并已产生了良好的新陈代谢作用,慢性疾病的常见危险因素也有所改善[31]。图 87-1-15 展示了该研究的结果。

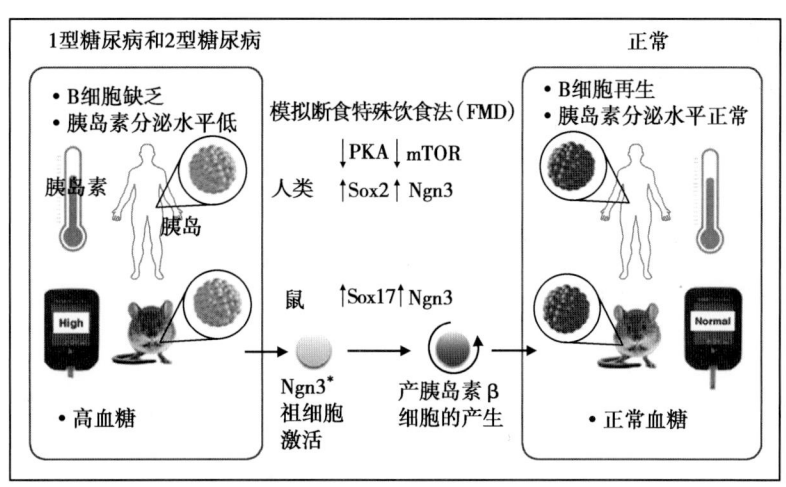

图87-1-14 糖尿病小鼠的模拟断食特殊饮食法(FMD)可有效逆转1型糖尿病和2型糖尿病,对人类具有相似的生物学作用

注:一种类似于禁食的周期性短期饮食,可调节B细胞再生,促进胰岛素分泌和葡萄糖稳态,有治疗1型糖尿病和2型糖尿病的潜力。

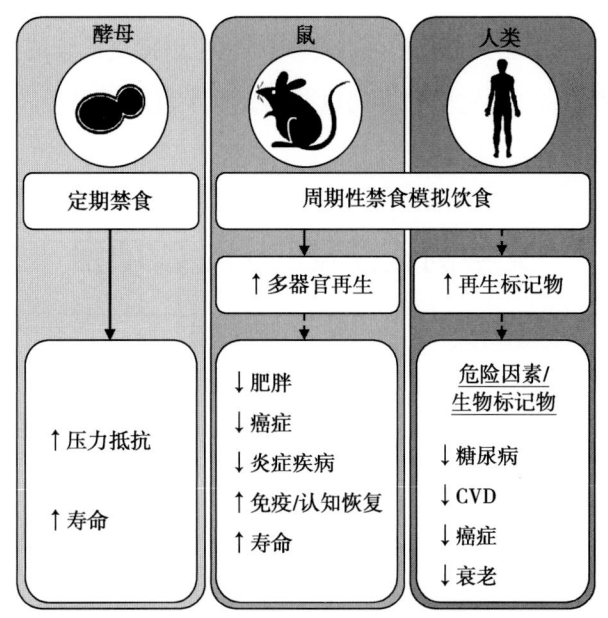

图87-1-15 对人类强化的生活方式干预产生了令人鼓舞的代谢作用,并改善了慢性疾病的常见危险因素

正如2型糖尿病的这些结果所示,生活方式的改变有一个剂量的治疗窗口,这在很大程度上决定了其有效性。与药物的大多数方式一样,剂量不足会导致治疗效果最小甚至不显著。相反,如果剂量过高,则会产生毒性(如标准的糖尿病支持和教育干预措施一样,饮食变化太小,没有任何作用,而严重的禁食则可能造成危害);大部分的ITLC和TLC都是因为剂量不足,因此无效。最近的研究表明,正确剂量的ITLC在潜在的病理生理方面逆转非常有效,甚至在某些情况下可以诱导胰腺B细胞新生。

这些经过验证的ITLC干预计划,大多数具有一些关键的治疗方式或组成部分,包括如下内容。

- 天然食物和植物性食品,几乎不含胆固醇的食品(动物性产品)。
- 禁食(从份量控制到禁食,减少摄入量)。
- 进行充足的、定期的、适度的运动,运动量从零逐渐增加。
- 充足睡眠,就寝时间早于午夜并早起。
- 用纯净水充分补充水分,避免含糖饮料或果汁。
- 压力管理教育包括CBT。
- 同伴群体动力,患者在生活方式改变上互相支持(社交)。

87.2 结论

强化的治疗性生活方式改变(ITLC)是生活方式医学治疗的一种形式,已通过随机和非随机研究证明可以逆转疾病。在典型的医疗环境中不宜进行ITLC,ITLC没有得到充分利用。随后需要适当非强化的治疗性生活方式改变(TLC)支持,以使患者能够维持在ITLC治疗期间学习和接受的促进健康的生活方式。ITLC是生活方式医学实践中的缺失环节,它可以促进后续的生活方式医学治疗,使其更有效、更可持续。在药理学意义上,它增加了剂量并延长了半衰期。已经发现它比目前使用的许多常规治疗更有效,并且没有明显的毒副作用。

文中例证提及的ITLC项目

名称和位置	类型/设定	长处	弱点
Ornish项目 田纳西州富兰克林市	门诊、医院或诊所	已经ICR报销批准;有效性被充分证明	可及性有限(多个场所)
Pritikin项目 佛罗里达州迈阿密	居住住宅	已经ICR报销批准;有效性被充分证明;最早项目之一(1970)	可及性有限(单个场所)
McDougall项目 加州圣罗莎	居住住宅	最早的项目之一(1970年代);负担得起;良好的网络支持	可及性有限(单个场所)
NEWSTART项目加利福尼亚魏玛	居住住宅	最早的项目之一(1978年)	可及性有限(单个场所)
CHIP项目 加州罗马林达	门诊、医院、社区、企业和网络	可扩展(基于视频);经过充分验证的(2个RCT);负担得起的	澳大利亚风味食谱;HRA弱
峡谷牧场 亚利桑那州图森	居住住宅	项目已完善	可及性有限(多个场所)可能很贵
掌握糖尿病 加州	基于网络	负担得起;方便的	研究尚未发表
美国和世界上其他类似项目	住所、社区、企业和网络	因项目而异	因项目而异

(John Kelly,MD,MPH 著 宋纯理 译 李婧 校)

参考文献

1. Ornish D, et al. Can lifestyle changes reverse coronary atherosclerosis? The Lifestyle Heart Trial. *Lancet* 1990;336:129–33.
2. Ornish D, et al. Intensive lifestyle changes for reversal of coronary heart disease. *JAMA* 1998;280:2001–7.
3. Lopes RD, et al. Endoscopic versus open vein-graft harvesting in coronary-artery bypass surgery. *NEJM* 2009;361:235–44.
4. Shepard DS, et al. *Executive Summary: Evaluation of Lifestyle Modification and Cardiac Rehabilitation in Medicare Beneficiaries*. Schneider Institutes for Health Policy, Heller School, Brandeis University; 2009 April 30.
5. Razavi M, et al. Effects of lifestyle modification programs on cardiac risk factors. *PLoS ONE* 2014;9(12):e114772.
6. Esselstyn CB Jr. A strategy to arrest and reverse coronary artery disease: A 5-year longitudinal study of a single physician's practice. *J. Fam. Pract.* 1995;41:560–8.
7. Esselstyn CB Jr. Updating a 12-year experience with arrest and reversal therapy for coronary heart disease (an overdue requiem for palliative cardiology). *Am. J. Cardiol.* 1999;84:339–41, A8.
8. Esselstyn CB Jr. *How to Prevent and Reverse Heart Disease*. New York, New York: Penguin Group; 2007.
9. Esselstyn CB Jr. A way to reverse CAD? *J. Fam. Pract.* 2014 July;63(7):356–64b.
10. deLorgeril M, et al. Mediterranean diet, traditional risk factors, and the rate of cardiovascular complications after myocardial infarction – Final report of the lyon diet heart study. *Circulation* 1999;99:779–85.
11. Appel LJ, et al. A clinical trial of the effects of dietary patterns on blood pressure. *NEJM* 1997;336:1117–24.
12. Sacks FM, et al. Effects on blood pressure of reduced dietary sodium and the dietary approaches to stop hypertension (DASH) diet. *NEJM* 2001 Jan;344:3–10.
13. Appel LJ, et al. Effects of comprehensive lifestyle modification on blood pressure control-main results of the PREMEIR clinical trial. *JAMA* 2003;289:2083–93.
14. Diehl HA. Coronary risk reduction through intensive community-based life-style intervention: The coronary health improvement project (CHIP) experience. *Am. J. Cardiol.* 1998;82:83T–87T.
15. Aldana SG, et al. The effects of a worksite chronic disease prevention program. *J. Occup. Environ. Med.* 2005;47:558–64.
16. Aldana SG, et al. Effects of an intensive diet and physical activity modification program on the health risks of adults. *J. Am. Diet. Assoc.* 2005;105:371–81.
17. Aldana SG, et al. The behavioral and clinical effects of therapeutic lifestyle change on middle-aged adults. *Prev. Chronic Dis.* 2006 Jan;3(1):1–16.
18. Barnard RJ, et al. Effects of intensive diet and exercise intervention in patients taking cholesterol-lowering drugs. *Am. J. Cardiol.* 1997;79:1112–4.
19. Barnard RJ. Effects of a life-style modification program on serum lipids. *Arch. Intern. Med.* 1991;151:1389–94.
20. Roberts CK, et al. Effects of exercise and diet on chronic disease. *J. Appl. Physiol.* 2005 Jan;98:3–30.
21. Czernin J, et al. Effect of short-term cardiovascular conditioning and low-fat diet on myocardial blood flow and flow reserve. *Circulation* 1995;92:197–204.
22. Knowler WC, et al. Reduction in the incidence of type 2 diabetes with lifestyle Intervention or metformin. *NEJM* 2002 Feb;346:393–403.
23. Report of the Expert Committee on the diagnosis and classification of diabetes mellitus. *Diabetes Care* 1997;20:1183–97.
24. Lim EL, et al. Reversal of type 2 diabetes: Normalisation of beta cell function in association with decreased pancreas and liver triacylglycerol. *Diabetologia* 2011 Oct;54(10):2506–14.
25. Steven S, Lim EL, and Taylor R. Population response to information on reversibility of Type 2 diabetes. *Diabet. Med.* 2013;30:e135–8.
26. Gregg EW, Chen H, Wagenknecht LE, et al. Look AHEAD Research Group. Association of an intensive lifestyle intervention with remission of type 2 diabetes. *JAMA* 2012;308:2489–96.
27. John B. Buse, et al. Reviews/Commentaries/ADA Statements CONSENSUS STATEMENT how do we define cure of diabetes? *Diabetes Care* 2009 Nov;32(11):2133–5.
28. Steven S, et al. Very low-calorie diet and 6 months of weight stability in type 2 diabetes: Pathophysiological changes in responders and nonresponders. *Diabetes Care* 2016;39:808–15.
29. Steven S and Taylor R. Restoring normoglycaemia by use of a very low calorie diet in long- and short-duration Type 2 diabetes. *Diabet. Med.* 2015;32:1149–55.
30. Cheng C-W, et al. Fasting-mimicking diet promotes ngn3-driven beta-cell regeneration to reverse diabetes. *Cell* 2017 Feb 23;168:775–88.
31. Brandhorst S, et al. A periodic diet that mimics fasting promotes multi-system regeneration, enhanced cognitive performance, and healthspan. *Cell Metab.* 2015;22:86–99.

第 88 章 医师健康实践和生活方式医学

目录

要点 / 1339

88.1 前言 / 1339

88.2 当代医师的死亡率为什么比其他人群更低 / 1339

88.2.1 美国男性医师的健康状况摘要 / 1339

88.2.2 美国女性医师健康状况摘要 / 1340

88.2.3 加拿大医师健康状况摘要 / 1341

88.3 **医师的个人习惯和患者健康** / 1341

88.4 **医师的运动和患者的健康** / 1341

88.5 **医师向患者提供咨询时,最重要的决定因素是什么** / 1342

88.5.1 个案研究 1:医师自述,在健康运动中完成多项任务 / 1343

88.5.2 个案研究 2:运动征服压力 / 1343

88.6 **以色列最大的保健组织提出的一种新的、客观的观点** / 1345

88.7 **更健康的医师习惯:患者的反应** / 1345

88.8 **咨询真的使患者结局有所不同吗** / 1347

88.9 **医师健康 = 患者健康项目** / 1347

88.9.1 有关医学生和个人-临床关系的更多信息 / 1348

88.9.2 哥伦比亚医学生的健康个人习惯和对预防性咨询的态度研究 / 1349

88.9.3 对医学生的干预:大规模案例研究 / 1350

88.10 对医师的干预 / 1352

88.11 结果 / 1353

临床应用 / 1353

参考文献 / 1354

要 点

- 有健康个人行为习惯的医师和医学生讲述他们在问诊过程中会询问患者是否有一些健康的行为习惯。
- 基于一些数据,对医学院校来说,积极培养健康的医师越来越重要。然而,只有一项研究提出了培养模式。
- 医师健康=患者健康这种关系本身应该鼓励,发展以预防为导向的医疗保健系统,以更好地支持和评估对患者的积极影响。

88.1 前言

具有健康个人行为习惯的医师和医学生都有这样的反映,他们在问诊过程中会询问患者是否具有一些健康的行为习惯[1-6]。

然而,在大多数情况下,医师健康与患者健康之间的关系不仅仅依赖于医师自我报告的咨询和预防实践,也要通过将临床经验客观量化评估。基于此,研究人员发现,在预防保健实践中,医师与患者之间存在一致的积极联系[7-9]。同时,本章强调在医学院校中培养有前瞻性的医师的重要性,目前为止,似乎仅有一项大规模研究[8,9]记录了这种培养模式。

为了客观地建立医师健康=患者健康的关系[8](Frank,Smith 和 Fitzmaurice 中第 1 次使用该术语),我们应发展以预防为导向的卫生体系,以便更好地支持并评估该关系对患者的积极影响。本章详细介绍了既往的研究和方法,并为当下和未来咨询、治疗的成功提供建议和策略。

88.2 当代医师的死亡率为什么比其他人群更低

88.2.1 美国男性医师的健康状况摘要

表 88-2-1 中的数据来源为 1984—1995 年美国 28 个州的死亡事件。在白色人种和黑色人种中,相比律师(白色人种 72.3 岁,黑色人种 62.0 岁)、其他专业人员(白色人种 70.9 岁,黑色人种 65.3 岁)以及所有男性(白色人种 70.3 岁,黑色人种 63.6 岁),医师(白色人种 73.0 岁,黑色人种 68.7 岁)的平均死亡年龄更大。

白色人种男性医师的 10 大死亡原因与普通人群基本相同,但在这 10 大死亡原因中,医师更有可能死于心脑血管疾病、事故和自杀。与其他职业白色人种相比,医师死于慢性阻塞性肺疾病、肺炎/流感或肝病的可能性较小。至少对于男性而言,这些特殊的死亡率数据表明,医师们做出了健康的个人选择[10]。这些研究与一些相关的其他研究[6,11-14],有力地驳斥了几年前"医师反而不健康"的说法。

表 88-2-1　1984—1995 年 25 岁以上的美国男性的职业和平均死亡年龄

人种/性别	职业	死亡人数/例	平均死亡年龄/岁
白色人种	医师	13 790	73.0
	律师	14 389	72.3
	所有专业人士	214 744	70.9
	所有死亡	3 386 475	70.3
黑色人种	医师	372	68.7
	律师	258	62.0
	所有专业人士	14 059	65.3
	所有死亡	443 585	63.6

注：来源为国家职业死亡率监测数据库。

88.2.2　美国女性医师健康状况摘要

一些研究已经明确阐明了医师死亡率比其他人群低的原因[12,15]。表 88-2-2 阐释了在某些特性上，女性医师与不同社会经济状况女性的对比。与其他具有较高社会经济地位的女性相比，女性医师吸烟的可能性更低（甚至比非较高社会经济地位的女性更低）。即便是少数吸烟的女性医师（3.7%），相比其他女性，每天吸烟的量也更少，戒烟更早。女性医师不戒酒的可能性较低，同时，女性医师每次饮酒的量比其他女性更少，而且比普通女性酗酒的可能性更低[12]。

表 88-2-2　女性医师与不同社会经济地位的其他女性（30~70 岁）的健康相关行为对比

特征	社会经济地位不高，BRFSS	社会经济地位高，BRFSS	女性医师
吸烟			
从不吸烟/例（%）	52.9（0.4）*	64.0（1.9）*	77.7（0.7）
目前吸烟/例（%）	25.0（0.4）*	8.0（1.0）*	3.7（0.4）
日均吸烟数/支	17.6（0.2）*	16.0（0.2）	12.0（1.1）
去年未抽烟天数/例（%）	50.5（0.9）*	47.0（6.1）*	75.3（4.0）
戒烟 1 年内/例（%）	11.9（0.5）*	6.7（2.1）	3.5（0.8）
戒烟 1~5 年/例（%）	20.8（0.7）	14.0（2.3）	16.2（1.7）
戒烟 5 年以上/例（%）	67.3（0.8）*	79.3（2.9）	80.3（1.9）
饮酒			
过去 1 个月不饮酒/例（%）	43.9（0.4）*	63.3（1.9）*	72.4（0.9）
月均饮酒日数/d	6.1（0.1）	7.2（0.3）	8.5（0.2）
次均饮酒杯数/杯	2.0（0.0）	1.6（0.0）	1.4（0.0）
月均饮酒 4 杯以上/发生率	0.4（0.0）	0.1（0.0）	0.1（0.0）
其他			
水果和蔬菜得分，平均	3.3（0.0）*	3.8（0.1）*	3.5（0.0）
去饮食脂肪评分，平均	27.3（0.3）*	21.6（0.9）	24.1（0.3）
系安全带			
总是或几乎总是/例（%）	85.5（0.3）	95.1（0.8）	96.3（0.4）
有时或很少/例（%）	11.3（0.3）	4.5（0.8）*	3.3（0.4）
绝不/例（%）	3.2（0.2）	0.4（0.2）	0.4（0.1）

注：*. $P \leq 0.0001$，对比数据为疾病控制与预防中心行为风险因素监测系统（Behavioral Risk Factor Surveillance System of the Centers for Disease Control and Prevention，BRFSS）记录的数据与女性医师研究中的数据[15]；来源埃里卡·弗兰克（Erica Frank）的数据，"The Women Physicians' Health Study：Background，Objectives and Methods" Journal of the American Medical Women's Association，1995（50）：64-66。

不同于普通女性和具有较高社会经济地位的女性,在所有监测的行为和习惯中,女性医师的健康行为均超过了2000年的美国国家标准。相比于其他具有社会经济地位优势的女性,女性医师表现出总体良好的健康习惯。同时,这些女性医师自我报告称其健康行为已经超过了由个人监测的运动和其他健康行为的国家标准[3,16,17]。

88.2.3 加拿大医师健康状况摘要

研究表明,90%的加拿大医师身体健康,66%身体状况很好(20~34岁的加拿大普通人群中70%身体状况非常好)。8%的加拿大医师肥胖(普通人群23%);25%的女性医师超重,55%的男医师超重(普通人群中分别为53%和65%);3%吸烟(普通人群中为女性18%,男性15%)[18]。

Frank和Segura在2009年的研究中发现,女性医师每天摄入果蔬5.3次,男医师每天摄入4.5次(相比之下,48%加拿大女性和38%的男性每天摄入果蔬5次)。0.8%的女性医师(一般女性9%)和1.3%的男性医师(一般男性23%)暴饮暴食。总体而言,医师平均每周运动4.7h[18]。

88.3 医师的个人习惯和患者健康

临床上,具有健康个人习惯的医师对患者会有影响吗?换句话说,为什么我们要如此关心医师的健康呢?

健康咨询的最强预测指标之一是医师是否实践健康行为。许多医师陈述,若一项健康行为他们自己都没有进行实践,那他们在向患者提供相关咨询时就会出现困难[19,20]。

医师是很重要的健康榜样和顾问,他们经常在患者易受到潜在影响时与其见面,他们的个人健康行为会影响他们提供的咨询的可信度和与患者互动的能力[21]。对于忙碌的医师来讲,应该要意识到的一点是,仅是与患者谈论个人的健康习惯,就可以提高促进患者健康的效果。医师公开其个人健康习惯,会被患者认为更可信、更加激发其动力[5,21]。实际上,大多数人都将医师作为主要的信息来源,并参考医师提供的信息来决定自己的健康生活方式。并且,对于医师提出的健康行为建议,他们更倾向采纳[14]。

无论医师的实际健康状况如何,医师自身的健康行为实践都与患者的健康咨询密切相关[19]。同时研究还发现,试图改善自身不良习惯的医师面见患者的频率显著更高[22]。

我们知道,对患者进行健康咨询会改变他们的习惯和健康状况。尽管不良的饮食、运动、饮酒和吸烟习惯造成了美国约40%的死亡率[23],但是预防性咨询依然没有良好开展[24-28]。

88.4 医师的运动和患者的健康

如前所述,行为习惯越健康的医师越有可能向患者提供相关的预防性行为习惯建议,尤其在运动方面[29]。

与同龄人相比,北美医师(和医学生)通常认为自己具有更好的运动习惯,而这又与患者(和医师自身)积极的心理和身体健康结果高度相关。与其他健康习惯一样,在运动方面的研究成果,突出了对医学生和医师进行健康干预的重要性,因为这将提高现在和将来医师提供运动处方的比率[11、14、17、24、27、28、30-46]。

88.5 医师向患者提供咨询时,最重要的决定因素是什么

值得了解与医师个人习惯相关的决定因素——运动只是其中的1个例子,因为随后可能会针对更多变量进行研究,以培养出更精通相关预防技能的医师。

一项针对美国女性医师的代表性样本进行的问卷研究,旨在探讨潜在的咨询和筛查相关变量对4 501名女性医师健康研究的影响[3]。表88-5-1描绘了研究的主要发现。

表88-5-1 美国女性医师的个人健康习惯与她们至少每年1次咨询或筛查患者的关系

特征	每年至少进行1次咨询的医师/%
脂肪摄入:	
低于中位数	30.2(胆固醇相关)*
中位数	22.6(胆固醇相关)*
运动:	
符合CDC/ACSM建议	46.1(运动相关)*
不符合CDC/ACSM推荐	39.6(运动相关)*
酒精消耗量:	
每周≤2杯酒	41.7(酒精滥用相关)*
每周2杯	31.9(酒精滥用相关)*
吸烟:	
不吸烟	63.4(烟草滥用相关)
吸烟	47.8(烟草滥用相关)
去年接受流感疫苗注射情况:	
是	51.2(疫苗注射相关)**
否	32.9(疫苗注射相关)**
乳房自检:	
≥12次/年	61.6(乳房自检相关)
<12次/年	51.0(乳房自检相关)
防晒霜使用:	
总是或几乎总是	30.6(皮肤癌相关)**
很少或很少或从不	19.3(皮肤癌相关)**
绝经后激素替代疗法(HRT)使用:	
是	45.5(HRT相关)**
否	28.8(HRT相关)**

续表

特征	每年至少进行1次咨询的医师/%
进行胆固醇测试：	
是	33.8（胆固醇筛查/咨询）**
否	21.9（胆固醇筛查/咨询）**
进行血便测试：	
是	35.9（结肠直肠癌筛查/咨询）
否	31.6（结肠直肠癌筛查/咨询）
进行皮肤检查：	
是	36.2（皮肤癌筛查/咨询，防晒霜相关）
否	22.3（皮肤癌筛查/咨询，防晒霜相关）

注：*. $P \leqslant 0.05$；**. $P \leqslant 0.01$；来源，Erica Frank, Richard Rothenberg, Charles Lewis, et al., Correlates of Physicians' Prevention-Related Practices: Findings from the Women's Physicians Health Study.Archives of Family Medicine, 2000（9）：359-367。

美国女性医师认为，作为初级保健医师并保持相关的健康习惯，是预防性咨询和筛查实践中最重要的相关因素。表88-5-2阐述了这些分类。

88.5.1　个案研究1：医师自述，在健康运动中完成多项任务

在笔记本电脑出现之前，笔者（Erica Frank博士，本章的合著者）在骑健身单车时读轻便的期刊和书籍。但是，当我把笔记本电脑固定在自行车前部骑了几千米后，我知道我已经找到了自己喜欢的规律运动方式。这是一项健康促进活动，它同时满足了许多标准。我不再因购买运动服、往返于运动场所，甚至是进行运动本身浪费时间而感到懊悔。此外，我在运动时不再感到无聊，以前无聊对我来说是阻止规律运动的严重障碍。从此，在骑行的数千千米中，我不仅学会了在骑自行车的同时进行读写，甚至还学会了同时主持电话会议（通常不开摄像头）。

现在，当我离开家时，我也会努力去做一些有趣的多任务运动。作为助理教授，我骑车通勤，到达埃默里大学或格雷迪纪念医院单程约20min，这是开始和结束每一天的好方法。同样，我发现在通勤途中漫步在新的城市或生物多样化环境中也是一种有意义的享受，并对心血管系统有益。与朋友边走边聊也可以收获很多——无论是面对面还是打电话，或者与婴儿车中的小朋友聊天，或者与其他重要的人一起散步，关注日光、天气和身边的生态系统。

我如何判断活动的有效性呢？在55岁时，我无须服用药物即可保持正常的BMI、血压和血脂，可以无痛苦地完成任何需要或期望的体力活动，并且能偶尔在没有任何特殊准备的情况下参加铁人三项运动，结束之后也没有任何痛苦。尽管总是在队伍的最后，我依然感到很满足。

88.5.2　个案研究2：运动征服压力

当Verena R.在一家大型社区医院的肿瘤科完成第1阶段医学实习时，她每天下班之后都很难忘记被病痛折磨并被命运打击的患者。另外，她住在离医院很近的员工宿舍，客厅对面就是她工作所在

表 88-5-2 女性医师每年至少 1 次的预防性咨询的重要相关因素模型（按预防类型分类）

医师特征	胆固醇	血压	结肠癌	皮肤癌,防晒霜使用	艾滋病风险,测试	流感疫苗	饮食	重量	运动	戒烟	饮酒	乳房检查	乳房X线片	HRT
练习相关的个人习惯	***	—	—	****	—	—	—	—	*	**	****	**	—	***
过去1年进行了自我筛查	****	—	—	****	—	—	—	—	—	**	—	—	**	—
相关疾病的个人病史	—	—	*	—	—	—	—	—	—	—	—	—	—	—
改变相关习惯	*	—	—	—	—	—	—	**	—	*	—	—	—	—
种族	****	—	—	—	—	—	***	—	—	—	*	—	—	—
基层医疗/妇科/产科	***	****	****	****	****	****	****	****	****	****	****	****	****	****
国家地区	—	—	—	—	—	—	*	—	—	—	*	—	—	*
练习地点	****	—	—	—	*	*	—	—	—	—	—	—	—	*
更多工作控制	—	—	—	—	—	—	—	—	—	—	—	—	—	**
更高的职业满意度	—	—	—	—	—	—	—	**	*	—	—	—	—	—
进行更多的医学继续教育	—	—	—	—	—	**	—	—	—	—	**	—	—	—

注：$*P \leq 0.05$；$**P \leq 0.01$；$***P \leq 0.001$；

资料来源：Erica Frank, Richard Rothenberg, Charles Lewis, et al., Correlates of Physicians' Prevention-Related Practices: Findings from the Women's Physicians Health Study. Archives of Family Medicine, 2000 (9): 359-367。

病房的窗户。她看起来似乎无法摆脱这种折磨。

后来，Verena 开始跑步。每天下班后，她换上一件紧身 T 恤，然后跑进附近的森林中。有时她听音乐、播客或有声读物；当她的大脑需要安宁和平静时，她就会单纯地跑步，融入周围美丽的自然环境中。

1h 后，Verena 回家时便已汗流浃背，但她心境平和。她可以跑得越来越远，视野也越来越宽广。跑步让她在保持身心健康的情况下继续从事医学工作。之后的 6 年里，她参加了各种比赛，完成了几场半程马拉松，一场全程马拉松和一个半程铁人三项比赛。这项运动带给她快乐的心情和健康的身体，最重要的是，跑步成了她释放压力最重要的宣泄口，让她每晚都得以安然入睡。

88.6 以色列最大的保健组织提出的一种新的、客观的观点

最近，医师健康=患者健康这一关系可以通过对临床经验的客观量化去评估，而不再仅仅依靠医师的个人经验和预防实践来建立。

Frank 等人查阅了以色列最大保健组织 Clalit Health Services（CHS）的完整疫苗接种和疾病筛查记录，包括：①在 CHS 工作的初级保健医师（n=1 488）的电子病历；②这些 CHS 医师的成年患者（n=1 886 791）的电子病历，选择了以下 8 个与预防相关的（疾病筛查和免疫接种）健康衡量指标。

1. 50~74 岁女性乳腺钼靶。
2. 50~74 岁患者的结直肠癌筛查。
3. 低密度脂蛋白（low-density lipoprotein，LDL）检测，35~54 岁患者每 5 年测量 1 次；55~74 岁的患者每年测量 1 次。
4. <40 岁患者每 5 年测量 1 次的血压。
5. 41~54 岁患者每 2 年测量 1 次的血压。
6. 55 岁以上患者每年测量的血压。
7. 慢性疾病患者及 65 岁以上人群肺炎球菌疫苗接种情况。
8. 慢性疾病患者及 65 岁以上人群每年流感疫苗接种情况。

在所有 8 项指标中，相对于未采取相关预防措施的医师，采取了相关预防措施的医师的患者采取同类预防措施的可能性更大（$P<0.05$）。研究人员还发现，医患预防措施应用的相关性反映了医患关系的牢固性[7]。

88.7 更健康的医师习惯：患者的反应

正如前面提到的，医师如果把自己的健康行为告知患者，那么患者会更信任医师，也更能激发自身运动。这类医师进行预防性咨询的概率会增加，患者也更容易接受这些有健康行为医师提供的健康咨询[21,47]。Frank、Breyan 和 Elon[21] 在埃默里大学普通医疗诊所的候诊室进行了一项小型研究（n=130）。他们随机让参与者观看笔者（合著者 Frank）关于健康饮食和运动习惯的 2min 标准视频，或

者在标准视频外加 30 秒介绍关于笔者的饮食和运动个人健康习惯的较长视频。观看关于医师个人行为的视频的患者认为，笔者明显更健康($P=0.004$)，也认为笔者更可信、更让他们有动力。具体来讲，在饮食和运动方面，额外增加的 30 秒视频让患者认为，笔者在饮食和运动方面建议都更可信（分别为 $P=0.006$ 和 $P=0.002$），在饮食和运动方面也更能激发他们的动力（分别为 $P=0.006$ 和 $P=0.004$）[21]。图 88-7-1 和图 88-7-2 以图表的形式展示了这些结果。

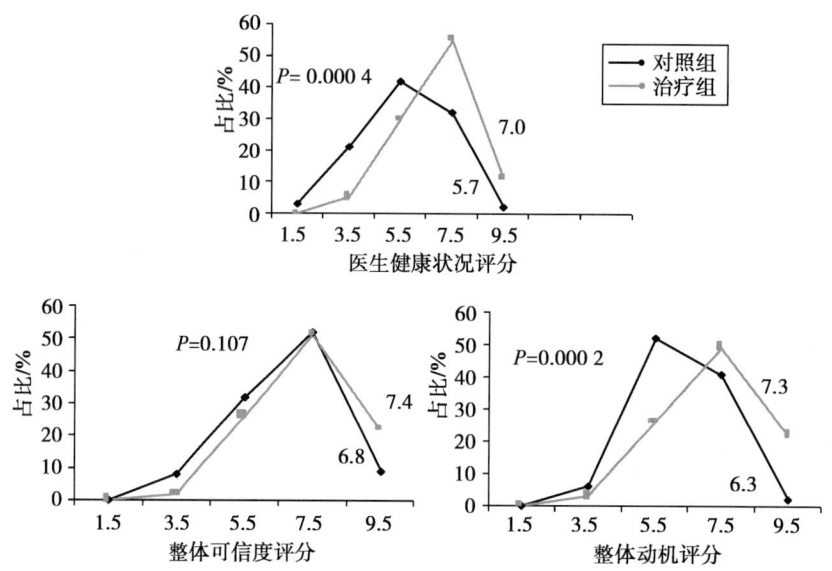

图 88-7-1　埃默里大学候诊室研究：受试者根据所观看视频进行多方面（医师的健康状况、总体可信度和由此激发的整体动机）评分的结果

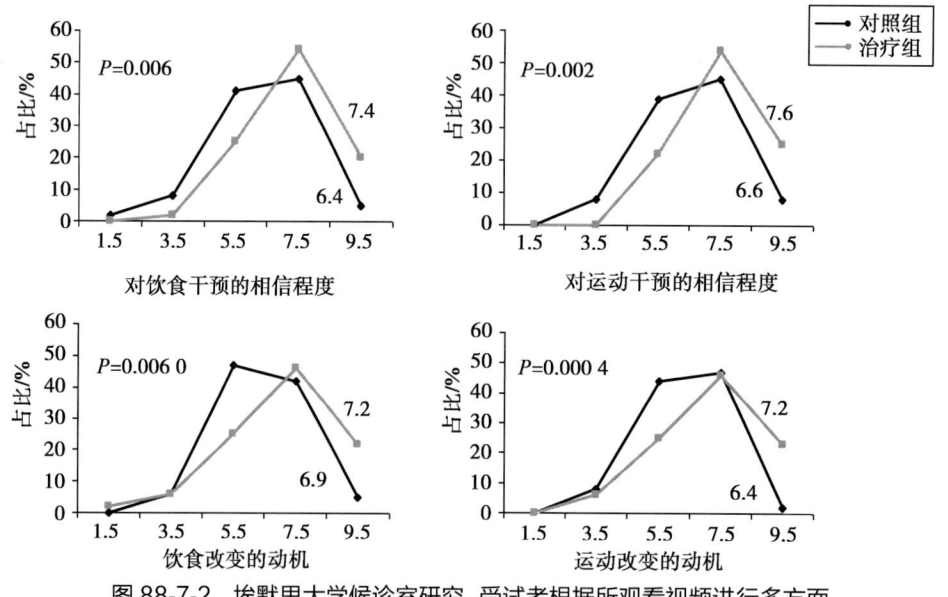

图 88-7-2　埃默里大学候诊室研究：受试者根据所观看视频进行多方面（医师讲述的饮食和运动干预的可信度、进行饮食和运动改变的动机）评分的结果

88.8 咨询真的使患者结局有所不同吗

健康咨询值得做吗？答案是肯定的，因为吸烟、饮食、运动和酗酒导致的死亡约占美国死亡率的40%。针对这类主题的健康咨询可以帮助患者更健康的生活[23]。

显然，医师们必须为患者提供更多的咨询，如果没有这样做，原因是什么？我们能对此做些什么呢？

88.9 医师健康＝患者健康项目

医师健康＝患者健康项目是一个由合著者 Frank 在埃默里大学医学院（Emory University of Medicine）进行的长达5年的干预行为研究，旨在改善医学生的健康状况，其假设是此种干预可以改善患者的健康状况。医师健康＝患者健康原则的科学基础内容如下。

- 北美医师的寿命往往比同龄人更长。
- 医师（包括医学生）的寿命更长是因为他们比同时代的人拥有更健康的习惯。
- 运动、饮食、饮酒和烟草导致的死亡约占美国死亡率的40%[23]。
- 具有健康习惯的医师和医学生更有可能向患者提出相关的预防行为建议。
- 适当地让患者了解医师个人的健康习惯，可以增加医师的可信度并激励患者采取健康行为习惯。
- 医学院鼓励医学生健康生活，会积极有效地影响医学生的患者咨询频率（$P=0.002$）和他们与此类咨询的感知相关性（$P=0.0007$）。
- 向患者提供咨询会改变患者的生活习惯和健康状况。
- 尽管如此，许多医师的个人健康还存在很大的改善空间，而且他们向患者提供预防性咨询的概率并不高。

为了确定基本的健康习惯和状况，Frank 在2003届医学生中进行了一次医学调查（$n=2316$，每人至少完成一次调查），这项调查分别在医学生入学时、进入病房时和进入高年级时进行。这些医学生来自全国16所医学院校（回复率80.3%）。大多数医学生（84%）报告说从未吸烟，在饮酒时通常一次只喝2杯（尽管男性中暴饮暴食更为常见，饮酒行为没有性别差异）。医学生们平均每周运动至少4h，并且都喜欢高强度运动。所有年龄段医学生报告的睡眠时间中位数为7h。几乎所有人（97%）都报告他们的健康状况至少为良好，在过去1个月中，只有罕见几天出现身体或精神健康状况不佳。两性（尤其是女性）鲜见超重或肥胖。除男性高血压、男女肥胖、血脂异常和抑郁外，任何慢性疾病的报告概率均≤2%。虽然上述指标都比同龄人好，但医学生的预防筛查率参差不齐[8,48]。

总体而言，与美国其他年轻成人相比，美国的医学生更健康，并且报告了许多良好的健康行为。但是,部分人还有改善的空间,因为他们的健康行为和个人健康习惯未达到国家标准并可能让他们处于健康风险[48]。具体内容如下。

- 每天果蔬平均消费量(2.5份)与同龄人一样差。
- 前1个月的酗酒率(女性为25%,男性为43%)也很差,在医学院也没有改善他们的状况($P=0.5$)。
- 不像其他健康相关行为,与同龄人相比,这些医学生的预防性筛查率很低。

88.9.1 有关医学生和个人－临床关系的更多信息

从医学新生开始进行医师健康＝患者健康的关系培养是最理想的,医学院必须尽早、最大程度上提高这种关系培养的力度,助力个人的成长。为了确定美国医学新生的个人和临床运动相关的态度和行为,Frank等人[49]在美国的17所医学院校中考察了1 906名医学新生(回复率87%,平均年龄24岁)。医学生报告运动的中位数为每天45min,轻度和中度运动每周80min,剧烈运动每周100min。一般来讲,在1周时间内,几乎所有医学新生(97.6%)都进行了中度或剧烈运动,其中64%符合美国卫生和公共服务部的运动建议。大多数(79%)的医学新生认为这与他们未来为患者提供运动方面的咨询高度相关。这些医学生在未来的临床实践中是否进行健康咨询的相关专业预测因素(包括成为初级保健提供者的意图),而个人预测因素则包括出色的总体健康状况、医师个人对预防的强调和更多的剧烈运动[49]。

Frank等人[2]的后续研究报告了美国医学生从业实践中采用多种预防性咨询方法的相关预测因素,结果见表88-9-1和图88-9-1。

表88-9-1　医学生个人健康行为 vs. 咨询频率和感知相关性

特征	N	相关性/%	P	N频率(常常/总是的比率)	P
酒精摄入:			0.003		0.2
中度饮酒/酗酒	1 561	46		49 324	
轻度至中度饮酒	2 008	55		58 930	
不饮酒	1 015	62		29 132	
过去1月吸烟量:			0.009		0.001
无	3 663	69		111 658	
轻/不频繁	808	63		21 350	
10支/d以上或持续19d以上每天吸烟	156	58		5 747	
安全性行为(针对性活跃的单身人士):			0.000 6		0.004
非优先	512	46		19 010	
优先	1 552	59		36 921	
蔬果摄入(份/d)			0.000 6		0.03

续表

特征	N	相关性/%	P	N 频率（常常/总是的比率）	P
0~1.9	1 075	49		38 113	
>1.9~2.7	1 062	61		30 715	
>2.7~4.0	1 098	62		28 520	
>4.0	1 055	70		26 624	
基于 Godin 评分的运动得分 4 分位数			0.3		0.08
0~26	1 104	66		32 926	
>26~41	1 085	69		29 433	
>41~57	1 114	70		32 729	
>57	1 053	71		32 336	

注：来源，Erica Frank,Lisa K.Elon,Jennifer S.Carrera,et al.,Predictors of U.S.Medical Students'Prevention Counseling Practices.Preventive Medicine,2007(44): 76-81。

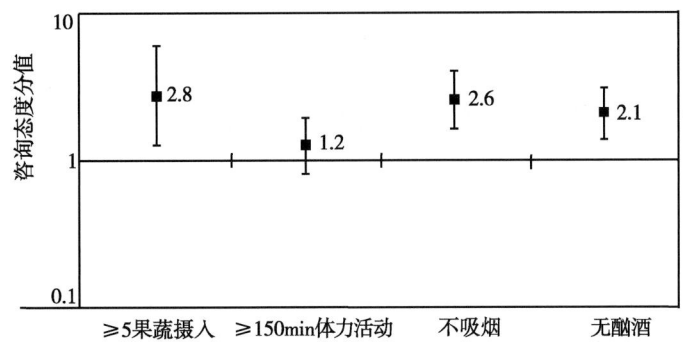

图 88-9-1　医学生的健康习惯（果蔬摄入、体力活动、吸烟、饮酒）和相关的咨询态度

88.9.2　哥伦比亚医学生的健康个人习惯和对预防性咨询的态度研究

医师提供的预防性咨询对慢性疾病的预防和管理很重要。来自美国的数据表明，具有健康个人习惯的医学生对预防性咨询的态度较好。下面的研究是第 1 项与发展中地区医学生有关的预防性咨询研究，研究对象为哥伦比亚波哥大地区 8 所医学院一年级和五年级学生，调查了其个人健康习惯与其对预防性咨询的态度之间的联系[1,33]。

2006 年，共 661 名医学生完成了西班牙语版本的医师健康=患者健康的相关调查（回复率=78%）。用 Logistic 回归分析评估了以下因素（主要暴露变量）与学生对该因素态度（主要结果变量）之间的联系，是个人整体体力活动实践、营养、体重控制、吸烟、饮酒，并把变量按照医学培训年份进行分层分析，校正性别、医学培训相关因素（基础知识、培训的适当程度、对学校鼓励的健康习惯的认知）。

一年级学生的中位年龄为 21 岁，女性比例为 59.5%，在五年级中分别为 25 岁和 65%。在控制了性别和医学培训相关因素之后，研究人员发现，每天摄入 5 份及以上的果蔬、不吸烟、不酗酒与以下方面的咨询积极态度有关：营养（$OR=4.71$、$CI: 1.6~14.1$、$P=0.006$）；吸烟（$OR=2.62$、$CI: 1.1~5.9$、$P=0.022$）；饮酒（$OR=2.61$、$CI: 1.3~5.4$、$P=0.009$）。表88-9-2列出了高年级医学生的数据（控制了性别和医学相关的培训因素）[1]。

在控制性别和医学培训相关因素之后，分析结果发现，与美国医师和医学生一样；哥伦比亚医学生中，个人健康习惯及其对预防性咨询的态度有相关性。重要的是，这些发现还表明医学院专注于在学生中推进健康的生活方式有可能改善这些未来医师对预防性咨询的态度。

表88-9-2　2007年哥伦比亚波哥大高年级医学生（$n=254$）个人健康与其对咨询的积极态度的相关性

特征	比值比（OR）	P
每天摄入≥5份果蔬	4.7	0.006
每周≥150min的体力活动（中度至剧烈）	1.7	0.3
不吸烟	2.6	0.02
不饮酒	2.6	0.009

注：来源，John Duperly, Felipe Lobelo, Carolina Segura, et al., The Association between Colombian Medical Students' Healthy Personal Habits and a Positive Attitude toward Preventive Counseling: Cross-sectional Analyses. BMC Public Health 2009（9）：218。

88.9.3　对医学生的干预：大规模案例研究

我们对一项长达4年的干预研究进行了分析和定量评估，结果表明，干预措施促进了医学生的健康体育习惯养成[8,9]。我们对埃默里大学医学院2003届学生（以2002届为对照组）的学习全程进行了各种干预，并对其进行了多方面的研究。据此，本节提供了一些规范，以期能够为其他机构提供潜在有用的建议。

一年级医学生的课内和课外干预措施包括以下内容[8]。

- 关于医师健康＝患者健康原则的专题讲座。
- 肌肉解剖手册和相关运动解剖手册。
- 在生物统计课和家庭作业中使用学生自己的数据。
- 让学生就医师健康话题进行小组汇报。
- 午餐座谈（提供免费的健康午餐），讲解均衡、综合的生活方式。
- 健康烹饪速成课程。
- 了解学生生活方式后，向学生提供个人健康处方。
- 徒步旅行，并在山间小屋中享用健康晚餐。

二年级医学生的课程和课外活动包括以下内容[8]。

- 与问题导向的导师一起学习医师健康＝患者健康理念。
- 肝病病理生理学课程，开展个人实践讲座。

- 行为科学课程：关于学生酒精/烟草滥用的1h讲座。
- 行为科学课程：同物质滥用成功戒断者开展医师小组。
- 营养课程：素食讲座。
- 运动选修课和研讨会。
- 每月散步/跑步。
- 观看跑步比赛。
- 品酒研讨会，目的是教会学生如何更正确地饮酒。
- 每月开展"健康的脑壳动起来"活动：由同学自己撰写包含至少6篇预防相关的研究总结，并通过邮件发送给其他同学。
- 每周上瑜伽课。
- 考试前吃健康早餐。
- 健康亚洲食物烹饪课。
- 按摩（包括交流和演示）并提供免费午餐，介绍按摩相关生理影响数据。
- 在亚特兰大举行的全国学生医学会议上，听取首席研究员关于医师健康＝患者健康的讲座。
- 午餐后进行瑜伽/冥想研讨会，由客座医师讲解瑜伽和冥想对身心健康的影响（免费提供健康午餐）。
- 回顾学生生活方式后，向学生提供个人健康处方。
- 午餐后讨论探讨压力的病理生理原理及应对方法（提供免费健康午餐）。

为三年级和四年级医学生提供的课程干预措施包括以下内容[8]。

- 所有教职员：Frank博士（首席研究员）会见教导主任，在有向学生提供饮食的场合（如晨间大型讲堂，午餐集会等）鼓励他们摄入健康食品，并至少为医学生开展一次额外的教员以身作则型健康促进活动。
- 皮肤科：针对医学生本人及其患者，写一封关于皮肤癌预防重要性的信；阅读一篇有关皮肤癌预防策略的综述以及准备一瓶自用的防晒霜。
- 医学伦理学：写一份遗嘱。
- 精神病伦理学：完成贝克抑郁量表和酒精筛查问卷（Cutoff, Annoyance, Guilt, Morning Eye Opener, CAGE）。
- 家庭/内科医学：烟草讲座；指导下实践健康风险评估；示范健康咨询。
- 家庭医学：学生（有时为指导教师）每周记录每天的果蔬摄入和运动量和类型；学生写下理想的10年后生活。
- 妇产科学：阅读以下主题相关的文章，包括孕期女性医师特点、性虐待/家庭暴力发生率和抑郁/自杀率；提供给学生美国癌症协会乳房自我筛查沐浴卡；按要求向学生提供避孕和紧急避孕措施。

- 儿科学：关于个人生活习惯改变和个人健康实践的宣讲。
- 精神病学：阅读自杀和抑郁症相关文章。
- 外科学：介绍外科主任的个人健康习惯。
- 成果验收项目：进食频率检测的成果验收性研究，包括 5 次个人 24h 内进食回顾、2 份进食频率问卷设计和脂肪／果蔬摄入量个人分析。

这项为期 4 年的对照试验，研究了医学生的生活方式，最终分析发现，医学生在个人健康习惯方面有所改善。例如，对照组的男性在进入医院前和在高年级时吸烟比例有所上升，而干预组的男性有所下降。对照组男性在研究中报告的吸烟量是干预组的 2 倍（43%：22%，$P=0.02$），而 2 组的基线水平非常相似（31%：29%，$P=0.8$）[5,9]。重要的是，医学生在临床中的饮食咨询和运动咨询应用情况（由标准病人法测得）与前述干预密切相关[9]，医师健康＝患者健康的研究假设已得到证实。

- 与美国其他年轻成人相比，医学生更加健康，有更多良好的健康习惯。
- 医学院通过鼓励医学生保持健康，极大地提高了医学生提供给患者咨询的频率（$P=0.002$），也提高了医学生对该类咨询与患者习惯好转之间关联的感知（$P=0.000\ 7$）[8]。
- 医学生的个人健康习惯与他们的咨询频率（$P<0.000\ 1$）和感知到相关性（$P=0.008$）相关[2]。

以医学生为中心的健康促进干预，可以改善医学生自我报告的个人健康行为，改善他们对其所在医学院环境健康的看法和优化其对患者的预防性咨询方实践（该结论由客观测量得出）[9]。同样，Frank 等人[2]进行的综合研究发现，医学院健康环境越好，医学生越多地报告他们在向患者提供的患者咨询实践上表现越好。表 88-9-3 展示了提供给医学生的干预对其向患者提供的咨询频率的显著影响。

表 88-9-3　提供给医学生的干预对其在问诊过程中为患者提供咨询频率的影响：频繁提供 vs 很少／不提供（控制性别和专业能力，且所有受试者在基线时同意医师有责任促进预防观点）

话题	原始比值比 /95% CI	调整后比值比 /95% CI	调整后比值比的 P
饮食	1.49（1.04~2.12）	1.49（1.01~2.19）	0.04
运动	1.65（1.16~2.35）	1.56（1.04~2.34）	0.03

这些发现表明，进一步完善和更广泛地实施本章所讨论的干预措施，可以成为改善医护人员健康水平和其所服务患者的整体健康水平的有效方法。

88.10　对医师的干预

尽管医师和医学生的个人健康习惯要优于普通大众（至少在加拿大和美国是这样），但多项研究表明，有必要进一步促进医师的个人预防实践，并以此来促进医师自身的个人健康和改善患者的治疗结果。

此外,我们需要研究这类对医师进行干预的项目,以确定如何以最佳方式积极鼓励医师保持健康,并相应地推进医师健康＝患者健康观念[7,8]。到目前为止,笔者还未曾了解到任何已发表的此类研究,不过我们现在正在与巴伊兰大学(位于以色列萨费德)的医学院以及与 www.NextGenU.org(网站在 200 多个国家／地区免费)合作,推广经过认可的生活方式医学课程。我们希望能鼓励和支持其他此类干预的开展,尤其是在对此感兴趣的本章读者身上的实践！（如果你感兴趣,请写邮件到 Erica.Frank@ubc.ca、efrank3g@gmail.com 或 EFrank@NextGenU.org,这 3 个邮箱将持续为此项目开放)。

88.11 结果

通过了解北美地区医师和医学生的健康干预研究,我们可以发现,健康的医师似乎的确会带给患者健康,因此,医师的健康状况至关重要。

医疗和保健领域以及北美的医学院校必须采取新的方法来实现这些目标。作为医师,我们必须讨论如何才能同时改善我们自身和患者双方的健康,也必须考虑有关医师健康对患者健康的影响。我们必须在照顾好患者的同时照顾好自己——若如此,我们将会看到自己和患者都能取得更加良好的结局。

鲜有某地会采取系统化的措施来促进医师的健康,原因可能是政策制定者认为医师已经得到了充分的支持。在少数会向医师提供支持计划的地方,重点都集中在从业的适应力和从业能力、心理健康和精神疾病(尤其是物质滥用)以及与从业相关的心理动机和躯体耐力上。医学界需要做的还不止于此。但是,如果错过这些对医师进行健康干预的机会,也就无法有效地改善医疗系统中每个人的健康状况[7]。

临床应用

本文中提到的发现支持领导者采用各种方式来重视和改善以下几点。

- 医师健康(特别是在将其作为促进患者健康的一种方式时)。
- 认识到医师向患者提供的咨询与医师自身健康习惯有密切联系。
- 医学生健康(努力确保医学院校培养的未来医师生活习惯健康且为积极的预防主义者[50])。
- 在全球范围内推进支持医师健康的医疗保健系统。
- 认识到医师可以通过指导患者在预防和健康促进上的行为来积极地影响到患者的健康。
- 通过更有效的健康咨询来促进患者的整体健康[5]。
- 进一步探索医师的个人健康习惯与和预防相关的咨询与筛查之间的相关性(应为医师培训提供新的方向)。

（Erica Frank, MD, MPH, FACPM 和 Debora Holmes, MES　著　宋纯理　译　林行　校）

参考文献

1. Duperly J, Lobelo F, Segura C, et al. The association between Colombian medical students' healthy personal habits and a positive attitude toward preventive counseling: Cross-sectional analyses. *BMC Public Health* 2009;9:218. Available from: https://doi.org/10.1186/1471-2458-9-218
2. Frank E, Elon LK, Carrera JS, et al. Predictors of U.S. medical students' prevention counseling practices. *Prev. Med.* 2007;44:76–81.
3. Frank E, Rothenberg R, Lewis C, et al. Correlates of physicians' prevention-relation practices. Findings from the Women's Physicians Health Study. *Arch. Fam. Med.* 2000;9:359–367.
4. Frank E, Segura C, Shen H, et al. Predictors of Canadian physicians' prevention counseling practices. *Can. J. Public Health* 2010;101:390–395.
5. Oberg EB and Frank E. Physicians' health practices strongly influence patient health practices. *J. R. Coll. Physicians Edinb.* 2009;39(4):290–291. Available from: https://www.ncbi.nlm.nih.gov/pmc/articles/PMC3058599
6. Wells KB, Lewis CE, Leake B, et al. Do physicians preach what they practice? A study of physicians' health habits and counseling practices. *JAMA* 1984;252:2846–2848.
7. Frank E, Dresner Y, Shani M, et al. The association between physicians' and patients' preventive health practices. *CMAJ* 2013. Available from: https://doi.org/10.1503/cmaj.121028
8. Frank E, Smith D, and Fitzmaurice D. A description and qualitative assessment of a 4-year intervention to improve patient counseling by improving medical student health. *Med. Gen. Med.* 2005;7(2):4. Available from: https://www.ncbi.nlm.nih.gov/pmc/articles/PMC1681578
9. Frank E, Elon L, and Hertzberg V. Quantitative assessment of a 4-year intervention that improved patient counseling through improving medical student health. *Med. Gen. Med.* 2007;9(2):58. Available from: http://www.medscape.com/viewarticle/557088
10. Frank E, Biola H, and Burnett CA. Mortality rates and causes among U.S. physicians. *Am. J. Prev. Med.* 2000;19(3):155–159.
11. Williford HN, Barfield BR, Lazenby RB, et al. A survey of physicians' attitudes and practices related to exercise promotion. *Prev. Med.* 1992;21:630–636.
12. Frank E, Brogan DJ, Mokdad AH, et al. Health-related behaviors of women physicians vs. other women in the United States. *Arch. Intern. Med.* 1998;158(4):342–348.
13. Centers for Disease Control and Prevention. Physician advice and individual behaviors about cardiovascular disease risk reduction—Seven states and Puerto Rico, 1997. *MMWR Morb. Mortal. Wkly. Rep.* 1997;48(4):74–77. Available from: https://biotech.law.lsu.edu/blaw/bt/mm4804.pdf
14. Abramson S, Stein J, Schaufele M, et al. Personal exercise habits and counseling practices of primary care physicians: A national survey. *Clin. J. Sport Med.* 2000;10:40–48.
15. Frank E. The Women Physicians' Health Study: Background, objectives, and methods. *J. Am. Med. Wom. Assoc.* 1995;50:64–66.
16. Frank E, Wright EH, Serdula MK, et al. Personal and professional nutrition-related practices of U.S. female physicians. *Am. J. Clin. Nutr.* 2002;75:326–332.
17. Frank E, Bhat-Schelbert K, and Elon LK. Exercise counseling and personal exercise habits of U.S. women physicians. *J. Am. Med. Wom. Assoc.* 2003;58:178–184.
18. Frank E and Segura C. Health practices of Canadian physicians. *Can. Fam. Physician* 2009;55(8):810–811. Available from: http://www.cfp.ca/cgi/reprint/55/8/810
19. Frank E. Physician health and patient care. *JAMA* 2004;291:637.
20. Vickers KS, Kircher KJ, Smith MD, et al. Health behavior counseling in primary care: Provider-reported rate and confidence. *Fam. Med.* 2007;39:730–735.
21. Frank E, Breyan J, and Elon LK. Physician disclosure of healthy personal behaviors improves credibility and ability to motivate. *Arch. Fam. Med.* 2000;9(3):287–290.
22. Lewis CE, Wells KB, and Ware J. A model for predicting the counseling practices of physicians. *J. Gen. Intern. Med.* 1986;1:14–19.
23. Mokdad AH, Marks JS, Stroup DF, et al. Actual causes of death in the United States, 2000. *JAMA* 2004;291(10):1238–1245.
24. Walsh JM, Swangard DM, Davis T, et al. Exercise counseling by primary care physicians in the era of managed care. *Am. J. Prev. Med.* 1999;16:307–313.
25. Lewis CE, Clancy C, Leake B, et al. The counseling practices of internists. *Ann. Intern. Med.* 1991;114:54–58.
26. Epel OB and Ziva RM. Quality and correlates of physical activity counseling by health care providers in Israel. *Prev. Med.* 2000;31:618–626.
27. Glasgow RE, Eakin EG, Fisher EB, et al. Physician advice and support for physical activity: Results from a national survey. *Am. J. Prev. Med.* 2001;21:189–196.
28. van der Ploeg HP, Smith BJ, Stubbs T, et al. Physical activity promotion: Are GPs getting the message? *Aust. Fam. Physician* 2007;36:871–874.
29. Frank E and Holmes D. Exercise, physician health, and healthy patients. In: Weiss Roberts L, editor. *The Handbook of Personal Health and Wellbeing for Physicians and Trainees*. New York (NY): Springer. 2018.
30. Buffart LM, van der Ploeg HP, Smith BJ, et al. General practitioners' perceptions and practices of physical activity counselling: Changes over the past 10 years. *Br. J. Sports Med.* 2008.
31. Chevan J and Haskvitz EM. Do as I do: Exercise habits of physical therapists, physical therapist assistants, and student physical therapists. *Phys. Ther.* 2010;90(5):726–734. Available from: https://doi.org/10.2522/ptj.20090112
32. Clair JH, Wilson DB, and Clore JN. Assessing the health of future physicians: An opportunity for preventive education. *J. Contin. Educ. Health Prof.* 2004;24:82–89.
33. Duperly J, Lobelo F, Segura C, et al. Personal habits are independently associated with a positive attitude towards healthy lifestyle counseling among Colombian medical students. *Circulation* 2008;117:198–291.
34. Duperly J, Segura C, Herrera DM, et al. Medical students' knowledge on physical activity counseling is associated with their physical activity levels. *Med. Sci. Sports Exerc.* 2008;40(5):S251.
35. Frank E, Tong E, Lobelo F, et al. Physical activity levels and counseling practices of U.S. medical students. *Med. Sci. Sports Exerc.* 2008;40(3):413–421.
36. Garry JP, Diamond JJ, and Whitley TW. Physical activity curricula in medical schools. *Acad. Med.* 2002;77:818–820.
37. Lobelo F, Duperly J, and Frank E. Physical activity habits of doctors and medical students influence their counseling practices. *Br. J. Sports Med.* 2008.
38. Najem GR, Passannante MR, and Foster JD. Health risk factors and health promoting behavior of medical, dental and nursing students. *J. Clin. Epidemiol.* 1995;48:841–849.
39. Orleans CT, George LK, Houpt JL, et al. Health promotion in primary care: A survey of U.S. family practitioners. *Prev. Med.* 1985;14:636–647.
40. Peterson DF, Degenhardt BF, and Smith CM. Correlation between prior exercise and present health and fitness status of entering medical students. *J. Am. Osteopath. Assoc.* 2003;103:361–366.
41. Podl TR, Goodwin MA, Kikano GE, et al. Direct observation of exercise counseling in community family practice. *Am. J. Prev. Med.* 1999;17:207–210.
42. Reed BD, Jensen JD, and Gorenflo DW. Physicians and exercise promotion. *Am. J. Prev. Med.* 1991;7:410–415.
43. Rogers LQ, Gutin B, Humphries MC, et al. A physician fitness program: Enhancing the physician as an "exercise" role model for patients. *Teach. Learn. Med.* 2005;17:27–35.
44. Sherman SE and Hershman WY. Exercise counseling: How do general internists do? *J. Gen. Intern. Med.* 1993;8:243–248.
45. Wee CC, McCarthy EP, Davis RB, et al. Physician counseling about exercise. *JAMA* 1999;282:1583–1588.
46. Wells KB, Lewis CE, Leake B, et al. The practices of general and subspecialty internists in counseling about smoking and exercise. *Am. J. Public Health* 1986;76:1009–1013.
47. Rogers LQ, Gutin B, Humphries MC, et al. Evaluation of internal medicine residents as exercise role models and associations with self-reported counseling behavior, confidence, and perceived success. *Teach. Learn. Med.* 2006;18:215–221.
48. Frank E, Carrera JS, Elon L, et al. Basic demographics, health practices, and health status of U.S. medical students. *Am. J. Prev. Med.* 2006;31(6):499–505.
49. Frank E, Galuska DA, Elon LK, et al. Personal and clinical exercise-related attitudes and behaviors of freshmen U.S. medical students. *Res. Q. Exerc. Sport* 2004;75:112–121.
50. Frank E. Osler was wrong: You are a preventionist. *Am. J. Prev. Med.* 1991;7:128.

第十五部分

药物滥用和成瘾

主编：Elizabeth Pegg Frates, MD and Joji Suzuki, MD

第 89 章 | 成瘾

目录

要点／1357

临床应用／1359

参考文献／1359

要 点

- 患有药物成瘾或物质使用障碍的人无法获得解决医疗问题所需的帮助。
- 有成瘾问题的人与患有高血压和糖尿病的人相似,他们需要专门的护理和诊断作为第一步。
- 包括生活方式医学从业者在内的所有临床医师,都需要熟悉物质使用障碍患者的体征、症状以及诊断和治疗选择。

心脏病和癌症是人类健康的两大杀手,而吸烟是导致心脏病和癌症的主要原因,生活方式医学从业者必须掌握对成瘾者进行最有效的识别、诊断、治疗和咨询策略。2004年[1],Mokdad和同事在《美国医学会杂志》发表文章重点指出,吸烟是美国头号真实死因,酒精和非法药物也是导致死亡的原因之一。

生活方式医学从业者将治疗吸烟、饮酒、使用大麻和使用阿片类药物的患者,并在医疗实践中了解治疗方案,确定需要帮助的人并建议适当的随访。在门诊中使用评估工具,还可以通过询问患者,打开话题讨论患者的生活习惯,因为这些习惯对医师诊断而言,通常是不容易发现的,在许多情况下,患者和家属自己都否认生活习惯的影响。因此,生活方式医学从业者的角色是为那些在无药物、无酒精状态下生活有困难的人提供信息、灵感和支持。

有些治疗成瘾的专家已经接受了多年的培训,能够有效地帮助过度使用烟草、酒精和药物,或以某种方式对自己造成身体或情感伤害的人。许多精神病学家、心理学家、社会工作者、护士和卫生保健专业人员每天都在关注这一人群。对生活方式医学从业者来说,为了帮助患者重返健康生活,需要了解专门治疗成瘾的临床医师以及医院和社区中心提供的资源,熟悉可能有助于人们保持戒毒的药物,确定可以帮助患者的技术以及了解康复中心的重要性等,这些信息都至关重要的。人们可能会注意到健康饮食和运动,但也可能有喝多的时候,因为物质使用障碍是可以被忽略和故意隐藏的,所以生活方式医学从业者在阅读完本章后会领先一步。这是教科书第三版的新章节,这证明编者与时俱进,为从业者提供前沿信息。

这个医学领域的命名一直是有争议的,甚至成瘾的定义也不是所有人都同意的。成瘾的历史在"酒精和阿片类药物在美国的使用和治疗历史"一章中进行了回顾。

美国《精神疾病诊断和统计手册》(The Diagnostic and Statistical Manual of Mental Disorders,DSM)中目前使用的首选术语物质使用障碍(substance use disorder,SUD),是指涉及强迫性和重复使用与身心健康负面后果相关的物质的一类疾病[2]。从历史上看,生活方式医学从业者并未常规参与特殊目的障碍的评估和管理。然而,在日益严重的阿片类药物使用和SUD对不良健康结果的持续影响的背景下,每个临床医师都应该了解流行病学、诊断方法和SUD治疗的基本知识。尽管并非每个临床医师都可以提供全部SUD治疗方法,但临床医师必须具备识别和诊断SUD,并在适当的情况下提供基本治疗,以及参考当地社区资源所必需的基本知识和技能。如今,医疗保健提供者可以在日常实践中利用各种有效的循证药理学和心理社会服务,考虑到SUD在临床中的普遍程度,以及对患者、家庭、雇主和社区的负面影响,临床医师必须向患者提供这些基本服务。

人类使用各种物质用于治疗和娱乐的历史悠久,这在题为"酒精和阿片类药物在美国的使用和治疗历史"的一章中有所概述。

世界卫生组织已经认识到,药物使用仍然是导致过早死亡的最常见因素之一。在2000年,酒精、烟草和非法药物的使用导致全世界12.4%人的死亡以及其他医疗、精神并发症,这些并发症不仅降低了生活质量,还对生产力损失、刑事司法成本和医疗保健成本造成了沉重的经济负担[3]。今天,SUD仍然是美国主要公共卫生问题[4],2016年有超过1 900万18岁及以上的美国人(7.8%)患有各种形式的SUD。一项关于酒精和相关疾病的全国流行病学调查估计,酒精相关疾病的终身患病率为20.3%,吸毒相关疾病的终身患病率为10.3%[5]。按性别划分,男性经历SUD的比率(10.7%的美国男性)比女性(5.7%的美国女性)高得多[6]。

典型的SUD年龄是在成年期的早期,在18~25岁这个年龄段,由于额叶发育不充分,个体抑制危险行为的能力较低,患SUD的风险较高。烟草仍然是与相当高的发病率和死亡率相关的最常见的物品。虽然烟草使用率在过去几十年中有所下降,但28.5%的美国人继续定期使用烟草产品[4]。每年有超过480 000人死于烟草使用,远远超过所有其他物品使用的总和[7]。烟草使用障碍的行为方法在"促进戒烟的行为方法"一章中讨论。

美国人经常饮酒,86.4%的人一生中至少偶尔会饮酒[8]。在2014年定期饮酒的人中,约有6 090万人(占美国人口的26.9%)达到了酗酒(一次饮酒量,男性超过5杯/女性超过4杯或更多),1 630万人(7%)达到了重度酗酒(在过去1个月中连续5d或更多天酗酒)[8]。酗酒是导致跌倒和机动车事故受伤的重要因素,同年,6.2%的18岁及以上的人符合酒精使用障碍的标准,酒精使用障碍通过损害体内所有器官系统对个人造成额外伤害,特别是神经系统和心血管系统[6]。酒精使用障碍的诊断和治疗方法在"酒精使用障碍:诊断和治疗"一章中介绍可卡因等非法药物、羟考酮和苯二氮䓬类等处方药,以及大麻(目前在一些州是合法的)在美国也经常使用,2014年约有10.2%的人经常使用这些物品。

在20世纪的美国,海洛因和可卡因曾使用了很长时间,但在过去的20年里,处方药的非医疗使用出现了惊人的增长[9]。因滥用处方类阿片和苯二氮䓬类药物而导致的用药过量死亡人数空前增加。最近,滥用芬太尼等非法生产的合成类阿片,导致越来越多的人在无意中过量使用。阿片类药物使用障碍的诊断和治疗方法包含"阿片类药物使用障碍的诊断和治疗"一章中,哈辛博士在本章中还回顾了大麻使用障碍和治疗。

尽管SUD在美国非常流行,但成瘾治疗在很大程度上已经脱离了一般的医疗治疗。初级保健诊所能够很好地处理大多数常见疾病,包括糖尿病、肥胖症和高血压。但在阿片类药物成瘾日益严重的背景下,卫生保健系统对帮助患有SUD的人能力是不足的。所以典型的SUD患者在寻求帮助时,无法从医疗保健提供者那里得到任何实质性的帮助。

造成这种失败的主要因素是,SUD本身是一种失德和违法行为,这导致不当地使用法律手段来减少药物使用,使SUD患者非但没有得到有效治疗,还会因此获刑。幸运的是,随着对SUD科学认识的提高,已经从法律转向公共卫生方法。越来越多的证据表明,SUD是一种慢性疾病,与糖尿病或高血压没有什么不同,而不是将这种行为视为犯罪。

SUD的治疗对个人有相当大的影响,需要持续的治疗和对潜在疾病的管理。正如糖尿病治疗一样,即使停止了使用药物SUD也是无法治愈,患者仍有较高的复发风险,必须不断努力防止复发。因此,治疗的关键部分之一是确保患者参与自己的治疗。可用的策略是结合移动应用设备和智能手机来提高患者管理SUD的自我效能。"基于智能手机成瘾治疗技术"一章概述了如何使用智能手机应用程序来帮助SUD患者。此外,"心理社会治疗干预物质使用障碍"一章回顾了患者可以用来支持其长期康复的各种心理社会服务和同伴支持。

历史上,所有学科的医疗保健提供者只接受过关于SUD的一般性课程教育。这意味着医学院只花了很少的时间来教授SUD的诊断和治疗,并且很少雇佣SUD方面的专家。在研究生医学教育中,只有精神病学住院医师需要完成成瘾的岗位轮换。直到今天,内科住院医师不需要完成任何成瘾性药物的专门轮换。因为治疗SUD方面有经验的导师数量的不足,以及接触成瘾教育的经历有限,意味着医师从开始执业时就缺乏诊断和治疗SUD的能力。因此,成瘾部分的章节旨在提供临床医师在实践中遇到的常见SUD的简明概述,并涵盖这些疾病的评估和治疗的基础。

临床应用

- 成瘾知识是生活方式医学教科书中的新内容,也是很重要的一部分,因为成瘾患者在与初级保健医师或其他临床医师交谈时,往往会隐藏或掩盖他们的问题。
- 了解如何识别不同的物质使用障碍,将会节省生活方式医学临床医师的时间,因为试图控制成瘾的患者,可能会将注意力集中于该物质(如吸烟者的尼古丁),因此难以形成其他健康习惯。
- 生活方式医学临床医师在与患者建立融洽关系和信任后,患者愿意选择与之分享其成瘾史。为此,这些临床医师需要精通物质使用障碍的诊断和治疗。

(Joji Suzuki, MD, Elizabeth Pegg Frates, MD, and Irena Matanovic 著　王家伟　译

李婧　校)

参考文献

1. Mokdad AH, James S, Marks M, Stroup DF, and Gerberding JL. Actual causes of death in the United States, 2000. *JAMA* 2004;291(10):1238–1245.
2. American Psychiatric Association. *Substance Use Disoders. Diagnostic and Statistical Manual of Mental Disorders* (5th ed.). Washington, DC. 2013.
3. World Health Organization. The global burden. *Substance abuse*. 2018. Available at: http://www.who.int/substance_abuse/facts/global_burden/en/.
4. Park-Lee E, Lipari RN, Hedden SL, and Kroutil LA. *Receipt of Services for Substance Use and Mental Health Issues Among Adults: Results from the 2016 National Survey on Drug Use and Health*. NSDUH Data Review. 2017.
5. Merikangas KR and McClair VL. Epidemiology of substance use disorders. *Hum. Genet.* 2012;131:779–789.
6. Center for Behavioral Health Statistics and Quality. *Behavioral Health Trends in the United States: Results from the 2014 National Survey on Drug Use and Health*. HHS Publication No. SMA 15-4927, NSDUH Series H-50. 2015.
7. U.S. Department of Health and Human Services. *The Health Consequences of Smoking—50 Years of Progress: A Report of the Surgeon General*. Atlanta, GA. 2014.
8. National Institute of Alcohol Abuse and Alcoholism. *Alcohol Use in the United States. Alcohol Facts and Statistics*. June 2017. Available at: https://pubs.niaaa.nih.gov/publications/AlcoholFacts&Stats/AlcoholFacts&Stats.htm.
9. Volkow ND. *America's Addiction to Opioids: Heroin and Prescription Drug Abuse (Testemony to Congress)*. National Institute on Drug Abuse, 2014. https://www.drugabuse.gov/about-nida/legislative-activities/testimony-to-congress/2016/americas-addiction-to-opioids-heroin-prescription-drug-abuse.

第90章 | 酒精和阿片类药物在美国的使用和治疗历史

目录

要点／1361

90.1　酒精／1361

90.2　阿片样物质／1362

90.3　法律和社会变化对成瘾治疗的不利影响／1363

90.4　美国成瘾治疗的回归／1364

90.5　总结／1365

临床应用／1366

参考文献／1366

要 点

- 随着时间的推移,人们对药物使用的看法已经从被广泛使用和社会接受,到被限制和污名化,再到现在被认为是一种神经生物学现象。
- 社会、法律和医学对成瘾的对策及对个人和社会产生重大影响。
- 了解成瘾和治疗的历史基础有助于我们将传统医学管理与日益增长的个人健康生活方式治疗方法知识相结合。

"凡是过去,皆为序章。" —— 威廉·莎士比亚,场景1,暴风雨

纵观人类历史,在不同时代、不同文化中,一直存在使用令人兴奋和潜在上瘾的物质。考古证据表明,人类饮酒的历史超过9 000年,人们吸食阿片样物质的历史超过8 000年。这些物质已被用于宗教活动、医疗和医药。在过去的几个世纪里蒸馏、化学合成和皮下注射器技术的发明创新,提高了这些物质的效力和可用性,并简化了向体内的输送过程。如今,全世界因酒精和阿片类药物的使用障碍造成的发病率和死亡率很高。随着对成瘾在神经生物学方面的研究深入,生活方式医学方法可能有助于对成瘾的预防和康复。

90.1 酒精

把过度饮酒作为一种疾病的最早记录,是在5世纪由Heroditus描述的。在美国殖民化之初,由于饮用水通常不安全,男性、女性和儿童整天都在饮酒。殖民者坚持传统信仰,认为蒸馏酒是侧柏叶水或生命之水。在接下来的200年里,酒精成了普通社会的日常消费。1780—1830年,酿酒厂激增,导致人均酒精消费量增加了2倍。美国第一任总统乔治·华盛顿(George Washington)也积极参与酿制酒。事实上,华盛顿在1799年去世的时候,他的酒厂生产了近4 200L的烈酒,是美国当时最大的威士忌酒厂。

尽管饮酒被广泛接受,过量饮酒还是引起越来越多的关注。早期的美洲原住民使用植物性药物来减少对酒精的渴求,并引起对酒精的厌恶。1774年,教育家安东尼·贝尼泽特(Antoine Bénézet)警告说,酒精是一种"毒药"。1784年,本杰明·拉什(Benjamin Rush)博士写了《关于热情的灵魂对人类身心影响的调查》,在这项工作中,他描述了过度饮酒的症状和进展。此外,本杰明·拉什博士是第1批认识到过度饮酒是一种需要治疗的疾病的医师之一。他认为是酒精的特性,而不是个人的选择导致了这种疾病。他主张人道对待,并认为患有这种疾病的人可以通过适当的医疗恢复健康,重返社会。这些重要社会人物的关注和建议,促使了美国禁酒运动的开始。

在19世纪,越来越多的医学证据表明过量饮酒造成的危害,包括1813年托马斯·萨顿(Thomas Sutton)博士对震颤性谵妄的认识,卡尔·韦尼克(Carl Wernicke)博士对眼肌麻痹、共济失调和精神错乱三位一体的鉴定以及谢尔盖(Sergei Korsakoff)博士对与长期过量饮酒有关的记忆缺陷和虚构的描述。

到20世纪中叶,人们越来越认识到过度饮酒是一种疾病。1849年,马格努斯(Magnus Huss)博士汇编了中毒的慢性影响,并提出了酒精中毒这一术语。与此同时,越来越多的社会支持建立医师指导的酗酒收容所,以提供专门的住宿护理。1864年,纽约州酗酒收容所开业,到19世纪70年代末,贝尔维尤等大型医院创建了酒精中毒病房,为城市中的患者提供护理。值得注意的是,在此期间,许多用于治疗成瘾的专利药物都含有酒精、可卡因、吗啡或阿片样物质。19世纪医学领域出现的诊断术语是醉酒,并根据兴趣的物质进一步说明。

成立于1870年的美国酒精中毒治疗协会(AACI)是最早的成瘾治疗相关的组织之一。该组织定期召开会议,并出版了第1份专业医学杂志《成瘾杂志》。AACI的创建原则现在看来是非常超前的,认为醉酒是一种可治愈的疾病,既可以遗传,也可以后天获得。他们主张当地政府支持建立专门的治疗设施,用科学方法治疗酒瘾,而不是用刑罚处罚[1]。成瘾的医学病因学越来越受到重视,这促使成立于1847年的美国医学协会(AMA)支持成立美国医学戒酒协会(AMTA),该协会成立于1891年。正如历史学家威廉·怀特(William White)总结的:成瘾医学领域在1830—1900年经历了职业化和专业化的发展。"因此,18世纪和19世纪,美国的成瘾处理方法是在医学、道德和社会行动主义的综合影响下形成的[2]。

尽管医学取得了进步,但在19世纪将过度饮酒与道德沦丧联系起来的趋势越来越严重。1826年,美国禁酒协会成立,成立的前提是减少饮酒,而不是完全戒酒。1827年,莱曼·比彻(Lyman Beecher)牧师发表了《关于酗酒的性质、场合、迹象和治疗的六次布道》。他把过度饮酒的人描述为"对罪恶上瘾"者,他在个人和社会层面倡导禁欲的概念。19世纪30年代出现了禁酒主义,提倡完全戒酒。互助团体最早始于18世纪早期的美洲土著的戒酒圈子。1840年,华盛顿运动(Washingtonian Movement)由6名戒酒成功的人发起,向因过度饮酒而苦恼的人伸出援助之手,分享戒酒经历,相互依赖,营造友爱的氛围,互相支持对方戒酒。这些原则最终被纳入匿名戒酒会组织。

90.2 阿片样物质

阿片样物质是从罂粟中提取的,含有吗啡和可待因。阿片样物质种植最早出现在公元前6000年的美索不达米亚。后来,阿片样物质的使用传播到世界各地,从公元前1500年在埃及种植的埃及纸莎草证明了这一点。公元前460年,希波克拉底注意到阿片样物质对治疗内科疾病、流行病和女性疾病的益处。16世纪,帕拉塞尔苏斯(Paracelsus)创造了阿片酊,这是一种用于治疗疼痛的阿片样物质。17世纪,有"英国希波克拉底"之称的托马斯·西德汉姆(Thomas Syndenham)博士合成了一种阿片酊,并获得专利形式将其推广到各种疾病中。阿片样物质和阿片酊很快在欧洲和美国广泛用于治疗心脏疾病、传染病、精神疾病和包括儿童在内的各年龄段的疼痛。1804年,弗里德里希·塞尔特内尔(Friedrich Serturner)从阿片样物质中分离出吗啡(源自希腊梦神墨菲斯)。到1827年,默克制药公司开始制造和销售吗啡。

19世纪50年代,弗朗西斯·林德博士(Francis Rynd)、查尔斯·加布里埃尔·普拉瓦兹(Charles

Gabriel Pravaz)、路易·朱尔斯·贝希尔（Louis-Jules Béhier）和亚历山大·伍德（Alexander Wood）等发明了皮下注射针并促使其临床应用。吗啡比阿片样物质效力更强，可以直接注射到血液中，这二者的结合促进了吗啡使用量的增加。皮下注射器的发明发生在美国内战开始之前，据报道，战争创伤治疗期间使用注射吗啡的方法，导致数千名退伍军人在战后出现成瘾[3]。1874年，奈特（C.R.Wright）用吗啡合成了二乙酰吗啡[4]，拜耳制药公司的化学家优化了合成过程，拜耳以海洛因（来自希腊语heros）的品牌名称销售二乙酰吗啡。作为一种"安全、非成瘾"的吗啡替代品，海洛因在1895—1910年用于治疗疼痛和咳嗽。值得注意的是，在此期间，服用阿片类药物被认为是正常的、低风险的。女性在分娩后广泛使用阿片类药物，或用于治疗痛经。在19世纪，阿片类药物和可卡因大多不受监管。人类学家马库斯·奥林（Marcus Aurin）博士写道，直到19世纪后半叶，人们还认为，在身体条件不明确的情况下，每天定时服用阿片样物质是完全正常的[5]。在此期间，对这种理念的接受和监管的缺乏，导致了数百种含有阿片样物质的专利药物的开发和商业化。

90.3 法律和社会变化对成瘾治疗的不利影响

1900—1935年，在美国医学对成瘾治疗的影响有所下降，因为对物质使用障碍的患者贬义的描述，导致了从将物质使用视为一种医学治疗或社会规范转变为将其视为性格上的弱点，是任性、自私地选择罪恶而非美德。

在19世纪90年代，反沙龙联盟是游说美国发布禁酒令的主要组织。1919年，它与基督教女性戒酒联合会和禁酒党结盟，支持《美国宪法第十八修正案》的通过。这项法律将酒精的生产、运输和销售（尽管不是消费或私人拥有）定为非法。与此同时，公众对阿片类药物的供应和使用的反对情绪高涨。吗啡和皮下注射针的可获得性，导致个体阿片样物质成瘾率不断上升。此外，随着移民到美国的铁路工人等移民者的成瘾事件增多，社会舆论也开始发生变化。美国历史上第1个药物管制条例于1875年在旧金山颁布，旨在阻止售卖阿片样物质烟馆的蔓延。

美国政府从1890年开始对阿片样物质征税，1906年《纯食品和药品法》的通过迫使制造商向消费者公开他们产品的成分。在1909年，《禁止吸食阿片样物质法》禁止进口、持有、使用和吸食阿片样物质。尽管该法案没有规定阿片类药物，但它成为第1部禁止使用非医用物质的联邦法律。在全球层面，美国主教查尔斯·亨利·布伦特（Charles Henry Brent）召集了布伦特委员会，该委员会建议将麻醉药品置于国际监管之下。1912年，美国和许多其他国家签署了《国际阿片样物质公约》，该公约对吗啡的进口、制造和销售进行了管制。1914年《哈里森麻醉品税法》获得通过，这项法律对阿片样物质制剂和可可产品的生产、进口和分销进行监管并征税。如果医师有记录，就可以给他们的患者开处方或分发阿片类药物。然而，这种道德情绪影响了医学观点，美国公共卫生服务机构主张成瘾不是一个医学问题，而是一个社会问题。1919年，美国医学协会（AMA）通过了一项决议，反对阿片样物质成瘾的门诊治疗。1919年，《哈里森法案》（Harrison Act）的韦伯修正案（Webb Amendment）规定，提供维持治疗是一种非法医疗行为，属于违法行为。在此期间，许多医师由于违反《哈里森法案》内的条款被起诉，有几名医师甚至进了监狱。1922年美国最高法院对贝尔曼（Behrman）的判决，导致几乎所有治疗阿片样物质成瘾的诊所关闭，因为这使得医师在任何情况下给成瘾者开阿片类药物都是非法的。因此，在50年的时间里，成瘾治疗已经从ACCI所支持的医学和多因素成瘾观点，转向强调道德责任、法律监管和惩罚性后果的观点。

90.4　美国成瘾治疗的回归

惩罚性的立法行动给社会带来的好处并没有像承诺的那样实现。《第十八修正案》通过后，随着犯罪分子从有利可图、暴力、非法的酒精市场中变得富有，犯罪率上升了。但因联邦政府和执法机构采取了不适当的对策，禁酒令开始在全国范围内受到抵制。社会变得愿意重新审视和参与成瘾问题。随着认识和支持的提高，成瘾治疗方法被重新考虑。医学研究的发布为医师提供了倡导治疗的可能。通过一系列立法行动和法院判决，成瘾治疗又回到了临床角度。1925年，林德（Linder）对美国最高法院的裁定判决，在贝尔曼（Behrman）案中，联邦政府越权管理药品。1929年，《麻醉品农场法》拨款给美国公共卫生服务局，用于建造和运营2个治疗场所和设施。最终，《第二十一条修正案》代替了《第十八条修正案》，并在1933年底得到大多数州的批准。

1935年，比尔·沃森（Bill Watson）和鲍勃·史密斯（Bob Smith）博士成立了非营利性互助协会——匿名戒酒会，这是治疗成瘾的另一个关键进展。他们认为帮助的主要目的是让酗酒者保持清醒，并帮助其他酗酒者达到清醒。随后，他们出版了 Big Book，开发了互助协会的精神和性格发展12步计划。虽然美国互助协会不是第1个互助团体，但它是历史最悠久、规模最大的互助团体，在世界范围内拥有200多万名成员和10万个活跃的团体。该协会已经成为几十个互助小组的灵感来源，这些小组专注于特定的物质和亚群体。1949年，明尼苏达模式（也称为禁欲模式）诞生，它建议将专业人员和经过培训的非专业人员（康复人员）结合起来，并将互助协会原则纳入其中。此外，患者在28d的住院治疗中接受了个性化治疗计划，并有家庭积极的参与。最近，自我管理和康复训练（self-management and recovery training, SMART）非营利组织成立于1994年，是一个基于循证科学知识的互助组织。智能康复在康复过程中强调四点计划，包括：①建立和保持动力；②应对冲动；③管理思想、感情和行为；④使用动机增强疗法的原则和认知行为疗法的技术，过平衡的生活。与戒酒协会和12步疗法相比，智能康复的个人目标可能包括适度使用药物，而不是完全戒断。

从20世纪30年代开始，药理学的发展为成瘾是一种疾病的概念提供了希望和医学公信力。美沙酮于1937年在德国被发现，并最终于1947年获得美国食品和药物监督管理局（FDA）的批准用于治疗疼痛。到1965年，玛丽·尼斯旺德（Marie Nyswander）博士和文森特·多尔（Vincent Dole）博士发表了证据，假设海洛因成瘾是一种代谢疾病，美沙酮可以用作治疗这种疾病的药物。1970年，FDA批准美沙酮用于药物辅助戒断（戒毒），1973年批准美沙酮用于维持治疗。用于治疗阿片类药物使用障碍的其他药物还包括纳屈酮（一种用于减少渴求和增强酒精作用的药物），它于1963年被合成，并于1984年获得FDA批准，其缓释注射剂于2010年获得FDA批准。丁丙诺啡于1966年被发现，并于2002年获得

FDA 批准用于治疗阿片类药物使用障碍[6]。用于治疗酒精使用障碍的药物是在大致相同的时期内被发现和开发的，双硫仑（一种增加酒精不良反应的药物）于 1951 年获得 FDA 批准，其次是口服纳屈酮于 1994 年获得批准，其缓释注射剂于 2006 年获得批准。阿坎酸，另一种旨在减少渴求的药物，于 2004 年获得 FDA 的批准[7]。

在州和联邦政府的支持下，建立了一个加强治疗、开展和传播研究的基金会。成瘾研究中心成立于 1948 年，是国家药物滥用研究所（NIDA）的前身，该研究所是根据 1972 年《药物滥用办公室和治疗法案》成立的。1992 年，NIDA 成为美国国立卫生研究院的一部分。《酒精中毒综合预防和治疗法案》于 1970 年创建了国家酒精滥用和酒精中毒研究所。此外，1992 年，国会设立了药物滥用和精神健康服务管理局，目的是提高物质使用障碍和精神疾病患者的治疗和康复服务的质量和可获得性。《麻醉品成瘾治疗法》于 1974 年通过，它承认使用阿片类药物治疗阿片类成瘾是至关重要的，并在联邦法律中首次定义了维持治疗。2000 年通过的《药物成瘾治疗法》（DATA）允许提供者在传统阿片类药物治疗计划（OTP）以外的治疗环境中，为阿片类药物成瘾分配或开出第三类、第四类或第五类受控物质。这使得阿片类药物使用障碍患者能与其他疾病患者一样，在门诊接受治疗。2008 年《精神健康和成瘾平等法》（MHPAEA）使得治疗更为便利，该法案要求健康保险公司和团体健康计划为精神和/或药物使用治疗和服务，提供与医疗/外科护理同等的福利。2016 年通过的《全面成瘾与康复法案》（CARA）允许改善治疗，扩大护士从业人员（NPs）和医师助理（PAs）的处方特权，直至 2021 年。

有几个政府与专业组织合作的例子。药物辅助治疗提供者临床支持系统是美国成瘾精神病学学会（AAAP）与美国骨疗法成瘾医学学会（AOAAM）、美国精神病学协会（APA）和美国成瘾医学学会（ASAM）合作领导的多机构合作的例子。该系统是一个国家培训和指导项目，旨在应对处方类阿片滥用的流行和药物治疗的可用性，以解决类阿片使用障碍。

这些举措使人们对成瘾的神经生物学基础有了更好的理解。研究概述了学习和记忆基础的神经可塑性过程。对各种受体如 α-氨基-3-羟基-5-甲基-4-异噁唑丙酸（AMPA）、N-甲基-D-天冬氨酸（NMDA）和 γ-氨基丁酸（GABA）及其神经解剖学分布的鉴定，与对多巴胺、谷氨酸和 GABA 等神经递质作用的更多了解相结合。将生化研究的结果与行为研究相结合，对功能意义有了更多的了解[8]。这使得人们可以从生物学的角度，来看待诸如触发、渴求、专注、预期和戒断等概念。

尽管有这些积极的举措，美国对成瘾患者的治疗仍然存在很大的不足。2016 年，在过去 1 年中，只有 10% 需要治疗的物质使用障碍患者在专业治疗机构接受治疗[9]。成瘾是一种对公共卫生有重大影响的慢性疾病。通过使用循证生活方式治疗方法，成瘾的发生率和流行率可能会降低，这种方法有助于指导和增强个人能力，以健康的习惯取代潜在的有害物质[10]。例如，提高压力管理的知识和技能，可以对拥有酒精和烟草使用替代品的人产生重大影响，反过来又会给个人和社会带来显著的系统性好处。

90.5 总结

由于各种各样的原因，人类使用这些能够改变精神状态的物质已有数千年的历史。在美国，药物使用经历了接受、广泛使用和对风险认识不足、认识到有问题的使用导致将药物定罪,以及使用者的污名化,最终使某些药物和治疗合法化。获得治疗的机会因文化观念、社会规范、法律判决和立法行动而变化。成瘾治疗仍然面临重大挑战。2016年,约有2 010万12岁或12岁以上的人在过去1年中被诊断出物质使用障碍(substance use disorder,SUD)。该统计数据包括1 510万患有酒精使用障碍和740万患有非法药物使用障碍的人[9]。这些数据可能低估了成瘾物质的负面后果,因为不包括使用造成伤害或增加风险但不符合物质使用障碍的全部标准的个体。目前,阿片类药物泛滥突显了严重的发病率、死亡率和毁灭性的经济和社会代价。然而,科学和医学的进步,加上治疗的经济效益给个人、家庭和社会带来了希望。美国药物滥用与心理健康服务局(SAMHSA)的观点:行为健康对健康至关重要,预防工作到位,治疗有效,则人民康复。

临床应用

- 数千年来,人类出于各种原因(包括医疗、娱乐和精神目的)使用酒精和阿片类药物。
- 虽然这些物质的使用最初在社会上被接受,但效力的提高、广泛的可获得性和给药方法的改进,给个人和整个社会带来了严重的有害后果。
- 从道德和异常行为的角度看待成瘾,承认它是一种可治疗的慢性疾病,社会观念和治疗的可获得性一直在变化。
- 目前,利用成瘾的医学知识为循证生活方式医学方法预防成瘾和促进康复提供了重要基础。

(Sanchit Maruti,MD,MS and Steven A.Adelman,MD 著 王家伟 译 王宝璐 校)

参考文献

1. American Association for the Cure of Inebriety (AACI). *The Disease of Inebriety from Alcohol, Opium, and Other Narcotic Drugs, its Etiology, Pathology, Treatment and Medico-Legal Relations*. New York City: E.B. Treat, 1893.
2. White W. *Slaying the Dragon: The History of Addiction Treatment and Recovery in America*, 2nd ed. Chicago, IL: Chestnut Health Systems, 2014.
3. Lewy J. The army disease: Drug addiction and the civil war. *War Hist*. 2013;21:102–119.
4. Brook K, Bennett J, and Desai SP. The chemical history of morphine: An 8000-year journey, from resin to de-novo synthesis. *J. Anesth. Hist*. 2017;3:50–55.
5. Aurin M. Chasing the dragon: The cultural metamorphosis of opium in the United States, 1825-1935. *Med. Anthropol. Q*. 2000;14:414–441.
6. Center for Substance Abuse Treatment. *Medication-Assisted Treatment for Opioid Addiction in Opioid Treatment Programs. Treatment Improvement Protocol (TIP) Series 43*. HHS Publication No. (SMA) 12-4214. Rockville, MD: Substance Abuse and Mental Health Services Administration, 2005.
7. Center for Substance Abuse Treatment. *Incorporating Alcohol Pharmacotherapies into Medical Practice. Treatment Improvement Protocol (TIP) Series 49*. HHS Publication No. (SMA) 09-4380. Rockville, MD: Substance Abuse and Mental Health Services Administration, 2009.
8. Volkow ND, Koob GF, and McLellan AT. Neurobiologic advances from the brain disease model of addiction. *N. Engl. J. Med*. 2016;374:363–371.
9. Substance Abuse and Mental Health Services Administration. *Key Substance Use and Mental Health Indicators in the United States: Results from the 2016 National Survey on Drug Use and Health* (HHS Publication No. SMA 17-5044, NSDUH Series H-52). Rockville, MD: Center for Behavioral Health Statistics and Quality, Substance Abuse and Mental Health Services Administration, 2017. Retrieved from https://www.samhsa.gov/data/
10. Bodai BI, Nakata TE, Wong WT, et al. Lifestyle medicine: A brief review of its dramatic impact on health and survival. *Perm. J*. 2018;22:17–25.

第 91 章 | 促进戒烟的行为方法

目录

- 91.1 吸烟的后果／1368
- 91.2 吸烟流行病学／1368
- 91.3 戒烟率／1368
- 91.4 戒烟的药理辅助／1369
- 91.5 行为戒烟策略／1369
- 91.6 基于咨询和治疗的方法／1370
  - 91.6.1 个体咨询／1370
  - 91.6.2 团体治疗／1370
  - 91.6.3 电话咨询／1370
  - 91.6.4 动机访谈／1371
- 91.7 医疗环境中的戒烟／1371
  - 91.7.1 初级保健就诊／1372
  - 91.7.2 住院患者／1373
- 91.8 基于社区的方法／1373
  - 91.8.1 大众媒体传播／1373
- 91.8.2 职工计划／1374
- 91.9 技术驱动的方法／1374
  - 91.9.1 基于互联网的干预／1374
  - 91.9.2 手机干预／1375
- 91.10 特殊人群的戒烟／1375
  - 91.10.1 青少年吸烟者／1375
  - 91.10.2 少数群体和弱势吸烟者／1376
  - 91.10.3 怀孕的吸烟者／1376
  - 91.10.4 精神疾病吸烟者／1376
- 91.11 其他行为方法／1377
  - 91.11.1 运动／1377
  - 91.11.2 电子烟／1377
  - 91.11.3 突然戒烟和逐渐减少／1378
- 91.12 总结和结论／1378

参考文献／1379

全世界每年有600多万人死于吸烟[1]。在像美国这样的高收入国家,在降低某些人的吸烟率方面已经取得了长足的进步,但在某些方面进展甚微。最近对《精神疾病诊断与统计手册》第五版(DSM-5)的修订,是对降低吸烟率特别重要的工作进展,该手册在2013年增加了"烟草使用障碍"作为一种疾病诊断[2]。考虑到经常吸烟的人会经历与经常滥用其他药物的人相似的症状,这种方法将吸烟与其他物质使用障碍恰当地联系起来。此外,诊断应该有助于准确识别哪些人最有可能因使用而产生负面后果,识别哪些人需要积极干预,并告知治疗建议,如需要何种类型或剂量的治疗[3]。因此,本章的目的包含以下内容。

- 简要概述吸烟对健康的影响和美国的吸烟率。
- 综述促进戒烟的关键行为方法和策略的文献。
- 突出在各种环境下,以及针对不同弱势和高危吸烟人群所做的研究。
- 总结目前正在进行的一些最有效的治疗方法和有希望的新研究计划。

91.1 吸烟的后果

吸烟对健康的负面影响非常明显。证据表明,接触任何烟草烟雾都是有害的,因为它含有7 000多种化合物[4]。事实上,吸烟几乎会损害身体的每个器官,并可能导致心血管疾病、脑卒中、牙周炎、动脉瘤、肺炎、慢性阻塞性肺疾病(chronic obstructive pulmonary disease,COPD)、哮喘、勃起功能障碍和低骨密度。吸烟还会导致肺癌、膀胱癌、食管癌、口腔癌、喉癌、胃癌、子宫颈癌、子宫癌和咽癌。最后,吸烟对幼儿期生长发育和生殖健康有额外的不利影响,包括不孕、早产、死产、低体重儿和婴儿猝死综合征。在美国,吸烟仍然是引起可预防疾病、残疾和死亡的主要原因[5]。超过1 600万美国人患有吸烟引起的疾病。总的来说,吸烟每年造成超过480 000人死亡(每天约1 300人),其中包括超过41 000人死于二手烟。总的来说,据估计,吸烟的总经济成本每年超过3 000亿美元,包括近1 700亿美元的成人直接医疗保健费用[5]。

91.2 吸烟流行病学

在美国,当前大约15%的成人(18岁及以上)和4%的青少年(12~17岁)吸烟[6]。男性吸烟率(16.8%)高于女性(13.8%),不同的人口统计学特征也有所不同。例如,未完成高中教育的人(25.6%)、生活在联邦贫困线或以下的人(24.6%)、被认定为性少数群体的人(20.6%)和残疾人(21.5%)的吸烟率较高[6-7]。

91.3 戒烟率

吸烟导致的许多疾病的风险和严重性都与吸烟者吸烟的时间和每天吸烟的数量直接相关。因此,在任何年龄戒烟都是有益的[5]。更具体地说,戒烟后,心脏病发作的风险仅仅 1 年后急剧下降;2~5 年后,脑卒中的风险会下降到和不吸烟者差不多;5 年后,患口腔癌、喉癌、食管癌和膀胱癌的风险减半;10 年后死于肺癌的风险降低了一半[4]。

最近的估计表明,68.0% 的仍在吸烟的人希望戒烟,55.4% 的人在过去 1 年中尝试戒烟,7.4% 的人在过去 1 年中能够戒烟超过 6 个月[7]。据报道,在某些人群中,对戒烟的兴趣更高,如女性、年龄小于 65 岁的人和受过高中以上教育的人。总的来说,与在没有任何帮助的情况下试图戒烟的人相比,参加戒烟计划的人的戒烟率更高。不幸的是,在 2000—2015 年,只有不到 1/3 的美国吸烟者在试图戒烟时使用了循证戒烟方法。因此,戒烟率低可能与循证戒烟治疗使用率低有关。

91.4 戒烟的药理辅助

最早的戒烟研究没有认识到吸烟成瘾的本质。现代研究考虑到香烟中的尼古丁是一种高度成瘾的药物,这引发了大量关于使用药物帮助吸烟者戒烟的研究。总的来说,行为咨询和药物治疗的结合比单独的任何一种治疗都更有效[8,9]。不幸的是,最近的估计显示,只有 29% 试图戒烟的吸烟者使用了其中任何一种药物,只有 6.8% 使用了咨询疗法[7]。因此,重要的是建议所有希望戒烟的吸烟者,在寻求某种类型的行为支持的同时,合并使用某种类型的药物(除非有医学禁忌)[8,9]。在描述几种不同的促进戒烟的行为方法之前,通常需要伴随药物的治疗。

目前,有 7 种美国食品药物监督管理局(Food and Drug Administration,FDA)批准的一线药物显示有助于提高长期戒烟率,其中包括非处方药(over-the-counter drug,OTC)(尼古丁口香糖、尼古丁含片和尼古丁贴片)和处方药(尼古丁鼻喷雾剂、尼古丁吸入器、缓释安非他酮和伐尼克兰)。如果使用得当,这些尼古丁替代疗法(nicotine replacement therapies,NTRs)可以显著减少尼古丁戒断症状,并可以将戒烟率提高 50%~70%[10]。安非他酮,一种抗抑郁药,也被证明是戒烟的有效药物[11]。它可以通过阻断中边缘系统和伏隔核(尼古丁强化的关键区域)中去甲肾上腺素和多巴胺的再摄取,来减轻戒断症状并降低尼古丁的奖励效应[12]。与无辅助戒烟尝试相比,最新药物伐尼克兰的戒烟率提高了 2 倍[8,12,13]。伐尼克兰减弱了尼古丁的奖励作用,并能减轻尼古丁戒断症状。值得注意的是,所有这些药物都有副作用,从口干到更严重的影响,如降低癫痫发作阈值,其中许多还没有在某些吸烟者亚群(如青少年)中进行广泛研究[12]。鉴于行为咨询和药物治疗的结合是理想的,迫切需要更多关于如何为所有吸烟者提供这些策略最佳结合的研究。

91.5 行为戒烟策略

人们使用大量科学和社区的资源,来研究减少烟草使用和提高戒烟率的方法。所采用的战略从人口层面(例如政府的倡议和媒体的宣传)到针对广大吸烟者的个人层面的干预措施。以下综述涵盖了不同类型的行为戒烟干预,从最少的接触到高强度咨询。后面描述的项目可以根据所使用的方法类型、目标人群和环境设置进行分类。不管它们的分类如何,所有的项目都试图为吸烟者提供信息和行为技能,这些被认为是实现最初戒烟和持续戒断所必需的。

91.6 基于咨询和治疗的方法

91.6.1 个体咨询

个体或面对面咨询是一种公认的戒烟治疗方法。治疗可以由具有不同教育和培训水平的从业者(例如烟草治疗专家、心理学家)提供,并且可以以不同的形式、不同的时间长度(例如 10~60min)和次数不一的疗程进行。个体咨询也可以与自助服务、药物治疗、团体咨询和/或电话/互联网援助相结合[14]。目前,有大量证据支持使用个体咨询,因为与强度较低的治疗(如无需药物的自助)相比,个体咨询可以将戒烟的可能性提高 40%~60%[14,15]。展望未来,为吸烟者,特别是接受治疗且难以接触到的人,确定最有效和最具成本效益的个人咨询强度和持续时间将是非常重要的。

91.6.2 团体治疗

以团体形式进行戒烟干预已经有 25 年以上历史,并且仍然很受欢迎[16-18]。使用团体治疗可能特别有帮助,因为它可以为成员提供一个独特的机会来了解其他吸烟者在尝试戒烟时面临的挑战。这可能会产生重要且具有潜在治疗作用的情绪体验,这些体验来自倾听和分析他人的行为[16,19]。虽然目前尚不清楚团体治疗是否比更强化的干预措施(如个体咨询)更有效,但现有数据表明,与仅使用自助材料相比,吸烟者在团体中戒烟的概率要高 50%~130%[18]。未来的研究将需要确定基于团体的干预措施是否是更具成本效益的戒烟行为方法。

91.6.3 电话咨询

电话咨询的一个明显好处是,它可以代替面对面的接触,以更低的成本接触到大量的吸烟者。电话咨询有 2 种方式:主动拨出和被动接听。当咨询师打电话给吸烟者试图支持戒烟或防止复发时,使用的是主动拨出的方式。这些电话是加强对吸烟者支持的一部分,最初可能包括戒烟咨询、提供自助材料和药物治疗。当吸烟者拨打戒烟热线时,如 1-800-QUIT-NOW,就会出现被动接听电话咨询[20]。戒烟热线可以是地区性的或全国性的,可以在打电话时为打电话者提供咨询、未来(主动)电话、邮寄材料、药物治疗、录音信息或这些成分的混合[21]。最近的研究表明,与最初通话中的自助材料或简短建议相比,在吸烟者最初通话后接到顾问的回电(即反应性咨询),可以提高戒烟率[22]。其他研究表明,积极主动的电话咨询,更有可能接触到可能没有准备好或没有动力戒烟的人,就像拨打戒烟热线的人一样,可以在对戒烟感兴趣的吸烟者中显著增加长达 9 个月的戒断时间;然而,长期(12 个月或更长)效果不太清楚[21,23]。此外,有一些证据表明,主动打电话的次数与戒烟可能性存在计量效应关系,3次或3次以上的主动打电话,比其他小规模干预措施(如自助材料或药物治疗(如尼古丁替代疗法)更有可能戒烟。新的研究需要确定如何扩大主动和被动电话咨询的长期戒烟的效果。此外,试验将需要标准化电话咨询的数量/长度,并使用戒烟的生化指标验证,而不是自我报告[22]。

91.6.4 动机访谈

动机访谈(motivation interview,MI)最初是在20世纪80年代初作为对物质使用障碍的治疗而发展起来的[24]。这是一种个体层面实施的、以来访者为中心的咨询方法,通过帮助个人探索和解决矛盾心理来引发行为改变。动机访谈试图通过在个人当前行为与其价值和目标之间形成差异,来减少对变化的抵制[25]。实施动机访谈需要一些培训,已经成功地对医师、护士、心理学家和其他卫生保健人员进行了培训。1998年发表了第1份使用动机访谈治疗尼古丁依赖的研究[26],目前发表的试验刚刚超过30项[27,28]。总的来说,动机访谈似乎是一种有效的戒烟方法,适用于广泛的吸烟者,也适用于其他尼古丁依赖的行为治疗[8,27,28]。大多数研究测试了1~6小节访谈治疗,每个小节10~60min。结果显示,与简单的建议或常规护理相比,初级保健医师进行治疗时戒烟的可能性增加,以及当治疗少于20min时,效果更好[29]。此外,对于尼古丁依赖程度低、戒烟积极性低的人、年轻吸烟者和有其他共病的人来说,动机访谈可能更理想[27,28,30]。未来的研究将需要更严格地测试标准化的动机访谈方案,包括准确性评估,并确定与其他停止治疗相比动机访谈的独立效应[30]。

91.7 医疗环境中的戒烟

考虑到吸烟导致了多种疾病的发展,吸烟在各种患有疾病的人群中更为普遍也就不足为奇了。例如,心脏病、慢性阻塞性肺疾病和脑卒中患者的吸烟率至少比普通人群高10%[31]。在诊断出这些问题后戒烟仍然可以降低发病率和死亡率。例如,心肌梗死后停止吸烟的患者2年死亡率降低高达46%。同样,在被诊断为肺癌后停止吸烟,可以减少46%~77%的癌症复发和46%~66%的总死亡率[32]。因此,患病人群戒烟可作为一项重要的二级预防干预措施。

5A[询问(Ask)、建议(Advise)、评估(Assess)、帮助(Assist)、安排(Arrange)]戒烟框架是专门设计来适用于短期医疗访问的[8]。该框架要求所有临床医师在每次就诊时评估吸烟状况(即询问)。通过将吸烟状况视为生命体征[33],并在电子病历中建立提示,可以提高对吸烟者的识别[34]。拥有这样的识别系统,增加了临床医师提供戒烟干预的可能性[8,35]。一些临床医师可能会担心,在就诊期间反复提及戒烟会降低患者的满意度;然而,情况似乎并非如此[36,27]。

提供强有力的个人戒烟建议(即建议),只需几分钟时间,并有明确的实证支持。具体而言,即使在花费相对较少的时间(例如<3min)的情况下,提供强烈戒烟建议的医师,也可以增加戒烟的可能性[8]。虽然由于简单的建议而导致的戒烟率的绝对增加可能只有1%~3%,但建议的成本很低,覆盖面很大,

因此潜在的公共卫生影响很大[38]。

此时对患者是否愿意尝试戒烟的讨论(即评估),将确定目前对戒烟感兴趣的患者和不感兴趣的患者,因此临床医师应准备好对2组患者使用治疗技术[39]。对准备戒烟的人,临床医师可以提供帮助。协助策略包括制订戒烟计划(包括设定戒烟日期),建议和/或开出药物治疗处方,向患者推荐额外的咨询、戒烟热线或网络支持,提供实际咨询(例如解决戒烟障碍的问题)并提供社会支持。值得注意的是,戒烟率随着咨询时间的增加而增加[8]。如果患者复发,亲自或通过电话随访提供了一个加强戒烟或鼓励再次尝试戒烟的机会。理想情况下,第1次随访将在戒烟日的1周内进行,第2次随访将在戒烟日的1个月内进行[8]。

对目前对戒烟不感兴趣的吸烟者来说,5R[即相关(Relevance)、风险(Risks)、益处(Rewards)、障碍(Roadblocks)、重复(Repetition)]提供了1个增加动机的框架,并与前面描述的管理信息方法一致[8]。在这个框架中,患者被询问(没有被告知)吸烟的个人相关性、了解的吸烟风险和戒烟的回报,以及成功戒烟的障碍(临床医师可以为此提出解决方案)。这些步骤可以在每次访问(重复)时重复。研究表明,5R增加了最初戒烟动机较低的人未来戒烟的可能性[40]。

将戒烟服务纳入常规医疗保健系统是理想的,因为相比容易获得的治疗,当治疗推迟或转诊至其他地点时,坚持转诊的患者更少[39]。尽管戒烟服务几乎可以整合到任何医疗服务中(包括一些非传统环境,如药房和牙科诊所),但我们在以下章节中回顾了两个最重要的方面:初级保健就诊和住院治疗[41,42]。

91.7.1　初级保健就诊

在美国,每年有70%的吸烟者会去咨询某种类型的初级保健提供者。因此,基于初级保健的戒烟干预措施,可以惠及大多数吸烟者[43]。此外,初级保健提供者与他们的患者有着长期的关系,作为值得信赖的临床医师,他们可能处在一个独特的地位,可以提供有影响力的建议,从而使患者开始戒烟。对于初级保健提供者来说,反复花时间与同一个患者讨论戒烟,可能会感到沮丧;然而,因为戒烟的意图和动机可能会在一周又一周的基础上波动,所以在每次接触时评估戒烟的动机,将会吸引更多尝试戒烟的患者[44]。在初级保健中进行戒烟干预的另一个优点是,如果患者准备戒烟,也可以现场讨论和开出药物治疗方案。

大约20%的吸烟者愿意认真地尝试戒烟[45]。初级保健提供者可能会担心,对不准备戒烟的吸烟者进行干预,会导致他们对戒烟的疏远。然而,情况似乎是相反的。在初级保健访问期间接受5A的患者,他们对戒烟的整体护理更满意,即使是还没有准备戒烟的吸烟者。此外,有证据表明,针对所有吸烟者(无论戒烟意愿如何)的初级保健干预措施,可能都是有效的[46]。

受时间和流程方面的限制,许多初级保健提供者在为尝试戒烟者提供后续支持方面,可能会受到影响。事实上,证据表明,初级保健提供者5A中安排随访行动的速度,比提供的5A的其他组成部分低得多[47]。然而,大型初级保健机构越来越多地嵌入行为健康提供者。这些服务提供者经常接受戒烟培训,或者很容易接受培训,以提供戒烟咨询服务(例如通过烟草治疗专家认证)[48,49]。因此,初级保健提供者可以向上门服务提供者转诊进行持续服务。当这样的转诊不可用时,戒烟热线可以提供后续支持。最近的证据表明,在初级保健访问期间短暂停止治疗后,转诊到主动戒烟热线(例如主动呼叫患者的服务),可以使戒烟率提高大约1倍[50]。这种戒烟热线转诊,也成功地与初级保健的药物干预相结合[45]。

91.7.2 住院患者

住院治疗期间,患者会更加感受到吸烟对健康的影响,处于更有可能接受戒烟治疗的状态,因此住院治疗期间可以被认为是最有戒烟教育意义的时段[8,51]。此外,美国医院现在是禁止吸烟的,所以住院患者很可能会经历暂时的戒烟,而不管他们是否想戒烟[52]。临床指南指出,应在入院时评估吸烟状况,并记录在问题列表和出院总结中[8]。即使吸烟者不考虑戒烟,也应该在住院期间向他们提供NRT,因为NRT缓解戒断症状的积极经验,可能会在未来的尝试中增加NRT的使用[8,39]。

住院期间也应使用前面描述的建议和简短的咨询干预。然而,最近的一项meta分析表明,在出院后至少1个月内不提供戒烟支持的戒烟计划是无效的,而在住院期间开始并在出院后至少1个月内继续治疗戒烟的概率将增加65%[42,52]。

最近,使用交互式语音应答系统(即自动的、计算机生成的呼叫),已经显示出作为一种成本效益且可扩展的工具之前景,用来促进住院治疗后的后续护理和药物戒烟补充[53]。鉴于住院患者患有急性疾病,在这种情况下考虑精神药理学的可能禁忌证尤为重要。例如,根据美国食品药物监督管理局对说明书的建议,在心肌梗死后2周内应谨慎使用尼古丁替代品,并说明安非他酮降低了癫痫发作阈值[8]。伐尼克兰的心脏风险受到质疑,但最近的证据表明,风险可能低于最初报告的[54,55]。因此,对某些患者,住院医师必须权衡药物戒烟辅助处方的医疗风险和戒烟可能性增加的好处。

91.8 基于社区的方法

91.8.1 大众媒体传播

尽管有压倒性的证据支持吸烟的危害,但世界上许多吸烟者低估了自己和他人面临的全部风险[56]。大众媒体,包括电视、电影、互联网、广播、报纸、杂志、广告牌和香烟包装,可以在形成与吸烟相关的知识、态度和行为方面发挥关键作用[56]。大众媒体活动可以直接影响个人行为,也可以影响社会和政治环境,从而改变关于吸烟的社会规范[57]。总的来说,以理论为基础并以足够的强度(即与消息的联系时间)、频率(即联系次数)、持续时间(即几天到几年)和跨多种方式(即电视、广播)进行宣传活动,被发现是最有效的(所有最新参考文献)。尽管用于尝试戒烟的操作定义存在差异,但研究表明,拨打戒烟热线电话的数量有所增加,成人和青年吸烟率有所下降,成人戒烟率和青年戒烟率有所提高,青年对吸烟的态度、信念和意图持续发生积极变化[58-66]。重要的是,要分离出大众媒体宣传的特殊效果有些困难,尤其是当它们是一系列复杂干预的一部分时[58]。因此,大众媒体宣传的成本效益可能很高,因为它们可以积极影响行为,并迅速有效地影响到大量人群,但这一领域还需要更多的研究[58]。未来的研究还需要调查除了最常见的(如电视、广播)传播方式之外,使用社交媒体(如推特、脸书)传播方式的好处,因为它们在影响更广泛的群体,特别是在青少年中越来越有效。

91.8.2　职工计划

尽管吸烟在失业的成人中更为普遍,但仍近25%的全职和兼职员工吸烟[8]。吸烟对员工有许多不利影响,如增加医疗保健费用和残疾、更高的缺勤率、更差的工作表现和更高的受伤风险[67]。因此,雇主可能会为有效的工作场所戒烟计划提供支持,以减少与吸烟的负面健康后果相关的潜在成本[68]。在这种环境下实施戒烟计划的好处包括以下几项内容。

1. 可以接触到大量稳定的人群。
2. 高度参与和依从性的潜力。
3. 社会强化网络和积极氛围。
4. 有机会包含多样化或难以接触到的人群。
5. 能够针对特定群体的兴趣、挑战和需求定制的项目[69]。

迄今为止,研究已经测试了针对吸烟者的项目,使用了个人和团体咨询、自助材料、药物治疗和社会支持技术。测试的其他措施包括环境提示(如海报)、经济或物质激励以及健康促进计划[69-71]。其中,专门针对个体吸烟者的项目效果最明显,如个人咨询以及药物治疗。几乎没有证据表明其他方法也有帮助,但可能需要为某些亚组(如年轻吸烟者)量身定制的计划才能整体有效[72]。尽管如此,由于参与工作地点干预的人数低于预期,而且大多数研究都是在传统的、稳定的工作地点进行的,而随着技术的进步和员工流动性的增加,这些工作地点越来越不常见,所以我们还需要进行更多的研究。最后,需要更多详细说明工作场所戒烟计划的具体成本和相关潜在经济结果(如减少缺勤和提高生产率)的数据[69]。

91.9　技术驱动的方法

91.9.1　基于互联网的干预

在美国,大约88%的人使用互联网,男女使用互联网的比例相等,其他人群统计变量(如年龄、人种/民族)相对一致[73]。与通过电话和个人或团体咨询的实时咨询不同,基于互联网的服务可以为吸烟者提供他们自主选择的任何时间进行[74-76]。迄今为止,只有不到50项试验。有证据表明,与基于书面材料的干预措施相比,无论有或没有行为支持,基于互联网的交互式和定制的干预措施,比仅评估或按等候名单排序更有效[77-78]。此外,互联网与电话或面对面咨询干预措施之间,似乎没有区别[78]。未来的研究工作需要使用严格的评估方法,来确定基于互联网的组件的有效性,并检视潜在的介质,例如电子邮件、群聊天以及在戒烟过程中吸引用户和提供支持的其他方式。

更多的因素信息,如可用性和社交属性,使人们花更多的时间在网站上或更频繁地返回网站,对调查也很重要。

91.9.2 手机干预

据估计,在美国95%的人拥有手机,77%的人拥有智能手机[79]。研究人员一直研究在智能手机上使用短信干预措施戒烟的效果。在面对面戒烟支持期间,相关信息通常是通过移动电话传递,其内容根据潜在戒烟者的年龄、性别和其他特质而定制[80]。这种干预允许以最少的与患者接触,直接向患者宣教吸烟治疗,并以低成本向大量吸烟者宣教。此外,吸烟者还可以在任何地方,在最合适或最方便的时间接收信息,而不会泄密[81]。迄今为止,已发表的戒烟干预措施的测试研究不到25项。结果表明,与对照组相比,接受短信干预的吸烟者更有可能戒烟并减少吸烟数量。结果包括自我报告和生物学验证评估,约一半的研究完成了6个月的随访评估。效果最强的干预措施是抽样调查部分的女性,并通过互联网招募参与者[82]。需要新的研究来确定,效果是否可以持续更长的时间(如超过6个月),应用程序可以发挥什么作用,它们是否可以帮助戒烟。例如,少数研究测试了社交媒体干预的可行性、可接受性和初步功效(如脸书、推特)。结果表明,参与者反映良好,积极参与干预可能有助于增加戒烟尝试和节制[83]。未来的研究将受到技术快速更新的挑战。测试理论的研究可能会比只检查最新和最先进的科技产品的研究更有相关性和可持续性。

91.10 特殊人群的戒烟

91.10.1 青少年吸烟者

根据美国2016年全国青少年烟草调查,2.2%的初中生和8.0%的高中生吸烟[84]。鉴于90%的吸烟者在18岁之前开始吸烟,对中学生采取预防和戒烟举措,是应引起高度重视的公共卫生事项。有一些证据表明,基于家庭、学校和同伴引导的项目,可以帮助防止吸烟,但有更多的工作需要做[85-87]。迄今为止,有不到40项干预研究使用各种方法检视戒烟,包括个体的戒烟准备、增强动机和认知行为治疗。根据项目的不同,戒烟的可能性从34%~60%不等,其中效果最强的是增强动机[88,89]。然而,因为关于青少年戒烟计划的大量证据具有相当的异质性,所以在解释这些结果时需要谨慎[88-90]。使用戒烟的生物学指标或者以各种方式定义戒烟的研究较少。其他问题包括有偏倚的样本、对所用干预措施的不良描述和/或使用结合理论方法的复杂干预策略[88,89]。2012年进行了对青少年戒烟的9项前瞻性试验研究,回顾确定了有力预测戒烟的5个因素:没有吸烟的朋友,将来没有吸烟的意图,抵制同龄人吸烟的压力,第1次吸烟时年龄较大,以及对吸烟有消极的信念。综上所述,未来的研究可能会受益于包括多个组成部分,特别是将年轻人的内在因素(如动机、观点)和人际因素(如行为支持)考虑在内的项目[88]。此外,有必要的是调查人口统计学(如家庭收入)差异及远期结局,并使用包含恰当的注意力控制对照组的研究设计。

91.10.2　少数群体和弱势吸烟者

几十年来,烟草行业一直以各种少数群体和弱势群体为目标,向他们推销自己的产品,这些群体包括美洲原住民、性少数群体(即女同性恋、男同性恋、双性恋者)和社会经济地位低的人(即教育水平低、收入处于或低于贫困线、失业)[92-94]。与普通人群相比,这些人群中吸烟以及与吸烟相关的死亡率和患病率明显更高[95]。因此,研究这些人群的独特需求是至关重要的。到目前为止,戒烟的行为干预已经取得了一些成功,并且已经确定了一些关键的干预特征,例如为教育水平较低的人提供适合其阅读水平的健康资料,为他们的文化定制适合的干预方式以及为低收入人群减轻经济负担[96-99]。此外,多成分干预和包含:正念训练、财务激励、动机访谈和/或延长电话咨询的干预,在短期内也可能特别有效[100]。总的来说,未来非常需要在这一领域进行高质量的、严格的研究,因为这将有助于我们更好地理解这些人群如何能够以及将如何戒烟。这可能是减少目前存在差距的有效方法之一。

91.10.3　怀孕的吸烟者

鉴于吸烟对胎儿发育的负面影响以及二手烟对儿童的有害影响,人们对探索针对孕妇和产后女性的吸烟干预措施非常感兴趣。目前估计,55%的吸烟女性在怀孕时戒烟,40%的女性在分娩后6个月内开始再次吸烟[101]。某些女性(如受教育程度较低、收入较低的群体)的吸烟率也较高。药物治疗(如尼古丁替代疗法、丁氨氯地平)也可结合行为支持或作为独立治疗,行为支持一直是在这一人群中最广泛使用和推广的干预措施[102,103]。最近,Cochrane的一份综述总结了100多项测试各种心理社会戒烟计划的研究的效果,包括咨询、健康教育、胎儿健康反馈、戒烟激励、社会支持和运动[77]。结果表明,效果因妊娠阶段、产后时间长度和参与的项目而异,但有相对有力的证据表明,咨询、反馈和激励有助于孕妇和产后女性戒烟[77]。重要的是,即使没有完全戒烟,减少吸烟也是有益的。更具体地说,在参与心理社会干预的女性中,低体重儿或进入新生儿重症监护室的新生儿数量显著减少[77,104]。将来,有必要对以行为为中心的干预措施进行更严格的测试,并将产前和产后护理结合起来[105]。

91.10.4　精神疾病吸烟者

报告显示,患有慢性精神疾病(如抑郁症、精神分裂症)的人的吸烟率比一般人群高2~3倍。这些较高的发病率可归因于一系列复杂的心理、社会和生物机制,这些最终导致了该人群中烟草相关疾病发病率的增加或过早死亡[106-109]。最近的研究表明,适用于普通人群的传统戒烟治疗对精神疾病患者也有效,但可能会有不同的效果。例如,有证据表明,应急管理可能对精神分裂症和创伤后应激障碍(post-traumatic stress disorder,PTSD)患者特别有效,而认知行为疗法已被证明对抑郁症和焦虑症患者有所帮助。无论精神疾病的类型如何,重要的是确定戒烟治疗应如何与精神疾病的治疗相结合。卫生保健提供者一直担心戒烟会加剧精神疾病(例如通过尼古丁戒断带来的负面影响增加)[110-112]。因此,可能需要制订根据患者对戒烟急性反应的个体治疗计划。许多精心设计的研究表明,戒烟显著降低了精神疾病的严重程度[113]。展望未来,在社区行为卫生保健环境中测试戒烟计划的效果将是重要的,因为该领域的当前研究通常偏向于持续接受治疗的、相对稳定的患者[114]。新的研究还应该考虑为不能成为常规项目戒烟的检视创新性的程序和减少伤害的方法[115]。

91.11 其他行为方法

91.11.1 运动

大量基于临床和急性实验室的研究,已经在研究"运动"作为辅助治疗手段[8],美国卫生和人类服务部目前正在推广使用运动作为戒烟的辅助手段。总的来说,运动似乎有助于增加短期戒断,因为它可以减少对尼古丁的渴求和许多伴随戒烟而来的戒断症状,如负面情感和体重增加[116,117]。然而,大多数研究没有显示出强烈或一致的效果。这可能归因于多种因素,包括干预强度不足、干预和控制条件之间缺乏平等联系、样本量小、力度不足以及对不遵守运动计划等。最近的研究试图改变这些局限性,但结果尚不清楚[118,119]。未来的研究需要测试运动作为吸烟者戒烟的明确策略,这可以包括研究在各种环境(例如家庭、工作)中进行的更切合实际的运动形式,以及使用吸烟者可能更喜欢的运动形式(例如举重、瑜伽)。最后,研究应考虑做出多种行为改变(即戒烟和开始运动计划)的影响,以及改变所需的时间和精力。

91.11.2 电子烟

最近的研究表明,3.2%的美国成人使用电子烟。据估计,在这些人中,58.8%的人也经常吸烟,而29.8%的人以前经常吸烟,11.4%的人从未经常吸烟[120]。这因年龄而异,与18~24岁的人相比,45岁及以上的人更可能经常吸烟,这表明年轻人尽管目前不吸烟,但可能会开始使用电子烟[120]。电子烟的安全性和使用存在争议,因为它们相对较新,使用的长期影响尚不清楚。更具体地说,大多数电子烟含有尼古丁(液体形式),因此人会上瘾,对发育中的胎儿有毒性,会在青少年大脑发育过程中对其造成伤害,如果液体被吞咽或通过皮肤或眼睛吸收,就会产生毒性[121]。此外,电子烟含有气溶胶成分,可能含有致癌化学物质和直接吸入肺部的微小颗粒[121]。对电子烟使用的其他担忧包括每口烟释放的尼古丁量的可变性,双重成瘾的可能性(将电子烟添加到香烟中),被列为不含尼古丁的香烟中存在低剂量尼古丁,以及面向儿童和青少年的营销[122]。

这些明显的风险与电子烟的使用有关,一些戒烟科学家呼吁采取减少危害的方法,因为电子烟的致癌性可能比普通香烟低得多,而与目前美国食品药物监督管理局批准的尼古丁替代产品相似[123]。因此,通过研究电子烟作为辅助戒烟手段的使用情况,有一些可靠的证据表明,电子烟具有有益效果并降低了吸烟欲望、戒断反应,并且戒烟率提高[124]。此外,最近的一项研究表明,如果电子烟在10年内取代普通香烟,可能会减少 660 万例过早死亡和 8 670 万例寿命缩短[125]。然而,目前长期使用电子烟的科学证据并不确定,因此有必要在未来进行高质量的、精心设计的严格研究,以检查电子烟作为辅助戒烟手段的有效性和使用安全性。到目前为止,有几个试验正在进行,其中许多也在探索戒烟以外的重要因素,如所用电子烟的类型、尼古丁含量/释放量、典型用户的特征(如人口统计)及其使用模式(如频率、持续时间、吸入量)[124,126]。

91.11.3 突然戒烟和逐渐减少

传统的戒烟方法是正常吸烟,直到预定的戒烟日,然后停止使用所有的香烟。一种可行的替代方法是在完全戒烟前逐渐减少吸烟量。尼古丁摄入量的逐渐减少可能会减少戒断症状,提高吸烟者对戒烟的自我效能并降低复发的可能性[127,128]。这种方法的价值有些争议,因为人们担心吸烟的短期减少不会维持,最终会损害未来戒烟的尝试和动机[129]。研究表明,使用减量法的吸烟者能够保持戒烟,这种技术可能对戒烟积极性较低的吸烟者更有吸引力。事实上,2012 年 Cochrane 的一项综述发现,在比较突然戒烟和逐渐减少的效果时,戒烟率没有差异,无论是否使用行为支持、自助材料或尼古丁替代物,这些效果都是成立的[130]。事实上,有证据支持建议吸烟者应该有戒烟方法的选择权[131]。未来的研究需要更好地确定吸烟者从哪种方法中受益最大,以及这项研究如何为未来的政策和干预发展提供信息[130]。

91.12 总结和结论

- 在世界范围内,减少吸烟的需要仍然十分迫切。本章描述了一系列方法和策略,这些方法和策略显示出在不同环境下和不同人群中改变吸烟行为的前景。总的来说,针对吸烟者当前需求和技能的行为干预是最有效的。建议进行以下研究和临床应用。
- 应根据吸烟者的偏好、动机水平以及以前的戒烟经历,为吸烟者制订戒烟计划,包括从低强度(简短建议)到高强度(药物治疗和个人咨询)的策略。
- 鉴于明确文化和社会经济因素在吸烟中扮演的角色,戒烟计划需要关注促进和支持吸烟的社会和背景问题。特别需要做出努力的是抵消烟草行业长期以来针对弱势群体的做法。
- 戒烟计划应纳入现有的医疗系统和社区组织,增加这些策略向吸烟率最高和最需要帮助的人群传播及有效使用的可能性。

(Joseph T Ciccolo,PhD,CSCS,Nicholas J.SantaBabara,MS,and Andrew M.Busch,PhD 著

王家伟 译 李婧 校)

参考文献

1. Ali R, Hay S. Smoking prevalence and attributable disease burden in 195 countries and territories, 1990–2015: A systematic analysis from the Global Burden of Disease Study 2015. *Lancet.* 2017;389(10082): 1885–1906.
2. American Psychiatric Association. *Diagnostic and Statistical Manual of Mental Disorders: DSM-5* (5th ed.). Washington, D.C.: American Psychiatric Publishing; 2013.
3. Baker TB, Breslau N, Covey L, Shiffman S. DSM criteria for tobacco use disorder and tobacco withdrawal: A critique and proposed revisions for DSM-5. *Addiction.* 2012;107(2): 263–275.
4. U.S. Department of Health and Human Services. How tobacco smoke causes disease: The biology and behavioral basis for smoking-attributable disease: A report of the Surgeon General. Atlanta, GA: U.S. Department of Health and Human Services, Centers for Disease Control and Prevention, National Center for Chronic Disease Prevention and Health Promotion, Office on Smoking and Health; 2010.
5. U.S. Department of Health and Human Services. The health consequences of smoking—50 years of progress: A Report of the Surgeon General. Atlanta, GA: U.S. Department of Health and Human Services, Centers for Disease Control and Prevention, National Center for Chronic Disease Prevention and Health Promotion, Office on Smoking and Health; 2014.
6. National Center for Health Statistics. Health, United States, 2016: With Chartbook on Long-term Trends in Health. Hyattsville, MD. 2017.
7. Babb S, Malarcher A, Schauer G, Asman K, Jamal A. Quitting smoking among adults – United States, 2000–2015. *MMWR Morb Mort Wkly Rep.* 2017;65(52): 1457–1464.
8. Fiore MC, Jaen RC, Baker TB, et al. *Treating Tobacco Use and Dependence: 2008 Update.* Rockville, MD: U.S. Department of Health & Human Services, Public Health Service; 2008.
9. Siu AL. Behavioral and pharmacotherapy interventions for tobacco smoking cessation in adults, including pregnant women: US Preventive Services Task Force Recommendation Statement USPSTF recommendation statement for interventions for tobacco smoking cessation. *Ann Intern Med.* 2015;163(8): 622–634.
10. Stead LF, Lancaster T. Combined pharmacotherapy and behavioural interventions for smoking cessation. *Cochrane Database Syst Rev.* 2012;(10): CD008286.
11. Hughes JR, Stead LF, Hartmann-Boyce J, Cahill K, Lancaster T. Antidepressants for smoking cessation. *Cochrane Database Syst Rev.* 2014;(1): CD000031.
12. Herman AI, Sofuoglu M. Comparison of available treatments for tobacco addiction. *Curr Psychiatry Rep.* 2010;12: 433–440.
13. Cahill K, Lindson-Hawley N, Thomas KH, Fanshawe TR, Lancaster T. Nicotine receptor partial agonists for smoking cessation. *Cochrane Database Syst Rev.* 2016;(5): CD006103.
14. Lancaster T, Stead LF. Individual behavioural counselling for smoking cessation. *Cochrane Database Syst Rev.* 2005;(2): CD001292.
15. Lancaster T, Stead LF. Individual behavioural counselling for smoking cessation. *Cochrane Database Syst Rev.* 2017;(3): CD001292.
16. Hajek P, Belcher M, Stapleton J. Enhancing the impact of groups: An evaluation of two group formats for smokers. *Br J Clin Psychol.* 1985;24(4): 289–294.
17. Stead LF, Lancaster T. Group behaviour therapy programmes for smoking cessation. *Cochrane Database Syst Rev.* 2005;(2): CD001007.
18. Stead LF, Carroll AJ, Lancaster T. Group behaviour therapy programmes for smoking cessation. *Cochrane Database Syst Rev.* 2017;(3): CD001007.
19. Hajek P. Current issues in behavioral and pharmacological approaches to smoking cessation. *Addict Behav.* 1996;21(6): 699–707.
20. Smokefree.gov. Available at: http://www.smokefree.gov/quitlines-faq.aspx (accessed November 30, 2017).
21. Stead LF, Perera R, Lancaster T. A systematic review of interventions for smokers who contact quitlines. *Tob Control.* 2007;16(Suppl 1): i3–i8.
22. Stead LF, Hartmann-Boyce J, Perera R, Lancaster T. Telephone counselling for smoking cessation. *Cochrane Database Syst Rev.* 2013;(8): CD002850.
23. Stead LF, Perera R, Lancaster T. Telephone counselling for smoking cessation. *Cochrane Database Syst Rev.* 2006;(3): CD002850.
24. Miller WR. Motivational interviewing with problem drinkers. *Behav Psychother.* 1983;11(2): 147–172.
25. Miller WR, Rollnick S. *Motivational Interviewing: Preparing People for Change.* New York, NY: Guilford Press; 2002.
26. Colby SM, Monti PM, Barnett NP, et al. Brief motivational interviewing in a hospital setting for adolescent smoking: A preliminary study. *J Consult Clin Psychol.* 1998;66(3): 574–578.
27. Hettema JE, Hendricks PS. Motivational interviewing for smoking cessation: A meta-analytic review. *J Consult Clin Psychol.* 2010;78(6): 868–884.
28. Heckman CJ, Egleston BL, Hofmann MT. Efficacy of motivational interviewing for smoking cessation: A systematic review and meta-analysis. *Tob Control.* 2010;19(5): 410–416.
29. Lindson-Hawley N, Thompson TP, Begh R. Motivational interviewing for smoking cessation. *Cochrane Database Syst Rev.* 2015;(3): CD006936.
30. Norris AR, Miller JE. Motivational interviewing or counseling, medical therapies or no intervention to improve tobacco cessation in adults and adolescents. *J Oklahoma State Med.* 2017;110(3): 142–143.
31. Borrelli B. Smoking cessation: Next steps for special populations research and innovative treatments. *J Consult Clin Psychol.* 2010;78(1): 1–12.
32. Wu J, Sin DD. Improved patient outcome with smoking cessation: When is it too late? *Int J Chron Obstruct Pulmon Dis.* 2011;6: 259–267.
33. Critchley JA, Capewell S. Mortality risk reduction associated with smoking cessation in patients with Coronary heart disease: A systematic review. *JAMA.* 2003;290(1): 86–97.
34. Lindholm C, Adsit R, Bain P, et al. A demonstration project for using the electronic health record to identify and treat tobacco users. *WMJ.* 2010;109(6): 335–340.
35. Piper ME, Fiore MC, Smith SS, et al. Use of the vital sign stamp as a systematic screening tool to promote smoking cessation. *Mayo Clin Proc.* 2003;78(6): 716–722.
36. Conroy MB, Majchrzak NE, Regan S, Silverman CB, Schneider LI, Rigotti NA. The association between patient-reported receipt of tobacco intervention at a primary care visit and smokers' satisfaction with their health care. *Nicotine Tob Res.* 2005;7(Suppl 1): S29–S34.
37. Solberg LI, Boyle RG, Davidson G, Magnan SJ, Carlson CL. Patient satisfaction and discussion of smoking cessation during clinical visits. *Mayo Clin Proc.* 2001;76(2): 138–143.
38. Stead LF, Bergson G, Lancaster T. Physician advice for smoking cessation. *Cochrane Database Syst Rev.* 2008;(2): CD000165.
39. Fiore MC, Baker TB. Clinical practice. Treating smokers in the health care setting. *N Engl J Med.* 2011;365(13): 1222–1231.
40. Carpenter MJ, Hughes JR, Solomon LJ, Callas PW. Both smoking reduction with nicotine replacement therapy and motivational advice increase future cessation among smokers unmotivated to quit. *J Consult Clin Psychol.* 2004;72(3): 371–381.
41. Bauld L, Chesterman J, Ferguson J, Judge K. A comparison of the effectiveness of group-based and pharmacy-led smoking cessation treatment in Glasgow. *Addiction.* 2009;104(2): 308–316.
42. Carr AB, Ebbert JO. Interventions for tobacco cessation in the dental setting. A systematic review. *Community Dent Health.* 2007;24(2): 70–74.
43. Jamal A, Dube SR, Babb SD, Malarcher AM. Tobacco use screening and cessation assistance during physician office visits among persons aged 11–21 years—National Ambulatory Medical Care Survey, United States, 2004–2010. *MMWR Morb Mort Wkly Rep Surveill Summ.* 2014;63(Suppl 2): 71–79.
44. Peters EN, Hughes JR. The day-to-day process of stopping or reducing smoking: A prospective study of self-changers. *Nicotine Tob Res.* 2009;11(9): 1083–1092.
45. Smith SS, McCarthy DE, Japuntich SJ, et al. Comparative effectiveness of 5 smoking cessation pharmacotherapies in primary care clinics. *Arch Intern Med.* 2009;169(22): 2148–2155.
46. Cabezas C, Advani M, Puente D, Rodriguez-Blanco T, Martin C. Effectiveness of a stepped primary care smoking cessation intervention: Cluster randomized clinical trial (ISTAPS study). *Addiction.* 2011;106(9): 1696–1706.

47. Bartsch AL, Härter M, Niedrich J, Brütt AL, Buchholz A. A systematic literature review of self-reported smoking cessation counseling by primary care physicians. *PloS One.* 2016;11(12): e0168482.
48. Wray JM, Funderburk JS, Cooney JL, Maisto SA. Ways that psychologists can contribute to tobacco cessation efforts in integrated primary care settings. *Pro Psych: Res and Pract.* 2017;48(5): 310–316.
49. Pbert L, Ockene JK, Ewy BM, Leicher ES, Warner D. Development of a state wide tobacco treatment specialist training and certification programme for Massachusetts. *Tob Control.* 2000;9(4): 372–381.
50. Borland R, Balmford J, Bishop N, et al. In-practice management versus quitline referral for enhancing smoking cessation in general practice: A cluster randomized trial. *Fam Pract.* 2008;25(5): 382–389.
51. Borrelli B, McQuaid EL, Tooley EM, et al. Motivating parents of kids with asthma to quit smoking: The effect of the teachable moment and increasing intervention intensity using a longitudinal randomized trial design. *Addiction.* 2016;111(9): 1646–1655.
52. Rigotti NA, Munafo MR, Stead LF. Smoking cessation interventions for hospitalized smokers: A systematic review. *Arch Intern Med.* 2008;168(18): 1950–1960.
53. Rigotti NA, Chang Y, Rosenfeld LC, et al. Interactive voice response calls to promote smoking cessation after hospital discharge: Pooled analysis of two randomized clinical trials. *J Gen Intern Med.* 2017;32(9): 1005–1013.
54. Singh S, Loke YK, Spangler JG, Furberg CD. Risk of serious adverse cardiovascular events associated with varenicline: A systematic review and meta-analysis. *CMAJ.* 2011;183(12): 1359–1366.
55. Lee H, Sterling SB, Windle KB, Filion LT, Eisenberg MJ. Varenicline and adverse cardiovascular events: A systematic review and meta-analysis of randomized controlled trials. *J Am Heart Assoc.* 2016;5(2): e002849.
56. World Health Organization. WHO report on the global tobacco epidemic, 2009: Implementing smoke-free environments. The MPower package. Geneva, Switzerland: World Health Organization; 2009.
57. Wellings K, Macdowall W. Evaluating mass media approaches to health promotion: A review of methods. *Health Educ.* 2000;100(1): 23–32.
58. Bala MM, Strzeszynski L, Topor-Madry R, Cahill K. Mass media interventions for smoking cessation in adults. *Cochrane Database Syst Rev.* 2013;(6): CD004704.
59. Cotter T, Perez DA, Dessaix AL, Bishop JF. Smokers respond to anti-tobacco mass media campaigns in NSW by calling the quitline. *NSW Public Health Bull.* 2008;19(4): 68–71.
60. Bala M, Strzeszynski L, Cahill K. Mass media interventions for smoking cessation in adults. *Cochrane Database Syst Rev.* 2008;(1): CD004704.
61. Wakefield MA, Durkin S, Spittal MJ, et al. Impact of tobacco control policies and mass media campaigns on monthly adult smoking prevalence. *Am J Public Health.* 2008;98(8): 1443–1450.
62. Farrelly MC, Nonnemaker J, Davis KC, Hussin A. The influence of the national truth campaign on smoking initiation. *Am J Prev Med.* 2009;36(5): 379–384.
63. Farrelly MC, Davis KC, Haviland ML, Messeri P, Healton CG. Evidence of a dose–response relationship between "truth" antismoking ads and youth smoking prevalence. *Am J Public Health.* 2005;95(3): 425–431.
64. Sly DF, Trapido E, Ray S. Evidence of the dose effects of an antitobacco counteradvertising campaign. *Prev Med.* 2002;35(5): 511–518.
65. Hyland A, Wakefield M, Higbee C, Szczypka G, Cummings KM. Anti-tobacco television advertising and indicators of smoking cessation in adults: A cohort study. *Health Educ Res.* 2006;21(3): 348–354.
66. Farrelly MC, Davis KC, Duke J, Messeri P. Sustaining 'truth': Changes in youth tobacco attitudes and smoking intentions after 3 years of a national antismoking campaign. *Health Educ Res.* 2009;24(1): 42–48.
67. Osinubi OY, Slade J. Tobacco in the workplace. *Occup Med.* 2002;17(1): 137–158.
68. Aldana SG. Financial impact of health promotion programs: A comprehensive review of the literature. *Am J Health Promot.* 2001;15(5): 296–320.
69. Cahill K, Moher M, Lancaster T. Workplace interventions for smoking cessation. *Cochrane Database Syst Rev.* 2008;(4): CD003440.
70. Leeks KD, Hopkins DP, Soler RE, Aten A, Chattopadhyay SK, Task Force on Community Preventive Services. Worksite-based incentives and competitions to reduce tobacco use. A systematic review. *Am J Prev Med.* 2010;38(2): S263–S274.
71. Cahill K, Lancaster T. Workplace interventions for smoking cessation. *Cochrane Database Syst Rev.* 2014;(2): CD003440.
72. Hausherr Y, Quinto C, Grize L, Schindler C, Probst-Hensch N. Smoking cessation in workplace settings: Quit rates and determinants in a group behaviour therapy programme. *Swiss Med Wkly.* 2017;147: w14540.
73. Pew Internet. Pew Internet & American Life Project. Internet/Broadband Fact Sheet. Available at: http://www.pewinternet.org/Static-Pages/Trend-Data/Whos-Online.aspx (accessed November 30, 2017).
74. Shahab L, McEwen A. Online support for smoking cessation: A systematic review of the literature. *Addiction.* 2009;104(11): 1792–1804.
75. Bock B, Graham A, Sciamanna C, et al. Smoking cessation treatment on the Internet: Content, quality, and usability. *Nicotine Tob Res.* 2004;6(2): 207–219.
76. Walters ST, Wright JA, Shegog R. A review of computer and Internet-based interventions for smoking behavior. *Addict Behav.* 2006;31(2): 264–277.
77. Chamberlain C, O'Mara-Eves A, Porter J, et al. Psychosocial interventions for supporting women to stop smoking in pregnancy. *Cochrane Database Syst Rev.* 2017;(2): CD001055.
78. Graham AL, Carpenter KM, Cha S, et al. Systematic review and meta-analysis of Internet interventions for smoking cessation among adults. *Subst Abuse Rehabil.* 2016;7: 55–69.
79. Pew Internet. Pew Internet & American Life Project. Cell phones and American adults. Available at: http://www.pewinternet.org/Reports/2010/Cell-Phones-and-American-Adults/Overview.aspx (accessed November 30, 2017).
80. Free C, Knight R, Robertson S, et al. Smoking cessation support delivered via mobile phone text messaging (txt2stop): A single-blind, randomised trial. *Lancet.* 2011;378(9785): 49–55.
81. Whittaker R, Borland R, Bullen C, Lin RB, McRobbie H, Rodgers A. Mobile phone-based interventions for smoking cessation. *Cochrane Database Syst Rev.* 2009;(4): CD006611.
82. Scott-Sheldon LA, Lantini R, Jennings EG, et al. Text messaging-based interventions for smoking cessation: A systematic review and meta-analysis. *JMIR mHealth and uHealth.* 2016;4(2): e49.
83. Naslund JA, Kim SJ, Aschbrenner KA, et al. Systematic review of social media interventions for smoking cessation. *Addict Behav.* 2017;73: 81–93.
84. Singh T. Tobacco use among middle and high school students—United States, 2011–2015. *MMWR Morb Mort Wkly Rep.* 2016;65(14): 361–367.
85. Thomas RE, Baker PR, Thomas BC. Family-based interventions in preventing children and adolescents from using tobacco: A systematic review and meta-analysis. *Acad Pediatr.* 2016;16(5): 419–429.
86. Shackleton N, Jamal F, Viner RM, Dickson K, Patton G, Bonell C. School-based interventions going beyond health education to promote adolescent health: Systematic review of reviews. *J Adolesc Health.* 2016;58(4): 382–396.
87. Georgie J, Sean H, Deborah M, Matthew H, Rona C. Peer-led interventions to prevent tobacco, alcohol and/or drug use among young people aged 11–21 years: A systematic review and meta-analysis. *Addiction.* 2016;111(3): 391–407.
88. Peirson L, Ali MU, Kenny M, Raina P, Sherifali D. Interventions for prevention and treatment of tobacco smoking in school-aged children and adolescents: A systematic review and meta-analysis. *Prev Med.* 2016;85: 20–31.
89. Stanton A, Grimshaw G. Tobacco cessation interventions for young people. *Cochrane Database Syst Rev.* 2013;(8): CD003289.
90. Patnode CD, O'connor E, Whitlock EP, Perdue LA, Soh C, Hollis J. Primary care–relevant interventions for tobacco use prevention and cessation in children and adolescents: A systematic evidence review for the US Preventive Services Task Force. *Ann Intern Med.* 2013;158(4): 253–260.
91. Cengelli S, O'Loughlin J, Lauzon B, Cornuz J. A systematic review of longitudinal population-based studies on the predictors of smoking cessation in adolescent and young adult smokers. *Tob Control.* 2012;21(3): 355–362.
92. Lee JG, Henriksen L, Rose SW, Moreland-Russell S, Ribisl KM. A systematic review of neighborhood disparities in point-of-sale tobacco marketing. *Am J Public Health.* 2015;105(9): e8–e18.
93. Fallin A, Goodin AJ, King BA. Menthol cigarette smoking among lesbian, gay,

bisexual, and transgender adults. *Am J Prev Med*. 2015;48(1): 93–97.
94. Satter DE, Roby DH, Smith LM, et al. Costs of smoking and policy srategies for California American Indian Communities. *J Cancer Educ*. 2012;27(Suppl 1): S91–S105.
95. Singh GK, Jemal A. Socioeconomic and racial/ethnic disparities in cancer mortality, incidence, and survival in the United States, 1950–2014: Over six decades of changing patterns and widening inequalities. *J Environ Public Health*. 2017;2819372: 1–19.
96. Fu SS, van Ryn M, Nelson D, et al. Proactive tobacco treatment offering free nicotine replacement therapy and telephone counselling for socioeconomically disadvantaged smokers: A randomised clinical trial. *Thorax*. 2016;71(5): 446–453.
97. Stewart DW, Cano MÁ, Correa-Fernández V, et al. Lower health literacy predicts smoking relapse among racially/ethnically diverse smokers with low socioeconomic status. *BMC Public Health*. 2014;14(1): 716.
98. Daley CM, Daley SM, Pacheco CM, et al. Feasibility of implementing the all nations breath of life culturally tailored smoking cessation program for American Indians in multi-tribal urban communities. *Nicotine Tob Res*. 2017; doi: doi.org/10.1093/ntr/ntx030.
99. Boland VC, Stockings EA, Mattick RP, McRobbie H, Brown J, Courtney RJ. The methodological quality and effectiveness of technology-based smoking cessation interventions for disadvantaged groups:A systematic review and meta-analysis. *Nicotine Tob Res*. 2016; doi: doi.org/10.1093/ntr/ntw391.
100. Wilson A, Guillaumier A, George J, Denham A, Bonevski B. A systematic narrative review of the effectiveness of behavioural smoking cessation interventions in selected disadvantaged groups (2010–2017). *Expert Rev Respir Med*. 2017;11(8): 617–630.
101. Tong VT, Dietz PM, Morrow B, et al. Trends in smoking before, during, and after pregnancy—Pregnancy Risk Assessment Monitoring System, United States, 40 sites, 2000–2010. *MMWR Morb Mort Wkly Rep Surveill Summ*. 2013;62(6): 1–19.
102. World Health Organization. WHO recommendations for the prevention and management of tobacco use and second-hand smoke exposure in pregnancy. Available at: http://www.who.int/tobacco/publications/pregnancy/guidelinestobaccosmokeexposure/en/(accessed November 30, 2017).
103. Bérard A, Zhao JP, Sheehy O. Success of smoking cessation interventions during pregnancy. *Am J Obstet Gynecol*. 2016;215(5): 611.e1–611.e8.
104. Veisani Y, Jenabi E, Delpisheh A, Khazaei S. Effect of prenatal smoking cessation interventions on birth weight: Meta-analysis. *J Matern Fetal Neonatal Med*. 2017: 1–7. doi.org/10.1080/14767058.2017.1378335.
105. Meernik C, Goldstein AO. A critical review of smoking, cessation, relapse and emerging research in pregnancy and post-partum. *Br Med Bull*. 2015;114(1): 135–146.
106. Cook B, Wayne GF, Kafali EN, Liu Z, Shu C, Flore M. Trends in smoking among adults with mental illness and association between mental health treatment and smoking cessation. *JAMA*. 2014;311(2): 172–182.
107. Dube SR, King BA, Garrett BE, Babb S, McAfeeT. Vital signs: Current cigarette smoking among adults aged ≥18 years with mental illness — United States, 2009–2011. *MMWR Morb Mort Wkly Rep*. 2013;62(5): 81–87.
108. Aubin HJ, Rollema H, Svensson TH, Winterer G. Smoking, quitting, and psychiatric disease: A review. *Neurosci Biobehav Rev*. 2012;36(1): 271–284.
109. Bandiera FC, Berhanu, Le T, Delucchi K, Guydish J. Tobacco-related mortality among persons with mental health and substance abuse problems. *PLoS One*. 2015;10(3): e0120581.
110. Peckham E, Tew G, Cook L, Brabyn S, Gilbody S. Smoking cessation in severe mental ill health: What works? an updated systematic review and meta-analysis. *BMC Psychiatry*. 2017;17(1): 252–260.
111. Hertzberg JS, Carpenter VL, Kirby AC, et al. Mobile contingency management as an adjunctive smoking cessation treatment for smokers with posttraumatic stress disorder. *Nicotine Tob Res*. 2013;15(11): 1934–1938.
112. Richards CS, Cohen LM, Morrell HE, Watson NL, Low BE. Treating depressed and anxious smokers in smoking cessation programs. *J Consult Clin Psychol*. 2013;81(2): 263–273.
113. Taylor G, McNeill A, Girling A, Farley A, Lindson-Hawley N, Aveyard P. Change in mental health after smoking cessation: Systematic review and meta-analysis. *BMJ*. 2014;348: g1151.
114. Tidey JW, Miller ME. Smoking cessation and reduction in people with chronic mental illness. *BMJ*. 2015;351(1): h4065.
115. Sharma R, Gartner CE, Hall WD. The challenge of reducing smoking in people with serious mental illness. *Lancet Respir Med*. 2016;4(10): 835–844.
116. Ussher MH, Taylor AH, Faulkner GE. 2014. Exercise interventions for smoking cessation. *Cochrane Database Syst Rev*. 2014;(8): CD002295.
117. Taylor AH, Ussher MH, Faulkner G. The acute effects of exercise on cigarette cravings, withdrawal symptoms, affect and smoking behaviour: A systematic review. *Addiction*. 2007;102(4): 534–543.
118. Ciccolo JT, Williams DM, Dunsiger SI, et al. Efficacy of resistance training as an aid to smoking cessation: Rationale and design of the Strength To Quit study. *Ment Health Phys Act*. 2014;7(2): 95–103.
119. Prapavessis H, De Jesus S, Fitzgeorge L, Faulkner G, Maddison R, Batten S. Exercise to enhance smoking cessation: The getting physical on cigarette randomized control trial. *Ann Behav Med*. 2016;50(3): 358–369.
120. QuickStats: Percentage of adults who ever used an e-cigarette and percentage who currently use e-cigarettes, by age group — National Health Interview Survey, United States, 2016. *MMWR Morb Mortal Wkly Rep*. 2017;66: 892. doi: http://dx.doi.org/10.15585/mmwr.mm6633a6.
121. U.S. Department of Health and Human Services. E-cigarette use among youth and young adults. A Report of the Surgeon General. Atlanta, GA: U.S. Department of Health and Human Services, Centers for Disease Control and Prevention, National Center for Chronic Disease Prevention and Health Promotion, Office on Smoking and Health; 2016.
122. Odum LE, O'Dell KA, Schepers JS. Electronic cigarettes: Do they have a role in smoking cessation? *J Pharm Pract*. 2012;25(6): 611–614.
123. Wagener TL, Siegel M, Borrelli B. Electronic cigarettes: Achieving a balanced perspective. *Addiction*. 2012;107(9): 1545–1548.
124. Hartmann-Boyce J, McRobbie H, Bullen C, Begh R, Stead LF, Hajek P. Electronic cigarettes for smoking cessation. *Cochrane Database Syst Rev*. 2016;(9): CD010216.
125. Levy DT, Borland R, Lindblom EN, et al. Potential deaths averted in USA by replacing cigarettes with e-cigarettes. *Tob Control*. 2017; doi: 10.1136/tobaccocontrol-2017-053759.
126. Malas M, van der Tempel J, Schwartz R, et al. Electronic cigarettes for smoking cessation: A systematic review. *Nicotine Tob Res*. 2016;18(10): 1926–1936.
127. Carpenter MJ, Hughes JR, Solomon LJ, Callas P. Both smoking reduction with nicotine replacement therapy and motivational advice increase future cessation among smokers unmotivated to quit. *J Consult Clin Psychol*. 2004;72(3): 371–381.
128. Hughes JR, Callas PW. Is delaying a quit attempt associated with less success? *Nicotine Tob Res*. 2011;13(12): 1228–1232.
129. Etter JF. Comparing abrupt and gradual smoking cessation: A randomized trial. *Drug Alcohol Depend*. 2011;118(2–3): 360–365.
130. Lindson-Hawley N, Aveyard P, Hughes JR. Reduction versus abrupt cessation in smokers who want to quit. *Cochrane Database Syst Rev*. 2012;(3): CD008033.
131. Ebel J. Gradual vs abrupt smoking cessation: Each has its place. *J Fam Pract*. 2017;66(7): 419.

第 92 章 酒精使用障碍：诊断与治疗

目录

要点／1383

案例介绍／1383

92.1 流行病学／1383

92.2 神经生物学／1384

92.2.1 乙醇药理学／1384

92.2.2 成瘾阶段／1386

92.2.3 $GABA_A$ 受体／1387

92.2.4 多巴胺能途径／1387

92.3 诊断／1387

92.3.1 *DSM-5* 诊断标准／1387

92.3.2 筛选工具／1388

92.3.3 特殊人群——老年人／1390

92.3.4 特殊人群——大学生／1390

92.3.5 特殊人群——医师／1390

92.4 医学并发症／1391

92.5 治疗／1392

92.5.1 脱毒／1392

92.5.1.1 戒断症状和时间表／1392

92.5.1.2 住院与门诊设置／1392

92.5.2 保持清醒和预防复发／1395

92.5.2.1 药物治疗／1395

92.5.2.2 行为治疗／1396

92.5.2.3 替代治疗／1397

92.5.3 什么时候转诊／1398

92.6 总结／1398

参考文献／1399

要 点

- 在美国,酒精使用障碍的患病率很高,其后遗症造成了巨大的社会负担。
- 现有的有效的、可以在临床实践中轻松实施的筛选工具。
- 从神经生物学角度理解成瘾,可以帮助医疗保健提供者诊断和治疗酒精使用障碍。
- 循证治疗可用于脱毒、保持清醒和预防复发,包括药物治疗、行为疗法和其他方式。

案例介绍

霍华德女士,已婚,43岁,到社区医院就诊。通过例行的问诊,我们了解到霍华德女士是一名失业律师,近几年一直是全职妈妈。在过去的2~3年里,每晚喝半瓶葡萄酒,有时更多。关键是她的家族史:她父亲在40岁时因饮酒在划船事故中意外死亡。检查中发现她的血压较高,心脏听诊时可闻及S4,没有慢性肝病征兆。在总结病史和进行体格检查时,护理人员会考虑评估患者是否存在酒精使用障碍的可能性,进行阳性筛查测试,为患者提供咨询和治疗。本章接下来会介绍预防此疾病进展的相关内容。

92.1 流行病学

酒精使用障碍患病率的计算方法大不相同,具体取决于所采用的方法。考虑的因素包括年龄、居住地、诊断标准、样本量和样本特征,尤其是年龄和居住地[1]。

我们选择Grant等人的数据。该研究采用了《精神疾病诊断和统计手册》第五版(*Diagnostic and Statistical Manual of Mental Disorders*, *DSM-5*)对酒精使用障碍分类。作为《全国酒精及相关疾病Ⅲ流行病学调查》(*National Epidemiologic Survey on Alcohol and Related Conditions-Ⅲ*, *NESARC-Ⅲ*)的一部分,该研究于2013年6月—2014年10月进行,采用面对面访谈形式。样本量为36 309,使用概率抽样从美国18岁以上非福利机构收容的人口中选择受访者。为了确定其可推广性,研究员将样本与2012年的《美国社区调查》样本中指出的特征进行了比较。Grant的研究样本中呈现了以下差异。

- 样本中男性占比更高。
- 样本中60~69岁的参与者更多。
- 年龄在30~39岁和40~49岁的参与者较少。

在进行研究访谈之前的12个月中,酒精使用障碍的患病率为13.9%,终身患病率为29.1%[2]。正如医学博士马克·舒克特(Marc A.Schuckit)在随后的社论中所强调的那样,他的研究表明与2001—

2002年的估计相比,酒精使用障碍的患病率增加了49.4%。这种增加在某些人群中更为明显,包括女性、非裔美国人、65岁以上以及45~64岁的受访者[3]。平均发病年龄为26.2岁,并随着疾病严重程度的增加而降低：轻度为30.1年,中度为25.9年,重度为23.9年。与女性相比,男性在终身和12个月内的酒精使用障碍发生率更高；与黑色人种、亚裔、西班牙语裔或太平洋岛民相比,白色人种受访者患病率最高(此数据不受严重程度影响)；但是,与抽样的白色人种相比,美国原住民受访者在终身和12个月内的酒精使用障碍发生率更高。关于教育程度,在本样本中,与达到高中学历的受访者相比,接受大专教育的受访者在任何程度上使用酒精的概率都更高。其他确定的流行率增加的预测因素包括以下几点。

- 离异以及未婚与目前已婚或同居对比。
- 家庭年收入少于69 999美元与高于69 999美元对比。
- 是否居住在市区。
- 居住在美国西部与南部和东北地区对比。

有酒精使用障碍的受访者在12个月内寻求帮助或治疗的比例为7.7%,而在终身比例为19.8%。治疗的平均年龄比诊断的平均年龄大3.2岁,分别为29.4岁和26.2岁。在12个月和终身酒精使用障碍患者中,分别有3.6%和8.7%的患者寻求医疗保健提供者的治疗。常见的治疗方法包括12步计划以及指定的门诊和住院康复[2]。

Grant等人的研究强调了当前酒精使用障碍方面的矛盾：高危饮酒和酒精使用障碍的患病人数与寻求治疗的人数之间存在巨大差异。我们敦促社区医师对酒精使用进行普查,并建议采用上文概述的变量进行筛查,以了解与酒精使用障碍相关概率较高的变量。尽管一直以来都存在男性酒精使用障碍终身诊断率较高的现象,但从Grant的研究中我们注意到,女性的酒精使用障碍发生率发生了惊人的上升,例如本章例中的霍华德女士。

有酒精使用障碍家族史会增加酒精使用障碍发病的可能性,因此,将家族史纳入筛查是有必要的[4]。

此外,我们还需要注意减肥手术,尤其是鲁氏Y形吻合术(Roux-en-Y anastomosis,Roux-en-Y),这与酒精使用障碍的患病率呈正相关。一项研究显示,减肥手术后第2年的酒精使用障碍的患病率最高[5]。其中原因可能与鲁氏Y形吻合术后解剖结构变化有关。乙醇最初是由胃部的醇脱氢酶(alcohol dehydrogenase,ADH)进行代谢,而这种酶在手术后可能会大大减少,致使更高浓度的乙醇被更快地吸收。所以强烈建议对该手术后人群进行酒精使用筛查[6]。

92.2 神经生物学

92.2.1 乙醇药理学

乙醇,也称酒精(ethyl alcohol),是酒的饮用成分。该化合物由2个碳原子和1个羟基形成。在美国,每一标准的酒精饮料含有18ml的乙醇(图92-2-1)。劳工统计局报告说,美国每年总收入的1%用于酒精消费,平均每周11美元[7]。鉴于酒精的水溶性,它很容易从胃、小肠和结肠被吸收到血液中,然后分布到所有组织中。由于肌肉组织中的水分是脂肪组织的7.5倍,所以肌肉量较大的人血液中的酒精含量较低。因此,由于男女平均身体成分的差异,他们对摄入相同量的酒精有截然不同的反应[8]。值得注意的是,尽管控制了人体的总水分和体重,在摄入等量酒精后,女性血液中的酒精水平也比男性高出20%~25%。由此推测,女性的乙醇脱氢酶(ADH)的表达较低以至于胃代谢酒精的水平较低[1]。

乙醇在中枢神经系统中不是有效化合物,直到血药浓度至少为5~10mmol/L时,才能观察到对中枢神经系统的影响。

乙醇通过与膜结合的配体门控离子通道直接结合而起作用,其中A型γ-氨基丁酸(Gamma-aminobutyric acid,$GABA_A$)、N-甲基-D-天冬氨酸(N-Methyl-D-aspartic acid,NMDA)、甘氨酸、神经元烟碱和3型5-羟色胺(5-hydroxytryptamine type 3,$5-HT_3$)的作用最为明显。结合是特异性的,在某些通道上是抑制性的,在其他情况下是兴奋性的。它还作用于电压依赖性钙离子通道。此外,该化合物可以直接与次级信使蛋白相互作用[9]。

在肝脏中乙醇主要通过酶代谢。乙醇脱氢酶(ADH)通过一级动力学或以恒定速率将分子降解为乙醛。通过乙醛脱氢酶进一步转化为醋酸盐。另外,还涉及混合功能氧化酶,包括MEOS-CYP2E1。

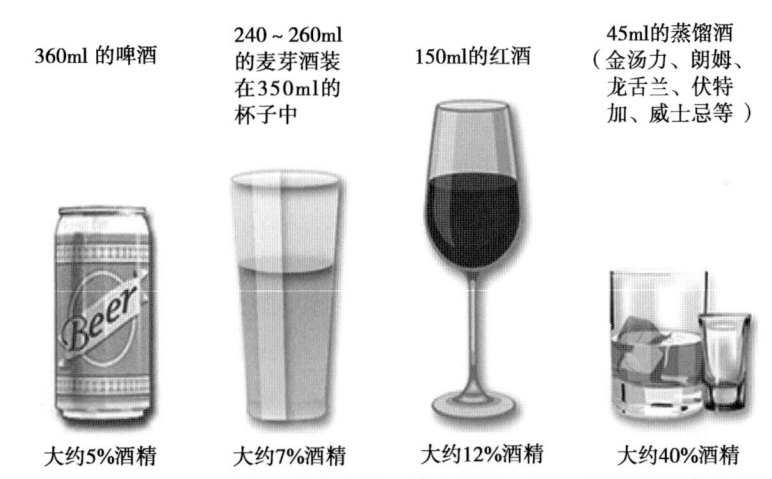

图92-2-1 酒精和标准饮料的化合物。注意酒精可摄入形式的化学化合物和标准饮料中所含酒精的常见形式的数量

药理学上,人初次摄入酒精时会导致去抑制状态。酒精进一步消耗时,人会出现以下特征:判断力受损、反应时间减缓、情绪爆发和共济失调。血液中酒精水平较高时会有镇静和催眠作用(图92-2-2)。众所周知,酒精会增强苯二氮䓬类和巴比妥酸盐的抑制作用,因为它们会共同作用于相同的GABA受体。[1]

总之,在药代动力学方面,最值得注意的是乙醇易于吸收和扩散且功效低下,但在中枢神经系统中却具有多样性的、特异度的相互作用。

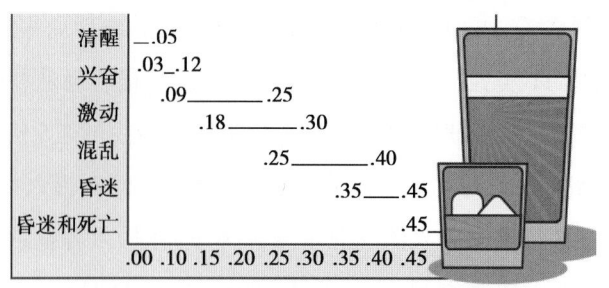

图 92-2-2　基于血液酒精水平的酒精中毒阶段

注：根据血液中酒精水平逐渐升高所致酒精中毒的阶段，由于一级动力学，平均而言，每小时可以代谢掉一个标准杯，资料来源：https://sunrisehouse.com/stop-drinking-alcohol。

92.2.2　成瘾阶段

权威的公共卫生出版物及网站将成瘾阶段分为 3 个阶段或 4 个阶段。

3 个阶段分别为：早期、中期和晚期/末期。早期阶段定义为对酒精产生耐受性。患者可能会发现自己的饮酒方式与同龄人的饮酒方式不同。中期阶段患者渴望饮酒，出现戒断症状，并对其个人和/或职业生活产生影响。最后的阶段称为晚期/末期，其特征是失去控制，此阶段的患者因饮酒而使个人和/或身体遭受严重的后果[10]。

4 阶段的各个阶段为：适应期、依赖期、进展期和结局。适应期，包括耐受性发展，其特点是患者使用酒精作为挑战情绪的应对策略，或称逃避现实。依赖期，患者的酒精消耗量会增加，可能会规划自己的饮酒计划，并可能经常借口多喝。进展期，患者对酒精失控，饮酒变成了一种固定的、持续的活动。结局，患者出现身体症状以及严重的个人和职业后果[11]。

Volkow 和 Koob 等强调酒精使用障碍是获得性脑病。这种脑部疾病模型分为 3 个阶段，表 92-2-1 进行了总结。该模型为酒精使用障碍的预防和治疗以及公共政策的进展提供了重要信息[12]。

表 92-2-1　Volkow 和 Koob 脑部疾病模型的阶段[12]

阶段	临床特征	行为特征	神经通路
暴饮暴食	巴甫洛夫条件反射：反复的酗酒经历与环境刺激相关	寻求物质的行为和暴饮暴食	多巴胺增加
退缩和负面影响	戒断症状	烦躁不安	奖励通路对多巴胺脱敏
专注和期待/渴望	无法抵制使用的冲动或按照计划停止使用	执行功能受损	前额叶皮质中的多巴胺和谷氨酸信号传导受损

与正常控制相比，Volkow 还教授了另一种用来理解大脑成瘾的概念。成瘾被一个巨大的凸显性所笼罩，自控的驱动力小于使用的驱动力。对使用的记忆，以及积极的联想推动了这种凸显性[13]。

乔治·库布（George F.Koob）博士将酒精使用障碍描述为奖励缺乏障碍，这是对沃尔科夫理论的支持和补充。他将酗酒定义为强迫地寻求和使用药物，限制摄入量失控以及在停药时出现负面情绪的状态。他强调了从冲动使用到强制使用疾病状态的转变。当后期到达负强化循环支持时，酒精可作为对抗负面情绪的一种手段。这种负面情绪是由于大脑奖励回路失调和大脑压力系统募集而引起的[14]。换句话说,这也是一种奖励缺乏。这意味着随着成瘾的发展,大脑需要更多的酒精才能获得相同的益处,这相当于耐受的病理生理现象。除此之外,还有一种压力感,这种感觉是交感神经对缺乏酒精的过度反应,在临床上表现为戒断。随着时间的流逝,大脑的基线设定点被重新设定,称为同种异体状态,在这种状态下,恢复愉悦状态所需的酒精量会增加,从而产生缺乏。新的常态实际上是消极情绪的永久状态,库布将其称为成瘾的黑暗面[13]。

总而言之,酒精使用障碍会随着使用过程的发展而逐渐发展,这种发展最初是有益的,但后来逐渐发展为耐受性增强。消极的情绪和身体症状,包括渴望和退缩,通常伴随着代价高昂的个人和职业后果,以及丧失自我控制导致更多饮酒的情况。因此,持续使用酒精会造成破坏性循环。

92.2.3　GABA$_A$ 受体

我们想强调的是,在中枢神经系统中,GABA$_A$ 受体对短期和长期酒精使用的影响,因为它们是重要的治疗目标。乙醇会激活中脑边缘多巴胺系统中与 GABA$_A$ 相关的离子电流。因此,通过 GABA$_A$ 信号传导,摄入酒精对大脑的奖赏回路有很大的影响,如前一部分有关酒精使用阶段的讨论。随着反复接触乙醇,通过这些受体的离子电流会减弱,此外,合成在 mRNA 水平上受到下调[9]。

92.2.4　多巴胺能途径

我们已经强调了奖赏回路在酒精使用障碍发病机制中的作用,并讨论了其在 GABA$_A$ 受体下游的活化作用,因此,这一节强调一些有关饮酒影响多巴胺能途径的细节。

- 酒精摄入与伏隔核释放多巴胺之间存在剂量依赖性关系。
- 戒酒的不良情绪与在多巴胺系统中多巴胺的作用被抑制有关[15]。
- 长期使用后,多巴胺的持续释放"强行连线"杏仁体,然后创建 1 条重组途径,其激活与个人饮酒模式的特定环境暗示有关。因此,上瘾的大脑开始产生对酒精的渴望,从而酒瘾复发[16]。

92.3　诊断

第 1 步是识别,酒精使用障碍的社会支出成本凸显这项任务的重要性。美国疾病与预防控制中心(Centers for Disease Control and Prevention,CDC)在 2010 年估计这笔费用为 2 490 亿美元,平均每杯饮料 2.05 美元,涉及在工作场所生产能力丧失相关的费用、医疗保健费用、刑事司法费用以及与机动车事故相关的支出。[17]

92.3.1　*DSM-5* 诊断标准

在临床实践中,与成瘾医学领域一致,采用了 *DSM-5* 的诊断标准(图 92-3-1)[18]。

> 在12个月内发生以下情况中的至少2项,就会引起酗酒问题,导致临床上明显的损害或困扰。
>
> **控制不佳**
> 1. 酒精的摄入常常比意图的量更大或时间更长。
> 2. 有持续的欲望或失败的努力试图减少或控制酒精的使用。
> 3. 大量的时间花在那些获得酒精、使用酒精或从其作用中恢复的必要活动上。
> 4. 对使用酒精有渴求或强烈的欲望或迫切的要求。
>
> **社会影响**
> 5. 反复的酒精使用导致不能履行在工作、学校或家庭中的主要角色的义务。
> 6. 尽管酒精使用引起或加重持续的或反复的社会和人际交往问题,但仍然继续使用酒精。
> 7. 由于酒精使用而放弃或减少重要的社交、职业或娱乐活动。
>
> **使用的风险**
> 8. 在对躯体有害的情况下,反复使用酒精。
> 9. 尽管认识到使用酒精可能会引起或加重持续的或反复的生理或心理问题,但仍然继续使用酒精。
>
> **生理指标**
> 10. 耐受,通过下列两项之一来定义:
>   a. 需要显著增加酒精的量以达到过瘾或预期的效果;
>   b. 继续使用同量的酒精会显著降低效果。
> 11. 戒断,表现为下列两项之一:
>   a. 特征性酒精戒断综合征
>   b. 酒精(或密切相关的物质,如苯二氮䓬类)用于缓解或避免戒断症状。

图 92-3-1　*DSM-5* 诊断标准

资料来源:*DSM5* 中文 PDF201~202 页。

如果患者在 12 个月内符合 11 个标准中的 2 个标准,则满足诊断要求。子类别基于满足的标准数量如下所述。

- 轻度:2~3
- 中等:4~5
- 严重:>6

该诊断取代了先前版本 *DSM* 中对酒精使用和酒精依赖的诊断。法律不再是只依据一个标准,对酒精渴望的标准数量增加到 4[19]。

92.3.2　筛选工具

我们与美国预防性筛查工作组达成共识,建议每年至少对所有成人进行 1 次酒精使用障碍筛查[20]。

我们支持 M.F.Fleming 描述的 3 层筛选方法。这种筛选方法在美国国立卫生研究院(National Institutes of Health,NIH)的国家酒精滥用和酒精中毒研究所(National Institute on Alcohol Abuse and Alcoholism,NIAAA)的支持下出版,是很好的参考资料(表 92-3-1)。

表 92-3-1　3 层筛选方法[21]

水平	适应证	技术
1	所有成人，每年	在过去 3 个月中的任何 1 次，您是否喝了 5 杯以上的含酒精饮料？ 阳性：肯定答复
2	1 级筛查阳性或 所有饮酒患者	您平均每周喝酒多少天？ 在日常饮酒时，您通常喝几杯？ 您在过去 1 个月的任何 1 天最多可以喝多少酒？ 阳性：男性，每周超过 14 杯或每天超过 4 杯；女性，每周超过 7 杯或每天超过 3 杯
3	2 级筛查呈阳性 或怀疑有酗酒用	使用酒精使用障碍识别测试（alcohol use disorders identification test, AUDIT）

问题	0	1	2	3	4
1. 你喝酒的次数为多少？	从不	每月 1 次或更少	每月 2~4 次	每周 2~3 次	每周 4 次或以上
2. 在喝酒的那一天中所饮的酒量为多少"杯"？	1 或 2	3 或 4	5 或 6	7 到 9	10 以上
3. 每次喝 6"杯"以上的次数为多少？	从不	每月少于 1 次	每月 1 次	几乎每周 1 次	每天或几乎每天
4. 是否一开始喝酒就无法立即中断？这种情况在最近一年中有几次？	从不	每月少于 1 次	每月 1 次	几乎每周 1 次	每天或几乎每天 1 次
5. 你有没有因为喝酒而贻误了该做的事情？这种情况在最近一年中有几次？	从不	每月少于 1 次	每月 1 次	几乎每周 1 次	每天或几乎每天 1 次
6. 在一次大量饮酒后，你是否还要在次日早上喝一些酒才能正常生活？这种情况在最近一年中有几次？	从不	每月少于 1 次	每月 1 次	每周 1 次	每天或几乎每天 1 次
7. 你会不会在饮酒之后感到内疚或后悔？这种情况在最后一年中有几次？	从不	每月少于 1 次	每月 1 次	每周 1 次	每天或几乎每天 1 次
8. 你会不会在因为喝酒而回忆不起前夜所发生的情况？这种情况在最近一年中有几次？	从不	每月少于 1 次	每月 1 次	每周 1 次	每天或几乎每天 1 次
9. 有没有因为你喝酒而使你本人或他人受到损伤的情况？	没有	有	有，但不在过去的 1 年		有，是在过去 1 年中
10. 有你的亲戚好友、医生或其他卫生工作者有没有关心过你的饮酒问题，并劝过你戒酒？	没有	有	有，但不在过去的 1 年		有，是在过去 1 年中

总分：
注：饮酒中含有酒精 10 克称为"一杯"，例如 250ml 啤酒、一小盅 (15ml) 烈酒、一玻璃杯葡萄酒或黄酒。

图 92-3-2　酒精使用障碍识别测试（Alcohol Use Disorders Identification Test, AUDIT）
资料来源：来自《心理卫生评定量表手册》。

级别 1 仅包含一个问题：在过去 3 个月中的任何一次，您是否喝了 5 杯以上的酒精饮料。此筛选项是在 1998 年以来一直被反复验证的，其价值还在于管理所需的有限时间。如果患者的回答是肯定的,或者时间允许,并且患者已经被允许饮酒,则使用2级筛查,将量化患者的饮酒量。

如果男性患者报告每周摄入40多个酒精单位或每天摄入4个酒精单位,而女性患者报告每日摄入4个以上酒精单位,则建议使用更广泛的筛选,例如酒精使用障碍识别测试(alcohol use disorders identification test,AUDIT),表92-3-1。如果每周摄入超过7个酒精单位或每天摄入3个酒精单位,则高度怀疑酒精使用障碍,也可以使用3级筛查[21]。AUDIT表示有害饮酒的得分在60岁以下的男性中大于8,在女性、青少年和60岁以上的男性中大于4[22]。对于AUDIT阳性的患者,我们建议采用DSM-5标准,以进一步明确对酒精使用障碍的诊断。

92.3.3 特殊人群——老年人

这里着重介绍65岁以上老年患者的筛查和诊断。该疾病在这群人中患病率很高,是1%~3%,甚至可能高达33%,原因是人们对疾病的认识不足和误诊程度很大。已经确定了造成这种现象的各种原因包括:患者不愿透露信息,医疗保健提供者的怀疑程度较低,由于多种共病诊断而导致患者表现不典型,以及提供者缺乏诊断工具和知识的标准。

美国国家酒精滥用和酒精中毒研究院(National Institute on Alcohol Abuse and Alcoholism,NIAAA)建议,65岁以上的患者每天喝酒不超过1瓶,因为由于身体成分的独特差异,等量饮酒可能会导致此类患者血液中酒精水平更高。此外,要询问当前的摄入模式,这对确定终身饮酒量至关重要。AUDIT仍然是该人群中经过验证的筛查工具,各种专家和研究也支持使用CAGE问卷。

对于该人群诊断不足以及因此缺乏治疗的后果是毁灭性的,包括慢性疾病的恶化,神经、精神疾病(尤其是痴呆的发作和/或恶化)以及更严重的心血管和胃肠道影响。尿失禁和大便失禁的发病机制、跌倒、晕厥、心力衰竭、吸入性肺炎和营养不良均与老年人饮酒有关[23,24]。

92.3.4 特殊人群——大学生

饮酒在大学生中很普遍。在一项研究中,接受调查的大学生中有40%在过去2周内连续摄入了5杯或更多酒精饮料[25]。哈佛大学公共卫生学院的大学酒精研究(College Alcohol Survey,CAS)提供了有关暴饮对大学生危害的重要信息。这项研究已将此行为与较低的学业成绩、危险的性行为和反社会行为,包括故意破坏和导致法律后果的行为关联起来[26]。有效的干预措施侧重于预防,尤其是关于过度饮酒后果的教育。自2002年以来,NIAAA在这方面上发挥了非常积极的作用,并组建了工作组以制订循证的预防策略[1]。我们强烈鼓励这一人群治疗的提供者参考由NIAAA赞助的网站CollegeDrinkingPrevention.gov,其内容包括针对大学生和家长的教育材料,以及针对大学校园酒精文化的想法,并从中获取最新的研究成果和建议。

92.3.5 特殊人群——医师

作为其中一员,我们认为将医师纳入特殊人群特别重要。在我们整个职业生涯中,都经历并听到过同事饮酒行为的轶事,但对于大多数人来说,这个问题的普遍性以及对医学界的后果可能并不明显。在医师中,酒精使用障碍很常见,10%~12%的医师患有药物滥用,其中酒精滥用是最普遍的,约为50%。最危险的专业是:麻醉、急诊医学和精神病学。该疾病在医师中的特点是诊断和晚期阶段的延迟,其原因有可能是由于专业人士的高度病耻感和同事的漏报[27]。我们还认为,国家医师健康计划政策之间统一性的缺乏以及他们与各自的医学委员会的对接方式也可能影响医师寻求帮助的意愿,具体取决于专业执照吊销风险的高低。

因此,鼓励对医师酒精使用障碍的诊断保持警惕和敏感度,因为它不仅影响患者安全和护理服务,而且还会影响职业中的健康文化。建议了解当地有关医师福利的机构,和医疗委员会报告和处理医师药物滥用的程序。

根据美国国家医师健康计划联合会的网站(https://www.fsphp.org),在撰写本文时,美国的44个州和哥伦比亚特区都有医师健康计划(physician health plan,PHP)。没有PHP的6个州是加利福尼亚州、特拉华州、内布拉斯加州、南达科他州、南卡罗来纳州和威斯康星州。拥有保密的PHP使医师可以在危重患者护理和医师健康受到威胁之前得到治疗指导,这对于有效的计划实施至关重要。同样重要的是,对暂时失去执业资格的、有酒精障碍的医师进行关爱和康复治疗,以便帮助其可以重返职场[28]。

92.4 医学并发症

酒精几乎对所有的人体器官、系统都有病理生理作用。

大脑受到的影响最大,小脑、边缘系统和皮质也已经观察到生理结构的体积减小,并且已知酒精可导致神经递质的加工延迟。临床影响包括情绪变化、记忆力减退、癫痫发作、运动协调能力丧失、温度调节受损、学习能力下降。同时,缺血性脑卒中的风险增加,尤其在酗酒者中,风险增加了56%。

对心血管的影响包括心肌病、心房颤动、室性心动过速和高血压。最广为人知的后果是肝损伤,这种肝损伤会随着其他一系列疾病而发生,从脂肪变性到肝炎,再到纤维化甚至肝硬化。其他胃肠道影响包括急性和慢性胰腺炎、胃炎和胃食管反流病(gastroesophageal reflux disease,GERD)。

饮酒与患癌风险之间也有很强的联系。口腔、食管、咽、喉、肝、结肠、直肠和乳房等器官的癌症与饮酒有关。

很多研究证实饮酒对造血系统的影响。饮酒对适应性免疫系统和先天性免疫系统的伤害已经被记录。乙醇发挥骨髓抑制作用,导致全血细胞减少,从而直接影响循环中的血小板和白细胞,导致其功能丧失。

乙醇对泌尿生殖系统的影响包括:男性睾丸萎缩,勃起能力障碍;女性闭经,卵巢缩小,不孕,以及自然流产的风险增加。值得注意的是,怀孕期间使用乙醇也会导致胎儿酒精综合征[29,30]。据美国疾病控制与预防中心和美国妇产科医师大会声明,在怀孕期间饮酒(大于怀孕期间的安全酒精摄入量),是导致先天缺陷的主要原因。

92.5 治疗

92.5.1 脱毒

92.5.1.1 戒断症状和时间表

戒酒管理的第 1 步是建立诊断,该诊断有 2 个标准。

- 有定期、长期使用酒精的历史,并且最近戒酒或减少酒精摄入。
- 戒酒的症状和体征,且并非由其他疾病引起。

戒酒的症状包括高血压、心动过速、发汗、颤抖、瞳孔扩大、迷失方向、过度兴奋和癫痫发作。体征包括焦虑、失眠、幻觉、妄想、恶心和易怒。

戒酒综合征有特征性的时间线,包括明显的症状和并发症。戒断症状(例如上述症状)会在 6h 内立即出现,具体取决于严重程度,并且可持续长达 6 天。在 6~72h 内,癫痫发作的风险最高。幻觉可能发生在第 1~7 天。震颤性谵妄通常在 2~14 天发作。[31]

92.5.1.2 住院与门诊设置

美国成瘾医学学会(American Society of Addiction Medicine,ASAM)认为,以下患者可以在门诊进行安全监控。

- 有轻度戒断症状的患者。
- 无抽搐发作或震颤性谵妄史的患者。
- 没有明显合并疾病或精神疾病的患者。

此外,ASAM 提倡护理协助在门诊就诊的患者,在需要时可以轻松地获得急诊服务,并定期进行临床随访。ASAM 有一个大量的在线资源,名为 CONTINUUM,使临床医师可以将患者和适当的护理水平进行匹配,网址为 asamcontinuum.com。[1]

92.5.1.2.1 《临床研究所酒精戒断评估(修订版)》(Clinical Institute Withdrawal Assessment-advanced revised,CIWA-Ar)的使用

CIWA-Ar 是经过验证的戒酒工具,它包含 10 个症状,可以根据严重程度对其进行评分(图 92-5-1),其总分可用于指导药物治疗[32]。在临床使用中,该工具通常嵌入电子健康记录中,并用于管理住院戒酒的患者,再由包括床旁护士在内的医疗保健提供者安排并完成定期评估。之后可以基于获得的总评分去使用关联的指令来管理药物,最常见的是苯二氮䓬类药物。

然而该评分系统并没有广泛使用,也有一些局限性。首先,分类的症状与其他医学和精神病学症状相似,停药时通常合并发作[32]。其次,评分系统是非常主观的,因为患者可以自我报告严重程度。并且该评分系统不包括生命体征。但是,尽管有这些限制,也已证明 CIWA-Ar 协议的实施会限制苯二氮

䓬类药物的使用时间并降低主要并发症(包括需要约束的严重躁动和戒酒幻觉)的发生率[33]。

恶心和呕吐 问:"是否感到胃部不适? 是否有呕吐?"	触觉障碍 问:"您有任何瘙痒、针刺感、灼热感、麻木吗? 或您是否感到皮肤表面或里面有虫在爬?"
观察: 1. 无恶心及呕吐(0分) 2. 轻度恶心但无呕吐(1分) 3. (2分) 4. (3分) 5. 阵发性恶心伴干呕(4分) 6. (5分) 7. (6分) 8. 续性恶心、频繁干呕及呕吐(7分)	观察: 0. 没有(0分) 1. 非常轻微的瘙痒、针刺、灼烧或麻木(1分) 2. 轻度瘙痒、针刺、灼烧或麻木(2分) 3. 中度搔痒、针刺、灼烧或麻木(3分) 4. 中等严重的幻觉(4分) 5. 严重的幻觉(5分) 6. 极为严重的幻觉(6分) 7. 持续的幻觉(7分)
震颤 伸臂、手指展开	听觉障碍 问:"你是否对周围声音变得更加敏感? 声音很刺耳吗? 吓到你了吗? 你是否听到令你不安的声音? 你是否听到了你明知不存在的声音?
观察: 1. 无震颤(0分) 2. 不明显,但指尖可感受到(1分) 3. (2分) 4. (3分) 5. 中度,患者手臂展开时震颤(4分) 6. (5分) 7. (6分) 8. 重度,手臂不展开时也有震颤(7分)	观察: 1. 不存在(0分) 2. 非常轻微的刺耳声或受惊吓(1分) 3. 轻微的刺耳声或受惊吓(2分) 4. 中度的刺耳声或受惊吓(3分) 5. 中度严重幻觉(4分) 6. 严重幻觉(5分) 7. 非常严重的幻觉(6分) 8. 持续性幻觉(7分)
阵发性盗汗	视觉障碍 问:"光线是否显得过于明亮? 颜色是否有所不同? 是否使你感到眼痛? 是否看到任何令你不安的东西? 是否看到任何你明知不存在的东西?"
观察: 0. 无盗汗(0分) 1. 盗汗不明显、手掌湿(1分) 2. (2分) 3. (3分) 4. 额头明显汗珠(4分) 5. (5分) 6. (6分) 7. 大汗淋漓(7分)	观察: 0. 不存在(0分) 1. 非常轻微的敏感度(1分) 2. 轻微的敏感度(2分) 3. 中度的敏感度(3分) 4. 中度严重幻觉(4分) 5. 严重幻觉(5分) 6. 非常严重的幻觉(6分) 7. 持续性幻觉(7分)
焦虑 问"你感到焦虑吗?"	头痛、头胀 问:"你是否感到头部异常? 是否感到好像有橡圈箍着头部?" 不评级头昏或头晕。否则,评级为严重。
观察: 0. 不焦虑、轻松自在(0分) 1. 轻度焦虑(1分) 2. (2分) 3. (3分) 4. 中度焦虑、或防备心理,因此推断焦虑(4分) 5. (5分) 6. (6分) 7. 相当于严重谵妄中所见的急性恐慌状态,或急性精神分裂症反应(7分)	本条目不评定头晕或头重脚轻,眼花的感觉。但是要评定头胀的严重程度。 0. 不存在(0分) 1. 非常轻微(1分) 2. 轻微(2分) 3. 中度(3分) 4. 中度严重(4分) 5. 严重(5分) 6. 很严重(6分) 7. 非常严重(7分)

| 激动 | 定位力和感觉模糊 |
	问"今天几号了？你在哪里？我是谁？"从一数到三。
观察： 0. 正常活动(0分) 1. 比正常活动稍微亢奋(1分) 2. (2分) 3. (3分) 4. 中度烦躁和坐立不安(4分) 5. (5分) 6. (6分) 7. 访谈大部分时间踱来踱去或烦躁不安的走来走去(7分)	0. 定位力好且可做系列加法(0分) 1. 不能进行系列加法或不确定日期(1分) 2. 日期定位出入不超过两个公历日(2分) 3. 日期定位出入超过两个公历日(3分) 4. 地点和/或人定位错误(4分)
总分：	
0~9分 非常轻微戒断　　10~15分 轻微戒断 16~20分 中度戒断　　　21~67分 重度戒断	

图 92-5-1　临床研究所戒断评估(*CIWA*)

92.5.1.2.2 急性戒断药物

苯二氮䓬类药物是戒酒治疗的重要药物，在大型临床试验中已经证明，与其他活性药物和安慰剂相比，该类药物在戒断、谵妄和癫痫发作的总体症状管理方面有优势，并且更有助于开始康复计划。该研究还清楚地表明，与长效剂(如氯氮䓬和地西泮)相比，使用短效苯二氮䓬类药物(包括奥沙西泮、阿普唑仑和劳拉西泮)会增加滥用的风险。[31]

在临床实践中，住院患者使用初步评估以及 *CIWA-Ar* 评估的后续趋势来指导给药。对于出现严重戒断症状且 *CIWA-Ar* 评分较高的患者，开始安排长效苯二氮䓬类药物(最常见的是氯氮䓬或地西泮)。也使用短效苯二氮䓬类(最常见的是劳拉西泮)，其剂量范围应根据 CIWA-Ar 评分而定。

对肝衰竭治疗中，劳拉西泮、奥沙西泮和替马西泮是该类药物中最安全的选择，这是由于通过结合代谢或Ⅱ期代谢避免了 CYP450 途径。只有劳拉西泮Ⅳ可用[34]。辅助药物和替代药物的使用在急性戒断中变得越来越普遍，因此，下面总结了替代药物的使用方法和原理。

卡马西平是一种经过充分研究的替代药物。已经证明，其对轻度至中度戒断的效果比安慰剂好，相当于奥沙西泮。对预防酒精戒断性癫痫发作有效，但对预防震颤性谵妄的效果未知。与劳拉西泮相比，卡马西平急性戒断期的患者长期症状较少，从长期来看复发的风险较低[35]。在 2 项双盲的随机对照试验中，仅对丙戊酸进行了研究。第 1 项研究表明，与需要用奥沙西泮的传统 *CIWA-Ar* 驱动方案相比，使用丙戊酸的患者(1 周内每天 3 次，每次的剂量为 500mg)戒断症状减轻、完成率更高并且癫痫发作更少[36]。第 2 项研究也得出了相似的结果。

为了重申早期关于抗惊厥药的观点，迄今为止，尚未有已发表的关于抗惊厥药的研究[35]。然而，以每天 3 次高剂量(600~900mg)的加巴喷丁作为辅助或独立的药物来治疗酒精戒断的临床经验正在不断增加。在需要高剂量苯二氮䓬类药物的患者中，使用加巴喷丁可降低谵妄发生率，并缩短苯二氮䓬类药物的使用时间，能成功延长酒精戒断时间。

电解质管理和维生素补充是急性酒精戒断治疗的另一个方面。在戒断并伴有营养不良的患者中，在使用葡萄糖之前应先使用维生素 B_1，以预防韦尼克 - 科尔萨科夫综合征。在急性停药期间，患者每天 3 次静脉注射维生素 $B_1$100mg。在住院患者中，根据血清水平和趋势，镁、钾和磷酸盐的补充可以根据需要并且至少每天补充 1 次[37]。持续戒酒可以逆转这些代谢紊乱。最初每日需要补充维生素 $B_1$100mg、叶酸 1mg 和标准剂量的多种维生素。在临床实践中，规定为患者提供 1 个月的补充剂，如果患者保持清醒和饮食健康，这已经足够了[38,39]。

92.5.2 保持清醒和预防复发

在临床实践中，安全和成功的脱毒都非常重要。应该重点制订一项持续戒酒的计划，以防止被诊断为酒精使用障碍的人复发。患者通常不愿意戒酒，因此，评估做出改变的准备情况并提供有关酒精使用障碍的神经生物学的见解十分重要。这可能需要通过监控其控制饮酒的吃力尝试来使他们确信自己失去了控制。

复发的最高发时间是在自清醒之日起 3 个月~1 年[40]。以下患者特征与更高的复发风险相关：受教育程度较低及与此相关的更多饮酒问题（包括法律、心理社会）、失业和疾病控制前的大剂量饮酒史[41]。

复发是恢复过程的一部分，不必视为治疗失败。治疗会在每次复发时继续进行，让患者获得新的见解和新方法来应对压力。治疗包括管理饮酒触发因素，增加药物治疗，并在必要时处理合并的精神病。在此还应提及的是，患有未接受治疗或治疗不足的合并精神病患者的复发风险很高。

与酒精使用障碍高度相关的合并精神疾病包括反社会型人格障碍、双相情感障碍、焦虑症[例如社交恐惧症、惊恐障碍和创伤后应激障碍（post-traumatic stress disorder，PTSD）]、精神分裂症和重度抑郁症[42]。

92.5.2.1 药物治疗

目前，美国食品药品监督管理局（Food and Drug Administration，FDA）已批准了 3 种用于治疗酒精使用障碍的药物：双硫仑、阿坎酸和纳屈酮，这些药物已经被批准用于口服和长效制剂。Peter Friedmann 所展示的图表，列出了剂量、注意事项和常见不良事件[40]。所有这些药物在临床试验中均已经被证明有效，但对于该适应证的使用率非常低。

毫无疑问，与患者共同决策用于预防酒精复发的所有药物，如常规提供纳屈酮的口服或注射形式，是非常重要的。尽可能在接近脱毒时间时开始使用这种药物，因为它在减少复发和大量饮酒的风险方面取得了越来越多的成功。根据 COMBINE 试验，在 4 个月的研究期间，仅使用纳屈酮进行药物管理咨询增加了戒断天数，也减少了对酒精的渴望。纳屈酮最常见的副作用是恶心和头晕，因此建议患者从低剂量开始服用。可以在就寝前服用药物，以减轻头几天的副作用。如果患者在服用纳屈酮时喝酒，研究显示并没有明显的危害。纳屈酮有时会导致抑郁，在以前有自杀史、当前或先前有严重抑郁的患者中相对禁忌。所以治疗团队和患者需要评估持续控制饮酒的益处与风险以及危害。如果可以耐受口服纳屈酮，那么可以提供为期 1 个月的注射形式。医疗团队还需注意检测肝酶，因为纳屈酮 -1 是通过肝脏代谢的[43]。

保持清醒的其他药物包括抗惊厥药、抗抑郁药和 GABA 激动剂，这些药物已在随机试验中进行了研究，但尚未获得 FDA 批准。托吡酯已被证明可以减少大量饮酒并提高戒酒率。在并发症患者中，选择性 5- 羟色胺再摄取抑制剂（selective serotonin reuptake inhibitors，SSRIs）可减少酒精的反复摄入。在早期发作的酒精使用障碍中,昂丹司琼也被证明可以减少酒精摄入量[40]。在保持清醒方面显示出功效的 GABA 激动剂包括:巴氯芬、羟丁酸钠、加巴喷丁、普瑞巴林和噻加宾。其机制是通过 GABA 的 B 亚型进行介导的,因此,减少了对诱因、渴望和长期戒断症状的多巴胺能奖赏回路的活动。考虑到加巴喷丁在本章其他部分中提到的内容,这里要特别指出的是在不同剂量的多个安慰剂对照研究中,已证明加巴喷丁可降低复发风险,减少大量摄入并控制渴望。在一项研究中,使用剂量每天 2 次,每次 300mg[44]。

总之,在康复的早期阶段,有多种药物疗法适用于酒精滥用障碍,但没有发现哪一种疗法比其他疗法更有效。

92.5.2.2　行为治疗

不应低估行为疗法和非药物治疗酒精滥用障碍对康复的必要性。这些治疗技术可以采用动机访谈的形式,甚至在脱毒之前也可以让不情愿的患者参与治疗。脱毒后,这些疗法对于确保服药依从性、评估和治疗合并性精神疾病以及解决复发诱因至关重要。

下列行为干预措施已被证明对酒精使用障碍有效。

- 个人和团体心理治疗
- 行为疗法:厌恶疗法、线索提示、放松训练、应变管理和技能训练(理性思考、解决问题、有效解决冲突)
- 认知行为疗法,特别是识别和改变与强迫性饮酒有关的自动思想和触发因素
- 家庭和夫妻疗法[45]

这里须强调 MATCH 项目的结果,该项目是由 NIAAA 赞助的 5 点研究,其目的是确定在特定行为治疗方面与更成功的预后相关的患者特征。包括 3 种类型的治疗:认知行为治疗、动机增强治疗和 12 步促进治疗。在为期 1 年和 3 年的随访中,出现了一致的模式:愤怒程度高的患者在动机增强治疗中比其他 2 种治疗方式有更好的预后,愤怒程度低的在 12 步促进治疗和认知行为治疗方式下表现更好。此外,其所处社交网络有饮酒倾向者,更有可能在 12 步促进治疗中获得更好的结果。但总的来说,1 年和 3 年随访的结论是,没有哪种治疗方式显示更好的效果[46]。

我们强烈主张在临床实践中与行为健康专家、心理学家和精神病学家在治疗酒精使用障碍方面建立伙伴关系。

92.5.2.2.1　互助小组

互助小组是一种以同伴为主导的、预防复发的高效支持形式。这些互助小组存在许多独特的群体,并且参与者表现出持续的恢复。关于此主题的一个很好的参考是 circles of recovery——基思·汉弗莱斯(Keith Humphreys)的《成瘾自助组织》。自助组织的特色示例包括在美国国内和国际的网站上举行会议的组织,还有下面的内容。

- 避难所恢复,一种基于禁欲的佛教冥想恢复方法
- 智能恢复,基于 CBT 和戒断

- 救生圈,一个世俗的群体
- 女性戒酒(women for sobriety)
- 嗜酒者互诚协会,又名匿名戒酒会(alcoholics anonymous,AA)[47]

鉴于历史和文化的相关性、持久性和有效性的证明,我们希望强调下 AA。在其网站上将该组织描述为饮酒问题男女的国际奖学金。它是业余的、自给自足的和非政治的,几乎可以在任何地方使用。匿名戒酒会名言就是"会员资格的唯一要求是要有停止喝酒的愿望"。

表 92-5-1 中 AA 的 12 个步骤,可让您熟悉该程序。该计划是新成员与帮助者,即一个可以在整个恢复过程中提供指导的人相互合作,会员们可以自愿成为帮助者。AA 体现了一个原则,即人们必须通过"放弃它以保持它"。众所周知,当一个人可以利用自己的经验帮助绝望的人,那种服务他人或志愿服务的力量通常会令人振奋,并且可以减轻抑郁症和绝望感的症状,这也是 12 步恢复的核心。

表 92-5-1　匿名戒酒会的 12 个步骤

1. 我们承认我们无能为力对付酒精,并且我们的生活已变得不可收拾。
2. 相信有一个比我们本身更大的力量,这个力量能恢复我们心智健康和神智清醒。
3. 作出一个决定,把我们的意志和我们的生活,托付给我们所认识的上帝。
4. 作一次彻底和无惧的自我品格检讨。
5. 向上帝、向自己、向他人承认自己过错的本质。
6. 要完全准备让上帝除去自己一切人格上的缺点。
7. 谦逊地祈求上帝除去我们的缺点。
8. 列出一份所有我们所伤害过的人的名单,并使自己甘愿对这些人作出补偿。
9. 尽可能直接补偿他们,除非这样做会伤害他们或其他人。
10. 继续经常自我检讨,若有错失,要迅速承认。
11. 透过祷告与默想,增进我们与自己所认识的上帝有自觉性的接触,只祈求认识他对我们的旨意,并祈求有力量去奉行他的旨意。
12. 实行这些步骤的结果是我们已经拥有一种精神上的觉醒,我们设法把这个音讯带给酒瘾患者,并在我们一切日常生活事物中,去实践这些原则。

多项试验对比了在酒精使用障碍患者中是否使用 AA 的结局,并且在降低复发风险和改善心理健康方面证明了积极的联系。在康复初期积极参与了 AA 所有服务的初次接受治疗的患者,获得的效果最好[48,49]。

有较高的计划完成率患者的特征包括:更强大的自我激励、非裔美国人、具有正式的宗教背景、曾参加过正式的宗教活动、对成瘾的疾病模型理论有信心、更善于社交、更多地参与小组活动[50]。

如果没有互助小组的参与,酒精使用障碍的治疗计划是不完整的。在实践中,强烈鼓励患者加入小组。需要向患者强调,即使是同一个机构组织的互助组,每个互助组也都有自己的特征和个性,患者可以根据自身情况去选择适合自己的小组参加。

92.5.2.3　替代治疗

下面分享一些 ASAM 支持的酒精使用障碍替代治疗方法。

草药疗法

在动物和人体实验中显示,来自葛根植物(葛根)的异黄酮化合物具有减少酒精摄入量的功效。一个经过研究的示例剂量是：每天 3g 提取物。

针灸

在自我报告的范围内，传统的针灸治疗已显示可减少患者对酒精的渴望。建议通过释放内源性阿片类药物来介导这种作用。

经皮电针灸激

如果患者希望采用非侵入性方法，传统穴位的经皮电刺激也已通过与传统针灸相同的机制假设，并显示出疗效[1]。

脑刺激

经颅磁刺激（transcranial magnetic stimulation，TMS）在精神病学实践中的使用越来越广泛。尽管样本量较小，但研究已发表并揭示了在减少难治性酒精使用障碍方面可以减少渴求和抑制[51,50]。

92.5.3 什么时候转诊

成瘾医学专家欢迎转诊，并且转诊后咨询可以提供以下服务。

- 明确酒精使用障碍的诊断
- 指导脱毒过程
- 协助确定脱毒和早日康复所需的护理水平
- 启动药物治疗与非药物治疗（包括但不限于心理治疗、互助小组和替代治疗的提供者协调护理），并分别针对患者的目标量身定制。
- 制订预防复发的计划
- 当有其他物质使用障碍并发症时，例如苯二氮䓬类药物和阿片类药物使用障碍

美国成瘾医学委员会的网站 www.abam.net 具有搜索工具"寻找医师"，可在您所在的地理区域内找到经过委员会认证的专家。

92.6 总结

回到前面提到的案例，筛查的益处是显而易见的。霍华德每天至少喝半瓶葡萄酒，其饮酒量已经超过建议的女性饮酒量，每周不超过 7 个标准杯。找出她是否经历过戒断反应以及是否已形成耐受性很有用。

要确定她是否因饮酒而产生任何不良后果，例如，她持续失业是个人选择，还是由饮酒导致的动机和情绪的变化？酗酒的家族病史如何影响她的酗酒风险？作为女性，她目前的饮酒量会增加患乳腺癌的风险，您将给她什么样的建议？如果她仍然能够生育，她对节育有何想法？在她初次就诊并建立护理后，进行什么检查？

对于霍华德来说，如果有诊断，重要点是定期监测其不同时间的酒精摄入量，并将其作为初级护理的一部分，以防止任何使用障碍的发展；如果她没有诊断，则可以最大程度地减少酗酒对她的危害。

酒精使用障碍的危险因素	男性,白色人种或美洲原住民,大专以上文化程度,未婚,年收入低于 70 000 美元,居住在城市或美国西部,有减肥手术的历史
成瘾神经生物学	从使用开始逐渐发展为奖励,但后来发展为对消极情绪和身体症状(包括渴望和退缩)的耐受力和状态不断增强的过程,通常伴随着个人和专业的消极后果以及丧失自我控制能力破坏性循环
筛选工具	每年对所有成人进行初次筛查: 在过去 3 个月中的任何 1 次,您是否喝了 5 个酒精单位的含酒精饮料? 如果是:评估每周的酒精饮料数量 如果男性每周有 14 个酒精单位以上的饮品,或者女性每周有 7 种以上的饮品,请完成 AUDIT
脱毒治疗	请参阅 ASAM 标准,以使患者匹配合适的护理水平。 选择包括预定的长效和短效苯二氮䓬类药物,以及用于大剂量加巴喷丁的辅助选择。 利用住院的 CIWA-Ar 协议在住院环境中使用 PRN 苯二氮䓬类药物。
保持清醒和预防复发的治疗	药物治疗和行为治疗相结合。 FDA 批准的药物包括双硫仑,阿坎酸和纳屈酮(PO 和 IM) 行为治疗包括个体心理治疗,行为治疗,认知行为疗法(cognitive behavioral therapy,CBT)和团体治疗,包括互助小组

(Chwen-Yuen Angie Chen, MD, FACP, FASAM and Sara C. Slatkin, MD 著 冯雪 译 王鹏 校)

参考文献

1. Ries R, Miller SC, Saitz R, Fiellin DA, American Society of Addiction Medicine. *The ASAM Principles of Addiction Medicine*. 5th Ed. Wolters Kluwer; 2014. 1795 p.
2. Grant BF, Goldstein RB, Saha TD, Chou SP, Jung J, Zhang H, et al. Epidemiology of DSM-5 alcohol use disorder: Results from the national epidemiologic survey on alcohol and related conditions iII. *JAMA Psychiatry*. 2015;72(8):757–66.
3. Schuckit MA. Remarkable increases in alcohol use disorders. *JAMA Psychiatry*. 2017;74(9):869.
4. Foroud T, Edenberg HJ, Crabbe JC. Genetic Research - Who Is At Risk for Alcoholism? [cited 2018 Jan 1]. Available from: https://pubs.niaaa.nih.gov/publications/arh40/64-75.pdf.
5. King WC, Chen J-Y, Mitchell JE, Kalarchian MA, Steffen KJ, Engel SG, et al. Prevalence of alcohol use disorders before and after bariatric surgery. *JAMA*. 2012;307(23):2516–25.
6. Parikh M, Johnson JM, Ballem N. ASMBS Guidelines/Statements ASMBS position statement on alcohol use before and after bariatric surgery, on behalf of the American Society for Metabolic and Bariatric Surgery Clinical Issues Committee. 2016.
7. Linton A. What Drinking Costs You Over the Course of Your Life [Internet]. the balance. 2017. Available from: https://www.thebalance.com/what-lifetime-of-drinking-costs-4142309.
8. Nokia. Nokia Body Cardio - What Are the Normal Ranges for Body Composition? – Nokia [Internet]. 2017. Available from: https://support.health.nokia.com/hc/en-us/articles/220035767-Nokia-Body-Cardio-What-are-the-normal-ranges-for-body-composition-.
9. Davies M. The role of GABA A receptors in mediating the effects of alcohol in the central nervous system. *J Psychiatry Neurosci*. 2003;28(4):263–74.
10. Top Treatment Centers. Early, Mid, Late Stages of Alcoholism – The 3 or 4 Stage Paradigm [Internet]. 2017 [cited 2017 Sep 3]. Available from: http://www.projectknow.com/research/stages-of-alcoholism/.
11. Ashwood Recovery at N. The Stages of Alcoholism Explained [Internet]. 2017 [cited 2017 Sep 3]. Available from: https://www.ashwoodrecovery.com/blog/stages-alcoholism-explained/.
12. Volkow ND, Koob GF, McLellan AT. Neurobiologic advances from the brain disease model of addiction. Longo DL, editor. *N Engl J Med*. 2016;374(4):363–71.
13. Volkow ND, Fowler JS, Wang G-J. The addicted human brain: Insights from imaging studies. *J Clin Invest*. 2003;111(10):1444–51. Available from: http://www.ncbi.nlm.nih.gov/pubmed/12750391.
14. Koob GF. Theoretical frameworks and mechanistic aspects of alcohol addiction: alcohol addiction as a reward deficit disorder. *Curr Top Behav Neurosci*. 2013;13:3–30.
15. Ma H, Zhu G. The dopamine system and alcohol dependence. *Shanghai Arch Psychiatry*. 2014;26(2):61–8.
16. Adinoff B. Neurobiologic processes in drug reward and addiction. *Harv Rev Psychiatry*. 2004;12(6):305–20.
17. National Center for Chronic Disease Prevention and Health Promotion D of PH. Excessive Drinking is Draining the U.S. Economy | Features | CDC [Internet]. Centers for Disease Control (CDC). 2016. Available from: https://www.cdc.gov/features/costsofdrinking/index.html.
18. Substance-related and addictive disorders. In: *Diagnostic and Statistical Manual of Mental Disorders*. Washington, DC: American Psychiatric Association; 2013.
19. Institute on Alcohol Abuse N. Alcohol use disorder: A comparison between DSM-IV and DSM-5. 2016;NIH Public(No. 13-7999).
20. Moyer VA. Clinical guideline: Screening and behavioral counseling interventions in primary care to reduce alcohol misuse: U.S. Preventative Task Force Recommendation Statement. *Ann Intern Med*. 2013;159(3):210–8.
21. Fleming MF. Screening and brief intervention in primary care settings. *Alcohol Res Health*. 2004;28:57–62.
22. Alcoholism NI on AA and. Helping Patients Who Drink Too Much A CLINICIAN'S GUIDE. 2007;(pub # 07-3769).
23. O'Connell H, Chin A-V, Cunningham C, Lawlor B. Alcohol use disorders in elderly people – redefining an age old problem in old age. *BMJ*. 2003;327(7416):664–7.
24. Caputo F, Vignoli T, Leggio L, Addolorato G, Zoli G, Bernardi M. Alcohol use disorders in the elderly: A brief overview from epidemiology to treatment options. *Exp Gerontol*. 2012;47(6):411–6.
25. O'Malley PM, Johnston LD. Epidemiology of alcohol and other drug use among American college students. *J Stud Alcohol Suppl*. 2002;(14):23–39.
26. Wechsler H, Nelson TF. What we have learned from the Harvard School of Public Health College Alcohol Study: Focusing attention on college student alcohol consumption and the environmental conditions that promote it. *J Stud Alcohol Drugs*. 2008;69(4):481–90.
27. Berge KH, Seppala MD, Schipper AM. Chemical dependency and the physician. *Mayo Clin Proc*. 2009;84(7):625–31.

28. Home | Federation of State Physician Health Programs [Internet]. [cited 2017 Dec 30]. Available from: https://www.fsphp.org/.
29. NIAAA. Beyond Hangovers: understanding alcohol's impact on your health. [cited 2017 Dec 30]. Available from: https://pubs.niaaa.nih.gov/publications/Hangovers/beyondHangovers.pdf.
30. Albanese A, Liu S. Management of alcohol use disorder. *J Addict Ther.* 2017;116(3).
31. Kattimani S, Bharadwaj B. Clinical management of alcohol withdrawal: A systematic review. *Ind Psychiatry J.* 2013;22(2):100–8.
32. Bayard M, McIntyre J, Hill KR, Woodside J. Alcohol withdrawal syndrome. *Am Fam Physician.* 2004;69(6):1443–50.
33. Elholm B, Larsen K, Hornnes N, Zierau F, Becker U. Alcohol withdrawal syndrome: Symptom-triggered versus fixed-schedule treatment in an outpatient setting. *Alcohol Alcohol.* 2011;46(3):318–23.
34. Kosten TR, O'Connor PG. Management of drug and alcohol withdrawal. *N Engl J Med.* 2003;348(18):1786–95.
35. Peppers MP. Benzodiazepines for alcohol withdrawal in the elderly and in patients with liver disease. *Pharmacotherapy* [Internet]. 16(1):49–57. Available from: http://www.ncbi.nlm.nih.gov/pubmed/8700792.
36. Reoux JP, Saxon AJ, Malte CA, Baer JS, Sloan KL. Divalproex sodium in alcohol withdrawal: A randomized double-blind placebo-controlled clinical trial. *Alcohol Clin Exp Res.* 2001;25(9):1324–9.
37. Palmer BF, Clegg DJ. Electrolyte disturbances in patients with chronic alcohol-use disorder. Ingelfinger JR, editor. *N Engl J Med.* 2017;377(14):1368–77.
38. The Role of Thiamine Deficiency in Alcoholic Brain Disease [Internet]. NIAAA. [cited 2017 Dec 30]. Available from: https://pubs.niaaa.nih.gov/publications/arh27-2/134-142.htm
39. Relationships Between Nutrition, Alcohol Use, and Liver Disease [Internet]. [cited 2017 Dec 30]. Available from: https://pubs.niaaa.nih.gov/publications/arh27-3/220-231.htm?ref=vidupdatez.com/image.
40. Friedmann PD. Alcohol use in adults. *N Engl J Med.* 2013;368(4):365–73.
41. Moos RH, Moos BS. Rates and predictors of relapse after natural and treated remission from alcohol use disorders. *Addiction.* 2006;101(2):212–22.
42. Shivaji, Ramesh, Goldsmith, Jeffery, Anthenelli R. Alcoholism and Psychiatric Disorders. NIAAA [Internet]. 2002. Available from: https://pubs.niaaa.nih.gov/publications/arh26-2/90-98.htm.
43. Anton RF, O'Malley SS, Ciraulo DA, Cisler RA, Couper D, Donovan DM, et al. Combined pharmacotherapies and behavioral interventions for alcohol dependence. *JAMA.* 2006;295(17):2003.
44. Mirijello A, Caputo F, Vassallo G, Rolland B, Tarli C, Gasbarrini A, et al. GABAB agonists for the treatment of alcohol use disorder. *Curr Pharm Des.* 2015;21(23):3367–72.
45. Jiloha RC. Non-pharmacological treatment of alcohol dependence. *Delhi Psychiatry J.* 2007;10(102):119–122.
46. Matching alcoholism treatments to client heterogeneity: Project MATCH three-year drinking outcomes. *Alcohol Clin Exp Res.* 1998;22(6):1300–11.
47. Humphreys K. *Circles of Recovery : Self-Help Organizations for Addictions.* Cambridge, UK: Cambridge University Press; 2003. p 228.
48. Timko C, Moos RH, Finney JW, Lesar MD. Long-term outcomes of alcohol use disorders: Comparing untreated individuals with those in alcoholics anonymous and formal treatment. *J Stud Alcohol.* 2000;61(4):529–40.
49. Moos RH, Moos BS. Long-term influence of duration and frequency of participation in alcoholics anonymous on individuals with alcohol use disorders. *J Consult Clin Psychol.* 2004;72(1):81–90.
50. Kelly JF, Moos R. Dropout from 12-step self-help groups: prevalence, predictors, and counteracting treatment influences. *J Subst Abuse Treat* [Internet]. 2003;24(3):241–50. Available from: http://www.ncbi.nlm.nih.gov/pubmed/12810145
51. Martinez D, Trifilieff P. Brain stimulation as a potential treatment for addiction. NIAAA. 2015.
52. Mishra BR, Nizamie SH, Das B, Praharaj SK. Efficacy of repetitive transcranial magnetic stimulation in alcohol dependence: a sham-controlled study. *Addiction.* 2010;105:49–55. doi:10.1111/j.1360-0443.2009.02777.x.

第 93 章 | 阿片类药物使用障碍的诊断和治疗

目录

要点／1402

临床管理／1402

93.1 简介／1402

93.2 阿片类药物使用障碍的危险因素／1402

93.3 诊断阿片类药物使用障碍（DSM-5 标准）／1404

93.4 阿片类药物使用障碍的治疗／1405

93.5 美沙酮维持治疗／1405
93.5.1 优点／1406
93.5.2 缺点／1406

93.6 丁丙诺啡药物诊室治疗／1406

93.6.1 优点／1407
93.6.2 缺点／1407

93.7 纳屈酮和 XR-纳屈酮／1407
93.7.1 优点／1410
93.7.2 缺点／1411

93.8 整合心理支持治疗／1411

93.9 心理治疗方法和辅助措施／1411

93.10 结论／1412

临床应用／1412

参考文献／1413

要 点

临床管理

- 明确阿片类药物使用障碍的危险因素。
- 当使用量超过临床需求并与医学和心理社会的不良后果相关时,考虑诊断为阿片类药物使用障碍。
- 目的是减少对阿片类药物的过度渴求和过度使用。
- 使用美沙酮或丁丙诺啡等药物稳定治疗,而纳屈酮可减少对阿片类药物的渴求和复发。
- 鼓励将药物治疗与心理支持相结合。
- 利用激励技术来帮助参与和提高治疗持久性。

93.1 简介

阿片类药物使用障碍的诊断和治疗是一个很好的例子,能说明生活方式医学是如何更好地为这类慢性医疗问题患者提供良好的治疗基础。2016年,美国的预期寿命连续2年缩短。根据美国国家卫生统计中心(2017)的数据,寿命缩短的原因与意外伤害显著增加有关,其中药物过量造成意外伤害[1]的比例最大。在本章中,将讨论阿片类药物使用障碍的诊断,并帮助读者了解阿片类药物的使用障碍危险因素、正确使用、滥用和最终成瘾。然后对目前用于治疗阿片类药物使用障碍的3种药物做综述。最后,回顾心理社会支持对治疗这种疾病的有效作用。

在美国,阿片类药物过量使用死亡的发生率已达到流行病的水平,每年有近50 000人死于阿片类药物过量使用,服用过量药物成为50岁以下的人群主要的死亡原因[2]。大多数阿片类药物滥用始于缓解疼痛的处方阿片类药物。因为阿片类药物处方的数量相应增加,急诊患者的阿片类药物过量使用和阿片类药物使用障碍的发生率也相应增加[3]。

93.2 阿片类药物使用障碍的危险因素

在大多数情况下,使用阿片类药物治疗急性疼痛与滥用不相关,引起阿片类药物使用障碍的危险因素包括:①医师的处方;②滥用相关的患者特征来分解[4]。

历史上,使用吗啡等阿片类药物治疗急性疼痛一直是疼痛管理的重要组成部分。但是,医师开处方常常需要积累一定的经验,开出的阿片类药物要么量低不起效,要么超量。近年来,自由使用阿片类药物的呼声已经达到顶峰,原因是有报道称,慢性疼痛治疗不够充分并导致未确诊的发病率很高[5]。

长效阿片类药物出现后之所以流行,是因为它可以使患者有整夜的睡眠,以致能完成 8h 工作,并且人们认为长效阿片类药物可降低成瘾的风险。相信长期使用阿片类药物是有效和安全的,大多是基于有限的个案研究和医学界的认可[6]。在临床研究中,阿片类药物的使用是在密切监测的情况下进行的。但在临床实际中,医师往往会开出较多的阿片类药物药量,且没有足够的随访来评估疗效。这导致大量药物未使用完而积累,这部分药物很容易被滥用和转移。

因此,开处方的临床医师有责任监控慢性阿片类药物的使用,并特别注意阿片类药物滥用的早期迹象,例如增加剂量、过早补充药物和寻求多位临床医师开具相同处方。临床医师加强阿片类药物监测的一种方法,是查看患者中预测阿片类药物滥用的危险因素[7]。

对大多数患者来说,短期使用阿片类药物治疗急性疼痛不会引起风险。有几种临床因素可以预测阿片类药物治疗慢性疼痛时发生滥用药物的可能性。阿片类药物使用障碍的危险因素包括过去或目前涉及阿片类药物或其他物质使用障碍,包括酒精、合并精神疾病的患者、创伤史,以及鼓励滥用的社会或家庭环境。

临床医师可以使用评估工具有效监测长期接受阿片类药物治疗的患者,该评估工具可以预测有阿片类药物使用障碍风险的患者。应用广泛的工具(图 93-2-1)是针对疼痛患者的筛查和阿片类药物评估 - 修订版(Screener and Opioid Assessment for Patients with Pain-Revised,SOAPP-R),这是一种针对慢性疼痛患者开发并经过验证的 24 项自评筛查工具[8]。SOAPP-R 得分超过 18 可视为有滥用阿片类药物的风险,并且已发现使用该量表可以准确预测可能滥用阿片类药物的人[9]。

疼痛患者的筛查和阿片类药物评估(SOAPP)® 版本 1.0-14Q
姓名:_____ 日期:_____
以下是疼痛管理中心向所有因疼痛而使用或正在考虑使用阿片类药物的患者提出的一些问题。请尽可能诚实地回答每个问题。该信息仅供我们记录,将被保密。单靠您的答案不会决定您的治疗方案。谢谢。
请使用此评分回答以下问题
0= 永不,1= 很少,2= 有时,3= 经常,4= 频繁

1. 你情绪波动的频率怎样?
2. 你经常会在醒来后 1 个小时内吸烟吗?
3. 你的家人,包括父母经常会遇到酗酒或吸毒的问题吗?
4. 你的亲密朋友经常会遇到酗酒或吸毒问题吗?
5. 其他人会常常认为您你遇到毒品或酒精问题吗?
6. 你多久参加一次匿名戒酒会或匿名戒毒会?
7. 你是否经常服用处方药以外的药物?
8. 你多久接受 1 次酒精或毒品治疗?
9. 你的药物丢失或被盗的频率是怎样的?
10. 别人是否经常对你使用药物表示担忧?
11. 你是否经常感到渴望药物治疗?
12. 你有多少次被要求对你的尿液进行药物滥用检查?
13. 在过去的 5 年里,你使用非法药物(例如,大麻、可卡因等)的频率是怎样的?
14. 在你的一生中,你有多少次遇到法律问题或被逮捕?

请提供任何包括你关于上述答案的附加信息。谢谢!

图 93-2-1 疼痛患者的筛查和阿片类药物评估

93.3 诊断阿片类药物使用障碍（DSM-5 标准）

《精神疾病诊断和统计手册》第五版（The fifth edition of the Diagnostic and Statistical Manual of Mental Disorders, DSM-5）设定了金标准，该标准用以定义何种情况下使用阿片类药物超过阈值而成为使用障碍[10]。具体标准可以分为以下 3 类症状：①控制力不足和药物渴求；②生物－心理－社会障碍；③药理适应性。如图 93-3-1 所示，要符合阿片类药物使用障碍的标准，至少需要符合 11 个标准中的 2 个，并且随着符合标准数量的增加，严重性也随之增加。

第 1 类是服用过量的阿片类药物或长期使用超出临床需要的阿片类药物。一般情况下，尝试减少和控制阿片类药物的使用是不成功的，因为这可能会导致患者找多位医师开药或进行其他活动以获得阿片类药物，并需要大量的时间才能从药物的药理作用中恢复过来。这些行为通常伴随着认知的渴求和强烈的使用阿片类药物的渴求。

第 2 类是对阿片类药物使用控制不良的医学和心理社会后果，包括在家中、学校或工作中的。尽管与朋友和家人的关系受损，但仍继续使用阿片类药物。随着时间的推移，患者的大部分活动都集中在使用阿片类药物上，放弃了业余爱好以及与朋友、家人和工作有关的其他重要活动。阿片类药物的使用会让人陷入危险的境地，例如前往危险的地区，或为负担阿片类药物的费用而从事非法活动。

第 3 类是对阿片类药物的心理适应，这可以理解为耐受（需要服用更大剂量的阿片类药物以获得所需的效果）和特征性的突然停药后的戒断症状。临床医师通常错误地认为戒断症状的存在是成瘾的主要特征，但阿片类戒断症状的存在既不是诊断阿片类药物使用障碍的必要症状也不是充分症状。例如，患有慢性疼痛或正在接受阿片类药物使用障碍治疗的患者，可能会继续使用阿片类药物激动剂治疗，如果突然终止其治疗，则会出现戒断症状，但不会表现出控制障碍的迹象或与使用阿片类药物相关的不良生物－心理－社会后果。

阿片类物质使用障碍诊断标准

阿片类物质使用模式，会导致具有临床意义的损害或痛苦，在 12 个月内表现为以下至少 2 种情况症状。

1. 阿片类物质的摄入量通常比意图的量要大或时间更长。
2. 有持续的欲望或失败的努力试图减少或控制阿片类物质的使用。
3. 大量时间花在获取阿片类物质，使用阿片类物质或从其作用中恢复的必要活动上。
4. 对使用阿片类物质有渴求或强烈的欲望或迫切的要求。
5. 反复使用阿片类物质导致无法履行在工作、学校或家庭中的主要角色的义务。
6. 尽管有阿片类物质使用引起或加重持续的或反复的社会和人际交往问题，仍然继续使用阿片类物质。
7. 由于使用了阿片类物质，放弃或减少重要的社会、职业或娱乐活动。
8. 在对身体有害的情况下，反复使用阿片类物质。
9. 尽管知道该物质可能引起或加剧持续或反复的生理或心理问题，但仍继续使用阿片类药物。
10. 耐受，由以下任意两项一项来定义：
(1) 需要显著增加的阿片类物质的量以达到过瘾或预期的效果。
(2) 继续使用相同量的阿片类物质会显著降低效果。

注意：此诊断标准不适用于仅在恰当的医务监督下使用阿片类物质的个体。
11. 戒断，表现为以下情况之一
(1) 特征性阿片类物质戒断综合征［参阅阿片类戒断标准中的标准(1)和(2)］。
(2) 服用阿片类物质用于缓解或避免戒断症状。
注：此诊断标准不适用于仅在恰当的医务监督下使用阿片类物质的个体。
标注如果是：
● 早期缓解：先前符合阿片类物质使用障碍的诊断标准，但不符合任何阿片类物质使用障碍的任何一条诊断标准至少3个月，但不超过12个月（但诊断标准A4，"对使用阿片类物质有渴求或强烈的欲望或迫切的要求"可能符合）。
● 持续缓解：先前符合阿片类物质使用障碍的诊断标准，在12个月或更长时间内的任何时期内不符合任何阿片类物质使用障碍的标准（但诊断标准A4，"对使用阿片类物质有渴求或强烈的欲望或迫切的要求"可能符合）。
标注如果是：
● 维持疗法：此额外的标注适用于如果个体使用处方的激动剂药物，如美沙酮或丁丙诺啡，且不符合阿片类物质使用障碍诊断标准的情况（不包括激动剂的耐受或戒断）。此类型也适用于那些使用部分激动剂，激动剂/拮抗剂或完全拮抗剂，如口服纳曲酮或肌注纳曲酮来维持治疗的个体。
● 在受控环境中：此额外的标注适用于个体处在获得阿片类物质受限的环境中。

图 93-3-1　阿片类药物使用障碍的 *DSM-5* 标准
资料来源：*DSM5* 中文 PDF222~223 页。

93.4　阿片类药物使用障碍的治疗

阿片类药物使用障碍的药物治疗有多种选择，包括完全激活阿片受体的药物（阿片激动剂），部分激活阿片受体的药物（部分阿片激动剂），完全阻断阿片受体的药物（阿片拮抗剂）。每种药物都有优点和缺点。

93.5　美沙酮维持治疗

美沙酮是一种长效的完全阿片类激动剂，治疗阿片类药物使用障碍的历史悠久。美沙酮维持治疗（Methadone maintenance treatment, MMT）是在专门的门诊每天口服美沙酮。开始患者使用小剂量美沙酮（10~30mg）以缓解戒断症状，并逐渐增加每日剂量，直到患者不再渴求阿片类药物且阿片受体饱和为止。进而，任何非法阿片类药物都无法再产生药理作用。

在美沙酮治疗期间，患者每天要到经许可的美沙酮治疗诊所的专职门诊对进行仔细监测。这些访视还包括处方医师进行定期监测，根据戒断反应、副作用和临床反应，对当前美沙酮剂量的适当性进行评估。

定期尿液药物筛查监测，以评估非法阿片类药物和其他非法药物的治疗有效性。尿液筛查中非法药物呈阳性，不应停止美沙酮治疗，而应激发适当的治疗反应，以识别患者的治疗需求是否得到满足。例如，尽管患者正在接受MMT，如果尿液样本显示持续使用非法阿片类药物，则表明该患者可能需要更高的美沙酮剂量。对于美沙酮维持治疗应该持续的时间没有成文的规则。但是，通常认为患者维持治疗的时间越长，结果越好。

一般而言，临床情况稳定且药量正在逐渐减少的美沙酮维持治疗患者，在美沙酮每日治疗剂量达到或低于30mg之前，几乎不会遇到困难（如戒断反应）。当每日剂量降至30mg以下时，常因美沙酮剂量减少而出现阿片类药物的戒断症状。此外,在这种低剂量水平下,美沙酮的阻滞欣快和抑制渴求作用会减弱。

93.5.1 优点

1. 对患者而言,在医务监督下服用美沙酮比服用未知成分的非法阿片类药物更为安全,从而降低了阿片类药物过量的风险。

2. 美沙酮是口服药,因此,避免了静脉方式给药可能导致的感染,如HIV或肝炎。

3. 为了获得非法的阿片类药物,人们经常将大量时间花在犯罪行为上,而美沙酮可使患者专注于生产性的社会活动。

4. 美沙酮具有悠久的临床应用历史,大量研究表明其在减少HIV传播、降低与阿片类药物成瘾有关的死亡率和减少犯罪活动方面均有成效。

93.5.2 缺点

1. 美沙酮是一种完全的阿片类激动剂,与其他阿片类激动剂一样,可导致生理适应性,因此,在长期使用后,人们会逐渐依赖美沙酮来避免戒断症状。

2. 鉴于美沙酮存在转移的风险,其使用仅限于在专门的阿片类药物治疗计划(opioid treatment programs, OTPs)中,而且是通过州和联邦机构许可的中心。这些项目限制了美沙酮的使用,因此需要美沙酮治疗计划中的患者每日前往OTP并在中心获取每日的药物。对于不在OTPs附近生活的患者,这种日常出行可能很耗时,并且限制了外出旅行计划。

3. 美沙酮大多没有严重的副作用,但也会出现一些令人不安的副作用,包括睡眠不安、恶心和呕吐、便秘、口干、性欲降低、性高潮困难、月经不调和体重增加。

4. 与美沙酮主要风险有关的是剂量。在MMT的初期以及美沙酮与其他抗抑郁药联合使用时,过量服用是一个问题。

93.6 丁丙诺啡药物诊室治疗

随着2000年《药物成瘾治疗法》(Drug Addiction Treatment Act of 2000, DATA 2000)的通过,可以使用丁丙诺啡治疗阿片类药物成瘾,这使有资质的医师有机会获得药物管制所(Drug Enforcement Agency, DEA)许可,从而可以开具特定的管理药物来治疗成瘾。丁丙诺啡是一种混合的激动剂-拮抗剂,根据阿片类药物的亚型而有不同的作用。μ阿片受体对阿片类药物阻断疼痛和产生成瘾的有效性至关重要,而丁丙诺啡则可以部分刺激μ阿片受体。用于治疗阿片类药物使用障碍的丁丙诺啡制剂通常是一种组合产品,其中丁丙诺啡与纳洛酮混合比例4:1。由于纳洛酮是一种阿片类拮抗剂,因此这种组合不易滥用。当注射或吸入时,纳洛酮可阻止丁丙诺啡的欣快感。当按处方服用(舌下含服)时,纳洛酮不会被吸收,因此不会阻止丁丙诺啡的作用。

丁丙诺啡的部分激动作用使初始诱导复杂化。如果患者已经在服用海洛因或盐酸羟考酮和对乙酰氨基酚片剂(镇痛药)(paracetamol)等阿片类完全激动剂,则使用部分激动剂会出现阿片类药物戒断反应。但是,如果患者已经戒断阿片类药物,则使用部分激动剂会减轻阿片类药物的戒断症状。因此,为避免突发的戒断反应,建议患者应避免在首次服用丁丙诺啡之前的12~24h内使用任何阿片类药物。

丁丙诺啡的首次使用(2~4mg)通常在临床医师的办公室进行,可以监测戒断症状。对于大多数患者,接下来的1~2h会显示出戒断症状减轻,但是对于某些患者,丁丙诺啡增强了阿片类药物的戒断反应。使用辅助药物,如可乐定(一种α_2激动剂),可以帮助减轻预期的戒断症状。一旦患者感觉情况稳定并且戒断症状相对于基线有所减轻,患者可以回家服用丁丙诺啡,按照医嘱每次小剂量地服用丁丙诺啡以减轻随后的戒断症状。第1天丁丙诺啡的总剂量不应超过8mg。如果需要缓解戒断症状或对阿片类药物的高度渴求,可随后增加剂量。通常,大多数患者每天稳定的目标剂量为8~16mg。如果发生副作用,则应降低丁丙诺啡的剂量,直到副作用得到控制。

对服用丁丙诺啡应维持多长时间尚无临床共识。与美沙酮一样,人们认为丁丙诺啡的使用时间越长越好。鉴于有人天生内源性阿片类药物作用障碍,一些临床医师建议,与其他慢性疾病(例如糖尿病,甲状腺功能低下)的治疗方法一样,应无限期维持丁丙诺啡治疗。

在决定终止丁丙诺啡治疗时应牢记,与美沙酮治疗一样,必须缓慢减少丁丙诺啡的剂量,以免出现戒断症状。剂量减少的速率取决于患者的临床需求,并且由患者和临床医师共同商定。

93.6.1 优点

1. 丁丙诺啡与美沙酮一样,可有效缓解阿片类药物戒断症状,降低对药物的渴望,并减少高风险行为,如共用不洁针头和从事非法活动以获得非法阿片类药物。
2. 与美沙酮不同,丁丙诺啡可以在医师诊室使用,而无须为了监测剂量每天去专门的诊所就诊。
3. 添加少量纳洛酮后,滥用丁丙诺啡以获得类似阿片类药物兴奋的机会就更少了,可以降低药物转移的风险。
4. 鉴于州和联邦许可政策放宽,更多的临床医师能够为更多的患者提供治疗。

93.6.2 缺点

1. 完成8h培训课程并获得DEA许可的临床医师才可以开具丁丙诺啡处方。
2. 像美沙酮一样,长期使用丁丙诺啡避免戒断症状的患者会对产生躯体依赖。
3. 一些患者会出现由于持续的戒断症状而难以终止丁丙诺啡。
4. 即使添加纳洛酮来降低注射或吸入丁丙诺啡带来的快感,也仍然存在很大的药物转移风险。

93.7 纳屈酮和XR-纳屈酮

纳屈酮是一种阿片类药物拮抗剂,可防止已完成戒毒的患者再次使用阿片类药物。纳屈酮会阻断大脑中的阿片受体,因此会阻断海洛因或阿片类镇痛药等阿片类药物的作用,而阿片类药物将不再让人产生兴奋或欣快感,从而降低了使用阿片类药物的动机。美国食品药品监督管理局(Food and Drug Administration,FDA)于1985年首次批准口服纳屈酮治疗阿片类药物使用障碍,但由于患者依从性差,临床上通常不使用。FDA在2010年批准了缓释制剂(vivitrol)的使用。由肌内注射给药,XR-纳屈酮可拮抗阿片类药物受体长达1个月。

在开始使用纳屈酮之前,必须先完成阿片类物质的戒毒,最好是至少7d不使用阿片类药物。有几种方案可以在不使用阿片类药物的情况下安全的戒除阿片类药物。这些方案通常包括使用可乐定、α$_2$激动剂和其他辅助药物来缓解症状[11]。在戒毒的早期,添加低剂量的纳屈酮可以促进向XR-纳屈酮的转化[12]。

有2种量化戒断症状严重程度的方法来帮助控制阿片类药物戒断症状:主观阿片类戒断量表(Subjective Opiate Withdrawal Scale,SOWS)是包含18项内容的量表,旨在自评阿片类药物戒断的常见症状和体征,并随时间监测这些症状(图93-7-1)[13];临床阿片类戒断量表(Clinical Opiate Withdrawal Scale,COWS),如图93-7-2所示,是包含11项内容的自我报告量表,可以从临床医师的角度来衡量阿片类药物戒断症状的严重程度[14]。将COWS的临床观察与患者角度的主观观察相结合,可以对戒断反应的严重程度进行合理的整体评估。

主观阿片类戒断评分量表(SOWS)

SOWS是用于对阿片类药物戒断症状分级的自我评价量表,包含16项目,根据患者自我感觉的躯体和精神症状进行评分,每项有0~4,五个答案可供选择,总分64分。强度等级从0(没有)到4(严重),并且不到10min即可完成。

患者说明:请根据您现在的感觉对以下16个项目分别评分。仅圈出一个数字。

项目	症状	无	有一点	明显	相当明显	非常严重
1	我感到焦虑不安,愁死了	0	1	2	3	4
2	我总想打哈欠	0	1	2	3	4
3	我在出汗	0	1	2	3	4
4	我在流泪	0	1	2	3	4
5	我在流鼻涕	0	1	2	3	4
6	我全身起鸡皮疙瘩	0	1	2	3	4
7	我身体在发抖	0	1	2	3	4
8	我感到发热	0	1	2	3	4
9	我感到发冷	0	1	2	3	4
10	我全身的骨骼和肌肉酸痛	0	1	2	3	4
11	我坐立不安,失眠	0	1	2	3	4
12	我感觉恶心	0	1	2	3	4
13	我要呕吐	0	1	2	3	4
14	我的肌肉抽筋	0	1	2	3	4
15	我感到一阵一阵胃痛	0	1	2	3	4
16	我渴求使用任何一种阿片类药物	0	1	2	3	4
总分:____						

图93-7-1 主观阿片类戒断量表

临床阿片类戒断量表（COWS）

用于评估在丁丙诺啡诱导期间内，一段时间内症状的流程图

对于每项内容，请写下最能描述患者体征或症状的分数。仅对与阿片类药物戒断有明显关系的进行评分。例如，如果患者在评估之前就因为跑步而心率增加，则心率增加的条目不计分。

患者姓名：_____ 日期：_____				
丁丙诺啡诱导： 在时间为 0 时，第一次使用 30min 后，2h 后等时间点的状态评分 时间点：__ __ __ __				
静息脉搏：(次/min) 患者坐下或躺下 1 分钟后测量 0 脉搏 80 及以下 1 脉搏 81～100 2 脉搏 101～120 4 脉搏>120				
出汗：超过半小时，排除室温或患者运动的影响 0 未报告寒战或潮红 1 患者主观报告寒战或潮红 2 面部潮红或明显湿润 3 额头或脸部有汗珠 4 汗水从脸部流下				
坐立不安：评估期间观察 0 可以静静坐着 1 自称很难安静坐着，但能做到 3 腿/臂频繁移动或无关动作 5 没办法安静坐着超过几秒钟				
瞳孔大小 0 室内照明下瞳孔固定或正常大小 1 室内照明下瞳孔可能大于正常大小 2 瞳孔中度扩大 5 瞳孔放大，只有虹膜边缘可见				
骨或关节疼痛：如果患者以前就有疼痛，只计算因阿片类药物停药带来的疼痛 0 无 1 轻度弥漫性不适 2 病人报告关节/肌肉严重弥漫性疼痛 4 病人正在揉搓关节或肌肉，因为不适感而无法静坐				
流鼻涕或流泪：不包括感冒症状或过敏 0 无 1 鼻塞或眼睛异常湿润 2 流鼻涕或流泪 4 一直流鼻涕，或眼泪顺着脸颊流下				

胃肠不适：在过去半小时内 1 无胃肠道症状 2 胃痉挛 3 恶心或稀便 4 呕吐或腹泻 5 多次腹泻或呕吐				
震颤：观察伸出的手 1 没有震颤 2 可以感觉到震颤，但没观察到 3 观察到轻微的震颤 4 肉眼可见全身性震颤或肌肉抽搐				
打哈欠：评估时观察 1 没有打哈欠 2 在评估期间打哈欠 1～2 次， 3 在评估期间打哈欠 3 次或多次， 4 每分钟多次打哈欠				
焦虑或烦躁 1 没有 2 患者报告烦躁或焦虑加剧 3 患者明显易怒，焦虑 4 患者烦躁或焦虑，以至于难以配合评估				
鸡皮疙瘩 0 皮肤光滑 3 可以感觉到皮肤竖毛或手臂上毛发竖立 5 明显的竖毛反应				
总成绩 观察员姓名的缩写				
得分 5~12 = 轻度；13~24 = 中等；25~36 = 中度严重；大于 36 = 严重戒断				

图 93-7-2　临床阿片类戒断量表

阿片类药物戒除或间隔 7d 未使用阿片类药物后，服用纳屈酮不太可能引起阿片类药物戒断症状。任何医师均可开具每日 50mg 口服纳屈酮片的常见处方。XR- 纳屈酮制剂可以最好地实现服药依从性，每月臀部肌内注射。患者首次使用纳屈酮后，最好观察 1h 看患者是否存在戒断症状。如果注射引起戒断症状，使用可乐定和其他辅助药物可以帮助缓解症状。

没有推荐的纳屈酮治疗时长，可能与美沙酮和丁丙诺啡一样，使用的时间越长，效果越好。最终，纳屈酮治疗持续时间取决于临床判断和患者需求。与美沙酮和丁丙诺啡不同，纳屈酮没有躯体依赖，因此可以直接停药而无须逐渐减少剂量。停止治疗的患者需要注意的是，持续停止服用药物后，个体不再有阿片类药物的耐受性，但应注意与阿片类药物过量相关的风险增加，尤其是死亡风险增加。

93.7.1　优点

1. 纳屈酮不仅可预防阿片类药物戒毒后复吸，而且还可以降低对阿片类药物的渴求。

2. 目前,纳屈酮是唯一获准用于阿片类药物依赖治疗的非受控药物。医师无须有 DEA 的特殊许可,就可以开具纳屈酮处方。

3. 纳屈酮未显现出滥用的可能。

4. XR-纳屈酮有效期 30d,因此无须每天服用药物以确保服药依从性。

93.7.2 缺点

1. 为防止阿片依赖患者发生急性阿片戒断,开始纳屈酮治疗之前,必须 7~10d 完全不使用含阿片类药物。

2. XR-纳屈酮制剂价格昂贵,每次治疗的价格超过 1 000 美元,但是由于商业保险和医疗补助保险都涵盖了这种费用,因此患者通常无须支付费用。

3. 长期使用纳屈酮会导致阿片类药物耐受性下降,并增加对阿片类药物的敏感度。这可能会增加阿片类药物过量的风险。

4. 由于纳屈酮是一种阿片类药物阻断剂,因此阿片类镇痛药的效果会较差。尽管阿片类药物缓解剂在控制疼痛方面并非必须,但在需要阿片类药物的情况下,有必要调整剂量以获得治疗反应。

5. 注射纳屈酮的副作用包括疼痛和硬结。

93.8 整合心理支持治疗

药物疗法不足以解决药物成瘾问题[15]。因此,对阿片类药物成瘾的患者,临床医师的职责不仅仅是开药。

心理社会治疗至少应包括:心理社会需求评估、支持性咨询、与现有家庭支持链接以及对接社区服务。此外,应评估患者的精神疾病、阿片类药物使用的躯体后果、家庭问题、法律后果以及职业和财务问题。也应评估过量使用酒精和其他药物情况。这些问题的频繁出现,表明心理社会服务在满足患者需求和改善治疗效果方面的关键作用。

93.9 心理治疗方法和辅助措施

目前有几种提供心理社会服务的形式,但很少有研究数据显示与药物治疗相结合时哪种治疗效果更好[16-17]。自助小组[例如 12 步互助会(AA 或 NA)]对某些患者有益,应视为心理社会支持的一种辅助形式。12 步互助会的替代方法包括自我管理和康复培训(self-management and recovery training,SMART)、康复和审核管理(recovery and moderation management,MM)、理性恢复(rational recovery,RR)和世俗清醒组织(Secular Organization for Sobriety,SOS)。但是,12 步戒毒互助会可能不赞同继续使用治疗药物,这可能会阻碍患者坚持用药。

除自助团体外,针对家庭和夫妻问题、并存的心理困扰以及职业或其他社会问题的心理治疗也可以帮助患者。认知行为疗法（cognitive behavioural therapy，CBT）可以帮助患者识别复发的危险因素，并帮助患者掌握更适当的应对技巧[18,19]。

任何药物治疗的重点都是让患者参与并坚持治疗。动机增强疗法（motivational enhancement therapy，MET）旨在帮助激发人们参与促进健康的新行为。有研究表明，这种方法有助于解决尼古丁和酒精使用障碍。

MET衍生了一种新的方法，但须与医学治疗相结合。BRENDA方法旨在帮助维持治疗和提高服药依从性，并且各个领域的医疗保健专业人员都可实施。BRENDA方法易于学习，包含医务人员为每位患者提供的6个核心组成部分，包括生物-心理-社会评价、向患者报告评估结果、共情、由患者和治疗提供者共同商讨具体的需求（如治疗）、面对面患者咨询以及评估患者对建议的反应，并在需要时调整治疗[20]。

93.10 结论

虽然阿片类药物已呈流行态势，但人们正逐渐注意到要避免将自己置于阿片类药物滥用的危险之中，对于患有阿片类药物使用障碍的人，有多种有效的治疗方法。医疗保健专业人员更加谨慎地为患者开出适量的阿片类药物，并仔细监测这些患者，尤其是有成瘾危险的患者。了解患者何时从适当使用过渡到阿片类药物使用障碍，可以确定哪些人可以从3种不同的治疗方法中受益。增加心理社会支持可解决阿片类药物使用障碍合并的医学和心理社会并发症，并促进患者全面康复。最后，综合的医学和心理社会计划可以通过提高治疗的参与度、依从性和保留率来帮助提高治疗的有效性。

临床应用

实施要点

评估

- 阿片类药物的滥用、转移和成瘾，尤其是在慢性疼痛患者中
- 过量使用阿片类药物的医学和心理社会后果
- 阿片耐受和戒断症状
- 合并焦虑症和情绪障碍
- 对医学和心理社会治疗的兴趣
- 坚持治疗建议

协助

- 了解适当使用阿片类药物治疗疼痛与阿片类药物使用障碍之间的区别
- 讨论各种医疗方法的优缺点

- 开处方和监测药物是否适当
- 转诊进行自助和心理咨询
- 结合患者需求监控治疗进展

安排

- 其他医疗保健专业人员和自助小组的清单，以制订合作的照护计划
- 适时转诊给成瘾专家
- 酌情转诊给心理学家或精神科医师

（Joseph R.Volpicelli, MD　冯雪　译　王鹏　校）

参考文献

1. Dowell, D., et al., Contribution of opioid-involved poisoning to the change in life expectancy in the United States, 2000-2015. *JAMA*, 2017. **318**(11): pp. 1065–7.
2. Ahmad F.B., L.M.Rossen, M.R. Spencer, M. Warner M., P. Sutton, Provisional drug overdose death counts. National Center for Health Statistics. 2018.
3. Sun, E.C., et al., Association between concurrent use of prescription opioids and benzodiazepines and overdose: retrospective analysis. *BMJ*, 2017. **356**: p. j760.
4. Fleming, M.F., J. Davis, and S.D. Passik, Reported lifetime aberrant drug-taking behaviors are predictive of current substance use and mental health problems in primary care patients. *Pain Med*, 2008. **9**(8): pp. 1098–106.
5. Lander, J., Fallacies and phobias about addiction and pain. *Br J Addict*, 1990. **85**(6): pp. 803–9.
6. Ballantyne, J.C. and J. Mao, Opioid therapy for chronic pain. *N Engl J Med*, 2003. **349**(20): pp. 1943–53.
7. Compton, W.M. and N.D. Volkow, Abuse of prescription drugs and the risk of addiction. *Drug Alcohol Depend*, 2006. **83 Suppl 1**: pp. S4–7.
8. Butler, S.F., et al., Validation of a screener and opioid assessment measure for patients with chronic pain. *Pain*, 2004. **112**(1–2): pp. 65–75.
9. Butler, S.F., et al., Cross-validation of a screener to predict opioid misuse in chronic pain patients (SOAPP-R). *J Addict Med*, 2009. **3**(2): pp. 66–73.
10. O'Brien, C., Addiction and dependence in DSM-V. *Addiction*, 2011. **106**(5): pp. 866–7.
11. Ockert, D.M., et al., A nonopioid procedure for outpatient opioid detoxification. *J Addict Med*, 2011. 5(2): pp. 110–4.
12. Sigmon, S.C., et al., Opioid detoxification and naltrexone induction strategies: recommendations for clinical practice. *Am J Drug Alcohol Abuse*, 2012. **38**(3): pp. 187–99.
13. Handelsman, L., et al., Two new rating scales for opiate withdrawal. *Am J Drug Alcohol Abuse*, 1987. **13**(3): pp. 293–308.
14. Tompkins, D.A., et al., Concurrent validation of the Clinical Opiate Withdrawal Scale (COWS) and single-item indices against the Clinical Institute Narcotic Assessment (CINA) opioid withdrawal instrument. *Drug Alcohol Depend*, 2009. **105**(1–2): pp. 154–9.
15. McLellan, A.T., et al., The effects of psychosocial services in substance abuse treatment. *JAMA*, 1993. **269**(15): pp. 1953–9.
16. Woody, G.E., et al., Psychotherapy and counseling for methadone-maintained opiate addicts: results of research studies. *NIDA Res Monogr*, 1990. **104**: pp. 9–23.
17. Luborsky, L., B. Singer, and L. Luborsky, Comparative studies of psychotherapies. Is it true that "everywon has one and all must have prizes"? *Arch Gen Psychiatry*, 1975. **32**(8): pp. 995–1008.
18. Fiellin, D.A., et al., A randomized trial of cognitive behavioral therapy in primary care-based buprenorphine. *Am J Med*, 2013. **126**(1): pp. 74 e11–7.
19. Pan, S., et al., Efficacy of cognitive behavioral therapy on opiate use and retention in methadone maintenance treatment in China: a randomised trial. *PLoS One*, 2015. **10**(6): p. e0127598.
20. Starosta, A.N., R.F. Leeman, and J.R. Volpicelli, The BRENDA model: integrating psychosocial treatment and pharmacotherapy for the treatment of alcohol use disorders. *J Psychiatr Pract*, 2006. **12**(2): pp. 80–9.

第 94 章 大麻使用障碍及治疗

编者注:《中华人民共和国治安管理法》规定,吸食、注射毒品的,对当事人给予治安管理处罚。大麻是毒品的一种,故吸食大麻,将给予相应的治安管理处罚。

目录

要点／1415

94.1 简介／1415

94.2 **大麻使用相关的危害和风险**／1415

94.2.1 产前暴露／1415

94.2.2 童年暴露／1415

94.2.3 青少年暴露／1416

94.2.4 成人暴露／1416

94.2.4.1 总体死亡率和过量用药致死／1416

94.2.4.2 大麻使用障碍／1416

94.2.4.3 大麻戒断／1417

94.2.4.4 精神疾病并发症／1418

94.3 **临床意义**／1418

94.3.1 大麻使用障碍的筛查和评估／1418

94.3.1.1 大麻使用障碍的筛查／1419

94.3.1.2 大麻使用障碍的评估／1420

94.3.2 大麻使用障碍的治疗／1420

94.3.2.1 心理干预／1421

94.3.2.2 药物干预／1421

94.3.3 大麻镇痛／1421

94.3.4 大麻治疗精神疾病／1422

94.3.5 怀孕期间使用大麻／1423

94.4 **结论**／1423

临床应用／1423

参考文献／1424

要 点

- 大麻是美国最常用的精神活性药物。
- 医疗用途的大麻合法化,导致大麻的可获得性和可接受性增加。
- 大麻效价、成人使用大麻、大麻使用有关的问题,以及大麻使用障碍的诊断正在增加。
- 医疗保健提供者、政策制定者和普通大众需要意识到在整个生命周期中与大麻暴露有关的重大危害和风险,以避免潜在的不良使用后果。

94.1 简介

大麻是美国最常用的精神活性药物,据报告,每个月约有9%的12岁以上人群使用大麻[1]。州法律对医疗性和娱乐性大麻合法化的更改与公众对于使用大麻的认知度的变化相吻合。越来越多的成人和青少年认为大麻是无害的[2,3],尽管有些人可以正确使用大麻,但大麻使用仍然存在巨大的风险[4]。大麻使用合法化的一个主要问题是,大麻的可获得性和可接受性可能导致使用量增加和使用的不良后果[5,6]。事实上,有证据表明,全美国的大麻效价[7]、成人使用量[2,3,8-10]和大麻使用障碍(cannabis use disorder,CUD)的诊断数有所增加[9,11-14],目前有20%~30%的大麻使用者符合大麻使用障碍的诊断标准[15]。因此,医疗保健提供者应充分了解与大麻使用相关的身体、精神和心理社会问题,以及这些问题对临床实践的影响。本章概述了包括大麻使用障碍在内的与大麻使用相关的危害和风险,以及筛查、评估和治疗大麻使用障碍的建议。

94.2 大麻使用相关的危害和风险

94.2.1 产前暴露

在美国,大麻是怀孕期间常用的药物,有证据表明,孕妇在怀孕期间的大麻使用量正在增加[16,17]。媒体报道表明,许多女性认为大麻是整个怀孕期间都可使用的天然、安全药物[18]。尽管关于大麻对产前发育影响的研究有限,有证据表明其中存在着令人关注的问题。产前大麻暴露的潜在风险包括贫血、低体重儿、新生儿需要重症监护[19]、额叶皮质厚度增加[20],以及儿童期的执行功能受损[21]。为了避免使用大麻,美国大学医学院妇产科医师建议,告知所有孕妇和打算怀孕的女性,产前使用大麻具有潜在风险[22]。

94.2.2 童年暴露

大麻的娱乐性使用通常从青春期开始,而不是在儿童期。实际上,2016年美国监测未来研究发现,八年级学生使用大麻的比例仅为5.4%[23]。因此,儿童期的大麻暴露往往是无意中食用大麻或大麻制品导致的。儿童期大麻暴露导致的急性症状包括:嗜睡、共济失调、头晕和呼吸抑制[24]。儿童意外接触大麻后需要紧急护理,尤其是在大麻使用合法的州,这种情况正在增加[24]。

94.2.3 青少年暴露

人们对青春期使用大麻存在许多担忧,主要集中在大脑发育[25-27]、教育成果[28]、认知和智商[29]、生活满意度和成就[30],以及成瘾问题等方面[31,32]。因为有诸多潜在原因会导致大麻接触并造成这些后果,因此关于大麻的早期使用和后期损害的研究并不是无可置疑的[24]。但这些研究表明,应该防止未满21岁的青少年早期使用大麻,或将大麻用于非法用途。需要注意,即使在允许成人食用大麻的州也应如此,因为在所有州中,21岁以下的年轻人食用大麻都是非法的。同时,青少年脑认知发展研究[33]在儿童开始使用大麻之前就进行了广泛的神经认知和脑成像研究,并在10年期间重复评估使用和不使用大麻的个体,以便彻底调查大麻的早期使用情况与神经认知发育及其他发育结果之间的关系。

94.2.4 成人暴露

94.2.4.1 总体死亡率和过量用药致死

许多研究集中在大麻使用与总死亡率之间的关系上。虽然没有因过量使用大麻致死的案例,但有证据表明[34,35],大麻主要的活性成分 Δ-9-四氢大麻酚(Δ-9-tetrahydrocannabinol,THC)会损害运动和认知功能,威胁行车安全[36,37]:使用大麻后人驾驶时的受伤和致死风险都增加了[35]。已证明大麻的使用会大大增加致命性和非致命性机动车事故的风险[24,37-40]。法规禁止在受到大麻影响时驾驶。但不同于可以使用简单可靠的测试和设备检测酒后驾驶(例如路边呼吸分析仪测试),确定驾驶员是否因使用大麻而受损是很复杂的。即使可以在血液、血浆、口腔液和尿液中检出大麻[41,42],但检测结果并不一定能说明是急性大麻中毒,就像血液酒精含量(blood alcohol content,BAC)一样。而且,目前尚未开发出类似于呼吸分析仪的方法以进行广泛的大麻测试。目前已经引入了各种针对大麻的路边测试方法,包括:生物学测试和行为学测试,以帮助检测和预防与大麻有关的驾驶风险[43]。

94.2.4.2 大麻使用障碍

美国精神病学协会《精神疾病诊断和统计手册》第五版(*Diagnostic and Statistical Manual of Mental Disorders*,DSM-5)提供了物质使用障碍(substance use disorders,SUD)诊断的标准[44]。在2013年 *DSM-5* 出版之前,《精神障碍诊断与统计手册》第四版(*DSM-4*)介绍了2种物质使用障碍:依赖和滥用[45]。尽管 SUD 诊断目前是基于 *DSM-5* 标准,但大量研究仍是使用 *DSM-4* 进行的。许多研究分析了 *DSM-4* 中依赖和滥用这2种诊断之间的区别。结果一致表明,依赖和滥用构成了一个简单的一维结构[46]。如表94-2-1所示,大多数 *DSM-4* 中依赖和滥用的标准在 *DSM-5* 中被合并。此外,*DSM-5* 删除了 *DSM-4* 中的法律问题标准,并增加了渴求和戒断大麻的标准(表94-2-2)[46]。*DSM-5* CUD 的标准是,大麻使用者在11条 *DSM-5* 症状标准中符合2条及以上。此外,基于 SUD 标准由单一结构构成,*DSM-5* SUD 诊断也按严重程度分类[44]:其中符合2~3条标准的程度为轻度;4~5条的程度为中等;符合6条或以上的程度为严重。

25年前进行的研究表明,大麻使用者很少形成依赖[47],这就产生了当今普遍存在的误解:大麻使用者中发生大麻使用障碍的风险很低[48]。然而,美国最近的数据表明,大约1/5的大麻使用者一生中会达到 DSM-5 CUD 的标准,其中 23% 被认为是症状严重的[49]。因此,发生大麻使用障碍的风险是临床上的重大问题。大麻的使用显然是大麻使用障碍发生的前因,但就因果关系而言,大麻使用障碍的病因要比单纯使用大麻复杂得多[50-53]。遗传[54]和环境因素都对大麻使用障碍有影响。药物使用的社会生态模型表明[55-58],环境因素(如某种药物的可获得性增加)使大麻使用常态化,降低了可感知的风险。这些环境因素导致某种药物总体使用量的增加,也可能导致重度使用的例子变多,造成大麻使用障碍的风险上升。

表 94-2-1　大麻使用障碍(CUD)的 DSM-4 和 DSM-5 标准

	DSM-4 滥用 a	DSM-4 依赖 b	DSM-5 c CUDc
危险使用(例如在影响下驾驶)	X		X
与使用相关的社会/人际关系问题	X		X
不经意间使用	X		X
法律问题	X		
戒断			X
耐受程度		X	X
大量使用/比预期更长		X	X
反复尝试退出/控制使用		X	X
花很多时间使用		X	X
与使用有关的身体/心理问题		X	X
放弃使用大麻的表现		X	X
渴望 d			X

注:a. 在 12 个月内达到 1 个或多个条件;b. 在 12 个月内达到 3 个或更多条件;c. 在 12 个月内达到 2 个或更多条件;d. DSM-5 中增加的标准。

表 94-2-2　DSM-5 大麻的戒断反应

编号	条目
1	停止长期大量使用大麻(即至少几个月内每天或几乎每天使用
2	停止长期大量使用后的 1 个星期内,出现以下 3 种或多种症状。　a. 烦躁、愤怒、有攻击性　b. 神经质或焦虑　c. 睡眠困难(如失眠、噩梦)　d. 食欲减退或体重减轻　e. 躁动不安　f. 情绪低落　g. 存在由下列症状引起的不适:腹痛、颤抖/震颤、出汗、发热、发冷、头痛　h. 症状在社交、职业或其他重要功能领域引起重大困扰或损害
3	症状不是由其他的医学问题或身体疾病(如中毒或症状转移)导致的。
4	症状不是由于其他医学状况或精神障碍引起的,包括其他药物的中毒或戒断

94.2.4.3　大麻戒断

大麻戒断定义为长时间停止使用大麻后出现表 94-2-2 中的 3 种或以上症状[44]。由于在 DSM-4 发布时(1994 年)对大麻戒断的研究有限,因此没有将大麻戒断列为大麻依赖的标准。但是,自从 DSM-4 发表以来,潜伏期研究[59-62]、临床研究[59,60,62-67]和流行病学研究[63,67]逐渐明确了停止使用大麻后的大麻戒断综合征。其他发现表明,大麻戒断综合征在戒断后的第 1 周尤其强烈,持续时间可长达 1 个月[35,59,68-71]。在普通人群中,多达 1/3 的轻度大麻使用者[63,64-67]和 50%~95% 的重度使用者[59,66,72,73]报告了大麻戒断综合征。在病因学方面,大麻戒断综合征是中度遗传的[74],并与遗传和环境因素有关。与其他常用药物(如酒精、阿片类药物)的戒断反应被广泛比较[75],医疗保健提供者和公众缺乏对大麻戒断综合征了解[76]。大麻戒断会导致情绪低落[77],由此导致使用大麻或其他药物缓解戒断症状。此外,有戒断综合征的使用者戒断时往往更加困难[59,73,78],或是治疗效果更差[66,72,77,79]。大麻戒断综合征与抑郁症或焦虑症的症状有重叠,但许多专业人士或公众并不知道大麻戒断综合征。当大麻被用于治疗焦虑或抑郁症状时,无意中大麻戒断综合征就成了困扰患者的长期问题。因此,临床上应当关注吸食大麻者持续抑郁、焦虑的症状。

94.2.4.4 精神疾病并发症

研究表明,大麻使用障碍与其他药物和精神障碍密切相关,包括酒精和尼古丁使用障碍、情绪障碍、焦虑、人格障碍和创伤后应激障碍等[49,80]。此外,参照 DSM-5 对大麻使用障碍严重程度的定义,随着大麻使用障碍严重程度的增加,与精神疾病的关联性也会增加[49]。但是,大麻使用障碍与精神疾病并发症之间是否存在因果关系尚不清楚[81]。

大麻使用和大麻使用障碍可能导致情绪障碍或焦虑,而情绪障碍和焦虑反过来也会导致大麻使用和大麻使用障碍。大麻使用障碍、情绪障碍和焦虑都可由常见原因引起。一项前瞻性研究的结果表明,大麻使用可预测其他物质使用障碍的发生率,但不能预测情绪障碍和焦虑的发生率[82]。而遗传研究表明,风险基因是大麻使用障碍和严重抑郁症发生共同的基础[53,83,84],大麻使用障碍可能造成重度抑郁症[85]。吸食大麻和大麻使用障碍与情绪障碍和焦虑之间的关系仍然存在争议。

大麻的使用和大麻使用障碍与精神疾病也密切相关[12]。大麻的使用可能会增加患精神分裂症的风险,使用大麻的剂量越多,风险就越大[24]。有亚临床精神病症状或精神疾病遗传风险和神经系统功能受损的人有超高患病风险(ultra-high-risk,UHR)。他们比非吸食大麻者有更高的大麻使用率和大麻使用障碍发生率,以及更高的精神疾病症状(如异常的感觉、思想或行为)发生率[86]。长期的前瞻性研究用于确定大麻使用与精神疾病之间是否存在因果关系,这些研究可以明确大麻使用和精神疾病发作的时间顺序。一些研究发现大麻使用与精神疾病症状发展之间存在因果关系[28,87,88];另外一些研究发现,大麻使用障碍可用于预测精神疾病发病[89]。尽管大麻与精神疾病之间的关系仍有争论[90],但吸食大麻(尤其是大量吸食)已经被认为是影响精神疾病发展的后天危险因素之一[91]。此外,在不断变化的法律环境中,人们对与提高大麻效价有关的高风险也十分关注[88-90]。随着美国继续合法生产、销售更强效的大麻[92],公众需要了解大麻使用相关的风险,同时还需要进一步研究大麻与精神疾病之间的关系。

大麻和尼古丁使用障碍之间的关联也应引起注意,原因如下:吸入是这 2 种药物的最常见的使用途径,而大麻和尼古丁一起使用可增强大麻的作用[93-95]。尽管尚未显示大麻与肺癌发病率增加相关,但同时吸食大麻和烟草的人比仅使用大麻或烟草的人具有更高的呼吸窘迫风险[97]。大麻和烟草使用障碍同时发生可能与遗传因素、同伴影响、可用性及社会环境等因素有关[96]。

94.3 临床意义

94.3.1 大麻使用障碍的筛查和评估

筛查和评估在大麻使用障碍的检测、评估和治疗中起着重要作用。筛查旨在找出可能面临或目前存在使用障碍的大麻使用者。筛查结果为有风险的患者需进一步的评估,以确定其大麻障碍的严重程度并给予治疗建议。

94.3.1.1 大麻使用障碍的筛查

在非精神卫生护理的场所(如初级保健机构、急诊部门)应筛查所有患者的大麻使用情况,筛选出其中具有大麻相关风险最高的患者(如青少年、并发精神疾病或大麻滥用的患者)以及因使用大麻导致精神问题(如情绪障碍、精神疾病)的患者[98]。在精神卫生领域,所有患者通常都要进行药物使用和SUD评估,通过简短的自我报告或生物学测试就可以筛查患者的大麻使用情况。

简短的自我报告是一种经济且有效的大麻筛查手段。通过自我报告进行筛查时,最好使用简短、简单的问题。为达到预期效果,在设定问题后应验证其有效性。为了提高筛查的可靠性,简短的筛查措施需要设定其敏感度和特异度的临界值,这样可以有效识别出大麻相关风险的人,进而对他们进一步诊断[99]。有研究表明,在承认大麻使用不会导致不良后果(如刑事指控)时,大麻使用的自我报告会相当准确[100]。但是,自我报告的敏感度通常低于生物学测试[101-103]。表94-3-1展示了一种常用的筛选大麻使用情况及大麻相关问题的自我报告。

表94-3-1 大麻使用障碍筛查和评估工具

	年龄段	大体时间	模式	介绍
时间轴回顾方法[104]	青少年和成人	上周-过去2年	临床医师实施;自我实施	使用情况(如每天吸烟的只数、使用的天数或已用%天)
依赖性严重程度表[105,106]	青少年和成人	过去1年	自我实施	5点量表,用于评估心理依赖的严重程度(如担心使用大麻、停止使用大麻的愿望)
酒、烟和药物参与筛选测试[107]	成人	过去3个月	临床医师实施	8项量表,用于评估使用模式和与使用有关的问题(例如,由于使用大麻而导致的健康、社会、法律或经济问题,控制/戒断大麻使用的失败尝试)
大麻问题量表[108]	成人	终身	自我实施	19个项目的量表,用于评估使用模式和与使用相关的问题
大麻吸食史问卷[109]	年轻人	终身	自我实施	评估使用模式和与使用相关的问题的21个项目的量表
大麻问题问卷[110]	成人	过去3个月	临床医师实施	评估使用相关问题的53项问卷
大麻滥用筛查测试[111]	青少年	终身	临床医师实施;自我实施	筛选出与使用相关的问题的6个项目
大麻使用障碍识别测试-修订[112]	青少年和成人	过去6个月	自我实施	筛选8个项目的使用相关问题
大麻使用问题识别测试[113]	青少年和成人	过去1年	自我实施	筛查与使用相关的问题的16个项目
大麻筛选清单[114]	成人	终身	自我实施	筛选与使用相关的问题的31个项目
大麻后果问卷[115]	年轻人	过去6个月	自我实施	50项问卷,评估与使用相关的问题
大麻问题问卷[116]	成人	过去3个月	临床医师实施	评估使用相关问题的53项问卷
大麻戒断清单[117]	成人	最近戒烟期	自我实施	15个项目的规模来筛查大麻戒断症状

续表

	年龄段	大体时间	模式	介绍
大麻预期问卷[118]	成人	当前	自我实施	45项问卷调查,以评估阳性和阴性大麻使用结果的预期
大麻渴望问卷[119]	成人	当前	自我实施	评估渴望的45项问卷
大麻戒断问卷[59]	成人	终身	自我实施	176项问卷,以评估大麻的使用、与使用相关的问题、戒烟经历和渴望

如果方式得当(如在样品采集现场),对生物样本(如尿液、头发、唾液、血液)进行药物测试得到的结果,用于说明最近的大麻使用情况,是十分客观的。排除技术问题后,其灵敏度几乎为100%[101]。但是,大麻可以在末次使用后数周内检测到[120],尤其是在长期使用者中,这使得生物学测试并不能揭示大麻相关的问题[121]或大麻使用障碍。此外,生物学测试比自我报告的检测更加耗时、具有侵入性且更昂贵,因此仅用于筛查高风险人群(如正在接受精神疾病或其他药物滥用治疗的患者、就职于安全-敏感工作场所的员工等)。

94.3.1.2 大麻使用障碍的评估

自我报告筛查或生物学测试的结果为大麻使用障碍阳性后,应彻底审查患者的病史并对其进行体格检查,以确定使用大麻带来的医疗风险和后果。与筛查相比,评估可以识别出大麻相关风险较高的患者。评估是一个更漫长且复杂的过程,评估的目的在于进行诊断并选择治疗方案。全面的评估需要确定患者使用大麻的类型、数量、频率和后果,了解患者对使用的感知和改变的意愿,明确是否有其他药物使用或精神疾病,问清药物使用问题的家族史以及评估患者所处的社会因素是否会影响大麻使用。如果患者的使用情况、症状和功能障碍符合 DSM-5 诊断标准中的阈值,则诊断为 DSM-5 CUD。如表94-3-1所示,目前已经开发出了许多有效且可靠的量表和问卷以量化使用量,用以评估 DSM-5 CUD[122]。

94.3.2 大麻使用障碍的治疗

大麻使用障碍需要后续的治疗。一般而言,对于药物滥用疾病的治疗很少,特别是对大麻使用障碍的治疗更是十分罕见。在诊断为当前和终身 DSM-5 CUD 的人群中,分别只有7.2%和13.7%的人接受了专门针对大麻问题的干预措施[49]。此外,关于成人大麻使用的问题逐渐增多,但接受大麻治疗的患者比例从2003年以来并未发生过变化[123]。在美国普通人群中,对大麻使用障碍的治疗仍然严重不足。

美国预防服务工作组建议对包括药物使用在内的健康风险行为进行筛查。筛查使用筛查-干预-转诊模型(screening brief intervention and referral to treatment, SBIRT)。该模型通过进行行为咨询发现并减少不当的药物使用[124]。SBIRT模型已经应用在饮酒风险患者的初级保健得中[125],但该模型对其他药物使用的有效性尚不明确[126]。虽然如此,对初级保健和其他非精神疾病患者中大麻的使用情况进行筛查是有必要的。对于筛查结果导出的有大麻相关风险的人群,应使其了解大麻使用危害,在必要时转诊和使用特殊药物进行治疗。

大麻使用障碍的治疗通常在门诊进行,但如果患者有急性精神疾病、自杀倾向,或并发其他物质使用障碍、精神疾病,则需要住院治疗。有证据表明,对大麻使用障碍进行心理社会干预最为有效,而药物治疗试验的效果不一致[127,128]。

94.3.2.1 心理干预

最有效的心理干预措施包括:提高患者对使用大麻负面结果的认识、减少患者使用大麻的动机、管理负面感觉、提高社交能力、提供社会支持及发挥人际功能[128]。随机临床试验显示单独或组合使用认知行为疗法(cognitive behavioral therapy,CBT)、动机访谈(motivational interviewing,MI)、动机增强疗法(motivation enhancement therapy,MET)都十分有效[128]。

CBT是一种心理治疗方法,该方法首先须找出促进药物使用的外部因素,然后指导患者如何应对,用健康的思想和行为替代了不健康的思想和行为。研究表明,CBT在减少大麻使用方面特别有效,哪怕只经过一次CBT培训也可以帮助有大麻使用障碍的人逐渐戒断大麻[129,130]。

动机访谈(MI)是一种以患者为中心的指导性心理治疗方法。它通过共情、咨询的方式帮助个人解决矛盾情绪并减少药物使用的动机。动机增强疗法(MET)将MI、对象个性化反馈和药物使用指导结合在一起[128]。有证据表明,MET减少了大麻的使用,减轻了大麻使用障碍的严重程度[128,131]。

CBT和MET的结合通常比单独使用CBT或MET更有效[128]。此外,应急管理使用行为强化技术(如代金券激励),可提高治疗依从性从而帮助戒断。研究发现,应急管理合并使用CBT或MET,可有效地减少大麻的使用[128,132]。尽管单独的应急变管理通常可以有效地减少其他药物使用的失调,但尚无证据显示应急管理用于治疗大麻使用障碍[133-135]。

缺乏结构性心理治疗的大麻使用障碍患者,可能会从药物咨询或匿名互助会之类的互助小组中获益。药物或成瘾咨询包括个人和团体心理治疗的方式,通过实际实例来教育患者,告知患者药物使用以及健康风险,并向患者提供建议,以此减少药物的使用[128]。成瘾互助小组旨在帮助个人实现并维持戒断。根据戒酒匿名会的12步原则,戒除大麻匿名会取得了长足的发展,他们不收取会员费用,患者可以免费参加活动。

94.3.2.2 药物干预

目前,美国食品药品监督管理局(Food and Drug Administration,FDA)尚未批准任何治疗大麻使用障碍的药物。N-乙酰半胱氨酸和加巴喷丁在临床试验中被证实可以治疗大麻使用障碍,而其他药物(如抗抑郁药、抗惊厥药)则表现出不一致或阴性结果[127,136]。

激动剂替代治疗对阿片类药物使用障碍和烟草使用障碍非常有效,但在治疗大麻使用障碍时收效甚微。停用大麻导致的戒断症状(表94-3-1),对重新使用大麻起到负性强化作用。有证据表明,合成的四氢大麻酚可减少戒断症状并改善治疗效果,但不会减少之后的大麻使用量[61,137,138]。

94.3.3 大麻镇痛

慢性疼痛在美国成人中非常普遍[139-142]。尽管没有依据,但阿片类药物已成为广泛使用的镇痛处方[143,144,145]。使用阿片类药物的严重风险[144,145]包括:依赖性、成瘾、转变成服用海洛因和过量服用等[146-148]。阿片类药物已经成为美国的公共卫生危机。因此，人们呼吁用医用大麻代替阿片类药物[149]，因为大麻具有镇痛[150]、过量不易致死[151]的优势。许多患者使用大麻来缓解疼痛，有些用大麻作为阿片类处方药的部分或完全替代药物[152-157]，但仍有患者继续使用甚至滥用阿片类药物。有证据表明，无论该地区有没有医用大麻相关的法律（medical marijuana laws，MMLs），人们都会用大麻来缓解疼痛[158]。此外，MMLs 的颁布降低了阿片类药物的使用率[159,160]、阿片类药物使用障碍的住院率[161,162]、阿片类药物过量使用率[163,164]和阿片类药物致死的数量[165]。但是，最近的一篇综述表明，植物大麻是治疗慢性疼痛有效药物的证据不足[166]，医用大麻存在导致认知功能障碍、运动障碍[167]、副作用和缺乏标准配方等问题[168]。此外，一项大规模的随访研究显示，受疼痛困扰的成人中，使用大麻的人 3 年后使用阿片类药物的可能性更高[169]。由此可见，将医用大麻作为解决阿片类药物危机的方案并没有得到普遍的支持。越来越多的人担心，过度依赖医用大麻会导致普通人群出现更多的药品问题[169-172]。因此，这个问题目前尚在争论中，需要更进一步的研究。同时，尽管使用大麻过程中过量致死或过渡到海洛因的风险较低，但医疗保健提供者应告知患者大麻并非完全没有风险。使用大麻也可能产生副作用，导致不良健康后果。

94.3.4　大麻治疗精神疾病

尚无证据表明大麻在治疗抑郁症或焦虑症中的功效[24,150,173]。然而，个体和非正式的证据表明，大麻可以有效缓解抑郁和焦虑症状[174,175]，如广告可能会增强人们认为大麻能有效改善情绪或焦虑症的印象（例如绿色氟西汀[176,177]）。许多使用医用大麻的患者就是为了缓解这些症状[156,157,173,178-181]。但是，当被问及症状的实际缓解情况时，只有不到一半的患者症状有得到缓解[179]，而其他人则报告焦虑症状因为大麻戒断再次出现[182]，这提示焦虑症状可能是由于大麻戒断所致[173]。如表 94-2-2 所示，大麻戒断的几种症状与抑郁和焦虑症状重叠。如上所述，个体使用大麻可能会短期缓解抑郁和焦虑症状，但没有意识到会使戒断问题长期存在并对抑郁症病程产生不利影响[183]。此外，一些研究表明，MMLs 的颁布与抗焦虑药和抗抑郁药处方不足有关[159,160]。大麻戒断症状与抑郁或焦虑症之间有重叠，而使用大麻可以缓解戒断症状，所以大麻可用于治疗抑郁症和焦虑症。但有证据表明，大麻在抑郁症和焦虑症的治疗中并无效果[24,150,173]，用大麻替代 FDA 批准的药物是令人担忧的。临床医师在治疗年轻患者或有精神疾病症状的患者时，应观察患者是否会因为使用大麻或戒断大麻导致持续的抑郁或焦虑症状。有些患者不相信大麻不能缓解症状，而是会引起并加重其症状这一事实。这时，带着共情和患者礼貌地讨论，再让患者进行自我监控，可能会改变他的想法。停止使用一段时间就可以确定抑郁症或焦虑症是否与大麻的停用有关。

一些证据表明，大麻对创伤后应激障碍（post-traumatic stress disorder，PTSD）的治疗有不利影响[184]。但另有研究表明，合成的口服大麻素在某些方面有助于 PTSD 治疗[90]。美国目前有 21 个州授权可以用医用大麻治疗 PTSD。

使用大麻被认为是发展成精神疾病的危险因素，而这一危险因素是可以避免的，因此医疗保健提供者应告知有精神疾病家族史或潜在症状的儿童和青少年这种危险，强烈建议他们不要使用大麻[91]。

94.3.5　怀孕期间使用大麻

根据美国妇产科学院的建议[22],医疗保健提供者应向所有正在怀孕或有怀孕意向的女性告知产前使用大麻的潜在风险,防止其使用大麻。

94.4　结论

随着对大麻使用的态度逐渐开放、大麻合法化且大麻使用逐渐流行,医疗保健提供者、政策制定者和大众需要认识到大麻使用的风险。临床医师应该对所有患者进行大麻使用和大麻相关问题的筛查和评估,将使用大麻的潜在不良后果告知大麻使用者,并请患有大麻使用障碍的患者转诊接受治疗。此外,还需要进一步研究以实现以下目标。

- 在不断变化的法律和社会环境中,确定与大麻有关的不良后果的风险因素,并确定此类风险因素的变化。
- 进一步开发筛查和评估工具,以检测大麻的使用和与大麻有关的问题,包括大麻使用障碍。
- 提供有效干预的信息,提高人群对大麻风险的认知并减少大麻的使用,特别是在产生不良后果的人群中。
- 了解大麻使用与认知功能之间的关系,了解大麻戒断与精神疾病、阿片类药物使用及大麻法律(用于医疗或娱乐)之间的关系,了解怀孕期间使用大麻的产后结局。

尽管已经对大麻、大麻的使用及其后果了解很多,但仍需要进一步研究以扩大临床护理的证据基础,以期在迅速发展的社会和法律环境中预防与大麻有关的不良后果。

临床应用

- 医疗保健提供者应对所有患者进行大麻使用和大麻相关问题的筛查和评估,告知大麻使用者使用大麻的潜在不良后果,并将患有大麻使用障碍的患者转诊治疗。
- 对大麻使用风险较高的患者(如青少年、患有并发性精神疾病或药物滥用的人)和因使用大麻而引起并加剧精神疾病症状(如情绪障碍、焦虑症等)的患者,医疗保健提供者应评估其大麻使用情况,并更频繁地告知其潜在风险。
- 应告知使用大麻缓解疼痛的患者,大麻并非完全没有风险,应密切监测其不良健康结局。
- 应告知所有孕妇和有怀孕意向的女性,使用大麻存在潜在风险,应避免产前使用大麻。

(Christina Aivadyan, MS and Deborah Hasin, PhD 著　冯雪 译　林行 校)

参考文献

1. Substance Abuse and Mental Health Services Administration. *Key substance use and mental health indicators in the United States: Results from the 2016 National Survey on Drug Use and Health*. Rockville, MD: Center for Behavioral Health Statistics and Quality, Substance Abuse and Mental Health Services Administration; 2017. Retrieved from: https://www.samhsa.gov/data/.
2. Compton WM, Han B, Jones CM, Blanco C, Hughes A. Marijuana use and use disorders in adults in the USA, 2002–14: analysis of annual cross-sectional surveys. *Lancet Psychiatry*. 2016;3(10):954–964.
3. Azofeifa A, Mattson ME, Schauer G, McAfee T, Grant A, Lyerla R. National estimates of marijuana use and related indicators - National Survey on Drug Use and Health, United States, 2002–2014. *MMWR Surveill Summ*. 2016;65(11):1–28.
4. Fischer B, Russel C, Sabioni P, et al. Lower-risk cannabis use guidelines: a comprehensive update of evidence and recommendations. *Am J Public Health*. 2017;107(8):1277.
5. Pacula RL, Powell D, Heaton P, Sevigny EL. Assessing the effects of medical marijuana laws on marijuana use: the devil is in the details. *J Policy Anal Manage*. 2015;34(1):7–31.
6. Wen H, Hockenberry JM, Cummings JR. The effect of medical marijuana laws on adolescent and adult use of marijuana, alcohol, and other substances. *J Health Econ*. 2015;42:64–80.
7. ElSohly MA, Mehmedic Z, Foster S, Gon C, Chandra S, Church JC. Changes in cannabis potency over the last 2 decades (1995–2014): analysis of current data in the United States. *Biol Psychiatry*. 2016;79(7):613–619.
8. Carliner H, Mauro PM, Brown QL, et al. The widening gender gap in marijuana use prevalence in the U.S. during a period of economic change, 2002–2014. *Drug Alcohol Depend*. 2017;170:51–58.
9. Hasin DS, Saha TD, Kerridge BT, et al. Prevalence of marijuana use disorders in the United States between 2001–2002 and 2012–2013. *JAMA Psychiatry*. 2015;72(12):1235–1242.
10. Kerr W, Lui C, Ye Y. Trends and age, period and cohort effects for marijuana use prevalence in the 1984–2015 US National Alcohol Surveys. *Addiction*. 2017.
11. Gubatan J, Staller K, Barshop K, Kuo B. Cannabis abuse is increasing and associated with increased emergency department utilization in gastroenterology patients. *Dig Dis Sci*. 2016;61(7):1844–1852.
12. Charilaou P, Agnihotri K, Garcia P, Badheka A, Frenia D, Yegneswaran B. Trends of cannabis use disorder in the inpatient: 2002 to 2011. *Am J Med*. 2017;130(6):678–687.
13. Bonn-Miller MO, Harris AH, Trafton JA. Prevalence of cannabis use disorder diagnoses among veterans in 2002, 2008, and 2009. *Psychol Serv*. 2012;9(4):404–416.
14. Vin-Raviv N, Akinyemiju T, Meng Q, Sakhuja S, Hayward R. Marijuana use and inpatient outcomes among hospitalized patients: analysis of the nationwide inpatient sample database. *Cancer Med*. 2017;6(1):320–329.
15. Hasin DS, Sarvet AL, Cerdá M, et al. US adult illicit cannabis use, cannabis use disorder, and medical marijuana laws: 1991–1992 to 2012–2013. *JAMA Psychiatry*. 2017;74(6):579–588.
16. Volkow ND, Compton WM, Wargo EM. The risks of marijuana use during pregnancy. *JAMA*. 2017;317(2):129–130.
17. Brown QL, Sarvet AL, Shmulewitz D, Martins SS, Wall MM, Hasin DS. Trends in marijuana use among pregnant and nonpregnant reproductive-aged women, 2002–2014. *JAMA*. 2017;317(2):207–209.
18. Saint Louis C. A balm when you're expecting: sometimes pot does the trick. *New York Times* 2017.
19. Gunn JK, Rosales CB, Center KE, et al. Prenatal exposure to cannabis and maternal and child health outcomes: a systematic review and meta-analysis. *BMJ Open*. 2016;6(4):e009986.
20. El Marroun H, Tiemeier H, Franken IH, et al. Prenatal cannabis and tobacco exposure in relation to brain morphology: a prospective neuroimaging study in young children. *Biol Psychiatry*. 2016;79(12):971–979.
21. Wu CS, Jew CP, Lu HC. Lasting impacts of prenatal cannabis exposure and the role of endogenous cannabinoids in the developing brain. *Future Neurol*. 2011;6(4):459–480.
22. American College of Obstetricians, Gynecologists Committee on Obstetric Practice. Committee Opinion No. 637: marijuana use during pregnancy and lactation. *Obstet Gynecol*. 2015;126(1):234–238.
23. The Monitoring the Future Study, the University of Michigan. Figures 3 and 4 - Marijuana: trends in annual and daily use in Grades 8, 10 and 12. 2016; Available at: http://www.monitoringthefuture.org/data/16data.html. Accessed January 24, 2018.
24. National Academies of Sciences, Engineering, and Medicine. *The health effects of cannabis and cannabinoids: The current state of evidence and recommendations for research*. Washington, DC: 2017.
25. Batalla A, Bhattacharyya S, Yucel M, et al. Structural and functional imaging studies in chronic cannabis users: a systematic review of adolescent and adult findings. *PLoS One*. 2013;8(2):e55821.
26. Volkow ND, Baler RD, Compton WM, Weiss SR. Adverse health effects of marijuana use. *N Engl J Med*. 2014;370(23):2219–2227.
27. Zalesky A, Solowij N, Yucel M, et al. Effect of long-term cannabis use on axonal fibre connectivity. *Brain*. 2012;135(Pt 7):2245–2255.
28. Fergusson DM, Boden JM, Horwood LJ. Psychosocial sequelae of cannabis use and implications for policy: findings from the Christchurch Health and Development Study. *Soc Psychiatry Psychiatr Epidemiol*. 2015;50(9):1317–1326.
29. Meier MH, Caspi A, Ambler A, et al. Persistent cannabis users show neuropsychological decline from childhood to midlife. *Proc Natl Acad Sci U S A*. 2012;109(40):E2657–2664.
30. Fergusson DM, Boden JM. Cannabis use and later life outcomes. *Addiction*. 2008;103(6):969–976; discussion 977–968.
31. Agrawal A, Neale MC, Prescott CA, Kendler KS. A twin study of early cannabis use and subsequent use and abuse/dependence of other illicit drugs. *Psychol Med*. 2004;34(7):1227–1237.
32. Chen CY, Storr CL, Anthony JC. Early-onset drug use and risk for drug dependence problems. *Addict Behav*. 2009;34(3):319–322.
33. National Institutes of Health. Adolescent brain cognitive development study. Available at: https://addictionresearch.nih.gov/abcd-study. Accessed April 1, 2017.
34. Calabria B, Degenhardt L, Hall W, Lynskey M. Does cannabis use increase the risk of death? Systematic review of epidemiological evidence on adverse effects of cannabis use. *Drug Alcohol Rev*. 2010;29(3):318–330.
35. World Health Organization. *The health and social effects of nonmedical cannabis use*. Geneva, Switzerland 2016.
36. Ramaekers JG, Berghaus G, van Laar M, Drummer OH. Dose related risk of motor vehicle crashes after cannabis use. *Drug Alcohol Depend*. 2004;73(2):109–119.
37. Rogeberg O, Elvik R. The effects of cannabis intoxication on motor vehicle collision revisited and revised. *Addiction*. 2016;111(8):1348–1359.
38. Asbridge M, Hayden JA, Cartwright JL. Acute cannabis consumption and motor vehicle collision risk: systematic review of observational studies and meta-analysis. *BMJ*. 2012;344:e536.
39. Brady JE, Li G. Trends in alcohol and other drugs detected in fatally injured drivers in the United States, 1999–2010. *Am J Epidemiol*. 2014;179(6):692–699.
40. Li MC, Brady JE, DiMaggio CJ, Lusardi AR, Tzong KY, Li G. Marijuana use and motor vehicle crashes. *Epidemiol Rev*. 2012;34:65–72.
41. Lee D, Vandrey R, Milman G, et al. Oral fluid/plasma cannabinoid ratios following controlled oral THC and smoked cannabis administration. *Anal Bioanal Chem*. 2013;405(23):7269–7279.
42. Marsot A, Audebert C, Attolini L, Lacarelle B, Micallef J, Blin O. Comparison of cannabinoid concentrations in plasma, oral fluid and urine in occasional cannabis smokers after smoking cannabis cigarette. *J Pharm Pharm Sci*. 2016;19(3):411–422.
43. Watson TM, Mann RE. International approaches to driving under the influence of cannabis: a review of evidence on impact. *Drug Alcohol Depend*. 2016;169:148–155.
44. American Psychiatric Association. *Diagnostic and Statistical Manual of Mental Disorders, 5th edition*. Washington, DC: 2013.
45. American Psychiatric Association. *Diagnostic and Statistical Manual of Mental Disorders, 4th edition*. Washington, DC: 1994.

46. Hasin DS, O'Brien CP, Auriacombe M, et al. DSM-5 criteria for substance use disorders: recommendations and rationale. *Am J Psychiatry*. 2013;170(8):834–851.
47. Anthony JC, Warner LA, Kessler RC. Comparative epidemiology of dependence on tobacco, alcohol, controlled substances, and inhalants: basic findings from the National Comorbidity Survey. *Exp Clin Psychopharmacol*. 1994;2(3):244–268.
48. Institute of Medicine. *Marijuana and Medicine: Assessing the Science Base*. Washington, DC: The National Academies Press; 1999.
49. Hasin DS, Kerridge BT, Saha TD, et al. Prevalence and Correlates of DSM-5 Cannabis Use Disorder, 2012–2013: findings from the National Epidemiologic Survey on Alcohol and Related Conditions-III. *Am J Psychiatry*. 2016;173(6):588–599.
50. Agrawal A, Lynskey MT. The genetic epidemiology of cannabis use, abuse and dependence. *Addiction*. 2006;101(6):801–812.
51. Bogdan R, Winstone JM, Agrawal A. Genetic and environmental factors associated with cannabis involvement. *Curr Addict Rep*. 2016;3(2):199–213.
52. Haberstick BC, Zeiger JS, Corley RP, et al. Common and drug-specific genetic influences on subjective effects to alcohol, tobacco and marijuana use. *Addiction*. 2011;106(1):215–224.
53. Verweij KJ, Vinkhuyzen AA, Benyamin B, et al. The genetic aetiology of cannabis use initiation: a meta-analysis of genome-wide association studies and a SNP-based heritability estimation. *Addict Biol*. 2013;18(5):846–850.
54. Sherva R, Wang Q, Kranzler H, et al. Genome-wide association study of cannabis dependence severity, novel risk variants, and shared genetic risks. *JAMA Psychiatry*. 2016;73(5):472–480.
55. Babor T. *Alcohol: No Ordinary Commodity: Research and Public Policy*. New York: Oxford University Press; 2010.
56. Connell CM, Gilreath TD, Aklin WM, Brex RA. Social-ecological influences on patterns of substance use among non-metropolitan high school students. *Am J Community Psychol*. 2010;45(1–2):36–48.
57. Corbett KK. Susceptibility of youth to tobacco: a social ecological framework for prevention. *Respir Physiol*. 2001;128(1):103–118.
58. Gruenewald PJ, Remer LG, LaScala EA. Testing a social ecological model of alcohol use: the California 50-city study. *Addiction*. 2014;109(5):736–745.
59. Copersino ML, Boyd SJ, Tashkin DP, et al. Cannabis withdrawal among non-treatment-seeking adult cannabis users. *Am J Addict*. 2006;15(1):8–14.
60. Goldstein RZ, Volkow ND. Dysfunction of the prefrontal cortex in addiction: neuroimaging findings and clinical implications. *Nat Rev Neurosci*. 2011;12(11):652–669.
61. Haney M, Hart CL, Vosburg SK, et al. Marijuana withdrawal in humans: effects of oral THC or divalproex. *Neuropsychopharmacology*. 2004;29(1):158–170.
62. Martinez D, Kim JH, Krystal J, Abi-Dargham A. Imaging the neurochemistry of alcohol and substance abuse. *Neuroimaging Clin N Am*. 2007;17(4):539–555.
63. Agrawal A, Pergadia ML, Lynskey MT. Is there evidence for symptoms of cannabis withdrawal in the national epidemiologic survey of alcohol and related conditions? *Am J Addict*. 2008;17(3):199–208.
64. Budney AJ, Hughes JR. The cannabis withdrawal syndrome. *Curr Opin Psychiatry*. 2006;19(3):233–238.
65. Budney AJ, Hughes JR, Moore BA, Vandrey R. Review of the validity and significance of cannabis withdrawal syndrome. *Am J Psychiatry*. 2004;161(11):1967–1977.
66. Chung T, Martin CS, Cornelius JR, Clark DB. Cannabis withdrawal predicts severity of cannabis involvement at 1-year follow-up among treated adolescents. *Addiction*. 2008;103(5):787–799.
67. Hasin DS, Keyes KM, Alderson D, Wang S, Aharonovich E, Grant BF. Cannabis withdrawal in the United States: results from NESARC. *J Clin Psychiatry*. 2008;69(9):1354–1363.
68. Budney AJ, Moore BA, Vandrey RG, Hughes JR. The time course and significance of cannabis withdrawal. *J Abnorm Psychol*. 2003;112(3):393–402.
69. Elkashef A, Vocci F, Huestis M, et al. Marijuana neurobiology and treatment. *Subst Abus*. 2008;29(3):17–29.
70. Kouri EM, Pope HG, Jr. Abstinence symptoms during withdrawal from chronic marijuana use. *Exp Clin Psychopharmacol*. 2000;8(4):483–492.
71. Milin R, Manion I, Dare G, Walker S. Prospective assessment of cannabis withdrawal in adolescents with cannabis dependence: a pilot study. *J Am Acad Child Adolesc Psychiatry*. 2008;47(2):174–178.
72. Cornelius JR, Chung T, Martin C, Wood DS, Clark DB. Cannabis withdrawal is common among treatment-seeking adolescents with cannabis dependence and major depression, and is associated with rapid relapse to dependence. *Addict Behav*. 2008;33(11):1500–1505.
73. Levin KH, Copersino ML, Heishman SJ, et al. Cannabis withdrawal symptoms in non-treatment-seeking adult cannabis smokers. *Drug Alcohol Depend*. 2010;111(1–2):120–127.
74. Verweij KJ, Agrawal A, Nat NO, et al. A genetic perspective on the proposed inclusion of cannabis withdrawal in DSM-5. *Psychol Med*. 2013;43(8):1713–1722.
75. Stern TA, Gross AF, Stern TW, Nejad SH, Maldonado JR. Current approaches to the recognition and treatment of alcohol withdrawal and delirium tremens: "old wine in new bottles" or "new wine in old bottles". *Prim Care Companion J Clin Psychiatry*. 2010;12(3).
76. Katz G, Lobel T, Tetelbaum A, Raskin S. Cannabis withdrawal - a new diagnostic category in DSM-5. *Isr J Psychiatry Relat Sci*. 2014;51(4):270–275.
77. Allsop DJ, Copeland J, Norberg MM, et al. Quantifying the clinical significance of cannabis withdrawal. *PLoS One*. 2012;7(9):e44864.
78. Budney AJ, Vandrey RG, Hughes JR, Thostenson JD, Bursac Z. Comparison of cannabis and tobacco withdrawal: severity and contribution to relapse. *J Subst Abuse Treat*. 2008;35(4):362–368.
79. Greene MC, Kelly JF. The prevalence of cannabis withdrawal and its influence on adolescents' treatment response and outcomes: a 12-month prospective investigation. *J Addict Med*. 2014;8(5):359–367.
80. Stinson FS, Ruan WJ, Pickering R, Grant BF. Cannabis use disorders in the USA: prevalence, correlates and co-morbidity. *Psychol Med*. 2006;36(10):1447–1460.
81. Agrawal A, Lynskey MT. Cannabis controversies: how genetics can inform the study of comorbidity. *Addiction*. 2014;109(3):360–370.
82. Blanco C, Hasin DS, Wall MM, et al. Cannabis use and risk of psychiatric disorders: prospective evidence from a US National Longitudinal Study. *JAMA Psychiatry*. 2016;73(4):388–395.
83. Carey CE, Agrawal A, Bucholz KK, et al. Associations between polygenic risk for psychiatric disorders and substance involvement. *Front Genet*. 2016;7:149.
84. Hodgson K, Almasy L, Knowles EE, et al. The genetic basis of the comorbidity between cannabis use and major depression. *Addiction*. 2017;112(1):113–123.
85. Smolkina M, Morley KI, Rijsdijk F, et al. Cannabis and depression: a twin model approach to co-morbidity. *Behav Genet*. 2017;47(4):394–404.
86. Carney R, Cotter J, Firth J, Bradshaw T, Yung AR. Cannabis use and symptom severity in individuals at ultra high risk for psychosis: a meta-analysis. *Acta Psychiatr Scand*. 2017;136(1):5–15.
87. Boden JM, Fergusson DM, Horwood LJ. Anxiety disorders and suicidal behaviours in adolescence and young adulthood: findings from a longitudinal study. *Psychol Med*. 2007;37(3):431–440.
88. Gage SH, Hickman M, Zammit S. Association between cannabis and psychosis: epidemiologic evidence. *Biol Psychiatry*. 2016;79(7):549–556.
89. Kraan T, Velthorst E, Koenders L, et al. Cannabis use and transition to psychosis in individuals at ultra-high risk: review and meta-analysis. *Psychol Med*. 2016;46(4):673–681.
90. Haney M, Evins AE. Does cannabis cause, exacerbate or ameliorate psychiatric disorders? An oversimplified debate discussed. *Neuropsychopharmacology*. 2016;41(2):393–401.
91. Weiss SRB, Blanco C, Wargo EM. Clarifying the link between cannabis use and risk for psychosis. *Acta Psychiatr Scand*. 2017;136(1):3–4.
92. Baumann A, Scheinbaum C. Weed Rosin Is Changing the Way We Get High. 2016. Available at: https://www.bloomberg.com/news/articles/2016-03-23/weed-rosin-is-changing-the-way-we-get-high. Accessed July 3, 2017.
93. Penetar DM, Kouri EM, Gross MM, et al. Transdermal nicotine alters some of marihuana's effects in male and female volunteers. *Drug Alcohol Depend*. 2005;79(2):211–223.
94. Rabin RA, George TP. A review of co-morbid tobacco and cannabis use disorders: possible mechanisms to explain high rates of co-use. *Am J Addict*. 2015;24(2):105–116.
95. Wang JB, Ramo DE, Lisha NE, Cataldo JK. Medical marijuana legalization and cigarette and marijuana co-use in adolescents and adults. *Drug Alcohol Depend*. 2016;166:32–38.

96. Agrawal A, Budney AJ, Lynskey MT. The co-occurring use and misuse of cannabis and tobacco: a review. *Addiction.* 2012;107(7):1221–1233.
97. Tashkin DP. How beneficial is vaping cannabis to respiratory health compared to smoking? *Addiction.* 2015;110(11):1706–1707.
98. Turner S, Spithoff S, Kahan M. Approach to cannabis use disorder in primary care: focus on youth and other high-risk users. *Can Fam Physician.* 2014;60(9):801–808.
99. Piontek D, Kraus L, Klempova D. Short scales to assess cannabis-related problems: a review of psychometric properties. *Subst Abuse Treat Prev Policy.* 2008;3(25):3–25.
100. Hjorthøj CR, Hjorthøj AR, Nordentoft M. Validity of Timeline Follow-Back for self-reported use of cannabis and other illicit substances--systematic review and meta-analysis. *Addict Behav.* 2012;37(3):225–233.
101. Musshoff F, Madea B. Review of biologic matrices (urine, blood, hair) as indicators of recent or ongoing cannabis use. *Ther Drug Monit.* 2006;28(2):155–163.
102. Zaldívar Basurto F, García Montes J, Flores Cubos P, Sánchez Santed F, López Ríos F, Molina Moreno A. Validity of the self-report on drug use by university students: correspondence between self-reported use and use detected in urine. *Psicothema.* 2009;21(2):213–219.
103. Mayet A, Esvan M, Marimoutou C, et al. The accuracy of self-reported data concerning recent cannabis use in the French armed forces. *Eur J Public Health.* 2013;23(2):328–332.
104. Sobell LC, Sobell MB, Buchan G, Cleland PA, Fedoroff I, Leo GI. The reliability of the Timeline Followback method applied to drug, cigarette, and cannabis use. Paper presented at: 30th Annual Meeting of the Association for Advancement of Behavior Therapy 1996; New York, NY.
105. Martin G, Copeland J, Gates P, Gilmour S. The Severity of Dependence Scale (SDS) in an adolescent population of cannabis users: reliability, validity and diagnostic cut-off. *Drug Alcohol Depend.* 2006;83(1):90–93.
106. van der Pol P, Liebregts N, De Graaf R, Korf DJ, van den Brink W, van Laar M. Reliability and validity of the Severity of Dependence Scale for detecting cannabis dependence in frequent cannabis users. *Int J Methods Psychiatr Res.* 2013;22(2):138–143.
107. WHO ASSIST Working Group. The Alcohol, Smoking and Substance Involvement Screening Test (ASSIST): development, reliability and feasibility. *Addiction.* 2002;97(9):1183–1194.
108. Stephens RS, Roffman RA, Clevelans B, Curtin L, Wertz JS. Extended Versus Minimal Intervention With Marijuana Dependent Adults. Paper presented at: annual conference of the Association for the Advancement of Behavior Therapy; 1994; San Diego, CA.
109. Bonn-Miller MO, Zvolensky MJ. An evaluation of the nature of marijuana use and its motives among young adult active users. *Am J Addict.* 2009;18(5):409–416.
110. Copeland J, Gilmour S, Gates P, Swift W. The Cannabis Problems Questionnaire: factor structure, reliability, and validity. *Drug Alcohol Depend.* 2005;80(3):313–319.
111. Legleye S, Piontek D, Kraus L, Morand E, Falissard B. A validation of the Cannabis Abuse Screening Test (CAST) using a latent class analysis of the DSM-IV among adolescents. *Int J Methods Psychiatr Res.* 2013;22(1):16–26.
112. Adamson SJ, Kay-Lambkin FJ, Baker AL, et al. An improved brief measure of cannabis misuse: the Cannabis Use Disorders Identification Test-Revised (CUDIT-R). *Drug Alcohol Depend.* 2010;110(1–2):137–143.
113. Bashford J, Flett R, Copeland J. The Cannabis Use Problems Identification Test (CUPIT): development, reliability, concurrent and predictive validity among adolescents and adults. *Addiction.* 2010;105(4):612–625.
114. Alexander DE, Leung P. The Marijuana Screening Inventory (MSI-X): reliability, factor structure, and scoring criteria with a clinical sample. *Am J Drug Alcohol Abuse.* 2004;30(2):321–351.
115. Simons JS, Dvorak RD, Merrill JE, Read JP. Dimensions and severity of marijuana consequences: development and validation of the Marijuana Consequences Questionnaire (MACQ). *Addict Behav.* 2012;37(5):613–621.
116. Copeland J, Swift W, Rees V. Clinical profile of participants in a brief intervention cannabis use disorder. *J Subst Abuse Treat.* 2001;20(1):45–52.
117. Budney AJ, Novy PL, Hughes JR. Marijuana withdrawal among adults seeking treatment for marijuana dependence. *Addiction.* 1999;94(9):1311–1322.
118. Young RM, Kavanagh DJ. The Cannabis Expectancy Questionnaire (CEQ). In: The University of Queensland A, ed. Queensland, Australia 1997.
119. Heishman SJ, Singleton EG, Liguori A. Marijuana Craving Questionnaire: development and initial validation of a self-report instrument. *Addiction.* 2001;96(7):1023–1034.
120. Milman G, Barnes AJ, Schwope DM, et al. Disposition of cannabinoids in oral fluid after controlled around-the-clock oral THC administration. *Clin Chem.* 2010;56(8):1261–1269.
121. Macdonald S, Hall W, Roman P, Stockwell T, Coghlan M, Nesvaaq S. Testing for cannabis in the work-place: a review of the evidence. *Addiction.* 2010;105(3):408–416.
122. López-Pelayo H, Batalla A, Balcells MM, Colom J, Gual A. Assessment of cannabis use disorders: a systematic review of screening and diagnostic instruments. *Psychol Med.* 2015;45(6):1121–1133.
123. Substance Abuse and Mental Health Services Administration, Center for Behavioral Health Statistics and Quality. *Treatment Episode Data Set (TEDS): 2003–2013. National Admissions to Substance Abuse Treatment Services.* Rockville, MD 2015.
124. Moyer VA, Force PST. Screening and behavioral counseling interventions in primary care to reduce alcohol misuse: U.S. preventive services task force recommendation statement. *Ann Intern Med.* 2013;159(3):210–218.
125. Jonas DE, Garbutt JC, Amick HR, et al. Behavioral counseling after screening for alcohol misuse in primary care: a systematic review and meta-analysis for the US Preventive Services Task Force. *Ann Intern Med.* 2012;157(9):645–654.
126. Young MM, Stevens A, Galipeau J, et al. Effectiveness of brief interventions as part of the Screening, Brief Intervention and Referral to Treatment (SBIRT) model for reducing the nonmedical use of psychoactive substances: a systematic review. *Syst Rev.* 2014;3(50).
127. Marshall K, Gowing L, Ali R, Le Foll B. Pharmacotherapies for cannabis dependence. *Cochrane Database Syst Rev.* 2014;12(CD008940).
128. Gates PJ, Sabioni P, Copeland J, Le Foll B, Gowing L. Psychosocial interventions for cannabis use disorder. *Cochrane Database Syst Rev.* 2016;CD005336(5).
129. Stephens RS, Roffman RA, Curtin L. Comparison of extended versus brief treatments for marijuana use. *J Consult Clin Psychol.* 2000;68(5):898–908.
130. Copeland J, Swift W, Roffman R, Stephens R. A randomized controlled trial of brief cognitive-behavioral interventions for cannabis use disorder. *J Subst Abuse Treat.* 2001;21(2):55–64.
131. Stephens RS, Roffman RA, Fearer SA, Williams C, Burke RS. The Marijuana Check-up: promoting change in ambivalent marijuana users. *Addiction.* 2007;102(6):947–957.
132. Stanger C, Budney AJ, Kamon JL, Thostenson J. A randomized trial of contingency management for adolescent marijuana abuse and dependence. *Drug Alcohol Depend.* 2009;105(3):240–247.
133. Kadden RM, Litt MD, Kabela-Cormier E, Petry NM. Abstinence rates following behavioral treatments for marijuana dependence. *Addict Behav.* 2007;32(6):1220–1236.
134. Carroll KM, Nich C, Lapaglia DM, Peters EN, Easton CJ, Petry NM. Combining cognitive behavioral therapy and contingency management to enhance their effects in treating cannabis dependence: less can be more, more or less. *Addiction.* 2012;107(9):1650–1659.
135. Budney AJ, Moore BA, Rocha HL, Higgins ST. Clinical trial of abstinence-based vouchers and cognitive-behavioral therapy for cannabis dependence. *J Consult Clin Psychol.* 2006;74(2):307–316.
136. Sherman BJ, McRae-Clark AL. Treatment of cannabis use disorder: current science and future outlook. *Pharmacotherapy.* 2016;36(5):611–635.
137. Levin FR, Mariani JJ, Brooks DJ, Pavlicova M, Cheng W, Nunes EV. Dronabinol for the treatment of cannabis dependence: a randomized, double-blind, placebo-controlled trial. *Drug Alcohol Depend.* 2011;116(1–3):142–150.
138. Haney M, Hart CL, Vosburg SK, Comer SD, Reed SC, Foltin RW. Effects of THC and lofexidine in a human laboratory model of marijuana withdrawal and relapse. *Psychopharmacology (Berl).* 2008;197(1):157–168.
139. Hardt J, Jacobsen C, Goldberg J, Nickel R, Buchwald D. Prevalence of chronic pain in a representative sample in the United States. *Pain Med.* 2008;9(7):803–812.
140. Institute of Medicine. *Relieving Pain in America: A Blueprint for Transforming Prevention, Care, Education, and Research.* Washington, D.C.: National Academies Press (US); 2011.
141. Nahin RL. Estimates of pain prevalence and severity in adults: United States, 2012. *J Pain.* 2015;16(8):769–780.

142. Tsang A, Von Korff M, Lee S, et al. Common chronic pain conditions in developed and developing countries: gender and age differences and comorbidity with depression-anxiety disorders. *J Pain*. 2008;9(10):883–891.
143. Levy B, Paulozzi L, Mack KA, Jones CM. Trends in opioid analgesic-prescribing rates by specialty, U.S., 2007–2012. *Am J Prev Med*. 2015;49(3):409–413.
144. Volkow ND, McLellan AT. Opioid abuse in chronic pain--misconceptions and mitigation strategies. *N Engl J Med*. 2016;374(13):1253–1263.
145. Chou R, Deyo R, Devine B, et al. *The Effectiveness and Risks of Long-Term Opioid Treatment of Chronic Pain*. Rockville, MD 2014. AHRQ Publication No. 14-E005-EF. Retrieved from: www.effectivehealthcare.ahrq.gov/reports/final.cfm.
146. Okie S. A flood of opioids, a rising tide of deaths. *N Engl J Med*. 2010;363(21):1981–1985.
147. Paulozzi LJ, Kilbourne EM, Shah NG, et al. A history of being prescribed controlled substances and risk of drug overdose death. *Pain Med*. 2012;13(1):87–95.
148. Rudd RA, Aleshire N, Zibbell JE, Gladden RM. Increases in drug and opioid overdose deaths--United States, 2000–2014. *MMWR Morb Mortal Wkly Rep*. 2016;64(50–51):1378–1382.
149. Choo EK, Feldstein Ewing SW, Lovejoy TI. Opioids Out, Cannabis In: Negotiating the unknowns in patient care for chronic pain. *JAMA*. 2016;316(17):1763–1764.
150. Whiting PF, Wolff RF, Deshpande S, et al. Cannabinoids for medical use: a systematic review and meta-analysis. *JAMA*. 2015;313(24):2456–2473.
151. Hall W. Alcohol and cannabis: comparing their adverse health effects and regulatory regimes. *Int J Drug Policy*. 2017;42:57–62.
152. Boehnke KF, Litinas E, Clauw DJ. Medical cannabis use is associated with decreased opiate medication use in a retrospective cross-sectional survey of patients with chronic pain. *J Pain*. 2016;17(6):739–744.
153. Lucas P, Walsh Z. Medical cannabis access, use, and substitution for prescription opioids and other substances: a survey of authorized medical cannabis patients. *Int J Drug Policy*. 2017;42:30–35.
154. Lucas P, Walsh Z, Crosby K, et al. Substituting cannabis for prescription drugs, alcohol and other substances among medical cannabis patients: the impact of contextual factors. *Drug Alcohol Rev*. 2016;35(3):326–333.
155. Davis AK, Bonar EE, Ilgen MA, Walton MA, Perron BE, Chermack ST. Factors associated with having a medical marijuana card among Veterans with recent substance use in VA outpatient treatment. *Addict Behav*. 2016;63:132–136.
156. Piper BJ, DeKeuster RM, Beals ML, et al. Substitution of medical cannabis for pharmaceutical agents for pain, anxiety, and sleep. *J Psychopharmacol*. 2017;31(5):569–575.
157. Reinarman C, Nunberg H, Lanthier F, Heddleston T. Who are medical marijuana patients? Population characteristics from nine California assessment clinics. *J Psychoactive Drugs*. 2011;43(2):128–135.
158. Corroon JM, Jr., Mischley LK, Sexton M. Cannabis as a substitute for prescription drugs - a cross-sectional study. *J Pain Res*. 2017;10:989–998.
159. Bradford AC, Bradford WD. Medical marijuana laws may be associated with a decline in the number of prescriptions for Medicaid enrollees. *Health Aff (Millwood)*. 2017;36(5):945–951.
160. Bradford AC, Bradford WD. Medical marijuana laws reduce prescription medication use in Medicare part D. *Health Aff (Millwood)*. 2016;35(7):1230–1236.
161. Powell D, Pacula R, Jacobson M. *Do medical marijuana laws reduce addictions and deaths related to pain killers?* 2015. Retrieved from: http://www.nber.org/papers/w21345
162. Shi Y. Medical marijuana policies and hospitalizations related to marijuana and opioid pain reliever. *Drug Alcohol Depend*. 2017;173:144–150.
163. Bachhuber MA, Saloner B, Cunningham CO, Barry CL. Medical cannabis laws and opioid analgesic overdose mortality in the United States, 1999–2010. *JAMA Intern Med*. 2014;174(10):1668–1673.
164. Pardo B. Do more robust prescription drug monitoring programs reduce prescription opioid overdose? *Addiction*. 2017;112(10):1773–1783.
165. Kim JH, Santaella-Tenorio J, Mauro C, et al. State medical marijuana laws and the prevalence of opioids detected among fatally injured drivers. *Am J Public Health*. 2016;106(11):2032–2037.
166. Nugent SM, Morasco BJ, O'Neil ME, et al. The effects of cannabis among adults with chronic pain and an overview of general harms: a systematic review. *Ann Intern Med*. 2017;167(5):319–331.
167. Volkow ND, Swanson JM, Evins AE, et al. Effects of cannabis use on human behavior, including cognition, motivation, and psychosis: a review. *JAMA Psychiatry*. 2016;73(3):292–297.
168. Thomas BF, Pollard GT. Preparation and distribution of cannabis and cannabis-derived dosage formulations for investigational and therapeutic use in the United States. *Front Pharmacol*. 2016;7:285.
169. Olfson M, Wall MM, Liu SM, Blanco C. Cannabis use and risk of prescription opioid use disorder in the United States. *Am J Psychiatry*. 2018;175(1):47–53.
170. Kroenke K, Cheville A. Management of chronic pain in the aftermath of the opioid backlash. *JAMA*. 2017;317(23):2365–2366.
171. Hall W, West R, Marsden J, Humphreys KN, Neale J, Petry N. It is premature to expand access to medicinal cannabis in hopes of solving the US opioid crisis. *Addiction*. In press.
172. Saxon AJ, Browne KW. Marijuana not ready for prime time as an analgesic. *Gen Hosp Psychiatry*. 2014;36(1):4–6.
173. Walsh Z, Gonzalez R, Crosby K, S Thiessen M, Carroll C, Bonn-Miller MO. Medical cannabis and mental health: a guided systematic review. *Clin Psychol Rev*. 2017;51:15–29.
174. Squires B. Why People Smoke Weed to Treat Depression. Broadly. July 13 2016; Available at: https://broadly.vice.com/en_us/article/bmwwmz/why-people-smoke-weed-to-treat-depression. Accessed June 29, 2017.
175. Grass City. Marijuana cured my depression. October 16 2010; Available at: https://forum.grasscity.com/threads/marijuana-cured-my-depression.683017/?_sm_au_=iVVN7Zq5H3sKjdZq. Accessed June 29, 2017.
176. Green Door West. Green "Prozac". Green Door West. August 20 2016; Available at: https://greendoorwest.com/blogs/news/green-prozac. Accessed January 22, 2018.
177. Ministry of Cannabis. Green prozac: why cannabis is the best treatment for depression. Ministry of Cannabis Blog. November 4 2015; Available at: http://www.ministryofcannabisblog.com/2015/11/04/green-prozac-why-cannabis-is-the-best-treatment-for-depression/. Accessed January 22, 2018.
178. Bohnert KM, Perron BE, Ashrafioun L, Kleinberg F, Jannausch M, Ilgen MA. Positive posttraumatic stress disorder screens among first-time medical cannabis patients: prevalence and association with other substance use. *Addict Behav*. 2014;39(10):1414–1417.
179. Bonn-Miller MO, Boden MT, Bucossi MM, Babson KA. Self-reported cannabis use characteristics, patterns and helpfulness among medical cannabis users. *Am J Drug Alcohol Abuse*. 2014;40(1):23–30.
180. Harris D, Jones RT, Shank R, et al. Self-reported marijuana effects and characteristics of 100 San Francisco medical marijuana club members. *J Addict Dis*. 2000;19(3):89–103.
181. Nunberg H, Kilmer B, Pacula RL, Burgdorf J. An analysis of applicants presenting to a medical marijuana specialty practice in California. *J Drug Policy Anal*. 2011;4(1).
182. Swift W, Gates P, Dillon P. Survey of Australians using cannabis for medical purposes. *Harm Reduct J*. 2005;2:18.
183. Bahorik AL, Leibowitz A, Sterling SA, Travis R, Weisner C, Satre DD. Patterns of marijuana use among psychiatry patients with depression and its impact on recovery. *J Affect Disord*. 2017;213:168–171.
184. Wilkinson ST, Stefanovics E, Rosenheck RA. Marijuana use is associated with worse outcomes in symptom severity and violent behavior in patients with posttraumatic stress disorder. *J Clin Psychiatry*. 2015;76(9):1174–1180.

第95章 智能手机成瘾治疗技术

目录

要点／1429

95.1 智能手机在医疗保健中的作用／1429

95.2 智能手机在心理健康中的作用／1430

95.3 智能手机在物质使用障碍中的作用／1430

95.4 智能手机干预酒精使用障碍／1431

95.5 智能手机干预戒烟／1432

95.6 智能手机干预病态赌博／1433

95.7 智能手机干预成瘾治疗的局限性／1433

临床应用／1434

参考文献／1435

要点

- 考虑到智能手机的普及,智能手机技术有可能影响和改变治疗结果。
- 智能手机的功能[包括全球定位系统(global positioning system, GPS)、短信服务(short message service, SMS)和生态实时评估(ecological momentary assessment, EMA)]已显示出对多种药物滥用疾病进行治疗的可行性和可接受性。
- 当前,基于智能手机的干预措施包含各种理论框架,例如动机访谈、自决理论和认知行为疗法。
- 许多基于智能手机的干预措施尚未得到有效的临床证明和理论数据。

95.1 智能手机在医疗保健中的作用

从个体和全球角度来看,智能手机和移动技术在改善医疗保健方面的潜力都得到了越来越多的认可。在美国和世界范围内,智能手机拥有率和应用程序使用率迅速上升,在一定程度上推动了这种潜力。根据皮尤研究中心(Pew Research Center, PRC)在2016年11月进行的一项调查,77%的美国人拥有智能手机,是5年前(2011年)的2倍多[1]。智能手机在年轻人中普及率更高,92% 18~29岁的成人拥有智能手机。老年人也是智能手机的活跃用户,且这一人群的用户数量在未来几年中将随着移动技术的参与而持续增长[2]。智能手机的快速普及和技术变革已经明显影响了通信渠道、互联网接入、高分辨率相机、全球定位系统(global positioning system, GPS)和许多其他方面的先进技术[3],这些进步已经司空见惯。而智能手机对医疗保健的潜在影响以及在药物滥用障碍的护理和治疗方面才刚起步。最近在人群中进行的一项调查表明,有62%的智能手机用户通过手机获取健康信息[4],并且已经有许多基于智能手机的工具和应用程序用于解决成瘾问题[5]。

要了解当前智能手机应用程序对成瘾治疗的作用和不断发展的潜力,必须考虑其在医疗保健中的广泛背景。智能手机已用于改善发展中国家的公共卫生干预和流行病控制[6]。患者跟踪系统已成为改善患者治疗依从性的可行工具和方法。数据显示,在海地的HIV治疗计划[7]和印度的结核病治疗计划中,电子医疗系统可以有效地提醒医护工作者,以防止遗漏后续患者随访。此外,在马来西亚和南非,短信系统和手机提醒已被证明是提高临床出勤率和治疗依从性的经济且有效的方法[8,9],甚至可以改善不同心理健康人群(包括有物质使用障碍的人)的服药依从性[10]。

智能手机除了广泛应用和服务于公共以及全球健康的潜力外,智能手机的某些特性也使其成为具有潜力的加强护理和改善物质使用障碍的理想工具。GPS是智能手机中可用于公共卫生和临床研究的一项关键技术。一项随机对照研究表明,在南非的流行病学监测和临床数据收集过程中,在具有定位功能的智能手机上使用GPS定位患者家庭住址可以比使用纸质工具的时间缩短20%~50%[11]。有GPS功能的智能手机应用程序为改善慢性疾病患者或残疾者的长期独立生活提供了更多的机会[3,12]。智能手机的其他特定功能,例如短信服务(short message service, SMS),在发达国家中,已显示出可能成为有效的沟通方式和健康行为干预措施。在涉及临床护理（例如糖尿病自我管理）或预防性的健康行为（例如戒烟）的14项系统文献综述中，主要通过SMS进行的干预已在欧洲和北美2004年进行的14项研究的13项中获得了积极的结果[13]。作为发达国家的一种流行的沟通方式，短信服务在促进青少年健康和教育方面显示出优势[14]。Badawy等人的系统综述建议，使用SMS和智能手机应用程序来鼓励预防性的健康行为，包括诊所出勤、口腔健康、防晒和青少年接种疫苗等，并具有非常好的可行性和可接受性[15]。早期在全球范围内使用GPS和SMS来促进健康的结果显示，智能手机正在并即将持续在全球成瘾护理中发挥重要的、不可或缺的作用，在本章稍后将会阐述。

95.2　智能手机在心理健康中的作用

鉴于智能手机的易访问性、匿名性、成本效益以及个性化功能，智能手机正日益成为提供心理健康服务的可选平台[16,17]。智能手机监控系统或生态实时评估（ecological momentary assessment，EMA）可让用户定期并实时报告他们的情绪症状和行为。EMA的优势体现在评估生态环境中生理和心理社会变量的动态变化方面[18,19]。它还减轻了用户的纸质化办公的劳动力负担，又可能会有助于抑郁症、焦虑症和压力治疗的介入。与书面安全计划相比，智能手机被认为是更有效的工具，用于监控自杀意念并促进自杀预防期间的个性化安全计划[20,21]。

越来越多的文献评估了以智能手机为基础的实时心理治疗干预措施。心理治疗应用程序已用于抑郁症、焦虑症、双相情感障碍和精神分裂症的治疗干预中[22]。目前应用智能手机的心理治疗，包括认知行为疗法（cognitive-behavioral therapy，CBT）应用、行为激活应用、心理充实应用、心理教育应用和症状自我监控应用[23-26]。已发现智能手机的CBT应用程序是可行且可接受的，并且其中一些已被证明与基于计算机的CBT程序一样有效[24]。同时，研究人员也证明了使用智能手机的EMA来纵向阐明精神病患者的特质症状和动态变化的可行性、可接受性和初步功效。Ben-Zeev等人[27]发现，可通过心理治疗应用程序和个性化文本消息改善社交功能、服药依从性和应对幻觉来改善精神病患者的结局。智能手机应用程序在心理健康方面的广泛应用，凸显了这些数字工具的多种潜力。

95.3　智能手机在物质使用障碍中的作用

智能手机已经广泛应用在药物滥用障碍方面，它们为各种患有药物滥用障碍的人提供了电子评估和研究数据收集的机会。评估智能手机使用可行性和可接受性的研究人员表明，与其他精神疾病人群相比，药物滥用障碍的患者具有更高的接受率、依从率和更低的疲劳效应[28-32]。这表明利用智能手机的干预措施来解决成瘾问题的临床潜力很大。通过智能手机的EMA可以在日常生活的生态环境中对线索暴露、渴望体验和特定物质使用（如酒精、烟草和大麻）进行反复、简短但实时的评估[33]。因此，智能手机可以向处于高风险的个体提供及时干预，以防止物质使用障碍的发生或复发[34]。

智能手机EMA除了提供有关药物滥用障碍者生活经验的新方法之外，还为专注于生物学的成瘾研究提供了新途径。例如,通过 EMA 进行的动态监视,可能会提供补充数据,以了解情绪反应和 MRI 鉴定的成瘾风险生物标志物之间的联系[35]。还可为其他神经影像学和遗传学研究工作提供更多与临床相关的目标。早期发现,在风险预测和干预措施方面,智能手机 EMA 数据也具有潜力,这将在本章稍后阐述。智能手机无处不在为全天增强节制和调节渴望提供了可能。因此,成瘾治疗的应用程序可以作为常规临床访视和治疗小组的辅助补充。随着越来越多的成瘾制剂合法化用于娱乐或医疗用途,智能手机可以提供有关法律法规和药物害处的便捷心理教育,进而可以鼓励寻求成瘾治疗和预防帮助的行为。由于智能手机允许个人匿名使用筛查工具和心理教育资源,用户可能认为这是一种比泄露个人信息和当面寻求帮助成瘾治疗更安全的方法[36]。

95.4 智能手机干预酒精使用障碍

在最近的系统文献综述中,Fowler 等人指出,大多数智能手机治疗酒精使用障碍(alcohol use disorders,AUD)的干预措施都是通过自动短信、手机应用程序和移动网站提供的[37]。目前,智能手机干预措施应用的理论框架包括动机访谈[38,39]、确定理论[40]、CBT[41,42]、健康信念模型、信息动机行为[39]和理性行为理论。在现有文献中,评估智能手机的 AUD 干预的 8 项合格研究中,有 5 项表明其在减少饮酒行为和戒酒方面取得了积极的临床成果。智能手机干预措施还显示出在饮酒认知方面的积极成果,包括减少饮酒的意愿。

例如,酒精综合健康增强支持系统(alcohol comprehensive health enhancement support system,A-CHESS)是基于智能手机的预防复发系统,在纵向 AUD 治疗中提供信息服务、依从性策略、文本提醒、监视警报和交互式社会支持服务。它通过评估结果和 GPS 监视来评估个体的复发率,例如在用户靠近酒吧时发出警报。根据个体的风险,它会发送有关个性化治疗目标的文本和音频提醒,并在必要时将其与面对面的社区和临床支持联系起来[40,43]。2014 年的一项研究结果表明,可以减少饮酒的天数和增加饮酒的节制率,令人惊讶的是,与对照组相比,它没有影响饮酒的负面结果。

智能手机应用程序不仅是成瘾治疗的有用监视工具,如果与面对面治疗相结合,智能手机应用程序还可以用作干预措施,以促进用户与社区恢复计划之间的社交联系。这对于有访问困难区域的患者特别有用(例如 12 步会议和 SMART Recovery)[36]。智能手机可以通过个性化文本、Web 访问和智能手机应用程序提供补充干预,从而确保治疗方法的一致性和充分性[37,44]。例如,智能手机应用程序可以收集用户的人口统计信息和酒精消费模式,然后专门设定降低用户酗酒行为的目标,并向用户生成、发送量身定制的短信[45]。这些定制的文本消息可以在每个用户的 AUD 治疗全程进行连续修改。据调查,提供饮酒后果教育信息的个性化短信系统,包括成瘾治疗恢复阶段的支持性短信[46-48],在使用智能手机的酒精依赖和非依赖人群中的可接受度很高。通过如短信、公告栏和电子邮件提醒等方式,可以提供廉价且无处不在的社会支持,并减少酒精使用的危害[49]。

此外,智能手机可以通过用户的环境、位置和经皮传感信息来进一步地进行评估,例如实时的酒精渴望状态与禁酒状态[50]。通过可穿戴设备(例如 Fitbit)或无线生理传感器,可以监测与饮酒有关的客观生理反应,例如心率[36]。以往和目前的证据都表明,在高安全性设置的数字访谈,而非面对面访谈中,个体更愿意透露敏感信息,如饮酒、性行为或其他药物使用情况[51]。成瘾治疗方面的隐私,在社区中被认为是高度侮辱性话题,而通过智能手机应用程序和短信,可以鼓励用户在这些方面寻求帮助[46]。

但是,鉴于研究工作的欠缺,智能手机应用程序在 AUD 治疗中的临床疗效和有效性,仍然是一个不断发展的话题。尽管在 Apple iTunes 或 Android Google Play[53]应用商店等应用市场上有 1 000 多种应用程序,但 Meredith 等人在目前的文献中[52]仅发现了 6 种专为 AUD 治疗设计的智能手机应用程序[43,54]。最近 Saware 等人进行了另一项系统综述,评估了智能手机应用程序的干预对 AUD 治疗的临床影响。尽管在减少酒精使用方面,智能手机的应用程序数量迅速增加,但应用程序的干预在 AUD 治疗中的临床疗效及有效性尚未得到充分验证[55]。

在计算机的干预措施以增强动力、减少饮酒并提供支持以预防复发等方面,有越来越多可靠的文献[56-58]。一些 Web 程序提供了有关酗酒问题、定制本地资源和自我引导的心理教育疗法。网络心理教育计划(例如 CBT 或虚拟现实计划)可以在诊所面对面治疗的辅助下,提高量身定制的应用程序的开发和治疗效果[59,60]。移动和智能手机平台可能很快会合并、整合到这些基于计算机的、已被证明是有效的证据基础的文献中。

95.5 智能手机干预戒烟

智能手机已发展为戒烟治疗中的补充策略。当前智能手机的补充性戒烟干预措施,包括短信、智能手机应用程序、移动网站和在线干预措施。

Cochrane 数据库中的一篇文献表明,通过测量短期和长期(6 个月)的戒烟量,移动干预对戒烟具有积极作用[61]。在这项研究中确定的大多数移动干预措施,主要是使用短信(SMS)传递认知行为成分,评估个体戒烟的意愿以及传递激励信息以鼓励戒烟。一些研究将 SMS 与现场治疗相结合[62,63],而有些研究则根据个体准备戒烟的阶段来定制建议和方案发送短信[64,65]。但是,本评价中包括的所有研究都是在具有完善烟草控制法规的高收入国家。因此,在其他环境中短信收发干预的效果未知。

Abroms 等人评估了英文文献中应用程序中戒烟干预措施的内容[66,67]。根据国家戒烟合作组织的指南[68],将已有的戒烟应用程序的方法归为计算器(记录所节省的钱和从戒烟后获得的健康益处)、日历(计算戒烟之前或之后的天数)、配给(调节可吸烟的数量和时间)、催眠(使用催眠技术戒烟)和其他方法。但是,根据美国公共卫生局的《治疗烟草使用和依赖性的临床实践指南》,大多数早期和第 1 代戒烟的英文应用程序在改善戒烟方面均未显示出积极的效果。下载次数最多的应用程序,例如催眠和日历应用程序,实际上在戒烟方面显示出最低的依从率[69,70]。大多数戒烟应用程序均未提供戒烟的循证疗法或药物治疗推荐。

后续分析比较了 2014 年和 2012 年戒烟应用程序的内容[71]。研究表明,2014 年智能手机应用程序更多地关注渴望和戒烟药物的应对技巧,而 2012 年的应用程序更多地关注关于身份识别和戒烟奖励。尽管 2014 年的智能手机应用程序包含了更多的用户友好的功能,但其用户参与度有所下降。这项比较研究表明,2012—2014 年,通过戒烟应用程序提供循证信息方面没有明显改善[72,73]。

与 Abroms 等人进行的研究相似，Formagini 等人还进行了葡萄牙语戒烟应用程序的系统评价[74]。在当前的同行评审文献中，大多数葡萄牙语戒烟应用程序都可分为日历（计算戒烟日期或自戒烟日期以来的天数）、信息工具（提供有关吸烟的教育信息）、计算器（记录戒烟后节省的金钱和健康收益）、游戏（旨在鼓励戒烟的游戏）、肺部健康监测（评估使用者的肺功能）、配给（调节可吸烟的数量和时间）、香烟追踪器和一种催眠技术（使用催眠技术戒烟）。但是，他们指出葡萄牙语应用程序显示的循证方法较少，并且对戒烟治疗指南的遵守程度较低。

当前可用的基于网络的烟草干预措施被分为图书馆（提供有关戒烟教育信息但无明确指南）、诊所和医疗服务提供商的广告、网络辅助烟草干预（website assisted tobacco intervention，WATI）以及卫生专业人员教育网站[62,75]。其他基于网络的策略包括商业销售（推广戒烟产品的网站）、参照热线电话或其他商业网站，以及倡导网站[76]。Carlini 等人评估了文献中确定的当前葡萄牙 WATI 的功效。戒烟网站的主题包括协助戒烟、在线咨询、药物治疗建议和戒烟动机（与戒烟有关的风险，奖励和障碍）。但是，没有 WATI 根据美国《公共卫生服务临床实践指南》为吸烟治疗提供足够的循证信息。

95.6 智能手机干预病态赌博

通过智能手机的自我跟踪技术，可以提高收集的有关赌博行为数据的可信度、灵敏度和生态有效性。智能手机可以自我监控情绪和赌博问题之间的联系。研究人员使用智能手机按键来记录对预编程的互动语音问题的反应，以便收集真实环境中整个赌博事件中自我报告的焦虑和生理唤醒的数据[77]。

然而，关于病理性赌博和智能手机的研究仍然有限。一项关于认知行为在线干预的研究，提供了针对赌徒定制的有关如何处理已识别的高风险情况的反馈，并提供减少赌博的个性化建议[78]。Zhang 等人在 2016 年联合为赌徒设计了一款智能手机应用程序[79]，此应用程序（eGambling）不仅提供有关赌博成瘾和治疗的心理教育信息，还利用 GPS 来跟踪和提示用户在新加坡附近的赌博场所[79,80]。当在赌博地点附近收到通知时，用户可以选择给他们的家人或顾问打电话或发电子邮件寻求帮助。未来应用程序的开发可以考虑集成 EMA 功能，以在赌博事件发生之前、之中或之后监视用户的情绪和生理变化。

95.7 智能手机干预成瘾治疗的局限性

尽管越来越多的文献表明，智能手机干预在各种成瘾治疗中具有较高的可接受性和可行性，但目前只有较少的经验数据和有限的可重复试验数据，可以支持智能手机提供的循证信息和干预[81,82]。开发、实施和维护定制用于长期治疗的成瘾治疗应用程序是有难度的。一项研究对本章前面介绍的 A-CHESS 应用程序的长期临床应用情况进行了研究，发现现实世界中的临床使用率很低且受到限制[83]。鉴于大多数针对智能手机成瘾治疗应用程序的研究表明，临床效果仅在相对较短的时间（12~15 周）内观察到，尚不清楚智能手机应用程序实际的纵向影响和长期影响。

目前，尚无 FDA 批准的智能手机应用程序作为成瘾治疗的医疗设备[84]。尽管商业市场上有大量多样的成瘾治疗应用程序可用（如 Google 或 App Store 等），但许多患者并没有充分了解每个成瘾治疗应用程序的属性和功效。这些商业上可用的应用程序绝大多数都没有遵循循证实践，有些并不起作用甚或有危险，特别是在酒精使用障碍方面。针对酒精使用障碍的的应用程序就有这样的评论——"让我们浪费吧！""其他应用程序：与饮酒相关的智能手机应用程序的特性、可接受性和使用"，反映了许多智能手机应用程序质量的负面形象[5]。

应用程序通常不监测患者的安全。例如，成瘾治疗中的许多智能手机应用程序都鼓励戒酒，但并未评估完全戒酒导致的不良医学状况。这些应用程序通常无法监控与戒酒有关的癫痫发作和谵妄的风险。目前尚不清楚应用程序开发人员是否包括训练有素的临床医师，他们了解成瘾治疗期间患者的医疗风险和其他并发症[36]。此外，即使是设计合理、意图明确的药物滥用应用程序，也可能会带来意想不到的后果。例如，一个旨在减少未成年人饮酒的血液酒精水平计算器应用程序，后来被发现实际上在提高年轻人的饮酒率，这些年轻人正在使用该应用程序查看谁能喝最多的酒精，来达到最高的血液酒精水平[85]。

面对面的治疗和通过智能手机进行的数字治疗之间的最佳平衡，一直是有争论的话题。很明显，如今，没有任何一款智能手机应用程序或数字工具，可比拟或完全替代成瘾治疗的综合临床评估。在这一点上，成瘾治疗应用程序仅作为辅助治疗，然后由获得许可的临床医师定期复查。临床医师有责任验证可行的成瘾治疗应用程序，并提供针对特定应用程序使用的建议和说明。可以通过美国精神病学协会的网站，在有关智能手机应用程序评估的部分（mental health Apps），找到免费帮助识别有效应用程序的工具。

未来的研究应评估智能手机成瘾治疗有效干预措施的相对疗效。研究人员应考虑某些智能手机应用在特定人群（例如大学生或有多种物质使用障碍的患者）中是否更有效，并开发可适应残疾人（例如视力或听力障碍）的应用功能。成瘾治疗应用程序的开发，还应考虑用户的需求，以提高用户的使用频率。用户对心理健康应用程序的关注，包括隐私、技术问题、应用程序使用的潜在危险、应用程序成本、与传统监测的比较、循证 mHealth 和用户要求的应用程序功能[86]。

此外，目前尚无明确的准则来规范成瘾治疗中应用程序的数据隐私和保密性。对于隐私和机密性法规的明确指导方针，以及将应用程序的使用纳入治疗实践整合政策的必要性，仍存在争议[36]。因此，未来的研究应集中在如何将智能手机的成瘾治疗干预措施，整合到更大的药物滥用服务系统中，以优化临床护理质量和结果。

目前无法获得智能手机干预措施的严格成本分析数据。为了说服利益相关者将智能手机作为一种标准的成瘾治疗干预措施，开发人员必须提供有关增值、投资回报和盈亏平衡分析的可靠证据[87]。在这一领域进行的应用性研究很少，引发了有关应采用哪种类型的策略，来推出基于新技术的行为健康干预措施的问题。未来的研究还应该确定、制订和比较实施策略，这些策略将有助于将基于新技术的干预措施，简化、集成到复杂的护理系统中的高度参与过程。

临床应用

- 智能手机为成瘾治疗护理提供了有前途的新工具，目前在一般医疗保健中的广泛使用证明

- 了这一点。
- 不断发展的传感器和通信功能,使其特别适合于帮助监测、支持甚至提供针对这些物质使用障碍的辅助治疗。
- 早期证据支持可行性,并提供了智能手机的物质使用失调干预措施的初步功效,尽管这些措施在成为循证和一线临床工具之前还需要更多的研究。

(Emily Wu, MD and John Torous, MD 著 冯雪 译 林行 校)

参考文献

1. Smith A. (2017, January 12). Record shares of Americans now own smartphones, have home broadband. Retrieved May 7, 2017, from http://www.pewresearch.org/fact-tank/2017/01/12/evolution-of-technology.
2. Orlov L. (2017, May 14). Tech use and seniors, ridiculed in media, otherwise ignored. Retrieved June 16, 2017, from https://www.ageinplacetech.com/blog/real-seniors-are-rightfully-skeptical-about-technology-smartphoneshttps://www.ageinplacetech.com/files/aip/Linkage%202016%20Technology%20Survey%20April%202016.pdf.
3. Boulos MNK, Wheeler S, Tavares C, Jones R. How smartphones are changing the face of mobile and participatory healthcare: an overview, with example from eCAALYX. *Biomed Eng Online*. 2011;10:24. doi:10.1186/1475-925X-10-24.
4. Perception of patients with alcohol use disorder and comorbid depression about the usefulness of supportive text messages. Pew Research Center. 2015 October 29. Technology Device Ownership; 2015. http://www.pewinternet.org/2015/10/29/technology-device-ownership-2015.
5. Weaver ER, Horyniak DR, Jenkinson R, Dietze P, Lim MS. "Let's get Wasted!" and other apps: Characteristics, acceptability, and use of alcohol-related smartphone applications. Eysenbach G, ed. *JMIR mHealth and uHealth*. 2013;1(1):e9. doi:10.2196/mhealth.2709.
6. Blaya JA, Fraser HSF, Holt B. E-health technologies show promise in developing countries. *Health Aff*. 2010;29(2):243–250.
7. Rosen S, Fox MP, Gill CJ. Patient retention in antiretroviral therapy programs in sub-Saharan Africa: A systematic review. *PLoS Med*. 2007 Oct 16;4(10):e298.; Rosenbaum RM. New perspectives on drug education/prevention. *J Psychoactive Drugs*. 2016;2:1–3. doi:10.1080/02791072.2015.1117690.
8. Leong KC, Chen WS, Leong KW, Mastura I, Mimi O, Sheikh MA, et al. The use of text messaging to improve attendance in primary care: A randomised controlled trial. *Fam Pract*. 2006;23(6):699–705.
9. Bridges.org. *Evaluation of the On Cue Compliance Service Pilot: Testing the Use of SMS Reminders in the Treatment of Tuberculosis in Cape Town, South Africa*. Cape Town: City of Cape Town Health Directorate and the International Development Research Council (IDRC); 2005.
10. Berrouiguet S, Baca-García E, Brandt S, Walter M, Courtet P. Fundamentals for future mobile-health (mHealth): A systematic review of mobile phone and web-based text messaging in mental health. Eysenbach G, ed. *J Med Internet Res*. 2016;18(6):e135. doi:10.2196/jmir.5066.
11. Dwolatzky B, Trengove E, Struthers H, McIntyre JA, Martinson NA. Linking the global positioning system (GPS) to a personal digital assistant (PDA) to support tuberculosis control in South Africa: A pilot study. *Int J Health Geogr*. 2006;5:34.
12. Coughlan J, Manduchi R. A mobile phone wayfinding system for visually impaired users. *Assist Technol Res Ser*. 2009, 25(2009):849.
13. Fjeldsoe BS, Marshall AL, Miller YD. Behavior change interventions delivered by mobile telephone short-message service. *Am J Prev Med*. 2009;36(2):165–173.
14. Lim MS, Hocking JS, Hellard ME, Aitken CK. SMS STI: A review of the uses of mobile phone text messaging in sexual health. *Int J STD AIDS*. 2008;19:287–290.
15. Badawy SM, Kuhns LM. Texting and mobile phone app interventions for improving adherence to preventive behavior in adolescents: A systematic review. *JMIR Mhealth Uhealth*. 2017;5(4):e50.
16. Proudfoot J, Clarke J, Hadzi Pavlovic D, Manicavasagar V, Adler E, Whitton A. Community attitudes to the appropriation of mobile phones for monitoring and managing depression, anxiety, and stress. Christensen H, ed. *J Med Internet Res*. 2010;12(5):e64. doi:10.2196/jmir.1475.
17. Torous J. Digital psychiatry in Asian. *Asian J Psychiatry*. 2014;10:1–2.
18. Smyth J, Stone A. Ecological momentary assessment research in behavioural medicine. *J Happiness Stud*. 2003;4:35–52.
19. Firth J, Torous J, Yung AR. Ecological momentary assessment and beyond: The rising interest in e-mental health research. *J Psychiatr Res*. 2016;80:3–4.
20. Andreasson K, Krogh J, Bech P, et al. MYPLAN – mobile phone application to manage crisis of persons at risk of suicide: Study protocol for a randomized controlled trial. *Trials*. 2017;18:171. doi:10.1186/s13063-017-1876-9.
21. Torous J, Staples P, Shanahan M, et al. Utilizing a personal smartphone custom app to assess the Patient Health Questionnaire-9 (PHQ-9) depressive symptoms in patients with major depressive disorder. Eysenbach G, ed. *JMIR Mental Health*. 2015;2(1):e8.
22. Menon V, Rajan TM, Sarkar S. Psychotherapeutic applications of mobile phone-based technologies: A systematic review of current research and trends. *Indian J Psychol Med*. 2017;39(1):4–11.
23. Kauer SD, Reid SC, Crooke AH, Khor A, Hearps SJ, Jorm AF, et al. Self-monitoring using mobile phones in the early stages of adolescent depression: Randomized controlled trial. *J Med Internet Res*. 2012;14:e67.
24. Ly KH, Trüschel A, Jarl L, Magnusson S, Windahl T, Johansson R, et al. Behavioural activation versus mindfulness-based guided self-help treatment administered through a smartphone application: A randomised controlled trial. *BMJ Open*. 2014;4:e003440.
25. Bauer MS, McBride L, Williford WO, Glick H, Kinosian B, Altshuler L, et al. Collaborative care for bipolar disorder: Part I. Intervention and implementation in a randomized effectiveness trial. *Psychiatr Serv*. 2006;57:927–936.
26. Proudfoot J, Clarke J, Birch MR, Whitton AE, Parker G, Manicavasagar V, et al. Impact of a mobile phone and web program on symptom and functional outcomes for people with mild-to-moderate depression, anxiety and stress: A randomised controlled trial. *BMC Psychiatry*. 2013;13:312.
27. Ben-Zeev D. Mobile technologies in the study, assessment, and treatment of schizophrenia. *Schizophr Bull*. 2012;38(3):384–385.
28. Swendsen J. Contributions of mobile technologies to addiction research. *Dialogues Clin Neurosci*. 2016;18(2):213–221.
29. Granholm E, Loh C, Swendsen J. Feasibility and validity of computerized ecological momentary assessment in schizophrenia. *Schizophr Bull*. 2008;34(3):507–514.
30. Johnson EI, Barrault M, Nadeau L, Swendsen J. Feasibility and validity of computerized ambulatory monitoring in drug-dependent women. *Drug Alcohol Depend*. 2009;99(1–3):322–326.
31. Johnson EI, Grondin O, Barrault M, et al. Computerized ambulatory monitoring in psychiatry: A multi-site collabora-

tive study of acceptability, compliance, and reactivity. *Int J Methods Psychiatr Res*. 2009;18(1):48–57.
32. Husky MM, Gindre C, Mazure CM, et al. Computerized ambulatory monitoring in mood disorders: Feasibility, compliance, and reactivity. *Psychiatry Res*. 2010;178(2):440–442.
33. Serre F, Fatseas M, Swendsen J, Auriacombe M. Ecological momentary assessment in the investigation of craving and substance use in daily life: A systematic review. *Drug Alcohol Depend*. 2015;148:1–20.
34. Ben-Zeev D, Kaiser SM, Krzos I. Remote "Hovering" with individuals with psychotic disorders and substance use: Feasibility, engagement, and therapeutic alliance with a text-messaging mobile interventionist. *J Dual Diagn*. 2014;10(4):197–203.
35. Lagadec S, Allard M, Dilharreguy B, Schweitzer P, Swendsen J, Sibon I. Linking imaging data to daily life: The example of post-stroke depression. *Neurology*. 2012;78(5):322–325.
36. Muench F. The promises and pitfalls of digital technology in its application to alcohol treatment. *Alcohol Res*. 2014;36(1):131–142.
37. Fowler L, Holt S, Joshi D. Mobile technology-based interventions for adult users of alcohol: A systematic review of the literature. *Addict Behav*. 2016;62:25–34.
38. Mason M, Ola B, Zaharakis N, Zhang J. Text messaging interventions for adolescent and young adult substance use: A meta-analysis. *Prev Sci*. 2014. http://dx.doi.org.ezpprod1.hul.harvard.edu/10.1007/s11121-014-0498-7.
39. Suffoletto B, Kristan J, Chung T, Jeong K, Fabio A, Monti P, Clark DB. An interactive text message intervention to reduce binge drinking in young adults: A randomized controlled trial with 9-month outcomes. *PloS One*. 2015;10(11):e0142877.
40. Gustafson DH, McTavish FM, Chih M-Y, et al. A smartphone application to support recovery from alcoholism: A randomized clinical trial. *JAMA Psychiatry*. 2014;71(5):566–572.
41. Gonzalez VM, Dulin PL. Comparison of a smartphone app for alcohol use disorders with an internet-based intervention plus bibliotherapy: A pilot study. *J Consult Clin Psychol*. 2015;83(2):335–345.
42. Witkiewitz K, Desai SA, Bowen S, Leigh BC, Kirouac M, Larimer ME. Development and evaluation of a mobile intervention for heavy drinking and smoking among college students. *Psychol Addict Behav*. 2014;28 (3):639–650.
43. Gustafson DH, Boyle MG, Shaw BR, Isham A, McTavish F, Richards S, Schubert C, Levy M, Johnson K. An e-health solution for people with alcohol problems. *Alcohol Res Health*. 2011;33(4):327–337.
44. Agyapong VI, Ahern S, McLoughlin DM, Farren CK. Supportive text messaging for depression and comorbid alcohol use disorder: Single-blind randomised trial. *J Affect Disord*. 2012. http://dx.doi.org.ezpprod1.hul.harvard.edu/10.1016/j.jad.2012.02.040.
45. Weitzel JA, Bernhardt JM, Usdan S, et al. Using wireless handheld computers and tailored text messaging to reduce negative consequences of drinking alcohol. *J Stud Alcohol Drugs*. 2007;68(4):534–537.
46. Savic M, Best D, Rodda S, Lubman DI. Exploring the focus and experiences of smartphone applications for addiction recovery. *J Addict Dis*. 2013;32(3):310–319.
47. Sankaranarayanan J, Sallach RE. Rural patients' access to mobile phones and willingness to receive mobile phone-based pharmacy and other health technology services: A pilot study. *Telemed J E Health*. 2014;20(2):182–185.
48. Agyapong VI, Milnes J, McLoughlin DM, Farren CK. Perception of patients with alcohol use disorder and comorbid depression about the usefulness of supportive text messages. *Technol Health Care*. 2013;21(1):31–39.
49. Keoleian V, Polcin D, Galloway GP. Text messaging for addiction: A review. *J Psychoactive Drugs*. 2015;47(2):158–176.
50. Hawthorne J, Wojcik M. Transdermal alcohol measurement: A review of the literature. *Can Soc Forensic Sci J*. 2006;39(2):65–71.
51. Lucas RW, Mullin PJ, Luna CB, McInroy DC. Psychiatrists and a computer as interrogators of patients with alcohol-related illnesses: A comparison. *Br J Psychiatry*. 1977;131(2):160–167.
52. Meredith SE, Alessi SM, Petry NM. Smartphone applications to reduce alcohol consumption and help patients with alcohol use disorder: A state-of-the-art review. *Adv Health Care Technol*. 2015;1:47–54.
53. Torous J, Roberts LW. Needed innovation in digital health and smartphone applications for mental health: Transparency and trust. *JAMA Psychiatry*. 2017;74(5):437–438.
54. Dulin PL, Gonzalez VM, King DK, Giroux D, Bacon S. Development of a smartphone-based, self-administered intervention system for alcohol use disorders. *Alcohol Treat Q*. 2013;31(3):321–336.
55. Sawares AS, Shen N, Xue Y, Abi-Jaoude A, Wiljer D. The impact of mobile apps on alcohol use disorder: A systematic review protocol. McDougall A, ed. *JMIR Res Protoc*. 2017;6(4):e49.
56. Hester RK, Squires DD, Delaney HD. The Drinker's Check-up: 12-month outcomes of a controlled clinical trial of a stand-alone software program for problem drinkers. *J Subst Abuse Treat*. 2005;28(2):159–169.
57. Murray E, McCambridge J, Khadjesari Z, et al. The DYD-RCT protocol: An on-line randomised controlled trial of an interactive computer-based intervention compared with a standard information website to reduce alcohol consumption among hazardous drinkers. *BMC Public Health*. 2007;7:306.
58. Simpson TL, Kivlahan DR, Bush KR, McFall ME. Telephone self-monitoring among alcohol use disorder patients in early recovery: A randomized study of feasibility and measurement reactivity. *Drug Alcohol Depend*. 2005;79(2):241–250.
59. Litvin EB, Abrantes AM, Brown RA. Computer and mobile technology-based interventions for substance use disorders: An organizing framework. *Addic Behav*. 2013;38(3):1747–1756.
60. Marsch LA, Guarino H, Acosta M, et al. Web-based behavioral treatment for substance use disorders as a partial replacement of standard methadone maintenance treatment. *J Subst Abuse Treat*. 2014;46(1):43–51.
61. Whittaker R, McRobbie H, Bullen C, Rodgers A, Gu Y. Mobile phone-based interventions for smoking cessation. *Cochrane Database Syst Rev*. 2016;(4):CD006611.
62. Bock BC, Graham AL, Whiteley JA, Stoddard JL. A review of web-assisted tobacco interventions (WATIs). Selby P, McIntosh S, Norman C, eds. *J Med Internet Res*. 2008;10(5):e39.
63. Shelley D, Krebs P, Schoenthaler A, Urbina A, Gonzalez M, Tseng T-Y, et al. Correlates of adherence to varenicline among HIV+ smokers: A path analysis. Proceedings of the Society for Research on Nicotine and Tobacco 21st Annual Meeting; 2015 Feb 25–28; Philadelphia. 2015:49 (PA14-2).
64. Borland R, Balmford J, Benda P. Population-level effects of automated smoking cessation help programs: A randomized controlled trial. *Addiction*. 2013;108(3):618–628.
65. Naughton F, Jamison J, Boase S, Sloan M, Gilbert H, Prevost AT, et al. Randomized controlled trial to assess the short-term effectiveness of tailored web- and text-based facilitation of smoking cessation in primary care (iQuit in Practice). *Addiction*. 2014;109(7):1184–1193.
66. Abroms LC, Lee Westmaas J, Bontemps-Jones J, Ramani R, Mellerson J. A content analysis of popular smartphone apps for smoking cessation. *Am J Prev Med*. 2013;45:732–736.
67. Abroms LC, Padmanabhan N, Thaweethai L, Phillips T. iPhone apps for smoking cessation: A content analysis. *Am J Prev Med*. 2011;40:279–285.
68. Fiore MC, Jaén CR, Baker TB. Clinical Practice Guideline. U.S. Department of Health and Human Services. Public Health Service; Rockville MD: 2008. Treating tobacco use and dependence: 2008 update.
69. Sood A, Ebbert JO, Sood R, Stevens SR. Complementary treatments for tobacco cessation: A survey. *Nicotine Tob Res*. 2006;8(6):767–771.
70. Abbot NC, Stead LF, White AR, Barnes J, Ernst E. Hypnotherapy for smoking cessation. *Cochrane Database Syst Rev*. 2000;(2):CD001008.
71. Ubhi HK, Michie S, Kotz D, van Schayck OCP, Selladurai A, West R. Characterising smoking cessation smartphone applications in terms of behaviour change techniques, engagement and ease-of-use features. *Transl Behav Med*. 2016;6(3):410–417.
72. Ubhi HK, Kotz D, Michie S, et al. Comparative analysis of smoking cessation smartphone applications available in 2012 versus 2014. *Addict Behav*. 2016;58:175–181.
73. Krebs P, Duncan DT. Health app use among US mobile phone owners: A national survey. *JMIR Mhealth Uhealth*. 2015;3(4).
74. Formagini TD, Ervilha RR, Machado NM, Andrade BA, Gomide HP, Ronzani TM. A review of smartphone apps for smoking cessation available in Portuguese. *Cad Saude Publica*. 2017;33(2):e00178215.
75. Etter Jean-François. A list of the most popular smoking cessation web sites and a comparison of their quality. *Nicotine Tob Res*. 2006;8(Suppl 1):S27–34.
76. Carlini BH, Ronzani TM, Martins LF, Gomide HP, Souza IC. Demand for and availability of online support

77. to stop smoking. *Rev Saude Publica.* 2012;46(6):1074–1081.
77. Gee P, Coventry KR, Birkenhead D. Mood state and gambling: Using mobile telephones to track emotions. *Br J Psychol.* 2005;96(Pt 1):53–66.
78. Zhang MW, Yi Y, Cheok CC. Internet based personalized feedback interventions for gamblers in Singapore: First results. *Technol Health Care.* 2015.
79. Zhang MWB, Ho RCM. Tapping onto the potential of smartphone applications for psycho-education and early intervention in addictions. *Front Psychiatry.* 2016;7:40.
80. *eGambling Intervention.* (Last assessed on May 21st, 2017). Available from: https://play.google.com/store/apps/details?id=com.melvyn.stop_gambling&hl=en
81. Ramo DE, Popova L, Grana R, Zhao S, Chavez K. Cannabis mobile apps: A content analysis. *JMIR Mhealth Uhealth.* 2015;3(3):e81. doi:10.2196/mhealth.4405.
82. Roepke Ann Marie, Jaffee Sara R, Riffle Olivia M, McGonigal Jane, Broome Rose, Maxwell Bez. *Games for Health Journal.* 2015;4(3):235–246.
83. Ford II JH, Alagoz E, Dinauer S, Johnson KA, Pe-Romashko K, Gustafson DH. Successful organizational strategies to sustain use of A-CHESS: A mobile intervention for individuals with alcohol use disorders. Eysenbach G, ed. *J Med Internet Res.* 2015;17(8):e201.
84. Swendsen J, Palmier-Claus J, Nezlek J, D'Argel A, Leboyer M. Mobile and connected technologies in psychiatry: State-of-the-art and future directions. Paper presented at: 23rd European Psychiatry Association Conference; March 12–15, 2015.
85. Gajecki M, Berman AH, Sinadinovic K, Rosendahl I, Andersson C. Mobile phone brief intervention applications for risky alcohol use among university students: A randomized controlled study. *Addict Sci Clin Pract.* 2014;9(1):11.
86. Nicholas J, Fogarty AS, Boydell K, Christensen H. The reviews are in: A qualitative content analysis of consumer perspectives on apps for bipolar disorder *J Med Internet Res.* 2017;19(4):e105.
87. Ramsey A. Integration of technology-based behavioral health interventions in substance abuse and addiction services. *Int J Ment Health Addict.* 2015;13(4):470–480.

第96章 心理社会治疗干预物质使用障碍

目录

要点／1439

96.1 行为夫妻疗法／1440

96.2 家庭疗法／1440

96.3 认知行为疗法／1440

96.4 社区强化疗法／1441

96.5 权变管理疗法／1441

96.6 个人药物成瘾咨询／1441

96.7 动机访谈／1442

96.8 简短干预／1442

96.9 12步治疗计划／1443

96.10 同伴支持／1443

96.11 美国成瘾医学学会（American Society of Addiction Medicine, ASAM）的护理分级／1444

结论／1445

临床应用／1446

参考文献／1446

要 点

- 心理社会干预在治疗物质滥用和成瘾行为方面起着重要作用。
- 有研究支持的心理社会干预措施包括：行为夫妻疗法、家庭疗法、认知行为疗法、社区强化疗法（治疗社区）、权变管理疗法、个人药物成瘾咨询、动机访谈、短暂干预、12步治疗计划和同伴支持。
- 如美国成瘾医学学会（American Society of Addiction Medicine，ASAM）护理级别所定义的，以上干预措施可用于药物滥用障碍治疗领域。

医学研究所（Institute of Medicine，IOM）委员会将心理干预定义为旨在改善健康功能并提高幸福水平的，与生物、行为、认知、情感、人际关系、社会或环境因素相关的人际活动/技术/策略或信息活动/技术/策略。这些干预措施可以用于药物和行为成瘾的不同治疗阶段和不同护理水平，目的是找出问题所在、解决问题并协助患者重新融入社会。根据成瘾疾病的临床表现不同，干预措施可以单独使用，也可以与药物治疗联合使用。

现有文献给出了在特定条件下使用不同干预措施的大量证据，但理论建议与临床实际应用之间还是存在显著差异，其原因多种多样，包括对建议难以获取、缺乏统一培训、治疗费用未纳入保险、缺乏质量评价标准、护理水平差异大（如初级护理和专科护理的差异）、护理协调不力。

为了确保对接受心理健康和药物治疗服务的个人成功实施心理社会干预，2015年，IOM成立了一个专家委员会，确定了干预评价的相关关键步骤，并设计出一个建立干预效果评价标准的方案。该框架以患者为中心，患者的反馈贯穿整个过程，为循证干预的循环演进提供依据（图96-0-1）。

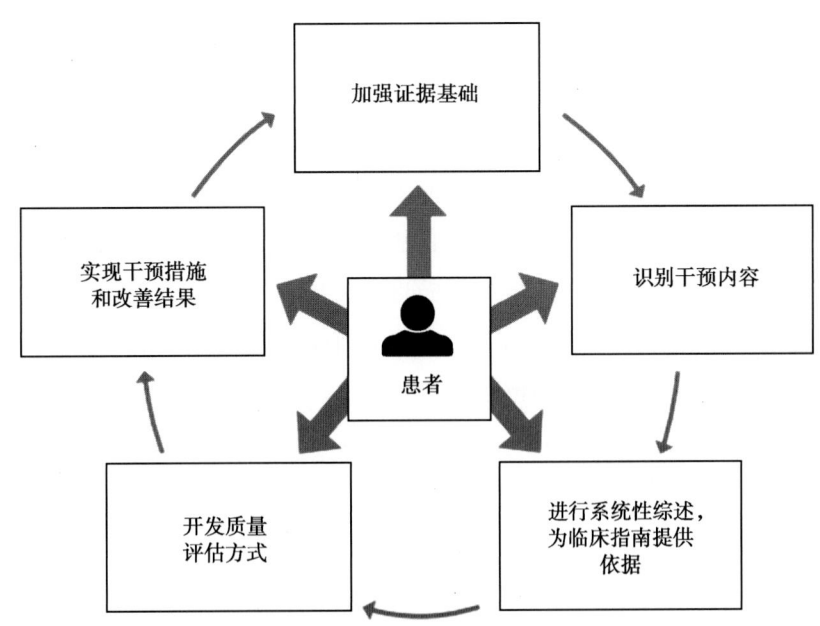

图96-0-1　IOM委员会制定的心理社会干预标准框架，来自http：//www.nationalacademies.org/hmd/~/media/Files/Report%20Files/2015/Psychosocial-Report-in-Brief.pdf.

本章将阐述不同类型的心理社会干预措施,讨论特定病情的转归,总结物质滥用障碍(substance use disorder,SUD)的不同级别护理措施[1]。

96.1 行为夫妻疗法

行为夫妻疗法(behavioral couple therapy,BCT)主要用于酒精和药物滥用的治疗。它对男性患者和女性患者都有效,旨在减少药物的使用,提高双方的总体婚姻满意度。在BCT治疗中,治疗师要在患者没有使用成瘾物质清醒的情况下,安排患者和其伴侣会见,伴侣需要知情并支持患者戒除此类物质。会见当日还可进行的相关事项有尿检、教授患者伴侣对患者进行成瘾物管理的其他治疗,如双方参与的12步治疗等。为了改善夫妻关系,BCT使用一系列任务来增进感情:如共同参与活动和建设性话题沟通等,原因是良好的关系对治疗有促进的作用[2]。

96.2 家庭疗法

家庭疗法(family therapy)可用于治疗成瘾物滥用和与之相关的行为问题。这种疗法常用于治疗青春期物质滥用导致的一系列问题(如精神病性症状、学业困难、高危性行为等)。与行为夫妻疗法一样,家庭疗法也有深厚的理论基础。常见的家庭疗法应用对象是患成瘾障碍的年轻人,而家庭治疗最好的应用方式是系统治疗。潜在的观点认为,孤立地对患者进行治疗并不能解决导致物质滥用的整个家庭系统的问题。家庭治疗可以在门诊由专家提供,也可以在患者家中进行。多维家庭治疗和以夫妻为基础的治疗方法,对减少物质滥用及相关问题的证据越来越多,同时,也有证据证明以家庭为基础的干预措施,在预防和治疗青少年物质滥用问题方面有效[3-5]。

96.3 认知行为疗法

认知行为疗法(认知行为应对技巧疗法,cognitive behavioral coping skills therapy,CBT)对SUD的治疗重点,是教育患者改变与物质滥用及相关生活事件的思维方式和行为方式。大多数针对SUD的CBT疗法,有2个主要特征:①侧重于物质滥用的功能分析(即了解其前因和后果);②侧重于应对技巧训练[6]。

CBT会让患者学习去追踪自己的想法和行动,并识别这些想法和行动的有效性和后果。然后,要求患者将学习到的技巧,用于改变自己的想法和行动,以助于改善物质滥用,如增强应对技巧、改善情绪状况、提高人际交往功能、增强社会支持。主要的治疗技术包括以下内容。

- 让患者了解治疗模型。
- 患者与治疗师协作设定目标。
- 识别无用想法并检验这些想法的无用性。
- 指导性发现(用预设反问进行信念检验,找出替代信念)。

- 通过交流和自信训练来培养人际交往能力。
- 行为演练和角色扮演。

此外,治疗还包括治疗课程之外的结构化练习,包括定制的体力活动、自我监控、思想记录以及挑战性活动和人际交往能力练习[7]。与其他行为方法相比,CBT 高度结构化且治疗周期较短(12~24 周),且紧密围绕特定的治疗目标。一般来讲,CBT 中的每次会见都有明确的议程,会见中的临床讨论主要集中于物质滥用问题。CBT 这种治疗关系被认为是一种合作关系。

Carroll 等人在过去的 20 年中进行的一系列临床试验,专注于 SUD 的 CBT 治疗,发现 CBT 在治疗 SUD 中的效果相对于对照组越来越显著[8]。

96.4 社区强化疗法

社区强化疗法(治疗社区,community reinforcement approach,CRA)是一种关注影响患者行为的环境突发事件的 SUD 综合认知行为干预疗法,其基本思想认为,突发事件在个体的成瘾行为和康复中起着至关重要的作用。CRA 利用家庭、社交、娱乐和职业活动,来支持个体改变物质滥用行为(如酗酒),并帮助其成功戒除。CRA 的目的是重塑一个人生活的方方面面,使患者感到清醒的生活方式,比以酒精或其他成瘾物质为主导的生活方式更有意义。CRA 整合了多种治疗成分,包括建立患者戒除成瘾物质(如酒精)的动机、帮助患者戒除、分析患者的物质滥用模式、增加积极的强化作用、学习新的应对技巧,以及让重要的人(如亲人、朋友)参与治疗过程[9,10]。

96.5 权变管理疗法

权变管理疗法(contingency management for SUD,CM)是行为强化理论,通过奖励完成与戒除物质滥用有关的特定行为指标,来达到治疗目的。它不是一种心理治疗,而是一种纯粹的行为干预。患者是否获得金钱/非金钱的奖励,取决于客观证据,例如检查结果、是否依从治疗或治疗目标实现的程度。最常见的改善物质滥用行为的奖励方式,为向患者提供代金券,用于兑换商品、服务或特定物质奖品;也可以是采用抽奖模式,让患者从奖池中抽取不同价值的奖品,奖品可以从一句简单的赞美到价值 1~100 美元不等的代金券。奖励计划和强度或强化方式的差异,对临床实施的总成本有影响。戒断激励措施已用于治疗苯丙胺、可卡因、酒精、烟草和大麻使用障碍,并发现对具有人口统计、心理社会学和物质滥用倾向的患者有效[11]。

96.6 个人药物成瘾咨询

个人药物成瘾咨询(individual drug counseling,IDC)的理念认为,成瘾是一种复杂的疾病,会对个体的身心和精神产生负面影响。因此,这一治疗方法关注患者的整体,包括患者的身体、情感和精神需求。IDC 有 2 个重要元素:有疾病模型的支持和康复的精神维度的重视。这些因素将 IDC 与目前使用的其他治疗形式区分开来,反映了 12 步疗法的影响。

IDC 与心理治疗的不同之处在于:①主要设定短期目标;②设立与成瘾戒断直接相关的目标;③主要利用具体的行为方式;④关注当下。现有的 IDC 主要是为患有可卡因使用障碍的成人患者开发,但其广泛适用的理论基础使其在治疗其他物质成瘾上也适应良好。

IDC 属于手册化治疗,其内容包括:①对患者进行有关康复的生理、心理、社会和精神方法的患者教育;②注意建立治疗联盟;③监控成瘾物测试;④鼓励参与 12 步法(即匿名戒酒会)[12]。

96.7 动机访谈

动机访谈(motivational interviewing,MI)是针对 SUD 患者一种不是特别强化的专业心理干预形式。它以患者为中心,采用共情但有指导性的方法,旨在提高患者对改变相关矛盾心理的意识感知,促进改变的意愿并增强自我效能。当患者对目前正在进行的行为拿捏不定时,可采用 OARS(开放式问题、肯定、反思性倾听和总结)的方法。这种治疗方法可以引发患者对动机的评估和反馈,激发患者改变的意愿,并增进医患在制订个性化、实际可行的改变计划上的协作。

动机增强疗法(MET)与 MI 不同,它是一种系统化的干预措施,在很大程度上基于个性化反馈的系统评估。推荐 MET 会谈中至少有一次有一位对患者来说重要的人参与[13]。

96.8 简短干预

简短干预(brief intervention)采用了动机访谈的协作谈话方式,来解决物质滥用问题,但相比 MI 来说时间更短,为 5~30min。此种干预将提供个体物质滥用情况的个性化反馈,以便于患者了解自己与他人物质滥用情况之间的关系。在这种方法中,治疗师邀请患者谈论他们可能存在的物质滥用情况,并帮助患者评估自己物质滥用的严重程度。治疗师就物质滥用的利弊,与患者进行会谈,以试图引起其改变。在简短会谈的最后,医患将共同协商改变计划和后续随访。简短干预包括 5 个阶段,称为 5A[询问(Ask)、建议(Advice)、评估(Assess)、帮助(Assist)、安排(Arrange)]。美国的一项研究表明,这种方法已在许多不同的情况下(如在急诊科、基层医疗保健系统和为无家可归者提供的医疗服务中)被采用。通过让患者重新思考,并考虑做出改变,来解决他们物质滥用带来的诸多问题。尽管简短干预基于动机访谈,但其临床证据仍在发展中,未来仍须继续研究。最近的一项系统性综述发现,在急诊接受简短干预的患者有潜在的获益,尤其是在最终的行为结果方面。鉴于许多研究的重点在于酒精成瘾,综述的研究结果可能无法推广到所有年龄段、无法推广到不同物质滥用水平的患者,也无法推广到使用违禁药物的人群。因此,我们无法断言该疗法的有效性。但是,急诊人员进行简短干预的可行性、零不良影响报告以及简短干预的性价比潜能都表明,这一方法可以成为急诊医疗人员培训的组成部分[14-17]。

96.9 12步治疗计划

12步治疗计划(12-step facilitation, TSF)旨在增加患者积极参与匿名戒酒会(Alcoholics Anonymous, AA)或其他互助小组。该方法已在美国国家酒精滥用和酒精中毒研究所(National Institute on Alcohol Abuse and Alcoholism, NIAAA)的MATCH项目的手册中进行了系统化收录。在共12节的个人疗法中,治疗师将在前4节内积极鼓励并引导患者参与AA。TSF治疗师传达的理念是,成瘾是一种慢性、进行性和可能致命的疾病,防止不良结局的唯一策略,是遵循TSF康复计划,一步步戒除成瘾。

TSF的每节分为3个部分:第一部分回顾上周的物质滥用相关事件(包括使用成瘾物的冲动,使用成瘾物的行为和以恢复为目的的活动),并检查家庭作业;第二部分介绍与这12步相关的新材料;第三部分即总结部分,将布置一项家庭作业并计划一项康复导向的活动(如联系互助人员、参与互助会)。在TSF中,互助者的选择对戒断成功至关重要[18]。

96.10 同伴支持

同伴支持可以分为两大类:遵循12步治疗计划模式的互助团体和朋辈康复支持服务(包括一对一的康复指导等)。

互助团体是一种自愿、非营利性组织,参加者一起聚会讨论和解决共同的问题,例如酗酒、吸毒或其他成瘾。参加者相互支持,资深成员经常指导或"帮助"新成员。著名的例子包括匿名戒酒会(Alcoholics Anonymous)和匿名戒毒会(Narcotics Anonymous)。现实中还有许多其他类似目的的团体,例如自我管理和康复训练(self-management and recovery training)的戒瘾团体。除了针对物质成瘾患者的团体之外,还存在一些针对成瘾患者家属的团体。自助团体可以用来帮助人们认识与成瘾有关的问题,并且可以在药物治疗期间提供心理支持,还能帮助患者维持戒断状态和预防复发。这些团体的目标是在康复过程中,围绕个人建立一个无成瘾物出现的支持网络,并提供分享戒断经验和感受的机会。不管是在社区内还是医疗保健场景或监狱环境下,团体内的朋辈成员(包括已经戒瘾的前患者)都会向患者提供引导。这种模型是一种非正式的、基于相互支持的双向关系模型,所有成员都遵循以12步治疗计划为基础的恢复模式,团体内容也来源于12步治疗计划,且团体负责人通常不接受正式培训[19]。

朋辈康复支持服务具有正式的结构,由专门的角色提供,服务对象是成瘾患者个人。朋辈康复教练(peer recovery coach, PRC)又称同伴专家、同伴导师或戒断治疗后护工,他们接受某种形式的培训并在一些情况下受到正式督导。由于存在大量的培训和认证项目,尽管该培训尚未在全国范围内标准化,但这一行业也在朝着一致的培训模式发展。2015年,美国卫生与公共服务部药物滥用和精神卫生服务管理局（Substance Abuse and Mental Health Services Administration，SAMSHA）发布了同伴支持人员核心能力指南。

PRC们会在许多情境下，提供有偿或无偿的戒断支持服务。在康复社区中心，他们的作用是组织和领导教育性、宣传性的非冲动性社会活动。他们工作于教堂及其他宗教组织、疗养院、戒毒所、监狱系统、缓刑和假释项目中、药物法庭、艾滋病、成瘾和精神保健治疗机构等机构中[20]。

96.11 美国成瘾医学学会（American Society of Addiction Medicine，ASAM）的护理分级

所有SUD护理级别中都包含心理社会干预。在20世纪80年代，在多方的合作努力下，美国产生了一套以结果为导向的成瘾戒断护理国家标准。如今，该标准是物质滥用及相关并发症患者的安置、继续住院、转院和出院的最广泛使用和最全面的准则，美国30多个州都应用该标准。

青少年和成人的治疗计划是通过多维的患者评估（图96-11-1），在5个主要的护理级别（图96-11-2）基础上制订的，这些级别的制订基于所提供的直接医疗管理强度，治疗方案的结构、安全性和保险性，以及治疗的强度。

看一看：多层面评估的6个层面		
ASAM标准使用6个维度来创建一个整体的、生物-心理-社会的个人评估，用于所有服务水平和护理水平的治疗计划和实施。这6个维度包括以下内容。		
1	维度1	急性中毒和/或存在戒断潜力 探究个人物质滥用和戒断的现病史和既往史
2	维度2	生理疾病和并发症 探究个人的健康史和目前的身体状况
3	维度3	情绪、行为或认知疾病和并发症 探究个人的想法、情绪以及精神健康问题
4	维度4	改变的准备程度 探究个人对于改变的准备和兴趣
5	维度5	复发、持续滥用及可能存在的持续滥用 探究个人和复发或继续使用或问题的独特关系
6	维度6	康复/居住环境 探究个人康复状况或居住条件，包括周边人员、场所和相关事物的情况

图96-11-1 多模式评估的6个维度，
资料来源：https://www.asam.org/resources/the-asam-criteria/about。

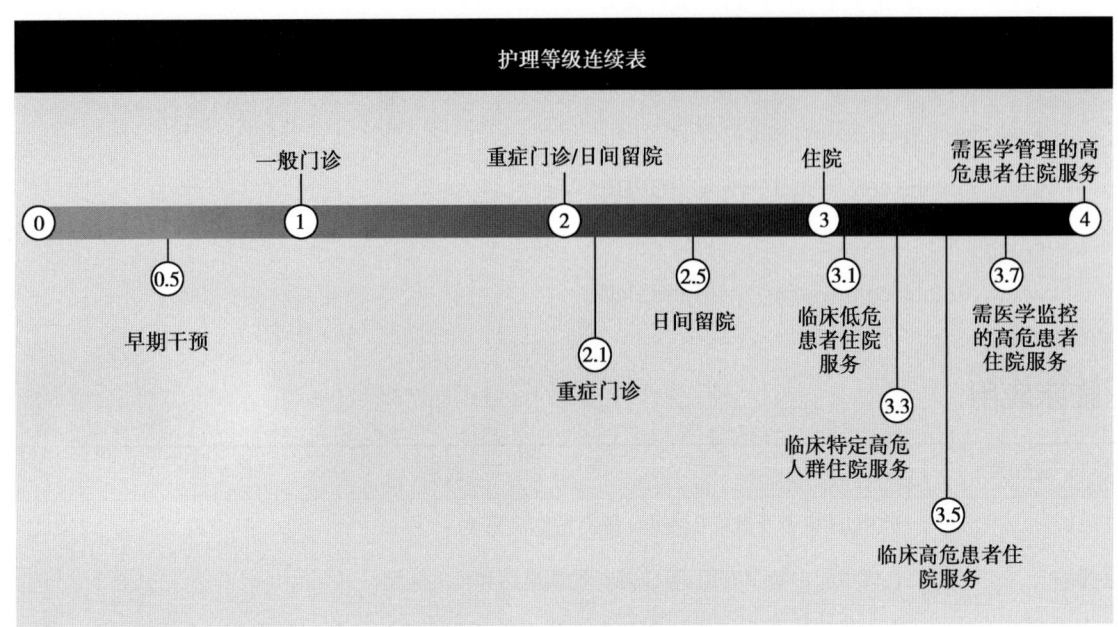

图 96-11-2　ASAM 护理等级

注：5 个主要的护理等级中(0.5,1,2,3,4)，数字越大，护理强度越高。图中的数字代表护理等级连续体中的基准点，无须换用等级描述，直接通过数字增减就可以表示患者的护理等级变化。

资料来源：https://www.asam.org/resources/the-asam-criteria/about。

结论

心理社会干预现已成为药物治疗和康复过程的一部分，其地位已经得到了确认，支持其临床应用的研究也在不断激增。这些干预措施在治疗一系列物质和行为成瘾问题方面，持续发挥着重要作用。具体来讲，心理社会干预措施已广泛应用于大麻滥用的治疗中，同时也在可卡因和苯丙胺（冰毒）滥用治疗过程中发挥着重要作用，而应对这些物质成瘾的其他治疗方式（如药物疗法）却还在研发中。此外，在欧洲和美国，心理社会干预通常与药物治疗联合应用治疗阿片类药物使用障碍。心理社会干预可以帮助个体深入了解其物质滥用情况，激励个体做出改变承诺，帮助其遵循治疗过程并增强治疗效果。这类干预还可以支持其家庭成员，并通过建立互助网络来帮助促进康复。从更广泛的角度来看，心理社会干预在不同的护理等级中都有应用。在互联网医疗模式的帮助之下，这类干预的影响力正在扩大。

更多阅读和相关网站

- SBIRT：筛查，简短干预和转诊

www.integration.samhsa.gov/clinical-practice/SBIRT.

- 什么是 CBT

www.beckinstitute.org/cognitive-behavioral-therapy

- 吸毒者的权变管理疗法

www.emcdda.europa.eu/best-practice/social-reintegration/drug-treatment.

- 基于 Cochrane 数据库的心理社会干预综述

www.cochranelibrary.com/app/content/browse/page/?context=editorial-group/Drugs%20and%20Alcohol%20Group

- 威廉·米勒谈动机访谈（视频）

www.youtube.com/watch?v=cj1BDPBE6Wk

- 家庭治疗视频片段

www.youtube.com/watch?v=6JjcIiCJaDo

临床应用

干预方式	应用
BCT	对 SUD 患者及其伴侣有效；提高婚姻满意度。
家庭疗法	在青少年中特别有用，可以减少物质滥用和相关问题。
CBT	高度结构化，有丰富的文献资料支持其使用，与药物结合使用可带来更多益处。
CRA	复杂的干预方式，最好与 CM 共用。
CM	推荐作为辅助治疗手段。由于血清大麻清除速度慢，CM 用于大麻成瘾治疗可能适得其反。
IDC	与团体成瘾咨询结合使用时会有所裨益。
简短干预	急性发作时与 MI 联用；性价比高，可以在治疗开始时使用。
TSF	结构化，能提高 12 步治疗计划的患者参与度和依从性。
同伴支持	由同伴而非心理健康专家提供。包括互助团体和同伴康复支持服务，是社区服务良好的延申。
MI	对于内心纠结和准备不足的患者可能会有所帮助。

（Saria EI Haddad, MD 著　冯雪 译　林行 校）

参考文献

1. Weissman, M.M., THE Institute of Medicine (IOM) Sets a Framework for Evidence-Based Standards for Psychotherapy. *Depression and Anxiety*, 2015. **32**(11): p. 787–789.
2. Carroll, K.M. and L.S. Onken, Behavioral Therapies for Drug Abuse. *American Journal of Psychiatry*, 2005. **162**(8): p. 1452–1460.
3. Silver, M., Handbook of Family Therapy, Volume II. *Journal of the American Academy of Child & Adolescent Psychiatry*, 1993. **32**(4): p. 882–883.
4. Rigter, H., et al., Multidimensional Family Therapy Lowers the Rate of Cannabis Dependence in Adolescents: A Randomised Controlled Trial in Western European Outpatient Settings. *Drug and Alcohol Dependence*, 2013. **130**(1–3): p. 85–93.
5. Kumpfer, K.L. and R. Alvarado, Family-Strengthening Approaches for the Prevention of Youth Problem Behaviors. *American Psychologist*, 2003. **58**(6–7): p. 457–465.
6. Magill, M. and L.A. Ray, Cognitive-Behavioral Treatment With Adult Alcohol and Illicit Drug Users: A Meta-Analysis of Randomized Controlled Trials. *Journal of Studies on Alcohol and Drugs*, 2009. **70**(4): p. 516–527.
7. McHugh, R.K., B.A. Hearon, and M.W. Otto, Cognitive Behavioral Therapy for Substance Use Disorders. *Psychiatric Clinics of North America*, 2010. **33**(3): p. 511–525.
8. Carroll, K.M., *Interventions For Addiction: Chapter 3. Cognitive Behavioral Therapies*. 2013: Elsevier Inc. Chapters.
9. Smith, J.E., R.J. Meyers, and W.R. Miller, The Community Reinforcement Approach to the Treatment of Substance Use Disorders. *The American Journal on Addictions*, 2001. **10**(s1).
10. Hunt, G.M. and N.H. Azrin, A Community-Reinforcement Approach to Alcoholism. *Behaviour Research and Therapy*, 1973. **11**(1): p. 91–104.
11. Petry, N.M., et al., Contingency Management Interventions: From Research to Practice. *American Journal of Psychiatry*, 2001. **158**(5): p. 694–702.
12. Mercer, D.E. and G.E. Woody, *Individual Drug Counseling*. Rockville, MD: National Institute on Drug Abuse. 1999.
13. Ritson, B., Motivational Interviewing: Preparing People for Change.: By Stephen

Rollnick. The Guilford Press, London. 2nd edn: 2002, 428 pp., pound26.95. ISBN: 1-57230-563-0. *Alcohol and Alcoholism*, 2003. **38**(3): p. 289-b–290.
14. Saitz, R., Screening and Brief Intervention for Unhealthy Drug Use: Little or No Efficacy. *Frontiers in Psychiatry*, 2014. **5**.
15. Addiction, E.M.C.f.D.a.D., *Emergency department based brief interventions for individuals with substance related problems: a review of effectiveness.* EMCDDA Papers, Publications Office of the European Union, Luxembourg, 2016.
16. Taggart, I.H., et al., A Systematic Review of Emergency Department Interventions for College Drinkers. *The Journal of Emergency Medicine*, 2013. **45**(6): p. 962–968.
17. Babor, T.F., et al., Screening, Brief Intervention, and Referral to Treatment (SBIRT): Toward a Public Health Approach to the Management of Substance Abuse. *FOCUS*, 2011. **9**(1): p. 130–148.
18. Nowinski, J., et al., *Twelve step facilitation therapy manual: a clinical research guide for therapists treating individuals with alcohol abuse and dependence.* Project MATCH monograph series. 2007, Rockville, Md.: U.S. Dept. of Health and Human Services, Public Health Service, National Institutes of Health, National Institute on Alcohol Abuse and Alcoholism. xv, 123 p.
19. Bassuk, E.L., et al., Peer-Delivered Recovery Support Services for Addictions in the United States: A Systematic Review. *Journal of Substance Abuse Treatment*, 2016. **63**: p. 1–9.
20. SAMHSA), S.A.a.M.H.s.a. *core competencies for peer workers.* 2015.

第十六部分

老年医学中的生活方式医学

主编：Arthur S.Leon, MS, MD, FACSM

第 97 章 生活方式医学与老年人：导论

目录

要点／1451

临床应用／1454

参考文献／1454

要 点

- 人们寿命延长,预期寿命增加成为全球现象。
- 总体上看,老年人的失能问题正在改善。
- 健康而充满活力的衰老过程被称为成功老龄化。
- 生活方式,如定期的体力活动和适当的营养,可以在实现健康而有意义的老年生活中发挥关键作用。

人们的寿命较过去延长,平均预期寿命增加已成为全球现象。人们不仅寿命更长,而且生活也更健康。与过去几代人相比,近几十年来人们的失能问题有所改善,许多人能够带病生存,并且也延缓了失能的发生[1,2]。正如 Crimmins 在参考文献[1]的 94 页所说"健康状况持续改善的关键,是延缓老年人危险因素、疾病和失能的发生。"

导论中简要介绍背景知识,鼓励人们在生命的后几十年中继续保持健康、丰富多彩的生活。不同的解释存在细微差别,我们还是用"老年人"称呼年龄在 60 岁及以上的人。此外,充实的健康状态常常被称为健康生活、健康生活方式、健康老龄化和成功老龄化[3]。这里倾向于使用成功老龄化一词,不仅与老龄人口有关,还是整个人类生命过程的描述[4]。成功老龄化的概念框架,包括人类经验的深度和广度,即 Rose 在第 100 章中所讨论的。在 Chodzko-Zajko 和 Schwingel 撰写的第 101 章中,讨论成功老龄化的主要标准是体力活动,他们提出了一种独特的方法来实施老年人增加体力活动的定期计划[5]。第三版的《生活方式医学》在这部分增加了 2 个新的章节,第 1 个(第 98 章)讨论了伴随着衰老过程肌肉质量和力量的下降(肌少症)[6],并给出了已证实的能降低这种风险的策略。随着人们年龄的增长和肌肉质量的下降,各种不良的健康后果伴随而生,且随着美国和世界各地老年人口的不断增加,这成了一个特别令人感兴趣的领域。第 99 章是第 2 个关于认知功能和衰老关系[7]的章节,保持心理健康是老年人非常感兴趣的话题,也是一个很重要的研究领域。随着年龄的增长,许多与生活方式有关的模式改变可以帮助减缓认知功能的丧失。

我们简要地讨论了对老年人刻板印象的影响,并以生活方式医学的难点结束,即帮助人们拥有有意义的生活方式。

老年人是一个组成复杂的群体,按时间顺序,将生命的后几十年按年龄划分为连续的几个阶段,有助于调查和帮助改善老年人健康。1974 年,Neugarten[8]创造了年轻老年人和老年人这 2 个词,以区分 55~75 岁和 75 岁以上的人。从那时起,她的想法扩展到了其他年龄段——从年轻的老年人到老年人,再到高龄老年人。尽管每个年龄组限定的年龄范围可能在不同的调查者或报告机构中有所不同,但每个年龄组都有一些与健康相关的具有代表性的描述词、特征和人口统计数据(例如,见第 9 条参考文献)。这些年龄范围有助于在人口基础上进行比较。然而,就个体而言,可能(也可能不会)在任何实际年龄过渡到下一阶段。因此,我们不能单纯使用实际年龄来进行划分。

Baltes 和 Smith[10]利用了 Neugarten 早期的工作和他们自己大量的研究成果,提出了考量成功老龄化重要性的框架。如表 97-0-1 所示,他们描述了第 3 年龄阶段(或年轻老年人)和第 4 年龄阶段(或高龄老年人)的特征。他们不是根据实际年龄来划分这 2 个时期,而是根据从年轻老年人的成功老龄化,到高龄老年人所经历的种种困难等主要特点。在他们看来,在第 3 年龄阶段进行生命过程的优化是可能的,但在第 4 年龄阶段就会变得困难。因此,老年人应该通过采取相应的策略和活动,尽可能长时间地留在第 3 年龄阶段,推迟过渡到第 4 年龄阶段。Freedman 等人[11]研究了 3 种向第 4 年龄阶段过渡过程中适用的干预方法,包括:增加体力活动、治疗抑郁症和预防跌倒。得出的结论是,虽然其他 2 种方法确实有效,但预防跌倒可能是最有效的延缓向第 4 年龄阶段(衰弱阶段)过渡的方法。

衰老相关的疾病和成人的身体功能变化,起源于早期生活经历,甚至可能起源于胎儿时期[12],越来越多的来自生命过程研究模型的知识支持这样一种观点。包括遗传在内的众多因素中,基因型与各种环境联系起来的表观遗传机制,对健康、疾病特征和行为表现产生了复杂的交互影响。尽管有些行为和疾病特征难以改变,但老年人确实可以通过改变许多生活方式,从而转向健康老龄化或停留在第 3 年龄阶段。尽管早年的生活经历可能会指向一条不健康的道路,但只要通过坚持不懈的努力,老年人仍可以进入(或重新走向)通往成功老龄化的道路。

为了解决这个问题,Rose[4]提出了通过改变生活方式进入成功老龄化的切入点。她探讨了成功老龄化的结构阶段及其决定因素。随着年龄的增长,许多环境和生活方式因素,减轻或增强了早期生活经历和基因组成对成年后功能消极或积极的影响。一些生活方式的改变可以增强老年人的健康、幸福感和功能。她强调了定期参与体力活动的重要性,这是预防或延缓生活方式疾病的主要决定因素。然后,她给了健康专家一些提示,帮助他们制订具有持久影响的干预措施。

表 97-0-1 人类生命历程的晚年:好消息和坏消息

好消息:第 3 年龄阶段(年轻老年人)	坏消息:第 4 年龄阶段(高龄老年人)
■ 预期寿命延长:长寿老年人越来越多	■ 认知潜力和学习能力严重下降
■ 与老年人更健康生活有关的众多潜在因素(身体和心理方面)	■ 慢性疲劳综合征增加
■ 连续几代人表现出身体和心理健康的改进	■ 痴呆症的患病率相当高(90 岁左右为 50%)
■ 有关于衰老大脑存在认知-情感储备的证据	■ 衰弱、失能和共病的发生显著增高
■ 越来越多的人成功老龄化	■ 高龄死亡:带着人类的尊严死亡?
■ 非常良好的情绪水平和个人幸福感(自我可塑性)	
■ 能够控制晚年得与失的有效策略	

资料来源:修改自 Baltes,P.B. 和 Smith,J.,《老年学》,49,125,2003。

事实上,规律的体力活动,对老年人尽可能长时间地保持在第 3 年龄阶段至关重要。Chodzko-Zajko 和 Schwinge[5]侧重于研究体力活动带来的益处,以及一些用于帮助老年人适应和维持体力活动生活方式的模式。他们以一种新颖的方式,回答了老年人可能对体力活动及其益处提出的问题,然后,他们讨论了能帮助老年人采取和保持积极的成功老龄化的策略,并重点强调体弱的老年人也可以从体力活动中获益。

在不支持或鼓励体力活动的社会背景下成长的老年人，鼓励习惯久坐不动的他们积极地进行活动，是一项艰巨的任务，但对这也并非不可能。尤其是在第9章里面描述的，在美国成长的老年女性，其性别刻板印象支持久坐行为这一印象对其造成了深深的影响。像所有其他刻板印象一样，老年刻板印象也深刻地影响着人的一生。

在第98章第6部分，Leon指出了肌肉在各种健康因素中扮演的多重角色，如温度调节、血糖稳态和各种其他代谢问题，以及对启动身体运动的主要功能。Leon进一步指出，肌肉量的下降与年龄有关，30~50岁开始，70岁后加速，肌少症就是用来形容这种肌肉明显减少的变化。第99章第7部分指出，自然衰老与大脑局部萎缩性变化有关，这些变化可能导致相对较小的短期记忆缺陷。如果脑萎缩进一步发展，可能导致额外的衰退，这被称为轻度认知损害。进一步的衰退可能导致痴呆，痴呆是由神经退行性病变、炎症和血管变化引起的，这些变化可能会导致脑血流量减少。正如Leon概述的，生活方式的改变可以在减缓和减少与年龄有关的认知能力下降方面，发挥至关重要的作用。

受文化、人种、社会经济地位和性别的影响，老年刻板印象是多方面的，并跨越了许多社会领域。老年刻板印象的核心是年龄歧视，体现了社会观点和态度的社会建构，是在几十年间逐渐演变的[13]。

像许多刻板印象一样，老年刻板印象的内化是潜意识的，可能从很早的时候就开始了，且随后可能会导致感知和投射的变化，从而影响认知、身体表现和自我认识等[14]。Levy[15]基于自己和其他人的研究提出，典型的刻板印象来自影响人类生命后期几十年的功能和健康的自我定义。她指出了3条改变刻板印象的途径：通过期望影响心理，通过健康实践影响行为，以及通过自主神经系统影响生理。

这些内化的刻板印象观念，能够并且确实会影响干预的结果。这些干预措施旨在帮助个人采取相应的生活方式行为，使他们保持健康的生活方式，或者成功老龄化[16]。也许可以肯定地说，至少在北美和欧洲，大多数人知道有规律的体力活动和营养饮食是很重要的，然而，实际行动则需要改变已有的生活方式，在生活过程中重新构造许多观念。正如Tumosa[17]所述，知道需要做什么（养成健康的饮食习惯）是一回事，但决定克服障碍采取行动则完全是另一回事。此外，外在因素有着深远的影响。O'Brien Cousins在参考文献[18]的361页指出，能解释老年人久坐生活方式的原因，不仅仅是社会支持的缺乏……也包含了亲属和朋友们强烈、消极和令人沮丧的言论和行为。

随着社会对老年人看法的逐渐转变，希望是一直存在的。当然，老年刻板印象不一定是消极的，也可能是相当积极的，这取决于文化、人种、性别和经济环境。这个主题的阐述超出了我们的范围和目的。我们鼓励健康专家对老年刻板印象的消极或积极影响保持敏感，并关注他们自己的行为和态度对所服务的老年人的健康和幸福感的影响。

总之，随着年龄的增长，人们希望保持健康和强壮，过有意义的独立生活。哈佛大学老年病学家Gillick[19]说："好的老年生活的最终决定因素，是从生活中获得意义的能力；而所有其他因素（健康、情感幸福感、住房等），都有助于促进目标感、归属感和持续性。"因此，个体和社会面临的挑战，是在能促进和支持健康生活方式的环境中创造、发展和生活，而这种生活方式与年龄无关。

临床应用

- 为各个年龄阶段的人解决有关积极生活方式的问题,如定期的体力活动,适当的营养和体重管理。
- 避免常见的有关年龄歧视的刻板印象,这种年龄歧视可能无意中支持更多的久坐行为。
- 通过强调和实施健康的生活方式行为,帮助老年人避免内化刻板印象。

(Leon,MS,MD,FACSM and Charlotte A.Tate,PhD 著　胡亦新　译　李婧　校)

参考文献

1. Crimmins, EM. Trends in the health of the elderly. *Annu Rev Public Health* 2004; 25:79–98.
2. Friendenberg, RM. Longevity. *Radiology* 2002; 223:597–601.
3. Franklin, NC, Tate, CA. Lifestyle and successful aging: An overview. *Am J Lifestyle Med* 2009; 3:6–11.
4. Rose, DJ. Aging successfully: Predictors and pathways. In: *Lifestyle Medicine*, 3rd ed. Rippe, J (ed), Taylor and Francis, Boca Raton, FL, 2018.
5. Chodzko-Zajko, W, Schwingel, A. The role of physical activity in successful aging. In: *Lifestyle Medicine*, 3rd ed. Rippe, J (ed), Taylor and Francis, Boca Raton, FL, 2018.
6. Leon AS. Reducing aging-related risk of sarcopenia. In: *Lifestyle Medicine*, 3rd ed. Rippe, JM (ed), Taylor and Francis, Boca Raton, FL, 2018.
7. Leon AS. Aging-associated cognitive decline and its attenuation by lifestyle. In: *Lifestyle Medicine*, 3rd ed. Rippe, JM (ed), Taylor and Francis, Boca Raton, FL, 2018.
8. Neugarten, BL. Age groups in American society and the rise of the young-old. *Ann Am Acad Polit Soc Sci* 1974; 9:187–198.
9. Markides, K (ed.). *Encyclopedia of Health and Aging*. Los Angeles, CA: Sage Publications, 2007.
10. Baltes, PB, Smith, J. New frontiers in the future of aging: From successful aging of the young old to the dilemmas of the fourth age. *Gerontology* 2003; 49:123–135.
11. Freedman, VA, Hodgson, N, Lynn, J, et al. Promoting declines in the prevalence of late-life disability: Comparisons of three potentially high-impact interventions. *Milbank Q* 2006; 84:493–520.
12. Kuh, D, Ben Shlomo, Y, Susser, E (eds.). *A Life Course Approach to Chronic Disease Epidemiology*. Oxford, UK: Oxford University Press, 2004. Oxford Scholarship Online: http://dx.doi.org/10.1093/acprof:oso/9780198578154.001.0001 (accessed on January 10, 2018).
13. Cohen, ES. The complex nature of ageism: What is it? Who does it? Who perceives it? *Gerontologist* 2001; 41:576–577.
14. Levy, BR. Mind matters: Cognitive and physical effects of aging self-stereotypes. *J Gerontol Psychol Sci* 2003; 58B:203–211.
15. Levy, BR. Stereotype embodiment. A psychosocial approach to aging. *Curr Dir Psychol Sci* 2009; 18:332–336.
16. Horton, S, Baker, J, Deakin, JM. Stereotypes of aging: Their effects on the health of seniors in North American society. *Educ Gerontol* 2007; 33:1021–1035.
17. Tumosa, N. Multicultural issues. In: *Geriatric Nutrition*. Morley, JE, Thomas, DR (eds), CRC Press, Boca Raton, FL, 2007, pp. 537–540.
18. O'Brien Cousins, S. Seniors say the "darndest" things about exercise: Quotable quotes that stimulate applied gerontology. *J Appl Gerontol* 2003; 22:359–378.
19. Gillick, MR. *The Denial of Aging*. Cambridge, MA: Harvard University Press, 2007.

第 98 章 | 降低与老龄化相关的肌少症风险

目录

要点／1456

98.1 骨骼肌功能／1456

98.2 老龄化相关的肌肉退化／1456

98.3 公共卫生影响／1457

98.4 生物学机制／1457

98.5 解剖学改变／1457

98.6 肌纤维改变／1458

98.7 分子和生物化学因素／1458

98.8 细胞凋亡／1459

98.9 炎症／1460

98.10 蛋白质糖基化／1460

98.11 受损肌肉蛋白质的积累／1460

98.12 合成代谢激素活性降低／1461

 98.12.1 胰岛素抵抗增加／1462

98.13 血液供应下降／1462

98.14 运动在预防和控制肌少症中的作用／1463

98.15 运动益处的生物学机制／1463

98.16 减少细胞凋亡／1463

98.17 减少氧化应激／1464

98.18 抗炎作用／1464

98.19 改善胰岛素-葡萄糖动态平衡／1464

98.20 提高肌肉蛋白质和线粒体的质量和数量／1465

98.21 骨骼肌肥大／1465

98.22 神经肌肉的积极适应／1466

98.23 肌肉供血增强／1466

98.24 营养措施／1466

98.25 充足的食物能量摄入／1467

98.26 增加蛋白质摄入／1468

98.27 血液中充足的维生素 D／1468

98.28 食品抗氧化剂／1470

结论／1470

临床要点／1470

参考文献／1471

> 要 点

- 骨骼肌是人体内最大的软组织。
- 除了产生身体运动（包括位置和肌张力）的主要功能外，骨骼肌质量对于维持身体姿势和平衡也至关重要。
- 肌肉也在其他多个健康方面发挥作用，如温度调节和血糖稳态。
- 肌肉量下降与年龄相关，30~50 岁开始下降，到 70 岁以后开始加速下降。
- 随着年龄的增长，肌肉量减少，导致活动功能下降，同时也会产生严重不良的代谢后果。
- 肌肉量的显著减少被称为肌少症。

98.1 骨骼肌功能

骨骼肌是构成人体的最大的软组织，占健康青年男性净体重均值的 40% 左右，占同龄健康青年女性净体重均值的 25% 左右。除了产生身体运动（包括移动）的主要功能外，肌张力对于维持身体姿势和平衡也是必不可少的，肌肉通过肌腱附着在骨骼上产生的收缩力，是维持骨强度和骨密度的主要因素。肌肉收缩，尤其是下肢的肌肉收缩，增强了血液向心脏的静脉回流。肌肉通常消耗人体总静息代谢的 20% 左右的能量，体力消耗大的时候，活跃肌肉的代谢需求会显著增加。热量是肌肉在将食物底物中的化学能量转化为机械能时产生的副产品，它对体温调节，特别是对寒冷的环境中的体温调节十分重要。骨骼肌在调节血糖稳态中也起着中心作用。此外，在发生衰弱情况下出现慢性能量匮乏时，占肌肉湿重 20% 的蛋白质可以作为提供氨基酸和能量的储备来源。因此，随着年龄的增长，肌肉量的减少不仅会导致体力活动能力的下降，还会导致不良的代谢后果。这些后果包括静息代谢率的下降，它会促进脂肪组织积累和葡萄糖耐受不良，增加患 2 型糖尿病和心血管疾病（cardiovascular disease, CVD）的风险。

98.2 老龄化相关的肌肉退化

骨骼肌的质量和力量通常在 25~30 岁时达到顶峰，之后通常在 30~50 岁时以大约每年 1% 的速度下降，直至 70 岁，之后的下降速度会增加到每年 3%[1]。因此，主因老化（primary aging）过程会使肌肉含量与顶峰时期相比下降超过 30%，该过程能进一步恶化老年人的身体衰弱程度，从而导致其无法独立进行日常活动。身体衰弱还与患病率和过早死亡率的上升有关。然而，无论是肌肉量和肌力的峰值发展，还是它们随年龄增长而下降的速度，都存在着显著的个体差异。正如后文将会讨论的，这种差异可以归因于遗传和其他先天生物因素，也与外部环境和生活方式的影响有关，特别是体力活动（physical activity, PA）和营养因素。对年龄增长带来身体衰弱产生影响的次级要素，包括废用和疾病状态。术语"肌少症"在希腊语中的意思是"肌肉功能缺乏",指的是由于主因老化导致的骨骼肌大体积流失和功能丧失[2]。流行病学和临床研究已经提出了各种诊断肌少症的方法,不过,在过去10年中,国际共识会议已经认可了Baumgartner等人首先提出的诊断标准生成的定义[3]。该标准基于广泛使用的1996年世界卫生组织关于骨质疏松症(一种与肌少症共同存在的疾病)的诊断标准[4],需要使用双光能X射线吸收法(dual energy X-ray absorptiometry,DEXA)检测骨密度。在这一共识下,肌少症的诊断标准要求符合通过DEXA测量的四肢(包括上肢和下肢)肌肉量显著下降(考虑身高差异),且相比于同性别和人种的年轻参考群体(20~30岁)的平均值低2个以上标准差。此外,肌少症的诊断还需要证明有与之相关的肌肉功能下降,例如力量减弱或活动能力受限(在4~6min测试中表现为步行速度降低等)。再者,还必须要排除导致肌肉含量加速下降的次级因素,例如饥饿引起的恶病质、慢性疾病或长期静止状态等。欧洲肌少症研究组还提议参考骨质疏松的相对严重程度,将其划分为与骨质疏松相对应的3个阶段:肌少症前期、肌少症时期和严重肌少症时期[5]。肌少症前期(也叫肌肉减少,与骨质减少类似),指的是DEXA测量的四肢肌肉含量低于年轻人1个标准差,但小于2个标准差;肌少症时期的诊断标准和世界卫生组织一致,指低于年轻人2个标准差,并且伴随力量和移动能力的非衰弱性下降;严重肌少症的诊断首要满足肌少症的标准,同时还需要有肌肉和移动能力的衰弱性下滑,导致所谓的衰弱综合征。

身体衰弱的表现包括难以从椅子上、床上迅速站起来,不能独立进行日常活动,以及较高的跌倒风险从而导致与骨质疏松相关的骨折。身体衰弱和严重肌少症还与老年人并发症和死亡高风险有关。

98.3 公共卫生影响

随着美国人口逐步老龄化,肌少症已经成为一个重大公共卫生问题。据估计,70岁以上的美国人中,肌少症的患病率在13%~24%,而80岁以上的人群中患病率超过了50%[3]。据估计,目前每年针对严重肌少症和身体衰弱人群提供的家庭、医院和辅助生活机构护理费用接近200亿美元[4]。

98.4 生物学机制

在过去的几十年中,通过体外、动物和人类研究,科学家们已经在识别肌少症发展的多种内在生物学机制和外在生活方式因素上取得了重大进展。内在机制包括解剖学、细胞学、生物化学、染色体机制和其他分子学过程,下文将进一步阐述相关内容[1,6,7]。

98.5 解剖学改变

主因老化带来的肌肉量的逐步减少与以下形态学改变有关。
1. 肌纤维数量的减少,以及纤维类型分布的变化。
2. 卫星细胞的数量减少和活性降低,导致损伤修复功能下降。

3. 多种神经肌肉的不良病变（下文详细说明）。

98.6 肌纤维改变

人体的骨骼尸检研究，已经得出了肌纤维类型随年龄变化的有关数据，这些数据与早期基于特定肌肉的活组织检查有所不同。这些最近的研究表明，Ⅰ型（慢缩氧化）和Ⅱb型（快缩糖酵解）纤维数量都会随年龄减少。然而，Ⅱ型纤维的尺寸萎缩更为明显。此外，有推断认为中间型Ⅱa（快缩氧化糖酵解）纤维会因此有所增加，据假设它们由Ⅱb纤维转换而来的[8]。以上研究对功能的启示是，伴随主因老化发生的肌力和爆发力（力量 × 速度）的下降会大于肌肉氧化能力和耐力的下降。

卫星细胞活性的降低和与之相关的修复能力下降：卫星细胞是主要的肌肉成体前干细胞，位于肌纤维的边缘（也因此被称为卫星细胞）[9]。与肌细胞不同的是，卫星细胞和其他成体干细胞可以进行有丝分裂。当这些细胞由于肌肉损伤被激活后，会增殖并迁移到损伤位点，通过与现有纤维融合和/或再生并替换纤维来修复相应损伤。此外，这些细胞可以结合在一起形成新的有核微丝，它们同样需要被激活，以增加肌纤维横截面积和大小（例如，相应部位肥大增生）。衰老会使卫星细胞数量减少和活性下降，从而降低人体修复肌肉损伤、替换受损或坏死纤维以及通过肥大增生应对抗阻训练的能力[10]。这些干细胞的损失是由于基因编码的细胞死亡（凋亡）、氧化应激和炎性细胞因子带来的损伤导致的，这在本章后面会详细讨论。

神经肌肉变化：来自中枢神经系统的刺激，会引发骨骼肌收缩的电刺激和生化刺激，而衰老会导致多种不利的神经肌肉改变，进而干扰这些过程，并显著推动肌少症的发展[1,7]。这些改变包括支配肌纤维的α运动神经元（α motor neurons，α MNs）的丧失，这种丧失会导致神经肌肉接头（neuromuscular junction，NMJs）的紊乱。α运动神经元能够刺激各种不同的肌纤维，尤其是构成运动单元的同种纤维（因此它们具备相似收缩功能）。没有被刺激的纤维会因此丧失，但是，有些纤维可以被周围的运动神经元重新刺激。这导致运动单元数量减少而大小增加。随着年龄增长，这些适应会导致精细运动能力下降，以及神经纤维向肌肉传递信号的速度和质量降低[7]。α运动神经元的轴突会在神经肌肉接头和肌纤维形成突触。当动作电位信号到达神经肌肉接头时，肌质网释放钙离子，钙离子进而诱导神经肌肉接头释放乙酰胆碱。这为后方受体提供信号，通过打开钙离子通道，启动肌肉收缩。之后，钙离子与肌钙蛋白的结合引发肌动蛋白和肌球蛋白的交联，引发收缩。钙离子被释放和泵回肌质网的速度也会影响肌肉收缩的速度和力度。衰老带来神经肌肉接头结构的变化，阻断神经与肌肉之间乙酰胆碱的信号传递。此外，衰老还会带来肌质网处钙离子释放和再摄取功能的下降。

98.7 分子和生物化学因素

在过去几十年中，相关研究揭示了在增龄过程中影响肌少症发展的多重内在生物学、分子学和生物化学机制。表98-7-1对这些因素进行了总结，并将在下文讨论。通过对这些机制进行识别，可以为药物或非药物的预防和治疗干预提供潜在干预靶点。

表 98-7-1　衰老相关的导致肌少症的分子和生物化学因素

编号	条目
1	细胞凋亡
2	加速的氧化应激
3	炎症
4	蛋白糖化
5	受损肌肉蛋白的积累
6	同化激素活性降低
7	自我吞噬功能降低
8	蛋白质合成减少
9	肌肉供血减少

98.8　细胞凋亡

衰老与体细胞的程序性死亡有关，这种被称为细胞凋亡的过程通常指的是由生物钟控制的细胞程序性死亡[7,11]。细胞凋亡会导致肌细胞、干细胞和 α 运动神经元的非炎症性损失。据推测，这一过程的加速在肌少症的病因学中起到了关键作用[11]。生物和环境因素会造成基因突变（例如 DNA 核苷酸序列改变）和表观遗传学（希腊语的意思是遗传学之上）改变，进而对肌少症产生影响。表观遗传修饰指的是直接对 DNA 和组成染色质的组蛋白进行改变（例如 DNA 甲基化或组蛋白的乙酰化）[12]。这些是引发基因突变和表观遗传学改变进而加速细胞凋亡的主要因素，将在下文讨论。

氧化应激：Harmon 在 1956 年首次提出的老龄化自由基理论[13]，被广泛地认为是肌少症的主要病因[2,14]。活性氧（ROS），主要是线粒体三羧酸循环的副产品，该循环是化学底物氧化磷酸化生成三磷酸腺苷（adenosine triphosphate，ATP）的过程。在生理上，活性氧是调控细胞基本功能的重要信号分子。活性氧还能够上调机体的抗氧化（氧化还原）防御系统。这些内源性抗氧化剂包括超氧化物、过氧化氢酶和谷胱甘肽过氧化物酶系统。然而，衰老与活性氧和氮氧化物的不平均生成相关，进而造成机体内抗氧化防御系统的失衡，而进行更多的氧化应激反应[12]。活性氧和氮氧化物诱导的肌肉大分子损伤被假定在肌少症的发展进程中起重要作用[15]。这带来的负面影响包括 DNA 多个位点、细胞内外蛋白质以及细胞膜磷脂中多不饱和脂肪酸的损伤，后者会生成过氧化脂质，进而引发连锁反应，产生更多的活性氧[16]。

由于线粒体离细胞核很近，细胞核 DNA 是活性氧所致损伤和诱变的早期靶点，正如线粒体 DNA 一样[15]。线粒体基因的损伤会阻碍 13 种三羧酸循环酶的形成，或者改变这些酶的结构。氧化损伤也发生在靶蛋白的多个氨基酸位点上，且/或会阻碍蛋白质折叠，使其失去活性。线粒体靶蛋白包括脂肪酸 β 氧化和通过三羧酸循环及其相关电子传递系统生成 ATP 所需的酶。这些骨骼肌线粒体功能的改变,被假定是衰老对肌肉和心肺耐受力产生负面作用的主要因素。此外,活性氧对肌肉肌质中的厌氧酶(特别是乳酸脱氢酶)的损害,也会对肌肉性能,尤其是功率输出产生不利影响。

98.9 炎症

大量研究表明,前炎症细胞因子在肌肉萎缩和功能下降过程中起重要作用[17-19],衰老的肌肉通常是容易发生由活性氧损伤和损伤细胞坏死引发的炎症的位点。此外,因衰弱萎缩的肌纤维很容易受伤,进而引发额外的炎症反应。血液循环中的前炎症细胞因子包括C反应蛋白(C-reactive proteins, CRP)、白细胞介素-2和白细胞介素-6(interleukin-2, IL-2; interleukin-6, IL-6),特别还有通过损伤肌肉和浸润性白细胞的基因表达的肿瘤坏死因子(tumor necrosis factor, TNF)[18]。值得注意的是,这些细胞因子在心血管疾病和其他慢性疾病的病因学中也发挥着关键作用,进而导致继发性衰老效应或者共病。

98.10 蛋白质糖基化

糖基化是肌肉蛋白损伤的另一个内在原因[20]。这一过程涉及蛋白质组分与葡萄糖的非酶交联。糖基化会随着年龄增长而增多,因为葡萄糖清除率降低带来的血糖水平升高,通常是由肌肉萎缩、肥胖和与之相关的胰岛素抵抗(insulin resistance, IR)导致的。

98.11 受损肌肉蛋白质的积累

有很多因素会造成随着老化而出现的受损的收缩肌原纤维、酶促线粒体以及肌膜蛋白的积累,以上因素都会促进肌少症的发展。引发损伤的原因除了之前描述的之外,还包括随年龄增长造成的受损蛋白质更新和替换能力的降低[21,22]。实际证据似乎都表明,所有的细胞内蛋白都会至少表现出一种由于老化带来的损伤,这些变化被认为是促成人体几乎所有生物系统功能异常的重要因素。肌肉和其他老龄化组织中,受损蛋白质积累的主要原因是自噬功能(希腊语意思是自我吞噬)的减弱[23,24]。

自噬指的是受损蛋白质(以及其他损伤大分子、失能线粒体和细胞器)通过溶酶体和蛋白体依赖机制等实现水解的过程。据推测,在自噬分解代谢中发挥实际作用的酶的损伤,与细胞内部管理紊乱有关,进而也与肌少症发展有关。

除蛋白质水解减少之外,目前已经有充分的证据表明,蛋白质合成功能下降会促成老年人肌肉细胞中受损和功能失调的蛋白质积累[25-27]。在肌肉线粒体和肌球蛋白重链蛋白的合成减少上,这一点尤为明显[28]。这种与衰老相关的合成代谢功能下降包括应答合成代谢激素的肌肉蛋白合成受损(如下所述)。假定的促成老年人的肌肉中蛋白质合成受损的机制包括[28]以下几方面。

- 受损蛋白质更新效率降低引发的负反馈。

- 线粒体和核 DNA 中活性氧和炎症细胞因子的损伤。
- 信息由 DNA 转换为信使 RNA（messenger ribonucleic acid, mRNA）时的转录错误。
- 功能失调的核糖体在蛋白质合成中，翻译 mRNA 时的错误。
- 对合成代谢信号的应答（食物、氨基酸摄入等）降低。

98.12 合成代谢激素活性降低

衰老与内分泌腺分泌速度和/或其细胞受体反应性的显著下降有关，这些变化被认为在肌肉衰老过程中起重要的作用。与衰老相关的激素变化，包括与合成代谢以及肌肉生成相关的多肽类激素水平降低和生理反应性下降。这些激素包括生长激素（growth hormone, GH）、胰岛素样生长因子（insulin-like growth factor 1, IGF-1）和性激素类固醇（睾酮和相关抗原以及雌激素）[29,36]。下文将简要讨论这些合成代谢激素活性的机制。

生长激素和 IGF-1 负责包括骨骼肌在内的多种靶组织的生长和发育。生长激素分泌在青春期达到最大值，从 30 岁开始，以每年 1% 的速度逐渐下降。老年人的生长激素水平会比年轻人低 5%~20%[29]。不同水平的生长激素促进生长的特性是由 IGF-1 的活性所介导的。人体内循环 IGF-1 的主要来源是肝脏，然而在骨骼肌中也存在能够表达 IGF-1 的生长激素受体。观察证据显示，与年龄有关的血液中生长激素与相关 IGF-1 水平的降低，是肌少症发展的主要原因。但是，通过皮下注射人类生长激素，以帮助老年人改善肌肉含量的做法，是存在争议的，因为有关其疗效和副作用的证据还不充足。

性腺和肾上腺皮质分泌的睾酮与雄激素能增强骨骼肌中蛋白质的合成，它们对肌肉的作用也会受到遗传因素、饮食和运动习惯的影响[30,31]。在男性中，血清中睾丸分泌的睾酮和游离的睾酮水平从 30 岁开始，会分别以每年 1% 和 2% 的水平下降。

此外，对合成代谢、增肌肽激素、体蛋白或生长激素、胰岛素样生长因子-1（IGF-1）和性激素类固醇，即睾酮和相关的抗原和雌激素的反应性也影响肌肉衰老过程。在老年男性群体中，睾丸对垂体释放的促性腺激素反应减弱，而女性体内循环的由肾上腺分泌的雄性激素从成年早期开始也会迅速下降[31]。在过去 10 年中，涌现出了大量针对老年男性睾酮替代疗法的研究，存在安慰剂对照的临床试验表明，睾酮替代疗法可以增加老年肌少症男性的肌肉含量与握力，这种效应对血液中睾酮水平本身较低的男性更为明显。然而，我们需要将这些潜在效应，与包括增加的前列腺癌风险在内的潜在相关风险进行权衡[30-32]。

虽然研究者已经对雄激素对骨骼肌的生理影响有了很多了解，但对于女性对应的卵巢分泌的类固醇类雌激素却知之甚少。近期的动物和人类研究，为雌激素在调节骨骼肌的生理和代谢功能上的重要作用，提供了强有力的证据。此外，有证据表明，雌激素的缺乏是伴随衰老发生的肌力下降的促成因素[33]。实际上，女性会比男性更早地出现肌力的下降[34]，据推测这与 50 岁左右的女性绝经前卵巢分泌的雌激素水平下降有关。一项基于观察性研究的荟萃分析,比较了大约20 000名接受雌激素替代治疗(estrogen replacement therapy,ERT)和未接受疗法的绝经后女性的肌力,发现接受雌激素替代治疗与肌力之间有轻度的正相关[34]。

此外,一些基于啮齿类动物实验的荟萃分析显示,与雌激素缺乏的动物相比,雌激素充足的动物产生的肌力会更强。啮齿类动物和人类的骨骼肌中都存在特定的雌激素受体。另外,目前研究表明,在啮齿类动物和人类中,雌激素在减少增龄对骨骼肌影响方面的机制与雄激素不同[33,34]。如上所述,雄激素主要通过促进蛋白质合成(例如提高肌肉含量)来增强肌力,而雌激素则是通过提升肌肉发力的能力(例如提高肌肉质量)来增强肌力,这一过程被推测与收缩蛋白质的积极作用直接相关。然而,对于绝经后的女性,不推荐单独规律使用雌激素替代治疗,也不推荐将其与孕酮结合使用,尽管它在维持肌力、减轻绝经期症状,以及帮助预防骨质疏松方面有明显的好处。因为这些疗法也有潜在的严重副作用,包括增加血栓、乳腺癌与子宫内膜恶性肿瘤的风险等。

98.12.1 胰岛素抵抗增加

胰岛素是由胰岛B细胞分泌的多肽类激素,除了调节葡萄糖和脂肪的代谢与储存外,也促进机体蛋白质的合成与代谢,还似乎主要通过抑制蛋白质水解增加骨骼肌中蛋白质的储备[35,37]。此外,部分研究而非全部研究表明,为运动中的个体补充蛋白质或氨基酸,特别是在运动后及时补充,可以通过促进核糖体对mRNA的翻译,增加胰岛素诱导的肌肉蛋白的合成[38]。

研究普遍认为,通过增加胰岛素抵抗,衰老与人体血糖调控的进行性损伤相关[39-42]。据推测,这种作用的整合性解释如下:①骨骼肌和其他代谢活跃组织质量的减少;②前文所讨论过的内分泌系统的变化;③氧化应激增加与线粒体功能失调;④环境因素,包括吸烟、运动不足和饮食习惯。当前研究表明,在自然衰老过程中,胰岛素抵抗的发生早于肌少症,因此它被认为在肌少症的发生过程中发挥了基础性的作用。此外,胰岛素抵抗也是增龄相关的慢性疾病(包括2型糖尿病、心血管疾病与恶性肿瘤)的独立预测因子[44]。

98.13 血液供应下降

正如本书前文所提到的[43],衰老还会带来心血管功能的进行性变化,包括肌肉血流量、氧气与营养物质供应的减少,与年龄增长相关的心排血量减少,以及对大血管和微血管组织血液供应的负面影响[44,45]。大血管病变包括从30岁开始的动脉扩张性降低和主要传导动脉硬化增加,其中血管硬化是血管老龄化的标志。结果之一是每次心跳后脉搏波传导速度的缓冲减弱,由此增强的剪应力进而造成对微血管的不可逆损伤,以及骨骼肌毛细血管密度的降低。另外,主因老化会导致流向下肢的血液量减少(这一变化独立于肌肉含量的减少),显然这是由于肾上腺素引起的血管收缩有所增强[46]。此外,随年龄增长,与血管内皮有关的血管舒张能力,也会进行性降低;随着女性体内循环的雌激素减少、缺乏运动、心血管疾病危险因素、氧化应激和细胞炎症因子等因素的作用,进内皮功能障碍

（endothelium dysfunction，ED）也会一步恶化。内皮功能障碍也是动脉粥样硬化发展的起始因素，并且在其发展过程中体现的作用逐渐增强。

98.14 运动在预防和控制肌少症中的作用

观察性研究一致表明，久坐的生活方式与肌少症和衰弱的发展，以及其他导致继发性老龄化和全因死亡率的常见疾病之间是负相关[47,48]。除此之外还证实，运动训练可以改善肌肉含量和力量，提升肌肉适能和心血管耐力，并减少与继发性老龄化相关的并发症，即使对身体较为虚弱的老年人也是如此[7,49-51]。尽管定期运动对减缓衰老造成的肌肉损伤的作用似乎是在40~50岁时最为明显，但运动是贯穿人一生的、预防肌少症的重要措施。在青年时期，有规律的运动可以帮助达到和维持人体潜在肌肉含量与力量的峰值。然而，运动并不能消除原发性衰老对骨骼肌产生的全部负面影响。即便是在一生中大部分时间都接受高水平训练和比赛的精英级别运动员，也会随年龄增长不可避免地经历肌肉含量的显著下降[52]。用于降低肌少症的理想和全面的运动训练计划或治疗方案，应该包括以下组成部分[53]。

1. **上下肢抗阻训练**　在健身房或家中，按照每周2~3天的经典模式，通过器械、举重和/或弹力带的形式进行。

2. **中等到高强度的有氧训练/心肺适能训练**　每周3~5天，每次30~60min。可以通过步行、动感单车、户外单车或游泳的形式进行。

3. **灵活度和平衡性训练**　通常作为训练的热身和放松部分，以减少跌倒和相应骨骼肌损伤的风险。

此外，除了正式运动训练之外，还建议每周额外进行最少150min的非正式/纳入生活方式的体力活动，以减少心血管疾病的风险——如在家和/或院子附近步行或做家务等——因为观察性研究表明，久坐似乎是影响心血管发病的独立因素。即使经常进行体育运动的成人，仍然应该通过使用站立式办公桌，或是每隔30~60min就站/走几分钟来避免久坐[54]。

98.15 运动益处的生物学机制

在过去的几十年中，动物、人类和体外研究已经为运动降低肌少症风险以及其治疗作用，提供了确定多种生理学可能机制方面的大量证据。基于这些研究，可以假设抗阻训练和有氧训练，都可以减缓表98-7-1中列举的与肌肉老龄化相关的分子与生物化学过程，这些运动带来的多方面效应如下所述。

98.16 减少细胞凋亡

如前文所述，多种原因导致的细胞凋亡加速，对肌少症的发生和肌肉的废用性萎缩有重要影响。

越来越多的研究表明，有氧训练可以减弱骨骼肌和心肌细胞的凋亡信号[11]。目前的研究主要探索了一些受到运动训练影响的信号通路，包括线粒体在减轻肌肉损伤方面的作用等。据推测，体力活动还可以通过下面提到的多种适应机制，来减少肌纤维的损伤与坏死。

98.17 减少氧化应激

在啮齿类动物和人类中，定期的中等强度有氧训练可以减轻氧化应激，并且促进内源性的抗氧化防御[55,56]。这些适应不仅能对骨骼肌有益，还能系统性地减少对其他细胞和组织的伤害。有氧训练、无氧训练和抗阻训练都可以产生这些积极作用。然而，对于老年人来说，仅仅参与轻度的运动（例如每周步行150min）似乎足以减少氧化作用带来的损伤。毒物兴奋效应指的是适度运动和高强度运动在降低氧化应激反应方面作用的双重效应。强度过大的运动会通过过度的线粒体呼吸链式反应，产生过多具有损伤效应的活性氧，但适度运动能为老年人带来好处[57-59]。这一术语借用了药理学的概念，也就是说大剂量的某种物质存在毒性，而小剂量的同样物质则能产生治疗作用。

98.18 抗炎作用

全身性炎症的多种血浆生物标志物与原发性衰老呈正相关，这些包括炎性细胞因子，特别是C反应蛋白，它在肝脏中的含量与白细胞因子的活性有关。运动训练可以显著降低体循环中的C反应蛋白及其他炎性细胞因子[59,60]。此外，定期运动可以增加免疫系统细胞释放的抗炎性细胞因子，比如IL-1~IL-10等，进而抑制强效炎性细胞因子如TNF的产生。运动训练还能够通过改善骨骼肌的功能和柔韧性，减少其对损伤的敏感程度和相应炎症反应，并且能减少老年人跌倒与相关的损伤风险。此外，有氧训练和抗阻训练都似乎能够诱导卫星细胞和其他肌肉干细胞的数量增加，进而启动对受损肌肉的修复和再生[7,61]。

98.19 改善胰岛素-葡萄糖动态平衡

强有力的证据表明，有氧训练和抗阻训练除了提高肌肉含量之外，还能通过多种机制维持血糖稳态[62,63]。运动训练增强了肌肉对胰岛素反应以及独立于胰岛素反应的葡萄糖摄取，还能促进糖原的氧化与储存。此外，随机对照临床试验表明，有氧训练可以降低前驱糖尿病患者患2型糖尿病的风险，并对糖尿病的管理产生积极作用[64,65]。运动能使人体对胰岛素敏感度增强，进而在促进肝糖原合成和减少肝脏输出葡萄糖之外，还能增加肌肉中的血流量。值得注意的是，运动引发的胰岛素-葡萄糖动态平衡的改善是短暂的，仅能够持续几天，因此，为了维持这种效果，老年人需要持续运动。

98.20 提高肌肉蛋白质和线粒体的质量和数量

在生命的所有阶段，运动训练都能够提高收缩蛋白、酶蛋白和肌肉线粒体的质量和数量[66-68]，其机制包括增强自噬以去除功能受损的蛋白质和线粒体，同时刺激合成代谢信号，使它们被健康的新蛋白质和线粒体所取代[65-68]。由于运动在合成代谢上具有很大的积极作用，肌肉蛋白的合成超过了其代谢，使得其总量发生净增加，这包括收缩蛋白、用于产生为肌肉收缩供能 ATP 的肌球蛋白 ATP 酶，以及有氧和无氧代谢各自所必需的线粒体酶和肌质酶。这些运动训练带来的积极合成代谢反应，主要是源自体循环中代谢激素含量增加以及活性增强，尤其是人生长激素（human growth hormone，HGH）和来源于肌肉的 IGF-1[69]。此外，运动能够提高胰岛素介导的、对必需氨基酸（特别是支链氨基酸的一种——亮氨酸）的吸收和循环，进而逆转衰老造成的反应性降低。有氧训练还能提高肌肉中线粒体的质量、数量与功能[70-73]。功能失调的线粒体被一种称为巨噬的自噬形式清除。取而代之的是增加健康的新线粒体的数量和增强的网络。运动训练诱导过氧化物酶体增殖物激活受体γ辅助活化因子-1α（peroxisome proliferators activated receptor-gamma coactivator-1α，PGC-1α）蛋白含量的上调[72,73]，是这种更新作用的主要机制。PGC-1α 是 *PPAR* 基因的共激活因子，该基因的激活能够减少老年人肌肉的氧化损伤，增强其对胰岛素的敏感度，因此会影响衰老造成的肌纤维类型变化。该基因的缺陷可能是许多促成继发性衰老的健康问题的病理和生理学原因，这些健康问题包括肥胖、2 型糖尿病和动脉粥样硬化性心脏病。定期、有规律的有氧训练则能够降低这些疾病的风险。

98.21 骨骼肌肥大

在生命的所有阶段，抗阻训练是促进骨骼肌肥大和增强其力量最有效的方法，对衰弱的老年人也是如此[7,74]。然而，抗阻训练造成的肌肉含量和力量的增加存在于训练所涉及的特定的肌肉群，并且就效果而言，老年人比年轻人更差，老年女性也比同龄老年男性更差。此外，与年轻人相比，老年人需要更大的运动量来维持骨骼肌肥大[74]。后面有关营养支持的部分会谈到，越来越多的证据表明，在临近运动时增加蛋白质的摄入，可以促进运动训练引发的肌肉肥大。运动训练引发的肌纤维肥大效应，主要存在于被衰老影响的Ⅱb型慢缩型肌纤维。然而基于最近的研究，人们也担心同时进行有氧训练和抗阻训练可能会削弱抗阻训练带来的肌纤维肥大效应[75]。这一观察如果得到进一步的证实，就需要对 2 种运动进行合理安排。

抗阻训练导致骨骼肌肥大的生物学机制，包括蛋白质合成代谢的增强，卫星细胞和其他肌源性干细胞的数量增多和活性增加[68]。除了增加肌肉厚度，抗阻训练还能加强相关肌肉肌腱的强度，特别是肌肉与骨骼连接处的肌腱。

98.22 神经肌肉的积极适应

运动训练带来的神经肌肉适应,对肌少症的预防和治疗有显著作用[76]。运动过的肌肉会释放一系列多肽神经营养因子,并上调肌肉感受器对它们的反应,这其中就包括了脑源性营养因子,这些营养因子对肌肉的运动单元有着多方面的积极作用,主要包括以下方面。

1. 减少 α 运动神经元凋亡带来的损失。
2. 增加运动神经末梢的分支数量。
3. 增加神经肌肉连接处的突触。
4. 增加神经肌肉连接处的钙离子和乙酰胆碱的流动。

这些神经肌肉的适应促进了肌肉的肥大,并且能提高肌肉收缩的速度和强度,进而提升肌力。

98.23 肌肉供血增强

在生命的各个阶段,运动训练可以显著增强心血管功能和肌肉血流量,进而降低肌少症的风险[77,78]。在每一次快速有氧训练中,主要由 I 型慢缩型肌纤维、高氧化纤维组成的骨骼肌灌注会有所增加。因此,高线粒体密度的肌肉输送氧气和营养物质,进行有氧代谢的能力会得到增强。这种充血反应的机制包括局部代谢变化、运动引起的小阻力动脉血管处神经体液调节过程的变化,以及外周血管系统结构的有利改变(例如血管重构和血管再生)[77,78]。

此外,有氧训练可以抵消与衰老相关的血管内皮细胞功能障碍,并减少引发心血管疾病的可变危险因素,包括之前运动的缺乏等。运动可以使得正常血管内皮膜处的剪切应力增强,从而促进一氧化氮(nitric oxide,NO)的合成、释放和作用时间,而一氧化氮是一种有效的血管扩张剂。同时,在久坐的老年人群中,有氧训练可以通过抗动脉粥样硬化和抗血栓的多种作用,来增强主动脉和其他大动脉的顺应性与弹性,并且增加大动脉的血流量[43,44]。

进一步的有氧训练可以促进骨骼肌(以及心肌)的血管生成,即增加每个肌肉单位的毛细血管密度[43,77]。骨骼肌毛细血管的增加,似乎也与运动训练中所增加的运动单元特别相关。血管生成被认为是由运动训练诱导的,要么是由现有毛细血管的血管内皮细胞增殖并分化成新的毛细血管,要么是由循环的内皮原细胞形成新的毛细血管。这两个过程的激发,被认为是与运动诱导的、NO-诱导的血管内皮生长因子从血管内皮释放有关。

98.24 营养措施

除了定期体力活动之外,其他的行为措施也对减缓衰老进程和促进整体健康有效,这包括健康的饮食习惯、戒烟、戒酒或适度饮酒、充足的睡眠以及保持合适的体重。表 98-24-1 总结了研究者对降低肌少症风险和共病有关营养方面的建议[79,80]。

健康的营养习惯包括,有规律的、能量均衡的饮食。这些饮食包括摄取足够的谷物、水果和蔬菜,低脂或脱脂乳制品,每天食用其他富含蛋白质的肉制品(瘦肉、家禽和鱼)和/或富含蛋白质的坚果和豆类,尽量减少饱和脂肪酸、反式脂肪酸、胆固醇和糖类的摄入,以降低心血管疾病的风险。

有关饮食营养对帮助提升肌肉含量峰值的研究十分有限,但观察性研究发现,儿童期的营养不良会增加老年时期身体衰弱的风险,成人食物能量摄入不足也会增加患肌少症的风险。

表 98-24-1　有关降低肌少症和其共病风险的营养建议(尤其针对蛋白质、维生素 D 和抗氧化剂摄入不足的老年人)

编号	条目
1	遵循国家健康均衡饮食指南
2	摄入足够的食物能量
3	增加摄入优质蛋白质
4	通过日晒、饮食和/或营养品保持体内足够的维生素 D
5	通过食物摄入保证体内有充足的外源性抗氧化剂

98.25　充足的食物能量摄入

美国成人在身体发育成熟之后,到 50~55 岁,体重通常会逐步增加 11.3~13.6kg。这主要是由于体力活动减少导致的脂肪堆积。一般来说,之后随着食物能量摄入的减少,年龄增长后体内脂肪和非脂肪重量都会逐渐减少[82-85]。这种食物摄入的减少主要是由于与年龄相关的食欲减退、食量减少、补充零食以及加餐的减少有关。这种现象被称为老龄化所致的神经性厌食症[86],多种生理机制都可能与这种现象有关。与衰老相关的心理和社会因素,是老年人食物摄入减少的重要原因,也增加了其患营养不良的风险。对居住在社区中的老年人营养不良患病率的具体估计,会由于不同的诊断标准存在差异,但该概率始终较高。

在动物模型中,限制热量摄取可以延长动物的寿命。但对于老年人,这种所谓的衰老所致的厌食症似乎存在着不良的后果。

这些后果包括了肌肉含量和力量的下降(进而增加跌倒风险)、更容易被感染、更高的保健需求,以及更高的死亡率[84,85]。实际上,体质量指数(body mass index,BMI)和死亡率之间一直呈现 U 形或者是 J 形的关系——在 BMI 分类中属于超重的老年男性或女性(也就是 BMI 为 25~29kg/m^2)有着更好的健康状况,寿命也会更长。此外,中国香港的一项纵向研究表明,在通过对年龄、健康状况、收入和基线 BMI 进行统计后发现,2 年内老年人的体重下降 2kg 会使得死亡的相对风险增加 5 倍,而体重增加则不会对死亡率产生影响[85]。此外,其他观察性研究已经发现,在美国 65~85 岁的人群中,与不超重或者肥胖但是没有运动习惯的人相比,轻度到中度肥胖但进行有氧训练的人的死亡率最低[86]。因此,基于这些有关体重对健康老龄化(包括减少肌少症风险)影响的数据,对肥胖的老年人来说,更强调应该从饮食中摄取足够的能量,而不是在慢性疾病适应证未出现时减重。

98.26 增加蛋白质摄入

摄入充足的高质量蛋白质对于减少和管理肌少症的风险是极其重要的[79,81,87-90],此外,充足的蛋白质摄入能够优化骨骼肌对运动训练的反应性[89]。多个涉及居住在社区中的老年男性与女性的纵向观察性研究通过DEXA,证实了基线蛋白质摄入不足(在控制总能量摄入后)与瘦体重下降之间的强烈关联[90]。此外,随着年龄的增长,会削弱人体摄入蛋白质后血液中氨基酸水平快速上升的合成代谢反应,因此,越来越多的人支持将老年人蛋白质的膳食摄入量,从0.8g/kg上调到1.0g/kg或更多。提高标准是为了减缓肌肉含量随年龄增长下降的速度,不过这一作用还有待进一步证实。

此外,还需要考虑摄入蛋白质中必需氨基酸的含量和消化率。人类从低脂或脱脂乳制品、蛋清、肉类、家禽、海鲜和植物源性食物(豆类和谷物)中,可以获得高质量的蛋白质。然而,在动物和人类的实验中,单独使用高质量的蛋白质或者氨基酸补充剂,在降低年龄增长带来的肌肉损失,或者恢复减少的肌肉质量方面,取得了参差不齐的结果。

另一方面,越来越多的研究表明,与单独进行抗阻训练相比,在训练过程中摄入高质量蛋白质或者补给品会导致肌肉肥大。根据剂量-反应研究证据,在每次运动训练过程中或之后,应立即摄入20g或以上的乳制品蛋白,与最佳的厌氧反应相关[87,90]。奶酪合成的副产品——乳清,似乎是合成代谢促进物质中最为有效的蛋白质,因为它能够被迅速消化,从而导致血液中必需氨基酸水平迅速上升[93]。乳清含支链氨基酸中的亮氨酸,而亮氨酸被认为是蛋白质合成过程中最有效的氨基酸合成代谢触发因子。研究还表明,抗阻训练带来的合成代谢反应,增强效应能够持续24~28h。在这段时间内增加足够的蛋白质,可以使这种效应进一步提升。当然,还需要更多研究证实这一发现。

98.27 血液中充足的维生素D

在过去的10年中,有关维生素D对促进健康和预防疾病方面贡献的研究有了明显的增多[91],这远远超出了它在体内钙平衡和骨骼健康中长期被认可的作用。这包括广泛的对人类、动物和细胞研究,涉及维生素D对骨骼肌功能和代谢的影响,以及减少与匮乏状态相关的不良健康状况,和这些健康问题对替代治疗的反应性[92-94]。严格来说,维生素D并不是真正的维生素,而是一种类固醇激素的前体。人类主要通过非食物来源,也就是皮肤的光合作用获得(比例占90%以上),即从暴露于阳光中紫外线B(ultraviolet B,UVB)的7-脱氢胆固醇获得。这种衍生出的前体激素,即胆钙化醇(维生素D_3)同样可以从一些食物来源中获得,特别是鱼类和鱼油补品(比如鱼肝油)。维生素D_3也存在于少量强化乳制品和谷物产品中。食品富含维生素D_2(又称麦角钙化醇)通常是由UVB照射植物甾醇(如蘑菇中的)所产生的。这2种形式的维生素D都会立刻通过载体蛋白运送到肝脏,转化为25-羟维生素D[25-hydroxy D,25(OH)D]。血浆中25-羟维生素D的水平,通常被作为一种评价维生素D储备的生物标志物。而在肾脏,可以在此基础上加入第2个羟基,形成$1,25(OH)_2D$,也叫做骨化三醇,这是维生素 D 的活跃类固醇激素衍生物。骨化三醇的基因组和非基因维生素 D 受体(vitamin D receptor, VDR),存在于人体的大多数组织和细胞中,其中就包括骨骼肌[95]。据估计,约有 2 000 个由骨化三醇调节的基因负责广泛的生物学作用。骨骼肌中的维生素 D 受体的激活,增加了激动蛋白、肌球蛋白以及其他位于纤维肌质中收缩蛋白的表达[95]。据推测,骨化三醇在增强肌力和减少老龄化带来的肌肉损失,发挥着重要作用。其中包括通过增强钙吸收改善神经肌肉功能,以及增加膜磷脂成分、胰岛素敏感度和抗炎作用[92,96,97]。

国家健康与营养调查(National Health and Nutrition Examination Surveys, NHAENS)将维生素 D 缺乏定义为 25-羟维生素 D 水平<15ng/ml 或 37.5nmol/L。在美国,维生素 D 缺乏症的患病率随着年龄增长而上升,在 60 岁以上的人群中患病率达到了 70%[98]。观察性研究持续表明,在社区居住的老年人群中,体内 25-羟维生素 D 水平的下降会导致慢性骨骼肌疼痛、肌肉含量下降、DEXA 显示的骨质疏松和四肢力量降低,这将使老年人的衰弱风险提高 4 倍,并增加跌倒相关的受伤风险[92,96]。

对于居住在社区和机构中的个体来说,造成 25-羟维生素 D 随增龄下降的原因包括接受的太阳照射减少。此外,老年人的皮肤中,7-脱氢胆固醇的水平会有所下降,进而降低了机体通过 UVB 合成维生素 D_3 的能力,特别是对皮肤颜色深或使用防晒霜的人群来说。这种效应在美国北部地区的秋冬季节尤为明显。此外,老年人通常对维生素 D 的天然或强化来源(多脂鱼类和乳制品)摄入较少,随着年龄增长,胃肠道对维生素 D 的吸收减少以及骨骼肌核的 VDR 下降,也是导致老年人缺乏维生素 D 的原因。

维生素 D 的推荐膳食摄入量和可耐受上限水平,在不同的年龄中有所差异。每人每天摄入 600~800U(15~20μg),足够使骨骼健康保持在较优水平。然而,对于大部分美国人,特别是老年人来说,为了将 25-羟维生素 D 保持在最佳水平(即>30ng/L 或>75mmol/L),每天需要更高的维生素 D 摄入量(1 000~2 000U)。

到目前为止,仅有少量采用大型随机对照试验的研究探索了社区健康的老年人群中,补充维生素 D 与肌肉的含量、功能以及跌倒概率的关系[97,98]。这些研究有不一致的结果,考虑到不同研究在受试者选择、维生素 D 的补充剂量和测量标准方面的差异,这是可以理解的。针对这些研究的 meta 分析似乎表明,对维生素 D 缺乏最严重、基本力量和运动能力最低的老年人来说,他们在补充维生素 D 之后,最可能在研究相关变量上表现出显著的改善。Stockton 等人[98]在主要基于减少跌倒和与之相关的骨折发生率相关的数据的 meta 分析中,建议通过滴定维生素 D 补充剂,使血清中的 25-羟维生素 D 水平达到 30ng/ml 或更高的理想水平。此外有很明显的现象,严重缺乏维生素 D 的人群(血清中维生素 D 含量在 15~20ng/ml),通过补充维生素 D 可使骨骼肌收益匪浅。在预防和管理肌少症和肌衰弱方面的作用,对于单独补充维生素 D 或将其与运动训练相结合,仍然需要大型的随机对照临床试验来证明。

98.28 食品抗氧化剂

氧化应激会促使肌肉含量随年龄增长而减少,而这种作用可以被人体内源性抗氧化酶防御系统以及来自饮食的抗氧化剂所抵消。水果和蔬菜中的抗氧化剂,包括维生素 C、β 胡萝卜素和其他类胡萝卜素(包括含或不含维生素 A 的物质,例如叶黄素和番茄红素)、黄酮类化合物和其他多酚类植物化学物质(例如红葡萄和浆果果皮中的白藜芦醇)以及矿物质硒和锌。此外,另外一种有效的外源性抗氧化剂是维生素 E(生育酚),主要来源于膳食中的植物油。老年人摄入这些抗氧化剂过少的情况较为常见。

针对老年男性和女性的纵向观察性研究发现,血液中这些外源性抗氧化剂的生物标志物,与骨骼肌功能以及肌少症的风险均存在正向相关关系[99-101]。在意大利基安蒂,一项涵盖了 929 名 65 岁以上的老年男性和女性的老龄化研究[100]显示,在 6 年的观察时间内,血浆中类胡萝卜素(通常作为水果、蔬菜摄入的生物标志物)和其他膳食来源的抗氧化剂,能够降低患严重行走障碍的风险。这种关联在调整了可能的混淆变量(包括体力活动、维生素 E 和硒的摄入量)后依然存在。而对于血浆中类胡萝卜素水平较高的人群来说,其骨骼肌力量和体能都较好,而且共病较少。但是,仅有少量的随机对照试验,证实了抗氧化营养素和植物化学补充剂对老年人肌力和其他功能的影响[101]。另外,有些研究的结论并不一致,同时对抗氧化剂补充在减少肌少症风险中的作用提出了质疑。也有人担心,服用抗氧化剂补充剂会阻碍人体对运动训练的生理适应过程。还有另一方面是关于安全的担忧,包括可能增加罹患恶性肿瘤的风险,因为免疫防御系统本来会通过活性氧来破坏恶性细胞,特别是对于吸烟者而言。因此,公共卫生局和老年医学专家建议,将一般人群的抗氧化剂摄入限制在膳食来源,而抗氧化剂补充剂则推荐在预防和管理衰老带来的黄斑病变(老年人非创伤性失明的常见原因之一)时再使用。

结论

衰老与骨骼肌在分子和生物化学层面上的多种变化都存在关联,而这些变化会导致肌少症的发展,并最终导致身体衰弱。贯穿终身的运动计划和健康饮食习惯,可以削弱许多这类生物过程,降低患病风险和/或改善老年人的身体状况,进而提高老年人的生活质量。然而,仍然需要更多的对照临床试验,来证明这些有益的生活方式的作用。尽管如此,这些生活方式带来的好处依然大于其伴随的风险,因此值得老年人在老年阶段多多采用。

临床要点

- 所有的患者都应该评估瘦体重含量(去脂体重)。
- 运动在预防和管理肌少症中发挥着重要作用,包括每周 2~3 天的抗阻训练,和每周至少

3~5天、每次30~60min中高强度的有氧训练/心肺适能训练，以及每周进行灵活度和平衡性训练。
- 营养同样在限制瘦体重流失方面起到了关键的作用。该方面的措施包括规律的能量均衡的饮食，摄入足够的谷物、水果、蔬菜和低脂或脱脂乳制品，以及每天摄入富含蛋白质的肉类、豆类、坚果等。
- 饮食中摄入的蛋白质是研究的热门话题。越来越多的研究支持将老年人每日蛋白质的推荐摄入量从0.8g/kg上调到1.0g/kg或更多。
- 蛋白质的质量也十分重要。高品质的蛋白质可以从低脂或脱脂乳制品、蛋清、肉类、家禽、海鲜或植物源性食物，如豆制品和谷物中获得。
- 充足的维生素D水平同样在维持瘦体重方面起到了重要的作用，所有患者都应该进行维生素D水平的相关评估。

（Arthur S.Leon, MS, MD, FACSM 著　胡亦新 译　周倩楠 校）

参考文献

1. Leon, A.S. Attenuation of adverse effects of aging on skeletal muscle by regular exercise and nutritional support. *Am. J. Lifestyle Med*. 2015;9:1–13.
2. Rosenberg, I.H. Sarcopenia: origins and clinical relevance. *J. Nutr*. 1997;137:900 S–991S.
3. Baumgartner, R.M., Koehler, K.M., Galagher, D., et al. Epidemiology of sarcopenia among elderly in New Mexico. *J. Am. Med. Dir. Assoc*. 2011;12:249–256.
4. Fielding, R.A., Velias, B., Evan, S.W., et al. Sarcopenia: an underdiagnosed condition in older adults. Current consensus, definition, prevalence, etiology, and consequence. International working Group on Sarcopenia. *J. Am. Med. Dir. Assoc*. 2011;12:249–256.
5. Cruz-Jentol, A.J., Baevens, J.O., Bauer, J.M., et al. Sarcopenia: European consensus on definition and diagnosis: report of the European working group on Sarcopenia in Older People. *Age Ageing*. 2010;39:412–423.
6. Garrett, W. The effect of aging and training on skeletal muscle. *Am. J. Sports Med*. 1998;26:258–602.
7. Signorile, J.F. *Bending the Aging Curve: The Complete Exercise Guide for Older Adults*. Champaign, Il: Human Kinetics; 2011.
8. Ohlendieck, K. Proteomic profiling of fast-to-slow muscle transitions during aging. *Front Physiol*. 2011;2:105–113.
9. Aziz, A., Behashan, S., Dilworth, F.J. The origin and fate of muscle satellite cells. *Stem Cell Rev*. 2012;8:609–622.
10. Wang, T.X., Rudnick, M.A. Satellite cells, the engines of muscle repair. *Nat. Rev. Mol. Cell Biol*. 2012;13:126–133.
11. Leevwenburan, M.I. Skeletal muscle apoptosis, sarcopenia and frailty at old age. *Exp. Gerontol*. 2006;41:1234–1247.
12. Handy, E.E., Castro, R., Locabo, J. Epigenetic modifications: basic mechanisms and role in cardiovascular disease. *Circulation* 2011;123:2145–2210.
13. Harman, D. Aging: a theory based on free radical and radiation chemistry. *J. Gerontol*. 1956;11:298–300.
14. Schoneich, C. Reactive oxygen species and biological aging a mechanistic approach. *Exp. Gerontol*. 1999;14:19–34.
15. Ji, L.L. Antioxidant signaling in skeletal muscle, a brief review. *Exp. Gerontol*. 2007;42:582–593.
16. Pamplena, R. Membrane phospholipids, lipoxidative damage and molecular integrity: a cause role in aging and longevity. *Biochim. Biophys. Acta*. 2008;1777:1249–1262.
17. Pedersen, L., Hoffman-Goetz, B.K. Exercise and the immune system regulation, integration, and adaptation. *Phys. Rev*. 2000;80:1055–1081.
18. Liao, P., Ji, L.L., Zhang, Y. Eccentric necrosis factor α. *Am. J. Physiol. Regul. Integr. Comp. Physiol*. 2010;208:R599–R607.
19. Pearson, T.A., Mensah, G.A., Alexander, R.W., et al. Markers of inflammation and cardiovascular disease; application to clinical and public health practice: a statement for health care professionals from the Center for Disease Control and Prevention and the American Heart Association. *Circulation* 2003;107:299–511.
20. Haus, J., Carthers, J., Trappe, S., Trippe, T. Collagen cross-linking and advanced glycation end products in aging human skeletal muscle. *J. Appl. Physiol*. 2007;103:2068–2076.
21. Ryazanov, A.G., Nefsky, B.S. Protein turnover plays a key role in aging. *Mech. Aging Dev*. 2003;123:207–213.
22. Furund, K., Goodman, M.N., Goldman, A.L. Role of different proteolytic systems in the degradation of muscle proteins during denervation atrophy. *J. Biol. Chem*. 1990;265:8550–8557.
23. Salminen, A. Kaarniranta, C. Regulation of the aging process by autophagy. *Trends Mol. Med*. 2009;15:217–224.
24. Cuervo, A.M., Bergamini, E., Brunk, V.T., et al. Autophagy and aging: the importance of maintaining "clean cells". *Autophagy* 2005, 1:131–140.
25. Cuthbertson, D., Smith, K.l., Barbaj, J., et al. Anabolic signaling defects underlying amino acid resistance of wasting aging muscle. *FASEB J*. 2005;19:422–424.
26. Tavernarakis, N. Aging and the regulation of protein synthesis: a balancing act? *Trends Cell Biology*. 2008, 18:1228–1235.
27. Burd, N., Gorissen, S.H., Van Loon, L.J.C. Anabolic resistance to muscle synthesis with aging. *Execr. Sport Sci. Rev*. 2013;41:169–173.

28. Rooyachkers, O.E., Adey, B.G., Ades, P.A. Nair, K.S. Effect of age on in vitro rates of mitochondrial protein synthesis in human skeletal muscle. *Proc. Natl. Acad. Sci.* 1996;26:1536-1569.
29. Sakuma, K., Yamaguchi, A. Sarcopenia and related endocrine function. *Int. J. Endocrinol.* 2012;2012:12732.
30. Bhasin, L., Woodhouse, L., Storer, T.W. Proof of the effect of testosterone on skeletal muscle. *J. Endocrinol.* 2001;170:27-38.
31. Mortley, J.E., Perry, M. Androgenes and women at the menopause and beyond. *J. Gerontol.* 2003;58:M409-M416.
32. Greising, S.M., Balgavis, K.A., Love, D.A., et al. Hormone-therapy and skeletal muscle strength: a meta-analysis. *J. Gerontol. A. Biol. Sci. MEd. Sci.* 2009;64:1071-1081.
33. Spangenwand, E.L., Geiger, P.C., Leinwand, L.A., Lowe, D.A. Regulation of physiological and metabolic function of muscle by female sex steroids. *Med. Sci. Sports Exerc.* 2012;44:1653-1662.
34. Phillips, S.K., Rook, R.M., Skiddle, N.C., et al. Muscle weakness in women occur at ° earlier age than in men, but strength is preserved by hormone replacement therapy. *Clin. Sci. (Lond).* 1993;84:95-85,
35. Kimball, S.R., Farrell, P.A., Jefferson, L.S. Invited review: role of insulin in transitional control of protein synthesis in skeletal muscle by amino acids or exercise. *J. Appl. Physiol.* 2003;93:1168-1180.
36. Chow, L.S., Albright, R.C., Bigelow, M.L., et al. Mechanisms of insulin anabolic effect on muscle measurements of muscle protein synthesis and breakdown using aminacyl-tRNA and other surrogate measures. *Am. J. Physiol. Endocrinol. Metab.* 2006. 291: E729-796.
37. Balon, T.W., Zorzano, A., Troadway, J.L., et al. Effect of insulin on protein synthesis and degradation in skeletal muscle after exercise. *Am. J. Physiol.* 1990;258:E92-E97.
38. Miller, B.F. Human protein synthesis after physical activity and feeding. *Exerc. Sports Sci. Rev.* 2007;33:50-53.
39. Rasmussen, B.B., Fufita, S., Wolfe, R.R., et al. Insulin resistance of muscle protein metabolism in aging. *FASEB J.* 2006;20:768-769.
40. Guilet, C., Boirie, Y. Insulin resistance: a contributing factor to age-related muscle mass loss. *Diabetes Metab.* 2005;31:5520-5526.
41. Abbatecola, A.W., Paolisso, G., Fattoretti, P., et al. Discovering pathophysiology of sarcopenia in older adults: a role for insulin resistance on mitochondrial dysfunction. *J. Nutri. Health Aging.* 2011;15:890-895.
42. Facchini, F.S., Hua, N. Abbase, F., Reaven, G.M., Insulin resistance as a predictor of age-related disease. *J. Clin. Endocrinol. Metat.* 2001;88:3574-3578.
43. Leon, A.S. Interaction of aging and exercise effects on the cardiovascular system of healthy adults. *Am. J. Lifestyle Med.* 2012;6:368-375.
44. O'Rourke, M.T., Safer, M.E., Dzau, V. The cardiovascular continuum: extended aging effects on aorta and microvascular circulation. *Vasc. Med.* 2010;20:1-8.
45. Dinenno, P.A., Jones, P.P., Seals, D.R., Tanaka, H. Limb blood flow and vascular conductance are reduced with aging in healthy humans: relative to increase in sympathetic nerve activity and decline in oxygen demand. *Circulation* 1999;100:164-170.
46. Gonzalez, M.A., Selwyn, A.P. Endothelial function, inflammation, and prognosis in cardiovascular disease. *Am. J. Med.* 2003;115:995-1065.
47. Simonsick, E.M., Lafferty, M.E., Phillips, C.L., et al. Risk due to inactivity in physically capable older adults. *Am. J. Public Health.* 1993;83:1443-1450.
48. Booth, F.W., Laye, J.J., Roberts, M.D. Lifestyle sedentary living accelerates some aspects of secondary aging. *J. Appl. Physiol.* 2011;25:1497-1507.
49. Williams, G.N., Higgins, M.J., Lewek, M.D. Aging skeletal muscle physiologic changes and the effects of training. *Phys.l Ther.* 2003;82:62-68.
50. Gill, T.M., Baker, D.I. Gotteschalk, M., Pedussi, P.N., et al. A program to prevent functional decline in physically frail elderly persons who live at home. *N. Eng. J. Med.* 2002;347:1068-1074.
51. Lynch, G.S. Strategies to reduce age-related skeletal muscle loss. *Aging Interv. Ther.* 2005;10:63-83.
52. Hawkins, S.A., Wiswell, R.A., Marcell, T.J. Exercise and the master athlete: a model for successful aging. *J. Gerontol. A. Biol. Sci.* 2003;58:1000-1001.
53. ACSM best practices statement: physical activity programs and behavior counselling in older adult populations. *Med. Sci. Sports. Exerc.* 2004;36:1997.
54. Dunston, D.W., Thorp. A.A., Healy, G.M. Prolonged sitting is a distinct coronary heart disease risk factor. *Curr. Opin. Cardiol.* 2011;26:12-19.
55. Ji, L.L., Gomez-Cabrera, M.G., Vina, J. Exercise and hormesis activation of cellular antioxidant signaling pathway. *Ann. N.Y. Acad. Sci.* 2006;1067:425-435.
56. Ji, L.L., Zhang, Y. Antioxidant signaling in skeletal muscle. *Adv. Biochem. Physiol. Res.* 2009;95:95-102.
57. Goto, S., Naito, H., Kanteko, T., et al. Hormetic effects of regular exercise in aging: correlates with oxidative stress. *Appl. Physiol. Metab.* 2007;32:948-953.
58. Ji, L.L., Gormez-Caberra, M.S., Vin, A.J. Exercise and hormetic activation of cellular antioxidant signaling pathways. *Ann. N.Y. Acad. Sci.* 2000;1067:425-435.
59. Petersen, A.M., Pedersen, B.K. The anti-inflammatory effects of exercise. *J. Appl. Physiol.* 2005;98:1154-1162.
60. Lakka, T.A., Laaka, A.M., Rankinen, T., Leon, A.S., et al. Effect of exercise training on plasma levels of C-reactive protein in healthy adults: the HERITAGE Family Study. *Eur Heart J.* 2005;26:2018-2015.
61. Hawke, T.L. Muscle stem cells and exercise training. *Exer. Sports Sci. Rev.* 2005;33:63-68.
62. Roberts, C., Little, J.P., Thyfault, J.P. Modification of insulin sensitivity by physical activity and exercise. *Med. Sci. Sports Exerc.* 2013;451:1868-1877.
63. Sanchez, O.A., Leon, A.S. Resistance exercise for patients with diabetes mellitus. In: Graves, J.E., Franklin, B.A. (eds) *Resistance Training for Health and Rehabilitation.* Champaign, Ill, Human Kinetics 2001;295-318.
64. Colberg, S.R., Sigal, R.J., Fernhall, B., et al. Exercise and type 2 diabetes. The American College of Sports Medicine and the American Diabetes Association joint position statement executive summary. *Diabetes Care.* 2010;33:2692-2696.
65. Hussey, S.E., Sharoff, C.G., Garnham, A., et al. Effect of exercise as skeletal muscle proteome in patients with type 2 diabetes. *Med. Sci. Sports Exerc.* 2013;45:1069-1076.
66. Koopman, R., Van Loon, L.J.C. Aging, exercise and muscle protein metabolism. *J. Appl. Physiol.* 2009;106: 2040-1048.
67. Lira, V.A., Okutsy, M., Zhang, M. Autophagy is required for exercise training-induced skeletal muscle adaptation and improvement of physical performance. *FASEB J.* 2013;27:4184-4193.
68. Smith, G.I., Villareal, D.T., Sinacroie, D.R. Muscle protein synthesis response to exercise training in obese, older men and women. *Med. Sci. Sports Exerc.* 2012;44:1259-1266.
69. Godrey, R.J., Madqwick, Z., Whyte, G.P. The exercise-induced growth hormone response in athletes. *Sports Med.* 2003;33:599-612.
70. Bo. H., Zhang, Y., Ji, L.L. Redefining the role of mitochondria in exercise: a dynamic remodeling. *Ann, N. Y. Acad. Sci.* 2010;1201:121-128.
71. Feng, H., Kang, C., Dickman, J.R. Training-induced mitochondrial adaptation: role of peroxisome proliferator-activated receptor y coactivator 1-α nuclear factor-k β and β-blockale. *Exp. Physiol.* 2013;98:734-795.
72. Yan, Z., Lira, N., Greene, N.P. Exercise training-induced regulation of mitochondrial quality. *Exerc Sports Sci. Rev.* 2012;40:159-164.
73. Ji, L.L., Kang, C. Role of PGC-1 α in sarcopenia etiology and potential intervention: a mini-review. *Gerontology.* 2014;60:1-5.
74. Bickel, C.S., Cros, J.M., Bamman, M.M. Exercise dosing to retain resistance training adaptation in young and older adults. *Med. Sci. Sports Exerc.* 2011;43:1171-1187.
75. Lundberg, T.R., Fernandez Gonzalo, R., Gustafson, T., Tesch, P.A. Aerobic exercise alters skeletal muscle response to resistance exercise. *Med. Sci. Sports Exerc.* 2012;44:1680-1688.
76. Sakuma, L., Yamaguchi, A. Recent understanding of the neurotropins role in skeletal muscle adaptation. *J. Biomed. Biotech.* 2011;11:1-12.
77. Delp, M.D. Differential effects of training on the control of skeletal muscle perfusion. *Med. Sci. Sports Exerc.* 1998;30:361-374.
78. Simons. M. An inside view: VEGF receptor trafficking and signaling. *Physiology.* 2012;22:213-222.
79. Robinson. S., Cooper, C., Sayer, A.A. Nutrition and sarcopenia: a review of the evidence and implication for preventive strategies. *J. Aging Res.* 2012;2012:1-7.
80. Alvardo, B.E., Zunzunegu, L.M.V., Elano, F., Barmuitsa, J.M. Life course social and health conditions linked to frailty in Latin American older men and women. *J. Gerontol.* 2008;63:1399-1406.
81. Woo, J. Nutritional strategies for successful aging. *Med. Clin. North Am.* 2011;95:477-491.
82. Nieunenhuzen, W.F., Weenen, H., Rigry, P., Hetherington M.M. Older adults and patients in need of nutritional support: review of current treatment options and

factors influencing nutritional intake. *Clin. Nutr.* 2010;29:160–169.
83. Morley, J.E. Anorexia, body composition and aging. *Curr. Opin. Clin. Nutr. Metab. Care.* 2001;4:9–13.
84. Flicker, L., McCaul, K.A., Hankey, G.J. Body mass index and survival in men and women aged 70 to 75. *J. Am. Gerontol. Soc.* 2010;58:234–241.
85. Ho, S.C., Woo, J., Sham, A. Risk factor change in older persons; a perspective from Hong Kong: weight change and mortality. *J. Gerontol.* 1994;49:N269–N272.
86. McAully, P., Pittsey, J., Myers, J. Fitness and fatness as mortality predictor in men: the Veteran Exercise Testing Study. *J. Gerontol. A Biol. Sci. Med. Sci.* 2009;6–4:695–699.
87. Houston, D.K., Nicklas, J., Ding, J. Dietary protein intake is associated with lean mass changes in older, community-dwelling adults: The Health, Aging, and Body Composition (Health ABC) study. *Am. J. Clin. Nutr.* 2008;87:150–155.
88. Cermak, P., Res, P.T., de Groot, L.C. Protein supplementation augments the adaptive response of skeletal muscle to resistance-type exercise training: a meta-analysis. *Am. J. Clin. Nutr.* 2012;96:1454–1464.
89. Dickinson, J.M., Volpi, E., Rasmussen B.B. Exercise and Nutrition to target protein synthesis impairments in aging skeletal muscle. *Exerc. Sports Sci. Rev.* 2013;41:216–223.
90. Van Loon, L.J.C., Gibala, M.J. Dietary protein to support muscle hypertrophy. In: Maughan, R.J., Burke, L.M., eds. *Sports Nutrition—More Than Just Calories*. Basel, Switzerland: Krager;2011:69, 79–95.
91. Hossein–Nezhad, A., Holick, M.F. Vitamin D for health: a global perspective. *Mayo Clin. Proc.* 2013;88:720–755.
92. Girgis, C.M., Clifton-Bigh, R.J., Hamrick, M.W. The role of vitamin D in skeletal muscle: form, function, and metabolism. *Endocr. Rev.* 2012;34:33–83.
93. Bizzard, S.D., Fell, J., Ding, C. A prospective study of the association between 25-hydroxyvitamin D, sarcopenia progression, and physical activity in older adults. *Clin. Endocrinol. (Oxf).* 2010;8:1–7.
94. Visser, M., Deng, J.H., Lips, P. Low vitamin D and high parathyroid hormonal levels as determinants of loss of muscle strength and muscle mass (sarcopenia); The Longitudinal Aging Study Amsterdam. *J. Clin. Endocr. Metab.* 2003;88:8766–8776.
95. Wihelm-Leen, E.R., Hall, Y.N., deBoer, I.H. Vitamin D deficiency and frailty in older Americans. *J. Intern. Med.* 2010;268:171–180.
96. Sahota, O., Hosking, D.J. The contribution of nutritional factors to osteopenia in the elderly. *Curr. Opin. Clin. Nutr. Metab. Care.* 2001;4:15–20.
97. Rejnmark, L. Effects of vitamin D on muscle function and performance: a review of evidence from randomized controlled trials. *Ther. Adv. Chronic Dis.* 2011;2:25–37.
98. Stockton, K., Mengersen, K., Paratz, J. Effects of vitamin D supplementation on muscle strength: a systematic review and meta-analysis. *Osteoporos Int.* 2011;22:859–871.
99. Lavretari, F., Sembe, R.D., Bandineli, S. Carotenoid as protective against disability in older persons. *Rejuvenation Res.* 2008;11:557–563.
100. Cesari, M., Pahor, M., Benedetta, B. Antioxidants and physical performance in elderly persons: the Invecchiare in Chianti Study 1'2'3'. *Am J Clin Nutr.* 2004;79:289–294.
101. Fusco, D., Colloca, M., Loconaco, R., Cesari, M. Effects of antioxidant supplements on the aging process. *Clin. Interv. Aging.* 2009;61:1363–1368.

第 99 章 ｜ 生活方式对改善老化相关的认知功能衰退的作用

目录

要点／1475

99.1 老化对大脑的影响／1475

99.2 认知功能改变／1476

99.3 年龄相关记忆障碍／1476

99.4 轻度认知损害／1476

99.5 痴呆／1476

99.6 阿尔茨海默病／1477

99.6.1 脑血管随年龄的变化／1477

99.7 认知储备减少／1478

99.8 心理障碍／1478

99.9 颅脑损伤／1478

99.10 心房颤动／1479

99.11 心血管疾病风险因素／1479

99.12 饮食习惯／1479

99.13 B 族维生素／1480

99.14 维生素 D／1480

99.15 体力活动／1481

99.16 结论／1482

临床要点／1482

参考文献／1483

要 点

- 自然/原发性衰老与局部脑萎缩有关。
- 在大多数人中,这只是伴随着症状相对较轻的短时记忆功能障碍。
- 在大脑的同一功能区出现更严重的脑萎缩,会导致认知功能进一步下降,被称为轻度认知损害(mild cognitive impairment,MCI)。
- 糖尿病和心脏病等慢性疾病会加速认知功能衰退。
- 神经退行性病变、炎症和/或血管病变会减少大脑血流量,从而引起痴呆。
- 常见的痴呆类型是阿尔茨海默病、血管性痴呆和混合型痴呆。

人的喜怒哀乐都是由大脑产生的,人类正是从这样的特殊进程中不断获取知识,学会分辨是非。同样地,当大脑出现问题时,人会表现得异常错乱,被恐惧和慌乱所支配……因此,大脑是人体最为重要的部分,它可以帮助人类解释周围发生的一切[1]。

正如希波克拉底所描述,大脑是人类所有心理功能的控制中心。在大脑发育成熟后,尽管它仅占人体体重的 2%,由于其极高的代谢活动,能量消耗却占据人体每日基础代谢的 20% 以上,总葡萄糖摄取的 25% 以上,以及静息心排血量的 15% 以上[2]。从组织学上看,人的大脑包含了 1 000 亿个神经元和对等的神经胶质细胞[2,3]。大脑的功能全部来自神经元之间的大量突触,而这些突触构成了长达 150km 的神经网络。90% 的神经元位于灰质之中,而其余有髓神经纤维则构成了大脑的白质。突触连接处的神经递质活动可以增强或抑制神经活动。目前,我们仅能初步了解这些神经网络的功能。由多中心参与研究的于 2013 年发起的"白宫大脑计划"(通过先进的神经科学手段进行大脑研究),通过不断发展的技术来描绘大脑神经网络的活动。研究先从动物模型开始,最终完成人类大脑的神经网络活动模型[4]。

99.1 老化对大脑的影响

30 岁达到生理结构成熟之后,大脑容量会随年龄增长发生进行性退化。横断面和纵向队列的流行病学研究都显示,脑容量的下降速度为每年 0.3%,因此,30~80 岁的人,脑容量会下降大约 15%[5]。同时,大脑老化后,通过神经发生替换凋亡神经元的能力会逐渐下降。此外,突触、神经网络以及突触部位的神经递质活性,都会随年龄增长发生进行性退化[6]。大分子氧自由基的损伤和血管病变导致了大脑血供下降,进而造成了这些神经改变。解剖组织学检查显示,未患有痴呆的老年人的脑容量减少主要是由于神经元萎缩,而不是由于细胞凋亡或坏死造成的神经元减少[7]。另外,老化还会导致神经元形态学退变,这包括脂褐素在神经元中的积累。脂褐素是一种褐黄色色素,这种色素又称老年色素,是细胞膜中不饱和脂肪酸过氧化的产物。一种类似的色素也被证明与身体其他组织的衰老有关[8]。

老化过程中受到影响的主要区域包括海马和大脑皮质,这些区域和认知功能有关。然而由于大脑老化发生的形态学和认知功能的改变,也存在着很大的个体差异。这种差异可能和遗传因素、生活方式以及其他环境因素有关。与老化相伴的继发性疾病(共病等),如加速衰老的、带来不利因素影响的糖尿病,也可能存在这种个体差异。

99.2　认知功能改变

认知功能的定义是"脑加工信息的底层活动"。认知功能包括了记忆、学习能力、信息加工、问题解决,以及所谓的执行控制能力(例如对多个任务进行计划和执行的能力)。老化带来的认知功能改变在临床上可以根据其严重程度分为3大类:原发性年龄相关记忆障碍(primary age-associated memory impairment,AAMI)、轻度认知损害(mild cognitive impairment,MCI),以及痴呆(dementia)。

99.3　年龄相关记忆障碍

大部分健康老年人所经历的认知功能改变,都属于年龄相关记忆障碍(AAMI)这一类别。这指的是50岁以上的人所经历的,以短时记忆和工作记忆功能轻度下降为主的认知功能衰退,通常被称为良性老年性健忘。一般认为这种现象主要与海马和大脑皮质灰质形态改变带来的认知处理速度下降有关。AAMI患者的心理测验分数位于该年龄段的正常范围,但是落后于年轻人至少一个标准差。整体上看,只有一小部分的AAMI患者在70岁之后会发展为痴呆[9]。

99.4　轻度认知损害

轻度认知损害(MCI)与AAMI相比,表现为更加严重的区域性大脑萎缩,该过程发生在相同的脑区,特别是海马。临床诊断MCI的标准为一系列心理测验的分数均低于同年龄段的健康个体[9]。MCI带来的认知功能衰退,会比正常老化带来的影响更加严重。此外,患MCI的老年人通常会表现为在会话中难以选择正确词汇,以及出现视觉空间干扰(例如在通常熟悉环境下迷失方向)。但是,MCI患者通常不会在抽象思维和进行日常活动的能力上有显著障碍,而这些行为都是痴呆的诊断标准。纵向队列研究显示,15%的MCI患者会在1年内发展为痴呆,而50%的MCI患者会在3年内发展为痴呆[9]。因此,对部分人来说,MCI代表着痴呆的前驱期或早期阶段。

99.5　痴呆

痴呆的临床定义为在整个大脑中由神经退行性改变、炎症和血管变化等因素引起的症状。这会造成大部分认知功能的退行性改变,导致个体不能独立完成日常生活的活动。此外,痴呆通常还伴随着人格和行为上的不良改变。

美国大约有 520 万痴呆病例,每年新诊断的病例大约为 40 万[10]。这些病例包括 25% 的 75 岁以上老年人,以及 40% 的 80 岁以上的老年人。2/3 的痴呆病例为女性。这是由于女性的寿命通常比男性长。此外,在美国不论男女,痴呆都是第 6 大死亡原因。目前为止,美国最常见的 2 种痴呆为阿尔茨海默病(Alzheimer's disease,AD)和血管性痴呆(vascular dementia,VD)。

99.6 阿尔茨海默病

在美国的痴呆人群中,2/3 都是由阿尔茨海默病所引起的。尸检显示,阿尔茨海默病的典型形态学诊断特征为 β- 淀粉样蛋白斑块和神经原纤维缠结[9,11],这些缠结由轴突神经纤维退化引起的未折叠的、磷酸化的 Tau 蛋白组成,这些斑块和缠结会引起炎症和神经元萎缩。进而导致了突触的破坏和神经网络的损伤,最终造成了正常老化进程 3 倍的脑萎缩[12]。

99.6.1 脑血管随年龄的变化

随年龄增长带来的大脑血流量下降,是大脑萎缩和认知功能衰退的主要原因,这在初级老化到各类型痴呆的一系列进程中都可见[14]。血管老化包括给大脑供血的大动脉和微血管系统的老化,其标志是大动脉弹性的下降,主要由于胶原纤维较硬的弹性组织发生的移位[13]。传导动脉弹性的下降会造成收缩期脉搏波传导速度(pulse wave velocity,PWV)的加快。加快的 PWV 进而损伤大脑中的微血管系统,再加上随年龄增长而衰退的血管再生带来的微血管置换减少,会造成脑内小动脉和毛细血管血管密度的整体下降。衰老通常还会带来内皮功能障碍,进而减少血流介导的血管扩张。内皮功能障碍还参与了中动脉和大动脉粥样硬化的发展,进一步减少了大脑的血流量,从而阻碍了向大脑输送氧气、葡萄糖和其他必需营养物质的过程。随后,发生粥样硬化的动脉处的血栓阻塞会造成大脑局部缺血性坏死。血管性痴呆就是由多处小型脑卒中引起的。血管性痴呆是老年人痴呆的第 2 大原因,在美国人群痴呆病例中占到了 15%~20%[14]。混合型血管性痴呆和阿尔茨海默病也是痴呆的重要病因。

表 99-6-1 列出了造成随年龄增长的认知功能衰退和痴呆的主要风险因素。通常多种风险因素会通过交互作用,增加阿尔茨海默病、血管性痴呆和全因性痴呆的风险。

表 99-6-1 引起认知功能衰退和阿尔茨海默病、血管性痴呆和全因性痴呆的主要风险因素

编号	引起认知功能衰退和阿尔茨海默病、血管性痴呆和全因性痴呆的主要风险因素
1	高龄
2	家族史和遗传因素
3	受教育程度有限
4	定期的智力刺激和社会活动有限
5	心理学问题
6	脑损伤

续表

编号	引起认知功能衰退和阿尔茨海默病、血管性痴呆和全因性痴呆的主要风险因素
7	造成动脉粥样硬化心脏病和脑卒中的风险因素
8	慢性心房颤动
9	不良的饮食习惯和肥胖
10	缺乏体力活动和身体素质下降
11	酒精和药物滥用

造成痴呆的生物性、不可改变的因素包括高龄,特别是女性,以及家族史。早发性阿尔茨海默病(30~60岁)的家族史通常是由于特定的单一基因造成的。然而,在美国阿尔茨海默病病例中,遗传因素只占5%[15]。

绝大部分的阿尔茨海默病和其他种类的痴呆患者,都是在过了60岁之后才表现出相应的症状。虽然没有证据表明特定的常染色体显性基因与阿尔茨海默病的病因有关,但是确实有一个已知的遗传因素会增加患病的风险,那就是11号常染色体基因位点的突变,该基因负责载脂蛋白E的生成。此处的载脂蛋白E4等位基因增加了阿尔茨海默病的风险[16]。该等位基因还与血液中胆固醇的升高和动脉粥样硬化性心血管疾病相关。然而,不是所有携带该基因的人都会患上阿尔茨海默病或脑血管疾病。

99.7 认知储备减少

横断面和纵向队列研究都显示,儿童和青少年时期的低智力刺激减少了认知储备能力,进而增加了在老化过程中对轻度认知损害的易感性和患痴呆的风险[9]。认知储备的下降与智商低于平均水平、接受正规教育不足(与社会经济地位无关)以及较少的社会交往有关。此外,在之后的生活中,认知储备的下降会随着工作和闲暇时中受限的智力刺激,以及受限的社会交往而加剧(这就是所谓的用进废退)。

99.8 心理障碍

观察性研究表明,慢性焦虑、抑郁和睡眠障碍都与随年龄增长而升高的认知障碍风险有关。而且部分研究表明,以上心理障碍还与痴呆的发展有关。一般认为慢性皮质醇水平升高带来的脑损伤也参与其中。同样需要注意的是,过量使用治疗这些疾病的药物,也可能会导致潜在可逆的认知损害。

99.9 颅脑损伤

颅脑损伤(traumatic brain injury,TBI)可能是最容易导致各年龄段痴呆的环境风险因素,特别是在创伤导致30min及以上的持续意识丧失的情况下。然而随着年龄的增长，即使是多次低水平的头部创伤，如职业运动员所遭受的创伤，似乎也会导致认知功能衰退，并增加患痴呆的风险[9]。当前研究已经证明了颅脑损伤与阿尔茨海默病之间联系的病理生理学机制。颅脑损伤会导致β-淀粉样蛋白和晚期磷酸化Tau蛋白的沉积，而这正是阿尔茨海默病的特征。载脂蛋白E4基因型携带者对此的易感性尤其强[9,16]。颅脑损伤最常见的原因是跌倒造成的头部损伤，75岁以上的人更常发生这种损伤。

99.10　心房颤动

最近的研究证实，慢性心房颤动（atrial fibrillation，AF）与血管性痴呆、阿尔茨海默病以及全因性痴呆都存在关联[17]。随年龄增长，由非瓣膜病性心脏病引起的心房颤动的风险会增加，目前已经影响了超过200万美国人，这也显著增加了左心房颤动形成的大脑血管栓塞引发的严重脑卒中的风险。心房颤动引起的多发小卒中会直接引发血管性痴呆。然而，如前所述，即使不存在脑梗死，其他形式的痴呆也会与心房颤动有关。

99.11　心血管疾病风险因素

观测研究持续表明，心血管疾病的主要风险因素（如肥胖、血液中胆固醇含量升高、高血压、糖尿病和吸烟）都与血管性痴呆、阿尔茨海默病和全因性痴呆有关[9]。这些共病和阿尔茨海默病以及血管性痴呆之间的因果关系由多种可能的生物学机制促成。

99.12　饮食习惯

观察性研究也证实，饮食习惯与老化带来的认知功能变化以及痴呆风险相关[18,19,20]。其中，研究最多的膳食模式为地中海饮食（mediterranean-style diets，MSD）。大量研究和meta分析已经表明，坚持这种基于13~14种食物的膳食模式，可以减缓老化带来的认知功能衰退，降低痴呆的风险，并且可以降低冠心病等一系列病因造成的死亡率。

研究发现，控制高血压的膳食模式（dietary approach to stop hypertension，DASH）以及MSD和DASH结合的饮食（也叫做MIND饮食），都可以降低老化带来的痴呆风险[18-19]。这些膳食模式都是植物源性的（饮食的主要能量来源于植物）。MSD饮食包括大量的谷类食品、水果、蔬菜、豆类、坚果、橄榄油，并且以鱼类作为脂肪来源。MSD饮食同样包括适量的奶酪、酸奶和禽类，少量的红肉和其他动物性饱和脂肪酸，以及随餐饮用的少量红酒。DASH饮食的特点为减少钠和酒精的摄入量。MSD和多种植物源性饮食的协同作用，有助于预防痴呆和心血管疾病。这种预防作用主要来源于它们的脂肪酸组成。这些饮食之所以对健康有益，主要是由于低量饱和脂肪酸和反式脂肪酸摄入带来的血清中胆固醇含量较低。植物油和坚果中富含的ω-6脂肪酸，同样可以降低血液中的胆固醇含量。MSD饮食中的重要组成部分——橄榄油中富含的单不饱和脂肪酸,同样具有对抗炎症和动脉粥样硬化的作用。一种长链 ω-3 脂肪酸——二十二碳六烯酸(docosahexaenoic acid,DHA)是神经元和线粒体膜的重要组成部分,因此对大脑健康至关重要。鱼肉和鱼油都富含 DHA 及其前体二十碳五烯酸(eicosapentaenoic acid,EPA)。

α- 亚油酸(alpha linoleic acid,ALA)是一种在植物油中存在的短链 ω-3 脂肪酸,也能通过酶的催化转换为 EPA 和 DHA,进而为大脑提供部分营养。阿尔茨海默病患者普遍缺乏 DHA,而临床结果表明,补充 EPA 和 DHA 可以改善轻度认知损害和轻度阿尔茨海默病患者的认知功能,但对中重度的阿尔茨海默病没有功效[18]。

水果、蔬菜和植物油中的抗氧化成分,在减缓由大脑神经系统变性引发的痴呆中起到了重要作用[18]。这些抗氧化成分包括维生素 C、维生素 E、β- 胡萝卜素,以及其他维生素 A 原和非维生素 A 原类胡萝卜素。此外,水果和蔬菜还含有强大的抗氧化植物化学多酚,例如在葡萄等浆果表皮中富含的白藜芦醇等。黑巧克力和其他可可制品、咖啡、红茶和绿茶中同样含有抗氧化的黄烷醇。最近一项针对老年人的随机对照干预研究表明,食用可可制品,如黑巧克力等,可以减轻老化带来的认知功能衰退[21,22]。

99.13 B 族维生素

观察性研究表明,血液中 B 族维生素(包括维生素 B_1、叶酸、维生素 B_6 和维生素 B_{12})水平的下降与患痴呆的风险增加有关[18]。由此引起的血液高半胱氨酸水平上升同样会增加患痴呆风险。对于所有年龄段的素食者来说,维生素 B_{12} 的摄入不足都是个值得注意的问题,因为这种维生素仅存在于动物性食品中。此外,随年龄增长,胃部萎缩会使得胃肠道对维生素 B_{12} 的吸收减少。据报道,在 60 岁以上的人群中,有 60% 左右存在边缘性维生素 B_{12} 缺乏,其血液中维生素 B_{12} 含量小于 148pmol/L[23],由此引发的认知功能衰退与神经脱髓鞘有关。因此,老年人需要大剂量口服或定期肌内注射维生素 B_{12},以提高其在血液中的水平。

99.14 维生素 D

在过去几十年中,出现大量有关维生素 D 对促进健康和预防疾病方面潜在作用的研究,这些研究不局限于维生素 D 在维持体内钙元素稳定方面长期公认的重要作用[24]。严格意义上,维生素 D 并不是真正的维生素,而是一种类固醇激素的前体。人体主要通过皮肤的光照作用获得维生素 D,这种作用来自于紫外线 B 照射下产生的胆固醇衍生物。含有维生素 D 的食物较为有限,主要为鱼类、鱼油、乳制品和谷物制品。维生素 D 是否充足是由其生物标志化合物——25- 羟维生素 D[25-(OH)D]的血清水平来评估的。基于 NHANES 的数据,有 25%~50% 的美国人缺乏维生素 D,其血清中 25-(OH)D 的水平小于 20ng/ml。维生素 D 的缺乏会随着年龄增长而更加普遍,60 岁以上维生素 D 缺乏的人占老年人的70%。横断面和纵向观测研究的meta分析显示,维生素D缺乏会加速老化带来的认知功能衰退,增加轻度认知损害、阿尔茨海默病和全因性痴呆,以及缺血性卒中和糖尿病的患病风险[25-27]。老化造成血清中25-(OH)D下降的原因包括居住在社区和疗养院中接受的日照较为有限。此外,随着年龄增长皮肤合成维生素D的能力会有所下降,特别是在美国北部(如明尼苏达州)的秋冬季节。除了摄入较少之外,老化引起的吸收维生素D能力下降,也是导致维生素D缺乏的主要原因。造成维生素D缺乏和痴呆风险之间关联的潜在生物学机制包括:神经突触的钙离子释放量减少、神经细胞膜和髓鞘处磷脂合成减少、神经胶质细胞的促炎性病变以及胰岛素敏感度的下降[25-26]。

99.15 体力活动

体力活动,特别是通过足够强度和运动量(通过运动中的最大摄氧量进行评估)提升心肺功能的有氧训练,被研究者们认为是真正的万能良方[28]。之所以这样说,是因为即使每周仅进行150~180min中等强度的体力活动,也可以降低患老化相关疾病的风险,包括心血管疾病、2型糖尿病、结肠癌和乳腺癌,以及总死亡率。同时,近期出现了很多研究表明,规律的有氧训练可以减缓老化对大脑的影响,从而降低患轻度认知损害和痴呆的风险。回顾性和前瞻性队列研究都表明,中老年人定期进行中等强度有氧训练和体力活动,患轻度认知损害和痴呆的风险会显著降低[28-33]。此外,观测和干预研究都表明,良好的心肺功能可以增大海马体积,并且减缓大脑灰质的萎缩,在排除年龄、性别和受教育程度等因素的影响后,这样的效应在正常和痴呆老年个体中依然存在。而且最大摄氧量还与认知功能的提升密切相关,特别是执行控制功能[34,35]。

此外,动物实验表明,定期运动对认知功能的改善和脑源性神经营养因子(brain-derived neurotrophic factor,BDNF)有关[9]。BDNF促进了神经发生作用,即新神经元和突触的形成、生长和分化过程[31]。规律的运动还能提高神经元的健康程度和存活率。由于海马和大脑皮质处的神经元尤其活跃,因此这些神经元的活性与老化带来的认知功能改变密切相关。此外,中等强度的有氧训练和抗阻训练,可以显著提高人体血清中的BDNF水平,这种效应在阿尔茨海默病患者中依然存在[32]。人类和动物实验还表明,运动可以提高血清和脑脊液中的胰岛素样生长因子-1(insulin-like growth factor-1,IGF-1)水平,而这种因子在大脑认知功能中起到相当重要的作用。在痴呆患者中,IGF-1在体循环和大脑中的含量均有所降低;而在正常老年人中,IGF-1含量与认知功能正向相关[32]。

有足够的证据表明,有氧训练可以改善心血管功能,进而改善脑血流。这包括降低动脉粥样硬化的风险因素,例如肥胖、血脂异常、高血压、胰岛素抵抗、代谢综合征和2型糖尿病。有氧训练还可以直接防止动脉粥样硬化的发生,包括改善血管内皮功能等[36]。此外,有氧训练可以维持或恢复老化过程中大动脉导管的弹性,进而降低血管收缩期间的FWV水平,最终降低微血管系统的损伤。动物实验还表明,有氧训练可以通过血管再生促进毛细血管化[36]。通过定期运动提高大脑的血流量,有利于大脑健康。

99.16 结论

在老化过程中,最大程度地减少认知功能衰退、预防痴呆的发生是保持生活质量的基本目标。以观察性研究为主的科研发现,灵活、有效的医疗服务和健康的生活方式可以减缓老年人认知功能衰退,并且降低老年人患 2 种最常见的痴呆——阿尔茨海默病和血管性痴呆的风险。基于这些观察性研究,我们提出以下生活方式方面的建议。

1. 通过不断学习、智力活动和定期参加社交活动提高及保持认知功能和储备。
2. 恰当地应对心理社会问题,包括压力管理和纠正睡眠障碍等。
3. 保持健康的饮食习惯和规律的体力活动,通过其在大脑功能和脑供血方面的积极作用降低患轻度认知损害的风险。
4. 进行肌肉拉伸和体态提升方面的运动,防止老化对骨骼肌的不利作用,进而降低跌倒和颅脑损伤的风险。
5. 针对心血管疾病风险因素的药物干预(即不通过调节饮食和运动),包括控制血脂、血压和血糖,避免过度肥胖以及戒烟。
6. 年龄在 50 岁以上者,如果他(她)们血液检测维生素 B_{12}(正常范围为>200pg/ml)和维生素 D 指标(正常范围为血清中 25-(OH)D>30ng/ml)不在正常范围,一般推荐补充维生素 B_{12} 和维生素 D。

临床要点

- 观察性研究已经证明了饮食习惯与老化带来认知功能改变以及痴呆风险之间的关联。
- 地中海饮食通常被认为是最可能降低痴呆风险的膳食模式。
- 控制高血压的膳食模式,以及其和地中海饮食结合的膳食模式同样可以降低老化造成痴呆的风险。
- 这些膳食模式是植物源性的(其能量主要来源于植物),其特点为大量摄入谷类食物、水果、蔬菜、豆类、坚果、橄榄油,并且以鱼类作为脂肪来源。
- 不断有新研究表明,定期有氧训练可以减缓老化进程,对大脑的多方面影响,进而降低患轻度认知损害和痴呆的风险。
- 除了饮食和运动之外,通过药物干预降低血脂异常和高血压等心血管疾病风险因素,可以降低因年龄增长带来认知功能衰退的风险。控制血糖水平,避免过度肥胖和戒烟,可以降低认知功能衰退的风险。

(Arthur S.Leon,MS,MD,FACSM 著 胡亦新 译 魏诗琴 校)

参考文献

1. Adams F. The genuine works of Hippocrates. Vol. 2, 1886;844–345.
2. Jerison H. Evolution of the brain and intelligence. *Academic Press.* 1973;55–74.
3. Pelvig DP, Pakkenberg H, Stark AK, Pakkenberg B. Neocortical glial cell numbers in human brains. *Neurobiol Aging.* 2008;29:1754–1762.
4. Alivisatos AP, Chan M, Church G, Greenspan R, et al. The Brain Activity Project and the challenge of functional connections. *Neuron.* 2012;74:970–974.
5. Raz N, Rodrigue KM. Differential aging of the brain: Patterns, cognitive correlates, and modifiers. *Neurosci Biobehav Rev.* 2006;30:730–748.
6. Whalley LJ, Deary IJ, Appleton CL, Starr, JM. Cognitive reserve and the neurobiology of cognitive aging. *Aging Res Rev.* 2004;3:169–182.
7. Haug H. Aging of the brain. In: Ludwig FC (Editor). *Life Span Extension. Consequence and Open Questions.* 1991. New York, Springer Publishing Company, 55–67.
8. Gaugler C, Lipofuscin W, Stanislaus. *J Biochem Rev.* 1997.
9. Fillit HM, Butler R, O'Connell AW, Albert MS, et al. Achieving and maintaining cognitive vitality with aging. *Mayo Clinic Proc.* 2002;77:681–696.
10. Evans DA, Funkenstein HH, Albert MS, et al. Prevalence of Alzheimer's disease in a community population of older persons. *JAMA.* 1989;262:2551–2556.
11. Sayre LM. Translating cell biology into therapeutic advances in Alzheimer's disease. *Nature.* 1999;399(6738, Suppl):A23–A31.
12. Tiraboschi P, Hansen LA, Thai LJ, Corey-Bloom J. The importance of intrinsic plaques and tangles to the development and evolution of AD. *Neurology.* 2004;62:1987–1999.
13. Leon AS. Interaction of aging and exercise on the cardiovascular system of healthy adults. *Am J Lifestyle Med.* 2012;6:368–375.
14. Wetterling T, Kanitz RD, Borgis KS. Comparison of different diagnostic criteria for vascular dementia. *Stroke.* 1996;27:30–36.
15. Waning SC, Rosenberg RN. Genome-wide association studies in Alzheimer's disease. *Arch Neurol.* 2008;65:329–334.
16. Katzman R, Galasko DR, Saitoh T, Chen X, Pay, MM, Booth A, Thomas RG. Apolypoprotein-epsilon4 and head trauma: Synergistic or additive risks? *Neurology.* 1996;46:889–891.
17. Bunch TJ, Weiss JP, Crandall BG, et al. Atrial fibrillation is independently associated with senile, vascular, and Alzheimer's dementia. *Heart Rhythm.* 2010;7:433–437.
18. Hu N, Jin-Tai Y, Lin T, et al. Nutrition and risk of Alzheimer's disease. *Biomed Res Intern.* 2013;2013:1–21.
19. Willett WC, Sacks F, Trichopoulou A, Drescher G, et al. Mediterranean diet pyramid: A cultural model for healthy living. *Am J Clin Nutri.* 1995;61:14025–14065.
20. Hardman RJ, Kennedy G, Macpherson H, Scholey AB, Pipingas AA. Adherence to a Mediterranean-Style Diet and effects on cognition in adults: A quantitative- evaluation and systematic review of longitudinal and prospective trials. *Front Nutr.* 2016;3:22. doi: 10.3389/fnut.2016.00022. eCollection 2016.
21. Moreira A, Diogenes MJ, de Mendonca A, Lunet N, Barros H, et al. Chocolate consumption is associated with a lower risk of cognitive decline. *J Alzheimers Disease.* 2016;53:85–93.
22. Mehig A. The neuroprotective effects of cocoa flavanol and its influence on cognitive function. *Br J Clin Pharmacol.* 2012;75:716–722.
23. Allen LH. How common is vitamin B-2 deficiency? *Am J Clin Nutr.* 2008;89:693S–696S.
24. Hossen-Nezhab A, Holick MI. Vitamin D for health: A global prospective. *Mayo Clin Proc.* 2013;88:720–755.
25. Lee JH, O'Keefe JH, Bell D, Hensrud DD, Holick MF. Vitamin D deficiency. An important common and easily treatable cardiovascular risk factor. *J Am Col Cardiol.* 2008;52:1949–1956.
26. Littlejohns TG, Hensley W, Lang IA, Annwieler C, et al. Vitamin D and risk of dementia and Alzheimer's disease. *Neurology.* 2014;83:1–9.
27. Gezen-Ak D, Yilmazer S, Dursun E. Why vitamin D in Alzheimer's disease? The hypothesis. *J Alzheimers Dis.* 2014;40:257–269.
28. Fluza-Luces C, Garathachea N, Bergen NA, Lucia A. Exercise is the real polypill. *Physiology.* 2013;28:330–358.
29. Bherer L, Erickson KI, Liu-Ambrose T. A review of the effects of physical activity and exercise on cognitive and brain functions in older adults. *J Aging Res.* 2013;2013:657508.
30. Lautenschlager NT. The influence of exercise on brain aging and dementia. *Biochem Biophys Acta* 2012;1822:474–481.
31. Lista I, Sorrentine G. Biological mechanisms of physical activity in preventing cognitive decline. *Cell Mol Neurobiol.* 2010;30:493–503.
32. Barnes JN. Exercise, cognitive function and aging. *Adv Physiol Educ.* 2015;39:55–62.
33. Ahlskog JE, Geda YE, Graff-Radford NR, Petersen RC. Physical exercise as prevention or disease-modifying treatment of dementia and brain aging. *Mayo Clin Proc.* 2011;86:876–880.
34. Colcombe S, Kramer AF. Fitness effects as cognitive function of older adults: A meta-analysis study. *Psychol Sci.* 2003;14:125–130.
35. Muller J, Chan K, Myer JN. Association between exercise capacity and late onset of dementia. 2017;92.
36. Leon AS. Interaction of aging and exercise on the cardiovascular system of healthy adults. *Am J Lifestyle Med.* 2012;6:368–375.

第100章 ｜ 成功老龄化：预测因子和途径

目录

要点／1485

100.1 成功老龄化的定义／1485

100.2 成功老龄化模型／1486

100.3 老龄化研究中的观察整体生命历程的方法／1487

100.4 成功老龄化的决定因素／1487

100.5 构建成功老龄化的途径：干预研究的结果／1488

100.5.1 体力活动（另见第98章和第99章）／1488

100.5.2 认知训练和刺激／1489

100.5.3 饮食的作用（另见第9章"老年人的最佳营养指导"）／1490

100.5.4 社会参与和志愿服务／1490

100.6 永远不会太迟：事实还是虚构／1491

100.7 健康从业者在促进成功老龄化方面的作用／1491

100.8 小结／1493

临床应用／1493

参考文献／1494

要 点

- 美国的老年人口（65 岁以上的人）增长迅速。据估计，到 2030 年，每 5 个美国人中就有 1 个 65 岁或以上的老年人。
- 在过去 20 年中，成功老龄化的概念已经出现并且得到加强。这导致了一个戏剧性的模式转变，使得以前侧重于对老龄化消极方面的研究，转向了对其积极方面的研究。
- 环境因素和生活方式对成功老龄化都很重要。
- 在影响成功老龄化的所有生活方式因素中，定期的体力活动起着最重要的作用。
- 在维持心理功能方面认知训练和刺激也发挥重要作用。
- 饮食对成功老龄化也有重要作用。《2015—2020 年美国居民膳食指南》中的饮食建议也适用于 65 岁以上的人群。

根据美国疾病预防与控制中心的数据[1]，美国正处于长寿时代的生活巨变边缘，这一预测源自以下统计数据：到 2030 年，每 5 个美国人中就有 1 个人年龄在 65 岁或以上。随着全球人均寿命预计至少延长 10 年，相应的死亡率和寿命也有望得到改进，预计到 2050 年人均寿命达到约 76 岁。由于老年人口不成比例的增长，除非老年人的健康状况能得到大幅度的改善，否则医疗保健支出也将增长 25%[2]。事实上，目前美国被评估为成功老龄化的老年人（65 岁及以上）的数量低得惊人。以美国健康和退休研究的老年人样本为数据基础，根据 Rowe 和 Kahn 提出的一套标准评测，每年只有 11.9% 的老年人能被归入成功老龄化[4,5]。此外，在一项长达 6 年的研究期间（1998—2004 年），成功老龄化的概率下降了 25%，而高龄、男性和社会经济地位较低的个体成功老龄化的可能性相对更小。

这一章将简要探讨成功老龄化的结构，用于测试各种成功老龄化模型的定义和方法，目前多学科研究支持的成功老龄化的一些预测因子，以及专注于构建成功老龄化道路的干预研究结果。最后将讨论健康专家在促进成功老龄化方面的作用，并在本章的最后一节提出已被证明在初级和次级卫生保健环境中有效的干预策略。

100.1 成功老龄化的定义

正如 Depp 和 Jeste 在一篇综述文章中指出的那样，他们在回顾 28 项成功老龄化定量研究的过程中，确定了多达 29 种不同的成功老龄化定义，但目前还没有被普遍接受的成功老龄化的概念和术语[6]。到目前为止，在超过一半的研究中，成功老龄化最常包含的因素是身体功能或失能，其他因素（包括认知能力、社会功能、生活满意度和无疾病等其定义）的研究都较少，由于成功老龄化的定义存在差异，研究参与者被归为成功老龄化的比例差异极大（1%~94%，中位数 35%）。

在其他使用定性调查方法(即老年人对成功老龄化的感知),或客观和主观标准结合的方法探索成功老龄化因素的研究中,被归为成功老龄化的老年人比例再次发生了很大的变化[8-10]。Strawbridge 等[9]根据 Rowe 和 Kahn 在成功老龄化模型中提出的客观标准,发现在 867 名老年人(65~99 岁)的样本中只有 18.8% 被归为成功老龄化。相比之下,同样的样本中有 50.3% 的人通过 1 个单一的问题进行了类似的分类,这个问题是要求他们评价自己成功老龄化的程度。

此外,当基于研究人员的标准,与老年人自己对成功老龄化的定义进行比较时,出现了一个更广泛的定义[7]。大多数老年人在回应调查的邮件中说,2/3(13/20)已经列出的因素对成功老龄化很重要,这些可以被广泛分为 4 个更大的健康维度——身体健康、功能健康、心理(精神)健康和社会健康。

基于这些不同的发现,许多研究人员认为老年人的认知能力应该包含在成功老龄化的定义项中[7,11,12]。McLaughlin 等人[3]还呼吁对成功老龄化进行更广泛的定义,特别是当该概念用作评估基准老年人口的健康和功能状态时。作者认为,如果这个术语继续被狭义地定义,"我们可能会因为相对较次要的因素,而将许多健康和功能良好的老年人归为不健康状态。"如何更妥当地解决争议、准确定义成功老龄化,Depp 等人[13]建议,未来的研究应致力于关注每个独立因素对成功老龄化的决定作用,并探究风险因素和干预措施对这些独立因素的影响程度。

100.2 成功老龄化模型

迄今为止,用于指导成功老龄化研究最流行的成功老龄化模型,是由麦克阿瑟基金会召集的跨学科学者团队首次构思和合作研究的,该团队由西奈山医学中心老年病学家和生理学家 John Rowe 博士[4,5]担任主席。这一模型的发展预示着老龄化研究模型的重大转变,即从关注疾病和失能等老龄化的消极方面,转向强调老龄化的积极方面,关注生活方式和其他心理社会因素的作用,这些因素有助于帮助老年人在晚年保持和提高生活质量。

维持以下 3 个关键特征的能力,构成了 Rowe 和 Kahn 的成功老龄化模型的基础:疾病和与其相关的失能的低风险能力、较高的心理和身体功能以及积极参与生活的能力[4]。然而,老年人需要在上述所有 3 种特征中表现出高水平,才能被归为成功老龄化。在接下来的 8 年里,对 1 189 名年龄为 70~79 岁的老年人进行了抽样调查,这些老年人符合成功老龄化的客观标准(即 3 个领域的前 33 个百分位数)[4,5]。随后总计近 100 份科学出版物和一份畅销的非专业出版物发表了许多相关的研究,揭开了成功老龄化的神秘面纱。

Baltes 和 Baltes[14]开发了成功老龄化的互补模型,称为带补偿的选择性优化(select optimize compensation,SOC)模型。SOC 模型是基于最初柏林老龄化研究[15]的发现,该研究在 1993—1998 年对 516 名年龄为 70~100 岁的老年人进行了抽样调查。与 Rowe 和 Kahn 的成功老龄化的模型相比,SOC 模型更侧重于描述涉及适应年龄相关的生理储备减少以及神经可塑性广度相关的行为和心理过程。SOC 模型的基本假设是,随着年龄增长,个体从事的行为旨在优化他们的生理储备,同时也补偿受限的可塑性或适应潜能。随后的研究表明,不同年龄的成人使用不同组合的 SOC 机制来调节他们的生活，并且SOC相关策略的更高参与度与成功老龄化的指标相关，例如积极的心理功能、生活满意度和情感幸福感，而与年龄无关[16]。

最近，Pruchno等[17]开始测试成功老龄化的双因素模型。他们对成功老龄化概念模型的核心观点是，经历慢性疾病和/或失能的成人，仍然相信自己正在成功老龄化，成功老龄化应该是一个不以年龄来界定的特征。与前面描述的一个成功老龄化模型不同，Pruchno等人提出的双因素模型的假设在一个大范围样本的中老年人（50~74岁）阶段进行了检验。检验采用了混合方法，其中成功老龄化是使用客观和主观标准来定义的。作者试图了解成功老龄化的客观和主观表现及其相互关联程度，以及其中年龄和性别起到的作用。他们初步的结果为包括客观和主观标准的成功老龄化模型提供了支持。此外，他们的研究结果进一步表明，某些以前被认为是成功老龄化的组成部分的因素，如认知功能、社会参与和心理幸福感，应分别被视为成功老龄化的预测因子或前因。

100.3　老龄化研究中的观察整体生命历程的方法

近年来，研究老龄化的方法已经开始有了重大转变，即采用生命过程的方法，使用来自历史和出生队列效应研究的数据。生命过程方法[18]基于以下认识，成人的功能来源于早期生活的经验，老化是由分子和细胞损伤的累积率所驱动的。

根据Kuh等人的研究[18]，老龄化研究的生命过程方法的核心是解决两个基本问题。第一个问题旨在确定从分子到社会层面的生命过程中，随着年龄增长哪些因素独立地、累积地或交互地影响着人在变老后是否能够保持身体、认知能力、保持智力和社会联系，而第二个问题则关注于如何最好地将这些知识传递给个人和改善人类健康的机构。值得注意的是，第一个问题明确指出了Rowe和Kahn[4,5]的成功老龄化模型中确定的3个组成部分中的2个。初步研究结果表明，通过儿童早期的运动经历，可以预测其中年及晚年生命中运动和认知能力的变化以及死亡的风险[18,19]。

100.4　成功老龄化的决定因素

在许多综述文章中，关于成功老龄化的关键决定因素可大致分为以下几类：遗传、生物、心理和社会环境。正如Depp和Jeste[6]在他们的综述中指出的，成功老龄化的预测因子似乎随着每个研究中使用的成功老龄化定义的不同而变化。出现的最强和最一致的预测因子是年轻老年人（接近60岁），其他强预测因子与健康有关（例如无关节炎、日常运动水平较高、听力问题、戒烟）。参与更高水平的体力活动、医疗服务充足、整体认知功能、无抑郁和收缩压较低为成功老龄化的中等相关预测因子，而接受过高等水平教育、收入、已婚和白色人种等为较低相关。

曾经一度流行的观点认为，成功老龄化的关键因素是遗传，但麦克阿瑟基金会的成功老龄化研究[5]和最近发表的分子遗传学研究[20]发现虽然不够全面，但一个人的基因构成确实在疾病的发生[21,22,23]和心理功能的变化[24]中发挥了作用，这两个因素是Rowe和Kahn的成功老龄化模型的重要组成部分。

随着年龄增长,基因的影响似乎变得越来越小,而环境和生活方式因素变得更加重要。老龄化过程也会导致细胞水平上的一些变化,这些变化会影响细胞的增殖速度和功能。这些变化可能导致免疫系统反应受损,某些疾病(阿尔茨海默病和癌症)的发病,以及无法控制重要的身体功能。与年龄有关的下丘脑-垂体-肾上腺轴(hypothalamic-pituitary-adrenal axis, HPA)失调,可导致糖皮质激素(如皮质醇)的分泌,随后可能会损害重要的大脑结构,如海马[25]。HPA的失调与认知功能衰退和抑郁增加有关[25]。非稳态负荷[26](allostatic load, AL)对成功老龄化指数的影响是在麦克阿瑟基金会对成功老龄化研究过程中首次发现的,并被定义为一种由环境变化引起的身体磨损,包括身体内部和外部的磨损,在整个生命周期中反复地对身体的生理系统造成影响。Seeman等人[27]发现,在老年男性和女性样本中,较高的AL分数与较差的身体和认知功能以及心血管疾病风险增加有关。

横断面和纵向研究已经揭示了与成功老龄化相关的某些心理特征。这些因素包括:智力和认知能力或储备、自我效能、情感(积极或消极)以及对老龄化过程的态度[28]。尽管研究较少,但有一些证据支持积极的情感在成功老龄化中的作用[29-31],特别是当它关系到一个人的身心健康时。宗教信仰已经被证明与老年人的身体和心理健康、心理幸福感和老年生活满意度呈正相关。

文献中指出,对成功老龄化很重要的社会和环境因素,包括物理环境和可用的社会服务水平。人们认为,生活在一个安全、干净、能够获得所需和基本服务的环境中,是成功老龄化的根本。社会经济差异也影响着老年人的老龄化过程。经济收入较少的老年人获得卫生保健、健康食品、继续教育的机会较少,也无法获得成功老龄化所需的大量其他服务和/或资源[32]。

虽然本节所述的每一个变量都或多或少地与老年人的功能相关,但这些变量之间发生的复杂相互作用,加上个人生活方式因素的影响(如身体和认知活动、营养、社会参与),是决定老年人如何认识到他们正在成功老龄化的最佳因素。

100.5 构建成功老龄化的途径:干预研究的结果

100.5.1 体力活动(另见第98章和第99章)

越来越多的经验证据表明,体力活动(physical activit)在贯穿整个生命周期的生理、心理和认知变化方面起着重要作用。毋庸置疑,有计划的体力活动对以下大多数情况(如果不是全部)都能起到核心干预作用:预防失能的发生、减缓疾病或系统损伤进展,或将功能恢复到创伤事件后最佳独立状态。Pope和Tarlov[33]将这些称为体力活动在促进健康方面所起的主要、次要和第三角色作用。

对于Rowe和Kahn研究的成功老龄化模型中确定的每个组成部分,体力活动都有可能成为增强和/或保持这3个确定的关键特征的主要手段。事实上,大量研究表明,体力活动在预防许多慢性疾病[34](如心血管疾病、2型糖尿病、骨质疏松症、某些类型的癌症)、功能受限[35,36]和早衰[37-39]等方面发挥着重要作用。此外,经常参加体力活动可以保持更高水平的认知健康,其特征是在老年阶段保持执行控制能力[40,42]。最后,经常参加体力活动,特别是在支持性的社会群体环境中,有助于积极地参与生活[43]。对于刚刚开始运动计划的老年女性来说尤其重要[44,45]。

尽管有大量研究证据表明,缺乏体力活动是导致老年人过早失能和/或死亡的许多慢性疾病的关键风险因素,但只有51.2%的老年人(≥65岁)报告参加了目前推荐的体力活动(即每周至少进行150min中等强度有氧训练或75min高强度运动)[46]。与身体健康的老年人相比,失能老年人不太可能从事任何类型的体力活动,这是一个令人沮丧的事情。因为有失能状况的人经常从事体力活动是可以从中获得益处的,因为如果他们能参加体力活动,即使运动强度不同,也能减轻身体受损害的功能,生活质量也会有所改善[47,48]。

通过研究不同类型的体力活动对老年人健康影响的有效性,我们发现没有一种能适合所有人的体力活动类型[49-51]。正如本章前面提到的,每种体力活动类型具有不同的作用,相对健康的老年人可以通过参与多种不同类型的体力活动(如步行、骑自行车、有计划的健身课程等)获得显著的健康益处和/或降低失能风险,而针对患有一种或多种慢性疾病和/或系统损伤的老年人,如果能考虑到其个体需要及导致他们健康状况迅速下降的损害情况,为他们量身定制体力活动干预计划的话,这些老年人将从中受益更多。虽然为这些人设计干预的总体强度可能没有差异,但主要运动原则(即超负荷和特异度)和相关运动变量(即频率、强度、时间和类型)的操作方式可能会非常不同。最后,对身体衰弱或正在向衰弱过渡的老年人,个体化的体力活动干预可以控制完成主要的运动原则和变量,再与其他干预策略(如药物管理,生活环境的改变)组合起来,似乎是一种更有效的干预方法[52]。越来越多的证据还表明,应该在体力活动干预中包括行为咨询或社会认知部分,以此作为一种手段,来促进发展自我调节技能和更好地坚持长期的体力活动[45,52,53]。

在过去的10年中,许多临床试验也探讨了运动对老年人认知功能的益处,这些益处被Rowe和Kahn认为与保持身体能力同等重要。Colcombe和Kramer[54]利用meta分析技术,评估了18项临床试验的效果,这些试验调查了不同的健身干预措施对55~80岁健康中老年人认知功能的影响。最明显的运动益处包括较高的执行功能,如计划、抽象以及选择相关的感官信息。将有氧训练与肌力训练相结合的健身干预措施,对于改善认知功能方面作用更强也更可靠,并且能持续较长时间(6个月以上)。值得注意的是,研究发现,运动对临床人群与非临床人群身体的改善是相似的。据推测,运动对大脑功能产生主要影响的机制在于促进神经营养因子,减少氧化应激和炎症[55,56]。

100.5.2 认知训练和刺激

高级认知加工过程的干预策略,同样可以显著改善健康老年人和轻度认知损害老年人的认知功能[57,60]。一项针对2 000名居住在社区中的健康老人的项目,探究了高级认知训练对其产生的短期和长期效果[61]。受试者被随机分到不同的训练组(例如训练语义和情景记忆、归纳推理能力和认知加工速度)或者对照组中。仅在10次训练之后,训练组个体的特定技能就能得到显著改善,并且这种改善可以一直持续到实验进行后的2年[57]。

认知训练干预还可以有效逆转老龄化带来的智力减退。这在西雅图纵向研究中得到了很好的印证[62]。在经历认知功能衰退的受试者中,有2/3个体的执行控制功能在训练后得到了显著改善,而大约40%的个体在持续观测的14年间能够恢复到衰退前的水平[58]。此外,训练带来的积极效果在观测的14年前持续存在[59]。

其他创新性的认知训练项目的效果也逐渐被证实,包括Senior Odyssey[63]的让老年人在团队式氛围中进行复杂问题解决,进而提升其社会参与的认知强化项目。该项目可以提高老年人的言语流畅性、加工速度和注意力[63-65]。一些在计算机上进行的认知训练项目也被证明对执行控制功能的特定方面(如加工速度和选择性注意)存在积极作用,而且能够提高老年人在日常生活任务上的表现[66,67]。以上的许多训练项目已经实现了商业化,并且广泛地应用在康复、社区养老和退休后的场景中。

100.5.3 饮食的作用(另见第9章"老年人的最佳营养指导")

食物的充足性和质量都会影响老年人成功老龄化的能力。许多研究表明,饮食不足对老年人的身体健康[68,69]、认知[70-72]和慢性疾病的预防或控制有影响[69]。根据最近发布的《2015—2020年美国居民膳食指南》,为了在整个生命周期内保持最佳健康状态,强烈建议坚持选择富含膳食纤维、必需维生素和矿物质,饱和脂肪酸含量较低的水果和蔬菜的健康饮食[73]。建议50岁以上的成人食用富含维生素B_{12}的食物。

保持健康的饮食对减肥或维持体重也是必不可少的。研究表明,肥胖或超重的成人患高血压、糖尿病、心脏病、关节炎和某些癌症的风险更高[74]。超重或肥胖会带来诸如行动能力和日常功能下降的负面结果。不幸的是,对许多老年人来说,保持适当的饮食并不容易,因为生理变化会导致器官功能受损,咀嚼或吞咽困难,或者由于感官变化影响味觉和嗅觉而降低对食物的兴趣[74]。另外,独居也是导致无法满足老年人营养需求的原因[75]。

除了摄入均衡的饮食外,少数临床和流行病学试验的结果也证明了饮食限制(dietary restriction)和减少食物摄取对成功老龄化多个相关指标的益处。除了降低许多与年龄有关的疾病发病率外[76],其他有利的发现还包括血压、体质量指数、甘油三酯水平的降低和胆固醇水平的改善[76-78]。在进行了相对较短时间(3个月)的热量限制后,记忆力也得到了改善[79]。

最近,饮食限制的替代策略已成为许多研究小组关注的焦点[80]。饮食限制模拟物(即针对代谢和应激反应途径的化合物,从而模拟饮食限制的作用)的开发正在进行中。这些药物(如二甲双胍、白藜芦醇)旨在模拟饮食限制的代谢、激素和生理作用,而无需实际限制热量摄入。虽然需要更多的纵向研究,以便能更全面地评估饮食限制模拟物对老龄化过程的长期影响,但是初步研究已发现,对饮食限制模拟物的增强和神经保护作用方面的前景可期。

以下营养因素对老年人的身体健康和认知功能至关重要:可以降低男性和女性骨质流失和骨质疏松的风险[81]的钙、叶酸、ω-3脂肪酸以及其他抗氧化维生素[82]。某些证据也表明,补充维生素D有积极的益处,尤其是对低于平均基础水平的老年人[83]。维生素D水平不足会增加跌倒和相关骨折的风险,并将严重损害老年人的身心健康[84]。最后,一些证据表明,浓缩液体形式的膳食补充剂对某些认知能力有积极的益处[85]。

100.5.4 社会参与和志愿服务

在老年阶段能参与社会活动和拥有强大的社会支持网络,是成功老龄化的一个重要特征[4]或决定因素[13]。最近的干预研究尤其侧重于让老年人参与各种不同的生产性活动(例如有偿工作、照顾他人),以及志愿服务[86,91]。

Experience Corps(EC)是一个非常成功的项目,该项目培训老年人在学校中帮助学习有困难的小学生学习数学和其他技能,老年志愿者和服务对象都从中受益[86]。在评估该项目有效性的首批研究中,Fried 等人将 149 名新招募的老年人分配到 EC 或对照组。被分配到 EC 组的老年志愿者在整个学年中每周至少花 15h 与小学生一起学习,以帮助他们提高数学和阅读技能。1 年后的结果显示,EC 组的老年志愿者在体力活动、力量、认知和社会支持网络广度等方面表现出更高水平。

在这个项目中最值得注意的是,健康状况被归为一般到良好的老年志愿者,都获得了相似的健康益处[87]。老年人从事生产性活动也被证明与老年人的身心健康以及生存率正相关[89-91]。总的来说,这些研究结果支持老年人参与有意义的志愿活动,以此提高他们身体功能、认知水平和社交健康,这些都是成功老龄化的重要决定因素。

100.6　永远不会太迟:事实还是虚构

大量研究表明,缺乏运动、肥胖、吸烟、过量饮酒和不良饮食对发病率和死亡率产生负效应[92-94]。也有证据表明,很多措施可以转变与不健康生活方式行为相关的不良影响[95]。以往人们认为,如果几十年来一直保持不健康的行为习惯(如吃高脂肪的食物、不运动)或危险的行为习惯(如吸烟、过量饮酒),到老年时再降低其过早发病和死亡的风险为时已晚,但是麦克阿瑟基金会的研究结果表明,老年人改变不健康行为习惯并不晚。研究还表明,即使定期参加中等水平的体力活动,大多数与年龄相关的身体活动能力下降也可以逆转[96,97]。例如,有关老年人的生活方式干预和独立性研究显示,424 名年龄 70~89 岁有失能风险的久坐者参与随机临床对照试验,在对其进行 12 个月的中等强度体力活动干预后,他们的身体活动能力和活动困难方面都得到了短期改善[97]和长期改善[98](2 年随访)。正如 Rowe 和 Kahn[5]所指出的那样,不管其他因素作用如何,体力活动都是成功老龄化的关键。

研究证据还表明,即使是以前吸烟过多的人,通过戒烟也能显著降低患心血管疾病、肺癌和脑卒中的风险[99,100]。根据美国肺部协会的数据,戒烟后 1 年内,戒烟者患冠心病的风险降低了 50%,当戒烟的时间逐渐延长风险也随之降低[99]。通过营养干预措施可以逆转不健康饮食习惯的负面影响,营养干预措施将饮食筛查与旨在满足老年人特定需求(如营养不良、肥胖)的个性化营养计划相结合[101,102]。Bowen 和 Beresford 对已发表的 80 项饮食干预研究进行了回顾[103],得出的结论是,当为参与者设定较高的目标和选择更积极的参与者时,这种加强的饮食干预措施产生了更好的结果。

100.7　健康从业者在促进成功老龄化方面的作用

医护人员在促进老年人成功老龄化方面发挥不可或缺的作用。大多数老年人将医护人员视为健康信息的主要来源,因此,医护人员的建议是可信性的,可以影响老年人去接受更健康的生活方式。事实上，美国成人平均每年去医师办公室3次，这就为实施成功的健康促进实践提供了必要的机会[104]。尽管如此，报告显示，能接受促进健康行为咨询的老年人(65岁或以上)的比例非常低(约31%)[105]。本章最后一节简要回顾有关医护人员作用的研究证据，以及产生成功结果的干预策略类型。

许多研究论述了患者向医师咨询的好处，特别是当他们想了解有关体力活动[106]、戒烟[107]、饮酒[108]和营养[109]的情况时。Calfas[110]等人的研究显示，以前久坐的患者在接受了在职人员的3~5min的短时运动计划建议后，患者的体力活动水平会在短期内发生积极的变化，并且使他们做好开始进行体力活动的准备。其他研究证明，根据患者进行体力活动的准备阶段[111]（例如无意识阶段、考虑阶段、准备阶段），为其打造个性化运动计划，至少在短期内是有效的[112,113]（见第18章"跨理论模型"）。与接受标准运动咨询组相比，参加终身体力活动项目并接受个性化体力活动(physical activities，PA)计划的患者，在接受初次咨询后的6周内，更有可能处于愿意积极参与PA的阶段。不幸的是，8个月后，这些优势不再明显，2组之间的体力活动水平没有明显差异[113]。

为了在之前不活跃的老年患者中实现更长期的行为改变，Pinto等人[114]设计了一个简短的PA咨询补充模块（约3min），在患者去医师办公室咨询期间告知他们，可以由健康教育者定期提供电话咨询服务。3个月后，接受额外电话咨询组（额外h/周）的体力活动水平明显高于接受单一办公室咨询组(12.45min/周)。更重要的是，通过6个月的随访发现，延长咨询时间组的体力活动量持续增加。除了提供咨询之外，通过使用计步器向老年患者提供激励也是一种有效的干预策略。Bravata[115]等人进行的一项研究结果表明，门诊成人患者使用计步器后，至少在短期内可以提高其体力活动水平，并获得其他健康益处(降低体质量指数和血压)。鉴于老年人即使只进行中等程度的体力活动，也能将其功能受损害的发展进程降至55%[116]。无论老年人目前健康状况如何，为所有老年患者提供体力活动建议，都应该是医护人员的首要职责。

以医师为主的咨询集中在酒精使用[108]、戒烟[107,117]和改变饮食习惯[109]等方面，同样取得了成功的效果。医师间隔1个月提供2次咨询（每次10~15min），之后由护士进行电话随访，能够在咨询之后的1~2年内显著降低高危患者的酒精使用，减少酗酒的频率[108]。同样地，与尼古丁替代疗法和戒烟热线结合的医师咨询也是一种有效的戒烟干预策略[107,117]。医护人员在初级护理机构中提供的膳食改善干预，也取得了很好的成果。其中，最有效的干预手段结合了对患者的教育、行为咨询和强化，以及后期随访。这些干预往往强度更大、持续时间更长，并且重点针对患慢性疾病风险较高的患者[109]。

定期向患者提供咨询，介绍社交及认知活动对身体和认知功能的益处，同样是老年人医疗服务的重要组成部分。鼓励老年人在日常生活中参加身体、认知和社会活动，并提供相应的示例是非常重要的。正如本章前面所提到，在老年人对照试验中，电脑上进行的特定认知训练项目可以提高其特定的认知功能(加工速度、记忆、视觉空间定向等)[66]。虽然还需要更多对照研究来证实，但现有证据表明这些认知功能上的提升可以迁移到日常活动中[118]。很多社区和退休中心已经开始在电脑上安装大脑训练程序和交互性游戏(例如任天堂的Wii)，旨在改善老年人的身体、认知和社交健康。

当医护人员收到老年人关于其身体或认知健康异常变化的反应时，应该对其进一步检查，以区分年龄带来的变化和病理性变化。因为年龄增长带来的肌肉和骨骼变化，会增加老年人受伤的可能性，故在推荐他们进行体力活动或社区课程时,需要额外注意这一点。而对已经面临功能显著下降和跌倒风险较高的老人,需要让医护人员详尽评估其体能,进而给出适合其能力水平的运动建议。对于较为健康的患者,推荐他们参加当地社区体力活动项目,或是指导他们自己进行一些健步走项目就足够了。但对于健康程度不甚理想者,需要为他们提供针对性、多方面的干预[52]。目前部分医院和门诊中心已经提供了一些现场干预措施,包括提高慢性疾病自我管理技能的科普,以及增加针对疾病初级预防、一级预防和二级预防有组织的体力活动等。但是仍然需要开展更多的项目,来满足中老年人日渐增长的需求。

那么,对以改善老年人健康为目的的干预,其核心要素是什么呢? Haber[119]指出,改善老年人健康的干预应该包括:适度可衡量的短期与长期发展的目标,用来建立及维持患者/客户动机的策略,用于应对过去和未来困难的技术手段,让积极行为习惯化,协助患者/客户在面对逆境时获取社会支持。因此,跨学科的团队在实践上述要素的过程中是十分必要的。

100.8 小结

尽管关于成功老龄化的定义和量化在学术界依然存在争议,现有研究强烈证明了老龄化并不等同于难以避免的身体功能衰退和认知功能衰退。在个体感知和实际经历上,灵活的生活方式和行为因素明显在决定老年人的生活质量上起到了比遗传更为重要的作用。尽管人们早期的有益生活方式和行为,对晚期的健康和幸福感尤为重要,但研究表明,老年人改变其人生轨迹的正确行动,永远不会太晚。专业医护人员既可以是生活方式和行为改变的催化剂,也可以是这种改变的中间人。定期向老年人提供咨询服务,告知其体力活动和均衡膳食的益处,并且劝阻其吸烟和过量饮酒行为,能够在很大程度上提高老年人的身体健康。同样的,鼓励老年人每天参与增强其活力的认知和社会活动,可以让他们在心理和情感上有所受益。

早期识别身体和认知异常,是防止或延缓老年人独立性和社会性功能严重受损的第一步。这可以通过在医疗机构进行定期体检,在必要时进行额外检查,以及在门诊和社区环境下进行的干预服务来实现。为了确保长期的成效,系统化的协作团队是非常重要的,因为单独的医护人员并没有足够的知识、技能和资源,来应对老龄化中的诸多因素。如果想带来长期的改善,就需要整合初级保健医师、医师助理、物理和职业治疗师、护理专家、健康教育者和其他社区及家庭服务提供者等角色,共同发挥作用。为了帮助在为老年人提供健康服务过程中遇到问题的初级医护人员,需要对其进行如下激励:让其有时间接受必要的训练、提供有效干预所需的额外资源和人力、根据服务效果给予劳动报酬等。

临床应用

- 年龄增长带来的身体功能和认知功能衰退,是可以通过调整生活方式逆转的。
- 医护人员在帮助老年人采取积极措施改善衰老的进程中,扮演了关键角色,但医师能参与这种过程的可能性较低(低于31%)。

- 医师应该建议老年患者采取更为健康的生活方式，例如进行体力活动、减少饮酒、改善膳食、戒烟等。
- 医师同样应该让老年人认识到社交活动在成功老龄化中的关键作用。
- 持续3~5min的咨询能够帮助老年人改善生活方式，实现成功老龄化。
- 在向老年人推荐合理的生活方式之前，需要对任何突然或显著的认知功能或身体功能下降进行详尽评估。

(Debra J.Rose,PhD 著　胡亦新　译　周倩楠　校)

参考文献

1. Centers for Disease Control and Prevention. Healthy aging for older adults; 2007. http://www.cdc.gov/aging. Accessed March 21, 2018.
2. Centers for Disease Control and Prevention & The Merck Company Foundation. *The State of Aging and Health in America 2007*. Whitehouse Station, NJ: The Merck Company Foundation; 2007.
3. McLaughlin SJ, Connell CM, Heeringa SG et al. Successful aging in the United States: Prevalence estimates from a national sample of older adults. *J Gerontol Psychol Sci Soc Sci* 2009;65B(2):216–226.
4. Rowe JW, Kahn RL. Human aging: Usual and successful. *Science* 1987;237:143–149.
5. Rowe JW, Kahn RL. *Successful Aging*. New York: Dell Publishing; 1998.
6. Depp CA, Jeste DV. Definitions and predictors of successful aging: A comprehensive review of larger quantitative studies. *Am J Geriatr Psychiatry* 2006;14:6–20.
7. Phelan EA, Anderson LA, Lacroix AZ et al. Older adults' views of "successful aging": How do they compare with researchers' definitions? *J Am Geriatr Soc* 2004;52:211–216.
8. von Faber M, Bootsma-van der Wiel A, van Exel E et al. Successful aging in the oldest old: Who can be characterized as successfully aged? *Arch Intern Med* 2001;161:2694–2700.
9. Strawbridge WJ, Wallhagen MI, Cohen RD. Successful aging and well-being: Self-rated compared with Rowe and Kahn. *Gerontologist* 2002;42:727–733.
10. Montross LP, Depp C, Daly J et al. Correlates of self rated successful aging among community-dwelling older adults. *Am J Geriatr Psychiatry* 2006;14:43–51.
11. Kahn RL. On 'Successful aging and well-being: Self-rated compared with Rowe and Kahn'. *Gerontologist* 2002;42:725–726.
12. Ferri C, James I. Successful aging: Definitions and subjective assessment according to older adults. *Clin Gerontol* 2009;32:379–388.
13. Depp C, Vahia IV, Jeste D. Successful aging: Focus on cognitive and emotional health. *Annu Rev Clin Psychol* 2010;6:527–550.
14. Baltes PB, Baltes M. Psychological perspectives on successful aging: The Morel model of selective optimisation with compensation. In Baltes PB, Baltes MM (Eds.). *Successful Aging: Perspectives from the Behavioural Sciences*. Cambridge, UK: Cambridge University Press; 1990; 1–36.
15. Baltes PB, Mayer KU. *The Berlin Aging Study: Aging from 70 to 100*. New York: Cambridge University Press; 1999.
16. Freund AM, Baltes PB. Life-management strategies of selection, optimization, and compensation: Measurement by self-report and construct validity. *J Pers Soc Psychol* 2002;82:642–662.
17. Pruchno RA, Wilson-Genderson M, Cartwright F. A two-factor model of successful aging. *J Gerontol A Biol Sci Med Sci* 2010;65B(6):671–679.
18. Kuh D, New Dynamics of Ageing (NDA) Preparatory Network. A life course approach to healthy aging, frailty, and capability. *J Gerontol A Biol Sci Med Sci* 2007;62A:717–721.
19. Kuh D, Hardy R, Butterworth S et al. Developmental origins of midlife grip strength: Findings from a birth cohort study. *J Gerontol A Biol Sci Med Sci* 2006;61A(7):707–712.
20. Gerdes LU, Jeune B, Ranberg KA et al. Estimation of apolipoprotein E genotype-specific relative mortality risks from the distribution of genotypes in centenarians and middle-aged men: Apolipoprotein E gene is the "frailty gene", not a "longevity gene." *Genet Epidemiol* 2000;19:202–210.
21. Brown MA, Kennedy LG, Macgregor AJ et al. Susceptibility to ankylosing spondylitis in twins the role of genes, HLA, and the environment. *Arthritis Rheum* 1997;40(10):1823–1828.
22. National Center for Biotechnology Information (US). *Genes and Disease*. Bethesda, MD: National Center for Biotechnology Information (US); 1998.
23. Gatz M, Reynolds CA, Fratiglioni L et al. Role of genes and environments for explaining Alzheimer disease. *Arch Gen Psychiatry* 2006;63:168–174.
24. Lee JH. Genetic evidence for cognitive reserve: Variations in memory and related cognitive functions. *J Clin Exp Neuropsychol* 2003;25(5):594–613.
25. McEwen BS. Mood disorders and allostatic load. *Biol Psychiatry* 2003;54:200–207.
26. McEwen BS, Stellar E. Stress and the individual. Mechanisms leading to disease. *Arch Intern Med* 1993;153(18):2093–2101.
27. Seeman TE, Singer BH, Rowe JW et al. Price of adaptation—Allostatic load and its health consequences: MacArthur studies of successful aging. *Arch Intern Med* 1997;157:2259–2268.
28. Levy BR. Mind matters: Cognitive and physical effects of aging self-stereotypes. *J Gerontol B Psychol Sci Soc Sci* 2003;58:P203–P211.
29. Lavretsky H. Spirituality and aging. *Aging Health* 2010;6(6):749–769.
30. Musick M, Traphagan J, Koenig H, Larson D. Spirituality in physical health and aging. *J Adult Dev* 2000;7:73–86.
31. Moberg DO. Research in spirituality, religion and aging. *J Gerontol Soc Work* 2005;45:11–40.
32. World Health Organization. *Active Ageing: A Policy Framework*. Geneva, Switzerland: World Health Organization; 2002.
33. Pope, AM, Tarlov, AR. *Disability in America: Toward a National Agenda for Prevention*. Washington, DC: National Academies Press; 1999.
34. Nelson ME, Rejeski WJ, Blair SN et al. Physical activity and public health in older adults: Recommendation from the American College of Sports Medicine and the American Heart

35. Keysor JJ. Does late-life physical activity or exercise prevent or minimize disablement? A critical review of the scientific evidence. *Am J Prev Med* 2003;25:129–136.
36. Miller ME, Rejeski WJ, Reboussin BA et al. Physical activity, functional limitations, and disability in older adults. *J Am Geriatr Soc* 2000;48:1264–1272.
37. Rejeski WJ, Brawley LR, Haskell WL (Eds.). Physical activity: Preventing physical disablement in older adults (Special issue). *Am J Prev Med* 2003;25(3), Suppl 2:107–109.
38. Baker J, Meisner BA, Logan AJ et al. Physical activity and successful aging in Canadian older adults. *J Aging Phys Act* 2009;17:223–235.
39. Warburton DER, Nicol CW, Bredin SS. Health benefits of physical activity: The evidence. *Can Med Assoc J* 2006;174:801–809.
40. Colcombe S, Kramer AF. Fitness effects on the cognitive function of older adults: A meta-analytic study. *Psychol Sci* 2003;14:125–130.
41. Hillman CH, Belopolsky AV, Snook EM et al. Physical activity and executive control: Implications for increased cognitive health during older adulthood. *Res Quart Exer Sport* 2004;75:176–185.
42. Bixby WR, Spalding TW, Haufler AJ et al. The unique relation of physical activity to executive function in older men and women. *Med Sci Sports Exer* 2007;39:1408–1416.
43. Dogra S, Meisner BA, Baker J. Psychosocial predictors of physical activity in older aged asthmatics. *Age Ageing* 2008;37:449–454.
44. Hirvensalo M, Lampinen P, Rantanen T. Physical exercise in old age: An eight-year follow-up study on involvement, motives, and obstacles among persons age 65–84. *J Aging Phys Act* 1998;6:157–168.
45. McAuley E, Jerome GJ, Elavsky S et al. Predicting long-term maintenance of physical activity in older adults. *Prev Med* 2003;37:110–118.
46. Centers for Disease Control and Prevention. Prevalence of self-reported physically active adults—United States, 2007. *MMWR* 2008;5(48):1297–1300.
47. Buchner DM. Physical activity to prevent or reverse disability in sedentary older adults. *Am J Prev Med* 2003;25(3 Suppl 2):214–215.
48. Rimmer JH, Riley B, Wang E et al. Physical activity participation among persons with disabilities: Barriers and facilitators. *Am J Prev Med* 2004;26:419–425.
49. Faber MJ, Bosscher RJ, Chin AP et al. Effects of exercise programs on falls and mobility in frail and pre-frail older adults: A multicenter randomized controlled trial. *Arch Phys Med Rehabil* 2006;87:885–896.
50. Marcus BH, Williams DM, Dubbert PM et al. Physical activity intervention studies: What we know and what we need to know: A scientific statement from the American Heart Association Council on Nutrition, Physical Activity, and Metabolism (subcommittee on physical activity); Council on Cardiovascular Disease in the Young; and the Interdisciplinary Working Group on Quality of Care and Outcomes Research. *Circulation* 2006;114:2739–2752.
51. Howe TE, Rochester L, Jackson A et al. Exercise for improving balance in older people (Review). *Cochrane Database of Syst Rev* 2007;(4):CD004963. DOI: 10.1002/14651858.CD004963.pub2.
52. Rose DJ, Hernandez D. The role of exercise in fall prevention for older adults. *Clin Geriatr Med* 2010;26(4):607–631.
53. King AC. Interventions to promote physical activity by older adults. *J Gerontol A Biol Sci Med Sci* 2001;56:36–46.
54. Colcombe SJ, Kramer AF. Fitness effects on the cognitive function of older adults: A meta-analytic study. *Psychol Sci* 2003;14:125–130.
55. Colcombe SJ, Erickson KI, Scalf PE et al. Aerobic exercise training increases brain volume in aging humans. *J Gerontol A Biol Sci Med Sci* 2006;61:1166–1170.
56. Kramer AF, Colcombe SJ, McAuley E et al. Fitness, aging and neurocognitive function. *Neurobiol Aging* 2005;26(Suppl 1):124–127.
57. Ball K, Berch DB, Helmers KF et al. Effects of cognitive training interventions with older adults: A randomized controlled trial. *JAMA* 2002;288:2271–2281.
58. Schaie KW, Willis SL. Can intellectual decline in the elderly be reversed? *Dev Psychol* 1986;22:223–232.
59. Willis SL, Schaie KW. Training the elderly on the ability factors of spatial orientation and inductive reasoning. *Psychol Aging* 1986;1:239–247.
60. Willis SL, Tennstedt SL, Marsiske M et al. Long-term effects of cognitive training on everyday functional outcomes in older adults. *JAMA* 2006;296:2805–2814.
61. Jobe JB, Smith DM, Ball K et al. ACTIVE: A cognitive intervention trial to promote independence in older adults. *Control Clin Trials* 2001;22(4):453–479.
62. Schaie KW. *Developmental Influences on Cognitive Development: The Seattle Longitudinal Study*. New York: Oxford University Press; 2004.
63. Parisi JM, Greene JC, Morrow DG et al. The Senior Odyssey: Participant experiences of a program of social and intellectual engagement. *Act Adapt Aging* 2007;31:31–49.
64. Park DC, Gutchess AH, Meade ML et al. Improving cognitive function in older adults: Nontraditional approaches. *J Gerontol B Biol Sci Psychol Sci* 2007;62:45–52.
65. Stine-Morrow EAL, Basak C. Cognitive interventions. In Schaie KW, Willis SL (Eds.). *Handbook of the Psychology of Aging*, 7th edn. New York: Elsevier; 2011; 153–170.
66. Smith GE, Housen P, Yaffe K et al. A cognitive training program based on principles of brain plasticity: Results from the Improvement in Memory with Plasticity-based Adaptive Cognitive Training (IMPACT) study. *J Am Geriatr Soc* 2009;57(4):594–603.
67. Barnes DE, Yaffe K, Belfor N et al. Computer-based cognitive training for mild cognitive impairment: Results from a pilot, randomized, controlled trial. *Alzheimer Dis Assoc Disord* 2009;23(3):205–210.
68. Burke GL, Arnold AM, Bild DE et al. Factors associated with healthy aging: The cardiovascular health study. *J Am Geriatr Soc* 2001;49:254–262.
69. Shikany JM, White GL Jr. Dietary guidelines for chronic disease prevention. *South Med J* 2000;93(12):1138–1151.
70. Fillit HM, Butler RN, O'Connell AW et al. Achieving and maintaining cognitive vitality with aging. *Mayo Clin Proc* 2002;77:681–696.
71. Mattson MP, Chan SL, Duan W. Modification of brain aging and neurodegenerative disorders by genes, diet, and behavior. *Physiol Rev* 2002;82(3):637–672.
72. Gonzalez-Gross M, Marcos A, Pietrzik K. Nutrition and cognitive impairment in the elderly: Review. *Br J Nutr* 2001;86:313–321.
73. U.S. Department of Agriculture and U.S. Department of Health and Human Services. *Dietary Guidelines for Americans, 2015–2020*. Washington, DC: U.S. Government Printing Office; 2015.
74. Bobroff L. Nutrition and diet. In O'Neil K, Peterson RL (Eds.). *Optimal Aging Manual* (pp. 626–641). Sarasota, FL: Optimal Aging LLC; 2004.
75. Hays JC. Living arrangements and health status in later life: A review of recent literature. *Public Health Nurs* 2002;5:136–151.
76. Yu BP. *Modulation of Aging Processes by Dietary Restriction*. Boca Raton, FL: CRC Press; 1994.
77. Heilbronn LK, de Jonge L, Frisard MI et al. Effect of 6-month calorie restriction on biomarkers of longevity, metabolic adaptation, and oxidative stress in overweight individuals: A randomized controlled trial. *JAMA* 2006;295:1539–1548.
78. Masoro EJ. Overview of caloric restriction and ageing. *Mech Ageing Dev* 2005;126:913–922.
79. Witte A, Fobker M, Gellner R et al. Caloric restriction improves memory in elderly humans. *Proc Natl Acad Sci USA* 2009;106:1255–1260.
80. Ingram DK, Zhu IM, Mamczarz IJ et al. Calorie restriction mimetics: An emerging research field. *Aging Cell* 2006;5:97–108.
81. Cumming RG. Calcium intake and bone loss: A quantitative review of the evidence. *Calcif Tissue Int* 1990;47:194–201.
82. Gomez-Pinilla F. Brain foods: The effects of nutrients on brain function. *Nat Rev Neurosci* 2008;9:568–578.
83. Bischoff-Ferrari HA, Willett WC, Wong JB et al. Fracture prevention with vitamin D supplementation: A meta-analysis of randomized controlled trials. *JAMA* 2005;293(18):2257–2264.
84. Janssen HC, Samson MM, Verhaar HJ. Vitamin D deficiency, muscle function, and falls in elderly people. *Am J Clin Nutr* 2002;75(4):611–615.
85. Wouters-Wesseling W, Wagenaar LW, Rozendaal M et al. Effect of an enriched drink on cognitive function in frail elderly persons. *J Gerontol A Biol Sci Med Sci* 2005;60:265–279.
86. Fried LP, Carlson MC, Freedman M et al. A social model for health promotion for an aging population: Initial evidence on the Experience Corps model. *J Urban Health* 2004;81:64–78.

87. Barron JS, Tan EJ, Yu Q et al. Potential for intensive volunteering to promote the health of older adults in fair health. *J Urban Health* 2009;86(4):641–653.
88. Jung Y, Gruenewald TL, Seeman TE et al. Productive activities and development of frailty in older adults. *J Gerontol B Psychol Sci Soc Sci* 2009;65B(2):256–261.
89. Baker LA, Cahalin LP, Gerst K et al. Productive activities and subjective well-being among older adults: The Influence of number of activities and time commitment. *Soc Indic Res* 2005;73:431–458.
90. Glass TA, Mendes de Leon CF, Marottoli RA et al. Population based study of social and productive activities as predictors of survival among elderly Americans. *BMJ* 1999;319:478–483.
91. Hinterlong JE, Morrow-Howell N, Rozario PA. Productive engagement and late life physical and mental health: Findings from a nationally representative panel study. *Res Aging* 2007;29:348–370.
92. Ferrucci LG, Izmirlian G, Leveille S et al. Smoking, physical activity, and life expectancy. *Am J Epidemiol* 1999;149:645–653.
93. Reynolds SL, Hagedorn A, Yeom J et al. The impact of obesity on active life expectancy. *Gerontologist* 2005;45:438–444.
94. Ebrahim E, Wannamethee SG, Whincup P et al. Locomotor disability in a cohort of British men: The impact of lifestyle and disease. *Int J Epidemiol* 2000;29:478–486.
95. Morely JE, Flaherty JH. It's never too late: Health promotion and illness prevention in older persons. *J Gerontol A Biol Sci Med Sci* 2002;57A:M338–M342.
96. Meisner BA, Dogra S, Logan AJ et al. Do or decline? Comparing the effects of physical inactivity on biopsychosocial components of successful aging. *J Health Psychol* 2010;15(5):688–696.
97. Pahor M, Blair SN, Espeland M et al. Effects of a physical activity intervention on measures of physical performance: Results of the Lifestyle Interventions and Independence for Elders Pilot (LIFE-P) study. *J Gerontol A Biol Sci Med Sci* 2006;61:M1157–M1165.
98. Rejeski WJ, Marsh AP, Chmelo E et al. The Lifestyle Interventions and Independence for Elders Pilot (LIFE-P): 2-Year follow-up. *J Gerontol A Biol Sci Med Sci* 2009;64A(4):M462–M467.
99. American Lung Association. Benefits of quitting smoking for older adults. http://www.lungusa.org/stop-smoking/about-smoking/facts-figures/smoking-and-older-adults.html. Accessed March 21, 2018.
100. Hermanson B, Omenn GS, Kronmal RA et al. Beneficial six-year outcome of smoking cessation in older men and women with coronary artery disease. *N Engl J Med* 1988;319:1365–1369.
101. Meydani M. Nutrition interventions in aging and age-associated disease. *Ann N Y Acad Sci* 2001;928:226–235.
102. Milne AC, Potter J, Vivanti A et al. Protein and energy supplementation in elderly people at risk from malnutrition. *Cochrane Database Syst Rev* 2009; CD003288.
103. Bowen DJ, Beresford SAA. Dietary interventions to prevent disease. *Ann Rev Public Health* 2002;23:255–286.
104. Cherry D, Woodwell D. National Ambulatory Medical Care Survey: 2000 summary. *Adv Data* 2002;328:1–32.
105. Glasgow RE, Eakin EG, Fisher EBN et al. Physician advice and support for physical activity: Results from a national survey. *Am J Prev Med* 2001;21:189–196.
106. Eden KB, Orleans CT, Mulrow CD et al. Does counseling by clinicians improve physical activity? A summary of the evidence from the U.S. Preventive Services task Force. *Ann Intern Med* 2002;137:208–215.
107. Ranney L, Melvin C, Lux L et al. Systematic review: Smoking cessation intervention strategies for adults and adults in special populations. *Ann Intern Med* 2006;145:845–856.
108. Fleming M, Manwell LB, Barry KL et al. Brief physician advice for alcohol problems in older adults: A randomized community-based trial. *J Fam Pract* 1999;48(5):378–384.
109. Pignone MP, Ammerman A, Fernandez L et al. Counseling to promote a healthy diet in adults. A summary of the evidence for the U.S. Preventive Services Task Force. *Am J Prev Med* 2003;24(1):75–92.
110. Calfas KJ, Long BJ, Sallis JF et al. A controlled trial of physician counseling to promote the adoption of physical activity. *Prev Med* 1996;25:225–233.
111. Prochaska, J, Marcus, BH. The trans-theoretical model: Applications to exercise. In RK Dishman (Ed.). *Advances in Exercise Adherence*. Champaign, IL: Human Kinetics; 1994; 161–180.
112. Marcus BH, Bock BC, Pinto BM et al. Efficacy of an individualized, motivationally-tailored physical activity intervention. *Ann Behav Med* 1998;20(3):174–180.
113. Goldstein MG, Pinto BM, Marcus BH et al. Physician-based counseling for middle-aged and older adults: A randomized trial. *Ann Behav Med* 1999;21(1):40–47.
114. Pinto BM, Goldstein MG, Ashba J et al. Randomized controlled trial of physical activity counseling for older primary care patients. *Am J Prev Med* 2005;29(4):247–255.
115. Bravata DM, Smith-Spangler C, Sundaram V et al. Using pedometers to increase physical activity and improve health: A systematic review. *JAMA* 2007;298(19):2296–2304.
116. Miller ME, Rejeski WJ, Reboussin BA et al. Physical activity, functional limitations, and disability in older adults. *J Am Geriatr Soc* 2000;48:1264–1272.
117. Morgan GD, Noll EL, Orleans T et al. Reaching midlife and older smokers: Tailored interventions for routine medical care. *Prev Med* 1996;25(3):346–354.
118. Willis SL, Tennstedt SL, Marsiske M et al. Long-term effects of cognitive training on everyday functional outcomes in older adults. *JAMA* 2006;296(23):2805–2814.
119. Haber D. *Health Promotion and Aging*, 4th ed. New York: Springer Publishing; 2007.

第 101 章 体力活动对老年人健康和幸福感的作用

目录

要点／1498

101.1 简介／1498

101.2 体力活动对老年人的益处／1499

101.3 体力活动的建议和指南／1500
101.3.1 老年人有氧运动／1500
101.3.2 老年人肌力训练／1500
101.3.3 老年人平衡训练／1501
101.3.4 老年人体力活动处方的特殊考虑因素／1501

101.4 鼓励老年人开始并保持积极的生活方式／1501
101.4.1 来自朋友和家人的社会支持／1501
101.4.2 自我效能——你能做到！我们可以帮忙／1502
101.4.3 主动选择——寻找适合您的项目／1502
101.4.4 健康契约或行动计划——做出承诺／1502
101.4.5 感知安全——安全、有趣／1502
101.4.6 定期表现反馈——我们做得怎么样／1502
101.4.7 正强化——保持效果，你做得太好了／1502

101.5 关于运动和体力活动的交流／1503
101.5.1 第 1 步——开始／1503
101.5.2 第 2 步——让运动成为你生活的一部分／1503
101.5.3 第 3 步——保持、提高／1504
101.5.4 第 4 步——终身活跃／1504

101.6 回答有关运动和体力活动的问题／1505
101.6.1 问题：为什么我要保持活跃的体力活动状态／1505
101.6.2 问题：我需要多少体力活动／1505
101.6.3 问题：老年人最好的运动方式是什么／1506
101.6.4 问题：我每周应该运动多少次／1506
101.6.5 问题：我已经很多年没有运动了，我应该从哪里开始／1506
101.6.6 问题：体力活动是否有助于降低我患特定疾病的风险／1507
101.6.7 问题：运动安全吗／1507
101.6.8 问题：我是否年纪太大而不适合运动／1508
101.6.9 问题：我需要特殊的服装和设备吗／1508

101.7 小结／1508

临床应用／1509

参考文献／1509

要 点

- 老年人进行有规律的体力活动,可以降低患上新的慢性疾病的风险,降低已患有疾病进一步发展的风险,降低跌倒和摔伤的风险,并提高身体功能和生活质量。体力活动可以帮助老年人参与家庭社区生活中并保持活力。
- 老年人每周应进行150min的中等强度有氧训练和2天的肌力训练。建议所有老年人进行平衡锻炼,以防止跌倒和摔伤。
- 如果健康状况不允许按建议的运动量进行活动,老年人应进行适量的体力活动,以避免久坐不动。避免久坐是促进老年人健康和提升幸福感的一个重要考虑因素。

101.1 简介

功能衰退是年龄增长所不能避免和逃避的吗?人在对抗衰老的道路上能扮演积极的角色吗?越来越多的证据表明,通过保持积极的生活方式,或许能够推迟衰老带来的一些负面后果。运动是延缓老年人功能衰退、促进独立性和维持生活质量的有效方法。在过去的一个世纪里,许多国家经历了流行病学如下的转变:传染病的影响稳步下降,非传染性疾病(non-communicable diseases,NCD)已成为疾病、失能和死亡的主要原因[1]。这是因为非传染性疾病需要长期发展过程,年龄越大的成人患病风险越高;其中许多人罹患或死于相关疾病的风险会增加,如:心血管疾病、2型糖尿病、肥胖相关的疾病以及部分癌症[1-4]。许多非传染性疾病都有共同的可预防因素,既与生活方式有关(不健康饮食、缺乏运动、吸烟和酗酒),也与生物因素有关(高血压、肥胖和血脂异常)。此外,还有一些与患有非传染性疾病患者健康相关的社会性决定因素,包括教育、健康食品的供应和负担能力、获得保健服务的机会,以及支持健康生活方式的政策和基础设施等。

尽管许多健康的决定因素之间存在着复杂的关系,但世界卫生组织(World Health Organization,WHO)已将运动确定为一种有效的手段,通过这种手段,个体可以降低患非传染性疾病的风险,并在老年时保持独立能力和健康[5]。流行病学研究显示,与年龄相近的不常运动或久坐的人相比,体力充沛的人罹患心血管疾病和各种病因死亡率的相对风险显著降低[6]。最新发布的2018年《体力活动指南咨询委员会科学报告》[7]也达成了一致共识,该报告证实,参加运动的人睡眠、感觉和功能都更好。有力的证据表明,经常运动可以降低老年人罹患新的慢性疾病的风险,降低已患疾病进一步发展的风险,降低跌倒和摔伤的风险,改善他们的身体功能和生活质量。

然而,许多老年人发现很难达到体力活动指南中提出的目标。在过去的10年里,许多研究都集中在少量体力活动的积极影响和/或久坐行为对健康和幸福感的不利影响上。强有力的科学证据表明,大量的久坐行为会显著增加患非传染性疾病(如心血管疾病和糖尿病)和死亡的风险。体力活动不足的人,用低强度的运动代替久坐行为,可能对健康有益。避免久坐行为是促进老年人健康和幸福感的一个重要因素,但这不是本书描述的重点。

这一章简述了目前关于体力活动对老年人健康和幸福感的作用的研究和建议。在"体力活动对老年人的益处"一节中,简要回顾采取积极的运动生活方式对老年人的益处。在"体力活动的建议和指南"部分,总结了目前关于老年人体力活动的频率、强度、持续时间和类型的指导方针。在"鼓励老年人开始并保持积极的生活方式"一节中,将重点介绍有助于激励老年人开始并保持积极的生活方式的策略。在"回答有关运动和运动的问题"部分,讨论卫生专业人员应如何与老年人谈论运动,重点是帮助他们学会找到适合自己的积极方式。最后,还将回答有关体力活动的常见问题。

本章采用美国国家医学院有关体力活动和运动的定义及相关概念,其中"体力活动"是指由骨骼肌收缩产生的机体能量消耗增加的身体动作。"运动"是指有计划的、有规律的、重复的动作,用来改善或维持身体健康的一个或多个方面。

101.2 体力活动对老年人的益处

在过去的 30 年里,许多研究已经证实了经常参加体力活动对老年人的益处。2008 年,美国卫生与公共服务部(Department of Health and Human Service,DHHS)首次出版了《政府体力活动指南》(Government Physical Activity Guidelines,PAG)[8],本章介绍了 2008 年 PAG 和 2018 年 PAG 咨询委员会科学报告[7]的研究结果。2 份文件都重申,与活动较少的人相比,活动较多的男性和女性发生以下风险概率降低:总死亡率、冠心病、高血压、脑卒中、2 型糖尿病、代谢综合征、癌症(结肠癌、乳腺癌、膀胱癌、子宫内膜癌、食管癌、肾癌、肺癌和胃癌)、抑郁症、睡眠问题、跌倒和摔伤、痴呆和其他认知功能方面的疾病。除了这些生物医学的好处,还有很多有利因素证明,应该鼓励老年人找到把体力活动融入日常生活中的方法。有规律的运动有助于提高老年人的生活质量;体力活动可以帮助老年人保持活力,并参与家庭和社区生活中。

关于体力活动对老年人益处的详细回顾,已经超出了本章的范畴,然而,有几篇综述文章提供了现有证据的极好总结[7,9,10]。

例如,美国运动医学学会(American College of Sports Medicine,ACSM)关于"老年人的运动和体力活动"[9]的表述,就总结了长期运动和体力活动以及短期运动项目对老年人的健康和幸福感的益处。ACSM 的结论是,即使数量再多的体力活动都不能阻止生物老化过程,但有证据表明,有规律的体力活动可以减缓因久坐等不良生活方式引起的生理衰退,并通过限制非传染性疾病和其他失能状态的发展和进展,提高健康预期寿命。重要的是,有强有力的证据表明,体力活动不仅有益于身体健康,而且可以改善心理健康和提升幸福感。

10 年前,美国医学协会和 ACSM 发起了一项名为"运动是良医"(exercise is medicine,EIM)的重大倡议[11]。EIM 的目标是使体力活动和运动成为全球疾病预防和治疗医学模式的标准组成部分。该倡议提出,有规律的运动可以成为许多疾病(包括冠心病[12,13]、高血压[12,14,15]、外周血管疾病[16]、2 型糖尿病[17]、肥胖[18]、胆固醇升高[12,19]、骨质疏松[20]、骨关节炎[21,22]、跛行[23]和慢性阻塞性肺疾病[24])控制管理的重要因素。ACSM 和美国心脏协会的联合声明[10]得出结论,体力活动在治疗和管理抑郁症[25]、焦虑症[25]、痴呆[26]、疼痛[27]、充血性心力衰竭[28]、晕厥[29]、脑卒中[30]、背痛[31]和便秘[32]方面很有价值。此外，还有一些证据表明，体力活动可预防或延缓认知障碍[33,34,35]和残疾[36,37,38]，并改善睡眠[39]。EIM强烈主张，所有卫生专业人员应将体力活动视为每次患者就诊时问诊的重要内容，并应对所有患者提供关于他们的体力活动所需要的咨询和参考。

世界卫生组织(WHO)提出，体力活动对老年人的益处可分为2大类：①体力活动对个人的益处；②促进积极的体力活动生活方式对整个社会的益处[40]。根据WHO的模式，个人益处可概括为4个领域：生理效益、心理效益、社交效益、社会效益。在对个人的社交效益中，参加体力活动有助于老年人在社会中发挥更积极的作用。体力活动计划，特别是在小团体或社会环境中进行的体力活动计划，可以增强许多老年人的社会和文化交流。整个社会都能从老年人的体力活动中受益。积极的体力活动生活方式有助于延缓身体衰弱和疾病的发生，从而大大降低健康和社会保健费用。老年人还会对社会做出积极贡献，积极的体力活动生活方式有助于老年人保持功能独立，优化他们能够积极参与社会的程度。提倡老年人积极体力活动生活方式的社会，更有可能从老年人所拥有的丰富经验和智慧中获益。早在1996年，WHO就建议所有老年人都应定期参加体力活动，社会有责任尽可能地倡导人们广泛地参与体力活动。WHO的结论是，经常性的体力活动可产生实质性的利益，而且体力活动便宜、安全，可以随时随地可以进行。

101.3 体力活动的建议和指南

在后面的章节中将论述关于老年人运动和体力活动的频率、强度和持续时间。老年人应每周进行150min的中等强度有氧训练。当进行更高强度、更高频率和/或时间更长的体力活动时，其益处也会增加。除此之外，老年人应该每周2天进行肌力训练。运动方式可以多种形式，这样可以改善老年人的身体功能。多种形式是指涉及一种以上类型的体力活动形式，常见类型包括有氧运动、肌力训练和平衡训练。以下章节介绍为老年人推荐的各种体力活动类型，包括有氧训练、肌力训练和平衡运动。

101.3.1 老年人有氧运动

频率：采用中等强度的锻炼方式，每天至少30min或最多60min(以获得更大的益处)，累积达到每周150~300min，或达到每天20~30min；采用剧烈强度锻炼，累积达到每周75~150min；或中等强度和剧烈强度组合的等效方式。

强度：以0~10为单位对体力活动进行打分，中等强度5~6，剧烈强度7~8。

持续时间：中等强度的锻炼，累积至少每天30min，剧烈强度的锻炼，累计每天至少20min。

类型：任何不对骨过度施加压力的模式，步行是老年人最常见的运动形式。水上运动和原地自行车运动可能有利于对负重活动耐力有限的人。

101.3.2 老年人肌力训练

频率：至少每周2次。

强度：强度在 0~10 的范围内，介于中等(5~6)和剧烈(7~8)之间。

类型：渐进式力量训练或抗阻训练(8~10 个练习，每个主要肌肉群重复 8~12 次)、爬楼梯和其他使用主要肌肉群的强化活动。增加肌力、耐力和控制力的常用方法包括健身动作(俯卧撑、仰卧起坐、引体向上)或特定类型的器械(举重器、哑铃、阻力带和类似器械)。

101.3.3 老年人平衡训练

平衡训练是一类安全地考察姿势控制能力的动作，建议所有老年人都应进行平衡训练。如果有规律地练习，无论是走路、站着还是坐着，平衡训练可以提高老年人预防因内在或环境因素导致跌倒的能力。参加包括平衡训练在内的多种运动方式训练是安全的，可以降低老年人的跌倒风险。为了预防老年人跌倒和摔伤，平衡训练常与肌力训练相结合，每周约 3 次。平衡训练包括单脚站立、竞走和使用平衡板。大多数平衡和跌倒预防计划包括逐渐减少支撑使难度增加的姿势［双腿站立、双脚半前后站立(后脚尖紧贴前脚腹站立)、双脚前后呈一直线站立、单腿站立］、改变重心的动态运动(足尖足跟衔接行走和转圈)、改变姿势对肌群施加压力(脚跟站立和脚趾站立)或干涉感觉输入(闭眼站立)。

101.3.4 老年人体力活动处方的特殊考虑因素

如果个体不能达到推荐标准，老年人应该尽其所能进行体力活动。如果老年人久坐多年，那么在开始新的运动计划时，需要慢慢开始，特别是对身体虚弱或患有影响完成体力活动的慢性疾病的老年人。运动强度和持续时间的增加应循序渐进，并根据耐受性和偏好进行调整。放松和耐心是帮助未运动过的老年人解决困难的好方法。对一些老年人来说，在进行有氧训练之前，需要进行包括肌力训练和／或平衡训练在内的多种训练。如果因慢性疾病不允许按照建议的运动量进行活动，老年人应尽量进行适量的体力活动，以避免久坐。

101.4 鼓励老年人开始并保持积极的生活方式

如果我们尚未重视应该鼓励老年人参与体力活动，那么即使制订再好、再全面的运动计划也是不够的！近年来，大量的精力集中在行为因素的研究上，这些因素增加了个体开始并保持有规律的运动和体力活动的可能性。ACSM 总结了针对老年人体力活动项目和行为咨询的最佳做法[41]。ACSM 的最佳实践声明表明，将综合行为管理策略纳入体力活动干预中，有助于最大限度地增加老年人的参与度，增加达到运动增进动机，并最大限度地减少对身体的损耗。以下行为策略可以增加一个人维持新的体力活动行为的可能性。

101.4.1 来自朋友和家人的社会支持

老年人是否能长期坚持锻炼，与来自家人和朋友的社会支持密切相关[42]。社会支持策略包括同伴支持(告诉朋友和带朋友一起去，结伴训练)、专业健康指导者支持(电话咨询，邮件跟进)等。

101.4.2 自我效能——你能做到！我们可以帮忙

对许多老年人来说,衰老与感知控制的减退有关[43]。越来越多的证据表明,如果人们对自己成功能力有信心,如果他们有各种机会积极参加体力活动,他们就更有可能开始并保持体力活动。签署健康契约、实践或控制经验、树立榜样和选择可以提高自我效能。

101.4.3 主动选择——寻找适合您的项目

作为综合行为策略的一部分,可以根据参与者的需要和兴趣,调整运动计划,以便成功地促使老年人开始并保持常规的体力活动[44]。因此,体力活动的指导者应该与个体密切合作,一起设计一个能反映个体身体的偏好和能力的运动方案。越来越多的证据表明,提供有关运动计划特征的选择(例如基于团体的活动计划与个体活动计划以及运动地点的选择)有助于持续进行。

随着老年人口日益多样化,非传染性疾病方面存在着明显的人种和民族差异。有些不同文化和语言背景的老年人可能不太主动采取预防措施(如积极的体力活动),来降低罹患非传染性疾病的风险。对于许多人来说,除了个人动机之外,还有一些限制因素(如文化障碍、社会经济因素、与移民有关的心理创伤、对不健康和损伤的看法以及其他寻求健康的行为等)制约着他们参与活动[45]。为了消除这些制约因素的影响,并鼓励老年人积极参与到运动中,在制订和规划体力活动计划时,有必要关注文化多样性的影响。

101.4.4 健康契约或行动计划——做出承诺

健康契约或行动计划是一份书面协议,通常由老年人和他们的健康专家通过协商完成,以实现一个健康目标[46]。契约内容包括具有挑战性但可以完成的目标设定,以及实现健康目标的可衡量的、具体的、有时限的计划或行动方案。当老年人频繁地进行自我监控(基于计划本身或以每天为节点),并将监控内容专注于行为本身且明确定义时,其效果是最好的。

101.4.5 感知安全——安全、有趣

许多老年人认为,安全问题是运动的障碍[47]。体力活动计划可以通过帮助参与者了解体力活动的实际风险,了解个人如何自我监控运动强度水平,从而使他们缓解对安全问题的担忧。

101.4.6 定期表现反馈——我们做得怎么样

提供定期和准确的表现反馈,可以帮助老年人对自己的进步发展设定切实的期望[48],表现反馈应该是积极的、对个体有意义的。观察到有意义的、积极变化的表现和成功地实现预期的结果,与老年人坚持运动有关。自我监控技术的最新进展,包括步进计数器、智能手机和手表,有望帮助所有年龄段的人更好地跟踪他们的体力活动。

101.4.7 正强化——保持效果,你做得太好了

正强化是指在干预中引入可增加维持运动可能性[49]的任何程序,例如,体力活动环境中正强化策

略包括参与激励、达到目标的奖励以及公众对出勤率和遵守率的认可。为了最大限度地发挥运动效果,正强化措施应该受到目标个体的重视。

101.5 关于运动和体力活动的交流

重要的是要让老年人明白,他们可以选择多种不同的方式进行体力活动。对一些有运动基础的人来说,由认证的运动专业人士领导的、有体系的运动计划是首选;而普通人可能希望找到其他方法,将体力活动融入日常生活。以往认为只有一种最佳运动方式的说法已过时,越来越明显的现实是,每个个体需要选择最适合自己的运动方式。例如,"以自己的方式积极行动"(https://health.gov/paguidelines/pdf/adultguide.pdf)邀请个体选择符合个人需要和喜好的体力活动。"以自己的方式积极行动"中概述的步骤,为医疗保健提供者和患者围绕运动和体力活动的讨论,提供了一个极好的框架。本章前面提到的另一个重要倡议是运动是良医(EIM)(http://www.exerciseismedicine.org),它促进了医疗保健提供者和患者之间关于积极生活的交流。EIM 鼓励初级保健医师和其他卫生专业人员在设计治疗计划时将运动考虑进去,指导患者在经过认证的运动项目和运动专业人士指导下运动。

101.5.1 第 1 步——开始

在开始运动或体力活动计划之前,"以自己的方式积极行动"建议老年人首先找出对自己有意义的动机,来增加他们的活动水平。健康专家应该与老年人讨论一些对他们有意义的运动目标。增加体力活动的可能原因如下。

- 更健康。
- 增加长寿的机会。
- 自我感觉良好。
- 降低抑郁的可能性。
- 晚上睡得更好。
- 让我看起来更美。
- 保持身材。
- 变得更好。
- 拥有更强壮的肌肉和骨骼。
- 帮助我保持或达到一个健康的体重。
- 和朋友在一起或认识新朋友。
- 好好享受,玩得开心。

101.5.2 第 2 步——让运动成为你生活的一部分

健康专业人士应该鼓励正在考虑体力活动计划的老年人,反思他们过去不参加体力活动的原因,并努力制订克服这些障碍的策略。"以自己的方式积极行动"鼓励多年久坐的人,选择他们已经喜欢做的事情,并尝试在活动中加入体力活动的成分。例如,许多人喜欢去购物或参加舞会和其他社交活动。通过增加他们散步(或跳舞)的时间,他们可以逐渐将有趣的活动与健康的运动结合起来。

应该鼓励老年人选择对自己有意义的运动项目,建议策略具体内容如下。

- 选择一个你喜欢的和适合你生活的运动。
- 找到最适合你的时间。
- 在朋友和家人面前要积极。
- 有一个可以支持你、适合你实行计划的氛围。

101.5.3 第3步——保持、提高

一旦老年人成功地将积极的体力活动融入他们的日常生活,健康专家应该鼓励他们逐渐增加体力活动的强度和持续时间,直到他们达到老年人体力活动的建议。这可以通过以下方式实现。

增加每次活动时间。老年人已经每周步行3次,每次30min,可以延长到每周步行3次,每次50min。

增加运动量。如果一个老年人每周轻度骑行3天,每次25min,他或她可以逐渐增加到每周6天,每次25min。

101.5.4 第4步——终身活跃

一旦老年人成功地达到了体力活动的建议标准,就应该鼓励他们考虑在其中加入新的元素,以保持体力活动的趣味性和乐趣。例如,一旦老年人习惯于定期进行中等强度的活动,就可以再逐步增加活动的强度。"以自己的方式积极行动"列出了一些中等强度和高强度的体力活动方式,供老年人参考。

中等强度的体力活动方式有如下选择:

慢骑自行车

划独木舟

跳舞

一般园艺(除草、修剪灌木)

网球(双打)

使用手动轮椅

使用手摇自行车——也被称为手臂测力计

快走

水中有氧训练

高强度的运动方式有如下选择:

有氧舞蹈

篮球

快跳舞

跳绳

武术(如空手道)

竞走、慢跑或竞赛跑步

山地自行车或快速骑行

团队运动

快速游泳或绕圈游泳

网球(单打)

101.6 回答有关运动和体力活动的问题

对热衷于体力活动的人来说,可能他们会对有许多老年人对体力活动的意义知之甚少而感到惊讶。然而实际上,在普遍接受教育和文化知识的时代,许多老年人对体力活动的健康益处的确知之甚少,甚至有些专业人士和公众对是否需要保持体力活动持怀疑态度。在本章的最后一节中,将回答一些关于老年人运动和体力活动的常见问题,目的是帮助卫生专业人员通过提供简明、准确的回答,来激励和提醒老年人。

101.6.1 问题:为什么我要保持活跃的体力活动状态

回答:有很多理由让你把体力活动融入日常生活。

有规律的体力活动有助于提高老年人的生活质量。体力活动可以帮助你保持积极活跃,与家人和社区保持联系。它可以帮助很多人实现对老年慢性疾病形成因素进行管理并能降低这些致病因素。衰老不一定是不可避免要发生在我们身上的事情——相反,参加运动可以在对抗衰老的过程中发挥更积极的作用。并且能帮助人过上更快乐、更健康、更有成效的生活。

补充意见:多年来,运动专业人士在试图激励久坐的人变得更加活跃时,往往把重点放在运动和体力活动对健康或医疗的好处上。对某些人来说,降低胆固醇水平、提高心排血量、增加骨密度等动机是有效的激励因素,但对许多老年人来说,并非如此。值得一提的是,规律的体力活动可以是有趣的,可以提高生活质量,可以帮助老年人继续做他们喜欢做的事情。单一的激励策略并不一定适用于所有老年人,但可以提供各种不同的激励策略,使每个老年人从中可以找到最适合他们的方法。

101.6.2 问题:我需要多少体力活动

回答:理想情况下,你应该每周至少做150min的中等强度有氧训练,以及每周2天的肌肉强化活动。但应该从你能做到的开始,逐渐寻找能做得更多的方法。如果你已经有一段时间没有活动了,可以循序渐进,经过几周或几个月后,逐步建立起时间更长、次数更多的运动模式。

补充意见:本章为体力活动提供了最好的科学建议。然而,值得注意的是,对于许多老年人来说,每周150min的中等强度有氧训练,可能是一个难以企及的目标,这可能会使他们泄气,甚至不愿意尝试提高他们的运动水平。因此,健康专家要帮助老年人,让他们从容易达到的、不具威胁性的水平开始,并且随着他们对运动和体力活动越来越满意,逐渐提高运动水平。

101.6.3　问题:老年人最好的运动方式是什么

回答:没有哪一种最佳的运动方式能够适合所有老年人。"老年"可以涵盖50~100岁及以上的跨度,因此,不可能推荐出适合所有老年人的单一活动。一些老年人可以跑马拉松或参加铁人三项比赛,而一些人则更喜欢散步或园艺,还有一些人只能在椅子上或床上运动!最重要的是,无论年龄多大,都要避免不运动。具体的体力活动类型因人而异,建议选择你自己喜欢的运动。如果可能的话,把促进耐力、力量和平衡的训练组合起来,会是不错的选择。

补充意见:老年人愿意并且能够经常做的就是最好的运动或运动项目,他们喜欢做这些运动项目并能提高他们的生活质量。对一些人来说,可以参加当地老年中心的团体运动项目;但对其他人来说,可以参加一个不那么组织严密的项目,比如上下班途中的运动、园艺或遛狗。许多健康专业人士从小就喜欢游戏和运动,在传统的运动环境中动起来非常舒服,但并不是所有的老年人都会有参加传统运动计划带来的积极体验。应该积极与老年人合作,对某些人来说,比起简单地让一个老年人去当地健身中心或社区参加运动,而是了解他的目标、愿望和个人喜好,帮助他确定参与哪种运动,这样的成功概率会更高。

101.6.4　问题:我每周应该运动多少次

回答:一般来说,最好把运动分散到1周中完成,目标是每周3~5天都要积极运动。通过选择喜欢的、方便的、负担得起的运动,你也许能找到一种方法,让你在1周中几乎所有的日子里都活跃起来。试着把你的运动计划混在一起,这样你就不会每天都做同样的事情了。有时,你可能会和朋友或家人一起在社区里散步,有时你可能会参与老年中心组织的运动计划。许多人发现,戴上计步器可以帮助他们跟踪自己的运动水平。如果哪天你的步数不够多的话,就会可以通过饭后散步达到想要的目标,并保持积极的生活方式。

补充意见:作为一名健康专家,你所做的重要事情之一,就是让老年人能够独立地运动,而不是仅仅依靠你的建议来运动,而且要帮助老年人选择适合自己的时间和场所进行运动。要让老年人认识到,可以选择不同种类的运动方式,健康专家可以从中帮助他们制订一个全面的、个性化的运动计划,并且帮助他们在1周中的每天或者大部分时间都保持活跃的运动状态。

101.6.5　问题:我已经很多年没有运动了,我应该从哪里开始

回答:不劳而获——那是不可能的!很多人在童年时就知道,如果体力活动对我们有好处的话,它必须令人感到痛苦或筋疲力尽。对于不能或不想剧烈运动的人来说,还可以有很多很好的选择。散步是提高活动水平的好方法之一,园艺和户外工作也是很好的体力活动,伸展运动和水上运动也是不错的选择。例如,关节炎基金会就为关节炎和关节疾病患者提供了优秀的水上运动计划。记住,重要的

不是你做了什么;相反,重要的是你应避免待着不动。

补充意见:制订运动和体力活动计划既是一门科学,也是一门艺术。成功的健康专家是掌握这两种要素的人。仅仅告诉患者当前的科学指导方针,可能不足以促使他们改变自己的行为。理解在这篇文章前面讨论过的行为改变的原则,可以帮助你更深入地了解如何帮助一个人找到开始积极生活方式的新起点。

101.6.6　问题:体力活动是否有助于降低我患特定疾病的风险

回答:缺乏运动是出现许多身体和心理状况的主要危险因素,久坐不动与心脏病、肥胖症、2型糖尿病和许多其他疾病有关;自卑和抑郁也与运动不足有关。有规律的运动可以对上述所有情况产生积极的影响。许多研究表明,运动还可以帮助减缓肌肉和骨量的流失,而这种流失往往是随着年龄增长而发生的。除了这些生理和心理上的好处外,运动通常也能带来显著的社会效益。许多老年人喜欢参加集体运动项目,在那里他们有机会与各个年龄段的运动者进行互动。即使是喜欢单独活动或与伴侣一起活动的人,运动也能帮助他们保持在日常生活中发挥积极作用所必需的力量和耐力。

补充意见:大约80%的老年人至少患有一种慢性疾病,77%的老年人至少患有2种慢性疾病。日常运动水平低通常与慢性疾病并存,从而加速功能衰退、失能和死亡的风险。目前有一个需要更多科学研究的领域是,采用特定的模式、强度和时间的运动和体力活动,所能带来特定的临床结果。换句话说,就是当患有特定疾病或状况的老年人前来就诊时,健康专家能够给他们推荐一种经过验证,在治疗和管理该特定状况方面有效的运动方案。例如,当一位患有骨质疏松症的老年女性想找到一种能增加骨密度的运动项目时,专家如果仅仅建议她在当地老年中心进行低强度的步行和健身操计划,可能就不是最佳选择。健康专家应熟悉其社区现有的各种运动和运动项目,以便帮助每个老年人做出最合适的选择。

101.6.7　问题:运动安全吗

回答:是的!几乎每个人都可以根据自己的健康状况、运动目标和个人喜好找到一个安全有效的运动计划。久坐不动对健康的危害远远比一项轻到中等强度的运动要大。最大的风险是你的肌肉会在最初几周的运动计划中感到疼痛。你可以做一些事情来降低这些风险:学会读懂你身体的信号,当你的身体感到疲惫或疲倦的时候,放松一下;在身体没有不适的好日子里,好好利用你的身体,好好享受吧!一旦学会了如何读取身体的信号并满足它的需要,我们就会更好地了解如何随着年龄增长调整我们的运动计划。很少有人能够(或愿意)在70多岁时像20多岁时那样精力充沛地跑步或跳舞。许多人认为,健康老龄化的秘诀是学会适应不断变化的需求和环境,同时保持活跃和有活力的社会生活。

补充意见:虽然参加有规律的运动有一些风险,但久坐的风险更大!运动风险与运动强度有关,低强度运动风险最低。低强度的运动可以降低受伤和肌肉酸痛的风险,并且比中等到高强度的运动方式更容易做到。虽然低强度的运动伴随着较低的风险,但普遍认为中等强度的运动具有更好的风险/收益比,而老年人应该将中等强度的运动作为奋斗目标。尽管与健康专家交流总是一个好主意,但在开始运动之前,专家的参与可能并不总是必要的,这取决于一个人的健康状况以及他计划从事的运动的强度和方式。

101.6.8　问题：我是否年纪太大而不适合运动

回答：不！你永远不会老到不能进行运动！有力的证据表明，从运动中受益永远不会太迟。运动对所有年龄的人都有好处，包括90岁和100岁的人。很多人和你一样每天都很活跃。你可以找到一个你会喜欢的运动方式，它会让你感觉更好，并提高你的生活质量。想想你在生活中最喜欢做什么，以及你希望从保持活力中得到什么。

补充意见：越来越清楚的是，从很小的孩子到长寿的老年人，在生命过程的各个阶段，都可以观察到参加定期运动带来的有益效果。近年来，许多优秀且广为宣传的研究，将我们的注意力集中到参加定期运动给老年人带来的益处上，而之前他们被认为太老或太虚弱因而不能参加运动。体弱多病的老年人往往是社会上最久坐的人，原因有很多。第一，许多长寿的老年人并不认为自己还能参加运动。他们没有意识到，增加运动水平会给他们带来很多好处；他们也没有意识到，许多和他们一样的老年人喜欢定期的运动。第二，多年来，运动和体力活动专业人士不愿意让长寿老年人感受到即使是最温和的运动方案所带来的压力。直到最近，专业组织和机构审查委员会才开始认识到，运动的好处远远大于它们所带来的极小风险。第三，许多传统上用于中老年人的运动和体力活动项目，不太适合于体弱多病的老年人。然而，现在有大量的循证医学项目已经证明，身体虚弱以及老年人群进行运动也是有益的。

101.6.9　问题：我需要特殊的服装和设备吗

回答：不！运动并不需要特殊的衣服和设备。穿着舒适的运动鞋和宽松的日常服装，就可以进行安全有效的运动。有效的肌力训练可以通过便宜的设备来实现，比如弹力带、装满水的水壶、楼梯，或者仅仅靠您的自重进行训练。

补充意见：许多老年人有可观的、可自由支配收入，准备并愿意将其用于俱乐部会员资格、健身器材和服装。然而，还有许多人的经济状况不太好，没有很多钱来投资运动。健康专家应该细心地针对患者可用的资源，提出合理的建议。保持积极的生活方式所需的最重要的装备，可能只是一双既舒适又能提供足够缓冲的、合脚的运动鞋，这样就可以最大限度降低肌肉和关节受伤的风险。

101.7　小结

尽管再多的体力活动也不能阻止衰老，但强有力的证据表明，经常性的运动可以通过延缓非传染性疾病的发生和进展，最大限度地减少衰老的生理影响，延长积极的预期寿命，促进老年人的独立性和提高生活质量。在对抗久坐生活方式对心血管系统和骨骼肌的健康和功能的不利影响方面，有氧训练、肌力训练和平衡训练的结合，似乎比单独的任何一种训练形式都更有效。虽然高强度运动训练计划对身体健康老年人的健康、代谢和能力都有明显的益处，但现在证据也显示，非高强度的运动也能降低患慢性心血管和代谢疾病的风险。社会支持、自我效能、安全感和定期反馈是重要的行为因素，有助于提高个体开始和维持定期运动的可能性。体力活动风险通常与强度水平有关,但久坐生活方式的风险远远超过这些风险。

临床应用

- 有规律的运动是众多医学管理因素中的一个重要环节。
- 重要的是要帮助老年人了解他们可以采用许多方式保持身体的活力。
- 健康专家应鼓励老年人参与制订对他们个人有意义的运动目标,并帮助他们找到合适的方法,让运动成为其生活的一部分。

(Andiara Schwingel, PhD and Wojtek J.Chodzko-Zajko, PhD 著 胡亦新 译 王宝璐 校)

参考文献

1. Murray CJ, Lopez AD, Jamison DT. The global burden of disease in 1990: Summary results, sensitivity analysis and future directions. *Bull World Heal Organ*. 1994.
2. Lakatta EG. Age-associated cardiovascular changes in health: Impact on cardiovascular disease in older persons. *Hear Fail Rev*. 2002.
3. Lakatta EG, Levy D. Arterial and cardiac aging: Major shareholders in cardiovascular disease enterprises: Part I: Aging arteries: A "set up" for vascular disease. *Circulation*. 2003;107(1):139–146.
4. King A, King D. Physical activity for an aging population. *Public Heal Rev*. 2010;32(2):1–19.
5. Kalache A, Gatti A. Active ageing: A policy framework. *Adv Gerontol*. 2003;11:7–18.
6. Blair SN, Wei M. Sedentary habits, health, and function in older women and men. *Am J Heal Promot*. 2000;15(1):1–8.
7. 2018 Physical Activity Guidelines Advisory Committee. 2018 Physical Activity Guidelines Advisory Committee Scientific Report. Washington, DC: U.S. Department of Health and Human Services; 2018.
8. 2008 Physical Activity Guidelines for Americans. DHHS, 2008. Available at: http://www.health.gov/PAGuidelines/guidelines/default.aspx.hhs.gov
9. Chodzko-Zajko WJ, Proctor DN, Fiatarone Singh MA, et al. American College of Sports Medicine position stand. Exercise and physical activity for older adults. *Med Sci Sport Exerc*. 2009;41(7):1510–1530.
10. Nelson ME, Rejeski WJ, Blair SN, et al. Physical activity and public health in older adults: Recommendation from the American College of Sports Medicine and the American Heart Association. *Med Sci Sports Exerc*. 2007;39(8):1435–1445.
11. Lobelo F, Stoutenberg M, Hutber A. The Exercise is Medicine Global Health Initiative: A 2014 update. *Br J Sport Med*. 2014.
12. Thompson NK. Exercise and physical activity in the prevention and treatment of atherosclerotic cardiovascular disease a statement from the Council on Clinical Cardiology. *Circulation*. 2003;107(24):3109–3116.
13. Pollock ML, Franklin BA, Balady GJ, et al. Resistance exercise in individuals with and without cardiovascular disease. *Circulation*. 2000;101(7):828 LP–833.
14. Chobanian AV, Bakris GL, Black HR, et al. Seventh report of the Joint National Committee on Prevention, Detection, Evaluation, and Treatment of High Blood Pressure. *Hypertension*. 2003;42(6):1206–1252.
15. Pescatello LS, Franklin B, Fagard R, Farquhar WB, Kelley G, Ray C. American College of Sports Medicine position stand. Exercise and hypertension. *Med Sci Sports Exerc*. 2004;36(3):533–553.
16. McDermott MM, Liu K, Ferrucci L, et al. Physical performance in peripheral arterial disease: A slower rate of decline in patients who walk more. *Ann Intern Med*. 2006;144(1):10–20.
17. Sigal RJ, Kenny GP, Wasserman DH, Castaneda-Sceppa C, White RD. Physical activity/exercise and type 2 diabetes: A consensus statement from the American Diabetes Association. *Diabetes Care*. 2006;29:1433–1438.
18. Screening for obesity in adults: Recommendations and rationale. *Ann Intern Med*. 2003;139(11):930–932.
19. Brewer Jr. HB. New features of the National Cholesterol Education Program Adult Treatment Panel III lipid-lowering guidelines. *Clin Cardiol*. 2003;26(4 Suppl 3):III19–24.
20. Going S, Lohman T, Houtkooper L, et al. Effects of exercise on bone mineral density in calcium-replete postmenopausal women with and without hormone replacement therapy. *Osteoporos Int*. 2003;14(8):637–643.
21. Hochberg MC, Altman RD, April KT, et al. American College of Rheumatology 2012 recommendations for the use of nonpharmacologic and pharmacologic therapies in osteoarthritis of the hand, hip, and knee. *Arthritis Care Res*. 2012;64(4):465–474.
22. American Geriatrics Society Panel on Exercise and Osteoarthritis. Exercise prescription for older adults with osteoarthritis pain: Consensus practice recommendations. A supplement to the AGS Clinical Practice Guidelines on the management of chronic pain in older adults. *J Am Geriatr Soc*. 2001;49:808–823.
23. Stewart AHR, Lamont PM. Exercise training for claudication. *Surgeon*. 2007;5(5):291–299.
24. Global Initiative for Chronic Obstructive Lung Disease. Global strategy for the diagnosis, management, and prevention of chronic obstructive pulmonary disease (Revised 2011). *Mark Manag*. 2011:90.
25. Brosse AL, Sheets ES, Lett HS, Blumenthal JA. Exercise and the treatment of clinical depression in adults: Recent findings and future directions. *Sport Med*. 2002;32(12):741–760.
26. Doody RS, Stevens JC, Beck C, et al. Practice parameter: Management of dementia (an evidence-based review): Report of the quality standards subcommittee of the American Academy of Neurology. *Neurology*. 2001;56(9):1154–1166.
27. AGS Panel on Persistent Pain in Older Persons. The management of persistent pain in older persons. *J Am Geriatr Soc*. 2002;50(Suppl 6):S205–S224.
28. Remme WJ, Swedberg K. Guidelines for the diagnosis and treatment of chronic heart failure. *Eur Heart J*. 2001;22(17):1527–1560.
29. Brignole M, Alboni P, Benditt DG, et al. Guidelines on management (diagnosis

and treatment) of syncope--update 2004. *Europace*. 2004;6(6):467–537.
30. Billinger SA, Arena R, Bernhardt J, et al. Physical activity and exercise recommendations for stroke survivors a statement for healthcare professionals from the American Heart Association/American Stroke Association. *Stroke*. 2014;45(8):2532–2553.
31. Hagen KB, Jamtvedt G, Hilde G, Winnem MF. The updated cochrane review of bed rest for low back pain and sciatica. *Spine (Phila Pa 1976)*. 2005;30(5):542–546.
32. Bharucha AE, Dorn SD, Lembo A, Pressman A. American gastroenterological association medical position statement on constipation. *Gastroenterology*. 2013;144(1):211–217.
33. Abbott RD, White LR, Ross GW, Masaki KH, Curb JD, Petrovitch H. Walking and dementia in physically capable elderly men. *J Am Med Assoc*. 2004;292(12):1447–1453.
34. Weuve J, Kang JH, Manson JE, Breteler MMB, Ware JH, Grodstein F. Physical activity, including walking, and cognitive function in older women. *JAMA*. 2004;292(12):1454–1461.
35. Larson EB, Wang L, Bowen JD, et al. Exercise is associated with reduced risk for incident dementia among persons 65 years of age and older. *Ann Intern Med*. 2006;144(2):73–81.
36. Keysor JJ. Does late-life physical activity or exercise prevent or minimize disablement? A critical review of the scientific evidence. *Am J Prev Med*. 2003;25(3 Suppl 2):129–136.
37. Penninx BW, Messier SP, Rejeski WJ, et al. Physical exercise and the prevention of disability in activities of daily living in older persons with osteoarthritis. *Arch Intern Med*. 2001;161(19):2309–2316.
38. Fiatarone Singh MA. Exercise to prevent and treat functional disability. *Clin Geriatr Med*. 2002;18(3):431–462.
39. King AC. Moderate-intensity exercise and self-rated quality of sleep in older adults. *J Am Med Assoc*. 1997;277(1):32.
40. Ohta T, Faes M-JM, Gergely I, et al. Responses to publication of the WHO Heidelberg guidelines for promoting physical activity among older persons. *J Aging Phys Act*. 1997;5(2):79.
41. Cress ME, Buchner DM, Prohaska T, et al. Best practices for physical activity programs and behavior counseling in older adult populations. *J Aging Phys Act*. 2005;13:61–74.
42. Oka RK, King AC, Young DR. Sources of social support as predictors of exercise adherence in women and men ages 50 to 65 years. *Womens Health*. 1995;1(2):161–175.
43. Kunzmann U, Little T, Smith J. Perceiving control: A double-edged sword in old age. *J Gerontol B Psychol Sci Soc Sci*. 2002;57(6):P484–P491.
44. Stewart AL. Community-based physical activity programs for adults age 50 and older. *J Aging Phys Act*. 2001;9:S71–S91.
45. Mathews AE, Laditka SB, Laditka JN, et al. Older adults' perceived physical activity enablers and barriers: A multicultural perspective. *J Aging Phys Act*. 2010;18(2):119–140.
46. Haber D, Looney C. Health contract calendars: A tool for health professionals with older adults. *Gerontologist*. 2000;40(2):235–239.
47. Bennett GG, McNeill LH, Wolin KY, Duncan DT, Puleo E, Emmons KM. Safe to walk? Neighborhood safety and physical activity among public housing residents. *PLoS Med*. 2007;4(10):1599–1607.
48. Neff KL, King AC. Exercise program adherence in older adults: The importance of achieving one's expected benefits. *Med Exerc Nutr Heal*. 1995;4:355–362.
49. Beach LM, Tennant LK. Personal importance, motivation, and performance of older adults. *Percept Mot Skills*. 1992;74(2):543–546.

# 第十七部分

健康促进

主编：Dee W. Edington, PhD

第 102 章 健康促进简介

目录

102.1　章节与作者／1513

从 20 世纪后半叶起,健康和生活方式医学已被公认为识别早期指标和干预的工具,以此降低个人患慢性病的可能性。这些干预手段同时也提高了个体及人群的幸福感与生活质量。为了给早期治疗提供机会,生活方式医学已成为医师执业与影响的一个强有力的工具。本章旨在探讨风险因素与健康行为作为推动生活方式医学早期模式的作用,以及其在医师执业的各个重点领域中所能发挥的作用。这些内容展示了医师们对健康和生活方式医学日益浓厚的兴趣、可完成的工作质量,以及他们在临床与非临床领域中的实践。医师们可通过倾听与交谈相结合的方式,帮助患者与相应人群。无论他们在何处工作或作为志愿者,都将有机会改变人们的生活与社区的质量。生活方式医学为医师们提供了另一种干预患者生活并提高其生活质量的工具。

102.1 章节与作者

Michael Parkinson,医学博士,简要介绍了健康促进的历史与发展,并将公共卫生、健康与福祉、临床预防医学、医疗保健以及现有的生活方式医学融为一体,成为一种更全面、有效的模式。他指出了 21 世纪的医师应如何运用新知识、新观点和新框架更好地与患者、人群合作,以改善健康状况并减少慢性疾病。Michael Parkinson 博士现任匹兹堡大学医学中心(University of Pittsburgh Medical Center, UPMC)健康计划与工作伙伴的健康与生产力高级医疗主管。

Dexter Shurney,医学博士,对诸多潜在的解决方案作了探讨,以缩小传统患者护理与生活方式医学方法之间的差距,从而预防、治疗并逆转许多常见的慢性疾病。Shurney 博士是康明斯公司的前首席医疗总监,全球健康、福利与健康状态执行董事,也是美国生活方式医学院的现任院长。Ron Loeppke,医学博士,获得了预防医学理事会认证,在其医疗执业中,将生活方式医学理念成功地应用于患者的教导与治疗中。

Ron Loeppke 博士目前是美国预防医学副主席。他成立了美国健康与生产力管理研究院,并担任公司首席执行官,以预防为重点,为广大人群提供健康状态计划。Loeppke 博士进行了诸多创新举措,将医疗实践与人口健康管理战略相结合。

Wayne N.Burton,医学博士,退休后任美国运通全球企业医疗总监。他成功领导了 20 多个国家的健康和福利项目。目前是伊利诺伊大学公共卫生学院环境和职业科学的客座教授,也是许多组织的顾问和董事会成员。Wayne N.Burton 博士与他人合著了超过 100 本关于员工健康以及生产力的出版物。

Jane Ellery 博士和 Peter Ellery 博士(M.L.A.)任教于鲍尔州立大学,他们围绕健康和空间的关系这一交叉学科进行教学与研究。Jane 是公共空间项目的高级研究员,Jane 研究并教授社区和基于人口的倡议,旨在提高人群整个生命周期的幸福感。Peter 的景观设计工作侧重于以人为本的设计以及社区健康的发展实践,2 人均为地方决策领导委员会成员。

Jennifer S.Pitts 是 Edington Associates 的联合创始人,以及积极组织健康研究所创始人。她拥有应用社会心理学博士学位、实验心理学硕士学位、行为科学学士学位,并在加州大学洛杉矶分校医学院完成了为期2年的卫生政策、卫生服务研究、美国卫生保健研究与质量局（Agency for Healthcare Research and Quality, AHRQ）博士后奖学金。她在国内外学术与应用领域拥有30年的健康与福利研究以及咨询经验。

Alyssa Schultz博士提出了她对医师在未来健康促进策略、健康保健工具中角色的看法。她探讨了不断演变的健康定义，以及健康促进战略和工具是如何随着时间的推移而持续或改变。具体来说，Schultz博士探讨了生活方式医学是如何受到包括环境、文化、新知识等其他健康因素的影响。目前她正与几个组织合作设计与评估健康状态计划。

（Dee W.Edington, PhD　著　胡安易　译　李婧　校）

第 103 章 健康促进：历史及发展趋势

目录

要点／1516

103.1 概述：历史上的分歧与融合／1516

103.2 人口健康的综合模型／1516

103.3 健康、健康促进和疾病管理的 ROI 和 VOI／1517

103.4 从身体健康到幸福感、身心健康和生产力／1517

103.5 新兴趋势和技术／1517

103.6 未来如何加速健康改善／1518

临床应用／1519

参考文献／1519

要 点

1. 导言：历史上的分歧与新时代的融合
2. 人口健康的综合模型
3. 保健、健康促进和疾病管理的"ROI"和"VOI"
4. 身体健康到幸福感、身心健康和生产力
5. 新兴趋势和技术
6. 未来如何加速健康改善
7. 临床应用

103.1 概述：历史上的分歧与融合

健康促进的概念起源于20世纪初期临床医学（对单个患者治疗）和公共卫生（人群疾病预防）之间的历史分歧[1]。根据1979年美国卫生局局长报告《健康的人》的定义，健康促进是"寻求制定社区和个人保健措施，以帮助人们养成能够维持并提高幸福感的生活方式"[2]。科赫法则是医学核心科学模型的最佳代表，这是一种验证微生物引起疾病的决定性的线性方法[3]。从本质上说，公共卫生是多因素相互作用的范式转变，即病原体－宿主－环境这一流行病学三角致病模式，用以理解疾病的因果关系。

在20世纪，与之类似的是人们对精神健康和身体健康的划分从哲学和实践上将精神（行为和心理健康）与身体（专业领域不断缩小的医学专业）相分离。在历史上，经济学的原理和实践从未涉及包含医疗费用和公共卫生的流行病学。同样，环境、建筑、政策和社会心理（个体如何影响群体及受群体影响）的影响，也脱离了能够解释个体和群体在健康、保健、费用、绩效和生产力等方面行为（或不发生上述行为）的综合框架。现在，新兴科学的发展给我们提供了新的解决可能，可以利用综合模型制订改善人口健康的系统方法和最佳实践方法。

103.2 人口健康的综合模型

为避免早逝、疾病或残疾，尽可能延长寿命，这一目标被称为压缩病态[4]。这是一个有用而又吸引人的流行病学构想，许多个人和组织对此乐此不疲，以期过上健康丰富的生活。国际上（包括美国）基于人口的研究和模型都认为，健康问题在社会决定因素中起重要作用。但在早期研究中，无论是由私营部门（雇主）还是公共部门（卫生机构）赞助的项目，有关健康促进的这些因素都没有被充分提及[5-8]。罗伯特·伍德·约翰逊基金会经过多年的努力，将其简明扼要地阐明为，"我们活多久、活多好是由我们在哪里以及怎样生活、学习、工作和娱乐决定的"[9]。早期健康促进项目强调单独关注的、以行为和生物特征风险为基础的方法，这在很大程度上脱离了社区、雇主或组织文化，以及健康作为决定性因素的背景。随着人们认识到更多导致健康和不健康行为的因素，健康文化和幸福感这两个术语的出现，更好

地表达了健康促进目标的复杂性、全面性和更加以人为本的愿景。越来越多的研究表明,健康状况不佳、医疗费用生产力损失成本(缺勤、损伤、残疾、工伤补偿)过度,其根本原因是相似的,并集中在健康风险高、患有多种慢性疾病、疾病护理费用高的群体中[10]。更加综合性的环境和健康改善措施、疾病预防、护理管理、决策和关注生产力的模式已经出现,并占主导地位[11-13]。

103.3 健康、健康促进和疾病管理的 ROI 和 VOI

旨在减少医疗费用(特别是短期的)的健康和健康促进项目的投资回报(return on investment,ROI)已间歇性地从充满希望[14-16]变为令人悲观[17]。艾丁顿长达30年的研究发现,健康人群和低风险人群的短期和长期费用较低,而将中、高风险人群转移到低风险水平后,在风险水平降低后的18~36个月内,医疗费用常会降低[14,16]。然而,大多数ROI的计算很少考虑项目成本。由于对处方和医疗服务的使用以及高成本缺乏标准化判定方法,也对疾病管理项目(优化高血压、高脂血症、哮喘、冠状动脉疾病、背部疼痛和糖尿病等花费较高常见慢性疾病的自我保健)分析造成阻碍,项目干预更有可能证明短期内节省了医疗费用(积极投资回报率)。兰德健康工作场所健康项目研究[17]是对健康促进项目进行的最大规模的系统审查活动之一,它表明,虽然一些健康措施确实有所改善,但在5年的时间里,将有或无工作场所健康计划的公司相比较,月度总医疗费用没有明显的减少。因而,健康促进项目越来越多地可以用一个更全面的框架来衡量:投资价值(value of investment,VOI)。VOI的广义定义是对公司的忠诚度;员工流动率低,旷工率降低;工作表现(出勤)改善;职业病、工伤和安全事故减少;伤病后尽早重返工作岗位,工伤索赔和成本降低。

103.4 从身体健康到幸福感、身心健康和生产力

随着健康促进和疾病预防项目的进展,人们更加重视对环境、文化、政策、项目和激励措施的理解和协调,从而更加注重综合性方法,强调全面的健康、幸福感、个人表现和生产力。联邦政府已分别设立针对临床治疗和患者的美国预防服务工作组[18]和关注人群的美国社区预防服务工作组[19],以对证据进行审查和评级,并就改善个体或群体健康的干预措施提出建议。国家职业安全与健康研究所(National Institute of Occupational Safety and Health,NIOSH)以美国国家航空航天局、美国医学研究所的《雇员健康综合报告》[11]为基础,同样认识到需要建立一种综合干预模式,将健康促进与更传统的健康保护(职业安全和健康)结合起来,从而提出员工全面健康的倡议[20]。

新工具、框架和综合指标的设计更全面、更有影响力,可用于评估和改善促进或减损健康及业务绩效的环境[21-24,12]。

103.5 新兴趋势和技术

新的科学和经济证据正在出现,并应用于系统和技术,以启动和维持个体和群体的健康行为。

生活方式医学的临床实践越来越融入我们对表观遗传学快速发展的科学理解,代表着常见病预防、治疗甚至逆转的新前沿[25]。人类的基因为应对环境和行为变化而产生的快速蛋白表达,创造了一种新的临床武器,来帮助人体并对人群的健康和环境策略加以补充。

对精神-身体统一体的更好理解,包括神经-体液科学以及多种刺激下多巴胺/内啡肽的产生,提高了对增进幸福的化学机制和途径的理解。社会关系的力量是联系和传染现象的基础,同时,非常个人化和非常强烈的内在动机(目的、激情、使命)也正在被提及和使用[21]。

建成越来越成为创造和维持健康文化的主流环境。通过健康建筑和人类支持系统的设计,自然地促进生产力,并部署选择性建筑。选择性建筑就是让"正确的事情变得容易"。将个人、家庭、学校、工作场所和卫生保健环境与室外自然环境[27,28]重新连接起来,已经证明可以改善公共卫生和人体功能。

行为经济学[29,30]以及对激励措施周到的调整和应用,已为综合健康管理项目的设计和部署提供越来越多的信息。

通过可穿戴设备与社交媒体的连接,实现实时或及时反馈的个人生物测量技术很有前景,它支持持续的行为改变和最佳的自我护理,并对日益网络化的一代具有吸引力。利用电子医疗记录和对白大衣的力量的信赖,来提高患者参与度及提供者满意度的医师处方指导项目也正在实施[31]。

美国通过《平价医疗法案》(Affordable Care Act,ACA)开展的医疗融资和交付创新,以及以价值为基础的激励医疗报销安排和医疗储蓄账户的更广泛使用,进一步加速了健康战略的采用和影响。由众多雇主和采购联盟倡议以及ACA形成的"数量到价值的转变",导致了负责任的人口医疗保健模式的出现,从而实现改善健康的3项目标[32],即改善健康、加强患者体验、减少人均护理费用。与无效、低效、过度使用昂贵护理为特征的常规护理模式相比,在保健适当性、质量和费用方面改善消费者保护和透明度,可加快疾病的预防、治疗甚至逆转。可以使用经过验证的工具来衡量消费者和患者对改善健康和医疗护理的积极性,并在人群基础上进行部署。可以使用经过验证的工具进行测量,并可基于群体进行部署[33]。共同决策也得到越来越多的认可,帮助以更低的成本进行基于证据的决策,并产生更好的结果[34]。将护理和看护前移到现场、近现场、家庭、学校和工作场所,提供指导和医疗护理,以提供更方便、更吸引人、更综合和更低成本的指导和医疗护理服务,这一项目的发展速度正在迅速加快,特别是在大型自我保险的雇主中。

103.6 未来如何加速健康改善

建立信任是有效促进健康的必要条件。理解并如实满足个人、雇员、患者、家庭和社区的需求,而不是决策者、雇主和利益方希望的需求,这是改善健康和参与度的关键第一步。通过运用流行病学、经济学、基础科学、临床医学、公共卫生、神经科学、社会心理学和综合环境设计等领域的新的见解、方法和技术,未来的健康促进工作将比第1代项目更有可能成功。在目前这种(包括不健康的饮食、久坐不动的生活方式、肥胖、压力、药物滥用和睡眠紊乱或不足)的社会环境中,要形成健康文化既不容易也不会太快。需要在非传统现场,在家庭、学校、工作场所、医疗环境和社区,为有意义的群体(或者承认和尊重他人经验的个体)定制下一代的健康促进方法,才能发起并维持健康的文化。

临床应用

医生仍然是医疗保健领域最值得信赖的人,随着时间的推移,雇主和其他购买者将期望医生能够胜任生活方式医学,以预防、治疗和逆转常见的慢性疾病。

人们越来越希望临床医师不仅了解引起常见慢性炎症介导疾病的表观遗传学,而且要应用简短的动机访谈技术来更好地干预患者的生活方式。

临床实践工作流程和电子病历将越来越多地与以消费者、雇主和社区为中心的健康行为指导项目、在线工具、监测和反馈技术,以及在传统办公环境之外的支持小组联系起来。

(Michael Parkinson,MD,MPH,FACPM 著 胡安易 译 吴岳 校)

参考文献

1. White KL. *Healing the Schism: Epidemiology, Medicine, and the Public's Health*. New York: Springer-Verlag; 1991. ISBN 0-387-97574-8.
2. U.S. Department of Health, Education, and Welfare, Public Health Service, Office of the Assistant Secretary for Health and Surgeon General. *Healthy People: The Surgeon General's Report on Health Promotion and Disease Prevention*. Washington, DC; 1979. DHEW (PHS) Publication no. 79-55071.
3. Carson RA, Burns CK (Editors). *Philosophy of Medicine and Bioethics: A Twenty-year Retrospective and Critical Appraisal*. New York/Boston/Dordrecht/London/Moscow: Kluwer Academic Publishers; 2002. ISBN 0-79233545-7. p. 27.
4. Fries JF. Aging, natural death, and the compression of morbidity. *N Engl J Med*. 1980;303:130–135.
5. Evans RG, Barer ML, Marmor TR. *Why Are Some People Healthy and Others Not? The Determinants of Health Populations*. New York: Aldine De Gruyter; 1994. ISBN-13: 978-0202304908.
6. Willcox BJ, Willcox C, Suzuki M. *The Okinawa Program: How the World's Longest-Lived People Achieve Everlasting Health – And How You Can Too*. New York: Clarkson Potter Publishers; 2001.
7. Willett WC et al. 2017. Health Professionals Follow-Up Study (Physicians, nurses, health professionals). https://content.sph.harvard.edu/hpfs/. Accessed 27 Oct 2017.
8. Buettner D. *The Blue Zones: Lessons for Living Longer from the People Who've Lived the Longest*. 2008. ISBN13: 9781426202742.
9. Robert Wood Johnson Foundation 2009. *Beyond Health Care: New Directions to a Healthier America*. https://www.rwjf.org/content/dam/farm/reports/reports/2009/rwjf40483nson. Accessed 27 Oct 2017.
10. Pronk N. An optimal lifestyle metric: four simple behaviors that affect health, cost and productivity. *ACSMs Health Fit J*. 2012;16(3):39–43.
11. Institute of Medicine. *Integrating Employee Health: A Model Program for NASA*. Washington, DC: National Academy of Sciences; 2005. ISBN 0-309-09623-5 (pbk.)—ISBN 0-309-54955-8 (pdf) 1.
12. Parkinson MD. Employer health and productivity roadmap™ strategy. *J Occup Environ Med*. 2013:55(Suppl): S46–51.
13. Loeppke RR, Hohn T, Baase C et al. Integrating health and safely in the workplace: how closely aligning health and safety strategies can yield measurable benefits. *J Occup Envir Med*. 2015;57(5):585–597.
14. Edington DW. *Zero Trends: Health as a Serious Business Strategy*. Ann Arbor, MI: University of Michigan Health Management Research Center; 2009.
15. Baicker K, Cutler D, Song Z. Workplace wellness programs can generate savings. *Health Affairs*. 2010;29:304–311.
16. Parkinson MD, Peele PB, Keyser DJ et al. UPMC MyHealth: Managing the health and costs of U.S. healthcare workers. *Am J Prev Med*. 2014;47(4):403–410.
17. Mattke S, Kapinos KA, Caloyeras J et al. Workplace wellness programs: services offered, participation, and incentives. *RAND Health Q*. 2015;5(2):7.
18. US Department of Health and Human Services Agency for Healthcare Research and Quality 2014. US Preventive Services Task Force Guide to Clinical Preventive Services. https://www.ahrq.gov/sites/default/files/wysiwyg/professionals/clinicians-providers/guidelines-recommendations/guide/cpsguide.pdf. Accessed 27 Oct 2017.
19. US Department of Health and Human Services Centers for Disease Control and Prevention. US Community Preventive Services Task Force 2017. Guide to Community Preventive Services. https://www.thecommunityguide.org/. Accessed 27 Oct 2017.
20. National Institute for Occupational Safety and Health (NIOSH). Total Worker Health™ https://www.cdc.gov/niosh/twh/. Accessed 20 Oct 2017.
21. Edington DW, Pitts JS. *Shared Values, Shared Results: Positive Organizational Health as a Win-Win Philosophy*. Middletown, DE; 2016. ISBN 978-0-692-56153-9.
22. Health Enhancement Research Organization. HERO Health and Well-being Best Practices Scorecard in Collaboration with Mercer©. http://hero-health.org/wp-content/uploads/2017/01/US-Scorecard-V4-writable_1.2017.pdf. Accessed 23 Oct 2017.
23. Lynch W, Gardner H. *Who Survives? How Benefit Costs Are Killing Your Company*. Cheyenne, WY: Health as Human Capital Foundation; 2011.
24. Goetzel RZ, Fabius R, Fabius D et al. The stock performance of C. Everett Koop award winners compared with the Standard & Poor's 500 Index. *J Occup Environ Med*. 2016;58(1):9–15.
25. Bodai BI, Nakata TE, Wong WT et al. Lifestyle medicine: a brief review of its dramatic impact on health and survival. *Perm J*. 2018;22:17–25.
26. Christakis NA, Fowler JA. *Connected: The Surprising Power of Our Social Networks and How They Shape Our Lives*. Little, Brown and Company; 2009.
27. Jackson RJ, Sinclair S. *Designing Healthy Communities*. San Francisco: Jossey-Bass; 2012. ISBN 978111803366.
28. Jennings VL, Larson CK, Larson LR.

Ecosystem services and preventive medicine: a natural connection. *Am J Prev Med.* 2016;50(5):642–645.
29. Volpp KG, Asch DA, Galvin R et al. Redesigning employee health incentives – lessons from behavioral economics. *N Engl J Med.* 2011;365:388–390.
30. Asch DA, Volpp KG. Use behavioral economics to achieve wellness goals. *Harvard Business Review*, December 01, 2014.
31. Maners RJ, Bakow E, Parkinson MD et al. UPMC Prescription for Wellness: a quality improvement case study for supporting patient engagement and health behavior change. *Am J Med Qual.* 2017. https://doi.org/10.1177/1062860617741670. Accessed 23 Nov 2017.
32. Berwick DM, Nolan TW, Whittington J. The triple aim: care, health, and cost. *Health Affairs.* 2008;27(3):759–769.
33. Duke CC, Lynch WD, Smith B, Winstanley J. Validity of a new patient engagement measure: the Altarum Consumer Engagement (ACE) measure. *Patient.* 2015;8(6):559–568.
34. Lee OM, Emanuel EJ. Shared decision-making to improve care and reduce costs. *N Engl J Med.* 2013;368:6–8.

第 104 章 雇主在生活方式医学中的角色

目录

要点／1522

104.1 雇主为什么要关心培养健康的员工／1522

104.2 最佳商业惯例／1522

104.3 生活方式和生活方式医学的力量／1523

104.4 雇主启动有效生活方式医学计划的关键因素／1525

104.4.1 区分利益相关者并寻找合适的合作伙伴／1525

104.4.2 培训和责任／1525

104.4.3 开设现场门诊和患者知情的作用／1525

104.4.4 衡量成功与投资回报／1526

104.5 结论／1526

参考文献／1526

要　点

- 为什么雇主应该关心培养健康的员工
- 生活方式医学的最佳商业实践
- 生活方式医学的力量,以预防和逆转慢性健康状况
- 为雇主推出有效的生活方式医学计划的关键因素

104.1　雇主为什么要关心培养健康的员工

公司在员工医疗保健方面的每 1 美元支出都有诸多商业益处。其中最明显的原因,是雇主承担的不断上升的医疗保健成本。2006—2016 年,雇主的医疗保健费用增加了 58%,其中 2015—2016 年增加了 3%[1]。随着时间的推移,医疗保健支出的财务成本不断上升,导致企业用于提高工人工资和再投资的资金减少。如果一家公司的公用事业账单增长了这么多——而服务或这些服务的提供没有相应的改善——财政官员就会手忙脚乱地面对这个问题。事实上,除医疗保健以外的大多数行业,服务和技术的改进通常会降低成本。而医疗保健问题复杂化的症结在于,在可以规避的治疗条件中有多少成本是浪费掉的。

雇主关心员工的健康和医疗保健的另一个原因是生产力和员工保留率,这对公司来说是很大的间接成本。健康员工是最有生产力的员工,健康的员工会对其雇主有更积极的评价,这可以提高员工的保留率[2]。表现出良好精神、身体状态和工作能力的员工会让公司受益。工作效率下降的形式包括旷工(病假、短期和长期残疾)和低出勤率,即员工由于精神或身体上的不适而不能完全投入工作[3]。不健康的员工,特别是睡眠不好的员工,都可能会影响工作效率。有事例表明:根据 2015 年的英国睡眠研究,睡眠剥夺对身体的影响与饮酒一样[4]。这种疲惫程度导致事故、制造错误和生产力整体下降。虽然这些间接成本并不像其他更直接的医疗成本那样明显,但对于为员工支付医疗服务的公司来说,这些成本同样重要。

许多具有前瞻性思维的雇主更关心员工的健康,因为这对员工及其家人来说都是正确的。如果雇主能在医疗和成本之间取得平衡,这将是双赢的解决方案。

104.2　最佳商业惯例

对公司来说,提高质量和降低成本同样是好事。那对员工的医疗健康要进行改进,公司必须首先确定问题的根本原因。企业通常使用 Lean 或 Six Sigma 实践法来查明问题的根本原因并解决问题,以减少浪费并提高质量。例如,发动机制造商想知道发动机失效的原因:滚珠轴承是否冻结? 皮带是否以一定的速度断裂? 雇主通过确定问题的症结后,开始以同样的方式处理医疗支出。雇主支付的医疗保健费用的 3/4 用于治疗慢性疾病,如 2 型糖尿病、高血压和肥胖症,在许多情况下,这些问题可以通过

改变生活方式来预防[5]。真正意义上说，基于生活方式的健康状况是具有可以避免的已知根本原因的缺陷。所以，当雇主专注于解决问题的根本原因时，即在改善健康的生活方式方面会有突破性成果。

104.3 生活方式和生活方式医学的力量

针对人口健康状况不佳和医疗成本不断上升的补救措施，雇主对生活方式的改变越来越感兴趣，因为他们是潜在的游戏规则改变者，可以实现很少（如果有的话）通过其他方式实现的结果。全面的健康生活方式是一种低成本的干预措施，科学证明其可以预防、治疗、逆转或治愈许多常见的慢性疾病和不健康状况。能够将单一的低成本解决方案作为解决全体员工健康问题的方法，对企业来说非常有吸引力。近几十年来，医学界已经知道，通过采取健康的生活方式，至少70%的慢性疾病是可以预防的。生活方式行为包含许多习惯，这些习惯由大型全球雇主康明斯公司（Cummins Inc）进行了7个杠杆定义（如表104-3-1所示）。全面的生活方式方法不仅关注良好营养和运动的基本要素，还包括其他基本的人类健康需求：获得清洁的水、阳光、呼吸清新的空气、良好的睡眠、压力管理，以及避免吸烟、过量饮酒和药物。事实上，这些生活方式可以帮助预防和治疗各种常见的疾病，包括心脏病、2型糖尿病和高血压。但在慢性疾病中，这些杠杆中的一个或多个被忽略了。

表104-3-1 临床应用

1. 基于生活方式的健康状况是具有已知根本原因的缺陷，可以识别、逆转和预防。
2. 通过采取健康的生活方式可以预防大多数慢性疾病，健康的生活方式提供了一种低成本、有效的干预措施，可以通过6~8周的行为改变解决多种疾病并取得更好的结果。
3. 即使在基因水平上，生活方式的选择也可以改善健康状况。
4. 医疗报销方式的转变，即支付者（雇主）确定愿意与他们合作的提供者（医师、医院、制药公司等），以及分享生活方式护理价值观的提供者，可以改善员工的健康状况。
5. 生活方式管理中正式培训和认证的增加，将提供更加一致和可衡量的结果，以支持该领域的成功。
6. 现场健康诊所是一种方便的方式，使员工能够对健康做出积极的行为修变并实现个人健康目标。
7. 受过生活方式医学培训的医疗保健提供者，理解并使用行为矫正作为治疗和逆转疾病的关键工具，因此能够充分告知患者所有医疗保健选择。

为了说明生活方式的力量，我们将人类与植物进行比较。如果提供适当的营养、适量水分和充足的阳光，植物将蓬勃生长。根部生长得很好，茎和叶也跟着生长努力绽放，整个植物都很健康。但如果剥夺植物的任何一种基本元素，其整体将遭受损害。人类有机体的响应与植物非常相似。当拥有适当的营养素，适量的体力活动、睡眠、压力、水、阳光，并且不受有害物质的侵害时，人就会健康成长，能够更好地抵抗疾病和感染。这不仅限于单一的医疗条件，所有可改变的条件都能改善高血压、2型糖尿病、心脏病、抑郁症、肥胖症等，这就是生活方式和生活方式医学的力量。

如果采用低成本、有效的干预措施来解决多种情况，还不足够令人信服，那么改善的速度对雇主来说也是有吸引力的。在改变生活方式的6~8周内，可以看到改善的健康结果。这些行为改善可能包括实施完整的健康改善计划（complete health improvement program，CHIP）[6]，这是一项以社区为基础的生活方式教育计划，该计划被美国几家雇主用来教导员工健康的生活方式和全天然植物性饮食。CHIP

在8周内分组推出,会产生显著效果。例如,CHIP组报告平均总胆固醇降低20%或更多,这对实施企业健康计划的雇主来说是令人鼓舞的(图104-3-1)。

雇主们也关注表观遗传学,这是支持生活方式管理的相对较新的研究领域。表观遗传学表明,环境和生活方式会对DNA表达产生深远的影响。也就是说,DNA不会因生活方式本身而发生变化,但DNA的表达可能会因人们的生活方式而改变[7]。与肺癌相关的烟草烟雾暴露,就是一种与吸烟有关的生活方式如何激活特定癌基因(癌症基因)的完美例子。研究表明,如果遗传易患肺癌的人不接触烟草烟雾,他们就不太可能患上肺癌。表观遗传学研究领域提供了强有力的证据,证明一个人的环境以及生活方式选择可以影响其健康,即使在基因水平上也是如此(图104-3-2)。

它与2型糖尿病没有什么不同。美国疾病预防与控制中心(Centers for Disease Control and Prevention,CDC)最近推出了备受好评的糖尿病预防计划,即国家糖尿病预防计划(diabetes prevention program,DPP)[8],证据表明,采用更健康的生活方式的人2型糖尿病的发病率要低得多。

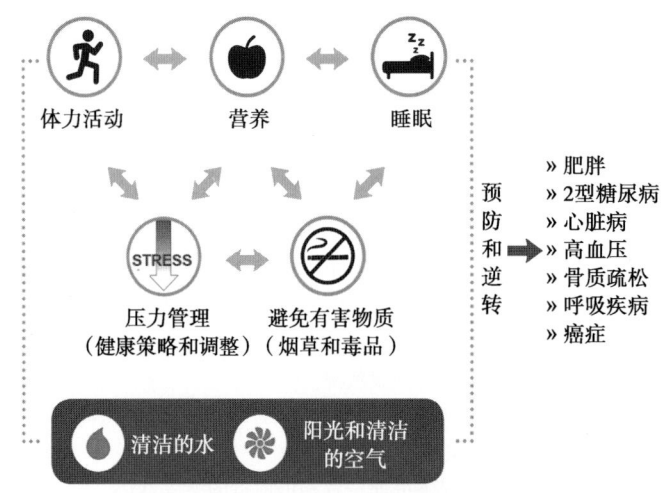

图104-3-1 健康生活方式的7个杠杆可以预防甚至逆转许多慢性疾病
注:图片由康明斯公司提供。

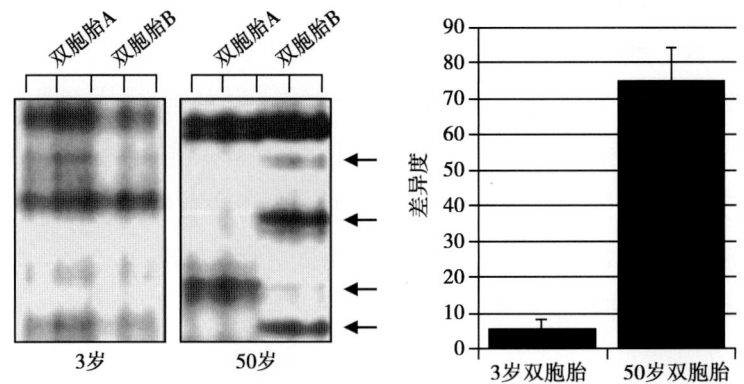

图104-3-2 生活在不同环境中的同卵双胞胎生命期间出现表观遗传差异
注:来源于Fraga等2005。

104.4 雇主启动有效生活方式医学计划的关键因素

104.4.1 区分利益相关者并寻找合适的合作伙伴

对雇主而言，企业当务之急是降低健康成本并保持健康的员工队伍。对医疗保健提供者而言，报销的比例结构使得病情较重的患者可以获得最大的利益。对医院、外科医师、设备制造商和制药公司来说，一个好的财政年度是他们进行了更多的手术、销售了更多的产品和接纳了更多患者的。然而，对于支付这种护理费用的雇主来说，这是一个完全不同的财务结果。治疗患者的传统商业模式与支付治疗费用的医疗保健部门以外的组织的商业目标不一致。解决这一矛盾需要在医疗保健报销方式上进行模式转变。它还可能需要重新评估参与改善员工生活方式选择的利益相关者。如果付款人（雇主）能够与合作的提供者（医师、医院、制药公司等）达成一致，那么改善员工健康就成为共同的目标。

104.4.2 培训和责任

通过接受过生活方式医学（lifestyle medicine，LM）培训的医疗服务提供者的监督，能成功实现改善生活方式的行为。2010年，由有组织的医疗协会组成的蓝丝带小组发表了一份报告，质疑美国医学院近期的毕业生缺乏成功的LM培训[9]。这个发现是一个警钟，表明人们普遍需要更多训练。LM主要由初级保健提供者实施，他们根据自己对该领域的特殊兴趣自学。然而，这种情况正在逐渐改变，我们现在正处于LM的实践更加正式化的阶段。截至2017年，临床医师可以在该领域获得董事会认证。例如，正规化培训和认证，无疑将以减少药物和逆转疾病的形式，提供更加一致和可衡量的结果，最终促进生活方式干预的成功。

104.4.3 开设现场门诊和患者知情的作用

保持健康的生活方式行为必须得到支持性的医疗团体来加强。建议在工作场所设立简易门诊（类似健康小屋），在小问题成为大问题之前，便利的就诊条件不仅可以激励员工保持健康，雇主还可以为诊所配备接受过充分培训的医师，激励他们保持员工的健康。

成功开展简易门诊的关键之一是帮助员工设定个人的健康目标。向员工说明该设施是生活方式诊所，目的是帮助员工改进不健康的生活方式，有助于员工了解如何积极主动地掌控自己的健康状况，并努力实现个人健康目标。无论是逆转2型糖尿病还是减少药物治疗，这些都让雇主实现改善所有员工健康的目标。

患者是有知情权的。当向患者提供处方或治疗计划时，医师必须获得患者的知情同意。这意味着在接受任何治疗之前，患者应了解所有可用选项，包括这些选项的风险和益处。鉴于生活方式干预是最有效的健康方法，如果医生在治疗方案中忽略了生活方式的改变，患者是否真正得到了"知情"同意？重要的是，提供知情信息者要仔细考虑他们对患者生活方式的改变所说或不说的话。接受过生活方式医学培训的医疗保健提供者，能理解并使用行为矫正作为治疗和逆转疾病的重要工具。这种治疗方法不仅能最有效的解决许多疾病的根本问题，而且还避免了药物和手术治疗的副作用。

104.4.4　衡量成功与投资回报

仅依据基本筛选和过程参数来判断生活方式管理模式的成功是不够的。相反，目标应该是在健康结果方面取得可衡量的改善。几乎所有雇主和医疗保健计划都使用医疗保健有效性数据和信息集（healthcare effectiveness data and information set，HEDIS）对患者的护理进行评分。对于糖尿病患者，HEDIS要求医师量化和跟踪患者糖化血红蛋白水平以及足、眼、尿和肾的状况。但这通常只是一个简单的"复选框"过程，它不能随着时间的推移衡量患者是否变得更健康。要真正产生影响，重要的是要衡量生活方式行为的变化，以确定改善健康状况的实际结果，并最终将其与员工绩效以及直接和间接成本联系起来。雇主需要衡量与员工健康状况改善相关的疾病逆转和药物使用减少的成果，这比仅衡量门诊访视和筛查参数，更能从改善计划中获得成功。

对致力于通过生活方式管理培养更健康的员工的雇主来说，投资回报（return on investment，ROI）会带来红利，因为健康的员工使用较少的医疗资源，如药物、住院或临床程序等服务。例如，PCSK9抑制剂——治疗高胆固醇的新药，每人每年平均花费15 000美元。若制订生活方式改变计划并帮助100名员工改善胆固醇水平，停止服用这些药物，那么雇主将每年节省150万美元的医疗费用。这对大型雇主来说非常现实，并且提供给公司CFO易于理解的切实投资回报。

104.5　结论

在美国，目前大多数与生活方式相关疾病的医疗服务还远远不够，这是因为人们在很大程度上忽略了这些疾病的根本原因。生活方式药物使用不足导致的效率低下，加上激励措施和医疗费用报销不当，增加了为员工提供医疗保健的浪费和成本。因此，雇主普遍希望找到更好的解决方案。通过生活方式医学方法预防、治疗和逆转慢性疾病有巨大的前景，并且很可能是解决未来雇主医疗保健需求的重要解决方案。

（Dexter Shurney，MD，MBA，MPH　著　胡安易　译　刘湉　校）

参考文献

1. Kaiser Family Foundation. "2016 Employer Health Benefits Survey." 14 Sept. 2016, http://www.kff.org/report-section/ehbs-2016-section-one-cost-of-health-insurance/
2. Health Enhancement Research Organization (HERO). *Exploring the Value Proposition for Workforce Health: Business Leader Attitudes about the Role of Health as a Driver of Productivity and Performance.* 2015:15–20.
3. https://www.ibiweb.org/market-perspectives/health-related-lost-productivity-the-full-cost-of-absence
4. Williamson A, Feyer A. "Moderate Sleep Deprivation Produces Impairments in Cognitive and Motor Performance Equivalent to Legally Prescribed Levels of Alcohol Intoxication", *Occupational and Environmental Medicine.* 2000 October; 57(10):649–655.
5. https://www.cdc.gov/chronicdisease/overview/
6. https://www.chiphealth.com/
7. Fraga MF, et al. "Epigenetic differences arise during the lifetime of monozygotic twins", *Proceedings of the National Academy of Sciences of The United States of America.* 2005;102:10604.
8. https://www.cdc.gov/diabetestv/national-diabetes-prevention-program.html
9. Liana Lianov, Mark Johnson. "Physician Competencies for Prescribing Lifestyle Medicine", *JAMA.* 2010;304(2):202–203. doi:10.1001/jama.2010.903.

第 105 章 | 利用健康价值的原因、方式和内容

目录

要点／1528

105.1 前言／1528

105.2 原因／1528

105.3 方式／1530

105.4 责任分担／1531

105.5 内容／1532

105.6 美国预防医学项目成果／1533

105.6.1 客户案例研究结果／1535

105.6.2 Intel-GE 验证研究所对美国预防医学的认可／1536

105.7 结论／1537

临床应用／1538

参考文献／1539

要 点

- 本章讨论了3个问题，即为什么、如何以及怎样利用健康的价值和预防的力量，以循证的、可信赖的第三方来支持生活方式医学/人口健康管理（lifestyle medicine, LM/population health management, PHM）生态系统。
- 重要的是要找到一家第三方提供商，该提供商拥有经过独立组织（如Intel-GE电气验证研究所）验证的临床证明、已发表的研究结果。
- 对从事生活方式医学保健的提供商而言，这是一个前所未有的绝佳机会，可通过个性化的预防措施积极改善健康状况，并减少个人的疾病负担。
- 生活方式医学的一个关键是专注于健康，就像关注医疗保健服务，来帮助维持健康人群的健康状态一样。
- 保持健康和幸福是新的"绿色"发展模式，无论是对组织或个体而言。健康与福祉是最终的可持续发展战略，因为它不仅仅承认了保护我们外部环境的重要性，而且同时还处理着我们内部、个人环境的最终碳排放量。
- 使用已发表的研究来估计健康状况不佳的员工对雇主总成本（医疗/医药费和缺勤/出勤成本）的影响。
- 为实施生活方式医学/人口健康管理计划建立商业案例，将其作为一项可利用的投资而不是合理的成本提供给雇主。

105.1　前言

美国的医疗保健体系正处在一个与若干经济与人口趋势冲突的过程，这给美国带来了极为可怕的后果。当"银发海啸"正以数百万计老龄化的方式到来时，医疗费用也正不断急剧上涨，"银发海啸"正在退出劳动力市场，不再为医疗保险和社会保障提供资金，并开始依赖医疗保健系统来应对日益出现的疾病和健康状况。

同时，美国的劳动力市场亦处于十字路口。全球经济竞争需要更大生产力，技术正飞速改变行业及市场动态，美国劳动力市场正因人口结构的重大变化而发生改变，纵观各方面，人口健康状况均在下降。

因此，对从事生活方式医学保健的供应商而言，这是一个前所未有的绝佳机会，可通过个性化的预防措施积极改善健康状况，人口的疾病负担转移至个体来解决。

105.2　原因

当今的医疗成本危机，很大程度上由健康危机导致，这场危机驱使人们对医疗保险体系势不可挡及无休止的需求。我们应在医疗体系中专注于健康与护理,以帮助保持健康人口的健康状态,并从一开始就预防他们陷入疾病的困境。

已有超1.5亿美国人在疾病的困境中奋力求生,一种或多种慢性疾病占据了美国所有医疗费用的75%,因慢性疾病死亡人数约占70%。事实上,约有96%的医疗保险支出都用来治疗这些慢性疾病,生活方式健康风险因素影响这些慢性疾病的发展。此外,老龄化员工的"银发海啸"对美国医疗体系的需求及相关的总成本有着重大影响[1-7]。

具有讽刺意味的是,若美国人不吸烟、饮食健康、充分运动,可预防高达40%的癌症以及80%的糖尿病和心脏病[8]。Ben Franklin在250多年前就提出了这样一个观点,当时他说"预防为主,治疗为辅",但正如他所说的那样,但我们这个民族似乎仍然没有得到这个信息。那么经过这么久,预防医学仍未被认为是最好医学的原因又是什么?美国前卫生部长C.Everett Koop医学博士说:"美国再也无法负担我们修复性与康复性的病态护理体系,我们需要一个专注于预防、伦理、健康为基础的体系"[9]。

近年来,美国的医疗改革讨论已越来越专注于成本效益较高的产出及更良好的回报的双重目标。为实现此类目标,出现诸多新的医疗保险概念模型,其中包括两项在实际开发与实施方面进展顺利的模型——以患者为中心的医疗之家(patient-centered medical home,PCMH)和责任护理组织(accountable care organization,ACO)。这两项新兴概念的核心是鼓励医师、医院及其他医疗保险利益相关方,在护理体系中承担更多责任,强调组织整合与效率,强调以预后为导向、以绩效为基础的医疗战略,以改善群体健康。责任护理组织模型的目的是在改善医疗服务价值、控制成本的同时,根据预后、安全及患者体验来提高质量[10,11]。

此项护理体系以医患关系为中心,并与绩效问责制联系。事实上,医疗保健也不能幸免于我们所处的消费主义时代。患者已不再满足于"相信我,我是你的医师。"他们现在的回答是"告诉你,我是你的患者。"[9]

归根到底,在人口健康风险和临床风险都面临财务风险的机构,均须实施循证的人口健康管理举措,以实现改善健康的三重目标,即更良好的健康(针对所有人群)、更良好的医疗保健(针对有医疗需求的人群)和更良好的价值(更高质量和更低成本)[12]。

事实上,这些也是自我保险雇主所共同寻求的目标,因为他们为美国的医疗体系提供了很大一部分资金。如果责任护理组织和医疗之家的最终目标是降低医疗成本和改善医疗结果,那么这些不断增长的医疗服务模式和社区将是非常适合的合作伙伴。根据美国人口普查局数据,雇主的福利计划覆盖了55%的人口,共计1.69亿人[10,11]。这些公民的医疗保险决策与其工作场所密切相关,近几十年来,作为举措和倡议的提供商,雇主已越来越主动积极地保持员工们的健康状况。越来越多的研究表明,员工的健康状况与生产力之间存在着不可分割的联系,开明的雇主也正在采取相应的措施[13,14]。近几十年来,越来越多的雇主已将员工们的健康与安全视为关键的战略要务。大量研究表明,对员工健康和安全计划的投资,产生了影响结果的有形回报[15-17]。研究人员还发现,坚持实践健康和安全计划最佳实践的公司,在市场上的表现往往优于同行[18-21]。

因此,雇主在帮助管理员工健康与安全方面变得更为积极——从全面的健康及预防性保健计划到使用简易门诊。其中最好和最有效的是能把雇主健康和安全计划很好地整合和相互协调的计划[16]。

2012年,美国职业与环境医学院(American College of Occupational and Environmental Medicine, ACOEM)就在责任护理组织和医疗之家的立场声明中指出,工作场所的综合健康与安全计划的目标及方法,与责任护理组织/医疗之家模式具有显著相似性,并主张为了全国患者的利益而加强两者之间的紧密协调[10]。此外,如果我们能帮助雇主培养出更健康的退休人员,那医疗保险可能会变得更具可持续性[1]。

责任护理组织和医疗之家的显著预防框架包含如下内容。

- 针对健康人群,也要增设方案。雇主应努力建立一个促进并关注健康的体系,而不仅是一个治疗疾病的系统。实现这一目标的关键,是采取一级和二级预防措施,以帮助健康的员工保持良好的健康状态。

协调对慢性疾病的护理。患有慢性疾病的个体(更多的是患有多种并发症的个体)需要强有力的三级预防/护理管理服务,包括健康教育、健康指导和个性化的治疗方案,以减少并发症和降低住院率。这些元素对于责任护理组织/医疗之家方案的成功至关重要,雇主应该采用基于证据的福利措施来促进,例如对有效的慢性护理药物实行零支付,以消除控制疾病的经济障碍[11]。

陶氏化学公司(Dow Chemical Company)前全球医疗总监、医学博士 Catherine Baase 阐述了群体健康管理已成为雇主 C-Suite 问题的4个原因:①美国医疗成本的上涨,其中约1/3的成本属于浪费;②事实上,预防可消除30%~50%的疾病负担,而疾病负担推动了大多数的医疗保险费用;③美国医疗体系存在着大量的安全和质量问题,每年造成20万~40万人死亡,以及每年10~20倍与安全/质量相关的亚致命错误事件;④健康安全的员工队伍是其他企业优先事项的关键驱动因素,如员工敬业度、工作产出质量、员工忠诚度、士气和吸引力/保留率,以及企业声誉、可靠性以及可持续性[22]。

因此,雇主对生活方式医学/人口健康管理(LM/PHM)策略非常感兴趣。就许多方面看来,保持健康和幸福是新的"绿色"发展模式,在机构或个人层面都是如此。其为最终的可持续发展战略,因为它不仅是只承认保护我们外部环境的重要性,而是处理我们内部与个人环境的最终碳排放量[1]。

105.3 方式

生活方式医学如何利用预防的力量来增强人们的能力和参与度?通过与可靠的临床第三方合作伙伴合作,提供全面的、基于证据的人口健康管理(PHM)服务。首先是找到第三方合作伙伴,在理想情况下证明他们的医疗之家服务/方案,对临床(健康风险和慢性疾病)、财务结果产生的持续的影响,此证明包括在同行评审的医学期刊上发表和/或外部验证的记录结果。经外部验证的第三方合作伙伴的示例可在验证网站上获取[23]。

第三方合作伙伴与生活方式医学提供商合作方式的示例,是支持医疗保险的年度健康访视。根据《平价医疗法案》(Affordable Care Act, ACA),医疗保险从2011年起开始覆盖了一种新型预防性访视——年度健康访视,受益者无须支付任何费用。这种新型就诊方式不同于加入医疗保险的就诊方式,因为它可以每年进行一次,而不是在进入该项目时只进行一次,因此所有医疗保险的受益者均有资格参加。此外,每年的健康访视可囊括诸多医疗保险先前未曾涵盖的预防项目。2011年取消了医疗保险就诊所需的共付费用,并努力将扩大的福利推广到参保者和职业人群[24,25]。

因此,生活方式医学的提供者有独一无二的机会为医疗保险受益人提供年度健康访问。事实上,生活方式医学提供者应考虑与值得信赖的临床第三方供应商合作,提供循证人口健康管理服务,以支持每年的健康访视,例如国家质量保证委员会(National Committee for Quality,NCQA)认证的个人健康风险评估的线上健康网站、个性化的年度预防方案、健康指导和基于护士的疾病/护理管理等服务[26-28]。

本章后面的内容将回顾一些其他例子,说明生活方式医疗的医师如何与值得信赖的第三方 PHM 服务提供者合作。

一些业内人士始终在争论职业人群的健康计划是否有效。与大多数科学问题一样,答案是视情况而定。如职业人群的健康计划仅仅是随机的健康行为,则通常不会产生任何显著的积极临床与财政结果。然而研究表明,职业人群的健康计划是有效的,如采用循证方法来实施预防的话也同样有效[28,29]。

研究已确定,以下是在最佳健康计划中常见的一些特征(即有成功依据的计划)[29]。

- 行政管理支持与健康文化。
- 有效沟通与实施。
- 激励员工参与,以提高其参与度。
- 将健康计划与业务目标相联系。
- 制订多年战略计划。
- 制订目标,参考员工的意见。
- 设置多种课程。
- 对高危人群进行有效定位、转诊与随访。
- 有效性评估。

归根到底,这都是关于个人责任,以及如何支持个人成为自己最好的健康管理者。你自己是唯一1天24h、一年365d与自己在一起的人。这就是为什么生活方式医学的提供者将越来越需要帮助每个人拥有更健康的生活方式的原因之一。

105.4 责任分担

当责任由当地医疗体系的利益相关方共同承担时,综合保健工作就能发挥最佳效果。这就意味着患者、医疗保健者和购买者之间需要共同分担责任。作为医师,需要对筛查、诊断和治疗引导更为负责,必须通过衡量自己表现和记录治疗结果来证明高质量、高成本效益的治疗效果。患者需要对自己的健康行为和风险管理承担更多责任,他们应有更恰当的期望,提高依从性,做更明智的医疗服务的消费者。与此同时,购买者(雇主)需要更加负责。他们应被要求通过提供更安全、更健康的工作场所,来对员工的福祉进行投资。雇主应致力于健康文化,并提供健康工作场所的方案。这会让员工与雇主都受益,而且有助于培养员工的企业"运动员"心态[9]。

如果将与以医师为重点、以患者为中心的综合卫生系统战略结合起来实施,共享问责制将非常有效。如果我们要做到这一点,那么调整关键利益相关方之间的激励机制,来促进健康、降低疾病风险、提高保健水平,并改善已有医疗需求患者的护理质量,将是最有帮助的。主要利益相关方如下:患者/消费者、提供商(医师、医院、药店等)、购买者(雇主)和付款者(健康计划、医疗/残障保险公司和政府)[1,30,31]。

在围绕促进健康与保健以及提高利益相关方的护理质量方面调整激励措施,将有助于管理医疗保健价值方程式中的需求方(消费者和患者对健康促进服务的适当利用)和供给方(医师与提供商对健康促进服务的适当提供)。在综合人口健康与提高生产力的倡议中,与关键利益相关方激励措施相一致的案例研究,已显示出了积极的结果[1,30,31]。

一项关于雇主、雇员、医疗服务提供者和第三方人口健康管理伙伴之间独特的财务激励措施的案例研究,其重点是提高员工的健康与保健以及改善提供给该雇主的雇员/家属的护理质量。此类安排可提供反馈与支持,以满足预防和治疗循证医学指南,从而提高所提供护理质量的一致性。以要求和健康指导互动数据分析为基础,如护理方面存有差距,则医师会被告知在患者的循证治疗计划中尚未完成的步骤。医师与他们的患者根据他们对某些循证临床和预防指南的遵守程度,以及医师们在治疗中弥补护理差距的程度来获取质量分[5,32]。

在这项创新的案例研究中,雇主在倡议开始前就与他们的雇员们以及当地医师就健康、员工生产力和医疗成本之间的联系进行了沟通。他们还获悉,雇主愿意调整财务激励措施,并与参与该计划的员工和医师分享潜在的可节省的资金。具体来说,假如雇主实现了每年为每位员工节省医疗和药物成本,那么与健康相关生产力所节省医疗/药物成本的每1美元,也将被计入员工和医师的收入[5,32]。

事实上,考虑到所有的方案成本,以及福利计划变更所带来的资金节省,这项以雇主为基础的综合性人口健康促进倡议也的确有了节约。此计划为雇主节省的总成本中,有个预先设定的百分比被分配给参与此计划的雇员们及其医师,按他们各自获得的质量分比例分配。据悉,这是首个考虑节约与健康相关的生产力作为财政激励的一部分,向医师与员工/消费者支付绩效的倡议[5,32]。

105.5　内容

在健康管理(LM/PHM)生态系统中,有一些以证据为基础的、可信赖的第三方可以授权已发布的外部验证结果的例子。

美国预防医学(USPM)为个性化预防解决方案——预防计划(preventive plan)创建了一个创新的、提供整套循证工具与服务信息的技术解决方案。预防计划的产品包括一个综合的高科技、高层次接触的人口健康管理举措,此计划已被证实,公布并经外部验证,可降低健康风险,降低住院、急诊就诊率,并节约成本[23,26-28,33]。

美国预防医学在福祉与健康促进方面获得了认证,并由国家质量保证委员会(NCQA)执行绩效报告。

预防计划人口健康管理项目专注于消费者健康风险的降低和疾病预防以及慢性疾病的管理,所有这些都基于预防医学与临床科学:①一级预防:健康与保健促进;②二级预防:早期发现的筛查与诊断;③三级预防:早期干预和疾病/护理管理,以减少并发症和残疾。

预防计划成员可完成在线健康与福祉评估(health and well-being assessment,HWA),并参与实验室和生物学筛查。通过美国预防医学对数据进行分析,以生成个性化的预防计划,此计划通过健康指导、健康教育视频、运动/营养追踪/设备等服务与工具,向成员们提供有关健康风险的知识以及降低此类风险的建议,从而完成社会竞争挑战。干预措施还包括推荐的从HWA中确定的风险有关的优先学习计划、实验室和生物筛查。干预措施的重点是识别障碍、设定目标以及旨在提高自我效能的自我监测活动。此外,还通过个性化的预防计划福利门户网站向成员提供成套支持工具、建议的低风险的活动和其他信息,使其能将知识转化为行动。

美国预防医学中心还为接受医疗补助的患者提供了经疾病控制与预防中心(CDC)认证的糖尿病预防计划(DPP)和慢性疾病管理计划。此外,美国预防医学还与医院/医疗保健服务系统合作,为其员工群体提供综合解决方案。其还通过卫生系统与地区雇主合作。此策略有助于促进并支持以价值护理和责任医疗组织(ACO)为基础的举措。

此种将技术与临床干预措施相结合的健康循证、生活方式管理和疾病管理方案的综合项目,已带来了显著的投资回报(return on investment,ROI)与投资价值(value of investment,VOI)。

105.6 美国预防医学项目成果

在同行评审期刊上发表的研究结果表明,参与美国预防医学预防计划的人员在参与后1年和2年内的健康风险显著降低[26-28]。发表于2013年3月《职业与环境医学杂志》(*JOEM*)上的研究,对参与预防计划2年的15位雇主的7 804名雇员的健康风险影响做了评估[28]。表105-6-1显示了15个健康风险因素高风险水平的Edington风险模型标准,以及如何定义低、中、高健康风险的类别[28]。

表105-6-1 高风险标准和风险类别定义的Edington健康风险模型

健康风险测量	高风险标准
血压	收缩压>139mmHg或舒张压>89mmHg
体质量指数	27.8kg/m²(男性)
	27.3kg/m²(女性)
胆固醇	>239mg/dl
存在的医疗问题	心脏病、癌症、糖尿病或脑卒中
空腹血糖	空腹血糖临界高(≥100mg/dl且<126mg/dl),或高≥126mg/dl

续表

健康风险测量	高风险标准
高脂饮食	高脂饮食 1 天 1 次,1 天数次或 1 周数次
高密度脂蛋白胆固醇	<35mg/dl
患病天数	去年 ≥ 4d
健康观	一般或较差
体力活动	从未
安全带使用	从未或有时使用安全带
吸烟	目前为吸烟者/使用烟草
酒精	每周饮酒超过 14 次,或在过去 1 个月内狂饮 1 次或数次
压力	高
使用放松的药物	每周或几乎每天
评估的总风险	15
总体风险类别	
低风险	0~2 高风险
中等风险	3~4 高风险
高风险	5 或更高风险

  7 804 名受试者健康风险改变的结果显示,基线与 2 年测量之间的总人口风险改变趋势如下:研究人群中,高风险类别从 11% 下降至 6%,中等风险类别从 29% 下降至 23%,而低危组则由 60% 上升至 71%。此外,基线检查开始时处于高风险类别的个体中的 46% 下降到了中等风险,19% 下降到了低风险。同样令人印象深刻的是,从低风险开始并保持低风险的个体比例为 89%[28]。

  表 105-6-2 显示了在所有 15 个 Edington 个体健康风险因素中,基线检查时高风险人群的百分比,然后显示了每个风险因素队列亚组中,在加入了 2 年个性化预防计划后,将风险降低至了高风险水平之外的人群比例。表 105-6-2 中的一些值得注意的发现如下:81% 人群血压下降,79% 人群体力活动得到改善,64% 人群压力减轻,61% 人群报告了健康相关病假减少,58% 人群胆固醇水平下降,54% 人群对健康的看法改观,43% 人群空腹血糖改善,35% 人群戒烟。在这些研究人群中,体质量指数的高风险也下降了 12%,这与其他高风险的改善相关。

  为了确定是否随着时间的推移健康风险会保持降低,研究人员对连续 5 年参与预防计划的 1 763 名个体进行了队列分析。图 105-6-1 显示了在 15 个健康风险因素中的 1 个或多个基线处于高风险,那些将风险降低到高风险水平之外并在 5 年后保持较低风险的个体的年龄的百分比。这是一个令人信服的证据,表明健康改善可以在很长一段时间内持续下去。

表 105-6-2　参加个性化预防计划 2 年后个人健康风险降低（N=7 804）

个人风险	#基线年高风险人群占总人群的百分比(7 804 人)	#第 2 年高风险人群占总人群的百分比(7 804 人)	#2 年后仍为高风险人群的人和基线高风险人群的百分比	#2 年后降低了高风险的人群和基线高风险人群的百分比
血压	923(12%) (M=142/90, SD=13/9)	500(6%) (M=141/89, SD=13/8)	179(19%) (M=143/90, SD=12/8)	744(81%) (M=123/77, SD=9/7)
高密度脂蛋白胆固醇	328(4%) (M=31, SD=3)	235(3%) (M=30, SD=4)	134(41%) (M=30, SD=4)	194(59%) (M=41, SD=8)
胆固醇	836(11%) (M=263, SD=24)	676(9%) (M=261, SD=22)	353(42%) (M=265, SD=24)	483(58%) (M=208, SD=25)
空腹血糖	1 616(21%) (M=116, SD=30)	1 713(22%) (M=116, SD=29)	926(57%) (M=123, SD=35)	690(43%) (M=92, SD=6)
体质量指数	3 338(43%) (M=33, SD=5)	3 258(42%) (M=33, SD=6)	2 937(82%) (M=34, SD=6)	401(12%) (M=26, SD=2)
使用放松的药物	73(1%)	69(1%)	13(18%)	60(82%)
体力活动	881(11%)	295(4%)	185(21%)	696(79%)
酒精	901(12%)	524(7%)	303(34%)	598(66%)
安全带使用	106(1%)	55(1%)	36(34%)	70(66%)
压力	1 023(13%)	730(9%)	373(36%)	650(64%)
健康相关疾病天数	1 286(16%)	979(13%)	508(40%)	778(61%)
健康观	842(11%)	608(8%)	387(46%)	455(54%)
吸烟/使用烟草	489(6%)	37(5%)	320(65%)	169(35%)
高脂饮食	4 553(58%)	3 572(46%)	2 989(66%)	1 564(34%)
现有的医疗问题	910(12%)	971(12%)	751(83%)	159(17%)

105.6.1　客户案例研究结果

一项关于美国预防医学预防计划和糖尿病护理管理效果的客户案例研究，进一步证明了令人信服的结果。

1. 预防计划方案节省健康成本

客户福利顾问的报告显示，对于预防计划方案的参与者而言。

(1) 与去年相比，参与者成本下降了 19%。

(2) 项目参与者与非参与者相比，每位雇员每年平均节省了 494 美元的成本。

(3) 按此客户预防计划方案的 10 159 名参与者每人一年节省 494 美元计算，总成本节约为 5 018 546 美元。

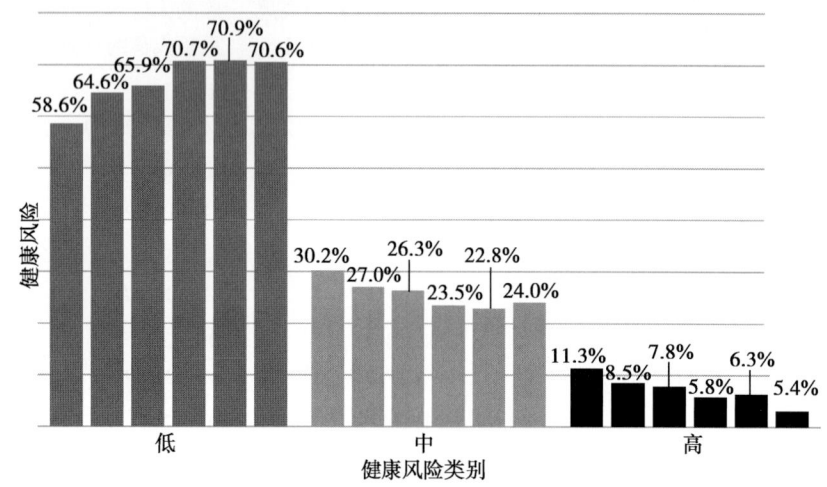

图 105-6-1　预防计划参与者 5 年持续健康风险降低

2. 预防计划糖尿病护理管理方案的利用率与成本降低

参加了美国预防医学糖尿病护理管理计划 3 年的 299 名糖尿病患者证明了以下令人信服的结果。

(1) 住院天数减少约 80%。

(2) 医疗/药品总成本降低近 50%。

(3) 即使考虑到美国预防医学糖尿病护理管理规划在 3 年时间内的成本，但 299 名糖尿病患者的累计医疗/处方可节省 560 万美元。

105.6.2　Intel-GE 验证研究所对美国预防医学的认可

Intel-GE 验证研究所分析了美国预防医学客户群的索赔数据，并向美国预防医学颁发了官方验证证书，证明了美国预防医学人口健康管理（健康/护理管理）服务是如何在 4 年时间内显著并持续减少多个慢性疾病群体的住院和急诊就诊状况（n=33 459）[23]。

以下是验证机构在其网站上对美国预防医学的简短引述。

美国预防医学（USPM）为首家也是迄今为止唯一一家在其整个业务范围内始终致力于减少健康医疗事件（哮喘、心脏事件、慢性阻塞性肺疾病、充血性心力衰竭和糖尿病）的有全面索赔数据的健康公司。

从疾病管理采购联盟维护的数据库、联邦医疗保健成本和利用项目（healthcare cost and utilization project，HCUP）数据库中可以看出，USPM 实现的减少幅度大大超过了全国水平。

美国预防医学是唯一一家愿在合同中承诺，在未来的合同中也同样愿以此标准进行衡量的健康公司。

这使得美国预防医学成为唯一一家可有效测量、并在有效测量时可显著减少事件，并提供有效合同指标的健康公司[23]。

图 105-6-2 和 105-6-3 显示了 Intel-GE 验证研究所对 USPM 的雇主客户索赔数据的实际总结,与验证研究所的全国基准相比,在几种慢性疾病的住院及急诊就诊率上,出现了非常显著且持续的减少。

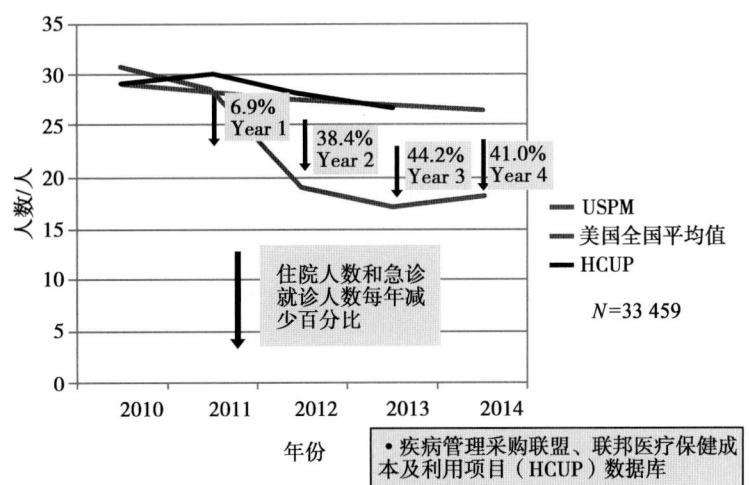

图 105-6-2　美国预防医学各病种总住院人数及急诊就诊人数

注：与 *DMPC、*HCUP 全国平均值(每 1000 名会员)对比。

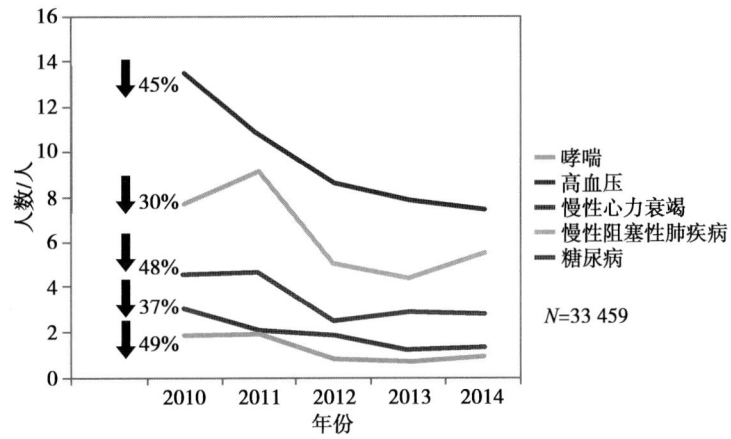

图 105-6-3　USPM 医院每 1 000 名成员的入院率和急诊就诊率按病情呈下降趋势

查看有关此内容的更多信息,请访问验证机构网站：https://validationinstitute.com/validated-programs/[23]。

105.7　结论

本章讨论了 3 个问题,即为什么、如何以及怎样利用健康的价值和预防的力量,以循证的、可信赖的第三方来支持生活方式医学／人口健康管理(LM/PHM)生态系统。

生活方式医学的提供商具有独特的地位,他们能提供大规模、以人口为基础的健康行为改变,从而降低健康风险,带来更好的健康结果,进而降低整体医疗成本。成功的人口健康管理的关键因素之一是教育并鼓励个人对其健康行为与健康风险进行管理。事实上,在个体层面上将信息转化为知识,再将知识转化为行动的方式,将有助于更好的个体健康管理和改善人口健康,这将是影响责任护理组织和以患者为中心的医疗之家战略成功的基本因素。本章所提供已发表的研究和案例,给出了强有力的依据,证明了具有创新性的个性化预防干预,包括参与性技术和交互式网络工具,以及健康指导师需要在有限的基础上进行的高层次接触宣传,通过使个人更积极地对待自己的健康,从而来降低健康风险。此外,本章为商业案例提供了更多的依据——预防是须杠杆化的投资,而非需要证明的成本。它还支持超越我们目前被动的、以疾病为导向的疾病护理体系,转向建立在预防上的更主动、以健康为导向的医疗体系转变的重要性[1,28]。

利用预防的力量并实施生活方式医学具有潜在的深远影响。保持更多人的健康状态将缓解财政和临床资源压力,并能更好地照顾患者。其将加强我们整个医疗生态体系的安全网。最终,循证预防将有助于缓解风险和疾病对整个社会的负担,改善员工的健康和生产力,提高雇主的营利能力,促进繁荣社区的可持续性,并最终增强国家的经济活力[1]。

临床应用

- 据美国疾病控制与预防中心估计,如果美国人不吸烟、饮食健康、适当运动,可预防高达40%的癌症和80%的2型糖尿病和心脏病。
- 近年来,美国的医疗改革讨论越来越聚焦于成本效益高的医疗服务和更好的患者治疗结果这两个目标。为实现此类目标,人们提出了诸多新的医疗概念模型,其中包括两项在实际开发与实施方面进展顺利的模型——以患者为中心的医疗之家(PCMH)和责任护理组织(accountable care organization,ACO)。
- 生活方式医疗提供者有前所未有的机会与地区雇主一起参与PCMH/ACO倡议,因为雇主已经成为更积极的参与者,帮助管理其员工的健康和安全——从全面的健康和预防性健康项目到简易门诊的使用。
- 在关于ACO和PCMH的立场声明中,ACOEM指出了工作场所健康和保健策略的目标和方法,与ACO/PCMH模型之间的显著的相似性,并主张为了国家、患者的利益,两者之间需更紧密地结合起来。
- 以下是面向雇主的责任医疗组织和医疗之家的值得注意的框架内容。
- 针对健康人群,雇主应努力建立一个促进与关注健康的体系,而不仅是制订一个治疗疾病的系统。实现这一目标的关键,是采取一级预防(福祉/健康促进)和二级预防(通过筛查进行早期发现/诊断)法,以帮助健康的员工保持良好的健康状态。
- 协调慢性疾病的护理。患有慢性疾病的个体(更多的是患有多种并发症的人)需要强有力的三级预防/护理管理服务,包括健康教育、健康指导和个性化的治疗方案,以减少并发症和降低住院率。

- 美国预防医学（USPM）为个性化预防解决方案——预防计划（preventive plan）创建了创新的信息技术解决方案。预防计划的产品包括一个综合的高科技、高层次接触的人口健康管理计划，此计划已被证实、公布并经外部验证，可降低健康风险，以及减少住院、急诊就诊的费用。

（Ron Loeppke，MD，MPH，FACOEM，FACPM 著 胡安易 译 邬春晓 刘彤 校）

参考文献

1. Loeppke R. Winning with Wellness. U.S. Chamber of Commerce. April 2015: pp 3–5.
2. Shin-Yi Wu and Anthony Green. *Projection of Chronic Illness Prevalence and Cost Inflation* (Santa Monica, CA: RAND Health, 2000).
3. Centers for Disease Control and Prevention, "Chronic Disease Overview," 2016. http://www.cdc.gov/nccdphp/overview.htm.
4. Partnership for Solutions, *Chronic Conditions: Making the Case for Ongoing Care* (Baltimore, MD: Johns Hopkins University and The Robert Wood Johnson Foundation, 2004).
5. Loeppke R. The value of health and the power of prevention. *Int J Workplace Health Manag.* 2008;1(2):95–108.
6. American College of Occupational and Environmental Medicine. Healthy workforce/healthy economy: the role of health, productivity, and disability management in addressing the nation's health care crisis. *J Occup Environ Med.* 2009;51(1):114–119.
7. Ronald R. Loeppke, et al. Advancing workplace health protection and promotion for an aging workforce. *J Occup Environ Med.* 2013;55(5):500–506.
8. http://www.fightchronicdisease.org/sites/default/files/docs/GrowingCrisisofChronicDiseaseintheUSfactsheet_81009.pdf.
9. Loeppke R. Prevention and managed care: the next generation. *J Occup Environ Med.* 1995;37(5):558–562.
10. McLellan R, Sherman B, Loeppke R, et al. Optimizing health care delivery by integrating workplaces, homes, and communities: how occupational and environmental medicine can serve as a vital connecting link between accountable care organizations and the patient-centered medical home. *JOEM.* 2012;54(4):504–512.
11. Allweiss P, Eisenberg BS, Fabius R, et al. *Transforming Workplace Health and Safety through Accountable Care Organizations and the Patient Centered Medical Home: New Pathways for Employers. Proceedings of the ACOEM/UL Invitational Summit on Accountable Care Organizations and Patient-Centered Medical Homes – August 17–18,* 2015. Elk Grove Village, IL: American College of Occupational and Environmental Medicine; 2016.
12. Berwick DM, Nolan TW, Whittington J. The triple aim: care, health, and cost. *Health Affairs.* 2008;27:759–769.
13. Loeppke R, et al. Health and productivity as a business strategy. *J Occup Environ Med.* 2007;49(7):712–721.
14. Loeppke R, et al. Health and productivity as a business strategy: a multi-employer study. *JOEM.* 2009;51(4):411–414
15. Hymel PA, Loeppke RR, Baase CM, et al. Workplace health protection and promotion: a new pathway for a healthier–and safer–workforce. *J Occup Environ Med.* 2011;53(6):695–702.
16. Loeppke RR, Hohn T, Baase C, et al. Integrating health and safety in the workplace: how closely aligning health and safety strategies can yield measurable results. *J Occup Environ Med.* 2015;57(5):585–597.
17. Loeppke RR, Schill AL, Chosewood LC, et al. Advancing workplace health protection and promotion for an aging workforce. *J Occup Environ Med.* 2013;55(5):500–506.
18. Fabius R, Thayer RD, Konicki DL, et al. The link between workforce health and safety and the health of the bottom line tracking market performance of companies that nurture a "culture of health". *J Occup Environ Med.* 2013;59(9):993–1000.
19. Fabius R, Loeppke RR, Hohn T, et al. Tracking the market performance of companies that integrate a culture of health and safety an assessment of Corporate Health Achievement Award applicants. *J Occup Environ Med.* 2016;58(1):3–8.
20. Goetzel RZ, Fabius R, Fabius D, et al. The stock performance of C. Everett Koop Award winners compared with the Standard & Poor's 500 Index. *J Occup Environ Med.* 2016;58(1):9–15. Available at: http://www.ncbi.nlm.nih.gov/pmc/articles/PMC4697959/.
21. Grossmeier J, Fabius R, Flynn JP, et al. Linking workplace health promotion best practices and organizational financial performance: tracking market performance of companies with highest scores on the HERO Scorecard. *J Occup Environ Med.* 2016;58(1):16–23.
22. Baase C. *Presentation at the American Occupational Health Conference,* Chicago, IL. April 2016.
23. http://www.validationinstitute.com/validatedorganizations/.
24. www4.cms.gov/MLNMattersArticles/downloads/MM7079.pdf.
25. https://www.cms.gov/Outreach-and-Education/Medicare-Learning-Network-MLN/MLNProducts/downloads/AWV_chart_ICN905706.pdf.
26. Loeppke R, Edington D, Beg S. Impact of The Preventive Plan on employee health risk reduction. *Popul Health Manag.* 2010;13(5):275–284.
27. Loeppke R, Edington D, et al. Two year outcomes show effectiveness of the prevention program in lowering health risks and costs. Letter to the Editor. *Popul Health Manag.* 2011;14(5):265.
28. Loeppke R, Edington D, Bender J, Reynolds A. The association of technology in a workplace wellness program with health risk factor reduction. *J Occup Environ Med.* 2013;55(3):259–264.
29. Goetzel R, et al. Do workplace health promotion (wellness) programs work. *J Occup Environ Med.* 2014;56(9):927–934.
30. Loeppke R, Hymel P. Good health is good business. *J Occupat Environ Med.* 2006;48(5): 533–537.
31. Loeppke R. The 3 R's of Healthcare: Responsibilities, Risks and Rewards. *Health and Productivity Management.* pp. 15–19. 2002.
32. Loeppke R, Nicholson S, et al. The impact of an integrated population health enhancement and disease management program on employee health risk, health conditions and productivity. *Population Health Management.* 2008;11(6):287–296.
33. Loeppke R. Making the case for population health management: the business value of better health, Chapter 7, pp. 121–136 in Nash, D., et al., *Population Health* Textbook. Jones and Bartlett Learning. Sudbury, MA. 2010.

第 106 章 | 国际健康与生活方式

目录

要点／1541

106.1 前言／1541

106.2 WHO 全球非传染性疾病的自愿目标：2020 年（修改自 WHO《2013—2020 年全球行动计划》）／1542

106.3 初级保健能力／1543

106.4 健康风险评估／1543

106.5 全球范围内衡量的健康风险因素／1544

106.6 心理健康／1544

106.7 烟草／1545

106.8 肥胖／1546

106.9 体力活动／1546

106.10 国家特定的健康与福祉计划／1547

106.11 美国与其他发达国家的对比／1547

106.12 预防及控制战略的方法／1548

106.13 技术／1548

106.14 结论／1549

临床应用／1549

参考文献／1550

要点

- 非传染性疾病(non-communicable diseases,NCD)是一个全球性问题,每年因此死亡的人数约占全世界死亡人数的70%。
- 全球约80%的非传染性疾病的过早死亡是由心血管疾病、癌症、呼吸系统疾病和糖尿病所致。
- 在全球范围内,非传染性疾病的可改变的健康风险因素包括吸烟、钠摄入过量、酒精滥用和缺乏运动。
- WHO预测,到2030年,抑郁症将成为全球工人丧失工作能力及时间的首要原因。

106.1 前言

健康和福祉正成为各国、跨国雇主及其他利益相关方关注其人口健康与生产力/绩效的全球性问题。传染病和非传染病的流行程度、重要性因国家而异。传染病包括各种细菌、病毒、真菌和原虫感染。本章将重点讨论的非传染性疾病(NCD)是一种由遗传、生理、环境和行为因素(包括心血管疾病、癌症、慢性呼吸系统疾病和糖尿病等)共同导致的慢性疾病。非传染性疾病每年导致全世界约4 000万人死亡,占死亡总人数的70%。根据世界经济论坛和哈佛大学公共卫生学院的分析,到2030年,慢性疾病对全球经济的累计经济影响估计将达到30万亿美元。心脏病等非传染性疾病在新兴市场国家呈年轻化趋势。比如在印度,与美国同龄工人相比,25~35岁罹患心脏病的人群几乎是美国的5倍。美国工人往往在40岁至60多岁时才会患上心脏病。

2010年全球疾病负担研究[1]计算了因过早死亡以及因伤残存活年限造成的伤残调整生命年(disability-adjusted life years,DALY),估计全球约54%的伤残调整生命年由非传染性疾病所致,比1990年的43%有所增加。据估计,到2030年,非传染性疾病导致的死亡人数占死亡总人数的70%左右。

未完成的议程一词是指欠发达国家的健康问题,在这些国家非传染性疾病的原因并非由于健康风险因素,而是由于"未完成"的健康问题。例如,心脏病由风湿热引起,而风湿热在中低收入国家仍然很常见。

以下4种疾病约占全球所有导致过早死亡非传染性疾病80%,其中约有80%发生在中低收入国家[2](表106-1-1)。

表106-1-1 全球每年全因心血管疾病死亡人数

疾病	#全球每年全因死亡人数
心血管疾病(如心脏病、脑卒中等)	1 770万
癌症	880万
呼吸系统疾病(如慢性阻塞性肺疾病、哮喘等)	390万
糖尿病	160万

这些死亡中约有 1 500 万发生在 30~69 岁，相对年轻的成人中。这些疾病的危险因素包括不良饮食、缺乏运动、高血压、高血糖、血脂异常及肥胖。心血管疾病在很大程度上可归因于代谢危险因素（如胆固醇、血压、超重/肥胖、血糖），是早发非传染性疾病的主要原因。吸烟、缺乏运动、不健康饮食和滥用酒精等可改变的健康风险增加了非传染性疾病的风险。这些危险因素每年造成超过约 1500 万人死亡[2]。（表 106-1-2）

表 106-1-2　心血管疾病危险因素造成全球每年死亡人数

健康风险	#全球每年死亡人数
吸烟和二手烟	720 万
盐/钠摄入过量	410 万
滥用酒精	170 万
缺乏运动	160 万

联合国和 WHO 宣布，到 2025 年，将 30~70 岁人群的非传染性疾病死亡率降低 25%[3]。

106.2　WHO 全球非传染性疾病的自愿目标：2020 年（修改自 WHO《2013—2020 年全球行动计划》[4]）

- 心血管疾病、癌症、糖尿病或慢性呼吸系统疾病导致的过早死亡风险降低 25%。
- 有害酒精使用减少 10%。
- 体力活动不足的患病率降低 10%。
- 人口平均盐/钠摄入量减少 30%。
- 15 岁以上人口当前吸烟流行率降低 30%。
- 高血压患病率降低 25%。
- 糖尿病和肥胖无增加。
- 50% 的高危人群接受药物治疗与咨询，以预防心脏病和脑卒中发作。
- 80% 可负担的技术与药物用来治疗主要非传染性疾病。

尽管全球从传染病向非传染病的转变持续不断（尤其是在低收入国家），但贫穷国家的医疗保健体系并未对迎接这些新挑战做好准备[5,6]。

由于低收入国家的人们通常没有预防和初级保健，比如疫苗可预防的宫颈癌、糖尿病和高血压并发症等疾病在这些国家更容易发展。这类疾病将导致可避免的发病率与死亡率，特别是在处于劳动年龄段的人。

106.3 初级保健能力

初级保健医师,包括全科医师(general practitioner,GP)、家庭医师、普通内科和儿科医师,在全球卫生系统促进健康和疾病管理的工作中都尤为重要。而低收入、中等收入和高收入国家之间在初级保健医师门诊咨询的时间长短方面差距相当大[7]。初级保健医师门诊咨询的平均时间与以下因素有关。

- 改善的健康促进工作。
- 患者支持。
- 病例保存质量。
- 心理健康相关疾病的准确诊断。

在67个国家里,初级保健医师咨询的平均时间从孟加拉国的48s到瑞典的22.5min不等。15个国家的平均咨询时间<5min;25个国家的平均咨询时间为5~9.9min;11个国家的平均咨询时间为10~14.9min;13个国家的平均咨询时间为15~19.9min;13个国家的平均咨询时间≥20min[8]。

对于分布在18个国家超过全球50%的人口来说,初级保健医师的平均咨询时间不超过5min。这种咨询的时间长短与以下原因有关[7]。

- 全国人均医疗支出。
- 每1 000人中的初级保健医师人数。
- 减少因糖尿病而非哮喘或慢性阻塞性肺疾病住院的人数。

医师咨询时间短与医疗质量问题有关,比如过度使用包括抗生素等在内的处方药治疗疾病。

106.4 健康风险评估

健康风险评估(health risk appraisal,HRA)是有40多年历史的问卷,由个人填写,以确定其可能导致健康状况和疾病的健康风险因素。一般来说,健康风险评估与血压、血脂(如总胆固醇、高密度脂蛋白胆固醇、低密度脂蛋白胆固醇)、血糖、体质量指数(身高、体重计算)等生物统计筛查和健康指导一并提供给公司员工,以教育和支持改变健康风险因素。健康风险评估目前在世界各国有多种语言版本,并针对一个国家的文化[9]与健康风险提出相应的问题。

向成人提供健康风险评估有以下几个原因。

- 识别组织的健康风险与医疗条件,以制订有效的福祉计划。
- 向参与者提供其健康状况简介,并识别降低健康风险的因素。
- 帮助人们更加关注自己的健康情况和健康风险。

- 使用指标评估人口健康干预措施在一定时间内的有效性。

有多种健康风险评估可用,许多健康风险评估核心数据元素包含以下内容。

- 基本人口统计数据信息(如年龄、性别、婚姻状况)。
- 生物学统计测试(如血压、体质量指数、血脂、血糖)。
- 生活方式健康风险(如吸烟、体力活动、饮食、饮酒、睡眠等)。
- 预防性健康筛查的使用(如乳房筛检、结肠癌筛查、免疫接种、经期体检等)。
- 心理健康(如压力、抑郁、焦虑)。
- 慢性疾病(如糖尿病、哮喘、心脏病、癌症等)。
- 生产力/绩效(工作效率/绩效低下、旷工等)。
- 参与。

106.5　全球范围内衡量的健康风险因素

经济合作与发展组织(Organisation for Economic Co-operation and Development,OECD)包括34个成员国,他们报告了关于健康关键指标的可比数据。他们报告的这些健康风险关键因素包括吸烟、饮酒和超重/肥胖的成年人口比例。大多数国家所报告的一个或多个健康风险结果并不理想。

106.6　心理健康

心理健康障碍在全世界都很普遍,估计占世界可衡量疾病负担的7.4%[10]。世界卫生组织(World Health Organization,WHO)预测,到2030年,抑郁症将成为全球工人致残的首要原因[11]。心理健康障碍在劳动年龄人口中发病率最高,因此,在个人职业生涯的巅峰时期往往会对个体的生产力产生重大影响。他们往往得不到良好的诊断与治疗,从而导致了本可避免的医疗费用、缺勤、残疾和丧失在职生产力(超时工作)。全球对心理健康治疗服务的财政投资始终滞后。

WHO欧洲心理健康部长级会议于2005年举行,并发布了"没有心理健康就没有健康"的声明,此声明强调了身体健康与行为健康之间的重要联系[12]。

就美国这几十年来而言,雇主们已认识到心理健康对员工健康与生产力的重要性。因此,他们经常以雇员援助计划(employee assistance programs,EAP)的方式免费向员工提供心理健康服务。雇员援助计划服务可通过电话或面对面咨询来实施,越来越多的公司通过在工作场所设置雇员援助计划顾问来实施。雇员援助计划解决广泛的心理健康障碍和药物滥用障碍,包括压力、抑郁、焦虑/恐慌障碍和家庭/关系等问题。咨询师对员工的需求进行评估,许多咨询师会提供短期咨询,并可在必要时对员工进行更为全面的治疗。

雇员援助计划通常由公司向其员工提供,在很多情况下,也向其家庭成员提供,不仅在美国,国际上亦是如此。此服务以适合国家和文化的语言提供。尽管雇员援助计划在美国的利用率一直很高,平均每年有5%的员工寻求此类咨询,但雇员援助计划服务的利用率在国际上却存有很大差异。比如在亚洲,由于文化原因,年利用率仅为1%或更低,尤其是在印度这样的国家。然而,在英国和墨西哥等国家,雇员援助计划的利用率在5%~10%,美国的数据也类似。

国际上的另一个问题是,心理健康服务提供者的质量不齐与数量不足。例如,在欠发达国家,75%以上的严重心理疾病患者得不到适当的治疗[13]。心理健康提供者的缺乏,是中低收入国家提供适当行为健康服务的主要障碍。由于许多国家缺乏心理健康药物,加上这些药物的价格令大多数人望而却步,因而使得适当的治疗更加复杂[13](表106-6-1)。

表106-6-1 34个经济合作与发展组织成员国中选定成员国健康风险因素重要性的相对排名(从低至高)[30]

国家	吸烟	饮酒量	肥胖
加拿大	6	11	29
法国	30	30	11
德国	23	28	25
意大利	24	4	4
墨西哥	3	3	33
波兰	27	27	14
西班牙	29	20	15
英国	20	19	27
美国	5	13	34

106.7 烟草

吸烟是经济合作与发展组织国家以及全球范围内最重要也是最可避免的健康风险因素。近170个国家签署了WHO在2003年通过的烟草控制条约。吸烟者在人口中的流行率因国家而异(表106-7-1)。全球每年约600万人死于吸烟,其中500万人死于烟草的直接影响,60余万人死于二手烟[14]。吸烟是心血管疾病和多种癌症的主要危险因素。此外,吸烟也是慢性阻塞性肺疾病(COPD)等呼吸系统疾病的主要危险因素[15]。怀孕期间吸烟与出生体重较低的婴儿发育有关。

表106-7-1 选定的经济合作与发展组织国健康风险因素流行率[10]

国家	吸烟率(每日吸烟率)/%	超重/肥胖(体质量指数$25kg/m^2$及以上)	酒精消耗量(L/人)
美国	12.9%	70.1%	8.8
英国	19.0%	61.7%	9.4
俄罗斯	22.0%	N/A	10.1

续表

国家	吸烟率（每日吸烟率）/%	超重/肥胖（体质量指数 $25kg/m^2$ 及以上）	酒精消耗量（L/人）
法国	22.4%	46.1%	12.0
日本	19.6%	24.7%	7.1
印度	N/A	N/A	3.1

许多国家的政府、雇主和其他组织均提供了戒烟方案。一些政府和雇主禁止在工作场所吸烟，因为被动吸入烟草烟雾会危及他人健康。支持戒烟的药物也可以买到，但对于中低收入国家的人来说可能成本过高。

106.8 肥胖

众所周知，超重和肥胖是多种健康状况的危险因素，包括高血压、高胆固醇、糖尿病、心血管疾病、呼吸系统疾病、肌肉骨骼疾病以及多种癌症[2]。衡量超重与肥胖最常用的指标是体质量指数（BMI）。体质量指数的定义是一个人的体重（kg）除以身高（m）的二次方。超重的定义是体质量指数 $25.0\sim29.9kg/m^2$，肥胖的定义是体质量指数在 $30kg/m^2$ 及以上[16]。这种分类可能不适用于所有的人种，即在较低或较高体质量指数下可能会增加风险的人种。比如，WHO 认为亚洲人的理想体质量指数应低于 $23kg/m^2$。图 106-7-1 总结了几个国家的超重/肥胖的流行率。研究人员报告称，2015 年，高体质量指数导致了全球约 400 万人死亡，损失 1.2 亿伤残调整生命年[17]。

许多国家的政府和雇主们正开始通过教育和其他举措，来解决肥胖这一流行问题。雇主们的举措包括在工作场所的自助餐厅和自动贩卖机中提供更健康的食物选择，以工作场所的减肥计划为基础，甚至将有助于减肥的药物作为全面减肥的一部分。墨西哥和印度等国政府已开始对含糖饮料（SSB）征税，以帮助降低肥胖与 2 型糖尿病的发病率，而其他国家政府则强制要求在餐厅内展示食物包含热量，并修建步行道和自行车道，以促进全民体力活动。

106.9 体力活动

现有大量依据表明定期体力活动的好处，包括对健康与福祉的积极影响[18]。体力活动目前被认为是全球死亡率的第 4 大风险因素。WHO 和美国疾病预防控制中心均建议 18~64 岁的成人每周至少进行 150min 中强度的有氧体力活动，或每周至少进行 75min 高强度的有氧体力活动，或两者兼而有之[19]。每周 300min 的中强度有氧体力活动或 150min 的剧烈体力活动、或两者相结合可能会带来额外的好处。然而，仅有约 1/5 的美国人符合美国疾病预防控制中心的体力活动指南[20]。体力活动与以下因素有关。

- 降低全因死亡率[21]（心血管疾病、高血压、脑卒中、2 型糖尿病、代谢综合征、结肠癌、乳腺癌和抑郁症)。
- 较低的髋部或脊椎骨折风险。
- 更健康的体质量指数。

在低、中、高收入国家,无论娱乐性或非娱乐性体力活动均与较低的死亡率和心血管事件风险有关。但是,越来越多人主要从事与死亡率和发病率增加有关的需要久坐的工作。

各国政府和工作场所采取了若干干预措施促进体力活动,包括以下内容。

- 城市规划包括步行、骑自行车和其他形式的方便与安全的体力活动。
- 促进积极的通勤方式(如步行和骑自行车)。在美国的许多城市、墨西哥城以及其他地方,都有作为交通方式的自行车出租。
- 雇主们在园区里设置了自行车道和步行道。
- 工作场所有可供员工使用的健身中心,且费用低廉或免费。
- 指导员工们制订体力活动计划。
- 有奖励的员工活动竞赛,包括使用计步器测量每天的步数。员工们共同的目标是每天行走10 000步。

106.10 国家特定的健康与福祉计划

有许多组织为制订适合特定国家需求的健康与福祉方案的组织提供资源。其中包括卫生部、卫生教育和宣传组织、WHO、经济合作与发展组织和雇主健康理事会/组织等,还有越来越多的其他机构。

数据对于确定某一特定国家的主要健康风险和医疗状况,以及对于某个组织确定、规划和评估针对国家特定干预措施的有效性非常重要。可获得的数据类型因国家而异。人口健康数据可能包括生物学统计风险因素(血压、体质量指数、血糖)、疫苗接种率(流感、肝炎、儿童免疫接种等)、慢性疾病(糖尿病、抑郁症、哮喘、癌症、高血压、心脏病等)和生活方式健康风险因素(酗酒、超重/肥胖、缺乏运动、压力等)。

106.11 美国与其他发达国家的对比

美国医学研究所2013年的报告对比了[22]美国人与其他16个高收入国家(如英国、日本、澳大利亚等)的健康状况,得出的结论是,与其他高收入国家的人相比,美国人的寿命更短,遭受的伤痛和疾病更多。此研究结果适用于高收入和低收入美国人。此项研究中发现,美国人的婴儿死亡率最高、与酒精及其他药物相关的死亡率最高、肥胖和糖尿病的发病率最高、心脏病的发病率为第2高。

然而,与其他16个高收入国家相比,美国人的一些健康结果更好,包括[4]以下2点。

- 吸烟率第二低的国家。
- 对胆固醇及血压水平有更好的控制。

106.12　预防及控制战略的方法

各国预防和控制非传染性疾病的全面有效的战略包括以下 3 个组成部分。

- 文化方面,鼓励人们做出并保持更健康的选择。
- 开展健康知识普及,教育人们如何改善健康状况。
- 注重健康风险因素和非传染性疾病的早期发现与管理的医疗保健。

医疗保健系统通常为急性疾病患者提供护理,但一般不能有效预防非传染性疾病,通常对慢性疾病管理(如糖尿病、高血压等)也无效(表 106-12-1)。对许多国家的人来说,能获得负担得起的药物并接受治疗相当困难。例如,WHO 的一份报告发现,治疗心血管疾病的药物供应情况很差(26.3% 的公共部门设施和 57.3% 的私营部门设施均有此类药物)[23]。

表 106-12-1　利益相关方的责任

利益相关方	预防	检测	治疗
政府/雇主	反烟草政策 减少盐的摄入量 食品标签 高糖饮料 促进体力活动 酒精饮料	对非传染性疾病、体征和症状的认识,及早发现	获得负担得起的药物
临床医师	对患者进行减少健康风险因素的教育(例如戒烟)	筛查和检测健康风险因素	健康风险因素和非传染性疾病的循证治疗
医疗系统	非传染性疾病的检测和治疗(例如血压和血糖控制)	筛查和检测健康风险因素	健康风险因素和非传染性疾病的循证治疗

106.13　技术

支持人口健康的技术包括互联网和移动健康平台(mHealth)、远程医疗与视频技术。这些技术可增加患者与医疗保健提供者的接触,支持健康和生活方式的改变,并可能降低医疗保健成本。例如在美国,北加州凯撒医疗机构(KPNC)为其 300 余万会员实施了整套电子病历系统和医疗保健技术[24]。因此,虚拟医疗保健提供者的访视次数从 2008 年的 410 万次猛增至了 2013 年的 1 050 万次。

远程医疗已有 30 多年的历史。目前在美国和其他国家,用于常见健康问题(如上呼吸道感染、咽喉痛、鼻窦炎等)的实时咨询,皮肤科、医学专家、行为健康咨询等[25]。尤其对中低收入国家的患者而言,远程医疗可降低前往医疗保健提供者处所的费用及难度,减少因无法工作而产生的成本,以及为相对较小的疾病和损伤进行医疗保健而进行访视的成本。据估计,生活在世界偏远地区的人中有50%可使用移动电话,特别是中低收入国家的人。然而在许多国家,为移动技术提供可靠的电力服务却仍是一项挑战[26,27]。

移动健康平台可以包含与诊断设备的连接:例如将患者的移动电话连接到血糖或血压监测器,以实现结果实时传输给医疗保健机构;用视频显微镜诊断传染病;以及在低收入和中等收入国家的许多其他用途[28]。

106.14 结论

在日益增长的全球经济中,所有国家都相互依存。随着全球旅行的便捷,传染病的威胁也不断出现,如近年来的埃博拉病毒、寨卡病毒、耐药性肺结核、人体免疫缺陷病毒(艾滋病/获得性免疫缺陷综合征)以及其他疾病等。然而,非传染性疾病的日益流行正在对各国、各国人民以及全球经济的健康与生产力产生着不利的影响[29]。

各国必须更加重视健康促进和疾病预防,以减少导致非传染性疾病和死亡率的可改变的健康风险因素。过去几十年来,包括美国和墨西哥在内的许多国家在减少吸烟方面取得了显著性进展。然而,这些国家的超重和肥胖率仍相对较高,而且这一健康风险因素正在继续以惊人的速度增长。

至关重要的是,包括各国政府、雇主们以及其他机构在内的组织必须实施循证干预措施,以应对非传染性疾病在世界各国的流行,使全球经济得以继续繁荣发展。为实现WHO将非传染性疾病过早死亡率降低25%的目标,每个国家都将采取具体行动。

临床应用

- 血压、胆固醇、血糖和体质量指数的健康风险因素指标可能因国家而异,与美国普遍接受的指标有所不同。
- 结肠镜检查、乳房筛检、前列腺癌筛查、宫颈癌筛查等医学筛查指南可能因国家而异,与美国普遍接受的指南有所不同。
- 在美国,风险因素的医疗筛查通常由私人和政府赞助的健康保险覆盖,但在国际上这种覆盖范围具有很大差异。

(Wayne N.Burton,MD,FACP,FACOEM 著 胡安易 王诗瑜 译 潘伊明 校)

参考文献

1. GBD 2016 DALYs and HALE Collaborators. Global, regional, and national disability-adjusted life-years (DALYs) for 333 diseases and injuries and healthy life expectancy (HALE) for 195 countries and territories, 1990–2016: a systematic analysis for the Global Burden of Disease Study 2016. *Lancet*. 2017;390:1260–1344.
2. Organisation for Economic Co-operation and Development. Non-Communicable Diseases (NCD). Available at: http://www.oecd.org/health/non-communicable-diseases.htm. Accessed November 2017.
3. Hunter DJ, Reddy KS. Global health – non communicable diseases. *N Engl J Med*. 2013;369:1336–1343.
4. World Health Organization. *Global Action Plan for the Prevention and Control of NCDs 2013–2020*. Geneva, Switzerland; 2012.
5. Bollyky TJ, Templin T, Cohen M, Dielman JL. Lower income countries that face the most rapid shift in noncommunicable disease burden are also the least prepared. *Health Aff*. 2017;36:1866–1875.
6. GBD 2015 Mortality and Causes of Death Collaborators. Global, regional, and national life expectancy, all-cause-mortality, and cause-specific mortality for 249 causes of death; 1980–2015: a systematic analysis for the Global Burden of Disease Study 2015. *Lancet*. 2016;388:1459–1544.
7. Irving G, Neves AL, Dambha-Miller H, et al. International variations in primary care physician consultation time: a systematic review of 67 countries. *BMJ Open*. 2017;7:e017902. doi:10.1136/bmjopen-2017-017902.
8. Crisp N, Chen L. Global supply of health professionals. *N Engl J Med*. 2014;370:950–957.
9. International Corporate Health Leadership Council. Creating a Culture of Health for a Global Organization: Framework and Practices. 2016. Available at: www.ICHLC.org. Accessed November 2017.
10. Murray CJ, Vos T, Lozano R, et al. Disability-adjusted life years (DALYS) for 291 diseases and injuries in 21 regions, 1990–2010: a systematic analysis for the Global Burden of Disease Study 2010. *Lancet*. 2012;380:2197–2223.
11. Whiteford HA, Degenhardt L, Rehm J, et al. Global burden of disease attributable to mental and substance abuse disorders: Findings from the Global Burden of Disease Study 2010. *Lancet*. 2013;382:1575–1586.
12. Becker AE, Kleinman A. Mental health and the global agenda. *N Engl J of Med*. 2013;389:66–71.
13. Demyttenaere K, Bruffaerts R, Posada-Villa J, et al. Prevalence, severity, and un-met need for treatment of mental disorders in the World Mental Health Surveys. *JAMA*. 2004;291:2581–2590.
14. World Health Organization. Tobacco Fact Sheet. Available at: http://www.who.int/mediacentre/factsheets/fs339/en/. Accessed November 2017.
15. US Department of Health and Human Services. *The Health Consequences of Smoking: A Report of the Surgeon General*. Atlanta: U.S. Department of Health and Human Services, Centers for Disease Control and Prevention, National Center for Chronic Disease Prevention and Health Promotion, Office on Smoking and Health; 2014.
16. World Health Organization. Obesity and Overweight. Available at: http://www.who.int/mediacentre/factsheets/fs311/en/. Accessed November 2017.
17. The GBD 2015 Obesity Collaborators. Health effects of overweight and obesity in 195 countries over 25 years. *N Engl J Med*. 2017;377:13–27.
18. Burton WN, Chen CY, Li X, Schultz AB, Abrahamsson H. The association of self-reported employee physical activity with metabolic syndrome, health care costs, absenteeism, and presenteeism. *J Occup Environ Med*. 2014;56:919–925.
19. World Health Organization. *Global Recommendations on Physical Activity for Health*. Geneva, Switzerland; 2010.
20. Ubel P. Exercise as medicine. *Ann Intern Med*. 2016:165:878–879.
21. Lear SA, Rangarajan S, Gasevic D, et al. The effect of physical activity on mortality and cardiovascular disease in 130,000 people from 17 high-income, middle-income, and low-income countries: the PURE study. *Lancet*. Online September 21, 2017.
22. Institute of Medicine of the National Academies. *U.S. Health in International Perspective: Shorter Lives, Poorer Health*. Washington, DC; 2013.
23. van Mouvrik MSM, Cameron A, Ewen M, Laing RO. Availability, price and affordability of cardiovascular medicines; a comparison across 36 countries using WHO/HAI data. *BMC Cardiovascular Dis*. 2010;10:25.
24. Pearl R. Kaiser permanente Northern California: current experiences with internet, mobile, and video technologies. *Health Aff*. 2014;33:251–257.
25. Kahn JM. Virtual visits – confronting the challenges of telemedicine. *N Engl J Med*. 2015;372:1684–1685.
26. DeJong C, Sant J, Dudley RA. Websites that offer care over the internet, Is there an access quality trade off? *JAMA*. 2014;311:1287–1288.
27. Roess A. The promise, growth and reality of mobile health- Another data-free zone. *N Engl J Med*. 2017;377:2010–2011.
28. Roess A, Gurman T, Ghoshal S, Mookherji S. Reflections on the potential of mHealth to strengthen health systems in low- and middle- income countries. *J Health Comm*. 2014;19:871–875.
29. Dzau V, Fuster V, Frzer J, Snar M. Investing in global health for our future. *N Engl J Med*. 2017;377(13):1292–1296.
30. Organisation for Economic Co-operation and Development. Health at a Glance: 2015. Available at: http://www.oecd-ilibrary.org/social-issues-migration-health/health-at-a-glance-2015_health_glance-2015-en;jsessionid=4fuk5w6cil2cu.x-oecd-live-03. Accessed November 2017.

第 107 章 | 社区是促进健康行为的催化剂

目录

要点／1552

107.1 引言／1552

107.2 健康场景：开拓性的组织与个人／1553

107.3 构建连接健康与生活场所的理论

框架／1554

107.4 共同创造健康优化／1557

107.5 总结与实际影响／1560

参考文献／1561

要　点

- 从致病性思维到健康性思维的转变，为有意义的改变提供了新的契机。
- 场所营造是一种以场所为导向、以人为本的社区发展方法，可对人们的生活方式、健康和福祉决策产生积极影响。
- 具备开拓性思维的个人与组织正在重塑我们对经济发展、场所、参与和健康生活之间联系的思考方式。
- 多元学科有助于夯实社区变革的理论基础，以提高人类的健康与福祉。
- 联合国可持续发展目标所描绘的共同愿景为探寻社区层面的变革提供了跳板。

107.1　引言

美国各地的社区都开始采纳一种专注于为人们创造良好生活和工作场所的经济发展战略[1-3]。如果减税是促进经济发展的老方法，那么创造充满活力的社区则是能吸引远近人群的新选择[1]。变革代表了经济增长和发展的巨大转变，并为医学界提供了一个绝佳的机会，可以在当今常用的疾病预防、管理和治疗模式之外扩大医疗保健服务。生活方式医学专注于解决疾病潜在的生活方式原因，而不仅仅是疾病的症状与体征，这是朝着创建健康生活场景迈出的一步。根据美国生活方式医学学院的说法，生活方式医学是指在临床环境中通过使用循证的生活方式干预，对与生活方式相关的疾病进行治疗和预防。其赋予了个体知识与生活技能，使人们可有效改变行为，以解决疾病的根本诱因[4]。但遗憾的是，即便个人拥有做出更健康选择所需的知识与技能，但将其置于缺乏实际贯彻这些行为所需资源的环境中，也很难维持健康的生活方式。通过在医疗专业人员与众多致力于促进经济发展和社区振兴的组织之间建立良好的关系，可对社区进行重新设想、设计，以促进健康。半个世纪以来，公共空间项目的创始人兼执行董事 Fred Kent 始终在鼓励健康的社区变革，并时常发表评论称："每个人都有权生活在一个宜居的场所。但更重要的是，每个人都有权将自己生活所在的场所变得更美好。"[5] 如果目标是公民的健康，那么让社区成员参与创建健康的生活场景可能会促成积极、充满活力的生活状态。

那么，在我们重新思考改善社区健康与福祉的方法时，应该从何处着手？本章旨在探讨健康与福祉会受到哪些简单因素的影响，比如您所居住的场所以及您在社区中的参与度。对此，我们将从以下内容考虑。

- 审视在此领域开展工作的开拓性组织与个人的努力。
- 讨论场所、健康与参与之间的理论联系。
- 确定有意义的变革机会。

阅读完本章后,对于医疗专业人员普遍关注的例如致病性、缓解疾病的健康问题以外的问题,您应该对其所带来的价值有了更好的理解。把重点放在促进健康与社会繁荣的有益因素上,尤其是在围绕社区层面的干预措施制订战略时,为通过场所建设和社区发展来影响社区健康与福祉提供了新的契机。这些以场所为主导、以人为本的健康性的举措,将我们思考的重点从如何预防个体因社会弊端而患病,转变为将人们聚集在一起塑造环境,从而促进以安全、健康的方式过更美好的生活。

107.2 健康场景:开拓性的组织与个人

医疗保健提供者正与企业、政府、非政府组织、城市和社区规划师以及从事房地产开发行业的其他人员合作,共同创造机会,使我们每个人都能发挥自己的潜力[1-3,6-8]。其中,Robert Wood Johnson 基金会(RWJF)是健康场所运动领域的公认先驱者。2014 年,Robert Wood Johnson 基金会分享了一个新的愿景——健康文化,旨在实现改善所有美国人的健康与医疗保健的使命。这一新愿景要求在构建一个开创健康文化全国运动的同时,以不同的方式来思考与运行[9]。为支持此倡议而制订的行动框架提供了 4 个行动领域以及一些成果和评估措施,以帮助实现改善人口健康、福祉及平等[10,11]。确定的行动领域包括:①让健康成为一种共同价值观念;②促进跨部门协作以改善福祉;③创建更健康、更平等的社区;④加强医疗保健服务与系统的一体化。这种健康文化的关注点来自诸多早期倡议的结果,例如在世纪之交开始的关于积极生活的研究工作,在加州大学圣地亚哥分校的持续努力下延续至今[12]。

其他组织也在关注构建环境对个人健康与社区福祉的影响。美国公共卫生协会与美国规划协会联合成立了 Plan4Health[6]。在城市规划师的带领下,Plan4Health 具备了改善当地健康的能力。其他帮助建立场所与健康之间联系的机构包括公共空间项目(PPS)和城市土地研究所。公共空间项目(PPS)是一个总部位于纽约的非营利性组织,半个世纪以来始终秉承着城市学家 Jane Jacobs 和 William Holly White 的传统,引领场所营造改进运动。最近,他们与 Kaiser Permanente 合作,以地方为主导、社区参与为重点的方式,推广场景与健康具有相关性的理念和证据[13,14]。他们还与布鲁金斯学会合作,探讨场所创造与创新之间的联系,以及跨学科的城市建设法如何能带来充满活力的公共空间、创新的城市经济以及包容性的增长[15]。城市土地研究所是一个专攻于跨学科的房地产与土地利用网络,正致力于在全球范围内创建繁荣社区。他们的策略和资源有助于塑造社区设计并让场所活跃化,为有意义的、促进健康的变革提供了新的机会[16]。这些组织通过其网站提供了广泛资源,以及持续的网络和专业发展机会。

医师们也积极参与社区变革,鼓励人们过更健康的生活。从事此领域工作的 3 位著名医师包括:接受过儿科及流行病学正式培训的医学博士和公共卫生硕士 Richard J.Jackson,专门从事风湿病的内科医师和医学博士 Esther Sternberg,医学博士、公共卫生硕士和执业儿科医师 Nadine Burke Harris。他们研究的范围独特而广泛,从建成环境到身心 – 压力 – 身心健康与环境的相互关系,再到社会环境和遭受的创伤事件。

Richard Jackson 30 年来始终专注于健康与建成环境。公共广播服务(public broadcasting service，PBS)系列的《设计健康社区》及其相关书籍和网站[17,18]，都提供了思考社区设计与疾病风险之间的关联框架。"我们现在已经意识到，设计建成环境，有巨大潜力可能解决诸多国家儿童和成人当前的公共卫生问题。这其中包括了肥胖、心血管疾病、糖尿病、哮喘、抑郁症、暴力和社会不平等。"他们的工作重点是通过有针对性地设计建成环境，来促进个人与社会的健康，并阐述了通过采用社区和环境改善的方法来突破医疗模式的可能性。

康复空间：探讨生活场所与幸福感的科学深入地阐述了感官、情感与免疫系统之间的复杂关系同时分享了人们在一个场所的所见、所闻、所嗅、所触和所做的行为将如何有助于治愈并预防疾病的示例[19]。Esther Sternberg 的开拓性工作因其侧重于疾病与治疗中的身心互动以及环境在此类关系中所起的作用而得到了国际认可。她描述了一些研究发现，例如部分院内患者认为所患疾病自然康复更快，还有地理信息系统(GIS)测绘活动显示了城市扩张和肥胖之间的联系。在此过程中，她阐明了在医院、社区和社区场所中健康设计实践的潜在影响：场所也会对康复产生影响。如果我们的居住环境黑暗、狭窄、拥挤、噪声不断，我们会有压力。如果我们与世隔绝，远离亲朋好友也会有压力。而在这种情况下，我们的免疫系统就会负担过重，康复过程就会变慢。无论在病中还是在康复过程中，身体环境都会改变我们的感知，从而改变康复的速度。

在 Nadine Burke Harris 的 TED 医学演讲中，她提醒我们，孩子们反复暴露在虐待、忽视、父母争吵以及心理健康或药物滥用等问题下，会对大脑的发育产生实质的影响。这种影响会贯穿一生，以至于经历过严重创伤的人罹患心脏病和肺癌的风险会增加 3 倍[20]。

作为一名儿科医师，她的工作是以童年逆境研究为基础的实际应用[21]，她不断鼓励儿科领域研究儿童早期逆境、儿童生长发育和健康之间的联系。Harris 提醒考虑以社区层面进行改变来增进健康与福祉需要，社会环境与构建以及自然环境同样重要。

107.3 构建连接健康与生活场所的理论框架

生活方式医学鼓励医师在治疗患者时优先考虑改变生活方式，而不是医疗干预[22]。这种方法与围绕健康确定因素的公共卫生工作相匹配。全国各地正在部署专注于系统和环境变化社区层面的倡议，以便做出最健康的选择的难度降至最低。美国疾病预防控制中心(CDC)的 5 年健康影响计划(health impact in 5 years，HI-5)倡议的框架中，描述了这种方法[23]。利用现有依据，美国疾病预防控制中心政策副主任办公室提供了一个框架来指导有意义的社区变革工作(图 107-3-1)。

关注健康的社会确定因素以及围绕疾病预防和降低风险的方案，是专业的生活方式管理人员向前迈进的宝贵一步。当从业者也在整体生活环境下考虑健康问题时，就会出现有更多有意义的改变机会。在医学社会学家 Aaron Antonovsky 博士的工作中，健康本源学是一个支持此范例转变的理论框架。他在 1994 年去世之前，曾鼓励健康促进者以致病性，或以疾病为中心的模式向有益于健康的方法转变[24,25]。

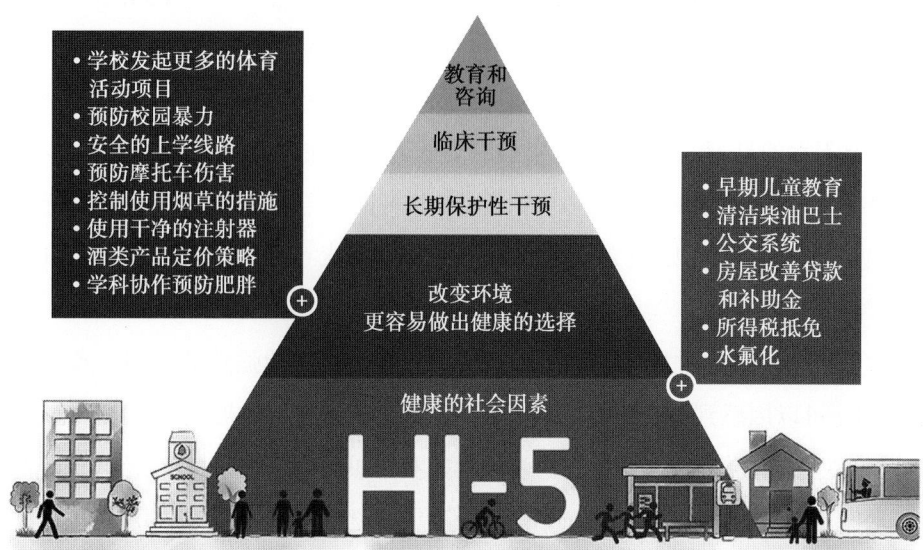

图 107-3-1　5 年健康影响计划

这一公理是贯穿所有西方医学思想定义病因的基础：人类有机体是一个完美的系统，一个有组织的机械化的奇迹，其时常受到病原体的攻击，受到急慢性疾病或致命的损害[24]。他还常常会担心，接受了生活方式改变观念的人，往往只关注吸烟、缺乏运动、营养不良、不安全性行为和受伤等风险因素。虽然这些都是亟待解决的重要问题，但这种缺乏远见的关注，会使干预策略完全处于致病性干预的背景下[24]。相反，我们的重点应该放在任何有助于创造生命中的一致性、平衡感和参与决策的生活经历上[26,27]。

正如病原机制研究疾病的起源，健康本源学探索并促进了个人健康与社会繁荣的起源[27]。在拉丁语中，salus 代表安全、拯救和福利[28]。Salus 来源于罗马的宗教信仰，她是个人与国家的安全、福祉女神[29]。Antonovsky 为健康本源学发展了一个中心结构，他将其称之为心理一致感（sense of coherence，SOC）。心理一致感是由个体对其生活的意义、可管理性以及可理解性的感知程度所决定。在健康本源论的背景下，Antonovsky 将有意义定义为：个人在情感上感到生活有意义的程度，以及个人在生活中面对问题和自身需求既能积极的接受又乐于承诺和参与的程度；可管理性是指个体认为资源既可用又足以满足环境对其提出要求的程度；可理解性是指个体在特定背景或环境中对其所能接受信息的认知理解度[27]。

除心理一致感外，Antonovsky 还提出了广义抗性资源（generalized resistance resources，GRR）的概念。广义抗性资源使个体可应对可能损害健康的压力源和情况，它代表了为个人提供一系列生活体验的现象，其特点是一致性、参与塑造结果，以及高低负荷之间的平衡[27]。总体来说，广义抗性资源是指一个人、一个群体或一个社区的特征，这些特征能促进个人有效应对生活中的压力。它们既可以是个人的，也可以是环境的；既可以是物质的，也可以是非物质的。例如包括知识与智力、个人遗传特征、社会支持网络、个人关系、文化稳定性以及金钱。广义抗性资源为个人提供了理解、管理和发现生活意义所需的属性。相反,如果缺乏广义抗性资源,也被称为广义抗性缺陷(generalized resistance deficits,GRD),则可能导致慢性或场所性紧张,从而影响个人健康[27,30-33]。

虽然个人可能有机会获得特定环境中可用、有能力使用的资源,但他们也需要能够利用广义抗性资源,帮助他们有效的处理每天遇到的决策。这表明了充足的资源对于缓解日常生活中的压力、紧张而言至关重要。但不幸的是,我们社会中的相当一部分人生活在资源匮乏的地区,很少有机会开发其个人资源。这使得实现强大的心理一致感变得困难,并可能会导致采取次优的健康行为。这种概念利用数据分析,认为邮政编码可以做为预测健康与长寿的因素[34],并强调开发个人和社区资源的必要性。

在我们追求更健康生活的过程中,拥有 Antonovsky 最初描述的强烈的心理一致感是至关重要的一步。此外,人们还可以因感到参与感而获益,因他们感到参与其中和被重视。虽然 Antonovsky 的研究强调了个人参与决策过程的益处,但考虑到政治学家和诺贝尔奖获得者 Elinor Ostrom 博士一生的工作,参与的重要性就会进一步增强。Ostrom 在进行多中心考察时探索了服务的协同生产模式。即许多人以不同方式共享和使用资源的治理方式(通常称为"公共资源")[35]。共同生产描述了专业人士和公民分享权利并共同提供公共服务的关系[36]。这一概念出现在 20 世纪 70 年代末,以对抗当时提倡的集权主义的主流理论。在努力把握社区层面变革的机会时,此概念仍然继续受到定期关注[37]。共同生产提供了一个框架,让通过公共服务获益的个人参与这些服务的开发和提供,支持参与或参与构建的结构。

Ostrom 在她的研究中指出,无论国家/政府或是市场/私人实体,在确保个人长期有效地利用自然资源系统方面,都没有取得成功。此外,由个人组成的社区依赖既不类似于国家也不类似于市场的机构,来管理某些资源系统,并在相当长的一段时间内取得了某种程度上的成功[35]。

加深对集体行动制度的了解,将有助于指导与医疗保健有关的决策,以及在其他政治与社会制度内作出的决策。澳大利亚原住民维权人士 Lilla Watson 的一句名言描绘了有关这一领域的思考:如果你是来帮助我的,那就是你在浪费时间。但如果你来帮助我是因为你的自由与我紧密相连,那么就让我们一起努力。

医学博士 Halbert Dunn 在 20 世纪 60 年代提出的高水平身心健康概念中,体现了健康、参与和社区之间的联系。Dunn 在担任国家人口动态统计办公室主任期间,Dunn 鼓励医疗和公共卫生从业人员探索影响健康的因素,而不是关注疾病和残疾:对涉及预防、治疗或康复研究与活动的现有医疗和健康计划的重要性、连续性的支持。很明显,当今与未来的许多问题都需要刺激和发展一个新的主要利益轴心,以积极健康为导向的一个强大到足以激励医生、卫生工作者和其他人投入大量时间、资源和创造性精力来理解和培养积极健康的个人的利益轴心[38]。

Dunn 关于健康的新思维方式建议"根植于文明不断变化的人口、社会、经济和政治特征"[38]。图 107-3-2 突出显示了他认为促成此需求的 4 个因素。

综合考虑,Antonovsky、Ostrom 和 Dunn 的研究都提供了一个有趣的观点。尽管这些研究来自不同学科,但其理论基础为关于健康与福祉的新思维方式提供了支持,这些新方式最终成为干预策略的前沿方法[39]。引用 Henry Ford 的话："走到一起才是开始。团结即是进步,合作就是成功。"当我们在本节提出的理论基础上考虑未来变革的机会时,走到一起、步调一致、凝聚在一起、共同努力,才能成为确定成功干预的关键。

> *1. 这是一个日益缩小的世界。*
> 通信时间已缩减到了消失的地步。某事件可在几秒钟内传遍世界,为大众所知。到地球最远端处的旅行时间已从几年、几个月减少到了几天、几小时。
>
> *2. 这是一个拥挤的世界。*
> 医学和健康科学已对疾病和死亡进行了有效遏制,使死亡率普遍下降,但出生率却未曾相应降低。随之而来的人口增长在世界许多地区已达到了惊人的程度,并带来了由于人口压力以及物质、生活空间的匮乏所引发的新的健康问题。
>
> *3. 就人口、生产力和资源而言,这是一个老龄化的世界。*
> 健康科学革新的后果是老年人相对更多。人均对经济与物品的需求稳步增长。因此,如果我们像许多人那样,认为科学认识的扩大可无限期地抵消全球自然资源的迅速减少,那可能很荒谬。
>
> *4. 这是一个日益紧张的世界。*
> 现代生活节奏不断加快,其对人和社会的要求在不断增加,而人类的内在和社会组织结构却未得到相应的调整与加强。

图 107-3-2　Dunn(1959 年)的 4 个促使人类需要一种新的健康思考方式的因素[38]

107.4　共同创造健康优化

医师、市长、城市规划师以及全国、世界各地社区的其他人员,都可以发起专注于社区与社区参与以及共同创造模式相结合的变革。理想情况下,多元学科将共同帮助实现此变化,因为这将需要每个人共同努力去创造一个最健康,也是最简单、最容易被选择的环境。有意义的社区层面变革机会可有多种形式。联合国可持续发展目标(图 107-4-1)中提出的共同愿景和需求为思考社区层面的变革机会提供了跳板[40]。这 17 个目标于 2015 年 9 月由世界各国领导人通过,并为所有致力于在保护地球的同时促进繁荣的国家提供了独有的行动号召。这些目标使他们认识到了在满足社会需求、气候变化和环境保护的同时实现经济增长的价值[40]。

很容易想象目标 3 中"确保健康生活,促进所有人的福祉"与生活方式医学实践之间的联系。立足于健康性、协同生产、消除贫困(目标 1);实现粮食安全(目标 2);提供优质教育(目标 4);赋予女性和女孩权利(目标 5);促进人人有体面的工作(目标 8);减少不平等(目标 10);所有这些将都有助于减少广义抗性缺陷和提高广义抗性资源。可通过管理水、卫生设施改造建筑环境,以确保最健康的选择即为最容易的选择(目标 6);获得现代清洁能源(目标 7);构建适应性基础设施并促进创新(目标 9);使人类居住场所具有包容性、安全性与适应性,且可持续发展(目标 11)。其余 6 项目标同样重要,因为其促进了可持续的自然环境与全球联系。社区可通过采用变革策略积极影响个人健康与社区福祉,这些策略旨在通过全球确定的改善目标,有意识提高广义抗性资源,并推动人们做出更健康的决策。这种方法也可以帮助每个参与其中的人,了解他们正在努力实现的目标是如何融入周围世界正在发生的大环境中的,从而加强心理一致感。

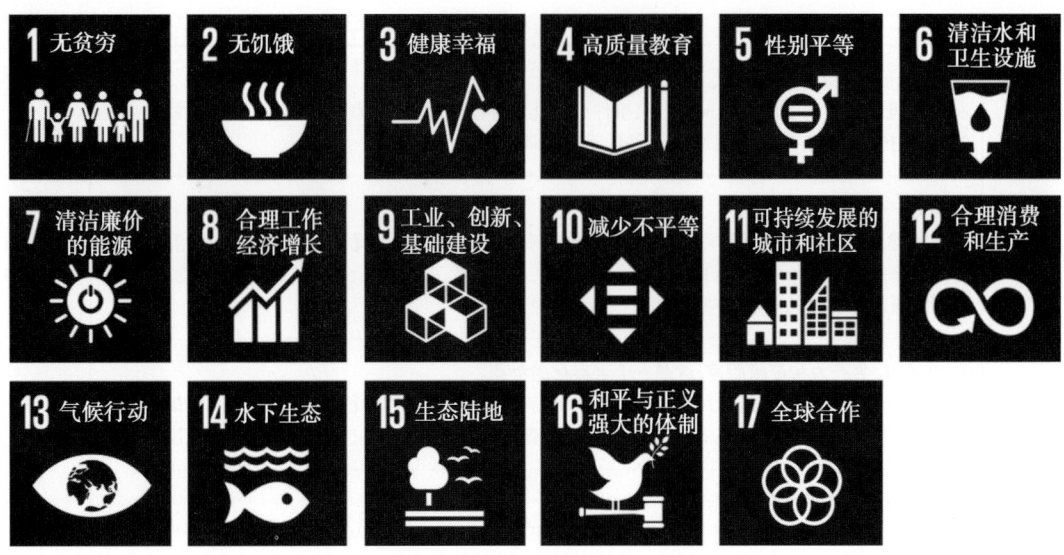

图 107-4-1　联合国可持续发展目标

目标 1:消除所有形式的贫困
目标 2:消除饥饿,实现粮食安全和营养的改善,促进农业的可持续发展
目标 3:确保健康生活,提高各年龄段人群的幸福水平
目标 4:确保公平优质的教育,提高每个人的学习机会
目标 5:实现性别平等,增强妇女和儿童的权力
目标 6:确保每人都能获得可持续管理的水资源和环境卫生
目标 7:确保每人能够负担得起可靠的、可持续的现代能源
目标 8:促进全面和富有成效的可持续的经济增长,充足、高效的生产力和包容、得体的工作机会
目标 9:建设有适应性的基础设施,促进包容的可持续的工业化,培养人才创新
目标 10:减少国家内部和国家之间的不平等
目标 11:建设包容、安全、有韧性、可持续的城市和人类居住区
目标 12:确保可持续的消费和生产模式
目标 13:采取紧急行动应对气候变化及其影响
目标 14:以可持续的方式保护和利用海洋和海洋资源
目标 15:保护、恢复和促进可持续的利用陆地生态系统、可持续的森林管理、防治荒漠化、制止和扭转土地退化现象、遏制生物多样性的丧失
目标 16:促进有利于可持续发展的和平和包容社会、为所有人提供诉诸司法的机会,在各层级建立有效、负责和包容的机构
目标 17:加强执行手段、重振可持续发展全球伙伴关系

在致力于共同创造变革时,让公民参与变革过程的方法同样重要。场所营造是指公共空间规划、设计和管理的一种激励人们集体重新构思并改造公共空间的协作方式[41]。场所营造体现了 Ostrom 有关公共空间的治理观点,让生活在社区中的人们参与公共空间共享价值最大化的过程中。场所营造专注于围绕人们体验公共空间来设计社区的方法,而不仅仅是考虑交通、建筑和开放空间,场所营造,促进了创造性的使用模式,特别关注定义某个场所并支持其持续发展的物质、文化和社会特性[41]。场

所营造者通过促进社区中个人参与的活动,鼓励就公共空间使用的公开对话来实现社区变革。这些活动有助于了解生活、工作在社区的人们对特定空间和整个社区的需求与期望。寻常百姓与他们共享的场所之间发展的情感联系鼓励他们行使其对公共空间的拥有权,并为这些场所的持续发展与活跃做出贡献。

在致力于发展社会和环境可持续人类环境的联合国人居署编写的一份公共空间项目(PPS)报告中,提出了通过建立场所改造城市与公共空间的10项战略[42]。具体内容如下。

1. 改善街道,并将其规划作为公共场所使用 街道是每个社区的基本公共空间。生活场所的营造基于这样一种理念:如果你为汽车和交通规划城市,你就会使得汽车和交通获益。如果你为人和场所进行规划,你就会拥有舒适的场所和人。

2. 将广场和公园打造成多用途场所 一个完美的广场可以成为公民自豪感的来源,其可以帮助公民更好地感受到他们与文化和政治机构的联系。如果围绕主要的公共主要场所进行开发,那么它们也可以帮助构建当地经济发展。

3. 通过市场构建地方经济 城市的出现最初是源于人们聚集在一起交换商品和想法。自有人类以来,公共市场就始终是城市的核心。市场可以帮助小企业发展、维护食品安全,并为购物者提供了更具吸引力的场所。

4. 设计建筑物以支持场所 每座建筑物都会向周围的人传递信息。扩大场所的建筑是依据市民规模而建,其支持并有助于发展邻近社区的活力。

5. 将公共卫生议程与公共空间议程相结合 公民在健康的城市里拥有清洁水和污水处理等基础设施。健康城市也是提供安全食品的场所,女性和儿童可安心行走,人们可以安全舒适地享受公园、广场和其他公共空间。

6. 重塑社区规划 当地人和当地机构最了解某一特定地方的优势资产和面临的挑战。任何公共空间议程的出发点都应是认识社区内的优势与资源。

7. 利用第10点的力量 第10点的力量背后的核心原则是在某个地方提供多种事项的重要性。公园很好,但有喷泉、游乐场和食品摊贩的公园更好。如果街对面再有一个图书馆那就更棒了,如果他们能有时间为孩子们讲故事并增设关于当地历史的展览,那就更完美了。如果附近有路边咖啡馆、公车站、自行车道和冰激淋售卖点,那么您就拥有了大多数人认为的理想场所。

8. 制定全面的公共空间议程 发展、加强和管理公共空间的综合方法需要自上而下以及自下而上的策略。高层领导对于想要改造公共空间扩大规模而言至关重要。自下而上的基层组织战略也是成功不可或缺的重要因素。

9. 从细微处着手进行试验 公共空间是复杂的有机体。你无法指望第一次尝试就能将每件事都做好。最好的空间是通过试验短期的改进来发展的,这些改进可以经过多年的测试和完善。

10. 调整政府结构以支持公共空间 如果公共机构的最终目标是使场所、社区和地区更加繁荣、文明,并对所有人更具吸引力,那么政府进程就需要有所改变以反映此目标。这需要发展建立共识和体制改革,以加强公民意识和包容性[42,43]。

某些正在进行中的举措,在共同创造社区层面变革的同时,也采用了场所营造策略,其中包括:美国大街[44]、创意场所营造[45]、全国完整街道联盟[46]、战术城市主义[47]。

随着干预选择的增加,用于决策的数据也必须有所拓展。传统意义上,致病性干预的出发点是收集到的与健康人群努力[48]相关的公共卫生数据,并由各种组织报告,著名的市县健康情况排名[49]。许多额外的综合指数提供了有价值的见解,其中一些指数还提供了州和地方的详细数据,具体内容如下。

- 联合国的人类发展指数强调,应利用人类及其能力来评估一个国家的发展状况,仅单单依靠经济增长是不够的[50]。
- Gallup-Healthways 幸福指数反映了人们日常生活的重要方面,其中不仅包括身体健康或经济指标,还提供了国际、国家层面和某些较小地区的简要估计[51]。
- Legatum 研究所的繁荣指数表明,一个国家想要繁荣,就必须为其公民提供机会与自由,并提供牢固的社会纽带以使人们免受暴力和压迫,拥有高质量的医疗保健和教育,这些因素对繁荣社会而言至关重要[52]。
- 经济合作与发展组织(The Organisation for Economic Co-operation and Development,OECD)的美好生活指数比较了各国在物质、生活条件以及生活质量等方面的福祉[53]。
- 社会进步指数通过侧重于基本需求、福利基础和就业机会等指标的社会进步程度反应出来[54]。
- 不丹研究中心提供国民幸福总指数,其中包括了九个领域:生活水平、健康教育、时间利用、政府管理、经济复苏能力、心理健康、社区活力、文化多样性以及复原力[55]。

在我们共同努力提高健康与福祉的过程中,以上这些和其他数据的来源为我们提供了影响人类的环境与社会因素的重要见解。

107.5　总结与实际影响

随着医师们在社区环境中越来越接受健康的导向,鼓励他们的患者采取更多积极的行为,将出现开发并提供资源的独有机会,这些资源将引导个人做出更健康的决策。基于本章提出的基本思想,以下是医师与其他生活方式管理专家在确保患者体验到幸福、健康生活时应予以考虑的10项策略。

1. 了解社区与患者可获得的服务,这样就可将拥有有意义的变革机会的人与帮助患者成长和发展所需的资源相结合。

2. 与当地机构和人员(包括社区规划师、公共卫生从业者、企业、社区服务机构和当地非营利组织等)合作,确保战略性开发并提供社区目前缺乏的必要资源。

3. 提倡积极的交通、公共交通选择,包括安全的骑行与步行机会,因此最健康的选择亦是患者最容易和最理想的选择。

4. 促进并鼓励公共空间的开发、规划和灵活利用,以供聚会/社交、食品生产与销售(社区菜园/农贸市场)、娱乐、休闲以及进行其他公共活动。

5. 除了吸烟、营养、运动和损伤预防等标准生活方式因素外,还要考虑包括住房、安全条件、街区设计、资源可用性和创伤暴露的减少。

6. 仔细聆听患者心声,以便深入了解其生活背景,并将其纳入护理计划的制订之中。

7. 与患者共同制订个性化的生活方式规划,将患者当前的内部资源与可用的社区现有资源相结合,创造最佳的成功机会。

8. 鼓励患者在其身体状况良好的情况下发展社交网络,以最大限度降低孤立感,并且在困难时期常与人接触。

9. 参与到当地的办事处,以协助健康的生活方式政策。

10. 召集和加入社区团体,促进相关社区需求和资产的公开对话,并加强跨部门关系。

单凭社区一己之力无法营造全面的健康生活。越来越多的人开始认识到自己所居住的场所会对自己健康和福祉产生的影响,因而,社区变革已成为重要的干预策略。医师、规划师和开发商、雇主团体、公民本身都有既得利益,即参与人们创造美好的生活、学习和工作场所。这将需要新的思维和行动方式。若想要改变某些内容,就要构建新模型。建筑师、设计师和创新者 R.Buckminster Fuller 将致力于设计更健康的环境描述为:"永远会通过与现有环境作斗争来改变事物"。

(Jane Ellery,Jane Ellery,PhD and Peter Ellery,PhD,MLA 著 胡安易 译 王鹏 校)

参考文献

1. Smart Growth America. Amazing Place: Six Cities Using the New Recipe for Economic Development. Washington, DC; 2016. https://www.smartgrowtham erica.org/app/legacy/documents/amaz ing-place.pdf.
2. Smart Growth America. Core Values: Why American Companies are Moving Downtown. Washington, DC; 2015. https://smartgrowthamerica.org/app/legacy/documents/core-values.pdf.
3. Wagner J, Vey JS, Davies S, Storring N. Advancing a New Wave of Urban Competitiveness: The Role of Mayors in the Rise of Innovation Districts. Brookings: Washington, DC; 2017.
4. Rooke J, Gobble J, Ballard T, Oglesby W, Guthrie G, Howard C, et al. Lifestyle Medicine Standards. Lifestyle Medicine Standards Taskforce, American College of Lifestyle Medicine: Chesterfield, MO; 2012. https://www.lifestylemedicine.org/Resources/Documents/ABOUT/ACLM Standards_Adopted Fall 2012.pdf.
5. Project for Public Spaces. Equitable Placemaking: Not the End, but the Means. New York; 2014. https://www.pps.org/reference/equity-placemaking-gentrification/.
6. American Planning Association. Plan4Health. 2017. http://plan4health.us/.
7. Project for Public Spaces. Project for Public Spaces | Placemaking for Communities. 2013. http://www.pps.org/.
8. Robert Wood Johnson Foundation, University of California, San Diego. Active Living Research. 2017. http://activelivingresearch.org/.
9. Lavizzo-Mourey R. 2014 President's Message. Robert Wood Johnson Foundation: Princeton, NJ; 2014. http://www.rwjf.org/en/library/annual-reports/presidents-message-2014.html.
10. Robert Wood Johnson Foundation. Building a Culture of Health. 2017. https://www.cultureofhealth.org/.
11. Robert Wood Johnson Foundation. From Vision to Action. 2016. https://www.cultureofhealth.org/content/dam/COH/RWJ000_COH-Update_CoH_Report_1b.pdf.
12. Robert Wood Johnson Foundation. Active Living Research A National Program Report. 2015. http://www.rwjf.org/content/dam/farm/reports/program_results_reports/2015/rwjf69205.
13. Project for Public Spaces. The Case for Healthy Places. New York; 2016.

14. Project for Public Spaces. Research: The Case for Healthy Places. New York; 2016. https://www.pps.org/blog/pps-releases-new-report-the-case-for-healthy-places-how-to-improve-health-through-placemaking/.
15. Brookings Institution. Anne T. and Robert M. Bass Initiative on Innovation and Placemaking. 2017. https://www.brookings.edu/project/anne-t-and-robert-m-bass-initiative-on-innovation-and-placemaking/.
16. Urban Land Institute. About ULI | Urban Land Institute. https://uli.org/about/.
17. Jackson RJ. *Designing Healthy Communities*. San Francisco, CA: John Wiley & Sons, Inc.; 2012.
18. Designing HealthyCommunities. Designing Healthy Communities. 2017. http://designinghealthycommunities.org/.
19. Sternberg E. *Healing Spaces: The Science of Place and Well-being*. Cambridge, MA/London: The Belknap Press of Harvard University Press; 2009.
20. Harris NB. Nadine Burke Harris, MD, MPH, FAAP. http://www.drnadineburkeharris.com/.
21. Shonkoff JP, Garner AS, The Committee on Psychosocial Aspects of Child and Family Health, Committee on Early Childhood, Adoption and DC, Section on Developmental and Behavioral Pediatrics. The Lifelong Effects of Early Childhood Adversity and Toxic Stress. 2017. doi:10.1542/peds.2011-2663.
22. American College of Lifestyle Medicine. American College of Lifestyle Medicine. 2017. https://www.lifestylemedicine.org/.
23. Centers for Disease Control and Prevention. Health Impact in 5 Years. 2016. https://www.cdc.gov/hi5.
24. Antonovsky A. The salutogenic model as a theory to guide health promotion 1. *Health Promot Int*. 1996;11:11–18.
25. Zeyer A. Salutogenesis and pathogenesis--a paradigm change from the perspectives of modern physics. *Soz und Praventivmedizin*. 1997;42:380–4.
26. Mittelmark M, Sagy S, Eriksson M, Bauer GF, Pelikan JM, Lindsronm B, et al., editors. *The Handbook of Salutogenesis*. Cham, Switzerland: Springer International Publishing AG Switzerland; 2017. doi:10.1007/978-3-319-04600-6.
27. Antonovsky A. *Unraveling the Mystery of Health*. San Francisco, CA: Jossey-Bass; 1987.
28. Dictionary.com, LLC. Salus | Define Salus at Dictionary.com. http://www.dictionary.com/browse/salus.
29. Encyclopaedia Britannica. Salus | Roman goddess. https://www.britannica.com/topic/Salus.
30. Eriksson M, Lindström B. Validity of Antonovsky's sense of coherence scale: a systematic review. *J Epidemiol Community Health*. 2005;59:460–6.
31. Lindström B, Eriksson M. Salutogenesis. *J Epidemiol Community Health*. 2005;59:440–2.
32. Eriksson M, Lindström B. Antonovsky's sense of coherence scale and its relation with quality of life: a systematic review. *J Epidemiol Community Health*. 2007;61:938–44.
33. Antonovsky A. *The Structure and Properties of the Sense of Coherence Scale*. San Francisco, CA: Jossey-Bass Publishers; 1993.
34. Robert Wood Johnson Foundation. Life Expectancy Maps: Short Distances to Large Gaps in Health. 2015. https://www.rwjf.org/en/library/articles-and-news/2015/09/city-maps.html.
35. Ostrom E. theCOMMONS The Evolution of Institutions for Collective Action.
36. Ostrom E. Crossing the great divide : synergy, and development. *World Dev*. 1996;24:1073–87. doi:10.1016/0305-750X(96)00023-X.
37. Alford J. Why do public-sector clients coproduce?: Toward a contingency theory. *Adm Soc*. 2002;34:32–56. doi:10.1177/0095399702034001004.
38. Dunn HL. High-level wellness for man and society. *Am J Public Health*. 1959;49:786–92.
39. Ellery J, Ellery P, Mackenzie A, Friesen C. Placemaking : an engaged. 2017;109:7–13.
40. United Nations. Sustainable Development Goals. 2017. http://www.un.org/sustainabledevelopment/sustainable-development-goals/.
41. Project for Public Spaces. What is Placemaking?. 2009. https://www.pps.org/reference/what_is_placemaking/.
42. Project for Public Spaces. Placemaking and the Future of Cities. New York; 2012. https://www.pps.org/wp-content/uploads/2015/02/Placemaking-and-the-Future-of-Cities.pdf.
43. Project for Public Spaces. Ten Strategies for Transforming Cities and Public Spaces through Placemaking. 2014. https://www.pps.org/reference/ten-strategies-for-transforming-cities-through-placemaking-public-spaces/.
44. The Main Street America Network. Main Street America. 2017. https://www.mainstreet.org/home.
45. National Endowment for the Arts. Creative Placemaking. https://www.arts.gov/artistic-fields/creative-placemaking.
46. Smart Growth America. National Complete Streets Coalition. 2018. https://smartgrowthamerica.org/program/national-complete-streets-coalition/.
47. Berg N. The Official Guide to Tactical Urbanism. Washington, DC: CityLab; 2012. https://www.citylab.com/design/2012/03/guide-tactical-urbanism/1387/.
48. Office of Disease Prevention and Health Promotion. Healthy People 2020. https://www.healthypeople.gov/.
49. University of Wisconsin Population Health Institute. County Health Rankings & Roadmaps. 2017. http://www.countyhealthrankings.org/.
50. United Nations Development Programme. Human Development Index (HDI). 2016. http://hdr.undp.org/en/content/human-development-index-hdi.
51. Gallup-Sharecare. Gallup-Sharecare Well-Being Index. 2018. http://www.well-beingindex.com/.
52. Legatum Institute. The Legatum Prosperity Index. 2017. http://www.li.com/programmes/prosperity-index.
53. Organisation for Economic Cooperation and Development. OECD Better Life Index. http://www.oecdbetterlifeindex.org/.
54. Social Progress Imperative. Social Progress Index. 2018. http://www.socialprogressimperative.org/.
55. Centre for Bhutan Studies & GNH. Gross National Happiness Commission. 2018. http://www.grossnationalhappiness.com/.

第 108 章 动机医学

目录

要点／1564

108.1 引言／1564

108.2 生活方式的复杂性／1565

108.3 何为动机／1565

108.4 自我决定理论／1565

108.5 自主动机／1565

108.6 受控动机／1566

108.7 尊重患者的基本人文需求／1566

108.8 跨越动机鸿沟——从外在动机到内在动机／1567

108.9 支持性指导／1567

108.10 意志力的本质／1567

108.11 帮助患者增强意志力"肌肉"／1568

108.12 医患相遇的治愈力量／1568

108.13 保持慈悲心／1568

108.14 聆听的重要性／1569

108.15 个人目标、目的与意义／1570

108.16 动机访谈／1570

临床应用／1571

参考文献／1572

要 点

- 虽然影响不健康行为的因素有很多,但内在动机是成功改变生活方式的积极因素。
- 医生在帮助患者改善生活方式的过程中占据重要地位,他们为其改变创造了条件。
- 与患者建立牢固的关系以及真实的联系可促进持久的行为改变。
- 深入的聆听、慈悲心和尊重患者对自主性、能力和关联性的需求是医患关系之间的重要因素,有利于疾病治疗。
- 动机访谈是一种行之有效的方法,医师可用其帮助患者实现持久的生活方式改善。

108.1 引言

每个人都渴望长寿、健康、快乐、富足的生活,没有人愿意疾病缠身,痛苦地离开世界。然而,许多人因为自己没有养成良好的生活习惯而罹患疾病,痛苦地死去。在全国范围内改善生活方式的潜在回报无比巨大。通过改变生活方式的四个方面:不良饮食、缺乏运动、肥胖和吸烟,可以将心脏疾病减少了 80%、糖尿病减少了 90%、癌症减少了 60%[1]。正是生活方式这种强大的疾病预防控制能力,使得耶鲁大学预防研究中心的创始主任 David Katz 宣称生活方式即是医学[2]。

虽然人们在改变自己的生活方式时,会面临许多功能障碍和诱惑,但生活方式的成功改变,大部分是由患者的意愿所驱动的,而医师可以扮演强有力的驱动角色[3]。本章的关键点侧重于动机和意志力等心理影响因素,并阐明医师在助力患者改变生活方式动机方面的特有地位[4]。医师可通过多种方式帮助患者找到健康生活的动力,使其能拥有更健康的生活,医疗实践指南也建议进行生活方式咨询[5]。然而,许多医师并未针对患者的生活方式向其提供咨询工作,而就算提供了咨询,其成效也大相径庭[6]。

本章概述了如何帮助医师在患者改变行为过程中,扮演更好角色的循证原则与实践,从而帮助患者改善健康与福祉,以拥有更快乐和充实的生活。首先,本文简要回顾了自我决定理论(self-determination theory,SDT)与自我调节(或意志力)的学科,以帮助人们更好地理解动机的本质,以及哪些人类的基本需求驱动着这些动机。其次,强调了关注医患关系中人为因素的重要性,并讨论了真实聆听、建立关系以及加深联系的治疗作用。最后是对动机访谈(motivational interviewing,MI)的讨论,这是一种循证实践,已被医师和其他医疗保健从业者成功用于激发患者的内在动机。

本章的最终目标是帮助医师重新界定其角色,不仅将他们的治疗和流程视为医学,其与患者的关系以及他们强化患者改变动机的能力,也是治疗过程的重要组成部分。如果说生活方式是药物,那么改变不良生活习惯的意识就是其中的活性成分。

108.2 生活方式的复杂性

生活方式是由根深蒂固的习惯性行为所组成,有些行为有助于健康和良好的身体状态,有些行为则有害。重要的是要认识到,没有一种行为是孤立存在的。每一种行为,无论健康与否,都是一系列行为和/或习惯的一部分。饮食、活动水平、压力水平、吸烟与否,都是构成我们更大更复杂行为生活方式的一部分。当我们面临健康风险或更严重的慢性疾病时,对其产生影响的生活方式行为实际早已根深蒂固。

改变生活方式,无论是开始健康的行为或是停止不健康的行为,都极具挑战性。我们的不健康行为受到诸多方面的共同影响,同时也影响了我们的决定。我们的行为不仅受到心理因素的驱动,比如我们的个人信仰、态度与动机,还受到社会、经济、文化和环境等方面的影响。更为复杂的是,不健康行为往往是为了满足某些迫切需要。例如人们会为了缓解压力和焦虑而吸烟[7],或是为了舒适或方便而暴饮暴食,或吃不健康的食物[8]。

面对这种复杂的影响,仅仅知道需要改变,甚至是想要改变是远远不够的。尽管有生物、情感、认知、环境、社会和文化等因素在挑战我们的决心,但放弃旧行为,坚持新行为,这是生活中最深刻的挑战之一,也是生活方式医学实践最有前景的机会之一。

108.3 何为动机

在讨论如何激发并支持患者改变不健康行为的动机之前,进一步了解动机的本质可能会有所帮助。《牛津英语词典》将动机定义为:以特定方式进行行动或行为的一个或多个理由;渴望或意欲做某事的热情。但动机已以微妙但重要的方式被细化,现代心理学理论和研究已开始对其有了更优化的理解。

108.4 自我决定理论

自我决定理论(SDT)是研究最全面的动机心理学理论之一,与生活方式医学实践有着明显的相关性。Ed Deci 和他的研究伙伴——自我决定理论创始人 Richard Ryan,在过去的44年里已就人类动机进行了超过1 000项的研究。自我决定理论是就人类动机和一组人类的核心需求,这些需求得到满足时,将有助于拥有充实而健康的生活。根据 Deci 的说法,动机是关乎行动的能量,它能为您提供从早到晚的动力[9]。自我决定理论主要分为自主动机和受控动机。

108.5 自主动机

自主动机是拥有此时此刻真正意义上的自愿、意愿和选择感,这是我自己选择为自己做的事情。

相对于受控动机,自主动机与更深入的学习、更大的灵活性和创造力以及更持久的行为改变努力相关[10]。其还与更多的兴趣、活动的享受度、更少的焦虑以及更好的健康和幸福感有关[11]。根据自我决定理论,如果人们相信改变饮食习惯或戒烟,可以帮其获得有价值的健康结果,那么他们会更有自主动机去改变饮食习惯或戒烟。越是自主和自我决定的行为动机,就越有持续下去的可能。

自主动机有2种类型:内源性动机和完全内化的外源性动机。内源性动机是在做某件事时纯粹是为了自己。当有内源性动机时,我们会以高度的自主动机来运转,认可我们所做的事情,并在高度的自我意识水平进行工作。在那一刻,我们了解自己与彼时世界的关系,并以真实的方式来运转。

完全内化的外源性动机运转方式与内源性动机不同。众所周知,现实生活中,我们有时会被要求做一些重要的事情,但我们并不觉得这些事情本身多有趣或多愉快。在一定条件下,这些外在需求可以内化并融入我们的自身。我们必须主动地整合外部,包括认同行为的重要性,并将其融入个体内在。

108.6　受控动机

与自主动机相反,受控动机包括出于强制或压力的行为,包括两种尚未完全化的外源性动机:外在动机是指由于会导致某些外在结果而进行的某项活动,混合动机是指部分但不完全内化的动机。

外源性动机是经典的胡萝卜或棍棒激励。告知患者如果戒烟就会活得更久(胡萝卜),或使用恐惧策略,例如告诉他们戒烟,否则有死于肺癌的风险(棍棒),都可以让人感受到非常强烈的控制感。两者都包含了外部的压力或胁迫,都会破坏个体的自主性。

混合动机比外在动机更内化,但混合动机会触发承诺行为,以避免个体产生内疚感或维持个体的自尊。承诺行为的驱动因素并非完全属于个体资源的意识,因为驱动这种行为的因素仍然是外在的,所以不是真正的内在自我动机,也并未完全融入个体内在。

108.7　尊重患者的基本人文需求

自我决定理论的一个重要主张,是人的成长和变化是由与生俱来和普遍的心理需求所驱动的,包括了对能力、关系,以及对自主的需求。个人对胜任力的需求,是人在社交、工作和生活中感受到胜任感和成就感,并且能够表达自我的独特能力。根据自我决定理论,个体对胜任力的需求会引导着自身去迎接适合自己的挑战[12]。对关系的需求反映了与他人联系、被关心和关心他人的需求,是人对与他人和社区归属感的需求。自主需求是指需要感觉到我们可以控制自己的行为。我们需要以对我们有价值的方式行事,并符合我们的个人价值观。根据自我决定理论,当我们的行为能反映真实自我时,即便受到外部因素的影响,我们也是自主的。

108.8 跨越动机鸿沟——从外在动机到内在动机

从外部调节的动机过渡到更加内部、自主和自我决定的动机,可能需要经历阻碍与挑战。医师通常负责帮助患者关注对不健康的生活方式的改变,并使其有足够的动力去应对可能会非常困难的改变过程。一个好的医师像一个领航者,能够护航患者在调节动机的这场旅程,他十分了解这个领域并且知道如何帮助患者规划走向成功的道路。他们必须了解阻碍或削弱患者动机的原因,并了解帮助患者消除此类障碍的方法,为成功的行为改变创造条件。医师还必须了解激发动机的原因,并帮助患者培养自主、自我驱动的动机,从而拥有更健康的生活方式。这项技能正迅速成为优质医学实践的核心部分。

108.9 支持性指导

通过采用支持性的方法,医师可帮助患者采取并内化更健康的生活方式行为。研究表明,医护人员的自发支持会影响患者的动机与健康行为,包括戒烟[13]、减肥[14]、糖尿病患者的血糖控制[15]和药物依从性[16]。如果患者感觉到自己有实现理想健康结果的能力,那么他们也更有可能成功改变自己的行为[17,18]。自发性支持包括询问并了解患者的喜好和观点,为其治疗方案提供选择和相关信息,同时注意不要有过多的压力或过于控制。

108.10 意志力的本质

为改善健康状况,诸多生活方式的改变需大量的自我控制与自我调节(即所谓的意志力)才能完成。意志力可被视为是一种能量或意志,它能让我们去做某些我们并不愿意去做的积极的事情,或抵制我们去做某些会陷入沉迷的消极事情。改变生活方式的患者可能会面临诸多意志力方面的挑战。

目前,关于意志力的理论有很多,其中一个比较流行的理论是,意志力有点类似于肌肉,如果过度使用就会变得疲劳,但随着时间的推移也可以通过运动得到强化。在过去的20年来,佛罗里达州立大学的社会心理学家Roy Baumeister和奥尔巴尼大学的心理学家Mark Muraven始终致力于研究这种意志力肌肉模型。这一领域的研究表明,意志力是一种有限的资源,会因劳累有所消耗[19],但通过葡萄糖以及充分休息也能得到一定程度的补充[20]。根据Baumeister的观点,我们使用共享的有限能量来源,为维持意志力及其他类型的有目的的思维和行为。这一能量来源每天都会被诸多事宜消耗,包括抵制吃零食的诱惑、专注于某项困难的精神任务、抵抗入睡的冲动、在会议期间集中精力自我介绍,以及许多其他需要自我控制的精神与社会行为。

大量数据表明,人在筋疲力尽的状态下更容易屈服于冲动。当意志力消耗殆尽时,节食者可能摄入更多食物尤其是使人发胖的食物[21]、吸烟者吸烟更多[22]、有酒精问题的人饮酒更多[23]。自我控制的关键是将注意力集中在打破坏习惯和养成新习惯上。习惯需要较少的能量,所以从长远来看,形成良好的习惯是保存意志力的重要策略[24]。

108.11　帮助患者增强意志力"肌肉"

医师帮助患者越多了解其自身的意志力,患者就越能参与运动和加强自身的意志力。这也可以帮助患者更好在锻炼意志力中做出选择。另外,如果意志力像一块肌肉,那么患者则可以通过努力运动,并随着时间的推移,逐步形成更强的自控力和意志力。

增强意志力的最好方法之一就是冥想。时常冥想的人,前额叶皮质(大脑中负责自我控制的部分)以及大脑中支持自我意识的区域灰质增加。研究发现,即使冥想相对较短的时间,也能使自我指导性(与自主性、自我效能感和自尊相关)、协作性(与建立社会关系的能力相关)、自我超越性(与灵性和创造性的概念相关)等方面得到改善。长期的冥想练习可显著增加大脑各区域之间的神经联系,这些区域对保持专注、忽视干扰和控制冲动尤为重要。

医师可通过指导患者练习,觉察支持和破坏健康行为的日常实践、想法、感觉,以帮助患者更清楚地意识到导致其消极行为的原因。患者可从观察其自身每时每刻所做的决定开始,并留意其自身的冲动。他们可觉察冲动发生的时间,以及如果他们屈服于冲动,内部和外部会发生什么。患者可探索屈服的过程,是否有某些状况、感受和思维模式使其或多或少更屈服于自己的冲动。在关注一段时间后——一天、三天、一周——患者可以在这个过程中越来越早地开始发现自己。

108.12　医患相遇的治愈力量

在传统的家长式医患关系中,医师被视为专家,其角色是为患者提供建议或进行某种形式的治疗,而"好患者"是被动接受医师的建议,并忠于实施医师的建议。鉴于人类对自主性的基本需求,这种家长式的做法被认为具有控制性,并导致了许多患者的被动或抗拒,这并不奇怪。医师不能只是开具处方或进行手术治疗,若只是简单地给患者改变习惯的建议,往往没有回报且无效。医师还必须在帮助患者改变其危险因素方面发挥积极作用(例如帮助戒烟,启动适当的运动计划,帮助改变饮食)。

与患者建立牢固的人际关系对生活方式医学的实践至关重要。医患互动往往非常神圣。医师要求患者信任自己,并将非常敏感的私密生活细节告知自己。这些对话是建立必要联系的机会,可激发动机或促使患者顿悟,从而产生改变自己的强烈而真诚的内在动机。医师有责任在这些治愈互换中充分地呈现和真实。医师真正关心患者时,患者是可以感觉到的。他们可以知道自己的意见什么时候被真正地倾听和理解,自己的喜好和需求什么时候被尊重。

108.13　保持慈悲心

在与患者接触的过程当中,拥有慈悲心尤为重要。美国医学协会《医学伦理守则》第1条规定:

"慈悲心是优质医疗的核心。医师应致力于提供合格的医疗服务,同时具有慈悲心并尊重他人的尊严与权利。"[25]虽然对慈悲心没有普遍认同的定义,但大多数对慈悲心的定义至少包括2部分:①对另一个经历苦难的人的情感;②有想要帮助他们的动机[26,27]。

以慈悲心治疗患者具有广泛的益处,其中包括改善临床结果、改善患者对服务的满意度、提高从患者处所收集信息的质量[28-30];相反,慈悲心倦怠可能会导致护理质量差[30]。对未得到改善的患者,或者未遵照医嘱实施的患者,抱有慈悲心,这会让人很容易责怪患者,认为他们不负责任或固执。医师也可能会由于患者的病情未好转而感到自责。在这种情况下,最容易的方法可能是求助于快速解决方案,比如药物治疗、手术,甚至转诊进行专家治疗。

有人呼吁将培养慈悲心作为医学培训的一部分[32,33],这一点尤为重要,因为有依据表明,同情心作为慈悲心的一个组成部分,在医学教育过程中会被弱化[34]。为了减少忧虑和倦怠[35],并增加医疗接触中的真实联系,医师与其他医疗保健专业人士可从增强慈悲心的干预措施中获益[36]。

自2008年以来,斯坦福大学医学院的慈悲与利他主义研究与教育中心(CCARE),与神经科学家、行为科学家、遗传学家和生物医学研究人员合作,探索慈悲与利他主义的生理、心理相关性。慈悲与利他主义研究与教育中心为医师量身定制了一种教育模式,该模式结合了科学观念,冥想学者的理念,正念冥想及其他练习。越来越多的依据表明,简略的正念干预可提高初级保健临床医师的工作满意度、生活质量和慈悲心[37,38]。医师可努力以更大的慷慨之心治疗患者,并询问导致/保持患者不良行为,阻碍其改变意愿或能力的原因。

108.14 聆听的重要性

由衷的聆听是医师与患者建立紧密联系的另一个重要部分。麻省理工学院斯隆管理学院的高级讲师Otto Scharmer概括了与医患关系相关的4个层面的倾听。

第1种是下载,或者说是为重新确认已获悉的内容而倾听:倾听时假设已获悉正在诉说的内容,或确信内容的真实性,且已经知道该怎么进行回应。

第2种是实事求是的聆听,或是要从已了解的内容中去聆听任何新奇的新信息。

第3种是同理心聆听。通过同理心聆听可透过对方眼睛直观其感受。这种层面的聆听会产生更深的联系与更牢固的关系。

Scharmer描述的第4个聆听层面是生成性聆听,这需要一颗开放的心和开放的意志,并反映与他人的深层联系。它需要真正地把自己的计划和需求放在一边,并在当下与对话中出现的内容建立联系。有了这个层面的聆听,一种流动、协同和/或与比自己更强大事物的同一性联系即会出现。用Scharmer的话说:"当对话结束时,你意识到你已不再是开始对话的那个人时,你就知道你已经在第4个层面了。你已经历了一个微妙而深刻的变化。你已经连接到了更深的意境,这个已经关乎你是谁,你为什么在这里。这种连接将你与一个正在形成的深刻领域联系起来,与你正在出现的真实自我联系起来。正是这第四个层次的倾听,具有改变人们和进化和改变他们的动机的力量。"正是这第四个层次的倾听可以重塑一个人,并且推动动机的改变。[39]

108.15　个人目标、目的与意义

另一种改变不健康生活方式内源性动机的方法,是帮助患者将行为改变与他们生活中某些更重要的目标相结合。以同理心和慈悲心进行探究,以确定患者生活中最重要的事物,寻找其中患者最感兴趣、最关心的事物。帮助患者说出行为改变有助于达到此更大的目的的方法。帮助患者在受到诱惑时有目的地与愿望、价值观相联系,并让其记住自己行为的短、中、长期后果。吃甜甜圈可能会满足眼前的情绪渴望(短期),但会消耗掉当天晚些时候与家人共度美好时光所需的精力(中长期),或者破坏完成早该完成的计划目标,或者减掉0.9kg体重,但从长远来看会感觉更好。

108.16　动机访谈

动机访谈(motivational interviewing,MI)是一种帮助患者增强改变不良生活方式动机的方法,体现了本章迄今为止概述的所有理念与精神:动机访谈是一种特别关注语言变化的协作、以目标为导向的沟通方式。其旨在通过接纳和同情的氛围,激发并探索个体的改变原因,加强个体对特定目标的动机与承诺。MI通过关注患者的观点,并尊重其利益、价值观和关注点来挑战家长式的医患关系模式。密歇根大学的创始人William Miller和Steven Rollnick说:"动机访谈既是一种思维模式,也是一种心态"[40]。

从在医疗环境中使用MI的角度来看,激发改变行为的动机是医师与患者之间的共同责任。这需要一种专业知识互补的伙伴关系。医师是医学知识和专业知识的拥有者,而患者则被认为是在自己生活方面有着宝贵价值和相关的专业知识。MI旨在帮助患者激活自身的改变动机和资源。

已证明MI对多种类型的改变有效,包括高血压控制[41],水果、蔬菜摄入量的增加[42]。其可增强对饮食和运动调整计划、糖尿病管理[43-45]、戒烟的坚持[45,46]。已证明动机访谈在医患互动中有效[46-49]。临床医师能够学习并成功地将MI融入他们对多种不同类型患者的实践中,甚至是在相对简短的咨询中也同样有效[50]。

MI包含以下4个互有交叉的步骤。

- 参与——建立联系、发展工作关系、创造治疗参与感。
- 专注——产生于参与过程,包括发现或制订议程,反过来有助于明确改变的目标可能采取的方向。
- 激发——激发患者自身改变的动机,捕捉患者自身想法与感受,了解其改变的原因与方法。让患者说出自身改变的原因很重要。
- 规划——一旦患者有足够的动机,对话即可从是否改变以及改变的原因,过渡到更多关于

改变的时机与方法的讨论。此过程包括制订变革承诺和具体行动规划。

以下是MI的5项核心沟通技能。

1. 提出开放式问题，邀请患者反思并阐述其情况。

2. 肯定患者的个人优势、努力和资源。尊重其自我价值与成长、改变的能力。发挥患者独特的优势与能力。

3. 参与反映性倾听，需要医师向患者反映他们从交谈中收获的含义，以确保准确性和深入理解。包括医师给予患者全神贯注的集中力，并留意患者的非语言暗示，包括眼神交流和反映患者情绪的面部表情。

4. 总结患者分享的信息与见解，并以总结的方式向其反馈。

5. 告知并建议，鉴于患者的观点与需求，在情况允许下提供建议，而非以高度指导性的方式主动提供专家建议。

MI的原则包括理解并接受患者独特的见解和情况；发展差异性，强调当前行为与目标之间所有的不一致；避免加剧患者的抵抗情绪，如患者出现抵抗，则改变策略协助患者改变；与阻力共存，为改变提供舒适的氛围；支持患者对其改变或实现目标的信心。

医师们通过MI努力最大化患者的自主权与选择自由，同时尽量减少其对改变的抵触。医师们帮助患者明确自己的优势和愿景（目标），探索自身价值、发展其改变理由，并与患者合作，制定最有效的改变策略。

临床应用

医师可作为支持性的向导来提高其临床工作的水平，增强患者改变不健康生活方式的动机。更好理解动机本质以及激发动机的基本人类需求，可帮助医患之间建立更深层的治疗关系。医师可采取的具体措施包括以下内容。

- 采用需求支持性的方式帮助患者采纳并内化更健康的生活方式行为。
- 使用动机访谈法帮助患者培养自身的自治性、自主动机，以使其参与更健康的生活方式。
- 帮助患者理解并增强意志力，明智地选择如何进行意志力之战。
- 在与患者接触时富有慈悲心。
- 与患者沟通时进行深入、由衷地倾听。
- 帮助患者将行为改变与生活中更重要目标相结合。

（Jennifer S.Pitts,PhD 著　胡安易 译　王鹏 校）

参考文献

1. Knoops KT, de Groot LC, Kromhout D, et al. Mediterranean diet, lifestyle factors, and 10-year mortality in elderly European men and women: The HALE project. *J Am Med Assos.* 2004;292(12):1433–1439.
2. Katz DL. Lifestyle is the medicine, culture is the spoon: the covariance of proposition and preposition. *Am J Lifestyle Med.* 2014;8(5):301–305.
3. Tobacco Use and Dependence Guideline Panel, Treating Tobacco Use and Dependence: 2008 Update. Rockville, MD: US Department of Health and Human Services; 2008. https://www.ncbi.nlm.nih.gov/books/NBK63952/. Accessed December 10, 2017.
4. Rollnick S, Mason P, Butler C. *Health Behavior Change: A Guide for Practitioners*. London: Churchill Livingstone; 1999.
5. Rippe JM, Angelopolous TJ. Lifestyle strategies for risk factor reduction, prevention, and treatment of coronary artery disease. In: Rippe JM, ed. *Lifestyle Medicine*. Boca Raton, FL: CRC Press; 2013.
6. Phillips E, Pojednic R, Polak R, et al. Including lifestyle medicine in undergraduate medical curricula. *Med Educ Online.* 2015;20:26150.
7. Rao M, Afshin A, Singh G, et al. Do healthier foods and diet patterns cost more than less healthy options? A systematic review and meta-analysis. *BMJ Open.* 2013;3(12).
8. Groesz LM, McCoy S, Carl J, et al. What is eating you? Stress and the drive to eat. *Appetite.* 2012;58(2):717–721.
9. Personal conversation with and presentation by Ed Deci at the Wellness Underground Conference. January 2015. Orlando, FL.
10. Deci EL, Ryan RM. The "what" and "why" of goal pursuits: human needs and the self-determination of behavior. *Psychol Inq.* 2000;11(4):227–268.
11. Ryan RM, Deci EL. Self-determination theory and the facilitation of intrinsic motivation, social development, and well-being. *Am Psychol.* 2000;55(1):68.
12. Deci EL, Ryan RM. *Handbook of Self-determination Research*. Rochester, NY: University of Rochester Press; 2002.
13. Williams GC, Cox EM, Kouides R, et al. Presenting the facts about smoking to adolescents: effects of an autonomy supportive style. *Arch Pediatr Adolesc Med.* 1999;153:959–964.
14. Williams GC, Grow VM, Freedman ZR, et al. Motivational predictors of weight loss and weight-loss maintenance. *J Pers Soc Psychol.* 1996;70:115–126.
15. Williams GC, McGregor HA, Zeldman A, et al. Testing a self-determination theory process model for promoting glycemic control through diabetes self-management. *Health Psychol.* 2004;23:58–66.
16. Williams GC, Rodin GC, Ryan RM, et al. Autonomous regulation and long-term medication adherence in adult outpatients. *Health Psychol.* 1998;17:269–276.
17. Williams GC, Freedman ZR, Deci EL. Supporting autonomy to motivate patients with diabetes for glucose control. *Diabetes Care.* 1998;21:1644–1651.
18. Williams GC, Minicucci DS, Kouides R, et al. Self-determination, smoking, diet and health. *Health Educ Res.* 2002;17:512–521.
19. Baumeister RF, Bratslavsky E, Muraven M, et al. Ego depletion: is the active self a limited resource? *J Pers Soc Psychol.* 1998; 74(5):1252.
20. Gailliot MT, Baumeister RF. The physiology of willpower: linking blood glucose to self-control. *Pers Soc Psychol Rev.* 2007;11(4):303–327.
21. Vohs KD, Heatherton TF. Self-regulatory failure: a resource-depletion approach. *Psychol Sci.* 2000;11:249–254.
22. Shmueli D, Prochaska JJ. A test of positive affect induction for countering self-control depletion in cigarette smokers. *Psychol Addict Behav.* 2012;26:157–161.
23. Muraven M, Collins RL, Neinhaus K. Self-control and alcohol restraint: an initial application of the self-control strength model. *Psychol Addict Behav.* 2002;16:113–120.
24. Hirt ER, Clarkson JJ, Jia L, eds. *Self-Regulation and Ego Control*. Cambridge, MA: Academic Press; 2016.
25. American Medical Association. Principles of medical ethics. Chicago; 2001. https://www.ama-assn.org/delivering-care/ama-principles-medical-ethics. Accessed December 10, 2017.
26. Goetz JL, Keltner D, Simon-Thomas E. Compassion: an evolutionary analysis and empirical review. *Psych Bull.* 2010;136(3):351–374.
27. Lazarus RS. *Emotion and Adaptation*. Oxford: Oxford University Press; 1991.
28. Epstein RM, Franks P, Shields CG, et al. Patient-centered communication and diagnostic testing. *Ann Fam Med.* 2005;3(5):415–421.
29. Redelmeier DA, Molin JP, Tibshirani RJ. A randomised trial of compassionate care for the homeless in an emergency department. *Lancet.* 1995;345:1131–1134.
30. Sanghavi DM. What makes for a compassionate patient-caregiver relationship? *Jt Comm J Qual Patient Saf.* 2006;32(5):283–292.
31. Najjar N, Davis LW, Beck-Coon K, et al. Compassion fatigue: a review of the research to date and relevance to cancer-care providers. *J Health Psychol.* 2009;14(2):267–277.
32. Lolak S. Compassion cultivation: a missing piece in medical education. *Acad Psych.* 2013;37(4):285.
33. Fan VY, Lin SC. It is time to include compassion in medical training. *Acad Med.* 2013;88(1):11.
34. Hojat M, Vergare MJ, Maxwell K, et al. The devil is in the third year: a longitudinal study of erosion of empathy in medical school. *Acad Med.* 2009;84(9):1182–1191.
35. Klimecki O, Singer T. Empathic distress fatigue rather than compassion fatigue? Integrating findings from empathy research in psychology and social neuroscience. In: Oakley B, Knafo A, Madhavan G, Wilson DS, eds. *Pathological Altruism*. New York: Oxford University Press, 2011: 368–383.
36. Fernando AT, Arroll B, Consedine NS. Enhancing compassion in general practice: it's not all about the doctor. *Br J Gen Pract.* 2016;66(648):340–341.
37. Scarlet J, Altmeyer N, Knier S, et al. The effects of Compassion Cultivation Training (CCT) on health-care workers. *Clin Psychol.* 2017;21(2):116–124.
38. Fortney L, Luchterhand C, Zakletskaia L, et al. Abbreviated mindfulness intervention for job satisfaction, quality of life, and compassion in primary care clinicians: a pilot study. *Ann Fam Med.* 2013;11(5):412–420.
39. Scharmer O. *Theory U: Learning from the Future as It Emerges*. San Francisco, CA: Berrett-Koehler Publishers; 2009.
40. Miller WR, Rollnick S. *Motivational Interviewing: Helping People Change*. 3rd Edition. New York, NY: Guilford Press; 2013.
41. Woolard J, Beilin L, Lord T, et al. A controlled trial of nurse of counseling on lifestyle change for hypertensives treated in general practice: preliminary results. *Clin Exp Pharmacol Physiol.* 1995;22:466–468.
42. Resnikow K, Jackson A, Wan T, et al. A motivational interviewing to increase fruit and vegetable intake through black churches: results of the eat for life trial. *Am J Public Health.* 2001;91:1686–1693.
43. Lundahl B, Moleni T, Burke BL, et al. Motivational interviewing in medical care settings: A systematic review and meta-analysis of randomized controlled trials. *Patient Educ Couns.* 2013;93(2):157–168.
44. Bowen D, Ehret C, Pedersen M, et al. Results of an adjunct dietary intervention program in the Women's Health Initiative. *J Am Diet Assoc.* 2002;102(11):1631–1637.
45. Martins RK, McNeil DW. Review of motivational interviewing in promoting health behaviors. *Clin Psychol Rev.* 2009;29:283–293.
46. Butler CC, Rollnick S, Cohen D, et al. Motivational consulting versus brief advice to quit smoking: a randomised trial. *Br J Gen Pract.* 1999;49:611–616.
47. Lai DT, Cahill K, Qin Y, et al. Motivational interviewing for smoking cessation. *Cochrane Database Syst Rev.* 2010;(1):CD006936.
48. Miller W, Yahne C, Moyers T, et al. A randomized trial of methods to help clinicians learn motivational interviewing. *J Consul Clin Psychol.* 2004;72:1050–1062.
49. Lundahl B, Kunz C, Brownell C, et al. A meta-analysis of motivational interviewing: twenty-five years of empirical studies. *Res Soc Work Pract.* 2010;20:137–160.
50. Lundahl B, Moleni T, Burke BL, et al. Motivational interviewing in medical care settings: a systematic review and meta-analysis of randomized controlled trials. *Patient Educ Couns.* 2013;30;93(2):157–168.

第109章 健康促进的未来方向：医师的作用

目录

要点／1574

109.1 介绍／1574

109.2 健康促进的未来：环境／1574

109.3 健康促进的未来关键点：全面健康／1575

109.4 健康的先进定义／1576

109.5 积极的个人健康／1576

109.6 医师在未来健康促进方面的作用／1577

109.7 行为改变／1577

109.8 工具／1577

109.9 可持续改变／1578

109.10 结论／1579

临床应用／1579

参考文献／1579

> 要　点
>
> - 健康促进的环境对未来有很大的帮助,因为它采用了社会生态学的观点,即除了生物和行为因素之外,健康还受到环境和环境的影响。
> - 全面健康可以定义为一种身体、精神和社会福祉的完整状态,而不仅仅是没有疾病或虚弱;要使人口实现繁荣、健康、优质和可持续的结果,就需要更早和更全面的干预。
> - 了解患者生活和工作的环境,以及临床系统与社区支持变化之间的联系。
> - 健康促进需要从战术规划产品转变为更具企业性的健康和绩效战略,并纳入对全面健康价值的更广泛认可。

109.1　介绍

健康促进在家庭、社区、学校、工作场所和医师办公室等多个领域发挥作用。世界卫生组织在《渥太华宪章》中,将健康促进环境一词定义为:人们从事日常活动的场所或社会环境,其中环境、组织和个人因素相互作用,影响人民的幸福和健康。健康促进环境同样也是人们积极利用和塑造环境,从而创造或解决与健康有关的问题的地方。健康促进环境可以被确定为具有物理边界、一系列带有特定角色的人和组织结构[1]。

每个人都可能存在于多个相互重叠的环境中,包含社区、工作场所、卫生保健提供者以及亲戚朋友。并且,个人可能会从每个环境内部以及这些环境之间收到截然不同的、有时还会相互矛盾的信息。在工作场所中,一方面,健康促进信息和预期结果侧重于行为改变和健康生活方式对卫生保健和残疾成本、工作以外时间以及工作绩效的积极影响;另一方面,社区健康促进信息可能侧重于改善健康行为,以防止发病率或死亡率。

109.2　健康促进的未来：环境

健康促进环境通过将健康促进行为定位在人们生活、工作和娱乐的社会、文化和运动场所,将改善健康的干预措施和行动整合起来。这种方法已在健康促进学校、健康城市、健康地区乃至健康海岛推广应用。从理论上讲,健康促进环境有很多优点,因为它采用了社会生态学的观点,认识到健康会受到社会背景和环境因素的影响。从逻辑上讲,这是一种解决问题和采取行动的方法,涉及处理任何特定环境中影响健康的各种物理、社会、组织和文化因素。

工作场所或医师办公室等环境,是接触目标群体的便利场所,还是可以促进健康的社会系统,为改变社会系统而不仅仅是为个人提供了途径。以这种方式开展工作的预期成果包括环境、政策、技能和组织过程的变化,以及与特定健康问题有关的变化。这种健康促进的方法并不排除对具体健康问题的关注。健康促进环境为垂直结构计划提供了一种备选方案。在这种方法中,通过单独的计划解决个人健康问题(如心脏病和损伤)。这种综合方法更有助于协调利益相关者的谈判和资源材料汇编,并可能减少计划间的重复工作和竞争[2]。

任何健康促进计划的一个主要方面都需要医师的参与,因为他们作为意见领袖有很高的可信度,特别是在健康问题上。在一个城市或社区的健康计划中,医师可以通过多种方式做出贡献。他们可以向其他社区领导人提供支持和介绍,也可以担任咨询委员会成员。

109.3 健康促进的未来关键点:全面健康

当今的美国,以行为改变为基础的健康促进领域的一些狭隘焦点,正转变为更广阔的战略,这些战略包括环境和文化影响的作用、引入涉及实时通信技术的创新,以及参与性活动(如游戏、乐趣和认可)。社会情绪及其他健康决定因素正逐渐成为影响全面健康的关键因素。将继续在健康行为、风险和疾病预防等方面,来衡量效果。但也继续扩大到其他因素对个体和人口健康的影响,如身心健康和福祉、心理学、组织健康、生活方式医学等。以后,医师可能要重新调整其思维方式,从传统的治病救人到促进健康,这远比治病要好得多。

在健康促进工作中,医师必须考虑健康行为、环境、价值观和文化等问题。正如美国预防服务特别工作组主席在25年前指出的,"初级预防的概念,即在危险因素还没有开始影响临床身体状态之前改变它们,大多数医师仍然将其归为公共卫生从业者的领域[3]。"医师仍须克服以治病为导向、报销政策、给相对矛盾的建议、缺乏信心等障碍。医师需要改变这种思维模式,并在健康促进中发挥更积极的作用。

将健康融入环境和文化是健康促进最重要的趋势之一。虽然一些健康促进的领导者多年来一直在传播这些观点,但其他一些人才刚刚开始认识到环境和文化在健康促进中所起的作用。一些研究表明,树立、传播健康文化理念比提供的健康促进计划对员工群体的健康影响更大[4-6]。

在未来几年,随着心理学、组织健康、综合医学及其他个别研究领域的整合,现有的健康促进模式将继续得到发展。这一领域已经从预防发展到健康促进,再到健康幸福,最后到认可健康,所有这些仍然是人口健康的必要条件。然而,完整的个人和健康概念仍然难以理解。

关注个人层面的整体健康,重要的是争取临床社区帮助处方实施成功,而不仅仅是处方医疗干预。我们必须将行为改变作为全面健康框架的一部分,需要医师为患者倡导和示范,并由个体在其生活和社区中实施。作为一个综合性的卫生保健系统,我们的目标应该致力于改变如何采取和鼓励更健康的行为来预防疾病的过程,并考虑采取哪些基本因素鼓励人们改变行为,并维持这种改变,同时了解个人行为是全面健康的主要因素。

重要的是在医师办公室的医疗模式与个体在社区的体验之间架起一座桥梁很重要。因为健康的行为改变始于家庭,所以医师必须在个人层面上与患者建立联系和接触,并确定什么对患者最重要,以及他们愿意做出什么样的改变,以便他们可以成功地维持这些改变。同样重要的是,一旦个人在日常生活中养成了健康的习惯,持续巩固这些改变也同样重要。同样,个人行为是全面健康的主要因素。让个人参与改善健康中去,一种方法是向他们展示行为改变是如何预防或延缓疾病或人身损伤发生的。

有些环境因素(如电视广告)超出了个体的控制范围,使人们更难改掉不健康的习惯。此外,广告促进了不良饮食的选择,造成不良行为恶性循环,并难以打破。广告只是个人在日常生活中无法改变和控制的环境因素的例子之一。2009—2011 年,针对 2~5 岁儿童的电视营销增长了 8.3%,针对 6~11 岁儿童的电视营销增长了 4.7%[7]。

109.4　健康的先进定义

在 1946 年,世界卫生组织(WHO)这样定义健康:一种身体、精神和社会福祉的完整状态,而不仅仅是没有疾病或虚弱[8]。在 1986 年《渥太华宪章》中,WHO 指出健康是一种日常生活资源,而不是生活的目标;健康是一个积极的概念,强调社会和个人资源以及体能。这两个定义都尚未被普遍接受,许多评论家称 WHO 的定义是乌托邦和不现实的[9-11]。

仅仅从医学模式来定义人口健康,对健康的看法非常有限。当健康定义的范畴扩大时,它成功影响人口健康的机会也将扩大无论是在社区、工作场所还是其他场所中实施,必须将影响健康的因素(如积极心理学、经济学、社会情感结构、工作场所、家庭、社会网络和社区)纳入任何成功的健康促进举措。健康受到医学模式边界的限制(即等待通过筛查、预防医学或临床检查确定风险因素或疾病)。要使人口走向繁荣、健康、高效和可持续发展的结果,需要更早和更全面的干预。

109.5　积极的个人健康

60 多年来,健康不仅仅是没有疾病这一概念一直被忽视。这也许是因为疾病和损伤相对容易衡量和量化;或者是因为卫生专业人员一直沉浸在疾病或先兆治疗的医学模式中。无论原因如何,现在是应该完全接受健康理念的时候了,将其视为一种幸福、活力、高效和高质量的生活状态。在过去的几十年中,研究人员做了大量工作,以确定构成健康和福祉的结构,并开发出了衡量这些结构的工具,如体能、残疾和残障、社会健康和归属感、心理健康和复原力与焦虑和抑郁、精神状态和动机、疼痛测量、一般健康状况和生活质量[12]。

为了发展,健康促进领域必须包含一套新的成功衡量标准,并采用更好的方法来衡量举措的影响。尽管有时会引起激烈的争论,但衡量一个项目价值的比较传统的指标是投资回报(return on investment,ROI)。然而,要更好地了解最有效的方式以及最佳受益人,则取决于更好地衡量更全面的人口层面战略的整体价值。这就需要采用一个深思熟虑的框架,来理解可能影响整个人口中所有个体的环境和文化因素。另外,还需要一套新的衡量标准,帮助将环境和文化与对健康和福祉影响的领先和滞后指标联系起来。为了推动这一领域的发展,项目规划者应不断评估其环境和文化对健康的支持,跟踪计划的参与和投入情况,并衡量自我导向的行为改变。通过增加对积极前景的衡量(例如恢复力、乐观、感知控制)和定期衡量这些重要健康先兆的变化,可以提高传统健康风险评估的价值。科学技术的进步使人们能够更频繁地监测和报告这些成果及其他重要成果,而对民众的造成负担却微乎其微。

109.6 医师在未来健康促进方面的作用

多种趋势可能会促进或破坏医师向有效的人口健康促进战略的转变。在美国,《平价医疗法案》(Affordable Care Act,ACA)在许多健康相关专业人士眼中是积极的力量。在围绕这项法律的国会辩论中,提到人口健康、健康和预防的次数比通过这部法案之前所有年份的总和还要多。《平价医疗法案》改善了一些医生对预防性医疗服务的报销政策。例如包含了肥胖症筛查和咨询,因为这是预防服务工作组指南中的一项建议服务。然而,以质量和人口护理为重点的新举措,如以患者为中心的医疗之家(patient-centered medical home,PCMH)和有效利用健康信息技术(MU),通过促进以团队为基础的患者护理方法,正在改变传统的实践模式。一些私人执业医师可能希望增加工作人员(如健康教育专家、健康教练或执业质量协调员),以解决健康促进问题[13]。

109.7 行为改变

健康促进的一个核心原则是让健康的选择成为容易的选择。将这一格言付诸实践,需要消除个人在尝试健康生活方式时所面临的障碍。这就要求医师真正了解患者,密切关注导致压力的运动水平、家庭生活或环境因素,找出问题的根源,而不仅仅是问题本身。

在任何情况下,健康促进面临的一个挑战是,实现健康行为改善的能力取决于个人在日常生活中实施改变的意愿。行为设计可以帮助人们找到改变生活方式有用的工具和策略。它还有助于确定一个人有多大的能力及如何准备做出改变,以及什么触发因素最有可能引发这种改变。如果患者对改变持抵触情绪,医师可以寻求他人专业知识的帮助。社区可能提供的包括饮食和运动跟踪应用程序、免费营养和健康咨询、烹饪课程、体育俱乐部,可以帮助患者在离开医师的诊所后积极改变生活方式。

109.8 工具

Thoreau 曾说过,"我们成为我们工具的工具"和"我们的工具越复杂,我们的生活就越复杂"[14]。技术推动了我们生活的复杂性,越来越多地影响人口健康的计划和举措。如今,综合数据库在我们生活的许多领域都很普遍,但成千上万的智能手机新应用程序带来了信息交换特性,并将数据库提升到了一个新的水平。手机及其他设备可以进行编程,以提供有关我们的生物特征信息及其他传出数据,并实时接收传入建议,告诉我们应该如何达到或保持健康目标。随着数据库和算法变得越来越复杂,将有无数种方法按照健康风险、行为和状况模式对人群和个体进行分类。不断的改进信息最终可能会变得难以管理,即使是最年轻的一代也是如此。这种对个体的持续监测是否会对全球和可持续的健康改善做出积极贡献,需要时间给以证明。

电子病历(electronic medical record,EMR)可以在帮助医师解决患者健康问题方面发挥关键作用。电子病历可以提示某些关于家族史的信息,或者建议将运动作为生命体征之一进行测量。一旦医师对患者的整体情况有了更好的了解,就有了第 2 个考量。患者是否真的会做出积极影响其健康所需要的生活方式或行为改变?

在这方面,最重要的技能之一是有效的和建设性的对话。动机访谈[15]包括 4 个对话阶段,即通过支持、建议、肯定和同情对话,帮助患者实现与改变相关的目标。这些阶段包括与患者接触以帮助建立融洽的关系;在提供建议和支持的同时,将患者的注意力集中在他们想要做出的改变上;唤起他们所拥有的工具和愿望来实现改变;以及计划实施患者确定的目标和下一步措施。支持患者意识到他们当前的行为模式,帮助他们意识到其已经拥有的技能,并尊重任何抵触,这对于进行积极的对话至关重要。

109.9 可持续改变

对个人来说,要保持健康的生活方式,健康的选择必须是容易的选择。一些简单的事情,比如在办公楼里设置光线充足、维护良好的楼梯间、每周举行一次步行会议或者在午餐会上选择健康的食物等,都可以让人们养成健康的生活习惯。

为了维持健康的生活方式,我们必须在所有场所中解决这些问题:社区、工作场所和临床环境的设置。临床医师和内科医师是至关重要的因素,他们可弥合个人在了解需要改变什么与实际执行这些生活方式改变之间的差距。医师有能力帮助患者了解为健康而进行行为改变的重要性,并引导他们获得帮助他们过上更健康生活的资源。

肥胖症最初在美国的流行和增长源于负面的系统性变化。今天的新社区往往是围绕不健康的生活习惯设计的:郊区住宅的开发使得人们每天开车去目的地,快餐店使不健康的食物成为最方便的选择。这就产生了一种需求的缺口,那就是在相反的方向上进行系统性的改变——这些改变将帮助我们摆脱不健康的常规,并重新制定最佳的默认行为。

行为经济学领域的工作使人们更好地理解了情感和直觉在决策过程中的作用。虽然直觉和情感可以发挥重要作用,但它们也可以在许多重要方面影响决策。行为经济学领域的见解对健康促进的未来具有特别的意义。通过了解社会、认知和情感对决策和行为的影响,将有可能出现更有效的举措和方法。

在未来,医师需要了解如何衡量环境决定因素,以及如何与患者谈论这些因素。健康促进领域必须找到一种方法,有效地与每位患者建立单独联系,以确定他们如何将健康习惯融入日常生活,然后确定每位患者愿意做出哪些改变。然后,可以简化这些改变,以指导患者根据总体目标监控自己的行为。对改变的抵触是意料之中的事。与其挑战这种抵触,不如尊重它,鼓励患者朝着自己的目标导向解决方案前进。

109.10 结论

医学界要想成功地促进人口健康，就必须以不同的方式进行预防。为了最终实现良好的健康状态，必须对患者的个人生活进行投资，了解他们生活和工作的环境，以及临床系统和社区可支持的调整方案之间需要什么联系。我们有机会帮助初级保健系统为个人开出成功的处方，使他们能够恢复和维持健康的生活方式，并且，我们有工具可以指导交流以实现改变。

生活方式在很大程度上是由每天所做的小决定和大决定组成的。理想情况下，这些选择是以逻辑方式收集和处理信息的结果。然而，用于指导决策的大量信息往往是压倒性的，有时是相互矛盾的，并且难以处理。因此，人们经常依靠心理捷径和偏见来帮助组织信息，筛选出不相关或不一致的数据，并指导决策和行动。虽然这些捷径可以节省时间，有时还能让决策更容易，但它们也会影响思维，其方式并不总是有用的，有时会导致选择不太理想，甚至不合理。即将到来的是一个重大转变，从战术性的计划性产品转变为更加企业化的健康和绩效战略，并纳入对繁荣、健康、高效和可持续发展的社区和个人的价值的更广泛认识。

临床应用

- 未来，医师可能要重新调整其思维方式，从传统的治病救人到促进良好的健康。
- 重要的是要弥合医师诊所的医疗模式与个体在家庭、工作场所和社区的体验之间的差距。
- 医师应该学习成功的方法来帮助患者进行可持续的行为改变，例如动机访谈和例如对动机访谈和支持他们对当前的行为模式、已经具备的技能以及可能遇到的任何阻力的认识。

（Alyssa B.Schultz,PhD 著 　胡安易 译　李朝晖 校）

参考文献

1. World Health Organization. The Ottawa Charter for Health Promotion. 1986. Available at http://www.who.int/healthpromotion/conferences/previous/ottawa/en/index1.html. Accessed October 2017.
2. King L. The settings approach to achieving better health for children. *Public Health Res Pract*. 1998;9(11):128–129.
3. Lawrence RS. The role of physicians in promoting health. *Health Affairs*. 1990;9(2):122–132.
4. Hoebbel C, Golaszewski T, Swanson M, Dorn J. Associations between the worksite environment and perceived health culture. *Am J Health Promot*. 2012;26(5):301–304.
5. Pronk NP, Allen CU. A culture of health: Creating and sustaining supportive organizational environments for health. In: Pronk NP, ed. *ACSM's Worksite Health Handbook: A Guide to Building Healthy and Productive Companies*. 2nd ed. Champaign, IL: Human Kinetics;2009:224–230.
6. Golaszewski T, Allen J, Edington D. Working together to create supportive environments in worksite health promotion. *Am J Health Promot*. 2008;24(4):1–10.
7. Powell LM, Harris JL, Fox T. Food marketing expenditures aimed at youth: Putting the numbers in context. *Am J Prev Med*. 2013;45(4):453–461.
8. World Health Organization. Preamble to the Constitution of the World Health Organization as adopted by the International Health Conference, New York, 19–22 June 1946, and entered into force on 7 April 1948.
9. Jadad AR, O'Grady L. How should health be defined. *BMJ*. 2008;337:a2900.
10. Larson JS. The conceptualization of health. *Med Care Res Rev*. 1999;56:123–136.
11. Huber M, Knottnerus JA, Green L et al. How should we define health? *BMJ*. 2011;343:d4163.
12. McDowell I. *Measuring Health: A Guide to Rating Scales and Questionnaires*. 3rd ed. New York: Oxford University Press; 2006.
13. Chambliss ML, Lineberry SZ, Evans WM, Bibeau DL. Adding health education specialists to your practice. *Fam Pract Mgmt*. 2014;21(2):10–15.
14. Thoreau HD. *Walden*. Oxford University Press; 1854.
15. Lussier M-T, Richard C. The motivational interview. *Can Fam Physician*. 2007;53(12):2117–2118.

第十八部分

运动心理学

主编:Steven J.Petruzzello,PhD

第110章 习惯养成：身心互动在运动领域中的进展

目录

要点／1583

110.1 通向思维的窗口／1583

110.2 通向情感的窗口／1585

110.3 通过两扇窗去了解思维和情感／1587

110.4 通过彩色玻璃的窗口去了解压力对身心的影响／1588

110.5 关闭窗口／1591

临床应用／1592

参考文献／1592

要 点

- 我们需要跨多个层面(如心理上、生理上)检查身体的重要功能(如认知功能、情感),这比单层次的分析更有意义。
- 新技术的开发(如脑成像)为进一步了解人体提供了广阔的前景,但我们不能过分依赖技术(即必须客观地分析结果)。
- 我们需要关注多个系统对于压力的反应,而不能将各个系统分开看待(例如将心血管与神经内分泌分开),因为压力反应和它的潜在机制现在还未完全明确。
- 我们需要更加注意个体差异带来的影响。

在本章的前两个部分中[1,2],我们详细讨论心身的含义、如何研究它,以及在运动领域对它的研究。将身体与心理视为统一的概念(一元论),是与将两者独立看待的主流二元论相背离的,正如 Cacioppo、Tassinary 和 Berntson 指出的:一元论已经逐渐取代了二元论观念,因为人们更倾向于将心理状态视为代表大脑皮质、边缘叶和脑干区域的活动表现,它们会影响自主神经、神经内分泌和免疫活动,进而调节重要的细胞和分子生物进程[3]。反过来说,传入的信息则从周围神经系统传输到中枢神经系统,从而影响社交环境中大脑的思考和行为。

正如我们之前所讨论的,二元论的想法在运动心理学领域中仍占据主导地位,但是,越来越多使用跨层次分析(跨生理和心理层次的检查)的研究(我们以前称之为变化的雏形)正在涌现。本章旨在为读者提供自上一版《生活方式医学》之后,使用心身结合方式的最新研究。与前几章一致,本章仍使用窗口进行类比,即本章会着重强调运用生理学知识的研究,并将它们作为窗口,来了解思维(认知功能)、感觉(情感反应)和压力反应(应变能力)的内容,尤其是那些不仅使用了这种心身结合的方式,还借鉴了理论框架的内容。本章是具有选择性的,仅关注 2010 年以后发表的文章。

110.1 通向思维的窗口

在广泛的心理生理学和运动心理学概念中,认知功能一直是人们非常感兴趣的话题。认知功能是多种能力的总称,包括集中、关注、学习、记忆、计划和解决问题的能力。在运动心理学中,人们对执行功能(executive function,EF)中的特定部分已经有过广泛的研究,来更好地了解体力活动和运动对 EF 的影响。EF 包括认知灵活性(从一个概念转换到另一个概念的能力)、计划、注意抑制(抑制从手头任务中分心的能力)、工作记忆(存储和管理信息以完成学习、推理和决策行为)和安排等认知过程。EF 过程被认为与大脑的额叶区域[特别是前额叶皮质(prefrontal cortex,PFC)]以及与记忆相关的皮质下结构(例如海马)有关。

如前面所述[2],反应时间(reaction time,RT)和肌电图(electromyography,EMG)被用于认知功能的行为和运动系统测量,但它们只能对思维进行有限的考量。幸运的是,新出现的、更好的技术和手段能帮助我们更好地了解思维的工作过程,现有的方法让我们对大脑中发生的事情有更多、更具体的了解。脑电图(electroencephalography,EEG)和功能磁共振成像(functional magnetic resonance imaging,fMRI)是研究认知功能的2种较常用的心理生理学工具。

脑电图及事件相关电位(event-related potentials,ERPs)用于研究大脑(通过大脑产生并记录在头皮上的电信号),它是一种非侵入性技术,可直接评价大脑功能,并提供优质的时间分辨率。在认知领域,研究最多的ERP成分是P300(或P3),它提供了响应速度(即延迟)和参与任务所需的神经资源比例(即量级)的衡量标准。例如,Hillman等人发现,让7~9岁的孩子进行有氧训练,可以极大地改善他们的认知抑制(即忽略与任务无关的刺激)和认知灵活性,这在P3成分中得到了体现(延迟和量级)[4]。

N_2波形是研究认知功能的指标中的另一个ERP成分,它是一个负向波形,在刺激发生约200ms后出现。N_2与反应抑制过程中的冲突检测、刺激失衡和认知控制有关[5],N_2的振幅与认知控制,以及负面想法的过滤或脱离能力有关[6]。在一项对认知功能已受损,且患有重性抑郁症(major depressive disorder,MDD)个体的研究中,Olson等人发现有氧训练可以增加N_2振幅,从而让个体表现出更强的认知控制[7],也就是说,运动减少了认知抑制的症状,并使认知功能正常化。

另一个重要的ERP波形是负偏转,称为错误相关负电位(error-related negativity,ERN)。ERN是由前扣带回皮质(anterior cingulate cortex,ACC)产生的[8,9],学者认为它是处理错误过程中的神经网络活动的反映[10]。也就是说,ERN反映了所需反应(由刺激决定)与实际反应之间的冲突。ERN已被用作反映行动监测(即监测和纠正反应错误以确保良好的表现)和认知灵活性(即牢记多个目标和表征,以便根据环境的需求成功转换视角[11])的指标。在一定程度上,运动和健身对认知功能的这些指数都能产生积极影响,产生较小的ERN振幅。Pontifex等人[12]的一项研究使用RT和ERN,测量了有氧训练对认知控制的影响,结果表明,运动表现好的孩子在需要高认知控制水平的任务上表现出更高的反应准确性。此外,运动表现好的儿童的ERN振幅更小。Pontifex等人由此认为,这些发现证明了体能对认知控制的影响,即更好的有氧体能与更好的控制灵活性有关。

尽管EEG和ERP已经能让人一目了然,但新的成像技术用不同的方式提供了对认知功能的了解方法。磁共振成像(magnetic resonance imaging,MRI)是一种神经成像工具,能产生优质的空间分辨率,用于研究大脑结构与肥胖、衰老以及其他精神、身体和神经疾病的相关性,功能磁共振成像能让研究人员评估大脑结构中与功能任务相关的生理变化。认知的变化反映为神经元活动的增加,神经元活动的增加需要更高的氧气浓度,使流向特定组织和结构的血流增加。由于大脑的特定区域使用了更多的含氧血液,因此fMRI信号会更强。fMRI已成为一种用作研究行为认知的有效、非侵入性工具[13]。

利用MRI进行的研究,从横向和纵向(即运动干预后)对结构差异作为体育活动、运动或健身的一个功能进行了研究。这些研究主要关注儿童和老年人,Chaddock等人[14]指出与体能(fitness)较差的孩子相比,体能更好的孩子(9~10岁)的海马组织容量更大(这对学习和记忆很重要)。重要的是,海马容量的增加与相关记忆任务的更好表现有关系。对老年人的研究也发现了类似的结果,Weinstein等人指出了心肺健康状况与背外侧前额叶皮质(dorsolateral prefrontal cortex,DLPFC)中灰质容量之间有显著的关联[15],这在调节运动与认知能力之间的关系中很重要。这些发现强调了运动对于减少与认知功能相关的脑萎缩的重要性。除了灰质变化外,白质完整性也与儿童和成人[16,17]的心肺健康以及体力活动水平相关[18]。虽然海马体积往往会随着正常衰老而下降,但 Erickson 等人指出,这种下降并非不可避免[19]。一项针对65岁以上老年人的随机对照试验表示,1 年的有氧训练干预可以使海马前部体积增加2%(与做伸展运动的对照组相比),因此,越来越多的证据表明,躯体活动、运动和体适能训练对于维持大脑结构(灰质和白质),以及在某种程度上,对因年龄增加或活动减少而衰退的大脑结构的再生有重要作用[20]。

MRI 可以提供有关大脑结构变化的信息,fMRI 则用于检查大脑的功能性变化。在 Wong 等人进行的一项研究中[21],fMRI 用于评估执行双重任务过程中大脑的激活情况。双重任务是一种评估执行功能的方式(即执行涉及2个任务的项目时协调、维护和整合的能力)。对一组由128名健康的66岁患者(女性占67%)组成的样本进行了心肺功能的评估,然后在执行双重任务期间进行了 fMRI 扫描。在行为方面,心肺健康越好的人在较困难的任务中表现越好。运动的功效还包括增强激活大脑的多个区域,尤其是前扣带回皮质和辅助运动区域,这可能是由于运动协助激活了对于执行功能至关重要的脑区,从而为认知表现提供帮助。Erickson 等人详细介绍了在儿童和成人中有相似发现的其余几项研究[20],Stillman 等人还提供了非常全面的综述[22],并在多个分析水平(例如:细胞与分子、结构或功能性大脑系统、行为等)为认知功能中的多个中间因子(脑形态、连通性和功能、压力、睡觉、情绪)提供证据支持。

有文献提出了一个有助于解释包含神经生物学因素的活动行为的框架[23]。在时限性自我调节理论(temporal self-regulation theory,TST)里,执行功能是一个重要的躯体活动的神经生物学因素。认知领域中的绝大多数运动心理学文献,都严格遵从认知仅头脑的理论框架,而几乎忽略了基于身体的影响。正如 Hall 和 Fong[23]和前面提到的许多研究都强调,运动后执行功能会得到改善,并且越来越多的文献表明,更高水平的执行功能可以增加躯体活动。值得注意的是,有氧训练和抗阻运动均能改善执行功能[24-28]。Hall 和 Fong 提出了一个正反馈回路的概念[23],即执行功能更强的人能够更持续地参与体育活动,这有助于进一步加强执行功能,以及巩固相关的神经回路。TST 仍有待全面测试,但它确实提供了一种神经生物学联系,这种联系迄今为止主要是用来解释体育活动行为的社会认知模型。

为了了解多种人群类型和疾病之间的功能和结构差异,我们需要开始通过多个窗口而不是单一窗口来观察心身交互作用,且应当合并使用不同的电生理和大脑成像技术,以及实验设计和统计方法[22],以便更全面地了解大脑内部正在发生的事情。

110.2 通向情感的窗口

在运动心理学中,对体育活动和运动的情感、情绪和情绪反应的研究由来已久。从一开始,人们就在寻找一种机制来解释情感状态的变化,此类解释的范围从纯粹的心理(例如精通控制、分散注意力)到生理(例如高热模型)再到心理生物学,在后一组人中,已有一些候选者在包括内啡肽、内源性大麻素和脑激活的变化方面被研究过。

内啡肽假说一直用来解释运动驱动情感变化的发生[29]。本质上,这一概念是运动导致神经肽(内啡肽或阿片样物质)释放,从而调节情绪和疼痛。尽管在1970—1980年这是一个热门的话题,但对该概念的研究基本上已经停止,直到 2008 年出现了一项独特的研究,Boecker 等人用正电子发射断层扫描[positron emission tomography,PET,使用非选择性阿片受体配体(^{18}F)DPN]评估了阿片受体的激活,作为反映受体中阿片摄取量的指标,在两小时的跑步后增加,并且这种激活的增加与兴奋感相关,这是有史以来的第 1 次的重要证据发现[30]。整整 10 年后,2 项研究提供了阿片受体激活变化(使用 PET)的其他证据[31,32],说明这些变化也与运动强度和情绪的改变有关。Hiura 等人[31]让男性受试者在 2 种不同强度下骑自行车 20min:①高强度,相当于无氧阈(anaerobic threshold,AT);②极高强度,大约强度在 AT 与最大摄氧量(VO_{2peak})之间的 50%。实际上,这 2 种强度相当于 VO_{2peak} 的 60%(强)和 80%(极强)。研究者用 PET[使用对 μ 阿片受体有选择性的放射性示踪剂(^{11}C)卡芬太尼,因为它对 β-内啡肽的亲和力高]并评估了各组运动前后的情绪,发现阿片受体的激活反映为结合电位的降低,且 2 种运动强度都导致与边缘系统相关的整个大脑区域的结合电位降低。对于高强度组,这些变化还与抑郁的减轻和活力的增加有关。对于极高强度组,受试者的垂体结合电位增加,相应地疲劳程度也增加。Saanijoki 等人[32]对比了中等强度的连续运动(约为最大强度的 55%)与高强度间歇运动,再次使用[^{11}C]卡芬太尼的 PET 并评估了情感反应。结果显示,高强度间歇运动会导致大脑额叶边缘系统区域(例如 PFC、ACC、海马、杏仁核)结合电位降低,这与消极情绪的增加有关;相反,中等强度的运动不会改变结合电位,但结合电位和兴奋感呈负相关(即与兴奋感相关的结合电位降低)。这种较新的阿片受体激活成像技术,为验证内啡肽假说提供了希望。

为了解释运动引起的情绪变化,最近又增加了一个内源性大麻素(endocannabinoid,eCB)系统,该系统被称为调节突触兴奋性和神经递质释放的神经调节网络[33]。eCB 物质,特别是花生四烯酸乙醇胺(anandamide,AEA)和 2-花生四烯酸甘油(2-arachidonylglycerol,2-AG),以活动依赖的方式释放,有人认为它会影响运动中的心理变化,例如减少焦虑以及增加活力。正如 Raichlen 等人[34]的研究表明,eCB 系统与有氧训练产生的快乐有关,因此,eCB 可以作为参与运动的神经生物学动机,尽管这需要更多研究来解释,但目前已有越来越多的证据支持 eCB 系统对情绪变化是有影响的。

Raichlen 等人在早期研究的基础上,发现人(或狗)进行高强度运动[72.5% 最大心率(HR_{max})]后,血浆 eCB 水平(特别是 AEA)显著增加,而在低强度行走(44.6%HR_{max})后,血浆 eCB 水平却没有显著增加,这种变化与积极情绪的改变有着密切的关系[35]。旨在调查不同运动强度水平造成情绪影响的后续研究结果表明,在中等强度(根据年龄设定强度,HR_{max} 约为 73% 和 83%)下跑步 30min 后,eCB 会显著增加,但在低强度(根据年龄设定的强度,HR_{max} 约为 45%)或高强度(根据年龄设定的强度,HR_{max} 约为 92%)后没有类似的表现。但是,这项研究并没有提供任何证据表明,这与情感的变化有关。

Brellenthin 等人研究了运动强度(自选或处方)和习惯性活动(低、中、高)对健康年轻成人 eCB 水平和情绪反应的影响[33]。受试者分别在 2 天里,在跑步机上不同强度下分别运动了 60min(包含热身 10min,指定强度运动 45min,整理活动 5min)。2 次不同强度的运动后,受试者的 AEA 含量均升高,但这仅在指定强度时期才显著出现,且在参与者选择的强度(≥77%VO_{2est})和研究者规定的强度(≥73%VO_{2est})下没有太大差异,因此这很难解释 AEA 反应的差异。研究者也发现,即使受试者感觉自己的精力在随着强度的增加而增加,但只有在规定强度的条件下,AEA 的变化才与之显著相关。尽管这可能可以说明运动诱导情绪反应,但这仍然是一个不确定的证据。

当然,情感反应主要还是受大脑调节,这种调节在皮质下(例如杏仁核)和皮质内(例如PFC)都有发生。PFC激活的变化与对情感反应认知控制的变化有关,具体而言,PFC外侧区域活动的减弱,与减轻负面情感反应的认知控制能力的下降相关[36-38],换句话说,如果个体在PFC区域的激活较少,那么他们在抑制或减少负面情感上会遇到更大的困难。根据双模式理论[39-41],随着运动过程中生理需求的增加(例如强度的增加),特别是当强度接近或超过通气阈(ventilatory threshold,VT)时,情感反应会变得越来越消极。在较低的运动强度下,克服由感觉输入产生的负面情感反应(例如心率加快、乳酸积累)的能力,部分来自于PFC激活的维持能力。但是,当运动强度超过VT时,由于皮质下区域(负责人体的感觉输入)会增加活动,因此维持PFC激活变得越来越困难。

在一项有趣的研究中,Tempest和Parfitt[42]提出,对运动强度有偏好和耐受的性格特征,可能会影响PFC的激活,从而影响情感反应的认知控制。他们首先进行了运动强度偏好与忍受度问卷(PRETIE-Q)[43],以评估受试者对运动强度的偏好和耐受性。该研究仅选择在容忍度评分上得分最高和最低的人群($n=28$,每组14位,其中有7位男性和7位女性)。在一项强度进阶的自行车运动测试中(逐步进阶到力竭状态),研究者记录了脑血流动力学[使用PFC的近红外光谱法(NIR)]和受试者的情感反应,结果中有3个要点:①当强度超过VT时,PFC血流动力学呈不对称模式;②2组均显示情感效价下降(表明不愉快情绪增加),但低容忍度组下降幅度更大;③尽管2组之间的有氧适能(即VO_{2peak})没有差异,但运动高耐受的受试者的呼吸补偿点(respiratory compensation point,RCP,即机体能维持生理稳态的临界点)更长[(145 ± 39) s:(113 ± 24) s]。

当运动强度低于VT时,个体耐受性(高或低)水平之间的PFC血流动力学没有差异,并且情感反应均为积极的;当运动强度介于VT和RCP之间时,未观察到右PFC区域的血流差异,但是,低耐受性组的左PFC区域血流增加。强度从VT增加到RCP,情感反应在2组中有所下降,但低耐受性组的表现是消极的,而高耐受性组仍然保持积极。Tempest和Parfitt研究推测,随着运动强度开始变得更具挑战性,低耐受性组的左PFC区域可能需要更大的血流动力学响应,以维持认知控制过程[42]。总而言之,当运动强度超过VT时,对高强度运动耐受力较低的人群可能会采用左PFC区域为主的认知机制,而具有高耐受性的人直到运动强度变得更大时(RCP之上)才利用左PFC区域。因此,耐受性作为个体差异的特征,可能会影响认知和感觉过程之间的关系,并最终影响情感反应的调节。

最后,Tozzi等人的一项研究表明,与不运动的对照组相比,16周的有氧训练(总共约50h)可减少情绪障碍(因为血压降低和精力增加)[44]。这些变化与通过功能磁共振成像评估的与情绪调节相关的大脑区域(如颞上回)的大脑连通性变化相关。Tozzi等还进一步指出,大脑功能的连通性与运动计划的参与度呈正相关,这表明活动对于增强这些特定脑区的功能连通性很重要[44]。

110.3 通过两扇窗去了解思维和情感

在过去的30年间,对认知(执行功能)和情感状态(核心情感/情绪/心情)的研究数量呈指数增长,尤其是在运动领域。但是,对运动时情感和认知反应的研究几乎都是单独进行的,因此这两个过程的相互作用还不太清楚。尽管核心情感被定义为一种没有经过认知加工的一般情感状态[45],但情感和情绪是由某种认知评估方式的需求所定义的[46],因此,忽略情感去进行认知研究是有局限性的,得到的也会是一种不完整的结果。目前研究躯体活动行为相关的认知与情感之间相互影响的理论和机制的方法相对缺乏,因此,值得开展评估认知与情感思维的研究。

一个值得探讨的问题是情感障碍导致了执行功能缺陷,还是执行功能缺陷导致了不良的情感状态。例如,抑郁(一种情绪障碍)的常见症状是无法清晰地思考、专注或做出决策[47],这些症状说明认知和执行能力的不足。如前面所述,前扣带回皮质和背外侧前额叶皮质是参与执行功能的主要大脑结构,但是,在抑郁的个体中,这些大脑结构之间的联系被改变,导致他们在执行功能任务中的表现下降[48]。无论神经活动增加还是减少,抑郁个体在认知过程上与常人有所不同[49]。类似的证据表明,焦虑程度越高,认知过程的变化越大[50]。焦虑是指在遇到或感知到威胁性刺激的情况下发生的一种厌恶情绪状态,这种刺激通常会引起一系列行为反应[51],特别是下额叶皮质在负性情绪刺激下(例如恐惧)出现高度神经激活,而对正性情绪刺激(例如幸福)的神经激活则较弱[52]。总之,焦虑会增加对威胁相关刺激的关注,并降低认知处理效率,尤其是在注意力控制方面[51]。重要的是,我们必须认识到焦虑和抑郁经常同时存在。有许多既往研究单独分析了运动对焦虑或抑郁的影响,在未来,我们应该对焦虑和抑郁并存的患者进行更多的研究[53]。同样地,研究认知与情感的互动也至关重要。

目前,一些研究对比了临床诊断为重性抑郁症(major depressive disorder,MDD)的个体与健康对照组,在运动后(例如:专注冥想、有氧训练)的注意力、执行功能和抑郁症状的变化,结果显示,受试者不但抑郁症状得到了好转,认知控制也得到了改善,且MDD组的抑郁症状改善更多[6,7,54]。此外,Olson等人指出,认知控制(以N_2振幅表示)和抑郁症状之间存在显著关系[7]。尽管这是运动领域内对认知与情感相互作用的探索,但未来也需要进一步的研究来验证。目前研究焦虑、抑郁和其他情感的变化对认知功能的影响(反之亦然)的文献相对缺乏,需要有更多的研究来了解情感和认知功能与运动行为和个体健康之间的相互作用。

110.4 通过彩色玻璃的窗口去了解压力对身心的影响

当代生活的特点是压力不断增加。简单来说,压力反应是一种心理生理反应,它包括对压力源的好(积极)或坏(消极)感知而产生的一系列生理变化(如心血管、代谢系统)。人们普遍认为,任何形式的刺激(例如生物、心理、环境或社会刺激)都可以对人体本身的稳态产生积极或消极的影响,从而引起压力反应[55,56]。然而,除了传统的刺激(压力源)反应外,最近越来越多的研究也强调了高阶思维(如知觉加工、认知评价)的重要性,也就是说,一个人对待刺激的方式会影响其调节控制的行为[57,58]。只有超过人体自然调节能力的感知刺激(例如不可预测或不可控制的刺激),才会引起压力反应[59],因此这存在很大的个体差异。目前,这种评估压力的新方法,并不能改变现代压力不断增加所导致相关疾病增多的现状。

由于所有身体系统都会因压力反应而改变,因此探讨压力反应的生理通路很重要。人们普遍认为,压力反应始于大脑的感觉皮质,在大脑的感觉皮质中,信息被处理并定向传输到皮质下结构,特别是杏仁核,然后杏仁核开始发起压力反应,向下丘脑发送信号[60]。有2个主要的神经内分泌轴证明了这种心理、身体与压力的关系:交感-肾上腺髓质(sympathetic adrenal medullary,SAM)轴和下丘脑-垂体-肾上腺皮质(hypothalamic-pituitary-adrenocortical,HPA)轴,这些轴代表了调节应激反应的副交感和交感神经通路之间的相互作用。具体来说,在 SAM 反应期间,交感神经系统经由内脏神经节直接刺激肾上腺髓质,以产生儿茶酚胺(即去甲肾上腺素,肾上腺素)释放到血循环中,HPA 轴则涉及促肾上腺皮质激素释放激素从下丘脑释放到下丘脑-垂体循环,从而刺激垂体释放促肾上腺皮质激素(adrenocorticotropic,ACTH)到血循环中,继而 ACTH 会刺激肾上腺皮质,导致糖皮质激素(例如皮质醇)的释放。在压力反应期间,两个轴同时发挥作用,SAM 产生快速反应,而 HPA 轴产生较慢的累积和响应,这会持续数分钟甚至数小时[60,61]。此外,儿茶酚胺反应(通过 SAM)与维持完成日常任务(如生存)有关,而 HPA 轴与发病机制有关。

反应性假说提出对压力源的长期反应(例如心血管、神经内分泌、免疫)最终会导致疾病[62-64]。通过监控心率、血压、每搏排血量、心率变异性(heart rate variability,HRV)和血管收缩或扩张的变化,来评估心血管反应性,是运动领域中研究最广泛的。此外,神经内分泌反应、交感神经系统内儿茶酚胺和激素反应的变化,以及免疫反应性,如白细胞介素的产生,也被研究过,这些常见的生理反应都是个体压力反应的一部分。Phillips、Ginty 和 Hughes 讨论了过强或过弱的压力反应是如何被定义为反应缺陷的,因为压力反应具有个体差异[65]。

只有压力反应的动态平衡长期被破坏时,压力反应才是有害的。过度活跃的压力反应(例如压力反应性恢复时间延长或延迟)的后果与一些生理疾病(例如心血管疾病、免疫缺陷、消化系统疾病)和心理疾病(例如焦虑症、抑郁症、疲劳性疾病)的增加有关[65]。运动科学家研究了运动诱发的压力源,与对压力的心理社会反应之间的相互作用,证据表明,运动对减少过度的压力反应和压力症状具有积极的影响[66]。

人们长期以来认为,运动压力源产生的生理压力反应与心理或精神压力源所产生的反应相似,但是,心理压力源可能对健康产生负面影响,而人们认为运动会产生更积极的健康结果。交叉压力适应假说(cross-stressor adaptation hypothesis,CSAH)认为,持续或反复暴露于特定压力源(例如运动)会让压力反应系统适应,从而降低压力反应性和灵敏度[66,67]。此外,接触一种压力源,会降低人体对其他类似压力源(例如强度和持续时间)的反应,这就是交叉适应过程。Sothmann 和同事强调,在 CSAH 模型中,习惯化(对熟悉刺激的反应程度降低)和敏感化(对新刺激的反应增强)非常重要。人们认为运动与急性精神压力源具有相似的血流动力学、内分泌表现和代谢适应性,因此,确定运动适应是同型(即人仅对相同时间和强度的运动压力源产生适应和敏感)还是异型(即运动压力源对其他种类的压力源也提供适应性),同时研究其发生机制是很有意义的。

尽管 CSAH 模型由来已久,但将运动作为改善压力反应的交叉应激机制是有局限性的[64]。运动作为一种预防或恢复机制来改善压力反应已有广泛研究,并将继续成为一个有影响力的研究领域,这种适应性的主要机制是 HPA 轴反馈回路。健康状况对 HPA 轴活动的影响(例如皮质醇的调节作用)已有广泛研究,但结果不一[66,68,69],Zschucke 和同事[66]通过内分泌反应(例如皮质醇,液化酶),研究了年轻的久坐受试者(平均 24.5 岁)和有运动基础的受试者(最大摄氧量为 55.8ml/min·kg^{-1}),进行应激任务(例如蒙特利尔影像应激任务)时的反应。在完成 30min 的有氧训练(根据健康水平选择步行或慢跑)后,无论健康水平如何,参与者对应激任务的皮质醇反应均迟钝。液化酶水平[一种交感神经系统(sympathetic nervous system, SNS)反应标志物]在有氧训练后进行应激任务时没有变化,而 HPA 轴反应受到抑制,导致皮质醇对应激任务的反应减弱。作者认为,运动引起的 HPA 轴激活(产生延长的负反馈回路),会抑制皮质醇对 90min 后施加的单独压力源的应激反应。总体而言,目前更多的研究关注有氧训练对压力缓解的作用,而很少关注抗阻训练对其产生的影响。Ho 和同事检查了 HPA 轴对集中进行的大量抗阻运动的反应[70],并评估了受到戒烟等精神压力刺激后,促肾上腺皮质激素(ACTH)和皮质醇的反应。结果显示,与对照组相比,抗阻训练的促肾上腺皮质激素和血清皮质醇下降更显著。总体而言,这些发现表明,完成运动(有氧训练和抗阻运动)后,对压力源的皮质醇反应会更大程度地降低。尽管这些研究是分开的,但它们提供了 HPA 轴对急性运动反应的一些信息,为以后的生理学效应机制研究做了铺垫。

心血管疾病(例如动脉粥样硬化,高血压)与慢性压力反应的关系最为显著[71],因此,运动研究特别关注心血管的压力反应。尽管很多因素(例如年龄、性别、健康水平)会影响个体的反应,但普遍认为,那些较活跃或做更多有氧训练的人心血管反应性更低[64]。心率(heart rate, HR)和血压(blood pressure, BP)反应已有广泛研究,人们的普遍共识是,有氧训练水平较高或运动较活跃的人群,应激反应性更低(对压力源产生的 HR 和 BP 反应更小),且应激后恢复更快[64,72]。然而,许多人认为 HR 和 BP 反应减弱,是因为心血管很健康(例如有较低的静息心率),而不是因为对压力源的反应性降低[73,74]。还有研究认为,相对于应激反应性,体适能对压力恢复能力的影响更大(即使个体恢复更快)[75],但是其机制尚不清楚。

尽管 HR 和 BP 是心血管反应性的主要评估方法,但心率变异性(即 HRV,ECG 中不同心率或 RR 间隔之间的时间变异性)可以反映交感神经系统和副交感神经系统之间的相互作用[即自主神经系统(autonomic nervous system, ANS)活动],因此,HRV 可被视为与 ANS 活性直接相关的应激反应生理指标[76,77]。应激与 ANS 直接相关,因此这个心血管指标可以让我们进一步了解神经系统在调节心血管反应性中所起的作用。HRV 已被用作预测发病率和死亡率的指标,研究表明,HRV 长期降低会导致心血管系统和免疫系统功能障碍[78]。许多研究调查了不同运动方式对 HRV 的影响,包括有氧训练、抗阻运动和正念运动(例如瑜伽)[76,79,80]。将 HRV 作为心血管对心理压力源的反应标志物,特别是关于健身或活动方面的研究还比较少。相反,在运动领域内,HRV 常被用来反映运动员的训练负荷和过度训练,或对不同运动刺激的反应[81,82]。

其他应激反应性指标包括神经内分泌和免疫反应标志物,前面提到的儿茶酚胺和皮质醇也很重要。先前的研究表明:①躯体压力,如运动,可能导致 HPA 轴激活;②经常运动的人与没有运动经验或未经训练的人相比,在相同的绝对工作量下,肾上腺皮质系统的活动较少;③经常运动导致的 HPA 轴适应可以转化为心理压力源(CSAH),这可能反映为对次极量负荷的较小响应幅度(即习惯化)或对最大负荷需求的强化响应(即敏感化[83])。但是,在神经内分泌反应方面,体适能或定期运动仅仅是影响压力反应调节的因素的一部分[72]。Gerber、Ludyga、Mücke、Colledge、Brand和Pühse的研究显示,从应激的神经内分泌反应来看,应激感知与体力活动之间可能有相互作用[84]。他们认为,从事低强度运动但感觉到高压力的人群皮质醇反应性会增加,特别是与感觉到高压力且从事相对较高强度活动的人群相比。Gerber等认为,运动引起的HPA轴调节可能为他们的发现提供一些解释,特别是当暴露于社会心理压力源时,较为活跃的人群会出现习惯化效应,特别是当他们在处于高压状态下的时候。其他研究探索了有氧训练和抗阻运动对次要精神压力源的急性影响,发现皮质醇反应减弱,这些发现与最初由运动压力源引起的负反馈回路有关[66,70]。

关于免疫反应性,循环炎症标志物是目前研究热点[85,86]。Slavish和同事对该研究进行了综述,并用不同的压力源(如运动、心理社会)区分唾液炎症标志物[85]。他们的研究结果表明,白细胞介素-1β(IL-1β)、肿瘤坏死因子(TNF)和白细胞介素-6(IL-6)在运动和心理压力源中的波动相当一致(炎性标志物请参见参考文献[85])。他们指出,各研究之间缺乏一致的方法(例如精神压力),因此这些结果需要被谨慎对待。运动可能会对神经内分泌和炎症标志物产生积极影响,这与CSAH有关[84]。

除了关注压力反应和恢复,还应考虑一些其他方面,例如压力抵抗力和压力适应力,这一点也很重要[87]。抗压能力的提高将有效地允许在压力源的有害影响对个人产生负面影响之前,经历更高水平的压力源(即强度、时间或两者兼有)。压力恢复力是指承受压力后从压力源中恢复的能力,正如Levinsohn和Ross所说,恢复力的概念已被用来形容从逆境中恢复的心理弹性(见参考文献[88]第89页)。未来还需要对日常活动能力以及能带来更强抗压能力的高水平体适能,进行更深入的研究,以探索它们能否帮助人们从生活逆境中走出来[89]。

总之,压力反应性是一个重要的研究领域,因为现代人更可能承受过多的压力。CSAH只是了解急性或慢性压力下的身心关系的起点,由于慢性压力直接与众多的疾病和躯体失调相关,因此有必要更深入地了解压力反应的潜在机制,并进一步提供能够减缓疾病进程和改善健康的预防和治疗措施。了解接触运动压力源后的机体变化机制将是一个研究重点,因为运动一直被证明可以改善身体系统的所有功能。但是,研究急性压力源时,各研究之间的方法学差异很大。为了更好地理解急性压力源的影响,以及运动在预防和调节应激反应性和恢复力,以及追求更大的抗压能力和潜在的恢复力中所起的作用,有必要在方法学和概念上保持统一。运动领域未来的压力研究,不仅要关注大量压力源的反应性,还应关注在大量压力源中的恢复力[73]。随着遗传学领域的不断发展,了解个体对压力反应和恢复的遗传倾向,也是十分必要的。

110.5　关闭窗口

正如之前所说的[2],我们很难说情感和身体之间没有紧密的联系。从多个层面(即心理生理、生理学、社会和环境)同时研究心理和身体,能比单独地或只从单个层面进行研究,获得更多的信息。正如之前所说:"在这种情况下,技术上的进步很可能比观点的更新更快,的确,技术的进步可能会帮助塑造未来的前景"[90](p.v)。因此,尽管需要充分利用新技术(例如fMRI、NIRS、PET),来发展更深刻的见解，也必须始终谨慎利用这些发现（例如从理论的角度分析、研究的规范化使用）。尤其值得注意的是，这些得出普遍结论的新技术，通常只使用于数量很少、没有代表性的样本。我们在此呼吁，应更多地关注个体差异，而不是仅仅研究小组的平均值。

一如既往，最重要的一点是需要从靠谱的研究问题开始。这些问题将产生创新的研究设计，以及仔细和适当地选择用于回答这些问题的最佳工具。这样的方法将增加发现心身关系中的模式和意义的可能性（即强有力的推论），而不仅仅是给砖厂添砖加瓦[91]。

临床应用

- 心理生理学为更好地了解运动心理学中突出的临床问题提供了广阔的前景。
- 这些技术、工具和方法可以帮助研究临床上重要的问题（例如抑郁或焦虑对认知功能有何影响，以及体力活动或运动如何产生影响）。
- 随着研究的不断发现，这些结果可用于优化个体治疗计划。将心身分开讨论，注定不可能解决所有的问题。

（Steven J.Petruzzello, PhD, Allyson G.Box, BS, and Dakota G.Morales, MS　著

林剑浩　译　麦尹林　校）

参考文献

1. Petruzzello SJ. Recent advances in mind/body understandings. In Rippe JM, editor: *Lifestyle medicine*, Blackwell Science, pp. 947–956, 1999.
2. Petruzzello SJ, Mattila TA, Poh PYS, Nickrent M. Taking stock of where we stand in understanding mind/body interactions in the exercise domain. In Rippe JM, editor: *Lifestyle medicine* (2nd edition), Taylor & Francis, pp. 1353–1366, 2013.
3. Cacioppo JT, Tassinary LG, Berntson GG. Psychophysiological science. In Cacioppo JT, Tassinary LG, Berntson GG, editors: *Handbook of psychophysiology* (3rd edition), New York: Cambridge, pp. 1–18, 2007.
4. Hillman CH, Pontifex MB, Castelli DM, Khan Na, Raine LB, Scudder MR, Drollette ES, Wu CT, Kamijo K. Effects of the FITKids randomized controlled trial on executive control and brain functioning. *Pediatrics* 134(4): e1063–1071, 2014. doi: 10.1542/peds.2013-3219.
5. Folstein JR, Van Petten C. Influence of cognitive control and mismatch on the N2 component of the ERP: A review. *Psychophysiology* 45: 152–170, 2008.
6. Alderman BL, Olson RL, Bates ME, Selby EA, Buckman JF, Brush CJ, et al. Rumination in major depressive disorder is associated with impaired neural activation during conflict monitoring. *Front Hum Neurosci* 9:269, 2015. doi: 10.3389/fnhum.2015.00269.
7. Olson RL, Brush CJ, Ehmann PJ, Alderman BL. A randomized trial of aerobic exercise on cognitive control in major depression. *Clin Neurophysiol* 128(6): 903–913, 2017. doi: 10.1016/j.clinph.2017.01.023.
8. Hoffmann S, Falkenstein M. Independent component analysis of erroneous and correct responses suggests online response control. *Hum Brain Mapp* 31(9): 1305–1315, 2010. doi: 10.1002/hbm.20937.
9. Miltner W, Lemke U, Weiss T, Holroyd C, Scheffers M, Coles M. Implementation of error-processing in the human anterior cingulate cortex: A source analysis of the magnetic equivalent of the error-related negativity. *Biol Psychol* 64:1–2. 157–166, 2003.
10. Weinberg A, Meyer A, Hale-Rude E, Perlman G, Kotov R, Klein DN, Hajcak G. Error-related negativity (ERN) and sustained threat: Conceptual framework and empirical evaluation in an adolescent sample. *Psychophysiology* 53(3):372–385, 2016. doi: 10.1111/psyp.12538.
11. Hillman CH, Kamijo K, Pontifex MB. The relation of ERP indices of exercise to brain health and cognition. In Boecker H, Hillman CH, Scheef L, Struder H, editors: *Functional neuroimaging in exercise and sport sciences*, Springer, pp. 419–446, 2012. doi: 10.1007/978-1-4614-3293-7_18.
12. Pontifex MB, Raine LB, Johnson CR, Chaddock L, Voss MW, Cohen NJ, Kramer AF, Hillman CH. Cardiorespiratory fitness and the flexible modulation of cognitive control in preadolescent children. *J Cogn Neurosci* 23: 1332–1345, 2011.
13. Scheef L, Boecker H. Functional and structural MRI: Theoretical background and practical aspects. In Boecker H, Hillman CH, Scheef L, Struder HK, editors: *Functional neuroimaging in exercise and sport sciences*, Springer, pp. 269–317, 2012.
14. Chaddock L, Erickson KI, Prakash RS, Kim JS, Voss MW, Vanpatter M, Pontifex MB, Raine LB, et al. A neuroimaging investigation of the association between aerobic fitness, hippocampal volume, and memory performance in preadolescent children. *Brain Res* 1358: 172–183, 2010. doi: 10.1016/j.brainres.2010.08.049.
15. Weinstein AM, Voss MW, Prakash RS, Chaddock L, Szabo A, White SM, Wojcicki TR, Mailey E, McAuley E, Kramer AF, Erickson KI. The association between aerobic fitness and executive function is mediated by prefrontal cortex

volume. *Brain Behav Immun* 26:811–819, 2012. doi: 10.1016/j.bbi.2011.11.008.
16. Chaddock-Heyman L, Erickson KI, Holtrop JL, Voss MW, Pontifex MB, Raine LB, Hillman CH, Kramer AF. Aerobic fitness is associated with greater white matter integrity in children. *Front Hum Neurosci* 8: 584, 2014. doi: 10.3389/fnhum.2014.00584.
17. Oberlin LE, Verstynen TD, Burzynska AZ, Voss MW, Prakash RS, Chaddock-Heyman L, Wong C, et al. White matter microstructure mediates the relationship between cardiorespiratory fitness and spatial working memory in older adults. *Neuroimage* 131: 91–101, 2016. doi: 10.1016/j.neuroimage.2015.09.053.
18. Smith JC, Lancaster MA, Nielson KA, Woodard JL, Seidenberg M, Durgerian S, Sakaie K, Rao SM. Interactive effects of physical activity and APOE-ε4 on white matter tract diffusivity in healthy elders. *Neuroimage* 131: 102–112, 2016. doi: 10.1016/j.neuroimage.2015.08.007.
19. Erickson KI, Voss MW, Prakash RS, Basak C, Szabo A, Chaddock L, et al. Exercise training increases size of hippocampus and improves memory. *Proc Natl Acad Sci* 108: 3017–3022, 2011. doi: 10.1073/pnas.1015950108.
20. Erickson KI, Hillman CH, Kramer AF. Physical activity, brain, and cognition. *Curr Opin Behav Sci* 4: 27–32., 2015. doi: 10.1016/j.cobeha.2015.01.005.
21. Wong CN, Chaddock-Heyman L, Voss MW, Burzynska AZ, Basak C, Erickson KI, Prakash RS, et al. Brain activation during dual-task processing is associated with cardiorespiratory fitness and performance in older adults. *Front Aging Neurosci* 7: 154, 2015. doi: 10.3389/fnagi.2015.00154.
22. Stillman CM, Cohen J, Lehman ME, Erickson KI. Mediators of physical activity on neurocognitive function: A review at multiple levels of analysis. *Front Hum Neurosci* 10: 626, 2016. doi: 10.3389/fnhum.2016.00626.
23. Hall PA, Fong GT. Temporal self-regulation theory: A neurobiologically informed model for physical activity behavior. *Front Hum Neurosci* 25: 9:117, 2015. doi: 10.3389/fnhum.2015.00117.
24. Gujral S, McAuley E, Oberlin LE, Kramer AF, Erickson KI. Role of brain structure in predicting adherence to a physical activity regimen. *Psychosom Med* 80: 69–77, 2018. doi: 10.1097/PSY.0000000000000526.
25. McAuley E, Mullen SP, Szabo AN, White SM, Wójcicki TR, Mailey EL, Gothe NP, et al. Self-regulatory processes and exercise adherence in older adults: Executive function and self-efficacy effects. *Am J Prev Med* 41:284–290, 2011. doi: 10.1016/j.amepre.2011.04.014.
26. Best JR, Nagamatsu LS, Liu-Ambrose T. Improvements to executive function during exercise training predict maintenance of physical activity over the following year. *Front Hum Neurosci* 8: 353, 2014. doi: 10.3389/fnhum.2014.00353.
27. Best JR, Chiu BK, Hall PA, Liu-Ambrose T. Larger lateral prefrontal cortex volume predicts better exercise adherence among older women: Evidence from two exercise training studies. *J Gerontol A Biol Sci Med Sci* 72: 804–810, 2017. doi: 10.1093/gerona/glx043.
28. Best JR, Chiu BK, Liang Hsu C, Nagamatsu LS, Liu-Ambrose T. Long-term effects of resistance exercise training on cognition and brain volume in older women: Results from a randomized controlled trial. *J Int Neuropsychol Soc* 21(10): 745–756, 2015. doi: 10.1017/S1355617715000673.
29. Hoffmann P. The endorphin hypothesis. In Morgan WP, editor: *Physical activity and mental health*, Washington, DC: Taylor & Francis, pp. 163–177, 1997.
30. Boecker H, Sprenger T, Spilker ME, Henriksen G, Koppenhoefer M, Wagner KJ, Valet M, Berthele A, Tolle TR. The runner's high: Opioidergic mechanisms in the human brain. *Cereb Cortex* 18: 2523–2531, 2008. doi: 10.1093/cercor/bhn013.
31. Hiura M, Sakata M, Ishii K, Toyohara J, Oda K, Nariai T, Ishiwata K. Central μ-opioidergic system activation evoked by heavy and severe-intensity cycling exercise in humans: A pilot study using positron emission tomography with 11C-carfentanil. *Int J Sports Med* 38:19–26, 2017. doi: 10.1055/s-0042-114779.
32. Saanijoki T, Tuominen L, Tuulari JJ, Nummenmaa L, Arponen E, Kalliokoski K, Hirvonen J. Opioid release after high-intensity interval training in healthy human subjects. *Neuropsychopharmacology* 43: 246–254, 2018. doi: 10.1038/npp.2017.148.
33. Brellenthin AG, Crombie KM, Hillard CJ, Koltyn KF. Endocannabinoid and mood responses to exercise in adults with varying activity levels. *Med Sci Sports Exerc* 49: 1688–1696, 2017. doi: 10.1249/MSS.0000000000001276.
34. Raichlen DA, Foster AD, Seillier A, Giuffrida A, Gerdeman GL. Exercise-induced endocannabinoid signaling is modulated by intensity. *Eur J Appl Physiol* 113: 869–75, 2013. doi: 10.1007/s00421-012-2495-5.
35. Raichlen DA, Foster AD, Gerdeman GL, Seillier A, Giuffrida A. Wired to run: Exercise-induced endocannabinoid signaling in humans and cursorial mammals with implications for the 'runner's high'. *J Exp Biol* 215(Pt 8): 1331–1336, 2012. doi: 10.1242/jeb.063677.
36. Beauregard M. Mind does really matter: Evidence from neuro-imaging studies of emotional self-regulation, psychotherapy, and placebo effect. *Prog Neurobiol* 81: 218–236, 2007. doi: 10.1016/j.pneurobio.2007.01.005.
37. Ochsner KN, Gross JJ. Cognitive emotion regulation: Insights from social cognitive and affective neuroscience. *Curr Dir Psychol Sci* 17: 153–158, 2008. doi: 10.1111/j.1467-8721.2008.00566.x.
38. Ochsner N, Ray RD, Cooper JC, Robertson ER, Chopra S, Gabrieli JDE, Gross JJ. For better or for worse: Neural systems supporting the cognitive down- and up-regulation of negative emotion. *Neuroimage* 23: 483–499, 2004. doi: 10.1016/j.neuroimage.2004.06.030.
39. Ekkekakis P. Pleasure and displeasure from the body: Perspectives from exercise. *Cogn Emot* 17: 213–239, 2003.
40. Ekkekakis P. The Dual-Mode Theory of affective responses to exercise in metatheoretical context: I. Initial impetus, basic postulates, and philosophical framework. *Intl Rev Sport Exerc Psychol* 2: 73–94, 2009.
41. Ekkekakis P. Illuminating the black box: Investigating prefrontal cortical hemodynamics during exercise with near-infrared spectroscopy. *J Sport Exerc Psychol* 31: 505–553, 2009.
42. Tempest G, Parfitt G. Self-reported tolerance influences prefrontal cortex hemodynamics and affective responses. *Cogn Affect Behav Neurosci* 16: 63–71, 2016. doi: 10.3758/s13415-015-0374-3.
43. Ekkekakis P, Hall EE, Petruzzello SJ. Some like it vigorous: Measuring individual differences in the preference for and tolerance of exercise intensity. *J Sport Exerc Psychol* 27: 350–374, 2005.
44. Tozzi L, Carballedo A, Lavelle G, Doolin K, Doyle M, Amico F, McCarthy H, Gormley J, Lord A, O'Keane V, Frodl T. Longitudinal functional connectivity changes correlate with mood improvement after regular exercise in a dose-dependent fashion. *Eur J Neurosci* 43:1089–1096, 2016. doi: 10.1111/ejn.13222.
45. Russell JA, Barrett LF. Core affect, prototypical emotional episodes, and other things called emotion: Dissecting the elephant. *J Pers Soc Psychol* 76: 805–819, 1999. doi: 10.1037/0022-3514.76.5.805.
46. Ekkekakis P. *The measurement of affect, mood, and emotion: A guide for health-behavioral research*. Cambridge University Press, 2013.
47. American Psychiatric Association. *Diagnostic and statistical manual of mental disorders (DSM-5®)*. Washington, DC: American Psychiatric Publishing, 2013.
48. Krompinger JW, Simons RF. Cognitive inefficiency in depressive undergraduates: Stroop processing and ERPs. *Biol Psychol* 86: 239–246, 2011.
49. Holmes AJ, Pizzagalli DA. Spatiotemporal dynamics of error processing dysfunctions in major depressive disorder. *Arch Gen Psychiatry* 65: 179–188, 2008.
50. Hu Y, Dolcos S. Trait anxiety mediates the link between inferior frontal cortex volume and negative affective bias in healthy adults. *Soc Cogn Affect Neurosci* 12: 775–782, 2017. doi: 10.1093/scan/nsx008.
51. Eysenck MW, Derakshan N, Santos R, Calvo MG. Anxiety and cognitive performance: Attentional control theory. *Emotion* 7: 336–353, 2007.
52. Fales CL, Becerril KE, Luking KR, Barch DM. Emotional-stimulus processing in trait anxiety is modulated by stimulus valence during neuroimaging of a working-memory task. *Cogn Emotion* 24: 200–222, 2010.
53. Rebar AL, Stanton R, Rosenbaum S. Comorbidity of depression and anxiety in exercise research. *Lancet Psychiatry* 4(7), 519, 2017. doi: 10.1016/S2215-0366(17)30164-5.
54. Alderman BL, Olson RL, Brush CJ, Shors TJ. MAP training: Combining meditation and aerobic exercise reduces depression and rumination while enhancing synchronized brain activity. *Transl Psychiatry* 6: e726, 2016. doi:10.1038/tp.2015.225.
55. Selye H. *The physiology and pathology of exposure to stress*, Montreal, Canada: Acta Endocrinologica, pp. 1–1025, 1950.
56. Selye H. *Stress in health and disease*. Boston: Butterworth, pp. 1–1256, 1976.

57. Jamieson JP, Nock MK, Mendes WB. Mind over matter: Reappraising arousal improves cardiovascular and cognitive responses to stress. *J Exp Psychol Gen* 141: 417–22, 2012. doi: 10.1037/a0025719.
58. Ursin H, Eriksen HR. The cognitive activation theory of stress. *Psychoneuroendocrinol* 29: 567–592, 2004.
59. Koolhaas JM, Bartolomucci A, Buwalda BD, De Boer SF, Flügge G, Korte SM, et al. Stress revisited: A critical evaluation of the stress concept. *Neurosci Biobehav Rev* 35: 1291–1301, 2011. doi: 10.1016/j.neubiorev.2011.02.003.
60. Sapolsky R. Taming stress. *Sci Am* 289(3): 86–95, 2003.
61. Lupien SJ, McEwen BS, Gunnar MR, Heim C. Effects of stress throughout the lifespan on the brain, behaviour and cognition. *Nat Rev Neurosci* 10: 434–445, 2009. doi: 10.1038/nrn2639.
62. Boyce WT, Ellis BJ. Biological sensitivity to context: I. An evolutionary-developmental theory of the origins and functions of stress reactivity. *Dev Psychopathol* 17: 271–301, 2005.
63. Cohen S, Manuck SB. Stress, reactivity, and disease. *Psychosom Med* 57: 423–426, 1995.
64. Huang CJ, Webb HE, Zourdos MC, Acevedo EO. Cardiovascular reactivity, stress, and physical activity. *Front Physiol* 4: 314, 2013. doi: 10.3389/fphys.2013.00314.
65. Phillips AC, Ginty AT, Hughes BM. The other side of the coin: Blunted cardiovascular and cortisol reactivity are associated with negative health outcomes. *Int J Psychophysiol* 90: 1–7, 2013. doi: 10.1016/j.ijpsycho.2013.02.002.
66. Zschucke E, Renneberg B, Dimeo F, Wüstenberg T, Ströhle A. The stress-buffering effect of acute exercise: Evidence for HPA axis negative feedback. *Psychoneuroendocrinology* 51: 414–425, 2015. doi: 10.1016/j.psyneuen.2014.10.019.
67. Sothmann MS, Buckworth J, Claytor RP, Cox RH, White-Welkley JE, Dishman RK. Exercise training and the cross-stressor adaptation hypothesis. *Exerc Sport Sci Rev* 24: 267–287, 1996.
68. Duclos M, Tabarin A. Exercise and the hypothalamo-pituitary-adrenal axis. In Lanfranco F, Strasburger CJ, editors: *Sports endocrinology. Front Horm Res.* Basel, Karger, vol 47, pp. 12–26, 2016. doi:10.1159/000445149.
69. Silverman MN, Deuster PA. Biological mechanisms underlying the role of physical fitness in health and resilience. *Interface Focus* 4(5), 20140040, 2014. doi:10.1098/rsfs.2014.0040.
70. Ho JY, Kraemer WJ, Volek JS, Vingren JL, Fragala MS, Flanagan SD, et al. Effects of resistance exercise on the HPA axis response to psychological stress during short-term smoking abstinence in men. *Addict Behav* 39: 695–698, 2014. doi: 10.1016/j.addbeh.2013.10.027.
71. Steptoe A, Kivimäki M. Stress and cardiovascular disease: An update on current knowledge. *Ann Rev Public Health* 34: 337–354, 2013. doi: 10.1146/annurev-publhealth-031912-114452.
72. Klaperski S, von Dawans B, Heinrichs M, Fuchs R. Does the level of physical exercise affect physiological and psychological responses to psychosocial stress in women? *Psychol Sport Exerc* 14: 266–274, 2013. doi:10.1016/j.psychsport.2012.11.003.
73. Forcier K, Stroud LR, Papandonatos GD, Hitsman B, Reiches M, Krishnamoorthy J, Niaura R. Links between physical fitness and cardiovascular reactivity and recovery to psychological stressors: A meta-analysis. *Health Psychol* 25: 723–739, 2006.
74. Jackson EM, Dishman RK. Cardiorespiratory fitness and laboratory stress: A meta-regression analysis. *Psychophysiology* 43: 57–72, 2006.
75. Hamer M, Taylor A, Steptoe A. The effect of acute aerobic exercise on stress related blood pressure responses: A systematic review and meta-analysis. *Biol Psychol* 71: 183–190, 2006.
76. Michael S, Graham KS, Davis GM. Cardiac autonomic responses during exercise and post-exercise recovery using heart rate variability and systolic time intervals: A review. *Front Physiol* 8: 301, 2017. doi: 10.3389/fphys.2017.00301.
77. Thayer JF, Åhs F, Fredrikson M, Sollers JJ, Wager TD. A meta-analysis of heart rate variability and neuroimaging studies: Implications for heart rate variability as a marker of stress and health. *Neurosci Biobehav Rev* 36: 747–756, 2012. doi: 10.1016/j.neubiorev.2011.11.009.
78. Kemp AH, Quintana DS. The relationship between mental and physical health: Insights from the study of heart rate variability. *Int J Psychophysiol* 89: 288–296, 2013. doi: 10.1016/j.ijpsycho.2013.06.018.
79. Jones SM, Guthrie KA, Reed SD, Landis CA, Sternfeld B, LaCroix AZ, et al. A yoga & exercise randomized controlled trial for vasomotor symptoms: Effects on heart rate variability. *Complement Ther Med* 26: 66–71, 2016. doi: 10.1016/j.ctim.2016.03.001.
80. Kingsley JD, Figueroa A. Acute and training effects of resistance exercise on heart rate variability. *Clin Physiol Funct Imaging* 36: 179–187, 2016. doi: 10.1111/cpf.12223.
81. Esco MR, Flatt AA. Ultra-short-term heart rate variability indexes at rest and post-exercise in athletes: Evaluating the agreement with accepted recommendations. *J Sports Sci Med* 13: 535–541, 2014.
82. Flatt AA, Esco MR. Heart rate variability stabilization in athletes: Towards more convenient data acquisition. *Clin Physiol Funct Imaging* 36: 331–336, 2016. doi: 10.1111/cpf.12233.
83. Strahler J, Fuchs R, Nater UM, Klaperski S. Impact of physical fitness on salivary stress markers in sedentary to low-active young to middle-aged men. *Psychoneuroendocrinology* 68: 14–19, 2016. doi: 10.1016/j.psyneuen.2016.02.022.
84. Gerber M, Ludyga S, Mücke M, Colledge F, Brand S, Pühse U. Low vigorous physical activity is associated with increased adrenocortical reactivity to psychosocial stress in students with high stress perceptions. *Psychoneuroendocrinology* 80: 104–113, 2017. doi:/10.1016/j.psyneuen.2017.03.004.
85. Slavish DC, Graham-Engeland JE, Smyth JM, Engeland CG. Salivary markers of inflammation in response to acute stress. *Brain Behav Immun* 44: 253–269, 2015. doi: 10.1016/j.bbi.2014.08.008.
86. Marsland AL, Walsh C, Lockwood K, John-Henderson NA. The effects of acute psychological stress on circulating and stimulated inflammatory markers: A systematic review and meta-analysis. *Brain Behav Immun* 64: 208–219, 2017. doi:10.1016/j.bbi.2017.01.011.
87. Fleshner M, Thompson RS, Greenwood BN. Impact of physical activity on diurnal rhythms: A potential mechanism for exercise-induced stress resistance and stress resilience. In Ekkekakis P, editor: *Routledge handbook of physical activity and mental health*, New York: Routledge, pp. 316–328, 2013.
88. Levinsohn EA, Ross DA. To bend and not break: The neurobiology of stress, resilience, and recovery. *Biol Psychiatry* 82: e89–e90, 2017. doi:10.1016/j.biopsych.2017.10.011.
89. Kalisch R, Baker DG, Basten U, Boks MP, Bonanno GA, et al. The resilience framework as a strategy to combat stress-related disorders. *Nat Human Behav* 1:784–790, 2017. doi:10.1038/s41562-017-0200-8.
90. Robinson D. Forward. In Robinson D, editor, *The mind*, New York: Oxford, pp. v–vi, 1998.
91. Platt JR. Strong inference. *Science* 146: 347–353, 1964.

第 111 章 | 遗传对运动行为的影响

目录

要点／1596

111.1　简介／1596

111.2　主动运动的定义／1597

111.3　主动运动的发生率／1597

111.4　主动运动的双胞胎研究／1601

111.5　主动运动的家庭研究／1610

111.6　基因相关研究／1611

临床应用／1612

参考文献／1612

要 点

- 尽管规律进行中等到高强度的体力活动可以降低各种慢病发生率和死亡率的风险,但在现代工业化社会中,很大一部分人并未进行规律运动。
- 越来越多的双胞胎和家庭研究表明,遗传因素会影响人们一生中规律运动的开展和维持,这一影响在青春期晚期和成年早期表现最明显。
- 在儿童和青少年早期,遗传因素和家庭环境是导致规律运动行为差异的主要原因。
- 在成年时期,个体所特有的遗传因素和环境因素是导致规律运动行为差异的原因。
- 为提高规律运动这一重要健康行为的干预成功率,未来大规模的基因探索工作有望提供更多重要线索。

111.1 简介

规律的体力活动可以降低心血管疾病(cardiovascular disease,CVD)、2 型糖尿病和癌症的发病率和死亡率[1-4]。世界范围内,尽管有充分的文献证明体力活动的益处,但仍有很大一部分成人缺乏规律的体力活动[5]。因此,在现代社会,缺乏运动的生活方式仍是健康的主要威胁,并造成了巨大的经济损失[6]。因此,世界各地的公共卫生建议都鼓励人们多做运动[7-9]。

过去 30 年间,人们对体力活动的生活方式的相关因素和决定因素进行了深入研究,以确定干预的最佳靶点。30 多年前,Dishman 和他的同事指出,"之所以人们找不到鼓励体力活动有效的方法,主要问题就是人们缺乏对规律体力活动决定因素的了解。"[10]从那时起,研究人员开展了一系列横断面和纵向研究,并确定了人们进行及维持体力活动的许多潜在决定因素。体力活动是一个广义的概念,包括工作、家庭生活、通勤交通和闲暇时间进行的广泛活动。本章将重点介绍在闲暇时间进行的主动运动,如慢跑、游泳、健身等运动,以及娱乐性或竞技性的团体或个人运动。这些主动进行的运动往往着眼于提高运动技能、体适能和整体健康,并且迅速成为许多发达国家中等至高强度体力活动的主要方式。

既往专注于主动运动行为决定因素的研究,大多试图从社会和环境因素的角度,来解释低体力活动水平的出现原因。这些因素包括缺乏运动设施[11]、社会经济地位低[12,13]、非白色人种[14]、工作压力大[15]、主观感觉缺乏时间[16]、对个人健康不关注[12]以及家庭、同事等提供的社会支持少[16]。虽然这些社会因素很重要,但它们只能解释主动运动行为中个体差异的一小部分原因。在本章中,我们回顾了来自双生子研究和家庭研究的证据,表明遗传因素也起着重要作用。

111.2 主动运动的定义

行为表型的遗传力估计对表型的确切定义很敏感,因此先根据既往文献,对主动运动的定义进行描述。表 111-3-1 至表 111-4-2 介绍的研究,包含 4 个重要特征:规律/规律进行、主动进行、闲暇时间(非工作时间)进行以及它需要是健身或运动行为。需要强调的是,主动运动的定义不同于普通的体力活动,即使缩小范围至闲暇时间体力活动(leisure-time physical activity,LTPA),甚至更严格的中等至高强度的 LTPA,也与该定义有所不同。因为 LTPA 在包含所有的主动运动的前提下,也会纳入如园艺、跳舞或主动步行/骑自行车至学校或单位一类的活动——这些活动在我们的定义中都不属于主动运动。我们的定义进一步排除了强制性进行的体力活动,如体育课或与工作相关的运动和锻炼(例如军队新兵训练营、消防员训练)和 1 年仅在有限几天进行的活动(此为不规律的运动),如帆船、冲浪或滑雪等。同时还应注意的是,单纯只使用计步器记录的体力活动,不在主动运动记录之列,除非在此之外还使用了运动日记或其他辅助记忆的方法进行记录。因为如果没有额外的自我记录,单纯采用计步器记录活动,无法将真实的主动运动和其他形式的中等至高强度的体力活动(如吸尘清洁、骑自行车、爬楼梯)区分开来。

几乎所有针对规律进行的闲暇时间主动运动和锻炼的研究,都使用了自我报告的方法,但评估这些活动的方法在不同研究中有所差异。一些研究使用问卷调查,而另一些使用了访谈的形式。有的研究通过简单的是否参与运动等问题进行评估[17],有的向受试者提供一份特定运动活动的列表[18,19],而有的则允许受试者以自由格式报告所有运动活动[20];运动的量化方法也各不相同,一些研究使用分类量表,将参与者分为规律运动者和不运动者两类,有的会增加中等强度运动者。这些研究使用不同的运动最低频率和强度阈值,来区分规律运动者和非运动者,其研究方法的异质性,增加了合并研究结果的难度和比较不同研究规律运动水平的难度。

为了避免不同阈值的混淆,并更好地利用不同运动者汇报的运动量的数据,主动运动的量最好表述为固定时间间隔内(如每周)运动活动的能量消耗。我们可以将运动频率、估计的运动强度及持续时间相乘来获取数据,然后将各种运动活动的量相加获得总运动量。然而不幸的是,既往研究大多没有包括运动的类型、持续时间、频率和强度相关的诸多细节信息。

111.3 主动运动的发生率

荷兰双胞胎登记系统对大量的双胞胎、他们的父母、兄弟姐妹、配偶以及他们的子女进行了调查,并用几乎一致的方法收集了有关运动行为的数据[21,22]。为了评估主动运动的量,调查人员询问参与者是否在闲暇时间规律运动(是或否)。如果参与者(或他们的父母提供的信息)的回答为"是",那就要求他们描述他们所有的规律体力活动,并记录每项运动每年进行的月数,每周的频率,以及运动平均持续时间(单位为分钟)。根据参与者的年龄(>16 岁;≤16 岁),分别使用 Ainsworth 的体力活动标准[23]或

Ridley 的儿童版标准[24]，为每个运动分配一个代谢当量（metabolic equivalent，MET），用于反映进行某项运动消耗的能量（基础能量消耗大约 1kcal/kg·h^{-1}）。对于每个参与者，将其每周花在各种体力活动上的小时数及对应运动 MET 值的乘积相加，计算出所有体力活动的每周总 MET 值（METhr）。只有参与者在过去 1 年中至少参加了 3 个月的活动，才会被计入。对于儿童和青少年来说，学校体育课期间的运动不包含在每周主动运动的 METhr 值中。METhr 的 6 个月重测信度为 0.91[25]，而且双胞胎与非双胞胎之间的测试结果具有可比性[20]。

截至 2016 年，该调查收集了 78 524 名参与者（54.4% 为女性）的数据，平均年龄 31.5 岁（SD=17.9）。其中 67.0% 的参与者参与规律的主动运动（n=52 603），33.0% 的参与者不进行主动运动。把运动频率和运动强度考虑在内的话（用 MET 计算），超过一半的参与者（62.6%）每周至少进行 60min 的中等至高强度主动运动（4MET 或以上），只有 12.9% 的参与者可以被视为积极运动者，即每周进行至少 300min 高强度运动（7MET 或以上）。在表 111-3-1 中展示了 2 个最主要的决定因素——年龄和性别，对主动运动发生率的影响。同时，我们还报道了双胞胎及其兄弟/姐妹的运动行为，以及在较年长的年龄组中，还报道了他们父母和配偶的运动行为。

与年龄较大的儿童和青少年相比，儿童（<9 岁）的运动量更低，这与总体力活动的研究结果相悖：总体力活动研究显示，体力活动水平从儿童早期的最高水平下降到儿童晚期和青少年时期的较低水平[26]。这反映了游戏在少儿体力活动中占主导地位[27]。与以往报道一致，女性在闲暇时间主动运动的量低于男性，而且男女在青春期后运动量都普遍下降。例如，15~18 岁的青少年中，72.8% 的人会规律进行某些运动，37.3% 的人进行规律高强度运动；而在 55 岁以上的成人中，这些数字分别下降到 47.0% 和 9.3%。将参与者年龄（年）和性别（女性=1）带入每周运动量（METhr）的广义估计方程（general equation estimation，GEE），结果显示，性别为影响因素，男性有更高水平的运动（$\beta=-0.53$，$SE=0.02$，$P<10^{-99}$），且运动量随年龄呈线性减少（$\beta=-0.09$，$SE=0.004$，$P=1.8\times10^{-88}$）。同时，还发现了年龄的二次效应（$\beta=-1.03\times10^{-4}$，$SE=4.84\times10^{-6}$，$P<10^{-99}$）。年龄和性别之间存在显著的交互作用（$\beta=0.04$，$SE=0.002$，$P=5.91\times10^{-55}$），说明青春期后女性运动减少的程度低于男性，与以往研究结果一致[20]。

表 111-3-1　荷兰大人口样本（N=78 524）中主动运动行为发生率

年龄		男性					女性				
		每周 METhr 值					每周 METhr 值				
		均值	标准差	四分位间距	% 较少运动	% 较多运动	均值	标准差	四分位间距	% 较少运动	% 较多运动
≤9*	N=6 425	17.3	13.7	22.4	21.2%	8.9%	10.6	9.9	12.0	25.2%	2.4%
	双胞胎(99.92%)	17.3	13.7	22.4	21.2%	8.9%	10.6	10.0	12.0	25.1%	2.4%

续表

年龄		男性 每周 METhr 值					女性 每周 METhr 值				
		均值	标准差	四分位间距	% 较少运动	% 较多运动	均值	标准差	四分位间距	% 较少运动	% 较多运动
10~12	N=6 683	25.3	18.6	24.9	15.0%	27.2%	16.1	14.4	19.2	16.9%	11.0%
	双胞胎 (97.71%)	25.2	18.5	24.9	15.0%	27.2%	16.1	14.4	19.2	16.9%	11.0%
	独生子 (2.29%)	26.8	24.6	21.0	18.9%	27.0%	16.7	14.9	18.5	17.7%	12.7%
13~15	N=6 181	26.6	22.7	32.3	20.5%	34.3%	18.4	18.7	23.9	21.8%	17.5%
	双胞胎 (91.98%)	26.7	22.4	32.3	20.1%	34.4%	18.4	18.8	23.5	21.7%	17.5%
	独生子 (7.99%)	24.7	25.4	34.2	24.7%	32.5%	18.6	18.2	25.1	22.3%	17.9%
16~18	N=6 948	27.3	26.0	41.0	27.2%	37.3%	17.5	21.1	27.4	33.0%	18.2%
	双胞胎 (86.07%)	27.3	25.6	41.0	26.5%	37.6%	17.6	21.5	27.5	32.8%	18.7%
	独生子 (13.46%)	27.3	28.3	42.1	31.0%	35.6%	16.5	18.4	26.4	34.6%	15.3%
	父母/配偶 (0.47%)	16.6	16.0	26.1	36.4%	18.2%	21.0	16.6	25.9	22.7%	18.2%
19~21	N=4 534	23.5	25.4	36.0	30.9%	28.5%	15.5	17.7	23.4	32.7%	13.1%
	双胞胎 (76.93%)	23.4	24.8	36.0	30.2%	28.7%	15.9	17.8	24.0	30.9%	13.9%
	独生子 (21.72%)	23.3	26.4	36.0	33.9%	26.8%	13.6	17.3	21.9	39.6%	9.6%
	父母/配偶 (1.35%)	39.3	42.6	27.0	18.8%	50.0%	17.3	18.8	23.9	26.7%	17.8%
22~25	N=4 055	21.8	23.0	36.0	29.6%	25.9%	15.2	17.6	22.0	30.6%	10.8%
	双胞胎 (73.93%)	22.2	22.7	36.0	27.8%	26.4%	15.8	17.7	22.8	29.8%	12.2%
	独生子 (21.11%)	21.3	23.4	36.0	32.8%	25.6%	14.3	18.6	19.6	31.2%	7.5%
	父母/配偶 (4.96%)	18.1	25.9	30.6	42.3%	21.1%	9.8	11.2	14.9	39.2%	3.9%

续表

年龄		男性					女性				
		每周 METhr 值					每周 METhr 值				
		均值	标准差	四分位间距	% 较少运动	% 较多运动	均值	标准差	四分位间距	% 较少运动	% 较多运动
26~35	N=6 101	16.6	20.0	24.8	36.2%	15.7%	10.5	14.2	15.6	40.4%	5.8%
	双胞胎(56.71%)	17.7	20.5	26.6	32.6%	17.0%	11.4	15.1	16.5	38.2%	6.7%
	独生子(16.82%)	17.4	20.2	26.4	34.7%	17.0%	11.5	14.2	16.5	35.7%	6.2%
	父母/配偶(26.47%)	14.0	18.8	22.0	44.0%	12.4%	8.1	12.0	12.0	48.4%	3.6%
36~45	N=13 668	12.1	17.8	18.0	46.0%	9.0%	8.8	11.7	13.6	43.7%	3.4%
	双胞胎(17.28%)	15.5	19.3	22.0	32.9%	10.9%	11.1	13.6	16.0	35.0%	5.3%
	独生子(4.78%)	15.9	22.7	24.0	36.4%	12.3%	10.3	11.9	15.8	35.6%	3.8%
	父母/配偶(77.9%)	11.3	17.1	17.0	48.8%	8.5%	8.1	11.1	12.5	46.5%	2.8%
46~55	N=10 838	11.8	18.5	17.0	49.3%	9.0%	9.4	13.0	13.8	45.3%	4.7%
	双胞胎(8.72%)	14.2	17.7	19.3	37.8%	12.7%	10.6	12.8	16.5	40.1%	5.7%
	独生子(3.03%)	10.1	14.2	16.2	48.6%	5.6%	11.5	15.0	16.0	37.1%	6.3%
	父母/配偶(88.24%)	11.7	18.6	17.0	49.9%	8.9%	9.1	12.9	13.5	46.5%	4.5%
≥56	N=7 338	11.4	19.6	16.0	53.0%	9.3%	8.0	13.2	11.1	52.1%	3.7%
	双胞胎(16.29%)	11.4	20.3	14.4	53.8%	9.7%	8.2	12.9	11.0	53.0%	4.7%
	独生子(4.74%)	10.2	20.2	14.6	52.1%	6.3%	9.2	15.5	12.0	52.4%	6.3%
	父母/配偶(78.96%)	11.5	19.6	16.3	52.9%	9.4%	7.9	13.1	11.1	51.8%	3.3%

注：*. 参加这一年龄范围调查的个体鲜有兄弟姐妹；N. 有效数据量；SD. 标准差；IQR. 四分位间距、较多运动参与者定义为 METhr 评分超过 35［即每周至少 5h 高强度运动（MET=7）］。

为了再次确认双胞胎和非双胞胎的运动行为没有区别，我们选择了同性双胞胎及他们的非双胞胎兄弟姐妹一起进行研究，比较双胞胎和他们的非双胞胎兄弟姐妹的主动运动行为。结果显示，同一家庭的双胞胎和非双胞胎兄弟姐妹中，男性（家庭 $N=5\,141$，$\beta_{MZ}=-0.02$，$SE_{MZ}=0.06$，$P_{MZ}=0.73$；$\beta_{DZ}=-0.02$，$SE_{DZ}=0.06$，$P_{DZ}=0.73$）和女性（家庭 $N=6\,028$，$\beta_{MZ}=0.05$，$SE_{MZ}=0.03$，$P_{MZ}=0.12$；$\beta_{DZ}=0.05$，$SE_{DZ}=0.03$，

P_{DZ}=0.07)的主动运动情况并没有差异。

在荷兰的双胞胎家庭中,规律主动运动的比例与其他5个大型研究报告显示的闲暇时间主动体力活动比例非常一致[12,18,28-30]。其中,有3项研究是在纳入1万~2万名18~30岁的年轻人(大部分是学生)中进行的,他们来自欧盟和其他国家[12,29,30]。这3项研究中闲暇时间运动的发生率相似,都占70%。也就是说,他们每2周至少运1次(如体育运动、运动型的消遣活动)。第4项研究是一项泛欧洲研究,参与者超过15 000名,年龄15~65岁,来自15个欧盟成员国[18]。结果显示,欧盟76%的男性和71%的女性会在闲暇时间进行一些体力活动。第5项研究,调查者对来自美国的43 732名年龄在18岁及以上的男女体力活动水平进行了评估[28],结果显示,美国成人规律体力活动(每周5次或以上,每次活动30min或以上,但没有具体的强度要求)的发生率在女性中为73%,男性为79%。上述研究都发现,闲暇时间体力活动发生率高于67%,这反映了总体闲暇时间的体力活动与严格限定只纳入运动和体力活动的不同。

总的来说,上述6个研究可勾勒出一副较为清晰的躯体运动现状图景:尽管有充分的证据证明运动的好处,但很多人并没有规律参加主动运动,尤其是成人。在欧洲和美国,成人完全缺乏规律,规律主动运动的比例为21%~53%,具体比例取决于年龄组和使用的评估方法。究竟是什么因素促使运动者参加运动?更重要的是,是什么因素促使不运动者始终不运动?接下来的内容将回顾来自双胞胎和其家庭的相关研究,以探究遗传因素对主动运动行为的影响。

111.4 主动运动的双胞胎研究

与许多其他行为一样,主动运动行为似乎也有家族遗传性。观察到运动的家族相似性既包含了遗传因素影响(先天的),也包含了家庭共同环境因素的影响(后天的)。在双胞胎研究中,可以通过比较同卵双胞胎(monozygotic,MZ)和异卵双胞胎(dizygotic,DZ)的情况,来区分上述2种影响。当双胞胎一起长大时,他们会共享一部分的家庭环境,这种共同的家庭环境对MZ和DZ双胞胎来说是一致的,而他们之间的主要区别是前者共享全部(或接近全部)的基因,而后者平均只共享一半的基因[31,32]。

表 111-4-1 主动运动行为的双胞胎研究

研究	样本	运动行为表现型	遗传率估计
Heller et al., 1988,[40]澳大利亚	青少年和成年双胞胎,106对MZ双胞胎(36.8% 男性),94对DZ双胞胎(26.6% 男性),年龄17~66岁(M=36,SD=12)	在过去的2周是否参与高强度运动(是/否)	男性:a^2=39% 女性:a^2=39%
Boomsma et al., 1989,[17]荷兰	青少年双胞胎,44对MZ双胞胎(36.4% 男性),46对DZ双胞胎(32.6% 男性),年龄14~20岁(M=17,SD=2)	在过去的3个月里,你参与过体力活动吗?(是/否)	男性:a^2=77%,e^2=23% 女性:a^2=35%,e^2=65%
Koopmans et al., 1994,[44]荷兰	青少年和成年双胞胎,578对MZ双胞胎(43.1% 男性),1 000对DZ双胞胎(24.1% 男性),年龄13~22岁(M=18,SD=2)	你参加运动吗?(是/否)	男性:a^2=45%,c^2=44%,e^2=11% 女性:a^2=45%,c^2=44%,e^2=11%

研究	样本	运动行为表现型	遗传率估计
Lauderdale et al., 1997,[41]美国	越南战争时期,成年男性,双胞胎登记数据,1 006对MZ双胞胎,530对DZ双胞胎,年龄33~51(M=41)	高强度运动,慢跑>每周16km(是/否)	男性:a^2=53%,e^2=47%
		高强度运动;参加球拍运动>每周5h(是/否)	男性:a^2=48%,c^2=4%,e^2=48%
		高强度运动,参加剧烈运动(是/否)	男性:a^2=30%,c^2=17%,e^2=53%
		高强度运动,参加自行车运动,每周>80km(是/否)	男性:a^2=58%,e^2=42%
		高强度运动,参加游泳每周>3km(是/否)	男性:a^2=8%,c^2=31%,e^2=61%
Beunen & Thomis, 1999,[37]比利时	青少年双胞胎,43对MZ双胞胎(48.8%男性),61对DZ双胞胎(34.4%男性),(M=15)	每周运动的时间	男性:a^2=83%,e^2=17% 女性:a^2=44%,c^2=54%,e^2=02%
Kujala et al., 2002,[42]芬兰	成年同性双胞胎,1 772对MZ双胞胎,3 551对DZ双胞胎,年龄24~60岁	闲暇时间进行高强度体力活动:步行和慢跑、慢跑或跑步(是/否)	男性:a^2=45% 女性:a^2=45%
Frederiksen and Christensen, 2003,[43]丹麦	老年双胞胎,616对MZ双胞胎,642对DZ双胞胎,年龄45~68岁	闲暇时间参加任何一种运动:慢跑、健身房、游泳、网球、羽毛球、足球、手球、有氧训练、划船、乒乓球或排球(是/否)	男性:a^2=49%,e^2=51% 女性:a^2=49,e^2=51%
de Geus et al., 2003,[45]荷兰	青少年双胞胎,69对MZ双胞胎(50.7%男性),88对DZ双胞胎(34.1%男性),年龄13~22岁(M=16.7,SD=2)	在过去3个月中,每周平均用于体育或其他中等至剧烈的自愿运动活动(强度为4MET或更高)	男性:a^2=79%,e^2=21% 女性:a^2=79%,e^2=21%
	成年双胞胎,93对MZ双胞胎(48.4%男性),115对DZ双胞胎(32.2%男性),年龄35~62岁(M=44,SD=7)	在过去3个月中,每周平均参与中高强度运动的时间METhr(强度为4MET或更高)	男性:a^2=41%,e^2=59% 女性:a^2=41%,e^2=59%
Simonen et al., 2004,[46]芬兰	成年双胞胎,147对MZ双胞胎,153对DZ双胞胎,M=50岁(SD=8)	12~18岁每周闲暇时间进行运动的时间	男性:a^2=18%,c^2=37%,e^2=45% 女性:a^2=18%,c^2=37%,e^2=45%
		18~70岁每周闲暇时间进行运动的时间	男性:a^2=51%,e^2=49% 女性:a^2=51%,e^2=49%
Stubbe et al., 2005,[39]荷兰	青少年双胞胎,276对MZ双胞胎(41.7%男性),370对DZ双胞胎(23.5%男性),年龄13~14岁	除外规定的体育课程,METhr/周的值>4(是/否)	男性:a^2=0%,c^2=84%,e^2=16% 女性:a^2=0%,c^2=84%,e^2=16%

续表

研究	样本	运动行为表现型	遗传率估计
Stubbe et al., 2005,[39]荷兰	青少年双胞胎,321对MZ双胞胎(42.4%男性),442对DZ双胞胎(25.3%男性),年龄15~16岁	除外规定的体育课程,METhr/周的值>4(是/否)	男性:$a^2=0\%$,$c^2=78\%$,$e^2=22\%$ 女性:$a^2=0\%$,$c^2=78\%$,$e^2=22\%$
	青少年双胞胎,248对MZ双胞胎(40.3%男性),395对DZ双胞胎(24.3%男性),年龄17~18岁	除外规定的体育课程,METhr/周的值>4(是/否)	男性:$a^2=36\%$,$c^2=47\%$,$e^2=17\%$ 女性:$a^2=36\%$,$c^2=47\%$,$e^2=17\%$
	青少年双胞胎,250对MZ双胞胎(36.8%男性),326对DZ双胞胎(25.2%男性),年龄19~20岁	除外规定的体育课程,METhr/周的值>4(是/否)	男性:$a^2=85\%$,$e^2=15\%$ 女性:$a^2=85\%$,$e^2=15\%$
Eriksson et al., 2006,[47]瑞典	年轻成年男性双胞胎,$N=1\,234$	通过Baecke改良版问卷获取闲暇时间的运动量	男性:$a^2=56\%$,$e^2=44\%$
Stubbe et al., 2006,[48]澳大利亚	成年双胞胎,1 260对MZ双胞胎(32.6%男性),1 468对DZ双胞胎(18.3%男性),19~40岁(M=31.8)	每周是否至少花60min在运动活动上,强度>4MET(是/否)	男性:$a^2=48\%$,$e^2=52\%$ 女性:$a^2=48\%$,$e^2=52\%$
Stubbe et al., 2006,[48]丹麦	成年双胞胎,3 046对MZ双胞胎(男性43.3%),6 410对DZ双胞胎(男性25.6%),年龄19~40岁(M=31.1)	每周是否至少花60min在运动活动上,强度>4MET(是/否)	男性:$a^2=52\%$,$e^2=48\%$ 女性:$a^2=52\%$,$e^2=48\%$
Stubbe et al., 2006,[48]芬兰	成年双胞胎,2 841对MZ双胞胎(男性43.8%),6 001对DZ双胞胎(男性44.5%),年龄19~40岁(M=26.9)	每周是否至少花60min在运动活动上,强度>4MET(是/否)	男性:$a^2=62\%$,$e^2=38\%$ 女性:$a^2=62\%$,$e^2=38\%$
Stubbe et al., 2006,[48]荷兰	成年双胞胎,1 266对MZ双胞胎(33.4%男性),1 415对DZ双胞胎(20.8%男性),年龄19~40岁(M=25.7)	每周是否至少花60min在运动活动上,强度>4MET(是/否)	男性:$a^2=67\%$,$e^2=33\%$ 女性:$a^2=67\%$,$e^2=33\%$
Stubbe et al., 2006,[48]挪威	成年双胞胎,1 502对MZ双胞胎(42.5%男性),2 493对DZ双胞胎(21.8%男性),年龄19~40岁(M=24.7)	每周是否至少花60min在运动活动上,强度>4MET(是/否)	男性:$a^2=26\%$,$c^2=37\%$,$e^2=37\%$ 女性:$a^2=56\%$,$e^2=44\%$
Stubbe et al., 2006,[48]瑞典	成年双胞胎,3 598对MZ双胞胎(45.4%男性),5 329对同卵双胞胎(47.3%男性),年龄19~40岁(M=28.6)	每周是否至少花60min在运动活动上,强度>4MET(是/否)	男性:$a^2=62\%$,$e^2=38\%$ 女性:$a^2=62\%$,$e^2=38\%$
Stubbe et al., 2006,[48]英国	成年女性双胞胎,163对MZ双胞胎(0%男性),259对DZ双胞胎(0%男性),年龄19~40岁(M=32.4)	每周是否至少花60min在运动活动上,强度>4MET(是/否)	女性:$a^2=71\%$,$e^2=29\%$
de Moor et al., 2007,[56]荷兰	成年双胞胎,156对MZ双胞胎(男性37.8%),326对DZ双胞胎(男性20.2%),年龄18~50岁	每周是否至少花60min在运动活动上,强度>4MET(是/否)	男性:$a^2=69\%$,$e^2=31\%$ 女性:$a^2=46\%$,$e^2=54\%$
de Moor et al., 2007,[57]荷兰	成年双胞胎,755对MZ双胞胎(26.9%男性),2 306对DZ双胞胎(15.3%男性),M年龄=31(SD=7)	基于两个METhr/周阈值的3分法:0,不运动;0~6 METhr/周,中等强度;6⁺METhr/周:高强度运动	男性:$a^2=54\%$,$e^2=46\%$ 女性:$a^2=54\%$,$e^2=46\%$

续表

研究	样本	运动行为表现型	遗传率估计
McCaffery et al., 2009,[50]美国	越南战争时期,双胞胎登记系统,2 024对MZ双胞胎(100%男性),1 566对DZ双胞胎(100%男性),M=41.07(SD=3.15)	慢跑或跑步≥16km/周或进行剧烈的网拍运动≥5h/周或骑自行车≥80km/周或游泳3km/周或其他剧烈运动	男性: $a^2=10\%$, $c^2=18\%$, $e^2=72\%$
Aaltonen et al., 2010,[51]芬兰	基线:年轻成人双胞胎数据,N=13 556,年龄18~54岁	MET指数定义为强度(MET)×持续时间×频率,并表示为METh/d的总和	男性: $a^2=47\%$, $e^2=53\%$ 女性: $a^2=42\%$, $e^2=58\%$
	随访:年轻成人双胞胎数据,N=13 822,年龄24~60岁	MET指数定义为强度(MET)×持续时间×频率,并表示为METh/d的总和	男性: $a^2=38\%$, $e^2=62\%$ 女性: $a^2=31\%$, $e^2=69\%$
van der Aa et al., 2010,[19]荷兰	年轻双胞胎,554对MZ双胞胎(38.1%男性),948对DZ双胞胎(21.2%男性),年龄13~14岁(M=14.5,SD=0.31)	基于2个METh/周阈值的3分法:0~5METh/周;5~20METh/周;20+METh/周	男性: $a^2=85\%$, $e^2=15\%$ 女性: $a^2=38\%$, $c^2=46\%$, $e^2=16\%$
	年轻双胞胎,662对MZ双胞胎(42.6%男性),969对DZ双胞胎(21.7%男性),年龄15~16岁(M=16.2,SD=0.61)	基于2个METh/周阈值的3分法:0~5METh/周;5~20METh/周;20+METh/周	男性: $a^2=80\%$, $e^2=20\%$ 女性: $a^2=80\%$, $e^2=20\%$
	年轻双胞胎,488对MZ双胞胎(34.6%男性),747对DZ双胞胎(20.9%男性),年龄17~19岁(M=18.1,SD=0.7)	基于2个METh/周阈值的三分法:0~5METh/周;5~20METh/周;20+METh/周	男性: $a^2=72\%$, $e^2=28\%$ 女性: $a^2=72\%$, $e^2=28\%$
Mustelin et al., 2011,[52]芬兰	年轻芬兰双胞胎,59对MZ双胞胎,92对DZ双胞胎,23~31岁(M=27.4,SD=2)	贝克问卷:运动指数(闲暇时间的体育运动)	男性: $a^2=56\%$ 女性: $a^2=56\%$
de Moor et al., 2011,[49]荷兰	年轻双胞胎,656对MZ双胞胎(23.3%男性),1 628对DZ双胞胎(13.9%男性),年龄13~18岁(M=16.4,SD=1.1)	每周至少花60min在>4MET运动活动上(是/否)	男性: $a^2=42\%$, $c^2=44\%$, $e^2=14\%$ 女性: $a^2=36\%$, $c^2=52\%$, $e^2=12\%$
	成年双胞胎,685对MZ双胞胎(42.6%男性),1 223对DZ双胞胎(24.9%男性),30~65岁(M=39.9,SD=9.4)	每周至少花60min在>4MET运动活动上(是/否)	男性: $a^2=42\%$, $e^2=58\%$ 女性: $a^2=42\%$, $e^2=58\%$
Vink et al.,2011,[54]澳大利亚	(年轻)成年双胞胎,N=4 604	22~36岁,每周至少花60min在>4MET运动活动上(是/否)	男性: $a^2=13\%$, $c^2=27$, $e^2=60\%$ 女性: $a^2=37\%$, $c^2=6\%$, $e^2=57\%$
		37~50岁,每周至少花60min在>4MET运动活动上(是/否)	男性: $a^2=13\%$, $c^2=27$, $e^2=60\%$ 女性: $a^2=37\%$, $c^2=6\%$, $e^2=57\%$

续表

研究	样本	运动行为表现型	遗传率估计
Vink et al.,2011,[54] 丹麦	(年轻)成年双胞胎,N=26 298	19~33 岁,每周至少花 60min 在>4MET 运动活动上(是/否)	男性:a^2=47%,c^2=1%,e^2=52% 女性:a^2=27%,c^2=15%,e^2=58%
		34~50 岁,每周至少花 60min 在>4MET 运动活动上(是/否)	男性:a^2=47%,c^2=1%,e^2=52% 女性:a^2=27%,c^2=15%,e^2=58%
Vink et al.,2011,[54] 芬兰	(年轻)成年双胞胎,N=23 095	19~27 岁,每周至少花 60min 在>4MET 运动活动上(是/否)	男性:a^2=57%,c^2=3%,e^2=40% 女性:a^2=56%,c^2=3%,e^2=42%
		28~50 岁,每周至少花 60min 在>4MET 运动活动上(是/否)	男性:a^2=57%,c^2=3%,e^2=40% 女性:a^2=56%,c^2=3%,e^2=42%
Vink et al.,2011,[54] 荷兰	(年轻)成年双胞胎,N=6 753	19~25 岁,每周至少花 60min 在>4MET 运动活动上(是/否)	男性:a^2=64%,c^2=3%,e^2=32% 女性:a^2=28%,c^2=23%,e^2=48%
		26~50 岁,每周至少花 60min 在>4MET 运动活动上(是/否)	男性:a^2=%,c^2=3%,e^2=32% 女性:a^2=28%,c^2=23%,e^2=48%
Vink et al.,2011,[54] 挪威	(年轻)成年双胞胎,N=9 066	19~31 岁,每周至少花 60min 在>4MET 运动活动上(是/否)	男性:a^2=35%,c^2=29%,e^2=36% 女性:a^2=54%,c^2=3%,e^2=44%
Vink et al.,2011,[54] 瑞典	(年轻)成年双胞胎,N=27 414	19~35 岁,每周至少花 60min 在>4MET 运动活动上(是/否)	男性:a^2=53%,e^2=46% 女性:a^2=54%,e^2=46%
		36~50 岁,每周至少花 60min 在>4MET 运动活动上。(是/否)	男性:a^2=53%,e^2=46% 女性:a^2=54%,e^2=46%
Vink et al.,2011,[54] 英国	(年轻)成年女双胞胎,N=2 451	19~40 岁,每周至少花 60min 在>4MET 运动活动上(是/否)	女性:a^2=57%,c^2=9%,e^2=42%
		41~50 岁,每周至少花 60min 在>4MET 运动活动上(是/否)	女性:a^2=57%,c^2=9%,e^2=42%
Mustelin et al., 2012,[53] Finland	芬兰年轻成年双胞胎,12 229 对 MZ 双胞胎(42.4% 男性),347 对 DZ 双胞胎(25.4% 男性),年龄 20~26 岁(M=22.4,SD=0.7)	按照强度给规律体力活动打分:1,3,5 分	男性:a^2=64%,e^2=36% 女性:a^2=64%,e^2=36%

续表

研究	样本	运动行为表现型	遗传率估计
Huppertz et al., 2012,[35] Netherlands	年轻双胞胎,648 对 MZ 双胞胎(45.8% 男性),1 320 对 DZ 双胞胎(26.1% 男性),M 年龄=7.45(SD=0.32)	根据所有运动和体力活动的 MET×时间/周,总和得出 METh/周得分	男性:a^2=24%,c^2=71%,e^2=6% 女性:a^2=22%,c^2=67%,e^2=11%
	年轻双胞胎,620 对 MZ 双胞胎(45.8% 男性),1 141 对 DZ 双胞胎(26.1% 男性),M 年龄=10.1(SD=0.33)	根据所有运动和体力活动的 MET×时间/周,总和得出 METh/周得分	男性:a^2=66%,c^2=25%,e^2=10% 女性:a^2=16%,c^2=72%,e^2=11%
	年轻双胞胎,1 540 对 MZ 双胞胎(46.7% 男性),2 746 对 DZ 双胞胎(24.3% 男性),M 年龄=12.3(SD=0.4)	根据所有运动和体力活动的 MET×时间/周,总和得出 METh/周得分	男性:a^2=38%,c^2=50%,e^2=11% 女性:a^2=36%,c^2=50%,e^2=11%
Aaltonen et al., 2013,[36]芬兰	芬兰青少年双胞胎,16 769 对 MZ 双胞胎(38.1% 男性),1 743 对 DZ 双胞胎(24.6% 男性),M 年龄=16.2(SD=0.1)	三分法:1:每周运动不到 1 次;2:每周锻炼 1~3 次;3:每周运动 4 次及以上	男性:a^2=52%,c^2=19%,e^2=29% 女性:a^2=52%,c^2=24%,e^2=24%
	芬兰青少年双胞胎,16 724 对 MZ 双胞胎(36.3% 男性),1 614 对 DZ 双胞胎(24.7% 男性),M 年龄=17.1(SD=0.1)	三分法:1:每周运动不到 1 次;2:每周锻炼 1~3 次;3:每周运动 4 次及以上	男性:a^2=44%,c^2=24%,e^2=32% 女性:a^2=50%,c^2=26%,e^2=24%
	芬兰年轻成年双胞胎,16 715 对 MZ 双胞胎(男性 35.9%),1 603 对 DZ 双胞胎(男性 24.2%),M 年龄=18.6(SD=0.2)	三分法:1:每周运动不到 1 次;2:每周锻炼 1~3 次;3:每周运动 4 次及以上	男性:a^2=46%,c^2=23%,e^2=31% 女性:a^2=51%,c^2=21%,e^2=28%
	芬兰年轻成年双胞胎,16 613 对 MZ 双胞胎(男性 37.8%),1 351 对 DZ 双胞胎(男性 23.2%),M 年龄=24.5(SD=0.9)	三分法:1:每周运动不到 1 次;2:每周锻炼 1~3 次;3:每周运动 4 次及以上	男性:a^2=34%,c^2=43%,e^2=23% 女性:a^2=31%,c^2=49%,e^2=20%
Huppertz et al., 2014,[55]荷兰	成年双胞胎,701 对 MZ 双胞胎(27% 男性),572 对 DZ 双胞胎(14.2% 男性),年龄 18~50 岁(M=30.5,SD=7)	根据所有运动和体力活动的 MET×时间/周,总和得出 METh/周得分	男性:a^2=50%,e^2=50% 女性:a^2=43%,e^2=57%
Huppertz et al., 2016,[34]荷兰	年轻双胞胎,1 262 对 MZ 双胞胎(男性 47.9%),2 384 对 DZ 双胞胎(男性 27.1%),M 年龄=7.52(SD=0.34)	根据所有运动和体力活动的 MET×时间/周,总和得出 METh/周得分	男性:a^2=14%,c^2=80%,e^2=6% 女性:a^2=12%,c^2=80%,e^2=8%
	年轻双胞胎,1 384 对 MZ 双胞胎(48.3% 男性),2 582 对 DZ 双胞胎(26.1% 男性),M 年龄=9.84(SD=0.43)	根据所有运动和体力活动的 MET×时间/周,总和得出 METh/周得分	男性:a^2=26%,c^2=69%,e^2=7% 女性:a^2=26%,c^2=65%,e^2=8%
	年轻双胞胎,2 615 对 MZ 双胞胎(46.4% 男性),4 589 对 DZ 双胞胎(24.9% 男性),M 年龄=12.25(SD=0.4)	根据所有运动和体力活动的 MET×时间/周,总和得出 METh/周得分	男性:a^2=31%,c^2=62%,e^2=7% 女性:a^2=27%,c^2=65%,e^2=8%

续表

研究	样本	运动行为表现型	遗传率估计
Huppertz et al., 2016,[34]荷兰	年轻双胞胎,1 451对MZ双胞胎(39.4%男性),2 333对DZ双胞胎(21.4%男性),M年龄=14.61(SD=0.6)	根据所有运动和体力活动的MET×时间/周,总和得出METh/周得分	男性:a^2=43%,c^2=36%,e^2=21% 女性:a^2=40%,c^2=43%,e^2=17%
	年轻双胞胎,959对MZ双胞胎(39.9%男性),1 305对DZ双胞胎(21.2%男性),M年龄=16.87(SD=0.45)	根据所有运动和体力活动的MET×时间/周,总和得出METh/周得分	男性:a^2=56%,c^2=27%,e^2=17% 女性:a^2=49%,c^2=31%,e^2=20%
	年轻双胞胎,458对MZ(30.6%男性),572对DZ(18.5%男性),M年龄=18.77(SD=0.51)	根据所有运动和体力活动的MET×时间/周,总和得出METh/周得分	男性:a^2=79%,c^2=4%,e^2=17% 女性:a^2=49%,c^2=19%,e^2=33%
Nederend et al., 2016,[58]荷兰	年轻双胞胎,114对MZ双胞胎(50.9%男性),111对DZ双胞胎(32.4%男性),M年龄=17.1(SD=1.1)	根据所有运动和体力活动的MET×时间/周,总和得出METh/周得分	男性:a^2=80%,e^2=20% 女性:a^2=80%,e^2=20%

注:一些研究报告了重叠样本,最显著的是Stubbe等人的荷兰样本(2005年)与Vink等人的报告重叠(2011年),以及van der Aa(2010年)和Huppertz等人的样本(2012年、2016年)。这些重叠样本的研究中使用了不同的运动表型和年龄分组。

如果MZ双胞胎主动运动行为的相似性大于DZ双胞胎,说明遗传累积因素(A)会影响运动行为。遗传累积因素代表影响目标性状的遗传位点所有线性效应的总和。如果DZ双胞胎和MZ双胞胎在主动运动行为的相似性一样大,则表明共同的环境因素是出现这一相似性的主要原因[33]。共同的环境因素(C)是指家庭内部共同的环境因素,如教养、家庭功能、邻里社区环境或社会经济地位。MZ双胞胎之间不相似的地方来源于各自独特的(非共同的)环境因素(E)。这些非共同的环境因素包括独特的生活经历,如工作、生活方式、意外事件/事故、家长不同的教育培养方式以及各自的朋友/同事等。测量误差被归入了独特的环境因素。

遗传和环境因素对MZ和DZ配对样本中主动运动行为的影响可以用路径图来显示(图111-4-1)。

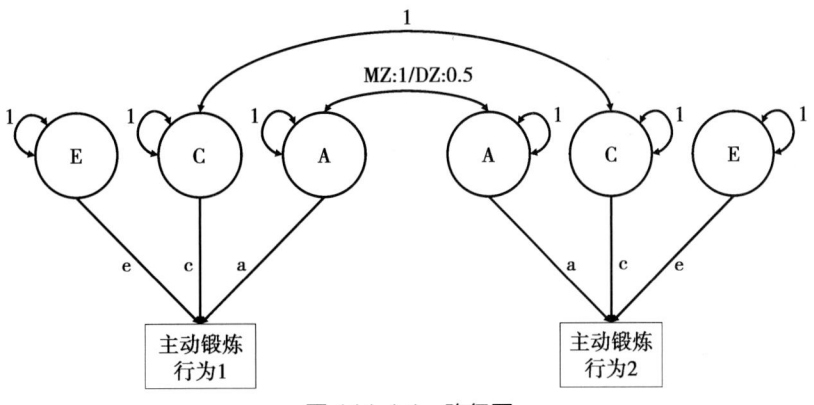

图111-4-1 路径图

路径图描绘了相关的潜在累积遗传（A）和共享环境（C）因素。这些因素可能导致双胞胎在主动运动行为上的相似性，以及在双胞胎中不相关的独特环境因素（E）。我们将 MZ 双胞胎的潜在遗传因素的相关性设为 1，DZ 双胞胎设为 0.5。对 2 种类型的双胞胎来说，共享环境因素的相关度都设置为 1。潜在的独特环境因素是不相关的。未观测的潜在变量没有尺度，它们的方差被任意设置为 1。路径系数 a、c、e 表示运动对潜在因子的影响。

主动运动行为的遗传率被定义为由遗传因素解释的总方差的相对比例。根据数据拟合到双胞胎模型中得到的参数估计结果，遗传率可表示为 $a^2/(a^2+c^2+e^2)$。这一比率也可以用百分数表示。共享环境因素和独特环境因素的方差比例可以用类似的方法计算，公式分别为 $c^2/(a^2+c^2+e^2)$ 和 $e^2/(a^2+c^2+e^2)$。

主动运动行为的双胞胎研究概述可见表 111-4-2。

表 111-4-2　规律运动行为的家庭研究

研究	样本	表现型	配偶、兄弟姐妹和父母-子女之间的关系	估算的遗传率
Koopmans et al.,1994,[44] 荷兰	N=6 470 父亲：平均年龄 48　标准差 5.7 母亲：平均年龄 46　标准差 5.2 配偶：平均年龄 18　标准差 2.3	规律参加运动、体力活动（是/否）	配偶：0.49 父子：0.37 母子：0.32 父女：0.29 母女：0.30	a^2=45% c^2=44% e^2=11%
Seabra et al., 2008,[59] 葡萄牙	N=9 500 父亲(2 375)：平均年龄 45.4　标准差 5.8 母亲(2 375)：平均年龄 42.9　标准差 5.5 儿子(2 425)：平均年龄 16.1　标准差 4 女儿(2 325)：平均年龄 16　标准差 4	Baecke 问卷：运动指数	配偶：0.29 姐妹：0.25 兄弟：0.23 兄妹：0.24 父子：0.19 母子：0.15 父女：0.18 母女：0.18	a^2=19% e^2=81%
Choh et al., 2009,[61] 美国	N=518 父亲(219)母亲(302)： 年龄 18~86 岁	Baecke 问卷：运动指数	未报告	a^2=26% c^2=13% e^2=61%
de Moor et al., 2011,[49] 荷兰	N=3 663 父亲(1 488)：平均年龄 45.5　标准差 4.6 母亲(1 650)：平均年龄 45.5　标准差 4.6 儿子(1 636)：平均年龄 16.4　标准差 1.2 女儿(1 889)：平均年龄 16.4　标准差 1.2	将 METh/周评分分成 2 类，>4MET/周为阈值（是/否）	配偶：0.41 父子：0.36 母子：0.18 父女：0.21 母女：0.21	a^2=64% c^2=0% e^2=36%

续表

研究	样本	表现型	配偶、兄弟姐妹和父母-子女之间的关系	估算的遗传率
Seabra et al., 2014,[60] 葡萄牙	N=9 500 父亲(2 375): 平均年龄 45.4 标准差 5.8 母亲(2 375): 平均年龄 42.9 标准差 5.5 儿子(2 425): 平均年龄 16.1 标准差 4 女儿(2 325): 平均年龄 16 标准差 4	Baecke 问卷: 运动参与	配偶: 0.23 姐妹: 0.31 兄弟: 0.29 兄妹: 0.23 父子: 0.16 母子: 0.11 父女: 0.14 母女: 0.14	a^2=50% e^2=50%
		Baecke 问卷: 运动强度	配偶: 0.12 姐妹: 0.39 兄弟: 0.51 兄妹: 0.18 父子: 0.15 母子: 0.15 父女: 0.1 母女: 0.1	a^2=40% e^2=60%
		Baecke 问卷: 每周运动量	配偶: 0.46 姐妹: 0.52 兄弟: 0.37 兄妹: 0.22 父子: 0.14 母子: 0.21 父女: 0.23 母女: 0.23	a^2=46% e^2=54%
		Baecke 问卷: 一年中运动的比例	配偶: 0.48 姐妹: 0.52 兄弟: 0.22 兄妹: 0.27 父子: 0.22 母子: 0.08 父女: 0.4 母女: 0.4	a^2=49% e^2=51%

尽管测量标准略有不同(如采用的标准分别为:高强度运动、运动参加率、中高强度运动、闲暇时间运动、一般体力活动等),并且使用了不同量表,但这些研究都发现,主动运动行为是可以遗传的,但遗传因素对该行为的影响会随年龄变化,最大的变化发生在儿童和青少年期[19,34,35]。Huppertz 等人[34]采用单变量模型进行了,一项大规模的荷兰双胞胎横断面研究(出生在 1986—2004 年),并在多个年龄段双胞胎子集的纵向数据上使用了遗传单纯形模型进行研究,结果发现,遗传率在 7 岁儿童中较低(男性为 14%,女性为 12%),从 7~18 岁逐渐增加(男性在 18 岁时达到 79%,女性 49%)。与之相反,共享环境最初对儿童运动行为差异的相对贡献率非常高,但当儿童成长到青春期和成年初期时,

这种贡献率迅速减弱(男性从80%到4%,女性从80%到19%)。这种共享环境影响的减少(男性比女性更明显)与基因影响的大幅增加同步发生。从儿童期到青春期后期,男性总体的效应基本保持不变(尽管遗传的相对重要性增加了),而在女性中,新增加的遗传效应使得整个效应随年龄增长变得越来越大。

在芬兰、瑞典和比利时进行的双胞胎研究表明,基因和共享环境对运动行为的年龄调节作用同样存在[36-38],这进一步证实共享环境因素似乎在青春早期的女孩中比在男孩中更重要。Huppertz等人[34]在1986—2004年出生的双胞胎中观察到明显的年龄相关影响,这与之前Stubbe等人[39]对1971—1987年出生的荷兰青少年双胞胎研究观察到的结果一致。综上所述,这些结果表明,以家庭为基础的干预有助于增加儿童的运动健康行为,而以个体为基础的干预可能更适合青少年。

在19~68岁的成年双胞胎中进行的研究结果显示[17,36,39-58],运动行为的差异受到遗传因素的影响,遗传率估计值10%~85%。这些研究大多包括年龄范围很广的双胞胎,例如19~40岁[48]或18~60岁[51]。

Vink等人[54]进行了一项大型研究,调查了在7个不同的国家成年期(19~50岁)运动行为的遗传率是否随着年龄的变化而变化。结果发现,在7个国家中有4个国家(丹麦、芬兰、瑞典和荷兰)的人运动的遗传率随年龄增长而显著下降(从19岁的60%~90%下降到50岁的13%~40%)。在另外3个国家(澳大利亚、挪威和英国)中,研究者们发现运动的遗传率在成年期间比较稳定。

表111-4-1中的双胞胎研究结果有力地证明了遗传因素在所有年龄人群中都有影响。同时,主动运动行为的遗传率在青少年晚期和成年早期达到高峰。

111.5 主动运动的家庭研究

双胞胎研究对遗传率的估计只有在一系列前提假设成立的情况下才有效。其中一个重要的假设是环境一致,即在MZ和DZ双胞胎中,环境带来的兴趣特征或行为(即主动运动)相似性一致[32]。只有一项双胞胎研究明确地测试这一关于环境一致的假设[47],并探究了接触频率较高的双胞胎是否在总体体力活动、工作相关体力活动或闲暇时间体力活动几个指标上表现更为相近,以及这种影响是否取决于同卵或异卵双胞胎。结果发现,对于任何类型的体力活动,都没有证据拒绝该假设。

双胞胎研究的其他假设包括:非选型婚配、基因和环境相互独立。如果在运动行为上存在选型婚配,则在DZ双胞胎或非双胞胎兄弟姐妹中,遗传因素与运动行为的相关性会高于理论上的50%,这可能导致遗传效应被低估的同时共享环境效应被高估。如果存在文化传播,即父母的运动行为是双胞胎共享环境的一部分,是孩子运动行为的榜样,那么遗传因素和共享环境对运动行为的影响就不再是独立的了。鼓励运动的家庭环境与运动倾向的遗传因素之间的相互作用,会夸大对模型中C(即共享环境因素)效应的估算。要想得知选型婚配和文化传播如何影响遗传效应估计,可以在研究中通过添加更多亲属类型的数据(例如父母、祖父母、配偶和兄弟姐妹的数据)来检验:配偶之间的相关性可以表明选型婚配的存在,父母与子女之间的相关性能够测试文化传播的影响。

表 111-4-2 列出了 5 项研究,报告了青少年子女(年龄在 13~20 岁)和父母在主动运动行为上的家族相似性[44,49,59-61]。所有这些研究中,配偶之间运动行为的相关都是显著的,范围在 0.16~0.48。De Moor 等人[49]分析了双胞胎的配偶,证明配偶之间在运动上的相关性,最好的解释是选型婚配(即配偶选择对方是因为有相似的运动习惯)而非社会共同特质(即结婚是由于两者来自相似的社会背景)或社会交往关系(即伴侣彼此相似是因为他们花时间在一起,并相互影响)。重要的是,将选型婚配考虑在内的扩展双胞胎家庭模型估算得到的遗传率,与单纯双胞胎模型的遗传率相近。

父母-子女之间的运动行为相关性在 0.13~0.25,一般略低于兄弟姐妹之间的相关性(0.24~0.31)。De Moor 等人[49]研究了 3 525 名青少年双胞胎和他们的兄弟姐妹(13~18 岁)以及 3 138 名来自 1 736 个家庭的父母,发现男孩的运动行为有 42% 可以解释为遗传因素影响,52% 可以解释为与兄弟姐妹之间共同的家庭环境影响(而非与父母之间的环境影响)。在女孩中,运动行为 36% 的变异可以用遗传因素解释,41% 由同代的环境因素解释。父母对子女的运动传播影响在青少年时期并不显著,也就是说,青少年不会简单地复制他们在父母身上看到的运动行为。

总的来说,对双胞胎家庭的研究结果表明,从扩展双胞胎家庭模型获得的遗传率,与单纯双胞胎模型中获得的遗传率,没有太大的偏差。

111.6 基因相关研究

运动行为的遗传性已经得到了很好的证实,但是关于其遗传变异性的研究却较少。单一候选基因研究和小规模的队列研究不能作为可靠数据来源,因为大多数复杂的行为特征是多基因影响的,只有很小一部分性状变异可以用单个遗传变异来解释。2009 年出现了一项关于主动运动行为的全基因组关联(genome-wide association,GWA)研究,但回顾起来,该研究依然证据力不足[62]。研究测试了 1 607 535 个已知的 SNP 位点,并在 2 个独立样本(由 1 644 名荷兰人和 978 名美国人组成)中完成了严格的质量控制,证实了这些位点与闲暇时间运动行为的相关性。最有希望的发现是 $PAPSS2$ 基因(37 个 SNP,$P<1.0\times10^{-5}$)以及染色体 2q33.1 和 18p11.32 的 2 个基因间区。$PAPSS2$ 基因编码一种蛋白质,这种蛋白质与脂类、碳水化合物、蛋白质和外源性药物等化合物的硫酸化有关。有趣的是,在一项对 453 对兄弟姐妹的全基因组关联研究中,发现携带 $PAPSS2$ 基因的 10q23 区域与最大运动能力相关[63]。这与运动能力可能是闲暇时运动行为的一个重要决定因素的理论观点是一致的[64]。而规律运动行为与各种体质特征,特别是最大运动耐力,不仅在表型上还是在遗传上都相关[65,66]。

现在迫切需要更大规模的与主动运动行为 GWA 研究相关的 meta 分析,这可以参照已经发现许多基因行为间关系对其他健康相关行为(如吸烟、饮酒或 BMI)影响的研究方法[67-69]。进行相关的基因检测,是一种进一步了解选择规律主动运动行为个体差异背后生物学路径的方法,可以通过它来了解运动者坚持运动,而不运动者保持不动背后的生物学机制。了解这些机制可以进一步帮助我们了解运动与各种身体健康问题[如其他生活方式(暴饮暴食、吸烟等)、心血管与代谢疾病[42]、精神健康问题(如抑郁症等)[70]]之间的因果关系。更重要的是,相关的知识或许可以在有先天生物差异的个体间分层或个性化干预措施中得到利用[64,71,72]。因此,未来大规模 GWA 相关的 meta 分析,可以为提高健康行为干预成功率提供重要线索。

临床应用

在许多其他的行为特征中,先天和后天因素的相互作用有着公认的重要性。未来,增加人们规律运动行为的干预措施应注重相关遗传或生物学上的决定因素,而非仅仅依赖于社会和环境的决定因素。虽然目前对特定遗传或生物决定因素的研究仍处于早期阶段,但从本文回顾的双胞胎和家庭研究中可以提取出以下建议,用以提高规律运动行为干预的成功率。

- 儿童时期,共同环境因素解释了运动行为上的家庭相似性,这意味着以家庭为基础的干预是增加儿童运动健康行为的一个有效途径。

- 青春期,先天因素成为主要影响。这意味着青春期的干预措施应该根据个体和与同龄群体的关系进行调整。例如,过分强调运动能力可能会对天生运动能力较低的不运动者产生负面效应。

- 成年期,随着工作和社会角色占用时间越来越多,规律运动的比例大幅下降。尽管个体的独特环境因素对运动行为的影响越来越大,但是遗传因素在决定谁将成为规律运动者方面仍然很重要,这可能与控制对运动积极或消极情感反应的神经生物学机制相关。由于不同个体先天运动能力的差异,按照指南预先设定的运动频率、持续时间和强度并不一定能让人人都享受运动。

(Matthijs D.van der Zee,MSc,Nienke Schutte,PhD,and Marleen H.M.de Moor,PhD 著

林剑浩 译 麦尹林 校)

参考文献

1. Aune D, Norat T, Leitzmann M, Tonstad S, Vatten LJ. Physical activity and the risk of type 2 diabetes: A systematic review and dose-response meta-analysis. European Journal of Epidemiology. 2015;30(7):529–42.

2. Kyu HH, Bachman VF, Alexander LT, Mumford JE, Afshin A, Estep K, et al. Physical activity and risk of breast cancer, colon cancer, diabetes, ischemic heart disease, and ischemic stroke events: Systematic review and dose-response meta-analysis for the Global Burden of Disease Study 2013. BMJ. 2016;354:i3857.

3. Liu L, Shi Y, Li T, Qin Q, Yin J, Pang S, et al. Leisure time physical activity and cancer risk: Evaluation of the

3. WHO's recommendation based on 126 high-quality epidemiological studies. *British Journal of Sports Medicine.* 2016;50(6):372–8.
4. Pandey A, Garg S, Khunger M, Darden D, Ayers C, Kumbhani DJ, et al. Dose-response relationship between physical activity and risk of heart failure: A meta-analysis. *Circulation.* 2015;132(19):1786–94.
5. Troiano RP, Berrigan D, Dodd KW, Masse LC, Tilert T, Mcdowell M. Physical activity in the United States measured by accelerometer. *Medicine and Science in Sports and Exercise.* 2008;40(1):181–8.
6. Ding D, Lawson KD, Kolbe-Alexander TL, Finkelstein EA, Katzmarzyk PT, van Mechelen W, et al. The economic burden of physical inactivity: A global analysis of major non-communicable diseases. *Lancet.* 2016;388(10051):1311–24.
7. Brown W, Bauman, AE, Bull, FC, Burton, NW. Physical activity recommendations for adults (18–64 years). Canberra: Department of Health; 2012.
8. Global *recommendations on physical activity for health.* Switzerland: World Health Organization; 2010.
9. U.S. Department of Health and Human Services. *Physical Activity Guidelines for Americans,* 2nd Edition. Washington, DC: U.S. Department of Health and Human Services; 2018.
10. Dishman RK, Sallis JF, Orenstein DR. The determinants of physical-activity and exercise. *Public Health Reports.* 1985;100(2):158–71.
11. Matson-Koffman DM, Brownstein JN, Neiner JA, Greaney ML. A site-specific literature review of policy and environmental interventions that promote physical activity and nutrition for cardiovascular health: What works? *American Journal of Health Promotion.* 2005;19(3):167–93.
12. Haase A, Steptoe A, Sallis JF, Wardle J. Leisure-time physical activity in university students from 23 countries: Associations with health beliefs, risk awareness, and national economic development. *Preventive Medicine.* 2004;39(1):182–90.
13. Varo JJ, Martinez-Gonzalez MA, Irala-Estevez J, Kearney J, Gibney M, Martinez JA. Distribution and determinants of sedentary lifestyles in the European Union. *International Journal of Epidemiology.* 2003;32(1):138–46.
14. Hasson RE, Brown DR, Dorn J, Barkley L, Torgan C, Whitt-Glover M, et al. Achieving equity in physical activity participation: ACSM experience and next steps. *Medicine and Science in Sports and Exercise.* 2017;49(4):848–58.
15. Payne N, Jones F, Harris PR. The impact of job strain on the predictive validity of the theory of planned behaviour: An investigation of exercise and healthy eating. *British Journal of Health Psychology.* 2005;10:115–31.
16. Sherwood NE, Jeffery RW. The behavioral determinants of exercise: Implications for physical activity interventions. *Annual Review of Nutrition.* 2000;20:21–44.
17. Boomsma DI, Vandenbree MBM, Orlebeke JF, Molenaar PCM. Resemblances of parents and twins in sports participation and heart-rate. *Behavior Genetics.* 1989;19(1):123–41.
18. Martinez-Gonzalez MA, Varo JJ, Santos JL, De Irala J, Gibney M, Kearney J, et al. Prevalence of physical activity during leisure time in the European Union. *Medicine and Science in Sports and Exercise.* 2001;33(7):1142–6.
19. van der Aa N, De Geus EJ, van Beijsterveldt TC, Boomsma DI, Bartels M. Genetic influences on individual differences in exercise behavior during adolescence. *International Journal of Pediatrics.* 2010;2010:138345.
20. de Moor MHM, Beem AL, Stubbe JH, Boomsma DI, de Geus EJC. Regular exercise, anxiety, depression and personality: A population-based study. *Preventive Medicine.* 2006;42(4):273–9.
21. Willemsen G, Vink JM, Abdellaoui A, den BA, van Beek JH, Draisma HH, et al. The Adult Netherlands Twin Register: Twenty-five years of survey and biological data collection. *Twin Research and Human Genetics.* 2013;16(1):271–81.
22. Van Beijsterveldt CE, Groen-Blokhuis M, Hottenga JJ, Franic S, Hudziak JJ, Lamb D, et al. The Young Netherlands Twin Register (YNTR): Longitudinal twin and family studies in over 70,000 children. *Twin Research and Human Genetics.* 2013;16(1):252–67.
23. Ainsworth BE, Haskell WL, Herrmann SD, Meckes N, Bassett DR, Jr., Tudor-Locke C, et al. 2011 Compendium of Physical Activities: A second update of codes and MET values. *Medicine and Science in Sports and Exercise.* 2011;43(8):1575–81.
24. Ridley K, Ainsworth BE, Olds TS. Development of a compendium of energy expenditures for youth. *International Journal of Behavior Nutrition Physical Activity.* 2008;5:45.
25. Stubbe JH, De Moor MHM, Boomsma D, de Geus EJ. The association between exercise participation and well-being: A co-twin study. *Preventive Medicine.* 2007;44(2):148–152.
26. Rowland TW. Biologic regulation of physical activity. Champaign, IL: Human Kinetics; 2017. 211 p.
27. Pellegrini AD, Smith PK. Physical activity play: The nature and function of a neglected aspect of playing. *Child Development.* 1998;69(3):577–98.
28. Caspersen CJ, Pereira MA, Curran KM. Changes in physical activity patterns in the United States, by sex and cross-sectional age. *Medicine and Science in Sports and Exercise.* 2000;32(9):1601–9.
29. Steptoe A, Wardle J, Fuller R, Holte A, Justo J, Sanderman R, et al. Leisure-time physical exercise: Prevalence, attitudinal correlates, and behavioral correlates among young Europeans from 21 countries. *Preventive Medicine.* 1997;26(6):845–54.
30. Steptoe A, Wardle J, Cui W, Baban A, Glass K, Tsuda A, et al. An international comparison of tobacco smoking, beliefs and risk awareness in university students from 23 countries. *Addiction.* 2002;97(12):1561–71.
31. Falconer DS, Mackay TFC. Introduction to quantitative genetics. 4 ed. Essex: Pearson Education Limited; 1996 1996.
32. Plomin R, DeFries JC, Knopik V, Niederheiser J. *Behavioral genetics.* 6 ed. New York: Worth; 2013.
33. Boomsma D, Busjahn A, Peltonen L. Classical twin studies and beyond. *Nature Review Genetics.* 2002;3(11):872–82.
34. Huppertz C, Bartels M, de Zeeuw EL, van Beijsterveldt CEM, Hudziak JJ, Willemsen G, et al. Individual differences in exercise behavior: Stability and change in genetic and environmental determinants from age 7 to 18. *Behavior Genetics.* 2016;46(5):665–79.
35. Huppertz C, Bartels M, Van Beijsterveldt CE, Boomsma DI, Hudziak JJ, de Geus EJ. Effect of shared environmental factors on exercise behavior from age 7 to 12 years. *Medicine and Science in Sports and Exercise.* 2012;44(10):2025–32.
36. Aaltonen S, Ortega-Alonso A, Kujala UM, Kaprio J. Genetic and environmental influences on longitudinal changes in leisure-time physical activity from adolescence to young adulthood. *Twin Research and Human Genetics.* 2013;16(2):535–43.
37. Beunen G, Thomis M. Genetic determinants of sports participation and daily physical activity. *International Journal of Obesity.* 1999;23:S55-S63.
38. Carlsson S, Andersson T, Lichtenstein P, Michaelsson K, Ahlbom A. Genetic effects on physical activity: Results from the Swedish twin registry. *Medicine and Science in Sports and Exercise.* 2006;38(8):1396–401.
39. Stubbe JH, Boomsma DI, de Geus EJC. Sports participation during adolescence: A shift from environmental to genetic factors. *Medicine and Science in Sports and Exercise.* 2005;37(4):563–70.
40. Heller RF, O'Connell DL, Roberts DC, Allen JR, Knapp JC, Steele PL, et al. Lifestyle factors in monozygotic and dizygotic twins. *Genetic Epidemiology.* 1988;5(5):311–21.
41. Lauderdale DS, Fabsitz R, Meyer JM, Sholinsky P, Ramakrishnan V, Goldberg J. Familial determinants of moderate and intense physical activity: A twin study. *Medicine and Science in Sports and Exercise.* 1997;29(8):1062–8.
42. Kujala UM, Kaprio J, Koskenvuo M. Modifiable risk factors as predictors of all-cause mortality: The roles of genetics and childhood environment. *American Journal of Epidemiology.* 2002;156(11):985–93.
43. Frederiksen H, Christensen K. The influence of genetic factors on physical functioning and exercise in second half of life. *Scandinavian Journal of Medicine and Science in Sports.* 2003;13(1):9–18.
44. Koopmans JR, van Doornen LJP, Boomsma DI. Smoking and sports participation. In: Goldbourt U, de Faire U, editors. *Genetic factors in coronary heart disease.* Dordrecht: Kluwer Academic Publisher; 1994.
45. de Geus EJC, Boomsma DI, Snieder H. Genetic correlation of exercise with heart rate and respiratory sinus arrhythmia. *Medicine and Science in Sports and Exercise.* 2003;35(8):1287–95.
46. Simonen R, Levalahti E, Kaprio J, Videman T, Battie MC. Multivariate genetic analysis of lifetime exercise and environmental factors. *Medicine and Science in Sports and Exercise.* 2004;36(9):1559–66.
47. Eriksson M, Rasmussen F, Tynelius P. Genetic factors in physical activity and the equal environment assumption - the swedish young male twins study. *Behavior Genetics.* 2006;36(2):238–47.

48. Stubbe JH, Boomsma DI, Vink JM, Cornes BK, Martin NG, Skytthe A, et al. Genetic influences on exercise participation: A comparative study in adult twin samples from seven countries. *PLoS ONE*. 2006;1(1):e22.
49. de Moor MH, Willemsen G, Rebollo-Mesa I, Stubbe JH, de Geus EJ, Boomsma DI. Exercise participation in adolescents and their parents: Evidence for genetic and generation specific environmental effects. *Behavior Genetics*. 2011;41(2):211–22.
50. McCaffery JM, Papandonatos GD, Bond DS, Lyons MJ, Wing RR. Gene X environment interaction of vigorous exercise and body mass index among male Vietnam-era twins. *American Journal of Clinical Nutrition*. 2009;89(4):1011–8.
51. Aaltonen S, Ortega-Alonso A, Kujala UM, Kaprio J. A longitudinal study on genetic and environmental influences on leisure time physical activity in the Finnish Twin Cohort. *Twin Research and Human Genetics*. 2010;13(5):475–81.
52. Mustelin L, Latvala A, Pietilainen KH, Piirila P, Sovijarvi AR, Kujala UM, et al. Associations between sports participation, cardiorespiratory fitness, and adiposity in young adult twins. *Journal of Applied Physiology*. 2011;110(3):681–6.
53. Mustelin L, Joutsi J, Latvala A, Pietilainen KH, Rissanen A, Kaprio J. Genetic influences on physical activity in young adults: A twin study. *Medicine and Science in Sports and Exercise*. 2012;44(7):1293–301.
54. Vink JM, Boomsma DI, Medland SE, de Moor MH, Stubbe JH, Cornes BK, et al. Variance components models for physical activity with age as modifier: A comparative twin study in seven countries. *Twin Research and Human Genetics*. 2011;14(1):25–34.
55. Huppertz C, Bartels M, Jansen IE, Boomsma DI, Willemsen G, de Moor MH, et al. A twin-sibling study on the relationship between exercise attitudes and exercise behavior. *Behavior Genetics*. 2014;44(1):45–55.
56. De Moor MHM, Posthuma D, Hottenga JJ, Willemsen AHM, Boomsma DI, de Geus EJC. Genome-wide linkage scan for exercise participation in Dutch sibling pairs. *European Journal of Human Genetics*. 2007;15:1252–9.
57. De Moor MHM, Stubbe JH, Boomsma DI, de Geus EJC. Exercise participation and self-rated health: Do common genes explain the association? *European Journal of Epidemiology*. 2007;22(1):27–32.
58. Nederend I, Schutte NM, Bartels M, Ten Harkel AD, de Geus EJ. Heritability of heart rate recovery and vagal rebound after exercise. *European Journal of Applied Physiology*. 2016;116(11–12):2167–76.
59. Seabra AF, Mendonca DM, Goring HHH, Thomis MA, Maia JA. Genetic and environmental factors in familial clustering in physical activity. *European Journal of Epidemiology*. 2008;23(3):205–11.
60. Seabra AF, Mendonca DM, Goring HH, Thomis MA, Maia JA. Genetic influences of sports participation in Portuguese families. *European Journal of Sport Sciences*. 2014;14(5):510–7.
61. Choh AC, Demerath EW, Lee M, Williams KD, Towne B, Siervogel RM, et al. Genetic analysis of self-reported physical activity and adiposity: The Southwest Ohio Family Study. *Public Health Nutrition*. 2009;12(8):1052–60.
62. De Moor MHM, Liu YJ, Boomsma DI, Li J, Hamilton JJ, Hottenga JJ, et al. Genome-wide association study of exercise behavior in Dutch and American adults. *Medicine and Science in Sports and Exercise*. 2009;in press.
63. Rico-Sanz J, Rankinen T, Rice T, Leon AS, Skinner JS, Wilmore JH, et al. Quantitative trait loci for maximal exercise capacity phenotypes and their responses to training in the HERITAGE Family Study. *Physiological Genomics*. 2004;16(2):256–60.
64. de Geus EJC, De Moor MHM. A genetic perspective on the association between exercise and mental health. *Mental Health and Physical Activity*. 2008;1:53–61.
65. Schutte NM, Nederend I, Hudziak JJ, Bartels M, de Geus EJ. Twin-sibling study and meta-analysis on the heritability of maximal oxygen consumption. *Physiological Genomics*. 2016;48(3):210–9.
66. Schutte NM, Nederend I, Hudziak JJ, de Geus EJ, Bartels M. Differences in adolescent physical fitness: A multivariate approach and meta-analysis. *Behavior Genetics*. 2016;46(2):217–27.
67. Schumann G, Coin LJ, Lourdusamy A, Charoen P, Berger KH, Stacey D, et al. Genome-wide association and genetic functional studies identify autism susceptibility candidate 2 gene (AUTS2) in the regulation of alcohol consumption. *PNAS*. 2011;108(17):7119–24.
68. Chen LS, Saccone NL, Culverhouse RC, Bracci PM, Chen CH, Dueker N, et al. Smoking and genetic risk variation across populations of European, Asian, and African American ancestry--a meta-analysis of chromosome 15q25. *Genetic Epidemiology*. 2012;36(4):340–51.
69. Locke AE, Kahali B, Berndt SI, Justice AE, Pers TH, Day FR, et al. Genetic studies of body mass index yield new insights for obesity biology. *Nature*. 2015;518(7538):197–206.
70. De Moor MH, Boomsma DI, Stubbe JH, Willemsen G, de Geus EJ. Testing causality in the association between regular exercise and symptoms of anxiety and depression. *Archives of General Psychiatry*. 2008;65(8):897–905.
71. Schutte NM, Nederend I, Hudziak JJ, Bartels M, de Geus EJC. Heritability of the affective response to exercise and its correlation to exercise behavior. *Psychology of Sport and Exercise*. 2017;31:139–48.
72. de Geus EJC, De Moor MHM. Genes, Exercise, and Psychological Factors. In: Bouchard C, Hoffman EP, editors. *Genetic and Molecular Aspects of Sport Performance*. Chichester: Wiley; 2011. p. 294–305.

第112章 体力活动对大脑老化和认知的影响：认知储存的作用、衰退的阈值、基因的影响和投资假说

目录

要点／1616

112.1 章节简介和结构／1616

112.2 运动神经学简史／1617

112.3 运动与衰老：正常与病理对比／1618

112.4 运动对大脑和认知的神经生物学益处／1621

112.5 神经递质／1622

112.6 神经营养因子／1622

112.7 突触再生／1623

112.8 神经再生／1623

112.9 血管再生／1624

112.10 线粒体形成／1625

112.11 糖皮质激素的弱化作用／1625

112.12 体力活动如何对抗正常和病理性认知老化／1626

112.13 认知储备——流行病学证据／1627

112.14 体力活动与大脑连通性／1629

112.15 基因对认知的影响和体力活动的介导作用／1629

112.16 脑源性神经营养因子(BDNF)／1630

112.17 基因、老化和阿尔茨海默病早期及后期的发生／1630

112.18 *APOEε4* 携带者的特点差异／1631

112.19 体力活动和认知与 *APOE* 基因型的相关性／1631

112.20 体力活动对儿童和年轻人的益处：投资假说／1633

112.21 额外考虑：运动的强度、方式与技巧性活动／1634

112.22 未来研究的总结和挑战／1635

临床应用／1635

参考文献／1636

要 点

- 20世纪70年代,出现了很多关于运动和大脑衰老的科学研究,这是一个相对较新的研究课题。
- 一些采用动物模型的研究表明,规律的运动使大脑结构和功能出现了明显的改变。
- 采用了脑电图、磁共振成像等神经影像学研究,揭示了规律运动对执行功能和短时记忆的神经生物学效能。
- 按照美国运动医学会提倡的指南进行运动,能够延缓衰老导致的认知衰退。
- 参与运动对一些有痴呆遗传风险的人尤其有益。
- 参与复合动作形式的运动可能对神经认知过程有更多的益处,比如行走、跑步、骑自行车和游泳。
- 正常发育的儿童和患多动症的儿童,日常活动和体力活动都有益于他们大脑发育。

112.1 章节简介和结构

本章重点讲述体力活动(例如全身活动)和运动(例如为了提高生理能力而进行有目的体力活动)是如何在思考和记忆方面改善认知功能的。与其对心血管和肌肉骨骼功能的有益作用一样,体力活动也显著影响着大脑,能够改善人类终身的认知功能,并延缓随年龄增加而出现的认知衰退。在动物和人类大脑中,可以观察到体力活动对其的积极作用,比如,体力活动有益于提高大脑的处理速度、工作记忆、学习能力、注意力、执行力、控制力和心理灵活性。运动能够增加大脑供氧,扩张血管,增强线粒体功能,提高代谢功能。运动也能够提高神经递质的摄取和增加神经营养因子的水平,建立更有效的大脑连接,更好地维护和修复神经元,增加树突连接的强度和效能。动物实验也证实了运动的这些益处——运动有利于新神经元的生长,这些神经元存在于随年龄易衰老的大脑区域中,介导新记忆形成的海马区域中。所有这些神经生物学效能均有利于大脑更好的运转,使其更加高效,并有着更好的完整性、适应性,能耐受来自外伤、应激和老化的损害。

本章主要有三大部分内容,第1部分是介绍中枢神经系统退变,包括正常衰老和病理性疾病(如阿尔茨海默病)。一个合理假设是脑部会随着年龄和疾病出现解剖和生理的改变,导致认知衰退,包括记忆的丢失和执行功能的障碍。第2部分是综述体力活动和运动有益于大脑的证据,包括动物实验和人体研究。总体来说,这种神经生物学的有益作用类似一个非药物处方,能够拮抗人体衰老引起的神经变性。第3部分呈现了一种模型,这种模型通过建立大脑中的生物性保留区,提高大脑对年龄或疾病相关退化的耐受能力。总体来说,这种模型的中心思想是体力活动就像给大脑打疫苗一样。相对于久坐人群的脑部结构,经常运动能最大限度地帮助大脑耐受精神损伤、外伤或认知衰退。本章主要阐述了这一种模型的理念：运动可以提高大脑对衰老性退变和中枢神经系统疾病的拮抗能力。这种模型也可以应用于整个大脑。它合理地解释了体力活动和体力活动为何有益于老年人认知功能。此外，当应对某种特定认知挑战时，如果特定的大脑区域无法应对，通过主动补偿策略可以改变大脑网络对这种挑战的反应，这种策略会掩盖的大脑衰退。然而，运动对大脑的益处在人达到一定年龄，并且出现病理状态时才会显现出来，却需要人在青少年时期和中青年时期保持规律运动，为老年时期奠定基础。从这个角度来说，可以这么认为，年轻时就进行规律运动的积极生活方式是一种投资，会给老年时大脑的认知和情感状况带来明显的益处。进一步讲，基因对大脑的影响可能会强化体力活动所带来的益处，例如更容易出现衰老性认知衰退或衰老速度较快的人；例如 *APOEε4* 等位基因携带者，他们更加不耐受神经病理性损害；如果他们还久坐不动，体力活动会给这些人群带来明显的获益。因此，运动对这些人来说是必要的处方！

112.2 运动神经学简史

在体力活动和神经认知过程的研究中，许多科学家做出了杰出贡献，其中包含一些真正的开创性研究。20 世纪 70 年代，科学家在动物实验和人类研究中，比较了年轻人和老年人的多巴胺效能和反应时间之间的关系，这对于研究体力活动和认知功能的研究具有重大的意义[1]。特别值得注意的是，Waneen Spirduso[1]发现规律进行体力活动和体力活动的老年人反应更快（即他们的反应时间更短），从而提出一个理念，反应时间是中枢神经系统整体性的一个性能指标。由此，Waneen Spirduso 认为，积极的生活方式能够促进大脑健康。她通过进行系统动物（大鼠）模型实验，证实运动在生物学方面的益处。这些研究显示，通过运动可以维持中枢多巴胺水平、提高受体亲和力，并可终身获益。第一个以老年人为研究对象的临床随机对照试验，对反应时间之外的指标进行了评估，它评估了运动对感知能力和基本决策能力的影响[2]。Robert Dustman 和同事在 1984 年进行了这项经典研究，在严密的试验设计基础上，这项研究最先解释了为何体力活动对神经认知功能有益。后来，Chodzko-Zajko 和 Moore 发现，识别特殊认知任务的能力受运动影响最大[3]，他们描述了晶体智力（例如词汇和积累的知识）和流体智力的区别（例如深度的分析和推理），前者很少受体力活动影响，而体力活动对后者具有显著的正面影响，这是人们首次发现运动对大脑具有特异性影响。同时他们也发现，对注意力要求高的识别任务或者新颖的任务，更能从体力活动中受益[3]。Kramer 和同事在此基础上进行深入研究，取得了里程碑式的发现——神经认知尤其是执行任务的适应能力，能够因运动的参与而得到提高，这进一步支持了认知的特异性[4]。

在 20 世纪 90 年代早期，随着脑电图（electroencephalography，EEG）衍生的事件相关电位（event-related potentials，ERP）的应用，心理生理学研究方法被引入这个领域，即通过心血管适应性的水平高低，来评定年轻人和老年人的大脑工作状态。尤其是 Dustman 和同事通过检测 ERP 的潜伏期和波幅来衡量实验人群大脑皮质对各种刺激的反应的速度和参与度，以及评估大脑区域内皮质与皮质间联系程度的情况。他们的研究显示，活动量高的老年人比活动量低的老年人在神经反应和整体处理过程中表现更加[5]。实际上，活动量高的老年人神经反应比起同龄人更类似于年轻人，体力活动似乎减慢或阻止了人类大脑的老化。

在 Gage 和 Cotman 分别主导的动物实验中[6,7]，他们提出了运动对人类大脑效应的神经生理学理解，这是第一个关于神经基因学和神经营养学运动效应的机制研究。假如这些效应也适用于人类大脑，这些动物实验的意义在于其提供了一个坚实、意义深远的机制，以让我们探讨积极运动生活方式对人类认知的影响。此外，Colcombe 等[8]采用结构性磁共振成像技术，首次报道运动对大脑适应性增强作用的神经影像学研究，揭示了老年人脑组织密度及白质传导束完整性与心血管适应性的正相关。这些个体大脑结构的差异与运动量的高低有关，心血管适应性更好的老年人，能够抵抗随着年龄增加所出现的大脑萎缩也更好，这表明积极运动的生活方式对人类大脑的结构构建具有正面影响[8]。Colcombe 和同事[9]所进行的临床随机对照试验，进一步解释了为何运动对大脑具有正面影响。执行功能试验显示，心血管的调节功能决定脑皮质和皮质下的激活。实际上，在这个研究中，使用依赖血氧水平反馈的功能性磁共振成像对试验执行区域进行评估，他们发现运动提高了试验执行区域的血流动力学反应，这表明训练提高了大脑注意力和专注力[9]。Colcombe 和 Kramer 最先报道了这些研究，他们在运动与脑的关系研究中，采用高空间分辨率测量大脑或使用生物标记，这样能够更好地理解和相信运动对人类大脑影响的生物学基础。

2001 年的一项里程碑式研究，从遗传学的角度证实个体适应性的差别，明确体力运动对 APOEε4 基因型的携带者带来的益处尤其明显。APOE 基因与阿尔茨海默病（Alzheimer's disease, AD）的具有强相关性[10]。最近，Erikson 及其同事[11]进行了一项临床随机试验，采用磁共振成像研究运动对中年男性和女性的影响。他们特意检测了运动对海马的影响，这个区域是 AD 导致的最主要的脑病变区域（如斑块和神经缠结）[12]。这项研究认为，运动可以作为 AD 的处方，深刻地揭示了运动对这种难以治愈的疾病的预防作用。关于衰老的研究一直在进行，通过神经影像学对大脑连接或网络的细致检查，类似研究发现中年人和老年人的认知老化可能会逆转[9,11]，体力活动后这种逆转会更加高效[12-14]。另外的研究探索了体力活动对临床病例的效应（例如轻度认知损害和痴呆）[15,16]。体力活动对儿童影响的研究也在进行，目前取得的共识是，有氧训练能够提高儿童卓越的执行功能、学业水平，并增加大脑特定区域的脑体积[17-20]。

总体来说，以上这些动物及人类的前瞻性和回顾性流行病学研究和实验室研究，都有力地证明了主动运动生活方式的终身益处，并给未来提供认知保护。文献表明，终身坚持体力活动及其他健康的生活方式，可能会预防老年人认知衰退[21,22]。从 20 世纪 70 年代中期 Spirduso 所做的影响深远的研究，到目前复杂的分子生物学及先进的神经影像学研究，体力活动和运动对大脑认知关系的理解取得了惊人的进步。现代科学充分证实了这句古老的名言："健全的心灵寓健全的身体"。

112.3　运动与衰老：正常与病理对比

运动在大脑的处理和认知上的有益影响是显著的，尤其对于老年男性和女性（一般为年龄超过 60

岁)。他们可能会出现中枢神经系统衰老性退变,通常由炎症、氧化应激、细胞凋亡所引起[23],因此体力活动就有了发挥作用的地方,而不是像健康的年轻人,他们大脑的运行过程相对地更完整。正因为如此,关于老年人运动和认知的研究一直处于前沿地带,因为这些人群似乎从体力活动中获益最明显,体力活动可以对抗随衰老产生的正常认知衰退和痴呆相关的病理变化及退化。

这有助于理解正常衰老和痴呆性衰老的区别,也能更清晰地体现体力活动的效应。人在一生中或某个阶段,大脑会发生变化,这种变化是正常的,也可能出现病理性衰老表现,例如阿尔茨海默病。目前的研究认为,衰老正常的过程是突触可塑性能力衰退,而不是大量丢失神经元[24];认知行为学研究解释了这一点,大脑会出现一些如更慢的处理速度、无效的工作和情景记忆减退,执行功能出现障碍——较为典型的组织行为、目标导向行为和控制行为异常[25]。执行功能的丧失有数种表现形式,例如认知固化或坚持,与之相反的认知相对灵活,更好的适应能力。这一点通常表现为:与年轻人相比,老年人在接受与采取新的行为习惯方面会更加困难,这通常由前额叶介导的执行功能衰退引起[26]。有趣的是,在正常老化过程中,知识和专业技能的记忆通常不会丧失[25],因为这些功能是位于额叶相对独立的区域。

典型的衰老性认知衰退通常伴随着大脑结构的改变。例如,正常老化过程中大脑体积的减少,多发生于70岁左右,主要表现为以下结构的萎缩,如尾状体、小脑、额叶灰质和海马区域[25,27,28]。构成大脑白质的轴突和传导束也会发生变化,完整性丧失最严重的区域也是额叶[25]。因为白质的变化与髓鞘的缺失有关,这种变化可能导致知觉、认知和运动过程的减慢,老年人身上最明显[25]。从这个角度可以解释,随着年龄增长,在结构性磁共振成像影像中,白质的高信号揭示了一种影响健康的结构异常改变[29,30]。随着突触减少,正常老化引起的另一个结构改变是树突复杂性的丢失[26],再加上血管密度和血流的减少[31],两者都会导致记忆、专注力和心理灵活性的改变。

非病理性老化有一个共同特征,即与年轻人的神经活动相比,当处理一个认知性挑战时,老年人神经处理过程中特异性区域的活动水平有减弱的趋向。这种年龄相关的区别,具体表现为在解决问题过程中存在双侧大脑半球激活的差异(即老年人整个大脑的激活会加强,而年轻人大脑半球是相对特异地激活)[25]。前额叶皮质的双侧激活总是在老年人中观察到,这表明存在一种适应性补偿机制,这种机制通过募集更多神经系统资源来完成一项任务。而这种适应性机制,称为老年人脑半球非对称性减少(hemispheric asymmetry reduction in older men and women,HAROLD)[32],这种减少通常是认知能力减弱的一个表现。目前的研究认为,这是正常大脑老化的积极和动态的适应。因此,表现出这种补偿机制的人,在老化的过程中,会在较长的时期内维持正常的认知反应;因为补偿机制与更好的智力和体力活动有关[12,33]。同时,这种机制也与注意力和记忆功能的保持有关。普遍认为,正常老化与额叶的加速衰退有关,相对于其他大脑区域,这种补偿激活模式是一种应对策略,尤其在额叶区域,可以帮助维持正常的执行功能。反之,若不能维持这种适应策略,则表明某种程度的执行功能丧失(例如专注力、工作记忆)。

与正常认知老化不同的是,痴呆性老化的特点目前尚不清楚。目前仍不清楚阿尔茨海默病是加速的自然老化过程,还是一个特定的疾病过程。对于诊断阿尔茨海默病,目前没有明确的诊断程序(通常通过腰穿获得脑脊液,检测其中的淀粉样β蛋白、Tau蛋白、磷光体tau,综合进行临床诊断[34])。神经影像学研究显示,AD患者的大脑有遵循特定的发展模式,最后发展为痴呆。同时,脑内活动和结构萎缩方面的区别,能够用来识别出病理性老化。由此,Head等[28]检查了年轻人、认知功能正常的老年人和患有痴呆的老年人的大脑体积,他们发现与年轻人对比,不管其功能状态如何,总体上所有老年人的额叶体积都会有丢失,然而,只有患痴呆的老年患者的海马结构有明显萎缩。

在另外的一系列研究中,Sperling[35]在功能性磁共振成像中采用了面部-名字识别的方法,通过评估血氧水平相关(blood-oxygen level dependent,BOLD)反应,来比较年轻人和老年人,后者包括认知健康的老年人以及对比诊断为AD和轻度认知损害(mild cognitive impairment,MCI)的老年人。MCI的特点是记忆障碍,但其程度不影响日常生活自理。MCI不一定会转变为AD,但是一些观点认为其是AD的前驱阶段。AD患者通常表现为海马区域的低活化,而健康老年人不会出现这点。更为特异的是,Sperling发现MCI患者海马旁回是动态变化的,海马旁回在MCI早期过度活化,接下来在MCI晚期转变为低活化。这种大脑活动的动态发展显示出正常老化过程中早期补偿机制,当大脑结构的退化超过了维持正常功能的能力时,就不再能够维持认知功能和进行适应性调整(例如增加激活度)[35]。当补偿机制失败时,会表现为记忆障碍(图112-3-1)。

大脑病理性老化的基本物理变化,是明显出现神经毒细胞外淀粉样斑和神经原纤维缠结。斑块形成于淀粉样肽,由淀粉样前体蛋白(amyloid precursor protein,APP)释放,经过β和γ分泌酶分解而成。APP分解后,大多数以长链B42的形式存在,这种形式更容易聚合在一起,造成更严重的损伤[36]。此外,神经原纤维缠结由细胞内过度磷酸化的tau蛋白形成。tau蛋白对于维持细胞功能至关重要,可协助细胞微管形成网状结构,但是当病理性过程发生时,它被过度磷酸化,形成缠结破坏细胞结构,干扰细胞功能。淀粉样蛋白级联假说指出,假设这两个过程导致了痴呆的开端,接下来退变性斑块和缠结的形成导致了结构破坏[37]。如图112-3-1所示,在挑战过程中,大脑重要区域的高度激活,可能是为了维持认知功能,但是也预示了即将到来的认知衰退。将来,随着时间的推移,如果神经影像学(如功能性磁共振成像)的费用降低,医学检查过程中常规检查大脑区域活化,异常高度活化区,也许能成为未来认知衰退的预测手段。

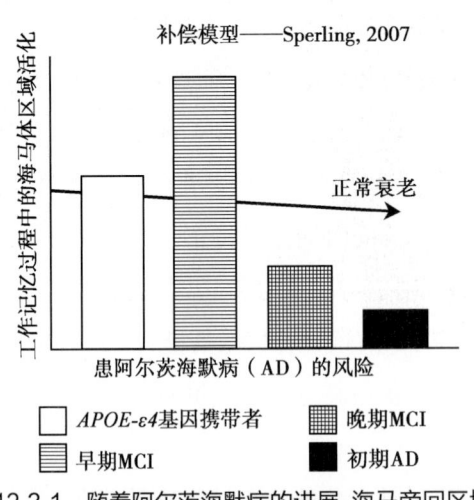

图112-3-1　随着阿尔茨海默病的进展,海马旁回区域性活化的程度不断发生变化,且与正常衰老趋势不同

对于临床诊断为 MCI 或痴呆的人群,已有数个研究探索了运动对其神经认知过程的影响。研究进一步阐明,相对大脑其他区域和非执行功能来说,获益主要集中于额叶和执行功能,正常衰老的人群可以从运动中获益[38]。因此,认知不会随着衰老而衰退,甚至在某些方面会提高,获益最大的依然是额叶支配的执行功能。从生物学角度简单总结就是,运动是心灵的良药。

112.4　运动对大脑和认知的神经生物学益处

尽管已有可靠证据证明,体力活动对人类认知有益,决定这些效应的机制还未完全阐明。然而,动物实验已经揭示了某些似乎有益于认知功能的大脑变化。将动物暴露于复杂环境(例如梯子、管道、绳子、玩具)或进行有氧训练(例如跑轮或跑台),并进行学习和记忆实验。可以发现,无论是年轻、成年还是老年的动物,运动对它们的认知功能都是有益的。由于伦理限制,研究人类体力活动对大脑功能的特定影响具有一定难度,但使用非侵入性神经影像学检查配合认知行为测试,能够提供运动对人类大脑影响的信息。总之,动物实验能是作为人类研究的补充,揭示体力活动对人类大脑有益的通路和机制。如前所述,神经影像学研究,揭示了认知功能背后(例如补偿活动)的大脑机制,这些工具同时也可以用来检测运动对大脑的影响。本章稍后所述的研究表明,无论是大脑正常老化还是病理性老化,运动不太可能逆转大脑的病理变化(如大脑中的斑块和缠结),但是可能有助于建立记忆储备,拮抗大脑老化或病理性退变。由于正常老化主要集中于额叶区域,而痴呆性老化发生在海马区域,因此个体可能会耐受老化带来的神经退变。

因此,保持日常活动和体力活动,主要是帮助大脑建立储备功能。尤其是认知储备,它是成人大脑的潜在能力,用来维持大脑功能,拮抗能够引起痴呆的疾病或损伤,这些发现集中在认知储备较少的个体中[23]。大脑整体的认知储备主要分为两部分:主动储备和被动储备。前者指对认知挑战反应的神经环路效能和适应性,例如前述的补偿机制,而后者指的是结构解剖特性,例如大脑组织密度、白质完整性和血管分布(图 112-4-1)。所有这些运动的神经生物学获益,都可能有助于建立一个终生健康的认知储备(最类似于被动储备),尤其有益于老年人延缓认知衰退。

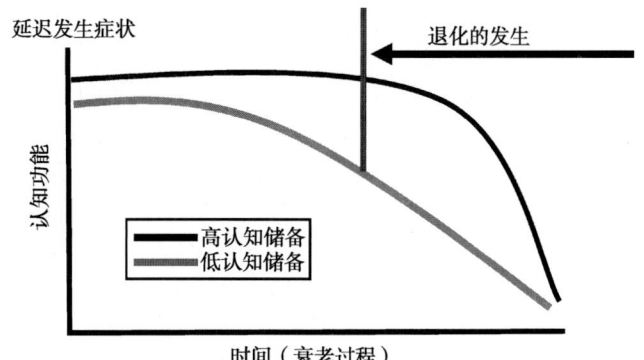

图 112-4-1　在高水平和低水平认知储备个体中,终身认知功能的变化,并存在神经衰退的阶段

在运动引起的神经生物学反应中,以下要素可能有助于建立认知储备。

112.5 神经递质

体力活动可以提高许多神经递质的水平,加强神经元之间的联系,这是认知、运动和情感活动的基础。提高这种水平的很重要,例如多巴胺(dopamine,DA)在大脑额叶区域会随着衰老而减少[39]。体力活动通过影响相关的解剖(例如基底节和额叶)结构,对运动和执行过程的质量产生显著影响。动物实验研究已经发现,运动有助于减少 DA 降解,在小鼠实验中观察到脑源性神经营养因子(brain-derived neurotrophic factor,BDNF)的上调[40],在老年大鼠中观察到受体亲和力的增加[41]。此外,乙酰胆碱(acetylcholine,Ach)作为一种和 AD 密切相关的神经传导介质,在疾病进展的过程中其水平逐渐降低[42],而通过运动能够逐渐提高其水平。重要的是,毒蕈碱型乙酰胆碱受体密度也会随着衰老而减低,而对于长期跑台运动的大鼠,这种趋势会减弱[43]。Park 等(1992)也报道了复杂的环境导致大鼠脑皮质和海马旁回乙酰胆碱合成增加[44]。在大鼠胆碱能神经纤维束的损伤研究中,运动导致的显著效应被低估,因为这些损伤导致齿状回神经发生减少,细胞死亡增加[45]。这些研究的重要之处在于,他们发现 Ach 对记忆很重要,在 Ach 耗竭时给予补充,可以逆转记忆减退[46]。5-羟色胺(5-hydroxytryptamine,5-HT)在海马旁回神经发生,也与 BDNF 密切相关。在记忆和认知相关的通路上,5-HT 起着重要作用。有证据表明,运动导致大脑数个区域 5-HT 水平上升,其中包括海马旁回[47,48]。有研究探索车轮跑对缺乏 5-HT 的小鼠神经发生的影响,当这些小鼠表达出正常的、基本水平的神经发生时,细胞增殖受到阻碍[49]。总之,这些动物实验表明,运动对神经递质水平有重要影响(例如多巴胺、乙酰胆碱和 5-羟色胺),这些递质介导神经元之间的联系,是人类大脑执行功能、记忆和运动功能的基础,因此有助于建立认知储备。

112.6 神经营养因子

神经营养因子是一种生长因子,通过树突间的生长和发育的连接,来保障和维护神经元的存活。体力活动可以通过增加神经营养因子的表达,影响人类大脑认知功能。运动对认知功能影响中发挥作用的主要神经营养因子是 BDNF,它在大脑的许多区域有利于神经元的维护和修复,在海马旁回和大脑皮质尤其活跃[7]。BDNF 与大脑信息储存长时程增强(long-term potentiation,LTP)有关,是学习和记忆的基础[50],能够促进突触可塑性。动物实验显示,阻断 BDNF 摄取,能使 LTP 减弱,并降低学习和记忆功能;而未接受 BDNF 阻断的个体,表现出典型的运动导致的认知提升状态[51]。提高大脑 BNDF 水平,可以增强齿状回树突的复杂性,促进树状分支末梢更大,也可以使树突变长[52]。

研究发现,运动和复杂环境锻炼可以提升 BDNF 水平[53,54]。动物实验显示,增加体力活动能使海马旁回中 BDNF 水平显著升高。实际上,让动物进行车轮跑,BDNF mRNA 能增加 20%[7]。Tong 等[55]进行基因研究发现,体力活动导致与 BDNF 相关的多个蛋白水平提升,这些蛋白促进突触生成、

LTP 和突触可塑性。所有这些发现都支持体力活动增加了 BDNF 及下游调控效应[55]。此外,一项 6 个月的临床研究发现,使用听觉词语学习测验(AVLT)对老年人的记忆表现进行检测,可以发现老年人的认知显著提高,外周的 BDNF 也在升高[56]。这些发现使得这个假想更为可信——动物实验的运动神经营养效应很可能也适用于人类大脑。

其他研究揭示,不同的神经营养因子,如胰岛素样生长因子-1(insulin-like growth factor-1,IGF-1),一种类似于胰岛素结构的神经营养因子,可能也参与运动对认知的改善机制。Carro 等观察到,从外周血到大脑数个区域,如大脑皮质、海马旁回、纹状体、小脑、丘脑、下丘脑和脑干核,血清 IGF-1 能够伴随体力活动升高[57]。Ding 等也在报告中提到运动能提升海马旁回的 IGF-1 水平,阻断 IGF-1 上调能够逆转运动导致的海马旁回 BDNF 增加;在莫里斯(Morris)水迷宫实验的回忆任务中,出现了运动获益的降低;BDNF 通路中与突触功能相关的下游蛋白效应也被抑制,例如突触蛋白 I[58]。在动物实验中,IGF-1 也能够促进神经发生和血管生成,采用 IGF-1 受体彻底阻断,会消除运动引起的如神经发生[59]和血管重建[60]获益。

血管内皮生长因子(vascular endothelial growth factor,VEGF)似乎也在运动对认知的影响发挥作用,它是一种参与神经发生和血管生成的蛋白,这提示这两个过程存在相互作用[61]。在实验过程中给予大鼠 VEGF,发现其被动回避反应模式下的学习能力提高,在 Morris 水迷宫实验中记忆能力提高[61],而阻断外周 VEGF 会导致运动引起的神经发生减少,同时对大脑内新生血管的再生产生影响,但是不影响已存在的血管[62]。总体来说,VEGF 协同 IGF-1、BDNF,在体力活动影响大脑的过程中,起到重要的调节作用。

112.7 突触再生

动物实验证据表明,暴露于复杂环境中可以影响突触生成、树突的分支和突触密度。在研究中观察到突触总量的提升、单个神经元突触数量的增多和已存在的突触连接强度增加[63,64]。例如,在实验中将小鼠置于复杂障碍物中,并进行"杂技式"活动训练,与车轮跑或不运动的对照组相比,发现实验组小鼠在大脑运动功能区域和小脑皮质都出现了适应特殊需求的突触生成[65]。突触蛋白 I,其作用是通过神经突起生长和突触生成来加强神经元之间的联系,它的水平可以随着运动提升,这种提升似乎是由运动引起的 BDNF 水平提高所导致的[66]。上述动物实验所发现的运动-认知机制,也在一定程度上适用于人类。比如,人类通常在较为复杂的环境中运动,如运动场和其他需要导航及记忆复杂的跑步路线的户外场所。因此,规律的体力活动对于人类大脑的血管和神经架构具有积极影响,有助于增强机体的主动适应能力,使个体适应衰老引起和疾病相关的神经退变过程。

112.8 神经再生

人类的海马旁回是阿尔茨海默病最常累及的大脑区域,自从在动物实验中发现此处有新神经元产生的迹象以来,又发现齿状回中也出现新神经元的生长,也就是神经发生,是一个能给医学带来了希望的大发现。研究发现,通过参与体力活动,可以拮抗大脑的病理性退变(如斑块和神经纤维缠结)。在一项经典研究中,van Praag、Kemperman 和 Gage[6]报道了成年小鼠通过车轮跑进行了神经发生。在控制环境的影响后,他们认为体力活动单独导致了齿状回内神经元的增殖[6]。此外,van Praag、Christie、Sejnowski 和 Gage 认为,与对照组采用普通饲养方式相比,就像 Morris 水迷宫实验和加强长时程增强(LTP)结果显示的那样,进行车轮跑的成年小鼠出现新的海马旁回细胞,且与认知的提高有关[67]。

尽管对于老年动物来说,神经发生能力会降低[68],但即使对于高龄老年人来说,运动也有益于新神经元的再生。van Praag、Shubert、Zhao 和 Gage[69]将小鼠饲养至 19 个月大(高龄小鼠),在此期间小鼠不进行运动,以进一步研究体力活动对神经发生和学习能力加强的影响。在让小鼠车轮跑 1 个月后,他们观察到,相对于年龄相同的对照组,高龄小鼠 Morris 水迷宫实验的表现有提高,说明神经源性活动衰退被拮抗[69]。通过对比老年运动小鼠与年轻成年小鼠,发现在神经生能力提高的老年组小鼠中,它们产生的新神经元质量与那些年轻小鼠类似,它们有相同的树突长度和脊柱密度,这说明老年小鼠的神经元功能等同于那些年轻小鼠。鉴于这种机制,老年人应该主动运动,因为不管年龄多大,都能从这种生活方式中获益。

尽管有研究通过尸检来研究海马旁回的神经,但不能直接确定人类海马旁回中存在神经发生[70]。然而,Erikson 等[11]开展了以老年人为研究对象的实验。结果间接显示 12 个月的有氧训练干预使前海马旁回体积显著增加了 2%,而只做伸展和调理运动的对照组在研究期间海马旁回体积减少了 1.4%。重要的是,这种变化伴随着血液循环中 BDNF 的增加。齿状回是神经发生的主要区域,可以观察到其中海马旁回体积的增加。这些研究者认为,正常海马旁回体积平均每年随年龄萎缩 1%~2%,所以 1 年运动导致的这种体积增加,最多可以逆转 2 年的退化。但是这个研究结果不能确定海马旁回体积增加是神经细胞增殖的指征,也不是预示树突分支或血管生成,这些发现只显示老年人的海马旁回易产生积极变化。

112.9　血管再生

脑血流随着年龄增长和痴呆的发生而减少[71,72],而运动能够改善血流量和大脑的脉管系统。动物实验中,体力活动干预和复杂的环境可以让现存内皮细胞继续生长,继而血管再生(新血管生成)[65,73]。血管再生可表达于大脑数个区域。Ding 等研究发现,老年大鼠进行车轮跑运动 3 周以后,在运动相关皮质和纹状体观察到血管再生和血管内皮生长因子(VEGF)的增加[58]。这些变化导致氧气和营养输送的增加,提高了神经营养因子的摄取,大脑的维持和修复能力明显提高[53,73]。

多个研究发现,认知功能提高及神经再生与血管再生相关。Pereira 等[74]在运动小鼠和人类中研究了齿状回血管再生和神经再生的关系。7 周大的小鼠采用 2 周强制的车轮跑,而对照组无运动。在基线、运动停止时、运动后 4 周和 6 周进行磁共振成像检查,研究海马旁回区域的脑血流量。并在运动第 2 周给予胸腺嘧啶脱氧核苷类似物 BrdU 标志物,用以检测神经再生。结果显示,运动组齿状回中的脑血流量选择性增加,这些发现也和神经再生增加相关[74]。Peireira等针对平均年龄33岁(21~45岁)的人群开展了一项为期3个月的有氧训练试验,在训练前后用磁共振成像测量脑血流量(cerebral blood volume,CBV),通过最大摄氧量来评估运动前后的变化,采用听觉词语学习测验(auditory verbal learning test,AVLT)来评估记忆功能。结果显示,与小鼠实验一样,运动后齿状回的脑血流增加,这种增加与最大摄氧量的增加和AVLT试验中短期记忆能力的提高相关[74]。另外,还有动物实验支持Peireia等的发现。Van Der Borght等进一步观察到小鼠进行3~10天车轮跑以后血管密度提高,这与齿状回的细胞增殖有关[75],且这种增殖可以因为运动的停止而逆转。Palmer、Willhoite和Gage也观察到小鼠的神经再生与毛细血管团有关,他们推测是运动的血管再生效应,促进了神经再生的关键适应性改变[76]。

Rogers Meyer和Mortel[77]的一个纵向研究发现,神经再生有益于提高老年人的认知功能。他们检测了认知健康的老年人中脑血流灌注的作用,评估了他们的生活方式和工作状态,采用正电子发射断层扫描(positron emission tomography,PET)来检测脑血管的功能状态,并在每年进行认知功能筛查来评估认知功能,研究周期为4年。Rogers等观察到,退休后久坐不动的个体,随着时间推移,表现出脑氧灌注的减少。这与认知功能变差相关,但是继续工作或者退休后维持运动的老年人,则能够维持脑血管功能和认知功能正常[77]。

112.10 线粒体形成

运动可以促进小鼠大脑许多区域中线粒体形成[78]。复杂的环境能够提高大鼠大脑皮质和海马旁回的线粒体功能[79]。此外,突触形成可能依赖于海马旁回的线粒体密度。例如,对小鼠进行运动干预后,发现线粒体数量增加与突触密度增加有关[80]。Li等进行的体外实验发现,海马旁回细胞树突的线粒体密度与突触功能增强有关[81]。Steib等进一步阐明小鼠主动运动可以显著增加海马旁回线粒体,这有助于神经再生。最后,在神经发育成熟过程中,海马旁回线粒体似乎与树突的发育呈正相关[82]。

112.11 糖皮质激素的弱化作用

除了运动对大脑的直接作用,运动还能够减轻慢性精神压力带来的负面影响,且此种获益会伴随终生。压力过大会导致认知功能障碍,这种现象可能的机制是脑源性神经营养因子(BDNF)的降解和海马旁回结构及功能的退化。精神压力也会激活下丘脑-垂体-肾上腺轴(hypothalamic-pituitary-adrenal axis,HPAA),导致肾上腺皮质分泌的皮质类固醇激素水平升高。动物实验中发现,肾上腺类固醇激素水平的提高会降低BDNF的水平[83],减少神经再生[84],改变杏仁核、海马旁回和额叶皮质的树突分支[85],阻碍学习和记忆功能[86]。实际上,在狨猴实验中,结果显示在单次压力暴露后,齿状回的细胞增殖减少[87]。一项采用4月龄大鼠的研究发现,社会压力导致参考记忆和工作记忆减弱[86]。Cameron和McKay观察到,老年大鼠神经再生减少与皮质类固醇水平高相关,通过肾上腺切除可以减少这些类固醇激素,使齿状回细胞增殖重新回到年轻动物的水平[84]。因此,运动的抗焦虑效应可以有效地预防压力造成的不利影响。一项针对老年男性和女性的研究,也揭示皮质醇和海马旁回萎缩、记忆障碍和普通认知衰退呈正相关。Lupien等发现,相对于正常皮质醇水平的对照组,皮质醇分泌增加的老年人海马旁回体积萎缩了14%,基于海马旁回而完成的功能也出现相关性减弱,如延迟记忆和空间记忆(例如通过简单和复杂迷宫寻找路线的时间[88])。这些相关性在 APOEε4 基因携带者中更显著。APOEε4 基因是 AD 的已知风险因素。因此,Lee 等[89]针对携带或未携带 APOEε4 基因的中老年人(50~70 岁),进行了数个认知试验,并检测了参与者的唾液皮质醇水平。在所有参与者中,皮质醇水平增加的人认知测试表现较差。APOEε4 基因纯合子携带者皮质醇水平较高,在处理速度、执行功能和言语记忆方面,明显比非携带者表现差[89]。压力对某些人的影响是深远的,因此运动可能是这些人的重要处方。

重要的是,运动能够逆转动物皮质醇增高带来的某些副作用。Adlard 和 Cotman[90]研究了 4 组成年小鼠(分为应激组、非应激组,在上述 2 组内部分别再分为安静组或运动组)。他们将小鼠分为 2 组,其中运动组进行 3 周的车轮跑,随后向安静组的一半和运动组的一半施加束缚应激,然后处死进行检测。安静的应激小鼠相对于对照组,表现出皮质醇增加,海马旁回 BDNF 减少。另一方面,运动组表现出皮质醇增加,但是海马旁回 BDNF 水平也增加,这说明运动对抗了应激产生的负面效应。在后续实验中,对动物进行肾上腺切除术,发现无论运动或安静的应激小鼠,都未表现出 BDNF 的减少[83]。在相关工作中,Nakajima 等[91]给予小鼠束缚应激刺激(每天 12h,持续 8 周),并检测其认知功能,运动组在未被束缚时可自由使用车轮。在刺激 5 周以后进行水迷宫试验,运动组比安静应激组具有更好的表现。这种获益伴随着齿状回细胞增殖增加,脑皮质 IGF-1 水平增加[91]。这些发现如果与人类相关,则提示了一种新机制,即运动可以建立大脑储备和对应激、老化及疾病的耐受。

112.12　体力活动如何对抗正常和病理性认知老化

有证据表明,体力活动的一个显著效应似乎是建立一种生物学储备,其表现为大脑的结构变化,体力活动可以减少正常年龄段大脑的相关性萎缩,甚至逆转神经衰退。例如,按心血管健康水平分类,心血管较健康的老年人,MRI 显示其大脑白质和灰质的体积增加[92]。对老年人进行体力活动干预的进一步研究证实,某些结构的退化可以随着运动而逆转,进行 6 个月有氧训练干预后,大脑灰质和白质的体积明显增加[93]。另一项研究揭示,12 个月有氧训练(不是伸展和练肌肉)干预后,海马旁回体积出现显著增加[11]。

抑制控制、心理调节和记忆编码等执行功能,均受益于体力活动。老年人的有氧训练干预,可导致额叶介导的执行功能提高,包括任务转换和反应抑制[4,93]。6 个月有氧训练干预后,老年参与者的神经影像学揭示,前额和顶叶区域在干预后激活增加,同时伴随着前扣带回皮质(anterior cingulate cortex,ACC)激活的减少,而这个区域与冲突监测相关[9]。这些研究结果共同说明皮质注意力网络功能提高,因此,对 ACC 的需求减少。这个结果意义重大,它说明运动对大脑的影响,可以定向分化至大脑的不同区域,而不是普通的定向性改变。这个研究结果提示功能神经网络广泛检查的重要性,不能只在有限区域内进行限制性评估。另外,多个检查大脑不同区域的研究,评估运动的效应而得出的结果似乎矛盾!

至关重要的是,本章的基本主题是体力活动可以延缓痴呆相关的症状和正常老化过程。Erikson等发现,海马旁回体积增加可能抵消与痴呆病程相关的已知海马旁回萎缩[11]。更确切的是,早期阿尔茨海默病患者心血管健康与大脑萎缩呈负相关,而与白质密度正相关[29]。此外,通过脑脊液标本和淀粉样成像获得的淀粉样斑和Tau蛋白缠结的生物标志物揭示,从事较高水平体力活动的老年人,具有较低的神经毒性病理变化积聚[94]。

此外,在研究临床人群的认知表现时,体力活动多呈现积极的作用。但是总体来说,体力活动对于处于进展期的阿尔茨海默病的个体,这些结果是混杂的。Baker和同事[95]对轻度认知损害(MCI)的个体,给予1次高强度运动干预后,观察到执行功能明显提高,MCI被认为是AD的前驱期。有意思的是,在认知功能提高上,女性比男性更明显[95]。另外,患MCI的女性被分配至有氧训练组和抗阻运动组,6个月后,Nagamatsu等观察到空间记忆能力的提高。但是,只有有氧训练组显示言语记忆的提高[15]。与这些阳性结果相反,ten Brinke等观察到,对参加有氧训练的女性MCI参与者,其左侧海马旁回体积增加,但是言语记忆无相应改善[96]。Cancela等研究了收容在社会机构的阿尔茨海默病患者,干预组进行15个月有氧训练,显示可以稳定记忆,减少破坏性行为,而对照组控制社会活动,则出现行为随时间而恶化的现象。不过,对照组表现为抑郁程度减轻,而蹬车组(单独完成有氧训练或有另一位参与者)表现为抑郁程度的提高[97]。

在另一项相关性临床研究中,Öhman等报道,与对照组相比,给予12个月居家运动项目(包括有氧训练和耐力训练),MCI和痴呆患者运动后执行功能可得到适度改善,但是所有组都表现为语言流利度和简易智力状况检查量表(Mini-Mental Status Exam,MMSE)评分降低。作者总结说,阳性改变更可能出现在痴呆或MCI早期,要注意运动的影响范围[98]。因此,Venturelli等开展了为期6个月的步行干预,揭示MMSE下降,与对照组无区别[99],而Toots等发现,无论是运动组还是对照组,进行4个月的干预对认知无益处[16]。另一项Jensen等进行的4个月的运动干预,与对照组比较,所选取的代表神经元或突触完整性的脑脊液生物标志物无差异[100]。由此可见,运动对临床人群的益处是有限的。

认知功能的益处已经在MCI患者中观察到,尽管作用有限,却也提示了神经病理性过程的逆转。然而,很少有证据表明,人类参与运动后大脑病理学会发生逆转。而由于运动的神经生物学获益超过了目前存在的病理性改变,则是更有信服力的解释。通过规律参加体力活动来建立认知储备。在临床阿尔茨海默病患者中不同的发现,对进展期痴呆的所有病理学逆转提出了质疑。因为运动的获益更可能是长期干预的结果,能够维持参加如此长期运动的个体,似乎疾病的进展会更慢。

112.13 认知储备——流行病学证据

前面所讨论的研究强调了体力活动干预的某些效应,通过横断面观察和对人类和动物的干预实验,为研究大脑状态和认知健康提供了一个窗口。在这些研究以外,大规模流行病学研究为研究运动-

认知/脑健康之间的终身关系，提供了更广泛的视角，并对人一生中诸如参与体力活动的选择如何影响认知老化等问题，提供可能的答案。

认知储备理论认为，通过利用它拥有或潜在的资源，每个人都具备部分抵消大脑老化的能力。影响这个能力的因素包括智力、教育、社会经济阶层以及智力的、社会的或身体的生活方式选择。这些都可以影响一个人耐受大脑损伤或损害后果的能力。这个理论与痴呆的发展相关，在病理性变化的早期，个体有效地进行长期的活动，进行良好的储备，通过激活不同的大脑区域，可能延缓退变的症状，延缓其临床发展至痴呆[33]。

认知储备分为被动性或主动性。被动性储备指一个人具备较好的大脑硬件，能够耐受神经退变性疾病，例如脑体积增多、神经元密度增加、血管结构改善、神经递质摄取或神经营养因子的表达增加。这些生理特点允许大脑"吸收"退变性损害，不表现出功能缺陷，允许大脑具备更高的缺陷阈值（表现出认知衰退或痴呆的阈值）。主动认知储备涉及大脑的"软件"，是代偿的过程，当大脑神经网络受损，会募集更多的大脑资源（神经元募集）来解决问题，当这些传统的反应区域或网络被损害、老化或外伤所累及时，使用其他大脑网络或额外的"努力"来完成任务。主动储备预示着大脑的退化是可以耐受的，既然个体能够代偿这种损失，那么认知衰退的症状就不会在临床表现出来[33]。因此，认知退化的阈值被提高了，症状被延缓了（图112-13-1）。

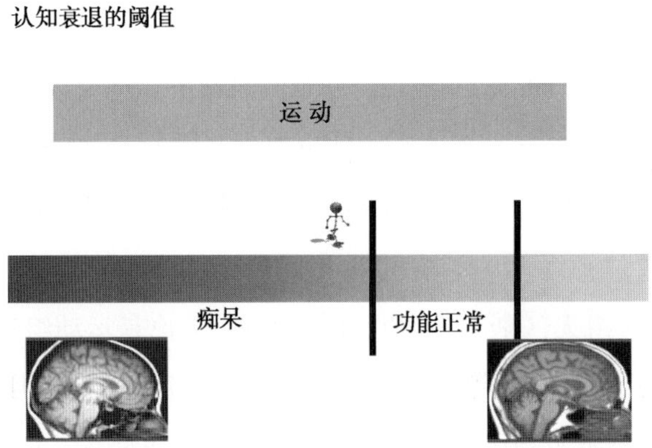

图 112-13-1　认知衰退的阈值，在痴呆性和非痴呆性的垂直分界线之间

前瞻性或回顾性研究中，认知储备的理念得到了很好的验证，并且可能会影响终身的认知健康和认知能力。在一项著名的研究中，研究者通过对一名女性进行尸检来寻找神经病理学证据。他研究了痴呆病变程度与年轻女性（大概20岁，在生命的早期）时所展示出的写作质量的相关性，他们发现年轻时语言能力与大脑体积呈正相关，与AD的临床证据呈负相关。在年轻时写作观点松散的那些人，尸检显示出大脑存在更明显的病理变化[101]。另外一项检测年轻时智商、教育水平、智力、社会和体力活动的研究发现，智商和教育水平与老年的认知功能呈强正相关，但是社会或体力活动并没有持久的效应[102]。然而，其他研究者发现男性年轻时的体力活动和老年的处理速度正相关，而女性无此相关[103]。这些不同发现提示，不同因素影响大脑的复杂机制，某些机制从儿童时期产生影响，其他更多的因素在成人后起作用。因为很难获取关于过去几十年生活方式的详细准确信息，回顾性研究的局限性也影响

体力活动的评价效果。

有关中年人活动的研究发现,体力活动与老年后认知功能存在深刻的相关性。Scarmeas 和 Stern[21]在一篇文献综述中研究了中年活动和教育与后期认知衰退的关系,报道了高水平的教育、智力、社会和体力活动的协同增强效应。这种效应有助于老年人维持认知功能,对抗衰老或痴呆。因此,中年体力活动具有保护作用,可以预防几十年后的痴呆[21]。在一项经典的研究中,Rovio 等[22]对 1 449 名中年患者进行队列研究(平均随访间隔是 21 年),他们发现在休闲时间从事体力活动的人(至少每周 2 次,持续 20~30min,强度是呼吸急促或出汗)发展为任何类型痴呆的风险降低 50%,出现 AD 的可能性降低 60%。即使在控制年龄、教育、APOE 基因型、血管和其他身体条件、吸烟、喝酒等因素后,这个发现仍被证实成立[22]。其他 2 项随访时间 5 年或 6 年的研究也揭示了类似结果[104,105],提示体力活动能够延缓痴呆的发生,潜在机制是在病理性变化出现以前,通过提高阈值来抵消病变,这也是动物实验所描述的神经生物学机制。

112.14　体力活动与大脑连通性

除了流行病学方法,人类的神经影像学研究提供了建立认知储备的另外一种思路。更加特异的是,通过检查大脑区域之间的连通性可以发现,运动促进区域间通路的建立,增强大脑网络的连通性。这种适应性改变可能促进对衰老或痴呆的拮抗。在大脑出现衰老性或病理性变化时,通过提高连通性来获得更强的神经元活化,或者巧妙地使用其他网络。Voss 等[13]观察到,1 年有氧训练后,大脑默认网络(default mode network,DMN)和额叶执行网络有了更好的连通。1 年的伸展和调理活动(包括学习养成新的运动习惯)后,也出现了更好的大脑连通。在最开始的 6 个月运动后,DMN 连通增加了;12 个月后,额顶叶网络的连通性也提高了。这些变化反映为执行功能的改善,这项研究为老年人运动相关的脑可塑性,提供了强有力的证据[13]。另一项研究中,Burdette 等[14]报道了神经网络的对比结果,该试验分为实验组与对照组,其中实验组采取快步走的运动方式,对照组为接受健康教育并做轻度伸展活动,2 组的干预时间都是 4 个月。他们观察到,与对照组比较,实验组的前扣带回皮质(ACC)可以更好地连接海马旁回,同时伴随着脑血流的增加[14]。在以前结果的基础上,Voss 等进一步检测了老年人连通性与心血管适应性或生活方式中体力活动的相关性。他们发现,在前额叶和颞叶皮质的特定神经网络中,心血管适应性(不是休闲时间的体力活动)与网络连通性的改善相关。DMN 在执行功能和专注过程中很重要,它与运动的联系最强,提示心血管适应性与执行控制功能密切相关[106]。综合考虑,这些发现支持体力活动或心血管适应性的影响,运动可以帮助大脑更有效地应对认知挑战,若缺乏连通性,则无法获得这些效果。

112.15　基因对认知的影响和体力活动的介导作用

尽管基因和认知的相关性研究处于发展初期,最新有证据表明,人终身的认知可能受基因与体力活动相互作用的影响。此外,在正常衰老和 AD 发展过程中,基因和环境的相互作用有很大影响,包括影响 AD 早期发生的常染色体显性基因和明显影响认知衰退及 AD 后期发生的 APOEε4 基因突变。

112.16 脑源性神经营养因子(BDNF)

在本章前面曾提到,BDNF 是影响体力活动和认知相关性的重要因素。BDNF 基因存在多态性,影响认知功能的是 BDNF Val66Met,具有 BDNF 等位基因的个体会出现记忆和海马旁回功能的相对障碍[107]。目前已有研究探索 BDNF 等位基因携带者认知改善和体力活动的相关性。Erickson 等按体力活动程度和 BDNF 基因型来分组,评估 1 032 名中年人的记忆、学习和认知功能。他们观察到 BDNF Met 等位基因和工作记忆之间的相互作用,与具有 Val 等位基因的参与者比较,携带 Met 等位基因且体力活动少者的工作记忆评分低。然而,运动多的 Met 等位基因携带者与 Val 纯合子基因者比较,两者无区别。此外,在这个研究中,Met 等位基因携带者在执行功能方面未从体力活动中获益[108]。

在其他横断面研究中,对于具有 BDNF Met 等位基因的认知健康的老年人,未观察其在抑制功能或情境记忆方面获益[109,110]。然而,在让患 MCI 的老年人进行 16 周有氧训练后,结果显示训练后的 BDNF Met 携带者的精神状态改善,外周血的 BDNF 水平提高;Val 纯合子基因的参与者训练后也出现同样改善,但是未发现 BDNF 提高[111]。此外,让 7~13 岁儿童进行 6 周的有氧训练的试验,揭示 Met 等位基因携带者比那些 BDNF Val 纯合子基因者,在认知控制和工作记忆方面获益更多[112]。这些针对不同年龄和不同认知健康分组间的发现,需要更多的研究去证实。在多个认知领域,与老年人对比,儿童从有氧训练中获益是相对明确的,这些研究结果比较少,也可能被样本数和试验设计所影响。

112.17 基因、老化和阿尔茨海默病早期及后期的发生

常染色体显性基因在阿尔茨海默病小部分病例的早期(65 岁以前)发挥作用,占所有病例的 5%。[113,114]载脂蛋白 E(apolipoprotein E,ApoE)基因在 AD 后期的发展中发挥作用,不过它似乎是危险因素,而不是直接诱因。APOE 包括 3 种不同的等位基因或变异体(APOEε2、APOEε3 和 APOEε4),APOEε4 等位基因占人群的 15%,但是与 40% 的 AD 后期病变的发生相关[36]。与普通人群对比,具有一个 APOEε4 等位基因使发生 AD 后期病变的风险达到 3 倍,而具有 2 个相同的基因,风险将增至 8 倍[115]。然而,大约 50% 的 APOEε4 携带者在 90 岁时无 AD 症状[116],所以,实际上,这是一个复杂的问题。对于这些基因为危险因素的个体,这个发现提高了认知储备拮抗痴呆相关病理变化的可能性,提高了认知衰退的阈值。

APOEε4 等位基因的分化不同于 APOEε2 或 APOEε3 等位基因,氨基酸替代形成更不稳定的蛋白质,更容易碎片化[117]。这些差异的结果是,APOEε4 基因型导致更多的淀粉样堆积,减少的淀粉样清除,神经纤维缠结的增加,大脑某些区域的糖代谢的减少,大脑体积的减少,溶酶体渗漏,细胞骨架移位和损伤,线粒体功能障碍,大脑活化出现差异,最后出现认知障碍,特别在健康成人的记忆和执行功能

方面。[118]因此,由于缺乏维持和修复人类大脑衰老行衰退和损害的机制,APOEε4基因携带者有可能从运动中获得更多的神经生物学益处。

112.18　APOEε4携带者的特点差异

与非携带者比较,APOEε4基因携带者大脑活动显示出某些显著差异。休息时在APOEε4携带者中观察到反复的大脑低活化,甚至在健康的年轻人中也可以观察到,在额叶、顶叶、内侧颞叶和后扣带回皮质的代谢、供氧显著减少[119]。APOEε4携带者与非携带者比较,大脑结构也存在区别。例如,与非携带者比较,老年APOEε4携带者通常表现出大脑相对萎缩,即使在认知健康的个体也是如此[120],这个区别在海马旁回尤其明显。[121]

在进行记忆挑战任务时,健康的APOEε4基因携带者也表现出不同的大脑活化[35,122]。Sperling报道了APOEε4携带者表现出海马旁回活化增加,后续转变为活化低下,记忆出现更多障碍,这可能预示着痴呆的产生[35]。(图112-3-1)数个研究揭示,老年APOEε4等位基因携带者表现出更低的认知功能,在执行功能、工作记忆、情境记忆、感知过程等领域,也出现认知缺陷,但并未获得其病理学资料[123-125]。对于APOEε4等位基因的可能效应,一些针对年轻人的研究也有了进展。一项研究检测了离世年轻人的大脑皮质样本,并进行了基因转录,发现他们携带了APOEε3或APOEε4基因,在斑块或缠结形成之前,APOEε4携带者线粒体功能与其他群体有差异[126]。另一项研究,在年轻人后扣带回皮质尸检中发现了线粒体损伤,但未发现斑块[127]。这些研究都表明,在认知老化和AD发展中,APOEε4等位基因至少介导了部分线粒体功能障碍的作用。而在上述研究报告中提及的,体力活动介导的线粒体合成效应可以减缓这个过程的发展。

112.19　体力活动和认知与APOE基因型的相关性

鉴于APOE基因型间的大脑结构和功能的差异,以及老年APOEε4携带者较差的认知表现和AD的高发生率,人们不禁想了解相较于普通人群而言体力活动对APOEε4携带者的益处。某些研究结果提示,体力活动可能对APOEε4携带者具有显著的益处。

为了研究这种可能性,Schuit等[10]针对体力活动对认知衰退的影响,对347例65~84岁的老年男性开展了一项为期3年的前瞻性研究。统计变量包括被试是否携带APOEε4、基线时的运动行为(例如,每天少于或多于1h的走路、骑自行车、园艺、杂活和运动)及研究开始和随访时简易智力状况检查量表(Mini-Mental Status Exam,MMSE)中的认知表现。

结果显示,MMSE在3年期间下降3分或者更多分,且认知衰退与运动水平和基因型相关。具体来说,久坐不动的APOEε4携带者,认知衰退的风险比体力活动活跃的非携带者高13.7倍。然而,参与体力活动的APOEε4携带者,认知衰退出现了明显延缓。[10]

Deeny等[128]采用认知神经科学的方法,研究了运动对50~70岁APOE基因型的成人工作记忆的影响。利用行为和脑磁图（magnetoencephalography，MEG）大脑影像学证据，研究人员检测了皮质动力学和基于Sternberg行为记忆任务的认知表现，对APOEε4等位基因携带者和非携带者进行了比较。在记忆任务中，相比于久坐不动的携带者，体力活动活跃的APOEε4携带者，显示出更快的反应时间。久坐不动的携带者，也表现出右侧内侧颞叶低水平的激活，但体力活动活跃的APOEε4携带者在激活方面与非携带者无区别[128]。因此，在久坐不动的APOEε4中年携带者中，大脑生物标志物体现出激活不足，而体力活动可能会为这种变化提供保护。此外，Etnier等[129]检测了老年女性工作和情境记忆与有氧代谢能力（VO_{2max}）的关系，并根据老年女性是否携带APOEε4进行了分类。他们报道了一种剂量反应效应，即相比于APOEε4杂合子和非携带者，有氧适能较低的APOEε4纯合子在延迟记忆任务中表现较差[129]。

近年来，APOE基因与认知衰老关系的研究，主要集中在脑结构和功能方面，主要采用先进的神经影像学技术，如MRI、弥散张量成像以及PET确定淀粉样蛋白负荷。Smith等人基于体力活动水平和APOE情况分组，研究了4个亚组的海马萎缩，在基线和18个月随访时进行MRI扫描。结果显示，APOEε4低活动水平组随访时海马积下降3%；然而，高活性APOEε4组未见萎缩，且与非APOEε4等位基因携带者高低体力活动组的相比无显著区别[130]。Smith等人同样基于体力活动水平和APOE基因情况分组，另外研究了4个亚组白质传导束的完整性，发现高水平体力活动可以保护APOEε4携带者防止白质纤维的丢失，而APOEε4携带者低活动组可能会出现白质的加速退化[131]。此外，Head等人将163名被试者根据APOE基因情况和体力活动水平进行分类，对他们的脑脊液标本进行了淀粉样成像，他们发现高水平体力活动APOE阳性被试者的交互作用与非携带者无显著区别，如PIB聚合显示的淀粉样负荷；而久坐不动的APOE阳性被试者，表现为在特定的大脑区域淀粉样沉积增加[132]。

关于APOE、体力活动和年轻人的研究几乎不存在，但是有一项研究确实增加了投资储备理论的可信度。Woo等人针对大学男生进行了一项通过/不通过执行任务的试验，这项试验考虑了心血管运动和APOE基因型的影响，证实运动特别有益于APOEε4携带者。Woo等人的工作表明，运动对老年认知能力的任何保护作用，可能对APOEε4携带者特别重要[133]。

基于体力活动的神经生物学机制，运动对于APOEε4等位基因携带者尤其有益似乎是有道理的。如前所述，体力活动有益于大脑的血管再生并改善线粒体功能，这可能为APOEε4携带者表现出的低代谢或线粒体功能障碍提供直接益处。事实上，体力活动增加了脑源性神经营养因子（brain-derived neurotrophic factor，BDNF）的摄取，这也表明APOEε4不稳定构象所引起的损害都可能被修复。也提示，任何APOEε4不稳定形态所引起的损害，都可能被修复。在动物实验中，神经再生延缓了APOEε4基因型导致的AD的发展，体力活动的效应逆转了海马旁回区域随年龄增加导致的损伤。这个机制可能也适用于人类。至少有一项人类研究表明，运动干预后海马旁回体积增加。另外，体力活动似乎是APOEε4携带者的保护因素，可以对抗淀粉样沉积的发展[132]。值得注意的是，APOEε4携带者既表现出正常认知衰退，又表现出病理痴呆相关的衰退，所以这些人存在双重神经认知损害。研究表明，即使是认知完整的APOEε4携带者，在工作和情境记忆、处理速度和执行功能方面的认知功能也较低，他们可能会从锻炼中受益，从而改善额叶和海马的功能[123-125]。总体而言，运动可能会帮助APOEε4携带者扩展认知储备,保存大脑结构和功能,提供损伤修复能力,并改善对衰老和痴呆病理性变化的恢复能力。

112.20 体力活动对儿童和年轻人的益处:投资假说

年轻时生活方式的选择,会影响几十年以后的认知老化,这个理念是非常有趣的。针对儿童的研究显示,体力活动可能会提高认知功能。儿童是研究体力活动和认知相关性的一个重要人群,因为他们可以立即在学习和学术成就领域受益,并在大脑健康发育方面受益。此外,注意缺陷多动障碍(attention deficit and hyperactivity disorder,ADHD)和儿童性肥胖能够随着体力活动而改善,在改善认知功能上,这些人可能比普通儿童人群获益更多。前瞻性研究显示,儿童参与体力活动可以提高认知能力,防止认知能力随年龄增长而下降。

即便在 7 岁的儿童中,研究也揭示出运动的显著效应,如大脑体积增加或功能增强和包括工作记忆在内的执行功能的改善。一项研究报告称,与健康程度较低的儿童相比,健康程度高的 9 岁和 10 岁儿童的关联记忆更强,这种差异是由海马体积增加介导的[19]。另一项研究显示,健康状况较好的儿童在抑制控制测试(Eriksen Flanker 测试)上的表现优于健康状况较差的儿童,背侧纹状体的激活更强,这与抑制控制呈正相关[18]。此外,Hillman 等人报告,7~9 岁参与有氧训练干预的儿童的认知灵活性和抑制功能有所提高,其大脑功能更高效(P3-事件相关电位,P3-ERP)[134]。Davis、Tomporowski、McDowell 等人[135]对 7~11 岁超重儿童开展了 3 个月的运动干预,分为 2 个运动组(一组每周 3 次,每次 20min;另一组每周 3 次,每次 40min),并观察到他们基于认知评估系统的执行功能的改善以及 Woodcock-Johnson 测试的数学分数的明显提高。这些改善具有剂量—反应效应,40min 运动组取得的成绩显著优于 20min 运动组。此外,与非运动对照组相比,运动组显示双侧前额叶激活增加,而双侧后扣带回皮质激活减少[135]。表明执行功能的提高,导致了大脑其他网络对任务的更高效处理。

在儿童研究中,一个有趣的发现是,对于更需要改善认知的人来说,如超重、有多动症或表现出影响 BDNF 吸收的 BDNF 基因变异的人,会有额外的好处。这些孩子都从体力活动中得到了显著的益处。几项研究表明,超重儿童的认知功能得分低于体重较轻的儿童[135,139],体力活动干预为这一群体提供了强大的认知益处,并改善了他们的大脑结构和功能。体力活动干预已经改善了多动症儿童的执行功能,特别是在与注意力相关的任务方面[140,141]。考虑到 BDNF 基因型相关的潜在效应,给予 7~13 岁儿童为期 6 周的高强度体力活动干预,BDNF Met 携带者比 Val 纯合子携带者获得更多益处[112]。

针对年轻成人的研究比儿童更少,但是这些有意义的结果为投资储备理论提供了额外证据。一项对 1950—1976 年出生的瑞典年轻男性的军事记录的回顾性研究,包括同卵双胞胎的比较,发现青春期的心血管健康可预示在某些领域的才智,如全局性、言语、视觉空间、逻辑性和技术性[142]。此外,一项成人的队列研究表明,在 36 岁时进行的体力活动与 43 岁时的言语记忆有关,这种保护性作用可以从 43 岁持续到 53 岁来对抗记忆衰退。这项研究表明,对于久坐不动的人来说,认知老化的负面影响在非常年轻的时候就开始了,这说明体力活动在保存记忆方面的重要性[143]。

112.21 额外考虑：运动的强度、方式与技巧性活动

考虑运动对认知影响时，一个人们普遍关心的问题是运动处方的细节。然而，到底采取什么方式、强度、频率或持续时间的运动对认知功能益处最大，目前暂未可知。但是，动物和人类研究中的发现，可以增进我们对运动方案的制订的理解。很多研究发现，有氧训练与认知功能的提高密切相关。最近的动物实验也更清晰地表明了这一关系。So 等人[144]通过调整跑步机跑步速度，为小鼠提供中等和高强度运动方案。他们发现，高强度运动能促进海马神经的再生，但是只有中等强度运动可以改善空间学习能力，促进海马细胞的成熟及存活。中等强度运动还使得神经营养因子（如 BDNF、IGF1 和 VEGF）高表达，并导致齿状回细胞线粒体高活性。Inoue 等进行了类似的大鼠研究，发现中等强度运动（通气阈值以下），会导致大鼠出现很小的跑步应激，但与对照组相比皮质酮未增加，海马神经再生增多，新生神经细胞可以成功发育到成熟阶段并正常存活；高强度运动导致大鼠相应区域的细胞增殖，但是新增细胞难以存活，也促进了促炎症基因的表达上调和皮质酮的高表达[145]。

其他动物实验发现，运动方式对认知也有重要的影响。只跑转轮的小鼠和在复杂环境（如在有管道、玩具、楼梯的环境）中活动的小鼠或参加运动技巧训练的小鼠，认知获益不同。例如，Olsen 等报道了复杂环境对记忆提高、突触连接增加提供了更具体的效应[146]。就神经再生而言，动物的跑步行为对于齿状回原始细胞的增殖十分重要，但是复杂环境与新生细胞的存活更加相关[53,147]。另一项关于跑步和复杂环境协同作用的研究发现，与只进行一项相关运动的组相比，转轮跑 10 天后在复杂环境中生活 35d 的小鼠，神经再生增加 30%[148]。一项关于复杂身体技巧学习的研究（如在加速的旋转木马上维持平衡）显示，与单纯转轮跑比较，学习组海马神经再生和细胞存活率均提高。有意思的是，若将学习任务的难度降低，则无法重复这一效果。这提示神经元细胞存活与挑战和学习相关[149]。总体来说，这些研究提示有氧训练为学习提供了一个启动机制，越复杂的体力活动能带来越长久的获益。

在人类研究中同样发现，运动项目本身对认知复杂性的要求，也可能影响结果和获益。Müller 等对平均年龄 68 岁的老年人进行了研究，比较了 18 个月的舞蹈训练和传统运动项目（如固定式单车、重量训练和拉伸）对他们认知的影响。研究发现，2 组都出现了注意力和言语记忆的改善，并在干预后显示出类似的心血管健康状况，但是在舞蹈组中发现了左侧中央前回灰质体积增加以及海马旁回区域的体积增加，而传统运动组无此变化。这提示在诱导神经可塑性方面，复杂运动有更大的优势[150]。

有氧训练与力量训练/平衡性训练/灵活性训练的对比也很有意思。数个有关力量训练的研究显示，这些项目可以单独提供认知获益；在一项为期 6 个月的中等强度阻抗平衡训练干预中，实验组老年人比对照组（只静息）有记忆方面的改善[151]；另外一个 24 周的干预结果显示，与只做拉伸训练的对照组相比，进行中高强度的阻抗训练的老年人在注意和记忆上认知表现有所上升[152]。Voelcker-Rehage、Goode 和 Staudinger[153]采用 fMRI 研究了运动适能（如力量、平衡性、灵活性和精细运动控制）和有氧适能，揭示了每种运动方式对认知能力的提高都有特定作用。研究者发现，有氧训练会使得抑制性执行功能有选择性获益，但一般运动与注意力控制下的视觉空间任务表现改善相关[153]。Niemann、

Godde 和 Voelcker-Rehage[154]对比了心血管运动组（如越野行走）与协调性运动组（提高复杂运动和平衡）。在 12 个月干预后，2 组均表现出海马体积增加。然而，协调性组表现出右侧海马区域体积明显的增加，而心血管组的左侧海马体积增大较多。

尽管在某些情况下很难调和各类体力活动带来的获益上的分歧，但这些发现强调了运动方式和持续时间在建立认知储备方面的重要性。未来在动物和人类身上开展的运动/认知神经科学研究可能会收效颇丰，因为它试图阐明一般运动和有氧训练的细微差别，以找到更加有针对性的问题解决方案。

112.22 未来研究的总结和挑战

参加体力活动和运动现在有了一个合理的基础——它们可以同时主动和被动地制建立认知储备。如此说来，在动物实验中观察到的运动的神经生物学益处若也存在于人类之中，则可能会为年龄相关的退行性变和病理性疾病（如 AD）带来曙光。在动物实验中发现的神经营养影响和在人类研究中观察到的运动对海马体积的益处表明，运动具有强力的补偿作用，可以延缓老化和痴呆相关的病理性变化带来的症状。因此，认知衰退的阈值会随着主动运动的增加而提高。此外，个体生命早期和中期的体力活动，对生命晚期的认知功能有着意义深远的益处。这种投资强调了生命全程内主动运动生活方式的重要性。最后一点，运动对认知功能的益处，似乎也存在着基因型差异，例如 *APOEε4* 基因携带者和非携带者的运动需求就不同。因此，运动对某些男性、女性和儿童可能是重要的处方。过去 40 年间积累的研究结果不容忽视，这些成果有力地证实了一句话："健全的精神寓于健全的体魄。"

临床应用

- 作为预防性治疗，每周 150min 的中等强度有氧训练（与美国运动医学院的指南一致），可以改善执行功能和情境记忆，帮助对抗一般的年龄相关性认知衰退。
- 运动行为可能为 *APOEε4* 携带者带来益处，增加他们的认知储备，维持大脑结构和功能，并能修复相关认知损伤，提高对退行性变和痴呆性病变的抵抗力。
- 在儿童期和中年期参与体力活动可以带来神经认知获益，这可能会减轻 ADHD 某些行为症状，减少老年的认知衰退（又称投资假说）。
- 学习复杂的运动（如舞蹈）对神经认知功能有额外的益处，可能超过单独行走和跑步带来的效应。

（Maureen K.Kayew, MS and Bradley D.Hatfield, PhD, FACSM, FNAK　著

张志山　译　杜鸿祎　校）

参考文献

1. Spirduso W. Exercise and the aging brain. *Res Q Exer Sport* 5: 208–218, 1983.
2. Dustman RE, Ruhling RO, Russell EW, Shearer DE, Bonekat HW, Shigeoka JW et al. Aerobic exercise training and improved neuropsychological function of older individuals. *Neurobiol Aging* 5: 35–42, 1984.
3. Chodko-Zajko WJ, Moore KA. Physical fitness and cognitive functioning in aging. *Exerc Sport Sci Rev* 22: 195–220, 1994.
4. Kramer AF, Hahn S, Cohen NJ, Banich MT, McAuley E, Harrison CR et al. Ageing, fitness, and neurocognitive function. *Nature* 400: 418–419, 1999.
5. Dustman RE, Emmerson RY, Ruhling RO et al. Age and fitness effects on EEG, ERPs, visual sensitivity, and cognition. *Neurobiol Aging* 11: 193–200, 1990.
6. van Praag H, Kempermann G, Gage FH. Running increases cell proliferation and neurogenesis in the adult dentate gyrus. *Nature Neurosci* 2: 266–270, 1999.
7. Neeper SA, Gomez-Pinilla F, Choi J, Cotman C. Exercise and brain neurotrophins. *Nature* 373: 109, 1995.
8. Colcombe SJ, Erikson KI, Raz N, Webb AG, Cohen NJ, McAuley E. Aerobic fitness reduces brain tissue loss in aging humans. *J Gerontol* 58A: 176–180, 2003.
9. Colcombe SJ, Kramer AF, Erickson KI, Scalf P, McAuley E, Cohen NJ et al. Cardiovascular fitness, cortical plasticity, and aging. *Proc Natl Acad Sci* 101: 3316–3321, 2004.
10. Schuit AJ, Feskens EJ, Launer LJ, Kromhout D. Physical activity and cognitive decline, the role of the apolipoprotein e4 allele. *Med Sci Sports Exerc* 33: 772–777, 2001.
11. Erikson KI, Voss MW, Prakash RS, Basak C, Szabo A, Chaddock L et al. Exercise training increases size of hippocampus and improves memory. *Proc Natl Acad Sci* 108: 3017–3022, 2011.
12. Voss MW, Erikson KI, Prakash RS, Chaddock L, Malkowski E, Alves H et al. Functional connectivity: A source of variance in the association between cardiorespiratory fitness and cognition? *Neuropsychologia* 48: 1394–1406, 2010.
13. Voss MW, Prakash RS, Erikson KI, Basak C, Chaddock L, Jim JS et al. Plasticity of brain networks in a randomized intervention trial of exercise training in older adults. *Front Aging Neurosci* 2: 32, 2010.
14. Burdette J, Laurienti PJ, Espeland MA, Morgan A, Telesford Q, Vechlekar CD. Using network science to evaluate exercise-associated brain changes in older adults. *Front Aging Neurosci* 2: 23, 2010.
15. Nagamatsu LS, Chan A, Davis JC, Beattie BL, Graf P, Voss MW et al. Physical activity improves verbal and spatial memory in older adults with probable mild cognitive impairment: A 6-month randomized controlled trial. *J Aging Res* 2013: article ID 861893: 10 pages, 2013.
16. Toots A, Littbrand H, Bostrom G, Hornsten C, Holmberg H, Lundin-Olsson L, Lindelof N, Nordstrom P. Effects of exercise on cognitive function in older dementia patients: A randomized controlled trial. *J of Alz Dis* 60: 323–332, 2017.
17. Hillman CH, Castelli DM, Buck SM. Aerobic fitness and neurocognitive function in healthy preadolescent children. *Med Sci Sports Exer* 37: 1967–1974, 2005.
18. Chaddock L, Erickson KI, Prakash RS, VanPatter M, Voss MW, Pontifex MB et al. Basal ganglia volume is associated with aerobic fitness in preadolescent children. *Dev Neurosci* 32: 249–256, 2010.
19. Chaddock L, Erikson KI, Prakash RS, Kim JS, Voss MW, VanPatter M et al. A neuroimaging investigation of the association between aerobic fitness, hippocampal volume, and memory performance in preadolescent children. *Brain Res* 1358: 172–183, 2010.
20. Chaddock L, Hillman CH, Buck SM, Cohen NJ. Aerobic fitness and executive control of relational memory in preadolescent children. *Med Sci Sports Exerc* 43: 344–349, 2011.
21. Scarmeas N, Stern Y. Cognitive reserve and lifestyle. *J Clin Exp Neuropsychol* 25: 625–633, 2003.
22. Rovio S, Kareholt I, Helkala E, Vitanen M, Winblad, B, Tuomiehto J et al. Leisure-time physical activity at midlife and the risk of dementia and Alzheimer's disease. *Lancet Neurol* 4: 705–711, 2005.
23. Whaley LJ, Deary IJ, Appleton CL, Starr JM. Cognitive reserve and the neurobiology of cognitive aging. *Ageing Res Rev* 3: 369–382, 2004.
24. Trachtenberg JT, Chen BE, Knott GW, Feng G, Sanes JR, Welker E, Svoboda K. Long-term in vivo imaging of experience-dependent synaptic plasticity in adult cortex. *Nature* 420(6917): 788–94, 2002.
25. Park DC, Lorenz-Reuter P. The adaptive brain: Aging and neurocognitive scaffolding. *Annu Rev Psychol* 60: 173–196, 2009.
26. West RL. An application of prefrontal cortex function theory to cognitive aging. *Psychol Bull* 120: 272–292, 1996.
27. Raz N, Lindenberger U, Rodrigue KM, Kennedy KM, Head D, Williamson A et al. Regional brain changes in aging healthy adults: General trends, individual differences and modifiers. *Cereb Cortex* 15: 1676–1689, 2005.
28. Head D, Snyder AZ, Girton LE, Morris JC, Buckner R. Frontal-hippocampal double dissociation between normal aging and Alzheimer's disease. *Cereb Cortex* 15: 732–739, 2005.
29. Burns JM, Church JA, Johnson DK, Xiong C, Marcus D, Fotenos AF et al. White matter lesions are prevalent but differentially related with cognition in aging and early Alzheimer disease. *Arch Neurol* 62: 1870–1876, 2005.
30. Wen W, Sachdev P. The topography of white matter hyperintensities on brain MRI in healthy 60 to 64-year-old individuals. *Neuroimage* 22: 144–154, 2004.
31. Sonntag WE, Lynch CD, Cooney PT, Hutchins PM. Decreases in cerebral microvasculature with age are associated with the decline in growth hormone and insulin-like growth factor 1. *Endocrinol* 138: 3515–3520, 1997.
32. Cabeza R. Hemispheric Asymmetry reduction in older adults: The HAROLD model. *Psychol Aging* 17: 85–100, 2002.
33. Stern Y. What is cognitive reserve? Theory and research application of the reserve concept. *J Intl Neuropsychol Soc* 8: 448–460, 2002.
34. Sharma, N, Singh, A. Exploring biomarkers for Alzheimer's Disease. *J Clin Diag Res* 10: 1–6, 2016.
35. Sperling R. Functional MRI studies of associative encoding in normal aging, mild cognitive impairment, and Alzheimer's disease. *Ann NY Acad Sci* 1097: 146–155, 2007.
36. Bu G. Apolipoprotein E and its receptors in Alzheimer's disease: Pathways, pathogenesis, and therapy. *Nature Rev* 10: 333–344, 2009.
37. Hardy J, Selkoe DJ. The amyloid hypothesis of Alzheimer disease: Progress and problems on the road to therapeutics. *Science* 297: 353–356, 2002.
38. Colcombe S, Kramer AF. Fitness effect on the cognitive functions of older adults: A meta-analytic study. *Psychol Sci* 14: 125–130, 2003.
39. Bäckman L, Lindenberger U, Li S-C, Nyberg, L. Linking cognitive aging to alterations in dopamine neurotransmitter functioning: Recent data and future avenues. *Neurosci Behav Rev* 34: 670–677, 2010.
40. Wu S-Y, Wang T-F, Yu L, Jen CJ, Chuang J-I, Wu F-S et al. Running exercise protects the sustantia nigra dopaminergi neurons against inflammation-induced degeneration via the activation of BDNF signaling pathway. *Brain Behav Immun* 25: 135–146, 2011.
41. Asghar M, George L, Lokhandwala MF. Exercise decreases oxidative stress and inflammation and restores dopamine F1 receptor function in rats. *Amer J Physiol: Renal Physiol* 293: F914–F919, 2007.
42. Ballard CG, Greig NH, Guillozet-Bongaarts AL, Enz A, Darvesh S. Cholinesterases: Roles in the brain during health and disease. *Curr Alzheimer Res* 2: 307–318, 2005.
43. Fordyce DE, Starnes JW, Farrar RP. Compensation of the age-related decline in hippocampal muscarinic receptor density through daily exercise or underfeeding. *J Gerontol* 46: B245–B248, 1991.
44. Park GA, Pappas BA, Murtha SM, Ally A. Enriched environment primes forebrain choline acetyltransferase activity to respond to learning experience. *Neurosci Letters* 143: 259–262, 1992.
45. Cooper-Kuhn CM, Winkler J, Kuhn HG. Decreased neurogenesis after cholinergic forebrain lesion in the adult rat. *J Neurosci Res* 77: 155–165, 2004.
46. Parent MB, Baxter MG. Septohippocampal acetylcholine: Involved but not necessary for learning and memory? *Learn Mem* 11: 9–20, 2004.
47. Lista I, Sorrentino G. Biological mechanisms of physical activity in preventing cognitive decline. *Cell Mol Neurobiol* 30: 493–503, 2010.
48. Vaidya VA, Marek GJ, Aghajanian GK, Duman RS. 5-HT$_{2A}$ receptor-mediated regulation if brain-derived neurotrophic factor mRNA in the hippocampus and the neocortex. *J Neurosci* 17: 2785–2795, 1997.
49. Klemper F, Beis, D, Mosienko, V, Kemperman G, Bader M, Aleninaa N. Serotonin is required for exercise-induced adult hippocampal neurogenesis. *J Neurosci* 33: 8270–8275, 2013.

50. Farmer J, Zhao X, van Praag H, Wodtke K, Gage FH, Christie BR. Effects of voluntary exercise on synaptic plasticity and gene expression in the dentate gyrus of adult male Sprague-Dawley rats in vivo. *Neurosci* 124: 71–79, 2004.
51. Korte M, Carroll P, Wolf E, Brem G, Thoenen H, Bonhoeffer T. Hippocampal long-term potentiation is impaired in mice lacking brain-derived neurotrophic factor. *Proc Natl Acad Sci* 92: 8856–8860, 1995.
52. Redila VA, Christie BR. Exercise-induced changes in dendritic structure and complexity in the adult hippocampal dentate gyrus. *Neurosci* 137: 1299–1307, 2006.
53. van Praag H, Kempermann G, Gage F. Neural consequences of environmental enrichment. *Nature Rev* 1: 191–198, 2000.
54. Cotman CW, Berchtold NC, Christie L. Exercise builds brain health: Key roles of growth factor cascades and inflammation. *Trends Neurosci* 30: 464–472, 2007.
55. Tong L, Shen H, Perreau VM, Balazs R, Cotman C. Effects of exercise on gene-expression profile in the rat hippocampus. *Neurobiol Dis* 8: 1046–1056, 2001.
56. Ruschweyh R, Willemer C, Krüger K, Duning T, Warnecke T, Sommer J et al. Physical activity and memory functions: An interventional study. *Neurobiol Aging* 32: 1304–1319, 2009.
57. Carro E, Nunez A, Busiguina S, Torres-Aleman I. Circulating insulin-like growth factor I mediates effects of exercise on the brain. *J Neurosci* 20: 2926–2933, 2000.
58. Ding Y, Li J, Zhou Y, Rafols JA, Clark JC, Ding Y. Cerebral angiogenesis and expression of angiogenic factors in aging rats after exercise. *Curr Neuromuscular Res* 3: 15–23, 2006.
59. Trejo JL, Carro E, Torres-Aleman I. Circulating insulin-like growth factor I mediates exercise-induced increases in the number of new neurons in the adult hippocampus. *J Neurosci* 21: 1628–1634, 2001.
60. Lopez-Lopez C, LeRoith D, Torres-Aleman I. Insulin-like growth factor I is required for blood vessel remodeling in the adult brain. *Proc Natl Acad Sci* 101: 9833–9838, 2004.
61. Cao L, Jiao X, Zuzga DS, Liu Y, Fong DM, Young D et al. VEGF links hippocampal activity with neurogenesis, learning and memory. *Nat Genet* 36: 827–835, 2004.
62. Fabel K, Fabel K, Tam B, Kaufer D, Bailer A, Simmons N et al. VEGF is necessary for exercise-induced adult hippocampal neurogenesis. *Eur J Neurosci* 178: 2803–2812, 2003.
63. Bruel-Jungerman E, Davis S, Laroche S. Brain plasticity mechanisms and memory: A party of four. *Neuroscientist* 13: 492–505, 2007.
64. Markham JA, Greenough WT. Experience-driven brain plasticity: Beyond the synapse. *Neuron Glia Biol* 1: 351–363, 2004.
65. Black JE, Isaacs KR, Anderson BJ, Alcantara AA, Greenough WT. Learning causes synaptogenesis, whereas motor activity causes angiogenesis in cerebellar cortex of adult rats. *Proc Natl Acad Sci* 87: 5568–5572, 1990.
66. Vaynman S, Gomez-Pinilla F. License to run: Exercise impacts functional plasticity in the intact and injured central nervous system by using neurotrophins. *Neurorehabil Neural Repair* 19: 283–295, 2005.
67. van Praag H, Christie BR, Sejnowski TJ, Gage FH. Running enhances neurogenesis, learning, and long-term potentiation in mice. *Proc Natl Acad Sci* 96: 13427–13431, 1999.
68. Kim Y-P, Kim H, Shin M-S, Chang H-K, Jang M-H, Shin M-C. Age-dependence of the effect of treadmill exercise on cell proliferation in the dentate gyrus of rats. *Neurosci Letters* 355: 152–154, 2004.
69. van Praag H, Shubert T, Zhao C, Gage F. Exercise enhances learning and hippocampal neurogenesis in aged mice. *J Neurosci* 25: 8680–8685, 2005.
70. Eriksson PS, Perfilieva E, Bjork-Eriksson T, Alborn A, Nordborg C, Peterson DA et al. Neurogenesis in the adult human hippocampus. *Nature Med* 4: 1313–1317, 1998.
71. Ajmani RS, Metter EJ, Jaykumar R, Ingram DK, Spangler EL, Abugo OO et al. Hemodynamic changes during aging associated with cerebral blood flow and impaired cognitive function. *Neurobiol Aging* 21: 257–269, 2000.
72. Anderson BJ, Greenwood SJ, McCloskey D. Exercise as an intervention for the age-related decline in neural metabolic support. *Front Aging Neurosci* 2: 30, 2010.
73. Isaacs KR, Anderson BJ, Alcantara AA, Black JE, Greenough WT. Exercise and the brain: Angiogenesis in the adult rat cerebellum after vigorous physical activity and motor skill learning. *J Cereb Blood Flow Metab* 12: 110–119, 1992.
74. Pereira AC, Huddleston DE, Brickman AM, Sosunov AA, Hen R, McKhann GM et al. An in vivo correlate of exercise-induced neurogenesis in the adult dentate gyrus. *Proceedings of the Natl Acad Sci* 104: 5638–5643, 2007.
75. van de Borght K, Kobor-Nyakaa DE, Klauke K, Eggen BJ, Nyakas C, Van der Zee EA et al. Physical exercise leads to rapid adaptations in hippocampal vasculature: Temporal dynamics and relationship to cell proliferation and neurogenesis. *Hippocamp* 19: 928–936, 2009.
76. Palmer TD, Willhoite AR, Gage FH. Vascular niche for adult hippocampal neurogenesis. *J Comp Neurol* 425: 479–494, 2000.
77. Rogers RL, Meyer JS, Mortel KF. After reaching retirement age physical activity sustains cerebral perfusion and cognition. *J Amer Geriatrics Soc* 38: 123–128, 1990.
78. Steiner JL, Murphy EA, McClellan JL, Carmichael MD, Davis JM. Exercise training increases mitochondrial biogenesis in the brain. *J Appl Physiol* 111: 1066–1071, 2011.
79. Lores-Arnaiz S, Arnaiz MR, Czerniczyniec A, Cuello M, Bustamante J. Mitochondrial function and nitric oxide production in hippocampus and cerebral cortex of rats exposed to enriched environment. *Brain Res* 1319: 44–53, 2010.
80. Dietrich MO, Andrews ZB, Horvath TL. Exercise-induced synaptogenesis in the hippocampus is dependent on UCP2-regulated mitochondrial adaptation. *J Neurosci* 28: 10766–10771, 2008.
81. Li Z, Okamoto K-I, Hayashi Y, Sheng M. The importance of dendritic mitochondria in the morphogenesis and plasticity of spines and synapses. *Cell* 119: 873–887, 2004.
82. Steib K, Schaffner I, Jagasia R, Ebert B, Lie, DC. Mitochondria modify exercise-induced development of stem cell-derived neurons in the adult brain. *J Neurosci* 34: 6624–6633, 2014.
83. Adlard PA, Perreau VM, Cotman CW. The exercise-induced expression of BDNF within the hippocampus varies across the lifespan. *Neurobiol Aging* 26: 511–520, 2005.
84. Cameron HA, McKay RD. Restoring production of hippocampal neurons in old age. *Nat Neurosci* 2: 894–897, 1999.
85. Krugers HJ, Lucassen PJ, Joëls M. Chronic stress effects on hippocampal structure and synaptic function: Relevance for depression and normalization by anti-glucocorticoid treatment. *Front Aging Neurosci* 2: 24, 2010.
86. Krugers HJ, Douma RK, Andringa G, Bohus B, Korf J, Luiten PG. Exposure to chronic social stress and corticosterone in the rat: Effects on spatial discrimination and hippocampal protein kinase Cγ immunoreactivity. *Hippocampus* 7: 427–436, 1997.
87. Gould E, Tanapat P, McEwen BS, Flugges G, Fuchs E. Proliferation of granule cell precursors in the dentate gyrus of adult monkeys is diminished by stress. *Proc Natl Acad Sci* 95: 3168–3171, 1998.
88. Lupien SJ, de Leon M, de Santi S, Convit A, Tarshish C, Nair NP et al. Cortisol levels during human aging predict hippocampal atrophy and memory deficits. *Nat Neurosci* 1: 69–73, 1998.
89. Lee BK, Glass TA, Wand GS, McAtee MJ, Bandeen-Roche K, Bolla KI. Apolipoprotein E genotype, cortisol, and cognitive function in community-dwelling older adults. *Amer J Psychiatry* 165: 1456–1464, 2008.
90. Adlard PA, Cotman CW. Voluntary exercise protects against stress-induced decreases in brain-derived neurotrophic factor protein expression. *Neurosci* 124: 985–992, 2004.
91. Nakajima S, Ohsawa I, Ohta S, Ohno M, Mikami T. Regular voluntary exercise cures stress-induced impairment of cognitive function accompanied by increases in cerebral IGF-1 and GST activity in mice. *Behav Brain Res* 211: 178–184, 2010.
92. Colcombe SJ, Eriksen KI, Scalf P, Kim JS, Prakash R, McAuley E, Elavsky S et al. Aerobic exercise training increases brain volume in aging humans. *J Gerontol* 61A: 1166–1170, 2006.
93. Smiley-Oyen AL, Lowry KA, Francois SJ, Kohut ML, Ekkekakis P. Exercise, fitness, and neurocognitive function in older adults: The "selective improvement" and "cardiovascular fitness" hypotheses. *Ann Behav Med* 36: 280–291, 2008.
94. Liang KY, Mintun MA, Fagan AM, Goate AM, Bugg JM, Holtzman DM et al. Exercise and Alzheimer's disease biomarkers in cognitively normal older adults. *Ann Neurol* 68: 311–318, 2010.
95. Baker LD, Frank LL, Foster-Schubert K, Green P, Wilkinson CW, McTieran A et al. Effects of aerobic exercise on mild cognitive impairment. *Arch Neurol* 67: 71–79, 2010.
96. ten Brinke LF, Bolandzadeh N, Nagamatsu LS, Hsu CL, Davis JC,

Miran-Khan K, Liu-Ambrose T. Aerobic exercise increases hippocampal volume in older women with probable mild cognitive impairment: A 6-month randomized controlled trial. *Br J Sports Med* 49(4): 248–254, 2015.

97. Cancela JM, Ayán C, Varela S, Seijo M. Effects of a long-term aerobic exercise intervention on institutionalized dementia patients. *J Sci Med Sport* 19: 293–298, 2016.

98. hman H, Savikko N, Strandberg TE, Kautiainen H, Raivio MM, Laakkonen M. et al. Effects of exercise on cognition; The Finnish Alzheimer Disease exercise trial: A randomized, controlled trial. *J Am Geriatr Soc* 64: 731–738, 2016.

99. Venturelli M, Scarsini R, Schena F. Six-month walking program changes cognitive and ADL performance in patients with Alzheimer. *Am J Alzheimers Dis Other Demen* 26(5): 381–388, 2011.

100. Jensen CS, Portelius E, Høgh P, Wermuth L, Blennow K, Zetterberg H et al. Effect of physical exercise on markers of neuronal dysfunction in cerebrospinal fluid in patients with Alzheimer's Disease. *Alzheimers Dement (NY)* 3: 284–290, 2017.

101. Riley KP, Snowdon DA, Desrosiers MF, Markesbery WR. Early life linguistic ability, late life cognitive function, and neuropathology: Findings from the Nun study. *Neurobiol Aging* 26: 341–347, 2005.

102. Fritsch T, McClendon MJ, Smyth KA, Lerner AJ, Friedland RP, Larsen J. Cognitive functioning in healthy aging: The role of reserve and lifestyle factors early in life. *Gerontologist* 47: 307–322, 2007.

103. Dik MG, Deeg JH, Visser M, Jonker C. Early life physical activity and cognition in old age. *J Clin Exper Neuropsychol* 25: 643–653, 2003.

104. Laurin D, Verreault R, Lindsay J, MacPherson K, Rockwood K. Physical activity and risk of cognitive impairment and dementia in elderly persons. *Arch Neurol* 58: 498–504, 2001.

105. Larson EB, Wang L, Bowen JD, McCormick WC, Teri L, Crane P et al. Exercise is associated with reduced risk for incide, TB, nt dementia among persons 65 years of age and older. *Arch Intern Med* 144: 73–81, 2006.

106. Voss MV, Weng TB, Burzynska AZ, Wong CN, Cooke GE, Clark R et al. Fitness, but not physical activity, is related to functional integrity of brain networks associated with aging. *Neuroimage* 131: 113–125, 2016.

107. Hariri AR, Goldberg TE, Mattay VS, Kolachana BS, Callicott JH, Egan MF et al. Brain-derived neurotrophic factor val66met polymorphism affects memory-related hippocampal activity and predicts memory performance. *J Neurosci* 23: 6690–6694, 2003.

108. Erickson KJ, Banducci SE, Weinstein AM, MacDonald AW, Ferrell RE, Halder I. The brain-derived neurotrophic factor Val66Met polymorphism moderates an effect of physical activity on working memory performance. *Psychol Sci* 24: 1770–1779, 2013.

109. Canivet A, Abinet CT, Rodriguez-Ballesteros M, Chicherio C, Fagot D, André N, Audiffren M, Interaction between BDNF polymorphism and physical activity on inhibitory performance in the elderly without cognitive impairment. *Front Human Neurosci* 11: article 541–9, 2017.

110. Canivet A, Albinet CT, André N, Pylouster J, Rodriguez-Ballesteros M, Kitzis A, Audiffren M. Effects of BDNF polymorphism and physical activity on episodic memory in the elderly: A cross sectional study. *Eur Rev Aging Phys Act* 12: 15, 2015.

111. Nascimento CM, Pereira JR, Pires de Andrade L, Garuffi M, Ayan C, Kerr DS et al. Physical exercise improves peripheral BDNF levels and cognitive functions in mild cognitive impairment elderly with different BDNF val66met genotypes. *J Alzheimers Dis* 43: 81–91, 2015.

112. Moreau D, Kirk IJ, Waldie KE. High-intensity training enhances executive function in a rechildren in a randomized, placebo-controlled trial. *eLife* 6: e25062, 2017.

113. Parasuraman R, Greenwood P M. The apolipoprotein E gene, attention, and brain function. *Neuropsychol* 16: 254–274, 2002.

114. Bookheimer S, Burggren A. APOE-4 genotype and neurophysiological vulnerability to Alzheimer's and cognitive aging. *Annu Rev Clin Psychol* 5: 343–362, 2009.

115. Corder EH, Saunders AM, Strittmatter WJ, Schmechel DE, Gaskell PC, Small GW et al. Gene dose of apolipoprotein E type 4 allele and the risk of Alzheimer's disease in late onset families. *Science* 261: 921–923, 1993.

116. Henderson AS, Easteal S, Jorm AF, Mackinnon AJ, Korten AE, Christensen H et al. Apolipoprotein E allele ε4, dementia, and cognitive decline in a population sample. *Lancet* 346: 1387–1390, 1995.

117. Harris FM, Brecht WJ, Xu Q, Tesseur I, Kekonius L., Wyss-Coray T et al. Carboxyl-terminal-truncated apolipoprotein E4 causes Alzheimer's disease-like neurodegeneration and behavioral effects in transgenic mice. *Proc Natl Acad Sci* 100: 10966–10971, 2003.

118. Mahley RW, Weisgraber KH, Huang Y. Apolipoprotein E4: A causative factor and therapeutic target in neuropathology, including Alzheimer's disease. *Proc Natl Acad Sci* 103: 5644–5651, 2006.

119. Reiman EM, Chen K, Alexander GE, Caselli RJ, Bandy D, Osborne D et al. Functional brain abnormalities in young adults at genetic risk for late-onset Alzheimer's disease. *Proc Natl Acad Sci* 101: 284–289, 2004.

120. Chen KC, Reiman EM, Alexander GE, Caselli RJ, Gerkin R, Bandy D et al. Correlations between apolipoprotein E ε4 gene dose and whole brain atrophy rates. *Am J Psychiatry* 164: 916–921, 2007.

121. Lind J, Larrson A, Persson J, Ingvar M, Nilsson L-G, Bäckman L et al. Reduced hippocampal volume in non-demented carriers of the apolipoprotein E ε4: Relation to chronological age and recognition memory. *Neurosci Letters* 396: 23–27, 2006.

122. Bookheimer SY, Strojwas MH, Cohen MS, Saunders AM, Pericak-Vance MA, Mazziotta JC et al. Patterns of brain activation in people at risk for Alzheimer's disease. *N Engl J Med* 343: 450–456, 2000.

123. Wisdom NM, Callahan JL, Hawkins KA. The effects of apolipoprotein E on non-impaired cognitive functioning: A meta-analysis. *Neurobiol Aging* 32: 63–74, 2011.

124. O'Hara R, Yesavage JA, Kraemer HC, Mauricio M, Friedman L F, Murphy GM. The APOE epsilone allele is associated with decline on delayed recall performance in community-dwelling older adults. *J Amer Geriatric Soc* 46: 1493–1498, 1998.

125. Small BJ, Rosnick CB, Fratiglioni L, Bäckman L. Apolipoprotein E and cognitive performance: A meta-analysis. *Psychol Aging* 19: 592–600, 2004.

126. Conejero-Goldberg C, Hyde TM, Chen S, Dreses-Werringloer U, Herman MM, Kleinman J et al. Molecular signatures in post-mortem brain tissue of younger individuals at high risk for Alzheimer's disease as based on APOE genotype. *Mol Psychiatry* 16: 836–847, 2011.

127. Valla J, Yaari R, Wolf AB, Kusne Y, Beach TG, Roher AE et al. Reduced posterior cingulate mitochondrial activity in expired young adult carriers of the APOE ε4 allele, the major late-onset Alzheimer's susceptibility gene. *J Alzheimer's Dis* 22: 307–313, 2010.

128. Deeny SP, Peoppel D, Zimmerman JB, Roth SM, Brandauer J, Witkwski S et al. Exercise, APOE, and working memory: MEG and behavioral evidence for benefit of exercise in e4 carriers. *Biol Psychol* 78: 179–187, 2008.

129. Etnier JL, Caselli RJ, Reiman EM, Alexander GE, Sibley BA, Tessier D et al. Cognitive performance in older women relative to ApoE-ε4 genotype and aerobic fitness. *Med Sci Sports Exerc* 39: 199–207, 2007.

130. Smith JC, Nielson KA, Woodard JL, Seidenberg M, Durgerian S, Hazlett KE et al. Physical activity reduces hippocampal atrophy in elders at genetic risk for Alzheimer's disease. *Front Aging Neurosci* 6: article 61, 2014.

131. Smith JC, Lancaster MA, Nielson KA, Woodard JL, Seidenberg M, Durgerian S et al. Interactive effects of physical activity and APOE-ε4 on white matter tract diffusivity in healthy elders. *Neuroimage* 131: 102–112, 2016.

132. Head D, Bugg JM, Goate AM, Fagan AM, Mintun MA, Benzinger T et al. *Arch Neurol* 69: 636–643, 2012.

133. Woo M, Roth S, Hatfield BD. Physical activity, brain function, and the role of the apolipoprotein E4 allele in young adults. *J Sport Exerc Psychol* 30: S214, 2008.

134. Hillman CH, Pontifex MB, Castelli DM, Khan NA, Raine LB, Scudder MR et al. Effects of the FITkids randomized controlled trial on executive control and brain function. *Pediatrics* 134: 1063–1071, 2014.

135. Davis CL, Tomporowski PD, McDowell JE, Austin BP, Miller PH, Yanasak NE et al. Exercise improves executive function and achievement and alters brain activation in overweight children: A randomized, controlled, trial. *Health Psychol* 30: 91–98, 2011.

136. Schwartz D, Leonard G, Perron M, Richer L, Syme C, Veillette S et al. Visceral fat is associated with lower executive functioning in in adolescents *Int J Obes* 37: 1336–1343, 2013.

137. Yau PL, Castro MG, Tagani A, Tsui WH, Convit A. Obesity and metabolic syndrome and functional and structural brain impairments in adolescence. *Pediatrics* 130: e856–864, 2012.
138. Kamijo K, Pontifex MB, Khan NA, Raine LB, Scudder MR, Drollette ES et al. The negative association of childhood obesity to cognitive control of action monitoring. *Cereb Cortex* 24: 654–662, 2014.
139. Schaeffer DJ, Krafft CE, Schwarz NF, Chi L, Rodrigue AL, Pierce JE et al. An 8-month exercise intervention alters frontotemporal white matter integrity in overweight children. *Psychophysiology* 51: 728–733, 2014.
140. Song M, Lauseng D, Lee S, Nordstrom M, Katch V. Enhanced physical activity improves select outcomes in children with ADHD: Systematic review. *West J. Nurs Res* 38: 1155–1184, 2016.
141. Gapin J, Etnier JL. The relationship between physical activity and executive function performance in children with attention-deficit hyperactivity disorder. *J Sport Exerc. Psychol* 32: 753–763, 2010.
142. Aberg MA, Pedersen NL, Torén K, Svartengren M, Bäckstrand B, Johnsson T et al. Cardiovascular fitness is associated with cognition in young adulthood. *Proc Natl Acad Sci* 106: 20906–20911, 2009.
143. Richards M, Hardt R, Wadsworth ME. Does active leisure protect cognition? Evidence from a national birth cohort. *Soc Sci Med* 56: 785–792, 2003.
144. So JH, Huang C, Ge M, Cai G, Zhang L, Lu Y, Mu Y. Intense exercise promotes adult hippocampal neurogenesis but not spatial discrimination. *Front Cellular Neurosci* 11: article 13, 2017.
145. Inoue K, Okamoto M, Shibato J, Lee MC, Matsui T, Rakwal R, Soya H. Long-term mild, rather than intense, exercise enhances adult hippocampal neurogenesis and greatly changes the transcriptomic profile of the hippocampus. *PLOS One* 10: 1–25, 2015.
146. Olsen, AK, Eadie, BD, Ernst C, Christie BR. Environmental enrichment and voluntary exercise massively increase neurogenesis in the adult hippocampus via dissociable pathways. *Hippocampus* 16: 250–260, 2006.
147. Fabel K, Kempermann G. Physical activity and the regulation of neurogenesis in the adult and aging brain. *Neuromol Med* 10: 59–66, 2008.
148. Fabel K, Wolf SA, Ehninger D, Babu H, Leal-Galicia P, Kemperman G. Additive effects of physical exercise and environmental enrichment on adult hippocampal neurogenesis in mice. *Front Neurosci* 3: 50, 2009.
149. Curlik DM, Maeng LY, Agarwal PR, Shors TJ. Physical skill training increases the number of surviving new cells in the adult hippocampus. *PLOS One* 8: e55850, 2013.
150. Müller P, Rehfeld K, Schmicker M, Hökelmann A, Dordevic M, Lessmann V et al. Evolution in neuroplasticity in response to physical activity in old age: The case for dancing. *Front Aging Neurosci* 9: 56, 2017.
151. Lachman ME, Neupert SD, Bertrand R, Jette AM. The effects of strength training on memory in older adults. *J Aging Phys Activity* 14: 59–73, 2006.
152. Cassilhas RC, Viana VA, Grassmann V, Santos RT, Santos RF, Tufik S et al. The impact of resistance exercise on the cognitive function of the elderly. *Med Sci Sports Exerc* 39: 1401–1407, 2007.
153. Voelcker-Rehage C, Goode B, Staudinger UM. Physical and motor fitness are both related to cognition in old age. *Euro J Neurosci* 31: 167–176, 2010.
154. Niemann C, Godde B, Voelcker-Rehage C. Not only cardiovascular, but also coordinative exercise increases hippocampal volume in older adults. *Front Aging Neursci* 6: article 170, 2014.

第113章 | 体力活动和焦虑

目录

要点 / 1641

113.1 焦虑：定义和诊断 / 1641
113.1.1 广场恐惧症 / 1641
113.1.2 社交恐惧症（SAD） / 1641
113.1.3 特定恐惧症 / 1641
113.1.4 惊恐障碍（PD） / 1642
113.1.5 广泛性焦虑症 / 1642
113.1.6 强迫症 / 1642
113.1.7 创伤后应激障碍 / 1642
113.1.8 焦虑症：发病率和影响 / 1642

113.2 治疗：如何治疗焦虑症 / 1643
113.2.1 焦虑症的心理治疗 / 1643
113.2.2 焦虑症的药物治疗 / 1643
113.2.3 心理治疗联合药物治疗效果会更好吗 / 1644
113.2.4 补充治疗和附加方法 / 1644

113.3 焦虑症和体力活动有什么关联 / 1645
113.3.1 体力活动与焦虑症的患病率和发病率 / 1645
113.3.2 体力活动对焦虑症治疗作用的证据 / 1646
113.3.2.1 健康人群中的抗焦虑作用 / 1646
113.3.2.2 单次运动和焦虑 / 1646
113.3.2.3 耐力训练和焦虑 / 1646
113.3.2.4 近期的 meta 分析结果 / 1647
113.3.3 体力活动抗焦虑的机制 / 1647
113.3.3.1 心理机制 / 1647
113.3.3.2 生物学机制 / 1648
113.3.3.3 结论和建议 / 1649

临床应用 / 1649

参考文献 / 1649

要 点

- 焦虑是一种基本情绪,并不总是病理性的。焦虑症是一种常见的精神障碍。
- 心理治疗和精神药物治疗是治疗焦虑症的首选方式。
- 运动不足是焦虑症进展的危险因素之一。
- 体力活动和运动不仅对健康人,对焦虑症患者也具有抗焦虑作用。
- 运动的抗焦虑作用是由生理和心理机制共同调节的。

113.1 焦虑:定义和诊断

焦虑通常作为一种生存保护机制,是一种正常,甚至必需的情绪。在准备战或逃反应中,焦虑预示着(假设的)危险,从而防止机体受到损伤。它可以激活生理变化(如出汗、心率和呼吸加快),从而影响认知(如思维紊乱)和行为(如逃离场景)。惊恐与焦虑的区别在于惊恐的发生和变化更快,因此惊恐作为一种快速的防御反应,引导机体尽可能快速地逃离危险场景。

如果焦虑发生在并非客观危险的场景下,或过分强烈,或预期性焦虑影响限制了个人生活,这样的焦虑被认为是病理性的[1,2]。从这个角度,焦虑症可以和"正常的"或亚临床焦虑区分开来。根据世界卫生组织(World Health Organization,WHO)的国际疾病分类(international classification of diseases,ICD),焦虑症被分为神经症性、应激相关的和躯体形式障碍(F4)。

在接下来的章节中将集中探讨有关已有体力活动的相关研究的焦虑症的诊断。对于其他焦虑症的诊断、具体的诊断标准,我们与目前仍然有效的国际疾病分类-10(ICD-10)保持一致[2]。

通常情况下,具体的诊断可以根据焦虑的性质分类。在恐怖性焦虑症中,焦虑主要被定义为由实际上并不危险的场景下激发的。因此,患者总是回避这些场景,或怀着恐惧感忍受。而且,他们设想进入这些场景时会产生预期焦虑。

113.1.1 广场恐惧症

焦虑至少出现在下列2个场景中:公共场所、人群,离家远行或独自旅行。如果广场恐怖症患者伴有有惊恐障碍病史,那么将需进一步标注。

113.1.2 社交恐惧症(SAD)

焦虑主要表现在害怕他人的密切关注。

113.1.3 特定恐惧症

焦虑仅发生在高度特定的场景中,比如接近特定的动物、高度、雷声、牙科治疗等。无论何时,患者都会尽可能避免恐惧刺激。

相反,在所谓的其他焦虑症中,焦虑的表现是主要症状,并且不限于特定的场景或对象。

113.1.4　惊恐障碍(PD)

惊恐障碍核心特征是严重焦虑(惊恐)的反复发作。这些发作是非连续性的阶段性强烈恐惧,常伴随躯体或者认知方面的症状,如出汗、震颤、呼吸困难、头晕、因害怕而失去控制,甚至是濒死的恐惧感。惊恐发作不限定于任何场景或者环境,因此不可预测。虽然预期性焦虑(担心进一步的惊恐发作)很常见,但患者惊恐发作的间歇期可不出现焦虑。

113.1.5　广泛性焦虑症

广泛性焦虑症(GAD)基本特征是一种游动性焦虑,即普遍存在、持久但又不限定于任何场景或环境。此外,患者常表现出担忧(例如担心自身或者亲属会得病)、肌肉紧张、自主神经应激亢进和其他躯体症状。

113.1.6　强迫症

强迫症(OCD)基本特征是反复出现的强迫观念或强迫行为,这些观念或行为对患者来说是很痛苦的,他们常常会试着进行抵制。患者做出这些行为是为了防止客观上不太可能发生的事情,不做就会对此事产生恐惧。强迫症患者中总是存在焦虑情绪,并且这种情绪会因强迫性行为受到阻碍而加重。

113.1.7　创伤后应激障碍

引发创伤后应激障碍(PTSD)的原因并不相同。PTSD可以是对压力性事件或对极端威胁性场景的反应,或者在毁灭性自然灾害中,几乎所有人都会产生痛苦。典型特征包括创伤再体验、情感麻木、脱离他人、缺乏快感、对周围环境缺乏反应、对类似创伤场景的回避。另外伴随着高度的自我警觉,患者也会表现出过度的惊吓反应和失眠。

113.1.8　焦虑症:发病率和影响

在所有的心理精神障碍中,焦虑症是最常见的,其患病率和病程都有合理的描述。焦虑症的总体患病率较高。Kessler等人[3]报道,在美国13岁及以上人群的流行病学调查中,任意焦虑症的终身患病率和12个月的患病率分别为31.6%和22.2%。最多的特定恐惧症患病率(分别为15.6%和12.1%)和最少强迫症的患病率(分别为2.3%和1.2%)间有相当大的差异[3]。欧盟的统计数据呈现较低的终身患病率(焦虑症14.0%)[4],且无实质上的文化或国籍的差异。

焦虑症的典型发病年龄在儿童或者青少年时期,病程往往呈慢性反复发作。各种焦虑症常合并存在,并可伴发其他心理精神障碍[5]。此外,除了强迫症,女性患焦虑症的风险更高[3]。

焦虑症对个体和社会的影响已被反复提出,它和其他的大脑病症一样,会构成对健康经济的重大挑战。然而在过去,人们可能低估了焦虑症带来的损失[6],其中的经济代价包括精神病和非精神病的护理、紧急护理、住院、药物处方、生产力下降、缺勤和自杀[7]。在较为个人的层面上，焦虑症可以预测各种社会人口、临床和功能的不良结果，尤其和不好的人际关系相关[8]。

113.2 治疗：如何治疗焦虑症

113.2.1 焦虑症的心理治疗

认知行为疗法（cognitive behavioral therapy, CBT）是焦虑症心理治疗的金标准。总体而言，它的积极作用是心理治疗研究中最可靠的结果之一。许多临床研究都支持认知行为疗法在焦虑症中的疗效。有关治疗结果研究的几个 meta 分析，证实了认知行为疗法对惊恐障碍、广场恐惧症、社交恐惧症、强迫症、广泛性焦虑症和创伤后应激障碍都有显著疗效[9]。认知行为疗法和暴露疗法的单独运用、联合运用或者结合放松训练，都对不同的焦虑症有效，而且对任何特定诊断采用其中的任何治疗方式，治疗效果并无差异[9]，唯一的差异是在诊断方面，认知行为疗法对于广泛性焦虑症和创伤后应激障碍的疗效要优于社交恐惧症的疗效。近期 Olatunji 等人发表的[10]关于 meta 分析的综述，对与认知行为疗法对焦虑症治疗效果的观点，与早期的研究发现结论是一致的。作者回顾了当代 meta 分析研究，结果支持认知行为疗法的方案，特别是基于暴露疗法的治疗方案十分有效。

虽然用认知行为疗法治疗焦虑症的疗效，是心理治疗研究中最具经验性支持的结果之一，但是该领域仍有新的方面有待研究，比如心理治疗中认知和行为改变引起的相关神经解剖学变化。认知行为疗法的神经相关性研究表明，在神经网络中，神经活动的改变可以调节负面情绪，并调整和消除恐惧[11,12]。神经影像也被认为是一个明确相关机制和预测治疗反应的机会，是目前和未来探索提高疗效方面的挑战。有证据表明，强迫症患者治疗左眶额叶皮质区域的代谢活性越高，预后越好[11]。

经评估，自我帮助在阶梯式照护的治疗模式中发挥基础治疗作用，同时也是一种预防疾病进展的策略。而且，Morgan 和 Jorm[13]在关于自我帮助研究结果的综述中提到，在缺乏可以提供循证支持的心理治疗专业人士，或需要将医疗服务成本降到最低时，自我帮助很有希望满足治疗需求。近年来，研究人员也在探索利用互联网提供认知行为疗法（互联网辅助的认知行为疗法，internet-assisted CBT, ICBT）的可能性，这一领域的相关证据正在快速增长。2016 年的一项系统性综述中提到，治疗师支持下的互联网辅助认知行为疗法治疗成人焦虑是有效的，而且这种治疗方式和面对面认知行为疗法在消除焦虑疗效上可能没有显著区别[14]。然而到目前为止，这个证据的质量是低到中等的，从而削弱了后者的说服力[14]。

113.2.2 焦虑症的药物治疗

人们对焦虑症的药物治疗已经有深入的研究，证明药物有效性的临床试验也反复进行。选择性 5-羟色胺再摄取抑制剂（selective serotonin reuptake inhibitors, SSRIs）和选择性 5-羟色胺及去甲肾上腺素再摄取抑制剂（selective serotonin norepinephrine reuptake inhibitors, SSNRIs）因具备有利的获益/风险平衡，被推荐为一线药物[15]。其他药物还有，如钙调节剂普瑞巴林，三环类抗抑郁药（如丙米嗪和氯米帕明),丁螺环酮,吗氯贝胺(选择性和可逆性单胺氧化酶抑制剂),抗抑郁药阿戈美拉汀,以及非典型抗精神病药喹硫平[15]。尽管苯二氮䓬类药物有潜在的成瘾性和依赖性以及缺乏抗抑郁作用,而不被推荐长期使用,但是由于它起效较快,也被认为是非常有效的[15],因此可按需使用。抗焦虑症药治疗领域的最新进展为新型抗抑郁药沃替西汀,此类药物在涉及广泛性焦虑症的对照研究中已有证据,但是 meta 分析显示与安慰剂相比沃替西汀无显著改善作用[16]。

113.2.3 心理治疗联合药物治疗效果会更好吗

为了增强心理治疗或药物治疗的效果,人们讨论将两者联合能否达到更快速、更持久的治疗效果的治疗方案。虽然联合治疗的效果看起来显而易见,但它并未得到实践的证实。

Pull[17] 根据随机对照试验(randomized controlled trials,RCT)、meta 分析和综述的综合考量,发现心理治疗联合药物治疗相比单一治疗仅有微小获益。Zwanzger 等[18]认为虽然作者没有发现联合疗法的长期获益,但在某些情况下仍可能证明联合治疗更有好处。同样的,Hofmann 等[19]在 meta 分析报告中提到,药物治疗可能增强急性期认知行为疗法的效果,但是联合治疗并不增加长期认知行为疗法的效果。有趣的是,可能由于采用了更严格的评估方法,作者发现近期发表的研究结果显示其作用较小,与之前发表的结果存在显著的偏倚。

该领域的最新 meta 分析结果显示,心理治疗联合药物治疗有更高的效应值[20]。然而由于方法学的原因,只有一部分联合研究适合用来比较,其中一些研究并没有运用最为有效的药物[21]。目前的治疗建议通常认为,对惊恐障碍、广泛性焦虑症、广场恐惧症、社交恐惧症而言,认知行为疗法和药物治疗同等有效[22],并强调患者的知情和偏好起决定作用。如果单一治疗效果不满意,推荐使用联合治疗[21]。对于特定恐惧症、强迫症、创伤后应激障碍,心理治疗因有更好的疗效,而被推荐为一线治疗方案[21-24]。

113.2.4 补充治疗和附加方法

尽管焦虑症治疗中绝大部分的补充治疗和替代干预都缺乏足够的证据支持,但它们仍然是非常流行的[24]。

通常推荐使用催眠疗法、生物反馈疗法和补充治疗如针灸疗法、顺势疗法、整骨疗法,但目前缺乏符合基本方法学标准的对照研究[15]。

在植物疗法上,一些对照研究表明,薰衣草油在(亚临床)广泛性焦虑症中有作用,但仍不清楚是否能达到标准治疗的效果[15]。关于卡法根提取物的研究结果也尚不一致[15]。

冥想治疗的结果存在矛盾[25],而瑜伽已经被证明是有效的[26],放松训练(如应用松弛、自生训练、雅各布森渐进性肌肉放松)抗焦虑的潜在作用也在 meta 分析中得到支持[27]。最近,作为日渐流行的治疗方式,基于正念干预(mindfulness-based interventions,MBIs)已经进入了研究范畴。目前为止研究结论并不一致,既有相关综述阐述了基于正念干预对焦虑症的作用[28],也有其他作者在 meta 分析中没有发现其对罹患焦虑症患者的症状严重程度的影响[29]。

运动由于在大范围的研究中显示对重性抑郁症有积极作用,被认为是一种有希望用于焦虑症的治疗选择[30]。然而最近的meta分析强调，当仔细审视验证研究的方法学[31]或将运动与心理治疗及抗抑郁药进行比较[32]，运动对抑郁症的积极疗效可能被高估了。

下文将详细阐述焦虑症和体力活动间的循证结果。

113.3 焦虑症和体力活动有什么关联

体力活动的定义是由骨骼肌引起的导致能量消耗的体力活动[33]。因此它包括各类有益于健康的休闲活动（如慢跑和骑自行车）、园艺、家务劳动和散步。运动因为有计划性、结构性和重复性特点，被视为体力活动中的一种类别，以促进或保持身体健康作为最终或中期目标[33]。早期的研究明确集中于运动的效果[34]，而现在认为日常体力活动对身体也是有益的[35]。文献中，并不总是区分这2个术语。接下来的章节中会对体力活动、运动和体育进行评述。

113.3.1 体力活动与焦虑症的患病率和发病率

人们早已认识到体力活动能带来一系列健康上的益处，而缺乏体力活动会对身心健康造成不良影响，增加冠心病、糖尿病、肥胖、某些癌症、高血压及全因死亡等疾病的发生风险[36]。

目前关于体力活动对抑郁症的有益影响已有广泛研究，但对焦虑症的研究较少。此外，由于焦虑症的多样性，很难将某种特定的焦虑症研究通用于其他焦虑症。诊断标准的变化也让早期研究的解释复杂化。

已经有学者就横向比较体力活动和焦虑之间的关系，进行了深入探索。自我报告的高体力活动水平通常与更高的心理健康水平有关，包括更低水平的情绪困扰和更少的焦虑症状[37-40]。

鉴于不同焦虑症的诊断，Goodwin[41]在对美国全国共病调查数据进行分析后，在美国成人数据中发现，特定恐惧症、社交恐惧症、惊恐障碍和广场恐惧症的低发病率与规律的运动显著相关。一项来自日本，包括4 000人的代表性横断面研究显示[42]，不喜欢体力活动与出现惊恐发作及惊恐障碍比例呈正相关，这个特征在女性中尤为突出。荷兰的一项研究发现，每周体力活动至少1h的人出现焦虑症的概率更低，但没有证据表明存在线性剂量-反应关系[43]。另一方面，也有研究不支持运动缺乏与焦虑症相关[44,45]。

由于焦虑的测量和体力活动的测量都存在不一致的问题，给研究的可比性带来了困难。而且，在大多数研究中并没有直接评估健康（fitness）；在横断面研究中，运动习惯和焦虑症的因果关系也模糊不清，所以需要前瞻性纵向研究来明确体力活动和精神障碍的关系。

涉及焦虑症的这类研究十分少见，但至少有部分前瞻性纵向研究支持来自横断面研究的积极结果。Ströhle等[46]将前瞻性纵向研究和横断面研究结合在一起，横断面结果表明规律的体力活动和更低的心理疾病共患相关，表现为药物滥用、心境恶劣、焦虑症的比例较低。前瞻性结果表明和不运动的人相比，非规律和规律的运动人群发生疾病和发展为共病的风险均明显降低[46]。聚焦焦虑症，规律运动和非规律运动人群5年内任何焦虑症的发病率，比基线时认定为不运动的人群低[46]。总体而言，作者认为体力活动有很大的保护作用，尤其在规律性参加体力活动的情况下更为显著。但是规律性体力活动和心理健康的关系，会因年龄、性别、疾病类型的不同而不同。Jonsdottir等[47]在瑞典医疗保健工作者和社会保险人员中进行了一项前瞻性研究,他们发现在横断面水平,报告轻度活动或适度-剧烈活动的个体报告高水平的焦虑的可能性更低,而在2年的随访中至少中等水平的运动才能降低焦虑症状的风险[47]。Pasco等[48]一项4年的前瞻性研究表明,老年人参加体力活动可降低焦虑症的发病率。Ten Have等[43]的流行病学调查发现,3年随访期间参与规律体力活动的患者,更可能从精神心理疾病中恢复。来自丹麦的前瞻性队列研究进一步证明,运动能对总体的心理健康产生有益作用[49],并且来自芬兰的一项为期24年的双胞胎研究,支持他们的早期发现,体力活动和降低死亡率有关[50]。

尽管已经有体力活动与较少的焦虑症状相关的研究结果,但仍然需要具有一致设计的研究,特别是需要更多的前瞻性试验来验证。此外,尽管在人群为基础的研究中,往往暗中假设体力活动和(较少)焦虑间存在因果关系,但目前还不清楚是否真正存在因果关系。可以想到的一种可能性是,共同的遗传因素同时影响运动行为和焦虑症状,来自荷兰的一项研究[51]也显示了相关的证据。

113.3.2 体力活动对焦虑症治疗作用的证据

113.3.2.1 健康人群中的抗焦虑作用

在健康受试者中有氧训练的抗焦虑作用,已在许多研究中进行了探索。几个较早期的meta分析已经表明,运动在健康人群中有降低恐惧感的作用[52,53],和这几项结果一致,最近的综述和meta分析也证实,在没有明确焦虑症的人群中,运动具有抗焦虑的作用[54]。对抗特质性焦虑,至少10周时间的运动和一定强度的有氧训练非常重要[52]。也有研究发现,在一次锻炼后焦虑状态即可减轻[55,56]。

113.3.2.2 单次运动和焦虑

单次运动的抗焦虑作用最早由Orwin[57]描述。其他早期研究也描述了单次运动对特定恐惧症患者有抗焦虑作用[58,59]。在健康人群实验中,通过咖啡因摄入、胆囊收缩素4肽(cholecystokinin tetrapeptide,CCK-4)、吸入二氧化碳诱导惊恐发作症状,在自行车测力计或者跑步机上进行一系列简单运动后症状可缓解[60-62]。在二氧化碳测试之前,让18名惊恐障碍的患者进行中等强度运动或者非常轻度的运动,相比对照情况(非常轻度的运动),惊恐反应在中等强度运动的患者中表现程度较弱[63]。在Ströhle和他的同事[64]进行的一项交叉设计的健康人和惊恐障碍患者共同参与的试验中,他们比较了CCK-4诱导惊恐发作后休息状态下和跑步机有氧训练30min的效果。结果表明,在运动的情况下惊恐发作频率较低,30min的运动具有即刻的抗恐慌和抗焦虑作用。Ensari等[55]对过去25年的高质量研究进行meta分析发现,短时运动(acute exercise)可轻度降低焦虑。最近,Lindenberger等[65]发现,中等强度的短时有氧训练对牙科恐惧症患者的临床症状有效。然而在Ensari等[55]之后,这一领域的探索由于缺乏对特定焦虑症的原始研究,仍然受到地板效应的困扰。

113.3.2.3 耐力训练和焦虑

目前为止,几乎没有体力训练对显著焦虑症患者影响的系统研究。早期的病例研究,揭示了有氧耐力训练在惊恐障碍患者中的抗焦虑作用[66]。

尽管有几十年的临床证据,在大部分焦虑症中随机对照试验开展得非常少,主要对惊恐障碍开展了研究:Broocks等[67]在比较了10周的耐力训练和氯米帕明的疗效后发现,两者在减轻焦虑症状方面都优于安慰剂。药物治疗的效果更快速有效,但和药物治疗相比,耐力训练没有副作用[67]。Wedekind 等[68]在惊恐障碍的患者中没有发现运动的效果要优于放松,但这并不是由于运动无效,而是由于对照组大量的非特异性作用所致。结合这 2 项研究,Wedekind 等[68]认为,运动的疗效超过了单纯的安慰剂效应,但似乎并没有药物有效。Hovland 等[69]在比较认知行为疗法和规律运动作为惊恐障碍的单一疗法后发现,心理治疗效果更好。Gaudlitz 等[70]在为期 8 周的运动疗程之后发现,对于惊恐障碍(伴或不伴广场恐惧症)的患者来说,定期规律的有氧训练对认知行为疗法疗效有额外的益处,和这些研究是一致的。

与惊恐障碍相比,其他诊断组中规律定期运动的抗焦虑作用证据更为有限:有一些证据表明,创伤后应激障碍患者可从运动中获益[71-74],虽然仍需要更大规模的随机对照试验来支撑这个结论。同样也有报道,运动对减轻强迫症症状的效果值得期待[75]。最近,定期有氧训练结合认知行为疗法,对患者的潜在效用已得到了证实[76]。运动对广泛性焦虑症患者[77,78]和社交恐惧症患者[79]的抗焦虑作用研究不多。上述研究为运动对焦虑症的有益作用增加了证据。

关于运动干预在心理障碍治疗中应用的随机对照试验概述,可参阅 Zschucke 等的文献[80]。

113.3.2.4 近期的 meta 分析结果

Bartley 等[81]得出了不太乐观的结论,他们认为和对照组相比,目前的证据不足以支持有氧训练可以作为焦虑症的有效治疗。Perasall 等[82]人也发表了同样的观点,在他们系统的综述和 meta 分析中并没有发现运动对焦虑症的症状有任何改善。

另一方面,Wipfli 等[83]得出的结论是,运动相比其他方式可以更好地减轻焦虑。Wegner 等[84]发现,运动通常有较小的抗焦虑作用,而且相比非临床范畴焦虑的受试者,运动似乎更有益于患者。这个结论也被 Stubbs 等[85]的最新 meta 分析证实,他们发现运动对改善近期诊断为焦虑症患者的焦虑症状是有效果的,因此强调运动也是一种重要的治疗方法。

所有的作者都一致认为,目前的数据库仍非常不充分,未来需要设计良好、方法学完善的随机对照试验和高质量的 meta 分析,才能得出明确的结论。

总之,目前暂时可以认为,除了急性抗焦虑作用,运动作为一种治疗辅助方法用于合适的临床场景中,有长期减轻焦虑的作用。至于何种程度的运动可以作为焦虑症的主要干预方法,目前还没有定论,尤其是尚未能确定适合的运动项目。现在可以确定的是,运动员常比体力活动不足的人更不容易焦虑和沮丧[86]。另一方面,尚不清楚体育运动是否可真正维持心理健康,也不清楚投身体育运动和心理健康是否具有共同基础。

113.3.3 体力活动抗焦虑的机制

113.3.3.1 心理机制

从心理学的角度看,有一些经验性的证据表明,运动的效果是基于自我效能的提高和感知应对能力的增强[87]。焦虑症往往伴随着最有压力的经历,如被困、找不到解决方法和无助地任由症状摆布。运动为减轻痛苦提供了可能的方法。人们一旦看到了似乎能摆脱困境的方法,就能感受到事件的可控性,压力水平就会降低,症状也会得到改善。意识到有进行自我调节的方法,可以增强自信,进而健康得以促进[88]。

其他作者认为,体力活动的效果在于负性想法偏转[89]。如果在一个小组中进行体力活动,那么社交互动和强化作用有益于减轻焦虑。

耐力训练在惊恐障碍患者中的抗焦虑作用,被看作是对内感不适的暴露。患者们通常将正常的身体感觉,类似心率与脉搏加快体会成危险,甚至威胁生命的感受。惊恐发作时产生的这种感受,会让患者无法理解和无法控制。但是如果这种感受在运动中反复出现,能使患者慢慢习惯它们,并认为它们并不威胁生命,从而转变自己的认知来影响自己的行为[90]。从这个角度来说,运动是内感暴露的一种形式[91]。此外,运动也有助于减轻焦虑灵敏度[90,92],焦虑灵敏度是一种对焦虑和焦虑相关感觉的永久恐惧,也是焦虑相关的心理病理学危险因素和维持因素。

关于更详细的运动对焦虑症作用的心理机制概述,请参阅 Gaudlitz 等的文献[93]。

113.3.3.3.2 生物学机制

对运动在焦虑症治疗中有益作用的生物学机制,已有人从神经化学和生理学方面进行了探讨。

研究表明,耐力训练可让 5-羟色胺受体正常化[94,95],从而增加神经介质 5-羟色胺的水平,这个现象也见于 5-羟色胺等心理精神药物(如 SSRIs)的应用。此外,运动会诱导内啡肽的改变,而内啡肽作为阿片类受体激动剂和情绪有关,已被广泛研究。在一段时间内,这些发现完全基于外周血中内啡肽水平的提高。Boecker 和其同事[96]通过正电子发射断层扫描(positron emission tomography,PET)研究揭示核心机制,确定运动过程中运动与欣快感的关系,欣快感在跑步后显著提升,而和某些大脑区域中阿片的结合呈负相关[96]。然而由于证据的混杂,内啡肽介导的运动降低焦虑假说仍旧受到挑战[97]。

运动对应激反应也有积极影响[比如下丘脑-垂体-肾上腺轴(hypothalamus-pituitary-adrenal axis,HPAA)]。在焦虑患者中可能会出现下丘脑-垂体-肾上腺轴的过度活动[98],并导致应激激素皮质醇在体内的持续释放,而这会产生许多不良后果,包括海马区神经细胞的丢失或免疫反应的减弱[99,100]。体力活动似乎能够降低体内皮质醇水平或防止皮质醇增多[101]。但是耐力训练研究的不同结果削弱了这个结论[102-105],最近的一项关于特定恐惧症患者短时运动的疗效的研究也不支持这个结果[65]。此外,心房利尿钠肽(atrial natriuretic peptide,ANP)在调节恐惧和惊恐中也起着作用,介导运动期间的心理适应。心房钠尿肽可能还参与长期体力活动的抗焦虑机制[106]。

运动还可使脑源性神经营养因子(brain-derived neurotrophic factor,BDNF)降低的水平恢复至正常,因此具有神经保护甚至神经营养作用。脑源性神经营养因子可引起神经再生,特别是在受压力影响而减少的海马区神经再生。由于抗抑郁药有相同的作用,因此可推测体力活动的抗抑郁和抗焦虑作用,可能是由脑源性神经营养因子释放增加所介导的[97,107-109]。脑源性神经营养因子水平下降和焦虑症以及一般性焦虑增加相关[98]。meta 分析支持运动作为提高人体中脑源性神经营养因子的策略[107],有氧训练比抗阻运动的作用更为明显[108]。当在焦虑症中使用运动疗法时,脑源性神经营养因子的相关研究数据还很少,所以需要更多的数据,才能得出明确的结论。Ströhle 等[109]发现,惊恐障碍患者的脑源性神经营养因子基线浓度,较健康对照组显著降低,而中等强度的运动显著增加脑源性神经营养因子水平(在健康对照组中没有发现)。

一般来说,有氧训练可以调节人类激素、神经营养因子和神经递质水平,但是个体的反应程度取决于基因、年龄及激素状况[110]。考虑到个体差异,未来研究必须纳入这些个体因素,尤其对焦虑症患者的研究更为重要。有关生物机制的更详细概述,请参考 DeBoer 等[97]和 Gaudlitz 等的文献[93]。

113.3.3.3 结论和建议

虽然有许多研究强调(更多的)体力活动和(更少的)焦虑之间的关系,但仍有许多问题存在。此外,临床医师还在等待有关问题的回答,如运动类型、频率、持续时间、强度以及对什么样的患者"开运动处方"。目前部分问题已经取得了进展,比如 LeBouthillier 和 Asmundson[111]在跨诊断干预研究中比较有氧训练和抗阻训练,发现两者都可以有效改善机体紊乱,有氧训练能改善一般性压力和焦虑,而抗阻训练改善疾病的特有症状。在这个问题和上述问题进一步得到阐述之前,应遵循世界卫生组织(WHO)的指南:成人每周至少进行 150min 的中等强度有氧训练(如快步走、家务劳动),或 75min 的高强度有氧训练(如跑步),或相当于中等强度和高强度结合的有氧训练,每次运动至少持续 10min[112]。此外,每周至少 2 天进行主要肌群的强化训练[112]。尽管这些指南已被广泛使用了近 10 年,但指南落实仍然存在挑战,尤其对有心理障碍的患者而言,需要开展随机对照临床试验。在最近的研究中,Stevens 等[113]建议,聚焦社会认同和自我分类理论(个体层面的因素,如认知或态度)这一新方法,验证是否有助于患者参与体力活动。

临床应用

- 在患有焦虑症的受试者中,确定缺乏体力活动是否是疾病发展的因素。
- 支持焦虑症患者保持体力活动或开始体力活动。
- 在基于特定疾病的建议提出前,遵循世界卫生组织的建议(每周 150min 的中等强度运动或每周 75min 高强度运动)。
- 出于安全考虑,有风险的不运动患者应在开始中等 - 高强度体力活动前接受医学体检。

(Katharina Gaudlitz,MSc,Brigitt-Leila von Lindenberger,MSc,and Andreas Ströhle,MD 著

叶红华 译 麦尹林 校)

参考文献

1. American Psychiatric Association. 2013. *Diagnostic and statistical manual of mental disorders (5th ed.).* Arlington, VA: American Psychiatric Publishing.
2. WHO. 1991. *World Health Organization. Tenth Revision of the International Classification of Diseases, Chapter V (F): Mental and Behavioral Disorders (including disorders of psychological development). Clinical Descriptions and Diagnostic Guidelines.* Geneva: World Health Organization.
3. Kessler, R.C., Petukhova, M., Sampson, N.A., Zaslavsky, A.M., Wittchen, H.-U. 2012. Twelve-month and lifetime prevalence and lifetime morbid risk of anxiety and mood disorders in the United States. *Int J Methods Psychiatr Res* 21(3):169–84.
4. Wittchen, H.-U., Jacobi, F., Rehm, J., Gustavsson, A., Svensson, M., Jönsson, B. et al. 2011. The size and burden of mental disorders and other disorders of the brain in Europe 2010. *Eur Neuropsychopharmacol* 21(9):655–79.
5. Kessler, R.C., Ruscio, A.M., Shear, K., Wittchen, H.U. 2010. Epidemiology of anxiety disorders. *Curr Top Behav Neurosci* 2:21–35.
6. Iesen, J., Gustavsson, A., Svensson, M., Wittchen, H.-U., Jönsson, B. 2012. The economic cost of brain disorders in Europe. *Eur J Neurol* 19(1):155–62.
7. Lépine, J.-P. 2002. The epidemiology of anxiety disorders: prevalence and societal costs. *J Clin Psychiatry* 63(14):4–8.
8. Asselmann, E., Wittchen, H.-U., Lieb, R., Beesdo-Baum, K. 2018. Sociodemographic, clinical and functional long-term outcomes in adolescents and young adults with mental disorders. *Acta Psychiatr Scand* 137(1):6–17.
9. Norton, P.J., Price, E.C. 2008. A meta-analytic review of adult cognitive-behavioral treatment outcome across anxiety disorders. *J Nerv Ment Dis* 195:521–31.
10. Olatunji, B.O., Cisler, J.M., Deacon, B.J. 2010. Efficacy of cognitive behavioural therapy for anxiety disorders: a review of meta-analytic findings. *Psychiatr Clin North Am* 33(3):557–77.
11. Porto, P.R., Oliveira, L., Mari, J., Volchan, E., Figueira, I., Ventura, P. 2009. Does cognitive behavioural therapy change the brain? A systematic review of neuroimaging in anxiety disorders. *J Neuropsychiatry Clin Neurosci* 21(2):114–25.
12. Lueken, U., Zierhut, K.C., Hahn, T., Straube, B., Kirchner, T., Reif, A., et al. 2016. Neurobiological markers predicting treatment response in anxiety disorders: a systematic review and implications for clinical application. *Neurosci Biobehav Rev* 66:143–62.

13. Morgan, A.J., Jorm, A.F. 2009. Outcomes of self-help efforts in anxiety disorders. *Expert Rev Pharmacoecon Outcomes Res* 9(5):445–59.
14. Olthuis, J.V., Watt, M.C., Bailey, K., Hayden, J.A., Stewart, S.H. 2016. Therapist-supported Internet cognitive behavioural therapy for anxiety disorders in adults. *Cochrane Database Syst Rev* (12);3:CD011565. doi: 10.1002/14651858.CD011565.pub2.
15. Bandelow, B., Michaelis, S., Wedekind, D. 2017. Treatment of anxiety disorders. *Dialogues Clin Neurosci* 19(2):93–107.
16. Fu, J., Peng, L., Li, X. 2016. The efficacy and safety of multiple doses of vortioxetine for generalized anxiety disorder: a meta-analysis. *Neuropsychiatr Dis Treat* 12:951–9.
17. Pull, C.B. 2007. Combined pharmacotherapy and cognitive-behavioral therapy for anxiety disorders. *Curr Opin Psychiatry* 20:30–5.
18. Zwanzger, P., Diemer, J., Jabs, B. 2009. Comparison of combined psycho- and pharmacotherapy with monotherapy in anxiety disorders: controversial viewpoints and clinical perspectives. *J Neural Transm* 116:759–65.
19. Hofmann, S.G., Sawyer, A.T., Korte, K.J., Smits, J.A. 2009. Is it beneficial to add pharmacotherapy to cognitive-behavioral therapy when treating anxiety disorders? A meta-analytic review. *Int J Cogn Ther* 2(2):160–75.
20. Bandelow, B., Reitt, M., Rover, C., Michaelis, S., Gorlich, Y. Wedekind, D. 2015a. Efficacy of treatments for anxiety disorders: a meta-analysis. *Int Clin Psychopharmacol* 30(4):183–92.
21. Bandelow, B., Lichte, T., Rudolf, S., Wiltink, J., Beutel, M. 2015b. The German guidelines for the treatment of anxiety disorders. *Eur Arch Psychiatry Clin Neurosci* 265(5):363–73.
22. Flatten, G., Gast, U., Hofmann, A., Knaevelsrud, C., Lampe, A., Liebermann, P. 2011. S3 – Leitlinie Posttraumatische Belastungsstörung. *Trauma & Gewalt* 3:202–10.
23. Hohagen, F., Wahl-Kordon, A., Lotz-Rambaldi, W., Muche-Borowski, C. 2015. *S3-Leitlinie Zwangsstörungen*. Berlin, Heidelberg: Springer.
24. van der Watt, G., Laugharne, J., Janca, A. 2008. Complementary and alternative medicine in the treatment of anxiety and depression. *Curr Opin Psychiatry* 21:37–42.
25. Chen, K.W., Berger, C.C., Manheimer, E., Forde, D., Magidson, J., Dachman, L., Lejuez, C.W. 2012. Meditative therapies for reducing anxiety: a systematic review and meta-analysis of randomized controlled trials. *Depress Anxiety* 29(7):545–62.
26. Saeed, S.A., Antonacci, D.J., Bloch, R.M. 2010. Exercise, yoga, and meditation for depressive and anxiety disorders. *Am Fam Physician* 81(8):981–6.
27. Manzoni, G.M., Pagnini, F., Castelnuovo, G., Molinari, E. 2009. Relaxation training for anxiety: a ten-year systematic review with meta-analysis. *BMC Psychiatry* 8:41.
28. Gotink, R.A., Chu, P., Bussschbach, J.J., Benson, H., Fricchione, G.L., Hunink, M.G. 2015. Standardised mindfulness-based interventions in healthcare: an overview of systematic reviews and meta-analyses of RCTs. *PLoS One* 10(4):e0124344. doi: 10.1371/journal.pone.0124344. eCollection 2015.
29. Strauss, C., Cavanagh, K., Oliver, A., Pettman, D. 2014. Mindfulness-based interventions for people diagnosed with current episode of an anxiety or depressive disorder: a meta-analysis of randomized controlled trials. *PLoS One* 9(4):e96110. doi: 10.1371/journal.pone.0096110. eCollection 2014.
30. Ströhle, A. 2009. Physical activity, exercise, depression and anxiety disorders. *J Neural Transm* 116:777–84.
31. Krogh, J., Hjorthøj, C., Speyer, H., Gluud, C., Nordentoft, M. 2017. Exercise for patients with major depression: a systematic review with meta-analysis and trial sequential analysis. *BMJ Open* 7(9):e014820. doi: 10.1136/bmjopen-2016-014820.
32. Kvam, S., Kleppe, C.L., Nordhus, I.H., Hovland, A. 2016. Exercise as a treatment for depression: a meta-analysis. *J Affect Disord* 202:67–86.
33. Caspersen, C.J., Powell, K.E., Christenson, G.M. 1985. Physical activity, exercise, and physical fitness: definitions and distinctions for health-related research. *Public Health Rep* 100(2):126–31.
34. Salmon, P. 2001. Effects of physical exercise on anxiety, depression and sensitivity to stress: a unifying theory. *Clin Psychol Rev* 21(1):33–61.
35. Pate, R.R., Pratt, M., Blair, S.N., et al. 1995. Physical activity and public health: a recommendation from the centers for disease control and prevention and the American college of sports medicine. *JAMA* 273:402–7.
36. CDC. US Department of Health and Human Services. 1996. *Physical Activity and Health: A Report of the Surgeon General*. Atlanta: National Center for Chronic Disease Control and Prevention.
37. Steptoe, A., Butler, N. 1996. Sports participation and emotional well-being in adolescents. *Lancet* 347:1789–92.
38. Stephens, T. 1988. Physical activity and mental health in the United States and Canada: evidence from four popular surveys. *Prev Med* 17:35–47.
39. Abu-Omar, K., Rütten, A., Lehtinen, V. 2004a. Mental health and physical activity in the European Union. *Soz Praventivmed* 49(5):301–9.
40. Abu-Omar, K., Rütten, A., Robine, J.M. 2004b. Self-rated health and physical activity in the European Union. *Soz Praventivmed* 49(4):235–42.
41. Goodwin, R.D. 2003. Association between physical activity and mental disorders among adults in the Unites States. *J Prev Med* 36, 698–703.
42. Kaiya, H., Umekage, T., Harada, S., Okazaki, Y., Sasaki, T. 2005. Factors associated with the development of panic attack and panic disorder: survey in the Japanese population. *Psychiatry Clin Neurosci* 59(2):177–82.
43. Ten Have, M., de Graaf, R., Monshouwer, K. 2011. Physical exercise in adults and mental health status findings from the Netherlands mental health survey and incidence study (NEMESIS). *J Psychosom Res* 71(5):342–8.
44. Thorsen, L., Nystad, W., Stigum, H., et al. 2005. The association between self-reported physical activity and prevalence of depression and anxiety disorder in long-term survivors of testicular cancer and men in a general population sample. *Support Care Cancer* 13(8):637–46.
45. Backmand, H., Kaprio, J., Kujala, U., Sarna, S. 2003. Influence of physical activity on depression and anxiety of former elite athletes. *Int J Sports Med* 24:609–19.
46. Ströhle, A., Höfler, M., Pfister, H., et al. 2007. Physical activity and prevalence and incidence of mental disorders in adolescents and young adults. *Psychol Med* 37(11):1657–66.
47. Jonsdottir, I.H., Rödjer, L., Hadzibajramovic, E., Börjesson, M., Ahlborg, G. 2010. A prospective study of leisure-time physical activity and mental health in Swedish health care workers and social insurance officers. *Prev Med* 51:373–7.
48. Pasco, J.A., Williams, L.J., Jacka, F.N., Henry, M.J., Coulson, C.E., Brennan, S.L., et al. 2011. Habitual physical activity and the risk for depressive and anxiety disorders among older men and women. *Int Psychogeriatr* 23(2):292–8.
49. Hoegh Poulsen, P., Biering, K., Andersen, J.H. 2016. The association between leisure time physical activity in adolescence and poor mental health in early adulthood: a prospective cohort study. *BMC Public Health* 16:3.
50. Waller, K., Kujala, U.M., Rantanen, T., Kauppinen, M., Silventoinen, K., Koskenvuo, M., Kaprio, J. 2010. Physical activity, morbidity and mortality in twins: a 24-year prospective follow-up. *Eur J Epidemiol* 25(10):731–9.
51. De Moor, M.H., Boomsma, D.I., Stubbe, J.H., Willemsen, G., de Geus, E.J. 2008. Testing causality in the association between regular exercise and symptoms of anxiety and depression. *Arch Gen Psychiatry* 65: 897–905.
52. Petruzzello, S.J., Landers, D.M., Hatfield, B. D., Kubitz, K.A., Salazar, W. 1991. A meta-analysis on the anxiety-reducing effects of acute and chronic exercise. Outcomes and mechanisms. *Sports Med* 11(3)143–82.
53. Long, B.C., van Stavel, R.V. 1995. Effects of exercise training on anxiety: a meta-analysis. *J Appl Sport Psychol* 7:167–89.
54. Stubbs, B., Vancampfort, D., Rosenbaum, S., Firth, J., Cosco, T., Veronese, N., Salum, G.A., Schuch, F.B. 2017. An examination of the anxiolytic effects of exercise for people with anxiety and stress-related disorders: a meta-analysis. *Psychiatry Res* 249:102–8.
55. Ensari, I., Freenlee, T.A., Motl, R.W., Petruzzello, S.J. 2015. Meta-analysis of acute exercise effects on state-anxiety: an update of randomized controlled trials over the past 25 years. *Depress Anxiety* 32(8):624–34.
56. Stonerock, G.L., Hofmman, B.M., Smith, P.J., Bumenthal, J.A. 2015. Exercise as treatment for anxiety: systematic review and analysis. *Ann Behav Med* 49(4):542–56.
57. Orwin, A. 1973. 'The running treatment': a preliminary communication on a new use for an old therapy (physical activity) in the agorphobic syndrome. *Br J Psychiatry* 122(567):175–9.
58. Orwin, A. 1974. Treatment of a situational phobia--a case for running. *Br J Psychiatry* 125(0):95–8.

59. Muller, B., Armstrong, H.E. 1975. A further note on the running treatment for anxiety. *Psychother Theory Res Pract* 12:385–7.
60. Esquivel, G., Schruers, K., Kuipers, H., Griez, E. 2002. The effects of acute exercise and high lactate levels on 35% CO_2 challenge in healthy volunteers. *Acta Psychiatr Scand* 106(5)394–7.
61. Ströhle, A., Feller, C., Onken, M., Godemann, F., Dimeo, F. 2005. The acute antipanic activity of aerobic exercise. *Am J Psychiatry* 162:2376–8.
62. Youngstedt, S.D., O'Connor, P.J., Crabbe, J.B., Dishman, R.K. 1998. Acute exercise reduces caffeine-induced anxiogenesis. *Med Sci Sports Exerc* 30(5):740–5.
63. Esquivel, G., Díaz-Galvis, J., Schruers, K., Berlanga, C., Lara-Muñoz, C., Griez, E. 2008. Acute exercise reduces the effects of a 35% CO_2 challenge in patients with panic disorder. *J Affect Disord* 107(1–3):217–20.
64. Ströhle, A., Graetz, B., Scheel, M., et al. 2009. The acute antipanic and anxiolytic activity of aerobic exercise in patients with panic disorder and healthy control subjects. *J Psychiatr Res* 43(12):1013–7.
65. Lindenberger, B.L., Plag, J., Schumacher, S., Gaudlitz, K., Bischoff, S., Bobbert, T., et al. 2017. Clinical and neurobiological effects of aerobic exercise in dental phobia: A randomized controlled trial. *Depress Anxiety* 34(11):1040–8.
66. Dratcu, L. 2001. Physical exercise: an adjunctive treatment for panic disorder? *Eur Psychiatry* 16(6):372–4.
67. Broocks, A., Bandelow, B., Pekrun, G., et al. 1998. Comparison of aerobic exercise, clomipramine, and placebo in the treatment of panic disorder. *Am J Psychiatry* 155 (5):603–9.
68. Wedekind, D., Broocks, A., Weiss, N., Engel, K., Neubert, K., Bandelow, B. 2010. A randomized, controlled trial of aerobic exercise in combination with paroxetine in the treatment of panic disorder. *World J Biol Psychiatry* 11(7):904–13.
69. Hovland, A., Nordhus, I.H., Sjøbø, T. et al. 2013. Comparing physical exercise in groups to group cognitive behaviour therapy for the treatment of panic disorder in a randomized controlled trial. *Behav Cogn Psychother* 41(4):408–32.
70. Gaudlitz, K., Plag, J., Dimeo, F., Ströhle A. 2015. Aerobic exercise training facilitates the effectiveness of cognitive behavioral Therapy in panic disorder. *Depress Anxiety* 32(3):221–8.
71. Manger, T.A. 2000. *The effects of a community-based aerobic exercise program on posttraumatic stress disorder-related symptoms and concomitant anxiety and depression (dissertation)*. Hempstead: Hofstra University.
72. Manger, T.A., Motta, R.W. 2005. The impact of an exercise program on post-traumatic stress disorder, anxiety, and depression. *Int J Emerg Ment Health* 7: 49–57.
73. Fetzner, M.G., Asmundson, G.J. 2015. Aerobic exercise reduces symptoms of posttraumatic stress disorder: a randomized controlled trial. *Cogn Behav Ther* 44(4):301–13.
74. Powers, M.B., Medina, J.L., Burns, S., Kauffman, B.Y., Monfils, M., Asmundson, G.J., Diamond, A., McIntyre, C., Smits, J.A. 2015. Exercise augmentation of exposure therapy for PTSD: rationale and pilot efficacy data. *Cogn Behav Ther* 44(4):314–27.
75. Abrantes, A.M., Strong, D.R., Cohn, A. et al. 2009. Acute changes in obsessive and compulsions following moderate-intensity aerobic exercise among patients with obsessive-compulsive disorder. *J Anxiety Disord* 23(7):923–7.
76. Rector, N.A., Richter, M.A., Lerman, B., Regev, R. 2015. A pilot test of the additive benefits of physical exercise to CBT for OCD. *Cogn Behav Ther* 44(4):328–40.
77. Herring, M.P., Jacob, M.L., Suveg, C., O'Connor, P. 2011. Effects of short-term exercise training on sign and symptoms of generalized anxiety disorder. *Ment Health Phys Act* 4(2):71–7.
78. Herring, M.P., Jacob, M.L., Suveg, C., Dishman, R.K., O'Connor, P. 2012. Feasibility of exercise training for the short-term treatment of generalized anxiety disorder: a randomized controlled trial. *Psychother Psychosom* 81(1):21–8.
79. Jazaieri, H., Goldin, P.R., Werner, K., Ziv, M., Gross, J.J. 2012. A randomized trial of MBSR versus aerobic exercise for social anxiety disorder. *J Clin Psychol* 68(7):715–31.
80. Zschucke, E., Gaudlitz, K. Ströhle, A. 2013. Exercise and physical activity in mental disorders: clinical and experimental evidence. *J Prev Med Public Health* 46 Suppl 1:S12–21.
81. Bartley, C.A., Hay, M., Bloch, M.H. 2013. Meta-analysis: aerobic exercise for the treatment of anxiety disorders. *Prog Neuropsychopharmacol Biol Psychiatry* 45:34–9.
82. Pearsall, R., Smith, D.J., Pelosi, A., Geddes, J. 2014. Exercise therapy in adults with serious mental illness: a systematic review and meta-analysis. *BMC Psychiatry* 21(14):117.
83. Wipfli, B.M., Rethorst, C.D., Landers, D.M. 2008. The anxiolytic effects of exercise: a meta-analysis of randomized trials and dose-response analysis. *J Sport Exerc Psychol* 30(4):392–410.
84. Wegner, M., Helmich, I., Machado, S., Nardi, A.E., Arias-Carrion, O., Budde, H. 2014. Effects of exercise on anxiety and depression disorders: review of meta-analyses and neurobiological mechanisms. *CNS Neurol Disord Drug Targets* 13(6):1002–14.
85. Stubbs, B., Vancampfort, D., Rosenbaum, S., Firth, J., Cosco, T., Veronese, N., Salum, G.A., Schuch, F.B. 2017. An examination of the anxiolytic effects of exercise for people with anxiety and stress-related disorders: a meta-analysis. *Psychiatry Res* 249:102–8.
86. De Moor, M.H., Beem, A.J., Stubbe, J.H., Boomsma, D.I., DeGeus, E.J. 2006. Regular exercise, anxiety, depression and personality: a population-based study. *Prev Med* 42(2):273–9.
87. Imayama, I., Alfano, C.M., Bertram, L.A., et al. 2011. Effects of 12-month exercise on health-related quality of life: a randomized controlled trial. *Prev Med* 52(5):344–51.
88. Smits, J.A.J., Berry, A.C., Powers, M.B., Greer, T.L., Otto, M.W. 2008a. The promise of exercise intervention for the anxiety disorders. In *Anxiety in health behaviors and physical illness*, ed. M.J. Zvolensky, and J.A.J. Smits, 81–104. New York: Springer Science and Business Media.
89. Bahrke, M.S., Morgan, W.P. 1978. Anxiety reduction following exercise and meditation. *Cognitive Ther Res* 2:323–33.
90. Sabourin, B.c., Stewart, S.H., Watt, M.C., Krigolson, O.E. 2015. Running as interoceptive exposure for decreasing anxiety sensitivity: replication and extension. *Cogn Behav Ther* 44(4):264–74.
91. Broocks, A., Bandelow, B. 2003. Panikstörung und Agoraphobie. In *Neurologie, Psychiatrie und Sport*, ed. C.D. Reimers, and A. Broocks. Stuttgart: Thieme Verlag.
92. Smits, J.A.J., Berry, A.C., Rosenfield, D., Powers, M.B., Behar, E., Otto, M.W. 2008b. Reducing anxiety sensitivity with exercise. *Depress Anxiety* 25(8):689–99.
93. Gaudlitz, K., Lindenberger, B.L., Zschucke, E., Ströhle, A. 2013. Mechanisms underlying the relationship between physical activity and anxiety: human data. In *Routledge Handbook of Physical Activity and Mental Health*, ed. P. Ekkekakis 117–29. London/New York/Oslo/Philadelphia: Routledge.
94. Broocks, A., Bandelow, B., George, A., et al. 2000. Increased psychological responses and divergent neuroendocrine responses to m-CPP and ipsapirone in patients with panic disorder. *Int Clin Psychopharmacol* 15 (3):153–61.
95. Broocks, A., Meyer, T., Opitz, M., et al. 2003. 5-HT1A responsivity in patients with panic disorder before and after treatment with aerobic exercise, clomipramine or placebo. *Eur Neuropsychopharmacol* 13(3):153–64.
96. Boecker, H., Sprenger, T., Spilker, M.E., et al. 2008. The runner's high: opioidergic mechanisms in the human brain. *Cereb Cortex* 18(11):2523–31.
97. DeBoer, L.B., Powers, M.B., Utschig, A.C., Otto, M.W., Smits, J.A. 2012. Exploring exercise as an avenue for the treatment of anxiety disorders. *Expert Rev Neurother* 12(8):1011–22.
98. Wedekind, D., Bandelow, B., Broocks, A., Hajak, G., Rüther, E. 2000. Salivary, total plasma and plasma free cortisol in panic disorder. *J Neural Transm* 107(7):831–7.
99. Mastorakos, G., Pavlatou, M., Diamanti-Kandarakis, E., Chrousos, G.P. 2005. Exercise and the stress system. *Hormones* 4(2):73–89.
100. Pedersen, B.K., Hoffman-Goetz, L. 2000. Exercise and the immune system: regulation, integration, and adaption. *Physiol Rev* 80(3):1055–81.
101. Rimmele, U., Seiler, R., Marti, B., Wirtz, P.H., Ehlert, U., Heinrichs M. 2009. The level of physical activity affects adrenal and cardiovascular reactivity to psychosocial stress. *Psychoneuroendocrinology* 34(2):190–8.
102. Broocks, A., Meyer, T., George, A., et al. 1999. Decreased neuroendocrine responses to meta-chlorophenylpiperazine (m-CPP) but normal responses to ipsapirone in marathon runners. *Neuropsychopharmacology* 20(2):150–61.
103. Kraemer, W.J., Hakkinen, K., Newton, R.U., et al. 1999. Effects of heavy-resistance training on hormonal response patterns in younger vs. older men. *J Appl Physiol* 87(3):982–92.

104. Rimmele, U., Zellweger, B.C., Marti, B., et al. 2007. Trained men show lower cortisol, heart rate and psychological responses to psychosocial stress compared with untrained men. *Psychoneuroendocrinology* 32(6):627–35.
105. Plag, J., Gaudlitz, K., Schumacher, S., Dimeo, F., Bobbert, T., Kirschbaum, C., et al. 2014. Effect of combined cognitive-behavioural therapy and endurance training on cortisol and salivary alpha-amylase in panic disorder. *J Psychiatr Res* 58:12–9.
106. Ströhle, A., Feller, C., Strasburger, C.J., Heinz, A., Dimeo, F. 2006. Anxiety modulation by the heart? Aerobic exercise and atrial natriuretic peptide. *Psychoneuroendocronology* 31(9):1127–30.
107. Szuhany, K.L., Bugatti, M., Otto, M.W. 2015. A meta-analytic review of the effects of exercise on brain-derived neurotrophic factor. *J Psychiatr Res* 60:56–64.
108. Dinoff, A., Hermann, N., Swardfager, W., Liu, C.S., Sherman, C., Chan, S., et al. 2016. The effect of exercise training on resting concentrations of peripheral brain-derived neurotrophic factor (BDNF): a meta-analysis. *PLoS One* 11(9):e0163037. doi: 10.1371/journal.pone.0163037. eCollection 2016.
109. Ströhle, A., Stoy, M., Graetz, B., Scheel, M., Wittmann, A., Gallinat, J., et al. 2010. Acute exercise ameliorates reduced brain-derived neurotrophic factor in patients with panic disorder. *Psychoneuroendocrinology* 35(3):364–8.
110. Heijnen, S., Hommel, B., Kibele, A., Colzato, L.S. 2016. Neuromodulation of aerobic exercise – a review. *Front Psychol* 6:1890. doi: 10.3389/fpsyg.2015.01890. eCollection 2015.
111. LeBouthillier, D.M., Asmundson, G.J.G. 2017. The efficacy of aerobic exercise and resistance training as transdiagnostic interventions for anxiety-related disorders and constructs: a randomized controlled trial. *J Anxiety Disord* 52:43–52.
112. WHO. 2017. http://www.who.eint/dietphysicalactivity/leaflet-physical-activity-recommendations.pdf?ua=1
113. Stevens, M., Rees, T., Coffee, P., Steffens, N.K., Haslam, S.A., Polman, R. 2017. A social identity approach to understanding and promoting physical activity. *Sports Med* 47(10):1911–8.

第 114 章 ｜ 体力活动和抑郁症

目录

要点／1654

114.1 抑郁的患病率和经济负担／1654
114.1.1 运动的横断面研究和纵向研究／1654
114.1.2 运动的随机对照试验／1654
114.1.2.1 有氧训练在减轻抑郁症状中的作用／1654
114.1.2.2 抗阻运动训练在减轻抑郁症状中的作用／1655
114.1.2.3 meta 分析证实了运动在减轻抑郁症状中的效果／1655
114.1.2.4 运动和已经明确的治疗方法比较／1655
114.1.2.5 运动作为一种辅助／强化治疗／1656
114.1.3 运动方案／1656
114.1.3.1 运动频率和持续时间／1656
114.1.3.2 运动强度／1656
114.1.3.3 运动干预持续时间／1657
114.1.3.4 运动方式／1657
114.1.3.5 运动干预的依从性／1657
114.1.4 减轻患者群并发症的抑郁症状／1657
114.1.4.1 心血管疾病／1658
114.1.4.2 2 型糖尿病／1658
114.1.4.3 肿瘤／1658
114.1.4.4 其他疾病／1658
114.1.5 运动抗抑郁作用的机制／1658
114.1.5.1 5-羟色胺／1659
114.1.5.2 脑源性神经营养因子／1659
114.1.5.3 下丘脑-垂体-肾上腺轴／1659
114.1.5.4 内源性大麻素／1660
114.1.5.5 心理社会因素／1660
114.1.6 运动抗抑郁作用的预测因子／1660
114.1.7 未来方向／1661

临床应用／1662

参考文献／1662

> 要 点
> - 已有证据表明体力活动可以应用于抑郁症的预防和治疗。
> - 由于抑郁症并发症会严重影响患者的疾病预后,所以对于这样的病患群体意义更甚。
> - 运动的抗抑郁作用有潜在的生物学机制,了解这些机制有助于为患者制订个体化有效的抗抑郁方法。
> - 未来的研究要继续评估运动作为治疗策略在真实临床场景中的应用。

114.1 抑郁的患病率和经济负担

抑郁症影响着美国约10%的人口,男性抑郁症的患病率为10%,女性为15%。抑郁症相关的成本也在增加,每年造成的经济负担估计约2 100亿美元[1]。即使在不符合重性抑郁症(major depressive disorder,MDD)诊断标准的个体中,抑郁症状对健康也有负面影响。抑郁症状的加重和重性抑郁症风险增加[2]、功能受损[3-5]、更高的残疾率[6]和社会功能障碍有关[4,7]。

有限的治疗可行性和有效性则进一步加重抑郁症负担。只有55%的抑郁症患者接受治疗,并且其中只有32%的患者接受治疗后症状得到缓解[8]。随机对照试验(randomized controlled trail,RCT)展示了抗抑郁药、心理治疗、神经刺激这3种疗法在缓解抑郁症状的有效性[9]。尽管经验性证据表明这些治疗有效,但治疗反应率表明,有相当大部分的个体对治疗没有反应[10-14]。这些数据强调了对具有更好效价比和可行性的治疗抑郁症替代方法的需要,而运动作为潜在的治疗方法已得到研究的支持。

114.1.1 运动的横断面研究和纵向研究

在流行病学调查中,首次发现了体力活动和抑郁症的关系。抑郁发作的风险降低、抑郁症状减轻与高水平的体力活动和心肺适能有关[15-18]。虽然有较强的证据表明,体力活动和抑郁症状存在负相关,但是由于两者关系的复杂性和多样性,要求研究人员更好地理解其他因素可能对这种关系的调节或影响。最近的研究表明,在低-中收入地区[19]随着年龄增长[20],甚至当每周仅1h的体力活动时[21]均可见这些负相关的存在。

114.1.2 运动的随机对照试验

114.1.2.1 有氧训练在减轻抑郁症状中的作用

在流行病学研究的基础上,许多随机对照试验已经证实了有氧训练对重性抑郁症患者抑郁症状的治疗作用。Dunn等[22]随机将80名20~45岁成人,分配到高水平有氧训练组(每千克体重17.5kcal,强度自我选择)、低水平有氧训练组(每千克体重7kcal)或运动安慰剂组(拉伸运动)。在12周后,高水平运动组的汉密尔顿抑郁量表(Hamilton Depression Scale,HRSD)评分降低了47%,显著大于低水平运动组(30%)和安慰剂组(29%)的下降幅度。

Blumenthal[23]等随机把40岁及以上的重性抑郁症患者分为4个治疗组：基于家庭的有氧训练组、监测下的有氧训练组、进给予选择性5-羟色胺再摄取抑制剂(舍曲林)组和进给予安慰剂药物组。在16周的治疗后,发现基于家庭的有氧训练组(45%)和监测下的有氧训练组(40%)的缓解率显著高于安慰剂组(31%)。

Regassa[24]研究将946名抑郁症患者分为3个治疗组：12周运动干预、12周基于互联网的认知行为治疗、12周由主管医师提供常规治疗。运动干预组的课程按小时计,每周3次,共12周。在试验结束时,运动干预组患者的蒙哥马利和阿斯伯格抑郁症等级量表评分,较常规治疗组均显著降低。基于以往的研究,运动治疗抑郁症具有长期的积极影响[25,26]。Regassa研究的长期随访发现,虽然所有组都表现为稳定或者减轻的抑郁症状,但是轻度运动组和剧烈运动组的蒙哥马利和阿斯伯格抑郁症等级量表评分,低于常规治疗组和适度运动组[27]。

114.1.2.2　抗阻运动训练在减轻抑郁症状中的作用

另一组研究探索了抗阻运动训练对抑郁症症状的影响。一项为期10周的研究发现,相比注意力控制组,抗阻训练显著减轻了抑郁症状。而且,抗阻训练组中59%受试者获得了临床意义上的有效反应,而对照组中仅为26%[28]。在10周的评估后,抗阻训练组继续进行1周2次、无监督抗阻训练10周。在这个阶段结束后,抗阻训练组的抑郁症状仍保持着显著缓解,其中73%受试者可归为非抑郁,而对照组仅为36%。在26周的随访期间,两组间仍保持抑郁症状的显著性差异[29]。

在另一项试验中,老年人被随机分为3组：高水平抗阻训练组、低水平抗阻训练组和标准照护组。8周后,高水平抗阻训练组相比其他2组抑郁症状有明显改善,而低水平抗阻训练组和标准护理组无显著差异。高水平抗阻训练组的受试者也更容易获得临床有效反应,61%的高水平抗阻训练组受试者达到临床有效反应,而低水平抗阻训练组和标准护理组分别仅为29%和21%[30]。

114.1.2.3　meta分析证实了运动在减轻抑郁症状中的效果

除了上述的研究,其他几项试验也探究了运动干预对抑郁症的作用。这些研究结果已经纳入许多meta分析进行总结[31-34]。这些meta分析报告了运动干预后抑郁症状改善的显著效应量,效应量0.83~1.39,表明具有很大的治疗作用。但是最新的Cochrane综述报道了一个较小的效应量,并建议需要进一步研究才能清晰阐明运动和抑郁症治疗方法的关系[35]。然而,另一项meta分析[36]和一篇严格评价强调了Cochrane综述存在方法学上的局限性,并提出应将更多研究纳入报告[37],而且严格评价和meta分析都报告了在重性抑郁症中运动疗法具有较大的效应量。

除了评估抑郁症状,meta分析还探讨了抑郁症相关的次要结果,如生活质量和其他心理社会指标。一项meta分析探讨了在抑郁症患者中运动对生活质量指标的作用,发现运动可提高总体生活质量,包括身体方面和心理社会方面的生活质量[38]。

114.1.2.4　运动和已经明确的治疗方法比较

上述研究将运动和某些对照组进行了比较,进一步的研究则将运动和重性抑郁症的已经明确的治疗方法做了比较。Blumenthal等的2项研究[23,39]指出,老年人中选择性5-羟色胺再摄取抑制剂和运动的疗效没有显著差异,但研究的长期预后评估发现,运动比选择性 5-羟色胺再摄取抑制剂更有益[25,26]。就抑郁症状改变而言,Klein 等[40]发现运动和集体心理治疗没有显著差异,Hallgren 等[24]发现 3 种运动强度组和基于网络的认知行为疗法组没有区别。Rethorst 等[31]的 meta 分析,包括了一些未发表的研究成果,发现在研究中运动和选择性 5-羟色胺再摄取抑制剂或心理治疗的效应量没有差异,进一步支持上述观点。

114.1.2.5 运动作为一种辅助/强化治疗

如前所述,Blumenthal 等[39]为了对运动作为一种辅助治疗方式进行研究,设计了同时接受选择性 5-羟色胺再摄取抑制剂和有氧训练组,这一组虽然显示抑郁症状显著减轻,但这种减轻和单独接受药物组或单独有氧训练组没有显著性差异。目前为止已经有 2 项随机对照试验对运动作为强化治疗用于不缓解的重性抑郁症患者进行了研究。Mather 等[41]将已接受至少 6 周抗抑郁药治疗、没有持续反应的老年人随机分入有氧训练组或健康教育组,在 10 周的干预后,有氧训练组的反应率显著高于健康教育组。Trivedi 等[42]比较了在不缓解的重性抑郁症患者中两种水平的有氧训练作为强化治疗的效果,12 周干预后两组的缓解率均显著增加,2 组间的差异虽无显著性,但高水平运动组的缓解率有增高趋势。

114.1.3 运动方案

虽然有大量证据支持在重性抑郁症中使用运动疗法,但研究还没有明确能产生抗抑郁作用的运动强度。让问题复杂化的是运动干预可以从多个方面影响干预的效果,包括运动频率、持续时间、运动强度、干预持续时间和运动方式[43]。

114.1.3.1 运动频率和持续时间

在患有重性抑郁症的运动干预试验中运动频率(即每周的运动次数)不等。Dunn 等[22]发现,每周运动 3 次和每周运动 5 次在效果上没有差异。meta 分析也发现,在不同运动频率的试验中,效应量没有差异。

通常情况下,根据运动持续时间来制订运动处方。在每次运动时间段里,受试者进行一定的运动量。在重性抑郁症的试验中运动持续时间通常在 30~60min。目前为止,尚无试验直接比较不同运动时间的干预效果。然而,Rethorst 等[31]的 meta 分析中对调节变量的研究提示,持续 45~59min 的运动时间是最有效的。

另一种方式是通过计算热量消耗来制订运动处方。Dunn 等[22]比较了低水平(每千克体重 7kcal)和高水平(每千克体重 17.5kcal)热量消耗的运动干预,在这项试验中,每千克体重 17.5kcal 的消耗可以更有效的减轻抑郁症状,提示运动抗抑郁效应需要一个最小有效运动量,而且就理想运动量的判定而言,完成的运动总量比运动频率及持续时间更加重要。

114.1.3.2 运动强度

以前这一领域的研究存在一个不足之处,即缺乏对运动强度的充分监测。一些试验没有监测运动强度或让参与者"自我选择"运动强度。在监测运动强度的试验中,运动强度为最大心率的

50%~85%。尽管 Rethorst 等的 meta 分析中,基于不同运动强度的效应量,对抑郁症状的缓解作用没有显著差异,但是尚无试验比较不同运动强度对抑郁症状的缓解作用。

由 Singh 等[28,30]进行的 2 项抗阻训练研究中,采用的抗阻训练强度都是 80%1RM,同时 Singh 等[30]也和采用 20%1RM 的较低抗阻训练强度组进行了比较。试验结果表明,在抗阻训练强度和抑郁症状改变之间存在剂量反应关系。与低强度组相比,高强度组的抑郁症状缓解更明显。

最近的一项随机对照试验,评估了运动强度对抑郁症状的影响[24]。Helgadóttir、Hallgren、Ekblom、和 Forsell[44]将 18~67 岁的成人随机分为 4 组,轻度运动组(瑜伽)、中度运动组、强烈运动组和通常治疗组,进行为期 12 周的干预。3 个运动组和通常治疗组相比治疗后评分都显著下降,但运动组之间没有显著差异。

114.1.3.3 运动干预持续时间

尽管大多数研究的运动干预时间为数月,以前的研究也发现抑郁症状可在最短 4 周内显著减轻。meta 分析结果表明,较长的干预时间能更有效地改善重性抑郁症患者的症状。Rethorst 等[31]发现,与干预时间 4~9 周相比,10 周或更长时间的效应量更大。

114.1.3.4 运动方式

大多数试验在研究运动的抗抑郁作用时采用有氧训练,尽管如前所述,其他试验也显示了抗阻运动减轻抑郁症状的有效性[28,30]。目前还没有证据表明,在治疗重性抑郁症方面哪种运动方式更有效。一项直接比较不同的运动模式试验发现,有氧训练和抗阻运动没有显著差异[45],同时 meta 分析结果也表明这两者的效应量没有显著差异。

114.1.3.5 运动干预的依从性

最终,把运动作为重性抑郁症的治疗方法,目的是通过个体化的治疗来改善患者预后。这需要确定哪些因素可能影响治疗效果。对治疗效果影响最大的因素之一是治疗依从性。据推测,由于认为重性抑郁症的患者不会坚持运动计划,运动作为重性抑郁症的治疗方案可能不会成功。然而比较运动干预和选择性 5- 羟色胺再摄取抑制剂的试验显示,2 种治疗方案的依从性没有统计学差异[23,39]。此外,Rethorst 等[31]在 meta 分析中计算了纳入试验的依从性,发现退出率在 14.6%。这一比率和接受选择性 5- 羟色胺再摄取抑制剂组以及心理治疗组的退出率相当[46,47]。

其他策略方法可以和运动干预联合使用来提高依从性。首先可以调整干预本身提高依从性。例如,Blumenthal 等[23]发现和基于实验室的运动相比,基于家庭的运动依从性更高。在另一项研究中 Dunn 等[22]发现更改运动频率(1 周 3 次和 1 周 5 次)没有导致依从性差异。一项由 Stubbs 等[48]进行的 meta 分析报道了监测下进行运动的患者和住院时招募的患者,退出的可能性都较小。

114.1.4 减轻患者群并发症的抑郁症状

除了研究运动对重性抑郁症个体的作用外,另一组试验还研究了运动对患者群并发症的抑郁症状的影响。患有慢性疾病的个体常并发抑郁症。除了重性抑郁症造成的负担,由于抑郁症引起的对治疗的依从性降低,往往会导致更差的疾病预后。

114.1.4.1 心血管疾病

鉴于运动在预防和治疗心血管疾病中的作用,已经有一些关于运动训练对心血管疾病患者抑郁症状作用的研究。在美国、法国、加拿大的82个医疗中心进行的一项随机对照试验发现,随机纳入监测下有氧训练课程并接受后续家庭运动组的心力衰竭患者的贝克抑郁量表(Back Depression Inventory,BDI)评分呈现统计学上的显著下降。Blumenthal 等[49]发现,随机参与16周有氧训练干预的缺血性心脏病患者的贝克抑郁量表评分,要显著低于接受日常照护的受试者。在另一项试验中,随机分配到有氧训练干预的慢性心力衰竭受试者的贝克抑郁量表评分,显著低于常规治疗组(treatment as usual,TAU)[50]。同样的,Kulcu 等[51]发现,充血性心力衰竭患者在有氧训练8周后的贝克抑郁量表评分,显著低于常规治疗组。

114.1.4.2 2型糖尿病

患有2型糖尿病的个体罹患抑郁症的风险增加。鉴于报告抑郁症状的风险增加[52],这一人群可从体力活动相关的身体与心理健康改善中获益。Craike 等[53]的横断面研究,不仅发现体力活动可以解释2型糖尿患者群抑郁症状22%的变化;还发现基于受试者的体重分组后,运动强度存在差异。正常体重和超重的2型糖尿病个体,表现出抑郁症状与剧烈体力活动间存在负相关,而被纳入肥胖组的个体中,中等强度和剧烈体力活动均与抑郁症状间存在负相关。

114.1.4.3 肿瘤

在肿瘤患者中,已有关于运动在癌症治疗期间和治疗后作用的研究。但这些试验的结果并不总是关注抑郁症状,同时,那些确实评估了抑郁症状的试验结果也是模棱两可的[54]。然而在肿瘤患者中,运动还是有明确的心理获益,包括降低疲劳、增加积极情绪和提高生活质量[55]。

一些研究探讨了运动对接受治疗的癌症和癌症幸存者抑郁方面的作用。一项 meta 分析探索了癌症相关性疲劳和运动之间的关系,把抑郁症作为次要结果,报告了运动对抑郁症状有中等影响[56]。另一项研究将乳腺癌患者随机纳入高水平有氧训练组、标准有氧训练组以及抗阻运动和有氧训练结合组[57],试验发现,高水平有氧训练组和2类运动联合组没有优于标准有氧训练组。然而在基线水平报告抑郁症状的患者,随机分配到运动联合组后更有反应。虽然相比标准运动组,基线水平抑郁并被分配到高水平运动组的患者的抑郁症状未出现统计学上显著减轻,但作者的确报告了高水平运动组患者表现出有意义的效应量[57]。

114.1.4.4 其他疾病

虽然关于其他疾病人群的研究试验数量并不像心血管疾病那么多,但也有研究探索其他患病人群中运动对抑郁症状的作用[58]。例如纤维组织肌痛的患者在运动干预后,表现出较低水平的抑郁症状[59,60];类似的,慢性阻塞性肺疾病患者在运动干预后抑郁症状减轻[61,62]。

114.1.5 运动抗抑郁作用的机制

目前已经提出了几种机制来解释运动的抗抑郁作用。这些机制分为2类:神经生物标志物和心理社会因素。

114.1.5.1 5-羟色胺

5-羟色胺是与重性抑郁症相关的常见神经生物标志物。已经广泛观察到,重性抑郁症患者的血浆中存在低水平的5-羟色胺[63],而选择性5-羟色胺再摄取抑制剂是治疗重性抑郁症最常用的药物。选择性5-羟色胺再摄取抑制剂抑制5-羟色胺转运[64],最终降低血浆、血清和全血中5-羟色胺的水平[65,66]。而动物实验结果表明,运动增加5-羟色胺的神经放电[63,67],增加中缝核[68-70]和海马区[67]的色氨酸水平,同时增强5-羟色胺代谢[71-73]。

在动物模型中,运动引起的变化与抑郁样行为减少有关。Kim等[74]通过一系列足部的电刺激来诱发抑郁状态,同时也降低了中缝核5-羟色胺的表达以及5-羟色胺受体(5-HT$_{1A}$)的表达。随后的跑步机运动增加了5-羟色胺和5-羟色胺受体(5-HT$_{1A}$)的表达。这些物质的增加和抑郁症状的减轻有关。压力暴露前的运动也能防止5-羟色胺功能的有害性减退。在足部电刺激前进行10周的游泳训练能使海马区的5-羟色胺水平增加,并减轻压力暴露后的行为影响。

Otsuka等[75]的一项研究发现,运动强度能改变运动对5-羟色胺功能的影响。低速的跑步机运动(15m/min)可增加5-羟色胺中缝背核神经元 c-Fos 的表达,并减轻抑郁和焦虑行为。然而,以更快的速度(25m/min)跑步则并不能显著改善5-羟色胺功能或改善抑郁/焦虑行为。

关于运动对人体5-羟色胺功能的作用的证据还比较少。短期运动能增加血浆色氨酸,运动训练能增加血浆催乳素、5-羟色胺转运蛋白(5-HTT)、5-羟色胺受体(5-HT$_{2A}$)水平[76],但血清5-羟色胺水平下降[77]。

114.1.5.2 脑源性神经营养因子

研究表明,脑源性神经营养因子(brain-derived neurotrophic factor,BNDF)在重性抑郁症的发展和治疗中起着重要作用。与健康人相比,未经治疗的重性抑郁症患者血清脑源性神经营养因子水平更低,并和症状的严重程度呈负相关[78],且在治疗后可升高。

运动可能会增加外周脑源性神经营养因子水平。2个meta分析发现,脑源性神经营养因子在短期运动后有适度的增加[79,80]。2项研究都发现上述作用是受性别影响,男性运动后脑源性神经营养因子水平的增幅大于女性。Dinoff等[79]也发现,脑源性神经营养因子在较长时间的运动后有更大的增幅。这些meta分析主要总结的是在健康人群中的研究,但在重性抑郁症的患者中也发现了类似的作用[81-83]。

脑源性神经营养因子也会因对运动训练出现反应而上升[80,84]。相关分析中只有一项是在重性抑郁症患者中进行的。在这个研究中没有观察到运动训练对血清的脑源性神经营养因子水平有显著影响。值得注意的是,该研究中受试者在招募前已经接受足够剂量和持续时间的选择性5-羟色胺再摄取抑制剂治疗,而选择性5-羟色胺再摄取抑制剂治疗可增加外周血中的脑源性神经营养因子,从而可能混淆了相关作用的观察[85]。

114.1.5.3 下丘脑-垂体-肾上腺轴

重性抑郁症患者血浆和尿液中皮质醇水平增高[86-88],脑脊液中促肾上腺皮质激素释放因子(corticotrophin releasing factor,CRF)增加[89,90],同时垂体和肾上腺大小、活性均增加[91]。重性抑郁症患者也表现出心理应激下对下丘脑-垂体-肾上腺轴(hypothalamic pituitary adrenal axis,HPAA)反应性增强[92]。如果患者对重性抑郁症的治疗有反应,则HPAA功能会正常化[93,94]。

证据还表明,HPAA因对运动的反应而改变。短期有氧训练导致皮质醇释放增加,而长期有氧训练则和皮质醇释放下降有关[95]。短期有氧训练也降低了蒙特利尔成像应激试验中的皮质醇反应[96]。此外,身体的健康状态也影响运动形式的应激[97]或心理应激[98]引起的皮质醇反应。大量动物实验也表明,慢性运动训练后HPAA对应激源的反应会发生变化[99-102]。

还有证据表明,这些运动引起的HPAA对应激反应的改变可以改善抑郁。Liu等[103]通过长时间无规律的足底电击诱导大鼠产生抑郁样行为。生理上,这种应激增加了血清皮质酮水平,而4周的游泳运动降低了血清皮质酮水平,同时伴有抑郁样行为的减少。

114.1.5.4 内源性大麻素

最近的研究提示,内源性大麻素与重性抑郁症病因学和治疗有关[104,105]。重性抑郁症患者体内呈现低水平的内源性大麻素配体血清2-花生四烯酸甘油(2-AG)和花生四烯酸乙醇胺[106,107]。而2-AG的水平与当前抑郁发作的持续时间呈负相关[107]。大鼠的实验研究表明,内源性大麻素受体CB_1拮抗剂可产生抗抑郁作用[108,109],而氟西汀治疗则导致CB_1基因表达降低[110]。

单次有氧训练会增加人的花生四烯酸乙醇胺水平,表明运动会激活内源性大麻素系统[111]。急性运动后AEA的增加与抑郁、紧张、简明心境量表的情绪紊乱总分呈负相关,和活力呈正相关[112]。内源性大麻素的增加可能依赖于运动强度,Raichlen等[113]发现在中等强度的运动后内源性大麻素会增加,但高强度或低强度运动后没有变化。

运动对内源性大麻素慢性作用的证据仅限于动物模型。慢性有氧训练降低CB_1基因表达[114],如同氟西汀对CB_1基因表达的影响。运动也改变CB_1受体的灵敏度,提供应激[115]暴露时的保护作用。

114.1.5.5 心理社会因素

除了上文提到的神经生物学机制外,心理社会因素也可能在运动的抗抑郁作用中起着作用。自我效能低下常和抑郁症状有关[116]。已经有人提出可以通过体力活动来提高自我效能[117,118]。在重性抑郁症患者中的试验发现,慢性运动后自我效能增加[119-121],这些自我效能的增加和抑郁症状减弱有关[119]。另一个被提出来的运动抗抑郁机制是分心。人们假设运动有助于从压力中分心,从而减轻抑郁症状[122,123]。然而Craft等[119]发现在有氧训练干预后,重性抑郁症女性患者呈现的分心没有显著性差异。

114.1.6 运动抗抑郁作用的预测因子

最终,对运动抗抑郁作用的研究,将告知我们如何用运动进行最有效的治疗。如前所述,治疗反应的异质性,表明我们需要对患者进行个体化、量身定制的治疗。量身定制的方法是根据治疗前患者的特点来尝试预测治疗的反应。近期的研究表明,以确定对抗抑郁药和心理治疗反应的预测因子[124-126]为目标,类似方法可以提供哪些患者最可能从运动疗法中受益的信息。

一项最近来自Schuch等[127]的综述,总结了过去的研究工作,以确定运动治疗反应的预测因子。

在 TREAD 研究中[42]，与更好的运动治疗反应相关的生物因子，包括更高的基线脑源性神经营养因子[128]和 TNF[129]水平。Lavebratt 等[130]还发现，增高的基线炎症水平，特别是 IL-6 能预测更好的运动治疗反应。与更好的运动治疗反应相关的治疗前临床特征，包括更好的身体健康状态[131]、较轻的焦虑[131]、存在嗜睡症[132]以及非典型抑郁症状[133]。

这些预测因子的最终用途是在各种可及的治疗选项中，甄别出运动作为治疗方法。比如运动作为一种治疗方式对炎症水平增高的个体似乎是最有效的[129,130]。相反，较高的炎症水平通常和 SSRIs 治疗反应较差有关[134,135]。这表明对临床工作者来说，有可能根据患者的特点来选择不同的治疗方案。然而应该指出的是，这些单个预测因子尚不能为临床决策提供足够的信息，因此最近的研究试图综合多种因素来预测重性抑郁症的治疗反应[136]。

114.1.7 未来方向

一些领域的研究将进一步阐明和定义运动在治疗重性抑郁症中的作用。虽然有证据表明存在剂量 - 反应关系，但尚未确定最优化减轻抑郁症状所需要的运动时间、频率和强度的组合。确定合适的运动量不仅将最大限度地发挥运动的治疗效果，而且对医师给患者提供明确的运动方案也很重要。

目前建议的运动方案是基于先前研究的总结[43]。还应指出的是，对于运动的反应可能存在个体差异。因此不可能存在一刀切的运动方案。极少有研究直接比较多个运动剂量或运动强度，尽管这些研究结果确实表明，不同患者对于不同的运动方案具有不同的反应。这一证据与有关不同运动刺激下差异性神经生物学反应的生理机制研究相符合。例如 Otsuka 等[75]发现在低速踏车运动后 5-HT 神经元 *c-Fos* 表达增加，而高速跑台运动后没有增加。相反，在高速跑步机运动后 *c-Fos* 在促肾上腺皮质激素释放因子神经元中增加，而这一现象没有出现在低速跑步机运动中。

研究人员应该继续探索运动作为辅助或强化治疗的作用。将运动与既定的治疗结合起来，在疗效较差的人群中发挥最大的潜在作用。先前的试验结果表明，运动可能在维持治疗效果上有特别的作用[25,31]，还可以作为对初始 SSRIs 治疗没有完全反应个体的治疗方案[41,137]。尽管流行病学证据表明，体力活动对重性抑郁症的发展有保护作用，但还没有前瞻性的试验来验证运动的预防效果。

运动在重性抑郁症治疗中作用的发挥，最终取决于专业人士是否有意愿并正确地给他们的患者开具运动处方。近期的数据表明，只有 5% 的全科医师将运动作为他们最推荐的重性抑郁症治疗方法之一，而 92% 的全科医师选择开抗抑郁药。这种差异可能是因为，只有 41% 的全科医师认为运动在治疗重性抑郁症方面非常有效或相当有效[138]。

根据现有的证据，目前一些专业组织（包括美国精神病协会[139]、加拿大情绪和焦虑治疗网络[140]、英国国家健康与临床卓越研究所[141]以及澳大利亚和新西兰皇家精神病医院[142]）将运动作为重性抑郁症的治疗方案。然而推荐运动作为重性抑郁症的治疗仍有明显的缺陷[143]。更有力的支持运动治疗作为抑郁症的可行治疗方案，还需要来自现实世界的有效证据。因此研究人员呼吁，应将重性抑郁症的运动治疗研究从控制良好的随机对照试验，向临床环境中进行的实用研究转变[144]。

临床应用

运动作为单一治疗或作为另一种抗抑郁治疗的增强治疗,是抑郁症的一种有效治疗方式。对于有意于把运动作为治疗一部分的患者,有证据表明,每周需要完成大约 150min 的中等强度体力活动。有氧训练和抗阻运动都被证明可有效减轻抑郁症状。

(Kayla N.Fair, DrPH and Chad D.Rethorst, PhD 著　叶红华　译　王宝璐　校)

参考文献

1. Greenberg PE, Fournier AA, Sisitsky T, Pike CT, Kessler RC. The economic burden of adults with major depressive disorder in the United States (2005 and 2010). J. Clin. Psychiatry. 2015;76(2):155–162.
2. Horwath E, Johnson J, Klerman GL, Weissman MM. Depressive symptoms as relative and attributable risk factors for first-onset major depression. Arch Gen Psychiatry. 1992;49:817–823.
3. Lyness JM, Kim J, Tang W, et al. The clinical significance of subsyndromal depression in older primary care patients. Am. J. Geriat. Psychiatry. 2007;15(3):214–223.
4. Judd LL, Paulus MP, Wells KB, Rapaport MH. Socioeconomic burden of subsyndromal depressive symptoms and major depression in a sample of the general population. Am. J. Psychiatry. 1996;153(11):1411–1417.
5. Skodol AE, Schwartz S, Dohrenwend BP, Levav I, Shrout PE. Minor depression in a cohort of young adults in Israel. Arch. Gen. Psychiatry. 1994;51(7):542–551.
6. Broadhead WE, Blazer DG, George LK, Tse CK. Depression, disability days, and days lost from work in a prospective epidemiologic survey. JAMA. 1990;264(19):2524–2528.
7. Judd LL, Rapaport MH, Paulus MP, Brown JL. Subsyndromal symptomatic depression: a new mood disorder? J. Clin. Psychiatry. 1994.
8. Andrews G, Sanderson K, Corry J, Lapsley HM. Using epidemiological data to model efficiency in reducing the burden of depression. J Mental Health Policy Economics. 2000;3(4):175–186.
9. Nathan PE, Gorman JM. A guide to treatments that work. Oxford, England, UK: Oxford University Press, USA; 2007.
10. Trivedi MH, Fava M, Wisniewski SR, et al. Medication augmentation after the failure of SSRIs for depression. N. Engl. J. Med. 2006;354(12):1243–1252.
11. Trivedi MH, Rush AJ, Wisniewski SR, et al. Evaluation of outcomes with citalopram for depression using measurement-based care in STAR* D: implications for clinical practice. Am. J. Psychiatry. 2006;163(1):28.
12. Elkin I, Shea MT, Watkins JT, et al. National Institute of Mental Health Treatment of Depression Collaborative Research Program. General effectiveness of treatments. Arch. Gen. Psychiatry. 1989;46(11):971–982; discussion 983.
13. Martin JL, Barbanoj MJ, Schlaepfer TE, Thompson E, Perez V, Kulisevsky J. Repetitive transcranial magnetic stimulation for the treatment of depression. Systematic review and meta-analysis. Br. J. Psychiatry. 2003;182(6):480–491.
14. Pagnin D, de Queiroz V, Pini S, Cassano GB. Efficacy of ECT in depression: a meta-analytic review. J. ECT. 2004;20(1):13.
15. Farmer ME, Locke BZ, Moscicki EK, Dannenberg AL, Larson DB, Radloff LS. Physical activity and depressive symptoms: the NHANES I Epidemiologic Follow-up Study. Am. J. Epidemiol. 1988;128(6):1340–1351.
16. Camacho TC, Roberts RE, Lazarus NB, Kaplan GA, Cohen RD. Physical activity and depression: evidence from the Alameda County Study. Am. J. Epidemiol. 1991;134(2):220–231.
17. Paffenbarger RS, Jr., Lee IM, Leung R. Physical activity and personal characteristics associated with depression and suicide in American college men. Acta Psychiatr. Scand. Suppl. 1994;377:16–22.
18. Galper DI, Trivedi MH, Barlow CE, Dunn AL, Kampert JB. Inverse association between physical inactivity and mental health in men and women. Med. Sci. Sports Exerc. 2006;38(1):173–178.
19. Stubbs B, Koyanagi A, Schuch FB, et al. Physical activity and depression: a large cross-sectional, population-based study across 36 low- and middle-income countries. Acta Psychiatr. Scand. 2016;134(6):546–556.
20. Dishman RK, Sui X, Church TS, Hand GA, Trivedi MH, Blair SN. Decline in cardiorespiratory fitness and odds of incident depression. Am. J. Prev. Med. 2012;43(4):361–368.
21. Harvey SB, Øverland S, Hatch SL, Wessely S, Mykletun A, Hotopf M. Exercise and the prevention of depression: results of the HUNT cohort study. Am. J. Psychiatry 2017;175(1):28–36.
22. Dunn AL, Trivedi MH, Kampert JB, Clark CG, Chambliss HO. Exercise treatment for depression: efficacy and dose response. Am. J. Prev. Med. 2005;28(1):1–8.
23. Blumenthal JA, Babyak MA, Doraiswamy PM, et al. Exercise and pharmacotherapy in the treatment of major depressive disorder. Psychosom. Med. 2007;69(7):587–596.
24. Hallgren M, Kraepelien M, Ojehagen A, et al. Physical exercise and internet-based cognitive-behavioural therapy in the treatment of depression: randomised controlled trial. Br. J. Psychiatry. 2015;207(3):227–234.
25. Babyak M, Blumenthal Ja, Herman S, et al. Exercise treatment for major depression: maintenance of therapeutic benefit at 10 months. Psychosom. Med. 2000;62(5):633–638.
26. Hoffman BM, Babyak MA, Craighead WE, et al. Exercise and pharmacotherapy in patients with major depression: one-year follow-up of the SMILE study. Psychosom. Med. 2011;73(2):127–133.
27. Helgadottir B, Forsell Y, Hallgren M, Moller J, Ekblom O. Long-term effects of exercise at different intensity levels on depression: a randomized controlled trial. Prev. Med. 2017;105:37–46.
28. Singh Na, Clements KM, Fiatarone Ma. A randomized controlled trial of progressive resistance training in depressed elders. J. Gerontol. A Biol. Sci. Med. Sci. 1997;52:M27–35.
29. Singh NA, Clements KM, Singh MA. The efficacy of exercise as a long-term antidepressant in elderly subjects: a randomized, controlled trial. J. Gerontol. A Biol. Sci. Med. Sci. 2001;56(8):M497–504.
30. Singh NA, Stavrinos TM, Scarbek Y, Galambos G, Liber C, Fiatarone Singh MA. A randomized controlled trial of high versus low intensity weight training versus general practitioner care for clinical depression in older adults. J. Gerontol. A Biol. Sci. Med. Sci. 2005;60(6):768–776.
31. Rethorst CD, Wipfli BM, Landers DM. The antidepressive effects of exercise: a meta-analysis of randomized trials. Sports Med. 2009;39(6):491–511.

32. Lawlor DA, Hopker SW. The effectiveness of exercise as an intervention in the management of depression: systematic review and meta-regression analysis of randomised controlled trials. *BMJ.* 2001;322(7289):763.
33. Stathopoulou G, Powers MB, Berry AC, Smits JAJ, Otto MW. Exercise interventions for mental health: a quantitative and qualitative review. *Clin. Psychol. Sci. Pract.* 2006;13(2):179–193.
34. Mead GE, Morley W, Campbell P, Greig CA, McMurdo M, Lawlor DA. Exercise for depression. *Cochrane Database Syst Rev.* 2008(4):CD004366.
35. Cooney GM, Dwan K, Greig CA, et al. Exercise for depression. *Cochrane Database Syst Rev.* 2013;9(9):CD004366.
36. Schuch FB, Vancampfort D, Richards J, Rosenbaum S, Ward PB, Stubbs B. Exercise as a treatment for depression: a meta-analysis adjusting for publication bias. *J. Psychiatr. Res.* 2016;77:42–51.
37. Ekkekakis P. Honey, I shrunk the pooled SMD! Guide to critical appraisal of systematic reviews and meta-analyses using the Cochrane review on exercise for depression as example. *Mental Health and Physical Activity.* 2015;8:21–36.
38. Schuch FB, Vancampfort D, Rosenbaum S, Richards J, Ward PB, Stubbs B. Exercise improves physical and psychological quality of life in people with depression: a meta-analysis including the evaluation of control group response. *Psychiatry Res.* 2016;241:47–54.
39. Blumenthal JA, Babyak MA, Moore KA, et al. Effects of exercise training on older patients with major depression. *Arch. Intern. Med.* 1999;159(19):2349–2356.
40. Klein MH, Greist JH, Gurman AS, Neimeyer RA, Lesser DP, Bushnell NJ, Smith RE. A comparative outcome study of group psychotherapy vs. exercise treatments for depression. *Int. J. Mental Health* 1984;13(3–4):148–176.
41. Mather AS, Rodriguez C, Guthrie MF, McHarg AM, Reid IC, McMurdo ME. Effects of exercise on depressive symptoms in older adults with poorly responsive depressive disorder: randomised controlled trial. *Br. J. Psychiatry.* 2002;180:411–415.
42. Trivedi MH, Greer TL, Church TS, et al. Exercise as an augmentation treatment for nonremitted major depressive disorder: a randomized, parallel dose comparison. *J. Clin. Psychiatry.* 2011;72(5):677–684.
43. Rethorst CD, Trivedi MH. Evidence-based recommendations for the prescription of exercise for major depressive disorder. *J. Psychiatr. Pract.* 2013;19(3):204–212.
44. Helgadottir B, Hallgren M, Ekblom O, Forsell Y. Training fast or slow? Exercise for depression: a randomized controlled trial. *Prev. Med.* 2016;91:123–131.
45. Martinsen EW, Hoffart A, Solberg O. Comparing aerobic with nonaerobic forms of exercise in the treatment of clinical depression: a randomized trial. *Compr. Psychiatry.* 1989;30(4):324–331.
46. Gloaguen V, Cottraux J, Cucherat M, Blackburn IM. A meta-analysis of the effects of cognitive therapy in depressed patients. *J. Affect Disord.* 1998;49(1):59.
47. Anderson IM, Tomenson BM. Treatment discontinuation with selective serotonin reuptake inhibitors compared with tricyclic antidepressants: a meta-analysis. *BMJ.* 1995;310(6992):1433–1438.
48. Stubbs B, Vancampfort D, Rosenbaum S, et al. Dropout from exercise randomized controlled trials among people with depression: a meta-analysis and meta regression. *J. Affect. Disord.* 2016;190:457–466.
49. Blumenthal JA, Sherwood A, Babyak MA, et al. Effects of exercise and stress management training on markers of cardiovascular risk in patients with ischemic heart disease. *JAMA.* 2005;293:1626.
50. Koukouvou G, Kouidi E, Iacovides A, Konstantinidou E, Kaprinis G, Deligiannis A. Quality of life, psychological and physiological changes following exercise training in patients with chronic heart failure. *J. Rehabil. Med.* 2004;36:36–41.
51. Kulcu DG, Kurtais Y, Tur BS, Gulec S, Seckin B. The effect of cardiac rehabilitation on quality of life, anxiety and depression in patients with congestive heart failure. A randomized controlled trial, short-term results. *Eura. Medicophys.* 2007;43(4):489–497.
52. Rotella F, Mannucci E. Diabetes mellitus as a risk factor for depression. A meta-analysis of longitudinal studies. *Diabetes Res. Clin. Pract.* 2013;99(2):98–104.
53. Craike MJ, Mosely K, Browne JL, Pouwer F, Speight J. Associations between physical activity and depressive symptoms by weight status among adults with type 2 diabetes: results from diabetes MILES-Australia. *J. Phys. Act Health.* 2017;14(3):195–202.
54. Stevinson C, Lawlor DA, Fox KR. Exercise interventions for cancer patients: systematic review of controlled trials. *Cancer Causes Control.* 2004;15(10):1035–1056.
55. Conn VS, Hafdahl AR, Porock DC, McDaniel R, Nielsen PJ. A meta-analysis of exercise interventions among people treated for cancer. *Support. Care Cancer.* 2006;14(7):699–712.
56. Tomlinson D, Diorio C, Beyene J, Sung L. Effect of exercise on cancer-related fatigue: a meta-analysis. *Am. J. Phys. Med. Rehabil.* 2014;93(8):675–686.
57. Courneya KS, McKenzie DC, Gelmon K, et al. A multicenter randomized trial of the effects of exercise dose and type on psychosocial distress in breast cancer patients undergoing chemotherapy. *Cancer Epidemiol. Biomarkers Prev.* 2014;23(5):857–864.
58. Herring MP, Puetz TW, O'Connor PJ, Dishman RK. Effect of exercise training on depressive symptoms among patients with a chronic illness: a systematic review and meta-analysis of randomized controlled trials. *Arch. Intern. Med.* 2012;172(2):101–111.
59. Gowans SE, deHueck A, Voss S, Silaj A, Abbey SE, Reynolds WJ. Effect of a randomized, controlled trial of exercise on mood and physical function in individuals with fibromyalgia. *Arthritis Rheum.* 2001;45(6):519–529.
60. Gowans SE, deHueck A, Voss S, Richardson M. A randomized, controlled trial of exercise and education for individuals with fibromyalgia. *Arthritis Care Res.* 1999;12(2):120–128.
61. Emery CF, Schein RL, Hauck ER, MacIntyre NR. Psychological and cognitive outcomes of a randomized trial of exercise among patients with chronic obstructive pulmonary disease. *Health Psychol.* 1998;17:232–240.
62. Paz-Diaz H, Montes de Oca M, Lopez JM, Celli BR. Pulmonary rehabilitation improves depression, anxiety, dyspnea and health status in patients with COPD. *Am. J. Phys. Med. Rehabil.* 2007;86(1):30–36.
63. Jacobs BL. Serotonin, motor activity and depression-related disorders. *Am. Sci.* 1994;82(5):456–463.
64. Dechant KL, Clissold SP. Paroxetine. A review of its pharmacodynamic and pharmacokinetic properties, and therapeutic potential in depressive illness. *Drugs.* 1991;41(2):225–253.
65. Figueras G, Perez V, San Martino O, Alvarez E, Artigas F. Pretreatment platelet 5-HT concentration predicts the short-term response to paroxetine in major depression. Grupo de Trastornos Afectivos. *Biol. Psychiatry.* 1999;46(4):518–524.
66. Moreno J, Campos M, Lara C, et al. Tryptophan and serotonin in blood and platelets of depressed patients. Effect of an antidepressant treatment. *Salud Ment.* 2006;29(4):1.
67. Chaouloff F, Laude D, Elghozi JL. Physical exercise: evidence for differential consequences of tryptophan on 5-HT synthesis and metabolism in central serotonergic cell bodies and terminals. *J. Neural Transm.* 1989;78(2):121–130.
68. Davis JM, Bailey SP. Possible mechanisms of central nervous system fatigue during exercise. *Med. Sci. Sports Exerc.* 1997;29(1):45–57.
69. Lim BV, Jang MH, Shin MC, et al. Caffeine inhibits exercise-induced increase in tryptophan hydroxylase expression in dorsal and median raphe of Sprague-Dawley rats. *Neurosci. Lett.* 2001;308(1):25–28.
70. Min YK, Chung SH, Lee JS, et al. Red ginseng inhibits exercise-induced increase in 5-hydroxytryptamine synthesis and tryptophan hydroxylase expression in dorsal raphe of rats. *J. Pharmacol. Sci.* 2003;93(2):218–221.
71. Dey S, Singh RH, Dey PK. Exercise training: significance of regional alterations in serotonin metabolism of rat brain in relation to antidepressant effect of exercise. *Physiol. Behav.* 1992;52(6):1095–1099.
72. Meeusen R, Thorré K, Chaouloff F, et al. Effects of tryptophan and/or acute running on extracellular 5-HT and 5-HIAA levels in the hippocampus of food-deprived rats. *Brain Res.* 1996;740:245–252.
73. Wilson WM, Marsden CA. In vivo measurement of extracellular serotonin in the ventral hippocampus during treadmill running. *Behav. Pharmacol.* 1996;7(1):101–104.
74. Kim TW, Lim BV, Baek D, Ryu DS, Seo JH. Stress-induced depression is alleviated by aerobic exercise through up-regulation of 5-hydroxytryptamine 1A receptors in rats. *Int. Neurourol. J.* 2015;19(1):27–33.
75. Otsuka T, Nishii A, Amemiya S, Kubota N, Nishijima T, Kita I. Effects of acute treadmill running at different intensities on activities of serotonin and corticotropin-releasing factor neurons, and anxiety- and depressive-like behaviors in rats. *Behav. Brain Res.* 2016;298(Pt B):44–51.

76. Weicker H, Struder HK. Influence of exercise on serotonergic neuromodulation in the brain. *Amino Acids*. 2001;20(1):35–47.
77. Wipfli B, Landers D, Nagoshi C, Ringenbach S. An examination of serotonin and psychological variables in the relationship between exercise and mental health. *Scand. J. Med. Sci. Sports*. 2011;21(3):474–481.
78. Bocchio-Chiavetto L, Zanardini R, Bortolomasi M, et al. Electroconvulsive Therapy (ECT) increases serum Brain Derived Neurotrophic Factor (BDNF) in drug resistant depressed patients. *Eur. Neuropsychopharmacol*. 2006;16(8):620–624.
79. Dinoff A, Herrmann N, Swardfager W, Lanctot KL. The effect of acute exercise on blood concentrations of brain-derived neurotrophic factor in healthy adults: a meta-analysis. *Eur. J. Neurosci*. 2017;46(1):1635–1646.
80. Szuhany KL, Bugatti M, Otto MW. A meta-analytic review of the effects of exercise on brain-derived neurotrophic factor. *J. Psychiatr. Res*. 2015;60:56–64.
81. Gustafsson G, Lira CM, Johansson J, et al. The acute response of plasma brain-derived neurotrophic factor as a result of exercise in major depressive disorder. *Psychiatry Res*. 2009;169:244–248.
82. Laske C, Banschbach S, Stransky E, et al. Exercise-induced normalization of decreased BDNF serum concentration in elderly women with remitted major depression. *Int. J. Neuropsychopharmacol*. 2010;13:595–602.
83. Laske C, Banschbach S, Stransky E, et al. Exercise-induced normalization of decreased BDNF serum concentration in elderly women with remitted major depression. *Int. J. Neuropsychopharmacol*. 2010;13(5):595–602.
84. Dinoff A, Herrmann N, Swardfager W, et al. The effect of exercise training on resting concentrations of peripheral brain-derived neurotrophic factor (BDNF): a meta-analysis. *PLoS One*. 2016;11(9):e0163037.
85. Brunoni AR, Lopes M, Fregni F. A systematic review and meta-analysis of clinical studies on major depression and BDNF levels: implications for the role of neuroplasticity in depression. *Int. J. Neuropsychopharmacol*. 2008;11(8):1169–1180.
86. Carroll BJ, Curtis GC, Mendels J. Cerebrospinal fluid and plasma free cortisol concentrations in depression. *Psychol. Med*. 1976;6(2):235–244.
87. Carroll BJ, Curtis GC, Davies BM, Mendels J, Sugerman AA. Urinary free cortisol excretion in depression. *Psychol. Med*. 1976;6(1):43–50.
88. Maes M, Lin A, Bonacccorso S, et al. Increased 24 hour urinary cortisol excretion in patients with post traumatic stress disorder and patients with major depression, but not h patients with fibromyalgia. *Acta Psychiatr. Scand*. 1998;98(4):328–335.
89. Banki CM, Bissette G, Arato M, O'Connor L, Nemeroff CB. CSF corticotropin-releasing factor-like immunoreactivity in depression and schizophrenia. *Am. J. Psychiatry*. 1987;144(7):873–877.
90. Nemeroff CB, Widerlov E, Bissette G, et al. Elevated concentrations of CSF corticotropin-releasing factor-like immunoreactivity in depressed patients. *Science*. 1984;226(4680):1342–1344.
91. Krishnan KR, Doraiswamy PM, Lurie SN, et al. Pituitary size in depression. *J. Clin. Endocrinol. Metab*. 1991;72(2):256–259.
92. Burke HM, Davis MC, Otte C, Mohr DC. Depression and cortisol responses to psychological stress: a meta-analysis. *Psychoneuroendocrinology*. 2005;30:846–856.
93. Schule C, Baghai TC, Eser D, et al. The combined dexamethasone/CRH Test (DEX/CRH test) and prediction of acute treatment response in major depression. *PLoS One*. 2009;4(1):e4324.
94. Ising M, Kunzel HE, Binder EB, Nickel T, Modell S, Holsboer F. The combined dexamethasone/CRH test as a potential surrogate marker in depression. *Prog. Neuropsychopharmacol. Biol. Psychiatry*. 2005;29(6):1085–1093.
95. Nabkasorn C, Miyai N, Sootmongkol A, et al. Effects of physical exercise on depression, neuroendocrine stress hormones and physiological fitness in adolescent females with depressive symptoms. *Eur. J. Public Health*. 2006;16(2):179–184.
96. Zschucke E, Renneberg B, Dimeo F, Wustenberg T, Strohle A. The stress-buffering effect of acute exercise: evidence for HPA axis negative feedback. *Psychoneuroendocrinology*. 2015;51:414–425.
97. Luger A, Deuster PA, Kyle SB, et al. Acute hypothalamicñpituitaryñadrenal responses to the stress of treadmill exercise. *N. Engl. J. Med*. 1987;316(21):1309–1315.
98. TraustadÜttir T, Bosch PR, Matt KS. The HPA axis response to stress in women: effects of aging and fitness. *Psychoneuroendocrinology*. 2005;30(4):392–402.
99. Fediuc S, Campbell JE, Riddell MC. Effect of voluntary wheel running on circadian corticosterone release and on HPA axis responsiveness to restraint stress in Sprague-Dawley rats. *J. Appl. Physiol*. 2006;100(6):1867–1875.
100. Droste SK, Chandramohan Y, Hill LE, Linthorst ACE, ReulJMHM. Voluntary exercise impacts on the rat hypothalamic-pituitary-adrenocortical axis mainly at the adrenal level. *Neuroendocrinology*. 2007;86:26–37.
101. Droste SK, Gesing A, Ulbricht S, Muller MB, Linthorst AC, Reul JM. Effects of long-term voluntary exercise on the mouse hypothalamic-pituitary-adrenocortical axis. *Endocrinology*. 2003;144(7):3012–3023.
102. Hare BD, Beierle JA, Toufexis DJ, Hammack SE, Falls WA. Exercise-associated changes in the corticosterone response to acute restraint stress: evidence for increased adrenal sensitivity and reduced corticosterone response duration. *Neuropsychopharmacology*. 2014;39(5):1262–1269.
103. Liu W, Sheng H, Xu Y, Liu Y, Lu J, Ni X. Swimming exercise ameliorates depression-like behavior in chronically stressed rats: relevant to proinflammatory cytokines and IDO activation. *Behav. Brain Res*. 2013;242:110–116.
104. Hill MN, Gorzalka BB. Pharmacological enhancement of cannabinoid CB1 receptor activity elicits an antidepressant-like response in the rat forced swim test. *Eur. neuropsychopharmacol*. 2005;15:593–599.
105. Hill MN, Gorzalka BB. Pharmacological enhancement of cannabinoid CB1 receptor activity elicits an antidepressant-like response in the rat forced swim test. *Eur. Neuropsychopharmacol*. 2005;15(6):593–599.
106. Hill MN, Miller GE, Carrier EJ, Gorzalka BB, Hillard CJ. Circulating endocannabinoids and N-acyl ethanolamines are differentially regulated in major depression and following exposure to social stress. *Psychoneuroendocrinology*. 2009;34(8):1257–1262.
107. Hill MN, Miller GE, Ho W-SV, Gorzalka BB, Hillard CJ. Serum endocannabinoid content is altered in females with depressive disorders: a preliminary report. *Pharmacopsychiatry*. 2008;41:48–53.
108. Shearman LP, Rosko KM, Fleischer R, et al. Antidepressant-like and anorectic effects of the cannabinoid CB1 receptor inverse agonist AM251 in mice. *Behav. Pharmacol*. 2003;14(8):573–582.
109. Griebel G, Stemmelin J, Scatton B. Effects of the cannabinoid CB1 receptor antagonist rimonabant in models of emotional reactivity in rodents. *Biol. Psychiatry*. 2005;57(3):261–267.
110. Oliva JM, Uriguen L, Perez-Rial S, Manzanares J. Time course of opioid and cannabinoid gene transcription alterations induced by repeated administration with fluoxetine in the rat brain. *Neuropharmacology*. 2005;49(5):618–626.
111. Sparling PB, Giuffrida a, Piomelli D, Rosskopf L, Dietrich A. Exercise activates the endocannabinoid system. *Neuroreport*. 2003;14:2209–2211.
112. Brellenthin AG, Crombie KM, Hillard CJ, Koltyn KF. Endocannabinoid and mood responses to exercise in adults with varying activity levels. *Med. Sci. Sports Exerc*. 2017;49(8):1688–1696.
113. Raichlen DA, Foster AD, Gerdeman GL, Seillier A, Giuffrida A. Wired to run: exercise-induced endocannabinoid signaling in humans and cursorial mammals with implications for the 'runner's high'. *J. Exp. Biol*. 2012;215(Pt 8):1331–1336.
114. Yan ZC, Liu DY, Zhang LL, et al. Exercise reduces adipose tissue via cannabinoid receptor type 1 which is regulated by peroxisome proliferator-activated receptor-delta. *Biochem. Biophys. Res. Commun*. 2007;354(2):427–433.
115. De Chiara V, Errico F, Musella A, et al. Voluntary exercise and sucrose consumption enhance cannabinoid CB1 receptor sensitivity in the striatum. *Neuropsychopharmacology*. 2010;35(2):374–387.
116. Bandura A. *Self-efficacy: The exercise of control*. New York: Worth Publishers; 1997.
117. Folkins CH, Sime WE. Physical fitness training and mental health. *Am. Psychol*. 1981;36(4):373–389.
118. Bandura A. Self Efficacy. 2000.
119. Craft L. Exercise and clinical depression: examining two psychological mechanisms. *Psychol Sport Exer*. 2005;6:151–171.
120. Ossip-Klein DJ, Doyne EJ, Bowman ED, Osborn KM, McDougall-Wilson IB, Neimeyer RA. Effects of running or weight lifting on self-concept in clinically

120. depressed women. *J. Consult. Clin. Psychol.* 1989;57(1):158–161.
121. Bosscher RJ, Van Der AH, Van Dasler M, Deeg DJ, Smit JH. Physical performance and physical self-efficacy in the elderly. A pilot study. *J. Aging Health.* 1995;7(4):459–475.
122. Raglin JS, Morgan WP. Influence of exercise and quiet rest on state anxiety and blood pressure. *Med. Sci. Sports Exerc.* 1987;19(5):456–463.
123. Morgan WP. Affective beneficence of vigorous physical activity. *Med. Sci. Sports Exerc.* 1985;17(1):94–100.
124. Williams LM, Rush AJ, Koslow SH, et al. International Study to Predict Optimized Treatment for Depression (iSPOT-D), a randomized clinical trial: rationale and protocol. *Trials.* 2011;12:4.
125. Dunlop BW, Binder EB, Cubells JF, et al. Predictors of remission in depression to individual and combined treatments (PReDICT): study protocol for a randomized controlled trial. *Trials.* 2012;13:106.
126. Trivedi MH, McGrath PJ, Fava M, et al. Establishing moderators and biosignatures of antidepressant response in clinical care (EMBARC): rationale and design. *J. Psychiatr. Res.* 2016;78:11–23.
127. Schuch FB, Dunn AL, Kanitz AC, Delevatti RS, Fleck MP. Moderators of response in exercise treatment for depression: a systematic review. *J. Affect. Disord.* 2016;195:40–49.
128. Toups MS, Greer TL, Kurian BT, et al. Effects of serum Brain Derived Neurotrophic Factor on exercise augmentation treatment of depression. *J. Psychiatr. Res.* 2011;45(10):1301–1306.
129. Rethorst CD, Toups MS, Greer TL, et al. Pro-inflammatory cytokines as predictors of antidepressant effects of exercise in major depressive disorder. *Mol. Psychiatry.* 2013;18(10):1119–1124.
130. Lavebratt C, Herring MP, Liu JJ, et al. Interleukin-6 and depressive symptom severity in response to physical exercise. *Psychiatry Res.* 2017;252:270–276.
131. Herman S, Blumenthal JA, Babyak M, et al. Exercise therapy for depression in middle-aged and older adults: predictors of early dropout and treatment failure. *Health Psychol.* 2002;21(6):553–563.
132. Rethorst CD, Sunderajan P, Greer TL, et al. Does exercise improve self-reported sleep quality in non-remitted major depressive disorder? *Psychol. Med.* 2013;43(4):699–709.
133. Rethorst CD, Tu J, Carmody TJ, Greer TL, Trivedi MH. Atypical depressive symptoms as a predictor of treatment response to exercise in Major Depressive Disorder. *J. Affect. Disord.* 2016;200:156–158.
134. Eller T, Vasar V, Shlik J, Maron E. Pro-inflammatory cytokines and treatment response to escitalopram in major depressive disorder. *Prog. Neuropsychopharmacol. Biol. Psychiatry.* 2008;32(2):445–450.
135. Lanquillon S, Krieg JC, Bening-Abu-Shach U, Vedder H. Cytokine production and treatment response in major depressive disorder. *Neuropsychopharmacology.* 2000;22(4):370–379.
136. Rethorst CD, South CC, Rush AJ, Greer TL, Trivedi MH. Prediction of treatment outcomes to exercise in patients with nonremitted major depressive disorder. *Depress. Anxiety.* 2017;34(12):1116–1122.
137. Trivedi MH, Greer TL, Church TS, et al. Exercise as an augmentation treatment for nonremitted major depressive disorder: a randomized, parallel dose comparison. *J. Clin. Psychiatry* 2011;72(5):677.
138. Foundation MH. Up and Running. 2004.
139. Gelenberg AJ, Freeman MP, Markowitz JC, et al. *Practice guidelines for the treatment of patients with major depressive disorder.* 3rd ed. Arlington, VA: American Psychiatric Association; 2010.
140. Ravindran AV, Balneaves LG, Faulkner G, et al. Canadian Network for Mood and Anxiety Treatments (CANMAT) 2016 Clinical Guidelines for the Management of Adults with Major Depressive Disorder: Section 5. Complementary and Alternative Medicine Treatments. *Can. J. Psychiatry.* 2016;61(9):576–587.
141. Excellence NIfHaC. Depression: Treatment and Management of Depression in Adults. *Clinical Guideline 90.* London: National Institute for Health and Clinical Excellence; 2009.
142. Malhi GS, Bassett D, Boyce P, et al. Royal Australian and New Zealand College of Psychiatrists clinical practice guidelines for mood disorders. *Aust. N. Z. J. Psychiatry.* 2015;49(12):1087–1206.
143. Hallgren M, Stubbs B, Vancampfort D, Lundin A, Jaakallio P, Forsell Y. Treatment guidelines for depression: greater emphasis on physical activity is needed. *Eur. Psychiatry.* 2017;40:1–3.
144. Schuch FB, Morres ID, Ekkekakis P, Rosenbaum S, Stubbs B. A critical review of exercise as a treatment for clinically depressed adults: time to get pragmatic. *Acta Neuropsychiatr.* 2017;29(2):65–71.

Lifestyle Medicine
Third Edition

第十九部分

损伤预防

主编：David A.Sleet, PhD, FAAHB

第 115 章 | 损伤与生活方式医学

目录

要点／1669

115.1 简介／1669

115.2 损伤是公共卫生问题／1670

115.3 损伤负担／1670

115.3.1 费用／1671

115.3.2 社区影响／1672

115.3.3 全球影响／1672

115.4 趋势和变化／1672

115.5 不成比例的影响／1673

115.6 损伤还是意外／1674

115.7 损伤的原因／1674

115.8 损伤防控／1675

115.9 损伤预防的基本理论／1675

115.10 生活方式医学如何帮助预防损伤／1676

115.11 发展趋势／1677

115.12 总结／1678

临床应用／1678

参考文献／1679

要 点

- 在全球范围内，损伤都是一个重大的公共卫生问题，它给个人、家庭、社区和医疗系统均带来了巨大负担。
- 在美国，损伤是导致1~44岁人群死亡的主要原因，其中占比最大的是意外损伤。
- 大多数意外损伤都是可以预测和预防的。
- 超出人体耐受水平的急性负荷，或一些重要物质的缺乏，如氧气缺乏，是造成损伤的根本原因。
- 损伤率因社会人口、年龄、性别、人种、收入和地理环境而异。
- 损伤对于社会来说代价高昂，人们可以通过使用安全带、烟雾报警器、骑车头盔等低价装置，以及提高此类设备和环境的安全性来避免损伤。
- 生活方式医师在损伤预防中发挥重要作用，他们可以通过与患者和社区合作，对行为、法律、执法和产品进行改善。
- 损伤预防的几个原则可以帮助指导生活方式医学从业者。
- 应用临床策略来减少意外损伤是可行的，且前景很好。

115.1 简介

损伤是影响患者、家庭和所处社区的一个重大公共卫生问题，包括意外损伤和暴力损伤[1]。本章将主要介绍意外损伤，它占公共卫生损伤负担的2/3。

公共卫生和生活方式医学协会的共同目标是提高对生活方式相关疾病和损伤原因的认识，并协助整合从事生活方式相关疾病、损伤管理与预防工作的卫生专业人员[2]。此外，在生活方式医学的实践中，除了一些可以预防的疾病之外，有一种健康威胁仍然被大众视为既成事实：损伤。我们还没有将损伤预防完全纳入生活方式医学，与患者接受的有关如何降低癌症或心脏病风险方面的教育相比，关于如何降低损伤风险方面的教育是不足的。部分原因可能在于公众相信损伤是意外、命运、随机事件或天灾。

损伤预防科学告诉我们，损伤不是意外，是可预测且可预防的[3]。生活方式医学可以成为消除意外的重要支撑，帮助患者和公众认识到，只要采取某些措施来降低家中、道路、工作和社区中的风险，就可以预防损伤。

开车、走路、饮酒、运动、布置家庭环境、选车、使用游乐场设备、服用处方药和非处方药以及监督孩子玩耍的方式，都会影响损伤发生的可能性。越来越多的科学证据表明，针对可能造成损伤的生活方式进行干预，确实能够降低损伤风险[4-6]。

有效的干预措施不仅包括教育和行为改变，也包括环境支持，如立法与执法、技术、工程和环境改变[7]。具体干预措施包括使用个人保护装置，如头盔和安全带；减少危险驾驶行为，如开车时不接打电话、不发信息;购买和使用烟雾报警器等安全设备;促进法规和立法,如要求有过醉酒驾驶的人给车辆配备酒精联锁装置;支持强力执法,如随机路边酒精呼气测试;改善医师和其他卫生保健工作者的做法,如提供咨询服务和简短干预。

115.2　损伤是公共卫生问题

1985年,美国国家科学院指出,"损伤是国家层面没有得到充分认识的公共卫生问题"[8]。损伤控制科学表明,使用公共卫生和健康促进方法可以有效预防损伤[9,10]。

损伤和疾病一样,是由人(个体因素)、媒介或载体(如能量交换)和环境(物理和社会环境因素)之间的相互作用造成的。这是理解损伤预防的基础[11,12]。

尽管如此,与其他公共卫生问题相比,损伤预防相对较少地受到立法者、教学机构、期刊编辑以及卫生保健系统的关注。生活方式从业者除了关注体力活动、营养、吸烟、高血压和性传播疾病外,还可以将预防损伤作为改变生活方式的综合公共卫生举措之一。生活方式医学可以通过支持立法、推进医疗宣传、提供社区教育,以及将临床护理和损伤预防联合起来,以实现损伤预防[13]。

115.3　损伤负担

损伤是一个巨大的、可预测的、可预防的国家和全球问题。在美国,意外损伤是所有年龄段人群的第4大死因,是儿童和青少年主要死亡原因[14]。同时意外损伤也是影响人类65岁以前预期寿命的主要原因[17]——它导致的潜在寿命损失是心脏病的2倍,恶性肿瘤的1.6倍(表115-3-1)。

损伤包括与意外损伤和暴力相关的所有损伤,占美国1~44岁人群死亡总数的59%,比非传染性疾病和传染病的总和还要多。每年都有数以百万计的人受伤生还,有250万人住院,2690万人在急诊室接受治疗和康复出院。每4个美国人就有1个可能遭受到本可以预防的损伤,但这种可预防的损伤有时会严重到需要进行医疗处理[17]。

损伤带来的影响可能是广泛的,患者往往面临终身的精神、身体和经济问题,而它带来的致残性损伤往往是持久的。2016年,美国有161 374人死于意外损伤(死亡率约为49.94%),2015年则有1/10的人(29 608 581人)经历了不具致命性但严重到需要去急诊室就诊的损伤[17]。每年大约有1/3的急诊[15]和6%的住院[16]是由于损伤导致的。

表115-3-1　美国2016年,65岁以前潜在寿命损失年,所有人种、性别、死亡

死亡原因	潜在寿命损失年	占比/%
所有原因	11 928 107	100.0
意外损伤	2 739 490	23.0
恶性肿瘤	1 715 904	14.4
心脏病	1 349 164	11.3

续表

死亡原因	潜在寿命损失年	占比 /%
自杀	895 466	7.5
围生期	745 134	6.2
他杀	607 886	5.1
先天畸形	421 944	3.5
肝脏疾病	301 329	2.5
糖尿病	252 804	2.1
脑血管病	228 104	1.9
其他原因	2 670 882	22.4

注：数据来源于美国疾病预防与控制中心（Centers for Disease Control and Prevention，简称CDC）佐治亚州亚特兰大疾病控制与预防中心国家损伤和控制中心的基于Web上的统计查询与报告系统。

115.3.1 费用

损伤费用高昂。2013年，美国因损伤和暴力造成的终身医疗和工作损伤费用总额为6 710亿美元，其中包括致命损伤2 140亿美元和超过4 570亿美元的非致命损伤[17]。近1 300亿美元的致命损伤费用由意外引起，其次是自杀（508亿美元）和他杀（264亿美元）。药物中毒包括处方药过量，占致命损伤的27%；与跌倒有关的占37%；与运输有关的占21%（图115-3-1）。

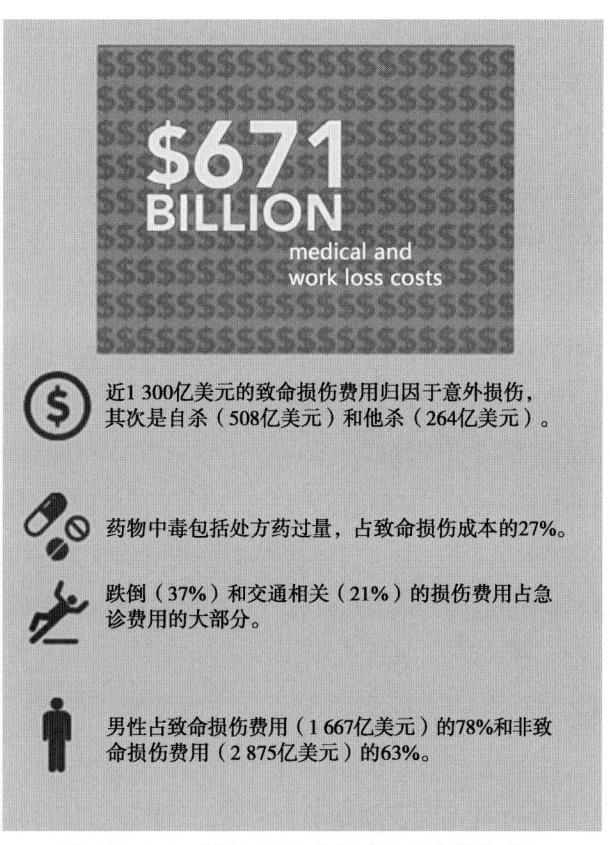

图115-3-1 美国2013年医疗和工伤损失成本

注：资料来源于2013年CDC国家损伤预防控制中心，https://www.cdc.gov/injury/wisqars/overview/cost_of_injury.html。

为了减少这些费用,许多低成本的安全装置和做法是可行的,能起到以小投资取得大效益的作用。例如以下的一些实例[18,19]。

每花 1 美元在儿童安全座椅上,社会就可以节省 100 美元的直接医疗费用。

每花 1 美元在骑行头盔上,社会就可以节省 40 美元的直接医疗费用。

每花 1 美元在烟雾报警器上,社会就可以节省 15 美元的直接医疗费用。

每花 1 美元在毒品控制中心上,社会就可以节省 6.7 美元的医疗费用。

115.3.2 社区影响

损伤对社区的负担同样是巨大且多层面的,特别是儿童的损伤致死。2015 年,近 13 000 名儿童和青少年死于意外或暴力相关的损伤,每天死亡达 36 人;平均每天有 22 200 名儿童在急诊室寻求非致命损伤的治疗[14]。不仅社区成员会承受由损伤致死所引起的情感和心理方面的影响(如幼童溺水死亡或青少年驾驶员死亡事件),此类事件对雇主和社会也会造成压力。失业、对伤者的照顾、康复、家庭破裂、就医、保险索赔、婚姻困难等,都会给社区和社会带来巨大的影响。

115.3.3 全球影响

损伤同时也是一个全球性问题,每年造成 580 万人死亡,每 5 秒钟就会造成 1 人死亡,该人数是疟疾、结核病和艾滋病死亡人数总和的 1.7 倍[20]。全球疾病负担研究(global burden of disease,GBD)[21] 的最新数据显示,2013 年全球有 9.73 亿人受伤后需要医疗处理,占全球疾病负担的 10%。损伤主要包括车祸(占总数的 29%),其次是自残(17.6%)、跌倒(11.6%)、暴力(8.5%)。在因伤需要医疗护理的人中,住院治疗患者占 6%,其中占比最大的损伤类别是骨折(38.5%)[21]。

每天,全世界都有超过 15 000 人死于损伤,其中包括 2 600 名儿童。意外损伤几乎占这些情况的 90%,是 10~19 岁青少年死亡的主要原因。大约 95% 的损伤发生在低收入和中等收入国家,以及最贫穷的地方[20]。意外损伤是 5 岁以上儿童生存的最大威胁,大多是道路交通事故、溺水、烧伤、跌倒或中毒[22]。道路交通损伤是 15~19 岁青少年死亡的主要原因,也是 10~14 岁儿童死亡的第二大原因[23]。道路交通损伤也是美国人生活、工作或出国旅游的头号杀手[24]。2015 年联合国可持续发展目标 3.6(到 2020 年,道路交通事故引起的死伤人数占整体死伤人数的一半)和可持续发展城市目标 11.2(到 2030 年,为所有人提供安全、负担得起的运输系统)中,交通系统目标是所有国家到 2030 年要实现的 17 个计划和 169 个目标之一[25]。(https://www.un.org/sustainabledevelopment/sustainable-development-goals/)

115.4 趋势和变化

类似于疾病发生率,损伤率也表现出长期趋势,以及随地理、社会经济和季节而变化。损伤率也因个人特征(如年龄、性别、收入)和环境(如社区,工作场所、家庭)而异。损伤流行病学调查是一个可以帮助解释这些差异的重要工具,还可以帮助识别损伤风险较高的人群,并通过具体的干预措施来减轻负担[26]。图115-4-1按年龄分组，比较了2015年10大死因。在美国，意外损伤是每个年龄组在整个生命周期中的10大死因之一。在1~15岁、15~24岁和25~34岁的人群中，损伤分别是其第一、第二和第三大死因。在15~24岁年龄组中，前3大死因(意外损伤、杀人和自杀)占死亡人数的比例高于其他7个死因的总和。意外损伤是1~44岁所有年龄组的主要死亡原因，其中机动车意外损伤占首位，在5~34岁之间机动车意外损伤最常见[17]。

死亡只是损伤负担的一部分。非致命性损伤给医疗系统带来沉重负担，并消耗宝贵的住院前、住院期间和康复资源。例如，跌倒是所有年龄段人群因受伤在急诊室就诊的主要原因，据估计，2015年共有930万人次因跌倒就诊，约占所有受伤就诊人数的32%，另有400万人次是因为被击打或被撞击，有400万人次是因为交通事故受伤而到急诊室寻求治疗，估计共有1.14亿人次是由于受伤而到门诊就诊[17]。

2015年美国十大死亡原因(按年龄组分列) 单位：人

等级	<1岁	1~4岁	5~9岁	10~14岁	15~24岁	25~34岁	35~44岁	45~54岁	55~64岁	≥65岁	总和
1	先天畸形 4 825	意外损伤 1 235	意外损伤 755	意外损伤 763	意外损伤 12 514	意外损伤 19 795	意外损伤 17 818	恶性肿瘤 43 054	恶性肿瘤 116 122	心脏病 507 138	心脏病 633 842
2	早产 4 084	先天畸形 435	恶性肿瘤 437	恶性肿瘤 428	自杀 5 491	自杀 6 947	恶性肿瘤 10 909	心脏病 34 248	心脏病 76 872	恶性肿瘤 419 389	恶性肿瘤 595 930
3	婴儿猝死综合征 1 568	他杀 369	先天畸形 181	自杀 409	他杀 4 733	心脏病 4 863	心脏病 10 387	意外损伤 21 499	意外损伤 19 488	慢性下呼吸道疾病 131 804	慢性下呼吸道疾病 155 041
4	异位妊娠 1 522	恶性肿瘤 354	他杀 140	他杀 158	恶性肿瘤 1 469	恶性肿瘤 3 704	自杀 6 936	肝脏疾病 8 874	慢性下呼吸道疾病 17 457	脑血管病 120 156	意外损伤 146 571
5	意外损伤 1 291	心脏病 147	心脏病 85	先天畸形 156	心脏病 997	心脏病 3 522	他杀 2 895	自杀 8 751	糖尿病 14 166	阿尔茨海默病 109 495	脑血管病 140 323
6	胎盘脐膜 910	流感、肺炎 88	慢性下呼吸道疾病 80	心脏病 125	先天畸形 386	肝脏疾病 844	肝脏疾病 2 861	糖尿病 6 212	肝脏疾病 13 278	糖尿病 56 142	阿尔茨海默病 110 561
7	细菌性败血症 599	败血症 54	流感、肺炎 44	慢性下呼吸道疾病 93	慢性下呼吸道疾病 202	糖尿病 798	糖尿病 1 986	脑血管病 5 307	脑血管病 12 116	意外损伤 51 395	糖尿病 79 535
8	呼吸困难 462	围生期 50	脑血管病 42	脑血管病 42	糖尿病 196	脑血管病 567	脑血管病 1 788	慢性下呼吸道疾病 4 345	自杀 7 739	流感、肺炎 48 774	流感、肺炎 57 062
9	循环系统疾病 428	脑血管病 42	良性肿瘤 39	流感、肺炎 39	流感、肺炎 184	艾滋病 529	艾滋病 1 055	败血症 2 542	败血症 5 774	肾疾病 41 258	肾疾病 49 959
10	新生儿出血 406	慢性下呼吸道疾病 40	败血症 31	良性肿瘤和败血症 33	脑血管病 166	先天畸形 443	败血症 829	肾疾病 2 124	肾疾病 5 452	败血症 30 817	自杀 44 193

图115-4-1 2015年美国10大死亡原因按年龄组分列
注：数据来源于国家生命统计系统、国家卫生统计中心、疾病控制与预防中心。
(引自：疾病控制与预防中心，CDC WISQARS)

115.5 不成比例的影响

与许多其他公共卫生问题一样，损伤对于低收入群体的影响更大。在美国，19岁及以下的美洲原住民比同龄的其他人群更容易发生与损伤相关的死亡,而这些损伤往往是可以预防的。与黑色人种和白色人种相比,美洲原住民在遭受车祸、行人意外或自杀后,相关的损伤死亡率最高,美洲原住民上述事故的发生率是同龄白色人种发生率的2~3倍。2016年,损伤和暴力导致3 335名美洲原住民死亡[17],2016年,美国印第安人和阿拉斯加原住民的年龄调整死亡率[1](76.49%)在美国所有损伤死亡中最高,黑色人种排第二,为72.14%,而白色人种的年龄调整死亡率为70.94%[17]。美国印第安人和阿拉斯加原住民中存在的高损伤率、高贫困率以及高未投保人群比例,应促进开展干预措施,并完善部落和社区执行建设方案的能力,以减少和预防损伤的发生。

115.6 损伤还是意外

损伤不同于事故。虽然事故这个词很常用,但它只描述了事件,而不描述其后果。使用损伤一词(如交通损伤),更清楚地表示事件的医疗后果是可预测和可预防的。事故与损伤不同,通常认为事故是不可预测的。事实上,在《牛津英语词典》中事故的定义是一个不寻常的事件,通常源于一些未知的原因,是意外、偶然发生的[27]。

损伤一词源于拉丁语injuries,字面意思是不对。字典将损伤定义为任何类型的损害,无论是已结束的还是仍在持续的[28]。因为大多数损伤都可以通过完善设备、行为和环境来预防,使用诸如"损伤预防"而不是"事故预防"这样的术语,有助于明确损伤是可控的并且可以预防。美国前卫生部长Everett Koop在一次发表讲话时,强调了这一区别[29]:"我们必须承认,与机动车有关的损伤不是事故,我们可以做很多事情来减少它们……一个敏锐的公众人物可以改变我们每个人的行为,但更重要的是要让公众意识到不安全的游乐场、汽车、高速公路、工作场所、玩具、家庭以及滥用枪支行为的严重性,并据此采取行动"。

115.7 损伤的原因

在公共卫生领域,损伤被定义为由于急性暴露于热能、机械能、电能或化学能,或由于缺乏热量或氧气等必需品而对身体造成的非有意或有意的损害[30]。造成损伤的具体原因是能量以超过人体组织耐受的速率和数量传递给人[31]。超出组织耐受的能量的大小,通常决定了损伤的严重程度。损伤和创伤这两个词经常交替使用。虽然损伤的种类和原因很多,但主要有2类。

1. 急性能量暴露 是指跌倒、机动车碰撞和运动损伤(动能)、火灾和烧伤(热能)、中毒(化学能)、触电(电能)和辐射造成的损伤。

2. 缺少必需品 包括缺氧(如窒息、溺水)和缺乏热量(低温或冻伤)。

根据戈登在1949年[32]所说,"一个人和他所处的环境之间的平衡被干扰,是疾病或损伤发生的基础。根据不同个体/主体的特性,这种干扰可以因为主体的自身行为发生,也可通过环境的作用发生,

---

1 译者注:年龄调整死亡率是指按年龄分组计算的死亡率,是1年内某一年龄组死亡人数与该年龄组平均人口数之比。用来在比较死亡率时消除人群中年龄分布差异的影响。

但通常是通过三者以某种组合的形式同时发生。"

运动损伤通常发生在动能快速转移的情况下,例如一名运动员与另外一名运动员或球门相撞。这种能量交换可以通过以下几种方式进行调整——通过提高运动员对损伤的抵抗能力(通过训练提高机体的功能);减少交换的动能(在运动员和能量源之间增加防护设备,如球门衬垫或头盔);或者消除能量交换的来源(禁止接触性运动或移除球门柱)。

115.8 损伤防控

控制损伤需要防止损伤事件的发生,或降低损伤事件的严重程度。老年人跌倒时所受的损伤,主要是由跌倒者落地时动能的快速转移引起。改变这种能量的转移模式可以通过很多方式:①增强个体抵抗力,如通过运动和饮食增强身体功能;②减少传递到个体的能量,如跌落在柔软的表面或佩戴髋关节保护器;③创造一个更安全的家庭环境,如消除绊倒危险、在楼梯上安装适当的照明设备或者在浴室里安装扶手等。大多数个人、用品制造商、房屋开发商、政府和护理人员都能从这些方面实现生活方式的改变。

生活方式改变和健康促进策略的应用,可以改变个体和人群的风险,减少在危险环境中的暴露,并从市场上移除或修正有害产品[33]。这些战略的成功需要个体和社区的共同行动。共同行动可从教育开始,由社会和相关组织推动,并通过公共政策、立法和执法活动得以推进[34]。

损伤预防咨询是一种有效的干预手段[35]。尽管美国儿科科学会提出了强有力的建议[36],但是只有1/5的成人接受过关于损伤话题的咨询,只有1/10接受过关于安全带使用的咨询,每17人中只有1个人接受过家庭烟雾报警器的咨询[37]。儿科医师具有最高的患者和家庭损伤咨询的依从性,与其他医疗机构相比,他们更有可能就损伤预防问题与患者和家属进行协商[38]。

一项针对1 088名医疗保健工作者的在线调查发现,几乎所有的医疗保健工作者(92.9%)都报告过一个或多个影响驾驶安全的因素,如安全带使用、夜间驾驶、疲劳、青少年乘客、酒精/药物使用、超速/鲁莽驾驶、打电话/发短信,而有关安全带使用问题的报告最多(83.7%)[39]。

自从2012年ICD-9-CM V65.43成为预防损伤咨询服务的付费医疗法规后,预防损伤的咨询大幅增加,该法规可用于指导索赔申请,然而,它仅可用于服务日期在2015年9月30日或之前的索赔。ICD-10CM代码中的等效项为ICD-10CM Z71.89,自2015年10月1日起用于计费医疗(http://www.icd9data.com/2012/Volume1/V01-V91/V60-V69/V65/V65.43.htm)。

115.9 损伤预防的基本理论

损伤预防的几个基本理论可以帮助指导控制损伤[12,33,34]。

1. 损伤是人与环境相互作用的结果 损伤既有人的因素,也有环境的因素。如果作用在人体组织的负荷在机体耐受的限度内,损伤因子会造成相对较小的损伤。热水能否在几秒中烫伤我们,取决于热水的温度和皮肤状况。这种相互作用的重要性,在通过降低水龙头热水的温度来控制环境,以及同时针对幼儿父母和老年人热水的烫伤风险管理(包括降低水温的必要性)的方法中得到了承认。

2. **损伤产生的相互作用可以通过改变行为、产品或环境来改变**　损伤可以通过改变因果链中最弱或适应性最强的环节来减少。在家庭游泳池里,人们可以在孩子和游泳池之间设置隔离围栏或障碍物,这比随时监督孩子的行为更容易减少游泳意外事件发生。在游泳过程中,密切监督游泳池里的情况是最重要的策略。改变环境、法律、人或产品都可以减少损伤的发生。

3. **通过改变环境有可能保护最多的人**　环境的变化自动为每个人提供保护,从而有可能防止最多的损伤。这包括内置在道路(如障碍物)、建筑物(如自动喷水灭火系统)、汽车(如翻车保护)、家庭(如保险丝)和产品(如药品上的儿童防护包装)中的自动保护。如果没有积极的行为因素(如更换药品盖子),很少有被动干预措施会成功,且当公众了解并意识到他们的需要和利益时,预防损伤会取得更好的效果。

4. **有效的损伤预防需要综合多种策略和方法**　教育/行为改变、技术/工程和立法/执法,这3种主要策略是预防损伤的有效方法。个人行为改变、产品制造、公共教育、法律要求、执法以及物理和社会环境的变化等,可以共同减少损伤。干预计划实施的难点在于如何选择最有效的策略组合以达到预期的结果。

5. **公共参与对社区行动至关重要**　有效的公共政策需要人们的支持和参与。当地存在的问题和资源的可用性,往往决定了损伤预防计划的方向。影响损伤预防成功率的因素,最好由公众和使用过程中的反馈来确定。如果没有公众的支持,旨在保护公众的有效法律(如强制摩托车头盔使用法)可能会被忽视,甚至在更糟的情况下会被废除。

6. **部门间的合作是必要的**　损伤预防需要许多团体的协调行动。社区领导(除卫生官员、医师、医院管理人员和其他人员外)的参与是制订和实施损伤预防计划的必要条件。从发现问题到动员社区行动、评估干预效果和倡导改革,不同的部门可以发挥不同的作用。确定和建立一个选区,转移或共享资源,需要许多不同部门的合作。

115.10　生活方式医学如何帮助预防损伤

随着损伤预防和生活方式医学的紧密结合,综合性损伤预防策略的潜在益处将变得更加清晰和被广泛接受[41,42]。

生活方式医学医师经常见到的是受伤后的患者及其家属,但也有机会逆流而上,找出根本原因,收集特定原因的损伤监测数据,为临床中的特定人群设计预防性干预措施,为预防政策的制定提供依据,或帮助改善社区的预防损伤方案。在患者护理方面,生活方式医学医师也有机会实施干预措施,如对酒精或类阿片滥用的情况进行筛查和简单干预,并对老年人进行跌倒预防筛查和咨询[43]。医师还可以通过提供证据证明预防政策有效,或制定可以促进和激励预防的医疗保健和报销政策来影响决策者。在医学院或护理学院工作并教授创伤预防课程的卫生保健专业人员,也可以帮助学生准备与损伤预防相关的材料。

减少损伤还需要改变社会对危险的看法、人群所处的环境、个人危险行为以及对预防价值的看法。生活方式医学可以通过在社区采取各种行动来保护公众,从而促进这一改变,例如下面的一些实例。

- 支持预防损伤所做的努力,如安全带使用法、更严格的青少年驾驶政策、烟雾报警器安装和摩托车安全驾驶政策。
- 告知决策者废除有效的损伤预防立法可能对公共卫生产生的影响。
- 支持溺水预防策略,例如在居民游泳池周围使用四面围栏,以及划船时使用救生衣。
- 收集有关治疗损伤的临床费用以及损伤治疗的结果数据。
- 加强与地方联盟的合作,如儿童安全联盟、地方预防溺水联盟、国家安全委员会或州公共卫生部门和州高速公路安全办公室。
- 支持将损伤预防纳入医疗改革的努力。
- 在听证会和城镇会议上就有效的询证策论进行作证。
- 支持对风险因素、保护因素和干预措施的研究,以减少各种形式的损伤和创伤,包括工作内外的损伤预防。
- 鼓励建立环境战略,防止行人和骑车人受伤。

115.11 发展趋势

国家科学院和医学研究所的报告《减轻损伤负担》[44]中,再次强调了采用科学方法来预防损伤的重要性,并呼吁公共卫生机构和其他机构通过与医疗保健组织、卫生保健工作者、州和社区、企业以及其他联邦机构合作,来寻求有助于减少损伤的联盟。损伤流行病学家、行为科学家和生活方式医学从业者应并肩工作,以识别、预防和控制损伤,并探索加强数据系统、识别风险和保护因素、调试干预措施、以及对现有损伤预防工作进行评估的方法。

将成功的策略应用于初级的保健环境更具挑战性(即使是在传统的预防领域,如癌症预防和女性健康领域)[45,46],但在损伤预防控制中,使用已知和有效的干预措施几乎可以立即挽救生命。现在的挑战是,如何促进生活方式医学和初级保健医师更多地参与使用并调整对于患者和家庭的最佳预防措施,以挽救生命和预防损伤[2]。

其中,最紧迫的优先事项是机动车损伤预防,超过35%的损伤死亡发生与此相关。回顾过去20年数据,机动车损伤死亡人数的大幅减少表明,将数据用于决策和行动时可以取得成果[47,48]。预防机动车乘客损伤的循证策略示例见《社区预防服务指南》[44],该指南总结了已知的、有关促进社区健康和预防疾病的干预措施的有效性、经济效率和可行性的情况,并根据已发表的研究中,严格、系统的科学审查里收集到的证据,提出了使用各种干预措施的建议。另一个例子是机动车死亡人数和兵役人员住院人数的下降,这说明在特定人群中重点预防特定损伤问题是可以实现的[50]。

我们从损伤模式、趋势和弱势群体的数据中了解到了更多知识,如果将这些新知识付诸行动,可以得到:①发现新的独特的损伤问题,如处方药过量流行;②提高损伤数据的质量和即时性;③帮助联邦和州机构及合作伙伴确定和实施研究议程,以结束这一问题现有的知识差距;④将损伤预防优先事项转化为预防计划；⑤评估各种环境和弱势人群中的预防工作；⑥提供受损伤影响最广泛人群（包括个人、家庭和社区）的高质量损伤预防计划。

生活方式医学从业者可以成为实现这一努力的重要合作伙伴。现在正应当将损伤纳入生活方式选择导致的各种情况中，并让主要护理人员和其他保健人员参与倡导合适的生活方式，从而减少各种原因所致的损伤。

115.12 总结

尽管损伤从一开始就困扰着社会，但预防医学和生活方式医学直到最近才认识到，这些事件是重要的公共卫生问题，并且是可预测和可预防的。损伤很少是随机发生的，它们集中在物理空间和时间上，影响特定的人群。利用基于良好流行病学、人为因素研究[52]和行为社会科学理论[53]的生态公共卫生方法[51]，是成功确定问题所在和减少损伤的最佳机会。针对个体、媒介和环境因素，包括对导致损伤的危险产品进行干预，将有助于降低总体损伤率。损伤原因多种多样，因此量身定制策略是必要的。

减少损伤和损伤对医疗系统、患者及家属造成的损失是可能的，但需要决策者、临床医师和医疗从业者的支持、协作和合作。在指导人们选择合适的生活方式以减少损伤方面，生活方式医学和初级保健家庭医师是重要的盟友。初级护理人员和其他卫生保健专业人员可以利用基于临床的预防技能，帮助减少各种原因造成的损伤，并在社区倡导改变环境和减少损伤的政策。

临床应用

- 将损伤预防纳入所有健康促进和患者疾病预防活动中。
- 扩大记录范围，以收集和监测患者受伤的风险因素（例如用图表提醒青少年注意开车时不要发短信，或提醒中年人有关阿片类药物的过量使用）。
- 评估患者及家人的安全实践情况（例如工作延误报警器、系安全带、戴头盔、驾驶时避免饮酒和发短信、使用救生衣）。
- 为患者设定目标，改变其易受损伤的危险生活方式。
- 为患者提供关于如何获取社区损伤预防资源的信息（例如当地安全委员会、卫生部门、儿童安全相关部门、自行车头盔使用管理部门）。
- 使用现有工具，如简短干预和动机访谈，筛查酒精滥用。
- 筛查适龄儿童安全座椅和幼儿增高座椅的使用情况。
- 支持改善对受伤者的住院前和在院护理，并支持社区的全面创伤护理系统。
- 与青少年驾驶员的父母交流分级驾照的重要性。
- 通过并支持州内基本的安全带相关法律。
- 最大限度地利用电子健康记录获取损伤数据，并使用处方药监测程序，管理患者潜在的用药过量情况。

(David A.Sleet, PhD, FAAHB 著　席蕊　译　麦尹林　校)

参考文献

1. Sleet DA. InjuryPrevention and Public Health. (Foreword). *Ital J Public Health*, Vol 7 (2): 3–5, 2010.
2. Rippe JM. Injury Prevention: A Medical and Public Health Imperative. *Am J Lifestyle Med*, Vol 4 (1): 6–7, 2010. doi:10.1177/1559827609348690.
3. Haegerich T M, Dahlberg LL, Simon TR, Baldwin G T, Sleet DA, Greenspan A I, Degutis L C. Advancing Injury and Violence Prevention in the United States. *The Lancet*, Vol 384 (9937): 64–74, 2014. http://dx.doi.org/10.1016/S0140-6736(14)60074-X.
4. Doll LS, Bonzo SE, Mercy JA, Sleet DA, eds. *Handbook of Injury and Violence Prevention*. New York: Springer; 2007.
5. Kress HC, Noonan R, Freire K, Marr A, Olson A. Top 20 Violence and Injury Practice Innovation Since 1992. *J Saf Res*, Vol 43(4): 257–263, 2012.
6. Sleet DA, Ballesteros M, eds. Injury Prevention and Lifestyle. Special Issue of *Am J of Lifestyle Medicine*, Vol 4(1): whole issue: 1–106, 2010.
7. Gielen AC, Sleet DA, DiClemente RJ, eds. *Injury and Violence Prevention: Behavioral Science Theories, Methods, and Applications*. San Francisco, CA: Jossey-Bass; 2006, pp. 83–104.
8. National Academy of Sciences. *Injury in America: A Continuing Public Health Problem*. Washington, DC: National Research Council; 1985.
9. Sleet DA, Moffett DB. Framing the Problem: Injuries and Public Health. *J Fam Community Health*, Vol 32 (2): 88–97, 2009.
10. Sleet DA, Schieber RA, Gilchrist J. Health Promotion Policy and Politics: Lessons from Childhood Injury Prevention. *Health Promotion Practice*, Vol 4(2): 103–108, 2003.
11. Haddon W Jr.On the Escape of Tigers: An Ecologic Note. *Am J Public Health*, Vol 60 (12): 2229–34, 1970. doi:10.2105/AJPH.60.12.2229-b. PMC 1349282.
12. Sleet DA, Egger G, Albany P. Injury as a Public Health Problem. (lead article). *Health Promotion Journal of Australia* (theme issue) Vol 1 (2): 4–9, 1991.
13. Teitge BD, Francescutti LH. Time for Lifestyle Medicine to Take Injury Prevention Seriously. *Am J Lifestyle Med*, 10(1): 4–9. First published online: February 20, 2015; Issue published: January 1, 2016.
14. Ballesteros MF, Williams DD, Mack KA, Simon TR, Sleet DA. The Epidemiology of Unintentional and Violence-related Injury Morbidity and Mortality Among Children and Adolescents in the United States, 1999–2015. *Int J Environ Res Public Health*, Vol 15(4): 616, doi:10.3390/ijerph15040616, 2018.
15. Pitts SR, Niska RW, Xu J, Burt CW. *National Hospital Ambulatory Medical Care Survey: 2006 Emergency Department Summary*. Hyattsville, MD: National Center for Health Statistics, Centers for Disease Control and Prevention; 2008.
16. Bergen G, Chen LH, Warner M, Fingerhut LA. *Injury in the United States: 2007 Chartbook*. Hyattsville, MD: National Center for Health Statistics, Centers for Disease Control and Prevention; 2008.
17. CDC. Web-based Injury Statistics Query and Reporting System (WISQARS). National Center for Injury Prevention and Control, (NCIPC) Centers for Disease Control and Prevention (CDC) (producer). Online. Retrieved February 19, 2018.
18. Miller TR, Levy DT. Cost-outcome Analysis in Injury Prevention and Control. *Med Care*, Vol 38: 562–582, 2000.
19. Finkelstein EA, Corso PS, Miller TR. *Incidence and Economic Burden of Injuries in the United States*. New York: Oxford University Press; 2006.
20. World Health Organization. Injuries and violence: the facts 2014. http://www.who.int/violence_injury_prevention/media/news/2015/Injury_violence_facts_2014/en/. (Accessed April 2, 2018).
21. Haagsma JA, Graetz N, Bolliger I, Naghavi M, et al. The Global Burden of Injury: Incidence, Mortality, Disability-Adjusted Life Years and Time Trends from the Global Burden of Disease Study 2013. *Injury Prevention*. Vol 22(1): 3–18, 2016. doi: 10.1136/injuryprev-2015-041616.
22. Peden M, Oyegbite K, Ozanne-Smith J, Hyder A, Branche C, Rahman AKM, Rivara F, Bartolomeos K, eds. *World Report on Child Injury Prevention*. Geneva, Switzerland: World Health Organization; 2008.
23. Oettgen B, Mathur A, Sleet DA. The reality of child mortality. In DM Kamat and PR Fischer, (Eds). *American Academy of Pediatrics Textbook of Global Child Health*. 2nd ed. Elk Grove Village, IL: American Academy of Pediatrics; pp. 3–40, 2016.
24. Sleet DA, Ballesteros M, Ederer D. Injuries and safety. In P Arguin and P. Kozarsky, (Eds). *Health Information for International Travel 2018* (The Yellow book). New York: Oxford, 2017.
25. United Nations. Sustainable development goals. https://www.un.org/sustainabledevelopment/sustainable-development-goals/. (Accessed April 13, 2018).
26. Sleet DA, Ballesteros M, Baldwin GT. Injuries, unintentional, epidemiology. In J Rippe, (Ed). *Encyclopedia of Lifestyle Medicine & Health*. 2nd ed. Vol 2: pp. 620–626. Los Angeles: Sage, 2012.
27. Oxford English Dictionary (online). Oxford University Press 2009. http://dictionary.oed.com/entrance.dtl (Accessed December 14, 2012).
28. Funk & Wagnall's Standard College Dictionary (p. 694). Pleasantville, NY: The Readers Digest Association; 1966.
29. Koop E. Introduction. In National Committee for Injury Prevention and Control. *Injury Prevention: Meeting the Challenge*. New York: Oxford University Press. (Supplement to *American Journal of Preventive Medicine*, 5(3), 1989, 1–303.
30. National Committee for Injury Prevention and Control. *Injury Prevention: Meeting the Challenge*. New York: Oxford University Press. (Supplement to American Journal of Preventive Medicine, 5(3): 1–303, 1989.
31. De Haven H. Mechanical Analysis of Survival in Falls from Heights of Fifty to One Hundred and Fifty Feet. *War Medicine*, Vol 2: 586–596, 1942.
32. Gordon JE. The Epidemiology of Accident. *Am J Public Health*, Vol 39: 504–515, 1949.
33. Sleet DA, Rosenberg ML. Injury control. In: Scutchfield DF, Keck CW, eds. *Principles of Public Health Practice*. New York: Delmar Publishers; pp. 337–349, 1997.
34. Sleet DA, Gielen A. Injury prevention. In SS Gorin and J Arnold, (Eds). *Health Promotion Handbook*. St Louis, MO: Mosby; pp. 247–275, 1998.
35. Gielen AC. Injury and Violence Prevention: A Primer. *Patient Educ Couns*, Vol 46: 163–168, 2002.
36. Gardner HG; American Academy of Pediatrics Committee on Injury, Violence, and Poison Prevention. Office-Based Counseling for Unintentional Injury Prevention. *Pediatrics*, Vol 119(1): 202–206, 2007.
37. Dellinger AM, Chen J, Vance A, Breiding M, Simon T, Ballesteros MF. Injury Prevention Counseling for Adults: Have We Made Progress? *Fam Community Health*, Vol 32(2): 115–122, 2009.
38. Chen J, Kresnow MJ, Simon TR, Dellinger A. Injury Prevention Counseling and Behavior among US Children: Results from the Second Injury Control and Risk Survey. *Pediatrics*, Vol 119: e958–965, 2007.
39. Dellinger AM, West BA. Health Care providers and Teen Driving Safety: Topics Discussed and Educational Resources Used in Practice. *Am J Lifestyle Med*, Vol 9(6): 451–456, 2015.
40. American Academy of Pediatrics. Counseling on injury prevention. http://www.icd9data.com/2012/Volume1/V01-V91/V60-V69/V65/V65.43.htm.
41. Gielen A, Girasek D. Integrating perspectives on the prevention of unintentional injuries. In N Schneiderman, M Speers, J Silva, H Tomes, JH Gentry, (Eds). *Integrating Behavioral and Social Sciences with Public Health*. Washington, DC: American Psychological Association, pp. 203–227, 2001.
42. Sleet DA and A Gielen. Injury prevention and behavioral science: opportunities to impact population health. Monograph. In *Behavioral & Social Science contributions to Population Health*. Bethesda, MD: NIH, Office of Behavioral and

Social Science. Printed by US Gov't Printing Office, September, 2015.
43. Houry D, Florence C, Baldwin G, Stevens J, McClure R. CDC Injury Center's Response to the Growing Public Health Problem of Falls Among Older Adulta. *Am J Lifetyle Med*, Vol 10(1): 74–77, 2016.
44. Bonnie RJ, Fulco CD, Liverman CT, eds. *Reducing the Burden of Injury: Advancing Prevention and Treatment*. Washington, DC: National Academy Press; 1999.
45. Graham AI, Kerner JF, Quinlan KM, Vinson C, Best A. Translating Cancer Control Research into Primary Care Practice: A Conceptual Framework. *Am J Lifestyle Med*, Vol 2: 241–249, 2008.
46. Zapka JG. Prevention Research and Reality: Narrowing the Quality Chasm. *Am J Lifestyle Med*, Vol 2: 260–262, 2008.
47. Dellinger A, Sleet DA. Preventing Traffic Injuries: Strategies that Work. *Am J Lifestyle Med*, Vol 4(1): 82–89, 2010.
48. Dellinger A, Sleet DA. From Modest Beginnings to Winnable Battle: 20 years of Road Safety efforts at CDC's Injury Center. *J Saf Res (Special issue)*, Vol 43(4): 279–282, 2012.
49. Zaza S, Briss PA, Harris KW, eds. *The Guide to Community Preventive Services: What Works to Promote Health?* New York: Oxford University Press; 2005.
50. Sleet D, Jones B, Amoroso P. Military Injuries and Public Health: An Introduction. *Amer J Prevent Med*, (Special Issue on Injuries in the U.S. Armed Forces), Vol 18(3S): 1–3, 2000.
51. Allegrante JC, Hanson D, Sleet DA, Marks R. Ecological Approaches to the Prevention of Unintentional Injuries. *Ital J Public Health*, Vol 7 (2): 24–31, 2010.
52. Porter BE, Bliss JP, Sleet DA. Human Factors and Injury Prevention. *Am J Lifestyle Med*, Vol 4: 90–97, 2010.
53. Sleet DA, Branscum P, Knowlden AP. Advancing Theory in Health Promotion and Community Health. *Fam Community Health*, Vol 40(1): 1–2, 2017.

第116章 交通损伤预防的有效策略

目录

要点／1682

116.1 交通损伤和生活方式／1682

116.2 流行病学／1683

116.3 有效的干预／1685

116.3.1 酒后驾驶／1685

116.3.2 乘客保护／1687

116.3.3 摩托车头盔／1688

116.3.4 自行车头盔／1688

116.3.5 驾驶执照分级系统／1689

116.3.6 年轻驾驶员的家长监控／1689

116.3.7 自动执法：高速和红灯摄像头／1689

116.4 有效性证据有限的干预措施／1690

116.4.1 限制驾驶时使用手机的立法／1690

116.4.2 指定驾驶员方案／1690

116.5 新出现的考虑因素／1690

116.5.1 美国人口年龄分布的变化／1690

116.5.2 药物-损伤驾驶／1691

116.6 对初级保健实践的影响／1692

临床应用／1692

参考文献／1692

> 要 点

- 在美国,交通损伤是导致死亡的主要原因,也是一个重大的公共卫生问题。
- 有效的循证策略是可用的,但没有得到普遍实施。
- 初级预防方法最有希望减轻交通损伤负担。
- 生活方式医学从业者通过在临床中进行患者教育或支持基于循证的公共政策,将在预防方面发挥重要作用。

与交通有关的损伤最近才被认为是公共卫生实践的一个基本部分。初级保健工作者可以对患者的行为产生积极的影响,并对美国由交通损伤所致的死亡提供帮助。有许多与生活方式因素密切相关的有效策略,可用于解决这些可预防的死亡和损伤,并可纳入临床实践。例如,临床医师可以通过对过量饮酒进行筛查和短暂干预,并就饮酒和驾车问题向患者提供咨询,从而支持初级预防,还可以通过告诉患者他们需要安全带和孩子需要儿童安全座椅来支持二级预防。本章将描述当前的交通环境、与交通相关的死亡和损伤的流行病学情况,并综述关于有效预防策略的知识,重点关注最适用于生活方式医学的策略。

116.1 交通损伤和生活方式

交通损伤和生活方式有着千丝万缕的联系。美国文化重视独立,对许多人来说,独立意味着具备驾驶能力。在美国,汽车在所有交通方式中占主导地位。在100多年的时间里,汽车注册量从1900年的8 000辆增长到2015年的2.63亿辆[1]。2016年,20%的家庭有3辆或以上的汽车,只有9%的家庭没有汽车[2]。高度的流动性是美国生活方式的一个组成部分。美国有超过2.21亿人持有驾照,他们在超过640万km的道路上平均每年行驶22 500km[3]。

图116-1-1表明,虽然行驶在道路上的人数有所增加,但与交通有关的死亡率长期下降,自1925年以来下降了90%以上[1]。这主要是由于车辆和道路安全的提高,以及驾驶员行为的改善[4],这些减轻了机动化程度提高的负面影响。尽管在交通事故在数据上有所下降,但交通事故仍然是美国所有年龄组的主要死亡原因[5]。2016年,疾病控制与预防中心(Centers for Disease Control and Prevention,CDC)的一份报告将美国与其他19个高收入国家进行了比较,结果显示,美国每10万人和每1万辆登记车辆中机动车碰撞死亡人数最高[6]。

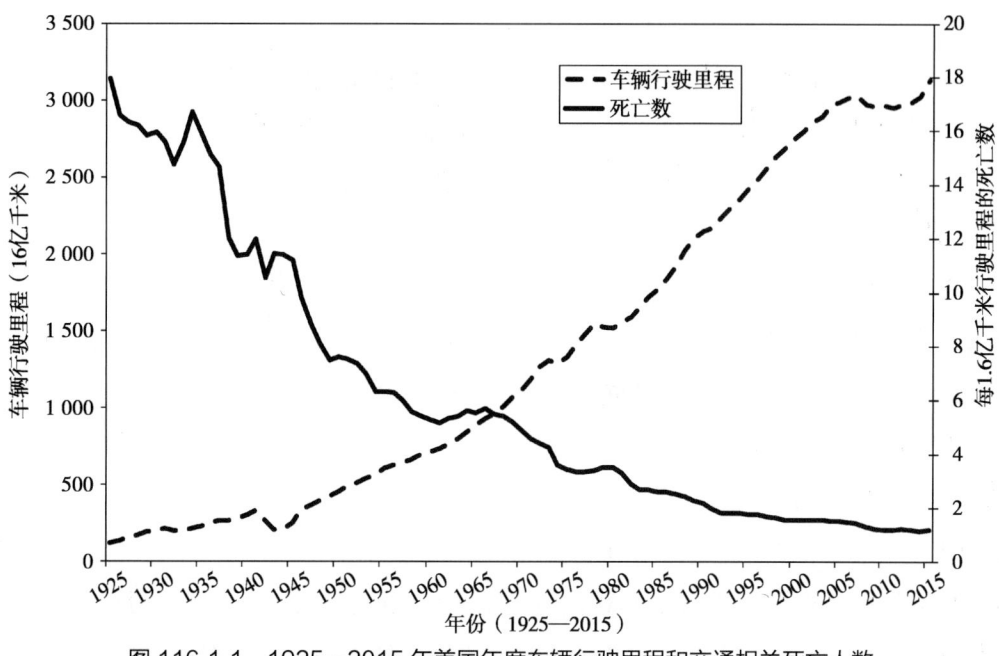

图 116-1-1　1925—2015 年美国年度车辆行驶里程和交通相关死亡人数
注：数据来源于国家安全委员会 2017 年《损伤事实》。

116.2　流行病学

交通事故每年导致超过 30 000 人死亡，300 多万人因非致命伤在医院急诊室接受治疗[5,7]。死亡或受伤的风险大小受多种因素影响，包括性别、年龄、人种、道路使用者类型［例如乘客、行人、摩托车、自行车（非机动化）］和位置（例如州、城市/农村环境）。性别之间存在显著的风险差异。男性的死亡率是女性的 2 倍，包括车辆乘客、摩托车驾驶者、行人和骑自行车的人；以及所有年龄组（15~19 岁以及以上年龄组）。摩托车驾驶者（男性是女性的 11 倍）和骑自行车的人（男性是女性的 6 倍）差别尤其大。对于非致命伤，男性的损伤率高于女性，但机动车辆乘客中女性的损伤率是男性的 1.3 倍[5]。

死亡率因年龄而异，0~4 岁的儿童死亡率最低，15~24 岁和 80 岁及以上的人死亡率最高[5]。2015 年，年轻驾驶员（16~20 岁）占所有持照驾驶员的 5.4%；然而，所有发生致命车祸的驾驶员中有 9% 是年轻驾驶员[8]。年轻驾驶员的车祸发生率高于任何其他年龄组，同样情况也发生于致命车祸、受伤车祸和仅财产损失的车祸中[7]。鉴于年轻驾驶员缺乏驾驶经验并有冒险行为，年轻驾驶员的死亡率特别高。本章后面将对分级驾照系统进行定义，它是针对年轻驾驶员交通事故预防的一种有效策略。在 2006 年，30% 的 16 岁青少年持有驾照；而在 2016 年，26% 的 16 岁青少年持有驾照。其中，17 岁的驾驶员从 51% 下降到 47%，18 岁的驾驶员从 67% 下降到 62%[9,10]。

年龄在 65 岁及以上的高龄驾驶员在驾驶人群中是快速增长的一部分。2006—2016 年的短短 10 年间，高龄持照驾驶员的数量增长了 38%，达到近 4 200 万，占全国驾驶人口的近 19%[9,10]。在这个年龄段，持有驾照的人口比例也有所增加；2006 年，65~69 岁的人群中有 89% 的人拥有驾照，而在 2016 年，这一比例上升至 92%[9,10]。在所有年龄较大的人群中都出现了类似增长，包括 85 岁及以上的老年人,他们中的持照驾驶员从 51% 上升至 61%[9,10]。

从 70~74 岁开始,每行驶 1.6km,车祸致死率显著增加,在 85 岁及以上的驾驶员中最高。这主要是由于高龄驾驶员对损伤和医疗并发症的易感性增加,而非车祸的发生率增加所致[7,11]。然而,与年龄相关的视力和认知功能下降以及身体其他变化,可能会影响一些老年人的驾驶能力。美国医学协会与美国国家公路交通安全管理局(National Highway Traffic Safety Administration,NHTSA)为医师评估和指导患者安全驾驶能力提供指导意见[12]。

车祸相关死亡也存在人种和民族差异。一般来说,美洲印第安人和阿拉斯加原住民的死亡率最高,而亚洲或太平洋岛民的死亡率最低;非裔美国人、白色人种(非西班牙语裔)和西班牙语裔人口(所有人种)的死亡率相似[5]。但是,在以行驶时间或车辆行驶里程为参考时,非裔美国人和西班牙语裔乘客的死亡率高于白色人种[13]。一些人种和少数民族群体受到机动车碰撞的影响程度不同:在美洲印第安人和阿拉斯加原住民中,拉美裔死亡人数约占 4.3%,其中有 3.3% 的死亡是由于车祸造成的;而在非裔美国人、白色人种和亚洲或太平洋岛民中,只有不到 1.7% 的死亡是由车祸造成的[14]。图 116-2-1 显示了按人种/民族和性别划分的年龄调整后的机动车相关死亡率。在所有人种/民族群体中,男性的死亡率高于女性;美洲印第安人和阿拉斯加原住民男性的死亡率高于所有其他群体[5]。

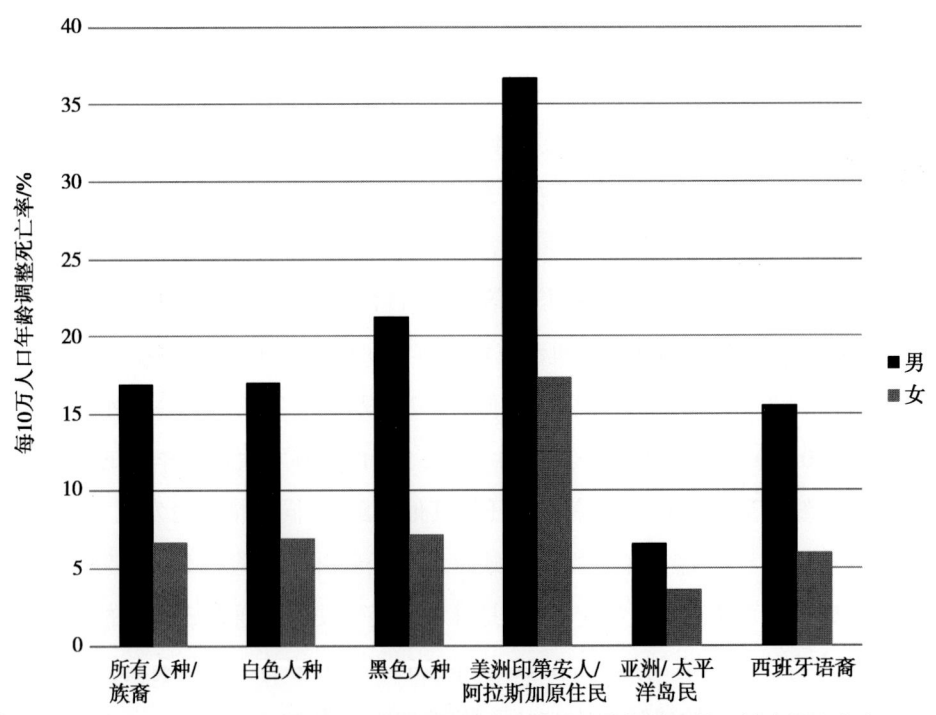

图 116-2-1　2016 年美国按人种/民族和性别划分的按年龄调整后的交通死亡率

注:数据来源于 CDC WISQARS,https://www.cdc.gov/injury/wisqars/fatal.html;白色人种、黑色人种、美洲印第安人/阿拉斯加原住民、亚洲或太平洋岛民的数据仅包括非西班牙语裔;拉美裔的数据包括所有种族;死亡率标准化为 2000 年美国人口。

死亡率因道路使用者类型而异。机动车乘员(驾驶员和乘客)占车祸死亡人数的大多数(67%)，摩托车驾驶者占14%，行人16%，骑自行车的人2%，其他人1%[7]，这些未经调整的统计数据并未将所有的登记车辆纳入其计算中。例如，摩托车驾驶者占车祸死亡人数的14%，但仅占所有登记车辆的3%，占所有车辆行驶里程的0.6%[15]。2015年，每行驶1.6km，摩托车驾驶者死亡人数的发生率几乎是乘车死亡人数的29倍[15]。饮酒因素在摩托车驾驶者的致命车祸中非常普遍。血液酒精浓度≥0.08g/dl(25%)的摩托车驾驶者在致命车祸中死亡的比例，高于客车驾驶员(21%)、轻型卡车驾驶员(20%)和大型卡车驾驶员(2%)[16]。在车祸中死亡的骑自行车的人中，22%的人血液酒精浓度值为0.08g/dl或更高[17]。在车祸中死亡的行人中，34%的人血液酒精浓度值为0.08g/dl或更高[18]。

各州在交通事故死亡人数和死亡率、安全带的使用、自报酒后驾车的发生率、城市与农村地区的比例、一级创伤护理中心的覆盖率，以及许多其他与交通事故风险和发生交通事故后死亡或受伤风险相关的因素上存在差异。因此，不同人种之间，机动车交通死亡率几乎相差6倍[5]。

116.3 有效的干预

虽然本章主要关注个人行为，但也包括一些有关车辆安全装置和其他策略的信息。其目的是对旨在减少交通事故死亡和损伤的干预措施进行实际审查，这些措施可由临床医师通过临床患者教育，或通过合作伙伴的参与和政策执行。

116.3.1 酒后驾驶

2016年，28%的交通死亡(约10 500人)涉及血液酒精浓度≥0.08g/dl，该血液酒精浓度水平在全美都是非法的[16]。每年，数百万成人约有1.21亿次酒后驾车[19]，但只有一小部分人(102万)因此被捕[20]。此外，85%的酒后驾车事件是由酗酒者报告的，4.5%的成人每月至少报告4次酗酒，占所有酒精致伤驾驶事件的55%[19]。这方面的情况一直持续，虽然与饮酒有关的交通死亡人数随着所有交通死亡总人数的下降而下降，但与饮酒有关的交通死亡比例保持不变。图116-3-1显示，自20世纪90年代末以来，这一比例一直维持在30%左右[21]。

减少酒后驾驶的干预措施包括以下几方面。

零容忍法律。这些法律规定，21岁以下的人饮酒后驾车是非法的，但由于酒精测试可能存在轻微的不精确性，因此血液酒精浓度阈值通常设定为0.02g/dl。饮酒相关死亡人数的下降与这些法律的规定有关[22,23]。沃亚斯、蒂皮茨和费尔、Voas、Tippetts和Fell发现，在致命车祸中，未成年饮酒驾驶员的比例下降了19%~24%[24]。所有州都通过了针对年轻驾驶员的零容忍法律。

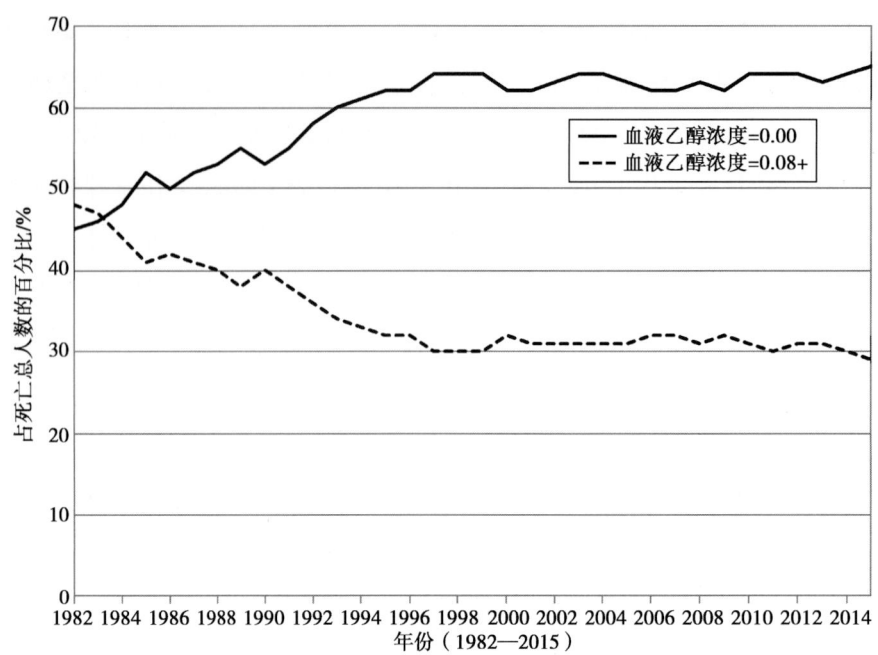

图 116-3-1　1982—2015 年美国车祸中最高血药浓度（highest blood concentration，BAC）致死的人数比例

注：数据来源于美国公路交通安全管理局。

最低法定饮酒年龄法律。21 岁最低法定饮酒年龄法律可有效减少与饮酒有关的车祸和损伤[23,25]。鉴于年轻驾驶员的高车祸率和死亡率，这类法律尤其重要[24,26-28]。在相同的血液酒精水平下，年轻驾驶员的车祸风险高于年长驾驶员[29]。所有州都将最低法定饮酒年龄从 18 岁提高到 21 岁。据美国国家公路交通安全管理局估计，由于最低法定饮酒年龄法律的实施，在 2016 年挽救了 552 条生命[30]。降低最低法定饮酒年龄与饮酒导致的车祸增加有关，这一中位数比例约为 10%[23]。

酒精检查站。设立路边酒精检查站，无论是随机实施还是选择性实施，都可以成为有效的执法干预措施。研究表明，酒精检查站可将酒精相关车祸的致命和非致命损伤中位数降低 9%[31]。酒精检查站通常与媒体一起宣传，这有助于增加饮酒人被逮捕率。

较低的血液酒精浓度。法律规定驾驶员的血液酒精浓度超出法定的最大限值是违法的。最初的血液酒精浓度最大限值设定为 0.10g/dl 或 0.15g/dl，随着时间的推移，最大限值已下调至 0.08g/dl。这一规定被证实在减少酒驾所致损伤方面是有效的[22,23,28]。从 2004 年起，所有州都通过了 0.08g/dl 的血液酒精浓度法律，将酒后驾驶的法定浓度限制（对于 21 岁及以上的成人）设定在 0.08g/dl 以下。犹他州最近通过了 0.05g/dl 的限制，已于 2018 年底生效。这一点上，美国落后于许多其他国家，这些国家已将驾驶员的法定血液酒精浓度限制降至 0.05g/dl 以下[32]。

点火联锁装置。这些装置通过要求驾驶员在启动车辆前提供呼吸样本来防止饮酒驾驶员启动车辆。如果呼吸样本超过规定的血液酒精浓度，则点火开关锁定，车辆将无法启动。美国各州层面计划的实行范围可以从严格的司法程序（即法官决定联锁要求）到行政程序（例如通过机动车辆部运作），或两者的结合。综合多项研究数据的报告估计，联锁装置可减少 65% 的酒驾，但这种效果局限于安装期间[33-35]。

佛罗里达州的一项创新性研究将点火联锁与酒精滥用的治疗结合起来。联锁治疗组的复发率比非联锁治疗组低32%。这一有效水平估计减少了41起再次被捕和13起车祸[36]。因为先前有酒驾违规记录的驾驶员发生后续违规的可能性是没有酒驾记录的驾驶员的7倍[37],因此,可以考虑对所有已定罪的酒驾驾驶员使用点火联锁装置,包括首次和再次违法者。

服务人员干预培训。服务人员干预和培训计划旨在通过提供食物和饮料、延迟为饮酒者提供服务,以及拒绝为醉酒顾客提供服务来防止顾客醉酒和酒后驾驶。该措施的有效性证据来自对自愿参加培训的机构的研究,因此,管理支持已经建立,服务人员培训是密集的、高质量和面对面的(不是视频培训)。然而,关于服务人员培训作为一种独立的干预措施是否有效的问题仍然存在[23]。与此相关的问题是酒吧的责任,即要求向顾客提供最后一杯酒精饮料的店主或服务员对该顾客对他人造成的损伤负责。酒吧责任已被证明能有效减少与饮酒相关的车祸死亡数[38]。

酒精筛查和短暂干预。在急诊科[39]、创伤中心[40]和初级保健机构中,对过度饮酒进行筛查和随后的短暂干预是有效的[41]。不同研究结果的衡量标准各不相同,但都包括减少饮酒、减少过度饮酒、减少损伤频率,以及其他结果[39-41]。弗莱明等人的一项研究[41]发现,嗜酒者与医师进行2次15min的谈话,随访期间办公室护士打2次5min的电话,这一干预对嗜酒者在48个月的时间内产生了持续的影响。与对照组相比,治疗组的7天酒精使用量、暴饮次数和过度饮酒频率明显减少。此外,治疗组住院天数和急诊就诊次数较少。最大的成本效益是与机动车相关事故的减少[41]。这些结果表明,在时间和资源上的适度投资可以产生临床上的重要影响,并且这种影响可以维持多年。

酒的定价策略。酒的定价策略可以在州和联邦层面实施,并且不同的酒有所区分(即啤酒、葡萄酒和烈酒的定价策略不同)。研究表明,增加酒税和提高酒的价格不仅可以增加收入,还可以减少过度饮酒和饮酒相关的危害(如肝硬化和全因死亡率的减少),以及酒驾受伤和车祸死亡[42-45]。一些研究还发现这种措施对减少暴力、性传播疾病和饮酒依赖有效果[46]。尽管有强有力的证据表明,增加酒税可以减少各种饮酒相关危害,但这些税收的收入并不包括与酒相关的社会成本,而且按通货膨胀调整后的价格计算(在联邦和州两级)有所下降[42,43,46,47]。

116.3.2 乘客保护

乘客约束系统,包括腰带和肩带、儿童安全座椅和加高座椅,是最有效的损伤预防干预措施之一。安全带可将车祸中的死亡和重伤风险降低约一半[48]。安全带在降低婴儿死亡率方面的有效率为71%,在幼儿中的有效率为54%[49]。2016年,安全带估计拯救了328名5岁以下儿童[30]。与单独使用成人安全带相比,增高座椅在减少适龄儿童损伤方面的效果要高出45%[50]。

增加乘客保护的干预措施包括以下内容。

安全带。安全带为驾驶员和乘客提供最大的保护。美国国家安全委员会估计,2015年,在美国安全带拯救了近14 000人的生命,自1975年以来,已经拯救了近350 000人的生命[1]。在2015年,48%的乘客死于车祸是由于没使用安全带;相反,在致命事故中幸存的乘客中,只有14%是没有使用安全带的[1]。

2016年进行的美国乘客保护使用调查发现,美国使用安全带的比例为90%[51]。到目前为止,49个州、哥伦比亚特区、波多黎各和所有美国地区都制定了成人安全带使用法。一级执法允许执法人员仅以违反安全带使用为由就可以阻止驾驶员,而二级执法要求除违反安全带以外的其他理由阻止驾驶员。一级和二级执法在增加安全带使用和减少致命和非致命损伤方面都是有效的,其中一级执法的效力最大[52-54]。州主要执法法律从1984年至2015年生效;但是,截至2018年1月,16个州没有初级执法法律[55]。通过增加巡逻人员或加强安全带法律的执行计划,也可以有效地减少致命和非致命损伤,并增加安全带的使用[52]。

儿童安全座椅。所有州都要求儿童使用安全座椅,尽管具体的覆盖范围各不相同[55]。儿童安全座椅法律要求,乘车时儿童乘坐联邦政府批准的适合儿童年龄、身高和体重的安全座椅。儿童安全座椅法律减少了致命和非致命损伤,并增加了儿童安全座椅的使用。儿童安全座椅法律教育项目与儿童安全座椅法律相结合,可以减少致命和非致命损伤,增加儿童安全座椅的使用和拥有率[55,56]。奖励加教育计划(包括对正确使用儿童安全座椅的父母或孩子的奖励)也被证明增加了儿童安全座椅的使用[56,57]。

加高座椅。加高座椅的设计是为了升高儿童的高度,使车辆的腰带和肩带更合适。美国儿科学会建议所有儿童在身高达到145cm(通常在8~12岁)之前使用增高座椅[58]。系统回顾各种立法、教育和宣传干预措施对4~8岁儿童的影响后发现,将教育与分发加高座椅或折扣优惠券等奖励措施相结合的干预措施产生了最大的积极影响[59]。此外,加高安全座椅立法已被证明可以增加加高安全座椅的使用,减少损伤,并节省费用[60-63]。

后排座椅位置。坐在前排的儿童人数正在减少。到2008年,95%的婴儿、98%的学步儿童和88%的4~7岁儿童乘坐后排座椅[58]。尽管将儿童移至后排座椅的促使因素是副驾驶安全气囊的危险,但无论是否有副驾驶安全气囊,后排座位对儿童仍然是最安全的地方[64-66]。研究发现,坐在车辆后排的儿童比坐在前排的儿童受伤的可能性低40%~70%[58,67]。

116.3.3 摩托车头盔

据估计,摩托车头盔在预防摩托车驾驶者致命损伤方面的有效性为42%,在减少头部损伤方面的有效性为69%[68]。头盔的使用尤其重要,因为每行驶1.6km,摩托车驾驶者在车祸中死亡的可能性约为汽车乘员的29倍[15]。摩托车头盔的使用法律可以有效增加头盔的使用量。在有法律的强制性或普遍性要求所有年龄段的骑手使用头盔的州,76%的摩托车驾驶者佩戴头盔;而没有类似法律的情况下,使用率为40%。在废除通用头盔法的州,头盔的使用减少(中位数为39个百分点),死亡人数增加(中位数为42个百分点)[69]。2018年,19个州加上哥伦比亚特区要求所有摩托车驾驶者和乘客使用头盔,28个州要求摩托车驾驶者戴头盔,3个州没有头盔使用法律[70]。2000年,估计有71%的摩托车驾驶者戴头盔,而2016年只有65%[71]。

116.3.4 自行车头盔

自行车头盔可以有效地防止头部受伤、脑损伤、面部受伤和死亡[72-74]。然而,只有大约一半的

5~14岁儿童在骑车时总是戴头盔[75],美国有21个州制定了法律,要求年轻骑手戴头盔。没有州制定法律要求成人戴头盔[76]。旨在增加自行车头盔使用量的干预措施通常针对儿童和青少年,要求使用头盔的立法也是如此。在美国和其他国家,支持头盔推广活动的立法有效地增加了头盔使用量,并减少了损伤和死亡[77-80]。以社区为基础的干预措施,包括免费头盔提供和教育,以及以学校为基础的干预措施和补贴头盔,都被证明是很有效的措施[81]。

116.3.5 驾驶执照分级系统

机动车碰撞是美国青少年死亡的主要原因,驾驶执照分级系统通过要求计划和监督实践的学习和考试制度,解决了驾驶员面临的高风险问题,其次是临时驾照,对无监督驾驶进行临时限制[82]。2种常见的限制是夜间驾驶限制和允许新驾驶员乘坐的青少年乘客人数的限制。这些限制随着新驾驶员获得经验和青少年驾驶员的成熟(完全持证)而解除。尽管在不同的司法辖区,推进驾驶执照分级系统3个阶段的具体要求各不相同,但它们提供了一个保护性的环境,使新驾驶员变得更有经验。驾驶执照分级系统已被证明能有效地降低新驾驶员的车祸风险,而且系统越强大,效果就越强[83-87]。最全面的驾驶执照分级系统可使16岁驾驶员的致命车祸减少38%[88]。所有州都有某种形式的驾驶执照分级系统,但系统因州而异[89]。与驾驶执照分级系统和青少年驾驶员安全相关的一个问题,是驾驶员教育所致的早期许可证。提前获得驾照可能会导致无经验驾驶员的风险增加,并导致更多车祸。以学校为基础的驾驶员教育培训,通常可以提前获得驾照,而这反过来又会导致驾驶时间的增加。一些研究[90-92]一致表明,接受驾驶教育的年轻驾驶员往往比不接受驾驶教育的年轻人要更早地拿到驾照。驾驶培训带来的任何潜在安全效益,都可能被青少年的无人监督驾驶时间的增加所抵消[90-92]。

116.3.6 年轻驾驶员的家长监控

虽然家长监控对年轻驾驶员的影响不是决定性的,但有人对这方面进行了研究,即父母监控(父母高度参与孩子学习驾驶过程)对年轻驾驶员安全的影响。研究结果各不相同,包括对危险驾驶行为没有影响到轻度影响[93]。父母有权推迟驾照发放时间,并限制在高风险条件下的驾驶,如夜间驾驶和有青少年乘客情况下驾驶[94,95],而无论这些限制是否是其所在州驾驶执照分级系统的一部分。研究表明,有父母设定并保持严格限制的青少年,在驾照获得的第1年不太可能从事危险驾驶行为、发生交通违法或撞车[95]。"父母是青少年安全驾驶的关键"是美国疾病预防控制中心发起的一项活动,该活动为家长、儿科医师和社区团体提供材料,帮助青少年驾驶员在路上保持安全(https://www.cdc.gov/parentsarethekey/)。

116.3.7 自动执法:高速和红灯摄像头

行驶速度会影响撞车的可能性和撞车的严重程度,高速碰撞更严重,因此受伤的风险更大。2016年,27%的交通死亡发生在至少1名驾驶员超速的车祸中[96]。对于行人和骑自行车的人等弱势道路使用者来说,这方面尤其是个问题。自动执法(使用高速和红灯摄像头)是对传统执法的一种补充,传统执法要求执法人员拦下驾驶员并发出传票。自动超速执法已被证明可以降低车速和减少超速违法行为[97,98]。对超速摄像头的有效性进行回顾发现,在美国和世界各地,有超速摄像头的地方,车祸和损伤都有所减少[72,97-99]。

截至2018年1月,美国有422个社区实施了红灯摄像头项目[100]。最近的一项研究[101],从打开摄像头和关闭摄像头两个方面考察了红灯摄像头的有效性。调查人员发现,这些摄像头在防止车祸死亡方面是有效的。当摄像机打开时,致命车祸数量减少;当摄像头关闭时,致命车祸数量增加。

116.4 有效性证据有限的干预措施

116.4.1 限制驾驶时使用手机的立法

研究表明,使用手机的驾驶员发生严重车祸的可能性是普通驾驶员的4倍[102]。美国汽车协会基金会的研究发现,81%的驾驶员认为发短信和发电子邮件对安全有严重威胁,然而,40%的驾驶员承认发过短信或电子邮件,31%的人承认在过去30天里开车时打过电话或看过短信或电子邮件[103]。不同州的手机立法各不相同,有些州或地方禁止手持设备,有些州禁止年轻驾驶员或公共汽车驾驶员使用手机,有些州禁止开车时发短信。尽管大多数人都认为在开车时使用手机是不安全的,但有关解决这一问题的法律的有效性目前却没有一致的结果[93,104]。采用一些技术手段,比如在车辆行驶时自动关闭手机,可能会是有效的。

116.4.2 指定驾驶员方案

指定驾驶员是指同意不饮酒或限制饮酒并开车送其他人回家的人。餐馆或酒楼举办的指定驾驶员推广计划通过提供免费非酒精饮料、食物或免费入场券等奖励措施,鼓励个人充当指定驾驶员。尽管这些措施在美国被广泛使用,但被完整评估的项目相对较少。对饮酒场所指定驾驶员计划的系统综述发现,没有足够的证据表明其在减少酒驾损伤或与饮酒有关的交通事故方面的有效性[105]。尼尔森和沃森的一项研究发现,虽然指定驾驶员的意识和使用率可能会提高,但饮酒和驾驶或与饮酒有关的交通事故减少的证据还不充分[106]。国家公路交通安全管理局最近开展的交流活动鼓励提前计划并指定1名清醒的驾驶员,以避免将状态最差的驾驶员指定为指定驾驶员[107]。

116.5 新出现的考虑因素

116.5.1 美国人口年龄分布的变化

在最年长的年龄组中存在最高的车祸死亡率。当与老龄化人口配对时,安全性和流动性的双重需求也随之出现了公共卫生问题。从 2011 年开始,美国每天有 1 万人达到 65 岁的这一趋势将持续 20 年(http://pewresearch.org/databank/dailynumber/? NumberID=1150)。婴儿潮一代的老龄化在许多方面对美国都有重要影响,包括美国满足日益增长的老年人口流动需求的能力。现今年满 65 岁的人平均将再活 19 年[108]。

一些新出现的变化对流动性和交通需求产生直接影响已经显现。例如,1966 年,65 岁以上的人中有 12% 参加了民间劳动;2016 年,这一比例已上升至 19%;到 2026 年,估计将达到 22%。老年人更多地参与劳动力市场,可能会导致他们更多地接触交通环境[109]。

老年人经常选择独居生活,2015 年独居老年人比例为 29%,即 1 300 万老年人。独居老年人的比例在男性和女性之间是不同的,前者有 20% 独居,后者有 36% 独居[108]。与其他年龄组相比,65 岁以上的老年人不太可能改变自己的生活方式;2014—2015 年,只有 4% 的人搬家,而 65 岁以下的人搬家的比例为 13%。独居会使驾驶成为满足日常需要的关键。对由于身体和/或认知障碍而不能安全驾驶的老年人来说,在他们的社区里几乎没有可选择的交通方式。

116.5.2　药物 - 损伤驾驶

约 16% 的机动车撞车事故涉及除酒精以外的药物,如大麻[110,111]。酒精对驾驶能力的影响是众所周知的。酒精代谢速度相对稳定,可以通过血液中酒精浓度来衡量。此外,障碍水平与血液酒精浓度相吻合。因此,血液酒精浓度可以用来衡量障碍水平。相比之下,大麻中的主要精神活性物质是 δ-9-四氢大麻酚(tetrahydrocannabinol,THC),它是脂溶性的,储存在体内的脂肪组织中。δ-9-四氢大麻酚可在摄入后很长时间内,以及感觉到精神作用后很长时间后,再次释放回血液中。因此,血液中的 δ-9-四氢大麻酚水平不是一个很好的障碍衡量标准[113]。

但是,与酒精一样,大麻也会损害个人安全驾驶能力,包括降低反应时间和协调性[114]。尽管大麻的使用会对驾驶能力产生负面影响,但目前还没有已知的有效策略来解决这个问题。

驾驶损伤预防领域的另一个日益受到关注的问题,是阿片类药物影响,特别是美国正处于阿片类药物滥用时期。2016 年,超过 42 000 名美国人死于过量使用阿片类药物[115]。研究探索阿片类药物使用对驾驶能力和机动车碰撞风险的影响是有限的,包括处方阿片类药物用于控制疼痛或治疗药物使用障碍的效果,以及非法阿片类药物使用效果。在最近的文献中,2013 年加拿大的一项病例对照研究发现,在服用阿片类药物的驾驶员中,服用剂量 ≥ 20mg/d 吗啡当量的阿片类药物驾驶员(根据剂量的不同,从 21% 到 42%),道路创伤导致的急诊就诊概率增加[116]。2017 年的一项关于医疗和非医疗处方阿片类药物使用和车祸史的自我报告研究发现,医疗处方阿片类药物的使用与机动车发生相关碰撞的概率增加 62% 有关[117]。根据现有的证据,美国疾病控制与预防中心已发表了一份指南,建议临床医师在阿片药物开始使用、剂量增加或使用其他中枢神经系统抑制剂(如苯二氮䓬类药物或酒精)时[118],应与患者讨论这些药物的使用可能会影响安全驾驶能力这一问题。

116.6 对初级保健实践的影响

尽管过去 50 年,在降低机动车相关死亡率方面取得了巨大成功,但在美国,机动车碰撞仍然是导致损伤相关死亡的主要原因。初级保健从业者有机会使用各种策略减少死亡和损伤,包括筛查和咨询[119-121]。相关从业者还可以帮助患者了解减少道路风险以及安全行为的重要性。在临床实践中,交通损伤预防可以成为生活方式医学实践的常规部分,并纳入护理和预防服务。损伤预防科学已经证明,交通损伤不是意外,而是可以预测和预防的。通过教育和改变行为,制定强有力的安全法律并执行,鼓励更有效地利用技术和工程,生活方式医学可以有助于减少交通损伤,并有助于促进安全文化[122]。

临床应用

行动	可用工具	评论
关于危险和保护因素的患者教育,如驾驶时饮酒和使用手机、安全带和儿童安全座椅	CDC 的损伤中心资源 https://www.cdc.gov/motorvehiclesafety/index.html 父母是确保青少年驾驶安全的关键 https://www.cdc.gov/parentsarethekey/	临床医师可将交通安全纳入生活方式咨询中,就像他们在运动、营养和心理健康等其他非传染性问题上所做的那样。
支持以证据为基础的全州政策和实践	国家公路交通安全管理局道路安全资源 https://www.nhtsa.gov/ 美国预防医学院健康信息 https://www.aap.org/enus/Pages/Default.aspx	
政策和执法支持	国家立法机构会议 http://www.ncsl.org/research/health.aspx	临床医师可以支持减少交通损伤的州政策和计划,以及减少危险驾驶的州倡议

(Ann M.Dellinger, PhD, MPH, David A.Sleet, PhD, FAAHB, and Merissa A.Yellman, MPH 著

席蕊 译 吴岳 校)

参考文献

1. National Safety Council, Injury Facts, Itasca, Illinois; National Safety Council Press, 2017.
2. US Department of Commerce, US Census Bureau, 2012-2016 American Community Survey 5-Year Estimates. Available from: https://factfinder.census.gov/faces/tableservices/jsf/pages/productview.xhtml?src=bkmk.
3. US Department of Transportation, Federal Highway Administration, Office of Highway Policy Information, Highway Statistics, 2016. Available from: http://www.fhwa.dot.gov/policyinformation/statistics/2016.
4. Dellinger AM, Sleet DA, Jones BH. Drivers, Wheels and Roads: Motor Vehicle Safety in the 20th Century. In: Ward J and Warren C, eds. *Silent Victories: Public Health Triumphs of the 20th Century*. Oxford University Press; 2007.
5. Centers for Disease Control and Prevention: Web-based Injury Statistics Query and Reporting System (WISQARS) (Online). National Center for Injury Prevention and Control, Centers for Disease Control and Prevention (producer), Atlanta, Georgia. Available from: https://www.cdc.gov/injury/wisqars/index.html.
6. Sauber-Schatz EK, Ederer DJ, Dellinger AM, Baldwin GT. Vital Signs: Motor Vehicle Injury Prevention — United States and 19 Comparison Countries. *MMWR*. 2016;65. DOI: http://dx.doi.org/10.15585/mmwr.mm6526e1
7. National Highway Traffic Safety Administration. Traffic Safety Facts 2015: a compilation of motor vehicle crash data from the Fatality Analysis Reporting System and the General Estimates System. US Department of Transportation, Washington, DC, 2017 Report No. DOT HS 812-384. Available from: https://crashstats.nhtsa.dot.gov/Api/Public/ViewPublication/812384.
8. National Highway Traffic Safety Administration. Traffic Safety Facts, Young Drivers. US Department of Transportation, Washington, DC, 2017 Report No. DOT HS 812-363. Available from: https://crashstats.nhtsa.dot.gov/Api/Public/ViewPublication/812363.pdf.
9. Federal Highway Administration, Department of Transportation (US). Highway Statistics 2006. Washington (DC): FHWA. Available from: https://www.fhwa.dot.gov/policy/ohim/hs06/htm/dl20.cfm.
10. Federal Highway Administration, Department of Transportation (US). Highway Statistics 2016. Washington (DC): FHWA. Available from: https://www.fhwa.dot.gov/policyinformation/statistics/2016/dl20.cfm.

11. Insurance Institute for Highway Safety (IIHS). Fatality Facts 2016, Older People. Arlington (VA): IIHS; 2017. Available from: http://www.iihs.org/iihs/topics/t/older-drivers/fatalityfacts/older-people/2016
12. Carr DB, Schwartzberg JG, Manning L, Sempek J. *Physician's Guide to Assessing and Counseling Older Drivers*, 2nd edition, Washington, DC: NHTSA, 2010. Available from: https://www.nhtsa.gov/staticfiles/nti/older_drivers/pdf/811298.pdf.
13. Braver ER. Race, Hispanic origin, and socioeconomic status in relation to motor vehicle occupant death rates and risk factors among adults. *Accid Anal Prev*. 2003;35(3):295–309.
14. Centers for Disease Control and Prevention. CDC Health Disparities and Inequalities Report — United States, 2013. *MMWR* 2013;62:Supplement. Available from: https://www.cdc.gov/mmwr/preview/mmwrhtml/su6203a30.htm?s_cid=su6203a30_w.
15. National Highway Traffic Safety Administration. Traffic Safety Facts, Motorcycles. US Department of Transportation, Washington, DC, 2017 Report No. DOT HS 812 353. Available from: https://crashstats.nhtsa.dot.gov/Api/Public/ViewPublication/812353.
16. National Highway Traffic Safety Administration. Traffic Safety Facts, Alcohol-Impaired Driving. US Department of Transportation, Washington, DC, 2017 Report No. DOT HS 812-450. Available from: https://crashstats.nhtsa.dot.gov/Api/Public/ViewPublication/812450.
17. National Highway Traffic Safety Administration. Traffic Safety Facts, Bicyclists and Other Cyclists. US Department of Transportation, Washington, DC, 2017 Report No. DOT HS 812-382. Available from: https://crashstats.nhtsa.dot.gov/Api/Public/ViewPublication/812382.
18. National Highway Traffic Safety Administration. Traffic Safety Facts, Pedestrians. US Department of Transportation, Washington, DC, 2017 Report No. DOT HS 812-375. Available from: https://crashstats.nhtsa.dot.gov/Api/Public/ViewPublication/812375.
19. Jewett A, Shults RA, Banerjee T, Bergen G. Alcohol-impaired driving among adults—United States, 2012. *MMWR*. 2015;64(30):814–7. Available from: https://www.cdc.gov/mmwr/preview/mmwrhtml/mm6430a2.htm.
20. Department of Justice (US), Federal Bureau of Investigation (FBI). Crime in the United States 2016: Uniform Crime Reports. Washington (DC): FBI; 2017 [cited 2018 Jan 2]. Available at: https://ucr.fbi.gov/crime-in-the-u.s/2016/crime-in-the-u.s.-2016/tables/table-18.
21. National Highway Traffic Safety Administration. Traffic Safety Facts 2015. US Department of Transportation, Washington, DC, 2017 Report No. DOT HS 812-384. Available from: https://crashstats.nhtsa.dot.gov/Api/Public/Publication/812384.
22. Hingson R, Heeren T, Winter M. Effects of recent 0.08% legal blood alcohol limits on fatal crash involvement. *Inj Prev*. 2000;6:109–14.
23. Shults RA, Elder RW, Sleet DA, et al. Reviews of evidence regarding interventions to reduce alcohol-impaired driving. *Am J Prev Med*. 2001;21(4S):66–88.
24. Voas RB, Tippetts AS, Fell JC. Assessing the effectiveness of minimum legal drinking age and zero tolerance laws in the United States. *Accid Anal Prev*. 2003;35:579–87.
25. McCartt AT, Hellinga LA, Kirley BB. The effects of minimum legal drinking age 21 laws on alcohol-related driving in the United States. *J Safety Res*. 2010;41:173–81.
26. Zwerling C, Jones MP. Evaluation of the effectiveness of low blood alcohol concentration laws for younger drivers. *Am J Prev Med*.1999;16(1S):76–80.
27. Wagenaar AC, O'Malley PM, LaFond C. Lowered legal blood alcohol limits for young drivers: effects on drinking, driving, and driving-after-drinking behaviors in 30 states. *Am J Public Health*. 2001;91:801–4.
28. Wagenaar AC, Toomey TL. Effect of minimum drinking age laws: review and analyses of the literature from 1960 to 2000. *J Stud Alcohol*. 2002;(Suppl 14):206–25.
29. Zador PL, Krawchuk SA, Voas RB. Alcohol-related relative risk of driver fatalities and driver involvement in fatal crashes in relation to driver age and gender: an update using 1996 data. *J Stud Alcohol*. 2000;61:387–95.
30. National Highway Traffic Safety Administration. Traffic Safety Facts Lives Saved in 2016 by Restraint Use and Minimum Drinking Age Laws. US Department of Transportation, Washington, DC, 2017 Report No. DOT HS 812 454. Available from: https://crashstats.nhtsa.dot.gov/Api/Public/Publication/812454.
31. Bergen G, Pitan A, Qu S, et al. Publicized sobriety checkpoint programs: a Community Guide systematic review. *Am J Prev Med*. 2014;46(5):529–39.
32. Global Status Report on Road Safety 2015. Geneva, World Health Organization, 2015. Available from: http://www.who.int/violence_injury_prevention/road_safety_status/2015/status_report2015/en/.
33. Marques PR. The alcohol ignition interlock and other technologies for the prediction and control of impaired drivers. In: Verster JC, Pandi-Perumal SR, Ramaekers JG, de Gier JJ, eds. *Drugs, Driving and Traffic Safety*, Switzerland: Birkhauser Verlag, 2009: 457–76.
34. Willis C, Lybrand S, Bellamy N. Alcohol ignition interlock programmes for reducing drink driving recidivism. *The Cochrane Database of Systematic Reviews*, Issue 3. Art. No.: CD004168.pub2. DOI: 10.1002/14651858.CD004168.pub2. John Wiley & Sons, Inc., Chichester, UK; 2004.
35. Elder, RW, Voas, R, Beirness, D, Shults, RA, Sleet, DA, Nichols, JL, Compton, R, Task Force on Community Preventive services. Effectiveness of Ignition Interlocks for preventing alcohol-impaired driving and alcohol-related crashes. *Am J Prev Med*. 2011;40(3):362–76.
36. Voas RB, Tippetts AS, Bergen G, Grosz M, Marques P. Mandating treatment based on interlock performance: evidence for effectiveness. *Alcohol Clin Exp Res*. 2016;40(9):1953–60.
37. Rauch WJ, Zador PL, Ahlin EM, Howard JM, Frissell KC, Duncan GD. Risk of alcohol-impaired driving recidivism among first time offenders and multiple offenders. *Am J Public Health*. 2010;100:919–24.
38. Rammohan V, Hahn RA, Elder R, et al. Effects of dram shop liability and enhanced overservice law enforcement initiatives on excessive alcohol consumption and related harms: two Community Guide systematic reviews. *Am J Prev Med*. 2011;41(3):334–43.
39. Nilsen P, Baird J, Mello MJ, et al. A systematic review of emergency care brief alcohol interventions for injury patients. *J Subst Abuse Treat*. 2008;35:184–201.
40. Schermer CR, Moyers TB, Miller WR, Bloomfield LA. Trauma center brief interventions for alcohol disorders decrease subsequent driving under the influence arrests. *J Trauma*. 2006;60:29–34.
41. Fleming MF, Mundt MP, French MT, Manwell LB, Stauffacher EA, Barry KL. Brief physician advice for problem drinkers: long-term efficacy and benefit-cost analysis. *Alcohol Clin Exp Res*. 2002;26(1):36–43.
42. Elder RW, Lawrence B, Ferguson A, Naimi TS, Brewer RD, Chattopadhyay SK, Toomey TL, Fielding JE, Task Force on Community Preventive Services. The effectiveness of tax policy interventions for reducing excessive alcohol consumption and related harms. *Am J Prev Med* 2010;38(2):217–29.
43. National Academies of Sciences, Engineering, and Medicine. *Getting to Zero Alcohol-Impaired Driving Fatalities: A Comprehensive Approach to a Persistent Problem*. Washington, DC: The National Academies Press; 2018. doi: https://doi.org/10.17226/24951
44. Wagenaar AC, Tobler AL, Komro KA. Effects of alcohol tax and price policies on morbidity and mortality: a systematic review. *Am J Public Health*. 2010;100(11):2270–78.
45. Wagenaar AC, Livingston MD, Staras SS. Effects of a 2009 Illinois alcohol tax increase on fatal motor vehicle crashes. *Am J Public Health*. 2015;105(9):1880–5.
46. Naimi TS. Blanchette JG, Xuan Z. Chaloupka FJ. Erosion of state alcohol excise taxes in the United States. *J Stud Alcohol*. 2018;79:43–8.
47. Sacks JJ, Gonzales KR, Bouchery EE, Tomedi LE, Brewer RD. 2010 national and state costs of excessive alcohol consumption. *Am J Prev Med*. 2015;49(5):e73–79.
48. National Highway Traffic Safety Administration. Traffic Safety Facts, Seat Belt Use in 2010. US Department of Transportation, Washington, DC, 2010 Report No. DOT HS 811 378. Available from: https://crashstats.nhtsa.dot.gov/Api/Public/Publication/812378.
49. National Highway Traffic Safety Administration. Traffic Safety Facts, Children. US Department of Transportation, Washington, DC, 2017 Report No. DOT HS 812 383. Available from: https://crashstats.nhtsa.dot.gov/Api/Public/Publication/812383.
50. Durbin DR, Elliott MR, Winston FK. Belt-positioning booster seats

50. and reduction in risk of injury among children in vehicle crashes. *JAMA*. 2003;289(21):2835–40.
51. National Highway Traffic Safety Administration. Occupant Restraint Use in 2016: Results from the NOPUS Controlled Intersection Study. US Department of Transportation, Washington, DC, 2018 Report No. DOT HS 812 463. Available from: https://one.nhtsa.gov/Research/Human-Factors/Distraction.
52. Dinh-Zarr TB, Sleet DA, Shults RA, et al. Reviews of evidence regarding interventions to increase the use of safety belts. *Am J Prev Med*. 2001;21(4S):48–65.
53. Beck LF, West BA. Vital Signs: nonfatal motor vehicle occupant injuries (2009) and seat belt use among adults— United States. *MMWR*. 2011;59(51):1681–6.
54. Beck LF, Shults RA. Seat belt use in states with primary and secondary use laws—United States, 2006. *J Safety Res*. 2009;40:469–72.
55. Insurance Institute for Highway Safety. Safety belts and child safety seats (Online). Insurance Institute for Highway Safety, Highway Loss Data Institute, Arlington, Virginia, 2018. Accessed at: http://www.iihs.org/iihs/topics/laws/safetybeltuse.
56. Zaza S, Sleet DA, Thompson RS, Sosin DM, Bolen JC, and the Task Force on Community Preventive Services. Reviews of evidence regarding interventions to increase use of child safety seats. *Am J Prev Med*. 2001;21(4S):31–47.
57. Grossman DC, Garcia CC. Effectiveness of health promotion programs to increase motor vehicle occupant restraint use among young children. *Am J Prev Med*. 1999;16(1S):12–22.
58. Durbin DR. Technical report-Child passenger safety. *Pediatrics*. 2011;127(4):e1050–66.
59. Ehiri JE, Ejere HO, Hazen AE, Emusu D, King B, Osberg SJ. Interventions to increase children's booster seat use: a review. *Am J Prev Med*. 2006;31(2):185–92.
60. Sun K, Bauer MJ, Hardman S. Effects of upgraded child restraint law designed to increase booster seat use in New York. *Pediatrics*. 2010;126(3):484–9.
61. Pressley JC, Trieu L, Barlow B, Kendig T. Motor vehicle occupant injury and related hospital expenditures in children aged 3 years to 8 years covered versus uncovered by booster seat legislation. *J Trauma Acute Care Surg*. 2009;67(1):S20–S29.
62. Eichelberger AH, Chouinard AO, Jermakian JS. Effects of booster seat laws on injury risk among children in crashes. *Traffic Inj Prev*. 2012;13(6):631–9.
63. Mannix R, Fleegler E, Meehan WP, Schutzman SA, Hennelly K, Nigrovic L, Lee LK. Booster seat laws and fatalities in children 4 to 7 years of age. *Pediatrics*. 2012;130(6):996–1002.
64. Berg MD, Cook L, Corneli HM, Vernon DD, Dean JM. Effect of seating position and restraint use on injuries to children in motor vehicle crashes. *Pediatrics*. 2000;105(4 Pt 1):831–5.
65. Durbin DR, Kallan M, Elliott M, Cornejo RA, Arbogast KB, Winston FK. Risk of injury to restrained children from passenger air bags. *Traffic Inj Prev*. 2003;4:58–63.
66. Durbin DR, Elliott M, Arbogast KB, Anderko RL, Winston FK. The effect of seating position on risk of injury for children in side impact collisions. *Pediatrics*. 2005;115(3):e305–e309.
67. Arbogast KB, Kallan MJ, Durbin DR. Front versus rear seat injury risk for child passengers: evaluation of newer model year vehicles. *Traffic Inj Prev*. 2009;10:297–301.
68. Liu B, Ivers R, Norton R, Boufous S, Blows S, Lo SK. Helmets for preventing injury in motorcycle riders. *The Cochrane Database of Systematic Reviews*, Issue 4. Art. No.: CD004333.pub2.DOI: 10.1002/14651858.CD004333.pub3. John Wiley & Sons, Inc., Chichester, UK; 2008.
69. Peng Y, Vaidya N, Finnie R, Reynolds J, Dumitru C, Njie G, Elder R, Ivers R, Sakashita C, Shults RA, Sleet DA, Compton RP, and the Community Preventive Services Task Force. Universal motorcycle helmet laws to reduce injuries: a community guide systematic review. *Am J Prev Med*. 2017;52(6):820–32.
70. Insurance Institute of Highway Safety, Highway Loss Data Institute. Motorcycle Helmet Use. 2018. Available at: http://www.iihs.org/iihs/topics/laws/helmetuse?topicName=motorcycles
71. National Highway Traffic Safety Administration. Traffic Safety Facts. Motorcycle Helmet Use in 2016—Overall Results. US Department of Transportation, Washington, DC, 2017 Report No. DOT HS 812 378. Available from: https://crashstats.nhtsa.dot.gov/Api/Public/Publication/812378.
72. Elvik R, Vaa T, Eds. *The Handbook of Road Safety Measures*. Elsevier Ltd, UK; 2004.
73. Thompson DC, Rivara FP, Thompson R. Helmets for preventing head and facial injuries in bicyclists. *The Cochrane Database of Systematic Reviews*, Issue 4. Art. No.: CD001855.DOI: 10.1002/14651858.CD0031855. John Wiley & Sons, Inc., Chichester, UK 1999.
74. Attewell RG, Glase K, McFadden M. Bicycle helmet efficacy: a meta-analysis. *Accid Anal Prev*. 2001;33:345–52.
75. Dellinger AM, Kresnow M. Bicycle helmet use among children in the United States: the effects of legislation, personal and household factors. *J Safety Res*. 2010;41:375–80.
76. Insurance Institute of Highway Safety, Highway Loss Data Institute. Bicycle Helmet Use. January 2018. Available at: http://www.iihs.org/iihs/topics/laws/bicycle-laws?topicName=pedestrians-and-bicyclists
77. Lee BH, Schofer JL, Koppelman FS. Bicycle safety helmet legislation and bicycle-related non-fatal injuries in California. *Accid Anal Prev*. 2005;37:93–102.
78. Wesson DE, Stephens D, Lam K, Parsons D, Spence L, Parkin PC. Trends in pediatric and adult bicycling deaths before and after passage of a bicycle helmet law. *Pediatrics*. 2008;122(3):605–10.
79. Towner E, Dowswell T, Burkes M, Dickinson H, Towner J, Hayes M. Bicycle helmets: review of effectiveness (No. 30). Department for Transport, London, UK, 2002.
80. Peden M, Scurfield R, Sleet DA, et al., eds. *World Report on Road Traffic Injury Prevention*. Geneva, World Health Organization; 2004.
81. Royal ST, Kendrick D. Coleman T. Non-legislative interventions for the promotion of cycle helmet wearing by children (Review). *The Cochrane Database of Systematic Reviews*, Issue 2. Art. No.: CD003985.pub2.DOI: 10.1002/14651858.CD003985.pub2. John Wiley & Sons, Inc., Chichester, UK, 2005.
82. Williams AF, Ferguson SA. Rationale for graduated licensing and the risks it should address. *Inj Prev*. 2002;8(Suppl II):ii9–ii16.
83. Shope JT, Molnar LJ. Graduated driver licensing in the United States: evaluation results from the early programs. *J Safety Res*. 2003;34:63–9.
84. Simpson HM. The evolution and effectiveness of graduated licensing. *J Safety Res*. 2003;34:25–34.
85. Begg D, Stephenson S. Graduated driver licensing: the New Zealand experience. *J Safety Res*. 2003;34(1):99–105.
86. Hartling L, Wiebe N, Russell K, Petruk J, Spinola C, Klassen TP. Graduated driver licensing for reducing motor vehicle crashes among young drivers. *The Cochrane Database of Systematic Reviews*, Issue 2. Art. No.: CD003300.pub2.DOI: 10.1002/14651858.CD003300.pub2. John Wiley & Sons, Inc., Chichester, UK, 2004.
87. Pressley JC, Benedictor CB, Trieu L, et al. Motor vehicle injury, mortality, and hospital charges by strength of graduated driver licensing laws in 36 states. *J Trauma*. 2009;67(1):S43–S53.
88. Baker SP, Chen L-H, Li G. Nationwide review of graduated driver licensing. Washington, DC, AAA Foundation for Traffic Safety; 2007.
89. Insurance Institute for Highway Safety. Licensing age and graduated licensing systems. March 2011 (Online). Insurance Institute for Highway Safety, Highway Loss Data Institute, Arlington, Virginia, 2011. Accessed at: http://www.iihs.org/laws/pdf/us_licensing_systems.pdf.
90. Levy DT. Youth and traffic safety: the effects of driving age, experience, and education. *Accid Anal Prev*. 1990;22(4):327–34.
91. Vernick JS, Li G, Ogaitis S, MacKenzie EJ, Baker SP, Gielen AC. Effects of high school driver education on motor vehicle crashes, violations, and licensure. *Am J Prev Med*. 1999;16(1S):40–6.
92. Roberts I, Kwan I, the Cochrane Injuries Group Driver Education Reviews. School based driver education for the prevention of traffic crashes (Review). *The Cochrane Database of Systematic Reviews*, Issue 3. Art. No.: CD003201. DOI: 10.1002/14651858.CD003201. John Wiley & Sons, Inc., Chichester, UK, 2001.
93. Goodwin A, Thomas L, Kirley B, Hall W, O'Brien N, Hill K. Countermeasures that work: a highway safety countermeasure guide for state highway safety offices, eighth edition (2015). (Report No. DOT HS 812 202). Washington, DC: National Highway Traffic Safety Administration. Available from: https://www.nhtsa.gov/sites/nhtsa.dot.gov/files/812202-countermeasuresthatwork8th.pdf
94. Simons-Morton B, Quimet MC, Catalano RF. Parenting and the young

driver problem. *Am J Prev Med*. 2008;35(3S):S294–S303.
95. Simons-Morton B, Quimet MC. Parent involvement in novice teen driving: a review of the literature. *Inj Prev*. 2006;12(Suppl I):i30–i37.
96. National Highway Traffic Safety Administration. Traffic Safety Facts. Speeding. US Department of Transportation, Washington, DC, 2018 Report No. DOT HS 812 480.
97. Retting RA. Two decades of photo enforcement in the United States: a brief summary of experience and lessons learned. *ITE Journal*. 2010;80(11):20–9.
98. Pilkington P, Kinra S. Effectiveness of speed cameras in preventing road traffic collisions and related casualties: systematic review. *BMJ*. 2005;330:331–4.
99. Decina LE, Thomas L, Srinivasan R, Staplin L. Automated Enforcement: A Compendium of Worldwide Evaluations of Results. US Department of Transportation, Washington, DC, 2010. Report No. DOT HS 810 763. Available from: https://www.nhtsa.gov/DOT/NHTSA/Traffic%20Injury%20Control/.../HS810763.pdf.
100. Insurance Institute of Highway Safety. Automated enforcement. (Online). Insurance Institute for Highway Safety, Highway Loss Data Institute, Arlington, Virginia, 2018. Available at: http://www.iihs.org/iihs/topics/laws/automated_enforcement?topicName=speed
101. Hu W, Cicchino J. Effects of turning on and off red light cameras on fatal crashes in large U.S. cities. *J Safety Res*. 2017;61:141–8.
102. McCartt AT, Hellinga LA, Braitman KA. Cell phones and driving: review of research. *Traffic Inj Prev*. 2006;7:89–106.
103. AAA Foundation for Traffic Safety. 2016 Traffic Safety Culture Index. Washington, DC, February, 2017. Available at: https://aaafoundation.org/2016-traffic-safety-culture-index/.
104. Insurance Institute for Highway Safety. Cellphones and texting. (Online). Insurance Institute for Highway Safety, Highway Loss Data Institute, Arlington, Virginia, 2018. Available at: http://www.iihs.org/iihs/topics/laws/cellphonelaws?topicName=distracted-driving.
105. Ditter SM, Elder RW, Shults RA, et al. Effectiveness of designated driver programs for reducing alcohol-impaired driving: a systematic review. *Am J Prev Med*. 2005;28(5S):280–7.
106. Nielson AL, Watson B. The effectiveness of designated driver programs. *J Australasian College of Road Safety*. 2009;29(2):32–7.
107. National Highway Traffic Safety Administration. Drunk driving. (Online). US Department of Transportation, Washington, DC. Available at: https://www.nhtsa.gov/risky-driving/drunk-driving.
108. Administration on Aging, Administration for Community Living. A profile of older Americans: 2015. (Online). US Department of Health and Human Services. Available at: https://www.acl.gov/sites/default/files/Aging%20and%20Disability%20in%20America/2015-Profile.pdf.
109. Bureau of Labor Statistics. Employment projections. (Online). US Department of Labor. Civilian labor force participation rate, by age, sex, race, and ethnicity. Table 3.3. Accessed January 18, 2018. Available from: https://www.bls.gov/emp/ep_table_303.htm.
110. National Highway Traffic Safety Administration. Drug and alcohol crash risk. US Department of Transportation, Washington, DC, 2018 Report No. DOT HS 812 117. Available from: https://www.nhtsa.gov/staticfiles/nti/pdf/812117-Drug_and_Alcohol_Crash_Risk.pdf.
111. Centers for Disease Control and Prevention. Impaired driving: get the facts. (Online). Available from: https://www.cdc.gov/motorvehiclesafety/impaired_driving/impaired-drv_factsheet.html.
112. Compton, R. P. & Berning, A. (2015, February). *Drug and alcohol crash risk*. (Traffic Safety Facts Research Note. DOT HS 812 117). Washington, DC: National Highway Traffic Safety Administration. Available from: https://www.nhtsa.gov/staticfiles/nti/pdf/812117-Drug_and_Alcohol_Crash_Risk.pdf.
113. National Highway Traffic Safety Administration. Marijuana-Impaired Driving, A Report to Congress. US Department of Transportation, Washington, DC, 2017 Report No. DOT HS 812-440. Available from: https://www.nhtsa.gov/sites/nhtsa.dot.gov/files/documents/812440-marijuana-impaired-driving-report-to-congress.pdf.
114. Centers for Disease Control and Prevention. What you need to know about marijuana use and driving. (Online). Available from: https://www.cdc.gov/marijuana/pdf/marijuana-driving-508.pdf.
115. Hedegaard H, Warner M, Miniño AM. 2017. Drug overdose deaths in the United States, 1999-2016. US Department of Health and Human Services, Centers for Disease Control and Prevention, National Center for Health Statistics. Available from: https://www.cdc.gov/nchs/data/databriefs/db294.pdf, see Table.
116. Gomes T, Redelmeier DA, Juurlink DN, Dhalla IA, Camacho X, Mamdani MM. Opioid dose and risk of road trauma in Canada: a population-based study. *JAMA Int Med*. 2013;173(3):196–201.
117. Wickens CM, Mann RE, Ialomiteanu AR, Rehm J, Fischer B, Stoduto G, Callaghan RC, Sayer G, Brands B. The impact of medical and non-medical prescription opioid use on motor vehicle collision risk. *Transp Res Part F Traffic Psychol Behav*. 2017;47:155–62.
118. Dowell D, Haegerich TM, Chou R. CDC Guideline for Prescribing Opioids for Chronic Pain – United States, 2016. *MMWR Recommen Rep*. 2016;65:1–49.
119. Chen J, Kresnow M-j, Simon TR, et al. Injury prevention counseling and behavior among U.S. children: results from the second Injury Control and Risk Survey. *Pediatrics*. 2007;119:e958–e965.
120. Dellinger AM, Chen J, Vance A, et al. Injury prevention counseling for adults: have we made progress? *J Fam Community Health*. 2009;32:115–22.
121. Ballesteros MF, Gielen AC. Patient counseling for unintentional injury prevention. *Am J Lifestyle Med*. 2010;4:38–41.
122. Sleet DA, Dinh-Zarr BT, Dellinger AM. Traffic Safety in the Context of Public Health and Medicine. In: *Traffic Safety Culture in the United States: The Journey Forward*. Washington, DC: AAA Foundation for Traffic Safety, 2007.

第 117 章 | 疾病控制与预防中心对阿片类药物治疗慢性疼痛处方指南的实施

目录

要点／1697

117.1　简介／1697

117.2　指南制定／1697

117.3　指南建议／1698

117.3.1　确定何时开始或继续使用阿片类药物治疗慢性疼痛／1698

参考文献／1700

要 点

- 1999—2016年,美国有超过20万人死于过量使用处方阿片类药物[1]。
- 我们现在知道,处方阿片类药物过量使用是16年来阿片类药物致死持续增长的一个驱动因素。
- 疾病控制与预防中心(Centers for Disease Control and Prevention,CDC)制定了针对慢性疼痛的阿片类药物处方指南,为在初级保健机构、癌症治疗、姑息治疗和临终关怀之外,向18岁及以上患者开出处方阿片类药物提供建议。
- 改善阿片类药物的处方方式可确保患者获得更安全、更有效的疼痛管理。
- 建议侧重于何时开始或继续使用阿片类药物,阿片类药物的选择、剂量、持续时间、随访和停药,以及评估风险和处理阿片类药物使用的危害。
- 提高资源和其他工具,指导临床医师实施建议。

117.1 简介

据估计,1/5的非癌症疼痛或疼痛相关的患者服用阿片类药物,2014年,近200万12岁或以上的美国人滥用或依赖处方阿片类药物。CDC的调查显示[2]的信息如下。

- 估计有11%的成人每天都会感到疼痛。
- 数百万美国人接受处方阿片类药物治疗慢性疼痛。
- 初级保健工作者对于患者成瘾表示担忧,并报告在开药前缺乏阿片类药物的培训。

通过临床实践指南改进阿片类药物的处方方式,可以确保患者获得更安全、更有效的慢性疼痛治疗,同时减少误用、滥用或过量服用阿片类药物的人数。

117.2 指南制定

CDC制定并出版了CDC慢性疼痛类阿片类药物处方指南,为18岁及以上的初级保健机构患者提供阿片类止痛药处方建议[2]。

该指南为在积极癌症治疗、姑息治疗和临终关怀之外,为慢性疼痛患者开阿片类药物处方的初级保健临床医师提供了建议,涉及:①何时开始或继续使用阿片类药物治疗慢性疼痛;②阿片类药物的选择、剂量、持续时间、随访和停药;③评估阿片类药物使用的风险和危害。

CDC使用分级评估、发展和评价框架制定了该指南,建议是在系统审查科学证据的基础上提出的,同时考虑到益处和危害、价值和偏好以及资源分配。CDC还从专家、主要利益相关者、公众、同行评审者和联邦合作伙伴那里获得意见。

重要的是,患者接受适当的疼痛治疗,并仔细考虑治疗方案的益处和风险。CDC 指南涉及以患者为中心的临床实践,包括进行全面评估、考虑所有可能的治疗、密切监测风险和安全地停用阿片类药物。本指南旨在改善临床医师和患者之间关于阿片类药物治疗慢性疼痛的风险和效果方面的沟通,提高疼痛治疗的安全性和有效性,并降低与长期阿片类药物治疗相关的风险,包括阿片类药物使用障碍、过量和死亡。疾病控制与预防中心提供了一份慢性疼痛类阿片处方清单(http://stacks.cdc.gov/view/cdc/38025),以及一个网站(http://www.cdc.gov/drugoverdose/prescribingresources.html),该网站还提供了其他工具来指导临床医师实施这些建议。

指南中的 12 条建议侧重于治疗慢性疼痛(疼痛持续时间超过 3 个月或超过正常组织愈合时间)时阿片类药物的适当处方和使用。

117.3 指南建议

117.3.1 确定何时开始或继续使用阿片类药物治疗慢性疼痛

1. 慢性疼痛首选非药物治疗和非阿片类药物治疗 临床医师应该只有在考虑到阿片类药物对患者的疼痛和功能治疗效果预计超过风险的情况下使用。如果使用阿片类药物,则应酌情结合非药物治疗和非阿片类药物联合使用。

2. 在开始对慢性疼痛进行阿片类药物治疗之前,临床医师应为所有患者制订治疗目标,包括疼痛和功能的现实目标,并应考虑如果益处小于风险,阿片类药物治疗将如何停用。临床医师只有在观察到阿片类药物在临床上对患者具有改善疼痛和功能,并且这些益处超过风险的情况下继续使用。

3. 在开始阿片类药物治疗之前,以及在阿片类药物治疗期间,临床医师应定期与患者讨论阿片类药物治疗的已知风险和现实益处,以及患者和临床医师管理治疗的责任。

确定何时开始或继续使用阿片类药物治疗慢性疼痛的临床应用

- 阿片类药物不是治疗慢性疼痛的一线或常规疗法。
- 建立并评估疼痛和功能的目标。
- 与患者讨论非阿片类药物治疗的益处、风险和可用性。

阿片类药物的选择、剂量、持续时间、随访和停药

4. 当开始对慢性疼痛进行阿片类药物治疗时,临床医师应使用速释阿片类药物,而不是缓释/长效阿片类药物。

5. 当开始使用阿片类药物时,临床医师应该开一个最低有效剂量的处方,在考虑将剂量增加到 >50mg/d 时,应仔细重新评估个体效应和风险的证据;并应避免将剂量增加到 >90mg/d,或谨慎证明滴定治疗剂量大于 90mg/d 的决定是合理的。

6. 长期使用阿片类药物通常从治疗急性疼痛开始　当阿片类药物用于急性疼痛时,临床医师应开出最低有效剂量的速释[1]阿片类药物,并且开出的剂量不应超过需要阿片类药物的预期疼痛持续时间。3天或更少通常就足够了,很少需要7天以上。

7. 临床医师应在刚开始使用阿片类药物,或剂量增加后的1~4周内对患者进行利弊评估。临床医师应每3个月或更频繁地对患者进行一次持续治疗的利弊评估。如果持续阿片类药物治疗的益处小于危害,临床医师应优化其他疗法,并与患者合作,将阿片类药物减少到较低剂量,或减少并停用使用阿片类药物。

阿片类药物选择、剂量、持续时间、随访和停药的临床应用

- 开始时使用速释阿片类药物。
- 以低剂量开始,缓慢使用最低有效剂量。
- 为急性疼痛开短期处方。
- 不要为急性疼痛开缓释/长效(ER/LA)类阿片。
- 跟进并重新评估损伤风险;如果需要减少剂量或逐渐减少,必要时停止使用。

评估阿片类药物使用的风险和危害

8. 在开始和持续阿片类药物治疗期间,临床医师应定期评估阿片类药物相关危害的危险因素。临床医师应在管理计划中纳入降低风险的策略,包括过量用药史、药物使用障碍史、阿片类药物剂量过高($\geqslant 50mg/d$)或同时使用苯二氮䓬类药物。

9. 临床医师应使用国家处方药监测计划数据,审查患者的受管制药物处方史,以确定患者是否正在接受阿片类药物或危险的药物组合,而使他处于过量使用药物的高风险情况。临床医师在开始对慢性疼痛进行阿片类药物治疗时,以及在对慢性疼痛进行阿片类药物治疗期间,从每次开处方到每3个月的时候,都应定期审查处方药监测方案数据。

10. 在为慢性疼痛患者开阿片类药物处方时,临床医师应在开始阿片类药物治疗前进行尿液药物检测,并考虑至少每年进行1次尿液药物检测,以评估处方药物以及其他受控处方药物和非法药物。

11. 临床医师应尽可能避免同时开阿片类镇痛药和苯二氮䓬类药物。

12. 临床医师应为阿片类药物使用障碍者提供或安排循证治疗(通常是丁丙诺啡或美沙酮联合行为疗法的药物辅助治疗)。

评估阿片类药物使用风险和解决其危害的临床应用有以下几方面。

- 评估阿片类药物相关损害的危险因素。
- 检查处方药监测计划数据,了解其他供应商的高剂量和处方。
- 使用尿液药物检测来确定处方药物和未被披露的用途。
- 避免同时使用苯二氮䓬类和阿片类药物。

---

[1] 译者释:即未采用特殊处方设计和/或生产方法进行的药物释放。

- 必要时为阿片类药物使用障碍患者安排其他治疗。

(LeShaundra Cordier, MPH, CHES and Helen Kingery, MPHMi 著 席蕊 译 李婧 校)

参考文献

1. Seth P, Rudd R, Noonan, R, Haegerich, T. Quantifying the Epidemic of Prescription Opioid Overdose Deaths. *American Journal of Public Health*, 2018;108(4),e1–e3. DOI:10.2105/AJPH.2017.304265.

2. Dowell D, Haegerich TM, Chou R. CDC Guideline for Prescribing Opioids for Chronic Pain — United States, 2016. *MMWR Recommendations and Reports*, 2016;65(No. R R-1),1–49. DOI:http://dx.doi.org/10.15585/mmwr.rr6501e1.

第 118 章 改善患儿轻度颅脑损伤的护理：CDC 儿科轻度颅脑损伤的循证指南

目录

要点／1702

118.1 简介／1702

118.2 儿童轻度颅脑损伤／1703
118.2.1 临床表现／1703
118.2.2 神经功能恶化的迹象／1704
118.2.3 儿童轻度颅脑损伤的处理／1704

118.3 改善对轻度颅脑损伤儿童的护理／1705
118.3.1 疾病控制与预防中心循证儿科轻度颅脑损伤指南／1705

118.3.2 CDC 儿童轻度颅脑损伤指南中的主要建议／1705

118.4 指导方针的传播和实施／1707
118.4.1 教育工具／1708
118.4.2 外联工作／1708

118.5 下一步计划／1708

临床应用／1708

参考文献／1709

要 点

- 轻度颅脑损伤(mild traumatic brain injury, TBI)是由钝器或直接击打头部或身体其他部位引起,并对大脑产生脉冲从而导致加速/减速、平移、旋转和/或切力。颅脑损伤可引起复杂的病理生理学级联反应,包括离子和神经代谢的改变,以及微结构轴突功能障碍,并导致躯体症状、认知和睡眠障碍以及行为改变。

- 由于儿童解剖结构的差异,颅脑损伤尤其令人担忧。轻度脑外伤症状通常是非特异性的,与其他情况相似,而且患者会随着时间的推移而出现症状恶化,因此需要密切监测。大多数症状在几周内消失,儿童应逐步恢复活动,以减少症状复发和缩短恢复时间。

- 轻度颅脑损伤的诊断主要是临床诊断,应基于验证过的症状严重度量表。大多数患者恢复良好,但病前情况和危险因素可延迟恢复,应进行评估,以确定潜在的不良预后。治疗包括根据需要进行认知和前庭康复、睡眠卫生[1]和非麻醉性镇痛。

- 针对不同受众(家长、学校、体育运动和合作伙伴组织)和轻度颅脑损伤的医疗保健工作者的个性化教育工具,可以提高对疾病控制与预防中心(Centers for Disease Control and Prevention, CDC)儿科轻度颅脑损伤指南的认识,并有效实施循证诊断、预后,以及管理/治疗建议。医疗机构可以帮助传播该指南,并将其整合到临床系统和医疗决策工具中,以帮助指南建议得到广泛应用,并作为护理标准。

- 在脑震荡和轻度颅脑损伤意识日益增强的时代,这种损伤的诊断和治疗也随着新的证据而发展。指导方针和实施工具必须不断更新,以反映最新的研究成果。

118.1 简介

颅脑损伤是一个严重的公共卫生问题,在美国每年造成1/3的损伤相关死亡[1]。由于对头部或身体施加钝器或头部穿透性损伤,颅脑损伤可引起广泛的短期或长期功能性变化,影响思维(记忆和推理)、感觉(视觉和平衡)、语言(交流和理解)和/或情绪(抑郁、人格改变、社交问题)[2,3]。

颅脑损伤的严重程度可能从轻度的(精神状态或意识的短暂变化,如脑震荡)到严重的(损伤后伴严重相关脑出血的长时间无意识或健忘症)[4]。脑震荡对个人及他们的家人来说是毁灭性的,还会给

---
1 译者注:睡眠卫生是一种行为和环境实践,旨在通过评估睡眠卫生状况,对失眠或其他状况的人提出相应建议,如限制睡眠前几个小时的光线照射、咖啡饮用等。

社会和经济造成巨大的损失。据卫生经济学家[5]和CDC[6]估计,颅脑损伤的终身调整经济成本(包括直接和间接医疗成本)约为765亿美元(2010年)。

根据CDC的数据,2014年,17岁及以下儿童中,约有84万人次因颅脑损伤而急诊就诊、住院治疗和死亡(每10万人中有1 343.3人死亡)[7]。其中,约97%是急诊就诊。颅脑损伤相关急诊就诊和住院最常见的主要损伤机制是跌倒(分别为539.8/100 000和10.8/100 000)。机动车碰撞是17岁及以下儿童颅脑损伤致死亡的主要原因(0.8/100 000)[7]。目前对儿童颅脑损伤的统计不包括在初级保健办公室、专科就诊的患者,也不包括不寻求医疗护理的患者[8,9]。这导致严重低估了患有颅脑损伤儿童的数量,因此这种损伤的负担是难以估量的。

在寻求医疗护理的患者中,大约2/3的颅脑损伤被归类为轻度,包括脑震荡[10]。轻度颅脑损伤与对头部或身体的力或冲击大小有关,这种力或冲击导致大脑在平移力、旋转力和/或剪切力的作用下加速和减速。损伤可能发生在力的一侧(正侧伤)或力的另一侧(对侧伤)。这些直接或间接的力被认为会导致能量波通过脑组织,损伤脑组织并引发神经元功能障碍,涉及离子、代谢和生理的级联反应(图118-1-1)。这种级联反应,以及微观轴突功能障碍,导致一些临床症状和体征的发生。在大多数情况下,这个过程通常会自我纠正,大多数患者会有一个良好的恢复。

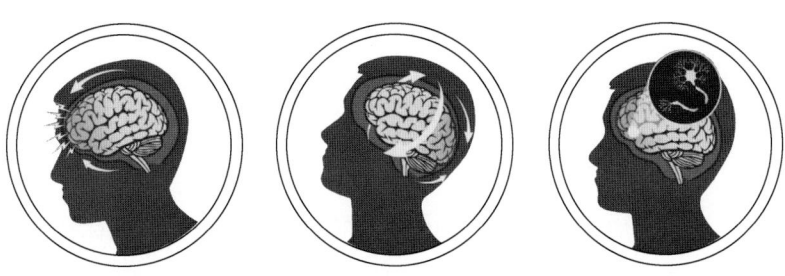

图118-1-1 轻度颅脑损伤机制是头部或身体受到撞击,导致离子、代谢和生理反应的复杂级联合
注:资料来源于CDC,www.cdc.gov/HEADSUP。

118.2 儿童轻度颅脑损伤

考虑到儿童神经系统的发育特点,即颅骨薄,缺乏吸收传导力的肌肉组织(包括颈部较弱,头部与身体比例较大)以及固有的冒险行为,导致儿童患颅脑损伤的风险特别大[11]。由于儿童大脑发育过程中固有的差异,以及发生脑震荡时,儿童对大脑中发生的化学和代谢变化的易感性增加,因此颅脑损伤对儿童的影响尤其明显。此外,由于儿童在发育中大脑轴突没有很好的髓鞘化,这也可能使他们的大脑容易受到损失。

118.2.1 临床表现

儿童轻度颅脑损伤通常表现为一种或多种体征或症状,一般分为4类(表118-2-1)。这些类别或子类型不是相互排斥的。

表 118-2-1　轻度颅脑损伤的临床表现

躯体	认知	情绪/情感	睡眠
• 头痛 • 头晕 • 平衡障碍 • 恶心/呕吐 • 视觉障碍（畏光、模糊/复视）	• 混乱 • 顺行性遗忘症 • 逆行性遗忘症 • 意识丧失 • 定性障碍 • 精神上感觉"朦胧" • 茫然凝视 • 无法集中注意力 • 语言和运动反应延迟 • 言语含糊不清/语无伦次 • 过度嗜睡	• 情绪不稳定 • 易怒 • 疲劳 • 焦虑 • 悲伤	• 入睡困难 • 睡得比平时多 • 睡得比平时少

1. 躯体（头痛和平衡紊乱）。
2. 认知（健忘症和定向障碍）。
3. 情绪/情感（易怒和疲劳）。
4. 睡眠（难以入睡）。

诊断轻度颅脑损伤是一个挑战，因为轻度颅脑损伤的症状和其他常见的病症类似，如抑郁症、疼痛、头痛综合征。因此，有必要对每位患者进行全面系统的评估，包括评估其他常见情况，如脱水（尤其是运动相关损伤后）或病毒感染的早期迹象。

118.2.2　神经功能恶化的迹象

出现潜在颅脑损伤的儿童应在最初的 24~48h 内仔细观察，如果症状和体征的严重程度或数量增加，或有神经功能恶化的迹象，应立即送医治疗。相关症状或体征包括以下内容。

- 意识水平下降或意识丧失。
- 局部神经功能缺损，如上肢或下肢无力或麻木，说话含糊不清。
- 头痛的严重程度增加，尤其是在出现其他症状时。
- 反复呕吐。
- 意识越来越混乱、不寻常的行为改变或易怒。
- 癫痫发作。
- 明显的颈部疼痛，伴有压痛和/或活动范围丧失、感觉异常或无力。

118.2.3　儿童轻度颅脑损伤的处理

在儿童中，大多数轻微的颅脑损伤症状在几周内消失，但恢复的时间长短取决于伤者的特点。纵向研究表明，30% 的儿童在受伤后 1 个月会有持续性症状，10% 的儿童在受伤后 3 个月会有持续性症状，受伤后症状持续 1 年时间的不到 5%[12-16]。有反复轻度颅脑损伤或脑震荡病史的儿童可能会经历较长时间的恢复期,并可能在以后的生活中面临出现健康问题的风险[17-24]。其他可能延迟恢复的因素包括神经或精神疾病、学习困难、家庭和社会压力。目前的临床研究表明,轻度颅脑损伤后的儿童应逐渐恢复体力和认知活动,此类活动必须根据患者的特殊需要进行制订[25-27]。恢复应首先从一段时间的休息和轻度活动开始,然后逐渐进展到完全康复,只要孩子没有症状,就可以参加常规活动(图 118-2-1)。这种循序渐进的方法旨在帮助缓解症状的再次出现或避免显著恶化,并避免可能使儿童面临长期康复或更严重损伤风险的行为。

1	受伤后立即休息 在受伤后的最初几天,当症状更严重时要放松。	• 早期,限制进行体力和认知、思考或记忆方面的活动,以避免加重症状。 • 保证良好睡眠,需要时可在白天小睡。 • 在家里进行一些放松类的活动(例如阅读,画画以及玩玩具)。在本阶段或整个恢复阶段都要避免让您的孩子进行可能会导致头部和大脑再次受伤的活动。
2	几天之内 当您的孩子感觉好一点(受伤后的几天之内),他/她可以逐渐恢复常规(不剧烈的)活动。	• 逐渐重返学校。如果您的孩子在某项活动中没有出现症状,那么这项活动就是适合的。如果出现症状加重,那么暂停该项活动,直到在不出现任何症状的情况下才可以进行。 • 鼓励增加室外的时间,比如进行短时的步行。 • 尽可能多的增加晚间睡眠时间。建议在入睡前避免看屏幕或听大声的音乐,在黑暗的房间睡觉,遵守规律的作息时间表。 • 减少白天的小睡,或进行有规律的小睡时间表(时间表要适合孩子的年龄)。
3	当症状几乎已经消失 当症状轻微并且几乎没有时,重返常规活动。	• 如果您孩子脑震荡的症状加重,那么就让他们休息一下。 • 重返规律的学校时间表。 • 鼓励增加室外时间,比如散步或短时的骑自行车,以及操场玩耍时间。
4	重返常规的非竞技运动 从脑震荡中恢复的标志是,当您的孩子能够在不出现任何脑震荡的情况下做所有的常规活动。	• 如果您注意到孩子的任何变化或症状再现,确保一定要联系孩子的医生。 • 在获得医生肯定的情况下,您的孩子才可以重返一些运动。一定要和孩子的教练和运动伤害防护员(有的情况下)请示并告知孩子的相关情况。

图 118-2-1 轻度颅脑损伤后儿童逐步恢复活动计划
注:资料来源于 CDC,www.cdc.gov/HEADSUP。

118.3 改善对轻度颅脑损伤儿童的护理

尽管轻度颅脑损伤对公众造成了健康负担,但在美国,还没有关于儿童轻度颅脑损伤(包括非运动损伤和较年轻年龄组)诊断和治疗的循证临床指南。然而,临床指导医疗保健工作者有关识别、诊断和管理儿科轻度颅脑损伤方面的工作,对于促进衰弱人群的健康和保证他们的安全至关重要。

118.3.1 疾病控制与预防中心循证儿科轻度颅脑损伤指南

为了满足这一迫切需要,美国 CDC 的国家损伤预防与控制中心发布了一项关于儿童轻度颅脑损伤的循证指南[28]。该指南基于美国神经科学院的方法,将其中的推荐、评估、发展和评价进行了改进,并回顾了 25 年来针对儿童轻度颅脑损伤的所有原因发表的科学文献[29]。

CDC 儿科轻度颅脑损伤指南中的建议,为初级保健、门诊专科、住院和急诊机构中照顾儿童的卫生保健工作者提供了指导。

118.3.2 CDC 儿童轻度颅脑损伤指南中的主要建议

该指南包含 19 套对医疗保健工作者的建议,包括轻度颅脑损伤的诊断、预后、管理和治疗。通过修改后的评分流程，CDC 为每个建议制定了一个行动级别。

- A 级:(必须做)几乎所有情况下,所有患者都需要遵循建议。
- B 级:(应该做)大多数情况下,大多数患者需要遵循建议。
- C 级:(可以)在某些情况下,一些患者希望遵循建议。
- R 级:仅在研究环境中进行。

表 118-3-1 至表 118-3-3 概述了指南中的建议,若要查看完整版指南所有的 19 套推荐,了解有关评分过程或总体指导方法的更多信息,请访问 www.cdc.gov/HEADSUP 查询。

表 118-3-1　儿童轻度颅脑损伤的诊断建议

神经影像学:对可能患有轻度颅脑损伤儿童的临床评估包括,在更严重的潜在破坏性并发症的可能性与头部计算机断层扫描(computed tomography,CT)带来的相关风险之间寻找一个平衡点。
- 一般来说,医疗保健工作者在对轻度颅脑损伤儿童诊断时不应该采用头部 CT。(B 级)
- 医疗保健工作者应该使用经验证过的临床决策规则来确定颅内损伤的低风险儿童,这些儿童的头部 CT 往往未显示异常;并确定可能存在严重颅内损伤高风险的儿童,他们可能需要做头部 CT。现有的决策规则结合了各种可能表明风险较高的因素,包括以下几方面。
  - 年龄<2 岁
  - 呕吐
  - 意识丧失
  - 重伤
  - 严重恶化的头痛
  - 健忘症
  - 非额叶头皮血肿
  - 格拉斯哥昏迷评分<15
  - 临床怀疑颅骨骨折(B 级)

神经心理学工具:有几种经过验证的工具可以被更方便的应用。目前还没有足够的证据来确定儿童的基线测试是否比单纯的伤后评分更好地识别轻度颅脑损伤。
- 医疗保健工作者应该使用适合年龄、经验证的症状评定量表作为急性轻度颅脑损伤儿童诊断评估的一个组成部分。(B 级)
- 医疗保健工作者可以在急性损伤期使用经验证的、与年龄相适应的计算机化认知测试,作为轻度颅脑损伤诊断的一个组成部分。(C 级)

血清标志物:目前没有足够的证据推荐任何研究的生物标志物来诊断儿童轻度颅脑损伤。
- 医疗保健工作者此时不应该在研究环境之外进行这些试验,以诊断儿童轻度颅脑损伤。(R 级)

表 118-3-2　儿童轻度颅脑损伤预后建议

一般医疗保健工作者预后咨询:有证据表明医疗保健工作者的教育和清晰的沟通可以优化结果。
- 医疗保健工作者应该劝告患者和家属,绝大多数患有轻度颅脑损伤的儿童在受伤后不会出现持续超过 1~3 个月的严重症状。(B 级)

与病前状态相关的预后。
- 轻度颅脑损伤儿童出现某些病前症状的风险增加。
- 医疗保健工作者应该评估儿童受伤前的病前病史,作为参加运动前检查的一部分,或在儿童轻度颅脑损伤后尽快评估,以帮助确定预后。(B 级)

续表

累积危险因素和预后评估：有证据表明，多种人口统计学和损伤相关因素可预测儿童轻度颅脑损伤的预后。
- 医疗保健工作者应该筛选轻度颅脑损伤儿童持续症状的各种已知风险因素。（B 级）

没有一个单一的危险因素能很好地预测结果。然而，有证据表明，以下情况可能使症状持续更长时间。
- 年龄较大的儿童/青少年
- 西班牙语裔儿童
- 社会经济地位较低的儿童
- 轻度颅脑损伤表现更严重的儿童（包括与颅内损伤相关的儿童）
- 报告急性脑震荡后症状水平更高的儿童

评估工具和预后：当对轻度颅脑损伤患者评估预后和康复的风险因素时，医疗保健工作者可以更有效地为他们提供咨询。然而，没有单一的评估工具来预测结果。
- 医疗保健工作者应该结合多种工具评估轻度颅脑损伤儿童的康复情况。（B 级）

轻度颅脑损伤预后不良的干预措施：
虽然大多数轻度颅脑损伤的症状在 1~3 个月内消失，但一些儿童有持续症状或延迟恢复的风险。有较高风险延迟康复的儿童更可能需要进一步的干预。
- 医疗保健工作者应该根据病前病史、人口统计学和/或损伤特征监测被确定为持续症状高风险患者的轻度颅脑损伤儿童

表 118-3-3　儿童轻度颅脑损伤管理和治疗的建议

患者和家属的一般治疗领域：健康结果通常通过患者健康素养和由此产生的行为改变来优化。此外，有证据表明，轻度颅脑损伤后进行休息或减少认知和体力活动是有益的。
- 在向家庭提供相关建议时，医疗保健工作者应提供以下信息。
  - 更严重损伤的警告标志指示
  - 预期的症状和恢复过程
  - 关于监测脑震荡后症状的说明
  - 防止进一步损伤
  - 认知和体力活动/休息管理
  - 关于重返学校和重返游戏/娱乐场所的说明
  - 明确的后续说明（B 级）
- 为了帮助轻度颅脑损伤后重返学校的儿童，医疗和学校团队应该向学生和家庭提供咨询，让他们了解逐渐增加学习活动持续时间和强度的过程，以期在不显著加重症状的情况下增加参与度。（B 级）

针对症状/问题的治疗和管理：头痛、头晕、睡眠问题和认知功能障碍是儿童轻度颅脑损伤的常见症状，可从干预中获益。
- 医疗保健工作者和护理者应该为急性颅脑损伤后头痛的儿童提供非麻醉性镇痛，但也应就过度使用镇痛剂（包括反跳性头痛）的风险向家庭提供咨询。（B 级）
- 医疗保健工作者可以将有主观证据表明轻度颅脑损伤后前庭-眼运动功能障碍的儿童转诊到前庭康复计划中。（C 级）
- 医疗保健工作者应该提供适当的睡眠卫生方法指导，以促进儿童轻度颅脑损伤的康复。（B 级）
- 医疗保健工作者应该建议对反映其假定病因的认知功能障碍进行治疗。（B 级）

118.4　指导方针的传播和实施

对于 CDC 循证指南制定同样重要的是，将指南整合到临床实践环境中并加强循证建议的采纳（例如改善轻度颅脑损伤的诊断、治疗和管理）[30]。为此，CDC 创建了实施工具和策略，不仅是为了提高人们对该指南的认识，也是为了鼓励对指南的使用，并最终实现将建议整合到标准医疗实践中，CDC 采用了多方面的传播策略[31,32]。该策略包括为支持实施建议方面发挥作用的受众定制教育工具，如医疗保

健工作者、家长、学校专业人员、体育教练以及医疗机构。

118.4.1 教育工具

CDC制作了方便用户的简明实用材料[33]。教育工具从筛查工具到评估年轻患者,再到学校的信件,应有尽有,并且向对父母提供的基于孩子症状的康复建议,以支持孩子的康复(表118-4-1)。此外,CDC还更新了针对脑震荡安全的教育倡议材料,以纳入针对不同受众的儿童轻度颅脑损伤指南的相关信息。所有这些工具都可以在www.cdc.gov/HEADSUP免费获得。

表118-4-1 CDC的教育工具,以支持儿童轻度颅脑损伤指南的实施

医疗保健工作者	父母	学校专业人员	体育教练	合作伙伴组织
• 急性脑震荡评估筛选工具,用于急性和初级护理环境 • 提供继续教育的在线培训机会 • 提供临床上关键建议的简要讲义	• 出院说明 • 基于症状恢复的提示讲义 • 为家长更新现有CDC的要点内容	• 由医疗保健工作者填写致学校的信函 • 更新现有的CDC学校资料	• 教练员关注CDC有关体育教材中脑震荡的要点更新	• 支持推广和实施的材料(例如网页按钮、新闻稿、邮寄清单和电子邮件)

118.4.2 外联工作

高达90%的医疗保健工作者报告指出,遇到患者时,从他们的移动设备获得的临床信息对他们的护理、处方和治疗决策影响最大[34]。此外,1/3的手机用户使用手机查找健康信息[35]。因此,CDC支持通过在线平台、社交媒体和移动设备分发指南。此外,CDC计划将该指南整合到临床系统和/或工具中,如电子健康记录和计算机决策支持资源。

最后,美国生活方式医学院等医疗机构可继续在支持指南实施方面发挥关键作用[33]。医疗和保健机构可帮助确保广泛认识和支持这项工作,并且是推动该指南在全国范围内使用。

118.5 下一步计划

随着时间的推移,将需要根据新的证据重新审查指南[28]中提出的建议。此外,CDC将根据评估结果更新实施工具。评估该指南的推广、使用和影响对于理解其在改善年轻患者轻度颅脑损伤诊断和管理方面的作用至关重要。今后修订建议和实施工具将是降低这种损伤的发生率和它所带来的负担的优先事项。

临床应用

行动	可用工具	评论
使用经验证的工具对所有可能患有轻度颅脑损伤的儿童进行评估。确定损伤的机制,以及孩子是否有恶化的迹象或有预后不良的危险因素。	CDC轻度颅脑损伤指南 第五届运动性脑震荡国际会议(柏林)[36]。	仍然没有客观的标准来评价轻度颅脑损伤。诊断应基于症状,使用经验证的症状检查表。

行动	可用工具	评论
通过逐步回归活动计划,使轻度颅脑损伤儿童逐步恢复。	CDC领导这项计划。	只有当儿童在前一阶段症状消失时,他们才能进入下一步。
教育所有遇到颅脑损伤的人群(父母、工作者、学校、体育、医疗机构)。	CDC为每个受众提供个性化的倡议材料。	适当的患者教育,包括颅脑损伤的自然史、症状监测、分级恢复活动和改进的学校活动,最大限度地提高愈后的机会。

(Kelly Sarmiento, MPH, Angela Lumba-Brown, MD, Matthew J.Breiding, PhD, CDR, US, Wayne Gordon, PhD, ABPP/Cn, David Paulk, PA-C, EdD, DFAAPA, Kenneth Vitale, MD FAAPMR, and David A.Sleet, PhD, FAAHB 著 席蕊 译 吴岳 校)

参考文献

1. CDC. Injury and traumatic brain injury (TBI)-related death rates, by age group—United States, 2006. *MMWR* 2010;59:303.
2. Marr AL, Coronado VG, eds. *Central Nervous System Injury Surveillance Data Submission Standards—2002*. Atlanta (GA): US Department of Health and Human Services, CDC; 2004. Available at http://www.dshs.state.tx.us/injury/registry/coronadoandmarrcnsdefinitions.doc
3. National Institute of Neurological Disorders and Stroke. *Traumatic Brain Injury: Hope through Research*. Bethesda (MD): National Institutes of Health; 2002 Feb. NIH Publication No.: 02-158.
4. CDC, National Center for Injury Prevention and Control. Traumatic Brain Injury, website. https://www.cdc.gov/traumaticbraininjury/basics.html.
5. Finkelstein ES, Corso PS, Miller TR. *The Incidence and Economic Burden of Injuries in the United States*. New York, NY: Oxford University Press; 2006.
6. Coronado VG, McGuire LC, Faul MF, Sugerman DE, Pearson WS. Traumatic brain injury epidemiology and public health issues. In: Zasler ND, Katz DI, Zafonte RD, eds. *Brain Injury Medicine: Principles and Practice*. 2nd ed. New York, NY: Demos Medical Publishing; 2012:84–100.
7. CDC. Traumatic brain injury-related emergency department visits, hospitalizations, and deaths—United States, 2014. In press (2018).
8. Setnik L, Bazarian JJ. The characteristics of patients who do not seek medical treatment for traumatic brain injury. *Brain Inj*. 2007;21(1):1–9.
9. Arbogast KB, Curry AE, Pfeiffer MR, et al. Point of health care entry for youth with concussion within a large pediatric care network. *JAMA Pediatr*. 2016;170(7):e160294.
10. CDC, National Center for Injury Prevention and Control. *Report to Congress on Mild Traumatic Brain Injury in the United States: Steps to Prevent a Serious Public Health Problem*. Atlanta (GA): Centers for Disease Control and Prevention; 2003.
11. Daneshvar DH, Riley DO, Nowinski CJ, McKee AC, Stern RA, Cantu RC. Long-term consequences: effects on normal development profile after concussion. *Phys Med Rehabil Clin N Am*. 2011;22(4):683–700.
12. Barlow KM, Crawford S, Brooks BL, Turley B, Mikrogianakis A. The incidence of postconcussion syndrome remains stable following mild traumatic brain injury in children. *Pediatr Neurol*. 2015;53(6):491–497.
13. Barlow KM, Crawford S, Stevenson A, Sandhu SS, Belanger F, Dewey D. Epidemiology of postconcussion syndrome in pediatric mild traumatic brain injury. *Pediatrics*. 2010;126(2):e374–381.
14. Sroufe NS, Fuller DS, West BT, Singal BM, Warschausky SA, Maio RF. Postconcussive symptoms and neurocognitive function after mild traumatic brain injury in children. *Pediatrics*. 2010;125(6):e1331–1339.
15. Ponsford J, Willmott C, Rothwell A, et al. Cognitive and behavioral outcome following mild traumatic head injury in children. *J Head Trauma Rehabil*. 1999;14(4):360–372.
16. Crowe L, Collie A, Hearps S, et al. Cognitive and physical symptoms of concussive injury in children: a detailed longitudinal recovery study. *Br J Sports Med*. 2015:bjsports-2015-094663.
17. Chrisman SP, Rivara FP, Schiff MA, Zhou C, Comstock RD. Risk factors for concussive symptoms 1 week or longer in high school athletes. *Brain Injury*. 2013;27:1–9.
18. Corwin DJ, Zonfrillo MR, Master CL, Arbogast KB, Grady MF, Robinson RL, et al. Characteristics of prolonged concussion recovery in a pediatric sub-specialty referral population. *J Pediatr*. 2014;165:1207–1215.
19. Eisenberg MA, Andrea J, Meehan W, Mannix R. Time interval between concussions and symptom duration. *Pediatrics*. 2013;132:8–17.
20. Iverson GL, Echemendia RJ, LaMarre AK, Brooks BL, Gaetz MB. Possible lingering effects of multiple past concussions. *Rehabil Res Pract*. 2012:316575.
21. Kerr ZY, Evenson KR, Rosamond WD, Mihalik JP, Guskiewicz KM, Marshall SW. Association between concussion and mental health in former collegiate athletes. *Inj Epidemiol*. 2014;1(1):e28–e28.
22. Kerr ZY, Marshall SW, Harding HP, Guskiewicz KM. Nine-year risk of depression diagnosis increases with increasing self-reported concussions in retired professional football players. *Am J Sports Med*. 2012;40:2206–2212.
23. Lehman EJ, Hein MJ, Baron SL, Gersic CM. Neurodegenerative causes of death among retired National Football League players. *Neurology*. 2012;79:1970–1974.
24. McCrory P, Meeuwisse WH, Kutcher JS, Jordan BD, Gardner A. What is the evidence for chronic concussion-related changes in retired athletes: behavioural, pathological and clinical outcomes? *Br J Sports Med*. 2013;47:327–330.
25. Asken BM, McCrea MA, Clugston JR, Snyder AR, Houck ZM, Bauer RM. "Playing through it": delayed reporting and removal from athletic activity after concussion predicts prolonged recovery. *J Athl Train*. 2016;51(4):329–335.
26. Harmon KG, et al. American Medical Society for Sports Medicine Position Statement: concussion in sport. *Br J Sports Med*. 2013;47(1):15–26.
27. Zemek R, Barrowman N, Freedman SB, et al.; Pediatric Emergency Research Canada (PERC) Concussion Team. Clinical risk score for persistent post-concussion symptoms among children with acute concussion in the ED. *JAMA*. 2016;315(10):1014–1025.
28. Centers for Disease Control and Prevention. Report from the Pediatric Mild Traumatic Brain Injury GuidelineWorkgroup: systematic review and clinical recommendations for healthcare providers on the diagnosis and management of mild traumatic brain injury among children. https://www.cdc.gov/injury/pdfs/bsc/systemicreview-compilation_august_2016.pdf. Accessed February 15, 2018.
29. Gronseth GS, Woodroffe LM, Getchius TSD. *Clinical Practice Guideline Process Manual*. St. Paul, MN: American Academy of Neurology; 2011.
30. Rohrbach LA., Grana R, Sussman S, Valente TW. Type II translation:

31. Moulding NT, Silagy CA, Weller DP. A framework for effective management of change in clinical practice: dissemination and implementation of clinical practice guidelines. *Qual Health Care*. 1999;8:177–183.
32. Titler MG. The evidence for evidence-based practice implementation. In R. Hughes (Ed.), *Advances in Patient Safety and Quality: An Evidence-Based Handbook for Nurses*. Rockville, MD: Agency for Healthcare Research and Quality; 2008.
33. Francke AL, Smit MC, JE de Veer A, Mistiaen P. Factors influencing the implementation of clinical guidelines for health care professionals: a systematic meta-review. *BMC Med Inform Decis Mak*. 2008;8:38.
34. Fox, Susannah & Maeve, Duggan. Mobile Health 2012, Pew Internet & American Life Project. November 8, 2012. Retrieved April 15, 2013 from http://www.pewinternet.org/Reports/2012/Mobile-Health.aspx

(continuing from previous page) transporting prevention interventions from research to real-world settings. *Eval Health Prof*. 2006;29:302–333.

35. Reasons Mobile Marketing Should Be Part of Your Next Campaign. Retrieved April 15, 2013 from http://www.physiciansinteractive.com/market-flash/four_reasons_mobile_marketing_pharma_campaign/
36. McCrory P, Meeuwisse W, Dvorak J, Aubry M, Bailes J, Broglio S, et al. Consensus statement on concussion in sport—the 5th international conference on concussion in sport held in Berlin, October 2016. *Br J Sports Med*. 2017;51(11):838–847. bjsports-2017.

第 119 章 老年人跌倒：流行病学和有效的损伤预防策略

目录

要点／1712

119.1 简介／1712

119.2 流行病学／1713

119.3 风险因素／1715

119.4 循证策略／1715

119.5 怎样将有效预防跌倒纳入初级保健／1717

119.6 结论／1719

临床应用／1719

参考文献／1720

要 点

- 在美国,老年人跌倒是引起公共卫生负担的主要原因之一。每年有超过 1/4 (28.7%) 的 65 岁及以上老年人发生跌倒,其中 700 万人因受伤导致活动受限或需要医学治疗,跌倒的平均治疗费用可达到 10 000 美元。
- 防止老年人跌倒可改变的危险因素包括:药物(镇静催眠药、镇静剂和抗精神病药、抗抑郁药、苯二氮䓬类药物)、平衡和前庭功能障碍、肌无力、维生素 D 缺乏、步态和/或活动障碍、直立性低血压、足和踝关节问题、视力障碍、环境或家庭危害。
- 初级保健医师可以通过评估患者跌倒风险的低、中和高风险程度来为他们提供有效的干预手段,识别可改变的风险因素,并通过已建立的预防跌倒策略提供有效的干预措施和社区资源。
- 当将预防跌倒纳入初级保健范畴(如筛查、评估、转诊和随访)时,患者面临着诸如时间、报销和依从性等问题。
- 以力量训练和平衡为练习目标的运动,以及对家庭危害因素的调整、视力矫正和药物审查都是降低跌倒发生率的预防策略。
- 美国疾病预防控制中心(Centers for Disease Control and Prevention,CDC)的阻止老年人事故、死亡和损伤(stopping elderly accidents deaths and injuries,STEADI)对老年人患者群体提供了有效措施,代表了美国老年医学会和英国老年病学会预防临床实践指南(American Geriatrics Society and British Geriatrics Society Clinical Practice Guideline,AGS/BGS)的可行性,希望可以在临床实践中预防老年人跌倒。

119.1 简介

2011 年之后的 19 年时间里,每天都有 1 万名美国人步入 65 岁。到 2030 年,当最后一批生育高峰时出生的人达到 65 岁时,美国总人口的 18% 将达到 65 岁或以上[1]。今天达到 65 岁的人平均会再活 19 年[2]。生育高峰一代的老龄化在很多方面对美国产生重要影响,这其中包括导致老年人死亡的主要原因之一——意外跌倒。对于老年人而言,与其他任何损伤相比,跌倒会造成更多的死亡和非致命损伤[3]。然而,老年人跌倒的风险因素是可改变的,可以通过在家庭、工作场所和社区实施循证策略来解决[4],并且医疗保健医师可以指导他们的患者实施这些策略来降低跌倒风险。

119.2 流行病学

每年超过 1/4(28.7%)的 65 岁及以上老年人会跌倒。这意味着全国有 2 900 万人跌倒,会造成 700 万人受伤,他们需要接受治疗或至少 1 天活动受限[5]。这些数字描述了婴儿潮一代人口激增仅仅 4 年之后的问题。以这些结果为基准,并根据老年人口的增长,估计到 2030 年,婴儿潮一代时期出生的所有人到 65 岁时,将有 4 900 万次跌倒并导致 1 200 万人受伤,这些数字将转化为巨额医疗费用。跌倒后接受治疗的老年人平均直接医疗费用近 10 000 美元,这使得老年人目前的医疗保险费用与癌症治疗费用相当[6-7]。2013 年,老年人跌倒损伤问题在个人医疗保健支出中排名第五[8],仅发生率就可以反映这一问题的严重性。如图 119-2-1 显示,自 2000 年以来,因跌倒造成的死亡就翻倍了;到 2015 年,每年有近 30 000 名老年人因跌倒而死亡,每 18min 有 1 人因此死亡[9]。因此,在老年人口不断增长的情况下,跌倒死亡的风险已经超出了我们的预期。人们寿命更长,但同时患慢性疾病也更多,可能是导致这种增长的原因[10]。

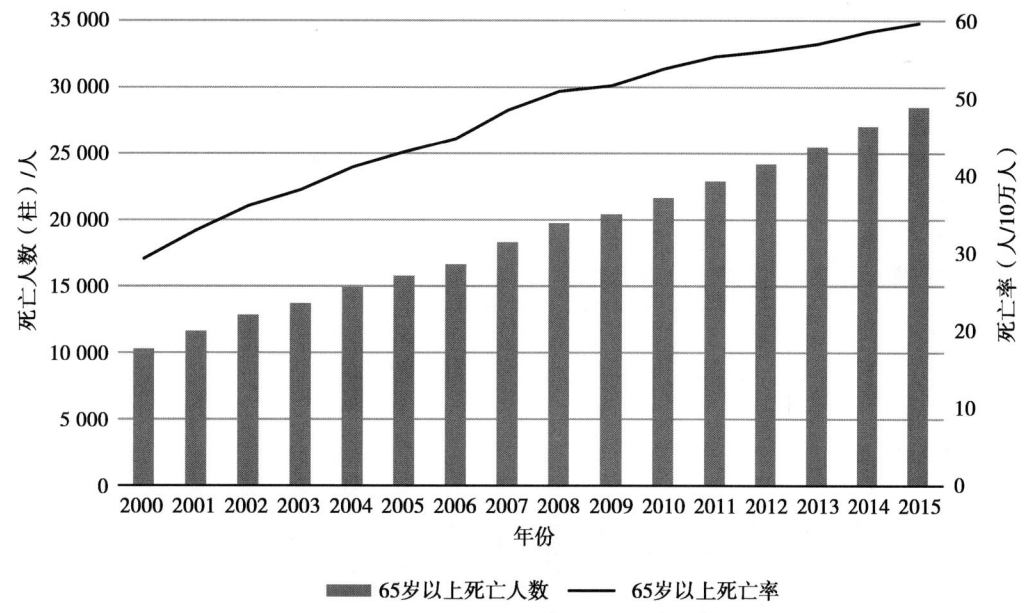

图 119-2-1　2000—2015 年美国跌倒死亡人数和跌倒死亡率
注:数据来源于 CDC WISQARS,https://www.cdc.gov/injury/wisqars/index.html。

男性与女性的跌倒死亡数有所不同。如图 119-2-2 显示,尽管 2000—2015 年 2 组死亡率均持续上升,但男性死亡率高于女性。然而,女性占每年跌倒死亡人数的比例较大[11],这在一定程度上是由于老年群体的性别失衡造成的。2016 年资料显示,老年女性(2 670 万)超过老年男性(2 110 万);以及女性在摔倒时更容易受伤,如髋部骨折[12]。Deprey 等人发现,髋部骨折和头部损伤是导致老年人死亡最常见的摔伤类型[13]。

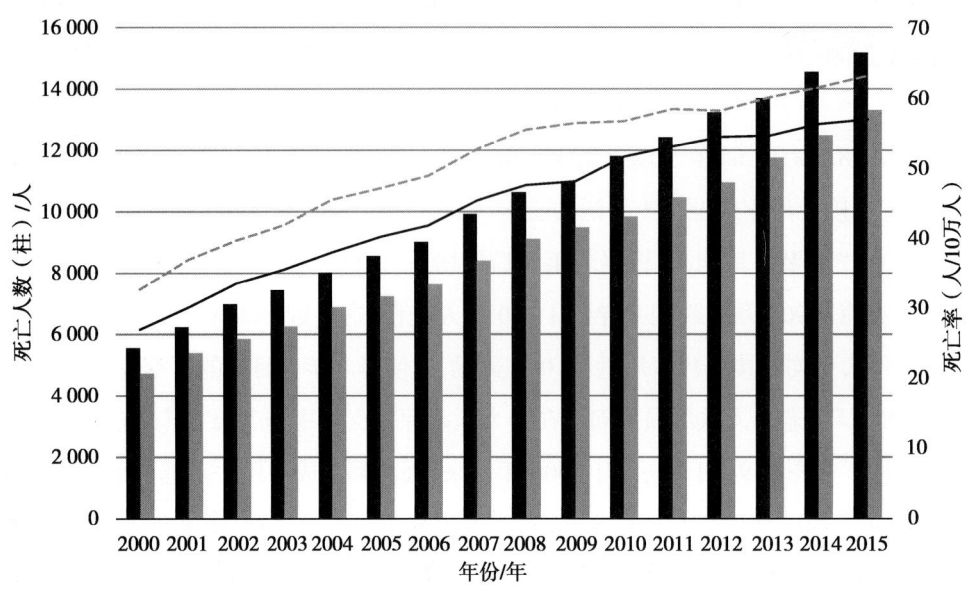

图 119-2-2　2000—2015 年美国 65 岁及以上年龄组按性别分列的跌倒死亡人数和跌倒死亡率

注：数据来源于 CDC WISQARS，https://www.cdc.gov/injury/wisqars/index.html。

除了跌倒死亡之外，非致命性跌倒损伤在老年人中也日益严重。图 119-2-3 显示，与跌倒相关的死亡一样，跌倒相关的损伤随着时间的推移，损伤人数和损伤率都在增加，且女性在损伤中所占的比例更大。

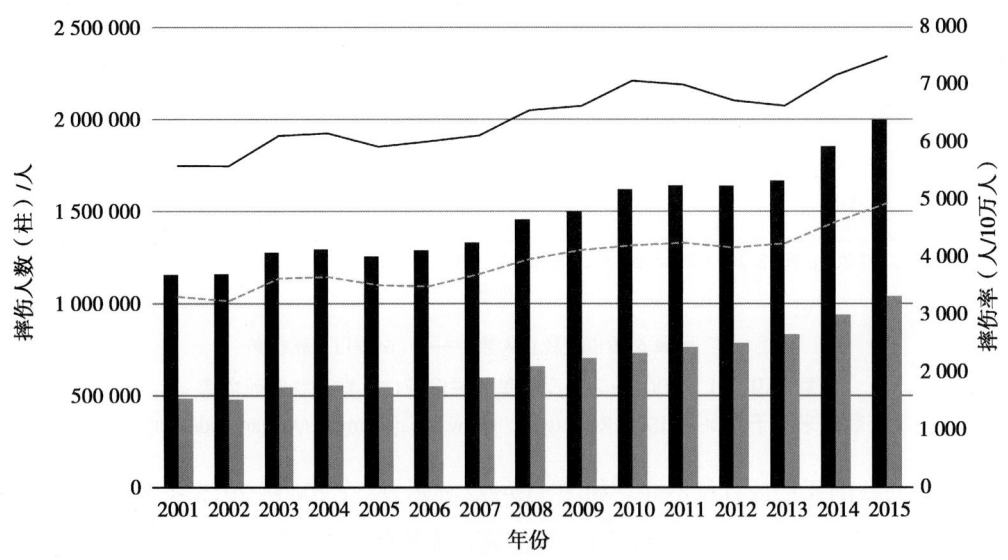

图 119-2-3　2000—2015 年美国按性别和年龄（65 岁及以上）划分的非致命摔伤人数和非致命摔伤率

注：数据来源于 CDC WISQARS，https://www.cdc.gov/injury/wisqars/index.html。

老年人跌倒问题日益多发，2015 年有 300 万例急诊病例和 92.5 万例住院治疗病例[9]。对跌倒的恐惧以及随之而来丧失的自理能力,是人们普遍关注的问题[14-17]。这种风险是真实存在的,因为即使是较低高度的跌倒,也可能导致严重的损伤[18]。而且,跌倒也是老年人创伤性脑损伤最常见的原因,90%的髋部骨折是由跌倒引起的[19-21]。对跌倒的危险因素有明确的认识,是降低风险和预防这些损伤的必要条件。

119.3 风险因素

跌倒和跌倒死亡人数随着年龄增长而增加,但已经明确的风险因素是可以通过一些手段来消除的。例如,在对 22 项研究的 meta 分析中,Woolcott 等人发现,老年人服用以下几类药物会使他们跌倒的可能性增加:镇静催眠药、镇静剂和抗精神病药、抗抑郁药、苯二氮䓬类药、非甾体抗炎药[22]。Thorell 等人发现,年龄在 75 岁及以上患者,服用阿片类药物、多巴胺能药物、抗焦虑药、抗抑郁药、镇静剂和催眠药会使髋部骨折的风险增加[23]。Muir 等人通过系统回顾显示,有较高跌倒风险的老年人都有平衡障碍[24]。Verghese 发现神经步态异常(不稳定性步态和神经性步态)是跌倒的独立性因素[25]。Agrawal 等人使用美国国家健康和营养调查(National Health and Nutrition Examination Survey,NHANES)的数据进行分析,发现美国成人中有临床症状的(如头晕)前庭功能障碍患者,其跌倒风险增加了 12 倍[26]。Moreland 等人基于已有的 13 项研究,探讨肌无力与老年人跌倒之间的关系,发现上肢肌肉衰退和老年人跌倒之间关系强于下肢,且已有跌倒经历的老年人更容易发生再次跌倒[27]。老年人跌倒的其他可改变的危险因素,包括维生素 D 缺乏、步态异常和 / 或活动障碍、直立性低血压、足和踝关节问题、视力障碍、环境或家庭危害[28-30]。一般来说,一个人的危险因素越多,跌倒的风险就越高[31]。下一节将讨论在初级保健环境中的可改变风险因素的解决策略,重点关注居住在社区的老年人。

119.4 循证策略

多因素干预:已有各种策略被证明可以有效地减少跌倒风险或降低跌倒发生率。值得注意的是,在临床试验中,个体化的多因素干预已经被证明可以减少跌倒的发生[30,32-33]。这些干预措施通过多方面评估来识别老年人的各种风险因素[30]。在最近的一项预防老年人跌倒的 283 组随机对照试验中,Tricco 和同事通过 meta 分析发现,与常规护理相比,运动加视力评估及治疗,结合环境评估及改造(如家居改造),加上临床水平质量改进策略(如病例管理),结合多因素评估和治疗、补钙、补充维生素 D,均能降低损伤性跌倒的发生。此外,骨质疏松症治疗时钙和维生素 D 的联合干预,可以减少一般性骨折和髋骨骨折的发生[34]。

药物:Cochrane 系统研究最新发现和美国老年医学会和英国老年医学会临床实践指南(AGS/BGS 指南)中提示,停用某些精神类药物对预防老年人跌倒是一种有效的策略,无论这种方法是作为单一的干预方式,还是多因素干预的组成之一[30,32]。最新的 AGS/BGS 指南建议停用或尽量减少使用精神活性药物,推荐强度为 B 级(即建议临床医师为符合条件的患者提供这种干预方式)。除了 AGS/BGS 指南中提到的药物,导致头晕、镇静、意识模糊、视力模糊或直立性低血压的药物,也是可以通过控制其摄入来改变的危险因素。疾病控制与预防中心(CDC)建议,在可能的情况下停用这些药物,如患者未达到停用条件,出现不适,则建议转向更安全的替代药品,或将药物量减少到最低有效剂量。(www.cdc.gov/steadi/materials.html)

力量和平衡训练:以力量、步态和平衡为目标的运动干预已被证明可以降低跌倒风险、跌倒率和死亡率,尽管其效果因持续时间、强度、类型、随访时间和其他因素而不同[30,32,35-39]。美国预防服务工作组(U.S.Preventive Services Task Force,Task Force)对 18 个涉及运动或物理治疗的试验进行综合分析后发现,运动干预使跌倒的风险降低了 13%[35]。一项针对 59 项运动干预研究的系统综述发现,运动对社区老年人持续有效,但对在看护机构的老年人无效[37]。因此研究发现,运动作为单一干预和多因素干预策略中的一部分是有效的,虽然预防跌倒的效果大小、关注度和运动干预的组成部分(如力量训练、平衡、阻力、步态、耐力和协调训练)上有所不同,但总体上其结果是有益的。Tricco 等人在 2017 年的 meta 分析中发现,运动加视力评估及治疗可能是减少跌倒最有效的干预措施(97% 的可能性)[34]。AGS/BGS 指南推荐一项以力量、步态和平衡为目标的运动计划,并给出最高的 A 级推荐(即强烈建议医师对符合条件的患者进行干预),并将运动作为多因素干预的一个组成部分。

基于社区的预防跌倒干预方案众多,社区医师可以指导受试者参与经随机对照实验研究证明有效的方案。Stevens 和 Burns[40]出版了一份实用的包括 15 种单一运动干预和 12 种多因素运动干预方案的书籍(https://www.cdc.gov/homeandrecreationalsafety/falls/compendium.html)。在社区环境中提供的踏在脚下:寻求更好的平衡[42]和太极拳[43-44]这 2 种干预措施也被认为是有效的[41]。

维生素 D 补充剂:维生素 D 缺乏也是跌倒的一个危险因素,补充维生素 D 是一种简单、安全、廉价的治疗方法。专业小组对 9 项研究进行 6~36 个月的随访后,发现跌倒的人数减少了 17%[35]。Bischoff-Ferrari 等人在对 8 项随机对照试验的分析中发现,跌倒的风险降低了 19%[45]。维生素 D 可以降低跌倒的发生率,但却有一些研究人员持不同观点,发现这些研究是没有效果[30,32-35,39,46-49]。例如 Bolland 等人在对 20 个随机对照试验的数据进行 meta 分析后发现,补充维生素 D 降低跌倒的发生率不超过 15%[47]。重新对医学研究所膳食参考报告中 Bischoff-Ferrari 的系统分析数据进行研究后发现,维生素 D 和钙的补充影响是有限的[49]。纳入和排除标准、剂量、维生素 D 类型、研究参与者、研究设计和分析的适宜性以及结果衡量标准的差异等,这些都是导致产生不同效果的因素。这些试验之所以使用跌倒人数而不是跌倒次数,是为了保障实验能继续进行下去[47,49]。

一项研究发现,维生素 D 对跌倒风险的影响可能呈 U 形曲线。使用跌倒(在 12 个月的研究中跌倒的人数)作为一个测量结果时,Smith 等人[50]发现,低剂量维生素 D(400~800IU/d)没有影响,中剂量(1 600IU/d,2 400IU/d 和 3 200IU/d)的跌倒率显著降低,高剂量组(4 000IU/d 和 4 800IU/d)的跌倒率高于中剂量组[50]。

维生素 D 有益于肌肉、骨骼和神经的健康,血清维生素 D 含量不足,会增加跌倒风险[51]。按照医学研究所维生素 D 缺乏(血清 25-羟维生素 D<12ng/ml)和维生素 D 不足(血清 25-羟维生素 D 12~19ng/ml)诊断标准,一项具有全国性的调查发现,美国 31% 的 70 岁以上男性和 38% 的 70 岁以上女性,均有维生素 D 缺乏或维生素 D 不足[52]。AGS 工作组认识到,许多老年人仅靠饮食无法使血清维生素 D 达到 ≥30ng/ml 的推荐目标,因此建议在必要时补充维生素 D[49],且维生素 D 补充也是 CDC 预防跌倒的一部分。(https://www.cdc.gov/steadi/materials.html)

脚和鞋:足部问题和鞋已被确定为跌倒的危险因素,但是很少有研究能证明它们作为预防跌倒的策略是有效的[32,53-55]。Spink 等人进行的一项被广泛引用的试验显示,以每人跌倒次数衡量,干预组跌倒率较对照组降低了 36%,但 2 组之间跌倒者的比例没有表现出差异[54]。尽管证据还不足以支持 AGS/BGS 指南推荐,但鞋确实影响平衡、步态和姿势,因此,常识性建议潜在风险者穿低鞋跟和穿防滑鞋,不要赤脚走路或在家只穿袜子[56]。

白内障手术:视力障碍是跌倒的危险因素,然而,如何应对这种风险并不简单。Cumming 等人[57]发现,视力评估和治疗可能会增加跌倒的风险;Day 等人[58]发现,视力改善结合运动干预,虽然不能单独作为一种策略,但能有效减少跌倒。Harwood 等人[59]发现,行单眼白内障术后,中老年女性跌倒率与患骨折风险均有降低;然而 Foss 等人[60]研究表明,另一只眼行白内障术后,并未继续降低。所有这 4 项研究都是随机对照试验,并纳入了《特别工作组证据综述》(Task Force Evidence Review),基于实验结果,发现视力障碍对于跌倒没有影响[35]。但是,考虑到视力损害和治疗的必要性,以及 Harwood 研究的积极结果,AGS/BGS 指南建议,对有白内障手术适应证的老年女性 B 级推荐(临床医师为符合条件的患者提供这种干预)的进行首患白内障侧眼手术[30]。

家庭改造:在家中跌倒损伤时有发生,由作业治疗师进行家访和家庭改造,已被证明是可以降低跌倒率和跌倒次数的[30,32,37,57,61-62]。Cumming[61]试验报告显示,在有跌倒史的人群中,通过进行针对性家庭改造后,跌倒比例下降了 36%。因为作业治疗师接受过相关的专业培训,知道如何指导人们以更安全的方式与环境相处,所以他们的家访不仅只是通过检查隐患来消除绊倒的危险,还可以让老年人转诊到作业治疗中心接受专业治疗。因此,家庭改造可以作为多因素跌倒预防策略的有效组成部分。AGS/BGS 指南对跌倒或有跌倒危险因素的老年人进行家庭环境评估和干预给出了 A 级建议(强烈建议医师对符合条件的患者进行干预),并通过评估和干预来促进安全,减轻已存在的家庭危害[30]。

119.5 怎样将有效预防跌倒纳入初级保健

超过 90% 的老年人每年至少就诊 1 次[63],这提供了一个在此阶段识别和处理减小跌倒风险因素的机会。每年有超过 1/4 的老年人跌倒,这表明很大一部分就诊的老年人有初次或反复跌倒的风险[5]。然而,只有不到一半跌倒的人会向医师提及此事[64]。这可能是因为老年人不知道跌倒是可以预防的,或者他们认为跌倒预防与疾病无关,或者他们可能将其归因于暂时的疏忽或注意力不集中,而不是一些可以引起重视的问题[65]。即使对已经发生过跌倒的人常忽略了问题的本身或未来再次跌倒的可能性[15]。与此同时,老年人指出,如果他们的医师有提出建议的话,他们是更有可能做好跌倒预防[66,67]。综上所述,很多跌倒风险因素是可以改变和预防的,且医师能很好地处理相关问题。

虽然想法很好,但初级保健医师在将预防跌倒(筛查、评估、转诊和随访)纳入初级保健时,面临几个关键问题:最主要是时间和报销,患者依从性和诊疗流程同样面临诸多问题[68-70]。最近的2个案例为如何成功地使预防跌倒成为初级保健工作中的一部分,提供了经验。这2个案例都执行了疾病预防控制中心制定的STEADI(防止老年事故、死亡和损伤)倡议,依照AGS/BGS跌倒预防指南实施。STEADI包括如何促进跌倒风险筛查、可改变的危险因素评估,以及利用有效的临床和社区策略进行干预以降低风险的指导[71],在纽约的联合保健服务机构和俄勒冈州的俄勒冈卫生和科学大学都得以实施。

在纽约实施的预防跌倒方案,采取了以下重要的举措。
1. 预防跌倒方案的实施由经验丰富的监督执行者担任。
2. 由经验丰富的监督执行者依照预防跌倒方案对其他工作人员进行培训。
3. 将STEADI根据每个办公室的工作节奏进行优化。
4. 优化电子病历(electronic health records, EHR)作为临床决策支持工具的一部分。
5. 在一个地方进行试点,实施后进行调整及推广。
6. 医疗保险报销选项的优化(例如最优评价和管理代码的使用)。

预防跌倒项目的持续推进面临诸多挑战,例如由于工作人员流动性和持续绩效监测而进行的再培训。结果表明,在项目实施的第1个12个月期间,有79%的65岁及以上患者进行了预防跌倒的筛查;但在第2个12个月期间,这一比例下降至49%。通过定期培训和绩效监测在第3年提高了14项实践中12项的筛查率[72]。

俄勒冈州有类似的成功因素,包括经验丰富的监督执行者;监督执行者培训工作人员;跌倒预防工作流程与日常临床工作流程相匹配;EHR修改工具熟练应用,如缩略语(dot phrases)(结构化记录模板),文档流程表(doc flowsheets)(评分标准的数据输入表)和smart sets(多功能命令集);试点调整后推广;持续对工作人员给予人及时反馈。例如工作人员因时间限制,没有足够时间对有跌倒风险患者进行全面评估时,可以将评估推迟至下次就诊。由于每年的医疗保险健康访问周期长,且需要进行预防跌倒筛查,因此可以利用延期之机进行推迟访问[73]。通过回顾性图表对实施情况进行评估,结果表明,在6个月期间,有75%的人参与访问且筛查了2/3符合条件的患者。大多数高危患者接受了预防跌倒风险的评估,例如85%的步态障碍患者、97%的直立性低血压患者、82%的视力障碍患者、90%服用维生素D不足患者、75%足底部问题患者以及22%服用高危药物患者,得到了干预。但大多数延期的患者在研究期间没有进一步的跌倒评估是另一个确定的风险因素[74],更进一步的后续行动还正在进行中。

119.6 结论

平均每天每秒钟都有一个老年人跌倒。随着老年人口数量和跌倒死亡率的增加,如果没有卫生部门(特别是初级保健部门)的积极参与,这种趋势将不会改观。各处的跌倒发生率有所不同,夏威夷的跌倒率为21%,阿肯色州的跌倒率则高达34%[5]。无论在何处,至少有1/5的老年人发生跌倒。与其他公共卫生问题不同,我们对负担、风险因素和有效预防策略了解得更多,而且正处于实施行动的时刻。换句话说,不是"我们应该做什么?"而是"我们该怎么做?"这是我们必须回答的问题。良好的态势正在形成,在初级保健部门设置全面预防跌倒方案是可行有效的。

临床应用

功能	可用的工具	备注
评估所有老年人和其他可能有跌倒风险的人(如患有神经系统疾病或明显的步态/行动受限的人)的跌倒风险。	CDC 提供的 STEADI 评估工具可在 https://www.cdc.gov/ste=adi/index.html 上找到。 社区医师在 STEADI 的在线培训可以在 https://www.cdc.gov/steadi/training.html 获得继续教育学分。 为药剂师设计的 STEADI 培训也可以在 https://www.cdc.gov/steadi/training.html 上找到。	在每年的医疗保险健康访问中,可以评估与跌倒有关的身体功能,使用坐站起走试验(Timed-up and-Go)或其他简单的标准化措施。
建议患者减少可改变的危险因素。	疾病预防控制中心的 STEADI 提供了关于如何与患者谈论预防跌倒的指导,可在 https://www.cdc.gov/steadi/matmaterials.html 获得。 其他临床工作人员也可以接受培训,为患者提供咨询(如护士、医师助理、药剂师、医务助理)。	同时提供一份家居危险清单;让患者的家庭成员或看护人填写表格并做出改变,以减少家中的高风险因素。参见国家老龄化委员会(National Council on Aging, NCOA)和 CDC 网站的样本清单。
与有相关职业的工作人员的社区建立联系,可将患者推荐到该社区中,包含有资质的运动专家。	CDC 的 STEADI 有适合参阅的患者资料,请访问:https://www.cdc.gov/steadi/patient.html。 美国运动专家注册 http://www.usreps.org/。 全国老龄委员会(NCOA)有提供专业人员,患者和照顾者使用的材料,网址是:https://www.ncoa.org/。 和你的电子健康档案提供商练习,他们可能也会有防治跌倒的支持模块,有些提供商已将 CDC 的 STEADI 整合进来。	通过寻找适当的机构,如地方卫生部门。其他资源可从地区老龄机构、地方大学公共卫生学院或运动科学或运动功能学系获得。
使用临床决策支持工具,通过标准化的工作流程和患者护理来简化跌倒预防工作。		电子健康记录中的自动提示可以使跌倒筛查,评估,转诊和后续流程更加高效。
识别可能摔倒的老年人,并提供临床干预措施以帮助减少摔倒的风险。	预防跌倒中心(USC Leonard Davis School of Gerontology)的资源可以在以下地址获取:http://stopfalls.org/resourc/center-developed-resources/。	许多老年患者重视他们从医师那里获得的信息和建议。医护人员可以帮助患者理解和认识自己的跌倒风险,同时强调自我预防跌倒的好处。

功能	可用的工具	备注
倡导地方管理机构和决策者，包括监事会、市议会和市长，提供关于跌倒影响的信息和教育。	防跌倒工具集的网络资源可以在http://stopfalls.org/advocacy/获得。	工具包包括可自定义的PowerPoint幻灯片和适合演示给决策者的文稿，快捷决策选项菜单，循序渐进的宣传指南，成功案例研究，跌倒实况报道以及有关访问本地跌倒数据的信息。

(Ann M.Dellinger, PhD, MPH, David A.Sleet, PhD, FAAHB, Jeanne Nichols, PhD, FACSM 主编 徐建方 译 李婧 校)

参考文献

1. Pew Research Center. Available at: www.pewresearch.org.
2. Administration on Aging, Administration for Community Living. A profile of older Americans: 2016. (Online). US Department of Health and Human Services. Available at: https://www.giaging.org/documents/A_Profile_of_Older_Americans__2016.pdf.
3. Centers for Disease Control and Prevention. Older Adult Falls. Available at: https://www.cdc.gov/homeandrecreationalsafety/falls/index.html.
4. Hsiao Hongwei (Ed). *Fall Prevention and Protection: Principles, Guidelines and Practices*. NY: CRC Press (Taylor & Francis Group), 2017.
5. Bergen G, Stevens MR, Burns ER. Falls and fall injuries among adults aged >65 years—United States, 2014. *MMWR* 2016;65(37):993–998.
6. Burns ER, Stevens JA, Lee R. The direct costs of fatal and non-fatal falls among older adults—United States. *J Safety Res* 2016. doi:10.1016/j.jsr.2016.05.001.
7. Stockdale H, Guillory K. In American Cancer Society Cancer Action Network (Ed.), Why cancer patients depend on Medicare for critical coverage. Available at: www.acscsn.org/content/wp-content/uploads/2013/06/2013-Medicare-Chartbook-Online-Version.pdf.
8. Dieleman JL, Baral R, Birger M, Bui AL, Bulchis A, Chapin A, et al. US spending on personal health care and public health, 1996–2013. *JAMA* 2016;316(24):2627–2646. doi:10.1001/jama.2016.16885.
9. Centers for Disease Control and Prevention, National Center for Injury Prevention and Control. Web-based Injury Statistics Query and Reporting System (WISQARS) [online]. 2018. Available at: https://www.cdc.gov/injury/wisqars/index.html.
10. Mather M, Jacobsen LA, Pollard KM. Aging in the United States. *Population Bulletin* 2015;70(2):11–12.
11. Stevens JA, Baldwin GT, Ballesteros MF, Noonan RK, Sleet DA. The impact of falls and fall injuries on older women: In: *Epidemiology of Women's Health*. (R Senie, Ed). Sudbury, Mass: Jones and Bartlett Publishers, pp. 497–506, 2013.
12. Wolinsky FD, Fitzgerald JF, Stump TE. The effect of hip fracture on mortality, hospitalization, and functional status: a prospective study. *Am J Pub Health* 1997;87(3):398–403.
13. Deprey SM, Biedrzycki L, Klenz K. Identifying characteristics and outcomes that are associated with fall-related fatalities: multi-year retrospective summary of fall deaths in older adults from 2005–2012. *Inj Epidemiol* 2017;4(21). doi:10.1186/s40621-017-0117-8.
14. McMahon S, Talley KM, Wyman JF. Practice development section paper 1 older people's perspectives on fall risk and fall prevention programs: a literature review. *Int J Older People Nursing* 2011;6(4):289–298. doi:10.1111/j.1748-3743.2011.00299.x. https://www.ncbi.nlm.nih.gov/entrez/eutils/elink.fcgi?dbfrom=pubmed&retmode=ref&cmd=prlinks&id=22078019
15. Yardley L, Donovan-Hall M, Francis K, Todd C. Older people's views of advice about falls prevention: a qualitative study. *Health Educ Res* 2006;21(4):508–517.
16. Berlin Hallrup L, Albertsson D, Bengtsson Tops A, Dahlberg K, Grahn B. Elderly women's experiences of living with fall risk in a fragile body: a reflective lifeworld approach. *Health Soc Care Community* 2009;17(4):379–387.
17. Boyd R, Stevens JA. Falls and fear of falling: burden, beliefs and behaviours. *Age Ageing* 2009;38(4):423–428.
18. Sterling DA, O'Connor JA, Bonadies J. Geriatric falls: injury severity is high and disproportionate to mechanism. *J Trauma Injury Infect Crit Care* 2001;50(1):116–119.
19. Ambrose AF, Hausdorff PG. Risk factors for falls among older adults: a review of the literature. *Maturitas* 2013;75:51–61.
20. Rubenstein LZ, Josephson KR. The epidemiology of falls and syncope. *Clin Geriatr Med* 2002;18(2):141–158.
21. Goldacre MJ, Roberts SE, Yeates D. Mortality after admission to hospital with fractured neck of femur: database study. *BMJ* 2002;325(7369):868–869.
22. Woolcott JC, Richardson KJ, Wiens MO, Patel B, Marin J, Khan KM, Marra CA. Meta-analysis of the impact of 9 medication classes on falls in elderly persons. *Arch Intern Med* 2009;169(21):1952–1960.
23. Thorell K, Ranstad K, Midlov P, Borgquist L, Halling A. Is use of fall risk-increasing drugs in an elderly population associated with an increased risk of hip fracture, after adjustment for multimorbidity level: a cohort study. *BMC Geriatrics* 2014;14(131). doi:10.1186/1471-2318-14-131.
24. Muir SW, Berg K, Chesworth B, Klar N, Speechley M. Quantifying the magnitude of risk for balance impairment on falls in community-dwelling older adults: a systematic review and meta-analysis. *J Clin Epidemiol* 2010. doi:10.1016/j.jclinepi.2009.06.010.
25. Verghese J, Ambrose AF, Lipton RB, Wang C. Neurological gait abnormalities and risk of falls in older adults. *J Neurol* 2010;257(3):392–398. doi:10.1007/s00415-009-5332-y.
26. Agrawal Y, Carey JP, Della Santina C, Schubert MC, Minor LB. Disorders of balance and vestibular function in US adults. *Arch Intern Med* 2009;169(10):938–944.
27. Moreland JD, Richardson JA, Goldsmith CH, Clase CM. Muscle weakness and falls in older adults: a systematic review and meta-analysis. *J Am Geriatr Soc* 2004;52:1121–1129.
28. Stevens JA, Baldwin GT, Ballesteros MF, Noonan RK, Sleet DA. An older adult falls research agenda from a public health perspective. *Clin Geriatr Med* 2010;26(4):767–779.
29. American Geriatrics Society, British Geriatrics Society, American Academy of Orthopaedic Surgeons Panel on Falls Prevention. Guideline for the prevention of falls in older persons. Special series: clinical practices. *J Am Geriatr Soc* 2001;49:664–672.
30. Panel on Prevention of Falls in Older Persons, American Geriatrics Society, British Geriatrics Society. Summary of the updated American Geriatrics Society/British Geriatrics Society clinical practice guideline for prevention of falls in older persons. *J Am Geriatr Soc* 2011;59:148–157.

31. Tinetti ME, Speechley M, Ginter SF. Risk factors for falls among elderly persons living in the community. *New Engl J Med* 1988;319(26):1701–1707.
32. Gillespie LD, Robertson MC, Gillespie WJ, Sherrington C, Gates S, et al. Interventions for preventing falls in older people living in the community (Review). *Cochrane Database of Systematic Reviews* 2012. doi:10.1002/14651858.CD007146.pub3.
33. Stubbs B, Brefka S, Denkinger MD. What works to prevent falls in community-dwelling older adults? Umbrella review of meta-analyses of randomized controlled trials. *Phys Ther* 2015;95(8):1–16.
34. Tricco AC, Thomas SM, Veroniki AA, Hamid JS, Cogo E, Strifler L, et al. Comparisons of interventions for preventing falls in older adults: a systematic review and meta-analysis. *JAMA* 2017;318(17):1687–1699. doi:10.1001/jama.2017.15006.
35. Michael YL, Whitlock EP, Lin JS, Fu R, O'Connor EA, Gold R. Primary care-relevant interventions to prevent falling in older adults: a systematic evidence review for the U.S. Preventive Services Task Force. *Ann Intern Med* 2010;153:815–825.
36. Thomas S, Mackintosh S, Halbert J. Does the Otago exercise programme reduce mortality and falls in older adults?: a systematic review and meta-analysis. *Age Ageing* 2010;39(6):681–681. doi:10.1093/ageing/afq102.
37. Rimland JM, Abraha I, Dell'Aquila G, Cruz-Jentoft A, Soiza R, Gudmunsson A, et al. Effectiveness of non-pharmacological interventions to prevent falls in older people: a systematic overview. The SENATOR project ONTOP series. *PLOS ONE* 2016. doi:10.1371/journal.pone.0161579.
38. Barnett A, Smith B, Lord SR, Williams M, Baumand A. Community-based group exercise improves balance and reduces falls in at-risk older people: a randomized controlled trial. *Age Ageing* 2003;32(4):407–414.
39. Uusi-Rasi K, Patil R, Karinkanta S, Kannus P, Tokola K, Lanberg-Allardt C, Sievanen H. Exercise and vitamin D in fall prevention among older women: a randomized clinical trial. *JAMA Inter Med* 2015;doi:10.1001/jamainternmed.2015.0225.
40. Stevens JA, Burns ER. A CDC Compendium of Effective Fall Interventions: What Works for Community-Dwelling Older Adults. 3rd ed. Atlanta, GA: Centers for Disease Control and Prevention, National Center for Injury Prevention and Control, 2015.
41. Carande-Kulis V, Stevens JA, Florence CS, Beattie BL, Arias I. A cost-benefit analysis of three older adult fall prevention interventions. *J Safety Res* 2015;52:65–70.
42. Clemson L, Cumming RG, Kendig H, Swann M, Heard R, Taylor K. The effectiveness of a community-based program for reducing the incidence of falls in the elderly: a randomized trial. *J Am Geriatr Soc* 2004;52:1487–1494.
43. Li F, Harmer P, Fisher KJ, McAuley E, Chaumeton N, Eckstrom, et al. Tai Chi and fall reductions in older adults: a randomized controlled trial. *J Gerontology* 2005;60A(2):187–194.
44. Li F, Harmer P, Mack K, Sleet D, et al. Tai Chi: moving for better balance – development of a community-based falls prevention program. *J Phys Act Health* 2008;5:445–455.
45. Bischoff-Ferrari HA, Dawson-Hughes B, Staehelin HB, Orav JE, Stuck AE, Theiler R, et al. Fall prevention with supplemental and active forms of vitamin D: a meta-analysis of randomized controlled trials. *BMJ* 2009;339:b3692. doi:10.1136/bmj.b3692.
46. Murad MH, Elamin KB, Abu Elnour NO, Elamin MB, Alkatib AA, Fatourechi MM et al. The effect of vitamin D on falls: a systematic review and meta-analysis. *J Clin Edocrinol Metab* 2011;96(10):2997–3006.
47. Bolland MJ, Grey A, Gamble GD, Reid IR. Vitamin D supplementation and falls: a trial sequential meta-analysis. *Lancet Diabetes Endocrinol* 2014;2(7):573–580. doi:10.1016/S2213-8587(14)70068-3.
48. Zhao J, Zeng X, Wang J, Liu L. Association between calcium or vitamin D supplementation and fracture incidence in community-dwelling older adults: a systematic review and meta-analysis. *JAMA* 2017;318(24):2466–2482. doi:10.1001/jama.2017.19344.
49. Institute of Medicine, Committee to Review Dietary Reference Intakes for Vitamin D and Calcium, Dietary intakes; calcium and vitamin D, 2011. Available at: www.ncbi.nlm.nih.gov/books/NBK56070.
50. Smith LM, Gallagher JC, Suiter C. Medium doses of daily vitamin D decrease falls and higher doses of daily vitamin D3 increase falls: a randomized clinical trial. *J Steriod Biochem Mol Biol* 2017;173:317–322.
51. Dawson-Hughes B. Serum 25-hydroxyvitamin D and functional outcomes in the elderly. *Am J Clin Nutr* 2008;88(Suppl):537S–540S.
52. Looker AC, Johnson CL, Lacher DA, Pfeiffer CM, Schleicher RL, Sempos T. Vitamin D status: United States, 2001–2006. National Center for Health Statistics Data Brief No 59. 2011. Available at: https://www.cdc.gov/nchs/data/databriefs/db59.pdf.
53. American Geriatrics Society Workgroup on Vitamin D Supplementation for Older Adults. Recommendations abstracted from the American Geriatrics Society consensus statement on vitamin D for prevention of falls and their consequences. *J Am Geriatr Soc* 2013;62(1):147–152.
54. Spink MJ, Menz HB, Fotoohabadi MR, Wee E, Landorf KB, Hill KD, et al. Effectiveness of a multifaceted podiatry intervention to prevent falls in community dwelling older people with disabling foot pain: randomized controlled trial. *BMJ* 2011;342:d3411. doi:10.1136/bmj.d3411.
55. Karlsson MK, Magnusson H, von Schewelov T, Rosengren BE. Prevention of falls in the elderly—a review. *Osteoporos Int* 2013;24:747–762. doi:10.1007/s00198-012-2256-7.
56. Menant JC, Steele JR, Menz HB, Munro BJ, Lord SR. Optimizing footwear for older people at risk of falls. *J Rehabil Res Dev* 2008;45(8):1167–1181.
57. Cumming RG, Ivers R, Clemson L, Gullen J, Hayes MF, Tanzer M, et al. Improving vision to prevent falls in frail older people: a randomized trial. *J Am Geriatr Soc* 2007;55:175–181. doi:10.1111/j.1532-5415.2007.0146.x.
58. Day L, Fildes B, Gordon I, Fitzharris M, Flamer H, Lord S. Randomized factorial trial of falls prevention among older people living in their own homes. *BMJ* 2002;325:128–133.
59. Harwood RH, Foss AJE, Osborn F, Gregson RM, Zaman A, Masud T. Falls and health status in elderly women following first eye cataract surgery: a randomized controlled trial. *Br J Opthalmol* 2005;89:53–59. doi:10.1136/bjo.2004.049478.
60. Foss AJE, Harwood RH, Osborn F, Gregson RM, Zaman A, Masud T. Falls and health status in elderly women following second eye cataract surgery: a randomized controlled trial. *Age Ageing* 2006;35:66–71. doi:10.1093/ageing/afj005.
61. Cumming RG, Thomas M, Szonyi G, Salkeld G, O'Neill E, Westbury C, Frampton G. Home visits by an occupational therapist for assessment and modification of environmental hazards: a randomized trial of falls prevention. *J Am Geriatr Soc* 1999;47(12):1397–1402.
62. Voigt-Radloff S, Ruf G, Vogel A, van Nes F, Hüll M. Occupational therapy for elderly: evidence mapping of randomized controlled trials from 2004–2012. *Z Gerontol Geriatr* 2015;48(1):52–72. doi:10.1007/s00391-013-0540-6.
63. O'Hara B, Caswell K. Health Status, health insurance, and medical services utilization: 2010. P70-133RV, Current Population Reports, U.S. Census Bureau, Washington, DC, 2013.
64. Stevens JA, Ballesteros MF, Mack KA, Rudd RA, DeCaro E, Adler G. Gender differences in seeking care for falls in the aged Medicare population. *Am J Prev Med* 2012;43(1):59–62.
65. Stevens J, Sleet DA, Rubenstein LZ. The influence of older adults' beliefs and attitudes on adopting fall prevention behaviors. *Am J Lifestyle Med* 2017. doi.org/10.1177/1559827616687263.
66. Dickinson A, Horton K, Machen I, et al. The role of health professionals in promoting the uptake of fall prevention interventions: a qualitative study of older people's views. *Age Ageing* 2011;40(6):724–730.
67. de Groot GC, Fagerström L. Older adults' motivating factors and barriers to exercise to prevent falls. *Scand J Occup Ther* 2011;18(2):153–160.
68. Chou WC, Tinetti ME, King MB, Irwin K, Fortinsky RH. Perceptions of physicians on the barriers and facilitators to integrating fall risk evaluation into practice. *J Gen Intern Med* 2006;21:117–122.
69. Fortinsky RH, Iannuzzi-Sucich M, Baker DI, Gottschalk M, King MB, Brown CJ, et al. Fall-risk assessment and management in clinical practice: views from healthcare providers. *J Am Geriatr Soc* 2004;52(9):1152–1156.
70. Phelan EA, Aerts S, Dowler D, Eckstrom E, Casey CM. Adoption of evidence-based fall prevention practices in primary care for older adults with a history of falls. *Front Public Health* 2016;4:190. doi:10.338/fpubh.2016.00190.
71. Stevens JA, Phelan EA. Development of STEADI: a fall prevention resource for

health care providers. *Health Promot Pract* 2013;14(5):706-714.
72. Stevens JA, Smith ML, Parker EM, Jiang L, Floyd FD. Implementing a clinically based fall prevention program. *Am J Lifestyle Med* 2017. doi:10.1177/1559827617716085.
73. Casey CM, Parker EM, Winkler G, Liu X, Lambert GH, Eckstrom E. Lessons learned from implementing CDC's STEADI falls prevention algorithm in primary care. *Gerontologist* 2016. doi:10.1093/geront/gnw074.
74. Eckstrom E, Parker EM, Lambert GH, Winkler G, Dowler D, Casey CM. Implementing STEADI in academic primary care to address older adult fall risk. *Innovation Aging* 2017. doi:10.1093/geroni/igx028.

第 120 章 | 自杀行为的预防

目录

要点／1724

前言／1724

120.1 简介／1724

120.2 自杀行为的流行病学／1725

120.3 风险及预防策略／1727

120.3.1 风险因素／1727

120.3.1.1 儿童／少年时期／1727

120.3.1.2 青少年和年轻人／1728

120.3.1.3 中年人／1728

120.3.1.4 老年人／1728

120.3.2 保护性因素／1729

120.4 预防策略／1729

120.5 生活方式医学从业者的作用／1732

120.6 结论／1733

临床应用／1734

参考文献／1735

要点

- 针对自身暴力(self-directed violence, SDV)包括一系列致命和非致命的自杀行为,以及非自杀性的故意自残行为。
- 2016年,自杀是美国第十大死亡原因,是20~40岁人群的第二大死亡原因,是40岁以上人群的第四大死亡原因,是50岁以上人群的第七大死亡原因。
- 据估计,美国医院急诊科有50万人因针对自身的暴力(大多数是自杀企图)就诊,114 000人因自杀行为住院。
- 许多有自杀行为的人从不寻求健康医疗服务。
- 自杀的风险因素包括精神障碍、药物使用障碍、人格障碍、自杀企图史、身体疾病与疼痛、社会经济问题(如贫困和失业)、家庭问题、家庭自杀史、亲密关系问题、社会孤立、存在风险的精神疾病和相关寻求帮助而被污名化的人群,以及容易获得自杀工具或手段的人。风险可因年龄、性别、文化而存在差异。
- 保护因素包括:基因、个性和应对方式、与他人的互动或与他人的关系,如家庭和朋友之间的良好联系、易获得高质量的临床护理和保险福利。社会文化因素可能包括:健全寻求帮助的社会规范、文化价值观和宗教信仰。
- 为了帮助预防自杀,疾病控制与预防中心(Centers for Disease Control and Prevention, CDC)制作了7项针对自杀风险和多层次的保护因素技术包。鼓励临床医师在他们的实践中实施这些策略和其他有循证依据的策略。

前言

本文概述了针对自身的暴力和预防领域,并重点关注自杀行为。它描述了医疗卫生从业者,特别是生活方式医学专家,无论在临床还是在社区实践中均可以预防这些损伤的发生。本章通过对自杀行为流行病学和预防方法进行综述,讨论了其作为公共卫生问题的重要性。自杀行为是许多危险因素相互作用的结果。我们对这些因素已经了解了很多,并且已经确定了几种基于循证依据的预防策略。预防自杀行为需要多部门的合作,包括医疗卫生从业者。生活方式医学专家可以作为实践者、研究者和倡导者积极参与其中,并且可以通过教育公众来帮助降低自杀发生率。

120.1 简介

世界卫生组织将暴力定义为故意、威胁或实际使用对自己、他人、群体或社区的体力或力量,造成或极有可能造成身体损伤、死亡、心理损伤、发育不良或剥夺的行为[1]。该定义包括暴力的后果，如心理、社会以及身体问题，所有这些后果都对社区产生影响，并给卫生、社会和司法系统造成相当大的负担。此定义明确暴力的后果是比身体损伤、残疾或死亡更为广泛的。SDV造成的损伤和死亡是对国家经济、社会和卫生资源的巨大消耗。

针对自身暴力（self-directed violence, SDV）包括一系列致命和非致命的自杀行为，以及非自杀式的故意自残行为（即意图不是自杀的行为）[2]。因为有自杀的想法（即考虑或计划自杀）与针对自身的暴力行为有关[3]，所以它们也很重要。国家损伤预防和控制中心（National Center for Injury Prevention and Control, NCIPC）采用公共卫生方法，系统地解决针对自身的暴力的问题。公共卫生方针包括以下内容：界定和描述问题的性质，研究增加或降低风险的因素，制订和评估预防该问题的方法，实施干预措施，传播有效信息[4]。

120.2 自杀行为的流行病学

从全球范围来看，针对自身的暴力损伤是一个严重的公共卫生问题[5,6]。2016年，自杀（SDV的致命形式）是美国第十大死亡原因，每年导致44 965人死亡[7]。它是20~29岁人群的第二大死因，约占死亡人数的1/6；是30~39岁人群的第二大死因；是40~49岁人群的第四大死因；是50~59岁人群的第七大死因[8]。自杀问题伴随人的一生，如果从性别角度区分，85岁以上男性自杀率最高，而45~49岁女性自杀率最高。自杀仅反映了很少一部分自杀行为。因非致命自杀行为而住院的人数，远远多于因致命损伤而住院的人数，且更多的患者要么在门诊治疗，要么根本就不去医院治疗[9,10]。例如，2014年，大约有50万人到美国医院急诊科就诊，其中大多数是因针对自身的暴力行为就诊，而114 000人因自杀行为住院[11,12]。有研究表明，50%发生自杀行为的人从不寻求医疗服务[13]。因此，仅根据健康记录得出的流行病学数据，大大低估了自杀行为和SDV的社会负担。

通过对自杀观念或行为的比较，显示出人群之间存在差异。例如，男性自杀率高于女性（图120-2-1），而在有自杀想法和非致命自杀行为的研究中呈现相反的结果[14]（图120-2-2）。总体而言，与青少年和年轻人相比，40~64岁的中年人群自杀率最高，但非致命自杀行为的发生率在年轻人群（青少年和青年）中最高，而在老年人中相对较低[15]。人种之间也存在显著差异，美国印第安人/阿拉斯加原住民（American Indians/Alaska Natives, AI/AN）和非裔美国人在美国青少年和年轻人中的自杀率最高，但亚裔和西班牙语裔美国人中非青少年和年轻人的自杀率最高[14]。最新数据显示，亚洲或太平洋岛民和西班牙语裔年轻人自杀率较高，其余人群相对较低。

在对自杀行为漏报的数据进行修正后，一项研究显示，2013年全美自杀和企图自杀的成本估算为935亿美元，其中包括直接（即医疗）和间接（即丧失生产力）成本[16]。除了这些外，由于致命或非致命自杀行为，给家人、朋友和社区的生命损失和情感创伤都带来了不可估量的影响[6]。

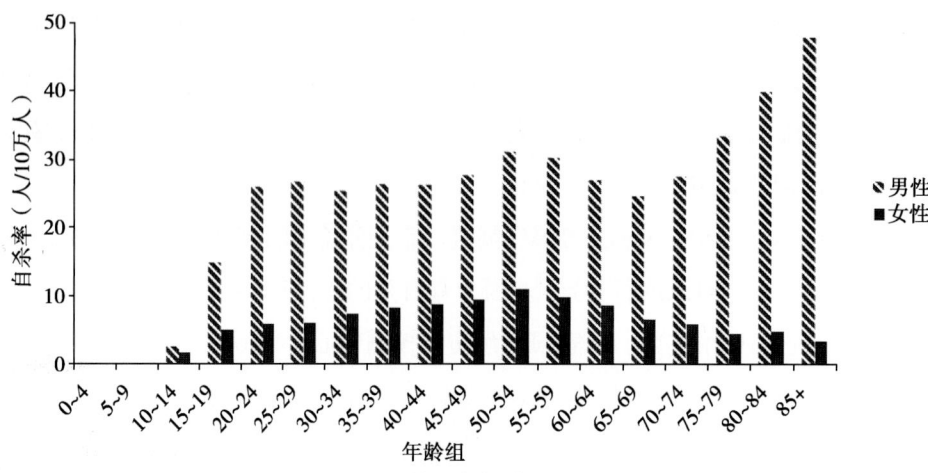

图 120-2-1　美国各年龄段人群自杀率

注：数据源于 CDC 人口统计．引用：美国疾病控制和预防中心，国家损伤预防和控制中心，基于网络的损伤统计问卷查询及报告系统（WISQARS）[在线发表].(2005)[2019 年 3 月接收].URL：可从 www.cdc.gov/injury/wisqars 获取．

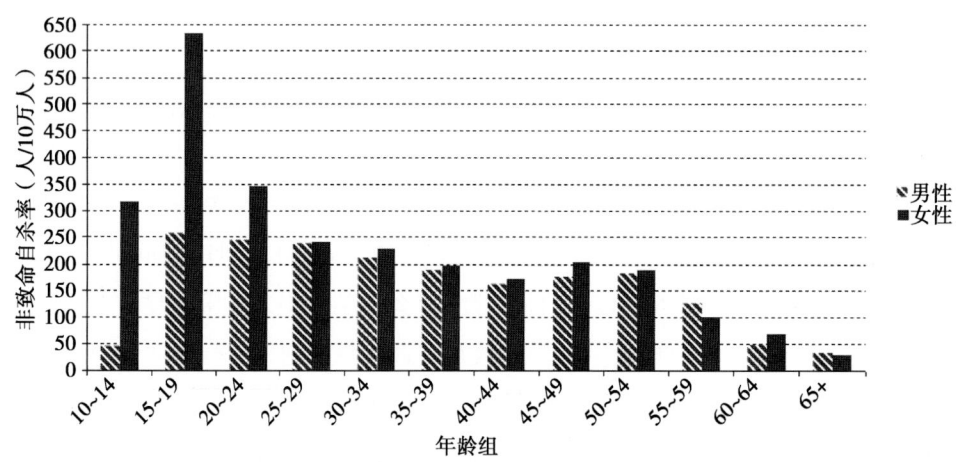

图 120-2-2　美国按年龄性别分布人群自我损伤人数

注：数据源于 CDC 基于网络的损伤统计问卷查询及报告系统．引用：美国疾病控制和预防中心．基于网络的损伤统计问卷查询及报告系统（WISQARS）[在线发表].(2003).国家损伤及预防控制中心，美国疾病控制和预防中心（producer）.URL：www.cdc.gov/injury/wisqars.[2019 年 3 月 3 日接收].

最近的趋势表明，全美自杀率在经历了 1986—1999 年几乎持续下降的一个阶段后，1999—2015 年几乎是稳步上升[17]，而其他原因的死亡率在 1999—2015 年大多都是下降[18]。10~74 岁各个年龄阶段的自杀率最近都表现出增长趋势[19]，增长最大的人群是 45~64 岁的中年人和老年人。1999—2014 年，除了非西班牙语裔的亚洲或太平洋岛民（Asian or Pacific islanders，API）外，所有其他人种和民族的女性年龄调整自杀率的年龄均有所上升。男性情况则更为复杂：1999—2014 年，非西班牙语裔印第安人/阿拉斯加原住民男性和非西班牙语裔白色人种男性的自杀率有所上升。在 75 岁以下的所有年龄组中，2014 年非西班牙语裔白色人种男性的自杀率高于 1999 年。非西班牙语裔和西班牙语裔男性的自杀率无统计学差异。非西班牙语裔黑色人种男性 2014 年自杀率是较 1999 年下降 8%，他们是唯一下降的族群。从地理上看,农村地区人群的自杀率远高于城市。2001—2015 年,农村和城市人群的自杀率差异不断扩大,不同城镇化水平地区的自杀率都有所上升[20]。美国人自杀的主要方式是使用枪支[18](图 120-2-3)。

非致命自杀行为也是一个值得关注的方面。如果利用医疗卫生服务资源来处理这种损伤,势必会造成重大的社会和经济负担,同时这种行为对个人、朋友、家人的心理和社会影响造成的损伤可能是长期的[5]。此外,非致命自杀行为不同于死亡,是自杀的最大风险因素之一[21]。从医疗记录(例如医院住院患者、急诊)到研究调查等不同非致命自杀行为的数据来源看,非致命自杀行为在女性、青少年和青壮年、接受正规教育时间较短和社会经济地位较低的人中发生率较高[5],他们实施非致命自杀行为的主要方法是服毒、切割伤或穿刺伤[22]。据估计,每发生 1 起因自杀而死亡,就会发生大约 31 起非致命自杀行为[23]。

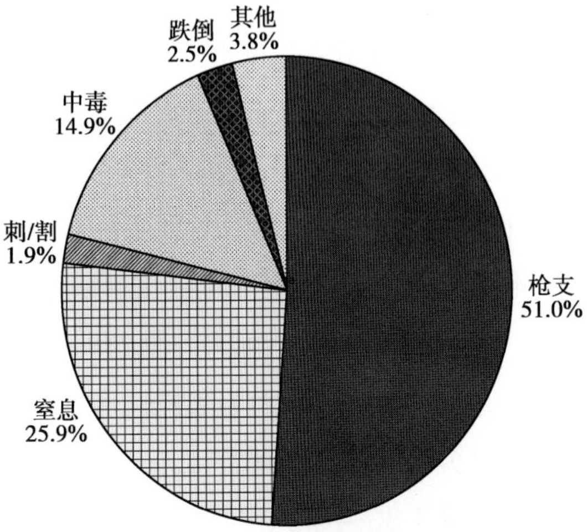

图 120-2-3　2016 年美国的自杀方式分析

注:数据源于 CDC vital statistics.Citation:Centers for Disease Control and Prevention,National Center for Injury Prevention and Control.Web-based Injury Statistics Query and Reporting System(WISQARS)[online].(2005)[Accessed on 2019 March 3].Available from URL:www.cdc.gov/injury/wisqars.

120.3　风险及预防策略

120.3.1　风险因素

自杀和自杀行为较为复杂,不是由单一因素引起的,而是随着时间的推移,受到多个层面,如个人、家庭、社区和社会等多个因素的影响而发生[21]。导致自杀产生更大的影响因素包括生物、心理和社会因素,而文化、政治和经济问题的影响则相对小。以下是已确定为风险因素:精神健康障碍,如情绪障碍、物质滥用障碍和人格障碍;自杀企图史;身体疾病;疼痛;社会经济问题,如贫困和失业等;家庭问题,如虐待儿童或自杀史;关系问题,如欺凌、亲密伴侣和社会孤立问题;社会问题,如存在精神疾病和寻求相关帮助被污名化的高危人群,容易获得自杀工具或手段[6,21]。一些风险因年龄、性别和文化而异,而另一些则更具有普遍性。

120.3.1.1　儿童/少年时期

儿童,尤其是在青春期前,自杀较为罕见。研究人员认为,这与在青春期才出现的自杀风险因素——抑郁、吸毒和酗酒有关[24]。然而,一些很小的儿童确实在理解自杀行为意义的情况下死于自杀行为[25]。一些研究表明,正是对肉体痛苦和死亡缺少恐惧才使这种行为成为可能。事实上,在一项小样本量对照研究中,研究人员发现,与非自杀性精神病住院患者比较,自杀儿童有更强的疼痛耐受性和更有攻击性的行为;与同等的无自杀倾向的同龄人相比,他们也更多表现出抑郁,且更有可能被虐待或忽视[24]。

120.3.1.2 青少年和年轻人

青春期是一个以生理、心理和社会变化为特征的过渡和成长时期,在这个时期人可能去冒险和尝试,以及为寻求更大的独立性而去突破界限。一个人在青春期的成功程度会影响到他的成年早期,而这一时期,新的工作和家庭责任是需要优先考虑的[26]。自杀在青少年早期并不常见。从 2015 年数据看,自杀是 10~14 岁青少年死亡的第三大原因,是 15~24 岁青少年死亡的第二大原因。不同年龄段青少年自杀率相差很大,在 10~14 岁青少年中,每 10 万人中有 2.0 人自杀;在 15~19 岁青少年中,每 10 万人中就有 9.8 人自杀;在 20~24 岁青少年中,每 10 万人中就有 15.1 人自杀[8]。2015 年,死于自杀的青少年和青年人超过了死于癌症、心脏病、艾滋病、出生缺陷、脑卒中、肺炎和流感以及慢性肺部疾病的总和[8]。自杀在青春期和成年早期的风险因素包括精神疾病、自杀之前的绝望、自杀行为的家族史、父母离异、儿童时受虐待、学校问题、同伴自杀、解决问题能力差、容易获得自杀手段、男性的品行障碍、与父母不良关系、同伴欺凌等[27]。

120.3.1.3 中年人

成年中期的挑战可能包括婚姻、工作停滞或换岗、孩子离家、照顾年迈的父母,以及个人健康状况的变化(如患慢性疾病)[28]。由于自杀行为的研究主要集中在年轻人和老年人身上,因此对中年人与自杀相关的独特危险因素的了解较少[29]。一些风险因素包括人际关系问题、经济和/或工作问题、酗酒、抑郁、缺乏亲友之间的联系和法律问题[30]。成人在 25~64 岁的工作年龄中,自杀率在经济衰退期间呈上升趋势,而在经济扩张时期呈下降趋势[31]。最近美国整体自杀率的上升主要是中年人自杀率的上升[32]。中年人自杀相关的社会和个人代价是巨大的,中年人自杀导致对家庭的贡献减少、失去工作、孩子抚养中断、婚姻破裂等问题。

120.3.1.4 老年人

老年期的特征可能是情绪更加稳定和可预测,但他们的社会角色和社会网络发生了变化,身体功能也发生了变化[33]。在老年人中,身体疾病、丧偶和精神疾病是自杀的常见危险因素。有 71%~95% 的老年人自杀涉及精神健康问题,最显著的是抑郁症[34]。虽然某些身体状况被发现与自杀有关,包括癌症、心脏病和肺病,但更重要的因素可能是发病次数,而不是具体疾病的类型[35]。还有一些研究表明,客观的身体健康状况不如主观的健康感觉重要[36]。许多老年人在自杀前的短时间内去看过医师[37]。对老年人来说,另一个重要的危险因素是缺乏与家庭、朋友和社区的联系[34]。此外,可获得自杀手段和更强烈的死亡意愿也是老年人自杀的原因[34]。针对老年男性的建议包括不再强调抑郁症的诊断,而将重点放在解决临床抑郁症的症状上,如睡眠问题以及与自杀念头相关的生活压力等因素。这些因素可能在老年人中很常见,因此有可能被认为是正常的,从而减少与精神疾病相关的羞耻和病耻感[36]。此外,培训更多的看护者,他们可与社区中的男性互动,并培训初级保健人员,以便更好地识别有自杀风险的老年人。

此外,研究表明,虽然暴力有多种形式,如亲密伴侣暴力、性暴力、虐待儿童、欺凌、自杀行为、虐待忽视老年人等,但这些形式的暴力相互关联,往往具有许多潜在因素[38]。多种形式的暴力往往在同一社区内发生,或可以同时发生或在不同阶段再次发生。了解暴力之间的交叉原因,对于保护人们和社区是很重要的,这可以帮助我们更好地解决各种形式的暴力。种族主义和性别歧视等结构性因素,形成了多种形式的暴力,导致暴力发生率不平等。有关管理者正在制定和实施预防战略,以解决结构性问题,并努力通过改善社区条件来预防暴力。

120.3.2　保护性因素

保护性因素有助于缓冲或降低自杀风险。保护性因素可被定义为生物、心理、社会,以及环境或社会文化。例如,生物、心理、社会因素包括:基因、个性和应对方式,以及与他人(如家人和朋友)的互动关系。这一领域的保护因素研究可能主要集中在心理和社会因素。例如,美国CDC将增强联系确定为预防自杀的战略方向[39]。研究表明,特别是与家庭的联系,在降低年轻人自杀风险方面是有效的[40]。积极的应对和解决冲突的技巧也与减少自杀行为有关[41]。环境因素可能包括政策、服务或与之配套的体系,也可能是指一个人周围的物理环境方面。例如,弱势群体获得自杀手段(如枪支、杀虫剂和药物)的途径减少,一直被证明可以减少自杀行为[42-44]。易于获得高质量的临床护理[45]和身体健康保险及心理健康保险,也可减少自杀的发生[46]。社会文化因素可能包括社会规范、政治或经济。研究发现,宗教是自杀行为的保护性因素,包括参加宗教仪式和宗教对自杀的制裁[47-49]。不幸的是,与危险因素研究相比,保护性因素研究仍然缺乏,因此需要更多地展开相关研究。例如,我们可以从自杀率相对较低的群体(如某些人种/民族)中学到很多东西[6]。

120.4　预防策略

美国疾病预防控制中心(Centers for Disease Control and Prevention,CDC)最近发布了《预防自杀:一系列政策、计划和实践的技术包》[50](表120-4-1))。技术包是一套预防或减少自杀等公共卫生问题的现有最佳证据的策略[51]。国家和社区可以使用整套技术来加强对策略和相应方法的支持,最大限度地防止自杀。策略被定义为达到防止自杀目标的预防方向或行动。对于每一项策略,都是有循证依据的,这些方法均提供了具体的策略来实施,例如通过政策、计划或实践来推进。考虑到当地的自杀问题、现有数据中的模式(如与受到自杀影响的人口等相关数据),以及可用的应对资源,社区和州可以使用整套技术来选择具体的预防策略和方法,同时也可采用多种策略和办法来实现成果的实质性突破或协同改进。

针对自杀风险和社会生态多个层次,技术包提出了保护策略和方法,包括个人、关系、社区和社会层次。下面列出了7种策略及相应的方法,首先是更宏观地可能对大部分人群产生广泛影响的策略,然后是更专注于个人层面的策略,如:①加强经济支持;②加强关爱的获取和提供;③创造保护性环境;④加强社交联系;⑤教授应对和解决问题的技巧;⑥识别和支持高风险人群;⑦减少危害,预防未来风险。

表 120-4-1　CDC 中心防止自杀的技术包

策略	方法
加强经济支持	• 加强家庭金融保障 • 住房稳定政策
加强关爱的获取和提供	• 在健康保险政策中涵盖精神健康问题 • 在服务不足的地区改善医疗服务人员短缺的问题 • 通过制度改革提供更安全的关爱
创造保护性环境	• 减少有自杀风险的人接触各种自杀方式的途径 • 组织政策和文化 • 社区层面上减少酗酒的政策
加强社交联系	• 同伴陪伴 • 参与社区活动
教授应对和解决问题的技巧	• 社交情绪类型项目 • 养育技能和家庭关系项目
识别和支持高危人群	• 护理人员培训 • 危机干预 • 对有自杀风险的人进行治疗 • 防止再次自杀的治疗
减少危害，预防风险	• 相关人群自杀后干预 • 安全报告和发送关于自杀的风险

关于每一项策略的简要信息以及列入技术包的理由如下。临床医师可以参考完整的文件来了解更多的细节：https：//www.cdc.gov/violenceprevention/pdf/suicideTechnicalPackage.pdf[50]。

● 加强经济支持

研究表明，自杀率在经济衰退期间上升，在经济扩张期间下降。失业导致的经济负担、长期失业、房屋收回/丧失抵押品赎回权，以及其他未预料到的经济压力，导致无法支付生活必需品（如食物、住房、医疗、儿童保健）与自杀率增加密切相关，这些都会直接或间接地使身体和精神健康问题恶化。通过提高失业津贴和其他临时财政援助的额度，以及允许人们继续住在自己的房子里，有助于缓冲经济紧张的负面影响，从而进一步预防自杀[52-56]。

● 加强关爱的获取和提供

尽管精神疾病是一个重要的自杀风险因素，但大多数有精神健康问题的人不会尝试死亡或自杀[5,57-59]。但不幸的是，大多数有心理健康问题的人也没有得到心理健康服务[60]。其中一部分原因是，美国的精神健康服务往往是分散的、不连贯的，而且由于费用问题或保险政策，精神健康服务比较难以覆盖足够多的人[61]。此外，研究表明，建立强力有效的健康和行为卫生保健系统，可最大限度地更好利用精神健康服务[62]。因此，确定及时的、可负担的和高质量的精神健康服务获取途径至关重要。实现良好预期和降低自杀风险的方法包括：实施心理健康平等法[63]、通过政策和实践来减少服务者的短缺（特别是在农村地区）[64]，以及实施支持自杀预防和患者安全的护理系统[65,66]。

- 创造保护性的环境

在个人生活、工作和娱乐的环境中,创造一个可以处理自杀风险和配备保护举措的环境,有助于防止自杀行为的发生[6,67]。通常是从识别不安全环境的情况和行为开始,并做出必要的更改。

例如,中年人占总劳动力的42.6%,且他们的自杀率很高[10,68],包括某些职业人群[69,70],甚至拘留所或监狱工作人员也表现出这种趋势[71]。因此,在这些地方实施相应的保护计划,推进和落实相关政策可以缓解自杀的发生,也能减少有自杀倾向的人获得自杀手段的途径[72-74]。消除工作场所的安全隐患或优化居住环境的组织政策和文化[75],如促进有自杀倾向的人寻求帮助、提供咨询、制订危机应对计划等,并以社区为基础,在某些场所限制酒精销售、减少酒精销售点、增加酒精税收,以及禁止向合法饮酒年龄以下的人销售酒精[78-80]以减少酗酒这一自杀的风险因素[76,77]。

- 加强社交联系

社交孤立是最原始的自杀风险因素之一[81]。研究表明,提升社交联系可以防止自杀。社交联系是指一个人或一群人在社会上的亲密程度,相互关联,或彼此共享资源[39]。一般来说,社交联系指的是个体与家人、朋友或其他个体之间的联系。然而,它也可以指个人与机构(如学校、教堂或社区)的联系,以及组织与其他组织的联系[39]。社交联系的相关结构和社会资本,可以通过减少孤立感、鼓励个人或群体成员之间适应性的应对行为、增加信息的获取(例如帮助服务)、增加归属感、自我价值和面对逆境的恢复力,来共同防止自杀行为[82]。增强联系的2种循证方法包括同伴项目,该项目将寻求同伴的帮助和其他适应性规范正常化(如学校参与);鼓励青少年向可信任的成人寻求指导[83,84]。其他方法还包括参与社区活动,通过减少社交孤立和加强身心健康,从而促进社会资本并抵御自杀行为。

- 教授应对和解决问题的技巧

管理问题、冲突、压力和情绪是处理日常挑战的关键生活技能,如职业、学校、人际关系和健康等问题。同样,缺乏处理这些事情的能力,与精神痛苦和自杀企图相关。因此,在学校里应教授应对和解决这些问题的技能,例如通过社交性学习项目,帮助青少年解决关系冲突,并更有效地沟通他们的需求,避免负面影响(如毒品和酒精),从而减少自杀风险。养育方式和家庭关系项目是通过技能建设来解决问题的第二种方式。这些项目通过支持家长,改善为人父母的方式方法,促进积极的亲子互动,提高孩子行为能力、情感交流和情感控制能力[85]。

加强此类技能可以减少自杀行为[5]。已证明这些方法在减少与自杀有关的想法和行为方面是有效的[86]。

- 识别和支持高危人群

如前所述,无法获得及时、负担得起和高质量的精神卫生保健服务,从而无法获得支助性服务和治疗,这会增加自杀风险(表120-4-1中"加强关爱的获取和提供")。除了改善获得关爱的机会和制度外,还有其他方法来帮助脆弱群体获得他们所需的服务和支持。培训相关人员(教练、应急人员、医务人员、教师、社区成员,及在他们之中有能够主动识别并有效应对有自杀风险的人),危机干预服务(危机中心、热线)和治疗(协作护理、认知行为疗法、急诊科的简短干预)对有自杀风险的人和已经尝试自杀的人来说,都是有着显著效果的[87-91]。

- 减少损伤,预防未来风险

损伤是指某一行为对个人有害的影响。损伤可以是直接的,如亲人或亲密朋友的死亡导致自杀;也可以是间接的,如媒体对自杀的不负责任的报道。无论是直接的还是间接的,这些损伤会增加丧失亲友者和弱势群体的自杀风险,在某些情况下还会导致自杀行为的传染。通过面对面的接触和专业危机反应小组的电话支持,可以减少心理困扰和自杀企图的风险[92]。遵循新闻报道指南,负责任地报道自杀事件,如不使用耸人听闻的标题或暴露自杀方法的图片,讨论自杀风险和保护因素,并提供危机支持热线等,可以减少自杀行为的传染[93,94]。

120.5 生活方式医学从业者的作用

生活方式医学从业者对待健康的方式,应着眼于对人群进行系统干预,从而改善个人健康状况[95],这个基本原则使生活方式医学成为预防自杀的公共卫生方法[4,6]。生活方式医学从业者在预防自杀方面可以发挥多种角色作用,这些角色作用包括临床责任、对个体患者和社区的支持、研究和教育[96]。

临床医师作为生活方式医学从业者,可能从患者个体和以人群为基础的角度承担临床责任。在初级保健机构、学校、社区中心、无家可归者庇护所和其他相关场所工作的生活方式医学从业者有机会在自杀预防中发挥关键作用。为了对自杀意念、抑郁和其他风险因素进行适当评估的指导,从业者应该了解与自杀预防相关的专业组织政策声明和指南,并应用其来指导决策[97]。更重要的是,从业者应考虑这一点并制订预防自杀的流程,其中包括在健康随访期间对患者进行适当的评估和咨询,并建立患者可以转诊的网络[98]。从业者应该寻求有循证依据的评估工具和最佳实践模式。国家预防自杀行动联盟提供的资源,可能会对上述工作的推进有帮助。(http://actionallianceforsuicideprevention.org/resources)

一些在当地、州卫生部门或联邦卫生机构工作的生活方式医学从业者,有机会通过应用公共卫生方法来进行自杀预防[4,6]。越来越需要将评估重点集中于自杀及危险因素有关数据的收集、分析和传播。公共卫生应囊括自杀行为在内,应有健全的预防自杀行为的政策予以支撑。倡导实施有循证研究支持,可以帮助有效地制订自杀预防的政策和计划。在公共卫生机构工作的从业者也有责任向公众保证,为实现预防自杀的目标提供必要的服务。这可以通过直接提供服务或通过与其他政府机构、私人组织或学术机构的合作来实现[99]。

临床医师可以提供更好的临床护理,通过与个人和组织合作,代表患者和社区进行宣传,以防止自杀。由于独特的培训和实践经验,生活方式医学从业者可以作为强有力的宣教者,在他们的社区预防自杀的发生。临床医师的宣教义务是基于这种专业经验和专业知识,以及对患者的责任[100]。他们的专业见解可以为商业、私人和政府部门的决策者提供独特的视角。宣传活动可能包括与国家、州和地方各级的监管、立法和行政机构沟通。活动可以集中在政策制定、自杀预防媒体宣传、或资助自杀预防教育项目和研究等方面,既要有确凿的证据来实施这些方法,也要促进试点项目的评估[101]。对行动主义感兴趣的预防专家可寻求机会在实践中学习,但他们也应考虑获得正式培训以促进社会行动的机制。

一些医师组织认识到临床医师在公共政策中的作用,还有一些认为行动主义是一种医疗责任,需要通过技能培训来提高有效性[102,103]。生活方式医学从业者可以通过研讨会或会议进行技能培训,或通过申请奖学金的方式获得此类培训经验。例如,一些组织,包括医学协会,赞助的培训或奖学金项目,以帮助医师发展或提高他们的技能[104-106]。让从业者积极地利用他们拥有的独特技能在适当的社区参与和组织制订自杀预防策略。

生活方式医学从业者需要识别并解决与自杀行为相关因素有关研究的不足,还需要研究缺乏适当的项目评估的原因。虽然初级保健和社区已经设置了许多自杀预防计划,但还需要更多严格的科学评估[107]。虽然自杀行为的初级预防重要性已被广泛接受,并且需要多种方式来应对自杀行为(如自杀风险筛查),但还需要额外的研究来开发基于循证依据的筛查工具和方法[107]。研究这些不足是具有实际意义的,因为它们影响筛查自杀风险的建议。美国预防服务工作组(United States Preventive Services Task Force,USPSTF)得出结论认为,证据不足以推荐或反对初级保健临床医师进行常规筛查来检测普通人群的自杀风险[108]。从业者可以通过现存的文献和知识库贡献严格的、有循证依据的模型,来满足这些研究需求。从事研究的人员也可以使用故意损伤数据系统进行研究,如国家电子损伤监测监视系统-所有损伤计划(National Electronic Injury Surveillance System-All Injury Program,NEISS-AIP)和国家暴力死亡报告系统(National Violent Death Reporting System,NVDRS)[22,109]。

尽管预防从业者在各种领域拥有广泛的专业知识,但许多人缺乏自杀预防经验或不熟练。在这种情况下,从业者有机会获得知识,包括自杀风险和保护因素的信息,以及有关筛查、治疗和预防方式的最新证据。正式学习包括专业发展和继续教育相关会议,还可以利用医疗设施机构主办的研讨会和文化俱乐部进行学习。医师也可以检查患者的社区资源和以人群为基础的活动。此外,从业者必须对他们所接触人群的独特特征具有灵敏度。理解文化差异对于与来自不同地域、民族、人种、文化、经济、性取向、宗教或社会背景的人们进行交流至关重要[110,111]。

120.6 结论

针对自身的暴力损伤,包括自杀行为,是世界各地死亡和伤病的主要原因。自杀除了给人们和经济带来巨大的可量化的代价,还有无法量化的生命损失,以及受每个人致命或非致命自杀行为影响的家庭、朋友和社区所经历的精神创伤。由于这一健康风险的复杂性,如果要减少这一风险带来的影响,就应该系统地加以处理,并应以基于人群的方法为重点。基于人群的方法为生活方式医学从业者提供了多个角色。这些职责包括直接临床服务的提供和获取、研究、教育和政策。通过这种方式,生活方式医学可以帮助减少不适当的自杀手段,识别和治疗具有可改变风险因素的人,以及修正导致自杀的社会-文化-行为决定因素。

生活方式医学从业者不仅要照顾个别患者,还要考虑引起疾病和损伤的环境条件。接受了相关培训的从业者,了解整个社区以及患者个人的背景情况,从而能更好解决健康问题。这种综合能力对于解决自杀和预防自杀中起到作用的人口、亚群体和个人问题来说,都是至关重要的。

临床应用

行动	可用的工具	备注
从业者应该寻求有循证依据的评估工具,并在实践中采用最佳的模式	这些工具可以从国家预防自杀行为联盟(http://actionallianceforsuicideprevention.org/resources)获得。自杀风险评估来自美国精神病学评估实践指南(第3版,2016)和其他美国精神病学协会资源。	医师可以帮助识别自杀想法和自杀行为的早期迹象。
美国预防服务工作组(USPSTF)得出的结论是,证据不足以推荐或反对初级保健临床医师进行常规筛查以检测一般人群的自杀风险	从事自杀研究的医师可以访问美国国家电子损伤监测系统-所有损伤计划(NEISS-AIP)和国家暴力死亡报告系统(NVDRS)的数据、美国心理健康研究所(National Institute for Mental Health,NIMH)和美国心理学会(American Psychological Association,APA)。	从业者可以通过严格的、循证的筛选模型来弥补研究差距。NIMH有正在进行研究的信息,并资助其研究来解决自杀行为。https://www.nimh.nih.gov/health/topics/suicide-prevention/index.shtml APA提供该组织如何预防自杀的信息。这包括不同受众(政策决策者、研究人员和公众等)他们的心理研究、有效的治疗方法和教育工作。 https://www.apa.org/news/apa/2018/suicide-prevention-month
生活方式医学从业者可以成为其社区内自杀预防政策和项目的有力支持者	通过研讨会或专业会议,或通过支持进修项目,来进行正式的培训。	许多医疗团体和协会例如,美国医学协会(American Medical Association,AMA);美国预防医学院(American College of Preventive Medicine,ACPM);美国精神病学协会;美国公共卫生协会(American Public Health Association,APHA);加拿大医疗协会;美国心理健康研究所(National Institute of Mental Health,NIMH)可能在临床实践中有更多有用的资源。

(Alex E.Crosby,MD,MPH,Deborah M.Stone,ScD,MSW,MPH,and Kristin Holland,PhD,MPH 主编 徐建方 译 洪云 校)

参考文献

1. WHO Global Consultation on Violence and Health. *Violence: a public health priority*. Geneva, World Health Organization; 1996 (document WHO/EHA/SPI.POA.2).
2. Crosby AE, Ortega L, Melanson C. *Self-directed Violence Surveillance: Uniform Definitions and Recommended Data Elements, Version 1.0*. Atlanta (GA): Centers for Disease Control and Prevention, National Center for Injury Prevention and Control; 2011.
3. American Psychiatric Association. Practice guideline for the assessment and treatment of patients with suicidal behaviors. *Am J Psychiatry*. 2003; 160(11 Suppl):1–60.
4. Satcher D. Bringing the public health approach to the problem of suicide. *Suicide Life Threat Behav*. 1998; 28:325–327. doi: 10.1111/j.1943-278X.
5. World Health Organization. *Preventing Suicide: A Global Imperative*. Luxembourg: WHO Press; 2014.
6. U.S. Department of Health and Human Services (HHS) Office of the Surgeon General and National Action Alliance for Suicide Prevention. *2012 National Strategy for Suicide Prevention: Goals and Objectives for Action*. Washington, DC: HHS; 2012.
7. NCHS mortality report TBD
8. Centers for Disease Control and Prevention, National Center for Injury Prevention and Control. Web-based Injury Statistics Query and Reporting System (WISQARS) Fatal Injury Data. 2016. Available at: www.cdc.gov/injury/wisqars. Accessed on 18 December 2017.
9. Rosenberg ML, Gelles RJ, Holinger PC. Violence: homicide, assault and suicide. In: Amler RW, Dull HB, eds. *Closing the Gap: The Burden of Unnecessary Illness*. New York: Oxford University Press; 1987.
10. David-Ferdon C, Crosby AE, Caine ED, Hindman J, Reed J, Iskander J. CDC grand rounds: preventing suicide through a comprehensive public health approach. *MMWR Morb Mortal Wkly Rep*. 2016; 65:894–897. doi: http://dx.doi.org/10.15585/mmwr.mm6534a2. PMID: 27584004.
11. Centers for Disease Control and Prevention, National Center for Injury Prevention and Control. Web-based Injury Statistics Query and Reporting System (WISQARS) Nonfatal Injury Data. 2016. Available at: www.cdc.gov/injury/wisqars Accessed on 18 December 2017.
12. US Department of Health and Human Services. Agency for Healthcare Research and Quality. Healthcare Cost and Utilization Project (HCUP) https://www.ahrq.gov/research/data/hcup/index.html
13. Crosby AE, Cheltenham MP, Sacks JJ. Incidence of suicidal ideation and behavior in the United States, 1994. *Suicide Life Threat Behav*. 1999; 29:131–140.
14. Crosby AE, Ortega L, Stevens MR. Suicides — United States, 2005–2009 in centers for disease control and prevention. CDC health disparities and inequalities report — United States, 2013. *MMWR*. 2013; 62(Suppl):177–181.
15. Logan J, Crosby A, Ryan G. Nonfatal self-inflicted injuries among adults aged ≥65 years – United States, 2005. *MMWR*. 2007; 56:989–993.
16. Shepard DS, Gurewich D, Lwin AK, Reed GA Jr., Silverman MM. Suicide and suicidal attempts in the United States: costs and policy implications. *Suicide Life Threat Behav*. 2016; 46:352–362.
17. Curtin S, Hedegaard H, Warner M. Quickstat: age-adjusted death rate for suicide—United States, 1975–2015. *MMWR*. 2017; 66(10): 285.
18. Murphy SL, Xu JQ, Kochanek KD, Curtin SC, Arias E. Deaths: final data for 2015. National Vital Statistics Reports; vol 66 no 6. Hyattsville, MD: National Center for Health Statistics; 2017.
19. Curtin SC, Warner M, Hedegaard H. Suicide rates for females and males by race and ethnicity: United States, 1999 and 2014. NCHS Health E-Stat. National Center for Health Statistics; 2016.
20. Ivey-Stephenson AZ, Crosby AE, Jack SP, Haileyesus T, Kresnow-Sedacca M. Suicide trends among and within urbanization levels by sex, race/ethnicity, age group, and mechanism of death — United States, 2001–2015. *MMWR Surveill Summ*. 2017; 66(No. SS-18):1–16. doi: http://dx.doi.org/10.15585/mmwr.ss6618a1.
21. Goldsmith SK, Pellmar TC, Kleinman AM, Bunney WE, eds. *Reducing Suicide: A National Imperative*. Washington, DC: National Academy Press; 2002.
22. CDC. Nonfatal self-inflicted injuries treated in hospital emergency departments --- United States, 2000. *MMWR*. 2002; 51:436–8.
23. Han B, Kott P, Hughes A, McKeon R, Blanco C, Compton WM. Estimating the rates of deaths by suicide among adults who attempt suicide in the United States. *J Psychiatr Res*. 2016; 77:125–133. doi: 10.1016/j.jpsychires.2016.03.002.
24. Joiner T, Ribeiro J. Assessment and management of suicidal behavior in children and adolescents. *Pediatr Ann*. 2011; 40:319–324. https://doi.org/10.3928/00904481-20110512-08.
25. Rosenthal PA, Rosenthal S. Suicidal behavior by preschool children. *Am J Psychiatry*. 1984; 141(4):520–525. https://doi.org/10.1176/ajp.141.4.520.
26. Wyman PA. Developmental approach to prevent adolescent suicides: research pathways to effective upstream preventive interventions. *Am J Prev Med*. 2014; 47 (Supp 2): S251–S256.
27. Gould MS, Greenberg TED, Velting DM, Shaffer D. Youth suicide risk and preventive interventions: a review of the past 10 years. *J Am Acad Child Adolesc Psychiatry*. 2003; 42(4):386–405.
28. Lachman ME. Development in midlife. *Ann Rev Psychol*. 2004; 55(1):305–331.
29. Phillips JA, Robin AV, Nugent CN, Idler EL. Understanding recent changes in suicide rates among the middle-aged: period or cohort effects? *Public Health Rep*. 2010; 125(5):680–688.
30. Case A, Deaton A. Mortality and Morbidity in the 21st Century. Brookings Papers on Economic Activity, Spring 2017. Available at: https://www.brookings.edu/bpea-articles/mortality-and-morbidity-in-the-21st-century/Accessed on 19 December 2017
31. Luo F, Florence CS, Quispe-Agnoli M, Ouyang L, Crosby AE. Impact of business cycles on US suicide rates, 1928–2007. *Am J Public Health*. 2011; 101(6):1139–1146.
32. Sullivan EM, Annest JL, Luo F, Simon TR, Dahlberg LL. Suicide among adults aged 35–64 years--United States, 1999–2010. *Morb Mortal Wkly Rep* 2013; 62:321–5; PMID: 23636024.
33. Charles ST, Carstensen LL. Social and emotional aging. *Ann Rev Psychol*. 2010; 61(1):383–409.
34. Conwell Y, Duberstein PR, Caine ED. Risk factors for suicide in later life. *Biol Psychiatry*. 2002; 52(3):193–204.
35. Juurlink DN, Herrmann N, Szalai JP, Kopp A, Redelmeier DA. Medical illness and the risk of suicide in the elderly. *Arch Intern Med*. 2004; 164(11):1179–1184.
36. Conwell Y, Thompson C. Suicidal behavior in elders. *Psychiatr Clin North Am*. 2008; 31(2):333–356.
37. Ahmedani BK, Simon GE, Stewart C, Beck A, Waitzfelder BE, et al. Health care contacts in the year before suicide death. *J Gen Intern Med*. 2014; 29(6), 870–877.
38. Wilkins N, Tsao B, Hertz M, Davis R, Klevens J. *Connecting the Dots: An Overview of the Links Among Multiple Forms of Violence*. Atlanta, GA: National Center for Injury Prevention and Control, Centers for Disease Control and Prevention Oakland, CA: Prevention Institute; 2014.
39. CDC. *Strategic Direction for the Prevention of Suicidal Behavior: Promoting Individual, Family, and Community Connectedness to Prevent Suicidal Behavior*. Atlanta, GA: US Department of Health and Human Services; 2009.
40. Kaminski JW, Puddy RW, Hall DM, Cashman SY, Crosby AE, Ortega LAG. The relative influence of different domains of social connectedness on self-directed violence in adolescence. *J Youth Adolesc*. 2010; 39(5):460–473.

41. Becker-Weidman EG, Jacobs RH, Reinecke MA, Silva SG, March JS. Social problem-solving among adolescents treated for depression. *Behav Res Ther.* 2010; 48(1):11–18.
42. Florentine JB, Crane C. Suicide prevention by limiting access to methods: a review of theory and practice. *Social Sci Med.* 2010; 70(10):1626–1632.
43. Hawton K, Bergen H, Simkin S, Wells C, Kapur N, Gunnell D. Six-year follow-up of impact of co-proxamol withdrawal in England and Wales on prescribing and deaths: time-series study. *PLoS Med.* 2012; 9(5): e1001213.
44. Lester D, Abe K. The effect of restricting access to lethal methods for suicide: a study of suicide by domestic gas in Japan. *Acta psychiatrica Scandinavica.* 1989; 80(2):180–182.
45. Sakinofsky I. The current evidence base for the clinical care of suicidal patients: strengths and weaknesses. *Can J Psychiatry.* Revue canadienne de psychiatrie. 2007; 52(6 Suppl 1):7S–20S.
46. Lang M. The impact of mental health insurance laws on state suicide rates. *Health Econ.* 2013; 22(1):73–88.
47. Kleiman EM, Liu RT. Prospective prediction of suicide in a nationally representative sample: religious service attendance as a protective factor. *Br J Psychiatry.* 2014; 204:262–6.
48. Tyler J. VanderWeele, Shanshan Li, Alexander C. Tsai, Ichiro Kawachi. Association between religious service attendance and lower suicide rates among US women. *JAMA Psychiatry.* 2016; 73(8):845–851. doi: 10.1001/jamapsychiatry.2016.1243.
49. Cook, Christopher. Suicide and religion. *Br J Psychiatry.* 2014; 204:254–5. doi: 10.1192/bjp.bp.113.136069.
50. Stone DM, Holland KM, Bartholow B, Crosby AE, Davis S, Wilkins N. *Preventing Suicide: A Technical Package of Policies, Programs, and Practices.* Atlanta, GA: National Center for Injury Prevention and Control, Centers for Disease Control and Prevention; 2017.
51. Frieden TR. Six components necessary for effective public health program implementation. *Am J Public Health.* 2014; 104:17–22.doi: 10.2105/AJPH.2013.301608)
52. Flavin P, Radcliff B. Public policies and suicide rates in the American states. *Soc Indicat Res.* 2009; 90:195–209.
53. Fowler KA, Gladden RM, Vagi KJ, Barnes J, Frazier L. Increase in suicides associated with home eviction and foreclosure during the US housing crisis: findings from 16 National Violent Death Reporting System States, 2005–2010. *Am J Public Health.* 2015; 105(2):311–316.
54. Stack S, Wasserman I. Economic strain and suicide risk: a qualitative analysis. *Suicide Life Threat Behav.* 2007; 37(1):103–112.
55. Cylus J, Glymour MM, Avendano M. Do generous unemployment benefit programs reduce suicide rates? A state fixed-effect analysis covering 1968–2008. *Am Journal of Epidemiol.* 2014; 180(1):45–52.
56. Classen TJ, Dunn RA. The effect of job loss and unemployment duration on suicide risk in the United States: a new look using mass-layoffs and unemployment duration. *Health Econ.* 2012; 21(3):338–350.
57. Harris EC, Barraclough B. Suicide as an outcome for mental disorders. A meta-analysis. *Br J Psychiatry.* 1997; 170:205–228.
58. Olfson M, Weissman MM, Leon AC, Sheehan DV, Farber L. Suicidal ideation in primary care. *J Gen Intern Med.* 1996; 11:447–453. doi: 10.7326/0003-4819-158-10-20135210-00642.
59. Owens D. Fatal and non-fatal repetition of self-harm: systematic review. *Br J Psychiatry.* 2002; 181(3):193–199.
60. Wang PS, Demler O, Kessler RC. Adequacy of treatment for serious mental illness in the United States. *Am J Public Health.* 2002; 92(1):92–98.
61. New Freedom Commission on Mental Health, Achieving the Promise: Transforming Mental Health Care in America. Final Report. DHHS Pub. No. SMA-03-3832. Rockville, MD: 2003.
62. Collins C, Hewson DL, Munger R, Wade T. *Evolving models of behavioral health integration in primary care.* New York, NY: Milbank Memorial Fund; 2010.
63. Lang M. The impact of mental health insurance laws on state suicide rates. *Health Econ.* 2013; 22(1):73–88.
64. Health Resources and Services Administration/National Center for Health Workforce Analysis; Substance Abuse and Mental Health Services Administration/Office of Policy, Planning, and Innovation. *National Projections of Supply and Demand for Behavioral Health Practitioners: 2013–2025.* Rockville, MD; 2015.
65. Coffey CE. Building a system of perfect depression care in behavioral health. *Jt Comm J Qual Patient Saf.* 2007; 33(4):193–199.
66. National Action Alliance for Suicide Prevention: Clinical Workforce Preparedness Task Force. *Suicide Prevention and the Clinical Workforce: Guidelines for Training.* Washington, D.C.: Author; 2014.
67. Dahlberg LL, Krug EG. Violence-a global public health problem. In Krug E, Dahlberg LL, Mercy JA, Zwi AB, Lozano R (Eds.), *World Report on Violence and Health* (pp. 1–56). Geneva, Switzerland: World Health Organization; 2002.
68. Toosi M. *Labor Force Projections to 2024: The Labor Force Is Growing, But Slowly.* Washington, D.C.: Bureau of Labor Statistics; Monthly Labor Review; 2015:1–33.
69. Peterson C., Stone DM, Marsh SM, Schumacher PK, Tiesman HM, McIntosh WL. Suicide rates by major occupational group—17 states, 2012 and 2015. *Morbidity and Mortality Weekly Report.* 2018; 67(45):1253.
70. Han B, Crosby AE, Ortega LA, Parks SE, Compton WM, Gfroerer J. Suicidal ideation, suicide attempt, and occupations among employed adults aged 18–64 years in the United States. *Compr Psychiatry.* 2016; 66:176–186.
71. Noonan ME. *Mortality in State Prisons, 2001–2014 - Statistical Tables.* Washington, DC: Bureau of Justice Statistics; 2016. https://www.bjs.gov/index.cfm?ty=pbdetail&iid=5866 Accessed on October 2017.
72. Hawton K. Restricting access to methods of suicide: rationale and evaluation of this approach to suicide prevention. *Crisis.* 2007; 28 (Suppl 1):4–9. doi: 10.1027/0227-5910.28. s1.4.
73. Ludwig J, Cook P, Rosenfeld R. Homicide and suicide rates associated with implementation of the Brady Handgun Violence Prevention Act. *JAMA.* 2000; 284:616–618.
74. Yip P, Caine E, Yousuf S, Chang SS, Wu K, Chen YY. Means restriction for suicide prevention. *Lancet.* 2012; 379:2393–2399. doi: 10.1016/s0140-6736(12)60521-2.
75. National Action Alliance for Suicide Prevention Workplace Task Force. 2015. *Comprehensive Blueprint for Workplace Suicide Prevention.* Washington, D.C.: NAASP. Available at: http://actionalliance-forsuicideprevention.org/comprehensive-blueprint-workplace-suicide-prevention-1 Accessed on 18 December 2017.
76. Markowitz S, Chatterji P, Kaestner R. Estimating the impact of alcohol policies on youth suicides. *J Ment Health Policy Econ.* 2003; 6:37–46.
77. World Health Organization. *Violence Prevention the Evidence- Preventing violence by reducing the availability and harmful use of alcohol.* Geneva; 2009.
78. Giesbrecht N, Huguet N, Ogden L, et al. Acute alcohol use among suicide decedents in 14 US states: impacts of off-premise and on-premise alcohol outlet density. *Addiction.* 2015; 110(2):300–307.
79. Escobedo LG, Ortiz M. The relationship between liquor outlet density and injury and violence in New Mexico. *Accid Anal Prev.* 2002; 34(5):689–694.
80. Xuan Z, Naimi TS, Kaplan MS, et al. Alcohol policies and suicide: a review of the literature. *Alcohol Clin Exp Res.* 2016; 40(10):2043–2055.
81. Durkheim E. *Suicide: A Study in Sociology* (translated by JA Spaulding and G Simpson). New York, NY: Free Press. (Original work published 1897); 1897/1951.
82. De Silva MJ, McKenzie K, Harpham T, Huttly SR. Social capital and mental illness: a systematic review. *J Epidemiol Community Health.* 2005; 59(8):619–627.
83. Wyman PA, Brown CH, LoMurray M, Schmeelk-Cone K, Petrova M, Yu Q, Wang W. An outcome evaluation of the Sources of Strength suicide prevention program delivered by adolescent peer leaders in high schools. *Am J Public Health.* 2010; 100:1653–1661.
84. Cwik MF, Tingey L, Maschino A, Goklish N, Larzelere-Hinton F, Walkup J, Barlow A. Decreases in suicide deaths and attempts linked to the white mountain apache suicide surveillance and prevention system, 2001–2012. *Am J Public Health.* 2016; 106(12):2183–2189. doi: 10.2105/AJPH.2016.303453.
85. Knox MS, Burkhart K, Hunter KE. ACT against violence parents raising safe kids program: effects on maltreatment-related parenting behaviors and beliefs. *J Fam.* 2011; 32:55–74. doi: 10.1177/0192513X10370112.
86. Wilcox HC, Kellam SG, Brown CH, Poduska JM, Ialongo NS, Wang W, Anthony JC. The impact of two universal randomized first-and second-grade classroom interventions on young adult suicide ideation and attempts. *Drug Alcohol Depend.* 2008; 95: S60–S73.

87. Brown GK, Ten Have T, Henriques GR, Xie SX, Hollander JE, Beck AT. Cognitive therapy for the prevention of suicide attempts: a randomized controlled trial. *JAMA*. 2005; 294:563–570. doi: 10.1001/jama.294.5.563.
88. Coffey CE, Coffey MJ, Ahmedani BK. An update on perfect depression care. *Psychiatr Serv*. 2013; 64:396–396.
89. Walrath C, Garraza LG, Reid H, Goldston DB, McKeon R. Impact of the Garrett Lee Smith youth suicide prevention program on suicide mortality. *Am J Public Health*. 2015; 105:986–993. doi: 10.2105/AJPH.2014.302496.
90. Gould MS, Kalafat J, Harris-Munfakh JL, Kleinman M. An evaluation of crisis hotline outcomes part 2: suicidal callers. *Suicide Life Threat Behav*. 2007; 37:338–352.
91. Inagaki M, Kawashima Y, Kawanishi C, Yonemoto N, Sugimoto T, Furuno T, et al. Interventions to prevent repeat suicidal behavior in patients admitted to an emergency department for a suicide attempt: a meta-analysis. *J Affect Disord*. 2015; 175:66–78. doi: 10.1016/j.jad.2014.12.048.
92. Motto JA, Bostrom AG. A randomized controlled trial of post crisis suicide prevention. *Psychiatr Serv*. 2001; 52:828–833.
93. Sonneck G, Etzersdorfer E, Nagel-Kuess S. Imitative suicide on the Viennese subway. *Soc Sci Med*. 1994; 38:453–457.
94. World Health Organization. *Preventing Suicide: A Resource for Media Professionals* (Updated). In: Department of Mental Health and Substance Abuse, ed. Geneva, Switzerland: WHO; 2008.
95. Jung P, Lushniak BD. Preventive medicine's identity crisis. *Am J Prev Med*. 2017; 52: e85–e89. https://doi.org/10.1016/j.amepre.2016.10.037.
96. Committee on Injury, Violence, and Poison Prevention, American Academy of Pediatrics. Policy statement B role of the pediatrician in youth violence prevention. *Pediatrics*. 2009; 124(1):393–402. doi: 10.1542/peds.2009-0943.
97. Institute of Medicine (US) Committee on Pathophysiology and Prevention of Adolescent and Adult Suicide. *Suicide Prevention and Intervention summary of a workshop*. Washington (DC): National Academies Press; 2001.
98. Coffey MJ, Coffey CE, Ahmedani BK. Suicide in a health maintenance organization population. *JAMA Psychiatry*. 2015; 72(3):294–296. Retrieved from: http://archpsyc.jamanetwork.com/article.aspx?articleID=2091661
99. Clinical Care and Intervention Task Force/National Action Alliance for Suicide Prevention. Suicide Care in Systems Framework. Available at: http://actionallianceforsuicideprevention.org/sites/actionallianceforsuicideprevention.org/files/taskforces/ClinicalCareInterventionReport.pdf. Accessed on 18 December 2017.
100. Earnest MA, Wong SL, Federico SG. Perspective: physician advocacy: what is it and how do we do it? *Acad Med*. 2010; 85(10):1549–50.
101. Gruen RL, Pearson SD, Brennan TD. Physician-citizens — public roles and professional obligations. *JAMA*. 2004; 291:94–8. doi: 10.1001/jama.291.1.94.
102. Dobson S, Voyer S, Regehr G. Agency and activism: rethinking health advocacy in the medical profession. *Acad Med*. 2012; 87:1161–1164. First published online July 25, 2012. doi: 10.1097/ACM.0b013e3182621c25.
103. Arya N. Advocacy as medical responsibility. *CMAJ*. 185(15):1368.
104. Institute on Medicine as a Profession. Physician Advocacy Program. Available at: http://www.imapny.org/physician_advocacy#fellows. Accessed on 19 December 2017.
105. American Medical Student Association. Advocacy Leadership Course. Available at: https://www.amsa.org/members/career/advocacy-leadership-course/. Accessed on 18 December 2017.
106. Canadian Medical Association. Advocacy Skills Training. Available from: https://www.cma.ca/En/Pages/advocacy-skills-training.aspx. Accessed on 19 December 2017.
107. Zalsman G, Hawton K, Wasserman D, van Heeringen K, Arensman E, Sarchiapone M, et al. Suicide prevention strategies revisited: 10-year systematic review. *Lancet Psychiatry*. 2016; 3:646–659. doi: 10.1016/S2215-0366(16)30030-X.
108. U.S. Preventive Services Task Force. Screening for Suicide Risk. May 2014. Available at: http://www.uspreventiveservicestaskforce.org/uspstf/uspssuic.htm. Accessed on 18 December 2017.
109. Blair JM, Fowler KA, Jack SPD, Crosby AE. The National Violent Death Reporting System: overview and future directions. *Inj Prev*. 2016; 22: Suppl 1 i6–i11. doi: 10.1136/injuryprev-2015-041819.
110. Oregon Medical Board. Cultural Competency: A Practical Guide for Medical Professionals. 2017. Available at: http://www.oregon.gov/omb/Topics-of-Interest/Documents/CulturalCompetencyBooklet.pdf. Accessed on 18 December 2017.
111. US Department of Health and Human Services/Office of Minority Health. A Physician's Practical Guide to Culturally Competent Care. Available at: https://cccm.thinkculturalhealth.hhs.gov/. Accessed on 18 December 2017.

第 121 章 残疾人意外损伤：一个未被认识到的但可以预防的问题

目录

要点／1739

121.1　简介／1739

121.2　受伤风险增加／1740

121.3　损伤与残疾／1741

121.4　残疾人被忽视／1741

121.5　安全公告／1742

121.6　经济负担和障碍／1743

121.7　呼吁采取行动／1743

临床应用／1745

参考文献／1746

要 点

- 虽然医疗能够提高残疾人的生活质量和预期寿命,但所有年龄的残疾人,包括婴儿、青年、成人和老年人,都更有可能受到损伤。
- 当青年经历类似的损伤时,残疾青年受伤的风险是非残疾青年的2~3倍。
- 存在循证依据的损伤预防计划和干预措施未能在残疾人群中进行相应的调整和实施。
- 倡导专项行动,以解决残疾人在公共卫生监测、研究和政策之外的问题。
- 需要给予更多的关注和重视到残疾人的损伤预防中。

121.1 简介

随着人口老龄化伴随慢性疾病的增多,先天性与后天损伤致残存活率增高,残疾人比率预期增长。美国约有5 670万残疾人,占总人口的18.7%[1]。在加拿大,大约380万15岁及以上的人(约1/7)报告有残疾[2,3]。

残疾是指身体、感觉、认知和智力损害,精神疾病和慢性疾病的总称,其特征是严重的活动受限、参与受限以及身体功能和/或结构损伤,包括阅读障碍、失明、截瘫和脑瘫等。

虽然医学提高了残疾人的预期寿命,但各个年龄段的残疾人仍然比没有残疾的同龄人更有可能受到损伤。全世界1.8亿~2.2亿残疾青年受伤后需要医疗照顾的可能性较非残疾青年仍要高出2~3倍[4]。鉴于损伤给个人和社会带来的经济和公共卫生负担,生活方式医学可以在确定患者风险、促进与患者和家属的对话方面发挥着重要的作用,以防止损伤加重残疾以及由于残疾所造成的损伤。

由于缺乏对残疾人受伤风险增加的认识,导致在大多数损伤预防规划中排除了这一类群体。这种行为的后果可能是毁灭性的。例如,最近发生在加拿大的一场火灾就凸显了解决残疾人损伤预防需求的必要性。魁北克消防部门长期以来一直建议在老年人家中安装自动喷水灭火系统,但魁北克的法律规定,只有在居民行动不便的建筑物中才需要安装自动喷水灭火系统。而行动不便、半独立或每天需要照顾的时间少于3.5h的人则被排除在该法律之外。2014年1月23日凌晨,魁北克Résidence du Havre's养老院发生火灾,导致2人在自己的房间里死亡。尽管该住宅在其网站上宣传要安装完整的自动喷水灭火系统,但实际上只安装了部分自动喷水灭火系统,并且只安装在了住宅的一侧。这个案例表明了老年人和行动不便者的脆弱性,同时也强调了我们需要做出更多的努力来防止对残疾人造成损伤。

生活方式医学医师和保健工作者可以鼓励患者、家庭成员和决策者做出一些改变,并积极提倡残疾人的损伤预防权利。

121.2 受伤风险增加

各种损伤研究已表明,残疾人比非残疾人面临着更高的受伤风险[5]。

在有关残疾的研究中表明,使用相关的干预措施能够极大地改善残疾人的日常生活,尤其是老年人的日常生活。最先进的移动辅助设备,如防摔报警系统、机动轮椅,以及适用于步行和冬季天气的拐杖等,就是证据。老年人的损伤率还在持续增长,虽然新技术在不断发展,但助行器仍未充分被利用。研究表明,与非残疾人相比,残疾人跌倒和其他损伤的次数几乎是正常人的3倍[6,7]。随着机动轮椅的出现,受伤人数本来应该减少,但是1991—2003年,美国与轮椅相关的损伤却翻了1番[5]。尤其是在道路交通中,坐轮椅的成人仍存在很大的危险[9]。

在一项评估残疾儿童和非残疾儿童烧伤的研究中,研究人员利用2002年俄亥俄州医疗补助索赔数据库,观察了每1组受伤的风险,发现残疾儿童明显比非残疾儿童更有可能发生烧伤[10]。在6岁时,残疾儿童的烧伤率约为每1万名儿童中有100人受伤;而非残疾儿童的烧伤率为每1万名儿童中有40人受伤[10]。也许非残疾儿童和有残疾儿童相比,非残疾的儿童和青少年在一段时间内形成的行为模式可以将损伤风险降到最低,但是造成这种显著差异的主要因素仍然未知。因此需要进一步的研究,来评估这种模式是否在其他年龄段也存在,以确定无残疾者掌握相应技能的机制或寻找预防损伤的保护性因素。

2000—2002年美国全国健康访谈调查(National Health Interview Survey,NHIS)显示,患有视觉/听觉残疾、注意缺陷多动障碍或慢性哮喘的青年患非致命损伤的风险较高[11]。由于青年在道路交通碰撞和体育运动中获得的暴力和意外损伤而罹患残疾的风险较高,所以说青年本身就是残疾的一个风险因素[12-14]。1997—2005年NHIS扩展了青年本身是危险因素的概念,指出无论青年是否报告有残疾,0~16岁青年需要医疗护理的损伤类型都是相似的。但除了遭受相同类型的损伤以外,残疾青年报告的损伤明显更多[15]。

在其他研究中也发现了类似的趋势,在有残疾和非残疾的青年报告中,也提到了类似的交通问题[16]。报告中有残疾或非残疾的青少年遇到最常见的交通问题是相似的,包括人行道太少或缺失、不知道什么时候过马路是安全的、驾驶员反应迟钝/不知情等。尽管所报告的各种类型的交通问题,没有随着青少年是否有残疾的情况而改变,但与行人或骑自行车的人相比,有残疾者被机动车撞伤的可能性要高出5倍以上[16]。也许,在青少年生长发育阶段,导致其有较高损伤风险的因素,对于一名残疾儿童来说将更为复杂。作者强调,目前虽然存在有效的损伤预防及干预措施,但这些措施要么没有得到充分利用,要么完全被忽视[16]。

中国近年的一项1~14岁儿童流行病学调查,也报告了类似的结果[17]。与非残疾儿童相比,残疾儿童在早期受伤的可能性高出4倍以上。残疾儿童中半数以上的非致命意外损伤发生在家中,近50%的损伤是由摔倒造成的。

121.3　损伤与残疾

残疾伴随着许多二级风险,包括受伤,当然受伤本身也会导致残疾。2001年在华盛顿州行为风险因素监测调查（Behavior Risk Factor Surveillance Survey,BRFSS）中,87%的残疾受访者还报告了因残疾而导致的继发性疾病[6]。残疾青年面临许多不利条件,包括贫穷、社会孤立和歧视,遭受身体或性虐待的可能性比非残疾青年要高出3倍[5]。除以上这些因素,还有一些其他因素,如缺乏干预计划、存在其他限制性环境条件、教育不足和缺乏预防政策等,可能都是其风险升高的根源。有证据表明,鼓励有效沟通和社会规划的社会政策可以帮助残疾青年[5]。

虽然有些人认为,受伤可能与残疾本身和/或并发症有关,但另一些人则认为,监护人监管不足也是一个重要因素[4]。残疾青年可能会由于家庭成员不能提供足够的照顾或资源有限而被收容[18]。如果没有适当的看护和监督,残疾人可能会遭受意外损伤,例如烫伤或摔倒。有关护理人员的监督和监护人的沟通在预防意外损伤中作用的研究还不足够。

尽管医学进步可以延长和支持残疾人的生存,但改善生活质量和减少受伤风险的健康促进工作仍然落后。

121.4　残疾人被忽视

加拿大公共卫生局与美国卫生与公众服务部共同合作、改革、领导公众,致力于保护并增强全民健康。然而,在公共卫生规划、准则的制定方面,残疾人往往被忽视。网站上与残疾人有关的健康促进、损伤预防、应急反应和备灾方面的信息有限。

联邦、州和市级机构开展的大多数公共卫生促进工作都是针对特定群体,如儿童、青少年、成人和老年人。例如,预防跌倒通常只针对老年人,以及他们知道如何通过改变家庭和生活方式、消除家庭危险、改善力量和平衡来保护自己。而缺少对残疾人士的建议,包括坐轮椅的人、下肢残疾、行动障碍和有智力缺限的人[19]。

在2项关于健康的社会决定因素的综述中,Mikkonen、Raphael[20]和Wolbring[21]指出,残疾人往往被忽视。加拿大的残疾人公共支出,在经济合作与发展组织（Organisation for Economic Co-operation and Development,OECD）29个成员国中排名第27位[20]。Wolbring对WHO在健康问题社会决定因素委员会提交的《世界卫生组织2008年报告》最终报告进行分析,发现报告中只有1次提到残疾人,只有3次提到人有残疾,因此他在全球范围内呼吁增加残疾人事业的公共支出[21]。

尽管一直关注就业状况,但关于残疾和健康社会决定因素的报道很少。在加拿大,残疾人就业的可能性较小,收入也较少。2000年,只有35%的男性残疾者和23%的女性残疾者是全职员工,35%的男性残疾者和47%的女性残疾者根本没工作。这与没有残疾的男性和女性形成了鲜明的对比,在无残疾的男性和女性中,只有13%的男性和22%的女性处于失业状态[20]。

根据 2016 年美国社区调查（American Community Survey，ACS）[22]，在美国 18~64 岁的劳动年龄人群中，就业率最高的是 54.0%（北达科他州），最低的是 27.4%（西弗吉尼亚州）。据报道，中西部靠北各州的残疾人就业率较高，而东南部各州的残疾人就业率较低。总的来说，在美国，处于就业年龄的有残疾和无残疾的成人之间的就业差距约为 40%。一项有趣的研究发现，移民的残疾人就业率（40.8%）高于出生在美国的残疾人（34.9%）[23]。研究报告称，残疾人失业率之所以特别高，是因为雇主往往不愿意在工作场所为残疾人提供必要的基础设施、政策和住宿条件。

另一个问题是关于残疾人工伤医疗费用。在研究了医疗费用委员会的调查数据后，研究人员发现，在社会人口和医疗保险覆盖状况被调整之后（以 2011 年美元计算），在工伤后的 2 年随访期内，从事新职业导致损伤发生的平均医疗支出，残疾工人为 3 778 美元，非残疾工人为 2 212 美元[24]。

除无法找到工作的成人之外，残疾青年更有可能生活在贫困线或以下，在发达国家也是如此[5]。残疾人缺乏获得规划的机会，加上社会经济地位低下又易患疾病，因此，残疾人受伤的风险高也就不足为奇了。令人惊讶的是，公共卫生行业并未就残疾人损伤问题做出更有针对性的举措。

121.5　安全公告

从涉及紧急情况下的公共安全案件来看，预防残疾人受伤措施不足是显而易见的。1984 年，作业治疗师康妮·施罗德（Connie Schroeder）和健康教育家、前消防员彼得·本尼迪克特（Peter Benedict）报告，在紧急撤离时，本应该是轮椅可畅通出入的建筑物却无法供轮椅出入[25]。他们举例说，在高层建筑中，紧急状况时电梯会断电，而紧急楼梯出口太窄轮椅无法通过，这就需要人工抬着残疾人才行。作者呼吁社区和公众必须采取必要的行动。直到 15 年后，才有一个消防安全实验项目解决了残疾人的无障碍通过问题[26,27]。

研究人员发现，即使针对残疾人专门设计了优化装置以降低了关门所需力度，但他们仍然需要更长的时间在水平面、坡道、90°弯道上移动前行[26,27]。这些发现表明，扶手和紧急出口的设置也是尤为重要的，因为残疾人在移动前行时常需要间断性休息，而且复杂的出口路线对于他们来说还需要额外的时间来改变方向。

2007 年美国国家消防协会发布的《残疾人紧急疏散计划指南》指出了视觉和听觉火灾报警系统、听觉/定向声音报警设备、避难所和楼梯下降设备的重要性，因为它们能在紧急情况下为残疾人指导正确的方向[28]。

虽然一些残疾人可能对自身紧急撤离的技能有信心，但仍然有不少人需要帮助。人们普遍认为，坐轮椅和行动不便的人在发生紧急情况时需要撤离援助，而其他类型的残疾（如限制肺功能的健康状况——哮喘）则不需要[26,27]。虽然哮喘通常不会影响人的行动能力，但如果哮喘患者被困有烟雾的建筑中，他们自身撤离也会很困难。

生活方式医学从业者、作业治疗师和其他医疗保健专业人员可以与残疾人士沟通，告知他们在紧急情况下其操作能力可能会受到影响，并考虑在他人的帮助下如何获得安全。

在2011年的热带风暴Irene和飓风Sandy中,残疾人的安全问题被忽视,这违反了《美国残疾人法》并引起了相关的调查。2013年11月,一名联邦法官裁定,在紧急情况发生前或发生时,纽约市没有充分确保残疾人撤离,这侵犯了约90万残疾人的权利;同时,没有提供无障碍的避难所,也没有向残疾人充分告知获取紧急服务的信息。许多有行动障碍的纽约人被困在高层建筑里,只能依靠家人、朋友和邻居,他们愿意冒着危险进入大楼,为残疾人提供维持生命的必需品,包括食物和干净的水。虽然在过去30年里的研究和技术已经解决了这个问题,但仍然一直缺乏政策执行和有效实施。

121.6 经济负担和障碍

除了要应付诸如标牌不足、门道狭窄、厕所设施不足、没有坡道或电梯等日常的困难外,残疾人还面临着巨大的经济负担。残疾人的生活费用包括支持人员的工作时间、住房改造、交通障碍、日常生活所需的设备(如行动能力或助听器),以及增加的医疗和交通费用。2010年新西兰的一份报告称,中等需求者每周残疾成本为204~714美元,高需求者每周残疾成本为719~2 568美元[29]。当残疾人因残疾而出现继发性健康状况或受伤时,这些费用还会迅速增加。支付或补贴这些费用,对个人、家庭和社会都是一项重大挑战。

改善残疾人的健康状况、提高生活质量和延长预期寿命,都缺乏具有代表性的研究来指导临床医师、卫生规划决策和制定者。世界卫生组织报告说,文献上的这种差距部分原因,是残疾状况的多样性所致[30]。此外,死亡率因残疾的原因和严重程度而异。英国对死亡率的研究最为普遍,调查的领域包括髋部骨折、肥胖和老年人的健康状况。然而,无论是在加拿大还是美国,对死亡和残疾的相关综述报道较少。

澳大利亚的研究表明,轻度、中度和重度智力障碍患者的平均预期寿命分别为74.0岁、67.6岁和58.6岁[31]。在Honolulu Heart项目中,对806名45~68岁的男性进行了30年的跟踪研究,结果显示,肌力和残疾之间存在着强烈的负相关,在随访期间最有可能死亡的是基础力量较差的研究对象[32]。

121.7 呼吁采取行动

尽管研究人员得出结论,具有循证依据的损伤预防项目对残疾人来说是必要的,但在研究和临床环境之外,可以有效地适应和实施这些项目的工作却很少[33]。尽管需要更多完整的监测数据来充分理解和解决残疾给社会带来的负担,但也需要更多循证研究为残疾人的损伤预防提供依据[6,12]。2020年美国全民健康目标增加了"减少美国残疾人中的非致命意外损伤"这一国家目标(DH-19,发展)。然而,并未制订出有效的干预措施来实现这一国家目标[34]。了解更多有关残疾人受伤的风险和保护性因素的信息,可以指导生活方式医学从业者和监护人采取必要的行动,并为推动当地社区变革的政策和资金决策提供依据。

呼吁采取行动可以动员卫生保健界进行预防、治疗和康复,以在社会这一层面解决残疾人损伤预防的问题。在政策制定者能够解决保护残疾人免受歧视的不足之前,研究工作必须帮助确定导致损伤的原因和预防损伤发生的措施,以防止进一步的损伤。

需要有更多的关于残疾人健康和风险因素的数据来帮助寻求解决方案,并更广泛地传播有效的干预措施。无论哪个环节出现问题,政府官员和政策制定者(包括生活方式医学从业者和公共卫生领域的决策者)都需要努力将残疾人纳入研究、实践、规划和政策决策中。这包括生活方式的改变、建成环境中的规划、基础设施的发展、城市交通政策和安全系统的设立,以及专门针对残疾人需求及协议的管理。

尽管技术进步在实现独立、家庭辅助生活和老年化方面发挥了至关重要的作用,但必须从照顾受伤的残疾人转向预防与残疾有关的损伤上来。这将需要生活方式医学从业者积极参与,帮助残疾人克服他们不可避免的、会遇到的许多风险。

今后的行动可包括以下内容。

- 在整个生命周期中将残疾人纳入公共卫生/损伤数据收集工作中。
- 更好地收集残疾人健康数据,为预防损伤政策和方案的制定提供信息。
- 让残疾人参与预防损伤和健康促进的工作。
- 加强具有循证依据的健康和预防损伤计划的实施,已证明这些计划在减少残疾人损伤方面是有效的。这包括在临床环境中发现有效的预防计划。
- 确保环境设计和公共基础设施以保护残疾人使其免受损伤。
- 为残疾人提供更多的健康信息技术工具和系统,包括电子健康记录、可穿戴设备和家庭监控系统,以确保他们的安全。

未来的研究可能包括以下内容。

- 测试儿童和成人残疾(如失明和听力损失)的备用撤离路线和疏散计划。
- 制定紧急疏散期间公共建筑出口的标准。
- 对具有适当反映残疾儿童和成人的人体测量学和特殊临床应用的身体特征碰撞假人,进行汽车碰撞测试。
- 对学校和大型基础设施场地进行检测,以预防残疾儿童和成人受到损伤。
- 验证干预措施,以防止残疾人在家中发生意外损伤。
- 考虑到减少工作场所的损伤风险,优化工作场所的环境以增加残疾人的就业,以及增加残疾人和家人的临床损伤预防咨询的有效性。
- 对专业人员和残疾人及其家庭进行教育干预试验。
- 针对残疾人的自杀预防、性虐待、霸凌、攻击和暴力预防相关研究。(https://www.disabled-world.com/disability/awareness/suicide.php)

临床应用

功能	可用的工具	备注
教育照顾残疾人的保健专业人员	需要：将针对残疾人的损伤预防纳入预期指南。	美国儿科学会（Academy of Pediatrics, AP）的"光明的未来"和加拿大儿科学会的"儿童和青少年外伤预防"可能包括残疾儿童和青少年的部分。
教育照顾残疾青年的社会服务工作者	需要：专门针对残疾人士的家庭分析指南或检查表。	http://hub.careinspectorate.com/media/291646/injury-and-fall-prevention-for-people-with-learningdisabilities-resource-guide.pdf
教育照顾残疾成人和老年人的卫生保健和社会服务专业人员	需要：针对临床医师的循证建议和咨询协议。	对于为残疾人和家人提供有关如何预防损伤的咨询服务，既没有最佳实践也没有共识指南。
制作针对残疾人及其照顾者的有关增加受伤风险的患者教育材料。将针对残疾人的损伤预防材料纳入生活方式医学30h课程中	美国预防医学学院、美国生活方式医学学院专家委员会（The American College of Lifestyle Medicine committee of experts, HEaLM）应该考虑将残疾人的损伤作为对生活方式医学证据进行排序结构的一部分。将证据纳入生活方式医学专家小组，以创建准则和实践标准。	临床医师可以将损伤预防策略（定期更换烟雾探测器的电池，安装一氧化碳探测器，评估坠落风险）整合到日常生活方式咨询中。
为生活方式医学从业者提供政策和执法支持，与他们的州一起制定针对老年人和残疾人士住房的自动喷水灭火系统标准	旧金山预防研究所。	例如，临床医师可以支持国家政策和计划，这些政策和计划可以促使制定法规，要求在所有现有的疗养院中使用自动喷水灭火系统。
生活方式医学从业者可以评估患者的残疾状况并推荐资源以防止受伤	各种代表残疾人的机构可以作为资源。	提倡制定政策以解决各种残疾人的问题，例如：虚弱、失明、截肢者，患有周围神经病变的糖尿病患者。

（Louis Hugo Francescutti, MD, PhD, MPH, David A.Sleet, PhD, FAAHB, Linda Hill, MD, and Henry Xiang, MD, MPH, PhD 主编　徐建方　译　李婧　张雪怡　校）

参考文献

1. Brault MW. Americans with Disabilities: 2010 (brief). Current Populations Report, p 70–131, 2012. http://www.census.gov/prod/2012pubs/p70-131.pdf. (Accessed March 10, 2015).
2. Statistics Canada. The 2006 Participation and Activity Limitation Survey: Analytical report: Prevalence of disability in Canada 2006. Ottawa: Statistics Canada; 2006. Available: http://www.statcan.gc.ca/pub/89-628-x/2007002/4125019-eng.htm. (Accessed January 1, 2014).
3. Statistics Canada. Canadian Survey on Disability, 2017. http://www.statcan.gc.ca/pub/11-627-m/11-627-m2017008-eng.htm. (Accessed March 23, 2018)
4. Lee LC, Harrington RA, Chang JJ, et al. Increased risk of injury in children with developmental disabilities. *Res Dev Disabl* 2008;29:247–255.
5. UNDESA Youth Social Policy and Development Division. Fact sheet: Youth with disabilities. New York (NY): United Nations Department of Economic and Social Affairs; 2010. Available: http://social.un.org/youthyear/docs/Fact%20sheet%20youth%20with%20disabilities.pdf. (Accessed January 1, 2014).
6. Kinne S, Patrick DL, Doyle DL. Prevalence of secondary conditions among people with disabilities. *Am J Public Health* 2004;94:443–445.
7. Hsieh K, Rimmer J, Heller T. Prevalence of falls and risk factors in adults with intellectual disability. *Am J Intellect Dev Disabil* 2012;117(6):442–454.
8. Xiang H, Chany AM, Smith GA. Wheelchair related injuries treated in US emergency departments. *Inj Prev* 2006;17:8–11.
9. Jancey, J, Cooper, L, Howat, P, Meuleners, L, Sleet, DA, Baldwin, GT. Pedestrian and motorized mobility scooter safety of older people. *Traffic Injury Prevention*. 2013. doi:10.1080/15389588.2012.749465.
10. Chen G, Smith GA, Ranbom L, et al. Incidence and pattern of burn injuries among children with disabilities. *J Trauma* 2007;62:682–686.
11. Xiang H, Stallones L, Chen G, et al. Nonfatal injuries among US children with disabling conditions. *Am J Public Health* 2005;95:1970–1975.
12. Aito S, D'Andrea MD, Werhagen W. Spinal cord injuries due to diving accidents. *Spinal Cord* 2005;43:109–116.
13. Cripps RA. Spinal Cord Injury, Australia 2003–04. Adelaide (South Australia): Australian Institute of Health and Welfare; 2006. Available: http://www.aihw.gov.au/publication-detail/?id=6442467801 (Accessed January 1, 2014).
14. Karacan I, Koyuncu H, Pekel Ö, et al. Traumatic spinal cord injuries in Turkey: A nation-wide epidemiological study. *Spinal Cord* 2000;38:697–701.
15. Sinclair SA, Xiang H. Injuries among US children with different types of disabilities. *Am J Public Health* 2008;98:1510–1516.
16. Xiang H, Zhu M, Sinclair S, et al. Risk of vehicle-pedestrian and vehicle-bicyclist collisions among children with disabilities. *Accid Anal Prev* 2006;38:1064–1070.
17. Zhu HP, Xia X, Xiang H, Du YK, Yu CH. Disability, home physical environment, and nonfatal injuries among young children in China. *Plos One* 2012;7(5):e37766.
18. Groce NE. Adolescents and youth with disability: Issues and challenges. *Asia Pac Disabil Rehabil J* 2004;15:13–32.
19. Public Agency of Health Canada. You CAN prevent falls! Ottawa (ON): Public Health Agency of Canada; 2007. Available: http://www.phac-aspc.gc.ca/seniors-aines/publications/public/injury-blessure/prevent-eviter/index-eng.php. (Accessed January 1, 2014).
20. Mikkonen J, Raphael D. *Social Determinants of Health: The Canadian Facts*. Toronto (ON): York University School of Health Policy and Management; 2010.
21. Wolbring G. People with disabilities and social determinants of health discourses. *Can J Public Health* 2011;102:317–319.
22. Kraus L, Lauer E, Coleman R, Houtenville A. 2017 *Disability Statistics Annual Report*. Durham, NH: University of New Hampshire; 2018.
23. Xiang H, Shi J, Wheeler K, Wilkins III JR. Disability and employment among U.S. working-age immigrants. *Am J of Ind Med* 2010;53(4):425–434.
24. Shi J, Wheeler K, Lu B, Bishai D, Stallones L, Xiang H. Medical expenditures associated with nonfatal occupational injuries among U.S. workers reporting persistent disabilities. *Disabil Health J* 2015;8(3):397–406.
25. Schroeder C, Benedict P. Brief or new: Egress during fire – wheelchair exiting in an emergency. *Am J Occup Ther* 1984;38:541–542.
26. Boyce KE, Shields TJ, Silcock GWH. Toward the characterization of building occupancies for fire safety engineering: Capabilities of disabled people moving horizontally and on an incline. *Fire Technology* 1999;35:51–67.
27. Boyce KE, Shields TJ, Silcock GWH. Toward the characterization of building occupancies for fire safety engineering: Capability of disabled people to negotiate doors. *Fire Technology* 1999;35:68–78.
28. National Fire Protection Association. Emergency evacuation planning guide for people with disabilities. Quincy (MA): National Fire Protection Association; 2007. Available: https://www.nfpa.org/safety-information/for-consumers/populations/people-with-disabilities. (Accessed January 10, 2014).
29. Disability Resource Centre. The Cost of Disability: Final Report. Auckland (NZ): Disability Resource Centre; 2010. Available: http://www.ilsnz.org/wp-content/downloads/Cost-of-Disability-Report.pdf. (Accessed January 10, 2014).
30. World Health Organization. Disability and Health: Fact sheet N°352. Geneva (CH): World Health Organization; 2013. Available: http://www.who.int/mediacentre/factsheets/fs352/en/(Accessed January 10, 2014).
31. Bittles AH, Petterson BA, Sullivan SG, et al. The influence of intellectual disability on life expectancy. *J Gerontol* 2002;57A:M470–M472.
32. Rantanen T. Muscle strength, disability and mortality. *Scand J Med Sci Sports* 2003;13:3–8.
33. Sherrard J, Ozanne-Smith J, Staines C. Prevention of unintentional injury to people with intellectual disability: A review of the evidence. *J Intellectual Disabil Res* 2004;48:639–645.
34. US Department of Health and Human Services. Healthy People 2020: Disability and Health. Office of Disease Prevention and Health Promotion. https://www.healthypeople.gov/2020/topics-objectives/topic/disability-and-health. (Accessed April 1, 2018).

第二十部分

关于生活方式医学的公共政策和环境支持

主编:Gregory W.Heath,DHSc,MPH FAHA,FACSM

第 122 章 | 医疗改革时代生活方式医学中断的 7 年：2010—2017 年

目录

要点／1749

122.1 简介／1749

临床应用／1756

参考文献／1757

要 点

- 尽管通过实施美国《平价医疗法案》(Affordable Care Act, ACA),医疗保险覆盖有了很大的改善,但长期可持续性所需的补贴仍极具不确定性。
- 将工作重点放在提供预防性服务的初级保健,这对医疗改革的成功至关重要。
- ACA法案包含可以促进生活方式医学和一级预防的内容,但美国大部分选民明确表示,反对扩大政府在医疗服务体系和私人医疗计划监管方面的作用。
- 传统的按服务收费报销办法激励供应商提供大量昂贵的服务,付款超过提供服务的成本。
- 改变患者行为是生活方式医学和一级预防实践的核心。然而只有雇主发起的健康计划强调了患者的责任来确保来自临床医疗服务的高度价值。
- 美国医疗体系面临3个相互关联的问题:成本、质量和服务可及性。
- 2014年,联邦医疗保险和联邦医疗辅助计划服务中心(Centers for Medicare and Medicaid Services, CMS)将肥胖症视为一种疾病,这表明了对生活方式医学的支持,从而为医疗保险覆盖肥胖症相关的治疗创造了潜力。
- 无论ACA是否被废除、取代、修改或完全实施,传统的个体服务提供商按服务收费(fee for service)报销不太可能持续到未来。
- 本章概述的政策和循证干预措施确定了一级预防策略,这些策略为减少疾病性早死和预防早死带来重大的希望。

122.1 简介

美国自2010年3月23日《患者保护与平价医疗法案》[(Patient Protection and Affordable Care Act),通常指《平价医疗法案》(Affordable Care Act, ACA)]签署成为法律以来,医疗改革一直是患者、政治家和医疗服务提供者共同关心的问题。ACA的影响力与创建医疗保险(Medicare)和美国管理式医疗制度(Health Maintenance Organizations, HMOs)的影响力几乎等同,该法是美国改变医疗服务的一种尝试。在过去的7年里,许多法规和政策仍在着手实施的过程中,影响了医疗保健提供系统。在很多情况下,计划中的变革正在根据法院的判决和国会、州立法机构和社区的辩论进行修正。争论肯定会继续下去,因为到2025年,政府资助的项目估计将占所有医疗支出的47%,总支出估计占美国经济总量的20.1%[1]。

2014年ACA启动后,2 040万未参保的个人获得了医保,43.9%的人获得了联邦医疗保险,31.8%的人参加了私人非团体保险(主要通过ACA交换),其余24.3%的人参加了雇主赞助的保险。仍有

460万低收入者因其所在州未扩大联邦医疗保险而没有参保,220万人因家庭收入超过联邦贫困线的400%不符合标准而没有资格参保,210万人因其家庭成员拥有政府认为负担得起的雇主赞助的保险而没有资格参保[2]。估计有750万人因无身份证件而没有参保。尽管享有医疗保险的人数有了相当大的改善,但是否继续提供长期可持续性所需的补贴仍极具不确定性。

ACA的主要目标之一是开发替代支付模式。截至2017年,联邦医疗保险和联邦医疗辅助计划服务中心(CMS)共有11个不同的转型项目正在进行或正在启动(图122-1-1)。其中一些项目是从早期的CMS项目和ACA条款演变而来的,如责任制医疗组织(ACO)和捆绑支付项目,但此类项目的广度可能会让提供者感到困惑。各种经济激励或惩罚,似乎对医疗保健的提供没有显示出可测量的影响[3],但却产生了服务提供者的挫败感和幻灭感[4]。生活方式医学最有影响力的项目,可能与初级保健转化(primary care transformation)、间歇式保健模式(episodic care models)以及以联邦医疗辅助计划(medicaid)人口为重点的举措有关。

ACA在美国医疗服务体系中造成了实质性的分裂。ACA的一个主要宗旨是扩大获得医疗服务的机会。据估计,到2015年,有1.64亿未参保的美国人因ACA获得了医疗服务[5]。在过去7年中,许多ACA要素(旨在对生活方式医学和初级预防产生积极影响)[6]已被修改和重新设想,其中一些尚未实施,重点放在扩大系统内初级保健的作用上。早期部分包括临时增加医疗辅助计划按服务收费和初级保健提供者的管理性护理费用。2011—2015年,ACA向初级保健医师提供了10%的医疗保险奖金[6],这些行动旨在为初级保健提供者提供更大的激励,将预防保健服务纳入其业务范畴。期望提高对疾病预防的重视,同时纠正了以减少医院急诊室作为初级保健服务提供场所为中心的利用率。医疗补助的扩大并没有增加急诊科的利用率,但它改变了寻求初级保健服务的患者群体中的保险组合[7-9]。生活方式医疗提供者需要发现机会,吸引以前未参保的医疗补助参保者,以更好地管理他们的慢性疾病,并在医疗保健提供系统中作为导航,在需要时改善他们获得医疗服务的机会。

政府将进一步努力为这些已被证明有效的预防性服务,提供联邦医疗保险和联邦医疗辅助计划的覆盖,并将进一步修改,或有可能取消预防性服务的自付费用分摊。为促进健康与保健,一部分CMC项目已实施,用于扩大预防医学相关保险覆盖范围。这些计划中最引人注目的是将一些预防性服务的医疗保险支付费用,提高到实际收费或收费标准的100%(例如肥胖预防服务)[6]。2017年,美国综合初级保健(comprehensive primary care program)被升级为综合初级保健增强版(comprehensive primary care plus,CPC+),用于区域性多付费者改革[10]。CPC+计划创建了一个支付框架,包括在按服务收费的支付模式的基础上,增加了医疗管理费以及服务费以外的绩效激励。为扩大医疗管理资源提供资金,预计通过基于绩效的激励机制提高医疗质量。

将重点放在提供预防性服务的初级保健上,对医疗改革的成功至关重要[11,12]。ACA采取了重要但低调的步骤,来解决关键的初级保健需求,包括支付改革费用、员工培训、实践转型和扩大初级保健安全网。ACA要求建立国家卫生保健工作人员委员会、增加对工作人员培训的支持(第七条款及预防和公共卫生基金)、文化能力培训、增加支付、扩大卫生中心和试点新的护理模式。ACA条款还向初级保健医师提供了联邦医疗保险奖金,并消除了联邦医疗辅助计划和联邦医疗保险在初级保健服务方面的支付差异。它进一步向在资源短缺地区工作的初级保健医师提供医疗保险奖金,从而有助于最大限度地缩小社会弱势患者群体可利用资源的地域差异。这些改革还可以减少接受联邦资助的医疗保健系统中按保险类型划分的事实上的隔离(区别对待),但可能仍需要制定禁止机构内医疗隔离的法规。然而仅仅适度增加支付,并不足以解决初级保健医师目前的地域分布差异问题,更不足以避免初级保健短缺[13]。

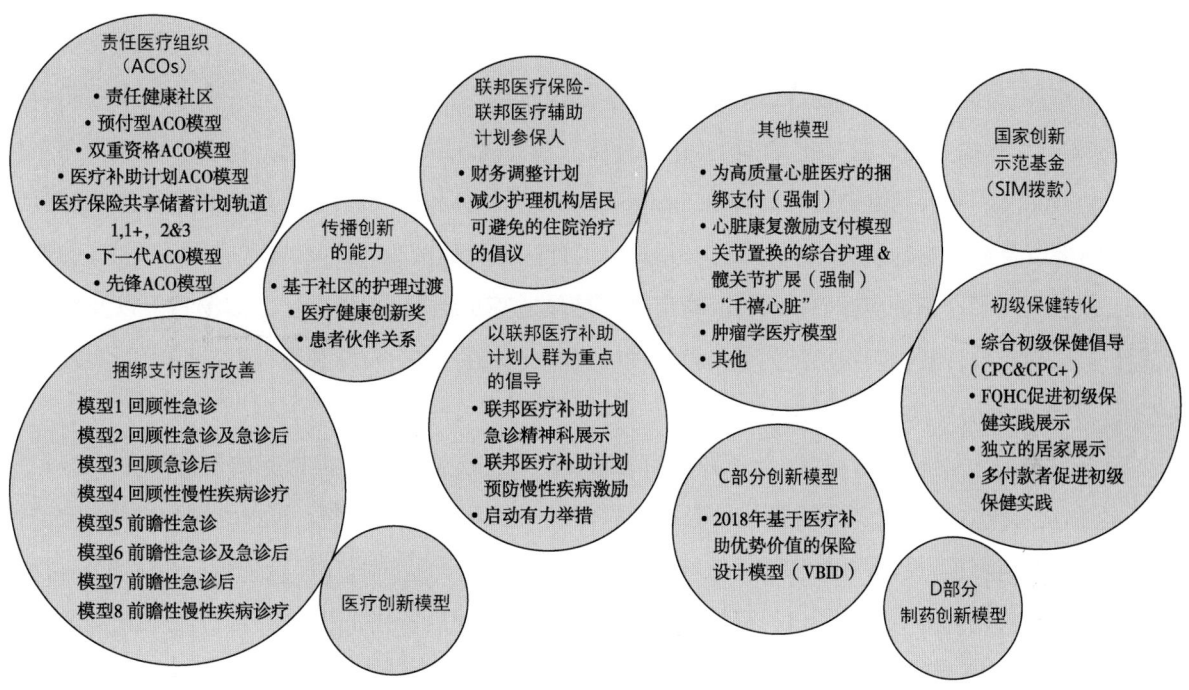

图122-1-1 医疗保险和医疗补助服务中心当前和未来部署

ACA的立法包含了一些可以促进生活方式医学和一级预防的内容,但是大部分美国选民明确表示反对扩大政府在医疗服务体系和私人医疗计划监管方面的作用。批评人士认为,政府扩大私人医疗计划覆盖范围的授权导致成本上升,最终将导致不可持续的费用负担,从而迫使雇主放弃医疗计划赞助作为员工福利。雇主和个人的ACA强制执行经济处罚是最具争议的条款之一。了解雇主的角色对于了解美国医疗体系至关重要。目前,雇主赞助的健康计划覆盖了大约2/3年龄在65岁以下的美国公民。一些人认为对雇主的处罚可能导致雇主赞助的医疗保险突然消失[14],但自ACA实施以来,雇主赞助的保险范围并未受到侵蚀[15]。尽管"末日宣言"尚未实现,但雇主担负保险费用部分对ACA的影响仍应考虑。区别ACA市场计划和雇主赞助计划的一个关键因素是由参与者各自承担的自付费用。2014—2015年,雇主赞助计划的自付限额增加了4.6%,而ACA市场计划各级计划的自付限额减少了1.7%[16]。2015年,所有ACA市场计划的平均自付限额为5 519美元,而雇主赞助计划的自付限额为3 409美元[16]。然而,2017年医疗保险费的极端波动,增大了私人保险和ACA市场计划覆盖风险,使得医疗改革的近期前景非常不可预测。

ACA立法采取了许多措施来提高医疗服务的质量。其中的一个关键组成部分,是建立了以患者为中心的成果研究所(Patient Centered Outcomes Research Institute,PCORI)。这个非政府实体负责制订研究重点和促进提供临床证据基础的研究,以帮助医疗服务提供者和患者做出知情的医疗保健决策;协助医疗保健提供系统提供基于证据、高效和安全的医疗保健;确保证据是基于并适用于人种和民族多样性以及地理分布的社区;并制订广泛的预防和筛查策略,促进不同人群的健康。许多关于 PCORI 研究议程的报道,都集中在"比较有效性研究"(comparative effectiveness research, CER)一词上。尽管有效性研究的基础已经存在了半个多世纪,但立法设想了 CER 的更广泛和更具包容性的作用。除了比较治疗方法外,CER 还被概念化为用于评估和比较新的医疗方法与医疗流程和设备、药物和生物制品等广泛的干预措施的健康结果、临床效果以及风险和益处,包括综合健康实践策略以及预防策略科学的、严格的应用。此外,立法规定,CER 必须包括全国范围内的广泛参与,以建立一个有代表性的证据库,帮助确定和解决不同人群的健康差距,并为特殊人群患者的决策提供信息。比较有效性研究预计将拓展至不仅仅是学术卫生中心(academic health centers, AHC)和教学医院,还将包括与社区医疗机构和实践网络以及社区参与研究的合作研究,并规定了社区作为研究伙伴的参与[17]。这种 CER 的聚焦和类似方法体现了严格的科学性原则,以确定哪些是最适宜干预的人群,在什么的场景下以及在什么环境下干预最有效,通过将预防医学和疾病管理证据转化为在个人、人群和医疗系统层面的实践和行为变化,来支持生活方式医学[18]。

80 多年来,因为获得医疗保险与就业的存在联系,失业人员获得负担得起的医疗服务一直是个问题,但私营系统确实通过竞争服务提供者的影响促进了创新和价值[19,20]。此外,美国医疗保险赔付的可能性和豁免程度,最终取决于私营公司的经济命运。政府赞助的医疗保险依赖于个人和公司税,这与就业和经济增长直接相关。联邦税和州税税收越少,对政府资助的保险项目份额分配将越加严谨[14]。如果联邦医疗保险和联邦医疗辅助计划费用继续以目前的速度增长,到 2050 年,他们将消费国内生产总值的 20%[21]。到目前为止,最重大的挑战是对患者的成本负担。非集团计划(即主要通过 ACA 市场计划获得)覆盖的人比雇员发起的健康保险参保人承担更大的成本负担[22]。ACA 市场计划成本分摊(即超出保险费的自付成本)铂金级计划可以低至 233 美元的单次覆盖,铜牌级的家庭保险费高达 11 601 美元,而雇主赞助计划的相应费用从 958 美元到 4 332 美元不等[22]。

目前,企业在为大部分医疗保健服务直接资金支持方面扮演着重要角色,它们对美国医疗保健提供系统的整体效率和质量具有重大影响。传统的按服务收费报销激励服务提供者提供大量昂贵的服务,支付的费用超过提供服务的成本[23]。按人头付费(capitation)(即医疗管理为一个患者预期支付固定补偿金额)给服务提供者带来了很大的财务风险,它鼓励限制服务,作为实现利润最大化的一种手段[24]。基于价值的购买和按绩效付费(value-based purchasing and pay for performance)是适用于雇主倡议的条款,要求医疗保健提供者对员工和家属的健康相关需求,进行有效和高效的管理。提高医疗保健服务价值的策略的一个例子是结合支付捆绑(即将多个医疗机构为管理一个病例而提供服务的所有费用进行汇总),然后根据捆绑费用支付的总成本与患者病情治疗管理的预期预算之间的差额支付奖金。虽然这被认为是一项新举措,但捆绑支付已经以各种形式存在了 40 年[25]。病例捆绑包括针对患者的严重程度调整和潜在可避免并发症的津贴。这种支付模式鼓励医疗机构之间的合作,并激励医疗机构遵守临床实践指南,努力将潜在可避免的并发症降至最低[24]。2013 年启动的 CMS 捆绑支付医疗改善计划（bundled payments for care improvement, BPCI），在降低护理成本方面取得了一定的成功[26]。越来越多的人参与各种捆绑支付计划是早期成功的标志，但下一个挑战是将不承担风险的参与者转变为承担风险的计划参与者[27]。由于 2017 年强制取消与心脏相关的捆绑，并且骨科的捆绑范围也在缩小，转变为捆绑支付的进程可能将逐渐放缓。

基于价值的购买和按绩效付费，代表了雇主发起的联邦医疗保险在实验基础上的使用创新[23]。联邦医疗保险医师团体实践（medicare physician group practice, PGP）示范作为一种机制引入了共享储蓄，降低了成本，并提高了向受益人提供的护理服务的质量。参与的医师团体机构获得定期的服务费报销，只要能达到 CMS 规定的成本目标（即所提供服务的实际成本与特定市场中治疗特定疾病的风险调整支出趋势之间差额的 80%）。联邦医疗保险医师团体实践演示作为 ACA 立法规定的模型，该法规将责任护理组织（accountable care organizations, ACO）确立为提供者有资格参与联邦医疗保险共享储蓄计划的机制[28,29]。

尽管 ACA 立法的目的是降低成本，提高所有美国人的医疗质量，CMS 支付政策还是导致成本转移到私人支付者。对联邦医疗保险医师团体实践演示的分析表明，由于参与类似的共享储蓄计划，大多数供应商遭受了财务损失，这对雇主发起的整个基于价值的采购活动构成了风险[30]。主要供应商通过合并和收购创建 ACO，可能会推高个体付款人的成本。市场整合也会对个体支付者基于价值的购买后，在试图获取服务数据时产生阻碍[28]。尽管需要将医院纳入 ACO，以实现医疗服务的最佳协调，在许多患者住院治疗的必要性方面，医师团体和医院之间存在着潜在的严重经济利益冲突。一些专家认为，以医院为中心的医疗机构对医师群体从共享储蓄计划中受益的潜力产生了不利影响[29]，它们不会为国家的最佳利益服务[24]。

医疗服务提供者、付款人和患者三方中的每一方，都在确定医疗服务实现的价值方面发挥作用。影响 ACO 概念在私营机构成功可能的一个主要问题是，医疗服务提供者根据患者病情限制其医疗服务选择，以及患者想要在该系统外医疗机构和组织就医意愿之间的复杂关系[31]。由于过去的管理式医疗成本控制策略没有充分解决医疗质量问题，许多消费者不愿意接受对提供者选择的限制。消费者需要获得成本和质量信息，以了解自愿加入 ACO 的好处。

对责任护理组织（ACO）影响的初步审查结果不一。俄勒冈州和科罗拉多州在制订医疗补助 ACO 项目时采取了不同的方法，俄勒冈州花费了 19 亿美元，改善了医疗服务的获取和质量，但未能证明对医疗成本产生了可衡量的影响[32]。ACO 模式是围绕着通过更好的合作和整合而降低医疗成本的理念设计。虽然俄勒冈州的质量似乎有所提高，但高度集成和高效的 ACO 并不一定提供共享储蓄金。在对 2014 年成果的审查中，39 个最有效的 ACO 中只有 12 个获得了共享储蓄金[33]。需要继续分析各种 ACO 模型，以进一步记录质量改进，并更好地了解影响医疗成本的因素。

改变患者行为是生活方式医学和一级预防实践的核心，雇主赞助的健康计划强调患者有责任确保临床医疗服务产生高度价值。患者消费主义（patient consumerism）是由高免赔额健康计划结合健康储蓄账户，并通过雇主赞助的工作场所健康管理计划来激励健康行为。由于糖代谢异常是发展为许多高成本疾病的主要潜在原因，因此定期体力活动和健康的饮食行为将极度影响雇佣者自身在保险计划方面的支出[34,35]。员工健康状况不佳造成的健康计划成本升高,旷工、失业等情况降低企业营利能力,在生产力不理想的情况下,雇主对促进个人对健康生活方式的选择和医疗服务的知情利用有着强烈的兴趣。除非商业保险和政府赞助的健康计划能激励健康行为和医疗消费主义(healthcare consumerism),否则任何类型的提供者支付模式都不可能控制成本的上升。

多年的按服务收费报销模式,产生了一个以服务提供者为中心、以过程为导向的系统,用于提供临床服务的系统高度抵抗变化。CMS和商业保险按绩效付费计划,都基于医疗过程指标(例如医疗服务提供者遵守临床实践指南)而不是治疗结果来定义医疗质量[36,23]。价值应定义为每花费1美元所获得的结果。衡量患者整个医疗周期的总成本,并将其与集体服务产生的结果联系起来,可能会导致未来在各种服务之间重新分配支出。有文献表明,肥胖患者的体力活动频率越高,与肌肉骨骼疾病治疗相关的索赔成本就越高[37]。而拥有专业知识的临床医师参与制订避免肌肉骨骼疾病的运动处方,可能为肥胖患者的初级和预防性护理产生更大的价值(即以更低的成本获得更好的长期效果)。不同的患者群体(例如肥胖儿童、健康成人、患有多种慢性疾病者)将需要不同的捆绑服务,这需要不同类型的结果指标。需要特定的结果测量工具,没有一种结果能够完全反映医疗质量[36]。对患者最重要的医疗结果是价值方程式的分子,所有服务的总成本是分母,这些服务共同决定能否满足患者的需求[36]。

尽管以患者为中心的护理被广泛使用,但现有的以提供者为中心、以疾病为导向的医疗体系往往未能对患者的需求、诉求点和偏好给予足够的关注。以患者为中心的医疗包括告知、教育、与患者沟通、共同决策,以及持续宣传损伤和疾病预防。临床护理虽一次为一名患者服务,然而,"人群健康"的目标是基于每次临床护理,提高某类特定人群的整体医疗服务水平。通过系统地收集和分析以患者为中心的结局数据,可以确定特定患者群体的需求,但如果利用设计不当的卫生信息技术(health information technology,HIT),就很难做到这一点。不幸的是,目前医疗保健系统的组织结构和普遍的财政激励措施,却将重点放在开发记录收费项目的系统上,而不是在收集数据以支持持续质量改进上[38]。《经济和临床健康卫生信息技术法》(*Health Information Technology for Economic and Clinical Health Act*,HITECH)明确支持开发一种在服务提供者之间安全交换电子数据的机制,但如果没有奖励患者医疗保健的财政激励措施,这种平台不太可能促进有意义的医疗保健价值的提高。

美国医疗保健系统面临着成本、质量和服务可及性3个相互关联的问题[14]。作为医疗保健服务的单独补偿来源,政府计划、商业健康保险和自筹雇主健康计划的各自作用,使系统重组的工作极为复杂。显然,联邦政府在确定美国大部分人口获得服务机会方面发挥着主要作用,但普遍覆盖并不能解决成本上升和质量问题。过分追求普及可能会削弱私营机构对医疗服务体系的积极影响。随着政府项目资助的服务比例超过50%,可能会达到一个临界点。费用的持续上涨可能会导致越来越多的雇主停止赞助一项保健计划,这将进一步增加依赖政府获得保健的人数比例。供应商成本转移到私人付款人身上,作为补偿政府项目较少报销金额的一种手段,将产生逐步降低的成本补偿水平。由于缺乏一个强大的私人医疗市场,医疗服务提供者不太可能有足够的财政激励来重新调整医疗体系,使其转向以患者为中心的方式。由于缺乏治疗效果的数据,可能的结果将是单一付款人制度,在不合理的基础上提供合理的护理。

市场竞争和消费者选择,在历史上为其他经济部门提供了价值,而政府项目在历史上一直受到官僚程序和特殊政治利益影响的困扰。私营部门的灵活性和创造性,可能对实现更大的医疗保健价值至关重要[19]。要实现对医疗机构财政激励的有效和公平调整,显然存在许多挑战。例如,需要有机制来明确区分患者结局的随机变量和不同实践模式中患者的组合和可避免并发症的变化[23]。假设服务提供者因提供高价值服务而得到公平补偿,并且他们不会因无法控制的情况而受到经济处罚,向以患者为中心的护理方法发生突然或显著转变就有可能实现。

2014年,CMS将肥胖视为一种疾病,这表明了对生活方式医学的支持,从而创造了医疗保险覆盖肥胖相关治疗的可能性[39]。尽管医疗补助是一个州管理的项目,CMS的决定影响了一些州,这些州将医疗补助覆盖范围扩大到包括预防和治疗肥胖。西弗吉尼亚州[40]和田纳西州[41]为体重观察者(Weight Watchers©)计划提供全部和部分报销。2006年初,通过国家质量保证委员会(National Committee for Quality Assurance,NCQA)发起了另一套生活方式医学政策支持,该委员会批准了医疗保健有效性数据和信息集(healthcare effectiveness data and information set,HEDIS)关于衡量成人体力活动和BMI为生命体征的健康计划绩效措施,包括儿童和青少年。此外,还建议对成人、儿童和青少年进行营养和体力活动评估和咨询。美国大多数健康计划都使用HEDIS措施来监控向医疗计划购买者和消费者报告的服务提供者的绩效[42]。新的预防慢性疾病和肥胖的相关措施,旨在改善与慢性疾病和肥胖预防、护理和治疗有关的提供者的实践。慢性疾病和肥胖相关的HEDIS措施,证明了政策干预对提供者预防性护理实践行为的作用[42]。联邦医疗辅助计划的ACA扩充,似乎已改善了慢性疾病护理。扩大联邦医疗辅助计划的州发现,慢性疾病患者对药物使用的依从性得到改善,与医师的沟通得到加强,健康状况得到改善[43]。

当前的医疗服务政策和实践,没有为医疗服务提供者给予足够的激励(无论是金钱激励还是其他激励),以将生活方式医学和预防性医疗纳入其现有实践中[12]。预防性医疗倡导者强调美国医疗服务提供系统可能实现潜在的成本节约,但是,医学界的许多人对其可能产生的影响提出了质疑[44,45]。然而,对扩大预防保健的批评,常常把早期发现和治疗疾病与一级预防和公共卫生工作混淆起来,后者似乎提供了节省成本和预防过早发病和死亡的最佳机制[46-48]。

与任何政府立法一样,有关对公众影响的问题对于决定其实施的成败至关重要。ACA的真正影响在未来几年内还不为人所知,但有大量数据支持其倡导者和批评者的争议。这项立法增加了获得保健服务的机会,但并未导致提供的预防性服务数量的增加[49]。由于ACA的实施,低收入成人获得初级保健的机会、保健的负担能力、预防性就诊、筛查测试、自我报告的健康状况都有所改善[43]。许多预防性服务的患者分担费用的减少,也产生了喜忧参半的结果。研究表明,一些预防性服务的使用有所增加[50-52]。然而,关键预防性筛查服务(如结肠镜检查和乳房X线片检查)的早期结果不太乐观[53]。行政障碍如缺乏准确的预防性服务编码、患者对政策变化的不了解、而费用分担不足可能是预防性服务利用率没有提高的原因[53]。

无论ACA是否被废除、取代、修改或全面实施,传统的按服务收费向每个服务提供者的报销模式,不太可能持续到未来。如果在政府授权的举措和私营部门对美国医疗服务体系的影响之间最佳平衡可以实现,或许成本、质量和准入问题可以集体解决。在任何情况下,致力于以患者为中心的临床医疗的医师和其他医疗从业者,都应该期待薪酬改革,以奖励优秀并促进实现最佳患者结局。从按服务收费到按业绩付费的转变提供了潜在的机会。通过奖励高质量医疗服务的提供者,来扩大医疗保健公平[22]。然而,ACA在扩大医疗保健可及性方面的逆转,特别是在当前的联邦医疗辅助计划参保者人群中实施,可能会对医疗保健公平产生不利影响[54]。

本章概述的政策和循证干预措施确定了一级预防战略,这些战略为减轻疾病性早死的痛苦和预防早死带来重大希望。此外,通过有效地使用生活方式医学来管理慢性疾病,概述的实践可以极大地造福于慢性疾病的现患者。这一领域的未来将随着推动医疗改革中的支付改革而发展。生活方式医学提供者需要在发展过程中抓住这些机会,以便使患者的需求与支付临床服务的财政资源的可用性保持一致,从而优化健康服务。

临床应用

行动	工具	评论
1. 让初级保健提供者改变他们的执业模式。	团队练习;执行和遵循专业医疗指南。实施并培训所有供应商使用电子医疗/健康记录(EHR)。	让患者参与预防和管理慢性疾病的初级保健和生活方式医学需要临床医师在跨专业团队中工作并实施基于团队的医疗。
2. 鼓励患者通过共同决策和自我管理、药物治疗和生活方式改变等方面的沟通,在医疗中发挥积极作用。	临床护理协调员/导航员;在候诊室和指定办公空间中的健康教育视频/演示文稿。	患者可以参与实践的设计,并分享他们的就医经验和接受生活方式教育的机会。
3. 跨组织连接EHR并推广实施。	ACO可以帮助实践调整EHR,以便与ACO中可能不在同一平台上的医院和其他提供商进行连接。	雇佣持续的卫生信息技术支持人员来维护EHR系统的功能,包括更改和升级软件以及合并有关患者管理的新信息。
标准化生活方式的生命体征(vital signs)	ACLM/ACPM指南 ACSM/AMA EIM方案	生活方式医学生命体征、社区资源转诊模式的培训与继续教育

(Aaron F.Hajart,MS,ATC,FACNA,Sandra Weisser,MSEd,ATC,Gary B.Wilkerson,EdD,ATC,and Gregory W.Heath,DHSc,MPH,FAHA,FACSM 著 田向阳 译 张雪怡 校)

参考文献

1. Keehan SP, Poisal JA, Cuckler GA, Sisko AM, Smith SD, Madison AJ, Stone DA, Wolfe CJ, Lizontiz JM. National expenditure projections, 2015-25: Economy, prices, and aging expected to shape spending and enrollment. *Health Aff*. 2016; 35(8): 1522–1531.
2. Blumberg LJ, Holahan J. Early experience with the ACA: Coverage gains, pooling of risk, and Medicaid expansion. *J Law Med Ethics*. 2016; 44: 538–545.
3. Doran T, Maurer KA, Ryan AM. Impact of provider incentives on quality and value of health care. *Annu Rev Public Health*. 2017; 38: 449–465.
4. Powers BW, Navathe AS, Chaguturu SK, Ferris TG, Torchiana DF. Aligning incentives for value: The internal performance framework at Partners HealthCare. *Healthcare*. 2017; 5(3): 141–149.
5. Health Insurance Coverage and the Affordable Health Care Act. Department of Health and Human Sciences. https://aspe.hhs.gov/system/files/pdf/139211/ib_uninsured_change.pdf. Published May 5, 2015. Accessed October 6, 2017.
6. Henry J Kaiser Foundation. 2010. Summary of new health reform law. http://www.kff.org/healthreform/upload/8061.pdf. Accessed March 1, 2011.
7. Klein EY, Levin S, Toerper MF, Makowsky MD, Xu T, Cole G, Kelen GD. The effect of Medicaid expansion on utilization in Maryland Emergency Departments. *Ann Emerg Med*. 2017. doi: https://doi.org/10.1016/j.annemergmed.2017.06.021.
8. Barakat MT, Mithal A, Huang RJ, Mithal A, Sehgal A, Banerjee S, Singh G. Affordable Care Act and healthcare delivery: A comparison of California and Florida Hospitals and Emergency Departments. *PLoS One*. 2017; 12(5): e0182346.
9. Sabik LM, Cunningham PJ, Tehrani AB. Changes in emergency department utilization after early Medicaid expansion in California. *Med Care*. 2017; 55(6): 576–582.
10. Comprehensive Primary Care Plus. Centers for Medicare & Medicaid Services (CMS). https://innovation.cms.gov/initiatives/comprehensive-primary-care-plus. Updated September 8, 2017. Accessed October 6, 2017.
11. Fiscella K. Health care reform and equity: Promise, pitfalls, and prescriptions. *Ann Fam Med*. 2011; 9: 78–84.
12. Kocher R, Emanuel EJ, DeParle NA. The Affordable Care Act and the future of clinical medicine: The opportunities and challenges. *Ann Intern Med*. 2010; 153(8): 536–539.
13. Steinbrook R. Easing the shortage in adult primary care—is it all about money? *N Engl J Med*. 2009; 360(26): 2696–2699.
14. Blumenthal D. Employer-sponsored health insurance in the United States – origins and implications. *New Eng J Med*. 2006; 355: 82–88.
15. Frean M, Gruber J, Sommers BD. Premium subsidies, the mandate, and Medicaid expansion: Coverage effects of the Affordable Care Act. *J Health Economics*. 2017; 53: 72–86
16. Gabel J, Wihitmore H, Stromberg S, Oran R. Consumer cost-sharing in marketplace vs. employer health insurance plans, 2015. *Issue Brief (Commonw Fund)*. 2015; 38: 1–11.
17. Calleson DC, Jordan C, Seifer S. Community engaged scholarship: Is faculty work in communities a true academic enterprise? *Acad Med*. 2005; 80: 317–321.
18. Bonham AC, Rich EC, Davis DA, Longnecker DE, Heinig SJ. Putting evidence to work: An expanded research agenda for academic medicine in the era of health care reform. *Acad Med*. 2010; 85: 1551–1553.
19. Galvin RS. Still in the game – harnessing employer inventiveness in U.S. health care reform. *New Engl J Med*. 2008; 359: 1421–1423.
20. Ybarra M. The American way: Employer-sponsored health. *Common Sense* (bi-monthly newsletter of the American Academy of Emergency Medicine). 2009; 16(3):17, 19. Available at: http://www.aaem.org/commonsense/commonsense0509.pdf
21. Orszag PR, Ellis P. Addressing rising health care costs – a view from the Congressional Budget Office. *New Eng J Med*. 2007; 367: 1885–1887.
22. Gaffney A, McCormick D. The Affordable Care Act: Implication for health-care equity. *Lancet*. 2017; 389: 1442–1452.
23. Rosenthal MB. Beyond pay for performance – emerging models of provider-payment reform. *New Eng J Med*. 2008; 359: 1197–1200.
24. de Brantes F, Rosenthal MB, Painter M. Building a bridge from fragmentation to accountability – the Prometheus payment model. *N Eng J Med*. 2009; 361: 1033–1036.
25. Andrawis JP, Koenig KM, Bozic KJ. Bundled payment care initiative: How this all started. *Seminars in Arthroplasty*. 2016; 27(3): 188–192.
26. Curtin BM, Russell RD, Odum SM. Bundled payments for care improvement: Boom or bust? *J Arthroplasty*. 2017; 32 (10): 2931–2934.
27. Chen LM, Meara E, Birkmeyer JD. Medicare's bundled payments for care improvement initiative: Expanding enrollment suggests potential for large impact. *Am J Manag Care*. 2015; 21(11): 814–820.
28. Greaney TL. Accountable care organizations – the fork in the road. *N Eng J Med*. 2011; 364:e1
29. Igleheart JK. Assessing an ACO prototype – Medicare's Physician Group Practice demonstration. *New Eng J Med*. 2011; 364: 198–200.
30. Haywood TT, Kosel KC. The ACO model – A three-year financial loss? *New Eng J Med*. 2010; 364: e27.
31. Sinaiko AD, Rosenthal MD. Patients' role in accountable care organizations. *New Eng J Med*. 2010; 363: 2583–2585.
32. McConnell KJ, Renfro S, Chan BKS, Meath THA, Mendelson A, Cohen D, Waxmonsky J, McCarty D, Wallace N, Lindrooth RC. Early performance in Medicaid accountable care organizations a comparison of oregon and colorado. *JAMA Intern Med*. 2017; 177(4): 538–545.
33. Palazzolo JR, Ozcan YA. Do the most efficient accountable care organizations earn shared savings? *Soc Econ Plann Sci*. 2018; 63(C): 12–17.
34. Wilkerson GB, Boer NF, Smith CB, Heath GW. Health-related factors associated with the healthcare costs of office workers. *J Occup Environ Med*. 2008; 50: 593–601.
35. Pronk NP, Goodman MJ, O'Connor PJ, Martinson BC. Relationship between modifiable health risks and short-term health care charges. *JAMA*. 1999; 282(23): 2235–9.
36. Porter ME. What is value in health care? *New Eng J Med*. 2010; 363: 2477–2483.
37. Wang F, McDonald P, Champagne LJ, Edington DW. Relationship of body mass index and physical activity to health care costs among employees. *J Occup Environ Med*. 2004; 46: 428–0436.
38. O'Malley AS. Tapping the unmet potential of health information technology. *New Eng J Med*. 2011; 364: 1090–1091.
39. Centers for Medicaid and Medicare Services (CMS). *Treatment of Obesity: MLN: M3502*. Washington, DC: USDA. 2004.
40. Unicare. 2007. Lifestyle Management: A wellness program that helps you take steps toward improving your health in key areas, such as: Losing weight, getting fit, eating healthier, managing stress and kicking cigarette. Available at http://www.unicare.com. Accessed on September 9, 2010.
41. Tenncare. 2005. Tenncare Tackling Obesity through Weight Loss Program with Weight Watchers. Media Release. Available at http://tennessee.gov/tenncare/forms/151105.pdf. Accessed on April 11, 2011.
42. National Committee for Quality Assurance (NCQA). 2011. Performance measures for Wellness and Healthy Promotion Accreditation. Available at: http://www.ncqa.org/tabid/1255/Default.aspx. Accessed March 3, 2011.
43. Rosenbaum S. The patient protection and affordable care act: Implications for public health policy and practice. *Public Health Rep*. 2011; 126(1): 130–135.
44. Fischer JE. Some aspects of health care reform never mentioned. *Am J Surg*. 2010; 199: 856–861.
45. Verghese A. The Myth of Prevention. *Wall Street Journal*, June 20, 2009.
46. Koplan J, Liverman CT, Kraak VI. *Preventing Childhood Obesity: Health in the Balance*. Washington, DC: National Academies Press. 2005.
47. Task Force on Community Preventive Services. Introducing the Guide to Community Preventive Services: Methods, first recommendations, and expert commentary. *Am J Prev Med*. 2000; 18(1S): 1–142.
48. US Department of Health and Human Services. *The Surgeon General's Call to Action to Prevent and Decrease Overweight and Obesity*. Rockville, MD: US Department of Health and Human Services, Public Health Service, Office of the Surgeon General. 2001.
49. Barbaresco S, Courtemanche CJ, Qi Y. Impact of the Affordable Care Act dependent coverage provision on health-related outcomes of young adults. *J Health Econ*. 2015; 40(c): 54–68.

50. Jensen GA, Salloum RG, Hu J, Ferdows NB, Tarraf W. A slow start: Use of preventive services among seniors following the Affordable Care Act's enhancement of Medicare benefits in the U.S. *Prev Med*. 2015; 76: 37–42.
51. Han X, Robin Yabroff K, Guy GP Jr, Zheng Z, Jemal A. Has recommended preventive service use increased after elimination of cost-sharing as part of the Affordable Care Act in the United States? *Prev Med*. 2015; 78: 85–91.
52. Konchak JN, Moran MR, O'Brien MJ, Kandula NR, Ackermann RT. The state of diabetes prevention policy in the USA following the Affordable Care Act. *Curr Diab Rep*. 2016; 16(6): 55.
53. Mehta SJ, Polsky D, Zhu J, Lewis JD, Kolstad JT, Loewenstein G, Volpp KG. ACA-mandated elimination of cost sharing for preventive screening has had limited early impact. *Am J Manag Care*. 2015; 21(7): 511–517.
54. Seiber EE, Berman ML. Medicaid expansion and ACA repeal: Evidence from Ohio. *Am J Public Health*. 2017; 107(6): 889–892.

第 123 章 | 体力活动和健康生活的政策与环境支持

目录

要点／1760

123.1 介绍／1760

123.2 以社区为基础促进体力活动的宣传方法／1761

123.3 促进定期体力活动的场所／1762

123.3.1 学校／1762

123.3.2 工作场所／1763

123.3.3 社区组织／1764

123.3.4 公众娱乐设施与建设环境／1765

123.4 促进体力活动场所的使用和经济性／1765

123.4.1 促进体力活动场所的使用／1765

123.4.2 成本／收益和筹资／1767

123.5 总结／1768

临床应用／1768

参考文献／1769

要点

- 在美国乃至全球范围内,缺乏运动是慢性疾病的一个显著的独立危险因素,同时使得慢性疾病过早发病,导致残疾和死亡。
- 增加体力活动的干预措施是预防和管理慢性疾病的关键组成部分,其中包括信息传播和全社区宣传活动、社会和行为学策略以及政策和环境措施。
- 医师及健康管理者是促进体力活动政策和环境策略的有效的、重要的宣传员,对患者提供积极体力活动咨询和建议有强化作用。
- 学校是增加儿童和青少年体力活动机会的有效场所。
- 工作场所被反复证明是成功促进员工体力活动的场所。
- 社区组织通常可以提供体力活动设施和规划。
- 公共娱乐设施和公园可经常作为体力活动场所,并为大部分参与者提供体力活动的方案。
- 无论是建造的基础设施还是自然环境设施,都为人们提供了交通、运动和娱乐方面的参与机会。

123.1 介绍

在美国,慢性疾病的负担是沉重的。为了解决这一负担,研究人员和医疗从业者越来越重视环境和政策干预[1,2]。特别值得关注的是,增加体力活动的干预措施,是预防慢性疾病的一个关键组成部分。Kahn 等[3]和 Heath 等[4]对以社区为基础的促进体力活动的有效性,进行了系统的评估。在这些系统的评估中,作者确定了基于社区的体力活动干预的 3 个主要领域,包括信息宣传、行为 / 社会和政策 / 环境策略,目的是促进社区环境中的体力活动(表 123-1-1)[3,4]。本章旨在为生活方式医学从业者确定循证干预措施,解决促进体力活动的政策和环境支持问题,可以加强健康生活方式的评估和咨询。

表 123-1-1 社区预防服务专责小组体力活动干预建议

信息策略
- 社区范围内的宣传活动:使用大规模、高效率、多方位的宣传活动,包括电视、广播、报纸、电影院、广告牌和邮件,将其信息传递给广大观众。(有强有力证据推荐)

行为学和社会学策略
- 个人健康行为改变计划:这些计划根据个人的兴趣或生活习惯制订。提供诸如目标设定、建立社会支持、自我奖励、解决问题和预防复发等行为技能的指导,帮助人们学会将体力活动融入日常生活。(有强有力的证据推荐)
- 学校体育(physical education,PE):该方法旨在修改学校课程和政策,以增加学生在体育课上进行中等到高强度体力活动的时间。学校可以通过增加体育课的时间或增加学生在体育课上的活动水平实现这一目标。(有强有力的证据推荐)
- 社区环境中的社会支持干预:该方法的目标是通过创建或加强社会关系增加体力活动。例如运动伙伴、运动盟约和步行小组。(有强有力的证据推荐)

环境与政策策略
- 创建或改善体力活动场所,并结合信息推广,例如在社区中心或工作场所建立步行/自行车道,使人们可以使用运动设施。信息推广活动包括运动设施培训、研讨会、咨询、风险筛查和健康讲习班等活动。(有强有力的证据推荐)
- 鼓励使用楼梯的提示:这些标识被放置在电梯和自动扶梯上,鼓励人们使用附近的楼梯。(有充分证据建议)
- 社区规模的城市设计用地政策和做法:例如规划师、建筑师、工程师、开发人员和公共卫生专业人员努力改变数平方千米或更多城市地区的物理环境,以支持体力活动。(有充分证据建议)
- 街道规模的城市设计和土地使用政策:例如规划师、建筑师、工程师、开发人员和公共卫生专业人员努力改变小地理区域的物理环境,以支持体力活动。(有充分证据建议)
- 将交通系统干预与土地使用和环境设计相结合的环境建设方法:例如将改善街道连通性的人行道和自行车基础设施、公共交通通道与改善公园和娱乐设施出入的政策或设计相结合。(有充分证据建议)

123.2 以社区为基础促进体力活动的宣传方法

一些发达国家报道,成人在参加定期体力活动方面存在许多障碍[5],一个常见的因素是缺乏设施或安全的场所。医疗从业者可以鼓励甚至给他们的患者开具运动处方,但是除非他们有地方可以进行体力活动,否则往往无法遵循这样的处方。创造或增加体力活动场所的可行性,是政策或环境干预的一个措施[3,6]。这些干预措施包括:创建/加强现有的步行/自行车道或运动设施,减少使用这些设施时存在的障碍(例如提高安全性,提高耐用性)以增加对现有设施的使用,努力对人员和/或参与者进行培训、给予社会支持,以及把这些组织系统、设施和方案进一步纳入参与者的社区。

促进体力活动的政策和环境方法是建立在体力活动友好社区/空间概念的基础上,在此基础上,体力活动规划、推广和公民行动的部门之间的努力,可以在社区居民中产生更大的影响[7]。图123-2-1提供了一个详细的逻辑模型,说明了关键的部门间合作在当地社区范围内促进体力活动的重要性。尽管公民和个人参与体力活动的意向可能会因社区/环境而异,但社会支持的原则以及医疗机构和社区对体力活动的支持,对于改善人群的体力活动水平是必要的。Lineanger等人描述了体现这种模式的规模较小的示范性干预措施[8]。这些措施包括新的基础设施(即自行车道)、设施的使用(例如延长开放时间、照明和修整道路),以及美国海军住宅基地的改进规划[8]。最近,Cohen和他的同事们报道了在社区公园安装户外健身房(锻炼和力量训练设备)的情况,以及由此带来的公园使用和人体能量消耗的增加[9]。多项研究证明,从成本角度来看,发展或安装这样的基础设施是合理的[10,11]。

该领域内的另一个有效的政策策略和环境方针,已成功地在拉丁美洲实施[12-15]。这种策略包括全社区的政策和规划,将体力活动纳入社区的公共政策议程,强调促进体力活动指导方针,提供组织激励方法,解决制度和环境壁垒,并有效利用媒体。Ribeiro和Reis等人描述了这种充满希望的干预方法的2个例子,他们分别报道了巴西累西腓和库里蒂巴的社区体力活动方案的效果。这些方案是为解决当地居民的慢性疾病负担问题而制订的,涉及传播有关体力活动的益处、评估当前的生活方式和体检情况。同时采取干预措施,每周通过广播节目提供体力活动培训课程,提供力量训练设备,赞助各种比赛、游戏和舞蹈活动,为体力活动提供奖励[12,16]。

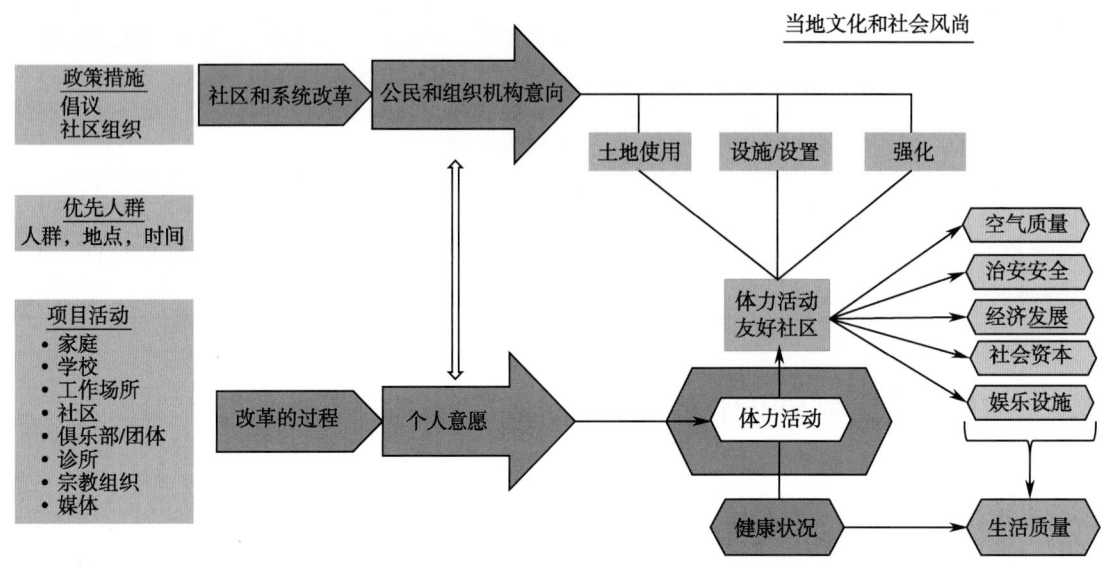

图 123-2-1　基于社区的体力活动促进逻辑模型

为人们创造或提供可以进行体力活动的场所,采取基于政策和环境的干预措施,需要工作场所、学校、联盟、政府机构和社区的人员共同努力。这些干预措施的特点是改善现有健身设施的使用,如健身中心(专有和非营利性)、社区中心、步行道/自行车道,并开放学校运动场地[3,4]。除了促进信息获取外,干预措施还包括健身设施使用情况监测、健康行为教育和咨询、风险因素筛查、向卫生服务机构转诊、连接系统、交通系统干预和促进健身设施使用等[17,18]。

下面将详细讨论干预措施。

123.3　促进定期体力活动的场所

123.3.1　学校

学校体育和健康教育课程提供了促进青少年体力活动的方法,其中许多方法已被证明是有效的[19-21]。特别是最近提出加强学校体育教育的建议,包括修改课程,以确保 K-12 学生在体育课期间参加较长时间的中等或高强度的体力活动。这些重新设计的课程可以与学校或社区的其他干预措施相结合,包括鼓励家庭参与的干预措施、体力活动教育以及通过社区联盟增加体力活动的机会[22]。

目前在美国,许多学校都存在着一种悖论。尽管学校建筑和场地作为社区内最广泛使用的体力活动公共资源,但其往往没有得到充分利用。关于学生在课余时间(例如午餐时间、放学前后)参与体力活动的研究显示,很少有学生利用这段时间进行体力活动。许多研究考察了体力活动与学校设施和社会环境之间的联系[23,24],这些调研特别指出了促进学校增加体力活动的几个因素:体力活动专用空间(如运动场、体育馆),运动器材(尽管这些协会只针对男孩),安全、有趣、新颖的操场,有足够的空间[25]。

在另一项研究中,研究人员研究了环境因素,包括可进入的娱乐区域、场地的大小、改进(如篮球框、足球球门和操场标记)、在场监督指导器材使用、组织活动[24]。当有监督和改进的时候,选择积极主动参与的学生比没有这些支持的时候要多10倍[25]。在这项调查中还观察到有趣的性别差异,这表明需要进一步的探索。在这项研究中发现,男孩倾向于最活跃的户外球场,而女孩在室内设施中最活跃[26]。进一步了解这些性别差异可能使政策和环境干预措施更适合不同性别。

大多数学校都有限制学生和社区成员在课余时间进入学校场地的政策[27]。因此,这些丰富的公共资源没有得到充分利用;此外,这些政策可能对低收入社区产生最消极的影响,这些社区通常缺乏安全的体力活动场所[27]。全国有许多社区倡导者在寻找解决这个问题的办法,其中之一是丹佛研习景观联盟(Denver Learning Landscapes Alliance)。该组织试图通过设计具有公园元素的多维度学校操场,并关注低收入社区,改变学校操场和周围的社区。增加更多令人赏心悦目的景观,鼓励人们参与和使用这样的"体育公园",以便强身健体、身心愉悦,促进社会和谐。[28,29]。

通过步行和骑自行车往返学校的通勤措施,可以大量增加儿童和青少年的体力活动。最近对"通往学校安全路线"方案的评估,说明了这一点[30]。2016年,美国交通部(Department of Transportation,DOT)通过全国学校安全路线合作组织(Safe Routes to School National Partnership)的倡导,修订了交通绩效衡量标准,规定绩效将以个人安全而非汽车行驶速度来衡量[31]。作为其使命的一部分,"通往学校的安全路线"计划利用联邦政府的资金,在各州交通部门的协助下,推动社区内的自行车和步行活动。例如,加州交通部在3年内为270所学校提供了6 600万美元的安全上学路线拨款[32]。这些资金用于修建或改善人行道和自行车道,以及改善学校周围的十字路口,使交通安全、顺畅。一些学校增加了宣传和教育项目,以鼓励人们使用改善后的街道。在加利福尼亚州马林县,实施联合干预后,步行上学人数增加了64%,骑自行车上学人数增加了114%[33]。全州对10所学校的评估发现,在上学途中经过改善道路的学生步行和骑自行车的数量增加了15%,而经过未改善道路的学生只增加了4%。

123.3.2 工作场所

许多职场成人至少有一半的时间是在工作中,工作压力可能导致不良的生活习惯;因此,工作场所是促进体力活动的自然场所[34,35]。此外,虽然从事久坐工作的员工人数有所增加,但从事体力活动的员工人数却随着时间的推移而减少[36]。与此同时,久坐行为已被发现是导致慢性疾病和死亡的独立危险因素[37,38]。这一新现实突显利用工作场所作为促进体力活动的干预场所的重要性。这种有前景的针对工作场所的健康促进战略,涉及环境和政策的改变,这可能有助于员工在工作中做出正确的选择。研究表明,工作场所展现的对体力活动的支持(如现场体育设施、淋浴、有补贴的健身俱乐部会员资格,工作日内体力活动的时间),可以增加员工参与体力活动和满足国家体力活动倡议的可能性[12,34,39,40]。

不同工作场所的工作类型和工作条件有很大差异。因此,用于增加制造业从业者体力活动的干预措施,可能对医疗保健或金融行业的工作人员不是最有效的。最近的一项研究,调查了在不同的行业和职业中哪些工作场所支持开展体力活动,以及哪些组合与员工达到体力活动建议的相关性[41]。密苏里州一项大型研究提出,他们调查了每周在户外工作超过20h的成年参与者的职业和活动行为[42,43]。研究人员询问了16个不同的工作场所对体力活动的支持,包括是否有自行车存放处,是否有淋浴设施,是否鼓励步行或骑自行车上班,以及工作时间是否有弹性。结果表明,根据行业或职业类型,工作场所提供体力活动的支持有很大差异。这表明在工作场所获得体力活动支持的机会存在巨大差异。此外,如果为员工体力活动提供支持而不仅仅是加强对进行体力活动的建议,那么员工进行体力活动可能性会增加。例如,当员工有骑自行车的动机,并有一个安全存放自行车的地方时,他们更有可能骑自行车去上班。如果员工在工作日有灵活的体力活动时间,并有运动设施,在工作地点周围有步行路线,或提供淋浴设施,他们就会减少将体力活动纳入工作日的障碍。值得注意的是,许多被监测的工作场所都是低成本或零成本的(例如灵活的运动时间,工作场所附近的步行/自行车路线地图),希望能够消除为鼓励员工运动的一个明显的障碍(成本)。

Dishman等[44]报道,针对一家大型零售公司工作环境的特点以及个人和团队目标的设定,开展的一项为期12周的多地点随机对照试验干预措施,以增加员工参与中等到高强度体力活动(moderate-to-vigorous physical activity,MVPA)的动机。基于管理理论,我们评估了24种不同的员工对管理支持和员工参与程度的评价,以确认组织干预内容的实施和影响。与健康教育控制下的参与者相比,干预组的MVPA和步行方面增加更大。在研究期间,符合2008年《美国居民体力活动指南》的参与者中,定期参加中等到高强度体力活动的比例在对照组保持在25%左右,但在干预组增加到51%。在研究的最后6周,干预参与者每周自我报告的MVPA超过300min,每天计步器步数超过9 000步。作者得出结论,他们的研究结果支持了改善干预措施的可行性和有效性、环境支持的作用,以及目标设定措施的有效性。

123.3.3 社区组织

许多社区组织有潜力提供体力活动的设施和方案,包括私营机构、健康俱乐部、舞蹈工作室、武术组织、游泳俱乐部和体育联盟。非营利性组织包括YMCA/YWCA、男孩和女孩俱乐部以及体育联盟。宗教组织通常为其成员提供体力活动设施和方案,这些设施和方案可以对社区内的其他人开放。私人及公共房屋常设有康乐及健身设施。总之,整个社区的许多资源都可以用于体育娱乐活动,随着宣传的改进,可以更好地利用这些资源。然而,对于这些社区组织内的设施和方案如何有助于周边社区的个人体力活动水平,似乎还没有任何精心设计的系统研究。尽管在这些组织中有许多堪称典范的方案,但目前还没有针对政策和环境支持促进体力活动行为的改变进行系统的评估。这些设施和方案的公共卫生影响,可以通过增加参与者数量、增加活动会议的频率和持续时间以及赞助全年方案(特别是体育组织)来实现最大化。向一般社区提供资源和降低低收入参与者的费用,有助于减少体力活动中的差异。

123.3.4 公众娱乐设施与建设环境

公园和娱乐设施的广泛使用。大约 80% 的人口使用市政设施,一小部分人口使用公园项目和服务[45]。2016 年开展了一项关于社区公园的全国性研究,对美国主要城市 114 个公园的代表性样本进行了观察,并采访了公园管理者[46]。步行圈和健身房都得到了很好的利用。低收入社区的公园利用率低于高收入社区,后者有更多的项目和监督活动。最近,另一项关于公园特征、用途和体力活动的调查发现,使用公园的男性比女性多,老年人不太可能使用公园,而青少年通常比年长者更活跃[47]。

有力的证据表明,公共娱乐设施和方案可以通过优化设计来支持不同人群的体力活动,并促进设施的使用[45,46]。澳大利亚的一项研究表明,改善公园设计,有很好的通道进入大型、有吸引力的公共开放空间,成人经常步行的可能性比那些没有这些便利条件的人高出 50%[48]。

研究表明,公园的存在可以增强体力活动[49]。此外,有证据表明,公园和娱乐专业人士热衷于更多地参与促进体力活动。一项对圣迭戈县 44 名娱乐中心主任的调查发现,大多数中心主任希望为年轻人提供更多的体力活动项目,75% 的人愿意与卫生专业人员合作培训员工的体力活动能力,59% 的人希望改善其项目的宣传方法。提供更多体力活动方案最常见的障碍是人手不足、培训不足、机构支持和资金不足[50]。表明公共卫生需与娱乐专业人员加强合作,以最大限度地促使人们利用公共娱乐设施进行体力活动。

除了公园,建筑环境景观的设计(如人行道的设置和状况、绿地的位置和条件、公共交通的可用性)对人们参与体力活动有巨大的影响。大量的证据证明了建筑环境景观和体力活动之间的正相关关系[51-53]。最近对全球 10 个国家 14 个城市的市内环境进行了分析[54],发现住宅、十字路口、公共交通密度以及公园数量与体力活动呈显著的线性相关。此外,生活在便于体力活动的社区的受试者,比住在不利于体力活动的社区的受试者每周多运动 68~89min[54]。

最近的一次调查,社区预防服务工作组在关于增加体力活动的建议中,提出一种或多种旨在改善步行或自行车交通的干预措施与土地和环境设计干预措施相结合的建筑环境策略。例如,交通系统干预措施可以包括改善人行道、自行车和步道基础设施或街道连通的政策。有充分的证据表明,如果与土地利用干预措施相结合,如加强公园和公共娱乐设施的使用的政策或方案,这些干预措施的结合可以增加体力活动。这些新的建议为社区领导人提供了应用循证干预措施增加社区居民体力活动的机会。

123.4 促进体力活动场所的使用和经济性

123.4.1 促进体力活动场所的使用

根据密苏里州行为危险因素监测系统的数据,1997 年该州 60% 的人口超重,65% 的人口没有足够的活动,无法满足 CDC/ACSM(Centers for Disease Control and Prevention/American College of Sports Medicine)提出的公共卫生建议(最近估计的密苏里州成人不符合 2008 年《美国居民体力活动指南》的达 50%)。为了解决这一健康问题,州卫生部在社区心脏健康联盟的协助下,通过美国交通部(Department of Transportation,DOT)的协助,资助了 2 个社区修建步道。虽然没有进行正式的评估,但交通部的工作人员出于安全考虑和缺乏设施,加强了操场设备和维护良好的卫生间,但步道没有得到充分利用。其他社区也在寻求资金修建步道,州政府需要知道投资是否值得。为了促进使用现有的步道,州政府资助卫生部门在一个步道已历存一年的社区中开展宣传和提高步道使用的活动。如果社区成员在获得了步行路线信息和定期体力活动的益处后,没有进行更多的体力活动,国家可能不会资助其他社区修建步道。

美国卫生部和心脏健康联盟开展了为期 3 个月的"走我们的路"活动[55]。这场活动以一个 4.8km 的家庭欢乐步行拉开了序幕,当地企业捐赠了 T 恤衫和点心。在整个活动期间,社区都设置了标识,以提高人们对这条路的认识。并制作了简单的手册,送至当地所有卫生部门、诊所、教会领袖和心脏健康联盟。这本小册子包含了关于体力活动的重要性、增加步行的技巧、安全信息、关于步道以及步行俱乐部的详细信息。当地电视台在晚间新闻期间播放了一段公益广告,宣传这条步道和定期体力活动的重要性。公共交通系统在公共汽车内放置标识。心脏健康联盟帮助在工作场所、教堂和社区组织建立了步行俱乐部。当地执法官员同意定期在步道上进行巡逻。该联盟与当地企业、市政府和教堂合作,筹集资金来改善这条步道,增加步道的设施,如灯、长椅、里程标记、彩绘车道和喷泉。

评估的主要目的是确定宣传活动是否会增加现有步道的使用量,并达到建议的体力活动水平的人数。在宣传活动前 1 个月和之后 1 个月之间,社区步道的使用量增加了 35%,相比之下,在没有宣传活动的社区,使用量只增加了 10%。步道计数器的数据表明,在"走我们的路"活动期间,步道的使用量非常高。在 2 个社区中,随着步行俱乐部的形成,使用量增加得更多(在对照社区中,几个步行俱乐部自己形成,并被记录在事件日志系统中),但在"走我们的路"社区中,使用量的增加更加显著。此外,随着以教堂为基础的步行俱乐部的建立,周日下午和周三晚上的步道使用率也增加了。

与利益相关方的访谈显示,在步行时,有宣传活动社区的人比在有步道但没有宣传活动社区的人感到更安全,因为他们与伙伴一起步行(如步行俱乐部),有步道灯和警察巡逻。在这 2 个社区中,超过 60% 的步道使用者表示,自有步道以来,他们的步行次数有所增加。

各类人都使用这条步道,尤其是女性、老年人、正在康复中的运动员,以及需要低强度运动的患者。这其中包括了许多目标人群,特别是老年人和社会经济地位较低的人。当被问及他们是如何知道这条步道的,大多数受访者表示他们居住或工作在这条步道附近,或者他们在教堂或工作中从他们的医师、朋友或家人那里听说。很少有用户看到过宣传单或公共服务公告,很多人不知道宣传活动。

对"走我们的路"方案的评估表明,步道的建设增加了体力活动,而步道使用的推广进一步增加了体力活动。这些研究结果与美国交通部的报告,建议建立更多的步行道,支持增加步道使用量的活动;活动的重点包括全社区参与推广步道、步行和改善步道。最后,还强调了增加安全保障的重要性。

123.4.2 成本/收益和筹资

King 等人[56]建议,应该根据可能的效力和成本效益来选择环境和政策干预措施。虽然支持某些政策和环境干预措施具有增加成本效益的证据,但研究表明,这种干预措施尤其是在学校和工作场所具有良性的成本效益。

学校卫生干预措施成本效益的一个极好例子,来自儿童健康协调方针(Coordinated Approach to Child Health,CATCH)计划[57]。CATCH 的主要内容包括体育课程、体育项目、改变学校食品方案以及以家庭为基础的方案。在德克萨斯州进行的一项 CATCH 试验中,经济评估显示其成本效益比高达 900 美元。此外,净收益也很高[每一个质量调整生命年(quality adjusted life year,QALY)节省 68 125 美元],这表明对 CATCH 的投资是对公共资源的合理利用。

越来越多的文献表明,通过减少缺勤、提高生产率和降低员工的健康成本,工作场所健康干预措施有可能节省大量资金[58-60]。最近的一项系统分析估计,如果在工作场所设计和实施良好的干预措施,投资回报率可能高达 6:1[61]。

以下描述了 2 种干预措施的经济评价,这些干预措施旨在创造或提高体力活动场所的可及性。一项为期 4 年的研究在德克萨斯州的一个健身中心进行,对象是 1 家保险公司的员工,研究人员对一个结构化的身体健康计划进行了成本效益分析[62]。这项计划包括有规律的有氧舞蹈、健美操和慢跑课程,还举办了有关肥胖、吸烟、酗酒和减轻压力的研讨会。方案的效益目标,包括节省主要医疗费用、减少平均残疾天数和减少残疾所致的直接费用。方案成本包括人员费用、非工资业务费用和医疗报销费。调整后的计划 1 年的收益和成本估计分别为 1 106 美元和 451 美元。根据《社区预防服务指南》的质量评价标准,将本研究归类为良好[63]。

Wang 等[9]调查了内布拉斯加州林肯 4 条小路的开发成本和使用者数量。小路开发的第 1 年花费了 289 035 美元,其中 73% 是建设成本。在追踪调查的 3 986 名使用者中,其中有超过 88% 的人每周至少有 3 天活动。参加中等强度体力活动的人的平均年成本是 98 美元;为改善健康而参加体力活动的人的平均年成本是 142 美元;为减肥而积极参加体力活动的人的平均年成本是 884 美元。这项研究提供了一套基本的成本效益措施,包括开展试验的实际成本、估计试验者的数量和类型,以及确定若干与体力活动有关的结果和方案。同样,最近的另一项关于试验成本效益的调查[64],使用了数天的客观试验数据和社区调查,使用 Wang 等人提出的相同公式,每年运动的成本略高于 117.29 美元。然而,试验效益与成本分析大致表明,设计一个缺乏吸引力、设计糟糕、使用寿命有限的试验,可能是无效的公共卫生支出。

Roux 等人[65]使用计量经济学模型,从一系列示范性的社区干预措施中,包括由政策和环境支持形成的干预措施中提取数据,得出结论认为,这些方案提供了良好的投资回报,有效地改善了参与这些方案的人的体力活动。

毫无疑问,政策和环境策略对于持续改善社区居民的体力活动是必不可少的。通过建立跨学科的联系,包括土地利用规划、交通、公共卫生和经济发展,可以获得重大的政策变革。完善政策和吸引社会人士参与,可能是提高成功可能性的重要方法。

123.5 总结

在生活方式医学实践中,医护人员不能只是对患者进行有效的评估和咨询,而是应让他们能够采纳和保持一种更健康的生活方式。事实上,在现代医疗环境下,健康行为很少改变或被采纳。然而,致力于推广体力活动的健康生活方式医师,将积极主动地确定现有的体力活动资源,并获得患者所在社区的支持,这对于实现与有益于健康的体力活动至关重要。这些资源和支持是通过社区、工作场所、学校、公园、社区组织和交通系统的规划、政策和基础设施来提供的。通过将诊所与社区联系起来,从而确保了医师可以最大限度地提高患者接受和维持更健康的生活方式的可能性。

临床应用

行动	工具	评论
评价所有患者的体力活动情况。	电子病历纳入体力活动或运动生命体征(pavs/evs),可通过运动是良医(www.exerciseismedicine.org)。	不幸的是,在初级保健机构中,只有少于35%的人的体力活动水平得到了重要的评估。
对不运动的患者或不符合当前《美国居民体力活动指南》的患者进行咨询。	可从NIH、ACP、AAFM、AAP、CDC和其他机构获得多种资料。	促进体力活动的有效策略包括了解患者的生活/社区情况、个人偏好和健康状况。
转诊患者,并与公共卫生、公园/康乐设施及其他社区组织合作,为患者提供资源和指导,使他们更多地参与体力活动。	EMR推荐社区资源,提供体力活动促进的场所和项目。	促进体力活动既需要公共卫生方法,也需要个性化方法来增加体力活动,同时政策和环境(体育、社会、文化)支持具有最大的希望。

(Elizabeth A.Dodson,PhD,MPH and Gregory W.Heath,DHSc,MPH,FAHA,FACSM 著

田向阳 译 张雪怡 杨倩 校)

参考文献

1. Brownson RC, Haire-Joshu D, Luke DA. Shaping the context of health: a review of environmental and policy approaches in the prevention of chronic diseases. *Annu Rev Public Health*. 2006;27:341–370.
2. Matson-Koffman DM, Brownstein JN, Neiner JA, Greaney ML. A site-specific literature review of policy and environmental interventions that promote physical activity and nutrition for cardiovascular health: what works? *Am J Health Promot*. Jan-Feb 2005;19(3):167–193.
3. Kahn EB, Ramsey LT, Brownson RC, et al. The effectiveness of interventions to increase physical activity. A systematic review(1,2). *Am J Prev Med*. May 2002;22(4 Suppl 1):73–107.
4. Heath GW, Brownson RC, Kruger J, Miles R, Powell KE, Ramsey LT. The effectiveness of urban design and land use and transport policies and practices to increase physical activity: a systematic review. *J Phys Act Health*. Feb 2006;3(s1):S55–S76.
5. Bauman AE, Reis RS, Sallis JF, Wells JC, Loos RJ, Martin BW. Correlates of physical activity: why are some people physically active and others not? *Lancet*. Jul 21 2012;380(9838):258–271.
6. Sallis JF, Heath GW. Creation or enhanced access to places for physical activity combined with informational outreach activities, pp. 95–101. In: Brown DR, Heath GW, and Levin Martin S, eds. *Promoting Physical Activity: A Guide for Community Action, 2nd edn. Human Kinetics, Champaign-Urbana, IL*. 2010.
7. Heath GW, Parra DC, Sarmiento OL, Andersen LB, Owen N, Goenka S, Montes F, Brownson RC. Evidence-based intervention in physical activity: lessons from around the world. *Lancet*. 2012;380:272–281.
8. Linenger JM, Chesson CV, 2nd, Nice DS. Physical fitness gains following simple environmental change. *Am J Prev Med*. Sep-Oct 1991;7(5):298–310.
9. Cohen DA, Marsh T, Williamson S, Golinelli D, McKenzie TL. Impact and cost-effectiveness of family Fitness Zones: a natural experiment in urban public parks. *Health Place*. Jan 2012;18(1):39–45.
10. Wang G, Macera CA, Scudder-Soucie B, et al. Cost analysis of the built environment: the case of bike and pedestrian trials in Lincoln, Neb. *Am J Public Health*. Apr 2004;94(4):549–553.
11. Laine J, Kuvaja-Kollner V, Pietila E, Koivuneva M, Valtonen H, Kankaanpaa E. Cost-effectiveness of population-level physical activity interventions: a systematic review. *Am J Health Promot*. Nov-Dec 2014;29(2):71–80.
12. Reis RS, Hallal PC, Parra DC, et al. Promoting physical activity through community-wide policies and planning: findings from Curitiba, Brazil. *J Phys Act Health*. Jul 2010;7 Suppl 2:S137–145.
13. Matsudo VK, Matsudo SM, Araujo TL, Andrade DR, Oliveira LC, Hallal PC. Time trends in physical activity in the state of Sao Paulo, Brazil: 2002–2008. *Med Sci Sports Exerc*. Dec 2010;42(12):2231–2236.
14. Diaz Del Castillo A, Sarmiento OL, Reis RS, Brownson RC. Translating evidence to policy: urban interventions and physical activity promotion in Bogota, Colombia, and Curitiba, Brazil. *Transl Behav Med*. Jun 2011;1(2):350–360.
15. Hoehner CM, Soares J, Perez DP, et al. Physical activity interventions in Latin America: a systematic review. *Am J Prev Med*. Mar 2008;34(3):224–233.
16. Ribeiro IC, Torres A, Parra DC, et al. Using logic models as iterative tools for planning and evaluating physical activity promotion programs in Curitiba, Brazil. *J Phys Act Health*. Jul 2010;7 Suppl 2:S155–162.
17. Community Preventive Services Task Force. The Guide to Community Preventive Services: Physical Activity: Built Environment Approaches Combining Transportation System Interventions with Land Use and Environmental Design. Available from: http://thecommunityguide.org. Accessed 11/2/2017. 2016.
18. Kahn EB, Ramsey LT, Brownson RC, et al. Physical Activity. Chapter 2. In: Zaza S, Briss PA, Harris KW, eds. *Guide to Community Preventive Services: What Works to Promote Health. Oxford University Press, London, U.K. pp. 80–113*. 2005.
19. Stone EJ, McKenzie TL, Welk GJ, Booth ML. Effects of physical activity interventions in youth. Review and synthesis. *Am J Prev Med*. Nov 1998;15(4):298–315.
20. Bangsbo J, Krustrup P, Duda J, et al. The Copenhagen Consensus Conference 2016: children, youth, and physical activity in schools and during leisure time. *Br J Sports Med*. Oct 2016;50(19):1177–1178.
21. Hynynen ST, van Stralen MM, Sniehotta FF, et al. A systematic review of school-based interventions targeting physical activity and sedentary behaviour among older adolescents. *Int Rev Sport Exerc Psychol*. Jan 01 2016;9(1):22–44.
22. Lonsdale C, Rosenkranz RR, Peralta LR, Bennie A, Fahey P, Lubans DR. A systematic review and meta-analysis of interventions designed to increase moderate-to-vigorous physical activity in school physical education lessons. *Prev Med*. Feb 2013;56(2):152–161.
23. McKenzie TL, Marshall SJ, Sallis JF, Conway TL. Leisure-time physical activity in school environments: an observational study using SOPLAY. *Prev Med*. Jan 2000;30(1):70–77.
24. Sallis JF, Conway TL, Prochaska JJ, McKenzie TL, Marshall SJ, Brown M. The association of school environments with youth physical activity. *Am J Public Health*. Apr 2001;91(4):618–620.
25. Morton KL, Atkin AJ, Corder K, Suhrcke M, van Sluijs EM. The school environment and adolescent physical activity and sedentary behaviour: a mixed-studies systematic review. *Obes Rev*. Feb 2016;17(2):142–158.
26. Brink L, Yost B. Transforming inner-city school grounds: lessons from learning landscapes. *Children, Youth and Environments*. 2004;14(1):208–232.
27. University of Colorado Denver. Learning Landscape Alliance. Available from: http://www.ucdenver.edu/academics/colleges/ArchitecturePlanning/AboutCAP/ResearchCenters/CCCD/2012/publications/Documents/2003_LLAhistory.pdf. 2003.
28. Pasanen TP, Tyrvainen L, Korpela KM. The relationship between perceived health and physical activity indoors, outdoors in built environments, and outdoors in nature. *Appl Psychol Health Well Being*. Nov 2014;6(3):324–346.
29. Abraham A, Sommerhalder K, Abel T. Landscape and well-being: a scoping study on the health-promoting impact of outdoor environments. *Int J Public Health*. Feb 2010;55(1):59–69.
30. Hoelscher D, Ory M, Dowdy D, et al. Effects of funding allocation for Safe Routes to School Programs on active commuting to school and related behavioral, knowledge, and psychosocial outcomes. *Environment and Behavior*. 2016;48(1):210–229.
31. Safe Routes to School National Partnership. Annual Report. Available from: https://www.saferoutespartnership.org/sites/default/files/pdf/2016-annual-report.pdf. 2016.
32. Boarnet MG, Anderson CL, Day K, McMillan T, Alfonzo M. Evaluation of the California Safe Routes to School legislation: urban form changes and children's active transportation to school. *Am J Prev Med*. Feb 2005;28(2 Suppl 2):134–140.
33. Staunton CE, Hubsmith D, Kallins W. Promoting safe walking and biking to school: the Marin County success story. *Am J Public Health*. Sep 2003;93(9):1431–1434.
34. Dodson EA, Lovegreen SL, Elliott MB, Haire-Joshu D, Brownson RC. Worksite policies and environments supporting physical activity in midwestern communities. *Am J Health Promot*. Sep-Oct 2008;23(1):51–55.
35. United States Department of Labor, Bureau of Labor Statistics. American Time Use Survey Summary, 2014 Results. Available from: http://www.bls.gov/news.release/atus.nr0.htm. Accessed 12/8/15. 2015.
36. Church TS, Thomas DM, Tudor-Locke C, et al. Trends over 5 decades in U.S. occupation-related physical activity and their associations with obesity. *PLoS One*. 2011;6(5):e19657.
37. Wilmot EG, Edwardson CL, Achana FA, et al. Sedentary time in adults and the association with diabetes, cardiovascular disease and death: systematic review and meta-analysis. *Diabetologia*. Nov 2012;55(11):2895–2905.
38. Biswas A, Oh PI, Faulkner GE, et al. Sedentary time and its association with risk for disease incidence, mortality, and hospitalization in adults: a systematic review and meta-analysis. *Ann Intern Med*. Jan 20 2015;162(2):123–132.
39. Lucove JC, Huston SL, Evenson KR. Workers' perceptions about worksite policies and environments and their association with leisure-time physical activity. *Am J Health Promot*. Jan-Feb 2007;21(3):196–200.
40. Hipp JA, Dodson EA, Lee JA, et al. Mixed methods analysis of eighteen worksite policies, programs, and

environments for physical activity. *Int J Behav Nutr Phys Act*. Jun 14 2017;14(1):79.

41. Dodson EA, Hipp JA, Lee JA, et al. Does availability of worksite supports for physical activity differ by industry and occupation? *Am J Health Promot*. 2018 Mar;32(3):517–526. doi: 10.1177/0890117116668795.

42. Yang L, Hipp JA, Marx CM, Brownson RC. Occupational sitting and weight status in a diverse sample of employees in Midwest metropolitan cities, 2012–2013. *Prev Chronic Dis*. 2014;11:E203.

43. Hoehner CM, Budd EL, Marx CM, Dodson EA, Brownson RC. Development and reliability testing of the Worksite and Energy Balance Survey. *J Public Health Manag Pract*. May-Jun 2013;19(3 Suppl 1):S105–113.

44. Dishman RK, DeJoy DM, Wilson MG, Vandenberg RJ. Move to improve: a randomized workplace trial to increase physical activity. *Am J Prev Med*. Feb 2009;36(2):133–141.

45. Godbey GC, Caldwell LL, Floyd M, Payne LL. Contributions of leisure studies and recreation and park management research to the active living agenda. *Am J Prev Med*. Feb 2005;28(2 Suppl 2):150–158.

46. Cohen DA, Han B, Nagel CJ, et al. The first national study of neighborhood parks: implications for physical activity. *Am J Prev Med*. Oct 2016;51(4):419–426.

47. Evenson KR, Jones SA, Holliday KM, Cohen DA, McKenzie TL. Park characteristics, use, and physical activity: a review of studies using SOPARC (System for Observing Play and Recreation in Communities). *Prev Med*. May 2016;86:153–166.

48. Giles-Corti B, Broomhall MH, Knuiman M, et al. Increasing walking: how important is distance to, attractiveness, and size of public open space? *Am J Prev Med*. Feb 2005;28(2 Suppl 2):169–176.

49. Kaczynski AT, Henderson KA. Parks and recreation settings and active living: a review of associations with physical activity function and intensity. *J Phys Act Health*. Jul 2008;5(4):619–632.

50. Moody JS, Prochaska JJ, Sallis JF, McKenzie TL, Brown M, Conway TL. Viability of parks and recreation centers as sites for youth physical activity promotion. *Health Promot Pract*. Oct 2004;5(4):438–443.

51. Cohen DA, McKenzie TL, et al. Contribution of public parks to physical activity. *Am J Public Health*. 2007;97(3):509–514.

52. Durand CP, Andalib M, Dunton GF, Wolch J, Pentz MA. A systematic review of built environment factors related to physical activity and obesity risk: implications for smart growth urban planning. *Obes Rev*. May 2011;12(5):e173–182.

53. Frank LD, Engelke PO, Schmid TL. *Health and Community Design: The Impact of the Build Environment on Physical Activity*. Washington, DC: Island Pres; 2003.

54. Sallis JF, Cerin E, Conway TL, et al. Physical activity in relation to urban environments in 14 cities worldwide: a cross-sectional study. *Lancet*. May 28 2016;387(10034):2207–2217.

55. Brownson RC, Smith CA, Pratt M, et al. Preventing cardiovascular disease through community-based risk reduction: the Bootheel Heart Health Project. *Am J Public Health*. Feb 1996;86(2):206–213.

56. King AC, Stokols D, Talen E, Brassington GS, Killingsworth R. Theoretical approaches to the promotion of physical activity: forging a transdisciplinary paradigm. *Am J Prev Med*. Aug 2002;23(2 Suppl):15–25.

57. Brown HS, 3rd, Perez A, Li YP, Hoelscher DM, Kelder SH, Rivera R. The cost-effectiveness of a school-based overweight program. *Int J Behav Nutr Phys Act*. Oct 01 2007;4:47.

58. Aldana SG. Financial impact of health promotion programs: a comprehensive review of the literature. *Am J Health Promot*. May-Jun 2001;15(5):296–320.

59. Pelletier KR. A review and analysis of the clinical and cost-effectiveness studies of comprehensive health promotion and disease management programs at the worksite: update VI 2000–2004. *J Occup Environ Med*. Oct 2005;47(10):1051–1058.

60. Goetzel RZ, Ozminkowski RJ. The health and cost benefits of work site health-promotion programs. *Annu Rev Public Health*. 2008;29:303–323.

61. Baicker K, Cutler D, Song Z. Workplace wellness programs can generate savings. *Health Aff (Millwood)*. Feb 2010;29(2):304–311.

62. Bowne DW, Russell ML, Morgan JL, Optenberg SA, Clarke AE. Reduced disability and health care costs in an industrial fitness program. *J Occup Med*. Nov 1984;26(11):809–816.

63. Carande-Kulis VG, Maciosek MV, Briss PA, et al. Methods for systematic reviews of economic evaluations for the Guide to Community Preventive Services. Task Force on Community Preventive Services. *Am J Prev Med*. Jan 2000;18(1 Suppl):75–91.

64. Abildso CG, SZizzi SJ, Selin G, Gorson PM. Assessing the cost effectiveness of a community rail-trail in achieving physical activity gains. *J. Park Recreat Adm*. 2012;30(12):102–113.

65. Roux L, Pratt M, Tengs TO, et al. Cost effectiveness of community-based physical activity interventions. *Am J Prev Med*. Dec 2008;35(6):578–588.

第 124 章 | 健康饮食的政策和环境支持

目录

要点／1772

124.1 介绍／1772

124.2 获得营养食品的维度／1772
124.2.1 可用性／1772
124.2.2 可负担性／1773
124.2.3 可接受性和膳食服务／1773
124.2.4 可及性／1773

124.3 健康的饮食行为（社会、文化、环境）／1774
124.3.1 在健康饮食上的差距/不平衡／1774

124.4 环境因素／1774

124.4.1 全服务食品店／1774

124.5 健康食品政策／1775
124.5.1 全服务食品店的地理可及性／1775
124.5.2 食品标签／1775
124.5.3 餐厅的菜单／1776
124.5.4 行为经济学／1776
124.5.5 购买食品：自动售货机／1777
124.5.6 健康饮食建议／1778
124.5.7 我的餐盘计划／1778

124.6 小结／1779

临床应用／1779

参考文献／1780

要 点

- 食物的获取对促进健康饮食至关重要,包括与医疗保健环境相关的5个方面:可用性、可及性、可负担性、可接受性和膳食服务。
- 差异和不平等限制了美国人遵守膳食指南,尤其是社会经济地位和教育水平较低的人群中。这种差异的例子包括:穷人的食品购买模式强调价格较低、更容易获得但营养价值较低的快餐或包装食品;由于运输限制和杂货店的地理位置,提供新鲜农产品和全谷物选择的杂货店受到可及性限制。
- 如果不推广和改进消费者的教育,美国农业部要求的食品标签在促进健康饮食方面的作用是有限的。
- 使用餐厅的菜单标签是促进健康饮食的一个很有前景的策略。
- 食物选择和饮食行为受到社会规范、经济激励/抑制和获取健康食品的机会的影响。
- 通过工作场所和学校的自动售货机来促进对健康食品的购买,已被证明会影响人们的健康饮食。
- 《联邦营养政策》和"我的餐盘"是对所有美国人健康膳食模式有用的指南。

124.1 介绍

食物关系到人类生存,而食用有营养的食物比人们想象的要复杂得多。饮食中有足够的水果和蔬菜,以及其他营养丰富的食物,可以帮助降低患病和死亡的风险,如心血管疾病、2型糖尿病、某些癌症和肥胖。尽管有这些健康好处,但美国很少有成人的饮食符合美国健康与公众服务部和美国农业部发布的《2020年美国居民膳食指南》中的建议[1]。只有不到10%的成人达到了蔬菜的推荐摄入量,12%的成人达到了水果的推荐摄入量。还有调查结果表明,男性、青年和生活贫困的成人的蔬菜和水果消费较低。同时环境因素、成本、获取途径和个人行为都会影响保持良好健康状况的能力,接下来的内容将会讨论关于如何做出健康的选择。

124.2 获得营养食品的维度

Penchansky和Thomas提出了一个关于食物获取模式的概念,该模式包括与卫生保健相关的5个方面:可用性、可及性、可负担性、可接受性和膳食服务[2]。

124.2.1 可用性

供应或食物的充足性(例如某些类型的餐馆或新鲜农产品)会影响个人和家庭的食物类型。食物环境与饮食关系影响食物营养价值和可负担性这2个重要因素。美国存在食品沙漠(food deserts),也存在可获取有潜在营养价值的食品,如水果、蔬菜、全谷物、低脂乳制品和其他有营养的食品可以组成一顿有足够营养物质的饮食[3]。在美国的城市地区,有关食品沙漠及对健康影响的文献数量正在增加[4]。

根据美国农业部(Department of Agriculture,USDA)的定义,食品荒漠包含几个关键因素:低可及性社区、受影响的个体的人数以及个体与超市或杂货店(非便利店或快速超市)的距离。低准入社区必须由至少500人组成,至少33%的人口居住在距离超市或大型杂货店1.6km以上的地方。对于距离超市16km以上的农村及个人,有单独的术语来描述。食品匮乏区也有大量的快餐店和便利店,但它们主要销售糖和脂肪含量高的加工食品,这些食品与肥胖流行有关。

没有交通工具去杂货店或农贸市场购买更有营养、价格更合理的食物是另一个增加获取途径障碍的因素。据报道,在超市购物的人比不去超市购物的人,对于水果和蔬菜消费量更多。而充足的水果和蔬菜消费量,与更有营养的饮食和更好的健康结果有关。

研究表明,实际上的可用性和感知到的可用性与健康饮食行为之间,存在明确的正相关。这些关系也影响饮食行为的健康结局,如慢性疾病和肥胖。

124.2.2 可负担性

卫生专业人员必须了解/意识到,对于在附近几乎无法获得营养食品或消费得起的食品的社区中的个人,可能难以遵循预防建议。几位研究者在几项研究综述中表示,有消费能力并不意味着有更健康的饮食。事实上,更昂贵的农产品与更健康的自我报告摄入量有关。作者的研究综述指出,缺乏衡量当地食品获取的行业标准,可能是导致食品环境和社区研究结果相互矛盾的一个因素。

124.2.3 可接受性和膳食服务

可接受性是指食物的质量,膳食服务一般是指当地某一特定商店营业的时间。一些研究表明,水果和蔬菜消费与这两种变量之间存在显著的关系,这一点已被各种验证工具(如食物频率问卷或自定义简要调查工具)的测量结果所证实[5,7-9]。

124.2.4 可及性

虽然地理因素和交通因素在一定程度上决定了食品荒漠,但可及性受到的影响并不大。大多数(7/13)研究综述显示,食品商店的距离与饮食行为(如食用水果和蔬菜)之间零关联[6]。即使使用地理信息技术的验证方法来评估这些关系,也能得出同样的结论,其中包括商店密度、与最近的食品商店的距离和商店考察。特别令人感兴趣的是,在相关的6项研究中,有4项与商店可及性有关的调查也表明与饮食结果没有显著关系[9-11]。

2016年,一组研究人员调查了美国不同人种家庭的食品采购模式与营养质量,以及包装食品和饮料类型之间的关系。2012—2017年,由美国家庭组成的尼尔森全国消费者委员会,根据家庭的食品购买方式对家庭进行分类。有趣的是,在连锁食品杂货店购物并没有改善营养状况;在大型和小型商店同时购物的人有类似的结果。与其他非西班牙语裔白色人种和西班牙语裔家庭相比,非西班牙语裔、非洲裔美国家庭购买的食物卡路里、糖和钠含量更高[12]。尽管使用了多种方法来评估和感知,可及性是获得营养食品选择或获得健康食品的障碍,但目前只发现了商店可及性与饮食结局之间的正相关关系,即汽车可达性、路途所需时间和购物的场所。

124.3 健康的饮食行为(社会、文化、环境)

124.3.1 在健康饮食上的差距/不平衡

每5年,美国农业部(USDA)都会通过《美国居民膳食指南》提出膳食建议。《2015—2020年美国居民膳食指南》提供了几条新的关键信息:①每天从添加糖中摄入的热量低于10%;②食用多种蛋白质食物,包括海鲜、瘦肉及家禽、蛋类、豆类(大豆类和豌豆)、坚果、种子和豆制品;③以油脂代替固体脂肪;④限制精制谷物,保证至少有一半是全谷物;⑤适度的咖啡摄入(每天3~5杯240ml咖啡或每天提供高达400mg的咖啡因)可以纳入健康的膳食模式(图124-3-1)[13]。一个障碍是,其中一些准则对社会经济地位和教育水平较低的人执行起来特别困难。例如学前教育项目的家长表示,他们不知道如何烹饪,所以他们最终会购买快餐或包装食品;领取食品券补贴的人倾向于购买他们能找到的最便宜的东西——往往是脂肪含量较高的食物[14]。而另一个对于非裔美国人来说的主要障碍是,通往出售新鲜农产品和全麦食品的杂货店的道路交通情况复杂。2016年的一项研究表明,以白色人种为主的高收入人群和拥有更多车辆的人,会获得更多食物。而与白色人种相比,非裔美国人的收入更低,交通工具也更少[15]。

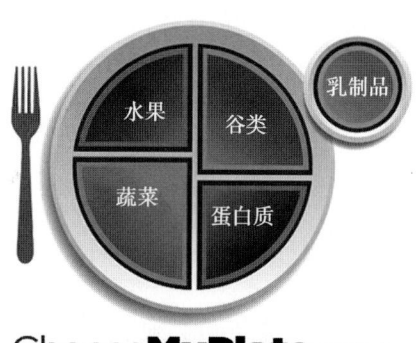

图124-3-1 选择"我的餐盘"(https://www.choosemyplate.gov/)

虽然这些年来传染病和营养不良的发生大大减少,但食物中防腐剂和其他添加剂的数量却在增加。许多方便食品正在对人口的整体健康造成严重破坏。现在约有一半的美国成人患有一种或多种可预防的慢性疾病,不幸的是,这与不良的饮食习惯/模式以及缺乏运动有关。

124.4 环境因素

124.4.1 全服务食品店

Ghosh-Dastidar等人[16]的调研已经明确,杂货店的距离、食品的定价与肥胖有关。这些调查人员指出，在他们研究的 1 214 名参与者中，73% 是女性，90% 是非西班牙语裔黑色人种，48% 的人年龄不到 54 岁，大约一半是拥有相当于高中或以下学历的人，在这些从价格较低的商店购买杂货的居民中，他们肥胖的可能性更大。这些人的交通工具也很有限，对于有交通工具的人，他们可能愿意为了更好的价格而去更远的地方，但一旦到了那里，他们又很容易受到市场营销和广告的影响。特别是对社会经济水平较低地区的居民，教育水平普遍较低，这些营销策略会导致更冲动的购买决定，而这些食品和饮料普遍是高脂肪和高糖的。

Ghosh-Dastidar 得出这样的结论，更重要的是为健康食品提供更好、更具有竞争力的价格，通过影响购买预算，使人们少买垃圾食品，从而为健康带来积极影响[16]。这需要在食品店开展健康膳食教育，以激励和影响消费者的行为改变。

124.5　健康食品政策

124.5.1　全服务食品店的地理可及性

2010 年制订的健康食品融资倡议（Healthy Food Financing Initiative, HFFI），旨在改善被视为食品荒漠的社区食品店、街角商店和农贸市场的可及性。美国农业部（USDA）、财政部和美国卫生与公众服务部（Health and Human Services, HHS）已经制订了一些计划，将增加这些社区获得负担得起的营养食品的机会[17]。

124.5.2　食品标签

2016 年 5 月 27 日，美国食品药品监督管理局（FDA）公布了最新营养食品标签的最终规则（图 124-5-1），让人们更容易在知情的情况下对吃什么食物做出决定，特别是导致美国人肥胖的预包装方便食品。改变的目标是帮助消费者选择正确教育所指导的食物[18]。

- 标注食物份量，以告诉人们实际上吃了什么，而不是建议他们吃什么。此外，如果食物是按份食用的话，制造商必须将整个容器内的食物标为一份。
- 热量数字体应更大、更醒目，这样消费者可以很容易地识别。

营养标签	
每份规格　1 杯（228g）	
每包装内含 2 份	
每份含量	
热量　250kcal　　其中脂肪供能 110kcal	
	占每日摄入量的百分比※
总脂肪 12g	18%
饱和脂肪酸 3g	15%
不饱和脂肪酸 3g	
胆固醇 30mg	10%
钠 470mg	20%
总碳水化合物 31g	10%
膳食纤维 0g	0%
蔗糖 5g	
蛋白质 5g	
维生素 A	4%
维生素 C	2%
钙	20%
铁	4%

※注：每日摄入量按照 2 000kcal 计算，不同个体热能需要量也不同，

	kcal	2 000	2 500
总脂肪	少于	65g	80g
饱和脂肪酸	少于	20g	25g
胆固醇	少于	300mg	300mg
钠	少于	2 400mg	2 400mg
总碳水化合物		300g	375g
膳食纤维		25g	30g

图 124-5-1　食品标签

- 移除"通过脂肪摄入的热量"标注,因为研究表明,脂肪的类型比量更重要。
- 添加糖必须以克(g)为单位,并以每日百分比的形式列出,以帮助人们达到膳食指南的目标,即"每天从添加糖中摄入的热量少于10%"[15]。
- 维生素D和钾被列在食品标签上,因为这些通常是美国人没有达到推荐的每日摄入量的营养素;由于维生素A和维生素C缺乏的情况很少见,所以不必显示。
- 更新脚注,以便帮助消费者更好地理解食品标签中提供给他们的营养信息在日常总饮食中的含义。

然而,仅仅因为食品标签的这些积极变化,并不能确保消费者为自己和他们的家庭做出最好的决定,我们需要的是这些标签的教育意义。消费者需要在社区接受教育,来学习如何在食品店更好地购物,否则他们通常是自动、凭冲动或根据食品的外观形象来购买。超市环境中大量的库存和大量的刺激,倾向于促进非认知型购买[16]。

124.5.3　餐厅的菜单

当今的美国人比以往任何时候都忙碌,同时方便食品的选择也更加丰富。此外,越来越多的消费者更频繁地外出就餐,他们摄入的热量有大约1/3不是来自他们自己烹调的食物[19]。因此,FDA早就为所有餐馆和类似的零售食品场所,设定了菜单标签规则,这些餐厅必须在2018年5月7日之前开始遵守这项规定。任何拥有20个或更多就餐位的餐馆,都被要求向消费者提供这种热量标签。标准菜单上的菜品会在菜品(食物或饮料)的名称或价格旁边标出热量。在有沙拉或自助餐的餐厅,热量标签则将被放置在食物附近。调味品、每日特色菜、定制订单或临时/季节性菜单可不需要标示热量,但餐厅也需提供书面营养资料,以表明菜单上的全部营养信息。这种菜单标签规则为消费者提供了更多选择食物的机会,并使他们在每顿饭中更清楚地知道他们所消费的是什么。有了这些规则,消费者需要做出健康的选择。同时,这在平均教育水平不到高中的人口和社区中,这也是对消费者进行教育和培训的机会。

124.5.4　行为经济学

根据传统经济理论,个体总是根据自己的最佳利益做出决策。与传统经济学相反,行为经济学结合了传统经济学和心理学的原理来更好地理解个体所做的选择,特别是个体可能由于决策偏差而做出的错误选择。几十年来,广告商一直在利用心理洞察来鼓励消费者购买他们的产品;行为经济学的支持者也有理由认为,这些技术可以用于政府政策,以提高每个人的健康状态[20]。传统的经济理论提倡的政策包括提供更多的营养信息,对不健康食品征税,以及提供金钱奖励来促进健康行为。不幸的是,这些方法中的绝大部分都没有达到预期的效果[21]。行为经济学促进了对非理性决策偏差的理解,并提供了利用这些理解来改进政府政策的机会。个体倾向于过分强调短期利益而不是长期利益,这种模式被称为现时当前偏好(present-biased preferences)[22]。这往往表现为对便利的偏爱。例如,1962年,美国人外出就餐的开销占食品预算的27%,而2002年这一比例达到46%[23]。

在另一个关于个人便利性偏好的例子中,Meiselman[24]发现,人们很少单买糖果或薯片。此外,相对于现在的自我,个体倾向于对未来的自我施加更大的自制力。例如,Milkman[25]发现,随着订单和送货之间的时间间隔缩短,顾客订购的健康食品越来越少,而订购的不健康食品越来越多。行为经济学还认为,视觉或嗅觉等暗示可以暂时提升人们对特定食物的欲望。例如,当一个人在结账队伍中看到糖果时,可能会暗示他虽然在进入商店时没有购买的意图,但现在想要购买一些[26]。在排队结账时,用新鲜可口的水果代替糖果,这可以作为一种暗示,引导人们购买和消费更有营养的食品。

根据传统经济学理论,个人总是会选择自己喜欢的选项,但行为经济学认为,即使有更好的选项,个人也倾向于默认选项[27],这被称为现状偏见。例如自动配菜,即餐馆里的默认设置,除非你特别提出要更改它[21]。根据现状偏见,即个体更倾向于默认设置,我们应该考虑到默认的配菜是什么,比如把默认的薯条改成沙拉,这样的小改变可以帮助人们做出更健康的选择,而不会影响选择其他配菜的自主权。另一个具有挑战性的默认设置是份量,特别是大份量,这会导致过度消费[28]。Rolls[29]解释说,随着时间的推移,增加份量是导致美国人暴饮暴食的一个原因。减少份量,适当降低价格,也能帮助个人在外用餐时摄入适当的热量。现时偏见和现状偏见涉及无意识的冲动行为[30]。不幸的是,目前许多帮助人们做出更健康决定的方法都很慢。目前,营养信息是以数字形式给出的,特别是热量和日摄入量的百分比,个体可能难以根据这些信息进行估算[21,31]。

使营养信息更容易理解和使用能够提高营养政策效用。例如,英国食品标准局设计了营养标签,使用容易识别的红绿灯,将食品的选择与红绿灯的颜色联系起来:红色代表不太健康的食品,绿色代表更健康的食品[21]。另一种信息政策策略包括以更有意义的单位时间消耗的热量呈现营养信息。例如,已经被证明的成功的方法:将体力活动等效时间计入热量,可以有效减少青少年购买含糖饮料(sugar-sweetened beverage, SSB)[32]。

行为经济学原理有可能为食品店的营养饮食行为提供环境支持,在商店的构架设计上,行为经济学原理描述了通过环境设计来影响消费者的方法。例如,把健康的食物放在与眼睛水平的位置、货架的尽头或收银台附近。突出性是消费者指在做出决定时是否能获得必要的信息。例如,在货架上摆放更健康的商品,或者使用货架插卡为顾客指出更健康的商品。前面提到的线索是环境诱因,它可以诱使人们做出错误的决定,也可以提醒消费者做出健康的改变。例如,在地板上使用箭头指向农产品区或食品篮子标志,鼓励人们更多地选择的新鲜农产品。总而言之,行为经济学并不是要消除选择,而是要帮助个人为自己做出更好的选择。

124.5.5　购买食品:自动售货机

全国青少年体育活动和营养研究机构(National Youth Physical Activity and Nutrition Study, NYPANS)在全美50个州和哥伦比亚特区的公立和私立学校就读9~12年级的学生中进行调查,该调查是匿名和自我管理的,询问了在调查前七天内饮用的果汁、普通苏打水或汽水、无糖苏打水或汽水、普通运动饮料和其他含糖饮料。结果显示,超过70%的男性和女性在接受调查前喝了一罐、一瓶或一杯苏打水/汽水(不包括无糖汽水或无糖汽水),超过47%的女性和58%的男性喝了运动饮料。虽然全国各州都禁止在学校里安装自动售货机,但学校可能会用其他含糖饮料来代替,比如运动饮料和能量饮料。来自NYPANS的数据表明,如果学生居住的州禁止在学校里喝苏打水,但他们就读的学校在自动售货机里出售其他含糖饮料,那么他们就会消费更多的运动饮料、能量饮料、咖啡/茶和其他含糖饮料[33]。饮料替代品正在对学校取消这些饮料的行动产生潜在的负面影响。尽管消费可能比以前少,但并不显著,而且除了减肥行为,学生群体的特征对整体消费水平没有影响[34]。

124.5.6　健康饮食建议

《美国居民膳食指南》中的联邦营养政策和营养教育模式是《2015—2020年人口健康膳食模式关键建议》在7个不同领域的重点,其中包括以下食品消费[15]。

1. 来自所有亚组的各种蔬菜:深绿色、红色和橙色,以及豆科植物(大豆类、豌豆)、淀粉类及其他类。

2. 水果,尤其是全果。

3. 谷物,其中至少一半是全谷物。

4. 无脂或低脂乳制品,包括牛奶、酸奶、奶酪和/或大豆饮料。

5. 富含蛋白质的食物包括海鲜、瘦肉、家禽、蛋类以及豆制品。

6. 油。

饱和脂肪和反式脂肪应限制在每天摄入热量的10%以下,添加糖应限制在每天摄入热量的10%以下,添加钠盐应限制在每天2 300mg以下。饮酒应适度,女性每天最多1杯,男性每天最多2杯,且仅限达到法定饮酒年龄的成人,包括任何含15ml纯乙醇的饮料也要遵守以上规定。一些例子包括150ml葡萄酒,300ml葡萄酒(冷却器),350ml啤酒和45ml 80度的威士忌、苏格兰威士忌、朗姆酒或伏特加。这些指南往往让消费者感到困惑,因为他们不知道或没有足够的能力计算饮食中的糖含量,也不知道阅读食品标签来确定某一特定食物中的钠盐含量,更不用说一整天的饮食了。

124.5.7　我的餐盘计划

我的餐盘计划(MyPlate)是指使用餐盘来说明5种食物类别:水果、谷物、蔬菜、蛋白质和乳制品。"我的餐盘"最常见于医师办公室和学校[35],它的目的是提醒人们如何根据盘子里显示的食物,科学地食用营养膳食。由于人们不是单独地摄入某种营养,而是结合起来吃,因此整体的膳食模式作为一个总体概念,也可以按照性别、年龄和活动水平,根据个人喜好和需要进行调整。

根据国际食品信息理事会基金会2017年开展的"健康视角:理解美国食品价值观"食品与健康调查结果,参与调查有1 002名18~80岁美国人,其中78%的人对选择哪些食品是健康的而感到矛盾。相互矛盾的营养信息被认为是造成这种脱节的最常见原因。尽管65%的参与者是白色人种,15%是西班牙语裔,12% 是非洲裔美国人,其中 36% 的人 BMI 正常,31% 超重,但这种困惑也影响了人们对甜味剂、低热量和添加剂的看法,比如他们可能会认为糖可能更有营养。有趣的是,多达 25% 的美国受访者表示,糖是最有可能导致体重增加的因素,他们尽量避免饮料中隐藏的糖,而用水来代替含糖饮料。毫不奇怪,主导食物选择的 3 大因素是味道、价格和健康,糖的口味会影响对食物的选择。除了食物选择之外,人们还有跟踪饮食摄入量的能力。互联网各种各样的手机应用程序和其他资源,可以帮助人们每天跟踪他们的食物摄入量和体力活动,我的餐盘计划(MyPlate Plan ™)则是一个提供有趣选项的工具。

我的餐盘计划通过允许用户输入他们的年龄、性别、身高、体重和体力活动水平,根据每天适度活动的时间,显示个性化的饮食选择目标。该计划提供了每种食物类别中的食物例子,包括水果、谷物、蔬菜、蛋白质、乳制品和须限制摄入的食物。用户可以下载并打印他们的计划或健康饮食方式的 PDF 文件,其中概述了热量水平、食物种类和记录每日摄入量。用户可以根据自己的喜好、文化、传统和预算,从每个类别中选择不同的食物。例如,一个典型的 2 000cal 的 1 日计划,是每天 2 杯水果、2.5 杯蔬菜、180ml 谷物食品(其中半数以上为全谷物食品)、165ml 富含蛋白质食物和 3 杯乳制品。在这个计划中,建议将钠盐每天限制在 2 300mg,饱和脂肪每天限制在 22g,添加糖每天限制在不超过 50g。这适用于一般人群。如果有任何与过敏、疾病或医疗状况相关的特定饮食需要,建议与注册营养师/营养学家共同制订计划[36]。

124.6 小结

尽管健康膳食指南及建议已经出台,但肥胖和超重流行病的增长速度,已超过了保健专业人员影响或公共政策发展的速度。我们需要持续关注和研究环境是如何以多种方式和层面在个人选择中发挥作用的。人人都需要持续努力,以期更好地获得有营养的食品,提高对现有食品质量的认识,以及对防止无营养食品、加工食品过量食用的关注。还必须通过改变政策和环境,以增加对健康饮食行为的支持,纠正、改善低收入和民族/人种社区的食品沙漠、交通问题和负担能力问题,最终降低疾病风险,改善健康状况。

临床应用

行动	工具	评论
评估所有人的营养/健康饮食状况。	患者电子病历(EMR)中的健康饮食重要标志[37]。	不幸的是,在初级保健机构中,只有不到 20% 的人接受了健康饮食的常规评估[38]。
咨询或转诊不符合当前的饮食指南的个人。	在 NIH、ACP、AAFM、AAP、CDC 等系统中有许多工具可供使用。	促进健康饮食的有效策略包括了解患者的健康食品、生活/社区状况、个人首选项和运行状况。

行动	工具	评论
把患者介绍给注册营养师/营养师（RDN）/持证临床营养师（LCN），并与公共卫生和其他社区组织部门合作提供健康饮食的资源和指导。	EMR生成的RDN转诊/LCN和社区资源提供健康的食物和健康饮食场所。	促进健康饮食既需要公共卫生方法，也需要个人方法，以增加健康和营养食品的摄入量，政策和环境（物理、社会、文化）的支持最有希望。

（Charlene Schmidt, PhD, MS, RDN, Emily Maddux, MS, M Charlene Schmidt, PhD, MS, RDN, Emily Maddux, MS, MPH, RD, LDN, and Elizabeth Hathaway, PhD, MPH H, RD, LDN 著

田向阳 译　张雪怡 何盼盼 校）

参考文献

1. Division of Nutrition, Physical Activity and Obesity. Only 1 in 10 Adults Get Enough Fruits or Vegetables. https://www.cdc.gov/nccdphp/dnpao/division-information/media-tools/adults-fruits-vegetables.html. November 24, 2017. Accessed December 22, 2017.
2. Penchansky R, Thomas JA. The concept of access: definition, and relationship to consumer satisfaction. *Medical Care*. 1981;19(2):127–140.
3. Gateway to Health Communication & Social Marketing Practice. Food Desert. Centers for Disease Control and Prevention. https://www.cdc.gov/healthcommunication/toolstemplates/entertainmented/tips/FoodDesert.html. September 15, 2017. Accessed December 22, 2017.
4. Michimi A, Wimberly MC. Associations of supermarket accessibility with obesity and fruit and vegetable consumption in the conterminous United States. *International Journal of Health Geographics*. 2010;9:49. doi:10.1186/1476-072X-9-49.
5. Zenk SN, Schulz AJ, Kannan S, Lachance LL, Mentz G, Ridella W. Neighborhood retail food environment and fruit and vegetable intake in a multiethnic urban population. *American Journal of Health Promotion*. 2009;23(4):255–264. doi:10.4278/ajhp.071204127.
6. Caspi CE, Sorenson G, Subramanian SV, Kawachi I. The local food environment and diet: A systematic review. *Health and Place*. 2012;5:1172–1187. doi: 10.1016/j.healthplace.2012.05.006.
7. Thorton LE, Crawford RA, Ball K. Neighbourhood-socioeconomic variation in women's diet: the role of nutrition environments. *European Journal of Clinical Nutrition*. 2010;64(12):1423–1432.
8. Inglis V, Ball K, Crawford DA. Socioeconomic variations in women's diets: what is the role of perceptions of the local food environment? *Journal of Epidemiology and Community Health*. 2008;62(3):191–197.
9. Sharkey JR, Johnson CM, Dean WR. Food access and perceptions of the community and household food environment as correlates of fruit and vegetable intake among rural seniors. *BMC Geriatrics*. 2010;10:32.
10. Timperio A, Ball K, Roberst R, et al. Children's fruit and vegetable intake: associations with the neighbourhood food environment. *Preventive Medicine*. 2008;46(4):331–335.
11. Rose D, Richards R. Food store access and household fruit and vegetable use among participants in the US Food Stamp Program. *Public Health Nutrition*. 2004;7:08.
12. Stern D, Poti JM, NG, SW, Robinson WR, Gordon-Larsen P, Popkin BM. Where people shop is not associated with the nutrient quality of packaged foods for any racial-ethnic group in the United States. *The American Journal of Clinical Nutrition*. 2016;103(4):1125–1134.
13. U.S. Department of Health and Human Services; U.S. Department of Agriculture. 2015–2020 Dietary Guidelines for Americans. 8th Edition. December 2015. http://health.gov/dietaryguidelines/2015/guidelines/. Accessed October 20, 2017.
14. Ling J, B. Robbins L, Hines-Martin V. Perceived parental barriers to and strategies for supporting physical activity and healthy eating among head start children. *Journal of Community Health: The Publication for Health Promotion and Disease Prevention*. 2016;41(3):593–602. doi:10.1007/s10900-015-0134-x.
15. Wood BS, Horner MW. Understanding accessibility to snap-Accepting food store locations: disentangling the roles of transportation and socioeconomic status. *Applied Spatial Analysis and Policy*. 2016;9(3):309–327.
16. Ghosh-Dastidar B, Cohen D, Hunter G, et al. Distance to store, food prices, and obesity in urban food deserts. *American Journal of Preventive Medicine*. 2014;47(5):587–595. doi:10.1016/j.amepre.2014.07.005.
17. USDA, Office of Community Services. Healthy Food Financing Initiative. https://www.acf.hhs.gov/ocs/programs/community-economic-development/healthy-food-financing. June 14, 2017. Accessed October 20, 2017.
18. U.S. Food and Drug Administration. Changes to the Nutrition Facts Label. https://www.fda.gov/Food/GuidanceRegulation/GuidanceDocumentsRegulatoryInformation/LabelingNutrition/ucm385663.htm#highlights. November 11, 2017. Accessed December 19, 2017.
19. U.S. Food and Drug Administration. Calorie Labeling on Restaurant Menus and Vending Machines: What You Need To Know. https://www.fda.gov/Food/IngredientsPackagingLabeling/LabelingNutrition/ucm436722.htm. May 2, 2017. Accessed October 20, 2017.
20. Jayson L. The Rise of "Nudge" and the Use of Behavioral Economics in Food and Health Policy. George Mason University. 2015.
21. Liu PJ, Wisdom J, Roberto CA, Liu LJ, Ubel PA. Using behavioral economics to design more effective food policies to address obesity. *Applied Economic Perspectives and Policy*. 2014;36(1):6–24.
22. O'Donoghue T, Rabin M. The economics of immediate gratification. *Journal of Behavioral Decision Making*. 2000;13(2):233–250.
23. Variyam JN. Nutrition Labeling in the Food-Away-From-Home Sector: An Economic Assessment. United States Department of Agriculture; April 2005.
24. Meiselman HL, Hedderley D, Staddon SL, Pierson BJ, Symonds CR. Effect of effort on meal selection and meal acceptability in a student cafeteria. *Appetite*. 1994;23(1):43–55.
25. Milkman KL, Rogers T, Bazerman MH. I'll have the ice cream soon and the vegetables later: A study of online grocery purchases and order lead time. *Marketing Letters: A Journal of Research in Marketing*. 2010;21(1):17–35.
26. Laibson D. A cue-theory of consumption. *The Quarterly Journal of Economics*. 2001;116(1):81–119.
27. Kahneman D. Maps of bounded rationality: psychology for behavioral economics. *The American Economic Review*. 2003;93(5):1449–1475.
28. Wansink B, van Ittersum K, Painter JE. Ice cream illusions bowls, spoons, and self-served portion sizes. *American*

29. Rolls BJ. The supersizing of America: portion size and the obesity epidemic. *Nutrition Today*. 2003;38(2):42–53.
30. Kahneman D. *Thinking, Fast and Slow*. 1st Edition. New York: Farrar, Straus and Giroux; 2011.
31. Rothman RL, Housam R, Weiss H, et al. Patient understanding of food labels: the role of literacy and numeracy. *American Journal of Preventive Medicine*. 2006;31(5):391–398.
32. Bleich SN, Herring BJ, Flagg DD, Gary-Webb TL. Reduction in purchases of sugar-sweetened beverages among low-income Black adolescents after exposure to caloric information. *American Journal of Public Health*. 2012;102(2):329–335.
33. Taber DR, Chriqui JF, Vuillaume R, Kelder SH, Chaloupka FJ. The association between state bans on soda only and adolescent substitution with other sugar-sweetened beverages: A cross-sectional study. *The International Journal of Behavioral Nutrition and Physical Activity*. 2015;12(Suppl 1):S7. doi:10.1186/1479-5868-12-S1-S7.
34. Taber DR, Chriqui JF, Vuillaume R, Chaloupka FJ. How state taxes and policies targeting soda consumption modify the association between school vending machines and student dietary behaviors: a cross-sectional analysis. Wiley AS, ed. *PLoS ONE*. 2014;9(8):e98249. doi:10.1371/journal.pone.0098249.
35. International Food Information Council Foundation. 2017 Food and Health Survey: A Healthy Perspective: Understanding American Food Values. http://www.foodinsight.org/2017-food-and-health-survey. Updated September 22, 2017. Accessed November 17, 2017.
36. United States Department of Agriculture. *My Plate Plan*, Retrieved January 30, 2019. https://www.choosemyplate.gov/MyPlatePlan, 2018.
37. Greenwood JLJ, Lin J, Arguello D, Ball T, Shaw JM. Healthy eating vital sign: a new assessment tool for eating behaviors. *ISRN Obesity*. 2012; 2012:1–7.
38. Office of Disease Prevention and Health Promotion. Healthy People 2020. https://www.healthypeople.gov/2020/data-search/Search-the-Data#srch=nutrition, 2014. Accessed January 24, 2018.

第 125 章 | 为促进健康饮食和积极生活建立战略联盟

目录

要点／1783

125.1 介绍／1783
125.1.1 战略联盟／1784
125.1.2 行动上的伙伴关系／1785
125.1.3 西弗吉尼亚州查尔斯顿／1785

125.2 新墨西哥州古巴村／1786
125.2.1 俄勒冈州波特兰市／1787
125.2.2 伊利诺伊州芝加哥市／1788
125.2.3 充分利用医师的参与／1789

125.2.4 团体过程／1789

125.3 挑战／1789
125.3.1 宣传,从居家开始／1790
125.3.2 了解周边环境／1790
125.3.3 支持合作／1790
125.3.4 引导社区变革／1791

125.4 总结／1791

临床应用／1791

参考文献／1792

要 点

- 临床医师在倡导健康行为和环境的战略联盟中发挥关键作用,而且越来越多的人认识到,努力参与其中是一种职业责任。
- 临床医师的专业知识和领导能力可以帮助加强地方、州、国家和国际战略联盟的工作,寻求创造社会变革,确保社区最基本的需求得到满足。
- 为了制定解决健康的社会决定因素的政策、制度和环境变化,重要的是利用以社区优势为基础的方法,并承认个人、其社会网络和社区结构、规范、文化、历史和价值观之间的相互依赖性。
- 临床医师参与社区联盟,可为社区一体化和以患者为中心的卫生保健服务的扩展、有效性和可持续性,提供越来越多的机会。

125.1 介绍

创建健康的社区支持环境至关重要,例如支持体力活动和保障居民良好营养摄入,这些改变可以减少日益增多的与肥胖相关的不健康行为,防止可预防性慢性疾病(如心脏病、糖尿病、关节炎和某些癌症)的发生或发展[1-4]。要有效改变慢性疾病相关行为,必须处理好个人和文化因素以及更广泛的社会和环境条件。换句话说,个人生活的环境需要改变,以促进而不是阻碍健康行为[5]。社会生态学框架多个层次的干预措施,也更有可能成功地减缓和扭转慢性疾病的流行,因为它们可以造福于环境中的所有人,而不是专注于改善个体的健康状况。人们广泛认识到,促进健康行为的相关政策、系统和环境改变的必要性[3,6-13]。在过去几年中,我们也越来越清楚地认识到,公共卫生和医疗保健系统这些上游的变化,可以收获生命和成本节约效益,应该加以利用和维持。

要改变环境和政策,解决健康的社会决定因素,重要的是要采用基于社区自身力量的方法,承认个人、其社会网络、社区结构、规范、文化、历史和价值观的相互依赖性[14-16]。由于这些多层次、多机构、跨学科变化的重要性,联邦、州和非政府的许多机构呼吁发展战略联盟(即伙伴关系、联盟、基于资产的社区建设),以促进健康饮食和积极的生活方式。

临床医师在倡导健康行为和环境的战略联盟中扮演着关键角色,并且越来越多的医师认识到,实施生活方式医学,促进健康饮食和积极的生活方式,是一种职业责任。在临床环境中,大多数医师将他们的时间和精力集中在个人和社会或家庭层面的因素上,以保证患者的健康。这可能包括检查、咨询、转诊和其他临床资源(如营养学家、理疗师等)。虽然这些传统的临床角色对患者的护理至关重要,但许多医师发现,他们希望在解决影响患者健康的其他方面发挥作用,包括但不限于就业状况、识字率、食品安全、住房条件、医疗保健服务和交通。与此同时,职业期望和工作范畴正在发生变化,医师的重要责任变成了走出诊所,倡导健康(图125-1-1)[17,18]。

在当今社会,医师被视为天然的领导者。他们在人民生活中发挥着值得信赖的作用,他们的专业知识和领导能力,有助于加强地方、州、国家和国际战略联盟的工作,寻求创造社会变革,确保满足社区的最基本需求。要做到这一点,医师必须了解他们在社区工作战略联盟中的作用和特点并且能够发展成功的伙伴关系,以便在多个层面上推动环境和政策变化,从而提高整个社区以及个人的健康水平(图125-1-2)。

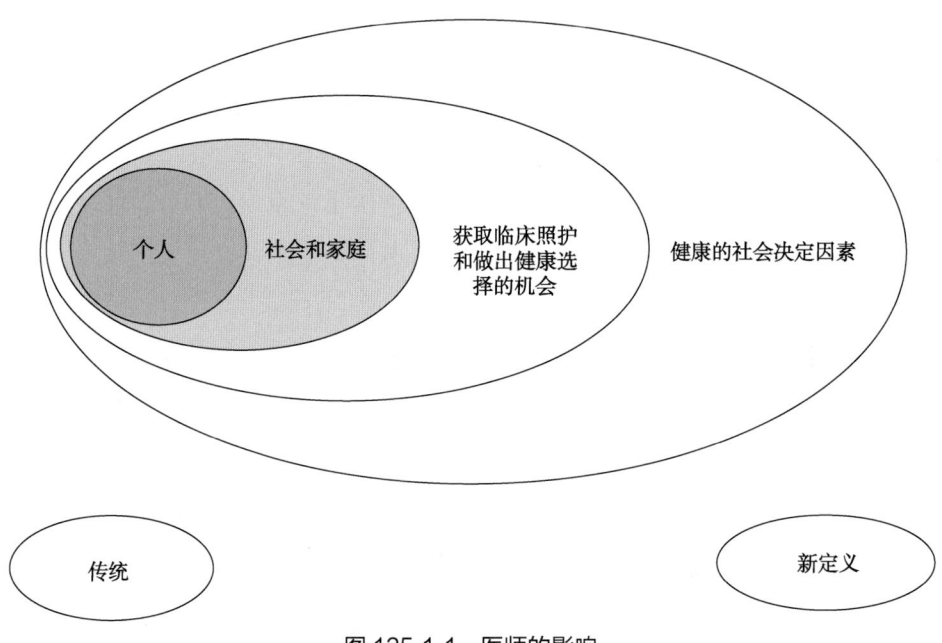

图 125-1-1 医师的影响

125.1.1 战略联盟

将来自不同学科、社会机构和不同背景的组织和社区成员聚集在一起,是促进社区健康膳食和积极生活的必要条件,由此形成的团体被称为战略联盟或多维伙伴关系。每个群体可能会经历不同的发展阶段:从最初的对话、定期会议、组织结构、伙伴关系能力、使命和愿景、行动计划、实施、评估,直至最终的可持续性和维持。随着时间的推移,信任可以在团队中得到强化;另一方面,合作的水平也会逐渐提高,并变得更有成效。合作的第1个层次可能包括分享信息和转诊(例如,在诊所和社区项目之间)。第2个层次可能是与每个伙伴

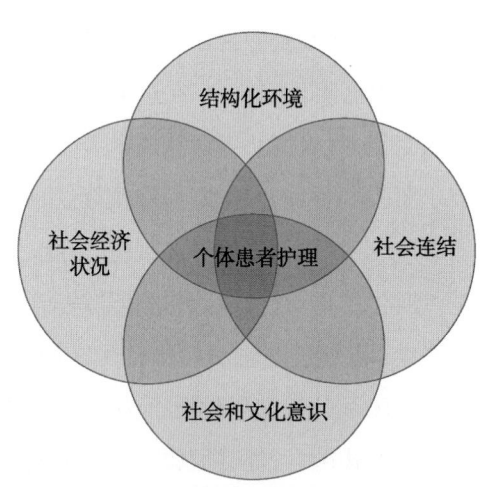

图 125-1-2 健康的社会和环境决定因素如何与个体患者治疗互相影响

共同确定一个目标,为这个共同目标单独行动(例如,通过写信鼓励学生在学校活动中选择健康行为)。第3个层次可能是为一个共同目标贡献或交换资源(如费用、空间、设备或人员)。最后一个通常也是最困难的层次是在政策、系统和环境(policy system and environmental, PSE)上协作进行计划、资助、实施和评估[19,20]。这些多层次的伙伴关系涉及面很广。与社区成员(即学校教师、退休护士、父母等)合

作,可以确保目标和活动在社区内具有文化相关性和可行性。此外,拥有来自多方面(如交通、民选官员、学校、企业、土地利用规划等)的合作伙伴,可以帮助一个团队驾驭独特的系统和流程,翻译专业术语。作为一个持续性项目,合作伙伴应共同努力,响应项目的要求,响应增加信息、资源、通信、社区投入和服务利用以改善健康结果的要求[21-23]。

125.1.2　行动上的伙伴关系

医师和初级保健服务人员加入社区伙伴关系来处理健康问题,可以是一种双赢局面。首先,医师在美国的多元文化中均具有较高的职业威望,伙伴关系也将因此受益。在社区中的长期地位和他们与患者建立的信任,使他们赢得了额外的尊重。因此,医师的声誉可能会增加联盟事业的可信度。一些患者正在治疗生活方式相关的疾病,而医师与他们的日常互动提供了一个独特的视角。医师看到这么多的相关案例,就知道这背后有更深层次的结构在起作用,这经常会激励医师的倡导并增强其他作为伙伴的承诺。

医师还受益于以社区为基础的伙伴关系,去努力改变政策和环境,以增加居民获得日常体力活动和健康膳食的机会。它们有助于扩大医师在地方、地区和国家各级倡导患者健康的能力。如果不是降低了许多认寻求保健的壁垒,那他们只能在病情严重的时候才能对症治疗。如果人们没有安全的场所,就要求他们进行运动,或者在附近没有超市出售新鲜、价格适中的农产品的情况下,让他们养成健康饮食习惯,这可能会适得其反。提供有利于健康的社区环境有助于提高医师健康行为咨询的有效性,并可能因施行积极的生活方式,从而减少患者的就诊频次。

社区合作伙伴也受益于基于社区的参与性研究。在医师和社区合作伙伴之间建立起信任和融洽关系之后,社区就能够作为利益相关者分享关键细节,帮助研究人员制订针对特定社区的计划。社区成员在参与解决其社区的健康问题方面有积极的声音和立场,与社区一起解决社区保健问题,可确保社区在研究过程中自始至终都有坚定的声音。

在全国各地,有许多实践者参与社区联盟的例子。接下来文中的例子描述了是什么促使实践者实施这些项目,他们是如何参与的,这种参与的益处,以及这些行动的进度。

125.1.3　西弗吉尼亚州查尔斯顿

西弗吉尼亚州查尔斯顿阿巴拉契亚社区的居民,面临着健康生活方式上的重大阻碍。脂肪含量高的饮食和久坐不动的生活方式在当地很普遍,加上许多居民很难获得健康食品和活动场所,导致了明显的肥胖和健康状况不佳,而高贫困率的存在更是雪上加霜。事实上,没有一个低收入社区有安全的公园,也没有足够的商店出售人们负担得起的健康食品。许多地区人行道已经不复存在,或者年久失修。然而,最近伴随城市住房和社区设施改造的努力,出现了强大的社团组织。此外,一项名为健康儿童之钥(keys 4 healthy kids, K4HK)的新倡议正在努力减少查尔斯顿儿童,尤其是高危儿童的患病风险。K4HK得到了一个强有力的支持伙伴——卡纳社区健康改善联盟(Kanawha Coalition for Community Health Improvement)。合作伙伴包括医疗卫生服务提供者、非营利性组织以及地方和区域性机构。该项目的负责人是杰米·杰弗里(Jamie Jeffrey)医师,他是当地的儿科医师,也是查尔斯顿地区医疗中心(Charleston Area Medical Center)的妇女儿童医院(Women and Children Hospital)儿童医学中心和健康儿童体重管理项目(Children's Medicine Center and Healthy Children Pediatric Weight Management Program)的医疗主任。

杰弗里一直将儿童肥胖作为一种诊断,直到她意识到由于家庭、社区和学校环境的障碍,患者无法实现与健康有关的目标。例如,年轻人告诉她,他们学校的午餐沙拉中只有土豆沙拉和通心粉沙拉。家长们支持孩子们长时间玩电子游戏和看电视,家长创造的安全社会环境是让孩子们安全地待在家里,而不是去处理他们社区的犯罪和暴力威胁。在杰弗里的领导下,查尔斯顿正在研究政策和环境变化战略,以增加获得健康食品和体力活动的机会。K4HK 的重点是儿童营养和体力活动政策和实践,发展社区公园基础设施和联合使用协议,即 2 个政府实体(通常是一所学校和一个城市或县)之间关于共享公共财产或设施条款和条件的正式协议。

作为儿科医师,杰弗里为 K4HK 带来了信誉,并为合作伙伴关系的学科多样性做出了贡献。她还参与了国家与地区级的研究,并担任媒体发言人。此外,她参与社区外展活动,使她了解她的患者和家庭所面临的困难,在查尔斯顿过一种健康和积极的生活是多么困难,特别是对低收入家庭。她认为减少儿童肥胖的唯一方法,是在这些不同环境的慢性疾病护理模式下进行治疗。

截至 2017 年,杰弗里博士仍然担任医疗主任,听取社区合作伙伴的意见。这些意见的来源包括孩子、父母和利益相关者,成功的关键是使他们对关于儿童的倡议感兴趣。她提倡儿童和家庭在冬季做好准备,在家里进行体力活动。在学校取得成功的 2 项主要举措集中在早期儿童保育领域。查尔斯顿当地教育委员会颁布了教育法令 25-10 号,规定学生在校期间有权进行 30min 的体力活动。重点关注儿童早期大脑发育,帮助儿童在生命早期形成良好的饮食习惯。杰弗里博士和社区合作伙伴有意合作解决儿童肥胖问题,提出了 "5210 活动",儿童每天应该吃 5 份或更多的水果和蔬菜,每天 2h 或更少的观看屏幕时间,每天 1h 或更多的运动,不喝含糖饮料。

125.2　新墨西哥州古巴村

在新墨西哥州古巴村,人们获得新鲜水果和蔬菜的途径有限,也没有地方可以散步和玩耍。在方圆 56km 内居住的近 8 000 名居民中,超过 2/3 是西班牙语裔或印第安人。几乎没有哪条道路设置安全的人行道,美国 550 号高速公路甚至连一个 "停止" 标志都没有。走进古巴联盟和一个地方 501(c)3 非营利性组织 Nacimiento 社区基金会,正在努力改变这一局面。该联盟包括联邦和州机构(林业、公园和土地管理、交通和卫生)、新墨西哥大学预防研究中心以及当地合作伙伴,如古巴村、桑多瓦尔县、古巴学区和许多公民志愿者。一位长期工作、半退休的当地医师 Richard Kozoll 博士,领导了这个团体的发展。他拥有家庭和预防医学的双重专业,并试图在社区层面解决临床问题的根源,作为诊所治疗疾病的补充。此外,在这样一个小型的农村社区,他知道当地和外部合作伙伴是实现变革的必要条件。

Kozoll 利用多年来获得的关系,将合作伙伴联合当地非营利性组织。该基金会获得了各种小额赠款,以改善步道和绿道,并开展更大规模的努力,增加积极的生活方式和健康的饮食。走进古巴村的愿景是创造一个更绿色、更健康、更适合步行的社区,让人们有机会在周围风景优美的联邦土地上步行和徒步旅行。该倡议基于疾病控制与预防中心关于改善社区公共卫生的循证建议。他们正在实施的策略包括改善建筑环境,增加对自然环境的可及性(包括连接大陆分水岭国家风景步道),为步行和徒步旅行提供社会支持,并提供决策点提示(point-of-decision prompts)。

相关举措正在通过多年的罗伯特·伍德·约翰逊基金会健康儿童、健康社区赠款(Robert Wood Johnson Foundation Healthy Kids, Healthy Communities Grant)进行。与此相关的策略包括:扩大社区公园,使其将青少年的活动项目纳入;增加干旱和偏远地区获得新鲜健康食品的机会;增加儿童安全游戏空间的数量;使村庄道路更加便于步行,尤其是550号公路沿线,这条公路是古巴村的四车道主干道;以及为孩子们确定更安全、更健康的步行上学方式。

作为当地医师,Kozol已成为一名推动变革有效的支持者与倡导者。许多居民找他看过病,多年来,乡村环境使得他们之间的关系很牢固。他理解社区预防服务的必要性,是一个可信的代言人。在该地区唯一的诊所网络中,糖尿病病例超过500例,当他在解释为什么需要进行环境改变时,他向政策制定者展示了这个数字。作为一名长期行医的医师和为改善社区健康状况而不懈努力的领导者,他赢得了尊重,增强了其建议的影响力,帮助他为这一事业争取资源。他最近获得了一笔私人土地的捐赠,这对连接城镇与国家森林最近的角落至关重要。他还获得了合作伙伴的帮助,修建了一条新的步道。通过联盟和基金会,Kozoll将自己作为初级保健提供者的触角远远延伸到了诊室之外。

2017年,走进古巴村行动为人们提供了多种参与方式。它促进了步行和徒步路线作为休闲方式的使用。他们的网站(https://www.stepintocuba.org/)为感兴趣的人提供了许多资源。步行者和徒步旅行者可以获得一个"护照",这是一个在古巴村的徒步指南。人们被鼓励拍照,并在标签上分享这些照片。他们还开发了一款名为VIVA connections: Trails Across New Mexico的移动应用程序,帮助步行者/徒步旅行者找到路径和小道。这款应用还提供了停车、方向、徒步距离、徒步地图、难度等级、步道路况信息、是否适合遛狗等信息,并能够在社交媒体上分享你的步行/徒步。将技术融入该框架,有助于向社区成员和访问该地区的人传播有关资源的信息。古巴村仍在为人们拓展进行体力活动的更多场所,并通过社区内外的伙伴关系,使得在整个社区都有机会进行体力活动。研究者将会使用定性和定量研究方法用于评估这些项目,并与社区分享,以确保有最大影响的循证实践。

125.2.1 俄勒冈州波特兰市

Minot Cleveland博士是美国俄勒冈州波特兰市遗产健康公司(Legacy Health)负责员工健康和综合休假的医疗主管,在20世纪90年代初学校削减预算期间,他一直在努力挽救孩子们的体育教育项目。Cleveland和其他家长在当地学校董事会上承认,但没有成功。俄勒冈州教育部门告诉他们,是由州议员制订定课程和资金政策。这群人没有被困难吓倒,而是继续寻求帮助。Cleveland长期担任美国心脏协会(American Heart Association)的志愿者,招募小组成员并成立了日益壮大的全体儿童体育教育(Physical Education for All Kids, PEAK)联盟,该联盟提倡全州范围的体育教育标准。虽然这个小组再次失败,但目标比以前更坚定了。

俄勒冈州议会每 2 年召开一次会议,因此 PEAK 花时间努力加强他们的联盟和策略。他们招募了更多的非营利组织,如美国糖尿病协会(American Diabetes Association)、俄勒冈医疗协会(Oregon Medical Association)和俄勒冈体育管理局(Oregon Sports Authority)。他们还扩大了公民志愿者基地。额外的合作伙伴带来了更多的工作人员,在 1997 年,PEAK 说服立法者通过了一项法案,以提高全州的体育教育标准。10 年后,另一项法案规定了体育教学每周所要求的最低分钟数,其中 100 万美元用于在全州范围内追踪分钟数,并支持体育教学培训。2010 年,由于波特兰学区(该州最大的学区)提议取消所有小学和中学的体育专家,该联盟又回到了起点,并再次在当地动员起来。PEAK 号召拯救波特兰体育。耐克(Nike)、俄勒冈公共卫生研究所(Oregon Public Health Institute)和波特兰开拓者等企业和实体通过社交媒体和付费广告加大了宣传力度。在公民强烈的呼声下,他们大大削减了成本,并与联邦立法者合作,以获得支持体育教育的联邦激励资金。虽然一些立法者对出庭作证的体育专业人士反应不佳,认为他们只是想保住自己的工作。但作为一名医师,Cleveland 在向重视医学界意见的立法者讲话时起到了帮助作用。Cleveland 提出了关于体育教育的价值和预防疾病的重要性的相关数据,把事情与医疗保健成本和其他价值联系起来。他还提醒人们,这是一个社会公正的问题,因为最弱势的学生得到的体育课最少。虽然这显然是一项集体努力,Cleveland 相信政策工作是他作为一名医师所做的最重要的事情之一。作为一名急诊科医师,他认为自己并未在工作中解决了导致患者前往急诊的更深层次问题。作为体育教育的倡导者,他可以帮助确保成千上万的儿童有机会保持健康,并有能力为生活做好准备。PEAK 联盟至今仍然活跃,致力于改善俄勒冈州学校的体育教育和健康。要查看他们最近的工作,可以访问网站 https://www.peforallkids.org/。

125.2.2　伊利诺伊州芝加哥市

在芝加哥,医师在降低儿童肥胖联盟(Consortium to Lower Obesity in Chicago Children,CLOCC,www.clocc.net)的成功运作中发挥了关键作用。自 2002 年底正式成立以来,CLOCC 联盟一直被公认为美国最大、最有效的关注肥胖问题的战略联盟之一。2 位医师的工作是 CLOCC 成功的根源。Katherine Kaufer Christoffel 博士在当地一个基金会(奥索斯普拉格纪念研究所)的支持下成立了 CLOCC 中心,并在儿童纪念医院内建立该联盟的办事处。几个月后,Matt Longjohn 博士成为 CLOCC 公司的创始执行董事。这 2 名倡导者共同努力建立了一个联盟,最终吸引了数十名处于医学教育和实践多个阶段的医师(即医科学生、住院医师、私人和学术实践人员、临床研究人员)。因此,许多由 CLOCC 中心赞助的项目和研究都着重通过让医师参与公共教育、社区网络和宣传活动,来提高临床干预的质量和连通性。这一大型合作关系行动的有效性是显而易见的,它建立在将医师和医疗提供者与芝加哥的所有其他部门联合之上,以防止儿童肥胖。自 2002 年以来,来自 1 200 多个组织的 3 000 多人参与了 CLOCC 中心的工作。联合会的合作伙伴,通常是医师领导者,在那段时间里策划了城市和州层面的政策和环境变化的许多工作。大量以社区为基础的研究、能力建设和社区组织,也因为 CLOCC 中心的努力而得到了资助。在仅仅 1 年的工作(2004—2005 年)中,CLOCC 组织了州一级的倡议工作,在伊利诺伊州设计并倡导了 5 项新法律。在过去的 14 年里,CLOCC 中心已经促进了芝加哥市的儿童肥胖跨部门工作小组的工作。

2010年,美国疾病预防控制中心(Centers for Disease Control and Prevention)为该市为期2年、耗资500万美元的社区预防工作行动(communities put prevention to work)项目提供了信托代理。最近,CLOCC中心发布了第2项政策议程,确定了2020年之前的政策重点。这些优先事项涉及预防肥胖、儿童服务机构、获得健康食品、体力活动和临床护理的资源分配问题。作为一个团体,参与CLOCC的医师一直在为芝加哥控制儿童肥胖而努力发声。

125.2.3 充分利用医师的参与

正如前面提到的这些例子所表明的,医师可以在一定范围内参与战略联盟,以有效地将其临床工作(和患者)与宣传和促进健康的资源联系起来。为了最有效地与基于社区的战略联盟合作,就要了解有助于战略联盟成功的关键特征[22-27]。这包括联盟结构和功能的组成部分(团队流程和每个合作伙伴为团队带来的独特优势),以及他们开展工作的方式(行动计划、实施和评估)。

125.2.4 团体过程

在团体过程方面,伙伴关系发展的共同使命和愿景是很重要的。团队需要具有正式明确角色、职责的领导,以及明确的解决问题、决策制订和冲突管理部门。为了达到最有效的结果,这种伙伴关系应该包括来自不同部门、人种/民族背景和地理区域/社区的各种组织。任何可能受到合伙企业活动影响的团体都应该在谈判桌上占有一席之地。合作伙伴应该问自己"谁不在谈判桌上?"随着新的合作伙伴的加入,需要有相应的流程来分享团队决策、解决问题和冲突管理策略,以减少混乱,增加透明度。会议应该有一个议程,有机会回顾前几次会议的记录,并留出提问和讨论的时间。会议之间的沟通应反映小组在沟通频率和沟通方法方面的愿望(如电子邮件、电话)。根据协作的级别,可能需要分配资源,以确保联盟能够得到适当的管理。

在行动规划、实施和评估方面,重要的是联盟伙伴彻底评估要解决的问题,并对评估的影响形成共识。在这个基础上,可以制订、执行和评估一个行动计划。这可能涉及每一位联盟成员,或者可能需要聘用具有客观视角的新员工或顾问。活动的类型可能包括月度会议、制订新举措,以制定政策或环境变化的任何内容。选择的活动应反映联盟的发展阶段,最好从小处着手,在计划大型的跨组织活动之前,将重点放在信息共享和每个组织可以做出的贡献上。医师应该注意,在任何正式的干预实施之前,有些初步策略可能需要数月或1年以上的规划。虽然前期可能有时间限制,但研究过程所带来的好处远远超过了延迟带来的弊端。由于非营利性健康系统每3年进行一次社区健康需求评估的要求,医师可以在组织内部和社区外部协调评估和规划工作中发挥作用[28]。

125.3 挑战

当然,战略联盟面临着许多挑战。联盟必须考虑可能阻碍成功的背景和结构性因素[29]。例如,历史上建立市政机构的方式可能对区域政策的改变造成挑战。同样,与员工或供应商签订的现有学区合同可能会有阻碍政策或环境变化实施的限制。此外,经济和人种差异可能会阻碍政策的真正包容性。记住这些属性和挑战,人们可以从许多地方开始参与政策、系统和环境(PSE)改变工作,以改善获得健康饮食和积极生活的渠道。

125.3.1 宣传,从居家开始

当医师和初级保健提供者将社区视为其患者健康平衡的一部分,并希望扩大其范围时,第一步是评估诊所的直接环境。在倡导与社区共同营造一个更健康的环境时,考虑如何表现出一致性、真实性和透明度。是否有制度规定将软饮料从候诊室中移除?体力活动和健康饮食有哪些重要性?是否可以使用适合该社区的语言和文化水平的材料与患者分享?这些资讯是否容易获得(可能是由当地合作伙伴生产的)?在社区中哪里可以运动和购买新鲜水果和蔬菜?在医疗机构中是否有一项政策将肥胖和慢性疾病预防作为工作的一部分?

自《平价医疗法案》(*Affordable Care Act*)通过以来,已经实施了一系列临床医疗质量激励措施,这些措施可以通过临床与社区的联系来推进,并用于有利于临床医师、患者和卫生保健管理者的系统改革。例如,糖尿病预防计划等节省生命和成本的社区预防服务,现在由联邦医疗保险覆盖,但如果没有社区伙伴关系,就会更加昂贵和难以维持。在开展内部宣传以建立和维持社区综合保健工作方面,临床医师的地位独特。

125.3.2 了解周边环境

初级保健提供者,特别是服务于低收入社区和医疗服务差距很大地区的初级保健提供者,每天都面临着恶劣环境的影响。然而,医师们不太可能完全了解这些环境的具体性质。而了解患者的居住环境状况,可更好地理解哪些健康决定因素与实践领域相关。通过解决社区内有关健康的社会和环境决定因素,医师可以增加他们对人口和患者健康的影响。询问客户在哪里买水果和蔬菜,他们的孩子在哪里玩耍,他们怎么去上班等情况,对医师可能会有所帮助。更直接的好处是,医师可以通过环顾社区,亲身体验患者所居环境。例如,从学校步行到公园,可以立即了解到安全问题、危险的交通,以及街道两旁满满的不健康食品零售。

在认识到社区参与的重要性后,像斯坦福大学医学院这样排名靠前的医学院已经建立了完全专注于社区健康的中心。其他医学院也在培训住院医师,帮助他们了解健康的社会决定因素。例如,位于迈阿密的佛罗里达国际大学医学院(Florida International University's College of Medicine)通过一项基于社区的医学课程,将每个医科学生与迈阿密地区的一个社区以及该社区的一个家庭配对。他们的目标是改善家庭健康和社区生活质量[30]。

125.3.3 支持合作

社区参与是多学科伙伴关系工作的一个重要组成部分,即使你不是项目的领军人物,但也有很多

倡导改变的机会。在公开会议上,有一个值得信任的权威声音来支持团队的愿景和目标,或者分享建立变革理由的相关数据和经验,是很有帮助的。在地方、区域和州一级的决策者面前作证,也是参与的有力途径。医师可以与医院管理者、健康保险公司和诊所讨论他们自己的政策,并在寻求他们对社区的支持、合作等方面,发挥出自身在医疗界的潜在作用。作为一种支持性合作关系或/和鼓励行为改变的方式,医师可能会将患者转诊到社区资源或社区项目中。此外,联盟往往需要向社区成员传播信息,需要实物或财政支持、评估援助或与医师和相关机构的实力相一致的其他支持。

125.3.4 引导社区变革

一些医师会在引导社区变革的政策、系统和环境变化工作中起带头作用。强大的现有联系,可以逐渐发展成一种深厚的伙伴关系。有了强有力的合作伙伴,医师就不必为此牵扯太多的精力,可以帮助社区组织起来,并成为值得信赖的发言人。借助机构支持和其他社区领导人,有助于分解负担,并确保在处理一个社区的复杂健康问题时,能充分利用所有伙伴的优势。

125.4 总结

医师可以通过战略联盟发挥关键作用,调整可持续的环境和政策变化,以提升患者健康,促进社会和谐。此外,越来越多的人认识到,这种参与是一种职业责任,发展社区综合卫生系统的工作,也明显推进了正在迅速经历一系列转变的卫生保健系统的"四重底线"目标。人们可以通过不同的角色和层次来参与其中。不管扮演什么角色,了解如何构建联盟才能最有效地实现其目标。医师的支持(通过参与和/或领导),可以大大增强战略联盟成功的机会,他们所在社区的工作也可以扩大医师倡导患者群体健康的能力,并提高医师就健康行为提供咨询的有效性。

临床应用

行动	工具	评论
建立战略联盟的第一步是在自己的诊所或与社区倡导更健康的环境时表现出一致性、真实性和透明度。	- 制度化政策(即修改政策,将软饮料从候诊室移走)。 - 提供强调体力活动和食用更健康食品的重要性的材料供居民取阅。 - 社区合作伙伴可以提供帮助!它们包括但不限于学校、社区协会、诊所、当地卫生机构和非营利性组织。	当致力于建设更健康的社区,医师和临床医师应首先评估诊所或影响实践的环境。
医师和临床医师应该解决他们所服务的社区内健康的社会和环境决定因素,以便增加他们对人口和患者健康的影响。	- 询问客户他们在哪里购买水果和蔬菜,他们的孩子在哪里玩耍,他们如何上班。 - 走遍社区,亲身体验环境。	医师不太可能完全了解他们服务的社区的具体性质。

续表

行动	工具	评论
作为一个公民个体,应成为一个积极的社区成员。	- 公开会议。 - 为决策者提供证词。 - 向患者介绍社区资源或项目。	社区参与是多学科合作伙伴关系工作的一个重要组成部分

(Risa Wilkerson, MA, Elizabeth A. Baker, PhD, MPH, Matt M. Longjohn, MD MPH, Shewanee D. Howard-Baptiste, PhD, Kara C. Hamilton, PhD, and Kori Hahn, BS, MS 著

田向阳 译 洪云 校)

参考文献

1. Brownson, R. et al., Environmental and policy interventions to control tobacco use and prevent cardiovascular disease. *Health Education Quarterly*, 1995, **22**(4): 478–498.
2. Brownson, R.C., D. Haire-Joshu, and D.A. Luke, Shaping the context of health: A review of environmental and policy approaches in the prevention of chronic diseases. *Annual Review of Public Health*, 2006, **27**: 341–370.
3. Glanz, K. et al., Environmental and policy approaches to cardiovascular disease prevention through nutrition: Opportunities for state and local action. *Health Education Quarterly*, 1995, **22**(4): 512–527.
4. King, A., R. Jeffery, and F. Fridinger, Environmental and policyapproaches to cardiovascular disease prevention through physical activity: Issues and opportunities. *Health Education Quarterly*, 1998, **22**(4): 499–511.
5. Frieden, T., A framework for public health action: The health impact pyramid. *American Journal of Public Health*, 2010, **100**(4): 590–595.
6. French, S., M. Story, and R. Jeffery, Environmental influences on eating and physical activity. *Annual Review of Public Health*, 2001, **22**: 309–335.
7. Glanz, K. et al., Healthy nutrition environments: Concepts and measures. *American Journal of Health Promotion*, 2005, **19**: 330–333.
8. Jeffery, R. and S. French, Epidemic obesity in the United States: Are fast foods and television viewing contributing? *American Journal of Public Health*, 1998, **88**: 277–280.
9. Kamphuis, C. et al., Environmental determinants of fruit and vegetable consumption among adults: A systematic review. *British Journal of Nutrition*, 2006, **96**(4): 620–635.
10. Raine, K., Determinants of healthy eating in Canada: An overview and synthesis. *Canadian Journal of Public Health*, 2005, **96**(Suppl 3): S8–S14.
11. Story, M. et al., Creating healthy food and eating environments: Policy and environmental approaches. *Annual Review of Public Health*, 2008, **29**: 253–272.
12. Swinburn, B., G. Egger, and F. Raza, Dissecting obesogenic environments: The development and application of a framework for identifying and prioritizing environmental interventions for obesity. *Preventive Medicine*, 1999, **29**: 563–570.
13. Taylor, W. et al., Environmental justice: Obesity, physical activity, and healthy eating. *Journal of Physical Activity and Health*, 2006, 3(Suppl 1): S30–S54.
14. Auslander, W. et al., Community organization to reduce the risk of non-insulin dependent diabetes among low-income African American women. *Ethnicity and Health*, 1997, **2**: 176–184.
15. Hankock, T., People, partnerships and human progress: Building community capital. *Health Promotion International*, 2001, 16(3): 275–280.
16. Harnack, L. et al., Association of cancer prevention-related nutrition knowledge, beliefs and attitudes to cancer prevention and dietary behavior. *Journal of the American Dietetic Association*, 1997, 97: 957–965.
17. Compton, M. et al., Physicians as citizens. *Journal of the American Medical Association*, 2004, **291**(17): 2076.
18. Gruen, R., S. Pearson, and T. Brennan, Physician citizens—Public roles and professional obligations. *Journal of the American Medical Association*, 2004, **291**: 94–98.
19. Alter, C. and J. Hage, *Organizations Working Together*. 1993, Newbury Park, CA: Sage Publications.
20. Florin, P., R. Mitchell, and J. Stevenson, Identifying training and technical assistance needs in community coalitions: A developmental approach. *Health Education Research: Theory & Practice*, 1993, **8**: 417–432.
21. Green, L., M. Daniel, and L. Novick, Partnerships and coalitions for community-based research. *Public Health Reports*, 2001, **116**: 20–31.
22. Israel, B. et al., Review of community-based research: Assessing partnership approaches to improve public health. *Annual Review of Public Health*, 1998, **189**: 173–202.
23. Roussos, S. and S. Fawcett, A review of collaborative partnerships as a strategy for improving community health. *Annual Review of Public Health*, 2000, **21**: 369–402.
24. Barnidge, E. et al., Tools for building clinic-community partnerships to support chronic disease control and prevention. *Diabetes Educator*, 2010, **36**(2): 190–201.
25. Butterfoss, F. and V. Francisco, Evaluating community partnerships and coalitions with practitioners in mind. *Health Promotion Practice*, 2004, 5(2): 108–114.
26. Granner, M. and P. Sharpe, Evaluating community coalition characteristics and functioning: A summary of measurement tools. *Health Education Research: Theory & Practice*, 2004, **19**: 514–532.
27. Schulz, A., B. Israel, and P. Lantz, Instrument for evaluating dimensions of group dynamics within community-based participatory research partnerships. *Evaluation and Program Planning*, 2003, **26**: 249–262.
28. Pennel, C.L., K.R. McLeroy, J. N., Burdine, and D. Matarrita-Cascante, Nonprofit hospitals' approach to community health needs assessment. *American journal of public health*, 2015, **105**(3): e103–13.
29. Wallerstein, N. et al., What predicts outcomes in community based research? In *CBPR for Health: From Process to Outcomes*, 2nd edn, M.A. Wallerstein, ed. 2008, San Francisco, CA: Jossey-Bass.
30. http://www.npr.org/2011/01/05/131700669/new-medical-school-model-adopt-a-family-to-treat

第 126 章 | 肥胖与健康

目录

要点／1794

126.1 前言／1794

126.2 超重和肥胖的定义／1795
126.2.1 成人／1795
126.2.2 儿童和青少年／1795

126.3 肥胖对健康的影响／1797
126.3.1 脂肪细胞的作用／1797

126.4 成人肥胖对健康的影响／1797
126.4.1 肥胖与糖尿病／1797
126.4.2 肥胖与心脏病／1798
126.4.3 肥胖与癌症／1798
126.4.4 肥胖和代谢综合征／1798
126.4.5 肥胖与关节炎／1798
126.4.6 肥胖和其他疾病／1799

126.5 肥胖的经济影响／1800

126.6 对公共卫生的影响／1800

126.7 公共政策和环境战略／1802
126.7.1 寻找解决方案／1802
126.7.2 食品环境／1803
126.7.3 体力活动／1804
126.7.4 遗传／1804
126.7.5 弥合能量差距／1805
126.7.6 小步法／1805

126.8 保健专业人员参与的必要性／1805

126.9 总结／1805

临床应用／1806

参考文献／1806

要 点

- 肥胖是一种世界性流行病(目前全世界有超过 6.4 亿人肥胖)。
- 肥胖是一种与多种其他慢性疾病相关的疾病,包括心血管疾病(CVD)、糖尿病、代谢综合征和非酒精性脂肪性肝病。
- 肥胖是心血管疾病的独立危险因素。
- 儿童肥胖往往会持续到成年,并与各种代谢性疾病的风险增加有关。
- 看医师是了解体重和为超重或肥胖的人提供咨询的理想机会。
- 脂肪细胞代谢非常活跃,通常会导致与肥胖相关的潜在炎症。
- 除了健康问题外,肥胖还对个人和整个社会造成多重不利的经济后果。

肥胖流行病是一个巨大的全球健康问题,既影响到发达国家,也影响到不发达国家,不同性别和人种[1-4]。正如本书其他章节以及本章后面所讨论的,肥胖通常是利用体质量指数(BMI)标准来定义的。根据美国国家心、肺和血液研究所(National Heart Lung and Blood Institute)的标准,成人的健康 BMI 范围是 19~24.9kg/m^2,超重为 25~29.9kg/m^2,肥胖为大于 30kg/m^2。以任何标准衡量,肥胖症都已经达到了全球流行病的程度。以美国为例,目前成年男性肥胖率为 32.2%,成年女性肥胖率为 35.5%[5]。在欧洲国家,肥胖人口占总人口的 20%~30%,法属波利尼西亚、澳大利亚和南美洲的比例更高。2014 年,估计有 6.4 亿成人肥胖(自 1975 年以来增加了 6 倍)。此外,2013 年有 1.1 亿儿童和成人肥胖(自 1980 年以来增加了 2 倍)[6]。此外,全球估计有 9.5 亿成人超重(BMI 为 25.0~29.9kg/m^2)。2013 年,全球估计有 450 万人死于超重和肥胖[7]。世界卫生组织(WHO)估计,如果目前的趋势继续下去,到 2030 年,全世界将有 15 亿的肥胖人口[6]。

126.1 前言

据美国最近的估计,36.5% 的成人中,超过 6 600 万人肥胖(3 000 万男性和 3 600 万女性),另外 7 400 万人(4 200 万男性和 3 200 万女性)超重。肥胖症的患病率在过去 30 年里惊人地增长了 40%[8]。尽管美国的肥胖人口增长速度在过去 2 年中似乎已趋于平稳,但这些数据仍发人深思,并对健康产生了巨大的影响。此外,重度肥胖(BMI>40kg/m^2)和极重度肥胖(BMI>50kg/m^2)的患病率在这段时间内不成比例地迅速增长[9]。肥胖本身不仅会带来不良的健康后果,而且还与多种其他代谢异常密切相关。例如,肥胖与美国的"头号杀手"心血管疾病(CVD)有着密切且独立的联系[10,11]。

此外,肥胖还与一系列心血管疾病的危险因素相关,包括高血压、血脂异常、糖尿病、缺乏运动和营养不良[12,13]。据估计,80%~85% 的 2 型糖尿病与肥胖有关。超过 35% 的癌症与肥胖有关[14]。而且据预测,在未来 10 年内,肥胖将超过吸烟,成为与癌症相关的主要生活方式风险因素[15-17]。根据弗雷明汉心脏研究(Framingham Heart Study)的数据,超过 50% 的高血压与肥胖有关[18],大约 50% 的脂质异常与肥胖有关[19]。与肥胖密切相关的代谢综合征影响美国 25%~35% 的成人[20]。此外,35%~40% 的成人有糖耐量异常,这也是糖尿病的一个重要预测因素,与肥胖密切相关[21]。

肥胖是典型的生活方式疾病。很明显,肥胖是一个复杂的多因素问题,它是由众多的内部和外部因素造成的,这些因素影响着肥胖者。有人认为,在美国和大多数西方国家,我们生活在一个致肥环境中(有些人甚至称之为有毒),容易导致体重增加。除了与营养和体力活动相关的个人选择外,家庭、文化、社区、政府和世界粮食政策也对肥胖风险产生重大影响[22]。遗传基因影响显著,一些人比其他人更容易增重,尽管所有人种和两性都受到肥胖的影响,一些人种群体(如西班牙语裔和黑色人种女性)受影响更大。许多循证文献都强调,肥胖是一项紧迫的国家卫生任务。例如,《2015 年美国居民膳食指南》将肥胖列为美国面临的主要营养健康问题[22]。《2010 年健康人群指南》文件最初设定的目标是将肥胖率限制在不超过成人人口的 15%[23]。

而美国正在迅速偏离这一目标,而不是朝着这一目标前进。减少 15% 的成人肥胖患病率也被纳入《2020 年健康人群指南》中[24]。在所有这些背景下,当涉及成人和儿童肥胖的紧迫问题时,对医疗保健专业人员来说,无论是作为个体从业者还是作为社区领导人,都需要重视肥胖问题。

本章将总结一些已知的证据,将肥胖与不利的健康后果联系起来。还将简要讨论潜在的倡议和框架寻求解决方案。本章将以建议个人医疗保健专业人员参与帮助遏制肥胖的流行,特别强调健康饮食和积极生活一起作为能量平衡的关键组成部分。

126.2 超重和肥胖的定义

126.2.1 成人

成人的超重和肥胖通常用体质量指数(BMI)来定义,这是一种衡量体重与身高相关的指标,也与全身脂肪和健康状况相关。国家心、肺和血液研究所定义了健康成人的 BMI 为 19~24.9kg/m²,超重者 BMI 为 25~29.9kg/m²,肥胖者 BMI>30kg/m² 和重度肥胖者 BMI>40kg/m²[25]。值得注意的是,身体脂肪分布也是影响慢性疾病的风险因素[26-29],腹型肥胖尤其与糖尿病和心脏病风险密切相关。因此,腰围和腰臀比都被添加到一些指南中。

126.2.2 儿童和青少年

对 20 岁以下儿童和青少年采用了几种不同的标准来定义超重或肥胖。在 2000 年疾病控制与预防中心(CDC)增长图表中,使用术语"超重"一词来描述不同年龄段、不同性别的体质量指数(BMI)超过第 95 百分位的儿童和青少年[30]。CDC 将 BMI 在第 85 百分位到第 95 百分位之间的儿童和青少年使用"超重危险"一词。美国医学协会和其他组织建议改变这个术语,这样 BMI 值超过第 85 百分位的儿童和青少年就被归为"超重",超过第 95 百分位的就被归为"肥胖"[31]。

据报道,当孩子进入幼儿园(5~6岁)时,12.4%的孩子肥胖,14.9%的孩子超重。到八年级时,20.8%的学生肥胖,17.0%的学生超重。这些数据表明,5~14岁儿童和青少年的肥胖似乎更有可能发生在年龄更小的时候,特别是进入幼儿园已经超重的儿童[32]。在美国,与肥胖有关的流行病学数据几乎完全是基于从测量的身高和体重中得出的BMI。

CDC的国家健康统计中心通过美国国家健康和监测调查计划(NHANES),曾对儿童、青少年和成人的大量代表性样本进行了统计分析。NHANES包括对非裔美国人、墨西哥裔美国人以及其他群体进行过度采样,以提高对这些群体的估计。本章对美国肥胖率和趋势的描述是基于NHANES的数据。

在过去的30年里,美国超重和肥胖的比例急剧上升(图126-2-1)。在这段时间内,成人肥胖患病率增加了1倍多(从15%增加到33%),而儿童肥胖和超重患病率增加了2倍(从6%增加到19%)[5,8]。2010年的估计数据显示,有36.5%的成人肥胖,17%(1 250万)儿童和青少年肥胖[5,8](图126-2-2)。一些地区的肥胖人口比例要高得多,这可能是文化、环境和基因相互作用的结果。一个特别令人担忧的趋势是,20岁或以上的成人重度肥胖(3级,BMI>40kg/m^2)[8]比例在最近的7~8年已经从4.7%上升到5.7%,相当于多了大约200万的美国人属于极端肥胖类别[8]。

还有一些与超重和肥胖相关的人口统计学特征。年龄调整后的肥胖患病率,在老年组、女性组以及除白色人种外的人种/民族组中普遍较高。根据NHANES 2007—2008年的数据,大约35.5%的女性(16.0%的女性儿童和青少年)和32%的男性(18.2%的男性儿童和青少年)患有肥胖症。成年女性的肥胖概率高于男性,但儿童和青少年的肥胖概率与性别无关。墨西哥裔美国人和非西班牙语裔黑色人种的肥胖率高于白色人种。最极端的例子是女性,非西班牙语裔黑色人种女性的肥胖率,比成年白色人种女性高出24%(53.9%、30.2%)。年龄也导致了肥胖的增加,尤其是非西班牙语裔白色人种男性和西班牙语裔女性。例如,20~30岁的白色人种男性肥胖率为26.3%,而60岁以上的白色人种男性肥胖率为38.4%。

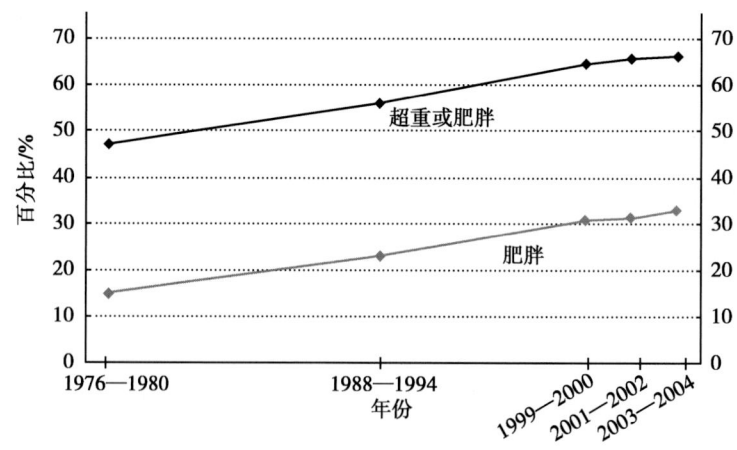

图126-2-1 20~74岁成人超重和肥胖趋势
注:资料来源于美国国家卫生统计中心。

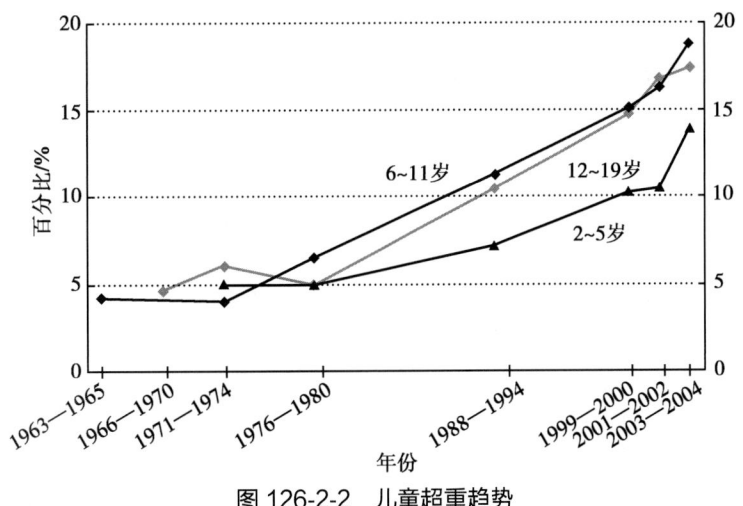

图 126-2-2　儿童超重趋势
注：资料来源于美国国家卫生统计中心。

126.3　肥胖对健康的影响

126.3.1　脂肪细胞的作用

从历史上看，脂肪细胞被认为是储存多余脂肪的主要部位。然而，过去20年的研究表明，脂肪细胞实际上是高度复杂的炎性内分泌和代谢细胞。因此，脂肪组织本质上可看作是一个复杂的内分泌器官，也是肿瘤坏死因子（TNF）、白细胞介素-6等炎症分子的强大来源[26,33-36]。脂肪细胞的这些复杂特性，可能是肥胖和慢性代谢疾病（如糖尿病、冠心病和代谢综合征）之间密切联系的基础。从代谢和炎症的角度来看，位于腹部的脂肪细胞显得特别复杂和活跃[26-29]。

126.4　成人肥胖对健康的影响

126.4.1　肥胖与糖尿病

据估计，9.3%的美国人（2 600万人）患有糖尿病，超过7 900万成人显示出糖尿病前期的迹象[37]。肥胖和2型糖尿病（T2DM）之间有明显的联系。与BMI正常对照组相比，BMI>35kg/m^{2}的男性患2型糖尿病的风险高42.1倍，女性高93.2倍。肥胖时间越长，患2型糖尿病的风险就越高[38-40]。一项meta分析汇集了1966—2004年32项研究的数据，发现每单位BMI、腰围和腰臀比的标准差，T2DM的相对危险度（RR）分别为1.87、1.87和1.88[41]。护士健康研究对8万多名女护士进行了长达16年的跟踪调查，结果表明，超重或肥胖是T2DM最重要的单一预测因素[42]。在另一项跨类别（正常、超重、肥胖）研究BMI的meta分析中，超重和肥胖女性的RR分别是3.9倍和12.4倍，超重和肥胖男性的RR分别是2.4倍和6.7倍[43]。肥胖症和儿童糖尿病之间的关系也很强。在青少年糖尿病研究中，估计每年约有3 700名青少年被诊断患有2型糖尿病,而且这个数字还在增加[44]。2型糖尿病现在是青少年中最常见的糖尿病[45]。与对照组相比,7~11岁肥胖儿童的胰岛素、空腹胰岛素和胰岛素-葡萄糖比值明显更高,并且随着肥胖持续时间的增加,胰岛素灵敏度受损变得更加明显[27,46-48]。关于肥胖和糖尿病之间关系的详细讨论参见第28章,在其他地方也已经被广泛地总结了[49]。

126.4.2 肥胖与心脏病

多项大规模研究将肥胖与心血管疾病风险联系起来。在最近的meta分析中,肥胖男性和女性患冠心病(CHD)的相对风险是正常体重的男性和女性2.4倍,患高血压是2.1倍,患脑卒中是1.5倍,患充血性心力衰竭是1.8倍,患肺栓塞是3.5倍。弗雷明汉心脏研究发现,在年龄与心血管疾病发病风险的相关分析中,女性患病风险是体重正常者的1.64倍,而男性是1.46倍[50]。肥胖还与多种其他已确定的冠心病风险因素相关,包括高血压、血脂异常、糖尿病和缺乏运动的生活方式。肥胖和心脏病以及冠心病风险因素之间的多重联系,超出了本章的范围,已经在其他章节进行了广泛的讨论[51]。最近的一项研究表明,心血管疾病的因素与儿童和年轻人肥胖的严重程度密切相关。本研究报道,在多变量模型中,控制年龄、人种、民族和性别等变量,肥胖程度越严重,出现低HDL、高胆固醇水平、高收缩压和舒张压、高甘油三酯和糖化血红蛋白水平的风险越高[52]。

126.4.3 肥胖与癌症

多项前瞻性研究已经证实了肥胖和癌症之间的显著联系[16,53-56]。一项持续16年的队列研究,涉及近100万名受试者。与正常BMI者相比,在BMI>40kg/m²者中,癌症患者的全死因死亡率,女性高出62%,男性高出52%[53]。在另一项涉及120万名50~64岁的女性的研究中,在17种最常见的癌症中,肥胖与10种癌症的发病率显著增高相关[54]。国际癌症研究机构(IARC)报告称,BMI与多种癌症风险之间存在显著的关联,尤其是胃肠道癌症,包括结肠、直肠、胃、肝脏、胆囊、胰腺和肾脏[55]。IARC还报告说,腰围与BMI的相关性一般是一致的[56]。目前的证据表明,在减少与肥胖相关的癌症的发病率方面,预防肥胖可能比减肥更有利。肥胖和癌症之间的关系已在别处进行了广泛的综述。

126.4.4 肥胖和代谢综合征

代谢综合征(MS)是一组与糖脂代谢受损相关的危险因素,通常与肥胖,特别是腹部肥胖密切相关[26,27,57-59]。MS是糖尿病和心脏病的重要危险因素。目前的估计表明,美国25%~35%的成人中存在代谢综合征。减肥本身或与生活方式的改变(如增加运动)相结合等行为与代谢综合征患病率的显著下降有关[60,61]。即使是适度的减重(9kg),也会显著降低代谢综合征的患病率。MS的病理生理学及与肥胖的联系,已经在其他章节得到了广泛的总结[62]。

126.4.5 肥胖与关节炎

肥胖和多种形式的关节炎有很强的联系,尤其是骨关节炎[63,64]。肥胖是女性骨关节炎发生的主要原因,也是男性骨关节炎发生的第二大原因[64]。肥胖和关节炎之间的联系,似乎部分是通过增加负重关节的压力来调节的,但也可能与经常伴随肥胖的全身炎症有关[65]。

126.4.6 肥胖和其他疾病

肥胖与多种其他风险因素和疾病显著相关[66],这些状况的部分清单参见表126-4-1。肥胖与妊娠期多种产妇和胎儿问题相关[67-69],肥胖人群患抑郁症和其他精神疾病的风险也在增加[70-72],肥胖与胆囊疾病[73,74]、阻塞性睡眠呼吸暂停发病率的增加密切相关[75]。NHANES数据表明,BMI>35kg/m^{2}的人比正常体重的人少活9~13年[76]。

肥胖还与儿童和青少年的一些疾病风险因素和疾病有关[52,77]。肥胖与儿童和青少年的代谢综合征[59]以及各种心血管并发症密切相关,包括高血压、左心室肥厚、血脂异常和睡眠呼吸暂停[78-83]。肥胖儿童和青少年还会经历更多的心理异常,包括孤独、自我感觉差、抑郁和焦虑障碍[84-87]。此外,青少年时期的肥胖会显著增加成年后重度肥胖的风险[88]。

表 126-4-1　与肥胖相关的医学病症

- 代谢病症
  - 2型糖尿病
  - 代谢综合征
  - 糖耐受异常
- 心血管疾病
  - 冠心病
  - 脑卒中
  - 心力衰竭
  - 深静脉血栓形成
- 冠心病危险因素
  - 血脂异常
  - 高血压
  - 炎症
  - 高凝状态
- 肺部疾病
  - 阻塞性睡眠呼吸暂停
  - 低通气综合征
  - 哮喘
- 癌症
  - 结直肠
  - 食管
  - 子宫内膜
  - 乳房(绝经后)
  - 肾
- 胃肠疾病
  - 非酒精性脂肪性肝病
  - 胆石症(胆囊炎)
  - 胃食管反流

续表

- 其他
  - 痛风
  - 肾结石
  - 骨关节炎
  - 心理障碍
  - 生育和妊娠并发症
  - 勃起功能障碍

126.5 肥胖的经济影响

肥胖除了造成巨大健康损失外,肥胖的流行也造成了巨大的经济负担。例如,据估计,在美国每年因肥胖而花掉的费用可能高达 1 470 亿美元[89]。这些支出的部分负担由政府(即纳税人)分担,其余大部分由私营保险公司支付。因此,税收和员工保险费(由所有员工支付,与体重无关)资助了治疗肥胖或相关疾病的大部分费用[90]。

据估计,一个肥胖的人在医疗保健计划上的花费比正常体重的人多47%,超重的人比正常体重的人多 16%[91]。1998—2006 年,与肥胖有关的直接年度医疗费用从占总医疗费用的 6.5% 增加到 9.2%[92,93]。根据这一数据,2006 年肥胖者平均每年在医疗保健上花费 1 429 美元,这与正常体重的人相比,每年多花费 42% 以上[94]。

由于包括纳税人、政府、雇主和员工在内的众多利益相关者等原因,即使仅仅是为了减少对其财务的影响,也都有强烈的意愿去减少肥胖成本的上升[94]。

126.6 对公共卫生的影响

1985 年,美国国立卫生研究院首次将肥胖视为公共卫生问题[66,92,93]。美国疾病控制与预防中心的数据表明,肥胖在美国仍然是一个主要的健康问题。肥胖对发病率、死亡率和健康成本的负面影响现在超过了吸烟和饮酒[95]。肥胖症与住院和门诊医疗费用增加 36% 有关,而与吸烟和过度饮酒有关的开支增加 21%[96]。如前所述,《2010 年健康人群指南》中,与肥胖有关的目标是将美国成人的肥胖率降低到 15%[23]。这一目标已落实到《2020 年健康人群指南》[24]。然而,目前美国还没有一个州能实现这个目标[31]。

与肥胖有关的另一个重大公共卫生问题,是过早死亡的风险增加。许多调查已经清楚地表明,随着体重的增加,糖尿病、癌症和心脏病的死亡率也会增加[97-99]。如果美国人能够减掉多余的体重,死亡率将降低 15%[98]。如前所述,肥胖是一个复杂的慢性疾病,存在多个潜在原因,包括生活方式、文化、遗传学、宗教、社会经济和心理因素。因此,肥胖应被视为一种类似于心脏病和糖尿病的慢性疾病,其治疗必须是多层面的,不仅要关注个人层面,而且要从社区和国家层面的公共卫生角度关注。要扭转美国肥胖症的流行,需要采取全面和协调的办法,包括改变政策和环境,促使社区支持和促进所有美国公民选择健康的生活方式。

CDC 召集了一个专家小组,确定了 24 个预防肥胖的建议策略,以及每个策略的建议措施,社区可以利用这些策略来跟踪进展[98]。表 126-6-1 列出了这些策略。为了帮助实现这一目标,这些策略以及其他的实施和评估指南将通过疾病与预防控制中心的网站 http://www.cdc.gov/nccdphp/dnpao/publications/index.html 发布并提供。除了疾病与预防控制中心的倡议外,还有多项其他私人和政府倡议,试图减少肥胖对健康的影响,特别是儿童肥胖。例如,第一夫人米歇尔·奥巴马的《让我们动起来》运动确立了在下一代消除儿童肥胖的目标[99]。除此之外,如威廉·J. 克林顿基金会与众多保健和商业组织在《健康美国伙伴关系》中的合作,也明确了类似的目标,并增强了紧迫感。《平价医疗法案》(Affordable Care Act,ACA)制订了许多预防肥胖的措施,包括菜单标签条款,该条款要求拥有超过 20 家的连锁餐厅在菜单上列出热量[100]。这代表着一个环境风险因素被解决的开始:基本上,在外吃通常含有更高热量和脂肪的食物[101]。尽管涉及菜单标签和热量消耗的研究还没有获得有效结果,但预计其他干预措施将建立在 ACA 的这一法案上[102]。

表 126-6-1　CDC 工作小组建议社区可以采取措施帮助对抗肥胖

- 在公共服务场所增加健康食品和饮料的选择。
- 在公共服务场所增加消费得起的健康食品和饮料的供应。
- 改善服务不足地区超市的地理可及性。
- 鼓励食品零售商进驻或在服务不足地区提供更健康的食品和饮料。
- 提高从农场购买食品的机制的可及性。
- 鼓励当地农场的食品生产、分销和采购。
- 限制在公共服务场所提供不太健康的食品和饮料。
- 在公共服务场所设置较小的份量选择。
- 限制不健康食品和饮料的广告。
- 劝阻饮用含糖饮料。
- 增加对母乳喂养的支持。
- 要求学校开设体育课。
- 增加学校体育项目的体力活动量。
- 增加课外体力活动的机会。减少公共服务场所的屏幕放映时间。
- 改善户外娱乐设施。加强自行车配套基础设施建设。
- 加强支撑步行的基础设施。
- 支持将学校定位在居民区的步行距离内。
- 改善公共交通的便利性。
- 混合用途开发区。在人们正在或可能进行体力活动的地方加强人身安全。
- 加强人们正在或可能进行体力活动地区的交通安全。
- 社区应该参与社区联盟或伙伴关系来解决肥胖。

126.7 公共政策和环境战略

国家、州和地方各级都需要政策和政策导向的环境支持,以促进积极生活、健康饮食和预防肥胖。希斯在其他地方也讨论过这些策略[103]。希斯将这些公共政策和环境倡议分为以下 4 个领域。

- 支持健康饮食的农业和粮食供应政策。
- 医疗服务策略。
- 教育和校本政策。
- 与积极生活/健康饮食相关的城市设计、土地使用和交通政策。

所有这些领域都需要采取行动来促进积极生活和健康饮食的能量平衡行为,以减少肥胖的流行趋势。

126.7.1 寻找解决方案

鉴于肥胖症流行的根本原因十分复杂,需要综合措施解决来这一问题,这就必须涉及多个层次的影响者和多个干预领域。CDC 提出了一个解决肥胖和体重管理问题的框架[104]。图 126-7-1 描述了 CDC 为解决肥胖流行病提供的社会经济框架。这一框架强调,保持适当的能量平衡是复杂的,影响这一问题的因素是多方面和相互关联的,因此需要采取多方面的措施加以改善。

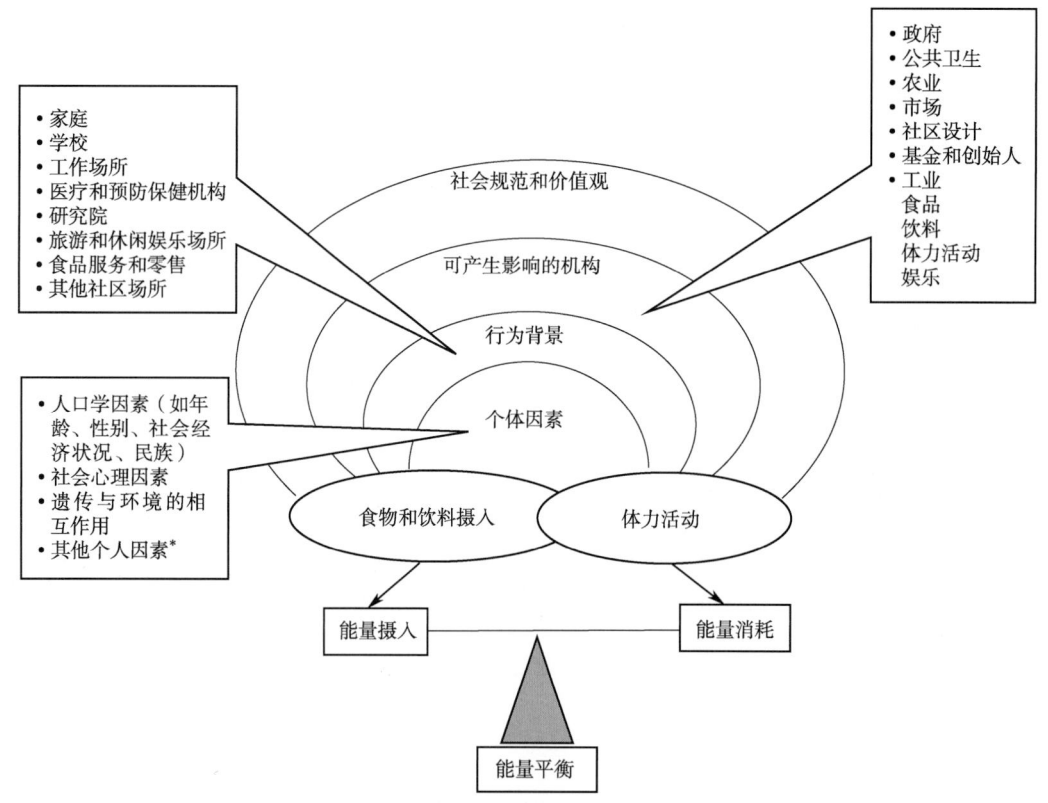

图 126-7-1　肥胖和超重的影响因素——疾病预防与控制中心

*注:影响肥胖预防干预措施的其他相关因素是文化和文化适应;生物行为的相互作用;以及社会、政治和历史背景。

来源:Adapted from IOM(2007);CDC(2006)

营养、体力活动和肥胖,国家营养、体力活动和肥胖项目:技术支持手册,2008年1月.2017年3月20日登录:http://www.cdc.gov/obesity/downloads/TA_Manual_1_31_08.Pdf(第41页)

126.7.2 食品环境

显然,要解决全球肥胖问题,就需要对现代食品环境进行综合改善。例如,在美国,平均热量摄入在过去的40年里急剧增加[105]。如图126-7-2所示,美国的平均每日摄入消耗从1970年的2 057kcal增加到2008年的2 674kcal。资料来源:http://www.ers.usda.gov/Data/FoodConsumption/

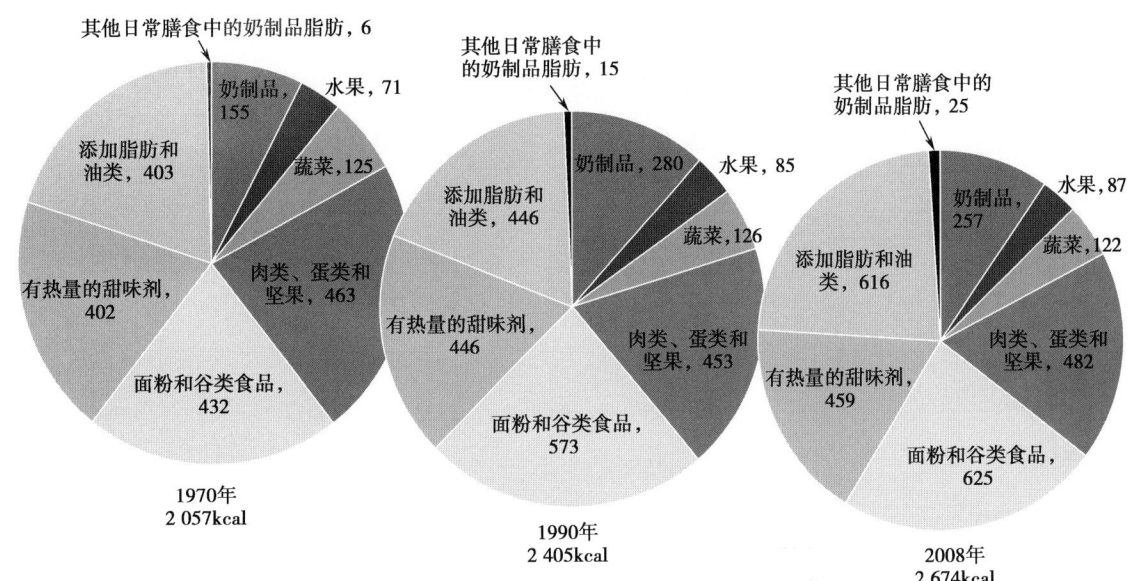

图126-7-2 1970/1990/2008年日人均热量摄入热量—美国食品供应局
资料来源:http://www.ers.usda.gov/Data/FoodConsumption/。

虽然几乎每一类食品的摄入都有显著增长,但在添加脂肪和油、面粉和谷物产品方面的增长尤其显著。Swinburne[106]和其他一些人认为,仅仅在过去40年里美国热量消耗的增加,就足以解释为什么美国肥胖流行。然而,其他研究人员对这一观点提出了质疑,他们认为除了环境以外的其他方面,如体力活动的减少,也是肥胖流行的重大原因[107,108]。

然而,美国人并没有遵循不同版本的《美国居民膳食指南》[21,22]或《2008年美国居民体力活动指南》[109]的指导。如图126-7-3所示,美国人在水果、蔬菜和奶制品的消费量上远远低于膳食金字塔推荐值[110]。(注:谷物(128%)和肉类(121%)供应在推荐量上,而蔬菜(71%)、奶类(60%)和水果(44%)供应在推荐量下。)资料来源:USDA,Economic Research Service,Food Availability(Per Capita)Data System..

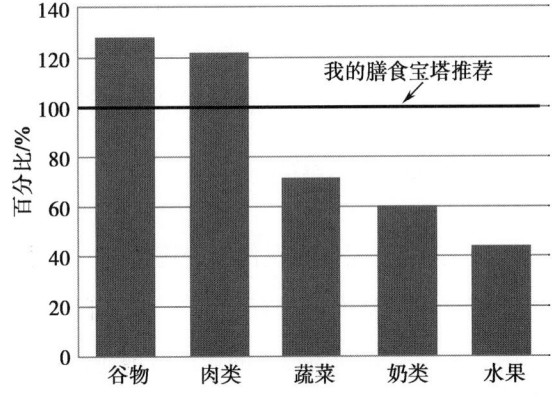

图126-7-3 损失校正后人均食物摄入与2kcal膳食金字塔建议对比图

(资料来源:USDA,Economic Research Service,Food Availability (Per Capita) Data System.http://www.ers.usda.gov/AmberWaves/March10/PDF/TrackingACentury.pdf.)

http://www.ers.usda.gov/AmberWaves/March10/PDF/TrackingACentury.pdf。

餐次数量和份量的增加在美国的肥胖流行中扮演重要的角色[111]。在过去的25年里,餐次数量似乎相对稳定[112],但从零食中摄取的热量却明显增加了约25%。关于零食本身是否对美国人的体重增加起了重要作用,一直存在争议[113-115]。

人们普遍同意份量的增加对总体热量摄入有显著的贡献[116]。如表126-7-1所示,在过去50年里,在美国销售的普通食品的份量大小从100%增加到1 000%[116]。

虽然这些数据表明,目前美国的食品环境并不支持健康的膳食模式,但这个问题的解决方案,需要食品系统中许多相关者的参与,不仅包括个人,还包括超市、商业食品行业和农民。

表126-7-1 在美国市场上出售的选定食品的平均份量随时间的变化

	分量大小/年	分量大小/年	增加百分比/%
啤酒/听	350ml(1936)	240~710 ml(2002)	33~100
啤酒/瓶	200ml(1976)	200~1 180ml(2002)	0~471
巧克力棒,牛奶巧克力	17g(1908)	45~226g(2002)	167~1 233
炸薯条	40g(1955)	68~201g(2002)	0~196
汉堡	110g(1954)	125~357g(2002)	13~223
苏打冷饮	200ml(1955)	250~1 240ml(2002)	71~500
瓶装和听装苏打水	180ml(1916)	240~1 005ml(2002)	23~423

注:来源于2010年DGAC《美国居民膳食指南》。

126.7.3 体力活动

许多美国人仍然习惯久坐。2010年和2015年的《美国居民膳食指南》(*Dietary Guidelines for Americans*)得出结论称,有强有力的、一致的证据表明,经常运动的人超重或肥胖的风险较低[21,22]。除了与预防肥胖和帮助长期保持体重有关的好处,积极运动的人还能获得多种其他好处。这些已经在2008年的《美国居民体力活动指南》中详细总结[109]。

126.7.4 遗传

毫无疑问,遗传在现代肥胖流行中发挥了重要作用。大多数研究人员得出结论,大约40%的肥胖可能与个人的基因组成有关[117-119]。基因组成和环境之间的相互作用,在导致肥胖中起着特别突出的作用。关于肥胖和遗传学的详细讨论超出了本章的范围,在其他地方已经进行了广泛的回顾[118-120]。

虽然控制食物摄入、体力活动和体重增加与特定基因组区域的关系正在积极研究中,但这项工作还远未到达临床应用阶段。然而,研究人员预计,基因研究可能会提供重要的信息,帮助更加个性化和精确的控制体重。

126.7.5 弥合能量差距

Blackburn 认为,卫生保健专业人员应该首先关注重度肥胖(BMI>40kg/m²)的人,因为这是肥胖人口中增长最快的部分[121]。研究人员提出了一个概念,即对肥胖个体的干预应该解决能量缺口。

据他们估计,目前美国每天大约有 400kcal 的能量缺口,这在 1970 年代是不存在的。这些研究人员进一步提出了一种包括改善饮食结构、限制热量摄入和增加体力活动的方法,作为一种全面的生活方式干预的关键组成部分,以弥合这种能量缺口。

126.7.6 小步法

美国营养学会最近的一份工作报告得出结论说,目前旨在与肥胖做斗争的措施,并没有成功地扭转肥胖的流行[122]。这个小组提出了一种替代策略,通过促进体力活动和营养的小变化,来防止体重进一步增加,而不是专注于减肥。这些方法得到了各种证据的支持,似乎有望帮助对抗肥胖。

126.8 保健专业人员参与的必要性

鉴于肥胖流行病的严重程度及潜在的重大不利健康后果,保健专业人员积极参与和了解这一问题的多方面影响因素是至关重要的。很明显,生活方式医学的组成部分将在这个领域发挥非常重要的作用。毕竟,生活方式医学的目标,是帮助人们了解他们的日常习惯和行为是如何影响他们短期和长期的健康和生活质量,以及他们患慢性疾病(如肥胖)的可能性。

正如我们已经指出的,肥胖代表了典型的生活方式疾病,对个体和全体人口都会带来重大的健康风险。因此,医务人员有责任现在就采取行动。Utter 等人[123]概述了个人和临床医师可以采取的一些具体步骤,他们提出卫生保健提供者和医学临床医师应给患者如下建议。

- 多吃水果和蔬菜,少吃高脂肪和高糖的食物,详细信息见 http://www.choosemyplate.gov/。
- 多喝水,而不是含糖饮料。
- 限制孩子每天看电视的时间不超过 2h,而且不要在他们的房间里放电视。
- 支持母乳喂养。
- 在学校、工作单位和社区推行政策和项目,使健康的选择更为容易,这包括对健康饮食和积极生活的政策和环境支持。
- 试着进行每周 5 天,每天 3 次,每次 10min 的快走。

126.9 总结

毫无疑问,我们正处于一场世界性的肥胖大流行之中。成人和儿童肥胖是所有国家面临的健康问题。肥胖与多种并发症密切相关，包括糖尿病、心脏病、癌症、代谢综合征和关节炎。肥胖也给患者个人和每个国家的健康带来了巨大的心理和经济负担。医疗保健专业人员有责任去了解和帮助治疗肥胖患者，并且帮助影响公共卫生、公共政策和环境变化，为解决这个主要的健康问题提供多方面的方法。

临床应用

行动	工具	评价
评估所有患者的体重和肥胖程度。	体质量指数（BMI）、体重和腰围等。	不幸的是，40%的肥胖患者从未就体重问题咨询过医师。
为超重或肥胖的人提供有效的减肥策略。	美国国立卫生研究院、肥胖协会等提供了多种材料。	有效的减肥策略包括控制食量和增加体力活动。
通过CDC，除了个人咨询外，还可以通过多种材料开展公共卫生倡议工作。	以创造一个更少致胖的环境。	肥胖既需要公共卫生方法，也需要个人方法，因为减肥的能力可能受到食物和物理环境的双重影响。

（James M.Rippe, MD and Theodore J.Angelopoulos, PhD, MPH　著　田向阳　译

李婧　校）

参考文献

1. WHO/FAO. Expert Consultation on Diet, Nutrition and the Prevention of Chronic Diseases: Report of the Joint WHO/FAO Expert Consultation. Geneva, Switzerland: World Health Organization, 2003.
2. Monteiro CA, Moura EC, Conde WL, Popkin BM. Socioeconomic status and obesity in adult populations of developing countries: a review. *Bull World Health Organ*. 2004;82:940–6.
3. Monteiro CA, Conde WL, Lu B, Popkin BM. Obesity and inequities in health in the developing world. *Int J Obes Relat Metab Disord*. 2004;28:1181–6.
4. Popkin BM. Global nutrition dynamics: the world is shifting rapidly toward a diet linked with noncommunicable diseases. *Am J Clin Nutr*. 2006;84:289–98.
5. Flegal KM, Carroll MD, Ogden CL, Curtin LR. Prevalence and trends in obesity among US adults, 1999–2008. *JAMA*. 2010;303(3):235–41.
6. World Health Organization. Risk Factor Projects. Overweight and Obesity. 2005. Available at: http://www.who.int/chp/chronic_disease_report/part2_ch1/en/index16.html. Accessed: January 11, 2017.
7. NCD Risk Factor Collaboration. Trends in adult body-mass index in 200 countries from 1975 to 2014: a pooled analysis of 1698 population-based measurement studies with 19·2 million participants. *The Lancet*. 2016;387(10026):1377–96.
8. Ogden CL, Carroll MD, Fryar CD, Flegal KM. Prevalence of obesity among Adults and Youth: United States, 2011–2014. *NCHS Data Brief*. 2015(219):1–8.
9. Sturm R. Increases in morbid obesity in the USA: 2000–2005. *Public Health*. 2007;121:492–6.
10. Poirier P, Giles TD, Bray GA, Hong Y, Stern JS, Pi-Sunyer FX, Eckel RH. Obesity and cardiovascular disease: pathophysiology, evaluation, and effect of weight loss. *Circulation*. 2006;113;898–918.
11. Health, United States, 2015: with special feature on racial and ethnic health disparities. Hyattsville, MD: National Center for Health Statistics, 2016:461.
12. Manson JE, Colditz GA, Stampfer MJ, Willett WC, Rosner B, Monson RR, Speizer FE, Hennekens CH. A prospective study of obesity and risk of coronary heart disease in women. *N Engl J Med*. 1990;322:882–9.
13. Hubert HB, Feinleib M, McNamara PM, Castelli WP. Obesity as an independent risk factor for cardiovascular disease: a 26-year follow-up of participants in the Framingham Heart Study. *Circulation*. 1983;67:968–77.
14. Obesity management for the treatment of type 2 diabetes. *Diabetes Care*. 2017;40(Suppl 1):S57–S63. doi: 10.2337/dc17-S010.
15. Polednak AP. Estimating the number of U.S. incident cancers attributable to obesity and the impact on temporal trends in incidence rates for obesity-related cancers. *Cancer Detect Prev*. 2008;32:190–9.
16. Calle EE, Thun MJ. Obesity and cancer review. *Oncogene*. 2004;23:6365–78.
17. Lauby-Secretan B, Scoccianti C, Loomis D, Grosse Y, Bianchini F, Straif K. Body fatness and cancer — Viewpoint of the IARC Working Group. *N Engl J Med*. 2016;375(8):794–8.
18. Heyka R. Obesity and hypertension. *Nutr Clin Care*. 1998;1:30–7.
19. Ebbeling CB, Ockene IS. Obesity and dyslipidemia. *Nutr Clin Care*. 1998;1:15–29.
20. Ford ES, Giles WH, Dietz WH. Prevalence of the metabolic syndrome among US adults: findings from the third National Health and Nutrition Examination Survey. *JAMA*. 2002;287(3):356–9.
21. Centers for Disease Control and Prevention. Prevalence of diabetes and impaired fasting glucose in adults—United States, 1999–2000. *MMWR Morb Mortal Wkly Rep*. 2003;52:833–7.
22. U.S. Department of Health and Human Services and U.S. Department of Agriculture. 2015–2020 Dietary Guidelines for Americans. 8th Edition. Available at: http://health.gov/dietaryguidelines/2015/guidelines/. 2015. ePub December 2015.
23. Healthy People 2010. Washington, DC: U.S. Department of Health and Human Services, Office of Disease Prevention and Health Promotion. 2000. Available at: https://www.cdc.gov/nchs/healthy_people/hp2010.htm. Accessed: January 28, 2019.
24. Healthy People 2020. [Internet]. Washington, DC: U.S. Department of Health and Human Services, Office of Disease Prevention and Health Promotion. 2011. Available at: https://

www.healthypeople.gov/. Accessed: January 23, 2019.
25. National Institutes of Health. Clinical guidelines on the identification, evaluation, and treatment of overweight and obesity in adults—the evidence report. *Obes Res.* 1998;6t(Suppl 2):51S–209S.
26. Tchkonia T, Thomou T, Zhu Y, Karagiannides I, Pothoulakis C, Jensen MD, et al. Mechanisms and metabolic implications of regional differences among fat depots. *Cell Metab.* 2013;17(5):644–56. ePub 2013/04/16.
27. Kaur J. A comprehensive review on metabolic syndrome. *Cardiol Res Pract.* 2014;2014:943162. ePub 2014/04/09.
28. Prineas R, Folsom A, Kayes S. Central adiposity and increased risk of coronary artery mortality in older women. *Ann Epidemiol.* 1993;3:35–41.
29. Terry R, Page W, Haskell W. Waist/hip ratio, body mass index and premature cardiovascular mortality in US Army veterans during a 23 year follow up study. *Int J Obes.* 1992;16:417–23.
30. Kuczmarski RJ, Ogden CL, Grummer-Strawn LM, Flegal KM, Guo SS, Wei R, Mei Z, Curtin LR, Roche AF, Johnson CL. CDC growth charts: United States. *Adv Data.* 2000;314:1–27.
31. Barlow SE. Expert committee recommendations regarding the prevention, assessment, and treatment of child and adolescent overweight and obesity (summary report). *Pediatrics.* 2007;210(Suppl 4):S164–S192.
32. Cunningham SA, Kramer MR, Narayan KM. Incidence of childhood obesity in the United States. *N Engl J Med.* 2014;370(17):1660–1. ePub 2014/04/25.
33. Wajchenberg BL. Subcutaneous and visceral adipose tissue: their relation to the metabolic syndrome. *Endocr Rev.* 2000;21:697–738.
34. Hotamisligil GS, Arner P, Caro JF, Atkinson RL, Spiegelman BM. Increased adipose tissue expression of tumor necrosis factor-alpha in human obesity and insulin resistance. *J Clin Invest.* 1995;95:2409–15.
35. Lundgren CH, Brown SL, Nordt TK, Sobel BE, Fujii S. Elaboration of type-1 plasminogen activator inhibitor from adipocytes: a potential pathogenetic link between obesity and cardiovascular disease. *Circulation.* 1996;93:106–10.
36. Yudkin JS, Stehouwer CD, Emeis JJ, Coppack SW. C-reactive protein in healthy subjects: associations with obesity, insulin resistance, and endothelial dysfunction: a potential role for cytokines originating from adipose tissue? *Arterioscler Thromb Vasc Biol.* 1999;19:972–78.
37. American Diabetes Association. Fast Facts Data and Statistics about Diabetes, 2015. Available at: http://professional.diabetes.org/content/fast-facts-data-and-statistics-about-diabetes. Accessed: January 16, 2017.
38. Maggio CA, Pi-Sunyer FX. Obesity and type 2 diabetes. *Endocrinol Metab Clin N Am.* 2003;32:805–22.
39. Guh DP, Zhang W, Bansback, Amarsi Z, Birmingham CL, Anis AH. The incidence of comorbidities related to obesity and overweight: a systematic review and meta-analysis. *Am J Med.* 2009;122:248–56.
40. Mokdad AH, Ford ES, Bowman BA, Dietz WH, Vinicor F, Bales VS, Marks JS. Prevalence of obesity, diabetes, and obesity-related health risk factors, 2001. *JAMA.* 2003;289:76–9.
41. Vazquez G, Duval S, Jacobs DR Jr, Siventoinen K. Comparison of body mass index, waist circumference, and waist/hip ratio in predicting incident diabetes: a meta-analysis. *Epidemiol Rev.* 2007;29:115–28.
42. Carey VJ, Walters EE, Colditz GA, Solomon CG, Willet WC, Rosner BA, Speizer FE, Manson JE. Body fat distribution and risk of non-insulin dependent diabetes mellitus in women: the Nurses' Health Study. *Am J Epidemiol.* 1997;145(7):614–19.
43. Chan JM, Rimm EB, Colditz GA, Stampfer MJ, Willett WC. Obesity, fat distribution, and weight gain as risk factors for clinical diabetes in men. *Diabetes Care.* 1994;17(9)961–9.
44. Writing Group for the SEARCH for Diabetes in Youth Study Group. Dabelea D, Bell RA, et al. Incidence of diabetes in youth in the United States. *JAMA.* 2007;297:2716–24.
45. Nadeau K, Dabelea D. Epidemiology of type 2 diabetes in children and adolescents. *Endocr Res.* 2008;33:35–58.
46. Gutin B, Islam S, Manos T, Cucuzzo N, Smith C, Stachura ME. Relation of percentage body fat and maximal aerobic capacity to risk factors for atherosclerosis and diabetes in black and white seven- to eleven-year-old children. *J Pediatr.* 1994;125;847–52.
47. Legido A, Sarria A, Bueno M, Garagorri J, Fleta J, Ramos F, Abos MD, Perez-Gonzalez J. Relationship of body fat distribution to metabolic complications in obese prepubertal boys: gender related differences. *Acta Paediatr Scand.* 1989;78:440–6.
48. Le Stunff C, Gougneres P. Early changes in postprandial insulin secretion, not in insulin sensitivity, characterize juvenile obesity. *Diabetes.* 1994;43:696–702.
49. Fatouros IG, Mitrakou A. Obesity and Diabetes. In: Rippe JM, Angelopoulos TJ (eds): *Obesity: Prevention and Treatment.* Boca Raton, FL: CRC Press, 2012.
50. Wilson PW, D'Agostino RB, Sullivan L, Parise H, Kannel WB. Overweight and obesity as determinants of cardiovascular risk: the Framingham experience. *Arch Intern Med.* 2002;162:1867–72.
51. Rippe JM, Angelopoulos TJ. Obesity and Heart Disease. In: Rippe JM, Angelopoulos TJ (eds): *Obesity: Prevention and Treatment.* Boca Raton, FL: CRC Press, 2012.
52. Skinner AC, Perrin EM, Moss LA, Skelton JA. Cardiometabolic risks and severity of obesity in children and young adults. *N Engl J Med.* 2015;373(14):1307–17. ePub 2015/10/01.
53. Calle EE, Rodriquez C, Walker-Thurmond K, Thun MJ. Overweight, obesity, and mortality from cancer in a prospectively studied cohort of U.S. adults. *N Engl J Med.* 2003;348:1625–38.
54. Reeves GK, Pirie K, Beral V, Green J, Spencer E, Bull D, Million Women Study Collaboration. Cancer incidence and mortality in relation to body mass index in the Million Women Study: cohort study. *BMJ.* 2007;335:1134.
55. Ostlund MP, Lu Y, Lagergren J. Risk of obesity-related cancer after obesity surgery in a population-based cohort study. *Ann Surg.* 2010;252(6):972–6.
56. Brown CH. Obesity and Cancer. In: Rippe JM, Angelopoulos TJ (eds): *Obesity: Prevention and Treatment.* Boca Raton, FL: CRC Press, 2012.
57. Gao W, DECODE Study Group. Does the constellation of risk factors with and without abdominal adiposity associate with different cardiovascular mortality risk? *Int J Obes.* 2008;32:757–62.
58. Chen K, Lindsey JB, Khera A, et al. Independent associations between metabolic syndrome, diabetes mellitus and atherosclerosis: observations from the Dallas Heart Study. *Diab Vasc Dis Res.* 2008;5:96–101.
59. Steinberger J, Daniels SR, Eckel RH, Hayman L, Lustig RH, McCrindle B, Mietus-Snyder ML. Progress and challenges in metabolic syndrome in children and adolescents. A scientific statement from the American Heart Association Atherosclerosis, Cardiovascular Disease in the Young; Council on Cardiovascular Nursing; and Council on Nutrition, Physical Activity, and Metabolism. *Circulation.* 2009;119:628–47.
60. Ilanne-Parikka P, Eriksson JG, Lindstrom J, et al.; Finnish Diabetes Prevention Study Group. Effect of lifestyle intervention on the occurrence of metabolic syndrome and its components in the Finnish Diabetes Prevention Study. *Diabetes Care.* 2008;31:805–7.
61. Phelan S, Wadden TA, Berkowitz RI, et al. Impact of weight loss on the metabolic syndrome. *Int J Obes.* 2007;31:1442–8.
62. Grandjean PW. Obesity and the metabolic syndrome. In: Rippe JM, Angelopoulos TJ (eds): *Obesity: Prevention and Treatment.* Boca Raton, FL: CRC Press, 2012.
63. Sowers MF, Yosesf M, Jamadar D, Jacobson J, Karvonen-Gutierrez C, Jaffe M. BMI vs. body composition and radiographically defined osteoarthritis of the knee in women: a 4-year follow-up study. *Osteoarthritis Cartilage.* 2008;16:67–72.
64. Lementowski PW, Zelicof SB. Obesity and osteoarthritis. *Am J Orthop.* 2008;37(3):148–51.
65. Stavropoulos-Kalinoglou A, Jamurtas AZ, Koutedakis Y, Kitas GD. Obesity and Arthritis. In: Rippe JM, Angelopoulos TJ (eds): *Obesity: Prevention and Treatment.* Boca Raton, FL: CRC Press, 2012.
66. Heymsfield SB, Wadden TA. Mechanisms, pathophysiology, and management of obesity. *N Engl J Med.* 2017;376(3):254–66. ePub 2017/01/19.
67. Chu SY, Callaghan WM, Kim SY, et al. Maternal obesity and risk of gestational diabetes mellitus. *Diabetes Care.* 2007;30:2070–6.
68. Kristensen J, Vestergaard M, Wisborg K, Kesmodel U, Secher NJ. Pre-pregnancy weight and the risk of stillbirth and neonatal death. *BJOB.* 2005;112:403–8.
69. Weintraub AY, Levy A, Levi I, Mazor M, Wiznitzer A, Sheiner E. Effect of bariatric surgery on pregnancy outcome. *Int J Gynaecol Obstet.* 2008;103:246–51.
70. Istvan J, Zavela K, Weidner G. Body weight and psychological distress in NHANES I. *Int J Obes Relat Metab Disord.* 1992;16:999–1003.

71. Petry NM, Barry D, Pietrzak RH, Wagner JA. Overweight and obesity are associated with psychiatric disorders: results from the National Epidemiologic Survey on Alcohol and Related Conditions. *Psychosom Med*. 2008;70:288–97.
72. Simon GE, Ludman EJ, Linde JA, et al. Association between obesity and depression in middle-aged women. *Gen Hosp Psychiatry*. 2008;30:32–9.
73. Liu B, Balkwill A, Spencer E, Beral V, Million Women Study Collaborators. Relationship between body mass index and length of hospital stay for gallbladder disease. *J Public Health*. 2008;30:161–6.
74. Tsai CJ, Leitzmann MF, Willett WC, Giovannucci EL. Prospective study of abdominal adiposity and gallstone disease in US men. *Am J Clin Nutr*. 2004;80:38–44.
75. Resta O, Foschino-Barbaro MP, Legari G, et al. Sleep-related breathing disorders, loud snoring and excessive daytime sleepiness in obese subjects. *Int J Obes Relat Metab Disord*. 2001;25:669–75.
76. Fontaine KR, Redden DT, Wang C, Westfall AO, Allison DB. Years of life lost due to obesity. *JAMA*. 2003;289(2):187–93.
77. Goodman E, Dolan LM, Morrison JA, Daniels SR. Factor analysis of clustered cardiovascular risks in adolescence: obesity is the predominant correlate of risk among youth. *Circulation*. 2005;111:1970–7.
78. Sorof JM, Lai D, Turner J, Poffenbarger T, Portman RJ. Overweight, ethnicity, and the prevalence of hypertension in school-aged children. *Pediatrics*. 2004;113:475–82.
79. Sivanandam S, Sinaiko AR, Jacobs DR, Jr, Steffen L, Moran A, Steinberger J. Relation of increase in adiposity to increase in left ventricular mass from childhood to young adulthood. *Am J Cardiol*. 2006;98:411–5.
80. Raitakari OT, Juonala M, Viikari JS. Obesity in childhood and vascular changes in adulthood: insights into the Cardiovascular Risk in Young Finns Study. *Int J Obes*. 2005;29(Suppl 2):S101–104.
81. Berenson GS, Srinivasan SR, Bao W, Newman WP, 3rd, Tracy RE, Wattigney WA. Association between multiple cardiovascular risk factors and atherosclerosis in children and young adults. The Bogalusa Heart Study. *N Engl J Med*. 1998;338:1650–6.
82. Lauer RM, Lee J, Clarke WR. Factors affecting the relationship between childhood and adult cholesterol levels: the Muscatine Study. *Pediatrics*. 1988;82:309–18.
83. Gozal D, Capdevila OS, Kheirandish-Gozal L. Metabolic alterations and systemic inflammation in obstructive sleep apnea among nonobese and obese prepubertal children. *Am J Respir Crit Care Med*. 2008;177:1142–9.
84. Herva A, Laitinen J, Miettunen J, Veijola J, Kervonen JT, Laksy K, et al. Obesity and depression: results from the longitudinal Northern Finland 1966 Birth Cohort Study. *Int J Obes*. 2006;30:520–7.
85. Anderson SE, Cohen P, Naumova EN, Jacques PF, Must A. Adolescent obesity and risk for subsequent major depressive disorder and anxiety disorder: prospective evidence. *Psychosom Med*. 2007;69:740–7.
86. Hayden-Wade HA, Stein RI, Ghaderi A, Saelens BE, Zabinski MF, Wilfley DE, et al. Prevalence, characteristics, and correlates of teasing experiences among overweight children vs. non-overweight peers. *Obes Res*. 2005;13:1381–92.
87. Ackard DM, Neumark-Sztainer D, Story M, Perry C. Overeating among adolescents: prevalence and associations with weight-related characteristics and psychological health. *Pediatrics*. 2003;111:67–74.
88. Daniels SR, Arnett DK, Eckel RH, Gidding SS, Hayman LL, Kumanyika S, Robinson TN, Scott BJ, St. Jeor S, Williams CL. AHA Scientific Statement, Overweight in children and adolescents: pathophysiology, consequences, prevention, and treatment. *Circulation*. 2005;111:1999–2012.
89. Finkelstein EA, Trogdon JG, Cohen JW, Dietz W. Annual medical spending attributable to obesity: payer- and service-specific estimates. *Health Aff*. 2009;28:w822–31.
90. Finkelstein EA, Strombotne KL. The economics of obesity. *Am J Clin Nutr*. 2010;91(Suppl):1520S–4S.
91. National Business Group on Health. *Best Practices and Strategies for Weight Management: A Toolkit for Large Employers*. Washington, DC. 2003. Available at: http://www.businessgrouphealth.org/toolkits/et_mentalhealth.cfm. Accessed: March 22, 2017.
92. Centers for Disease Control and Prevention (CDC). Study estimates medical cost of obesity may be as high as $147 billion annually. 2009. Available at: http://www.cdc.gov/media/pressrel/2009/r090727.htm.
93. Centers for Disease Control and Prevention (CDC). Behavioral risk factor surveillance system. 2009. Available at: http://www.cdc.gov/brfss/.
94. Ward-Smith P. Obesity—America's health crisis. *Urol Nurs*. 2010;30(4):242–5.
95. Must A, Spadano J, Coakley EH, Field AE, Colditz G, Dietz WH. The disease burden associated with overweight and obesity. *JAMA*. 1999;282(16):1523–9.
96. Sturm R. The effects of obesity, smoking and drinking on medical problems and costs. *Health Aff (Millwood)*. 2002;21(2):245–53.
97. National Institutes of Health Consensus Development Conference Statement. Health implications of obesity. *Ann Intern Med*. 1985;103:981–1077.
98. Khan LK, et al. Recommended community strategies and measurements to prevent obesity in the United States. *MMWR Recomm Rep*. 2009;98:1–26.
99. Michelle Obama – Let's Move. 2011. Available at: http://www.letsmove.gov. Accessed: January 16, 2017.
100. Partnership for a Healthy America. 2012. Available at: http://www.ahealthieramerica.org. Accessed: January 16, 2017.
101. The *Patient Protection* and Affordable Care Act (PPACA), Pub. L. No. 111–148, 124 Stat. 119. March 23, 2010.
102. Bleich SN, Rutkow L. Improving obesity prevention at the local level —emerging opportunities. *N Engl J Med*. 2013;368(19):1761–3.
103. Heath GW. Obesity and Health: Implications of Public Policy. In: Rippe JM, Angelopoulos TJ (eds): *Obesity Prevention and Treatment*. Boca Raton, FL: CRC Press, 2012.
104. Centers of Disease Control and Prevention. Division of Nutrition, Physical Activity, and Obesity. State Nutrition, Physical Activity and Obesity Program: Technical Assistance Manual. January 2008. Available at: http://www.cdc.gov/obesity/downloads/TA_Manual_1_31_08.pdf - pg 36 of the document. Accessed: January 11, 2017.
105. US Department of Agriculture. ERS Food Availability (per capita) Data System. Available at: http://www.ers.usda.gov/Data/FoodConsumption/. Accessed: March 22, 2017.
106. Swinburne B, Sacks G, Ravussin E. Increased food energy supply is more than sufficient to explain the US epidemic of obesity. *Am J Clin Nutr*. 2009;90:1453–6.
107. Booth FW, Gordon Se, Carlson CJ, Hamilton MT. Waging war on modern chronic disease: primary prevention through exercise biology. *J Appl Physiol*. 2000;88:774–87.
108. Booth FW, Laye MJ, Lees SJ, Rector RS, Thyfault JP. Reduced physical activity and risk of chronic disease: the biology behind the consequences. *Eur J Appl Physiol*. 2008:102:381–90.
109. Physical Activity Guidelines for Americans 2008. US Department of Health and Human Services, Washington, DC, 2018.
110. US Department of Agriculture. Center for Nutrition Policy and Promotion. 2011. Available at: http://www.mypyramid.gov/, Accessed: February 4, 2019.
111. Kant AK, Graubard BI. Secular trends in patterns of self-reported food consumption of adult Americans: NHANES 1971–1975 to NHANES 1999–2002. *Am J Clin Nutri*. 2006;84(5):1215–23.
112. Piernas C, Popkin BM. Snacking increased among US adults between 1977 and 2006. *Am J Nutr*. 2010;140:325–32.
113. Cleland VJ, Schmidt MD, Dwyer T, Venn AJ. Television viewing and abdominal obesity in young adults: is the association mediated by food and beverage consumption during viewing time or reduced leisure-time physical activity? *Am J Clin Nutri*. 2008;87:1148–55.
114. Keast DR, Nicklas T, O'Neil C. Snacking is associated with reduced risk of overweight and reduced abdominal obesity in adolescents: National Health and Nutrition Examination Survey (NHANES) 1999–2000. *Am J Clin Nutr*. 2010;92:428–35.
115. Murakami K, Livingstone MBE. Eating frequency is positively associated with overweight and central obesity in US adults. *J Nutr*. 2015;145(12):2715–24. ePub 2015/10/16.
116. Young LR, Nestle M. Expanding portion sizes in the US marketplace: implications for nutrition counseling. *J Am Diet Assoc*. 2003;103:231–4.
117. McCarthy MI. Genomics, type 2 diabetes, and obesity. *NEJM*. 2010;363:24.
118. Wardle J, Carnell S, Haworth C, Plomin R. Evidence for a strong genetic influence on childhood adiposity despite the force

of the obesogenic environment. *Am J Clin Nutr.* 2008;87:398–404.
119. Bouchard C. Childhood obesity: are genetic differences involved? *Am J Clin Nutr.* 2009;89:1494S–1501S.
120. Angelopoulos TJ. The Pathophysiology of Obesity. In: Rippe JM, Angelopoulos TJ (eds): *Obesity: Prevention and Treatment.* Boca Raton, FL: CRC Press, 2012.
121. Blackburn G, Wollner S. Heymsfield. Lifestyle interventions for the treatment of class III obesity: a primary target for nutrition medicine in the obesity epidemic. *Am J Clin Nutr.* 2010;91(1):289S–92S. Epub 2009/11/13.
122. Hill JO. Can a small-changes approach help address the obesity epidemic? A report of the Joint Task Force of the American Society for Nutrition, Institute of Food Technologists, and International food Information Council. *Am J Clin Nutr.* 2009;89:477–84.
123. Utter AC, Suminski RR, Angelopoulos TJ. Epidemiology of Obesity. In: Rippe JM, Angelopoulos TJ (eds): *Obesity: Prevention and Treatment.* Boca Raton, FL: CRC Press, 2012.

缩写词表

αMNs	α motor neurons	α 运动神经元
25-(OH)D	25-hydroxy D	25-羟维生素 D
2-AG	2-arachidonylglycerol	花生四烯酸甘油
2-h PG	2-h plasma glucose	餐后 2 小时血糖
5-HT	serotonin	5-羟色胺
5-HT$_3$	5-hydroxytryptamine type 3	3 型 5-羟色胺
AA	Alcoholics Anonymous	匿名戒酒互助会
AAAP	American Academy of Addiction Psychiatry	美国成瘾精神病学学会
AACE	American Association of Clinical Endocrinologists	美国临床内分泌医师协会
AAMC	Association of American Medical College	美国医学院协会
AAMI	age-associated memory impairment	年龄相关记忆障碍
AAP	American Academy of Pediatrics	美国儿科学会
ABCD	adiposity-based chronic disease	基于肥胖症的慢性疾病
ABLM	American Board of Lifestyle Medicine	美国生活方式医学委员会
ABMS	American Board of Medical Specialties	美国医学专业委员会
ABPA	allergic bronchopulmonary aspergillosis	变应性支气管肺曲霉病
ABPM	ambulatory blood pressure monitoring	动态血压监测
ABPTS	American Board of Physical Therapy Specialist	美国物理治疗专业委员会
ACA	Affordable Care Act	平价医疗法案
ACC	anterior cingulate cortex	前扣带回皮质
ACC	American College of Cardiology	美国心脏病学会
ACCP	American College of Clinical Pharmacy	美国临床药学学院
ACE	American College of Endocrinology	美国内分泌学会
ACE	American Council on Exercise	美国运动委员会
ACEI	angiotensin converting enzyme inhibitor	血管紧张素转化酶抑制剂
Ach	acetylcholine	乙酰胆碱
A-CHESS	alcohol comprehensive health enhancement support system	酒精综合健康增强支持系统

ACHOIS	Australian Carbohydrate Intolerance Study in Pregnant Women	澳大利亚孕妇碳水化合物不耐受研究
ACIP	Advisory Committee on Immunization Practices	免疫措施咨询委员会
ACLM	American College of Lifestyle Medicine	美国生活方式医学院
ACLS	Aerobics Center Longitudinal Study	有氧运动中心纵向研究
ACL	anterior cruciate ligament	前交叉韧带
ACOEM	American College of Occupational and Environmental Medicine	美国职业与环境医学学院
ACOG	American College of Obstetricians and Gynecologists	美国妇产科医师学会
ACOG	American College of Obstetrics and Gynecology	美国妇产科学会
ACOs	Accountable Care Organizations	责任制医疗机构
ACP	American College of Physicians	美国医师协会
ACPM	American College of Preventive Medicine	美国预防医学学院
ACQ	Asthma Control Questionnaire	哮喘控制问卷
ACR	albumin：creatinine ratio	尿白蛋白-肌酐比值
ACS	acute coronary syndrome	急性冠脉综合征
ACS	American Community Survey	美国社区调查
ACS	American Cancer Society	美国癌症协会
ACSM	American College of Sports Medicine	美国运动医学学会
ACT	Asthma Control Test	哮喘控制测试
ACT	acceptance and commitment therapy	接纳与承诺疗法
ACTH	adrenocorticotropic hormone	促肾上腺皮质激素
AD	Alzheimer's disease	阿尔茨海默病
ADA	American Diabetes Association	美国糖尿病协会
ADH	alcohol dehydrogenase	醇脱氢酶
ADHD	attention deficit hyperactivity disorder	注意缺陷障碍伴多动
AEA	anandamide	花生四烯酸乙醇胺
AEP	Accredited Exercise Physiologist	认证的运动生理学家
AF	atrial fibrillation	心房颤动
AGE	advanced glycated end products	晚期糖基化终末产物
AGS	American Geriatrics Society	美国老年医学会
AHA	American Heart Association	美国心脏协会
AHC	academic health centers	学术卫生中心

AHEI2010	Alternative Healthy Eating Index 2010	2010年替代健康饮食指数
AHI	apnea hypoxia index	呼吸暂停低通气指数
AHRQ	Agency for Healthcare Research and Quality	美国卫生保健研究与质量局
AI	adequate intake	适宜摄入量
AI	American Indians	美国印第安人
AI	artificial intelligence	人工智能
AICR	American Institute of Cancer Research	美国癌症研究所
AL	allostatic load	非稳态负荷
ALDH2	aldehyde dehydrogenase 2	醛脱氢酶2
ALT	alanine aminotransferase	谷丙转氨酶
AMA	American Medical Association	美国医学会
AMDR	acceptable macronutrient distribution range	常宏量营养素可接受范围
AMH	anti-Müllerian hormone	抗米勒管激素
AMI	acute myocardial infarction	急性心肌梗死
AMPM	automated multiple-pass method	自动多次询问方法
AMPK	AMP-activated protein kinase	AMP活化蛋白激酶
AMS	acute mountain sickness	急性高原病
AN	Alaska Natives	阿拉斯加原住民
AND	Academy of Nutrition and Dietetics	营养与膳食学会
ANP	atrial natriuretic peptide	心房利尿钠肽
ANS	autonomic nervous system	自主神经系统
AOAAM	American Academy of Orthopaedic Surgeons	美国骨疗法成瘾医学学会
APA	American Psychological Association	美国心理学会
APA	American Psychiatric Association	美国精神病学协会
APHA	American Public Health Association	美国公共卫生协会
APhA	American Pharmacists Association	美国药学协会
API	Asian or Pacific islanders	亚洲或太平洋岛民
ApoB	apolipoprotein B	载脂蛋白B
ApoE	apolipoprotein E	载脂蛋白E
APP	application	应用程序
APP	amyloid precursor protein	淀粉样前体蛋白

缩写	英文	中文
APTA	American Physical Therapy Association	美国物理治疗协会
AR	augmented reality	增强现实
ARB	angiotensin receptor blockers	血管紧张素受体阻滞药
ARIC	atherosclerosis risk in community	社区动脉粥样硬化风险研究
ARR	aldosterone-to-renin ratio	醛固酮与肾素比值
ART	antiretroviral therapy	抗逆转录病毒治疗
ASAM	American Society of Addiction Medicine	美国成瘾医学学会
AAPA	American Academy of Physician Assistants	美国助理内科医师协会
ASCVD	atherosclerotic cardiovascular disease	动脉粥样硬化性心血管疾病
ASD	autism spectrum disorders	孤独症谱系障碍
ASH	American Society of Hypertension	美国高血压学会
ASLM	Australasian Society for Lifestyle Medicine	澳大利亚生活方式医学学会
ASPC	American Society for Preventive Cardiology	美国预防心脏病学会
AST	aspartate aminotransferase	谷草转氨酶
AT	anaerobic threshold	无氧阈
ATAQ	Asthma Therapy Assessment Questionnaire	哮喘治疗评估问卷
ATBC	α-Tocopherol β-Carotene Study	α-生育酚 β-胡萝卜素研究
ATGL	adipose triglyceride lipase	脂肪三酰甘油脂肪酶
ATP	adenosine triphosphate	腺苷三磷酸
ATS	American Thoracic Society	美国胸科学会
AUB	abnormal uterine bleeding	异常子宫出血
AUDIT	Alcohol Use Disorders Identification Test	酒精使用障碍识别测试
AVLT	auditory verbal learning test	听觉词语学习测验
AVM	arteriovenous malformation	动静脉畸形
AVP	arginine vasopressin	精氨酸血管升压素
BAC	blood alcohol content	血液酒精含量
BAI	Beck Anxiety Inventory	贝克焦虑量表
BAT	brown adipose tissue	棕色脂肪组织
BCT	behavioral couples therapy	行为夫妻疗法
BDI	Back Depression Inventory	贝克抑郁量表
BDI-II	Beck Depression Inventory II	贝克抑郁量表第2版

BDNF	brain-derived neurotrophic factor	脑源性神经营养因子
BEE	basal energy expenditure	基础能量消耗
BeLPT	beryllium lymphocyte proliferation test	血铍淋巴细胞增殖试验
BeS	beryllium sensitization	铍致敏
BF	body fat	体脂
BGS	British Geriatrics Society Clinical Practice Guideline	英国老年病学会预防临床实践指南
BIA	bioelectric impedance analysis	生物电阻抗分析法
BMI	body mass index	体质量指数
BOLD	blood-oxygen level dependent	血氧水平依赖
BP	blood pressure	血压
BPCI	Bundled Payments for Care Improvement	支付医疗改善计划
BPD	biliopancreatic diversion	胆胰分流术
BPDDS	biliopancreatic diversion with duodenal switch	胆胰分流与十二指肠切换术
BPCI	breast cancer-related gene	乳腺癌相关基因
BRFSS	Behavioral Risk Factor Surveillance System	行为风险因素监测系统
BRFSS	Behavior Risk Factor Surveillance Survey	行为风险因素监测调查
BSA	body surface area	体表面积
BST	behavior skills training	行为技能训练
BV	bacterial vaginosis	细菌性阴道病
BWEL	Breast Cancer Weight Loss	乳腺癌减重研究
CABG	coronary artery bypass graft	冠状动脉旁路移植术
CAD	coronary artery disease	冠状动脉疾病
CAD	atherosclerotic coronary artery disease	冠状动脉粥样硬化性心脏病/冠心病
CAGE	Cut down, Annoyed, Guilty, and Eye-opener	酒精筛查问卷
CAM	complementary and alternative medicine	补充医学和替代医学
CAR	cortisol awakening rise	皮质醇觉醒反应
CARET	beta-carotene and retinol efficacy trial	β-胡萝卜素和视黄醇功效试验
CAS	College Alcohol Survey	大学酒精研究
CAT	COPD Assessment Test	COPD 评估测试
CATCH	Coordinated Approach to Child Health	儿童健康协调方针
CBT	cognitive behavioral therapy	认知行为疗法

续表

CBT	core body temperature	核心体温
CBT	cognitive behavioral coping skills therapy	认知行为应对技能治疗
CBTI	cognitive behavioral therapy for insomnia	失眠认知行为治疗
CBV	cerebral blood volume	脑血流量
CCB	calcium channel blockers	钙通道阻滞药
CCEP	certified clinical exercise physiologist	执业临床运动生理学家
CCK-4	cholecystokinin tetrapeptide	胆囊收缩素4肽
CCM	chronic care model	慢性疾病护理模式
CCQ	COPD Clinical Questionnaire	COPD临床问卷
CDC	Centers for Disease Control	疾病控制中心
CDC	Centers for Disease Control and Prevention	疾病控制与预防中心
CDC/ACSM	Centers for Disease Control and Prevention/American College of Sports Medicine	美国疾病预防控制中心/美国运动医学学会
CDO	combined dyslipidemia of obesity	肥胖合并血脂异常
CDT	catheter-directed thrombolysis	置管溶栓
CEPA	Clinical Exercise Physiology Association	临床运动生理协会
CER	comparative effectiveness research	比较有效性研究
CETP	cholesterylester transfer protein	胆固醇酯转运蛋白
CHD	coronary heart disease	冠状动脉性心脏病/冠心病
CHD	atherosclerotic coronary artery disease	冠状动脉粥样硬化性心脏病/冠心病
CHF	congestive heart failure	充血性心力衰竭
CHILD	cardiovascular health integrated lifestyle diet	心血管健康综合生活方式干预
CHIP	coronary health improvement project	冠状动脉健康改善计划
CHIP	Children Health Insurance Program	儿童健康保险计划
CHIP	complete health improvement program	全面健康改善计划
CHS	cardiovascular health study	心血管健康研究
CHS	Clalit Health Services	Clalit健康服务
CI	confidence interval	置信区间
CIMT	carotid intima media thickness	颈动脉内膜中层厚度
CIN	cervical intraepithelial neoplasia	宫颈上皮内瘤变
CIWA-Ar	Clinical Institute Withdrawal Assessment, revised iteration	临床研究所酒精戒断评估（修订版）
CK	creatine kinase	肌酸激酶

CKD	chronic kidney disease	慢性肾脏病
CLOCC	Consortium to Lower Obesity in Chicago Children	降低芝加哥儿童肥胖联盟
CLS	crown-like structures	冠状结构
CM	contingency management	权变管理疗法
CMDLD	coal mine dust lung disease	煤矿尘肺病
CME	continuing medical education	继续医学教育
CMI	cell mediated immunity	细胞介导免疫
CMRF	cardiometabolic risk factor	心脏代谢风险因素
CMS	Centers for Medicare and Medicaid Services	医疗保险和联邦医疗辅助计划服务中心
CMV	cytomegalovirus	巨细胞病毒
CNS	central nervous system	中枢神经系统
CO	carbon monoxide	一氧化碳
COC	combined oral contraceptive	复方口服避孕药
CODIACS	comparison of depression interventions after acute coronary syndrome	急性冠脉综合征后抑郁症干预措施比较
COPD	chronic obstructive pulmonary disease	慢性阻塞性肺疾病
COWS	Clinical Opiate Withdrawal Scale	临床阿片类戒断量表
COX	cyclo-oxygenase	环加氧酶
CPAP	continuous positive airway pressure	持续气道正压通气
CPSC	Consumer Product Safety Commission	消费产品安全委员会
CPT	certified personal trainer	注册私人教练
CPC+	Comprehensive Primary Care Plus	综合初级保健增强版
CR	cardiac rehabilitation	心脏康复
CR	calorie restriction	热量限制
CRA	community reinforcement approach	社区强化方法
CREATE	Canadian Cardiac Randomized Evaluation of Antidepressant and Psychotherapy Efficacy Efficacy	加拿大心脏抗抑郁药和心理治疗疗效随机评价
CRF	cardiorespiratory fitness	心肺适能
CRF	corticotrophin releasing factor	肾上腺皮质激素释放因子
CRH	corticotropin releasing hormone	促肾上腺皮质激素释放激素
CROS	Cardiac Rehabilitation Outcomes Study	心脏康复结果研究

CRP	C-reactive protein	C反应蛋白
CSAH	cross-stressor adaptation hypothesis	交叉压力适应假说
CSCS	certificated strength and conditioning specialist	力量和体能训练认证专家
CSII	continuous subcutaneous insulin infusion	持续皮下胰岛素输注
CT	computed tomography	计算机断层扫描
CUD	cannabis use disorder	大麻使用障碍
CUP	continuous update project	持续更新项目
CVD	cardiovascular disease	心血管疾病
CVR	contraceptive vaginal ring	缓释阴道避孕环
CWP	coal workers' pneumoconiosis	煤工肺尘埃沉着病
DA	dopamine	多巴胺
DAAT	Depression and Anxiety Assessment Test	抑郁和焦虑评估测试
DAG	diacylglycerol	甘油二酯
DALY	disability-adjusted life year	伤残调整生命年
DASH	dietary approaches to stop hypertension	控制高血压的膳食模式
DASI	Duke activity status index	杜克活动状态指数
DATA 2000	Drug Addiction Treatment Act of 2000	2000年药物成瘾治疗法
DBCD	dysglycemia-based chronic disease	基于血糖异常的慢性疾病
DBP	diastolic blood pressure	舒张压
DCCT	Diabetes Control and Complications Trial	糖尿病控制和并发症试验
DCLIP	diabetes community lifestyle improvement program	糖尿病社区生活方式改善计划
DDR	DNA damage response	DNA损伤
DEA	Drug Enforcement Agency	药物管制所
DEXA	dual energy X-Ray absorptiometry	双能X射线吸收法
DGA	Dietary Guidelines for Americans	美国居民膳食指南
DHA	docosahexoenoic acid	二十二碳六烯酸
DLCO	diffusion limitation of carbon monoxide	一氧化碳扩散限制
DLCO	diffusion capacity for carbon monoxide of lung	肺一氧化碳弥散量
DLPFC	dorsolateral prefrontal cortex	背外侧前额叶皮质
DM	diabetes mellitus	糖尿病
DMN	default mode network	大脑默认网络

DMPA	depot medroxy progesterone acetate	长效醋酸甲羟孕酮
DNA	deoxyribo nucleic acid	脱氧核糖核酸
DOACs	direct oral anticoagulants	直接口服抗凝血药
DOT	Department of Transportation	美国交通部
DPP	diabetes prevention program	糖尿病预防计划
DPP-4	dipeptidyl peptidase-4	二肽基肽酶-4
DPS	diabetes prevention study	糖尿病预防研究
DRI	dietary reference intakes	膳食营养素参考摄入量
DSID	Dietary Supplement Ingredient Database	膳食补充剂成分数据库
DSM	Diagnostic and Statistical Manual of Mental Disorders	《精神疾病诊断和统计手册》
DSM-5	The fifth edition of the Diagnostic and Statistical Manual of Mental Disorders	《精神疾病诊断和统计手册》第5版
DSMES	diabetes self-management education and support	糖尿病自我治疗教育与支持
DTH	delayed-type hypersensitivity	迟发型超敏反应
DV	daily value	每日推荐摄入量
DVT	deep venous thrombosis	深静脉血栓
DVT	deep vein thrombosis	深静脉血栓形成
DZ	dizygotic	异卵双胎
EAR	estimated average requirement	估计平均需求量
EAP	employee assistance programs	雇员援助计划
EBM	evidence-based medicine	循证医学
EBP	elevated blood pressure	血压升高
EBV	Epstein Barr virus	EB病毒
EC	emergency contraception	紧急避孕
EC	experience corps	经验团
eCB	endocannabinoid	内源性大麻素
ECG	electrocardiogram	心电图
ED	endothelium dysfunction	内皮功能障碍
EDC	endocrine disrupting compounds	内分泌干扰化合物
EE	ethinyl estradiol	炔雌醇
EEG	electroencephalography	脑电图
EER	estimated energy requirement	能量需要量

EF	executive functioning	执行功能
EFSA	European Food Safety Authority	欧洲食品安全局
EGIR	European Group on Insulin Resistance	欧洲胰岛素抵抗研究小组
HER	electronic health record	电子健康记录
EIA	exercise-induced asthma	运动性哮喘
EIB	exercise-induced bronchoconstriction	运动性支气管收缩
EILO	exercise-induced laryngeal obstruction	运动性喉梗阻
EIM	exercise is medicine	运动是良医
EMA	ecological momentary assessment	生态实时评估
EMG	electromyography	肌电图
EMR	electronic medical record	电子病历
EMT	endometriosis	子宫内膜异位症
ENCORE	Exercise and Nutritional Interventions for Cardiovascular Health	心血管健康运动与营养干预研究
ENDS	electronic nicotine delivery systems	电子尼古丁传递系统
ENRICHD	enhancing recovery in coronary heart disease	冠心病康复试验
EPA	Environmental Protection Agency	环境保护署
EPA	eicosapentaenoic acid	二十碳五烯酸
EPIC	European prospective investigation into cancer and nutrition	欧洲癌症和营养前瞻性调查
EPOCH	Exploring Perinatal Outcomes among Children	探索儿童围生期健康情况
ePSS	electronic Preventive Services Selector	电子预防服务选择器
ER	estrogen receptor	雌激素受体
ERN	error-related negativity	错误相关负电位
ERP	event-related potentials	事件相关电位
ERS	European Respiratory Society	欧洲呼吸学会
ERT	estrogen replacement therapy	雌激素替代疗法
ESC	European Society for Cardiology	欧洲心脏病学会
ESS	Epworth Sleepiness Scale	爱泼沃斯嗜睡量表
ESSA	Exercise and Sports Science of Australia	澳大利亚运动与体育科学协会
ET	exercise therapy	运动疗法
ETS	environmental tobacco smoke	环境烟草烟雾
FAI	functional aerobic impairment	功能性需氧障碍

FAT	female athlete triad	女运动员三联征
FBG	fasting blood glucose	空腹血糖
FBT	family-based behavioral treatment	以家庭为基础的行为疗法
FCHL	familial combined hyperlipidemia	家族性复合型高脂血症
FCS	familial chylomicronemia syndrome	家族性乳糜微粒血症综合征
FDA	Food and Drug Administration	美国食品药品管理局
FDB	familial dysbetalipoproteinemia	家族性3型高脂蛋白血症
FENO	fractional exhaled nitric oxide	呼出气一氧化氮分数
FEV	forced expiratory volume	用力呼气量
FEV_1	forced expiratory volume in one second	第1秒用力呼气量
FEV_1/FVC	forced expiratory volume in one second/forced vital capacity	1秒率
FFM	fat-free mass	瘦体重
FFQ	Food Frequency Questionnaire	食物频率问卷
FH	familial hypercholesterolemia	家族性高胆固醇血症
FH-I	familial hyperaldosteronism type Ⅰ	家族性醛固酮增多症Ⅰ型
FHR	fetal heart rate	胎心率
FHTG	familial hypertriglyceridemia	家族性高甘油三酯血症
FLP	fasting lipid panels	空腹血脂筛查
FLP	fasting lipid profile	空腹血脂谱
FMD	fasting-mimicking diet	模拟断食特殊饮食法
FMD	flow-mediated arterial dilatation	血流介导动脉扩张
fMRI	functional magnetic resonance imaging	功能性磁共振成像
FPG	fasting plasma glucose	空腹血糖
FRC	functional residual capacity	功能残气量
FSH	follicle-stimulating hormone	卵泡刺激素
FTEs	full time equivalents	全职等效时间
FTO	fat mass and obesity-associated gene	脂肪量和肥胖相关基因
FVC	forced vital capacity	用力肺活量
FVL	factor V Leiden	因子V莱登突变
GABA	γ-aminobutyric acid	γ—氨基丁酸
GAD	generalized anxiety disorder	广泛性焦虑症

		续表
GAD-2	Generalized Anxiety Disorder Scale	广泛性焦虑障碍量表-2
GAD-65	glutamic acid decarboxylase-65	谷氨酸脱羧酶-65
GAD-7	Generalized Anxiety Disorder Scale	广泛性焦虑障碍量表-7
GBD	Global Burden of Disease	全球疾病负担研究
GCSF	granulocyte colony stimulating factor	粒细胞集落刺激因子
GDM	gestational diabetes mellitus	妊娠糖尿病
GEE	general equation estimation	广义估计方程
GEI	group exercise instructor	团体健身教练
GERD	gastroesophageal reflux disease	胃食管反流病
GFR	glomerular filtration rate	肾小球滤过率
GH	growth hormone	生长激素
GI	gastrointestinal	胃肠道
GI	glycemic index	血糖指数
GIS	geographic information system	地理信息系统
GL	glycemic load	血糖负荷
GINA	Global Initiative for Asthma	全球哮喘防治创议
GLM	general linear model	一般线性模型
GLP1	glucagon-like peptide-1	胰高血糖素样肽1
GnRH	gonadotropin-releasing hormone	促性腺激素释放激素
GOLD	Global Initiative for Obstructive Lung Disease	阻塞性肺疾病全球创议
GOPA	Global Observatory for Physical Activity	全球体力活动观察站
GPR 120	G protein-coupled receptor 120	G蛋白耦联受体120
GPS	global positioning system	全球定位系统
GP	feneral practitioners	全科医生
GRD	generalized resistance deficits	广义抗性缺陷
GRR	generalized resistance resources	广义抗性资源
GWA	genome-wide association	全基因组关联
GXT	graded exercise test	负荷递增运动实验
HA	hemagglutinin	血凝素
HACE	high-altitude cerebral edema	高原脑水肿
HAI	high-altitude illnesses	高原病

HAPA	health action process approach	健康行动过程方法
HAPE	high altitude pulmonary edema	高原肺水肿
HAPO	hyperglycemia and adverse pregnancy outcomes	高血糖和不良妊娠结局
HAROLD	hemispheric asymmetry reduction in older men and women	老年人脑半球非对称性减少
HAV	hepatitis A virus	甲型肝炎病毒
HbA1c	glycated hemoglobin	糖化血红蛋白
HBeAg	hepatitis B e antigen	乙型肝炎 e 抗原
HBM	health belief model	健康信念模式
HBP	high blood pressure	高血压
HBsAg	hepatitis B surface antigen	乙型肝炎表面抗原
HBV	hepatitis B virus	乙型肝炎病毒
HCA	heterocyclic amines	杂环胺类
HCG	human chorionic gonadotropin	人绒毛膜促性腺激素
HCP	healthcare providers	医疗保健提供者
HCP	healthcare professionals	医疗保健专业人员
HCTZ	hydrochlorothiazide	氢氯噻嗪
HCUP	healthcare cost and utilization project	医疗保健成本和利用项目
HCV	hepatitis C virus	丙型肝炎病毒
HDL	high density lipoprotein	高密度脂蛋白
HDL-C	high density lipoprotein cholesterol	高密度脂蛋白胆固醇
HEaLM	The American College of Lifestyle Medicine committee of experts	美国生活方式医学学院专家委员会
HEDIS	Healthcare Effectiveness Data and Information Set	医疗保健有效性数据和信息集
HeFH	heterozygous familial hypercholesterolemia	杂合子家族性高胆固醇血症
HEI	healthy eating index	健康饮食指数
HELLP	hemolysis, elevated liver enzymes and low plateletss	溶血肝功能异常血小板减少
HEPA	high efficiency particulate air filter	高效空气过滤器
HERITAGE	health risk factors exercise training and genetics	健康风险因素运动训练和遗传学
HF	heart failure	心力衰竭
HFCS	high-fructose corn syrup	高果糖玉米糖浆
HFFI	Healthy Food Financing Initiative	健康食品融资倡议
HGH	human growth hormone	人生长激素

HHS	United States Department of Health and Human Services	美国卫生与公众服务部
HI	hemagglutination inhibition	血凝抑制
HI-5	Health Impact in 5 Years	5年健康影响计划
HIT	high-intensity interval training	高强度间歇训练
HIIT	high intensity interval training	高强度间歇训练
HIT	high intensity training	高强度训练
HIT	health information technology	卫生信息技术
HITECH	Health Information Technology for Economic and Clinical Health Act	经济和临床健康卫生信息技术法
HIV	human immunodeficiency virus	人类免疫缺陷病毒
HMG-CoA	hydroxymethylglutaryl-coenzyme A	羟甲基戊二酰辅酶A
HMG-CoA	hydroxy-3-methylglutaryl coenzyme A	羟基-3-甲基戊二酰-辅酶A
HNPCC	hereditary non-polyposis colorectal cancer	遗传性非息肉性结直肠癌
HOMA	homeostasis model assessment	稳态模型评估
HOMA-IR	homeostasis model assessment-estimated insulin resistance	稳态模型评估-估计胰岛素抵抗研究
HMO	Health Maintenance Organization	美国健康维护组织
HP	hypersensitivity-pneumonitis	过敏性肺炎
HPA	hypothalamic-pituitary-adrenal axis	下丘脑-垂体-肾上腺轴
HPV	Human papilloma viruse	人乳头瘤病毒
HR	hazard ratio	风险比
HR	heart rate	心率
HR	hazard risk	危害风险
HRA	health risk appraisal	健康风险评估
HRR	heart rate recovery	心率恢复
HRT	hormone replacement therapy	激素替代疗法
HRV	heart rate variability	心率变异性
hs-CRP	high sensitivity C-reactive protein	高敏C反应蛋白
HSV	herpes simplex virus	单纯疱疹病毒
HTN	hypertension	高血压
HWA	health and well-being Assessment	健康与福祉评估
HWC	health and wellness coaching	健康教练
IARC	International Agency for Research on Cancer	国际癌症研究机构

IASO	International Association for the Study of Obesity	国际肥胖研究协会
IBCLC	International Board Certified Lactation Consultants	国际理事会认证哺乳期顾问
IBG	intention-behavior gap	意向-行为差距
IBM	integrated behavioral model	综合行为模型
ICBT	internet-assisted CBT	互联网辅助的认知行为疗法
ICD	International Classification of Diseases	国际疾病分类
ICF	International Coach Federation	国际教练联合会
ICHWC	International Consortium for Health and Wellness Coaching	国际卫生与健康指导联盟
ICR	intensive cardiac rehabilitation	强化心脏康复
ICS	inhaled corticosteroid	吸入性皮质类固醇
ICU	intensive care unit	重症监护病房
IDC	inidivual durg counselling	个人药物成瘾咨询
IDF	International Diabetes Federation	国际糖尿病联合会
IDPP-1	Indian Diabetes Prevention Program-1	印度糖尿病预防计划-1
IDPP-2	Indian Diabetes Prevention Program-2	印度糖尿病预防计划-2
IDSA	Infectious Diseases Society of America	美国传染病学会
IFG	impaired fasting glucose	空腹血糖受损
Ig	immune globulin	免疫球蛋白
IgA	immunoglobulin A	免疫球蛋白A
IgE	Immunoglobulin E	免疫球蛋白E
IGF-1	insulin-like growth factor-1	胰岛素样生长因子-1
IgG	immunoglobulin G	免疫球蛋白G
IGT	impaired glucose tolerance	糖耐量减低
IHD	ischemic heart disease	缺血性心脏病
IIA	irritant-induced asthma	刺激性哮喘
IL	interleukin	白细胞介素
IL-10	interleukin-10	白细胞介素-10
IL-13	Interleukin-13	白细胞介素-13
IL-1ra	interleukin-1 receptor antagonist	白细胞介素-1受体拮抗剂
IL-2	Interleukin-2	白细胞介素-2
IL-4	Interleukin-4	白细胞介素-4

缩写	英文	中文
IL-5	Interleukin-5	白细胞介素-5
IL-6	interleukin-6	白细胞介素-6
IL-8	interleukin-8	白细胞介素-8
ILMP	intensive lifestyle modification program	强化生活方式调整项目
IMT	intima-media thickness	动脉内膜中层厚度
INCEP	national cholesterol program	国家胆固醇计划
INF-γ	interferon-γ	干扰素-γ
INSTI	integrase strand transfer inhibitor	整合酶链转移抑制剂
FNB	Food and Nutrition Board of the Institute of Medicine	医学研究所食品和营养委员会
IOM	Institute of Medicine	医学研究所
IOTF	International Obesity Task Force	国际肥胖工作组
IR	insulin resistance	胰岛素抵抗
IRB	Institutional Review Board	机构审查委员会
IRP	immune risk profile	免疫风险概述
ITLC	intensive therapeutic lifestyle change	强化的治疗性生活方式改变
ITT	intention to treat	意向性治疗
IUD	intrauterine devices	宫内节育器
IUGR	intrauterine growth restriction	宫内生长受限
IVGTT	intravenous glucose tolerance test	静脉葡萄糖耐量试验
JNC	Joint National Committee on Prevention, Evaluation and Treatment of High Blood Pressure	美国预防、评估和治疗高血压联合委员会
JOEM	Journal of Occupational and Environmental Medicine	《职业与环境医学杂志》
K4HK	KEYS 4 Healthy Kids	健康儿童之钥
KAS	key action statements	关键行动声明
KD	ketogenic diet	生酮饮食
KLH	keyhole limpet hemocyanin	钥孔血蓝蛋白
KPSC	Kaiser Permanente Southern California	南加州凯萨医疗机构
LABA	long-acting inhaled beta agonist	长效吸入性β受体激动剂
LABA	long-acting beta 2-adrenergic	长效β$_2$受体激动剂
LADA	latent autoimmune diabetes in adults	成人晚发自身免疫性糖尿病
LAGB	laparoscopic adjustable gastric banding	腹腔镜可调节性胃束带术
LAMA	long-acting muscarinic antagonists	长效毒蕈碱拮抗剂

LARC	long-actin reversible contraception	长效可逆避孕
LCAT	lecithin-cholesterol acyltransferase	卵磷脂-胆固醇酰基转移酶
LDL	low density lipoprotein	低密度脂蛋白
LDL-C	low density lipoprotein cholesterol	低密度脂蛋白胆固醇
LDs	learning deficits	学习缺陷
LED	light-emitting diode	发光二极管
LGA	large for estational age	大于胎龄儿
LGBT	lesbians gay bisexual transgender	女同性恋、男同性恋、双性恋、跨性别者人
LGIT	low glycemic index treatment	低血糖指数治疗
LH	luteinizing hormone	黄体生成素
LHT	lifestyle heart trial	生活方式心脏试验
LITE	Longitudinal Investigation of Thromboembolism Etiology	血栓栓塞病因学纵向调查
LLLI	La Leche League, International	La Leche 国际联盟
LM	lifestyle medicine	生活方式医学
LM	lean mass	瘦体重
LMEd	Lifestyle Medicine Education Collaborative	生活方式医学教育合作组织
LNAA	large neutral amino acids	大中性氨基酸
LNG	levonorgestrel	左炔诺孕酮
Lp(a)	lipoproteina(a)	脂蛋白(a)
LPL	lipoprotein lipase	脂蛋白脂肪酶
LSG	laparoscopic sleeve gastrectomy	腹腔镜袖状胃成形术
LTP	long-term potentiation	长时程增强
LTPA	leisure time physical activity	休闲时间体力活动
LVH	left ventricular hypertrophy	左心室肥厚
M	matrix	基质
MA	medical assistants	医疗助理
MAC	mycobacterium avium complex	鸟分枝杆菌复合群
MACE	major adverse cardiovascular events	主要不良心血管事件
MAO	metabolically abnormal obese	代谢异常型肥胖
MBI	mindfulness-based intervention	正念干预
MBM	Mind Body Medicine	心身医学

MBMI	Benson-Henry Mind Body Medical Institute	Benson-Henry 身心医学研究所
MBTs	Mind-body therapies	心身疗法
MCAT	Medical College Admission Test	医学院入学考试
MCI	mild cognitive impairment	轻度认知损害
MCP-1	monocyte chemoattractant protein 1	单核细胞趋化蛋白-1
MDCS	Malmö diet and cancer study	Malmö 饮食和癌症研究
MDCT	multidetector computed tomography	多排计算机断层扫描
MDD	major depressive disorder	重性抑郁症
MDI	multiple daily subcutaneous injections	每日多次皮下注射
MDP	multidimensional dyspnea profile	多维呼吸困难情况
MEG	magnetoencephalographic	脑磁图
MEGA	Multiple Environmental and Genetic Assessment	多重环境与遗传评估
MESA	Multi-Ethnic Study of Atherosclerosis	多种族动脉粥样硬化研究
MET	metabolic equivalent	代谢当量
MET	motivational enhancement therapy	动机增强疗法
MS	metabolic syndrome	代谢综合征
MH	masked hypertension	隐匿性高血压
MHO	metabolically healthy obesity	代谢健康型肥胖
MHPAEA	The Mental Health Parity and Addiction Equity Act	《精神健康和成瘾平等法》
MI	myocardial infarction	心肌梗死
MI	motivational interviewing	动机访谈
MICT	moderate intensity continuous training	中强度连续训练
MIF	macrophage migration inhibitory factor	巨噬细胞移动抑制因子
MIND-IT	Myocardial Infarction and Depression-Intervention	心肌梗死和抑郁症干预试验
MIP-1β	macrophage inflammatory protein 1 beta	巨噬细胞炎症蛋白-1β
ML	machine learning	机器学习
MM	mindfulness meditation	正念冥想
MM	recovery and moderation management	康复和审核管理
MMLs	medical marijuana laws	医用大麻相关的法律
mMRC	mordified Medical Research Council Dyspnea Scale	改良呼吸困难评分量表
MRC	Medical Research Council	改良医学研究委员会

MMSE	Mini-Mental Status Exam	简易智力状况检查量表
MMT	methadone maintenance treatment	美沙酮维持治疗
MNT	medical nutrition therapy	医学营养疗法
MOA	mechanism of action	药物作用机制
MOs	motivating operations	激励操作
MPM	malignant pleural mesothelioma	恶性胸膜间皮瘤
MRI	magnetic resonance imaging	磁共振成像
mRNA	messenger ribonucleic acid	信使 RNA
MRSA	methicillin-resistant *Staphylococcus aureus*	耐甲氧西林金黄色葡萄球菌
MSD	Mediterranean-style diets	地中海饮食
MTHFR	methylenetetrahydrofolate reductase	亚甲基四氢叶酸还原酶
MUC	mucin	黏蛋白
MUFA	monounsaturated fatty acid	单不饱和脂肪酸
MVPA	moderate-to-vigorous physical activity	中等到高强度体力活动
MZ	monozygotic	同卵双胎
ω-3 PUFA	omega-3 polyunsaturated fatty acid	ω-3 多不饱和脂肪酸
NA	neuraminidase	神经氨酸酶
NA	Narcotics Anonymous	匿名戒毒会
NAAT	nucleic acid amplification test	核酸扩增试验
NAEB	nonasthmatic eosinophilic brochitis	非哮喘嗜酸性粒细胞性支气管炎
NAEPP	National Asthma Education and Prevention Program	美国国家哮喘教育与预防计划
NAFLD	non-alcoholic fatty liver disease	非酒精性脂肪性肝病
NASM	National Academy of Sports Medicine	美国国家运动医学学院
NCCA	National Commission of Certifying Agencies	美国国家认证委员会
NCCHWC	National Consortium for Credentialing Health and Wellness Coaching	国家健康教练资格认证联合会
NCD	non-communicable diseases	非传染性疾病
NCEP	National Cholesterol Education Program	美国国家胆固醇教育计划
NCEP ATP III	Nutrition Cholesterol Education Program Adult Treatment Panel Guidelines	国家胆固醇教育计划成人治疗小组指南
NCI	National Cancer Institute	美国国家癌症研究所
NCIPC	National Center for Injury Prevention and Control	美国国家伤害预防和控制中心

续表

NCOA	National Council on Aging	美国老龄委员会
NCQA	National Committee for Quality Assurance	美国国家质量保证委员会
NEAT	non-exercise activity thermogenesis	非运动性活动产热
NEISS-AIP	National Electronic Injury Surveillance System-All Injury Program	国家电子损伤监测监视系统-所有伤害计划
NESARC-Ⅲ	National Epidemiologic Survey on Alcohol and Related Conditions- Ⅲ	《全国酒精及相关疾病Ⅲ流行病学调查》
NF-κB	nuclear factor-κB	核因子 κB
NGR	normal glucose regulation	正常的葡萄糖调节
NGSP	National Glycohemoglobin Standardization Program	美国国家糖化血红蛋白标准化计划
NHANES	National Health and Nutrition Evaluation Survey	国家健康与营养调查
NHANES Ⅲ	Third National Health and Nutrition Examination Study	第3次美国健康与营养调查
NHLBI	National Heart Lung and Blood Institute	美国国家心肺血液研究所
NHIS	National Health Interview Survey	全国健康访谈调查
NHL	non-Hodgkin lymphoma	非霍奇金淋巴瘤
NHBPEP	National High Blood Pressure Education Program	国家高血压教育计划
NHTSA	National Highway Traffic Safety Administration	国家公路交通安全管理局
NIAAA	National Institute on Alcohol Abuse and Alcoholism	国家酒精滥用和酒精中毒研究所
NIH	National Institutes of Health	美国国立卫生研究院
NIMH	National Institute for Mental Health	美国国家心理健康研究所
NIOSH	National Institute of Occupational Safety and Health	国家职业安全与健康研究所
NLR	neutrophil-lymphocyte ratio	中性粒细胞-淋巴细胞比率
NMA	National Medical Association	美国医学协会
NMDA	N-Methyl-D-aspartic acid	N-甲基-D-天冬氨酸
NMJ	neuromuscular junction	神经肌肉接头
NND	new Nordic diet	新北欧饮食
NNRTI	non-nucleoside reverse transcriptase inhibitor	非核苷类逆转录酶抑制剂
NNS	nonnutritive sweetener	非营养甜味剂
NNT	number needed to treat	需治疗人数
NO	nitric oxide	一氧化氮
non-FLP	non-fasting lipid profile	非空腹血脂谱

non-HDL-C	non-high density lipoprotein cholesterol	非高密度脂蛋白胆固醇
NP	nucleoprotein	核蛋白
NPG	Nutrition Practice Guideline	营养实践指南
NRF	nutrient-rich food	营养丰富食品
NRTI	nucleoside reverse transcriptase inhibitor	核苷类逆转录酶抑制剂
NRTs	nicotine replacement therapies	尼古丁替代疗法
NSCA	National Strength and Conditioning Association	美国国家体能协会
NVDRS	National Violent Death Reporting System	国家暴力死亡报告系统
NWCR	National Weight Control Registry	国家体重控制注册登记
NYPANS	National Youth Physical Activity and Nutrition Study	美国青少年体力活动和营养研究
OARS	Open-ended, Affirmations, Reflective, Summaries	"开放式问题、肯定、反思和总结"
OBT	Buprenorphine Office-based Treatment	丁丙诺啡诊室治疗
OC	oral contraceptive	口服避孕药
OCD	the oxygen cost diagram	耗氧图表
OCD	obsessive-compulsive disorder	强迫症
OCP	oral contraceptive pills	口服避孕药
OD	Ornish diet	Ornish 饮食
OECD	Organisation for Economic Co-operation and Development	经济合作与发展组织
OGTT	oral glucose tolerance test	口服葡萄糖耐量试验
OHS	obesity hypoventilation syndrome	肥胖低通气综合征
OMT	optimal medical therapy	最佳药物治疗
OP	obesity paradox	肥胖悖论
OR	odd ratio	比值比
ORN	Dr.Dean Ornish program for reversing heart disease	Dean Ornish 博士逆转心脏病项目
OSA	obstructive sleep apnea	阻塞性睡眠呼吸暂停
OSAS	obstructive sleep apnea syndrome	阻塞型呼吸睡眠暂停综合征
OSHA	Occupational Safety and Health Administration	美国职业安全与健康管理局
OTC	over-the-counter	非处方药
OTPs	opioid treatment programs	阿片类药物治疗计划
OTS	overtraining syndrome	过度训练综合征
PA	pulmonary artery	肺动脉

PA	physical activity	体力活动
PAG	Government Physical Activity Guidelines	政府体力活动指南
PAGA	Physical Activity Guidelines for Americans	《美国居民体力活动指南》
PAH	polycyclic aromatic hydrocarbons	多环芳烃
PAI-1	plasminogen activator inhibitor 1	纤溶酶原激活物抑制物 I
PAL	physical activity level	体力活动水平
PAVS	physical activity vital sign	体力活动生命体征
PBS	public broadcasting service	公共广播服务
PCI	percutaneous coronary intervention	经皮冠状动脉介入治疗
PCMH	patient-centered medical home	以患者为中心的医疗之家
PCNA	Preventive Cardiovascular Nurses Association	预防性心血管护士协会
PCORI	PatientCentered Outcomes Research Institute	以患者为中心的成果研究所
PCOS	polycystic ovarian syndrome	多囊卵巢综合征
PCR	polymerase chain reaction	聚合酶链反应
PCSK9	proprotein convertase subtilisin/kexin type 9	蛋白质原转换酶枯草杆菌蛋白酶/kexin-9
PCV	pneumococcal conjugate vaccine	肺炎球菌结合疫苗
PD	panic disorder	惊恐障碍
PDA	personal digital assistant	掌上电脑
PDSA	plan-do-study-act	计划-执行-研究-行动
PE	pulmonary embolism	肺栓塞
PE	physical education	体育
PEAK	physical education for all kids	全体儿童体育教育
PEFR	peak expiratory flow rate	呼气流量峰值
PERC	pulmonary embolism rule-out criteria	肺栓塞排除标准
PET	positron emission tomography	正电子发射断层扫描
PFC	prefrontal cortex	前额叶皮质
PFT	pulmonary function test	肺功能检查
PG	plasma glucose	血糖
PGC-1α	peroxisome proliferators activated receptor-gamma coactivator 1α	过氧化物酶体增殖物激活受体γ辅助活化因子-1α
PGP	medicare physician group practice	联邦医疗保险医师团体实践

PHI	primary HIV infection	原发性人类免疫缺陷病毒感染
PHM	population health management	人口健康管理
PHP	physician health plan	医师健康计划
PHQ	Patient Health Questionnaire	患者健康问卷
PHQ-2	Patient Health Questionnaire-2	患者健康问卷-2
PHQ-9	Patient Health Questionnaire-9	患者健康问卷-9
PHS	physician's health study	医师健康研究
PH	public health	公共卫生
PI	protease inhibitor	蛋白酶抑制剂
PID	pelvic inflammatory disease	盆腔炎
PIOPED	prospective investigation of pulmonary embolism diagnosis	前瞻性肺栓塞诊断调查
PISI	pediatric insomnia severity index	儿童失眠严重程度指数
PKA	protein kinase A	蛋白激酶A
PLCO	prostate lung colorectal and ovarian	前列腺、肺、结直肠和卵巢
PLWHA	people living with HIV/AIDS	艾滋病病毒携带者
PMF	progressive massive fibrosis	进行性大面积纤维化
PMR	progressive muscle relaxation	渐进性肌肉松弛
PND	paroxysmal nocturnal dyspnea	夜间阵发性呼吸困难
PNI	psychoneuro-immunology	精神神经免疫学
PPACA	Patient Protection and Affordable Care Act	《患者保护与平价医疗法案》
PPE	preparticipation physical evaluation	身体准备评估
PPV	pneumococcal polysaccharide vaccine	肺炎球菌多糖疫苗
PRA	plasma renin activity	血浆肾素活性
PRC	Pew Research Center	皮尤研究中心
PRC	peer recovery coach	朋辈康复教练
PREPARE	pre-diabetes risk education and physical activity recommendation and encouragement	糖尿病前期风险教育和体力活动建议和鼓励项目
PROBIT	promotion of breastfeeding intervention trial	促进母乳喂养干预试验
PSE	policy, system and environmental	政策、系统和环境
PSG	polysomnography	多导睡眠图
PSG	Pediatric Sleep Questionnaire	儿科睡眠问卷
PTSD	post-traumatic stress disorder	创伤后应激障碍

PUFA	polyunsaturated fatty acids	多不饱和脂肪酸
ω-3 PUFAs	long-chain omega-3 polyunsaturated fatty acids	长链 ω-3 多不饱和脂肪酸
PVCD	paradoxical vocal cord dysfunction	反常声带功能障碍
PWV	pulse wave velocity	脉搏波传导速度
QALY	quality adjusted life year	质量调整生命年
QCT	quantitative computed tomography	定量 CT
QOL	quality of life	生活质量
QUICKI	quantitative insulin sensitivity check index	胰岛素敏感性定量检测指数
RAAS	renin-angiotensin-aldosterone system	肾素-血管紧张素-醛固酮系统
RADS	reactive airways dysfunction syndrome	反应性气道功能障碍综合征
RAGE	AGE receptors	AGE 受体
RAGE	advanced glycation end products receptors	晚期糖基化终末产物受体
RBP4	retinol binding protein 4	视黄醇结合蛋白 4
RCEP	registered clinical exercise physiologist	注册临床运动生理学家
RCP	respiratory compensation point	呼吸补偿点
RCT	randomized controlled trial	随机对照试验
RDA	recommended dietary allowance	膳食营养素推荐供给量
RDN	registered dietitian nutritionist	注册营养师
REE	resting energy expenditure	静息能量消耗
REM	rapid eye movement	快速眼动
RM	repetition maximum	1 次重复最大力量
RMR	resting metabolic rate	静息代谢率
ROCA	risk of ovarian cancer algorithm	卵巢癌风险算法
ROI	return on investment	投资回报
ROS	reactive oxygen species	活性氧
RPE	rating of perceived exertion	主观用力等级
RR	relative risk	相对风险
RR	rational recovery	理性恢复
RSV	respiratory syncytial virus	呼吸道合胞病毒
RT	reaction time	反应时间
RV	residual volume	残气量

RWT	relative wall thickness	相对室壁厚度
RWJF	Robert Wood Johnson Foundation	Robert Wood Johnson 基金会
Roux-en-Y	Roux-en-Y anastomosis	鲁氏 Y 形吻合术
RYGB	Roux-en-Y gastric bypass	Roux-en-Y 胃旁路术
RYR	red koji rice	红曲米
S6K	serine/threonine-regulated kinase	丝氨酸/苏氨酸调节激酶
SAB	spontaneous abortion	自然流产
SABA	short-acting beta agonists	短效 β 受体激动剂
SAD	sagittal abdominal diameter	矢状腹径
SAD	Standard Amercan Diet	美国标准饮食
SADHART	sertraline and depression heart attack randomized trial	舍曲林和抑郁症心脏病发作随机试验
SAFS	severe asthmatics and fungal sensitization	重度哮喘合并真菌致敏
SAM	sympatho-adreno-medullary axis	交感-肾上腺-髓质轴
SAMA	short-acting muscarinic antagonist	短效毒蕈碱拮抗剂
SAMHSA	Substance Abuse and Mental Health Services Administration	美国药物滥用与心理健康服务局
SAMMPRIS	Stenting and Aggressive Medical Management for Prevention of Recurrent Stroke in Intracranial Stenosis	支架植入和积极药物管理预防颅内动脉狭窄复发性卒中多中心临床试验
SAMS	statin-associated muscle symptoms	他汀相关肌肉症状
SAMSHA	Substance Abuse and Mental Health Services Administration	美国卫生与公共服务部药物滥用和精神卫生服务管理局
SBIRT	screening, brief intervention and referral to treatment	筛查-干预-转诊模型
SBP	systolic blood pressure	收缩压
SCD	sudden cardiac death	心源性猝死
SCFE	slipped capital femoral epiphysis	股骨头骨骺滑脱症
SCORE	Systematic Coronary Risk Evaluation Project	系统冠脉风险评分系统
SCT	social cognitive theory	社会认知理论
SDB	sleep disordered breathing	睡眠呼吸障碍
SDT	self-determination theory	自我决定理论
SDV	self-directed violence	自身暴力
SEM	social ecological model	社会生态模型
SES	socioeconomic status	社会经济地位
SFA	saturated fatty acid	饱和脂肪酸

SGA	small-for-gestrational-age	小于胎龄儿
SHBG	sex hormone binding globulin	性激素结合球蛋白
SHS	Subjective Happiness Scale	主观幸福感量表
SIA	sensitizer-induced asthma	致敏性哮喘
SIDS	sudden infant death syndrome	婴儿猝死综合征
SMART	Specific, Measurable, Attainable, Relevant, Time-bounding	"具体的,可计量的,可实现的,关联的,及时的"
SMART	self-management and recovery training	自我管理和康复培训
SMBG	self-monitoring of blood glucose	自我血糖监测
SMS	short message service	短信服务
SMT	stress management training	压力管理训练
SNS	sympathetic nervous system	交感神经系统
SOAPP-R	Screener and Opioid Assessment for Patients with Pain-Revised	阿片类药物评估-修订版
SOC	sense of coherence	心理一致感
SOC	select optimize compensate	带补偿的选择性优化
SOS	Secular Organization for Sobriety	世俗清醒组织
SOS	Swedish Obese Subject	瑞典肥胖受试者
SpO2	saturation of peripheral oxygen	血氧饱和度
SPRINT	Systolic Blood Pressure Intervention Trial	收缩压干预试验
SS	simple silicosis	单纯性硅沉着病
SSB	sugar-sweetened beverages	含糖饮料
SSNRIs	selective serotonin norepinephrine reuptake inhibitors	选择性5-羟色胺及去甲肾上腺素再摄取抑制剂
SSRIs	selective serotonin reuptake inhibitors	选择性5-羟色胺再摄取抑制剂
STD	sexually transmitted disease	性传播疾病
STEADI	Stopping Elderly Accidents, Deaths and Injuries	阻止老年人事故、死亡和伤害
STI	sexually transmitted infection	性传播感染
sTNFrII	tumor necrosis factor	肿瘤坏死因子
STOP	snoring, tiredness, observed apnea	打鼾、疲倦、观察到呼吸暂停
STRIP	Special Turku Risk Intervention Program	Turku风险干预计划
STRIP	Turku Coronary Risk Factor Intervention Project	Turku冠状动脉风险干预项目
SWAN	the study of women's health across the nation	美国女性健康研究

			续表
SWLS	Satisfaction with Life Scale		生活满意度量表
T1DM	type 1 diabetes mellitus		1型糖尿病
T2DM	type 2 diabetes mellitus		2型糖尿病
TAU	treatment as usual		常规治疗组
TBI	traumatic brain injury		颅脑损伤
TC	total cholesterol		总胆固醇
TEE	total energy expenditure		总能量消耗
TEF	thermic effect of food		食物热效应
TEI	total energy intake		总能量摄入
TFA	trans fatty acid		反式脂肪酸
TG	triglyceride		甘油三酯
THC	tetrahydrocannabinol		四氢大麻酚
TIA	transient ischemic attack		短暂性脑缺血发作
TLC	therapeutic lifestyle changes		非强化的治疗性生活方式改变
TLC	total lung capacity		肺总量
TLR	toll-like receptor		Toll样受体
TLR4	toll-like receptor 4		Toll样受体4
TMS	transcranial magnetic stimulation		经颅磁刺激
TNF	tumor necrosis factor		肿瘤坏死因子
TOD	target-organ damage		靶器官损害
TPB	the theory of planned behavior		计划行为理论
TRA	the theory of reasoned action		合理行动理论
Tr cell	regulatory T cell		调节性T细胞
TRL	triglyceride-rich lipoprotein		富含甘油三酸酯的脂蛋白
TSF	12-step facilitation		12步治疗计划
TSH	thyroid stimulating hormone		促甲状腺激素
TST	temporal self-regulation theory		时限性自我调节理论
TTM	transtheoretical model		跨理论模型
TULIP	Tübingen lifestyle intervention program		蒂宾根生活方式干预计划
TV	trichomonas vaginalis		滴虫性阴道炎
UACS	upper airway cough syndrome		上呼吸道咳嗽综合征

UCP	uncoupling protein	解偶联蛋白
UHR	ultra-high-risk	超高患病风险
UKPDS	United·Kingdom Prospective Diabetes Study	英国前瞻性糖尿病研究
UL	tolerable upper intake level	可耐受最高摄入量
UPMC	University of Pittsburgh Medical Center	匹兹堡大学医学中心
URS	upper respiratory symptoms	上呼吸道症状
URTI	upper respiratory tract infections	上呼吸道感染
USDA	Department of Agriculture	美国农业部
USPM	U.S.Preventive Medicine	美国预防医学
USPSTF	U.S.Preventive Services Task Force	美国预防服务工作组
UVB	ultraviolet B	紫外线 B
VaD	vascular dementia	血管性痴呆
VCT	volume computed tomography	容积 CT
VDR	vitamin D receptor	维生素 D 受体
VEGF	vascular endothelial growth factor	血管内皮生长因子
VLCD	very low carbohydrate diet	极低碳水化合物饮食
VLDL	very low-density lipoprotein	极低密度脂蛋白
VLDL-C	very low-density lipoprotein cholesterol	极低密度脂蛋白胆固醇
VLED	very-low-energy diet	极低热量饮食
VO_{2max}	maximal oxygen uptake	最大摄氧量
VOC	volatile organic compounds	挥发性有机化合物
VOI	value of investment	投资价值
VR	virtual reality	虚拟现实
VT	ventilatory threshold	通气阈
VTE	venous thromboembolism	静脉血栓栓塞
WAT	white adipose tissue	白色脂肪组织
WATI	Web-Assisted Tobacco Intervention	网络辅助烟草干预
WBC	white blood cell	白细胞计数
WC	waist circumference	腰围
WCRF/AICR	The World Cancer Research Fund/American Institute of Cancer Research	世界癌症研究基金会 / 美国国家癌症研究所
WEA	work-exacerbated asthma	职业加重性哮喘

续表

WGHS	Women's Genome Health Study	女性基因组健康研究
WCH	white coat hypertension	白大衣高血压
WHI	Women's Health Initiative	女性健康倡议
WHO	World Health Organization	世界卫生组织
WHR	waist-to-hip ratio	腰臀比
WHtR	waist-to-height ratio	腰围身高比
WIC	women, infants and children	女性、婴儿和儿童
WINS	Women's Initiative in Nutrition Study	女性营养干预研究
WISQARS	Web-based Injury Statistics Query and Reporting System	基于web的伤害统计查询和报告系统
WLI	weight loss interventions	体重下降干预
WMD	weighted mean difference	加权平均差
WRA	work-related asthma	职业相关性哮喘
z-BMI	age-adjusted BMI	年龄调整后的BMI
CoQ_{10}	coenzyme Q_{10}	辅酶Q_{10}